9th Edition
原书第9版

Moss and Adams' Heart Disease in Infants, Children, and Adolescents
Including the Fetus and Young Adult

Moss & Adams
心脏病学：从胎儿到青年

上 卷

原著　[美] Hugh D. Allen
　　　[美] Robert E. Shaddy
　　　[美] Daniel J. Penny
　　　[美] Timothy F. Feltes
　　　[美] Frank Cetta
主译　刘瀚旻

中国科学技术出版社
·北 京·

图书在版编目(CIP)数据

Moss & Adams 心脏病学：从胎儿到青年：原书第 9 版. 上卷 /（美）休·D. 艾伦（Hugh D. Allen）等原著；刘瀚旻主译. —北京：中国科学技术出版社，2022.4

书名原文：Moss and Adams' Heart Disease in Infants, Children, and Adolescents: Including the Fetus and Young Adult, 9e

ISBN 978-7-5046-9217-7

Ⅰ. ①M… Ⅱ. ①休… ②刘… Ⅲ. ①心脏病学 Ⅳ. ① R541

中国版本图书馆 CIP 数据核字（2021）第 197224 号

著作权合同登记号：01-2021-5662

策划编辑	王久红　焦健姿
责任编辑	黄维佳　方金林
装帧设计	华图文轩
责任印制	徐　飞

出　　版	中国科学技术出版社
发　　行	中国科学技术出版社有限公司发行部
地　　址	北京市海淀区中关村南大街 16 号
邮　　编	100081
发行电话	010-62173865
传　　真	010-62179148
网　　址	http://www.cspbooks.com.cn

开　　本	889mm×1194mm　1/16
字　　数	3150 千字
印　　张	120.5
版　　次	2022 年 4 月第 1 版
印　　次	2022 年 4 月第 1 次印刷
印　　刷	天津翔远印刷有限公司
书　　号	ISBN 978-7-5046-9217-7/R·2832
定　　价	1000.00 元（全两卷）

（凡购买本社图书，如有缺页、倒页、脱页者，本社发行部负责调换）

版权声明

This is translation of *Moss and Adams' Heart Disease in Infants, Children, and Adolescents: Including the Fetus and Young Adult, 9e.*

Wolters Kluwer Health did not participate in the translation of this title and therefore it does not take any responsibility for the inaccuracy or errors of this translation.

免责声明：这本书提供药物的准确标识、不良反应和剂量表，但是它们有可能改变。请读者务必查看所提及药物生产商提供的包装信息数据。此书的作者、编辑、出版商、分销商对于应用该著作中的信息而导致错误、疏漏或所产生后果不承担任何责任，并不对此出版物内容做出任何明示或暗指的担保。此书的作者、编辑、出版商、分销商对出版物所引起的人员伤害或财产毁坏不承担任何责任。

Accurate indications, adverse reactions, and dosage schedules for drugs are provided in this book, but it is possible that they may change. The reader is urged to review the package information data of the manufacturers of the medications mentioned. The authors, editors, publishers, or distributors are not responsible for errors or omissions or for any consequences from application of the information in this work, and make no warranty, expressed or implied, with respect to the contents of the publication. The authors, editors, publishers, and distributors do not assume any liability for any injury and/or damage to persons or property arising from this publication.

Published by arrangement with Wolters Kluwer Health Inc., USA.
本翻译版受世界版权公约保护。

9th edition
Copyright © 2016 Wolters Kluwer.
8th Edition
Copyright© 2013 by Lippincott Williams & Wilkins, a Wolters Kluwer Business.
7th Edition
Copyright© 2008 by Lippincott Williams and Wilkins.
6th Edition
Copyright© 2001 by Lippincott Williams and Wilkins.

All rights reserved.

译者名单

主　译　刘瀚旻（四川大学华西第二医院）

副主译（以姓氏笔画为序）

　　王树水（广东省人民医院）　　　　　　　李晓惠（首都儿科研究所附属儿童医院）
　　田执梁（哈尔滨医科大学附属第二医院）　　周开宇（四川大学华西第二医院）
　　吕海涛（苏州大学附属儿童医院）　　　　谢利剑（上海市儿童医院）

译　委（以姓氏笔画为序）

　　马晓路（浙江大学医学院附属儿童医院）　　陈　笋（上海交通大学医学院附属新华医院）
　　邢艳琳（中国医科大学附属盛京医院）　　　庞玉生（广西医科大学第一附属医院）
　　刘冬立（广西医科大学第一附属医院）　　　姜逊渭（上海市儿童医院）
　　安彩霞（甘肃省妇幼保健院）　　　　　　徐明国（深圳市龙岗区妇幼保健院）
　　许　巍（中国医科大学附属盛京医院）　　　唐秋雨（福建省儿童医院）
　　苏丹艳（广西医科大学第一附属医院）　　　韩　波（山东省立医院）
　　李　敏（成都市第五人民医院）　　　　　韩彤妍（北京大学第三医院）
　　李自普（青岛市妇女儿童医院）　　　　　强　毅（甘肃省妇幼保健院）
　　余　莉（四川大学华西第二医院）　　　　简佩君 Kan Pui Kuan（澳门镜湖医院）
　　张明明（首都儿科研究所附属儿童医院）　　薄　涛（中南大学湘雅三医院）
　　陈　娇（四川大学华西第二医院）　　　　霍开明（海南医学院第二附属医院）

译　者（以姓氏笔画为序）

　　王　川（四川大学华西第二医院）　　　　陈　烨（苏州大学附属儿童医院）
　　刘　惠（广东省心血管病研究所）　　　　范右飞（山东省立医院）
　　刘　慧（北京大学第三医院）　　　　　　周星贝（广东省人民医院）
　　李一飞（四川大学华西第二医院）　　　　郭应坤（四川大学华西第二医院）
　　里　健（中南大学湘雅二医院）　　　　　黄旭芳（西安市人民医院/西安市第四医院）
　　陈　成（广西医科大学第一附属医院）

内容提要

　　本书引进自世界知名的 Wolters Kluwer 出版社，是一部全面、系统、权威的儿童心脏病学参考书，一直深受广大专业读者的喜爱。本书初版为 Arthur J. Moss 教授和 Forrest H. Adams 教授于 1960 年出版的《婴儿、儿童及青少年心脏病学》，60 余年多次修订再版，现为全新第 9 版。新版依旧延续了既往版本的风格，内容包括心血管的解剖生理和病理生理学基础，临床心血管病学总论，先天性心血管病，电生理，心内膜、心包和心肌疾病，以及肺血管疾病和其他特殊问题，完整且精辟地阐述了从胚胎到青春期这一人类发育最核心阶段的心血管学科体系，还特别对近年来的新进展进行了全面总结和展望。本书内容系统全面、图文并茂，既可供心血管病学研究者及临床医护人员，特别是儿童心内、外科医护人员阅读，也可作为儿童心血管专科培训的参考书。

　　补充说明：本书收录图片众多，其中部分图片存在第三方版权限制的情况，为保留原文内容完整性，存在第三方版权限制的图片多数以原文形式直接排录或更换图片处理，特此说明。书中参考文献条目众多，为方便读者查阅，已将参考文献更新至网络，读者可扫描右侧二维码，关注出版社医学官方微信"焦点医学"，后台回复"MA 心脏病学"，即可获取。

焦点医学官方微信

译者前言

作为儿科学的重要分支，儿童心脏病学的兴起与发展经历了几个世纪的时间。对于这一领域的精确诠释，*Moss and Adams' Heart Disease in Infants, Children and Adolescents: Including the Fetus and Young Adult* 一直是最具口碑和权威性的巨著。本书自 20 世纪 60 年代发行至今，经过不断修订再版，如今已是全新第 9 版，对一代又一代的莘莘学子影响深远。

既往我国学者对本书的认识仅源于英文版本，所以当我接到出版社编辑邀约翻译本书的时候，我是心怀忐忑的。一方面，我们这一代中青年学者有这样的义务和责任，将这部凝聚着儿童心血管领域精髓的巨著以中文版形式奉献给国内广大读者；另一方面，苦于学术修为及汉化能力所限，恐翻译时无法忠实表达原著本意。思虑再三，最终决定邀请国内心血管领域的 30 余位青年骨干专家一起，共同承担这一重要任务。历时近 1 年，各位译者经反复阅改审校后终成译稿。

面对众多心血凝聚而成的文字，付梓之际，心中的感谢油然而生：感谢一起并肩作战的各位译者，正是大家的努力才换得中文版的顺利出版；感谢几位副主译的字斟句酌，让我备感曲尽其妙的欣慰；感谢中国科学技术出版社的信任与支持，为中青年学者提供了一个良好的展示平台。最后，还要感谢阅读本书的各位读者，希望本书能够成为相伴您学术生涯的知己。

译书已成，心绪难抑。我们共同珍惜！

四川大学华西第二医院　刘瀚旻

原书前言

有许多东西已经发生了改变……

Moss and Adams' Heart Disease in Infants, Children, and Adolescents: Including the Fetus and Young Adult, 9e 比预期中要早一年出现在读者面前，在全新版本中有很多近几年在儿童心脏病领域新的发现与进展。

在第 9 版中，增加了一些新的章节如心肌结构和功能的发育（该章节值得一读）、心脏病的全球挑战、心脏病对其他器官系统的影响、心室肌致密化不全、罹患先天性心脏病人群的青少年问题。这些新章节所关注的问题大多源于读者建议。此外，一些新作者参与了本书第 9 版的编著，并为其中几个章节提供了一些新颖且有意义的观点。

新版新增了 2 位副主编，Dr. Dan Penny 和 Dr. Frank Cetta。我十分感谢 Shaddy 和 Feltes 的持续参与及他们为本书提供的建议。Dr. David Driscoll 之前的版本是无价的，我们在此正式感谢他为此项工作所做出的努力，而且 Dr. David Driscoll 为本书的出版也做出了极大的贡献。

感谢 Andrea Vosburgh（产品开发编辑）、Julie Goolsby（Wolters Kluwer 的策划编辑）。他们的建议、耐心和帮助对本书的出版是不可或缺的。同时，我要感谢我的家人、同事和伙伴对本书出版的建议和支持。

遗憾的是，我们失去了本书以前的 2 位主编，Dr. Tom Riemenschneider 和 Dr. George Emmanouilides。我们十分想念他们。

Dr. Forrest Adams 作为本书第 1 版的主编，至今仍充满活力并为此版书中心脏生理学领域提供了深刻的见解。他是我们所有人的启蒙者。

有许多东西已经发生了改变……

Hugh D. Allen, MD, FAHA, FACC, FAAP
Emeritus Professor
The Ohio State University

目 录

上 卷

第一篇 从基因到新生儿

第 1 章 心脏的发育：形态发生、生长和分化的分子调节 ········· 002
第 2 章 先天性心脏病的流行病学及预防 ········· 055
第 3 章 先天性心脏病的遗传因素 ········· 088
第 4 章 心肌结构和功能的发育 ········· 117
第 5 章 胎儿及围产期心脏病学 ········· 139

第二篇 心血管系统的结构与功能

第 6 章 心脏解剖和心脏标本的检查 ········· 186
第 7 章 心血管异常的分类和术语 ········· 220
第 8 章 心血管生理学 ········· 245

第三篇 诊断与治疗方法

第 9 章 病史与体格检查 ········· 262
第 10 章 运动筛查和体育活动 ········· 275
第 11 章 运动测试 ········· 303
第 12 章 超声心动图：基本原则与成像 ········· 322
第 13 章 超声心动图评价心脏大小、心脏功能及瓣膜功能 ········· 359
第 14 章 磁共振成像 ········· 396
第 15 章 心脏断层扫描技术在先天性心脏病患儿中的应用 ········· 435
第 16 章 心导管检查及心血管造影 ········· 461
第 17 章 心导管治疗 ········· 494

第四篇 电生理学

第 18 章 心脏传导系统的发育及功能成熟 ········· 556

第 19 章	正常心电图	579
第 20 章	心血管离子通道病、晕厥、猝死	597
第 21 章	导管介入性的电生理研究和电生理治疗	611
第 22 章	心律及传导紊乱	656

第五篇　儿童心脏重症监护

第 23 章	早产儿和足月儿的生理	694
第 24 章	心血管重症监护	705
第 25 章	儿童机械循环支持	760
第 26 章	心肺和左 - 右心的相互作用	770
第 27 章	心脏创伤	776

第六篇　先天性心血管疾病

PART A　隔膜缺陷

第 28 章	房间隔缺损	786
第 29 章	房室间隔缺损	805
第 30 章	室间隔缺损	833

PART B　动脉异常

第 31 章	动脉导管未闭和主肺动脉窗	854
第 32 章	冠状血管及主动脉根部先天性畸形	871
第 33 章	主动脉弓和血管异常	884
第 34 章	主动脉根畸形	923

下　卷

PART C　静脉畸形

第 35 章	肺静脉畸形	933
第 36 章	体静脉异常连接	966
第 37 章	血管肿瘤和畸形	991

PART D　右心室

第 38 章	三尖瓣疾病：闭锁、发育不良、Ebstein 畸形	1005
第 39 章	肺动脉狭窄	1039
第 40 章	室间隔完整型肺动脉闭锁	1065

第 41 章　法洛四联症伴肺动脉狭窄、肺动脉闭锁和肺动脉瓣缺如 ················ 1084

第 42 章　动脉干 ················ 1110

PART E　左心室流入道与流出道异常

第 43 章　儿童二尖瓣解剖和功能畸形 ················ 1123

第 44 章　主动脉狭窄 ················ 1144

第 45 章　主动脉缩窄 ················ 1164

第 46 章　左心发育不良综合征 ················ 1181

PART F　大动脉起源异常

第 47 章　大动脉转位 ················ 1219

第 48 章　先天性矫正型大动脉转位（房室及心室大动脉连接不一致）················ 1242

第 49 章　右心室双出口 ················ 1256

PART G　复杂心脏畸形

第 50 章　单侧房室连接 ················ 1271

第 51 章　心脏异位及心房和内脏异位 ················ 1293

第七篇　心内膜、心肌、心包疾病

第 52 章　肥厚型心肌病 ················ 1320

第 53 章　扩张型心肌病 ················ 1340

第 54 章　左心室非致密型心肌病 ················ 1352

第 55 章　心肌炎 ················ 1365

第 56 章　限制型心肌病 ················ 1383

第 57 章　肌营养不良性心脏病 ················ 1396

第 58 章　川崎病（皮肤黏膜淋巴结综合征）················ 1408

第 59 章　风湿热和风湿性心脏病 ················ 1425

第 60 章　非传染性炎症性心血管疾病 ················ 1456

第 61 章　心包疾病 ················ 1477

第 62 章　感染性心内膜炎及预防 ················ 1491

第 63 章　儿童心肌缺血 ················ 1507

第 64 章　小儿心脏移植 ················ 1516

第八篇　肺血管疾病

第 65 章　肺高压的病理生理 ················ 1534

第 66 章　儿童肺高压 ················ 1568

第九篇 先天性心脏病年轻患者的特殊问题

- 第 67 章 青少年和成人先天性心脏病 ······ 1610
- 第 68 章 过渡到成人期的护理 ······ 1657
- 第 69 章 年轻先天性心脏病女性的妊娠 ······ 1667

第十篇 其他特殊问题与热点

- 第 70 章 儿童青少年胸痛 ······ 1682
- 第 71 章 儿童冠状动脉危险因素 ······ 1687
- 第 72 章 心脏肿瘤 ······ 1722
- 第 73 章 儿童慢性心力衰竭 ······ 1737
- 第 74 章 儿童心脏术后神经发育预后 ······ 1755
- 第 75 章 儿童和青少年心脏疾病时的血液系统问题：出血、血栓及血液成分异常 ······ 1764
- 第 76 章 心脏疾病对其他器官系统的影响 ······ 1789
- 第 77 章 对患有先天性和获得性心脏病儿童及青少年的生活质量评估 ······ 1800
- 第 78 章 心脏设备之外：对植入植入式心脏设备儿童及青少年的全方位呵护 ······ 1815
- 第 79 章 心脏中心的安全和质量 ······ 1827
- 第 80 章 心脏病的全球挑战 ······ 1843
- 第 81 章 临床试验的设计、执行和评价 ······ 1856
- 第 82 章 药理学 ······ 1882

第一篇 从基因到新生儿
From the Gene to the Neonate

第 1 章　心脏的发育：形态发生、生长和分化的分子调节　　/ 002

第 2 章　先天性心脏病的流行病学及预防　　/ 055

第 3 章　先天性心脏病的遗传因素　　/ 088

第 4 章　心肌结构和功能的发育　　/ 117

第 5 章　胎儿及围产期心脏病学　　/ 139

第1章
心脏的发育：形态发生、生长和分化的分子调节

Development of the Heart: Morphogenesis, Growth, and Molecular Regulation of Differentiation

Aleksander Sizarov　H. Scott Baldwin　Deepak Srivastava　Antoon F.M. Moorman　著
唐秋雨　译

一、概述

作为生命中最重要的器官，心脏是人类胚胎发育过程中第一个形成的器官，并且四腔心形成之前就承担着循环中心的作用，以支持快速增长的胚胎。通过新近实验研究，我们极大提高了对心脏发育机制的理解。尽管新版本的人类胚胎学教科书更新了胚胎发育的最新进展[1-4]，但迄今为止，关于心脏形态发生的描述并未更新，并且已经从原始的图解变为越来越抽象的描述，部分相关细节甚至出现分歧。几乎每本人类胚胎学教科书中，关于心脏发育的插图都取材于20世纪[5-12] Frank Netter 发表的人类心脏发育原始图谱[13]。而随着实验胚胎学新颖研究方法的出现（如转基因技术、分子谱系追踪等），目前已积累了大量关于心脏发育的遗传和分子决定因素的新数据。这是由于研究者对心脏形态发生的研究越来越缺乏兴趣[14]。在本章中，我们介绍最新的心脏形态发育框架，该框架包含重要的解剖学细节和对心脏发育潜在分子调控途径的新近研究。心脏起搏和传导系统的发展及功能成熟相关内容将在本书电生理学部分第18章中详细描述。

（一）心脏胚胎发育与先天性心脏缺陷的现状

全球范围内，特别是发达国家，心脏和大血管的先天畸形对儿童发病率和死亡率有很大影响[15-18]。先天性心脏缺陷以孤立发生为主，但各种缺陷也会组合发生，提示心脏形态发育调节的复杂性（图1-1）。复杂的形态发生学及血流动力学因素可能造成正在发育中的心脏的不良事件的发生的极度敏感。这种现象反映在自发流产胎儿中，严重心脏畸形的发生率约为10%。至今先天性心血管畸形通常根据胚胎学概念进行分类。全面管理先天性心脏缺陷必须了解心脏形态发生，这是无可争议的。既往胚胎学理论的固有局限和姑息/矫正治疗方式，决定了先天性心脏缺陷的主要的命名法为基于解剖生理学特点的描述性命名法[19-21]。分子生物学及遗传学的进展及其应用在心脏发育谱系的研究已导致对心脏胚胎学及先天性心脏缺陷的理解超越了目前的体系。这种超越心脏缺陷本身的理解及对基因调控网络的研究进展已经开启了儿科心脏病学的未来前景，将更直接涉及畸形治疗和预防措施。然而，与相同基因突变的人类患者相比，在小鼠模型中观察到的心脏畸形严重程度仍存在差异，这是将实验结果外推至临床环境中的严重问题。这种现象可能与人类心脏发育的遗传调节冗余有关。

（二）心脏胚胎发育与心脏干细胞治疗

早期心脏形成中涉及的基因可能被重新激活，以保护、修复或再生心肌细胞，这已成为了解心

脏早期发育途径的主要驱动力[22]。干细胞技术的出现以及干细胞可能成为修复衰竭心肌理想来源的观点促进了多项技术的发展，用以研究原始心肌心管形成的遗传、分子调节以及其进一步分化。破译自然界心脏形成的秘密可能会产生修复与再生受损心肌的新方法。新近证据已有开始支持该假设，并促进了对心脏细胞命运决定、心肌细胞分化/迁移/存活等事件的研究的兴趣。干细胞在再生医学中的潜力极大；胚胎发生中祖细胞产生心脏的自然过程被认为是治疗用细胞再编程的基础（图1-2）[23]。

有研究证实，出生后心脏存在小型非心肌细胞群体生态位，在体外分离培养条件下可分化为心肌细胞和内皮细胞，这引起研究者极大的兴趣，该现象说明心脏可能像其他器官一样存在祖细胞库[24, 25]。然而，这些细胞的分离和特征确定工作却难以进行，更难以进入临床使用。上述令人兴奋的观察结果来自系列实验研究，随后这些研究证明，在引入已知调控多能性的转录因子后，来自小鼠和人的皮肤成纤维细胞可被重新编程或"诱导"形成多能干细胞（induced pluripotent stem cell，iPS细胞）等具有多向分化功能的胚胎干细胞[26, 27]。最近已有研究证明，"心脏"转录因子的混合物能够将成人成纤维细胞的分子和功能表型直接改变为原始心肌细胞样表型，而不是首先产生多能中间干细胞[28, 29]。从患者获取细胞并将其诱导成可分化为心肌细胞的iPS细胞，这一能力为疾病特异性建模和治疗性药物筛选提供了令人兴奋的可能。然而迄今为止，已证明尚不可能分化产生在收缩功能"成熟"心肌细胞；电生理方面，

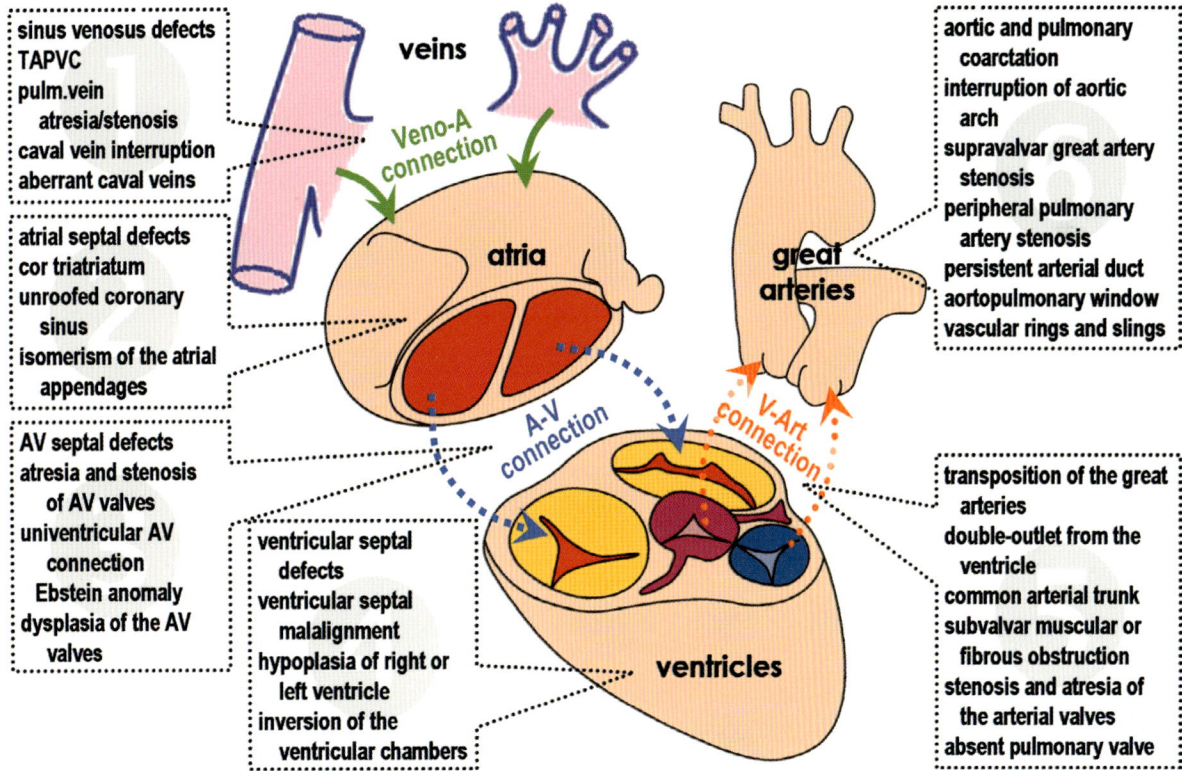

▲ 图 1-1　The most frequently occurring malformations affecting the cardiac segments and their connections in the postnatal human heart. The heart can arbitrarily be divided into six segments: systemic and pulmonary veins with venoatrial (Veno-A) connections (1), atria with atrial septum (2), atrioventricular (AV) connections with AV valves (3), ventricular chambers with ventricular septum (4), ventriculoarterial (V-Art) connections with arterial valves (5), and great arteries with their tributaries (6). The malformations affecting the coronary vessels are not depicted. Many of the listed abnormalities frequently occur together in cases of complex congenital heart disease. TAPVC, total anomalous pulmonary venous connection. (Modified from Frescura C, et al. Anatomical and pathophysiological classification of congenital heart disease. *In:* Saremi F, et al., eds. *Revisiting Cardiac Anatomy: A Computed Tomography-Based Atlas and Reference*. Chichester, West Sussex: Blackwell-Wiley; 2011.)

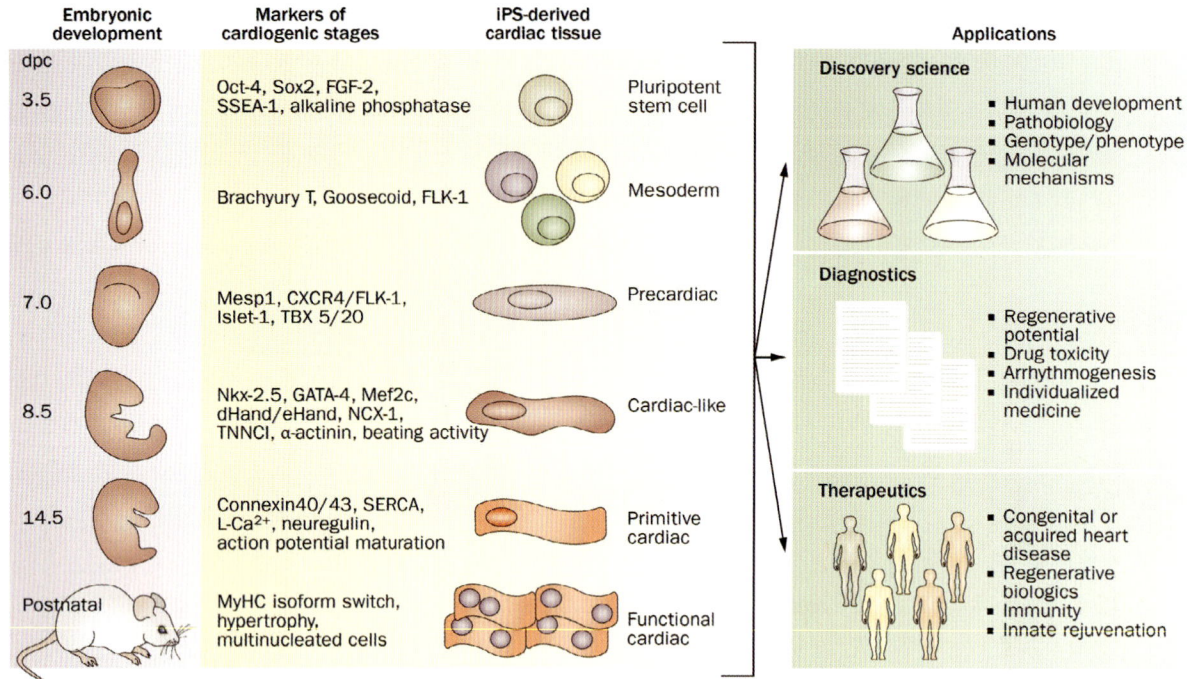

▲ 图 1-2 The developmental processes of cardiogenesis and gene-expression profiles that correlate with embryonic stages and differentiation of pluripotent stem cells provide a gauge for acquired cardiogenic potential from mesoderm to cardiac tissues. Induced pluripotent stem (iPS) cells from both humans and mice have the potential to mature through all of the early stages of cardiogenesis. Whether they can reach a mature, differentiated phenotype remains to be determined. iPS cells that can be programmed to distinct stages of cardiogenesis in order to secure reproducible therapeutic outcomes, validate diagnostic criteria, or provide reproducible discovery model systems are critical in order to realize the potential of these cells in discovery, diagnosis, and therapeutic intervention. dpc, days postcoitum (= embryonic days). (From Nelson TJ, Martinez-Fernandez A, Terzic A. Induced pluripotent stem cells: developmental biology to regenerative medicine. *Nat Rev Cardiol*. 2010;7:700–710.)

iPS细胞整合在宿主心室肌细胞的合胞体内，尚未发现电生理特征及导致心律失常的可能性。然而，未来的研究可能会实现将心肌成纤维细胞原位转化为功能整合的成熟心肌细胞，从而为受损心肌提供更快速的治疗。

（三）用于心脏胚胎学研究的实验动物模型和工具

由于缺乏保存完好的人类胚胎，只能使用动物胚胎来研究发育中的心脏。此外，人类心脏发育详细分子机制分析极其困难，并且不可能在人类胚胎上进行实验。研究心脏发育和发育遗传学的最常用动物模型包括果蝇、斑马鱼、青蛙、鸡和小鼠模型（图1-3）。果蝇（Drosophila melanogaster）已成为一个重要的实验模型，在心肌形成的遗传调控方面有了几个重要的发现。果蝇繁殖时间短，基因组简单，通常仅包含一组基因（而脊椎动物中通常有三个及以上同源基因），其DNA可以以随机方式进行化学突变，从而允许随后的表型及反向遗传学分析，进而识别不同发育缺陷相关的突变。由于果蝇"心脏"这个极简的心脏结构有明显的限制，因此需要其他实验模型系统更复杂的心脏形态背景下进行类似的化学诱变工作。斑马鱼（Danio rerio）和青蛙（Xenopus laevis）是分别具有两室和三室心脏的脊椎动物物种，具有心脏发育易于观察等进行实验研究的重要优点。

然而，直接比较果蝇、斑马鱼和青蛙的解剖组织与人类胚胎的发育阶段是不可能的。另外两种广泛使用的实验动物模型（鸡和小鼠）的心脏发育过程中的形态发生情况与人类非常相似，可以评估这些物种与人类胚胎发育的类似阶段[30-33]（表1-1）。虽然在鸡模型中进行遗传学研究的可行性差，但该模型的心脏发生过程中，卵内胚胎

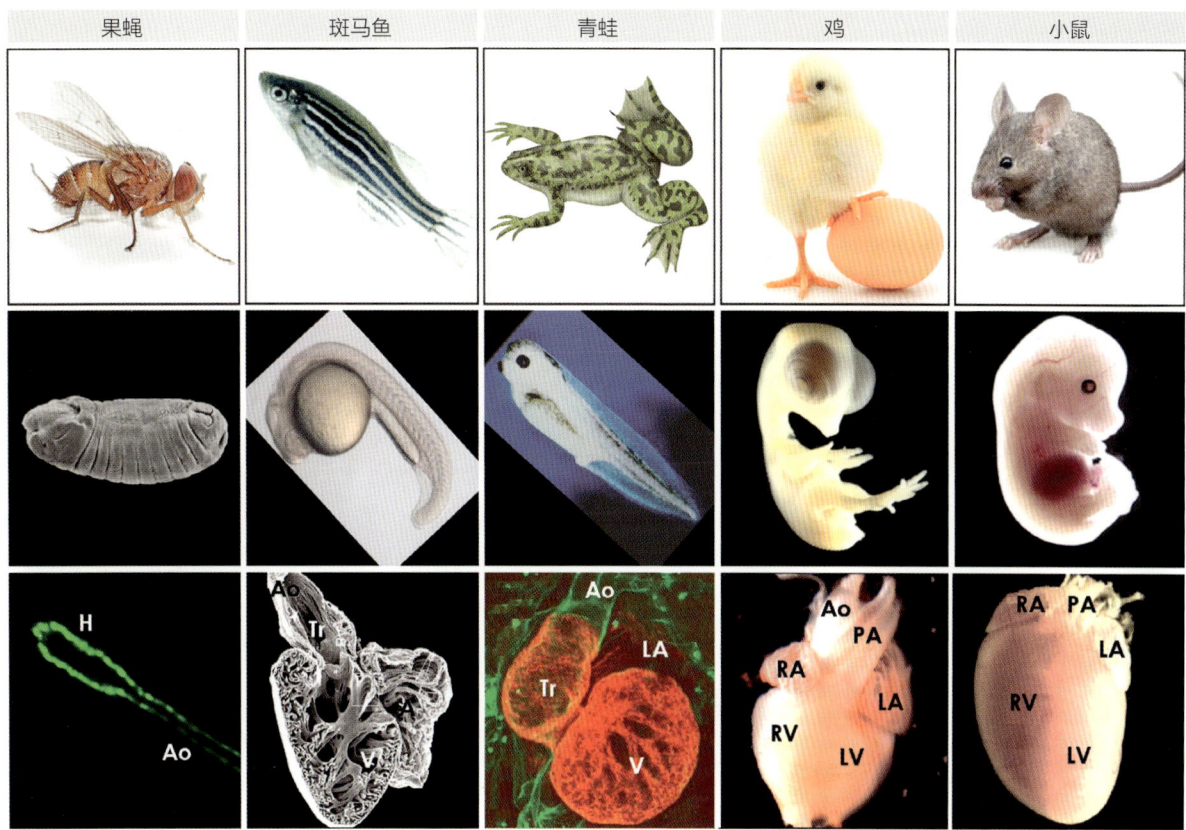

▲ 图 1-3 主要用于心脏发育的形态学、生理学、分子学和遗传学研究的动物模型

最上面一排显示成年动物的外观，中间一排显示处于高级发育阶段的相应胚胎的外部特征，而最下面一排显示这些实验动物成形心脏复杂性增加。即使在果蝇和斑马鱼这样的种属遥远动物中，这些基因和它们的功能方式也非常相似，但应该记住这些动物模型中心脏结构的形态差异，有时这就是不能把结果外推给人类的重要限制

A. 心房；Ao.（腹侧）主动脉；H. 心脏；LA/RA. 左/右心房；LV/RV. 左/右心室；PA. 肺动脉；Tr. 圆锥部；V. 心室

表 1-1 人类、小鼠和鸡胚发育阶段的对比

人类		小鼠的胚胎天数	鸡的 HH 阶段 [b]
卡内基阶段 [a]	胚胎天数		
10	22~23	8.0	9⁺~10
12	26~28	9.5	13~14
14	31~35	10.5	18~20
16	38~41	12.0	24~24
18	45~48	14.5	28~29
20	51~53	15.5	31~32
23	56~58	17.5	34~35

a. 引自 O'Rahilly R, Müller F. Developmental Stages in Human Embryos. Including a Revision of Streeter's "Horizons" and a Survey of the Carnegie Collection. Washington, DC: Carnegie Institution；1987；publication 647.

b.HH, Hamburger-Hamilton；引自 Hamburger V, Hamilton HL. A series of normal stages in the development of the chick embryo.*J Morph*. 1951;88:49-92.

易于进行手术和分子生物学的实验操作，这在细胞命运分析中非常有用，并且定义了发育过程中细胞群体的作用。最后，实验室鼠模型是与人类心血管系统高度相似的哺乳动物，通过对特定基因的分子调解研究了解心脏及其结构形成的机制是非常重要的，特别是使用转基因小鼠模型可以鉴定哺乳动物心脏发育所必需的基因。因此，每种实验动物均提供了加深我们对心脏发生理解的独特视角。虽然实验动物模型具有基因操作的简便性，极大帮助了心脏发育的研究，但也应该认识到这些物种心脏的内在局限性——它们与人类心脏截然不同（图1-3）。

不同的工具可以用来进行心脏发育分析。从历史上看，经典组织染色是唯一的选择，染料对特定细胞成分具有不同亲和力，从而可以观察到形态学的变化。大约19世纪初，William His Senior开拓性进行人类心脏发育研究[34]。从此，几乎没有任何例外，人类心脏发育研究均通过对分期胚胎的组织学染色连续切片的分析以及三维重建来进行。按照结构从一个部分发育到另一个部分，或从一个阶段发展到下一个阶段的方式容易产生错误的解释，并已产生不同理论描述人类心脏发育。最近，与特定蛋白质结合的标记抗体，以及与特定信使RNA原位杂交标记的核糖核酸被用作组成发育心脏的细胞们的分子表征；通过免疫组织化学或原位杂交分别对蛋白质或mRNA表达进行染色，可以在连续切片或完整胚胎上进行。这些技术连同三维重建技术已经成为最经常应用心脏胚胎发育的研究工具，用于在经历快速形态及空间变化的胚胎不同组织类型中基因表达的时空模式可视化研究。此外，另一个非常重要的实验工具可以帮助我们了解心脏形态发生，即以细胞特异性的方式将可追踪的分子标记不可逆地转染进入小鼠DNA中，使得可以追踪最初表达该标记的细胞的命运及其所有衍生物，从而评估心脏特定结构的不同细胞谱系来源（图1-4）。这种技术对解决心脏各部位组成部分的不同起源非常有用[35]。

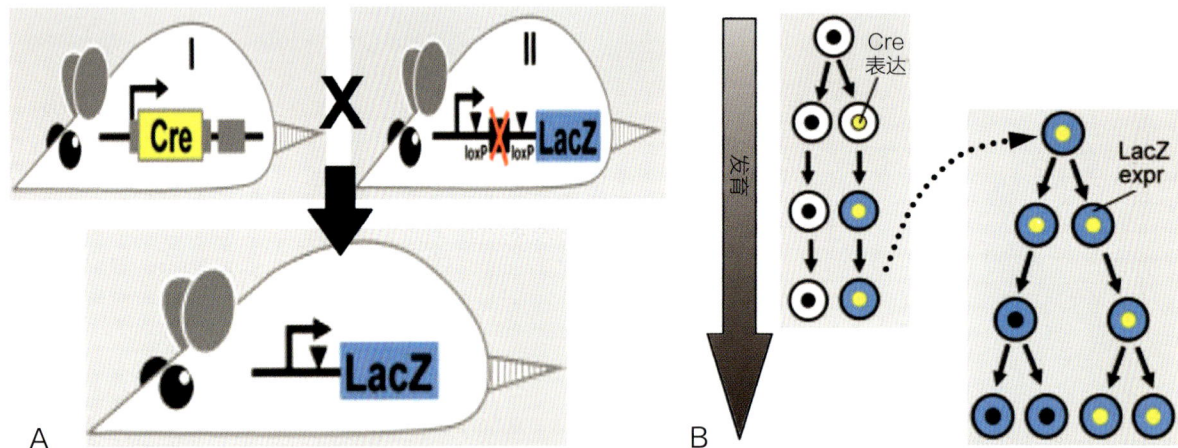

▲ 图1-4 Methodology of the genetic lineage tracing technique using Cre and a reporter-gene for assessing the origin of the cells making up the formed heart. A: Shows the cross of mouse line I, in which the gene Cre (Causes a recombination event) has been introduced under control of a tissue-specific promoter, with another transgenic mouse line (II), which holds a construct consisting of a promoter that is active in all body cells, directing a reporter gene (here the bacterial gene lacZ), expression (expr) of which is prevented by the STOP sequence (depicted by a red X) upstream of the reporter gene. This STOP sequence is flanked by so-called loxP sites, which are recognized by the enzyme encoded by Cre. When both mice are crossed, the STOP sequence is irreversibly removed in all cells where Cre is expressed, by which the reporter gene is irreversibly activated in the original cells and their offspring. Subsequently these cells can be labeled by staining for the reporter gene (blue cells in B), even when the endogenous gene driving Cre expression is no longer active. (From Horsthuis T, Christoffels VM, Anderson RH, Moorman AF. Can recent insights into cardiac development improve our understanding of congenitally malformed hearts? *Clin Anat*. 2009;22:4–20.)

二、心管的形成和环化

（一）胚胎的形成

原始心肌和原始心管的形成与早期胚胎本身的发育密切相关。囊胚植入子宫内膜后，分化就迅速进行，组成胚胎本体细胞（胚胎细胞）与构成未来胎盘（滋养层）的周围细胞之间出现差异。在发育第二周，人类胚胎细胞由两个胚层组成，即上胚层（胚胎外胚层）和下胚层（胚胎内胚层）。在发育第三周，上胚层内的细胞增殖和形态发生变化引起整个胚胎变化。部分组成上胚层的细胞经历原肠胚形成过程而失去其上皮特性，并通过胚胎中线的原线形成相连的三个胚胎胚层，内胚层、中胚层和外胚层（图 1-5）。在胚盘的外胚层一侧，通过羊膜腔发育在内胚层一侧形成卵黄囊，随后被一个充满液体的绒毛膜腔包围，也被称为胚外体腔。胚盘通过连接蒂保持与发育中的胎盘连接（图 1-5）。在原肠胚发育过程中，看起来简单的胚盘获得了几种形态学和分子水平的极性轴。胚胎的背腹轴指向羊膜背侧的外胚层和相对卵黄囊腹侧的内胚层。尾头轴由尾侧的原线相对于头侧发育中的神经板和口咽膜发展。通过原线最头

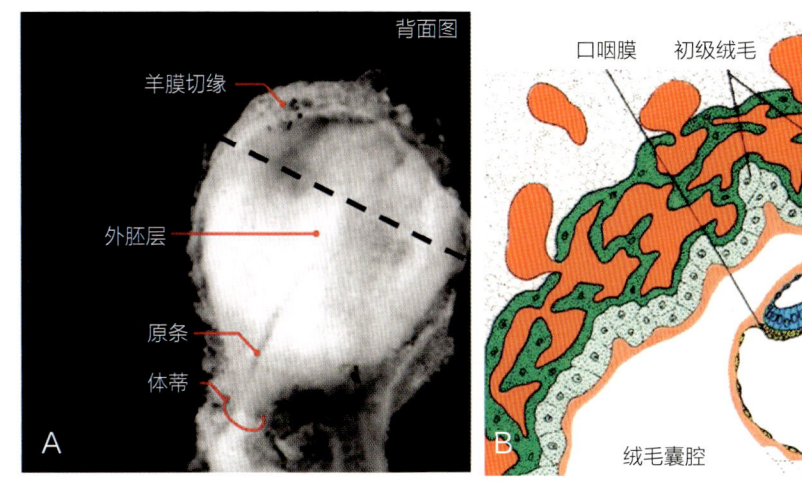
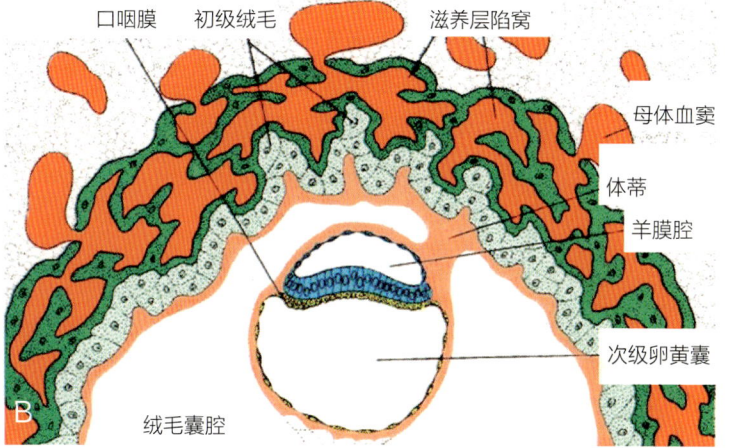
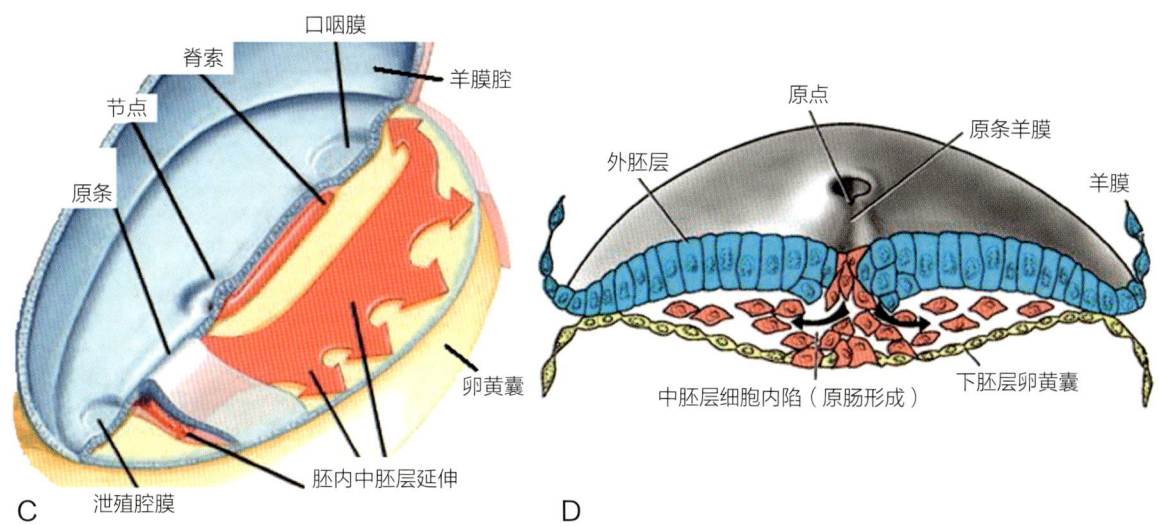

▲ 图 1-5 三胚层胚盘的形成和原肠形成过程

A. 人胚盘卡内基第八阶段的照片，分别为外胚层和内胚层的 2 个上皮层已经形成；B. 通过这早期人类胚胎的纵向横截面绘图，显示了面对外胚层（蓝色细胞）的羊膜腔包围的胚盘和面向内胚层（黄色细胞）的卵黄囊，其中，相应的，被胎盘绒毛排列的绒毛膜腔包围。注意胚盘与胎盘之间的连接蒂；C 和 D. 显示原肠的过程。在此过程中，外胚层的细胞从其邻部分离，获得间充质表型，并通过胚盘"内部"的原条迁移以形成三胚层，即内胚层、中胚层和外胚层

侧的节纤毛向左运动在原肠形成过程中形成左右轴。胚内中胚层分化为轴向脊索、中间中胚层和侧板中胚层。同时，侧板中胚层细胞之间的胞外空隙联合形成胚内体腔。胚内体腔将中胚层分成两层：面向内胚层的脏壁中胚层和靠向外胚层的体壁中胚层（图 1-6）。在头侧和尾侧，上胚层和下胚层的小圆形区域不会彼此分离，形成口咽膜和泄殖腔板，这是未来的肠胃道出入口。

（二）心脏出现：心脏祖细胞的演变

在三层胚盘的头侧部分，脏壁中胚层膜的一部分由注定分化为心肌细胞的细胞组成。侧板中胚层的这一部分称为心源性中胚层，由两种心脏祖细胞群组成，即所谓的生心区[36-39]。脏层中胚层细胞的上皮鞘首先分化并形成原始心管组成第一生心区。相邻的心源性细胞池位于第一生心区中央和背侧，在晚期阶段分化构成第二生心区。虽然第一生心区和第二生心区起源相同[40]，但它们以特定时空表达方式为心脏发育衍生不同种类的细胞[41, 42]。对单个胚胎干细胞分化的研究表明，早期心脏（心肌、心内膜和平滑肌细胞）的原代细胞类型来源于单一中胚层心脏祖细胞[43-45]。约胚胎期 7.5 天的小鼠和发育 2 周的人类心脏祖细胞的主要区域以新月形排列在胚胎的头侧。原代心脏细胞特征性表达几种心肌收缩蛋白和"心脏"转录因子。诱导心原性中胚层向原始心肌表型的分化是通过多种组织类型之间的信号互绕发生（图 1-7）。引导脏层中胚层特异转化原始心肌的转录程序首先需要表达 T-box 转录因子 Eomesodermin[46]，它在原线阶段直接激活转录因子 Mesoderm posterior-1（Mesp1）[47]。Mesp1 诱导心源性中胚层特异转化是通过下调多能性基因和"心脏"转录因子如 Gata4（GATA binding protein4）、Nkx2-5（Nk2 homeobox5）和增强因

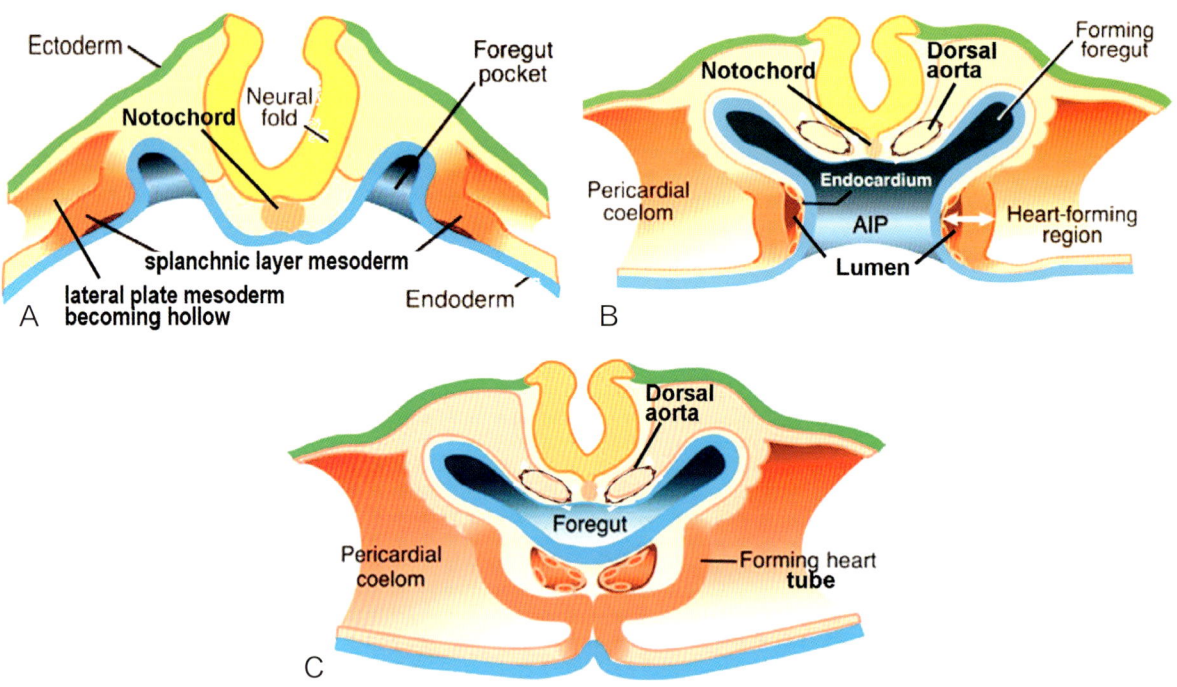

▲ 图 1-6 Embryonic folding. A–C: Schematic representations of transverse sections through the early embryo at consecutive stages of the folding process. Subsequent to the formation of the mesodermal layer, its extracellular spaces merge together to form the intraembryonic coelomic cavity. The intraembryonic coelom divides the lateral plate mesoderm into a somatic layer, facing the ectoderm and a splanchnic layer, facing the endoderm. The craniolateral splanchnic mesoderm contains the myocardial progenitors. As a result of folding, the foregut is formed and the bilateral cardiogenic plates are brought together ventral to the foregut, where they eventually fuse to form the primitive heart tube. Note that already at these early stages the paired dorsal aortas are present between the forming neural tube and the foregut. (Modified from Kirby ML. *Cardiac Development*. Oxford: Oxford University Press; 2007.)

子 Mef2c（myocyte enhancer factor 2c）[48, 49] 的上调来实现。诱导心源性中胚层细胞只有在获得来自邻近的内胚层、外胚层和脊索细胞的阳性和阴性刺激平衡时才会获得心肌表型（图 1-7）[50, 51]。来自内胚层细胞的信号通过多种转录因子和信号通路途径，包括 Sonic hedgehog（Shh）、Wnt 配体、成纤维细胞生长因子（fibroblast growth factor，FGF）、转化生长因子（transforming growth factor，TGF）—超家族 Nodal 成员和骨形态发生蛋白（bone morphogenetic protein，BMP），正向调节心脏特异性分化 [52]。来自神经板、体细胞和轴索中胚层的信号主要通过 Wnt 信号通路，依次抑制心肌的分化 [38]。体壁中胚层配体 Wnt11 和 Wnt3a 以及 BMP 抑制剂 Noggin 和 Chordin 在背神经管和脊索的表达，可联合限制向心脏转化 [53, 54]。

随着三层胚胎盘的形成和第二生心区的建立，第一支胚胎血管也开始发育，输送血液到正在形成的心管（未来静脉）的内皮细胞，心管心内膜细胞以及输送血液远离的心管（未来主动脉弓和背主动脉）内皮细胞期初形态相同，然而它们形成及发育机制和分子标记的表达不同。鹌鹑胚胎研究证实，所有内皮细胞表达 QH1 抗原，而心内膜细胞表达两种额外的细胞外抗原（原纤维蛋白样蛋白和细胞分裂素 [55]）。小鼠模型研究中，间隙连接蛋白 37 在所有内皮细胞中表达，连接蛋白 40 仅在动脉内膜细胞中表达，而不在心内膜细胞或静脉内膜细胞中表达 [56]。覆盖成形心管最初双侧管腔的心内膜细胞来源于与原始心肌相同的心源性中胚层细胞（图 1-8）[57, 58]。在心脏形成区域，内皮细胞的分化由来自内胚层和心源性间充质的局部信号诱导，形成双侧内皮性心管并融合形成中线心管。心内膜形成起始于内皮前体细胞从心前中胚层的分层，似乎由 TGF-β 介导了这一过程 [59]。已知血管生成素刺激内皮前体细胞迁移和增殖（图 1-8）[60, 61]，Gata5 瞬时表达，主要限于心源性间充质的心内膜细胞。在内皮分化中，诱导 Tie2、ErbB3 和连接蛋白 37 之前，Gata5 与 Flt1 同时被诱导。 NFATc 也是一种对心内膜发育

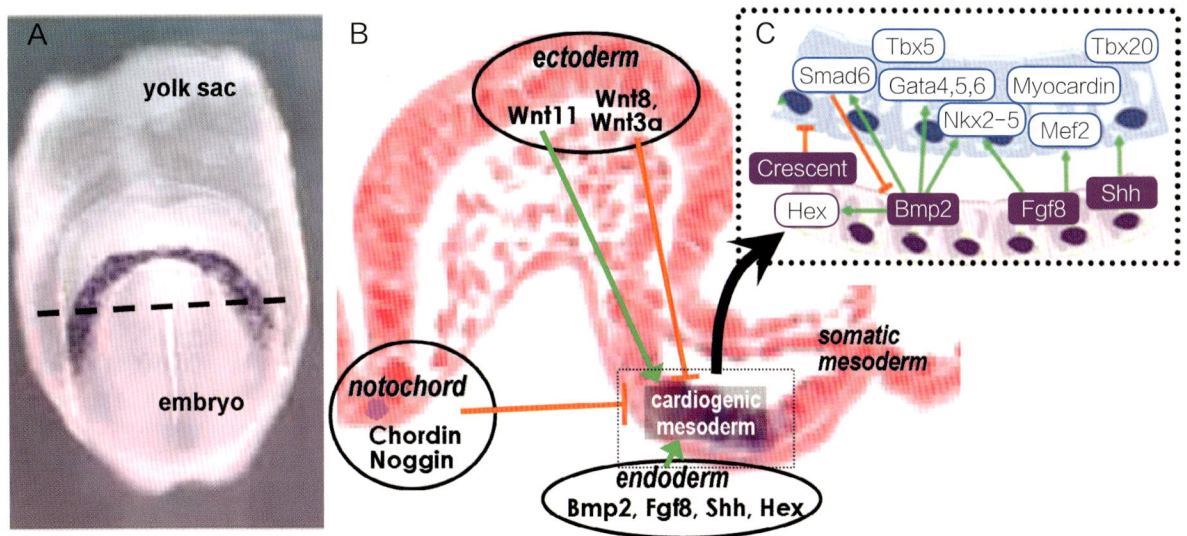

▲ 图 1-7　Induction of primary myocardium. A: Shows a ventral view of a very early mouse embryo at the stage of formation of the crescentic primary field of heart progenitors, as visualized here by expression of myosin light chain (dark blue color). The dashed line in (A) indicates the level of cross section through such a young mouse embryo, depicted in (B), which shows the blue lacZ staining under control of the "cardiac" transcriptional factor Nkx2–5. Box in (C) details the molecular interactions leading to the formation of the cardiogenic mesoderm. The negative and positive influences of the endodermal, notochordal, and ectodermal tissues are depicted by red lines and green arrows, respectively. (A: From Cai Cl, Liang X, Shi Y, et al. Isl1 identifies a cardiac progenitor population that proliferates prior to differentiation and contributes a majority of cells to the heart. Dev Cell. 2003;5:877–889. B, C: Combined from Harvey RP. Patterning the vertebrate heart. Nat Genetics. 2002;3:544–556 and Rana MS, Christoffels VM, Moorman AF. Molecular and genetic outline of cardiac morphogenesis. Acta Physiol. 2013;207:588–615.)

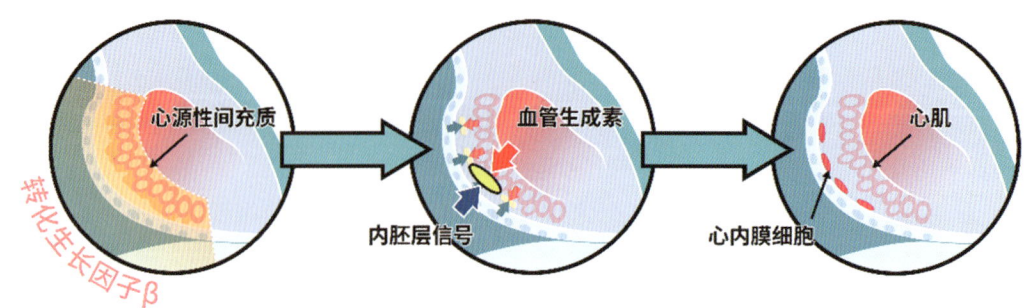

▲ 图 1-8 诱导心内膜

代表原肠形成后胚胎周边部分的示意图。与内胚层（蓝色）相邻的未来心内膜细胞（由黄色表示）与心源性间充质（玫瑰色）早期分开，注定分化为心肌。在心内膜细胞脱离心原性中胚层时，TGF-β 信号通路分层和下调心肌标志物是非常重要的。在内胚层信号（蓝箭）和心源性间质分泌的血管生成素（红箭）的影响下，前心内膜细胞进一步分化并获得明确的心内膜表型（红色）

至关重要的转录因子，且不是由心外血管内皮细胞表达的，这表明它可以与 Gata5 合作进行末端心内膜细胞分化[62-64]。随着心内膜细胞终末分化，几种细胞因子上调，包括心外膜素、内皮素 -1、腱生蛋白 X 和内皮特异性转录因子 Epas1[65-67]。

原位起源静脉和动脉的血管内皮细胞通过背侧、旁侧和尾侧外侧板中胚层细胞分化为成血管细胞群，随时间推移，逐渐填充装满血液的腔隙，即血管前体。这种血管前体随后联合成与连接蒂血管相通的血管[68, 69]。目前尚不清楚首次胚胎静脉和动脉形成的分子机制，以及中胚层细胞是如何被精确编码分化为静脉及动脉内皮细胞，并且沿着胚胎的纵轴以圆形方式彼此连续地排列，同时也不清楚这些最初的血管体腔是如何形成的，尽管血管的形态学变化已经被很好地描述[70, 71]。

（三）原始心管的形成

伴随着第一生心区的分化，胚胎通过最初扁平胚盘的折叠获得其特征性的弯曲形状[72]。与胚盘本身形成对比，胚盘的外围边缘几乎不生长，所以形成胚胎向边缘凸出的形状，通过这个过程，胚胎外侧部也在中线腹侧汇集。由于发育中的大脑及其周围组织的快速生长，胚胎沿纵向折叠，发育中的心管及其周围体腔（未来的心包）沿着横轴旋转 180°，位于发育中的大脑腹侧及尾侧。

在胚胎侧翼折叠期间，脏层中胚层的"心肌片"稳定地扩充到体腔内，随后它们融合在一起，形成碗状的初级心管，背向接壤前肠并填充，被称为心胶质凝胶状物质（图 1-6 和图 1-9）[7, 73]。在人类，这一过程发生在约 20 天的发育中。此后，碗状心管结构继续膨胀到心包腔内，直到其侧边在中线的背侧相遇并融合以完成心管的形成。已证明双侧心脏形成区域的融合及随后形成的胚胎碗状心脏依赖于相邻内胚层的收缩特性[74]。线性心管最初通过背心系膜附着在心包腔背侧壁，在后期心脏环化过程中消失，由此心管获得 S 形。心管本身仍然附着在体腔壁的动脉和静脉两极（图 1-9）。起初人们一直认为，心管的环化简单地说就是心管在扩张缓慢的心包腔内快速生长的结果。然而，实验研究表明，即使从背侧心包壁分离后心脏仍继续环化，甚至在心脏不再跳动时环化仍在持续[75, 76]。这些实验排除了快速增长或血流动力学作为形态发生的机制，因此，环化似乎是心脏本身的一个固有特征，虽然确切的原因还有待明确。

（四）原始心管的生长和第二生心区的作用

早期发育心脏的形态学研究表明，在开始环化之前，鸡和人类胚胎的线性心管延伸程度相当（图 1-10）。小鼠胚胎心脏中形态发生的速度非常快，以至于几乎同时发生心管延伸、环化，甚至开始形成腔室[77]，这与人类情况明显不同。通过测量溴脱氧尿苷掺入鸡胚胎中的复制 DNA 来定量细胞分裂活性的方式证明，与次级生心区和邻近

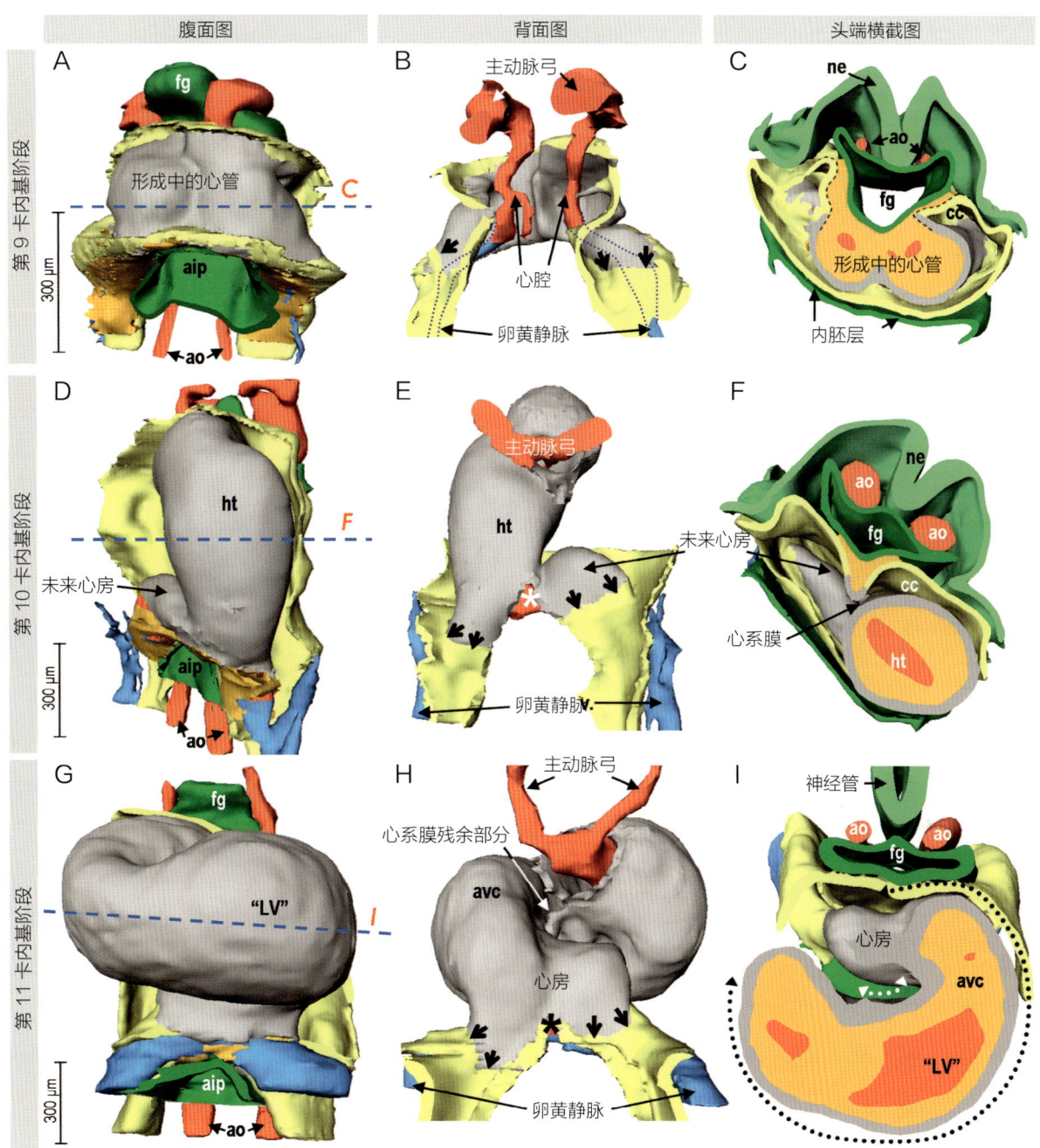

▲ 图 1-9 人类胚胎中原始心管的形成和环化

这些和后面的图中人类胚胎的年龄用卡内基阶段界定，其中第 9~23 卡内基阶段的每个阶段对应于 2~3 天的发育。A 至 C. 显示第 9 阶段（20~21 天）的重建，当心管刚形成时；D 至 F. 描绘在第 10 阶段（22~23 天）开始环化的原始心管。请注意，在心管静脉极的右侧，心房形成已经是可辨别的；G 至 I. 在第 11 阶段（24~25 天）显示显著沿长并且成环的心管，其中可以区分未来心腔原基的形态学标志以及内侧和外侧弯曲（I 中的白色和黑色虚线）。请注意，静脉和动脉两极的心肌（以灰色表示）与体腔壁（B、E、H 中的黄色，黑箭）直接相邻。E 和 H 中的星号指向静脉极内部保持与背部的组织连接至心脏的位置

aip. 前肠口；ao.（背侧）主动脉；cc. 体腔；fg. 前肠；ht. 心管；LV. 左心室；ne. 神经外胚层；v. 静脉

（引自 Sizarov A, Ya J, de Boer BA, Lamers WH, Christoffels VM, Moorman AF. Formation of the building plan of the human heart: morphogenesis, growth, and differentiation. Circulation. 2011;123:1125–1135.）

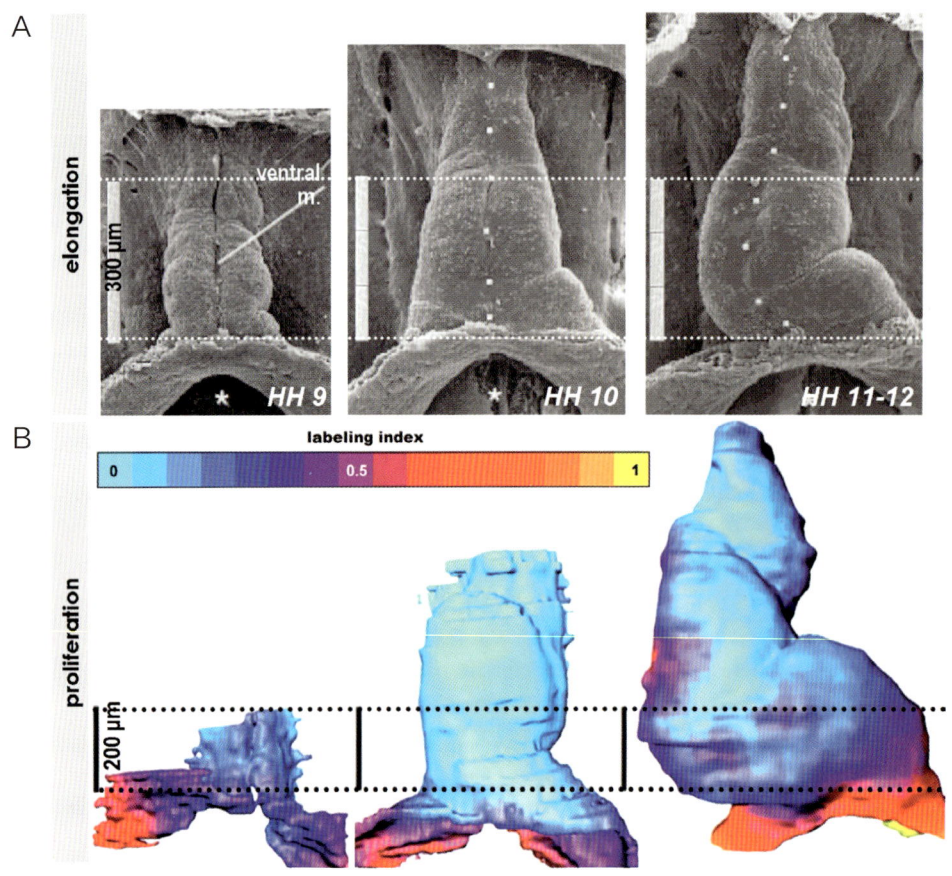

▲ 图 1-10 Elongation of the primitive heart tube. The panels in (A) depict scanning electron micrographs showing the progressive increase in length of the heart tube in early chicken embryos displayed here at the same scale. The panels in (B) show the three-dimensional reconstructions of the primitive myocardial tube of chicken embryos at approximately the same stages. These reconstructions display the quantitative data of proliferation of the myocardial cells visualized by staining for incorporated into the replicating DNA of the bromodioxyuridine. Note that the primitive heart tube almost lacking the proliferation (depicted by blue color). HH, Humbolt-Hamilton (stages of chick development). (A: From Männer J. Cardiac looping in the chick embryo: amorphological review. Anat Rec. 2000;259:248–262. B: From Soufan AT, van den Berg G, Ruijter JM, de Boer PA, van den Hoff MJ, Moorman AF. Regionalized sequence of myocardial cell growth and proliferation characterizes early chamber formation. *Circ Res*. 2006;99:545–552.)

间充质的快速分裂心脏前体相比，构成延伸原始心管的心肌几乎不增殖[78-80]。与这些实验结果一致的是，在人类早期心管的心肌中观察到非常低水平的细胞增殖标志物 Ki67，与体腔壁中的高增殖活性相反。这证实了包括人在内的物种是通过心脏外部心肌细胞的增加来延伸原始心管的（图 1-11）[73]。

尽管 20 世纪 60 年代和 70 年代就已明确，原始心管是通过动脉和静脉两极添加细胞来延伸，其增殖活性非常低[78, 81-83]。但研究人员花了几十年的时间，通过大量的实验才证实，心房、右心室和流出道均来源于原始心管形成后才添加进心脏的细胞分化（图 1-12）[84-87]。近年来，利用基因敲除技术标记祖细胞及后代进行遗传家系研究提示，原始心管只是起支架作用，保证心肌祖细胞第二阶段分化中细胞群的添加。从心肌化脏层中胚层中形成原始心管的同时，多数次级生心中胚层位于中线、背侧[87-99]，这些细胞保持高增殖性和未分化祖细胞状态，直到整合进心脏，可能是因为它们靠近来自外胚层的抑制性 Wnt 信号（图 1-13）。随着发育进程，与原始心管相邻的第二心区祖细胞分化为心肌细胞，心管由此得以延伸。由于这种滞后分化，这些前体细胞通常被认为第二生心区。然而，应该认识到，这种定义仅仅建立在当前认识共同间充质来源心肌祖细胞两阶段分化的基础上[40]。

第一篇 从基因到新生儿
第1章 心脏的发育：形态发生、生长和分化的分子调节

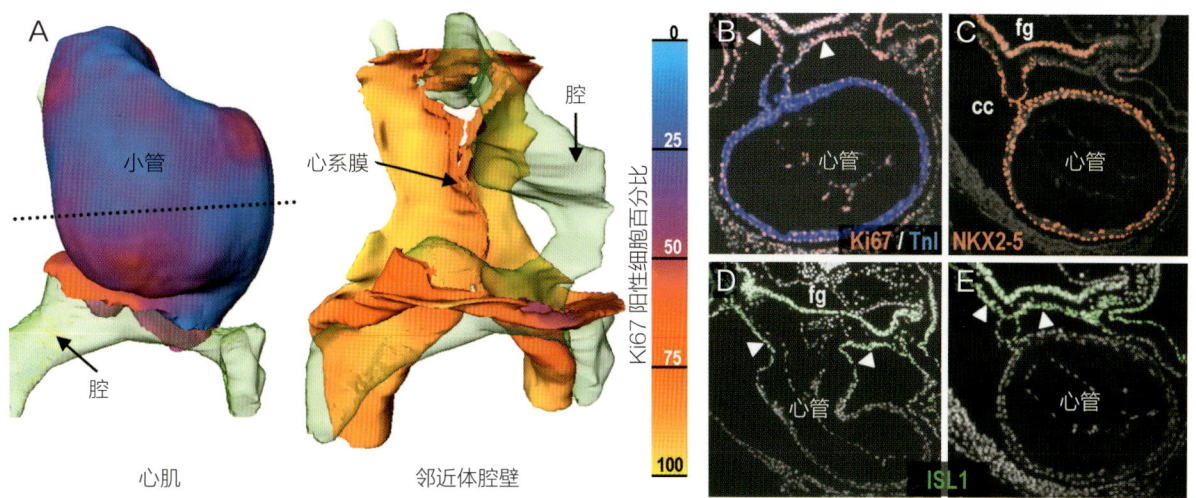

▲ 图 1-11 人原始心管和邻近体腔壁的增殖和基因表达

A. 显示卡内基第10阶段胚胎（发育第4周开始）中增殖标志物 Ki67 表达的定量重构。绝大多数原代心肌细胞没有分裂（用蓝色描绘），而相邻的体腔壁是高度增殖的（黄色）。A 中的点画线表示 B、C、E 中所示基因染色的截面水平。D 的截面通过原始心管的动脉极。注意，"干细胞标记" ISL1 在分化的心肌细胞中不存在，而在邻近动脉极心肌的相邻体腔壁中表达（箭头）

（引自 Sizarov A, Ya J, de Boer BA, Lamers WH, Christoffels VM, Moorman AF. Formation of the building plan of the human heart: morphogenesis, growth, and differentiation. *Circulation*.2011;123:1125–1135.）

调节心脏祖细胞在第二生心区内的分化及在心管延伸过程中的存活涉及许多信号转录的级联调控（图 1-13）。这些信号既调节咽中胚层和邻近细胞的转录因子（包括咽上皮细胞和神经嵴来源细胞），又受到来自咽中胚层本身的自分泌信号的调控[88, 89]。在胚胎中心区域，第二生心区细胞暴露于驱动其分化的 BMP 和非经典 Wnt 信号中，促增殖 FGF 信号和促分化 BMP 信号似乎能够识别核心拮抗信号通路，调节第二生心区细胞向心管逐渐延展[90, 91]。这些通路间的平衡受尾侧咽部区域的神经嵴细胞突入的影响，破坏 FGF 信号对第二生心区细胞的增殖以及后续在心脏流出道分隔中起着关键作用[92, 93]。转录因子如 Islet1 和 Tbx1 在整合第二生心区发育过程中不同信号通路的调控中发挥重要作用[87, 94]。Islet1 因其参与胰腺发育而命名，对于第二生心区细胞（ref）的增殖和分化至关重要，但是当祖细胞分化成心肌细胞后 Islet1 表达即消失（图 1-11）。谱系研究表明，除左心室外，Islet1 阳性细胞的后代对大部分心脏有贡献[87]。已发现来自不同家族的额外转录因子越来越多，包括 forkhead、homeobox、T-box、GATA、zincfinger 和 bHLH 因子，且在第二生心区的发育中均起着重要的作用（图 1-13）[89]。此外，与第一生心区的分化决定因子相比，调节第二生心区发育的因子总体存在差异。同时，这些差异对于破译影响心脏动脉极先天性缺陷的发病机制可能特别重要。

三、腔室形成和心室分隔

心脏发育的一个根本问题是建立正确腔室位置和脉管系统连接[95,96]。尽管蠕动收缩的原始心管不需要瓣膜，但瓣膜对于四腔心脏同步收缩这一正常功能的实现是必不可少的，可防止在舒张期从下游腔室反流和在收缩期反流到上游腔室。在心脏发育早期，尽管没有专门的传导系统和瓣膜，但由交替缓慢和快速收缩节段组成的胚胎心电结构使得心脏的早期腔室产生协调收缩，从而有效地推动血液前进[97]。因为传导速度慢也是节点功能的前提，所以这些区域的节点的发展可能不是巧合，此部分内容将在第 18 章中讨论。

（一）哺乳动物心脏基础结构的发育

原始心管延伸后开始环化过程，该过程中，随着心室腔开始发育，心管腹侧部分向右偏移，

013

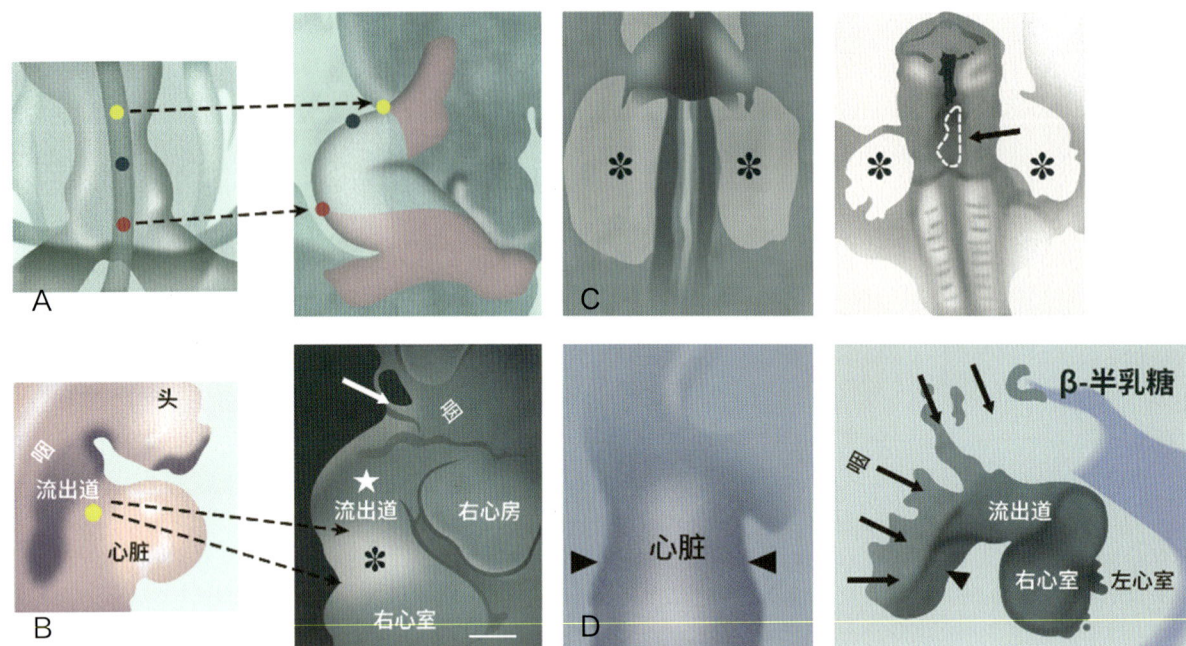

▲ 图 1-12 发现并重新发现心脏祖细胞的第二生心区

A. 对 Maria de la Cruz 在早期鸡胚胎中的经典标记实验结果稍微修改的再现，其在 20 世纪 70 年代已经报道原始心管的静脉和动脉两极（绿色阴影区域）的相当部分通过从心脏外部添加细胞而形成。请注意，彩色点之间的距离没有明显变化（虚线箭头）；B 至 D.2001 年发表的三项独立研究，证实了经典标记实验的发现，并重新发现心脏祖细胞的第二生心区。使用荧光标记物的标记技术证明邻近表达 Fgf8 咽间充质的细胞添加到心脏流出道（*）。请注意，缺乏荧光标记的流出道的长度相当长（★）。即使在第一生心区（*）完全消融之后，来自心脏外部的细胞添加形成流出道（箭头）。第三项研究分析随机整合到 *FGF10* 基因（可以通过 β-Gal 蓝色染色观察）的 *lacZ* 转基因在小鼠胚胎心脏中的偶然表达，显示流出道和 RV 中的 *lacZ* 表达。在流出道形成之前，在表达 Fgf10 的咽中胚层细胞的离散群体（箭头）中观察到 *lacZ* 染色

越来越突出；与此同时，心房腔在成形流出道的右侧和左侧向背侧发育，因此在胎儿期发育第 8 周末出现人类心脏的确定外观（图 1-14）。在原始心脏管成环后，可区分其外侧及内侧的弯曲（图 1-15）。在外侧弯曲的局部区域，原代心肌细胞开始增殖并启动控制向工作心肌表型定向分化的基因程序，其特征在于快速传导间隙连接蛋白和心房利钠因子（atrial natriuretic factor，ANF）的表达[73, 98, 99]。在形态学上，这种分化可以通过背侧房腔和腹侧小梁化心室腔的快速扩张来识别，这一过程称为气球样膨胀[98, 99]。在人类发育的心脏中，20 世纪 40 年代 Streeter 的研究已经很好地阐明了这一过程[100]，他证明，原始心管心滑壁的残余部分作为连续空间在扩张的小梁化心腔之间持续存在，该空间以房室管的初级心肌、内侧弯曲和流出管道为界，两侧是气球样膨胀的心房和心室（图 1-16），同时该空间从一开始就提供了尚在发育中的心房、心室及流出道之间的直接联系（图 1-15C 和 D）。初级心肌保留其原始表型，特点是持续收缩和传导缓慢，从而实现其临时瓣膜和主动脉瓣延迟功能[97, 101]。腔室形成后，体静脉窦这一新的心肌结构形成心脏流入区域[102, 103]。类似于原始心管的心肌，静脉窦的心肌最初逃逸于进一步分化，不表达快速传导的连接蛋白，并且具有高内在自动性，确保在流入心脏时具有优势的起搏器活性[102-106]。在此阶段，心脏基本构架由快速传导腔室及其两侧静脉窦慢传导心肌、房室管和流出道构成，作为在适当位置形成专门的起搏和传导系统的蓝本，详细描述在第 18 章。

尽管 Streeter 的研究有很好的形态学依据，但仍难以想象在正常的四腔心脏中，左、右心房，左、右心室以及它们各自的出口如何并行并正确连接。通过仔细分析发育中的人心脏中神经组织抗原 Gln2 的表达模式，解决了这个谜团。虽然发

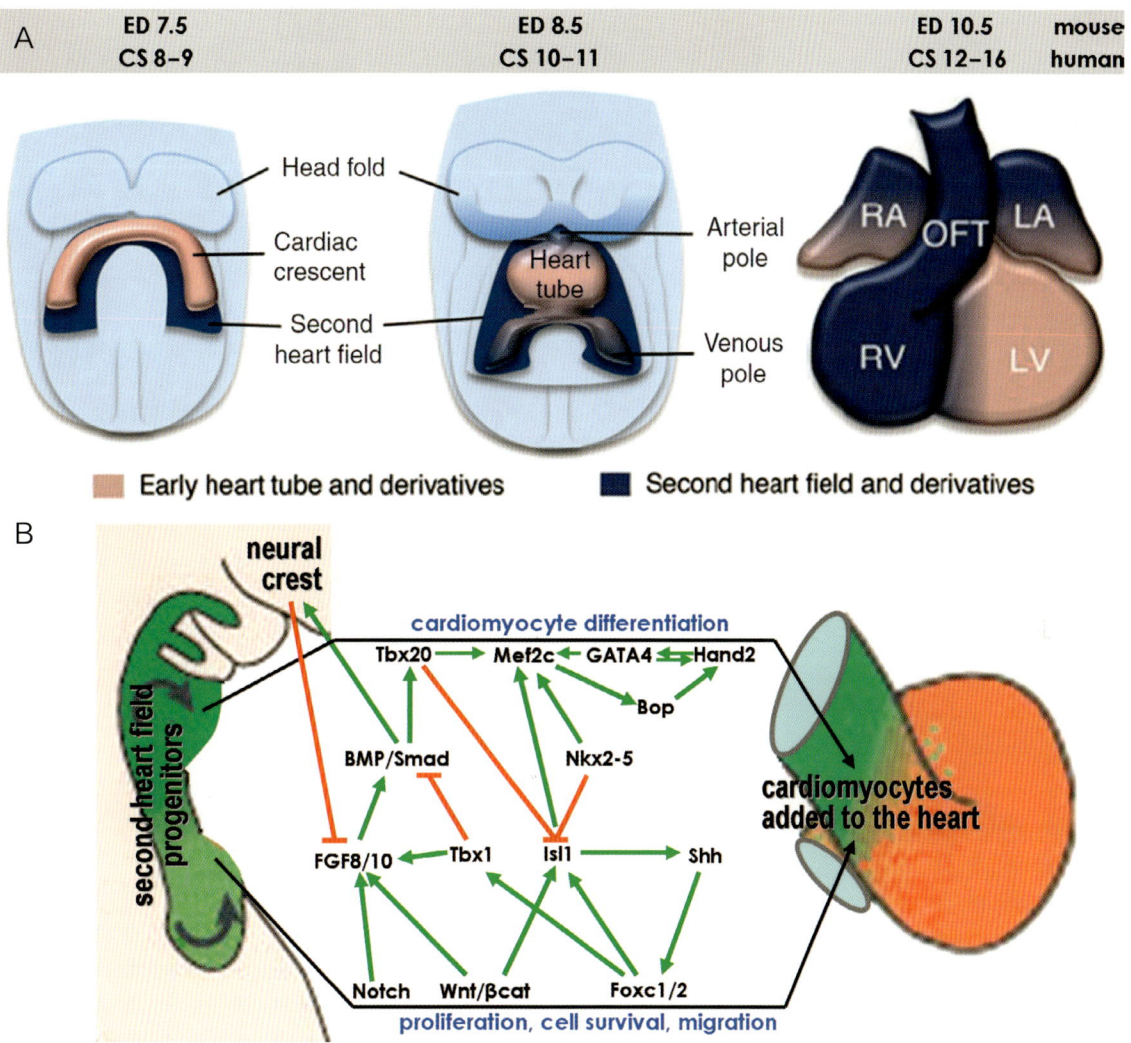

▲ 图1-13 Current model of the contribution of the secondary heart field to the definitive heart. A: Depicts schematically the progression from cardiac crescent through the primitive heart tube toward the four-chambered heart. The secondary heart field is located dorsally from the forming heart derived from the primary field. The cells making up the secondary heart field encompass the dorsal pericardial wall, and are added at the venous and arterial poles of the definitive heart. B: Summarizes current knowledge about genetic regulation of proliferation, migration, and differentiation of cardiomyocytes derived from the second heart field. Green arrows indicate positive regulation and red lines suppression. CS, Carnegie stages (of human development); ED, embryonic day (of mouse development), see also Table 1.1. (Modified from Kelly RG. The second heart field. *Curr Topics Dev Biol.* 2012;100:33–65.)

育中的心脏Gln2表达的功能意义仍然未知，但这种标记物对于理解房室和心室正确分布的发展非常有益[107]。在形成腔室心脏的早期，Gln2表达标记了所谓的原发孔，其与房室管的右侧面和心室膈膜的嵴部相接；随着研究深入，发现以Gln2表达为标志的房室管扩展并向右移动，建立右心房和右心室之间的直接连接。当主动脉下流出道位于左心室上方时，Gln2阳性环的前方明显向左侧延伸（图1-17）。

在过去的10年里，我们对分化形成工作心肌以及抑制分化和维持原始心肌表型之间调节平衡的分子机制的理解有很大提高（图1-18）。最早的事件之一是BMP信号通路的激活，BMP2作为主要参与者之一[108-110]，这种信号蛋白激活另一个T-box转录因子Tbx2的表达，Tbx2与转录因子Tbx3、Msx2一起阻止表达腔室心肌特异性基因程序，从而保护房室管肌肉组织免受进一步分化[111-114]。另一种T-box转录因子Tbx20直接干扰BMP/Smad

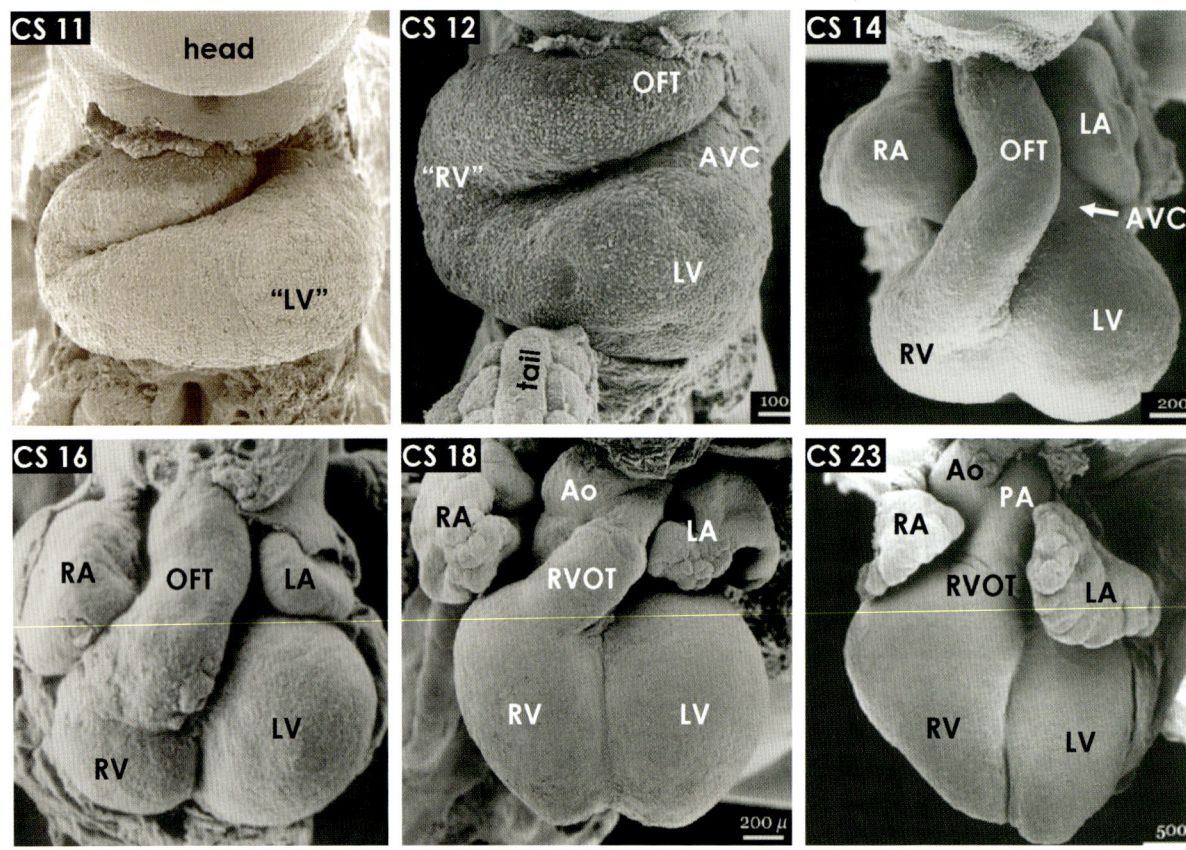

▲ 图 1-14 The changing external morphology of the human embryonic heart, as visualized by scanning electron microscopy at consecutive Carnegie stages (CS) of embryonic period of the development, with every stage covering 2 to 3 days of development (Table 1.1). The panels show ventral views of the hearts after removal of the ventral body wall. Note the progressive expansion, or ballooning, of the atrial and ventricular chambers, shortening of the outflow tract and the steady ventral displacement of the RV between stage 11 (~24 to 25 days) and stage 23 (56 to 58 days). Ao, (ascending) aorta; AVC, atrioventricular canal; LA/RA, left/right atrium; LV/RV, left/right ventricle; OFT, outflow tract; PA, pulmonary artery. (From Oostra RJ, Steding G, Lamers WH, Moorman AFM. *Steding's and Viragh's Scanning Electron Microscopy Atlas of the Developing Human Heart.* New York, NY: Springer; 2007.)

信号以抑制腔室中的 Tbx2 表达，由此将 Tbx2 表达限制在未来的房室管区域[115]。TBX3 和 TBX2 在人类胚胎心脏中的表达模式与小鼠非常相似，表明腔室和传导系统形成机制的保守性[73,116]。

（二）左/右心室腔的生长和分化

相对于左心室，右心室的发育在涉及分子调控和形态发生过程方面有很多差异（图 1-19 和图 1-20）。构成发育完成的右心房心肌细胞起源于心脏祖细胞的次级群体，而构成发育完成的左心房心肌细胞源于第一生心区的衍生物。第二生心区的发现重新解释了小鼠缺乏关键调控蛋白和转基因小鼠心脏中携带基因增强子的现象[117]（图 1-19）。右心房富含促进右侧心室扩增极为重要的转录因子 Hand2[118-120]，这一观察结果进一步支持了可分离调控通路来控制心室发育这一概念。在缺乏转录因子 Mef2c 的小鼠中，可能类似于 Hand2 破坏，因此右心房发育不全（现在已知是第二生心区中的 Isl1、Gata4、Foxh1 和 Tbx20 的靶点），代表第二生心区发育的缺陷[121,122]。虽然 Hand2 和紧密相关的 Hand1 基因在第二生心区和第一生心区的祖细胞中均有表达，但与右心房相比，左心房的心肌里更加富含 Hand1[123]。包括 Nkx2-5 和 Gata4 在内，第一生心区中许多主要的心脏发育转录调节因子也在第二生心区发育中发挥重要作用[124]。然而，右心房仅仅来源于第二生心区的观点太过简单，因为斑马鱼虽然缺乏第二

第一篇 从基因到新生儿
第1章 心脏的发育：形态发生、生长和分化的分子调节

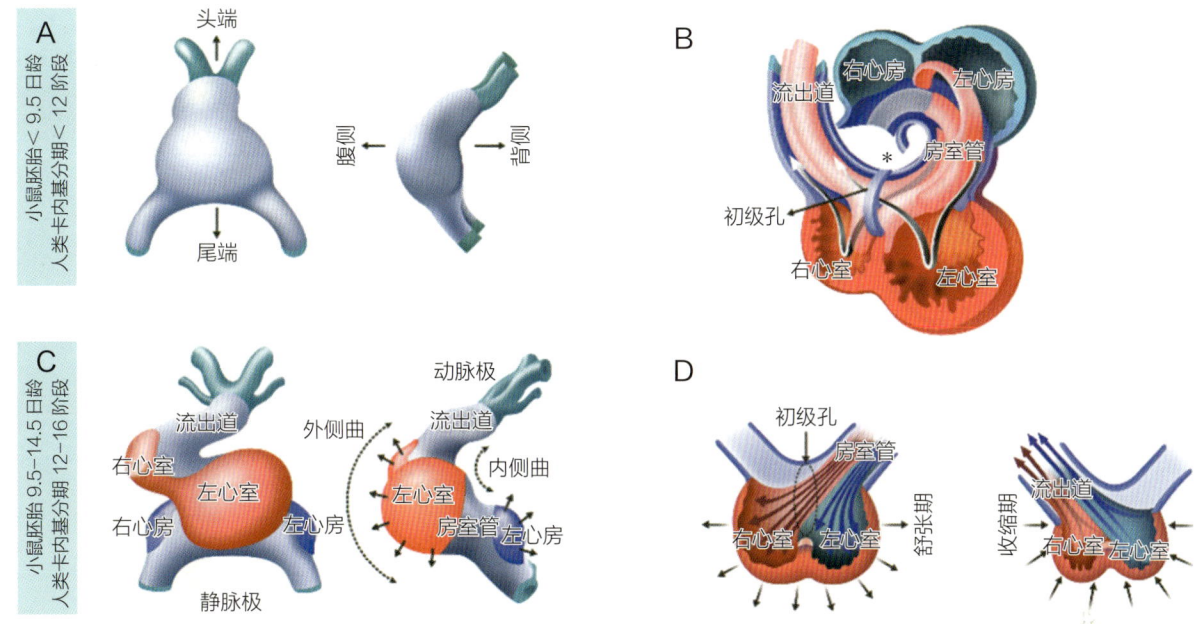

▲ 图 1-15 心腔形成的气球样膨胀模型

A. 描绘在腹侧和右侧所见线性心管原型。在线性心管阶段不存在次级心肌；B. 显示原型环化和腔室形成的心脏。原代心肌以灰色表示，心管背侧心房腔气球样膨胀的次级心肌（箭）呈蓝色，心室腔心肌（箭）沿心管外侧弯曲面向腹侧生长用红色表示。腔室心肌首先在环化阶段的局部被观察到，不涉及整个心管。注意，静脉极的原代心肌，房室管和流出道在内侧弯曲处连续，没有所谓的"特化组织"的分离环的迹象；C 和 D. 描述外侧弯曲的气球样膨胀如何在内侧弯曲处形成位于中心的原发孔（*），其逐渐被间充垫（显示为粉色）分开。请注意，从一开始，右心房与右心室之间以及左心室与右心室内正在发育的主动脉通道之间存在直接连接；D. 即使没有完成分隔，也能显示形成腔室心脏内的血流分离

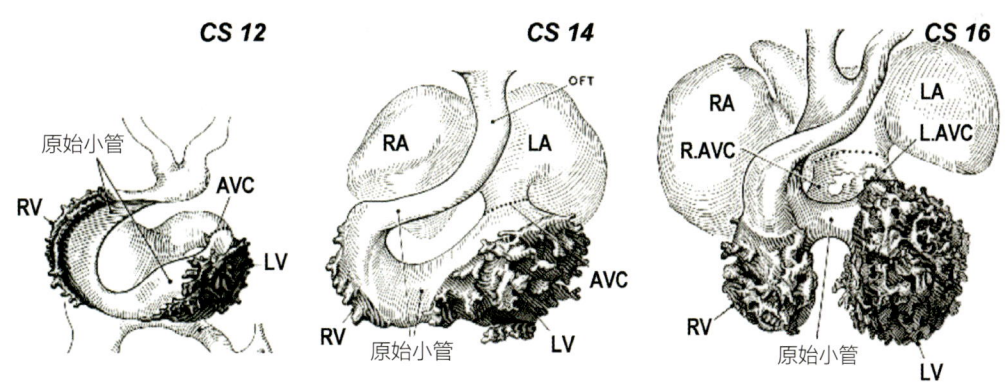

▲ 图 1-16 通过气球样膨胀正确理解气室形成

这里的图片复制于 George Streeter 和 James Didusch 在连续卡内基阶段中对人胚胎心脏腔室形成的腹侧视图的原始图画，精美地说明了如何从光滑的初级心管壁小梁突出形成心腔

L. R.AVC. 左 / 右房室传导管；LA / RA. 左 / 右心房；LV / RV. 左 / 右心室；OFT. 流出道

（引自 Streeter GL. Developmental horizons in human embryos: description of age groups XIII and XIV. *Contrib Embryol*. 1945;31:27–63.）

个（右）心室，但仍然具有不同的心脏祖细胞的第二群体。与哺乳动物类似，斑马鱼心脏祖细胞的第二生心区对类似转录因子 Islet1、Tbx1 和 Mef2c 的表达，并且对于其双室心脏的正确发育是必需的[125-127]。这反映了发生在具有四个心腔的高等脊椎动物中次级中胚层池心肌祖细胞的扩大作用的进化改变。转录后其他遗传因素，如染色质重塑，也可能有助于心肌细胞分化和腔室形态发生[128]。蛋白质 Smyd1/BOP 破坏后导致右心室小部分和左心室心肌发育不良，

017

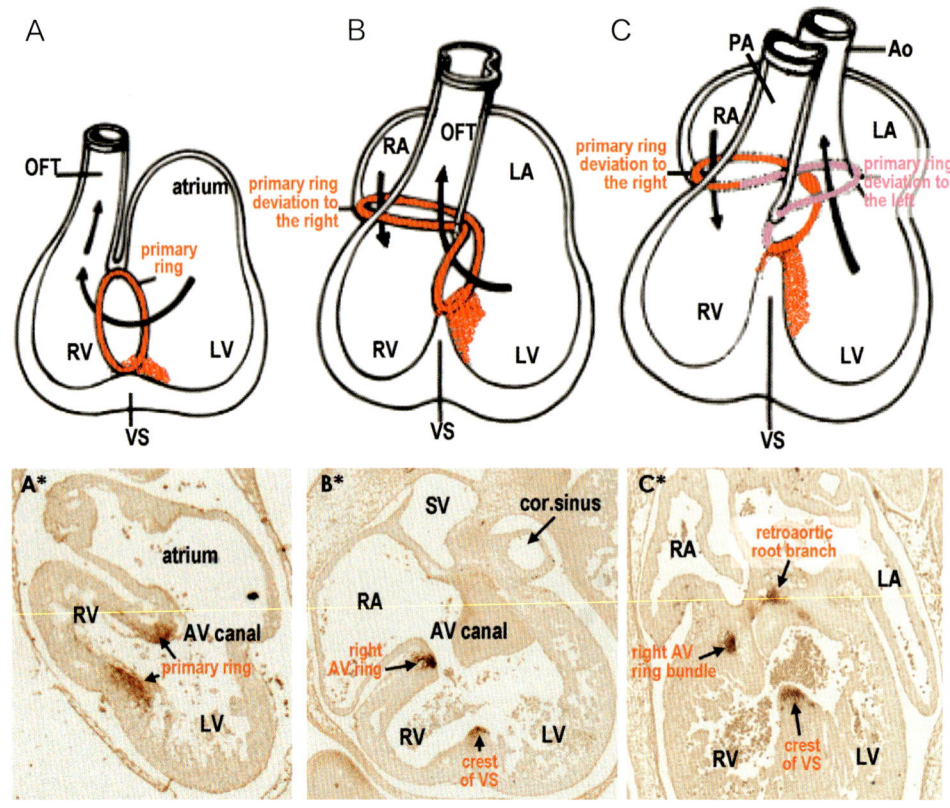

▲ 图 1-17　Establishment of the correct alignments between the right- and left-sided compartments of the developing human heart, as assessed by the expression of neural tissue antigen Gln2. A, A*: Show that at 30 to 34 days of development, a single ring of Gln2-staining tissue (brown staining on the sections) can be identified. Gln2 marks the myocardium of the crest of the ventricular septum (VS) and the right-sided part of the atrioventricular (AV) canal making up the primary foramen connecting the cavities of the left and right ventricular chambers (LV/RV). B, B*: Show that at 35 to 40 days, the Gln2 staining marks the rightward expansion of the AV canal, which establishes a direct connection between the right atrium (RA) and the RV. C, C*: Show that at the end of embryonic period (45 to 55 days) there is leftward extension of the ventral part of Gln2-positive ring, surrounding the subaortic outflow tract, which becomes positioned above the LV. These drawings also illustrate the development of the AV conduction system as a derivative of the Gln2-positive myocardium encircling the primary foramen in the earliest stages. Ao, (ascending) aorta; LA, left atrium; OFT, outflow tract; PA, pulmonary artery. (Modified from Wessels A, Vermeulen JL, Verbeek FJ, et al. Immunohistochemical analysis of the distribution of the neural tissue antigen Gln2 in the embryonic human heart. Anat Rec. 1992;232:97–111.)

是 Mef2c 的直接作用靶点，并含有募集组蛋白去乙酰化酶的 MYND 结构域[128,129]，这表明包含 Isl1、Mef2c、Smyd1/BOP 和 Hand 蛋白的转录级联调节心室肌细胞的发育。此外，几种组蛋白去乙酰化酶在心脏发育中的直接作用，则通过因混合突变缺乏这种蛋白质异构体 5 和 9 小鼠的心室生长障碍来表现[130]。心脏发育中的相关途径似乎受 SWI/SNF 染色质重塑复合物 Baf60c（快缩肌纤维富含的一种转录辅因子）的成员调节[131]。这进一步表明，转录后遗传事件高度调控心脏 DNA 结合蛋白的转录活性。

在鸡和小鼠胚胎中的实验研究表明，随着心室肌细胞增殖构成心室腔的游离壁，从流出道和房室管心肌层分化的细胞在扩张过程中也起着重要作用（图 1-20）。标记实验表明，来自第二生心区的细胞形成远端流出道的同时，其近端部分的心肌细胞分化为工作表型，形成 RV 的游离壁[82,132]。在小鼠中，对 Tbx2 阳性房室管心肌的遗传谱系研究表明，房室管与左心室壁之间的过渡区原代心肌细胞经历类似的分化和取代过程，形成大部分左心室的游离壁[133]。添加到形成中心室游离壁的细胞隶从基因表达的心室程序，并比房室管和流出道侧翼区域具有更高的增殖速率（图 1-20）。TBX2 在早期人类腔室形成心脏的房室管心肌层中的表达向心室

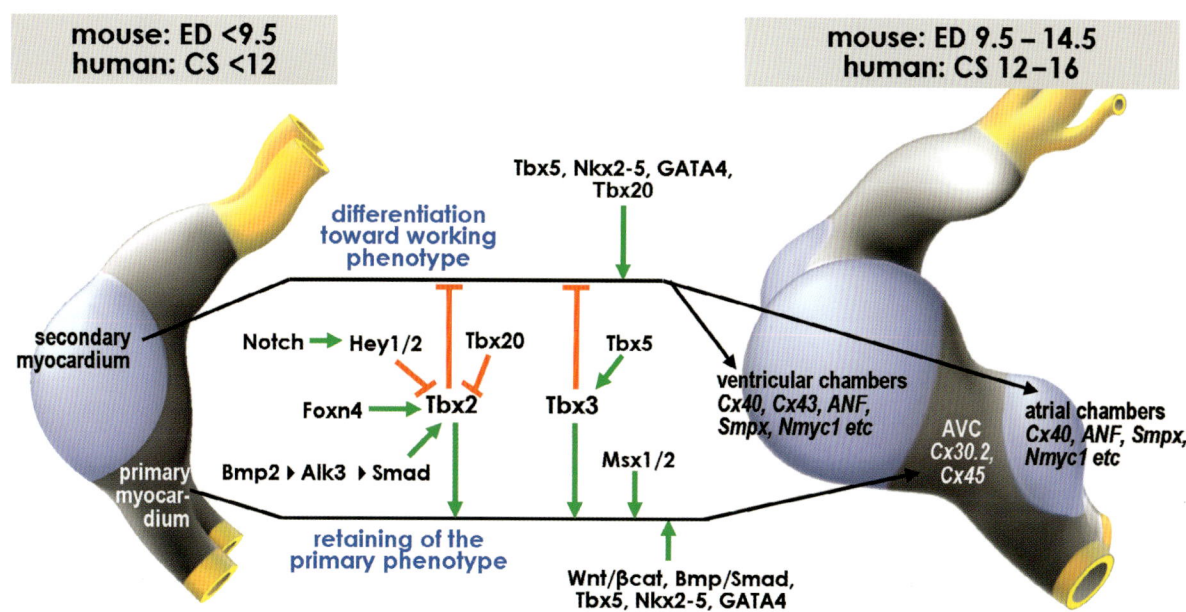

▲ 图 1-18 Molecular pathways regulating the development and boundary establishment of the AV canal and chamber myocardium. Green arrows indicate positive regulation and red lines suppression for differentiation toward the working phenotype or retention of the more primitive phenotype. Note that broadly expressed transcription factors Tbx5, GATA5, and NKX2–5 play a role in both processes, pointing to the importance of the cooperative action of several factors in regulating the fate of the cardiomyocyte. AVC, atrioventricular canal; CS, Carnegie stages (of human development); ED, embryonic days (of mouse development). (Modified from Christoffels VM, Smits GJ, Kispert A, Moorman AF. Development of the pacemaker tissues of the heart. *Circ Res*. 2010;106:240–254.)

方向降低[73]，与小鼠的表达模式类似，证明 Tbx2 谱系有助于左心室游离壁[133]，因此推测这种对心室的作用受损可能导致左心室发育不全。

发育中的心室腔在膨胀开始后不久，其内表面开始获得微小但迅速伸长的小梁，并逐渐在外层游离壁形成一层致密的心肌层[9,10]。如第 18 章所述，两个心室内的小梁表达快速传导连接蛋白40 和 43，并为心室传导系统的浦肯野纤维提供前体细胞[56,73,111]。在正常心脏发育期间，小梁形成后即停止增殖，而心室外壁则高度增殖形成致密的心肌层[73,77,134]，以满足日益增长的收缩更有力的需求。与小梁心肌不同，新形成的心室壁致密层不表达连接蛋白 40，与致密层的极大生长相比，心室腔内小梁的范围在发展过程中并没有显著变化（图 1-21），这表明致密心室壁成形障碍和小梁层异常持续生长导致所谓的非致密性心肌病，此病共存广泛的小梁网与厚度减小的致密层[135]。

（三）心室分隔

成形心脏中的室间隔由小的膜部和大的肌部组成，在很大程度上有助于成熟心脏的收缩期左心室的射血力。目前对室间隔肌部的形态发生事件知之甚少。然而，一般认为，当两个心室由原始心管膨胀形成时，它们的小部分不遵循心室肌基因程序，并且不会膨胀化。有趣的是，在人类胚胎心脏形成腔室的第一阶段，相当一部分原始心管持续存在于膨胀的右、左心室之间，形成了类似管状连接而不是真正的中隔（图 1-22）[11]。这种情况与胚胎小鼠心脏中所见的情况明显不同，一开始形成心室，发育的心室腔之间就存在微小的室间隔[136]。自胚胎发育开始，人类胚胎心脏中心室间管状连接与内侧弯曲的初级心肌背侧相邻。因此，虽然这种连接通常被恰当地命名为室间隔，但实际上这只是初级心管原始腔的一部分。在腔室发育完善的心脏中，这个原始腔成为原发孔。正如上文已经强调的那样，从一开始，原发孔确保了发育中的心房和相应的心室之间以及发育中的心室和流出道之间的直接连接。在人类胚胎中心室腔扩张的过程中，分隔最初类似管状连接的壁成为室间隔的嵴部。细胞增殖速率差异造成快

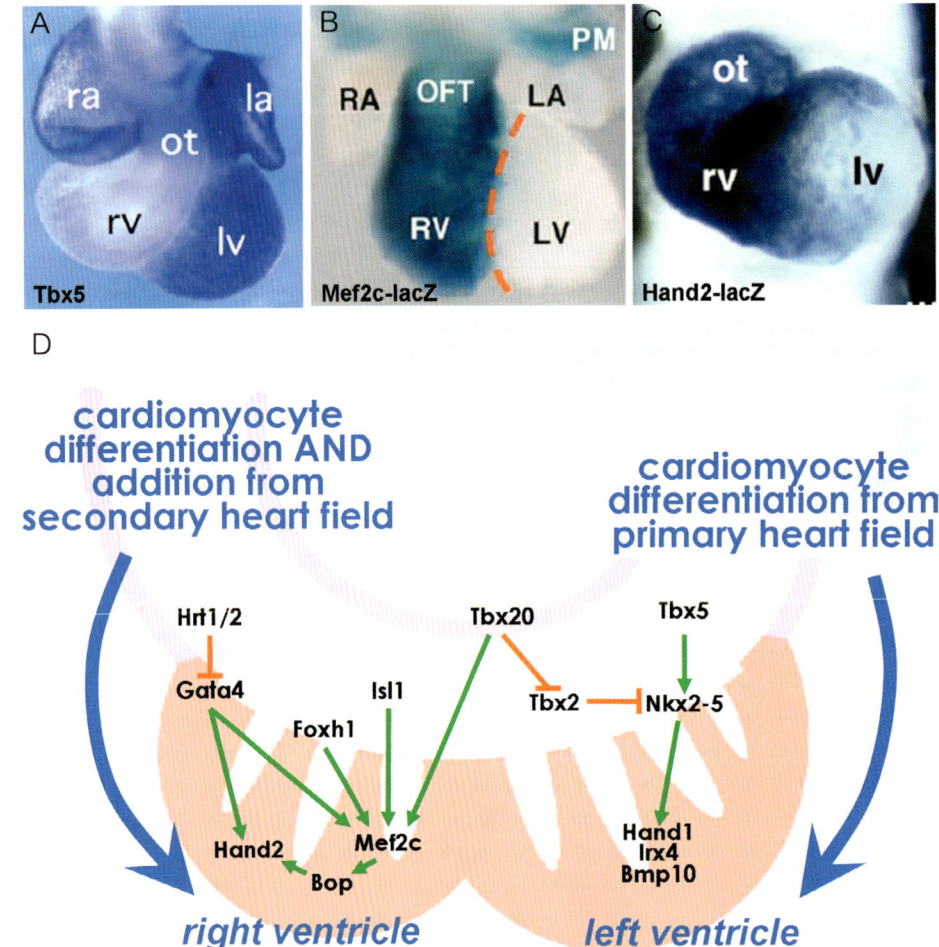

▲ 图 1-19 Molecular diversity of the developing left and right cardiac chambers. A–C: Show the conspicuous differences between the expression (depicted by blue color) of Tbx5 (A), and of reporter gene lacZ under control of Mef2c (B), and Hand2 (C) in the RV and LV in the mouse embryonic heart at embryonic days (ED) 8.25 to 12. Red dashed line in (B) demarcates the position of the developing ventricular septum. D: Depicts the distinct genetic regulatory pathways of the differentiation of the left versus right ventricular cardiomyocytes. Green arrows indicate positive regulation and red lines suppression of the particular genes. Note the central role of the ubiquitously expressed transcription factor Tbx20. la/ra, left/right atrium; lv/rv, left/right ventricle; ot/OFT, outflow tract; pm, pharyngeal mesenchyme. (A: From Bruneau BG, Logan M, Davis N, et al. Chamber-specific cardiac expression of Tbx5 and heart defects in Holt–Oram syndrome. *Dev Biol*. 1999;211:100–108. B: From Verzi MP, McCulley DJ, De Val S, Dodou E, Black BL. The right ventricle, outflow tract, and ventricular septum comprise a restricted expression domain within the secondary heart field. *Dev Biol*. 2005;287:134–145. C: From Yamagishi H, Yamagishi C, Nakagawa O, Harvey RP, Olson EN, Srivastava D. The combinatorial activities of Nkx2-5 and dHAND are essential for cardiac ventricle formation. *Dev Biol*. 2001;239,190–203. D: Modified from Srivastava D. Making or breaking the heart: from lineage determination to morphogenesis. *Cell*. 2006;126:1037–1048.)

速增长的心室游离壁和缓慢增长的室间隔内（图 1-23）[137]。早在 1906 年，亚瑟基思爵士就曾指出，两个气球化心室之间原始心管部分的滞后是形成含有希氏束的室间隔的机制 [138]。对缺乏转录因子 Hand1 或 Hand2 的转基因小鼠进行实验，这些转录因子对于正确形成左心室或右心室是必不可少的，提示在任一心室扩张失败的情况下，两者之间的隔膜发育则不完全 [119,123]。

使用两种转基因小鼠系分析左心室与右心室心肌分子对特定肌性室间隔的作用，所用转基因小鼠系具有由左心室特异性 MLC3f 和右心室特异性 MLC1v 基因驱动的 lacZ 报告基因的互补表达模式（图 1-23）[139]。在胚胎期 9.5 天和 11.5 天之间，发育中的室间隔肌部表达对称的左、右心室

第一篇 从基因到新生儿
第1章 心脏的发育：形态发生、生长和分化的分子调节

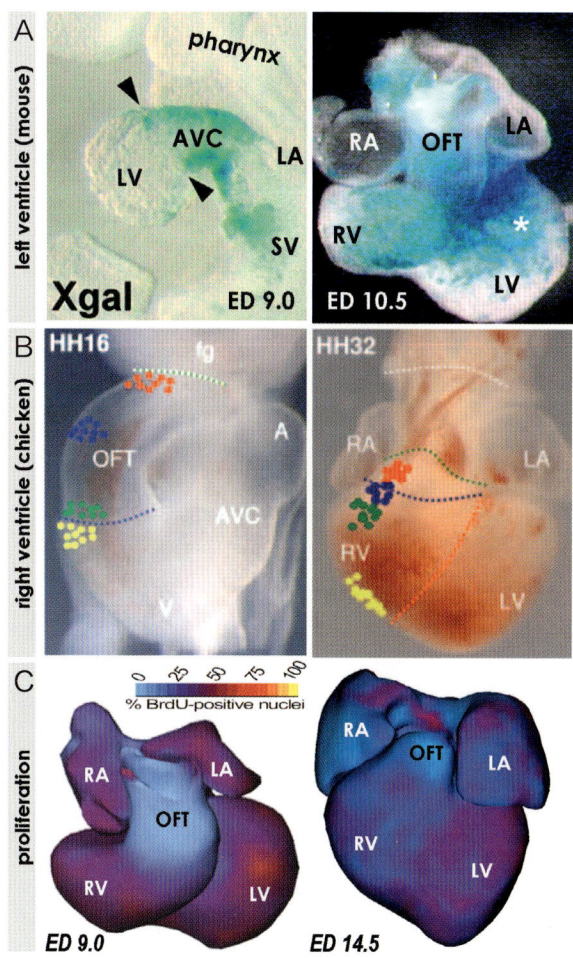

◀图 1-20　Mechanisms of expansion of the left and right ventricles. A: Depicts a lineage study showing that a substantial part of the free wall of the left ventricle (LV) (asterisk in right-sided panel) is formed at the border with the left ventricular wall (arrowheads in left-sided panel) by recruitment and expansion of the atrioventricular canal (AVC) myocardium expressing Xgal (blue color) under control of Tbx2. B: Shows that the free wall of the right ventricle (RV) is formed by recruitment and expansion of the myocardial wall of the embryonic outflow tract to the right ventricular domain. The white dotted line indicates the pericardial reflections, the green one the distal myocardial border of the outflow tract, the blue one the distal ventricular groove, and the red one the interventricular groove. C: Show that the myocardium of both ventricular chambers displays considerable higher proliferation rates visualized staining for bromodioxyuridine (BrdU) incorporated into replicating DNA, compared to those of the AVC or outflow tract (OFT). ED, embryonic days (of mouse development); HH, Humbolt-Hamilton (stages of chicken development); LA/RA, left/right atrium; SV, venous sinus. (A: From Aanhaanen WT, Brons JF, Domínguez JN, et al. The Tbx2+ primary myocardium of the AV canal forms the AV node and the base of the LV. *Circ Res*. 2009;104:1267–1274. B: From Rana MS, Horsten NC, Tesink-Taekema S, et al. The trabeculated right ventricular free wall in the chicken heart forms by ventricularization of the myocardium initially forming the outflow tract. Circ Res. 2007;100:1000–1007. C: From de Boer BA, van den Berg G, de Boer PA, Moorman AF, Ruijter JM. Growth of the developing mouse heart: an interactive qualitative and quantitative 3D atlas. *Dev Biol*. 2012;368:203–213.)

的特征。从胚胎期12.5天开始，具有左心室特征的MLC1v-lacZ阴性心肌细胞支配着室间隔，这支持其在左心室泵功能起特殊作用的看法。此外，Tbx2阳性原代心肌细胞的转基因示踪实验表明，室间隔的前体起源于碗状的原始心管，而游离的左心室壁由相邻房室管的分化细胞形成，如上所述[133]。转录因子Tbx18在左心室游离壁和发育中的室间隔左侧心肌中表达，为隔膜内左、右心室的存在提供了支撑[139,140]。

室间隔顶部原发孔的完全关闭将导致左心室至主动脉的出口阻塞，这种阻塞即使在宫内也是不合适的。隔膜肌部上方的原发孔取而代之重塑至左心室的主动脉下出口和右心室的入口[8,9]。在整个房室管向右移动之后，中间房室垫的右侧边缘定位在右心室上方。随后房室垫融合，这种间质形成了原发孔的背侧壁。通过房室垫的右侧边缘与近端流出道内的嵴融合，左心室流出道与右心室腔之间的连接封闭（图1-24）[8,141,142]。在人类胚胎心脏中，上述过程发生在发育第7周末[143,144]。在胎儿早期，这些融合间叶组织的重塑以及三尖瓣隔膜的分层将产生室间隔的膜部，从而将左心室出口从右心室入口分离。在正常心脏中，膜间隔是存在于左心室流出道和右心室腔之间的唯一结构，没有真正的流出室间隔出现。在许多室间隔流出道缺损的心脏中，流出道本身通常是畸形的，并且在动脉瓣膜出口之间存在明显可辨、错位的肌间隔结构[145]。如下所述，心脏神经嵴来源的细胞对心脏流出道的正常形成及其分隔至关重要；所谓的圆锥动脉干畸形的心脏具有典型的室间隔流出道缺损和错位的室间隔肌出口。这可能是由于流出道与房室管的间质组织融合不良有关。

四、心脏静脉极的发育

人类心脏的静脉极具有复杂的形态及发育历

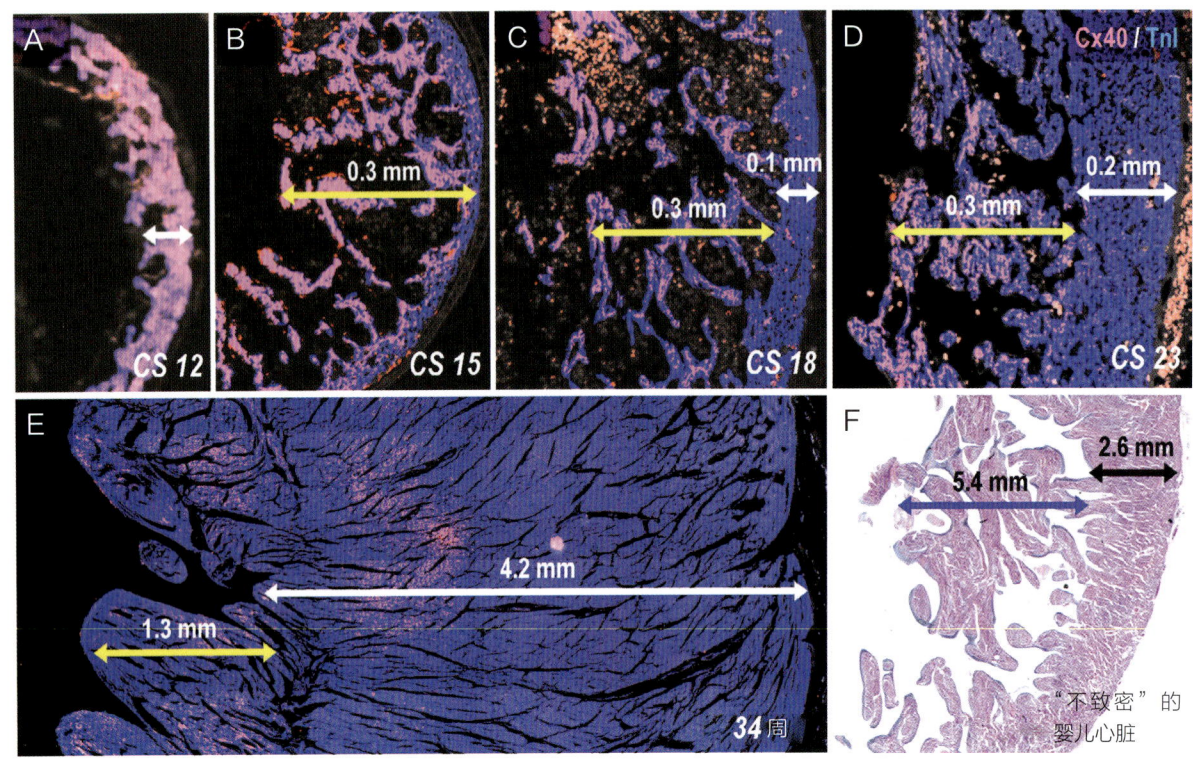

▲ 图 1-21　人心脏中致密心室壁的发展

该图显示通过左心室游离壁的切片，其被肌钙蛋白 I（蓝色）和连接蛋白 40（粉红色）染色。A. 显示在卡内基第 12 阶段（CS）（妊娠 26～28 天），第一个小梁变得可见而没有致密层，并且整个心室肌表达连接蛋白 40；B 至 D. 显示在随后的阶段，心室壁的连接蛋白 40 阴性致密层在心外膜侧形成并扩张（白箭）。请注意，心室壁小梁部分的厚度保持基本相同（黄箭）。在胚胎期结束时，连接蛋白 40 仅限于小梁心肌（D）；E. 人胎心的切片，表明致密心室层的延伸与小梁的延伸相比存在巨大差异；F. 显示在左心室"不致密"的婴儿心脏中，心室壁致密层不发达，而小梁层异常扩张

（引自 Freedom RM, Yoo SJ, Perrin D, Taylor G, Petersen S, Anderson RH. The morphological spectrum of ventricular noncompaction. Cardiol Young. 2005;15:345–364.）

程，包括静脉窦与右心房体静脉窦的连接、肺静脉与左心房的连接以及房间隔之间的连接[146,147]。出生后的心脏中，右心房由光滑内壁部分（称为静脉窦并连接腔静脉）和大的小梁状心耳组成。右心房的两种成分都来源于不同祖细胞群并经历不同的分化途径。左心房由大的光滑内壁部分（连接肺静脉）和一个小的指状小梁化心耳组成。虽然左心房的两个组成部分都是由不同的胚胎结构发育而来，但它们似乎经历了类似的分化过程。关于静脉极发育的描述长期存在争议，不仅因为难以描述形态上的快速变化，而且由于术语使用的不一致，不同研究者以不同命名描述的相同结构。实验动物中的谱系研究和人类胚胎中的基因表达分析可以对心房不同组成部分进行遗传学区分，并准确描述心房腔、心耳、前庭，以及体静脉和肺静脉分支之间的界限[102,103]。

（一）心房的形态发生和分化

在原始心管的早期环化阶段，心脏的静脉极几乎是对称的。无论是形态学还是分子学，都不可能识别心房或静脉窦。在人类发育约 24 天时，当环化过程几乎完成并开始形成腔室时，心管尾背侧的小突出结构是可认为未来的共同心房，但仍然没有可辨别的静脉窦（图 1-9）。两堆工作心肌细胞重新形成的原始心管心房部分平行突出，形成心耳，分别位于发育中的动脉极右侧和左侧（图 1-14）。大部分房性心肌壁由来自第二生心区尾部心脏祖细胞分化的心肌细胞形成[87,148-151]。与心室基因表达不同，心房受 Irx4（一种 Iroquois 家族转录因子成员）的部分调节[152]。此外，Gata6

第一篇 从基因到新生儿
第1章 心脏的发育：形态发生、生长和分化的分子调节

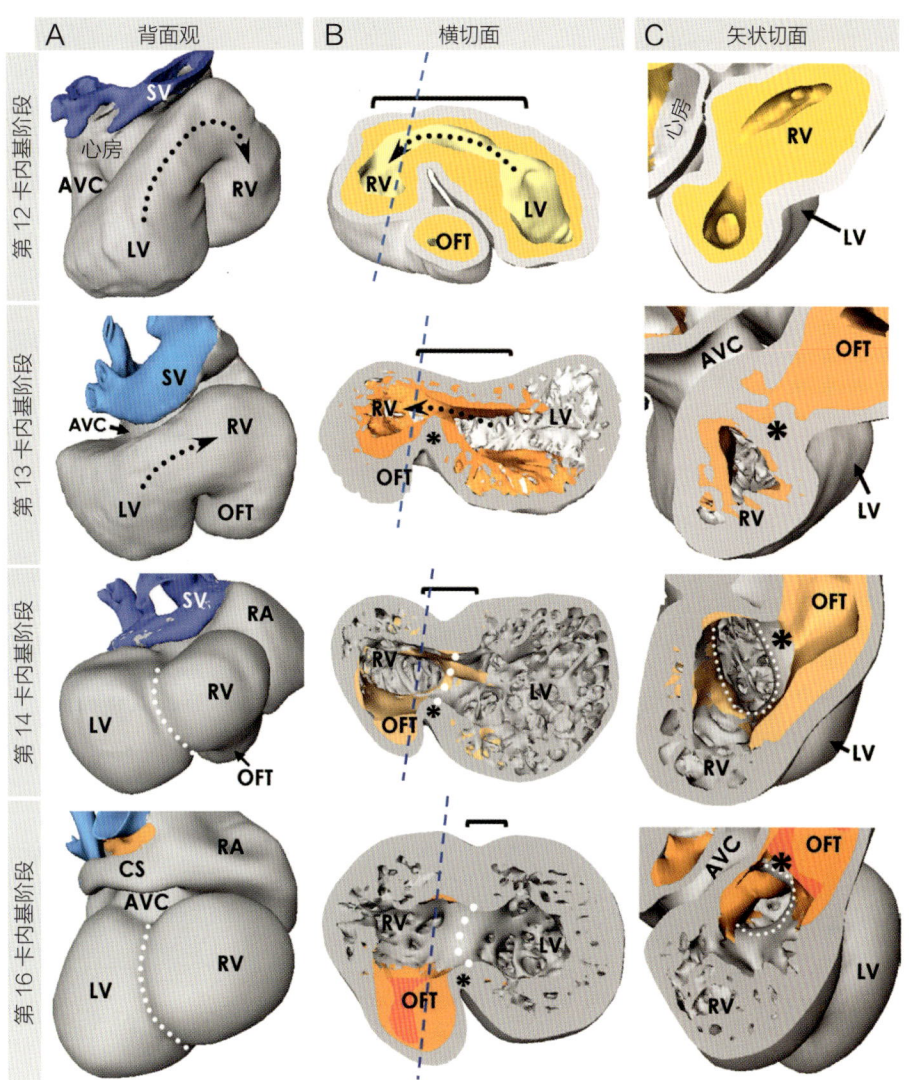

▲ 图 1-22 人类胚胎心脏室间隔的三维分析

A. 模型的背尾端视图；B. 穿过发育中心室的横切头侧视图；C. 第 12~16 卡内基阶段模型的矢状切面的右侧视图。B. 显示随着发育进程，左右心室游离壁之间的距离（方括号）逐渐减小。B 中的线表示通过模型矢状切面的水平，其左半部分在 C 的右侧视图中示出。心肌描灰色，体静脉为蓝色，间质为黄褐色。请注意，在人类心脏早期腔室形成（26~30 天）内，没有形成室间隔的征兆。尽管两个腔室明显存在，它们通过类似管道的结构（黑色虚线箭头）彼此分开。只有在第 14~16 卡内基阶段（31~40 天）心室腔进一步发育期间，室间"管"的背尾端壁才能被识别为真正的室间隔（白色虚线）。请注意，在这些阶段，流出道形成原发室间孔的头腹边缘（C 中的星号）

AVC. 房室管；LV/RV. 左/右心室；OFT. 流出道；RA. 右心房；SV. 静脉窦

是心房祖细胞发育必需一种经典 Wnt 信号靶向转录因子，在缺乏 Wnt2 的转基因小鼠中，组成心房腔第二生心区尾侧祖细胞的增殖减少，导致心房和房室间隔缺损[153]。正如动脉系统一样，已经发现了不同的第二生心区祖细胞亚群，如产生窦静脉细胞、肺静脉心肌细胞、隔部或非隔部心房肌细胞[151,154,155]。与左心房形态学不同，右心房心肌通过表达影响左－右不对称的基因来确定[156,157]。在没有 Pitx2c（最著名的左－右不对称调节剂之一）的情况下，转基因小鼠心脏产生两个形态上相同的附属物，最终出现双侧窦结节[158]。有趣的是，人类 PITX2 基因突变的心脏表型，命名为 Rieger 综合征，其症状非常轻微，并且根本不涉及左－右侧发育障碍[159]。

023

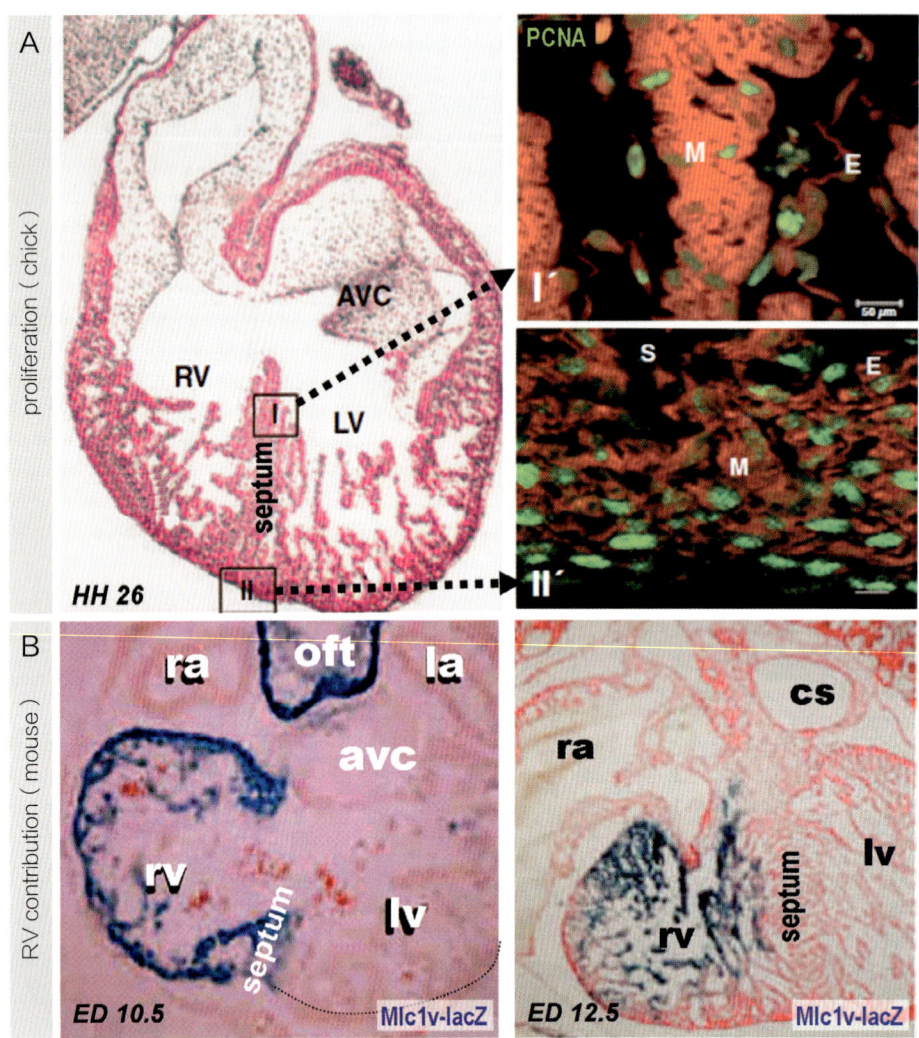

▲ 图 1-23 Molecular analysis of ventricular septation. Panels in (A) show the cross sections through the chicken embryonic heart at Humbolt-Hamilton (HH) stage 26 (equivalent to about 41 to 44 days of human development). The leftsided panel is an oblique section through the developing ventricles and interventricular septum. The right-sided panels are magnifications of the regions indicated by boxes in the left-sided panel. This sections were stained for cell proliferation marker PCNA (depicted by green color) and demonstrate that the septal myocardium has the low density of PCNA expression, as opposed to the highly proliferating ventricular compact layer. The panels in (B) show the lineage analysis of the contribution of the molecularly right and left ventricular myocardium (depicted by blue staining) to the definitive ventricular septum (see text for explanation). Note that in contrast to human, the early mouse chamber-forming heart does not possess an interventricular canal-like structure, but a real tiny septum. avc, atrioventricular canal; E, endocardium; ED, embryonic days (of mouse development); la/ra, left/right atrium; LV/RV, left/right ventricle; M, myocardium; oft, outflow tract. (A: From Contreros-Ramos A, Sánchez-Gómez C, Fierro-Pastrana R, González-Márquez H, Acosta-Vazquez F, Arellano-Galindo J. Normal development of the muscular region of the interventricular septum. The importance of myocardial proliferation and contribution of left ventricular wall. *Anat Histol Embryol*. 2009;38:219–228. B: From Franco D, Meilhac SM, Christoffels VM, Kispert A, Buckingham M, Kelly RG. Left and right ventricular contributions to the formation of the interventricular septum in the mouse heart. *Dev Biol*. 2006;294:366–375.)

在分子学上区分，形成心房壁心肌表达连接蛋白 40 和 ANF，但它们在原始心肌中从不表达（图 1-25）[56,98,103,104]。而在哺乳动物发育的心脏中，围绕背部心系膜的共同心房肌背侧壁（包含共同肺静脉的孔）阳性表达连接蛋白 40 及 ANF 阴性[104]（图 1-26）。这部分被称为间隔心肌的心房壁部分，是尾侧第二生心区通过背侧心系膜延展后进行连续分化的结果，最可能与肺循环的发生有关。在晚期阶段，发育中的原始房间隔心肌也是表达连接蛋白 40 阳性而 ANF 阴性，证实其来

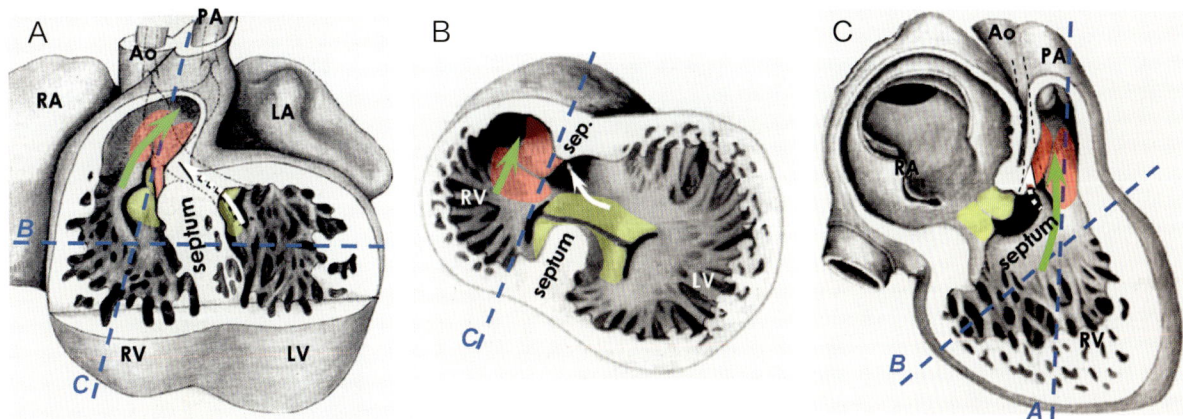

▲ 图 1-24 Final stage of ventricular septation analyzed by wax three-dimensional reconstruction of the stage 18 (45 to 48 days of gestation) human embryonic heart. A–C: Slightly modified original drawings by Theodore Kramer in the early 1940s. The left and right ventricular outlets are showed by white and green arrows, respectively. Lines with letters indicate the level of the sections through the model shown in respective panels. These reconstructions clearly show the role of fusion of the proximal outflow tract ridges (red) with the right-sided tubercles of the superior and inferior AV cushions (yellow) and with the crest of muscular ventricular septum in the final step of ventricular septation. The fused mesenchymal cushions form during early fetal period a fibrous membranous septum between the left ventricular outlet and right ventricular inlet. Note that the simple closure of the opening in the ventricular septum will result in obliteration of the left ventricular outlet to the aorta. Ao, (ascending) aorta; LA/RA, left/right atrium; LV/RV, left/right ventricle; PA, pulmonary artery; sep, (ventricular) septum. (From Kramer TC. The partitioning of the truncus and conus and the formation of the membranous portion of the interventricular septum in the human heart. *Amer J Anat*. 1942;71:343-370.)

源于间隔心肌。

在腔室形成的早期阶段，共同心房通过位于中线左侧的房室管只连接左心室。在心房腔开始膨胀后，静脉窦这一新的结构才会被连接到发育中的心脏尾端[102-104]。在人类胚胎心脏发育第 4 周结束时，体静脉窦在共同心房尾侧首先出现可辨别的空腔结构（图 1-24）。最初，静脉窦的非心肌壁表达 Tbx18 和 HCN4，仅仅是体静脉以相对对称方式进入心脏通道的汇合[103,104]。只有在形成心房之后，静脉窦的间质壁才会变成心肌。静脉窦的心肌源自 Nkx2-5 阴性和 Tbx18 阳性祖细胞，其增殖也依赖于经典 Wnt 信号通路[102,160]，从一开始就有与心房工作心肌不同的遗传程序，并且保留了最初的高自动性及慢传导性特点。伴随静脉窦壁的心肌化，静脉窦的连接局限于共同心房的右侧。在人类中，静脉窦发生在发育的第 5 周[103,161,162]。在静脉窦和 RA 心肌折叠之间的边界处，出现所谓的静脉瓣。出生时左侧静脉瓣完全消退，而右侧静脉瓣作为咽鼓管瓣而保留在下腔静脉口，并在胎儿期间引导富氧血液从静脉管流向卵圆孔[163]。静脉窦的外侧壁变厚，作为

窦房结的原基，对于 HCN4 保持强阳性（图 1-26），详见描述第 18 章。

（二）房间隔

在人类心脏发育第 5 周，共同心房形成原发房间隔而分成两个不同的腔隙（图 1-25 和图 1-27）。在原发隔开始形成之前，共同心房外表面上可见一凹槽将其分为左右两半。这个凹槽内表面仍然被心胶质残余物覆盖，这是由原始心管原代心肌产生的无细胞物质。随后，通过上皮 - 间质转化（endothelial-to-mesenchymal transformation，EMT）的过程，该胶质由覆盖心内膜细胞变成间充质细胞。在分开的共同心房壁上，新形成的间质细胞与相邻的心肌细胞相互作用，局部激活细胞增殖，形成薄的镰状心肌片，即原发隔[164,165]。共同心房的左半部分表达基因 Pitx2c，这是左心形态正常发育所必需的[149,166]。有趣的是，即使右心房的背侧壁由纵隔心肌形成，原发隔的心肌也是 Pitx2c 阳性。由于 Pitx2c 基因敲除小鼠未形成房间隔，这表明房间隔的发育与左心房密切相关。

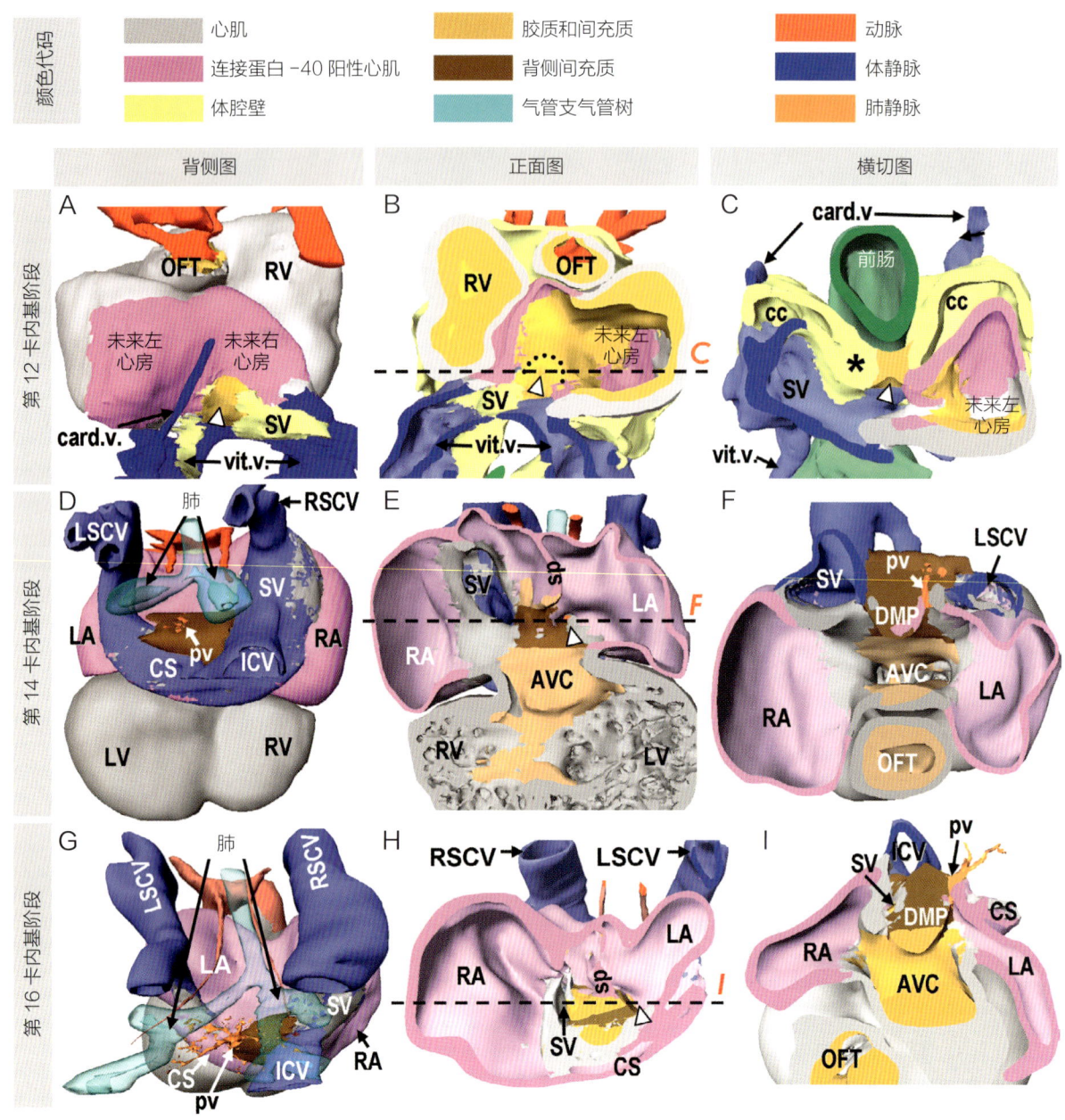

▲ 图 1-25 人类心脏静脉极的发展

A 至 C. 在第 12 阶段（发育 26~28 天）人类胚胎心脏三维模型的不同视图。B 中的虚线表示肺结周围的肺嵴（白箭头），而 C 中的星号指向突出的右肺嵴，其在后期变成间充质突起。请注意，在此阶段，静脉窦不过是以大致对称的方式与共同心房相连的体静脉通道的合流；D 至 F. 显示第 14 阶段的三维模型（31~35 天）。请注意，在这个阶段，静脉窦如何变成一个独特的结构向右移动，并完全连接到右心房；G 至 I. 展示第 16 阶段胚胎心脏的三维模型（38~41 天）的不同视图。请注意，在所有阶段，在背侧间充质突出物将它们物理分离的后面阶段，主肺静脉（白箭头）引流到心房而不是静脉窦。还要注意，肺静脉口从一开始就被连接蛋白 40 阳性心肌（粉红色描绘）所包围。在 B、E、H 中，带字母的线表示通过相应图片中模型截面的水平

AVC. 房室管；card.v. 主动脉；cc. 体腔；CS. 冠状窦；ICV. 下腔静脉；LA / RA. 左 / 右心房；LV / RV. 左 / 右心室；LSCV / RSCV. 左 / 右上腔静脉；OFT. 流出道；SV. 静脉窦；vit.v. 卵黄静脉；PV. 肺动脉；SP. 间隔；DMP. 背侧间充质突出

（引自 Sizarov A, Anderson RH, Christoffels VM, Moorman AF. Three-dimensional and molecular analysis of the venous pole of the developing human heart. *Circulation*. 2010;122:798–807.）

第一篇 从基因到新生儿
第1章 心脏的发育：形态发生、生长和分化的分子调节

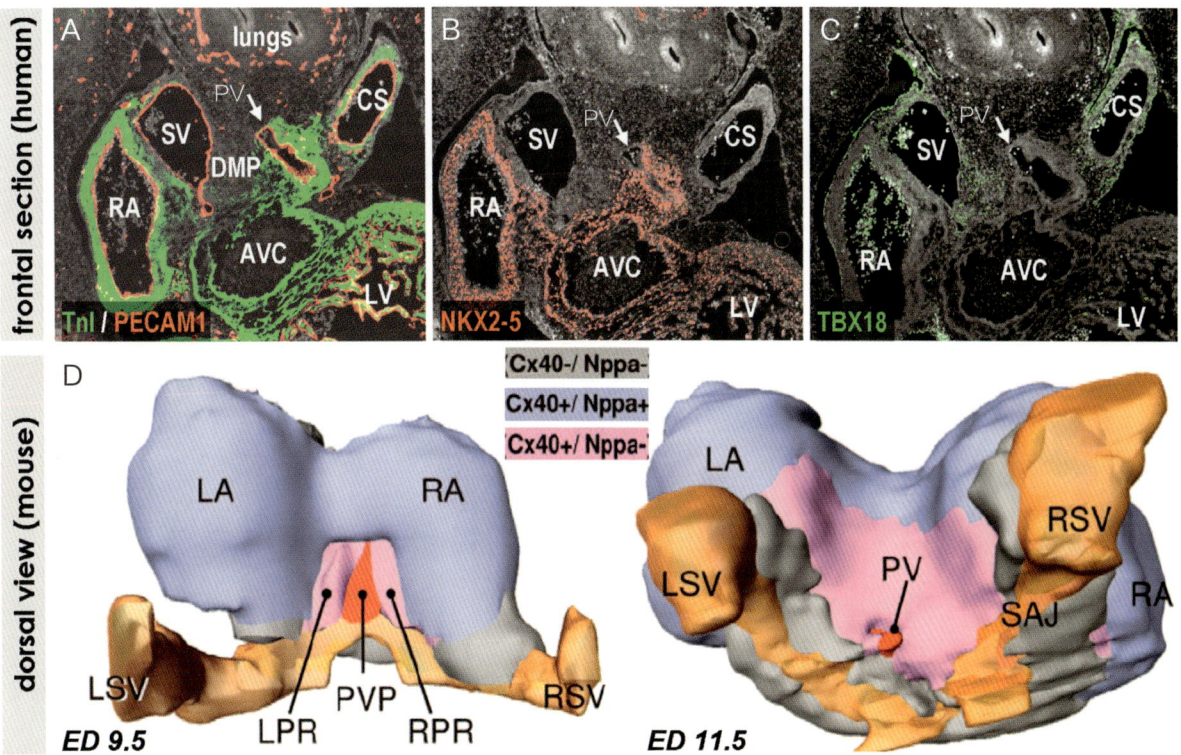

▲ 图 1-26 Molecular diversity of the venous pole myocardium. A–C: Show sections through the venous pole of the human embryonic heart at stage 16 (38 to 41 days of development). In (A) the myocardium visualized by troponin I (TnI) expression (depicted by green) and the endocardium by PECAM1 expression (red). B, C: Shows the expression of Nkx2-5 and TBX18, respectively. Note that the myocardial walls of the systemic venous sinus (SV) and coronary sinus (CS) does not express Nkx2-5 and are TBX18-positive, in contrast to the myocardial wall of the common pulmonary vein, which is Nkx2-5-positive and does not express TBX18. The panels in (D) show dorsal views of three-dimensional reconstructions of an early and late chamber-forming mouse heart, stained for connexin 40 (Cx40) and natriuretic precursor peptide-a (Nppa). Note the appearance of connexin 40-positive but Nppa-negative myocardium surrounding the common pulmonary vein, while the myocardium surrounding the systemic veins is negative for both markers. AVC, atrioventricular canal; CS, coronary sinus; RA, right atrium; LV, left ventricle; LSV/ RSV, left/right systemic veins; PV(P), pulmonary vein (primordium); LPR/RPR, left/right pulmonary ridge; SV, venous sinus. (A–C: From Sizarov A, Anderson RH, Christoffels VM, Moorman AF. Three-dimensional and molecular analysis of the venous pole of the developing human heart. *Circulation*. 2010;122:798–807. D: From Soufan AT, van den Hoff MJ, Ruijter JM, et al. Reconstruction of the patterns of gene expression in the developing mouse heart reveals an architectural arrangement that facilitates the understanding of atrial malformations and arrhythmias. *Circ Res*. 2004;95:1207–1215.)

在随后的过程中，原发房间隔向房室垫生长。这个过程缩短了原始心房间连接，这也是原发孔的一部分[167]。正在生长的原发隔前缘仍然被间叶组织覆盖，该组织在腹侧和背侧与房室管垫的间质连续（图 1-27）。通过房间隔间叶帽、房室隔垫和突出的间隔间充质融合来封闭原发孔代表了房室分隔（在下一节中继续讨论）。伴随着原发隔的生长，组成其上缘的细胞逐渐凋亡，其中一部分原始间隔从心房顶部脱离形成第二孔。宫内胎儿需要第二孔出现，在关闭原发孔后可使含氧血液从胎盘经第二孔流向左心房。在胎儿期，一旦

房间膈膜的背侧心房壁折叠（即继发隔）在上腔静脉和右肺静脉孔口之间形成，则原发房间隔的剩余部分成为卵圆孔瓣膜[161,168-170]。需要认识到，形成第二孔后上缘的继发隔只不过是右心房壁的一个折叠部分，而不是从顶部内生长到房腔形成的[146,171-173]。

（三）体静脉和肺静脉的发育

在人类发育第3周末，原始心管形成时，只有一对体静脉血管进入心管，即卵黄静脉[7]。随着胚胎生长和折叠，还会形成两对体静脉血管，

027

即脐静脉和主静脉，并与心脏静脉窦连接[174,175]。在发育第 4 周末，三对体静脉血管汇入同侧静脉窦（图 1-28）[100,175]。这些是从卵黄囊回流血液的卵黄静脉，携带发育中胎盘富氧血液的脐静脉，以及由前（颅）和后（尾）主静脉的汇合形成的总主静脉，将血液从胚体回流心脏[72]。所有右侧、左侧回心体静脉汇聚形成所谓的静脉窦右、左角[6,7,162,163]。如上所述，在早期阶段，这些窦角以对称方式进入体静脉窦[103,104]。在随后的阶段，整个静脉窦与房室管一起向右移动到胚胎的中线，由此左角静脉窦的引流被限制在右心房。在后期，左侧脐静、左侧卵黄静脉和左侧总主脉静闭塞后，左侧窦角将成为冠状窦。在人类中，伴随着左侧胚胎静脉的退化，右侧静脉通道转化

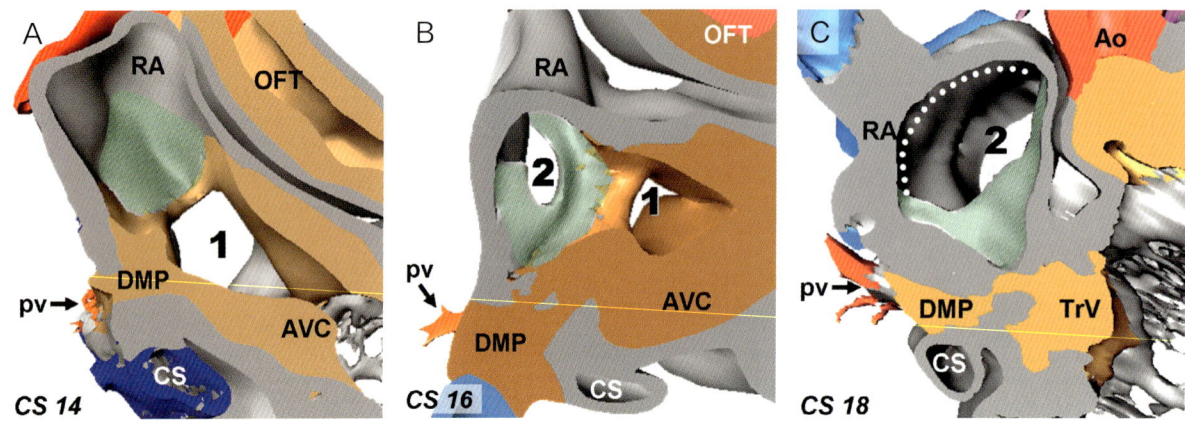

▲ 图 1-27 人心脏中原发性房间隔的发展

人胚胎心脏卡内基 14～18 阶段（CS）三维模型矢状切片的右侧视图。在第 14 阶段（发育 31～35 天），原发性房间隔形成开始于共同心房颅背侧壁向 AV 垫方向生长的一片心肌组织（由绿色虚线表示）。原发性房间隔的前缘被间叶帽（浅褐色）覆盖，其与房室垫一起与原发房间孔（1）相邻。在第 16 阶段（38～41 天），原发性房间隔几乎完全与房室垫融合，而其颅背部分已经消失形成次级房间孔（2）。最后，在第 18 阶段（45～48 天），原发间隔与房室垫和背侧间充质突出物融合，从而完成房室分隔。如人类晚期胚胎心脏中所见的大的次级房间孔，在胎儿早期通过右心房壁左侧折叠至上腔静脉口形成继发性房间隔而减小尺寸（C 图虚线）。Ao.（升）主动脉；AVC. 房室管；CS. 冠状窦；DMP. 背侧间充质突出；OFT. 流出道；pv. 肺静脉；RA. 右心房；TrV. 三尖瓣

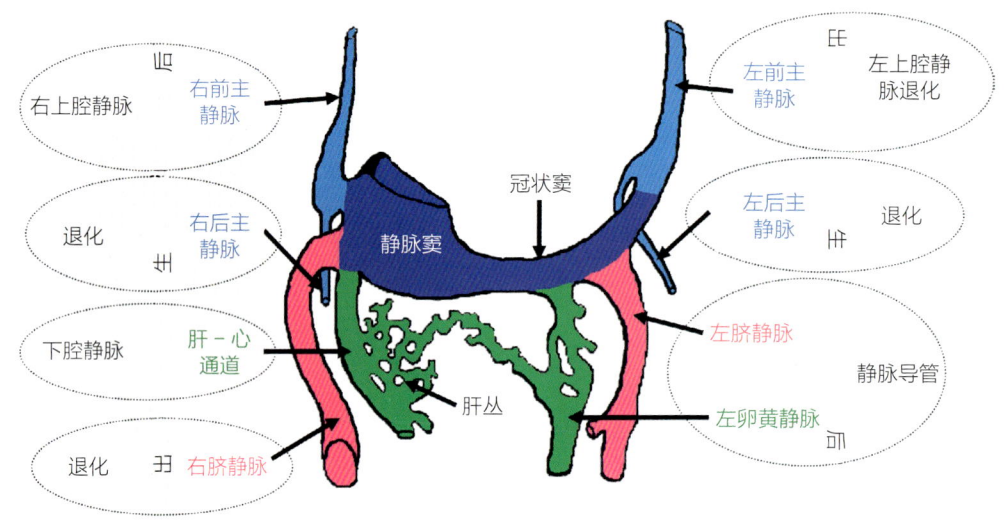

▲ 图 1-28 胚胎体静脉的衍生血管

中间的示意图显示人类胚胎心脏第 13 阶段（发育 29～30 天）引流到静脉窦的体静脉通道。在左侧和右侧，胚胎体静脉通道以颜色命名，其衍生血管为黑色。请注意，在此阶段，分别引流静脉窦左角的左侧脐静脉和卵黄静脉之间的部分。最终两种静脉有助于形成单个静脉导管，其引流进入肝门静脉（引自 Streeter GL. Developmental horizons in human embryos: description of age groups XIII and XIV. Contrib Embryol. 1945; 31:27-63.）

为重要的体静脉,将含氧少的血液从内脏和身体引流到右心房(图1-28)[72,175]。由于尚未研究,因此推动某些胚胎血管退化和其他胚胎血管进化为特定静脉的机制尚不清楚。

在人类发育的第4周末,尽管体静脉血管已经建立,但肺和肺血管刚刚开始发育。使用蜡重建、油墨注射技术和内皮细胞的免疫组化染色对人类和实验动物进行的若干研究已经证明,腹侧表面围绕发育中的咽、前肠和肺原基的间质包含微小毛细血管网[176-181]。肺芽周围的毛细血管连接在一个小的血管,即肺总静脉,该血管穿过心背系膜的间充质,而心背系膜持续存在心脏静脉极的尾侧(图1-28)[103,179,182,183]。在静脉窦和共同心房之间的边界处,即所谓的肺窝,最初单个肺总静脉的引流部位被背侧心房壁上的肺嵴突起包围(图1-25和图1-29)。重要的是,从一开始肺嵴的间充质和心肌表达Nkx2-5并且从不表达Tbx18,与表达Nkx2-5阴性和Tbx18阳性的静脉窦壁不同[102,103]。虽然左侧嵴作为独特的形态结构退化,但右侧肺嵴扩大并形成背侧间充质突出,导致肺总静脉口并入左心房[103,184]。在任何发育阶段肺静脉都没有与静脉窦连接。据推测,在肺发育早期阶段,围绕发育中的肺、前肠和肝脏的毛细血管丛,与体静脉通道甚至与咽弓动脉有多个临

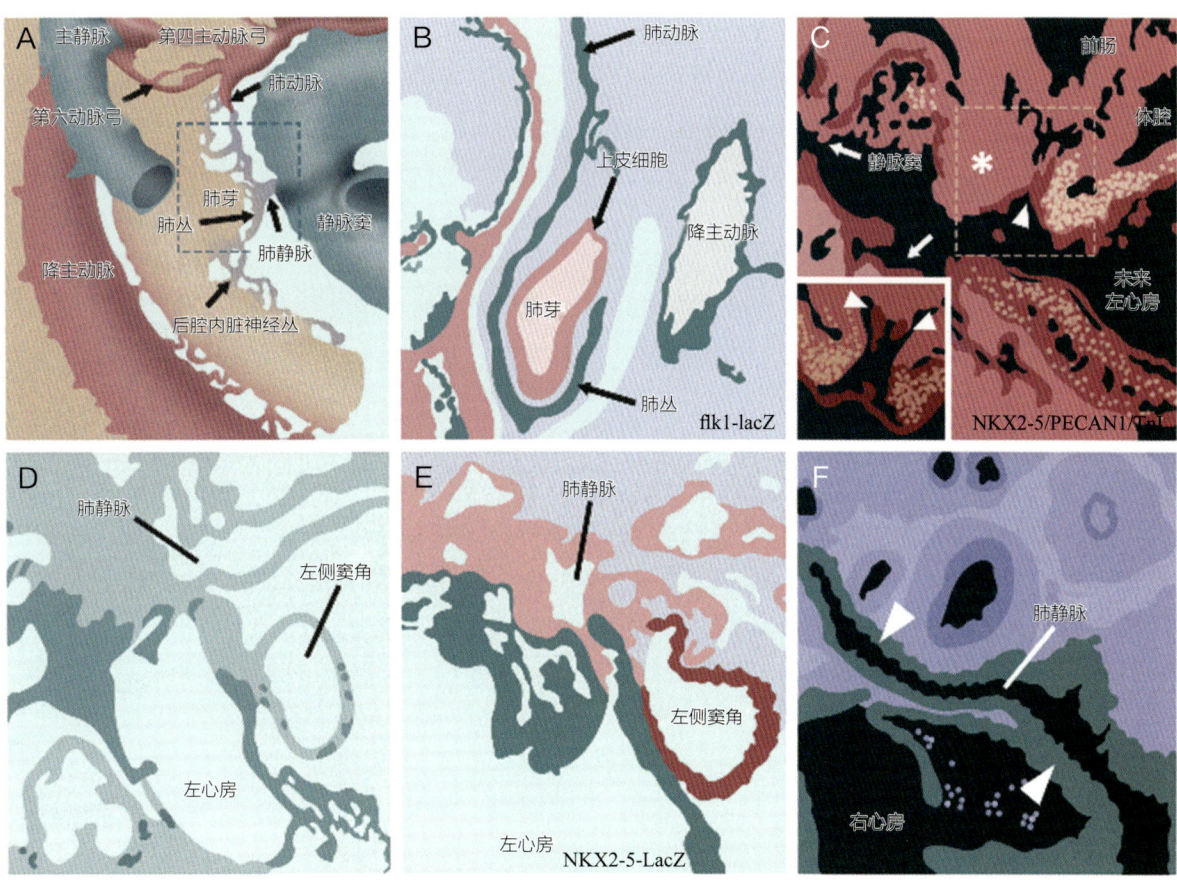

▲ 图1-29 肺静脉及其心肌袖的发展

A.Charles Buell 原始图画复制品,早期(第15阶段,相当于人类发育30天左右)鸡胚注射油墨以显现所有血管,包括肺循环。由此证实了原本推测的动脉、体静脉和肺静脉毛细血管之间的相互连接。通过胚胎肝脏激酶-1启动子(flk1-lacZ,B图蓝色)控制下 lacZ 表达,染色后小鼠胚胎中未发现这种相互作用,而 flk1-lacZ 在所有内皮前体中都有活性的;C. 人胚胎心脏第12阶段(26~28天)横截面,通过心肌(肌钙蛋白I,红色)、心内膜(PECAM1,红色)和 NKX2-5(黄色绿色)染色,显示肺总静脉,从突出的右肺嵴(*)左侧开口进入心房;C. 图中的插图描绘了截面上一对位于肺静脉颅侧和前肠腹侧的几微米的毛细血管,作为内脏静脉丛的一部分;D 至 F. 显示小鼠心脏肺静脉周围心肌袖的谱系和增殖分析。注意,肺静脉的心肌袖在心钠素因子(D)的控制下缺乏 lacZ 表达的蓝色染色,而在 Nkx2-5(D 和 E)的控制下,其蓝色染色表示 lacZ 表达。这证明肺静脉周围的心肌直接由纵隔间充质分化形成,而不是心房或体静脉心肌的衍生物。如 F 所示,大量 BrdU 标记的细胞一旦形成,肺静脉心肌迅速增殖

时相互连接[176-178,180]。虽然这个假设已被广泛用作肺静脉异常连接形态发生的合理解释[185-187]，但正常发育过程中的这种相互连接从未被证实过。肺内皮细胞的转基因标记[188,189]显示，从肺发育开始，肺毛细血管丛通过肺动脉与第六主动脉弓直接连接，并通过肺总静脉与共同心房直接连接，此外并没有发现其他临时的相互连接（图1-29）。最近关于小鼠的研究表明，分泌型引导分子信号素3d对于肺静脉的正常发育非常关键[190]，在信号素3d突变小鼠中，除了包绕发育中前肠和肺周围的毛细血管丛正常发育外，在通常无血管的区域形成内皮管，导致肺静脉的异常连接。信号素3d被认为是一种排斥引导分子，其功能是构型肺静脉血管的形成。在缺乏信号素3d介导排斥的情况下，肺静脉丛随机形成与相邻体静脉的异常连接。缺乏排斥则出现一个广泛的异常内皮萌芽域，当它们连接到体静脉并接受大量血流时可能会持续存在[190]。

类似于回流到右心房的体静脉结构，回流到左心房的肺静脉壁则获得心肌表型。体静脉和肺静脉的心肌袖起源不同，并显示出完全不同的遗传调节方式[102,157]。包含肺总静脉形成内腔的间质被属于第二生心区群体的Nkx2-5和Islet1阳性细胞包围。该间充质分化为连接蛋白40阳性心肌细胞，形成心肺静脉袖（图1-29）[157]。肺静脉周围的心肌细胞继续表达正常分化所需的转录因子Nkx2-5、Islet1和Pitx2c。只有在房间隔形成后，肺静脉干的四个主要分支才能获得肌性袖。此后主肺静脉干的心肌袖融合到心房顶部[173,183]，肺静脉分支的孔成为心房顶部的一部分，四个角各有一个静脉开口[146,147,173]。相比之下，静脉窦心肌虽然也是Islet1阳性，但不表达Nkx2-5，并且分化于表达Tbx18的独立前体细胞池，最初也缺乏快速传导间隙连接蛋白的表达[102,103,116]。除发育中的窦房结外，回流到右心房的体静脉心肌在进一步发育过程中分化为工作心肌表型，类似于肺静脉肌袖。

五、房室交界处的发育

心房与心室的连接、房室结、房室瓣具有复杂的形态，纤维环将心房肌与心室肌隔开，房室隔膜部将右心房与左心室隔开，以及确保心房和心室协调收缩的专门传导系统[191,192]。在房室瓣和房室隔形成中，心内膜垫发挥重要作用。然而，这两者结构发育的机制明显不同，这可以从完全缺失房室隔的心脏中仍存在瓣膜瓣叶得到证实。

（一）房室心内膜垫的形成

形成房室心内膜垫的间质来源于排列在房室管的心内膜细胞[193]。心内膜的正确形成对于瓣膜正常发育至关重要。心内膜细胞发育的重要基因发生突变损害间充质垫形成。房室管和流出道内的垫与嵴通过EMT的过程均衍生自心内膜。为了进行EMT，心内膜细胞必须释放其与邻近细胞的连接处，失去极性并改变细胞骨架和基因表达模式以获得能动表型（图1-30）[194]。细胞外基质重塑酶的表达促进基底膜的局灶性分解，使新生间充质细胞离心内膜层并迁移到下面的心胶质中。通过EMT过程，最初的无细胞心胶质在成环和腔室发育心脏的特定位置增殖间充质细胞而变得细胞富集。分子水平上，几种信号传导通路已经涉及EMT（图1-31）[195]。

来自房室通道和流出道的心肌、心内膜的信号分子是心内膜垫的正确形成和生长所必需的[196,197]。心内膜垫形成期间，房室管心肌分泌含有ES1、纤连蛋白、转铁蛋白、ES130、hLAMP1和其他细胞外成分的生物活性黏附蛋白样蛋白复合物，以激活相邻的内皮细胞并诱导EMT[198-200]。房室管和流出道内的心内膜垫形成与抑制其心肌壁进一步分化密切相关。在缺乏转录抑制因子Tbx2和Tbx3的小鼠中心内膜垫畸形严重[201]。骨形成蛋白是心内膜垫层形成和引起EMT的主要心肌衍生信号。异常的BMP信号传导导致房室管间充质细胞中多种EMT相关通路的下调，包括TGF-β和Notch1，以及Twist1和Msx2等转录因子的表达减少[109]。EMT后，组成心内膜垫的间充质细胞增殖并产生细胞外基质，其富含透明质酸、多功能蛋白聚糖和其他基膜组分[202,203]。

心内膜垫内的增殖受到不同转录因子和

信号分子的正向和负向调控（图1-31）。BMP和FGF促进内膜垫和瓣膜原基中的间质细胞的EMT后增殖[203,204]。相反，表皮生长因子（epidermal growth facto，EGF）信号通过拮抗房室管中BMP介导的SMAD，抑制心内膜垫的间充质细胞的增殖[205]。经典Wnt信号在增长的心内膜垫上也很活跃[206]。在这些结构的发育期间，Tbx20和Twist1由房室管心内膜垫细胞表达，并且与瓣膜细胞高水平增殖以及游走基因的表达相关[207,208]。Sox9是另一种BMP调节转录因子，在心内膜垫生长过程中也促进细胞增殖并维持适当的细胞外基质结构[209,210]。

（二）房室瓣膜的发育和成熟

小鼠细胞谱系研究已证明，成熟心脏瓣膜中的大部分细胞起源心内膜垫[211,212]。如上所述，在房室管内形成一对位于中心的间充质垫，因其头和尾位置分别称为"上"和"下"（图1-27）[11,193,213-215]。另外，沿着房室管的右侧、左侧形成两个小侧垫。一旦形成，内膜垫继续扩大变形，发育成瓣膜原基。独立瓣叶原基被认为是从相应的内膜垫形成而来[11]。因此，房室瓣的隔叶来自融合

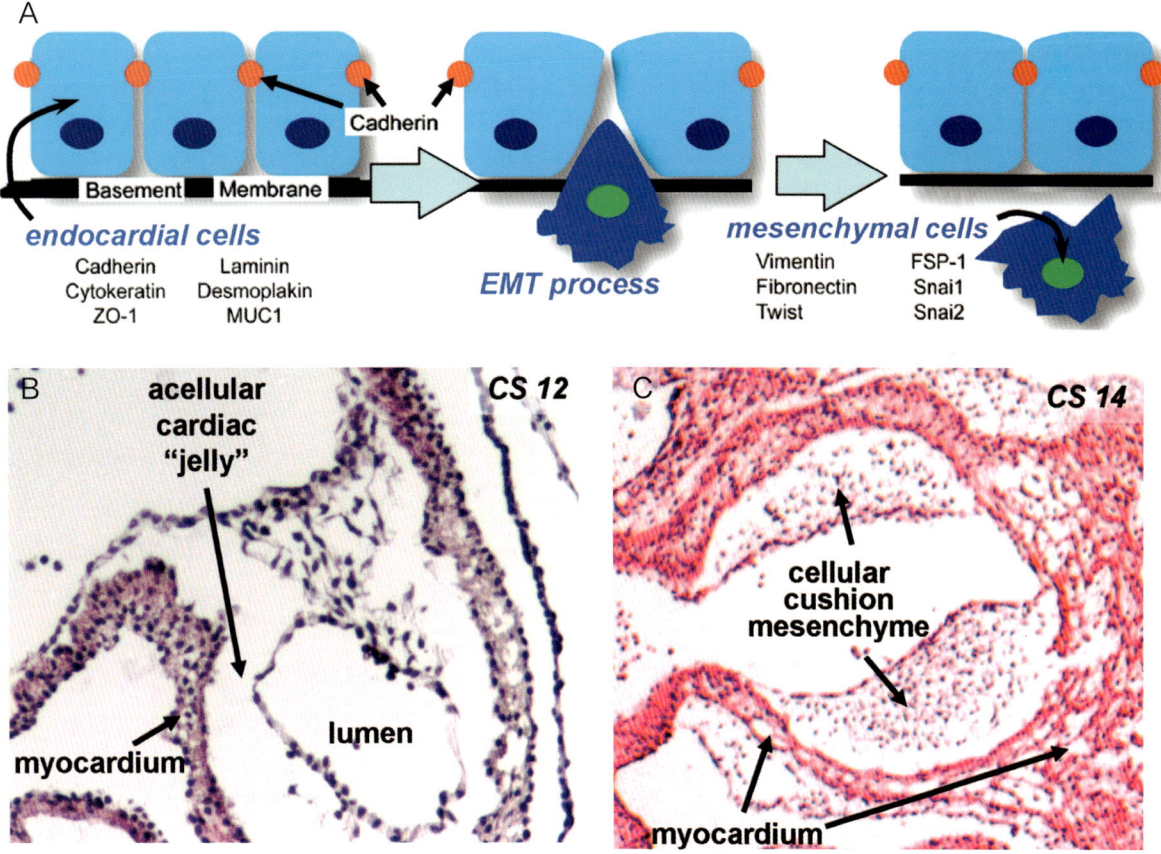

▲ 图1-30 Formation of the intracardiac mesenchyme. Panels in (A) depict in detail the process of the endocardial cell becoming a mesenchymal one, the epithelial-to-mesenchymal transition (EMT). A typical epithelial sheet, such as endocardium, contains polarized cells atop a basement membrane. These cells express typical markers and are joined to one another by adhesion junctions (red dots) containing cadherins. EMT process requires disassembly and downregulation of adhesion junction components, expression of pro-EMT transcription factors, and delamination of the epithelial cell through a combination of apical constriction and dissolution of the basement membrane. The resulting mesenchymal cell is mobile and expresses typical markers such as those indicated. B, C: Show hematoxylineosin–stained sections through the AV canal of the human embryonic heart at two different Carnegie stages (CS). Note that in early embryo, at stage 12 (26 to 28 days of development), the space between endocardium and myocardial wall, the so-called cardiac jelly, is virtually acellular, while in more advanced embryo, at stage 14 (31 to 35 days), this space is filled with the mesenchymal cells forming the cushions. (A: From von Gise A, Pu W. Endocardial and epicardial epithelial-to-mesenchymal transitions in heart development and disease. *Circ Res*. 2012;110:1628–1645.)

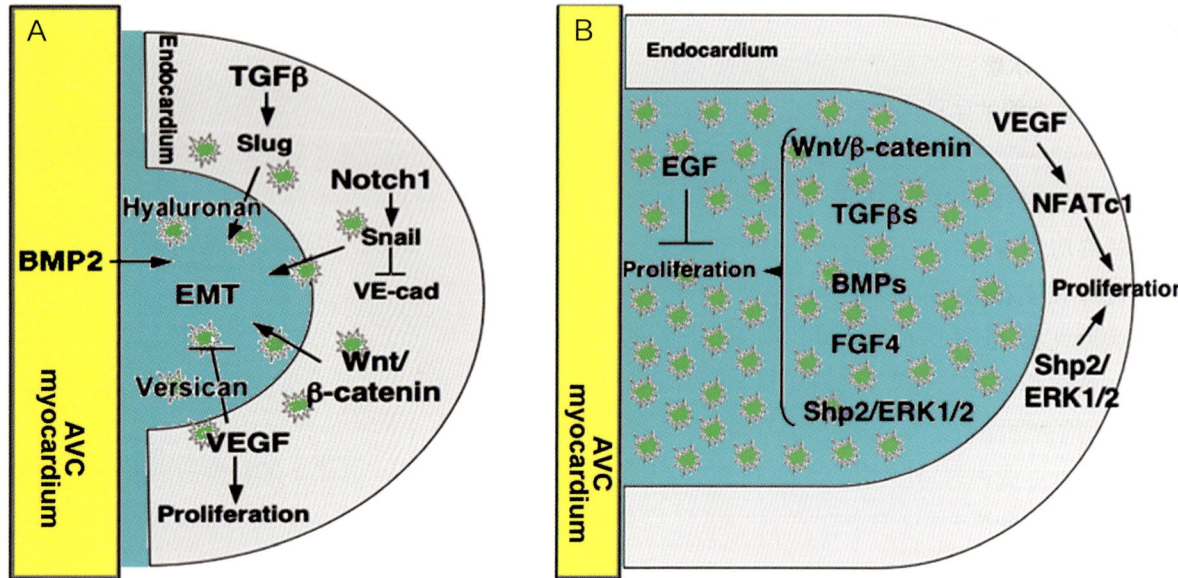

▲ 图 1-31 Molecular regulation of the epithelial-to-mesenchymal transition (EMT) and growth of the endocardially derived AV cushions. BMP2 expression in the AV canal myocardium increases hyaluronan and versican deposition within the cardiac jelly in the cushion-forming regions. Various endocardially derived signals promote the endocardial EMT process. The proliferation of the endocardial cells undergoing EMT process is promoted by the VEGF. Once the cushions are established, the proliferation of mesenchymal cells is induced by multiple signaling mechanisms, while inhibited by EGF-signaling. Note the role of the BMP signaling from the atrioventricular canal (AVC) myocardium in the regulation of the intracardiac mesenchyme formation. (From Combs MD, Yutzey KE. Heart valve development: regulatory networks in development and disease. *Circ Res*. 2009;105:408–421.)

的下、上内膜垫，而前叶或后叶则从侧内膜垫发育而来。虽然房室瓣膜不同组成部分的确切细胞起源尚未确立，但据信，隔叶起源于心内膜衍生细胞，而前后叶起源于心外膜衍生细胞（图1-32）[209,211,216,217]。在中央房室垫的融合之后，在瓣膜原基处观察到增殖的不同速率，其中远侧尖端水平最高，与瓣叶伸长的远端外生机制一致。细胞周期调控对于在内膜垫中建立间充质细胞池至关重要，然后分化形成瓣膜小叶和支持组织的不同结构[218]。

几个基因参与调节组成瓣膜原基间充质细胞的增殖活性。缺乏NFATc1的小鼠胚胎正常启动心内膜垫的形成，然而，表现出增殖指数下降，并且不能正常重塑整合到瓣膜原基[62,64]。NFATc1的上游激活因子，RANKL在生长和重塑期间表达在瓣膜原基的内皮细胞中。RANKL诱导基质重塑酶如组织蛋白酶K的表达，同时抑制细胞增殖[219]。这表明NFATc1充当从瓣膜原基的生长经由内皮细胞增殖转变为瓣膜重塑的转变中的节点[220]。ErbB信号家族是表皮生长因子和透明质酸的1型酪氨酸激酶跨膜糖蛋白受体，也在内膜垫扩张和与瓣膜形成有关的减缓增殖中发挥重要作用[221,222]。激活ErbB1/B2复合物会减少增殖，而ErbB2/B3复合物的激活会维持增殖。ErbB1靶向突变导致瓣膜扩大和严重畸形，但仍然存在房室瓣、动脉瓣，则表明没有正确的ErbB信号传导损害内膜垫重塑为特定瓣叶。

成熟的瓣膜叶细胞外基质层结构性分层不同，富含弹性蛋白（称为心房层）、蛋白聚糖（海绵体层）和胶原蛋白（纤维层）的，提供瓣膜叶特定的生物力学特性[218]。心房层的弹性蛋白纤维赋予瓣膜弹性；相对非结构化的海绵层蛋白聚糖吸收瓣叶上的冲击力，而富含胶原的纤维层为瓣膜叶提供硬度和强度[223]。在妊娠晚期和出生后不久，分化的瓣膜原基小叶间质细胞开始产生几种胶原异构体以及软骨和肌腱相关的基质成分，如凝集素和腱生蛋白，瓣膜叶通过这些成分分层成高度有序、富含胶原蛋白、蛋白多糖和弹性蛋白的基质隔层[224-226]。心脏瓣膜重塑还包括细胞外基质蛋白的沉积和蛋白水解，导致基质定型分层，这是整个生命期瓣膜功能的结构基础[227,228]。对调节瓣膜分层的发育和分子机制知之甚少（图1-33）。血流动力学常被认为是瓣膜发育的推动力[229-231]。

最终房室瓣膜的特征是在三尖瓣、二尖瓣的心室面存在支持性腱索及其乳头肌（图1-33）。在人类胎儿第10周时，当未来乳头肌顶部内膜垫的心室层形成间隙时，可见脊索发育[232]。然后这些间隙扩大到脊索间，而间隙之间的内膜垫组织延伸以形成内膜垫来源的脊索。从心室壁和隔膜特定位置分离心肌也有助于形成乳头肌的原基。与发育中瓣叶相连续的分离心肌逐渐向纤维环和乳头肌收缩，最终消失，形成非心肌纤维性瓣叶和腱索。在这个过程中可以观察到单个瓣叶的一些变化。与二尖瓣隔叶相比，三尖瓣的隔叶从并列紧密的室间隔肌部分层较晚，而二尖瓣没有心肌层，因此它在发育过程中较早直接突入心室腔（图1-33）[211,212,232-234]。瓣膜支撑结构的成熟与FGF4信号传导有关，其诱导肌腱相关转录因子sclerasis和基质组分腱生蛋白的表达[235]。遗憾的是，关于控制房室瓣膜小叶及其支持性乳头肌正确形成的遗传调控机制几乎无人知道。

（三）房室间隔

腔室形成初期的心脏，左心房和右心房连接房室管的单腔，其最初位于胚胎中线左侧，大部分连接到左心室，一部分连接到右心室（图1-16和图1-17）。在随后的阶段，房室管移向中线并增殖扩张，促进室间隔肌部与房室管和流出道的正确对齐[10,11,236]。这种房室管扩张导致并发的房室连接（图1-34）。室间隔肌部与下房室垫的右侧成一直线发育，因此右心房总是直接通向正在发育的右心室，这种构型还确保了将流出道的主动脉下部分并入左心室，楔入位于二尖瓣口和室间隔肌部之间的主动脉前庭（图1-34）[236]。推测房室管的不对称扩张和房室垫融合障碍将导致完全性房室间隔缺损伴心室腔不平衡。正如第18章所描述的那样，室间隔与下房室垫右侧的正确对齐对于

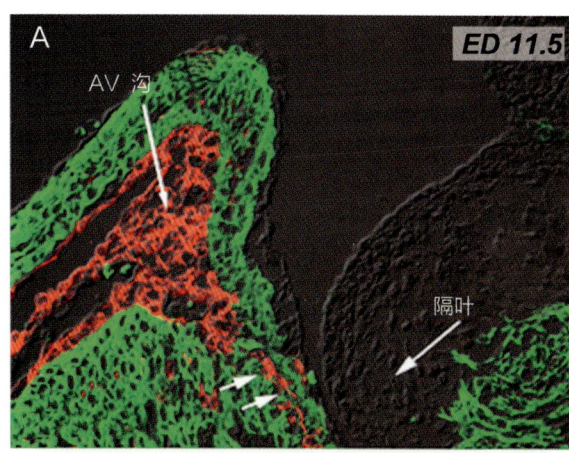

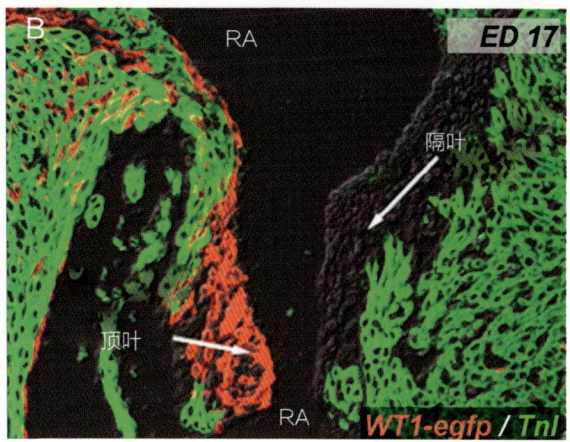

▲ 图1-32 房室瓣顶叶和叶的发育

小鼠右侧房室瓣顶叶与右侧房室瓣的隔叶相反，由心外膜衍生的AV沟间充质形成，因为它表达增强的绿色荧光蛋白（egfp），并受心外膜特异性 *Wt1* 基因控制。绿色显示心肌标志物肌钙蛋白I的表达（引自 Wessels A, van den Hoff MJ, Adamo RF, et al. Epicardially derived fibroblasts preferentially contribute to the parietal leaflets of the atrioventricular valves in the murine heart. *Dev Biol*. 2012; 366:111–124.）

ED. 胚胎期（小鼠发育）; RA. 右心房; RV. 右心室

房室节点和希氏束的正确发育和定位也至关重要。

如上所述，房室垫融合将房室管分成不连续的右侧和左侧孔并形成房室瓣膜隔膜小叶。房间隔间充质帽和位于中央的房室垫组织与心内突出的纵隔间质[164,184,237]融合来完成房室分隔。这种突出的纵隔间质（也称为前庭脊柱[238-239]）来源于背侧心系膜的残余右侧肺嵴[240,241]，系由心房腔扩大并通过右侧肺嵴来源于第二生心区的Islet1阳性间充质祖细胞增殖形成[148]。组成此类纵隔结构的间充质细胞表达信号分子Hedgehog和转录因子Tbx5和Mef2c，如果缺少则发生房室分

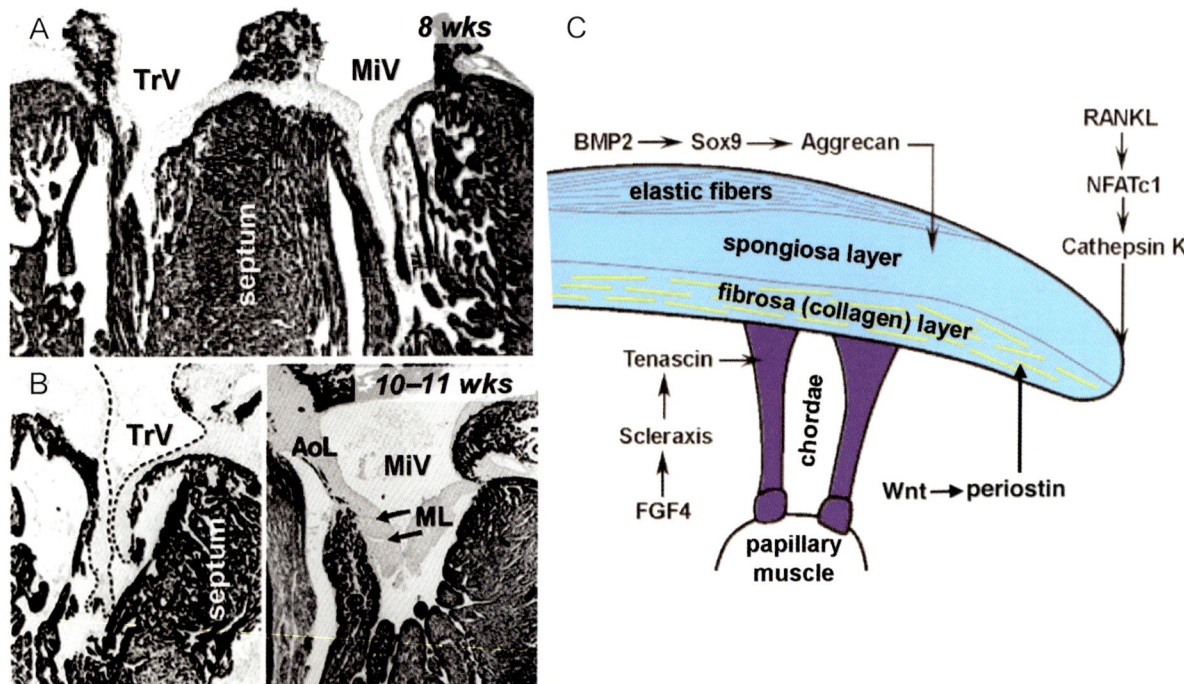

▲ 图 1-33 Maturation of the AV valves. A, B: Show the cross sections through the human-developing hearts stained for myocardial marker myosin heavy chain (black color). Note how the valvar leaflets and their papillary muscles progressively delaminate from the underlying myocardium in the late embryonic to early fetal human heart. Arrows in the right-sided section in panel B point to the gaps within the cushion tissue forming the developing valvar leaflet. C: Shows schematically the currently known genetic factors involved in the maturation of the AV valve leaflets and its supporting chordae and papillary muscles. AoL, aortic leaflet; MiV, mitral valve; ML, mural leaflet; TrV, tricuspid valve. (A, B: From Oosthoek PW, Wenink AC, Vrolijk BC, et al. Development of the atrioventricular valve tension apparatus in the human heart. Anat Embryol. 1998;198:317–329. C: From Lincoln J, Lange AW, Yutzey KE. Hearts and bones: shared regulatory mechanisms in heart valve, cartilage, tendon, and bone development. *Dev Biol*. 2006;294:292–302.)

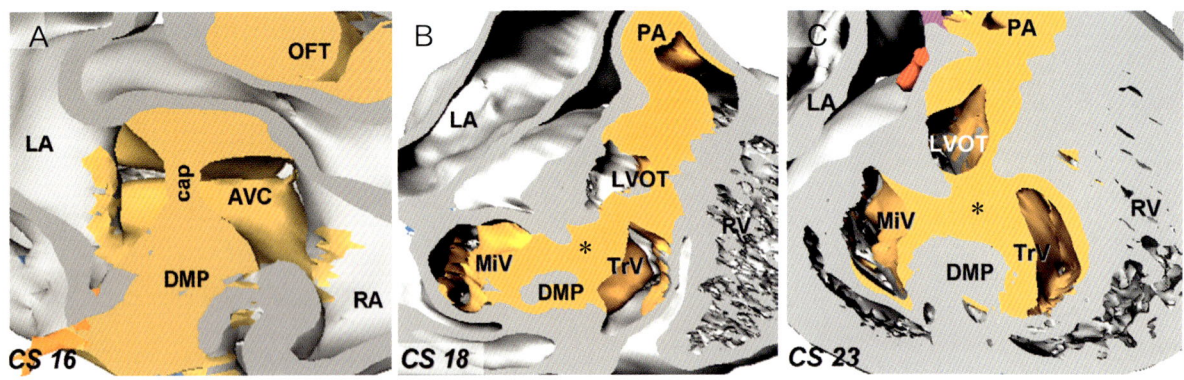

▲ 图 1-34 连续 3 个卡内基阶段（CS）期间人心脏房室结的发育和分隔

显示通过房室管横切面的头颅视图。A. 显示在第 16 阶段（发展 38～41 天），房室管尚未分成两个单独的孔，并且充满了两个相互靠近的垫。垫的头侧是原发房间隔的间叶帽。B. 显示在第 18 阶段（45～48 天）时，房室垫融合在一起，并且有两个可识别的房室孔，即二尖瓣和三尖瓣瓣膜。请注意，背侧间充质突出（DMP）突入心腔足够远，以关闭原发房室孔。还要注意右心室入口和左心室流出道（LVOT）之间的间叶组织（*），尚未楔入两个 AV 瓣膜之间。C. 在胚胎期结束时，在第 23 阶段（56～58 天），DMP 变成心肌，并且位于两个 AV 瓣膜之间的 LVOT 和 AV 间隔（*）仍然是庞大的间充质结构。这些重建清楚地表明，DMP 的锚定功能，而不仅仅是 AV 垫的融合，对于完成 AV 分隔是必不可少的

LA / RA. 左 / 右心房；OFT. 流出道；PA. 肺动脉；RV. 右心室；MiV. 二尖瓣；TrV. 三尖瓣

隔不完全[151,154,242]。有趣的是，组成背侧突起的Islet1阳性间充质数量增加，但间充质几乎不增殖，表明此类细胞系通过添加来自第二生心区的细胞而增加（图1-35）[73,148]。通过突出到右心房和左心房之间的心腔内，并通过腹侧和房间隔的间质帽与颅内融合，背侧间充质突起闭合了原发房间孔（图1-27和图1-34）。因此，在心房和房室管之间的背侧突起到参与分隔房室管的所有间叶组织的锚定作用[243,244]。与此相一致的是，在小鼠和人类胚胎伴有室间隔缺损时出现背侧间充质缺失[245,246]。融合后，背侧突起的间充质组织和原发房间隔顶端变成心肌[184,241,247]。这个过程形成了房间隔底部的支撑物，将其牢固地固定在中心纤维体上，中心纤维体本身由融合的房室垫形成[171,172]。背侧间充质突起的这种间充质-心肌分化与Islet1表达水平的降低、Nkx2-5表达的增加相关[148]。

（四）房室平面纤维支架的形成

胚胎心脏腔室形成时，心房心肌通过房室联合与心室心肌连续[248]。在这些阶段，纤维组织的物理隔离并不是必需的，因为房室管心肌的缓慢传导特性与发育中心脏中的房室节点相当[97,249]。在心脏形成腔室中，房室管心肌夹在心外膜侧房室沟的心外膜衍生组织和心内膜侧的心内膜衍生的房室垫之间[211]。由于心室和心房腔的扩张，心室游离壁特别是其基部的显著增厚以及房室管心肌的缓慢增殖，房室沟的结缔组织内陷在心房和心室心肌之间，形成间质绝缘平面（图1-36）。心外膜对房室联合处结构发育的几个方面起着至关重要的作用，包括纤维环的形成和间叶细胞对房室瓣顶叶的贡献[217,250,251]。尽管对控制心外膜正常形成以及心外膜EMT的分子机制的认识正在稳步增多，但对纤维环形成的分子机制几乎没有任何了解[252]。调节心外膜间充质细胞从房室沟通过形成纤维环进入房室瓣顶叶的迁移，以及决定侵入性心外膜细胞在"房室"沟内的"进入点"的遗传、分子机制尚未确定（图1-36）。

然而，最近的免疫组织化学和定量基因表达分析已经证实，在房室联合的心外膜来源细胞表达纤维环的重要细胞外成分，胶原蛋白I和骨膜蛋白。此外，发现EMT相关基因、成纤维细胞标志物和基质金属蛋白酶MMP2在这些细胞中

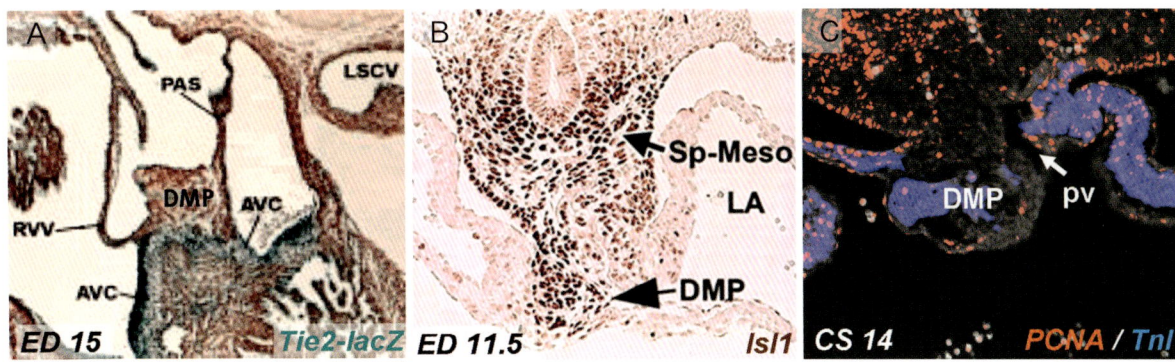

▲ 图1-35 Molecular analysis of the dorsal mesenchymal protrusion (DMP). A: Shows a section of the embryonic mouse at embryonic day (ED) 15, when the septation process is complete, which was stained for lacZ expression under control of the endocardium-specific transcription factor Tie2. This experiment, which marks with blue staining the entire offspring of the endocardial cells, demonstrates that the mesenchyme of the DMP is not derived from endocardium, as it lacks lacZ staining. B: Shows that the DMP is contiguous with the mediastinal splanchnic mesoderm (Sp-Meso) and expresses transcription factor Isl1, reflecting its origin from the pool of secondary heart field progenitors. C: Demonstrates that in human embryonic heart at Carnegie stage (CS) 14, or at 31 to 25 days of development, the mesenchyme of the DMP is nearly free from proliferating cells, as shown by virtual absence of the PCNA expression. The myocardium in this section is visualized by troponin I (TnI) expression (blue staining). AVC, atrioventricular canal; LA, left atrium; LSCV, left superior caval vein; PAS, primary atrial septum; pv, pulmonary vein; RVV, right venous valve. (A: From Snarr BS, Wirrig EE, Phelps AL, Trusk TC, Wessels A. A spatiotemporal evaluation of the contribution of the dorsal mesenchymal protrusion to cardiac development. *Dev Dyn*. 2007;236:1287–1294. B: From Snarr BS, O'Neal JL, Chintalapudi MR, et al. Isl1 expression at the venous pole identifies a novel role for the second heart field in cardiac development. *Circ Res*. 2007;101:971–974.)

富集[251]。转基因小鼠模型中纤维环的形成受到干扰，因为房室管肌肉系统异常进入工作心肌基因程序[109,110,253]。这表明在房室纤维环形成期间，房室管原始心肌与心外膜衍生细胞之间未知的相互作用起着至关重要的作用。心房和心室心肌的分离不是发生在的特定部位，然而房室管背侧壁却是明确的房室沟发育和心外膜衍生的细胞迁移进入心肌之处。持续性心肌房室连接形成房室联合和希氏束的近端部分，详见第 18 章。

六、心脏动脉极的发展

心脏动脉极畸形包括心室出口畸形、动脉干及瓣膜畸形，约占所有心脏畸形的 1/3，在存活者中少见[15-17,254]。这些畸形明显多样化，房室连接和分隔联合异常以及瓣膜和血管缺陷，强烈表明形成流出道独特形态和分子途径的内在关联。对实验动物流出道的形态发生和分隔的研究，揭示了来源于两种不同细胞群，第二生心区和心脏神经嵴的间充质组织的重要作用[255,256]。心脏流出道发育中，不同来源的间充质组织与多样性动脉极畸形相关，正如许多动物模型的研究所证明的。

（一）心脏神经嵴

神经嵴间充质细胞通过 EMT 过程在神经外胚层与表皮外胚层的边界处分层而来。这个过程需要各种环境信号来驱动未来的神经嵴细胞从神经管分层[257]。生长因子和形态发生素如 Wnt 信号分子、FGF、BMP 和视黄酸是神经嵴诱导所必需的[258]。神经嵴细胞从神经外胚层的分离受 Wnt 信号调节，在细胞离开神经管后很快关闭 Wnt1 表达。分层后，神经嵴细胞广泛迁移到身体的许多器官参与发育，包括颅神经节、周围神经系统、肾上腺和黑素细胞。这些细胞的迁移路径和最终命运取决于它们沿着头尾轴的相对原点位置。由于在

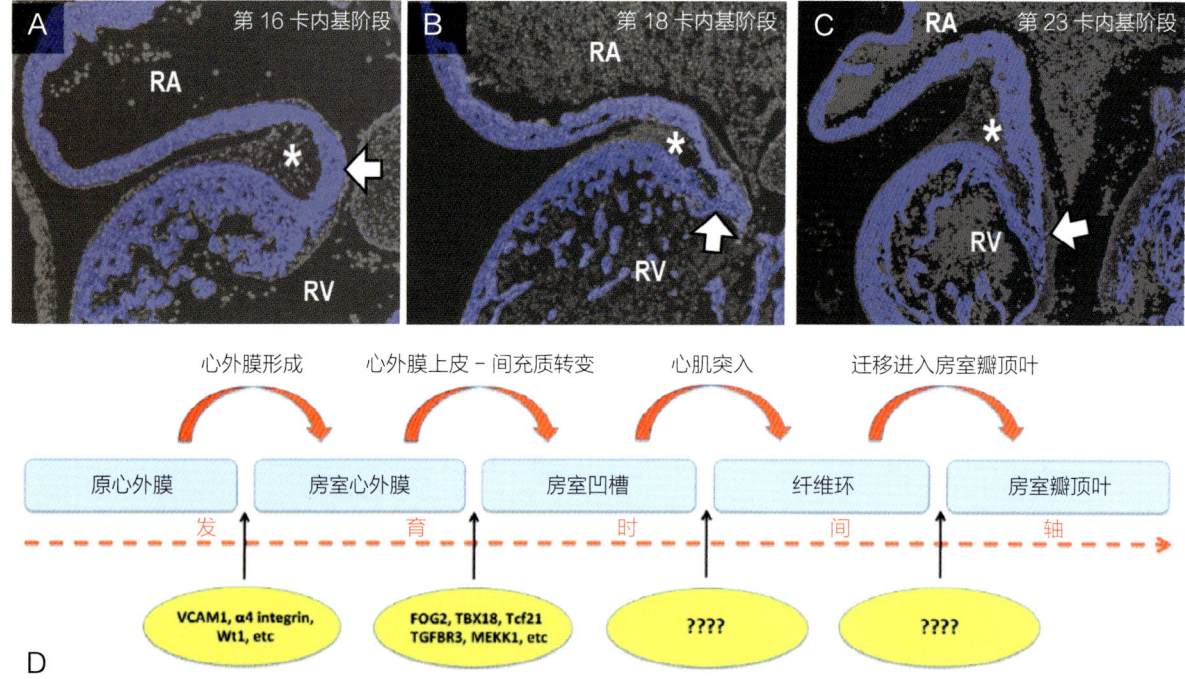

▲ 图 1-36 连续 3 个卡内基阶段（CS）期间人心脏中形成房室隔平面

A 至 C. 显示通过房室结右侧部分染色以表达心肌标志物肌钙蛋白 I（蓝色）的截面。星号表示在房室凹槽中累积的心外膜间叶组织。箭头代表心房和心室壁之间持续存在的心肌连接。请注意，在第 16 阶段（发展 38～41 天），心房和心室心肌完全通过房室管连接。在第 18～23 阶段（即 45～55 天）期间，尽管仍存在心房纤维连接心房与心室心肌壁（箭头），但该连续性显著降低。D. 总结了已知的在房室纤维环和瓣膜顶叶发育过程中房室管外膜和房室沟形成和影响的分子调节。这些问号强调了驱动心肌突入心外膜间充质细胞以及它们进一步向发育中房室瓣顶叶迁移的未知因素（引自 Lockhart MM, Phelps AL, van den Hoff MJ, Wessels A. The epicardium and the development of the atrioventricular junction in the murine heart. J Dev Biol. 2014; 2：1-17.）

EMT. 上皮 - 间充质转变；RA. 右心房；RV. 右心室

心血管发育中的作用[259-261]，颅神经嵴从中耳基板水平延伸到第三体节的一个子区域被命名为心脏神经嵴。心脏神经嵴的细胞迁移到第三、第四和第六对咽弓，并从那里进入心脏（图1-37）。到达目标位置后，心脏神经嵴细胞分化成间充质和平滑肌细胞，然后促成流出道分隔，心包内动脉干游离壁的形成或发育成心脏副交感神经神经节[259]。尾部咽弓内的心脏神经嵴来源的平滑肌细胞支持主动脉弓动脉的发育。神经嵴来源的细胞也影响动脉瓣膜小叶的正常形成，在神经嵴切除的动物模型中有异常的半月瓣结构出现[262-264]。心脏神经嵴来源的细胞也负责调节尾侧咽部的信号传导，包括第二生心区。许多研究通过物理消融或转基因操作破坏心脏神经嵴观察涉及动脉极的特定心脏畸形谱，例如主动脉干和右室双出口。在22q11-微缺失综合征患者中常常观察到类似的心脏动脉畸形[265,266]。现在认为22q11-微缺失患者中缺乏基因TBX1是造成心脏表型的原因，神经嵴细胞受邻近第二生心区细胞分泌的TBX1依赖因子影响[267]。

许多转录因子和信号分子（包括Pax3、AP2α、Hoxa、Fox和Sox基因）参与了心脏神经嵴细胞的迁移、增殖、存活和分化（图1-38）。转录因子AP2α在调节表皮和神经嵴细胞中的基因表达中具有重要作用[268]，它在人发育中心脏的流出道的间充质组织中表达[269]。AP2α受BMP和Wnt信号传导的正向调节，两者都是神经嵴发育和迁移所必需的。AP2α的异位表达激活Slug和Sox9的表达，Slug和Sox9也是神经嵴特异性转录因子[270]。AP2α功能的丧失导致心脏神经嵴源性细胞的严重减少和心脏神经嵴消失心脏表型[271]。另一个重要且受到充分研究的转录因子Pax3在背侧神经管和神经嵴细胞中表达，即所谓的Splotch小鼠突变体缺乏Pax3基因，并且已进行广泛研究。Splotch纯合突变的小鼠具有完整的心脏神经嵴消融表型。已证明Pax3不是心脏神经嵴细胞的迁移所必需的，但它可能在心脏神经嵴群的初始扩展中起作用[272-274]。

（二）心脏流出道的形成和分隔

流出道内分为三个部分：由心包内动脉干组成的远端部、由动脉瓣及其支持窦组成的中间部，以及近端部-心室的流出道。这种划分根据比较解剖学定义进行了改良，更准确地描述了心脏动脉极的性质，而不是传统的并且经常混淆的

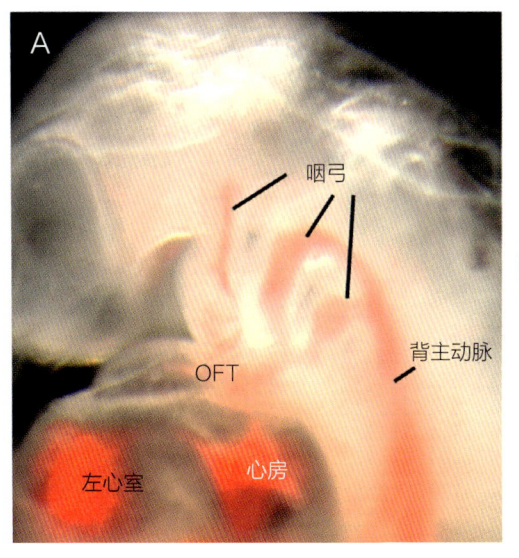
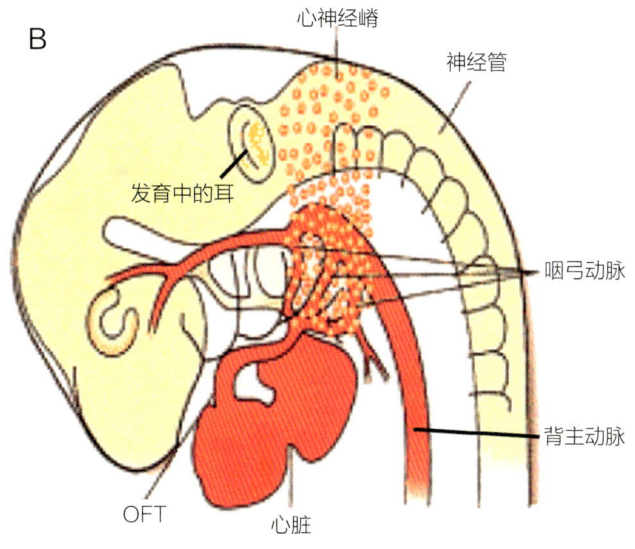

▲ 图 1-37 早期胚胎中的咽弓是神经嵴细胞迁移的途径

A. 显示一个人类胚胎的左侧视图，这个人类胚胎发育了大约26天，有完好的咽弓和它们的动脉，这些都由红色红细胞的存在清晰地显现出来；B. 示意图描述了心脏神经嵴细胞从尾状菱形肌向发育中的耳迁移到咽弓，并从那里进入心脏的流出道（OTF）

（引自 Hutson MR, Kirby ML. Role of cardiac neural crest in the development of the caudal pharyngeal arches, the cardiac outflow and disease. In: Rosenthal N, Harvey RP, eds. *Heart Development and Regeneration*. 2nd ed. Amsterdam: Academic Press；2010.）

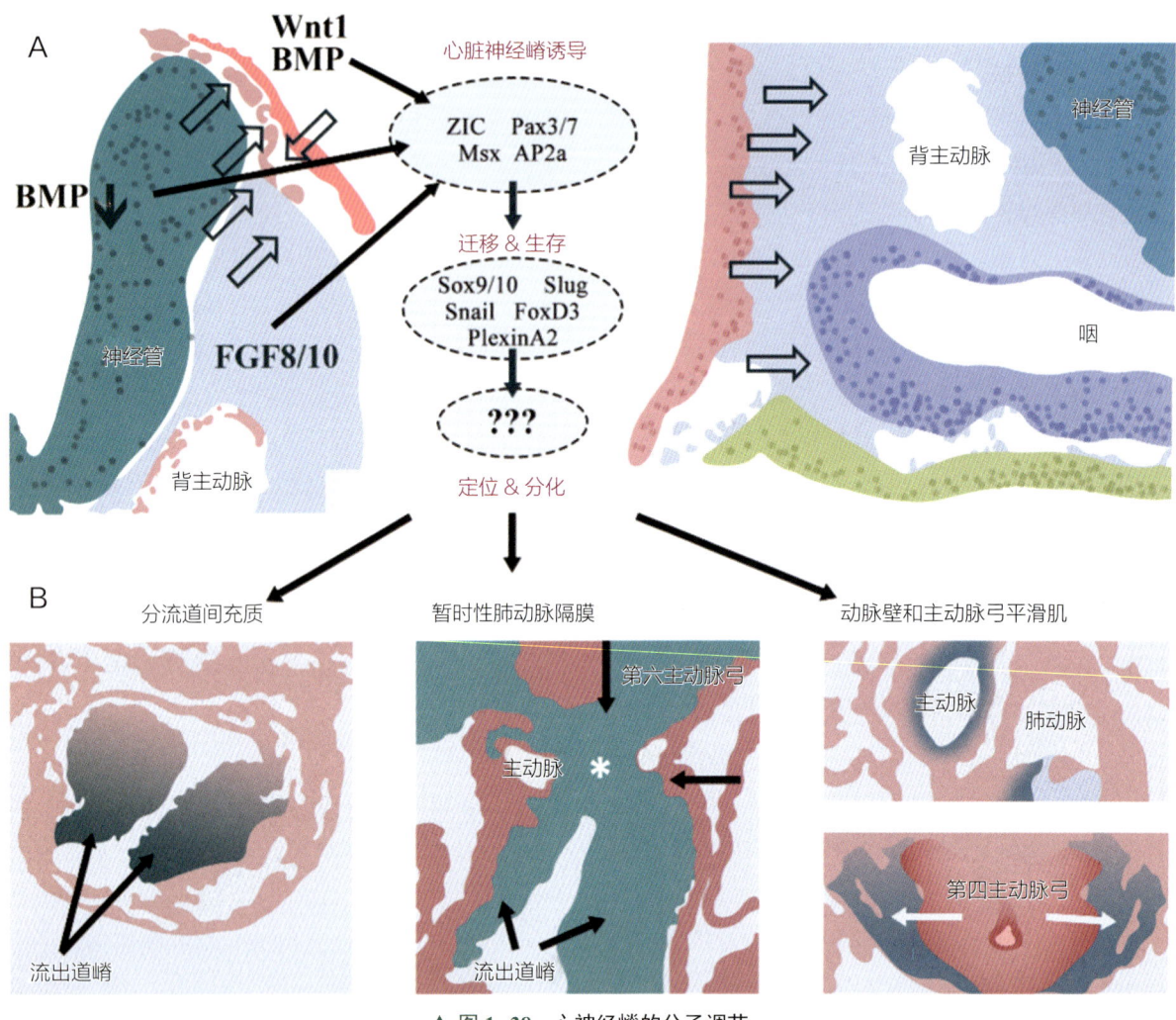

▲ 图 1-38 心神经嵴的分子调节

A. 左侧和右侧复制图略微修改了小鼠胚胎早期神经嵴移植物移植的原位金标记实验，其证明了神经嵴源细胞（箭）沿着咽弓迁移。非外胚层 Wnt 和 BMP 及中胚层 FGF8/10 信号通路（绿箭）对心脏神经嵴细胞的诱导有正调控作用，这些信号通路需要神经管中低水平的 BMP。神经嵴细胞的诱导随后是它们的迁移、定位和分化。由于目前的知识在很大程度上是不完整的，有时是有争议的，所以在这个试验中忽略了不同基因，转录因子和信号分子之间调节心脏神经嵴细胞迁移和存活的假定的正面和负面的相互作用；B. 显示流出道发育过程中心脏神经嵴源细胞的命运。小鼠胚胎中这些细胞，通过神经嵴特异性 Wnt1 基因的控制表达 lacZ 被蓝色染色，分化成突入流出道嵴的间充质细胞并形成短暂的主动脉肺膜（中间的星号和箭），以及大血管和主动脉弓的平滑肌细胞

"conus"和"truncus"的划分[275]。发育中的心脏动脉极不具备这种容易辨别的形态学实体。尽管如此，仍有可能将发育中的流出道和心包外延续作为三重结构来考虑，这非常有助于描述和理解形态发生。发育流出道的最近端部分及其心肌化垫形成心室流出道，心肌流出道及其间质垫的远端部分发育成大动脉和动脉瓣的根部[275]。

胚胎心脏动脉极在相对较短的时间内发生巨大变化。首先，单腔管状心肌流出道的形成是通过连续加入第二生心区衍生的心肌到心脏动脉极[84-86]。如上所述，Tbx1 是第二生心区的中间转录调节因子，也是心脏流出道心肌正常发育所必需[94,276,277]。分泌型形态发生素 Shh 激活叉头样转录因子，并直接调控 Tbx1，通过其表达第二生心区祖细胞[278,279]。与此一致的是，缺乏 Shh、Foxc1 及 Foxc2 的小鼠可出现和缺乏 Tbx1 类似的心脏流出道缺陷[279,280]。Tbx1 不仅调节流出道心肌分化，还控制 FGF8 等生长因子产生，这些因子分泌并影响邻近神经嵴来源细胞的分化[94,281,282]。通过突变 Tbx1 或 FGF8 破坏第二生心区发育导致

第一篇　从基因到新生儿
第1章　心脏的发育：形态发生、生长和分化的分子调节

的流出道缺陷，包括永存动脉干、流出道排列缺陷和室间隔缺损，与切除神经嵴所观察到的流出道缺陷相同[281-283]。来自第二生心区与流出道心脏神经嵴的细胞间相互作用可能对细胞的正常迁移、分化及增殖至关重要，这些细胞有助于形成和分离流出道。

在人类发育第5周，心脏流出道成为明确的形态学实体。然而，它是一种高度动态的结构，从咽中胚层向远端连续添加分化细胞[39,87,255]，细胞似乎通过向右心室心肌细胞分化而近端"消失"[82,132]。在这些早期阶段，流出道完全是肌性结构，并在背侧不明显的右心室与主动脉囊之间形成了弯曲的管状连接（图1-39）。流出道心肌壁与体腔内上皮细胞壁相连，并表达转录因子ISL1，这是心脏形成区域内心脏祖细胞的标记[87,269]。有趣的是，流出道的心肌组成部分尽管暂时保留了Islet1的表达，但在所有发育阶段几乎没有增殖[269,284]。流出道内腔由表达连接蛋白40的心内膜细胞排列，类似于动脉内皮，但与心内膜的其余部分不同。心肌壁与管状流出道心内膜间的间隙最初充满了心胶质，后富集心内膜来源的间充质细胞。神经嵴特异性转录因子AP2α在人管状流出道的表达已经表明，在该阶段的结构内存在心脏神经嵴细胞（图1-39）[269]。

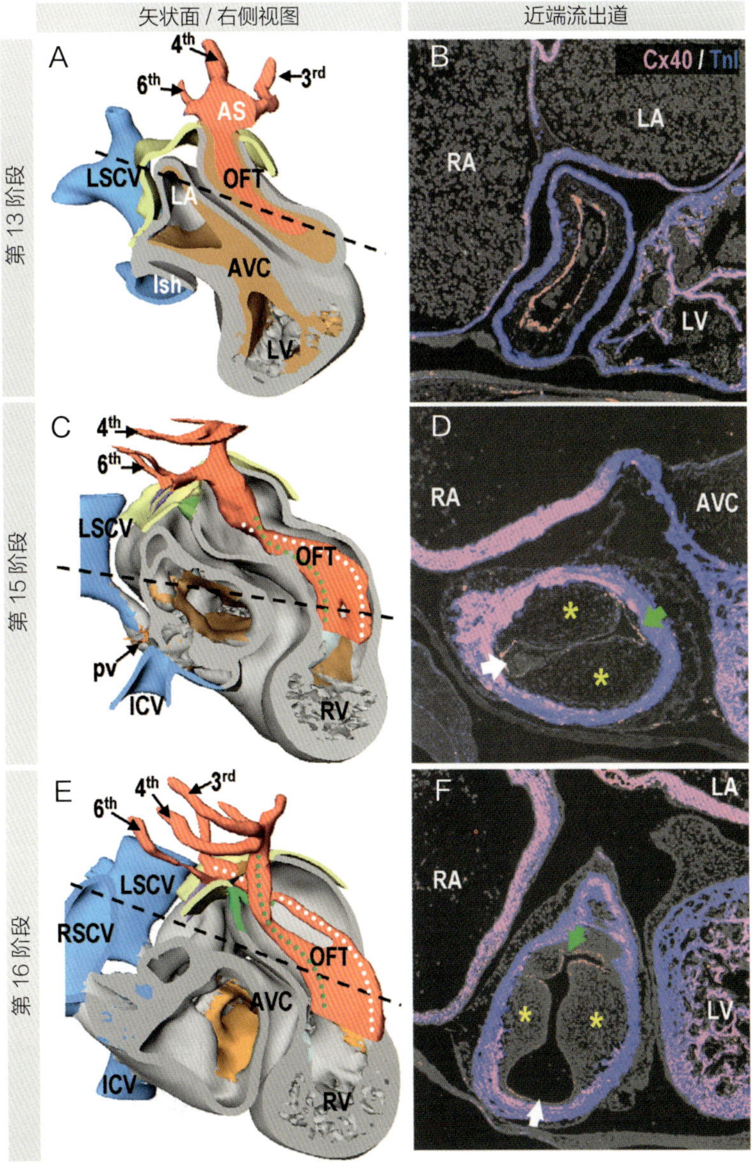

◀图1-39　3个卡内基阶段（CS）期间人类胚胎心脏流出道的形成

A、C和E. 三维重建矢状面右侧视图，其中心肌用灰色描绘，连续的心包壁是黄色，体静脉为蓝色，间充质组织为浅棕色，管腔为红色。A、C、E中的线显示B、D、F所对应截面的水平。B、D和F. 通过流出道（OFT）近端部分的横截面，其被染色以显示心肌标记物肌钙蛋白I和连接蛋白40。在第13阶段（发育29～30天），心肌流出道是管状的，并且其单腔衬有表达连接蛋白40（A和B）的心内膜。请注意，流出道远端的腔继续作为咽壁中的主动脉囊，这反过来又产生三对主动脉弓。在第15阶段（36～37天），近端流出道被分成两个轻微螺旋定向的通道，这些通道内衬有内皮细胞，微弱地表达连接蛋白40（C和D）。通过将来的主动脉（绿色虚线和绿色箭头）和肺干（白色虚线和白色箭头），分别将连接远端流出道与左心室和RV右心室的垫（星号）排列在一起。在第16阶段（38～41天），肌性流出道进一步缩短，而近端部分的分隔尚未完成，其远端分为发育中升主动脉（白色虚线）和肺干（绿色虚线）分别连接到左心室和右心室（E和F）。请注意，这种安排非常类似于在成形心脏中看到的情况。AVC. 房室管；ICV. 下腔静脉；LA / RA. 左/右心房；lsh. 左侧窦角；LSCV / RSCV. 左/右上腔静脉；pv. 肺静脉（引自Sizarov A, lamers WH, Mohun TJ, Brown NA, Anderson RH, Moorman AF. Three-dimensional and molecular analysis of the arterial pole of the developing human heart. *J Anat.* 2012; 220:336–349.）

039

在人类发育第5、6周时，流出道相对缩短。在实验动物中，这种缩短已被证明依赖于流出道壁心肌细胞的凋亡[285]。在此阶段，其近端间质变得更加密集并形成一对垫（图1-39）。这对垫互相融合，将管腔分成轻微螺旋形的主动脉和肺动脉通道，分别将未分离的远端流出道与原发孔和右心室腔连接（图1-39）[9,10,286-288]。流出道腔的最远端可被认为是主动脉肺动脉孔，其背侧与神经嵴源性咽间质相接[289]。该间质突出到对称的第六对和第四对主动脉弓起源之间的远端流出道腔内，并且被认为是主动脉肺动脉隔的标志（图1-40）[5,8,10]。这种突出的咽间质结构具有分子多样性，在其核心表达第二生心区标志物 ISL1，并被表达 AP2α 的细胞包围，这是神经嵴细胞迁移的标志物[269]。鸡胚标记研究证实，主动脉囊突出的背侧壁具有主动脉肺动脉隔的功能，其中远端流出道的初始分离涉及沿第六主动脉弓鳃旁间充质的心包内迁移[290]。近期对 Ripply3 缺陷小鼠的研究证实了这种迁移的重要性和充分性。这些小鼠完全缺失第三和第四主动脉弓，但存在分离的心包内动脉干以及正常形成的第六弓[291]。在人类发育第6周末，流出道肌部进一步缩短，右心室组织在腹部可见（图1-14）。流出道远端部分形成一对心内膜衍生间质垫，由神经嵴来源的细胞大量填充（图1-40）[211,259,292]。在这些间质垫与主动脉肺动脉隔突起融合之后，将远端流出道管腔分成从中线向左延伸的肺动脉通道和位于右侧的主动脉通道。重要的是，在这个阶段，未来的

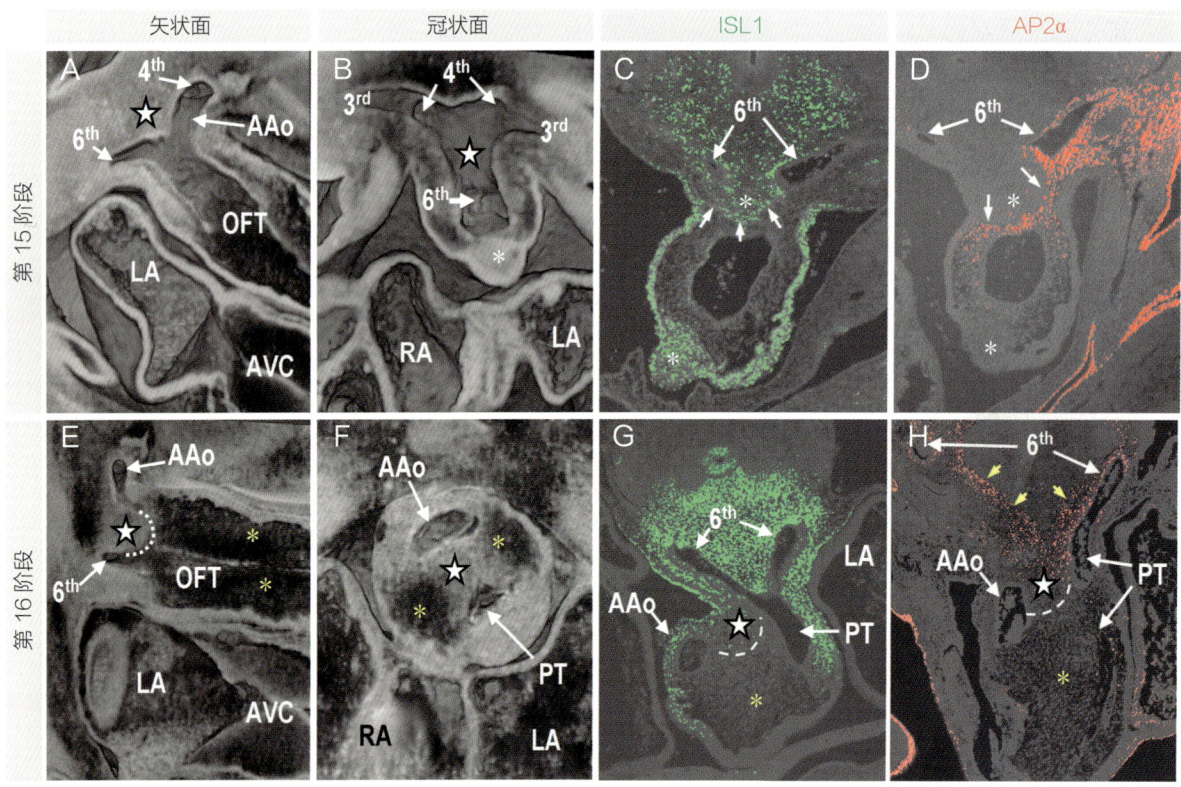

▲ 图 1-40 发育中的人心脏远端流出道的分隔

在卡内基第15～16阶段（CS）（即发育35～41天）期间，通过神经嵴衍生的主动脉肺隔（星号）的突出在第四、第六动脉弓之间快速完成远端流出道的分隔过程。A 和 E 及 B 和 F 分别是人胚胎高分辨率外显微镜数据集的矢状面和冠状面。请注意主肺动脉隔膜与垫（黄色 *）融合的突出如何关闭主动脉肺窗。C 和 G 及 D 和 H 显示神经嵴标记物 AP2α 和 ISL1 的表达模式。请注意，主动脉肺隔（*）是 AP2α 阳性和 ISL1 阴性，反映其来源于心脏神经嵴。E、G、H 中的虚线表示主动脉肺隔和流出道垫远端之间的接触。C、D 和 H 中的箭头指向 AP2α 和 ISL1 表达域之间的锐边。还要注意在第15阶段（白色 *）流出道末端的腹侧和背侧圆形结构。ISL1 阳性和 AP2α 阴性间充质组织的这些柱体代表未来插入的嵴。3rd/4th/6th. 第三 / 四 / 六主动脉弓；AAo. 升主动脉；AVC. 房室管；LA / RA. 左 / 右心房；PT. 肺动脉干（引自 Sizarov A, Lamers WH, Mohun TJ, Brown NA, Anderson RH, Moorman AF. Three-dimensional and molecular analysis of the arterial pole of the developing human heart. *J Anat*. 2012；220:336–349.）

肺主干和升主动脉的螺旋定位反映出生后明确的位置关系（图 1-39）[293]。

通过主动脉肺动脉隔的心包内倾斜定位和流出道内螺旋心内膜垫的形成，心室动脉连接建立[269,293]，这种螺旋形被认为是流出道心肌壁旋转与其分隔同时发生的结果[293,294]。流出道心肌壁的旋转被整合到流出区域的重塑过程中，并与心脏神经嵴源性细胞的流入密切相关[295]。远端流出道的旋转在其最初光滑的心肌壁上产生螺旋形凹槽，标志着最终形成组织平面的位置，并分隔发育中的心包内主动脉和肺动脉干（图 1-41）[289]。然而，流出道垫的正确螺旋定位不仅取决于其心肌壁的旋转，还取决于垫的正确形成，如小鼠串珠素突变或受维 A 酸治疗影响所显示心内膜衬垫异常形成和大动脉转位[296,297]，导致垫形成障碍。有趣的是，在心脏神经嵴破坏模型或 22q11 微缺失综合征患者中很少观察到大动脉的转位。相反，这种心脏畸形有时与影响已知调节左右不对称性的基因突变相关[298]，并且常常存在于内脏异位综合征患者中，表明这种途径参与了流出道的旋转。

在人类胚胎期最后 2 周，心脏流出道获得出生后心脏中所见的构型，即流出道心包内的远心端分成主动脉部和肺动脉部。在这些阶段，心肌部远端边界仍围绕发育中的动脉瓣，而其近端部分形成两个心室出口的非增殖性心肌壁[275]。右心室和左心室的流出道之间的融合间充质心肌化部分形成右心室的独立漏斗部[299]。

（三）心包内动脉干的形成

出生后的心脏具有明显的大动脉心包内部分，动脉壁与动脉瓣叶未直接相连，几乎完全由动脉平滑肌组成[293]。然而，人胚胎心脏流出道最初

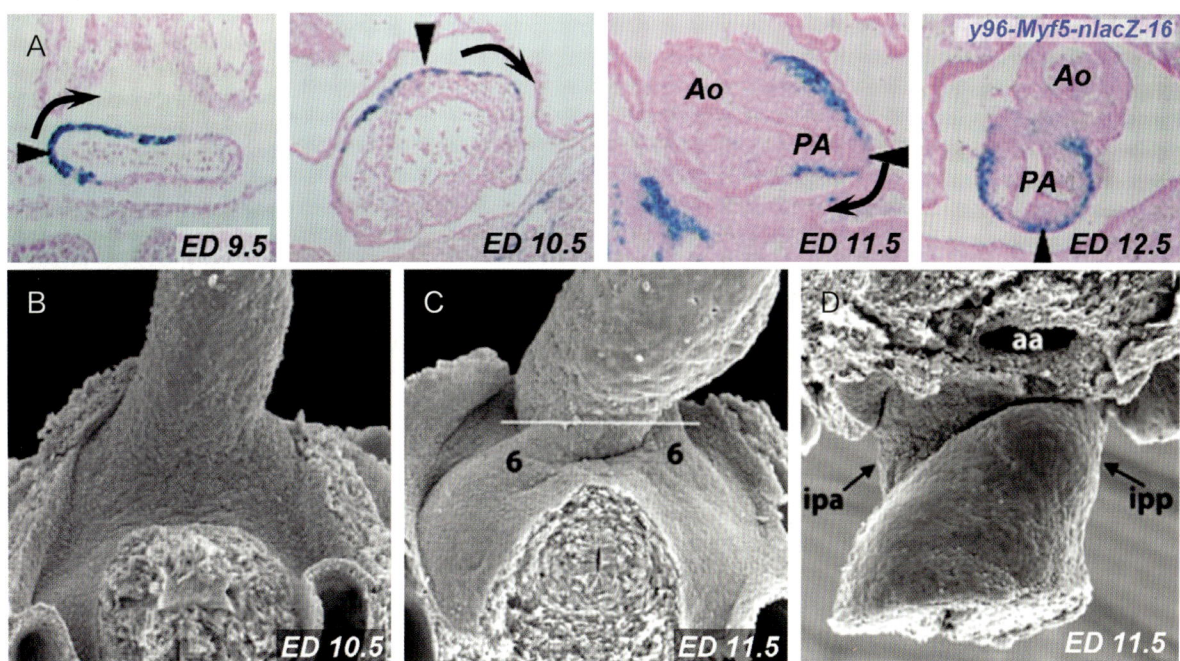

▲ 图 1-41 Rotation of the developing outflow tract. Panels in (A) are cross sections through the outflow tract of the mouse developing heart, where the lacZ gene was placed under control of the 96-kb genomic upstream fragment of the murine Myf5 gene. The expression of this genetic construct (depicted by blue color) marked the part of the outflow tract myocardial wall, which destined to become subpulmonary infundibulum. Following the expression pattern of this construct (arrowhead) allowed to demonstrate that the myocardium of the future subpulmonary infundibulum rotates clockwise (arrows) during development of the murine heart. B–D: Scanning electron micrographs of the dissected outflow tract and the sixth (6) aortic arches of the mouse embryos (B, C are caudal views, while D is cranioventral view). Note that the rotation of the most distal outflow tract causes the intrapericardial aortic (ipa) and pulmonary (ipp) channels to spiral around one another. ED, embryonic days (of mouse development). (A: From Bajolle F, Zaffran S, Kelly RG, et al. Rotation of the myocardial wall of the outflow tract is implicated in the normal positioning of the great arteries. *Circ Res*. 2006;98:421–428. B–D: From Anderson RH, Chaudhry B, Mohun TJ, et al. Normal and abnormal development of the intrapericardial arterial trunks in humans and mice. *Cardiovasc Res*. 2012;95:108–115.)

形成时整个心腔周围具有完整的心肌壁。早期发育为流出道的腔外延到心包腔作为主动脉囊。主动脉囊的小腔被咽间充质包围，并产生三对对称的主动脉弓动脉[12,269]。此后不久，主动脉囊因主动脉肺动脉隔突出而重新形成。主动脉囊的重塑、倾斜主动脉肺动脉隔与心内膜垫的融合，产生了未来心包外升主动脉头侧、肺动脉干及其背侧分叉（图1-42）[5,10,269,287]。

在主动脉囊重塑阶段，未来动脉干的心包内壁仍然大部分为肌层。随后，远端流出道肌壁左右两侧逐渐被间充质组织替代（图1-43）[269,289,300]。

这些新形成未来动脉干游离壁顶部并非肌性部分，表达平滑肌α-肌动蛋白和ISL1提示这些组织起源第二生心区[269]。平滑肌细胞以与早期形成心肌流出道相同的方式延伸到心脏动脉极[301]。物理组织标记和基因表达分析显示，源自神经嵴和第二生心区的细胞组合导致成形心脏动脉极中出现两个接缝。近端与第二生心区平滑肌和心肌联合，远端与第二生心区的平滑肌壁与来自心脏神经嵴的光滑肌壁联合。在马方综合征和其他血管结缔组织综合征中，这些接缝都是经常发生主动脉夹层的部位[301]。

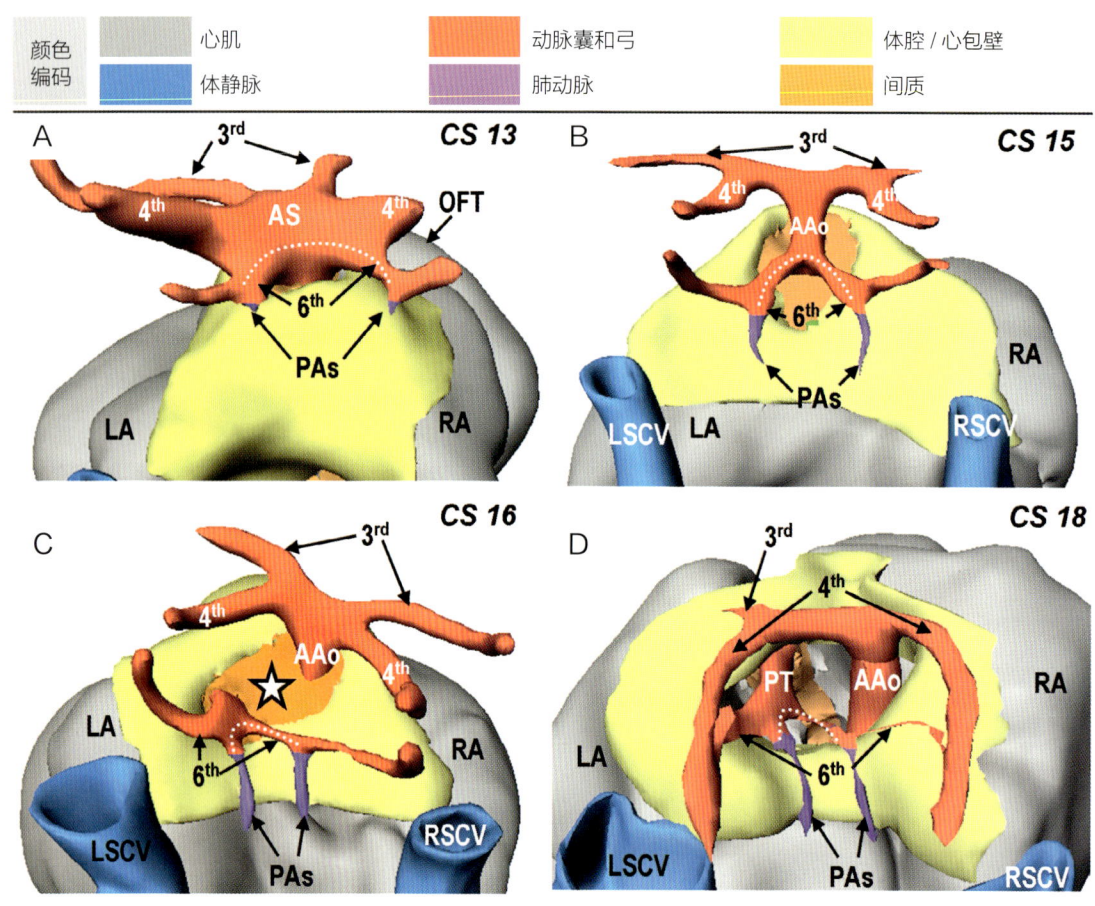

▲ 图 1-42　连续4个卡内基阶段（CS）中人主动脉囊的重塑

显示三维重建（不是相同比例）的背尾侧视图。A. 显示在第13阶段（发展的第29～30天），第三、四和六主动脉弓直接来自可辨别的主动脉囊，它是流出道的延续；B. 显示在第15阶段（36～37天），主动脉囊被重塑为纵向通道，即未来升主动脉和未来的肺干分叉，这产生第六主动脉弓（虚线）；C. 显示在第16阶段（38～41天），远端流出道的分隔由主动脉肺隔（星号）完成，并且近端第六主动脉弓代表中央肺动脉，而升主动脉产生对称的第三和第四主动脉弓对；D. 证明在第18阶段（45～48天），肺干的分叉由第六主动脉弓的近端部分形成，而它们的远端左侧部分作为动脉管持续存在，远端右侧部分退化。请注意，两支第四主动脉弓动脉的尺寸大致相同。还要注意从第六主动脉弓（虚线）开始的左右肺动脉分支的距离不断减小。LA / RA. 左 / 右心房；LSCV / RSCV. 左 / 右上腔静脉；AS. 主动脉囊；AAo. 升主动脉；PT. 肺干分叉；PA. 肺动脉分支（引自 Sizarov A, Lamers WH, Mohun TJ, Brown NA, Anderson RH, Moorman AF. Three-dimensional and molecular analysis of the arterial pole of the developing human heart. *J Anat*. 2012; 220:336-349.）

第一篇 从基因到新生儿
第1章 心脏的发育：形态发生、生长和分化的分子调节

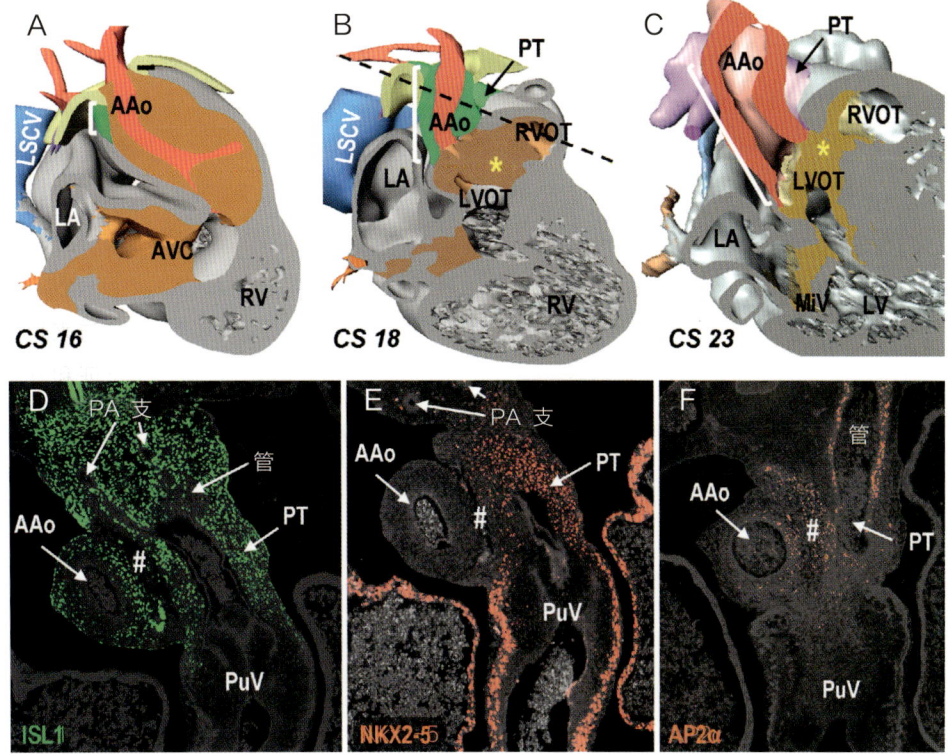

▲ 图 1-43 人发育中心脏大动脉心包内壁的形成

A至C. 连续三个卡内基阶段（CS）人胚胎心脏三维重建的矢状截面。A 和 B 中的浅绿色和 C 中的红色和紫色标记心包内流出道远侧部分的非心肌壁。括号表示心升主动脉分离壁的长度增加。心包内肺干的管壁也是如此，但这些视图中未显示。B 和 C 中的星号代表融合的流出道嵴。B 中的线表示 D 至 F 中截面的水平，其是在第 18 阶段（发育的 45~48 天）通过分开的流出道的横截面，并通过所指示的基因而染色。请注意，在这个阶段，动脉干已经分开形成了单独的心包内非心肌壁。请注意，围绕心包内升主动脉管腔的壁可根据 ISL1（D）的表达分为两层。内部 ISL1 阴性层提示其来自先前迁移并分化的心脏神经嵴细胞。与升主动脉壁相反，肺动脉干壁的表达转录因子 Nkx2-5（E），反映了这些间充质细胞的心源性潜能。大动脉之间的组织（#）是 ISL1 阴性的并且表达 AP2α，其也表达在动脉干（F）对面的壁上，表示它们的神经嵴起源。AVC. 房室管；LA. 左心房；LSCV. 左上腔静脉；LV / RV. 左 / 右心室；LVOT / RVOT. 左 / 右心室流出道；MiV. 二尖瓣；PA. 肺动脉；PuV. 肺动脉瓣；AAo. 升主动脉；PT. 肺动脉干（引自 Sizarov A, Lamers WH, Mohun TJ, Brown NA, Anderson RH, Moorman AF. Three-dimensional and molecular analysis of the arterial pole of the developing human heart.*J Anat*. 2012; 220:336–349.）

在后续阶段中，发育中动脉干的心包内壁通过重构主动脉肺动脉隔的心脏神经嵴源间充质形成（图 1-43）[289,302]。因此，人发育第 7 周末，发育中动脉瓣远端的流出道心包内部分由具有自身光滑肌壁的单独动脉干构成，它们彼此稍微旋转（图 1-43）。在主动脉干阶段，心包内动脉壁和瓣膜的存在表明，增加 ISL1 阳性细胞和瓣膜小叶发育可在没有神经嵴介导的流出道分隔情况下发生[303]。

（四）动脉瓣的发育和成熟

正常人心脏在左心室和右心室之间以及升主动脉和肺动脉干之间分别具有一对动脉瓣。每个正常动脉瓣有三个相同大小的窦和小叶。主动脉瓣膜三个窦腔和小叶中的两个与肺动脉瓣的两个窦腔和小叶完全相对，称为对向。两个动脉瓣其余的窦腔和小叶称为非对向[275]。正如房室管那样，在形成腔室的胚胎心脏中没有瓣膜，大量适度增殖的间充质垫与慢收缩流出道心肌的括约肌功能有关。与流出道的静止心肌壁不同，垫间充质适度增殖，这显示了发育中心脏动脉极的间充质和心肌组织之间的生长差异。如上所述，在人发育第 6 周末，远端流出道内融合垫的中心部分被神经嵴源性主动脉肺动脉隔的突出分开。流出道分

043

隔后的垫形成两对对向的原生瓣膜小叶[8,304]。

推测心内膜衍生的间充质和心脏神经嵴来源细胞的突入在对向瓣膜小叶的发育中起关键作用。有趣的是，来自心脏神经嵴和心内膜的间充质细胞不会相互混合[305]。非对向瓣膜小叶原基由位于发育中主动脉、肺动脉通道上的所谓插入垫形成[8]，插入垫的起源尚未明确。然而数据表明，这些结构来源于 ISL1 阳性咽间充质[269,289]。这种间质在心内膜衍生的间充质和流出道远端的心肌壁之间形成一对交叉的柱状结构（图 1-44）。这对结构最初与 ISL1 阳性咽间充质直接连续，不表达 AP2α 和 α 平滑肌肌动蛋白[269]，表明它们起源于第二生心区。与此相一致的是，胎鼠流出道动脉瓣的非对向瓣叶几乎没有来自神经嵴的细胞（图 1-44）[264]。

构成原始小叶间充质的中心体内陷后，特定动脉瓣的小叶获得半月形特征[304]。虽然发育中小叶的中心体消失，但是心室侧的外围层主动增殖，原始小叶明显延长。心内膜边缘的生长和去除增殖心内膜边缘下的凋亡细胞将肿胀的间充质原始瓣膜塑造成典型的半月形[218]。伴随着这个过程，形成动脉根部的窦[275,304]。最近的研究表明，EGF 信号可作为晚期瓣膜重塑的重要调节因子。ErbB1 信号传导的丧失或减弱倾向半月形细胞过多，但不是房室瓣[306]。PTPN11 基因中常染色体显性功能获得性突变导致 Noonan 综合征，其特征为肺动脉狭窄和肥厚性心肌病[307]。Ptpn11 基因突变激活 RAS-Erk 信号传导，导致增殖增加和间充质细胞凋亡减少，出现瓣膜小叶增生[308]。通过钙调磷酸酶途径发出的信号通路导致 NFATc 发生核移位，并参与动脉瓣发育，该信号通路部分受心内膜血管内皮生长因子（vascular endothelial growth factor, VEGF）表达的调节[220]。Notch 信号通路似乎也参与心内膜垫发育，并有助于形成动脉瓣[309]。人类 NOTCH1 杂合突变破坏了主动脉瓣的正常发育[310]。

与房室瓣类似，动脉瓣的成熟小叶包含三层组织：纤维层，主要由胶原蛋白组成的动脉侧面；海绵层，主要由黏多糖组成的中间层；心室侧面，富含弹性蛋白纤维[218]。成熟小叶中，三层的特征在于瓣膜间质细胞的不对称分布，纤维层和心室层细胞密度增加[311,312]，且特定调控途径在成熟瓣膜结构中起重要作用，并控制软骨、睾丸及骨的发育[218]。最近，在鸡、小鼠和人类胚胎免疫组织化学和电子显微镜研究记录了动脉瓣叶的重塑和渐进分层的过程[311,312]。原始瓣膜从蛋白聚糖无组织基质含有极少弹性蛋白和少量紊乱胶原蛋白，且活化的瓣膜间质细胞相对均匀分布转变为细胞外基质高度分层的成熟瓣膜小叶（图 1-45）。这种组成瓣膜小叶的细胞外基质的连续重组过程在出生后仍较好延续。在人类胎儿心脏中，妊娠期间瓣膜间质和内皮细胞表达活化的表型[312]。有趣的是，瓣膜间质细胞的胎儿期激活与病理状态下的瓣膜变化相似[313,314]，提示类似的分子机制调控瓣膜正常发育和病理性瓣膜间质细胞活化。

（五）咽弓动脉系统的转化

早期折叠人体胚胎最典型的特征是在发育颈部两侧的咽弓发育（图 1-37）[315]。咽弓被改造成面部和颈部结构，由外侧的外表皮外胚层、内侧的咽内胚层和中间大量心脏神经嵴源间充质组织组成。相邻咽弓之间的外部都有一个浅沟，内部有一个咽囊，咽弓之间没有开放的连接[316,317]。哺乳动物中，咽弓发育类似于低级脊椎动物鳃弓或鳃的发育[318]。重要的是，尽管被广泛宣称，一些鱼类的鳃弓多达 15 对，但它们并不代表哺乳动物咽弓的进化先驱。在哺乳动物胚胎发育过程中，形成了五对对称为第一、第二、第三、第四和第六的咽弓，第一对是最靠近胚胎头部[317]。到人类发育第 4 周，胚胎头端折叠期间，前两个咽弓，下颌弓和舌骨弓广泛地重塑以形成面部结构的原基。在第 5 周，第三、第四和第六咽弓对清晰可辨。在哺乳动物中第五对咽弓不作为一个独立的形态实体发育起来的，而第六咽弓的命名则用来与低等脊椎动物比较。

在哺乳动物胚胎发育的早期阶段，与咽弓一样，形成五对连续的主动脉弓动脉[12,319,320]。第一对主动脉弓连接形成中原始心管的双侧内腔和伴

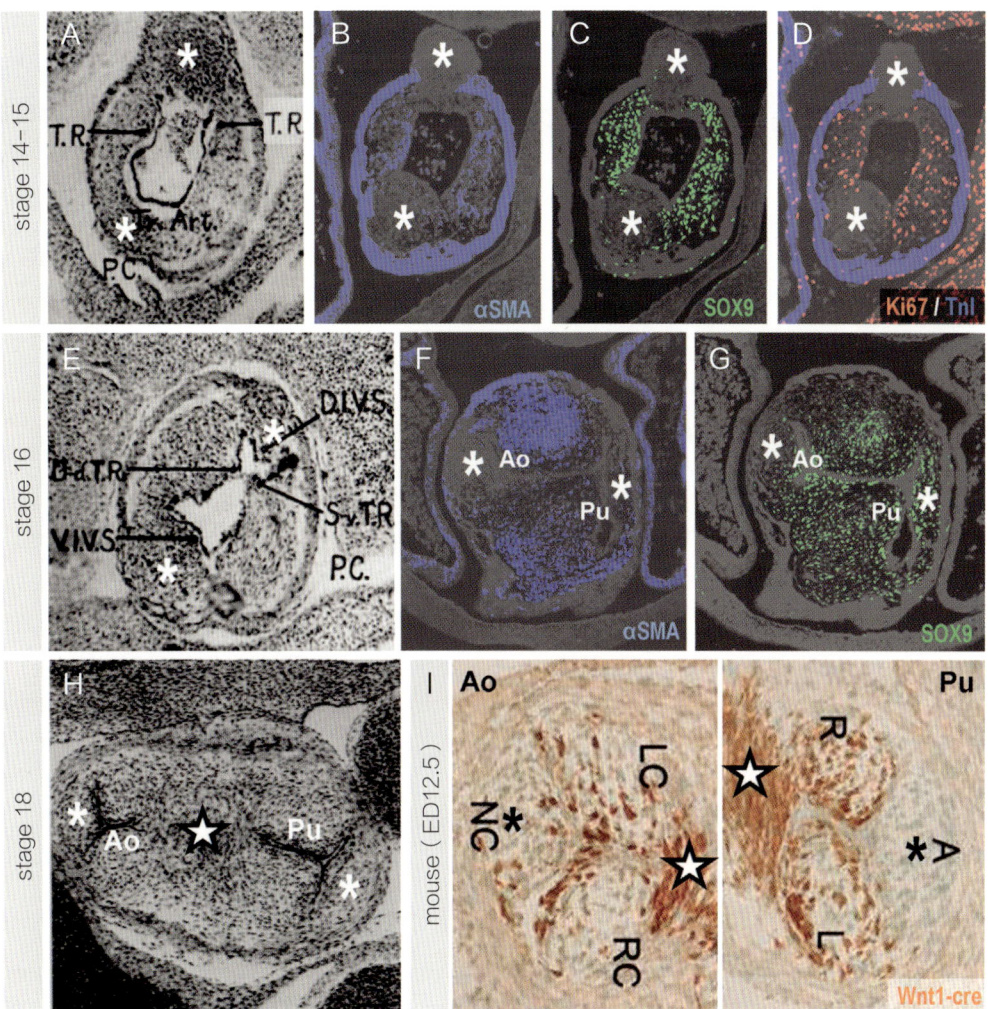

▲ 图 1-44 Development of the arterial valvar primordia. A, E, H: Reproductions of the original photomicrographs from the seminal work by Theodore Kramer, who has introduced the concept of intercalated swellings as precursors of the nonfacing leaflets of the arterial valves. A: Shows that at about 30 to 35 days of development (stages 14 and 15), there are round dark-stained structures present indenting the wall of the distal outflow tract ventrally and dorsally (*white asterisks*). B–D: Show that the mesenchyme of these column-like structures is devoid of the smooth muscle marker aSMA, endocardially derived cell marker SOX9 and proliferation marker Ki67. E: Show that at about 35 to 40 days of development (stage 16), the intrapericardial extensions of these columns become recognizable as primordia of the intercalated ridges (*white asterisks*) along the forming aortic (Ao) and pulmonary (Pu) arterial channels. F, G: Show that the mesenchyme of developing intercalated ridges is still distinct in molecular terms from the endocardially derived cushions. H: Show that at stage 18 (i.e., 45 to 48 days), the centrally protruding pharyngeal mesenchyme (star) divides the fused endocardially derived outflow tract cushions into the four facing leaflets primordia. *White asterisks* point to the nonfacing leaflet primordia derived from the intercalated ridges. I: Show lineage analysis in the embryonic mouse heart at embryonic day (ED) 12.5, being equivalent of about 50 to 45 days of human development. This analysis shows, using expression of Cre (brown staining in I) driven by the neural crest–specific Wnt1 gene, virtually no contribution of neural crest–derived cells to the nonfacing leaflets of the arterial valves, while the tissue between two valves (star) is strongly positive for Wnt1-Cre. A, anterior (nonfacing leaflet of pulmonary valve); DIVS/VIVS, dorsal/ventral intercalated valve swelling; L/R, left/right (facing leaflet of pulmonary valve); LC/RC, left/right coronary (facing leaflet of aortic valve); NC, noncoronary (leaflet of aortic valve); PC, pericardial cavity; TR, truncal ridge; TrArt, truncus arteriosus. (A, E, and H: From Kramer TC. The partitioning of the truncus and conus and the formation of the membranous portion of the interventricular septum in the human heart. *Am J Anat*. 1942;71:343–370. I: From Phillips HM, Mahendran P, Singh E, Anderson RH, Chaudhry B, Henderson DJ. Neural crest cells are required for correct positioning of the developing outflow cushions and pattern the arterial valve leaflets. *Cardiovasc Res*. 2013;99:452–460.)

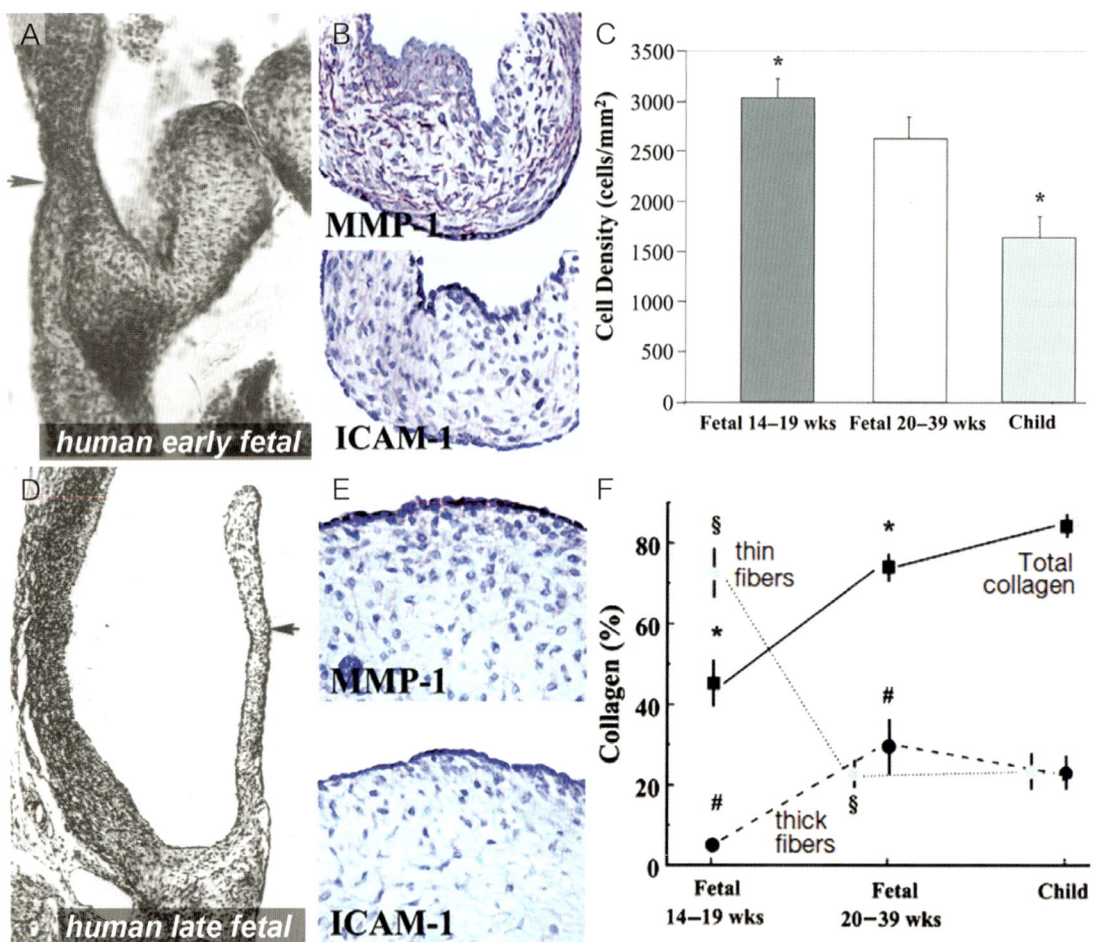

▲ 图 1-45 Maturation of the arterial valve leaflets in the human fetal heart. A, D: Show how the bulky primordial leaflet of the early fetal heart transform into the thin sheet-like structure as seen in the late fetal period. B, E: Show the expression (depicted by *dark blue color*) of the proteolytic enzyme metalloproteinase-1 (MMP-1) by the interstitial myofibroblasts and expression of intercellular adhesion molecule-1 (ICAM-1) by the endothelial cells. The consistent expression of these markers reflects an activated state of the cells making up the maturing arterial valves. C, F: Show a quantitative analysis of cell density and collagen composition within the maturing aortic valve leaflets. Note that with progressive maturing, the leaflets become less populated by cells while the collagen content increases substantially (statistically significant difference between age groups is marked by asterisks and #). (A, D: From Maron BJ, Hutchins GM. The development of the semilunar valves in the human heart. *Am J Pathol*. 1974;74:331–344. Others from Aikawa E, Whittaker P, Farber M, et al. Human semilunar cardiac valve remodeling by activated cells from fetus to adult. *Circulation*. 2006;113:1344–1352.)

随发育的成对背主动脉（图 1-9B）。在形成单一原始心管之后，其动脉极的内腔可被分为主动脉囊，从而产生两对主动脉弓。这两对主动脉弓首先穿过发育中的下颌弓和舌骨弓（第一和第二咽弓）。重塑前两个咽弓期间，所对应的主动脉弓由于未知机制大部分退化[12]。然而，第一主动脉弓和第二主动脉弓的近端部分被认为成对的上颌动脉和镫骨动脉持续存在。发育到人类胚胎第 5 周开始时，第三、第四和第六动脉弓通过双侧背主动脉连接到尚未重塑的主动脉囊[12,321]。在哺乳动物胚胎中，成对的第五主动脉弓可能短暂或不成形，因为第五"弓"形态学上仅为平行于第四咽弓的间充质内第四个主动脉弓动脉的侧支毛细血管[322,323]。尽管这些暂时性侧支毛细血管的存在已经引起广泛的争论和怀疑，但是一些心血管畸形，例如双管主动脉弓，只能假设为第五个主动脉弓动脉持续存在[323]。在人类胚胎，第五主动脉弓形成后迅速退化。

根据出生后情况反映的胚胎主动脉弓系统快速转化成分，来推测特定血管结构起源的方法极易出现错误和争议[324,325]。尽管研究主动脉弓转化的最准确方法是通过活体胚胎内的物理或遗传标记，但在人类这显然是不可能的。这使得连续切片的三维重建成为研究人类主动脉弓系统发育使用最广泛的替代方法[12,319]。在这种情况下，准确的观察结果和无偏见的描述结果至关重要。然而，许多现代胚胎学教科书中描述的原理图来源于Rathke的类型图[325]，该图旨在显示六个对称主动脉弓转变为特定血管解剖结构的连续阶段，而这些图被过分简化，没有反映人类所能真正见到的形态发生。

在妊娠第5~7周期间，第三、第四和第六对人类胚胎主动脉弓经历了全面重塑，最终形成了成熟主动脉弓系统和近端肺动脉的不同区域（图1-39、图1-42和图1-46）。最初，第三对主动脉弓以"端对侧"的方式与背侧动脉的颅侧连接，后者继续颅侧发育为颈内动脉。第三和第四弓之间颅侧背部的狭窄部分被称为颈动脉导管[326]。在人类胚胎发育的第6周末时，主动脉囊被重塑成未来升主动脉和肺动脉干的分叉（图1-42和

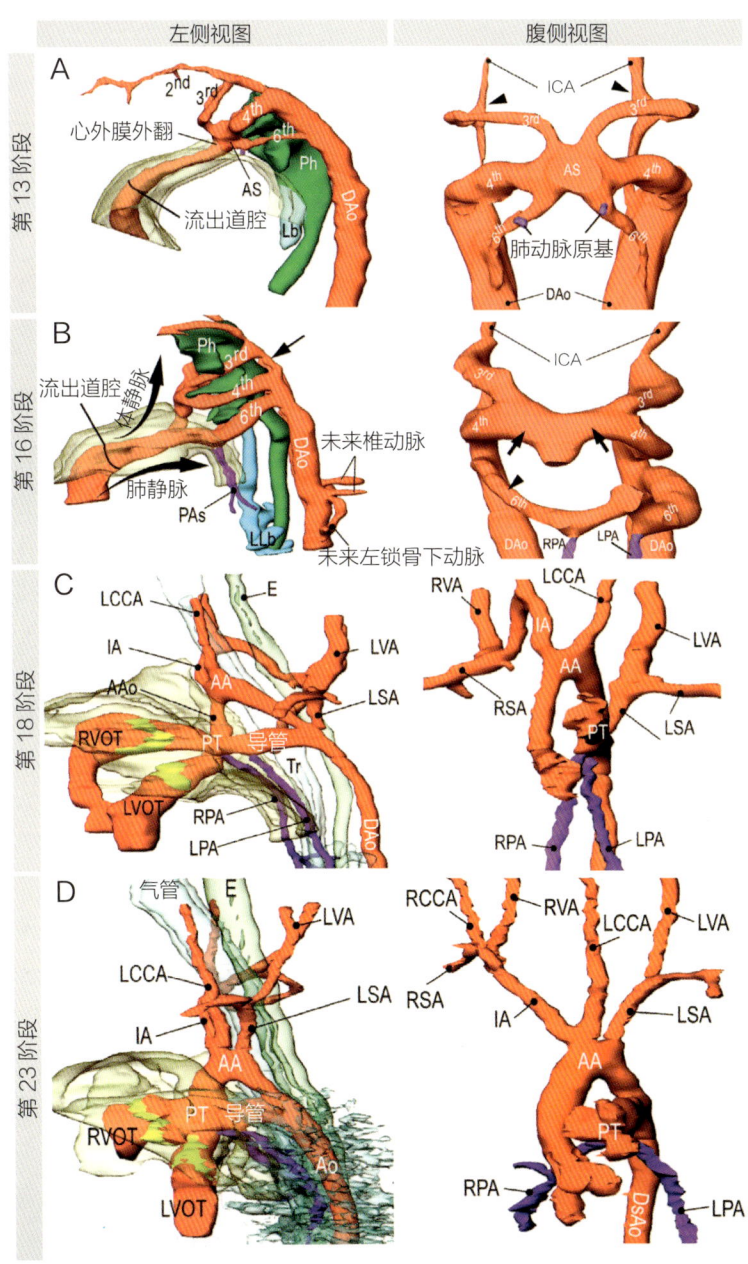

◀ 图1-46 4个卡内基阶段内人主动脉弓系统转变的形态学概观
左侧显示动脉管腔（红色表示）三维重建的左侧视图，流出道远端周围的心包腔（黄色），发育中食管（绿色）和气管支气管树（浅蓝）。右侧显示转变中主动脉弓及其支流的腹侧视图。A. 显示在第13阶段（发育第29~30天），第3、第4和第6个双侧和对称的弓动脉连接到主动脉囊，这是直接延伸的未分开的流出道腔。请注意，肺动脉的原基已经存在，从近端的第六号突出。第三弓与背主动脉的最颅侧进行头尾吻合（箭头），后者在头端作为未来的颈内动脉继续；B. 在第16阶段（38~41天），主动脉囊完全重塑为未来升主动脉和肺动脉干，而第三、第四和第六主动脉弓大部分保持对称结构。请注意，右肺动脉和左肺动脉朝向发育中的右肺和左肺芽生长；C. 在阶段18（45~48天），第六主动脉弓远端右侧消失，而第6号左侧形成与左侧锁骨下动脉邻近的背主动脉连接的动脉导管；D. 在最后的胚胎期第23阶段期间（发育56~58天），左锁骨下动脉正处于其靠近动脉导管连接至背主动脉的最终位置的过程中。请注意第四弓动脉右侧如何成为头臂动脉干（也称为无名动脉），将来分叉为右侧颈总动脉和锁骨下动脉。右侧和左侧椎动脉来自锁骨下动脉，肺动脉最终从远端肺干获得。正如在这个阶段所观察到的，所有的变化都会导致出生后看到的血管安排。E. 食管；LVOT / RVOT. 左 / 右心室流出道；Ph. 咽；AS. 主动脉囊；AAo. 升主动脉；DAo. 背主动脉；PT. 肺动脉干；RPA. 右肺动脉；LPA. 左肺动脉；LSA. 左锁骨下动脉；RCCA. 右侧颈总动脉；RSA. 锁骨下动脉；IA. 头臂动脉干；RVA、LVA. 右、左椎动脉；Lb. 肺芽；ICA. 颈内动脉；Pas. 肺动脉；LLb. 左肺芽；Tr. 气管（引自Rana MS, Sizarov A, Christoffels VM, Moorman AF. Development of the human aortic arch system captured in an interactive three-dimensional reference model. *Am J Med Genet*. 2014; 164A: 1372-1383.）

图 1-44）。颅侧输送的发育中升主动脉作为双侧对称的第三和第四弓状动脉的延续，它们共同形成一个"T"形图像[321]。这种安排将头臂动脉作为从特定的主动脉弓分支出来的第一支血管（图 1-46）。颈动脉导管消退后，第三个弓成为发育中的颈内动脉近端部分[321,326]。在人类胚胎期的最后 2 周，主动脉弓系统的不对称构型逐渐变得与出生后情况相同，右侧背主动脉在第七节间动脉起点远端消退，右侧第六主动脉弓远端消失，第四主动脉弓不对称生长。左侧第六咽弓动脉远端变成动脉导管（图 1-46）。

如上所述，胚胎主动脉弓的适当发育和转化依赖于心脏神经嵴来源细胞的迁移和存活[327-330]。神经嵴消融动物模型和 22q11 微缺失综合征患者的表型常常以主动脉弓畸形为特征[257,265]。人类胚胎中，咽弓间充质和发育中弓动脉的内皮均表达神经嵴标记物 AP2α 而弱表达平滑肌 α 肌动蛋白。Tbx1 在咽上皮细胞和与第四弓动脉相邻的间质细胞中表达[321]，已证明其可调节它们的发育[331]。重要的是，Tbx1 在 AP2α 阳性心脏神经嵴来源的细胞中不表达[321]。大多数胚胎右侧血管退化的机制尚不清楚，但最可能与受心脏神经嵴源性细胞调控的凋亡有关[332]。Tbx1 在咽中胚层中的表达是否以主动脉弓不对称发育为基础尚不完全清楚，但已知 Tbx1 可以在小鼠咽弓发育过程中控制神经嵴细胞迁移和分化[333]；因此它可能会涉及。另外，缺乏 Hoxa3、Raldh2、Chd7、FGFr1、Crk1、Gbx2 或 Eya1/Six1 的小鼠已显示动脉极的发育缺陷，包括咽弓动脉畸形，这些因子已知需要或与 Tbx1 相互作用[334-339]。这些缺陷显示了其传导通路在胚胎主动脉弓系统重塑中的相关性。尽管取得了很多分子生物学进展，但根据出生后的情况映射人类胚胎主动脉弓系统迅速转化的成分[324,325]仍然是推测血管环发育机制的最广泛应用的方法。从其胚胎学起源外推论，认为右侧锁骨下动脉异常和其他微小弓畸形的原因是第三主动脉弓缺损，第四动脉弓缺损导致主动脉弓中断，动脉导管未闭和近端肺动脉发育不良或不连续则因为第六动脉弓发育缺陷。

（六）锁骨下动脉和肺动脉的发育

来自主动脉的未来双侧锁骨下动脉和来自肺动脉干的左右肺动脉分支这两者起源在胚胎发育过程中经历了有趣的"易位"现象[12,321]。在人类发育第五周，当肢芽开始形成时，注定要成为锁骨下动脉的血管来自于双侧第七节间动脉。第七节间动脉又起源于背主动脉的尾部，远离正在发育的升主动脉，相当长度的双侧背主动脉和第四、第六弓位于其中。然而，从人类发育第七周起，左侧锁骨下动脉起始于特定主动脉弓的远侧部分，而右侧锁骨下动脉与头臂动脉相连。虽然关于锁骨下动脉改变其远端主动脉起源并最终确定位置的机制尚不清楚，但观察表明，它是由于第四主动脉弓和锁骨下动脉之间的双侧背主动脉缺乏增殖造成，因为在整个发育过程中这些结构之间的距离保持相当稳定，约为 1.5mm（图 1-47）。根据这一假设，围绕最初成对背主动脉及其内皮细胞的间充质细胞几乎没有增殖标志物 Ki67[321]。

在人类发育第 5 周，就锁骨下动脉而言，未来肺动脉分支的微小出芽原基伴随着肺芽发育而形成。肺动脉分支由血管新生形成，或从近端的第六主动脉弓向发育肺周围的毛细血管丛出芽[180,188]。最初，未来左右肺动脉起源于近端第六弓的尾部表面，彼此远离，主动脉囊的管腔介于两者之间。主动脉肺动脉分隔完成后，第六主动脉弓和肺动脉分支被限制在发育中的肺动脉干（图 1-42）。第六主动脉弓的近端部分形成了肺动脉干的分叉，因此它们是主动脉囊的衍生物（图 1-47）[321]。这种发展的认识主要来自几种先天性心血管畸形的发生，例如起源于升主动脉的中央肺动脉[340]，某些类型的肺闭锁时肺动脉干及其分叉缺失，远端肺动脉分支仍然存在，或分离的右锁骨下动脉连接到肺动脉干的分叉[341]。来源主动脉囊的肺动脉原基外生紊乱可导致先天右肺动脉或左肺动脉缺如，这是一种相对罕见的异常[342]。

七、心外膜和冠状动脉的发育

心外膜是脊椎动物心脏最外面的间皮组织层，

第一篇 从基因到新生儿
第1章 心脏的发育：形态发生、生长和分化的分子调节

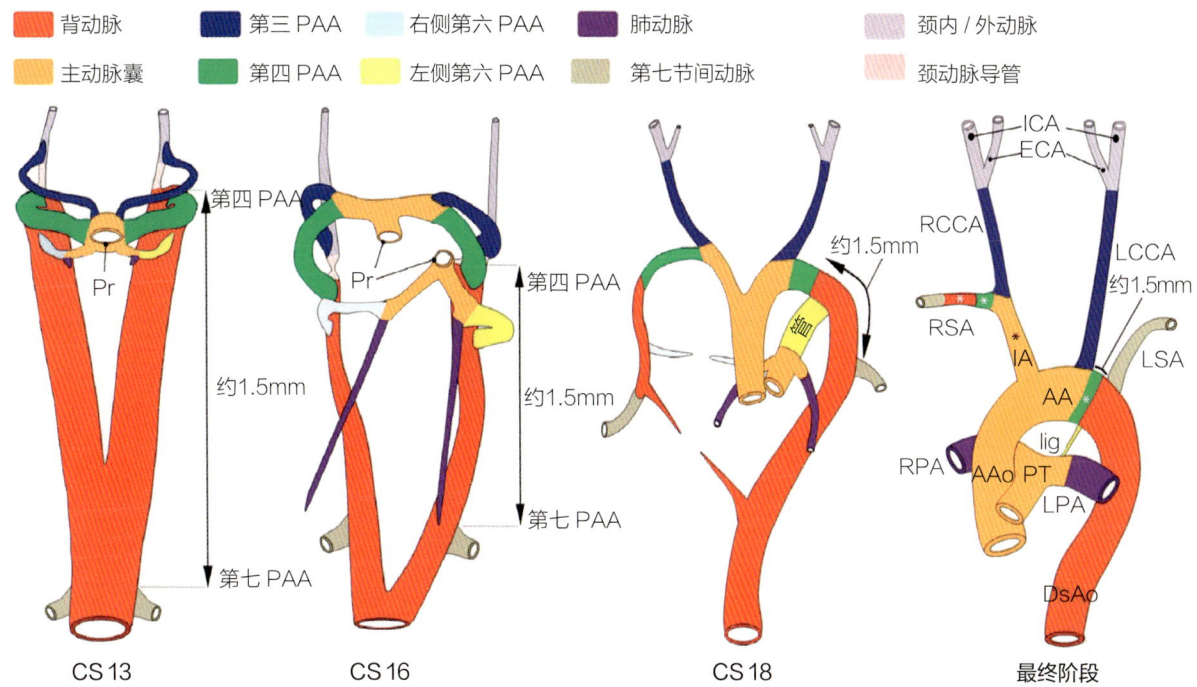

▲ 图 1-47 胚胎咽弓动脉对最终主动脉弓和肺动脉系统的作用示意图

最终血管排列图中的星号表示尚未实验证实初始主动脉囊，第四弓和背主动脉对形成最终主动脉弓，头臂干动脉（也称为无名动脉）和右侧近端锁骨下动脉的作用。注意，无名动脉、升主动脉、肺动脉干的分叉和最终主动脉弓的大部分是初始主动脉囊的残余部分（由浅棕色编码）。还要注意早期阶段未来锁骨下动脉的起源与第四弓和背主动脉连接之间的距离。这个距离几乎不随着发育的进行而改变，由此左锁骨下动脉从靠近左颈总动脉的主动脉弓起源，而右锁骨下动脉起源于无名动脉的分支（引自 Rana MS, Sizarov A, Christoffels VM, Moorman AF.Development of the human aortic arch system captured in an interactive three-dimensional reference model. Am J Med Genet.2014；164A:1372–1383.）

CS. 卡内基阶段（人类发展，表 1-1）；DsAo. 降主动脉；ICA / ECA. 内 / 外颈动脉；ISA. 椎动脉间动脉；lig.（导管）韧带；pr. 心包反射；RCCA. 右颈总动脉；PAA. 咽弓动脉；IA. 头臂干动脉；AAo. 升主动脉；PT. 肺动脉干；AA. 主动脉弓；LSA. 左锁骨下动脉；LCCA. 左颈总动脉；RSA. 右锁骨下动脉

具有致密心肌壁心室（包括人类）的脊椎动物心脏也具有冠状循环。冠状静脉由血管新生形成，或从体静脉窦出芽形成，通过不断扩张和分支有血管覆盖整个心脏。冠状动脉是由血管发生发育而来，或原位形成新血管[343]。正确形成冠状动脉是一个复杂的过程，它依赖于心外膜的正常发育。胚胎心外膜细胞可以分化成心肌细胞和心外膜细胞，能够分化成冠状动脉的内皮细胞和平滑肌细胞的发现，引爆了对所涉及分子机制的研究，希望发现通过诱导冠状动脉和心肌再生用于治疗心脏缺血性损伤的新方法[344-346]。

（一）心外膜的形成

原始心管的心肌壁起源于构成体腔壁的侧板中胚层的内脏层的局部分化。正因为如此，早期胚胎的心脏可以说是"裸"存于体腔或心包腔内。因此，只有在心管成环并开始腔室形成才开始心外膜的发育。首先，形成心包绒毛，即所谓的前心外膜器官，从发育中的静脉窦腹面到心包腔大量花菜形状的间充质细胞向房室管背侧壁生长（图1-48）[347,348]。前心外膜起源于心脏静脉极处的脏层中胚层组织，与心脏祖细胞的第二生心区池相邻[349]。基于 Cre-loxP 系统的谱系分析表明，前心外膜细胞在其发育的某个时候表达 Nkx2-5 和 Isl1[350]。常常使用不同的分子标记物来描述细胞的前心外膜特性。这些包括转录因子，如 Wt1、Tbx18、Tcf21、信号因子 Cfc 和 Raldh2[349]。这些标记物优先在前心外膜细胞内表达，但也在其他组织中表达。两个新标志物 Scx 和 Sema3D 在小鼠前心外膜中定义了不同的亚群[351]。

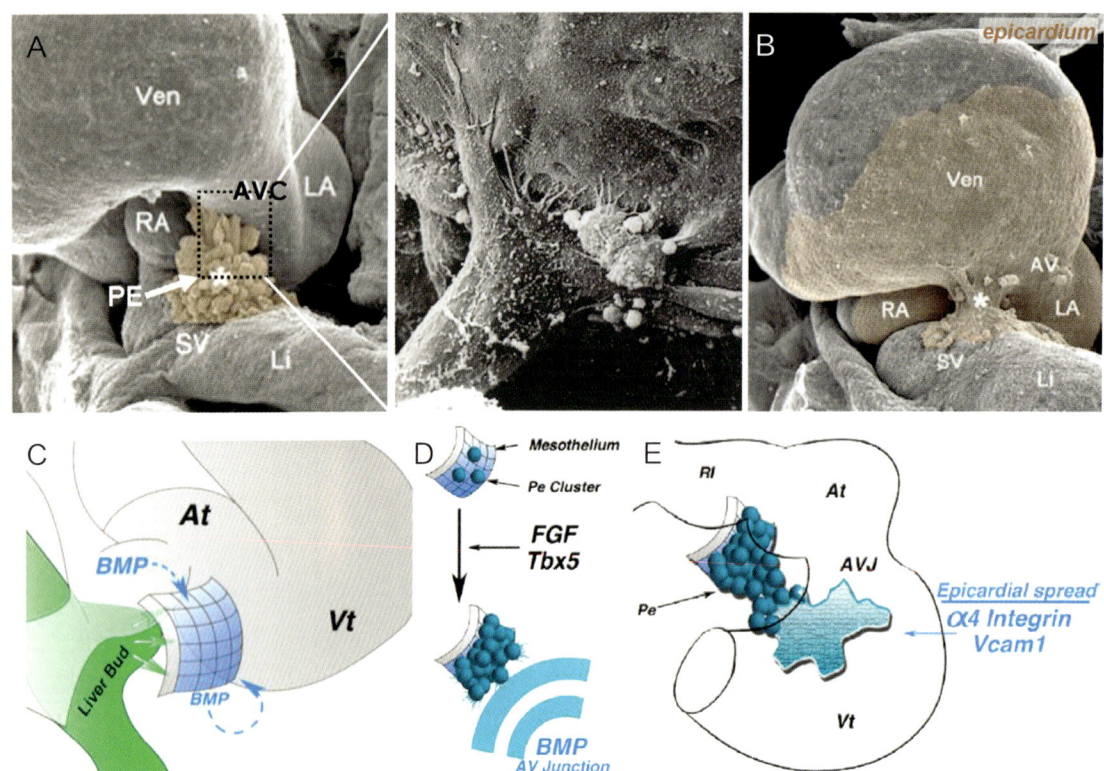

▲ 图 1-48 Formation of the proepicardium (PE): morphogenesis and molecular regulation. A, B: Show scanning electron microphotographs of stage 16 to 18 chicken embryonic hearts (equivalent to about 29 to 30 days of human development) viewed from caudal and depicting the formation of the proepicardial villi (asterisk) and the light brown–colored epicardial sheet over the AV canal (AVC) and left ventricle (Ven). The right-sided (A) is a higher magnification of the proepicardium-derived tissue bridge between the venous sinus and the dorsal surface of the ventricle shown in (A). C–E: Show the currently known molecular mechanisms governing the proepicardial induction and expansion. Liver bud–derived signals induce the expression of proepicardial markers in the adjacent mesothelium (*blue*), where the paracrine and autocrine BMP-signaling plays critical role (D). Early mesothelium transforms to a "grape-like" cluster of proepicardial cells, where FGF-signaling and the transcription factor Tbx5 are important regulators. BMPs secreted by AV canal myocytes direct further proepicardial extension (D). Following proepicardial extension and attachment to the inner curvature of the heart, α4 integrin and Vcam1 are necessary for proper spreading and adherence of epicardial cells to the myocardium (E). At, atrium; AVJ, atrioventricular junction; LA RA, left/right atrium; Li/Ri, left/right inflow; SV, venous sinus; Vt, ventricle. (A, B: From Männer J. The development of pericardial villi in the chick embryo. Anat Embryol. 1992;186:379–385. C–E: From Maya-Ramos L, Cleland J, Bressan M, Mikawa T. Induction of the proepicardium. *J Dev Biol*. 2013;1:82–91.)

前心外膜如何诱发仍然大部分未知。前心外膜与肝芽的接近导致了这两种组织之间诱导相互作用的提示（图 1-48）[352]。异位植入鹌鹑肝芽进入鸡宿主胚胎后外侧区域的实验表明，心外膜分子标记物 Wt1、Tbx18 和 Tcf21 的诱导[353] 支持这一提示。其他内胚层来源的组织不具有诱导心外膜形成的能力，例如肺芽和胃。前心外膜细胞的间充质前体能够分化为心外膜和心肌表型，而 FGF 和 BMP 在控制这些分化途径的方向上起着关键作用（图 1-49）[354,355]。FGFs 支持增殖，因此可以维持前心外膜的特性并防止其细胞分化成心肌细胞。不同水平的 BMP2 浓度对前心外膜祖细胞的分化有不同的影响，较低浓度维持心外膜特性并促进 Tbx18 和 Wt1 的表达，而较高浓度则诱导前心外膜细胞分化成心肌细胞（图 1-47）。此外，BMP2 的表达对前心外膜细胞附着于心脏至关重要[356]。

一旦前心外膜器官的萌芽黏附在房室管的心肌上，将来的心外膜细胞就会平铺成一片鹅卵石特征的间质细胞层覆盖整个心肌壁（图 1-48）[352]。心外膜从背侧房室沟开始以固定的时空模式在心脏上生长。重要的是，覆盖流出道的心外膜衍生于发育中心脏动脉极附近的脏层中胚层的不同部

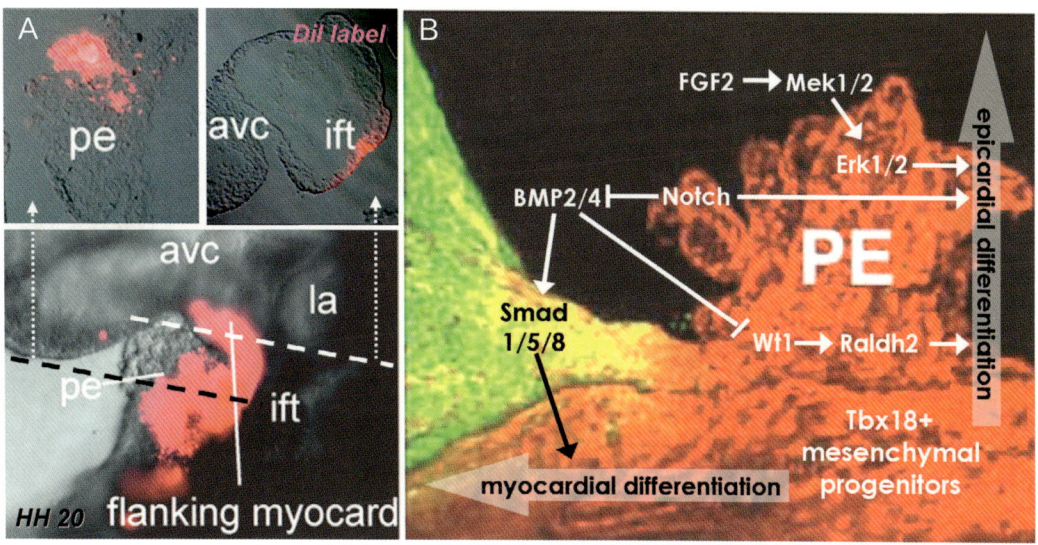

▲ 图1-49 Differentiation of the embryonic cardiac inflow tract mesenchyme toward myocardial and epicardial lineages. The panels in (A) demonstrate that in the stage 20 chicken embryonic heart, venous pole mesenchyme, labeled here by red fluorescing dye, contributes cells both to the proepicardial organ (pe) and to the venous sinus wall. B: Schematically illustrates the genetic and signaling network involved in the regulation of the differentiation of Tbx18-positive mesenchymal precursors into either the epicardial or myocardial phenotype. avc, atrioventricular canal; ift, inflow tract; la, left atrium. (A: From van Wijk B, van den Berg G, Abu-Issa R, et al. Epicardium and myocardium separate from a common precursor pool by crosstalk between BMP- and FGF-signaling pathways. *Circ Res*. 2009;105:431–441. B: Modified from Perez-Pomares JM, de la Pompa JL. Signaling during epicardium and coronary vessel development. *Circ Res*. 2011;109:1429–1442.)

位[357,358]。与覆盖心脏其余部分的心外膜相比，覆盖流出道的心外膜细胞在形态学外观，基因表达谱和进行EMT的能力方面存在不同。在房室管和心室的外表面，在新形成的心外膜和心肌壁之间产生富含纤连蛋白和玻连蛋白的细胞外基质[359]。对鸡胚的研究表明，整合素受体之间的信息相互调控有助于心外膜细胞黏附和心外膜下基质构成[360]。与心肌周围的心外膜鞘形成有关的其他重要基因是RXRa、GATA4和FOG2，其突变影响前心外膜分化或正常形成冠状动脉的心外膜EMT过程[361,362]。此外，在缺乏血管细胞黏附分子小鼠胚胎存活超过第11.5天后，观察到一些心脏异常包括心室部位心外膜细胞完全缺乏，冠状动脉缺如和心室致密层心肌减少[363]，表明心外膜正常发育以及可能更重要的冠状循环对于心室致密心肌壁的正常扩张至关重要。

心外膜不仅对早期心脏发育事件很重要，而且在调节心肌损伤后的心脏修复中也起着关键作用[364,365]。在成人和小鼠中，心外膜细胞通常是静止的。然而，已证实成年小鼠冠状动脉结扎诱导的缺血性心肌损伤后心外膜被激活[365,366]。激活的表皮细胞经历增殖和EMT，在心外膜下形成一层细胞代替因局部缺血而丧失的心肌细胞。此外，激活的心外膜有助于梗死心肌中成纤维细胞、肌成纤维细胞和冠状动脉内皮细胞的生长。重要的是，在后期恢复阶段观察到一些新的心肌细胞，显示哺乳动物心外膜存在有限的心肌再生潜能[365]。

（二）冠状动脉的发育

一旦原始心外膜形成，一些心外膜上皮细胞通过心外膜EMT过程转化为高度迁移的间质细胞[194,362,367]。这产生了大量的间充质心外膜源细胞，特别是在房室联合中首先形成冠状血管的区域和未来心室（图1-50）[368,369]。一些信号通路激活和控制心外膜EMT的过程[361,362]。这些信号通路协调地发挥功能，并针对心外膜细胞的特定效应蛋白作用，从而失去细胞间黏附，获得间充质侵入性表型，并迁移到细胞外基质和相邻心肌中。心肌细胞产生的各种信号（包括TGF-β和FGF）影响心外源性间充质细胞的形成[344,367,370]。使用鹌鹑鸡嵌合体和逆转录病毒标记技术，前心外膜细胞示踪的初步实验表明，心外源性细胞是冠状动脉，间

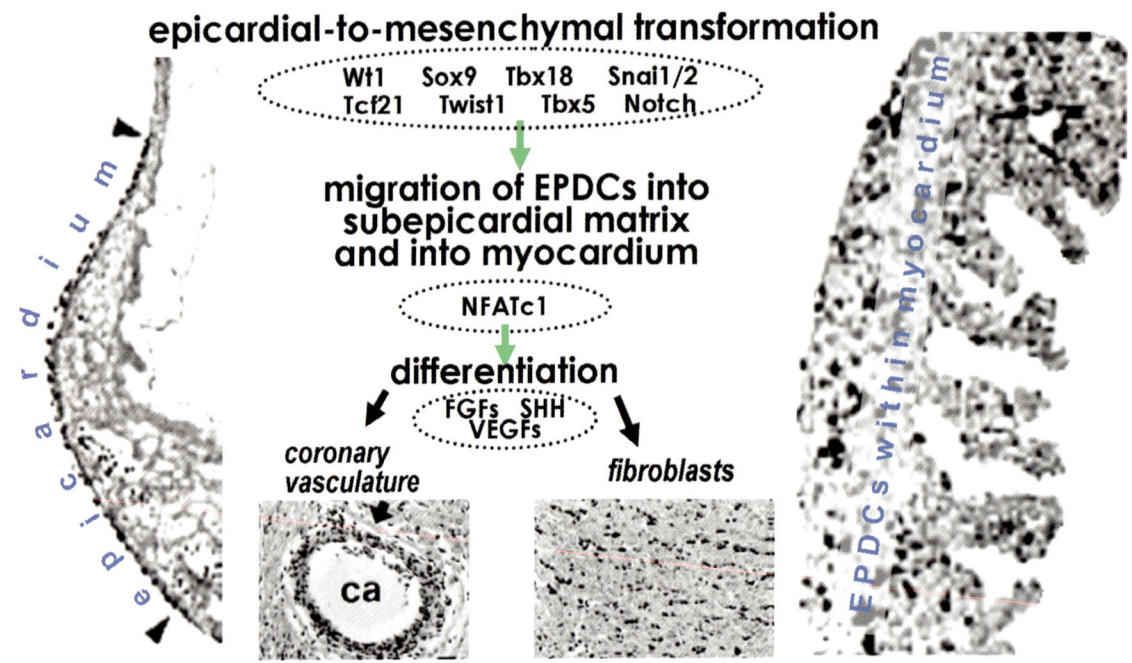

▲ 图 1-50 Molecular regulation of the migration and differentiation of epicardially derived mesenchymal cells. The left- and right-sided and bottom panels show results of a quail–chicken chimera study, which assessed the fate of the quail proepicardial organ transplanted onto the venous pole of a chicken embryonic heart. During development, the quail donor epicardial cells first form a sheet of epicardial cells covering the myocardial wall (*black dots*), which then migrate into the compact layer of the myocardium to form the walls of the coronary arteries (ca) and the cardiac fibroblasts. The middle panel depict the known genetic and molecular regulators of the epicardial epithelial-to-mesenchymal transition (EMT), migration of epicardially derived cells (EPDCs) and their differentiation. Although *green arrows* are included to indicate positive regulation of the grouped genes of downstream processes, the putative pathways of positive and negative interactions between different genes, transcription factors, and signaling molecules are omitted, as the reported data are largely inconsistent. (From Männer J. A quail-chick chimera study tracing the fate of the epicardial primordium. *Anat Rec*. 1999;255:212–226.)

质心肌成纤维细胞和侧房室垫间充质的内皮细胞、平滑肌细胞的唯一来源[216,371]。然而，冠状血管内皮的起源仍然是一个很有争议的问题[372]。最近的家系示踪研究表明存在一个显著的冠状动脉内皮细胞群，而这些细胞来源于通过心室心肌壁迁移的心内膜细胞[373]。

某些新形成的血管细胞在房室和室间沟表面上的特定位置聚结，以在心外膜下基质内建立通道并且成为未来的冠状动脉。因此，冠状动脉是原位形成的微小不连续血管通道，最初与发育中的升主动脉不连续[343,374-376]。这些通道由于未知机制在房室和室间沟内的特定位置融合形成特定的冠状动脉（图 1-51）。冠状动脉的分支独立于其主干的连接而发育，所以它们的初始大尺寸是在没有血流的情况下设定的。冠状动脉形成后开始广泛重塑，冠状动脉系统不同形态的变异程度表明成熟结构的产生存在很大的自由度[343]。控制冠状血管大小的模式和调节以及确定其形成位置的机制在很大程度上是未知的。心外膜细胞与心肌的接近可以在激活其血管发生潜能方面发挥作用。一些分子信号（其中心肌细胞分泌的生长因子 VEGF 和 FGF）促进了心外膜下细胞外基质中血管祖细胞的分化[370,377]。心肌 FGF 信号也触发 Sonic hedgehog 信号的激活，而 Sonic hedgehog 信号又是 VEGF 和血管生成素 -2 表达的必要条件（图 1-50）[378]。

冠状动脉循环发育的一个独特方面是中央冠状动脉与主动脉的最终连接，该方面在鹌鹑和鸡胚中已进行广泛研究。左、右主冠状动脉干的起源在某些类型的先天性心脏缺陷中高度变异。异常起源于非正常窦或肺动脉干的主冠状动脉也能以孤立畸形的形式出现。中央冠状动脉开始发育为多个心外膜下内皮通道，在远端流出道周围形成毛细血管环（图 1-52）[379-382]。周围神经丛的毛细血管与外周心外膜下冠状内皮通道相连。多种毛细血管源于周围毛细血管环，然后向主动脉壁生长并穿透（图 1-51）[382]。每个都在发育中主动脉根部相向的右侧和左侧窦旁附近，由此两支血管形成左、右主冠状动脉干。鹌鹑胚胎的免疫组织化学研究表明，通过多个周围毛细血管汇集形成这两个主冠状动脉干（图 1-52）[382]。获得平滑肌膜介质和内皮通道不能形成平滑肌消失，在这些注定成为主冠状动脉干的毛细血管通道中起稳定作用[381]。心脏神经嵴来源的副交感神经节和神经与持续存在的中央冠状动脉的独一关联也被证明是主冠状动脉干的生存所必需的[383]。最近已经证明，与心脏神经嵴相反，来自前耳骨区域的神经嵴源细胞向心脏迁移并分化成冠状动脉平滑肌细胞，该过程受内皮素信号通路调节[384]。此外，冠状动脉孔正常发育与心外膜细胞产生 Fas 配体有关，该配体在冠状动脉内生长部位作为凋亡诱导因子[385]。

最近一项利用 Apln-Cre 新型诱导谱系示踪工具研究小鼠表明，周围内皮细胞招募和血管重塑形成主冠状动脉的机制相同[386]。该基因表达可以区分发育中心脏的冠状内皮细胞与主动脉壁

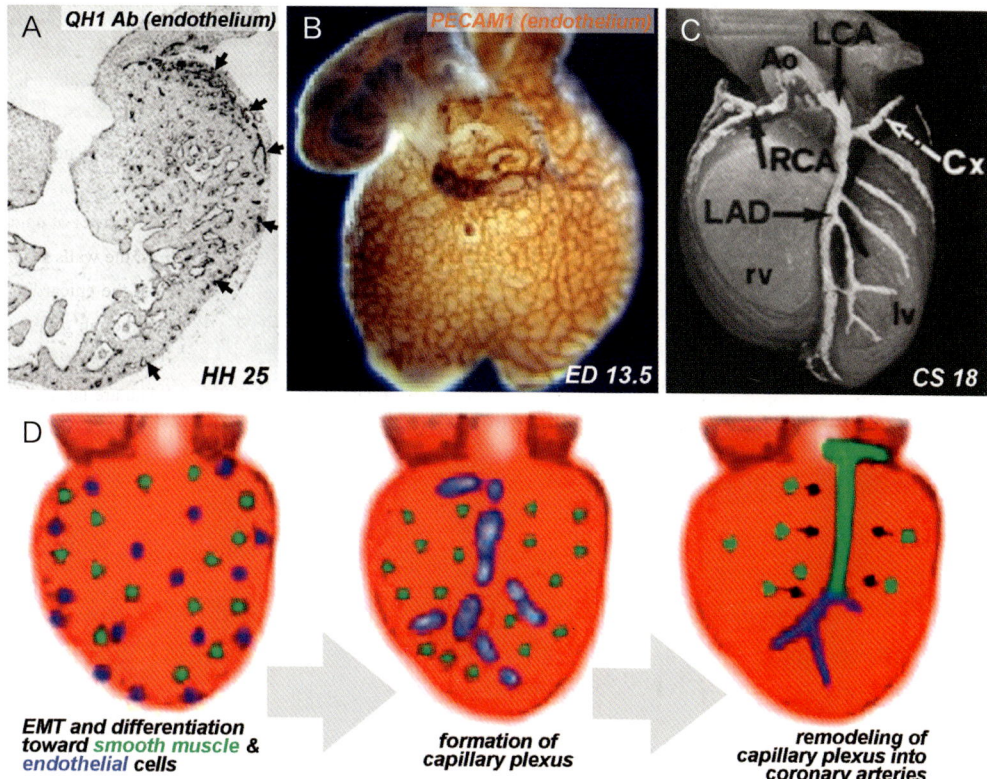

▲ 图 1-51　Development of the peripheral coronary arteries. A, B: Show the appearance of capillaries on the epicardial surface of the left ventricle, as visualized using endothelium-specific QH1 and PECAM1 antibodies in the chicken (*arrows in* A) and mouse (brown staining in B) embryos. C: Shows that in stage 18 (i.e., 45 to 48 days of development) human embryonic heart, it is possible already to discern the definitive appearance of the coronary arteries. D: Summarizes schematically the current model of the development of the peripheral coronary arterial network, where first smooth muscle and endothelial cells are formed randomly by epicardial epithelial-to-mesenchymal transition (EMT), and then differentiate and fuse to form the vessels. Note, that muscularization of the coronary arteries begins from the proximal coronary arterial trunks. Ao, (ascending) aorta; Cx, circumflex coronary artery; LAD, left anterior descending coronary artery; LCA/RCA, left/right coronary artery; lv/rv, left/right ventricle. (A: From Poelmann RE, Gittenberger-de Groot AC, Mentink MM, Bökenkamp R, Hogers B. Development of the cardiac coronary vascular endothelium, studied with anti-endothelial antibodies, in chicken-quail chimeras. *Circ Res*. 1993;73:559–568. B: From Lavine KJ, Ornitz DM. Rebuilding the coronary vasculature: *Hedgehog* as a new candidate for pharmacologic revascularization. *Trends Cardiovasc Med*. 2007;17:77–83. C: From Conte G, Pellegrini A. On the development of the coronary arteries in human embryos. *Anat Embryol*. 1984;169:209–218. D: From Reese DE, Mikawa T, Bader DM. Development of the coronary vessel system. *Circ Res*. 2002;91:761–768.)

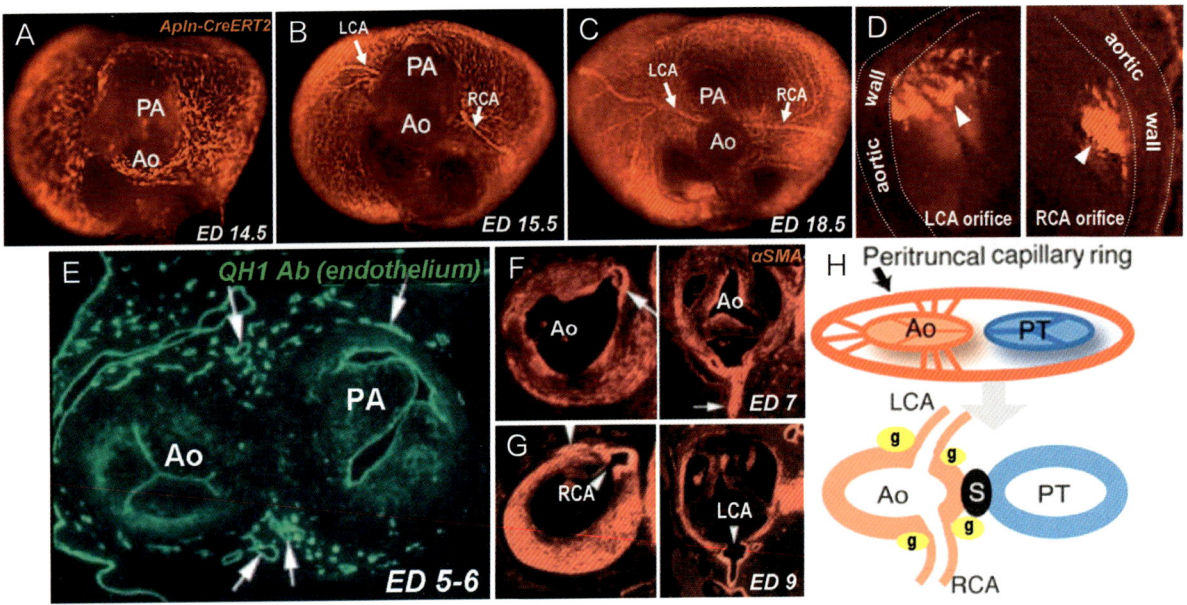

▲ 图 1-52 Development of the proximal left and right coronary arterial stems. A–D: Demonstrate the formation of the proximal trunks of the coronary arteries from the peritruncal capillary plexus and their ingrowth through the wall of the ascending aorta (Ao), as visualized by red fluorescence protein expression under control of the Apln-promotor, which was found to be active only in the endothelium of the peripheral coronary arteries. E–G: Provide a closer look at the process of penetration and fusion of the proximal coronary arterial capillaries through the aortic wall in quail embryos to form the orifices of the left and right main coronary arteries. H: Summarizes schematically the concept of fusion of the capillaries derived from the peritruncal ring to form two main coronary arteries connecting with their respective aortic sinuses, the process of which is probably regulated by the neural crest–derived ganglia (g). LCA/RCA, left/right coronary artery; PA/PT, pulmonary artery/trunk; S, aortopulmonary septum. (A–D: From Tian X, Hu T, He L, et al. Peritruncal coronary endothelial cells contribute to proximal coronary artery stems and their aortic orifices in the mouse heart. *PLoS One*. 2013;8:e80857. E–G: From Ando K, Nakajima Y, Yamagishi T, Yamamoto S, Nakamura H. Development of proximal coronary arteries in quail embryonic heart: multiple capillaries penetrating the aortic sinus fuse to form main coronary trunk. *Circ Res*. 2004;94:346–352. H: From Kirby ML. *Cardiac Development*. Oxford: Oxford University Press; 2007.)

的冠状动脉内皮细胞，并且证实主冠状动脉干通过主动脉壁向内生长（图 1-52）。该过程似乎至少一部分受 VEGFc 表达的调节，VEGFc 在心脏流出道的心肌中广泛表达[387]。最近已证实缺乏 VEGFc 的小鼠存在严重发育不全的周围毛细血管，导致冠状动脉干延迟和异常定位。发育中主动脉壁内的心肌细胞特异性存在于冠状动脉干位置，它们围绕着老鼠和人类心脏中主冠状动脉的成熟口[387]。这些持续存在的主动脉壁心肌细胞对于引导主冠状动脉朝向正确的主动脉根部窦似乎是重要的。在流出道旋转缺陷的心脏中，错位的冠状动脉干与移位的主动脉壁心肌细胞有关[388,389]。然而，尽管在建立起源于主动脉根部两条主冠状动脉正确形成的发育机制方面取得了进展，但为什么只有主动脉而不是肺动脉干接受穿透性周围毛细血管仍然很多未知。依旧神秘的是如何将周围冠状动脉通道引导至主动脉壁，以及为什么在成熟心脏只有右侧和左侧窦具有冠状动脉口，而最初所有三个主动脉根窦都接受穿透毛细血管。

第 2 章
先天性心脏病的流行病学及预防
Epidemiology and Prevention of Congenital Heart Defects

Lorenzo D. Botto 著

唐秋雨 译

一、从流行病学到预防

和得知孩子患有其他器官系统的疾病不同，很多父母在发现他们的宝宝有严重心脏病后，咨询的问题往往非常直接："我的孩子会发生什么？（结果）""为什么会发生这种情况？（因果关系）"，以及有时候还问"我们能做些什么保证不会再发生？（预防）"。回答这些问题对于临床医生和公共卫生专业人员来说，显然是不同程度的挑战。值得注意的是，目前的答案通常是局部、零碎的，很少有证据是基于现时和人群并验证过的，且在生命周期，以人为中心整合各种证据仍然是远未完成的目标。

流行病学可以帮助填补这些空白。由于流行病学研究侧重于对人群健康指标进行方法合理的评估，因此可以完善源自描述性病例系列和报告的临床数据的丰度，并且揭示（或提出问题）先天性心脏病结局、因果关系和预防相关的证据。本章的重点不仅是总结当前的数据，而且还突出强调可能影响未来的更紧迫的差距和讨论趋势[1-5]。

就其核心而言，流行病学是一门实用科学，是为了产生相关专业数据而进行的调查研究。就先天性心脏病而言，相关专业的数据包括提高人们对与先天性心脏病相关的疾病巨大负担认识的信息（激励改变），特征是可改变疾病的决定因素（改变的证据），以及针对这些因素进行干预后，评估预防策略的有效性（图 2-1）。

具体而言，先天性心脏病的"描述性流行病学"中的"频率和结果"提供了描述个人、社会影响以及实质性改变的重要措施。如果没有实施改进、治疗和预防的最佳做法，这些指标就还不足以体现人力成本：生命、疾病和残疾，以及经济浪费。从这个意义上讲，描述性流行病学也为预防保健措施提供了政策和道德保障。

先天性心脏病的"分析流行病学"的目的是特征化人群可改变因素：为干预措施提供可行的证据。这些关于影响和因果关系的信息可以通过人群中不同风险因素的归因部分的设计进行过滤（估计这些风险因素对特定人群疾病负担的相对贡献）；结合对特定干预措施有效性的认识，帮助制定在有限国家资源范围内实现最大效益的战略。最后，需要在持续、基于证据的健康改善和促进循环中评估干预措施的效果：持续动态的"描述性流行病学"评估影响成为新的基线和基准。本章将就这三个相关的问题（结果评估、可改变因素的证据和预防策略）依次进行简要讨论。

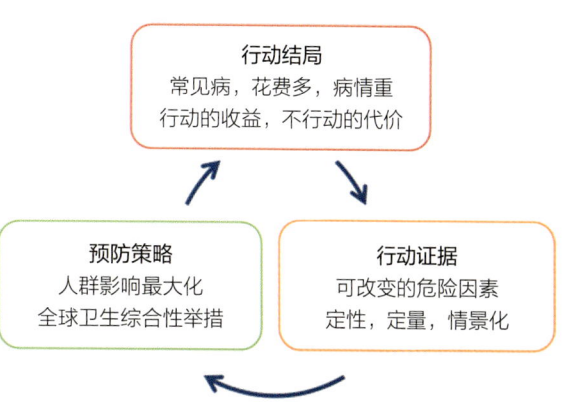

▲ 图 2-1　从流行病学到预防的循环：激励、证据和策略

二、结局作为行动的动机：常见病、治疗昂贵和病情严重

流行病学研究支持这一看法：先天性心脏病是常见病，病情较重且花费昂贵，而且应该是非常昂贵的，因为即使是已知先天性心脏病的病因也不一定能得到有效的预防。作为行动的基础，关于结局的证据必须可靠（有效且可能准确）、现时（或至少及时）以及相关（目标人群和干预措施）。值得注意的是，这些标准很少会满足现实需求：这些数据往往是零星、不一致或旧的（如果有的话）。尽管如此，还是有可能暂时回答与先天性心脏病影响有关的三个主要问题：如何常见、多么昂贵以及多么重要。

（一）先天性心脏病有多常见

总的来说，主要的先天性心脏病的出生现患率约为1%[2,5-11]，估计这个数据往往是研究、综述和辩论都常常涉及的[5,6,9,11]。由于不同种类先天性心脏病的临床表现、对健康的影响以及一定程度上的危险因素分布方面的异质性，因而评估先天性心脏病亚型更有用（根据解剖、严重程度或胚胎学分组，由研究的目标而定），而不是评估所有心脏缺陷的组合。例如，现患率、时间趋势和研究间差异显著不同（图2-2），关于健康结局和成本地研究也是如此。

一些更严重的病症数量较少，它们的现患率报告在不同研究中显示出差异性。作为一个群体，他们每千名出生人数为2～3人。研究之间的构成"严重"心脏缺陷的标准有所不同[12-14]，但总体上是一样的。这种相对数量较小的严重疾病亚组导致了与先天性心脏缺陷相关的死亡、残疾和成本不成比例的影响赋值；其余亚组（主要是间隔缺损、肺动脉瓣和主动脉瓣狭窄）通常大多在临床更轻微和更常见（图2-2），每1000例新生儿中

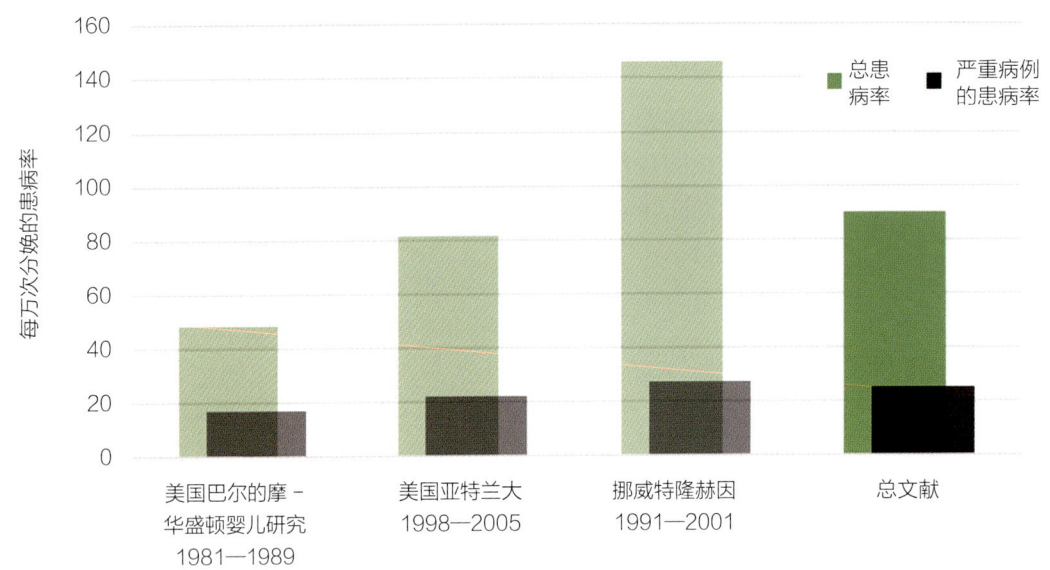

▲ 图2-2 三项研究中主要先天性心脏缺陷的出生现患率（总发病率和严重心脏缺陷）与文献估算的平均值（总发病率9/1000人；严重心脏缺陷率2.5/1000人）相比较

注意：严重心脏缺陷包括单心室、内脏异位、圆锥动脉干畸形、房室间隔缺损、完全性静脉回流异常、左心发育不良、主动脉缩窄、主动脉弓中断和肺动脉闭锁。全部主要心脏缺陷排除主动脉双瓣和动脉导管未闭

[引自 Ferencz C, Loffredo CA, Rubin JD, Magee CA. Epidemiology of congenital heart disease: the Baltimore-Washington Infant Study 1981–1989. Mount Kisco, NY: Futura Publishing Company, Inc.; 1993; Hoffman JI, Kaplan S. The incidence of congenital heart disease. *J Am Coll Cardiol*. 2002;39（12）:1890–1900; Tegnander E, Williams W, Johansen OJ, Blaas HG, Eik-Nes SH. Prenatal detection of heart defects in a non-selected population of 30,149 fetuses—detection rates and outcome. *Ultrasound Obstet Gynecol*. 2006;27（3）:252–265; Reller MD, Strickland MJ, Riehle-Colarusso T, Mahle WT, Correa A. Prevalence of congenital heart defects in metropolitan Atlanta, 1998–2005. *J Pediatr*. 2008;153（6）:807–813; van der Linde D, Konings EE, Slager MA, et al. Birth prevalence of congenital heart disease worldwide: a systematic review and meta-analysis. *J Am Coll Cardiol*. 2011;58（21）:2241–2247.]

发生 4~8 例，疾病个体负担也相对较轻。因为疾病调查人群的不同，导致了研究中先天性心脏病总发生率的差异有些研究报道为每 1000 人中 5~15 人[5,11,15-18]，在国际调查和综合 Meta 分析中也得出同样的结论[6,7,9]。如果一些轻微的病症（如小的室间隔肌部缺损等，这种情况临床上几乎是良性并且常常自发消退）也系统性地进行超声心动图扫描，那么还可以在 1% 或更多的新生儿中可以发现心血管结构方面的问题，这种发病率的差异性可能会更大[18-20]。

疾病的患病率比率可以转化为特定时间内出生人口中的婴儿数量[3,10,11]，这一指标衡量先天性心脏病的发病率以及对医疗保健规划和政策制定更直接有用。应用上述讨论的比率估计值（发达国家疾病患病比率并不一定适用于全球范围）估计，全球每年约出生 120 万先天性心脏病婴儿（1.35 亿婴儿出生，每千人中 9 人，图 2-3）。其中至少 30 万人（每千人中 2~3 人）疾病较为严重，需要及时而复杂的手术和医疗护理以避免死亡或残疾。

这些估计值还强调了大多数受影响婴儿将出生在缺乏最佳治疗和管理所需资源的国家（图 2-4）。在所有国家，特别是这些缺乏资源的国家，进行一级预防成本较低，将会特别受益。

1. 导致出生现患率报告差异的因素是什么

迄今，还没有令人信服的证据证明不同地区轻度缺陷的出生现患率的差异（影响整体比率）。随着超声心动图的广泛应用，近几十年来发现的先天性心脏病比率上升数倍，证明了主要是方法学进步，而不是生物学因素造成了发病率的变化[5,9,21-23]。基于人群观察右侧梗阻性缺陷的时间趋势的美国研究计划[21]提供了关于这一点的有力说明（图 2-5）。还有很多研究也说明了相同的问题，例如，室间隔缺损在许多研究中表现出类似的趋势[5]。

据报道，在右侧梗阻性缺陷中，轻微病变的发生率比更严重缺陷的上升更明显，周围肺动脉瓣狭窄最多，瓣膜狭窄稍少，肺动脉闭锁伴完整隔膜更少[21]。所有数据强调评估众多提高或降低

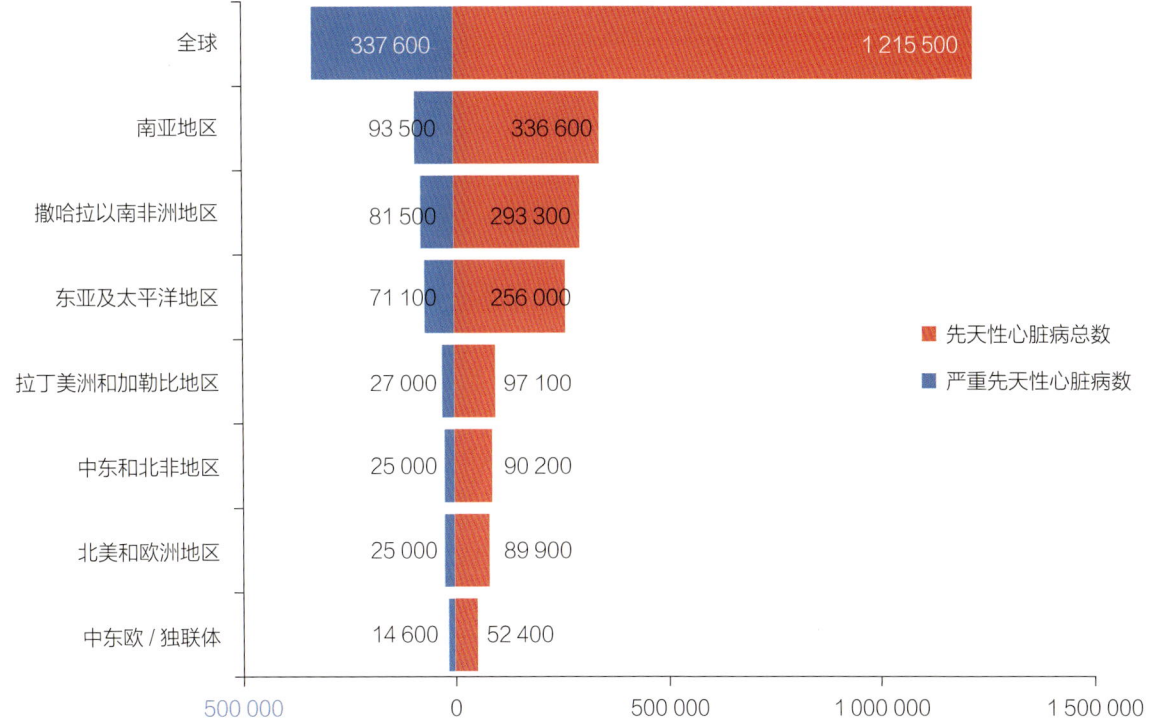

▲ 图 2-3　估计每年在世界不同地区出生合并主要心脏缺陷（出生患病率 9/1000 人）和严重心脏病（2.5/1000 人）的婴儿数量

（引自 Botto LD. Epidemiology and prevention of congenital heart defects. In: Muenke M, Kruszka PS, Sable CA, Belmont JW, eds. *Congenital Heart Disease: Molecular Genetics, Principles of Diagnosis and Treatment*: S. Karger AG, Basel, 2015.）

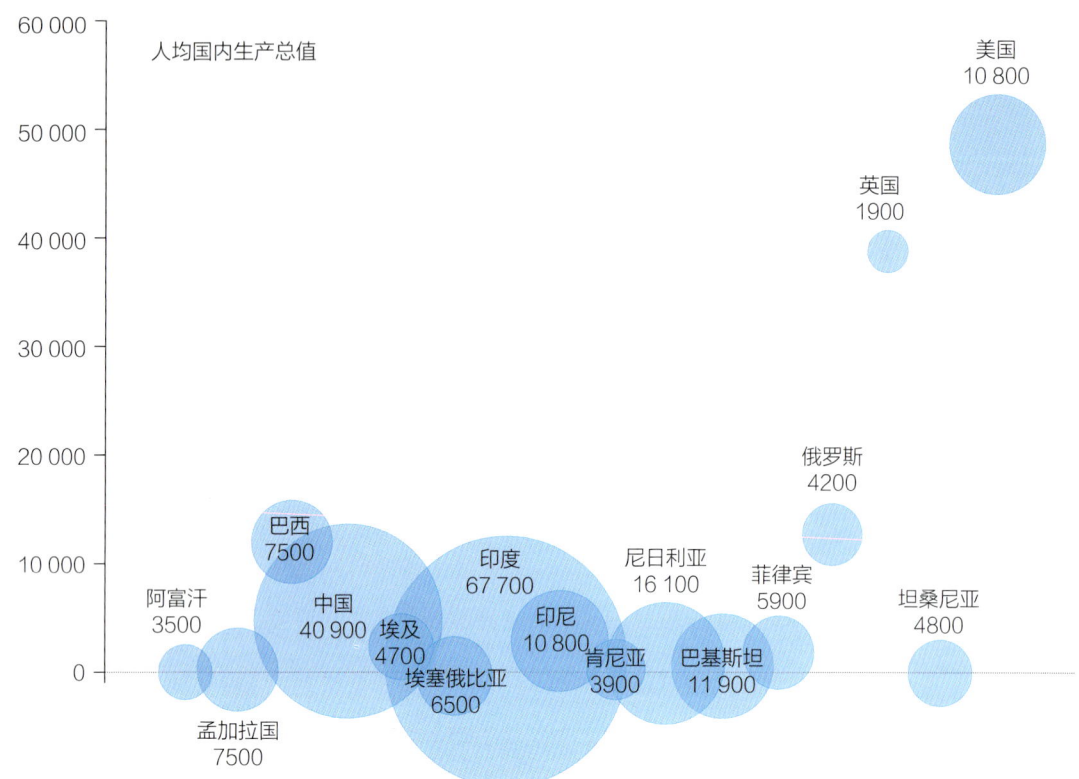

▲ 图 2-4 按人均国内生产总值估算的特定国家出生时患有严重先天性心脏病的婴儿（出生患病率为 2.5‰）

代表的国家占全球所有新生儿的 60% 以上。圆圈面积与受影响婴儿的数量成正比。数据来源于联合国儿童基金会和世界卫生组织，2011 年

（引自 Botto LD. Epidemiology and prevention of congenital heart defects. In: Muenke M, Kruszka PS, Sable CA, Belmont JW, eds. *Congenital Heart Disease: Molecular Genetics, Principles of Diagnosis and Treatment*: S. Karger AG, Basel, 2015.）

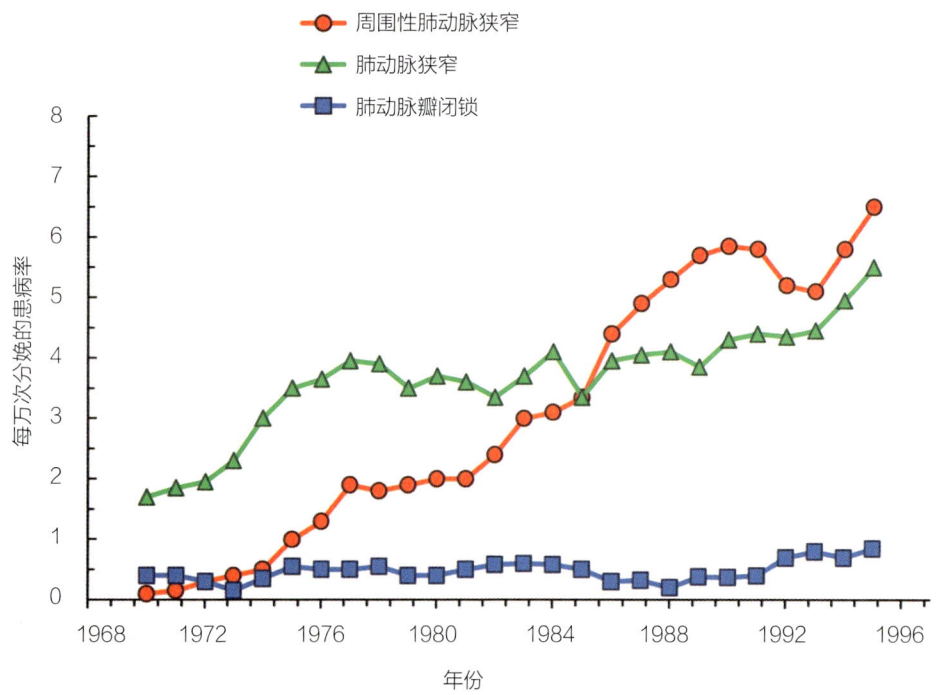

▲ 图 2-5 美国大都会亚特兰大先天缺陷计划：特定右侧梗阻性心脏缺陷出生现患率的时间趋势

[引自 Botto LD, Correa A, Erickson JD. Racial and temporal variations in the prevalence of heart defects. Pediatrics. 2001;107（3）:E32.]

报告率的方法学因素的重要性，例如近期欧洲一些种类的先天性心脏缺陷相对下降[24]。特别值得关注的是与病例确认、报告、评审、编码和分类有关的过程和质量标准[2,6,7,25]。

其他因素包括报告和纳入胎儿死亡，还有近年的妊娠终止[26-28]。左心发育不良综合征的例子告诉我们：产前诊断和终止妊娠病例的比例在各国间差异很大，可能超过50%[2,29,30]。如何报告这些病例的微小变化，可能会显著影响不同疾病发生比率；而且，不报告这些病例会低估（有时很大程度上）先天性心脏缺陷的负担。

性别或种族引起出生发病率的小差异可能是真实的。一些研究表明，男孩的完全性大动脉转位和左侧梗阻性缺陷的比率高于女孩，非西班牙裔白人高于非西班牙裔黑人[17,21,31-34]；这些变化尚未得到令人满意的生物学或方法论解释。

2. 有多少人生有先天性心脏缺陷（包括成人）

在总人群中计数有多少人患有先天性心脏病是非常困难的，主要的挑战源于普遍缺乏准确、基于人群的数据来源的和经过验证的诊断。相反，可用的数据库通常分散在不同的卫生服务系统和服务提供者之间，还包括基于管理编码的诊断，其设计目的不完全是为了临床或公共健康评估。由于缺乏针对青少年和成年人心脏缺陷且设计良好的国家监测行动，监测超出儿童期的患病率和结局是极具挑战性的。目前，关于终身人群患病率的直接、基于人群的信息很少，大部分可用数据来自少数几个地区或国家[35]，并且通常依赖统计建模[12]或行政管理数据库之间的关联[14,36]。

然而，即使这些初步估计也强调了相对一致的重要发现和趋势。首先，罹患先天性心脏病患者数量很大：估计美国约每200人中就有1人患心脏缺陷[12]，加拿大魁北克地区约160名成人中有1人患先天性心脏病[14,36]。最近对仅关注成人的文献进行了回顾[35]，从欧洲、日本和北美入选了10份报告，发现约330名成年人中有1人患病（每百万人中有3000人）的总体人群患病率。其次，在两个地区[12,14]发现心脏缺陷的成年人比儿童多，其中魁北克省最近的估计（每个孩子对应两个成

年人），反映了近几十年来人们预期寿命的增加[14]。最后，这些数字呈上升趋势[12,36]，一份报告每年约增长5%[37]，魁北克省2000—2010年期间成年人估计的患病率增加超过50%，其中包括比以前报道更多的严重先天性心脏病[14]。这些发现尽管有其局限性，但支持投资于患有先天性心脏缺陷的青少年和成人的专业护理的紧迫性。他们还强调需要有系统、基于人群的监控计划，随着时间的推移，这些监控计划可以追踪在整个生命周期中的变化趋势，而不仅仅是儿童，因为这些趋势对护理质量、卫生服务规划和成本都有重大启示。

（二）先天性心脏缺陷的代价

资源的成本和使用是一个越来越受关注和兴趣的领域。先天性心脏缺陷是所有出生缺陷中花费最昂贵的[38,39]。在美国，医院收费最高的10个出生缺陷中有6个是先天性心脏缺陷，左心发育不全和动脉干畸形名列榜首[38]。在一项针对儿童医院的大型调查中，有9种先天性心脏病的花费处于最高水平[39]，如果治疗中出现并发症和住院时间更长的情况下，费用会显著增加[40]。

尽管这种研究的数量正在增加，但综合估算成本仍然极具挑战性。不仅成本因机构而异[41]，而且通常取决于环境、观点和纳入标准。地域环境至关重要：临床因素（生存率、并发症率）和组织系统（卫生服务系统、支付结构）因国家不同而有所不同，有时在同一国家甚至在一段时间内也不总是显而易见或可预测的。因此，成本估算不能简单地从一个国家"借"到另一个国家。成本估算也取决于谁的观点被采纳：患者（客户）、卫生服务系统或整个社会作为一个总体的估算可能会有很大差异。最后，特别是纳入标准至关重要：数据相对容易获得的住院医疗费用是成本的重要组成部分，但不是唯一的成本；其他直接和间接成本（包括生产力损失）可能相当大，并可能超过住院费用，但更难估计。另一个挑战是估算整个生命周期的成本，这将提供对预防效益的现实评估。成本估算非常复杂[42-44]，这里只能总结几点（图2-6）。

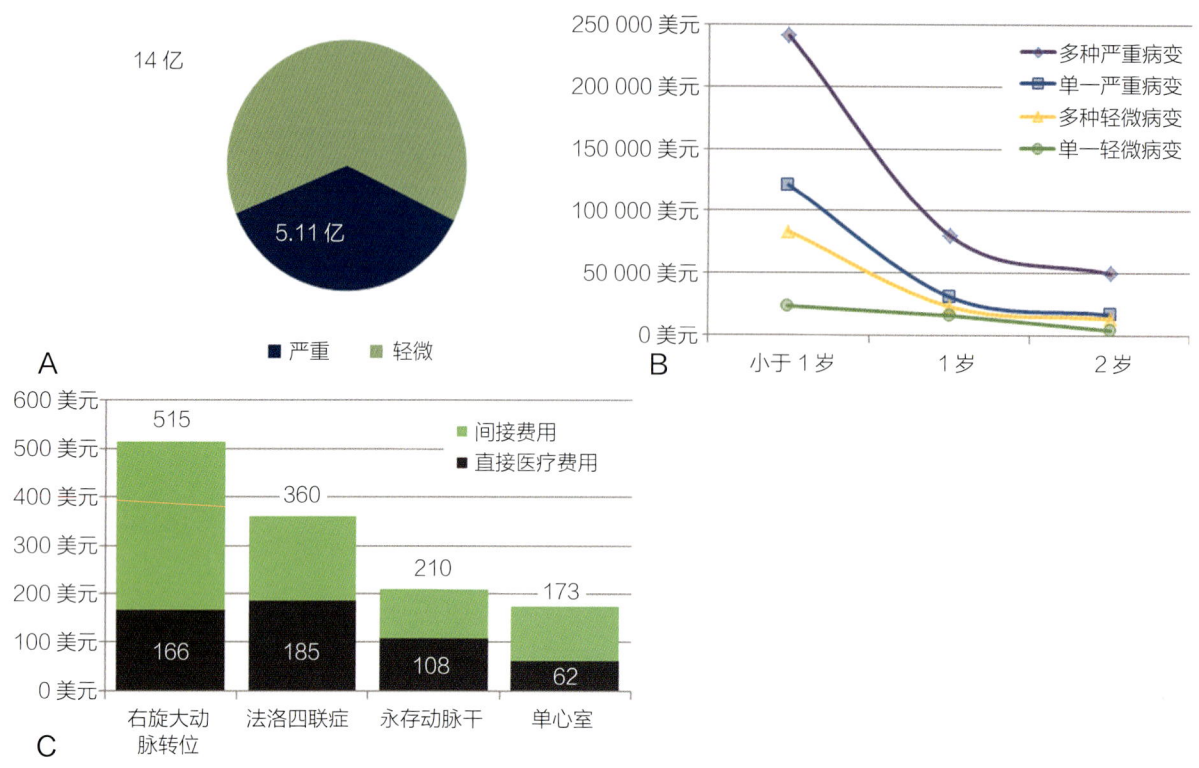

▲ 图 2-6　先天性心脏缺陷费用估算数据

A. 2004 年美国估计由于先天性心脏病（总体和严重类型）产生的 1 年住院费用；B. 美国 3 岁以下儿童住院和门诊费用（Mediscan 数据），按照先天性心脏病的类型；C. 美国每个案例的估计终生成本（直接和间接，按照 1992 年美元计算）

（引自 Waitzman NJ, Romano PS, Scheffler RM. *The Cost Of Birth Defects*. University Press of America; 1996; Boulet S, Grosse SC, Riehle-Colarusso T, Correa-Villasenor A. Health care costs of congenital heart defects. In: Wyszynski DF, Correa-Villasenor A, Graham TP, eds. *Congenital Heart Defects: From Origin To Treatment*. New York, NY: Oxford University Press; 2010:493–501; Botto LD. Epidemiology and Prevention of Congenital Heart Defects. In: Muenke M, Kruszka PS, Sable CA, Belmont JW, eds. *Congenital Heart Disease: Molecular Genetics, Principles of Diagnosis and Treatment*: S. Karger AG, Basel, 2015.）

1. 短期评估：横截面成本

横截面成本更容易获得，如果粗略估计预防对成本的潜在影响，可以立即获得。一项研究估计，在美国住院患者中，1 年（2004 年）先天性心脏病患者的入院费用为 14 亿美元[42,45]。超过这个数字的 1/3（5.11 亿美元）是因为占据比例小但严重的心脏缺陷：圆锥动脉干畸形、单心室、左心发育不良综合征、Ebstein 畸形和房室间隔缺损。婴儿患者产生的费用占这些住院费用的 95%。为了合并门诊患者数据，研究人员使用了一个限于私人保险人群的不同数据集[33]，估算与主要心脏缺陷相关的医疗费用（住院和门诊）在 3 岁以下儿童中约为 10 万美元。成人先天性心脏病患者的数据很少，由于管理数据集编码的不确定性，这些数据可能被低估[46]。

2. 长期观点：终身费用

与特定年龄段的横截面成本相比，终身估算可以更准确地预测预防的好处：例如预测预防糖尿病相关的心脏缺陷可以在宝宝一生中节省费用，但估算终身费用具有挑战性，并且需要建模、数据和假设。一项较早但较为全面的终生费用估算研究显示，美国每年出生儿童有以下 4 个先天性心脏缺陷之一（动脉导管未闭、完全性大动脉转位、法洛四联症和单心室）的队列研究估算其终身费用为 12 亿美元（以 1992 年美元计算）。其中，直接医疗费用（主要是手术费用）约为 5 亿美元[43,44]，包括生产力损失在内的间接费用占总估算的大部分。

即使在这个简短的回顾中，显而易见的是费用估算非常稀缺，在医疗费用增加和资源有限的环境中，这令人惊讶。除少数情况外，可用的估算还远远不够及时，这本身就是成本作为动态事件的主要局限。这些差距部分地反映了当前数据来源的局限性和可获得性，这些数据来源通常是分散和不透明的。可靠的费用信息将需要更高的透明度和整合。

（三）心脏缺陷有多严重

与成本一样，健康结果（死亡率、发病率、残疾、生活质量等）最好在当地情况下进行评估。本地评估和跟踪结果可以帮助确定人口特定问题和差异及其本地决定因素。尽管有很大的变化，但可以做出一些广泛的定性考虑。先天性心脏缺陷是造成不良健康结果的重要原因[2]。

1. 死亡

在国际上，先天性心脏缺陷是先天性异常引起婴儿死亡的主要原因，约占婴儿死亡原因的1/3[47,48]。导致新生儿死亡的比例也很大：在美国[49]和欧洲几个国家[13]，约1/4的新生儿死亡由先天性心脏病引起；在发达国家，估计先天性心脏缺陷约占婴儿死因的1/10[47,48]。

在婴儿和幼儿中，相对较少的几种严重心脏缺陷类型导致较多的死亡，特别是左心发育不良、圆锥动脉干畸形和房室间隔缺损[50]，这进一步强调了监测、预防和治疗严重先天性心脏病的重要性。值得注意的是，超额死亡率不是在幼儿时期结束，而是延续到成人生活中几十年，如丹麦的一项纵向人口研究[51]以及美国死亡证明研究[52]。

2. 发育障碍

对于先天性心脏病患者来说，不良的神经发育结果是疾病负担日益增加的一部分。在一项调查中，临床医生和患有先天性心脏病儿童的家长认为神经残疾比心脏疾病更受关注[53]。随着预期寿命的延长，这些结果越来越意义重大[54-64]（见第74章）。

从流行病学角度来看，可以提出几点看法：首先，当存在额外的畸形或遗传综合征时，神经发育的评估挑战很常见[65]。脑部异常，如神经元移行缺陷和Chiari Ⅰ型畸形可见于孤立性先天性心脏缺陷患儿[66]。应用胎儿脑容量分析和磁共振波谱，一些先天性心脏缺陷儿童发现了胎儿脑部变化[61,67]。出生后，不良神经发育结局的风险因素包括血流动力学变化、发绀，或与手术并发症、低出生体重或早产有关的应激[54,62,65,68-73]。一般来说，如无遗传原因和严重的产后并发症，智力障碍罕见。虽然大龄儿童和青少年的总体智力通常在正常范围内，但其他更细微的调查结果发现：执行力、注意力缺陷和多动障碍、焦虑和抑郁等可能比以前更为常见。有综述认为，如果不是明显的智力残疾，那么接受心脏直视手术的儿童和青年人中有相当一部分处于不良神经发育结局的风险[68,74]。一些研究者对目前的研究中提出了方法论上的问题，包括多数中等质量的研究（106）和纵向研究的不足（大多数研究是横断面研究）。在挪威的母亲和儿童队列研究（MoBa）中，调查人员将44 000名儿童队列与挪威全国性心脏缺陷登记系统相联系，在175名3岁先天性心脏病患儿中，确定了60名患有严重缺陷；然后，前瞻性回顾在出生、6个月、18个月和36个月时收集的母亲问卷，询问孩子运动、沟通和社交障碍，与对照组相比，严重心脏缺陷的儿童沟通障碍和大运动损伤风险大于3倍，发育障碍风险增加2倍；轻、中度心脏缺陷患儿的大运动障碍风险增加2倍，但与对照组无差异。值得注意，在已知儿童发育迟缓和出生头部较小的儿童中，神经损伤更为常见[75]。研究人员建议尽早评估对先天性心脏缺陷儿童提供的运动和沟通支持，特别在严重类型心脏缺陷，以期改善长期结局。与对照组相比，这些儿童在36月龄时并没有更高的内在化或外在化情绪问题的风险[76]，可能是因为他们已经过了主要的发病时期和住院期。

这些研究设计的系统性、纵向性和前瞻性值得关注，并希望继续产生有关大龄儿童和成人的重要结果，与目前大多数以临床病例系列为基础所得到的数据相比，偏倚更小，普遍性更高。总之，一些患有先天性心脏病的儿童似乎有不良发育和心理结局的风险，但关于频率、风险大小和预测因子的可靠数据仍然很少。此外，将这些结果纳入先天性心脏缺陷的"成本"中，将提供一个更现实的评估一级预防潜在好处，以及对研究和预防性干预的进一步激励。

3. 生活质量

与神经发育一起，与健康相关的生活质量越来越被认为是儿童心脏病学的重要成果[58,77,78]（见第 77 章）。生活质量被定义为一种多维结构，将个体对身体、社会、情绪和认知功能的主观感知结合起来。至关重要的是，这种结构是由先天性心脏缺陷的患者（和家庭）的观点驱动，并且整合了诸如学校功能、社会功能和独立生活等领域[56]。由于这些原因，生活质量指标提供了一个角度，而当专注于临床数据或管理记录时往往会错过，并要求调查人员提供新技能、新方法和专门设计的工具[79-82]。事实上，缺乏针对先天性心脏病患者及其家族的有效评估工具已成为一项重大挑战。最近有两篇文献综述关注研究先天性心脏病患者生活质量中的方法、定义和评估工具的异质性，以及某些研究质量局限性[74,78]。这些局限性增加了合并和理解总体数据的挑战，尤其存在不一致或意外结果时[78]。

另一个挑战是一个国家或人口的调查结果不能直接应用于其他地方，因为生活质量不仅取决于医疗问题（如疾病严重程度、手术类型），还取决于医疗系统、家庭支持、收入，以及社会对慢性病的态度[58,83-87]。

回顾数据得出的总体结论似乎是先天性心脏病成年患者的生活质量在身体方面受到损害，心理社会方面可能不会；然而，成人和儿童以及儿童与其父母之间的结果差异很大[74,78]。例如，一项芬兰人口基础的研究发现，一组轻度至中度先天性心脏病患者的预后（教育程度、就业水平和稳定关系频率）良好[88]。与对照组相比，一些北美和欧洲研究报道先天性心脏病患者与健康相关的生活质量较差[89-92]。一些研究发现预后因解剖病变和手术[85,93]、家庭收入[83]和年龄[94-96]而异。在美国，就业、健康保险和抵押贷款被视为挑战[97]，即使对于轻度心脏病患者[98]也是如此。

不出所料，考虑到问题的复杂性以及方法和关注点的多样性，确定简单的或通用的生活质量预测因素已被证明是困难的。仅在少数研究中，生活质量与心脏缺陷的复杂性、手术类型、体外循环的持续时间以及手术程序的数量有关[74]。照顾者自身情况有重要作用、由于孩子的健康状况导致失业或收入低[83]、持续不良的家庭关系[83]和随访时的父母压力[99]。

这些初步发现可以为干预措施提供初步依据。支持不仅针对儿童，还需要针对父母和照顾者。生活质量评估应系统地纳入先天性心脏病患者的预后评估中，理想情况是纵向、前瞻性评估。从研究的角度来看，当然还包括照顾者的角度，需要持续地验证、改进针对适龄以及不同文化背景先天性心脏缺陷人群的生活质量工具，将生活质量纳入预后评估也将更现实地评估治疗和预防受益。

（四）预后：差距、需求、趋势

当人们检验并解释取得的预后数据，注意其差距和局限性至关重要。丢失或偏倚信息是可怕的并可能破坏行动的基础。在先天性心脏缺陷的整个寿命期间都会产生差距，甚至包括像医疗不平衡等重要的社会正义问题，都需要积极调查和解决。在处理与数据相关的差距和需求时，考虑趋势（妊娠终止、早期发现、风险因素分布）在不久的将来可能会影响健康方面和先天性心脏病的护理，并受益于持续性监控。

1. 贯穿整个生命周期的差距

从生命周期的角度来看先天性心脏病患者的经历和需求，我们对预后知识的差距尤其明显（图 2-7）。

从这角度看，很容易理解从怀孕（事实上是怀孕前）到人的一生中如何出现和消失问题。最初，早期诊断和最佳治疗尤为重要。随着儿童长大成人，发育情况、就业和社会融合变得越来越重要。从一级预防的角度来看，关键时期是在怀孕初期，事实上在怀孕前。其他关键方面，例如生活质量和成本等在整个生命周期内进行最佳的评估，特别是随着预期寿命的不断提高。

差距很明显。目前的数据主要涉及新生儿和

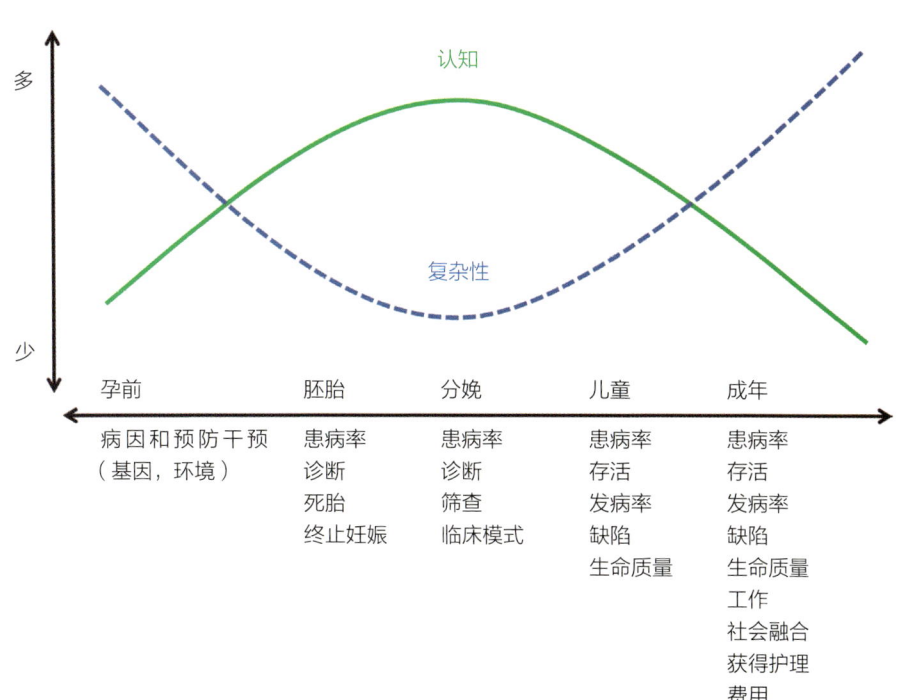

图 2-7 生命周期观点：从怀孕前到成年期出现的医学、社会和家庭连续性问题

幼儿，并且通常单独处理预后指标（流行率、死亡率、成本）。因此，随着焦点转移到成人生活中，或者回溯到怀孕和怀孕前，差距更大、数据质量更差。这些差距是有原因的：出生和婴儿期经历临床紧急事件、个人事件和与诊断和早期治疗相关的大量费用；同时，这些事件的数据相对容易收集（大多数遇到的事件发生在医院或医疗机构），随访比较集中，数据库也可用。然而，随着从婴儿和儿童开始长大，测量健康预后变得更加困难，不仅问题变得更加复杂，涉及生活质量、社会融合、教育成果和非医疗成本，通常通过公用的数据来源它们难以被完全获取。例如，重要记录、出院数据和大多数管理数据集都无法看到教育程度和生活质量。因此，对于那些更复杂并调查耗时最长的问题，可以找到最大的信息差距。同时，这种综合的生命周期观正是受影响的人们、家庭和卫生专业人员进行全面护理和计划所需要的。迎接这一挑战是困难的，需要对人员、系统和资源进行长期和协调的投资。

（1）准确、目标导向的编码和分类的需求：从数据中提取信息需要很多步骤。数据编码和分类是一个早期但关键的阶段。通常，编码将临床描述词汇转化为定义明确的描述性代码，然后将其用于数据共享和流行病学分析。通过从描述转移到有限的一组代码，编码通常会导致信息的丢失。编码系统面临的一个挑战是保留重要信息，同时舍弃非必要信息。显然，错误、不一致和系统偏倚会影响效度。编码系统的选择既不简单也不明显。在一项研究中必不可少的信息在其他研究则可能是无关的，关于手术操作或瓣膜狭窄严重程度的信息在预后研究中是必不可少的，但在病因学研究中不那么重要。

与编码相比，分类需要特别注意研究或调查的目的。其目标是产生可回答问题的有意义的分析性分组。根据研究调查心脏缺陷的起源和原因（例如与神经嵴异常相关的常见病因）或监测健康结局（例如死亡率）所需，可以对相同（编码）的病例进行不同分类。通常情况下，心脏缺陷的特定实例可能会被分配多个描述性代码，而在许多分类系统中，重点是尝试将每个实例归纳到一个主要心脏缺陷组。在实践中，许多编码系统设计为默认的分类结构，这种分类结构通常是分层的并且基于代码的数字。

编码和分类至关重要，因为它们是所有流行病学分析的基础：决策、不一致或编码和分类错误可能会显著影响研究结果。事实上，比较和汇总数据的部分挑战是不同研究之间编码和分类的变化或不确定性。

作为真实事件的实际说明,有必要简要回顾在许多应用中使用的两种编码系统:世界卫生组织(World Health Organization,WHO)的国际疾病分类(International Classification of Diseases,ICD)系统和国际外科医师协会(Society of International Surgeons,STS)系统(以及一个关注发病机制的分类系统,常用于病因学研究,表2-1)。

WHO不同版本的ICD系统在国际上用于生成许多疾病的流行病学数据,包括流行率和死亡率。先天性心脏缺陷的ICD系统主要基于解剖学、代码层次结构倾向于按局部解剖进行分组。作为一种通用的系统,ICD系统在强调死亡原因方面,在编码更复杂的心脏缺陷或区分特定病变严重程度的能力方面存在着局限性。这些限制在病因学和结局研究中特别明显。由英国儿科协会(British Paediatric Association,BPA),现在是皇家儿科和儿童健康学院(Royal College of Paediatrics and Child Health,RCPCH)开发的临床修订,改进了某些局限性,被用于许多出生缺陷登记和国际流行病学研究。

尤其值得用于结局研究的是儿科和先天性心脏病命名国际学会[100]的倡议,该学会已制订了国际儿科和先天性心脏病法典[101],除免费使用以外[102],这个编码系统具有捕获临床相关性和流程的功能。该系统由专题专家小组开发,具有很多优势(表2-1),并开始用于一些出生缺陷的监测和人口调查等方面的研究[103,104]。

其他系统明确关注分类,而不是编码。由E.B.Clark博士[105,106]开发的一个系统(表2-1),使用发病和机制(而不是解剖或严重程度)方面因素,将大多数类型的先天性心脏病归纳进少数几个主要分析组中,目的是提高识别危险因素与先天性心脏缺陷之间关联的能力。在这样的研究中,避免狭隘地定义分组以免每个小组的病例太少(从而失去统计能力和缺失的关联)是至关重要的,同时不能产生相反的错误,使得分组如此

表2-1 先天性心脏缺陷编码和分类系统示例

项目	流行病学	临床	病因/发病机制
	编码	编码	分类
示例	ICD:国际疾病分类及临床修正(BPA或RCPCH)	国际儿科和先天性心脏病编码	Clark病原学分类和变异
应用于(例子)	全球健康机构,包括出生缺陷登记	STS:胸外科医师协会;EACTS:欧洲心脏外科医师联盟;其他	NBDPS:国家出生缺陷预防研究;BWIS:Baltimore-Washington婴儿研究;其他
基础	解剖学(局部)	解剖学,病情程度,术式	胚胎学,发病机制
主要用途	评估频率,基本结局(死因)	评价临床结局,治疗,合并风险分层	发现原因,危险因素
方法	不分先后,编码每个发现	临床病变和术式相关编码	选择每个孩子一个主诊断,根据发展过程和时期分层
优点	1.国际标准,全球通用,为许多国家提供基本指标 2.可包括临床修正 3.由大国际组织完成更新和维护(WHO)	1.整合临床相关细节(如病情程度、手术),提高结局研究的临床同质性 2.持续努力以促进国际影响和协作	1.整合病原分组,特别与病因研究相关 2.如果正确分组,提高发现危险因素相关的能力(同质分组少)
缺点	1.没有罕见,复杂情形的特异性编码 2.无法编码损伤程度(如狭窄)	1.很少因为更好使用而要求临床细节和主题领域专家	1.发展机制仍未完全明了 2.随发病机制研究而修正

BPA.英国儿科联盟;RCPCH.皇家儿科和儿童健康学院

广泛以至于异质条件被集中（因此也低估或丢失了关联）。由于发病机制（已知或推定）相对较少，保持潜在均一性同时增加了样本量。在这个系统中，先天性心脏缺陷的每一个实例都被归入一个主要发病因素组（一个婴儿，一个分类），并按推定的发育时间排列（表 2-2）。在其最初的形式或修改中，发病分类法已用于几项大型流行病学研究中，包括 Baltimore-Washington 婴儿研究（Baltimore-Washington Infant Study,BWIS）[15,16]，以及一些对亚特兰大出生缺陷病例对照研究的分析[107,108]。

指定单一的主要诊断是具有挑战性的。在国家出生缺陷预防研究（National Birth Defects Prevention Study，NBDPS）中，研究者添加了描述常见关联的组[109]。在原有系统的扩展中，NBDPS 分类系统还基于心脏缺陷表型是单纯的，还是关联的或复杂进行分层[109]。其目的是确定一组"纯"心脏缺陷组，定义为个体无心外异常的简单表型。通过最大限度地减少解剖和发病因素的异质性，这种方法旨在提高能力，找到与风险因素有意义的关联。

（2）按人员、地点和时间来描述的需求：最有用的信息往往与特定人群、地点和时间具有上下文相关性。当试图将临床或流行病学研究结果作为推荐和干预措施的基础时，不仅要明确评估结果，还要评估方法。例如，即使出生患病率这样简单的指标也是有挑战性的（表 2-3）。

在评估患病率时，从人员、地点和时间的角度考虑非常有帮助。在实践中，除了数据来源和报告程序之外，这意味着首先明确界定"人"，即研究人群和心脏缺陷（包括编码和分类方法、纳入标准和排除标准）。定义"地点"也很重要，因为存在众所周知的患病率地域差异。地域差异的含义是，在评估干预措施时，必须制订本地预干预基线（这样明显的步骤会在匆忙执行预防策略时被忽略）。最后，"时间"要素不仅是提醒人们评估时间趋势，而且要强调需要扩大对青少年、成人和老年人的研究，以便更好地评估和满足他们的需求。

（3）确定和解决健康差距问题的需求：在实施和评估预防活动时，健康差异是首要考虑因素[110]。差异通常指人群中疾病的发生率、死亡率和负担的差异。由于人群中风险因素分布不均，包括获得护理、环境暴露、社会经济地位低下、疾病易感性变化导致复杂化或加重病情[110,111]。确定和消除健康差距是实现社区卫生中的社会正义措施的关键步骤[110,111]。

正如上文所讨论的，发展中国家与发达国家相比，先天性心脏缺陷（一般出生缺陷）的不成比例的死亡率是健康差异的一个例子。然而，发达国家也存在健康差异，并且是一个主要关注点[110]。

表 2-2 心脏缺陷的病理分类及分级

位置及环化异常
- 内脏异位；其他位置异常；左旋环化

外胚间充质组织迁移
- 圆锥动脉干分隔缺陷
  动脉下型室间隔缺损；右室双出口；法洛四联症；肺动脉狭窄合并室间隔缺损；主肺动脉窗；动脉干
- 圆锥动脉垫位置异常
  完全性大动脉转位
- 鳃弓缺陷
  主动脉弓中断 B 型；双主动脉弓；右主动脉弓伴镜像分支

细胞外基质异常
- 心内膜垫损
  原发孔型房间隔缺损；室间隔入口/流出道缺损；房室间隔缺损

目标发展异常
- 异常肺静脉回流

心内血流异常
- 左心缺陷
  主动脉瓣双叶；主动脉瓣缩窄；主动脉缩窄；主动脉弓中断 A 型；左心发育不良，主动脉闭锁/二尖瓣闭锁
- 右心缺陷
  肺动脉瓣双叶；继发孔房间隔缺损；肺动脉瓣狭窄；肺动脉瓣闭锁伴室间隔不全
- 膜周型室间隔缺损

细胞异常死亡
- 肌部室间隔缺损
- Ebstein 畸形（心内血流异常前层次定位）

（改编自 Clark EB. In: Moss and Adams' Heart Disease in Infants, Children, and Adolescents, 6th ed. Philadelphia, PA: Lippincott Williams & Wilkins, 2001.）

表 2-3 先天性心脏缺陷患病率：人、时间、地点和预防线索

事　件	评论和线索
因结局和病因评估而确定特异性诊断分组	● 总体评估心脏缺陷价值有限 - 由于依赖于诊断和报告能力，临床上微小缺陷导致总体率的变异 - 病因和预防因心脏缺陷不同而不同 - 预防收益也是临床严重程度的功能 ● 更好是按照心脏缺陷类型，或者起码按照心脏缺陷分组来调查和监控 - 根据研究目的选择和定义（例如，根据病情程度研究结局或发病机制研究病因） ● 排除标准、编码和分类会显著影响研究结果 - 清晰描述方法，并始终如一地使用 - 通过散发病例，多种先天异常和综合征分析
地域差异	● 当评估干预后趋势时，通常比病因更经常受到临床实践和报告所用方法影响，作为基线最好是相同地区和项目以减少偏倚
时间趋势	● 评估预防干预时仔细选择基线和统计方法（如糖尿病、面粉强化法） - 以往时间趋势必须可验证和已经解决 - 即使存在不完全验证，只要验证部分不变，趋势可以是有效 - 纵向研究中方法学统一是关键的

例如，美国先天性心脏病的死亡率似乎因种族和民族而异，这已经有数十年的记录[50,52]。根据死亡证明文件，美国黑人婴儿死亡率一直高于白人婴儿[52]。对于西班牙裔婴儿来说，这种情况不太一致，比以前报道的更接近白人婴儿[50,112]。

这些情况可能很复杂[49]，种族差异导致的死亡率可能因出生体重不同而异。在一项研究中，与白人母亲的足月婴儿相比，黑人婴儿因心脏缺陷导致的新生儿死亡率高20%，但在早产儿中却相反[49]。在手术后的随访研究[113]和基于人群的早期儿童死亡率研究[34]中发现了人种和种族差异：后者中严重心脏缺陷的非西班牙裔黑人婴儿与白人婴儿相比，死亡风险增加了2倍。

一些差异在存活者的所有年龄段都持续存在，而其他差异则不同。在美国，与白人相比，黑人婴儿和儿童的死亡率比例高得多（总体比率大约为1.5），但在老年人中却相似甚至更低[49]，这可能是因为这年龄段存活者较少或诊断较少。对于西班牙裔美国人来说，这种情况不太清楚，存在类似的情况：与白人婴儿相比，在早期生命阶段黑人婴儿死亡率增高，但在较大年龄死亡率相似甚至更低。值得注意的是，使用社区水平的社会经济地位指标分析美国几个州[114]报道贫困社区儿童的死亡率增加。

这些变化的原因尚不清楚，需要进一步研究来了解，例如，是否由于病例报告、产前诊断、心脏缺陷的患病率，或先天性心脏缺陷风险因素或药物治疗导致差异。这些发现很重要，因为它们提示有质量、及时护理的障碍，可能适合干预和预防。

这份差距和需求清单必然是有选择的。复杂性的另一个因素是趋势和因素的存在，这些趋势和因素可能会改变先天性心脏缺陷的情况，尽管在各国和医疗保健系统中的比率不同。少数这样的趋势值得讨论，正因为它们可能会对人们的生活和社区产生重大影响。

2. 趋势和未来

先天性心脏缺陷是常见、代价昂贵且病情严重的疾病。预测将如何改变是困难的，简单总结一些可能推动这些变化的力量可能会更有帮助，因为这些力量在不同的地点和时间会有所不同。

先天性心脏病的总患病率（活产、死产和妊娠终止总和）的变化将取决于人群中风险因素和保护因素的平衡。

有些趋势并不令人鼓舞。总的来说，世界并没有变得更健康。先天性心脏病的重要危险因素

正在增加。许多发达国家和发展中国家的糖尿病、一些慢性疾病和肥胖正在影响更多（有时更年轻）的人。此外，人口统计学趋势表明许多发达国家孕产妇的年龄增大。这种转变将导致更多高龄孕妇出现相关染色体综合征（例如常见三倍体）的风险较高，而其中常见有先天性心脏缺陷。这种增长可能每年都很小，除非仔细检查数据，否则可能无法检测到。这些心脏缺陷出生时的患病率还需要同时考虑胎儿诊断和终止妊娠的情况。作为风险因素，孕产妇年龄的人口分布很难改变，但教育和孕前咨询可能会对个人情况产生影响。

然而，有些因素带来了希望，似乎现在更多关注综合的孕前健康以及慢性疾病领域，同时在预防、筛查或治疗糖尿病和肥胖症方面采取更多行动。这些举措是否会扭转目前令人担忧的趋势还有待观察。

（1）产前诊断：可能会对发生率和结局产生重大影响，尽管其方向和程度并不完全可预测。在某些地区，妊娠终止影响很大一部分的特定先天性心脏缺陷病例出生。2005 年欧洲数据的研究中，与染色体异常无关的心脏缺陷病例中有 6% 是妊娠终止，各注册中心之间和先天性心脏缺陷类型上存在差异[13]。值得注意的是，所报道的产前诊断率很低（13%），这表明随着产前检测率的增加，终止妊娠可能会占未来发生病例的较高比例。对于一些心脏缺陷，妊娠终止的影响可能相当大。在国际婴儿出生缺陷监测与研究信息中心的最新年度（2012 年）报告（图 2-8）中，在一些国家中妊娠终止占据大部分左心发育不良综合征病例[29]。

很明显，未能纳入妊娠终止的情况将导致先天性心脏缺陷的总体发生率和影响的低估。例如，如果暴露（如吸烟或母亲疾病）与终止妊娠的可能性相关，未考虑终止妊娠也可能会影响病因学研究。

诊断通常比治疗更容易；在医疗技术日益增加的国家，如亚洲和非洲的大部分地区，严重心脏缺陷的产前诊断率可能会增加，至少在初始时没有相应的有效和负担得起的治疗方案；取决于社会环境，由于胎儿异常可能增加妊娠终止。相反，如果选择更好的治疗方案，允许先前在产前终止的病例出生，那么家庭选择可能会改变，一些严重心脏缺陷的出生率甚至会增加。如果减少延迟诊断，产前诊断还可以降低发病率和死亡率，并

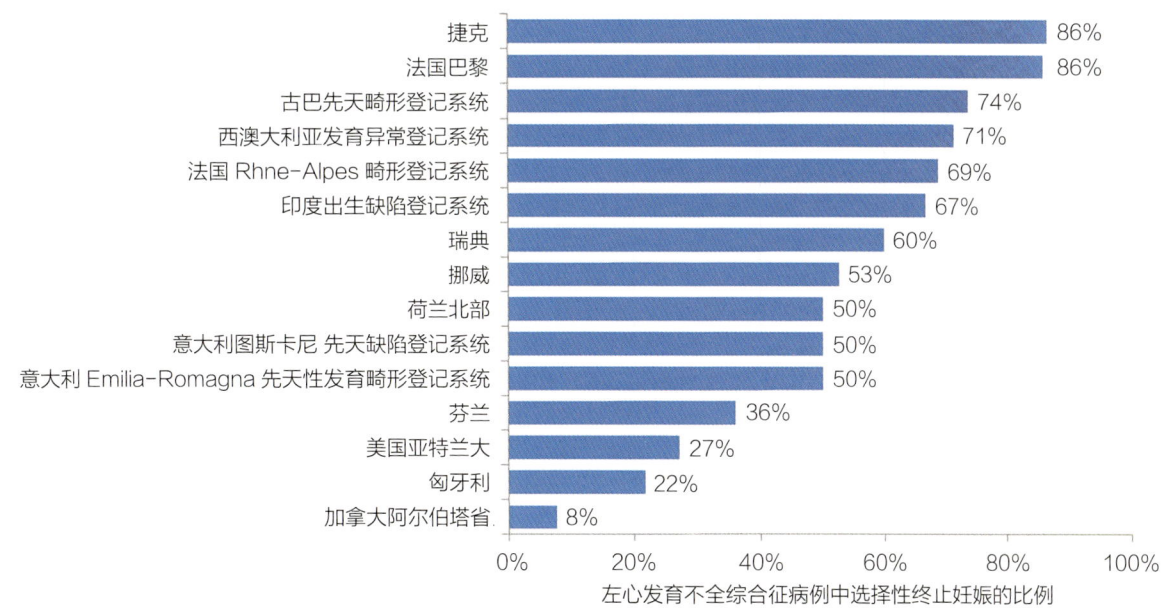

▲ 图 2-8 2012 年国际出生缺陷监控及调查信息中心（ICBDSR）的选择性出生缺陷项目，报道所有左心发育不良综合征病例中选择性妊娠终止的比例

（引自 International Clearinghouse for Birth Defects Surveillance and Research. Annual Report 2012. In: Mastroiacovo P, ed. Rome Italy；2012.）

促进更好的护理组织。

（2）新生儿筛查：使用脉搏血氧仪对重要的先天性心脏缺陷进行新生儿筛查，目前正在几个领域实施，目标是在出生时检测某些重要的先天性心脏缺陷[115-119]。适当实施新生儿筛查以提高某些严重心脏缺陷的早期诊断：因为治疗将及时开始（在动脉导管关闭之前）和有准备充分的医疗保健环境，结局应该随之改善。从结局评估和出生患病率的角度来看，普遍筛查可以促进快速、完整地识别心脏缺陷，最大限度降低影响公共健康。尽管拥有多种确诊来源和延伸随访的高质量登记不可能错过许多此类病例，但新生儿筛查和流行病学监测之间的联系可显著改善许多地区的数据质量，即使只有基础登记或根本没有。通过适当的杠杆作用，普遍筛查将为整个筛查人群的特定主要先天性心脏缺陷创造一个宝贵的资料库。这种基于人群的数据不仅可以为监测患病率提供强有力的基础，而且还可以用于评估结局，进行病因学研究以及预防措施评估。

成本趋势很难预测。随着更多宝宝存活更久，医疗资源的使用可能会增加。一般来说，先天性心脏缺陷可能仍然是成本较高的先天缺陷之一。相比之下，大多数患有唇腭裂的儿童可以通过早期手术得到有效"治愈"，并拥有基本正常和有活力的生活，而许多患有复杂心脏缺陷的儿童需要长期治疗并重复手术。然而，通过产前或新生儿筛查进行早期诊断，理论上可以降低成本，如果大大降低术前发病率和术后并发症；迄今为止，这些好处仍未得到确切证实。

与先天性心脏缺陷相关的死亡率也可能改变。作为婴儿死亡比例的一部分，先天性心脏病（关于总体出生缺陷）造成的死亡可能会增加，因为婴儿由于其他原因（感染、早产）的死亡率下降。但绝对而言，随着更好的治疗和更早的诊断，死亡率应逐渐降低。较低的死亡率将会延长寿命：成人患病率会增加，对专业护理的需求也会增加。除非为老年人提供适当的服务，否则心脏缺陷的死亡率高峰会延迟而不是减少。最后，有些因素可能会改变与真正结局改善无关的死亡率。例如，增加胎儿心脏缺陷的妊娠终止导致人口死亡率明显降低（因为它通常使用死亡证明数据进行追踪），因为更少的婴儿有出生心脏缺陷和死亡危险。在出生缺陷监测中包括妊娠终止数据将有助于避免这种偏倚。相反，在一个以前没有可用手段的国家引进筛查和诊断技术，由于能更好地确诊，因心脏缺陷导致的死亡（以前归因于其他原因）可能会增加。

3. 趋势和未来：对发现下一个流行病的影响

到目前为止讨论的大多数因素（如新生儿筛查、妊娠终止等）都会导致其发现和解释相对简单的趋势。另一个值得关注的问题是在人口或地区中出人意料且不可预知的引入致畸诱发物（例如维 A 酸）引起的一系列先天性心脏缺陷。早期发现引起的出生缺陷"流行病"是许多监测项目的既定目标。药物和环境暴露是公众特别关心的问题，能够以经济高效的方式快速响应这些问题是高质量监测系统的重要益处。

有效的监测必须平衡检测真实变化（高灵敏度、低假阴性率）与调查错误警报成本（假阳性率）的能力。这需要一个能够在连续的监测信号流中选择流行病学和生物学合理性最高的系统。条件设置得太高（信号未被采取）或太低（因为有限的资源分散在太多无用的调查中），流行病学调查都可能失败。实际挑战包括存在影响背景比率的本地或全球趋势，未包含妊娠终止而缺少病例，以行政数据库（例如仅限重要记录）为基础进行诊断时的低质量数据。应对这些挑战需要增加资源和创新方法，其中一些在表 2-4 中进行了总结。

这些方法努力提高监测计划的临床描述和心脏病学专业知识的质量，并对关注的"信号"实施结构化、准确和快速的反应。如果与公共卫生监测相关，普遍新生儿筛查可以迅速扩大到人群为基础确定最严重的先天性心脏缺陷，从而促进群体监测。此外，儿童心脏病学家可以扮演"睿智的临床医生"的重要角色，他们注意到不寻常的事件（例如在时间和空间上聚集的罕见缺陷）并启动公共卫生系统以进一步分类。这个功能在小群体中特别有用，否则很难迅速发现这些事件。

表 2-4　监测下一次心脏缺陷流行：工具和价值

工　具	价　值
基于人群监控	● 保证覆盖，降低偏倚可能（如参考偏倚）
临床描述和分类	● 基于原文记录的高质量描述，编码和分类可以提高正确和精度，可用于监控生物学意义分组的缺陷
临床协作	● 儿科心脏病学专家联合公共卫生流行病学专家可提供关键的临床意见以报告和改进监控（病例回顾、编码和分类）
空间分析	● 提高空间定义上的聚体发现，如农业地区（杀虫剂）、有害废物地区附近（污染物），或社会经济程度不发达人群地区（如边境地区） ● 可以增加时间分析（时间聚集）
国家和国际网络	● 合作监控和数据共享允许一个地区或国家的"预警"可以快速地在其他地方得到验证。网络可以共享专家意见和预案（例如，调查表面群集的预案）
危险因素的同时监控	● 有助于关联性暴露和结局。监控已知或推定的危险因素最好基于人群水平（例如，某个省或地区糖尿病发病率），个体实施也有价值（夫妻的筛查量表）
精明的临床医师网络	● 有助于时效性和敏感性：精明医师可快速检测小群体，产生正确临床信息，为暴露提供线索，方便与受影响家庭接触开展进一步调查 ● 主要挑战是尽量减少不必要预警（假阳性）

随后的流行病学调查可以发现新的或新出现的先天性心脏病的原因，并预防进一步的流行病。

三、行动证据：风险和原因的流行病学

有效的一级预防是从特征化人类先天性心脏缺陷的可变病因开始的，特征化病因意味着因果关系得到了有效确立，相关风险得以合格量化。一些风险因素，如糖尿病或视黄酸，达到了这个证据的门槛，是进行预防的主要候选因素。其他的情况不太好特征化：因果关系可能存在问题（如肥胖）或风险大小不明确（例如锂暴露），通常是由于某一数据不充分或不一致的结果导致的偏倚因素和混杂因素。

特征化人群中危险因素（与实验模型相对）的主要挑战是几乎完全依赖于观察性研究，随机临床试验不可能用于推测有害暴露或母亲疾病。例外情况可能包括假定的保护因素，如叶酸补充，因为预计风险降低且没有物质不良反应。观察性研究中的发现（病例对照研究为典型，极少有队列研究）可能因偏倚及混杂因素或统计干扰而被扭曲，从而导致数据混乱且难以解释。出于这个原因，作为总体架构帮助解决与先天性心脏缺陷有关的复杂病因研究，应首先回顾风险评估中的一些关键流行病学概念是有帮助的[1,120]。

（一）特征化可变原因的含义是什么

为了形成干预的基础，关于可变因病的证据需要健全和准确。在实践中，系统地解决一些关键问题是有帮助的（表 2-5）。

因果关系作为第一个关键问题是最具挑战性的。观察性研究通常会产生关联。从关联转向因果关系是一个重要的步骤，需要深思熟虑的评估，因为因果关系是一个复杂的概念[121]，如果进行很好的导向，有证据支持的评估远远超出了单一研究的结果。特别是观察性研究，通过多个精心设计以严格控制混杂因素且偏倚最小化的研究，发现一致、可信的关联可以加强对因果关系的支持。混杂因素和偏倚是重大关切点。如果酒精导致先天性心脏缺陷，吸烟者较非吸烟者更常见喝酒，那吸烟者与先天性心脏缺陷之间的联系可能是由于喝酒混杂因素所致。与吸烟的这种关联也完全可能是偏倚。例如，与对照组相比，患儿母亲更有可能记住或报告怀孕期间吸烟，这就是病例对照研究中发生的回忆偏倚。偏倚不仅可

表 2-5　特征化先天性心脏缺陷可变危险因素

问题	环境与挑战
因果关系：是这个因素引起心脏缺陷吗？	• 因果关系很难验证，但多个设计良好的流行病学研究结论的一致性和合理关联可以支持因果关系，基于人群的研究最完美，同时得控制偏倚和混杂。偏倚、混杂和机遇产生虚假关联。综述文章需考虑发表性偏倚
特异性：此因素引起什么类型心脏缺陷？	• 建立特异性需要非常大样本量的特征化特定类型心脏缺陷病例，这需要大型合作研究（增加样本量）和临床医师参与（准确分类病例）
强度：此因素影响心脏缺陷的强度多大？	• 指标包括队列研究和病例对照研究的相对风险（暴露和非暴露造成疾病的比率）或绝对风险（暴露后疾病风险） • 队列研究直接评估绝对风险，也从其他基于人群、病例对照研究得到额外信息
交互作用：当暴露不止一个时，哪个是危险因素？	• 交互作用可发生这环境暴露之间（糖尿病女性抽烟喝酒）或环境暴露和遗传之间（例如，亚甲基四氢叶酸还原酶多态性）。危险因素可以不同程度结合（叠加、倍数或其他）。特征化交互作用特别需要大型、完美设计的研究
人群归因分数：该因素造成人群中心脏缺陷的比例是多少？	• 人群归因风险依赖于危险因素强度（相对风险）和人群暴露比例（暴露频率）。后者可以从对处于暴露的人群进行人群为基础的调查推论（例如，育龄女性），或某些情况下，从基于人群、病例对照研究的对照组推论。计算一个归因分数很容易，但它的价值有赖于采纳数据的质量和如何很好满足猜测（因果关系）

以创造，而且可以隐藏关联，当暴露被错误分类（非差异）时，这可能会发生，特别是当仅基于母体报告而未经验证或使用生物标志物时。最后，除了混淆和偏见外，关联也可能是偶然的。在较小的研究中这更受关注，由于取样而产生的随机变化可能更容易发生。尽管偶然误差值得关注，但它们相对容易测量和管理，而混杂因素和偏倚难以预防、检测和消除。最后，其他形式的偏倚可能会影响文献报道的内容，例如，出版偏倚可能更愿意出现"积极"而不是"无效"的结果，并且在回顾和综述已发表的证据时需要明确考虑。

特异性：特异性是一个重要的但往往被低估的证据部分。特定的关联可以提供发病机制的线索并加强案例的因果关系。维 A 酸暴露与复杂圆锥动脉干缺陷之间的特异性相关，不仅有助于将其鉴定为心脏致畸物，而且指向影响了神经嵴细胞的发育效应。然而，特异性不是也不一定总是存在的，确定的致畸物如母亲糖尿病引起不同类型心脏缺陷。识别特定的关联需要仔细的研究设计，以便收集无偏倚的特定表型样本，并在审查和分类的情况下收集临床医生专家的意见。最后，在评估预防的潜在益处时，有关特异性的信息很有用，例如左心发育不良综合征的风险因素被认为和引起小房间隔缺损的风险因素不同。

风险的大小：病例对照和队列研究以疾病相对风险的形式估计风险的大小，即暴露后疾病风险与未暴露风险之比。一些相对风险可能较低（如吸烟），其他可能较大（母亲糖尿病），少数风险可能会极度升高（如视黄酸）。理想的情况下，也可以估计先天性心脏病的绝对风险，即暴露的绝对风险（相对风险的分子）。绝对风险是个体咨询的重要信息。例如，异相的相对风险可能是 10（即暴露风险是未暴露风险的 10 倍）；但是，如果未暴露的基线风险很低，比如说 1/10 000，那么绝对风险虽然增加了，但仍然在 1/1000（或不发展心脏缺陷的概率为 999∶1）。

相互作用：相互作用对预防和风险评估很重要，但是通常难以精确地识别和表征。当两个因素（遗传或环境）同时存在并改变单一因素自身与疾病之间的关联时，就会发生相互作用。例如，可能出现（并非像可能出现的那样令人难以置信）糖尿病女性服用锂剂和叶酸补充剂的情况。那么问题就变成了这些个体风险是否存在以及在多大程度上累积,如果存在累积,那性质是什么(累加、倍数或其他)。这个问题不是学术性的:发现补充维生素可以减轻与糖尿病或锂相关的风险,可以转化为预防的另一种工具。相互作用可以提供共同发病机制的线索,并帮助发现先天性心脏缺陷的新病因和机制。然而,与研究风险因素的主要影响相比,研究相互作用需要精确分配暴露度,并且通常需要更大的样本量。

人群归因:分值最后,人群归因分值有助于转化风险估计(如相对风险)为人群影响估计受风险因素影响的人口数量。可归因分值不仅取决于相对风险,还取决于所暴露的人群。直观地看到,在一个人群中接触致畸诱发物的女性越多,致畸风险越高,受影响的怀孕人数就越高。人群归因分值严格地发展了这个概念。它被定义为一个人群中可以归因于某一特定暴露的病例比例,并且用一种疾病风险和暴露率的非线性函数方法来计算[122,123]。图 2-9 显示了暴露频率、疾病风险和人群归因分值之间的关系,使用一系列合理的值来评估先天性心脏病的常见危险因素。

图 2-9 表达了一些要点。首先,归因分值随相对风险的非线性函数而增加,相对风险越大,增加幅度越大。其次,暴露于风险因素的频率越高,受该因素影响的人群中病例数越高。由于这种相对风险和暴露频率的共同作用,即使是风险因素较弱,优势比为 1.5~2,也可能在暴露频率足够高的人群中出现显著的患病比例。高暴露频率并非不现实,不同国家缺乏叶酸补充剂的比例容易超过 50%,有些国家可能接近 100%,女性吸烟率在 15% 以上在某些国家或群体中并不少见。

归因分值的粗略估计值可以很容易地计算出来,但是在许多实际情况下,必须对细微差别进行估计,以免估计值存在偏差[122]。这些设置包括使用多变量(调整后)分析得出的相对风险估计值,这是现代流行病学研究中的一种常见情况,或者当暴露水平超过两个水平而不是简单地按出现或缺失分类时[124,125]。除少数情况外[126],对心脏缺陷人群归因风险的系统评估并不常见。由于其潜在的预防意义,严格的心脏评估方法将非常有帮助。

(二)进行预防的候选方案:特定风险因素评论

由于重点是一级预防,本次评论将集中于特定的可改变危险因素(表 2-6),因为它们是先天性心脏缺陷(例如糖尿病)的既定危险因素,或

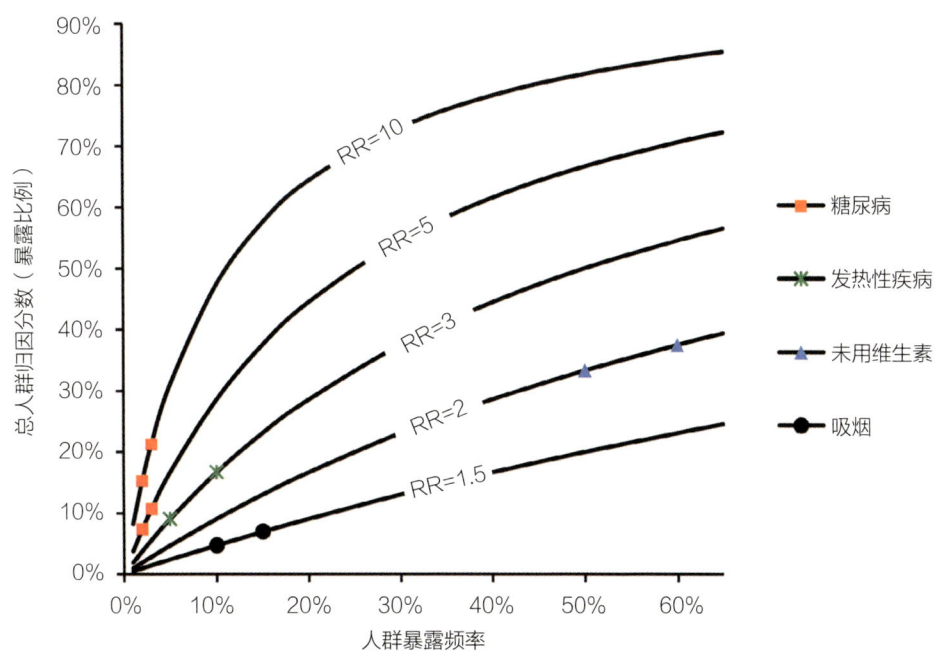

▲ 图 2-9 人群归因分值与相对风险和人群暴露频率的函数关系
图示选择了与先天性心脏病缺陷风险增加相关的常见暴露例子(见正文)

者因为它们在许多人群中如此常见（例如吸烟、肥胖），即使只有轻度增加的先天性心脏病风险，也应该解决这些问题。数据清单和数据总结必然是有选择性的，并侧重于刚刚讨论的与一级预防相关的要素，如证据的强度，与危险因素有关的特异性结果，风险因素的可预防性以及人群中的频率。其他数据可以在几个评论[1,3,4,120]以及引用的主要来源中找到。科学知识处于持续不断进步的状态，因此这些总结本质上是暂时的。更新的有用资源除了已发表的文献之外，还包括在线数据库，如 Reprotox 和 TERIS[127,128] 以及 Teratogen 信息服务（Teratogen Information Services，TIS）的工作人员，他们可以提供宝贵的摘要和评论，特别是在个人临床咨询[129,130]。

表 2-6 与增加先天性心脏缺陷风险相关的常见暴露：风险估计和预防

因 素	先天性心脏缺陷	风险估计	暴露类型和频率	评 论
糖尿病	早期发育 CHD，如偏侧缺陷、环化、圆锥动脉干缺陷、房室间隔缺损	OR 通常为 3～10，某些表型更高	孕前糖尿病	1%～2% 的美国育龄女性；许多国家仍在增加
发热性疾病；流感	LVOTO，包括主动脉锁窄；三尖瓣狭窄、完全性大动脉转位和其他圆锥动脉干畸形，VSD，其他可能	发热性疾病的相对风险为 1.5～3（一般是 2）。可能导致三尖瓣狭窄的概率更高。流感的风险估计相类似	6%～9% 妊娠报告了孕早期发热性疾病。通常与呼吸道或流感样症状相关	体温过高和潜在感染引起的相对风险未知。流感样疾病伴随高热可能增高风险
母亲苯丙酮尿症	法洛四联症，VSD，PDA，LVOTO	相对风险可能达到 6	白种人 PKU 约为 1/10 000，其他种族相对较低	致畸物已知。相对罕见，但怀孕前开始严格饮食控制有可能预防
维 A 酸	圆锥动脉干缺陷	绝对风险高	口服异维 A 酸、阿维 A 酯是致畸物，局部使用维 A 酸可能不是	一些国家使用维 A 酸被严格控制，但并非所有国家。多数使用者是年轻女性，所以暴露需要被关注
锂剂	Ebstein 畸形，其他	相对风险可能为 < 10，2 个队列研究发现介于 1.5～8	使用不频繁，缺乏症状性研究	风险较想象的小，但确实存在。治疗收益和风险需要权衡
肥胖	某些心脏缺陷，包括圆锥动脉干畸形，特异性类型未明确	相对风险在 1～3，但某些研究未发现相关性。因果关系不明确	BMI > 29 的人群存在相关性，但某些研究报道 BMI 25～29 的人群也有相关性	因果关系不明确。部分关联性与未发现糖尿病有关。由于许多国家的肥胖人数上升，个人和公共卫生需要关注
吸烟	隔缺损，其他	相对风险 1～3，但某些研究未发现相关性。因果关系不明确	个体研究发现双亲吸烟或父亲单独吸烟存在风险（二手烟）	因果关系不明确，即便如此，由于吸烟导致许多不良妊娠结局，仍是预防优先措施
咖啡因	与结构性 CHD 的关联不确定	无明确的关联性	未明确增加风险，无咖啡因消耗增加与增加风险的趋势	咖啡因可穿过胎盘，对心血管系统有影响。但一些大型研究未证实咖啡因与心脏缺陷或其他畸形有关
酒精	可能与某些心脏缺陷有关，包括圆锥动脉干畸形	研究发现不统一，一些研究未发现关联性	高暴露可能有较高风险，但无一致性发现	已知致畸物，主要作用于中枢神经系统，与特定心脏缺陷的关联性还须调查

OR. 比值比；LVOTO. 左心室流出道梗阻；VSD. 室间隔缺损；PDA. 动脉导管未闭；BMI. 体重指数；CHD. 先天性心脏病

1. 糖尿病

妊娠期糖尿病是先天性心脏缺陷的确定性严重危险因素，也是预防措施的优先目标[131]。它增加了许多类型心脏缺陷的风险，也不罕见作为多种先天性异常表型的一部分[15,30,131-139]。与母亲糖尿病相关的心脏表型一致性包括偏侧缺陷（异位）和若干圆锥动脉干畸形，并且还可能有左心室流出道梗阻性缺陷、房室间隔缺损、全肺静脉回流异常和室间隔缺损[15,30,131-136,139,140]。梗阻性心肌病也会发生，但通常会随着时间的推移而消退。

估计心脏缺陷的相对风险范围为3～6，但对于某些类型的心脏缺陷，尤其是与心外异常相关时[15,131-133,135,136,138,139]，这一风险可能更高。与1型和2型糖尿病相关的单独风险估计很少。有一些研究表明妊娠糖尿病也存在过度风险，但文献不一致[134,141-143]。

育龄女性的糖尿病频率因国家、年龄和其他因素而异。据估计，糖尿病影响美国约2%或185万的育龄女性。许多国家，包括发展中国家的糖尿病患病率也在上升[144,145]。这些数字可能被低估。数据显示，许多女性可能患有未被发现的糖尿病，一项研究显示，在美国每两名诊断为糖尿病的育龄女性中就有另一位患有未确诊的糖尿病[146]。这三个因素（因果关系的强有力证据、疾病的相对高风险以及人群频率相对较高和频繁上升）共同促使糖尿病成为预防的优先事项，甚至超出了对女性自身健康的益处。

受孕前严格的代谢控制可以大大降低与母亲糖尿病相关的致畸风险[111,147,148]。孕前糖尿病管理可以减少每年约113000新生儿的流产和先天性畸形的风险[111]。美国已经尝试了专门针对先天性心脏缺陷的人群归因分值的估计[131]。然而，在现实中，许多受影响的妊娠仍在继续[111,138,149]，突出了实施最佳孕前控制[150]的挑战。一些研究结果表明，糖尿病女性在孕前服用含叶酸的多种维生素补充剂，出生缺陷风险可能较低[133]。如果得到证实，这样的补充代表糖尿病相关先天缺陷的辅助预防策略。这种好处将增加叶酸在预防神经管缺陷方面确立的益处。

2. 风疹

怀孕期风疹是一种确定的和可预防的心脏畸胎剂。与先天性风疹综合征相关的心脏缺陷包括肺动脉瓣狭窄（尤其是分支肺动脉瓣狭窄）[151]、动脉导管未闭、法洛四联症[152]以及其他少见情况。接种风疹的有效性证明了全球一级预防的能力[151,153,154]。通过持续的免疫接种活动，先天性风疹综合征几乎在美国和其他一些国家消除，但由于免疫接种覆盖率低，输入性感染和监测的挑战[152,154]，持续的警惕至关重要。与此同时在许多国家，风疹病毒感染和先天性风疹综合征仍然是重大健康问题，强调需要在全球根除这种可预防的病毒感染性疾病[154-157]。

3. 发热和流感

发热和体温过高是在动物模型中确立的致畸诱发物[158-160]。人类的相关研究数据不太清楚，但被建议作为危险因素对待。证据是不一致和复杂的，部分原因是方法学上的挑战：妊娠期发热性疾病的报道，特别是来自回顾性病例对照研究，难以验证，并可能由潜在感染或使用药物引起的关联偏倚。迄今为止，孕早期发热或流感样疾病与总体上先天性心脏病的风险中度增加有关（相对风险为1.5～3），风险较高的如某些右侧阻塞性缺陷、主动脉缩窄、主动脉狭窄和心房或室间隔缺损[107,136,159,161-166]。发热的程度和感染源（例如呼吸系统与泌尿生殖系统）也可能起作用。然而各项研究之间这些发现不一致，需要进一步调查研究。

发热和流感样疾病在妊娠早期可能很常见。在许多病例对照研究中，对照组（其应该代表潜在的人群）通常在怀孕组的5%～10%的范围内[107,163-165]。如果这是真的，估计在美国每年有超过25万次或更多的妊娠期暴露。如果发热性疾病导致先天性心脏缺陷，预防策略可能包括避免接触患者和流感季节前可能的孕前免疫。退热药的潜在作用尚不清楚，在一项研究中，退烧药的使用与发热相关的先天性心脏病风险的减弱有关[166]；在其他情况下，怀孕前后使用多种维生素补充剂也有这种减弱效果[107,163]。上述现象虽然具有启发性，但这些调查结果还需要进一步调查。

4. 母亲苯丙酮尿症

未治疗的母亲苯丙酮尿症（phenylketonuria，PKU）是一种确定的致畸诱发物，主要影响胎儿脑部（小头畸形、智力低下），但偶尔也累及心脏[167-169]。与母亲苯丙酮尿症相关的特异性心脏缺陷包括左侧缺损（主动脉缩窄致左心发育不良综合征）、法洛四联症、室间隔缺损以及可能的动脉导管未闭[167-169]，致畸的相对风险很高（6～16）。在一项研究中，暴露于母体高水平苯丙氨酸，心脏缺陷的绝对风险为14%（235例妊娠中的34例）[167]。通过孕前严格的母体代谢控制可以减少和基本消除风险[167-169]。育龄女性苯丙酮尿症的人口发病率不详。然而，假设美国新生儿苯丙酮尿症平均患病率为1/20000（在白人中更高，黑人更低），估计每年美国有100名患有苯丙酮尿症女孩出生，并且由于普遍新生儿筛查和恰当的早期治疗，绝大多数将达到生育年龄，并最终存在影响怀孕的风险。然而，未控制苯丙酮尿症女性的孩子仍然生来就有各种身体和神经发育障碍，这表明实施预防措施持续一贯的困难和复杂。随着儿童长大成人，代谢控制的依从性降低，成人认为可接受的水平高于怀孕期间推荐的水平（尽管这正在改变参考新指南）。可能干扰最佳孕前控制的因素包括：经过多年的治疗病情缓解后不愿意重新开始严格的代谢饮食、获得医疗保健途径有限（包括医疗配方、低蛋白医疗食品、家庭血液水平监测）、社会心理问题（一些苯丙酮尿症治疗良好的人可能仍然存在执行功能缺陷）和细致的怀孕计划需求，治疗必须在怀孕前开始，直到孩子出生[170]。新型药物如沙丙蝶呤可降低苯丙酮尿症妇女的苯丙氨酸水平，也有助于改善妊娠期间的代谢控制[170]。

5. 沙利度胺和维A酸同类物

这些药物在分子结构和作用机制上截然不同，但它们是确定、强有力的致畸诱发物，与文献中包括先天性心脏缺陷在内的一些致畸性风险最高有关[1]。除了危险程度大小之外，这些药物还因为它们通常导致的心脏缺陷的严重程度而受到关注，包括复杂的圆锥动脉干异常以及频繁发生的心外缺陷[171-173]。从预防的角度来看，维A酸及其同类物（包括异维A酸和阿维A酯）也值得关注，因为它们可能被年轻女性用于治疗痤疮和其他皮肤病[174]。有些但并非所有国家已经颁布了严格的监管准则，暴露仍在继续发生[111,174,175]。

6. 癫痫和抗癫痫药物

大多数癫痫女性都平安的怀孕，生下健康的新生儿。然而，一些抗癫痫药物（antiepileptic drugs，AED）会增加出生缺陷的风险[176]。在实验模型中，除了唇腭裂、尿道下裂、骨骼缺陷，以及丙戊酸钠最容易导致神经管缺陷及先天性心脏缺陷[176]。在人类妊娠中，抗癫痫药物而非癫痫本身似乎是主要的致畸风险的决定因素[176-178]，风险的程度尚不清楚。由于方法和研究质量的异质性，跨研究汇集数据具有挑战性，更有希望的是使用怀孕登记网络共享方法和数据[178,179]。对已有的综述进行汇总[180]，使用抗癫痫药物的女性中，先天性畸形的绝对风险为7%，比对照组和癫痫女性未使用抗癫痫药物的组高约3倍。报道丙戊酸钠[180]多药疗法和较高抗癫痫药物剂量的风险较高，可能具有阈值效应[176,180-184]。与致畸风险有关的其他抗癫痫药物是苯妥英钠、乙琥胺、丙戊酸，以及新药卡马西平和拉莫三嗪[185-190]。

先天性心脏缺陷的特殊风险不好确定。印度的一项研究表明卡马西平增加先天性心脏缺陷的风险[191]，但未在英国的一项大型队列研究中得到证实[192]。对于苯巴比妥，一些研究报道妊娠时暴露出现先天性心脏缺陷[177,186,191,193]，但病例数量少和研究之间的差异使得很难确定心脏风险的存在及其程度[176]。

在美国，约有100万女性（每1000人中有19人）开始服用抗惊厥药物[111]，每年估计影响30000～75000次妊娠[111,178]，预防需要女性和医生的共同努力。从管理的角度来看，对于绝大多数女性而言，撤回抗癫痫药物通常不是一个现实的选择，因为许多癫痫女性在妊娠期间需要抗癫痫药物治疗来预防或控制癫痫发作[176,178]。孕前咨询至关重要，策略是试图避免年轻女孩使用已知致畸作用的抗癫痫药物或在受孕前改用其他抗癫痫药物[111,188-190,194]。

致畸作用的机制尚不清楚。某些抗癫痫药物（卡马西平、苯巴比妥、苯妥英钠和扑米酮）已知可以在妊娠早期改变叶酸代谢，至少在一些女性中是这样。这一发现导致研究了补充叶酸是否可以减轻某些抗癫痫药物特别是丙戊酸所致的致畸风险。迄今为止，Hill及其合作者[176]对此进行了回顾，并未发现叶酸对抗癫痫药物女性有特定保护作用的证据[176,181,192,195]。尽管如此，服用抗癫痫药物的女性仍然推荐补充叶酸，因为抗癫痫药物可能会增加血液低叶酸水平女性畸形的风险[176]，并且由于特定风险之外补充叶酸增加了总体益处。

7. 锂

锂剂主要用于双相性精神障碍等数种精神类疾患，并且在许多国家已经有数十年的临床实践。在实验动物中报道锂剂是致畸的，进而开始监测人类风险的研究，多年来数据一直在缓慢积累。在一项225例受影响妊娠的研究中[196]，25例（11%）有出生缺陷，其中18例（8%）患有先天性心脏病，6例（2.7%）有Ebstein畸形。相比之下，Ebstein异常的人群患病率低于1/10000。由于这些数据来源于志愿者登记，因此偏倚可能相当大。采用不同的方法，如瑞典人口基础的出生缺陷和暴露相关登记系统，确定仅59例妊娠暴露于锂，其中4例（6.8%）患有先天性心脏病，估计相对风险为7.7[95%置信区间（confidence interval，CI）为1.5~41.2]。值得注意的是没有检出Ebstein畸形。来自美国的另一项队列研究评估了148例妊娠早期使用锂的孕妇，通过致畸诱发物信息系统进行了鉴定[197]，匹配一组联系相同服务系统的女性，但没有暴露于已知的致畸诱发物作为对照队列；两组的总体出生缺陷率相似（暴露队列4例，对照组3例），先天性心脏缺陷的正式相对风险估计值为1.2（95% CI 0.1~18.3）；然而，暴露队列中三个受影响的妊娠之一有Ebstein畸形。其他几项出生缺陷病例对照研究的数据[198]没有发现心脏缺陷的风险增加，但是暴露的女性人数和Ebstein畸形病例数都很低。总之，队列研究表明，孕早期使用锂剂中等程度（2~3倍）增加了出生缺陷和先天性心脏病的可能风险，Ebstein畸形的风险很可能增加，但程度不明。

在预防方面，躁狂抑郁症女性可能会受益于目标性的孕前咨询（包括服用维生素补充剂和叶酸）和产前护理，也可能因为她们可能面临与锂暴露无关的不良妊娠结局的风险[197-200]，因此。如果能够找到并且接受这种安全有效的替代品，那么在怀孕前转用更安全的药物将是理想的。动物实验报道，锂剂诱发的胚胎病可以通过相对高剂量的叶酸补充来预防[201,202]，与人类的相关性尚不清楚，但目前已建议使用高剂量叶酸[203]。

8. 抗抑郁药和选择性5-羟色胺再摄取抑制药

抗抑郁药是一组异质性药物治疗情绪障碍，包括选择性5-羟色胺再摄取抑制药（selective serotonin reuptake inhibitors，SSRI）、5-羟色胺-去甲肾上腺素再摄取抑制药（serotonin-norepinephrine reuptake inhibitors，SNRI）和三环类抗抑郁药（tricyclic antidepressants，TGA）。这些药物中的一些用于情绪障碍以外的情况，其在妊娠期的使用率很高，而且在逐步增加，但关于这些药物与先天性心脏病的风险研究并不一致。一些报道特别是帕罗西汀存在轻度至中度先天性心脏病的风险：Meta分析得出心脏缺陷的总体相对风险估计值为1.24（95% CI 1.08~1.43），略高于"联合心脏缺陷"组。目前仍在争论这种中度增加的风险是完全由药物使用所致，还是部分由选定的服用药物的女性的潜在风险因素引起[204,205]。具体的研究在帕罗西汀与相关的心脏缺陷的特异性方面有所不同：两项研究报道右侧梗阻性心脏缺陷的风险增加[206,207]，而另一些报道有房间隔缺损但没有其他心脏缺陷的风险[208]；另一项研究报道了轻度畸形，如室间隔缺损和二叶主动脉瓣[209]。在一项对SSRI暴露的研究中发现存在部分严重心脏缺陷的风险，但没有增加室间隔缺损的风险[210]。另一方面，一项美国大型回顾性队列研究，暴露女性超过68 000名，未显示与单独SSRI或联合帕罗西汀相关的风险增加[211]；值得注意的是，在初始未调整的分析中，先天性心脏缺陷的风险中度增加（优势比1.25），随着混杂因素的调整逐渐减弱。一种有潜力揭示 SSRI 与先天性心脏缺陷之间关联的生物学途径已经被推荐，关注 5- 羟色胺的发育作用，这在实验模型中已得到很好的证实[212]。一些安非他酮的数据也可用，这是一种非典型抗抑郁药（与 SSRI 不同）也用于戒烟。制药公司的登记数据显示它对心脏有潜在的影响，一项队列研究为阴性[213]，一项病例对照研究报道与左侧阻塞性心脏缺陷相关（优势比 2.6，置信区间相当宽）[214]。

由于育龄女性和怀孕女性使用抗抑郁药的比例很高，因此澄清当前的不确定性很重要。建立关联和定义风险参数需要更多更好的数据，以便恰当地为女性提供咨询服务并改善受孕前的治疗，平衡已知的治疗抑郁症的益处和知之不多的药物对胎儿的风险。

9. 血管紧张素转换酶抑制药

血管紧张素转换酶（angiotensin-converting enzyme，ACE）抑制药是广泛用于控制高血压的药物。由于对胎儿血压和肾功能的影响，导致胎儿毒性和死亡[215,216]，因而在孕中晚期是禁用的。2006 年的一项研究报道说，怀孕期间服用 ACE 抑制药的女性增加婴儿心脏缺陷的风险[217]，该研究使用处方和出生缺陷数据的联合管理数据库，研究发现基于 7 例心房或室间隔缺损和 2 例动脉导管未闭[217]。这些关联性在以后的几项研究中未被复制，其中包括以人群为基础的国家出生缺陷预防研究[218]、瑞典出生登记[219]、以色列和意大利的 TIS 合作研究[220]，以及加利福尼亚 Kaiser Permanente 系统[221]，该关联性也被作为 Meta 分析的一部分进行评估[222]。总的来说，研究表明 ACE 抑制药要么不是先天性心脏缺陷的危险因素，要么就是个辅因，其风险与未接受治疗的高血压母亲或使用其他类型抗高血压药物治疗的风险相似。一个重要的研究方向是相关的暴露是否可能影响母亲潜在的高血压。例如在一项研究中，与正常对照组相比，ACE 抑制药暴露与先天性心脏缺陷风险增加相关，但没有比较未治疗的高血压对照组[221]。其他解释包括偏倚和混淆：高血压通常发生在肥胖和糖尿病女性中，本身就是造成先天性心脏病的危险因素，并且这些因素在所有研究中都没有得到一致的解释。

总之，ACE 抑制药在妊娠期禁用，主要是因为它们在妊娠中晚期产生有害作用，对先天性心脏缺陷的风险尚未得到证实。然而，需要合理地关注孕产妇高血压或其常见合并症（肥胖、糖尿病、代谢综合征）相关的潜在风险，从预防的角度来看这很重要：理想情况下高血压女性在怀孕之前应该正确咨询，然后在最佳健康状态下开始怀孕，这不仅包括药物治疗，还包括有效控制适应证，如高血压、体重和代谢综合征。

10. 甲氧苄啶和磺胺类药物

甲氧苄啶磺胺和柳氮磺胺吡啶与先天性心脏病轻度至中度增加的风险相关[223,224]。在一项研究中，使用叶酸补充剂可降低与这些化合物有关的过度风险[224]。

11. 肥胖

迄今为止，关于肥胖的先天性心脏病风险证据是混杂的。已经有一些阳性结果的相关报道，但是它们在多大程度上反映了因果关系还是由于混杂因素造成尚不清楚。总的来说，关于心脏缺损阳性和阴性结果均有报道，特别是表现为间隔缺损、左侧或右侧梗阻性缺损以及一些圆锥动脉干缺损[15,225-234]等表型。在阳性结果的研究发现整体风险很小，大多数优势比低于 1.5，不同特定心脏表型的风险估计值有高也有低。一些研究似乎表明随着体重指数[225,234]的增加，风险呈现增加趋势，而其他研究则没有这样结果。

从流行病学角度来看，在怀孕的肥胖女性中检验这些因素的影响和相互作用是非常具有挑战性的。例如，肥胖可能促使妊娠糖尿病发生[235]或与其包括未被识别的 2 型孕前糖尿病同时存在。根据参与研究者完成糖尿病筛查的完整性，这种共同作用或混杂随不同研究而异。使用适当的生物标志物可能非常有用，但到目前为止很少有良好特征性的生物标志物。

尽管如此，从预防的角度来看，即使附加的致畸风险很小，肥胖仍是一个重要问题，因为许多发达国家和发展中国家的发生率都很高且不断上升[145,236]。在美国，根据模型估计孕前肥胖导致心脏缺陷病例数量的研究已经开始[236]。根据美国疾病预防控制中心的估计[237]，1976—1980年以及2007—2008年期间美国20—39岁妇女的肥胖总体患病率从15%上升至34%。这些比率因种族而异，在非西班牙裔黑人中较高，在非西班牙裔白人中较低[237]。肥胖水平也似乎与教育水平呈负相关，高中以下女性的比例最高[238]。由于这种高频率和复杂的暴露模式，小风险可以转变许多受影响的妊娠，特别是在社会经济地位不利的人群中。干预措施需要考虑到这些因素以及相关的健康问题，如糖尿病。最后，有限的证据表明补充多种维生素可能减轻肥胖相关心脏缺陷的风险[230]。如果进一步研究可以证实，补充维生素可以作为减少与肥胖症流行相关的出生缺陷负担的辅助手段。

12．咖啡因

咖啡因消费量较大，并且已被证明对母亲和胎儿有心血管影响。然而，最近的文献已经被广泛综述[239]，来自芬兰[240,241]、丹麦[242]和美国[15,243-245]的几个更大型研究并没有强烈的证据表明对先天性心脏缺陷的风险过高。

13．酒精

酒精是一种已确定的人类致畸诱发物，已知会引起广泛的结构畸形和神经发育异常[246,247]。与心脏缺陷的相关性不那么令人印象深刻，几项大型研究[15,240,241,248-250]的结果不一致或阴性，但也有一些阳性的关联[251-254]。

方法学问题使人们研究酒精影响特别困难，其中包括记录暴露的可靠性和精确性的挑战。在已确立胎儿酒精综合征的病例系列中，先天性心脏缺陷尤其是间隔缺损很常见[254]。在结构畸形病例对照研究的背景下，这些发现很难复制。在Baltimore-Washington婴儿研究中，酒精消耗的显著相关性限于小的室间隔缺损，而且仅见于报道酒精大量消耗的女性[15]。在芬兰的一系列研究中，虽然剂量-效应模式不明显，但可能与室间隔缺损、房间隔缺损和可能的圆锥动脉干缺陷相关[240,248,249]；在亚特兰大人群为基础的病例对照研究中，没有发现酒精与圆锥动脉干异常的关联[250]；在加利福尼亚的两项病例对照研究中，据报道酒精使用与圆锥动脉干缺陷略有增加的风险相关，特别是完全性大动脉转位，尽管作者指出估计不准确，并且与机遇或适度偏倚共存[255,256]；在丹麦国家出生队列研究中，每周低至中等水平的酒精或妊娠早期偶尔狂饮并不与心室或房间隔缺损风险显著相关，估计值为1.1~1.4，取决于报道的酒精使用量[251]，关于可能的相互作用数据很少；在阿肯色州的一项病例对照研究中，仅在具有某些叶酸通路基因多态性的女性中发现酒精使用会导致心脏缺陷风险略有升高（比值比为1.7）[253]；来自加利福尼亚州的一项病例对照研究，评估女性使用维生素补充剂是否改变了酒精相关的先天性心脏病风险，结果并不确定，也没有发现特定的风险模式[163]；关于这点，发现斑马鱼模型中的乙醇暴露导致复杂的心脏缺陷，若同时补充叶酸可挽救心脏的正常发育[257]。

总而言之，虽然有全面的胎儿酒精综合征表现的婴儿通常有缺陷，但轻度至中度酒精使用是否增加心脏缺陷风险尚不清楚。然而，使用酒精的全面致畸作用，特别是对胎儿大脑，使得预防这种暴露成为重要的公共卫生优先事项[111,258]。根据一项研究，美国大约有700万育龄女性经常饮酒，并且没有孕前干预措施，滥用酒精每年会影响约577 000新生儿[111]。

14．吸烟

虽然吸烟是一个确定的危险因素，可以引起低出生体重儿、早产和其他不良结局，但是对于心脏致畸的证据尚不清楚。一些研究表明吸烟引起房间隔缺损和肺动脉狭窄[259-264]的风险较小（比值比为1.1~1.6），并且可能和某些圆锥动脉干缺陷有关（比值比低于2）[15,163,260]。据报道，一些（但并非全部）研究显示，过多吸烟的风险估计值较高。

与其他常见暴露一样，由于吸烟女性人数众多，即使心脏缺陷的风险轻度增加也需要关注。在许多国家，女性吸烟率急剧上升[265]。一个国家内的吸烟率也可能不同，例如在美国，2008年有23%的女性在怀孕前3个月吸烟，不同州之间的比例从10.4%到接近40%[266]。

总之，吸烟最多中度增加了先天性心脏缺陷的相对风险，并且与其他先天性异常如唇腭裂相比，因果关系的证据不太清楚。然而，吸烟已经对女性（癌症、心脏病）及其怀孕（低出生体重儿、婴儿猝死）造成有害的健康影响，这些原因支持将戒烟作为预防干预措施的优先目标。

15. 维生素：历史和整体视角

营养与先天性心脏缺陷之间关系的兴趣在不断增加，部分原因可能是叶酸预防神经管缺陷的公共卫生成功例子。在几个国家实施了补充运动和强制性食品强化计划，其中包括美国、加拿大、拉丁美洲的几个国家和澳大利亚，特别是强化计划导致脊柱裂和其他神经管缺陷的患病率大幅度下降[267]。从这一成功的流行病学转变成预防的章节，研究已经朝着两个方向发展：评估叶酸是否可以预防包括心脏缺陷在内的其他出生缺陷，并将范围从叶酸扩大到涉及单碳代谢和底物甲基化的更大网络，叶酸是其中的一部分[268]。这些途径包括几种其他维生素，包括吡哆醇 B_6 和钴胺素 B_{12}，以及几种酶和转运蛋白，常常由具有共同功能多态性的基因编码。有趣的是，越来越多的证据表明，叶酸代谢和叶酸水平的改变可能与其他常见的母亲危险因素如吸烟有关。这些新的数据揭示了多种遗传因素和环境因素之间相互作用的可能性。除了单一的营养素分析，营养流行病学家越来越倾向于评估膳食模式，因为人们食用食物而不是营养素。事实上，成人心脏病学和药物中许多用于预防心血管疾病和卒中的营养策略都是基于改变饮食模式（例如地中海饮食或DASH饮食），而不是单独控制或一些微量营养素。

类似预防先天性心脏缺陷的方法被证明富有成效[269]，但目前仍处于初期阶段。目前大部分已公布的数据与微量营养素和维生素有关。本节将重点介绍两种维生素，维生素A和叶酸，以及关于多种维生素补充剂的讨论。

①维生素A——不要太少，不要太多：维生素A是一种必需的维生素，广泛使用的非处方补充剂，高剂量制剂很容易找到。维生素A是视黄酸合成途径中的重要分子，视黄酸是一种有效的转录因子并已确定为心脏致畸因子，因此它已在多项出生缺陷的流行病学研究中得到评估。维生素A通常以两种形式之一被熟知，β胡萝卜素和视黄醇。在所有研究过的研究中，β-胡萝卜素（前维生素A）并未与先天性心脏缺陷风险增加有关[270,271]。另一方面，视黄醇是维生素A的最初形态，并且在一些研究中发现与先天性心脏缺陷风险增加有关。具体而言，两项研究显示使用超过10000 IU视黄醇与心脏圆锥动脉干缺陷的发生，特别是完全性大动脉转位[270,271]之间的中度至强度关联（优势比≥5）。另一项研究评估维生素A的使用而非剂量，报道了较弱的关联[272]。然而，在其他4份报道中，关联并未得到证实[273-276]。尽管如此，建议在围孕期避免使用高剂量视黄醇补充剂似乎是合理的，并且指出如果维生素A有利，则倾向含有β-胡萝卜素的补充剂。

②叶酸和多种维生素：由于其对神经管缺陷有明确的保护作用，许多国家的医疗机构、公共卫生机构和生育组织建议对所有育龄女性或不积极避孕的女性使用叶酸。因此，评估叶酸是否应该被推荐用于预防先天性心脏缺陷似乎是无用的实践。但是，这个观点过分简单。确定对心脏缺陷的保护作用，如果确实存在的话，将以多种方式受益。这将增加叶酸的潜在益处，并通过在全球范围内实施更广泛的补充和强化项目来实现相关的"投资回报"。识别保护效应需要的方式方法不同于用于检查神经管缺陷的。例如，可能需要评估较高剂量的叶酸或多种维生素，而不是单独使用叶酸，因为不能保证所有叶酸效应性出生缺陷对叶酸都如神经管缺陷一样敏感。这对研究和实践有影响。如果预防先天性心脏缺陷需要高剂量的叶酸或多种维生素，那么目前的强化程序通常仅使用低剂量叶酸，可能无效或部分起效。此外，在更广泛的叶酸相关生化网络背景下确定叶酸或分子的作用可能有助于了解先天性心脏病的病因学，包括遗传与环境的相互作用，并理想地为预防开辟更多的途径。最后，研究叶酸对人体的影响已经变得越来越复杂。既然已知叶酸可以预防严重的神经系统缺陷，临床试验比较叶酸与安慰

剂将是不道德的。其他研究可以选择，例如评估高剂量与标准剂量的叶酸/多种维生素，或在维生素试验中包括拒绝服用叶酸的女性队列，但所有这些研究都不完善并具有挑战性。

（1）来自临床和流行病学研究的证据：在没有强化维生素的情况下，主要的流行病学和临床研究包括匈牙利的一项随机临床试验[277]以及美国[108,278,279]和荷兰[280]的四项病例对照研究。随机临床试验[277]招募了怀孕前的女性，参与者随机接受含有叶酸的多种维生素或含有微量元素的安慰剂样片剂，这两个队列从怀孕随访到儿童出生后，评估了妊娠结局，研究的主要终点是神经管缺陷的发生，次要终点包括胎儿死亡和其他结构性畸形，包括心脏缺陷，病例对照研究回顾性评估了病例组母亲和对照组母亲使用多种维生素补充剂的频率，这些补充剂已知或假定含有叶酸，其中两项研究评估了广泛的心脏缺陷[108,280]，而其余三项[278,279,281]仅限于圆锥动脉干缺陷（并且在一项研究中，也包括室间隔缺损）。图2-10中以图解方式说明了这些发现。

在随机临床试验[277]中，服用含有叶酸多种维生素的女性较少生育先天性心脏缺陷的儿童，与参考队列相比，统计学风险减少58%。这一发现主要是由于圆锥动脉干缺陷和间隔缺损率较低[277,282]。但是，有限的样本量限制了心脏缺陷亚型风险估计的精确度。

病例对照研究部分证实了这些发现，但并不一致。例如评估心脏缺陷总数的两个病例对照数据也发现总体风险降低[108,280]，尽管表观保护效应的强度低于随机临床试验（25% vs. > 50%）。对于圆锥动脉干缺陷和间隔缺损的证据混杂，两项病例对照研究没有圆锥动脉干缺陷风险减少的证据[279,281]，而另外三项有[108,278,280]。对于室间隔缺损，一项病例对照研究没有风险降低的证据[281]，而另外两项有[108,280]。为什么研究结论不完全一致尚不清楚，方法学差异以及不同程度的偏倚和混淆可能起到了作用。

总之，目前绝大多数临床和流行病学数据（包括随机临床试验的结果）似乎表明围孕期使用含有叶酸的多种维生素补充剂能中度减少先天性心脏缺陷的风险。然而并非所有的研究结果都是一致的，需要更多的数据。理想情况下，一个新的设计良好的临床试验或一个大型、仔细实施的前瞻性病例对照研究，最好是使用生物标志物，可

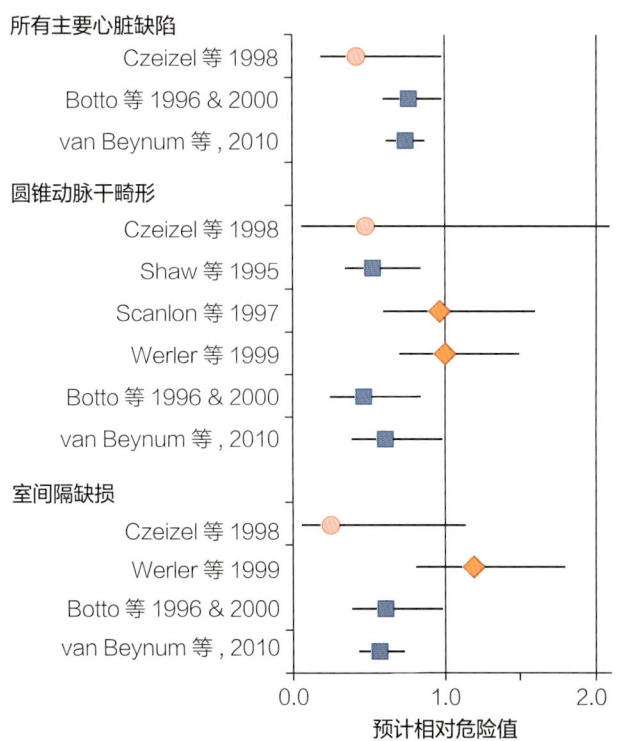

◀ 图 2-10 妊娠前后服用多种维生素补充剂（包含叶酸）相关的先天性心脏缺陷相对风险预计值

以为这一重要问题提供确凿的数据。

（2）强化措施后的比率：南北美洲和中东的几个国家以及澳大利亚（但没有欧洲国家）已经引入了叶酸强化剂，即在食品供应中添加了不同数量的叶酸，通常在作为共同的主食的谷物制品中添加叶酸，如面包和面食。其主要目标是通过增加整个人群的叶酸消耗来减少神经管缺陷的发生。强化措施也使得有机会根据叶酸消耗的总体变化来检查主要先天性心脏缺陷发生率的变化。图2-11总结了少数几个全部来自北美基于人群的研究。

在美国，一项使用23个州项目的出生缺陷监测数据的研究，比较了1999—2000年与1994—1996年[283]特定先天性心脏缺陷的比率。对于心脏缺陷，研究报道完全性大动脉转位的风险中度下降（12%），但有显著性意义（减少12%，比率0.88，95%CI 0.81~0.96），但不适用于法洛四联症或室间隔缺损[283]。在加拿大，来自两省的研究也表明，强化措施后的一些心脏缺陷风险轻度下降。在阿尔伯塔省，研究人员使用来自完善的基于人群的出生缺陷登记处的数据报道继发性房间隔缺损下降20%（比率0.80，95%CI 0.69~0.93），但对其他心脏缺陷无意义[284]。在魁北克，研究人员使用联合行政数据库评估了一组严重心脏缺陷的趋势，包括圆锥动脉干缺损（60%的病例组）、单心室和房室间隔缺损[285]。他们报道说这些缺陷明显减少，强化后每年下降6%（年率0.94，95%CI 0.90~0.97）。

有限的附加信息可从拉丁美洲获得，包括智利、阿根廷和巴西在内的几个国家在不同的时间和层次推行了强化措施。与北美不同，目前还没有以人群为基础的研究。然而拉丁美洲先天性畸形协作研究（Latin American Collaborative Study of Congenital Malformations，ECLAMC）的研究人员评估了智利、阿根廷和巴西的一小部分医院在强化措施前后[286]特定的出生缺陷率。对于心脏缺陷，他们发现中隔缺损有统计学显著意义的减少。这种下降在阿根廷和巴西出现，但智利没有出现。在类似的模式中，在阿根廷（比率0.66）和巴西（比率0.77）中观察到严重心脏缺陷（圆锥动脉干缺损、单心室、房室间隔缺损）总体的中度非显著性下降，但未在智利发现（比率1.28）。相比之下，三个国家的神经管缺陷下降趋势明显且一致[286]。

总之，迄今为止的少数几项强化措施后研究并未显示先天性心脏缺陷风险明显或持续下降。已经观察到一些结果有统计学显著性减少，但是到目前为止，跨表型和地理区域这些都不一致，即使在同一个国家内也是如此。解释这些不一致具有挑战性。影响因素可能包括强化效果的差异（如记录血液叶酸水平）和研究方法（纳入标准和分类方案）。另外，如果没有同时进行的对照组，很难评估在报告和确认中结构变化的影响，包括选择性终止妊娠的影响。最后，正如ECLAMC研究人员在其拉丁美洲报道[286]中指出的那样，基于医院小样本的研究不仅可以提供详细数据，还受到偏倚（包括转诊偏倚）的影响。

一般来说，来自强化措施后研究的数据（图2-12）不如临床试验和观察研究的数据（图2-13）。叶酸对于神经管缺陷的保护作用已得到很好的证实，与观察性研究和临床试验相比，强化措施的发生率减少较少，所需时间也较长。但研究心脏缺陷和神经管缺陷的不同结果可以有其他解释。例如叶酸可能对心脏缺陷无效，它仅在比通常经过强化措施或标准叶酸丸（0.4mg）消耗的量更大时有效，或者它可能主要作为多种维生素补充剂的一部分起效。事实上，报道的研究都是集中在多种维生素补充剂而不是单独使用叶酸。

（3）遗传和环境研究的辅助数据：通过研究多种维生素补充剂使用和某些药物[224]、发热性疾病[107,163]和孕前糖尿病[133]等危险因素的相互作用已经产生了潜在的相关数据。其中一项研究的结果见图2-14[107]。

比值比估计了报道的孕早期发热性疾病的女性中不同类型心脏缺陷的相对风险。图2-14显示了在围孕期服用多种维生素补充剂（发热、有服用多种维生素）和未服用多种维生素补充剂（发热、没有服用多种维生素）的女性的这些优势比。虽然这些风险估计具有较宽的置信区间，但多种维

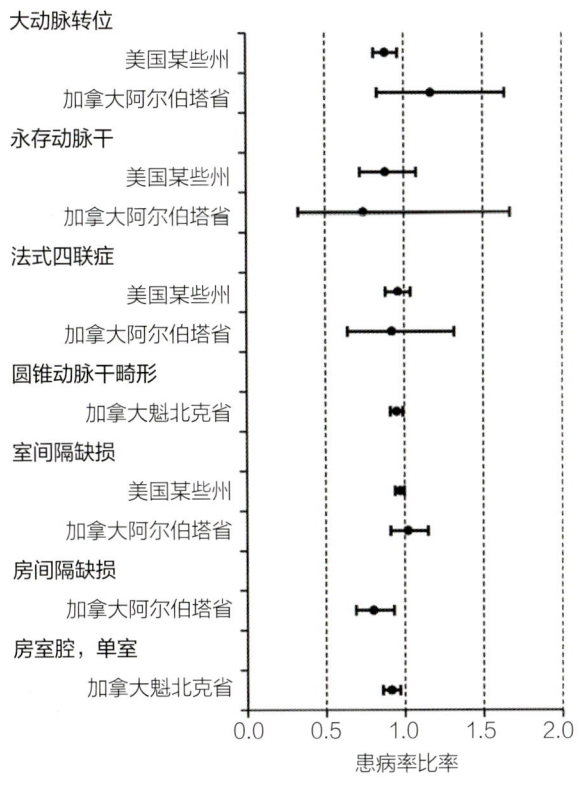

◀ 图 2-11 用叶酸强化面粉后北美特定心脏缺陷报道率的变化

患病率比值大于1，表明强化后比值增加，患病率比值小于1，表明强化后比值降低

[引自 Canfield MA, Collins JS, Botto LD, et al. Changes in the birth prevalence of selected birth defects after grain fortification with folic acid in the United States: findings from a multistate population-based study. *Birth Defects Res A Clin Mol Teratol*. 2005;73（10）:679–689; Godwin KA, Sibbald B, Bedard T, Kuzeljevic B, Lowry RB, Arbour L. Changes in frequencies of select congenital anomalies since the onset of folic acid fortification in a Canadian birth defect registry. *Can J Public Health*. 2008;99（4）:271–275; Ionescu-Ittu R, Marelli AJ, Mackie AS, Pilote L. Prevalence of severe congenital heart disease after folic acid fortification of grain products: time trend analysis in Quebec, Canada. *BMJ*. 2009;338:b1673.]

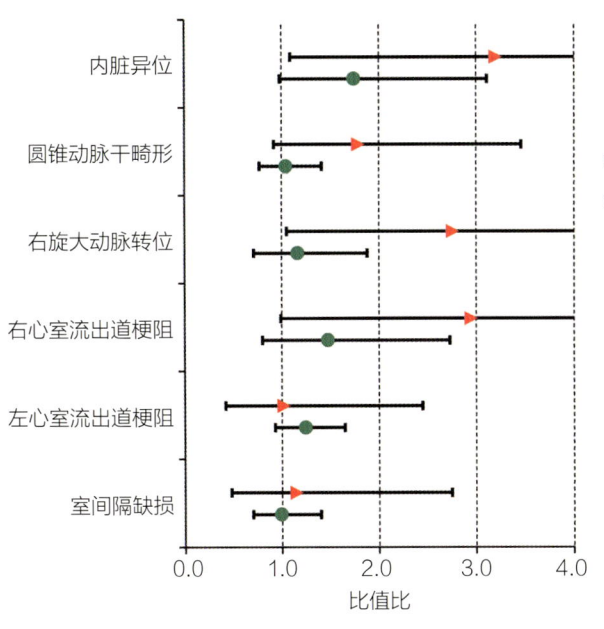

◀ 图 2-12 与多种维生素补充剂使用的相互作用

图示可能减轻发热性疾病对特定心脏缺陷风险的影响（发热的比值比，在不服用和服用多种维生素补充剂的情况下）

[引自 Botto LD, Erickson JD, Mulinare J, Lynberg MC, Liu Y. Maternal fever, multivitamin use, and selected birth defects: evidence of interaction? *Epidemiology*. 2002;13（4）:485–488.]

生素使用者的风险似乎有一致的趋势，表明服用该补充剂可以减轻与发热相关的先天性心脏缺陷风险[107]。

关于人类遗传易感性，一些研究已经关注多种代谢途径中的多态性对先天性心脏缺陷风险的影响，但主要针对叶酸/单碳代谢途径[287-290]。到目前为止，阳性和阴性的结果都有报道。对于叶酸相关基因，大多数研究并未显示与圆锥动脉干或其他心脏缺陷相关[291-296]，尽管有一些正相关的报道[297-300]。两项研究还表明叶酸补充和还原型叶酸载体基因（reduced folate carrier gene，RFC1）多态性之间存在可能的遗传与营养相互作用。特别是这些研究发现，在围孕期使用维生素补充剂的母亲中，与RFC1多态性相关的一些心脏缺陷

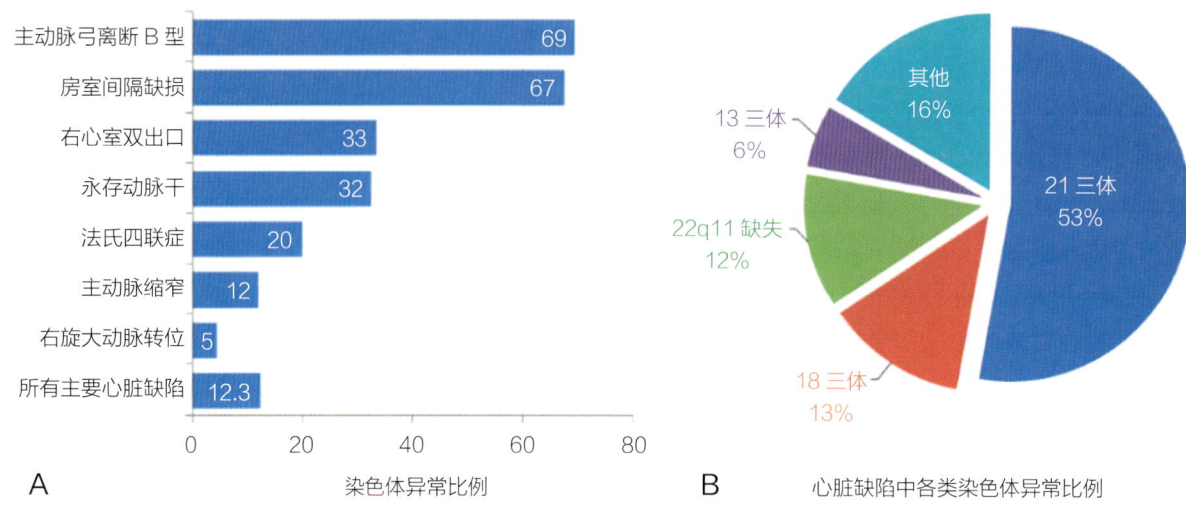

▲ 图 2-13 染色体异常引起先天性心脏缺陷的比率

按照总体和类型（A），以及全部重要心脏缺陷所对应特定类型的染色体异常（B）

[引自 Hartman RJ, Rasmussen SA, Botto LD, Riehle-Colarusso T, Martin CL, Cragan JD, et al. The contribution of chromosomal abnormalities to congenital heart defects: a population-based study. *Pediatr Cardiol* 2011;32（8）:1147-1157.]

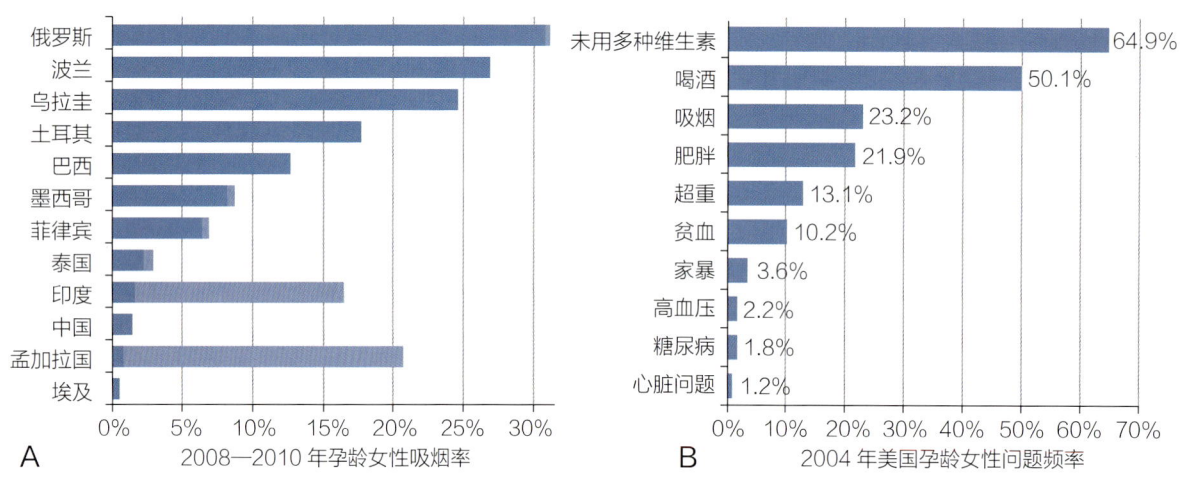

▲ 图 2-14 危险因素频率的示例

A. 不同国家烟草使用；B. 相同国家内不同的危险因素

[引自 Centers for Disease Control and Prevention. Current tobacco use and secondhand smoke exposure among women of childbearing age—14 countries, 2008–2010. *MMWR Morb Mortal Wkly Rep*. 2012;61:877-882; D'Angelo D, Williams L, Morrow B, et al. Preconception and interconception health status of women who recently gave birth to a live-born infant—Pregnancy Risk Assessment Monitoring System（PRAMS）, United States, 26 reporting areas, 2004. *MMWR Surveill Summ*. 2007;56（10）:1-35; figure from Botto LD. Epidemiology and prevention of congenital heart defects. In: Muenke M, Kruszka PS, Sable CA, Belmont JW, eds. *Congenital Heart Disease: Molecular Genetics, Principles of Diagnosis and Treatment*: S. Karger AG, Basel, 2015.]

的风险较低 [301,302]。

总之，补充叶酸和多种维生素可能有助于降低某些先天性心脏病的风险，但证据虽然有启发意义，但并不具有决定性意义。如果得到证实，影响将是相当大的，因为可预防的心脏缺陷的比例可能很大。此外，包括叶酸在内的维生素价格低廉，便于运输，通过补充维生素进行预防也是发展中国家可行的策略。由于潜在的影响，一项大规模的维生素补充随机试验（相对于单独推荐叶酸的剂量）将会非常有帮助。这种研究所需的资源是相当可观的，但与心脏缺陷的高社会和个人成本相比，可能是最小的。

然而，从实际的角度来看，临床医生不需要等待这样的试验。由于对神经管缺陷具有确定的保护作用，因此建议所有育龄女性在围孕期每日使用叶酸。通过简单地倡导使用含有叶酸（400mg）的多种维生素补充剂，儿科心脏病专家将（而且应该）为所有女性提供降低受神经管缺陷影响的妊娠风险的益处，在不增加额外费用或风险的情况下，在现有范围内防止心脏缺陷将是额外的益处。

四、策略：预防流行病学

预防的动机是激励并受证据驱动。下一步需要实施最大化干预措施影响的策略，以及使预防切合实际、符合目标的工具，并且被从业者们坚持。

（一）整合干预措施

表征可变风险因素的科学证据是关键，但不是有效预防的唯一组成部分。将这些证据转化为最大限度的预防需要战略思维，跨学科的综合方法，以及整个生命周期中个人和人群干预的组合[2,303]。例如，整合干预措施除了更有效地预防先天性心脏缺陷之外，还有其他益处。包括先天性心脏病在内，许多生育不良结果存在相同的风险因素：糖尿病、感染和吸烟，而这些也是其他出生缺陷如早产，胎儿宫内发育迟缓的风险因素，超出怀孕范畴，还会破坏女性的健康，增加女性慢性病和早产儿死亡的风险。出于这些原因，当对心脏缺陷的一级预防提出建议时，合理的信息不仅包括先天性心脏缺陷的风险，还包括对胎儿、婴儿和孕妇健康的总体益处。

（二）何时开始预防

预防开始于受孕前。心脏在妊娠早期发育：原始心脏管在受精后 21 天左右开始有节律地跳动，并通过复杂的环化、分隔、瓣膜形成和细胞迁移（神经嵴细胞、次级心野）等复杂过程继续发育，获得最终解剖形状和功能[304]。然而，产前检查，包括进行筛查和妊娠保健，通常在末次月经期后几周甚至几个月，防止心脏缺陷和大多数其他出生缺陷已经太晚了，即使在怀孕初期开始也可能太迟，因为许多慢性病例如母亲糖尿病或苯丙酮酸代谢控制需要时间。此外，至少在美国并可能是全球范围，一半左右怀孕都没有计划。因此，为了确保对最大人群的最大限度的预防，孕前保健需要在整个生殖期进行推广和实践。

（三）哪部分的心脏缺陷可以预防

这个关键问题的答案仍然不清楚，因为大多数病例的原因仍然未知。遗传、环境和偶然的机会都是心脏缺陷的风险。作为理解预防能力的第一步，人们可以改变这个问题，并检验可能无法预防的部分（现在），即由于"强"遗传原因引起的病例部分：染色体异常、基因组缺陷（缺失、重复）和单基因病。最近一项基于人群的大型研究[305]强调（图 2-15），染色体异常导致 10%～15% 的先天性心脏病缺陷。

在这项研究中，8 例重要心脏病中有 1 例（12.3%）与染色体异常有关。值得注意的是，约 85% 病例集中在这四种情况：三种常见三体性（21、18 和 13 均受孕产妇年龄影响）和 22q11 缺失（与孕产妇年龄无关）。此外染色体异常影响心脏缺陷类型差异很大，在某些类型中约占 2/3，但在其他类型中则少得多。例如，只有一小部分的左心发育不全综合征和完全性大动脉转位与染色体异常

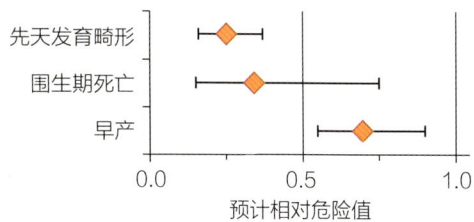

▲ 图 2-15　孕前保健减少糖尿病相关妊娠预后风险
（引自 Wahabi HA, Alzeidan RA, Bawazeer GA, Alansari LA, Esmaeil SA. Preconception care for diabetic women for improving maternal and fetal outcomes: a systematic review and meta-analysis. *BMC Pregnancy Childbirth*. 2010;10:63; Wahabi HA, Alzeidan RA, Esmaeil SA. Pre-pregnancy care for women with pre-gestational diabetes mellitus: a systematic review and meta-analysis. *BMC Public Health*. 2012;12:792; figure from Botto LD. Epidemiology and prevention of congenital heart defects. In: Muenke M, Kruszka PS, Sable CA, Belmont JW, eds. *Congenital Heart Disease: Molecular Genetics, Principles of Diagnosis and Treatment*: S. Karger AG, Basel, 2015.）

相关，这使得这些病例可能适合一级预防。

作为一组疾病，单基因病（如 Noonan 综合征、Alagille 综合征、CHARGE 综合征）可能占病例的很小一部分。然而，最近使用整个外显子组/基因组测序的研究表明，原位突变和新的拷贝数变异比以前所认识的作用更大。在这些最初的研究中，有人认为原位突变可能占 10%[306,307]，而拷贝数变异可能占 5%[308]。如果这些初步估计得到确认，由于（强）遗传因素（包括染色体异常）导致的病例比例可能至少为 30%。目前尚不清楚的是，"较弱"的基因位点能够在多大程度上导致疾病风险，特别是可以通过预防性干预来调整遗传 - 环境交互作用。

1. 估计可以预防多少病例数

考虑到现在可调整的风险因素，有可能估计人群中归因于这些因素的病例数，流行病学术语称为病因部分或人群归因分值。这个指标在制订预防策略时非常有用：当计算得当[309]，人群归因分值可以被看作是随风险因素逐渐减少而预防多少病例发生的估计。该指标还有助于比较同一人群中不同风险因素的潜在影响。当然，这些估计对于因果关系证据强的程度上是有意义的。

一个关键概念是人群归因分值是一个函数，数学上确定的，不仅是疾病的相对风险，而且也是人群中风险因素频率的函数。各国之间的风险因素可能会有所不同[310]，而几个风险因素在某个国家有可能相当普遍（图 2-16）。

由于不同人群中风险因素的频率（例如吸烟率、肥胖）各不相同，其相关的人群归因分值也会不同：后者因此成为当地指标，并可能导致不同国家的预防优先事项不同。这种对暴露率的依赖（不仅是相对风险）强调了风险因素监测的重要性，追踪人群随时间的暴露率，这种风险因素监测项目的例子包括美国的 PRAMS[311] 和 WHO STEPS 方案[312]。出于类似的原因，即使是"弱"的风险因素（例如相对危险度为 2 或更低），如果足够普遍的话，也会在人群中出现许多病例，例如吸烟或肥胖与心脏缺陷的相对风险较小有关[1,3]。然而，在一些地区，它们如此普遍以至于比强度更大的风险因素（如果强度仅仅基于相对风险进行测量）出现更多比例的病例，如果后者发生在极少数育龄女性中。每个可预防的病例都很重要：对病因分值的估计有助于为与特定风险因素干预成本相关的潜在收益提供背景。

2. 影响最大化

一旦有证据进行干预，且风险因素被定性、量化并置于目标人群的背景下（例如估计人群归因分值），则通常会面临预防实施的多种选择。健康影响金字塔[313] 为干预措施的战略性整合提供了一个有用的框架，其中具体目标是对处于危险中的人群（通常是育龄女性）进行最大渗透。

该框架强调两个关键概念。为了获得最大的影响力，即使解决单一风险因素也往往需要多种综合干预措施；而这些干预措施在人群覆盖率和

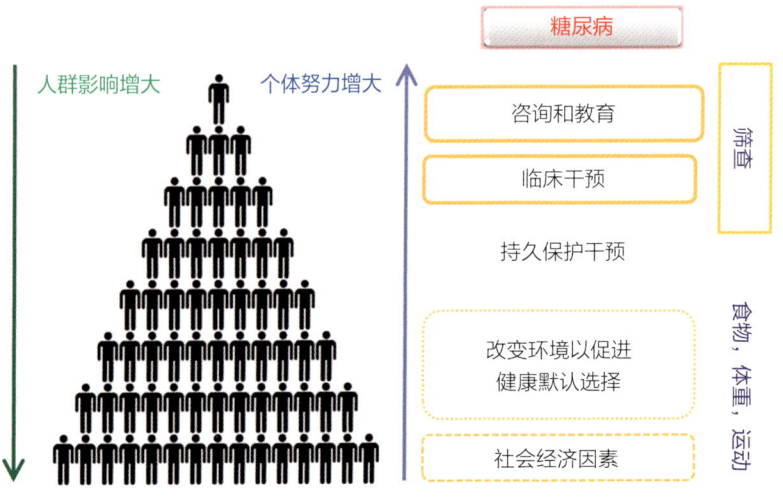

◀图 2-16 健康影响金字塔：综合干预措施以降低糖尿病相关的先天性心脏缺陷和其他不良胎儿和母亲后果的风险

可持续性方面最为有效，需要的个人努力就越少。例如为了增加人群每日摄入叶酸，食品强化（如果可行）通常比进行日常使用药丸的教育和咨询更有效、可持续性及高性价比。为了说明这些概念，我们简要说明两个例子：孕产妇糖尿病和多种维生素的使用。

3. 案例研究：孕产妇糖尿病

正如所讨论的，孕产妇糖尿病是先天性心脏缺陷以及母体不良影响的已知强风险因素。证据是强有力、被定性和量化的，在评论和 Meta 分析中已经对几种类型的心脏缺陷进行了相对风险估计。随着代谢调控恶化风险会增加[314]，相反，孕前保健的目的是在受孕前重新建立代谢调控，显著降低出生缺陷以及其他胎儿和婴儿不良后果的风险[315,316]（图 2-17）。

就"暴露频率"而言，母亲妊娠前糖尿病在几个国家的育龄女性中相当普遍（美国为 2%，在其他一些国家更高）并且逐步在增加。重要心脏缺陷的人群归因分值可能很大，重要心脏缺陷的相对风险为 4，人群归因分值将从 3% 增加到 15%，同时孕前糖尿病的发生率从 1% 增加到 6%。因此，母亲糖尿病是一级预防的主要目标，具有超越先天性心脏缺陷的潜在优势。

将健康影响金字塔框架应用于糖尿病（图 2-13）强调了干预全部接触风险人群的机遇和挑战。

临床干预措施，包括糖尿病筛查、咨询和干预措施是有效的；然而，它们也是昂贵并精细的，

需要女性和医疗服务提供者付出相当大的努力。因此，他们只能管理到一部分风险人群，通常是较富裕和受过教育的人群；覆盖面不完整，存在医疗差距风险。通过影响健康更广泛的社会和经济决定因素、进行食物选择、保持最佳体重和适当体力活动、额外的干预措施可以帮助提高人群覆盖率。这些干预措施需要广泛的政策和教育举措，例如投资学校（教育、食品计划、运动）和工作（鼓励体力活动、控制体重和筛查）。随时间累积，总体影响可能是重大且持久的，但需要齐心协力投资政策和法律。

4. 案例研究：叶酸/多种维生素

正如前面所讨论的，证据是建议性的，但不确定叶酸或维生素补充剂是否可以预防先天性心脏缺陷。对多种维生素补充剂的潜在影响进行量化和定性比糖尿病更具挑战性，因为数据较少且证据不一致。假设多种维生素的使用后圆锥动脉干和心脏间隔缺陷的相对风险为 0.5（心脏风险降低 50%）（图 2-12），则未使用药物相关的相对风险为 2（0.5 的倒数）。在许多人群中（美国和荷兰是两个特殊的例外），很少有女性在受孕前服用多种维生素补充剂。潜在影响可能是显著的，若人群中一半女性每天服用（而一半不服用），估计未服用女性相关的归因分值为 33%（表 2-7），在人群中约 1/3 的心脏缺陷因为未使用补充剂，并且通过使用多种维生素可以进行预防。健康影响金字塔框架强调了综合补充和强化营养的好处（图

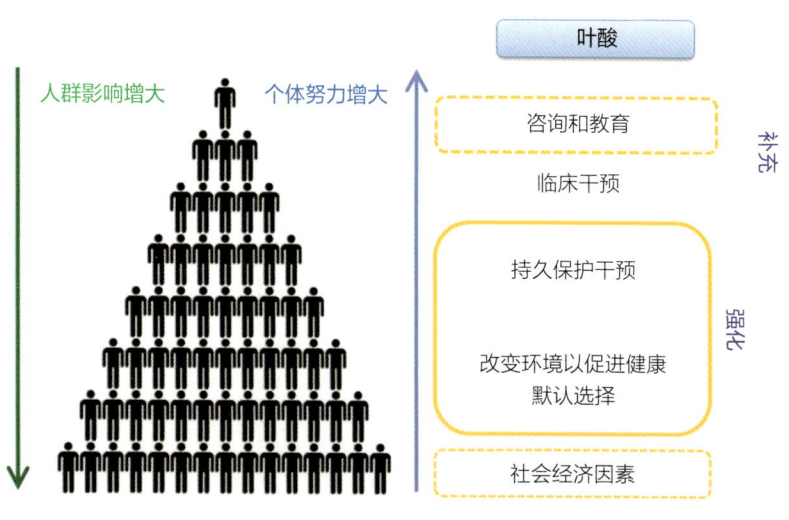

◀图 2-17 健康影响金字塔：增加和维持人群中围孕期多种维生素/叶酸补充剂使用的干预措施

2-12）。

由咨询和教育推动的补充疗法是有效的，但需要持续的努力，并且通常（像其他许多教育活动一样）只是一部分人群。日常食物等的强化营养措施，就公众或提供者而言很少或根本不需要个人付出，是持久的（一旦强化到位，维护简单且便宜），并提供"健康的默认选择"。其他干预措施可能包括健康饮食（包括富含叶酸食物）的教育，特别是在风险较高的人群中。

（四）三位一体：健康的心、健康的孩子和健康的父母

并非所有导致心脏缺陷的原因都已知。然而，目前的证据水平已经足以支持一些建议和干预措施。先天性心脏缺陷的一级预防与孕前保健大部分融合在一起：提供"一体化"干预措施，如糖尿病筛查、戒烟、青春期健康倡导、叶酸补充等，以解决全球风险因素，这是一种有效获取更大范围的潜在利益的方法。准备和提供这些方案需要加强许多临床和公共卫生组织之间的合作，以长时间维持一级预防并推广到整个人群（表2-7）。

例如，如果仅仅根据其特定的相对风险来判断，吸烟可能是与先天性心脏缺陷相关的相对较小的问题。然而，由于许多国家的吸烟率很高，并且由于其对妇幼保健的许多方面产生了重大影响，因此它在干预措施的核心组合中占有一席之地。同样，叶酸补充和强化营养在预防先天性心脏缺陷方面尚未证实其有效性，然而叶酸是神经管缺陷确定的保护因子，尤其是多种维生素补充剂可能会降低心脏圆锥动脉干和心间隔缺陷的风险。

孕前保健有许多方面，并在大量推荐中明确提出[303]。对于心脏缺陷，以下一系列推荐提供了某些指导，与一级预防和促进胎儿和孕妇健康的更广泛目标保持一致（表2-8）。

这些推荐很简单，但并不容易。为达到预防的目的，这些推荐不仅需要个人的努力（教育和咨询），还需要适当的政策和法律（例如免疫接种、强化营养、吸烟法）。从公共卫生角度来看，重要的是要有跟踪过程和结果的方法，即一个监测系统，来提供可靠和持续的关于干预措施、危险因素率和健康结果的信息。

五、结论

先天性心脏缺陷是常见、代价昂贵和危险的出生缺陷，因为预防滞后所以该疾病的影响比预期的更严重。近几十年来，诊断和护理取得了实质性的进步，更多的婴儿现在可以期待更长久、更美好的生活。尽管如此，世界的大部分地区仍未受到这些改善的影响。

预防注定将成为提高生存率，减少先天性心脏缺陷对个人、社会影响的又一有力工具。但预防工作需要更多的研究投入，寻找新的原因、实施、减少已知的原因。已知的遗传和环境因素仍然占少数先天性心脏病的病例。遗传-环境交互作用通常被认为是大部分剩余病例的原因，一些环境和物质因素已被充分表征，这些应该成为综合预防干预的目标。孕产妇慢性病、免疫接种、药物治疗和营养似乎是潜在影响最大的目标，不仅可以预防先天性心脏病，还可以预防许多其他胎儿和母亲的不良后果。

由于胚胎心脏发育的早期阶段，预防的基础是孕前保健，这是促进终身健康并解决多种危险因素的综合干预措施。有效实施这些干预措施不仅需要个人教育和临床干预，还需要长期的基于人群的方法，以解决更深层次的社会和经济的健康决定因素。尽管挑战巨大，但从健康、财富和生活方面来说，证据是可以获得，且其益处是相当巨大的。

表 2-7 一级预防中基于证据和潜在作用水平特征化先天性心脏缺陷的选择性危险因素

因素	证据强度	相对风险预计值（RR）	女性中暴露频率（FEP）	潜在归因分数（%）	心脏以外的预防获益
糖尿病（孕前）	确定	+++	常见，且在上升	7%～15% 或更高 RR=4 和 FEP=2.5%～6%	确定：其他出生缺陷，早产和其他不良妊娠结局，目前健康
	多种类型	4～10	2%～6%		
特定药物	确定	++	有所不同，但常见	3% RR=4 和 FEP=1%～3%	确定：神经管缺陷和口裂（丙戊酸），维 A 酸，多种出生缺陷
	多种类型	2～5 或更多			
未控制的苯丙酮尿症	确定	+++	罕见	0.5%	确定：智能迟缓，头小畸形
	LVOTO	约 6	< 0.01%		
未使用叶酸和多种维生素	可能	+	非常常见	33% RR=2 和 FEP=50%	确定：保护 50%～70% 神经管缺陷和可能的其他出生缺陷
	隔缺陷，圆锥动脉干	约 2	50%～> 90%		
发热 / 流感	可能	+	6%～10%	4% RR=2 和 FEP=6%	可能 / 确定：神经管缺陷，其他不良结局
	隔缺陷，RVOTO	约 2			
吸烟	可能	+	不同，但常见	10% RR=2 和 FEP=11%	确定：口裂，低出生体重，宫内发育迟缓，婴儿死亡；母亲健康
	隔缺陷	约 2	10%～15% 或更高		
肥胖	可能	+	常见，且在上升	4%～6% RR=1.2 和 FEP=20%～30%	可能：神经管缺陷 确定：母亲健康，糖尿病
	多种类型	约 1.5	20%～30%		

RR. 比值比；FEP. 人群暴露频率；LVOTO. 左心室流出道梗阻；RVOTO. 右心室流出道梗阻

表 2-8 促进健康，减少风险：一级预防和提升孕前健康 7 步骤

行 动	评 论
1. 每天服用含叶酸的多种维生素片	叶酸，400μg（0.4mg）或更多避免高剂量维生素 A（> 10 000U）
2. 促进健康生活和习惯	健康体重，体育活动，营养；孕前及胎儿早期保健
3. 筛查或治疗慢性疾病	糖尿病（未被认识），癫痫，苯丙酮尿症
4. 筛查 / 停止抽烟喝酒	二手烟也一样
5. 筛查 / 评估药物使用	抗癫痫药物，维 A 酸。咨询医师或致畸物信息组织（OTIS/ENTIS）
6. 避免近距离接触生病个体，特别是发热性疾病	按时免疫接种，包括风疹；尽早治疗高热
7. 避免暴露于重金属、除草剂、杀虫剂和有机溶剂	在工作场所和家庭，自己或配偶

第 3 章
先天性心脏病的遗传因素
Genetic Aspects of Congenital Heart Defects

Elizabeth Goldmuntz　Melissa L. Crenshaw　著
唐秋雨　译

自本书原版面世，先天性心脏病（congenital heart defects，CHD）患儿的药物及手术治疗管理不断进步，大多数心脏病患者现已存活至成年期。同时基因技术以惊人的速度提供了前所未有的大量数据，尽管有待解释和理解，但明显增加了疾病得以诊断、管理和研究的机会。随着这些进展，新的问题如临床结果差异性、长期生存率、胎儿干预和复发风险等出现了。虽然临床管理的差异影响临床结果和生存，但有证据表明，这些畸形的病因学基础也影响结局[1-7]。这些观察结果突出了解先天性心脏病病因的重要性，从而可以研究出新的干预和预防措施。

环境因素、遗传因素和随机因素共同影响先天性心脏病的病因（表 3-1）[8,9]，关于环境风险因素和致畸诱发物的详细讨论见第 2 章，遗传影响的证据来自多个观察。首先，特定类型的先天性心脏病常见于特定的染色体异常，例如房室隔缺损最常见于 21 三体综合征患者，21 三体综合征患者常有房室隔缺损。其次，类似的先天性心脏病可能发生在同一个家族的多个成员中，这提示了该疾病的遗传基础。最近的研究表明，某些特定的先天性心脏病亚型如左心系统病变[10-13]具有特别高的遗传度（意味着病因的高遗传性）。最后，流行病学研究表明，只要有一名先天性心脏病成员，其家庭先天性心脏病的发生率和复发风险就增加[14-17]。

鉴于历史上严重类型的先天性心脏病与低生殖健康相关联，有可能有证据表明，一部分先天性心脏病是由新的有害遗传突变造成的，而这些突变并不连续存在于普通人群中[18]。然而证据还表明，先天性心脏病是由复杂的遗传和环境相互作用造成的，而不是单个基因突变或简单的孟德尔遗传。例如，尽管绝大多数唐氏综合征患者有完整的 3 条 21 号染色体，但只有 40%～50% 的患者患有先天性心脏病。与一致出现智力障碍相反，先天性心脏病出现较少，这种现象表明即使存在主要染色体改变的情况下，其他遗传和（或）环境因素也会发生先天性心脏病的风险。同样，与一般人群相比，出现一个无症状先天性心脏病孩子的父母生育第二个先天性心脏病儿童的风险增加，但复发风险显著低于简单的孟德尔遗传所预测的风险。

先天性心脏病的异质性病因使其更加难以理解这些疾病的基础。例如，已知几种不同的遗传改变与法洛四联症相关，包括 21 三体综合征、22q11.2 缺失和 JAG1 突变（仅列出几种）（表 3-1；见下文：特定先天性心脏病遗传学）。法洛四联症在其他许多遗传综合征中被发现，并可能与母亲暴露于维 A 酸和苯丙酮尿症有关[19]。因此，定义特定先天性心脏病的病因并确定影响临床结果的基因改变是具有挑战性的。

值得注意的是研究者已经开始揭示这些疾病的遗传基础。1968 年本书第一版介绍了 15 种遗传综合征和病症，包括贮积症（加州大学洛杉矶分校哈博医学中心 George Emmanouilides 博士的个人信件）。50 多年后，本章列出了至少 50 种最

表 3-1　导致先天性心脏缺陷的机制

病　因	病例：法洛四联症患者 (TOF)
● 染色体变化	
- 染色体数目变化	18 或 21 三体综合征
- 染色体易位	1p36 和其他染色体易位
- 染色体片段缺失	5p 或 22q11.2 片段缺失
- 染色体片段重复	部分 8q 三体综合征
● 单基因或基因对异常	
- 孤立性先天性心脏缺陷	法洛四联症新生儿，其母亲在儿童期行法洛四联症修补术，姐姐有对位不良型室间隔缺损（可能是常染色体显性遗传）
- 与综合征相关	Alagille 综合征中 *JAG1* 突变
● 线粒体缺陷	未知
● 环境暴露	胎儿发现有法洛四联症，母亲有苯丙酮尿症
● 多因性病因（遗传/环境交互作用）	心脏异位儿童出现法洛四联症
● 随机事件	孤立性法洛四联症

常见或特殊的畸形综合征，以先天性心脏病和相同病因为特征。随深入研究，具有确定先天性心脏病遗传原因的儿童数量将会增加。这些信息应该有助于医生更为准确地为家属提供有关复发风险和临床结果的咨询，并希望能够产生新的医学治疗以改善临床结果。由于持续快速进展，因此医护人员需要对此领域有深入的了解，以期待对临床医学的影响。本章综述先天性心脏病的遗传基础，通过提供充分的基本概念为读者提供一致的背景，并在真实的临床和教育环境中保留实用的"现成"手册。先天性心脏病术语是指心内结构和主要血管的发育改变，可与心血管畸形或先天性心脏病术语互换。其他章节讨论心肌病和心律失常的遗传基础，这两者都可能与一种先天性心脏病有关。本章除了列出所有与每种先天性心脏病可能相关的遗传综合征之外，还将提供一种替代方法来考虑先天性心脏病的遗传原因，帮助读者理解并预测这一领域的未来发展。此外，表 3-2 至表 3-4 总结了日益增多的综合征，这些综合征可能与任何类型的先天性心脏病常见表现密切相关，或是与特异的先天性心脏病相关的罕见综合征。本章最后提出了先天性心脏病儿童遗传评估的建议指南。

一、方法和机制

（一）基因检测

在很大程度上，鉴定与疾病相关的新型遗传异常是由越来越敏感的基因改变检测方法所推动的。用于检测人类基因组结构变异的技术[150]已经从微观分析发展到基因组分析，引起了临床医生和研究人员的兴趣。染色体分析的最初时代，核型显示 23 对人类染色体，并检测到染色体数目的变化（如 21 三体综合征）或染色体结构的巨大变化，如易位（两个染色体之间片段交换）。随后通过新的"条带"方法检测到诸如染色体片段的可见缺失或重复等较小变化，例如吉姆萨染色，可出现每条染色体的特征性暗带和亮带。最近，荧光原位杂交（fluorescence in situ hybridization，FISH）、多重连接依赖性探针扩增（multiplex ligation-dependent probe amplification，MLPA）和微阵列技术已被用于检测染色体片段的微缺失和重复，这些改变在标准甚至高分辨核型技术下也不能识别。可以使用各种技术来检测单个基因的遗传密码中与疾病有关的突变或改变。

因此，染色体数目的变化（如 21 三体综合征或 Turner 综合征）是首先发现的先天性心脏病遗传病因之一。随后出现了新的条带技术，然后是 FISH、MLPA 和现在的微阵列技术，从而确认了诸如 22q11.2 缺失或 William 综合征等缺失综合征。微阵列技术的出现让越来越多的缺失和重复综合征得以诊断，例如 1p36 缺失和 8p23 缺失综合征（表 3-2）[151,152]。鉴于微阵列能够调查整个基因组区域性染色体不平衡的变化，该技术已成为许多机构和中心的首选测试[153]。

表 3-2 与先天性心脏缺陷相关的染色体异常综合征

症状	参考文献	基因[b]	OMIM 编号	总体（%）	先天性心脏缺陷频率[a] 特殊或常见的类型	特殊表型[c]
染色体数目改变						
13 三体综合征	[20-22]			50～80	• 圆锥型动脉干：DORV、TOF • VSD • ASD • PDA • AVSD • 多瓣膜发育不良	• 多指（趾） • 唇腭裂 • 中枢神经系统异常：前脑无裂畸形 • 肾脏、泌尿生殖系统异常 • 小眼 • 头皮皮肤发育不全
18 三体综合征	[20,21,23-26]			95	• 多瓣膜发育不良 • 圆锥隔心室型 VSD • TOF • DORV • AVSD	• 手指过曲 • 摇椅足 • 后颅窝中枢神经系统异常 • 面部小特征 • 肾脏、泌尿生殖系统异常
Down 综合征（21 三体综合征最常见）	[27-29]		190685	40	• AVSD 缺陷：完全性 AVSD、原发孔 ASD • VSD，所有类型 • 继发孔 ASD • PDA • TOF	• 胃肠道异常 • 内分泌异常 • 第五指弯曲 • 小脑畸形 • 类白血病反应
Turner 综合征（45,X 最常见）	[30-38]			25	• LVOTO CHD：BAV+/-AS（V）、缩窄、二尖瓣异常、MVP • PAPVC，LSVC • 主动脉扩张，剥离 • 高血压 • QT 间期延长	• 马蹄肾 • 第四掌骨短小 • 颈蹼 • 淋巴水肿 • 不孕不育 • 身材矮小 • 色素痣，瘢痕 • 甲状腺功能低下
染色体缺失或重复						
1p36 缺失	[39-42]	*PRDM16*	607872	35	• 混杂性 CHD • TOF/PA • PDA • Ebstein 畸形 • DCM，致密不全	• 肥胖 • 唇/腭裂 • 癫痫 • 听力障碍 • 短指症

（续表）

症　状	参考文献	基因[b]	OMIM编号	总体（%）	先天性心脏缺陷频率[a] 特殊或常见的类型	特殊表型[c]
3p25 缺失	[43-46]			33	• 原发孔 ASD • AVSD • 混杂性先天性心脏病	• 上睑下垂 • 耳朵异常 • 听力障碍 • 轴后多指（趾） • 先天性甲状腺功能性低下
3q 重复	[47,48]			75	• 混杂性先天性心脏病	• 颅缝早闭 • 短颈 • 泌尿生殖系统畸形 • 腭裂 • 第五指弯曲
4p16 缺失	[49]	WHSC1 WHSC2	194190	30～50	• 继发孔 ASD • PS（V） • VSD	• 耳异常 • 唇腭裂 • 泌尿生殖系统异常 • 癫痫发作 • 听力损失
4qter 缺失	[50,51]			40	• RVOTO • PS	• 异常耳郭 • 腭裂 • Pierre-Robin 序列 • 第五指指甲变细，变尖/重复
5p15 缺失	[52]		123450	20	• 混杂性先天性心脏病 • VSD • PDA • TOF	• 猫叫综合征 • 唇腭裂 • 耳异常 • 耳前标记
7p13 缺失 Williams 综合征	[53]	ELN1	194050	75[d]	• SVAS +/–AS（V） • SVPS • PS • PPS • 缩窄 • 冠状动脉狭窄	• 钙含量异常 • 牙齿缺失 • 行为及人格特异质
8p23 缺失	[54-58]	GATA4	600576	65～80	• PS • 继发孔 ASD • AVSD • VSD • 左心室致密不全	• 泌尿生殖系统异常 • 耳异常 • 小手畸形 • 膈疝
8q 重复 （8 重组）	[59,60]		179613	45	• 圆锥型动脉干 　- TOF 　- DORV 　- 动脉共干	• 小指缩短 • 高血压 • 多毛
9p 缺失	[61,62]		158170	35	• 混杂性先天性心脏病	• 三角头畸形 • 额外弯曲折痕 • 高血压 • 耳畸形 • 生殖器异常

（续表）

症状	参考文献	基因[b]	OMIM 编号	总体（%）	先天性心脏缺陷频率[a] 特殊或常见的类型	特殊表型[c]
10p 缺失	[63,64]		601362	50	• VSD +/– ASD • PDA	• 轻微手/脚异常 • 听力损失 • 肾异常 • 双基因表型
11q23 缺失 Jacobsen 综合征	[65]		147791	55	• VSD • LVOTO • 混杂性先天性心脏病	• 血小板减少或血小板异常 • 隐睾 • 肾异常
17p11.2 缺失 Smith–Magenis 综合征	[66,67]	RAI1	182290	10	• 混杂性先天性心脏病	• 短头畸形 • 攻击性、自残行为 • 睡眠障碍 • 眼、耳畸形
18q 缺失	[68-71]		601808	15~30	• PS • ASD • VSD • Ebstein 畸形	• 乳头间距增宽 • 腭裂 • 泌尿生殖系统异常 • 耳道闭锁 • 脑髓鞘发育障碍
22p 四体性 猫眼综合征	[72]		115470	50	• TAVPC • PAPVC • 混杂性先天性心脏病	• 直肠异常 • 眼缺损 • 耳郭前窝/副耳 • 泌尿生殖系统异常
11; 22 易位	[73,74]		609029	60	• ASD • VSD • PDA • LSVC	• 耳郭前窝/副耳 • 腭裂 • 生殖器异常

22q11.2 缺失
DiGeorge 序列心瓣面综合征
面部异常综合征
	[75–79]	TBX1
		CRKL
		ERK2
			602054
			602007
			176948
			192430
				75~85	• 圆锥型动脉干缺陷：
					  – IAA B 型
					  – 动脉共干
					  – TOF
					• 圆锥隔心室型 VSD
					• 主动脉弓异常
						• 腭裂
						• 低钙血症
						• T 细胞功能障碍
						• 喂养和言语障碍
						• 精神异常

a. 频率数字四舍五入，若在文章中没有特别说明，数据则是独立计算的，先天性心脏"缺陷"不包括瓣膜反流、卵圆孔未闭、不明杂音、发绀或心脏病，但包括一些症状特异性的非结构异常

b. 列出的基因对应至疾病位点，并与该综合征的心血管特征特别相关，尽管染色体区域的其他基因也可能与该综合征相关

c. 大多数综合征都有生长迟缓，以及一定程度的发育迟缓/智力低下和面部畸形特征，这些特征可以在一般遗传学参考文献 [80,81] 中进行回顾

d. 频率反映分子确认的情况

ASD. 房间隔缺损；AS（V）. 主动脉狭窄（瓣膜特异性）；AVSD. 房室隔缺损；BAV. 主动脉瓣双叶；枢神经系统；DCM. 扩张型心肌病；DORV. 右室双出口；IAA, A/B. 主动脉弓中断 A 或 B 型；LSVC. 左上腔静脉；LVOTO. 左室流出道阻；MVP. 二尖瓣脱垂；OMIM. 人类孟德尔遗传在线；PA. 肺动脉闭锁；PAPVC. 部分性肺静脉连接异常；PDA. 动脉导管未闭；（P）PS.（周围）肺动脉狭窄；PS（V）. 肺动脉狭窄（瓣膜特异性）；RVOTO. 右室流出道阻；TAVPC. 完全性肺静脉连接异常；TOF. 法洛四联症；VSD. 室间隔缺损

越来越多的自动化突变检测和基因测序技术可以识别单基因疾病（如 Holt-Oram 或 Alagille 综合征）中的相关突变，以及一系列以表型和疾病基因为特征的疾病（如 RAS 病）相关突变。全外显子和全基因组测序的出现增大了诊断儿童和家族的主要症状性心脏病的能力，虽然致病基因仍然未知。应用基因测序鉴定疾病相关突变的能力日益增强，这使得可以在患者个体或家属中进行额外的临床基因检测。

（二）调查方法

研究人员使用多种反映分子遗传技术进展的方法来鉴定先天性心脏病的遗传原因。从历史上看，核型一致性染色体改变的鉴定侧重于研究者寻找该疾病的遗传基础。例如，5%～10%的 Alagille 综合征患者最初注意到 20 号染色体"p"（短臂）缺失（见 Alagille 综合征）。该观察提示其他 Alagille 综合征患者可能具有该区域的亚显微变化或基因突变。进一步调查发现致病基因突变 JA 与 20p 区域对应，从而确定 JAG1 作为 Alagille 综合征的一个疾病基因[154,155]。

或者，具有多个患病成员的大家族进行参数连锁分析将疾病基因对应到染色体位置或基因座。信息化连锁分析可以鉴定 Marfan、Holt-Oram 和 Noonan 综合征中的致病基因，以及房间隔缺损并房室传导阻滞（NKX2.5）的家族病例（参见单基因疾病）。一旦定义了疾病基因座，人类基因组计划就大大简化并加速了疾病基因的鉴定。

上述用于鉴定疾病相关基因的策略受限于相对罕见的先天性心脏病大家族或复发性染色体改变。然而，新兴的染色体微阵列技术已经鉴定出越来越多的以前未被识别的亚微观染色体缺失和重复，从而定义了新的遗传综合征和疾病基因，并在一定程度上详述如下（表 3-2）[151-153,156]。事实上，与对照组相比，这些研究还发现先天性心脏病病例的罕见拷贝数变异（copy number variants, CNV）增加，尽管先天性心脏病人群中发现的复发性拷贝数变异的数量仍然很小，并且这种发现的临床应用仍有待全面界定[157-163]。

整个外显子组测序的出现也阐明了散发性先天性心脏病的基因结构。具有罕见综合征孟德尔异常病例的全外显子组测序已经快速帮助识别特定的疾病相关基因，例如 Kabuki 综合征患者的 MLL2 突变[97]。与对照组相比，对于患有严重先天性心脏病的散发性病例进行大规模全外显子组测序发现，发育中的心脏基因功能性有害突变高水平表达[18]。这项研究表明，约有 10% 的严重先天性心脏病病例存在有害、潜在的突变，这可能部分解释了他们的病因。进一步研究表明，一些与疾病有关的基因参与染色质重塑活动，暗示了一种新的病因学发展途径[18]。

正如所指出的，越来越明显的是大部分先天性心脏病起源复杂，是患者或家庭的遗传和环境风险因素的综合结果[8,9,15]。迄今为止的研究表明，与任何一种病变相关的基因数量存在明显的遗传异质性，并且广泛鉴定从整个染色体到单个核苷酸变化的遗传改变。常见的和（或）罕见的和（或）新的变异，无论它们单一核苷酸变异的程度如何（缺失或重复），如果证实为疾病风险，都是目前存在争议和需要更多研究的课题。

二、继承模式和家族风险

对于患者或其亲属评估再发风险（受影响的父母有患病的孩子或未受影响的父母可能出生第二个患儿）是一项持续的挑战[164]。从历史上看，不同的研究设计，不同的先天性心脏病分类方案，不同的诊断方式和不断发展的诊断方法使得对比研究困难，难以对结果充满信心。大多数先天性心脏病病例被认为是偶发的。总体而言，一个受影响的兄弟姐妹或父母出现所有类型先天性心脏病的低复发风险均为 2%～4%[165-168]。研究表明，如果不止一个兄弟姐妹受到影响，复发风险会增加[15]，尽管目前还不清楚受影响的母亲是否比受影响的父亲具有更大的风险[169,170]。一个家庭内的复发性先天性心脏病通常是一致的，或起源同一类缺陷[168]。

这些研究数据是有价值的，但必须谨慎使用。早期的研究没有考虑最近描述的孟德尔综合征和先天性心脏病染色体病因，这些因素影响整体复发率。此外，几乎所有类型先天性心脏病的家族性病例都被观察到各种遗传模式，包括常染色体显性遗传、常染色体隐性遗传、X连锁遗传或复杂的非孟德尔遗传模式等。观察到的遗传模式极大地影响了任何一个家庭的复发风险，并且必须考虑进行咨询。

作为复发风险分析的替代方法，Baltimore-Washington婴儿研究计算了先天性心脏病先期发生率（出生时已受影响的亲属数量）[14]。研究表明家族性疾病在增加，尤其是左侧先天性心脏病。左侧阻塞性缺陷也是最近几项大型家庭研究的主题。超声心动图在先证者一级亲属中进行，以补充广泛家系分析，并更好地评估每个家族中先天性心脏病的发生。这些报道发现，左侧先天性心脏病患者的一级亲属中有8%~19%的先天性心脏病病变几乎是一致的，表明左侧先天性心脏病通常是由遗传基因异常引起的[10-13]。值得注意的是，先证者表现左心发育不良综合征（19.3%）和主动脉缩窄（9.4%）的一级亲属先天性心脏病的发生率高于完全性大动脉转位先证者（2.7%）的一级亲属[12]。最近，一些研究证实了左侧病变的高遗传度，而且显示遗传异质性，证据是在某些家系中可能的常染色体显性遗传[10,13,171-173]。还没有阐述其他类型或级别先天性心脏病遗传性的研究来提供类似的数据。

总的来说，这些发现表明，在不同类型及不同家族的先天性心脏病患者中，先期发生率和复发率可能会有所不同。因此，不是单独使用基于人群的经验数据，针对个体家庭的复发风险进行咨询需要考虑多种因素，包括先天性心脏病的特定类型、额外受影响家族成员的存在以及是否存在已知的遗传或综合征风险因素。

三、遗传综合征

遗传综合征被定义为由基因改变引起的一致性畸形模式。畸形综合征由多种结构性缺陷组成，这些缺陷被认为是由单一原因引起的，即使疑似病因尚未确定[80]。原因可能包括基因改变、染色体数目的变化、染色体间的易位、特定染色体区域的缺失或重复，或单基因缺陷，或可能涉及致畸诱发物（表3-1）。最常见的遗传综合征将在下面的章节中描述，按相关遗传改变的类型组织，描述了每种综合征的遗传基础、临床和心脏表型、诊断检验、自然史和人口频率。更广泛的综合征可参考表3-2至表3-4。除本章总结的常见病症外，还有一个不断扩大的与先天性心脏病相关的染色体区域纲要，这些纲要已从细胞遗传可见的畸变[174,175]演变

表3-3 与先天性心脏缺陷有关的单基因异常

症 状	参考文献	基 因	OMIM编号	总体（%）	先天性心脏缺陷频率[a] 特殊或最常见类型	特殊表型[b]
常染色体显性遗传						
Alagille综合征	[82,83]	JAG1 NOTCH2	118450 600275	90[c]	● PPS, PS（V） ● TOF+/−PA ● ASD ● VSD ● 缩窄	● 胆管缺乏 ● 慢性胆汁淤积 ● 蝴蝶椎 ● 后胚胎环
Cardiofaciocutaneous综合征	[84–86]	BRAF MAP2K1 MAP2K2 KRAS	115150	75[c]	● PS（V） ● 继发孔ASD ● 其他瓣膜发育不良 ● HCM	● 稀疏、卷发 ● 低耳位 ● 角化过度
Char综合征	[87,88]	TFAP2β	169100	20~70	● PDA ● 肌性VSD	● 第五指异常 ● 多乳头症

（续表）

症 状	参考文献	基 因	OMIM 编号	总体（%）	先天性心脏缺陷频率[a] 特殊或最常见类型	特殊表型[b]
CHARGE 综合征	[89,90]	CHD7 SEMA3E	214800	90[c]	● 圆锥动脉干畸形：TOF、DORV+/− AVSD ● 主动脉弓畸形 ● 混杂性先天性心脏病	● 眼缺损 ● 鼻后孔闭锁 ● 生殖器异常 ● 耳畸形 ● 面部不对称 ● 唇/腭裂
Cornelia de Lange 综合征	[91–93]	NIPBL SMC1A SMC3 RAD21	122470 30040	25	● VSD ● ASD ● PS ● HCM	● 上肢缺陷 ● 胃肠道畸形
Costello 畸形	[94]	HRAS	218040	85[c]	● PS（V）其他瓣膜发育不良 ● HCM ● 房性心动过速 ● 主动脉扩张	● 皮肤/关节松弛 ● 毛发细/卷 ● 尺骨偏斜 ● 乳头状瘤 ● 脊柱侧弯，鸡胸
Holt–Oram 综合征	[95,96]	TBX5	142900	75[c]	● ASD ● VSD ● PAPVR ● 混杂性先天性心脏病 ● 传导异常	● 上肢畸形
Kabuki 综合征	[97–100]	MLL2 KDM6A	147920	45～55	● ASD ● VSD ● LVOTO ● CHD：BAV、缩窄、HLHS	● 睑裂长 ● 唇/腭裂 ● 骨骼畸形
多发性神经纤维瘤	[101,102]	NF1	162200	2	● PS（V） ● AS（V） ● 缩窄 ● HCM	● 咖啡牛奶斑 ● 视神经胶质瘤 ● 脊柱侧凸 ● 假关节 ● 神经纤维瘤
Noonan 综合征	[103–110]	PTPN11 KRAS SOS1 RAF1 NRAS BRAF SHOC2 RIT1 CBL KAT6B	163950	85[c]	● PS（V） ● ASD ● AVSD，部分性 ● 缩窄 ● HCM	● 短小、颈蹼 ● 盾状胸 ● 隐睾

(续　表)

症　状	参考文献	基　因	OMIM 编号	总体（%）	先天性心脏缺陷频率[a] 特殊或最常见类型	特殊表型[b]
Noonan 综合征伴多发雀斑（LEOPARD 综合征）	[108,111,112]	*PTPN11* *RAF1* *BRAF*	163950	70~100	• PS（V） • HCM • 传导缺陷	• 咖啡牛奶斑 • 雀斑 • 耳聋 • 耳朵畸形
Rubenstein-Taybi 综合征	[113,114]	*CREBBP* *EP300*	180849	40	• PDA • ASD • VSD • 缩窄 • HLHS	• 宽拇 • 巨趾
Townes-Brocks 综合征	[115]	*SALL1*	107480	25[c]	• 动脉共干 • TOF • ASD • VSD	• 拇指畸形 • 耳朵畸形 • 肛门闭锁
常染色体隐性遗传						
Ellis-van Creveld 综合征	[116-118]	*EVC* *EVC2*	225500 607261	70	• AVSD 缺陷：共同心房、原发孔 ASD、完全性 AVSD • 继发孔 ASD	• 肢体短小 • 多指趾畸形甲 • 发育不良 • 牙齿畸形
Keutel 综合征	[119,120]	*MGP*	245150	70	• PS • PPS	• 短指 • 混合听力障碍 • 软骨钙化
McKusick-Kaufman 综合征	[121,122]	*MKKS*	604896	15~50	• AVSD 缺陷：完全性 AVSD、原发孔 ASD、共同心房	• 子宫阴道积水 • 轴后性多指
Smith-Lemli-Opitz 综合征	[123,124]	*DHCR7*	270400	45	• 继发孔 ASD • VSD • 完全性 AVSD • TAPVR	• 2~3 趾并趾 • 腭裂 • 肺部异常 • 生殖器异常
Simpson-Golabi-Behmel 综合征	[125]	*GPC3*	312870	25	• 继发孔 ASD • VSD • 多变的心肌病（少见）	• 巨大儿腭裂 • 多乳头症 • 尿道下裂 • 多指 • 并趾

a. 频率数值取整。文章中未特殊说明，数据均独立计算。先天性心脏病排除：瓣膜反流、卵圆孔未闭和非特异性杂音、发绀或心脏病。包括一些综合征特异性非结构性异常
b. 多数综合征包括生长迟缓，某种程度发育延迟或精神迟缓，和不对称面部表型，这些可参阅遗传总论[80, 81]
c. 频率反映经分子学确认的病例
（改编自 Lin AE, J. B, S. G. The heart. In: Stevenson RE, Hall JG, eds. Human Malformations and Related anomalies. 2nd ed. New York, NY: Oxford University Press; 2006:85–120; Lin AE, Ardinger HH. Genetic epidemiology and an overview of the genetics of congenital heart defects.*Prog Pediatr Cardiol*. 2005;20:113–126）
缩写定义可见表 3-2。PAPVR. 部分肺静脉异常回流；TAPVR. 完全肺静脉异常回流

表 3-4 与先天性心脏缺陷有关的假定但未知遗传因素或遗传异质性

综合征	参考文献	基因	OMIM 编号	总体（%）	先天性心脏缺陷频率[a] 特殊或最常见类型	特殊表型[b]
常染色体显性/隐性遗传						
Adams–Oliver 综合征	[128-134]	ARHGAP3 DOCK6 RBPJ EOGT NOTCH11	100300 614194 614814 614789 190198	20	● LVOTO CHD：缩窄、降落伞型 MV ● TOF ● 肺血管畸形	● 头皮皮肤发育不全 ● 肢体远端截断畸形
常染色体隐性遗传						
Fryns 综合征	[135]		229850	50	● 原发孔 ASD ● VSD ● 圆锥动脉干 CHD	● 膈疝 ● 远侧指发育不良 ● 泌尿生殖系统畸形 ● 胃肠道畸形
Hydrolethalus 综合征	[136-138]	HYLS1 KIF7	236680 610693 614120	60	● AVSD 缺损：完全性 AVSD、共同心房 ● ASD	● 脑积水 ● 锁孔枕骨缺损 ● 多指畸形 ● 唇/腭裂
口-面-指综合征，Ⅱ	[116]		252100	50	● 原发孔 ASD ● 完全性 AVSD	● 舌错构瘤 ● 正中唇裂，牙槽嵴裂 ● 复杂多指并趾
Ritscher–Schinzel 综合征（3C）	[139-141]	KIAA0196 CCDC22	220210	100	● TOF ● DORV ● 完全性 AVSD ● 继发孔 ASD ● ASD ● VSD	● 第四脑室孔闭塞畸形 ● 凸前额 ● 腭裂 ● 眼缺损
某些病例中常染色体基因的遗传异质性						
PHACES 综合征	[142,143]		606519	90	● 缩窄 ● IAA type A ● 右位/双/颈位主动脉弓	● 后颅窝畸形 ● 血管瘤 ● 眼畸形
半侧面部肢体发育不良，Goldenhar 综合征，眼-耳-椎畸形	[144]		164210	30	● VSD ● 圆锥型动脉干先天性心脏病：TOF	● 小耳症 ● 耳前小凹/副耳 ● 面部发育不良 ● 眼球外层皮样囊肿 ● 脊柱畸形 ● 桡骨缺陷 ● 泌尿生殖系统畸形
内脏异位	[145-147]	LEFTY2 ACVR2B CFC1 ZIC3 CRELD1 FOXH1 GDF1 GJA1 NODAL	601877 602730 605376 306955	95	● 右位心 ● 完全内脏转位：ccTGA ● AVSD ● TAPVR ● IVC 中断 ● 左侧 SVC	● 内脏位置异常 ● 肺叶畸形 ● 唇腭裂 ● 泌尿生殖系统畸形 ● 脑畸形 ● 胆道闭锁 ● 旋转不良，肠闭锁 ● 无脾/多脾

（续表）

综合征	参考文献	基因	OMIM编号	总体（%）	先天性心脏缺陷频率[a] 特殊或最常见类型	特殊表型[b]
VATER 联合征	[148,149]		192350	50	● 混杂性先天性心脏病 ● 单脐动脉	● 脊柱畸形 ● 直肠肛门畸形 ● 肾畸形 ● 桡骨缺损

缩略语定义见表 3-2。IVC. 下腔静脉；SVC. 上腔静脉；TAPVR. 全肺静脉回流异常；ccTGA. 先天性矫正大动脉转位

为复杂的基因组网络[176]。遗传教科书的章节和在线服务提供了对每种综合征的深入描述[80,81,177,178]。对于心脏病专家根据特定类型的心脏缺陷搜寻信息，特别是当畸形儿童缺乏特定的综合征诊断时，另一个心脏亚类的综合征列表可能更加实用[126]。

（一）与染色体异常有关的综合征

在以人群为基础的研究中，出生第一年约 13% 的儿童发现染色体异常[27,179]，19%～36% 的流产和死胎胎儿有心脏缺陷[180]。这些发生率的数据在本书第 2 章中有详细介绍。染色体异常可根据全染色体数目（非整倍性）的增加或减少、染色体部分的增加或减少（重复或缺失，部分三体性或部分单体性）或更复杂的重排进行分类。最近，染色体微阵列分析能够明确高达 18% 的"综合征性先天性心脏病"或其他先天性异常情况下的先天性心脏病的病因诊断[181]。在许多可能性中，表 3-2 列出了最独特的先天性心脏病最常见的综合征，以下讨论具体综合征。

（二）染色体数目变化（非整倍体）

1. Down 综合征

心脏病学家最常见的综合征是唐氏综合征，其中 94% 病例是 21 三体（21 号染色体的完整额外拷贝）（表 3-2）。由于染色体易位或嵌合现象，存在较少见的 21 号染色体的部分三体性（占总体 6%），众所周知，面部外观随着年龄而变化并且因种族背景而不同（图 3-1）。常见的表现包括张力减退、发育迟缓、中度智力障碍、头小畸形、小耳/口/鼻、舌突出、眼外侧上斜、内眦赘皮、贯通掌和头发稀疏。骨骼异常包括五指趾弯曲、短指畸形、第一趾和第二趾间距加宽、寰枢椎不稳、骨盆发育不良和关节松弛。其他问题涉及视觉、听觉、内分泌、血液、生殖和胃肠系统。

几乎一半的存活唐氏综合征患者有先天性心脏病，其中约 40% 有完全型房室隔缺损[28]。当包括原发孔房间隔缺损、室间隔流入道缺损和过渡型房室间隔缺损时，房室间隔缺陷家族的发生率增加到接近 60%[27-29]。大约 75% 的完全性房室隔

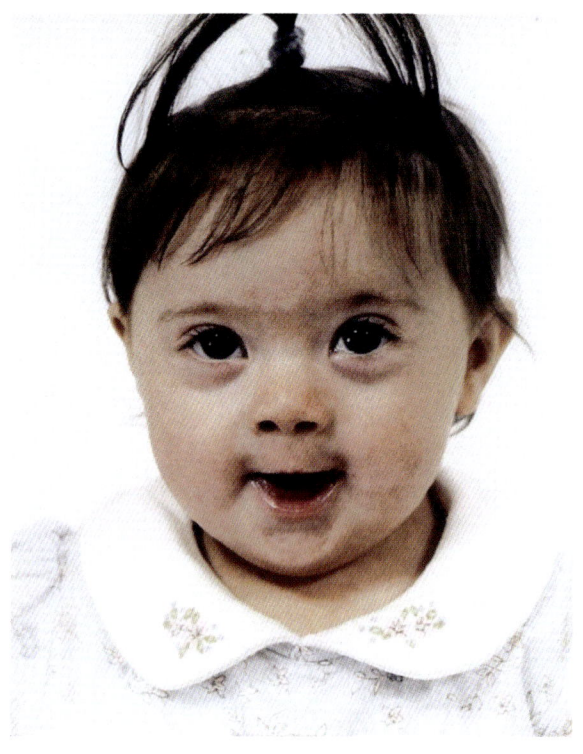

▲ 图 3-1 唐氏综合征

1 岁女孩，内眦赘皮，小鼻子，小口，小耳和房室隔缺损（图片由 Sara S. Halbach, Donna McDonald-McGinn, Terri Anderson, and Elaine Zackai. The Children's Hospital of Philadelphia 提供.）

缺损患者患有唐氏综合征，这一事实强调了唐氏综合征与房室隔缺损的关系。其他常见的先天性心脏病包括继发孔房间隔缺损、圆锥部和肌部室隔缺损、法洛四联症（伴或不伴有房室隔缺损）和血流动力学显著改变的动脉导管未闭。

出生唐氏综合征等非整倍体（一条额外的染色体）儿童的风险随着孕妇年龄增加而增加。横断面研究（1979—2003 年）对美国 10 个地区 0—19 岁的唐氏综合征儿童进行了观察，患者数稳定增长，从每 10000 人 9 人增加到 11.8 人，但非西班牙裔黑人中较低[182]。尽管产前诊断先天性心脏病和（或）生长迟缓可能预示较差的结局，但总体生存率已有所提高[183]。从 1983 年到 1997 年，死亡年龄的中位数从 25 岁上升到 49 岁[184]。与非唐氏综合征患者相比，唐氏综合征患者房室间隔缺损修补手术效果相当，也报道了类似的术后残余心血管缺陷[185,186]。

迄今为止最大规模的研究表明，嵌合型唐氏综合征患者先天性心脏病的发生率与标准型 21 三体综合征相似（约 42% 和 50%）[187]，房间隔缺损是最常见的先天性心脏病，为 22%，而房室隔缺损为 11%。

唐氏综合征与房室隔缺损的强关联促使人们寻找 21 号染色体上的心脏基因。21 号染色体上的唐氏综合征关键区域（21q22）和先天性心脏病候选基因已被提出，但尚未证明是房室隔缺损的原因[188]，其他研究正在寻找别的遗传因素和环境因素，这些因素可能会导致唐氏综合征先天性心脏病的风险[189-191]。

关于唐氏综合征成人的唯一资料来源于术后推荐监测[192]，与其他有类似先天性心脏病修复的儿童一样，应该用定期动态心电图监测来评估是否具有传导阻滞伴差异性逸搏心律失常。

18 三体综合征：尽管大多数 18 三体综合征胎儿在分娩之前可能无法存活，但许多父母会为这些严重受影响的儿童寻求积极支持治疗；因此，临床医生应该熟悉其外观和先天性心脏病[23]。这些患儿有短睑裂、小口腔、小颌畸形、生长迟缓、枕后突、双手握拳、掌纹混乱或发育不良、指甲过凸、胸骨短、小乳头、桡骨缺如，以及几乎每个器官系统的异常。

18 三体综合征几乎包括所有类型先天性心脏病：圆锥部室间隔缺损、法洛四联症、右心室双出口和多瓣膜发育不良（其中两个或多个瓣叶增厚，黏液瘤样变或发育不良）等[20,24,25]。英国一项关于 18 三体的自然史研究结果显示，胎龄 18 周时的患病率约为 1/4000，出生时降至 1/8000[26]。最近基于人群的分析发现再次肯定，在 1968—1999 年间出生的 18 三体综合征（和 13 三体综合征）患儿绝大多数（91%）在生命的第一年死亡，尽管该综合征的先天性心脏病似乎不影响生存[21]。虽然存活者中的高致死率和不可避免的严重智力低下已得到公认，但 18 三体综合征婴儿的一些父母主张进行心脏手术以及其他治疗。

没有单一的 18 染色体关键区域。相反，分析 18q 远端重复的个体可发现与 18 三体综合征表型相关的染色体区域[193]。

2. Turner 综合征

Turner 综合征的活产患病率大约为 1/2000[194]。表型取决于 X 染色体是否缺失（约 50% 的患者为 45 号染色体 X）或结构异常[195]。最常见的表现是自发流产的胎儿在颈部或纵隔有水肿或淋巴管畸形。胎儿淋巴水肿产生颈蹼、耳朵突出、低发际、手脚肿大以及指甲深陷（图 3-2）。常见表现包括第四掌骨短缩、肘外翻、马德隆畸形、骨质疏松症、脊柱后侧凸、胸部宽阔、乳头间距宽、肾脏异常（马蹄肾）、痣、听力丧失、不孕、自身免疫疾病，以及视觉-空间/感知能力、注意力、社交技巧的缺陷。与 X 染色体部分缺失的患者相比，患有 45,X 的特纳综合征女性通常具有更多的畸形，45,X/46,XX 的嵌合体通常表型较温和，45,X/46,XY 嵌合体增加了性腺母细胞瘤的风险[195]。

约有 30% 的 Turner 综合征女性有先天性心脏病，通常累及左侧心脏结构[30,31,195]，高达 50% 的成年人经磁共振检查发现血管异常[32,196]。无症状的主动脉双瓣（15%）可能进展为主动脉狭窄（10%），10% Turner 综合征患者存在主动脉缩窄（伴或不伴主动脉双瓣）。少见的左心缺陷包括

国际心胸医学前沿经典译丛
Moss & Adams 心脏病学：从胎儿到青年（原书第 9 版）

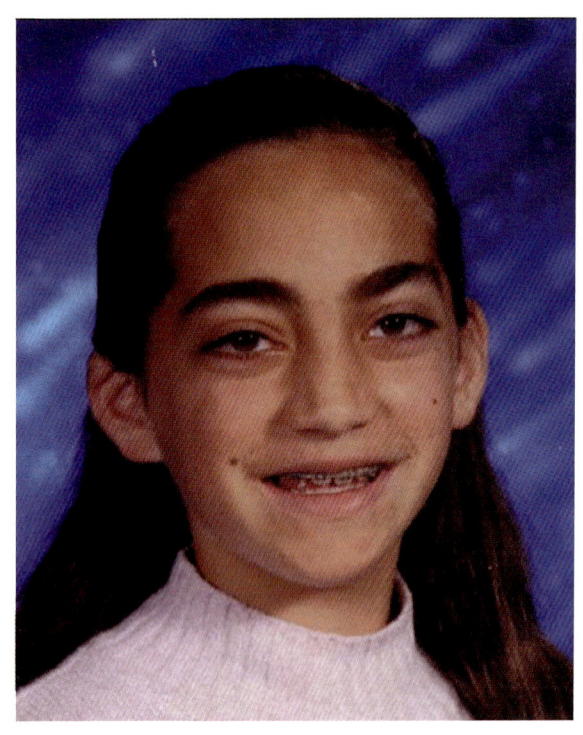

▲ 图 3-2 Turner 综合征

11 岁的女孩患有高血压、面部痣和右侧耳郭发育不良、身材矮小、智力正常、甲状腺炎、无先天性心脏病（图片由 Angela E. Lin 提供）

动脉弓延长和（或）假缩窄（约一半的 Turner 综合征成人）[32]、各种二尖瓣异常（＜ 5%），以及罕见的左心发育不良综合征。由于左心病变与颈蹼密切相关，研究者猜测自身淋巴回流的改变导致左心梗阻性损害[31,197]。是否 X 染色体上的基因单倍体不足造成淋巴和血管发育损害成为 Turner 综合征的病因，这尚未证实。继发孔房间隔缺损、圆锥部室间隔缺损、部分性异常肺静脉连接（常累及左上肺静脉）和永存左上腔静脉也有发生，但复杂性先天性心脏病，如圆锥动脉干畸形，很罕见[30-32]。

Turner 综合征女性有主动脉扩张、夹层及猝死的风险。年龄较大患者进行磁共振检查对超声心动图诊断主动脉扩张提出质疑（发现率各为 33% 和 16%）[196]。动脉扩张和动脉壁异常以及脑的病变，提示可能存在更广泛的血管病变[198,199]。根据流行病学统计，Turner 综合征患者主动脉夹层的风险是普通人群的 6 倍（Turner 综合征年发病率为 36/100 000），或占人群的 1.4%。Turner 综合征的主动脉夹层常和这些危险因素关联，如主动脉双瓣、主动脉缩窄，或高血压；少数没有查出原因的个体则反映检查不充分[200,201]，即使这样，内在的联系也不能排除。针对日益增多的 Turner 综合征女性的共识指南[33]包含了一旦诊断确立后进行主动脉基线成像和持续血压监测。前瞻性磁共振可以提供比超声心动图更好的图像，取决于年龄、并存先天性心脏病、既往手术和身体状态[32,196]。如果出现高血压或准备怀孕，每 5~10 年应重复造影[33,202]。总体来说，生长激素不会促进主动脉扩张[35,36]。因主动脉夹层而死亡的人数触目惊心的增加引发对怀孕安全性的关注[202,203]。针对日益增多借助卵细胞捐献生殖辅助技术怀孕的女性，需要慎重排除有主动脉夹层风险的情况，并根据 2007 发表的指南进行计划怀孕[33]。

Turner 综合征成年女性需要监测术后再狭窄、高血压、主动脉狭窄和反流。未修复的主动脉双瓣患者应监测进行性狭窄和主动脉扩张的发展。高血压和冠状动脉疾病比普通人群更常见[200,204]。由于最近的数据显示传导和复极异常（包括 QTc 间期的延长）[37]，因此还需要进行前瞻性心电图监测。

将基因型与临床表型相关联的研究表明，X 染色体短臂上（SHOX）基因的单倍体不足导致身材矮小和骨骼变化。X 染色体两臂上的基因对卵巢功能很重要。Turner 综合征患者主动脉双瓣发育的关键区域已被定位于 Xp，并发现 Turner 综合征部分缺失 Xp 的患者[38]。

（三）缺失 - 重复综合征

微阵列技术显著提高了检测整个染色体失衡的能力，因此成为检测缺失和重复的首选方法[153]。由于技术快速进步，在不同临床综合征和多种先天性异常的患者中，已经发现了越来越多的高分辨核型上不明显的小染色体缺失和重复。染色体缺失发生在同一染色体的两个拷贝之一存在缺失的染色体片段，导致该区域仅有一个拷贝或单倍体不足（部分单体性）。相反，染色体重复发生在染色体某个片段的额外拷贝导致该区域出现三个拷贝（部分三体性）。研究已经定义了过去10年中不断扩大的缺失和重复综合征列表。大多数综合征的特征是多种先天性异常，可能是因为涉及缺失或重复片段的基因数量，它们还显示出个体之间显著的临床变异性。许多综合征与先天性心脏病有关，因此构成心脏病专家应该熟悉的越来越重要的一组综合征。以下描述了最常见的缺失综合征心血管特征的例子，其余在表3-2中显示。

1. 22q11.2缺失谱（DiGeorge综合征、Velocardiofacial综合征、conotruncal异常、面部综合征）

分子研究表明绝大多数临床诊断为DiGeorge、velocardiofacial（Shprint-zen综合征）或圆锥动脉干异常面部综合征的患者共享一个遗传原因，即22q11.2缺失[205-207]。22q11.2缺失综合征是目前已知的最常见的缺失综合征，估计出生率为1/6000~1/4000[179,208]。

22q11.2缺失综合征的临床表型在相关和不相关个体中差异很大[209]。在出生或者以后，这种表现可能会很严重并且容易被识别。6%~10%的病例是家族性的，这意味着受影响的孩子从父母遗传了染色体缺失。通常情况下，家长只有在育有严重疾病儿童后才得到携带22q11.2缺失的诊断。22q11.2缺失综合征最常见的特征包括先天性心脏病、上颚异常、喂养障碍、言语和学习障碍、低钙血症、免疫缺陷、肾脏异常、行为和精神障碍以及典型的面部特征（图3-3）[75]。然而，在婴儿身上面部特征可能难以发现，并且可能在某些人群如非洲裔美国人中未被发现[210]。

估计有75%~80%的22q11.2缺失患者发生先天性心脏病[76,77]。先天性心脏病的患病率可能被高估，与患病后临床表现各异的成年人相比，先天性心脏病儿童人群确诊率增加[211]。22q11.2缺失最常见的先天性心脏病包括法洛四联症、B型主动脉弓离断、动脉单干、圆锥部室间隔缺损和主动脉弓异常[76,77]。值得注意的是，报道显示，22q11.2缺失的患者伴有多种先天性心脏病，包括肺动脉瓣狭窄、房间隔缺损、异位综合征和左心发育不良综合征等。

由于先天性心脏病在22q11.2缺失综合征中

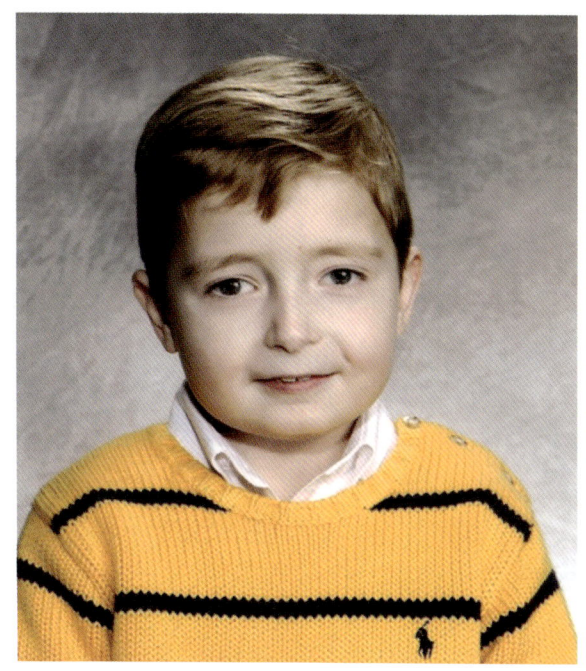

▲ 图3-3 22q11.2缺失综合征

具有22q11.2缺失综合征典型面部特征的5岁男孩，包括颧骨扁平，小口，球状鼻尖发育不全，鼻翼发育不全和小颌畸形。他还有法洛四联症、发育迟缓、轻度免疫抑制和言语延迟（图片由费城儿童医院Donna McDonald-McGinn，Elaine Zackai和Elizabeth Goldmuntz提供）

很常见，因此一些研究统计了先天性心脏病患者特别是DiGeorge或腭心面综合征出现22q11.2缺失的频率，发现B型主动脉弓中断至少达50%，动脉单干35%，孤立性主动脉弓异常24%，法洛四联症15%，圆锥部室间隔缺损10%出现22q11.2缺失[78,212-221]。相反，<1%右室双出口或完全性大动脉转位的患者有22q11.2缺失。几项研究表明，患有这些心内异常之一和并发主动脉弓异常（异常偏侧或分支异常）的患者更可能有22q11.2缺失。例如，只有3%的圆锥部室间隔缺损患者和正常分支的正常左侧主动脉弓患者被诊断为22q11.2缺失，而45%患有圆锥部室间隔缺损和并发主动脉弓异常有22q11.2缺失[220]。因此，无论心内解剖如何，主动脉弓异常的存在都会增加发现22q11.2缺失的风险。研究还表明，法洛四联症患者的子代与缺乏肺动脉瓣综合征或主动肺旁路相关的患者发生22q11.2缺失的风险较高[214,222]。总的来说，这些发现表明22q11.2缺失常见于先天性心血管缺陷患者的重要子代中。

在生命早期识别 22q11.2 缺失的心脏病患者可为儿童和家庭带来实质性益处。目前，推荐主动脉弓中断 B 型、动脉导管未闭、法洛四联症和孤立性主动脉弓异常的婴儿进行 22q11.2 缺失检测，因为发现这些患者非常可能具有 22q11.2 缺失[8]。同样，有人建议患有圆锥部室间隔缺损和主动脉弓异常的患者或任何具有 22q11.2 缺失综合征非心脏特征的婴儿（不考虑先天性心脏病）进行 22q11.2 缺失检测。尽管存在一些有争议的问题，但目前的检测建议尽早确定携带缺失基因的患者，以预防相关的医疗状况，并提供准确的家族遗传咨询。携带缺失基因的父母在随后的怀孕中有 50% 的机会继承携带缺失基因的染色体。

虽然评估必须针对每位患者的需求量身定制，诊断为 22q11.2 综合征的婴儿或儿童应评估相关的非心脏表现，包括低钙血症、免疫缺陷、上腭异常、喂食和语言障碍、肾脏和骨骼异常、认知缺陷和行为问题[75]，父母也应该进行 22q11.2 缺失检测。使用 FISH、MLPA 或微阵列技术很容易检测到 22q11.2 的缺失，该技术正在成为许多中心的首选方法，因为它不仅检测 22q11.2 标准缺失，而且在同一区域也检测到较小的嵌合缺失或基因组其他位置拷贝数目改变[153]。

许多儿童因婴儿或童年时期出现非心脏症状被诊断为 22q11.2 缺失。虽然这些患者不太可能具有严重的心内异常，但通常会发现伴有主动脉弓异常。尤其是出生 9 个月后诊断为 22q11.2 缺失的患者中有 38% 发现有主动脉弓异常，其中血管环占 27%[223]。在 22q11.2 缺失的人群中发现了显著的主动脉弓畸形，包括缺如或孤立的锁骨下动脉，可出现逆行血流通过椎动脉为缺如或孤立的锁骨下动脉提供血流的"窃血现象"[224]。通常在 22q11.2 缺失人群中出现呼吸道症状包括哮喘和气道异常，所以重要的是要确定哪些儿童有并发的血管环参与或引起他们的呼吸症状，并且应该进行手术治疗。主动脉根部扩张也在一些有先天性心脏病和无先天性心脏病的大龄儿童中观察到，但其临床意义尚未确定[225]。

研究对比有和没有 22q11.2 缺失情况下心脏病患者的死亡率，结果相互矛盾，一些发现有所增加，而另一些则报道了心脏手术后类似的死亡率[2-4]。然而大多数研究发现 22q11.2 缺失的患者术后的疾病进展及转归较为复杂，原因尚未明确[5,6,226,227]。尽管这些数据有助于为正在接受手术的患者家庭做好准备，但内科和外科手段仍然仅是针对病变进行，今后的治疗应当更多关注 22q11.2 缺失成年人的先天性心脏病类似于他们的非综合征性对应和特定病变。

2. 7q11 缺失（Williams-Beuren 综合征）

Williams-Beuren 综合征（"威廉姆斯综合征"）是另一种熟悉的多系统疾病，每 20 000 名活产中就有 1 例发生。它的部分特征是先天性心脏病、婴儿期高钙血症、骨骼和肾脏异常、认知缺陷、社会人格和小精灵面容（图 3-4）。与其他缺失综合征一样，Williams 综合征患儿可以在不同年龄段被诊断，并且具有广泛的临床特征[228]。在生命早期常见喂养障碍和发育迟缓。15% 的婴儿出现高钙血症，通常可随时间消退[229]。Williams 综合征的神经认知特征最常见轻度智力缺陷，尽管全面智商范围从正常低限到严重智力低下。相对于

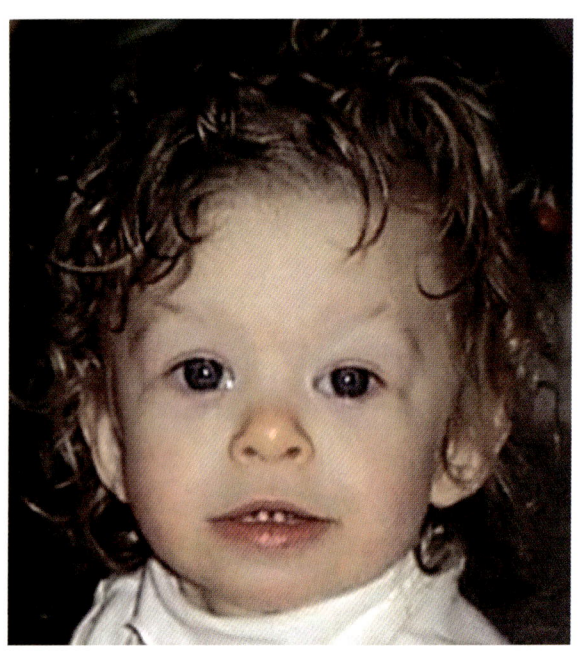

▲ 图 3-4 Williams 综合征

17 月龄女孩具有典型面部外观，包括张开的眉毛，明亮的放射状虹膜和宽口。她有轻度主动脉瓣上狭窄（图片由 Amy E. Roberts.children's Hospital, Boston 提供）

其他智力低下患者的认知优势和弱点包括相对良好的听觉记忆（有些是音乐学者），但视觉空间结构任务极端困难[230]。一些 Williams 综合征患者表现亲密的社交能力和过分友好的举止可能伴随着实质性行为障碍，包括注意力不集中和过度活跃。

55%～80% 的 Williams 综合征患者有先天性心脏病，通常包括主动脉瓣上狭窄和（或）肺动脉瓣上狭窄[231,232]。心血管受累的程度和肺血管或主动脉血管的相对受累程度差别很大。虽然肺动脉瓣上狭窄通常随着时间的推移而改善，但大多数情况下主动脉瓣上狭窄持续进展[232-234]。如果明显的主动脉瓣上狭窄未被治疗，可导致心脏肥大，继而出现心力衰竭。某些病例进行手术和导管介入治疗已取得成功[235]。心脏猝死是另一种报道的心血管并发症。10 例伴有 Williams 综合征的幼儿突然死亡，其中 7 例伴有冠状动脉狭窄伴双室流出道梗阻[236]。据推测，心源性猝死是由心肌缺血、心输出量减少或心律失常所致。最后，Williams 综合征患者通常因肾动脉狭窄或其他不明机制而发生高血压[231]。由于常见弥漫性动脉病和高血压的可能性，建议对 Williams 综合征患者终生心血管监测[228]。

约 90% 的临床诊断 Williams 综合征患者在染色体 7q11.23 处有缺失，这在常规核型上通常不明显，但可以通过 FISH、MLPA 和微阵列技术检测到。与上述 22q11.2 缺失一样，微阵列已成为识别 Williams 综合征患者的最佳检测方法，其中一些患者在该区域可能有较小的缺失。大多数标准细胞遗传学临床实验室都可以很容易地进行临床检测。鉴于 Williams 综合征的临床变异性，检测所有主动脉瓣上或肺动脉狭窄的患者 7q11.23 缺失是合适的。

大多数 Williams 综合征患者的 7q11.23 基因缺失位置相同，对应该区域的基因已被定义，包括弹性蛋白基因及 ELN。孤立性主动脉瓣上狭窄患者（缺乏 Williams 综合征的其他特征时）也可见弹性蛋白基因内的突变[237-239]。因此，Williams 综合征患者的弹性蛋白基因缺失被认为是心血管表型的原因。对罕见患者具有较小缺失的分子研究显示视觉空间结构性认知受损中存在 LIMK1 基因[240]。缺失区域对应的其他基因被认为与神经认知特征有关，正在进一步研究中。与 22q11.2 缺失综合征相反，这些发现提示 Williams 综合征是一种真正的连续性基因缺失综合征，其中特定基因的缺失对应独特的临床特征。

进一步研究表明，弹性蛋白基因特定类型的突变导致不同的临床综合征。如上所述，7q11.23 缺失导致弹性蛋白基因（以及其他基因）整个拷贝的丢失和 Williams 综合征中的弥漫性动脉病变。弹性蛋白基因单独的破坏或突变也可导致孤立形式的主动脉瓣上和肺动脉狭窄。已发现散发性主动脉瓣上狭窄和具有常染色体显性遗传的家族具有弹性蛋白基因内突变，导致功能性半合子（功能基因数量的一半），类似于整个基因的缺失[239]。最近，在一些皮肤松弛症患者（常染色体显性遗传）中发现了弹性蛋白基因的突变，这是另一种以松散、下垂、无弹性皮肤为特征的结缔组织病。在这种遗传异质性疾病中都可以见到常染色体隐性和显性形式[241,242]。研究表明，这些弹性蛋白突变在功能上不同于弥漫性动脉病相关的突变，不是作为显性抑制效应。因此，特定的弹性蛋白基因突变似乎与特定的临床表型相关。此外，7q11.23 微重复综合征个体中 ELN 基因的重复可能与 ELN 突变和 Williams 综合征患者具有相反的主动脉病变，表现主动脉扩张，在升主动脉中最为突出[243]。这些发现有助于证明即使看似简单的遗传综合征的复杂性和异质性。

3. 新出现的微缺失/微重复综合征

微阵列技术的出现证明人类基因组在单核苷酸（所谓的单核苷酸多态性或 SNP）和大片段 DNA（缺失和重复或所谓的 CNV）两方面巨大的变异性[150]。这些技术为鉴定细胞遗传学检测不到的染色体拷贝数变化提供了越来越敏感的手段，已被用于鉴定新的潜在先天性心脏病基因座。几项研究确定了心脏病患者中的不同 DNA 缺失和重复，特别是那些多重先天性畸形和（或）发育迟缓的患者[158-163,181,244-247]。在这些研究中，根据阵列的分辨率，发现 10%～20% 的先天性心脏病患者具有独特或罕见的 DNA 缺失和重复,尽管这种发现的疾病重要性仍有待证明。这些研究仍然强调根据可能的临床相关性进行筛查以发现亚显微变化。另外,已经描述了几种新的缺失和重复综合征,而其他一些正在被认识[248]。下面列出了这些综合征,尽管进一步的临床试验和研究可能会发现新的变化并完善其他综合征。

4. 11q23 缺失综合征(Jacobsen 综合征)

11q 末端缺失综合征,以前称为 Jacobsen 综合征,被认为是一种连续性基因疾病,其特征为独特的面部特征(图 3-5)、血小板减少症、发育迟缓、先天性心脏病、身材矮小、泌尿生殖系统异常、幽门狭窄和眼科问题。与其他缺失综合征一样,临床表型是高度可变的,正如相关缺失的大小一样。在最近的一项研究中[65],56% 的病例有严重的先天性心脏病,其中约 1/3 患有室间隔缺损,1/3 患有左侧异常(二尖瓣和主动脉瓣),1/3 的患者有其他类型的先天性心脏病。对 110 名患者的分子分析确定了多种表型的潜在关键区域。

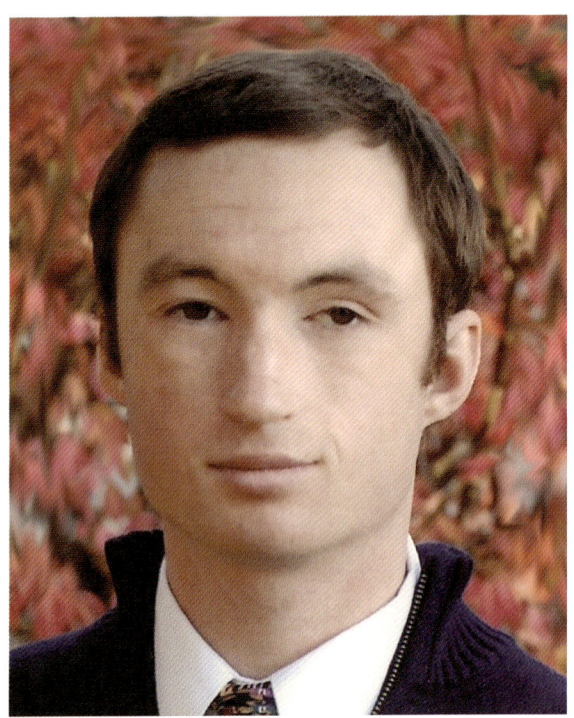

▲ 图 3-5 Jacobsen 综合征
18 岁男子具有 11q23 缺失(Jacobsen 综合征)的轻度特征(包括身材矮小、轻度智力障碍、宽距小眼睛、轻度上睑下垂和小耳朵)(图片由家庭提供)

最近的大规模测序和 CNV 研究提示编码心脏表型中 ETS 家族转录因子成员的基因 ETS1[162]。尽管这是一个罕见的诊断,但它是一个积极的研究领域,因为进一步的分子分析可能会增加我们对疾病相关基因的理解,而且目前的基因检测方法允许识别其他病例。

5. 8p23.1 缺失综合征

已发现许多间隙或末端缺失 8p23.1 缺失的患者。一般来说,这些患者的临床特征是生长障碍、发育迟缓、行为问题、小头畸形、膈疝、尿道下裂和先天性心脏病[54,55]。最常见的心脏缺陷包括房室隔缺损、房间隔缺损、室间隔缺损和肺动脉瓣狭窄。疾病基因 GATA4 经常被这些缺失所损坏,但是也报道了没有先天性心脏病的 GATA4 缺失以及无 GATA4 缺失但有先天性心脏病的病例。该区域的 NEIL2 也被认为与先天性心脏病有关,因此也和这种微缺失患者所常见的表型有关[249]。其他因缺失而损坏的基因也有报道,但需要进一步研究将基因型与表型关联起来。临床诊断阵列技术的广泛使用会发现越来越多的 8p23.1 缺失病例。

6. 1p36 缺失综合征

单体 1p36 缺失居最常见缺失综合征的第二位,估计活产婴儿患病率为 1/10 000~1/5000[39,40]。与其他缺失综合征相似,相关的临床表型是可变的,但颅面特征最突出,其他包括眼部畸形或视觉问题(52%)、听力丧失(47%)、神经异常(44%)、骨骼异常(41%)、肾脏异常(22%)以及先天性心脏病(71%)[39]。最常见的先天性心脏病包括房间隔缺损、室间隔缺损、动脉导管未闭、瓣膜异常、法洛四联症和主动脉缩窄。值得注意的是,伴有心肌病的 1p36 缺失综合征患者人数众多,包括左心室致密不全或扩张型心肌病。一篇报道描述了一名成年患者表现为左心室致密不全,提示有必要终生观察这种并发症[41]。位于该缺失区域的 PRDM16 基因被认为增加了 1p36 缺失患者心肌病风险[42]。随着更多的患者队列被确定为 1p36 缺失综合征,先天性心脏病和心肌病的患病率将得到更好的界定。

（四）单基因突变导致的遗传综合征

特别是随着全外显子组测序的出现，与更大的染色体变化相比，越来越多的畸形综合征中单个基因的致病突变已经被确定（表 3-3）。这些突变以孟德尔方式继承，并在家族中表现出常染色体显性遗传模式，复发风险为 50%。与更大的染色体改变一样，单基因疾病的特征是相关和不相关受累个体之间的变异表型，表明额外的遗传和环境因素改变了任何单个突变的临床表型。基因内突变的类型可能是可变的（如在 Alagille 综合征中）或相当一致的（如软骨发育不全），包括无义、移码、错义或剪接位点突变。特定的突变可能导致不同的生物学后果，并可能导致不同的临床表型（可变表达）；不同基因中的突变可产生相似的临床表型（遗传异质性）。这些观察结果在 Noonan 家系障碍和 Alagille 综合征（见下文）中得到了很好的证实。下面描述了已经确定了特定疾病基因的最常见遗传综合征。读者也可以参考网址 GeneReviews.org，这是一组优秀的同行评审资源，定期更新。

1. Alagille 综合征（JAG1 和 NOTCH2）

Alagille 综合征最初定义为肝活检时存在胆管缺损，并结合以下五种表现中的三种：胆汁淤积、先天性心脏病、骨骼或眼部异常，或典型的面部特征[250,251]（图 3-6）。这是一种常染色体显性疾病，注意的是一部分具有 Alagille 综合征临床特征的患者出现染色体 20p12 缺失[252-254]，Notch 配体 JAG1 对应到通常缺失的区域[255]。有两篇报道确定了 Alagille 综合征患者中 JAG1 的突变，并因此证明 JAG1 是该病的一种疾病基因[154,155]。JAG1 基因突变也在临床表现轻微或 Alagille 综合征缩影的家族成员中发现，表明有广泛的临床表型与 JAG1 突变相关。

现在认为 Alagille 综合征是遗传异质性疾病。约 5% 的患者染色体缺失涉及整个 JAG1 基因的一

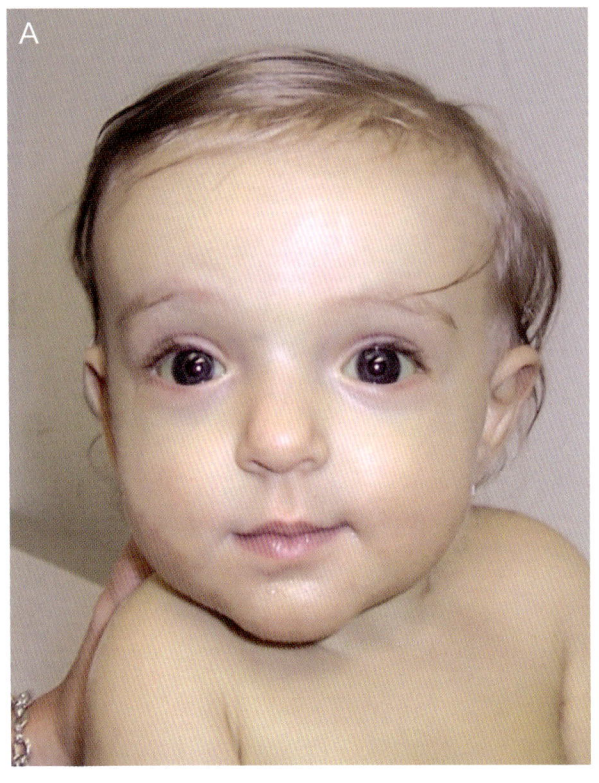
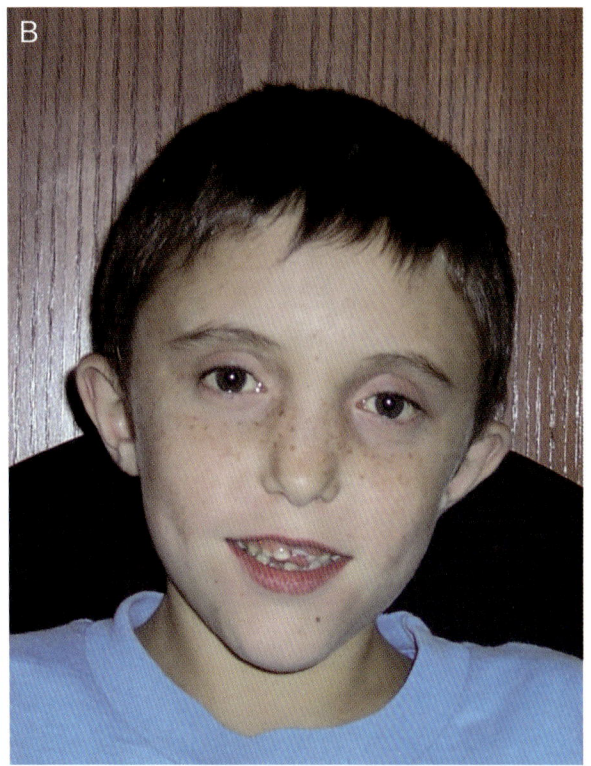

▲ 图 3-6 Alagille 综合征

2 例 Alagille 男孩的典型面部特征，分别为 7 月龄（A）和 9 岁（B）。注意，宽前额，眼球深陷，前端肥大伴珍珠样鼻子，尖下颌。这些特征使得面部呈现倒三角表现

（图片由 the parents; David Piccoli and Elizabeth Goldmuntz.The Children's Hospital of Philadelphia 提供.）

个拷贝，而大多数患者会有各种基因内 JAG1 突变[256,257]。使用最敏感的技术，94% Alagille 综合征的患者可以确定 JAG1 突变[256,257]。引入遗传密码阅读框的突变（所谓移码突变）是最常见的 JAG1 突变类型，也已经确定仅改变单个氨基酸的错义突变。由于大多数 JAG1 缺失和突变，功能性蛋白质的量可能只有一半，因此疾病机制似乎是单倍体不足。

少数 Alagille 综合征临床特征的患者不具有 JAG1 突变，而在其配体 NOTCH2 中发现突变。特别是，McDaniell 等[82]在 11 例 JAG1 突变阴性患者中发现了 2 个 NOTCH2 突变的家系，都有 Alagille 综合征的临床特征。值得注意的是，所有 NOTCH2 突变患者都有肾脏表现，这种情况在 Alagille 综合征 JAG1 突变患者队列中较少见，尤其是在进行肝脏移植的亚组中更为重要[258,259]。这些发现突出了 NOTCH 信号通路在心血管发育和疾病中的关键作用。

Alagille 综合征的特征在于右侧先天性心脏病，包括周围肺动脉狭窄（肺动脉床弥漫性发育不全和不连续狭窄）、肺动脉瓣狭窄和法洛四联症，左心病变和隔缺损也有报道[260]。对 Alagille 综合征和（或）JAG1 突变患者的家系进行检测发现，一些患者有先天性心脏病病变但没有明显的肝脏受累仍然有 JAG1 突变。事实上，JAG1 突变已在患者和亲属中发现，他们没有明显的肝脏疾病，因此不符合 Alagille 综合征的典型标准，但有 Alagille 综合征和其他轻度综合征典型的先天性心脏病[261,262]。因此，一个以上家庭成员有右心缺陷的应考虑诊断 Alagille 综合征或 JAG1 突变。相反，患有右侧先天性心脏病的患者应仔细检查 Alagille 综合征的亚临床特征，并询问相关家族史，以确定有无 Alagille 综合征或 JAG1 突变的风险。Alagille 综合征的疑似患者应该接受检测，以确定 JAG1 缺失或基因内突变。

一些研究报道了 Alagille 综合征患者出现额外的血管异常和并发症，突出观察到的动脉病可能不止影响肺动脉床。特别是，Kamath 等[263]报道，他们的 Alagille 综合征队列中 9% 有非心脏血管异常或事件，包括基底动脉、颈内动脉和大脑中动脉瘤。其他报道的动脉畸形包括肾动脉狭窄和烟雾病。该队列中血管事件占死亡率的 34%。这种动脉异常的真实发病率和临床意义尚不清楚，因此目前还不清楚常规筛查其他血管异常是否有临床意义。然而，这些观察指向 Alagille 综合征出现弥漫性血管病变，应该提高临床医生对这些潜在的破坏性并发症的认识。

2. Holt-Oram 综合征（TBX5）

Holt-Oram 综合征是最常见的"心－手"综合征（上肢和冠状动脉粥样硬化性心脏病），估计在 100000 名活产中有 1 例发生。这种常染色体显性疾病的骨骼异常涉及轴前桡侧并全部含有（即诊断为 Holt-Oram 综合征的每个患者都必须有骨骼异常），尽管其严重程度不等[264,265]。亚临床变化可能只包括异常腕骨的影像学证据，而其他人则有明显的严重表现，例如短肢畸形。拇指经常受到影响，可能是三指节畸形，发育不良或缺如。骨骼异常可见于一个或两个上肢，可能是对称或不对称。

大约 75% Holt-Oram 综合征的患者有先天性心脏病[266]，心房和室间隔缺损最常见（分别为 58% 和 28%），但也报道了其他先天性心脏病，包括房室隔缺损、圆锥动脉干异常和左心缺损。房室传导延迟也是该疾病一项重要的心血管表现，可以从一度房室传导阻滞开始并进展到完全心脏传导阻滞。

对显示常染色体显性遗传的家系进行连锁分析鉴定出疾病位点为 12q24[267,268]。随后的研究确定了 Holt-Oram 综合征患者 TBX5 突变[269,270]。由于最初的发现，无义、移码和错义突变已在家族性和散发性病例中出现。大约 70% 具有 Holt-Oram 综合征临床特征的患者发现 TBX5 突变。据推测，那些正确诊断 Holt-Oram 综合征但不容易被确定突变的患者在未被常规检测的区域中存在突变，就因为该病不被认为是遗传异质性的。尽管在大多数情况下，通过临床检查可靠地诊断出 Holt-Oram 综合征，但 TBX5 突变的基因检测在临床上是易得的，对诊断不明确或需要产前咨询的特定情况非常有帮助。

患有心脏和上肢异常的患者应考虑Holt-Oram综合征的诊断。鉴于多变的表型，表现为孤立性间隔缺损和间隔或上肢异常家族史的患者也应考虑Holt-Oram综合征。疑似Holt-Oram综合征的患者应进行放射线，心脏和传导异常评估。虽然最常见的是散发性而不是家族性疾病，但应对受影响的特定家庭成员进行细微特征检查，以便进行适当的遗传咨询。一些报道提示基因型/表型相关性（即某些突变可能与更严重的心脏或骨骼表现相关），但在个体咨询每个突变的影响时必须谨慎行事。

3. Noonan综合征谱（Noonan综合征、Noonan综合征伴多痣、Cardiofaciocutaneous综合征、Costello综合征）

几个表型相似但遗传型不同的多种异常综合征已成为大量临床、分子遗传学和心脏病学研究的主题。它们通常由该组中最常见和熟悉的疾病（"Noonan综合征谱"）或通过Ras/MAPK生物化学途径（"raso病谱"）组成。Noonan综合征，Noonan综合征与多发性色素综合征（以前称为LEOPARD，豹斑症），心脸皮肤综合征和卡斯特罗综合征是Ras/MAPK通路突变的结果[84]，并具有类似的心脏异常，即先天性心脏病、肥厚性心肌病、心律失常[94,271]。这条途径的其他临床综合征，被广泛命名，如1型神经纤维瘤病和莱格斯综合征，将不予讨论。

Noonan综合征的发生率为每1000~2500例临床上活产新生儿确诊1例[103,272,273]（图3-7A）。特征性的面部表情有上睑下垂、眼距过宽、低耳位、后发际低、颈蹼，其他还包括漏斗胸、出血素质、淋巴问题、学习障碍、可变智力障碍和隐睾症。Noonan综合征在遗传学上是异质的，至少有8个致病基因，包括PTPN11、SOS1、KRAS、RAF1、NRAS、BRAF、SHOC2和RIT1[271,274,275]。Noonan综合征患者的连锁分析和候选基因研究首先鉴定了基因PTPN11中的突变，该基因编码在ras/MAPK途径中起作用的非受体型蛋白酪氨酸磷酸酶SHP-2（src同源区域2-结构域磷酸酶-2）[104]。随后的研究发现了参与相同分子遗传途径的其他基因突变。约有一半Noonan综合征患者存在PTPN11突变[104,105,276-278]。基因型-表型分析表明特定疾病基因的突变与特定的临床特征相关[84,103,271]。

临床确定的Noonan综合征患者至少80%有心血管异常，其中60%为先天性心脏病，20%为肥厚型心肌病[103]。通常伴有房间隔缺损的肺瓣膜狭窄最常见（25%~35%），最常见的是与PTPN11突变相关。其他先天性心脏病包括继发型房间隔缺损、室间隔缺损、法洛四联症、肺动脉狭窄、主动脉缩窄、不完全性房室间隔缺损（原发型房间隔缺损）和多发性瓣膜病[103,106]。大约20%的Noonan综合征患者发生肥厚型心肌病，特别是RAF1突变的患者。PTPN11突变患者罕见，KRAS突变患者表型最严重，SOS1突变导致认知延迟的发生率较低。SHOC2突变的患者更可能患有二尖瓣脱垂和间隔缺损、生长激素缺乏症、独特的多动行为、高鼻音和独特易拔毛发[271]。

Noonan综合征的大多数病例是散发性的，尽管具有常染色体显性遗传模式的谱系众所周知。受影响的个体之间存在明显的临床变异性，一些父母本身仅在其受到更严重影响的后代诊断后才被确诊。

在与Noonan综合征表现重叠的综合征中也发现了PTPN11的突变，说明这些是共享遗传基础的等位基因疾病。几种Noonan样/多发性巨细胞病变综合征患者中发现了PTPN11突变，这种综合征以Noonan综合征以及骨和软组织巨细胞病变为特征（巨颌症）[105,107,279,280]。一部分Noonan综合征患者伴有多个着色斑也被发现有PTPN11突变[108,281-283]。Noonan综合征伴有多个着色斑（以前称为LEOPARD综合征）是一种常染色体显性遗传病，以着色斑、心电图传导异常、眼压升高、肺动脉瓣狭窄、肥厚型心肌病、发育迟缓、生殖器异常和感音性耳聋为特征。Noonan综合征伴多个着色斑本身似乎是遗传异质的，因为一些临床诊断患者有PTPN11突变[108,282]，也有RAF1和BRAF突变，还有一些患者有待确定[284,285]。尽管

107

导致 Noonan 综合征的 PTPN11 突变被认为赋予了编码蛋白 SHP-2[104] 的功能增益，但 Noonan 综合征伴多个着色斑的突变似乎具有显性负效应[286]，这可能解释不同的表型。Noonan 综合征伴多个着色斑患者诱导心肌细胞分化为多能干细胞的能力预示着这一组综合征研究的新时代[287]。研究人员指出了肌节组织的体外特征和 NFATC4 在细胞核中的优先定位，这与潜在的肥厚状态相关，从而提供对疾病表型的深入理解。

CFC 综合征和 Costello 综合征通常发生在年长儿童，这与 Noonan 综合征相区别，但在胎儿、婴儿和非常年幼的儿童中可能非常相似（图 3-7B 和 C）。鉴于 CFC 综合征可由 4 个基因（BRAF、KRAS、MAP2K1、MAP2K2）引起[84, 288]，Costello 综合征主要由单一基因 HRAS 引起[84]。与 Noonan 综合征一样，CFC 综合征患儿也有相对的大头、眼距过宽和眼睑下垂，但倾向更粗糙的面部特征如眉毛和睫毛稀疏、皮肤干燥（角化过度）等。Costello 综合征也具有粗糙的面部特征、手部尺骨偏差、卷曲（或非常笔直）头发、色素过度沉

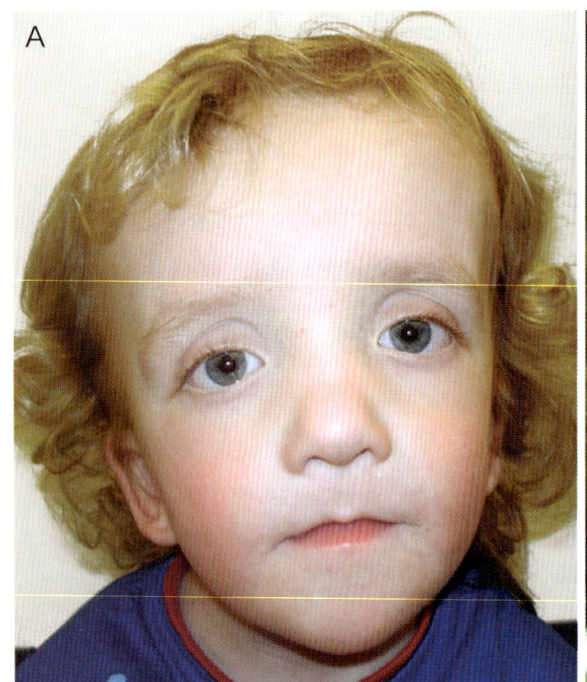
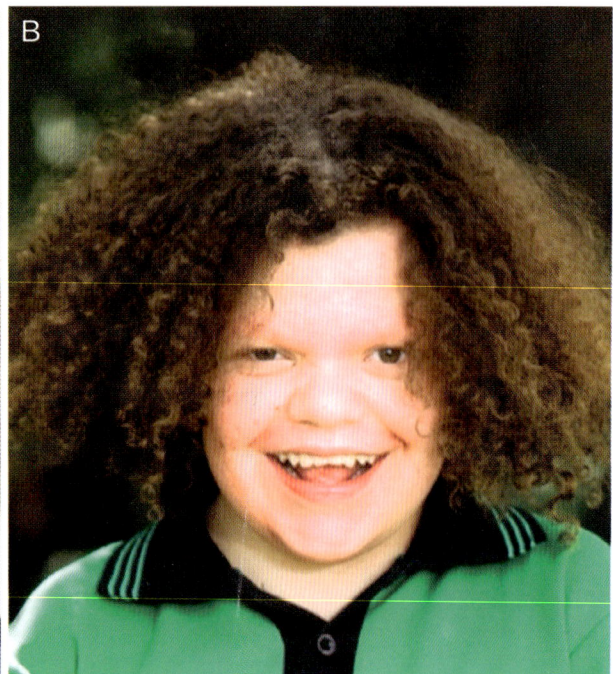
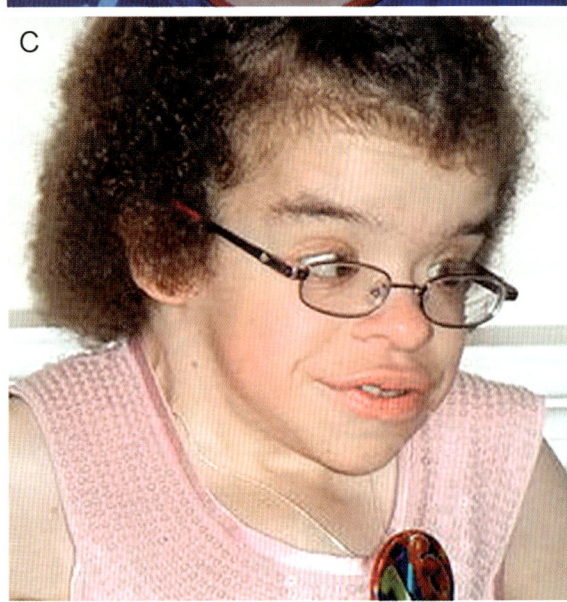

▲ 图 3-7 Rasopathy 病综合征：Noonan 综合征、Cardiofaciocutaneous 综合征、Costello 综合征

A.Noonan 综合征的儿童；B. 一名 12 岁 Cardiofaciocutaneous 综合征女童，存在最常见的 BRAF 突变（外显子 12）而没有任何心脏疾病；C. 一名 16 岁女孩，由于典型的 HRAS G12S 突变导致的 Costello 综合征。她的左心室肥大（HCM）伴有二尖瓣狭窄和主动脉阻塞[94]（表Ⅲ，补充患者 6）

（图片由家人提供）

着、皮肤松弛、深掌和足底皱褶、乳头状瘤和早衰。后颅窝梗阻可导致 Chiari 1 型畸形、脑积水和听力障碍[289]。发育迟缓总是存在的，智力障碍通常在中度智力低下的范围内。Costello 综合征有 10%～15% 的瘤形成风险，特别是横纹肌肉瘤。

在 CFC 综合征、Costello 综合征和 Noonan 综合征，心血管异常的总体发生率（约 80%）几乎相同[94]；肥厚型心肌病在 Costello 和 Noonan 综合征伴多个着色斑综合征中更常见（约 60%）。房性心动过速尤其是频发房性心动过速在 Costello 综合征中最常见。

4. Kabuki 综合征（MLL2，KDM6A）

Kabuki 综合征患者脸部表情特征较少（让人联想起日本歌舞伎剧团演员），包括睑裂向外侧延长伴下睑外翻、弓形眉伴外侧眉毛稀疏、大耳郭和胎儿指垫、肾和足趾异常、免疫性和喂养问题，以及智力障碍是常见的。由于复杂的表型异质性，致病基因难以捉摸，直到外显子组测序确定 MLL2（编码三胸类组蛋白甲基转移酶）作为 Kabuki 综合征致病基因[97]。从那时起，其他研究人员对更大的队列进行检测，发现 56%～76% 的 Kabuki 综合征病例中存在 MLL2 突变，提示遗传异质性[98,290,291]。事实上，最近发现约 6% 的 Kabuki 病例在另一个组蛋白去甲基化酶 KDM6A 中有突变[292-294]。这些研究开始确定基因型 - 表型相关性；那些 MLL2 突变的患者似乎比没有 MLL2 突变的患者更具有典型的面部特征、喂养问题、肾脏异常、乳房早发育、关节脱位和上腭畸形[290,291]，而那些 KDM6A 突变的患者似乎更常见的是身材矮小和出生后生长停滞[294]。未来的研究可能会发现其他致病基因。

在 Kabuki 综合征中，心房和室间隔缺损是最常见的先天性心脏病。临床研究[99]报道了左心先天性心脏病（包括左心发育不良综合征和 Shone 样综合征）的发生率增加，并且在分子方面确认的患者中也有报道[97,100]。

5. CHARGE 综合征（CHD7）

在染色体 8q12.1（156）染色质解旋酶 DNA 结合基因（CHD7）中发现致病突变后，CHARGE 畸形复合体是否应该被称为关联或综合征的问题已经解决[295]。CHARGE 综合征的病因似乎是遗传异质性的，因为 65%～74% 的临床诊断患者中发现 CHD7 突变[89,156,296-299]。事实上，一些报道暗示 SEMA3E 是另一种疾病相关基因[300,301]。最初的诊断标准包括：眼缺损（通常涉及视网膜或脉络膜）、先天性心脏病、鼻后孔闭锁（膜性或骨性）、出生后生长发育迟缓（包括肌张力减退）、脑部异常、泌尿生殖系统异常（男性中更多见，包括低促性腺素性功能减退症）和外耳异常（小、正方形、杯形耳郭）和（或）耳聋（传导性、感觉神经性、混合性）（图 3-8）。更新的内容突出了颅神经无力或麻痹（特别是面部不对称）和耳蜗和半规管发育不良的诊断价值。口腔裂和神经性吞咽问题现在被认为 CHARGE 综合征的一部分[297,302]。由于视觉和听觉感觉障碍夸大了认知限制，并且可能包括自闭症的某些特征[295]，所以发育行为和个人特征很复杂。研究表明截断而非 CHD7 的错义突变与更严重的表型相关，包括心脏畸形[303]。

先天性心脏病一直是核心表型的一部分；最近可以应用分子检测为相关的心脏畸形提供更准确的分析。CHD7 突变阳性病例中先天性心脏病的发生率为 74%～92%[89,296]，而另一篇报道 CHD7 突变阴性个体先天性心脏病的发生率为 71%[89]。CHARGE 综合征有多种先天性心脏病报道，在临床系列中一直表现为圆锥动脉干和主动脉弓畸形。与普通人群非综合征型先天性心脏病病例相比，在 CHD7 突变阳性队列中，圆锥动脉干和房室隔缺损比例过多[296]。在 CHARGE 综合征患者中可同时观察到 DiGeorge 表型的特征[302]。对 CHARGE 综合征的分子和表型方面的详细综述发现，在突变阳性和突变阴性患者中发现相似的先天性心脏病范围，然而更复杂的分析受限于不完整的分子分型[90]。

据报道，CHARGE 综合征的活产发病率为 1:10 000～1:15 000，但有一项基于人群的研究发现，在 8500 名新生儿中患病人数为 1 人[304]。CHARGE 综合征的大多数病例是散发性的，但是长久以来临床所存疑的常染色体显性遗传和生殖

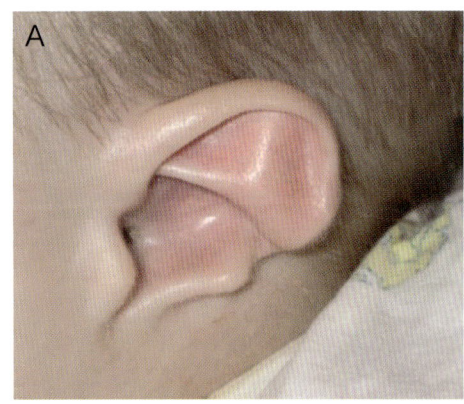
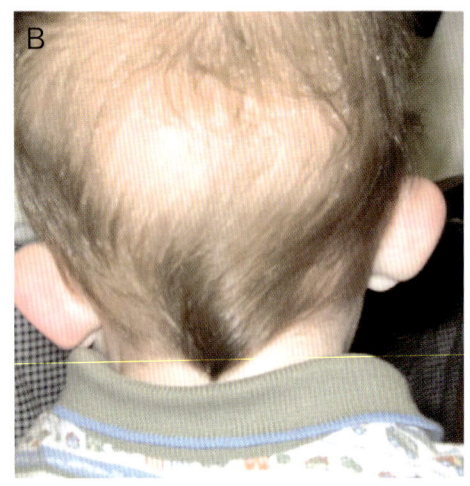
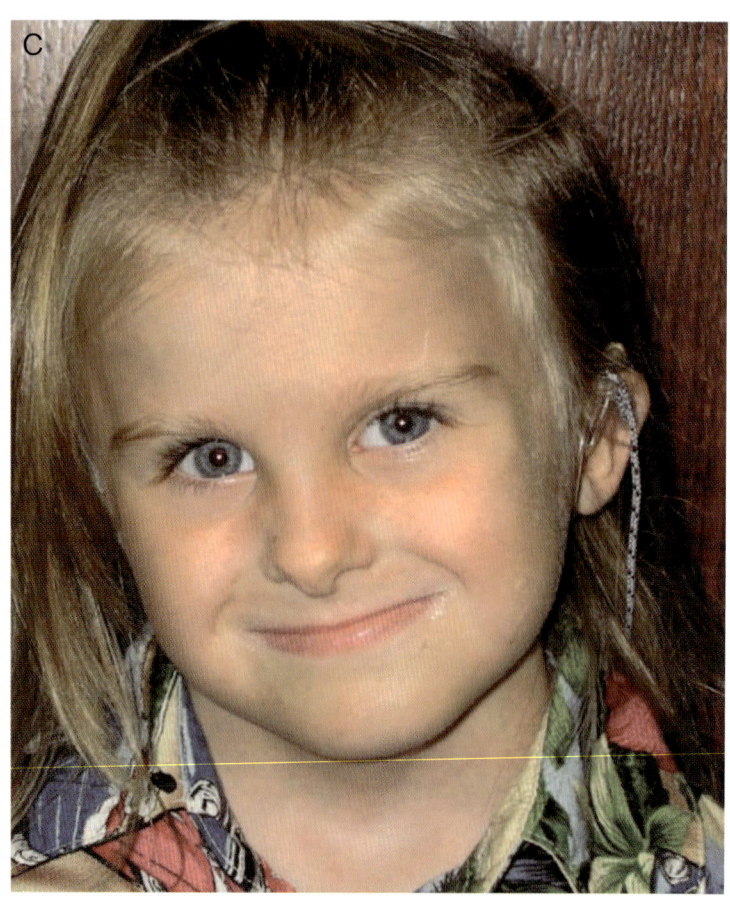

▲ 图 3-8　CHARGE 综合征

特征性耳异常包括严重畸形（A），突出（B）或小（C）的耳郭。如这例 5 岁女童具有非常轻微的面部特征和喉气管软化症。她携带 *CHD7* 突变，有一个影响更严重的兄弟，可能代表性腺镶嵌现象

（图片由父母提供；Margaret A. Hefner，MS，CGS 和 CHARGE Syndrome Fonndation,Inc.）

细胞嵌合体，现在已经通过分子检测得到证实[89]。

（五）其他常见情况

表 3-4 列出了基于观察到的综合征，推测是由于孟德尔基因突变所致的家族遗传（例如，受 Fryns 综合征影响的同胞兄弟表明常染色体隐性遗传）。此外还列出了某些相似的综合征，具有一种以上的病因以及那些通常与单一遗传原因无关的病变（例如结合畸形或半侧颜面短小畸形）。

1. 异位

异位既不是一个典型的遗传综合征，也不是一个孤立的先天性心脏病，而是一个常见的涉及左右襻决定的缺陷畸形综合征[145]，出生流行率约为 1/10 000[146]。异位意味着胸腔脏器的偏侧性既不是孤立位（正常位置）也不是反位（镜像）。心脏、肺部、肾脏、胃肠道缺陷以及较小的全身静脉异常如下腔静脉中断[305]，并可能伴随着大脑和面部的中线缺陷[147]。因此，异位可以被看作是发育缺损或偏侧序列。

家族研究在描述异质性遗传基础方面意义重大。其中一些成员有反位，另一些有异位，或者某些成员有孤立性先天性心脏病如完全性大动脉转位或右心室双出口和其他明显的异位综合征时，提示偏侧缺陷代表一类的发育谱，有时可能有共同的遗传基础。已知的异位风险因素包括母亲胰岛素依赖性糖尿病，但也发现了各种染色体异常[27,146]。最早是在 Kartagener 综合征中观察到偏侧异常的遗传基础，即内脏反位伴支气管扩张、慢性鼻窦炎、鼻息肉和由于纤毛功能受损导致精子不活动的不育。Kartagener 综合征多数是常染色体隐性遗传，

较少见的是常染色体显性遗传和X连锁隐性遗传。在染色体9p21上发现编码轴突间动力蛋白中间链基因的突变，以及在7p21和5p14上具有另外的基因座[306,307]，支持遗传异质性。在原发性纤毛运动障碍研究中发现先天性心脏病和异位并存，这证实它们是由纤毛功能障碍引起的一系列疾病的一部分[308]。与原发性纤毛运动障碍有关的疾病基因（目前至少发表30篇）和与纤毛功能相关的基因在多大程度上导致异位综合征的遗传风险，这是一个广泛研究的科学领域，将通过下一代大基因组和全外显子组测序成为可能。

X连锁遗传模式的异位家系导致第一个异位疾病基因ZIC3发现，它与Xq24-27.1相对应[309,310]。在动物模型中发现越来越多的基因参与胚胎不对称和偏侧的建立。许多基因已经在异位患者中进行了突变检测，并且推测为潜在的疾病相关基因，包括LEFTY A、CRYPTIC/CFC1、ACVR2β、NKX2.5和CRELD1[145,311-317]。但是，只有少数患者在一些候选基因上有突变，需要额外的研究来确定这些候选基因对疾病谱的贡献，包括从异位至相对孤立的先天性心脏病（如完全性大动脉转位）。除了单基因突变之外，罕见的CNV基因也似乎与异位有关，并且可以支持已知基因在病因学中的作用，也可以指向一组将要探索的候选疾病基因[157,318,319]。

2. VATER/VATERR/VACTERL联合畸形

VACTERL联合畸形通常是不明原因的散发事件。在少数情况下，作为一种联合畸形，它可能发生在具有潜在综合征的儿童中，例如18三体综合征[320]或21三体综合征[148]。早期的首字母缩略词是VATER，包括脊椎异常、肛门闭锁（伴或不伴瘘）、气管-食管瘘和肾发育不良。后来扩展到桡骨缺陷，包括桡骨或拇指缺失或发育不全以及桡侧多指。先天性心脏病、单脐动脉和低位脊柱异常也包括在内。一般的诊断指南需要三个或更多缺陷来确定诊断[149]。

使用传统的临床系列流行病学分析[149,321]和较新的聚类分析[148]发现，VACTERL联合畸形患者报道了多种类型的先天性心脏病。VACTERL通常单发，然而当VACTERL发生脑积水（特别是由于导水管狭窄）和（或）与脑积水家族史相关时，它被视为一种独特的孟德尔异常[322]。已经阐述了常染色体显性遗传，X连锁隐性遗传和常染色体隐性遗传。VACTERL联合畸形被认为是病因异质性的；尚未报道特定基因的突变。当小鼠Shh信号通路缺陷时，缺陷模式类似于VACTERL[323]，由此可以加深认识这类畸形。

3. 半侧颜面短小综合征，面、耳、脊柱序列征，眼、耳、脊柱序列征，Goldenhar综合征

尽管Goldenhar综合征是最熟悉的命名，但它可能是最不准确的描述颅面畸形的特征[80]。参照复合体、第一和第二鳃弓形态发育异常尽管是精确的，但是很麻烦。建立在HFM基础之上，使用缩写"OMENS"的实用方法受到许多整形外科医生的青睐，额外缺陷如眼睛、上颚、耳朵、神经和软组织被发现[324]。许多形态学家更喜欢文字定义如面部耳脊柱序列征和眼耳脊柱序列征。少数病例是家族性的，已有常染色体显性遗传报道。孕产妇糖尿病是一种常见的关联风险因素[325]。已经研究的其他风险因素包括血管活性药物和血管事件[326]。

病变通常是单侧的，具有可变的面部结构发育不全（包括骨骼、软组织、耳朵、眼睛或嘴巴）。副耳或耳凹、眼球上皮样囊肿（Goldenhar综合征的标志性特征）和耳聋也是典型的。口裂可能涉及唇、上颚和口角，造成巨口。可能有相关的椎骨、桡骨或肋骨缺陷，以及肾脏异常和中线脑缺陷（特别是胼胝体发育不全，脑膨出和脂肪瘤）。广泛的相关异常促使了许多重叠综合征的描述[327,328]。

最大的单中心回顾研究87例眼耳脊柱序列征的患者，有近1/3患有先天性心脏病（144例）。作者承认之前报道的比率过宽（5%～58%），并归因于选择偏倚（临床系列，基于人群的确定）和病例定义的变异性。报道约有2/3的先天性心脏病患者有法洛四联症和室间隔缺损，但其他先天性心脏病均有记录。由于圆锥动脉干先天性心脏病的比率增加，许多研究者怀疑神经嵴细胞迁移在产生头颈部异常中的作用。

(六）孤立性先天性心脏病的遗传学：NKX2.5、GATA4、NOTCH1

对于孤立、非综合征性先天性心脏病的遗传基础知之甚少，尽管它们构成绝大多数临床病例。对多名受影响成员的家族研究确定了罕见病例中孤立先天性心脏病的特定疾病基因。特别是，转录因子 NKX2.5 和 GATA4 以及细胞命运调控因子 NOTCH1 已被确定为一小部分患有非综合征型先天性心脏病患者（特别是家族病例）的疾病基因。全外显子组测序的出现有助于在研究的基础上确定其他潜在的疾病基因和发育途径，但需要进一步研究转化进入临床领域[18]。

1. NKX2.5

Schott 等[329]确定了 4 个家庭，其受影响成员最常见的是房间隔缺损和房室传导障碍。信息参数连锁分析鉴定了染色体 5q 上的疾病基因座。基因 NKX2.5 与该基因座对应，并且已经从动物模型上确定了参与心血管发育。在受影响的成员中发现每个家庭特有的 NKX2.5 突变，并且在任何正常对照受试者中未发现。预测每个突变改变了编码蛋白质功能，并且大多数突变破坏了高度保守的 DNA 结合结构域。随后的报道在其他散发性和家族性房室传导异常病例中发现了 NKX2.5 突变，伴或不伴有房间隔缺损[330,331]。这些研究不仅确定了孤立性先天性心脏病的第一个疾病基因，而且还发现随着时间的推移，对于房室结淋巴结发育和功能而言，NKX2.5 至关重要。

随后的多项研究报道了其他的 NKX2.5 突变，包括家族性房间隔缺损和房室传导阻滞病例以及房室传导阻滞但无先天性心脏病的散发性病例。研究还报道了不同类型先天性心脏病但无房室传导阻滞的散发病例中出现 NKX2.5 的错义突变，包括一些伴有圆锥动脉干或左心缺损的病例，这种突变的病理学意义仍有待证明[332-334]。最近的研究表明，NKX2.5 突变也可能导致扩张型心肌病表型，尽管在临床应用之前需要进行更广泛的研究[335,336]。这些研究表明 NKX2.5 在一系列先天性心脏病和房室传导异常中发挥重要作用，甚至可能有助于心肌病发展。

尽管研究仍在继续，但显然患有房间隔缺损和房室传导异常或孤立性房室传导异常的患者有 NKX2.5 突变的风险。同样清楚的是，那些出现一度房室传导阻滞的 NKX2.5 突变患者，如果传导异常未得到诊断，可能会随着时间推移，出现完全性传导阻滞甚至心源性猝死[332]。这些数据表明患有房间隔缺损的患者需要通过心电图评估房室延迟。如果诊断为一度房室传导阻滞，那么即使在手术修复后，也需要定期评估是否进展到更高级别的房室传导阻滞。获得详细的完全性心脏传导阻滞的家族史也很重要，有时需要通过心电图对直系家属（一级亲属）筛查亚临床房室传导异常，以确定潜在的家族性疾病。同样，房室传导异常有或没有其他先天性心脏病的患者直系亲属必须进行筛查。NKX2.5 突变的临床研究已经开始，并帮助识别房间隔缺损和房室传导延迟或者孤立性房室传导延迟的患者，是否处于进展性传导异常的风险。

2. GATA4

Garg 等[337]首次报道了两个间隔缺损家系中转录因子 GATA4 中的突变：第一个家系成员患有房间隔缺损，但第二个家系表现出更为异质的表型，包括房间隔缺损，室间隔缺损和肺动脉瓣狭窄。鉴于与 8p22～p23.1 染色体相对应的 GATA4 是 NKX2.5 的分子伴侣，并且在一些先天性心脏病和染色体 8p23 缺失的患者中缺失，因此这些发现特别令人感兴趣。随后的研究报道了家族性间隔缺损中的 GATA4 突变[330,331]，不常见的是间隔缺损或其他圆锥动脉干缺陷的散发病例[330,331,338-340]。与 NKX2.5 一样，GATA4 突变与扩张型心肌病的关系已有报道，但需要更广泛的研究来评估临床相关性[341,342]。这些发现与 NKX2.5 的结果一起强调了这种分子途径在心血管发育和疾病中的重要性。

3. NOTCH1

研究多个受影响成员的罕见家系有助于确定新的分子发展途径，这些途径与心血管疾病和发育有关。Garg 等[343]在两个有主动脉双瓣和主动脉瓣狭窄的小家族中鉴定出 NOTCH1 突变。特别感兴趣的是，一些患者没有先天性主动脉双瓣，但在后面的几十年里发展为主动脉瓣钙化。实验证实NOTCH1在发育中的主动脉瓣膜中表达，实验还表明NOTCH1突变在主动脉瓣钙化中起作用。随后对小型患者队列研究报道了一系列左心缺陷散发性病例中的罕见NOTCH1突变，这些缺陷包括（主动脉瓣狭窄、主动脉双瓣、主动脉缩窄和左心发育不良综合征）[344-346]。尽管还需要做更多的工作来确定受影响的队列，但这些研究强调了NOTCH通路在先天性心脏病中的重要作用。

四、特定心脏损害的遗传学

现在越来越多的遗传信息和技术允许临床医生考虑具有特定类型先天性心脏病的患者是否具有相关的遗传改变（表3-5）。临床医师需要考虑患者是否有①真正孤立性、散发的疾病；②非综合征性家族性疾病，或③指导基因检测的综合征特点。临床医生还应该强烈考虑额外的遗传咨询，因为先天性心脏病遗传结构和可用技术的复杂性日益增加。例如，房间隔缺损的患者可能是关联的综合征（如Holt-Oram综合征）或越来越多突变的疾病相关基因，包括NKX2.5、GATA4、MYH6和TBX5[270,329,337,347]。这些基因突变的临床测试现在已可用，从而改进诊断、家庭筛查和遗传咨询以及相关特征的风险评估。同样，法洛四联症患者可能是综合征型或非综合型的，因此有不同的遗传改变风险[19]（表3-1和表3-5）。因此对法洛四联症患者应仔细评估已知的特征，以确定相关的综合征包括21三体综合征、22q11.2缺失综合征或Alagille综合征。对于可能提示22q11.2缺失或JAG1突变，或者越来越多发生突变的相关疾病基因的先天性心脏病或相关综合征特征，应仔细检查家族史。表3-5列出了与特定先天性心脏病相关的已知遗传改变，以帮助临床医生从心脏诊断转移到并存的基因诊断。由于这些先天性心脏病都是遗传异质性的，并且潜在的疾病基因列表不断增加，因此本表只能列出最常见和目前已知的疾病基因。随着新的诊断检测和临床发现，这列表可能会更加广泛且与临床相关。

当然，与每个先天性心脏病相关的许多其他遗传综合征也是已知的；因此在这里仅列出具有公认的特定遗传改变的最常见综合征。

五、遗传评估和咨询

虽然对先天性心脏病患者的大多数注意力都集中在心脏本身的诊断和治疗上，但对于牵涉的初级保健提供者和心脏病专家来说，在诊断先天性心脏病时及以后是否需要同时进行遗传会诊和咨询至关重要[164]。患先天性心脏病的患者发现其他先天性异常或综合征的机会很高。20%～25%的1岁以内婴儿有非心脏畸形，5%～17%有遗传综合征[16,27,348-353]。当存在生长发育迟缓时，更可能诊断遗传综合征。因此，临床医师必须对先天性心脏病患者进行仔细检查，以发现畸形特征、体型改变、其他先天性异常、神经认知缺陷或这些相同症征的家族史。越来越明显的是，不应该将神经认知缺陷单独归因于手术，而是必须考虑它们是否是潜在的遗传改变的症状。即使在明显缺乏畸形特征或其他先天性异常的情况下，患有某些先天性心脏病的患者也应该根据已知这种关联的频度怀疑遗传综合征。例如，B型主动脉弓中断的婴儿通常发现有22q11.2缺失，即使在没有明显异常特征的情况下也应该考虑转诊进行遗传咨询和检测。最后，鉴于许多遗传综合征的变异性很高，而且通常很隐匿，如果没有持续、强烈的怀疑和寻求遗传咨询的意愿，并存的基因诊断可能容易被忽视或延迟。

（一）识别遗传综合征或基因组不平衡的重要性

确定先天性心脏病患者潜在的遗传综合征或改变具有越来越重要的临床意义。首先，诊断遗传综合征可以早期识别和治疗相关的非心脏特征。例如，发现携带22q11.2缺失的患者可以评估和治疗常见的关联的非心脏特征，如喂养障碍、上颚异常、言语障碍、低钙血症等。了解先天性心脏病患者发生22q11.2缺失可能有助于确定喂养障碍以及无法发育的原因，这些就可能会导致心力衰竭。其次，识别一个特定的遗传原因可以进行正确、有关复发风险的家庭咨询[350]。例如，Alagille 综合征患者的父母应进行检测，以确定其中一位父母是否为 JAG1 突变的携带者，因为携带该突变但仅有轻微综合征表现的父母有 50% 的机会将该突变传递给未来的后代。根据个体的年龄和情况，遗传学家会提供产前诊断信息，包括进行胎儿心脏成像和正确基因检测的选择。再次，未来确定基因诊断将极有可能为心脏和非心脏的临床结局

表 3-5 已知和特异性心脏缺陷相关联的疾病位点或基因数据

先天性心脏缺陷	相关联的基因位点或疾病基因 [a]
房间隔缺损（有或无房室传导阻滞）	*TBX5*（Holt–Oram 综合征） *NKX2.5*
房间隔缺损（无房室传导阻滞）	*GATA4* *MYH6*
圆锥动脉干室间隔缺损	包括 21 三体综合征在内的许多综合征 *GATA4* 22q11.2 缺失 *TBX5*（Holt–Oram 综合征）
法洛四联症	包括 21 三体综合征在内的许多综合征 *JAG1*（Alagille 综合征） *PTPN11*（Noonan 综合征） 22q11.2 缺失 *NKX2.5*
共同动脉干	22q11.2 缺失
主动脉弓中断	22q11.2 缺失
动脉导管未闭	*TFAP2β*（Char 综合征）
房室间隔缺损	*CRELD1* 1p31~p21 易感位点 8p23.1 缺失 21 三体综合征（21q22）
内脏异位综合征	*LEFTY2* *ACVR2B* *CFC1* *ZIC3* *CRELD1* *FOXH1* *GDF1* *GJA1* *NODAL*
瓣膜性肺动脉狭窄	*JAG1*（Alagille 综合征） *PTPN11, KRAS, SOS1, RAF1, NRAS, BRAF*（Noonan 综合征） *HRAS*（Costello 综合征） *BRAF,MEK1/2*（Cardiofaciocutaneous 综合征）
主动脉瓣上狭窄	*ELN*
主动脉瓣狭窄/主动脉瓣双叶	*NOTCH1*

a. 相关文献参阅正文

提供更准确的咨询。一些研究表明，特定的遗传综合征与更差的临床心脏预后相关[1-4,6,7]。最后，对于许多患者及其家属来说，了解先天性心脏病是否与可识别的原因相关，如染色体异常，基因突变或遗传风险因素可能很重要。最后，确定患者遗传表型对于提供更准确的临床护理，估计预后及风险评估[352]至关重要。未来，基因型可能会影响管理策略。

（二）何时提请心脏病患者进行遗传评估

越来越多的可能的基因诊断和新的基因检测的快速发展，需要转诊的主治医师、心脏病专家和临床遗传学家之间的密切合作[164]，这在很大程度上取决于心脏病专家的诊断能力、兴趣和时间，以确定先天性心脏病是否是孤立的，是家族性先天性心脏病综合征的一部分，还是与已知综合征的其他缺陷或尚未表征的综合征有关[178]。来自临床遗传学家的咨询，应明确心脏病患者的其他情况包括畸形特征，多种先天异常、神经认知缺陷、先天性心脏病、先天异常或神经认知缺陷的家族史。虽然历史上学习障碍或发育迟缓归因于心脏缺陷和手术干预，但这些观察可能反而证明是独立问题，可能存在遗传综合征或遗传改变。家庭也可以从咨询目的的遗传咨询中受益，特别是在复发风险方面。早期转诊至临床遗传学家允许早期诊断相关的非心脏特征，以及早期干预和及时咨询。最后，初级保健人员或心脏病专家有时会要求进行基础基因检测筛查异常，为了一旦发现异常就可以咨询遗传学家。然而，这种做法可能会极大地损害未检测到染色体改变的患者，而这些患者可能有遗传综合征，或者可能受益于更专业的基因检测或复杂结果的解释。特别是在过去5年中，从单基因突变研究到全基因组扫描，临床上可用的基因检测数量显著增加。这些测试报道了一系列发现，包括明确的疾病相关突变，未知意义的变异和看似"负面"的结果。因此，基因检测变得越来越复杂，须大量的解释，检测医师需要更多地了解所涉及的疾病基因和遗传学。因此，疑似患者应考虑进行遗传咨询，以便进行专业评估和指导基因检测。

（三）遗传评估

遗传评估的目标是确定诊断并向患者和家属提供已知的复发风险和预期结局的信息[350]。因此评估详细考虑了评估中的患者和家庭病史。遗传学家将首先考虑患者中存在的特定先天性心脏病类型和相关的先天性异常，然后遗传学家（或遗传咨询师）获得完整的畸形和遗传病症家族史，包括畸形综合征[350]，还需要了解有关习惯性流产、儿童猝死、发育迟缓和智力低下等信息。

遗传学家的体格检查始于对体型、面部外观和运动的整体评估，有时根据特征化异常特点的即时总体印象进行快速诊断时，需要限制和确认。除了身高、体重和头围之外，可以进行测量面部标志和距离或其他身体部位，以量化眼距过宽，小耳郭或长手指的定性意义。大多数遗传学家不进行完整的神经发育检查，用以代替的是经过修改的办公室筛查测试，来自家庭成员的报告，以前的正式测试结果，或对个人在办公室环境中的互动和表现进行功能评估。

根据咨询是在入院期间还是门诊，急诊或定期随访，以及所在地点是三级保健中心还是小型卫生诊所，诊断性检测可以在初步评估的同时在初级保健人员和（或）心脏病专家的指导下要求获得。射线照相术和超声波检查可能需要确定内部器官的结构和功能。可能会要求医学、教育学和治疗学专家特征化多系统的表现，并开始治疗。

（四）基因测试

历史上，最常进行的基因检测是细胞遗传学检查，即新鲜全血中淋巴细胞的核型。FISH分析和随后的MLPA成为标准染色体分析的补充，这对于快速诊断（例如羊膜穿刺诊断三体性）和检测小的缺失是有用的。微阵列技术提供了检测DNA数量改变的最新技术，并成为检测染色体缺失和重复的首选检测方法[153]，尽管低水平嵌合体和染色体易位仍然需要标准核型检测。现在还有更快速的技术来检测一组基因中的单核苷酸突变。

对于缺乏已确定基因的情况，全外显子组和全基因组测序现在可用作基因诊断的工具。

当怀疑孟德尔基因异常时，遗传学家首先确定单基因、基因组还是扩大的全外显子组测试是最合适的，并就这些选择向家人提出建议。对于家庭来说，这些决定可能很难驾驭，尤其是保险和可及性带来的挑战。遗传学家和（或）遗传咨询师在与家庭和主要从业人员以及心脏病专家合作时是很有用的，因此测试的益处和局限性在处理之前就已被理解。

实际上，完成这些测试的时机和地点可能更多地通过医疗保险覆盖范围来确定，而较少通过转诊医生或患者偏好来确定。同样，个人是否被允许返回后继续遗传学随访则高度依赖于医疗保险。无论基因评估是在紧急情况下对危重新生儿进行，还是在与多个影响个体的家庭深度咨询期间进行，与心脏病专家的沟通与合作至关重要。当然，所有讨论应该包括初级保健医生和个人（和家庭）。

（五）伙伴关系

由于约 75% 的先天性心脏病目前没有可识别的原因[16,27,177,348,349,351,353]，或症状不明显。因此在许多情况下，正式的遗传评估概念似乎是不必要的。然而，先天性心脏病的遗传病因清单正在迅速扩大，并且越来越难以理解，许多综合征现在被认为具有隐匿且未被识别的特征。此外，临床基因检测的选择正在迅速改变，并越来越复杂。由于先天性心脏病的遗传原因和检测清单的长度和复杂性不断增加，与先天性心脏病相关的遗传综合征列表也在不断增加，所以初级保健人员、心脏病专家和遗传学家之间显然需要临床合作。在许多情况下，初级保健人员和心脏病专家将按照前面章节的要求请求遗传学家进行咨询。例如，当一个后来被注意到身材矮小、颈蹼和低耳位的年轻女孩确认主动脉缩窄时，遗传学家可拟诊 Turner 综合征并为患者和家人提供长期咨询。

在其他情况下，遗传学家可能会呼吁心脏病专家为正在考虑中的特定遗传综合征患者确定相关先天性心脏病以协助诊断。例如，遗传学家可能会在缺乏拇指和异常拇指的三代家庭中诊断 Holt-Oram 综合征。虽然 TBX5 基因突变研究可以证实，但通过二维超声心动图检测母亲和儿子中的继发性 ASD 可以提供更快速的诊断支持。

协调心脏病学和遗传咨询可能很困难[352]。与不同时间进行评估区别的是，一些患者在遗传学家和心脏病专家一起工作的心血管遗传学诊所中就诊。借助其他器官的辅助成像，确定性细胞遗传学、分子学或代谢性血液检查，并经过时间的验证，临床医生可以做出统一诊断来完善每一个病例。

六、结论

与人类遗传学领域相一致，在过去的 10 年里我们对先天性心脏病遗传机制的理解有了显著提高。该领域已从详细的遗传综合征转移到定义导致那些临床表型的特定基因改变。孤立先天性心脏病的具体遗传原因也已经开始被确定。不久的将来，人类遗传学和发育生物学方面的显著和迅速的进步会在心血管遗传学领域中产生新的发现。鉴于这些发现，越来越多的先天性心脏病患者可以同时得到基因诊断。对于心脏病专家诊治患有先天性心脏病的患者来说，掌握这些发现和可用基因检测方面的实用知识将变得越来越重要。对于儿科医生和心脏病专家来说，与临床遗传学家和遗传咨询师一起工作来识别并发基因诊断也将变得越来越重要。相关的非心脏特征相关基因诊断的临床意义将越来越重要地被认识和解决。已经在许多领域开发了基因型特异性的管理策略，并将在不久的将来为儿童心脏病学提供信息。基因型和临床结局之间的关联也已确立[1-4,6,7]，并将在咨询中发挥越来越重要的作用。最重要的是，了解这些疾病的遗传基础，结合发育生物学的进展，将会提高我们对心血管发育和疾病的认识，并有新的改进的管理策略[354]。

第 4 章
心肌结构和功能的发育
Development of Myocardial Structure and Function

Pamela A. Lucchesi　Aaron J. Trask　Rachel C. Childers　Richard L. Goodwin 著
李晓惠 译

一、概述

心肌的结构和功能在胎儿期和出生后的成熟期都有显著的变化。随着胎儿心脏适应出生并转换成成人功能，出生后以广泛、显著的生理和代谢的重塑变化为特征[1]。这些过程由许多激素、神经递质、生长因子和机械力调节。在细胞水平上，基因转录和选择性剪接[1]、DNA 甲基化的表观遗传调控[2]发生了变化。小分子 RNA（miR）诱导的转录后基因表达方案[3,4]已成为心肌细胞生长和表型的关键调控因子。冠状动脉循环与心肌生长紧密配合，以保证充足的氧气供应和代谢基质。全面了解调节心肌结构和功能的生理过程是了解先天性心脏病和后天心脏病发病机制的必要前提。第 1 章对心脏发育的分子和遗传决定因素进行了全面的讨论，本章描述了心脏的结构、代谢调节、兴奋收缩（E-C）耦合和生长/再生的发育和产后变化，讨论了细胞和细胞以及细胞和基质的相互作用；总结了胎儿产后血流动力学负荷、自主神经支配和激素状态的变化，还讨论了这些变化对心肌收缩和舒张功能障碍的影响。

大多数关于心肌结构和功能发育变化的研究都是在斑马鱼、小鸡胚胎和啮齿类动物中进行，还有一些来自高等哺乳动物和人类的额外数据。虽然 E-C 耦合的过程非常相似，但在不同的模型物种之间的结构发展中存在着显著的时空变异性。除非另有说明，本章描述的大部分发展变化将集中于啮齿动物模型和人类的数据。其次，我们对心肌结构和功能发展变化的理解大多局限于左心室，而对右心室的发展或在出生后成熟期间发生的左心室与右心室之间的生理作用知之甚少[3]。

二、心肌结构

心脏作为一个简单的由心肌细胞和心内膜细胞组成的管道开始发挥功能。然而，它很快变成一个包括多种细胞类型的复杂的器官，它们可以分组为传导、支持和功能细胞（图 4-1）。心脏的细胞成分包括心肌细胞、心肌纤维细胞、内皮细胞和血管平滑肌细胞。窦房结是专门负责动作电位生成的肌细胞。主要来自于心肌细胞的心脏传导细胞是浦肯野纤维。浦肯野纤维将心房的动作电位传递到心室。虽然心肌细胞负责心脏的机械功能，但仅占细胞总数的 30%。心脏成纤维细胞在赋予心脏结构完整性方面占主导地位[5]。心肌细胞、心肌成纤维细胞和细胞外基质（extracellular matrix，ECM）间的动态串联在心肌发育和结构重塑中起着至关重要的作用。

三、心脏成纤维细胞和细胞外基质

心肌成纤维细胞是产后成熟心脏中最丰富的细胞类型。它们是负责细胞外基质沉积的主要细胞类型，并通过基质金属蛋白酶的分泌和它们的组织抑制剂动态地重塑细胞外基质。心肌成纤维细胞来自不同发育阶段的不同细胞谱系。在胚胎发育过程中，它们起源于间充质，并来源于心外膜（proepicardium，PE）。成纤维细胞也来源于骨髓源性成纤维细胞的分化[6]。在新生儿和成人心脏中，

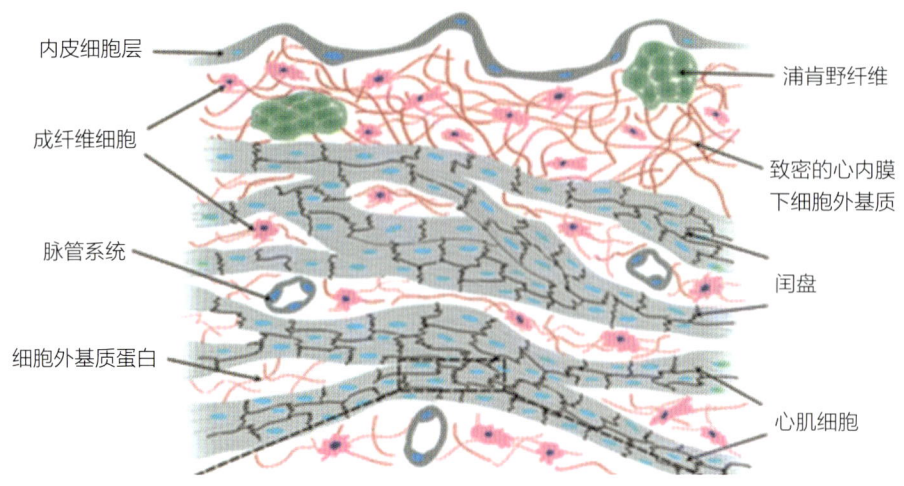

▲ 图 4-1 心室心肌细胞和结构组成部分的示意图

图示包括心肌细胞、成纤维细胞、血管和浦肯野纤维。内皮细胞层排列于心内膜的表面，并由一层致密的细胞外基质（胶原蛋白、弹性蛋白、纤维蛋白、蛋白聚糖）所支撑，由心脏间质成纤维细胞（粉红色）分泌。浦肯野纤维（绿色）是位于这个矩阵内的特殊的心肌纤维，它负责从房室结到心室心肌的动作电位传递。心肌细胞由肌纤维组成，是通过闰盘进行机械 - 电耦合。小血管和毛细血管与肌纤维毗邻，提供营养，输送含氧血液，并清除代谢副产物

[转载自 Simmons CS, Petzold BC, Pruitt BL. Microsystems for biomimetic stimulation of cardiac cells. *Lab Chip* 2012;3235−3248.)（185）with permission from the Centre National de la Recherche Scientifique（CNRS）and The Royal Society of Chemistry.]

心肌成纤维细胞通过上皮间质转化和骨髓源性细胞产生[7]。因此，新生儿期的心肌成纤维细胞不同于成人心肌，也不同于那些心脏灌注后的急性损伤以及慢性血流动力学超负荷的心肌[8]。

心肌成纤维细胞在心脏发育和重塑过程中起着广泛的作用。在发育过程中，成纤维细胞分泌大量促进心肌细胞增殖的生长因子。在此期间，基质沉积建立起功能有效的心室，为胎儿产后的生活提供必要的结构稳定性[9]。心脏成纤维细胞在出生后的小鼠心脏中增加 1 倍，并增加细胞外基质沉积和组织，为心肌壁提供抗拉强度。

细胞外基质为心脏提供三维结构支撑，促进心肌发育过程中的机械和化学信号传导，并帮助维持成人心脏的正常稳态，以应对生理应激和损伤。细胞外基质的成分包括间质胶原蛋白、弹性蛋白、纤维蛋白、蛋白聚糖、糖蛋白、细胞因子、生长因子和蛋白酶。最丰富的细胞外胶原蛋白是Ⅰ型和Ⅲ型纤维胶原蛋白，尽管在成年心肌和发育中的细胞外基质中也发现了一些非纤维胶原蛋白。弹性纤维与胶原蛋白密切相关，并负责维持细胞结构的正常弹性。纤连蛋白影响细胞的性质，包括细胞的生长。蛋白聚糖和糖蛋白在信号转导和细胞外基质转换中起着重要作用，并作为潜在生长因子（例如 TGF-β、EGF）的蓄积物。

在胎儿发育过程中，心肌的胶原网络开始形成[7]。心肌成纤维细胞在这个网络中被包围，这使得它们可以收缩肌内膜的胶原蛋白，对肌细胞施加机械力。此外，该组织允许成纤维细胞通过细胞 - 细胞和细胞 - 细胞外基质的相互作用来维持心脏结构的完整性，并通过增殖和细胞外基质降解。在成人心肌中，这一网络包括包围着大群肌纤维的外膜，肌束膜由包围着小群肌纤维的肌内膜和肌外膜组成，并将单个纤维与相邻的脉管连接起来（图 4-2）[10,11]。胶原网络除了充当细胞和血管的支架外，还协调由肌细胞产生的传递力，作为一种黏性介质，促进组织的压缩和反冲性能[12]。

心肌成纤维细胞在心脏发育过程中受到机械和分子信号的调节。成纤维细胞的机械刺激会使整合素受体和细胞外基质蛋白、细胞因子和生长因子的分泌显著增加。血管紧张素、内皮素和 TGF-β 也刺激基质沉积，而炎性细胞因子白细胞介素 -1β 和肿瘤坏死因子 α（tumor necrosis factor，TNF-α）抑制基质沉积，并促进基质金属蛋白酶的基质降解[13]。

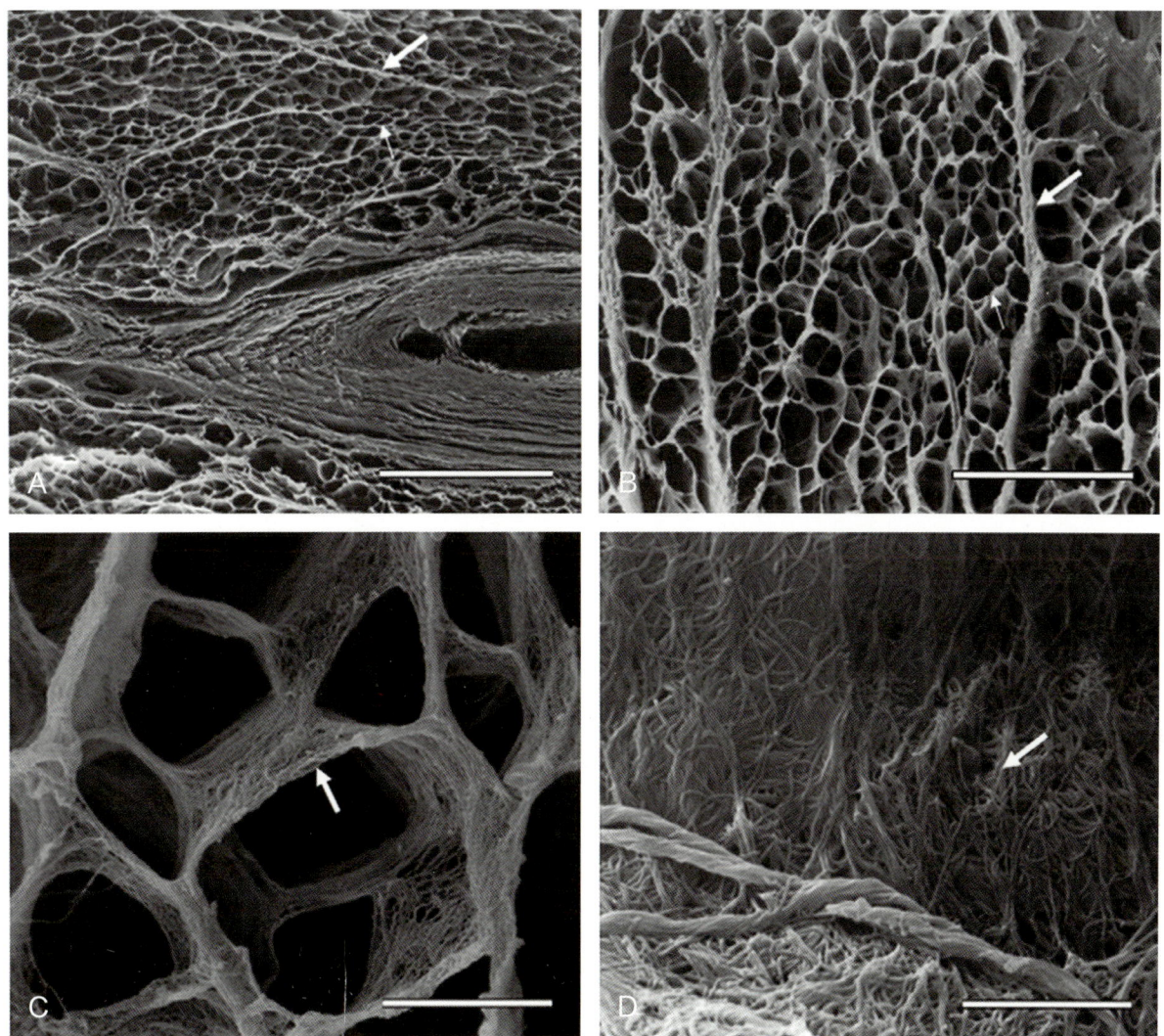

▲ 图 4-2 Connective tissues of the human heart(transverse section).A: The collagen network around cardiomyocytes and small vessels is observed. Bar=200 um.(*thick arrow*: perimysium; *thin arrow*: endomysium).B: The interstitial connective tissue consisting of perimysial and endomysial components presents a honeycomb shape.The perimysium(*thick arrow*) surrounds groups of cardiomyocytes, and the endomysium(*thin arrow*) surrounds each cardiomyocyte. Bar=300 um.C: The endomysium(*arrow*) supports and connects individual cardiomyocyte fascicles. Magnification ×3000, bar=10 um.D: At higher magnification, collagen fibers show interconnections on the surface of cardiomyocytes. Thin collagen strands are probably collagen lll(arrow). Magnification ×10,000, Bar=3 um.(Kanzaki Y, Terasaki F, Okabe M, et al. Three-dimensional architecture of cardiomyocytes and connective tissue in human heart revealed by scanning electron microscopy. *Circulation* 2010;122:1973-1974, with permission.)

基底膜：基质的一种特殊区域称为基底膜或基膜，它包围着心肌纤维细胞外的所有细胞。完整的基底膜对于正常的心脏生长和成熟是必需的，并通过激活整合素介导的信号传导在产后心肌细胞肌节的发生中起重要作用[14]。基膜的主要成分是层粘连蛋白、Ⅳ型胶原蛋白及蛋白多糖。Ⅳ型胶原蛋白组装成一个网状结构，并提供抗拉强度。Ⅳ型胶原蛋白由基底膜聚糖包裹，它与血浆膜上的整合蛋白和肌萎缩相关糖蛋白结合，稳定基底膜结构，抵抗机械力。基底膜是胚胎发育过程中产生的第一个细胞外基质。早在妊娠期的第 8 周就能在人的心脏中检测到层粘连蛋白，而Ⅳ型胶原蛋白则在出生后才能被检测到[14,15]。基底膜聚糖在整个胚胎发生过程中处于高水平表达，并需要确保细胞－细胞的连接已经形成和成熟的机械稳定性[16]。

四、心肌细胞

心肌细胞来自于前内脏的中胚层为主要心脏领域，形成了主心管。第二个心脏领域对右心室的肌细胞和与心脏动脉及相关的心肌做出了显著的贡献[17]。心肌细胞有两种主要的机械功能：由肌原纤维对 E-C 耦合作用所产生的力，以及通过在闰盘上的机电信号的整合所介导的细胞束间的力传递。肌细胞也通过肌节与细胞外基质和其他心脏细胞进行联系（见下文）。

（一）等离子体膜

等离子体膜（或称肌纤维膜）是包含离子泵、通道和交换器的细胞区域，它们有助于动作电位的传播，以及维持适当的离子和化学梯度。被这些蛋白控制的离子流对适当的肌细胞功能以及直接调节细胞的收缩和舒张至关重要。许多 G 蛋白耦联受体、细胞因子受体和生长因子受体位于质膜上，并负责将局部神经激素环境的变化转化为细胞内信号，调节细胞生长和功能。

1. Na^+ 和 Ca^{2+} ATP 酶和交换器

Na^+-K^+ ATP 酶通过将 Na^+ 泵出细胞和将 K^+ 泵入细胞来维持胞质膜的浓度梯度，进而保持它们各自的浓度梯度。在生理条件下，每次泵循环中有 3 个 Na^+ 移出细胞但只有 2 个 K^+ 被吸收进胞，ATP 酶产生一个小的向外的电流。离子梯度的维持和 Na^+-K^+ ATP 酶所形成的电子流可以维持 Ca^{2+} 的静息水平[18]。

Na^+-K^+ ATP 酶包括 α 亚基和 β 亚基。α 亚基包含 ATP 结合位点、Na^+、K^+、强心苷，因此主要负责催化、运输和 ATP 酶的药理学特性。小的 β 亚基调节 ATP 酶的传输特性，在其适当膜的插入中起重要作用[18]。有三个 Na^+-k^+ 泵的 α 亚基在心脏中显示相似的离子亲和力和 ATP 酶活性，但不同强心苷和不同的亚细胞的局限化对心脏的亲和性不同。在啮齿动物的心脏，低洋地黄亲和力 $α_1$ 亚型在发育的所有阶段中占主导地位，而在出生后的第二周内，是从新生儿 $α_3$ 亚型到成人 $α_2$ 亚型的产后过渡[19]。然而，在人类中，$α_1$ 亚型对强心苷有很高的亲和力。在成年人的心脏，三个不同亚型的 Na^+/K^+-ATP 酶，$α_1β_1$、$α_2β_1$、$α_3β_1$，对不同强心苷表达的亲和力不同[20]。到目前为止，还没有研究描述 Na^+/K^+-ATP 酶亚型表达的发展变化。

Na^+/K^+-ATP 酶活动间接调节其他质膜转运蛋白，需要一个向内的 Na^+ 梯度。心脏 Na^+/Ca^{2+} 转换器（NCX1）是心肌细胞主要的 Ca^{2+} 动作电位排出机制，通过利用 Na^+ 电化学梯度调节 3 个 Na^+ 和 1 个 Ca^{2+} 离子通过细胞膜的电转换[21]。这种转换器是双向的，可以通过肌细胞膜的双向移动 Ca^{2+} 离子。

细胞质膜也有高度亲和性，低能的 Ca^{2+} ATP 酶通过 ATP 相关过程把 Ca^{2+} 从细胞内排出来。这个泵功能作为细胞 Ca^{2+} 的微调者，将其降低至微摩尔浓度水平[22]，进而在基础条件下保持少量的细胞内 Ca^{2+}。

细胞质膜也有高度亲和性，低能的 Ca^{2+} ATP 酶通过 ATP 相关过程把 Ca^{2+} 从细胞内排出来。这个泵功能作为细胞 Ca^{2+} 的微调者，将其降低至微摩尔浓度水平[22]，进而在基础条件下保持少量的细胞内 Ca^{2+}。

2. Na^+ 通道，Ca^{2+} 通道，K^+ 通道：心脏动作电位

在静息状态下，膜电位（V_m）的浓度梯度由细胞内和细胞外的 Na^+ 和 K^+ 的浓度决定，以及质膜上的离子通道的传导特性所决定（图 4-3）。这种描述一个离子的平衡电位（净流量为零的电压）是由 Nernst 方程描述的。心室细胞的静息电位 V_m（约 -86mV），接近于 Nernst 方程预测的 K^+ 的静息电位。为了引起一个动作电位，任何电刺激必

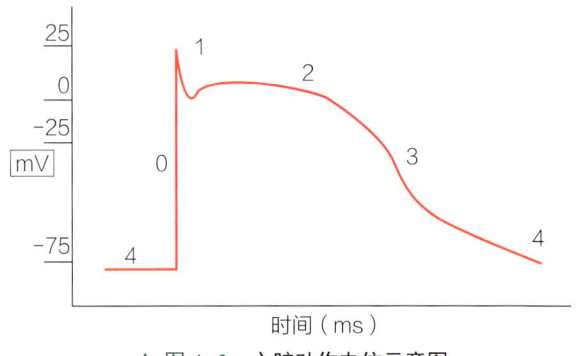

▲ 图 4-3　心脏动作电位示意图

须将膜去极化到一个阈值（约 -65 mV），进而激活电位敏感的 Na^+ 通道。

相位 0：快速去极化相位和动作电位振幅是由于 Na^+ 通过 SCN5A 基因编码的电压敏感的 Na^+ 通道进入。一旦打开，这些通道在较高的 V_m 迅速失活，并经历一段不稳定的时期，通道对任何进一步的刺激失去反应。这种与电压有关的通道激活和失活在临床上是很重要的，因为通道表达或门控特性的变化会影响动作电位振幅和持续时间，导致心律失常[23]。

相位 1：早期复极化。短暂的复极相位导致了上升过程的结束和平台期的开始之间的缺口。这种短暂的外向电流主要是由于 K^+ 通道的激活。肌纤维中有许多 K^+ 通道，其特征是它们的门控特性和调节它们的开放（如 K_{Ach}、K_{Ca}）和关闭（如 K_{ATP}）[24]。这个相位涉及的 K^+ 通道是外向整流 K_V 通道（即更好地向外传递电流）。

相位 2：高原期。Ca^{2+} 通过电压门控的 1 型 Ca^{2+} 通道进入细胞，通道由两个亚基（α 和 $α_1$）组成，形成离子孔。这些通道受膜电位和向内 Ca^{2+} 浓度梯度的调节。在成年人的心脏中，大部分 Ca^{2+} 的流入都是通过这个通道发生的，尽管胎儿的肌细胞也表达 T 型 Ca^{2+} 通道，这可能有助于 E-C 耦合。在这个阶段，延迟、外向的整流 K^+ 通道开始打开，正的 V_m 从单元驱动 K^+ 射流。

相位 3：复极阶段。K^+ 射流通过外向整流 K^+ 通道和 Ca^{2+} 激活 K^+ 通道（K_{Ca} 或 B_K 通道）主导了这个再极化相位。KCNQ1 和 KCNE1 基因编码通道的亚基，这些通道传导延迟整流 K^+ 电流[25]的慢分量。KCNQ1 基因编码延迟整流 K^+ 通道的突变也与长 Q-T 综合征有关[26]。纯合子突变 KCNQ1 和 KCNE1 导致 Jervell 和 Lange-Nielson 综合征，表现为严重的 QT 间隔延长和心脏猝死高风险[25]。另一方面，Ca^{2+} 激活 Ca 通道解释了为什么心脏糖苷会减少 QT 间期[23]。这些通道的表达在心脏发育过程中会发生变化，这可能会影响动作电位持续时间和复极时间[27]。

相位 4：离子浓度的恢复，这个阶段主要是由 K^+ 通量通过内部纠正 K^+ 通道驱动的。Na^+/K^+-ATP 酶也保持静止膜电位 -90mV。

（二）肌质网

肌质网（sarcoplasmic reticulum，SR）是一个包围肌原纤维的管状膜的网状结构，并且参与游离 Ca^{2+} 浓度的调节（图 4-4）。肌质网由两个截然不同的区域参与 Ca^{2+} 的调节：横向交界处调节 Ca^{2+} 存储和释放，而纵向交界处则调节 Ca^{2+} 的吸收。肌质网 Ca^{2+} 的释放是一个严格的调节过程，肌浆网的正常运行是心脏正常工作所必需的。肌质网上所包含的 Ca^{2+} 释放通道在 E-C 耦合中起重要作用[28]（见下文）。心脏肌质网的 Ca^{2+}-ATP 酶（SERCA2a）将 Ca^{2+} 泵入肌质网进而抵抗其浓度梯度。SERCA2a 在储存心室舒张期 Ca^{2+} 水平以及终止 Ca^{2+} 依赖的力活动起重要作用。SERCA2a 的功能可以通过几个间接和直接的因素来调节，最主要的间接机制是蛋白磷酸酶的抑制作用。通过 β 肾上腺素能刺激作用和增强的 cAMP 依赖性蛋白激酶 -a（protein kinase-A，PKA）活性使蛋白磷酸酶磷酸化可以缓解 SERCA2a 抑制作用[29]。SERCA2a 也受 Ca^{2+}/钙调蛋白依赖的蛋白激酶 Ⅱ 的直接控制，其已经被证明能使 SERCA2a 磷酸化并增强其 Ca^{2+} 的运输能力[29]。在发育过程中，心脏的基质网含量发生变化，其中未成熟的心脏基质网含量[30,31]明显少于成熟心脏[32]。

（三）T- 小管（横小管）

T 管系统横向延伸到肌细胞的中心，将肌原纤维包围在 Z 盘的水平，形成和基质网的耦合。这样可以把动作电位传递到细胞内部，从而导致细胞的快速激活。在人类中，T 管在妊娠期 30 周被发现[33]。T 管网络的发育出现了变化，出生时发育较好的动物心肌细胞有发育较成熟的 T 管系统，而发育较差的新生儿则缺乏成熟的 T 管网络。这些 T 管发育的变化可以解释成熟和非成熟心肌细胞的 E-C 耦联机制。

（四）肌小节

肌节（图 4-5）是心肌的功能单位，是由交

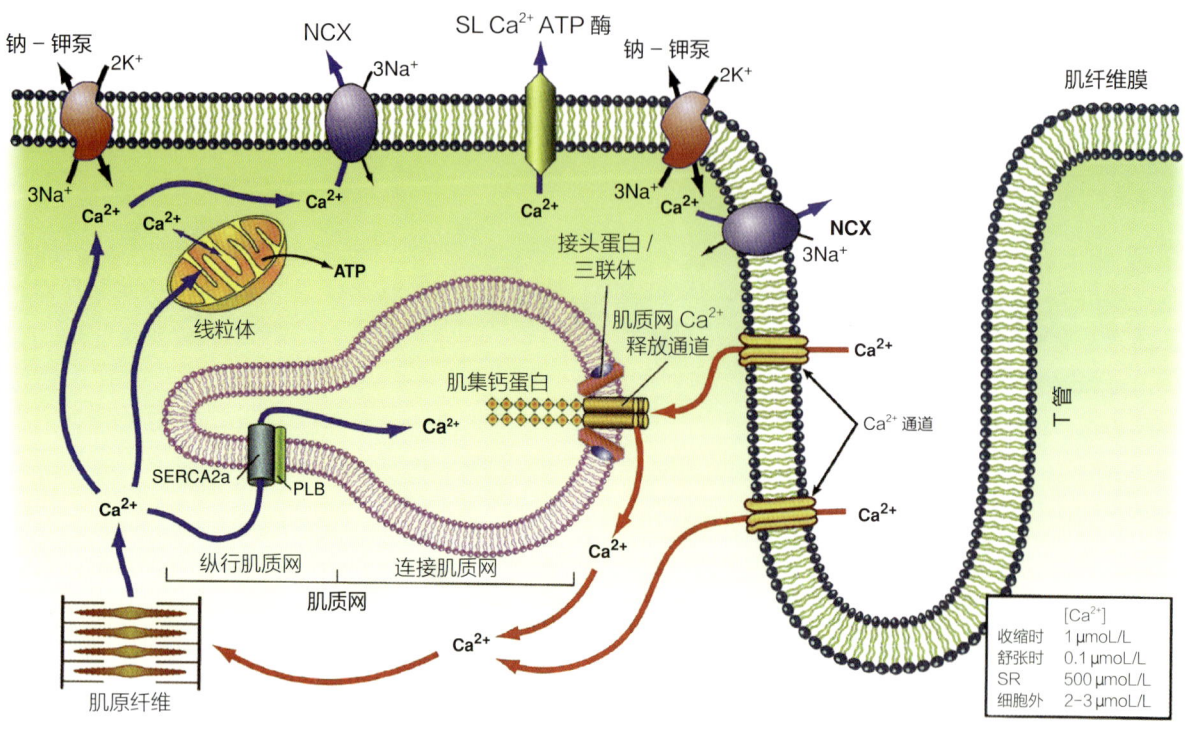

▲ 图 4-4 泵和通道调节 Ca²⁺ 信号

这是收缩和舒张的关键调制器。去极化后，Ca²⁺ 通过肌膜进入细胞，导致 Ca²⁺ 诱导的 Ca²⁺ 从肌质网（SR）释放，引发收缩。当大部分 Ca²⁺ 被重新隔离到肌质网时，就会发生舒张；SL. 肌纤维膜；PLB. 受磷蛋白；NCX.Na-Ca 转换器

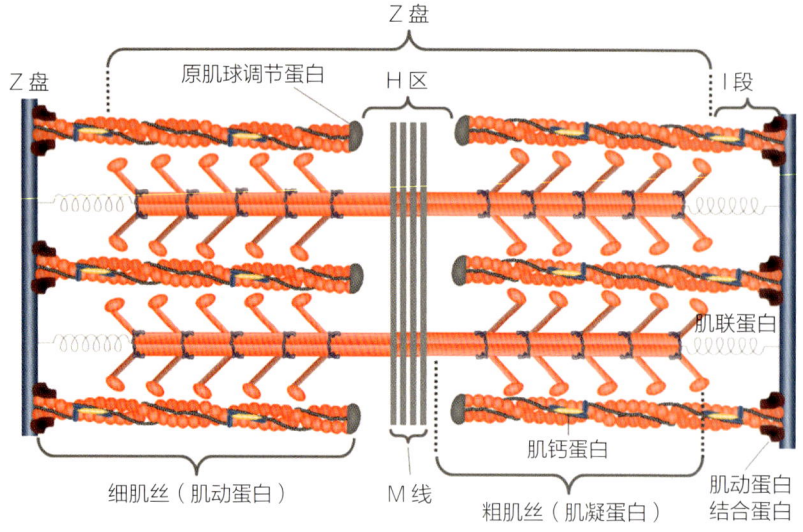

◀ 图 4-5 肌节的蛋白质组成

肌联蛋白从 Z 带延伸到粗肌丝，通过肌凝蛋白结合蛋白 C 连接到肌凝蛋白。有几种蛋白质支持细肌丝，包括肌动蛋白结合蛋白（将细肌丝与 Z 带连接）和原肌球调节蛋白（连接到细肌丝的末端）（改编自 Clowes C, Boylan MG, Ridge LA, Barnes E, Wright JA, Hentges KE. The functional diversity of essential genes required for mammalian cardiac development. Genesis 2014; 52: 713–737 [186]。）

叉的粗肌丝（肌凝蛋白）和细肌丝（肌动蛋白）、结构构件和调控蛋白组成。每个肌节的两端各有一个长度 < 0.1mm 的 Z 盘。Z 盘平分邻近肌节的 Ⅰ 段，其中包括细肌丝、肌钙蛋白（troponin, Tn）和原肌凝蛋白[34]。A 段是细肌丝和粗肌丝重叠的区域。而 H 区（中心被称为 M 线）含有与肌联蛋白和肌凝蛋白结合蛋白有关的粗肌丝。

1. Z 盘

Z 盘区别于个体的肌节，并与除肌凝蛋白以外的所有肌丝蛋白直接相互作用。α 肌动蛋白是构成 Z 盘骨架的主要蛋白，并将肌动蛋白的末端和邻近的肌节进行交叉连接[35]。Z 盘中的蛋白质也结合了中间丝的肌间线蛋白，将闰盘上的肌节与质膜上的肌节连接起来（见下一节）。这种独特

的结构将由细胞骨架、细胞外基质和由机械应力引起的信号整合起来[35]。

2. 细肌丝

细肌丝由 2 个 F 肌动蛋白丝的双螺旋结构组成,包括 2 种亚型的肌动蛋白、骨骼蛋白和心脏α肌动蛋白,它们因 4 种氨基酸不同。在人类心脏发育的早期,α肌动蛋白的两种亚型均被表达[36]。然而随着心脏发育的进展,骨骼肌α肌动蛋白的含量降低,而心肌亚型则增加;然而,这种亚型转换的机制还没有被描绘出来。肌钙蛋白由 3 种蛋白质组成,即 TnT、TnI 和 TnC。TnT 促进了肌钙蛋白和原肌凝蛋白的结合。原肌凝蛋白在α和β亚型中都很明显,它们缠绕在一起形成一个线圈。TnI 是肌动蛋白 – 肌凝蛋白相互作用的强抑制剂,在 TnC 的收缩期连接 TnC 以及在肌动蛋白的舒张期连接肌动蛋白(图 4-6)[37]。TnI 也有自己的骨架和心肌的形态,两者都在未成熟的人类心脏表达[38]。在心脏的发育过程中,骨架的同种型改变为心脏的同种型,这可能会导致心脏功能在发育过程中的变化[39]。TnC 连接 Ca^{2+},构象改变,导致 TnT 移除原肌球蛋白和 TnI 从 ATP 反应位点上离开,从而使肌动蛋白和肌球蛋白相互作用导致收缩。

细肌丝调控蛋白的分布在心脏发育过程中发生改变,并且可能导致心肌收缩的发展变化。肌钙蛋白 I 存在两种亚型,心肌肌钙蛋白 I 和特异性骨骼肌肌钙蛋白 I。特异性骨骼肌肌钙蛋白 I 是发育过程中主要的亚种,在出生时主要是心肌肌钙蛋白 I 的发育[40]。这一转变是为了对成人与新生儿心脏中钙敏感性和 pH 降低比较的假设[40,41]。肌钙蛋白 T 有多个亚型。研究表明在大鼠心脏中,肌钙蛋白 T_1 是胎儿心脏的主要亚型,而在新生儿中则转变为肌钙蛋白 T_2[42]。然而,在人类研究中,肌钙蛋白 T_1 在胎儿和成人中都是主要的亚型,而肌钙蛋白 T_2 则仅在胎儿心脏中被发现[43]。有趣的是,肌钙蛋白 C 的表达在发育过程中似乎并没有改变。原肌球蛋白也有两种主要的亚型,即α亚型和β亚型。在成人的心脏中,这两种形式的表达大约在相等的水平,但在发育过程中,β原肌球蛋白

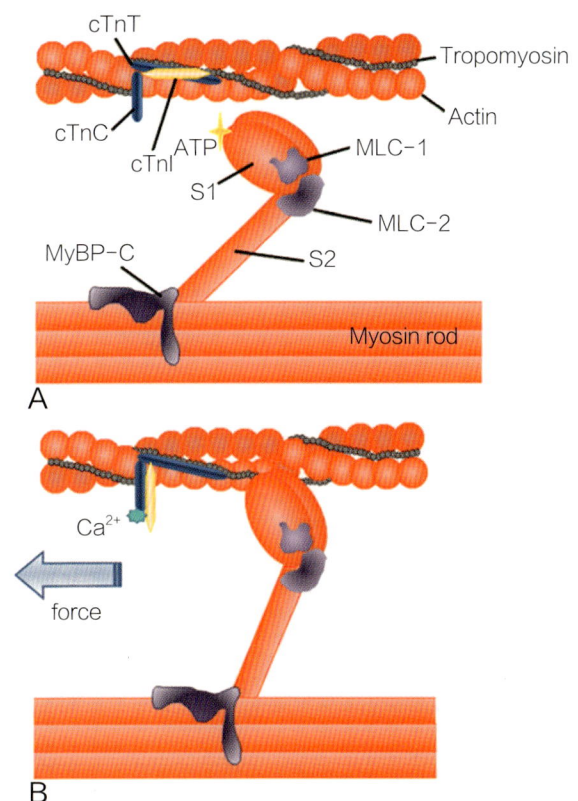

▲图 4-6 Schematic illustration of the sarcomere during diastole (A) and systole(B). Thin filament proteins include tropomyosin and the troponin complex: Troponin C(TnC), Troponin T(TnT), and Troponinl(Tnl). The thick filament comprises myosin and myosin-binding proteins such as cardiac myosin-binding protein-C(cMyBP-C). Myosin heavy chain is an asymmetric molecule with a globular head (S1) and a rod-like tail separated by a hinge region (S2). The S1 region contains both the ATP hydrolysis domain and the actin-binding domain. The myosin head is associated with an essential light chain (MLC-1) and aregulatory light chain (MLC-2). During diastole, Tn-I exerts an inhibitory effect, preventing actin-myosin interaction.B: Systole.Ca^{2+} binding to Tn-C induces a conformational change in the troponin-tropomyosin complex. Movement of tropomyosin exposes a myosin-binding site on actin allowing crossbridge formation to take place.(Adapted from Hamdani N, Kooij V, van Dijk S, et al.Sarcomeric dysfunction in heart failure. *Cardiovasc Res* 2008;77:649-658 with permission from Oxford University Press.)

则表达出较低的水平。在胎儿发育后期,这种β亚型的表达增加到成人水平,这被认为与心率成反比[23]。

3. 粗肌丝

肌球蛋白是心肌细胞中最丰富的蛋白,有两个重链和四个轻链。肌凝蛋白的两根重链缠绕在

一起形成粗肌丝，肌凝蛋白的头端从粗肌丝的长轴上突出形成横桥。Ca^{2+}出现后，肌凝蛋白的头部与肌动蛋白结合进而开始收缩。第一步，在肌凝蛋白的头部，由于其固有的 ATP 酶活性，被 ATP 水解激活，使头部附着在肌动蛋白上并形成一个横桥。这种相互作用能引起肌凝蛋白头部的构象变化，使肌动蛋白丝向内活动（"动力冲程"）。然后 ADP 被释放，一个新的 ATP 分子结合到肌凝蛋白的头部，使其释放肌动蛋白丝。在细胞间隙如果 Ca^{2+}仍然升高，肌凝蛋白将会经历另一个横桥循环。

在心肌中，肌球蛋白重链（myosin heavy chain，MHC）-α 和 β 两种亚型的相对表达依赖于物种、心脏大小和心率。关于小鼠胚胎表达的研究表明，发育中心室的主要亚型是 MHC-β 亚型，而 MHC-α 的表达则局限于发育中的心房。在小鼠胚胎心脏中 MHC-β 的发现同 E7.5 一样早[44]。在啮齿类动物幼年时期，心室中心肌亚型从 MHC-β 转变到 MHC-α。与相同品种的 MHC-β 相比，MHC-α 显示更快的肌节缩短速度、更高的功率产量和更大的力量发展速度，但消耗了更多氧气[45]。

在人的心室中，MHC-β 是所有生命阶段的主要形式[46]。正如后面的章节所讨论的，MHC-β 亚型的突变是肥厚性心肌病普遍公认的原因。在人类心室中只发现少量的 MHC-α，但这种蛋白的突变与肥厚型和扩张型心肌病均有关[47]。肌球蛋白轻链（myosin light chain，MLC）表达在胎儿发育的早中期阶段并不受限制，但在胎儿晚期，MLC1A 被限制在心房而 MLC1V 则在心室内。这种表达一直维持到成年期。

心肌肌球蛋白结合蛋白 -C（cardiac myosin binding protein-C，cMyBP-C）是一种黏附在粗肌丝 α- 带的纤维黏附蛋白，与肌球蛋白、肌动蛋白和肌联蛋白结合。它的 C 端与肌球蛋白和肌联蛋白的相互作用被认为稳定并组成了这一区域的粗肌丝，在这一阶段的截断可以导致扩张型心肌病。未磷酸化的 cMyBP-C 通过抑制肌球蛋白的头端来限制横桥的形成；磷酸化可以通过增加肌球蛋白头部到肌动蛋白的距离来减轻这种约束，从而导致肌动蛋白 - 肌球蛋白的可能性增加。虽然确切的机制尚不清楚，但 cMyBP-C 的磷酸化似乎加速了横桥动力学，以增加力的发展和随后的松弛。cMyBP-C 的突变与左心室扩张、心肌肥厚以及收缩功能障碍有关，这取决于突变是否导致 cMyBP-C 截断或者是突变影响肌动蛋白 - 肌凝蛋白的相互作用[48]。

4. 肌联蛋白

肌联蛋白是已知的最大的蛋白质，跨越肌节的一半，从 Z 盘到 M 带（图 4-5）。肌联蛋白非凡的弹性是由于它的 I 带决定，它包含三个序列元素进而使肌节被拉伸时产生被动的张力。这三个元素包括远端和近端免疫球蛋白（Ig）域，一个独特的 N2B 段（短分子弹簧）和 PEVK 段 [以其丰富的脯氨酸（P）、谷氨酸（E）、缬氨酸（V）和赖氨酸（K）残基组成]。由这些元素产生的张力主要作用于舒张期产生的压力，在生理肌节长度[49]中约占被动变应性的 80%[49]。在心肌发育过程中肌联蛋白的被动力量被调节，并对血流动力学负荷的病理变化做出反应。这种情况主要发生在 Ig 和 PEVK 片段的差异拼接上，这导致了三种不同规格的亚种分类[50]。稍硬的 N2B 亚型是当中最短的，大约是 3.0 MDa。第二种是兼容的 N2BA 亚型（长分子弹簧），3.3~3.5 MDa，包含了额外的 PEVK 段和变化的不同数量的额外 Ig 域。

肌联蛋白与心脏发育和疾病的关系是复杂的。从胎儿出生前的 N2BA 肌联蛋白的表达，到在出生后发现更小的 N2BA/N2B 亚型的混合物，在哺乳动物的心脏发育过程中发生了一个巨大的亚种开关。成年鼠心脏几乎完全有 N2B 肌联蛋白的亚种[51,52]。心脏发育过程中肌联蛋白等形态成分的变化影响肌纤维的延伸性和被动力量的产生，并且改变心脏的僵硬度[53]。在人类，N2BA/N2B 的比率在扩张型心肌病（更符合标准）升高[49,54-56]，而在主动脉狭窄（不符合标准）[49,55-57] 比率降低。

五、线粒体和代谢

在心脏发育过程中需要大量的能量来生长、分化和成熟。细胞线粒体是能量生产的关键"能量库"，产生大量的ATP为细胞转化过程运用。相对于其他器官，心脏包含大量的线粒体来满足这种能量需求。

线粒体呈矩形，它的内膜可以折叠成许多小隔间，称为嵴。嵴极大地扩展了细胞内表面积，以提供电子传递链的膜结合酶，负责在内部基质中产生ATP。成年嵴细胞包含两种不同类型的线粒体：位于质膜下的肌膜下线粒体，以及平行排列的位于肌原纤维之间的纤维间线粒体，并且由微管蛋白细胞骨架所固定[58]。在发育过程中，线粒体的数量、大小和体积随着嵴的延长而增加。在出生后的早期，线粒体通常是随机的聚集在细胞质中，但开始沿着β微管蛋白束排列，与肌原纤维、质膜和基质膜相邻[58]。

细胞代谢和能量在从胎儿到成年的成长过程中经历了重大的转变。胎儿心脏主要利用葡萄糖和糖酵解来产生ATP。在出生时，左心室输出量的增加会增加能量需求，随着生后氧需求量的增加，导致线粒体生物起源和氧化磷酸化[59]。在这一阶段，心肌提供脂肪酸的β氧化，提供减少与线粒体电子传递链等价的物质，作为新陈代谢的主要基质[60]。在细胞水平，这些变化是由过氧化物酶体增殖或激活的受体-G过氧化物酶体-1调节的专门转录回馈协调[61]。成人心脏利用所有的能量基质，包括碳水化合物、脂质、氨基酸和酮体产生线粒体ATP。

六、心肌细胞-细胞外基质和细胞-细胞间的相互作用

（一）心肌细胞-细胞外基质的相互作用

心肌细胞收缩导致细胞变形和缩短。在此过程中，收缩机械力必须与周围的细胞外基质保持连接；否则，收缩会被不当地传播，进而增加膜损伤的风险[62]。细胞通过两种特殊的复合物（图4-7），肌节和抗肌萎缩蛋白-糖蛋白复合物与细胞外基质保持紧密的联系。在发育过程中，心肌细胞与细胞外基质之间的粘连，可以在肌原纤维形成过程中稳定组织，同时当收缩应力通过成熟闰盘在细胞间传播时则会分解[63]。细胞-细胞外基质粘连是一种活跃的机械传感单元，负责诱导一系列蛋白激酶的表达和磷酸化，如磷酸肌肽-3-

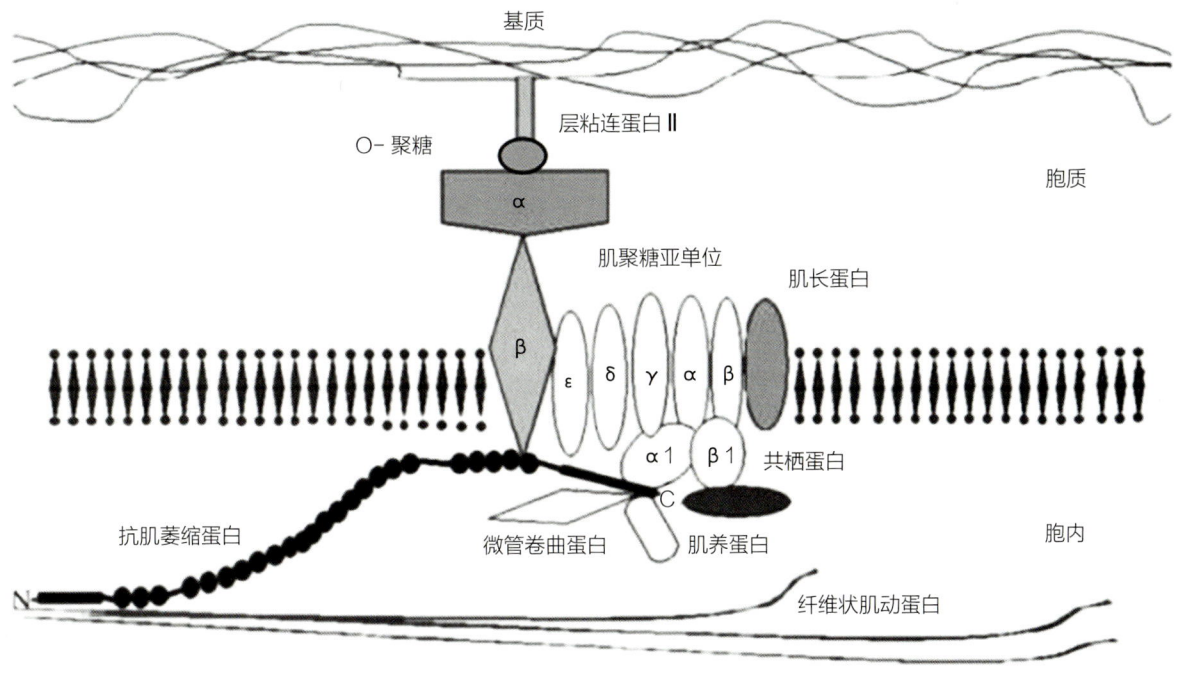

▲ 图4-7 抗肌萎缩蛋白-糖蛋白复合物

[引自 Zhou GQ, Xie HQ, Zhang SZ, et al. Current understanding of dystrophin-relatedmuscular dystrophy and therapeutic challenges ahead. Chn Med J（Eng），2006，119（16）.1381-1391.]

激酶/AKT p38 丝裂原活化蛋白激酶对肌细胞成熟有重要作用[64]。这些细胞-细胞外基质粘连在一定程度上负责感知周围细胞外基质的硬度和信号的转导，以调节心脏发育。

肌节：肌节是一种包含了整合素的复杂蛋白质结构，在细胞外基质和底层肌小节的外部Z盘之间形成物理连接。这种复杂的行为将肌丝产生的收缩力直接传递给细胞外基质。整合素是由单个的α和β亚基组成的异二聚体蛋白质。心肌细胞表达了多个α亚基（α1-、α3-、α5-、α6-、α9- 和αv- 亚基），而主要的β亚基是β1A，更小的是β1D[65]。这些亚基的不同组合使整合蛋白能够与基底膜蛋白（如IV型胶原蛋白和层粘连蛋白）的特定肽序列结合，并在细胞外基质中形成I型和III型胶原和纤连蛋白。α亚基直接与基质蛋白结合，而β整合蛋白的细胞质尾与几个细胞骨架蛋白（黏着斑蛋白、踝蛋白、细丝蛋白）相互作用，直接连接到Z盘和细胞骨架肌动蛋白上的α肌动蛋白。这种整合相关肌节的空间组织允许它们作为关键的机械传感器，将机械力的变化转化为细胞信号级联，从而调节肌小节组装、基因表达、细胞迁移和生存。这种"由外而内"的信号传导是调节心肌细胞生长的主要机制，以适应血流动力学负荷的变化[65]。

肌节在肌小节聚集中发挥着关键作用。心脏室壁应力和应变的持续变化导致心肌细胞的生长或萎缩。例如，细胞通过增加一系列的肌节来保持连续的舒张压来延长，通过增加并联的肌小节来提高收缩期以变厚[66]。新的肌节被添加到肌丝的精确机制是未知的。Russell 等在新生儿心肌细胞中进行了一系列基因过表达或缺失的研究，表明整合素激活了信号级联（例如蛋白激酶E-C），"松弛"Z盘，减弱肌动蛋白结合和刺激肌动蛋白的覆盖和肌丝的形成[66-68]。

整合素和细胞外基质的分子组成在整个发育过程中发生变化，这说明这两个因素可能导致心肌形态发生。其中一个例子就是纤维蛋白和β整合素的协同调控。在心肌发育过程中，纤维蛋白和 $β_1$ 整合素的水平升高，使心肌细胞得以扩散和增殖，但在成人的心肌细胞中则仅有较低水平的这些蛋白，肌细胞只微弱的依附于纤连蛋白。新生儿和成年细胞都强烈地与基底层的层粘连蛋白和IV型胶原蛋白结合[63]。

（二）抗肌萎缩蛋白相关的糖蛋白复合物

抗肌萎缩蛋白相关的糖蛋白复合物提供了从心脏细胞骨架到细胞外基质的强有力的机械连接，并与肌节搭配协调（图4-7）。该复合物的组成部分包括抗肌萎缩蛋白、肌萎缩蛋白、肌聚糖蛋白和肌养蛋白。这些蛋白的突变会导致横纹肌上的质膜损伤，如同肌肉萎缩症相关的肌肉萎缩所示。正常的心脏抗肌萎缩蛋白功能的丧失导致心室的四室扩张，左心室功能减少和心律失常[69]。由于抗肌萎缩蛋白复合物相关的心肌病将在以后的章节中详细讨论，这一节仅局限于对抗肌萎缩蛋白复杂的组织和功能以及突变功能类别做简要概述。

抗肌萎缩蛋白是一种坚硬的细胞质蛋白，它将肌萎缩蛋白锚定在细胞骨架和丝状肌动蛋白上[70]。从抗肌萎缩糖蛋白复合物中去除抗肌萎缩蛋白使这个复合物变得不稳定，并导致其从质膜上脱落，使细胞容易受到收缩力的损伤[71]。具体来说，细胞膜完整性的丧失使得 Ca^{2+} 进入细胞，进而激活 Ca^{2+} 敏感蛋白酶，导致细胞降解，并释放心肌细胞蛋白，如肌酸激酶进入血液[72,73]。在心肌细胞中，抗肌萎缩蛋白的突变也会影响离子通道的延迟和激活的功能，离子通道通常在心室充盈过程中心肌细胞伸展的反应是打开的[72]。

异二聚体肌萎缩蛋白是抗肌萎缩蛋白糖蛋白复合物的中心，通过它的α肌萎缩蛋白聚糖亚基和细胞质羧基末端的β肌萎缩蛋白聚糖亚基横跨肌纤维膜，并与周围基底层的质膜结合[74,75]。肌聚糖蛋白是跨膜糖蛋白的复合物包括6个亚型（a、b、d、e、g、z），被认为可以稳定α和β肌萎缩聚糖蛋白的作用。连接到抗萎缩蛋白上的肌养蛋白以及肌聚糖蛋白复合物，作为连接抗肌萎缩蛋白糖蛋白复合物到中间丝的结构支架扮演了重要的角色[76]。中间丝依次环绕每个肌原纤维的Z盘。肌萎缩蛋白的突变与左心室致密化不全有关，这种心肌病的特征是明显的小梁网状结构和深小梁的凹槽[77]。

1. 细胞外基质和力学生物学

成纤维细胞和肌细胞都对物理外力有机械敏感性（图4-8）。细胞骨架通过跨膜整合素受体和链接蛋白与细胞外基质产生直接的机械连接。这些连接簇集在一起形成黏着斑，并提供一种途径，通过这些途径，外部的物理力量被传导到细胞内的过程。当细胞经历细胞外的抵抗性增加时，它会增加肌动蛋白的聚合，从而产生与细胞外基质所施加的外部张力成正比的内部细胞张力。这种细胞外基质和细胞骨架之间的动态相互作用决定了细胞多方面的行为。

最近，转录因子 - 相关蛋白（Yes-associated protein，YAP）[78,79]和心肌相关转录因子（myocardin related transcription factors，MRTF）[80]被确定为生物力学信号的关键传感器和调解器。转录因子 - 相关蛋白转移到细胞核依赖于肌动蛋白细胞骨架产生的细胞内张力的程度，这是对物理外力（如细胞外基质硬度）的反应。在细胞核中，转录因子 - 相关蛋白调控增殖、分化和生长。心肌相关转录因子被拴在细胞质内的球状G-肌动蛋白单体上。被整合素感知到的机械信号通过RhoA转导，导致G-肌动蛋白与F-肌动蛋白丝的聚合，并释放心肌相关转录因子，然后转移到细胞核中，与血清反应因子相互作用，促进肌原纤维形成。

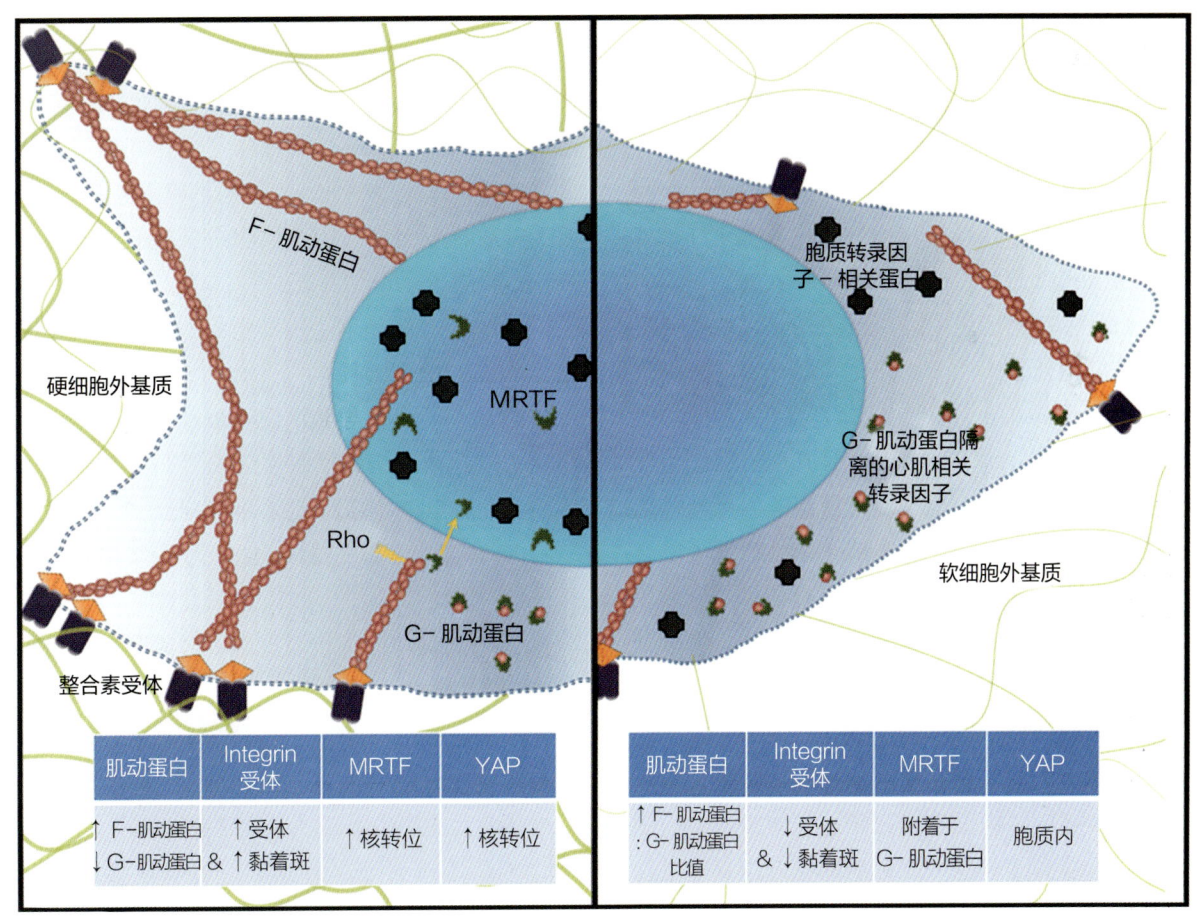

▲ 图 4-8 机械力传导

在黏附复合体中，细胞外基质的基底刚度通过整合素受体传导。增加的硬度会导致整合素受体的增加和细胞骨架的变化，如肌动蛋白组织和与球状G-肌动蛋白相关的丝状的F-肌动蛋白的增加。细胞骨架的这些变化转化为细胞内过程的变化，如转录调节因子的局部化转录因子相关蛋白和心肌相关转录因子（MRTF）到细胞核。在胞外张力较低的细胞（如在软细胞外基质上的细胞）中，有F-肌动蛋白与G-肌动蛋白较小的比值及较少的整合素受体。G-肌动蛋白的增加导致心肌相关转录因子被隔离在细胞质中

ECM. 细胞外基质；RhoA. Ras同族基因家族，成员A

在发育过程中，肌细胞对细胞外基质的动态变化弹性模量（基质硬度）做出反应。与成人相比，新生儿心脏的硬度较低，部分原因是新生儿心脏中Ⅰ型胶原与Ⅳ型胶原蛋白的比值较低[81]。通过增加基质硬度改变心肌细胞力的产生具有重要的功能意义。例如，Jacot等[82]报道说，在一系列硬度值范围内的底物上培养的新生大鼠心肌细胞产生了不同水平的收缩力。在硬度值高于原心肌的基础上，心肌细胞对底物施加较低的收缩力[82]。硬度不仅影响心肌功能，还影响心肌形态。硬凝胶上的心肌细胞在较软的凝胶上的表现的成熟度要低，正如所观察到的跨越细胞宽度不太明确的肌节以及降低SERCA2a的表达，导致Ca^{2+}的储存减少，Ca^{2+}的瞬态振幅降低，因此降低力量等级[82]。这证明了基质硬度在心脏的正常发育过程中起着至关重要的作用。

成纤维细胞介入Rho-GTPase-Rho激酶途径，通过对机械敏感的TGF-β受体通路和细胞骨架转导来感知细胞外基质的硬度。在增加硬度和TGF-β的情况下，成纤维细胞分化成肌成纤维细胞，通常在急性或慢性损伤（如心肌梗死）后的成人心脏中表现出来[83]。这些肌纤维母细胞分泌过量的细胞外基质，其特征是表达并将平滑肌肌动蛋白（α-smooth muscle actin，αSMA）合并成肌动蛋白应力纤维。这些平滑肌肌动蛋白应力纤维具有很强的牵引力，对梗死后创面的愈合是必要的。然而，如果不加以控制，这些细胞可能会导致纤维化和瘢痕。总结这些观察结果，机械环境对细胞内力和成纤维细胞表型的平衡、调节基质降解、合成和修饰是非常重要的。

2. 细胞与细胞的相互作用

闰盘是心肌细胞高度组织化和特殊的组成成分，维持心脏组织的结构完整性和同步收缩（图4-9）。闰盘位于杆状心肌细胞的纵向末端，进行细胞接触和细胞之间的信息交流，由三种不同类型的连接组成：黏着连接、桥粒连接和缝隙连接。黏着连接和细胞桥粒提供了力传递和强化心肌细胞结构的机械耦合，而缝隙连接对细胞间的快速的电传递至关重要。

黏着连接的组成部分包括细胞间黏附的跨膜钙粘蛋白（N-钙粘蛋白）、细胞质连环蛋白（α-β-γ[斑珠蛋白]），与钙粘蛋白结合，调节黏附力和其他与连环蛋白相关的蛋白，包括与细胞骨架连接的蛋白以及连接闰盘到细胞骨架连环蛋白上的α肌动蛋白[84]。当心脏扩张和收缩时，黏附的接点将细胞紧密地结合在一起，并作为肌原纤维附着的锚点，使收缩力从一个细胞传递到另一个细胞[85]。由于肌动蛋白丝也对钙粘蛋白起作用，这些连接也介导了细胞间的细胞骨架张力的双向传递[63,86]。桥粒也包括细胞间和细胞内组件。在胞外空间中桥粒间的钙黏着糖蛋白和桥粒芯糖蛋白以嗜异的方式相互作用，以连接相邻的细胞。细胞桥粒的细胞质成分由斑珠蛋白（G-连环蛋白）、血小板亲和蛋白和桥粒蛋白组成，后者将细胞桥粒连接到中间丝如肌间线蛋白[85]。肌间线蛋白还将Z盘连接到肌节上。因此，肌间线蛋白的独特之处在于整合细胞和细胞基质相互作用的信号，以确保细胞完整性、力的传递和生化信号[35]。鉴于其这样重要的作用，肌间线蛋白的突变可以导致心肌病也就不足为奇了[87]。

缝隙连接保持单个肌细胞的电耦合进而形成电合胞体。缝隙连接确保了电冲动的适当传播，从而触发了心肌连续和协调收缩。一个缝隙连接通道由蛋白质连接的七聚体组成[88]。心脏中表达的主要连接蛋白是连接蛋白-40、-43、-45和-37。在心室肌细胞中，胚胎的亚型为连接蛋白-40和-43，但连接蛋白-40表达在发育过程中则逐渐减少[89]。这些亚型也表现出不同的区域、细胞类型特异性和内质特异性表达，与心室心肌相比，在传导系统中存在不同的亚型[90]。6个连接蛋白结合形成一个连接小体，从一个细胞的浆膜延伸到相邻单元的连接蛋白，形成细胞间隙[88]。

缝隙连接调节多种功能，缝隙连接最著名的动作是在整个心肌中快速传递动作电位。然而，连接蛋白类还允许代谢物和第二信使的扩散，包括葡萄糖、ATP、Ca^{2+}、环核苷酸（cAMP、cGMP）和肌醇磷酸盐。连接蛋白类也可能通过与包括区域紧密连接蛋白-1（ZO-1）和肌动蛋白

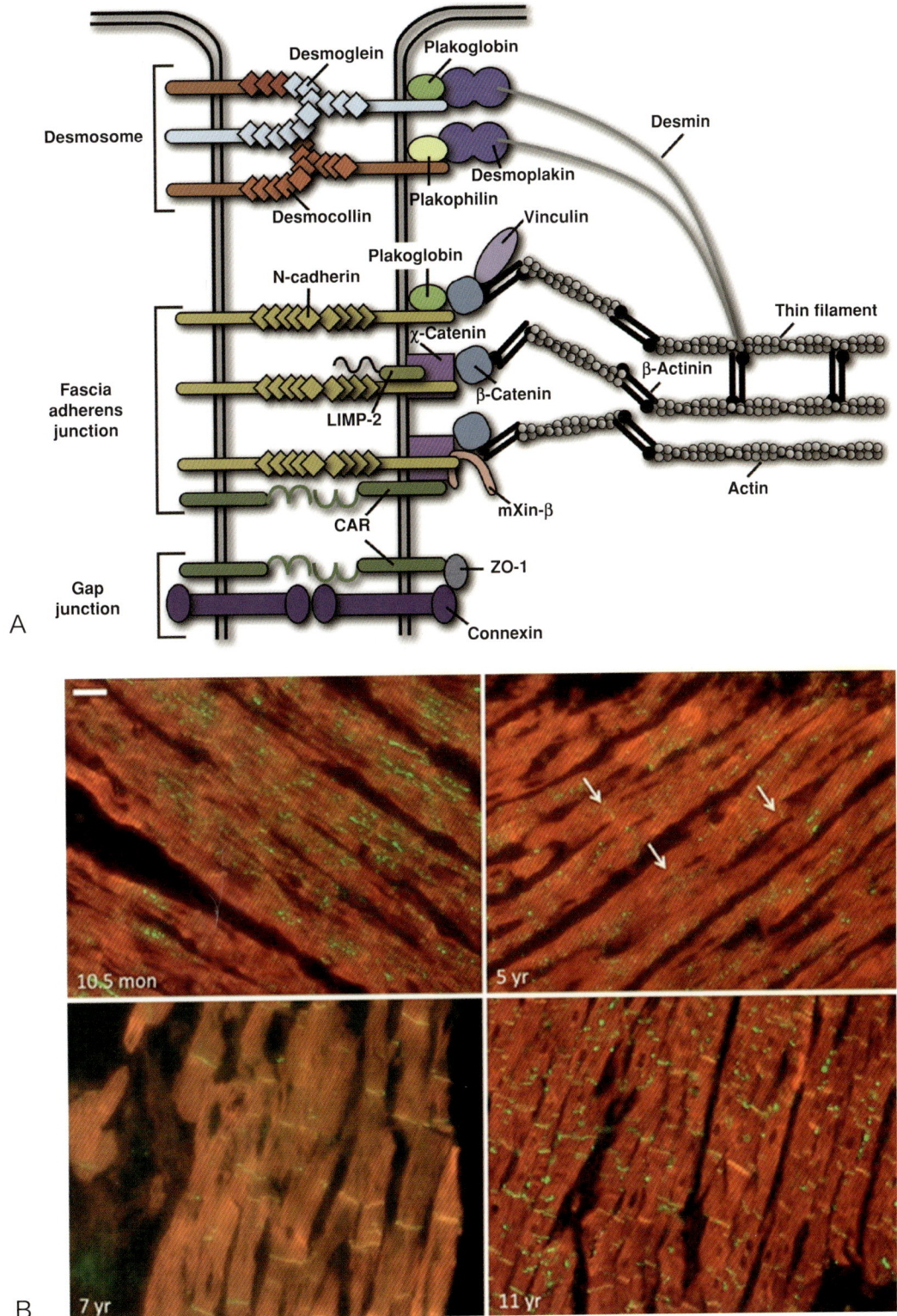

▲ 图 4-9 A: Schematic representation of the major cell–cell complexes of the cardiac intercalated disc. B: Expression of Cx43 (*green*) and a-actinin (*red*) at different stages of human cardiac development. Cx43 progressively relocalizes from the myocyte lateral membrane toward the intercalated disc (*Upper left*, 10.5 months; *upper right*, 5 years; *lower left*, 7 years, and *lower right*, 11 years). *Arrows* indicates less intense staining in the intercalated disc at the age of 5 years compared to the intensity of lateral signals. Scale bar indicates 40 mm. (A: From Sheikh F, Ross RS, Chen J. Cell-cell communications. *Trends Cardiovascular Medicine* 2009;19:182–190, with permission from Elsevier. B: From Vreeker A, van Stuijvenberg L, Hund TJ, Mohler PJ, Nikkels PG, van Veen TA. Assembly of the cardiac intercalated disc during pre- and postnatal development of the human heart. *PLoS One* 2014;9:e94722.)

（actin）在内的许多细胞质蛋白的相互作用参与基因转录和细胞生长控制。

缝隙连接通道组件、膜定位、门控和降解都受到各种刺激的调节，包括电压、离子浓度、pH、磷酸化和局部蛋白相互作用。例如，cAMP的增多增加了在闰盘上的连接蛋白的交易和组装，而蛋白激酶C则减少了缝隙连接通道的单一传导率[90-92]。

在心肌细胞的发育和成熟过程中，在时空分布中，缝隙连接、桥粒小体以及黏着连接发生了巨大的变化。在成熟的心肌中，所有的三个都聚集在肌细胞的末端的一个双极模式中（垂直于长轴）。然而，在胚胎发育过程中，在侧膜上也发现了黏着连接，它们似乎能够在横轴上感觉到机械力，并被认为在肌原纤维形成中也起着重要作用[63,93]。在围产期，黏着连接不再环绕整个细胞，而是被限制在细胞间的闰盘。有趣的是，这种极化与出生时心脏输出量的增加刚好吻合，以支持新生儿的需求，这意味着成熟的收缩性为钙粘蛋白移向纵轴边界提供了机械输入[63]。

最近的一项对人类从15周到11岁的心脏样本的研究表明，心脏是一种复杂机械和电子闰盘蛋白的时空模式。在出生后12个月大多数黏着蛋白完全定位于闰盘（图4-9B）[94]。相比之下，胎儿心脏中有稀疏、弥漫性的连接蛋白-43的表达，在出生后则逐渐增加，但直到7岁才从中间的闰盘分离出来[94]。这些差异的功能意义尚不清楚，但相对于主要表现为纵向冲动传导的"各向异性"的成年肌细胞，可能部分解释了新生儿心肌细胞在纵轴和垂直轴上传播电脉冲的能力（"各向同性"）[94,95]。

最近发现了几种心脏功能障碍，其中心肌细胞间有缺陷的机电耦合导致了退化性心肌病，其特征为收缩性损伤和心电障碍。染色体组的突变导致了心律失常性右心室心肌病，如在Naxos疾病中所观察到的[85,96]。黏连蛋白的突变与心脏衰竭和扩张型心肌病有关[84]。

七、冠状动脉血管

自发收缩的心脏管道最初是作为血管器官形成的。在心脏的循环阶段形成冠状动脉的细胞移动到心脏表面，在未来的房间隔部位进行第一次接触。在哺乳动物中，这些细胞是心外膜的组成部分，正如其名，其构成心脏的外膜[97]。如上面所讨论的，心外膜也是细胞外基质生成的成纤维细胞的来源，用于形成瓣膜、隔膜、心肌及冠状动脉血管平滑肌细胞[98]。冠状动脉内皮细胞的具体起源一直受到激烈的讨论；由于有许多不同的方法来确定它们的起源，从而导致了相互矛盾的结论[99-101]。

无论细胞来源如何，调节冠状动脉发育的信号来自于心外膜和心肌细胞[99]。代谢（缺氧）和机械因素都刺激生长因子促进血管生成[102]。心外膜最初作为一个信号中心，通过分泌多种生长因子，如碱性FGF、维A酸、TGF-β、促红细胞生成素等来促进心肌细胞增殖，为上皮细胞向间充质转化以制备心外膜[103]。上皮-间质转化是由心外膜和心肌细胞分泌的生长因子所形成的。血小板-衍生生长因子、FGF家族成员、血管生成素和骨形态蛋白促进上皮-间质转化和内皮管形成。VEGF在冠状动脉血管发展中起多重作用，包括上皮-间质转化、冠状动脉内皮细胞增殖、迁移和脉管形成，并促进冠状神经丛与主动脉根部的连接[99,103,104]。VEGF也是联系缺氧与血管发育的分子。随着心肌的生长其耗氧量也增加，局部缺氧触发缺氧诱导因子1a，进而驱动VEGF的表达。

在心外膜和心肌之间的心外膜下区域，冠状动脉血管开始通过血管形成过程在细胞外基质中合并间充质细胞[105]。心外膜下区域不仅是冠状血管形成的起始部位，也是成人较大直径的冠状动脉形成部位。冠状动脉血管形成血液细胞充满的囊状动脉，直到毛细血管从这些包围的血管突出，并成为主动脉[106,107]。一旦主动脉灌注建立，这些毛细血管床迅速重新建立到左右主冠状动脉和随后的冠状动脉管道。在啮齿类动物中，在数小时内即可发生将毛细血管床重塑为肌动脉的过程。早期的冠状动脉毛细血管床环绕主动脉而不是其他大血管，如肺动脉的信号机制尚不清楚。目前还不清楚如何选择冠状动脉栓塞的尖端，以及如何避免这样一个尖端。非冠状动脉深嵌于房室隔中，特别是纤维环，因此毛细血管床对主动脉瓣窦的通路有限。在人类中观察到许多异常的冠状动脉畸形。然而，非典型的冠状动脉血管模式是如何影响心脏的表现或健康并不是很清楚。

一般认为，一旦形成，冠状动脉血管就会从位于心外膜下的区域产生，并深入到形成致密的心肌中，这样每个心肌细胞就会通过血管生成过程接近于毛细血管。据推测，血流动力学可以推动冠状毛细血管床的快速重塑，进而形成大口径主冠状动脉以及冠状动脉系统的形成。

心肌和冠状动脉血管发育的生理反应也受到机械刺激的影响。例如，实验诱导的舒张压增加（例如心动过缓、心脏体积负荷过量）通过 VEGF 相关途径导致心肌新生血管[108]生成增加[102,109]。这种效应似乎是由于增加了心肌细胞的循环伸展，因为培养的细胞在机械拉伸时分泌 VEGF[110]。

随着血液流动通过发育的血管，血管内皮细胞暴露于剪切应力，这是流体流速和黏度的综合功能。内皮细胞装备有各种各样的"机械传感器"，可以对剪切应力做出反应，刺激各种基因的表达，这些基因需要内皮功能及动脉和静脉的分化[111]。冠状动脉血管继续生长，与心肌质量的增长保持同步。在人类出生后的第一年，小动脉和毛细血管的数量稳步增加[112]。血流继续驱动大动脉的重塑，而 FGF 和 VEGF 信号调节小动脉和毛细血管生长[113,114]。

八、心肌生长和重构

心肌细胞在胎儿期和新生儿期间显示两种类型的生长方式，从增生阶段过渡到肥厚阶段。在其形成后，原始心脏脉管的心肌细胞经过特定区域的生长，驱动心脏形态的发生[115]。在这个增生阶段，有丝分裂和细胞分裂随着心肌的迅速扩张而发生。第二波无胞质分裂的有丝分裂跟随这个过程进而产生双核心肌细胞[116,117]。在啮齿类动物中，这个过程发生在新生儿发育的第二周[118,119]。虽然有证据表明成人的心肌细胞可以经历一个低水平的 DNA 复制，但心肌细胞在很大程度上被认为是有丝分裂细胞，不能通过细胞周期的 G_2/M 期过渡和经历细胞分裂[120]。因此，在围产期，心肌生长经历了从细胞分裂到细胞肥大的转变。中间相与心肌细胞的双核相关，在心室肌细胞中尤其明显[116]。

在出生后阶段，当心肌细胞退出增殖生长阶段时，心肌质量急剧增加。在细胞水平，心肌细胞通过肥厚性机制生长，在纵向（长）和横向（宽）上增加肌节[121]。在心脏发育的这一阶段，间质成纤维细胞数目开始增加，成为心肌的主要细胞类型[122]。

出生后心肌的再生能力有限；然而，如上所述，数据支持的概念是，心肌细胞越年轻，就越具有可塑性，能够重新启动心肌细胞增殖。事实上，在新生小鼠的研究中发现，创伤性损伤后的再生能力（根尖分离术）是在新生第 7 天失去的，这与心肌细胞增殖能力丧失是一致的[118,123,124]。在心肌梗死后，新生小鼠也能进行心脏再生[125]。最近，Naqvi 等[126]表明，在小鼠的青春期前期阶段，左心内膜下发生了第二波心肌细胞增殖，这可能涉及产后血流动力学与甲状腺激素的相互作用。人类的研究很大程度上由于缺乏正常心脏的有效组织而受到阻碍。Mollova 等[127]使用定量成像技术研究 37 个人（0－57 岁）的心脏的有丝分裂和细胞分裂。正如预期的那样，有丝分裂和细胞分裂的心肌细胞数量在婴儿中最高，在 20 岁时下降到非常低的水平[127]。值得注意的是，在此期间，左心室心肌细胞的数量增加了 3 倍。这些研究结果提出了令人振奋的可能性，即针对心肌细胞增殖的治疗方法可以用于在患有先天性心脏病的儿童和青少年中再生心肌。

大量的信号通路已被证明可以调节心肌细胞的生长。这些通路的一个共同目标是微小 RNA，一种小的非编码 RNA，它通过结合通常位于 3'-未翻译区域内的不同序列的目标 mRNA，导致转录抑制基因的协同。越来越明显的是，微小 RNA 是心脏生长和功能的重要调节因子[4]。例如，微小 RNA-15 家族成员被发现通过抑制多种细胞周期基因的表达而成为心肌细胞增殖的有效抑制剂[123]。

甲状腺激素在心血管系统的发育、产后成熟

和成年生活中有着多种效应行为。在胎儿中，甲状腺激素的异常水平（增加或减少）会引起多种并发症，包括生长受限、心输出量减少、心动过速和潜在的胎儿死亡[128]。这表明，一个最佳的甲状腺激素水平范围对正常的心脏发育、生长和成熟是必要的[128]。甲状腺素（T_4）由甲状腺释放，通过心肌的脱碘酶转化为生物活性形式 T_3。甲状腺激素的大多数的影响是通过经典的核受体（α 和 β）引起的，这些调节基因转录的受体是一种核激素受体的超家族成员[129]。甲状腺激素 α 受体有不同的活动取决于它们的激素结合状态。在早期胚胎阶段，当激素水平较低时，未配体的甲状腺激素 α 受体就会抑制与之相关的基因的表达[130]。心肌的主要作用之一是参与 E-C 耦合的蛋白质的转录调控。例如，新生大鼠心肌细胞的研究表明，甲状腺激素促进了产后肌球蛋白异形体从胎儿的 MHC-β 亚型到成人 MHC-α 的转变，以及在肌钙蛋白、肌球蛋白以及肌联蛋白（Titin）中形成类似的等形变化[52,131]。下面将讨论了甲状腺激素对心脏神经支配的附加活动。

细胞死亡和心肌结构：心脏细胞可能死于坏死、凋亡（程序性细胞死亡）或自噬[132]。细胞凋亡是成人心力衰竭心肌细胞丢失的关键机制，与细胞收缩和分裂成膜相关的凋亡体有关。与此相反，细胞坏死与细胞器肿胀和细胞膜完整性丧失有关，导致炎症反应[133]。由内部（由线粒体活动控制）和外部（受体介导的）凋亡通路共同调控坏死和凋亡[134]。线粒体通路上的调控蛋白包括凋亡蛋白酶[3,6,9]，以及由哺乳动物 Bcl-2 家族的抗凋亡基因编码的蛋白[132]。外源性途径包括 TNF-α 或结合到它们各自的细胞表面受体的 Fas-配体[135]。自噬是一种溶酶体介导的自我消化过程、细胞分解长期存在的蛋白质和细胞器。

现在认为被调节的细胞死亡对心脏正常发育很重要[136]。在发育过程中，前体细胞被招募到心脏，在那里增殖并分化成心肌细胞、成纤维细胞、平滑肌细胞，以及心内膜和内皮细胞。在发育过程中，适当的心血管重塑需要严格的协调细胞凋亡事件的增殖/分化与临时激活。在这种情况下，程序性死亡来移除"不合适"或有缺陷的细胞是必要的，在发育和成熟期间维持健康的心肌[137]。细胞死亡也有可能不仅有助于塑造心脏（例如在心室循环中），还可能通过刺激细胞和基质重组周围组织[138]来调节细胞形态。

心肌细胞凋亡的概率在心脏发育早期是最高的。Fiorina 等[136]表示，在人类胎儿心脏样本中，凋亡的心肌细胞核数在第三个妊娠期减少了（与第二个妊娠期相比）。他们的结论是心肌细胞的增殖与死亡之间存在着微妙的平衡，这是维持适当的心脏重量/体重比率的关键机制。事实上，在进入成年期之前，心肌细胞凋亡在出生后 6 个月仍相对较高。

在心脏发育过程中，右心室和左心室暴露在相似的容量负荷中。然而，在出生后，由于卵圆孔和动脉导管闭合，左心室比右心室所受的周围阻力更大。右心室中的肌细胞凋亡在出生后 24h 内比左心室高 4 倍，而这种凋亡随着时间的推移而降低[139]。总的来说，细胞凋亡在从胎儿到产后过渡过程中起着关键的作用，因此可能成为促进胎儿心脏发育药物制剂设计的目标。

在心脏发育过程中，自噬的水平相对较低，但对调节心脏祖细胞增殖与分化之间的平衡是必要的。例如，Zhang 等[140]报道说，FGF 诱导的自噬是防止肌细胞前体过早分化的必要条件。在出生后的几小时内，心肌自噬达到最大限度，并被认为可以产后饥饿期间维持器官功能和生存，直到通过母乳供给恢复持续的营养供应[141]。

九、心肌功能

E-C 耦合是指在细胞内 Ca^{2+} 瞬态的动作电位（激发）以及随后的跨桥循环和收缩过程。虽然已经对 Ca^{2+} 从基质网释放出来的双面膜去极化的机制给予了大量的关注（Ca^{2+} 诱导和 Ca^{2+} 释放），但要注意，粗肌丝和细肌丝的表达的变化和 Ca^{2+} 敏感性的变化也调节了对 Ca^{2+} 瞬态的收缩响应。在本节中，我们将首先讲述成熟心肌中 E-C 耦合的概况，然后讨论在发育中这个过程是如何变化的。

E-C 耦合的"激发"组件由被称为 Ca^{2+} 释放

单元的大分子复合体组成。从结构上说，这个单元位于T管-基质网交界处或"三叉点"，包括基质网的两侧末端终池的T管[23]。质膜L型Ca^{2+}通道作为复合物的电压传感器。为了回应动作电位，Ca^{2+}通过这些通道进入当地微环境，通过内质网钙通道蛋白诱导Ca^{2+}释放。内质网钙通道蛋白结合许多调节蛋白，调节其Ca^{2+}结合（钙调蛋白）、门控特性（FKBP 12.6）、Ca^{2+}释放（三叉点），或缓冲肌质网Ca^{2+}存储（隐钙素）的蛋白质[28]。通过这种方式，内质网钙通道蛋白能够以一种依赖于肌质网内Ca^{2+}负荷的方式对表面去极化做出反应[142]。这种连接也充当了"局部控制"模型，描述了Ca^{2+}的自发释放或Ca^{2+}从内质网钙通道蛋白激发出来的叠加反应。在E-C耦合期间或者静息期间（它们以偶然、随机的事件出现），Ca^{2+}激发是基质网Ca^{2+}释放的基本单位[28,143]。在E-C耦合过程中，有成千上万的Ca^{2+}激发被动作电位同步，$[Ca^{2+}]$的局部上升在时间和空间上完全叠加，使得Ca^{2+}瞬态呈现一致化[28]。

如前几节所讨论的，E-C耦合的"收缩"部分是由肌节介导的。在肌丝激活过程中，Ca^{2+}与肌钙蛋白亚基——肌钙蛋白C结合，导致构象变化，释放出细丝调控蛋白cTnI。因此，cTnI提供了Ca^{2+}与肌钙蛋白C结合以及肌动蛋白-肌凝蛋白横桥形成的关键连接。这种"脱陷阱"的原肌球蛋白，在肌动蛋白上暴露肌凝蛋白结合位点，并导致弱结合的交叉桥的形成。当原肌球蛋白进一步进入肌动蛋白槽时，形成较强的横桥[144]。肌球蛋白的头部利用ATP水解的化学能开始收缩。最近，一种新的肌凝蛋白激活剂omecamtiv mecarbil（OM）被开发出来，它直接与肌球蛋白结合，加速肌球蛋白ATP酶循环的限速步骤[145]。该药物在人类的试验研究产生了潜在的治疗效果，因为成人急性失代偿性心力衰竭患者的短期输注增加了左心室射血分数（left ventricular ejection fraction，LVEF），而不增加心肌耗氧量或舒张压Ca^{2+}超载[146]。然而，在后续的ATOMIC-AHF研究中，这些影响与收缩期排出时间显著增加有关，在舒张期和OM治疗中伴随的减少均未达到主要终点（减轻呼吸困难）[147]。

舒张期的松弛主要受控于肌细胞水平上Ca^{2+}的循环，肌丝Ca^{2+}的脱敏，以及横桥循环动力学的增加。协调cTnI和cMyBP-C的磷酸化是这些过程的中心[148]。由多个激酶调控的cTnI磷酸化有肌丝的跨桥循环动力学和Ca^{2+}敏感性。虽然确切的机制尚不清楚，但cMyBP-C的磷酸化似乎加速了横桥动力学，以增加力的发展和随后的松弛。

所产生的力的大小取决于Ca^{2+}瞬态的振幅和持续时间，以及肌丝的Ca^{2+}敏感性。虽然Ca^{2+}诱导的Ca^{2+}释放机制在很大程度上决定了Ca^{2+}的瞬态振幅（反向的Na^+/Ca^{2+}模式的一个小组件），Ca^{2+}再吸收SERCA2a（70%）和Ca^{2+}通过Na^+/Ca^{2+}交换器（30%）的释放，是Ca^{2+}瞬态持续时间的主要决定因素[28]。肌丝Ca^{2+}的敏感性在很大程度上是由目前的肌钙蛋白亚型决定的。例如，在胚胎期和早期出生后的心脏中缓慢的骨架肌钙蛋白I的出现与Ca^{2+}亲和力的增加以及Ca^{2+}离开肌钙蛋白C的降低率有关[149]。通过蛋白激酶-a对肌钙蛋白I的成熟心肌的磷酸化（对β肾上腺素能刺激的反应），降低了肌钙蛋白复合物的Ca^{2+}亲和力，并且增加了Ca^{2+}离解的速率。相反，肌丝Ca^{2+}敏感性因酸中毒降低[28]，对一种新的类别的肌力药物包括左西孟坦的反应增加[150]。

E-C耦合的变化贯穿于整个开发过程。胚胎的肌细胞有一个发育不良的T管系统和基质网，使胎儿心脏更依赖于L型Ca^{2+}通道和Ca^{2+}流入质膜[151]。成熟的E-C装置的装配在生产过程中加速，并在4周内的啮齿类动物完成。有趣的是，从心脏发育的早期阶段，胎儿和新生儿的肌细胞表现出自发的Ca^{2+}震荡，它们独立于膜的去极化或Ca^{2+}的流入，但似乎起源于肌醇三磷酸腺苷受体门控通道[152]。这些振荡可能导致肌膜释放来自内质网通道蛋白受体中的Ca^{2+}，从而引起自发的收缩[153]。

（一）E-C耦合的调节

随着心脏在出生后继续成熟，心肌的表现也发生了很大的变化。心肌的收缩力、舒张力、心室容积以及心输出量增加。心脏功能在产后的变化反映了离子通道的发育调控、神经递质受体以及细胞信号级联的改变。多种机制构成这些表型的变化，并被归类为内在的（如机械负荷）、外在的（自主神经支配、甲状腺激素状态）或结构的[154]。

（二）内在的调节

心率的变化增加心肌收缩力，根据心脏力－频率的关系，最初是由 Bowditch 在一个多世纪以前描述的[155]。力－频率关系是心脏收缩力的一种重要的内在调节机制，它描述了力与速度的关系，即随着力的减小，在双曲线的作用下，速度随之缩短[156]。潜在的细胞机制与 Ca^{2+} 可利用性[21]和肌丝 Ca^{2+} 的敏感性的速率相关变化有关[157]。

长期依赖的 Ca^{2+} 激活的细肌丝在心肌（Frank-Starling 关系）的深度和长度关系中起着关键作用。简单地说，这种关系描述的是当心肌细胞纵向拉伸时，在给定的最大 Ca^{2+} 浓度下，它们比短的肌丝长度所产生的力更大[158]。这种内在调节的分子机制尚不清楚，但已被建议包含肌丝的间距（由于纵向拉伸导致肌凝蛋白的局部浓度增加），肌联蛋白（在长肌节长度的径向力作用把粗细肌丝拉到一起），或细肌丝增加的 Ca^{2+} 敏感性[159]。左心室 Frank-Starling 机制的关系将在这一章的后一节讨论。

（三）自主神经支配

交感神经系统和副交感神经系统以相互工作的方式调节心率和收缩力。心脏自主神经支配的发展由几个不同的阶段控制，包括神经嵴衍生细胞向背主动脉的迁移，以及它们随后分化为神经元，转移和聚集形成交感神经链和副交感神经节并将轴突延伸至心脏组织[160]。局部营养生长因子的分泌对正常交感神经支配至关重要。最重要的是神经营养因子家族成员的神经生长因子（nerve growth factor，NGF）和神经营养因子 3 和 4。心肌细胞分泌 NGF 以促进交感神经的萌出、存活和维持[161,162]。有趣的是，神经支配也受"神经反应蛋白"调节，例如大脑信号蛋白 3a（Sema3a）抑制神经元生长。事实上，Sema3a 可能部分负责在心外膜－心内膜梯度上的交感神经支配，因为 Sema3a 缺陷的小鼠表现出破坏了的空间模型[163]。这些结果表明，NGF/Sema3a 的总体平衡支配着心脏交感神经的发育。

交感神经系统的主要神经递质是突触前神经节中的去甲肾上腺素和乙酰胆碱[161]。去甲肾上腺素在心脏组织中刺激 α（$α_1$）和 β（$β_1$ 和 $β_2$）肾上腺素能受体。与人类相似，啮齿动物的心脏主要表达 $β_1$ 肾上腺素受体以及一小部分（15%～25%）$β_2$ 受体[164]。在 $β_1$ 肾上腺素刺激后，Gs 依赖的腺苷酸环化酶的激活引起 cAMP 的增加和蛋白激酶-a 的激活。蛋白激酶-a 磷酸化了许多蛋白包括与 E-C 耦合有关的蛋白质，增加了 Ca^{2+} 瞬态振幅的峰值（L 型 Ca^{2+} 通道，内质网钙通道蛋白受体）和收缩性，同时增加了细胞缩短的动力学（肌钙蛋白 I、蛋白磷酸酶）。cAMP-蛋白激酶-a 系统也能改变基因表达和心脏生长。$β_2$ 受体产生类似的效应，但表现出对儿茶酚胺的发育的调控反应。例如，$β_2$ 受体对肾上腺素的亲和力高于去甲肾上腺素，而新生儿受体对这些神经激素的生理浓度相比于成人心脏的 $β_2$ 受体更敏感[162]。

小鼠心室的交感神经支配似乎推迟了，因为交感神经终端直到出生后第三周才被观察到，直到产后 5 周还是不完全的成熟的成人模式[164]。与成年小鼠相比，2 周大的小鼠对 β 肾上腺素能激动药的慢性和肌力反应均明显减弱[165]。哺乳动物心室的交感神经支配的发生与几个离子通道的功能改变有关，包括内 Na^+ 电流、L 型 Ca^{2+} 通道、内向整流 K^+ 电流、延迟整流 K^+ 电流[154]。这些变化可能是由于基因表达的改变、膜的分隔，以及翻译后修饰的综合作用。

在人类中，心脏副交感神经活动由迷走神经的上、下、胸支支配[161,166]。副交感神经系统以乙酰胆碱为主要神经递质。乙酰胆碱主要通过 M_2 胆碱能受体发挥作用，虽然 M_1 受体在围生期的作用已被报道[167,168]。大鼠心脏的副交感神经支配在出生前几天被发现，而心房神经的成熟直到出生后 30～60 天才完成[164,169]。副交感神经支配的最显著的影响发生在心房，乙酰胆碱与窦房结和传

导组织的 M_2 受体相互作用，增加 K^+ 通道的激活，抑制起搏器电流。心室心肌的副交感神经的肌力作用主要是通过 β 肾上腺素刺激的拮抗，以及通过 M_2 受体 – Gi 介导腺苷酸环化酶的抑制作用。

总的来说，胎儿和新生儿心脏自主神经系统功能相互作用似乎倾向于净兴奋状态[164]。在交感神经支配开始之前，$β_1$ 肾上腺素能受体和 $β_2$ 肾上腺素能受体在功能上都是活跃的，并通过激活新生儿的循环儿茶酚胺，促进了正的变时和变力作用。由于 $β_2$ 肾上腺素能受体对肾上腺素和去甲肾上腺素有较高的亲和力，兴奋性 $β_2$ 肾上腺素能信号级联反应可能对循环更敏感，而不是神经源的儿茶酚胺[162]。出生后，对婴儿心脏功能的交感神经控制下降，而副交感神经的控制增加[160]。

（四）甲状腺激素

我们发现，甲状腺激素调控肾上腺素能受体的表达、腺苷酸环酶的发育水平以及成人心脏。这在新生儿中是至关重要的，以确保在交感神经终端到来之前过渡到子宫外生命、产后心脏生长和促进 β 肾上腺素能信号[170]。甲状腺激素还调控了 E-C 耦合的几种蛋白质的表达，包括 a- 肌球蛋白重链、肌联蛋白、SERCA2a、Na^+–K^+ ATP 酶、Na^+/Ca^{2+} 交换器[52,171]，促进线粒体生物发生和氧化磷酸化[172]。在动物模型中观察到的心率、心脏输出和全身血管阻力的变化，以及甲状腺功能改变的患者，都强调了甲状腺激素在正常心血管功能中的重要性。一般来说，甲状腺功能亢进症与心动过速、心输出量增加和全身血管扩张有关。相反，甲状腺功能减退与心动过缓和轻度高血压相关[171]。值得注意的是，在接受心脏搭桥手术的婴儿和儿童中，血浆甲状腺激素水平下降了 60%。采用 T_3 治疗婴幼儿体外循环的小型临床研究取得了可喜的成果，这表明该疗法改善了术后心脏功能[173,174]。早期来自于一个更大的多中心安慰剂对照随机试验的结果（三碘甲状腺素在婴儿和儿童接受体外循环中作为补充剂，TRICC），提示 T_3 的补充改善了 5 个月以下的患者的心脏功能，并减少了对肌力支持的需求[175]。最近，Portman 的研究小组报道说，T_3 的应用促进了猪心肌损伤模型的体外膜氧合作用[176]。

综上所述，神经激素的程序化和自主神经支配以及机械力相结合，可以协调产后心脏的生长和 E-C 耦合，以增加心脏输出，满足快速生长的组织代谢需求。

十、左心室功能

（一）心脏收缩期

正常情况下，心脏输出与身体的代谢需求紧密匹配，通过反馈机制来防止供需失衡。收缩是指在血液被喷射进入系统循环中左心室收缩力产生和缩短的过程，是通过动作电位的协调传播启动的过程。收缩期射血受三种现象的控制：内在心肌收缩力（前面讨论过）、舒张末期纤维长度（Frank-Starling 机制）以及后负荷。

19 世纪晚期 Frank[177] 和 20 世纪早期 Starling 等[178,179] 确定了心脏的输出量（心搏量）增加对增加预负荷（心脏舒张压）的反应。如前所述，这种反应是由肌丝在肌节更长时对 Ca^{2+} 的反应增加所介导的[158]。这一机制确保了在生理范围内，平均来说，同样数量的血液从左心室和右心室中射出。在正常生理范围之外，例如心力衰竭和其他心肌病，这一机制不再适用（例如在高前负荷下的心输出量水平）。

后负荷（也称为主动脉阻力/阻抗）是左心室必须克服的工作，以排出一定体积的血液（心输出量）。后负荷与心输出量有反向关系。这一关系在动脉高压和动脉硬化的病例中最为明显，在这两种情况下，增加的后负荷导致了左心室输出量的减少。为了减轻后负荷的影响，应用抗高血压药物来提高射血分数很常见。

（二）心脏舒张期

心脏舒张期在等容舒张开始时发生（图 4-10），并以二尖瓣关闭结束。这可以使心室充盈，并涉及活跃、能量依赖过程（心肌松弛）之间的相互作用，其主要影响早期的心室充盈过程，如

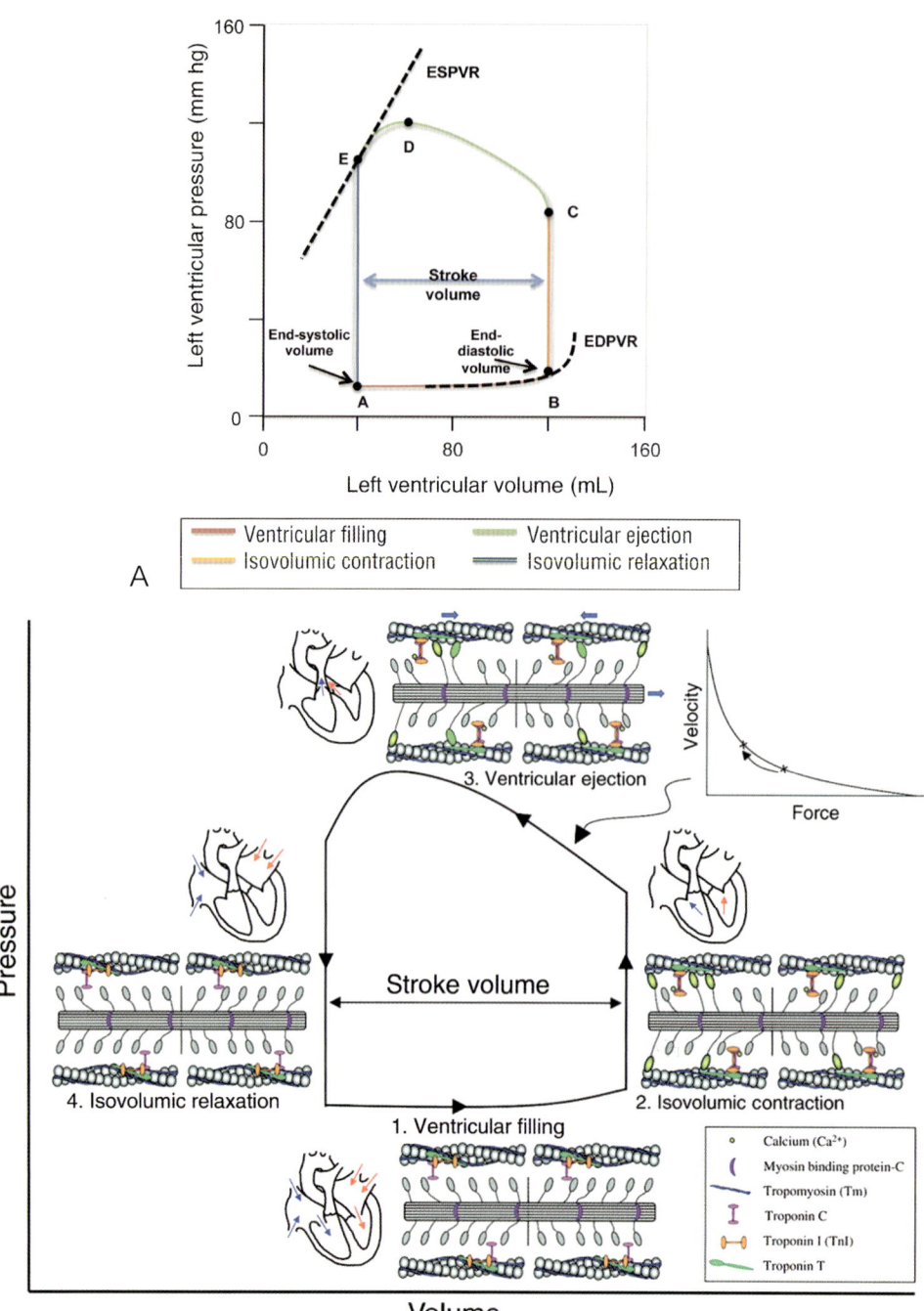

▲ 图 4-10 A. Schematic of a pressure-volume loop generated by a normal human left ventricle. The loop is constrained by the end-diastolic pressure-volume relationship (EDPVR) and by the end-systolic pressure-volume relationship (ESPVR). See text for further details. B. Pressure-volume loops during the cardiac cycle and concurrent myofilament activation states.(1) Ventricular filling is associated with low myoplasmic Ca^{2+} and inactivated thin filaments due to tropomyosin(Tm) blocking the strong binding of myosin to actin.(2) Isovolumic contraction begins following electrical depolarization of the ventricles, resulting in an increase in myoplasmic Ca^{2+} concentration. Ca^{2+} binds to troponin C, causingconformational changes of troponin I(TnI) and troponin T, which removes Tm and allows for myosin binding to the actin thin filaments.(3) Ventricular ejection begins when the semilunar valves open and blood is ejected as cardiac myocytes perform work on the blood. Conformational changes in myosin crossbridges driven by alterations in ATP hydrolysis result in the "sliding filament" model of cardiac myocyte shortening whereby actin and myosin slide past one another during the "power stroke." (4) Isovolumic relaxation occurs as the ventricles relax in response to decreased myoplasmic Ca^{2+} and thin filament inactivation as Tm returns to blocking the myosin binding site on actin.(From McDonald KS, Herron TJ. It takes"heart"to win: what makes the heart powerful? *News Physiol Sci* 2002;17:185-190 under license from The American Physiological Society.)

加压条件和心肌顺应性。左心室松弛依赖于通过SERCA2a的肌细胞基质Ca^{2+}的再摄取率，而肌联蛋白则主要是提供心肌的被动弹性。左心室压力下降的单指数过程反映了整个左心室心肌松弛的速度。Tau是一种被广泛接受的测量左心室松弛率的指标。

细胞外基质在调节舒张功能方面的作用在正常功能和疾病的背景下也是至关重要的。如前几节所讨论的，细胞外基质形成了支架，并对心肌细胞发出信号和刺激，细胞外基质的组成或内容改变对舒张压是有害的。细胞外基质形成一个主要由胶原纤维组成的支架，它允许由心肌细胞产生的机械力传递。大量的证据表明，胶原蛋白还可以通过胶原体积分数（collagen volume fraction，CVF）的改变、胶原组成成分（胶原Ⅰ/Ⅲ比）和胶原蛋白交联的贡献[180]来调节心肌的硬度及舒张和收缩功能。

（三）出生时泵功能的改变

妊娠期和出生后血流动力学负荷的改变会影响心脏功能。在临床上所收集到的人类胎儿的数据表明，从妊娠中期到27周的妊娠期，左心室和右心室收缩压和舒张压都有类似的增加[181]。这种情况发生与增加的左心室和右心室舒张末期容积有关，与Frank-Starling的原理相一致，增加的前负荷与增加的心搏出量和心输出量有关[182]。这些过程似乎为胎儿出生时发生的心脏和系统的自主性做了准备。毫无疑问，出生过程对母亲和后代都是一种重要的生理压力。从胎儿血液循环到新生儿期完全分离的富氧和缺氧的生理适应结果，是通过降低肺血管阻力，增加全身血管阻力，开放性动脉导管、静脉导管的关闭，再加上心脏卵圆孔闭合来完成的。这些过程最终改变了心脏的血流动力学负荷，从而使右心室由于肺血管阻力降低而导致的后负荷下降。左心室由于系统阻力增加而导致后负荷增加。这些因素影响心脏泵功能。Schubert等[183]通过超声心动图对妊娠晚期胎儿和出生后大约1周的新生儿的心脏功能进行评估。右心室射血分数减少了约14%，这可能是由于肺血管阻力降低导致右心室填充压力降低（E/e′）。相比之下，左心室的射血分数在胎儿和新生儿之间类似（约65%），尽管心搏出量与心输出量均升高。该研究还发现，与胎儿期相比，使用更新的斑点追踪超声心动图技术可以显著降低新生儿期的纵向应变和应变速率，并增加心肌速度。综上所述，这些数据表明，胎儿心室对出生时发生的血流动力学负荷的独特变化做出了不同反应，以维持全身灌注。

十一、心脏功能的压力-容积循环评价

对心脏功能的评估，包括超声心动图和磁共振成像，在随后的章节中都有广泛的应用（图4-10）。这些强大的诊断工具既有优点也有局限性，这取决于它们的研究和临床应用。虽然目前在其临床实用中，压力-容积（pressure-volume，PV）循环评估心脏功能是一个可以应用于儿科的强有力工具。压力-容积循环说明泵功能结构和功能部件的集合。压力-容积循环的获得可通过引入一种专门的导管（通常通过股动脉）进入左心室，在心动周期中同时读取压力和体积。正常的压力-容积循环如图4-10A所示。在A点，二尖瓣打开，左心室在舒张期开始充盈，并持续到B点。由于左心室逐渐松弛和被动的顺应性，压力不会有明显变化。在B点压力小幅度的增加反映了心房收缩对心室充盈的贡献。B-C线代表左心室等体积收缩，在此期间，由于房室瓣（如二尖瓣）和半月瓣（如主动脉瓣）的关闭，压力急剧上升，但体积不会改变。当心室压力的上升超过主动脉（C点）的舒张压时，主动脉瓣打开，紧接着第一阶段的射血（快速射血，直线C-D）与心室体积大量减少，这与左心室压力增加有关。在此之后，有一个短时间的心脏射血减少和左心室压力降低（D-E直线）。这一阶段与心肌细胞舒张相对应。一旦左心室的压力降至主动脉压以下，主动脉瓣关闭（E点）。随着心室继续舒张，压力减小，但是体积保持不变，因为二尖瓣还没有打开（E-A直线）。这一阶段被称为等容舒张期。当左心室压力下降低于左心房压力时，二尖瓣再次打开，循环往复。图4-10B说明了肌节的横桥

循环和压力 - 容积循环不同阶段之间的关系。

该方法可用于测定心脏功能的负荷依赖性和负荷无关的指标。压力依赖收缩性的评估包括射血分数、舒张压速率的一阶导数（+dP/dt）、心搏功（压力 - 容积循环的面积）和心搏量。负荷依赖的舒张压参数包括舒张末期压（end-diastolic pressure，EDP）、左心室舒张速率（tau）、舒张压速率的一阶导数（-dP/dt）。此外，负荷评估可以采用压力 - 容积分析，通过下腔静脉闭塞或下行负荷依赖功能主动脉闭塞使用气囊导管减少前负荷（静脉回流到心脏）来完成。这一方法产生一系列的压力 - 容积循环，允许测量负荷独立的收缩力相关指数，包括收缩末期弹性（Ees；收缩末期压力 - 体积关系曲线斜率）及前负荷 - 重吸收的心脏搏出功（preload-recruitable stroke work，PRSW）。收缩末期弹性与心脏的 Frank-Starling 关系有很高的相关性，更陡的斜坡表明收缩力增加。

虽然这种收缩关系通常被认为是非线性的，但只要考虑到体积轴截距，一条线性的直线可以与这条曲线相对应。例如，在 Ees 线（在 β 肾上腺素能激动药应用过程中）中的左侧偏移以及坡度的微小变化将会显示收缩力增加，因为在一个共同体积内有收缩期末压力的增加。压力 - 容积循环可以用来评估前负荷通过比较心室收缩期的心搏出量以及心室收缩末期压力的射血量（例如，升高的收缩末期压力和类似的心搏量容积显示后负荷的增加）。

除了这些措施外，还可以在前负荷减少时获得的相同系列的压力 - 容积曲线来评估左心室的依从性。这种关系是基于舒张末压 - 容积关系（end-diastolic pressure-volume relationship，EDPVR），提供了对依从性的准确评估，向右和向下倾斜提示顺应性增强。一些外在和内在的因素决定了舒张末期的依从性。外在因素是心包约束和心室相互作用；内在因素包括心肌硬度（心肌细胞和细胞外基质）、心肌张力、心腔形状、心室壁厚度[184]。

十二、新兴的概念和结论

虽然在最近的 5 年中有大量的研究发现，但对发育中心肌的研究仍处于起步阶段。心脏干细胞在产前和产后心脏中的作用仍然是一个重要的研究领域。关于心脏成熟的表观遗传调控的新概念，特别是在宫内和新生儿期，已成为临床和转化研究的重要焦点。这些研究的临床结果尤其重要，因为早产和产妇压力（先兆子痫、肥胖、妊娠期糖尿病）对产后心脏结构和功能的影响在很大程度上是未知的。这些研究领域可能会继续增加我们对心脏发育的理解，以及知道它是如何工作的，并协助发明儿童心血管疾病新的诊疗方法。

# 第 5 章
胎儿及围产期心脏病学
Fetal and Perinatal Cardiology

Shaine A. Morris Shiraz A. Maskatia Carolyn A. Altman Nancy A. Ayres 著

李晓惠 译

一、概述

自 1965 年首次通过超声检测到胎儿心跳报道以来，胎儿心脏病的宫内诊断在过去的 50 年有了很大的发展[1]。随着技术进步，胎儿心律失常被发现[2-4]，胎儿心脏的解剖结构被认识[5-10]，诊断胎儿先天性心脏病成为可能[11-14]。这章的前作者 Charles S. Kleinman 博士即是胎儿心脏病学的先驱之一，自 1980 年发表的第一篇关于胎儿超声心动图的手稿开始，他在该领域做出了巨大贡献[15]。Kleinman 博士和其他的许多先驱引领了当今复杂心脏病诊断的时代。在这个时代，心脏的详细解剖结构可以早在妊娠前三个月被观察到，常规的胎儿心律失常治疗获得成功，而且对复杂病变的早期诊断使计划分娩成为可能，并因此让新生儿和家庭避免了潜在的危害。

在这一章，我们将总结胎儿心脏病的诊断、筛查指南，更为详尽的胎儿超声心动图检查指征，正常及异常的胎儿心血管解剖结构，详细讨论最常见的先天性心脏缺损、胎儿心律失常和目前有关胎儿父母咨询的最新研究。

二、胎儿心血管疾病诊断的意义

当今时代，95% 以上的先天性心脏病可以被胎儿超声心动图准确诊断[16-18]。然而，最近的人口研究报告显示，即使是主要病变其产前诊断率也非常低，为 20%～42%，而且不同的操作者和不同区域差异很大[19-23]。这一显著差异可能由于一系列综合因素所致，包括获得产前检查机会有限、技术限制、超声检查者或者提供医疗服务人员的经验、时间的限制，以及患者特定的因素，如声学窗不良等。

（一）父母的准备

对患有心脏疾病的胎儿进行诊断可以让提供者更好地准备照顾受累家庭。对家庭来讲，相较于产后诊断，产前诊断的主要好处之一是能够了解疾病的情况，用非紧急的方式来决定在何处寻求治疗。家庭可以讨论是否继续妊娠，这个决定可以通过周详的检查进行判断，包括详细的心外成像和遗传研究[24]。父母不仅有机会在围产期与儿科心脏病学方面专家进行广泛咨询，同时，如果适合的话，也可以与其他专家交流，包括心血管外科医生、新生儿学家、社会工作者、财务顾问、哺乳期专家、护士、心理学家或精神科医生[25-27]等。尽管如此，虽然产前诊断对父母的准备有很多好处，但一些研究表明，产前诊断的母亲与婴儿的关系可能较差，或许是潜意识里试图在婴儿死亡时保护自己的情绪[28]。在这一章的后面会更详细地讨论关于产前诊断先天性心脏病的胎儿咨询。

（二）发病率和死亡率

产前诊断使得医疗小组可以根据预期的血流动力学状况优化新生儿护理，包括治疗中心的选择、与设备相关的计划分娩、防止血流动力学恶化的最佳早期管理、必要时的及时干预[29-33]。与那些产后诊断的婴儿相比，在产前诊断的婴儿中，对于包括氧合、心肌功能、血液 pH、肾功能和围产期神经系统疾病发病率的测量更优化[34-40]。

产前诊断是否能提高死亡率的问题一直是难以捉摸的，也是有争议的。先天性心脏病病变的分组研究表明产前诊断与死亡率的增加有关，但这些发现可能是由于缺乏病变分层，以及在产前诊断组中包含较高的死亡病变[19,41]。大多数已发表的研究也有一个重要的局限性，在一个单独的三级护理机构的护理，不包括在转移之前或手术之前的死亡。

在左心发育不良综合征（hypoplastic left heart syndrome，HLHS）研究中，发现了与产前诊断的潜在死亡率相矛盾的结果[34,35,39]。一项大规模的基于人群的研究表明，并不是产前诊断本身，而是靠近外科中心的分娩，降低了 HLHS 的术前死亡率。作者研究表明，在心脏手术中心出生 90min 以上的新生儿中，有超过 6 倍的术前死亡率，而出生在外科中心附近的患者，其术前死亡率与产前诊断的相似。虽然一些关于大动脉转位（transposition of the great arteries，TGA）的研究没有显示出在产前和产后诊断中死亡率有统计学意义，但两项大型研究表明，在产前诊断的婴儿死亡率显著降低[32,39,42-44]。在大动脉转位的研究中，获得统计学意义的挑战是低水平的产前诊断率和低死亡率。虽然研究表明，在产前诊断主动脉狭窄后存活率有所提高，但在右侧病变、复杂的单侧心室疾病和先天纠正的大动脉转位中，疗效尚未显现[36,38,45-49]。

三、胎儿心血管循环

我们对人类胎儿循环和心血管疾病所引起变化的理解最早来源于早期胎羔羊的研究[50-52]。胎儿超声和最近的胎儿心脏磁共振成像（magnetic resonance imaging，MRI）的引进进一步完善了我们的理解[53,54]。不同于出生后心脏血液流动是串联的，在出生前，胎儿左、右心室的输出是平行的（图 5-1）。从胎盘开始，母体含氧血通过脐静脉然后通过导管静脉进入下腔静脉。这种含氧血液约占回流到右心房血液的 50%（图 5-2）。氧合血液进入右心房，然后通过腔静脉瓣穿过卵圆孔直接到达左心房。大多数流向心脏左侧的血液都以这种方式通过[54]（约 63% MRI 估计）。然后血液从左心房穿过二尖瓣到达左心室，再穿过主动脉瓣射向升主动脉。升主动脉的血液随后流向大脑和上肢（73% 的主动脉输出），其余的则排出到胎儿身体的下半部分（主动脉输出的 27%），然后在动脉导管与来自降主动脉的血液汇合。

一些血液被输送到下肢器官和肌肉，最终通过下腔静脉脱氧返回心脏，而有些则通过脐动脉返回胎盘（约联合心输出量的 29%）。脱氧血液的葡萄糖含量较低，通过胎儿全身静脉回流，经过右心房、右心室，穿过肺动脉瓣（pulmonary valve，PV）进入肺动脉，主要穿过动脉导管进入降主动脉。小部分胎儿血液直接进入肺循环（约肺输出量的 28%，联合心输出量的 16%），并经肺静脉返回左心房 3% 的心脏输出供应冠状动脉系统。这种正常的胎儿循环基本上允许最富氧、富含葡萄糖的血液进入胎儿的大脑，这可能是冠状动脉硬化性心脏病存在时的显著改变。

在出生时，来自胎盘的血液随着脐带的切断被阻断，新生儿开始呼吸。大部分在胎儿期直接穿过动脉导管的肺动脉的血流，现在直接通过肺动脉供给新扩张的肺。这种血液会被氧化，然后通过肺静脉回到左心房。当血氧水平上升，前列腺素水平下降时，动脉导管闭合。随着左心房来自肺静脉的填充增加以及从静脉导管返回的减少，大多数婴儿原发隔的皮瓣关闭了卵圆孔。

四、妊娠早期胎儿的心脏评估及胎儿心血管疾病筛查

先天性心脏病是最常见的出生缺陷并且最致命[56,57]。由于受影响的胎儿会在早期自然流产、死亡或者选择性终止妊娠，在胎儿期先天性心脏病的发生率可能会更高。因此，评估胎儿心脏必须是胎儿成像的重要组成部分。心脏超声评估通常包括在妊娠前三个月执行评估，在此期间心脏活动得到确认，也包括在妊娠中晚期的研究，此阶段从标准切面评估心脏解剖[58]。

第一篇 从基因到新生儿
第 5 章 胎儿及围产期心脏病学

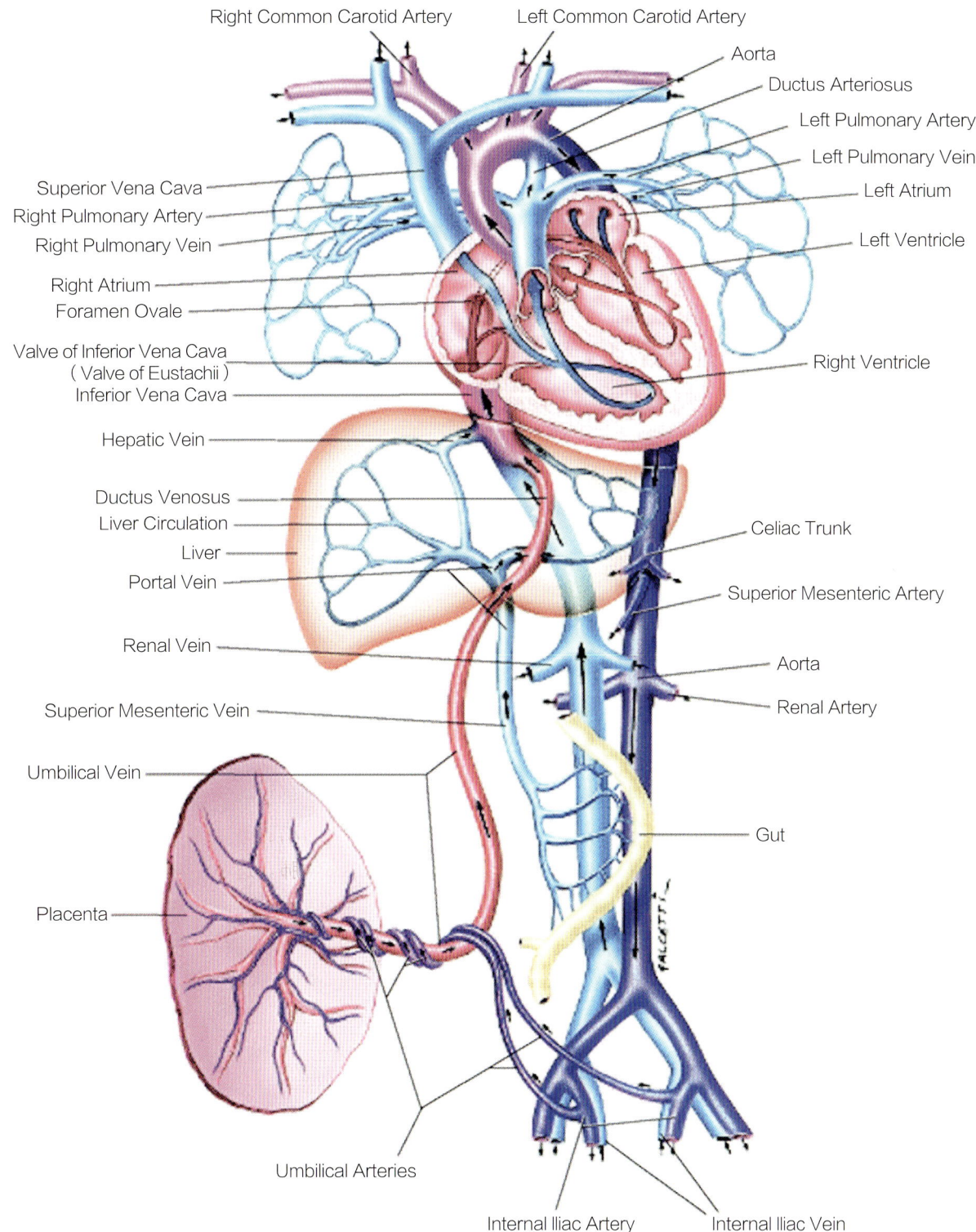

▲ 图 5-1　Fetal circulation. (Reprinted with permission from Uflacker R. *Atlas of Vascular Anatomy an Angiographic Approach*. 2nd ed. Philadelphia, PA: Lippincott Williams & Wilkins, 2007.) (55).

　　妊娠中晚期产科超声扫描图包括评估胎先露、羊水量、心脏活动度、胎位、胎儿生物统计学、胎儿数量，外加解剖学测量[58]。解剖学测量包括心脏发育的标准化视图来筛查重要的先天性心脏病。早期的胎儿心脏检查实践指南鼓励四腔心切面的可视化或者在技术允许情况下，将包括心脏

141

国际心胸医学前沿经典译丛
Moss & Adams 心脏病学：从胎儿到青年（原书第 9 版）

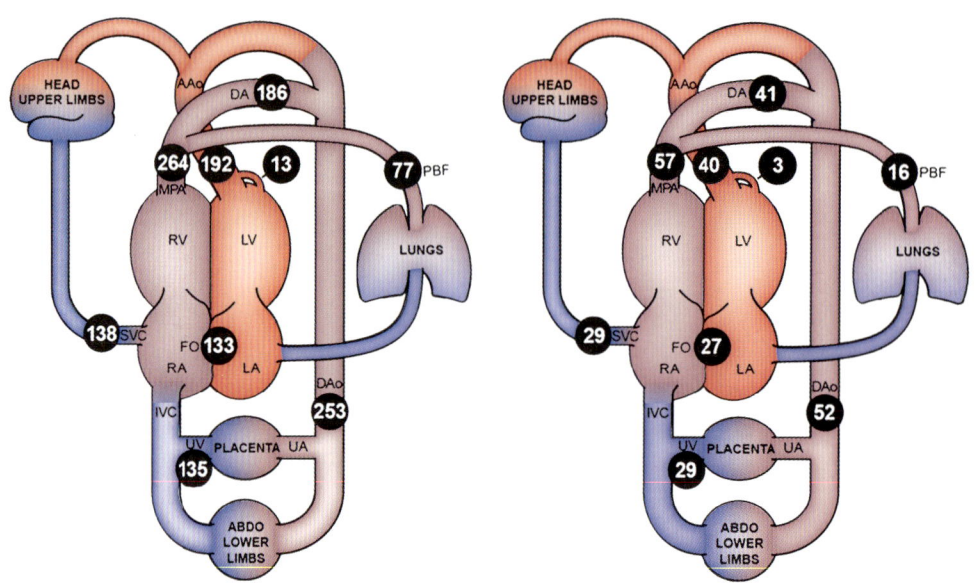

▲ 图 5-2　Distribution of the normal human fetal circulation measured by phase-contrast MRI in 40 late-gestation fetuses expressed as mean flows in mL/min/kg (left) and converted to modeled mean percentages of the combined ventricular output (right). Coronary blood flow estimated based on fetal lamb findings, FO flow calculated as the difference between LV output and PBF. AAo, ascending aorta; DA, ductus arteriosus; DAo, descending aorta; FO, foramen ovale; LA, left atrium; LV, left ventricle; MPA, main pulmonary artery; PBF, pulmonary blood flow; RA, right atrium; RV, right ventricle; SVC, superior vena cava; UA, umbilical artery; and UV, umbilical vein. (Courtesy of Luke Itani, The Hospital for Sick Children, Toronto, Canada. Reprinted with permission: Prsa M, Sun L, van Amerom J, et al. Reference ranges of blood flow in the major vessels of the normal human fetal circulation at term by phase-contrast magnetic resonance imaging. *Circ Cardiovasc Imaging*. 2014;7:663–670.) (54).

流出道在内的"基础扫描"作为"扩展基础扫描"的一部分[59,60]。然而，多项研究表明，这一方法对潜在的临界流出道异常的检测较差，如大动脉转位等。额外的心室流出道的评估可将显著性异常的检出率提高到约 80%[63-65]。鉴于此，最新的美国产科指南将右心室和心室流出道的成像作为标准检查的一部分[58]。当怀疑胎儿心脏异常，产妇或胎儿的心血管疾病风险增加时（下面会详细说明），通常在妊娠 18 周后进行胎儿超声心动图检查[29]。

对于一些高风险家庭来说，在妊娠早期 11～13 周进行更详细的筛查，以便更好地识别染色体异常和出生缺陷[58]。在这些研究中，测量了颈项透明层（nuchal translucency，NT），可能进行了产妇血清检测，以及更详细的心脏评估。妊娠早期（＜ 18 周）心血管评估可能还包括对所知的与心血管疾病有关的心外特征进行评估，以及心脏的二维彩色多普勒成像。已知的可以增加心血管疾病发病率的特征包括颈项透明层增厚、心外结构

异常以及静脉导管的频谱多普勒波异常[66-70]。其他发现的与胎儿心脏疾病患病增加相关的包括三尖瓣反流、异常心轴，以及右锁骨下动脉畸形的存在[69,71-74]。

通常在妊娠中期心脏检查时进行标准化心脏视图，也可以在妊娠早期 11 周后以及妊娠中期的开始阶段进行[60,75-78]。早期胎儿超声心动图诊断的准确性因胎龄而异。一项研究报道显示超声检查准确率相比于第 13 周的 92%，第 11 周仅为 20%[76]。在另一项针对高危女性的研究中，使用经腹和阴道联合超声检查，作者报道在判断 16 周之前的先天性心脏病有 70% 的灵敏度和 98% 的特异度[78]。早期胎儿心脏评估可能受到随胎龄增长的畸形进展情况的限制，如主动脉狭窄（aortic stenosis，AS），三尖瓣下移畸形而不能起到有效作用等[79]。

五、胎儿超声心动图适应证

适应证可分为胎儿、产妇以及家族性相关三

类[29,80-82]。包括评估心血管疾病风险在内的详细的适应证列表可以在来自美国心脏协会的多学科科学声明中找到[29]。以下详细叙述最常见的相关内容。

（一）胎儿方面的适应证

1. 颈项透明层增厚

颈项透明层是指胎儿颈部后方充满液体的外观，在妊娠11～13周期间的6天进行测量。颈项透明层测量值≥3.5mm，超过95%的预期，无论是否存在染色体异常，都与先天性心脏病患病风险增加相关，而且先天性心脏病增加的风险与颈项透明层增加的大小相关[80,83]。

2. 常规产科超声检查怀疑先天性心脏病

在产科超声检查时，检测出异常的低风险产妇人群中先天性心脏病是最常见的缺陷。四腔心切面非常适合于检出单心室病变、心室发育不良、房室间隔缺损以及发育不良或闭锁的房室瓣膜。近来将筛查流出道加入到妊娠中晚期超声检查中，使得大动脉转位、动脉干、法洛四联症（tetralogy of Fallot，TOF）、右心室双出口，以及一些形式的主动脉狭窄检出率明显增加[32,62,80,84]。

3. 心外的出生缺陷

心外缺陷通常与先天性心脏病相关，在伴有综合征或者非综合征的先天性心脏病患儿中心外缺陷的发生率均增加[85]。在观察到心脏缺陷的患者中30%有脐膨出，20%有十二指肠闭锁，30%有膈疝[86-88]。表5-1列出了存在心外缺陷的先天性心脏病的百分比。

4. 高排量心力衰竭风险

胎儿存在高排量心力衰竭风险时应进行胎儿超声心动图检查，包括存在双胎输血综合征（twin-to-twin transfusion syndrome，TTTS）的单绒毛膜双胎、双胎反向动脉灌注序列征、胎儿贫血以及绒毛膜血管瘤。

（二）产妇方面的适应证

1. 糖尿病

糖尿病是常见的妊娠并发症，影响着3%～10%的产妇。与正常人群相比，糖尿病产妇的胎儿先天性心脏病患病率大约增加了5倍[95,96]。对

表5-1 存在心外出生缺陷的先天性心脏病的百分比

心外缺陷	先天性心脏病（%）			
	Miller 等[89]	Egbe 等[85]	Tennstedt 等[90]	其他研究
单脐动脉				8～13[a]
非免疫性水肿				15～25[b]
中枢神经	23	9	31	
消化系统	25	16	24	
泌尿生殖系统	23	30	26	
骨骼肌系统	35	11	8	
呼吸系统	11	17	11	
颅颌面		10		

a. 包括 Prefumo F, Guven MA, Carvalho JS. Single umbilical artery and congenital heart disease in selected and unselected populations. Ultrasound Obstet Gynecol. 2010;35:552−555; Araujo Junior E, Palma-Dias R, Martins WP, Reidy K, da Silva Costa F. Congenital heart disease and adverse perinatal outcomes in fetuses with confirmed isolated single functioning umbilical artery. J Obstet Gynaecol. 2015;35:85−87; Gossett DR, Lantz ME, Chisholm CA. Antenatal diagnosis of single umbilical artery: Is fetal echocardiography warranted? Obstet Gynecol. 2002;100:903−908[91-93]。

b. 包括 Kleinman CS, Donnerstein RL, DeVore GR, et al. Fetal echocardiography for evaluation of in utero congestive heart failure. N Engl J Med. 1982;306:568−575; Machin GA. Differential diagnosis of hydrops fetalis. Am J Med Genet.1981; 9:341−350[13,94]。

于那些有妊娠前糖尿病的人，孕前代谢状态可能会影响先天性心脏病的发病风险。先天性心脏病的患病风险可能随着妊娠早期测量的糖化血红蛋白水平而增加[95]。糖尿病母体的后代患多种类型先天性心脏病的发病率增加，其中包括了含有动脉干的圆锥动脉干异常、大动脉转位、复杂单心室以及内脏异位综合征[95]。

2. 苯丙酮尿症

苯丙氨酸水平＞15mg/dl的苯丙酮尿症产妇，胎儿患先天性心脏病的风险增加10～15倍[97]。如果在妊娠前以及妊娠早期苯丙氨酸水平＜6mg/dl，那么胎儿患先天性心脏病的风险就低[98]。然而，如果水平＞10mg/dl，则表明需要进行超声心动图检查[98,99]。

3. 产妇自身免疫性疾病

当在无症状或有症状的母亲体内检测出母体自身免疫性抗体时，完全性心脏传导阻滞（complete heart block，CHB）发生在约4%的妊娠期。当母亲有过一个患完全性心脏传导阻滞的孩子，那么再次妊娠时胎儿患完全性心脏传导阻滞的风险大约为19%[100,101]。其他与产妇自身抗体相关的心血管畸形包括心肌炎、原发性心肌病、心内膜弹力纤维增生症、室性心律失常以及房室或半月瓣发育不良[102]。

（三）先天性心脏病家族史

与总人口相比，当胎儿父母或兄弟姐妹有先天性心脏病病史时，尽管因病变及关系而异，其患先天性心脏病的风险仍有所增加。总的来说，当母亲患有心脏病时，胎儿患先天性心脏病发生率为5.7%，父亲患心脏病时为2.2%，之前的孩子患心脏病时为2%～6%[103,104]。

当检查病变发生时，二叶主动脉瓣（bicuspid aortic valve，BAV）最常见，如果父母或兄弟姐妹有患二叶主动脉瓣，9%的儿童存在二叶主动脉瓣[106]。父母任一方有房室隔缺损病史，其后代先天性心脏病的患病率为7.7%～7.9%[103]。对于法洛四联症，其发生率相较于父亲患病（1.6%）母亲患病（约4.5%）时更高，同时，在孤立性肺动脉狭窄中母亲患病与父亲患病（1.7%）相比发现了相同的情况[107]。室间隔缺损（ventricular septal defects，VSD）有报道其发生率为2%～10%，而且在一些研究显示无论存在于父亲还是母亲，其结果似乎是相似的，但是有其他研究显示母亲患病其发生率更高[104,107]。

六、胎儿超声心动图

胎儿超声心动图检查的目的是产前诊断胎儿心血管疾病，具有高灵敏度和特异度，以便在分娩时给予母亲和胎儿最佳的照顾。在美国已经出版了多种关于胎儿超声心动图实践指南，最新指南是2013年美国医学超声研究所和2014年美国心脏协会出版[29/82]。

（一）胎儿超声心动图检查时机

胎儿超声心动图的检查时机取决于具体的病变以及一些个体机构提供的设备。通常妊娠18～22周被认为是最佳时机，如果胎儿心脏疾病的确认会影响家庭决定是否终止妊娠，那么会更早进行评估[29,108]。然而，务必记住的是，在18～22周进行超声心动图检查可能会错过一些在妊娠晚期发生发展的疾病，例如，与产妇糖尿病相关的心室肥厚[109]。如果在妊娠晚期怀疑胎儿心脏病，应该立即进行胎儿超声心动图检查来辅助决定分娩和尽可能地指导在子宫内治疗。尤其适用于胎儿心律失常，该病通常在妊娠25～26周之后有所表现，甚至有些病例只在妊娠晚期有所表现[29]。

（二）胎儿超声心动图检查切面

胎儿超声心动图包括连续的分段分析心血管结构（图5-3至图5-6）。在标准切面评估是有效的，包括：①四腔心切面；②左心室流出道切面；③右心室流出道（right ventricular outflow tract，RVOT）切面；④三血管和气管切面；⑤双心房切面；⑥主动脉弓长轴切面；⑦动脉导管弓长轴切面；⑧大动脉短轴切面；⑨心室短轴切面。切面1～4可以在轴向平面上开始的一段较长的高级扫描获取，其性能优于在胎儿隔膜的扫描（图 5-3）。除了所有切面中的灰度图像，需要彩色多普勒超声，而且必要时需要脉冲多普勒超声。另外，虽然应该考虑到可疑的结构或功能异常，测量心脏结构却是可选的。对于大多数胎儿心脏结构的参考数值已经公布，而且基于胎龄和子宫大小的 z 值计算可以通过已发表的参考值获得[110-114]。详细的评估可能包括一个先进的心功能评估，如心室应变和心肌活动指数（myocardial performance index，MPI）的测量。

1. 四腔心切面

这是胎儿超声心动图检查中最有用的切面之

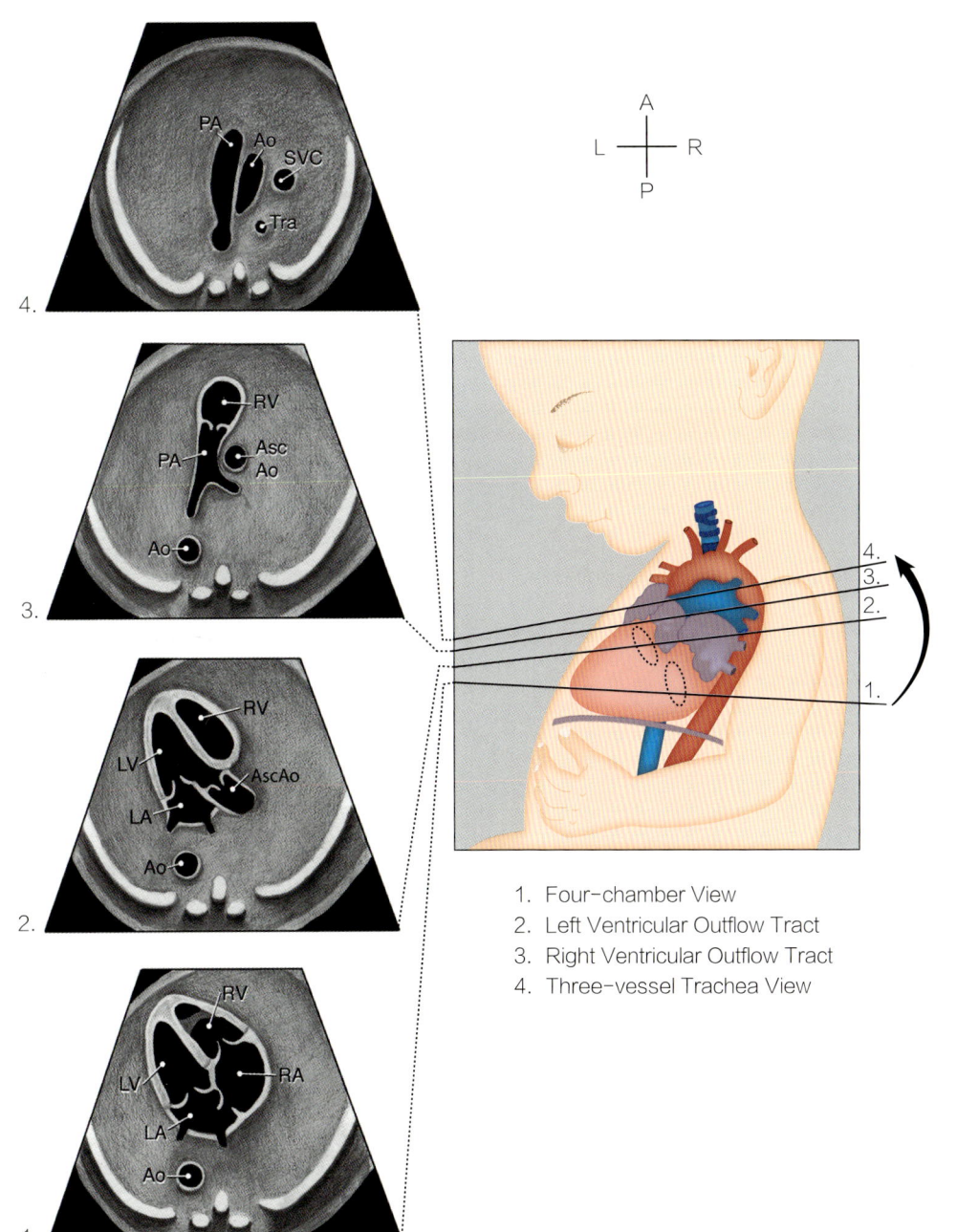

▲ 图 5-3 Standardized transverse scanning planes for fetal echocardiography include an evaluation of the four-chamber view (1), arterial outflow tracts (2 and 3), and the three-vessel and trachea view (4). Ao; descending aorta; Asc Ao, ascending aorta; LA, left atrium; LV, left ventricle; PA, pulmonary artery; RA, right atrium; RV, right ventricle; Tra, trachea. (Reprinted with permission from American Institute of Ultrasound in Medicine. AIUM practice guideline for theperformance of fetal echocardiography. *J Ultrasound Med* 2013;32:1067–1082.) (81).

一，通过扫描横膈膜上端食管分叉下端近胎儿心脏横向/轴向的切面而获得（图5-3和图5-6A）。除了可以观察到心房、心室、房室瓣的大小和位置，也可以观察到由肺静脉向左心房的回流。彩色多普勒超声应该用于评估房室瓣反流及确认肺静脉的回流。

2．左心室和右心室流出道切面

这些切面是在四腔心切面基础上稍偏向头部扫描得到（图5-3及图5-6B和C）。通过2D成像可以检查心室动脉连接以及发现流出道、半月瓣和瓣膜区的狭窄。彩色多普勒图像可以支持这些发现，证明瓣膜反流，甚至可以确认在半月瓣闭锁病例中缺少的一条通道。

3．三血管和气管切面

在流出道切面基础上再偏向头部的扫描即可得到该切面（图5-3和图5-6D）。在这个切面可以确认上腔静脉（superior vena cava，SVC）和主动脉的一侧，可以看到横向弓和导管弓，而且如果在此处存在倒流，可以通过彩色多普勒超声观察到。

4．双心房切面

双心房切面是由胎儿胸部矢状面成像获得，也就是中线的左边（图5-4和图5-6E）。这个切面可以确认上腔静脉的肝上部分是否完整（其可能被内脏异位中断），以及确认是否存在右上腔静脉。这一切面也能更好地观察到卵圆孔。彩色多普勒需要被用来确认通过卵圆孔的血流方向，正常血流是由右向左，然而在HLHS或者其他复杂病变中血流方向可能会相反。

5．主动脉弓长轴切面

被称作"甘蔗"切面的主动脉弓切面通过胎儿胸部矢状面成像获得，稍斜向左侧（图5-4和图5-6F）。该切面也可以在三血管和食管切面的基础上调整横向弓的超声波束，并将探头调整90°。评估该处用来判断发育不良或狭窄，进行测量并与正常同龄比较[115]，血流应流向降主动脉。此处血液倒流表明动脉导管为头部及上肢末端提供部分血流，也可见于左侧结构发育不良或者房间隔动脉瘤阻塞血液通过二尖瓣流入[116]。

6．动脉导管弓长轴切面

被称作"曲棍球球棍"切面的动脉导管弓切面，直接由胎儿矢状面成像获得，恰在中心左侧（图5-4和图5-6G）。评估该导管以判断血流流向及是否受限。使用光谱多普勒，限制性动脉导管通常有一个峰值速度大于2m/s，且存在与正常脉冲式流动相反的非正常连续流动模式。通过彩色多普勒成像，也可以明显地看到连续的高速血流。在动脉导管处的血流倒流说明存在严重的右侧阻塞性病变，例如严重的肺动脉狭窄或肺闭锁（pulmonary atresia，PA）。

7．大动脉短轴切面

心脏横断面的成像对于评估流出道、室间隔、心脏功能以及房室瓣膜的解剖是非常有效的（图5-5和图5-6H）。第一个短轴切面，可以显示主动脉瓣的正前方，周围环绕着肺动脉，也可观察到肺动脉分叉和三尖瓣。短轴切面最适合用于显示右心室流出道阻塞和用于区分室间隔出口部分不同类型的室间隔缺损。三尖瓣反流也可以在该切面进行评估。

8．心室短轴切面

该短轴切面是评估心室功能以及肌型室间隔缺损的最佳方法（图5-5和图5-6I）。由于通常肌型室间隔缺损非常小，需要彩色多普勒显示通过房间隔的血流来观察或确认这些缺陷。可以评估房室瓣膜的形态以及检测普通房室瓣或二尖瓣裂口。

七、评估心血管功能

胎儿超声心动图检查的目的之一就是评估心血管功能。即使结构正常的胎儿心脏，也存在多种心脏和非心脏疾病，可能影响到心脏向大脑和其他器官输送氧气。这包括围产期感染、产妇糖尿病、暴露于毒素、贫血、自身免疫性疾病，由于心律失常、遗传性或原发性心肌病等先天异常引起的一系列影响，以及由于血管异常、胎盘异常、血管瘤或内源性血管活性物质引起的胎儿前负荷或后负荷增加[117-120]。了解胎儿非心脏病理学的精确来历及评估是判断胎儿心血管功能异常病因的关键。

第一篇 从基因到新生儿
第 5 章 胎儿及围产期心脏病学

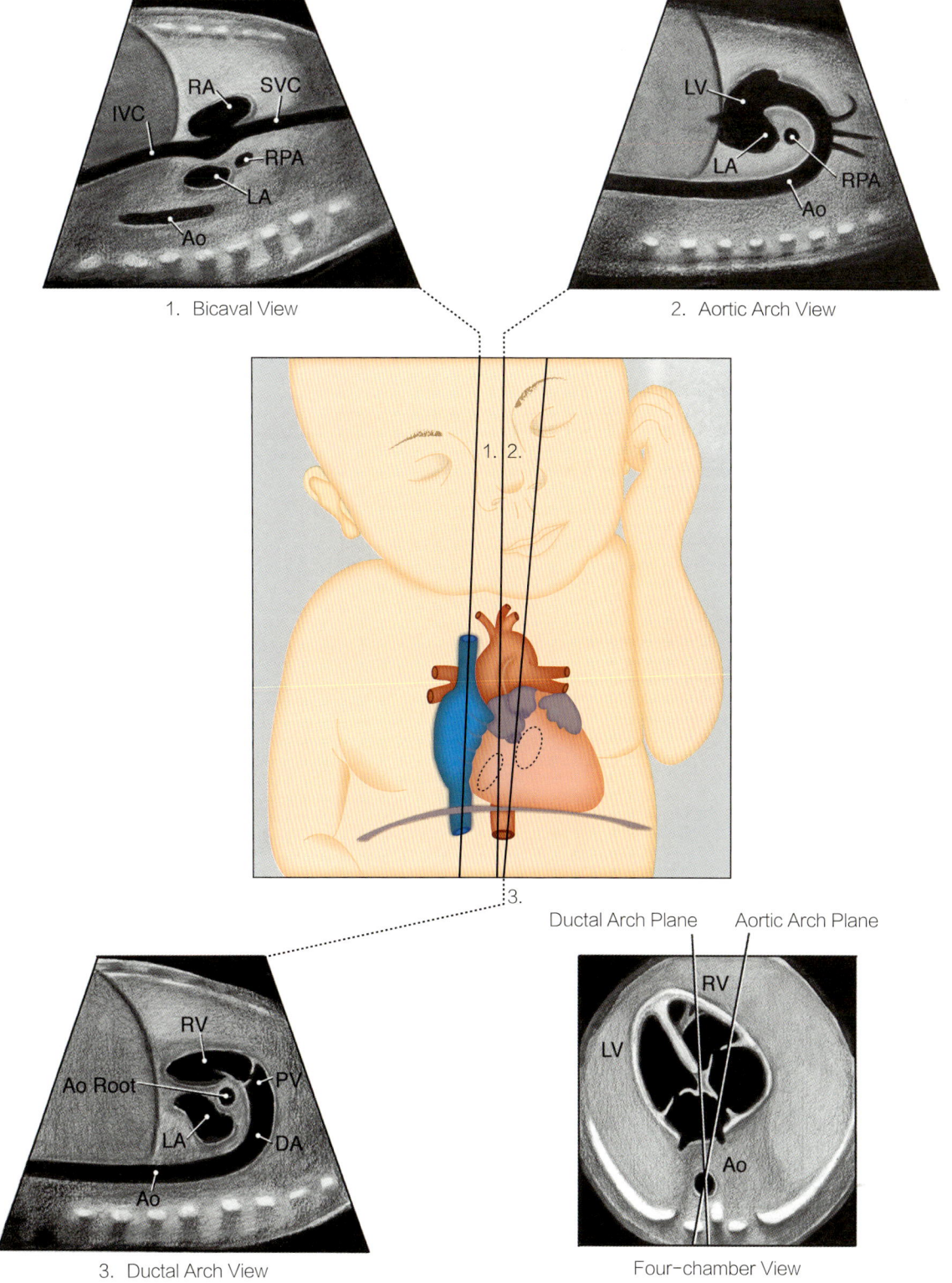

▲ 图 5-4 Sagittal views of the superior and inferior venae cavae (1), aortic arch (2), and ductal arch (3). The scan angle between the ductal arch and thoracic aorta ranges between 10 and 19 degrees during pregnancy, as illustrated by the four-chamber view diagram. Ao, Desc Ao, descending aorta; Ao Root, aortic root; DA, ductus arteriosus; IVC, inferior vena cava; LA, left atrium; LV, left ventricle; PV, pulmonary valve; RA, right atrium; RPA, right pulmonary artery; RV, right ventricle; SVC, superior vena cava. (Reprinted with permission from American Institute of Ultrasound in Medicine. AIUM practice guideline for the performance of fetal echocardiography. *J Ultrasound Med*. 2013;32:1067–1082.) (81).

在胎儿中，与儿童和成人一样，心输出量是一个有关心搏量和心率的函数。反过来，心搏量由前负荷、后负荷和心室收缩性决定。然而，这是仅有的相似之处。胎儿循环与产后循环相比，后者的血液运行是串联的。胎儿的左心室只负责头部和上身的血液供应而不支持整个循环系统。另一方面，胎儿的右心室负责支持下半身和胎盘循环（图5-1）。由于这种差异，胎儿的右心室通常有一个略大尺寸的横断面，以及与左侧相比有着更大的预计输出量[54,114,121-124]。心脏输出量的决定性因素在胎儿与产后的循环中也有明显的变化。胎儿心肌的顺应性明显低于产后，因此对容量负荷的反应性较差[125-127]。胎儿心脏输出量对后负荷

也非常敏感。在胎盘功能不全的情况下，增加胎儿右心室的后负荷可能导致心室输出明显减少。胎儿心肌代谢的唯一来源是葡萄糖，并且与成人心肌相比，胎儿心肌肌质网积累钙离子速率较慢[128]。这些发现或许可以解释不受控制的心动过速的胎儿中存在严重的失代偿现象。

在胎儿，充血性心力衰竭可以定义为正常的终末器官功能供氧不足。细胞外水含量增加，肌质网钙离子储存量减少，白蛋白浓度降低，心率增快以及全身动脉压降低是心室充盈压的升高并伴有胎儿血流动力学的改变。因此，无论何种病因，舒张功能障碍指数往往先于收缩功能障碍出现。胎儿舒张功能障碍标志包括房室瓣反流、脐静脉搏动、血流在静脉导管逆流，或者单向房室瓣膜流入。当胎儿心力衰竭继续发展，心包腔、胸膜腔、腹腔以及软组织中将出现积液。积液存在于两个或更多隔间临床定义为水肿，是各种疾病状态发病和死亡的危险因素之一[119,129,130]。最后，收缩期功能障碍发现较晚并且预示胎儿心功能障碍预后不良。使用面积-长度法测量左心室的射血分数，目前通常用简单单次切面短轴缩短分数来评估胎儿心脏收缩功能。在任何胎龄，小于28%的缩短率被认为是不正常的。

最初由Huhta提出的心血管评分（Cardiovascular Profile Score，CPS）是一个由与胎儿心功能相关的心内及心外方面组成的评分系统[131]。CPS包括五个方面（积水、脐静脉多普勒、心脏大小、异常心肌功能、动脉多普勒），每一项2分（图5-7）。CPS用来预测胎儿各种疾病过程的不良预后。包括先天性心脏病、高输出量心外病变、双胎输血综合征、特发性胎儿水肿以及原发性心肌病[132-139]。然而，不同的研究预测预后不良的临界值各不相同，范围从＜6～＜10。

MPI或Tei指数是胎儿超声心动图中常用的心功能测量指标。MPI通过测量房室瓣膜关闭到开启的时间（心脏收缩），以及血液由半月瓣射出的时间（图5-8）。从房室瓣膜关闭到开启的时间中减去射血时间可以得到等容收缩和舒张时间之和，这个和再除以射血时间。在整个妊娠期MPI

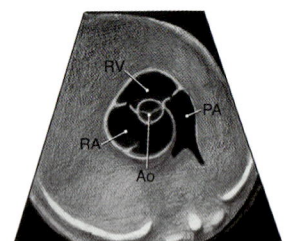

1. High Short Axis View – Great Arteries

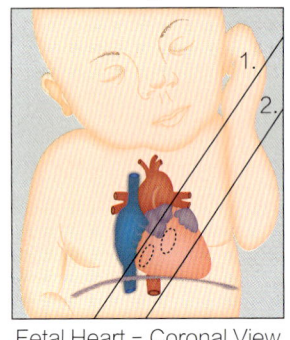

Fetal Heart – Coronal View

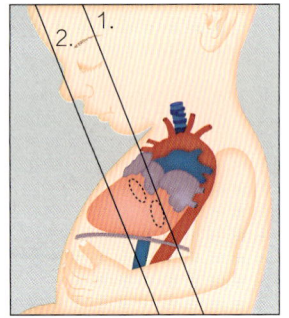

Fetal Heart – Sagittal View

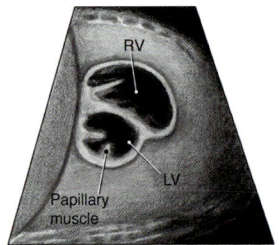

2. Low Short Axis View – Ventricles

▲ 图 5-5 Low and high short-axis views of the fetal heart. Ao, aortic valve; LV, left ventricle; PA, pulmonary artery; RA, right atrium; RV, right ventricle. (Reprinted with permission from American Institute of Ultrasound in Medicine. AIUM practice guideline for theperformance of fetal echocardiography. *J Ultrasound Med*. 2013;32:1067–1082.) (81).

第一篇 从基因到新生儿
第 5 章 胎儿及围产期心脏病学

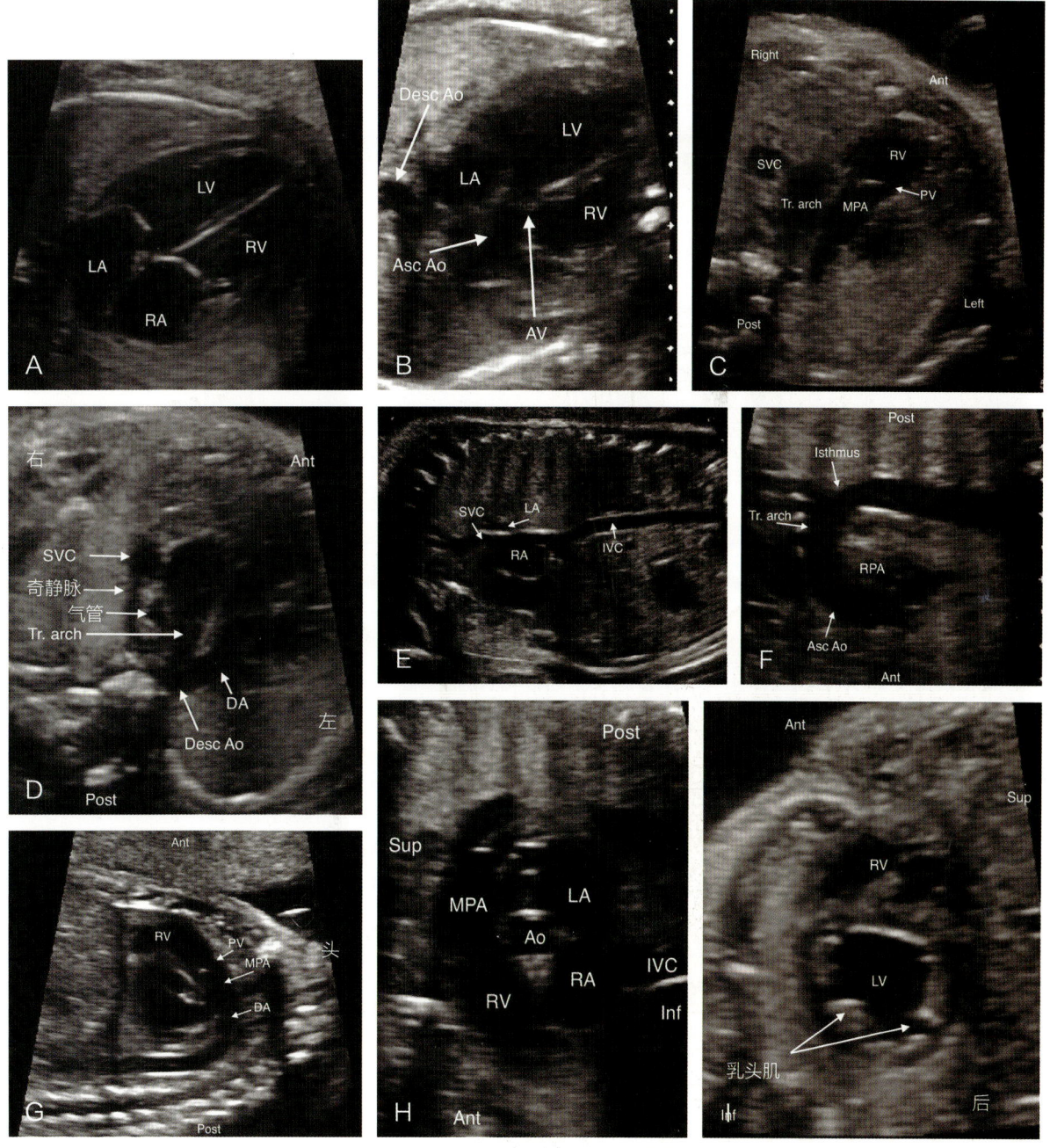

▲ 图 5-6 胎儿超声心动图的标准切面
A. 四腔心切面；B. 左心室流出道切面；C. 右心室流出道切面；D. 三血管和气管切面；E. 双心房切面；F. 主动脉弓切面；G. 动脉导管弓切面；H. 高短轴切面；I. 低短轴切面
Ant. 前；Ao. 主动脉；Asc Ao. 升主动脉；DA. 导管弓；Desc Ao. 降主动脉；Inf. 下；IVC. 下腔静脉；LA. 左心房；LV. 左心室；Post. 后；PV. 肺动脉瓣；RA. 右心房；RPA. 右肺动脉；RV. 右心室；Sup. 上；SVC. 上腔静脉；Tr. Arch. 横向主动脉弓

的正常值略有变化。通常小于 0.43～0.45 的值被认为是正常的[140]。MPI 值升高可以反映收缩和舒张功能的改变。

心输出量可以通过超声心动图从半月瓣的横截面积、心率和速度时间积分的乘积来评估。由于胎儿的平行循环，主动脉的心输出需要加到肺动脉中以达到预计的联合心输出量[121,142]。在骶尾部畸胎瘤[134]和预后较差的双胎输血综合征[143]等高心输出病变中胎儿的联合心输出量预计值与 CPS 相关。

149

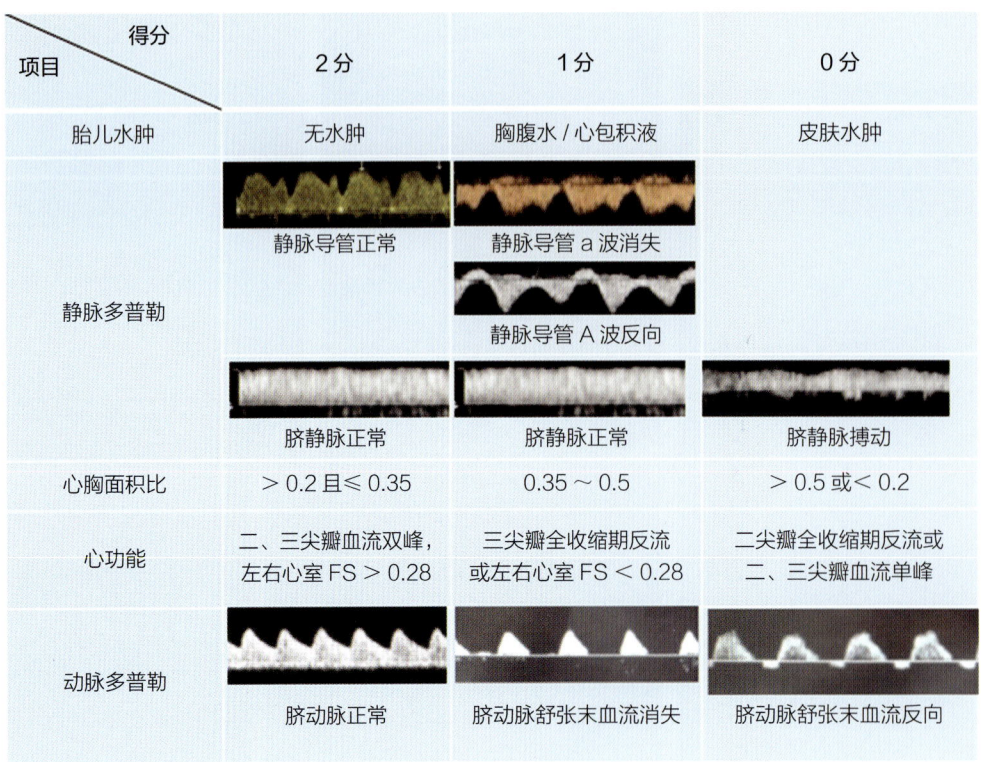

▲ 图 5-7 心血管评分的组成

八、先天性心脏病变

（一）室间隔缺损

通过仔细的成像可以在胎儿中检测到中等到较大的室间隔缺损。然而，室间隔缺损是产前成像最常见的漏诊病灶之一，可能是由于体积变化范围大，心室压力相等，不容易观察到分流[144]。较小的缺陷可能是可视化的，但将这些与人工制品区分开来可能更具挑战性。在妊娠早期和晚期，结合二维超声和多普勒彩色成像可以帮助确定室间隔缺损，并且最大限度地减少误报[145]。虽然大的缺陷通常可以通过二维成像很容易观察到，但诊断应始终通过彩色多普勒成像来确认，彩色多普勒成像通常可以证明缺陷的双向流动。

1. 膜周型室间隔缺损

从几个切面中可以看到膜周型室间隔缺损，包括左心室流出道切面和大动脉短轴切面（图 5-9A 至 C）。由于膜性隔膜是隔膜最薄的部分，因此假阳性高，并且即使存在也可能被漏诊，应使用彩色多普勒来确定膜周缺损。如果多余的三尖瓣组织覆盖缺损，可能会漏掉膜旁缺损，从而阻止分流的可视化。对于正常的节段解剖，主动脉瓣和（或）三尖瓣始终作为缺损的边界存在于图像中。如果从四腔心切面开始并扫描头部，就像

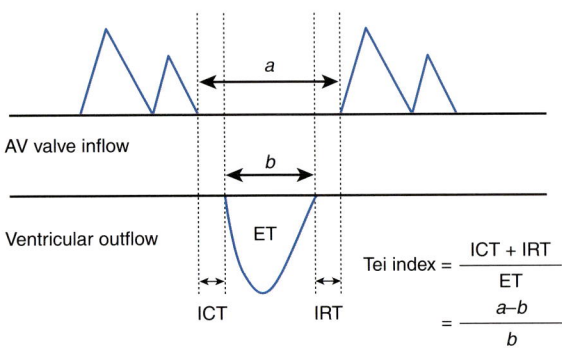

▲ 图 5-8 Measurements of Doppler time intervals. The Tei index is calculated as (a−b)/b. The time interval a is from cessation to onset of atrioventricular (AV) valve inflow, which is equal to the sum of isovolumetric contraction time (ICT), ejection time (ET), and isovolumetric relaxation time (IRT). Ventricular ET (b) was measured as the duration of left or right ventricular outflow. (Reproduced with permission from Sugiura T, Suzuki S, Hussein MH, Kato T, Togari H. Usefulness of a new Doppler index for assessing both ventricular functions and pulmonary circulation in newborn piglet with hypoxic pulmonary hypertension. *Pediatr Res*. 2003;53(6):927–932.) (141).

主动脉瓣进入视野一样，这个缺损是可见的。

与漏斗部间隔排列不齐有关的膜周室间隔缺损的肌肉出口延长常常被看作是法洛四联症的一部分（前排列不齐，图 5-9C）或中断的主动脉弓（后排排列不齐）。这也与右主动脉弓之间的更高的关联性，可以被检测到并可能导致进一步的基因检查。

靠近房室瓣在流入道间隔部的孤立缺损被 Anderson 称为膜周入口型（被 Van Praagh 称为房室管型室间隔缺损）。这种类型的缺陷在四腔心切面中最好诊断（图 5-9D）。人们应该仔细检查左房室瓣上的原发孔型房间隔缺损，常见于左侧房室瓣膜或并置区，以确保缺损不是房室隔缺损的组成部分。

2. 肌型房间隔缺损

肌型房间隔缺损是胎儿成像中最难检测到的，因为它们通常很小并且可能具有不规则的边界。它们通常通过使用在四腔心和心室短轴切面的低 Nyquist 极限彩色扫描检测，但也可以通过没有颜色的 2D 成像记录（图 5-9E）。

3. 双动脉干房间隔缺损

双动脉干房间隔缺损是房间隔缺损中最不常见的类型，在胎儿评估期间可能与膜周缺陷混淆，因为它们最易于从四腔心切面上方/前方流向流出道。胎儿成像的一些关键点应该记住，尽管一个边界是主动脉瓣（如膜周房间隔缺损），但该房间隔缺损并不与三尖瓣相邻，而通常与肺动脉瓣毗邻，因此主动脉瓣和肺动脉瓣共用一个铰链点。大动脉短轴成像是区分双动脉干与膜周缺陷的最佳切面。

肌型和膜周型房间隔缺损可能自发闭合，这可能发生在子宫内[145-148]。研究表明，有 2%～31% 的肌型缺陷在胎儿期闭合，另外有 19%～75% 在接下来的 12 个月内关闭[145,147-149]。在子宫内发现的高达 15% 的肌型缺陷需要手术[147,148]。对于膜周型缺陷，研究表明 4%～35% 在胎儿期闭合，另外 1%～23% 在最初的 12 个月闭合，预计 42% 的

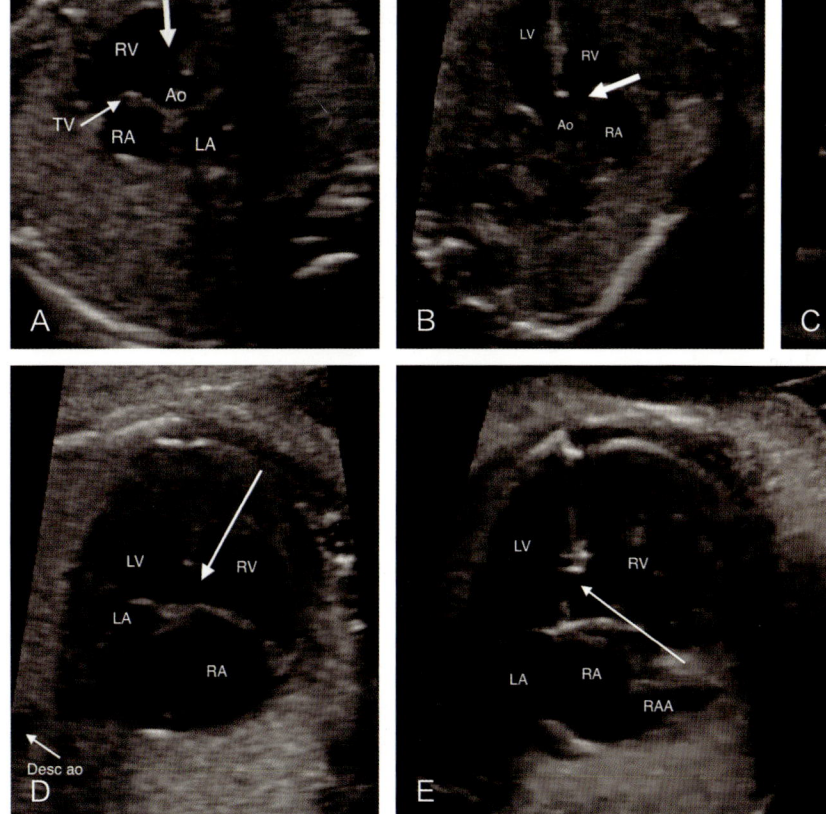
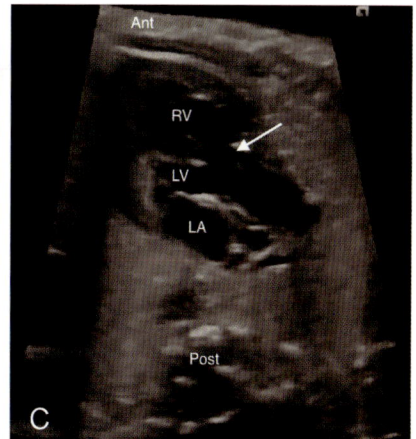

▲ 图 5-9 室间隔缺损

A. 高短轴切面膜周型室间隔缺损。较粗的箭头指示室间隔缺损的位置。B. 左心室流出道切面膜周型 VSD。C. 在法洛四联症中，具有出口延伸和漏斗部间隔的前偏离的膜周 VSD。D. 膜周入口 VSD（也成为房室管型 VSD）。E. 肌型 VSD

Ant. 前；Ao. 主动脉；Desc Ao. 降主动脉；LA. 左心房；Post. 后；RA. 右心房；RAA. 右心房附着物；RV. 右心室；TV. 三尖瓣

患儿需要手术[146,148,149]。排列不齐的房间隔缺损和双动脉干房间隔缺损很少自发地闭合，并且通常需要手术修复。

（二）房室间隔缺损

房室间隔缺损（atrioventricular septal defects，AVSD）最容易在四腔心切面中显示（图 5-10）。这使得房室瓣附着物、原发性房间隔缺损以及任何室间隔成分容易被观察。通过房室瓣的短轴成像还可以对左房室瓣进行仔细检查，以了解常见瓣膜或并置/裂隙区的证据（图 5-11）。应常规使用彩色多普勒，可以更好地检测心室水平的分流程度。彩色多普勒也可以用来评估胎儿房室瓣反流的程度，这已被证明与产后反流的程度密切相关[150]。

当房室间隔缺损在子宫内被诊断时，一定高度怀疑基因异常。在一项研究中，非异位房室间隔缺损中遗传性疾病的发生率为 74%[151]。最常见的诊断是 21 三体综合征（53 例受试胎儿中有 34 例伴有房室间隔缺损），但 18 三体综合征和 Turner 综合征也有关联。一项研究报道了 4 例完全房室间隔缺损患儿室间隔缺损在子宫内自发性闭合[152]。

（三）大动脉转位

胎儿大动脉转位是一种由于在四腔心切面中显示正常而常常漏诊的畸形。在主要的先天性心脏病变中，它是宫内最少发现的[153]。最近，将流出道评估加入常规筛查改善了其检出率（图 5-12）[32]。

卵圆孔未闭（patent foramen ovale，PFO；图 5-13）和动脉导管未闭（patent ductus arteriosus，PDA）是两个非常重要的结构，以用于评估胎儿大动脉转位和功能完整的室间隔。动脉导管未闭和（或）异常或限制性卵圆孔未闭的异常血流，可预测与发病率和死亡率增加相关的严重新生儿低氧血症。在患有大动脉转位的胎儿中，来自胎盘的高度氧合血液穿过肺和未闭的动脉导管被导入左心脏，这导致肺血管舒张，肺血管阻力降低，肺血流增加以及左心房充盈压增加，将房间隔移

向右侧或限制卵圆孔未闭。在妊娠晚期，由于穿过血液的氧气含量较高，未闭的动脉导管可能会出现异常收缩。限制性动脉导管未闭与解剖缩窄

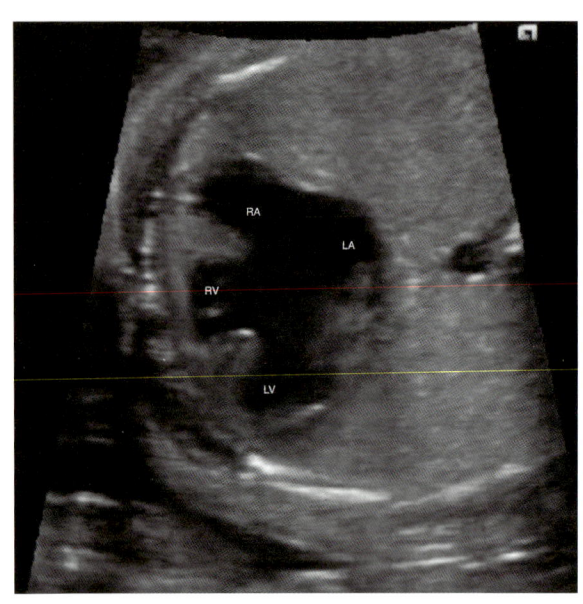

▲ 图 5-10　房室间隔缺损
显示一个近乎正常的心房，一个大的室间隔组成的缺损，以及一个正常房室瓣
LA. 左心房；LV. 左心室；RA. 右心房；RV. 右心室

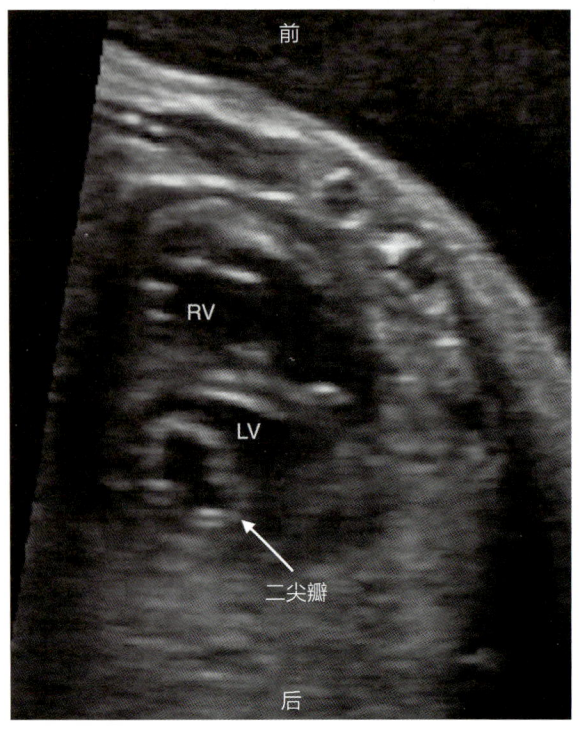

▲ 图 5-11　二尖瓣
显示正常二尖瓣心室的心室短轴切面，没有房室间隔缺损的证据
LV. 左心室；RV. 右心室

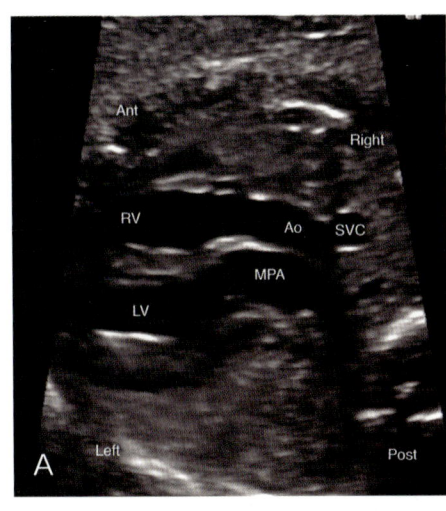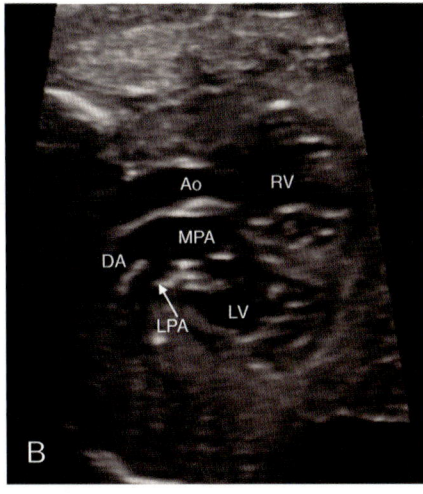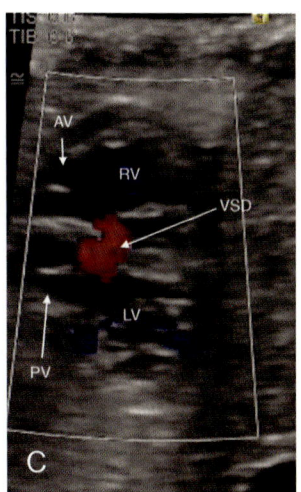

▲ 图 5-12　大动脉转位

A. 平行流出道的长轴切面，显示右侧主动脉和左侧肺动脉；B. 斜切面显示肺动脉起源于左心室及主动脉起源于右心室；C. 斜切面与彩色多普勒成像显示室间隔缺损

Ao. 升主动脉；AV. 主动脉瓣；DA. 动脉导管；LV. 左心室；MPA. 主肺动脉；PV. 肺动脉瓣；RV. 右心室；SVC. 上腔静脉；VSD. 室间隔缺损

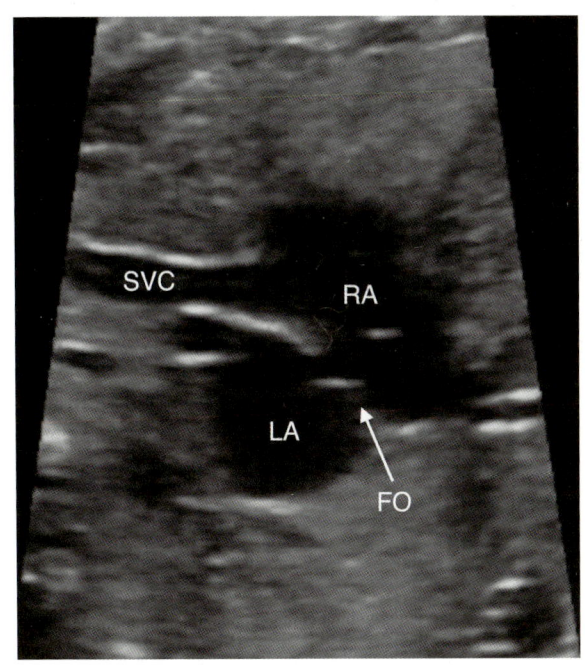

▲ 图 5-13　大动脉转位双心房切面
卵圆孔在双心房切面中评估效果最好
FO. 卵圆孔；LA. 左心房；RA. 右心房；SVC. 上腔静脉

或狭窄以及高速、湍流、连续血流顺行流过有关。全舒张期逆行层流流入未闭的动脉导管是异常的，这也与新生儿低氧血症相关[154,155]。

在患有大动脉转位的胎儿中，因为血液在心房水平的混合不充分，房间隔的几个特征被认为可以预测新生儿低氧血症，迫切需要新生儿球囊房间隔造口术。这些相关研究结果包括平坦或向右心房突出的限制性卵圆孔未闭、卵圆孔未闭向左心房弯曲超过其宽度的 50%，或卵圆孔未闭在左心房和右心房之间波动。当胎儿被诊断为大动脉转位并需要紧急新生儿干预时，需要咨询家长和多学科分娩计划[154-159]。

（四）先天性矫正型大动脉转位

先天性矫正型大动脉转位（congenitally corrected transposition of the great arteries，ccTGA）通常不会在产前被诊断，可能是因为在四腔心切面上相对正常的房室大小（图 5-14A）[47]。利用多方向扫描来确认不一致的房室和心室动脉关系，先天性矫正型大动脉转位在胎儿中更容易被诊断。在先天性矫正型大动脉转位的胎儿中，并发病变非常常见，包括室间隔缺损（62%~79%）、肺流出道梗阻（35%~50%）和三尖瓣（全身房室瓣）异常，如 Ebstein 畸形和发育不良（25%~36%）。因此仔细检查室间隔、房室瓣和流出道很重要（图 5-14B 和 C）[47,160,161]。先天性矫正型大动脉转位的胎儿中可能有 6%~10% 存在完全性心脏传导阻滞；因此应详细评估胎儿心律[47,160-162]。胎儿的

国际心胸医学前沿经典译丛
Moss & Adams 心脏病学：从胎儿到青年（原书第 9 版）

先天性矫正型大动脉转位也与心脏异位、内脏异位、心室发育不全（图 5-14B 至 D）或瓣膜闭锁有关[47,161,163]。只有 1%～2% 的先天性矫正型大动脉转位患者没有额外的心脏异常[164]。在两个系列的先天性矫正型大动脉转位胎儿中，自发宫内胎儿死亡（intrauterine fetal demise，IUFD）非常少见，发生比例为 0/14 和 1/30。然而在一项 34 个胎儿的研究中，3 个有自发宫内胎儿死亡（9%），其中一个有完全性房室传导阻滞[47,160,161]。

（五）伴有室间隔缺损的法洛四联症和肺动脉闭锁

圆锥动脉干畸形可能在产前诊断存在挑战。法洛四联症、右心室双出口（double outlet right ventricle，DORV）、伴室间隔缺损的肺动脉闭锁和中断的主动脉弓都被认为是由于圆锥动脉的发

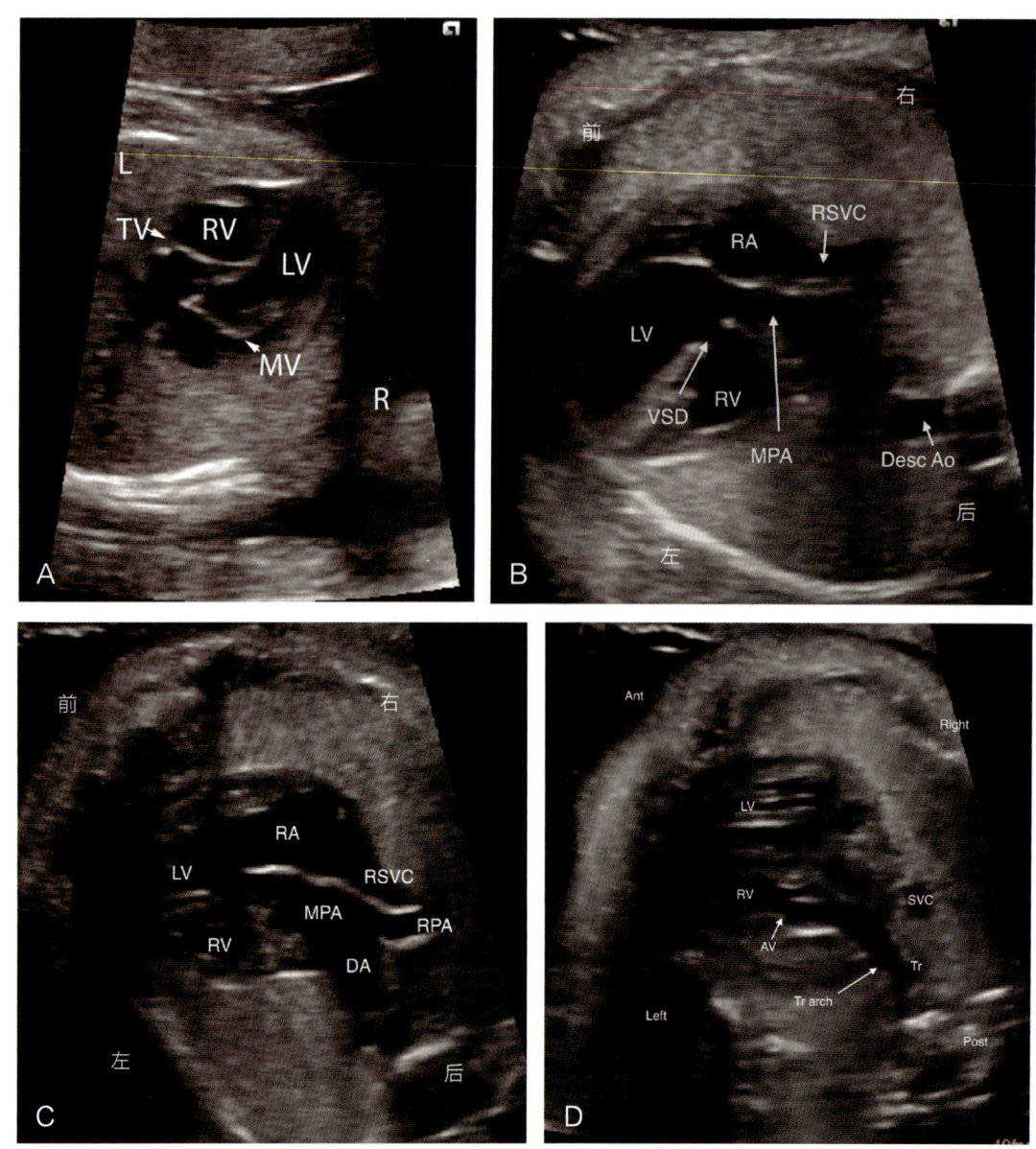

▲ 图 5-14　先天性矫正大动脉转位，轻度发育不良的右心室和主动脉弓
A. 显示左旋拓扑结构的四腔心切面，右心房连接右侧左心室，左心房连接左侧右心室；B. 四腔心切面显示肺动脉起源于左心室；C. 切面与 B 类似，但右肺动脉和动脉导管很容易看到；D. 继续扫描头侧，发现前上方轻度发育不全的主动脉起源于发育不良的右心室。AV. 主动脉瓣；DA. 动脉导管；Desc Ao. 降主动脉；LV. 左心室；MPA. 主肺动脉；MV. 二尖瓣；RA. 右心房；RPA. 右肺动脉；RSVC. 右上腔静脉；RV. 右心室；Tr arch. 横弓；TV. 三尖瓣；VSD. 室间隔缺损

育异常所导致。这些缺陷可能涉及主动脉和动脉流出道的异常分隔，流出道和心室之间的异常排列以及室间隔缺损的存在。与 22q11.2 缺失综合征的关联进一步表明了这些缺陷之间的联系，许多具有 DiGeorge 表型（表 5-2）。在左心室的长轴切面中，室间隔缺损的出现和大血管的覆盖可以表示任何上述病变的存在。此外，即使在患有单发室间隔缺损而没有圆锥动脉异常的胎儿中，主动脉在某些切面中似乎占优势。区分这些病变并寻找已知的相关病变是非常重要的。法洛四联症是最常见的发绀型心脏缺陷，出生患病率约为 0.5 每 1000 个活产儿[176,177]。漏斗部间隔的前部和上部偏离是一种特征性病症（图 5-15A）[178]。存在主动脉覆盖室间隔（图 5-15B），虽然这个特性可能存在于动脉导管未闭，肺动脉闭锁伴室间隔缺损或右心室双出口合并主动脉瓣下室间隔缺损。右心室流出道切面关注漏斗部与小梁间隔之间的关系对诊断至关重要。肺动脉瓣和动脉导管的彩色和频谱多普勒以及肺动脉瓣和主肺动脉的测量可以帮助预测产后结果，因为导管的反流与出生后动脉导管开放的需要保持足够的肺血流[179-181]。应排除存在相关的心脏异常，如额外室间隔缺损，右侧主动脉弓或肺动脉发育不良。

有室间隔缺损的肺动脉闭锁与完全闭塞右心室流出道被许多人认为是法洛四联症最严重的畸形。从流出道切面来看，主动脉骑跨可见，并且与法洛四联症无法区分（图 5-16A）。确定肺动脉是否汇合（图 5-16B）以及肺血流来源很重要。在通过动脉导管供给肺血流的情况下，出生时需要前列腺素激发，因为将进行新生儿手术以建立稳定的肺血流来源。当肺动脉由主动脉肺侧支动脉提供时，出生时血流通常稳定。在由动脉导管供应肺血流的情况下，导管通常很小并且迂曲。右侧主动脉弓在室间隔缺损的肺动脉闭锁中很常见，并可以在产前检测到（图 5-16C）[165]。正如法洛四联症可能与房室隔缺损相关，特别是在 21 三体综合征中，室间隔缺损的肺动脉闭锁可能与房室隔缺损有关。对于伴房室隔缺损及室间隔缺损的肺动脉闭锁，必须特别注意全身性和肺静脉回流，因为这种组合在肺静脉异位中很常见[182]。

（六）动脉干

动脉干（也称为普通动脉干）是以心脏的单个出口为特征的圆锥动脉干缺损，其对全身和肺血流都有风险（图 5-17A 和 B）。给予类似左心室流出道切面的动脉干可被误认为伴室间隔缺损的肺动

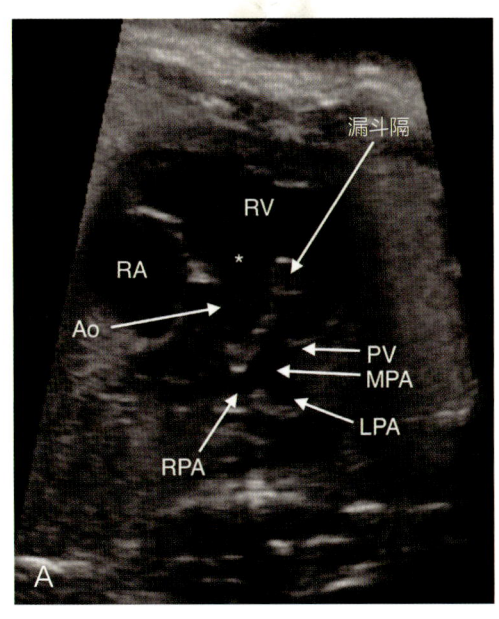 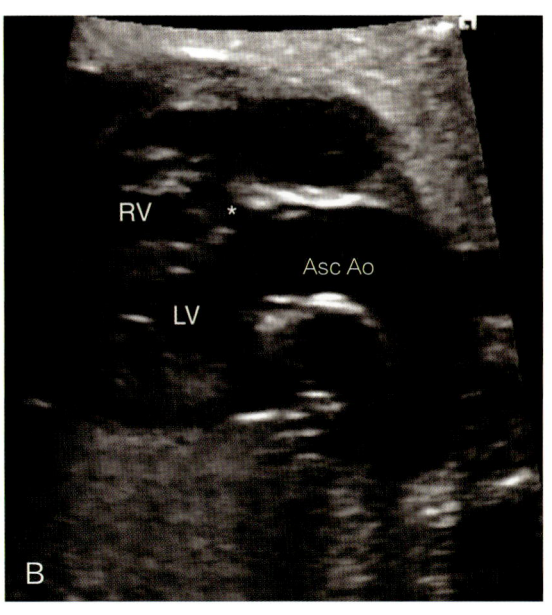

▲ 图 5-15 法洛四联症

A. 漏斗隔向前偏斜，导致右心室流出道狭窄，主动脉骑跨和大的室间隔缺损；B. 扩张的主动脉覆盖了室间隔
Ao. 主动脉；Asc Ao. 升主动脉；LPA. 左肺动脉；LV. 左心室；MPA. 主肺动脉；PV. 肺动脉；RA. 右心房；RPA. 右肺动脉；RV. 右心室

表 5-2 具有不同病变的染色体 22q11.2 缺失综合征的可能性

病　变	伴有 22q11.2 突变（%）
D- 大动脉转位	0～0.4
L- 大动脉转位	0
右心室双出口	0～5
孤立右动脉弓	6～30
• 右动脉弓，镜像分支	0～22
• 右动脉弓，异常左锁骨下动脉	12～32
孤立双动脉弓	14
法洛四联症，全部	9～21
• 法洛四联症左弓，正常分支	6～11
• 法洛四联症与任何弓异常	21
• 法洛四联症左弓，异常左锁骨下动脉	0～31
• 法洛四联症右弓，镜像分支	10～24
• 法洛四联症右弓，异常右锁骨下动脉	0～40
伴室间隔缺损的肺动脉闭锁	21～47
• 室间隔缺损的肺动脉闭锁和右心房附着物	70
• 室间隔缺损的肺动脉闭锁伴动脉导管未闭	0～22
• 室间隔缺损的肺动脉闭锁伴主肺动脉	43～77
• 室间隔缺损的肺动脉闭锁伴主肺动脉和右心房附着物	100
室间隔缺损缩窄	26
后错位型室间隔缺损伴缩窄	33～67
动脉干	30～41
• A_1 型	25～42
• A_2 型	17～33
• A_3 型	63～100
• A_4 型	25～50
肺动脉瓣缺如综合征	14～40
伴室间隔缺损主动脉弓中断	45～89
• A 型	0
• B 型	56～57

引自参考文献 [151，165-175]

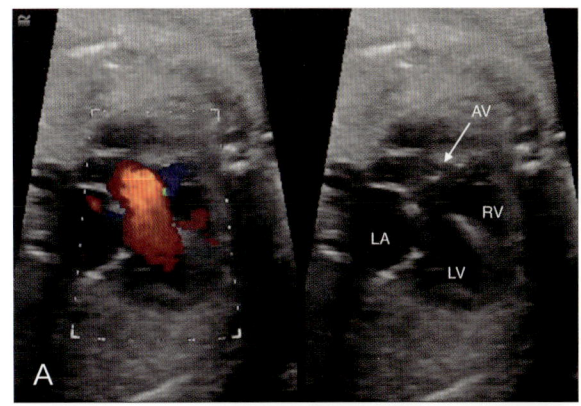
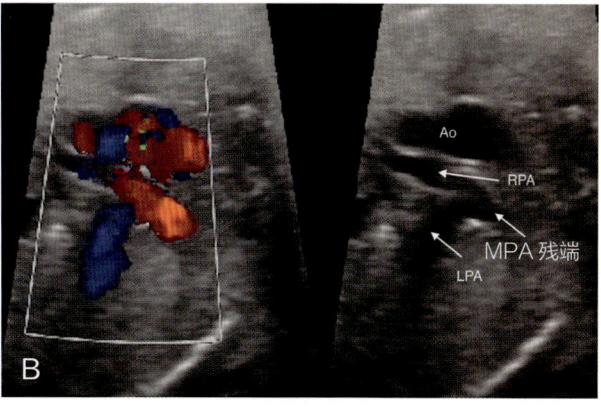
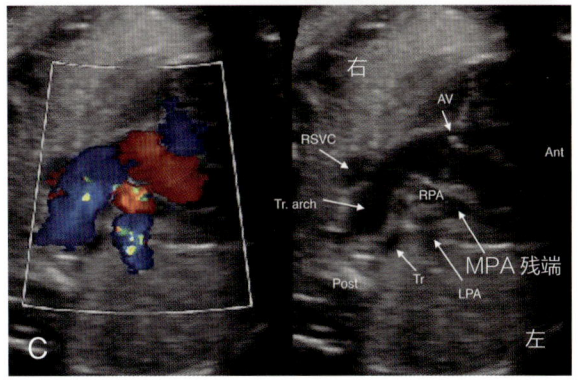

▲ 图 5-16 肺动脉闭锁伴室间隔缺损，右主动脉弓和合并的肺动脉分支由左侧无名动脉的动脉导管供应

A. 使用彩色多普勒和 2D 成像的左心室流出道切面显示主动脉覆盖了室间隔，并且可能导致法洛四联症或动脉干畸形的混淆；B.RVOT 切面显示没有明显的右心室流出道，但主肺动脉残端引起肺动脉分支；C. 一种靠近三血管和气管的切面显示了气管的横弓，定义了右主动脉弓。尽管在这个切面动脉导管通常是可见的，但在这个胎儿中，导管是左侧的，并且来自左侧无名动脉。Ant. 前面；Ao. 主动脉；AV. 主动脉瓣；LA. 左心房；LPA. 左肺动脉；LV. 左心室；MPA. 主肺动脉；Post. 后；RPA. 右肺动脉；RSVC. 右上腔静脉；RV. 右心室；Tr. 气管；Tr arch. 横向弓

脉闭锁（图 5-17C 和 D）。确定肺血流的来源对区分这两种病变至关重要。另外，发育不良、反流、动脉干瓣膜的识别有助于做出这种区分。大多数情况下动脉导管缺如[183]。当动脉导管未闭时，应排除主动脉弓中断和肺动脉异常。识别主动脉弓中断至关重要，因为这表明需要在分娩时进行前列腺素给药和新生儿手术，以建立稳定的全身血流量。随访产前超声心动图很重要，因为可能会发生进行性躯干回流、胎儿积水和宫内死亡[184,185]。

（七）右心室双出口

当两个大动脉均来自于右心室时，就会形成右心室双出口[186]。与心室大动脉对齐导致两大动脉在右心室上至少定位 50%。通常在二尖瓣和后半月瓣之间存在纤维连续性的损失。右心室双出口与广泛的心内缺陷以及大动脉关系有关，所有这些都影响临床表现和手术治疗。在右心室双出口中，左心室的出口通过室间隔缺损。右心室双出口类型是基于室间隔缺损位置进行分类。在伴有正常关系大动脉的主动脉下室间隔缺损中，左心室输出被导向主动脉，并且经常伴有肺动脉梗

阻。基于室间隔缺损或根据右心室流出道和肺动脉阻塞的程度，要么是肺循环的生理，要么是与法洛四联症相似的生理。当室间隔缺损位于肺下时，左心室输出被导向肺动脉瓣，并且生理通常类似于伴室间隔缺损的大动脉转位。肺下室间隔缺损可能与主动脉阻塞、主动脉缩窄、主动脉瓣狭窄或主动脉弓发育不全有关。通常当缺陷是肺下时，大动脉是并排的（图 5-18）。伴或不伴双动脉干的室间隔缺损的右心室双出口是最不常见的类型。通常未定型的膜周入口型室间隔缺损（Van Praagh 命名法中的房室管型室间隔缺损）通常与异位相关。

当四腔心切面显示正常时，右心室双出口可能在胎儿中未被检测到[63,187]。最近将流出道检查纳入常规筛查，很大程度上可能会提高检出率[62,80]。在胎儿超声心动图上通常可以确定室间隔缺损的位置以及大动脉的关系。尽管 22q11 缺失综合征罕见，但在 14%～20% 的右心室双出口胎儿中发现有遗传异常[188,189]。右心室双出口和伴心外异常的胎儿预后最差[190]。鉴于此，右心室双出口的产前咨询是高度可变的，并且是基于心内异常、大动脉关系和心外或染色体异常的存在[191]。

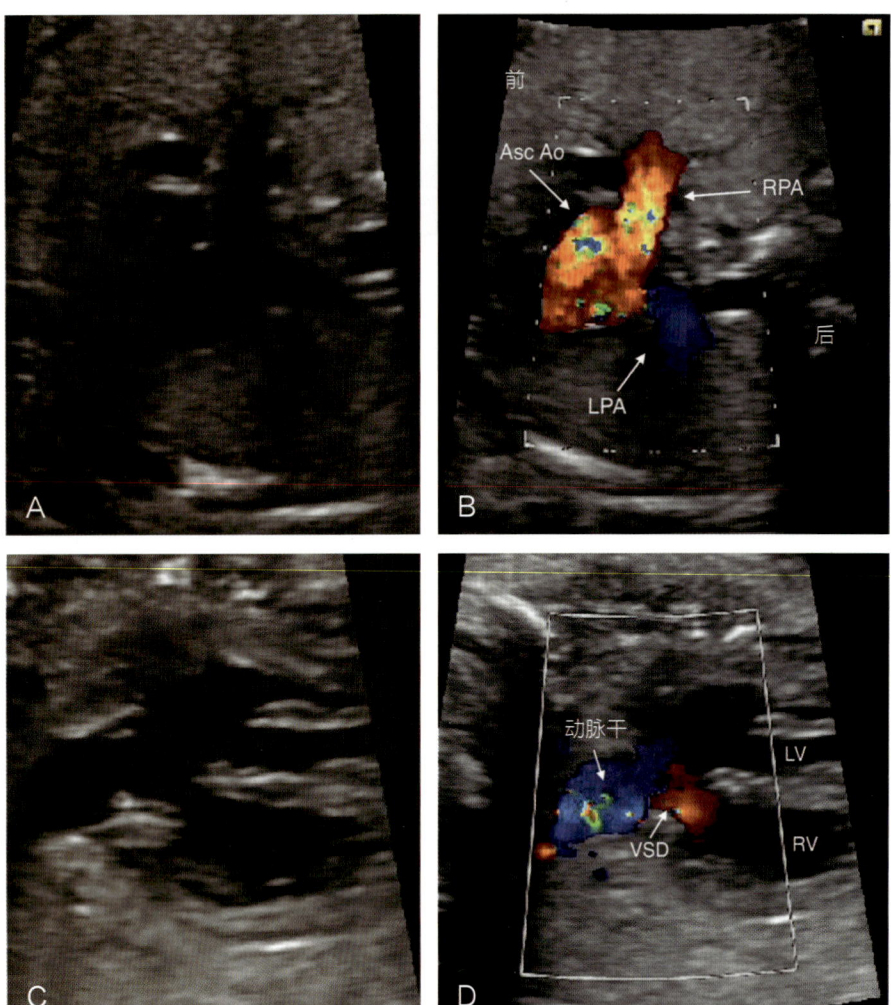

◀ 图 5-17 动脉干
A 和 B. 升主动脉、右肺动脉和左肺动脉均起源于共同的血管；C 和 D. 左心室流出道切面显示主动脉覆盖心室隔膜，可能与法洛四联症或肺动脉闭锁混淆

Asc Ao. 升主动脉；RPA. 右肺动脉；LPA. 左肺动脉；LV. 左心室；RV. 右心室；VSD. 室间隔缺损

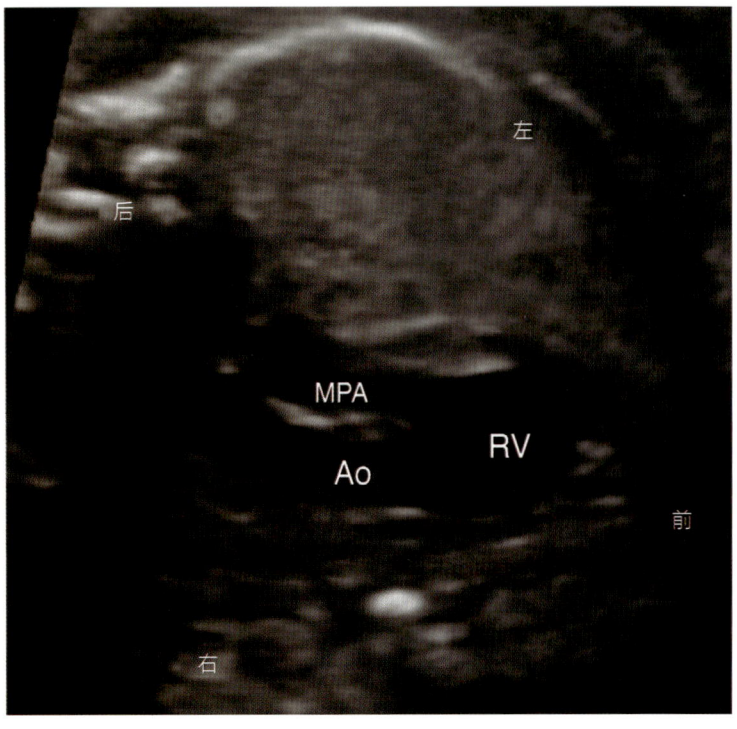

◀ 图 5-18 主动脉和肺动脉均可见于右心室的双出口
Ao. 主动脉；MPA. 主肺动脉；RV. 右心室

（八）主肺动脉窗

主肺动脉窗是一种罕见的病症，其升主动脉与其分叉处近端的肺主干之间存在联系（图 5-19）。常见的关联包括中断的主动脉弓、弓发育不全和室间隔缺损。主动脉肺窗的产前诊断并不常见，但已有报道[192,193]。二维扫描和使用彩色多普勒可以显示子宫内的主肺动脉窗。

（九）室间隔完整型肺动脉闭锁

室间隔完整型肺动脉闭锁（pulmonary atresia with an intact ventricular septum，PA-IVS）是一种形态异常病变，其特征在于存在右心室流出道梗阻（right ventricular outflow tract obstruction，RVOTO），这可能是由于闭锁性肺动脉瓣或肌性漏斗部闭锁（图 5-20A）。它通常伴有右心室发育不全，部分原因是右心室肌纤维化程度增加（图 5-20B）。胎儿临界肺动脉瓣狭窄可能在子宫内演变为闭锁[194]。肺动脉瓣大小和增长潜力是可变的，并与三尖瓣（tricuspid，TV）环的大小有关[195]。伴三尖瓣/右心室发育不良的胎儿 PA-IVS 随着妊娠进展出现生长受限[195,196]。在妊娠中期，右心室可能与发育良好的漏斗部分三方相连。如果右心室是三方的，三尖瓣的 Z 评分 > -3，并且右心室流出道明显，则预计需进行双心室修复[195]。双向右心室是一种发育不良、肥大的右心室，它是

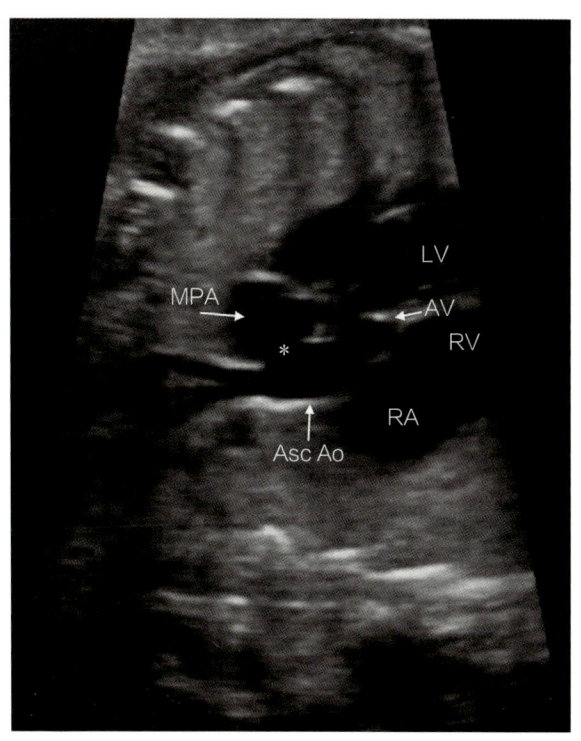

▲ 图 5-19 *表示主肺动脉和升主动脉间的大肺动脉窗口
Asc Ao. 升主动脉；AV. 主动脉瓣；LV. 左心室；MPA. 主肺动脉；RA. 右心房；RV. 右心室

非尖端形成的。PA-IVS 和三尖瓣 Z 评分 ≤ -3 的胎儿更有可能进行单心室修复。伴有三尖瓣环形发育不全的患者也有较高的右心室冠状动脉瘘患病率（图 5-20C）[196]。由于右心室依赖性冠状动脉血流可能导致胎儿冠状动脉瘘的长期预后较差[195,196]。在另一项研究中，在 PA-IVS 中使用

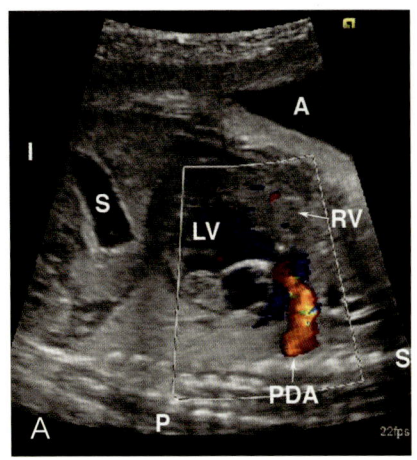 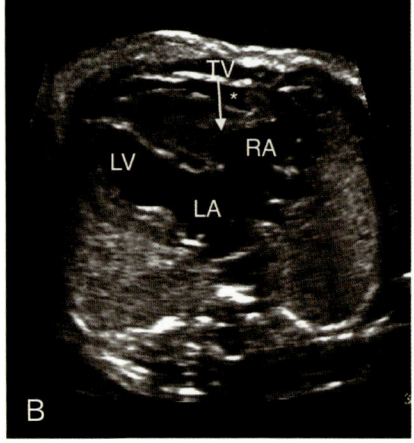 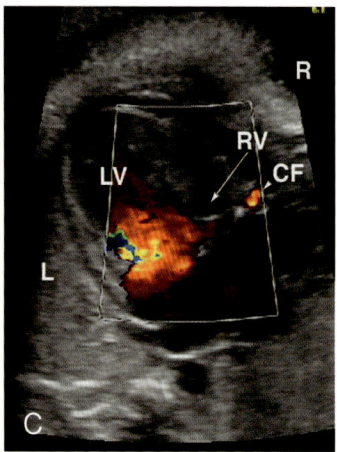

▲ 图 5-20 室间隔完整型肺动脉闭锁
A. 在动脉导管中显示逆行血流；B. 右心室严重肥厚伴腔发育不全和三尖瓣发育不良；C. 在四腔心切面中使用低奈奎斯特限制的彩色多普勒可见冠状动脉瘘
CF. 冠状动脉瘘；LA. 左心房；LV. 左心室；PDA. 动脉导管未闭；RA. 右心房；RV. 右心室；S. 胃；TV. 三尖瓣

四项测量的胎儿评分可预测单心室修复：三尖瓣/二尖瓣环比 ≤ 0.83；肺动脉瓣/房室环比 ≤ 0.75，右心室/左心室长度比 ≤ 0.64，以及三尖瓣流入时间/心动周期长度 ≤ 36.5%[197]。在所有有四项标准的胎儿中进行单心室修复，在三项标准中有92%的患者进行了单心室修复。另一项研究发现，虽然三尖瓣环大小是所有孕龄预后的良好指标，但最好的超声心动图预测指标因孕龄而异[198]。

胎儿咨询是基于右心室和三尖瓣大小以及冠状动脉瘘是否存在。当存在瘘管时，产前咨询应包括胎儿死亡增加的风险，分娩后冠状动脉供血不足以及可能需要心脏移植。已有显示胎儿肺瓣膜成形术使得选定的具有 PA-IVS 的胎儿中右心室的生长得到改善，并且在后文进一步讨论[199-202]。

（十）主动脉弓发育不全和主动脉缩窄

右心室和肺动脉大于左心室和主动脉（aorta, Ao），但两个心室形成顶尖时，应怀疑主动脉缩窄（图 5-21A）。然而，导致右心室比左心室大小差异相对较大的右心室在妊娠后期也是正常的[203]。有时，主动脉弓畸形或严重发育不全可能很明显（图 5-21B 和 C）。然而，更常见的是，没有明显主动脉弓发育不全的心室大小差异。因此，明确定义胎儿主动脉缩窄是具有挑战性的，并且常存在假阳性[80,204]。在人类胎儿中，41%～47%的联合心输出量通过开放的动脉导管，而只有 35%～40% 的联合心输出量通过升主动脉[54,121]。鉴于升主动脉中流量较低，由于胎儿开放的动脉导管较大，主动脉峡部会显得相对较小。在出生的前两个小时，左心室输出量增加 240 ml/(min·kg)[121]。通过主动脉峡部增加的左心室输出量和流量以及新生儿开放的动脉导管的关闭通常会揭示新生儿主动脉缩窄情况（如果存在的话）。在一些主动脉缩窄的胎儿中，通过纵向主动脉弓切面观察到主动脉峡部存在后

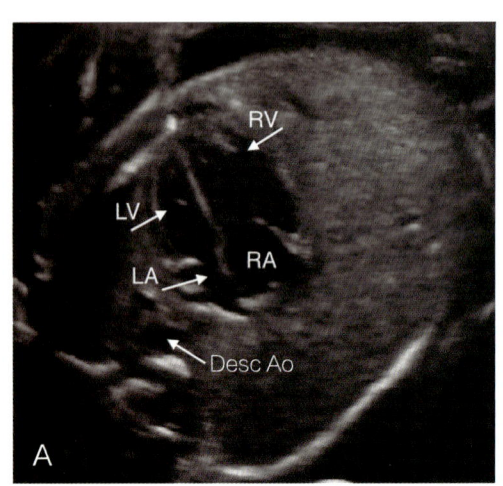
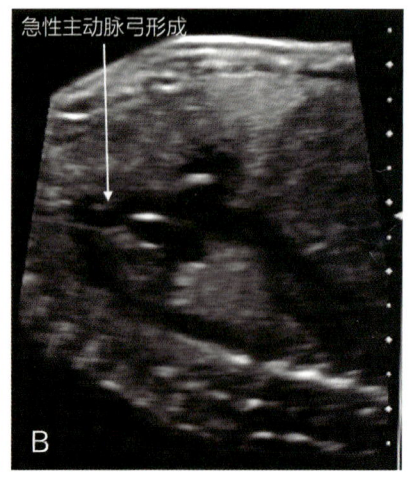
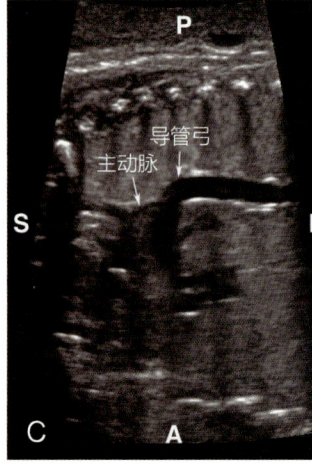
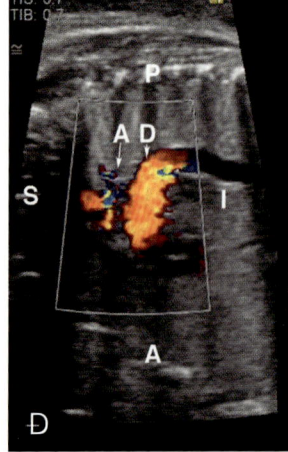

▲ 图 5-21 主动脉弓发育不全和缩窄
A. 产后主动脉缩窄的胎儿四腔心切面。虽然两个心室都是尖端形成的，但左心室看起来很窄，并且右心室轻度扩张；B. 弥漫性弓形发育不全对胎儿急性主动脉弓形成的影响；C 和 D. 主动脉严重缩窄。通过彩色多普勒在远端弓形回流表明，也可能存在心内左侧梗阻，限制了供应头颈部血管的主动脉输出

A. 主动脉弓；D. 导管弓；Desc Ao. 降主动脉；LA. 左心房；LV. 左心室；RA. 右心房；RV. 右心室

架或凹陷[80,204]。监测右心室、肺动脉闭锁、左心室和主动脉的尺寸和 Z 分数，可以检测右心脏的不成比例的生长以及缩小的左心室的生长，这可能是新生儿缩窄的预兆[203,205]。最近的一系列报道，胎儿主动脉峡部 Z 评分＜-2，是预测最可能需要手术的指标。胎儿主动脉峡部的整个收缩期和舒张期内持续血流是不可用来预测的指标[204]。

（十一）左心发育不良综合征、左心发育不良复合体以及胎儿主动脉瓣狭窄

HLHS 被定义为一种心脏畸形，其特征在于左心 - 主动脉复合体的严重不发达，包括主动脉瓣和（或）二尖瓣闭锁、狭窄或发育不全伴明显发育不全或不存在的左心室，以及升主动脉和主动脉弓发育不全（图 5-22）[206]。鉴于顺行主动脉血流不足，主动脉弓必须有逆行血流。尽管这种模式可能在胎儿早期即可见到，但在新生儿期看到其他可能被视为 HLHS 的左心室疾病并不罕见。最终，有几种可能机制导致左心室发育不全[207]。自从胎儿成像发展以来，了解这一过程变得更加简单[208]。大多数机制似乎与所谓的"不流动，不生长"现象有关，例如当流量受损时，受影响的胎儿心脏结构生长减缓或停止。排除心脏连接异常或基线处严重发育不全的情况，胎儿左心室发育不全可能在两种常见的左心室表型中发生：伴正常长度的短轴缩短或球形缩短（图 5-23 和图 5-24）。如果左侧心脏结构不足够小以至于不能满足 HLHS 的标准，则解剖学可以被称为"临界左心室"或"临界左心"[209]。

在短轴维度上左心室狭窄但形成顶端的模式在弓形发育不全时最常见，并且通常首先被认为是左 - 右心室不对称（图 5-23）[123]。二尖瓣异常常见二尖瓣环发育不全和降落伞型二尖瓣，双主动脉瓣也是如此。虽然主动脉梗阻和主动脉瓣环发育不全常见于该模式，但通常不会见到中度至重度主动脉狭窄。通常不存在心内膜弹力纤维增生症和心室功能障碍。这种模式通常被称为 Shone 复合体，尽管 Shone 和他的同事们描述了一组非常特殊的解剖特征，这些特征并不总是出现在这种模式中[209,210]。先天性心脏外科手术命名和数据库项目提出使用术语"左心发育不良综合征"用于这种左心疾病模式，这是由 Tchervenkov 等于 1998 年首次提出的[211]。对于那些左心室长而薄的患者，主要病因可能是妨碍血流流入左心室，因为这种发育不全的形态已被描述为异常或小卵圆孔、动脉瘤性心房隔膜阻塞二尖瓣血流[115]以及房间隔左侧赘生物[212,213]。对于大多数患者，出生后左心室实际上会改善充盈而扩张。许多左心室细长型的儿童需要主动脉弓修复，以及可能的二尖瓣手术和（或）主动脉瓣下或主动脉外科手术。这种类型的左心室发育不良的严重病例可能需要单一的心室修复[123]。

两种模式与左心室发育不全相关，其中心室不沿其长轴发展，导致"短而肥"的球状，并几乎普遍认为是严重的胎儿主动脉狭窄[214,215]。在胎儿主动脉狭窄中，左心室首先变得膨胀，并且

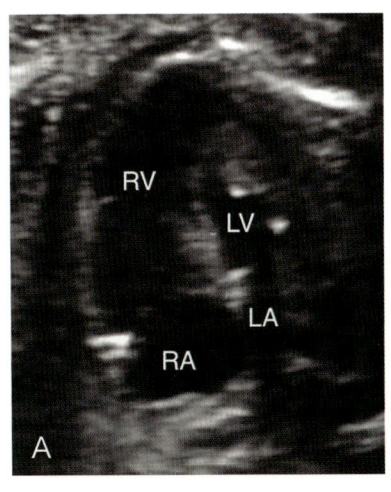
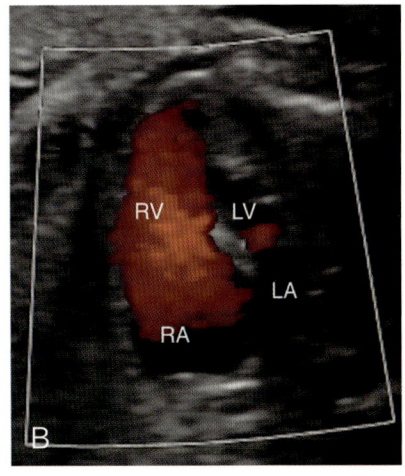

◀ 图 5-22 左心发育不全综合征
A、B 显示严重的二尖瓣狭窄，微量流过二尖瓣和严重发育不良的左心室
LA. 左心房；LV. 左心室；RA. 右心房；RV. 右心室

出现严重功能障碍（图 5-24A 和 B）。发生心内膜弹力纤维增生症，左心室产生的压力下降。左心室生长停止，并在左心周围生长任意的右侧结构（图 5-24C 和 D）[215]。尽管在妊娠后期检测到扩张型左心室的预后尚不清楚，但胎儿主动脉狭窄在妊娠 30 周之前检测到扩张左心室可能会导致 HLHS[214,216,217]。心内膜弹力纤维增生症和心室功能障碍在晚孕胎儿主动脉狭窄中几乎是普遍存在。二尖瓣异常和弓梗阻也很常见。胎儿主动脉狭窄在心脏筛查过程中尤其容易漏检，因为尽管功能障碍严重，但在一段时间的扩张和持续的生长停滞后左心室在四腔心切面中可能正常[218]。在

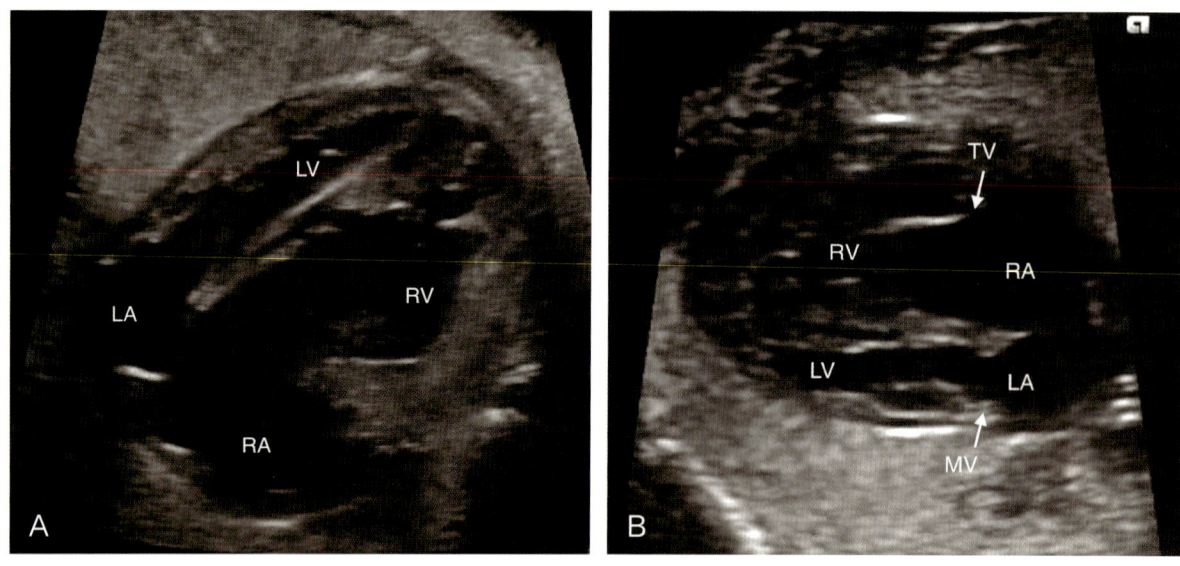

▲ 图 5-23 两个发育不良的左心复合体
与左心发育不良综合征不同，左心发育不良复合体由发育不良的左侧结构组成，没有严重的二尖瓣或主动脉瓣狭窄，但二尖瓣和主动脉瓣环发育不全。左心室形成顶尖，没有心内膜弹力纤维增生症，但在短轴维度上发育不良。右心房和心室扩张
LA. 左心房；LV. 左心室；MV. 二尖瓣；RA. 右心房；RV. 右心室；TV. 三尖瓣

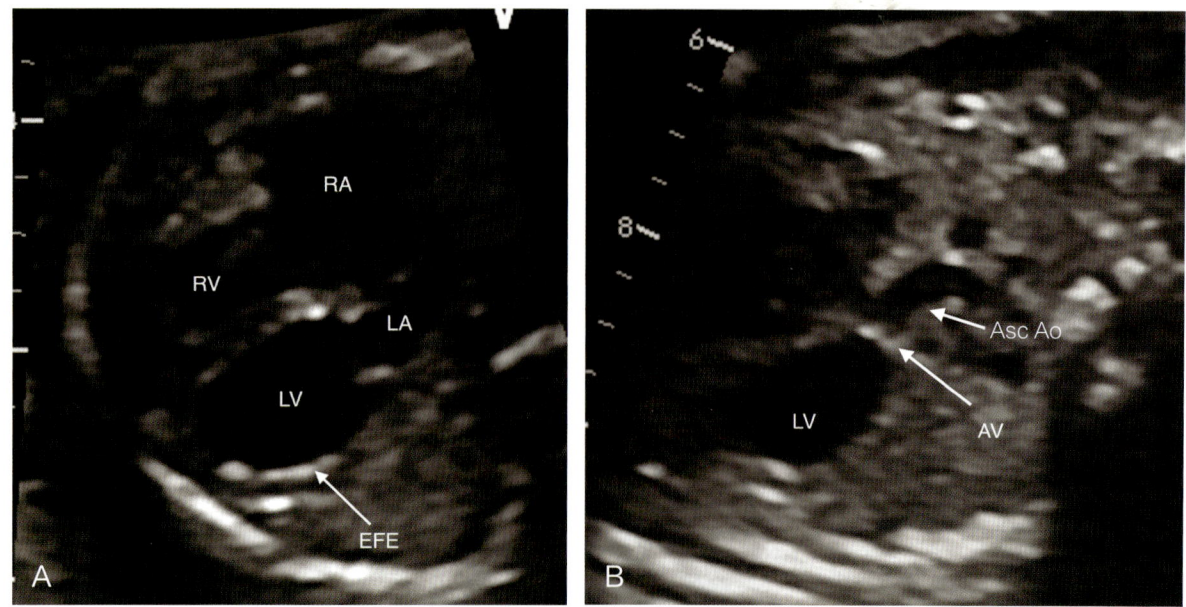

▲ 图 5-24 胎儿主动脉瓣狭窄
A. 妊娠 23 周主动脉瓣狭窄的胎儿。尽管左心室是球形的，具有心内膜弹力纤维增生症（EFE）和严重功能障碍，但左心室长度看起来正常；B. 妊娠 23 周时的同一胎儿。左心室流出道的长轴切面显示增厚的主动脉瓣和球状左心室

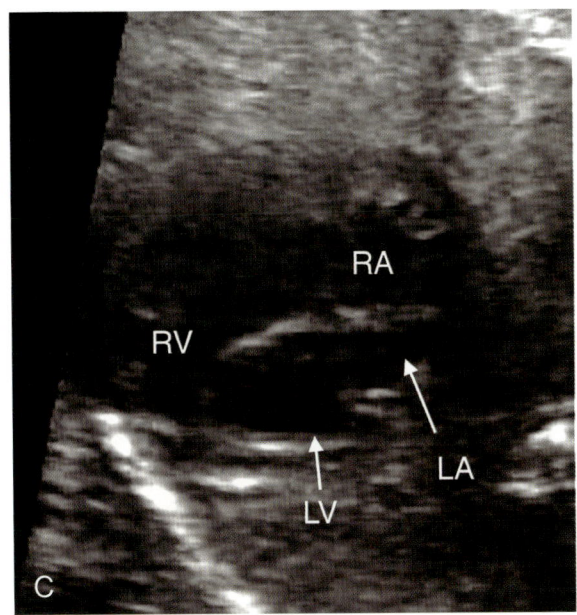
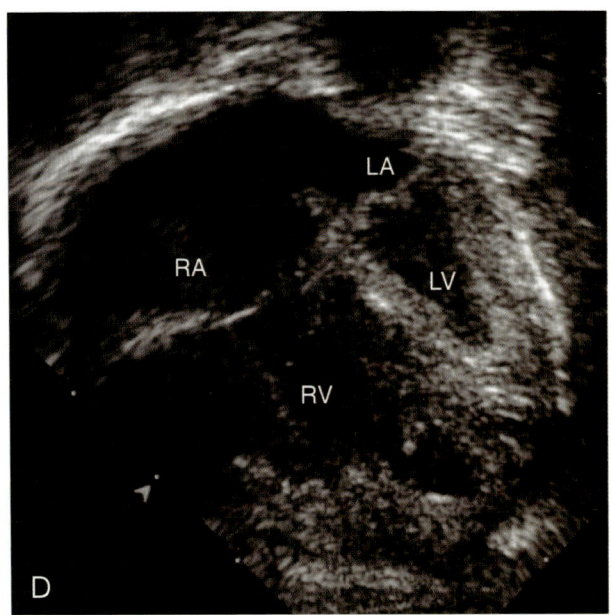
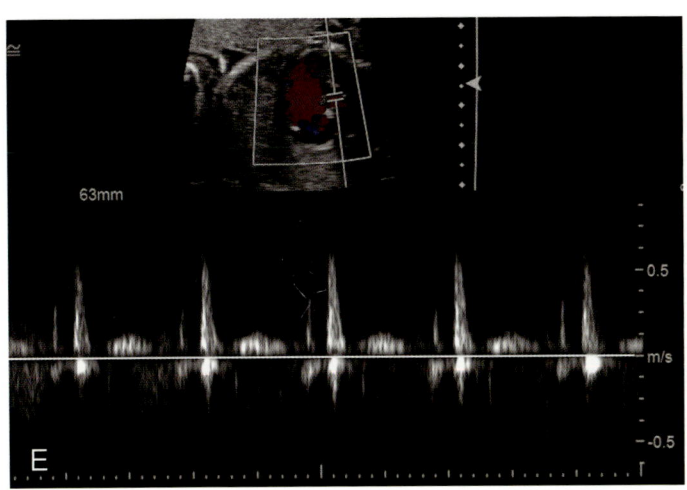
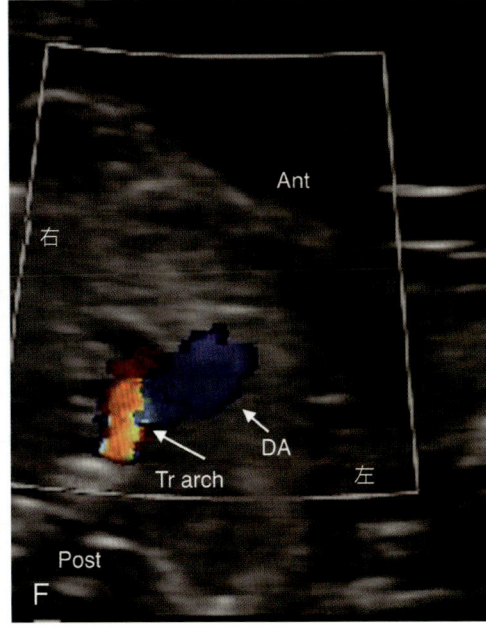

▲ 图 5-24（续） 胎儿主动脉瓣狭窄

C. 妊娠 27 周时的同一胎儿。左心室大小与妊娠 23 周相同，但右心已经长大，因而左心室未再发育；D. 胎儿出生时。左心室严重发育不良，伴有心内膜纤维弹力纤维增生症；E. 在妊娠 23 周时频谱多普勒显示二尖瓣血流呈单相；F. 从三血管和气管切面来看，在横向主动脉弓处可以看到逆行血流

Ant. 前；Asc Ao. 升主动脉；AV. 主动脉瓣；DA. 动脉导管；LA. 左心房；LV. 左心室；Post. 后；RA. 右心房；RV. 右心室；Tr arch. 横向主动脉弓。

没有严重左心室偏小的情况下，伴有主动脉狭窄的胎儿发生 HLHS 的线索是严重的左心室功能障碍、心内膜纤维化（左心室心内膜的回声光亮增强）（图 5-24A）、单相二尖瓣血流（图 5-24E）、主动脉弓逆行血流（图 5-24F），从左向右流过房间隔（图 5-25A 和 B）。部分 HLHS、HLHC 和主动脉狭窄患者会在房间隔或卵圆孔闭合时发生严重的限制（图 5-25C），从而由于肺动脉血流流出不足导致预后更差[208,219,220]。出于这个原因，可以提供胎儿干预或紧急产后干预，正如本章第十三节所讨论[219,221-223]。在这些情况下，肺静脉经常出现扩张，并且其血流既有前向的又有逆行的。肺

静脉血流模式是疾病出生后严重程度的关键（图 5-25D 至 F）[224]。肺静脉的前向和逆行血流的比例也被证明是适用的（图 5-25E），其比值 < 3 与需要出生后紧急干预有很大相关性[225]。一项研究表明，胎儿肺血管对母亲给予氧气的反应降低与更需要紧急干预有关[226]。

与胎儿主动脉狭窄相关的罕见发现包括主动脉狭窄、严重反流的二尖瓣发育不良、中度至重度扩张的左心房以及已扩张的左心室[227,228]。在这些病例中，限制性或完整性房间隔和水肿的存在是常见的，并且胎儿死亡风险和新生儿死亡率很高，只有 38%～60% 存活至 1 月龄及 15%～50% 存活至 6 月龄。尽管这些病例系列太小而无法确定胎儿干预是否影响结果，胎儿主动脉瓣膜成形术和房间隔介入治疗都是在胎儿期进行的[227,228]。

全球范围内 HLHS 和相关条件的终止率差别很大，据报道在允许终止的国家范围从 16%～79% 不等[208,229-231]。虽然 HLHS 可能发生胎儿死亡，但很少发生，除非伴有严重的房室瓣反流或完整的房间隔[207,208]。

当左心室看起来比右心室小很多时，HLHS 从四腔心切面是最容易诊断的。当区分不同类型的左心发育不良时，以下在胎儿超声心动图的发现可能有帮助。

1. HLHS（图 5-22）
   ■ 左心室严重发育不良。

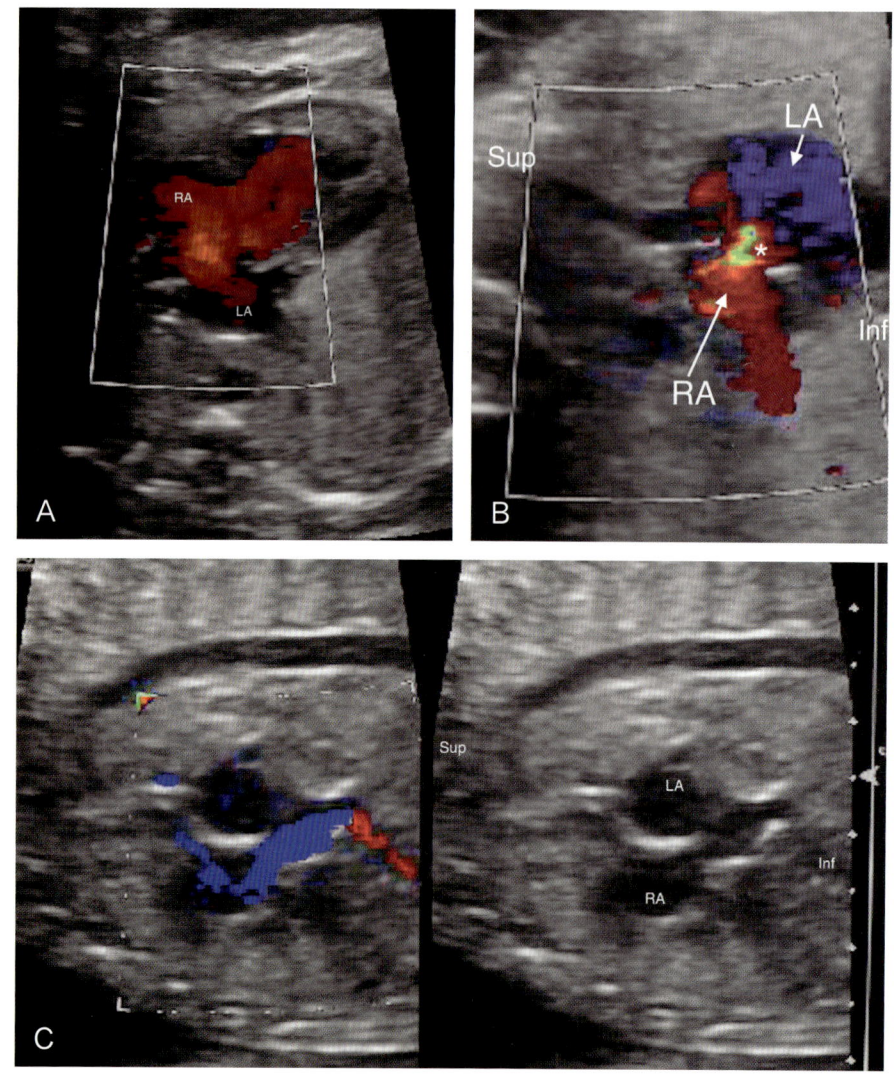

▲ 图 5-25　左心发育不良综合征的房间隔

A. 非限制性房间隔伴血流从左向右流过卵圆孔；B. 轻微受限血流通过房间隔，伴混叠，但相当宽的射流；C. 完整的房间隔

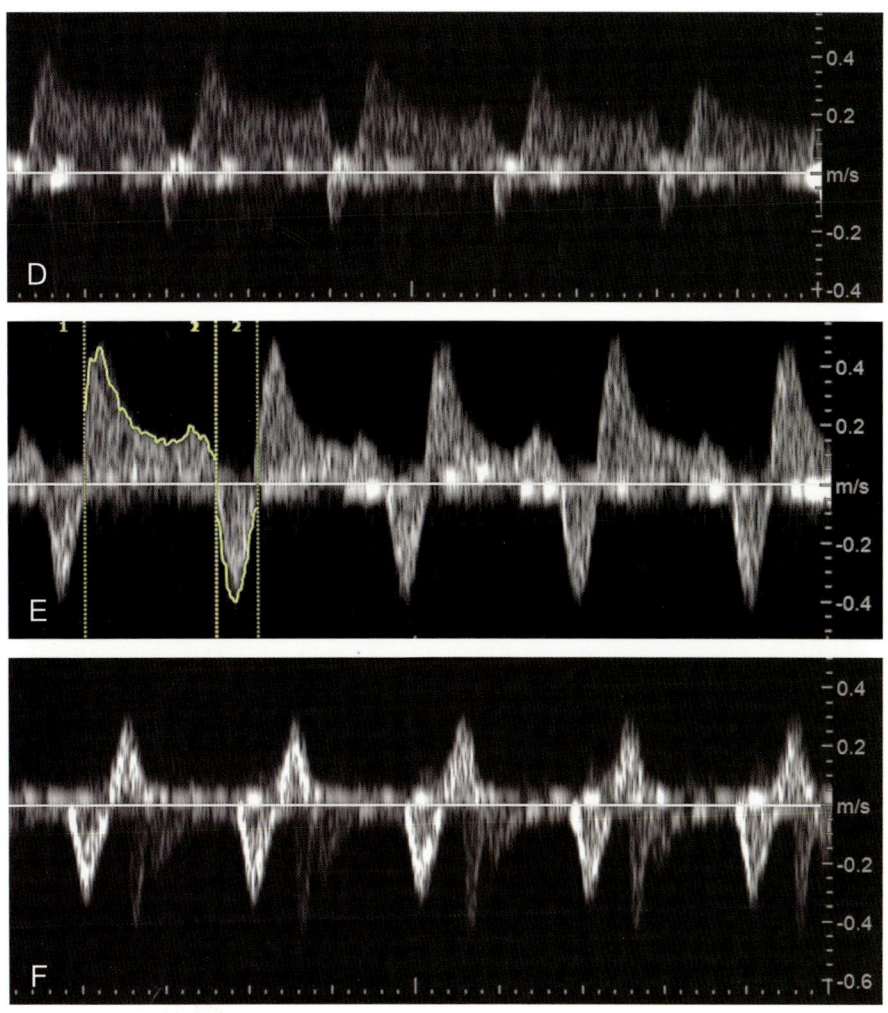

▲ 图 5-25（续） 左心发育不良综合征的房间隔

D. 肺静脉多普勒模式，无房间隔限制，伴短时间 a 波反转；E. 肺静脉多普勒模式可见房间隔轻度至中度梗阻。收缩和舒张波均可看到，但有更长时间的 a 波反转。测量前进比率：逆行速度时间积分值可能有助于预测出生时急性失代偿的风险[207]；F. 在伴严重心房水平限制的左心发育不良综合征中观察到的肺静脉血流模式。正向流动（下图）的速度时间积分略大于逆向流动的速度时间积分（上图）
VTI. 速度时间积分；LA. 左心房；RA. 右心房；Sup. 上；Inf. 下

- 二尖瓣环严重发育不良伴血流很小或无血流（闭锁）。
- 主动脉瓣环严重发育不良伴血流很小或无血流（闭锁）。
- 主动脉弓血流完全逆行。
- 卵圆孔血流完全从左向右。

2. 缩窄复合体 /Shone 复合体 / 长而薄的左心室（图 5-23）

- 左心室通常长而窄，顶端形成。
- 通常不存在心内膜纤维化。
- 二尖瓣和主动脉瓣环通常发育不全。
- 二尖瓣装置通常伴有短腱索，紧密间隔的乳头肌或单个乳头肌异常。
- 二尖瓣血流流入通常是双相的。

3. 经过房间隔的血流通常是双向或从左到右。
- 可能存在主动脉瓣下缩窄。
- 主动脉弓发育不全。
- 通常在主动脉弓中存在逆行血流。

4. 胎儿严重主动脉狭窄 / 发展中的 HLHS/ 短而肥的左心室（图 5-24）

- 左心室呈球形（更圆而非长），并且可能会扩张及功能障碍。
- 通常存在心内膜弹力纤维增生症。
- 通过二尖瓣的频谱多普勒，流入是单相的。

- 通过房间隔的血流通常是由左向右。
- 主动脉弓血流是双向的或完全逆行的。
- 穿过主动脉瓣膜的血流速度可能很高，但在严重的情况下存在近端闭锁，可能会看到少量的低速血流。
- 二尖瓣反流的速度可能有助于考虑胎儿主动脉瓣成形术，因为更高的流速预示着更好的干预反应[112]。

（十二）其他单个心室病变

在胎儿中可以诊断出其他一些复杂的先天性心脏畸形，其中只有一个功能性心室。其中包括三尖瓣闭锁合并发育不良的右心室、双入口左心室（double inlet left ventricle，DILV）和右心室双出口合并二尖瓣闭锁等。由于异常四腔心切面这些缺陷在子宫内很容易被检测到，因为主要观察到单个心室。

在三尖瓣闭锁患者中，通常相关的大动脉存在于约75%的病例中（图5-26）。肺血流程度取决于室间隔缺损的大小以及副肺和肺部器官的大小。在约25%的病例中发现三尖瓣闭锁伴大动脉转位。与室间隔缺损程度相关的这种病变与主动脉瓣和主动脉弓发育不良的发生率增加有关[232]。如果胎儿导管显示正常的前向血流伴正常关系的大动脉，那么新生儿对前列腺素（prostaglandin，PGE）的需求就非常低。如果在主动脉弓中存在与限制性室间隔缺损和逆行血流相关联的大动脉转位，则需要前列腺素以保持足够的体循环流量。

当两个房室瓣膜主要进入左心室时发生双入口左心室（图5-27A和B）。心室可以是右旋拓扑（D环）或左旋拓扑（L环，图5-27A和B）。大动脉可以正常关联或转位（图5-27C和D）。通常有一个室间隔缺损连接到一个发育不全、完整的以及前右心室。室间隔缺损的大小与起源于较小右心室的大动脉大小有关。因此，如果主动脉或肺动脉起源于发育不良的右心室，则表明应进行导管依赖性的全身或肺血流的评估，以确定在分娩后是否需要前列腺素治疗。

在右心室双出口、二尖瓣闭锁和左心室发育不全的组合病变中，主动脉和主动脉弓的大小对于确定前列腺素在分娩后是否预期使用具有重要意义。

（十三）三尖瓣狭窄

已经描述了与明显的胎儿三尖瓣反流和中度至重度右心房扩张有关的三尖瓣异常，其包括无防护的三尖瓣、不典型三尖瓣和Ebstein畸形[233-237]。肺动脉狭窄、肺动脉闭锁和水肿的发生是常见的，同时胎儿死亡率和新生儿死亡率非常高[233-237]。胎儿或新生儿死亡的预测因素包括右心房面积指数（右心房面积与心脏其余部分的面积比值）>1、大三尖瓣环，没有顺向血流通过肺动脉瓣，肺动脉反流、水肿以及在妊娠32周前出生[235-237]。在小型病例系列中已有报道给予母亲地高辛治疗心力衰竭或心律失常，以及使用吲哚美辛以促进胎儿导管闭合[233,238]。

（十四）异常肺静脉连接

系列文章描述了在胎儿生命中检测到的完

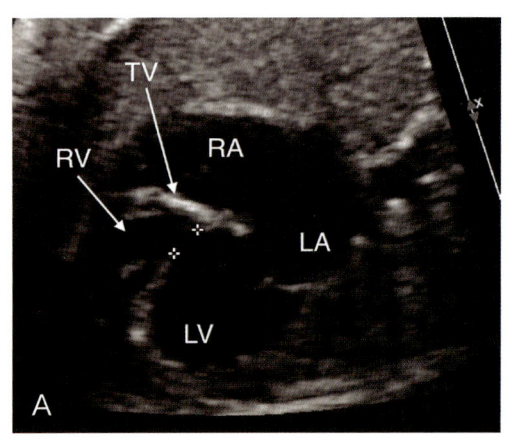
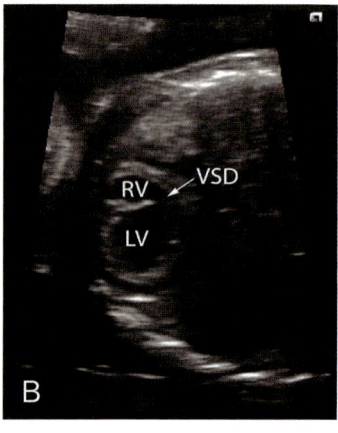

◀图5-26 三尖瓣闭锁
A. 在四腔心切面中，可以看到三尖瓣板状闭锁，以及发育不良的右心室和肌型室间隔缺损（由v标记表示）；B. 短轴成像显示室间隔缺损明显
LA. 左心房；LV. 左心室；RA. 右心房；RV. 右心室；TV. 三尖瓣

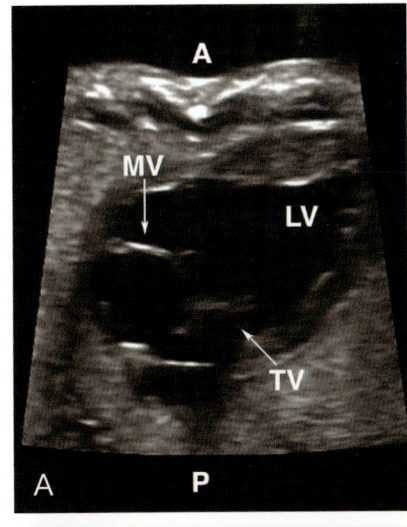
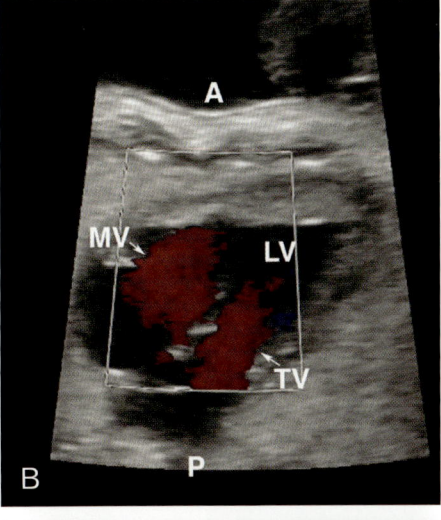
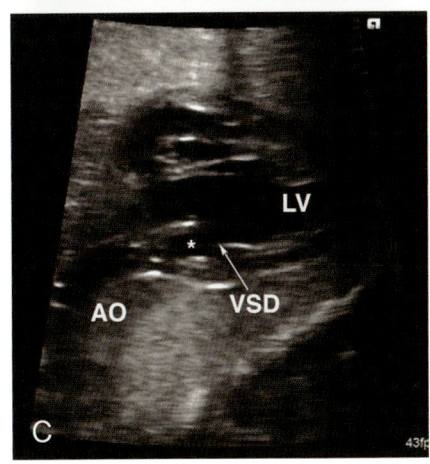
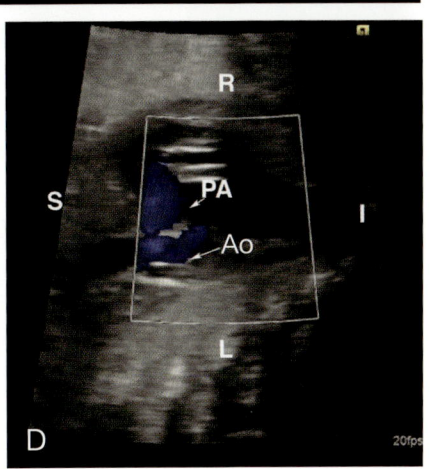

◀ 图 5-27　左心室双入口伴左心室拓扑结构，大动脉及主动脉前部和左侧的转位

A 和 B. "四腔心"切面通过 2D 和彩色多普勒成像展示了两房室瓣膜开口于左心室；C 和 D.2D 和彩色多普勒流出道切面显示室间隔缺损导致的发育不全

Ao. 主动脉；LV. 左心室；MV. 二尖瓣；PA. 肺动脉；TV. 三尖瓣；VSD. 室间隔缺损

全性肺静脉畸形引流（total anomalous pulmonary venous connection，TAPVC），虽然它是分离时发现产前最困难的损伤之一[239]。Ganesan 及其同事[239]描述了 26 例产前诊断为 TAPVR 的胎儿超声检查结果。最常见的发现是缺乏可见的肺静脉连接回到心房（100%），以及在轴向四腔心切面（96%）上存在可见的静脉汇合点。有时也注意到在三血管或轴向腹部切面上存在额外的垂直静脉通道。胎儿的冠状成像也可能表现出垂直汇合（图 5-28）。尽管在上述研究中，心脏不对称在胎儿中观察的不一致，但右心房和右心室的尺寸可能会大于左心房和左心室。当存在不对称性时，通常在胎儿肺流量增加的妊娠后期出现。频谱多普勒异常伴彩色多普勒湍流可见于垂直或下行静脉阻塞部位。当下腔静脉或上腔静脉与异常肺静脉连接时，可以看到上腔静脉和下腔静脉的大小不成比例。

（十五）内脏异位

异位或异构是正常不对称器官异常对称的发育。其腹部内脏、心脏和血管结构存在异常关系。虽然任何特征的异构组合都是可能的，但一般存在两种模式：左心房异构型（left atrial isomerism，LAI），也称多脾综合征或双侧左侧性，以及右心房异构型（right atrial isomerism，RAI），也称无脾综合征或双侧右侧性。左心房异构型与完全性心脏传导阻滞、下腔静脉连续性的中断（图 5-29A）、胆道闭锁、房室隔缺损（图 5-29B）以及不一致的心尖和胃有关。与左心房异构型相关的心脏传导阻滞常在宫内发现，心动过缓可能是进行更详细胎儿心脏评估的初步指征。当左心房异构型与房室隔缺损和完全性房室传导阻滞相关时，宫内死亡率很高。早在妊娠 12 周就已经注意到在左心房异构型中的完全性房室传导阻滞[240]。

复杂的心内异常和低心室率（<60次/分）的完全性房室传导阻滞的联合发生与发生胎儿水肿及随后的死亡的高风险相关[241]。心脏外病变如肠旋转不良或胆道闭锁是在分娩后出现的问题，并可能导致不良预后。

在右心房异构型中，常有全身和肺静脉回流异常并伴双侧上腔静脉和TAPVC。也常有复杂的心内异常，包括房室隔缺损、大动脉转位、右心室双出口、肺动脉闭锁和严重右心室流出道梗阻。完全性房室传导阻滞是胎儿右心房异构型的罕见特征。胎儿心脏异常通常在子宫内耐受，除非有中度至重度房室瓣反流，会导致心室功能障碍和胎儿水肿。右心房异构型新生儿经常需要前列腺素治疗导管依赖性肺血流量，也可能需要紧急手术干预以解决TAPVC。

九、其他胎儿心血管疾病

（一）心肌病

当胎儿心肌病被定义为收缩功能障碍或显著肥厚时，是一种在子宫内常见的发现，占胎儿诊断心脏病的11%[117]。大多数胎儿心肌病本质上是次要的，可能是由于本章其他部分涉及的许多病症。因此，诊断后必须对胎儿进行彻底的可逆

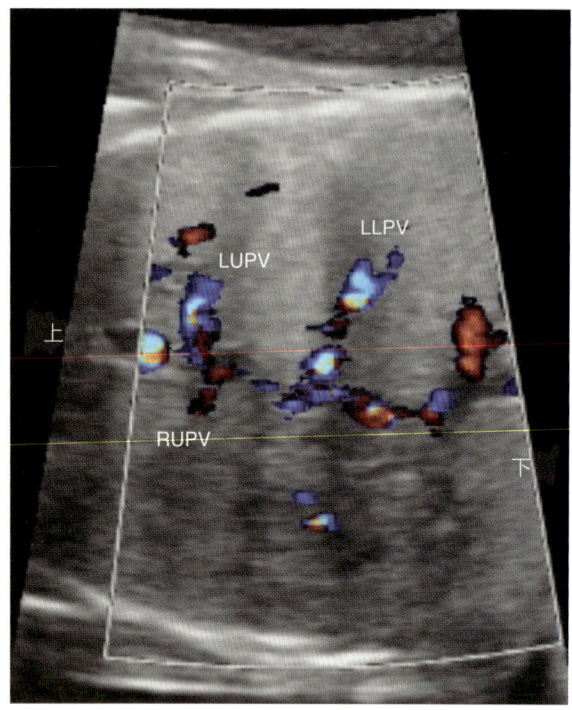

▲ 图 5-28　心下的完全肺静脉异位引流

胎儿胸部和腹部的冠状面显示肺静脉汇合，这可能对出生后修复构成挑战。上肺静脉连接在一起，然后流向狭窄的下肺静脉，在此处下肺静脉最终排空。下肺静脉延伸至隔膜下方
LLPV. 左下肺静脉；LUPV. 左上肺静脉；RUPV. 右上肺静脉

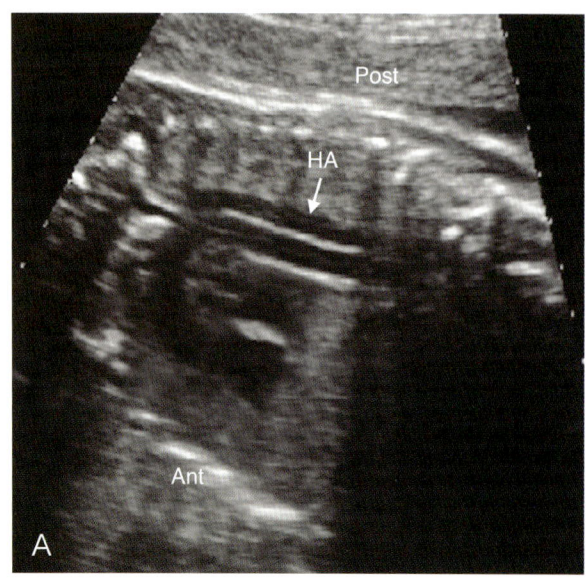
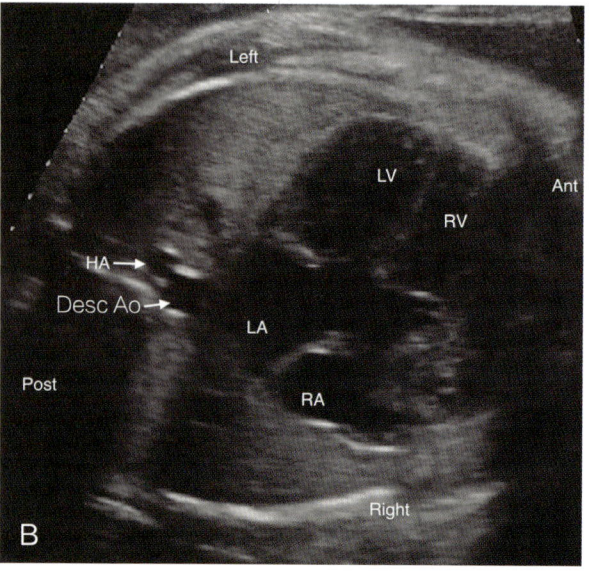

▲ 图 5-29　异位 / 左心房异构伴房室间隔缺损，室间隔缺损延伸到膜周和肌型出口处，肺动脉狭窄，中断的下腔静脉与半奇静脉延续到左上腔静脉，以及完全心脏传导阻滞

A. 主动脉弓的长轴，可以看到扩张的半奇静脉后部；B. 四腔心切面显示房室间隔缺损和扩张的半奇静脉向后至主动脉
Ant. 前；Desc Ao. 降主动脉；HA. 半奇静脉；LA. 左心房；LV. 左心室；Post. 后；RA. 右心房；RV. 右心室

性原因评估，这个至关重要。因为心肌病胎儿的结局一般很差，如果找不到原因并治疗，则会恶化。

胎儿心肌对容量负荷、压力负荷和（或）炎症的反应可能与内在心肌异常无法区分。最近对诊断为左心室致密化不全的胎儿进行的回顾性分析表明，多数（92%）合并结构性心脏病。这组患者代表了一个高危队列，其中81%的随访患者死亡或接受了心脏移植[242]。

随着心肌疾病遗传机制知识的进步，胎儿心肌病诊断的准确性也可能会提高。迄今为止，只有少数单一的机构存在评估原发性胎儿心肌病。来自加拿大多伦多的儿童医院是迄今为止最大的对原发性胎儿心肌病进行综述的唯一机构[139]。除了那些没有任何可识别的心肌病原因外，该综述还包括有传染性、炎症和遗传/代谢疾病的胎儿，以及贫血和心律失常的胎儿。他们的研究结果表明，不良后果的预测因子包括CPS≤6、心脏肥大、舒张功能障碍的征象、心室厚度增加和胎儿积水。

来自得克萨斯儿童医院的一个较小系列仅包括没有任何可识别心肌病病因的胎儿确认了水肿是胎儿死亡的强有力预测因子。虽然没有CPS＞6的患者承受胎儿或新生儿死亡，但低CPS评分未被发现是预测围产期结局的有用指标。重要的是，两个系列研究均发现MPI升高常见于心肌病胎儿，但其预测结局的能力有限。胎儿心肌病的总体报告生存率随时间有显著提高，这可能与不太严重的病例诊断率的提高有关。与早期报道中的大多数胎儿患严重心肌病伴积水相比，最近的一系列研究报道指出婴儿的存活率高达89%，而1年和5年的存活率分别高达85%和75%[117,139,243]。图5-30描绘了一个成功分娩的患心肌病的胎儿，但最终在新生儿期死亡。总之，在原发性心肌病胎儿中，虽然CPS＞6可能是围产期的良好迹象，但水肿则是预后不良的因素。

（二）肿瘤

心脏肿瘤是胎儿超声心动图罕见的指征。无论何种类型，评估的首要关注点应该是阻止心室流入或流出以及心律失常[244-246]。无论治疗策略如何，胎儿心律失常、大肿瘤体积和胎儿水肿与宫内或新生儿死亡密切相关[244,247,248]。胎儿期诊断的大部分心内肿瘤均为横纹肌瘤，以非均质性回声性外观为主，起源于室间隔或游离壁。在胎儿期间，横纹肌瘤的体积可能会增加，然后在出生后通常会退化。而确诊为横纹肌瘤的胎儿中超过一半最终被诊断为结节性硬化，与诊断结节性硬化相关的因素包括多个心脏肿瘤和结节性硬化家族史[244,248,249]。其他在胎儿期诊断为心脏肿瘤的包括纤维瘤、黏液瘤、畸胎瘤和血管瘤。血管瘤具有明显的异质性，伴有囊性和固体成分。畸胎瘤通常位于心包腔，与心包积液有关，并且是高危病变。相反，纤维瘤在外观上是均匀的，并且通常与良性病程有关。

（三）心包积液

心包积液很少单发，通常与原发性异常相关，包括结构性心脏病、心律失常、染色体异常或心外膜缺陷。虽然心包积液与这些缺陷相关并通常被认为是高风险的，但单纯心包积液胎儿的结局通常是良好的[250,251]。

十、有心脏表现的心外情况

（一）双胎输血综合征

双胎输血综合征影响8%~20%的单绒毛膜双羊膜囊妊娠，并且是这些妊娠中胎儿死亡的主要原因[252,253]。目前关于双胎输血综合征病理生理学的理论包括由于胎盘血管连接而导致的血容量和循环激素的介导失衡。这种失衡导致一个更大的"受体"双胞胎伴羊水过多和不同程度的心肌病，以及一个较小的"供体"双胞胎伴羊水过少并且通常没有心脏的发现。

1999年，Quintero等发布了一个基于产科超声检查将双胎输血综合征风险分层的分期系统。尽管该系统缺乏心脏功能参数，但仍然是临床和研究实践中最常用的工具。双胎输血综合征的存在被定义为大（接受者）双胞胎中的羊水过多和小（供体）双胞胎中的羊水过少。由Quintero阶

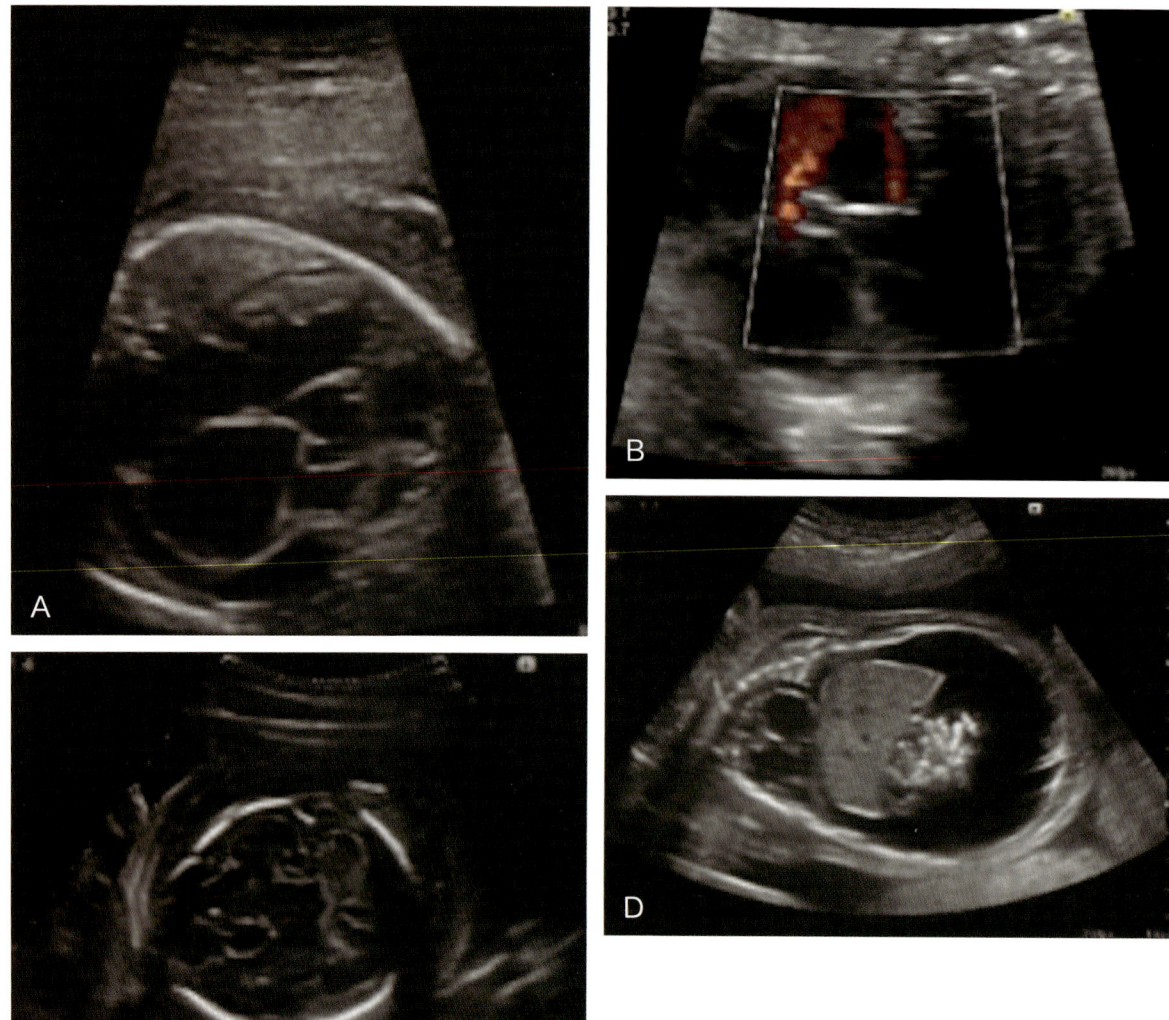

▲ 图 5-30 胎儿原发性心肌病
A. 四腔心切面显示两心室均有明显的高度扩张伴心房严重扩大及心包积液；B. 彩色多普勒显示中度二尖瓣和严重三尖瓣反流；C 和 D. 胎儿水肿如头皮水肿（C）、体壁水肿和腹水（D）

段发展的定义为：供体膀胱中缺乏液体，脐带和（或）静脉导管的异常多普勒研究，胎儿水肿的存在以及胎儿死亡的存在。尽管采用激光治疗后供体和受体胎儿仍然存在发生结构性心脏缺陷、心肌病，胎儿及出生后死亡以及产后神经残疾的风险[255]，但血管连接的激光凝固已被证明优于单独使用羊水抽取治疗双胎输血综合征[254]。迄今为止，已发表的激光消融治疗结果差异很大。激光治疗后，双胎儿存活率为35%～74%，至少有一胎的存活率为82%～88%，围产期存活率大约为65%[256-259]。

尽管 Quintero 系统可用于判断患晚期双胎输血综合征的胎儿，并预测羊水抽取后的预后，但它对早期阶段双胎输血综合征和激光治疗后的结局的预测能力是有限的[260-262]。更复杂的心脏评分系统应用于那些具有Ⅰ期或Ⅱ期双胎输血综合征的胎儿，识别这些组内有相对显著的心肌病的亚群[257,263,264]。这些评分系统将收缩或舒张功能障碍的心脏特异性发现纳入双胎输血综合征胎儿评估中。这些发现包括MPI升高、心室肥大、瓣膜反流、心脏肥大、单相房室瓣膜流入和收缩功能障碍。此外，新出现的数据已经发现，在评估时基于标准超声检查标准单绒毛膜双羊膜囊双胎患者的舒张期异常尚未达到双胎输血综合征的标准，但最终会发展为双胎输血综合征[265,266]。除了单绒毛膜双羊膜囊妊娠中的相对常见的发病率和双胎输血综合征的高风险性外，这些数据还导致了所有的单绒毛膜双羊膜囊妊娠都接受了全面的胎儿心血管评估[290]。

（二）双胎反向动脉灌注

双胎反向动脉灌注（twin reversed arterial perfusion，TRAP）序列是一种罕见的单绒毛膜双胎妊娠并发症，35000例妊娠发生率为1。在这种情况下，一个没有功能性心脏活动的双胞胎不能完全发育，其血液由正常发育的"泵"孪生体供应。由于其罕见的性质，缺乏具体的结果指标和死亡预测因子。尽管存在这些限制，人们很好地了解到这种疾病具有高风险，在没有干预的情况下，"泵双胞胎"在子宫内存活的比例不到50%，并且在活产中存在严重早产和新生儿死亡的高风险[267,268]。最近对胎儿激光治疗TRAP序列的回顾性研究的Meta分析表明，治疗孪生双胞胎的存活率有所提高。治疗组新生儿总体存活率为80%[269]。

（三）先天性膈疝

在先天性膈疝（congenital diaphragmatic hernia，CDH）中，胸腔内存在腹部内容物会导致不同程度的肺发育不良和肺动脉高压。通常，肺实质和血管疾病的程度是决定预后的主要因素。然而，18%~30%的先天性膈疝患儿同时出现结构性心脏病[270,271]。在一些回顾性研究中，结构性心脏病的存在与先天性膈疝死亡率增加有关[271,272]。最近，研究发现心脏缺陷严重程度与死亡率之间有关联，主要心脏缺陷与死亡风险增加有关[270,273,274]。

与同时出现的结构性心脏病不同，先天性膈疝可能与左心结构发育不良有关[275-277]。这可能是由于左心房和左心室的质量效应的组合，因为在腹部内容物减少时发育不良的程度趋于改善。其他提出的左侧发育不全的机制是由于异常的下腔静脉几何形状和心脏质量导致肺动脉流量和卵圆孔流量减少[278]。事实上，一篇研究胎儿气管球囊闭塞改善肺部发育影响的报道显示，未接受气管阻塞的胎儿出生后左心结构较大[279]。虽然大多数先天性膈疝和宫内左心发育不全的患者在出生后没有病理性左心发育不全，但严重的左心发育不全可能引起主动脉缩窄。

（四）骶尾部畸胎瘤/血管畸形

高流量血管畸形如骶尾部畸胎瘤、绒毛血管瘤和动静脉畸形与预计联合心输出量增加、心脏肿大、CPS恶化、水肿以及胎儿死亡有关[134,280-284]。当在胎龄早期与胎儿水肿相关时，高流量的畸形几乎是致命的。由于认识到早期宫内干预可以改善结局，在过去的10年中，对这些畸形胎儿的评估已经取得了显著进展[281,285]。

（五）心脏异位/Cantrell五联症

心脏异位是一种极其罕见且常常致命的疾病[286-288]。它的特点是全部或部分心脏在胸外移位（图5-31），并进一步分为颈型、胸颈型、胸型、胸腹型和腹型[289]。先天性心脏缺陷是常见的。已经报道了各种结构性缺陷，但右心室双出口、法洛四联症和大动脉转位等圆锥体异常似乎占主体[287,288,290]。心脏异位的诊断可以是细

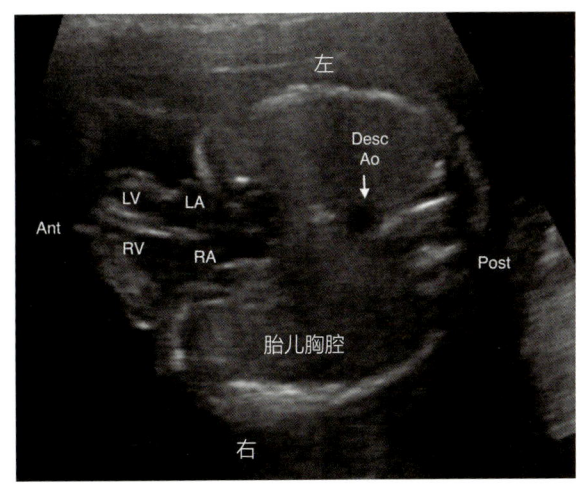

▲ 图 5-31 心脏异位
胎儿胸骨缺损，几乎整个心脏都脱离胸腔
Ant. 前；LA. 左心房；LV. 左心室；Post. 后；RA. 右心房；RV. 右心室

微的，而且在子宫内只有胸腔外有轻微的移位而漏诊。腹壁的重合缺陷提示应仔细检查心脏的位置。尽管报道了胸廓缺损修复后存活的病例，但胎儿死亡和出生后死亡在心脏异位的情况下很常见[287,288,291,292]。

完整的 Cantrell 五联症是前膈缺损、腹壁中线缺损、膈肌心包缺损以及胸骨下缺陷的病症[293]，也有报道不完整的病例。相关的心内缺陷很常见，包括心房和室间隔缺损、法洛四联症以及 Ebstein 畸形[294]。尤其在完全病例和合并心外异常的患者中，死亡很常见[295]。

（六）脐膨出与腹裂

腹壁缺损是通过挤压腹部以外的肠内容物来确定的。腹裂是腹壁中的一种孤立性缺陷，通常位于脐带插入部位的右侧。腹裂常单发，很少与遗传或心脏疾病有关[296-298]。相比之下，脐膨出通常包括脐带连接部位。它可能包括肝脏，并且通常与综合征、染色体和（或）心脏疾病有关[296-298]。虽然脐膨出和心脏结构疾病并发通常预后不良，然而遗传疾病和肺动脉高压联合发生也产生重要作用。

十一、胎儿心律失常

胎儿心脏节律异常是胎儿心脏病学的重要方面，占胎儿超声心动图转诊的 12%～20%[299]。据估计，至少 1%～3% 的妊娠发生异位；然而，其中只有约 10% 胎儿心律失常有可能危及生命[300,301]。胎儿节律紊乱可能单发或与影响胎儿或母亲的各种其他疾病有关，如胎儿宫内发育迟缓、双胎输血综合征、水肿、感染、胎儿缺氧、胎儿心肌病或先天性心脏病、孕产妇用药、兴奋剂暴露或甲状腺干扰。胎儿心脏病专家必须评估心律失常的类型、机制和病因，评估其血流动力学效应，筛查相关先天性心脏病，并确定最佳治疗方案。胎儿心脏病专家必须与产科医生和产妇胎儿医学专家密切沟通及合作，以提供最佳、安全和有效的胎儿治疗。

胎儿超声心动图目前仍然是评估胎儿心律失常最容易获得并广泛使用的工具。胎儿超声心动图显示的心房和心室收缩的顺序和时间关系可以推断心脏的电激活，并因此推断心律失常的机制。常规使用频谱和彩色多普勒以及 M 模式记录（图 5-32），组织多普勒也有报道[302]。PR 间期的机械模式是从心房收缩开始到心室收缩期血流开始测量的。孕龄正常值已有报道，并且比测量的电相关 PR 间期长[302-304]。

1. 脉冲频谱多普勒的流入/流出：三尖瓣或二尖瓣流入的 A 波与心房收缩的血流相关，穿过主动脉或肺动脉瓣的前向血流与心室收缩相关。

2. 上腔静脉/升主动脉或肺静脉/肺动脉同时频谱多普勒：上腔静脉或肺静脉逆行血流代表心房收缩期，主动脉或肺动脉血流代表心室收缩期。

3. M 模式记录心房和心室收缩期室壁运动的序列和时间关系。M 模式光标应穿过心房和心室的最活动的区域，以便更好显示肌肉收缩。

4. 组织多普勒：允许同时检查心房和心室节段性室壁运动。从 Aa 发作到Ⅳ发作的时间间隔与电相关的 PR 间期很好地相关[302]。

经孕妇胎儿心电图（electrocardiogram，ECG）可以在妊娠早期胎儿的节律稳定期间测量电相关间期，并且 Taylor 及其同事已经发布了胎龄正常值[302,305]。然而，胎儿心电图的临床应用受到低信噪比以及妊娠晚期胎儿皮脂次级电信号衰减的限制[29]。

（一）不规则节律

房性期前收缩（premature atrial contractions，PAC）是胎儿异位最常见原因，比室性期前收缩（premature ventricular contractions，PVC）发生的频率高 10 倍[301]。它们与松软的动脉瘤原发隔的存在相关[306]。尽管这些通常是良性的，但仍有 0.5%～1% 的胎儿最终发展为室上性心动过速（supraventricular tachycardia，SVT）[307]。偶联或心房二联律阻滞的患者发生室上性心动过速的风险似乎更高[301,308]。罕见的异位持续时间＞1～2 周，以及经常发生的异位，被称为二联律、三联律或超过每 3～5 次搏动的胎儿，应参考超声心动图[29]。初步研究应确认心律失常的机制，观察

第一篇 从基因到新生儿
第5章 胎儿及围产期心脏病学

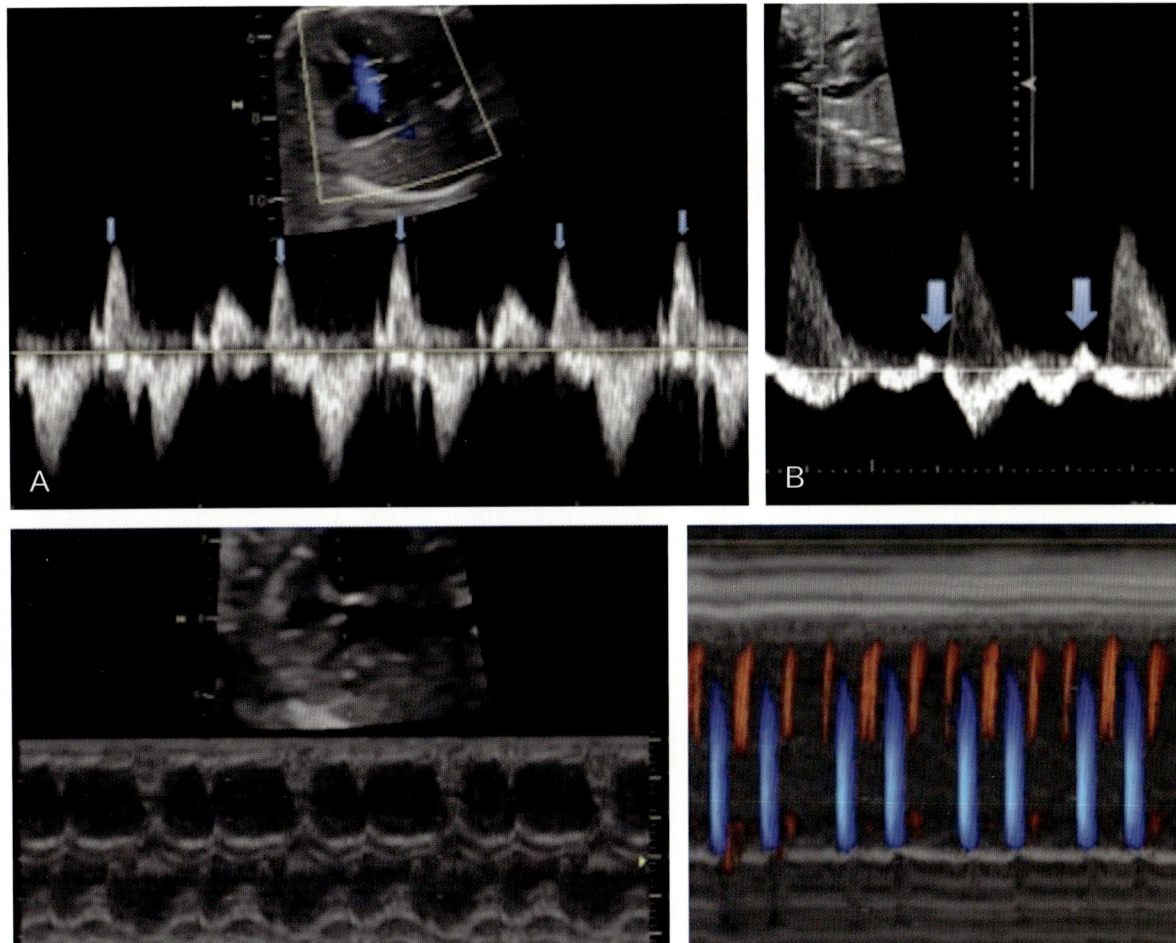

▲ 图 5-32 A. 二尖瓣流入和主动脉流出的频谱多普勒。流入的 A 波（箭头）对应于心房收缩。第一、第三和第六拍表示发生了房性期前收缩。B. 上腔静脉和窦性心律的主动脉血流的频谱多普勒。上腔静脉中的逆行血流（箭头）对应于心房收缩。C 和 D. 房早二联律。M 模式通过心房和心室（C）以及流入流出的彩色多普勒（D）：房性期前收缩（箭头）起源于心房。通过 C 中的心室收缩和 D 中的彩色流出证实发生了房性期前收缩

心动过速，并评估心脏结构或功能的任何异常。通过检查机械性心房和心室收缩的关系，可将房性期前收缩与其他更多关于不规则节律的原因区分开来，包括室性期前收缩或二度房室传导阻滞（图 5-33）。作为心房起源，房性期前收缩"复位"窦房结，因此在下一次窦性搏动之前心房活动会暂停。当发生室性期前收缩时，心房节律通常不受影响，表现出窦房结的节律。在长 QT 综合征，心肌炎或心肌病的胎儿中可发生室性期前收缩[299]。患有室性期前收缩的胎儿发生室性心动过速（ventricular tachycardia，VT）的风险尚不清楚。如果胎儿心脏病专家没有发现任何心动过速，或者在扫描时间之外发现可疑的心动过速证据（如

三尖瓣反流、心包积液、心室功能不全、胎儿血管血流异常等），则可能不需要连续的胎儿超声心动图。然而，只要心律失常持续存在，产科医师或母胎医学专家应每周跟随胎儿接受室性期前收缩或频繁房性期前收缩检查以监测心率和节律[29]。

（二）心动过缓

建议胎儿超声心动图检查，以确定心动过缓的原因，并评估相关的心功能不全或先天性心脏病。如果心动过缓持续存在，建议随后进行系列检查以监测心率、心律和心室功能[29]。胎儿心动过缓的机制包括窦性心动过缓、房性期前收缩二联律未下传致心动过缓和房室传导阻滞。

173

1. 窦性心动过缓

持续的胎儿窦性心动过缓可能是由自身免疫介导的或是感染性的。因此，评估应包括针对细小病毒和TORCH疾病的母体IgG和IgM以及母体抗SSA（抗Ro）和SSB（抗La）抗体的检测[29]。胎儿窘迫或神经系统异常也可能导致窦性心动过缓。继发性窦性心动过缓可能与母体药物（如β受体阻滞药）或母体病症如甲状腺功能减退有关。异位综合征，异位或低心房灶引起的长的心房节律。

胎儿心动过缓通常在77~130次/分范围内，但随着妊娠的进展可能会降低[29,309]。这些胎儿可能会发生水肿，心脏功能障碍以及胎儿死亡[309]。在正常心脏中，持续性轻度窦性心动过缓低于相应胎龄的第三个百分点应引起对先天性长QT综合征的关注[310]。虽然轻度窦性心动过缓胎儿通常无症状，但连续监测室性心动过速发展或二度房室传导阻滞很重要。这些孕妇应避免使用延长胎儿QT间期和引起电解质异常如低镁血症或低钙血症的药物[29]。

2. 由于房性期前收缩二联律未下传引起的心动过缓

在房性期前收缩二联律未下传中，由于房室结点仍难以从先前的窦性搏动中恢复，因此不发生房性期前收缩。通过检查心房和心室收缩模式，这种节律可以与2:1或完全房室传导阻滞区分开来（图5-33）。在房室传导阻滞中，心房率始终稳定且快于心室率。在房性期前收缩二联律未下

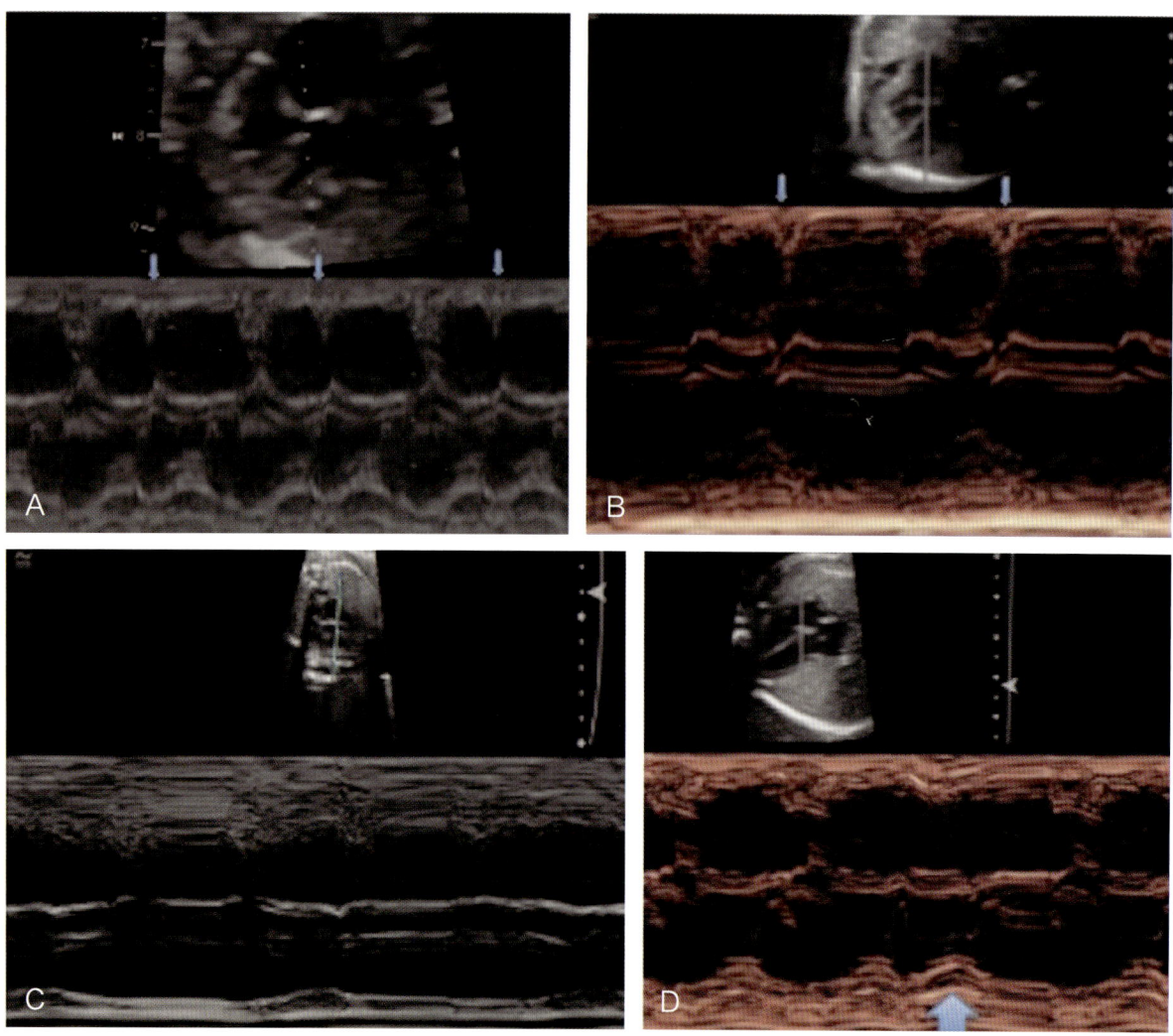

▲ 图5-33 A. 发生房性期前收缩（小箭头）；B. 发生阻滞导致心动过缓；C. 房室传导阻滞显示更快的心房率和更慢的心室率之间没有相关性；D. 室性期前收缩（粗箭头）不会扰乱有规律的心房节律

传中，心房率是不规则的，具有短暂的 A-A 间隔（窦性搏动到房性期前收缩），随后有较长的 A-A 间隔（房性期前收缩从"复位"窦房结到延迟搏动）。第一房性（窦性）搏动之后是心室收缩并具有房室不应期。随后的房性期前收缩将没有相应的心室收缩。据报道，评估等容收缩时间有助于区分未下传的房性期前收缩和由免疫介导的房室传导阻滞，房室传导阻滞胎儿显示出更长的等容收缩时间（与未下传的房性期前收缩比为 60.9 ms 比 13.6 ms）[311]。房性期前收缩二联律未下传通常导致心室率在 75～90 次 / 分 [312]。低于 65 次 / 分的心率会更加怀疑房室传导阻滞 [312]。正常心脏的胎儿通常无症状，因此房性期前收缩二联律未下传不需要抗心律失常治疗。应该建议孕妇避免使用刺激剂，如咖啡因。当心房异位持续存在时，应该每周监测一次胎心率，因为房性期前收缩二联律未下传可增加室上性心动过速的风险而不是随机分离的房性期前收缩 [301,308]。

3. 房室传导阻滞引起的心动过缓

90%～95% 的胎儿房室传导阻滞与复杂先天性心脏病传导系统的同种免疫过程（40%）或结构异常有关（50%～55%）[29]。无论哪种情况下的管理都包括对胎儿心率的密切连续评估和心力衰竭发展的观察。如果胎儿心率低于 55 次 / 分或者有胎儿心力衰竭、水肿或潜在严重先天性心脏病的迹象，那么可使用 β 拟交感神经药物治疗母体以增加逃逸心室率 [313]。特布他林是一种常用的通常耐受性良好的药物 [313]。

与房室传导阻滞相关的结构缺陷包括先天性矫正型大动脉转位，内脏异位伴左心房异构型、右心室双出口和房室隔缺损 [29]。先天性房室传导阻滞和结构性心脏病胎儿的预后通常较差。在两个三级转诊中心进行的一项研究中，16 名打算进行足月分娩的妊娠中只有 9 例活产，在 1 岁时存活的只有 3 例 [314]。在一个单一的研究机构进行的一项最新的比较乐观的研究中，7 例患房室传导阻滞和左心房异构型的胎儿中有 5 例（71%）幸存，并且在 1 岁时仍然存活 [309]。在一般人群中抗 SSA 抗 SSB 母体自身抗体的真实发病率尚不清楚，但无论是否存在明显的狼疮或干燥综合征的母体症状，都可能发展胎儿房室传导阻滞。高 SSA 水平（≥ 50U/ml）似乎与胎儿风险增加相关 [315]。在已知血清学阳性的母亲并且以前没有受到影响的子女的妊娠中，1%～5% 的胎儿发生房室传导阻滞 [101,315-317]。如果以前的孩子患有房室传导阻滞或新生儿狼疮，风险则显著增加至 11%～19%。母体甲状腺功能减退和维生素 D 缺乏的存在进一步增加了风险 [318]。

房室传导可以通过测量高危胎儿的 PR 间期来评估。然而，尚不能证明从一级房室传导阻滞到二级房室传导阻滞的进展，以及在所有胎儿中的完全房室传导阻滞。在已知 + SSA / SSB 自身抗体的孕妇中推荐从第 16 周开始进行连续胎儿超声心动图筛查，然后第一个胎儿每周或每隔 1 周直至第 28 周 [29]。对于先前患有房室传导阻滞或新生儿狼疮胎儿的母亲，建议从 16～28 周，至少每周进行筛查 [29]。

除了筛查房室传导阻滞外，连续胎儿超声心动图还应包括观察快速性心律失常，包括心房颤动（atrial flutter，AFL）、室性心动过速或交界性异位心动过速，所有这些在胎儿同种免疫中均有报道 [319,320]。二尖瓣或三尖瓣瓣膜炎、心包炎、心肌功能障碍或心内膜弹力纤维增生症（endocardial fibroelastosis，EFE）可能共存 [102,321]。即使在整个妊娠期间仍然保持窦性节律，对心肌受累的担心可能需要在妊娠晚期进行额外的胎儿超声心动图评估 [29]。未经治疗的胎儿死亡率为 9%～34%，在 20 周前诊断，或心室率 < 50 次 / 分、胎儿水肿或在诊断时左心室功能受损死亡风险增加 [322-324]。

对于二度房室传导阻滞或一度阻滞并伴有其他心脏受累证据的胎儿，可考虑用地塞米松（4～8 mg/d）治疗，以逆转或稳定不完全阻滞，并改善水肿、心室功能以及已报道的心内膜弹力纤维增生症 [29,323,325]。在完全传导阻滞的胎儿中也可以考虑该治疗以预防扩张型心肌病 [29,322,324]。然而，地塞米松的潜在而非普遍确定的益处，还必须与潜在的显著不良反应如生长受限、导管收缩、母亲糖尿病、羊水过少以及可能的中枢神经系统方面的不良反应相权衡[322,326,327]。最近的一项研究评估了16例使用地塞米松治疗房室传导阻滞胎儿的小组患者，并发现正常的神经发育，包括6岁时的整体智力和认知功能亚区[328]。在收缩功能不全或心内膜弹力纤维增生症的胎儿中，静脉免疫球蛋白也被认为有可能改善生存[29]。

离子疾病如长QT和Brugada综合征在胎儿房室传导阻滞病因中较少见[329-332]。产前管理需要孕妇避免使用QT延长剂，并对室性心动过速，进行性传导疾病或扩张型心肌病的发展进行连续监测[29]。

（三）心动过速

任何心率＞180次/分的快速心律失常胎儿应接受完整的胎儿超声心动图评估和咨询[29,307]。母体抗体介导的胎儿甲状腺疾病、贫血、感染、创伤、缺氧、酸中毒或母体药物使用可能诱发心率为180～190次/分的窦性心动过速[307]。

室上性心动过速是胎儿病理性快速心律失常的最常见机制，约占病例的70%[333]。室上性心动过速最常见于妊娠24～32周，但可在任何年龄发生[307]。80%～90%的胎儿室上性心动过速表现出较短的V_A间期，伴有一个通过房室节点缓慢下行至心室，然后通过旁路[334,335]迅速返回至心房的信号。胎心率通常为210～320次/分[301]。

心房颤动占胎儿快速心律失常的30%[307]。心房颤动可能发生于患有心肌炎、冠状动脉粥样硬化性心脏病或SSA/SSB母体自身抗体阳性的胎儿[307]。心房颤动诊断的关键是360～500次/分的心房率，伴有固定或可变的房室传导（通常为2∶1或3∶1）。胎儿与心房颤动可能伴随折返性室上性心动过速[334]。

胎儿心动过速的罕见机制包括紊乱的房性心动过速、心房异位心动过速、交界性心动过速和室性心动过速。

如果胎儿表现出室性心动过速和心动过缓，应怀疑患有长QT综合征[336]。室性心动过速也可能与心肌炎和房室传导阻滞有关。

宫内治疗的必要性和类型取决于胎龄、快速性心律失常的机制和频率、先天性心脏病的存在以及血流动力学损害的证据[29]。应通过检查胎儿血管（脐动脉和静脉、静脉导管和大脑中动脉）的流动模式，观察TR和MR以及通过评估心室功能障碍，心房扩张或水肿来评估血流动力学。还必须考虑孕产妇的健康和治疗风险因素。在室上性心动过速病例中有40%～50%可能发生水肿，发生水肿的风险因素包括持续性心动过速＞12h、胎龄较小、先天性心脏病和严重房室瓣反流[337]。

伴有间歇性室上性心动过速或心房颤动的胎儿并且没有危险因素的患者可以采取保守治疗并密切地连续随访。权衡早产风险与孕产妇治疗风险，胎儿近远期伴持续性心动过速或危害的证据可考虑进行分娩。非近期持续性心动过速（＞监测时间50%），或胎儿伴间歇性心动过速但有心室功能障碍或水肿证据，应经药理学处理后进行透明质酸治疗[29]。甚至间歇性室性心动过速＞200次/分的胎儿因为可能迅速发展成水肿也需要进行治疗[29]。

治疗的目的不一定是预防所有心动过速。相反，目的是充分控制心律失常，使心室功能障碍或其他显著危害的征象得到改善和解决。避免或解决水肿是关键。胎儿水肿会导致更高的死亡率，并且由于胎盘药物转移功效降低，医疗管理更加困难[338,339]。在没有水肿的情况下，存活率可能超过90%[307]。

表5-3中提供了美国心脏协会关于胎儿心脏病诊断和治疗共识写作小组对胎儿心动过速进行子宫内处理的建议摘要[29]。写作小组承认，几乎没有数据支持哪种治疗方案最有效，风险最小，而且各个治疗中心的方案可能会因当地的经验和专业知识而有所不同。表5-4概述了最常用于管理胎儿心律失常的药物[29]。

出生后，需要产前心律失常治疗的婴儿应该进行ECG和Holter。据估计，1/2～2/3的新生儿需要抗心律失常治疗[301,340]。

十二、遗传疾病及与先天性心脏病的关联

遗传性疾病通常与心血管疾病有关，可能包括

染色体异倍体、部分染色体重复和缺失、单基因突变、线粒体疾病和多因素条件[166]。考虑到胎儿死亡的可能性，认为遗传性疾病在胎儿群体中比在新生儿群体中更普遍。研究报道指出，高达19%～28%的主要先天性心脏病胎儿染色体异常[151]。

鉴于未对所有类型心脏疾病进行普遍基因检测，尚不清楚患有先天性心脏病合并遗传病胎儿的确切比例。胎儿基因检测的最常见形式是对主要异倍体（21，18，13三体综合征和Turner综合征）及22q11.2染色体缺失的FISH进行组合检测。这可以通过绒毛取样或在适当的孕龄进行羊膜穿刺术或最近的母体血清检测来进行[341]。然而，虽然母体血清检测对21三体综合征有高度的敏感性和特异性，但对13和18三体综合征的敏感性较差，对性染色体异常的特异性较低[342]。鉴于先天性心脏病与遗传疾病之间的频繁关联，许多人提倡应

表 5-3 In Utero Management of Tachycardias

Diagnosis	In Utero Treatment/Management	COR/LOE	Comments
Intermittent tachycardia (not occurring the majority of time or $\leq \approx$ 50% of time monitored)			
SVT or AF	Observation	I /B	Frequent FHR auscultation (weekly or more frequently if needed)
VT ≥ 200 bpm, no LQTS	Antiarrhythmic treatment (see below)	II a/C	
VT ≥ 200 bpm, fetal LQTS (suspected or confirmed)	Antiarrhythmic treatment (see below)	II a/C	
Sustained tachycardia (occurring the majority of time or $>\approx$ 50% of time monitored)			
Sinus tachycardia	Treat secondary cause	I /A	Check maternal thyroid functions and MCA Doppler for anemia
SVT or atrial flutter with hydrops or ventricular dysfunction	First or second line (transplacental):	I /B	See Table 5.4 for dosing ranges and monitoring recommendations
	Digoxin	I /B	Transplacental transfer of several antiarrhythmic agents decreases with hydrops. Combined therapies have been used for severe drug-refractory cases
	Flecainide	I /B	
	Sotalol	II b/B	
	Combination transplacental treatment		
	Third line (transplacental):	I /B	
	Amiodarone	III /A	
	Contraindicated: verapamil		Consider delivery if near term
	Contraindicated: procainamide	III /B	
	Direct fetal treatment:		
	Intramuscular digoxin	II a/B	
	Intracordal digoxin or amiodarone	II b/B	
	Contraindicated: intracordal adenosine (deaths reported with intracordal route)	III /B	
SVT ≥ 200 bpm without hydrops or ventricular dysfunction (most SVT occurs at rates ≥ 220 bpm; consider other mechanism if rate < 220 bpm)	First or second line:	I /B	See Table 5.4 for dosing ranges and monitoring recommendations
	Digoxin	I /B	Frequent monitoring of fetal well-being and maternal/fetal drug toxicity
	Flecainide	I /B	
	Sotalol	II b/B	
SVT < 200 bpm without hydrops or ventricular dysfunction	Third line:	III /A	Consider delivery if near term
	Amiodarone	III /B	
	Contraindicated: verapamil	I /B	
	Contraindicated: procainamide		
	Observation		
Atrial flutter	Sotalol	I /B	Digoxin will increase AV block and slow ventricular response
	Digoxin	I /B	
	Amiodarone	II b/B	Consider delivery if near term
	Contraindicated: procainamide	III /B	

(续 表)

Diagnosis	In Utero Treatment/Management	COR/LOE	Comments
VT with or without hydrops	Magnesium (intravenously)	I /C	fMCG (if available) to measure QTc interval
First-line therapy	Lidocaine (intravenously)	I /C	
VT (normal QTc) with or without hydrops	Propranolol (oral)	I /C	
Second-line therapy	Mexiletine (oral)	I /C	First magnesium intravenously, then lidocaine load plus maintenance
	Flecainide	I /C	
VT (fetal LQTS suspected or confirmed)	Sotalol	I /C	Note: Maternal intravenous magnesium should not be used for >48 h
	Amiodarone	I /C	
Accelerated ventricular rhythm (intermittent or < 200 bpm)	Contraindicated: Flecainide	Ⅲ/C	Amiodarone should be used only short term given potential side effects
	Contraindicated: sotolol	Ⅲ/C	
	Contraindicated: amiodarone	Ⅲ/C	For VT, consider delivery if near term
	Observation	I /C	
Rare tachycardias with average rate ≥ 200 bpm	Digoxin, sotalol, or flecainide	I /C	Rarely, tachycardia-induced cardiomyopathy can occur at heart rate < 200 bpm
	Digoxin, sotalol, or flecainide	I /C	
MAT	Flecainide or sotalol		
AET	Flecainide, sotolol, or amiodarone	I /C	Consider delivery if near term
PJRT	Dexamethasone	I /C	
JET		Ⅱ b/C	
JET caused by SSA/SSB			

From Donofrio MT, Moon-Grady AJ, Hornberger LK, et al., American Heart Association Adults With Congenital Heart Disease Joint Committee of the Council on Cardiovascular Disease in the Young and Council on Clinical Cardiology, Council on Cardiovascular Surgery and Anesthesia, and Council on Cardiovascular and Stroke Nursing. Diagnosis and treatment of fetal cardiac disease: A scientific statement from the American Heart Association. Circulation. 2014;129:2183–2242 (29).

AET, atrial ectopic tachycardia; AF, atrial fibrillation; AV, atrioventricular; COR, classification of recommendation; FHR, fetal heart rate; fMCG, fetal magnetocardiogram; JET, junctional ectopic tachycardia; LOE, level of evidence; LQTS, long-QT syndrome; MAT, multifocal atrial tachycardia; MCA, middle cerebral artery; OB, obstetrician; PJRT, persistent junctional reciprocating tachycardia; SVT, supraventricular tachycardia; VT, ventricular tachycardia.

在任何患有先天性心脏病的胎儿或儿童中进行遗传评估。

鉴于其与圆锥动脉病变的密切关联，必须特别注意22q11.2缺失综合征（表5-2）。22q11.2缺失综合征根据冠状动脉粥样硬化性心脏病的特征而变化很大，范围从＜5%的右心室双出口至高达89%的中断主动脉弓和室间隔缺损。因此，除肺源性血流源、弓形解剖和拱门侧面之外，记录病变是至关重要的，以便能够最好地帮助受到圆锥动脉先天性心脏病影响的胎儿家庭。

当注意到室间隔缺损时，也必须考虑遗传性疾病。一项研究报道指出，在患有室间隔缺损的胎儿中，46%存在基因异常[146]。值得注意的是，除了一个存在颈项透明层异常的遗传异常胎儿，其他所有都存在异倍体高风险或存在已知的心外缺陷。当分为有或没有危险因素时，2.5%没有上述因素的人存在遗传异常，而有危险因素者有58%存在遗传疾病。另一篇论文显示了类似的发现，只有1.2%的患有室间隔缺损但没有遗传疾病[148]。

特定类型的室间隔缺损显著增加遗传病的风险。例如，如果看到膜周入口型室间隔缺损，必须确保这不是一个完整的房室隔缺损，因为这将几乎50%是唐氏综合征的风险。如果排列不齐型室间隔缺损与肺动脉狭窄以及或者与右主动脉弓相关，则22q缺失综合征的风险大幅增加至高达25%。如果多发性骨髓瘤伴有室间隔缺损，13或18三体综合征的风险非常高。值得注意的是，目前只有少数先天性心脏病可归因于遗传病。

表 5-4 Antiarrhythmic Drugs

Drug	Therapeutic Maternal Dose Range	Therapeutic Level and Effect	Toxicity
Digoxin	LD: 1,200–1,500 mg/24 h IV, divided every 8 h MD: 375–750 mg/d divided every 8–12 h PO (Fetal intramuscular dose: 88 μg/kg q12h, repeat 2 times)	0.7–2.0 ng/mL Nausea, fatigue, loss of appetite, sinus bradycardia, first-degree AV block, rare nocturnal Wenckebach AV block	Nausea/vomiting +++, sinus bradyarrhythmia or AV block +++, proarrhythmia Fetal intramuscular: sciatic nerve injury or skin laceration from injection
Flecainide	160–480 mg/d divided every 8–12 h PO	0.2–1.0 μg/mL, Mild P and QRS widening, first-degree AV block, QTc ≤ 0.48 s, headache	Visual/CNS symptoms, BBB, QTc ≥ 0.48 s, maternal/fetal proarrhythmia
Sotalol	160–480 mg/d divided every 8–12 h PO	Levels not monitored Bradycardia, first-degree AV block, P and QRS widening, QTc ≤ 0.48 s	Nausea/vomiting, dizziness, QTc ≥ 0.48 s, fatigue, BBB, maternal/fetal proarrhythmia
Amiodarone	LD: 1,800–2,400 mg/d divided every 6 h for 48 h PO; lower (800–1200 mg PO) if prior drug therapy MD: 200–600 mg/d PO Consider discontinuation of drug and transition to another agent once rhythm is converted or hydrops has resolved.	0.7–2.8 μg/mL Maternal/fetal sinus bradycardia, decreased appetite, first-degree AV block, P and QRS widening, QTc ≤ 0.48 s	Nausea/vomiting ++, thyroid dysfunction ++, photosensitivity rash, thrombocytopenia, BBB, QTc ≥ 0.48 s, maternal/fetal proarrhythmia, fetal torsades with LQTS, fetal goiter, neurodevelopmental concerns
Propranolol	60–320 mg/d divided every 6 h PO	25–140 ng/mL First-degree AV block, bradycardia, increased uterine tone	Fatigue, bradycardia +++, hypotension+++, AV block, fetal growth restriction, increased uterine tone
Lidocaine	LD: 1–1.5 mg/kg IV followed by infusion of 1–4 mg/min	1.5–5 μg/mL	Nausea/vomiting ++, CNS symptoms, proarrhythmia
Mexiletine	600–900 mg/day divided every 8 h PO	0.5–2 μg/mL	Nausea/vomiting ++, CNS symptoms, proarrhythmia
Magnesium sulfate	LD: 2–6 g IV over 20 min followed by 1–2 g/h Treatment for > 48 h is not recommended but redosing may be considered if VT recurs	< 6 mEq / L Monitor patellar reflex	Fatigue, CNS symptoms, STOP for loss of patellar reflex and/or levels of > 6 mEq/L Levels > 5 mEq/L associated with maternal changes on ECG and proarrhythmia

From Donofrio MT, Moon-Grady AJ, Hornberger LK, et al., American Heart Association Adults With Congenital Heart Disease Joint Committee of the Council on Cardiovascular Disease in the Young and Council on Clinical Cardiology, Council on Cardiovascular Surgery and Anesthesia, and Council on Cardiovascular and Stroke Nursing. Diagnosis and treatment of fetal cardiac disease: A scientific statement from the American Heart Association. Circulation. 2014;129:2183–2242 (29).

Proarrhythmia means worsening of an arrhythmia as the result of treatment.

AV, atrioventricular block; BBB, bundle-branch block; CNS, central nervous system; ECG, electrocardiogram; IV, intravenously; LD, loading dose; LQTS, long QT syndrome; MD, maintenance dose; PO, orally; VT, ventricular tachyarrhythmia; and +++, very common; ++, common; +, occasional.

十三、胎儿心脏介入治疗

胎儿心脏介入是有吸引力的，因为有可能在保护性母体环境中阻止心血管疾病的进展[202]。早在 1975 年就曾描述过胎儿心脏介入治疗，当时孕妇使用普萘洛尔治疗胎儿心动过速[343]。1986 年对胎儿完全性心脏传导阻滞进行了描述[344]。目前的胎儿心脏介入通常可分为三类：①药物介入治疗；②基于超声的微创介入治疗；③侵入性介入手术。

（一）药物介入治疗

经胎盘药物治疗胎儿心律失常已被使用了几十年，并在本章的胎儿心律失常中进行了更详细的讨论。尽管已经描述了直接的羊膜腔灌注，但其通常通过口服或静脉途径给予母体。目前仍在研究中的较少描述的治疗方法包括给予地高辛治疗胎儿心力衰竭，吲哚美辛以限制或封堵 Ebstein 畸形或三尖瓣异常增生时的动脉导管未闭，以及向患有左心发育不良的胎儿母体给予氧气[138,226,238,345,346]。母体氧合的主旨是增加母体氧输送，使得胎儿肺血管阻力下降，进而肺静脉回流到胎儿左心[116,124]。为了诊断的目的，已将母体过度氧合应用于临床，以帮助预测胎儿 HLHS 和高度限制性或完整的房间隔胎儿产后失代偿[226]。慢性孕妇的过氧化作用也被描述为胎儿左心发育不良的治疗[345]。

（二）基于超声的微创介入治疗

高强度聚焦超声（high intensity focused ultra sound，HIFU）是一种非侵入性手术，它使用外部超声波，可通过实体组织传播并聚焦在体内以破坏深部靶组织[347]。在人类胎儿中，HIFU 已被用于实验性治疗 TRAP 序列[347]。HIFU 尚未被用于人类胎儿先天性心脏病，但是在家兔中用 HIFU 成功制造房间隔缺损引发这样的问题：这是否可能是一种用于限制性房间隔的 HLHS 的治疗[348]。

（三）侵入性介入手术

除了药物干预外，目前最常见的胎儿心脏介入是基于导管。尽管在单独报道中描述了"开放式"胎儿心脏手术，但这种方法的实用性和有效性尚不明确[202,344]。大多数描述的以导管为基础的介入治疗是用于胎儿主动脉狭窄的主动脉瓣成形术，伴限制性或完整房间隔的 HLHS 的房间隔缺损介入术及肺瓣膜成形术。

严重的主动脉狭窄已被证明在子宫内进展为 HLHS[214-216]。这一观察导致了胎儿主动脉瓣成形术的尝试，以允许更多的血流穿过主动脉瓣，促进前向血流量通过心脏左侧，并阻止其进展为 HLHS[200,349-353]。尽管胎儿主动脉瓣膜成形术最初仅在少数几个中心进行，但现在已经在全球范围内进行，尽管中心之间的体积变化很大[354,355]。据报道，主动脉瓣膜成形术后胎儿死亡发生率为 11%~20%[349,350,355]。虽然有报道表明胎儿主动脉瓣成形术显著提高了最终发生双心室修复的可能性，但患者仍然几乎普遍需要增加产后干预措施，并且迄今为止尚未有明确的生存益处[349,354,355]。然而，干预组与非干预组之间的比较由于患者和中心的广泛差异至今不理想。干预标准已经提出，以优化成功干预和最终双腔循环的机会[112]。这些包括明确的主动脉狭窄（对比主动脉闭锁），左心室长轴 Z 评分＞ -2，以及以下≥ 4 项：左心室长轴 Z 评分＞ 0；左心室短轴 Z 评分＞ 0；主动脉瓣环 Z 评分＞ -3.5；二尖瓣环 Z 评分＞ -2；二尖瓣反流或主动脉狭窄最大收缩梯度≥ 20mm Hg。有证据表明，有双心室循环的胎儿主动脉瓣成形术后存活者的长期死亡率低于单心室缓解的患者[349]。

胎儿房间隔造口术和（或）心房支架置入术适用于伴高度受限或完整房间隔的 HLHS[222,353,355-357]。与胎儿主动脉瓣成形术相反，这种治疗的目的是减少宫内肺血管床的肌化，并防止出生后不久发生的新生儿失代偿以及这些婴儿的高死亡率[356]。有报道显示胎儿房间隔介入治疗是可行的，尽管它在技术上具有挑战性，并且通常与并发症有关，已在几个中心开展[355,358]。由于预测哪些胎儿最终会有严重的限制并不完善，因此显著的益处很难证明，并且迄今尚未进行随机试验[355,358]。

用于治疗严重肺动脉狭窄或具有完整的室

间隔的膜性肺动脉闭锁的肺动脉瓣成形术，已经被提出作为预防进展至单心室生理学的治疗[200]。技术上的成功和积极的成果已经在小系列中报道[200,352,353,355,359,360]。鉴于预测那些患有肺动脉闭锁或严重肺动脉瓣狭窄伴完整室间隔的胎儿最终将有单心室解剖结构的数目小、预测模型不同，以及没有统一的干预标准，胎儿肺动脉瓣成形术的好处仍然需要进一步研究[195,198,361]。

十四、新型胎儿成像模式

（一）胎儿心脏磁共振成像

心脏 MRI 是一种公认的精确评估儿童和成人心血管系统结构、功能和血流的方法。尽管如此，胎儿心脏 MRI 仅在最近的实验设计中被描述。固有的小尺寸，快速的心率，不可预知的运动，以及无法获得伴随胎儿心脏成像的 ECG 信号，对心脏 MRI 提供了一个重大挑战，心脏 MRI 通常依赖于静止的患者以及对心脏周期进行成像的能力，以提供足够的空间和时间分辨率的图像。另一方面，MRI 不受胎儿位置、母体身体习性或其他声学成像局限性的限制。胎儿心脏 MRI 的早期工作主要集中在涡轮自旋回波序列上，旨在识别胎儿心脏结构而不能产生电影图像[362,363]。最近，稳定的自由进动成像，成人和儿童心脏 MRI 的工作已被应用于没有心脏门控的胎儿[364-366]。尽管可以生成心脏图像，但这种技术受限于低分辨率和无法量化血流，这是心脏 MRI 的关键组成部分。在胎儿心脏门控的各种方法已被采用，包括利用超声信号进行心脏定位时，基于胎儿心脏 MRI 期间采集的数据进行自门控，以及度量优化门控，最近开发的回顾性心脏门控方法[367-369]。度量优化门控涉及收集综合门控，通过采样数据，从错误数据中量化产生伪像，并调整定时直到图像度量被优化，迭代地重复该过程直到图像被彻底优化[369]。该方法已被用于建立高质量的胎儿心脏电影图像，并对正常胎儿和病理胎儿心脏的血流进行量化，并且代表了执行胎儿心脏 MRI 最有效的方法[54,370,371]。尽管有效，但处理速度，技术可用性和胎儿活动限制了此时度量优化门控的临床实用性。

（二）心肌变形成像

心肌变形成像是超声心动图领域相对较新的技术。区域应变（ε）代表由施加力引起的心肌节段长度（L）的分数变化[372]。

$$\varepsilon = \frac{L-L_0}{L_0} = \frac{\Delta L}{L_0}$$

应变率代表心肌变形率（应变单位时间）。在纵向、周向和径向维度上，定向的心室肌纤维的离散层在心动周期中发挥特定作用。通过追踪整个心动周期中自然声学标记的运动，计算应变和应变率[373,374]。这种方法克服了询问角度的偏差，这对胎儿心脏成像非常有吸引力。此外，收缩功能障碍的标准测量方法能预测晚期胎儿心血管疾病，因此对收缩性吸引力降低做出更敏感的衡量。然而，为了减少整个心动周期的欠采样，需要最佳的时间分辨率（高帧率）和最佳的空间分辨率[375,376]。胎儿心脏质量小和心率快引起胎儿心肌变形成像重现性的问题。尽管存在这些担忧，但多个研究报道成功地追踪了胎儿心脏，并报道了不同胎龄的正常应变和应变率值[377-383]。

在过去几年中，研究正常胎儿与冠状动脉粥样硬化性心脏病[384-388]、孕产妇糖尿病[389,390]、生长受限[391]和双胎输血综合征[392]患者之间的心肌变形值的差异。虽然目前对心脏变形的重现性和实际增加的临床益处的担忧限制了其临床应用，但它是用于评估胎儿心脏功能有前景的技术。

十五、家长咨询

家长咨询是胎儿心脏病专家的重要组成部分，需要时间、技能、同情心和同理心[31,393,394]。提供咨询的多学科小组的其他成员可以包括外科医生、介入心脏病学家、遗传咨询师、母婴医学专家、新生儿科医生、护士协调员、社会工作者和财务顾问。标准化的方法和协调可能有助于确保讨论的所有基本要素。然而，了解准妈妈及其家人的多元化教育背景，并适当调整咨询语言也很重要。胎儿心脏病专家必须进一步衡量持续理解的水平并相应地改变咨询。震惊和悲伤的家庭可能会发现最初不可能吸收所有的信息，胎儿心脏病专家应该期望重申，重新解释或通过一系列的协商扩大讨论[393]。应该认识到胎儿咨询之前、期间和之后的父母压力和焦虑水平的增加[25,395]。产前诊断先天性心脏病的准妈妈有显著的抑郁（22%）和创伤应激（39%）[396]。随着时间的推移，寻找更有效的方法来缓解母亲的压力对母亲和孩子都很重要。已发现孕期母亲的压力会影响体细胞生长、心血管健康和神经认知发育[396-400]。

图表或图画、视频或心脏模型对于咨询来说是有效的视觉帮助。回顾正常的胎儿心脏解剖和血流量，然后过渡到产后循环与预计自发性闭合的动脉导管未闭和卵圆孔未闭，对于为大多数家庭的设定阶段和提供背景非常有用。如果胎儿畸形是心律失常，则应包括正常传导系统。关于心脏病变或发现的讨论必须清楚和坦率地描述解剖学和生理学。将异常与正常结果进行比较通常是有帮助的。应向家庭提供书面诊断和图表或图样。如果由于胎龄或有限声窗而使诊断存在不确定性，则应予以确认。应解释在妊娠剩余时间内连续胎儿心脏评估的效用和需求。在妊娠过程中，疾病过程的改变或演变的可能性及其影响（例如发生HLHS或房室隔缺损中的房室瓣反流恶化）对于讨论很重要。任何在子宫内死亡的风险应该讨论，像需要讨论任何在子宫内的医疗或手术干预和可能的结果。如果这是一种可能的选择，应该讨论终止妊娠的问题，同时小心避免对咨询员施加任何个人偏见[393,401]。同样重要的是，由于胎儿血流动力学和胎儿扫描的分辨率，胎儿超声心动图可能不会排除一些缺陷，包括房间隔或室间隔的小缺陷、二尖瓣或其他轻度解剖瓣异常，可能的局部异常肺静脉回流以及主动脉缩窄。

医疗、导管和手术治疗的选择是咨询的组成部分。胎儿心脏病专家应回顾干预措施的类型和时间以及成功的可能性。对于胎儿心脏病专家来说，了解他们当地的体制和国家也是非常重要的。如果新生儿心脏手术或导管介入术显然是必要的，那么与先天性心脏外科医生或介入心脏病专家进

行产前咨询可能是有价值的。预测出生后住院时间对家庭计划照顾儿童和其他生活必需品非常有帮助。如果不介入治疗和姑息治疗对于婴儿来说是一个适当的选择，应该提供这种服务，并且由姑息治疗提供者和顾问安排支持。

应该讨论心脏异常的原因以及胎儿遗传和其他相关异常的风险。遗传咨询应该是现成的。家庭应尽可能放心并减轻因为他们在心脏异常的发展中有潜在的内疚感。

家长想了解孩子的短期、中期和长期结局，包括生存率和生活质量[25,393]。想了解参与运动和体力培养的潜力以及学校表现的局限性[25]。因此，讨论最新关于可能的身体限制和其他重大健康问题的最新信息是很重要的。应该传授关于先天性心脏病儿童神经发育结果的发展变化[402-405]。讨论如何通过早期转诊进行神经发育评估来最大限度地发挥每个孩子的个体潜能，从而识别异常情况并尽早开始干预措施。然而，鉴于许多类型的先天性心脏病缺乏长期随访，新的创新治疗模式的可能性以及结果的广泛变异性，因此强调我们对每个儿童的预测不明确也很重要。许多家庭转向互联网了解有关孩子心脏异常的更多信息；因此，建议预先筛选有价值的网站是非常有用的[393,406]。为准父母提供合适的支持小组的联系信息可促进与幸存者家属的联系，提供必要的背景和经验，并减轻孤立感。

产前诊断心脏异常的一个重要益处是提供信息以优化分娩时机和地点。这些建议应在咨询期间与产科医生讨论。在患有先天性心脏病的婴儿中，妊娠期每周的产后结局得到进一步改善，累计达39周[407-409]。因此，除非对胎儿健康或产妇健康有重大疑虑，否则不建议在妊娠39周之前进行选择性分娩。对于有严重心脏缺陷的婴儿，推荐在心脏中心或其附近进行分娩，以提供所需的内科和外科手术治疗，因为这已被证明可改善新生儿状况和手术结局[30,42,410-412]。从心血管的角度来看，绝大多数患有先天性心脏病的婴儿可以阴道分娩。然而，在经产妇中进行不容乐观的胎儿评估的剖宫产率显著提高[412]。针对心脏病新生儿

制定了风险分层分娩计划[413-415]。应该预期和组织对前列腺素或任何紧急导管或手术干预的需求。许多婴儿平稳过渡到产后循环，即使是那些必须开始前列腺素治疗的婴儿。然而，产房专业护理应该在最有可能与早期血流动力学损害与胎盘循环分离相关的那些条件下提供，包括伴有卵圆孔未闭限制的大动脉转位或 HLHS、伴有心力衰竭或积液的持续性胎儿心动过速、伴有低心室率、水肿或心功能不全的房室传导阻滞、TAPVR 梗阻，严重 Ebstein 畸形，以及缺乏肺动脉瓣和严重气道阻塞的法洛四联症[29]。

致谢

非常感谢已故的 Dr. Charles S. Kleinman 博士鼓励我们不断提高对胎儿心血管系统的理解。感谢 RDCS 的 Lacey Schoppe 和 RDCS 的 Magnolia Nguyen 对胎儿超声心动图的热情和高标准以及为本章视频剪辑的准备。

第二篇 心血管系统的结构与功能

Structure and Function of the Cardiovascular System

第 6 章　心脏解剖和心脏标本的检查	/ 186
第 7 章　心血管异常的分类和术语	/ 220
第 8 章　心血管生理学	/ 245

第 6 章
心脏解剖和心脏标本的检查
Cardiac Anatomy and Examination of Cardiac Specimens

Joseph J. Maleszewski　William D. Edwards　著
李晓惠　译

对心脏解剖的基本了解是诊断儿科心脏病的基石,也是正确解释临床心血管影像的前提。本章将分节介绍心脏解剖学,重点是比较右侧和左侧结构的类似之处。尽管使用了标准和普遍接受的解剖学术语,但在括号中也提供了英语化的形式,例如终末端(界嵴)。

一、纵隔

(一)特色概述

作为中间结构,为了保证它们的胚胎起源,心脏和大血管在纵隔腔内占据着胸腔。纵隔的解剖边界如下所示。

1. 前面是胸骨和相邻的肋骨。
2. 后面是脊柱和与其相邻的肋骨。
3. 侧面是胸膜壁层的内侧。
4. 最上面与第一肋骨相平。
5. 最下面是膈。

纵隔又分为四个区域(图 6-1),心脏、主动脉弓和降主动脉分别位于中间、上、后区。纵隔内还有食管、气管、左主支气管、胸腺、淋巴结、自主神经、胸导管和小血管(包括支气管、食管、奇静脉和半奇静脉)。

(二)心脏尺寸

心脏相对于胸腔的大小随年龄而变化,影像学上新生儿的正常心胸比例≤60%,儿童和成人的比例则≤50%(图 6-2)。然而,这些比率只适用全吸气和全呼气,这在新生儿和婴儿中可能很难达到。胸部 X 线检查对大血管的确切评估也会受到上部胸腺的阻碍。

心脏大小也与身体大小成正比,与身体表面积和体重的关系比与身高的关系更好。在身体状况良好的运动员中,心脏肥大的体重可能接近或略超过正常的上限。心脏的重量也因性别而异,在婴儿和儿童时期,女孩的心脏重量大于男孩。然而,当体重达到 25kg 的时候,男女之间的心脏重量差不多,超过 35kg 的体重,男孩的心脏重量比女孩的要多 10%[1]。这一趋势延续到成年,随着体重的增加,从 70kg 的 15% 增加到 100kg 的 20%、150kg 的 25%[2]。

一般来说,人类正常的心脏大约只有拳头大

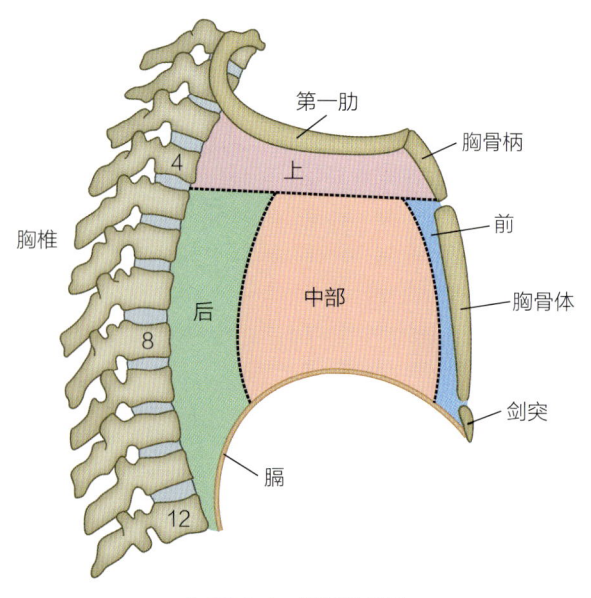

▲ 图 6-1　纵隔示意图
从右侧面看,纵隔有四个区

第二篇 心血管系统的结构与功能
第 6 章 心脏解剖和心脏标本的检查

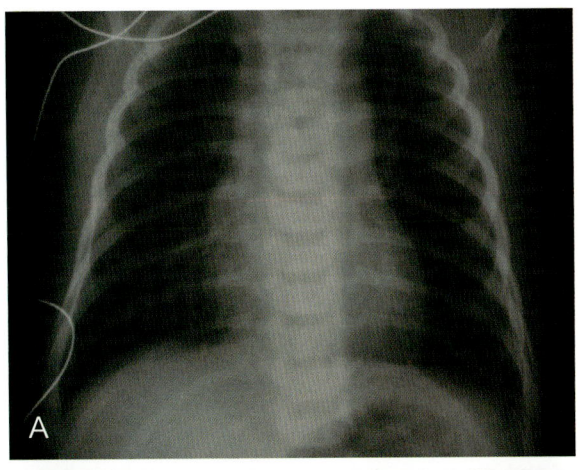

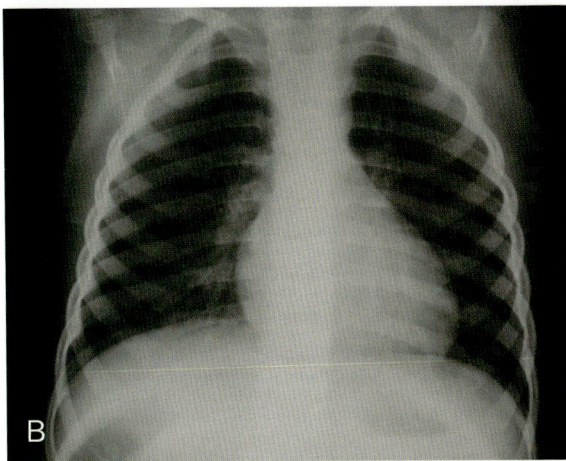

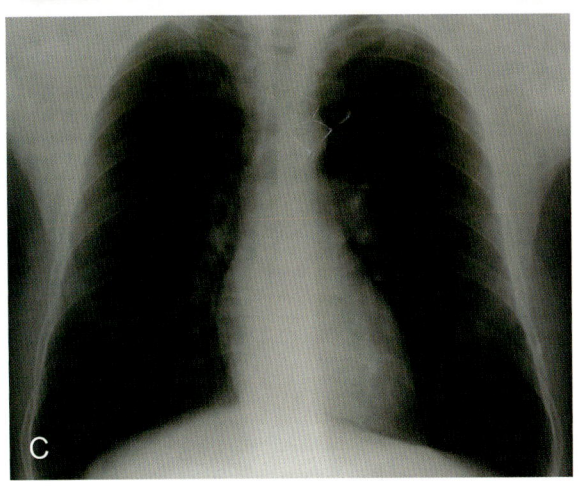

▲ 图 6-2 心胸比率
心脏轮廓的相对大小随年龄而变化
A.2 日龄新生儿；B.3 岁儿童；C.31 岁的男人

小。在这方面，重要的是要强调心脏大小应该与患者的拳头大小相似，而不是检查者的拳头大小。当一个人在看心脏的影像时，应该考虑患者的心脏大小，这个明显的事实很容易被遗忘。

（三）心脏的位置

在纵隔内，心尖通常指向左、前、下，这就构成了左心内膜。在新生儿中，顶端的方向比儿童或成人更水平。

然而，一旦心脏从胸腔中取出，无论是在尸检中还是在技术上通过将图像投影到视频监视器上，心脏外的参考点就会丢失，定位变得非常模糊。传统上，心脏标本的照片都是心尖向下的，心脏的超声心动图四腔图像也经常可以简单投影。但结果是，关于心腔和瓣膜的真正解剖位置出现了混淆。

二、心包

（一）一般特点

心包覆盖心脏作为心外膜，并将其包裹在心包腔内，就像一个充满液体的气球盖住了一个拳头。在两层之间的心包腔内充满浆液性心包液（≤ 25ml 成人），其用于润滑心脏和允许其在胸部相对无摩擦的运动。此外，心包壁限制了心脏的舒张尺寸。

（二）心脏壁

顶侧心包是一种坚硬、瓶状的囊状物，围绕着心脏并沿着大血管附着，因此升主动脉和肺动脉在心包内（图 6-3A）。同样，上腔静脉的末端 2～4cm 也位于心包内，肺静脉和下腔静脉的长度也较短。

对于肺静脉连接完全异常的患者，肺静脉汇合位于心脏后方的心包内。相比之下，左、右肺动脉和动脉导管是心包外结构，仅局限于这些血管的外科手术不需要将心包切开。

顶侧的心包由外层纤维层和内层间皮细胞浆液层组成，胶原纤维层在成人中的厚度 ≤ 1ml，它的外表面通常也含有大量的脂肪组织，特别是在横膈膜附近，这些脂肪组织可以引起心包明显的增厚，有助于影像学清楚地看到心脏轮廓。

因为心包的纤维层含有少量的弹性组织，因而不能剧烈扩张。因此，在成人中迅速积聚仅 200ml 的心包液就会产生心脏压塞的血流动力学特征。然而，在心脏慢性扩张时，如正常的身体生长或心脏扩张时，心包壁的伸展和生长确实可以适应心脏体积的增加。这样的增长能够容纳＞1L慢性心包积液。

（三）心外膜

心外膜，覆盖着心脏和大血管的心包内侧部分。它由间皮细胞、皮下脂肪组织、冠状动脉和心脏表面的神经组成。脂肪组织多聚集在房室、室间和房间沟（sulci）以及沿着右心室和冠状动脉分支的锐缘。显著的脂肪覆盖了在主动脉以及心房附件之间的冠状动脉起源。随着年龄的增长，心外膜脂肪含量增加，并可能浸润到房间隔，尤其是在卵圆窝边缘。

因为心脏在心室舒张期必须适应扩张和收缩，正常的心包没有密集的纤维成分。即使如此，它有较高的机械强度，如下事实证明：冠状动脉介入后的冠状动脉穿孔，会导致冠状动脉血压升高，从而使心包破裂。

（四）心包反射

顶层和内脏层之间的连接沿着大血管发生，称为心包反射。这一部分涉及大静脉形成斜窦，沿着左心房的后侧面形成一个死胡同（呈倒 U 形）。在上外侧大动脉和后下侧的心房壁之间，是一个隧道状的结构，即横向窦（图 6-3B）。在附近，Marshall 韧带代表了左上腔静脉的胚胎残余。

在肺动脉闭锁的外科手术进行时，如果存在发育不全或闭锁主肺动脉的残余，它将沿着升主动脉并在横窦的前上侧。相反地，持续的左上腔静脉会在横窦后的左肺动脉周围。

在前心包切开术后，通常会出现纤维性心包炎，并伴有摩擦。随着愈合的发生，纤维蛋白被纤维血管肉芽组织所取代。因为每一次心跳的时候小血管都被顶层和脏层之间的反复接触所侵蚀，从而导致血液渗出。由于这个原因，心包通常在术后保持开放状态，这样积存的血液或液体就可以被排到胸膜的一个腔中，并通过胸导管引出。

然而，在几天内，粗糙和发炎的表面通常开始附着在上位的胸骨上，有效地关闭心包。当这种情况发生时，从心包表面渗出的血液会导致术后心脏压塞发生的风险。此外，在仰卧位患者中，斜窦内局部聚集的血液可产生孤立的左心房压塞，通过床旁超声心动图可以很容易地检测到。

随着时间的推移，纤维性渗出物的组织常常导致在心包壁和心外膜之间形成弥漫性的纤维粘连，尽管进展到心包缩窄是罕见的。然而，纤维粘连可能通过掩盖心外膜冠状动脉的位置，或在游离解剖时，通过在肝素化的患者引起明显的术中出血而增加随后心脏手术的风险。

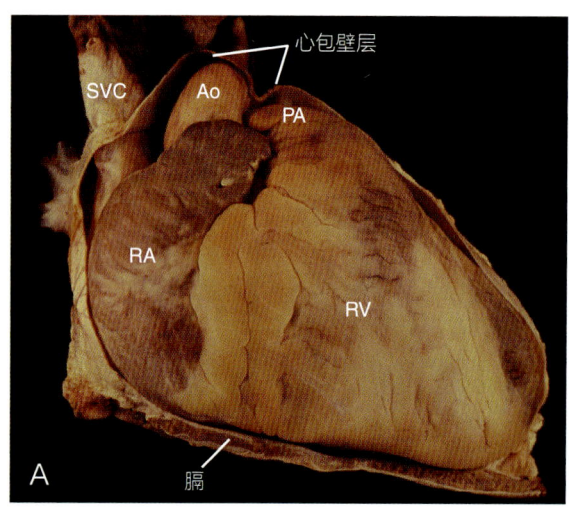 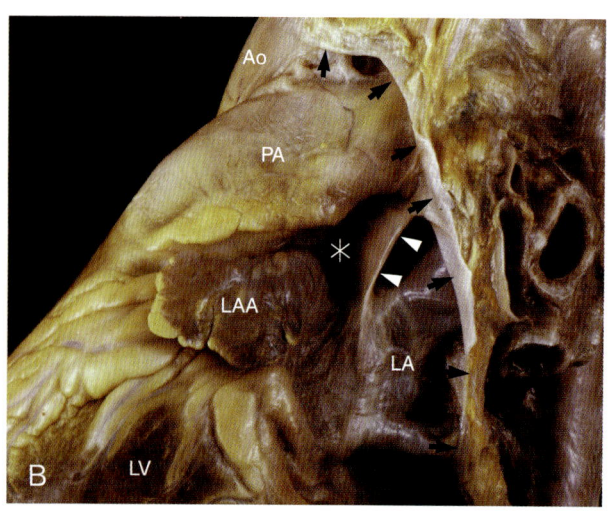

▲ 图 6-3 壁层

A. 取下顶端心包前部，可见大血管在心包内的位置；B. 切除大部分顶端心包壁后，可见 Marshall 韧带（箭头）和横窦（*）（左侧面图）（缩写见附录 6-1）

三、心脏外形

（一）一般特征

房室槽（沟）定义了心脏底部的平面，它包含四个主要的心脏瓣膜。室间沟的前侧和下侧是室间隔的平面。从外部看，两个心室的大小相似，心房明显比心室小，尽管四腔容积都是相似的。沿着心脏表面，左右旋支冠状动脉分别沿着右、左室间沟走行，左前、后降支冠状动脉分别沿着前、下室沟走行。因此，仅通过外部检查，外科医生和病理学家就可以评估冠状动脉的位置以及是否存在发育不全或扩张的心腔。

（二）心脏轴的特点

心室大致呈圆锥形，有一个基底（在心脏的底部）和一个顶点。两个心室的轴沿左、前、下，两个方向大致平行。然而，在交叉的心脏中，心室顶端的方向是交叉的，通常是垂直的。

因为左心尖的长度通常大于右心尖，所以左心尖通常形成心脏的真正心尖。然而，当左心室发育不全或右心室扩张时，右心室可能形成心尖。很少有室间沟也是深沟的心尖和结果出现一个裂成两半的顶点。

心尖通常位于左锁骨中线的第四或第五肋间隙。临床上，最大搏动点通常对应于左心室的前间隔区，而不是真正的心尖。

（三）心脏的外部标志

右心室前部和下部室壁之间的连接处形成一个锐角，它的基础部分勾勒出心脏的右肩。类似地，左心室的圆形侧壁形成一个模糊的钝边，它的基面代表心脏的左肩。因此，供应该区域的冠状动脉被称为弯曲动脉的钝边缘分支。沿心脏的下（膈）面，房室间沟形成一个十字形的交汇点，称为心脏的关键点。

（四）心腔和大血管

要正确解释各种心脏影像学模式，不仅要了解心脏腔室和大血管的正常大小和形状，还要了解它们的三维位置（图 6-4）。在这方面，只有右心房的解剖学名称是正确的。它是一个真正的右侧腔，而左心房位于中线后方，并不是一个左侧结构。心房结构虽然不明显，但心房的位置略高于心室。在位置上，主动脉在后部、下部和主动脉弓的右侧升出肺动脉。在先天性心脏畸形患者中，心脏和大血管的相对大小和位置可能与正常情况有很大差异。

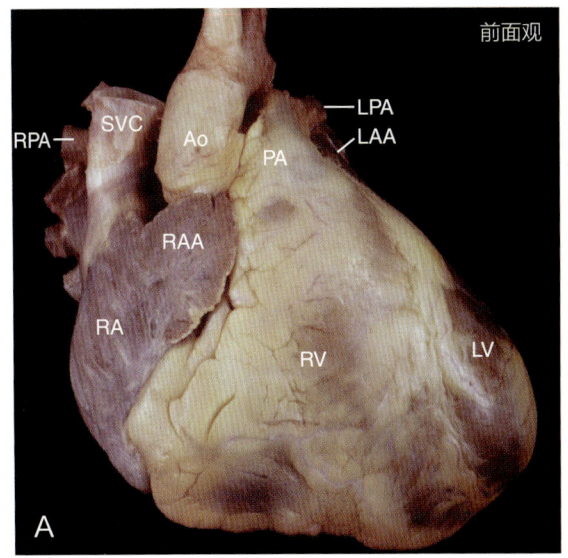 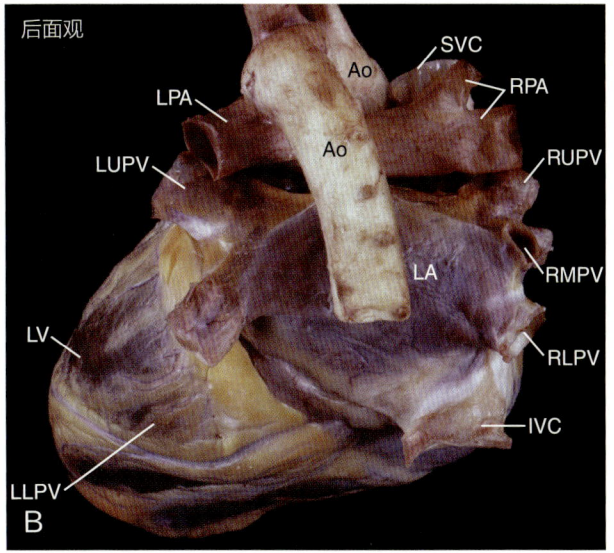

▲ 图 6-4 体外心脏解剖
A 和 B. 心脏和大血管前面观和后面观

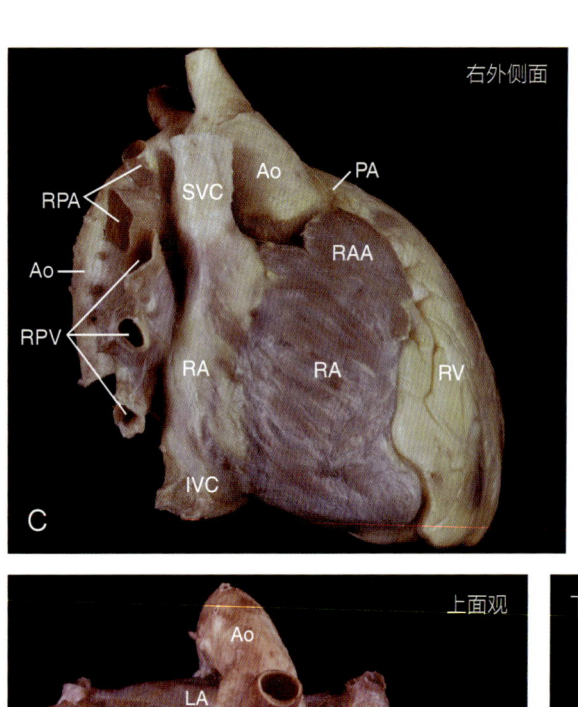
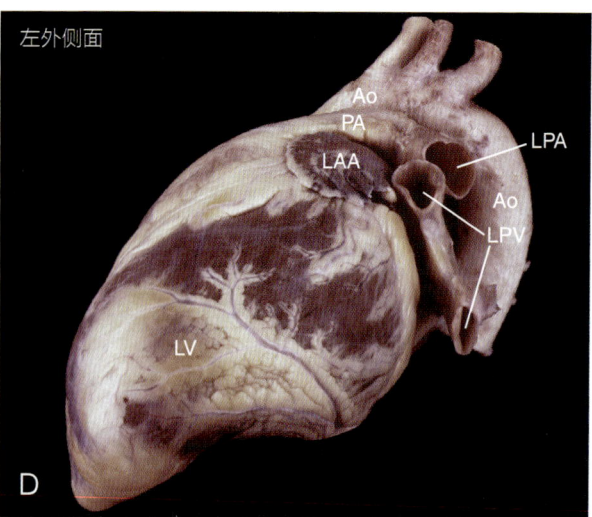
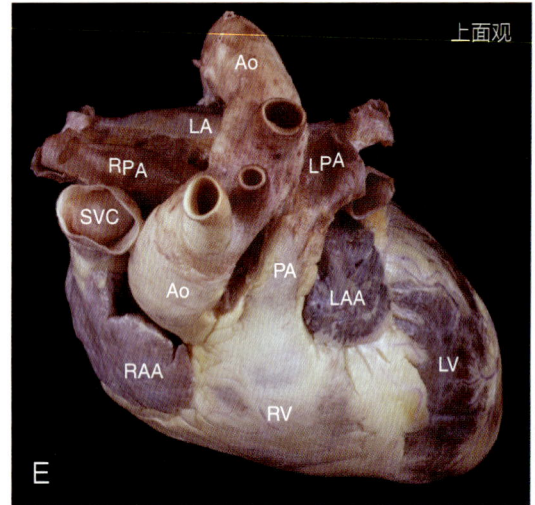
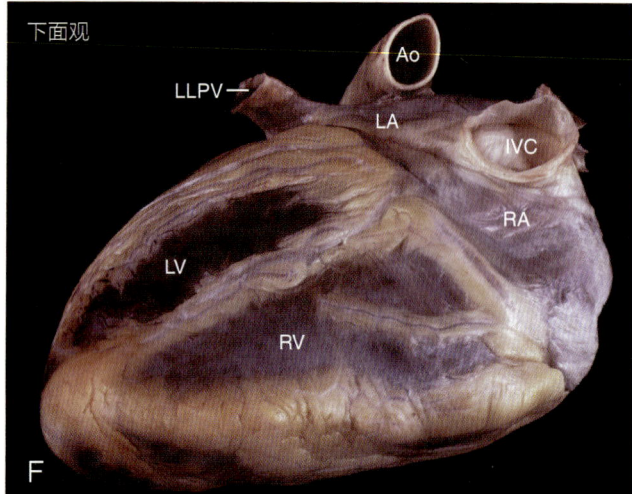
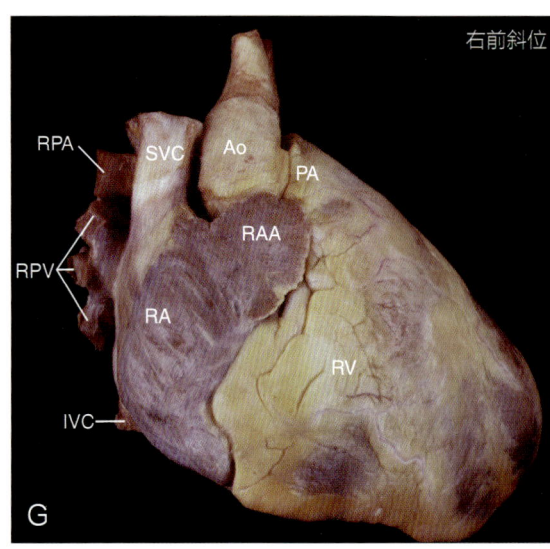
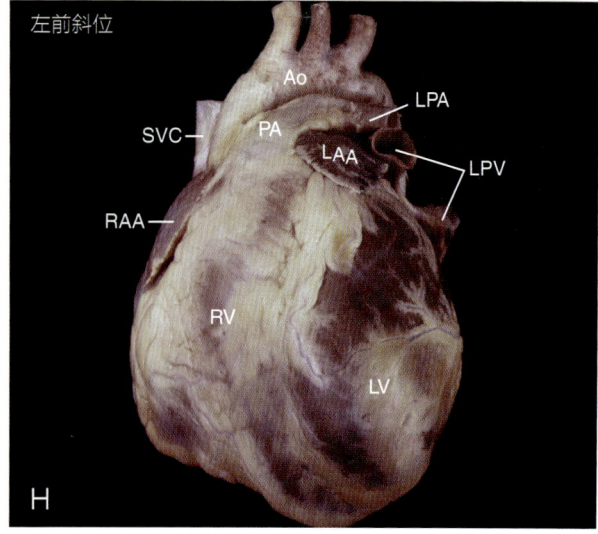

▲ 图 6-4（续） 体外心脏解剖

C 至 H. 心脏和大血管从右外侧（C）、左外侧（D）、上（E）、下（F）、右前斜（G）、左前斜（H）的解剖角度显示，每一个视角都显示（缩写见附录 6-1）

四、大静脉

(一) 上腔静脉

颈内静脉和锁骨下静脉合并形成两侧头臂静脉（或无名静脉）（图 6-5）。它们的结合处通常有静脉瓣[3]。头臂静脉在第一肋骨的水平进入纵隔，在胸锁关节后面。左头臂或无名静脉的长度是其右端部的 2～3 倍，位于主动脉弓和头臂分支上。每个无名静脉分别接受颈内静脉和锁骨下静脉，左侧也接受下甲状腺静脉。

两侧头臂静脉合并形成上腔静脉，它位于右肺动脉的前面，与升主动脉的后外侧相对。奇静脉在右支气管上悬空，而后进入上腔静脉。上腔静脉作为右侧位结构，构成了心脏正面轮廓的影像学的右上缘（图 6-6）。因为它接近右心房，所以 1/3～1/2 的长度在心包内。

右颈内静脉、右头臂静脉和上腔静脉为进入右心房和三尖瓣提供了一个短而相对直的血管内通道，可用于从右心室获得心肌活检标本。锁骨下静脉常用于放置静脉起搏器，锁骨下静脉和颈内静脉均用于插入压力监测导管。留置导管和起搏器可以被浅血栓覆盖，特别是在与血管壁接触的部位，这可能成为栓塞或感染的来源。

(二) 下腔静脉

下腔静脉从腿部、腹膜后脏器和门静脉循环接受全身静脉引流（图 6-5）。因为腹部消化系统的静脉通过肝脏排泄，摄入的物质在进入身体其他部分之前会被代谢。下腔静脉的肝上部分只有几厘米长，穿过横膈膜后连接右心房的下表面。

下腔静脉的开口由微小的新月形组织瓣——腔静脉瓣存在。尽管通常较小，这种下腔静脉的压力可以变得如此之大以致它可以产生一个双腔右心房（右侧三房心）。有趣的是，椎静脉丛并不直接连接下腔静脉。相反，它流入颅内、肋间、腰椎和外侧骶静脉，以及通过直肠静脉丛进入门静脉系统。因此，感染或转移可能通过这个血管网络传播到椎体或中枢神经系统。

(三) 冠状窦

冠状窦在左房室沟内活动，不仅接受大的心脏静脉，还接受后、中、小的心脏静脉。它流入靠近心房间隔和下腔静脉口的右心房。在预激综合征患者和左侧旁路的电生理研究中，多电极导

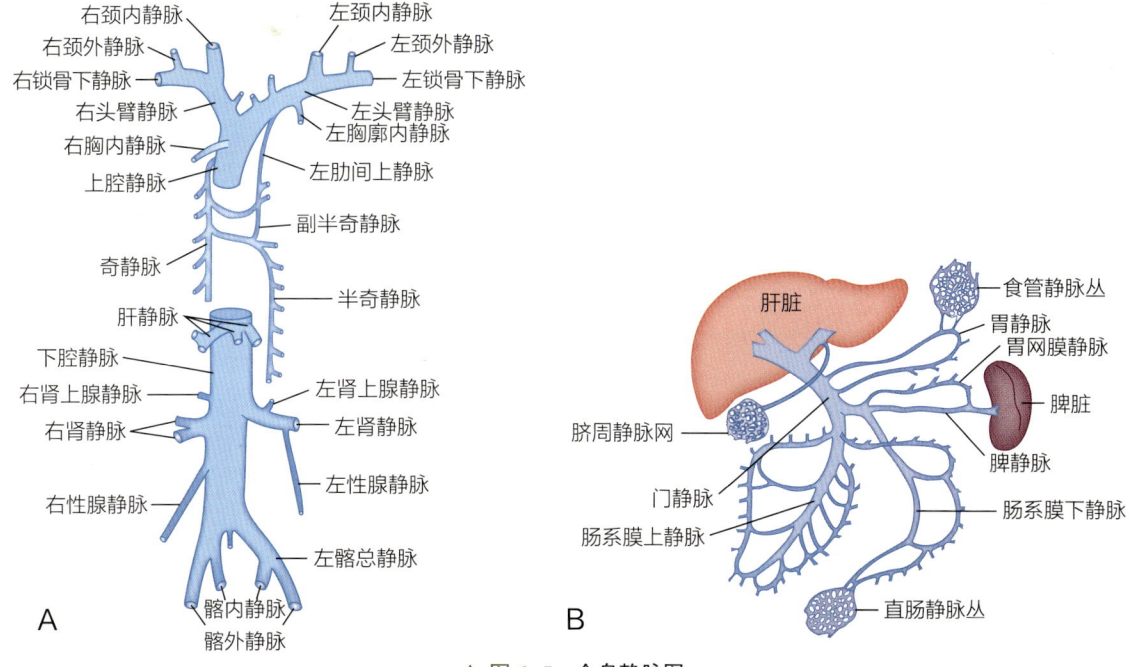

▲ 图 6-5 全身静脉图
全身静脉包括上、下腔静脉及其分支。门静脉循环引流腹部消化系统和脾脏（缩写见附录 6-1）

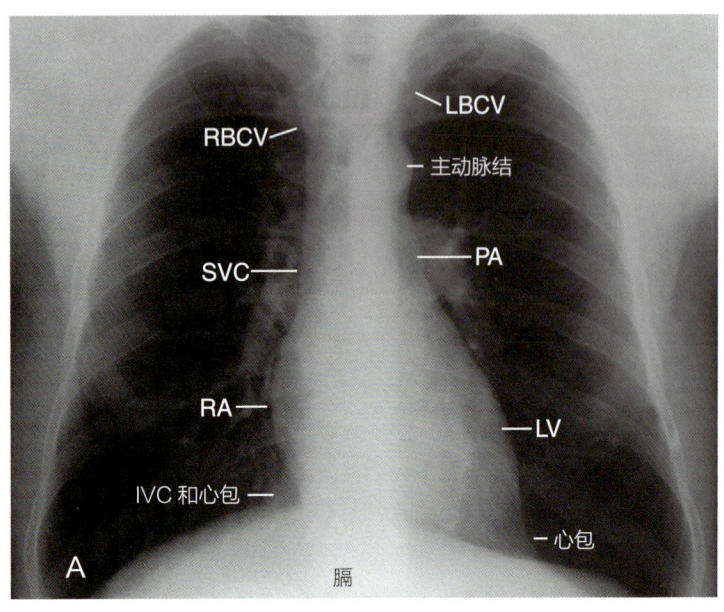
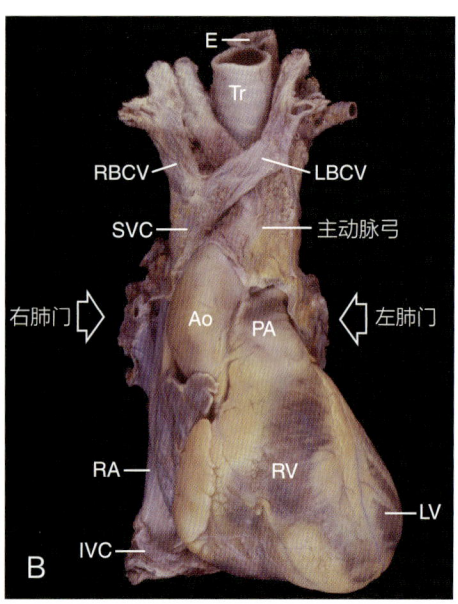

▲ 图 6-6 心脏和大血管
A. 胸部 X 线片显示心脏轮廓的边缘；B. 心脏标本的前面观，与 A 进行比较（缩写见附录 6-1）

管可定位于冠状窦和大心静脉，靠近二尖瓣环，定位异常传导通路。在心脏手术中，可将停搏液逆行注入冠状窦。

冠状窦被一个新月形的瓣膜所保护。冠状窦的瓣膜与下腔静脉连接，从这个连接处，有一个 Todaro 腱，在心内膜下移动并插入到膜状隔中。很少有冠状窦直接流入左心房，或者冠状窦口是闭锁的。

下腔静脉和冠状窦的瓣膜都来自于胚胎右静脉瓣膜。当任何一种都扩大和开放时，可以使用血管网（或网络）这个词。

（四）肺静脉

上部和下部肺静脉连接左心房后外侧。由于左心房的中线性质，右静脉的长度与左侧相似。作为一种正常的变异，来自右肺的中叶静脉可以单独进入左心房，而不是首先进入上叶静脉。在其他情况下，上肺静脉和下肺静脉，特别是来自左肺的肺静脉，可以合并和连接左心房作为一个单一的静脉。

右下肺静脉和左下肺静脉分别沿着相应的主支气管的下表面移动。与此相反，两个上部肺静脉分别位于各自支气管的前面，在肺门上，位于右侧中部和左主干动脉。因此，由于上肺静脉向前移动，肺动脉向后移动（从心脏移动到丘脑），静脉在左心房的水平后方，但在肺门的水平上位于动脉的前面。因此，由于上部肺静脉向前移动，肺动脉向后移动（从心脏移动到肝门），静脉在左心房的水平后方，但在肺门的水平上位于动脉的前面。

有趣的是，肺静脉的组成部分，在左心房的 1～3cm 内，包含的是心肌细胞而不是平滑肌细胞。因此，这些区域在心房收缩期可以起到括约肌的作用，从而减少回流到肺部的血液。这些静脉细胞也可能是心房颤动的原因。因为肺静脉通常壁薄，容易受到外部压迫，在低压下即可扩张，要么是由于固有结构，如血栓或肿瘤，要么是由于外部合成材料，如导管或外科止血包装材料。

五、心房

（一）一般特征

右心房和左心房分别接受从全身静脉系统和肺静脉系统回流的血液。它们还有内分泌功能，尤其是右心房。在右心房扩张或充血性心力衰竭的情况下，心房钠尿肽从肌细胞内的分泌颗粒中释放出来，作为心脏系统钠和体液稳态的一部分。

（二）右心房

右心房是一个右侧腔，与上腔静脉一起构成影像学心脏额侧的右侧缘（图6-6）。它接受来自两个腔静脉、冠状窦和许多小的心最小静脉的血液，它把血液从三尖瓣排出到右心室。结构上，右心房由游离壁和隔膜组成。

1. 游离壁

在内部，游离壁有一个光滑的后部区域和一个肌肉较多的前部区域（图6-7）。后侧面接受两个腔静脉，外观呈脉状，胚胎起源于静脉窦。与之相反的是，它的前部有一个肌肉壁和一个大的金字塔附件。一个突出的C型脊肌，即嵴端，用来分离这两个区域，并形成一个节间传导束。

大量的齿状肌起源于末端的嵴，并沿着游离壁的前部平行移动。Pectinatus是梳子的拉丁语，而crista末端和齿状肌可以分别被比作梳子的脊骨和牙齿。在心房附件中也发现了不规则的齿状肌的排列，因此，心房起搏器一般放置在这一区域内。右心房附属物位于升主动脉之上，位于右冠状动脉的近端。

当右心房增大与血流停滞有关时，齿状肌之间可能会形成血栓，尤其是在附属物内。经静脉起搏器和心内导管通常会在房室交界处产生线性接触病灶，这些病变通常会由附壁血栓形成。

值得注意的是，齿状肌肉之间的心房壁一般小于1mm，可以因导管和起搏器引线造成穿孔。虽然游离壁的后半部分（源自静脉窦）也只有1mm厚，但它有较厚的心内膜，因此不易穿孔。青少年和成年人的梳状肌厚度为2～4mm，嵴末端可能达到3～6mm。

2. 隔膜

从右边看，隔膜有一个心房间隔成分（在右心房和左心房之间）和一个房室成分（在右心房和左心室之间）。心房间部分相对较小，最突出的

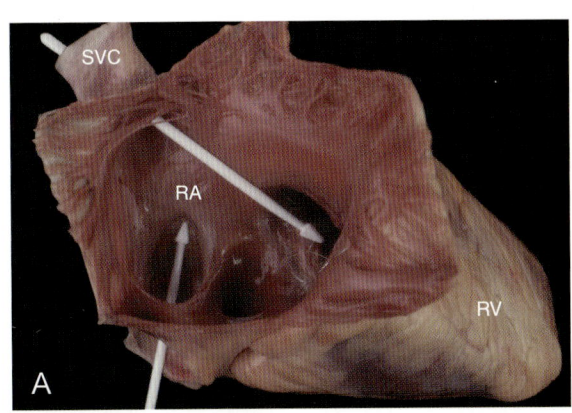
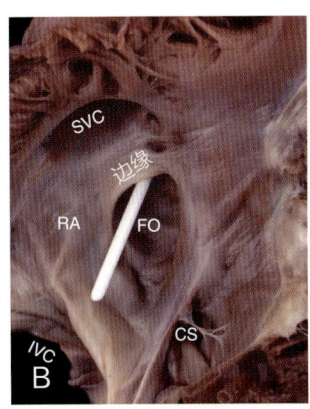
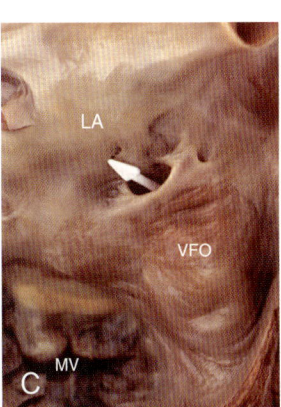
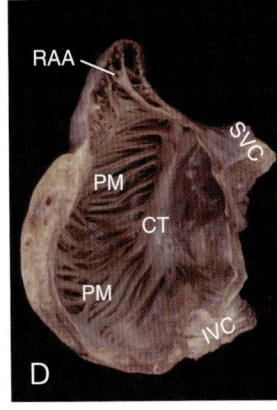
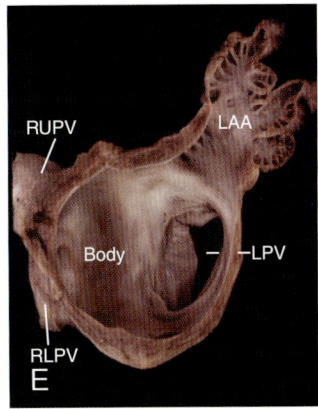
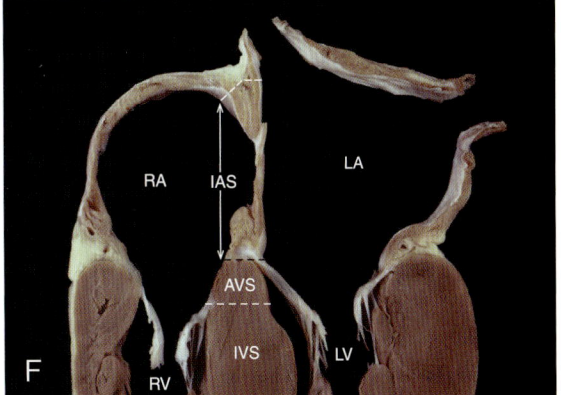

▲ 图6-7 左右心房对比

A. 打开右心房。两个箭显示上腔静脉指向三尖瓣孔，下腔静脉指向卵圆孔。B 和 C. 房间隔。卵圆孔未闭的白色探头通过右心房（B）的卵圆窝缘和瓣膜之间，通过左心房（C）的侧口（secundum）出口。D 和 E. 右心房壁（D，从左侧面看）包含一个嵴末端和梳状肌，而左心房壁（E，从前侧面看）不包含这些结构。F. 房间隔和房室隔在心脏的四腔心切面中被证实（缩写见附录6-1）

特征是卵圆窝[4]。这包括一个马蹄形的边缘（角膜缘，它形成了一个结间传导的通路）和一个细纤维组织的中心薄片——卵圆孔的瓣膜（图 6-7）。在青少年和成人中，角膜缘的厚度平均为 4～8mm，瓣膜的厚度约为 1mm。在胚胎学上，卵圆孔的瓣膜形成第一个隔膜（前隔膜），而角膜缘则形成第二个隔膜（后隔膜）。

在胎儿和新生儿时期，卵圆孔的瓣膜代表着一层薄如纸、精致、半透明的膜。因此，它很容易在心房的隔膜造口术时被撕裂（或拉伸）。随着年龄的增长，胶原蛋白和弹性蛋白的逐渐沉积会产生更厚、更硬、更不透明的瓣膜[5]。

与卵圆窝相反，卵圆孔代表着两个心房之间潜在的通道。它在边缘的前上侧面和卵圆孔的瓣膜之间，然后通过一个自然的瓣膜穿孔，第三口进入左心房（图 6-7）。尽管卵圆孔在整个胎儿时期都是存在的，但它在出生后不久就会功能关闭，因为左心房压力开始超过右心房，卵圆孔的瓣膜压在前缘，从而有效地关闭了卵圆孔。

在大约 2/3 的个体中，卵圆孔在生命的第一年就会永久关闭，因为纤维组织将瓣膜密封在卵圆窝的边缘。因此，在大约 1/3 的婴儿、儿童和青少年中，这种瓣膜没有被密封（卵圆孔未闭），只有当左心房的压力超过右心房时才会关闭。例如，在瓣膜手术中，在卵圆孔未闭的患者中，可以通过超声心动图检测到一个小的右-左分流。在青少年和成年人，卵圆孔未闭范围从 2～10mm 直径不等，平均直径为 5～6mm[6]。在心房明显扩张时，房间隔可以延伸到了这样一种程度，角膜缘不再覆盖卵圆孔即出现孔型，导致瓣膜未完全关闭的一种房间隔缺损。相比之下，瓣膜穿孔是先天性房间隔缺损最常见的原因。过度的瓣膜组织可使心脏中循环形成波浪形，并形成一个窝形瘤。

由于三尖瓣环连接到较低的中隔（更接近于冠状环），中隔心肌位于右心房和左心室之间。这构成了房室隔（图 6-7）。虽然这主要是一个肌肉间隔，成年人平均 10mm 厚，它也包含一个只有 1mm 厚的膜的部分。膜性隔膜的房室部分位于前隔三尖瓣（从心脏的右侧看）和右后主动脉夹层（从左侧可见）。

房室中隔对应于 Koch 三角，这是一个重要的外科解剖里程碑，因为它包含房室结和房室（希氏）束的近端（贯穿）部分。因此，在三尖瓣成形术中，必须注意避免损伤传导系统。当缺损发生在肌性房间隔时，二尖瓣通常下降到与三尖瓣环相同的水平，从而成为主要的心房间缺损，房室传导组织向下移位。

最后，游离壁的内侧部分位于右主动脉窦，它在心房内隆起，就像主动脉弓（主动脉凸起）一样。这个突起的边缘是卵圆孔边缘，附件的开口处，三尖瓣环和房室隔。在房室隔手术过程中，必须小心谨慎地保持在卵圆窝口的瓣膜范围内，以避免在主动脉凸起处穿孔，这可能导致邻近的主动脉根部或冠状动脉受到损伤。

由于胎儿期右心房血流动力学，上腔静脉低氧血流向三尖瓣，而下腔静脉充氧良好的胎盘血则由腔静脉瓣引导至卵圆孔，进入左心房。因此，胎儿血液循环中最富氧的血液通过心脏的左侧，流向冠状动脉、上肢和迅速发展的中枢神经系统。在出生后的整个生命中，腔静脉的这个方向一直保持着（图 6-7）。因此，与右心室活检相比，通过下腔静脉更容易进行跨隔膜手术，而右心室活检更容易通过上腔静脉通路进行。

（三）左心房

左心房存在于中线后腔位置，它接受来自肺静脉的血液并把它从二尖瓣射到左心室。由于它的后位位置，左心房的位置不构成影像学正面心脏轮廓的边界。然而，左心房附件增大时，可沿左心缘产生隆突，在左心室和左侧肺动脉之间。

位于左心房和椎体之间的是右侧的食管和左侧的胸部降主动脉。此外，分叉的肺动脉和左支气管沿着左心房的上侧移动，左、后主动脉窦可能作为主动脉的凸起缩进心房壁（主动脉环）。在经食管超声心动图检查中，探头被放置在靠近左心房的位置，可以很好地观察到心房、房室瓣和大血管。

在左心房舒张时，左支气管向上推，影像学可以看到食管向右移位。当左上腔静脉持续存在时，它流入的冠状窦通常是扩张的，在某些情况下会使左心房壁变厚，不应该在超声心动图上误认为胸部降主动脉。和右边一样，左心房由游离壁和隔膜组成。

1. 游离壁

游离壁呈穹顶状，它接受肺静脉和手指状附件。这两个区域外部被左心房冠状静脉和Marshall韧带分开，内部被附件口隔开。左心房虽然有1～3mm厚，并被心肌细胞浸润，但胚胎学上源自普通肺静脉，内部维持光滑的结构。由于胶原蛋白和弹性蛋白的沉积，心内膜是不透明、灰白色的，并且比其他三个腔室的心内膜更厚，也更不兼容。

左心房附件沿左房沟分布，覆盖近端回旋支动脉，在一些患者中，覆盖左冠状动脉。附属物包含许多小的梳状肌肉，有可变数目的裂片或盲囊，是弯曲的，并且可以自行折叠。左心房附件的形态是可变的，但有四种基本形态被描述，即风袜、仙人掌、花椰菜和鸡翅状。在附属物之外，左心房没有梳状肌，也没有嵴端。

当左上肺静脉与左心房连接时，通常会形成一个有绒毛的脊状突起，在这里，肺静脉开口与心房附件相邻。这不应被误认为是三心房体（三心房心）的部分形式。

2. 隔膜

从左边看，隔膜完全是心房间的。在它的前上缘，卵圆孔的瓣膜包含一个或更多的窗孔，代表着卵圆孔的胚胎学对应物。如果探针通过窗孔进入右心房，卵圆孔被认为是存在的。从左心房看，无论是卵圆窝的边缘还是房间隔都看不见。几条小的静脉直接流入左心房，特别是沿着隔膜。

（四）心房的比较

在房间隔方面，卵圆孔的边缘是右心房的一个特征，而侧口是左心房的特征（图6-7）。右心房的游离壁含有界嵴和梳状肌，而左心房的游离壁没有（表6-1）。右心房附件较大，呈锥形，左心房附件较小，呈指状。虽然上腔静脉和肺静脉可以异常地连接至对侧心房，但下腔静脉几乎无一例外地连接右心房。

因此，形态学上右心房的特征是卵圆孔的边缘、与下腔静脉连接和一个大的锥体附件。四腔心影像可检测到下腔静脉和心房附件的形态，可通过浸润显像或非浸润显像进行评估。通过直接手术检查或尸检，而不是通过影像学检查，可以识别出嵴末端和梳状肌。

表6-1 左右心段解剖结构的比较

右心房	左心房
卵圆窝边缘	继发孔型
锥形附件	指状附件
末端嵴	无末端嵴
梳状肌	无梳状肌
接收腔静脉的冠状窦[a]	接收肺静脉[a]
三尖瓣	二尖瓣
低隔部环形连接	高隔部环形连接
隔部cordal连接	无隔部cordal连接
三尖瓣孔（中瓣叶水平）	椭圆孔（中瓣叶水平）
三个瓣叶和结合处	两个瓣叶和结合处
三个乳头肌	两个大的乳头肌
流入右心室	流入左心室
右心室	**左心室**
肺部三尖瓣不连续性	心房-二尖瓣连续性
肌流出通道	肌瓣流出通道
隔膜和顶带	无隔膜和顶带
大的顶部小梁形成	小的顶部小梁形成
粗糙隔部表面	光滑的上隔部表面
新月形的交叉节段[a]	在交叉节段部的循环[a]
薄的游离壁（3～5mm）[a]	厚的游离壁（12～15mm）[a]
三尖瓣	二尖瓣
肺动脉瓣	**主动脉瓣**
流入主肺动脉	流入升主动脉

a. 可变特征

六、房室瓣膜

(一) 一般特征

房室瓣的作用是维持单向血流，机械分离心房和心室。每个瓣膜有 5 个部件，即环、小叶和组合物形成瓣膜，腱索和乳头肌形成辅助的装置。

每个瓣膜的环呈马鞍状，而不是真正的平面，它代表一个不明确的纤维组织环，瓣叶就是从这个环中产生的。虽然二尖瓣环是一个连续的胶原环，三尖瓣环却不是，在环状不连续点表现为疏松结缔组织。因此，心室舒张时二尖瓣比三尖瓣更容易导致环形扩张。在生命的前 20 年里，瓣膜的生长与年龄的关系比身体的身高、体重或表面积的关系更密切[1]。

小叶代表结缔组织脆弱的皮瓣。由于其沿着瓣环的前缘直接插入，游离边具有锯齿状外观。腱索也沿着每个瓣叶（或下表面）的心室束插入，从而在心室收缩期间支持瓣叶。在心房方面，闭合缘代表了薄体（或清晰区）和厚接触区（或粗糙区）之间不明确的连接点。在瓣膜关闭期间，瓣叶沿着游离和关闭边缘之间的表面相互接触（图 6-8）。在大约 50% 的胎儿和婴儿中，沿着二尖瓣和三尖瓣的接触面出现小（小于 3mm）的紫色结节，通常在 1 年内消失[7]。

显微镜下，每个瓣叶显示为两个主要的层面。纤维层（fibrosa）形成了强大的瓣膜结构骨架以及从连续的瓣环到腱索插入远侧组织。相比之下，海绵层作为一个减震器，成为每个瓣叶有效的接触区域。因为瓣叶是薄的并且兼容的，只在瓣环和乳头肌附着，可以快速打开和关闭瓣膜。

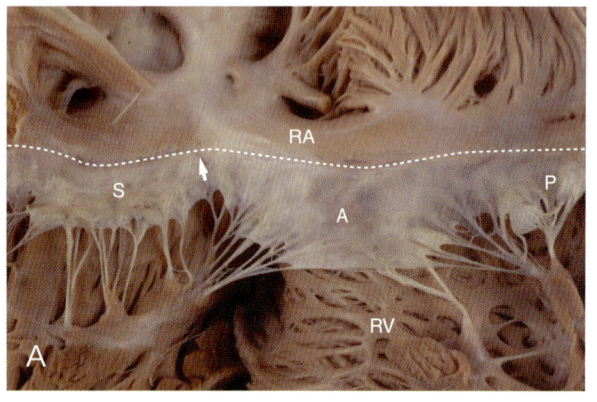
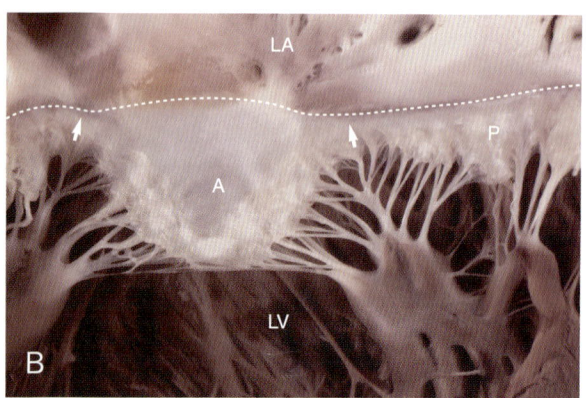
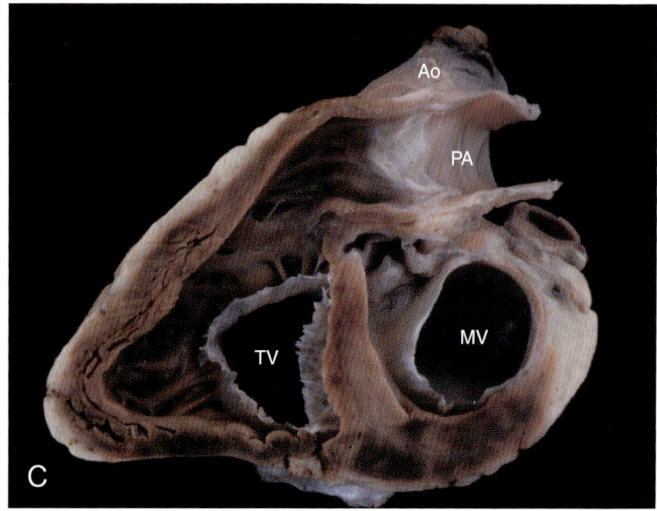
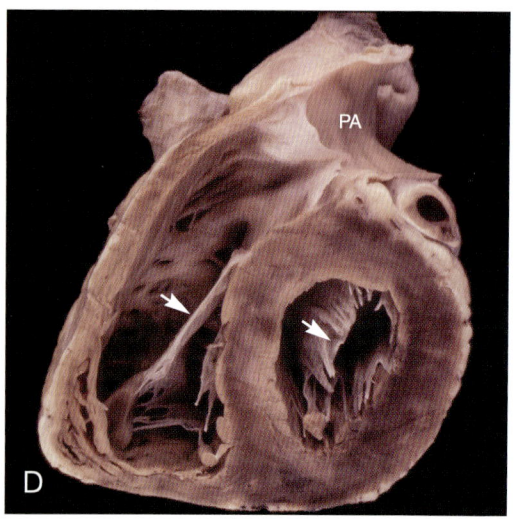

▲ 图 6-8 左右房室瓣膜比较

A. 三尖瓣瓣膜通常有 3 个小叶。膜性隔膜位于瓣环（虚线）前结合处（箭头）；B. 二尖瓣有 2 个小叶，每个小叶下都有乳头肌；C 和 D. 在短轴切面，三尖瓣孔呈环状（C）和中叶水平（D）的三角形，而二尖瓣孔在两层均为椭圆形。如图 D 所示，每个瓣膜的前叶（箭头）是一个中腔结构，它将心室分为流入和流出两个区域（缩写见附录 6-1）

连接点代表沿着瓣环两个瓣叶相遇的地方。总是有一个潜在的乳头肌和扇状的腱索将瓣叶连接起来，而先天性裂痕两者都没有。虽然每个瓣叶有两个主要的连接，它还可以被进一步划分为若干个区域，或者扇组，通过小的连接，每一种都有一个小乳头肌。

腱索作为较强的纤维长绳，锚定和支持瓣叶。因此，它们限制瓣膜在心室收缩期过度游离，防止瓣膜脱垂进心房。因为一个腱索一般分支数次，通常超过150条腱索直接插入到每个瓣膜的游离边缘或心室，往往分配心室的收缩力均匀沿着每个瓣叶[8,9]的底面。如果腱索畸形、减弱或数量不足，部分瓣叶开始隆起和脱垂，导致瓣膜反流。这通常不仅与黏液瘤瓣膜有关，而且与普通房室瓣膜和左心室双入口的房室瓣膜有关[10]。

乳头肌可以单头、多头或融合。直接定位下连合点和接受两个相邻的腱索瓣叶、乳头肌往往在心室收缩期将其两个瓣叶拉向对方，从而促进瓣膜关闭。心室收缩也会通过减少环状维度和缩短心室轴的长度导致瓣膜关闭。因此，乳头肌缺血或心室扩张可能会产生瓣膜反流，可以在严重的出生窒息或新生儿持续肺动脉高压中见到。

（二）三尖瓣

因为正常的心室中隔向右侧倾斜，在心室方面三尖瓣环的形状像一个逆转D型（图6-8）。然而，在中层瓣叶水平，变成了三角形。由于环形维度与心动周期不同，右心室心肌的收缩，在收缩期间周长减少约20%和33%[11]。三尖瓣的尖端面向右心室轴。

但是间隔和后瓣叶分别附着于心室中隔和右心室壁，前瓣叶形成较大的腔内部分隔开内流和外流的血液。前瓣叶是三个瓣叶中移动度最大的，中瓣叶由于众多直接与心室中隔的连接，是移动度最小的。三个瓣叶的相对尺寸在人与人之间差异明显[9]。

三个乳头肌中前侧乳头肌是最大和最完整的。它来源于右心室的边缘，可能是单一的或裂开的，并插入到前部和后部的瓣叶。后乳头肌起源于下部中隔附近，而后间隔及中间隔的瓣叶不仅从这个小乳头肌，而且从副乳头肌和小梁连接点。内侧乳头肌（也称为乳头肌的圆锥或Lancisi肌肉）沿隔带的隔膜水平较高一侧，连接到前间隔和瓣叶。它通常与隔带合并，虽然在婴儿和儿童明显，但到成年期变小或消失。

在三个连接点中，前间隔是最易改变的。它通过中膜隔，并将其划分为房室和室间区域。在大约10%的心脏瓣膜组织在这个连接点是缺失的，和隔膜填补了前瓣叶和中瓣叶之间1～7mm的差距[12]。这也是典型的部分房室隔膜缺陷。

（三）二尖瓣

心动周期中二尖瓣环的形状从心脏舒张期的圆形到收缩期椭圆形。然而，中瓣叶级别的舒张压孔是椭圆或足球形状的。在心室收缩期环形周长和面积也分别减少了约15%和25%[13]。与三尖瓣环不同，二尖瓣环更趋向中隔而不是顶端。虽然整个瓣环连接覆盖着左心房，只有一个C形部分连接到覆盖着的左心室游离壁。剩下的30%瓣环连接到前二尖瓣瓣叶，与主动脉瓣环连续。

因此，前二尖瓣瓣叶就像前三尖瓣瓣叶，形成一个腔内分流，部分地分开了流入和流出血液（图6-8）。然而，不同于与它右侧对应的，实际上形成了流出道的一部分，如在肥厚性心肌病可能导致主动脉下阻塞。前瓣叶是半圆的，后瓣叶是长方形的，通常是被小节点分成了三个或更多的半圆形的扇贝。只有二尖瓣仅仅有两个瓣叶，其他三个瓣膜有三个瓣叶或尖点。

有趣的是，前瓣叶和后瓣叶的表面区域几乎是相同的，共同提供近2倍面积关闭收缩期环形孔[14]。然而，由于一些瓣叶组织的折叠和皱褶，以及瓣叶之间明显的表面区域之间的联系，需要确保封闭，二尖瓣瓣叶并不像看起来的冗余。

二尖瓣有两个主要的连接点，位于前外侧和后中的两个乳头肌。除了通常的腱索，两个厚而明显的支撑点，一个来自每个乳头肌附着在心室的前瓣叶并提供额外的支持[15]。在大约50%的受试者，腱索结构称为左心室腱索，来自于乳头肌和插入到中隔或相反的乳头肌。相反，从中瓣叶到心室中隔的结点是明显异常的，通常与房室隔膜缺陷联系或横跨二尖瓣瓣膜。

这两个乳头肌起源于左心室游离壁，其厚度与心室壁相似。它们占据左心室底部长度中段的 1/3，不仅在正常的心脏，而且在肥大和扩张的心脏。在肥厚性心肌病中，二尖瓣乳头肌可能特别突出，占据左室潜在容积的相当大一部分。

前外侧乳头肌通常是单侧的，有中线沟，通常有来自左前降支和回旋支冠状动脉的双血供。相比之下，后内侧乳头肌通常是多发、双裂或三裂的，最常见的是仅由右冠状动脉滋养。前外侧乳头肌通常比后内侧乳头肌更大，延伸到二尖瓣环附近。

（四）房室瓣膜的比较

三尖瓣有三片小叶、复合物和乳头肌，而二尖瓣只有两片，也存在可能的差异（图 6-8 和表 6-1）。

从临床角度来看，三尖瓣环的下隔膜插入与二尖瓣的区别可以用四腔心图像评估正常心脏和畸形心脏（图 6-7F）。例外情况包括部分房室隔膜缺陷和双入口心室，其中两个瓣膜达到相同的环形水平。在正常心脏中，二尖瓣与三尖瓣之间的距离小于 $0.8cm/m^2$，在 Ebstein 畸形中则大于这个距离[16]。

将许多节点直接插到隔膜上是三尖瓣的一个可靠的特点。最后，三尖瓣几乎总是连接到右心室，而二尖瓣则连接到左心室。这两种瓣膜在环形尺寸和孔口形状方面也存在差异。

七、心室

（一）一般特征

正常情况下，心室通过心房的房室瓣膜接收血液，并将其通过半月瓣泵入大动脉。因为所有四个主要的心脏瓣膜都位于心脏底部的同一平面上，血液进出心室遵循 V 形过程。在心室收缩过程中，底端长度和短轴直径都在减小，不仅可以将血液从腔内排出，还可以通过减小房室瓣膜的环形尺寸来协助关闭。

心脏重量，大致相当于心室质量，与体表面积或所有年龄组的体重有关[1,2]。在生命的前 20 年里，左右心室游离壁的厚度和室间隔的厚度与年龄的关系比身体的大小更密切。在正常心脏中，室间隔和左室游离壁厚度之比为 1.1（范围 0.8～1.4），左室厚度与右室厚度之比为 3（范围 2～5）。尸检时测量壁厚的尺寸更趋向于收缩末期而不是舒张末期[17]。

值得注意的是，胎儿和新生儿的右心室与老年人不同。在胎儿时期，动脉导管未闭与主动脉和肺动脉压力平衡和生理性肺动脉高压状态有关。因此，在胎儿和新生儿期，右心室肥厚明显，右心室厚度与左心室相似（图 6-9）。

（二）右心室

右心室通常不参与 X 线的额面侧影。它的游离壁前、下表面沿着心脏的锐性边缘形成 45°～75° 角。连同右心室间隔的倾斜，导致在短轴视图中出现一个新月形的腔室。如肺动脉高压对右心室压力增加或容量过负荷并导致其肥大和扩张时，可伴有中隔直立，使两个心室在横断面上呈 D 形。在极端情况下，如 Ebstein 畸形或完全性肺静脉异位引流，中隔的向左倾斜不仅会导致心室短轴形状的逆转，还可能导致左心室流出道阻塞。

在解剖学上，右心室可分为入口、小梁和出口区域。三分的概念与右心室胚胎发育密切相关。入口部分与三尖瓣膜相连接，其边界被腱索插入。正面突出的肌束从隔膜穿过腔室到游离壁，并划分为小梁区域。正是在这一区域获得了活检组织并植入了静脉起搏器。心室的其余部分是相对光滑的壁，形成出口区域，这是心肌的一个环，称为圆锥、漏斗或右心室流出道。

在右心室内，一圈几乎呈圆形的肌肉，被称为室上嵴，在出口区域形成一个通畅的开口。它由壁束、出口隔膜、隔膜带和调节带组成（图 6-9）。壁束是一个游离壁结构，将三尖瓣和肺动脉瓣分开。在两个半膜瓣的左右联合下方，出口隔膜分开两个心室流出道，相对于心室间隔的其余部分倾斜大约45°。中隔带为y形结构，有着长而宽的主干和较小的下支和前支。这两支反过来则支撑着出口隔膜，并形成中间三尖瓣乳头肌。在顶部，隔膜带与顶端小梁合并，并形成中间带在三尖瓣乳头肌的基部。右束分支沿着膈膜和中间带移动。

从右前斜位的角度看，室间隔呈三角形，其顶点对应着三尖瓣环的顶点、肺动脉环和三尖瓣环的最下方。通常，从顶点到肺动脉瓣环的距离比从顶点到三尖瓣环的距离大25%。隔膜位于肺动脉瓣环和三尖瓣环的下侧面之间。

利用这些标志，室间隔表面可分为六个区域，这些区域有助于定位室间隔缺损的位置（图6-10）[18]。从隔膜到顶端的一条线将隔膜分为前半和下半。将基部-顶点的长度分成三部分（基部、中间、顶端），得到六个区域。下半区和中区与右心室入口部分相对应，两个顶区与前中区相对应。其余的前部区域对应于出口隔膜。

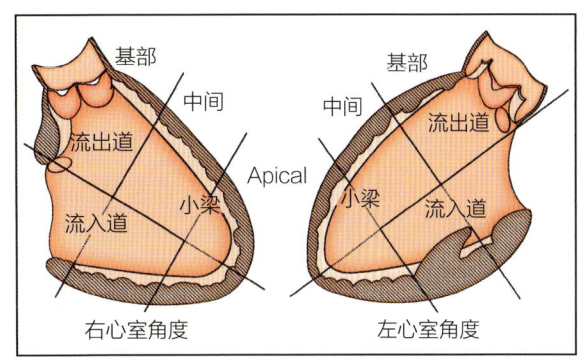

▲ 图 6-10　心室间隔示意图

每个心室的隔膜大致呈三角形。一边形成前边界，另一边形成下边界。第三侧位于心脏底部，与房室和半月瓣有关（详情请参阅正文）

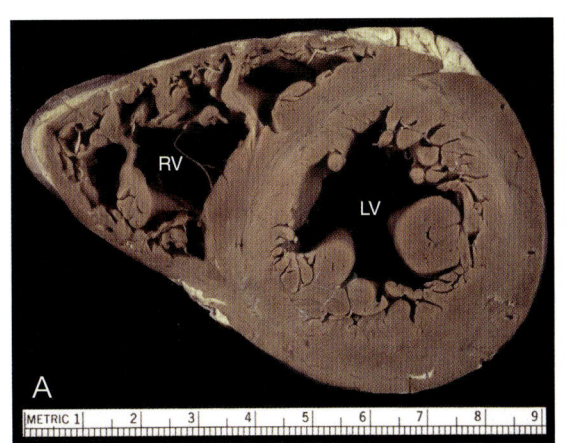
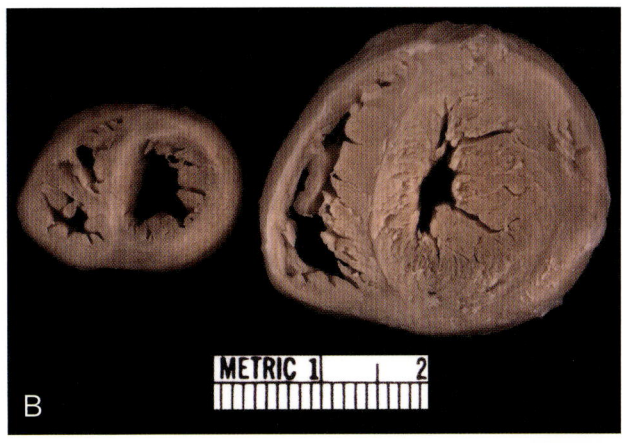
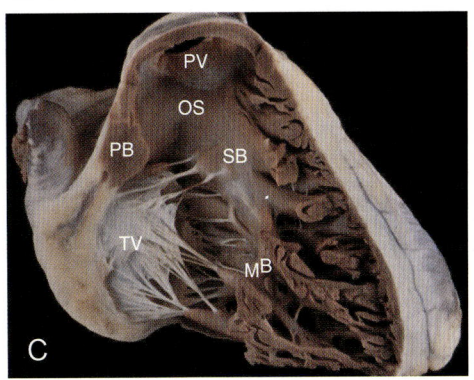
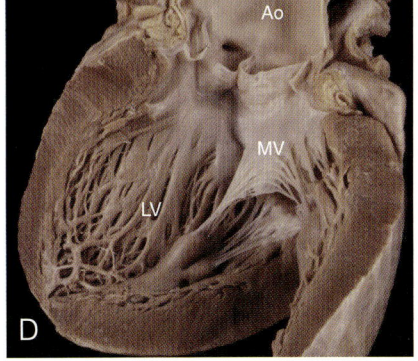
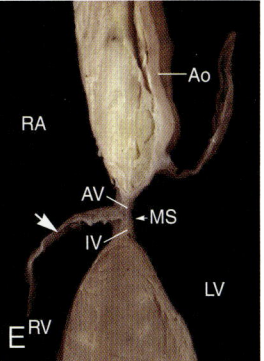

▲ 图 6-9　左右心室的比较

A. 横断面上，右心室呈新月形，左心室呈圆形，左心室壁厚为右心室的3~4倍；B. 胎儿心脏（左）表现出明显的右心室肥厚，而到3月龄时，婴儿心脏（右）显示出肥厚的消退；C. 右心室有三尖瓣，有突出的前尖瓣小梁，并有肌性流出道，将三尖瓣和肺动脉瓣分开。顶部、隔膜和出口隔膜形成室上嵴；D. 左心室有二尖瓣，顶端有浅的小梁，二尖瓣和主动脉瓣直接相连；E. 隔膜由隔膜三尖瓣叶（箭头）分为房室和室间成分（缩写见附录6-1）

(三）左心室

左心室是左后腔，构成影像学额面侧影的左边界（图 6-6）。它由隔膜和游离壁组成，其入口和出口分别由二尖瓣和主动脉瓣保护。左心室在短轴截面上呈圆形，在长轴截面中有点像楔形。三维图像上，它的形状像一个草莓，数学上近似为一个截短的椭圆体（图 6-11）。有趣的是，一个锥形腔（如主动脉瓣狭窄）使用最少的能量收缩和球形室（如扩张型心肌病）需要消耗最少的能量提供舒张压，正常的椭圆左心室收缩压和舒张压室需要最少的总能量[19]。

在左心室，肌束沿着从顶点到底部的螺旋路径，也形成了相互交错的不同层面。由于这种安排，收缩期的特点是扭转或扭曲的收缩，有效地把血液从左心室抽出，而舒张期产生的漩涡实际上是把血液吸进左心室。

游离壁最厚，然后向顶端逐渐变细。有趣的是，顶端的尖端，被称为顶端薄点，即使是在肥大的心脏平均厚度也只有 1~2mm。相比之下，由于右心室室间隔的作用，肌性中隔在基部顶端形成圆形的峰，在中部变得最厚。然后，在间壁变薄一点之后，中隔的厚度保持相对恒定，只有当它与游离壁的顶端部分融合时，它才会逐渐变细。

二尖瓣与左、后主动脉瓣之间存在直接的纤维连续性，该区域由左、右纤维三角肌（"心脏底部"部分）两侧加强。在一些心脏中，小束的心肌细胞被植入纤维组织中，并且在两个瓣膜之间有轻微的肌肉分离。由于左顶束带（即所谓的对顶锥）的持续存在，这种肌束会引起明显的瓣膜分离，就像经常出现的右心室双出口。

在右心室，左心室的隔膜表面大致呈三角形。然而，相比之下，从顶端到二尖瓣环和从顶端到主动脉环的距离是相似的。只有在房室间隔缺损时流入长度明显小于流出长度。膜性隔膜和二尖瓣 - 主动脉瓣连续性的位置位于主动脉瓣环和二尖瓣环的最下部之间的水平。因此，在长轴扫描中，从瓣膜连续性到尖端的一条线将腔室划分为一个低流入区和一个前流出区，并以此识别隔膜的位置。

心室心尖的特点是小而浅的小梁，顶端 1/2～2/3 的隔膜表面也是细的小梁。更基础的是，室中隔是光滑的壁，在心脏内，左束支在这一区域传播。膜性隔膜位于右后主动脉联合以下（图 6-9）。由于隔膜三尖瓣叶沿其中部插入，膜性隔膜由房室和室间成分组成。它们的相对大小是相反的，取决于三尖瓣插入的程度。此外，整个隔膜的大小在个体之间有很大的差异，在唐氏综合征患者中是最大的。这一区域的中隔缺损通常与三尖瓣环的局部抬高到二尖瓣的水平相关，是室性的而不是房室的。

左心室的流出道由上隔、前侧游离壁和前二尖瓣组成。任何这些结构的异常都可能与流出道阻塞有关。例如包括离散型和隧道型的主动脉下狭窄和肥厚型心肌病。沿着前游离壁，在流出道入口，发现左心室前外侧肌，这是一个突出的小梁，可能导致流出道阻塞，并伴有某些异常[20,21]。通过心脏成像，这种突出的小梁可能被误认为附壁血栓。

如主动脉瓣狭窄，在左心室压力超负荷时，可引起向心性肥大而无明显的扩张（压力性肥大）。与此相反，容量性负荷的疾病，如慢性主动脉反流，不仅是由向心性肥大引起，而且也受到室性扩张（体积肥大）的影响。虽然压力性和容量性肥厚都增加了心室质量，但只有压力性肥厚与壁厚的增加一致。在容量性肥厚中，扩张掩盖肥厚的程度，室壁厚度通常是正常的（图 6-12）。因此，当左

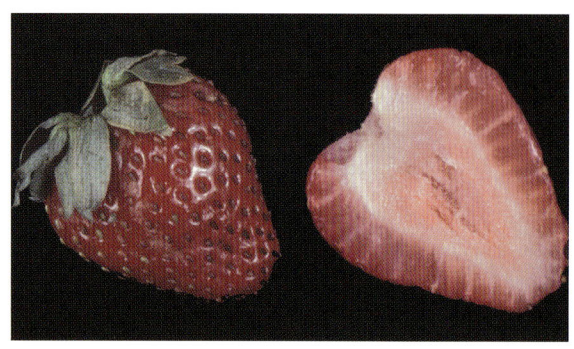

▲ 图 6-11　左心室的三维形态

人的左心室呈草莓状，这里显示的是整体和长轴。这个类比强调了心室的复杂形状。因此，用于测定心室容积或心肌质量的数学公式只有在精确地反映左心室的实际形状下才准确。在通常伴有明显心室形状变化的疾病中，使用标准公式可能导致相当不准确的结果

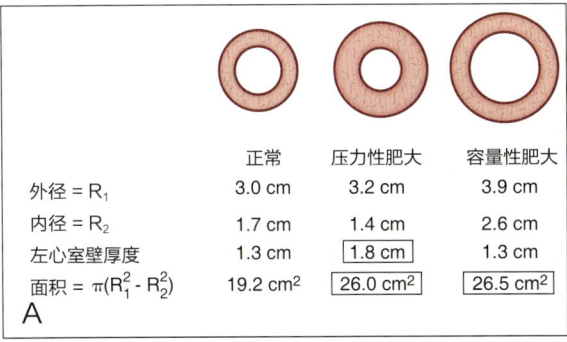

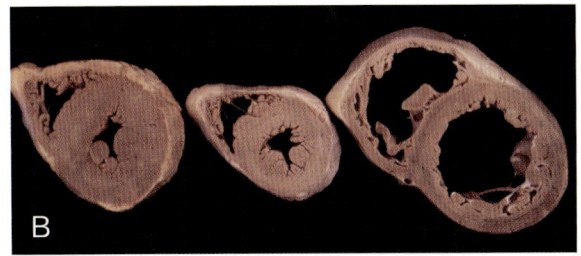

▲ 图6-12 短轴切面上左心室肥厚及扩张的几何形状

A. 从图上看，与正常状态相比，压力性肥厚在壁厚和表面积上都有增加，而容量性肥厚（随心室扩张）增加了表面积，但没有增加壁厚；B. 与正常心脏（中心）相比，压力增大的心脏左心室壁较厚，而容量性增大的心脏右心室壁厚度正常

心室扩张时，室壁厚度不能作为心室肥厚的可靠指标。

一般情况下，只有在心肌炎或超急性同种异体移植物排斥反应中，由于该疾病的急性性质，左心室才会扩张而没有合并肥大。同样重要的是要认识到，无论是否扩张，肥大都会降低心肌的顺应性，并可能阻碍舒张充盈。许多类型的先天性心脏病都与中度到重度的心室肥厚有关。因此，在长时间的手术中可能很难获得足够的心肌保护。此外，肥厚并不总是在修复程序后显著退化，并且随着个体逐渐到成年，可能成为缺血损伤的来源。

（四）心室的比较

由于房室瓣膜与相应的心室一起运动，因此识别这些瓣膜（通过注意它们在隔膜上不同的环形插入水平）提供了间接但可靠的建立心室形态的临床手段。房室和半月瓣之间存在连续性或不连续也很有用，可以使用各种扫描技术进行评估（表6-1）。在血管造影术中，经血管造影术鉴定的顶端小梁比超声心动图更容易鉴别。虽然在正常心脏中，室壁厚度和心室形状的差异是特点，但它们并不适用于畸形的心脏。

八、半月瓣

（一）一般特征

半月瓣连接心室和大动脉，维持单向血流。它们包括瓣环、尖瓣和连接处。因为它们没有腱索和乳头肌，所以半月瓣比房室瓣更简单，它们的开闭主要是被动的过程。

在每个尖瓣的后面是一个大动脉的外延，它向动脉的根部形成一个三尖瓣。大动脉窦部与远端管状部分的交接处形成一个突出的嵴，即窦状结。右冠状动脉和左冠状动脉分别起源于右主动脉窦和左主动脉窦，靠近这个连接处。这些经常被错误地称为右冠状窦和左冠状窦。冠状窦是一个静脉结构流入到右心房的结构。

每一个半月瓣的环面呈辐射冠的形状，其中三个点达到了窦房结的水平，并划分出了相应的结合处。反过来，一个结合处表示两个尖瓣对着瓣环的位置。因为瓣膜口接近窦房结，解剖测量动脉直径和周长与临床测量瓣孔的大小相关[1]。在生命的前20年，随着年龄的增长正常的瓣膜直径与年龄的相关性比与身体大小的相关性更大。

作为半月形结构，尖瓣代表纤维组织的口袋状皮瓣。每个尖瓣的前缘是它的游离缘，下面是一个浅的双侧闭合边缘，沿着尖瓣的心室表面（图6-13）。在每一个尖瓣的中心，沿着游离缘，是一个小的纤维丘，是一个黄色结节。在这个结节的任何一边，在游离和关闭的边缘之间，是两个月牙形的区域，叫作月牙，其代表在瓣膜关闭期间相邻的两个尖端之间的接触面。每个尖端的动脉表面，连同它的动脉窦，形成瓣膜口袋。

与房室瓣膜一样，半月瓣的组织学上由纤维层和海绵层组成。尖瓣有小的弹性组织，因此有小的弹性。作为被动移动的结构，它们没有形状记忆，也没有假设打开或关闭位置的倾向。在等容心室收缩过程中，动脉根的扩张可能产生联合分离，从而引发瓣膜开放。每一个尖端在心室收

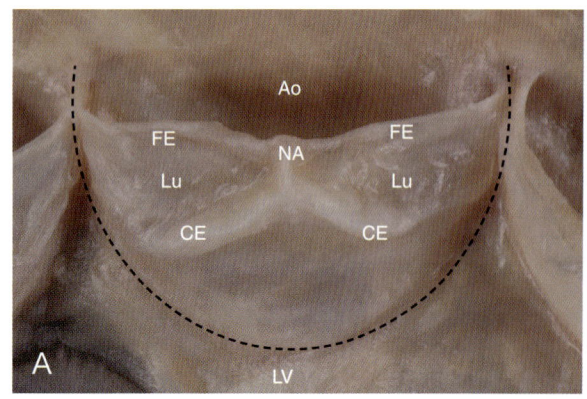
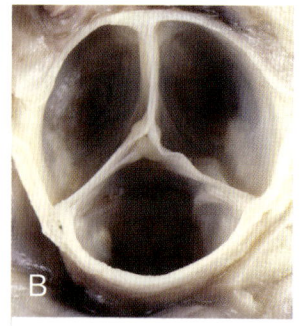
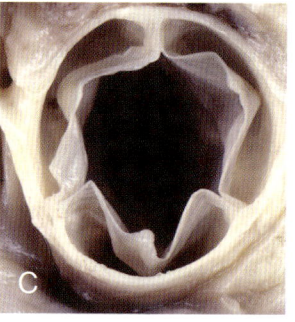
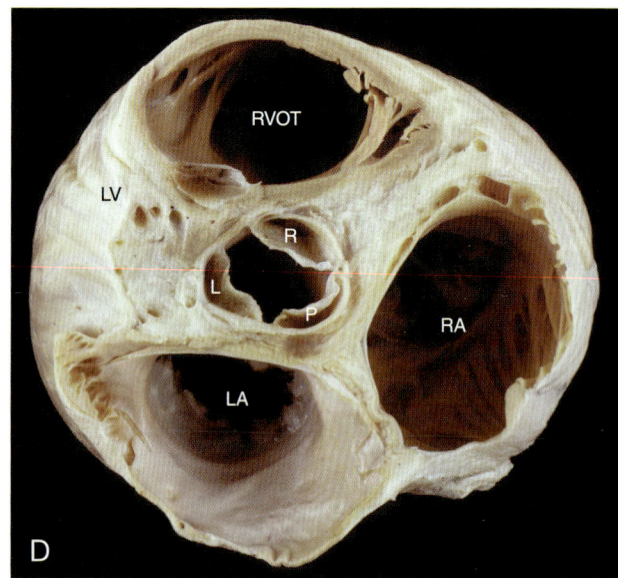
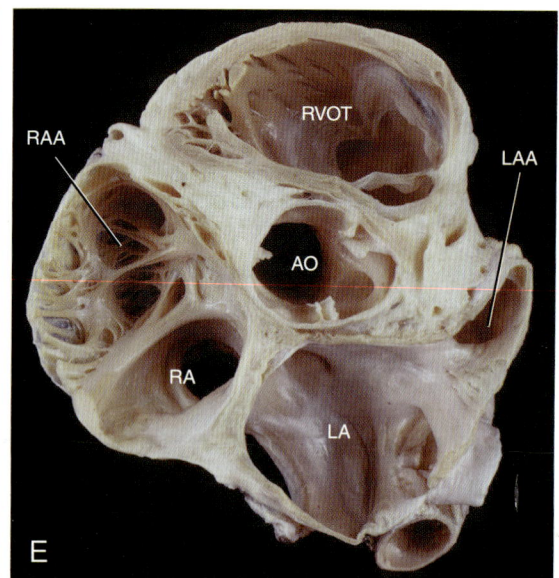

▲ 图 6-13 半月瓣

A. 每个尖瓣都是口袋状的，有一个游离的边缘，一个闭合的边缘，一个 Arantius 的结节和两个接触区域（孤影）。每个尖瓣的环（虚线）是 U 形的；B 和 C. 主动脉瓣，从上面看，显示为模拟的闭（B）和开（C）位置；D 和 E. 主动脉瓣水平的切面显示邻近的结构，从上面（D）和下面（E）看（缩写见附录 6-1）

缩期间以波动的方式向动脉窦移动，然后在心室舒张期向动脉腔中心移动，使逆行血流充满每个瓣膜袋。

（二）肺动脉瓣

肺动脉瓣最靠近胸壁左上方的胸骨边缘，其出口朝向左肩。由于右心室心肌延伸到肺窦上，瓣膜部分浸没在漏斗部肌肉内。中隔带的前上部延伸到左肺静脉窦，平行于顶叶的小梁插入右肺静脉窦。肺动脉前窦上的小梁延伸不明显。在完整室间隔的肺动脉闭锁手术时，未能识别这些特征导致在闭合手术期间（Brock 程序）由心包囊内进入而不是进入肺动脉。虽然这个程序不再执行，但在心脏导管操作过程中记住这个潜在的并发症是很重要的。

（三）主动脉瓣

主动脉瓣的瓣环是中线结构，其瓣膜朝向右肩。因此，沿着右上胸骨边缘最容易听到它的收缩期杂音，并向颈部辐射。尽管瓣膜顶尖大小相似，但只有大约 10% 的心脏瓣膜大小相等。因此，瓣膜大小很小程度的不等是常有的，并且在 2/3 的心脏中，右侧或后侧尖端比另外两个更大。

由于其中心位置，主动脉瓣及其窦与所有四个心腔接触，这是评估先天性或感染性起源的主动脉窦动脉瘤的重要考虑因素。右主动脉窦抵靠室间隔基底和右心室顶壁带,部分被右心耳覆盖。相比较,左主动脉窦抵靠左前室游离壁和一部分二尖瓣前叶,邻接左心房游离壁,并且部分由主肺动脉和左心耳附着。最后,主动脉后壁覆盖室间隔基底,部分二尖瓣前叶形成横窦的一部分,邻接房间隔,并使心房游离壁凹陷为环状主动脉(主动脉隆起)。

(四)半月瓣比较

半月瓣根据它们排空的大动脉命名,而不是它们出现的心室。在胎儿发育期和婴儿期,主动脉瓣和肺动脉瓣实际上是相同的。然而,在儿童时期,由于左侧压力较高,主动脉尖瓣开始变厚并且变得比肺尖更不透明。这个过程贯穿整个生命。主动脉瓣和肺动脉瓣的环形尺寸与从出生到生命的头40年相似,但超过40岁时,主动脉瓣的年龄相关的环形扩张速率大于肺动脉瓣。

(五)心脏基底部

心脏基底部由房室沟(沟)的平面限定,并容纳四个心脏瓣膜(图6-14)。它还包含心脏纤维,其目的是将瓣膜融合在一起,但也使心房和心室分离,并提供心室可收缩的坚实基础。心脏纤维不仅包含四个主要瓣膜环,还包含它们的间隔纤维附着物(右侧、左侧和间隔纤维三角和圆锥韧带)。

位于中央的主动脉瓣形成心脏纤维的基石,其纤维延伸部分锚定并支撑其他三个瓣膜。间隔纤维三角介于左后主动脉连接和二尖瓣前叶之间,左右纤维三角从两侧伸出并附着于二尖瓣前叶的其余部分。因此,左侧、间隔和右侧纤维三角为二尖瓣-主动脉瓣膜连续性提供了解剖学基质。膜间隔与右侧纤维三角相连,将右侧后主动脉融合到前间隔三尖瓣连接处。因此,右侧纤维三角(又称中央纤维体)将主动脉瓣,二尖瓣和三尖瓣连接在一起,形成心脏纤维中最大及最强的组成部分。即使在膜性室间隔缺损的情况下,也保持这种连接,使得二尖瓣-三尖瓣连续区域形成缺损的后壁。在左右主动脉连合处附近是主动脉瓣和肺动脉瓣之间的微小连接,圆锥韧带(或Krehl韧带)。因此,每个主动脉瓣膜连接处融合到其他三个瓣膜中的一个:左后连接到二尖瓣,右后连接到三尖瓣,左右连接到肺动脉瓣。

心脏基底部的示意图通常显示四个瓣膜在同一平面,但它们实际上并不位于同一平面,甚至不在平行平面。由于大动脉相互缠绕,主动脉瓣和肺动脉瓣偏斜60°~90°。此外,三尖瓣和二尖瓣偏斜10°~15°,使得它们的瓣环在膜间隔处彼此接近,

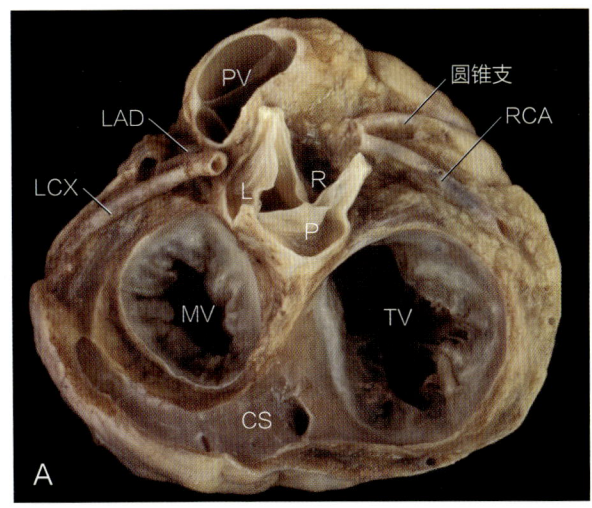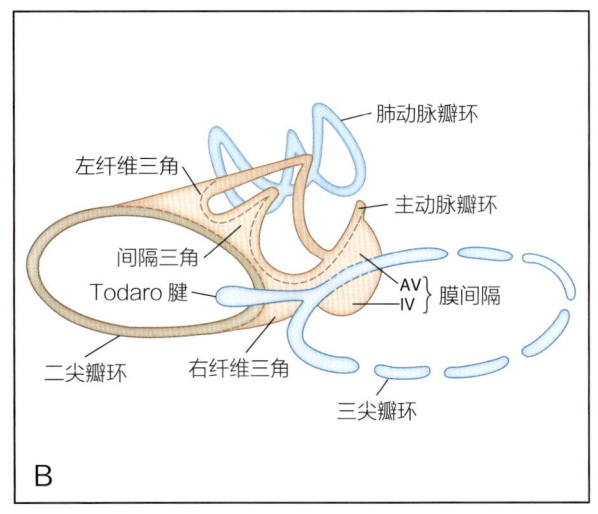

▲ 图6-14 心脏基底

A. 主动脉瓣位于中央并与其他3个心脏瓣膜相邻;B. 示意图显示的心脏纤维由4个瓣环,3个纤维三角,膜间隔和Todaro腱组成(缩写见附录6-1)

并且随着冠状窦介于它们之间而沿着下壁发散。在心动周期过程中，这些角度可能有所不同。

九、大动脉

（一）一般特征

大动脉包括主动脉、肺动脉和动脉导管。虽然主动脉和肺动脉代表弹性血管，但动脉导管具有独特的微观外观，在胎儿和新生儿生命中会发生变化。

在胎儿和新生儿期，主动脉和肺动脉在其内侧层厚度和弹性层数相似。在生命的头几个月，由于产后出现肺动脉压力和阻力下降，纵隔肺动脉减弱且厚度减小，并且其弹性纤维变得不规则和碎裂。在生命的第一年以后，主肺动脉的厚度通常小于相邻升主动脉的一半，尽管两个大动脉的直径仍然相似。

有趣的是，对于出生后存在持续性肺动脉高压的患者（如未修复的大型室间隔缺损），肺动脉的内侧壁厚度和弹性模式仍与主动脉相似。相反，对于晚期发生原发性肺动脉高压的患者，其肺动脉变厚，内侧弹性层保留肺动脉而不是主动脉的外观。

（二）肺动脉

主肺动脉从右心室发出，并沿着左肩的大致方向行进到升主动脉的左侧。当它分叉时，左肺动脉继续为光滑的弓形并且跨过左支气管，而右肺动脉以直角出现，并且在主动脉弓下方和上腔静脉后面行进。利用上腔静脉和右肺动脉的紧密关系，在两者之间形成 Glenn 吻合。主肺动脉和左肺动脉对额面心脏轮廓的左上缘有贡献（图 6-6）。由于肺动脉不显示双侧镜像对称性，因此主动脉和肺动脉与其邻近支气管在左右肺之间的空间关系，可用于确定肺部形态（图 6-15；另见后文图 7-5 和图 7-6）。

在儿童时期，气管支气管软骨是柔韧的，可能被高血压肺动脉压迫。左主干和右中叶肺支气管的长期压迫可能导致相应肺叶反复发生支气管肺炎或肺不张。此外，扩张和高血压肺动脉干向右主动脉弓移位可产生气管压痕，可通过放射线检查发现，并且由于左喉返神经受压而声音嘶哑。

肺循环被称为中心循环或小循环。在人肺内，肺动脉与其相应的气道和肺静脉一起行进在小叶隔膜内（不是间隔）[22]。由于肺循环代表低压和低阻力系统，其动脉和静脉通常是薄壁的。一般来说，直径 > 1mm 的肺动脉是弹性血管，< 1mm 代表肌肉抵抗动脉。由于肺小动脉通常包含很少的内侧肌肉，因此术语小动脉阻力是不准确的。

在胎儿期间，由于动脉导管的开放及主动脉和肺动脉压的平衡，存在生理性肺动脉高压的状

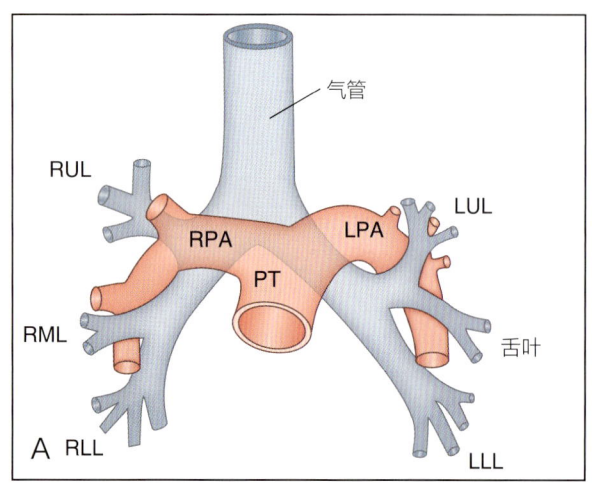 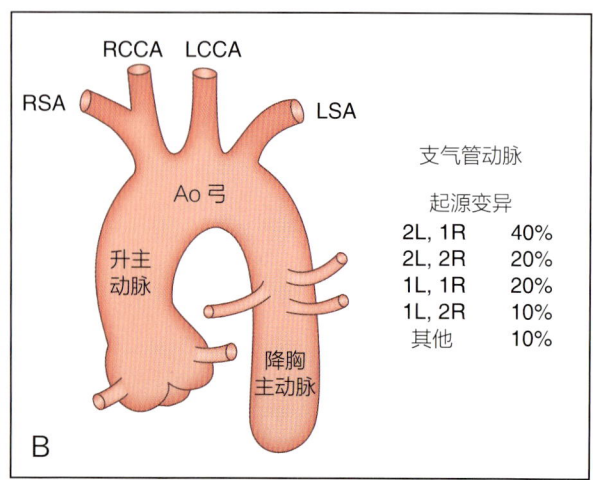

▲ 图 6-15 肺动脉和支气管动脉示意图
A. 右肺动脉和左肺动脉不是对称结构，右支气管树和左支气管树也不是；B. 支气管动脉通常起源于隆嵴水平处的胸主动脉，但它们的数量不同（缩写见附录 6-1）

态。结果，肌肉肺动脉的内侧厚度类似于全身动脉的内侧厚度。出生时，随着动脉导管闭塞和肺动脉压降低，内侧平滑肌发生衰减，使得内侧厚度与外径的比率从胎儿的 20%～25% 降至 3～6 个月婴儿期的 < 10%（图 6-16）。

肺动脉用于将全身静脉血输送到肺部以进行氧合和释放二氧化碳。相反，支气管和肺血管壁的营养由支气管动脉提供，这些支气管动脉来自下行胸主动脉（图 6-15）。

（三）主动脉

主动脉是体循环的主要弹性动脉。它出现在主动脉瓣环的水平，并在其分叉处终止于脐和第四腰椎水平的髂总动脉。主动脉可分为四个区域：升主动脉、主动脉弓、降主动脉和腹主动脉（图 6-17）。值得注意的是，升主动脉和主动脉弓来自神经嵴的胚胎学，而下行胸主动脉和腹主动脉来源于原始血管间充质。这一事实可能有助于解释在不同的主动脉区域观察到的不同病变。

升主动脉位于主肺动脉的右侧，几乎完全位于心包腔内。它由窦管和管状部分组成，这些部分由窦管连接处划分，该部位是发生离散形式的瓣膜上主动脉瓣狭窄的部位。右冠状动脉和左冠状动脉是升主动脉中唯一的主要分支，分别来自右侧和左侧主动脉窦。在儿童期和青春期，升主动脉的大小与年龄和体型有关。

主动脉弓通常在左侧支气管上行进，限定左主动脉弓，并越过右肺动脉上方。从弓的顶部开始，按顺序出现头臂动脉（或无名）、左颈总动脉和左锁骨下动脉。在约 10% 的个体中，左颈总动脉起源于头臂动脉，5% 左主动脉起源于左颈总动脉和左锁骨下动脉之间的主动脉。主动脉弓有助于形成额面心脏轮廓的左上缘。

当主动脉穿过右支气管时，存在右主动脉弓以及弓状血管显示镜像分支。异常的逆行食管锁骨下动脉从主动脉弓的侧面而不是从其顶部出现。大多数主动脉缩窄发生在动脉导管未闭的对面，即锁骨下动脉远端。

下降的胸主动脉与左心房、食管和脊柱相邻。它的后外侧分支是配对的肋间动脉，其前支包括

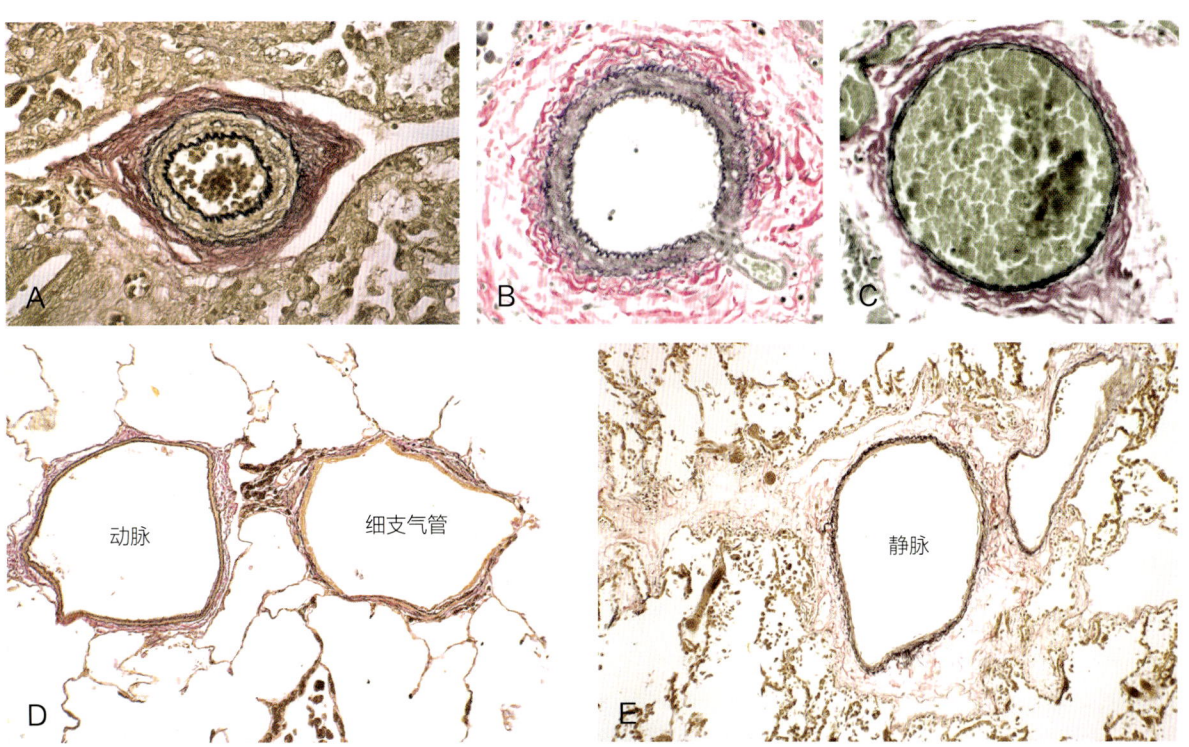

▲ 图 6-16 肺循环的显微外观

A 至 C. 肺动脉内层厚度在出生后改变。如出生时（A）、5 月龄（B）和 7 月龄（C）中所示；D 和 E. 肺动脉（D）与其气道一起行进，肺静脉（E）在小叶隔膜内行进（弹力纤维染色；A 至 C：高倍率；D 和 E：中等倍率）

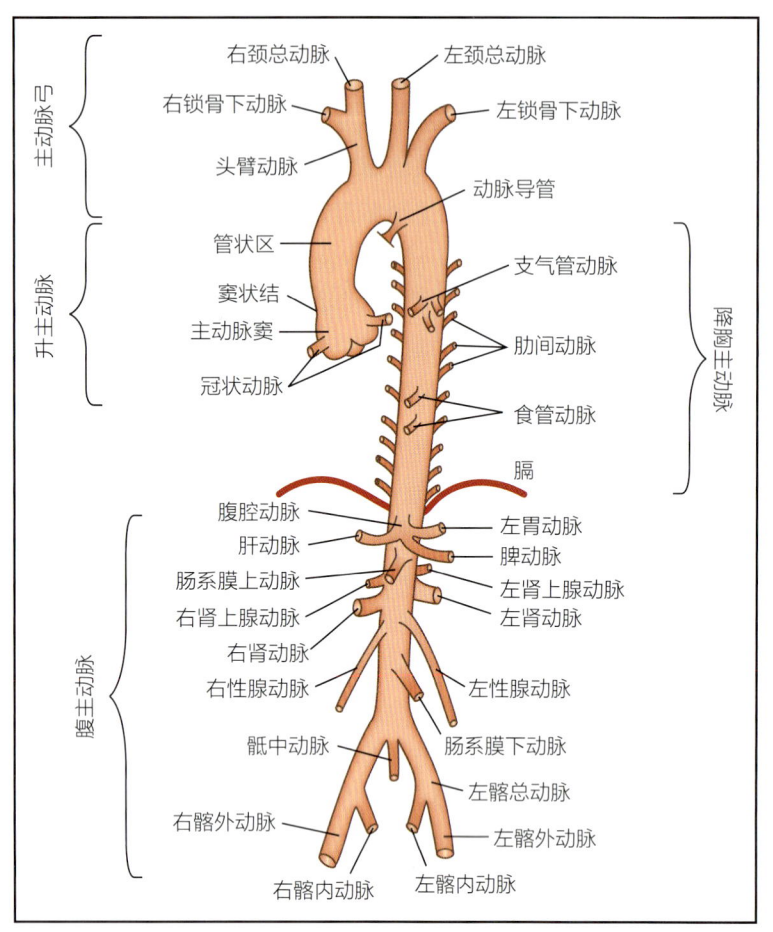

◀ 图 6-17 主动脉示意图

主动脉由主动脉升部、主动脉弓及胸主动脉和腹主动脉组成（缩写见附录 6-1）

支气管、食管、纵隔、心包和上膈动脉。支气管动脉也可能来自肋间或锁骨下动脉或很少来自冠状动脉。支气管静脉不仅流入奇静脉和半奇静脉静脉，还流入肺静脉[23]。

腹主动脉位于中线左侧，靠近脊柱。其主要外侧分支是腹膜后，包括肾、肾上腺、肾和膈下动脉。虽然性腺动脉起源于前方，但它们也是腹膜后的。相反，前面出现的所有其他分支代表供应消化系统的腹膜内动脉，包括腹腔动脉（及其左胃、脾和肝支）及上、下肠系膜动脉。远端，主动脉分叉成髂总动脉，也产生骶中动脉。

（四）动脉导管

在胎儿生命期间，动脉导管为肺和全身循环之间的交通提供了途径。它介于左肺动脉的近端部分和主动脉弓的下表面之间；在胎儿期，其直径与下降的胸主动脉的直径相似，并且大于右肺动脉或左肺动脉的直径。大多数右心室输出绕过肺并通过动脉导管进入主动脉。然而，在出生后不久，肺部扩张、导管功能关闭，肺血管扩张，整个右心输出量流经肺部（见第 28 章和第 31 章）。

在整个妊娠期间，为动脉导管在出生后快速功能性关闭做准备而发生结构改变[24]。最初，该血管与肌肉连接的弹性动脉相比，具有肌肉动脉的外观。在妊娠末 3 个月，增殖性大血管内膜垫变得明显，并且由于平滑肌增殖和胶原蛋白，弹性蛋白和糖蛋白的沉积而导致内侧增厚。超微结构上，平滑肌细胞从分泌型向收缩型转变。内膜-内侧交界处的模糊，加上肌肉束的随意排列，产生类似于肌纤维发育不良的外观。外膜弹性纤维变得突出，特别是在每一个动脉的末端。

动脉导管的收缩在足月新生儿出生后 24～48h 内发生，并且由上升的全身氧张力和降低的循环 PGE_2 和前列环素（prostacyclin，PGI_2）水平的组合介导。在接下来的几周内，导管血管收缩伴有局灶性内侧坏死，内侧水肿，内弹性椎板破裂和壁血栓形成。随后，动脉壁内弹性蛋白的沉积变得明显，并且钙化的焦点区域是规则的，导致动脉导管完全和永久性闭合，从那时起成为动脉韧带。出生在氧气张力较低的高海拔地区及过早出生的婴儿导管闭合受到阻碍。遗传因素和产前感染也可能在动脉导管未闭的患者中发挥作用。

通常，动脉导管的闭合在肺动脉附近开始并向主动脉前进。如果这个过程不完整，会存在一个小的导管憩室典型地从主动脉弓的下表面发出。很少发生导管动脉瘤、夹层或破裂，可能与潜在的结缔组织病、手术操作或活动/愈合的动脉炎有关。

十、冠状动脉循环

（一）冠状动脉

右冠状动脉和左冠状动脉来自其相应的主动脉窦。它们的孔是圆形到椭圆形的，起源于主动脉瓣膜连接之间的中间位置，并且大约在瓣环与窦管结之间距离 2/3 的位置。右冠状动脉的起源几乎与右主动脉窦垂直。相反，左主冠状动脉以急剧向下的角度出现并且平行于其主动脉窦壁行进。

主要的心外膜动脉包括左主干、左前降支、回旋支和右冠状动脉。左前降支的分支称为对角支，而右侧和回旋动脉的分支称为边缘支（图 6-18）。室间隔支代表供应室间隔的前后下动脉的长壁内分支；因此，不是心外膜分支。

近端，右冠状动脉在主肺动脉和右心房之间行进，并被右心耳覆盖。在右侧房室沟内的整个过程中，右冠状动脉嵌入心外膜脂肪组织中。在约 60% 的受试者中，第一个分支是冠状动脉，其供应右心室流出道；另外 40%，这条动脉独立于右主脉窦[25]。下行间隔动脉滋养漏斗状隔膜。边缘分支包括几个小血管和一个突出的锐缘支动脉。

在锐缘支边缘之外，沿着心脏的下表面，右冠状动脉的长度与回旋动脉的长度成反比。在大约 70% 的人类心脏中，右冠状动脉不仅产生后降支作为主要冠状动脉，而且还产生后外侧分支，

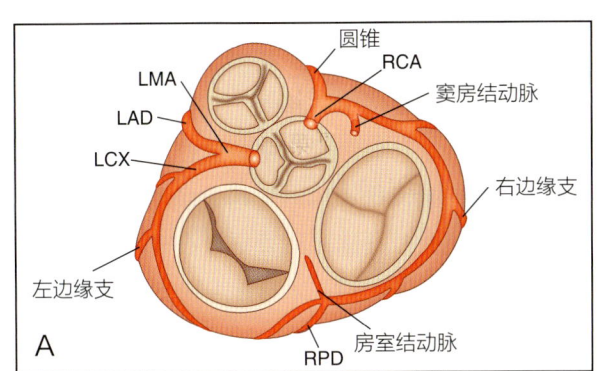

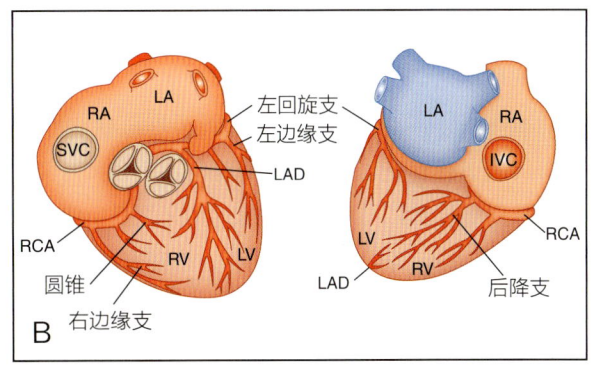

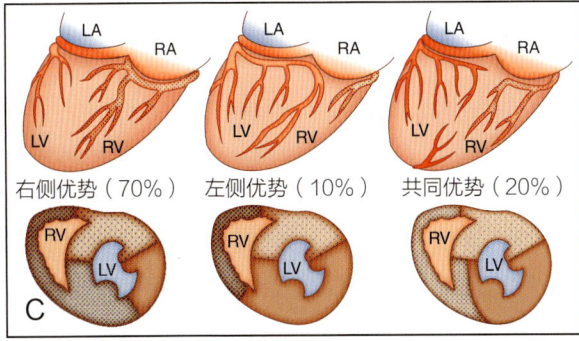

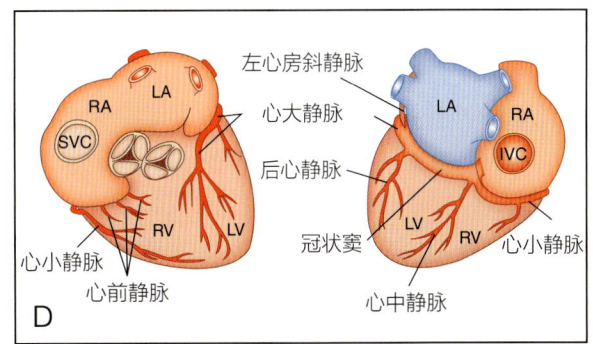

▲ 图 6-18 冠状动脉循环示意图

A. 右侧和回旋支动脉分别走行于三尖瓣和二尖瓣附近的房室沟中（心脏基底）；B. 室间隔平面的冠状动脉走行于室间沟中（上切面和下切面）；C. 冠状动脉的优势由后降支的起源决定；D. 心前静脉直接流入右心房，而其他主要心外膜静脉排入冠状窦（缩写见附录 6-1）

从而滋养右心室游离壁，左心室的下壁，后内侧二尖瓣乳头肌以及房室结动脉。

左主干冠状动脉位于主肺动脉和左心房之间，并被左心耳覆盖。它在大多数个体中分叉成左前降支和回旋支分支，但在一些个体中分三支，中间动脉在另外两个血管之间发出。左主干动脉短（＜ 8 mm）通常与左冠状动脉支配有关。绝大多数左冠状动脉血流发生在心室舒张期。

左前降支在前室间凹槽内行进，围绕心尖缠绕并在后室间沟延伸可变距离。包括其对角支和室间隔分支，该血管供应前间壁和前外侧壁，前外侧二尖瓣乳头肌的一部分，以及左心室的整个顶点。在大约 10% 的人类心脏中，心肌桥覆盖了左前降支的一小部分，但通常不会干扰舒张期心肌灌注[26]。

冠状动脉回旋支左房室槽中的脂肪组织内行进。它通常终止于其钝的边缘分支之外，并滋养左心室的侧壁和前外侧二尖瓣乳头肌的一部分。在大约 10% 的受试者中，回旋动脉还供应后降支，构成左冠状动脉支配以及左心室的下壁，后内侧二尖瓣乳头肌和房室结动脉。大约 20% 的人类心脏表现出共同的冠状动脉优势，使得右侧和回旋动脉都供应后降支。

约 60% 的心脏窦房结动脉起源于右冠状动脉，40% 起源于回旋支动脉，但其起源动脉不依赖于冠状动脉优势模式，与房室结动脉起源于冠状动脉相比；因此，它起源于 90% 人类心脏的右冠状动脉。房室（希氏）束从房室结动脉和左前降支的第一隔膜穿支接受双重血液供应。右侧和左侧束支的营养由前后降支的其他隔膜穿支分支提供。

右侧和回旋支冠状动脉在房室沟中行进，从而限定心脏基部的平面。类似地，冠状动脉前下冠状动脉在室间沟内进行，并指示心室间隔的平面。因此，对于外科医生和病理学家来说，心外膜冠状动脉是确定相对腔室尺寸和瓣膜位置的可靠外部标志。

（二）冠状静脉

冠状静脉和心脏淋巴管协同以从心肌间质和心包腔中去除多余的液体。心脏的静脉循环由冠状窦系统，前心静脉系统和心最小静脉系统组成（图 6-18）。心脏大静脉沿左前降支和回旋支冠状动脉行进，与冠状窦合并。在这个位置是一个二尖瓣静脉瓣膜，称为 Vieussens 瓣膜。反过来，冠状窦在连接右心房之前接收左后中、小心脏静脉以及几个较小的支流。沿着右心室游离壁的前基底面，3 个或 4 个前心静脉直接排空到右心房或首先加入一个共同的静脉。最后，许多小的最小静脉直接排入心腔，特别是右心房或右心室。

另外，人的心脏通常有 8 个瓣膜，有 4 个主要瓣膜（主动脉瓣、二尖瓣、三尖瓣和肺动脉瓣）。右心房包含 3 个瓣膜（卵圆窝、下腔静脉和冠状窦）。第 8 个是 Vieussens 瓣膜，是心脏大静脉的开口瓣膜。

（三）心脏淋巴管

在心室内淋巴管是一个微妙的淋巴通道的互连网络，该淋巴通道向心外膜表面排出。沿着心外膜表面，左右淋巴通道以逆行方式形成并伴随它们各自的冠状动脉朝向主动脉根部。它们通过来自传导系统的淋巴通道和来自心房和瓣膜的一些稀疏淋巴管连接在一起[27]。当右侧和左侧淋巴管道合并时，它们沿着升主动脉行进到主动脉弓的下表面并排入气管内淋巴结。接下来，它们在上腔静脉和头臂动脉之间行进，在排入右淋巴管之前加入心脏淋巴结。来自顶叶心包的淋巴管排入右淋巴管或胸导管。

十一、心脏传导系统

（一）一般特征

心脏传导系统由窦房结、结间束和房室传导组织组成（图 6-19）。其功能受交感神经和副交感神经支配，受循环儿茶酚胺，其营养血液供应的通畅程度，局部酸碱或电解质紊乱，机械创伤（如缝合，合成贴片或消融手术）以及肿瘤或感染的累及所影响。

窦房结和房室结均为右心房结构，具有相似

的微观特征、传导速度和动作电位（表6-2）。房室（希氏）束、右束支和左束支及工作心肌细胞的结构，传导速度和动作电位也存在相似性。心脏传导系统的所有组件都是专门的心肌细胞，而不是神经，其主要功能是传导而不是收缩。

（二）窦房结

作为心脏的主要起搏点，窦房结代表右心房结构，位于心外膜下，沿着上腔静脉交界处附近的终端沟（图6-20和表6-2）。因为它是在源自静脉窦和胚胎心房之间区域的边界处发现的，所以起搏点被称为窦房结。它的形状像一个扁平的椭圆形，突出的窦状动脉通过该椭圆形。许多自主神经接近其两极的窦房结。

在显微镜下，该结点的特征在于P细胞和过渡细胞的复杂交织模式，在基质细胞内以及工作心房肌细胞的外层[28]。因为这些特化细胞主要关注传导而不是收缩，所以它们具有较少的收缩元

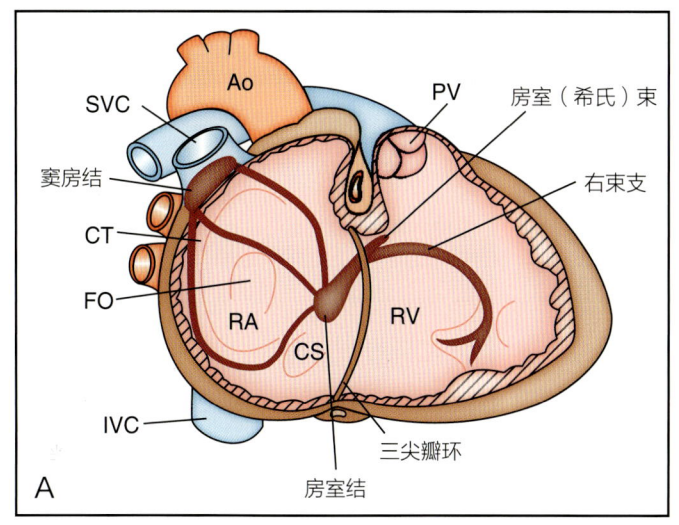
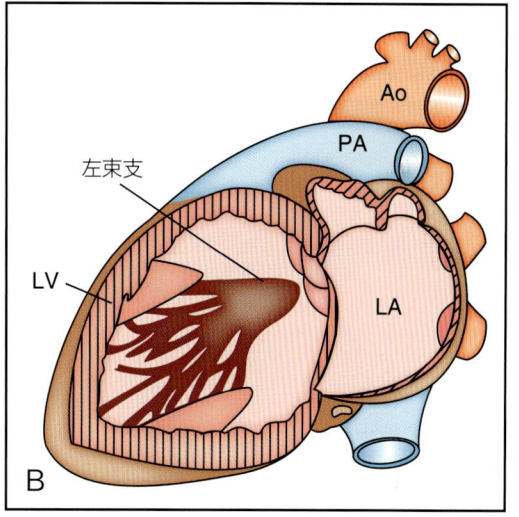

▲ 图6-19 心脏传导示意图

A. 右心。窦房结和房室结都是右心房结构，而房室（希氏）束穿过右侧纤维三角到达室间隔的顶点。右束支沿着隔膜和缓和带行进。
B. 左束支沿着隔膜表面形成宽的纤维片（缩写见附录6-1）

表6-2 心脏传导系统成分的比较

节点	位置	细胞类型	细胞直径（mm）	传导速度（m/s）	动作电位
窦房结	右心房心外膜	P细胞	5~10	<0.05	
		过渡细胞	5~10		
结间束	房间隔和游离壁	心房肌细胞	10~15	0.3~0.4	
房室结	右心房心外膜	P细胞	5~10	0.1	
		过渡细胞	5~10		
		浦肯野细胞	30~60		
房室（希氏）束	三尖瓣环和室间隔顶部	浦肯野细胞	30~60	2~3	
		心室肌细胞	10~20		
束支	心室内膜下	浦肯野细胞	30~60	2~3	
		心室肌细胞	10~20		
心室肌	室间隔和心室壁	心室肌细胞	10~20	0.3~0.4	

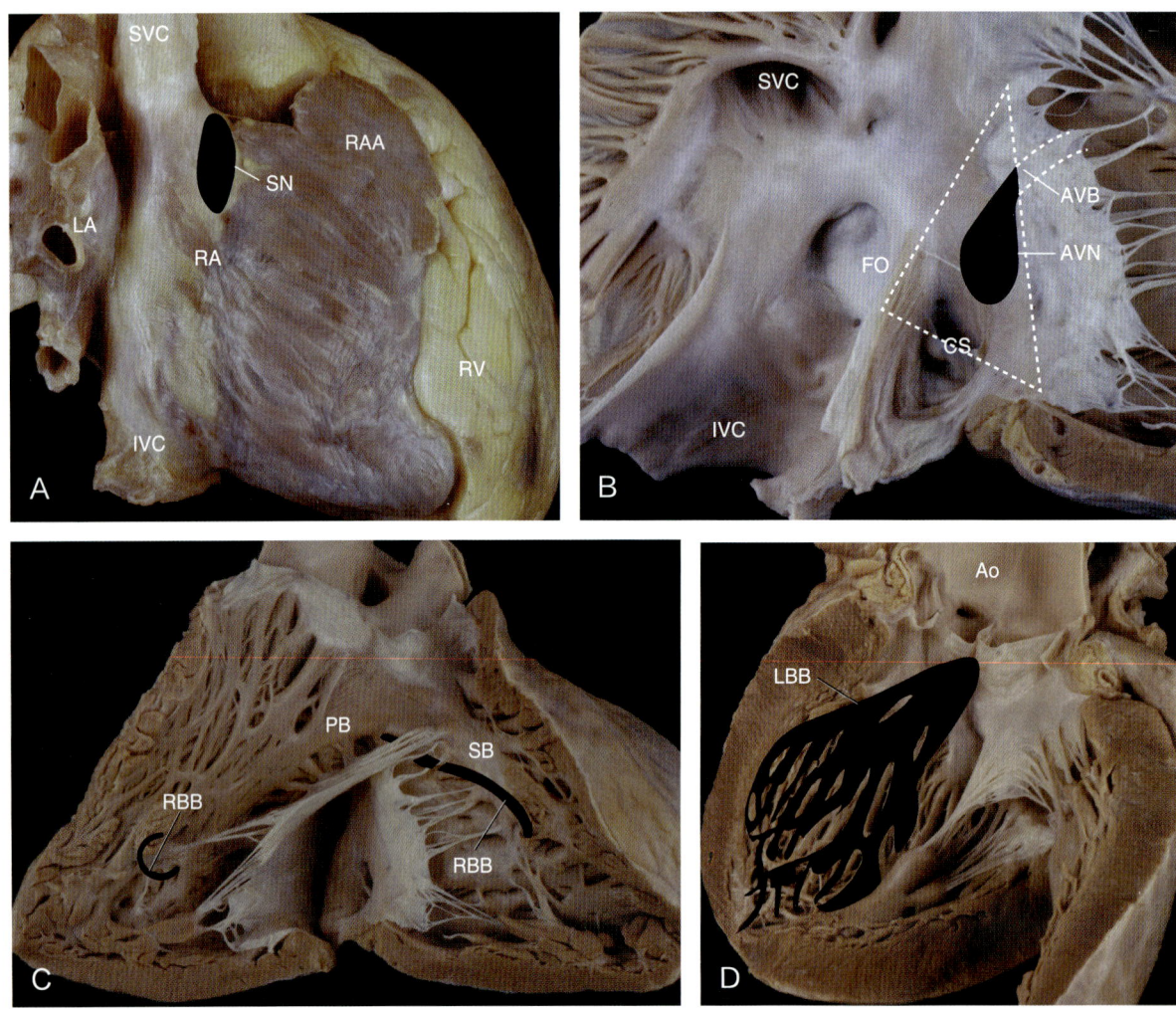

▲ 图 6-20 心脏传导系统的位置（用黑色墨水表示）

A. 窦房结位于右心房末端凹槽的心外膜下（右侧切面）；B. 房室结代表位于 Koch 三角形内的心内膜下右心房结构（虚线），并且房室（希氏）束穿过三尖瓣环沿着室间隔的顶点终止；C. 右束支是一种小的索状结构，沿着隔膜和缓和带（开放的右心室）延伸；D. 左束支沿着心室间隔左侧的心内侧行进形成宽阔的纤维板（缩写见附录 6-1）

素，并且比工作的心肌细胞消耗更少的能量。虽然 P 细胞被认为是脉冲形成的来源，但自主输入的变化可能会改变结点内的实际起搏位置。在患有无脾综合征和右侧异构的患者中，可能会遇到双侧窦房结。相反，在多形性和左侧异构的情况下，窦房结可先天不存在或错位。在 Mustard 和 Fontan 手术的外科手术期间，窦房结及其动脉易受伤。

（三）结间束

窦房结和房室结之间是否存在专门的传导通路一直是有争议的。电生理学研究支持优先途径的概念，但形态学研究并没有发现。最近的调查表明，两种观点都可能是正确的。在电生理学上鉴定的三个结间束对应于包含最大肌细胞浓度的房间隔和右心房游离壁的区域，例如嵴末端。因此，在显微镜下，这些区域由工作的心房肌细胞而不是专门的 P 细胞，过渡细胞或浦肯野细胞组成。

由于卵圆窝附近的隔膜优先通路在其角膜缘上前进，因此在 Rashkind 球囊房间隔造口术（其中卵圆窝的瓣膜被撕裂）或 Blalock-Hanlon 后房型房间隔切除术后不会出现结间传导紊乱。然而，对于切除房间隔的手术，如 Mustard 和 Fontan 手术，可能会发生这种干扰。类似地，嵴末端的破坏可能干扰正常的节间传导。

（四）房室结

与窦房结一样，房室结是右心房结构，受副交感神经和交感神经纤维的支配。相反，它位于心内侧，而不是心外膜下，位于 Koch 三角形内并且与右侧的三角形（或中央的纤维体）相邻。反过来，Koch 的三角形对应于房室，并且与三尖瓣环、冠状窦口和 Todaro 肌腱接壤，Todaro 是一种心内膜下纤维索，从冠状窦瓣膜连接处传播到膜性间隔（图 6-20）。房室结动脉或其几个分支在结点附近移动但不一定通过它，结内和周围有丰富的静脉和淋巴通道。

在显微镜下，房室结由纤维基质内的特殊心肌细胞的复杂交织图案组成，类似于窦房结[28]。近端，在与结间束的交界处，房室结组织松散排列，主要由过渡细胞和少数工作的心房肌细胞组成。在中心，结点更紧凑并且以 P 细胞的交错排列为特征。当结点与希氏束合并时，浦肯野细胞开始形成平行束。在其周围，房室结包含过渡细胞和胶原的外绝缘涂层。

由于其在靠近三尖瓣环的右心房位置，房室结在三尖瓣反流的瓣环成形术过程中以及在 Ebstein 畸形的折叠手术期间容易受伤。在房室间隔缺损的设置中，涉及房室结的预期部位，结点和希氏束被替换为后下方，并且与相对特定的心电图改变相关联。有趣的是，在先天性大动脉转位的心脏中，观察到前后房室结，通常在两者之间有一束希氏束组织。

（五）房室束（希氏束）

房室（希氏）束由房室结的远端部分产生并穿过中央纤维体（右纤维三角区）沿着基底室间隔，与膜性间隔相邻。因此，它代表了心房和心室心肌之间电传导的唯一正常途径。在中央纤维体内，房室束与主动脉瓣、二尖瓣以及三尖瓣环紧密相关，并且其位置沿着基底室间隔有些变化。因此，在涉及这些瓣膜或膜性室间隔缺损的手术过程中，必须注意避免伤害希氏束。在先天性心脏传导阻滞的一些情况下，房室结和房室束之间存在不连续性。

在显微镜下，房室束可以分成两个区域：穿过中心纤维体的穿透部分和产生右束支和左束支的分支部分。两个区域均以许多平行的浦肯野细胞和工作的心室肌细胞束为特征，由脆弱的纤维组织隔开[28]。在胎儿和新生儿期间，这些传导束通常在中心纤维体内分散或分离。右心室或左心室内每个束的最终目的地可能由其在希氏束的穿透部分内的近端位置确定。像电线一样，整个房室束由致密的纤维鞘绝缘。

在许多个体中，房室传导系统与心房和心室肌之间存在额外的连接。在一些情况下，心房心肌通过 James 的心房旁路束连接远端房室结或通过 Brechenmacher 的心房束连接到房室束。在其他情况下，Mahaim 束和 Mahaim 旁路纤维分别将房室结和房室束连接到下面的室间隔心肌。这些辅助通路在大多数人中显然是无功能的，尽管它们可能在一些人中产生心室预激。

然而，心室预激更多地与跨越三尖瓣或二尖瓣环的异常旁路束相关，其通过纤维环或在房室凹槽中的脂肪组织内行进。这种旁路束可以是单个或多个，并且可以通过电生理学绘图来识别。相比之下，代表 Kent 束的特殊传导组织位于右侧房室凹槽中，但通常不提供心房和心室之间的连接。

（六）束支

右束支从房室（希氏）束的远端部分发出并形成绳状结构，其沿着隔膜向前三尖瓣乳头肌行进。相反，左束支代表宽的开孔心内膜传导纤维片，其沿着左心室的隔膜表面扩散。当它朝向心室尖端和二尖瓣乳头肌时，左束支可以分成两个或三个不明显的束支。左心室伪肌腱也可包含来自左束支传导组织[29]。在显微镜下，束支由浦肯野细胞和心室肌细胞组成[28]。

在膜性室间隔缺损的情况下，房室传导组织沿着缺损的后下缘行进。然而，如果存在房室缺损，则传导纤维沿着缺陷的前上方行进。对于室间隔缺损的出口、入口和肌肉形式，房室传导组织通常远离缺损。有趣的是，在右心室外流出道重建的右心室切开术后，心电图特征性地表现出右束支传导阻滞的模式，即使右束支没有被破坏。

（七）心脏神经支配

因为胚胎心管首先在未来的颈部区域形成，其自主神经支配也起源于这个水平。从颈神经节出现三对颈交感心脏神经，当它们加入大动脉和气管分叉之间的心丛时交织在一起。几个胸交感神经的心脏神经起源于上胸神经节并且也加入心丛。从副交感迷走神经发出的上、下颈部迷走神经和胸迷走神经，也进入心丛。然后这些神经从心丛下降到心脏并支配冠状动脉、传导系统和心肌。此外，一个与疼痛和各种反射有关的神经从心脏向心丛上升。

移植后的心脏在移植后早期完全去神经支配，并且只能响应循环物质，如儿茶酚胺，但通常不会对自主神经冲动产生反应。此外，由于不同途径也会丢失，因慢性移植血管病变引起的冠状动脉阻塞可能与未检测到的心肌缺血有关，因为不会出现胸痛。

十二、心脏标本的检查

（一）一般特征

对先天性心脏病患者的心肺标本进行评估不仅仅需要记录潜在的异常情况，尽管这很重要。识别其他器官系统中的畸形对于识别各种综合征是必要的，这可能有助于遗传咨询。此外，在解释患者死亡时，肺血管系统中存在继发性阻塞性病变可能比潜在的心脏异常更为显著。其他过程如感染或蛋白质丢失性肠病，也可能很重要。

21世纪，患有先天性心脏病的受试者在手术室或心导管实验室中未接受过介入治疗的情况显然不常见。因此，对心肺标本的研究还需要对旧的和最近的手术进行评估，不仅要解决它们的有效性，还要解决它们对心脏和肺循环的不良反应。这不仅包括对治疗并发症的识别，还包括对有益效果的识别，例如阻塞性肺血管疾病的消退。

评估先天性心脏病治疗形式的病理学家通常以医学考古学家的身份，告诉我们过去在不同时间执行的程序的结果。在复杂的情况下，只有获得有关临床诊断和以前程序的准确和完整的历史信息，才能得出准确的结论。例如，对于多次干预的患者，重建和删除程序的结果可能会改变基本形态，即原始异常的识别甚至以前的程序变得困难或不可能。

为了将这些信息传递给临床同事，病理学家不仅应提供书面报告，通常还应提供示意图，还应准备好与其他人一起检查实际标本。此类评审可能代表非正式会议、正式会议或出版物，因此可能涉及标本本身或其照片。在这方面，应选择解剖和摄影方法，以最清晰准确地显示病变。下面讨论这些方法的细节。如果没有时间、训练或兴趣剖析有先天性异常的手术心脏，请转诊给确实有合理选择的病理学家。

过去，为了解剖先天性畸形的心脏，建议将心脏和肺脏保持为一个完整的标本。然而，根据个人经验，如果肺动脉和静脉连接正常，则可以从心脏移除肺而不损害评估的准确性。实际上，如果肺部和气管支气管树被移除（但不丢弃），则心脏的检查和摄影通常都更容易。相比之下，具有相当长度的头臂动脉分支的整个胸主动脉应保持附着于心脏标本。

（二）流入－流出法

在流入－流出法中，根据血流方向打开心脏[30]。首先，采用下腔静脉到右心耳的切口。上腔静脉未打开，以免干扰窦房结区域。右心室的流入和流出切口均从心室间隔开始约0.5cm，用剪刀或刀，从右心房到心室尖，然后从心尖到肺动脉。与较旧的建议相反，使用这种解剖方法时没有理由避免切断异常瓣膜。

左心房最好从右上肺静脉和下肺静脉之间的一个点开到左心耳的尖端。与右心室相比，左心室流入道不是沿着隔膜打开，而是沿着侧壁，在二尖瓣乳头肌之间，从左心房到左心室尖端打开。从顶点到主动脉瓣，流出切口跟随与心室间隔的交界处，通常形成平缓的倒S形曲线。流入切口最好用长刀进行，而流出切口最好用手术刀完成。

一旦主动脉瓣环交叉，可以使用剪刀继续切开左主动脉瓣尖。由于大动脉的正常缠绕，进入升主动脉的进一步切除需要横切主肺动脉。然后沿其左侧边缘打开主动脉弓，并且作为连续解剖，在成对的肋间动脉之间向下打开下行胸主动脉。一旦打开大动脉，就可以评估冠状动脉的起源和动脉导管的通畅性。

心脏解剖的流入－流出方法易于学习且快速执行。虽然它经受住了时间的考验，并且目前是病理学家中最流行的解剖方法，但建议主要用于正常心脏、简单或非手术形式的先天性心脏病（图6-21A 和 B）。

（三）心底的方法

在相应的瓣膜上方移除心房和大动脉可以观察和检查心脏基底（图6-14）。该方法可用于评估瓣膜异常或瓣膜手术对附近结构的影响（图6-21C）。例如，在针对 Ebstein 畸形的三尖瓣环折叠之后，可以通过该方法研究右冠状动脉的可

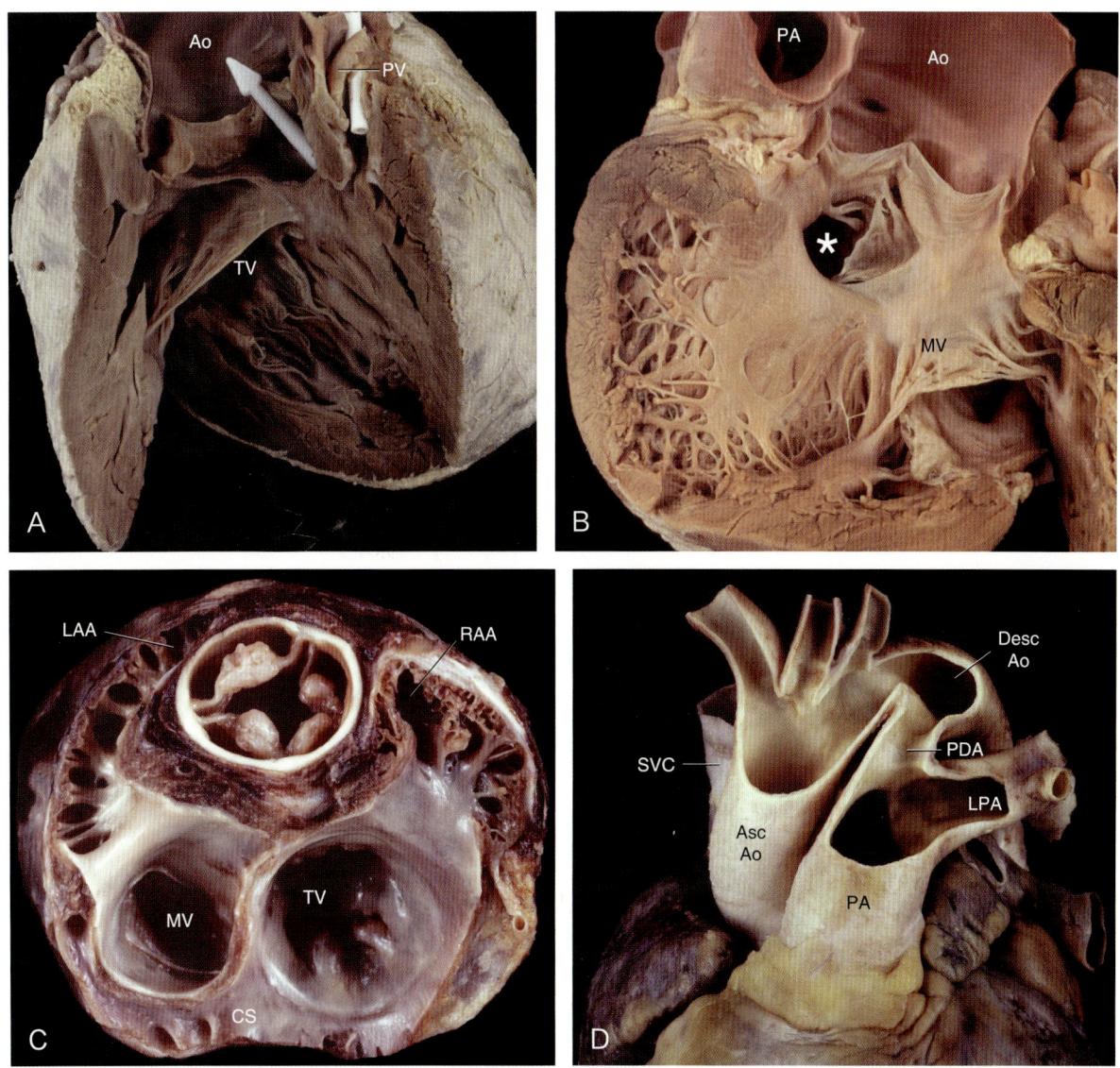

▲ 图 6-21 畸形心脏解剖的非完整方法

A 和 B. 流入－流出法。在 A 中，打开具有法洛四联症的标本中的右心室以显示室间隔缺损（具有来自左心室的箭形探针），主动脉和肺动脉狭窄（探针）。在 B 中，左心室开放显示膜性室间隔缺损的位置（*）。C. 心底方法。已经移除了心房和大动脉以显示动脉干下的心脏瓣膜。D. 窗口方法。这条巨大的动脉已经无法展示动脉导管未闭（缩写见附录 6-1）

能扭转。

（四）窗口方法

在选定的病例中，可以通过切除心腔或大血管的窗口来检查通过灌注固定，石蜡浸润或塑化制备心脏标本（图 6-21D）。以这种方式，可以在不严重干扰内部结构的情况下观察一个或多个心脏的内部。虽然这样的标本可以在视觉上令人惊叹，但是它们的准备和摄影可能很困难。

（五）断层扫描方法

在断层摄影方法中，通过一个截面将心脏一分为二（分成两部分）。使用面包切片技术，多个切片与房室凹槽平行，产生大量的心室切片。在过去的几十年中，这种流行的方法已被病理学家用于评估缺血性心脏病。它与临床成像中使用的短轴方法相同，代表了我们机构用于评估获得性心脏病的最常用的心脏标本切除方法。它也可以与心底方法同时进行。

除了短轴方法之外，长轴和四腔心平面代表临床上通常获得的其他断层扫描切片，并且可以与正常心脏中的自然特征相关联。平行于标准解剖学方向的其他平面也已用于临床，不仅用于经食管超声心动图，还用于 MRI[31]。这些包括正面（冠状）、旁矢状（横向）和水平（横向）截面。在心脏标本中，任何上述断层扫描平面不仅可以应用于正常心脏，还可以应用于获得性和先天性心脏病（图 6-22 至图 6-25）[32]。

虽然心脏解剖的断层扫描方法已经被解剖学家和病理学家使用了一个多世纪，但它尚未被广泛接受，可能是因为它耗时且需要事先固定（最好是灌注固定）。尽管如此，也许没有其他技术可以评估心内关系以及横断面方法。对于先天性畸形的心脏，断层扫描切片特别适合展示原发性异常和各种干预，以及它们对心脏的继发效应。因此，通过断层扫描解剖标本的照片提供了清晰的教学工具，并且与当前临床成像模式很好地相关。从技术角度讲，当用非常锋利的刀在一次连续切割中灌注固定的样本时，通常可以获得最佳的心脏横截面，应避免锯切动作。此外，在制作一个部分并用照片进行照相后，可以将样本粘在一起并沿另一个断层平面切除。为此目的，任何容易获得的氰基丙烯酸酯胶（例如 Krazy Glue 或 Super Glue）都足够了。干燥的表面可获得最佳效果；粗糙表面（例如用剪刀产生的表面）可能黏附不良。

（六）心脏标本摄影

摄影在先天性心脏病教学中的作用有限。虽然示意图很有用，但实际样本的可视化通常是欣赏三维特征所必需的。在这方面，精心策划的经典病变的解剖和摄影可能会被记住的时间远远超过书面文字[33]。但是，使用最昂贵的摄影设备并不能保证良好的效果。细致的规划和对细节的关注更为重要。

使用高分辨率数码相机基本上取代了标本摄影领域中的胶片相机。但是，某些基本的摄影规则仍然适用。例如，为了增加焦点的景深，孔径应尽可能小（通过将 f-stop 设置得尽可能大，优选为 16 或更大）来实现。获得高质量照片最简单但最重要的因素之一是相机的初始聚焦。很少有东西可以快速而不可逆转地破坏照片，因为没有注意到清晰聚焦。

使用黑色或白色背景比通过半透明彩色塑料片背光更受青睐。在这方面，值得注意的是，从艺术品供应商店购买的标准黑色海报板通常由水溶性油墨制成，并会污染样品。

因为新鲜的标本有光泽的表面会产生强烈的眩光，所以在拍照之前应该固定组织。通过在福尔马林中固定仅短暂的时间（5～15min）或非正式固定剂如 Kaiserling 或 Jores[32]，可以保持逼真的颜色。对于甲醛不到一周的灌注固定标本，可以通过将组织浸泡在 80% 乙醇中 15～30min 来恢复部分颜色，然后用纸巾彻底干燥样品以消除反射眩光。

在某些情况下，需要销钉来固定薄的或可折叠的结构。从技术角度来看，将一块黑色纸板放在一块尺寸相似的软木板上，并将样品放

第二篇 心血管系统的结构与功能
第6章 心脏解剖和心脏标本的检查

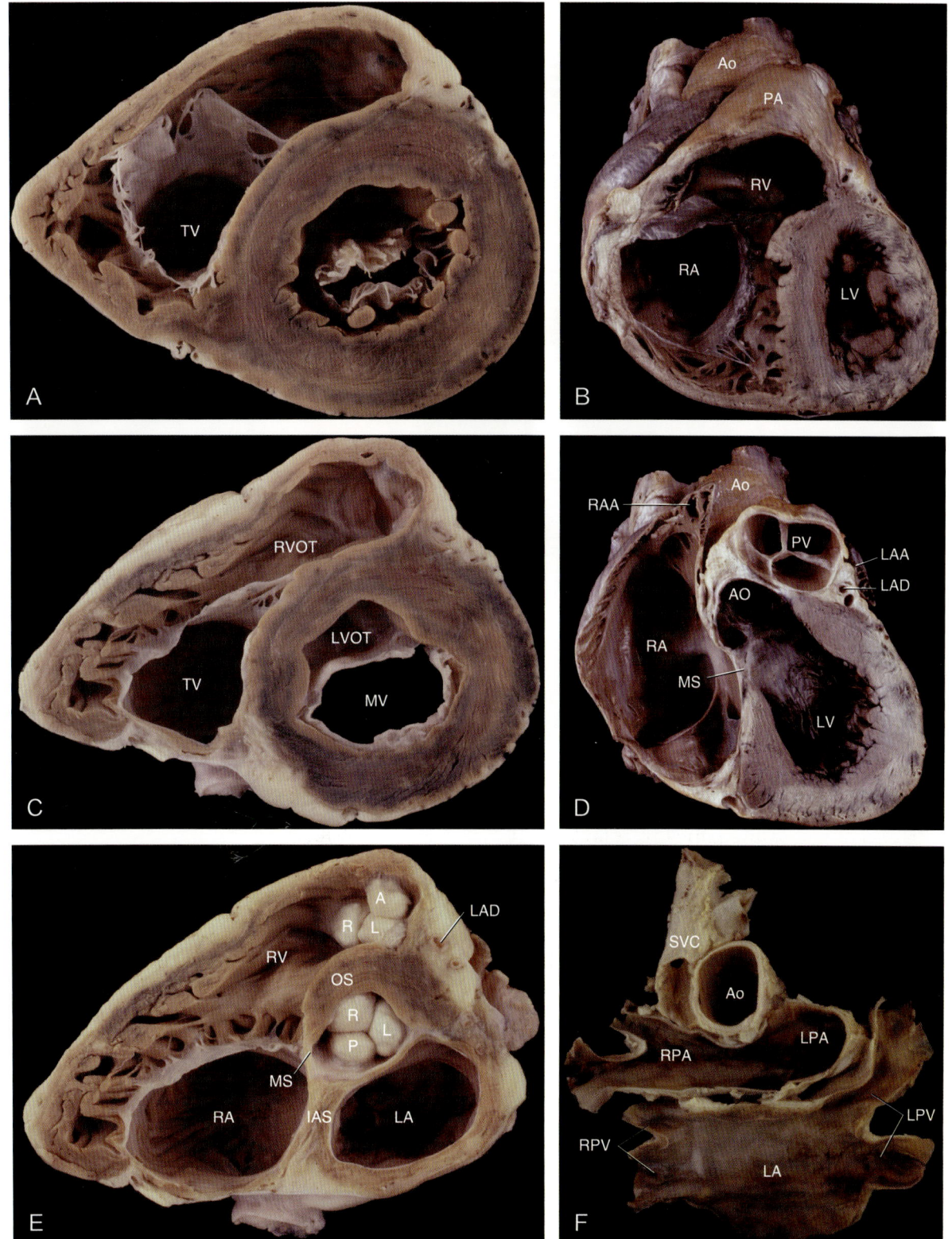

▲ 图 6-22 心脏解剖的断层扫描方法（短轴和正面切面），显示在正常心脏中
A至C. 二尖瓣口（A），左心室流出道（B）和主动脉瓣（C）水平处的短轴切面；D至F. 室间隔（D）、膜性隔膜（E）和左心房（F）水平处的冠状切面（缩写见附录 6-1）

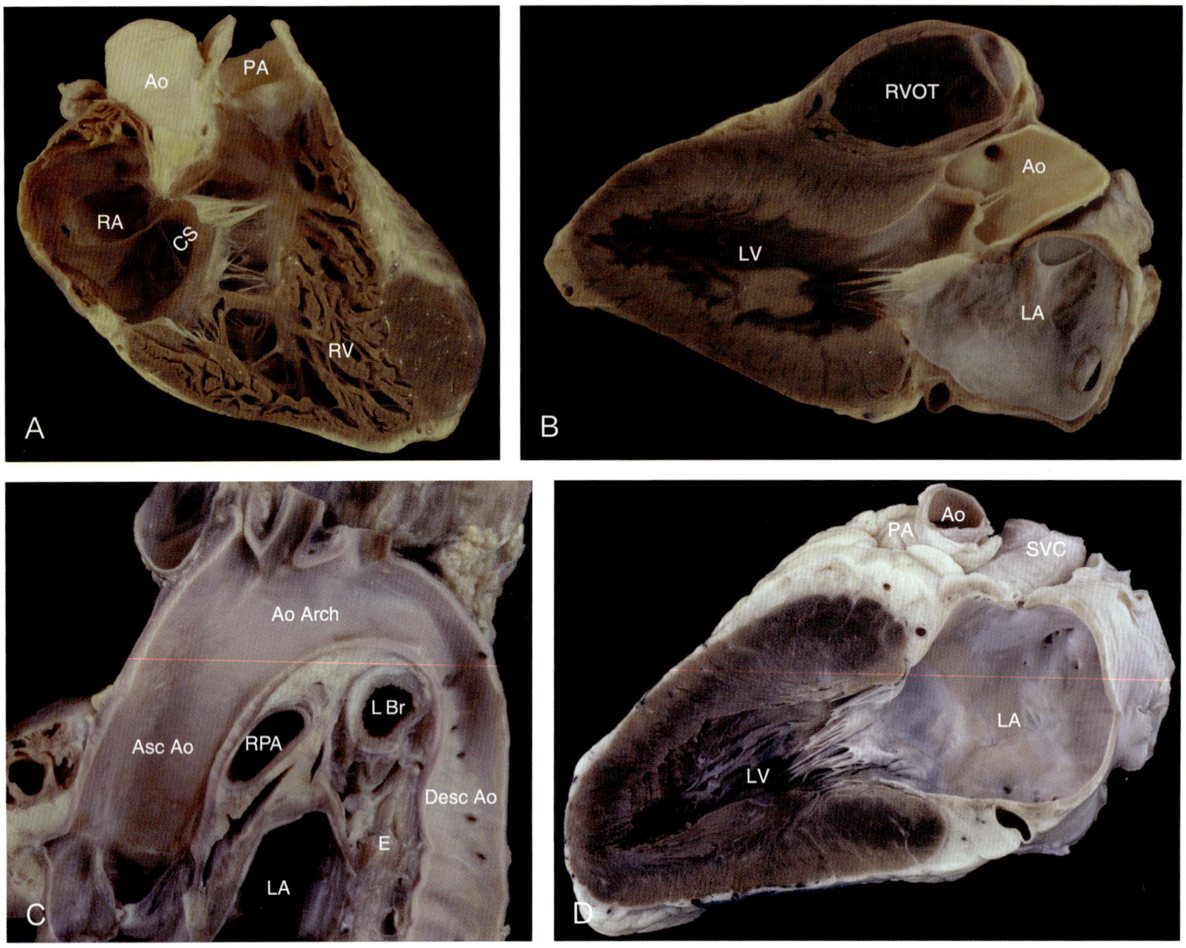

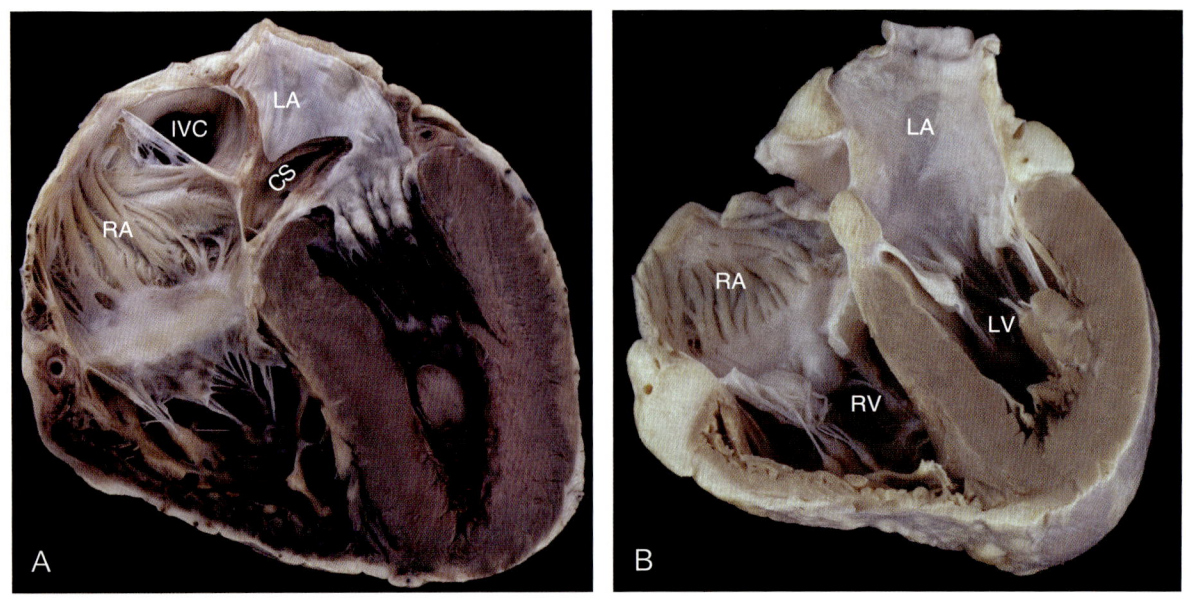

▲ 图 6-23 正常心脏解剖的断层扫描方法（长轴和双腔切面）

A 和 B. 长轴切面显示右心室（A）和左心室（B）的流入道和流出道；C. 胸主动脉长轴切面显示左主支气管和右肺动脉在主动脉弓下方行进；D. 显示左心室的流入道（缩写见附录 6-1）

▲ 图 6-24 正常心脏中显示心脏解剖的断层扫描方法（四腔心切面和水平切面）

A 和 B. 四腔心切面，位于冠状窦（A）卵圆窝（B）水平

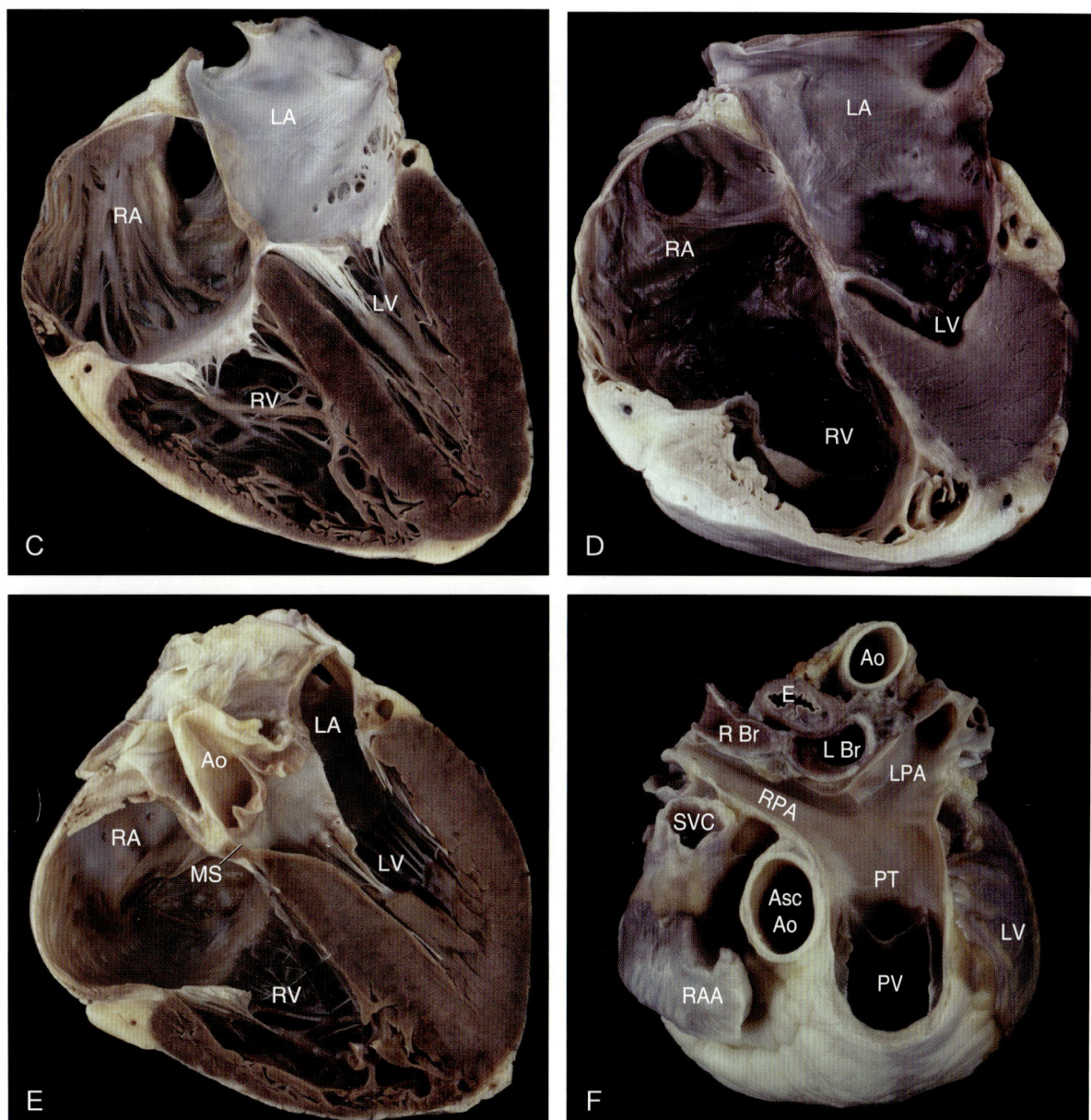

▲ 图 6-24（续） 正常心脏中显示心脏解剖的断层扫描方法（四腔心切面和水平切面）
C. 四腔心切面，位于主动脉瓣（C）水平；D 至 F. 心室流入（D）道和流出（E）道及肺动脉（F）水平（横向）切面（缩写见附录 6-1）

在纸板上。然后使用各种尺寸的销钉来稳定样品，并且用切割钳移除销钉的头部，使得它们在照片中不可见[32]。例如，图 6-7E 中使用了 46 个销钉来保持心房壁和瓣膜直立。探针、箭头、透照和正常样本（用于比较）也可用于突出特定的形态特征。

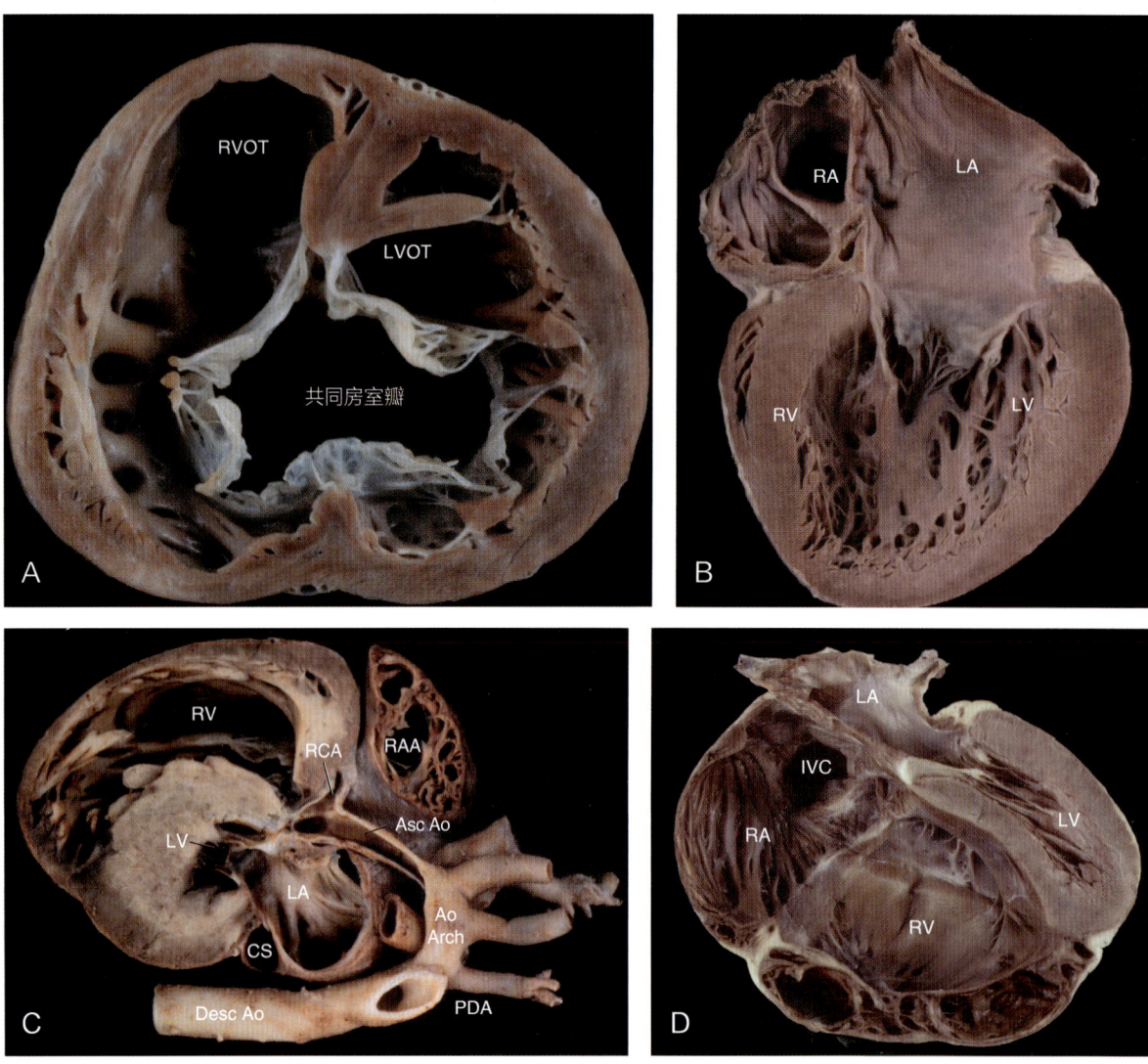

▲ 图 6-25 畸形心脏切除的断层扫描方法

A. 完全性房室隔缺损中共同房室瓣的短轴切面；B. 三尖瓣闭锁中右心室发育不全的四腔心切面；C. 主动脉闭锁中发育不良的左心室主动脉长轴切面；D.Ebstein 畸形中右侧扩张的四腔心切面（缩写见附录 6-1）

附录 6-1 第 6 章和第 7 章图中使用的缩写

A. 前面的	L. 左
A. 心房（仅图 2-1）	LA. 左心房
AML. 前二尖瓣小叶	LAA. 左心耳
Ao. 大动脉	LAD. 左前降支冠状动脉
Art. 动脉	LAO. 左前斜
AS. 房间隔	LBB. 左束支
Asc. 升	LBCV. 左头臂静脉
ATL. 前三尖瓣小叶	LCCA. 左颈总动脉
AV. 房室	LCX. 左回旋支冠状动脉
AVB. 房室（希氏）束	LDA. 左动脉导管未闭
AVN. 房室结	LPA. 左肺动脉
AVS. 房室隔	LLL. 左下肺叶

（续　表）

Br. 支气管	LLPV. 左下肺静脉
C. 盲肠	LMA. 左冠状动脉主干
CE. 闭锁缘	LPA. 左肺动脉
CS. 冠状窦	LPV. 左肺静脉
CT. 界嵴	LSA. 左锁骨下动脉
Desc. 降	LSVC. 左侧上腔静脉
E. 食管	Lu. 半月瓣
Ext. 外部	LUL. 左上肺叶
FE. 游离壁	LUPV. 左上肺静脉
FO. 卵圆窝	LV. 左心室
IAS. 房间隔	LVOT. 左心室流出道
Inf. 下方	MB. 隔缘肉柱
Int. 内部	Mes. 肠系膜的
IV. 室间的	MLB. 形态学左支气管
IVC. 下腔静脉	MO. 二尖瓣孔
IVS. 室间隔	MRB. 形态学右支气管
Jct. 连接点	MS. 膜性间隔
MV. 二尖瓣	RPA. 右肺动脉
NA. Arantius 结节	RPD. 右后降支冠状动脉
OS. 出口（漏斗状）隔膜	RPV. 右肺静脉
OS. 第二房间孔（仅图 2-9）	RSA. 右锁骨下动脉
P. 后	RSVC. 右上腔静脉
PA. 主肺动脉	RUL. 右上肺叶
PB. 顶骨	RUPV. 右上肺静脉
PDA. 动脉导管未闭	RV. 右心室
PM. 梳状肌	RVOT. 右心室流出道
Post. 后	S. 中隔
PT. 肺动脉干	S. 脾脏（仅图 2-7）
PV. 肺静脉	SB. 隔束
R. 右	SN. 窦房结
RA. 右心房	St. 胃
RAA. 右心房附件	STL. 中隔三尖瓣小叶
RBB. 右束支	Sup. 上
RBCV. 右头臂静脉	SVC. 上腔静脉
RCA. 右冠状动脉	TA. 躯干动脉
RCCA. 右颈总动脉	TO. 三尖瓣口
RDA. 右动脉导管	Tr. 气管
RLL. 右下肺叶	TV. 三尖瓣
RLPV. 右下肺静脉	V. 心室
RML. 右中肺叶	VS. 室间隔
RMPV. 右中间肺静脉	VFO. 卵圆窝

第 7 章
心血管异常的分类和术语
Classification and Terminology of Cardiovascular Anomalies

Joseph J. Maleszewski　William D. Edwards　著
邢艳琳　译

一、命名法的展望

在五千年的人类历史记录中，仅在过去 60 年间，才有治疗方法极大改善了心脏异常患儿的生活质量并延长寿命。在这 60 年中，诊断及介入方法得到长足发展，确定了医学技术和创新的前沿。然而，在这些令人振奋和创新的时代，冗余的术语却无意中给那些对先天性心脏病问题感兴趣的人带来困惑。

（一）术语的多样性

关于畸形心脏的绘图和描述可以追溯到 18 世纪。在 19 世纪中期，Peacock 在他的经典系列著作中发表了 18 个案例[1]。然而，美国心脏协会在 1936 年出版了麦吉尔大学的 Maude E. Abbott 博士对 1000 种心脏畸形的分类，成为先天性心脏病分类法的一个里程碑[2]。从此以后，其他人检查了大量病例，包括尸检和活体患者，并提出了不同的分类和命名法[3-13]。此外，对于个体异常（如室间隔缺损）和一组异常（如单心室性房室连接）采用了多种命名法。

然而，每一个新的命名系统不仅反映了其制定时的知识状态，也反映了其创建者的独有利益或偏见。因此，在各种分类中，一些研究人员强调外科解剖学，一些强调胚胎发育，一些强调空间关系（如心房的位置以及心室和大动脉的位置），还有一些强调临床特征（如发绀和肺血流的改变）。不足为奇的是，在采用新的分类系统时，术语发生变化主要是为了澄清或者简化某些概念。但是，随新术语的引入，旧术语却很少被抛弃。因此，先天性心脏病的命名已经成为同义词的海洋，给原本已经很复杂的学科增添了混乱而不是明晰（附录 7-1）。

（二）从多样性到统一

发展统一的命名体系是一个现实而有价值的目标吗？如果是的话，谁来确定可接受的术语？而以牺牲多样性来获得统一的代价又是什么？虽然这样的系统将限制目前存在的混乱的同义词数量，但它也可能限制我们的视角，因为某些术语（如具有胚胎学基础的术语）从丰富多样的传统中被清除。

尽管如此，人们已经开始建立这样一个统一的系统了。而这个系统只有在一个代表先天性心脏病的所有学科的国际组织发表共识报告之后，才能被统一接受。迄今为止，这种尝试只取得了有限的成果[14]。最终被选用的系统应该是描述准确，内部一致，方便临床使用，在数据库中容易编码，并适用于所有类型的先天性心脏病。只有必要、简洁和特有的新的术语才能被采用[3]。

在达成这样一份共识报告之前，制订一个具体的命名系统还为时过早。然而，至少在机构层面上，那些治疗先天性心脏病患者的医生应该同意使用相同的临床语言，并建立一个单独的术语系统。本章强调了 Anderson 等[4] 提出的方法和术语，并做了一些修改。常用的拉丁术语及其对应的英语术语参见附录 7-2。

虽然 Van Praagh[3] 提出的标记系统并未在本

章中进行强调，但其在一些体系中却备受青睐，值得总结。分别确定心房、心室和大动脉的位置。心房位置可能是正常位（S）、反位（I）或不定位（A）。心室位置是正常位或右襻（D）、反位（I）或左襻（L）或不定位（X）。大动脉位置被指定为正常位（S）、反位（I）、右转位/异位（D）、左转位/异位（L），或不定位或前转位/异位（A）。缩写在括号内列出，括号前表示心室动脉的位置，括号后表示房室连接不一致或其他异常。由此，大动脉转位（S，D，D）代表完全性大动脉转位。

二、顺序节段分析法

评价疑似先天性心脏病的患者时，将心脏看作是由三个区域（心房、心室和大动脉）所代表的分段结构是有益的[3-6]。每个区域通常被划分成右侧和左侧两个部分，房室瓣连接心房和心室，半月瓣连接心室和大动脉。这三个主要区域之间可能存在的联系有限，无论其空间方位如何。在实践中，每个区域按照血流方向独立评估：①体静脉和肺静脉；②心房；③房室瓣；④心室和右心室流出道（漏斗部或圆锥）；⑤半月瓣；⑥大动脉。

以系统的方式，根据它们的形态、相对位置、与近端和远端段的连接，以及分流、梗阻和瓣膜反流的存在和位置来评估每一水平的左右结构[7]。这种顺序节段分析法成为临床医生和病理学家诊断先天性心脏病的基础。而在此方法应用之前，重要的是确定心脏和内脏的位置。

三、心脏的位置和心尖方向

关于心脏在胸腔中的位置，可以单独回答两个问题：心脏位于何处？心尖的方向是什么？遗憾的是，术语左位心、右位心和中位心常被用来回答这些问题，从而赋予了歧义的成分[3,4]。虽然下面描述的方法并未被普遍接受，但它确实通过独立地定义心脏位置和心尖方向，避免了模棱两可的拉丁术语而清晰易懂。

（一）在胸腔中的位置

在胸腔内，心脏可以被描述为左侧（正常）、右侧或中线。在用其他成像技术评估患者之前，这种描述在放射学上特别有用。

心脏在纵隔中的位置不仅受潜在的心脏畸形的影响，而且还受相邻结构异常的影响。胸廓变形（如严重的脊柱侧凸或横膈升高）或改变胸腔结构的大小（如肺发育不良或膈疝）都可能会使心脏的位置发生变化。心脏向右移位称为右位心，向左移位称为左位心，移向中线称为中位心。

胸骨或膈肌缺损十分罕见，与胸外心脏或异位心有关。这种情况可能是部分性或完全性的，可进一步分为颈型、胸颈型、胸型、胸腹型或腹型。

（二）在胸腔中的方向

沿心室的方向定义心底至心尖轴线，可以向左、向右或在中线（图 7-1 和图 7-2）。正常心脏的心室在左侧，心尖指向左前方偏下。这三个方向的范围是可变的，受年龄、身材、膈肌的水平和功能状态的影响。右心尖的心室指向中线的右侧。相反，居中的心室常常是盒形的，呈现两个尖端，指向前下方[7]。

心底至心尖轴线与心脏的位置移动无关。例如，一个右肺发育不良的患者虽然心脏向右移位，但心尖仍指向左侧（图 7-1B）。

心底至心尖轴线也与心脏的方向无关。因此，心尖向左并不意味着位置正常（正常位），心尖向右也并非总是与镜像（反位）一致。另一方面，心尖居中通常与心脏异构有关（对称位）。

四、内脏的位置

所有主要器官系统都以中线结构开始胚胎发育，具有双侧镜像对称性。然而，三个器官系统（心血管、呼吸和消化）的发育后来呈不对称性，从而以偏侧性为特征，这是由遗传决定的。位置可能是正常的、镜像的、异构的，或不确定的。右侧异构指双侧均为右侧结构，而左侧异构则指双侧均为左侧结构。

（一）异构和脾脏异常

异构与脾脏异常的关系是耐人寻味的[8]。脾

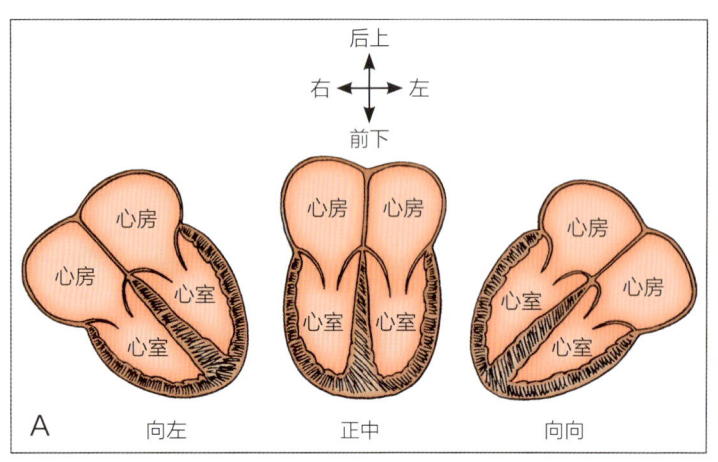
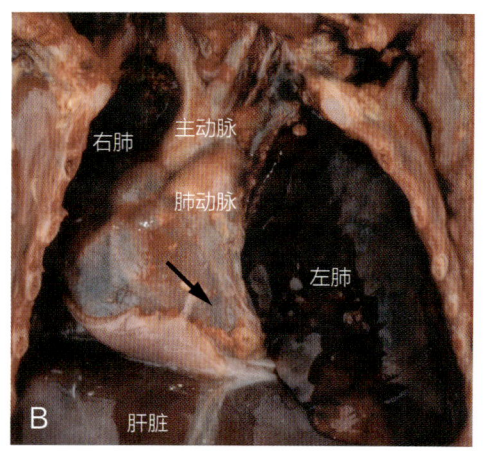

▲ 图 7-1 心底至心尖轴线

A.3 种类型如图所示，与心脏位置无关；B. 虽然右肺发育不良导致整个心脏向右移位，但心尖仍指向左侧（箭）

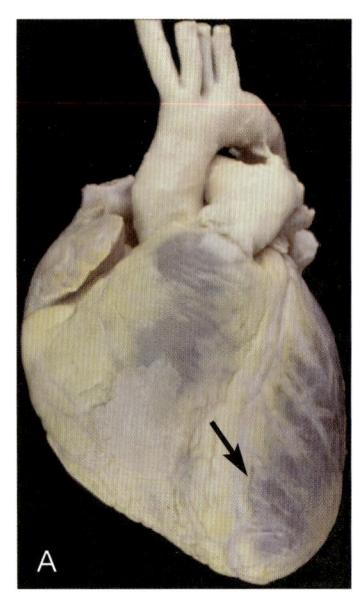
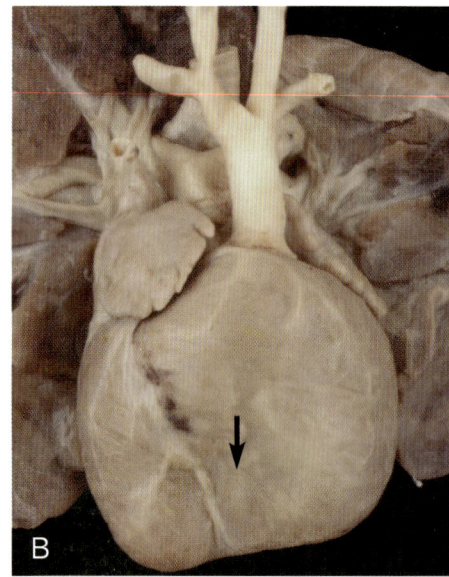
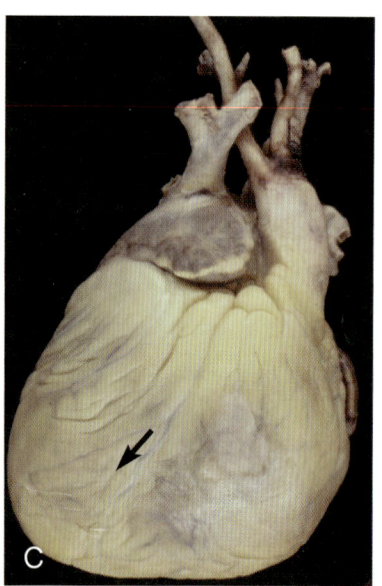

▲ 图 7-2　3 个标本的心底至心尖轴线（箭，前面观）

A. 正常心脏，心尖向左；B 和 C. 先天性矫正型大动脉转位，盒形的中线心尖（B），以及心尖向右（C）

原基是从左侧开始发育，而非源于中线结构。因此，当出现右侧异构时，脾脏通常是缺失的（无脾综合征）。相反，左侧异构与局限于脊柱一侧的多脾有关（多脾综合征）。无脾或多脾者偶尔有正常的心脏，而心房异构者很少有正常的脾脏。

畸形可能会影响整个身体，就像整个在镜像中那样（完全性内脏反位），或者涉及个别器官系统。此外，位置可能因系统而异，特别是在与异构有关的条件下。虽然心房内脏位一词已被广泛使用，但它并不总能准确地描述无脾和多脾综合征的位置。因此，建议分别指定心血管、呼吸和消化系统的位置[7]。

（二）心脏的位置

心脏的位置是由形态学右心房的位置所决定的（图 7-3），而不是取决于心尖方向，心室或大血管的位置，或非心脏脏器的方向。正常的形态学右心房在右侧，而心房反位时在左侧（镜像）。双侧右心房指右心异构，而双侧左心房指左心异构（图 7-4）[14]。在某些多脾的情况下，一个心腔代表左心房，而另一个则为混合外观，在形态学上既非左房也非右房，这构成了不确定的心脏

第二篇 心血管系统的结构与功能
第 7 章 心血管异常的分类和术语

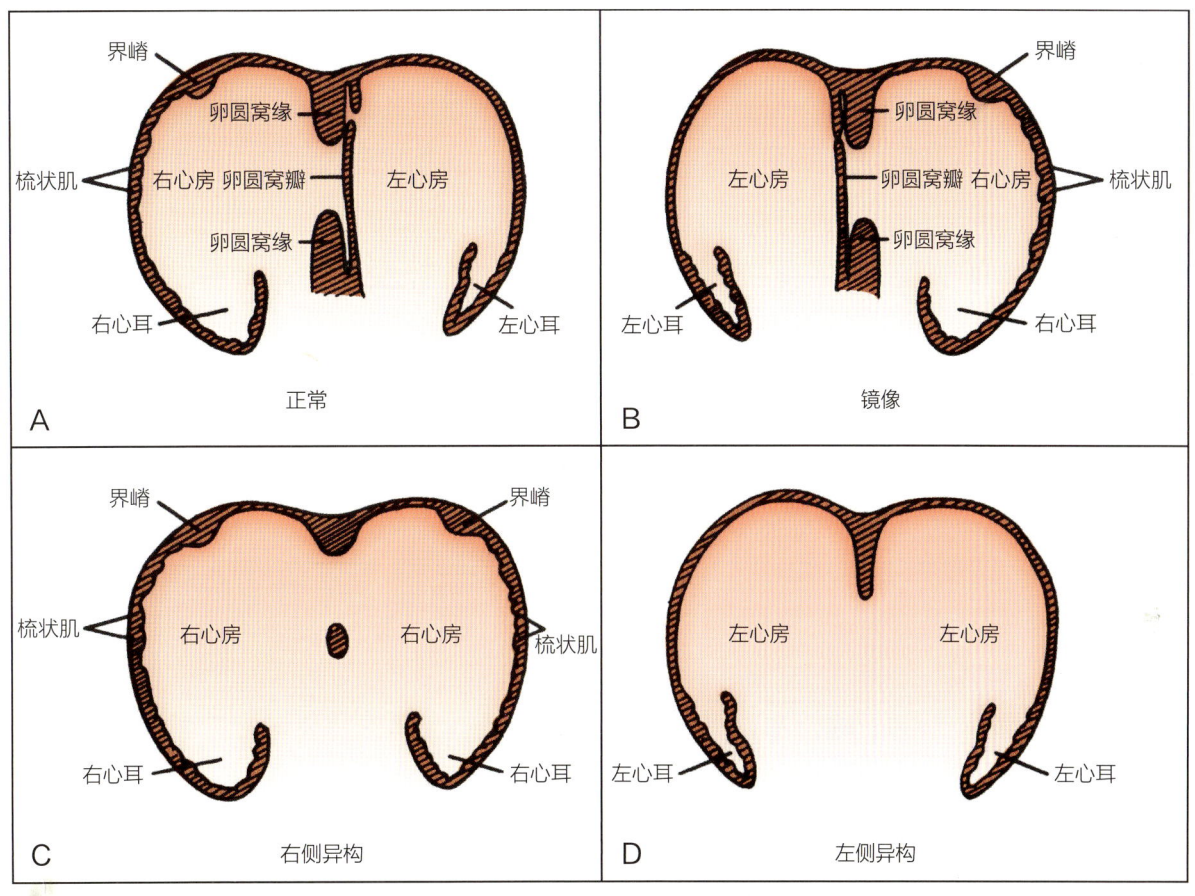

▲ 图 7-3 心脏位置示意图
A. 正常位，形态学右心房在右侧；B. 反位，形态学右心房在左侧；C 和 D. 对称位，双侧形态学右心房（C）和双侧形态学左心房（D）

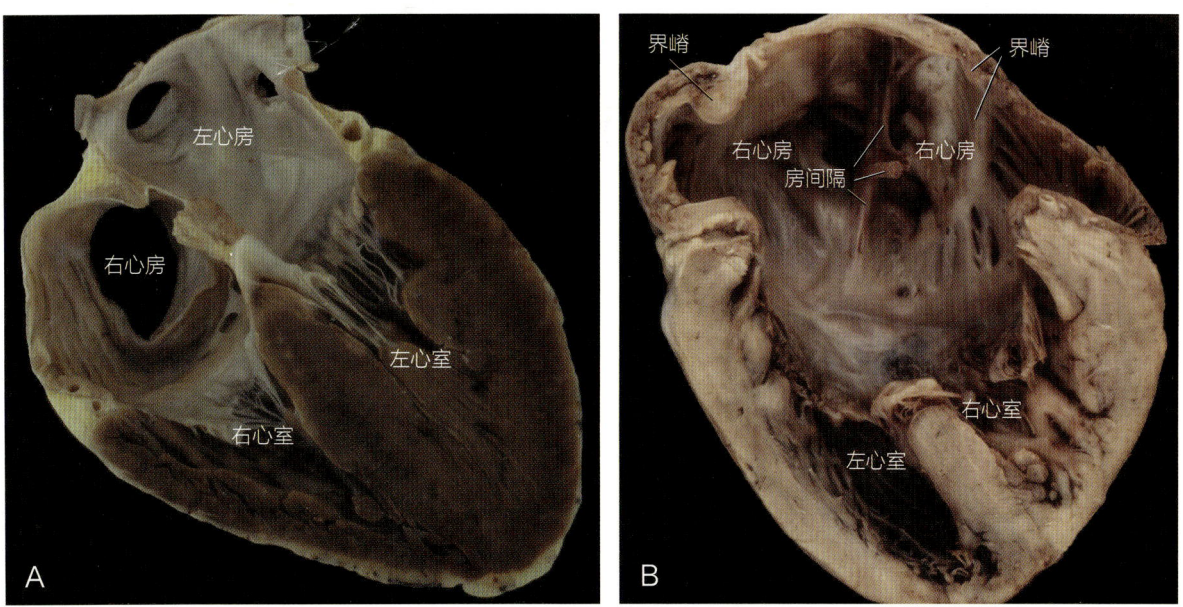

▲ 图 7-4 2 个标本的心脏位置，以四腔心显示
A. 正常位；B. 对称位，右侧异构。界嵴出现在双侧。也存在心室反向，但在确定心脏位置上没有作用

223

位置。如本章节和第 6 章节所讨论的,在实践中,准确确定心脏的位置取决于右心房形态和左心房形态的精确区分。虽然所有研究者都同意正常和镜像心脏位置的概念,但也有些人质疑心房异构的存在[9]。

(三) 肺的位置

肺的位置取决于形态学右肺和左肺的位置(图 7-5)。肺形态又由肺动脉与其相邻支气管的关系来定义,而不是由肺叶数目决定的。形态学右肺的肺动脉走在右上、中支气管的前面,而形态学左肺的肺动脉走在左主支气管的前面和左上叶支气管的后面。

临床上,可以通过比较两个主支气管的相对长度来推断肺的位置,就像在显示空气支气管的胸部 X 线片上所测量的那样。正常情况下,形态学左肺的隆突到上叶支气管的距离为右侧的 1.5~2.5 倍,无论主动脉弓的位置都是如此(这是由主动脉上的支气管决定的)[10]。对于肺异构,这一比例接近一致,因为两个镜像支气管的长度是相似的(图 7-6)。

虽然大多数双侧三叶肺的病例与右侧异构或无脾综合征相对应,但双侧双叶肺更多的是作为正常形态学的变异而发生,而不是作为左侧异构或多脾的表现。

(四) 腹部的位置

腹部的位置由肝脏和胃的位置决定。和胃一样,脾脏和胰腺通常位于脊柱的同一侧(图 7-7)。脾脏的状态可以通过临床影像学进行评估,从而取代了在外周血涂片中识别 Howell-Jolly 体的不那么可靠的方法。尸检时,应标明先天性心脏病患者的脾脏形态。

在无脾综合征中,肝脏通常在中线,有两个镜像的右叶(右肝异构)。胆道系统显而易见,并且通常为单个胆囊(图 7-8)。胃和胰腺的位置可在左侧、右侧或中线。根据肠的旋转不良的规则,盲肠和阑尾可能位于腹部的任何象限。最后,主

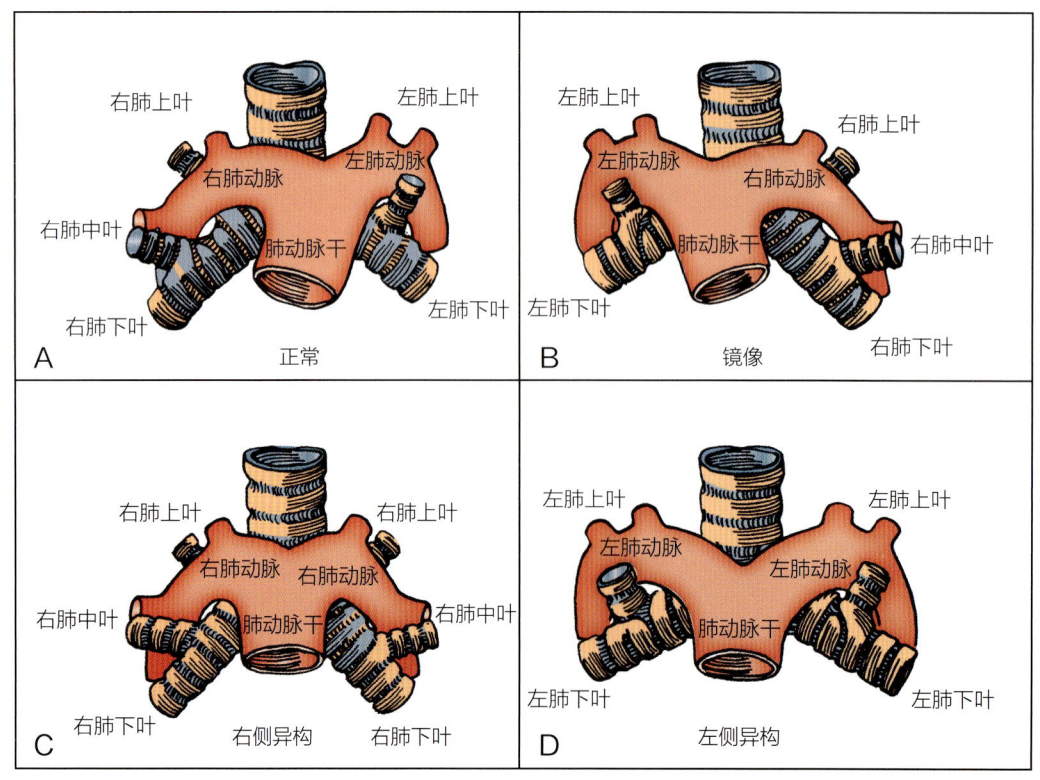

▲ 图 7-5 肺的位置

A. 正常位,右肺动脉位于上叶支气管之前,左肺动脉位于上叶支气管之后;B. 反位,镜像形态学;C 和 D. 不定位,双侧形态学右肺(C)和双侧形态学左肺(D)

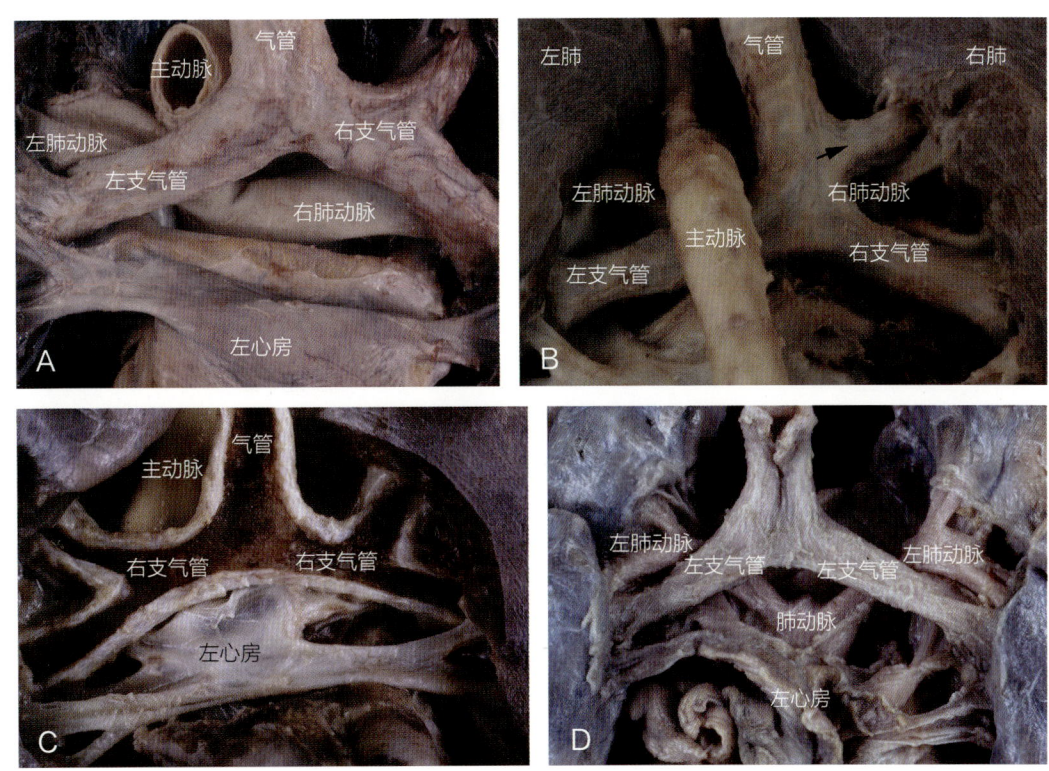

▲ 图 7-6 4 个标本肺的位置（后面观）

A. 位置正常，左支气管长，右支气管短；B. 位置正常，右上叶支气管（箭头）的气管起源；C. 右肺异构，支气管短，长度相似（气道后壁已被切除）；D. 左肺异构，气管长，长度相似

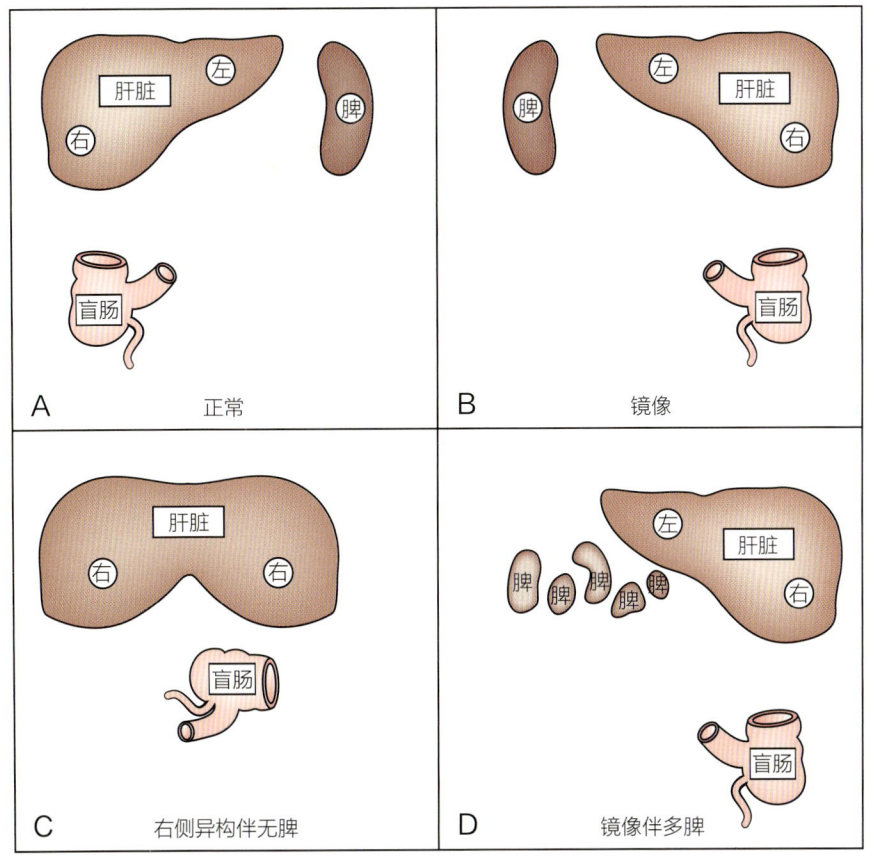

◀ 图 7-7 腹部的位置，如简图所示

A. 正常位，肝脏居右，脾脏居左（胃和胰腺，未显示），盲肠在右下象限；B. 反位，镜像形态学；C. 右侧异构的不定位显示肝脏有 2 个右叶，肠旋转不良（盲肠位置异常）以及无脾；D. 左侧异构的不定位显示多脾，其他特征是可变的

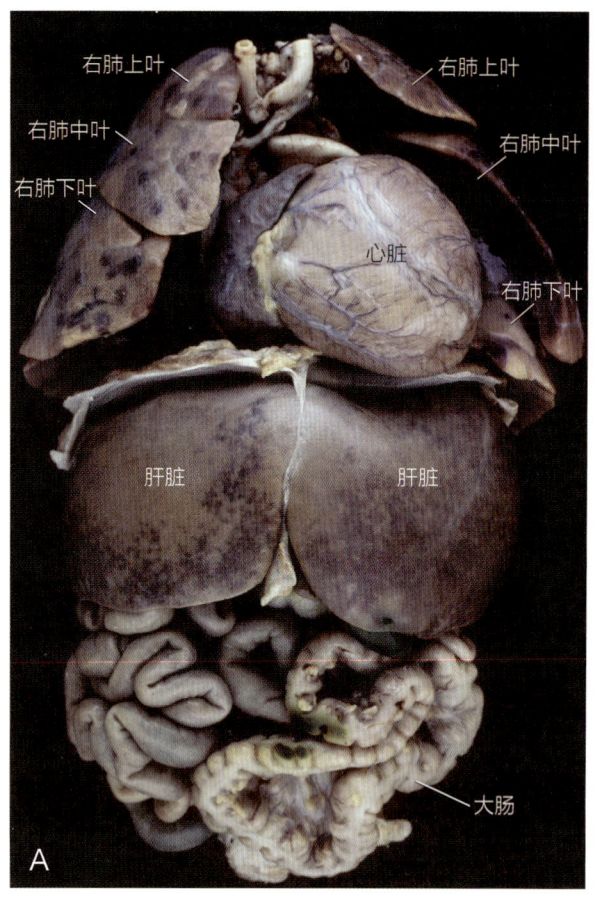
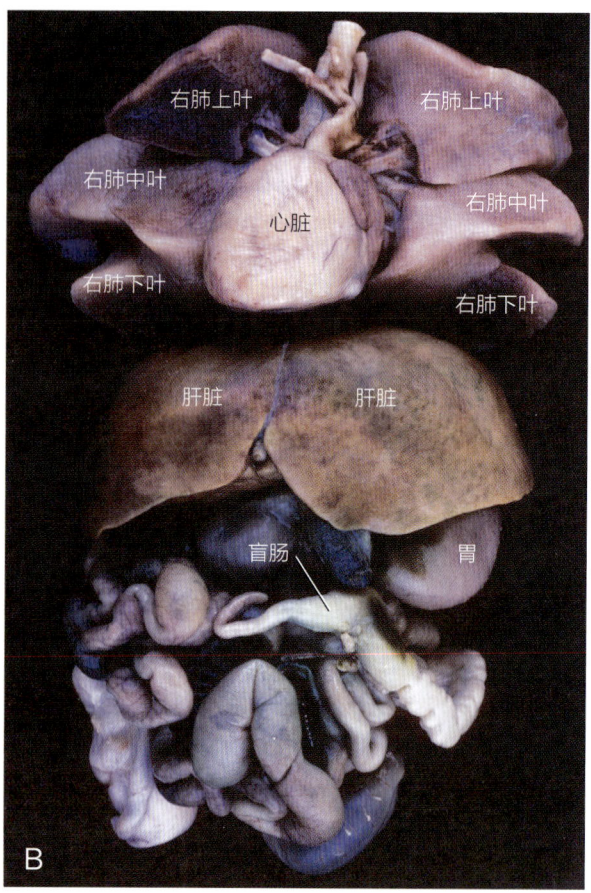

▲ 图 7-8　2 例患者的腹部位置，胸腹器官前面观

2 例患者都有无脾综合征，心脏、肺和腹部器官右异构。两者均表现为中线对称的肝脏和肠旋转不良（小肠向右，大肠向左）。（心脏位置不受心底至心尖轴线的影响，轴线在图 A 向左，在图 B 向右）

动脉和下腔静脉共同走行于脊柱的同一侧，腹部成像可以显示特有征象。

有趣的是，在多脾综合征，腹腔脏器的位置可能是不确定的（不定的）、镜像的（反位）甚至是正常的（正常位）。虽然有多个脾脏，但它们都和胃一样位于脊柱的同一侧。胆囊是单一的，但可能发生胆道闭锁。通常，下腔静脉不能直接连接心脏，表现为奇静脉旁路形成，并与上腔静脉相连。

五、心脏节段的形态学

准确识别右侧和左侧结构是诊断先天性心脏病的顺序分段法的一个基本特征。对于诊断的一致性和重复性，即使最常用术语的定义也是有帮助的。

在这点上，区分连接和引流这两个术语是必要的，因为它们不是同义词。连接是一个解剖学术语，指两个结构之间的直接联系。相比之下，

引流是血流动力学术语，指血液流动的方向。

对于心脏腔室和瓣膜，也应该区分单一和共同。单一意味着相应的对侧结构完全缺失，三尖瓣闭锁合并单心室就是一个例子，而共同是指两侧结构无分隔，例如共同心房、共同房室瓣以及共同动脉干。

（一）上腔静脉

当上腔静脉像通常发生的单一右侧时，则无须进一步说明。左上腔静脉指位于其相对应的左侧，并应对双侧上腔静脉中右侧和左侧的结构做出区分。对于双侧静脉，还应说明两者之间是否存在头臂（无名）静脉桥。

（二）下腔静脉

下腔静脉，或至少它的肝上段，几乎总是与

形态学右心房的下面相连接。很罕见地，并且通常在多脾患者中，此连接被中断，静脉血通过奇静脉或半奇静脉直接汇入上腔静脉。在这种情况下，肝静脉一般经下腔静脉的肝上段与一个或两个心房直接相连[9]。

（三）冠状窦

冠状窦通常与右心房相连。窦口闭锁罕见。此外，冠状窦顶壁部分缺如引起左心房瘘，顶壁完全缺如通常被称为冠状窦缺如，可能与无脾综合征以及左心房直接连接左上腔静脉有关，或者可能是孤立的异常，由此产生冠状静脉窦型房间隔缺损。

（四）肺静脉

正常情况下，四条肺静脉分别与左心房相连。作为正常的变异，上下肺静脉最常见自左肺发出，合并为单一静脉连接左心房。另一种变异是右中叶静脉直接连接到左心房。

在异常肺静脉连接或严重的左侧梗阻性病变中，将肺静脉连接到左头臂静脉或无名静脉的血管被称为永存上腔静脉、垂直静脉或左房主静脉，对这些异常，用侧支静脉的术语就足够了（类似于肺动脉闭锁合并室间隔缺损的侧支动脉）。

（五）心房

1. 定义

顾名思义，心房是一个心脏接收器，通常位于大静脉和房室瓣之间。它可能偶尔位于大静脉和邻近的心房之间，如三尖瓣闭锁或三房心；或位于心房和房室瓣之间，如完全性肺静脉异位连接。可以将三房心描述为具有再分的左心房，双腔左心房或副房。右心房偶尔被下腔静脉增大的瓣膜所分割。

2. 右心房

形态学右心房的特点是从腔静脉和冠状窦的连接，并通过连接到一个或两个房室瓣，引流至一个或两个心室。其间隔面由带有卵圆窝缘和瓣膜的心房间的部分，以及房室部分构成。游离壁除了大金字塔形心耳之外，还有界嵴和众多的梳状肌[11]。界嵴在游离壁的光滑壁的后部（源自静脉窦）与肌性的前部（源于胚胎的右心房）之间形成一道分界线。

3. 左心房

相比之下，形态学左心房除心耳外，既没有界嵴，也没有梳状肌。心耳更似手指形状，有几个小突起或裂片。左心房的主体是光滑的，像它的肺静脉一样，只有心耳作为胚胎心房的残余。左心房和主肺静脉具有心肌细胞，可产生左房收缩。房间隔的左侧面完全是心房间的，表面光滑，只有一个继发孔新月形的残缘。

4. 共同心房

共同心房是由房间隔的缺失或几近缺失所致。它几乎总是与房室间隔缺损有关，伴或不伴无脾综合征。在大多数情况下，一个特征性的心肌条带作为唯一的间隔残余横贯心房的中部。两个心房游离壁可以是形态上的左右，也可以是双右侧或双左侧。

5. 不确定的心房形态

有时，心房形态可能无法确定。这种情况最常见于无脾或多脾综合征的患者。特别是在多脾综合征，一个心房往往具有混杂结构，每个心房都有一些解剖特征。此外，先前的心耳结扎或房间隔切除的外科手术可能会使心腔扭曲变形，以致无法确定心房的形态。

6. 诊断标准

从实用性的角度来看，区分形态学左右心房最可靠的解剖标准是下腔静脉的连接，一个大金字塔形心耳的存在，以及卵圆窝边缘的识别，所有这些都表示一个形态学右心房[10]（图7-9）。在复杂的情况下，特别是房间隔缺如，建议对解剖结构的组合进行检查，而不是仅仅依赖上述标准之一。心耳的形态特征可用血管造影来评估，而房间隔的形态特征可以用超声心动图来评价。下腔静脉的心房连接可以用任何一种方法来确定。此外，所有这三种结构都可直接由外科医生和病理学家进行检查。

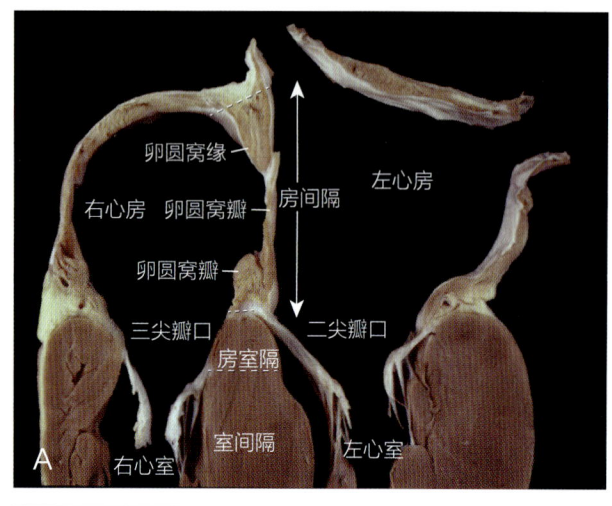
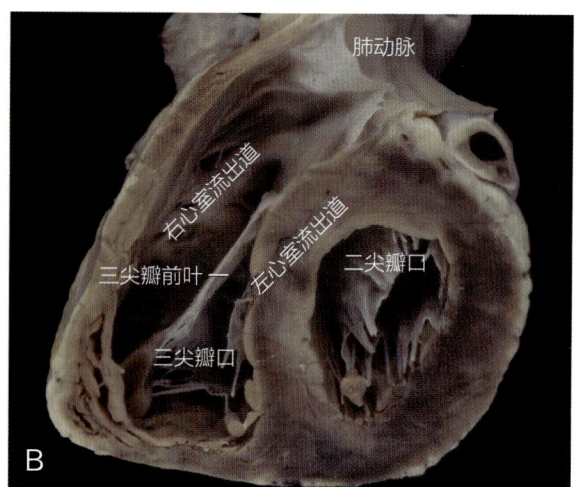
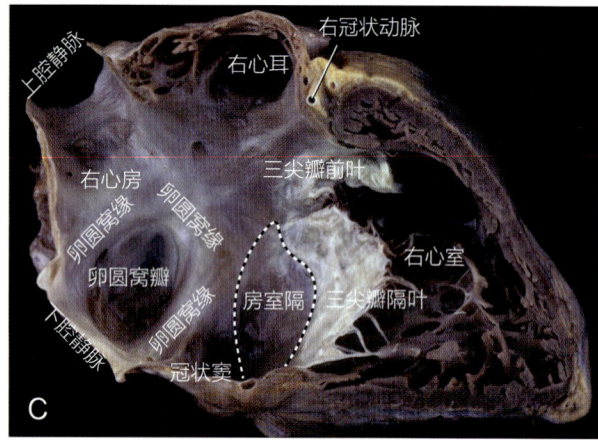
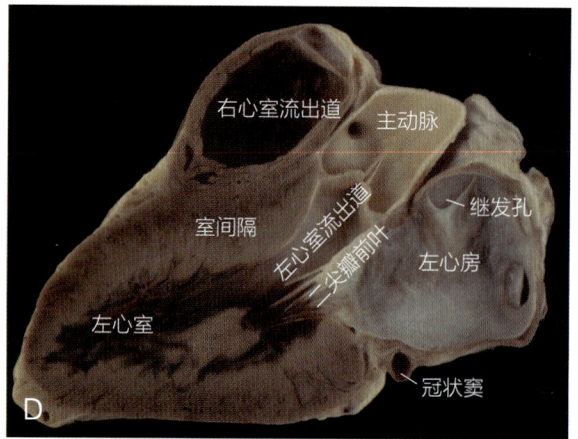

▲ 图 7-9 4 例正常心脏标本，心房、房室瓣和心室的解剖特征

A. 与二尖瓣相比，房室隔和三尖瓣环较多的顶端附着，最好用四腔心视图来评价；B. 短轴视图显示在中叶水平的三角形三尖瓣孔和椭圆形二尖瓣口，以及腱索从三尖瓣隔叶插入间隔；C 和 D. 右侧和左侧的特征可以很容易地在右心（C）的两腔心视图和左心（D）的长轴视图之间进行比较

（六）房室瓣

1. 定义

房室瓣不仅连接心房和心室，而且还可以将它们分开。由于这些瓣膜与各自的心室一起运动，形态三尖瓣与形态右心室相连，形态二尖瓣与形态左心室相连。在正常心脏中，以四腔心视图观察，附着于间隔上的三尖瓣环比二尖瓣环离心尖更近（图 7-9）。通过临床影像学来确定这种排列不仅可以确定房室瓣的形态，还可以确定心室的形态。

2. 三尖瓣

正常的三尖瓣由 3 个小叶、3 个连合和 3 个乳头肌组成。虽然它的瓣环是椭圆形（或马鞍形）的，在中叶（或心室中部）水平的孔口的形状更似三角形。隔叶有许多腱索沿着室间隔直接插入，

前叶形成心室内的幕帘将流入道和流出道分隔开来。此外，三尖瓣和肺动脉瓣由肌性的右心室流出道隔开。

3. 二尖瓣

和三尖瓣一样，二尖瓣有 1 个椭圆形（或马鞍形）的瓣环和 1 个心室内的前叶，可将流入道及流出道分隔开。然而，二尖瓣只有 2 个小叶、两个连合，以及两个乳头肌群而不是 3 个。由于乳头肌附着于左心室游离壁，所以通常没有腱索的间隔插入。此外，与三尖瓣和肺动脉瓣之间有肌性分隔不同，二尖瓣环与主动脉瓣环直接相连，使得二尖瓣前叶构成左心室流出道的一部分。

4. 共同房室瓣

对于完全型房室间隔缺损，存在一个共同的

瓣膜，而非明显的三尖瓣和二尖瓣，使得四腔成像不适合用来确定心室的形态。同样，在部分型房室间隔缺损，二尖瓣环附着在与三尖瓣环相同水平的间隔上，造成心房间的间隔缺损并干扰了心室形态的识别。

5. **右房室瓣和左房室瓣**

左心室双入口的特征是两个房室瓣的乳头肌插入到形态左心室。在许多情况下，瓣膜具有镜像二尖瓣形态，或其中一个瓣膜（骑跨右室）有不确定的或混杂的形态，具有二尖瓣和三尖瓣的特征。简单地命名为右房室瓣或左房室瓣，而不是二尖瓣、三尖瓣或混合瓣，可以使混淆的可能性最小化。

6. **诊断标准**

区分三尖瓣和二尖瓣最可靠的特征是在四腔心切面下三尖瓣的间隔附着处更偏向心尖（图7-9）。对于无法评估的情况，应评估其他特征，包括间隔腱索附着提示三尖瓣，以及与半月瓣的直接连续提示二尖瓣。

（七）心室

1. **定义**

心室是在心室肌团内衬有心内膜的腔室。其他被提议的定义一直存在着分歧和争论[12,13]。虽然正常心室有入口区、小梁区和出口区，但它们并不是由所有三个区域，或是任何一个区域的存在来定义的。如下所述，心室发育不良通常只具有一个或两个组分。必须强调的是，除极少数例外，几乎所有人类心脏都包含两个心室腔。因此，单心室和单心室心脏的术语是不准确的。

2. **右心室**

形态学右心室以心尖前部大量小梁结构为特征[4]。其他明确的特征与入口区域和三尖瓣的解剖细节有关，如前所述。正常右心室流出道（漏斗或圆锥）是一个分离三尖瓣和肺动脉瓣的肌肉环。很罕见地，在左心室双出口的情况下，漏斗区可能完全起源于对侧心室。为使其以及其他圆锥动脉干畸形概念化，可将心脏看作由五个腔室（两个心房、两个心室和一个漏斗）组成，在不同的方位，漏斗可依附于一个或两个心室上[15]。

3. **左心室**

形态学左心室心尖部有纤细的肌小梁。然而，对于一个左心室双入口的患者来说，四组乳头肌的存在会使心尖壮健，这可能会被误解为一个形态学右心室，特别是经超声心动图检查。

4. **共同心室**

共同心室的特征是室间隔实质上的缺如，以及游离壁在形态学上为部分右心室和部分左心室，这种情况极其罕见。因此，在做出诊断之前，应考虑到与共同心室相似的其他异常。在有共同入口右心室的患者，发育不良的左心室可能很小，以至于在尸检时也很难辨认，并可能被误诊为共同心室。

5. **心室形态**

如果不能可靠地确定心室的形态，则应该使用不确定一词，这一名称通常保留在仅有一个心室的罕见情况下。这种腔室具有模糊的形态特征，或有右心室和左心室游离壁合并室间隔缺如（一个共同心室）。

6. **心室发育不良**

发育不良的心室腔大小比预期的要小得多，尽管其肌肉层厚度可能正常，或是肥厚的，这取决于室腔内产生的压力。在结构上，它们要么具有入口、小梁和出口部分，要么缺如而仅由其中的一个或两个区域组成。

例如，在三尖瓣或二尖瓣闭锁的情况下，受影响的心室入口部分会缺如或非常小。同样，肺动脉或主动脉瓣闭锁的出口区域通常发育不完全。在三尖瓣合并肺动脉瓣闭锁或二尖瓣合并主动脉瓣闭锁时，受累的心室严重发育不良，通常主要由小梁部分组成。

位于心脏前上表面并发出大动脉的发育不良的心室实际上经常是一个形态学右心室。相反，占据心脏后下方而不与大动脉相连的小腔室几乎总是一个形态学左心室。因此，使用诸如流出道腔、小梁囊和残余心腔之类的术语可能无益。

7. **诊断标准**

在实践中，区分形态学右心室和左心室最可靠的特征是心尖部小梁的性质，相关房室瓣的形态以及房室瓣和半月瓣之间的连续状态（图 7-9）。即使在发育不良的心室，另一个心室也应该从这三个水平进行评估。小梁和瓣膜的不连续性可通过血管造影检查来确定，瓣膜的形态和不连续性可以很容易地由超声心动图进行评估。

在正常的心脏，心室短轴的形态和室壁的厚度有明显差别。左心室室壁厚，室腔呈圆形，而右心室室壁薄，室腔多呈新月形。但是这些特征都不能可靠地鉴别心室形态。右心室肥厚或左心室萎缩较常发生，产生厚度相近的两个心室或厚的右心室以及薄的左心室。同样，室间隔可能会出现变直或凸向左侧，并分别产生镜像 D 形心腔或新月形左心室。

（八）半月瓣

半月瓣的作用是连接心室和大动脉，是根据其排入的动脉来命名的，不是根据它发出的心室或根据它在胸腔中的相对位置。半月瓣包括主动脉、肺动脉和躯干的瓣膜。正常的半月瓣由 3 个袋状尖瓣、3 个连合和一个"Y"形王冠形状的纤维环组成。当发育畸形时，会出现尖瓣数目异常，发育不全或发育不良，或表现出这些特征的组合。

（九）大动脉

1. 定义

大动脉包括主动脉、肺动脉主干、动脉干、和动脉导管。区分主动脉、肺动脉和动脉干仅仅基于它们的分支模式（图 7-10），而无其他显著特征。相比之下，动脉导管的识别基于它的位置以及缺乏弯曲或分支。

2. 主动脉

主动脉弓通常在左侧，行经左支气管之上，反之，右位主动脉弓行经右支气管之上，并且几乎总是与镜像的头臂动脉分支有关。罕见的双主动脉弓行经两个支气管之上。主动脉弓的位置与下方支气管的明显延长无关，所以并不妨碍肺部的放射线检查[10]。因此，即使是右位主动脉弓，右支气管的长度也会明显短于左支气管。

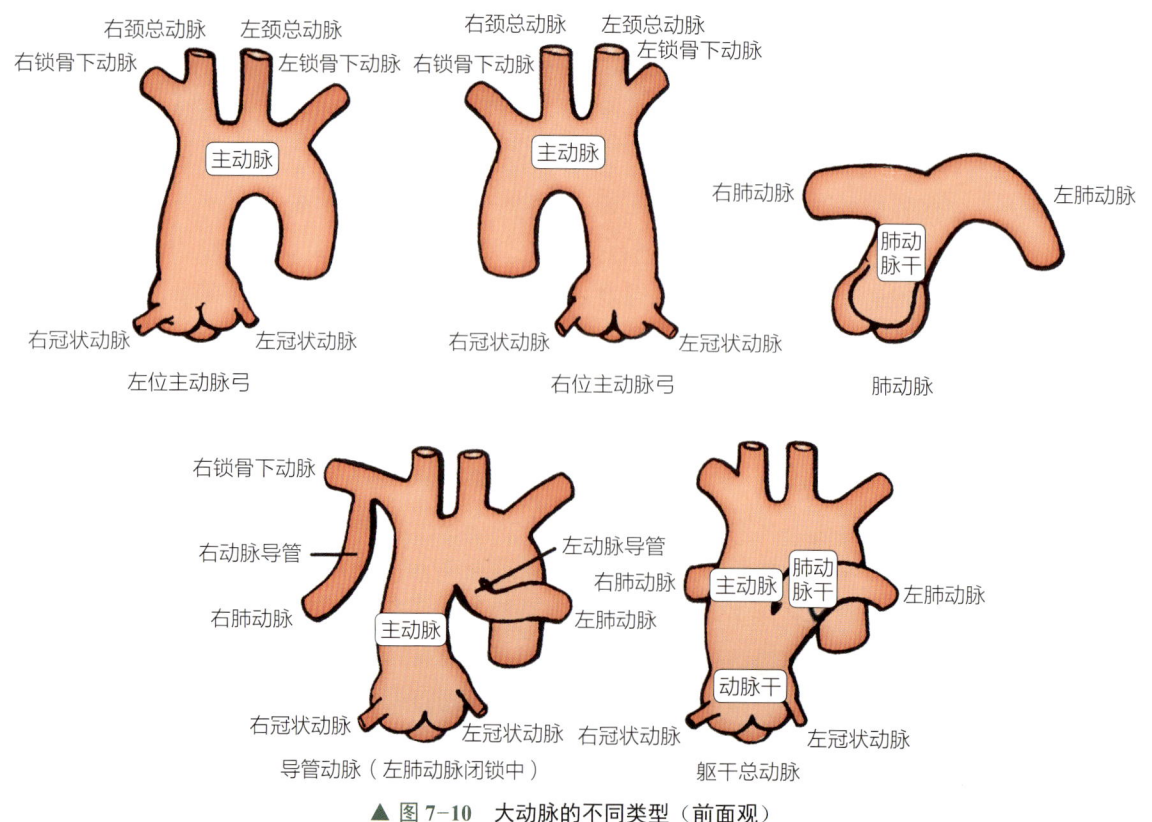

▲ 图 7-10　大动脉的不同类型（前面观）
图示右主动脉弓行经右主支气管之上，其头臂分支是正常的镜像

3．肺动脉

纵隔内肺动脉严重发育不良甚至偶尔闭锁时，仍保持其特有的 Y 形特征。它们在进入肺部之前没有进一步分支。此外，每个动脉与其相邻的支气管都有着独特的关系（图 7-5）。罕见地，右肺动脉或左肺动脉异常起源于升主动脉。相比之下，较小的支气管动脉起源于降主动脉，通常形成几个分支，沿着主支气管进入肺部。全身侧支动脉通常具有相似的起源和分布。

4．动脉干

动脉干是一个不分升主动脉和主肺动脉的共同血管。因此，它供应冠状动脉循环、体循环和肺循环。肺动脉闭锁合并室间隔缺损的患者无主肺动脉残余，发自心脏的单个动脉为主动脉，而非共同动脉干，因为左、右肺动脉并不是起源于它。

5．动脉导管

胚胎动脉导管是双侧的，左侧结构简称动脉导管，走行于左肺动脉近端和主动脉弓下部之间。在左位主动脉弓，如果存在右位动脉导管，将连接右锁骨下动脉近端和右肺动脉。而在右位主动脉弓及镜像头臂动脉分支，则刚好相反。动脉导管不是弯曲的，也不会形成分支。

六、心脏节段的位置

一旦从形态学上定义了心脏节段，它们的空间方位就会随之被记录下来。对 3 个节段进行评估：心房、心室和大动脉。房室瓣和半月瓣的位置在评估节段连接时被确定下来。

（一）心房

心房之间的空间关系很重要，因为形态右心房的位置决定了心脏的位置（图 7-3 和图 7-4）。如果右心房位于右侧，则心脏的位置是正常的，或称心房正常位；另一方面，如果右心房位于左侧，则心脏呈镜像，或称心房反位。

（二）心室

心室的位置由心尖的位置和室间隔平面来决定。在左心尖的心脏中，两个心室占据了右前和左后的位置，反之，在右心尖的心脏中，通常是右后和左前。当心尖位于中线时，以位于中线的垂直的室间隔及并排的心室为特征。

对于单心室房室连接和右心室发育不良的心脏，室间隔常常是在垂直和水平之间倾斜。水平位室间隔罕见，呈上下心室（楼上 - 楼下心室），形态学右心室在上面。最后，在房室连接扭曲的十字交叉心，室间隔也可能会部分螺旋扭转，从而使心室腔的相对位置也自心底向心尖而随之改变。

上述每一个位置中，心室在形态学上可以是正常的或镜像的。镜像心室也被不同的研究人员称为左环心室、心室反位或心室反向（图 7-11）[3]。

（三）大动脉

升主动脉的位置一般与主肺动脉有关（图 7-12）。正常心脏以右后主动脉为特征。评估主动脉位置的异常非常重要，因为每种异常通常只发生在有限的条件下。对于绝大多数畸形心脏来说，主动脉的位置要么是正常的，要么是处于右旋、右侧、右前或左前的位置（图 7-13），其他位置罕见。

主动脉的稍微前移，位于右后及右侧之间的中间位置，称为主动脉的右移位（不同于整个心脏的右移位），常见于法洛四联症、右心室双出口及房室间隔缺损。右前位主动脉最常与完全性大动脉转位有关，左前位主动脉最常见于先天性矫正型大动脉转位及双流入道左心室。

七、心脏节段的连接

一旦心脏节段的形态和位置被确定下来，就可以评估它们之间彼此连接的方式了。连接存在于 3 个层面，即静脉心房、房室及心室动脉。异常的静脉 - 心房连接与涉及静脉窦、共同肺静脉及其相关的畸形有关。

相比之下，房室和心室动脉通过心脏瓣膜进行连接。但是，这些连接并非意味着血流是通畅的。例如，主动脉瓣闭锁的左心室和升主动脉虽然存在着连接，但瓣膜是闭锁的，无血流通过。瓣膜骑跨会干扰房室及心室动脉连接的确定，如下文所述。

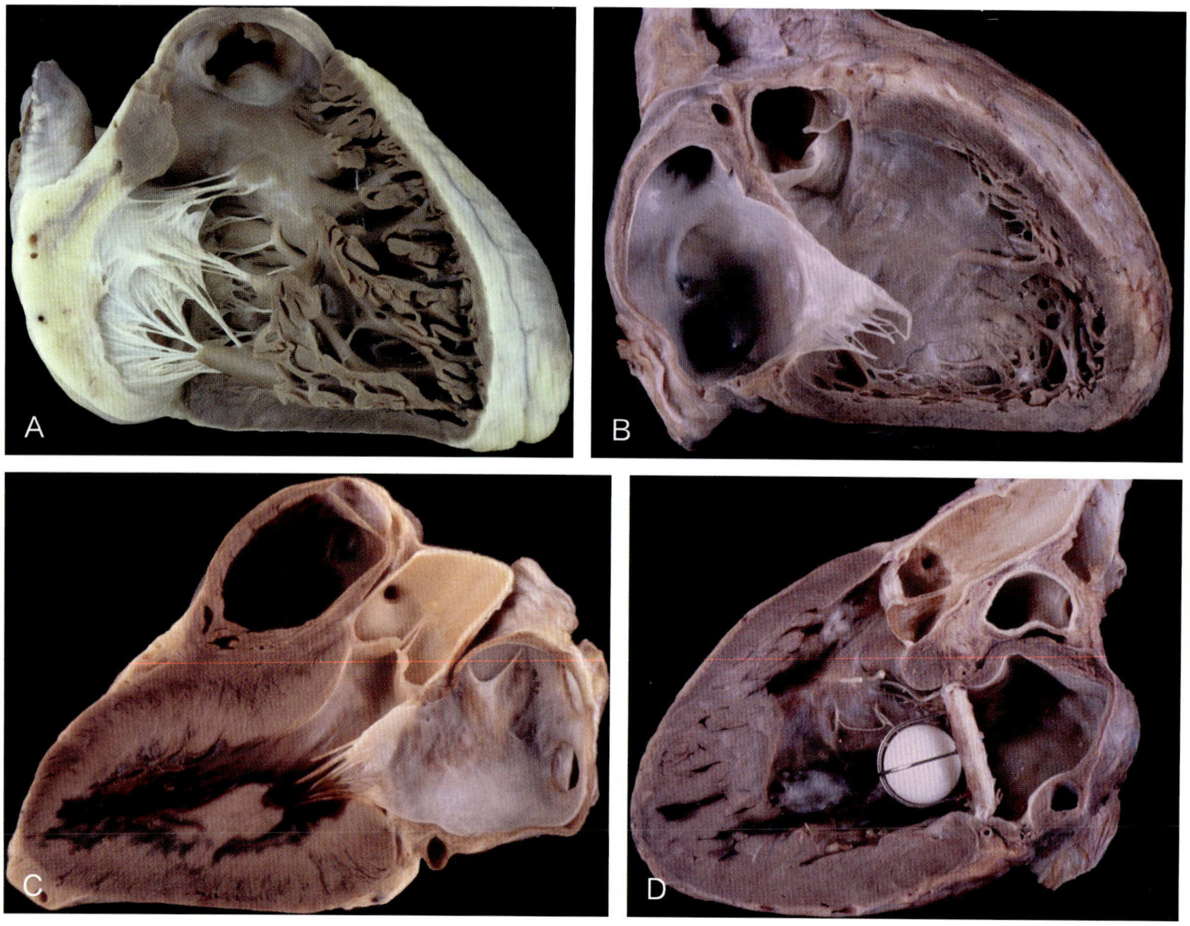

▲ 图 7-11　心室的位置

A 和 B. 右心室。切除游离壁的正常位于右侧的形态学右心室（A），房室连接不一致患者的镜像的位于右侧的形态学左心室（B）。C 和 D. 正常形态学左心室的相似视图（C），房室连接不一致行三尖瓣置换术的患者镜像的位于左侧的形态学右心室（D）

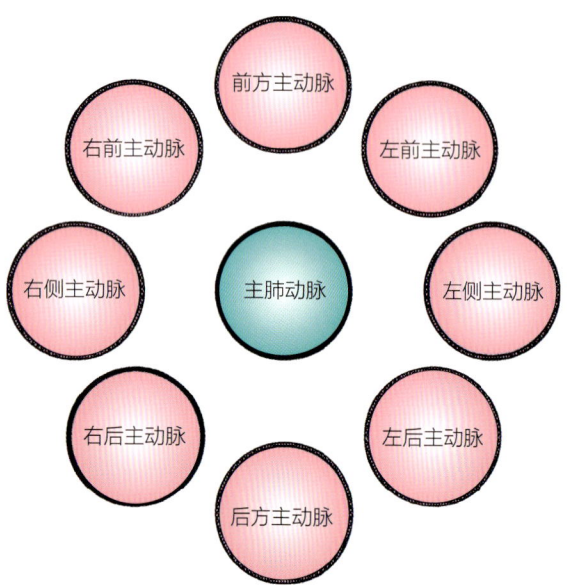

▲ 图 7-12　从下方观察（自心尖向心底），升主动脉相对于主肺动脉的可能位置

（一）静脉心房连接

正常情况下，上下腔静脉和冠状窦与形态学右心房相连，肺静脉与形态学左心房相连。异常可能涉及体静脉、肺静脉，或两者兼而有之，而且可能累及全部或部分静脉。因此，每个静脉结构的连接都应该单独评估。

（二）房室连接

房室连接只有 4 种可能存在的模式，即一致型、不一致型、单室型和不定型（图 7-4B、图 7-14 和图 7-15）。单心室连接又包括 3 个亚型，即双流入道、单流入道和共同流入道。

如果房室瓣是闭锁的，重要的是区分确定有房室连接但存在纤维膜闭锁，还是心脏的一侧房

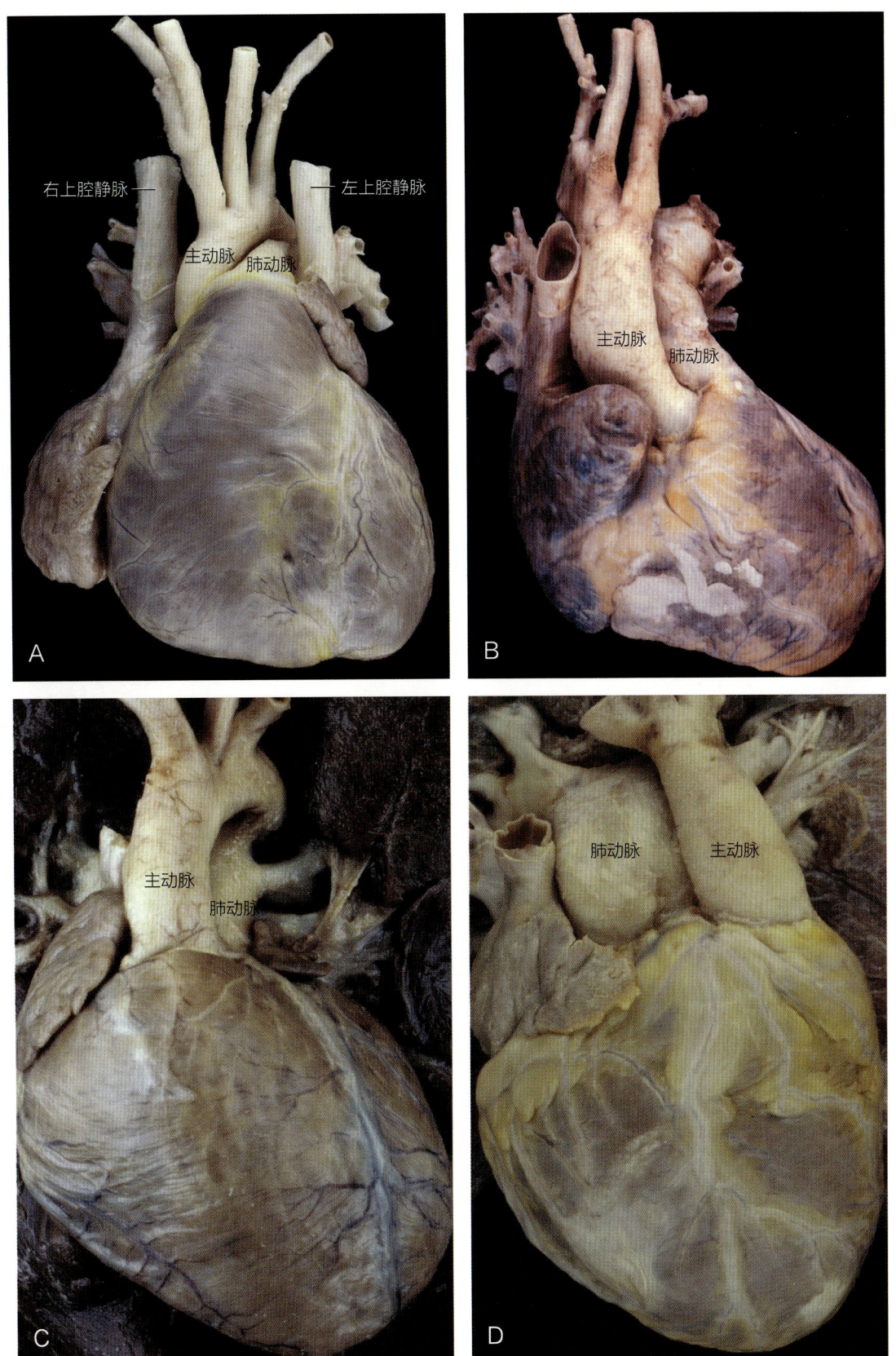

▲ 图7-13 4种类型先天性心脏病的主动脉位置

A. 主动脉瓣上狭窄合并双上腔静脉的主动脉位置正常；B. 右侧主动脉与法洛四联症有关，右位主动脉弓伴镜像头臂分支；C. 大动脉完全转位病例的主动脉位于右前方；D. 患者的主动脉位置位于左前方，与双流入道左心室有关

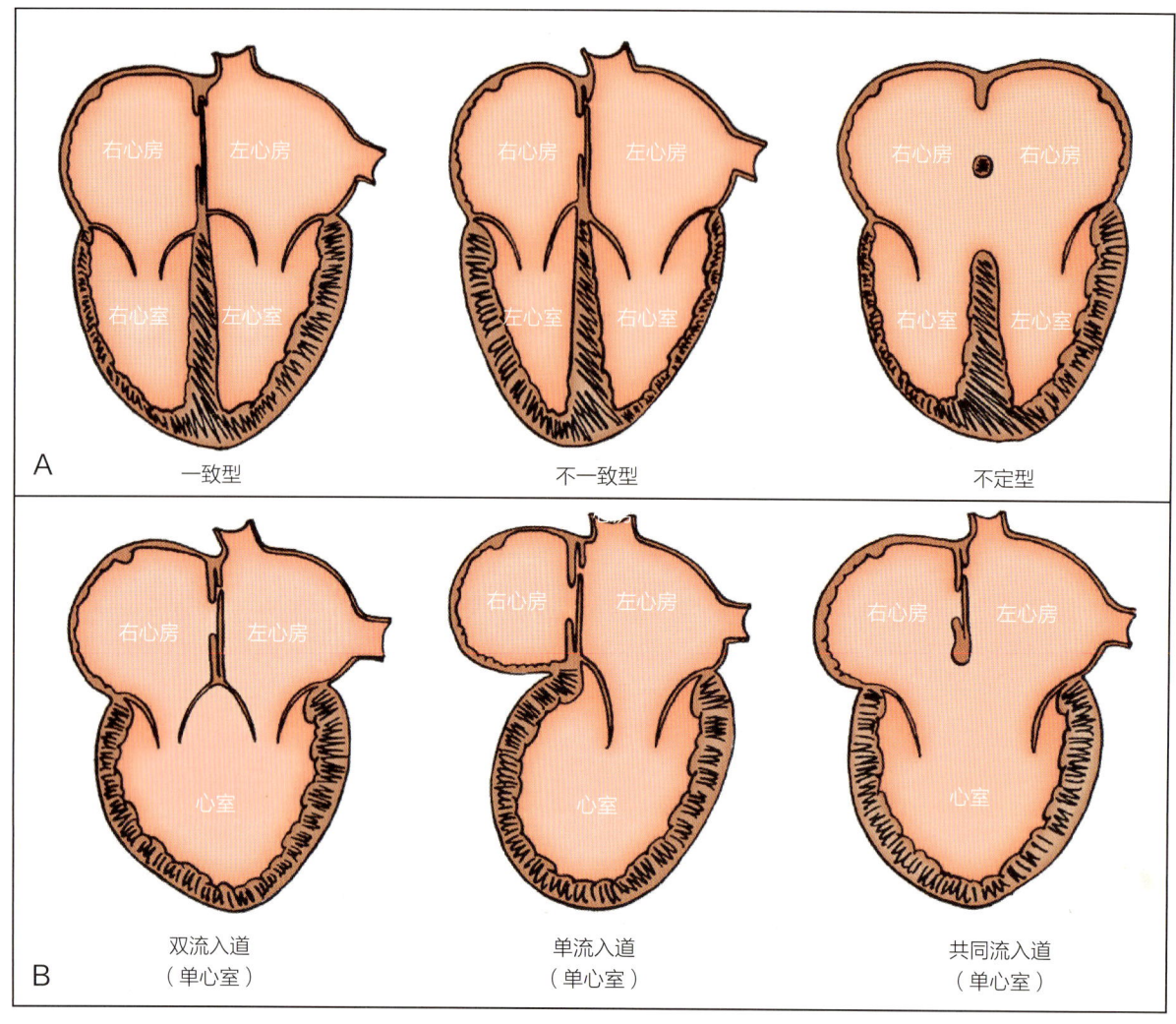

▲ 图 7-14 6 种可能的房室连接

A. 连接一致是指正常状态，连接不一致是指心室反向。无论右心或左心异构，房室连接总是不确定的。B. 有 3 种可能的单心室房室连接：双流入道、单流入道和共同流入道

室间连接缺如。例如，大多数三尖瓣闭锁的特征是缺乏右房室连接，而不是一个可识别的瓣膜塞。根据临床影像，不应将膜性隔膜误以为是闭锁的三尖瓣。

1. 一致型和不一致型

一致型表示正常状态，表明形态学右心房与形态学右心室相连接，左心房与左心室相连接。相反，右心房和左心室以及左心房和右心室的连接则为房室连接不一致，相当于心室反位或左环心室。

2. 单室型房室连接

当两个心房仅连接到一个心室，即为单室型房室连接，包括三种异常：双流入道心室，存在两个房室瓣；单流入道心室，只有一个房室瓣，另一个瓣膜没有明显的残余；共同流入道心室，一个共同的房室瓣将两个心房连接到一个心室。因此，它是单心室的连接，而不是心脏。

3. 不定型房室连接

右心或左心异构的房室连接是不明确或混合的。例如，在右心异构，右侧的形态学右心房可能被连接到一个形态学右心室（一致型），左侧的形态右心房会连接到形态学左心室（不一致型）。对于这样复杂的情况，建议描述房室连接。

（三）心室动脉连接

和房室水平上的连接一样，心室动脉水平的连接形式在数量上也是有限的。可能包括一致型、

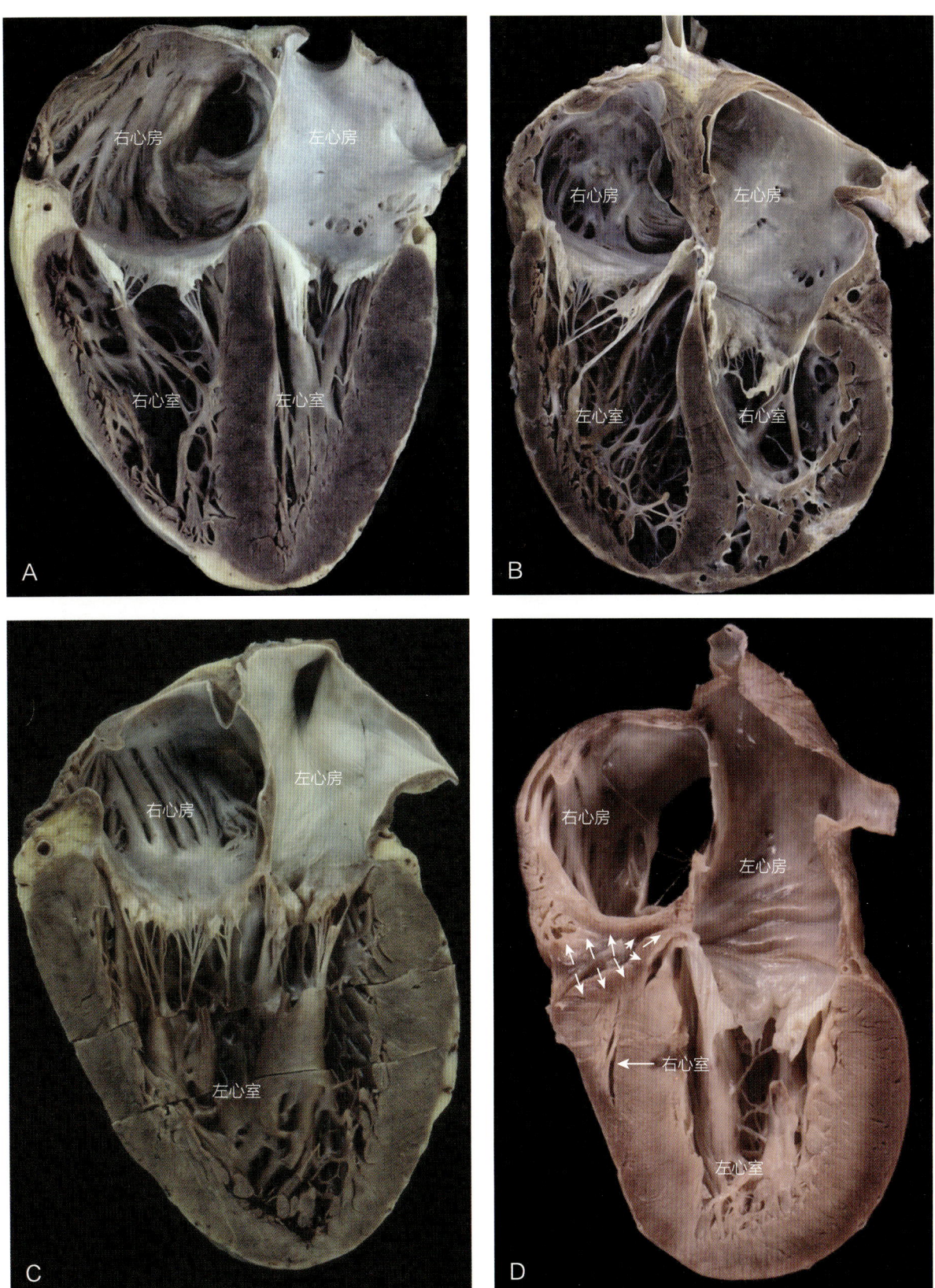

▲ 图 7-15 4 种类型的房室连接，以四腔心（或三腔心）视图显示
A. 一致型；B. 不一致型；C. 双流入道左心室；D. 三尖瓣闭锁合并单流入道左心室，右房室连接缺如（箭）

不一致型、双流出道、单流出道和共同流出道（图 7-16 和图 7-17）。偶尔，肺动脉瓣或主动脉瓣闭锁时，心室与相应的动脉的连接无法区分，心室动脉连接被认为是不确定的。

1. 一致型和不一致型

一致型指的是正常状态，即形态学右心室与肺动脉连接，形态学左心室与主动脉连接。相比之下，不一致型是指右心室与主动脉连接，左心室与肺动脉连接，与大动脉转位是同义的。

当房室连接一致而心室动脉连接不一致时，这种畸形称为完全转位，导致除分流部位以外，体循环和肺循环完全分离。反之，先天性矫正型大动脉转位是心室动脉连接和房室连接均不一致，导致血流正常但形态学右心室承担体循环负荷量。由于大血管一词指的是大动脉或大静脉，所以使用大动脉一词更适用于转位复合畸形。

2. 双流出道、单流出道和共同流出道

当两条大动脉仅从一个心室腔发出时，心室动脉连接就被认为是双流出道。重要的是要认识到双流出道连接并不等同于双流出道右心室的诊断。这种连接方式不仅包括双流出道右心室，还包括双流出道左心室和法洛四联症的大多数病例。

形态学标准可区分法洛四联症和双流出道右心室合并肺动脉瓣下狭窄以及主动脉瓣下室间隔缺损。有趣的是，法洛四联症和完全型房室间隔缺损患者通常有唐氏综合征，并且手术死亡率较低。而双流出道右心室伴完全型房室间隔缺损具有典型的心房异构，并且有较高的手术死亡率。

在肺动脉瓣闭锁及室间隔缺损的患者中，有一部分肺动脉瓣或肺动脉近端部分无残留。因此，只有主动脉起源于心室，构成单流出道的心室动

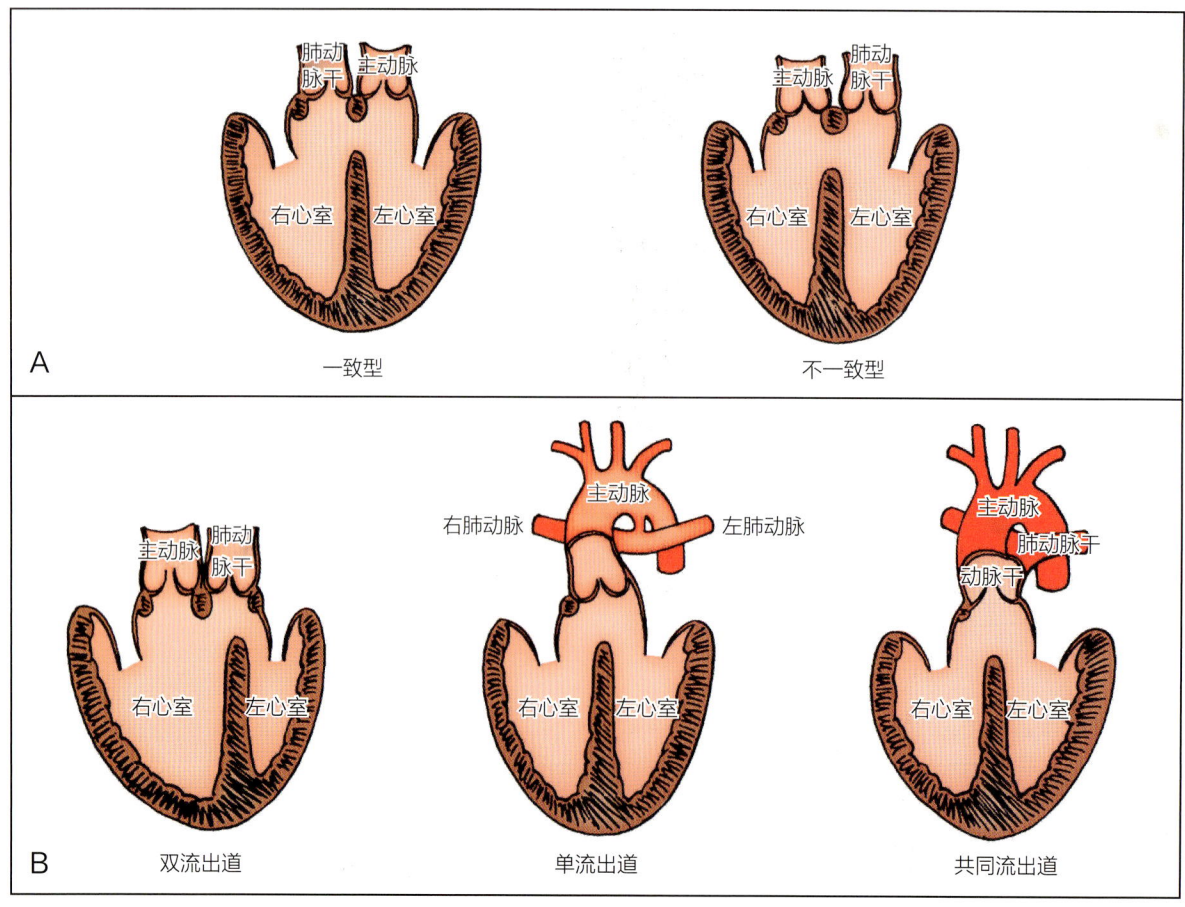

▲ 图 7-16 5 种可能的心室动脉连接

A. 一致型，正常状态；不一致型，大动脉转位。B. 其他 3 种可能的连接：双流出道，通常涉及右心室；单流出道，包括肺动脉瓣闭锁伴室间隔缺损；共同流出道；共同动脉干

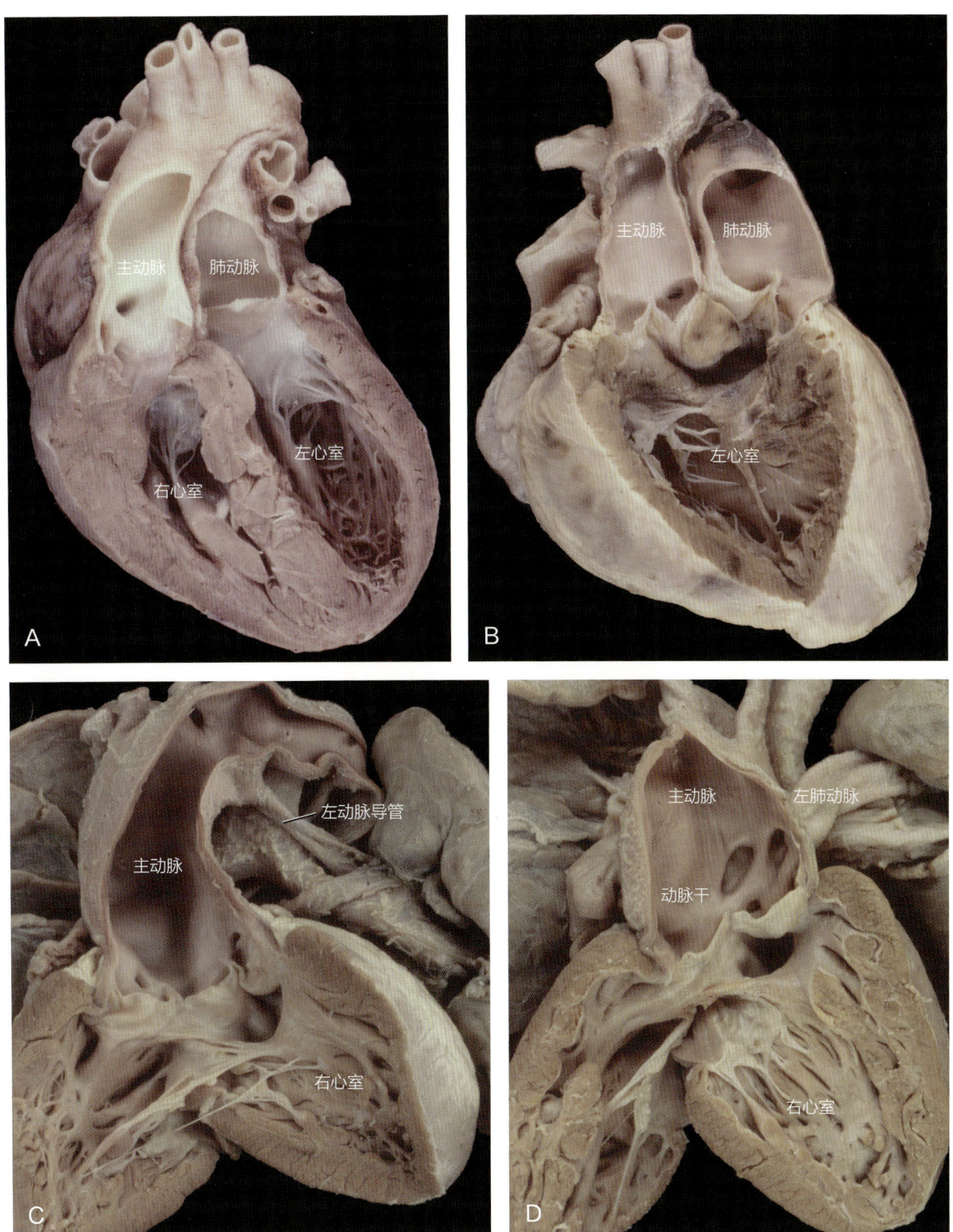

▲ 图 7-17　4 种类型的心室动脉连接（前面观）

A. 不一致型连接，见于完全型大动脉转位；B. 双流出道连接，见于双流出道右心室；C. 单流出道连接，见于肺动脉瓣闭锁伴室间隔缺损和肺动脉起源于动脉导管；D. 共同流出道连接，见于共同动脉干

脉连接。一般来说,这种情况与主动脉瓣闭锁无关,因为升主动脉虽然发育不良,但必须保持通畅以提供冠状动脉血流,从而使其心室连接易于确定。

共同流出道连接是动脉干的特征,主动脉和肺动脉的根部未分开。虽然具有单流出道和共同流出道连接的心脏非常相似,肺动脉只起源于动脉干的近端,而非动脉导管或系统的侧支动脉。

(四)瓣膜的骑跨和跨越

1. 瓣膜骑跨的定义

骑跨可以定义为一个房室瓣的双心室排空或一个半月瓣的双心室起源,是瓣环的一种特性,常与室间隔对位不良有关。瓣环骑跨可能会干扰心脏连接的准确测定。作为存活患者的远期并发症,在整个心脏周期中,骑跨的程度可能会有所不同,并且可能会因不同的视角而有所不同。

2. 对位不良

对于房室瓣骑跨,心房和心室间隔是对位不良的,可以表现为侧向移位、旋转移位或两者的组合(图7-18)。室间隔缺损倾向于累及流入道室间隔的基底部。对于房室连接的评估,心房流入心室的瓣膜开口应>50%(图7-19)。共同房室瓣通常与一致或不一致的连接有关,尽管共同流入道适用于当瓣膜开口的75%只流入两个心室中的一个。

相对于室间隔的残余部分,半月瓣骑跨与流出道间隔的对线不良有关。对线不良可以是侧向的、旋转的或是两者的组合(图7-18和图7-20)。室间隔缺损位于骑跨动脉的下方,部位可以是膜部、流出道,或两者的组合。与房室瓣一样,50%的规则也适用于半月瓣(图7-21)。

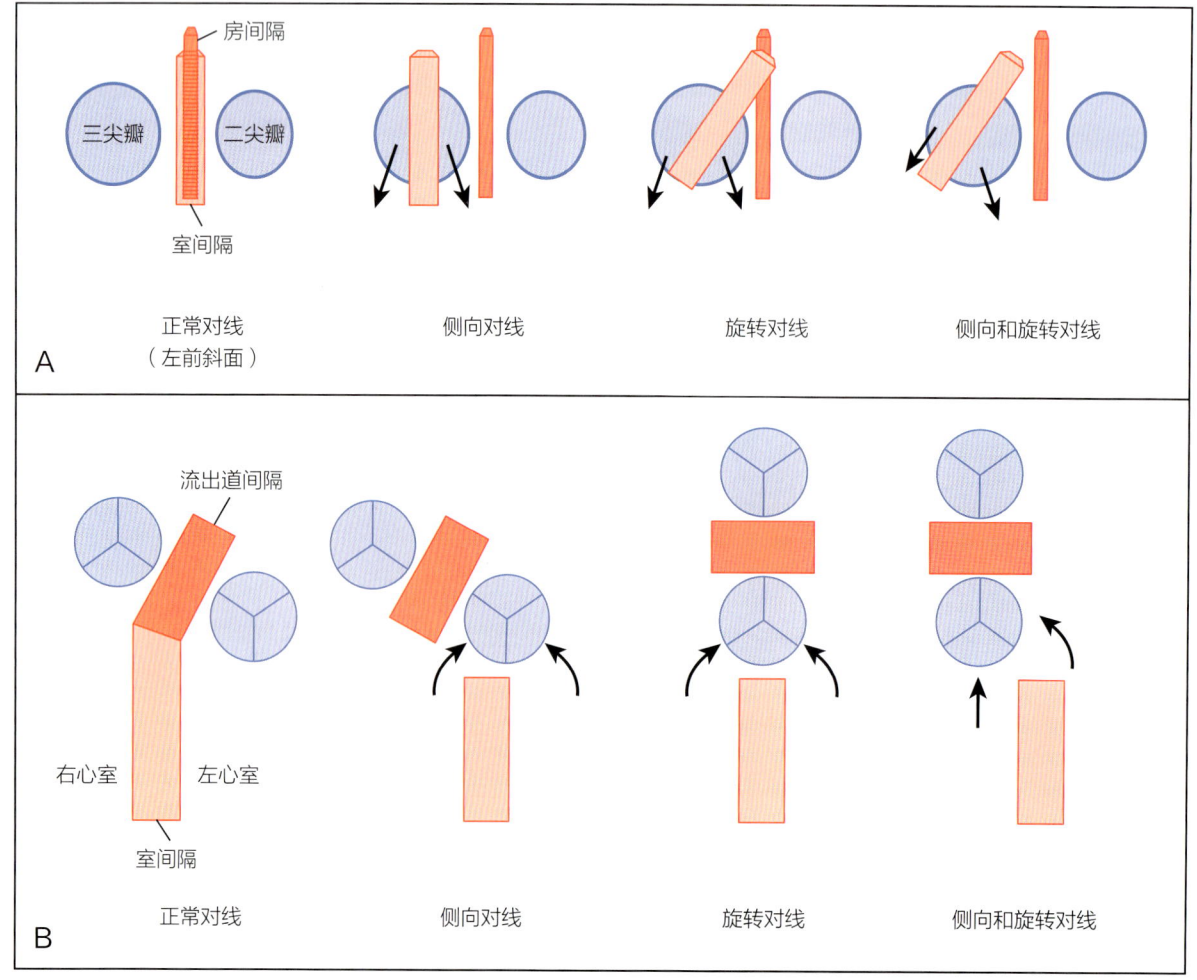

▲ 图7-18 瓣环骑跨与间隔对线不良的类型示意图

A. 房室瓣在心房和心室间隔之间有侧向和旋转对位不良。B. 半月瓣在心室和流出道间隔之间有侧向和旋转对位不良

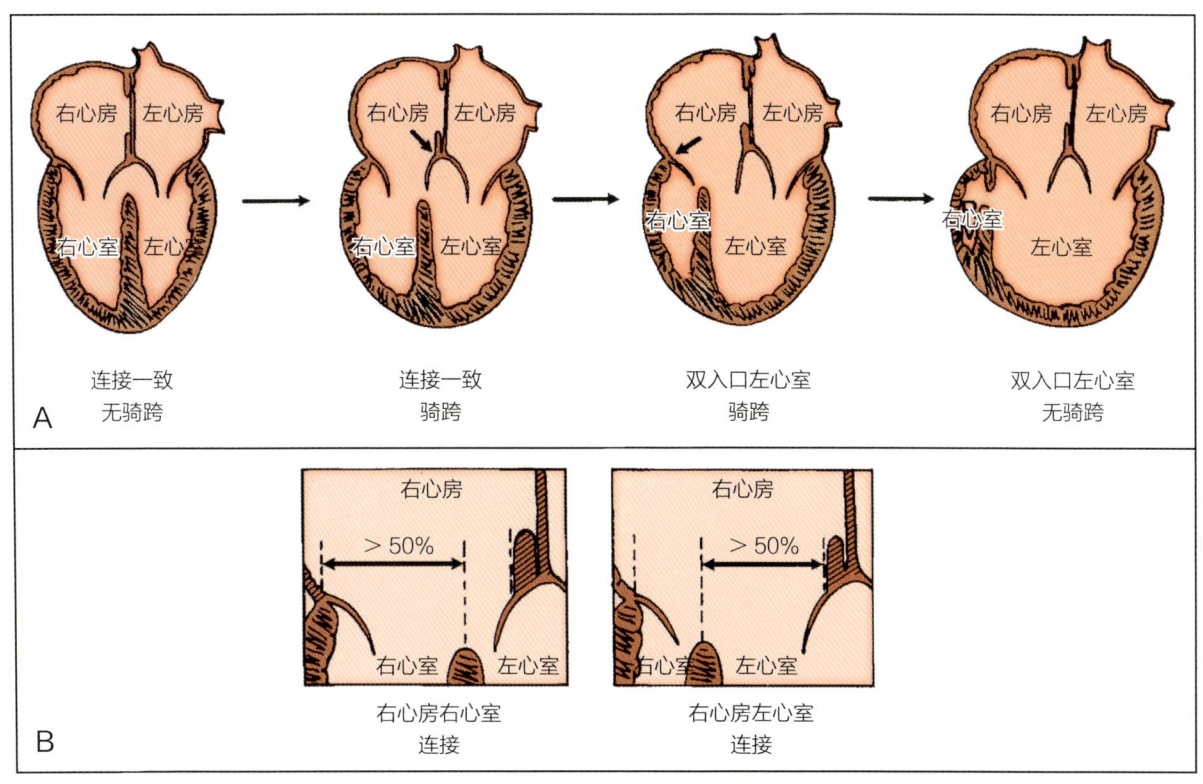

▲ 图 7-19 房室瓣骑跨在确定房室连接中的影响

A. 随着房间隔的逐渐左移，连接从一致型变为双入口左心室；B. 评估房室连接的 50% 规则

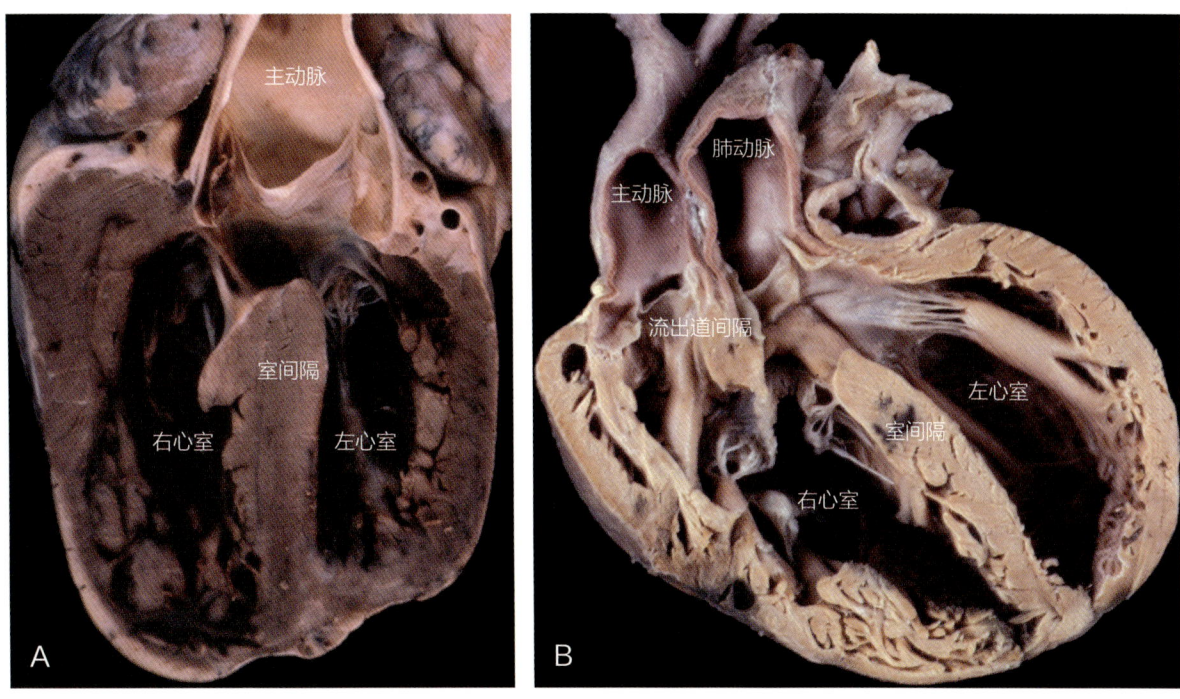

▲ 图 7-20 2 个心脏标本的半月瓣骑跨

A. 法洛四联症的主动脉瓣骑跨；B. 完全性大动脉转位的肺动脉瓣骑跨

3. 瓣膜跨越的定义

与瓣环骑跨不同，跨越是指腱索或乳头肌异常插入至对侧心室（图 7-22 和图 7-23）。因此，跨越只涉及房室瓣，并要求存在室间隔缺损。虽然跨越并不影响房室连接的评估，但重要的是在手术前进行确认，因其可能会妨碍某些类型的手术修复或可能需要瓣膜置换。腱索的跨越可以单独发生，或与瓣环骑跨一起发生。

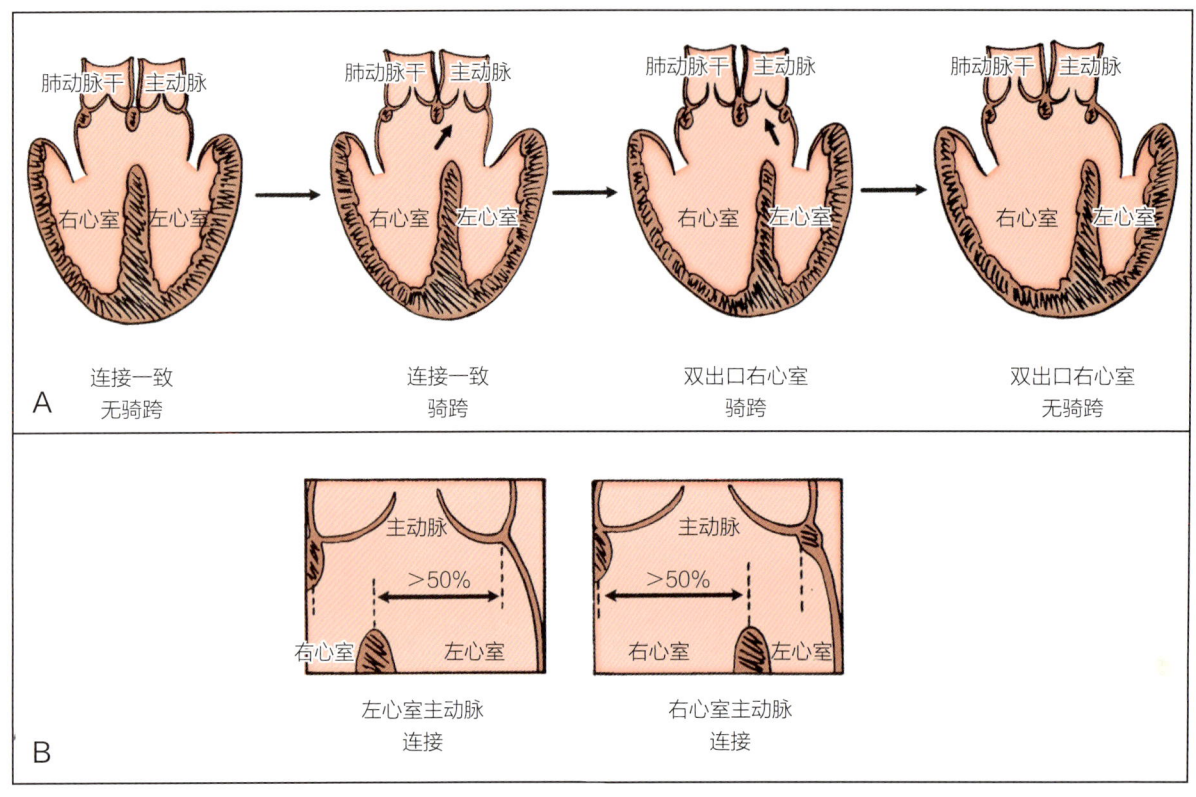

▲ 图 7-21 半月瓣骑跨在确定心室动脉连接中的影响

A. 随着流出道间隔的逐渐右移，连接从一致型变为双流出道右心室；B. 评估心室动脉连接的 50% 规则

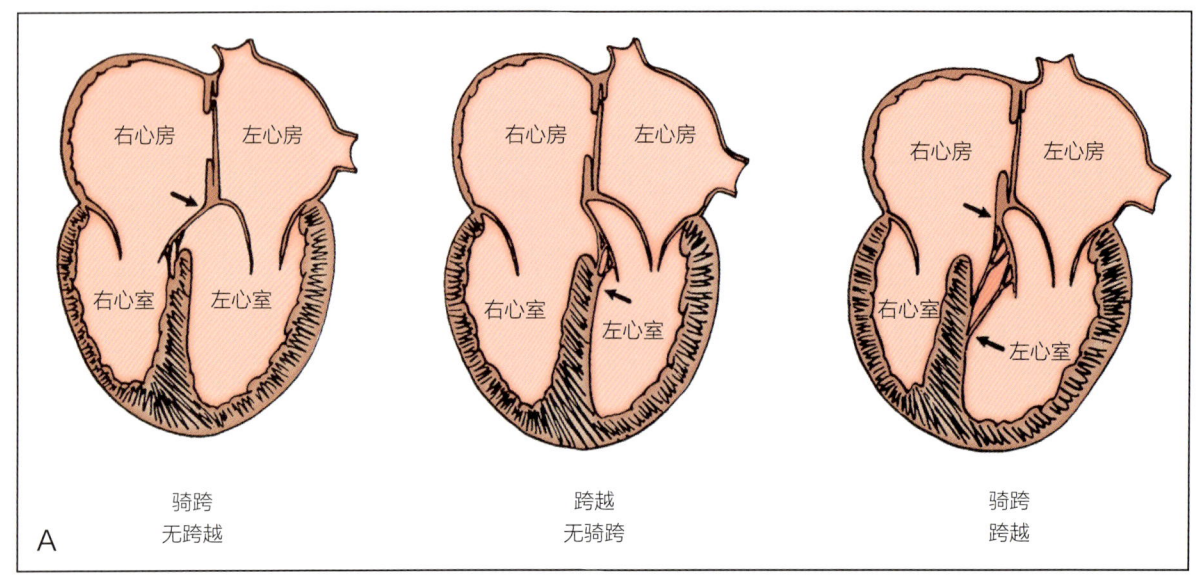

▲ 图 7-22 房室瓣骑跨和跨越的示意图

A. 骑跨和跨越的比较（见文中定义）

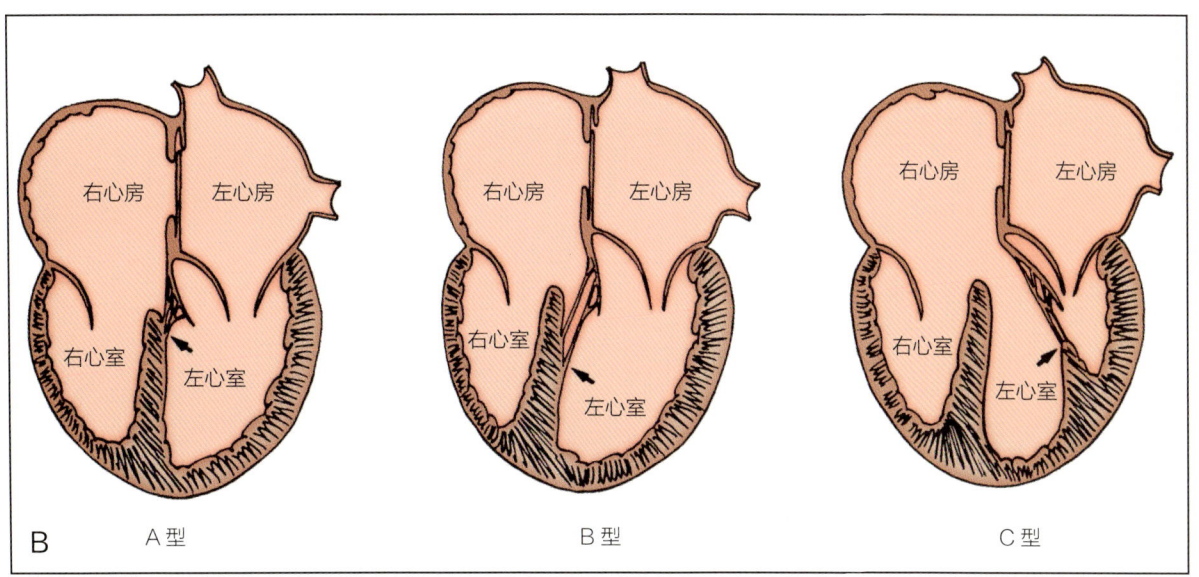

▲ 图 7-22（续） 房室瓣骑跨和跨越的示意图
B. 跨越的 3 种类型，由腱索插入对侧心室的位置（室间隔顶部：A 型；室间隔体部：B 型；心室游离壁：C 型）确定

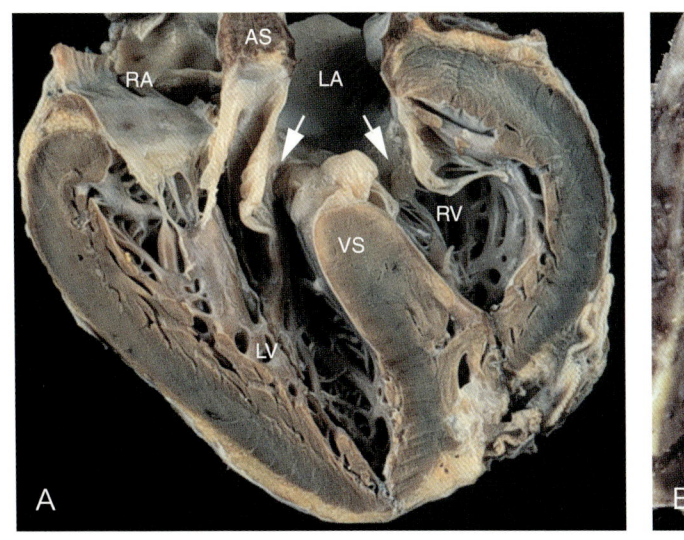 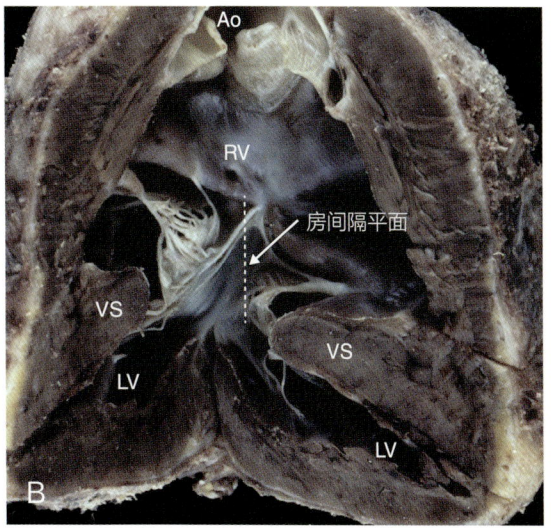

▲ 图 7-23 2 个标本的房室瓣骑跨和跨越
A. 房室连接不一致心脏的左侧三尖瓣（箭头）跨越而无骑跨；B. 在水平位室间隔的上下心室中，双侧房室瓣的骑跨和跨越与心房和心室间隔的旋转对线不良有关；Ao. 主动脉；AS. 房间隔；LA. 左心房；LV. 左心室；RA. 右心房；RV. 右心室；VS. 室间隔

附录 7-1 常用诊断术语的同义词

首选术语	同义词
主肺动脉隔缺损	主肺动脉窗或主肺动脉穿孔
致心律失常性右心室心肌病	致心律失常性右心室发育不全；羊皮纸样心脏
房室连接不一致	心室反位；左环心室
房室间隔缺损	房室管缺损；心内膜垫缺损；共同房室；共同房室孔
共同流入道右心室	二腔心

（续　表）

首选术语	同义词
完全性大动脉转位	右转位型大动脉转位
先天性矫正型大动脉转位	矫正型大动脉转位；左转位型大动脉转位
扩张型心肌病合并心内膜弹力纤维增生症	原发性心内膜弹力纤维增生症
双流出道右心室合并肺动脉下型室间隔缺损	Taussig-Bing 心脏畸形
双流入道左心室	单左心室；左心室型单心室；共同心室；三腔二房心
胸腔外心脏	异位心
流入道型室间隔缺损	三尖瓣下或房室管型室间隔缺损
左侧异构	多脾综合征；双左结构
心底-心尖轴向左	左位心
膜部室间隔缺损	膜周部或嵴下型室间隔缺损
心底-心尖轴居中	中位心
肌部室间隔缺损	永存球室孔
流出道或漏斗部室间隔缺损	动脉下、主动脉下、肺下、嵴上、圆锥或双动脉近端室间隔缺损
右侧异构	无脾综合征；双右结构
心底-心尖轴向右	右位心
右肺动脉或左肺动脉起源于主动脉	半共干
原发型房间隔缺损	原发孔型房间隔缺损；部分型房室间隔缺损
肺动脉闭锁合并室间隔缺损	肺动脉闭锁/法洛四联征；永存动脉干（Ⅳ型）；假性动脉干
继发型房间隔缺损	继发孔型房间隔缺损；卵圆窝房间隔缺损
静脉窦缺损	静脉窦房间隔缺损
上下心室	楼上-楼下心室
三尖瓣闭锁	单流入道左心室；右侧房室连接缺如
扭曲的房室连接	十字交叉心脏
心室心房不一致	大动脉转位（作为一种连接类型）

附录 7-2　拉丁术语及相应的英语术语

中文术语	拉丁术语（复数）	英语术语（复数）
瓣环	Annulus（annuli）	Annulus（annuluses），or valve ring
主动脉	Aorta（aortae）	Aorta（aortas）
顶点	Apex（apices）	Apex（apexes）
心尖	Apex cordis	Cardiac apex
心房	Atrium（atria）	Atrium（atriums）

（续　表）

中文术语	拉丁术语（复数）	英语术语（复数）
右心房	Atrium dextrum	Right atrium
左心房	Atrium sinistrum	Left atrium
右心耳	Auricula dextra	Right atrial appendage
左心耳	Auricula sinistra	Left atrial appendage
腱索	Chorda tendinea（chordae tendineae）	Tendinous cord（cords）
室上嵴	Crista supraventricularis	Supraventricular crest or ridge
界嵴	Crista terminalis	Terminal crest or ridge
动脉圆锥	Conus arteriosus	Right ventricular outflow tract, or infundibulum
二腔心	Cor biloculare	Common atrium with common inlet ventricle
三房心	Cor triatriatum	Triatrial heart, or double-chamber left atrium
右侧三房心	Cor triatriatum dexter	Double chamber right atrium
三腔二房心	Cor triloculare biatriatum	Double inlet left ventricle
右位心	Dextrocardia	Right-sided heart or apex
动脉导管	Ductus arteriosus（ductus arteriosi）	Ductal artery, or arterial duct
静脉导管	Ductus venosus	Ductal vein, or venous duct
异位心	Ectopia cordis	Ectopic heart, or extrathoracic heart
卵圆孔	Foramen ovale	Oval foramen
卵圆窝	Fossa ovalis	Oval fossa
下腔静脉	Inferior vena cava	Inferior caval vein
漏斗	Infundibulum（infundibuli）	Infundibulum（infundibulums）
左位心	Levocardia	Left-sided heart or apex
动脉韧带	Ligamentum arteriosum	Arterial ligament
肝圆韧带	Ligamentum teres hepatis	Round ligament of liver
静脉韧带	Ligamentum venosum	Venous ligament
卵圆窝缘	Limbus fossae ovalis, or annulus ovalis	Limb or rim of the oval fossa
中位心	Mesocardia	Midline heart or apex
乳头肌	Musculus papillaris	Papillary muscle
梳状肌	Musculi pectinati	Pectinate muscles
口，孔	Ostium（ostia）	Ostium（ostiums）, or orifice
原发孔	Ostium primum	First ostium or orifice
继发孔	Ostium secundum	Second ostium or orifice
膜部间隔	Pars membranacea septi	Membranous septum

(续 表)

中文术语	拉丁术语（复数）	英语术语（复数）
动脉导管未闭	Patent ductus arteriosus	Patent ductal artery
卵圆孔未闭	Patent foramen ovale	Patent oval foramen
间隔	Septum（septa，not septae）	Septum（septums）
房间隔	Septum atriorum	Atrial septum
房间隔	Septum interatriale	Interatrial septum
室间隔	Septum interventriculare	Interventricular septum
第一房间隔	Septum primum	First septum
第二房间隔	Septum secundum	Second septum
室间隔	Septum ventriculorum	Ventricular septum
冠状窦	Sinus coronarius	Coronary sinus
静脉窦	Sinus venosus	Venous sinus，or sinus vein
不定位	Situs ambiguus	Isomerism，or indeterminate sidedness
反位	Situs inversus	Mirror-image sidedness
正常位	Situs solitus	Normal sidedness
冠状沟	Sulcus coronarius	Coronary or atrioventricular groove
前室间沟	Sulcus interventricularis anterior	Anterior interventricular groove
后室间沟	Sulcus interventricular posterior	Posterior interventricular groove
界沟	Sulcus terminalis	Terminal groove
上腔静脉	Superior vena cava	Superior caval vein
小梁	Trabecula carnea（trabeculae carneae）	Trabeculation（s）
隔缘肉柱	Trabecula septomarginalis	Septal band，or moderator band
右纤维三角	Trigonum fibrosum dextrum	Right fibrous trigone
左纤维三角	Trigonum fibrosum sinistrum	Left fibrous trigone
动脉干	Truncus arteriosus	Truncal artery，or arterial trunk
腔静脉	Vena cava（venae cavae）	Caval vein（s）
右心室	Ventricularis dexter	Right ventricle
左心室	Ventricularis sinister	Left ventricle

（续 表）

第 8 章
心血管生理学
Cardiovascular Physiology

Daniel J. Penny　Ronald A. Bronicki　著
邢艳琳　译

一、概述

近年来，我们对心血管生理学的理解形成了一些观念，本章总结了一些与这些关键生理过程有关的概念。

一个可以应用于心血管生理学研究的框架是：一个心室，由足够的静脉回流启动，产生"压力功"，在主动脉和肺动脉干中转换成"流动功"。这些大动脉内的血流分布在血管床之间，使体循环的新陈代谢或肺循环的氧合更加高效。

本章将对与心室功能相关的一些观念进行思考，并补充本书其他章节所概述的一些概念。将对心室内的压力功如何转化为大动脉内的流动功，即心室血管耦合的概念进行分析。探讨体循环中血管床内和血管床之间的血流分布以及肺血管床内血流的决定因素。然后，思考心血管功能是如何与全身代谢有关的。最后，由于心血管生理的各个方面都有显著的发展变化，将对胎儿、新生儿和过渡期的循环进行检查。

二、心室的功能

准确地描述心脏的功能、代谢需求以及与血管的耦合，对于理解正常和异常的心血管生理是非常重要的。虽然最近更新的超声心动图和磁共振指数（在本书其他地方提及）提出了新的见解，在常规的临床实践中，我们仍常常局限于心室收缩压和舒张末期压力的评估和一些容积变化的测量（如缩短分数或射血分数）。

Wiggers 的经典工作成果[1]，检查心动周期中心室压力和容积随时间的变化，如当初制订时一样，对于我们理解心室功能仍然是非常重要的。为简单起见，本节以 Wiggers 模型为基础，将心动周期分为"相"。但必须认识到，这种分法有点过于简单化，因为发生于心室内的不同时期和潜在的生理现象之间有相当大的重叠。此外，经常有心脏功能不协调，尤其是在疾病中。

简言之，随着心室除极开始，心室压力迅速增加，开始高于左心房压力，直到接近主动脉舒张压的水平，其间二尖瓣和主动脉瓣关闭，称为"等容收缩期"。鉴于这一时期内心室的主要变化是压力的发展变化，心室功能的测量以等容收缩期心室压力增长的速度为依据，包括最大压力增长率（dP/dt_{Max}）或其衍生物之一，使其敏感性降低，尤其是前负荷[2]。

无论是主动脉压（左心室）还是肺动脉压（右心室），心室压力的进一步增加标志着心室射血的开始。心室射血的效率取决于心室的功能，因此，使用了几个射血期心室性能的标志物，如缩短分数和射血分数。再到心室负荷改变的测量，如每搏量和收缩末期应力（后负荷）之间的关系，或是周径缩短率（VCFc）和收缩末期应力之间的关系[3]。

舒张期的开始通常被认为是在心室压力低于主动脉或肺动脉压和半月瓣关闭的时候，但显然心室压力开始衰减（舒张）在此之前发生。此外，由于右心室和左心室的负荷条件不同，通常有相当大的"滞后期"，即使右心室压力明显小于肺动脉压力，肺动脉瓣仍保持开放[4]。鉴于压力衰减是心室在这个时期内发生的主要现象，根据压力下降的速率，出现了许多心室舒张功能的测量方法，包括压力衰减最大速率（dP/dt$_{Min}$）或为了减轻负荷和心率影响的相关方法[5]。

一旦心室内的压力降到低于心房的压力，房室瓣就会打开，心室开始充盈。心室充盈的早期阶段主要取决于心室内持续的压力衰减率，而在舒张期，决定充盈最重要的因素是心室的顺应性和弹性，因此，额外的心室舒张功能的测量基于这些充盈模式（参见第13章）。

除了心室压力和容积的时间变化，通过以心室压力－容积环为代表的心室压力和容积的时变关系，不仅可以进一步了解心室的功能，还可以了解心室与血管的耦合效率。随着电导导管的发展，人们对压力－容积环的使用越来越感兴趣。压力－容积关系为心室收缩和舒张功能，以及心室和血管的耦合提供了大量信息[6]。虽然对心室的压力－容积环的详细研究超出了本章的范围，但有几点意见对于本章的目的是很重要的（图8-1）。首先，收缩力处于恒定水平的收缩末期容积点（环的左上角）似乎随着心室容积的变化采用线性关系。事实上这种线性关系似乎始终存在于心动周期中，这样，心脏收缩可以被认为是一种"时变弹性"（图8-1）。这种弹性似乎在收缩末期最大（E$_{max}$）。其次，舒张期心室压力和容积之间的关系提供了心室顺应性[舒张末期压力－容积关系（end-diastolic pressure-volume relationship，EDPVR）]的测量（图8-1）。最后，收缩末期压与心搏量之比在任何稳定的血管负荷状态下都是恒定的，使脉管系统的性能可以浓缩成一个单一的测量，即所谓的有效动脉弹性（E$_a$）。

三、大动脉中心室的压力功向流动功的转化

一旦心室产生了压力功以及半月瓣开放，那么就必然会将心室的压力功转化为向肺动脉主干

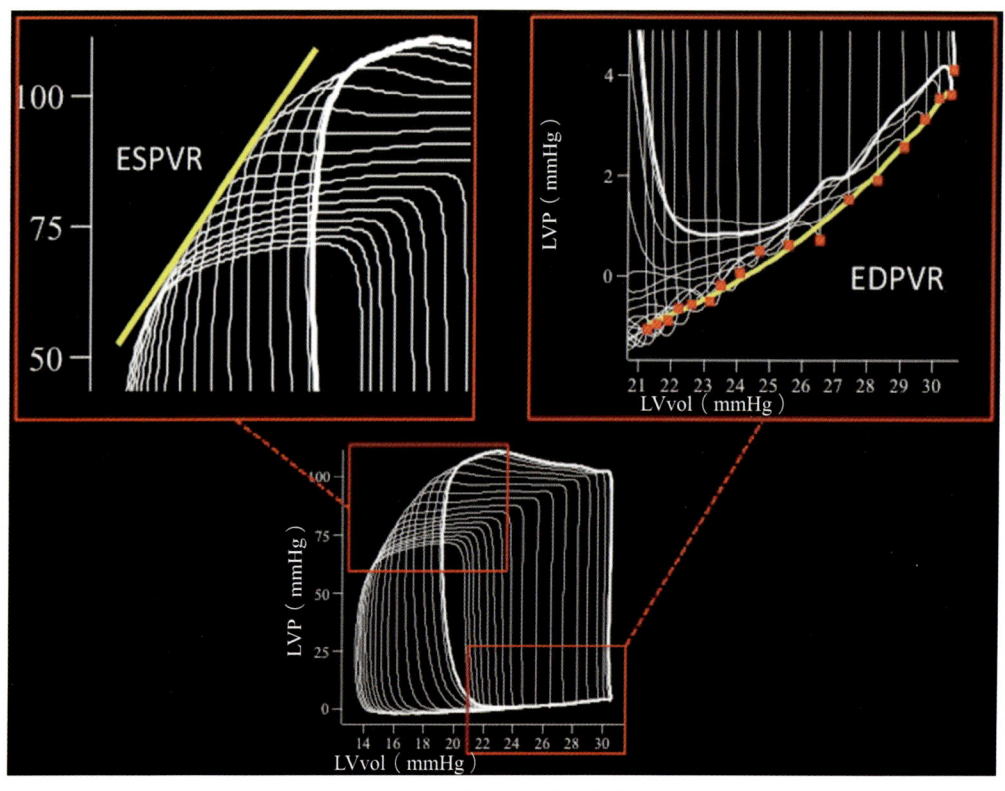

▲ 图 8-1　血流阻断时通过电导导管获得的左心室压力－容积环
左上图显示血流阻断时收缩末期压力和容积之间的线性关系[收缩末期压力－容积关系（ESPVR）]。右上图显示血流阻断时舒张末期压力和容积之间的关系[舒张末期压力－容积关系（EDPVR）]

和主动脉的血液流动。这种转化的效率在很大程度上取决于脉管系统的性质。广泛应用于临床实践的血管功能的传统测量方法是全身和肺血管阻力。虽然对预后和临床治疗有用，但这些方法是建立在一个恒定压力源（心室）与刚性"管子"连接的循环模型的基础上的，而实际上情况要复杂得多。正如所讨论的，心室是一个复杂的时变弹性源，远非简单的刚性管道，全身和肺血管系统由具有复杂的阻抗、阻力和能量反射源的血管所组成，所有这些都会对射血的心室产生影响[7]。

人们越来越关注心室与脉管系统之间耦合的研究，因为现在人们已经意识到这种耦合的性质是各种疾病状态的一个基本决定因素。然而，获得这些见解仍存在着一些挑战，其中最基本的是设计一个稳定的耦合模型，它不仅可以描述心室和脉管系统的特性，而且还可以预测不同生理和病理条件下综合功能的变化。

人们普遍认为，由于血管床的复杂特性和动脉血流的脉动性质，脉管系统所施加的负荷最完整的表现为频域阻抗谱的形式。鉴于血管阻抗的测量反映了测量点远端整个血管床的特性，升主动脉输入阻抗或肺动脉输入阻抗的推导分别提供了对左心室或右心室所承受的水力负荷的最完整的评估。在使用耦合模型中的阻抗方面尽管有其优势，但也存在许多挑战，主要与它的固有复杂性有关。此外，由于它是在频域导出的，而大多数心室功能指标是在时域推导出来的，因此很难在一个模型中直接集成血管和心室特性，而不进行过度简化[8]。

另一种方法是基于压力-容积关系[9]。在这个框架内，血管特性被浓缩为单一的有效动脉弹性（E_a），在给定的稳态阻抗负载下，预测收缩末期压（P_{es}）与心搏量的比值是恒定的。用此模型可以简单地检测动脉与心室弹性（E_{Max}）的关系，并可用于检测心室与血管特性的整合以及生理和病理过程中的整合水平的变化。例如，在射血分数为60%或以上的正常人中，心室弹性通常是动脉弹性的2倍。这种关系提供了心室做功和心肌耗氧量之间的最佳耦合。在射血分数40%~50%的患者，如中度心力衰竭，动脉和心室弹性几乎相等，提供了在给定舒张末期容积下最佳的每搏做功（但氧气利用率较低）。随着心室衰竭的进展和射血分数的进一步下降，心室弹性通常小于动脉，这为心室功与耗氧量和心搏量之间提供了次优耦合。因此，在正常情况下，心室和脉管系统之间的耦合使得代谢效率（做功和耗氧量之间的关系）最大化。随着心脏功能的下降，这种关系被认为是在心室功能衰退时试图维持每搏做功。随着心室功能进一步下降，代偿机制不堪重负，心室和脉管系统非耦合，不利于每搏做功和代谢效率[10]。

一种用于心室血管耦合性评估的基于时间的替代框架已经由Parker及其同事开发出来，即所谓特征方法[11]。这个公式认为心脏以前向行波（压缩或膨胀）的形式将能量传递到循环中，从而调节血管内的流动和压力。反过来，脉管系统又是朝向心脏向后行进的波源（例如从分叉和微脉管系统）。这些正向和反向运动波之间的相互作用，导致在心脏周期不同时间和循环中不同点的压力和流量增强的复杂模式。通过在压力和流动信号的时域内进行数学变换，可以深入了解这些波的力量。该模型已应用于胎儿肺循环的血流调节[12]和主动脉弓重建后患者心室-血管耦合的检测[13]。

四、体循环的血流控制

一旦血液进入主动脉，它就会通过大量的血管床及若干可控制输入的特性进行分布。这些控制机制主要通过神经和激素途径、局部通过代谢和自我调节机制来确定的。本节将首先考虑这些控制机制中的一部分，然后研究它们可能在多大程度上影响一些更重要的血管床内的局部血流。

（一）中枢神经调节

神经控制在动脉压力的瞬时调节和急性应激时局部血流的快速变化中尤为重要。这种神经机制对血流的快速调节是通过反射回路来实现的，反射回路由一个传入支组成，它将有关生理状态的信息传递给延髓内的一个整合点，后者通过调节自主神经系统传出支的活动来调节血管张力的变化。

神经控制中最强大的传入支起源于颈动脉窦和主动脉弓的机械感受器内，对动脉压力（压力感受器）的变化做出反应。至少有两种类型的压力感受器已被确定，第一种控制血压的动态变化，第二种负责控制静息血压[14]。这些感受器内的张力改变将神经冲动调节到延髓的心脏调节和血管运动中心，后者调节反射的传出支的输出（下文）。因此，通过刺激颈动脉窦来增加动脉压会导致心率减慢、血管扩张和动脉压恢复。这些压力感受器本身由交感神经系统的传出纤维支配，这表明交感神经活动可能改变压力感受器反应的"增益"。鉴于颈动脉窦压力感受器对动脉压的深远影响，人们越来越关注慢性颈动脉窦刺激治疗顽固性高血压的可能性[15]。

机械感受器也出现在心房和心室壁上。它们位于腔静脉和右心房连接的两个心房壁上[16]，分散在整个左心室和室间隔。两种心房受体已被描述，A型受体在心房收缩过程中激活，对心房压力的变化做出反应，B型受体在心室收缩过程中激活，并对心房容积的变化做出反应[17]。特别是心房受体调节肾血管的交感神经活性[14]，再加上它们对激素功能的影响（下文），使它们对血管内容积产生深远影响。心室肌有两种不同类型的机械感受器，第一种随着心脏节律以搏动的方式激活，数量较少。第二种通过无髓传入神经（称为C纤维）对机械刺激和各种药物和化学物质做出反应。C纤维主要位于左心室，通过副交感神经刺激和交感抑制产生低血压和心动过缓[16]。

循环的神经控制的大量附加传入来自于化学感受器，主要分布在颈动脉体、主动脉弓和大脑，以及冠状血管、肌肉和肺。在血氧和血二氧化碳正常的情况下，它们的作用似乎不大，但对低氧血症和高碳酸血症的心肺反应有重要的调节作用。

用于控制循环的这些神经输入的最重要的中枢整合部位位于延髓，这些延髓中枢的活性可以通过脑内的其他中枢特别是下丘脑来调整。

髓质的中枢机制调节交感神经和副交感神经系统的输出及循环神经控制的传出支。主要的传出效应器是交感缩血管纤维，当神经末梢受到刺激时释放去甲肾上腺素。其他物质也被释放，包括单胺、多肽、嘌呤和氨基酸，其中一些物质具有直接的血管活性作用，而另一些物质则调节去甲肾上腺素的释放、作用和再摄取[14]。通过缩血管纤维传递的冲动有助于大多数血管床在静息状态时正常的血管张力或基线收缩，因此它们是在非应激状态下调节血压的主要机制。这些缩血管纤维普遍存在于骨骼肌中，在静息状态下内在张力相当高。它们在大脑和冠状动脉床上不那么普遍。交感神经介导的静脉收缩调节静脉容量，进而调节循环容量。

交感神经刺激也可能介导血管舒张。舒血管纤维中的递质被认为是乙酰胆碱，尽管在灵长类动物中它可能是肾上腺素。这些舒血管纤维可能会引起骨骼肌血流的小幅度预期增加。然而，一旦肌肉运动开始，局部血管舒张可能发挥更重要的作用[18]。

副交感神经系统主要通过释放乙酰胆碱来控制心功能和心率，尽管它在控制外周循环方面的作用是有限的。副交感神经的舒血管纤维存在于大脑和心肌循环以及膀胱、直肠和外生殖器中。

（二）中枢的激素调节

循环中的血管活性激素，包括儿茶酚胺、血管紧张素Ⅱ、加压素、类花生酸类、一氧化氮（nitric oxide，NO）和多肽，可提供对血管功能的额外有效调节。

血管平滑肌富含儿茶酚胺受体。这些受体对局部产生的儿茶酚胺、源自局部的交感神经支配、来自肾上腺的内源性儿茶酚胺，以及外源性拟交感神经药物均有反应。刺激所谓的肾上腺素能受体会导致血管收缩，而刺激β肾上腺素能受体则会导致血管舒张。

一个强大的缩血管反应可能是通过肾素-血管紧张素-醛固酮系统产生的血管紧张素Ⅱ的作用。肾脏的肾小球旁器在肾动脉压降低或细胞外液量减少时分泌肾素。肾素反过来将血管紧张素原分解成血管紧张素Ⅰ，然后通过一种在肺和血管内皮细胞中发现的转换酶转化为血管紧张素Ⅱ。血管紧张素Ⅱ除了具有直接缩血管作用外，还在延髓通过刺激下丘脑合成抗利尿激素（加压素）调节血管收缩。

另一组参与调节全身循环的激素是利钠肽，至少已明确有三种主要类型：心钠素（atrial natriuretic peptide，ANP）、B型利钠肽（B-type natriuretic peptide，BNP）和C型利钠肽（C-type natriuretic peptide，CNP）。心钠素主要由心房内的心肌细胞释放，通常对伸展产生反应，但也有少量由心室肌细胞释放。心钠素具有舒张血管和抑制心脏的作用，并且在肾脏减少肾小管的钠重吸收[19]。某些疾病可致循环心钠素水平增加，包括先天性心脏病合并心房压力升高、充血性心力衰竭、瓣膜病、高血压、冠状动脉闭塞和房性心律失常。

B型利钠肽是由心室分泌的，同时也是心房对容量扩张和压力过载的反应，其循环作用与心钠素相似。作为许多心血管疾病的循环生物标志物，B型利钠肽受到越来越多的关注。相反，C型利钠肽的作用更加局部性，储存在内皮细胞中，特别是在冠状动脉和肠系膜循环中，通过其对Gi蛋白的作用，进而通过腺苷酸环化酶和磷脂酶C介导血管扩张[20]。

（三）内皮的局部控制

血管内皮在调节血管张力方面起着关键作用，通过产生各种物质来调节血管平滑肌的舒张（血管扩张）或收缩（血管收缩）[21]。

内皮衍生血管舒张物质，包括NO、PGI$_2$、腺苷和所谓的内皮衍生超极化因子（endothelial-derived hyperpolarizing factor，EDHF）已在本书的其他部分进行了回顾。NO短时通过可溶性鸟苷酸环化酶的作用介导血管舒张，从而形成血管扩张药cGMP，而PGI$_2$则主要通过cAMP发挥作用。EDHF的结构尚未确定，虽然它可能与C型利钠肽密切相关，通过激活K$^+$通道诱导血管平滑肌细胞超极化，从而促进血管舒张[21]。几种血管收缩物质也是由内皮产生的，在其他地方也有报道，其中包括内皮素（endothelin，ET）-1，和血管紧张素Ⅱ一样，根据其作用的部位和受体类型而产生复杂的血管活性影响。最近，非常强有力的调节剂乌洛滕生的作用也得到了人们的关注，它可以同时调节血管收缩和血管扩张[22]。

（四）代谢的局部控制

机体许多组织的血流受局部代谢需求变化的调节，看来这种从新陈代谢的增加到局部血管扩张的"开关"存在于局部化学微环境内的与代谢相关的变化中。例如，pO$_2$的减少，pCO$_2$的增加，H$^+$或K$^+$浓度的增加都会导致小动脉血管扩张，而不依赖内皮功能。除了内皮细胞外，许多细胞会释放出强有力的血管扩张药腺苷，以增加新陈代谢或降低氧张力。

（五）红细胞的局部控制

人们对用红细胞调节局部血流越来越感兴趣[23]。这一机制与代谢控制密切相关，因为血红蛋白的脱氧会导致大量局部的内皮依赖性和内皮非依赖性血管扩张药的释放，包括腺苷三磷酸（adenosine triphosphate，ATP）和NO[24]。

（六）局部自动调节

局部血流在动脉输入压力范围内保持相对恒定的能力对器官特别重要，因为器官在低血压的情况下无法明显改变其代谢需求，这种现象被称为"自动调节"。自动调节的主要机制尚不清楚，而且在血管床之间似乎存在差异。潜在的机制包括血管平滑肌内固有的肌源性反应，它允许小动脉通过内皮非依赖性机制收缩，以响应跨壁压力的变化。这可能是通过细胞表面整合素与细胞外基质蛋白的相互作用和钙电流的改变来实现的[25]。局部代谢因子的产生，交感神经张力的改变，以及肾脏的"肾小管性肾小球反馈"（下文）也有可能起到作用。

（七）流向特定血管床

上述不同机制之间的动态相互作用，介导了

不同区域血管床内和之间流动的变异性。作为一般原则，代谢活跃的器官，如脑和心脏，主要受局部机制的调节，而较不活跃的器官更易受到中枢神经和激素的控制。专门的血管床，如肾和肝循环，接受血液进行特殊工作，如代谢降解和排泄、造血、血压控制，具有独特的组合控制机制。而心肌在本书其他地方讨论。

1. 脑循环

脑循环一直是被研究最广泛和最具特征的。它在许多方面都是独一无二的，第一，有一个血脑屏障，是由紧密连接的内皮细胞连续衬砌所形成的，对各种循环成分如 H^+ 和儿茶酚胺的浓度变化有一定的抵抗力。第二，脑血管阻力的一个重要组成部分是由大动脉组成，这些动脉在应对诸如缺氧等应激反应的方式与小动脉相似。第三，脑循环被包围在封闭的颅骨里，因此组织压力是流动的一个重要决定因素。第四，在大脑不同部位的血流有很大的异质性，这种异质性可能在发展过程中发生变化。

由于脑组织代谢率高，底物储存能力有限，要维持营养和氧供应，必须对脑血流进行精确调节。脑灌注对动脉血 CO_2 张力的变化非常敏感，正常呼吸时，PCO_2 每毫米汞柱的变化可增加 3%～6% 的脑血流量[26]。脑血管床对缺氧也是敏感的，但至少在成熟的大脑，pO_2 降至 50mmHg 左右，脑血流量通常保持不变。胎儿脑血管床可能对氧更加敏感[27]。

自从 1959 年 Lassen 发表了一篇评论文章以来，自动调节在脑调节中的核心作用就一直被强调[28]，通过对一系列药物或疾病相关的动脉血压变化的多项研究绘制出了平均血压和脑血流的关系曲线，揭示了现在经典的关系，在相对广泛的压力范围内，血流似乎是完全稳定的。虽然这一概念仍然被认为是有效的，它已经在独立的组织中得到了相对一致的证明，但是很少有数据描述动脉压力和血流量之间正常的内在关系，主要是因为在研究这种关系方面存在着一些挑战[29]。第一，正常压力反射函数限制了可以研究的压力范围。第二，改变动脉血压的药物本身可能会改变大脑的阻力血管。第三，在低血压时可能发生的交感神经张力的改变也可能影响脑血流，因为众所周知，脑血管床是由肾上腺素能和胆碱能纤维广泛支配的。患者研究已经证明，颈神经节切除术可普遍增加脑血流量，提示自主神经系统对脑血流量有重要的调节作用[26]。

2. 肾循环

肾循环具有许多独有的特征，包括由于肾小球超滤的需要而具有极高的流动性，以及存在两个不同的毛细血管床以允许过滤和再吸收。

流向成人肾脏的血流量高达心输出量的 25%。其中大部分流经肾皮质入球小动脉到肾小球毛细血管床，在相对较高的压力下，可产生大量的超滤液。远端的出球小动脉系统将静水压降低到低水平，除了渗透力外，还能促进滤液的再吸收。肾皮质内的血流有相当大的变化。外皮质接受相对较小比例的血流，由小肾小球组成并由低单个肾单位肾小球滤过。内皮质或近肾小球旁皮质接收单位重量更多的血流量，由很大的肾小球组成，滤过率高。肾髓质由外髓质（髓襻降支和升支粗段以及集合管段）和内髓质（髓襻的细段和集合系统的末端部分）组成。内髓质由直小血管灌注，接收单位重量最少的血流量，通过时间很慢，这对超滤液的再吸收至关重要。

在正常情况下，调节肾皮质血流的关键机制似乎是自身调节[24]。至少有两种机制支持肾血流的局部调节，第一种是上述血管平滑肌内固有的肌源性反应，第二种独特的自动调节肾血流的机制是管球反馈现象，即到达远侧肾单位的致密斑小管液中钠浓度的变化可改变相邻入球小动脉的直径[23]。肾脏自身调节可在一些疾病状态中受到干扰[30]。

肾素 - 血管紧张素系统在调节肾功能和血流动力学中的作用越来越受到人们的关注[31]。除了肾内重要的血管调节功能外，血管紧张素 II 还调节肾小管的运输。此外，鉴于肾素 - 血管紧张素系统的所有成分都在肾脏内表达，局部机制的重要性正在得到越来越多的研究。血管紧张素 II 对肾血流动力学的影响是复杂的。第一，血管紧张素Ⅱ具有直接的血管收缩作用。第二，这种血管收缩反应受到NO合成的高度调节，血管紧张素Ⅱ使其表达增加。因此，血管紧张素Ⅱ介导的局部NO生成的增加抵消了血管收缩效应，尤其是入球小动脉。事实上，在某些情况下，大剂量的外源性血管紧张素Ⅱ已经被证明通过NO介导的机制增加肾流量。在NO生物利用度降低的情况下，例如在氧化应激中，血管紧张素Ⅱ的收缩作用被夸大[32,33]。第三，血管紧张素Ⅱ通过增加管球反馈而具有额外的血管活性作用[31]。

局部产生的内皮素在肾控制中起着至关重要的作用。肾脏中的每一种细胞类型均可合成内皮素，并含有丰富的内皮素受体，尤其是脉管系统和髓质。因此，内皮素不仅调节总的和局部的肾血流，而且还调节肾小球滤过、钠和水的处理以及酸碱调节。与其他血管床相比，肾脏尤其是髓质对内皮素的血管效应特别敏感，内皮素介导的血管收缩作用似乎是通过激活内皮素A和内皮素B受体来介导的[34]。内皮素途径的改变似乎是一些急性和慢性肾脏疾病的病理生理学的核心[35]。

然而，在应激时，自主机制而不是自身调节机制占主导地位，主要是限制肾血流量。α_1和α_2肾上腺素能受体都存在于肾脏中，神经放电或循环儿茶酚胺刺激都会导致肾血管收缩，当血液从外周循环流出时，将血液从肾脏中重新分配。多巴胺和β肾上腺素能受体也存在于肾脏，两种刺激均可导致血管扩张。

相反，肾髓质血流的控制，主要是通过血管加压素的作用，自身调节只起次要作用。随着血管加压素的释放，髓质流量减少，渗透梯度增大，再吸收的摄取增加。如上所述，髓质由两个不同的区域组成，具有复杂的脉管系统，允许逆流倍增和交换，对绝大多数超滤液的再摄取至关重要。在髓质内，尿液浓度极高，对加压素的敏感性最高。

3．内脏循环

内脏循环由脾、胃肠道和肝脏的血管床组成。与肾循环相似，内脏循环占成人心输出量的25%左右，它也是一个很大的血液储备，占总血容量的20%～25%。因此，对诸如出血等的应激反应不仅会导致血液从内脏循环中重新分布，而且还会使血液从血管床调动到中心血管和其他器官。对内脏血管床的控制主要是中枢的，而不是局部的，神经体液儿茶酚胺刺激是控制血管收缩的主要机制[36]。刺激颈动脉和主动脉压力感受器可引起内脏阻力和容量血管的交感神经刺激，内脏血流量和容量大幅度减少[37]。似乎大约一半的内脏血容量的减少是由于容量（静脉）系统主动的血管收缩所致，另一半是由于容量的被动减少所致。内脏血管床特有的属性是运动和热应激，这也导致血流量和容量大幅度减少，分别向骨骼肌和皮肤重新分布。这些反应的传入支是不确定的，因为与出血不同，不会发生压力感受器的刺激。下面将讨论内脏血管床的各个组成部分所特有的反应。

脾脏有明显的交感神经支配。并对刺激产生血管收缩反应[38]。虽然有β肾上腺素能受体和肾上腺素能受体，但前者活性较低。除了肾上腺素能刺激的敏感性之外，人脾小动脉对血管加压素和血管紧张素也有血管收缩反应。没有证据显示脾血流量有自身调节或其他局部控制。因此，在应激反应中，中枢机制使血液从脾脏直接流出。与其他哺乳动物不同，通过刺激，人类的脾静脉容量并没有显著降低，因此，在应激状态下，它对血液储备的贡献不大。内脏循环的其他组分在低血容量应激时有助于增加血容量。

胃肠道有一个复杂的血管床，由多种机制控制。与脾脏一样，肠系膜血管也有丰富的交感神经支配，交感神经对血管收缩的刺激有反应，尽管也有一些血管舒张的β肾上腺素能受体。静脉流出血管的收缩，加上静脉容量的被动降低，导致了这个大血库血容量的动员。出血时肠循环也与脾循环反应相似，血管紧张素Ⅱ和血管加压素的增加有明显的血管收缩作用。然而，与脾循环不同的是，随着血管阻力的降低和血流量的增加，肠循环会逃避血管收缩，这一现象还没有很好的解释，但它可能是继发于小动脉床对血管扩张代谢产物（如腺苷）的敏感性，就像腺苷参与其他血管床（如大脑和心肌循环）的局部调节一样。

肠循环对摄食的反应也是有意义的[39]。对食物预期的反应起源于中枢，主要是交感神经，导致血管收缩。一旦食物被摄入，就会有主要的局部血管反应，这些反应与食物的类型、肠道不同部位的消化产物以及各种胃肠激素的次级效应有关。碳水化合物和脂肪的水解产物是特别有效的局部血管扩张药，并且似乎通过增加局部氧消耗而在类似于自我调节的代谢基础上发挥作用。可能在血管扩张中起作用的局部激素包括胆囊收缩素、分泌素、胃泌素、胰高血糖素和血管活性肠肽。在 60～90min 内，对摄食的总体响应增加了超过 300% 的局部血流量。然而，由于耗氧量的大量增加，这些增加不足以满足增加的代谢需求，因此氧摄取也增加了。

肝循环接受来自肝动脉的高氧血和来自门静脉的较低饱和度但底物浓度更高的血液。门静脉在肝窦中终止，肝小动脉分裂成复杂的毛细血管网，也引流到肝窦。这些血管连同胆小管、淋巴管和神经，占据了肝门三联征。在这些允许与肝细胞自由接触的血窦中，血液从肝血管球中心径向向外延伸到周围，进入肝静脉和下腔静脉。当血液从中心（1区）流到周边（3区）时，在肝小叶附近，不同的代谢活动占主导地位。

和肾脏一样，流向肝脏的血流量很大（约占成人心输出量的 25%），而且远远超过了肝脏对氧的代谢需求。与肠道循环一样，肝脏血容量很大（约占总血容量的 10%），并在应激时被动员起来。相反，随着肝静脉压的增加，由于这些容量血管的顺应性，肝血容量大大增加。肝静脉中也有括约肌，可通过改变窦腔容积和门静脉阻力来调节肝血容量。这些括约肌对去甲肾上腺素和血管紧张素有反应[40]。

门静脉血约占肝脏流量的 75%，虽然也存在窦前括约肌，这一流量主要是由调节脾脏和肠流量的机制决定的。肝静脉压的改变对门静脉流量和肝内分布均无影响。与肠系膜动脉循环相似，肝动脉循环在应激期间对肾上腺素能刺激以及其他应激激素如血管紧张素 II 和血管加压素有明显的反应。类似地，也有舒血管的 β_2 肾上腺素能受体，对胰高血糖素、胰泌素和五肽胃泌素等舒血

管的胃肠激素也有一定的反应性。肝动脉血流的另一种调节机制与肠道自身调节有一定的相似之处，虽然在动脉循环中没有自我调节，但随着门静脉流量的减少，肝动脉流量也随之增加，该机制被认为是由腺苷调节的。腺苷被释放到中央窦，并与肝小动脉接触；随着门脉流量的减少，腺苷从该区域的流出减少，因此有更多的腺苷使肝小动脉扩张[41]。

4. 外周组织

外周组织（皮肤、肌肉和骨骼）的血流主要是由中枢控制的，尽管血管反应受控制程度不同。例如，皮肤以 α 肾上腺素能为主，没有明显的自我调节，而肌肉受 β 肾上腺素能控制比例较高，并有完整的自我调节。这组血管床是一起出现的，因为这些血管床血管张力的主要控制和对诸如低血压和低氧血症等主要应激的反应是相似的，它们主要由自主神经系统和循环激素介导的。

主要的神经机制是中枢血管运动控制，在延髓，位于颈动脉窦的外周压力感受器和位于颈动脉和主动脉体的外周化学感受器。

除了循环儿茶酚胺和自主神经系统，其他循环激素发挥重要作用。肾素－血管紧张素系统可能在控制外周血管张力方面起主要作用。NO 在皮肤和肌肉的血管扩张中起作用，但其作用是有限的。在运动中，NO 在增加局部稳态的外周血流量方面起着一定的作用，在局部血管扩张、交感神经血管收缩和全身血压控制之间取得平衡，以维持局部稳态和中心血压。NO 在运动中对血压的控制作用不大[42]。

五、肺循环的血流控制

肺循环的血流量与体循环几乎相同，但它在许多关键方面不同于体循环。第一，在动脉负荷方面存在根本性差异。肺循环是一种低压力、低阻力的系统，成人的平均肺动脉压约为 15mmHg，而全身平均动脉压约为 90mmHg。第二，在肺循环和体循环之间有重要的结构和功能差异。体循环顺应性主要位于主动脉及其较大分支，阻力主要位于小的远端动脉和小动脉。在肺

循环中，顺应性和阻力分布在整个动脉系统上。与肺动脉高压相比，这导致了全身收缩压和舒张压之间的根本不同的关系，并引起后者的顺应性和阻力之间的密切耦合[43]。肺循环中的另一个重要现象是被动调节和募集在肺动脉压力调节中的作用。第三，氧张力变化的影响在全身和肺血管床之间有所不同。

（一）肺动脉负荷、顺应性与阻力

如所讨论的，动脉负荷的重要组成部分是血管床的阻力和顺应性。最近的研究表明，与全身血管床不同的是，肺血管阻力与顺应性之间存在着密切的反比关系，无论是在整个肺血管床内还是在部分肺内。现已认识到，在全身性血管床上，大部分顺应性位于大动脉近端，阻力较远，肺动脉主干与右、左近端肺动脉的顺应性仅占总顺应性的15%～20%，因此肺动脉顺应性的相当大比例存在于小血管中，结果肺血管顺应性和阻力不可分割地联系在一起。顺应性和阻力之间的关系将产生许多重要的后果。第一，收缩压和舒张压与平均肺动脉压呈密切的线性关系；第二，脉压通常是平均肺动脉压的100%左右，而在体循环中只有40%；第三，与系统性高血压相比，肺动脉高压的压力范围较大[43-45]。

（二）肺血管张力和血管募集的被动调节

肺循环中有一种机制对运动时流量增加的情况下维持较低的肺动脉压很重要，那就是迅速招募小血管的能力，在基线条件下可以关闭这些小血管。随着流量的增加，其中一些血管可能会打开，这样，即使在心输出量显著增加的情况下，这种补充也会降低对血流的整体阻力，并维持较低水平的肺动脉压。

（三）胸膜腔内压的作用

肺血管血流动力学通过多种可能的机制由呼吸和胸内压力的变化来调节。首先，呼吸可能通过改变血液pH、肺泡氧分压和肺容积来改变肺血管阻力。呼吸和代谢性碱中毒导致肺血管扩张，而酸中毒则导致血管收缩。如后面所讨论的那样，肺泡缺氧被认为是收缩肺小动脉，将血液从通气不良的肺泡分流到通气良好的肺泡，从而改善通气与灌注的匹配，进而促进氧合。

胸膜腔内压和肺容积的变化直接影响肺血管阻力。在这方面，人们认为跨肺压力梯度（肺泡压－胸膜内压）及其引起的肺泡容积变化可能是重要的，而不是胸腔内压本身。功能残气量（functional residual capacity，FRC）是正常潮气量呼吸产生的肺容积，并且似乎是肺血管阻力最低的部位。肺血管床由肺泡和肺泡外血管组成。肺泡血管位于隔膜内，分隔相邻的肺泡。这些小动脉、毛细血管和小静脉周围的压力是肺泡压力。相反，肺泡外血管位于间质并暴露于胸膜内压力。

当肺容积低于FRC时，肺间质所提供的径向牵引力减小，导致肺泡外血管的横截面积减小。此外，在低肺容积时，肺泡塌陷导致低氧性肺血管收缩，并进一步增加肺泡外血管的阻力。尽管肺泡血管阻力有可能下降（随着肺泡压力的下降），净效应是肺血管阻力在低肺容积时明显增加。相反，FRC以上肺容积的增加也会增加由于扩张肺泡压迫肺泡血管而导致的肺血管阻力。

胸内压力对肺血管的另一种影响来自于其具有低血管内压力可塌陷的性质。通过可塌陷血管的流量（Q）取决于动脉流入压（P_{Pa}）、静脉流出压（P_{PV}）、血管周围的肺泡压（PA）以及血管的顺应性（图8-2）。当P_{PV}大于PA时，流量将与P_{Pa}和P_{PV}之间的差值成正比（所谓的第3区条件）。当P_{Pa}和P_{PV}恒定时，当PA增加到P_{PV}以上的水平时，流动阻力增大，流量与压力梯度P_{Pa}-PA成正比（即第2区条件）。随着PA的进一步增加，超过P_{Pa}时，管腔塌陷和阻力进一步增加（即第1区的条件）（图8-2）。

在没有心肺疾病的情况下，第1区的情况通常不存在，然而，它们可能存在于各种临床场景中。除了Palv增加外，当心输出量和Pa较低时，可能会出现第1区的情况。相反，如果肺静脉高压出现在充血性心力衰竭中，Palv的增加可能不会产生肺泡无效腔。

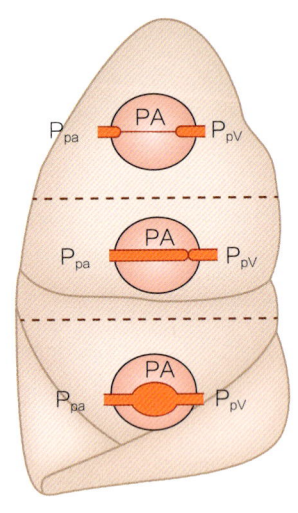
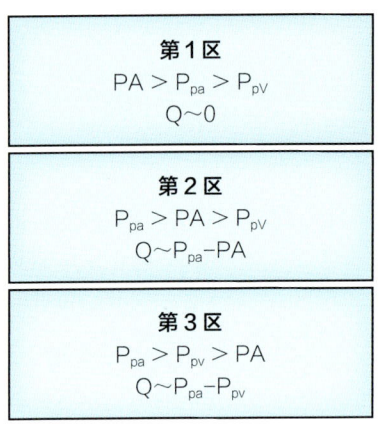

◀ 图 8-2 局部肺流量（Q）与肺动脉（P_{pa}）、肺静脉（P_{pv}）和肺泡压（PA）的关系

在第 3 区条件下，当 P_{pv} 超过 PA 时，Q 与 P_{pa} 和 P_{pv} 之间的差值成正比。如果 PA 增加到超过 P_{pv}，Q 将由 P_{pa} 和 PA 之间的差值来确定（第 2 区条件）。如果 PA 进一步增加超过 P_{pa}，血流将停止（第 1 区条件）

（四）内皮对肺血流的局部控制

对内皮活性的认识是近 25 年来最伟大的生理发现之一。如上所述，现在认识到内皮细胞产生多种介质调节血管平滑肌的功能，包括在肺循环中。此外，这些介质似乎是调节引起慢性血管疾病（如肺动脉高压）的某些结构紊乱的中心。正如本书中其他地方所描述的，这些见解已经彻底改变了对这些疾病患者的管理，引入了口服活性内皮素拮抗药、磷酸二酯酶抑制药以及可静脉注射和可吸入的前列腺素。

（五）中枢神经和激素调节

肺血管床由相对密集的交感神经网络支配，表达连接前和连接后的肾上腺素能受体。交感神经内的活动似乎受到来自化学感受器的传入输入的影响，这可能有助于低氧血症期间肺血管阻力的变化[46]。也有大量的输入来自循环激素，包括血管紧张素 II [47]。

（六）氧张力

长期以来，人们一直认为肺血管对 pO_2 变化的反应可能与体循环相反，因为 pO_2 的减少导致肺血管收缩，但全身血管扩张。从目的上看，这些不同的反应是有意义的，在肺中，低氧介导的血管收缩可以用于维持通气和灌注的匹配，从而使血流从低氧区转向更好的通气区，而在体循环中，缺氧诱导的血管舒张可能通过改善缺氧时的 O_2 输送来维持局部代谢功能。

缺氧性肺血管收缩现象已在动物模型、离体的肺动脉内皮细胞和平滑肌细胞中被广泛研究。主要的影响似乎是肺泡内氧分压而不是血管内氧分压。尽管如此，这种反应背后的精确细胞机制还不清楚，并且在人类研究中有重要的缺陷[48]。

六、循环与组织代谢的耦合

克劳德·伯纳德说："所有重要的机制，无论它们如何多样，都可能只有一个目标，那就是在内部环境中保持生命的条件不变"[49]。

因此，心血管系统的一个基本功能是通过循环产生足够的底物流，例如 O_2，以维持正常的组织代谢。在健康状态下，可能除了剧烈运动之外，我们通常将全身氧消耗与适当的输送水平相匹配。然而，引起人们广泛关注的是，严重疾病时[50]氧气供应不足对新陈代谢的影响（例如严重心力衰竭），以及循环可能无法维持足够的全身氧气输送以匹配其在患者中的消耗增加（例如严重脓毒症）[51]。相反，在自然界中，由于 O_2 需求的急剧减少，冬眠动物能够忍受持续数月的心输出量和全身 O_2 输送量的极端减少[52]。O_2 的全身输送可根据动脉血 O_2 含量和心输出量的乘积计算。相应地，全身的 O_2 消耗由动静脉氧含量差和心输出量的乘积计算出来。显然，循环生理学是维持全身 O_2 输送与消耗之间关系的核心。

（一）系统 O_2 输送与消耗的关系

一般而言，心输出量的适度减少以及全身 O_2 输送对系统的 O_2 消耗没有显著影响，从而保证组织代谢[51]。从第一原理出发，这种在输送减少的情况下保持恒定的 O_2 消耗水平的能力可能反映两种现象：第一种是某些器官在流量减少的情况下能够增加其 O_2 摄取的能力；第二种是其他器官在心输出量总体减少时维持局部血流的能力（自身调节）。然而，如果 O_2 输送低于"临界"水平，则伴随着消耗的同时下降，因为这些基本稳态机制的能力不堪重负。

（二）心脏手术后全身氧气输送与消耗的关系

在成人心脏手术后早期的系统 O_2 消耗和供应的变化已经被很好地进行描述。通常，O_2 输送减少反映心输出量减少，但矛盾的是，氧气消耗可能会因为体温升高和全身炎症反应而增加。在一项儿童心脏手术后早期几小时的研究中，观察到最初的 O_2 消耗与体外循环持续时间或主动脉阻断持续时间无关。在随后的几小时内，O_2 消耗的变化紧随核心温度的变化。在此期间，O_2 消耗的逐渐增加与输送的等效变化密切相关[53]。

鉴于代谢在维持组织功能中的关键作用，人们可能会认为，系统 O_2 消耗和输送之间的平衡变化可能会为儿童心脏手术的预后提供一个预测指标。事实上，一项研究表明，在接受心脏手术的婴儿中，术后 6h 系统 O_2 摄取率超过 0.5，预示着风险增加[54]。另一项研究虽然没有显示系统氧输送或消耗与不良后果风险之间的关联，但血浆乳酸水平升高似乎表明了随后的不良事件[55]。

（三）功能性单心室患者系统 O_2 输送和消耗

只有一个功能性心室的患者特别容易发展为低心排综合征，并有可能损害氧输送与消耗之间的匹配。不幸的是，对于这些关系的临床评估还有更多的复杂性[56]。然而，在 Norwood 手术后的一组患者中，根据静脉血氧浓度推断全身氧输送与消耗之间的关系，小于 30% 的饱和度可预测无氧代谢的存在[57]，饱和度为 40% 可预测幸存患者的神经发育受损[58]。

（四）儿茶酚胺输注过程中系统 O_2 输送的变化

对于 O_2 输送和消耗之间的关系被改变的危重患者，治疗的一个重要目标可能是通过儿茶酚胺输注增加心输出量来增加系统 O_2 的输送。儿茶酚胺输注引起心输出量增加已经在成人中被反复证明。但是，儿茶酚胺也通过其对全身代谢的影响刺激 O_2 的消耗，然而总的来说，在成人中，O_2 输送的增加大大超过 O_2 消耗的增加[59]。在新生儿中可能不是这样的，因为儿茶酚胺通过其对棕色脂肪组织的作用而产生额外的致热作用。因此，在一项关于健康的新生羔羊的研究中，高剂量多巴酚丁胺的输注会导致系统 O_2 消耗的过度增加，比输送增加的幅度更大[60]。此外，在 Norwood 手术后的患者中，多巴胺引起系统 O_2 消耗的显著增加，需终止输注改善 O_2 消耗和输送之间的平衡[61]。这些数据强调了在检查任何对心血管系统有影响的药物的临床效果时，要超越心输出量的重要性。

七、循环发育生理学

（一）中枢循环

胎儿的中枢循环结构不同，以适应不同部位的摄氧量。出生后，O_2 摄取发生在由右心室独立灌注的肺血管床上，而左心室单独供应局部的系统血管床。在胎儿中，O_2 摄取发生在与全身血管床并行灌注的胎盘中[62]。为了将相对高氧的血液输送到代谢活跃组织（如心脏和脑），并将低氧血液输送到胎盘以摄入氧气，存在中央性分流和优先血流模式。静脉系统（静脉导管）、心脏（卵圆孔）和动脉系统（动脉导管）的分流在实现这一目标方面是非常有效的[63]。这些分流在出生后很短的时间内被废止，成熟的出生后的中枢循环是在生命的最初几天内建立的。

中央性分流的存在使得胎儿循环在分配氧气和营养物质方面卓有成效。胎儿右心室通过动脉导管和降主动脉供应大部分血液到胎盘以摄入氧气，而左心室通过升主动脉供应大部分血液给心脏和大脑供氧（图 8-3）。中心静脉循环有效地将最低氧饱和度的静脉血引向右心室，最高氧饱和度的血液引向左心室。

最低饱和度的血液从上半身、上腔静脉和心肌通过冠状窦回流，通过三尖瓣流入右心室。下腔静脉瓣的左上部将上腔静脉尾部 95% 以上的血流引向三尖瓣。此外，卵圆孔尾部冠状窦区域使来自心肌的静脉血通过三尖瓣流向右心室。从肺部回流的血液具有中等的饱和度，但由于肺静脉向左心房正常引流的性质，优先流向右心室是不可能的。然而，肺血流是混合静脉回流的一个相对较小的部分。在羊胎，它不超过混合心室输出量的 8%[64]，约为人的 2 倍，最多为 25%[65]，因此它对氧气输送没有显著影响。

下腔静脉回流来自其余两个来源，下半身和胎盘。除肝脏以外，大多数下半身血液都是从远端下腔静脉向上回流的（图 8-4）。这种相对去饱和度的血液流入右心房外侧缘，并主要导向通过三尖瓣。脐静脉和肝静脉回流的分布更为复杂。

在正常情况下，胎羊约 55% 的高饱和度的脐静脉回流通过静脉导管上升至下腔静脉 - 右心房交界处[64]，优先穿过卵圆孔。剩余的脐静脉回流略少于一半进入肝脏的左叶，从肝左叶到达肝左静脉。肝左静脉连接下腔静脉附近的静脉导管，使这种高度饱和的血液也指向卵圆孔。卵圆孔的边缘有助于引导血液进入左心房[66]。脐静脉血的剩余部分，以及 > 95% 的不饱和门静脉血，被导向肝右叶。基于超声的研究表明，在人类中，脐静脉流向静脉导管的相对分布可能较低，尽管它是由胎儿窘迫改变的[67]。从肝右叶，这种饱和度低得多的血液进入肝右静脉，并随远端下腔静脉的血液流向三尖瓣。含中等饱和度血液的肝动脉，构成胎儿肝脏不到 10% 的血流，因此它对氧供应没有显著贡献。

因此，不同静脉回流来源之间的优先流动模式使得来自上半身、心肌和下半身的大部分不饱和血液到达右心室，而较高饱和度的脐静脉血回流到左心室。虽然根据血液的氧合水平分离胎儿静脉回流和心室输出并不如产后分离那样有效，

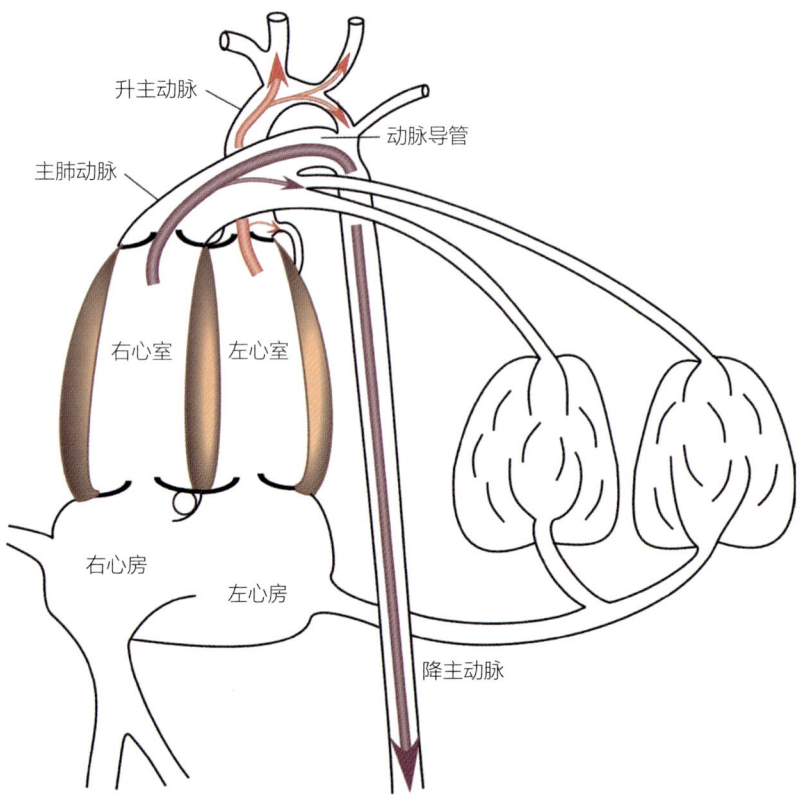

◀ 图 8-3 心室输出的优先模式

左心室大部分高氧饱和度的血液（红箭）通过升主动脉流向高度代谢的心脏和上半身。右心室较低氧饱和度的血液（紫箭）主要通过主肺动脉、动脉导管，经降主动脉流向胎盘进行氧摄取

但使右心室和左心室分别发挥正常的出生后供血功能，以进行 O_2 摄取和 O_2 供应的能力是相当显著的（图 8-4）。

出生时中枢循环的变化：出生时中心循环的变化主要是由外部事件引起的，而不是由循环本身的主要变化引起的。其中最重要的是肺血管阻力迅速大幅度下降，脐胎盘循环中断。肺血管阻力的降低（其机制将在稍后讨论）对全身循环的中枢分流有着深远的影响。出生时，动脉导管的血流突然变化，由右向左分流至降主动脉变为左向右分流至肺部，直到在生命的最初几小时或几天内关闭。这种关闭在早产儿中通常延迟，导致从局部系统血管床中窃血。导管正常关闭的生理基础和延迟关闭的相关问题将在其他地方讨论（见第 31 章）。

出生时，脐胎盘循环中断，导致流经静脉导管和流向肝脏左叶的血流量明显减少。然而，经静脉导管的门静脉血流量在 1h 内从 < 5% 增加到 > 50%，因此，尽管出生时门静脉血流量有所增加，但流向肝脏本身的血流实际上大幅度减少[68]。这种门静脉血液通过静脉导管的分流是短暂的，一般持续 1 天至 2 周。静脉导管的关闭可能是一种被动现象，虽然已经证明，离体的静脉导管可以对肾上腺素刺激和前列腺素做出反应。在完整的新生羔羊中，PGE_1 可使其扩张[69]。因此，它的关闭可以部分由与动脉导管闭合有关的相同激素变化引起。

出生时卵圆孔的关闭完全是被动的，继发于血液向右心房和左心房相对回流的改变。出生前，经肺静脉直接的回流到左心房的血液很少，不超过混合静脉回流的 25%。因此，从右心房到左心房的压力梯度使得大量的血液流过卵圆孔，好像一个"风向袋"凸入左心房。随着肺通气的开始，经肺静脉直接进入左心房的混合静脉回流比例显著增加，达到 50% 以上。这是因为肺血流量显著增加，其中包括通过动脉导管的短暂的左向右分流。左心房压力因此超过右心房，以前弯入左心房的卵圆孔组织的冗长皮瓣，现在被压在隔膜上。彩色多普勒超声可以显示新生儿小的左向右分流，但这些分流并不具有血流动力学意义。虽然卵圆孔可能开放数年，但任何明显的分流仅发生在原发隔缺损时，从而形成继发孔型房间隔缺损（见第 28 章）。

（二）体循环的发育变化

全身血管床血流的决定机制和特定器官系统血流的调节在本章的前面已经描述过，这些现象中有许多是在发育过程中被调节的。

1. 脑血流

上述在成人脑自动调节评估中的局限性，如果不是更多的话，同样适用于胎儿的检查。虽然有争议的数据显示，妊娠中期胎儿显示大脑自我调节，尽管自我调节范围的下限与正常的平均动脉压之间的差别很小，有可能使胎儿处于低血压相关问题的风险中。在妊娠期，平均动脉压与自我调节下限之间的差异确实增加了[70,71]。有证据

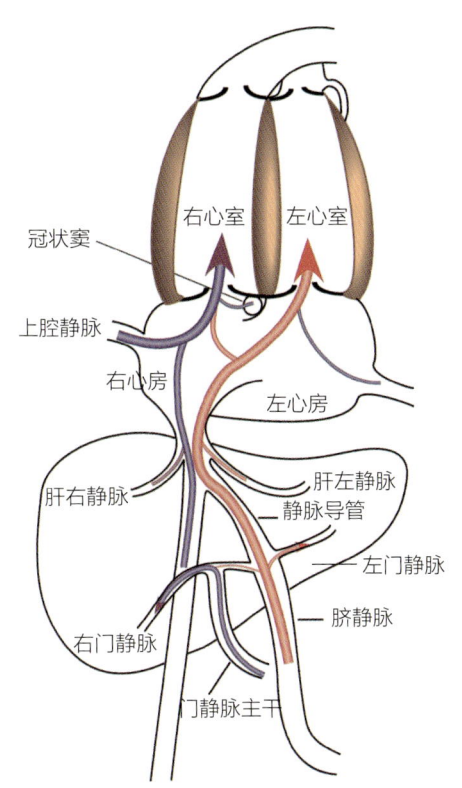

▲ 图 8-4 右心室和左心室静脉回流的优先模式
高饱和度的血液（红箭）从脐静脉经过静脉导管和肝左静脉到达左心房和左心室。来自下半身的较低饱和度的血液（蓝箭）经下腔静脉（未示出），从门静脉主干和右门静脉经过肝右静脉，从冠状窦、上腔静脉到达右心房和右心室

表明，在减少全身 O_2 输送的情况下，先天性心脏病胎儿为维持脑部 O_2 输送，可能会改变自身调节的效率[72]。在患病的早产儿和足月儿中，可能缺乏自动调节[73]，这种情况可能会使这些婴儿容易发生脑损伤，如颅内出血。这种脑自动调节功能的损害可能会使动脉导管未闭的早产儿处于特殊的危险状态[74]。关于出生时自动调节范围是否显著增加的研究是相互矛盾的，尽管看起来足月儿自动调节范围的下限比早产儿更低于正常的平均灌注压。

胎儿脑血流对 pCO_2 的变化特别是对 pO_2 的变化很敏感。慢性缺氧可诱导胎儿脑血管重构，其目的是维持脑 O_2 输送，并可能通过内皮生长因子的作用而介导[75]。在未成熟的大脑中，O_2 的敏感性与血流模式相同。在胎儿脑循环中，最大的血流发生在系统发育最古老的区域中；脑干接收最多，其次是小脑，最后是皮层。在新生儿中，这种模式立即被逆转，大脑皮层接受最大的血流，然后是小脑，最后是脑干[76]。这些差异被认为是由于对缺氧和高氧的敏感性不同而存在的，脑干是最敏感的，而皮层对 pO_2 的变化最不敏感。这可能是一种保护机制，允许在深度缺氧期间维持基本的自主神经功能。

2. 肾循环

在肾血管内，大多数物种的新生儿都存在自动调节，但其效率似乎降低了[77]。由于未成熟肾脏分泌的类前列腺素远远多于成熟肾脏，因此，自我调节受损可能的原因与其说是由于控制自身调节机制的不成熟，不如说是由于前列腺素产生过多所致。肾内血流分布在发育上也有显著差异。与成人不同，成人肾血流约 90% 在皮质，分布于较大的近髓肾单位，肾小球滤过率极高，肾血流在发育中的肾脏的分布不那么特异。因此，相对较低的皮质血流量与胎儿和新生儿肾小球滤过率明显降低有关，而相对较高的髓质血流量和有限的加压素敏感性与较差的浓缩能力有关。在出生后的头几周，肾血流量和肾小球滤过率随着入球小动脉阻力的减少而增加 1 倍。肾血流量和超滤量的最终增加与肾血管的进一步改变有关，特别是随着肾小球体积的大幅度增加，直到青春期晚期才能完成。

3. 内脏循环

可能是由于脐胎盘循环的中断，围产期局部血流的最大变化发生在肝脏。在出生前，肝血流的主要来源是脐静脉，它连接门静脉窦内的门静脉。几乎所有的门静脉血液（血氧饱和度较低）都是由肝右叶接受的。肝动脉血流在胎儿中是非常有限的，并且大致平均分布于两个叶上。出生时，脐胎盘循环的中断与静脉导管的立即关闭无关，静脉导管可以维持数天的开放。部分门静脉血液通过静脉导管从肝脏分流到下腔静脉，再加上肝动脉流量没有立即增加，导致出生时肝血流量明显减少，其耗氧量减半。1 周龄时，肝脏血流量增加，耗氧量恢复到胎儿水平，但肝动脉血流量仍维持在极低的胎儿水平，仅占肝脏总血流量的 5%。

4. 外周循环

外周循环的流量调节也有重要的发展变化。妊娠早期，外周循环主要受肾上腺素能的影响，胆碱能含量较低。使用 α 肾上腺素能激动药，而不是 β 肾上腺素能激动药或胆碱能药物，可显示基础张力的变化。同样，阻断 α 肾上腺素能活动可引起外周血管阻力的大幅度降低，而 β 肾上腺素能阻滞的主要作用是减慢心率。虽然副交感神经张力在妊娠早期是有限的，但受体是存在的，并且可以被刺激。妊娠后期，静息活动迅速增加，达到通常在出生后出现的高水平。在胎儿生命的早期，自主神经受体的反应需要肾上腺髓质和非肾上腺嗜铬细胞组织分泌循环儿茶酚胺，神经支配是比受体发育更晚的事件。随着神经支配在胎儿早期迅速发展，神经机制可以被调用来改变外周血流量。

（三）肺循环的发育变化

在人类胚胎和胎儿的肺中，早在妊娠 34 天，心脏和肺毛细血管丛之间的循环就被证明是连续的[78]。小肺动脉是根据它们与气道的关系来识别的。在胎儿生长过程中，小动脉数目明显增加。在人类的妊娠 16 周内，发育成接近或沿着终末支气管的腺泡前肺动脉分支。然而，腺泡内动脉的发育，伴随着呼吸性细支气管或肺泡管，或在肺泡壁内，随着妊娠晚期和出生后的肺泡发育而发育，动脉随着肺泡的发育而增殖，这一过程一般在10岁左右完成[79]。这种血管和肺泡生长的共同发展可能具有重要的临床意义，特别是在肺发育不全的情况下，血管发育不全是一个重要的临床问题[80]。

人类胎儿在妊娠后半期出现肺血管反应，因此肺循环处于主动性血管收缩状态[81]。这种高血管舒缩张力，结合厚壁肺血管[82]促成了高的胎儿肺血管阻力。

由于在胎盘发生气体交换，胎儿的肺血流较低。大部分右心室输出通过未闭的动脉导管从肺分流到降主动脉和胎盘进行氧气交换。在妊娠第20～30周时，人胎儿的肺血流量似乎从心室输出量的13%增加到25%，同时伴有体重指数肺血管阻力下降。在30～38周时，肺血流略有下降，体重调整后的肺血管阻力增加[65]。

出生时，随着呼吸空气的开始，肺血管阻力迅速下降，与肺血流量增加8～10倍有关。在正常的足月羔羊中，肺动脉压在2～3h内会降到接近成人的水平。对于人类来说，这需要更长的时间，到了24h，平均肺动脉压可能是全身动脉压的一半。肺血管阻力和肺动脉压开始快速下降后，出现缓慢的递减，2～6周后达到成人水平。

（四）肺循环发育的生理调控

许多因素，包括氧合状态、机械作用和血管活性物质的产生，似乎调节着胎儿和围产期肺循环的张力。

一个重要的促成高的胎儿肺血管阻力的主要因素通常是低的血液和肺泡O_2张力。在人类，妊娠第31～36周时通过补充吸入O_2[吸入氧气浓度（fraction of inspired oxygen，FiO_2）为0.6]的母体高氧可使胎儿肺血流量增加约25%[81]。胎儿肺循环中低氧性肺血管收缩的确切机制和部位尚不清楚。在离体胎儿肺动脉中，氧对PGI_2和内皮源性NO的产生均有调节作用。缺氧诱导的血小板活化因子介导的血管收缩作用最近引起了人们的关注[84]。

长期以来，肺泡氧分压的增加一直被认为是肺血管阻力下降和肺血流量随着呼吸空气而增加的主要原因。O_2的作用是通过增加无须通气的高压氧的肺流量来支持的[83]。一些肺血管舒张是通过用不改变动脉血气成分的低含氧气体混合物使肺膨胀而发生的，加入O_2完成血管扩张过程。氧诱导的肺血管舒张在过渡循环中的确切机制尚不清楚。肺泡或动脉氧分压升高可能直接通过钾通道激活或间接通过刺激血管舒张物质如PGI_2、缓激肽、腺苷、ATP或内皮源性NO的产生而降低肺血管阻力。

机械因素也可能调节子宫内肺血管阻力，并可能导致出生时肺血管阻力的变化。其中一种可能导致子宫内高肺血管阻力的机制是肺液的存在。众所周知，肺液的体积比通常的新生儿的FRC大得多，因此胎儿的肺相对"过度膨胀"。这被认为是通过增加肺血管周围的腔外压力来提高肺血管阻力[85]。引流肺液可明显增加胎儿肺血流[86]。出生时肺血流骤增所产生的剪切力可进一步增加肺流量。这种机械效应的确切机制尚不清楚，但可能是通过机械诱导的NO合成的上调或K^+通道的激活来介导的。

大量内皮源性血管活性物质调节子宫内肺血流和围生期肺血管过渡过程中血流的变化。内皮细胞NO和cGMP在胎儿肺血管中的生成已被证实。在胎羊中，NO合成的抑制使静止期胎肺血管阻力明显增加，并抑制氧诱导的肺血管阻力的降低。此外，对绵羊肺内动脉和离体肺模型的研究表明，在晚期胎儿和出生后早期，NO介导的舒张作用的成熟度增加。这些数据表明，基础NO的产生是正常胎儿肺血管张力的重要介质，并导致出生时出现空气通气时阻力急剧下降[87]。虽然在整个妊娠期PGI_2的产量有一个成熟的增加，但基础PGI_2活性似乎并不是静息的胎儿肺血管张力的重要介质。有趣的是，外源性内皮素–1在胎儿和新生儿肺循环中的主要作用是血管舒张，通过内皮素B受体激活和NO释放介导。然而，在青少年和成人的肺循环中的主要作用是血管收缩，通过内皮素 A 受体激活介导。在胎羊中，选择性内皮素 A 受体阻滞药可使静息胎肺阻力小幅度降低，提示基础内皮素 -1 诱导的血管收缩在维持高胎肺血管阻力方面具有潜在的次要作用。虽然出生时血浆内皮素 -1 浓度增加，但动物数据表明，基础内皮素 -1 活性在介导过渡期或静息出生后肺循环中并不起重要作用[88]。

致谢

我们衷心感谢 David Teitel 博士的贡献，他是上一版中同一章节的资深作者。

第三篇 诊断与治疗方法
Diagnostic and Therapeutic Methods

第9章　病史与体格检查	/ 262
第10章　运动筛查和体育活动	/ 275
第11章　运动测试	/ 303
第12章　超声心动图:基本原则与成像	/ 322
第13章　超声心动图评价心脏大小、心脏功能及瓣膜功能	/ 359
第14章　磁共振成像	/ 396
第15章　心脏断层扫描技术在先天性心脏病患儿中的应用	/ 435
第16章　心导管检查及心血管造影	/ 461
第17章　心导管治疗	/ 494

第 9 章
病史与体格检查
History and Physical Examination

Steven C. Cassidy　Hugh D. Allen　John R. Phillips　William Buck Kyle　著
邢艳琳　译

尽管有先进的影像技术，全面的病史和体格检查是评估疑似心脏病儿童的核心。虽然获得病史和体格检查的要素在所有患者中都是相似的，但本章强调了在评估可能有心脏病理学儿童时的具体问题。

一、病史

为了获得准确的病史，必须与患者和父母建立良好的关系。接触往往是短暂的，第一印象是持久的，所以第一次见面是至关重要的。检查者应坐下来仔细倾听患者和父母提供的细节。病史是第一次见面的主要媒介。病史的许多方面都具有年龄特点。因此，病史信息应该从患者（如年龄和成熟度允许）以及作为观察者的父母身上获得。

父母经常在互联网上或通过媒体研究孩子的疾病，来诊时可能会有先入为主的观念，也可能固执己见或持传闻信息。检查者必须为此做好准备，并以非对抗性和开放的方式讨论患者的病情。通过这种方式，我们就能建立起一种诚实和积极的医患关系。

（一）新生儿和婴儿

先天性心脏病常表现在婴儿早期，在婴儿的外观或行为中观察到异常。由于婴儿的主要体力消耗是进食，因此应该获得详尽的喂养记录。如果母亲先前还有孩子，她可能会了解患者和其他孩子之间的饮食习惯的差异。喂养史应尽可能定量。奶瓶和母乳喂养婴儿的喂养频率、奶量或配方（以及配方的类型，尤其是关于千卡/盎司的信息）的消耗，以及完成喂养的时间长度。大多数新生儿每 2～3 小时进食 2～3 盎司。对于充血性心力衰竭的儿童来说，由于呼吸急促或在喂食期间入睡，直到几分钟后醒来并再次少量饲喂，通常会有吃奶间歇。一般情况下，正常婴儿应能在 30min 内完成喂养。每次喂食的时间较长，进食量较少，多汗，以及在喂养过程中呼吸功的增加，都是心力衰竭或心输出不良的征兆。当肺血管阻力在生命的前 4～6 周下降时，喂养时的易怒和烦躁可能预示着患有左冠状动脉异常起源于肺动脉的儿童出现心绞痛和缺血。这常常与绞痛或反流混淆。

应确定是否存在发绀。发绀可能是中心性或周围性的。中心性发绀反映了真正的动脉去饱和，以舌和口腔黏膜青紫为特征。中心性发绀最有可能与心脏或呼吸系统疾病有关。休克儿童也可能因静脉淤滞、右向左肺内分流或外周氧摄取增加而出现发绀。与皮肤温度有关的肢端发绀或手足青紫是正常的。同样，口腔周围或面部其他部位的皮肤发青通常可归因于皮肤血流的改变或血管舒缩的不稳定，应视为正常变异。在贫血患者中，发绀可能更难识别，因为随着血红蛋白的降低，类似的去饱和水平可能不会产生足够数量的还原血红蛋白（> 5g/%），以使其临床上显而易见。

如果观察到发绀，重要的是区分持续性的发绀和发作性的发绀。在大多数的发绀型先天性心脏病中，发绀是持续的。持续发绀应提示存在先天性心脏病合并低氧血症，与转位生理学、肺血流量不足或心内混合有关。发作性发绀可能是由法洛四联症缺氧发作有关的低氧血症所致（见第 41 章）。这可以发生在法洛四联症伴右心室双出口患者，或在单心室循环伴肺动脉瓣下狭窄的患者。

新生儿上半身和下半身的差异性发绀，虽不多见，但也是一个重要的发现。下半身发绀伴有粉红色上半身提示右向左分流在动脉导管的水平，可见于新生儿持续性肺动脉高压患者。上半身发绀伴有粉红色下肢表明大动脉转位伴主动脉弓阻塞。在这种情况下，下半身由动脉导管灌注，通过左心室将肺静脉血液输送到肺动脉，然后再到降主动脉。

父母或照顾人员对婴儿呼吸模式的观察应记录在案。非劳力性呼吸急促通常伴随着发绀型心脏病，而呼吸功的增加和有时呼噜声与左侧梗阻性病变或呼吸系统疾病有关。当声门关闭时发出咕噜声，可提供呼气末正压，并可在有肺水肿的婴儿中看到。当孩子脱下衣服时，父母也可以观察到肋间或肋下凹陷。如果婴儿从出生起就有症状，一些初为父母可能无法识别轻微的呼吸症状，如呼吸急促。

最后，有心脏病的新生儿和婴儿可能多汗，可发生在喂食或睡眠中。在这种情况下，多汗通常表明心输出量低的患者交感神经系统的激活。

心脏病的症状和体征开始的时间可能是心脏疾病类型的线索。通常，新生儿期发现的杂音源于房室瓣反流或半月瓣狭窄。大多数非发绀型先天性心脏病新生儿出生时无症状。随着从胎儿到出生后循环的转变完成，特定的生理缺陷的症状变得明显。例如，导管依赖性左侧梗阻性病变通常出现在生后第一周动脉导管关闭时，导致心输出量显著降低和休克迹象。另一方面，有明显的左向右分流病变的儿童通常是无症状的，直到 4 周龄或更晚，当肺血管阻力降低到接近成人水平，肺部过度循环随之发生，这也可能是第一次听到杂音。

（二）幼儿和学龄前儿童

和婴儿一样，幼儿和学龄前儿童通常无法给检查人员一个真实的主观病史，因此，这个年龄组的病史在很大程度上是观察性的。症状可能有些非特异性。再次，应收集喂养和呼吸症状。随着活动量的增加，父母可能会发现这一年龄组的儿童无法维持体力活动。父母可能被问及这些患者与兄弟姐妹和同龄人在持续玩耍或体力活动方面的比较。在这个年龄段，生长发育史也是很重要的。当他们接近学龄时，孩子们有时会自诉不适，但家长往往会简单断定为胸部不适。

（三）年长儿和青少年

到了学龄期和青春期，主要的病史叙述者应该是患者本人。应向家长询问更多相关的病史和观察信息。青少年应该有私下说话的权利，尤其是关于吸毒、性行为和其他个人事务的权利。临床医生不应向他人泄露患者的隐私。

年龄较大的儿童和青少年可以像成年人一样，被问及心血管的症状。然而，要认识到，先天性心脏病的儿童可能从出生起就有症状，因此可能不会像先前健康成人患有后天性心脏病那样经历症状的变化。应特别询问年龄较大的儿童和青少年是否有能力耐受运动和体力活动。这可能包括参加娱乐活动和体育运动的能力，但也应包括日常生活活动，如步行或爬楼梯，应注意活动时气促。体力活动时发绀可能意味着持续存在或新出现心脏的右向左分流。

在年长儿患者中，应询问睡眠史。充血性心力衰竭的年长儿患者可能有阵发性夜间呼吸困难或端坐呼吸。当仰卧在床上时，需要询问患者的舒适度，他们睡觉时是否需要用一个以上的枕头来抬高头部。心力衰竭伴体位性水肿液再分布时，尤其是肺静脉狭窄或二尖瓣狭窄时，会出现夜间觉醒和呼吸急促。

心悸是大龄儿童的常见主诉，最有帮助的是患者本人对症状的主观描述。患者可以描述异常心跳的短暂或持续的感觉，从心脏"漏跳一拍"到剧烈或快速跳动的感觉。症状的细节应仔细梳理，以确定其发生的情况（如休息与运动），主诉的频率和持续时间，以及任何相关的症状（如疲劳、气短或胸痛）。在这些症状中询问父母关于患者的外表通常是有帮助的，特别是苍白、呼吸和发汗。

休息时胸痛是青少年的常见主诉，通常在本质上是非心源性的。此外，在这种情况下，主观的病史是最有用的。检查者应该询问疼痛的性质、疼痛的部位和持续时间，应该询问患者是否受到呼吸运动、咳嗽或手臂和肩膀运动的影响。任何其他使疼痛加剧或减轻的动作均应了解。运动引起的胸痛应受到质疑，虽然通常与成人冠状动脉粥样硬化性心脏病有关，但却不常见于先天性心脏病。运动引起的胸痛可见于引起显著左心室肥厚的疾病、先天性冠状动脉畸形、与川崎病相关的冠状动脉异常的患者，或可能归因于非心源性疾病，如运动性支气管痉挛。

晕厥是另一个症状，是心脏病转诊的常见原因，可能是心源性的。当患者以晕厥作为主诉时，病情和晕厥前症状是最重要的。患者应该被要求描述在哪里，在做什么，以及发病时的感受。大多数体位性晕厥发生在直立时，一般是站立的时候。通常发生在温热的环境中，一段长时间的站立后，但也可能发生在从坐位或仰卧位迅速站立或在一段剧烈运动后站起的过程中。头晕或轻度头痛、视觉改变、热感或恶心往往出现在体位性晕厥之前。检查人员应在患者尚未失去知觉的其他时间询问是否存在这些先兆症状。可能有帮助的其他信息包括患者每天摄入的液体和咖啡因。无先兆的晕厥应被认为更有可能发生突然的严重心律失常。

一些患者可能会自诉水肿或肿胀，尽管它通常很少与儿童和青少年的先天性心脏病有关。水肿的部位取决于主要姿势，大部分时间都是直立的患者可能会抱怨他们的脚和脚踝肿胀，或是在一天结束时鞋子变紧。年幼患者大部分时间仰卧，可能有骶部水肿或面部和眼睑水肿。

（四）既往病史和外科史

既往病史应包括重大疾病、既往住院、既往手术、免疫状况和婴儿生长发育不良症状的记录。应详细记录先前心脏和心胸手术的目录，包括导管插入术、导管介入和心脏手术。检查人员应询问是否存在其他可能与心脏病有关的先天异常和综合征。其他疾病和慢性疾病、免疫史和过敏史应进行询问和记录。

（五）产前和出生史

在第一次评估新生儿时，获得有关怀孕的细节是很重要的。应获得怀孕期间产妇健康状况的详细情况，包括产妇疾病、药物、毒物接触和与怀孕有关的并发症。例如，妊娠期糖尿病母亲的婴儿患心脏缺陷的风险增加。同样，母亲狼疮与先天性心脏传导阻滞之间的关系也已被公认。母亲接触与心脏缺陷相关的致畸剂（表9-1）应该是出生前病史的一部分（见第4章和第5章）。怀孕期间吸烟与小于胎龄儿有关，但没有具体的心脏缺陷。先天性感染可能导致特定类型的心脏疾病。例如风疹就是与动脉导管未闭和病理性周围型肺动脉狭窄有关。违禁药物的使用可能增加人类免疫缺陷病毒感染的风险，与婴儿心肌病有关。母亲的年龄对于确定她的后代染色体异常（如21三体综合征）的风险是重要的。诸如毒血症、出生窒息、胎儿窘迫和低出生体重等并发症可能导致围产期心肌受累，引起心肌病。应注意胎龄和出生史，包括围产期监测、分娩方式和婴儿Apgar评分，并评估发绀、皮肤颜色和灌注状态。

表9-1 常见的致畸剂和相关的心脏缺陷

致畸剂	心脏缺陷
酒精	房间隔缺损、室间隔缺损
锂	Ebstein畸形
维A酸	圆锥动脉干畸形
丙戊酸	房间隔缺损、室间隔缺损、主动脉瓣狭窄、室间隔完整型肺动脉闭锁、主动脉缩窄

（六）家族史

家族史，尤其是兄弟姐妹，出生时就患有心脏缺陷，预示先天性心脏病的风险高于正常。如果一对夫妇已经有了一个患有左侧心脏梗阻性疾病的孩子（例如左心发育不良综合征），那么在随后的孩子中，先天性心脏病的风险就会增加。在大多数心脏中心，兄弟姐妹有明显先天性心脏病变的家族史会提示儿科心脏病专家进行详细的胎儿超声心动图检查。完整的家族史还应包括是否存在与先天性心脏病相关的综合征，如 Marfan 综合征、Holt-Oram 综合征、长 QT 综合征和特发性猝死。应对有这些疾病家族史的其他家庭成员进行筛查。

家族史中，应该确定家族成员中是否存在早期心肌梗死和高胆固醇血症，这可能会提示血脂水平的筛查。应确定家族成员中是否存在先天性心脏病以及瓣膜畸形（如二叶主动脉瓣）。遗传性疾病如肥厚型心肌病，尤其应引起注意。对于婴儿，近亲有特发性猝死家族史的，应对患者体表心电图上的 QTc 间期进行仔细评估。

（七）个人史

系统的个人史的回顾应该包括关于患者饮食和锻炼习惯的具体信息。应对学校表现和体育参与进行评估，仔细回顾呼吸系统的情况。临床医生应该跟青少年私下交谈，以确定烟草和违禁药物的使用史。检查者可以根据个人习惯对冠状动脉粥样硬化性心脏病的危险因素提出建议。这些信息与心脏评估相关，并有助于建立医患关系。

二、体格检查

（一）准备与策略

我们现在将讨论心脏检查的部分，包括生命体征的评估、视诊、触诊、叩诊和听诊。在临床医生进行检查之前，患者应脱去衣服，孩子可以盖上毯子或穿体检服。必须尊重年长儿童和青少年的隐私和羞怯。在检查异性患者时，应由工作人员陪同。每个孩子都是不同的，所以每一次检查都必须因人而异，才能成功。检查者必须洗手或使用手消毒凝胶，同时患者和家长也必须这样做。

要使医生进行一次成功的检查，患者必须保持安静和配合。这需要检查者的机智、耐心和创新。如果婴儿被母亲抱着是最快乐的，那么他应该被允许留在那里。在望诊或触诊过程中，母亲应喂养或与孩子一起玩耍。检查的顺序可以根据配合情况进行调整，以获取最多的信息。例如，如果孩子睡着了，听诊应该在触诊前进行。在焦虑的幼儿和婴儿中，在触诊前听诊通常是有用的，任何仰卧位的检查都应该留到最后。幼儿可以通过分散注意力和玩耍来进行检查。年长儿童可以像成人患者一样，采用更传统的"从头到脚"的方法来检查。

临床医生应该制订一套心音听诊的常规，以便在各个位置检查心脏周期的每一部分。在每一个位置，以系统和一致的方式，一次关注一个心音或一个间期是很重要的。大多数检查者听诊顺序从心尖开始，向胸骨左下、左上缘，然后是胸骨右上缘。临床医生应注意听诊左锁骨下区域，双腋、肝脏、头部和背部。在每个位置，必须听诊第一心音、整个收缩期、第二心音和整个舒张期。

（二）设备

听诊器的设计有多种选择，根据个人喜好选择最适合的听诊器。有些人喜欢单管听诊器，而另一些人更喜欢双管听诊器。一些较新的数字听诊器非常实用，但像用未放大的听诊器听到的，可能无法准确地再现心音。无论哪种，胶管必须完整、相对短，且有充足的腔径。听诊器耳件必须舒适并且完全密封，以减少环境噪音的干扰。胸件大小不同。成人听诊器上较大的薄膜可能会使心音的定位更加困难，但仅将薄膜的一部分放置在胸壁上，可以使用较大的薄膜。膜式胸件和钟式胸件对于分别评估高频和低频的声音是必不可少的。在婴幼儿中，可以通过按压钟式胸件与皮肤形成的薄膜来听到高频的声音。检查者应该习惯于他或她的个人听诊器，以及如何用它听诊心音和肺音。

不同类型的压力计已被开发用于血压测量。尽管许多医院正在逐步淘汰水银压力计，但它们一直是测量血压最精确的工具。无水银血压计是下一个最可靠并且更普遍的仪器。虽然自动化仪器（如 Dinamap）的压力很容易获得，但这些测量只有在安静配合的患者中才可靠，舒张压通常是不可靠的。最好是提高获得手动血压的技能，以获得最大的可靠性。应该提供不同尺寸的血压计袖带，以便从婴儿到成人均可测量。

脉搏氧饱和度仪已成为一个标准的设备，使用光电容积脉搏波描记法无创筛查患者的氧饱和度。这些设备各式各样，从较大装置到可夹在指尖上的便携式设备。这些器械应保持完好状态，并按照制造商的建议进行校准。

（三）生命体征评估

心率、呼吸频率和血压是完成心脏检查的关键，应该在每次就诊时进行评估。

1. 心率和呼吸频率

心率和呼吸频率变化的重要性贯穿于整个章节。通常，心率和呼吸频率的变化是心肌功能障碍、肺充血或心律失常的先兆，甚至在血压发生变化之前。呼吸频率应在患者不知情的情况下计数，最好是在婴儿睡觉时。体位性头晕或晕厥患者应测定心率和血压的体位性变化。

2. 血压测量

在初次就诊时，应同时测量双上肢和至少一条下肢的血压。应使用标准的血压测量技术。首先，袖带气囊的长度应该是肢体周长的 80%，袖带的宽度应该至少覆盖四肢长度的 2/3。如果只测量手臂的血压，患者就应该坐着。最后，为了测量准确，应该缓慢地放气。注意不要用听诊器的头部压迫动脉。倾听肱动脉或腘动脉发出的 Korotkoff 声音，现在第一音和第五音是标准的。最好是在患者仰卧时对上肢和下肢血压进行比较。如果听不到声音，收缩压可以通过触诊袖带远端动脉的第一次搏动，或者在袖带放气时用手持多普勒超声探头在远端动脉上获得。另一种选择，特别是对不配合的婴儿，是使用潮红法。用手施压手或脚使之变苍白，充气袖带，释放手或脚，袖带慢慢放气，直到以前苍白的四肢出现明显发红，估计平均动脉压。对于主动脉缩窄和其他主动脉弓异常的患者，连续的上、下半身血压测量是很重要的。

（四）脉搏血氧饱和度筛查

脉搏血氧饱和度测量已成为常规，并经常被认为是第五生命体征。已经表明，在新生儿中，通过脉搏血氧饱和度筛查出的早期轻度去饱和，可以早期检测危重先天性心脏病[1,2]，潜在地早期治疗，降低严重先天性心脏病的发病率和死亡率。这也可能被证明是一种高性价比的筛选工具。建议在出生后 24h 到出院前，对每一个新生儿的上、下肢进行脉搏血氧饱和度抽查，95% 作为正常下限[3]。如果新生儿不能维持氧饱和度 > 95%，就要进行进一步的筛查，包括超声心动图。新生儿脉搏血氧饱和度筛查已成为筛查新生儿严重先天性心脏病的护理标准。脉搏血氧饱和度也被用来跟踪发绀型心脏病患者发绀程度，并在就诊中连续随访。对不发绀心脏病患者的血氧饱和度的连续测量是没有必要的。

（五）生长参数

所有患者均应测量身高、体重和头围，并在随访中对其进行连续跟踪和绘制生长图表。患有心脏病的患者可能有体重增加或线性增长的困难。一般来说，除了病情最严重的患者外，没有必要在所有患者中测量头围。新生儿和小婴儿应建立其生长参数遵循的百分位数曲线。在任何参数的增长过程中，百分位数或一个平台的持续下降应被认为是重要的。在修复血流动力学显著的心脏问题之后，婴儿往往有一个"追赶"生长的安慰期。

（六）一般外观

体格检查实际上是在第一次接触时，一进入房间就开始了。检查者利用与家长面谈时观察孩子。每个患者都应被观察一般外观、营养状况、畸形特征、颜色和舒适度。一次彻底的视诊通常会为检查者提供疾病的原因和严重程度的线索。应该注意孩子的一般外表和舒适度。这孩子是易烦躁的还是爱玩儿的？他或她营养良好吗？是否存在畸形特征或染色体异常的表现？正如本文其他部分所讨论的那样，特定的心脏病会伴随着特定的综合征。应该观察孩子的呼吸方式，严重心力衰竭、肺水肿或心包受限（填塞、缩窄性心包炎）的患者坐起来更舒服。强迫这样的患者仰卧位可能会导致呼吸衰竭。患者应该被允许采用他们最舒服的姿势。可以观察儿童的活动程度，包括婴儿的喂养。在婴儿中，喂养是一种运动，它可能引起呼吸功的增加、气促或发汗。

1. 发绀和杵状指

应注意孩子的颜色（如粉红、发绀、苍白）。真正的发绀要求 5g% 血红蛋白去饱和，除非正常血红蛋白水平的儿童动脉血氧饱和度≤85%，否则很难发现。动脉去饱和的最佳指标是牙龈和舌的中央性发绀。口腔黏膜血管供应丰富，无色素沉着。在寒冷的环境中或洗澡后出现的肢端发绀几乎总是正常的，并不是真正的发绀。在年龄较大的孩子，长期发绀通常伴随杵状指。指甲与角质层区域之间的角度的丧失是一致的，而且往往是杵状指的最早表现。发绀也可由呼吸系统疾病或中枢神经系统紊乱引起。在婴儿的初期筛查中，或者如果怀疑发绀，应进行脉搏血氧测定。对于严重缺氧的新生儿，动脉血气分析可以提供更多关于低氧血症程度的信息，以及是否有高碳酸症或学术界的证据。

2. 呼吸模式

静息呼吸模式可以提供有关患者血流动力学状态的信息。如果婴儿有中央性发绀，通常伴随着由低氧性呼吸驱动引起的非劳力性呼吸急促。呼噜声是产生呼气末正压的生理手段，常伴随肺水肿。可能存在鼻翼扇动及肋间和肋缘下凹陷。如果婴儿严重窘迫，会出现点头呼吸。

3. 颈静脉

颈静脉扩张提示右心室充盈受限。在婴幼儿可能不明显，因为颈部相对较短，皮下组织相对增多。颈静脉扩张最好在患者30°直立时进行观察。测量在胸骨柄上方颈静脉扩张的高度可用于量化中心静脉压。在心房收缩时恰好三尖瓣关闭的患者中可以看到大 A 波。在室上性心动过速或心房扑动患者中可发现规则的大 A 波。不规则的大 A 波表明完全性心脏传导阻滞。

有明显主动脉反流的患者可以看到头部上下摆动，是由增大的颈动脉搏动冲击下颌角引起的，患者似乎在点头"是的"。有明显三尖瓣反流的患者会出现头部侧向运动，发生在上腔静脉反流的血液冲击右下颌角时，患者似乎在点头"不"。

（七）呼吸系统检查

仔细的呼吸系统检查对于心血管系统的评估是非常重要的，因为许多心脏疾病会导致肺部所见异常，包括视诊，直立时背部肺野叩诊和听诊。如上文所述，视诊应包括凹陷的存在、辅助呼吸肌的使用以及胸壁运动与呼吸的对称性。术后出现胸壁运动不对称的患者应考虑膈神经损伤造成的膈肌麻痹。叩诊是一种敏感的检测胸腔积液术后或心力衰竭患者的方法。呼吸音的听诊可显示啰音或捻发音、哮鸣音或鼾音。哮鸣音特别令人感兴趣，因为在过度循环或心肌病引起的充血性心力衰竭婴幼儿中，它是最常见的肺部听诊所见。在第一次出现哮鸣音的患者中，心脏病应该被认为是一个潜在的原因。喘鸣可能存在于有血管环或吊带引起气道压迫的患者中，或存在于肺动脉瓣缺失并伴有严重肺动脉扩张的患者中。

手术后呼吸检查的意外变化可能具有重要意义。大多数有适当的姑息治疗或手术治疗心脏病的婴儿在呼吸检查中症状和检查所见较少。术后患者呼吸刺耳或喘鸣应引起对气管内插管直接损伤声带或咽返神经损伤造成声带麻痹的调查。

（八）心血管系统检查

完整的心血管系统检查有三个部分，包括望诊/视诊、触诊和听诊。叩诊对于心脏大小的评估价值不大，通常不用于评估心脏。

三、望诊/视诊

除了上述一般性检查外，还可以观察到心血管系统特有的表现。对胸壁的检查可以发现胸壁外科瘢痕，提示特定病变。右胸廓切开术用于右侧 Blalock-Thomas-Taussig 分流术、房间隔缺损修复或二尖瓣手术。大多数心脏手术都采用胸骨正中切开术，尤其是在体外循环的情况下。左胸廓切开术用于未闭导管结扎、缩窄修复或左侧 Blalock-Thomas-Taussig 分流术。

临床医生应检查胸部是否不对称或搏动，横主动脉位于胸骨上切迹之下。胸骨上切迹的搏动可见于主动脉瓣反流。左胸骨旁心前区隆起常见于右心室容量超负荷（房间隔缺损）患者。检查心前区隆起最好让患者仰卧位，在检查台上挺直胸膛，检查者弯腰，切向看胸部。由于扩张的右心室位于左心前区下方，发育中的软骨肋骨架会扩张以适应结构。当肋骨骨化时，左侧心前区隆起仍然存在。当患者仰卧时，检查者自患者脚部的角度，有时可以观察到最大脉冲点，通常位于左锁骨中线的第四肋间隙。在右位心，它位于右侧。左心室容量超负荷时，向侧下方移位。左心室肥厚通常不改变最大冲动点的位置。

四、触诊

每一次心脏检查都应包括周围脉搏、胸部、腹部和背部的触诊。应触诊四肢（外周）以评估脉搏和灌注，触诊心前区（中心）以评估活动和震颤。

（一）周围触诊、脉搏

应评估脉搏，注意搏动的规律性和性质。脉率随年龄的变化而变化。长时间的脉率增快可能意味着心律失常或充血性心力衰竭。缓慢的脉率通常反映健壮的身体状况，但也应考虑房室传导阻滞或药物作用。脉率不规则可能表示心律失常。然而，脉率随呼吸的变化是正常的（窦性心律失常）。

在上肢和下肢同时触摸脉搏是很重要的，特别是右肱动脉或桡动脉和右股动脉脉搏。双侧肱动脉脉搏也应同时触诊。如果上肢和下肢之间脉搏有延迟或股动脉搏动消失，则应考虑主动脉缩窄。在儿童，脉搏减弱可能意味着心力衰竭或休克。左臂无脉或脉弱可能是由于以前锁骨下主动脉缩窄修复所致，也可能是由于右臂体-肺动脉分流(经典的 Blalock-Thomas-Taussig 分流)所致。在主动脉瓣反流、动脉导管未闭或动静脉畸形中，洪脉反映主动脉分流。

组织灌注的评估包括确定周围脉搏的性质，以及皮肤温度和毛细血管再充盈。周围脉搏应该是充盈的，不是微弱的，易于触摸，应确定从中央到外周皮肤温度的转变。温度最好用手指的背侧来评估。从中央到外周的温度变化可以通过手指的背部在上肢或下肢从近端到远端来确定。肢端凉躯干温暖的患者可能是容量衰竭或心输出量低。毛细血管再充盈时间是在人工按压肢体后苍白消失所需的时间，应该是 3s 或更少。测试毛细血管再充盈时，应检查与先天性心脏病相关的肢端异常，如杵状指、拇指畸形（Holt-Oram 综合征）、趾蹼或多指（趾）畸形。

（二）中央触诊，胸壁

胸部应触诊到最强心尖搏动点、心前区搏动和震颤。最强搏动点的位置提示心室占优势。胸部应用指尖触诊，以确定其位置。在左心室占优势的情况下，最强搏动点可在左锁骨中线或心尖处触诊。最强搏动点位于胸骨左缘下部或剑突，提示右心室占优势。右位心患者的最强搏动点在胸部右侧。偶尔，在容量负荷过重（二尖瓣反流）的情况下，搏动会出现双轮廓或抬举感。在压力负荷过重的情况下，可能会触及十分局限、剧烈的搏动或叩击。

应评估心前区搏动，心前区搏动亢进提示心脏疾病容量负荷过重。容量超负荷可能是由于大量左向右分流（大型室间隔缺损或动脉导管未闭）或严重瓣膜反流（主动脉瓣和二尖瓣关闭不全）所致。此外，左心前区隆起常提示右心室容量显著超负荷。

震颤是指被传递到胸壁的喷射性病变的远端振动。左侧心前区震颤最好是位于仰卧患者右侧，用手的掌骨触诊。轻轻地将指尖放在仰卧位患者的胸骨上切迹，检查主动脉瓣疾病患者的主动脉搏动和震颤。颈动脉也可触及震颤。位于胸骨右上缘的震颤起源于主动脉，并在主动脉瓣狭窄患者中可触及。胸骨左上缘震颤是肺源性的，通常表明肺动脉瓣狭窄，或偶尔动脉导管未闭。由于限制性心室间隔缺损的喷射血流冲击右心室心内膜表面并传递至胸壁，胸骨左下缘可触及震颤。右心室至肺动脉的流出道狭窄可能会产生震颤。这些通常是沿着胸骨左缘触及的。

在肺动脉高压和肺动脉舒张压升高的患者中，肺动脉瓣关闭（P_2）通常在胸骨左上缘可触及。

胸壁触诊也是对有胸痛症状的患者的重要评估。应行肋软骨关节的触诊以引起压痛。应触诊胸肌以确定触痛是否由损伤引起。将手放在两侧，用手掌施加温和的压力，使肋软骨关节弯曲，以确定是否引起疼痛。让患者做一些胸肌运动，试图再现胸痛，可能会有额外的好处。这可能包括检查者的手的"卧推"，或者让患者尝试将肘部放在胸前以抵抗阻力，试图再现患者的症状。

五、听诊

"声音是分子在某种介质中由振动体引起的有组织的运动"[4]。心音和杂音的传导介质是血液。振动是通过心脏内的血液停止或推进而产生的，继而产生声音，然后通过胸腔辐射，穿过皮肤，最后通过听诊器传向检查者。识别心音和杂音的能力，并将其与其他临床发现联系起来，是评估心脏病的重要步骤。

经典的心脏听诊教学建议听四个瓣膜区和胸骨左缘[5]。然而，许多与先天性心脏病相关的心音，除了经典的瓣膜区或左心前区外，都可听到。在瓣膜区之间的听诊将会发现细微的心脏畸形，在经典听诊区可能听不到。例如，一些小型肌部室间隔缺损的杂音可以非常局限，通常在胸骨左缘中部三尖瓣和肺动脉瓣区之间听到。冠状动脉瘘引起的杂音在胸骨右缘下部最易听到。在右位心患者中，心音最佳听诊区完全在右心前区。需谨慎观察最佳心音听诊区。在心脏位置正常的患者中，听诊的最佳模式是大的数字"a"，下至心尖，上至胸骨右缘，包括所有的胸骨左缘和大部分的胸骨右缘。

（一）心音

心脏瓣膜、心肌、心包、血液或胸壁的振动都与心音的产生有关[6-9]。第一心音对应于三尖瓣和二尖瓣的关闭，第二心音对应于主动脉瓣和肺动脉瓣的关闭。已经表明这些声音不是通过瓣膜瓣叶的接合而产生的，而是由于关闭瓣膜后血流的突然减速，血流的减速和停止引起周围的心脏结构和组织振动产生的[10,11]。

第一心音（S_1）发生在二尖瓣和三尖瓣关闭时，有四个成分，只有第二个和第三个是人耳所能听得到的。第一心音通常是一种离散、单一低频的声音，在胸骨左缘下方听诊最佳。第一心音在婴儿期通常是单一的。随着年龄的增长，第一心音的分裂往往变得明显。与第二心音一样，第一心音的分裂随呼吸而变化。分裂的第一心音可能会与收缩早期喷射性喀喇音相混淆。通常情况下，第一心音频率较低，喀喇音频率较高，但有时难以区分。

第二心音（S_2）有两个成分，与主动脉瓣和肺动脉瓣的关闭相一致。主动脉瓣成分（A_2）先于肺动脉瓣成分（P_2），因为左心室收缩结束稍早于右心室。通常，P_2比A_2柔和。肺动脉舒张压升高，如肺血管阻塞性疾病，将导致肺动脉瓣关闭有力，P_2亢进。

第二心音的最佳听诊位置在胸骨左缘中部和上部。在新生儿时期，第二心音可能是单一的。除了生命的前1~2天，第二心音会随着呼吸而分裂，在吸气相分裂，在呼气相主动脉瓣和肺动脉瓣关闭的声音重叠。

S_2的异常分裂是诊断心脏病的重要发现。在延长右心室射血的情况下，分裂的间隔可以增加，如房间隔缺损、完全性肺静脉异位引流、肺动脉瓣狭窄、右束支传导阻滞。S_2的分裂变窄发生于肺动脉瓣早期关闭（肺动脉高压）或主动脉瓣关闭延迟（严重主动脉瓣狭窄）。反常分裂见于严重主动脉瓣狭窄，左心室射血时间延长。单一的第二心音是不正常的，可能代表动脉瓣膜闭锁、转位或肺动脉高压。任何将肺动脉瓣从胸壁移开的心脏病，如右型大动脉转位，都会导致第二心音单一。当肺动脉不与胸壁相邻时，柔和的肺动脉闭合往往是听诊器所听不到的。由于肺动脉高压时肺动脉瓣关闭的时间更早，第二心音往往会变得单一和响亮。

第三心音（S_3）可在舒张期早期听到。这是一种低频的声音，最好用钟型听诊器在心尖或胸骨左下缘处听诊。舒张早期，快速的心室充盈会引起心脏结构的振动，产生第三心音。许多年龄较大的孩子会在心尖部闻及舒张中期正常的柔和低钝的第三心音。在正常儿童和竞技运动员中经常听到心尖 S_3。大龄儿童有第三心音应该被认为是正常的。如果在心动过速的情况下听到第三心音，那么它更可能是病理性的奔马律，而不是正常的心音。舒张末期，心房收缩可增加心室充盈。

如果心室抵抗进一步扩张，如在心肌病中，顺应性差的心肌会振动，产生第四心音。听得见的第四心音（S_4）几乎总是病理性的，并且经常出现在充血性心力衰竭患者中。它是在舒张末期听到的低频声音，恰好在 S_1 之前。与心房收缩期间心室的快速充盈有关，在充血性心力衰竭和心室顺应性降低（心肌病）时被听到。它通常存在于心动过速的情况下，听起来像是奔马律。当听到奔马律时，很难区分是否存在第三或第四心音。这通常被称为"重叠奔马律"，因为它可以代表 S_3 和 S_4 中的一个或两个。

（二）喀喇音

喷射性喀喇音发生在 S_1 后不久，与半月瓣狭窄（主动脉瓣或肺动脉瓣狭窄）或大动脉扩张有关。主动脉喀喇音可在心尖或胸骨右上缘听到，且不随呼吸而变化。肺动脉瓣喀喇音在胸骨左缘听到，并在呼气时响亮。与主动脉或肺动脉扩张有关的喀喇音最好分别在胸骨右上缘和胸骨左上缘的血管上听诊。

二尖瓣脱垂可在心尖部闻及收缩中期喀喇音。收缩中期的喀喇音可能伴随着晚期收缩期杂音。在二尖瓣脱垂患者下蹲后站立可能会加重二尖瓣喀喇音或反流性杂音。

假体的机械主动脉瓣膜患者在胸骨上缘可听到清脆的开放和关闭声音。如果瓣膜随着生长而变得相对较小，则会听到收缩期射血杂音。

（三）摩擦音

摩擦音由心包表面相互运动引起，像挤压纸袋或塑料包装所产生的声音，与心率同步发生，最常在心尖处听到。在心脏手术后 24~48h 内经常会听到摩擦音，尤其是当留置纵隔胸腔引流管时。心包炎或其他心包疾病可引起摩擦音，有大量心包积液时摩擦音也会消失。

（四）其他心音

血管杂音是类似于杂音的声音，在动静脉畸形的情况下除心前区以外的地方可以听到。动静脉畸形可能与不明原因的心脏扩大有关。在这些情况下，临床医生应该在囟门、肝脏或疑似畸形部位听诊杂音。在严重主动脉瓣反流时，应在股动脉上听"枪击音"。肺部应检查哮鸣音、啰音或异常呼吸音。

（五）心脏杂音

心脏杂音被认为是通过血管、纵隔和胸壁传递到皮肤的心脏或血管内的湍流的听觉表现。湍流被描述为高度扰动的流动，在血液和周围组织的振动中产生速度和压力的随机波动。湍流可以用雷诺数的物理特征来描述。"雷诺数是一个无量纲数，常用来描述从层流向紊流过渡的直管稳定流动的特性"[12]。雷诺数被定义为：Re=[（流体密度）（速度）（管径）] / 流体黏度。

尽管心血管系统与上述稳态条件不同，但向湍流血流的转变通常发生在雷诺数 > 2000 时。有争议的是，杂音是湍流的直接结果还是湍流的后果？

湍流的血液流动以多种方式产生周围血管的振动。射流对心脏结构的直接影响是最容易理解的。不过，其他几种产生振动的机制已经被提出[12]。例如，涡流是在高速射流附近产生的，就像池塘里的涟漪，它们在撞击血管壁时产生振动。第二，运动流体中的压力比静止流体低。因此，运动流体外部的较高压力将血管壁推向低压流体。这叫作伯努利效应。伯努利效应强度的波动可能会引起血管壁的振动。最后，高度湍流会导致液体的空腔化或气泡的形成。理论上，这些气泡在撞击血管壁时会引起振动。

心脏杂音应根据强度、时相、位置、传递和性质（刺耳、振动等）进行评估。

1. 强度

杂音的强度相对容易确定，但有点主观。杂音的强度分为6级。

Ⅰ级：几乎听不到，可能需要几个周期来发现。

Ⅱ级：柔和，但容易听到。

Ⅲ级：中等响度，但无震颤。

Ⅳ级：响亮，伴有震颤。

Ⅴ级：响亮，听诊器轻轻放在胸部就可闻及。

Ⅵ级：响亮，听诊器不需接触胸部也可闻及。

杂音的强度可以反映心腔或血管之间的压差。例如，随着主动脉瓣或肺动脉瓣狭窄程度的加重，相关的杂音强度可能会增加，反映出较大的瓣膜梯度。当室间隔缺损变得更具限制性，伴随的杂音可能变得更加响亮，频率更高，反映出心室之间较大的压差。Ⅲ级或Ⅲ级以下的杂音强度无助于区分无害性和病理性杂音。任何Ⅳ级或更大的杂音都应被认为是异常的。

2. 时相

心脏杂音应根据心动周期中的时相来描述（图9-1）。根据心脏杂音的时相可分为收缩期杂音（射血和S_1重合）、舒张期杂音（舒张早期、舒张中期、舒张晚期/收缩前期）和连续性杂音。

3. 收缩期杂音

根据相对于S_1的杂音的起始，收缩期杂音可进一步分为喷射性杂音或S_1重合杂音。

4. 喷射性杂音

收缩期喷射性杂音起始于S_1后的短时间内，通过等容收缩期与S_1分离，并发生在收缩期的射血期，而主动脉瓣和肺动脉瓣是开放的（图9-1A）。时间或长或短，通常具有渐强渐弱的性质，应该在S_2之前结束。喷射性杂音是梗阻的血流通过狭窄的半月瓣，或过多的容量通过正常的半月瓣的结果。

在血流改变的部位（主动脉，胸骨右上缘；肺脏，胸骨左上缘）听诊最佳，并向血流的方向传导。

与血流阻塞相关的喷射性杂音可在半月瓣狭窄、瓣膜下或瓣膜上主动脉瓣狭窄或肺动脉瓣狭窄、肺动脉分支狭窄和肥厚性梗阻性心肌病中听到。房间隔缺损、肺动脉瓣反流和肺静脉异位引流可导致过多容量通过肺动脉瓣引起的喷射性杂音。通常，通过肺动脉瓣引起喷射性杂音是在怀孕期间发现的，是由于循环容量增加。主动脉瓣反流、动脉导管未闭和全身性动静脉畸形可导致过多容量通过主动脉瓣引起喷射性杂音。当血黏度降低（如贫血）时，也可导致喷射性杂音。

5. S_1重合杂音

S_1重合杂音从S_1开始，并且常常掩盖S_1成为单独的声音（图9-1B）。它们可能占收缩期的大部分时间，有时被称为全收缩期杂音（图9-1B和图9-2）。S_1重合杂音发生在收缩早期的等容收缩期血液从高压腔室流向低压腔室时，与室间隔缺损和二尖瓣反流或三尖瓣反流有关。当与瓣膜反流相关时，它们的位置与三尖瓣（胸骨左下缘）和二尖瓣（心尖）的瓣膜相对应。在室间隔缺损的情况下，沿着胸骨左缘可听到S_1重合杂音，并可能向右侧传导。室间隔缺损杂音的频率或音调与通过缺损的压差成正比，频率越高，室间隔缺

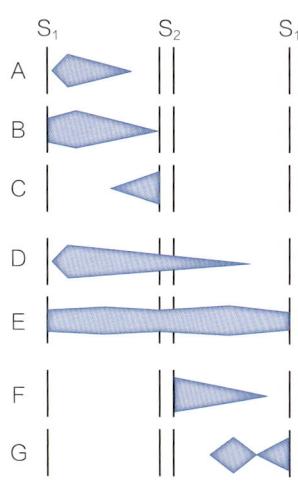

▲ 图9-1 心脏杂音时相图解

根据心脏杂音在心动周期的时相进行分类。A. 收缩期喷射性杂音；B.S_1重合杂音；C. 收缩晚期杂音；D. 源自血管的连续性杂音；E. 持续静脉嗡嗡音；F. 舒张早期杂音；G. 舒张中期和晚期杂音

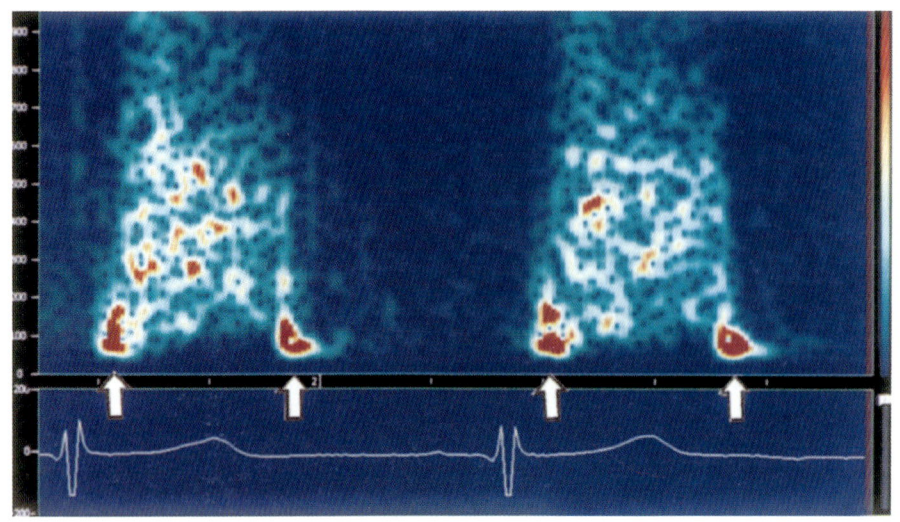

图 9-2 显示室间隔缺损 S_1 重合杂音的数字心音图图像

左侧的刻度表示声音的频率。右侧的色标描述声音的强度。下面绘制相应的心电图。箭对应于 S_1 和 S_2。S_1 和 S_2 之间的颜色显示表示杂音的各种频率和强度

（经 Elsevier 许可，引自 Balster DA，Chan DP，Rowland DG，Allen HD. Digital acoustic analysis of precordial innocent versus ventricular septal defect murmurs in children. Am J Cardiol. 1997；79：1552-1555.）

损越小[13]。二尖瓣和三尖瓣反流的杂音通常频率较高呈"吹风样"，最佳听诊位置在它们各自的瓣膜区。

6. 收缩晚期杂音

二尖瓣脱垂引起二尖瓣反流的杂音可发生在收缩晚期（图 9-1C）。这些杂音常先于收缩中期的喀喇音，呈"吹风样"，通常在二尖瓣区的心尖部闻及。

7. 舒张期杂音

舒张期杂音是根据舒张早期、舒张中期和舒张晚期 / 收缩前期开始的时间来区分的。

8. 舒张早期杂音

舒张早期杂音在 S_2 后立即开始，并随着舒张期动脉和心室之间的压差减小而减弱（图 9-1F），是舒张早期通过关闭不全的半月瓣从大动脉到心脏血液反流的结果。

主动脉瓣反流的杂音产生于主动脉较高的舒张压，因此是高音调的，向心尖部传导，最好用膜型听诊器在胸骨左缘中部听诊。随着舒张压梯度的减小，杂音强度降低。当患者向前倾并呼气时，主动脉瓣反流的杂音会更加明显。

肺动脉反流的杂音也可在舒张早期听到。它们是中低调杂音，但在舒张期肺动脉高压时音调较高。自胸骨左缘上部至中部可闻及，并向下传导。

9. 舒张中期杂音

舒张中期杂音发生在舒张期的快速充盈期，当血流通过房室瓣时（图 9-1G）。它们是低沉的，常常是隆隆样的噪音，最好用钟型听诊器来听诊。

二尖瓣或三尖瓣的病理性狭窄或增厚（二尖瓣和三尖瓣狭窄）可引起舒张中期杂音。过量的血流通过正常大小的房室瓣膜时可以听到舒张中期的隆隆声，并被错误地称为"相对狭窄"。如果瓣膜被主动脉瓣反流的喷射血流部分关闭，则出现舒张中期杂音，称为 Austin-Flint 杂音。

二尖瓣狭窄、室间隔缺损、动脉导管未闭和二尖瓣反流导致心尖部的二尖瓣舒张中期杂音。三尖瓣狭窄、房间隔缺损和肺静脉回流异常导致三尖瓣舒张中期杂音，在胸骨左下缘可闻及。

10. 舒张晚期杂音

收缩期前杂音也是由血流通过狭窄的房室瓣引起的（图 9-1G）。由于舒张晚期心房收缩促使血液通过狭窄的瓣膜进入心室而出现。杂音会随心房收缩而加强，在心房颤动患者将消失。它们是在真正的二尖瓣和三尖瓣狭窄中听到的低频杂音。由于儿童房室瓣狭窄的患病率低，因此在儿童中罕见。

11. 连续性杂音

连续性杂音始于收缩期，通常持续至舒张期（图 9-1D 和 E）。这些杂音几乎总是起源于血管。它们是由主肺动脉（依赖性）（动脉导管未闭、外科主动脉肺动脉）分流或动静脉（强制）连接（房室瘘、冠状动脉 - 心腔瘘），动脉内的湍流（缩窄、严重肺动脉分支狭窄），或通过静脉的湍流（静脉嗡嗡音）。

最常见的病理性主动脉 - 肺动脉连续性杂音

见于动脉导管未闭。收缩期最响，舒张期最轻，呈"机械样"。杂音呈连续性是因为主动脉和肺动脉之间的恒定压力梯度，更大的压力梯度在收缩期时增加。左位心患者在左锁骨下区域听诊最佳。外科手术的主动脉-肺动脉分流杂音听起来类似于动脉导管未闭。

其他由动脉畸形引起的连续性杂音包括冠状动脉瘘、肺动静脉瘘、支气管侧支血管和肺血管起源于动脉干。冠状动脉瘘可流注至右心房、右心室、左心室或肺动脉。这些连续性杂音可能在舒张期更响。杂音的位置因每个异常而不同，但通常位于异常连接的低压侧。

在周围肺动脉狭窄和有大侧支血管的主动脉缩窄的患者中，偶尔会听到连续性杂音。双侧肺动脉束带术姑息手术的患者常有持续性杂音。周围肺动脉狭窄引起的杂音将辐射到肺野，并可在腋下和背部听到。

静脉杂音可以是功能性的，如静脉嗡嗡音，通常在左上或右上胸部被听到，随着头部位置的变化或颈静脉受压而消失，并且是真正连续的（图9-1E）。它们通常频率较低，随呼吸而变化，最好是直立时听诊。

在梗阻性完全性肺静脉回流异常中，在梗阻部位可以听到一个柔和高调的连续性杂音。杂音的部位是由引流的位置决定的，例如，在肝脏上。

（六）动态听诊

应该检查患者的多个位置以评估杂音的位置变化和其他发现。至少能够独坐的患者应该在坐位和仰卧时进行检查。年长儿童也应该在站立时，间或蹲下时进行检查。青少年、参加运动筛查的患者和胶原血管疾病的患者应进行仰卧和直立位的检查，包括由蹲下至站立（动态听诊），以检测二尖瓣脱垂的喀喇音和杂音或肥厚型心肌病的喷射性杂音。这个动作首先增加了心脏的后负荷，左心室扩大，然后，随着站立，心室相对去负荷，使二尖瓣脱垂或动力性流出道梗阻的表现更加明显。从仰卧到坐起的位置变化常常会使功能性的Still 杂音变得更加柔和。患者从坐位到仰卧位可使功能性的静脉嗡嗡音完全消失。

（七）腹部检查

腹部检查很重要，而且常常充满困难，尤其是在婴儿身上。要进行彻底的检查，最好是最后触摸腹部。临床医生应该记得在开始前先温暖手。弯曲患者的膝盖，使紧张或怕痒的孩子腹部肌肉放松。通常情况下，可以触诊腹部较深的部位，并在吸气时保持压力。应评估肝脏和脾脏的大小和质地，在骨盆边缘以上触诊，并缓慢向上，直到触及肝脏边缘或脾脏尖端。随着静脉压升高，肝脏会增大，其被膜可能会变得敏感。叩诊对于确定肝脏上缘的位置也很重要，以确定肝脏的厚度。如果肺部过度充气，这尤其有用。充气过度可将肝脏推至肋缘以下，给人一种肝脏增大的假象。在这种情况下，叩诊是一种更精确的评估肝脏大小的方法。叩击左下肋骨确定胃泡的移位或缺失，可以帮助界定脾肿大。

（八）背部检查

先天性心脏病患者，尤其是长期心脏增大和结缔组织疾病的患者，脊柱侧凸的发生率较高。其他有心脏症状的疾病如马方综合征，可能与脊柱侧凸有关。因此，检查脊柱是否存在脊柱侧凸应该是心脏查体的一部分。

六、功能性杂音

功能性杂音是血液流过结构正常的心脏时的噪音。在 50% 或以上的儿童，特别是在 3 岁或 4 岁左右的儿童中可闻及。心输出量增加，如兴奋、贫血或发热时明显。能区分病理杂音和良性杂音的听诊，是诊断功能性杂音的首选方法。一般来说，功能性杂音强度和频率较低，不粗糙。大多数功能性杂音，除了静脉嗡嗡音以外，都是在收缩期射血时。功能性杂音与触诊检查的异常（心尖冲动最强点的移位或脉搏异常）无关，与正常的心音有关。喀喇音的存在表明伴随的杂音并不是功能性的。

（一）Still 杂音

儿童最常见的功能性收缩期杂音是 Still 杂

音。它有许多描述，包括良性、振动、功能、正常的和生理的杂音。这是一个收缩期喷射性杂音，在胸骨左下缘和心尖之间最响，具有振动、悦耳或拨弦声的性质，强度一般是Ⅰ级～Ⅲ级/Ⅵ级。这是一个在 150Hz 范围内的低频杂音[14]。患者仰卧时听诊最佳。杂音随呼吸变化明显，在吸气时变得更柔和，振动更小。与所有功能性杂音一样，心电图和胸部 X 线片也是正常的。这种杂音的确切原因尚未确定，建议包括主动脉相对较小导致射血时通过主动脉的血流速度增加、左心室假肌腱、心室收缩引起的过度振动，以及心输出量增加[15-17]。无论病因如何，心脏都是正常的，没有必要为了诊断进行详细的影像学评估。

（二）儿童肺血流杂音

第二个功能性收缩期喷射性杂音是肺血流杂音。通常在 8—14 岁的瘦身青少年中发现，肺区听诊最响。虽然它类似于肺动脉瓣狭窄的喷射性杂音，但在性质上不是特别粗糙，也不伴随喀喇音或震颤。其强度为 1～3/6，第二心音为正常分裂，P_2 成分正常。这种杂音经常在发热、贫血或妊娠心输出量增加的患者中听到。如果杂音是在发热时听到，在热退后消失，则不需做任何进一步的评估。如果在心输出量没有增加的患者中存在肺血流杂音，则应考虑肺血流增加的病变，如房间隔缺损。

（三）婴儿肺血流杂音

也称为周围肺血流（周围肺动脉狭窄）杂音，这种杂音常见于新生儿期和婴儿早期，特别是早产儿。这是一个喷射性杂音，从胸骨左上缘的肺野辐射到双腋窝和背部。它的起因包括刚出生后相对较小的肺动脉分支以及它们在新生儿期从主肺动脉分出的角度[18,19]。不管是什么原因，它通常会在 6 月龄时消失。如果杂音持续超过 6 个月，则应考虑肺动脉树的结构异常，或肺血流量增加的病变，如房间隔缺损。

（四）静脉嗡嗡音

如上所述，静脉嗡嗡音是唯一的功能性的非心脏收缩射血的杂音。当患者直立时，这种杂音是低频而且真正连续不断的。这种典型的低频噪音听起来更像是在后台运行的马达。一般来说，随呼吸和心动周期会发生一些音调和强度的变化。通过用拇指直接压迫颈静脉或通过转动患者的头部看向对侧肩膀的动作可使杂音停止。当患者平卧位时，这种杂音也应该完全消失。

（五）手持式超声

作为体格检查的辅助手段，手持式超声在一些医学院校被作为一种体格评估的工具来教授。手持式超声可增加从体格检查中所学的知识，并有助于发现临床上无症状的异常，如收缩功能减退、心室扩大、心包积液和一些轻度瓣膜异常。需要进一步研究手持式超声，包括其成本效益，以确定其在先天性心脏病中的临床应用[20]。虽具可用性，手持超声波不会取代体格检查作为临床评估工具。

第 10 章
运动筛查和体育活动
Exercise Screening and Sports Participation

Julie A. Brothers　Paul Stephens Jr.　Stephen M. Paridon　著
刘　慧　韩彤妍　译

过去 30 年来，发达国家的儿童超重和肥胖率显著增加。同时，儿童和青少年的体力活动有所下降。这些变化趋势的原因是多重的，包括饮食习惯向高糖饮食的转变，脂肪和精加工食品消耗增加，以及观看电视和视频游戏等静坐活动的增加。结果使年轻人群面临高血压、2 型糖尿病和早期冠状动脉粥样硬化性疾病的风险[1,2]。最近有关先天性心脏病患儿肥胖趋势的数据表明，该人群肥胖的发生率与一般儿科人群相似。与一般儿科人群相比，肥胖并发症的风险至少在这一人群中似乎是最大的[3,4]。鉴于这些趋势，有必要在普通的儿科人群中推广常规的剧烈体力活动，特别是先天性心脏病人群。

加强身体活动作为健康生活方式必不可少的一部分，与之相平衡的是，需要保障儿童和青少年在运动期间避免心源性猝死（sudden cardiac death，SCD）的危险。虽然心源性猝死在儿科和青年成人中非常罕见，但先天性心脏病、心肌病或结构异常，以及原发性心律失常和通道病是这些事件的主要原因[5,6]。患有已知先天性心脏病的患者很少发生心源性猝死。更常见的是，那些以前没有怀疑有心脏异常的运动员发生心源性猝死。对于运动员筛查心源性猝死风险，有证据的建议几乎没有。围绕这个话题引发了很多争议。关于已知先天性心脏病的儿童和青少年运动筛查和参加体育活动的证据数据更少。对于青少年和年轻人来讲哪些信息是可用的尚不明确。而且重要的是，目前的建议仅限于竞技体育，基本没有关于先天性心脏病患者青春期前进行体育活动的安全性或运动筛查的信息。同样，对于希望参加休闲或娱乐活动的先天性心脏病儿童和青少年几乎没有以证据为基础的指导方针。最近，美国心脏协会（American Heart Association，AHA）发表了一项科学声明，讨论了儿童和年轻人加强身体活动，以区别于运动[7]。

本章的目标是讨论先天性心脏病儿童运动筛查和参加体育活动的现状。就有关儿童、青少年和年轻成年人群中加强身体活动的现有建议进行了广泛讨论，还讨论了日常生活、休闲活动和有组织的竞技体育等不同类型的体育活动；各种体育活动的生理要求及其相关风险的差异。综述了目前体育活动时，筛查心源性猝死的方法和建议。关于筛查的类型和时间的争议得到解决。最后，我们还讨论了参与先天性心脏缺陷个体的参与能力和运动活动的风险，重点讨论了关于运动前筛查和日常生活活动、休闲和娱乐活动、参与竞技体育运动的建议。

一、体育活动和运动

活动期间的身体表现取决于个人的力量、耐力和进行特定体育活动的技巧。这些反过来又可能受到许多因素的影响，如年龄、性别、身高、体重，特别是心血管系统的功能状况。成功和安全地进行特定体育活动的能力取决于这些因素和活动要求的组合。

所有的体育活动都可以大致分解为"静态"

和"动态"组成部分[8]。静态分量是执行活动所需的运动肌肉的最大自主收缩（maximal voluntary contraction，MVC）。这是传统上认为的等长活动或抵抗阻力的肌肉活动。需要高静态活动的例子是举重和摔跤。等长活动的心血管效应取决于活动的强度（例如所需的最大自主收缩的百分比）以及参与活动的肌肉群的大小和数量。等长活动期间肌肉收缩导致全身血管阻力（systemic vascular resistance，SVR）增加，从而导致收缩压、舒张压和平均压上升。这些值的增加程度取决于肌肉群的大小和实现活动的最大自主收缩百分比，但可能导致重量级举重时收缩压超过 300mmHg。另一方面，短暂的剧烈静态活动时，心输出量和全身每分钟的氧气消耗量（oxygen consumption，VO_2）是相对不变的[9-11]。

运动的动态分量可以被认为是导致肌肉收缩和身体运动的活动。这些活动通常是重复性的，并且抵抗低阻力[8,10]，这被认为是等张性的活动。高度等张活动的一个例子是长跑。高动态活动的心血管效应与静态活动非常不同。活动肌肉的代谢需求要大得多。高动态活动时，VO_2 可能比静息值升高 10 倍或更多。为了满足这种氧气需求，状态良好的运动员的心输出量可能增加 5 倍或更多。虽然收缩压会随着心输出量的增加而升高，高动态活动时，活动肌肉的血管床血管舒张会导致全身血管阻力显著下降。因此，动态活动主要导致容量负荷放在心脏上，而不是由高静态活动引起的压力负荷。

事实上，没有纯粹的"静态"或"动态"活动，所有的体育活动在某种程度上都是两种类型的组合。图 10-1 显示了静态和动态力的相对量，这是作为第 36 届贝塞斯达大会发布的关于有心脏病的竞技体育运动员参与各类竞技体育所需的一部分[8]。增加动态活动需要较高的 VO_2，而增加静态活动则需要较高的最大自主收缩百分比。有的运动如划船和骑自行车，需要高静态和高动态的结合。

这个图已被临床医生广泛公布和使用，以帮助他们为其心脏病患者的活动提供建议。重要的是要记住，这张图表的价值仅指青少年和成人的竞技运动。这个表格的内容与青春期以前的人群参与竞技运动的相关性很小或没有关系。大多数青少年竞技体育训练侧重于学习基本技能和协调。在这个年龄段的竞技体育中，力量和耐力训练很少或根本没有。任何家长都会告诉你，一群 7 岁小孩玩的足球几乎与一群 17 岁小孩玩的足球毫无

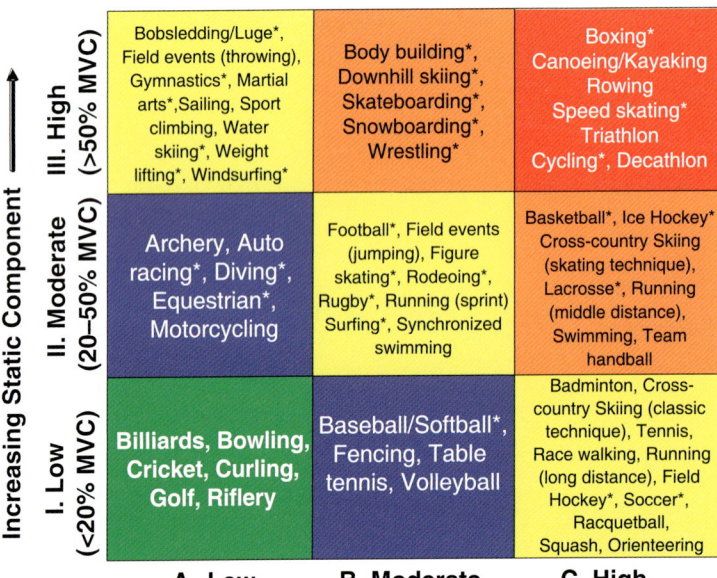

◀图 10-1 Classification of sports. This classification is based on peak static and dynamic components achieved during competition. It should be noted that higher values may be reached in training. The increasing dynamic component isdefined in terms of the estimated percent of maximal oxygen consumption (Max VO₂) achieved and results in an increasing cardiac output. The increasing static component is related to the estimated percent of MVC reached and results in an increasing blood pressure load. The lowest total cardiovascular demands (cardiac output and blood pressure) are shown in green and the highest in *red. Blue, yellow*, and orange depict low moderate, moderate, and high moderate total cardiovascular demands, respectively.* denotes collision risk. (From Mitchell JH, Haskell W, Snell P. Task Force 8: classification of Sports. *J Am Coll Cardiol*. 2005;45:1364–1367, with permission from Elsevier.)

关系。了解这些差异是至关重要的，因为它直接影响到这些年龄段的先天性心脏病运动员能否成功和安全地参加体育活动的能力。

（一）体育活动的类型

体育活动可以分为三大类活动：日常生活活动、休闲娱乐活动、竞技体育。所有先天性心脏病患者都参加了第一类活动。许多也参加后两种类型中的一种或两种。了解这些活动类型之间的差异对于评估先天性心脏病患者进行这些活动的能力和安全性十分重要[12]。

1. 日常生活活动

"日常生活活动"是一个包容性的术语，涵盖了个人作为其日常常规任务一部分所需的所有身体活动。这些要求会因个人的年龄以及许多其他特殊情况而有很大差异。有人已经试图在不同年龄的儿童、青少年和青年人中，无论其是否伴有先天性心脏病，对其日常生活中发生的体力活动量进行量化[13]。这些研究使用了各种类型的运动检测器以及调查问卷。这些研究的结果是混合的，但通常表明，患有先天性心脏病的儿童和青少年在日常生活中表现出明显减少的体力活动[14-16]。这种差异在先天性心脏病男孩与健康男孩相比最为明显[15,16]。值得注意的是，大多数儿童倾向于高估他们的体能活动量[17,18]。

先天性心脏病患儿与日常生活相关的体力活动差异的原因尚不清楚。至少有一些证据表明，活动的限制是由于医生、父母和某些情况下由孩子自己加以限制所致[19]。甚至在心脏疾病相对轻微的儿童中也可见到这种情况。这些限制的后果可能相当重要。最近有关先天性心脏病儿童肥胖趋势的研究令人震惊[20]。该群体中的肥胖症与一般儿科人群中的肥胖症相反，发生在即使已经进行极好的心脏修复和运动能力正常或接近正常的人群中[3,4,19]。至少有一些证据表明，肥胖的数量与日常体力活动量有关[21]。

对于患有先天性心脏病的年轻人来说，评估日常生活活动更为重要[7]。这些活动通常包括就业所需的活动。不同人之间身体活动的强度明显不同，取决于他们的就业性质。虽然这看起来很明显，但现有的少量研究表明，患者和医生很大程度上忽视了这方面的护理。值得关注的是，发现患者不寻求关于适当水平的体育活动信息最常见的原因，是错误地认为所有活动都可以安全执行[22]。

2. 休闲和娱乐活动

休闲和娱乐活动是指在没有压力的情况下从事的体育活动，并且是在个人的愿望和舒适水平上进行的。简而言之，这些是没有正式指导而进行的活动。这个定义涵盖了一大类活动。虽然可能没有正式的指导，但其中一些活动具有重要的组织和结构。高中或大学时的校内运动经常属于这一类。较少结构化的活动，例如操场上的"拾取"游戏以及个人可能会进行的身体活动，例如骑自行车或慢跑，也属于这类娱乐或休闲活动。仔细记录这些活动的病史是评估先天性心脏病患者的重要部分。显然，这些休闲活动的执行力度可能随其年龄和所处环境的变化而有很大差异[13]。因此，了解娱乐水平的活动和与之相反的竞争水平的体育之间的差异和强度上的不同，这也突出了其重要性。例如，校内夺旗橄榄球与竞争激烈的高中橄榄球毫无共同之处。出于这个原因，使用图 10-1 中关于这项运动强度的信息来确定先天性心脏病患者是否能够安全地进行校内活动是没有意义的。

3. 竞技体育

竞技体育是指那些通常有组织、有指导，并在高技术水平上进行比赛的运动。经常（但不总是）需要高强度的体力活动（图 10-1）。个人参与竞技体育的强度受其个人动机以及教练、其他团队成员、父母和其他家庭成员以及观众等外部因素的影响。最终的结果是个人有可能推动自己选择参加超出自身水平或者可能被医生认为是安全水平的运动[12]。

训练也是竞技体育的重要组成部分。在许多情况下，参加竞技运动的训练比参加实际运动的训练强度更高。例如，高中棒球运动员进行的体重训练和身体训练可能轻易超过他们在实际比赛中所达到的运动强度。在考虑到先天性心脏病的个人参加某项特定运动的安全性时，必须要同等地考虑到体育运动本身的培训要求。

如前所述，记住这一点也很重要，对于所有年龄的人来说，"竞技"并不一定意味着是同样的事。没有影响青少年和成年人高水平发挥的因素，如教练和观众，都可能对儿童产生很大的影响。特别是在幼年时期，孩子们不太可能选择超出他们自我极限的水平。因此，这些"竞技性"运动应该更多地被认为是教授基本身体技能的运动，而不是真正的竞技体育活动[12,23]。

（二）促进先天性心脏病患者的体育活动

鉴于对先天性心脏病人群肥胖和久坐生活方式日益严重的担忧，那么对这个人群的活动建议是什么？无论年龄大小，在绝大多数人群中，建议每天进行60min中等强度的活动可能是适当的。这种活动水平对应于最大VO_2 50%～60%或最大心率70%[24]。正如本章后面将要讨论的那样，这种水平的活动通常可以通过娱乐性活动或在许多情况下通过竞技运动来实现，并且对于许多有简单的先天性心脏病的个体来说既安全又可取。通常对于轻微的先天性心脏病，在进行这一级别的活动之前，可能需要进行最低限度的正式测试；完整的病史和体格检查是必要的。在更复杂的先天性心脏病患者并且通常是在手术修复之后，需要更多正式的检查包括ECG、超声心动图以及运动测试。这些测试的需求和合理化将针对个人疾病差异进行讨论。

来自成人心力衰竭研究的文献表明，有复杂先心和残余心脏功能障碍的患者，仍能从日常的常规体育活动中受益。然而，这些患者可能需要更具体的针对其心脏适应度而设计的身体活动计划[25-27]。在这些情况下，正式运动测试包括VO_2的评估、工作速率和心率，在给予运动处方时非常有用。这可以用来指导患者进行安全、有益活动的类型和强度。这些指导通常基于所谓的FITT因子。FITT是频率、强度、时间和类型（frequency, intensity, time and type）的缩写。在给予运动指导时，所有四个因素都应包括在内，并且主要涉及动态和静态两部分的活动，以确保最佳的身体状况调节[28]。本章通篇使用这种类型的活动进行分类，为先天性心脏病的个体活动提供建议。

二、未确诊心脏疾病的参与前筛查

（一）心源性猝死的发病率

年龄小于35岁的人群，在运动过程中或运动刚刚结束后发生的心源性猝死几乎都是归因于结构性或功能性心脏病[29]。在美国，心源性猝死最常见的心脏结构性病因是肥厚型心肌病（hypertrophic cardiomyopathy，HCM），先天性冠状动脉异常（通常是由心内膜与室壁间病变引起的异常窦）为第二常见原因。其他心脏疾病，包括心肌炎、其他心肌病、心电异常（例如长QT综合征、多形性室性心动过速、Brugada综合征）、马方综合征、主动脉瓣疾病、动脉粥样硬化性冠状动脉疾病（atherosclerotic coronary artery disease，CAD）等构成了其他的猝死原因[6,29-32]。由于美国没有强制报道制度，所以心源性猝死的确切发生率不清楚。已公布的报道依赖于公共媒体、灾难性保险索赔、美国国家运动员猝死登记处和电子数据库。据此，对于年龄在12—35岁[29,31,32]的竞技性运动员，心源性猝死的发生率估计为1∶300 000～1∶160 000。事实上，大学生、NCAA、运动员的死亡率似乎比高中运动员要高一些，这可能是由于高水平的训练持续时间较长[6]。因为没有强制报道，有可能由于漏掉了一些病例而可能低估了心源性猝死的真实发病率。在美国的军事人员中，心源性猝死的发病率通常比高中和大学运动员的发病率高，这可能是由于体力消耗非常剧烈和持续时间长的缘故，通常是发生在那些没有为体力活动做好身体准备的人。根据最近的美国国防部登记，男性心源性猝死发病率为6.7/100 000人年，女性为1.4/100 000人年，近半数发生在体力消耗期间或之后[33,34]。在意大利的威尼托地区，在实施国家筛查计划之前，对于年龄在12-35岁的竞技性运动员，心源性猝死发病率为1∶28000。这是基于该地区强制性心源性猝死登记[35]。

心源性猝死的风险因性别、种族和活动而异。心源性猝死在男性中的发生率高于女性[30,31,34,36]，这可能与竞技性体育运动中男性参与率较高有关。在美国，非裔美国人比高加索人患心源性猝死的风险更高[6,36]。参加橄榄球和篮球项目发生心源性猝死的风险最高，但这可能是由于这些体育项目的普及率和参与率高于其他活动[30]。

尽管存在争议，但许多人认为，具有隐匿性心血管疾病的运动员与久坐的年轻人相比，定期接受竞技体育的训练与心源性猝死风险增加有关。2003年，Corrado等报道了意大利威尼托地区体育运动员和非运动员年轻人（12—35岁）猝死的发病率。参加竞技体育的年轻运动员的猝死风险估计约为其非竞技体育运动员同龄人的2.5倍。他们报道运动员中每年由各种病因引起的猝死发病率为2.3/10万（男性为2.62，女性为1.07），而由心血管疾病引起的猝死发病率为2.1/10万[37]。最近对大学运动员进行的一项没有争议的分析发现，运动员每年心血管相关猝死的发生率为2.3/10万（在5年的研究期内每年有9名运动员死亡）[38]。这比以前认为的风险更大。但是，Maron等检索了多个数据库和尸检报告，对与Harmon等研究中相同的人群进行评估，并扩大了研究期限，他们发现猝死率显著降低，为1.2/10万（每年4~6人死亡）。事实上，他们发现学生运动员心源性猝死的风险相对较低，死亡率与药物滥用和自杀引起的相似[6]。

（二）参与前筛查的目的

我们为什么要进行参与前筛查？是为了预防心源性猝死，还是为了识别有可能增加心源性猝死发生风险的患有心血管疾病的孩子？答案似乎是后者。AHA指出参与前筛查，"对大量普通人群在参加体育运动之前进行系统性的医学评估，是为了识别（或引起怀疑）可能引发疾病进展或猝死的异常"（图10-2）[39]。同样，根据第36届贝塞斯达会议指南，"在受过一般训练的运动员人群中进行参与前筛查，其最终目标是识别可以进展或导致心脏猝死的'静止'的心血管异常"[40]。美国儿科学会最近发布了参与前筛查的指南，目标是"发现可能需要进一步检查或治疗的情况"，这些情况会妨碍运动员的健康和安全[41]。因此，筛查的主要目标似乎是发现可能导致心源性猝死的潜在心血管疾病。根据几项使用无创检测的研究估计，约500名年轻运动员中会有1人可能有潜在的心脏疾病，使其心源性猝死风险增加[35,39,42-45]。许多心血管疾病一旦发现可以治疗，以帮助降低心源性猝死的风险。治疗可能包括限制活动、药物治疗、电生理学研究和干预、植入式心脏复律除颤器的放置，以及在某些情况下进行手术修复。

（三）现行参与前筛查建议

美国心脏协会和欧洲心脏病学会（European Society of Cardiology，ESC）都同意，对年龄在12岁以上的年轻运动员进行参与前筛查是有必要的；然而，美国和欧洲关于将12导联心电图作为常规筛查一部分的建议存在争议[39,46]。AHA于1996年发表了关于美国参与前筛查的第一份共识声明，并于2007年得到重申[39,47]。该声明建议详细询问个人史和家族史以及体格检查（图10-2），不包括12导联心电图。这种方法的一个主要问题是许多有心源性猝死倾向的运动员没有症状，病史和体格检查中没有异常表现。通常情况下，这些具有潜在心血管疾病运动员中，高达60%~80%第一个征兆是心源性猝死[30,48,49]。回顾性分析了115名突然死亡的高中和大学运动员，从其病史和体格检查中得到的价值有限。作者发现，只有3%的受试运动员通过询问病史和体格检查怀疑有心血管异常，筛查仅有一名运动员得到准确诊断[30]。在英国，采用询问病史和体格检查进行的前瞻性研究发现，在确定与心源性猝死相关的潜在心血管疾病方面无效[43]。

国际奥委会（the International Olympic Committee，IOC）和几个专业体育组织认可的ESC现行的建议除了筛查病史和体格检查外，还包括12导联心

Medical History[a]
- Chest pain on exertion
- Chest pain with exercise
- Syncope/near syncope that is unexplained[b]
- Unexplained or excessive dyspnea/fatigue with exertion
- Prior heart murmur
- Elevated systemic blood pressure

Family History
- Premature death <50 yrs from heart disease, sudden or otherwise, ≥1 relative
- Disability from heart disease in a close relative <50 yrs of age
- Knowledge of certain cardiac conditions in relatives: Hypertrophic or dilated cardiomyopathy, long QT syndrome or other ion channelopathies, Marfan syndrome, or clinically significant arrhythmias

Physical Examination
- Heart murmur[c]
- Evaluation of femoral pulses, to exclude aortic coarctation
- Physical characteristics of Marfan syndrome
- Brachial artery blood pressure (sitting, in both arms)

▲ 图 10-2　The American Heart Association Pre-participation Screening of Competitive Athletes Recommendations (12-Elements). [a]In middle and high school athletes, parental verification of medical history is recommended. [b]Not vasovagal (neurocardiogenic); particularly concerning if related to exercise. [c]Auscultation should be done both while supine and standing, or with Valsalva maneuver, in order to identify murmurs of dynamic left ventricular outflow tract obstruction. (Adapted from Maron BJ, Thompson PD, Puffer JC, et al. Cardiovascular pre-participation screening of competitive athletes. A statement for health professionals from the Sudden Death Committee (clinical cardiology) and Congenital Cardiac Defects Committee (cardiovascular disease in the young), American Heart Association. *Circulation*. 1996;94:850–856.)

电图[46,50]。25年来，根据国家补贴筛查计划，意大利每年对数百万运动员进行评估[46]。评估由在运动员筛查中心工作的经过专门培训的医生进行。筛查开始于12—14岁，至少每2年重复一次[46]。如果发现或怀疑有任何心血管异常，方案中包含进一步的检查指南。

（四）强制性参与前心电图筛查的好处

在美国，将非侵入性操作检查（如12导联心电图）纳入青年运动员参与前筛查的比例很高[51-55]。欧洲的建议是基于几项研究，证明使用心电图检测隐匿性心血管病变的灵敏度比病史和体格检查[35,42-45]更高。

遗传性心肌病是年轻运动员心源性猝死最常见的原因。在美国，肥厚型心肌病最常见，而意大利以心律失常性右心室心肌病（arrhythmogenic right ventricular cardiomyopathy，ARVC）为主[29,35]。虽然心肌病的确诊依赖心脏成像，但心电图筛查可检测到大约95%的肥厚型心肌病患者和80%的ARVC患者[55,56]。Corrado等[57]报道了17年的参与前筛查经验，包括意大利威尼托地区的心电图检查。在1979—1996年，连续评估了33 735名年轻运动员。在这些运动员中，有1058人因医疗原因丧失资格，其中621人（1.8%）具有临床相关的心血管异常。在筛选的运动员中，22名（0.07%）具有肥厚型心肌病的临床和超声心动图证据，占不合格运动员中心血管原因的3.5%。作者指出，与单独的病史和体格检查相比，ECG能够识别肥厚型心肌病的能力高出77%。同样，美国一项基于人群的研究发现，4111位年轻成年运动员中使用心电图进行检查，发现超声心动图诊断为肥厚型心肌病的有7例（0.17%），其中5例心电图有异常（71%）[58]。意大利基于心电图的参与前筛查模式显示，在具有正常心电图的年轻运动员中排除肥厚型心肌病具有很高的阴性预测值（99.98%）[59]。该模式被发现可有效降低急性冠状动脉综合征患者发生心源性猝死的风险，从参与前筛查到筛查阶段发病率显著下降（84%）。

2006年，Corrado等报道了一项前瞻性观察分析，纳入42386名年轻运动员，评估接受筛查者心源性猝死的发病率，与25岁以上没有参加参与前筛查的非运动员相比。将心电图用于参与前筛查前时期，与应用心电图进行参与前筛查的25年时间的结果进行了比较。自心电图筛查开始以来，年轻运动员的死亡率降低了90%。非运动员的心源性猝死发生率在同一时期保持不变。这种减少似乎是由于心肌病（主要是ARVC）引起的心源性猝死病例的减少，和筛查时能够发现心肌病的数量增加[35]。最近，英国Wilson等使用个人史和家族史、体格检查以及静息心电图评估了1074名初级运动员（10—27岁）和1646名运动活跃的学龄儿童（14—20岁）。9名（0.3%）运动员被发现患有心血管异常，容易导致发生心源性猝死；全部仅通过心电图检测，无1例有心源性猝死症状或家族史[43]。

（五）强制性参与前心电图筛查的担忧

在美国，对竞技性运动员使用心电图进行强制性国家筛查存在障碍。这些障碍包括，在广大地区大量运动员、大人群地进行筛选（$10 \times 10^6 \sim 12 \times 10^6$人次）；美国多样的民族和种族人口，使得解读心电图更加困难；缺乏大型筛查计划所必需的专业医疗服务提供者；对不可能绝对消除与竞技体育相关风险的认识[60]。

另一个主要问题是，参与前筛查期间使用心电图涉及较高的假阳性率高。在Corrado等的研究中[35]报道，具有7%的假阳性率和2%的运动员被取消资格；只有0.2%的运动员最终可能具有致命的心脏病。这引起了对实际心源性猝死风险并未增加的运动员进行不必要的进一步调查和（或）错误取消其资格的疑虑[61]。

已经发表了利用严格ECG标准的若干研究，表明在筛选运动员时对其心电图解释时应考虑到运动员心脏结构和功能（"运动员心脏"）的生理适应性改变。在Wilson等的研究中，作者报道应用病史、体格检查和心电图检查的假阳性率为3.7%，而仅用ECG的假阳性率为1.9%[43]。Hevia等[62]应用病史、体格检查和12导联心电图对西班牙1220名业余运动员进行了评估，结果发现6.14%的心电图异常，其中2例通过心电图诊断为肥厚型心肌病。有15例病史或体格检查阳性，但超声心动图未发现心脏疾病（1.2%的假阳性率）。2007年，Pelliccia等[63]描述了在意大利进行参与前筛查的32652名业余运动员（中位年龄17岁）的心电图异常情况，发现12%心电图有异常，但其中只有40%的心电图异常（研究人群的4.8%）需要进一步的诊断性检查。

最近的两项研究进一步对12导联心电图作为运动员参与前筛查的一部分的有用性提出质疑。Maron等[64]比较了明尼苏达州（在那里ECG不是常规筛查的一部分），与意大利威尼托地区（心电图筛查是强制性）的猝死率。在23年的时间里，明尼苏达州高中运动员心源性猝死发生率为1.06/10万人年，意大利为1.87/10万人年。这些数据表明，这两个地区的心源性猝死发生率都很低，并不支持由于在参与前筛查中使用ECG而降低了死亡率。同样，Steinvil等[54]报道了在以色列强制参与前筛查计划之前和之后的猝死率。这次筛查包括病史、体格检查、ECG和运动耐力测试。作者发现，在强制性筛查前10年（2.66/10万人年）与筛查后的10年（2.54/10万人年）之间，心源性猝死的平均年发病率没有显著差异。作者还质疑意大利的调查结果[35]，ESC根据目前的指南[46]提出意见，指出意大利的研究仅着眼于执行心电图筛查之前的2年时间，并将其与25年后的死亡率进行比较。取而代之的是，1980年和1981年意大利的死亡率异常升高（1982年强制执行筛查），但如果在此日期之前看，可能已经发现心源性猝死发生率有了很大的变化，正如在以色列发现的那样[35,54]。

同样，与任何筛查工具一样，ECG 也不会检测到所有使运动员易患心源性猝死的情况。特别是先天性冠状动脉异常和早发性动脉粥样硬化 CAD 不能单独用 ECG 来发现。这些造成美国年轻运动员中高达 20% 心源性猝死[30]。肥厚型心肌病患者中也有一小部分患者心电图正常；然而，这可能代表更轻的表型，并且可能具有较低的心脏相关性猝死风险[65]。

（六）心电图分析

对于心电图筛查假阳性和假阴性率研究的评估，可能受到个体研究中正常和异常不同定义标准的强烈影响。在运动员中结构和功能的生理性变化被认为是良性的，但在久坐的个体中不典型。这些曾经被认为是异常的心电图变化现在被理解为与训练相关的变化。为了阐明运动员心电图的生理变化而非病理变化，ESC 发表了一份关于心电图解读的建议[66]。被称为"西雅图标准"的心电图解读指南于 2013 年在几个医学协会之间进行了更新，包括 ESC、美国医学运动医学学会、国际足联医学评估和研究中心、儿科和先天性电生理学协会（Pediatric & Congenital Electrophysiology Society，PACES）和来自世界各地的知名心脏病专家[67-70]。这些总结在表 10-1 中。

此外，由于 ECG 的大多数正常数据都是基于高加索男性，这可能无法很好地用于推断其他人群。例如，女性青少年运动员通常在右胸前导联 T 波倒置，这可能被误认为 ARVC[71]。研究还表明，种族影响运动的生理反应，因此可能表现为被归类为异常的 ECG 表现。这在非洲和非洲－加勒比后裔的运动员中尤其如此。Magalski 等[72] 在对美国 1959 名精英男性足球运动员中评估 ECG 模

表 10-1 运动员心电图异常的分类

常见与训练相关的心电图变化	不常见与训练无关的心电图变化
窦性心动过缓	T 波倒置
Ⅰ 度房室传导阻滞	ST 段压低
不完全 RBBB	病理性 Q 波
早期复极化	左心房扩大
LVH 的孤立 QRS 电压标准	电轴左偏 / 左前分支阻滞
窦性心律不齐	电轴右偏 / 左后分支阻滞
异位心房不齐	右心室肥大
莫氏（Wenckebach）二度 Ⅰ 型房室传导阻滞	心室预激
在黑人或非洲运动员中 $V_1 \sim V_4$ 导联：凸 ST 段抬高伴 T 波倒置	完全 LBBB 或 RBBB
	室内传导阻滞
	长 QT 或短 QT 间期
	右心室肥大
	严重的窦性心动过缓
	Brugada 样早期复极
	室性心律失常
	房性快速性心律失常

常见的或训练的变化通常不需要额外检查。在参与运动之前，应进一步评估不常见的变化

[改编自 Corrado D, Pelliccia A, Heidbuchel H, et al. Recommendations for interpretation of the 12-lead electrocardiogram in the athlete. *Eur Heart J.* 2010；31（2）：243-259；from Drezner JA, Ackerman MJ, Anderson J, et al. Electrocardiographic interpretation in athletes: the 'Seattle criteria'. *Br J Sports Med.* 2013；47：122-124.]

式的研究中发现，有30%的非裔美国运动员中显示出通常限于右胸前导联（$V_1 \sim V_4$）的复极异常，而高加索运动员的比例为13%。来自英国的另一项研究表明，在某些黑人运动员中发现的心电图异常可能是正常的变化，而无病理证据。这项研究表明，在仅限于右心前区导联的心电图异常黑人运动员中，没有发现心肌病的超声心动图证据，并且当长期随访时，这些运动员的心血管发病率或死亡率没有增加[73]。事实上，来自英国伦敦的最近一项研究进一步完善了ECG标准，发现与白人运动员相比，黑人运动员的心电图异常的可能性至少高出2.2倍[74]。

（七）参与前筛查的经济后果

在评估参与前筛查的成本效益比时，除了病史和体检费用外，必须评估ECG的成本。根据心源性猝死发生率、心电图假阳性率、心电图和额外筛查费用的不同统计资料得出的成本效益评估报告的变异性很大[75]。例如，由于美国运动员人数超过1000万，如果心电图花费50美元，则所有运动员的心电图筛查花费5亿美元。根据意大利的经验，估计在美国将有890 000个心电图呈阳性。这将导致进行超声心动图的预约检查，每次检查的费用大约为1500美元。因此，基于意大利/欧洲的筛查计划在美国的总费用为18.4亿美元。这与上述数据相结合，可能低估了心电图和超声心动图的花费成本。

Fuller等[76]评估了单独应用病史和体格检查以及增加12导联心电图检查后的成本效益，发现增加心电图检查的成本效益更高，如果美国高中运动员使用心电图检查，则每生命·年节约44000美元，而只进行病史和体格检查每生命·年节省84000美元。最近，Wheeler等[77]评估了美国运动员从14-22岁单独应用病史和体格检查或增加心电图检查进行参与前筛查的成本效益。作者发现，与病史和体格检查相比，加入12导联心电图检查，每年每筛选1000名运动员可节省2.1个生命·年（每位运动员89美元），每个生命·年节约成本效益比42900美元。

在像美国这样的国家，如果没有一个既定的参与前筛查方案，启动成本将非常高。为运动员进行评估和治疗而建立必要的基础设施不仅费用高昂，而且需要接受正式培训的医生的费用也是如此。那些心电图异常者也需要花费大量资源，因为他们需要进一步评估，包括到心血管专科医生处就医和超声心动图等非侵入性影像学检查。在心电图呈假阳性的那些人中，额外检查花费的不只是经济成本，身体和心理上也是如此。运动员可能会经历焦虑地等待进一步评估，训练可能会受到限制，并可能被取消参赛资格。这重点表明需要一个在初步筛查过程中发现有异常的人员可以获得快速评估和结果的项目[39,78]。

三、特定的先天性心脏病变

（一）分流病变

1. 房间隔缺损、室间隔缺损、房室间隔缺损和动脉导管未闭

对于有小的分流或修复过的分流病变患者，当通过正式运动试验测量其运动能力时，许多患者的有氧运动能力较低[79,80]。虽然在少数情况下，残余心脏疾病或更罕见的运动时的持续性肺动脉高压（pulmonary hypertension，PHT）可能是导致这种情况的原因[80]，但大多数这些分流病变患者的原因是缺乏运动的久坐生活方式。经常参加运动，进行运动训练，并在许多情况下参与竞技运动对大多数这些患者可能是有益的。

（1）房间隔缺损：在房间隔缺损（atrial septal defect，ASD）患者中，由于右心室具有更大的顺应性，血液在心脏舒张期通过缺损的房间隔发生左向右分流。小缺损发生分流的血液总量少可忽略不计，患者具有正常的运动能力。然而，缺损较大时，较大的分流量导致右心室容积超负荷，这可能会导致在运动过程中发生肺动脉高压[80]。此外，这种分流可能会限制心率较快时左心室的前负荷。如果发生这种情况，这可能会导致运动能力的轻度降低。房间隔缺损关闭后，几乎所有患者会完全恢复运动能力。在目前的手术和介入时代，儿童早期以外的修复是罕见的。最近对儿童早期接受手术或器械封堵的研究表明，运动反应正常或接近正常[81]。在儿童期或在儿童早期后任何年龄修复人群中，残留肺动脉高压或房性心律失常是非常罕见的。第 36 届贝塞斯达会议指南中，对缺损已经关闭的儿童不限制其竞技性活动，应该限制运动的患者，仅限于那些大的房间隔缺损且具有轻度肺动脉高压的患者。缺损关闭前推荐进行低强度的竞技体育（ⅠA）[82]。对患有中等或较大 ASD 的中年人和老年人的运动研究表明，在这些缺损关闭后其运动能力显著提高[83]。在欧洲，ESC 运动工作组制定的关于左向右分流（房间隔缺损）的先天性心脏病儿童的指南中，对体育运动或体育活动没有限制[84]。这也适用于休闲运动和其他体育活动。

在房间隔缺损的介入装置闭合之后，患者可以在介入后 1~2 周（即当腹股沟处的穿刺部位已经完全愈合时）恢复轻体力活动。为了尽量减少移位的风险，应避免身体接触性运动 3~6 个月，此时装置应完全被心内膜覆盖。手术贴片关闭后，应避免身体接触性运动 3~6 个月。

（2）室间隔缺损：在肺血流与全身血流比（pulmonary-to-systemic flow ratio，Q_p/Q_s）< 1.5/1 的高度限制性室间隔缺损的患者中，只有从左心室向右心室的小分流。在运动中，分流将保持相对较小。在中等大小缺损（Q_p/Q_s 1.5~2）的患者中，肺动脉压力和阻力通常较低，只有轻度左心室容量超负荷。在这些患者中，动态运动通常具有良好的耐受性。由于等长运动时全身后负荷增加比肺后负荷增加更多，这种运动形式可导致肺流量和 Q_p/Q_s 增加，使等长运动耐受性稍差。肺动脉压力和阻力正常的较大室间隔缺损（Q_p/Q_s > 2）的患儿，与中等大小的室间隔缺损患儿相比，血流动力学相似。但是，如果有肺动脉高压，动态运动和等长运动都不能耐受。在肺血管阻力（pulmonary vascular resistance，PVR）显著升高的情况下，肺血管床不能适应与运动相关的血流量的增加，可能发生从右向左分流。

在两项儿童研究中进行亚最大运动量测试，发现 43 名原发室间隔缺损患者（平均 86%±12% 的正常）和经外科手术封堵的室间隔缺损患儿（平均 86%±12% 正常人）中有大约一半无氧通气阈值降低[69,70]。与较低水平的运动表现相关的唯一变量是在日常生活中更多的缺乏运动。最近一项对修复良好的血流动力学不明显的室间隔缺损患者和健康对照者的比较研究显示，尽管手术组患有轻度变时障碍，但三组之间的有氧表现无差异[85]。应鼓励患有室间隔缺损（修复或未修复）的儿童积极参加运动并采取健康的生活方式。如果发现低水平的运动表现，应鼓励增加体育活动。先前对少数先天性心脏病患儿（包括室间隔缺损患儿）的研究显示，在 6 周家庭调节计划后，在自行车功能测定中的最大工作速度有所提高，而最大 VO_2 没有变化[86]。

（3）房室间隔缺损：没有唐氏综合征的房室间隔缺损患者应该遵循与室间隔缺损相同的建议。唯一的例外是那些有明显二尖瓣关闭不全的患者。如果患者有左心房和（或）左心室的严重容量超负荷或肺动脉高压证据，应限制中度至重度二尖瓣关闭不全患者的运动。对于那些患有唐氏综合征的患者，在进行任何运动计划之前，应与其主治医师和心脏病专家进行讨论。虽然体育活动很重要，在这一人群中受到鼓励，但他们可能需要限制接触性体育活动和其他可能导致颈椎病的活动，因为唐氏综合征患者的寰枢椎不稳定率很高[87]。

（4）动脉导管未闭：动脉导管未闭患者的血流动力学与室间隔缺损患者的血流动力学相似。单独动脉导管未闭的封闭几乎都是经皮进行。经皮房间隔缺损封堵术后的活动建议同样适用于经皮动脉导管未闭封堵术后患者。

2. 锻炼和参加体育活动之前的评估

大多数修复良好或血流动力学不明显的残余分流缺陷的患者在参加休闲或竞技体育运动之前，除常规门诊检查外几乎不需要评估。这一般包括体格检查、心电图、胸部 X 线和超声心动图。如果还有其他关注令人担忧的重大残余异常或肺部疾病，可能需要进行额外的检查测试，包括运动测试[82]。

3．休闲活动和日常生活活动

在修复良好或血流动力学不明显的房间隔缺损、室间隔缺损、动脉导管未闭和房室间隔缺损患者中，休闲活动或日常生活活动不受限制。这些孩子也可以而且应该正常参加体育锻炼而不受任何限制。建议他们进行每次60min中等强度至剧烈程度运动，每周5天或更长时间[24]（表10-2）。

4．竞技体育

根据贝塞斯达指南，由于大多数孩子的房间隔缺损在参加竞技体育活动之前就已经关闭，所以锻炼通常不受限制。唯一需要限制运动的患者是房间隔缺损较大（未修复）和轻度肺动脉高压患者。推荐进行低强度竞技运动（ⅠA）直到缺陷被关闭（图10-1）。对于房间隔缺损经手术或器械关闭的运动员，如果没有肺动脉高压或心室、心房异位的证据，他们可以在手术或器械关闭后的3～6个月后参加所有运动[82]。对于有室间隔缺损的患者，小型和中型缺损和肺动脉压正常的运动员可参加所有运动，而缺陷大且肺动脉压正常的运动员可在室间隔缺损关闭后参加所有运动项目。那些有大型未修复缺损和肺血管阻力升高的患者不能参加竞技体育[82]。对于那些想要在室间隔缺损手术或器械关闭后参加竞技体育的人，如果没有肺动脉高压或心室、心房异位症的证据，患者可以在成功封堵后的3～6个月参加所有运动[82]。竞技体育的限制只限于肺动脉高压（pulmonary arterial hypertension，PAH）患者[84]。有关肺动脉高压患者运动建议的信息可以在本章后面的肺动脉高压章节中找到。

（二）左侧阻塞性病变

1．主动脉瓣狭窄

先天性主动脉瓣狭窄主要有三种亚型：瓣下型、瓣膜型和瓣上型。瓣下型病是主动脉下肌嵴、纤维肌嵴和（或）流出道，或离散型主动脉下膜的结果。主动脉瓣下阻塞也与扭曲的主动脉瓣小叶导致反流有关。先天性主动脉瓣狭窄可以是单独的单侧或双侧性病变，或者同时伴有后壁畸形室间隔缺损、二尖瓣畸形、主动脉弓发育不良和主动脉缩窄。窦管交界处的主动脉瓣上型狭窄通常见于Williams综合征、家族性上腔血管狭窄以及罕见家族性血脂异常患者[88,89]，或其他正常人的自发性突变。除严重情况或存在其他重大缺陷外，通常可正常或接近正常进行运动。

2．锻炼和参加体育活动之前的评估

从无症状的主动脉瓣狭窄患者中识别出症状是很重要的。既往史中运动引起晕厥或头晕、无肺部疾病病因的运动时呼吸困难或心绞痛，可能表明这些患者与无症状患者相比，患心源性猝死的风险更高。因此应对这些患者进行手术或基于导管的干预措施进行评估。先前已经报道了对狭窄程度进行分级的指南，并已被用于指导有关运动员参加竞技体育的建议。然而，这些指南无疑是保守的，基于很少的文献研究[82]。先前报道大多数认为突然死亡的主动脉瓣狭窄患者ECG异常发生率高。在对竞技运动给出建议时，应评估左心室肥厚（left ventricular hypertrophy，LVH）和（或）

表10-2 ASD/VSD/AVSD/PDA和无血流动力学显著残留病变的儿童和青少年的娱乐活动和运动训练频率、强度、时间和类型（F.I.T.T.）的原则建议

F.I.T.T.	心血管（动态）训练	肌肉（静态）训练
频率	中等：每天　　有力：3～5×/周	3～5×/周
强度	中度：最大VO$_2$的55%～60%至重度：最大VO$_2$的80%以下	中度至高度：20%～50%MVC至＞70%MVC
时间	大部分每天60分钟的活动	作为每日60分钟活动的一部分
类型	主要是动态活动：如跑步、跳跃、骑自行车、溜冰、滑板、足球	主要是静态活动：如体操、攀岩、俯卧撑、武术、球类运动的练习

VO$_2$. 微量氧气消耗；MVC. 最大的自主收缩

压力。分级运动试验可能有助于发现无症状患者的重要表现，如血压反应缓慢或心室异位。代谢运动试验可用于鉴定高危老年人，但在儿科和青少年人群中几乎不会出现异常，并且对危险分层可能几乎没有影响[90]。

3. 休闲活动和日常生活活动

如上所述，大多数主动脉瓣狭窄患者无症状，并具有正常的运动耐量。轻度疾病患者不需要限制活动，应遵循表10-2中的建议。中度狭窄患者应遵循二尖瓣主动脉瓣综合征的建议（表10-3）。有关规律的体育锻炼是否会减缓这一疾病的狭窄或功能不全的进展尚不清楚。确定的是，重复、最大剧烈程度的等长运动可能会加速瓣膜恶化；因此，这样的活动应尽量减少或完全避免。然而，体育锻炼有助于加速已经进行手术干预先天性心脏病患者的康复[91-93]。

4. 竞技体育

严重的主动脉瓣狭窄患者在运动期间有心源性猝死的危险[30,94]。但是，真正的风险是未知的。在成人中，晕厥、眩晕、心绞痛或运动性呼吸困难与心源性猝死有关。近期的数据表明，在婴儿期进行过球囊瓣膜成形术的患者在运动过程中发生心源性猝死的风险可能不如以前认为的那么高[95]。在有更多数据可用之前，第36届Bethesda会议的指导意见可能是合理的。轻度主动脉瓣狭窄，静息心电图正常且没有运动相关症状的运动员，可参加各种形式的竞技体育运动。对轻度狭窄患者应定期重新评估以继续进行竞技运动。中度主动脉瓣狭窄、轻度或无左心室肥厚、运动试验正常反应、无运动诱发症状的运动员可参加低静态/低中度动态和中度静态/低度至中度动态运动（分级ⅠA、ⅠB和ⅡA）（图10-1）。在临界病例中，目前发现猝死风险比以前认为的更低，据此给予个体化运动处方指导是合理的[95]。

即使考虑到轻微不同的病理生理学，瓣下型和瓣上型主动脉瓣狭窄的锻炼建议可能也与主动脉瓣型狭窄类似。

（三）双叶主动脉瓣

双叶或双交叉主动脉瓣是心脏先天性畸形最常见的类型，估计发生在0.5%~2%的人群中。受到影响的男性比女性多3倍[96,97]。当发现女性患有双叶主动脉瓣时，许多为Turner综合征。在女性伴有缩窄的双叶主动脉瓣时，应强烈考虑到Turner综合征或Turner嵌合体。典型的双叶主动脉瓣有两个可识别的尖端并列线。右侧和左侧的瓣膜融合或右侧与非冠状尖瓣的融合会导致瓣膜容易出现反流或狭窄或两者兼而有之。主动脉根部的异常，窦管交界处和升主动脉是该病变的一部分[98-100]。即使在没有狭窄或反流的患者中，根部和升主动脉扩张也很常见。与马方综合征相比，这些患者可能有发生自发性破裂的风险，但发生频率要低得多。右侧和左侧冠状动脉尖瓣融合的患者有发生主动脉根部扩张的倾向，而升主动脉扩张似乎在右侧和非冠状动脉尖瓣融合患者中更为常见[101,102]。

1. 锻炼和参加体育活动之前的评估

当一级亲属（同胞或父母）中存在主动脉瓣问题的家族史时，参加运动前应考虑双叶主动脉瓣的评估，因为报道的垂直传播率高达33%。这

表10-3 遵照 F.I.T.T. 原则，双叶主动脉瓣综合征的儿童和青少年的休闲活动和运动训练建议 a

F.I.T.T.	心血管（动态）训练	肌肉（静态）训练
频率	3~4×/周	1~2×/周
强度	低到中等强度的恒定负载训练：最大 VO_2 的 40%~60%	低强度（即1~5磅哑铃）：单独的小肌肉群 10~15 次重复
时间	每次 60 分钟	总共包括 30 分钟的力量训练
类型	低静态运动，如骑自行车、散步、游泳	哑铃练习、轻体操

VO_2. 微量氧气消耗

a. 没有主动脉根部扩张和无明显狭窄或反流的患者可遵循表6-2中的建议

种异常在查体时经常发现主动脉喷射性喀喇音，并可能存在狭窄或反流杂音。四肢血压评估将有助于排除并存的主动脉缩窄。超声心动图筛查是统一进行的，但在体检无明显杂音时通常无效。超声心动图对于确定病变的诊断和评估病变的血流动力学意义至关重要。运动压力测试通常没有帮助，除非超声心动图发现有重要的狭窄和（或）反流或者有确定的主动脉缩窄。MRI 可能有助于评估声窗不清患者的升主动脉的直径。心导管检查在中度至重度狭窄患者中很少需要来确认梯度，可能有助于危险分层的。

2．休闲活动和日常生活活动

这些患者应遵循上面列出的主动脉瓣狭窄指南。对于有主动脉根部扩张证据的患者，应尽量减少暴露于明显的静态活动。表 10-3 总结了这些建议。

3．竞技体育

无狭窄、反流或主动脉扩张的单独的双叶主动脉瓣患者可参加所有竞技运动。虽然有信息表明定期的运动训练可能会增加主动脉直径，但与此进展相关的实际风险仍不清楚[103]。有证据表明，耐力训练可以改善主动脉的弹性特性[104-108]。密切随访是必要的，每年进行超声心动图检查可能有帮助[109]，但应对患者个体化。高强烈、重复性等长活动可能会增强主动脉僵硬[110]和扩张[111]；然而，在没有主动脉根部扩张的情况下，等距活动目前是可以接受的[112]。

对于反流和（或）主动脉瓣狭窄实行锻炼限制，限制程度与血流动力学异常程度相当[112]。轻度主动脉扩张通常并不需要运动限制；然而，需要对运动员经常进行（年度）评估，同时关注其绝对直径的大小和变化率。目前的建议总结如下。在青春期前，主动脉根部大小应按适当的体重 Z 评分。

①无重度狭窄或反流，仅有轻度主动脉扩张（＜ 40 mm）的孤立双叶主动脉瓣的患者可参加所有竞技运动。

②中度（＜ 45mm）主动脉扩张且稳定（不快速进展）的患者可参加无身体碰撞风险的低静态/低至中等动态竞技运动。

③进展性（每年＞ 5mm）或严重主动脉扩张（＞ 45mm）的患者只允许进行低静态/低动态运动。

（四）主动脉缩窄

主动脉缩窄是指主动脉峡部变窄，主动脉峡部定义为锁骨下动脉起始部与导管壶腹/韧带之间的主动脉节段。它通常与主动脉瓣异常、室间隔缺损、二尖瓣异常、横主动脉弓发育不全以及左心发育不良综合征有关。缩窄部位的弹性介质的组织学异常对于该损伤是不可或缺的。年龄较大的未手术患者也存在颅内动脉瘤进展和破裂的风险，即使在手术患者中也存在这种风险。即使在成功的早期修复后，CAD、卒中、心力衰竭、主动脉瘤和脑动脉瘤破裂以及心源性猝死的心血管风险也会发生[113]。尽管完美的修复，但这些患者的运动能力会降低[114,115]。慢性收缩压升高可能与心血管发病率和死亡率有关。即使在静息时血压正常的患者中，运动时的高血压反应可能与左心室肥厚和异常血管功能有关[116-118]。内皮功能障碍、血管弹性降低和压力感受器增强均可能在慢性收缩期高血压的发展中发挥作用，并且常见的收缩压升高至分级动态或等距运动[119-121]。

1．锻炼和参加体育活动之前的评估

在主动脉缩窄患者的初步评估中，病史和手术史，包括相关病变的出现和（或）修复，四肢血压和静息 ECG 是必不可少的。先前有关心脏导管插入术的病史也很重要，特别是对那些患有球囊扩张的原发性缩窄或复发/残余缩窄的患者。上下肢血压差的存在提醒医师应注意可能存在的残余缩窄。

实验室检查包括基线静息 ECG 以评估左心室肥厚的存在。超声心动图在检测残余差异梯度、相关病变、残留阻塞部位（如果存在）以及左心室肥厚方面非常有用。MRI 三维重建提供主动脉解剖的精美细节，并可能有助于确定残留梗阻或动脉瘤的部位。最大运动测试对评估这些患者的运动血压反应很有用。即使没有残余缩窄，这种反应也可能是异常的。这可能与如上所述在这些患者中见到的残余异常血管反应性有关。

2. 休闲活动和日常生活活动

许多研究调查了主动脉缩窄患者的运动表现，但关于参加强烈运动和训练风险的纵向数据很少。如表 10-2 所示，那些修复良好的患者（例如静息梯度 < 20 mm Hg，无韧带下动脉瘤），静息和运动血压正常以及无其他相关心脏异常的患者应定期进行中度到剧烈程度的娱乐活动。那些没有残留缩窄的高血压患者应该遵循本章后面列出的有关系统性高血压的建议。双叶主动脉瓣的患者应遵循表 10-3 中双叶瓣的建议。

3. 竞技体育

轻度（< 20 mm Hg 收缩压梯度）孤立型缩窄患者可参加所有运动；然而，应尽最大努力阻止具有最大用力的等长分量的活动。残留梗阻的患者在参加竞技体育运动之前应进行基于导管或外科手术的干预[82]。在没有残余梯度的情况下，休息或运动诱发的高血压应按照系统性高血压章节讨论。与休闲活动一样，缩窄和二尖瓣主动脉瓣修复患者的竞技性运动应遵循二尖瓣主动脉瓣部分。

（五）右侧阻塞性病变

1. 肺动脉狭窄

肺动脉瓣狭窄（pulmonary stenosis，PS）是最常见的右心室流出道梗阻类型，多数病例是由小叶的融合引起。梗阻的程度是可变的，但通常是轻微的，并可能自发退化。更严重的阻塞会导致右心室肥厚和（或）劳损，如果不及时治疗，可能会导致运动不耐受[122]和（或）继发于右心房扩张的房性心律失常。大多数晚期阻塞患者受益于干预，通常是球囊瓣膜成形术。据报道，免于再次干预和对身体锻炼的能力相当有利；然而，由干预引起的慢性肺反流的长期影响仍有待观察[123,124]。轻度肺动脉瓣狭窄（峰值梯度 < 30 mm Hg）似乎不会显著影响运动。儿童和青少年中度（30～50 mmHg 峰值梯度）狭窄可能有良好的耐受性，很少有受影响的表现。然而，在年轻和中年成人中，即使保留右心室收缩功能，也可以看到运动能力的下降。严重的狭窄通常会影响表现。中度和重度狭窄的表现通常在干预后有所改善[125-127]。

（1）锻炼和参加体育活动之前的评估：肺动脉瓣狭窄患者应该进行完整的心血管方面的体检，在参加常规活动之前的评估应优先于参加锻炼和体育运动之前的评估，应该获得静息心电图。进一步的检查将取决于狭窄的严重程度和其他任何相关的心脏异常的程度。除轻度肺动脉瓣狭窄患者以外，都应考虑超声心动图、Holter 监测和运动试验。在有明显右心室扩张或功能障碍的特定患者中，可能需要其他成像研究，如心脏 MRI 或计算机断层（computed tomography，CT）扫描。

（2）休闲活动和日常生活活动：鼓励轻度肺动脉瓣狭窄不伴有右心室压力超负荷、无 ECG 异常和运动耐量正常的患者进行正常活动（表 10-2）[82,128,129]。也应鼓励已经接受治疗的肺动脉瓣狭窄且无明显血流动力学异常（轻度狭窄、不超过中度反流）和心电图正常患者的娱乐活动不受限制。类似的推荐适用于中度狭窄和不超过中度反流的患者。然而，出于上述原因，运动测试在该患者群体中是有用的，尤其是在年龄较大患者中。

对于伴有右心室收缩期室壁运动正常的扩张型右心室残余反流患者，见表 10-4。如果右心室功能障碍存在，娱乐活动和日常生活活动可能受到限制。这些患者可能受益于常规的运动指导，以帮助优化其动态和静态运动表现（表 10-5）。严重狭窄患者锻炼应该受到限制，直到他们接受修复。

（3）竞技体育：轻度肺动脉瓣狭窄、右心室大小和功能正常以及轻度以下的反流、心电图正常和无右心室肥大的患者可参加所有运动[82,130]。中度狭窄、轻度以下反流、右心室大小和功能正常、心电图正常以及轻度右心室肥厚的患者可以参加不超过中度动态和轻度等长运动（图 10-1）[82,130]。没有狭窄或轻度狭窄伴有明显反流并与右心室扩张相关但右心室功能正常且无症状的患者，可参与低强度有氧运动（图 10-1）。严重狭窄患者不应参加竞技运动，但可在成功干预后 3～6 个月恢复运动。活动类型取决于残余血流动力学结果（见上文）[82,130]。

表 10-4　遵照 F.I.T.T. 原则，患 PS、ToF、中度残余病变且无右心室功能障碍的儿童和青少年的休闲活动和运动训练建议

F.I.T.T.	心血管（动态）训练	肌肉（静态）训练
频率	3~5×/周至每天	3~5×/周
强度	中度：最大 VO$_2$ 的 40%~60%	低强度到中等强度：20%~50%MVC
时间	大部分每天 60 分钟的活动	作为每天 60 分钟活动的一部分
类型	适度的动态活动包括游泳、乒乓球、散步	静态活动包括体操、球类运动、轻量级运动

VO$_2$. 微量氧气消耗；MVC. 最大的自主收缩；PS. 肺动脉狭窄；ToF. 法洛四联症

表 10-5　遵照 F.I.T.T. 原则，患 PS、ToF、伴有右心室功能障碍的残余病变的儿童和青少年的休闲活动和运动训练建议 [a]

F.I.T.T.	心血管（动态）训练	肌肉（静态）训练
频率	3~5×/周至每天	3~5×/周
强度	低强度到中等强度：最大 VO$_2$ 的 30%~60%	低强度到中等强度：20%~50%MVC
时间	大部分每天 60 分钟的活动	作为每天 60 分钟活动的一部分
类型	低强度到中等强度的动态活动包括散步、游泳	静态活动包括轻度体操、球类运动、轻量级运动

VO$_2$. 微量氧气消耗；MVC. 最大自主收缩；PS. 肺动脉狭窄；ToF. 法洛四联症
a. 考虑有明显心功能不全患者的正式运动处方

2. 法洛四联症

法洛四联症的运动表现可能比任何其他先天性心脏异常都有更多的研究。瓣膜切开术和流出道修补术通常导致肺动脉反流和右心室扩张。显著的心室扩张可导致心律失常，可伴有与心室切开术相关的瘢痕形成。残余狭窄、反流和肺动脉分支狭窄都与运动能力下降和运动时通气不足有着独立的联系。后者表现为二氧化碳的高通气量（与二氧化碳排出相比每分通气量较高），以及相对于二氧化碳产生的分钟通气斜率急剧上升[131-134]。这个人群的运动能力差别很大。从某些情况下的严重下降到远高于正常水平。运动表现中的这种异质性反映了缺陷本身的异质性以及手术修复后所见的广泛残留病变。那些伴有双心室收缩功能障碍的显著肺反流的患者似乎运动能力最低[132]。这些患者往往是长期存在右侧异常残留的年轻人。限制性右心室力学的患者尽管有严重的肺反流，但并不会发生显著的右心室扩张，并且在长期随访中往往似乎具有更好的运动能力[135,136]。QRS 间期延长与扩张型右心室有关，绝对测量值（>180 ms）以及 QRS 时间的变化率可能是运动过程中心源性猝死风险的重要预测因子。与室性心律失常以及可能相关的心源性猝死有关的其他因素包括修复的年龄较大、右心室流出道阻塞、右心室收缩压增高、右心室扩张和功能障碍以及左心室收缩功能障碍[137-140]。过早的心房和心室异位搏动通常在运动试验中观察到，并且可以在多达 50% 的患者中观察到。然而，快速心房或心室耦合或运动中的心律失常在运动试验中并不常见，并且可能是引起关注的原因。

最近对年轻人进行的研究显示，运动试验对于鉴别心源性猝死或心力衰竭死亡风险以及需要住院治疗的心力衰竭具有显著的预测价值。多项研究评估了运动训练在受控环境中的作用，证实尽管存在重要的残余病变（肺反流、右心室功能障碍），但该人群的运动表现仍有所改善。值得注意的是，在一项此类研究中报道，室性心律失常患者被排除在参与之外[141]。

（1）锻炼和参加体育活动之前的评估：参加定期活动之前的评估应该类似于有残余心脏异常的肺动脉瓣狭窄。所有患者应该定期进行动态心电图监测和运动试验，以评估心律失常并评估运动过程中的心肺功能。运动试验结合 MRI 等影像学检查，可能有助于确定可从肺动脉瓣置换术中受益的患者。这对于年长青少年和年轻成年人可能特别有用。

（2）休闲活动和日常生活活动：由于这一人群的异质性，参加活动和体育的建议因患者个体的状况而异。无症状的患者，伴有正常或者轻度右心室扩张、正常右心室压力和收缩功能，在休息时和运动过程中没有心律失常记录时，应鼓励其进行规律体力活动而不受限制（表 10-2）。有一些数据表明，在法洛四联症患者中维持积极的生活方式可以改善长期的有氧运动能力。这可能是由于改善肌肉骨骼调节以及直接的心脏效应的结果[142]。

有明显肺动脉瓣反流的无症状患者，如果至少有中度右心室扩张但保持右心室功能且在休息时或运动时无心律失常应遵循表 10-4 建议。

有明显的反流、显著的右心室扩张和功能异常的无症状患者，如果在休息或运动过程中没有心律失常，可能会进行轻微的动态运动。这些患者以及下述段落中的有症状性患者可从常规运动指导中受益，以更好地评估其个人极限，并确保他们参加与之个人能力相符的安全的和适当的活动。根据患者个体情况遵从表 10-4 或表 10-5 中的建议。

有症状伴有残余右心室病变和（或）左心室功能障碍的患者，右心室与全身收缩压比率为 2/3 或更高的患者，具有重要的残余心内分流的患者，以及有记录的难治性的持续性心房或室性心律失常的患者，应该只参与低动态、低风险的活动（表 10-5）。

（3）竞技体育：除欧洲以外，在世界其他地区，已经修复的患者伴有正常或接近正常右心室压力，右心室容量负荷不超过轻度，没有重要的残余分流，在休息或运动过程中没有心律失常，可以不受限制地参加所有竞技体育锻炼[82,130]。美国自由式滑雪运动员最近的非凡表现证明，在没有显著残留病变的修复患者中追求高水平竞技运动的安全性。肺动脉瓣反流伴右心室扩张，右心室压力升高至全身收缩压的一半或更多，或伴有房性或室性心律失常的患者，只能进行低静态、低动力运动（图 10-1）[82]。

3. Ebstein 异常

关于 Ebstein 异常患者的运动表现和运动相关风险的文献很少。该患者群体的异质性很大，并且随瓣膜异常的严重程度以及心房右向左分流的存在和程度而变化。耗氧量比正常情况下降低。然而，三尖瓣成形术后和房间隔缺损关闭术后患者的运动表现有所改善[143]。修复时年龄较小，且干预时胸部 X 线片上的心胸比较小的患者似乎具有更好的结果。手术前静息时经常有发绀的患者，病情会随运动而恶化。即使在手术干预后，大多数患者的运动能力相当有限，平均最大 VO_2 为预测值的 50%。可能存在变时障碍。即使在完全饱和的成年患者中，右心室和左心室搏出量的下降可能会限制心输出量，因此也会使运动表现受到限制[144]。与具有法洛四联症和单心室的患者相似，如果存在房间隔缺损，由于肺部异常以及右向左的动脉分流导致运动期间显著的通气无效。

（1）锻炼和参加体育活动之前的评估：参加规律活动之前的评估应与法洛四联症患者的评估类似。运动试验和动态心电图监测可用于评估运动诱发的心律失常和预激证据。运动测试对于评估运动时去饱和度的存在和程度也很有用。

（2）休闲活动和日常生活活动：无症状无青紫的患者，伴有不超过轻度的三尖瓣反流，左心室收缩功能正常，无静息或运动诱发心律失常，可参加所有活动（表 10-2）。无症状患者，伴有中度三尖瓣反流，正常动脉血氧饱和度，伴室上性心律失常，可以参加低水平的动态和不超过中度程度的等长身体活动（表 10-5）。休息或运动时有症状的患者，有严重的右心房或右心室扩张、严重反流、左心室功能障碍或慢性房性或室性心律失常，不应进行体育锻炼。

（3）竞技体育：无症状无发绀患者，伴有不超过轻度的三尖瓣关闭反流，左心室收缩功能正常，没有静息或运动诱发心律失常，可参加所有竞技运动[82]。无症状患者，伴有不超过中度的三尖瓣反流，正常动脉血氧饱和度，无静息或运动诱发心律失常，可参加低动态和低静态的竞技体育（图10-1）[82]。

重度Ebstein异常的患者，表现为严重反流和右心室功能不全的证据（动脉血氧饱和度下降，运动诱发的心律失常以及运动或休息期间出现症状），不应参加竞技体育。曾接受手术干预的患者，如果在手术后3个月没有症状，没有或轻度三尖瓣反流，没有休息或运动诱发的心律失常，可参加选定的竞技体育。

4. 大动脉转位

在大约30年之前，大动脉转位通过心房转换手术，无论是Mustard还是Senning得到缓解。因此，几乎所有这类手术的患者，都至少生存三四十年。这个人群的运动通常表现为适度受损，最大VO$_2$在预测的60%～70%的范围内。即使在日常生活中进行不同程度的活动，许多患者可能会受到更严重的限制。运动表现差的原因有很多，可能包括全身性右心室功能不全、变时障碍、三尖瓣反流和限制心室前负荷增加的脊状心房板障[145-149]。

因为心房转移手术的长期问题，目前的做法是尽可能进行动脉开关操作。大多数动脉开关手术后患者的运动表现接近正常（平均为最大预测VO$_2$的87%）[150-156]。然而，随着这个人群已经进入青少年和年轻成年人，有证据表明他们的运动表现有所下降[153-155]。这种下降的原因尚不清楚，但可能是多因素的。左心室功能通常保护良好，但通常有轻微的变时障碍。这很可能是由于手术时主动脉横断引起的自主神经支配的结果。最近的报道表明，至少在一些患者中，残余的肺动脉狭窄可能限制右心室在运动期间增加心输出量的能力。此外，随着这一人群年龄增加，这种下降可能至少部分与缺乏体力活动和肥胖率的上升有关[3,4,157]。有10%～12%的患者在动脉开关手术后

出现症状性和无症状性冠状动脉闭塞，心肌灌注显像缺陷，负荷超声心动图室壁运动异常和冠脉储备减少[150,152,153,156,158,159]。这些发现引起人们对这些患者参加高度竞技性体育运动的风险，以及随着这一人群年龄增长，而出现获得性动脉粥样硬化性冠状动脉疾病和随之而来的活动相关性心肌缺血的潜在风险的担忧。然而，迄今为止，猝死的发病率以及在运动测试中与这些发现相关的症状出现率似乎很低，其意义仍不清楚。此外，随着这一人群年龄增加，主动脉根部扩张的频率也越来越高[157]。迄今为止，手术干预的需求相当低，重新介入的指征尚不明确。尚不清楚在该人群活动期间主动脉破裂或剥离的风险，但由于围绕主动脉根部存在瘢痕组织和缝合线，这可能比结缔组织疾病引起的主动脉根部扩张要少得多。主动脉根部扩张对冠状动脉的影响也是未知的[160-162]。

（1）锻炼和参加体育活动之前的评估：大多数心房转换手术的患者几乎都是成年人，大多数患者会出现一定程度的心功能不全。有必要如上面对于患有严重残留缺陷的法洛四联症患者概述的一样进行全面的评估。常规运动测试对于评估心律失常和变时性反应的存在是有用的。此外，这种测试对判断运动能力和潜在限制很有用。这些信息将有助于在患者需要有关工作、日常生活活动和休闲运动的咨询以及身体康复需求时，向患者提供帮助。

在动脉转换手术后，还需要完整的病史和体格检查。应进行超声心动图评估包括功能、主动脉根部扩张和肺动脉狭窄在内的相关检查。运动试验可能有助于发现隐藏的残余血流动力学异常或心律失常，以及评估提示存在心肌缺血的心电图改变。如果怀疑有异常，尤其是在心电图上出现难以用静息传导异常解释的ST段改变的情况下，运动负荷试验时的心肌灌注显像、负荷超声心动图和MRI也可能被考虑用于检查[157]。有些权威人士认为，心电图、超声心动图和压力测试应每2年重复一次。但是，没有可靠的数据表明，这种筛选频率的方法优于个体提供者的判断。

（2）休闲活动和日常生活活动：对于罕见的

无症状且没有残余异常（心室功能障碍、无静息或运动诱发的心律失常）的患者鼓励其接受各种娱乐运动而不受限制 [84,130]。因为大多数这些患者会有一定程度的心脏、肺部和（或）肌肉骨骼异常，所以遵循表 10-4 和表 10-5 中的指导原则通常是合适的。基于运动测试的个人锻炼指导可能经常用于帮助评估职业和娱乐活动的可行性和安全性。

无症状患者，接受动脉开关操作修复后，如果没有和（或）轻微的残余病变（小的室间隔缺损、轻度的新肺动脉或新主动脉狭窄或功能不全），没有快速连律或心律失常的期前收缩，没有运动诱发的心律失常，鼓励进行无限制的休闲运动（表 10-2）。无症状患者，如果有血流动力学明显的残留病变（心室功能不全，肥大或扩张，新肺动脉狭窄＞ 30mmHg；中度或以上新主动脉瓣反流或静息或运动时出现心律失常），应该请心脏病专家根据个人情况进行评估。这些患者一般应该能在自己耐受水平下运动，避免血管内容量的消耗，并在疲劳时允许休息。即使在短时间内，也应尽可能避免最大限度地费力的等长活动。这对于那些主动脉根部扩张明显的患者也是有意义的。根据二尖瓣主动脉瓣和根部扩张患者的指南，他们可能会受益（表 10-3）。但是，如上所述，这组患者体力活动的风险是未知的。

（3）竞技体育：几乎毫无例外，经心房转换手术修复的患者，当他们的身体状况达到可能参加有组织的竞技体育运动的要求时，年龄均超过了竞技体育的要求。对于那些非常罕见、功能非常好的患者，如果想参加高水平的休闲运动，应该在参加之前请心脏病专家进行全面的个人评估。

通过动脉转换手术修复的无症状患者，如果只有轻微的残余病灶，并且在休息时或运动过程中没有显著的心律失常，并且没有运动诱发心肌缺血的证据，可以参加竞技运动而无须限制。具有高动态和高等距组合的运动并不禁忌，但不鼓励（图 10-1）[8,130]。对于可能由于残留病变或具有明显血流动力学意义的残留病灶引起的有症状的患者，建议不要参加竞技体育活动。心脏病专家可能会根据残留病变和患者的需求给予低动态和低等长的运动指导。

5. 先天性矫正型大动脉转位

先天性矫正型大动脉转位是一个相对罕见的缺陷。虽然没有其他相关异常的先天性矫正型大动脉转位偶尔会发生，超过 90% 的患者会有一些额外的缺陷或功能障碍。这些额外的缺陷可能包括室间隔缺损、三尖瓣异常和左心室流出道梗阻。通常这些额外的缺陷是造成先天性矫正型大动脉转位运动表现下降的原因。导致心脏传导阻滞的传导系统异常也很常见，并对运动表现产生不利影响。

直到最近，大多数先天性矫正型大动脉转位患者都通过保留右心室在系统泵送室的手术得到缓解。因此，对先天性矫正型大动脉转位中运动表现的研究基本局限于这些类型的缓解。有关运动表现在所谓的"双转换"操作之后的数据尚不足。

大多数运动数据来自先天性矫正型大动脉转位的年轻成年人群的研究，将其与具有心房转换生理学的大动脉转位患者进行比较。平均而言，两组患者最大 VO_2 是相似的，约为年龄和性别预测值的 60% [163,164]。运动耐量下降的原因与大动脉转位相似：全身右心室功能不佳、三尖瓣关闭不全和变时障碍。有趣的是，先天性矫正型大动脉转位患者似乎能够通过运动增加他们的每搏输出量的程度比大动脉转位更大。这是先天性矫正型大动脉转位缺乏心房板障的结果，允许运动时更好地保持右心室前负荷 [148]。

（1）锻炼和参加体育活动之前的评估：除了体格检查外，先天性矫正型大动脉转位患者还应该进行静息超声心动图检查以评估右心室和左心室功能、三尖瓣功能以及是否存在心室流出道梗阻和程度。Holter 检查可用于评估是否存在传导异常。最大分级运动试验可用于检测身体的工作能力、有氧能力、变时性反应和是否存在心律失常。

（2）休闲活动和日常生活活动：在大多数情况下，先天性矫正型大动脉转位患者的活动建议与使用心房转换手术修复的大动脉转位类似。应该在日常水平上定期开展轻中度有氧强度的娱乐活动。静态活动应该处于低水平，特别是在存在明显的三尖瓣关闭不全时。在某些情况下，如果没有或只有很少其他相关的异常情况，可能会鼓励更高水平的活动。这个决定应该基于参加前的评估和运动测试。

（3）竞技体育：与休闲活动一样，竞技体育的建议与心房转换手术修复的大动脉转位相似。这些建议是为了限制低动态和低静态活动。此外，与休闲活动一样，没有明显的相关异常和具有正常的心室和房室瓣功能的罕见患者可能会有例外情况。对这些患者需要进行频繁评估，以确保安全地参加更有活力的运动。

6. 单心室生理学

尽管Fontan生理学患者的运动耐受性与未手术的单心室患者相比有改善，但在大多数情况下，他们的有氧运动能力仍远低于年龄匹配的同伴，并且也低于大多数其他类型的先天性心脏缺陷患者。大多数Fontan患者的VO_2最大值接近预测值的65%~70%，并且具有变时性损伤，每搏输出量减少和通气效率受损[165,166]。肌肉体积和功能的减少也可能导致运动耐量降低[167]。在这个人群中，次最大有氧能力似乎稍好一些。这一发现可能反映了这种生理学状况在较高心率下维持心室前负荷的能力有限[165]。由于湍流导致Fontan循环的能量损失，可能使运动时增加心输出量的能力受到限制[168,169]。心脏传导阻滞和连续性房室传导和窦房结功能障碍也可能影响表现。有越来越多的数据显示，随着该人群进入20—30岁时，其有氧能力和运动耐量下降。有氧运动能力的显著下降与症状性心力衰竭和心源性死亡或心脏移植需求的发生有关[27]。

（1）锻炼和参加体育活动之前的评估：在开展定期的体力活动或调节计划之前，具有稳定的Fontan生理学的患者应该进行全面的基础评估。基础评估应包括ECG、超声心动图，以排除可能对Fontan循环产生负面影响的血流动力学紊乱，以及用于评估隐匿性心律失常的Holter检查。分级运动测试对于检查有氧运动和身体运动能力非常有用。整个测试过程中应评估全身血氧饱和度。评估休息和运动时的肺功能对揭示可能影响运动表现的相关肺部异常非常有用。

（2）休闲活动和日常生活活动：具有稳定Fontan生理学患者通常能够正常进行日常活动而不受损害。应鼓励患者每天进行中度至剧烈的活动。虽然这组患者的运动表现相当有限，但表现差异很大。在正式运动测试中，高达25%~30%的Fontan生理学患者拥有与年龄匹配的健康同龄人同等正常范围的有氧能力。毫不奇怪，这些患者倾向于集中于青春期前的年龄范围内。这些患者可以并且经常保持与他们的同龄人相同水平的各种娱乐活动。

另一个极端是Fontan生理学患者的很大一部分运动表现相当有限。这些患者往往是青少年和年轻人。这些患者即使进行日常生活的常规活动也可能有困难。已被证明，根据FITT原则进行运动训练（表10-6）可以改善Fontan患者的运动能力[167,170-174]。如果服用抗血栓药物，应让患者在疲劳时保持休息，保持足够的水化，避免身体碰撞。

（3）竞技体育：这个人群中参与竞技体育的问题很复杂。出于上述原因，大多数具有Fontan生理学的青少年和年轻成年人，不可能在具有中

表 10-6 遵照 F.I.T.T. 原则，Fontan 术后儿童和青少年的休闲活动和运动训练建议 [a]

F.I.T.T.	心血管（动态）训练	肌肉（静态）训练
频率	3~5×/周至每天	3~5×/周
强度	低强度到中等强度：最大 VO_2 的 30%~60%	低强度：20%~30%MVC
时间	30 分钟	15~30 分钟
类型	散步、游泳、循环平稳的运动	轻量级运动

VO_2. 微量氧气消耗；MVC. 最大自主收缩

a. 考虑正式运动处方的患者有显著的心脏功能障碍或调节障碍

等或更高的动态和静态要求的运动中成功竞争（图10-1）。因此，贝塞斯达会议中限制他们从事这些活动的建议处于一个默认合理的位置[82]。由于在这个年龄段有特殊患者具有正常的运动能力，因此应该对这些希望在更高强度水平上竞争的患者进行个案评估。应该仔细评估风险并与患者和家人讨论。

如前所述，具有Fontan生理学的青春期前患者可能经常具有正常或接近正常的运动能力。另外，正如本章前面所讨论的那样，这个人群竞技体育的本质与青少年和成人竞技体育的性质明显不同。仅基于生理学限制这一人群参加竞技体育，没有令人信服的数据支持。相反，限制应该基于患者的能力和上述风险评估。

在所有Fontan生理学患者中，应该解决某些问题。有些患者不应该参加竞技性运动，因为有发生身体碰撞的风险而可能导致严重伤害：服用抗血栓药物的患者，以及依赖起搏器或具有植入式心脏复律/除颤器的患者。疲劳时应让患者休息并保持足够的水化，以减少自发凝块形成，特别是那些有心房开窗术的患者。

7. 肺动脉高压和艾森曼格综合征

肺动脉高压的分类最近于2013年在第五届世界肺动脉高压研讨会上更新。在儿科人群中，绝大多数患者将在肺动脉高压组中由心脏科医生评估。这包括特发性和遗传性的患者，以及来自先天性心脏病的肺动脉高压。后一组还包含艾森曼格生理学的患者[175]。

肺动脉高压的功能分类由世界卫生组织分为四类（表10-7）[176]。第1类患者在休息和运动时无症状。第2类患者在休闲活动和一些日常生活活动时具有症状。第3类和第4类患者，即使通常低于日常生活所需的活动，也有明显症状。即使是第1类和第2类患者，体力活动也可能存在重大风险。心源性猝死是该人群的常见死因，并且在某些类型的体力活动中经常发生。值得注意的是，艾森曼格综合征患者的功能分类通常较为严重，但活动时心源性猝死风险较低。当肺血管阻力迅速增加和全身循环阻力迅速下降时，大型心脏分流的存在能够维持全身心输出量和冠脉灌注。当运动时出现肺血管阻力显著升高的情况，肺动脉高压患者和心脏结构正常的患者可能无法保持心输出量和全身血压[177]。

（1）锻炼和参加体育活动之前的评估：这一人群即使完全无症状，在运动时仍有很高的不良事件风险。肺动脉高压患者的评估和风险分层是复杂的，需要广泛的测试，通常包括非侵入性影像学检查，以及经常用于评估肺血管反应性的心导管检查。该评估应该由诊断和治疗肺动脉高压经验丰富的专业人员执行[177]。

运动表现的评估在初始风险分层和随后的疾病进展和治疗干预监测中都非常有用。在轻微的病例，可以使用正规的代谢运动测试来监测患者。在更严重的病例，6min步行试验已被证明对监测疾病进展和评估干预的有效性都有用。这种类型的测试可能需要每3～6个月一次[177]。

（2）休闲活动和日常生活活动：由于许多这些患者的症状范围广泛且猝死的风险不可预测，

表10-7　根据世界卫生组织的肺动脉高压的功能分类

分级	描述
Ⅰ级	PHT患者没有受到身体活动的限制。普通的体力活动不会导致过度的呼吸困难或疲劳、胸痛或晕厥
Ⅱ级	PHT患者体力活动受到轻微限制。休息时无症状。普通的日常身体活动导致过度呼吸困难或疲劳
Ⅲ级	PHT患者体力活动明显受限。在休息时无症状。少于平常的日常活动会导致呼吸困难、疲劳、胸痛或晕厥
Ⅳ级	PHT患者无法进行任何没有症状的身体活动。表现出右心衰竭的体征和症状。休息时可能会出现呼吸困难和疲劳。任何身体活动都会增加症状

（改编自 Galie N, Hoeper HM, Humbert M, et al. Guidelines for the diagnosis and treatment of pulmonary hypertension. *Eur Heart J*. 2009；30：2493-2537.）

因此很难就此人群的身体活动提出任何一般性建议。除极少数例外情况外，活动的强度应该较低，并且对动态和静态要求较低（表 10-8）。在症状较多的患者中，常规的运动指导可能有用[178]。这些患者可能相当不适应，通过改善肌肉骨骼调节的简单活动可以显著改善他们的生活质量。这最初可能需要位于结构化和受监控的地点，而不是基于家庭的计划。无论活动水平如何，所有患者都需要频繁地重新评估。根据患者的临床过程，锻炼建议可以放宽或限制[177]。过去 10 年来，肺动脉高压患者的临床病程有了显著改善，这是由于用几种新型药物治疗的结果。随着治疗的开始，许多患者的症状会有明显改善。出于这个原因，频繁重新评估这一人群的运动能力和建议的必要性，怎么强调都不过分[177]。

大多数关于肺动脉高压的建议也适用于艾森曼格综合征患者。运动能力往往受到心脏和外周因素的限制[177,179]。但是，如上所述，这些患者全身心输出量和血压突然下降的风险较低。与肺动脉高压患者相比，运动相关心源性猝死似乎不太常见。这表明，如果这些患者可以耐受更强烈的体力活动，则承担的风险较低。仔细而频繁地监测运动症状和能力仍然是必不可少的[177]。

（3）竞技体育：鉴于这一人群的高风险性质，任何竞技体育的限制可能都是有必要的。特殊情况下，可能会针对 1 类患者个体考虑参加低静态和动态运动。但是，没有明确的数据可以准确评估个体患者的风险。

8. 心脏移植

在心脏移植术后的儿科人群中，通过有氧能力和肌肉骨骼强度测量的运动能力显著下降。这些缺憾原因是多方面的。少数有关小儿心脏移植患者运动试验的报道称，通过测量最大 VO_2，发现该人群的有氧能力为年龄和性别匹配健康同伴的 50%～60%[180-182]。这些值与成年人群中报道的值没有显著差异。这一发现的原因似乎是由于中枢和外周因素相结合而损害有氧能力。特别是在移植后早期，每搏输出量是有限的。这可能是由于收缩功能障碍，但更重要的是舒张功能障碍与高心脏充盈压力。自主神经支配异常和功能也影响运动时的心输出量。至少最初，心脏的自主神经支配丧失。这显著降低了变时性储备，并且减弱了变时性响应的时间过程。有一些证据表明某些患者在移植后晚期或作为对心脏训练后的反应，出现神经再支配和变时性的改善（下面讨论）。除了心脏效应之外，自主神经张力在外周血管系统中也是异常的。肱反应性受损，全身血管阻力增加[183-186]。

外周运动肌肉组织的受限至少与有氧运动能力受限的中心机制一样重要。心脏移植后，骨骼肌肉量通常减少正常的 20%。毛细管密度也显著下降。这可能反映了这些患者在移植前出现明显的病情缓解，但也可能是免疫抑制药治疗的结果。这些变化导致锻炼时肌肉提取氧气的能力受损。肌肉力量显著受损，特别是在早期移植期间。骨去矿化是一个经常发现的问题。这可能会导致压

表 10-8　遵照 F.I.T.T. 原则，肺动脉高压的儿童和青少年的休闲活动和运动训练建议 a

F.I.T.T.	心血管（动态）训练	肌肉（静态）训练
频率	3～5×/周	3～5×/周
强度	低强度：最大 VO_2 的 20%～40%	低强度：20%MVC
时间	每次 60 分钟	包括在心血管训练中
类型	主要动态活动：例如，在跑步机上或在开放路线上行走	主要肌肉群、上肢、下肢和躯体。运动的目标是正确的技术和呼吸模式避免 Valsalva 活动

VO_2. 微量氧气消耗；MVC. 最大自主收缩

a. 如果患者属于 WHO Ⅱ 级或更高级别，应考虑正式的运动测试和处方来制订活动强度和类型；考虑正式运动处方的患者有显著的心脏功能障碍或调节障碍

力性和压缩性骨折。正在使用免疫抑制药物可能会继续加剧脱矿问题。

小儿心脏移植后运动表现的系列研究是有限的。最近 Davis 等[180] 和 Dipchand 等[182] 的研究是相互矛盾的。两者都显示有氧运动能力和工作能力的早期改善。Davis 在大约 3 年后观察到改善有所下降；而 Dipchand 的人群保持稳定，一些患者表现出与移植血管病变发作相关的下降。造成这些差异的原因尚不清楚，但可能是收缩功能尤其是移植后即刻阶段舒张功能的综合改善，以及肌肉骨骼调节的长期改善，即使在没有正规康复的情况下也是如此。另外，变时性的改善表明至少一些患者受益于供体心脏的自主神经再支配。

没有关于小儿心脏移植接受者运动训练的风险和益处的明确数据。成人研究始终显示最大有氧能力显著提高。有一些证据表明变时性反应有所改善。舒张功能障碍似乎受影响较小。一些小型研究也有证据表明，高强度间歇训练在这一人群中比长期中等强度训练更有效[187-192]。这些研究对儿科人群的适用性尚不清楚。

（1）锻炼和参加体育活动之前的评估：与肺动脉高压患者相似，那些进行心脏移植的患者代表了独特的人群，应由具有该领域专业知识的医生和医疗保健提供者评估他们的体力活动。超声心动图和心导管检查评估收缩和舒张功能在这个人群中是常规的，应该是任何参与评估的一部分。随着移植时间的延长，移植物功能障碍发生的风险增加，最重要的是冠状动脉移植血管病变增加。常规运动试验，心肌灌注显像，甚至选择性冠状动脉造影是筛查的基本部分，以确保安全参与体育活动。

与许多先天性心脏病不同，心脏移植后，非心脏性疾病可能与心脏功能一样重要，以决定进行某些活动的能力。特别是在移植后早期，肌肉量损失和失调节，骨矿物质丢失和其他终末器官功能障碍都是潜在的重要因素。这些孩子通常受益于运动测试和全面的物理治疗评估。对于患者来说需要在心脏移植后立即进行，通常是将一个结构化的康复计划转变为家庭活动计划。

（2）休闲活动和日常生活活动：没有循证研究评估心脏移植后儿童参加运动和锻炼的类型、安全性或益处。Olausson 等[193] 在一项针对混合实体器官移植患者的非常小的访谈研究中报道，大多数人表示他们过着正常的生活。Ross 等[194] 报道了小儿心脏移植患者队列在移植后 10 年和 20 年的长期存活率。他们表示，"身体康复和恢复正常生活方式已接近 100%"。他们引用了两个参与激烈竞技运动的轶事病例。在一篇社论中，Fricker[195] 列举了一系列小儿心脏移植患者的建议。

①应该鼓励锻炼，不要气馁。

②所有患者在移植后 3 个月内应该进行监测康复计划。

③移植后 6 个月内恢复适合年龄的活动，包括体育课。

④耐力活动比间歇性高强度活动耐受性更好。

⑤参加竞技体育应该个体化，并且每年参加详细的重新评估。

如果没有关于这个人群的休闲活动的研究，这些建议似乎是一个合理的方法。然而，上面列出的成人研究很可能会对第四项建议提出质疑。应鼓励没有移植血管病变证据，其他肌肉骨骼问题或终末器官功能障碍的患者，参加剧烈的娱乐活动（表 10-9）。

（3）竞技体育：成人和儿科人群在心脏移植后竞技体育参与方面的数据同样缺乏。许多病例报告和小规模研究表明，心脏移植接受者可以在强有力的体育活动中经常参加训练和竞争。但是，这些研究中的数字太小，而不能将这种训练的安全性和益处推广到整体移植人群中。鉴于这些限制，第 36 届 Bethesda 会议中关于心血管异常竞技性运动员资格的大会建议可能是适当的[196]。

①由于移植患者管理涉及的特殊问题，关于心脏移植接受者体育竞赛可行性的决定应与患者的移植心脏病专家一起进行。

②运动员如果没有冠状动脉狭窄，没有运动诱发的缺血和具有相应年龄的正常运动能力，通常可以参加适合其运动能力的所有竞技运动。

③冠状动脉腔内狭窄的运动员应根据 Thompson 等的建议所述进行风险分层[196]。

表 10-9 遵照 F.I.T.T. 原则，无冠状动脉疾病的心脏移植后儿童的休闲活动和运动训练建议

F.I.T.T.	心血管（动态）训练	肌肉（静态）训练
频率	3～5×/周	3～5×/周
强度	中度到重度：接近 VAT（最大 VO$_2$ 的 55%～65%）	中等强度：20%～50%MVC
时间	每次 60 分钟	包括在心血管训练中
类型	主要是动态活动：如散步、慢跑、跑步、骑自行车、跑步游戏	主要肌肉群、上肢、下肢和躯体。运动的目标是正确的技术和呼吸模式避免 Valsalva 动作

VO$_2$. 微量氧气消耗；MVC. 最大自主收缩；VAT. 通气无氧阈值

[改编自 McBride MG，Binder TJ，Paridon SM. Safety and feasibility of inpatient exercise training in pediatric heart failure : a preliminary report.*J Cardiopulm Rehabil Prev*. 2007；27（4）：219–222.]

在没有更好的数据的情况下，这些建议可能是一个很好的基础，至少也可以用于青少年人群的评估。

四、与运动员心源性猝死相关缺陷

（一）先天性冠状动脉异常

心肌缺血和心源性猝死风险增加的先天性冠状动脉异常，是那些异常血管来自于不适当的 Valsalva 窦，并且在主动脉和肺动脉之间有一个壁内过程，来自右侧窦的异常左冠状动脉发生心源性猝死的风险最大。事实上，这些异常是美国年轻运动员心源性猝死的第二大心血管病因[29]。冠状动脉异常的鉴别是具有挑战性的，因为许多人都没有警告症状。首发症状可能是心源性猝死。在这些患者中筛查 ECG 几乎总是正常的。在那些抱怨劳累性胸痛、心悸、头晕、晕厥前兆或晕厥的患者中，必须考虑存在异常冠状动脉。经彩色多普勒超声心动图检查应显示冠状动脉解剖结构。当怀疑有异常冠状动脉时，确诊成像包括诸如心脏 MRI、超快速 CT 和偶尔的冠状动脉造影几乎总是被利用。在那些左主干冠状动脉出现异常的患者中，通常需要手术。无症状右冠状动脉异常患者的处理有没有被确定，有些选择手术，有些选择医疗管理，包括运动限制。手术与非手术治疗这些缺陷的相对风险和益处还远不明确。

1. 锻炼和参加体育活动之前的评估

先天性冠状动脉异常患儿进行的评估应包括基本体格检查和心电图，以及静息超声心动图，以了解冠状动脉解剖结构、评估心脏功能、评估房室和主动脉瓣反流、评估静息室壁运动异常。应进行最大分级的运动负荷试验，通常伴有核素心肌灌注和（或）负荷超声心动图。除了测量有氧和体力活动能力外，压力测试将有助于评估有无缺血、运动诱发的症状和运动诱发心律失常。Holter 检查可用于评估有无心律失常。

2. 休闲活动和日常生活活动

如果最大分级运动试验和其他激发试验是正常的，大多数医师会鼓励无症状的儿童和患有来自 Valsalva 左侧窦的右冠状动脉异常的年轻人参加休闲运动和日常体育活动[197]。应鼓励定期进行中度强度的有氧娱乐活动（表 10-10）。静态训练也应该处于中等水平。那些有劳累症状，在激发测试中有缺血的证据，和那些来自 Valsalva 右侧窦的左冠状动脉异常的患者应该停止娱乐活动，直到进一步治疗，例如手术。

3. 竞技体育

美国目前的指南建议，一旦冠状动脉异常的诊断得到证实，就应排除竞技性运动[82]。如果患者接受了手术，只要在最大分级运动负荷试验期间没有缺血、室性心动过速或心室功能障碍的证据，Bethesda 指南允许在成功手术后 3 个月充分参与竞技运动[82]。运动中的成像研究，如核素心肌灌注和（或）负荷超声心动图，可能有助于评估除运动负荷试验之外的术后缺血。没有长期的数据说明手术在降低该人群心源性猝死风险方面的有效性。

表 10-10 遵照 F.I.T.T. 原则，有冠状动脉异常和冠状动脉疾病的儿童和青少年的休闲活动和运动训练建议

F.I.T.T.	心血管（动态）训练	肌肉（静态）训练
频率	中等：每天　有力：≥3×/周	≥3×/周
强度	中度：最大 VO₂ 的 55%～60% 到重度（低于最大 VO₂ 的 80%）	中等强度：20%～50%MVC
时间	大部分每天≥60 分钟的活动	作为每天≥60 分钟活动的一部分
类型	主要是动态活动：如跑步、跳跃、骑自行车、游泳、溜冰、滑板、足球	主要是静态活动：如体操、攀爬、俯卧撑、武术、球类运动的练习

VO₂. 微量氧气消耗，MVC. 最大自主收缩；这些建议适用于那些没有历史证据或运动诱发心肌缺血和无冠状动脉狭窄的患者；左冠状动脉异常患者即使无症状，也应该在手术修复之前避免体力活动

（二）获得性冠状动脉疾病

1. 川崎病

川崎病是美国儿童获得性心脏病的最常见原因[198]（而风湿热是导致全球儿童中最严重的获得性心脏病）。缺血性心脏病可导致心肌梗死和心源性猝死，可由冠状动脉瘤和进行性冠状动脉狭窄而发生[199]。由于 CAD 的程度而导致心源性猝死的风险似乎随着时间而改变。在川崎病发病后的头 20 年，没有冠状动脉瘤证据或超声心动图显示最初短暂性扩张的患者，似乎没有比一般人群发生室性快速心律失常和心源性猝死的风险更大[199]。动脉瘤退缩至正常管腔直径的患者，可能存在冠状动脉持续结构和功能异常[199]。Suda 等最近报道了巨大冠状动脉瘤患者的长期预后（中位数为 19 年的随访），这些患者的巨大冠状动脉瘤并未退化，而是随着时间的推移而重塑，导致内膜增厚和有发生缺血性心脏病的风险。最初随访的 76 例患者中，7 例死亡，1 例接受心脏移植。此外，还有大量的导管和外科冠脉介入治疗，发病后的 5 年、15 年和 25 年的累积冠脉介入率分别为 28%、43% 和 59%[200]。当然，对于川崎病患者，体力活动和运动相关的风险取决于冠状动脉受累的程度。Paridon 等[201] 关于 46 名有川崎病史的儿童和青少年的报道显示，最大耗氧量在正常范围内，冠状动脉状态（即无、恢复或有动脉瘤）没有差异。另一项针对持续性冠状动脉瘤患儿的研究也显示，与对照组相比，具有正常的最高耗氧量、工作量和无氧阈值[202]。

（1）锻炼和参加体育活动之前的评估：患有川崎病的儿童除了体格检查和心电图外，还应该有静息超声心动图，以评估心脏功能和冠状动脉瘤的是否存在及其大小。最大分级运动试验与核素心肌成像和（或）负荷超声心动图相结合，有助于评估是否存在缺血、室壁运动异常和运动诱发的心律失常。

（2）休闲活动和日常生活活动：由于与体力活动和锻炼有关的整体心血管益处，建议所有患有川崎病的患者保持体力活动并避免久坐的生活方式[82]。应鼓励每日进行至少中等水平的规律娱乐活动。静态训练也应至少处于中等水平（表 10-10）。

（3）竞技体育：对于竞技体育，其风险取决于冠状动脉状态。以下建议来自第 36 届贝塞斯达会议中关于竞技性运动员的指南[82]。那些没有冠状动脉异常或短暂冠状动脉扩张的患者，可能会在发病后 6～8 周参加所有运动。同样，只要动脉瘤缩小的患者，在运动负荷试验和心肌灌注显像时没有运动诱发的缺血证据，就可以参加所有竞技性运动。对于那些有一个或多个冠状动脉中孤立的小动脉瘤和中等动脉瘤患者，如果没有运动诱发的缺血或心律失常，并具有正常的左心室功能，被认为是发生缺血的低风险人群。他们可以参加低到中等程度的静态和动态竞技运动（ⅠA、ⅠB、ⅡA 和 ⅡB 类）（图 10-1）。使用运动负荷试验和心肌灌注显像进行缺血评估应该每隔 1～2 年重复一次。

大型冠状动脉瘤、多个（分段）冠状动脉瘤或复杂的动脉瘤伴或不伴冠状动脉血流阻塞，这些情况中如果患者至少有一个，在运动负荷试验中没有可逆性缺血和运动诱发的心律失常，并且左心室功能正常的情况下，可以参加ⅠA和ⅡA类运动。每年应进行心肌灌注显像和运动负荷试验检查以监测缺血的发展。

最近发生的心肌梗死或血运重建的患者，在恢复之前不应参加竞技运动，这个时间通常为6~8周。恢复以后，那些左心室功能正常，并且运动耐量和心肌灌注测试没有可逆缺血以及运动诱发心律失常的证据时，可以参加ⅠA和ⅠB类运动。那些LVEF＜40%，运动不耐受，或有运动诱发的室性快速性心律失常者，不应该参加竞技体育。同样，正在服用抗凝血药和（或）抗血小板药物（阿司匹林、氯吡格雷）的患者不应参加有高速碰撞危险的运动。

2. 动脉粥样硬化性冠状动脉疾病

动脉粥样硬化性心脏病是35岁以上成年人发生运动性心源性猝死的主要原因，那些习惯性久坐者风险最高[111]。在年轻运动员（＜35岁）中，除了那些血脂异常、处于过早动脉粥样硬化的高风险者以外，急性运动相关的缺血很少因CAD引起。儿童和青年人最常见的血脂异常包括杂合子家族性高胆固醇血症、家族性apoB100缺陷、多基因高胆固醇血症、家族性高脂血症和家族性高三酰甘油血症。患有这些血脂异常的患者很少在儿童期或成年期出现明显的CAD。同样，与肥胖相关的血脂异常患者，在儿童期和年轻的成年期几乎不会发生动脉粥样硬化CAD。对于极度罕见的遗传性血脂异常（即纯合家族性高胆固醇血症或谷固醇血症）患者，在儿童期和年轻的成年期发生早发CAD的风险显著增加。

动脉粥样硬化CAD的诊断是通过以下任何一种方法进行的：心肌梗死史，提示心绞痛伴有诱导性缺血的证据，和（或）使用冠状动脉成像证实的冠状动脉粥样硬化[196]。一般来说，对于有CAD风险的人来说，久坐的生活方式会增加风险，而体育锻炼会降低运动期间心源性猝死的风险[130]。

（1）锻炼和参加体育活动之前的评估：大多数有常见遗传性血脂异常和生活方式相关的高胆固醇血症的患者除了常规护理（包括体格检查）之外，几乎不需要由初级保健儿科医生进行评估。这些孩子在年幼时并不表现CAD，也不需要进行进一步的影像学检查。罕见遗传性血脂异常的患者，如纯合子家族性高胆固醇血症患者除体格检查和心电图外，还应每年进行一次静息超声心动图检查，以评估心脏功能和主动脉瓣疾病。在青少年时期应考虑最大分级运动负荷试验，特别是那些超声心动图显示主动脉瓣反流的患者。如果在运动负荷试验中发现异常应进行冠状动脉造影，特别是如果根据超声心动图检查结果和令人担忧的家族史高度怀疑动脉粥样硬化性疾病时[88]。电子束计算机断层摄影术可能有助于评估动脉粥样硬化，但这项技术尚未在儿童中得到充分研究。

（2）休闲活动和日常生活活动：在没有与运动相关的心肌缺血的证据或者没有超过轻度冠状动脉狭窄的实验室证据的情况下，应该鼓励每天定期进行中等水平的娱乐活动。静态训练也应该处于中等水平（表10-10）。事实上，应该鼓励有CAD风险者和CAD患者定期进行体育活动和娱乐性运动，因为这有助于改善整体心血管健康状况[196]。近期有心肌梗死或心肌血管重建术的患者在恢复完成前不应参加体力活动。这些患者有可能从心脏康复中受益，心脏康复是他们康复的一部分[196]。

（3）竞技体育：缺乏有关竞技运动员CAD出现和严重程度的数据。出于这个原因，基于来自非运动员的CAD成人数据的Bethesda会议指南中根据测试分为两级风险[196]。运动相关事件的风险，可能随着竞技运动锻炼强度的增加，以及运动员本身疾病严重程度的增加而增加。风险轻度增加的患者定义为：静息时保持左心室收缩功能（射血分数＞50%），相应年龄正常的运动耐量，无运动诱发的局部缺血或复杂的室性心律失常，冠状动脉造影无血流动力学显著的狭窄（腔直径狭窄＞50%）和（或）成功的心肌血运重建。那些被认为风险显著增加的患者表现出以下任何一种情况：静息时左心室收缩功能受损（射血分数＜50%），运动诱发的心肌缺血或复杂的室性快速心律失常，或冠状动脉造影显示血流动力学显著的冠状动脉狭窄。基于这些定义，这些建议适用于风险轻微增加组的人群参加低动态和低/中等静态竞技运动（ⅠA和ⅡA类），但不参与竞争激烈的活动。然而，在运动风险很低的人群中，某些运动员可以允许参加更高强度的运动。此外，这些建议不适用于患有血脂异常且没有CAD证据的儿童（例如绝大多数患有脂质异常的儿童）。这个群体应该被视为和其他健康孩子一样，参加竞技体育不会受到限制。风险大大增加的运动员应限制在低强度竞技体育（ⅠA级）。

一旦CAD成立之后，需要强调的是，即使在那些风险只有轻度增加的运动员身上，竞技性运动也可能暂时增加运动相关不良事件的风险。

（三）肥厚型心肌病

肥厚型心肌病是美国运动员因结构性心脏病引起心源性猝死的主要原因，并且具有可变的表型。已经描述的有四种主要的表型，而且心源性猝死可以在任何一种表型中发生，认识到这一点很重要。大多数患者是由于肌节蛋白基因中的突变而导致的遗传性心肌病，鉴定这些突变的基因测试容易获得，但不全面并且昂贵。有些基因型阳性但表型阴性的患者，在发展成临床可检测到的心肌肥大之前，可能先有心肌细胞损伤和排列紊乱[203-205]。基因型阳性但没有临床可检测到的心肌肥大的患者，可以发生在任何年龄，但通常都小于14岁[206,207]。与表型阳性患者相比，基因型阳性但表型阴性患者的心源性猝死风险似乎较低。已经尝试了许多用于检测肥厚型心肌病的筛查程序。测试成本很高，患病率低（成人为1/500，儿童可能更低），随后的检测率低，以及可能会不恰当地认为运动员的心脏不适合竞技而取消其资格，使普遍筛选成为问题。

1. 锻炼和参加体育活动之前的评估

所有运动员候选人都需要详细地询问病史，尤其要注意运动竞赛期间有无晕厥或头晕史，有无运动性呼吸困难、心绞痛和心悸。家族史可能包括＜40岁成员猝死，这一发现应促使检查者考虑到遗传类型的心脏疾病。收缩性杂音在蹲位后站立时变大提醒检查者注意动态流出道梗阻。大约90%的受影响个体的心电图有异常。超声心动图通常可识别受影响的个体，但轻度肥大可能是"运动员的心脏"的改变。心肌混乱导致的舒张功能障碍可以利用多普勒组织成像来检测，并且可能会有显著心肌肥大。基因检测可以识别没有疾病表型表达的年轻家庭成员。在没有进行基因检测的情况下，受影响个体的家庭成员应该每隔几年进行一次心电图和超声心动图检查，直到青少年时期每年进行检查。

2. 休闲活动和日常生活活动

无症状患者应该追求健康的生活方式，允许调节自己的活动，在疲劳时保持休息并保证水化。血管内容量消耗会加剧动态流出道阻塞，应该避免。可能由脱水引起的电解质紊乱可能增加恶性心律失常的风险。等距活动应保持在最低限度。

3. 竞技体育

有可能诊断或明确诊断为肥厚型心肌病的运动员，除低强度运动之外，所有运动均应排除在外，不论年龄、性别和心脏表型如何。无症状的、表型阴性基因型阳性并且没有肥厚型心肌病家族史的心肌病运动员，可参加所有竞技运动。在撰写本文时，没有令人信服的数据表明这些患者由于剧烈运动而有突发灾难性事件的风险。在这样的数据出现之前，似乎没有令人信服的证据阻止这些人参加体育竞赛。

具有植入式心律转复除颤器的无症状患者，不应参加体育竞赛，但低强度运动除外。这种情况也应该避免有身体碰撞危险的运动。在撰写本文时，外部心脏复律除颤器的可用性不会改变上述建议。然而，预计目前的研究可能会改变肥厚型心肌病患者具有外部或内部心脏复律除颤器建议的可用性。

（四）其他心肌病

较不常见的心肌病包括扩张性、限制性或混

合生理性。这些心肌病起因于各种病因，如遗传、化学或毒性以及感染后。这个人群的运动表现可能从严重受限到正常变化，取决于心室功能障碍的程度。由于这些疾病的异质性，不可能就体力活动和体育的参加提出一般性建议。

在其中一些组中有关运动能力的数据有限。接受蒽环类药物治疗作为化疗治疗一部分的患者，可能会出现与儿童或年轻成人一样的缓慢进展、剂量依赖性的扩张性和（或）限制性心肌病。只受到轻微影响患者的运动表现可能正常，并且这可能会持续多年[208,209]。但是，心功能显著进行性下降的患者常常会出现症状。特别是在肺动脉高压存在的情况下，限制性疾病的存在可能会大大增加应用后蒽霉素群体的风险。

非致密性心肌病是一种相对较新认识的疾病[210,211]。这种类型心肌病的发病率是未知的。患者可能表现出严重的心力衰竭，但通常完全无症状，并因其他不相关的原因行超声心动图检查而发现。出于这个原因，这个人群锻炼的风险在很大程度上是未知的。

1. 锻炼和参加体育活动之前的评估

由于该组疾病的异质性，每位患者应该由熟悉特定类型心肌病的临床医师进行评估。ECG 和 Holter 检查可用于评估有无心律失常的存在。超声心动图用于评估收缩和舒张功能，以及非致密化的存在，并监测肺动脉高压的发展。在某些情况下，可能需要使用诸如 MRI 检查等对心肌及其功能进行更具体的评估。应该进行运动测试以评估有氧运动和体力活动能力、心律失常的发生率，以及发现当增加运动强度时无法保持心输出量的症状。

2. 休闲活动和日常生活活动

如上所述，由于该人群的高度异质性，有关休闲体育活动的任何有意义的广义陈述不适用于该人群。但是，几乎所有的患者都会从某种类型的日常体力活动中受益。成年人的生活质量和体力活动能力可以通过日常锻炼提高，甚至在有进展性心力衰竭的患者中也可以进行治疗[25]。儿童的数据少得多，但这也表明，严重症状患者的身体状况可以得到改善[212]。尽管正规的运动建议常有助于指导患者的活动，但在大多数轻度病例中不需要进行高度结构化的康复。在大多数轻度受影响的患者中，通常对休闲或日常生活活动几乎没有限制。

3. 竞技体育

没有关于儿童心肌病人群竞技性运动风险分层的数据。因此，除低静态和动态活动之外的所有限制似乎都是合理的默认方法。这种方法的个别例外情况可能见于罕见的非常轻微的情况，如经测试表明猝死的风险较低，以及能够保持正常或较高的体力工作能力和有氧运动能力。

（五）心律失常和心脏病变

在儿童和年轻成年人体育活动期间发生的大约 1/3 的心源性猝死与结构性心脏病或心肌病无任何相关证据[29]。这些死亡很可能是由心律失常引起的。与运动员发生心源性猝死最相关的原因是心脏钠-钾通道的缺陷。这包括长 QTc 综合征和 Brugada 综合征。这些缺陷的评估及其发生心源性猝死的风险将在单独的章节中讨论。

（六）全身性高血压

全身性高血压是青少年和年轻成年运动员最常见的心血管疾病。正如本章开头所述，在儿科和青少年人群中存在肥胖的流行。这正在向儿童年龄范围内越来越多的原发性高血压病例[213,214]转换。幸运的是，这是少数几种心血管异常之一，对于这样的心血管异常来说，运动和竞技运动不仅通常是安全的，而且可能对其控制有益。当然，来自年轻人的数据表明，剧烈的动态和阻力练习导致血压持续降低和发生原发性高血压的可能性降低。

1. 锻炼和参加体育活动之前的评估

高血压的评估应符合国家高血压教育计划儿童和青少年高血压工作组制订的指南[215]。特别是在青春期前的患者中，应仔细评估可能影响参赛资格的继发性高血压病。

2. 休闲活动和日常生活活动

应鼓励所有系统性高血压患者参加定期的剧

烈的休闲活动，作为其高血压治疗的一部分。应鼓励 1 期高血压并无终末器官损伤（包括左心室重量增加）的患者进行常规中度至高度动态和静态活动，类似于修复良好的先天性心脏病且无运动限制的患者（表 10-2）。如果这些患者有代谢综合征和显著肥胖，可能需要关注。在这些情况下可能需要进行训练评估和指导，以避免在进行一项新的强有力的无监督计划的活动时发生骨科损伤的风险。

更严重高血压患者，2 期高血压以及确定有左心室重量增加的患者，应该适当控制其高血压。一旦高血压得到控制，应该鼓励这些患者参加定期的娱乐活动，作为他们高血压管理的一部分。

3. 竞技体育

1 期高血压并且无心脏或其他终末器官异常的患者可以并应该被鼓励参加竞技体育。比赛开始后，应常规监测血压。在高血压得到控制并且没有心脏或其他终末器官损伤的证据之前，2 期高血压患者不应参加竞技运动。

第 11 章
运动测试
Exercise Testing

Paolo T. Pianosi　David J. Driscoll　著
刘　慧　韩彤妍　译

准确及可重复的做功或运动能力测试可以提供丰富的信息：①评估疾病的严重程度；②评价生活质量；③衡量干预的效果；④提供预后信息；⑤在某些情况下识别先前未被识别的疾病。先天性心脏病手术和围术期处理的变化使受影响儿童的生存率提高，促进了成人先天性心脏病门诊的发展。在过去的 10 年中，一些关于青少年和年轻成年幸存者运动测试的出版物揭示了若干个新颖、迄今为止未曾预料到的观察结果，强调了在这个人群中进行临床运动测试的重要性。这是在大规模流行病学研究的背景下发展的，通过峰值氧摄取量（$\dot{V}O_2$）进行量化研究证明了身体素质和寿命两者之间的积极关系。人们只需要考虑成人疾病早期起源的 Barker 假说，就可以理解儿科人群临床运动测试所得结果的意义。也就是说通过峰值氧摄取量（$\dot{V}O_2$）测定说明健康人群中更好的身体素质与寿命有关，而且正在积累的证据表明，这同样适用于慢性病患者。

一、基础运动生理学

运动涉及能量的利用及其转化为机械功，即肌肉收缩。从机械角度看，有两种类型的运动：等张（动态）运动和等长（静态）运动。等长运动涉及抵抗固定阻力的肌肉收缩，几乎没有（如果有的话）肌肉缩短。等张运动意味着肌肉抵抗阻力发生交替、有节奏的肌肉收缩和放松，如跑步或骑自行车。然而，即使人们通常认为肌肉收缩导致肌肉缩短，但这只发生在向心收缩。随着肌肉负荷的增加会发生离心收缩，直到最终达到作用于肌肉的外力大于其产生的力的程度。在这种情况下，即使肌肉可能被完全激活，肌肉也会由于高的外部负荷而被迫拉长。想想当一个人把重物放在桌子下面时，肱二头肌必须绷紧，但肘部要延伸。肌肉收缩的跨桥理论很容易描述向心收缩，但不足以解释离心收缩。理解这种区别可能会用创新的方式来分析动态运动生理反应的调节机制。

临床运动测试通常使用等张运动形式，其中存在肌肉抵抗阻力的交替的节奏性收缩和放松，实际上总是向心的。从能量学角度来看，运动所需的化学能源可以来自于需氧或厌氧。氧气最终被用来通过轻到中度的线粒体氧化磷酸化进行 ATP 合成，即所谓的有氧运动。相反，短时间冲刺，等长运动或重型等张运动可以在短时间内完成而无须氧气。在无氧运动中，磷酸肌酸（phosphocreatine，PCr）-ATP 系统供给肌肉能量，然后进行糖酵解，ATP 产量较低，并且以乳酸产量的增加为代价。在增量运动期间，可以观察运动水平或运动强度据称是有氧运动的，当超过该水平时是由无氧代谢完成，或者至少是无氧能量源占优势。许多这样的结论已经通过气体交换分析或测量血乳酸水平获得。最近使用近红外光谱（near-infrared Spectroscopy，NIRS）的结果描绘了一幅不同的图像—在运动过程中，无氧代谢对有氧代谢的首要作用是早期的持续的互补作用[1]。由于能量是做功所必需的而且需要氧气的燃烧，因此，如图 11-1 所示，有氧功和氧摄取量（$\dot{V}O_2$）之间存在可预测的关系。在正常健康成年人中，需要每分钟每瓦近似 10ml 氧气[2]，而儿童做功的氧气成本（机械效率）往往较高，并且与年龄有关[3]。因为功等于力量乘以距离，功的单位是牛顿·米或焦耳（J）。能量与做功之间存在着恒定的关系，如所描述的 1kcal 等于 4.1868 焦耳（J）。功率是指每单位时间的做功，以 J/s 表示，但通常称为瓦特（W）（1W= 1 J/s）。较旧的命名法使用千克·米（kpm），其中一个千克力是在正常重力（在地球上）时作用于 1kg 质量的力，使得 1W= 6.12kpm/min。

如果不包括如 Wingate 所说的无氧能力测试，运动测试策略在过去的一个世纪中已经从经典的稳态过程（增量式或其他）转变为非稳态过程。后者在很大程度上取代了前者，并且增量可以是离散的（例如，每个 1～2min）或连续的，也被称为斜坡方案。Bruce 跑步机方案可能通过 3min 的阶段实现轻微到中等程度的运动的稳态状况。考虑到运动开始时的能量利用率，可以很好地理解稳态和非稳态运动之间的差异。如果一个人在跑步机上从步行立即转为跑步，或者在自行车测力计上卸载踏板至 50 W，做功瞬间提高，但（$\dot{V}O_2$）并没有如此快速升高。这种功率的提升需要通气量和心输出量的调整，以满足额外做功的能量需求。在心肺系统适应这种增量之前，肌肉锻炼时利用 ATP 和磷酸肌酸等无氧能源，并通过限速糖酵解途径补充。这样做时，肌肉锻炼会产生 O_2 债，这只是图 11-2 所示曲线下面的区域。一旦心肺系统在通气量和心输出量方面做了必要的转换，从而可以提供有氧运动来满足额外做功所需的能量，则锻炼被认为是稳定状态。通过时间常数（τ）来描述上升到稳定状态的时间过程，并且在数学上可以表明，稳定状态在等于 5～6 个时间常数的时间内实现。术语运动"动力学"被创造出来描述这个转变过程。有关于儿童[4]心率和 $\dot{V}O_2$ 时间常数的报道，但不是心输出量的时间常数，与成人[5]相比时间常数更短（更小）。如果试图将某些生理学原理应用于非稳态运动测量，例如求解 Fick 方

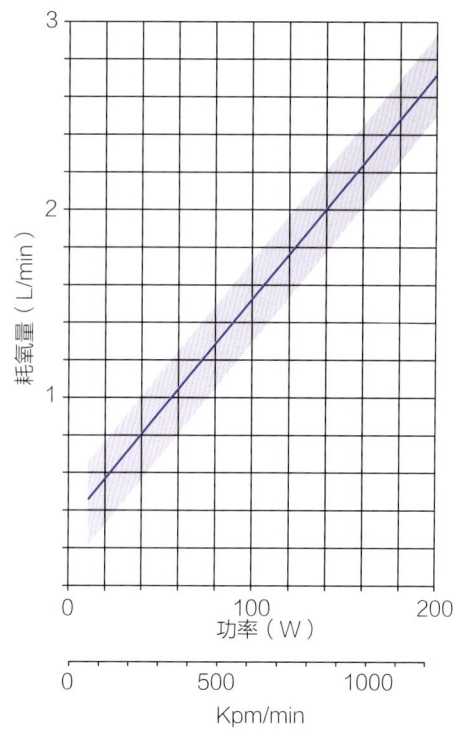

▲ 图 11-1　耗氧量与做功量之间关系的示意图
（引自 Godfrey S. *Exercise Testing in Children*. London: WB Saunders Co. Ltd.；1974.）

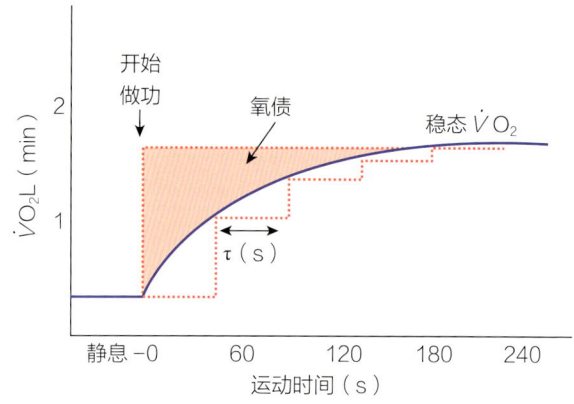

▲ 图 11-2　显示休息 - 做功转变的示意图
绘制氧气吸收与时间的关系曲线，为了说明两个概念：缺氧，即如果通过有氧机制瞬间满足做功的所有代谢需求，则需要$\dot{V}O_2$；时间常数（τ，秒），这是达到平台值的 50% 所需的时间。一般来说，在 5～6 个时间常数的等效时间达到平台

程，则区分就成为一个重要的考虑因素。一般来说，测量提供的结果应基于稳态运动期间，如用来求解 Fick 方程的心输出量的测量或通过 Bohr 方程进行的生理性无效腔的测量。这并不一定意味着这些参数的非稳态测量是无效的，但只是应该谨慎解释。已经充分证明，在非稳态渐进运动期间进行的许多

测量提供的结果或值与传统稳态测试期间的结果或值非常相似。除了实用性之外，这是非稳态、增量或斜坡运动协议在很大程度上取代了传统稳态方法的一个原因。

运动需要多器官系统的错综复杂的相互作用，任何这些器官系统的异常都会影响和潜在地限制表现。将大气中的氧气转移到心肌细胞线粒体涉及的四个主要系统—肺、心脏、血液和肌肉是紧密相连的，氧气的整体运输和利用取决于所有系统的最佳功能和协调一致。大气中的氧气对锻炼肌肉的作用会随着扩散梯度开始：①肺摄取氧气以使混合的静脉血达到饱和；②心脏作为强有力并且能有效调节的泵，能够向做功的组织（包括膈肌）输送足够的 O_2，同时限制流向"不必要的"组织；③血红蛋白具有充足和适当的功能，以便随着其浓度（分压）梯度容易地上载和下载足够量的 O_2；④最终肌肉（毛细血管和线粒体）能快速下载并高效利用 O_2 进行燃料氧化，以产生足够的 ATP 来做功。当这些器官系统中的任何一个达到最大功能容量时，进一步的锻炼将受到限制。无论氧气供应（肺/心血管/血液运输），独立于氧气供应的氧利用（底物可用性、酶功能），还是将化学物质转化为机械能（肌肉效率）都可能是限制因素，运动测试通过解决更基本的问题，有可能揭示限制性器官系统，而不是给运动不耐受患者提供特定的诊断。

二、运动测试方法

（一）测力

跑步机和固定循环是临床运动测试中使用最频繁的两种测力计。两者本质上没有区别，各有优点和缺点。大多数人可以合理高效地行走，但不是每个人都可以有效地循环，尤其是年幼的孩子。表 11-1 总结了每种模式的相对优缺点。

两种一般类型的自行车测力计是机械制动和电子制动。采用机械制动测力计时，功率随踏板频率而变化；而使用电子制动测力计时，踏板变化适中，频率不会大幅影响功率。因此，年轻或未受过训练的对象，可能难以保持踩踏频率稳定，

优选电子制动测力计。机械制动的自行车测力计应保留用于合作的定期锻炼的测试对象，即使如此，应通过使用节拍器确保节奏的稳定。较少使用的手臂式曲度测力计适用于无法行走或骑车的受试者，或者想进行上肢功能的生理测量者；例如，痉挛性双瘫患者，腿部无力者或患有肺部疾病的患者，其中使用胸带肌肉组织的不仅对运动有要求，对呼吸也有要求。

（二）运动方案

没有"最佳"运动方案。检查者应该选择一个特别感兴趣的最适合于测量的运动反应方案。理想情况下，方案应该标准化，并在实验室进行临床运动测试时获得"正常"人群的数据。功率增量不应过大，以免受试者在达到最大努力前停止运动。过小的功率增量会导致不必要的长时间测试，这对于注意力短暂的孩子来说可能是一项挑战。

Bruce 方案可以说是最常用的跑步方案。对于不能进行过多运动的儿童和对象，可以使用改进的 Bruce 方案，其中最初的两个步骤使用的皮带速度为 1.7mph，倾斜度分别为 0% 和 5%[6]。对于循环测试，每步增加 1min 的持续时间（所谓的 Godfrey 方案）[7] 或斜坡方案正在成为常态。斜坡

表 11-1 跑步机与周期测功仪的优缺点

	周期测功仪	跑步机
● 安全性	+	
● 通用性		+
● 可移动性和空间需求	+	
● 易于校准		+
● 易于测量		+
● 高峰运动值		
- 心率		+
- $\dot{V}O_2$		+
- 呼吸交换比率	+	
- 乳酸		

就生理变量而言，"+"表示通常用特定形式获得的较高值

方案使用的是不断增加的做功量，不管数量级如何，增量都是逐渐而连续的，而不是每分钟一步。无论如何，运动方案的设计应使运动测试的持续时间为 8～12min。显然，斜坡方案不适合评估需要稳态运动的生理功能。一个很好的折中办法是标准的增量式循环测功仪方案，每做功 1min 或 2min 就会增加做功量。增量的大小应根据上述定义的最佳测试持续时间的预期最大容量进行调整，并产生足够的数据点，以便有信心地绘制和分析生理参数。

三、最大有氧能力

许多不同的指标可以用来描述健身或最大运动能力。一个人可以完成的做功量可以用来定义运动能力，但是在运动过程中获得的最大有氧能力或最大氧摄取量（$\dot{V}O_2max$）可能是最好的。$\dot{V}O_2max$ 定义为运动 $\dot{V}O_2$ 中的平台，尽管运动持续进行，但证明可以使用无氧运动产生的能量进行做功，但无氧运动进行的量是有限的。这个概念由近一个世纪前使用的不连续、准稳态的运动协议演变而来。当且仅当受试者能够并且愿意继续运动时，$\dot{V}O_2$ 与做功的关系才会达到渐近 $\dot{V}O_2$，因此确保受试者的努力达到最大，以正确确定 $\dot{V}O_2max$ 是至关重要的。也就是说，确定何时达到这样的平台是有些随意的，并且会随着采样间隔的选择而变化，这是所有现代呼吸式代谢车[8]中的一个可选特征。激励未经训练的受试者或大多数儿童运动达到该渐近 $\dot{V}O_2$ 是很困难的，因此在儿童中很少观察到平台。这些原因导致 $\dot{V}O_2max$ 的概念已经让位于更实际的将在本章中使用的"$\dot{V}O_2peak$"。术语 $\dot{V}O_2peak$ 或峰值做功能力已经被创造出来，指的是症状或疲劳限制性临床运动测试，也称为自主性疲劳。实际上，$\dot{V}O_2peak$ 和 $\dot{V}O_2max$ 之间几乎没有差别[9,10]。在针对自主性疲劳的最大运动测试中，大多数健康受试者因腿部不适或疲劳而停止运动，尽管有些人会抱怨呼吸困难是无法继续的原因。这大概反映了腿部肌肉疲劳，肌肉中 O_2 需求超过 O_2 供应（或利用）。

最大心输出量与最大摄氧量密切相关[11]。运动肌肉的氧气供应由氧气携带能力（血红蛋白的功能）和代表氧气输送速率的心输出量决定。这从数学上可以表达为心输出量和血液中氧含量的乘积，即总氧输送（$\dot{Q}O_2$）。这导致了 $\dot{Q}O_2$ 是 $\dot{V}O_2max$ 的限制因素的结论，尽管这个概念仍然是运动生理学家们争论的话题。相反的观点是，基于肌肉中线粒体质量或毛细血管密度之间强相关性的肌肉氧化能力才是最大有氧能力的真正限制[12]。如果有人赞成对流假说，那么随着心输出量（或血红蛋白水平）的降低 $\dot{V}O_2$ 峰值会降低；相反，实验性地增加 $\dot{Q}O_2$（例如，血液掺杂）将提高 $\dot{V}O_2$ 峰值。运动较大（相对较小）的肌肉群或更多（相对较少）的肌肉群会导致较高的 $\dot{V}O_2$ 峰值[12,13]。正是这个原因，可以通过跑步机实现更高的 $\dot{V}O_2peak$，而不是通过周期性运动。较大的运动肌肉质量是许多运动参数的重要决定因素，例如，参与运动的较大肌肉质量也决定了在运动期间确定心输出量的每搏输出量和心率的相对贡献。事实上，瘦肌肉体积或肌肉横截面积也许是 $\dot{V}O_2peak$ 最好的预测指标（见下文）。

有关儿童 $\dot{V}O_2peak$ 的任何结论或陈述有两个重要的注意事项：一个属于纵向与横断面研究数据，另一个关注数据的缩放或标准化方法（如上所述）。研究人员已经寻找索引 $\dot{V}O_2$ 的最佳方法，如果确实存在最好的方法，也仍然存在争议。基于维度理论，Astrand 和 Rodahl[14] 提出了身长指数，他们建议使用身高提高到 2.9 的指数。简单以 kg 为单位表示的体重（质量），一直被批评为解释与生长有关的变化的一种方法，因为它导致虚假的相关性，对数据的错误解读和错误结论。相反，已经报道了从 0.7～1.0 的体重指数[15,16]。考虑到目前肥胖的流行，这一点尤其重要。归根结底在临床运动测试中最常用和最简单的 $\dot{V}O_2$ 检索方法是使用体重（kg），但要认识到这种方法的局限性。所述局限性与汇编正常参考标准尤其相关，所述参考标准不可避免地来源于大量儿科人群的横截面取样，通常不考虑身体发育阶段和青春期成熟。纵向研究清楚地表明，8—16 岁年龄段 $\dot{V}O_2$ 峰值的变化存在差异。在这些增长期，$\dot{V}O_2$ 峰值有不同的个体差异，这不仅取决于年龄、性别、身高和体重，也与训练与未训练状态有关[17,18]。实质上，所谓的"正常范围"仅仅是个体单一时间点数据的组合。因此，如果在一个人的成长期间反复进行研究，那可能在临床领域更有意义，但必须牢记将正常人群参考标准应用于个体患者的缺陷。

由于体重或更确切地说是腿部瘦肉组织在生长和成熟期间显著增加，$\dot{V}O_2$峰值以绝对值（L/min）表示时显著上升，特别是在青春期后的男性（图11-3A）。如果$\dot{V}O_2$峰值与机体瘦肉组织有关，那么可达到的$\dot{V}O_2$峰值男孩和女孩之间应该没有区别，至少在青春期之前。另一方面，在6—18岁的男孩中，对于体重[ml/（kg·min）]标准化的$\dot{V}O_2$峰值保持相对恒定；而在女孩中，$\dot{V}O_2$峰值在6—13岁保持相对恒定，但女孩在青春期后平均值下降甚至略有下降（图11-3B）。女孩的这种下降可能代表了身体脂肪增加（或机体瘦肉组织减少）的影响，也可能伴随着最近显示的青春期女孩日常体力活动水平下降的趋势。因此，在青春期，可以说男孩的$\dot{V}O_2$峰值高于女孩，无论是用绝对值还是相对值来表示，但除了这种概括性描述之外，图片还不清楚。在那个年龄之前，男孩和女孩的$\dot{V}O_2$峰值几乎没有差别，尽管这个结论取决于研究中心、运动协议和方法。至少在北美研究中，$\dot{V}O_2$峰值似乎存在轻微的种族差异。几项小型研究显示，与高加索儿童相比，非洲裔美国儿童的$\dot{V}O_2$峰值较低。非洲裔美国儿童的肺容量略小于身高相似的高加索儿童，这会稍微改变运动期间的通气策略，但通气不会被认为限制运动对健康的影响。一项研究得出结论认为，非洲裔美国儿童的血红蛋白值和习惯活动水平略低，是观察到的$\dot{V}O_2$峰值较低的原因[19]。

（一）通气无氧阈值

作为最大有氧能力的替代测量，所谓的无氧阈值受到了相当大的关注。理论上，它可能允许使用次最大运动研究进行运动能力的评估，这对于难以达到真正$\dot{V}O_2$峰值的儿童来说是一个潜在的优势。近年来，术语无氧阈值已经让位于术

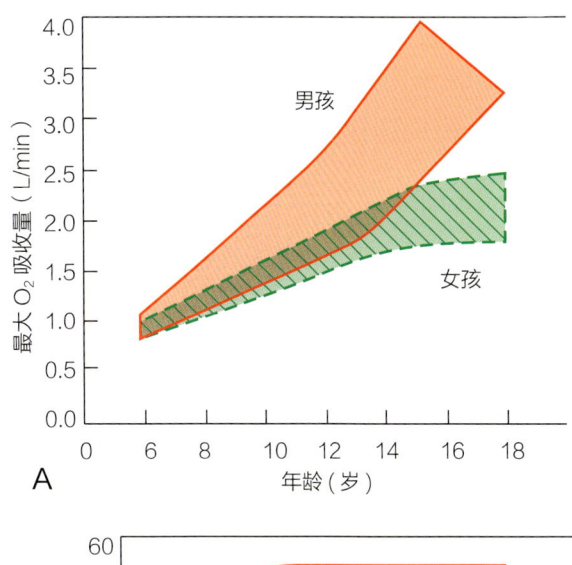

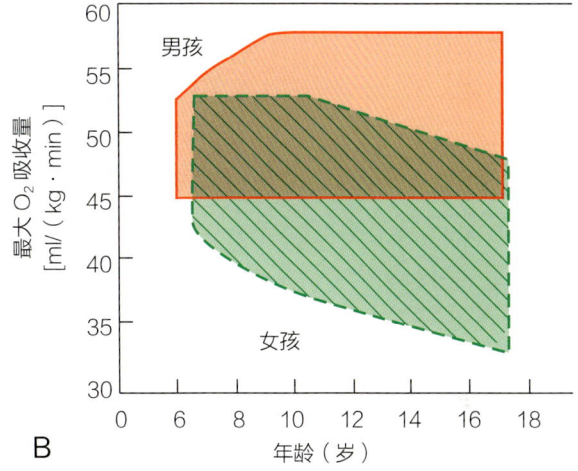

▲ 图 11-3 $\dot{V}O_2max$ 与年龄和体重的关系

A 部分（左图）显示了$\dot{V}O_2max$绝对值与儿童年龄的复合图；而 B 部分（右图）描绘了与体重标准化的$\dot{V}O_2max$关系（引自 Bar-Or O, Rowland TW, eds. Pediatric Exercise Medicine-From Physiologic Principles to Health Care Application. Champaign, IL: *Human Kinetics*; 2004.）

语通气阈值，因为认识到增量运动中的这个时间点并不像以前假设的那样能反映无氧代谢的"开始"。通气（无氧）阈值[ventilatory（anaerobic）threshold，VT 或 VAT]被定义为与分钟通气量（$\dot{V}E$）不成比例增加有关的$\dot{V}O_2$，相对于通过混合呼出 O_2 的百分比上升来表示的$\dot{V}O_2$。在这一点上，乳酸的产生经常会不成比例地增加；因此，无氧阈值外增加的乳酸盐对于$\dot{V}E$不成比例的上升是不必要的[20]。通气指数的呼吸-呼吸测量和短暂的增量做功对于确定通气（无氧）阈值是优选的。有几种方法可以确定这一点，但 V-slope 方法是

儿科中最常见也是最可靠的方法[21]。这一点也必须与第二次变化或呼吸补偿点区分开来。在增量运动期间的这个时候，$\dot{V}E$ 与 $\dot{V}CO_2$ 不成比例地增加，使得 $\dot{V}E/\dot{V}CO_2$ 也开始上升，并且呼气末二氧化碳分压开始下降。这种变化归因于由血液乳酸聚积引起的 H^+ 介导的呼吸驱动超过了缓冲能力。Reybrouck 等[22]报道10%的儿童无法检测通气无氧阈值。女孩的通气无氧阈值低于男孩。在正常的男孩中，他们发现 8 — 16 岁的通气无氧阈值逐渐减少。当以 $\dot{V}O_2$ 峰值的百分比表示时，通气无氧阈值从 8 岁男孩的约 65％ 降至 16 岁男孩的约 55％。通气无氧阈值从 8 岁女孩的 62％ 下降到 16 岁女孩的约 55％，与成人值相似。Apropos 在早期的增量运动测试中对"阈值"的概念进行了讨论，最近的 NIRS 确实证明了这一点：①增量周期运动期间的乳酸（通气）阈值与通过 NIRS 测量的肌肉氧合的过度减少之间强烈相关；②在短时间高强度运动期间如 Wingate 测试中记录的肌肉脱氧趋势，表明在该运动期间存在大量的有氧代谢[23]。

（二）健身

重复运动可提高健身效果——"训练效果"。从严格的生理学角度来看，适应度的提高意味着 $\dot{V}O_2$ 峰值的增加。许多成人研究表明，由于调节或健身计划，$\dot{V}O_2$ 峰值增加。在儿童中，这种效果的证明更加困难，可能是因为"正常"儿童比起"正常"的成年人在开始时的身体素质更好；因此，更难以证明正常儿童的健康状况发生了变化。然而，最近对儿童运动员的纵向研究表明，体育活动的类型确实影响了儿童时期 $\dot{V}O_2$ 峰值的变化[17]。这一观察的重要性，可能在儿童肥胖增加和年轻人健身水平下降的当今时代，变得更加有意义。

如图 11-6 所示，静息心率随着健身的改善而降低，并且心率最大值在更高的 $\dot{V}O_2$ 下发生。从这个图中可以看出，与不健身的人相比，健身的人在任何 $\dot{V}O_2$ 水平上次最大心率都较低。心率的这些变化是由于调节时每搏输出量的增加引起。此外，副交感神经和交感神经调节的变化可能对心率有重要影响，健身的人群中，副交感神经（迷走神经）对心率的影响相对较大。健身或调节性变化不限于心血管系统功能的改变。通气的改变不是静息肺功能改变的结果，而是由于氧气输送和利用的改善，从而降低了剧烈运动时的通气要求。肌肉中的亚细胞也会发生重要变化，事实上，这些变化可以通过训练提高健康水平。这些在表 11-2 中列出。定期持续运动可以改善身体状况。相反，如果没有进行有规律的运动，身体状况就会发生失调。因为患有心脏病的儿童可能会久坐不动，因此这些患者的有氧能力降低的部分原因可能由身体状况失调引起。

表 11-2　与训练或条件状态相关的生理变化

心血管		通气		细胞（肌肉）	
心输出量	↑	最大每分输出量	↑	糖原储备	↑
心室大小	↑	通气当量，次最大或最大	N 或 ↓	氧化酶：琥珀酰脱氢酶、细胞色素 C 氧化酶、酰基辅酶合成酶	↑
心室厚度	↑			线粒体数量[a]	↑
心室充盈	↑			线粒体体积[a]	↑
每搏输出量	↑			肌红蛋白含量[a]	↑
次最大心率	↓				
最大心率	↑				

a. 仅在成人中显示，而非儿童中；N. 没有变化

（改编自 Bar-Or O, Rowland TW, eds. *Pediatric Exercise Medicine*. Champaign, IL: Human Kinetics; 2004.）

四、急剧运动时的心脏反应

心输出量是心率 × 每搏输出量的乘积。心输出量（$\dot{Q}$）随着 $\dot{V}O_2$ 的增加而线性增加（图11-4），如下所述。

$$\dot{Q} = k\dot{V}O_2 + 4$$

其中 k 的平均值介于 4～6[24]。截距 4 显然在一定程度上取决于受试者的大小，但是对于"可测试"年龄范围内的儿童是一个很好的近似值[25]。这些关系是从稳态运动研究中获得的，但是最近采用斜坡或短时间（如2min）步长增量的非稳态渐进测试，该线性关系可能不能保持。Stringer 等[26]证明，在使用侵入性方法测量斜坡运动至自主疲劳 $\dot{Q}$ 值时，5名受试者中有4名在 $\dot{Q}$-$\dot{V}O_2$ 关系中显示出明显的平衡或平台。Beck 等研究显示，72名健康成人中有38%在渐进性运动时 $\dot{Q}$-$\dot{V}O_2$ 关系呈现非线性，而在绘制 $\dot{Q}$-$\dot{V}O_2$ 关系图时，那些 $\dot{V}O_2$ 峰值较高的人更趋于水平的 $\dot{Q}$[27]。Rowland 最近发现，青春期前男孩在3min 递增的渐进式最大运动中，$\dot{Q}$-$\dot{V}O_2$ 关系表现出轻微的非线性，但是离散很轻微，以至于仍然可以简单地估计线性轨迹[28]。$\dot{Q}$-$\dot{V}O_2$ 功能的稳态和非稳态表现之间的差异很可能是 $\dot{Q}$ 比 $\dot{V}O_2$ 的时间常数不同的结果。换句话说，如果其中一个变量比另一个更快地达到稳定状态，从典型的 4～6L/min 的稳态关系将会出现越来越多的离散，最终在绘制 $\dot{Q}$ 相对于 $\dot{V}O_2$ 时创建一个曲线函数。由于儿童中心率和 $\dot{V}O_2$ 的时间常数比成人快，因此这种非线性在儿童中可能并不那么明显。然而，儿童 $\dot{Q}$ 动力学数据的缺乏阻碍了我们得出确凿的结论，并且突出了我们理解儿童非稳态运动动态的不足。

（一）心率

对于正常人，运动时心率增加是心输出量增加的主要决定因素。心率和做功之间或多或少呈线性关系。"或多或少"的资格是有保证的，因为有些孩子在心率上会表现出较小幅度的增加，并且在接近最大运动时的做功中逐步改变。事实上，Godfrey 等[25]的研究表明心率与对数 $\dot{V}O_2$ 的曲线产生线性图。从图 11-5 可以看出，一般来说，在任何特定的做功中，较小孩子的心率会比较大的儿童快，而且女孩的心率将比男孩稍快，特别是在青春期之后。可达到的最大心率（HRmax）是 $\dot{V}O_2$ 峰值的重要决定因素，但是会因所使用的锻炼方案和所进行的锻炼类型不同而略有变化。例如，跑步机获得的 HRmax 稍高于自行车运动[29]。对于 5—20 岁的受试者，HRmax 为 190～205 次/分。5 岁以下儿童的 HRmax 可能相似，但很难激励这些儿童进行真正的最大测试。对于年龄超过 20 岁的受试者，根据 Astrand 公式（220 — 年龄）[30] 估算最大心率。HRmax 随年龄下降的原因尚不清楚，但可能与窦房结纤维化和瘢痕形成有关。心率储

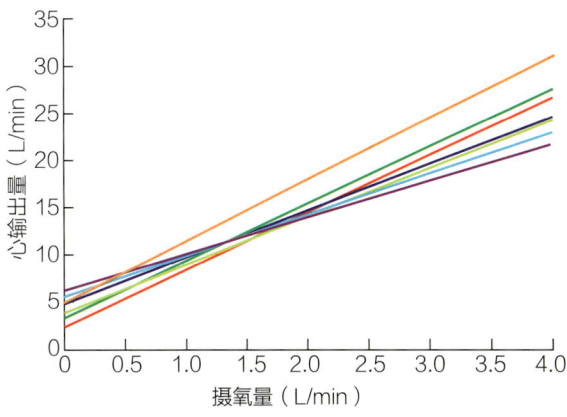

▲ 图 11-4 正常人心输出量与摄氧量的关系
各种线代表不同实验室使用各种测量心输出量技术的测量结果

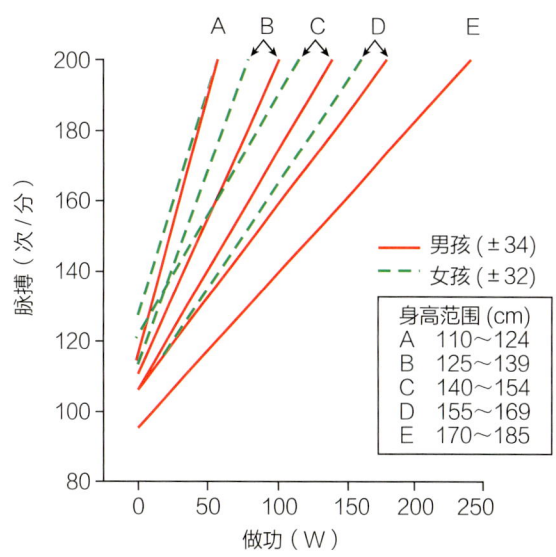

▲ 图 11-5 儿童心率与做功，说明性别和大小（身高）差异
（引自 Godfrey S. *Exercise Testing in Children*. London: WB Saunders Co. Ltd.; 1974.）

备被定义为峰值心率和安静心率之间的差异，并且已被证明能够确定患有较高死亡风险的先天性心脏病成人[31]。

图 11-6 显示了渐进式或增量式运动过程中的 4 种典型心率模式。"正常"图表示 HRmax 为 200 次 / 分，且 $\dot{V}O_2$ 峰值为 2.5L/min 的正常受试者的心率反应。虽然达到预测的 HRmax 可以被认为预示着达到最大努力，非常健康的个体可以继续运动而使其心率保持在最大值 1～2min。显然，这只能以极端无氧能量的产生为代价才能发生。如果受试者经常进行剧烈的有氧运动，标有条件的曲线说明了心率反应。随着健身状况改善，静息心率下降，即所谓的训练性心动过缓。最大心率不会增加，但会出现在更高的 $\dot{V}O_2$ 峰值处。标有去调节的曲线说明对去调节心率反应的影响。静息心率高于对照组，并且 HRmax 出现在较低的 $\dot{V}O_2$ 峰值处。标记为次最大的曲线可能仅表示努力的不足，但是这条曲线也代表了变时性不足的患者，即 HRmax 较低，这种情况发生在许多心脏病患者或心脏手术前。变时指数被定义为：峰值心率 -HRrest/（220- 年龄）。成人的一系列正常值可以用来描述正常变时反应，而不依赖年龄、静息心率和功能状态[31]，但其价值尚未在儿科人群中得到证实[32]。

（二）每搏输出量

与心率测量的相对容易性相反，由于过去可

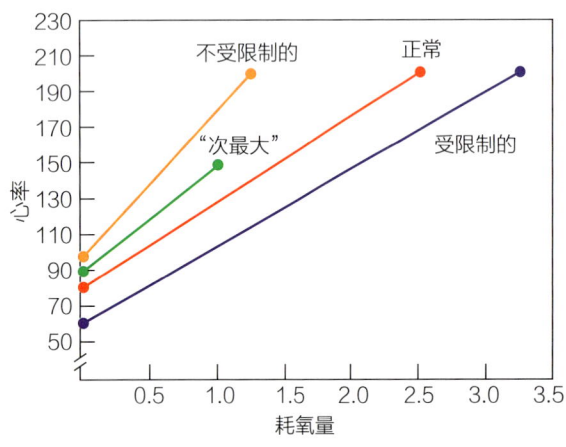

▲ 图 11-6　心率和运动时的耗氧量之间的关系示意图
该图描绘了 4 种不同的情况

用方法的侵入性，每搏输出量（stroke volume, SV）的测量一直是一项挑战。因此，我们对儿童运动过程中每搏输出量表现的理解主要是通过对成人研究工作进行外推，或基于有限数量的小型儿科研究。运动时每搏输出量的变化在一定程度上取决于进行锻炼的体位。在仰卧位时，每搏输出量接近其最大值，这样在仰卧运动中每搏输出量的上升有限。每搏输出量取决于前负荷、后负荷和心肌收缩力。这些临床有用的替代指标可分别为舒张末期容积（end-diastolic volume, EDV）、血压和缩短分数或首选射血分数（ejection fraction, EF）。收缩末期容积（end-systolic volume, ESV）是舒张末期容积和每搏输出量之间的差值，并且由于射血分数 = 100×（每搏输出量 / 舒张末期容积），$\dot{Q}$ 的基本决定因素是心率、舒张末期容积和射血分数。

解析运动期间心脏性能的循环适应性，可以得出舒张末期容积和射血分数都必须增加才能解释每搏输出量的增加和收缩末期容积的下降。这涉及 Guyton 最初提出的 Frank-Starling 机制。也就是说，心脏的表现仅受到从体循环进入心脏的血流速率的调节，至少在轻到中度运动期间[33]。在剧烈运动中，交感神经和儿茶酚胺刺激心肌增加收缩力（内向性），使 Frank-Starling 曲线向上和向左移动。快速增加的心率限制舒张期心室充盈时，将达到每搏输出量增加的极限。由于大多数心室充盈发生在舒张早期，左心室舒张和顺应性成为舒张末期容积对运动反应的重要变量。这些运动特性对于维持和增强运动期间的每搏输出量和收缩力同样重要，但在健康儿童中很少研究[34]。

图 11-7 说明了儿童直立运动时每搏输出量发生的变化。一般认为每搏输出量的变化影响心输出量的变化发生在运动早期，并且心输出量的其他变化主要取决于心率。正如上文所述，有些儿童在接近最大运动时心率的增加会较小，并且做功发生一些变化。除非 $\dot{V}O_2$ 达到平台，否则心输出量仍然在增加，这意味着即使接近最大运动，每搏输出量也必须持续增加。就像这个逻辑出现一样简单，证明了这一点令人望而生畏，并

且成为生理学文献最近争论的话题[35]。在成人中，传统观点认为，每搏输出量水平在$\dot{V}O_2max$的30%~40%范围内偏离，大多数研究表明每搏输出量在最大运动[36]或接近最大运动[36]时下降，但训练有素的个体中每搏输出量可能仍会略微升高。Rowland等[37]在男孩中得出了类似的结论。相反，Eriksson等[38]在少数几个儿童直立心输出量的有创性研究之一中观察到，8名受试者中的6名在最大运动中达到了每搏输出量的最大值。因此，健康儿童在渐进性运动时每搏输出量值应该能够持续增加并不奇怪，这可能是因为年轻的心肌具有更好的舒张动力学和顺应性。虽然这种假设仍有待证实，但有越来越多的研究表明，渐进性运动期间儿童每搏输出量保持稳定但逐渐升高[39]。近年来，研究成人心输出量和每搏输出量对运动反应的运动生理学家之间的争论，正发生在儿科生理学家之间。Nottin等[40]比较了训练后与未训练的青春期前男孩的心输出量和每搏输出量，发现接受训练男孩的每搏输出量值较高，但在中度至重度运动时，两组均显示出每搏输出量的平稳期。相比之下，McNarry等在一项针对跨越青春前后年龄的女孩进行高强度训练的非常优雅的研究中，显示每搏输出量以线性方式上升直至达到运动高峰。未经训练的匹配对照组显示，典型的曲线反应平坦化，并且与进行训练的女孩相比运动高峰前的每搏输出量较低[41]。也就是表明，训练与非训练个体中较高的$\dot{V}O_2$峰值与SVmax和$\dot{Q}$max的差异强烈相关。

这个问题的另一个方法是检查由简单的无创测量确定的每搏输出量的替代指标。重新排列Fick方程如下。

$$SV \cdot HR = \frac{VO_2}{C_aO_2 - C_{\bar{v}}O_2} \text{ means } SV \cdot (C_aO_2 - C_{\bar{v}}O_2) = \frac{VO_2}{HR}$$

等式的右边称为氧脉冲，如果假定动静脉氧含量差异的值，则给出每搏输出量的一些值。成人研究证明$C_aO_2-C_vO_2$随着做功的增加呈线性增加[26,42]。在现代代谢车的运动中，心率和$\dot{V}O_2$显然可以相当容易测量，$\dot{V}O_2/HR$被称为氧脉冲，其单位是毫升/搏动。虽然这种方法在成人中可能具有一定的有效性，但有许多潜在假设使得将这种方法推广到儿科患者是不明智的。此外，已经公布的儿童氧气脉搏正常值缺乏[16,43]。

（三）血压

等长运动可使收缩压和舒张压增加。事实上，随着举重，收缩压可能达到400mmHg。与这种模式截然不同，等张运动导致收缩压的升高更为温和。舒张压几乎没变化，听诊的话，从静息水平

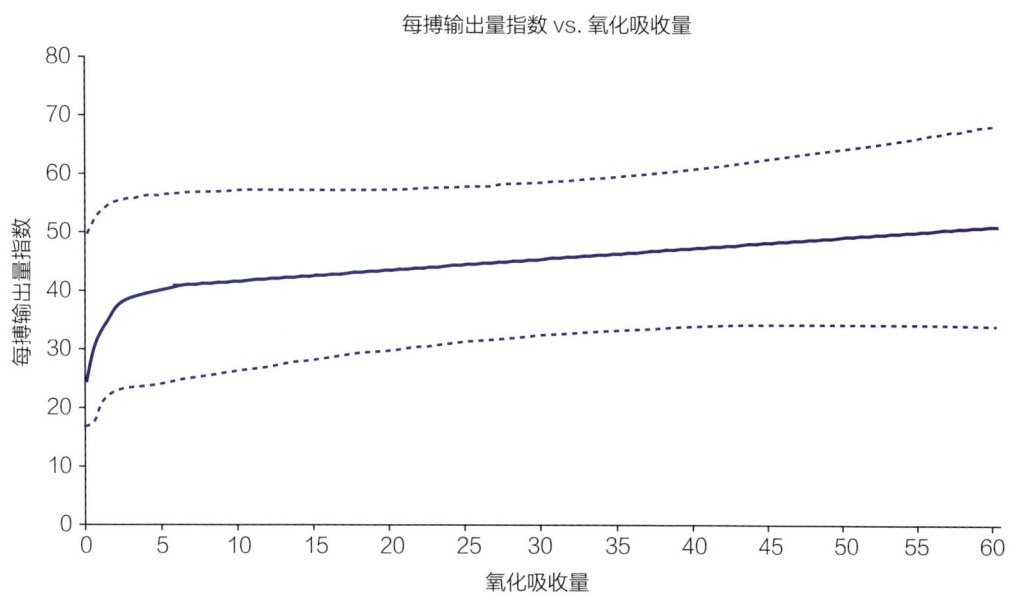

▲ 图 11-7 健康儿童的每搏输出量的正常范围与氧气吸收量的关系曲线，95% CI（引自 Pianosi P，未发表的数据。）

变化到小于 10mmHg，或动脉内置管测量时根本无变化。较大的儿童在次最大和最大运动时的血压高于较小的儿童（图 11-8）。在同样大小的儿童中，男孩的收缩压峰值高于女孩。非洲裔美国儿童对运动的血压反应比白人儿童高[44]。尽管如图 11-9 所示，全身血管阻力（SVR=MAP/$\dot{Q}$）明显下降，但等张运动过程中平均动脉压（mean arterial pressure，MAP）的升高是由于心输出量的增加和收缩压的升高所致。健康儿童增量运动至做功峰值期间，平均动脉压的升高在 25～30mmHg。请注意，在高心率时，平均动脉压接近于收缩压和舒张压的简单算术平均值。虽然左心室输出量通常必须等于右心室输出量，但肺循环的情况有些不同。尽管收缩压和平均肺动脉压增加了一倍，但肺血管阻力下降了 2/3。跨肺压力变化很小，尽管主要由于左心房压力较高而略有升高。相对于运动期间心输出量增加 4～5 倍来说，跨肺压力的适度增加导致肺血管阻力减少至小于 1 个 Wood 单位，这归因于肺动脉床扩张和主动血流介导的血管舒张引起的肺容积扩张。

回顾经典生理学中静息时心率与血压之间存在反向关系，但在运动中这显然是站不住脚的。动脉压力感受性反射在运动开始时必须"重置"，以使心率和血压同时升高[45]。这允许在增量运动过程中对主导血压进行反射调节，事实上，血管系统的动脉压力反射控制是动态运动期间控制血压的主要机制[46]。了解这一过程的动态很重要，也就是说，通过锻炼导致心率、每搏输出量和血

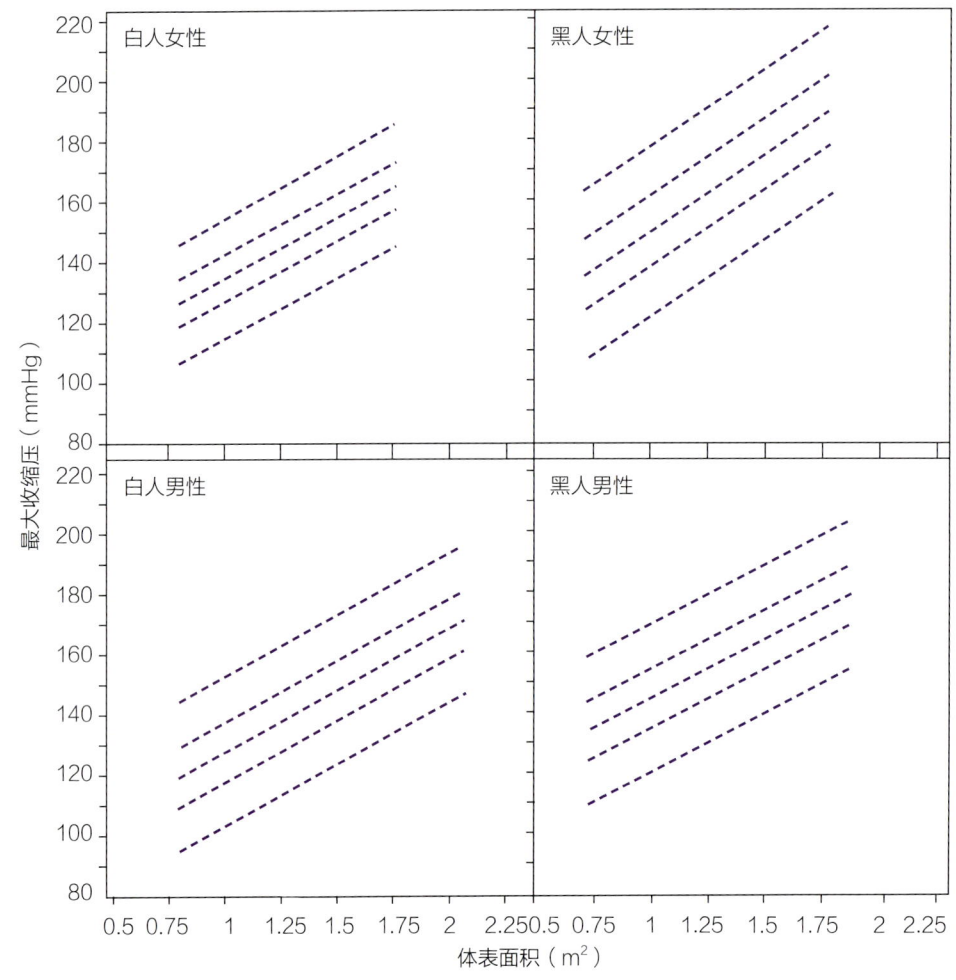

▲ 图 11-8　儿童根据种族和性别在峰值运动时收缩压线形图

实线代表第 50 百分位数，虚线分别代表（从上到下）第 95、第 75、第 25 和第 5 百分位数

（引自 Alpert BS, Flood NL, Strong WB, et al. Responses to ergometer exercise in a healthy biracial population of children. *J Pediatr*. 1982; 101:538–545.）

压升高的机制，因为这些机制提供了对血液循环调节的见解。

五、运动期间的循环调节

涉及对流（血液、空气）的许多生理系统具有基本物理学模型，例如电学类似物，例如电压=电流×电阻。电路以电容或电感为特征，电感可以同相或异相。电感被定义为电路对抗电流变化的特性，当电路具有电感元件时，电流滞后于电压。电容是电路对抗电压变化的一种特性，电流在电容电路中导通电压。循环当量显然是压力（电压）和流量（电流）。将心血管系统概念化为电容电路是一种有用的范例。在运动过程中，心脏必须每搏输出一次，在较高压力下进入体循环，然后通过肌肉泵的抽吸现象从运动的肢体中获得更多的血液回流。循环血流的增加引起血压的升高，但是这种心输出量的增加将重新分配至选择的血管床，以通过肌肉的运动维持中心血液量和灌注。为了使该过程适应强度增加的动态运动的要求，总的外周血管阻力必须显著下降。

研究这种模式的一个有趣的模型是体位性心动过速综合征（postural orthostatic tachycardia syndrome，POTS）[47]。POTS 的定义为慢性直立性不耐受症的日常症状以及直立时心率过度增加。在功能上，已经形成一个概念模型有三组："低流量"、"正常流量"和"高流量"POTS 患者[48]，我们在梅奥医学中心的经验也支持这一概念[49]。低流量 POTS 患者表现为低血流量和高动脉阻力，归因于局部血流量调节异常和轻度血容量不足。相反，正常流量的 POTS 患者在仰卧位时表现出正常的血流量和全身阻力，并且在站立后表现出外周阻力的增加。这被认为是由于内脏汇集和血容量分布不足造成的。高流量 POTS 患者表现为低动脉阻力和高血流量及心输出量的增加，这可能归因于高度肾上腺素能状态或外周血流量的交感神经系统调节的改变。上述电模拟可能有助于理解该综合征的病理生理学，也就是说，心血管系统是否表现为和电容或电感电路一样。图 11-9 中给出了一个参数变化时的改变，例如在心输出量变化超过正常 $\dot{Q}-\dot{V}O_2$ 关系预测的高动力循环中，可能会补偿收缩压几乎低于静息水平的 POTS 患者的低平均动脉压。在这种情况下，循环系统就像电流（心输出量）导联电压（血压）一样充当电容电路。相反，低流量和正常流量的 POTS

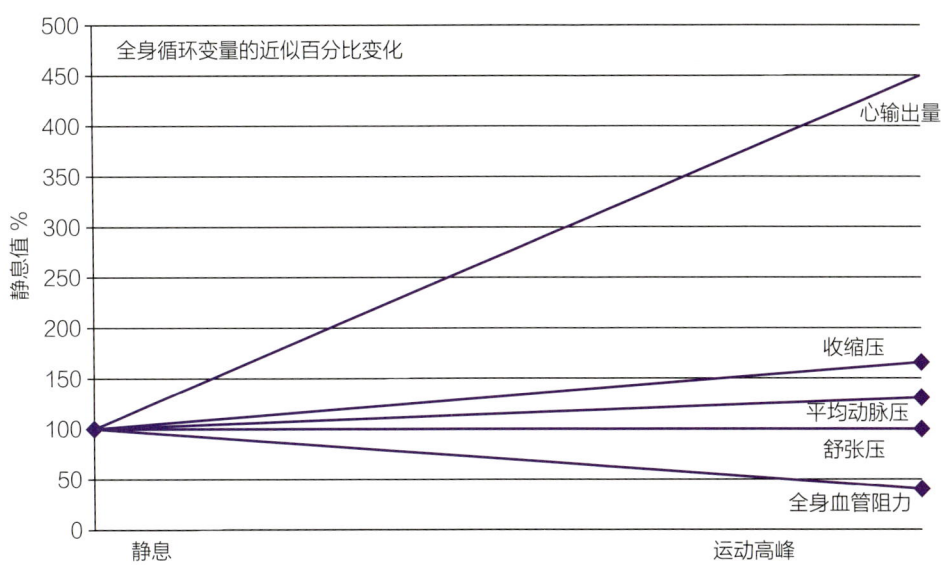

▲ 图 11-9　儿童运动期间心血管参数［收缩压和舒张压、心输出量（$\dot{Q}$），平均动脉压（MAP）和全身血管阻力（SVR）］变化的示意图

以静息值的百分比（100%）及不同来源公布的规范的儿科运动数据，显示每个相对变化的幅度。请注意，虽然休息和运动高峰点通过直线连接，但是每个变量的轨迹不一定是线性的

患者的循环系统似乎更像电感电路，其中电流（血流）滞后于电压（血压）。诸如肠道之类的非主要（从满足锻炼需求的角度看）循环床类似于大型电感线圈，在直立运动期间消耗电流（血流）。这种建模可能会回答"如何"，但不一定是 POTS 患者为什么会对运动做出反应。POTS 患者最常见的发现之一是存在相对较低的血容量，这可能导致静脉回流，即前负荷减少[50]。针对这一点，正常的生理反应产生心动过速，以提供心输出量的代偿性增加。POTS 的症状和病理学与全身血容量可能正常，但胸内血容量不足，相对中心血容量不足相一致。由于许多这些症状和体征可能源于长时间卧床休息或航天飞行导致的机体状态失调，最近的一项研究发现，经过一段时间的训练后，许多这些病理生理学改变都有所改善[51]。

六、运动时的通气反应

由于潮气量和呼吸频率增加，通气量增加（图 11-10）。类似于心率，在任何给定的做功速率下，年幼儿童的次最大呼吸频率（respiratory rates，RR）较高。随着儿童的成长，特别是在 13 岁以上，运动高峰期的呼吸频率下降。在最大运动时，年幼的儿童通常会达到每分钟 60 次的呼吸频率峰值；年龄较大的儿童在青春期早期通常会达到每分钟 50 次的呼吸频率峰值，在青春期晚期达到每分钟 40 次的呼吸频率峰值。部分原因是一定的无效腔通气，但很大程度上是由于肺活量增加相对较大，增加了潮气量上升的空间。一般来说，潮气量并不随着运动强度的增加而平衡，尽管一些在最大运动时显著过度换气的人实际上会为了更高的呼吸频率而牺牲潮气量。在儿童时期和青少年时期，潮气量增加与肺活量的增长相适应，但在最大运动时，无论年龄大小，潮气量都至少达到肺活量的 40%，多达 60%。这在某种程度上是通过侵占呼气储备量来实现的，但主要是通过吸入更大的吸气储备量来实现。该策略对确定劳力性呼吸困难的原因有重要意义。

通气和做功之间的关系是线性的，直到达到通气无氧阈值。通气与运动过程中二氧化碳排出量（$\dot{V}CO_2$）最密切相关，对渐进运动的通气反应可表示为 $\Delta \dot{V}E/\Delta \dot{V}CO_2$ 值。随着年龄的增长和儿童时期的生长，这个斜率略有下降[52]。二氧化碳的通气当量（$\dot{V}E/\dot{V}CO_2$）决定了呼吸的空气体积与二氧化碳产生量的关系。相类似，O_2 的通气当量（$\dot{V}E/\dot{V}O_2$）描述了相对于消耗的 O_2 的体积而言的呼吸的空气体积。$\dot{V}E/\dot{V}O_2$ 在运动初期下降，这是由于肺血流量增加和在肺内重新分布而作为肺部更好的通气和血流匹配的结果。运动中 $\dot{V}E/\dot{V}O_2$ 开始增加时的时间点为通气无氧阈值。气体（R 值）或呼吸交换比率（respiratory exchange ratio，RER）是 $\dot{V}CO_2/\dot{V}O_2$。通常在稳态条件下进行测量，并反映休息或锻炼时消耗的能源的混合物，因此，它成为细胞呼吸商（cellular respiratory quotient，RQ）的量度。消耗生酮（高脂肪）饮食的儿童的 R 值接近 0.7，但典型的静息值通常约 0.8，再次反映了儿童平均每日食用量的碳水化合物和脂肪混合物。在增量运动过程中，$\dot{V}O_2$ 和 $\dot{V}CO_2$ 均向上

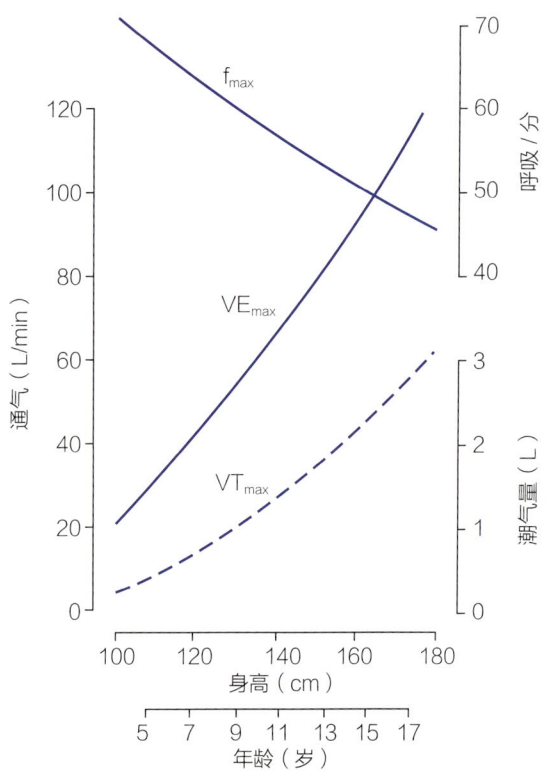

▲ 图 11-10　不同年龄、不同身高健康儿童最大运动时通气量变化的关系

（引自 Godfrey S. *Exercise Testing in Children*. London: WB Saunders Co. Ltd.; 1974.）

蠕动增加，但$\dot{V}CO_2$以稍快的速率增加，而$\dot{V}O_2$随着做功的增加而增加。$\dot{V}CO_2$相对于$\dot{V}O_2$的逐渐上升意味着呼吸交换比率随着做功增加而趋于一致。呼吸交换比率=1点时的点近似于通气无氧阈值，但不一定相等。随着做功的增加，$\dot{V}CO_2$的升高与$\dot{V}O_2$的升高不再成比例。在$\dot{V}E/\dot{V}O_2$开始增加之后的短时间内，运动过度呼吸维持与VCO_2紧密线性相关的耦合（图11-11）。换句话说，在通气无氧阈值时$\dot{V}E/\dot{V}O_2$的斜率增加，但$\dot{V}E/\dot{V}CO_2$的斜率不变，直到做功的增加导致酸中毒。此时$\dot{V}E$与$\dot{V}CO_2$不成比例地增加，导致$\dot{V}E/\dot{V}CO_2$升高。随着功率进一步达到最大值，并且$\dot{V}E$超过代谢需求量（$\dot{V}CO_2$），$\dot{V}E/\dot{V}CO_2$出现拐点。这构成了呼吸补偿点，其特征在于过度通气伴随着动脉PCO_2的减少，通常达到低30（mmHg）。事实上，在$\dot{V}E/\dot{V}CO_2$斜率表示的运动通气反应似乎在10—20岁逐渐下降[53]，这或许与生长和成熟有关，或者与青少年相比，年轻儿童的动脉PCO_2受调节的程度稍低[54]。动脉PCO_2与因变量通气之间存在双曲线关系。

当运动在自主消耗停止时，$\dot{V}E$通常为最大自主通气量（maximum voluntary ventilation，MVV）的60%~70%，留下30%~40%的"通气储备"。因肺部疾病侵入这个呼吸储备的人$\dot{V}E$最大将会超过70%，有时甚至达到100%的最大自主通气量。这怎么可能？必须谨慎评估运动过程中$\dot{V}E$与静息时测量的最大自主通气量之间的关系，因为获得真正的静息最大自主通气量测量值高度依赖于受试者的努力。如果受试者没有做出很好的努力，则会造成一个人为降低的最大自主通气量，并且会误导运动过程中与$\dot{V}E$的关系。真正的最大自主通气量应该近似于1秒用力呼气量（1-second forced expiratory volume，FEV_1）×35或40。这

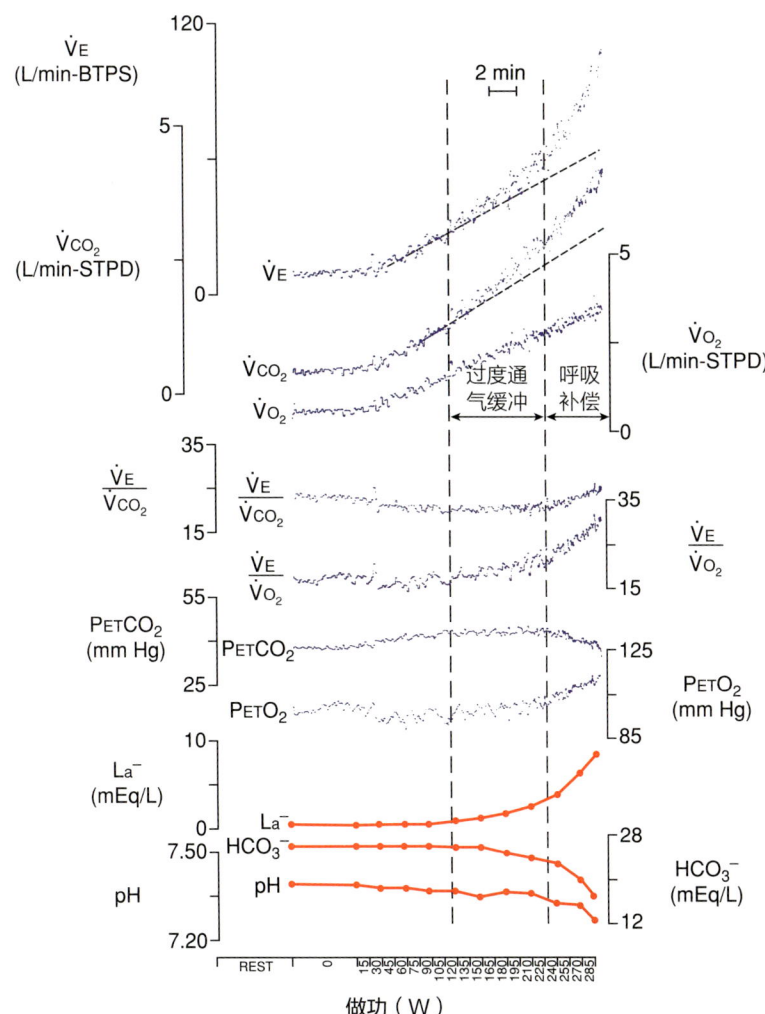

◀图 11-11 随着做功的增加，通气指数、血清乳酸盐、碳酸氢盐和 pH 的变化
垂直线表示通气无氧阈值的开始（左线）和失代偿性酸中毒阈值的开始（右线）
（引自 Wasserman K, Hansen J, Sue D, et al. *Principles of Exercise Testing and Interpretation*. Philadelphia, PA: Lea & Febiger;1987.）

种长时间指数有其他限制,主要是因为静息最大自主通气量的机动运行肺容量与运动期间的实际运行肺容量不同。确定运动是否受限于通气的一种更好的方法是通过测量运动期间的潮气量-流量环[55],其具有检测声带功能障碍的额外优势,这是日益认可的劳力性呼吸困难的原因。如图 11-12 所示,最近在正常儿童中进行了研究[56,57]。以类似于每搏输出量的方式,通过以较低的呼气末肺容量(相当于左心室收缩末期容积)进行呼吸,并达到较高的吸气末肺容量(较高的左心室舒张末期容积),潮气量通常增加。一小部分来自呼气储备量,而大部分潮气量是通过吸入储备量来实现的。

弥散限制很少,这曾经是在日常临床运动测试中一个问题。这可能成为高绩效运动员极限运动的一个因素,因肺毛细血管的通过时间可能足够短(非常高的心输出量),以排除肺泡和末端毛细血管 PO_2 的平衡。这种人如果本质上有低的缺氧性通气反应,甚至可能会经历动脉氧饱和度降低[58]。正常健康儿童即使在最大运动时也不应该表现出氧饱和度降低,但除了一份报道外,这一领域还没有专门针对儿童进行的研究[59]。这些作者得出结论(有几点需要注意的是),25%~33% 的体力活跃的儿童可发生劳累性氧饱和度降低而具有正常(相对于超常)的 $\dot{V}O_2max$ 值。鉴于在运动过程中通过脉搏血氧定量法准确测定氧饱和度的技术困难,对健康的怀疑似乎是有必要的。

七、具体测量技术

(一)通气测量

测量以下呼吸指数:呼吸频率、潮气量(tidal volume,VT)、每分通气量($\dot{V}E$ 或 V1,取决于测量吸入或呼出通气)、吸氧量($\dot{V}O_2$)、二氧化碳生成量($\dot{V}CO_2$)、呼气末二氧化碳和氧气,以及混合呼出的二氧化碳和氧气。从中可以确定氧气通气当量($\dot{V}E/\dot{V}O_2$)、CO_2 通气当量($\dot{V}E/\dot{V}CO_2$)和气体交换比率(RER)的通气当量。血氧饱和度对记录缺氧或低氧血症的程度至关重要(如果存在的话),但由于脉搏血氧仪的技术限制,有时需要动脉血气分析进行验证。气体分析仪技术已得到很大改进,大型易变质谱仪已被更小更方便

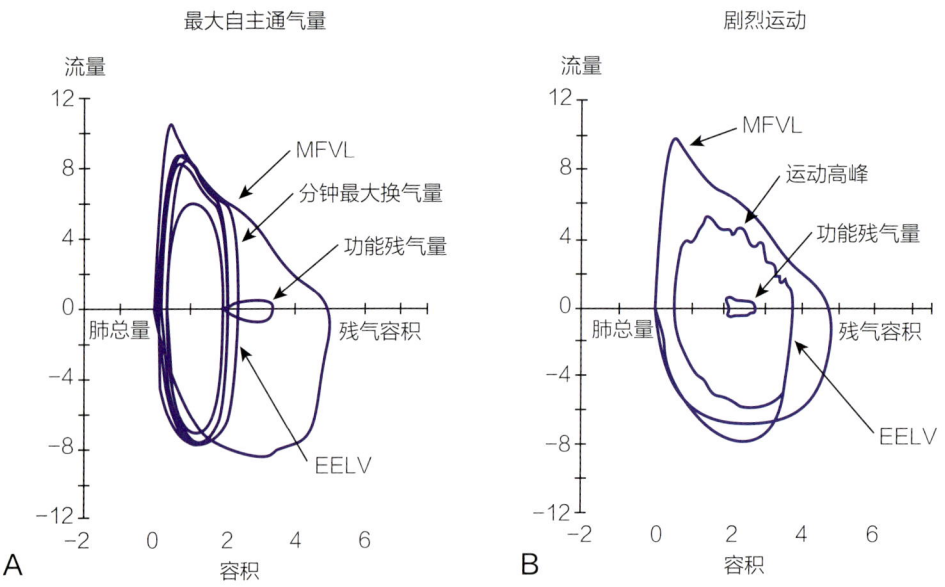

▲ 图 11-12 评估运动的通气限制

运动流量-体积环叠加在静止时确定的最大流量-体积环路内,任何重叠都被认为是流量限制的证据,如 A。EELV 是呼气末肺容量,其他缩写是标准的肺容量细分。注意在运动过程中采用的呼吸模式(B)与执行最大自主通气操作时采用的呼吸模式(A)之间的差异:后者显示流量限制,而前者不显示流量限制(图片由 Bruce D. Johnson 博士提供)

MFVL. 最大流量-体积环路;EELV. 呼气末肺容量

使用的气体分析仪所取代，该仪器可同时测量多种气体的浓度。由于它们的尺寸较小，现在可以轻松获得包含所有基本测量工具的新型便携式代谢车。一些旧标准如燃料电池或氧化锆 O_2 分析仪和红外 CO_2 分析仪仍然是许多此类系统的主力，但如果用红外 CO_2 分析来测量含有高 O_2 混合气中的 CO_2，则可能不再被认为是准确的。此外，硬件和软件都可用于测量呼吸通气和气体交换。理想系统有几个基本要求：采样量低，采样速率快，反应时间超快。软件算法必须考虑到计算呼吸 $\dot{V}O_2$ 和 $\dot{V}CO_2$ 的这些延迟，因为为了计算浓度—时间积分，在任何时刻气体的实际浓度必须与同一时间点的呼出体积相匹配。这些创新意味着不再需要使用定时气体收集到烦琐的道格拉斯（Douglas）袋和天梭（Tissot）肺活量计中，或通过干气表测量吸入的空气。一些市售系统仍然使用混合室，比用于定时收集的设备小得多，从中对混合的呼出气体（O_2 和 CO_2）进行实时采样。这不仅需要室内的气体在排出之前充分混合，而且这些浓度必须与大致同时测量的微小体积相匹配。总的来说，这些体积测量方法已经让位于精确可靠的呼吸质量流量传感器、Pitot 管、呼吸速度记录仪和涡轮流量计。也就是说，这些较新的便携式系统通常针对旧标准质量控制方法进行测试。通气指数的测量需要使用嘴咬和鼻夹或紧密佩戴的面罩，后者可以是口鼻面罩或隔开口腔和鼻腔流动的面罩。大多数孩子会耐受喉舌和鼻夹。拥有不同尺寸的吹嘴和三通呼吸阀是很重要的，这样对于小孩来说系统的死角可以减到最小。阀门或面罩的无效腔体积通常应为 50～70ml。同样重要的是，在计算 $\dot{V}E/\dot{V}O_2$ 和 $\dot{V}E/\dot{V}CO_2$ 比率或斜率之前，这样的运动系统识别和从总 $\dot{V}E$ 中减去阀或面罩的无效空间体积。不这样做可能导致较大误差，特别是在儿童中，由于较小儿童的潮气量较小。

（二）为什么要测量通气？

虽然这些技术细节可能看起来没有吸引力，但在过去的 10 年里，先天性心脏病运动的通气反应已引起相当大的关注。先天性心脏病儿童主要由于各种原因而具有较低水平的肺功能[60]。最近的一篇论文肯定了该人群中低用力肺活量（forced vital capacity，FVC）的高发生率，但进一步显示 FVC 降低与死亡率增加有关。接下来的是来自同一作者的另一个大型研究，他们发现在大量患有发绀型和非发绀型先天性心脏病的成人运动过程中表现出夸张的通气反应（$\dot{V}E/\dot{V}CO_2$）[61]。鉴于发绀患者由于低氧血症可以直观地预测 $\dot{V}E/\dot{V}CO_2$ 较高，也许本研究中最有趣的发现是 $\dot{V}E/\dot{V}CO_2$ 斜率是非发绀患者死亡率最强的预测指标。随附的讨论推测了潜在的机制，但除了手术方面的考虑之外，这一发现可能是 Barker 假说的另一种表现（见前言）。在 Fontan 手术后，这种现象可能在患者中表现得淋漓尽致[62]。

（三）心率和心电图

心率是运动心脏反应的基本指标之一，可通过 ECG 测量，心电图可通过平均几个 R-R 间隔手动完成。或者，可以通过转速计处理 ECG 信号，并且可以获得基于一个或多个 R-R 间隔的心率的直接记录。至少应有三根导联的标准表面心电图在运动测试完成后和持续 5～10min 内连续显示或记录。检查者应该可以选择查看导联的各种组合，因此可以评估心前区的下侧、右侧、左侧心脏事件。一个完整的心电图应包括休息时、至少一次在运动时，以及在运动后的几个时间间隔后。理想情况下，心电图应具有多种记录速度。以 50mm/s 速度获得的心电图有助于评估 ST 段的变化。以 5mm/s 的纸速连续记录心电图有助于检测心律失常。

心电电极和导联的适当应用以及将导联连接到心电图仪的电缆的电屏蔽，对于获得高质量的无伪影记录是重要的。受试者的皮肤应该用酒精清洁并轻轻擦拭以减少皮肤的电阻。大多数可商购的电极预先包装有导电糊；然而，偶尔也有没有导电糊的，并且这些电极在使用前必须丢弃或粘贴。请注意，预凝胶电极由于导电糊中的化学变化而具有有限的储存期限，如果老化并且信号质量明显恶化则应该丢弃。将电极连接到心电图电缆上的导线应固定在受检者的躯干上，以尽量减少锻炼过程中这些电极移动时产生的伪影。这可以通过用弹性绷带宽松地包裹躯干或使用市售的针织衬衫来实现。心电图上伪影的存在通常表明电极接触面松弛、电极粘贴不良或电极导电糊不足。

（四）血压

血压是评估心血管对运动的反应的重要指标。血压可以用留置的动脉导管直接测量，或者更常见的是用袖带血压计和听诊器间接测量。许多市售的电子装置可用于在运动过程中间接测量血压。然而，这些"黑匣子"的准确性和精确性必须是一个关注的问题。设计用于充气和放气袖带的装置自动连接到可固定在肱动脉上的扩音器是有用的。使用适当尺寸的袖带是至关重要的。袖带的囊袋应至少包围手臂周长的 80%，并且袖带的宽度应至少为上臂长度的 2/3。测量腿部血压应该用超大袖带。应该记住的是，在运动过程中准确测量舒张压是非常困难的，特别是在跑步机上进行运动时，因为脚步的冲击声和跑步机的噪音使得难以听到 Korotkoff 声音。直接（动脉内）血压测量几乎可以实现以高度的精确度即时监测血压。然而，由于外周放大，测量远端血管系统（桡动脉或肱动脉）的血压高估了中心动脉血压（图 11-13）。这种技术是侵入性的并且可能是痛苦的，限制了在儿科的有用性。

（五）心输出量和每搏输出量

1. 重复呼吸方法

最常用于测量心输出量（$\dot{Q}$）的两种相对无创并且无须放射性物质的技术是 CO_2 和乙炔-氦重复呼吸技术；尽管第三种类似的技术，即氮氧化物最近被重新评估。随着更新、更少挑剔的气体分析仪的出现，对惰性气体（氧化亚氮和乙炔）重新产生兴趣。

（1）二氧化碳重复呼吸：二氧化碳重新吸入技术（图 11-14）基于二氧化碳的 Fick 原理，如下所示：

$$Q = \frac{\dot{V}CO_2}{C_{\bar{v}}CO_2 - C_aCO_2}$$

其中 $\dot{V}CO_2$ 是产生的二氧化碳的体积，$C_{\bar{v}}CO_2$ 是混合静脉血 CO_2 含量，而 $CaCO_2$ 是全身动脉血 CO_2 含量。$\dot{V}CO_2$ 直接测量；动脉 CO_2 含量是从全身动脉血 PCO_2 的测量计算的；混合静脉二氧化碳含量是通过测量呼气末（肺泡）PCO_2 来计算的，假定在重复呼吸期间混合静脉 PCO_2 和肺泡 PCO_2 之间平衡。后一种策略可以通过经典均衡或指数技术来完成[63]。后者在渐进式运动中更简单，并且具有更好的耐受性，因为它在重复呼吸混合物中利用较低的二氧化碳浓度，吸入的二氧化碳会在高浓度时产生不愉快的味道和短暂性头痛。需要测量全身动脉 PCO_2 是这种技术的缺点，因为它是有创性的。因为除了 $PaCO_2$ 外，本方程中的所有参数都是直接测量的，因此可以通过呼气末二氧化碳估测全身动脉血 PCO_2，或通过假设受试者的肺功能正常，具有正常解剖无效腔而使用玻尔方程求解 $PaCO_2$。请注意，必须考虑仪器的死角（咬嘴、口罩）。然而，最终这种近似将为技术带来额外的潜在错误。另外，重复呼吸混合物中 CO_2 的浓度以及重复呼吸混合物的体积必须根据患者体型和运动强度进行调整。由于最近描述的两个方法学问题，这种方法的未来是不确定的：在高 O_2

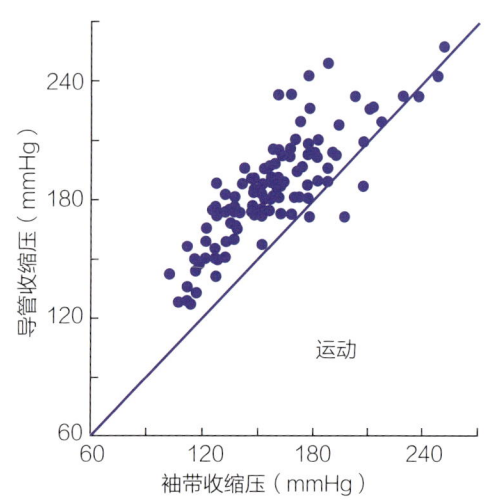

▲ 图 11-13 用桡动脉留置套管测量的收缩压与用血压计测量的手臂血压之间的关系

请注意，使用桡动脉留置套管测量的血压大于使用血压计的血压（引自 Rassmussen P, Staats B, Driscoll D, et al. Comparison of direct and indirect blood pressure during exercise. *Chest*. 1985;87:743-748.）

混合气中测量 PCO_2 的准确度[64]，以及将二氧化碳分压与内容[65]联系起来的解决方案。

（2）乙炔重复呼吸：乙炔－氦（C_2H_2-He）重复呼吸技术测量心输出量的基础，是乙炔从肺泡扩散到肺毛细血管[66]。乙炔在重复呼吸系统中的浓度相对于有效肺血流量减少（图11-15）。该技术实际上测量的是有效的肺血流量而不是全身血流量，但是在没有心内或肺内显著的右向左或左向右分流的情况下，它是心输出量的可靠近似值。另一个需要注意的是，该技术严重依赖于吸入气体的均匀分布，因此在以通气和灌注不匹配为特征的肺部疾病患者中准确度会降低。有必要包括一种不会从肺泡扩散出来的气体（例如氦气），以确定整个呼吸系统的体积以及重复呼吸设备。这项技术是完全无创的，并且儿童耐受性好。从技术上讲，由于用作再循环混合物的乙炔、氦气、氧气和氮气的浓度恒定，因此应用 C_2H_2-He 比二氧化碳重复呼吸更简单；只有混合物的体积需要改变，这取决于受试者的体型和运动强度。受试者发现 C_2H_2-He 重复呼吸技术比二氧化碳重复呼吸更舒适，试验过程中呼吸困难的感觉更少。一项儿科研究比较了 C_2H_2-He 与稍微改良的二氧化碳重复呼吸疗法，发现只有一半的二氧化碳重复呼吸疗法提供了可以分析的数据[67]。

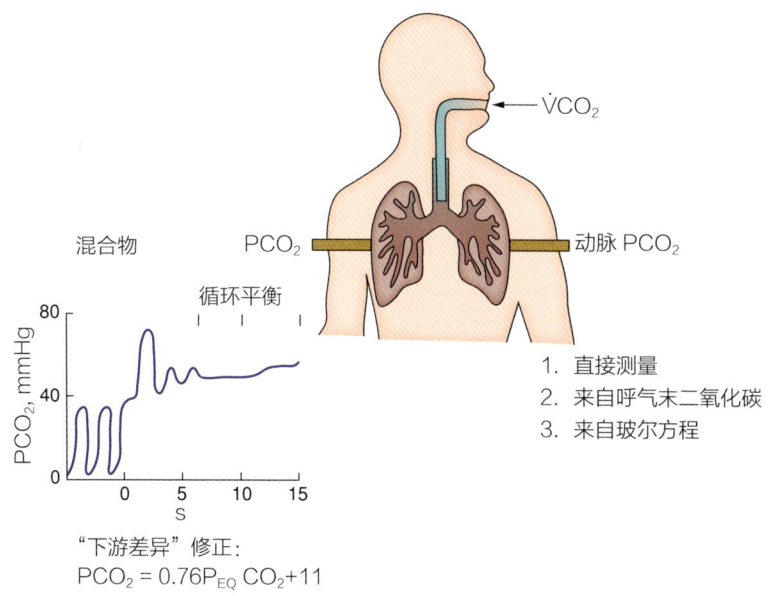

◀ 图 11-14　评估心输出量的二氧化碳重吸入方法的图解表示
（请参阅正文中 $PaCO_2$ 测定）

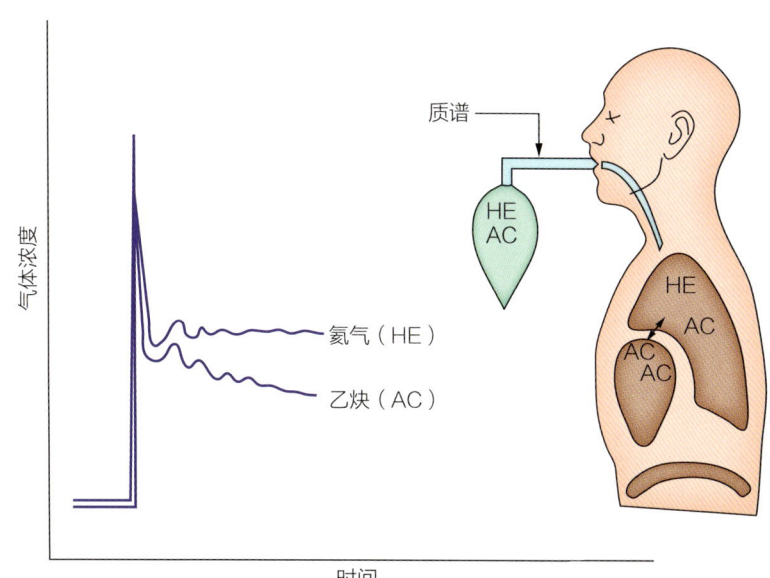

◀ 图 11-15　用于测量有效肺血流量的乙炔－氦重复呼吸技术示意图
请注意，在重新呼吸系统中，重新吸入乙炔的浓度会持续下降，这是因为乙炔穿过肺泡膜并被肺血流吸收

（3）一氧化二氮重复呼吸：一氧化二氮（N_2O）在血液中极易溶解，N_2O 重复呼吸最早被描述为近 50 年前用于测量心输出量的另一种惰性气体技术，但最近又进行了复查。同 C_2H_2-He 重复呼吸一样，N_2O 重复呼吸可以测量有效的肺血流量，并且与乙炔法有相同的局限性。不溶性示踪气体是必需的，最近的研究使用 SF_6 来达到这个目的，因为它不溶于血液，在袋肺重复呼吸系统内达到平衡。当这种方法尚处于起步阶段时，发表了两项关于儿童的研究（使用氢气或氩气示踪剂），其中一项研究发现该方法与二氧化碳重复吸入测量心输出量的结果非常吻合[68]。最近对有和无心力衰竭的成人[69]研究中，比较了 N_2O 重吸入应用于有创[70]和无创（CO_2）方法测量心输出量[71]。Jarvis 等[70]的研究非常全面，比较了直接 Fick 法、热稀释法、N_2O 和 C_2H_2 再吸入方法（加上单步 CO_2 重复呼吸技术）。有很多方法可以比较不同测量方法的结果。报道的一个是偏倚，即一种方法接近金标准的程度如何；再一个是精确性，即方法的可重复性如何，或者重复试验的方差是多少。这些作者的结论是惰性气体的方法是精确的，但往往低估运动过程中金标准方法所获得的结果。在儿童中没有类似的研究报道。事实是，这些惰性气体方法提供了使用肺脏非侵入性地测量儿童心输出量的前景。尽管二氧化碳重复呼吸技术可以为患有肺部疾病的儿童提供准确的结果，但其特征在于显著的通气-灌注不匹配，而不是对 $PaCO_2$ 进行估计，而对于惰性气体方法则无法说明。他们预测充分混合了吸入气体，使袋中的气体与肺泡空气均匀混合。吸入气体与肺泡空气的平衡是在这些方法准确测量肺血流量之前的先决条件，即实际用于心输出量的测量。

2. 超声心动图

在过去的 10 年中，有多篇关于运动时心输出量的超声心动图测量的报道。用这种方法，通过标准的多普勒超声心动图技术估计每搏输出量[72]。首先由二维超声心动图（长轴视图）在窦管交界处（内缘到内缘）测量获得的主动脉最大直径而计算升主动脉的横截面积，在受试者休息时取坐位测量，假设主动脉为圆形。升主动脉血流速度由位于胸骨上切口的连续波传感器确定。每个搏动的速度-时间积分（velocity-time integral，VTI）通过跟踪速度曲线轮廓随时间离线计算。每个轮廓的终止由主动脉瓣关闭标记。具有最高值和最明显光谱的 5~8 条曲线，应该为每个运动量取平均值。每搏输出量估计为平均速度-时间积分与升主动脉横截面积的乘积。该方法相当准确，只要有足够的平均搏动来计算每搏输出量，因为每搏输出量受到呼吸时相的影响[73]，并且如果选择了"最好看"的速度-时间积分，就有可能过高估计每搏输出量及心输出量。该技术也严格依赖于主动脉瓣区域的准确测量。此外，在重度运动期间在胸骨上切迹处获得令人满意的窗口对于持有换能器者和超呼吸肌受试者都是一个挑战。因此，心输出量的超声心动图测量非常依赖于操作者，但尽管存在这些限制，该方法仍然是无创选择中的一种选择。Rowland 等广泛应用它来研究儿童成长期心脏对运动的反应[74,75]。

3. 阻抗/电抗方法

在结束本节之前，应该意识到阻抗心动描记术可能是儿科运动实验室中有用的临床和研究工具。由于其理论基础的不确定性，以及之前报道将此方法与更为公认的测量心输出量的方法进行比较，获得模棱两可的结果，它从未被广泛接受。最近的做功可能会改变这种想法[76-80]，所以值得进行简短的描述。该方法背后的理论是将胸部认为圆柱体或截头圆锥体，其电阻抗随着血液的电导率成比例地变化，与机械收缩同时发生。微小、无生物活性的 AC 电流由一组电极放电，而另一套测量胸内容物对这个电流的阻抗。使用许多公开的等式之一从胸部阻抗测量计算出每搏输出量，其中包含全部或部分下列术语。

$$SV = r \cdot (L^2/Z_0^2) \cdot VET \cdot dZ/dt_{min}$$

其中 r = 血液电阻率，是细胞体积的函数；L = 电极之间的距离；Z_0 = 基线胸部阻抗；VET = 心室射血时间；dZ/dt_{min} = 阻抗下降的最大速率。大多数设备通过 ECG 追踪来计算心室射血时间，尽管一项研究[39]使用胸部上的扩音器来检测第二心音。这个独特的阻抗心电图仪需要测量 Z_0 和电极间的电阻距离[39]，而另一些则没有[76-80]。该技术最近的一次迭代测量相对相移（$\Delta\varPhi$）是通过主动脉射血期间成对电极之间穿过胸部的射频信号（而不是阻抗与 AC 微电流的幅度变化），这些信号与血流速度密切相关[78]。据称该参数具有较高的信噪比，并将每搏输出量公式简化如下所示。

$$SV = C \cdot VET \cdot d\varPhi/dt_{max}$$

其中 C 被称为比例常数，$d\varPhi/dt_{max}$ 是阻抗信号相对相移的变化率。尽管有人声称，与惰性气体再吸入方法相比，健康成人在运动过程中的心输出量明显低估（偏倚），作者评论说受试者需要保持相对稳定的上半身位置以减少信号伪影[79]。儿童阻抗心电图的精确度非常好，据报道具有现实的结果，因为没有采用比较器测量，所以不能评论其偏倚[80]。未来的研究将确定其作用，但它提供了一种简单、不引人注目的方法来测量儿童运动期间的心输出量，并产生与其他方法相当的结果。如前所述[40,41]，该方法已被用于研究儿童每搏输出量对运动的反应，取得了相当大的成功。

第 12 章
超声心动图：基本原则与成像
Echocardiography: Basic Principles and Imaging

Haleh C. Heydarian　Thomas R. Kimball　著
陈　娇　译

尽管成熟的影像手段应用越来越多，例如 CT 和 MRI[1,2]，但是超声心动图仍然是儿科心脏病学领域的主要诊断方法[3]。超声心动图实验室通常是患者在外科或导管介入前的最后一个诊断站，这些诊断和治疗需要对心血管系统进行最完整的解剖和生理描述，因此需要进行超声心动图评估。此外，儿科成像面临两个重要挑战：①确定超声在先天性心脏病患者的评价中与其他成像技术的互补作用[4]；②审查心脏内科医师与非心血管专业医疗服务人员对超声心动图的扩大使用，因为听诊技术差以及心脏超声工艺小型化加快和成本降低而仓促应用[5,6]。

一、历史

1877 年，18 岁的 Pierre Curie 发现了压电效应，从而奠定了超声波的基础，压电效应中晶体的机械变形产生电极化，反之亦然。虽然这是里程碑式的发现，但在许多年后，事实上直到 1912 年泰坦尼克号沉没（促成大力建造帮助船只更早发现冰山的系统），超声波领域才开始发展[7]。最终，在第二次世界大战中，超声波成为声音导航与测距（声呐）的基础[8]。

在 20 世纪 40 年代和 50 年代，四个研究组同时率先成功开展了超声作为诊断医疗技术的应用：①麻省理工学院（麻省理工学院；Bolt、Ballatine、Ludwig 和 Heuter）；②伊利诺伊大学（Fry、Fry 和 Kelly）；③科罗拉多大学（Howry 和 Holmes）；④明尼苏达大学（Wild 和 Reid）。麻省理工学院研究团队研制出 A（振幅）型超声，是一种在显示器上用不同幅度显示反射波强度的方法。伊利诺伊大学研究团队因使用超声波检测乳腺癌而闻名。科罗拉多大学研究团队研发了 B（辉度）模式成像，沿扫描线用不同辉度的点显示反射波强度，是二维（2D）超声的前身。明尼苏达大学研究团队完善了脉冲超声技术，实现了单一传感器实时作为发射器和接收器，并且通过在探头顶端结合液性界面，创造出第一台手持式扫描器，从而无须浸泡患者[7,8]。

1953 年，瑞典（Edler 和 Hertz）兰德大学首先应用超声作为心脏诊断的方法。B 型探测器与连续移动的胶片记录的实时心脏波形图像成为第一个 M（运动）型超声心动图[7,8]。20 年后，Goldberg、Allen、Sahn 等在先天性心脏病中应用了 M 型超声心动图[9,10]。20 世纪 70 年代和 80 年代初，Sahn、Snider、Snider、Silverman、Williams、Stevenson 等率先成功应用超声心动图进行了完整、准确、详细的先天性心脏病诊断[11-20]。20 世纪 90 年代，超声工艺越来越小型化，因此超声心动图开始得到更广泛的应用，包括在急诊室和重症监护室等更为特殊的环境中进行检查。随着新世纪的到来，超声心动图正在更多地利用三维（3D）和更精细的方法评估心室功能。

二、二维超声心动图的物理现象

由 Curie 首先发现的压电效应，其发生是源于施加于晶体的电势引起晶体分子偶极的排列，从而使晶体产生机械变形。反之，压电效应使晶体共振产生超声波。声波需要可变形的介质来传播，因为它本质是机械性的，由介质中分子的一系列压缩和膨胀（稀疏）组成。声波的速度取决于它穿过的组织类型（软组织中为1540m/s，空气中为330m/s）。波具有定义其存在的特性（图12-1）。

超声心动图换能器不能连续发射超声波而是高频（约1000脉冲/s）、快速（约1 ms/脉冲）地发射脉冲。因此，传感器作为发射机工作的时间极短（0.1%的时间），绝大多数操作是作为接收器。在30min检查中，传感器发射脉冲时间<2s。

形成二维和多普勒超声心动图基础有如下8个方程。

（一）方程1：图像生成的基础

$$\%R = \{(Z_2 - Z_1)/(Z_2 + Z_1)\}8^2 \times 100 \quad （公式12-1）$$

此处

$\%R=$ 超声信号反射百分比

$Z_n=$ 介质的阻抗 $n=\rho_n c_n$

$\rho_n=$ 介质密度 n

$c_n=$ 声音在介质中的速度 n

当超声波束穿过身体，一部分能量会被反射回传感器而一部分能量将继续传播；类似于动量的概念，等于运动物体的质量×速度。想想大家都知道的一种新奇小玩具，就是把一组金属球相互紧挨着挂在一起作为钟摆（图12-2）。当从静止球中抽出一个质量足够大的外侧球并放开，撞击静止球，会使另一端的外侧球离开静止球。然而，如果第一个外侧球只有豌豆那么大，它击中静止球时只会从球上弹开。它没有足够的动量（因为相对较小的质量）引起静止球任何扰动。因此，它只是向后反射。

声阻抗等效于超声动量，组织密度代替质量，声速代替速度[21]。如果两个介质的组织密度相同（等同于上面举例中的大金属球），两种介质之间的阻抗相近，则超声将容易通过介质界面传播；但是，如果两种介质之间的组织密度不一致（例如，左心室壁与心腔之间），则会发生超声反射（等同于上面举例中豌豆大小的球）。

（二）方程2：图像分辨率的基础（第一部分）

$$SPL = n(\lambda) = n(c/\upsilon) \quad （公式12-2）$$

此处

$SPL=$ 空间脉冲长度（spatial pulse length）

$\lambda=$ 波长

$n=$ 超声脉冲的周期数

$c=$ 声速

$\upsilon=$ 传输频率

从$(\lambda)=(c/\upsilon)$来看，非脉冲波的轴向分辨率（沿超声束的轴向分辨率）与波长(λ)成正比，而与频率成反比(υ)。黄昏时蝙蝠觅食发射超声波，频率在100kHz，为空中捕捉昆虫提供良好的分辨率（$\lambda=c/\upsilon=330m/s\div 100\ 000$周期$/s=3.3mm$）。但如果这只蝙蝠通过患者胸部发送声波（1540m/s÷100 000周期/s=15.4mm）所提供的心脏解剖分辨率则不能接受。脉冲超声的轴向分辨率不仅与波长有关，而且与超声脉冲的波周期有关。可能达到的最佳轴-点间距分辨率等于1/2空间脉冲长度（图12-3）。使用公式12-2，一个10 MHz换能器发射一

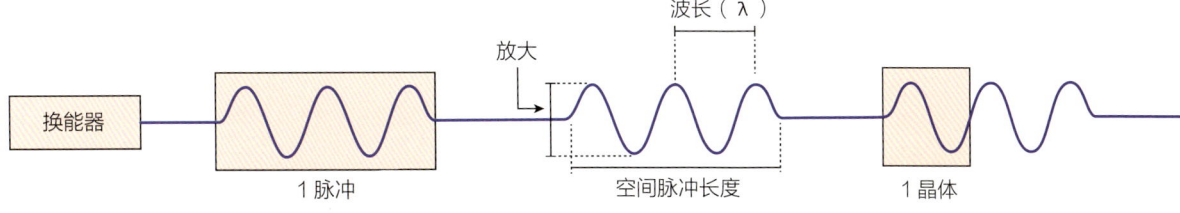

▲ 图12-1 波的内部结构

声音传播速度（c）依赖于它传播的介质（软组织，c = 1540m/s）。波长（λ）是两个连续和相等部分之间的距离。频率（υ）是以Hz表示的单位时间震动次数。频率和波长不受波速影响并成反比(υλ=c)。振幅是最低点和峰值之间的压力差。在超声心动图中，波是以波周期组成的脉冲发出的。因此，空间脉冲长度是从脉冲序列起点到终点的距离

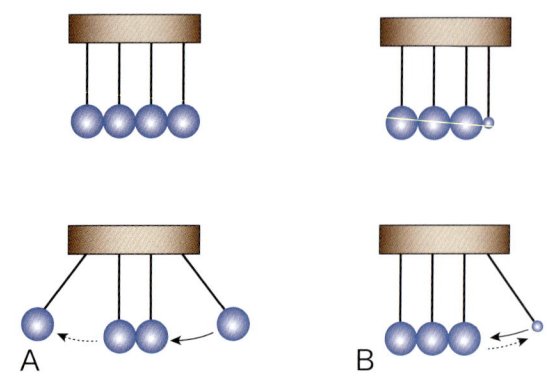

▲ 图 12-2 力学中，能量传递依赖于动量

A. 释放与静止球大小相等的外侧球。外侧球击打静止球，使另一端的外侧球反方向移动。外侧球有足够的动量把有效的能量传播到静止球；B. 当释放小尺寸的外侧球，击中静止球后外侧球会反射回来。外侧球的动量不足以将能量传播下去。声阻抗等效于超声动量。在超声中，能量传播取决于声阻抗。如果两种介质之间阻抗相似，超声波就很容易传播。如果阻抗不匹配，超声波将被反射

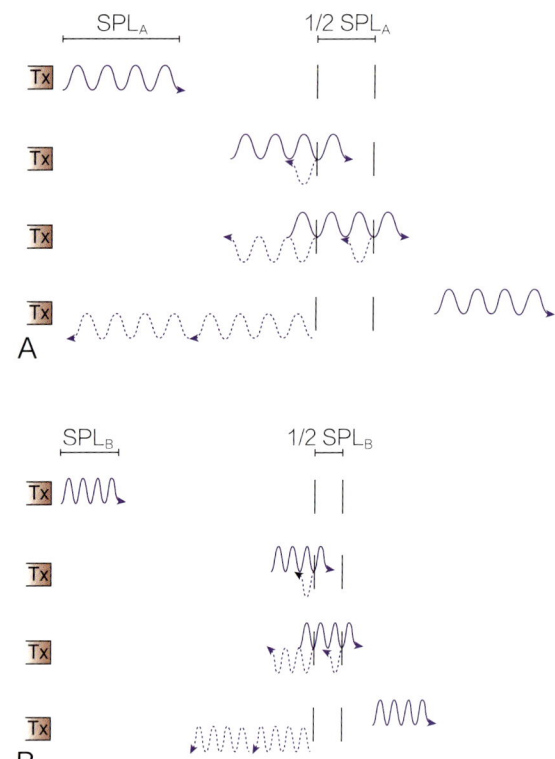

▲ 图 12-3 轴向分辨率（沿超声波束轴线的分辨率）取决于空间脉冲长度

空间脉冲长度（SPL）越短，分辨率越高，分辨率不会高于 1/2 SPL。A. 换能器发射具有 SPL 对应波长的 SPL_A 声波脉冲（实线）。这种脉冲序列可以辨别两个目标，它们之间的距离最短不会小于 1/2 SPL_A，否则传感器无法在远端物体反射波到达之前完成近端物体反射波的接收；B. 换能器发出具有较短 SPL 的 SPL_B 声脉冲。这些脉冲序列可以辨别两个更相近的目标，但仍不能小于 1/2 SPL_B（虚线表示反射波）

系列三脉冲超声波将产生一个约 0.46mm 的空间分辨率（3×154 000cm/s÷10 000 000 /s）。一个 2.5 MHz 的换能器将有大约 1.8mm 的分辨率。这种频率的换能器轴向分辨率较差，因此限制了它在评价较小解剖结构中的作用，例如，冠状动脉的管腔直径。

（三）方程 3：图像分辨率的基础（第二部分）

$$D = (d2\upsilon)/(4c) \qquad (公式\ 12\text{-}3)$$

此处

D= 近场深度

d= 探头直径

υ= 探头的传播频率

c= 声速

横向分辨率是分辨与声束轴线垂直的物体的能力，它不仅依赖于波长（也可以说是换能器频率），如轴向分辨率，而且还取决于声束宽度。对于一个非聚焦换能器来说，超声波近场声束宽度窄而具有良好的横向分辨率（Fresnel 带），远场声束宽度迅速发散限制了分辨率（Fraunhofer 带）[21]。通过提高换能器频率或探头直径来增加近场（具有最佳分辨率）的深度（公式 12-3 和图 12-4）。

以新生儿成像为例。对于胸骨旁和心尖切面来说，探头直径小、频率高具有优势，因为心脏结构深度近（换能器 Fresnel 带），小探头可以置于声窗受限的肋骨之间。对于剑突下成像来说，直径较大的探头更具优势，它们通过扩展相对较深的心脏结构的近场范围来提高分辨率。

通过聚焦使声束宽度在更远的地方变窄，否则在那里声束将会开始发散，以此来提高横向分辨率。聚焦可以通过外部设备（如镜子或透镜）或通过电子手段来实现；然而，聚焦会导致比非聚焦声束更大的远场发散。

（四）方程 4：分辨力与穿透力的阴阳关系

$$L = \mu\upsilon z \qquad (公式\ 12\text{-}4)$$

此处

L= 强度衰减损失（分贝）

μ= 强度衰减系数～0.8dB/（cm·MHz）的软

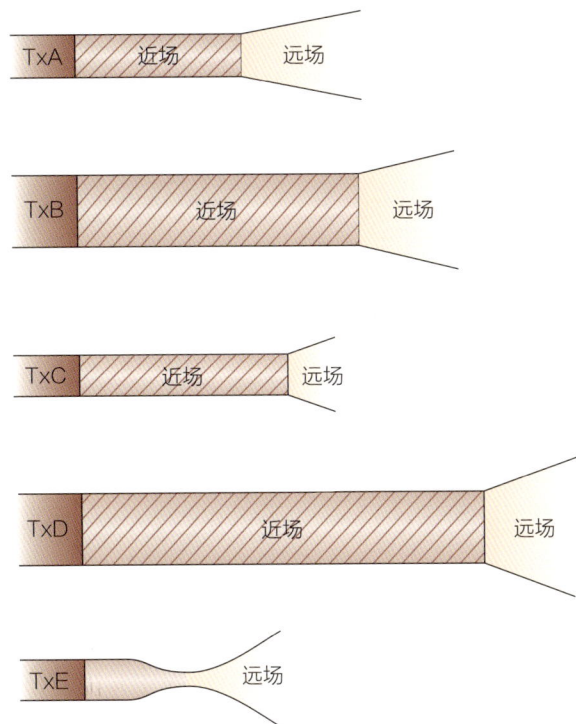

▲ 图 12-4 横向分辨率（垂直于超声波束轴线的分辨率）不仅依赖于传播频率，而且依赖于换能器的波束宽度

换能器的近场波束相对较窄。在远场，超声束开始发散，横向分辨率变差。A 换能器直径相对较小，因此近场相对较短。B 换能器直径较大，从而加深了近场。当换能器频率增加时，即使使用较小直径的换能器，也可以增加近场深度（C 换能器）。利用具有较大直径换能器和高频超声换能器（D 换能器）对近场深度进行了优化。横向分辨率也可以通过聚焦传感器晶体来改善；然而，聚焦的缺点在于聚焦区外声束迅速扩散（E 换能器）

组织

$v=$ 传感器频率（MHz）

$z=$ 超声波在介质中传播的距离（cm）

组织相互作用降低了超声波能量。衰减描述了散射引起的强度损失（小界面反射）和吸收（能量转换）[21]。公式 12-4 表明，更深的组织深度（z）与更高频率的换能器均会造成极大的强度损失（或穿透极差），恰恰改善分辨率需要提高频率（公式 12-2 和公式 12-3）。因此，超声心动图需要在优化分辨率与不牺牲穿透力之间寻求持续的平衡，反之亦然。

（五）方程 5: 时间分辨率的基础

$$F = (c)/(2DNn) \quad \text{（公式 12-5）}$$

此处

$F=$ 帧频

$c=$ 声速

$D=$ 取样深度

$N=$ 每帧取样线数量

$n=$ 用于生成一个图像的焦点区域的个数

运动在二维超声心动图中被描绘成连续单帧图像的快速呈现，类似于观看电影胶片。对换能器的每个阵元进行连续电子刺激产生超声波脉冲，该超声波脉冲向下传播（并向上接收）连续扫描线（一条扫描线通常贯穿 1°~3° 扇区），从而产生单帧图像。此外，彩色多普勒扇区在图像上的叠加增加了脉冲上下传播扫描线的时间。脉冲把扫描线向下传播到感兴趣区所在深度并返回到转换器所需的时间，限制了下一个阵元的受激速度、图像帧的获得速度，以及下一帧图像的生成时间。用帧频（以 Hz 表示）来量化这一过程的速度[21]。

可以通过缩小扇区大小（包括图像和彩色多普勒区域）从而减少扫描线的数量，或者通过减小深度范围（公式 12-5）来优化时间分辨率。一个实用且易于记忆的优化帧频的经验法则是确保感兴趣目标全部在扇形区域，在扇区的侧面和下面消除多余组织的成像。由于 M 型与多普勒超声心动图具有更好的时间分辨率，这些方式在测量快速出现的目标时可能更有用。

（六）方程 6: 多普勒方程

$$v_d = [2v_0(V)(\cos\theta)] \div c \quad \text{（公式 12-6）}$$

此处

$v_d=$ 观测到的多普勒频移

$v_0=$ 声音的传播频率

$V=$ 血流速度

$\theta=$ 超声束与血流方向的夹角

$c=$ 声音在人体组织中的速度

多普勒原理表明，波源运动时波的传播频率会发生变化（例如，移动的行人会觉得救护车的汽笛声更快）。这个原理也适用于波源静止而波"接收器"运动时。这些情况下观察到的频率变化被称为多普勒频移，由 Christian Johann Doppler 在 1842 研究双星运动发出的光波时所描述。

等待海浪的静止的冲浪者，每分钟遇到的波浪数量与波源相同。如果冲浪者从海滩游向大海，会感觉波浪频率增加，因为他正朝着波源游去。如果他改变方向游向海滩（远离波源），遇到的波浪会较少。如果他增加任一方向移动的速度，波峰的实际频率和观察频率之间的差异就会增加。

在医学超声和超声心动图中，多普勒原理是利用传播的声波来撞击移动的红细胞。声波由固定的换能器传播，撞击运动中的红细胞，而返回的"后向散射"声波脉冲是在频率上与血细胞运动速度和方向有关的多普勒频移。多普勒原理也应用于多普勒组织成像评价组织运动。多普勒超声主要用于评估运动结构的速度，无论是血流通过心脏和血管系统的速度还是心室肌层的速度。因此，应重新排列多普勒方程求解速度，如下。

$$V = [c(v_d)] \div [2v_0 \cos\theta]$$

声音的速度（c）和发射频率（v_0）是恒量，而频移（v_d）可以准确测量；多普勒估测速度潜在误差的主要来源是声束与血液/组织运动方向之间的截角 θ。设想上文所说的冲浪者。如果冲浪者以斜角向海洋（向波源）移动，那么"频移"（即实际的和观察到的波峰频率之间的差异）将小于他正对波源移动。观察到的速度是平行于声束的速度矢量。他的真实运动速度不得而知，除非能够解释这种相对于波源的斜行运动模式。这可以通过频移除以 θ（波源和他运动方向之间的截角）余弦来确定。如果真实速度矢量与超声束一致（即 $\theta=0$），那么 $\cos\theta$ 为 1，则观察到的速度就是真实速度。但是，如果真实速度矢量与声束不一致，除非进行角度校正，所观察到的速度将小于真实速度。因为截角 < 20° 时 $\cos\theta$ 很小，所得结果不会感觉明显低估流速。但截角更大时，则必须校正 $\cos\theta$。

（七）方程 7：混叠现象的基础

$$V_{max} = (c^2) \div [8 f_0 D \cos\theta] \quad \text{（公式 12-7）}$$

此处

V_{max}= 可测量的最高血流速度

c= 组织中的声速

f_o= 声音传播频率

D= 感兴趣区深度

θ= 超声束与血流方向的截角

如果多普勒采样率不恰当，反射波频率仅断续采样，必须推断出数据，声波被错误判断为较低频率——称之为混叠现象。这种现象在老西部片中很明显，马车的车轮看似向后旋转，而马车却显然是向前运动的。电影由一系列停止—开始的照片组成，这些照片一个接一个放映看起来就会像是在移动。如果马车移动很快，车轮旋转很快并且会在连续照片之间转出一个过大的旋转弧。减少连续照片相隔的时间则照片之间车轮将会旋转一个较小的弧度，这样就可以解决这个问题（图 12-5）。将这种类比转换为多普勒超声心动图，可以通过增加周期之间的时间（即波"周期"）来提高混叠速度。由于周期是声波频率的倒数，减小换能器频率会增加混叠速度（公式 12-7）。此外，公式 12-7 表明，较浅的取样深度可以提高最高可测量血流速度。因此，在高速射流取样时，考虑心脏深度较小的超声心动图声窗可能更有利。

（八）方程 8：伯努利方程

$$\Delta P = 1/2\rho(V_2^2 - V_1^2) + \rho \int dV/dt \, (ds) + R(V) \quad \text{（公式 12-8）}$$

此处

ΔP= 阻塞孔的压力差

V_1= 梗阻近端的流速

V_2= 梗阻远端的流速

ρ= 血质量密度 =1060kg/m³

dV= 随时间变化的速度 (dt)

ds= 压力变化的距离

R= 血管黏滞阻力

V= 血流速度

第一项，$1/2\rho(V_2^2 - V_1^2)$ 代表通过流量孔的对流加速度。把血液密度 1060kg/m³ 代入方程，再乘以 1/2，再乘以将 kg/(m·s²)（1Pa）转换为 mmHg 的转换因子 0.0075，公式的这部分变为 4($V_2^2 - V_1^2$)。此外，在大多数临床情况下，近端流速 < 1m/s，被认为可忽略不计。因此，第一项

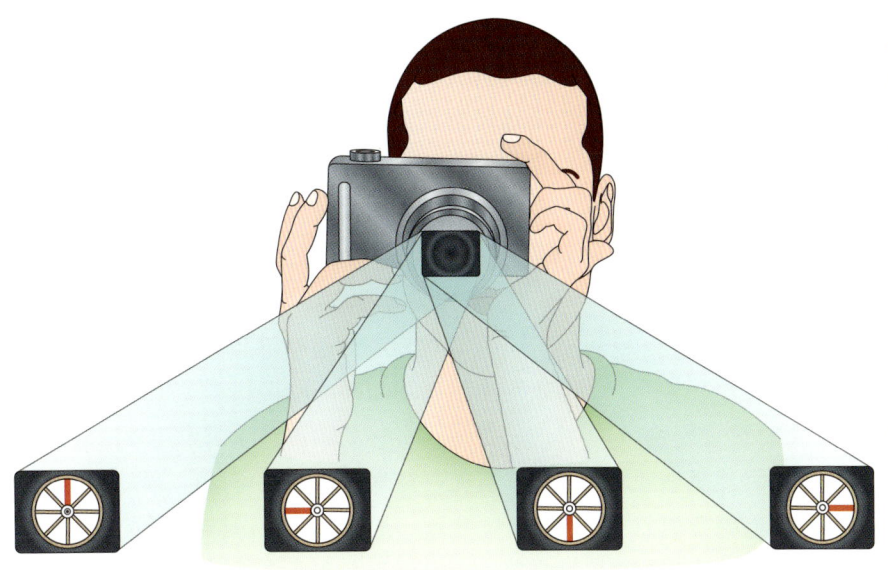
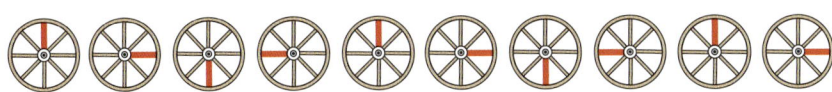

◀ 图 12-5 混叠原理与老西部片中马车明显向前运动而车轮却似乎向后旋转的现象类似

电影由一系列停止—开始的照片组成，它们按顺序播放时看起来在移动。如果照片系列拍摄频率太低（上方一排），轮子上任一辐条（例如加亮、加粗的长条），似乎都在向后旋转（这种情况下，每次拍摄图像时都会逆时针旋转 90°）。只有当照片拍摄频率足够高时（下方一排），车轮的真实向前旋转才能看到（这种情况下，图像抓拍时顺时针旋转 90°）

可以简化为 $4V_2^2$。第二项 $[\rho \int dV/dt (ds)]$ 描述了流动开始时流体加速所消耗的能量；临床上通常测量峰值流速，因此，这一项可以假定为 0。第三项 R（V）描述克服沿容器壁的黏性摩擦所致的能量损失，在大多数临床情况下认为这一项几乎没有影响。

如果用于简化伯努利方程的假设不适用时，估算压力阶差的方法则需要修改。这种情况的一个常见例子是在估算压力下降时，该处近端速度（V_1）大于 1m/s，例如主动脉缩窄、狭窄以及半月瓣反流（反流量可能导致 V_1 增加）、连续多个障碍物，以及高心输出量状态。在梗阻部位长而窄的其他情况下，黏性阻力不能忽略[22]，如 Blalock-Thomas-taussig 分流或穿过隧道式梗阻，例如左心室流出道管状梗阻。

三、检查

（一）概述

1. 超声心动图的声窗

超声心动图有四个主要的声窗（图 12-6）：胸骨旁、心尖部、剑突下以及胸骨上窝。（第五个声窗，右侧胸骨旁声窗，患者右侧卧位时采图，用于获得主动脉瓣狭窄患者准确的多普勒压差）。检查通常以相同的顺序进行，从疼痛程度最小的（胸骨旁）声窗开始以可能最痛的（胸骨上窝）声窗结束。合并内脏或心脏位置异常的复杂病例，

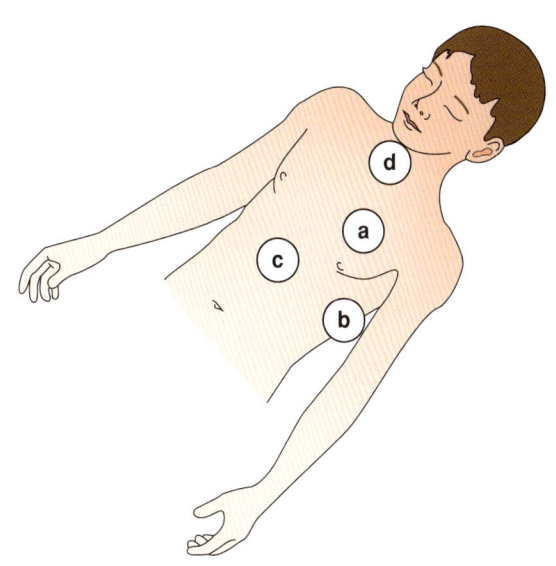

▲ 图 12-6 超声心动图的 4 个主要声窗

a. 胸骨旁；b. 心尖部；c. 剑突下；d. 胸骨上窝。胸骨旁和心尖部声窗可以用垫子让患者左侧卧位。剑突下图像是患者仰卧位时采集，有时可弯曲膝关节。采集胸骨上窝图像时在肩下垫一卷状物，让颈部呈过伸位。其他声窗包括右侧胸骨旁声窗，在患者右侧卧位时，用于多普勒探查主动脉瓣狭窄及采集右位心患者图像时沿右侧腋前线得到右侧心尖切面

也可以选择从心尖部或剑突下声窗开始检查，这样检查者可以为其他切面确定方位。

胸骨旁和心尖的成像在患者左侧卧位时进行。采集心尖切面时可能需要塞个垫子。剑突下成像中，患者取仰卧位，有时可以弯曲膝盖，以便放松腹肌。胸骨上窝成像时在肩下垫一卷状物让颈部伸展。采用右胸骨旁切面进行主动脉瓣狭窄的多普勒探测时，患者应取右侧卧位。

2. 心脏平面与扫查技术：三维的思考

三维成像正在服务于更多临床的常规用途。然而，儿童超声心动图的挑战和本质仍然是获取所有必要的二维图像，在脑海中将它们整合成三维模型，并通过扫描或可视化工具向其他人传输这种三维的表现形式。

定义和理解物体任何部分的空间位置应考虑到该物体所在的三个平面［横向（轴向）、矢状和冠状］（图 12-7）。四个标准超声心动图声窗中，每个声窗都提供了从一个或多个平面进行心脏成像的机会。长轴（矢状）和短轴（横向）平面在胸骨旁声窗显示。四腔（冠状）和两腔（矢状）平面在心尖部以及剑突下声窗显示。最后，胸腔上部血管矢状和横切面在胸骨上窝声窗成像。探头通过每个声窗近平行切面扫查可以模拟其他成像模式，如磁共振能够采集既定平面内的平行"切片"（图 12-8 至图 12-14）。通过这些技术，空间关系变得清晰，心脏的三维脑内重建成为可能。

3. 优化多普勒检查

只有当检查者具有精湛、熟练的技术时，才会表现出多普勒超声心动图作为评价心脏生理工具的稳定性。多普勒频谱包络需要边界清晰没有毛糙。首先，清晰的包络线可通过调节声束与血流平行而实现。通常，在使用脉冲或连续波多普勒之前，会用彩色多普勒来明确射流的准确位置和方向。然后，相应地移动探头在胸腔的位置，使血流准确地朝向或背离探头。因此，多普勒检测的最佳探头位置可以从最理想的二维成像位置偏移。多普勒信号频谱形态与音频成分往往有助于确定取样点定位在血流的缩流和平流。其次，检查者必须小心避免频谱显示增益过大导致边界模糊。再次，应通过上下移动基线、减小多普勒

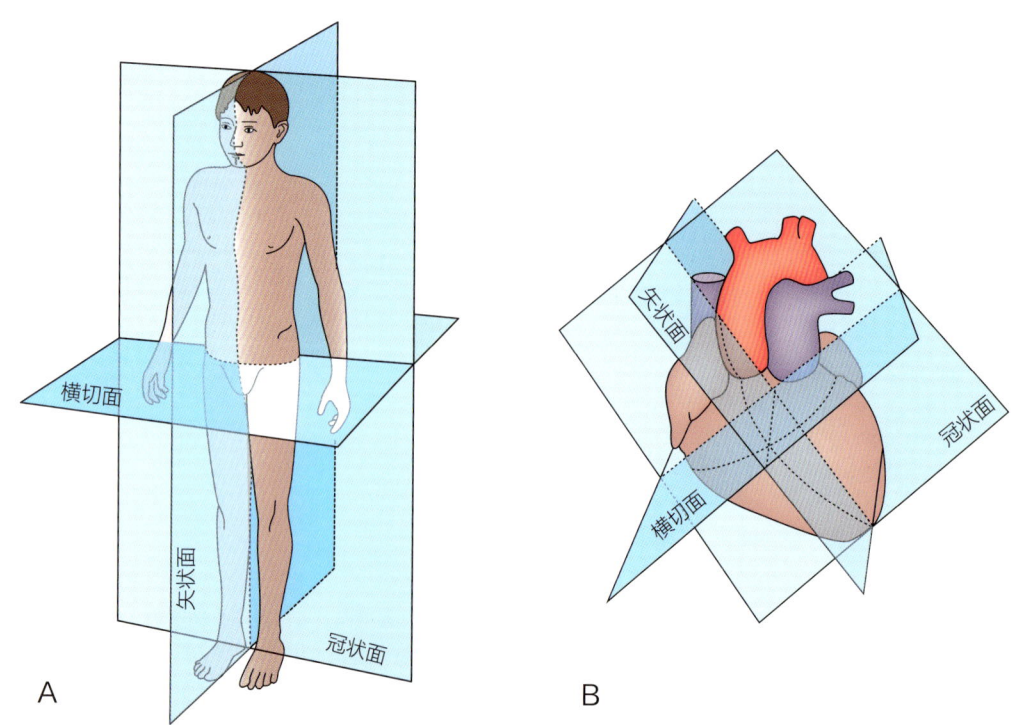

▲ 图 12-7 人体与心脏的 3 个成像平面

A. 人体有 3 个成像平面，即矢状面、冠状面和横切面；B. 心脏也有 3 个成像平面。因为心轴相对于身体是向左、向后旋转的，所以心脏成像平面是向左向前旋转的

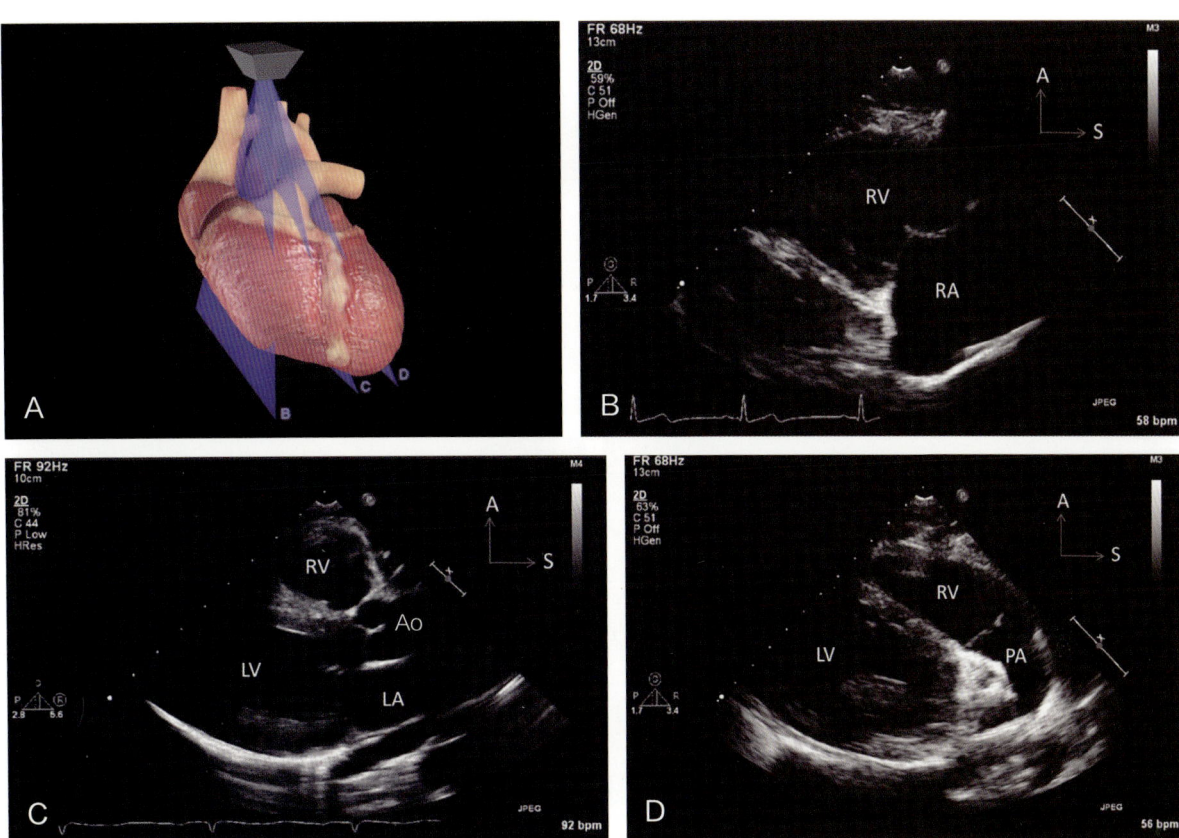

▲ 图 12-8　胸骨旁长轴扫查
A. 示意图；B. 向右的三尖瓣切面；C. 标准长轴平面；D. 向左的肺动脉瓣切面
RV. 右心室；RA. 右心房；LV. 左心室；LA. 左心房；Ao. 主动脉；PA. 肺动脉

速度标尺，让感兴趣的频谱显示尽量填充屏幕。这样，包络线尽可能大以减少不准确的多普勒包络平面的影响。最后，描记多普勒包络线需要仔细、准确和稳定。

4. 彩色血流多普勒

彩色多普勒模式利用沿多条扫描线连续放置的多个脉冲多普勒取样容积来检测血流。对于每个采样门，将基准频率与接收频率进行比较。图像中像素被任意指定一种颜色（红色表示血流朝向探头，蓝色表示血流背离探头），并且颜色亮度基于平均速度的大小。在检查过程中应积极调节彩色多普勒标尺，检测静脉血流时使用低速度标尺（例如，房室瓣前向跨瓣血流、房间隔、腔静脉 - 肺动脉分流以及体 - 肺静脉）或较低压差所产生的速度（例如，冠状动脉、大室间隔缺损或大动脉导管未闭的分流），以及检测动脉血流或高压差产生的血流时使用高速度标尺（例如，房室瓣反流、限制性室间隔缺损或动脉导管未闭）。在检查过程中，检查者必须积极思考并预判可能的生理功能，这样才能恰当地调节彩色标尺（图 12-15）。例如，对疑似室间隔缺损的患儿进行检查时，使用高彩色多普勒标尺探测室间隔是恰当的。然而，在检测新生儿室间隔缺损中使用如此高的彩色尺度可能会漏掉低速分流，因为分流源自很低的压差，这是因为新生儿期肺动脉血管阻力通常较高，所以右心室压力增高。在这种情况下，检查者应使用低速彩色多普勒标尺探测室间隔。应使用脉冲或连续波多普勒更加仔细、准确地探查这些血流。由于数据量庞大，彩色多普勒扇区应尽可能窄，以提高准确度和（或）时间分辨率（公式 12-5：时间分辨率的基础）。

5. 脉冲与连续多普勒

脉冲多普勒引起换能器交替发射并接收短的超声脉冲。传输和接收之间的时间可以计算信号

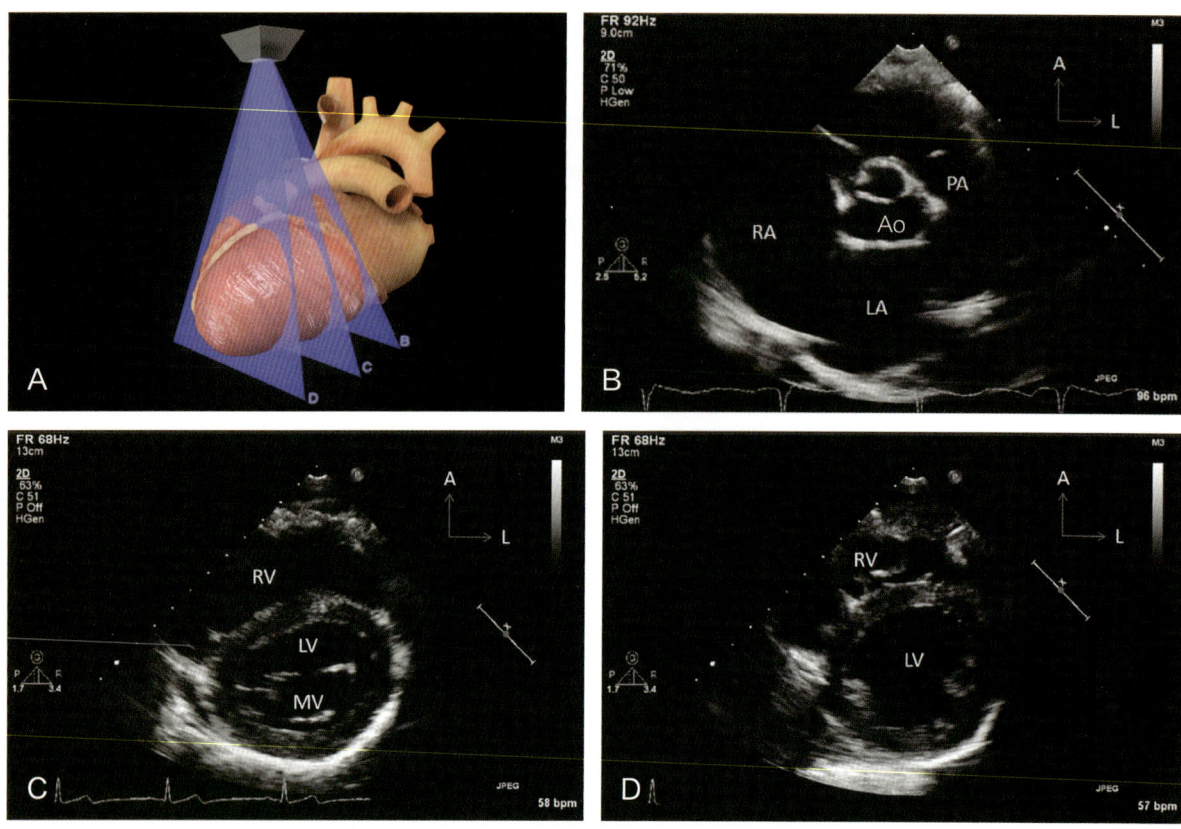

▲ 图 12-9　左心室短轴扫查

A. 示意图；B. 基底段以上切面；C. 二尖瓣水平标准平面；D. 乳头肌下切面

RV. 右心室；RA. 右心房；LV. 左心室；LA. 左心房；Ao. 主动脉；PA. 肺动脉；MV. 二尖瓣

的深度或"距离选通"，从而为操作者提供特定位置的多普勒频移。该技术的一个缺点是最大可检测的频移有限——Nyquist 极限（公式 12-7：混叠的基础）。但是，扩大 Nyquist 极限有以下几种方法：移动光谱显示基线、换成较低频率的探头或移动探头到不同成像平面，以尽可能使感兴趣的结构在较浅的深度。高脉冲重复频率（pulse recurrence frequency, PRF）技术是在接收先前脉冲之前发射超声脉冲。这种技术增加了 Nyquist 极限，但会引起一些范围模糊。

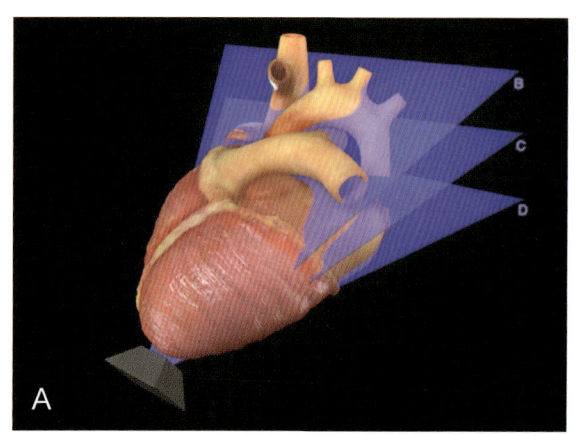 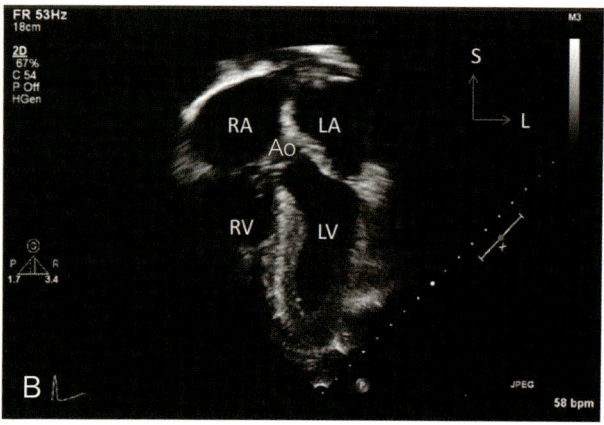

▲ 图 12-10　心尖部扫查

A. 示意图；B. 向前的五腔心切面

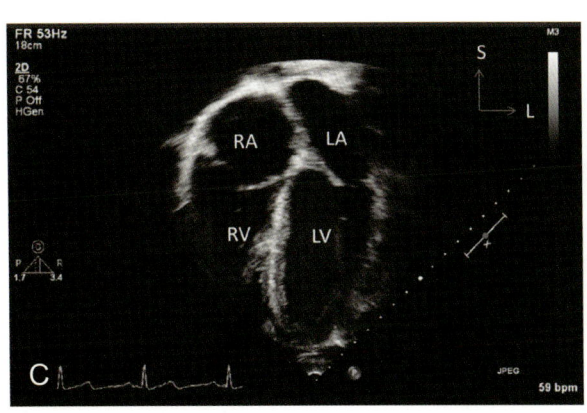
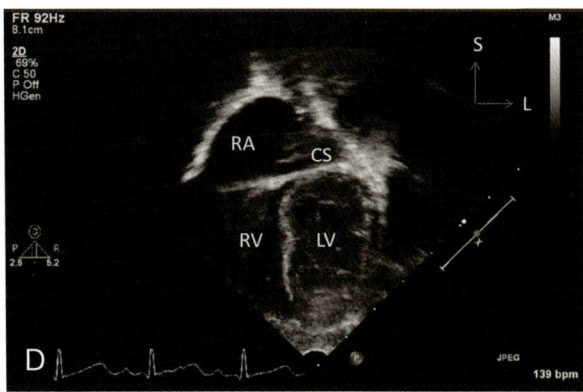

▲ 图 12-10（续） 心尖部扫查
C. 标准心尖四腔心切面；D. 向后的冠状窦切面
RV. 右心室；RA. 右心房；LV. 左心室；LA. 左心房；Ao. 主动脉；CS. 冠状窦

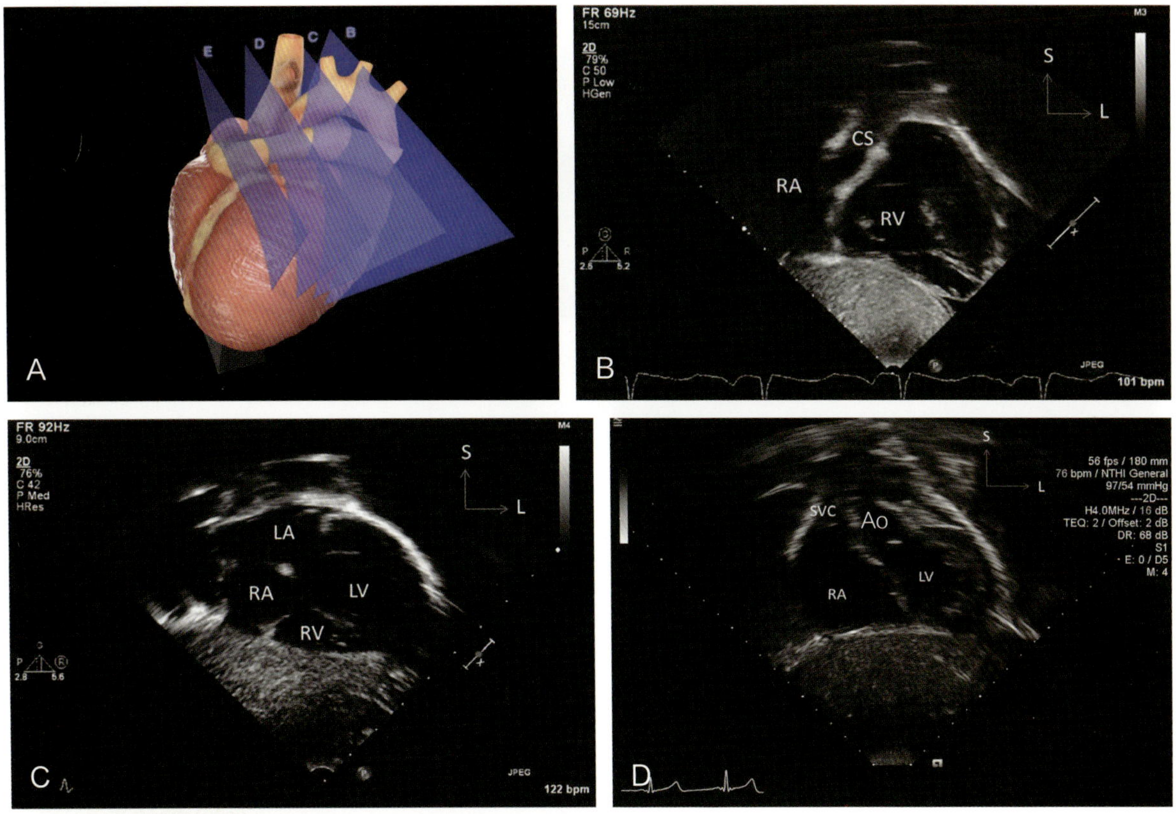

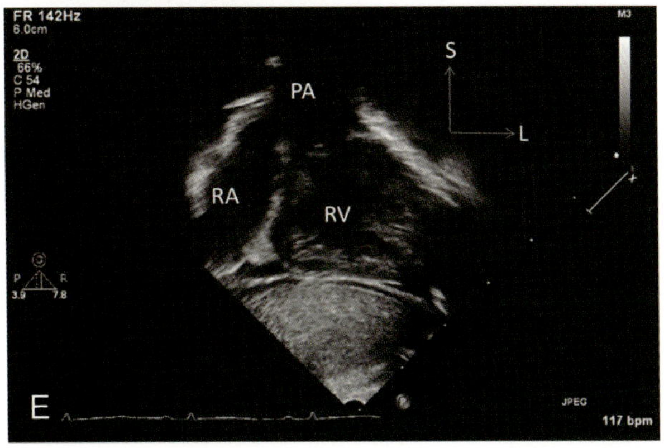

▲ 图 12-11 剑突下冠状面扫查
A. 示意图；B. 向后的冠状窦切面；C. 标准四腔心切面；D. 向前的左心室流出道切面；E. 极度向前的右心室流出道切面
RV. 右心室；RA. 右心房；LV. 静脉左心室；LA. 左心房；Ao. 主动脉；PA. 肺动脉；CS. 冠状窦；SVC. 上腔静脉

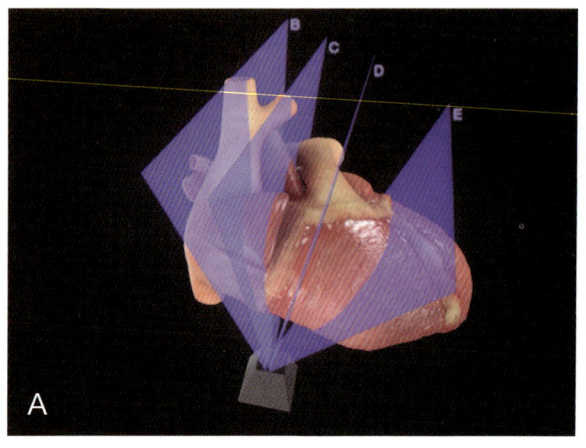
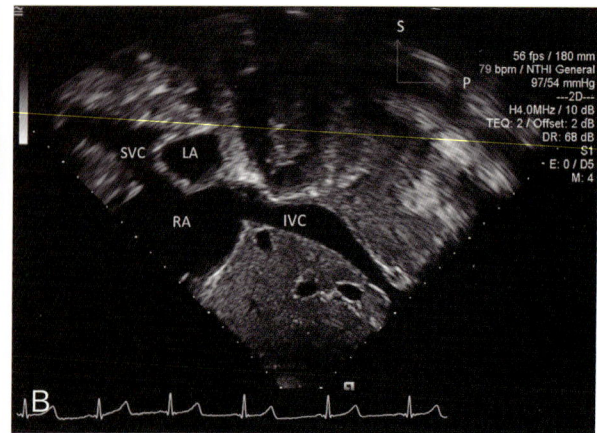
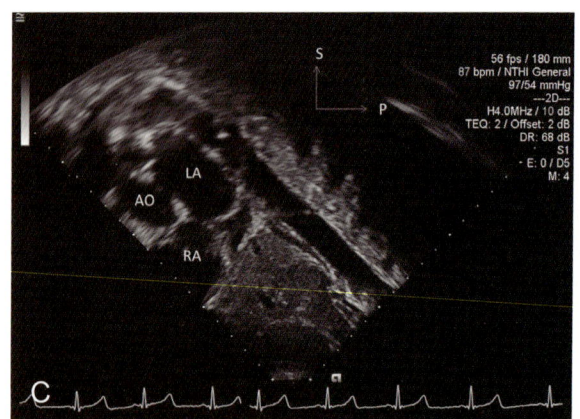
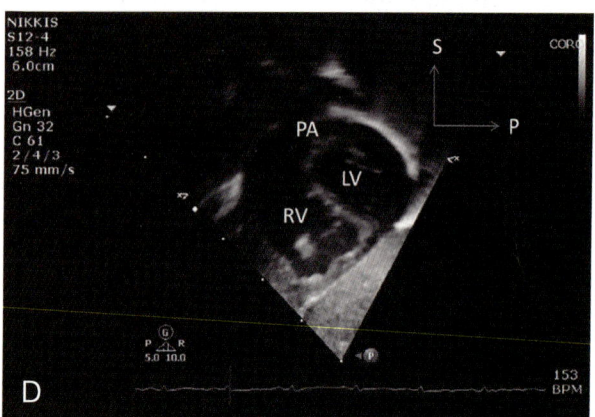
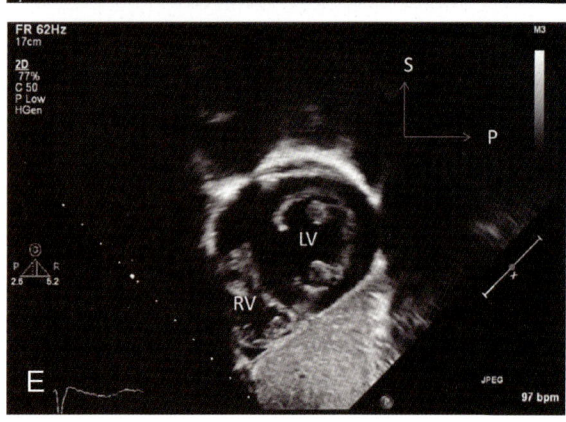

▲ 图 12-12 矢状扫查（A）包括向右的体静脉回流图（B）、略向左的左心室流出道切面（C）、向左的左心室流出道切面（D）和极度向左的左心室切面（E）

RV. 右心室；LV. 左心室；PA. 肺动脉；IVC. 下腔静脉；SVC. 上腔静脉；RA. 右心房

6. 连续波多普勒

使用连续波多普勒模式时，换能器不断发送和接收超声信号。这个过程的缺点是没有距离选通，但主要优点是采样率是无限的，所以最大频移不再有限制。频谱显示由混合信号组成，这些信号是最大速度，代表在超声声束平面内任一深度的峰值速度。较低的速度通常在光谱包络线内可见，可计算"校正压差"，其中较高的远端速度（V_2）减去较低的近端速度（V_1），用于评估主动脉缩窄的压差[23]。

7. 儿科患者的检查方法

愉快的环境对缓解焦虑很重要。电视和 DVD 播放器可以用来逗患儿开心。温暖的超声耦合剂也有助于减轻压力。对于婴幼儿，调光器、婴儿取暖器可以帮助营造舒适的环境。应准备婴儿食品用于婴儿的进一步安慰。即使在没有危险的环境中，6 月龄至 3 岁以下的患儿都常常需要镇静。为了保持与医疗保险中心及医疗补助计划服务日益严格的法规相符合，许多儿科实验室选择雇佣麻醉医生和（或）培养麻醉师，以管理和监测意识镇静。当发生不良反应或并发症时，每间房间都应配备监控和复苏设备。

（二）定义解剖学：节段分析法

采用节段分析方法进行超声心动图的检查和解释[24-28]，这就需要对心脏解剖的八个特征进行完整定义（表 12-1）。这是两步处理法。一是正确识别一个结构，这需要显示并认识每个心脏结构的具体特点。二是确定已正确识别的结构与胸腹腔其他结构（心脏的与非心脏的）之间的空间和生理关系。只有通过显示心腔间隔结构才能最后完成准确的形态学判断。接下来，描述其

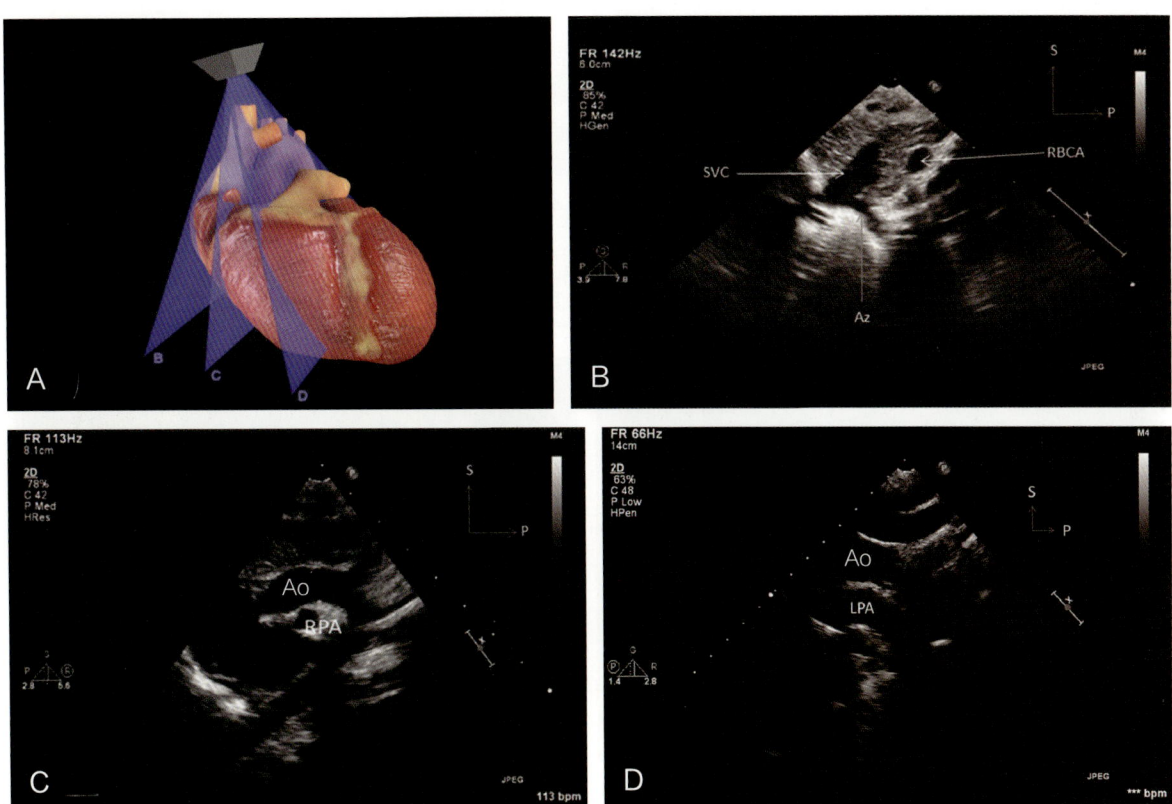

▲ 图 12-13 胸骨上窝长轴扫查
A. 示意图；B. 向右的上腔静脉切面；C. 标准主动脉弓切面；D. 向左的肺动脉切面
SVC. 上腔静脉；RBCA. 右头臂动脉；Az. 奇静脉；Ao. 主动脉；RPA. 右肺动脉；LPA. 左肺动脉

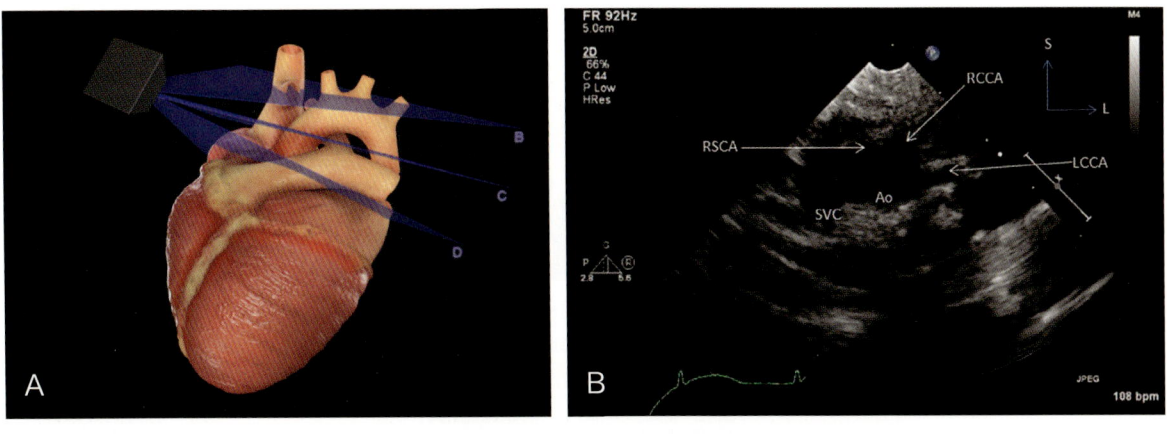

▲ 图 12-14 胸骨上窝短轴扫查
A 示意图；B. 极度前上方的头颈部血管切面（右位主动脉弓和左锁骨下动脉异常起源患者）

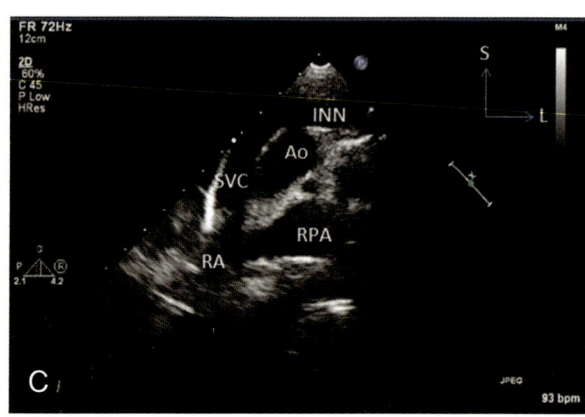
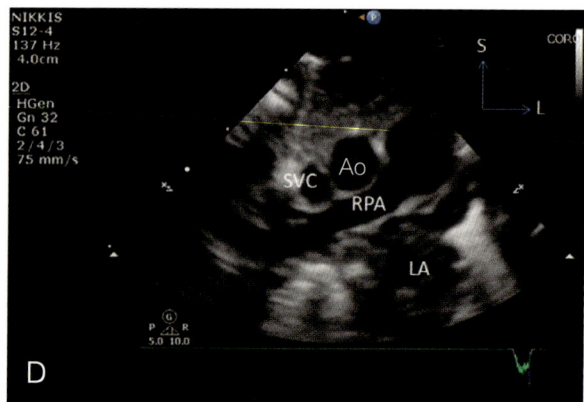

▲ 图 12-14（续） 胸骨上窝短轴扫查

C. 前上方的上腔静脉和无名静脉切面；D. 标准右肺动脉与左心房切面；后方的降主动脉切面（未显示）

尽管文中这些成像平面是以分散的平面来定义和举例的，但扫查技术可以采集大量与这些平面正切的图像平面。利用这些正交视图中的成像平面扫查技术对于理解三维解剖至关重要

Ao. 主动脉；INN. 无名静脉；L. 左；LCCA. 左颈总动脉；RA. 右心房；RCCA. 右颈总动脉；RPA. 右肺动脉；RSCA. 右锁骨下动脉；S. 上；SVC. 上腔静脉

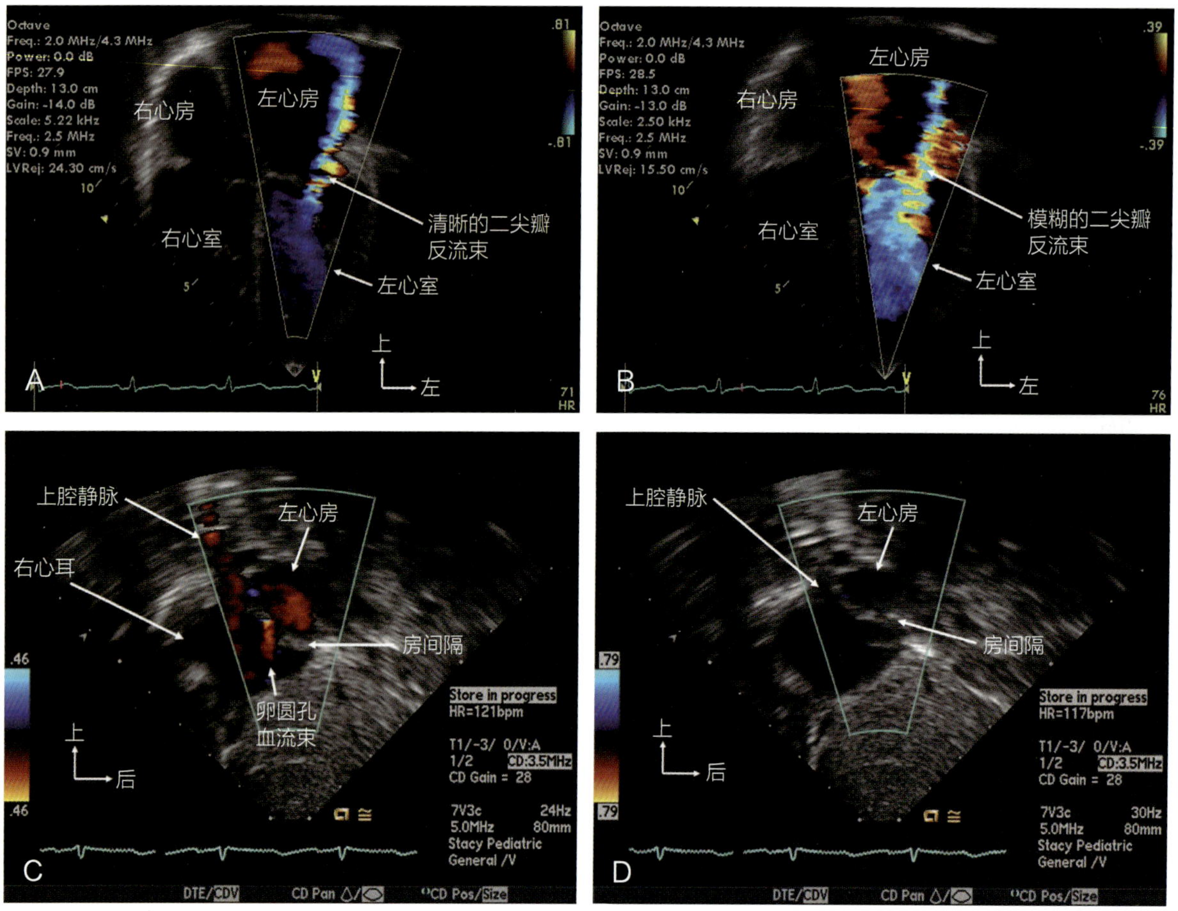

▲ 图 12-15　4 幅系列图像显示超声心动图检查中不适当的和适当的颜色混叠限制

检查者在超声心动图检查过程中必须根据所检查的彩色血流的预期速度减少和增加彩色混叠极限。例如，评价二尖瓣反流这样的高速射流时，彩色混叠极限应较高，如 A 中心尖四腔切面所示，速度极限为 81cm/s。提供干净、清晰、便于判断的二尖瓣反流束图像。如 B 中（39cm/s）不适当的低彩色混叠极限会产生二尖瓣反流束模糊不清的图像。另外，当评估低速彩色血流束如卵圆孔未闭彩色混叠速度应较低以增强剑突下图像（C）的识别和显示，该处混叠速度为 46cm/s。如果混叠速度设置得太高（79cm/s，本例），不可能检测低速度卵圆孔未闭血流束（D）

他畸形（如心脏的分流、瓣膜功能）及生理情况（双心室功能、心腔大小、压力估计）。在检查的操作和解释过程中去想象红细胞在心脏中的运动过程——始于体循环静脉，止于体循环动脉，有助于确保所有解剖学与生理学都得到描述。

1. 腹部内脏位置，心脏方位，心轴

内脏位置最好从腹部膈下横切面判断（图12-16）。肝脏和胃泡的位置可以在这个切面显示。腹部内脏正位的患者，胃位于左侧，肝脏位于右侧。内脏反位的患者则完全相反。

从剑突下冠状切面最容易确定心脏在胸腔的位置。从剑突下冠状切面可以确定心轴与心脏的方位（图12-17）。左侧胸腔心脏的正常位置称为左旋位。正常心底部到心尖部的轴向称为左位心。心脏位置和心轴可能不同。中位心指心脏位置在患者的中线。右移心表示心脏位于右侧胸腔。右位心指心底部-心尖部轴向指向患者右侧，无论胸腔内心脏位置如何。

左位心右移指由于左侧胸腔的肿块（例如膈疝）或右侧胸腔结构缺陷将心脏推挤至右侧胸腔的情况。心尖仍然指向左侧；心房正位，心室拓扑结构以及大血管关系正常，并且心脏病理学（如果存在的话）并不复杂。称为"右旋"和"镜面右旋心"的两种右位心，心尖均指向患者的右侧。右旋是指内脏心房正位而心尖指向右侧的情况。常常发生类似于在先天性矫正型大动脉转位患者中所见到的心室转位（房室连接不一致）以及相关病理学。镜面右位心是一种内脏心房反位并且心尖指向右侧的情况。这些患者的解剖结构与左位心且心房正位者呈"镜像"，其解剖结构最好通

表12-1 超声心动图确定心脏解剖的节段分析法

解剖学特征	诊断可能性
胸腹位置	正位
	反位
	不定位
心脏位置	心底-心尖心轴方向
左位	左位心
中位	中位心
右位	右位心
心房	正位（S）
	反位（I）
	不定位（A）：右侧和左侧两侧
房室连接	一致
	不一致
	一侧房室瓣闭锁
	双入口
	共同房室瓣
	房室瓣骑跨
	房室瓣跨位
	交叉
心室	心室右襻（D）
	心室左襻（L）

（续表）

解剖学特征	诊断可能性
	襻不能定
圆锥	肺动脉瓣下
	主动脉瓣下
	双动脉瓣下
	缺如或非常少
心室大动脉连接	一致
	不一致
	双出口
	单出口
大血管	正位（S）
	反位（I）
	转位（D、L、A）
	并行

超声心动图心脏的完整节段描述由确定这8个特征开始，包括心脏三节段（以粗体字显示）以及两个连接节段（以斜体字显示）。心脏三节段可能性诊断后面括号中的字母，是常用来作为这些节段的简写符号：第一个大写字母表示心房位置，第二个表示心室拓扑结构，第三个表示大血管的关系。例如，（S，D，S）表示正常心脏，而（I，L，I）表示镜面右位心。形态学描述之后，是对内在（如肺动脉狭窄）、心肌（如肥厚型心肌病）、间隔（如法洛四联症或Fallot）、方位（如十字交叉心）、缺损（如室间隔缺损、主-肺动脉窗）的病理学进行描述

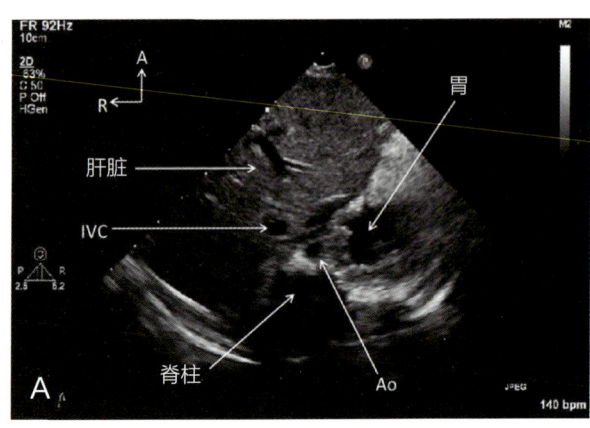 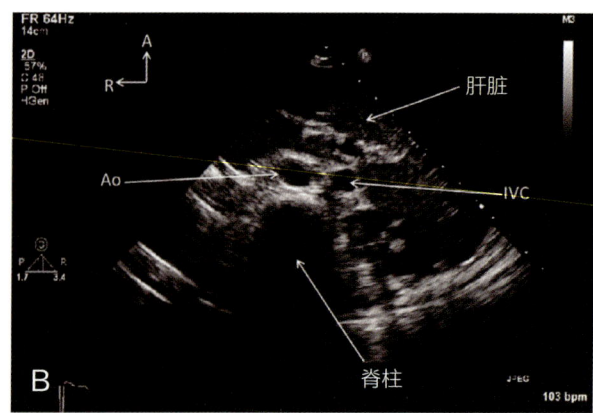

▲ 图 12-16 腹部内脏正位患者与腹部内脏反位患者剑突下腹部横切面
A. 腹部内脏正位患者；B. 腹部内脏反位患者。腹部内脏正位，肝脏位于患者右侧而胃位于左侧。腹部内脏反位时，肝脏位于左侧，胃位于右侧
A. 前；Ao. 降腹主动脉；IVC. 下腔静脉；R. 右

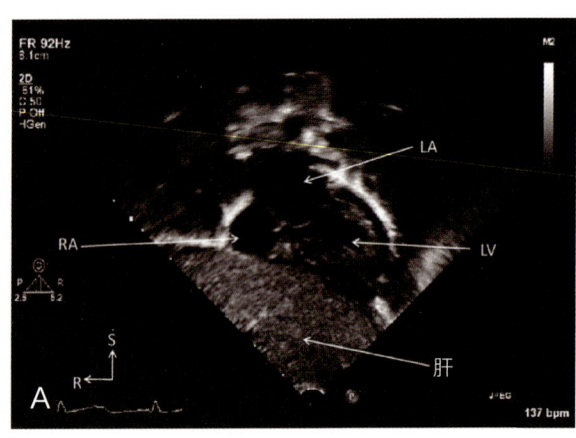 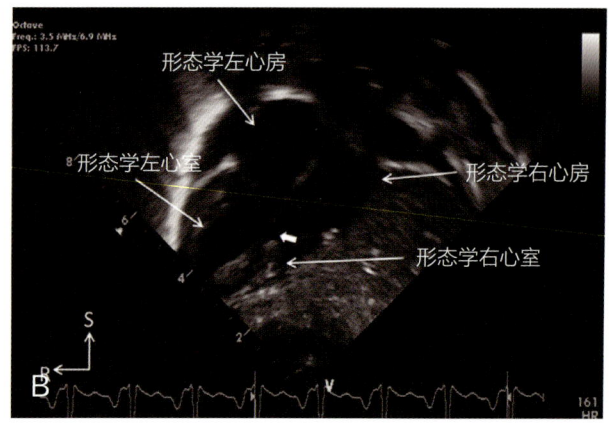

▲ 图 12-17　左位心（A）和右位心（B）患者剑突下冠状切面
A. 左位心；B. 右位心。右位心患者，心尖指向患者右侧。患者为镜像右位心，所以形态学左心房和左心室是在患者的右侧而形态学右心房和右心室是在患者的左侧。患者还有一个小的肌部室间隔缺损（粗箭）
R．右；S．上；LA．左心房；LV．左心室；RA．右心房

过想象在左位心且内脏正位患者的中线矢状位放置一面镜子来理解。通过这种方式，人们理解到那些通常最左侧的结构（例如左心室）在镜面右位心患者中位于最右侧的位置。那些更接近中线的结构（例如上腔静脉）位于镜面右位心患者的中线位置。可能存在与镜面右位心相关的重要而复杂的病理学。然而，全部内脏反位（所有脏器均位于通常所在位置的身体对侧）时，心脏可能完全正常。

当评估这三种类型右位心患者时，超声心动图检查者必须保持左 / 右习惯，而不是试图使图像看起来很熟悉。具体而言，超声心动图检查者必须保持约定俗成的超声心动图惯例，即在胸骨旁短轴、心尖四腔和剑突下冠状切面，屏幕 / 监视器的右侧始终是患者的左侧。这个惯例由超声心动检查者旋转探头来维持，以便在这些成像平面中探头的"定向标记"指向患者左侧。超声心动图检查者习惯将探头旋转到少见或非典型位置，试图使图像看起来“正常”，但应该反对这样做。在某些情况下这是有问题的，因为它可能会颠倒左 / 右超声心动图的惯例。

2．静脉回流与心房

（1）位置：心房解剖的详细评估是一份完整超声心动图必不可少的部分。房间隔、肺静脉与

体静脉回流、冠状窦及心耳的识别是关键。不能通过评估体静脉或肺静脉连接，或者心房位于患者右侧或左侧来确定心房形态学的结论。心房位置只能通过评估心耳和间隔结构来推断。

心耳代表着它们各自的心房并且具有明显不同的形态。右心耳在外观上更靠前、基底部宽大并呈三角形。最好在剑突下矢状切面和胸骨旁长轴切面显示（图 12-18A）。左心耳位置比较靠后，外形长而窄。最好在胸骨旁短轴和心尖四腔切面显示（图 12-18B）。

右心房独特的间隔结构是在剑突下冠状和矢状切面所见的胚胎期瓣膜——欧氏瓣与冠状窦瓣。左房间隔的独特结构是原始间隔，在心尖和剑突下冠状与矢状切面所见的卵圆孔瓣叶（图 12-19）。心房正位时，右心房位于右侧，接收来自体静脉和冠状窦的血流。左心房在左侧，通常接收肺静脉回流。在具有双侧右侧或左侧以及共同心房的异位综合征中，房间隔结构不明显，心房位置不确定或模棱两可。

（2）体静脉与右心房：无名静脉在胸骨上窝短轴切面识别。识别双侧无名静脉并顺流而下追踪它们汇入并形成右上腔静脉，然后到进入心脏的入口（图 12-20）。左无名静脉向上追踪以识别可能存在左上腔静脉（图 12-21）。从主动脉弓向左扫查获得胸骨上窝长轴切面可以显示左上腔静脉长轴投影（图 12-22）。高位胸骨旁短轴成

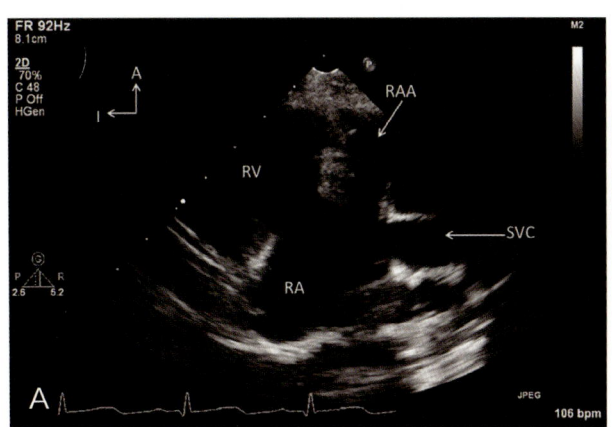 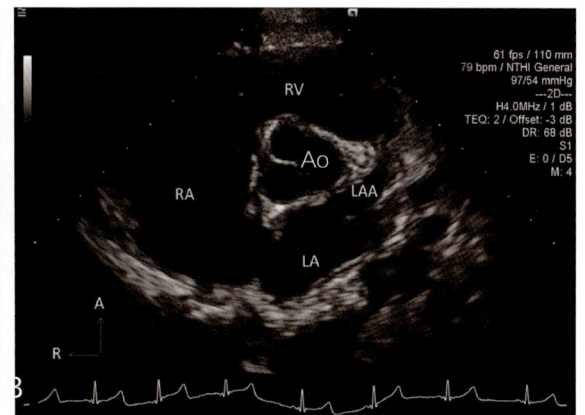

▲ 图 12-18　心耳的超声心动图成像
A. 右心耳基底宽大，剑突下切面最好显示，如图所示，胸骨旁长轴切面向右侧扫查；B. 左心耳长而薄，胸骨旁短轴切面最好显示
A. 前；Ao. 主动脉；I. 下；LA. 左心房；R. 右；RA. 右心房；RV. 右心室；SVC. 上腔静脉；RAA. 右心耳；LAA. 左心耳

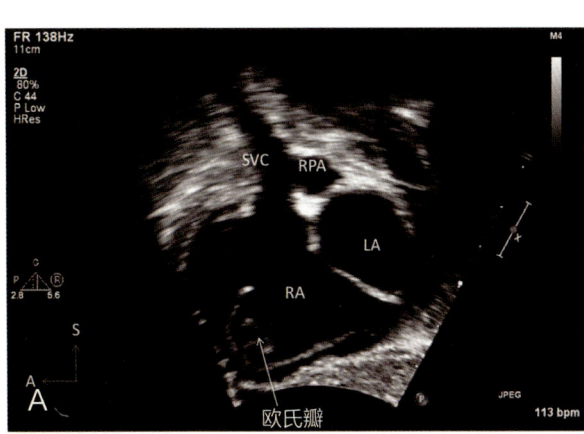 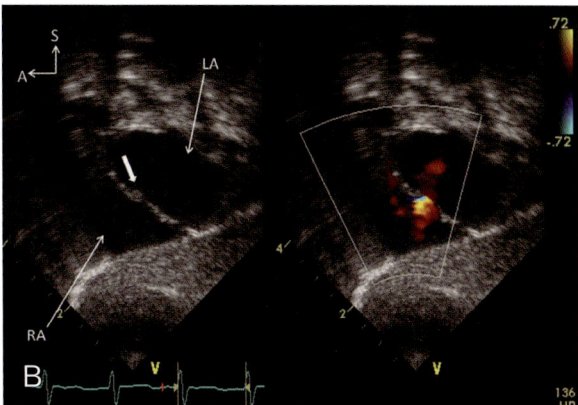

▲ 图 12-19　剑突下矢状切面显示欧氏瓣和卵圆孔瓣
A. 欧氏瓣。B. 粗箭示卵圆孔瓣。这些独特的间隔结构是确定右心房和左心房最可靠的方法。B 图中彩色区域显示经卵圆孔瓣通过未闭卵圆孔从左心房到右心房的一束细小左向右分流
A. 前；LV. 左心房；RV. 右心房；RPA. 右肺动脉；S. 上；SVC. 上腔静脉

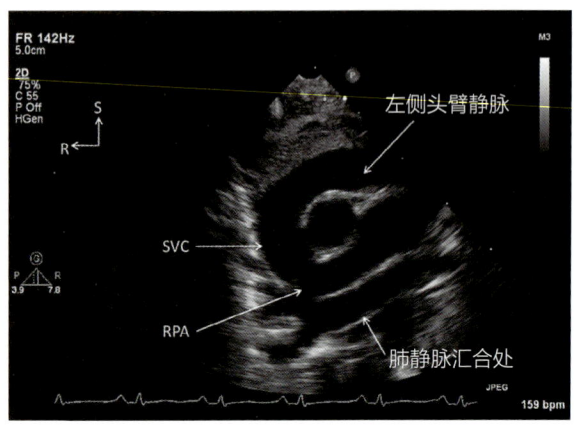

▲ 图 12-20 完全性心上型肺静脉异位引流患者的胸骨上窝短轴切面显示左头臂静脉引流入右上腔静脉

肺静脉引流至肺静脉汇合处，直接高于左心房顶部。然后，肺静脉血流继续通过垂直静脉、左无名静脉汇入上腔静脉，导致后两个结构扩张

R. 右；RPA. 右肺动脉；S. 上；SVC. 上腔静脉

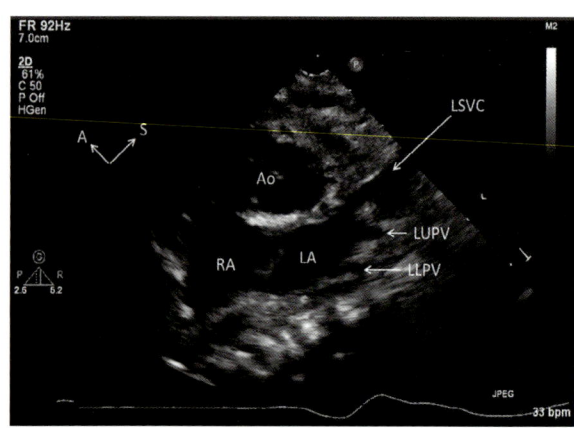

▲ 图 12-22 完全性无顶冠状窦患者的混合胸骨上窝斜轴切面

图示左上腔静脉直接引流入左心房顶

A. 前；Ao. 主动脉；LLPV. 左下肺静脉；LUPV. 左上肺静脉；RA. 右心房；S. 上；LSVC. 左上腔静脉

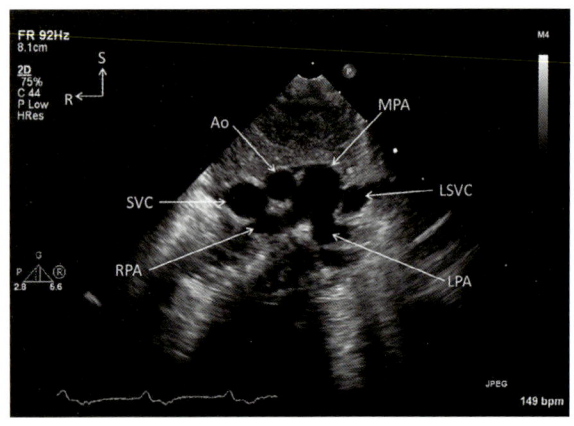

▲ 图 12-21 高位胸骨上窝短轴切面

图中不仅显示右上腔静脉、升主动脉与主肺动脉的正常解剖结构和空间关系，还额外发现左上腔静脉横切面恰好位于主肺动脉左侧

LPA. 左肺动脉；R. 右；RPA. 右肺动脉；S. 上；Ao. 主动脉；SVC. 上腔静脉；LSVC. 左上腔静脉；MPA. 主肺动脉

像平面可以显示相对于左肺动脉（left pulmonary artery，LPA）更靠前靠上位置的左上腔静脉。这些策略对于任何需要使用体外循环进行外科修补的患者都特别重要，因为在没有左无名静脉的情况下外科医生可能会进行双侧上腔静脉（如果存在）插管，也对将接受双侧双向腔肺静脉吻合术、双侧上腔静脉存在但没有无名静脉的单心室生理的孩子很重要。在不明原因发绀、全身性栓塞，或没有无名静脉无冠状窦扩张的患者，应该探查

左上腔静脉直接引流入左心房的存在。可能需要使用注射左手臂静脉的震荡盐水造影。

在剑突下腹部横切面和剑突下冠状、矢状切面辨认下腔静脉（inferior vena cava，IVC）（图 12-16）。心脏导管插入术前识别下腔静脉中断很重要。这在腹部横切面很明显，可见扩张的静脉血管（奇静脉或半奇静脉）位于主动脉正后方，而明显缺失位于主动脉前方的肝内段下腔静脉（图 12-23）。

冠状窦的右心房入口可在剑突下冠状和心尖四腔切面查见。冠状窦的大小以及无顶冠状窦可以从标准心尖四腔及胸骨旁长轴切面向后扫查进行评估。

（3）房间隔：在剑突下冠状切面和矢状切面检查心房间隔。评价房间隔缺损的大小、位置，以及适合继发孔型缺损封堵术的足够残缘依然很重要。在两个正交平面上评估房间隔缺损大小、封堵器固定的房间隔残缘长度以及房间隔伸展径。主动脉后（前-上缘）残缘，即主动脉与缺损之间的组织，可在胸骨旁短轴切面测量。

上、下腔静脉窦型缺损在剑突下矢状切面最好显示。探头应向后向右扫查以探查合并部分性肺静脉异位引流可能。继发孔型房间隔缺损位于卵圆窝区域，最好是在同一剑突下成像

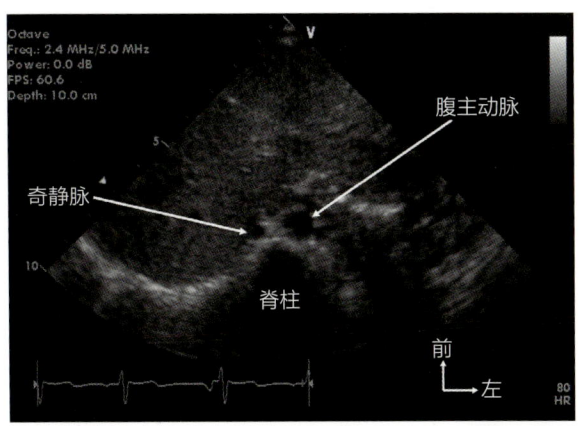

▲ 图 12-23 剑突下腹部横切面显示下腔静脉中断征象
主动脉前无静脉结构。相反，紧邻并略靠主动脉后方一个静脉结构。这一结构还位于主动脉右侧，表明是下腔静脉中断奇静脉的延续

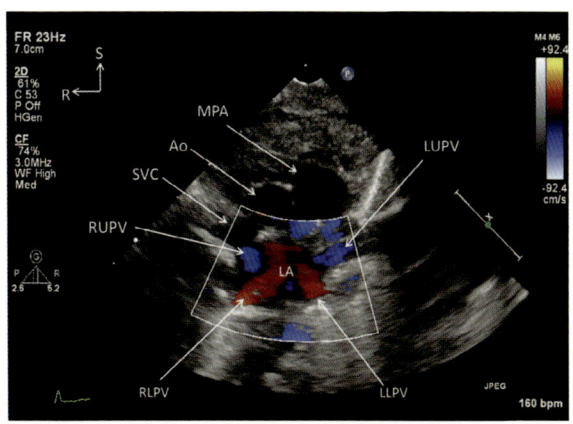

▲ 图 12-24 胸骨上窝短轴切面彩色多普勒显示 4 支肺静脉正常引流入左心房
Ao. 升主动脉；LA. 左心房；LLPV. 左下肺静脉；LUPV. 左上肺静脉；MPA. 主肺动脉；R. 右；RLPV. 右下肺静脉；RUPV. 右上肺静脉；S. 上；SVC. 上腔静脉

切面显示。原发孔型房间隔缺损与心内十字交叉有关，在心尖四腔切面最好显示。房间隔缺损如形成单心房，是房间隔缺损的一种极端形式。也可以在心尖和剑突下四腔切面显示。冠状窦型缺损可以通过将探头从标准心尖四腔切面向后扫查来显示。

(4) 肺静脉与左心房：肺静脉可在多个成像平面识别，包括胸骨上窝短轴（图 12-24）、胸骨旁短轴以及心尖四腔切面。在剑突下矢状切面极度向右扫查（从上腔静脉、右心房、下腔静脉切面向右倾斜）能够显示右上肺静脉。从两腔切面进行旁矢状面成像可以显示右肺静脉（向右扫查）和左肺静脉（向左扫查）进入左心房的横断面。彩色多普勒低速混叠抑制可以帮助显示每支肺静脉[29]。肺静脉异位引流常常在左心房后方形成汇合，应该从胸骨上窝短轴切面（心上引流）、胸骨旁与心尖切面（心内引流），以及剑突下冠状与矢状切面（心下引流）观察。与体静脉畸形彩色多普勒显示血流汇入心脏不同，这些异常肺静脉循环以低速的彩色多普勒血流远离心脏，常常提示超声心动图检查者注意这些异常情况的首发征象。在心尖四腔、剑突下冠状以及矢状切面观察左心房最好。如二尖瓣瓣上纤维环和三房心的膜样结构，可在心尖四腔切面识别。这些膜样结构与左心耳的相对关系具有诊断价值。三房心的膜样结构比左心耳高；而二尖瓣瓣上纤维环的膜样结构可能比较纤细，位于二尖瓣漏斗部左心耳的下方。这种类型的膜样结构可能与二尖瓣环发育不全有关。

3. 房室连接

(1) 类型：超声心动图检查者接下来的工作是记述、描绘房室连接的类型和形态特征（图 12-25）。作为唯一的不变特征，房室瓣的间隔结构可用于形态学诊断。三尖瓣有多个腱索附属物连接室间隔（亲室间隔性的），在心尖四腔切面最好观察。相反，正常二尖瓣无腱索插入室间隔（疏室间隔性的）。二尖瓣腱索附着于左心室游离壁乳头肌（图 12-26A）。此外，三尖瓣隔瓣附着点低于二尖瓣前瓣附着点。因为每个房室瓣与各自的心室关联（如三尖瓣关联形态学右心室，二尖瓣关联形态学左心室），房室瓣形态的确定随后可以确定房室连接一致（右心房连接右心室，左心房连接左心室）或不一致（右心房连接左心室，左心房连接右心室）（图 12-26B）。

在心尖和剑突下切面容易识别闭锁的房室连接。胸骨旁切面可以显示双入口连接中房室瓣之间的相互关系。共同房室瓣的五个瓣叶（上/前桥叶，右上、右侧叶、下/后桥叶、左侧叶）在剑突下右前斜切面（冠状切面与矢状切面之间）最好观察。上叶桥接程度与其附件确定后，可以

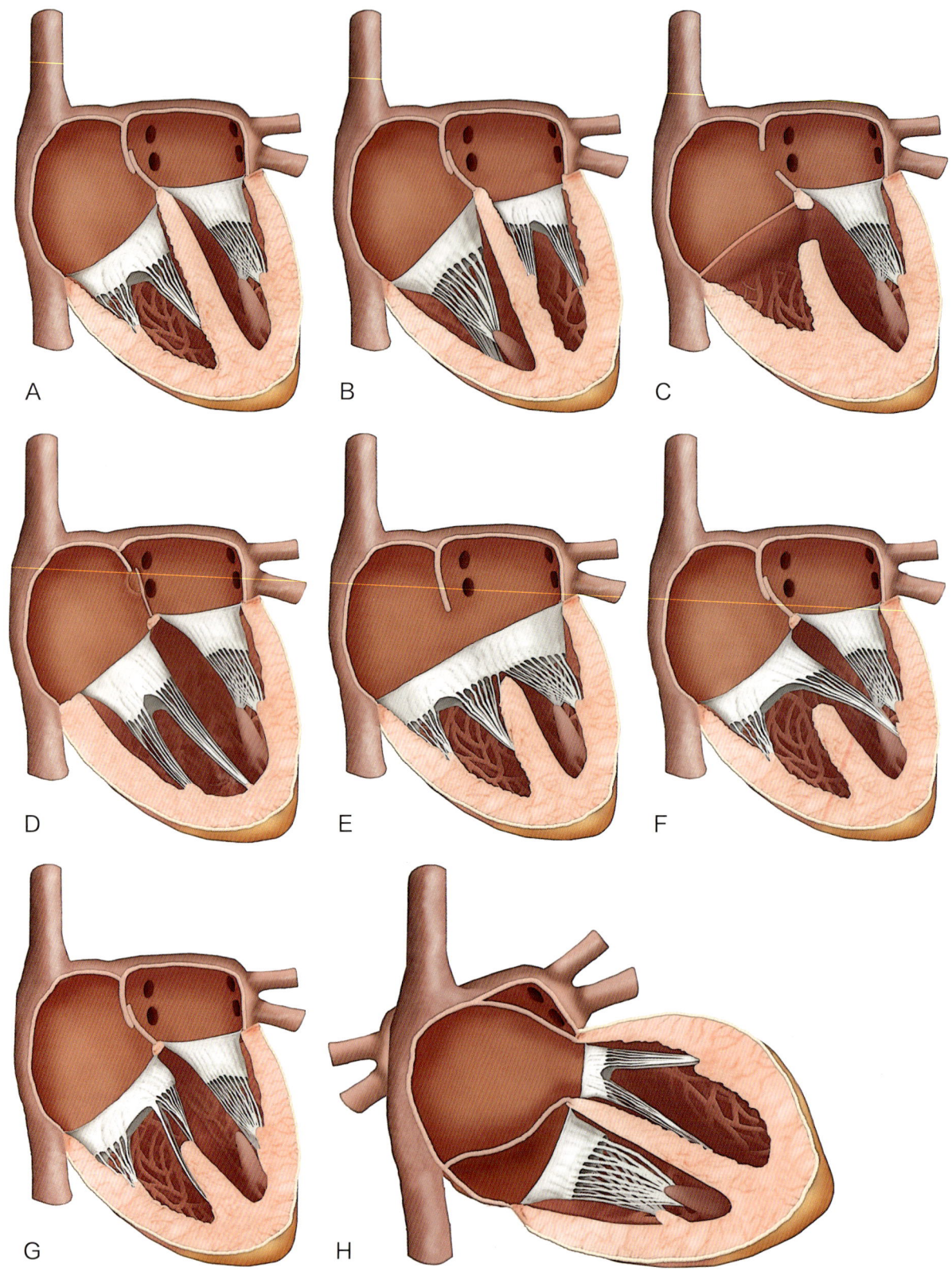

▲ 图 12-25 房室连接的类型和形态

A. 一致（右心房连接右心室，左心房连接左心室）；B. 不一致（右心房连接左心室，左心房连接右心室）；C. 闭锁（如三尖瓣闭锁）；D. 双入口（如单心室）；E. 共同房室瓣（如完全性房室间隔缺损）；F. 骑跨（房室瓣及附属装置跨过室间隔进入对侧心室）；G. 跨位（房室瓣环跨越室间隔，使其部分连接对侧心室，但其附属装置并未到对侧心室）；H. 十字交叉心［房室瓣定位彼此较为垂直，无论与心室的关系一致（显示）或不一致］

第三篇 诊断与治疗方法
第 12 章 超声心动图：基本原则与成像

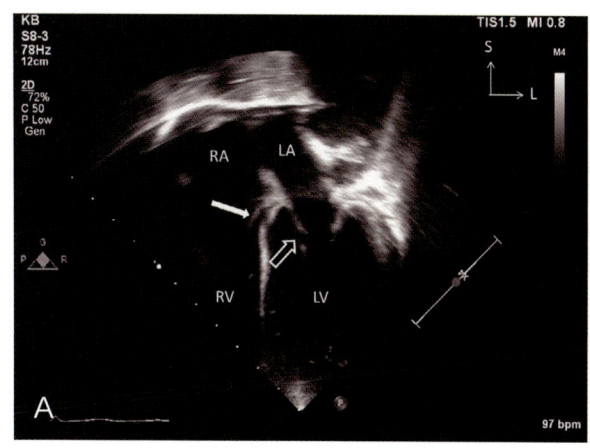 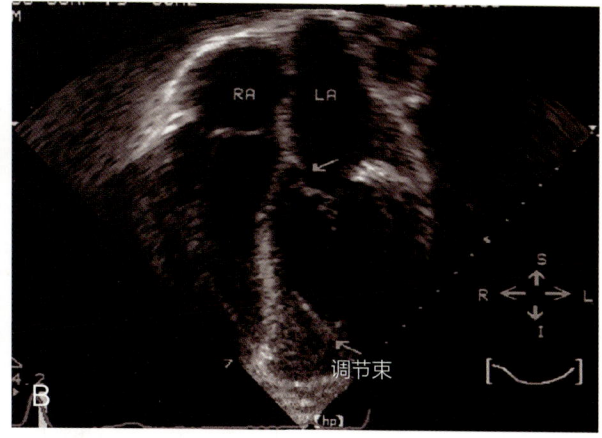

▲ 图 12-26 心室－大动脉连接一致的正常心脏心尖四腔切面及心室－大动脉连接不一致的先天性矫正型大动脉转位的四腔心切面

A. 心室－大动脉连接一致的正常心脏心尖四腔切面；B. 心室－大动脉连接不一致的先天性矫正型大动脉转位（S，L，L）的四腔心切面。三尖瓣有腱索连接室间隔（A 图中的实心箭）而二尖瓣则无（A 图中的空心箭）。因为房室瓣关联各自的心室，所以这些解剖发现可以确定复杂的心室关系。例如，B 图中，左侧房室瓣有附属物与室间隔连接，而右侧瓣膜没有，由此判断左侧为三尖瓣，右侧为二尖瓣。此外，三尖瓣室间隔附着点位置低于二尖瓣，这是三尖瓣的另一个显著特征。调节束接近左侧心室心尖，进一步确定这个心室是心室转位的形态学右心室

I. 下；L. 左；LA. 左心房；R. 右；RA. 右心房；S. 上

进行 Rastelli 分型（图 12-27）。骑跨与跨位连接可以在心尖四腔和剑突下切面观察。在这些切面中，房室瓣骑跨是指腱索附着于对侧心室，而跨位则指瓣环部分移位至对侧心室。十字交叉的房室关系需要深思熟虑，仔细地在剑突下冠状切面将探头慢慢地前后扫查或在胸骨旁短轴切面上下扫查，同步观察每个瓣膜上方心房与下方心室。

（2）三尖瓣：在胸骨旁长轴切面（从标准平面向右扫查）、心尖四腔切面以及剑突下冠状与矢状切面观察三尖瓣。隔瓣及其室间隔附属物在心尖四腔切面最好观察。在这个切面中，下（后）叶（略微向后扫查）或前叶（略微向前扫查）也可以在右心室游离壁外侧部观察到。前叶及其与圆锥乳头肌（lancisi）连接的附属物在剑突下冠状切面向前扫查最好显示。

评估 Ebstein 畸形三尖瓣时，采用心尖四腔切面评价右心室心房化程度。从这个切面，三尖瓣隔瓣室间隔附着点很好识别。在心尖四腔切面轻微向后扫查可以观察下（后）瓣。从心尖四腔切面向前扫查可以显示部分前瓣，而剑突下冠状切面用来显示前叶下移至右心室流出道以及下移程度，达到一定程度可能导致阻塞。采用心尖四

腔切面评估三尖瓣环大小，它对于评价存在右心室发育不全的畸形（例如室间隔完整的肺动脉闭锁）与存在右心室容量负荷的情况（例如法洛四联症术后继发肺动脉瓣反流或左心发育不良综合征 Norwood 术后）非常重要。

（3）二尖瓣：二尖瓣在胸骨旁、心尖四腔以及剑突下冠状与矢状切面显示。二尖瓣环的大小应该

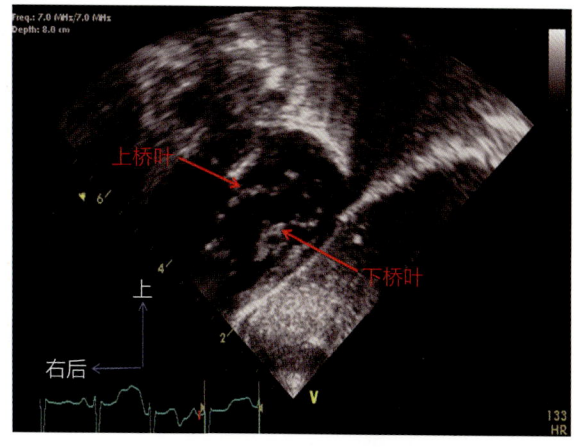

▲ 图 12-27 共同房室瓣的剑突下斜切面（冠状位与矢状位之间的混合切面）

共同房室瓣的 5 个瓣叶包括上、下桥叶。上桥叶交界处与流出道室间隔的下部连接，确定本例属于 Rastelli 的 A 型房室间隔缺损。乳头肌之间的左侧叶很清楚，间距较大。在共同房室瓣的右心室部分可见右侧附属物与右侧叶

341

在胸骨旁长轴与心尖四腔切面两个正交平面进行测量，这对于存在相对左心发育不全时确定双心室修补是否适合非常重要。乳头肌对于评估完全性房室间隔缺损的修复和诊断降落伞二尖瓣非常重要，最好在胸骨旁短轴和矢状切面显示。二尖瓣狭窄是在胸骨旁左室长轴和心尖四腔切面评估，瓣膜位移程度清晰可见。二尖瓣脱垂最好在胸骨旁左室长轴和心尖四腔切面识别。评估二尖瓣前叶裂缺或双孔二尖瓣在胸骨旁短轴切面显示最好。

4. 心室

（1）心室形态学：在胚胎发育过程中，心脏从笔直的原始心管开始，头端由动脉干固定，尾端由静脉窦固定。在中间部位原始心管进行分化和快速生长，因为两端固定，使得它向右或向左扭转。右侧成襻（D-looping）导致右心室长在右侧左心室长在左侧。左侧成襻（L-looping）导致相反的心室关系。定义心室成襻的胚胎类型首先需要清楚分辨心室形态。间隔结构为这种评价提供了明确的标准。第一个标准是进入心室的房室瓣类型。正如前一节所提到的，心室形态的可靠决定因素是确定与之连接的房室瓣类型。右心室也可以由室间隔与游离壁粗糙的肌小梁来确定。在心尖切面，其中一束肌小梁尤为突出，名为调节束，位于右心室腔下1/3处，横跨在游离壁与室间隔之间（图12-26）。一旦确定心室形态，就决定心室循环。想象你站在右心室且面朝室间隔右室面，并在室间隔放置一只假想的手（图12-28）。循环取决于两只手掌中哪一只可以放在室间隔上，拇指指向房室瓣，其余手指指向流出道。心室右侧成襻时，右手掌放在室间隔上且拇指指向三尖瓣，而其余手指指向右心室流出道。心室左侧成襻时，左手掌放在室间隔上且拇指在流入道，而其余手指在右心室流出道。

（2）右心室：在一些畸形如完全性房室间隔缺损和室间隔完整的肺动脉闭锁，在心尖四腔切面最好评价右心室大小以及右心室对形成心尖部的相对贡献。由于右心室三部分（入口、小梁、圆锥）不在同一平面，所以需要在剑突下冠状和矢状切面通过探头扫查多个平面来显示整个右心室腔。

（3）室间隔：心室膈膜由两部分组成：①膜部室间隔，它非常小（在成人心脏中直径为5mm），楔于三尖瓣与主动脉瓣之间的上部；②巨大的肌部室间隔。三尖瓣隔瓣将膜部室间隔分为两部分：发生左心室向右心房分流的房室部，以及室间隔缺损发生的室间部。肌部室间隔由三部分组成：流入部，位于膜部室间隔下方在房室瓣之间；小梁部从膜部室间隔延伸至心尖；圆锥（或出口或漏斗）间隔，直接在肺动脉瓣下。

许多室间隔缺损通常沿着胚胎融合线（例如膜周向流出道延伸型室间隔缺损就沿着膜部与圆

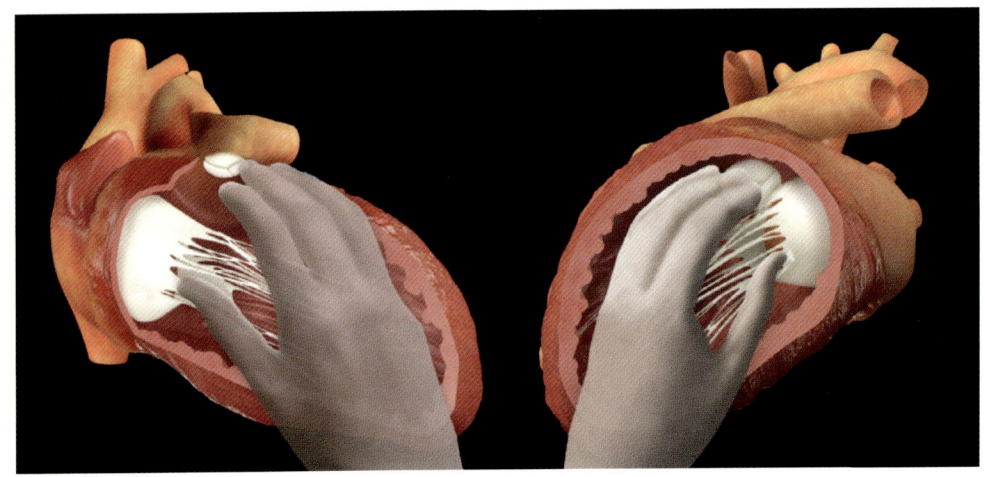

▲ 图 12-28 使用"惯用手"技术识别心室循环类型的 2 个例子

在这 2 个例子中，超声心动图检查者首先确定形态学右心室然后想象站在右心室内面对室间隔。为了确定心室循环，按照①手掌向着室间隔；②手指指向流出道；③拇指指向房室瓣来放置右手或左手。绘制在左侧的心脏，右手符合以上三个条件是属于心室"右襻"。绘制在右侧的心脏，左手符合以上三个条件是属于心室"左襻"。注意，在后一例中，碰巧心室大动脉连接不一致

锥部室间隔之间的融合线）发生。胸骨旁长轴和短轴切面、心尖五腔切面以及剑突下切面可以评估膜周型室间隔缺损。在心底短轴切面能够同时显示肺动脉下和主动脉下区域，可以确定流出道型室间隔缺损在室上嵴下方（向流出道延伸型室间隔缺损）或嵴上（嵴上流出道型室间隔缺损也称为干下型或双动脉下型室间隔缺损）。在胸骨旁长轴从标准切面向三尖瓣扫查可以很好地显示膜部室间隔。在心尖切面，探头可以往前向左心室流出道和主动脉扫查从而显示这部分室间隔。在胸骨旁左室长轴往左向肺动脉瓣扫查、在心底短轴以及剑突下冠状与矢状切面，可以评估圆锥间隔内的室间隔缺损。小梁部室间隔非常大，以至于需要通过描述缺损在两个正交平面的位置，以及它们与相邻解剖标记之间的关系来更好地定位小梁部室间隔缺损。一种分类系统将小梁部室间隔缺损分为前部、中间肌部、心尖部或后部。如果超声心动图检查者没有下意识地去检查，可能漏诊前部小梁室间隔缺损。可能最佳切面是胸骨旁长轴切面向左侧扫查。中间肌部室间隔缺损能够在标准胸骨旁长轴、短轴以及心尖四腔切面显示。后部小梁室间隔缺损最好在胸骨旁短轴切面或心尖切面向后扫查显示。心尖四腔切面调节束下方最好显示心尖部小梁缺损。短轴切面往房室瓣向下扫查以及标准心尖四腔切面的房室瓣水平最好显示流入道型室间隔缺损。区别房室间隔缺损在于对房室瓣环附着点细致的超声心动图观察，流入道型室间隔缺损依旧正常（即二尖瓣附着点略高优于三尖瓣）而房室间隔缺损则位于同一水平。

（4）左心室：左心室的大小在评价房室间隔缺损以及评价存在相对性左侧发育不全的左心发育不良变异型中特别重要，可以于心尖四腔切面进行测量。通过稍微向前倾斜探头进行左心室流出道成像来评估膜部与瓣下狭窄。同样地，胸骨旁长轴切面是有价值的主动脉下区域的成像切面，在这个切面或剑突下冠状切面左心室流出道位于稍浅的深度，改善了成像。肌小梁有时与左室心肌致密化不全诊断相关，最好从扇区内心尖清晰可见的正心尖四腔切面观察心尖或侧壁进行观察。

还可以在胸骨旁短轴从二尖瓣瓣环下方到心尖仔细、谨慎扫查。

5. 圆锥形态学

圆锥（或漏斗）是由心脏的肌肉部分形成的空间，它连接心室与大动脉，同时又将房室瓣与半月瓣分隔开。包括4种类型，即肺动脉瓣下、主动脉瓣下、双侧及缺如（图12-29）。肺动脉瓣下和主动脉瓣下圆锥的存在与否及其形态、长度的不同组成了多种圆锥发育异常。这些变化可能与复杂的心脏缺陷有关，比如法洛四联症、主动脉弓离断、大血管转位以及右心室双出口。

（1）肺动脉瓣下型：正常心脏中，肺动脉瓣下圆锥分隔肺动脉瓣和房室瓣。主动脉瓣下圆锥的退化使房室瓣与主动脉瓣通过纤维连接。肺动脉瓣下圆锥造成侧壁肌束在前方、室上嵴在后方、间隔肌束在中间形成类圆形的边缘，阻断了肺动脉瓣到房室瓣的连续。这些肌束在剑突下切面最好显示。在这个切面可以非常清楚地显示法洛四联症漏斗部间隔左前方偏移导致的漏斗管狭窄和肺动脉瓣下狭窄。伴有室间隔缺损的肺动脉瓣下圆锥间隔向后偏移，可导致左心室流出道梗阻，并与主动脉弓离断相关。这种畸形的圆锥间隔在胸骨旁左室长轴切面最好评估。极为罕见的圆锥形态学变化是大动脉转位时肺动脉瓣下圆锥的形态。

（2）主动脉瓣下型：主动脉瓣下圆锥的存在与肺动脉瓣下圆锥的退化是D型（或先天性纠正L型）大动脉转位中常见的圆锥关系[30]。主动脉瓣下圆锥在剑突下冠状切面和矢状切面显示。主动脉瓣下圆锥阻止主动脉瓣与任一房室瓣之间的连续。肺动脉瓣下圆锥退化使完全性大动脉转位患者的肺动脉瓣与双侧房室瓣连续。

（3）双动脉瓣下型：双侧大动脉瓣下圆锥的持续存在常常与右心室双出口相关。这种患者的半月瓣与房室瓣完全分隔。右心室双出口手术矫正的主要目的是通过室间隔缺损连接主动脉与形态学左心室，所以确定圆锥关系非常重要。右心室双出口中，通过大动脉间的相互关系来确定漏斗部的关系是不准确的方法。确定室间隔构成哪个圆锥的室壁对于定位与圆锥有关的室间隔缺损，

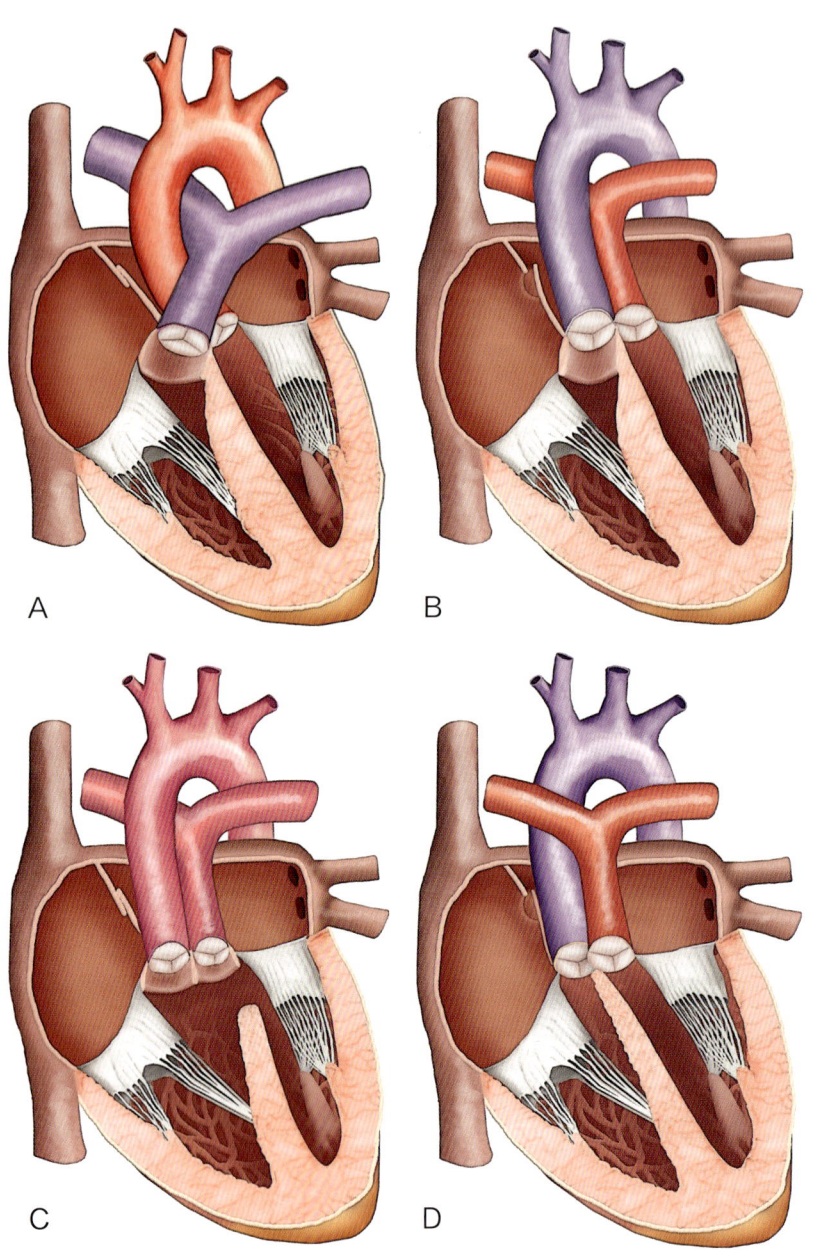

◀图 12-29 4 种不同类型的圆锥形态
A. 肺动脉瓣下型（通常为正常的心室 - 大动脉关系）；B. 主动脉瓣下型（通常导致大血管转位）；C. 双动脉瓣下型（通常导致右室双出口）；D. 双侧缺如

以及确定圆锥与主动脉的连接特别关键。

存在双圆锥时，它们之间的关系可分为前 / 后或并排[31]。前 / 后圆锥关系时，室间隔缺损通常为主动脉下的；并列关系时，室间隔缺损通常为肺动脉下的。圆锥之间的关系可以在剑突下冠状切面和矢状切面分别通过前 / 后和左 / 右扫查来显示。前 / 后圆锥关系时，流出道间隔向前插入，将前圆锥与大部分室间隔和室间隔缺损分隔。并排圆锥关系时，流出道间隔在心脏十字交叉附近插入，将外侧圆锥与室间隔和室间隔缺损分隔。

（4）缺如：双侧圆锥缺如是最少见的类型。在双侧缺乏大动脉瓣下型圆锥的情况下可以存在 D- 转位的罕见解剖[32]。这就形成一种不寻常的心脏结构，在这种心脏里大血管的 D- 转位与双侧相通的室间隔缺损以及后位主动脉共存。这些关系可以通过胸骨旁以及剑突下的冠状面与矢状面成像进行识别（图 12-30）。

6. 心室大血管连接

如果主动脉起源于左心室，肺动脉起源于右心室，则连接关系一致（图 12-29A）。如主动脉起源于右心室，肺动脉起源于左心室，则连接

第三篇 诊断与治疗方法
第 12 章 超声心动图：基本原则与成像

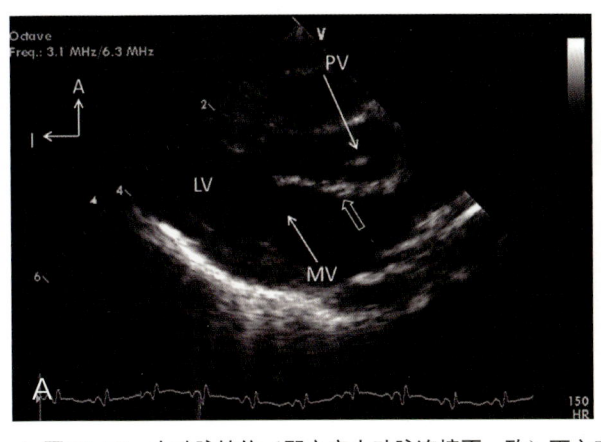 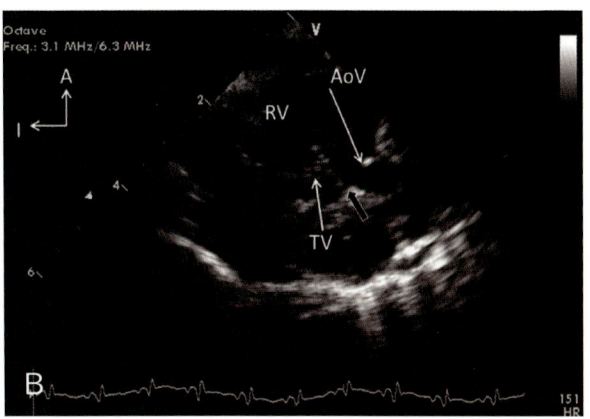

▲ 图 12-30 大动脉转位（即心室大动脉连接不一致）而主动脉与肺动脉相互关系接近正常（即主动脉位于肺动脉的右后方）的患者胸骨旁长轴图像
这是由于双侧圆锥缺如不仅导致二尖瓣 – 肺动脉连续 [标准胸骨左室长轴切面中箭所指（A）]，还造成三尖瓣与主动脉连续 [胸骨旁长轴向右下方扫查切面中箭所指（B）]
A. 前；AoV. 主动脉瓣；I. 下；LV. 左心室；MV. 二尖瓣；PV. 肺动脉瓣；RV. 右心室；TV. 三尖瓣

关系不一致（图 12-29B）。第三种心室大动脉连接类型是双出口，几乎总是发自右心室（图 12-29C）。主动脉和肺动脉的心室起源在胸骨旁长轴切面，探头在心底短轴切面向下扫查，在心尖五腔切面、在剑突下冠状与矢状切面都可以显示。大血管至少有其大小的 50% 与心室相连才能认为与该心室相关。确定大血管与右心室相关程度，最好在胸骨旁长轴与短轴切面、心尖五腔切面、剑突下冠状与矢状切面进行扫查。肺动脉起源于动脉干的永存动脉干可以在胸骨旁长轴切面诊断（图12-31）。心底短轴切面清晰显示肺动脉瓣缺如合并肺动脉分支起源于动脉干。剑突下冠状与矢状切面常常具有诊断意义。

7. 大血管

（1）关系：主动脉向上往胸腔入口走行之前先向后方走行，当它向后走行时发出头颈部血管，并从根部发出冠状动脉。肺动脉从心脏发出并很快分支后即刻向后走行。确定大血管最有用的切面是胸骨旁短轴切面，越往根部显示越好，还有胸骨上窝长轴与短轴切面以及剑突下冠状与矢状切面（图 12-32）。

大动脉的内脏正位描述的是主动脉环位于肺动脉环右后方的正常位置。这种关系在胸骨旁短轴切面最好显示，但在胸骨旁左室长轴切面以及剑突下冠状与矢状切面也很清晰。

大血管的内脏反位描述的是在镜面右位心中主动脉环位于肺动脉环的左后方（图 12-33）。注意"反位"一词在此处并不表示转位。它仅仅是镜像关系中大血管正常关系的名称（即主动脉从左心室发出，肺动脉从右心室发出）。这种关系在右侧胸骨旁短轴切面以及剑突下冠状位与矢状位扫查中很清晰。

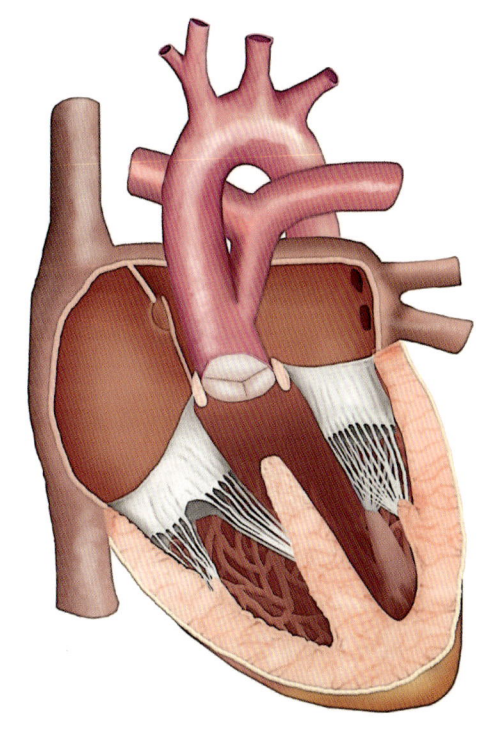

▲ 图 12-31 第 4 种心室大动脉连接类型是"单出口"或永存动脉干

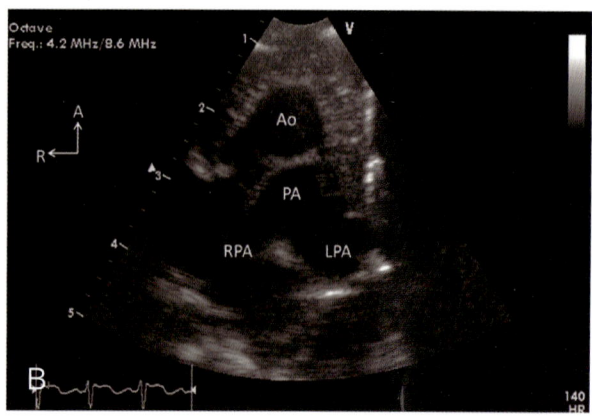

▲ 图 12-32 胸骨旁短轴切面显示大血管之间的不同关系

A. 婴儿超声心动图显示肺动脉及其分为左、右肺动脉的特征。这一征象被称为"三指征"，因为它也展示了动脉导管未闭。大血管正常关系为肺动脉瓣位于主动脉左前方；B. 大血管 d 转位患者，在胸骨旁短轴切面可以显示 2 个半月瓣的横切面。主动脉被认为是前方稍右侧的血管。主肺动脉位于主动脉后方并分为右肺动脉及左肺动脉

A. 前；R. 右；RV. 右心室；RPA. 右肺动脉；LPA. 左肺动脉；PDA. 动脉导管未闭；PA. 主肺动脉；PV. 肺动脉；Ao. 主动脉

当心室大动脉不一致时诊断完全性大动脉转位。根据定义，不可能诊断右心室双出口合并转位。相反，这是被称为右心室双出口合并大动脉错位。大血管转位可存在主动脉位于肺动脉的右前（D）、左前（L）及正前（A）方。此外，主动脉可能与肺动脉并行甚至位于肺动脉后方。这些关系在胸骨旁大动脉根部短轴切面以及剑突下冠状与矢状切面最好诊断。

（2）肺动脉主干及分支：主肺动脉及其分支在大血管根部及以上短轴切面与剑突下冠状和矢状切面最好显示。此外，右肺动脉最好在胸骨上窝短轴切面显示。左肺动脉通常在标准胸骨上窝长轴切面向左侧扫查可以显示。

肺动脉瓣狭窄在胸骨旁心底短轴切面可清晰显示。通常，探头进一步顺时针旋转可以获得肺动脉瓣的正面图像。肺动脉瓣上狭窄在这个切面最好显示。主-肺动脉窗常在胸骨旁短轴切面显示，还可以在剑突下冠状切面与矢状切面进行主动脉与肺动脉之间的扫查。

（3）主动脉与头颈部血管：主动脉可以在许多不同切面显示，包括胸骨旁长轴或短轴切面、心尖五腔切面、剑突下切面以及胸骨上窝切面。主动脉弓在剑突下斜切面与胸骨上窝切面最好显示。

主动脉瓣狭窄时瓣膜形态可以通过检查胸骨旁切面来理解。短轴切面可确定发育不良与瓣膜

数量。在胸骨旁左室长轴切面以及胸骨旁短轴切面从主动脉瓣环到升主动脉扫查，发现根部扩张与窦管部消失，是诊断瓣上狭窄最好的依据。

主动脉弓的方向性（在缩窄、法洛四联症、永存动脉干、左心发育不良、血管环以及气管-

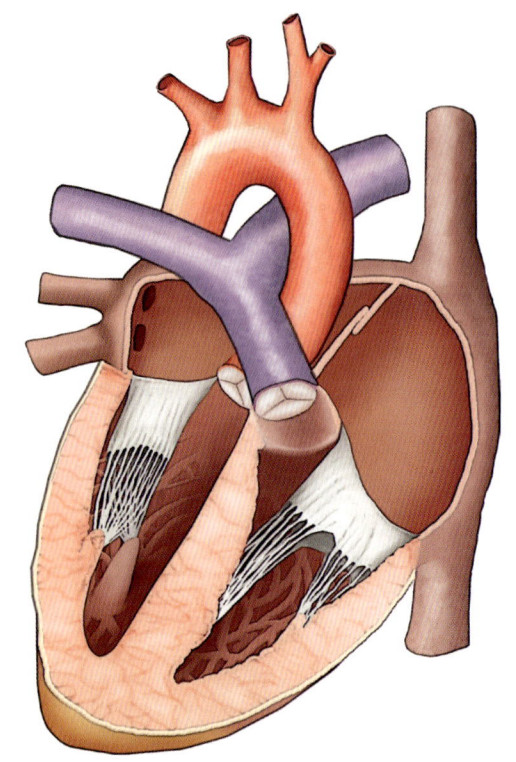

▲ 图 12-33 心脏反位，但相关大动脉正常

这是描述心室大动脉一致且肺动脉位于主动脉右前方的镜面右位心患者的大动脉关系的规定名称

食管瘘修复前很重要）是根据胸骨上窝长轴切面扫查，同时注意主动脉弓与气管之间的关系进行诊断。主动脉弓的方向还可以通过探头从主动脉起源处向上朝着弓部与分支动脉，然后往回朝后下方追踪降主动脉来显示。利用这一切面，探头应向上扫查去追踪从弓部发出的每个分支动脉。正常情况下，左位主动脉弓，第一支是右头臂动脉分支为右锁骨下动脉和颈内动脉（图 12-34）。右位主动脉弓，第一支是左头臂动脉，常分支为左锁骨下动脉和颈内动脉。无论哪种情况，第一支头颈血管都应发出分支。如果没有分支，应怀疑锁骨下动脉起源异常。

主动脉弓发育不良、缩窄以及离断从胸骨上窝长轴与短轴切面最好诊断。应显示近端（头臂动脉与颈总动脉之间）和远端（颈总动脉与锁骨下动脉起源处之间）的横弓并进行测量。

在胸骨上窝长轴和短轴切面可显示体肺侧支血管（在法洛四联症和单心室生理中很重要）。降主动脉的剑突下斜切面也可以识别这些血管。

8. 冠状动脉

胸骨旁短轴切面最好显示冠状动脉。当冠状动脉走行于房室沟，也可以在心尖四腔切面看到。右冠状动脉中段可以在剑突下冠状切面看到。左冠状动脉起始段以及左冠状动脉前降支常常在剑突下冠状切面或者从标准胸骨旁左室长轴切面向左扫查显示[33]。

在胸骨旁短轴切面可以显示异常冠状动脉起源和走行，对描述大动脉转位、法洛四联症、左（或很少，右）冠状动脉异常起源于肺动脉、扩张型心肌病及劳累性晕厥非常重要。如果短轴切面二维成像显示近端冠状动脉孤立扩张，则应怀疑冠状动脉瘘或冠状动脉起源异常。必须在所有成像平面探查整个冠状动脉寻找瘘口。应仔细扫查主肺动脉及其分支检查异常起源的冠状动脉。同时应用彩色多普勒检查冠状动脉瘘或冠状动脉起源异常非常有帮助。冠状动脉与窦状隙相通，如室间隔完整型肺动脉闭锁的右心室存在的心室高压中所见，在心尖四腔切面利用彩色多普勒最好显示。评价川崎病的冠状动脉瘤和冠状动脉狭窄应在这些成像平面进行，这样几乎可以检查全部的冠状动脉。

四、经食管超声心动图

1991 年，Ritter[34] 报道了双平面经食管超声心动图（transesophageal echocardiography，TEE）评估小如 2.4kg 且无并发症的先天性心脏病患者的初步经验。后来，因为有术中 TEE，外科医生可以在手术室修正最初的手术来改善患者预后[35]。TEE 也成为房间隔缺损、室间隔缺损封堵术以及 Fontan 开窗术的监测标准[36]。它也可以被用来评

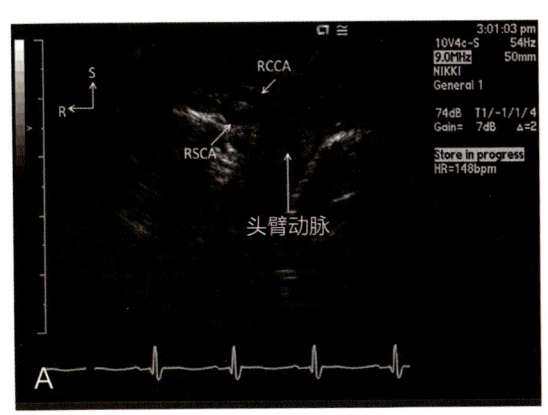
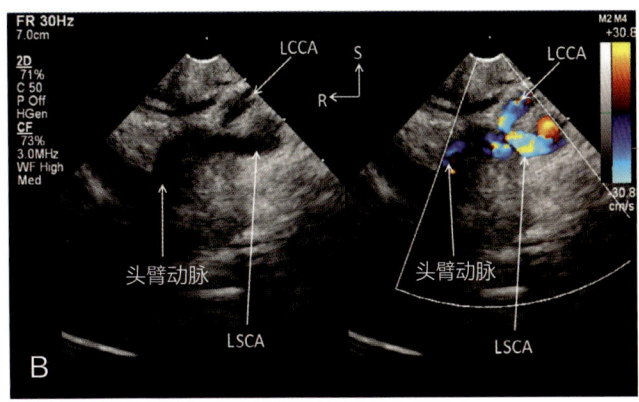

▲ 图 12-34 左位主动脉弓与右位主动脉弓患者的胸骨上窝短轴切面

A. 左位主动脉弓；B. 右位主动脉弓。每个切面中，探头向上扫查可以显示头臂动脉分支。左位主动脉弓患者，从主动脉弓发出的第一个支血管为头臂动脉。它向右分出右锁骨下动脉和右颈总动脉，表明左位主动脉弓。第二例右位主动脉弓（B），第一条血管为左头臂动脉。它向左分出左锁骨下动脉和左颈总动脉，表明右位主动脉弓。彩色多普勒有助于追踪远端动脉，以确定其分支模式，如 B 图中彩色区域所示

R. 右；S. 上；RSCA. 右锁骨下动脉；RCCA. 右颈总动脉；LSCA. 左锁骨下动脉；LCCA. 左颈总动脉

估血栓[37]。

（一）方法

在插入口咽之前，应仔细检查探头有无破损。应该根据患者的体重来选择探头大小。一般来说，目前儿童TEE探头大小可以安全地用于2.5kg以下的患儿。但是已有将微型TEE探头用于1.7kg婴儿的报道[38]。微型TEE探头不会造成血流动力学危害，为婴幼儿心脏手术提供高质量的诊断图像。随着对小婴儿复杂先天性心脏病完全修复趋势的出现，这一创新尤为重要。颈部轻微屈曲和略微左侧卧位有助于食管插管。插入期间不应施力。困难插管必要时可能需要进行喉镜直接显示。

探头操作包括与经胸扫描相同的经食管操作：在食管里向后撤退或向前送进探头，左右旋转探头，前后屈曲探头，或左右侧曲探头（图12-35）。此外，儿科尺寸的多平面TEE探头已广泛使用，这种探头可以从0°到180°机械调整成像平面（图12-36）。

一个TEE检查良好的起点是四腔心切面（图12-37），因为这个切面容易辨认，并且位于食管中段，探头可以后撤或送进而不会造成不良后果，这让超声心动图检查者安心。检查应该以分段的方式进行，在食管内上下移动探头，应用长轴切面和横切面辨别体静脉回流。应该在这些相同的切面中探查房间隔。三尖瓣在横轴四腔心切面和向右旋转的纵切面显示得最好。室间隔在横轴四腔心切面显示，从左向右长轴切面以及经胃切面扫查。右心室流出道及肺动脉瓣在更高的横切面可以显示，从主动脉向左纵轴切面以及纵向经胃切面扫查。在多平面成像中，三尖瓣、右心室流出道、肺动脉瓣以及膜部型/流出道型室间隔缺损也可以在50°～70°平面成像（图12-38）。肺静脉在横切面上向左右扫查最清楚。二尖瓣从横轴四腔心切面和长轴切面在远端向左扫查可以显示。左心室流出道和主动脉在横轴四腔心切面稍向上扫查进行评估，还可以在上腔静脉和肺动脉之间的纵切面进行评估。多平面成像中，左心室流出道、主动脉以及室间隔出口也在约120°的成像角度显示得很好（图12-39）。

TEE的适应证包括手术修复和血流动力学的术中评估、介入治疗、复律前排除血栓，Fontan途径评估（图12-40）、可疑感染性心内膜炎中瓣膜赘生物与脓肿、卒中后出现右向左分流以及在非心脏手术中容量状态的评估[39-43]。

（二）术中经食管超声心动图

在手术前，应进行一个完整的术前TEE对解剖和血流动力学进行评估。术中TEE的价值在于评价与心室流出道梗阻、半月瓣关闭不全、室间隔缺损、房室瓣反流和狭窄有关的残余问题以及评估心功能。Stevenson等[44]报道了由于术中TEE发现残余问题，结果7.5%的病例再次手术。

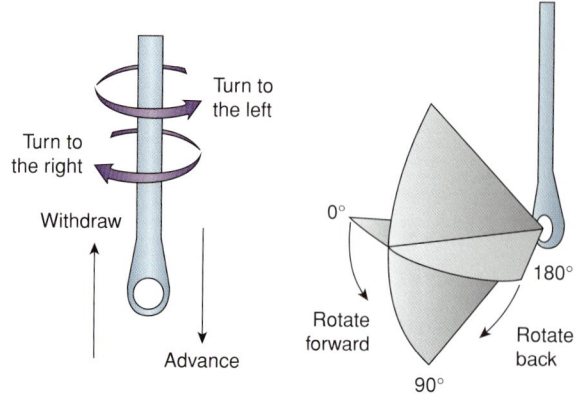

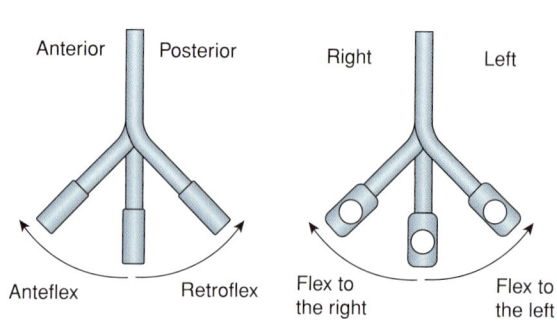

▲ 图 12-35 Terminology used to describe the various transesophageal probe manipulations that can be employed during imaging studies.(From Shanewise JS, Cheung AT, Aronson S, et. al. ASE/SCA guidelines for performing a comprehensive intraoperative multiplane transesophageal echocardiography examination: recommendations of the American Society of Echocardiography and the Society of Cardiovascular Anesthesiologists Task Force for Certification in perioperative transesophageal echocardiography.*J Am Soc Echocardiogr*. 1999;12:884-900, with permission.)

第三篇 诊断与治疗方法
第12章 超声心动图:基本原则与成像

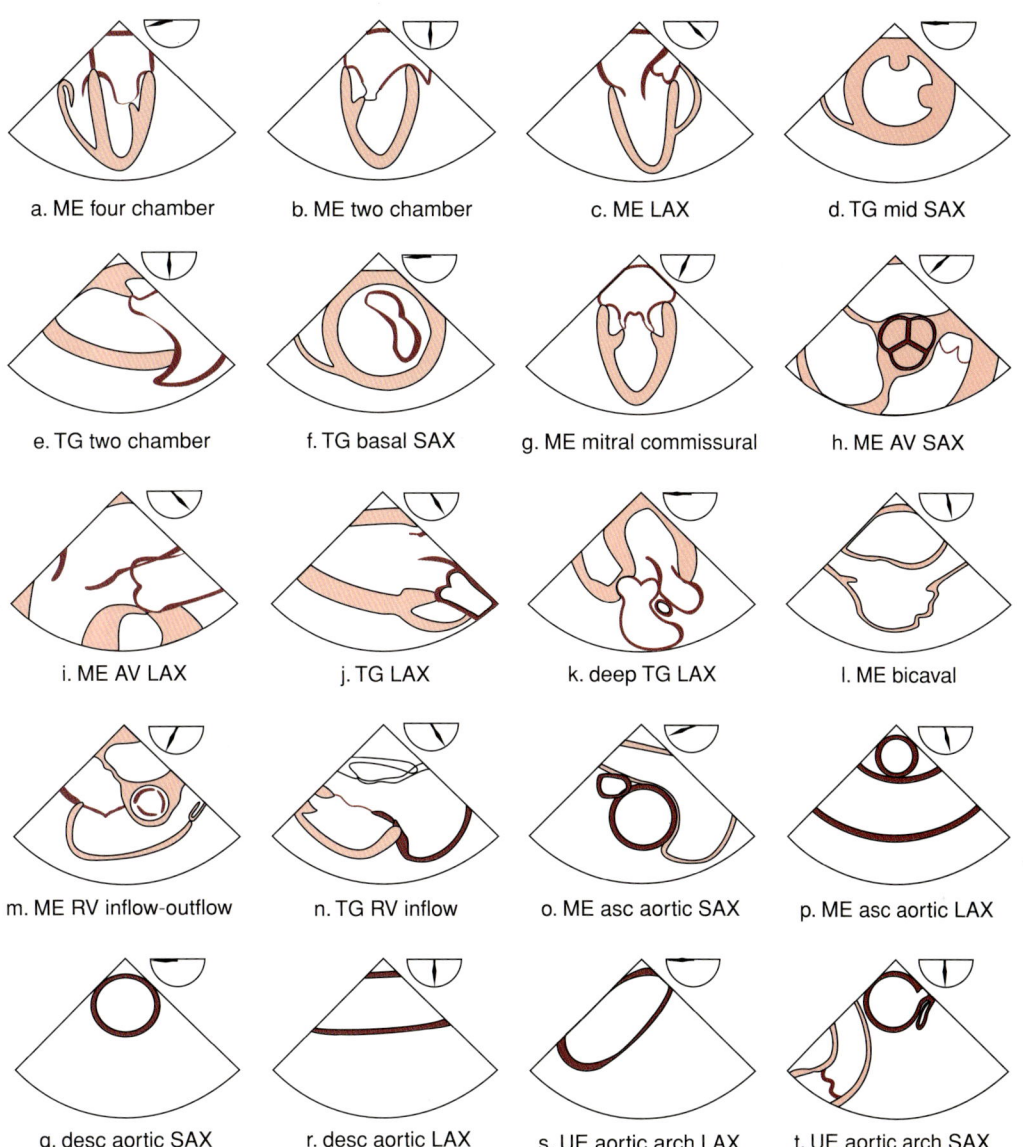

▲ 图 12-36 There are multipleimaging planes available during multiplane transesophageal echocardiography based on level of the transducer and rotational angle. AV, aortic valve; LAX, long-axis; ME, mid-esophagus; RV, right ventricle; SAX, short-axis; TG, transgastric; UE, upper esophagus.(From Shanewise JS, Cheung AT, Aronson S, et al. ASE/SCA guidelines for performing a comprehensive intraoperative multiplane transesophageal echocardiography examination: recommendations of the American Society of Echocardiographyand the Society of Cardiovascular Anesthesiologists Task Force for Certification in perioperative transesophageal echocardiog-raphy. *J Am Soc Echocardiogr*. 1999;12:884-900, with permission.)

Ungerleider 等[35] 发现类似的低再次手术率，但也证明对那些因为术中超声所见而立即进行再次手术患者的住院时间和住院费用有明显影响。此外，了解修复结果符合要求有助于指导脱机和术后即时护理。

TEE 的并发症十分罕见，然而，有人报道过继发于食管血肿的上呼吸道阻塞[45]、迷走右锁骨下动脉压迫[46]、气管导管意外拔管，以及由于不良或不当的探头维护所导致的食管烧伤和撕裂。在一篇回顾1650例儿科经食管研究中[47]，Stevenson 报道了大约3%的并发症发生率，其中大多数与小婴儿的气道并发症有关。

五、负荷超声心动图

负荷超声心动图在两种常规情况下有用，第一评价冠状动脉灌注，第二评价患者非静息状态

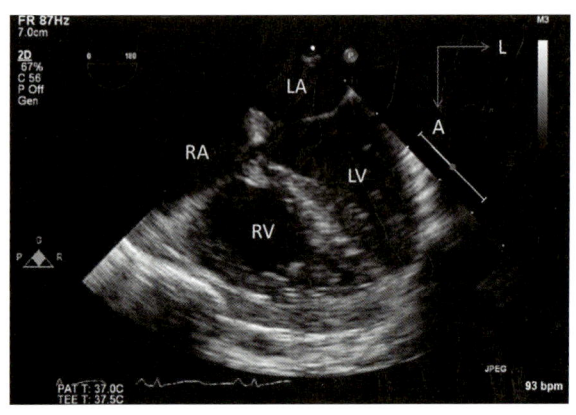

▲ 图 12-37　四腔心切面

四腔心切面是开始经食管超声心动图检查的最佳角度，因为它易于识别，并且从食管中段采集，探头可以撤回或前进而无不良后果，这令超声心动图检查者安心

A. 前；L. 左；LA. 左心房；LV. 左心室；RA. 右心房；RV. 右心室

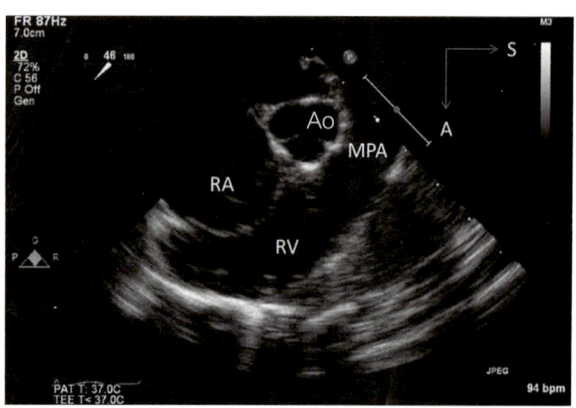

▲ 图 12-38　食管中段 46° 成像的多平面经食管超声心动图

此成像平面可在短轴显示主动脉瓣及右心室体部和流出道。也可以显示近端主肺动脉及肺动脉瓣（此图中为开放状态），还可以显示三尖瓣

A. 前；S. 上；Ao. 主动脉瓣；RV. 右心室；MPA. 近端主肺动脉；RA. 右心房

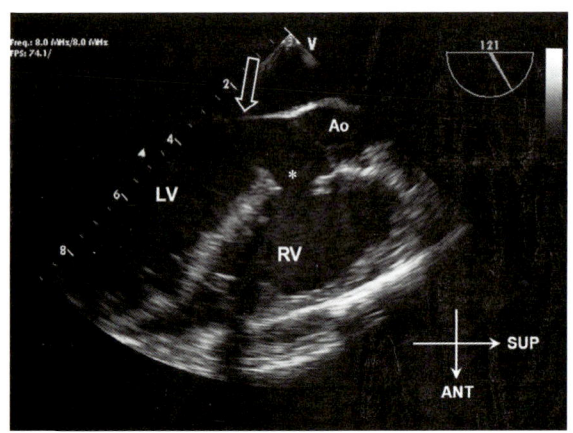

▲ 图 12-39　食管中段约 120° 成像的多平面经食管超声心动图

此平面上可显示二尖瓣前叶（空心箭）、左心室、流出道和主动脉瓣。还可以显示部分右室流出道部分和流出道型室间隔缺损（*）

ANT. 前；SUP. 上；LV. 左心室；Ao. 主动脉；RV. 右心室

的血流动力学情况。在前一种情况下，当应激源引起心肌氧需求超过供应时，发生心肌缺血，超声心动图表现为节段性室壁运动异常。在后一种情况下，负荷超声心动图说明了儿童典型的活动状态的心脏生理，而不是在诊断室或超声心动图室的平静、静止状态。在这些情况下，负荷超声心动图的一些用途还包括收缩储备评估，例如，肥厚性心肌病、主动脉缩窄、肺动脉的压差，主动脉瓣狭窄及怀疑患肺动脉高压患者的肺动脉压。

在儿科，通常的负荷是运动和多巴酚丁胺[48,49]。运动是参考标准，大多数其他的应激剂是用来模仿它。但是，运动有些缺点：①患者的运动和呼吸会干扰超声心动图成像；②缺乏阈值剂量（提供的整个负荷剂量没有提前终止的选择）。由于在运动过程中成像很差，所以必须在运动后立即进行超声心动图检查，需要在运动剂量消散之前（通常是60s）快速采集图像。多巴酚丁胺输注提供了一个可控的环境，在即时超声心动图反馈的基础上，剂量可以逐渐增加或停止。因为没有患者运动或深呼吸，成像质量通常很好。然而，多巴酚丁胺的主要缺点是它并没有完全复制运动。

室壁运动异常检测是负荷超声心动图评估冠状动脉灌注最困难的部分。至关重要的是，那些正在考虑将负荷超声心动图引进到实验室的儿科心脏病学专家，他们需要接受并持续有于判读室壁运动足够的培训，这些培训是由成人心血管病专家完成。评估室壁运动时，首先检查全部的收缩末期腔室大小往往会有帮助。如果峰值心率与休息时间相比几乎没有变化，则诊断室壁运动异常，并详细检查每个节段以检测特定区域的室壁运动异常。另外，在一个切面中发现的异常应该通过对另一个切面中相同或相邻节段的检查来验证。

第三篇 诊断与治疗方法
第 12 章 超声心动图：基本原则与成像

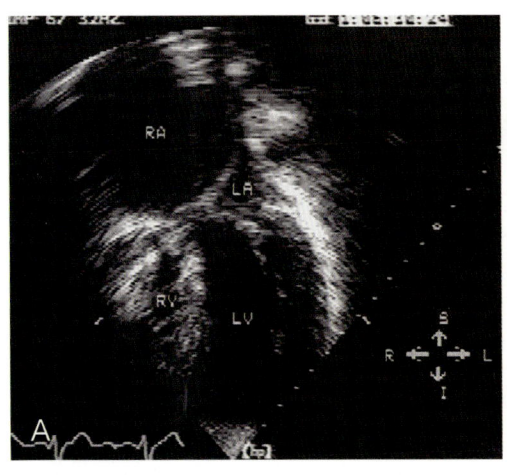 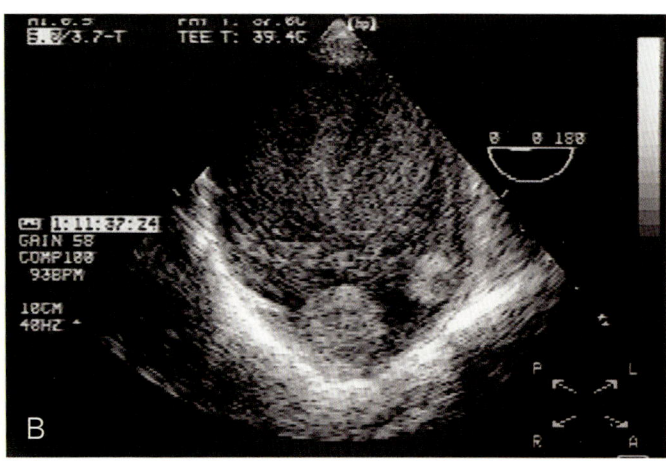

▲ 图 12-40 **A.** 室间隔完整型肺动脉闭锁的青少年患者，经典 Fontan 右心房与肺动脉直接吻合术后的经胸心尖四腔切面。心电图显示心房颤动 / 扑动。进行心脏复律前，正在评估患者的血栓可能性。超声心动图没有发现明显血栓。特别是，右心房无血栓形成。**B.** 右心房水平面的经食管超声心动图。有明显的自发显影预示血栓形成的环境。此外，右心房游离壁上有 2 个大血栓。进一步成像在右心房心腔中段和下腔静脉口发现血栓。经胸超声心动图可能会造成假阴性的结果，所以通常需要经食管超声心动图评估血栓，尤其是经典 Fontan 术后患者

A. 前；I. 下；L. 左；LA. 左心房；LV. 左心室；P. 后；R. 右；RV. 右心室；S. 上

六、三维超声心动图

三维超声心动图是超声技术的最新进展之一。它能够建立心脏的三维重建，尤其是对于心胸外科医生，三维超声心动图可以促进人们更好地理解复杂心脏畸形。它还能够量化容积和评估心室功能。三维图像可以采用任何医学成像技术来完成，但超声心动图是唯一合格的，因为它的图像是层析成像的，相对高速率采集，可以在适当的心电图时相触发，并且可以从任意角度进行采集。

目前最先进的三维超声心动图以实时成像为代表。由于矩阵技术的发展，更容易采集得到可供直接显示的高质量经胸和经食管图像，同时具有数据分析的潜力（图 12-41）。矩阵排列探头和自动化软件的开发对三维超声心动图的发展具有重要意义 [50]。在以下几个方面，三维超声心动图具有补充二维成像、为儿科心脏病提供帮助的潜力：①结构性心脏病的解剖成像，尤其是评估瓣膜形态和功能；②腔室容积与心功能的定量评估；③导管介入治疗过程中的引导。

（一）结构性心脏病的解剖学成像

三维超声心动图重建具有提供有关心脏解剖独特信息的可能性。最近有报道证明房室瓣的三维成像可以增加我们对房室间隔缺损和各种先天性心脏病，包括对左心发育不良综合征三尖瓣[39]瓣膜修复过程中，房室瓣反流机制的理解（图 12-42）[39,51,52]。还可以描述主动脉瓣狭窄时主动脉瓣膜面积的三维评估 [40,41]。三维技术评估自然和人工二尖瓣畸形也是可行而准确的 [42,43]。

三维超声心动图还可以在房间隔缺损与室间隔缺损时添加更多图像数据 [53,54]。通过三维超声

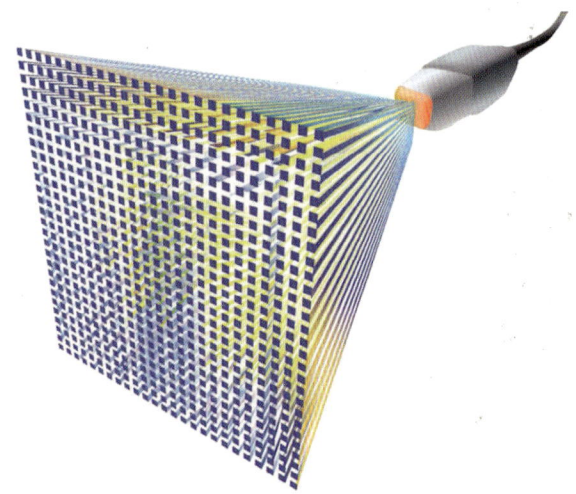

▲ 图 12-41 使用矩阵排列探头可以获得"全容积"三维图像
探头里成千上万的成像阵元可以采集实时的较小的（30°～50°）扇形"立体像素"，或通过心电门控采集体积较小的容积区组合为一个较大的（90°）扇形容积

心动图，可以从独特的角度，如从外科医生的视角来观察解剖结构（图12-43）[55]。此外，特别是可以更好地形象化复杂的解剖结构[56]。例如，确定右心室双出口时室间隔缺损与大血管的关系，这可能非常有用。

（二）心脏腔室容积与功能的定量

实时三维超声心动图可以对左心房容积[57,58]、左心室容积和左心室射血分数[59]进行可靠定量。其价值堪比心脏MRI技术。在各种先天性心脏病儿童中，可以精确测量右心室容积[60,61]。在以下情况中，这些信息有助于评估右心室的大小和功能：①法洛四联症术后（指导肺动脉瓣置换术时机）或②体循环右心室（例如左心发育不良综合征或心房交换术后的大动脉转位）。Altman等[62]证实三维超声心动图测量单心室的容积和质量也是准确的。三维超声心动图中出现的其他定量方法包括指导心脏再同步化治疗[63-65]，尽管这些技术尚未在儿科广泛使用。

（三）三维引导的经皮心脏介入手术

超声心动图的应用正在扩大到介入领域，在导管为基础的手术中使用越来越多（图12-44）。在心导管室的房间隔穿刺、间隔缺损封堵、左心耳封堵、二尖瓣修复过程中，三维超声心动图会影响结构性心脏病的治疗。

七、介入手术的超声心动图评价

随着介入导管插入术领域的发展，超声心动图技术对这些治疗的评估和监测也得到了扩展。在这一节中，将回顾导管室中超声心动图评估装置放置的常用技术。在经导管介入仅使用血管造

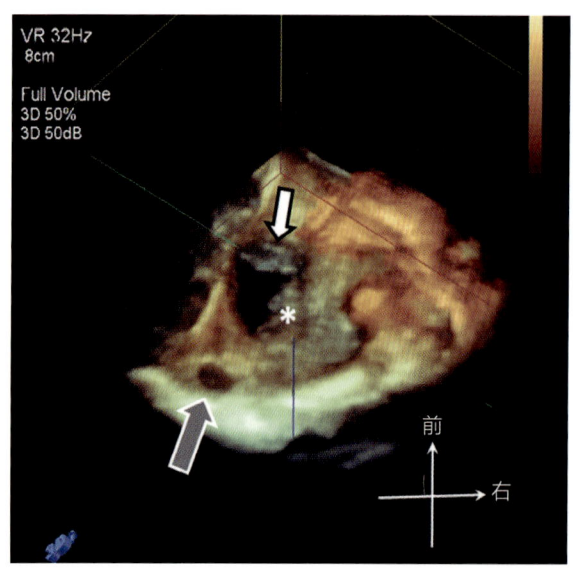

▲ 图 12-43 三尖瓣的三维"外科医生视角"

可以识别三尖瓣前瓣（白箭）和后瓣（*），隔瓣是开放的，但位于图像平面里面。还显示了右心房壁与冠状窦口（灰箭）

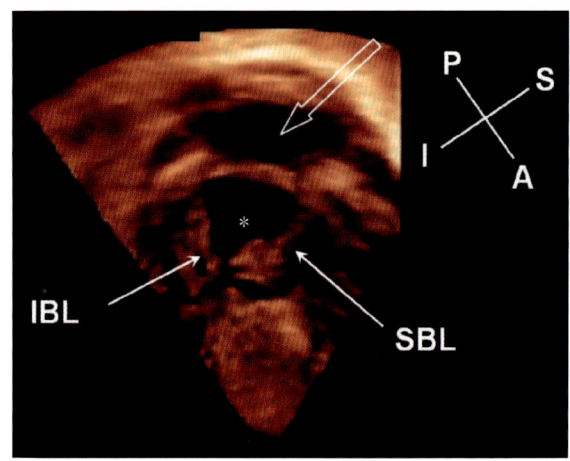

▲ 图 12-42 房室间隔缺损的三维成像

心尖观的三维图像处理已经去除了右心房、右心室游离壁，可以显示右心房及室间隔右心室面，包括原发孔房间隔缺损（空心箭）和流入道型室间隔缺损（*），还可以显示共同房室瓣的上（SBL）、下（IBL）桥瓣（图片由 Dr. Girish Shirali, Children's Mercy Hospital, Kansas City, MO. 提供）

A. 前；I. 下；P. 后；S. 上

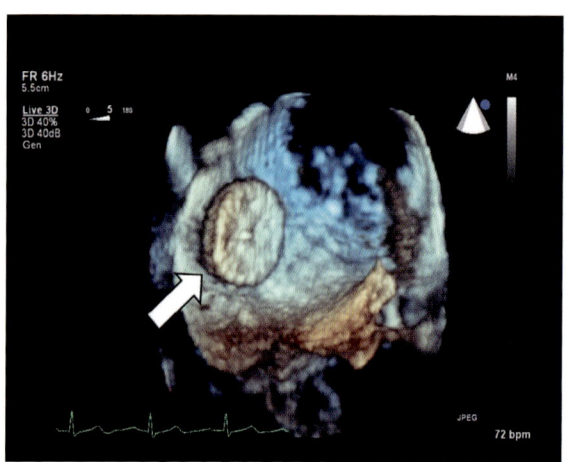

▲ 图 12-44 房间隔缺损封堵器安装后的实时三维经食管超声心动图

沿着房间隔左心房面在中央可以看到封堵器左心房伞盘（箭）（引自 Phillips Medical Co., Bothell, WA.）

影的早期经验之后，TEE 很快在这些治疗中成为至关重要的成像手段 [66]，特别是在房间隔缺损和室间隔缺损封堵术 [36] 或其他治疗中（图 12-45）。

随后，报道了心腔内超声心动图（intracardiac echocardiography, ICE）。ICE 采用的是顶端装有高频超声探头的小导管。这些探头可以在纵向平面 90° 扇角成像，穿透深度为 12cm。ICE 在介入治疗的引导中最有帮助；然而，尽管它局限于诊断目的，但在心导管室的结构干预手术中仍具有独一无二的作用，包括装置的放置，特别是在封堵房间隔缺损和卵圆孔未闭以及二尖瓣修复 [67-70] 中。ICE 成像的一个优点是不需要全身麻醉 [67]，而且第二个操作者不用总是去操作超声心动图仪器。使用 ICE 可能会节省一些整体治疗成本。在介入治疗过程中，全身麻醉下仍旧会使用连续 TEE 监测。

三维超声心动图也已经成为一种在房间隔缺损封堵术前后评估房间隔的有效方法 [71]。已证明实时三维 TEE 在介入导管室可用于确定房间隔的解剖、缺损大小、残缘大小、封堵器位置（图 12-44）[72,73]，还可以减少在这些过程中的透视时间 [72]。

无论采用哪种超声心动图方法，装置放置前、放置时、放置后的超声心动图评估目标包括：① 相关解剖结构的术前评估；② 介入和装置放置过程中的监测；③ 装置放置后的解剖结构与功能评估。

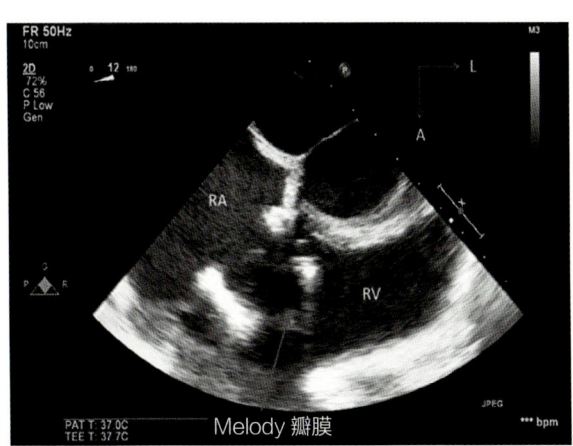

▲ 图 12-45 经食管超声心动图在 Melody 瓣膜安置中指导三尖瓣位置
A. 前；L. 左；RA. 右心房；RV. 右心室

（一）房间隔缺损

一般来说，只有继发孔型房间隔缺损或卵圆孔未闭才进行封堵。检查缺损大小和位置非常重要。应采用二维成像测量缺损大小。评估缺损周围组织残缘对判定封堵器能否固定在缺损边缘是非常重要的（图 12-46A）。应注意房间隔缺损与其他重要的心脏结构的相对位置，例如，右肺静脉、二尖瓣、主动脉及冠状窦。手术过程中，应记录并告知介入医生导管和导丝的位置。大多数房间隔缺损封堵器现由双"盘"设计组成。因此，必须确定远端伞盘（左心房伞盘）已经进入左心房，然后释放伞盘，并确定伞盘在房间隔合适的位置。在完全释放伞器之前，展开远端（右心房）伞盘盘，并应充分评估整个伞器在房间隔的相对位置、有/无残余分流，以及对邻近结构的潜在影响。伞器释放之后应重新评估检查情况（图 12-46B）。了解每一种装置的独特征象在影像评估中非常重要 [74-78]。

（二）室间隔缺损

膜周型 [79,80] 与肌部室间隔缺损 [81] 封堵的特殊装置已有报道。须注意检查缺损大小和位置，应采用二维成像测量缺损大小。评估缺损周围组织边缘对于判断装置能否固定在缺损边缘周围非常重要，同时对于判断装置影响其他重要心脏结构的可能性也很关键，如主动脉瓣、房室瓣及腱索装置。手术过程中，应记录并告知介入医生导管和导丝的位置。必须确定装置在左心室内展开（图 12-47A），然后应该注意室间隔上适当的伞盘位置（图 12-47B）。在释放装置之前，完全展开装置，并评估整个装置有/无残余分流、对邻近结构的潜在影响。装置释放之后应重新评估检查情况以排除栓塞（图 12-47C）。

（三）动脉导管未闭

动脉导管未闭封堵的经导管治疗包括弹簧圈或封堵器 [82-85]。大多时候使用经胸超声心动图评估术前导管的大小和形态，并检测封堵器放置后

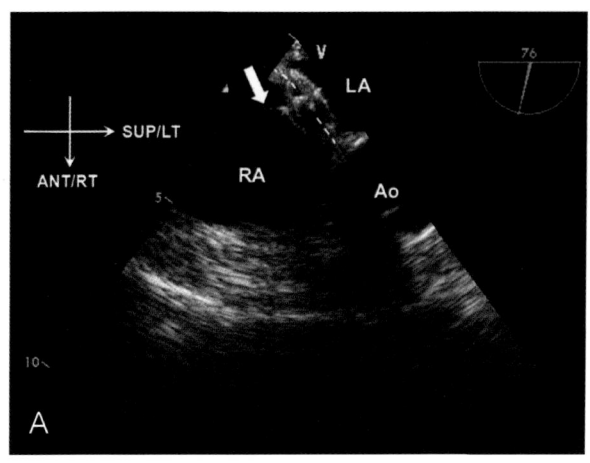
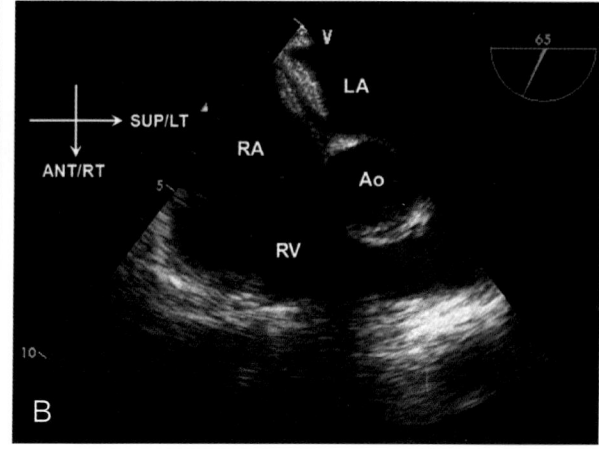

▲ 图 12-46 继发孔型房间隔缺损封堵术中的经食管成像

图 A 中显示房间隔缺损封堵器正跨立于房间隔缺损处。左心房伞盘和右心房伞盘之间可见残缘组织（虚线）。伞器尚未从导管（白箭）中释放出来。图 B 中伞盘已完全释放，靠着房间隔齐平而坐

ANT. 前；Ao. 主动脉；LT. 左；RT. 右；RV. 右心室；SUP. 上；RA. 右心房；LA. 左心房

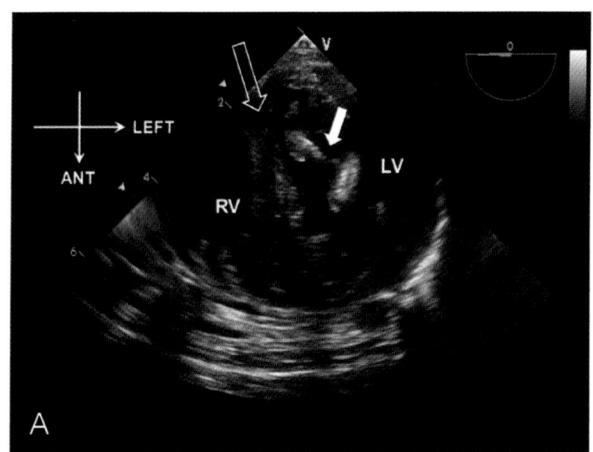
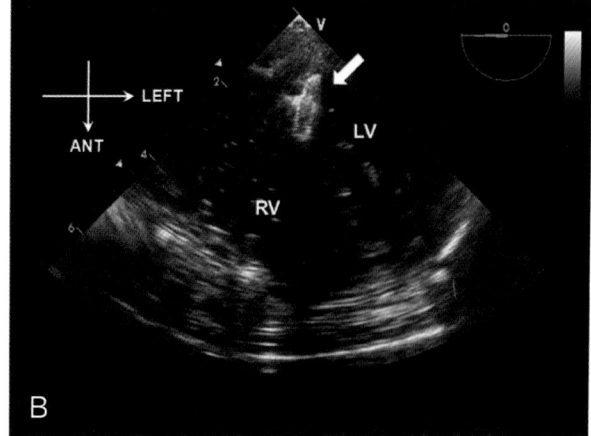
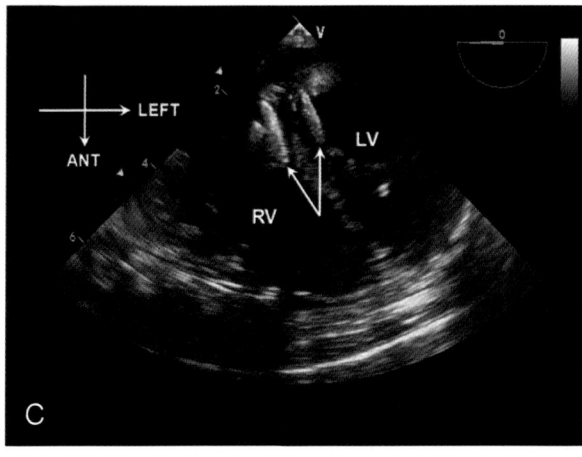

▲ 图 12-47 后侧肌部室间隔缺损封堵术中经食管成像

图 A 中，导管（白箭）穿过室间隔缺损（空心箭），左心室伞盘在左心室（LV）内展开。图 B 中，LV 伞盘（白箭）已经在室间隔左室面展开。图 C 中，装置已释放，可以看到右心室（RV）和 LV 伞盘跨立于 VSD（箭）

ANT. 前；LEFT. 左；RV. 右心室；LV. 左心室

残余分流。除了评估导管水平的残余分流外，非常重要的是要检查装置影响邻近血管的证据，特别是近端左肺动脉和降主动脉[84]。

八、造影超声心动图

造影超声心动图包括两种不同对比剂，其中一种的应用——震荡盐水或市售的经肺对比剂，

每种都有不同的目的和用途。

（一）震荡盐水造影超声心动图检查

1. 原理

盐水震荡产生气体微气泡（直径 10～100μm），通过循环，直到它们被过滤并被吸收进入毛细血管床。经体静脉注射，所以，微泡"云"会随着血液顺流而下，进入大的体静脉并进入右侧心脏结构。因为肺毛细血管床的过滤和吸收，在没有右向左分流时，微泡不会出现在左侧心脏。因此，静脉注射震荡盐水后出现左心显影，是存在肺内或心内右向左分流非常敏感的标志[86]。同样，左心注射后（例如在手术室或心脏 ICU 通过左心房通道），右心出现显影是心内左向右分流的标志。

2. 适应证

每当怀疑存在肺内或心内右向左分流，但是按照标准超声心动图方法又不能可靠识别的时候，震荡盐水造影非常有帮助。这些情况包括可疑栓塞性卒中的患者、不明原因的发绀、可疑心内分流而超声心动图声窗差、Glenn 或 Fontan 手术后低氧饱和度[87]、可疑大动脉转位心房交换术后补片漏、可疑无顶冠状窦，以及可疑肝肺综合征（图 12-48）[88,89]。患者发现左上腔静脉或左无名静脉缺如而未合并冠状窦扩张时，应认真考虑使用震荡盐水造影。这种解剖学提示无顶冠状窦左心房水平的右向左分流合并残存左上腔静脉，仅依靠标准超声心动图很难得到这个诊断。

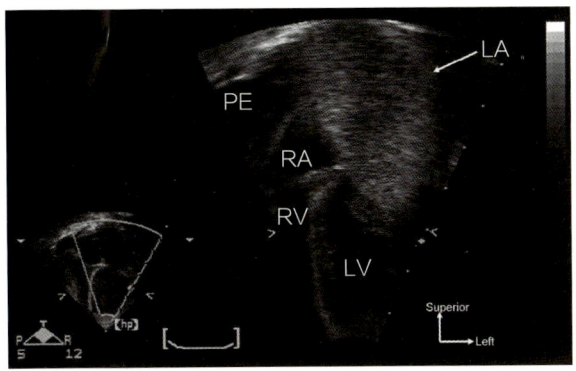

▲ 图 12-48 左肘前静脉进行震荡盐水造影的心尖四腔切面
图示左心房（LA）稠密混浊，支持左上腔静脉直接引流入左心房顶部的疑似诊断［此患者合并中量心包积液（PE）］
LV. 左心室；RA. 右心房；RV. 右心室；LA. 左心房

存在肺内分流时，如腔静脉－肺动脉连接时以及肝肺综合征时发生的肺动静脉畸形，右心出现造影云后，微泡在左心通常出现 3～4 个心动周期。存在心内分流时，如房间隔或室间隔缺损、无顶冠状窦或心房补片漏，微泡出现在右心后几乎立刻在左心出现。应仔细记录微泡在左心最开始出现的地方，因为可以准确找到右向左分流位置的水平或其上游。

应事先考虑注射部位。例如，注射到左臂静脉适合评估涉及左上腔静脉从右上腔静脉分离的任何可疑病变。同样，当 Fontan 导管后可疑漏或持续开窗时，下肢静脉注射可能更适合。有时在心脏导管插入术中震荡盐水造影应通过中心静脉导管进行，例如，找出 Fontan 漏或肺动脉－静脉连接的确切位置。

（二）经肺造影超声心动图检查

1. 原理

与震荡盐水不同，市售肺动脉对比剂包括设计成能够通过肺毛细血管床，并且显影左心结构的微泡悬浮液[90]。这些微泡小于震荡生理盐水所得气泡的 1/10（1～10μm vs. 10～100μm）[90]。微泡由外壳（白蛋白或脂质）包裹的内部气体（空气或碳氟化合物）组成。静脉注射后，微泡会沿着血液下行路线进入右心和肺血管系统。微泡足够小并且足够低的分配系数限制了惰性气体的扩散，于是微泡通过毛细血管床进入左心。由于微泡的声阻抗远小于血液，所以超声波在微泡－血液界面发生散射。

2. 适应证

目前，对比剂批准只用于心肌显影和心内膜显示。因此，如运动试验需要显示全部心肌节段，而传统超声心动图方法显示心肌和心内膜并不理想时[91,92]，或评估右心室功能而右心室心内膜和心肌显示极其困难时需要对比剂。尚无儿童出现不良反应的报道。成人中，不良反应极为罕见，包括过敏反应、头痛、潮红和恶心。存在心内分流时，微泡可以绕过肺的过滤直接进入动脉循环。人们认为，在这种情况下，一般由肺过滤、只占总悬浮液很少部分的较大微泡（达 32μm），可以进入左心，并产生动脉闭塞。因此，已知或可疑存在心内分流的患者不应使用经肺动脉对比剂。

九、研究性超声心动图检查

由于具有操作简单、便于携带、成本低、无不良反应、诊断准确率高等优点，超声心动图是一种强有力的研究工具。超声心动图已成功用于给基因分型研究的表型先证者与其亲属提供疾病进程和治疗的机制，并提供大型流行病学研究的横断面和纵向数据，同时可以测量现在认为是终点的功能和结构变化[93]。Framingham 心脏研究是最先使用超声心动图测量的流行病学研究[94]。超声心动图在流行病学研究中最大的应用是在抗高血压治疗中测量左心室质量及其变化[95-99]。最近，超声心动图的应用已扩大到心脏再同步化治疗充血性心力衰竭的临床试验[100-103]。

超声心动图也是动物研究的工具，尤其是转基因小鼠表型[104-109]。以前的分型方法（Langendorf 准备、组织学检查）需要牺牲动物。这不仅无法获取纵向数据，而且无法进一步繁殖。最近，高频超声探头（30～70MHz）的发展可以进行小鼠幼崽和胚胎心脏成像[110,111]。胚胎小鼠成像非常有价值，因为许多转基因小鼠模型是胚胎致死的。

超声心动图用于任何研究目的都需要确立控制测量变异性的方法。观察者内与观察者间的差异应进行测量并周期性重复，需要制定资格培训的程序。应该编写严格的研究协议来制定一致的标准操作程序。这些协议应该由研究团队来制定，这个研究团队包括超声心动图专家、超声技师、统计学家、主要研究人员与合作研究人员，必要时还可以包括其他顾问。主要研究人员应清晰地概述基本原理、假设以及超声心动图检查者的具体目标。超声心动图检查者与研究人员应该积极讨论超声心动图的价值、局限性及检查结果。书写协议时，要制定的研究指标应符合一定标准：采集相对容易、变异性最小、通过超声心动图集群得到适当措施以及解剖学与生理学终点、精确定位的研究项目的假设及具体目标。必须深思熟虑以确保所有可能有用的参数都考虑在内，以便所有数据都能在最初的研究中收集，从而避免丢失数据或不得不在将来召回患者。但是，团队应该避免考虑过于庞大的指标，这些指标可能导致由于数据量过大而得到统计显著性这样的意外结果。尽可能多地绘制流程图、制订清单和自动化流程会很有帮助。用尽可能减少的超声技师和医师以控制观察者间变异性影响。只能使用现代设备。选择的指标应在多个心动周期中测量。应建立数字化存档，以提供超声心动图图像的生物信息学数据库。这些最好由具有专用空间、设备、安排和人员的中心研究实验室来建立[112]。定期对实验室进行质量保证过程寻找数据中的异常值，重新计算观察者内与观察者间变异性，并检查指标纵向、意外的变化。

十、质量管理

对超声心动图检查者，良好的医疗服务来自优良的诊断准确性。质量控制和改进使超声心动图实验室不断朝着极精确的方向工作。认识到这一点，多学科认证委员会（Intersocietal Accreditation Commission，IAC）最近公布了质量改进参数，实验室必须证明取得资质认可。IAC 标准要求实验室有书面的质量改进制度，包括：①医师对射血分数、反流/狭窄程度或室间隔缺损压差解释的变异性；②超声技师图像质量、研究完整性以及遵守实验室规定方面的表现；③报告审阅符合标准、阅片耗时、最终报告生成；④射血分数、反流/狭窄程度或缺损压差与其他成像方法的相关性。实验室可以考虑其他质量考核方法，比如，在那些进行导管插入和（或）手术的患者中，比较超声心动图结果与导管和手术发现、镇静相关并发症、容量测定、患者等待时间，以及对等的研究审查。至少在整个超声心动图检查者团队，质量保证资料应严格审查，并且最好包括一些独立于实验室的外部评估人员。质量考核指标应定期向实验室人员报告，同时也要向整个心脏病学组报告。可以将这些指标以"仪表板"的形式进行颜色编码，表明实验室达到标准（绿色）或没有达到（红色）或介于临界值（黄色）。

实验室质量改进工作是由质量考核指标产生的。这项工作涉及一个团队，他们首先制定 SMART（Specific, Measureable, Attainable, Relevant, Timeframe）目标。制定关键因素图，包括团队认为直接有助于实现目标的主要因素，以及影响那些因素的干预措施。最后，团队开发 PDSA（Plan-Do-Study-Act）循环来进行基于干预措施的改进小测试。

十一、展望

多年来，超声心动图一直被认为是儿科心血管疾病的主要诊断方法。这种说法不再正确。目前，超声心动图与MRI和CT、正电子发射断层扫描、代谢显像以及灌注成像在无创性心脏显像领域共同发展。超声心动图检查人员应该了解，这些方法是补充而不是替代超声心动图。例如，心脏MRI在心脏外解剖学和胸腔内空间关系两方面成像都很擅长。小儿超声心动图很难做到前者，而后者更是不可能做到。另一方面，超声心动图擅长评价心内解剖，而这方面MRI不如超声。采用这些互补方法将使小儿超声心动图检查者提供最佳医疗服务可能。

大量的诊断性测试为超声心动图医师提供了至少两项挑战。第一项是自满。当进行超声心动图检查时，因为存在多种可选的其他成像手段，超声心动图医师必须避免变得越来越不那么严格的趋势。为了避免开支、不便以及与其他成像手段相关的潜在风险，如果超声心动图可以诊断复杂而困难的解剖结构，那么超声心动图医师就应该尽一切努力去做诊断。超声心动图从业人员必须秉承过去工作中坚持的严谨性和强制性。

第二项挑战是对病人和医疗系统的"成像责任"之一。心脏病专家有责任选择和排除使用所有他们能够支配的诊断医疗设备。通过与其他成像方法的同行合作，超声心动图应该带头为具有年龄和疾病特定性的诊断方法开发途径，并给患者带来最大价值。

另一项挑战包括计算机和超声设备越来越小型化。这种趋势为手提式超声设备提供了振奋人心的发展。使用这样的设备，心脏病专家也许能够更有效、更快捷地提供现场医疗服务。有证据表明，这些设备还通过补充心脏查体提高了诊断准确性[113-116]。然而，由便携设备带来的超声心动图可用性的增加已使其他非心脏专家对操作超声心动图感兴趣[117,118]。虽然这具有潜在的益处，那就是通过提高诊断准确性来增强全体医疗服务，但也必须强调负责任的超声检查的必要性。超声心动图团体有责任为便携式超声的实践制定标准，并确保达到这些标准。这种情况类似于听诊器的使用。大多数使用听诊器的医生不是心脏病专家，听诊器的诊断准确性因使用者不同而存在差异，心脏病专家在使用上有更强的专业知识。儿科医生可能会听到杂音，但无法确定其病因，因此将患者转诊给儿科心脏病专家，他们不仅会听到杂音，而且会提供明确的诊断。与使用听诊器一样，超声心动图应该被预期并引导成为医疗服务标准，当非心血管病专家使用便携超声发现一个患者可疑异常，这个患者将转诊至心血管专家处以进行进一步的最佳的超声心动图评估。

最后，超声心动图医师正更多地利用远程和网络技术来扩大在一般情况下患者接受不到的超声心动图服务和专业知识。此外，网络技术允许从远程站点阅读超声心动图[119]。利用网络技术采集和阅读超声心动图对更及时的诊断危重患者、更好地确定心脏病会诊需求、预防不必要的转诊产生了深远的影响[120-122]。这些技术需要监控，因为它们经常涉及质量保障问题。研究通常不是由儿科认证的超声技师来操作，图像质量可能会有一些下降。此外，有时传输速度太慢，无法进行实时图像检查，这可能会导致患者的不便和错误诊断。开发远程或基于网络的超声心动图程序时，质量保障过程必不可少。应遵循最近出版的小儿超声心动图多社区适用标准[123]。

通过手持设备和远程超声心动图技术扩大超声心动图服务，说明了为什么我们中的许多人选择医学作为我们的职业。超声心动图是我们强有力的工具，有了它我们可以通过给更广大的人口提供非常先进的医疗服务来做很多有益的工作。采用这些技术，通过消除到中央设备所需的冗长、紧张、耗时的过程，能够有效改善周围卫星诊所三级医疗人口的医疗服务，也许具有更深远的价值和意义。事实上，这些系统使我们能够向那些患者传播超声心动图技术，他们原本永远无法从中受益——那些在服务水平不足的城市和农村卫生诊所的患者以及发展中国家的患者[124-126]。就如 Cedars Sinai 医疗中心的调查人员所说，正是超声心动图的使用才真正做到"将不可能的任务变为现实"[125]。

致谢

感谢 Ryan A. Moore 博士、Jeffrey Cimprich、Cedars Sinai 医疗中心实验室主任 Ken Tegtmeyer 博士，他们为本章节插图的绘制付出了宝贵的时间、专业技术和知识。

第 13 章
超声心动图评价心脏大小、心脏功能及瓣膜功能

Echocardiographic Assessment of Cardiac Dimensions, Cardiac Function, and Valve Function

Luc L. Mertens　Mark K. Friedberg　著

陈　娇　译

一、腔室大小和心脏结构的量化

瓣膜、腔室和血管的准确测量对先天性和儿童心脏病的诊断及治疗至关重要。美国超声心动图协会（American Society of Echocardiography, ASE）发表了量化成人腔室大小与功能[1,2]以及量化儿童心脏结构的推荐规范[3]。最近修订的成人指南包括三维超声心动图和心肌形变成像[4]。成人和儿童患者测量的重要区别之一是生长或身体大小对测量的影响。由于心血管结构的大小与体表面积（body surface area，BSA）最为相关，因此用体表面积校正心血管结构大小已经成为普遍使用的方法。计算体表面积的推荐公式为 Haycock 公式 [BSA（m^2）= 0.024265× 体重（kg）$^{0.5378}$× 身高（cm）$^{0.3964}$]。体表面积校正是基于心脏测量和体表面积之间存在线性关系的假设，但这一假设已被证明过于简单化，因为随着与血压、肥胖和体力活动等混杂因素相关的体表面积的增大，测量的变异性将增加，线性关系将不适用于整个范围[5]。为了克服这一限制，z 值的使用已经成为一种可行的替代方法[5]。z 值基于涵盖了大范围体表面积的正常人群心血管结构测量。z 值表示的是标准差，来自于特定体表面积平均值的测量。例如，主动脉瓣环径的 z 值 −3.5 表示低于特定体表面积平均值的 3.5 个标准差。不同心血管结构的 z 值已经发布[6,7]，但性别和种族对心血管测量的影响使建立正常值成为必需，这一正常值的建立应以特定实验室的人口混合为基础。

本章未包括详细说明每个心血管结构的测量。读者可参考最近发布的指南了解相关内容[3]。本章主要讨论心脏功能评价和腔室定量。先天性心脏病中，多变的心室形态包括右心室和单心室，因而腔室的量化颇具挑战性。

二、左心室的量化

准确测量左心室大小极其重要。测量左心室收缩末期和舒张末期腔室大小（长度、面积或体积）用来评估左心室重塑（左心室扩张程度）和功能。左心室壁厚度和质量的测量对于确定左心室肥厚十分关键。

人们习惯在胸骨旁短轴或长轴切面二尖瓣瓣尖下的位置采用 M 型进行左心室心腔大小和室壁厚度的线性测量（图 13-1）。虽然以空间分辨率低为代价，但 M 型测量具有很高的时间分辨率。很难获得垂直穿过左心室的 M 型，会产生倾斜平面而高估左心室大小并增加测量变异性。成人 ASE 指南推荐使用胸骨旁长轴切面测量左心室，而儿科 ASE 指南推荐胸骨旁短轴切面。如果没有很好地标准化测量，M 型测量差异极大。这是 Lipshultz 等[8]比较了地方超声心动图实验室与核心实验室的 M 型测量值得出的结论。这项研究表

明，核心实验室与测量标准相对宽松的地方实验室两者测量值之间的一致性较差。为了克服这些问题，儿科 ASE 建议使用二维成像代替 M 型测量左心室腔室大小。推荐在二尖瓣瓣叶远端水平采用二维短轴成像，于舒张末期和收缩末期测量左心室内径以及下侧壁与室间隔厚度（图 13-2）。这种方法的缺点是二维超声心动图的帧频低很多。特别是在心率快时，收缩末期和舒张末期那帧图像的识别差异会更大。另一个缺点是，目前大多数发布的正常 z 值数据均基于 M 型测量而非二维成像。来自儿科心脏网络的最新数据表明，M 型与二维超声两种方法测量左心室大小均具有良好的重复性，并且两种方法之间具有高度的一致性。对于计算缩短分数（shortening fraction, SF），使用 M 型具有较高的重复性，同时两种方法测值间存在相异[9]。

（一）二维与三维技术

除了左心室大小的线性测量之外，使用二维或三维技术也能够计算左心室容积。可以使用两种不同的二维方法（面积长度法、双平面 Simpson 法）。面积长度法需要由肋下或心尖四腔切面测量左室长轴长度结合经肋下或胸骨旁短轴切面计算的面积。计算体积采用公式：左心室容积 = 5/6 × CSA × 左心室长度。作为几何公式，需要正常的椭圆体左心室形状。如果球面重构则会变得更加不准确。双平面 Simpson 法基于圆盘相加法，需要在心尖四腔心和两腔心切面描绘心内膜边界（图 13-3）。不够理想的边界检测与左心室透视缩短成为导致左心室容积低估的主要原因时，应该优化图像以便更准确地描绘心内膜和测量左心室长度。与面积长度法相比，双平面 Simpson 法较少受到心室几何形态的影响，是成人 ASE 指南推荐选择的方法。其准确性在成人中进行了研究，将急性心肌梗死患者二维双平面 Simpson 法及三维成像计算的左心室容积与心脏 MRI 进行比较[10]。研究认为三维超声心动与 MRI 测量间具有良好的相关性（$r = 0.8$，$P < 0.01$），同时发现二维双平面 Simpson 法并不十分准确，而且与 MRI 的一致性并不很好。测量的准确性和可重复性至关重要，因为左心室容积用于治疗决策（例如主动脉瓣反流的左心室收缩末期容积）。这些测量也用于计算射血分数，如下所述。左心室越小，测量误差的影响就越大。这对主动脉狭窄患者的临界值左心室尤其重要，左心室容积计算将决定是选择双心室还是单心室治疗方法。对于那些临界值心室，心脏 MRI 能准确计算心室容积。

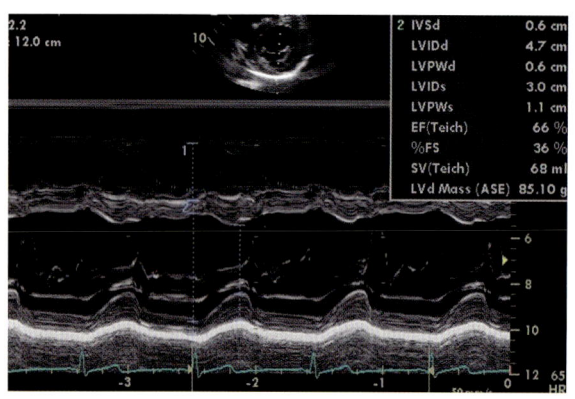

▲ 图 13-1　M 型测量

在胸骨旁大动脉短轴切面左心室二尖瓣瓣叶下方进行 M 型测量的采集。舒张末期（QRS 波群起始处）和收缩末期（最小直径处）测量，计算缩短分数和射血分数

EF. 射血分数；IVSd. 室间隔舒张末期厚度；LVPWd. 左心室后壁舒张末期厚度；LVID. 左心室收缩末期内径；% FS. 缩短分数百分率；SV. 心搏量；LVd Mass. 左心室质量

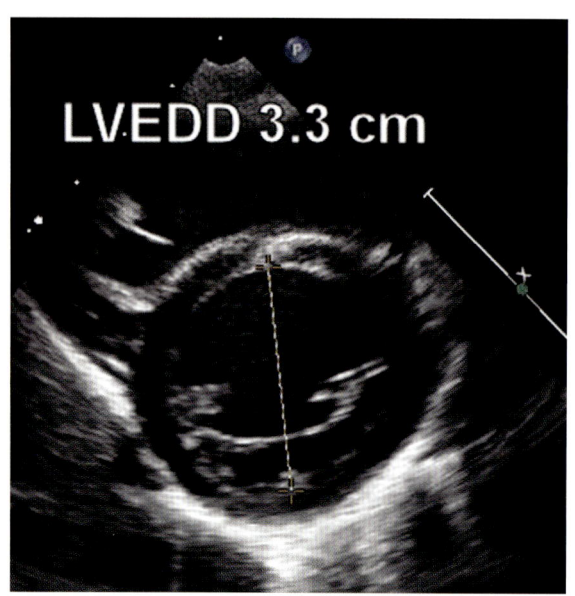

▲ 图 13-2　左心室大小的二维测量

从胸骨旁短轴切面二尖瓣瓣叶下方测量左心室舒张末期内径（LVEDD）

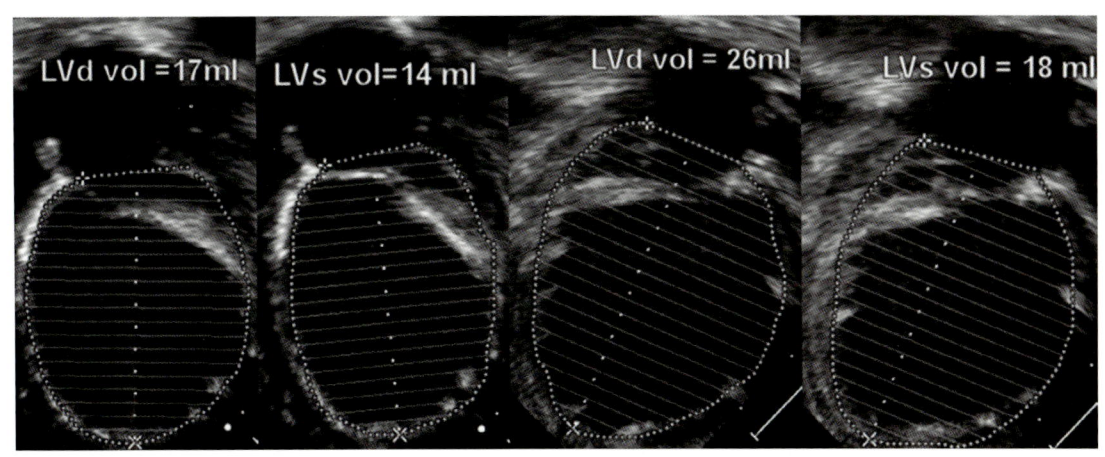

▲ 图 13-3　使用双平面 Simpson 法计算严重左心室功能障碍患者的左心室容积
左侧两张图像分别显示心尖四腔切面的舒张末期和收缩末期。另外两张图像显示心尖两腔切面的舒张末期和收缩末期。可以计算舒张末期和收缩末期的左心室容积。采用双平面法测量，本例左心室射血分数为 22%
LVd vol. 左心室舒张末期容积；LVs vol. 左心室收缩末期容积

基于二维图像的容积计算常受左心室形状和几何结构假设的影响。因为可以采集包括整个心室在内的三维全容积数据库，三维超声心动图克服了这一问题。大多数超声系统使用（半）自动分析算法计算左心室容积（图 13-4）。这就提高了重复性，因为它消除了测定心内膜边界的观察者偏倚。因此，三维方法观察者内和观察者间的变异性比基于二维超声的容积计算低很多。此外，与心脏 MRI 对照，三维超声心动图测量左心室容积比二维超声更准确[11-13]。儿科人群中，已证明三维超声心动图是定量左心室容积最可靠的方法[14]。在最近修订的成人 ASE 指南中，它被列为推荐方法。在成人肿瘤患者中，三维超声心动图评价左心室射血分数是重复性最高的方法。在儿科，三维超声心动图的局限性是较低的时间分辨率，这与容积比率相对较低有关。特别是对于心率很快的婴儿，这可能是有问题的。此外，并非每个供应商都有高频三维探头，尤其对于较小的儿童，它会限制时间分辨率。

（二）左心室质量

左心室质量的计算对儿科患者也很重要。在高血压患者中已发现受体表面积或身高影响的左心室质量与疾病严重程度明显相关，并具有预后意义[15]。左心室质量通常使用 M 型和二维超声心动图，利用 Devereux 公式计算：左心室质量 $= 0.8 \times \{ 1.04 [(LVIDd + PWTd + SWTd)^3 - (LVIDd)^3] \} + 0.6g$，其中 LVIDd 是左心室舒张末期内径，PWTd 是舒张期后壁厚度，SWTd 是舒张期室间隔厚度。由于左心室质量与身体大小密切相关，因此提出了各种针对身体大小的校正左心室质量的方法。在成人最好的修正是用身高（m）的 2.7 次方将左心室质量指数化成 g[1]。

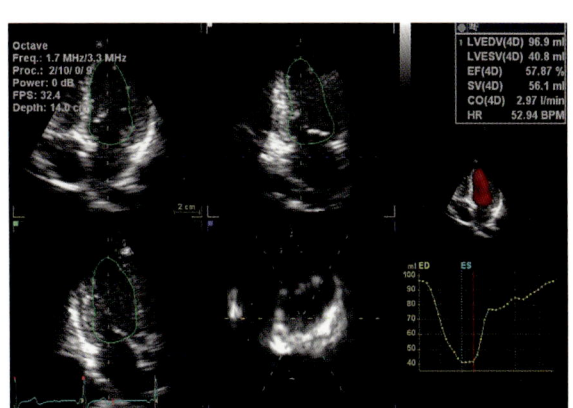

▲ 图 13-4　三维超声心动图评估左心室容积
使用三维超声心动图和三维容积（半）自动分析测量整个心动周期的左心室容积变化。图像分别代表通过左心室容积切割的心尖四腔切面（左上）、心尖两腔切面（右上）、心尖三腔切面（左下）。通过容积数据获得的平面在右下方面板显示。图像右侧显示容积分析结果。下方图像显示容积 – 时间曲线
LVEDV. 左心室舒张末期容积；LVESV. 左心室收缩末期容积；EF. 射血分数；SV. 每搏量射血分数；CO. 心输出量；HR. 心率；ED. 舒张末期；ES. 收缩末期

Khoury 等[16] 发现这种校正对于 9 岁以上儿童来说有效，但在 9 岁以下，正常对照组的这一指标具有显著差异。Foster 等[15] 最新研究表明，儿童左心室质量 – 身高的百分位数曲线（z 值）是左心室质量规格化较好的方法。

M 型方法仅适用于向心性肥厚，因为它假设左心室室壁呈均匀增厚。这种假设往往不准确，即使是在高血压患者中左心室室间隔基底段也常常比其他左心室室壁更厚，按 Devereux 公式会导致高估整个左心室质量。该公式不能用于非对称性肥厚型心肌病患者。可以使用二维方法，但具有更高的变异性。最近，有人推荐使用三维方法测量左心室质量，并证明这种方法与 MRI 测量的左心室质量具有较好相关，因为三维技术较少依赖几何假设[17]。

三、右心室的定量

与左心室相比，右心室大小的评估更具挑战，因为右心室几何形态更复杂（难以用单一的二维测量或简单的几何公式来描述），并且位于前胸部（前壁位于声束近场而降低了空间分辨率）[18]。ASE 公布了成人右心室评估的独立指南[2]，儿科指南也包含了测量右心室大小和功能的建议[3]。已使用线性测量评估右心室大小。推荐从心尖四腔切面获得的各种测值（图 13-5），包括在基底部和心腔中段水平测量右心室舒张末期直径，同时测量右心室舒张末期长度和收缩末期与舒张末期的右心室面积。这些测量存在一个问题就是缺乏正常儿童的数据而无法计算 z 值。另一个问题就是来自心尖四腔切面的测值仅包含了右心室流入道与心尖部分，而没有考虑右心室流出道部分。因此，应从胸骨旁短轴或长轴切面测量右心室流出道。M 型可以测量右心室舒张末期大小计算 z 值，但是这些主要反映了右心室流出道的扩大，而不能描述其余右心室心腔的重构。儿科应用中可以从这一切面测量右心室舒张末期大小，同时得到 z 值。由于右心室重构会不同程度地影响右心室的不同部分，如果仅使用一维方法，可能导致右心室大小的虚报。在以右心室为中心的心尖四切面的基础上，右心室大小可以在三尖瓣下右心室流出道处（RV_1）或在肌小梁部（RV_2）测量。右心室的长度也可以在这个切面进行测量。目前对于 RV_1 和 RV_2 还没有儿科的 z 值。右心室面积也可以在右心室为中心的切面进行测量。不同研究均发现，右心室舒张末期面积与 MRI 测量的右心室舒张末期容积具有良好的相关性[19]。

研究发现，与心脏 MRI 比较，所有基于二维的方法均低估了右心室容积。这主要是因为二维成像中的投影缩减（难以用超声完成真实的右心室心尖成像），并且界定心内膜边界也存在困难。

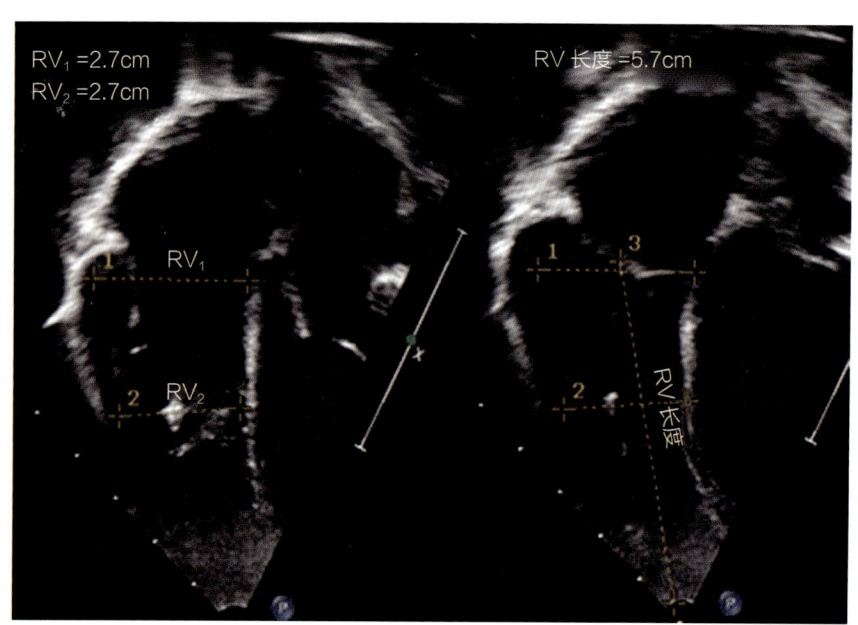

◀ 图 13-5 右心室大小的二维测量

在心尖四腔切面略低于三尖瓣（RV_1）和右心室（RV）的中间部（RV_2）测量右心室宽度。右心室长度在三尖瓣关闭后从三尖瓣中间测量至右心室心尖部

右心室室壁相对较薄（成人心脏的致密心肌厚度为 3~5mm）同时粗糙的肌小梁造成心内膜识别的变异性。研究发现法洛四联症术后患者的所有二维测量中，右心室舒张末期面积（right ventricle end-diastolic area，RVEDA）与心脏 MRI 测量的右心室舒张末期容积相关性最好[19]。

三维超声心动图也是评价右心室容积的一种具有前景的方法，可以使用特定的分析软件利用三维数据库进行右心室容积定量。全容积的采集可能比较困难，尤其在右心室明显扩张的情况下，这限制了三维方法的可行性。研究表明，仅有 55%~75% 的法洛四联症术后患者能获得高质量的三维数据库[20-22]。第二个问题是，与心脏 MRI 相比，三维方法容易低估先天性心脏病患者的右心容积[20-22]。研究认为，心室越大，低估程度就越重要。这可能与粗糙肌小梁相关的心内膜边界难以清晰显示有关。尤其是收缩末期右心室肌小梁难以辨认，使得评估收缩末期容积更加多变。此外，某些解剖标志，如肺动脉瓣和右心室心尖部在三维数据库中很难识别，通常这些三维数据库的时间和空间分辨率都较低。

四、单心室的量化

由于多变的形态学，评价单心室心脏的腔室大小具有难度。首先，了解优势心室是左、右或不定形态非常重要。用于描述双心室循环的左、右心室测量方法可以用于单心室，但尚无左心室或右心室形态单心室的"正常"值。此外，姑息治疗的类型和相关的容积负荷会影响心室大小。有分流的单心室一般比腔肺动脉吻合术后的同一心室更大。Margossian 等[23]已证明使用双平面 Simpson 法评估单一左、右心室收缩末期和舒张末期容积，可以获得良好的观察者内及观察者间的一致性。三维容积也可以基于全容积数据库进行计算。然而，应当指出，用于（半）自动计算左心室和右心室容积的软件假设了特定的几何形状，还不能用于单心室。Soriano 等[24]用圆盘求和法测量单心室容积。与 MRI 结果相比，超声心动图的结果是准确的，但该方法需要进行大量的脱机人工描绘和处理，限制了它在临床实践中的应用。最近 Khutty 等应用三维超声心动图进行左心发育不良综合征患者右心室容量的连续测量。他证实了经体表面积校正的右心室舒张末期容积指数在 Norwood 术后会逐渐增加，而在双向腔肺动脉吻合术后则会减低。

五、心室收缩功能的评估

在评估收缩功能时，重要的是要考虑各种功能指数评估的不同水平（纤维、节段或心室）。整体心血管功能可以定义为以与氧消耗相称的速率向组织输送血液，包括心脏和血管功能。为了描述心脏功能，可以分为心室和心肌功能。心室功能是在低充盈压力下产生足够心输出量的泵活性。心肌功能是纤维或节段级的阶段性缩短和力产生，接着是伸长和力衰减。因此，心脏功能可以在纤维力学、局部或节段心肌功能以及整体泵功能水平上进行研究（图 13-6）。在每个水平都包括收缩和由此而发生的形变这两部分。纤维力学描述了主动的心肌纤维收缩（收缩力）与纤维缩短之间的关系。缩短程度受收缩前肌肉长度（前负荷）和收缩开始后与缩短相对力量（后负荷）的影响。刺激频率也会影响纤维的缩短，因为频率增加可以增加收缩力（力-频率关联）。超声心动图不能直接研究纤维力学。在局部或节段功能水平，节段内的局部收缩会导致局部心肌形变。在节段水平，心肌力描述为局部室壁应力更恰当，它受主动收缩、压力、室壁几何形状（壁厚、局部室壁曲率）和节段相互作用的影响。现有的超声心动图技术可以将局部心肌形变量化为节段缩短、增厚和旋转（也称为局部心肌应变或形变）。这让局部心室壁力学的研究成为可能。整体泵功能是不同收缩节段之间相互作用得到的结果，产生心室压力，当流出道瓣膜打开时，血液从心室射出。在泵水平，心室功能由心肌功能（受到前负荷、后负荷和心率影响）与有效的节段相互作用（同步收缩）决定。解释超声心动图整体功能指数时，如射血分数，了解它受心肌功能及其决定因素、收缩同步性和整体心室几何结构的影响是非常重

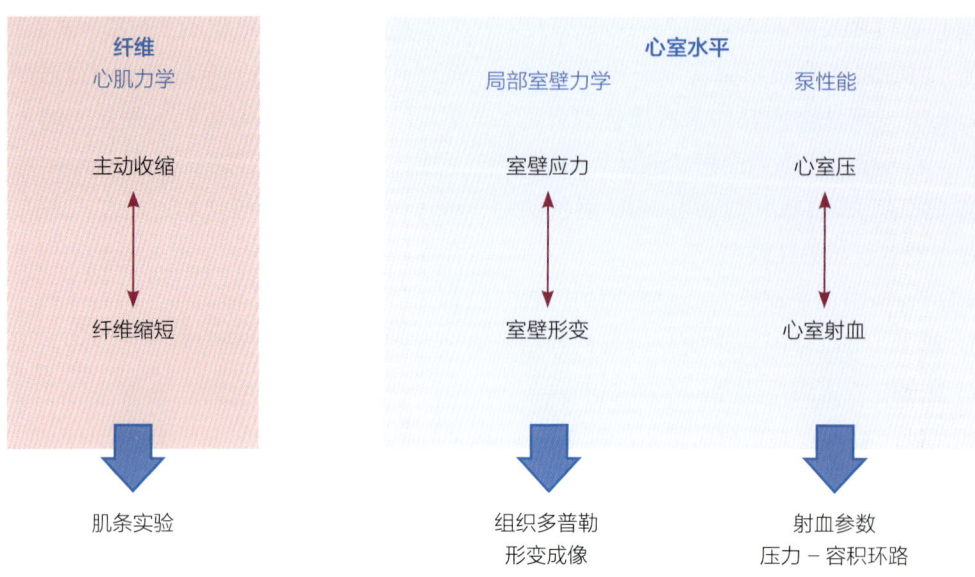

▲ 图 13-6 从纤维到泵水平的心室功能评估

在纤维水平上，主动收缩导致纤维缩短。这种关系可以利用肌条实验进行研究。在节段水平上，局部室壁应力是局部收缩与局部节段负荷的综合。节段收缩的产生将导致节段形变。从超声心动图来讲，局部室壁运动和形变可以通过组织多普勒心肌形变成像研究。在泵水平上，心室压力的产生导致射血。这可以通过超声心动图的射血分数等参数来评估。这可以通过压力-容积循环无创地进行研究

要的。例如，重度二尖瓣反流、左心室扩张合并左束支传导阻滞患者，45%的射血分数值与重度主动脉瓣狭窄、传导正常者45%的射血分数值，具有完全不同的含义。对于测量的解释，了解哪一个生理参数影响超声心动图参数是十分重要的。通常，测量结果被认定为"收缩性"指标，而很少有（如果有的话）不受负荷条件的影响。对评估心室功能方法可靠性、重复性和准确性的认识也会影响结果的解释。随着时间的推移，这对于患者的连续评估尤为重要。超声心动图实验室的持续质量改进计划应该包括对每个实验室测量的可靠性进行定期考评[25]。

人们已经开发了各种不同的超声心动图参数和指标来评估心室功能。这本身就表明没有任何单一参数可以充分提供所有必要信息。超声心动图检查者需要从不同参数整合信息来综合描述收缩功能。在这一章中，将讨论最常用的指标，介绍它们的测量、重复性、准确性、正常值的有效性以及负荷情况的影响。

评价左心室功能最常用的参数之一是缩短分数百分比（percent shortening fraction，%SF）。它被定义为从舒张末期到收缩末期左心室大小变化的百分比。缩短分数百分比通常是用 M 型超声心动图从胸骨旁长轴或短轴切面在二尖瓣瓣膜水平下方进行测量。最新定量推荐规范建议经在左心室二维短轴切面（胸骨旁或剑突下）测量缩短分数百分比。采用二维而非 M 型的缺点是时间分辨率较低。在较快心率时，这可能是个重要的问题，尤其对新生儿。在二维短轴切面也很难确定舒张末期和收缩末期。缩短分数百分比定义为（LVEDD－LVESD）/LVEDD×100，此处 LVEDD 是左心室舒张末期内径，LVESD 是左心室收缩末期内径。正常值范围在 28%～38%。＜ 28% 表示显示收缩功能减低，＞ 38% 表示高动力性功能。在大多数患者中，缩短分数百分比相对较容易测量而具有良好的可行性。经过适当的标准化采集和分析，变异性应在 10%～15%。用于临床决策时，应考虑到缩短分数百分比存在巨大的局限性。首先，缩短分数百分比测量两个相对室壁（室间隔与下侧壁基底部）的相同位置作为整体收缩功能的测量。这就假定室壁运动中没有局部差异，然而实际上，不同疾病与局部室壁运动异常有关。在先天性心脏病患者中，右心室容量负荷（如房间隔大缺损）时可发生室间隔运动功能减退和运

动障碍。这会引起收缩期室间隔远离下侧壁运动的室间隔矛盾运动（图13-7）。室间隔矛盾运动也可以出现在手术后（旁路后）即刻以及存在左束支传导阻滞时，这种情况下，下侧壁与室间隔的收缩期最大运动不同步发生。所有这些情况都会影响缩短分数百分比的测量。如果发生局部心肌功能障碍，例如未累及下侧壁和室间隔基底部的心肌梗死，缩短分数百分比测值会高估整体功能。缩短分数百分比也受前、后负荷的影响，而且不能直接反映内在的心肌功能。容量负荷通常会增加缩短分数百分比。例如，二尖瓣和主动脉瓣关闭不全患者缩短分数百分比增加。压力负荷通常会降低缩短分数百分比，特别是当发生剧烈变化时。一个典型的例子是动脉血压的急剧增高导致缩短分数百分比立刻降低。这并不是反映心肌收缩力的急剧下降，而是心脏负荷的增加。最后一个重要的局限性是计算方法对左心室几何形态的依赖。发生室壁肥厚时，如慢性高血压或肥厚型心肌病患者，增厚的室壁会影响心内膜的变化和腔室大小的变化，造成对收缩功能的高估。

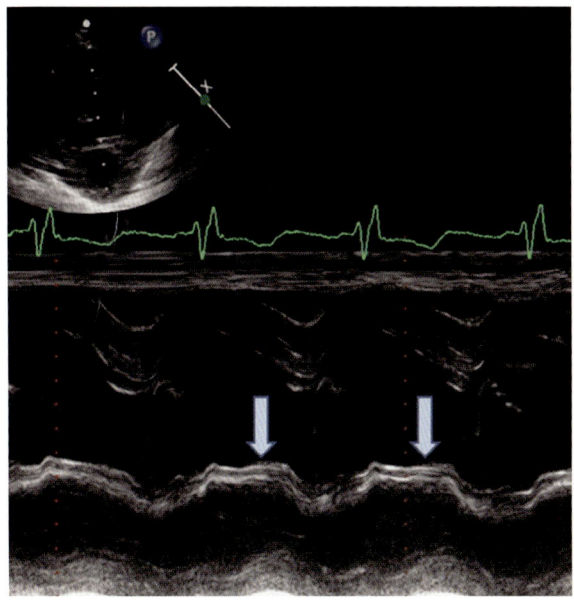

▲ 图 13-7 巨大房间隔缺损患者的室间隔矛盾运动
从胸骨旁短轴切面穿过扩张的右心室和较小的左心室采集 M 型图像。箭示室间隔在收缩期朝右心室方向的运动。这种矛盾的收缩运动使得在这种情况下不可能使用缩短分数作为左心室收缩功能的测量

射血分数（ejection fraction，EF）是反映左心室容积从舒张末期到收缩末期变化百分比的容积测值。它被定义为以下公式。

射血分数 =（LVEDV － LVESV）/LVEDV×100

此处 LVEDV 是舒张末期左心室容积，LVESV 是收缩末期左心室容积。左心室容积可以用 M 型超声心动图、二维超声心动图和三维超声心动图测量。正如前面提到的，推荐的二维超声方法是面积长度法和双平面 Simpson 法测量射血分数。三维超声心动图最近已经推出并显示出比双平面 Simpson 法更好的重复性。射血分数正常值范围在 54%～75%。射血分数是评价整体泵功能很好的参数，同时考虑了局部室壁运动异常。与缩短分数百分比相似，该方法也是负荷依赖的，容量负荷的增加引起射血分数增高，而压力负荷的增加引起射血分数减低。

（一）纤维圆周缩短速度 - 收缩末期室壁应力的关系

为了克服缩短分数和射血分数测量的负荷依赖性，人们研发了替代的方法以期校正后负荷或室壁应力的影响。纤维圆周缩短速度（velocity of circumferential fiber shortening, VCF）测量射血过程中心腔大小的变化速度。纤维缩短只发生在射血期间，因此缩短的平均 VCF 可以计算为：VCF = 缩短分数百分比 / 射血时间，射血时间可以通过主动脉瓣高时间分辨率的 M 型超声进行测量。VCF_c 应使用心率进行校正，因为心率会影响纤维缩短。心率校正值计算如下。

VCF_c（circ/s）=[（SF）×（RR）$^{0.5}$]/（ET）

此处 SF 是缩短分数，RR 是 RR 间期，ET 是射血时间。校正的 VCF_c 对前负荷变化相对不敏感，但对收缩力和后负荷变化高度敏感。问题是临床如何定义后负荷。因为"纤维缩短"由测量心室大小变化计算得来，同样的假设可以用来计算"室壁应力"。这是基于 Laplace 公式，其中静态管内的室壁应力与心室压力和腔室大小有关，同时与室壁厚度负相关 [σ=（P·r）/2h]。较高的心室压

力和较大的心室大小增加了室壁应力，而较厚的室壁则降低了室壁应力。经向和圆周室壁应力的假设可以从 M 型测值、压力测值推导，并且最初，颈动脉搏动图被用来估计收缩末期室壁应力。当峰值应力决定肥厚程度时，收缩末期应力是决定收缩缩短最重要的参数[26]。用来计算收缩末期经向（纵向）室壁应力的公式如下所示。

$$ESWS(g/cm^2)=[1.35(Pes)(LVES)]÷[(4)(hes)(1=hes/LVES)]$$

此处 1.35 是换算 mmHg 为 g/cm 的换算系数，Pes 是收缩末期压力，衍生自脉搏图重脉切迹的线性插值，脉搏图设定收缩压为最高点而舒张压为最低点，LVES 是左心室收缩末期内径，hes 是左心室收缩末期室壁厚度。圆周收缩末期室壁应力也可以通过外加经心尖四腔切面从二尖瓣环到左心室心尖测量左心室长轴收缩末期长度计算。因此，圆周 $ESWS(g/cm^2) = [(1.35)(Pes)(LVES/2hes)] × [1-(LVES)2/2(L2)]$。这两个参数可以从具有同步的间接颈动脉搏动图与血压测定的左心室 M 型超声心动图获得。这使得这一方法相当烦琐。简化的版本包括使用平均或峰值收缩压而不是收缩压估计压力[27]。Colan 等[28]发现 VCF_c 与收缩末期经向室壁应力之间具有直接负相关。这似乎是合乎逻辑的，因为对于相同的心肌收缩力来说，更高的后负荷预计可能降低纤维缩短的速度。VCF_c 与收缩末期室壁应力在正常范围内的关系已发布[28,29]。

异常左心室收缩功能的定义是室壁应力与 VCF_c 低于正常预期范围。在年幼儿童中，线性关系存在争议，同时研究表明，按照公式得到的室壁应力歪曲了左心室几何形态异常的儿童和成人的后负荷[30]。VCF_c 和室壁应力之间的关系仅适用于室壁厚度与腔室大小比例正常的情况。比例增加时（如肥厚型心肌病），经向室壁应力将低估纤维应力；比例降低时（如扩张型心肌病），经向室壁应力将高估纤维应力。该方法已应用于多种不同的临床条件，特别是评价蒽环类药物暴露的儿童患者的心脏收缩功能。

Lipshultz 等[31]研究结果表明，在随访蒽环类药物暴露后患者中，纤维缩短与壁应力的速度是有用的指标。室壁应力 $-VCF_c$ 关系（或收缩功能）出现异常前，一些化疗后患者的室壁应力测值会增加，主要与室壁厚度 - 心室大小比例的改变有关[32]。总的来说，测量和计算 VCF_c 关系的更多优势尚不确定。人们提出更先进的计算来评估室壁内缩短乃至纤维应力，但是，除了用于研究，这些方法在临床决策中的临床适用性与应用目前还是有限的，并且临床决策的制定依然主要基于对射血分数的计算。

（二）心室功能的多普勒指数

以大小变化为基础的射血分数和缩短分数百分比测量提供了整体泵功能的信息。人们已研发出例如 VCF_c 和室壁应力的衍生参数，以期获得心肌甚至纤维功能的信息。由于所有这些参数都是基于几何学大小的计算，所以它们在先天性心脏病中的应用受到限制。作为测量几何形态变化的一种替代方法，多普勒数据被用来量化心室收缩功能。最初是测量血流速度，近来引入了组织多普勒测量心肌运动速度。这些方法的优点是测量不依赖于心室几何形态。

推荐的血流测值之一是最大 dP/dt，通过房室瓣反流束基于连续多普勒信号进行测量。从侵入性血压测量开始，等容收缩期最大左心室压力上升率（dP/dT_{max}）就被用来作为左心室功能的侵入性指标。因为多普勒速度测量代表压差，反流的连续多普勒斜率代表心室内压力的上升速度。实际上，dt 是在 1～3m/s 范围内计算；dP，在 Bernoulli 方程计算所得的这两个时间点之间是 32mmHg。然后 dP/dt 可以用以下公式计算：$dP/dt=32mmHg/$ 时间间隔（s）。在正常左心室中，dP/dt 是 1200mmHg/ s 或更高。同样的计算可以应用于右心室或单心室。因为 dP/dt 是在主动脉瓣开放前测量，所以它不依赖后负荷变化，但受前负荷变化的影响。由于在多普勒图像上测量的时间间隔很短，而用于采集频谱多普勒图像的设置又是可变的，因此这种方法的可靠性和准确性是有限的。这限制了它在日常临床实践中的应用。

通过测量心室射血期间的血流速度来评估心脏功能是另一种合理的方法。经主动脉瓣和肺动脉瓣的多普勒信号可以提供用于评估心室功能的时间间隔。QRS 波群起始点与射血起始点之间的时间段称为射血前期（pre-ejection period，PEP）。这一间期在功能改善时缩短。使用射血时间校正射血前期时，射血前期/射血时间比值是收缩功能的参数。射血时间对后负荷变化非常敏感，并受心率影响，这是问题之一。此外，射血前期时间间隔很短，其测量会受到频谱多普勒设置的影响。合理的下一步做法是联合流入道和流出道的多普勒测值评估心室功能。心肌做功指数（myocardial performance index，MPI）作为一种非几何指数引入，它包含收缩期和舒张期的时间间隔来反映整体心室功能[33]。MPI 定义为（ICT+IRT）/ET，此处 ICT 是等容收缩时间，IRT 是等容舒张时间，ET 是射血时间（图 13-8）。当收缩功能障碍出现时，等容收缩时间延长而射血时间缩短，结果是 MPI 增大。当舒张功能不全时，等容舒张时间的影响取决于舒张功能不全的类型。舒张异常会增加等容收缩时间，但升高的充盈压会产生相反的效果，因为左心房压力的增加会缩短等容舒张时间。因此，等容舒张时间严重依赖前负荷和充盈压，而射血时间则受后负荷影响。左心室的 MPI 正常值为 0.35±0.03，右心室为 0.28±0.04。MPI 被认为是整体心室功能指标，因为它包含了收缩功能和舒张功能，并且也会受到负荷情况的影响。已证明 MPI 是一个敏感的但不是非常特异的心脏功能指标。然而，在某些疾病中，例如肺动脉高压、淀粉样心脏病，MPI 具有很强的预测价值[34,35]。

除了测量血流速度外，多普勒还被用来测量心肌速度或组织多普勒速度。组织速度比大多数血流速度低，但振幅较大。因此，通过调节多普勒滤波器设置，可以选择性地测量组织多普勒速度（图 13-9）。最先研制了脉冲波组织多普勒，随后是彩色组织多普勒。脉冲多普勒通常测量单个节段的速度，而彩色组织多普勒测量整个室壁或心室的速度。脉冲多普勒测量峰值速度，而彩

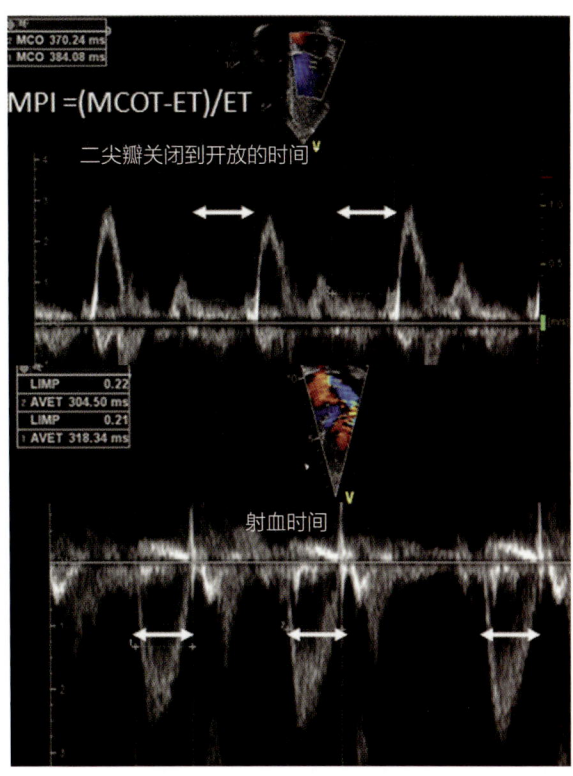

▲ 图 13-8　心肌做功指数（MPI）

等容舒张与收缩时间总和是通过测量二尖瓣关闭到开放的时间（MCOT）减去左心室射血时间（ET）来计算的。这两段时间的差值就是等容时间。总的等容时间除以射血时间就是心脏做功指数。图像上方显示二尖瓣前向血流频谱形态，二尖瓣关闭到开放的时间在此进行测量。下方图像显示左心室射血时间在主动脉前向血流频谱处测量

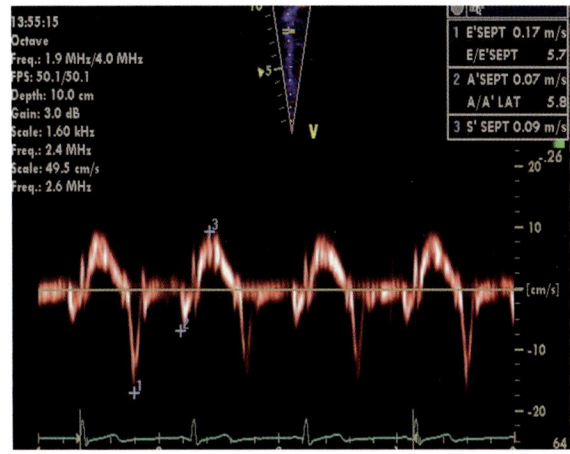

▲ 图 13-9　典型纵向组织多普勒频谱在室间隔基底部从心尖四腔切面采集

对准纵向左心室运动方向对于获得可靠的测量非常重要。测量峰值收缩速度（S'）(3)、舒张早期峰值速度（E'）(1)、舒张晚期峰值（A'）(2)

SEPT. 室间隔；LAT. 外侧

色组织多普勒测量平均速度。因此，彩色组织多普勒速度大约比脉冲多普勒速度低15%~20%。彩色多普勒具有同步测量不同心肌节段速度的优点，而脉冲多普勒在既定时间对单一节段进行采样。通常情况下，在二尖瓣和三尖瓣瓣环或侧壁基底部和室间隔节段获得脉冲组织多普勒频谱，来研究收缩与舒张的长轴运动。典型的心肌运动形态由等容平台段紧跟一个收缩波组成。收缩波是双相的，特别是在侧壁段。可以在舒张期测量早期与晚期（在心房收缩期间）舒张速度。实验研究证实，对于正常心肌来说，节段心肌速度变化与收缩功能变化紧密相连，但也会受到负荷条件的影响。心脏平移运动与节段间牵拉（非收缩节段被正常收缩节段被动牵拉）也影响组织多普勒速度。作为一种多普勒技术，显然，它具有角度依赖性并受仪器设置和技术优化的影响。当研究方法很好地标准化时，组织多普勒速度测量能够具有合理的观察者内及观察者间变异性。特别是对于彩色多普勒测值来说，不同仪器和供应商之间的差异非常明显[36]。目前，收缩速度的使用主要受限于心室不同步的评估，这将在本章的后面讨论。在另一方面，舒张速度已成为评估舒张功能的关键组成部分（见下文）。收缩功能的评估中，等容收缩期发生的平台段被证明是具有潜在作用的[37]。可以测量平台段的平均加速度，也称为心肌等容加速度（isovolumic acceleration，IVA）（图13-10），并被认为是收缩功能相对非负荷依赖的参数。因为等容收缩是短暂的事件（30~40ms），心肌等容加速度的计算需要在高时间分辨率（>200帧/秒）获取图像，而且如果方法没有很好的规范，测值的重复性可能较差。心肌等容加速度一个有趣的生理特点是具有心率依赖性。正如力-频率关系中描述的那样，收缩力随着心率增加，同时，心肌等容加速度被认为能够在正常儿童和患儿中研究这种关系[38]。由于其心率依赖性，这确实可能是心肌等容加速度的主要用途，因为心肌等容加速度的基线值是可变的。因此，测量需要使用心室起搏或运动试验控制心率[38]。

1. 心室的应变与应变率

为了克服心脏运动、平移以及抵消节段间牵拉效应的问题，人们研制了心肌应变成像。Lagrangian应变是指在一定方向上的心肌节段长度相对于基线长度的变化。应变（%）=（Lt-L0）/L0，此处Lt是在时间t的长度，L0是在0时间的长度。应变率是形变发生的速度，以%/s表示。最初，应变计算是基于心肌组织多普勒速度测量心肌内的速度梯度。例如，在径向方向，心内膜移动速度比心外膜快，那么心外膜与心内膜速度之间的梯度则相当于径向应变率。应变率曲线的时间速度积分结果就是应变。组织多普勒推导的应变测值相当烦琐，需要大量的脱机处理，如果缺乏良好的规范，会存在巨大的观察者内与观察者间差异。此外，组织多普勒速度具有角度依赖性，限制了某些方向（主要是纵向和径向）心肌形变的测量。最近，基于斑点追踪成像技术的应

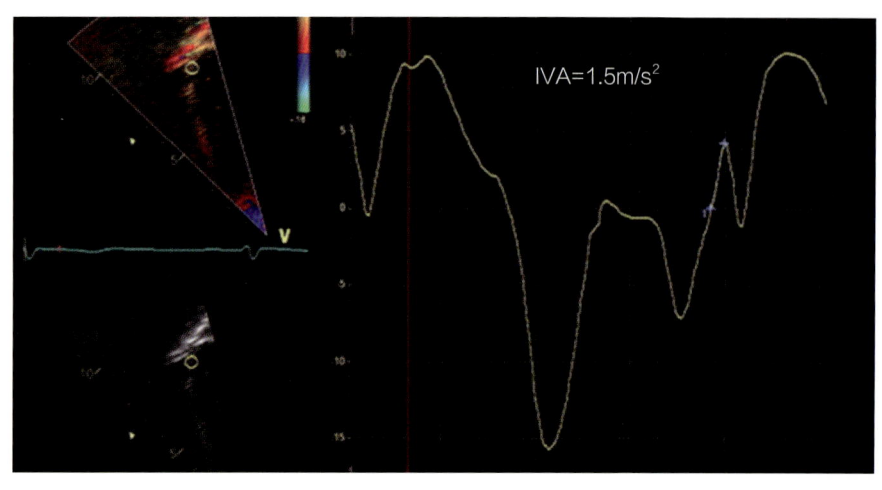

◀图13-10 从心尖四腔切面在右外侧瓣环处测量等容加速度
利用高帧频（>180帧/秒）彩色组织多普勒进行测量。等容平台段的加速是从基线测量到峰值IVA. 等容加速度

变与应变率测量成为可能。"斑点"是心肌内的灰阶反射体，可以在二维或三维追踪其运动（图13-11）。可以测量整个心动周期中斑点之间的距离变化，并推导出应变和应变率。其优点是这种技术没有角度依赖性，大多数供应商已经研发出相对容易使用的软件接口，允许计算不同方向的心肌应变（纵向、径向以及圆周）。如果标准化良好，则具有合理的重复性，然而不同供应商的应变程序包之间却存在显著差异[39]。这似乎与在哪里使用不同的斑点追踪软件测量心肌形变有部分相关。某些程序测量室壁内形变，而其他程序测量心内膜或平均形变。这将导致不同的技术得到不同的测值，这种情况限制了该方法的临床适用性。斑点追踪技术对纵向应变有较好的效果，但对圆周特别是径向应变的效果欠佳。技术改进在不断进行，不同供应商之间的差异有望在不久的将来通过更好的工业标准化得到解决。

整体纵向应变（global longitudinal strain, GLS）已经成为研究最广泛的参数。GLS 从心尖两腔、三腔及四腔切面测量不同左心室室壁的平均纵向缩短。虽然可以查询有限的标准值，但一般认为正常成人的 GLS 大约为 –20%[40]。儿科患者可用的正常数据是有限的[41]。在成人心脏内科，与射血分数测量相比，GLS 已被证明是强大而可重复的测量，能够提供额外的预后信息[42,43]。最新的 ASE 成人量化指南已包括了 GLS 测量[4]。应变成像的第一个可能也是最重要的应用是定量检测局部心肌功能。尤其是在局部心肌灌注问题或机电不同步而出现局部室壁运动异常时特别有用（图13-12）。其他应用程序涉及心肌功能障碍的早期检测，在某些疾病如 Duchenne 型肌营养不良症患者以及蒽环类药物暴露的患者，在其他心功能参数变化之前，可以观察到收缩期应变的下降。利用应变成像技术，可以对心肌室壁力学进行详细的研究。在解释应变数据时，应记住应变测量受心室大小和负荷条件的影响。在儿童心脏病中，应变成像的预后价值仍有待确定，其在临床实践中的常规使用仍然存在争议。最新研发的三维斑点追踪，可以在单个心动周期中实现不同方向心肌形变的应变定量。与二维斑点追踪相比，这种方法时间分辨率和空间分辨率均较低。

2. 右心功能的评估

评价心室收缩功能的超声心动图方法主要是为评价左心室功能而研发。右心室更为复杂的几何形态、前胸部的位置、粗糙的肌小梁、不同的生理学，使得应用超声心动图方法对右心室收缩功能的评价更加困难[18]。由于正常的右心室纤维更多是纵向的，右心室的纵向缩短比圆周缩短和径向增厚更为重要。在收缩过程中，右心室基底部在心尖方向的移位是右心室射血的重要因素。因此，相对于左心室来说，纵向功能的研究似乎对右心室更为重要。虽然在日常临床实践中右心室功能的评估仍然主要基于主观评估，而最近的儿科和成人指南包括了右心室功能定量的具体建议。这对儿童和先天性心脏病患者至关重要，因为右心室常常参与疾病过程，右心室功能的评估对临床治疗非常重要。

与左心室一样，右心室功能的评估可以基于大小变化的测量。然而由于复杂的几何形状，没有像左心室缩短分数一样简单的方法来评估右心室的大小变化。有人推荐并验证了使用双平面 Simpson

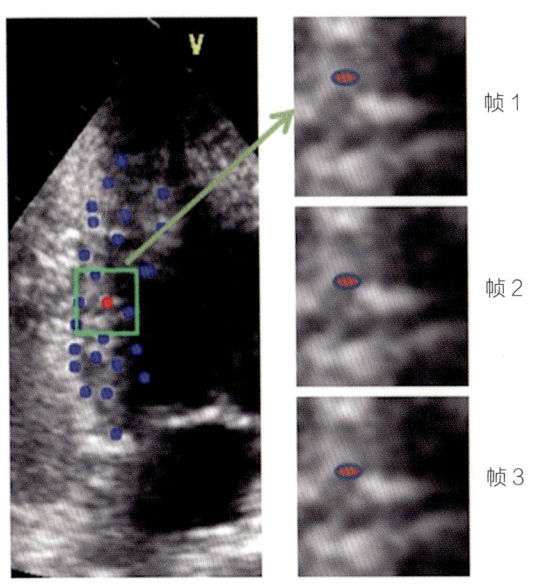

▲ 图 13-11 斑点追踪

斑点是心肌内的反射物。它们可以在整个心动周期逐帧追踪。二维或三维空间的斑点运动可以用来计算心肌形变。这张图片来自心尖两腔切面，下壁内的斑点被放大。可以在二维图像中逐帧追踪这些斑点的运动，如右图所示

国际心胸医学前沿经典译丛
Moss & Adams 心脏病学：从胎儿到青年（原书第 9 版）

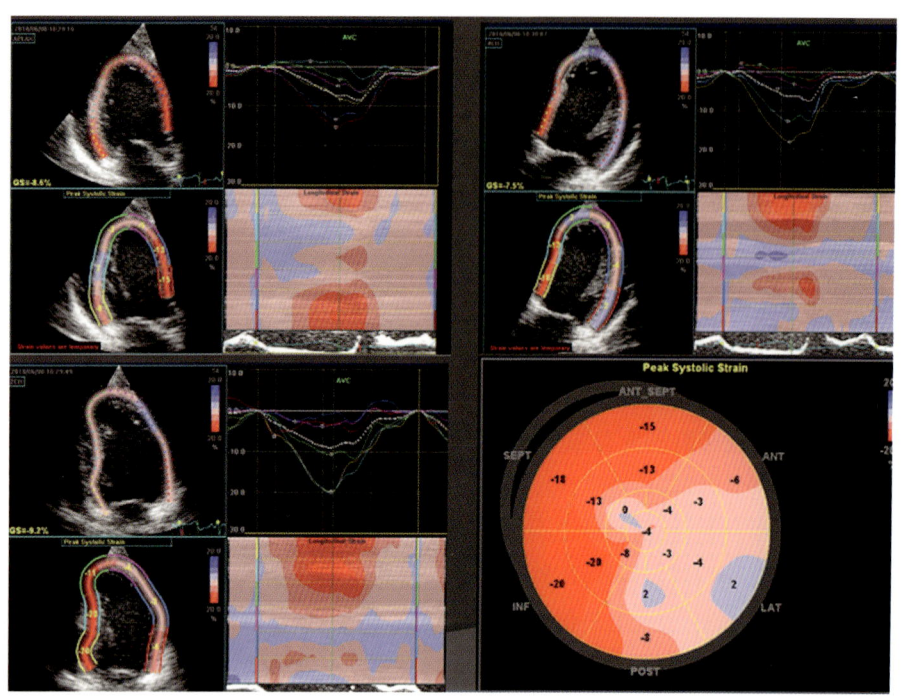

▲ 图 13-12　13 岁女性患儿的纵向左心室应变

患儿发生心肌梗死，原因为左冠状动脉异常起源于右冠窦伴后方环路壁间走行。左上图像代表从心尖三腔切面得到的应变曲线，左下图像代表从心尖两腔切面得到的应变曲线，右上图像代表心尖四腔切面的应变曲线。纵向应变测值在下侧壁节段中明显降低（浅粉色和蓝色区域）。右下方图像展示推荐的显示方法，所有 17 个节段应变数据描绘在牛眼样的格式里。这样可以客观地量化局部心肌功能。本例患儿中，下侧壁节段内的浅粉色和蓝色区域代表在局部心肌功能中心肌梗死程度

法测量右心室射血分数，但是在心尖声窗的两个正交切面进行右心室成像是非常困难的。因此，从心尖四腔切面计算面积变化分数百分比（percent fractional area change，FAC%）成为推荐方法。测量右心室舒张末期面积和右心室收缩末期面积（RV end-systolic area，RVESA），用（RVEDA – RVESA）/ RVEDA 计算 FAC%（图 13-13）。需要注意，右心室面积必须包括肌小梁。研究发现 FAC% 与 MRI 测量的射血分数具有较好的相关性。很难描绘与粗糙肌小梁相关的心内膜边界，尤其在收缩期，这是其中一个限制。这将造成更大的观察者间变异性。在法洛四联症术后患者中常出现的右心室流出道功能障碍发生时，FAC% 不能很好地代表右心室射血分数。成人 FAC% < 35% 时认为是异常。

为了克服右心室某些部分被排除，使用三维技术测量右心室射血分数肯定更具优势。这要基于容积的三维采集或基于二维技术的三维重建方法。已有可以用于分析右心室容积的软件，并且研究证明使用这些方法获得的容积与 MRI 计算的容积具有良好的相关性（图 13-14）。然而，可行性是一个问题，因为很难在一个单一容积数据库获得整个右心室容积。另一个问题是在低分辨率的三维数据库中检测心内膜边界非常困难。最后，研究发现与 MRI 相比，三维超声往往低估右心室容积，尤其是扩张的右心室。

由于纵向功能是右心室功能的重要组成部分，不同的测量方法都侧重于右心室纵向缩短的评估。评估纵向功能最简单的方法是使用 M 型测量三尖瓣环收缩期位移（tricuspid annular planar systolic excursion，TAPSE）（图 13-15）。调整取样线与运动方向一致非常重要。成人的正常位移应 > 17mm。对于儿童来说，TAPSE 取决于心室大小，儿童的正常值已经发布[44]。TAPSE 很容易测量，并且在没有明显的局部右心室功能障碍时，TAPSE 与射血分数测值具有相对良好的相关性。它也受整体心脏运动和左心室 – 右心室相互作用的影响。尽管存在这些局限性，TAPSE 仍然是在患者连续随访中具有潜在使用价值的方法，同时

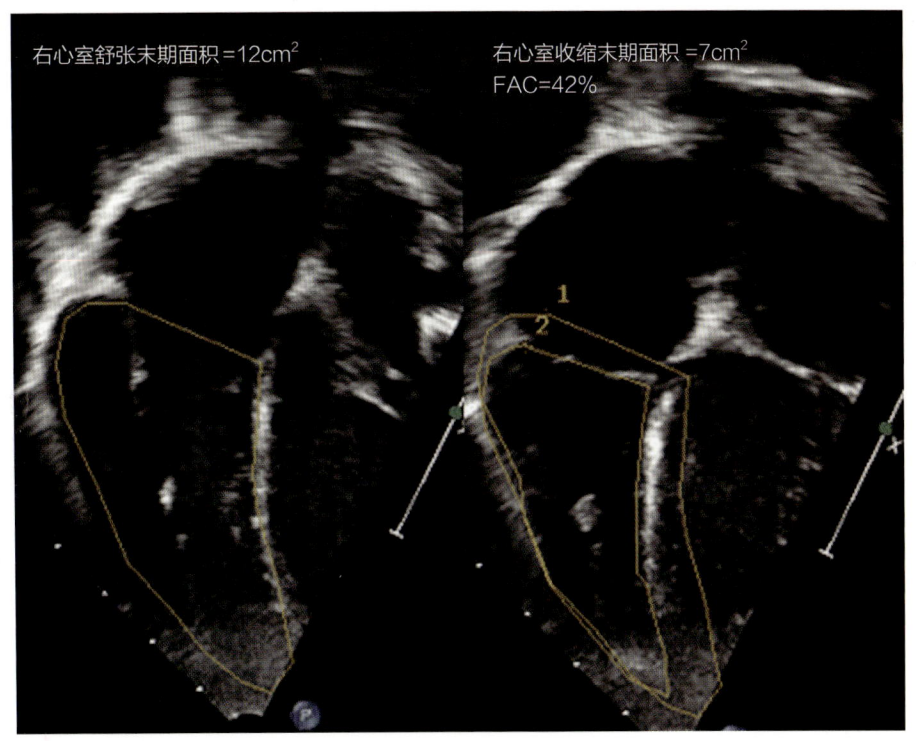

▲ 图 13-13 右心室面积变化分数

在心尖四腔切面进行右心室成像，这样可以尽可能好地追踪心内膜边界。在舒张末期和收缩末期测量右心室面积，面积变化分数计算为百分比

FAC. 面积变化分数

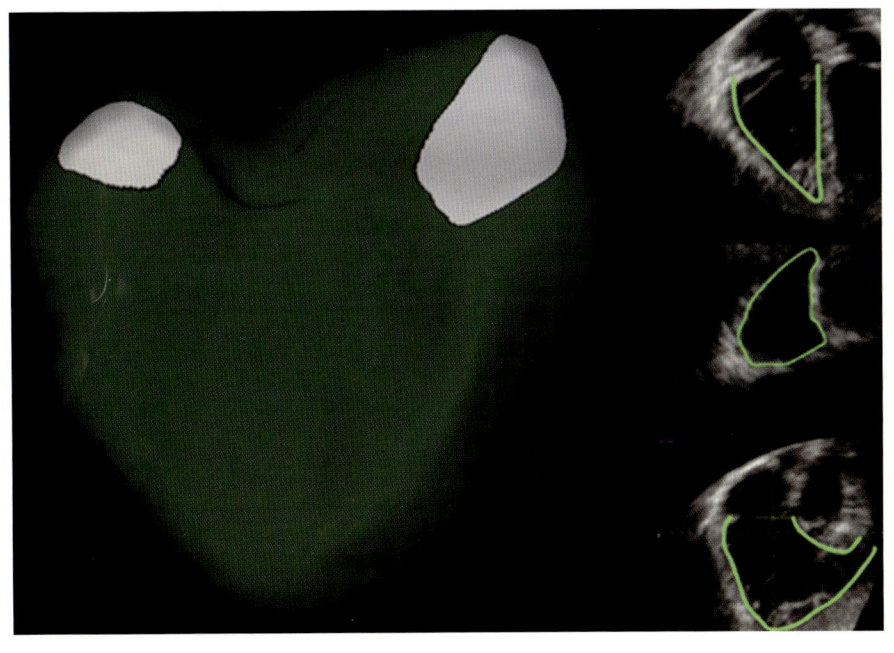

◀ 图 13-14 三维超声心动图计算右心室容积

基于右心室全容积数据库采集的同时应用半自动追踪方法测量右心室容积。左侧图像表示右侧三尖瓣与左侧肺动脉瓣的右心室容积重建。右侧图像表示从容积数据库切割的切面，追踪它们来重建右心室容积。右上角为冠状面，中间为横切面，下方为矢状面

对某些患者人群有预后意义。

测量三尖瓣环的收缩期组织多普勒速度有着与左心室相同的限制。S'的测量与整体右心室功能参数具有良好相关，但受到整体心脏运动、负荷条件以及左心室-右心室相互作用的影响。已经推荐等容加速度作为右心室收缩功能更加非负荷依赖性的指数，但是它具有心率依赖性。它已用于力-频率关系的研究，这一研究需要控制心

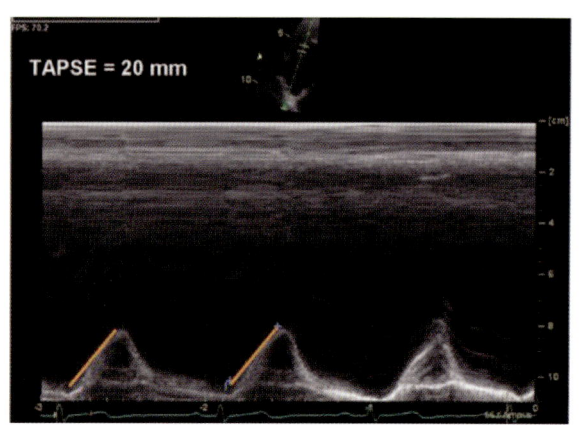

▲ 图 13-15 三尖瓣环收缩期位移（TAPSE）

M 型取样线穿过右心室游离壁三尖瓣环，在 M 型描记图上测量瓣环纵向位移（图中所示的线）。本例中三尖瓣环收缩期位移为 2.7cm，在正常范围内（> 1.7cm）

率（负荷超声心动图或起搏）。等容加速度更多地被认为是一种研究方法，而不是一种临床技术。

右心室的纵向缩短也可以用应变和应变率成像来测量。标准的右心室应变是从以右心室为中心的心尖四腔切面在右心室游离壁测量。斑点追踪超声心动图可以用来测量右心室应变，但由于混响伪像以及右心室室壁相对较薄，在右心室室壁获得高质量的追踪非常困难。右心室游离壁纵向应变测量通常与整体右心室射血分数具有良好的相关性，但存在包括右心室流出道在内的局部差异时，右心室游离壁应变与右心室射血分数之间的关系则没那么强[45]。

3. 单心室的收缩功能

随着单心室先天性心脏病外科治疗的发展，如今患者生存时间更长，同时单心室需要长期的体循环和肺循环支持。单心室的功能评估在很大程度上基于主观评价，没有任何专业协会给予明确的建议。对于评价左心室型单心室来说，可以使用评估双心室循环中左心室的大部分技术。这包括基于二维双平面 Simpson 法的左心室射血分数测量。组织多普勒测量和纵向应变测量也可以用于这些患者。Fontan 术后患者，虽然射血分数通常是在正常范围内，但组织多普勒速度和应变测量则趋于下降。这可能与 Fontan 术后的慢性容量卸荷以及缺乏双心室相互作用有关。对于右心室型单心室来说，可以测量 FAC%、TAPSE，以及使用组织多普勒。对于右心室型和左心室型单心室，可以使用三维超声心动图。所有方法结果的解释均受异常几何形态、心室大小以及负荷条件的影响。

4. 心室 / 心室相互作用

在先天性心脏病中，心室与心室的相互作用对收缩和舒张功能的评估非常重要。室间隔是两个心室之间重要的交界面：右心室容量过度负荷时，室间隔舒张期平坦会妨碍左心室充盈，并影响左心室输出。法洛四联症术后出现肺动脉瓣反流时，右心室扩张会影响左心室充盈，肺动脉瓣置换术会更利于左心室充盈，改善心输出量[46]。在右心室高压患者中，室间隔收缩期平坦是一个非常重要的现象，会影响左心室的收缩与舒张功能[47,48]。因此，心脏收缩期和舒张期间隔位置的描述应该是心脏功能评估的一部分。除了室间隔的影响，由右心室与左心室共享的心外膜纤维也会影响心室间的交叉效应。在实验电隔离的心脏中已证明，右心室 20%～40% 的收缩压和输出量是由左心室收缩产生的[49,50]。心室间相互作用对先天性心脏病患者的重要性有待进一步探讨。两个心室间的电生理的相互关系也非常重要，将在非同步性评价一章中更深入讨论。

六、瓣膜功能的评估

（一）半月瓣与大动脉

1. 形态定量评价

很多情况下，对近端大血管及其分支的定量解剖学评估非常重要。从瓣环水平到主动脉弓远端对主动脉结构进行定量评估是常规检查。主动脉根部评估本身包括了主动脉瓣环径、乏氏窦水平的主动脉内径、窦管交界处内径、升主动脉、远端与近端主动脉横弓内径以及主动脉峡部的二维测量。一般来说，二维纵向分辨率优于横向分辨率。因此，主动脉根部尺寸最好在胸骨旁长轴切面评估，此时近端升主动脉与主动脉根部与声束垂直。已推荐了不同的方法测量主动脉根部，当选用正常值时，了解是采用何种技术获得的参考值非常重要。根据儿科指南的建议，可以在收缩早期到中期进行测量[3]，但大多数正常参考文献采用的是舒张期主动脉根部测量。Roman 等[51]和最近 Gautier 等[52]的论文都在舒张末期测量主动脉根部，同时也使用了前缘到前缘的测量方法，这意味着测量中包括了主动脉前壁，而未包括后壁。替代方法是在前壁和后壁的内缘测量主动脉根部。这是其他成像技术，如心脏 MRI 和心脏 CT 所使用的方法，同时图像分辨率增强的超声心动图应该可以使用内缘法进行测量。

在胸骨旁左室长轴切面放大主动脉瓣，在主动脉根部，从近侧瓣膜插入处的内缘到对侧瓣膜插入处的内缘测量瓣环（图 13-16）。乏氏窦和窦管交界处也从胸骨旁长轴切面测量。为了显示主动脉根部和升主动脉，探头可能需要向上移动一个或两个肋间隙（高位胸骨左缘切面）。升主动脉是在其穿过右肺动脉水平处测量。横弓和峡部的成像通常是从胸骨上窝主动脉弓长轴图像而来。应在近端横弓（无名动脉与左颈总动脉之间）、远端横弓（左侧颈总动脉与左锁骨下动脉之间）以及主动脉峡部（左锁骨下动脉以远最窄段）进行测量。

肺动脉瓣最好从胸骨旁长轴流出道切面测量，虽然它也可以从胸骨旁短轴切面测量（低分辨率）（图 13-17）。

主肺动脉可在窦管交界处和分支之间测量，最好是从胸骨上窝切面右肺动脉自后方穿过主动脉处测量右肺动脉近端。左肺动脉最好从胸骨上窝切面或导管切面测量。

2. 半月瓣狭窄

测量压差之前，需要使用二维和彩色多普勒成像确定梗阻程度。应排除瓣下和瓣上狭窄。儿科心脏病主动脉瓣和肺动脉瓣狭窄的严重程度是以多普勒为基础测量峰值和平均跨瓣压差。如同所有多普勒评估一样，检测跨瓣射流应采用与血流方向尽可能平行的声束角度，将对瓣膜压差的低估减到最小。正因如此，无论在心尖声窗或在高位右侧胸骨旁声窗，超声平面角度从下朝向升主动脉，可以最准确地测量主动脉瓣压差（图 13-18）。胸骨上窝声窗也是有帮助的。对于肺动脉瓣来说，胸骨旁短轴和长轴切面可以用于婴儿和较小的儿童，剑突下成像是有帮助的。测量瞬时多普勒速度峰值并用伯努利方程计算压差，这不同于心脏导管实验室通过回撤导管测量跨瓣峰值间压差。峰值瞬时压差是从峰值瞬时血流速度计算得来，这一流速发生在收缩期跨过半月瓣的单个时间点。在心脏导管实验室通过回撤导管测量峰值间压差时，瓣膜上游（或梗阻点）的峰值

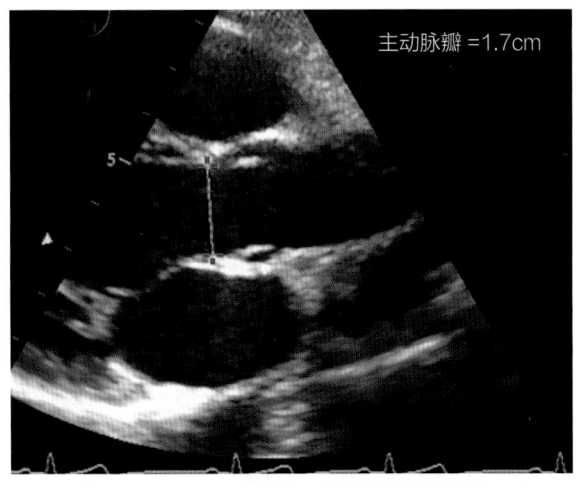

▲ 图 13-16 主动脉瓣环的测量
采用局部放大的主动脉瓣胸骨旁长轴切面。在收缩早期进行测量。在主动脉瓣插入点进行测量

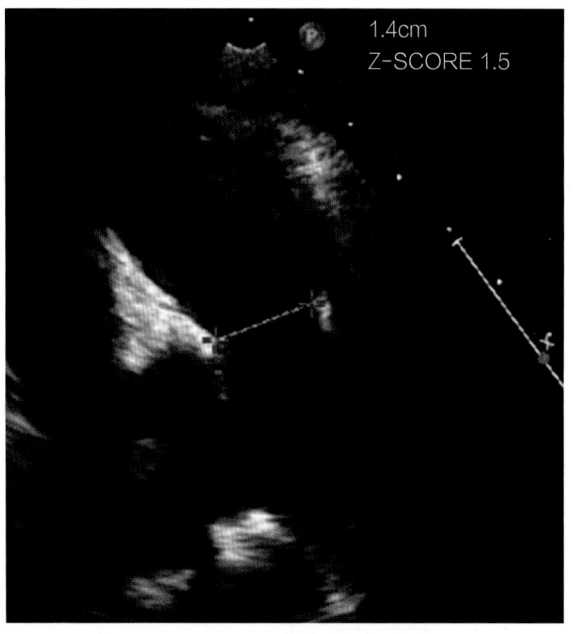

▲ 图 13-17 肺动脉瓣的测量
在胸骨旁短轴切面，于收缩早期瓣膜插入点测量肺动脉瓣环

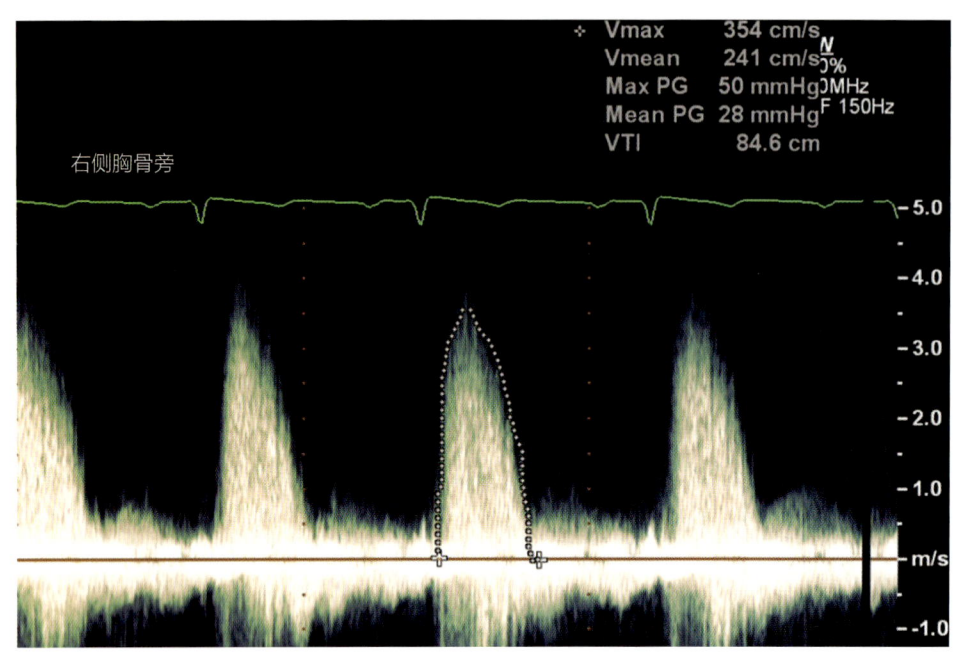

◀ 图 13-18 患者右侧卧位，经右侧胸骨旁声窗采集的主动脉狭窄连续波多普勒频谱

这个位置和切面通常可以提供与主动脉狭窄射流对齐的最佳多普勒。描记测量峰值压差和平均压差

Vmax. 最大速度；Vmean. 平均速度；PG. 压差；VTI. 速度时间积分

压力与瓣膜近端的峰值压力之间的差值即为压差，峰值压力不会在心动周期中同时出现。超声心动图测量的峰值间压差通常比经导管测量的峰值间压差更高。通过描记流量剖面可以得到主动脉瓣平均压差。平均压差与导管实验室获得的峰值间压差有较好的相关性。对于肺动脉瓣来说，峰值瞬时压差与导管测量的峰值间压差相关性更好，这就解释了为什么峰值瞬时压差用于评估肺动脉瓣狭窄的严重程度，而对于主动脉瓣来说，平均压差与峰值间压差相关性更好。

解释压差时，考虑心室功能是非常重要的。合并左心室收缩功能差的低主动脉跨瓣压差可能导致狭窄严重程度的低估。任何引起左心室流出道血流增加的因素，如高动力性心室功能、贫血以及相关的主动脉关闭不全，都会造成较高的压差。因为心脏导管插入术通常在全身麻醉下进行，所以全麻诱导前后压差存在显著差异并不少见。影响儿童多普勒压差评估的另一个因素是压力恢复现象。当血流加速穿过缩流断面时，势能转换成动能。其中一些能量消散为与湍流和黏性损失有关的热量。一些动能再转换为势能，从而导致狭窄远端的压力增加。这种现象在主动脉较小和压差过高的情况下更为重要。已有可以更好预测导管峰值间压差的其他公式推荐，但尚未得到广泛验证。

如果不确定半月瓣狭窄的重要性，可以尝试利用房室瓣关闭不全估计右心室或左心室压力也是有帮助的。右心室收缩压可以通过测量三尖瓣反流的峰值速度来进行评估。右心室收缩压 = 4（TR 峰值速度）^{2} + 估算的右心房压力。一般来说，除非有临床证据表明右心房压力升高，右心房压力估计为 5mmHg。左心室收缩压可根据二尖瓣反流使用相同的公式估算。然而，估计左心房压力更加困难。

3. 瓣膜面积的计算

鉴于上述影响压差计算的因素，成人主动脉瓣狭窄患者推荐主动脉瓣口面积估算[53]。推荐的主动脉瓣口面积测量方法是连续方程。以质量守恒定律为基础，这个方程规定系统中没有流体净损失，面积 A 的容积流量必须等于面积 B 的容积流量。因此，方程表述为：$A_1V_1 = A_2V_2$，此处 A 是位置 1 或 2 的横截面积，V 是位置 1 或 2 的模态频谱剖面的平均速度。

V 为平均血流速度，等于血流的速度 – 时间积分除以射血时间，同时因为穿过面积 1 和 2 的射血时间本质上相同，连续方程进一步简化如下：$A_1(VTI_1) = A_s(VTI_1)$，此处速度 – 时间积分是血流穿过面积 1 或 2 时的速度 – 时间积分。

连续方程是临床研究中最为常用的估测主动脉瓣狭窄有效主动脉瓣口面积的公式。通过重新排列的连续方程，主动脉瓣狭窄的有效瓣口面积计算如下：$A_{AOV}=（A_{LOVT}\times VTI_{LVOT}）/ VTI_{AOV}$，此处 A_{AOV} 是有效瓣口面积，A_{LOVT} 是左心室流出道（Left ventricular outflow tract，LVOT）的横截面积，通过在胸骨旁长轴切面测量左心室流出道直径来计算，VTI_{LVOT} 是血流穿过左心室流出道的速度-时间积分，VTI_{AOV} 是穿过狭窄主动脉瓣的速度-时间积分。

研究证实，儿童采用连续方程使用多普勒计算的主动脉瓣口面积与心导管使用 Gorlin 方程计算的主动脉瓣口面积相关良好，虽然多普勒方法往往会略低估心导管面积[54]。正常儿童和青少年经体表面积校正的主动脉瓣口面积指数约为 $1.33cm^2/m^2$ [55]，非常接近成人的正常值[56]。由于左心室流出道测量的潜在不准确性，同时假设流出道为圆形存在较大误差，所以瓣口面积的计算在小儿超声心动图中应用并不广泛。有学者提出通过二维和三维的直接面积测量法，但由于隆起、瓣叶的漏斗型开孔，很难分辨实际瓣口，同时难以获得真实的瓣口正面观。三维方法可能有助于解决这个问题，但尚未在儿科心脏病学中得到验证。

4. 主动脉瓣关闭不全

孤立的主动脉瓣反流在儿童人群比较少见，但还是可以看到，特别是二叶式主动脉瓣的孩子。更常见的是，主动脉瓣关闭不全伴有异常的主动脉瓣，同时表现为主动脉瓣狭窄和功能不全。然而，评价新的主动脉瓣关闭不全对于自体肺动脉瓣主动脉瓣置换术（Ross 手术）、左心发育不良综合征 Norwood 重建术或完全性大动脉转位动脉换位术的术后随访非常重要。一般来说，评估主动脉瓣反流的方法可分为评估左心室舒张末期和收缩末期大小和容积（见上文），使用多普勒方法评估主动脉瓣关闭不全的严重程度。

在血流动力学上明显的主动脉瓣反流造成伴有左心室舒张末期大小和容积增加的左心室扩大。在左心室功能代偿的情况下，高动力性左心室功能通常与左心室扩张（Frank-Starling 关联）导致左心室收缩末内径持续较低有关。随着进行性主动脉瓣关闭不全以及相应的左心室功能不全，收缩末期大小（和容积）将增加。2014 年 ACC/AHA 瓣膜指南中提出，成人患者左心室收缩末期大小＞50mm 或 $25mm/m^2$ 时应进行主动脉瓣置换或修复，以避免不可逆的心肌损伤和猝死风险[57]。建议儿童 z 值＞4.0 时进行治疗，但尚无较好的前瞻性数据作依据。由于负荷条件对大多数超声心动图功能参数的影响，尚不确定哪种参数最能检测早期心室功能障碍。

除了评估慢性反流对左心室大小和功能的影响外，还需要评估主动脉瓣关闭不全的严重程度，应采用不同的方法综合评估。主动脉弓和降主动脉的脉冲波多普勒形态可以用来评估主动脉瓣关闭不全的严重程度。重度主动脉瓣关闭不全引起主动脉弓远端到膈肌水平降主动脉的全舒张期血流反流（图 13-19），也可以使用彩色多普勒超声检测主动脉瓣反流束本身，同时在彩色多普勒图像上进行多种测量：①射流宽度或截面积。直接在主动脉瓣下方，瓣膜 1cm 的范围之内（成人）进行测量。长轴切面可以测量相对于左心室流出道大小的射流宽度。胸骨旁短轴切面可以测量相对于左心室流出道面积的射流横截面积。定义重度主动脉瓣反流（aortic regurgitation，AR）的标准是射流宽度＞65%，射流面积＞60%。这在儿科主动脉瓣反流中还没有得到很好的验证。②缩流断面的测量。缩流断面定义为主动脉瓣水平、直接在血流汇聚区域下方的血流最小直径。它与射流宽度在左心室流出道测量不同。成人的缩流断面＞0.6cm 表示重度，但还没有可用于儿童的数据。③反流的连续波多普勒。通常心尖声窗的信号最好。最常用的参数是主动脉瓣反流速度频谱的压差半降时间（主动脉和左心室之间最大压差下降一半的时间）。通常压差半降时间＞500 ms 表示轻度主动脉瓣反流，反之测值＜200 ms 表示重度主动脉瓣反流。这种测量的问题在于会受左心室舒张压和舒张功能不全的影响。增加的舒张末期压力会缩短反流持续时间。

反流量、反流分数以及有效反流瓣口面积都

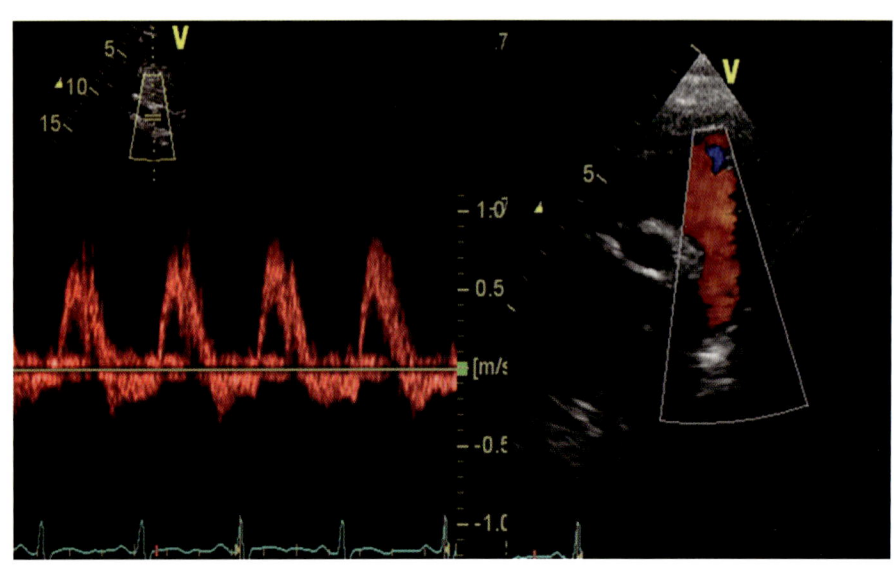

◀ 图 13-19 重度主动脉瓣关闭不全患者

腹主动脉的脉冲多普勒频谱显示腹主动脉全舒张期反流。彩色多普勒也显示降主动脉胸段的舒张期逆向血流

可以使用多普勒和二维超声心动图进行直接估算。也可以利用反流束的彩色血流多普勒成像和近端等速表面积（proximal isovelocity surface area, PISA）估算流量和有效反流瓣口面积。由于可变性较大并且验证不足，这些方法很少应用于儿科超声心动图实验室。

5. 肺动脉瓣反流

理论上，所有描述主动脉瓣反流的技术都可以用来评估肺动脉瓣关闭不全的严重程度。实际上，肺动脉瓣反流最常使用彩色多普勒血流进行分级。一般来说，评估肺动脉内血流倒流情况，重度肺动脉瓣反流时肺动脉远端分支可见到血流反流存在（图13-20）。可以测量相对于右心室流出道大小的射流宽度。最后可以用压差半降时间和相对于舒张总时间的肺动脉反流持续时间来定量肺动脉瓣反流的严重程度。然而，这些都受到右心室舒张末期压力的影响。肺动脉瓣反流对右心室大小和功能的影响已在右心室容积和功能部

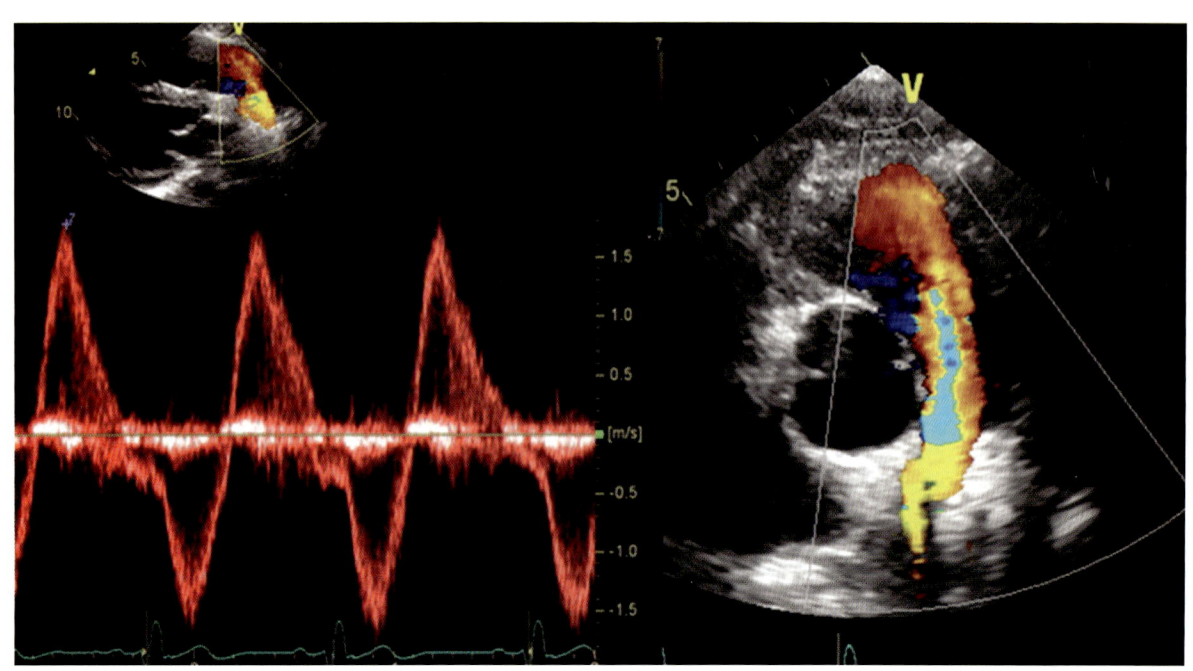

▲ 图 13-20 法洛四联症术后严重的肺动脉瓣反流

主肺动脉内可见宽大反流束起源于右肺动脉远端。多普勒形态显示射流从舒张期开始到舒张晚期终止

分讨论。根据心脏 MRI 数据，150~170 ml/m² 的右心室舒张末期容积是肺动脉瓣置换术的适应证。

（二）房室瓣大小和功能

1. 形态定量评价

三尖瓣和二尖瓣瓣环有一个椭圆的马鞍样形状，最好从心尖四腔切面和胸骨旁长轴切面进行测量（图 13-21 和图 13-22）。应在舒张早期，选择瓣膜最大位移后的那一帧图，于瓣膜插入处从内缘到内缘测量瓣膜直径。该值应表示为 z 值。瓣膜面积可用椭圆公式计算。测量房室瓣大小还可以采用基于二维或三维图像的面积测量法。三尖瓣和二尖瓣瓣环大小在瓣膜疾病和心室大小评估中非常重要。

2. 二尖瓣或三尖瓣狭窄

孤立性二尖瓣或三尖瓣狭窄是罕见的先天性病变。超声心动图用来明确导致瓣膜狭窄的机制，需要详细描述瓣上区（瓣上环）、瓣叶（增厚、运动减少）、腱索（拱形二尖瓣时短腱索）和乳头肌（降落伞二尖瓣）。房室瓣狭窄的患者，多普勒血流通常是湍流，流速增高。因为左心室舒张功能不全导致充盈压增高时，早期峰值速度也会增加，这种情况应与二尖瓣狭窄相区别。评估房室瓣狭窄严重程度的最佳方法是使用二尖瓣或三尖瓣前向血流信号计算平均压差（图 13-23）。对于三尖瓣来说，呼吸对血流压差的影响相当大，吸气时压

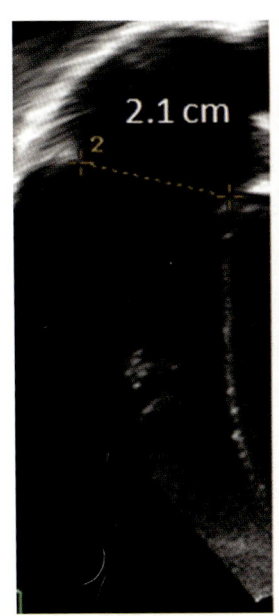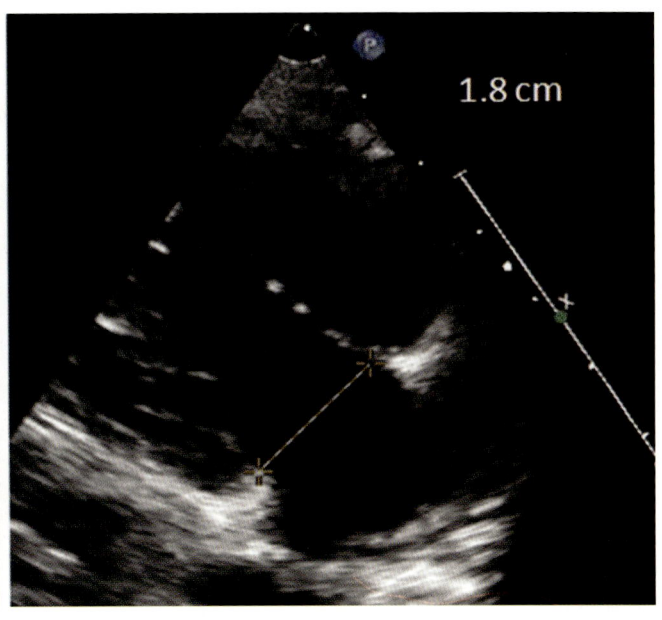

◀ 图 13-21 在两个平面上的三尖瓣测量

左侧图像显示心尖四腔切面，右侧图像显示胸骨旁流入道长轴切面。舒张期瓣膜开放时进行测量

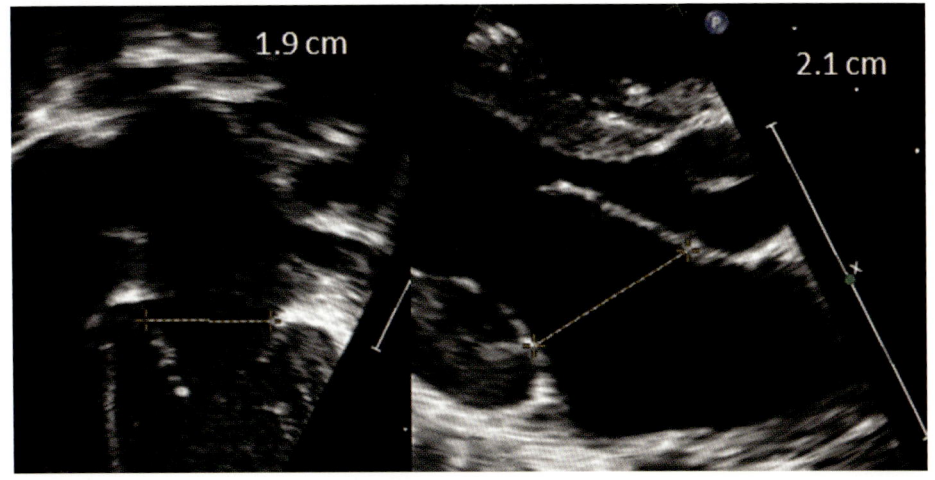

◀ 图 13-22 在两个平面上的二尖瓣测量

左侧图像显示心尖四腔切面，右侧图像显示胸骨旁长轴切面。舒张期瓣膜开放时进行测量

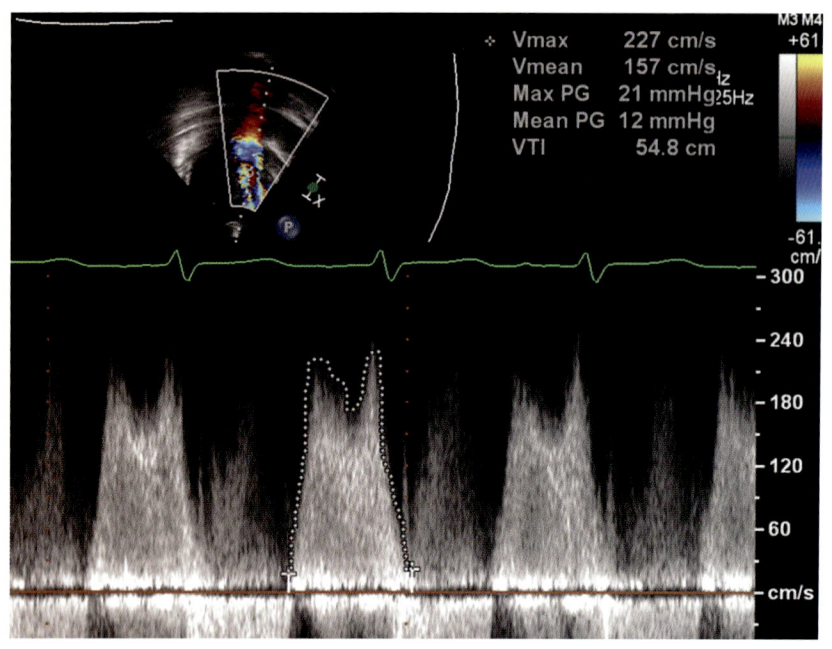

◀ 图 13-23 二尖瓣狭窄
血流流入左心室的连续波多普勒信号，计算平均跨瓣压差
Vmax. 最大速度；Vmean. 平均速度；PG. 压差；VTI. 速度时间积分

差增加，呼气时压差减小。因此，测量压差应至少平均 3~5 个心动周期。心率和相应的房室瓣反流也会影响平均压差的计算。二尖瓣狭窄的严重程度也可以通过计算压差半降时间（舒张早期舒张压峰值下降 50% 所需的时间）来评估。压差半降时间 < 60ms 是正常的。压差半降时间（pressure half-time, $T_{1/2}$）> 100ms 提示二尖瓣狭窄。依据二尖瓣压差半降时间，可根据公式（$220/T_{1/2}$）计算二尖瓣口面积。然而，由于较快的心率会影响 $T_{1/2}$，这种计算通常不适用于儿童。也可以使用连续方程计算有效瓣口大小，但这种方法在儿童中更为困难。有学者提出了基于二维或三维的二尖瓣短轴切面的直接面积测量法，但尚未得到很好的验证。因此，在实际应用中，最常用的方法是计算平均跨瓣压差。存在房间隔缺损/卵圆孔未闭时可导致心房减压，随着心房压力减少引起二尖瓣跨瓣压差降低。因此，除心率之外，还应注意心房分流的存在。

3. 房室瓣关闭不全

在儿童心脏病中，以彩色多普勒为基础的房室瓣功能不全的评估仍然主要是半定量的。成人超声心动图有更多的定量方法，包括缩流断面测量、反流束面积测量、反流量计算、反流分数，以及使用连续方程和近端等速表面积计算有效反流瓣口面积。然而，这些指标在儿童中的效用有限，而且这些指标都没有得到充分的验证。

七、心室舒张功能

舒张功能是指心室在低压下从心房和肺或体静脉充盈血液的能力。舒张功能的超声心动图评估是基于房室瓣血流以及肺（或体）静脉的多普勒评估，额外辅以组织多普勒、彩色 M 型以及形变成像的补充评估。尽管有许多可用的指标和技术，但在儿科心脏病学中，超声评估舒张功能仍然是极具挑战性的领域。尽管如此，随着我们对舒张功能在后天性和先天性儿科心脏病演变中重要性的认识，我们需要做到正确评估儿童舒张功能。

（一）舒张的生理学

心室舒张期可以定义为半月瓣关闭与房室瓣关闭之间的时间。这段时间进一步分为等容舒张期、早期快速充盈期、静止期和心房收缩充盈期（图 13-24）。虽然这个定义是有用的，但过于简单，因为一些心室节段开始舒张的时候，另外一些仍在收缩。此外，舒张功能通过回弹、恢复力和心室抽吸作用与先前的收缩密切关联，这些效应与收缩时的能量积累有关，而且与心室收缩同步有关。同样，心室功能障碍引起的收缩延长也会影响舒张持续时间[58]。因此，心脏的收缩和舒张功能是紧密联系的[59,60]。

舒张是由主动和被动两部分组成的复杂过程。心室舒张的特点是心室压力在一定心室容积下降低。最初，压力下降快，当心室压力低于大血管压力时，半月瓣关闭。从物理上来说，可以认为心室压力的初始下降是舒张期的开始。当心室压力进一步下降，降到心房压力水平以下时，血液从心房流入快速舒张的心室，房室瓣被冲开。因此，半月瓣关闭与房室瓣开放之间存在一段时间，这段时间的特点是心室压力急剧下降而心室容积没有变化。事实上，大多数心室舒张发生在等容期。房室瓣开放时，在舒张早期快速充盈，在静止期心室与心房压力相等时，快速充盈会暂时停止。随后的心室充盈在心房收缩过程中发生。因此，舒张早期主要依赖于心室舒张，而舒张晚期的充盈在很大程度上取决于心室顺应性，其定义为容积变化时的压力变化。总的来说，通过影响跨瓣压差，心室舒张功能和心室顺应性是舒张功能的两个主要决定因素。

心室舒张时间和比率取决于前负荷、后负荷、心肌舒张以及机械同步性。心肌舒张是一个主动过程，包括快速清除细胞内 Ca^{2+}，这主要由肌浆内 Ca^{2+}-ATPase 控制。肌细胞内肌质网和钙处理的发展是一个与年龄相关的过程，在胎儿和新生儿时相对不成熟。因此，心室舒张率以及能够观察到的反映这种现象的多普勒变量会受到年龄的影响[61]。前一个心动周期收缩缩短程度以及舒张早期弹性回缩力也会影响舒张率，弹性回缩力由收缩力产生。此外，心肌具有黏性特性，比起缓慢扩张，迅速扩张需要更大的力量。当舒张早期和心房收缩时发生快速充盈，这些特性很可能最为重要。被动充盈受心房压力、心率以及心室弹性特征的影响。心室顺应性和心房功能可以进一步改变心房收缩期间心室充盈程度。各种影响舒张功能和影响跨梯度因素的相互作用如图 13-25 所示。反过来，心室充盈压不仅受心室或心肌特性的影响，还受多种其他因素的影响。这就使得利用超声对心室和心肌舒张特性的单独评估变得复杂。同样，心率对舒张持续时间有着极大的影响[62,63]。因此，心率的增长及其相关变化将影响心脏舒张及其超声评估。高心率时，舒张持续时间指数式缩短，伴随静止期的消失以及早期与晚期房室瓣血流的融合，组织多普勒变为单一融合波。房室瓣血流或组织速度早期和晚期舒张波的融合限制了超声对高心率儿童舒张功能的评估。

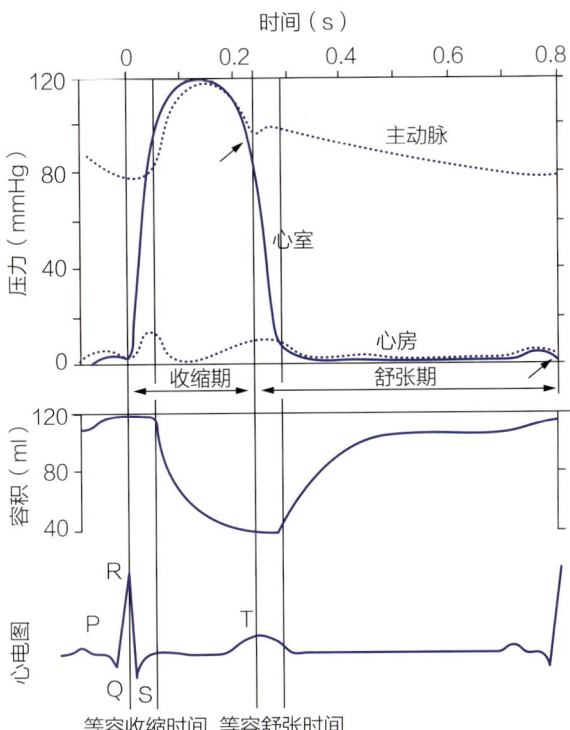

▲ 图 13-24　心动周期中左心室（实线）、左心房（虚线）和主动脉（虚线）压力的生理描记

舒张期定义为主动脉瓣关闭（箭，左上方）与二尖瓣关闭（箭，右下角）之间的时间。等容舒张期发生在主动脉瓣关闭与二尖瓣开放之间

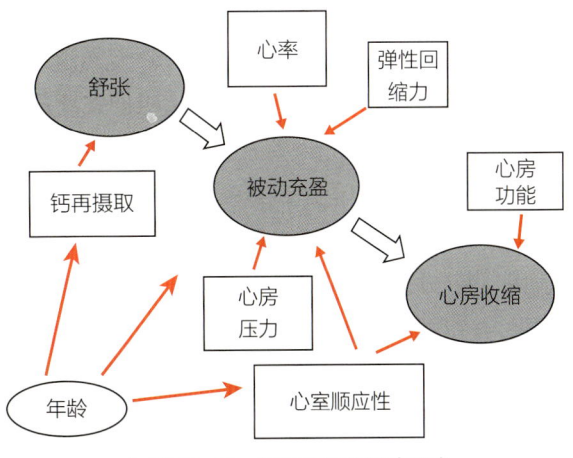

▲ 图 13-25　舒张功能的影响因素

(二)多普勒舒张期评估史

1992年Appleton和Hatle[60]描述了舒张功能障碍的自然病史,人们对左心室舒张功能障碍自然发展的认识越来越清晰。利用多普勒超声心动图,他们证实舒张功能障碍是渐进式发生的过程,可以利用超声心动图多普勒分析二尖瓣和肺静脉血流图来描绘这一过程的特征。后来的其他技术,如组织多普勒成像(tissue Doppler imaging, TDI)[64-66]进一步完善了舒张性心室功能的评估。

在成人,心室舒张功能障碍的典型描述是一系列严重程度不断增加的进程,分为三个主要阶段。轻度(Ⅰ期)舒张功能障碍时,主要异常是心室舒张受损。中度(Ⅱ期)舒张功能障碍时,注意假性正常功能,详情如下。重度(Ⅲ期)舒张功能障碍时,出现限制性生理。第四阶段不可逆的限制性生理也被认为代表预后差。用这些界定的阶段来模式化渐进的舒张功能恶化是否适用于儿童,目前仍在调查研究中。我们的印象是,儿童很少出现孤立性的Ⅰ期舒张功能障碍,除了一些特殊情况,例如肥厚型心肌病或高血压继发心室肥厚的儿童[67,68]。相反,我们经常注意到在舒张和顺应性相伴出现异常时,顺应性下降更为明显。尽管如此,成人分期进展的模式提供了最好的工作框架来评估和报道舒张功能障碍及其严重程度[69]。

(三)超声心动图的舒张功能评估

无论哪个舒张功能障碍阶段,都应使用标准的儿童左心室舒张功能评估方案[3]。因为没有任何一个单一的超声指标能够充分说明舒张功能障碍,全面检查需要结合多个参数,由超声心动图检查者解释和整合信息。舒张功能的超声心动图评估通常集中在二尖瓣血流频谱、肺静脉血流频谱和二尖瓣环外侧和内侧TDI。彩色M型和形变成像为辅助方式。

(四)二尖瓣血流频谱评估

二尖瓣前向血流频谱是使用1~2mm脉冲多普勒取样容积放置于二尖瓣瓣尖进行采集。正常二尖瓣多普勒血流图(图13-26)的特点是一个早期的三角形舒张期E波,具有快速的加速和减速。E波包括早期心室充盈的血流频谱图,而E波减速期反映心室和心房之间的压力均衡。因此,充盈压的增加或减少将分别缩短或延长E波的减速时间。E波减速发生在极早期充盈之后,并且心室顺应性对其影响很大。E波停止后,有一段静止期(古希腊语中的"间隔"),此期间血流很少或没有。静止期的休眠随着二尖瓣"A"波的开始而结束,A波在心房心电激活(ECG的P波起始)后开始,并包括心房收缩期的血流。此外,通过放大脉冲波多普勒取样容积,同时将其放置得更居中让它跨越左心室流入道与流出道,能够同时采集显示二尖瓣流入和左心室流出的血流频谱。这样就能够测量等容舒张时间(isovolumic relaxation time, IVRT),就是收缩期血流停止与二尖瓣前向血流开始之间的时间间隔。舒张功能综合评估应包括以下测量:E波、A波的峰值速度、E波减速时间、A波持续时间以及等容舒张时间。还要计算E波/A波峰值速度比值[3]。虽然没有进行普遍评估,但一些作者还是主张在心房收缩开始时测量二尖瓣血流速度。这个"E、A重叠"速度影响峰值速度和二尖瓣A波持续时间,因此也影响一些重要参数,诸如E/A比值、相对于二尖瓣A波持续时间的肺静脉A波逆向时间。

(五)肺静脉多普勒血流分析

通常是在心尖四腔切面将5mm的脉冲多普勒取样容积放置于右肺静脉评估肺静脉血流。肺静脉血流特点是低速的阶段式的血流频谱形态,由收缩S波、舒张早期D波以及心房收缩舒张晚期逆向波(A波逆向)组成。舒张功能综合评估时,要测量S波和D波的峰值速度以及持续时间,还要测量肺静脉A波的峰值速度,并且计算S波/D波速度比值(图13-27)。其中,相对于二尖瓣前向血流A波持续时间的A波逆向持续时间被认为是最有用的心室顺应性指标,反映成人和儿童的充盈压[70]。值得注意的是,在迄今为止最大规模

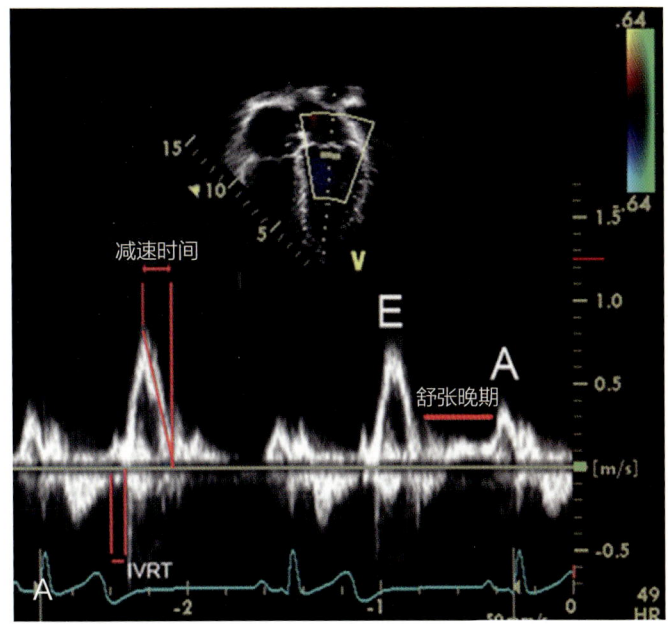
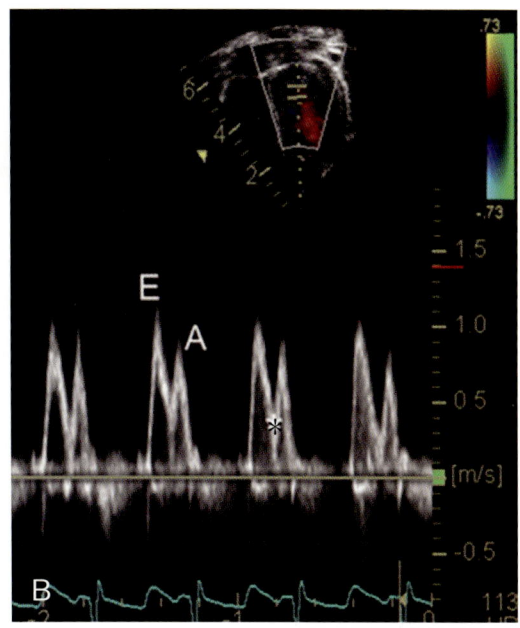

▲ 图 13-26 **A**. 心率慢时的二尖瓣血流，二尖瓣前向血流的频谱多普勒，取样线放置于二尖瓣瓣尖。舒张早期波（E）与舒张晚期波（A）可见。静止期显示最小流量——E 波与 A 波之间的时段。描述了从左心室流出道血流停止到二尖瓣血流开始的等容舒张时间和 E 波减速时间。**B**. 心率快时的二尖瓣血流，二尖瓣前向血流的频谱多普勒。由于心率快，没有静止期，E 波与 A 波开始重叠。心率更快时，它们会融合成一个前向波。* 表示"E、A 重叠"点。这是在 E 波尚未到达基线时 E 波和 A 波的融合点

IVRT. 等容舒张时间

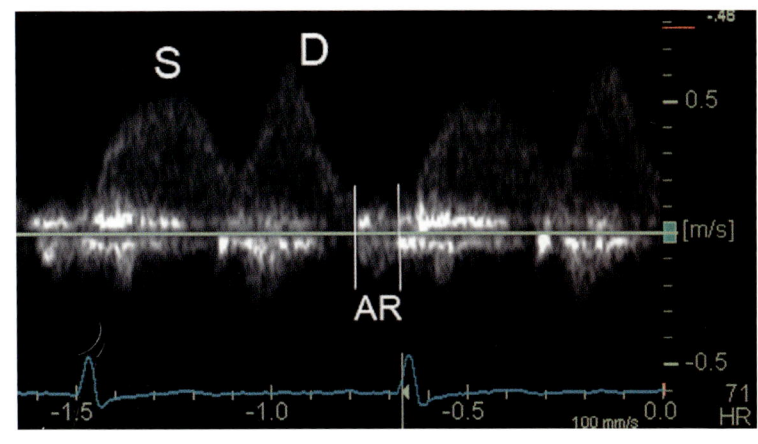

◀图 13-27 肺静脉多普勒：正常儿童心尖切面得到的右肺静脉脉冲多普勒

可见收缩期（S）和舒张波（D）。成人的 S 波小于 D 波表示异常，提示舒张延迟。然而，这在正常儿童中很常见。S 波通常包含早期和晚期两个组成部分（S_1，S_2）。这在第二个心动周期中清晰可辨。心电图 P 波和心房收缩后，有少量的反向血流逆流入肺静脉（AR）。血流逆向的持续时间和峰值速度是间接测量心室顺应性的指标

的儿科超声多普勒舒张功能评估研究中发现，非常少但却非常重要，有部分儿童肺静脉 A 波逆向时间延长[70]。健康婴儿和幼儿的数据仅限于少数儿童[71]。

（六）多普勒心肌速度评估

TDI 是一种多普勒模式，可以通过彩色多普勒速度图和脉冲多普勒频谱图来显示心肌运动。组织运动的特点是低速和高振幅信号；因此，TDI 设置应优化低通滤波器并调低增益放大，以显示组织速度。这与血流速度相反，对于血流速度来说，高速和低振幅信号需要不同的多普勒设置（图 13-28）。

彩色组织多普勒是从平均速度推导出来的，其值比脉冲组织多普勒测量的峰值低 20% 左右。彩色和脉冲 TDI 都很容易获得，也容易纳入常规临床检查。彩色 TDI 更容易在单次采集中检测较大区域的心肌，然后对数据库中任何感兴趣区域进行脱机分析。迄今为止最大的正常儿童儿科数据库报道了脉冲 TDI 值[72-76]。

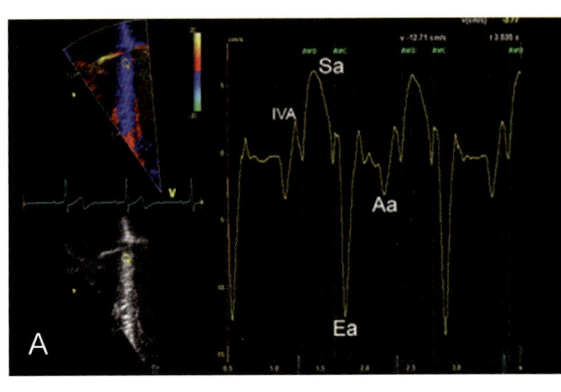
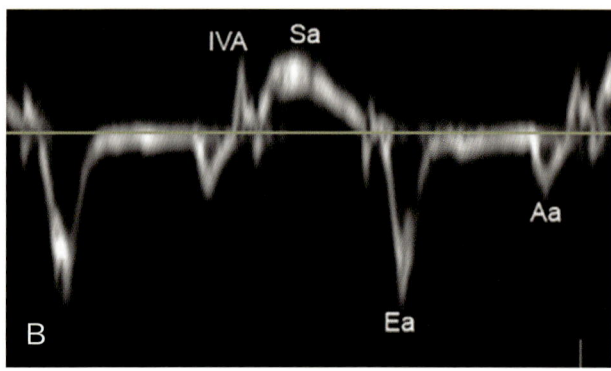

▲ 图 13-28 彩色多普勒和脉冲多普勒在舒张功能评估中的应用

彩色（A）和脉冲（B）组织多普勒在室间隔基底部取样。彩色 TDI 图像，描绘（绿线）主动脉瓣开放和关闭，可见收缩期波（Sa）、舒张早期波 Ea（E'）和舒张晚期波 Aa（A'）。注意组织速度方向与房室瓣血流相反

IVA. 等容加速

此外，大多数文献使用的是脉冲 TDI，这些文献研究内容为 TDI 在血流动力学和临床结局方面作用。因此，对于左心室舒张功能的临床评估，通常使用脉冲波多普勒检测二尖瓣环外侧和内侧，并获得舒张功能评估所必需的频谱图（图 13-28）。TDI 产生早期和晚期舒张波，与房室瓣血流呈镜像，但方向相反（经心尖声窗，收缩期远离探头运动，组织速度位于基线下方）。通常，可以测量组织 E 波峰值 [Ea（E'）] 和 A 波 [Aa（A'）] 速度。虽然可以计算 E' 波 /A' 波峰值速度比值，但大多数研究都集中在舒张早期速度（E'）的应用上。舒张早期组织运动反映舒张期松弛，峰值 E' 值与左心室的压力衰减时间常数（τ）相关[77]。组织速度受后负荷影响，虽然它们也受前负荷影响，但不如二尖瓣血流速度所受影响大。由于负荷异常是许多类型先天性心脏病的一个标志，因此单独用二尖瓣血流频谱来解释舒张功能会更为复杂，组织多普勒速度可以起到有益的辅助作用。然而，应该注意到，当心室舒张受损时，组织多普勒速度受负荷的影响较小。在舒张正常的情况下，负荷对舒张期组织速度有较大的影响。在成人的所有超声指标中，E' 是正常与异常的最佳甄别器之一。因此，在 ASE 指南中，舒张功能障碍的分级是从 E' 速度和左心房容积开始[69]。这种技术是否适用于儿童还有待研究。还应该注意，E' 是在特定位置取样，但却用来反映"整体"心室的性能，这可能并不适用于所有个体。重要的是，

E' 速度或相关的 E/E' 比值也被认为在各种成人和儿童疾病包括缺血性心脏病、心脏瓣膜病、扩张型心肌病、肥厚型心肌病、左心室心肌致密化不全、移植排斥，以及糖尿病中具有预后价值[78-83]。TDI 的一个重要实用优势是容易采集以及产生强大的信号，甚至在成像声窗差时也能够得到。高时间分辨率确保即使在心率很快的情况下也能捕捉到峰值速度。TDI 的一个重要缺陷是，由于整个心脏在胸腔的平移运动或可检测的相邻节段主动收缩或舒张对被动节段的牵拉，这样的被动心肌运动可能会增加组织速度。纵向速度测量在一定程度上克服了牵拉影响，因为纵向运动受牵拉的影响较小。组织速度在生命第一年中迅速变化，这与左心室舒张末期内径和质量高度相关[73]。在解释儿童 E' 峰值时应考虑这些特征。此外，利用 TDI 测量等容舒张时间作为左心室舒张参数可能是有用的[84]，并且已有儿童正常值供参考[85]。同样，等容舒张时间 '/ 等容舒张时间被证明与左心室充盈压相关[84]。

（七）左心房容积评估

在没有二尖瓣狭窄或二尖瓣反流的情况下，左心房容积评估是评价左心室充盈压升高的最重要的参数之一[86]。

儿童正常值已发布（图 13-29）[87]。因为充盈压与部分左心室顺应性相关[88]，在一些情况下，包括肥厚型心肌病[87,89,90]、成人[89] 及儿童高血压[91]，

左心房容积增加与左心室舒张功能严重程度恶化有关。由于充盈压增加与临床症状和预后有关，左心房容积与多种类型成人心脏病及肥厚型心肌病的死亡率相关[92]。左心房容积可以采用圆盘双平面方法测量[93]，在心尖两腔和四腔切面左心房正交成像（图 13-30），使用面积长度法或三维超声心动图进行计算[3,94]。左心房容积的超声心动图测量与动脉造影[95]和CT[96]具有良好相关性，可以对照已发布的正常值[95,97]。

（八）彩色M型

正常心室舒张是从顶部传播到底部，由左心室的反弹和解旋而增强，这将随后讨论。这些机制产生一种抽吸作用，通过心室内从基底部到心尖部压力梯度的产生，使低压下的心室迅速充盈。这些压力梯度可以利用多普勒通过求解 Euler 方程，即衍生的伯努利方程[98]来计算。当血流传播入左心室时，同样的现象可以利用彩色M型简单成像。最实际的方法是将彩色多普勒容积框放在基底与心尖之间，而M型取样线穿过二尖瓣流入道。调低颜色标尺，测量第一处混叠速度线的斜率即为传播速度（propagation velocity，V_p）（图 13-31）。V_p是测量左心室舒张的一种方法，与先天性心脏病患儿 tau 蛋白有关[68]。由于V_p与舒张有关，因此可以用E/V_p比值来估计平均左心房压力，就如E/E'比值一样。一些成人实验室已经提议使用这种方法的定性评估[99]，但是在儿童，我们的经验是定性评估非常困难。成人的正常值是＞50cm/s。虽然有篇儿科论文发现年龄并未明显影响V_p，但对于许多舒张参数来说，儿童正常参考值范围非常大[100]。由于二尖瓣在血液流入心室时开放，用M型测量舒张早期二尖瓣位移斜率可能是V_p的简单替代[101]。

（九）形变成像

在等容舒张期间组织松弛的舒张率可以利用斑点追踪进行评估，在等容舒张时间测量整体舒张应变率（图 13-32）。这种更直接的左心室心肌舒张评估受到二尖瓣环或室间隔基底部，即E′组

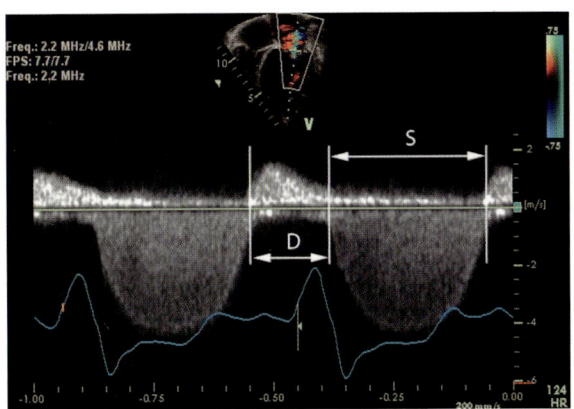

▲ 图 13-29 扩张型心肌病二尖瓣反流的连续多普勒
二尖瓣反流持续时间表示收缩期持续时间（S）。心动周期的其余部分表示舒张期持续时间（D）。心室功能障碍时，收缩期持续时间延长减少舒张期持续时间。本例患者心率较快，为124次/分，其收缩期持续时间是舒张期持续时间的2倍

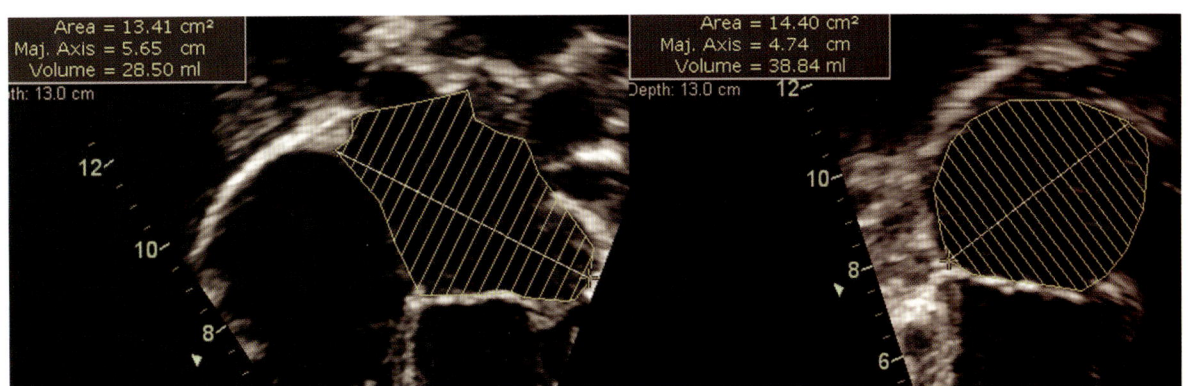

▲ 图 13-30 Simpson 法测量左心房容积
利用圆盘 Simpson 法计算左心房容积。在2个正交平面（左侧图像为四腔切面，右侧图像为两腔切面）测量左心房面积和长度计算容积。以 0.85A1 A2/L 计算容积，左心房容积＞ 32ml/m² 时为异常
Area. 面积；Maj.Axis. 主轴；Volume. 容积

织速度测量部位，局部异常的影响较少[99]，但是在较快的心脏运动中帧频相对较低，这种方法的使用受到限制。同样，舒张期某些时间点的心肌扩张（松弛）程度也可作为心肌舒张的指标。因此，舒张早期应变的百分比被推荐作为舒张指数[102]。然而，可靠性差限制了儿童舒张应变尤其是应变率的测量[39]。这可能与使用二维斑点追踪超声心动图，帧频相对较低，无法充分捕捉到非常迅速的早期舒张有部分关系，尤其是在幼儿。根据 ASE 指南[103]，目前不建议使用应变和应变率进行舒张功能的常规临床评估。

左心室收缩伴随扭转运动，随后舒张早期的迅速解旋运动有助于左心室充盈。收缩期扭转和舒张期解旋的计算等于心尖部与基底部之间旋转的净差额。正常的基底部收缩旋转是顺时针方向（从心尖观察），而心尖部则以逆时针方向旋转。舒张期方向相反。彩色 TDI 技术可以测量心室解旋[104]，但是从基底部和心尖部的短轴图像测量扭转，采用斑点追踪超声心动图更容易成像[105]。解旋转率可能是信息量更丰富的参数，并与和 tau 蛋白相关[106]。研究发现，正常幼儿在等容舒张和舒张早期心尖部的解旋和回弹特别有力[107]。这与之前的研究结果相反，过去研究发现婴幼儿在等容舒张期间解旋更慢，随后随着年龄而增加[108]。扭转减弱的机制已在各种心肌功能障碍的疾病中得到证实，包括高血压、肥厚型心肌病、成人非缺血和缺血性心脏病[109,110]，以及儿童扩张型心肌病[111]。然而，因为解旋与收缩期扭转和收缩末期容积密切相关，它并非是"纯粹"的舒张指标[105]。虽然儿童的扭转力学正常参考值已发表[107]，但在临床实践中仍然缺乏验证该指标有效性的研究和论证。

（十）正常的超声心动图舒张功能

正常左心室在等容舒张的时候，心室舒张造成左心室压力急速下降，由此产生收缩早期左心房与左心室之间的压力梯度。二尖瓣舒张早期血流是由这种压差驱动而成，产生二尖瓣 E 波。在静止期，左心房与左心室压差最小，血流停止并且没有多普勒信号。在心房收缩的时候，左心房 - 左心室压力梯度会再次出现进而产生舒张晚期充盈——二尖瓣 A 波。

3 岁以下儿童和成年之间正常 E 波 /A 波的速

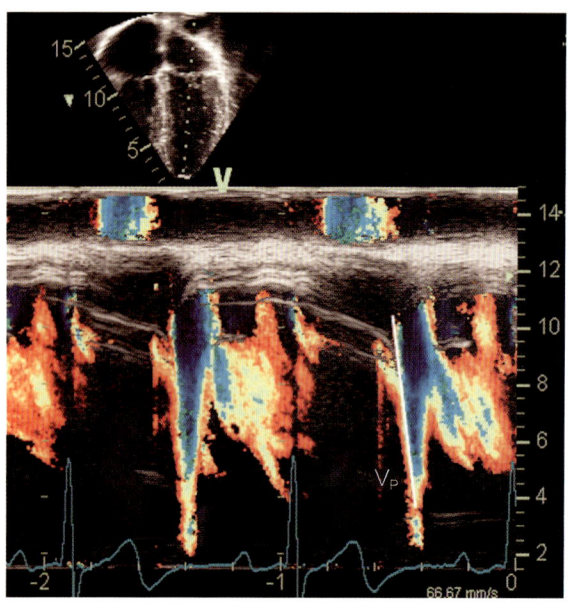

▲ 图 13-31 血流进入左心室的血流传播速度（V_P）
左心室舒张指标，是由彩色 M 型获得。M 型取样线从左心室心尖穿过二尖瓣伴随同步的彩色多普勒血流。降低彩色标尺（Nyquist 极限）直到出现混叠。测量第一和第二混叠速度之间的斜率即为 V_P。更平坦的斜率表示舒张受损。尚无儿科 V_P 的正常数据

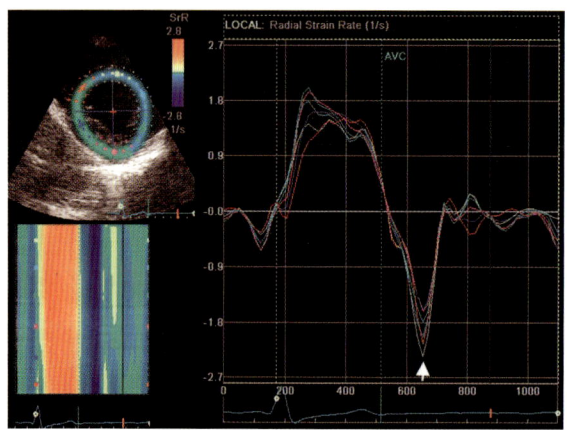

▲ 图 13-32 在胸骨旁短轴切面乳头肌水平应用二维斑点追踪超声心动图采集左心室舒张早期峰值径向应变率
箭示舒张早期峰值应变率。左上方图像为参考图像。左下方图像显示彩色 M 型格式的应变速率。x 轴为时间。y 轴为各心肌节段，前端表示前间隔，持续顺时针方向（图中从头到尾环绕左心室横切面）。蓝色表示舒张期应变率，并提供曲线所示的相同信息。虽然这种测量反映舒张早期松弛，但我们并不主张将它作为一个常规临床参数使用，因为帧频低于心肌运动频率

度比值约为 2.3±0.6，二尖瓣 A 波持续时间约为 (140±21) ms[70]。图 13-26 显示了二尖瓣血流频谱的正常形态。当心房收缩开始，二尖瓣流入速度＜20cm/s 时，解释 E/A 比值最佳。然而，这取决于心率，而且仅为进行检查而降低儿童心率是不可行的。同样，等容舒张时间和二尖瓣 E 波减速时间都具有心率依赖性。减速时间与心率的列线图已经发布[70]。通过除以心动周期长度的平方根得到的心率校正等容舒张时间，儿童从几个月到 20 岁的正常值已推荐，心率校正等容舒张时间正常值为 (63±7) ms[112]。在 2 个月内的婴儿和胎儿，心肌未成熟会产生一种受损的舒张形态，即相反的 E 波和 A 波以及 TDI 的 E′ 波和 A′ 波。因此，在胎儿和新生儿，注意 E 波 /A 波比值＜1，等容舒张时间延长（图 13-33）。正常儿童和青少年这些指标差异的程度就是心肌功能的成熟。因此，这些变化胎儿比新生儿大，新生儿比 2—3 月龄的婴儿大。胎儿期到幼年期模式的成熟一般要到 3 个月[113]。

正常的肺静脉血流频谱（图 13-27）有典型的 S 波和 D 波，以及一般较小的心房收缩 A 波。S 波有两个部分：S_1 和 S_2。幼儿 S 波与 D 波的速度比值通常＜1，而年龄较大的青少年和成人正常的 S/D 速度比值往往＞1。3—17 岁儿童的正常肺静脉 S 波 /D 波比值为 0.8±0.2。儿童常常存在一个小而短的心房收缩血流逆向[70,114]。肺静脉 A 波速度为 (21±5) cm/s，持续时间约为 (130±20) ms[110]。

二尖瓣环速度的 TDI 评估（图 13-28）在正常左心室显示为 E′ 波 /A′ 波速度比值＞1。在心尖四腔切面，心室舒张引起二尖瓣环背离探头的运动；心房收缩产生二尖瓣环 A′ 波，反映二尖瓣环背离探头的运动伴随收缩晚期心室充盈。儿童二尖瓣环与三尖瓣环速度正常值均已发布[73,76,115]。

八、左心室舒张功能异常

（一）Ⅰ期舒张功能障碍：松弛受损

在舒张功能障碍早期，心室舒张率受损。左心室舒张延时造成左心室压力下降减慢，从而引起舒张早期左心房与左心室之间的压差减小，并且二尖瓣 E 波速度减低。松弛缓慢也造成等容舒张时间和 E 波减速时间的延长。结果，心房收缩晚期充盈代偿性增加，产生增大的二尖瓣 A 波。当心室顺应性与左心房、左心室舒张末期压力接近正常水平时发生这些变化。

在肺静脉中，延迟舒张引起舒张早期血流减少，造成收缩性 S 波增大，D 波减小。这导致 S/D 速度比值增加。对这一指标的解释应该谨慎，因为许多正常儿童的肺静脉 S 波高于 D 波。因为在功能障碍的这一阶段，心房压力接近正常，心房收缩期血流逆向仍未出现或很小（图 13-34）。TDI 外侧二尖瓣环速度将显示为峰值 E′ 速度降低，对应舒张早期心室松弛减弱。因此，这种情况下 E′/A′ 速度比值＜1（图 13-35）。

（二）第二阶段：假性正常的舒张功能障碍

图 13-35 总结了Ⅱ期功能障碍的舒张功能指数。随着舒张功能障碍的进展，心室顺应性随着心室舒张的持续异常逐渐减损。心室充盈依赖于左心房压力的代偿性增加。左心房压力的增加有几个作用：在舒张早期增加左心房与左心室的压力梯度，并通过使二尖瓣提前开放，从而增加二尖瓣 E 波速度、缩短等容舒张时间。心室顺应性继续下降的结果是 E 波减速时间缩短。这些变化导致所谓的二尖瓣血流多普勒形态假性正常。虽

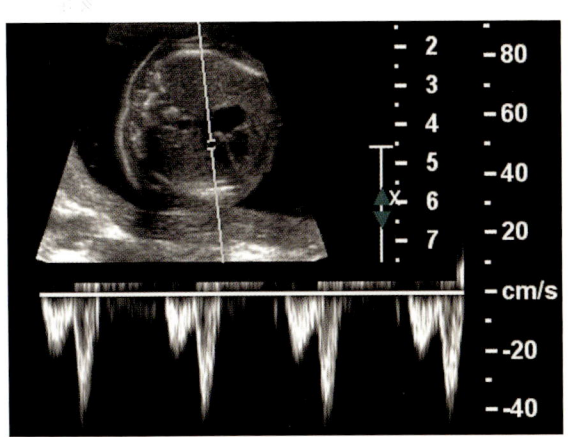

▲ 图 13-33 胎儿房室瓣前向血流频谱形态
从心尖四腔切面采集的典型的胎儿二尖瓣前向血流频谱，E＜A，等容舒张时间延长

然组织多普勒、形变成像及彩色 M 型有助于鉴别假性正常，但 M 型、二维超声以及二尖瓣血流多普勒检查本身，也可用于区分假性正常化。左右心室收缩有力、室壁厚度正常、左右心室和心房大小正常，这样的心脏很可能是正常的。一个大小正常但出现左心房"收缩亢进"，伴有瓣环位移增大接近肺静脉提示舒张早期左心室充盈下降以及心室松弛受损。同样，在假性正常中，虽然 E/A 比值显示正常，但 E 波常高于正常（由于心房压力升高），并高于左心室流出道速度。最后，可以用 Valsalva 动作来检测存在假性正常时的舒张延迟，这个动作会减弱左心房充盈，从而降低 E 波速度。

肺静脉血流频谱特征是 S 波的波幅减低，而 D 波的波幅增加，结果是 S/D 速度比值减小。心室顺应性恶化时，肺静脉 A 波速度和持续时间将增加。研究认为，成人的肺静脉 A 波速度> 35cm/s 或肺静脉 A 波持续时间超过二尖瓣 A 波持续时间≥ 30ms，可以区分正常的二尖瓣血流频谱与假性正常的二尖瓣血流频谱[69,116]。在儿科人群中，肺静脉 A 波持续时间和二尖瓣 A 波持续时间之间的差别可以识别左心室充盈压升高的儿童。然而，只有当左心室舒张末压> 18mmHg 时，这些方法才具有足够的预测能力[70]。

在假性正常的功能障碍时，二尖瓣环速度频谱形态还可以保持不变。异常松弛会造成 E′ 速度

减低和 E′/A′ 速度比值< 1。因此，TDI 可用于区分正常与假性正常的二尖瓣血流频谱[77,117]。特别是经胸超声心动图，在技术上获得足够的肺静脉 A 波频谱来验证假性正常十分困难时尤其如此，或当左心房压力小幅升高时。左心室舒张功能的额外指标与心室充盈压升高有关，就是二尖瓣 E 波与外侧二尖瓣环（或外侧与间隔的平均速度）速度的比值——E/E′ 比值。研究发现，存在延迟舒张时，这一比值与肺毛细血管楔压有关[118,119]。然而，在

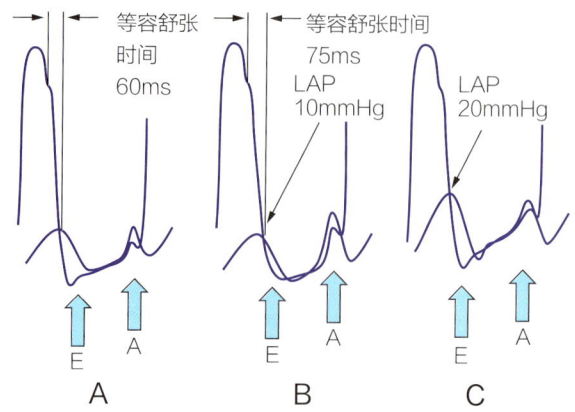

▲ 图 13-34 正常舒张功能的生理性左心室 / 左心房压力（LAP）及舒张功能障碍的两个阶段

A. 等容舒张期结束时，正常心室功能会产生左心房与左心室之间正常上升的压差。这样会产生正常的二尖瓣 E 波。舒张末期正常的心房收缩产生正常的二尖瓣 A 波；B. 舒张受损延长等容舒张时间并造成舒张早期左心房与左心室之间的压差降低，导致二尖瓣 E 波减弱，心房收缩时二尖瓣 A 波代偿性增加；C. 增加左心房压力恢复舒张早期左心房与左心室压差，产生假性正常的 E 波速度

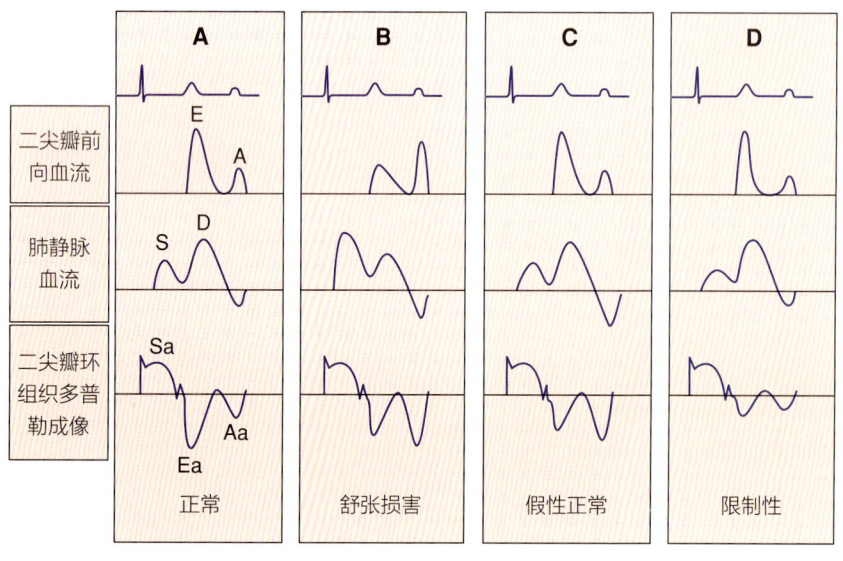

◀ 图 13-35 从正常舒张功能（A）进展到舒张功能障碍早期（B 和 C）和进展期（D），表现为二尖瓣血流、肺静脉血流及二尖瓣环组织多普勒成像指标的相关变化

一项研究中，E/E′比值不能成功预测失代偿期晚期心力衰竭成人患者的肺毛细血管楔压升高[120]。根据这些发现，需要进一步验证在特定条件下评估E/E′比值在儿童中的有效性。二尖瓣开始开放至二尖瓣环组织开始运动之间的关系，也可以用于评价左心房压力和区分正常与假性正常。在舒张早期，正常心脏松弛有力伴随血液抽吸。因此，E′波会稍早于二尖瓣血流E波或与之同时出现。在室性舒张障碍伴有心房压力驱动充盈增加的情况下，E波会先于组织E′波出现。

（三）Ⅲ期舒张功能障碍：限制性生理

随着舒张功能不全的恶化，出现了一种限制性的模式。多普勒参数的变化如图13-35所示。左心房压力和左心室僵硬度非常高。左心房压力的增加导致舒张早期血液迅速流入左心室，产生一个高E波。然而，左心室顺应性低导致早期心室充盈的提前结束伴随E波缩小、E波减速时间进一步缩短。同样，由于低顺应性，舒张末期充盈减少，导致一个小A波。因此，二尖瓣多普勒结果以E/A比值增大为特点，通常＞2，并且E波减速时间进一步缩短，成人研究中通常＜150 ms[116]，在儿童则更短。值得注意的是，严重的限制性生理导致在舒张期充盈过程中心室压力迅速升高，偶尔会产生舒张期二尖瓣反流，尤其是在房室传导延缓延长时。这些发现可以用彩色血流多普勒成像来理解[121,122]。

在肺静脉中，伴随肺静脉血流收缩部分进一步减少，舒张部分进一步增加，结果是S/D速度比值进一步减低，可以看到假性正常的功能障碍进一步恶化的趋势。心房收缩血流逆向的幅度和持续时间常常变得相当明显。

限制性生理的TDI表现为E′速度下降[65,117]。总的来说，如果在舒张与顺应性严重下降的综合影响下，瓣环速度E′波与A′波幅度均较低。E/E′比值高于前一阶段功能障碍。

而且，成人文献提出了一个更严重的限制性生理阶段（第4阶段）。这一阶段的特点是与第3阶段类似或更差的参数，除此以外，Valsalva动作的负反应，提示不可逆的疾病。

儿童正常与舒张功能异常的鉴别难点：在本节中，我们讨论了成人和儿童之间的差异以及在解释舒张功能方面的困难，特别是儿童。常在成人被认为是异常的形态和测值在正常儿童中却常见。此外，年龄、心脏大小、心率、多变的负荷情况、先天性心脏病的多样性，以及疾病过程是急性的还是慢性的、代偿性的还是失代偿性的，都会影响这些参数。虽然已有儿科常规参考数据，但文献中报道了大范围的正常值。这涉及多普勒参数、TDI参数和形变参数[70,72]。此外，正常儿童和充盈压增高的儿童有许多指标存在大面积交叉[70]。另外的局限性包括缺乏成人范例的验证，以及缺乏不同疾病中异常超声舒张参数与侵入性对照方法比较的相关性。

（四）缩窄性心包炎

缩窄性心包炎虽然在儿童中并不常见，但可以表现出与限制性生理非常相似的舒张检查结果。二尖瓣血流模式非常相似，以增高的E/A波比值以及缩短的E波减速时间为特征。一些检查结果有助于区分缩窄性心包炎和限制性心肌病。缩窄性心包炎时，同步呼吸测量法会发现二尖瓣E波速度变化增加（＞25%），同时肺静脉血流在呼吸过程中会增多[123]。此外，肝静脉血流的多普勒评估显示呼气时心房收缩血流逆向增加伴有紧缩感，吸气时伴有限制性生理[124]。缩窄性心包炎的心肌相对正常，与限制性生理的病变心肌患者低E′速度相比，缩窄性心包炎TDI表现为收缩时正常的E′速度[117]。重要的是要记住，尽管充盈压力升高，因为E′速度正常，缩窄性心包炎E/E′比值可能正常[125]。还应注意的是，上述发现尚未在儿童缩窄性和限制性生理研究中得到验证。

（五）运动过程中舒张功能的评估

每次心脏舒张时间明显缩短的时候，为应对运动中心输出量的增加，心脏增加舒张和抽吸作用的能力是心脏生理功能的关键组成部分。因此，在运动兴奋的生理状态中评估舒张功能和舒张储备很有价值[126]。对运动的反应中，心脏解旋增强得以在更短时间内获得快速充盈[104]。这种增强与斑点追踪显示的收缩期扭转增加密切相关[105,127]。虽然可以评估多个舒张参数，但常用的是 E/E′ 比值。异常的心脏会表现舒张的相对恶化，出现 E′ 速度减低，同时 E/E′ 比值增高。对儿童的研究还很有限。

（六）多普勒评估右心室舒张功能

右心室舒张功能障碍（无论是在全身或肺或单心室）也可以用多普勒技术进行评估。然而，尚不清楚怎样的具体研究结果可以代表这些情况下正常的基础心室舒张功能。有文献报道过舒张功能障碍，例如单心室[108,119]，但舒张功能障碍在特殊诊断中可能还需进行严重程度的分级。此外，随呼吸而来的血流模式的变化在右心普遍存在；因此，心脏舒张检查结果的解释需要考虑它们的呼吸时相。

右心室舒张功能可以通过三尖瓣血流多普勒形态、外侧三尖瓣环的 TDI，以及体静脉血流进行评估。然而，右心室不像左心室那样，超声心动图的舒张指标已在大量成人人群得到验证，儿童右心室舒张功能障碍的评估一直局限于几种相当复杂的情况，如法洛四联症术后[128-130]、体循环化右心室、右心室型单心室生理[131,132]。因此，在这些情况下很难定义正常的舒张功能，并且特定人群的舒张功能检查结果往往会与其他临床参数进行比较。此外，三尖瓣血流多普勒频谱通常比二尖瓣小，更难做到测量的精确性和可重复性。尽管如此，儿童三尖瓣血流频谱[73,133,134]和三尖瓣瓣环速度[73,135]正常参考值已发布，并且就像评估左心室舒张功能一样，可以用来评估右心室舒张功能。体静脉和三尖瓣血流在呼吸过程中变化非常明显[133]；因此，右心室舒张功能评估和体静脉血流应使用同步呼吸测量法规范呼吸时相。呼吸测量法特别有助于评估体静脉血流形态，因为在区别限制性舒张生理与缩窄性形态时，如上所述，这些非常重要。当怀疑右心室舒张功能障碍时，肺动脉近端血流的脉冲波多普勒评价也是有用的，因为在心房收缩时主肺动脉向前血流与法洛四联症术后的限制性右心室生理具有相性关，这种情况在吸气和呼气两个时相均出现（图 13-36）[129,136]。不伴三尖瓣反流的右心房扩大被认为是右心室舒张功能不全的重要参数，但与左心房相比，在儿科年龄范围内还没有良好的正常值，并且也没有找到测量右心房容积的好方法。右心房面积可以测量，还应记录肝静脉血流。心房收缩过程中，肝静脉出现明显的血流逆向，是舒张末期舒张压升高的标志，但没有提供具体的截断值（图 13-37）。

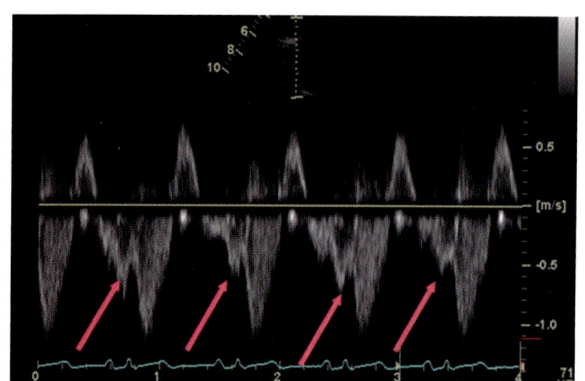

▲ 图 13-36 法洛四联症术后患者的限制性右心室生理
肺动脉瓣水平的脉冲多普勒频谱。该患者有严重的肺动脉反流，显示为压差半降时间短，仅舒张早期出现逆向血流。心房收缩期间血流跨过肺动脉瓣（箭）。这表明心房收缩时右心室舒张末期压力超过肺舒张压，这与限制性右心室生理一致

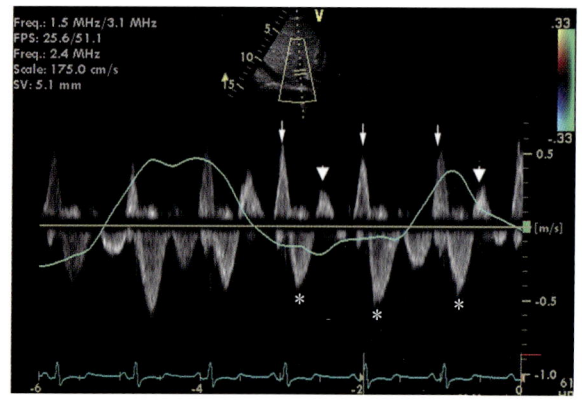

▲ 图 13-37 肥厚型心肌病患者的肝静脉脉冲多普勒频谱
绿线代表呼吸运动计量法。结果与限制特征一致，表现为收缩期前向血流（＊）、舒张早期逆向血流（箭头），心房收缩后明显的逆向血流（箭）。该患者在吸气和呼气时均存在这些异常

九、心室同步性评估

正常的心脏激活和收缩是快速而均匀的，舒张末期心房协调收缩充盈心室，体循环心室不同节段间均匀收缩，左心室和右心室在50~80ms内被激活[137]。不同步性是指心脏腔室，尤其是心室，不协调或不均匀的激活以及收缩。电不同步是指心室缓慢而不均匀的激活，最常利用体表心电图的QRS间期进行评价。机械不同步是指心腔不均匀的收缩，最常用也最容易的是利用超声心动图进行测量。随着心室不同步是心室功能障碍、心力衰竭患者发病率和死亡率增加的危险因素的证据与认识不断增加[138,139]，同时也随着使用双心室或多点起搏治疗心室不同步的心脏再同步治疗（cardiac resynchronization therapy，CRT）的出现[140,141]，诊断不同步性、确定可能的CRT应答者、植入后优化起搏器设置变得非常重要[142,143]。一些研究认为，超声有助于CRT起搏器植入过程中指引最佳位置的放置[144,145]。不同步性一般分为三个层次：①房室不同步——心房收缩与心室舒张之间的时序；②心室间不同步——左、右心室间收缩不协调；③心室内不同步——左心室或右心室不同节段间收缩不协调。

QRS宽度是诊断心室不同步性最广为接受的标准，用于预测对CRT的反应[146,147]。然而，约有1/3的成年患者按标准使用QRS宽度对CRT无反应[148]。一种假设是，这些患者可能没有机械不同步，因此对CRT无反应，或者相反，心电图可能不够敏感无法检测远端传导疾病的异常区域，这些疾病并未在QRS宽度上有所反映。因此，人们对超声诊断机械不同步的标准满怀希望，尤其是左心室心室内不同步，期待超声能够更好地识别可能对CRT有反应的患者。以单中心经验为基础以及主要基于TDI机械不同步的早期试验，证实了超声可以比单独使用QRS宽度更好地识别可能对CRT有反应的患者[149-153]。遗憾的是，在一项大型前瞻性随机多中心试验（前瞻性）中，以临床改善或减少心室容积（反向重构）作为结果，这一经验并没有得到证实[154]。同样，使用运动时峰值氧耗量增加作为结果，机械不同步的超声标准不能预测窄QRS宽度的心力衰竭患者对CRT的反应[155]。关于超声在评估不同步性和选择CRT候选人中的作用，这些试验留下了许多不确定性。目前，不建议使用超声标准来决定对患者实施或保留CRT[156]。尽管如此，许多作者认为机械不同步是心室功能障碍的重要组成部分，CRT可以处理这种情况，当空间分辨率和时间分辨率足够高时，超声具有测量机械不同步的最大潜力、实用性以及连续监测的能力，尤其是对有植入式心脏起搏器的患者，目前这是MRI的相对禁忌证[143,157,158]。一些学者主张采用更广泛的超声心动图方法作为可能独立机制评估房室、室内及室间不同步，这些机制可能存在于不同患者，从而为不同步性的基本类型制定CRT[159]。问题仍然存在，什么是评价异常机电耦合的最好方法？测量机械不同步，但所有可能用以预测对CRT反应的方法的能力是什么？目前这些问题没有简单或单一的答案。该领域的不断发展，已发布了多种衡量机械不同步的超声指标。在儿童中，由于数据有限，答案很模糊，尚无预测对CRT反应的参考值发布。

接下来，我们将总结目前用于测量机械不同步的主要超声指标和方法。许多其他不同步性指标虽已进行了研究但超出了本文的范围。

十、超声心动图对房室延迟的评估

房室延迟的评估最常是在CRT植入后优化设备设置时进行评价，并不是每个患者都需要这种评估[156]。虽然有几种方法可用，房室不同步最简单的测量方法是利用二尖瓣脉冲多普勒采用迭代法（目测）。最佳的充盈出现在体循环血流E波和A波清晰可辨又彼此分开时。A波结束应该与QRS波和（或）二尖瓣对齐[156]。

十一、心室不同步的评估

心室间的延迟是测量左心室与右心室射血开始之间的延时（图13-38）。测量从心电图Q波的起始到左心室和右心室流出道血流或主动脉与肺动脉近端血流的脉冲多普勒的起始是最容易的[156]。

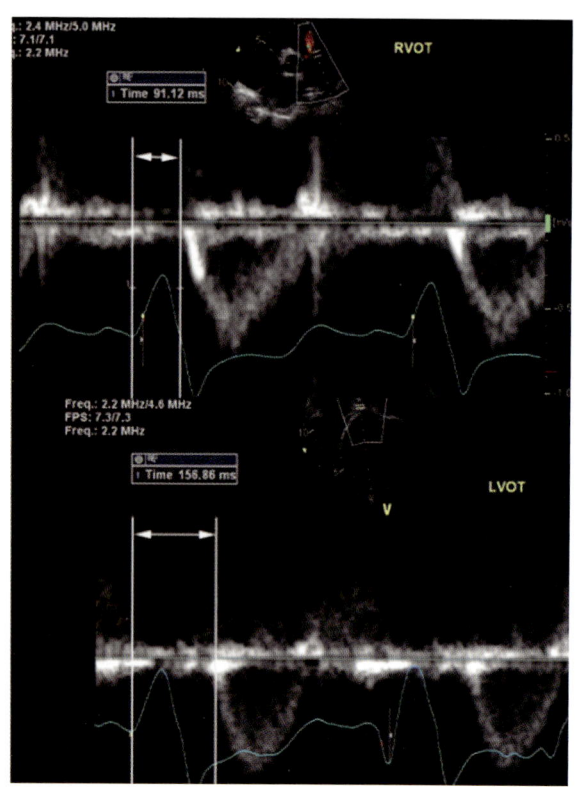

▲ 图 13-38 室间延迟表示左心室与右心室之间射血延迟

它的计算是以 QRS 波起始（第一根白线）为参考，分别测量到肺动脉开始射血（右心室流出道，上方图像）和主动脉开始射血（左心室流出道，下方图像）的时间，两者差值即为室间延迟。本例中右心室与随后的左心室射血开始（第二根白线）之间相差 66ms，这属于延时延长。在相同心率下采集图像非常重要。本例中，两个图像之间的心率差别很小（< 10%）。如采图时心率存在显著差异，则不能使用这种测量方法
RVOT. 右心室流出道；LVOT. 左心室流出道

虽然这个指标并非传统用来预测对 CRT 反应的指标，但它是最可靠的测量指标之一，可以识别对 CRT 反应增加的成人，可能对先天性心脏病患儿很重要[160,161]。

十二、心室内不同步的评估

到目前为止，机械不同步的超声评估主要集中在对室内不同步的评估，这个参数被认为是成人 CRT 反应的最佳预测。

（一）M 型超声

最常见的 M 型不同步指数是室间隔 - 后壁延时，测量从室间隔位移峰值到后壁位移峰值。成人延时超过 130ms 认为是异常[162]。一段非常局限的心脏节段评估的难点在于，当室壁运动较平的时候确定峰值位移，就如在心室功能障碍时很常见的那样，同时，检测节段被相邻节段牵拉而产生的运动，限制了这个参数的效用。存在左束支传导阻滞时，在射血前期可以利用 M 型或 TDI 检测到室间隔急剧变薄 - 变厚（或延长 - 缩短）运动（称为"间隔闪现"），一组研究人员发现，在判断为可逆转左心室重构的成人中，这种运动对 CRT 反应具有很高的特异性[159]。

（二）组织多普勒成像

到目前为止，TDI，通常采用脱机分析彩色 TDI，已是评估机械室内不同步最常用的方法。可以在心室心肌的任意点测量 TDI 指数，以提供局部室壁运动信息。由于这样的特点，TDI 指数不仅在评估心室功能中有用，而且可能在评估心室不同步以及对 CRT 的反应中也有价值[163]。以 TDI 为基础的多种 TDI 不同步指标已经发布。这些通常用 QRS 波作为参考，测量不同数量的左心室节段开始或收缩期峰值运动的时间。一个最常用的指标是计算 12 个左心室基底段与中间段收缩运动的达峰时间（射血期），从心尖四腔、三腔、两腔切面进行评估，用标准差表示纵向运动的不均匀性（图 13-39）[164,165]。其他指标测量 2、4 以及 12 个左心室节段之间收缩期纵向运动达峰时间的差异[151,156]。

然而，基于单个组织速度点的测量指标总是存在较大变异性并很难识别，观察者内与观察者间的可靠性往往较差[154]。一种有希望的方法是集成沿左心室速度曲线上的多个点，基本上可以分析整个收缩期的室壁运动，然后通过互相关运算计算两个感兴趣节段间的相对延时（曲线位移）[166]。常规的商业超声分析平台还没有这种计算。对于机械不同步分析，TDI 的主要优点是能够以高帧频同时从多个节段（在同一心动周期）方便、快捷地获取数据。主要缺点包括当存在多个波峰或无明显的波峰时，识别峰值收缩运动很困难。节段合并分析之间的室壁运动图像可能不同。这些因素导致重复性差。此外，由于整个心脏的平移或

第三篇 诊断与治疗方法
第 13 章 超声心动图评价心脏大小、心脏功能及瓣膜功能

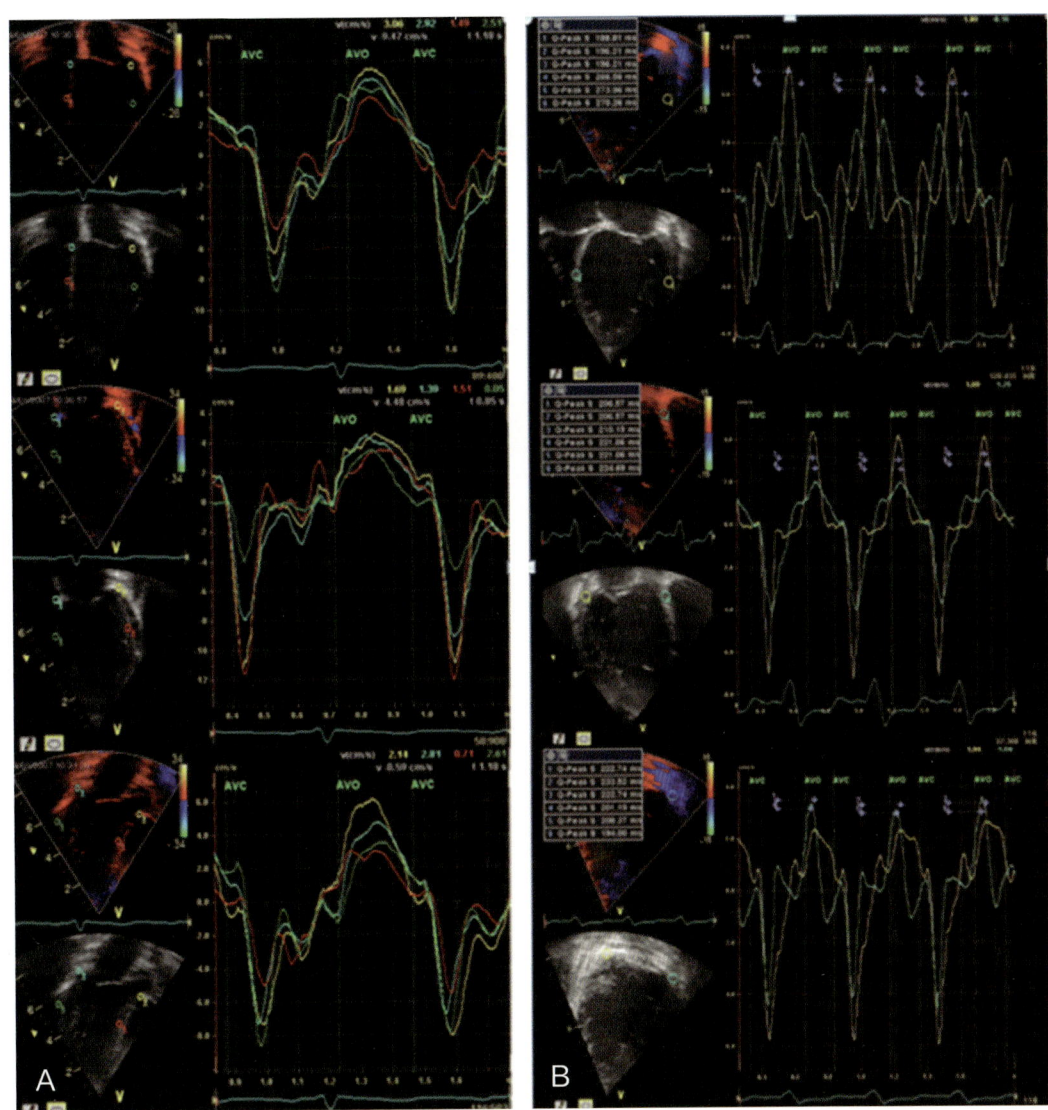

▲ 图 13-39 利用组织多普勒测量左心室不同步性指数评价左心室心室内非同步性
用绿线标记主动脉瓣开放和关闭以界定心室射血。A. 显示从心尖四腔切面（上方）、两腔切面（中间）以及三腔切面（下方）采集基底部和中间部的 12 条组织多普勒曲线。采用 QRS 波起始为参考点测量速度达峰时间。射血过程中速度达峰时间的标准差作为不同步性指数。在这个正常的例子中，组织速度几乎同时达到峰值，所以峰值速度曲线的标准差很低。B. 显示扩张型心肌病患者不同节段在不同时间达到峰值速度。这会增加速度达峰时间的标准差，表明左心室心室内不同步性。为了显示清楚，12 个采样节段中只显示了 6 个
AVC. 主动脉瓣关闭；AVO. 主动脉瓣开放

相邻节段牵拉非收缩性节段，被检测节段的运动可能是被动运动。牵拉在儿童的重要性还尚未可知，除了十分特殊的情况，儿童一般没有梗死心肌的独立区域。

(三) 形变成像

因为采用组织多普勒技术预测对 CRT 反应结果并不理想，同时还因为形变成像良好的观察者内与观察者间的可靠性，利用变形成像进行不同步性的超声评估在增加[167,168]。一种方法是在心室中部水平测量室间隔与后壁径向应变达峰时间之间的延时（类似于 M 型技术），文献报道成人以 130ms 为截断值（图 13-40）[169]。将径向的间隔至后壁延时增加到 TDI 纵向评估中，可提高超声对 CRT 反应的预测能力[170]。其他作者使用间隔与侧壁纵向应变达峰时间之间的时间延迟。通

391

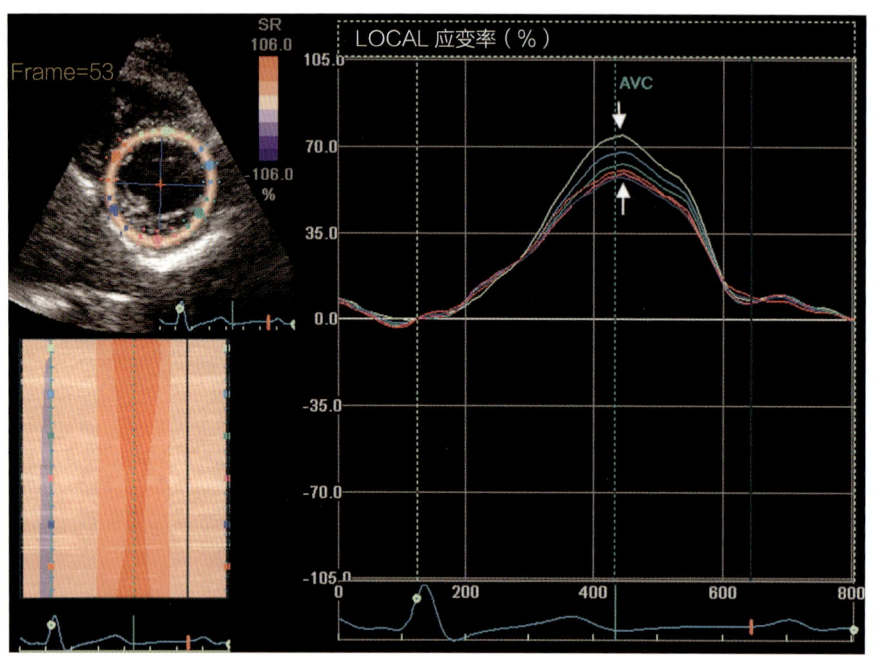

◀ 图 13-40 中位胸骨旁短轴切面的 6 节段径向应变曲线
注意，6 个测量节段的收缩期峰值应变几乎同时出现
AVC. 主动脉瓣关闭

过测量主动收缩，应变成像技术克服了被动平移和牵拉的问题。然而，形变成像预测 CRT 反应的效用还需要在大人群和多中心环境中验证。其他缺点包括：比组织多普勒（斑点跟踪）帧频低，缺少节段测量标准化、感兴趣区域的大小[171]，以及重复性相对较差。尽管形变成像理论上具有一些的益处，我们的实际经验是对于大部分患有心室功能障碍的儿童来说很难获得不同步测量可靠的应变曲线。

（四）三维超声心动图

成人和儿童左心室不同步容易通过三维超声测量[172,173]。三维全容积利用后处理软件围绕左心室中央子午轴分割为子容积。12 个与 16 个子容积到最小容积时间的标准差作为不同步指数（图 13-41）。考虑到不同的心率，不同步指数可以表示为心动周期长度的百分比。三维超声的缺点是帧频低，通过对容积变化的评估间接评价室壁运动。

（五）小儿机械不同步的评估

不同步性已被证明在一些儿童和青少年的后天和先天性疾病中非常重要。来自正常人群的各种形式的右心室和左心室不同步数据正在形成但依然有限[174-176]。更重要的是，到目前为止，没有关于机械不同步分界点的数据可以预测儿童对 CRT 的反应。同样，已发布的最大规模的儿童 CRT 研究没有关于机械不同步的内容[177-179]。大多数研究在很大程度上被限制在检测各种条件下不同步性的患病率，以及检测它对心功能、运动能力和临床结果的影响。在扩张型心肌病患儿和正常对照组中，径向形变程度（与收缩力有关）被认为与产生峰值形变的时间有关，从而提供了收缩时间和局部功能之间的直接联系[180]。事实上，使用 TDI 和应变测定收缩不同步在儿童扩张型心肌病患者中很普遍，甚至在 QRS 宽度变窄时也可以使用[181,182]。在一个利用 TDI 进行评估的相对规模较小的研究中发现，机械不同步与死亡或心脏移植没有明显联系[183]，虽然使用三维进行评估认为机械不同步与左心室射血分数相关[173]。舒张不同步在这一人群中较为普遍，并且可能与死亡或移植风险的增加有关[184]。

通过超声来显示不同步性对先天性心脏病患儿也很重要。右心室室壁运动异常通常出现于法洛四联症术后以及心房交换术后的体循环化右心室，该处脉冲组织多普勒已经显示相反的右心室游离壁纵向运动[185,186]。这些异常与电激活（QRS 宽度）和心律失常风险有关。的确，法洛四联症术后右束支传导阻滞较为常见，机电交互作用似

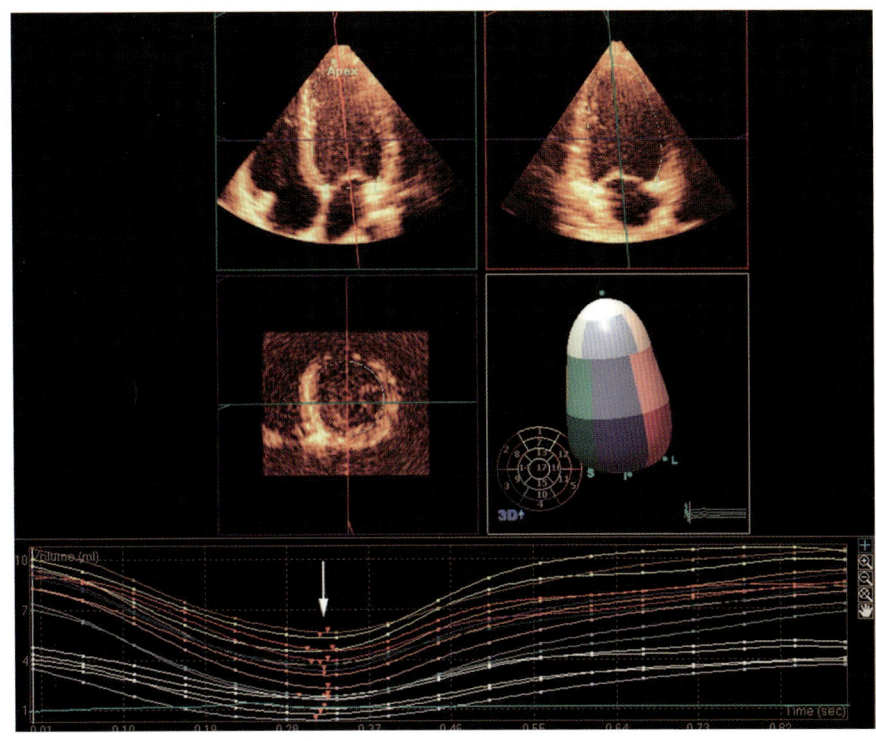

◀图 13-41 三维的同步性

三维左心室全容积。追踪心内膜边界后，在心动周期内计算并追踪左心室容积。后处理软件生成环绕中轴的 17 个子容积。心动周期中各子容积曲线的变化在图像底部显示。本例中所有子容积几乎在同一时间达到最小容积（箭），表示左心室收缩同步

乎很重要，特别是涉及漏斗部时，就如脉冲组织多普勒、M 型、形变成像所发现的那样[187,188]。这些室壁异常也可能影响法洛四联症患者对运动的反应。在运动过程中，即使是无症状的法洛四联症患者也可能发生右心室不同步和左心室不同步，如 TDI 所显示的那样[189]。同样，室间延迟增加已与运动能力下降和运动时室性心律失常的风险增加有关[161]。在法洛四联症患者的左心室也发现室壁运动异常影响心室功能的现象，这些患者侧壁与间隔之间的形变达峰时间延时增加与整体左心室功能下降有关[186]。影响右心室的先天性疾病中，左心室不同步和功能障碍可能来自不良的心室间相互作用[190-193]，因为当存在异常室间隔运动、更多肺动脉瓣反流、右心室容积增大、右束支传导阻滞时，左心室不同步会更为普遍[190,193]。在左心发育不良综合征患儿中，已经利用一种形变成像——速度向量成像显示右心室机械不同步[194]。不同步性的数量在不同的缓解阶段是不同的。这种不同步性是否组成该人群心室功能障碍往后发展的一个标志还尚未可知。然而，在体循环化右心室失败时，机械不同步可能是对 CRT 反应的一个重要组成部分[195]。TDI 评估发现，在室壁运动及血流动力学方面，术后立刻进行双心室起搏可能优于单点起搏[163]。事实上，组织多普勒和应变率成像技术发现机械不同步的增加可能与先天性心脏病术后心输出量减少有关，这可能对双心室起搏有反应。

十三、冠状动脉生理

冠状动脉的生理和病理在先天性疾病中发挥重要作用，同时对于儿科和先天性心脏病超声心动图检查者来说，评估冠状动脉的生理正在起到越来越重要的作用。在儿童中，冠状动脉异常主要包括：①异常起源或走行（例如左冠状动脉起源于右乏氏窦）；②炎性疾病（例如川崎病）；③与手术再植术相关的问题（例如修复左冠状动脉异常起源于肺动脉、动脉调转术，自体肺动脉移植（Ross）手术）；④早期动脉粥样硬化；⑤与高舒张末期压力相关的血流减少（例如左心室流出道梗阻、心肌病）；⑥冠状动脉受压（例如肥厚型心肌病的心肌桥）。所得异常的具体病因将影响检查成像的类型和范围。二维和彩色血流超声心动图对于冠状动脉起源、走行、动脉瘤和扩张的成像非常有用，但除了检测冠状动脉开口狭窄以外，可

能对于检测冠状动脉狭窄帮助不大。

冠状动脉超声心动图或超声可分为以下几大类。

1. 冠状动脉直接成像。

2. 静息和负荷状态下局部心肌功能的评估，可以显示特定心肌区域的灌注异常。

3. 血管成像检测早期动脉粥样硬化。

在这一部分，我们指的是冠状动脉生理的一般成像。病变特异性异常包括在各章中。冠状动脉生理可以通过研究外周动脉结构和功能或通过直接检测冠状动脉本身来进行评估。外周动脉可以作为冠状动脉生理研究的替代窗口。颈动脉内膜中层厚度是动脉粥样硬化的前兆[196,197]，可用高频超声（15 MHz）进行测量。

肱动脉流量介导性舒张功能可以评估外周动脉内皮功能。这项技术包括在将血压计置于前臂或上臂，充气加压至收缩压以上100～150mmHg并持续4～5min。袖带放气后即刻测量肱动脉直径，并与充气前的基础直径进行比较。这项技术产生非常轻微的变化，必须在严格控制的环境中进行，不能受外来因素的影响。颈动脉内膜中层厚度及肱动脉流量介导性舒张功能已成功显示胰岛素依赖型糖尿病患儿的血管功能损害，因此，可以用来推测其冠状动脉功能也有损害[198,199]。血管功能也可以通过扁平压力测量法进行评估，这是一项非超声技术，它使用高保真传感器无创性采集大动脉波形，根据波形评估心血管风险[200]。

（一）冠状动脉的直接评估

冠状动脉的二维和彩色血流成像可显示异常起源、异常冠状动脉分支形态和冠状动脉走行、冠状动脉瘤和（或）扩张、冠状动脉瘘。冠状动脉的直接评估仍然有限，心肌缺血或梗死的其他迹象存在时应考虑冠状动脉异常，如整体或局部心室功能障碍、心室和心房扩大、存在二尖瓣反流、乳头肌或心肌回声异常、左冠状动脉异常起源于肺动脉时，彩色多普勒血流探及左前降支动脉内逆向血流。

冠状动脉的直接功能评估主要依赖于冠状动脉血流的多普勒评价，尽管在大多数儿科临床机构中并未常规进行。虽然如此，尽管只是在少数研究对象中，但多普勒血流速度在成人和儿科研究中发现与多普勒引导心导管的侵入性测量具有良好相关[201-203]。一个基于超过300名儿童的队列研究发布了静息状态左冠状动脉血流速度正常值[204]，并且还对冠状动脉分支进行了研究[205]。在婴幼儿中速度可达60cm/s，并随年龄的增长而下降，随着心率的增加而增加。

冠状动脉血流储备反映在应对如药物（如腺苷三磷酸、双嘧达莫）和运动等刺激时冠状动脉血流的增加。它计算的是充血刺激后的舒张速度峰值（或平均值）与舒张速度的基线峰值（或平均值）之比，反映在冠状动脉床的阻力和心肌灌注压变化时冠状动脉保持稳定血流的能力（自动调节），以及应激反应时血流增加的能力[206]。冠状动脉血流储备不仅受到冠状动脉近端动脉狭窄或受压的影响，如川崎病[203,207]或肥厚型心肌病[208]，而且还受远端冠状动脉微血管异常的影响，如扩张型心肌病。多普勒超声发现冠状动脉血流储备下降预示更差的结果[209,210]。更令人欣慰的是，在一项对大动脉转位动脉调转术后儿童的小规模研究中发现了正常的冠脉血流储备，虽然心脏正电子发射断层成像发现给予腺苷后一些左冠状动脉异常的儿童显示出冠状动脉血流储备异常[211]。动脉调转手术后，大多数儿童的正常结果反映，使用多普勒引导心导管进行的侵入性研究[212]可能预测未来10年动脉粥样硬化的较低风险[213]。另一方面，过去的研究发现，虽然冠状动脉解剖不是动脉调转术后效果的决定因素，但部分患儿在静息状态下可能出现无症状心肌缺血而不伴超声心动图的异常[214]。这些儿童是否显示冠状动脉血流储备异常尚不清楚。利用冠状动脉多普勒血流频谱作为参考，超声多普勒评估右冠状动脉的血流储备在成人是可行的[211]。

鉴于超声心动图检测冠状动脉异常的巨大局限，特别是那些与冠状动脉狭窄和灌注异常相关的异常，当临床怀疑冠状动脉狭窄或灌注异常时，应该积极考虑进行其他成像。这种适应证的其他影像学技术包括CT、心脏MRI、核素成像，特别是冠状动脉造影，仍然是金标准。

（二）冠状动脉灌注

负荷超声心动图的主要应用之一是评估冠状动脉灌注[202]。心肌耗氧量超过氧供应时发生心肌缺血。缺血可表现为心绞痛（还在病史中的表现相对较晚）、代谢异常（正电子发射断层显像中的表现相对较早）或一些中间表现，如心电图 ST 段压低或铊扫描放射性同位素灌注不良。在超声心动图上，缺血表现为新的或加重的节段性室壁运动异常。在儿童中，负荷超声心动图评价冠状动脉对于各种适应证是有用的，包括川崎疾病、心脏移植中冠状动脉血管病变检测[213,214]，以及动脉调转术后。在儿童中，虽然异常多巴酚丁胺负荷超声心动图（dobutamine stress echocardiography, DSE）与冠状动脉造影异常具有相对较好的相关性[214]，但其中一个主要问题是异常预测概率低，导致这项检查的阳性预测值低。目前我们的院内诊疗限制对那些移植后 3 年以上患者，以及具有排斥反应风险因素或以前发生过排斥反应的患者进行常规 DSE 以检测移植血管病变。

第 14 章
磁共振成像
Magnetic Resonance Imaging

Tal Geva Andrew J. Powell 著
郭应坤 余 莉 译

自本书再版以来，心脏磁共振成像（cardiovascular magnetic resonance imaging，CMR）经历了技术的快速发展和临床的广泛应用。在过去几十年里，随着硬件设备、计算机技术及影像序列的发展，CMR 得以极大地应用于儿童先天性和后天性心脏病。目前 CMR 很少被用作首选或单独的影像检查手段，而是作为超声心动图的一种无创的补充手段，以替代 X 线血管造影术。与超声心动图相比，CMR 不受声窗和体型的限制。与心导管造影相比，CMR 无电离辐射。在如今的临床实践中，CMR 正像其他检查方法（主要是超声心动图）一样被逐渐推广，用于评价心脏解剖结构、功能、测定血流、分析组织特性，近年来 CMR 还被用于分析心肌活性和血流灌注。本章主要介绍常用的 CMR 技术以及 CMR 在儿童先天性和后天性心脏病中的临床应用。

一、先天性心脏病 CMR 检查适应证

儿童先天性心脏病的 CMR 适应证在不断扩大。鉴于 CMR 对绝大多数类型的先天性心脏病都能提供有用的诊断信息，此处不赘述不同类型先天性心脏病的具体影像表现。总的来说，临床上 CMR 的适应证分为以下几类。

1. 经胸超声心动图不能提供所需的诊断信息。
2. 临床诊断与其他诊断检查结果不一致。
3. 诊断性心导管造影的备选方案。
4. 仅由 CMR 才能提供的诊断信息。

在临床实践中，CMR 检查通常为最后的选择，除非需要 CMR 提供额外诊断信息。表 14-1 总结了波士顿儿童医院 2003—2004 年连续收集的

表 14-1 波士顿儿童医院 1334 例心脏磁共振成像检查主诊断

主诊断	例 数	构成比
● 法洛四联症	270	20.2
● 主动脉	198	14.8
- 缩窄	116	
- 其他	82	
● 复杂双心室	187	14.0
- 大动脉转位	78	
- 动脉调转	35	
- 心房调转	43	
● 单心室	134	10.0
● 间隔缺损	72	5.4
- 房间隔缺损	39	
- 室间隔缺损	33	
● 肺静脉异常	46	3.4
● 致心律失常右室心肌病	41	3.1
● 肺动脉闭锁伴室间隔完整	29	2.2
● 血管畸形（除外主动脉）	25	1.9
● 川崎病	24	1.8
● 先天性冠状动脉异常	22	1.6
● 心脏肿瘤 / 肿块	22	1.6
● 血管环	21	1.6
● 其他	243	18.2

1183例患儿[1]共计1334次CMR检查，这表明了CMR在心血管先天异常中的广泛应用。

值得一提的是，CMR在婴幼儿和学龄前儿童中的应用较年长的儿童更为局限。因为婴幼儿较少受到超声声窗限制，由此超声心动图检查可以为大多数患儿提供必要的诊断信息。而那些需要获得更多诊断信息的患儿，可选择在镇静或麻醉下行CMR检查。波士顿儿童医院回顾性分析了4年间（1999年1月至2002年12月）99例年龄在1岁以内患儿的CMR检查，评估胸部血管是CMR最主要的目的（55%），其次是气道压迫（25%）以及心脏肿瘤（6%）[2]。将来CMR会在小儿心血管影像检查中发挥更重要的作用，并成为心导管造影术主要的可替代手段。诸如此类的情况，还包括法洛四联症合并肺动脉闭锁的肺血管评价以及双向Gelnn分流术的供体血管的评价。

二、磁共振成像技术

（一）背景

MR主要利用磁场和射频能量激发人体选定部位的原子核产生无线波，并经过处理生成图像。用于生成MR图像的信号来自氢原子。氢原子可被看作是一个小型的条形磁铁，当它置于强磁场内时会排列并围绕磁场轴进行旋转。水和脂肪中富含氢原子。当人体置于较强的静磁场环境中，以微弱但快速变化的梯度磁场，以及短脉冲射频能量激励，选定区域内的氢原子可被激发并释放射频波，用于生成MR图像（图14-1）。大多数临床扫描使用的静磁场强度为1.5或3.0特斯拉（T）[1T=10000高斯（G）]，而地球表面磁场强度大约为0.5G。

和其他影像检查手段一样，深入理解MRI的成像原理才能将其优势发挥到极致，而对MR的局限性的理解，则有助于加深我们对MR图像的解读。MR相关原理由于篇幅有限不便在此赘述，可参见其他文献[3,4]。常规CMR的序列将在本章临床应用中一并讨论。

（二）心脏和呼吸门控

由于大多数CMR扫描覆盖多个心动周期，

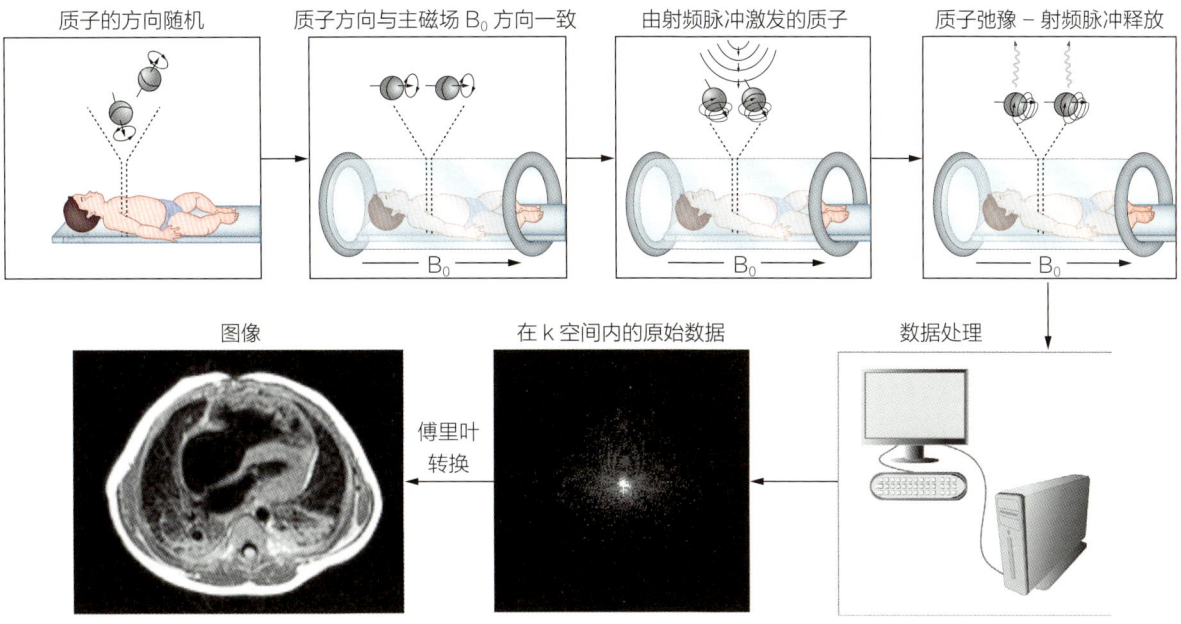

▲ 图14-1 从信号到图像

上排图像显示：在扫描仪的磁场之外，旋转（进动）质子的方向是随机的。一旦进入扫描仪磁场，质子就与主磁场（B₀）的方向一致。通过脉冲的射频能量激发，使质子进入高能量状态。一旦射频脉冲停止，质子就会回到它们最初的能量状态（弛豫）并发射射频能量。

下排图像显示：发射的射频能量由接收线圈（天线）捕获并通过一系列电子滤波器。原始的磁共振信号被存储为一个名为"k空间"的数字阵列里。通过应用傅里叶变换（FT），存储在k空间中的原始磁共振数据被转换成图像

扫描过程中心脏搏动和呼吸运动会导致图像模糊，由此发展出一系列技术以克服该问题。最常用于弥补心脏搏动干扰的方法是使图像采集和心动周期同步。通常使用心电监护或四肢安置可视脉搏感受器（称为"外周门控"）以监测心动周期（图14-2）。高精准心电图和心电向量信号可以协助心电门控有序进行[5]。近年来还出现一种新技术称"自身门控"，该技术依赖于心脏搏动，而避免使用心电触发[6]。呼吸运动造成的伪影，可以通过嘱受检者在扫描时屏气5~10s消除，或采用类似心电门控的方法同步呼吸运动和信号采集。还有办法则采用重复数次信号采集并平均采集数据。呼吸运动可以用腹部周围安置的波纹管装置监测，或者使用MR导航脉冲对呼吸运动进行追踪，同时也可对膈肌或心界定位（图14-3）[7]。

为了避免因运动造成的图像伪影，更为有效的办法是快速扫描，这样心脏搏动和呼吸运动问题便能解决。梯度线圈性能的提高、平行采集技术及影像重构技术可使实现CMR扫描每秒采集20~24帧图像，但这会造成空间和时间分辨率下降[8]。当检查者心律不齐时，或需要评估血流呼吸相关变异，或评估间隔部位情况时，MR实时显像非常有用[9]。该技术无须心电监护和呼吸触发，目前已在一些MR扫描仪中进行了商业推广。

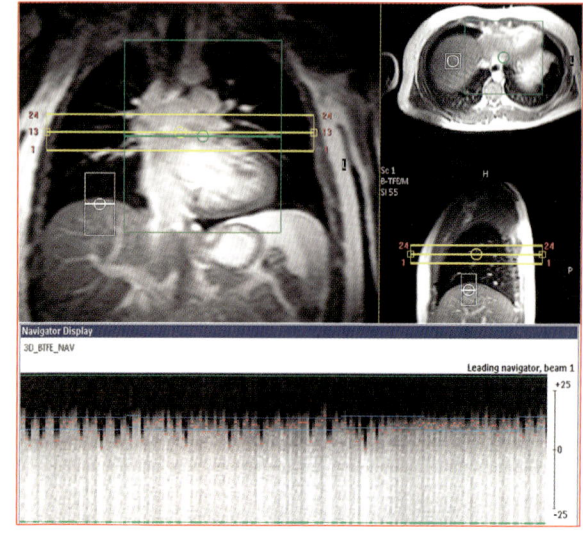

▲ 图 14-3　呼吸导航

上排：导航光束定位于右侧膈肌，覆盖肺及肝脏。下排：右侧膈肌的运动沿接收窗（水平线）连续显示。当右侧膈肌的位置到达接收窗时，采集到的MR数据才会用于图像重建

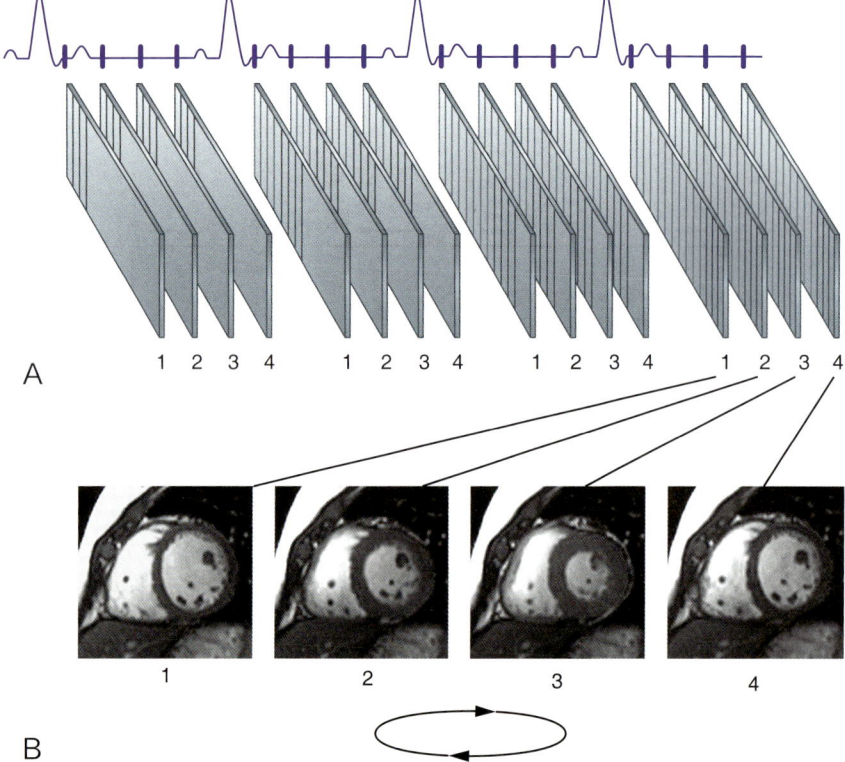

◀ 图 14-2　电影磁共振成像

A. 图像数据采集示意图。利用心电图信号，将心脏周期分为多个等间距采集窗。在每个采集窗口中都要获取几行k空间（一种称为分段k空间的技术）；B. 几次心动周期后，一系列整个心脏周期的图像被重建并以电影循环模式播放

三、镇静与监护

CMR 受检者必须在检查床上保持静止不动长达 60min，以便最大程度减少图像采集过程中运动伪影的影响，以及实现连续性 MR 序列扫描。因此，受试者需要在 MR 检查前进行风险评估，以判断是否在扫描过程中进行镇静或麻醉。能否在镇静下进行检查，有以下几个因素需要考虑：预期检查时间、年龄及成熟期、既往史、是否能配合完成检查。真正的幽闭恐惧症患儿是罕见的。通常来说，大多数 7 岁及以上儿童能充分配合完成高质量的 CMR 检查。检查目的应详细告知患儿父母，并嘱其父母以合适的方式与患儿提前沟通，以期高质量完成 MR 检查。经过适当筛选，父母可以进入扫描室以帮助孩子完成检查。可以允许患儿通过特殊的 MR 兼容视听系统听音乐或看电影来减少焦虑，并提高患儿的配合程度[10]。

CMR 镇静和麻醉的处理方式不尽相同，通常取决于医疗机构的偏好和资源的获得性，例如必须在有资质的儿科麻醉医师的指导参与下进行。尽管使用"喂养及束缚"方法也有可能让小儿进入自然睡眠状态，但是这种方法花费时间较长，也容易提早苏醒。通过多种药物（如戊巴比妥、异丙酚、芬太尼、咪达唑仑、水合氯醛）都能达到镇静的目的，这也是 MR 检查前镇静的合理途径[11,12]。但该方法的主要缺点是不能保护气道，实现依赖自发的呼吸运动，因此可能造成呼吸相关风险、气道梗阻以及肺通气不足。此外，由于图像获取往往要耗费数秒钟时间，在这个时间内呼吸运动会影响图像质量。通过腹部周围安置波纹管装置检测呼吸运动，或通过能同步定位膈肌或心脏的导航回声技术可以同步采集影像数据，从而减小呼吸运动的影响。还有一种减少呼吸运动影响的方法就是在相同部位多次采集影像，并取平均值，由此达到减少呼吸运动导致的变异。上述改善举措延长了总扫描时间，不能完全消除呼吸运动导致的伪影干扰。

出于安全性及图像质量的考虑，针对不能在清醒时配合完成 MR 检测的患儿，我们更倾向于在全麻下行 MR 检查[13,14]。这种方法在其他文献中已有详细介绍[2,15]，它是一种是安全达到足够镇静状态的镇静方法，可以保护气道，还可以控制通气。神经肌肉阻滞剂暂停通气可以完全消除呼吸运动的影响。30～60s 的屏气是可以耐受的，这使得多部位 MR 扫描得以有效完成。

当对心血管疾病儿童使用镇静或麻醉时，护士和医生具备足够的经验是非常重要的。必须全程使用 MRI 兼容生理监测系统持续性监测心电活动、脉搏血氧饱和度、潮气末二氧化碳量、气体麻醉量、血压和体温（图 14-4）。MRI 兼容的麻醉机可以放置于扫描室，通过延长呼吸回路连接于患者的气管内插管。为了保证患者安全、提高检查质量，建议不同的医生分别负责扫描质量控制以及镇静 / 麻醉监测，两者保持相互紧密沟通。

四、患者准备

在患者进入扫描室前，内科医师及技师应该详细了解患者病史、核查安全责任书、调阅最近的胸部 X 线片以确定是否有植入装置，因为植入物可能在 MRI 环境下造成危害或产生伪影。有关 MR 的安全性问题将在本章末讨论或者参见其他文献[16-18]。

MR 检查前安全评估后，生命体征监测装置及听力保护装置（清醒及麻醉患者）安放就位。高质量心电信号对优化的心脏门控序列扫描图像质量非常重要。患者进入扫描仪前后均应对信号

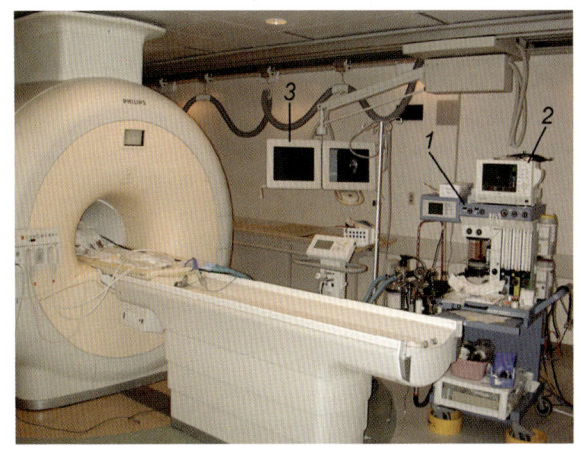

▲ 图 14-4 磁共振整套设备
1. MR 兼容麻醉机；2. 生命体征监测仪；3. 室内天花板安装的扫描监控

进行检查。对于右位心患者，电极导联应放置于右胸。因为儿童身体散热快于成人，故应调节扫描室的温度，预热毯子以减小热量散失。

应选择合适的 MR 线圈尽可能增加被检查身体部位的信噪比。因为先天性心脏病常常合并胸部血管畸形，线圈应选择足够大以完全覆盖胸廓，而不仅仅只覆盖心脏。成人头部或膝部线圈适合体重小于 10kg 的婴幼儿，成人心脏线圈适合 10~40kg 体重的儿童。近年来，专门用于婴幼儿心血管成像的多通道线圈已商业推广（图 14-5）。扫描刚开始时应当通过观察定位像确定线圈覆盖和摆放位置准确无误。

五、安全性

常规临床影像扫描设备存在对生物材料未知的危害。食品及药品管理局（Food and Drug Administration，FDA）的指南将磁场强度及射频脉冲能量定于造成明显生物效应的水平线以下。有动物实验证明，当磁场强度达到 2.0 T 时，静态磁场无明显的生物效应[19]。数以百万计接受 MR 检查的患者并有出现明显的近期或远期不良

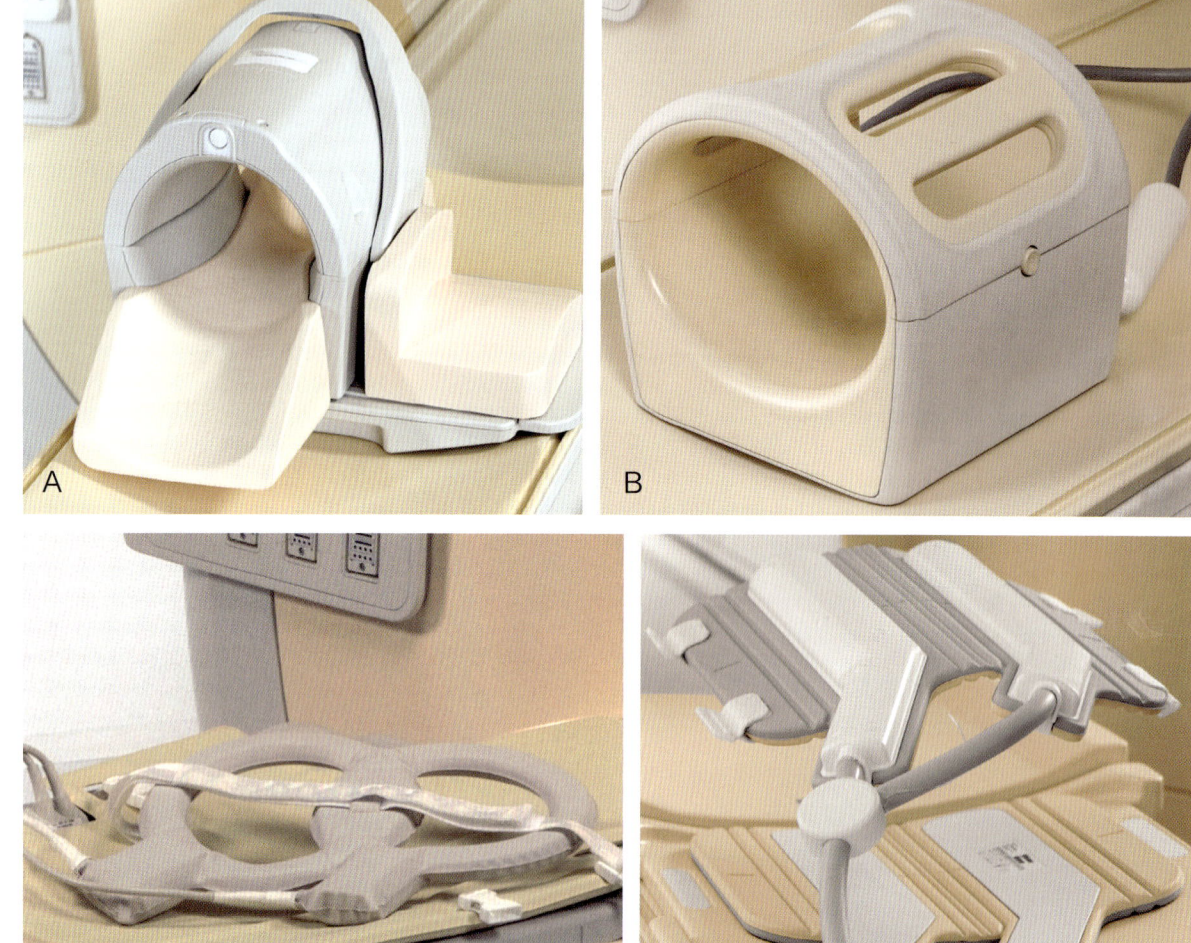

▲ 图 14-5　用于婴幼儿及成人的 CMR 多通道射频线圈

A.8- 通道膝部线圈用于 4kg 以下体重的儿童；B.8- 通道儿童线圈用于 4~10kg 体重的儿童；C.5- 通道心脏线圈用于 10~30kg 体重的儿童；D.32- 通道心脏线圈用于 30kg 以上体重的患者。在选择受检者线圈时，要考虑近似体重及其他注意事项

后果。先天性心脏病患者发生 CMR 相关并发症的风险很低（1.6%），多数是轻微、暂时的[1]。当心脏重症监护病房中患儿有严重心脏呼吸系统损伤的患儿行 CMR 检查时，更容易出现不良事件，例如短暂的高血压及低氧血症。

在对行 MR 检查或暴露于 MR 环境下的孕妇的研究表明，MR 不会对孕妇造成不良影响。现行的指南表明，只要风险－获益比提示孕妇可以做 MR 检查，那检查可以在任何孕期完成[20]。因此，当母亲及胎儿有必要做影像学检查时，MR 是首先考虑的检查手段，而不是 X 线检查（例如 CT 或心导管造影）。

各年龄段的患者进行 CMR 检查时，钆对比剂的使用非常普遍，通过血管对比增强造影，以评估心肌活性、心肌灌注及弥漫性纤维化[21-23]。值得注意的是，FDA 并没有批准在 CMR 检查中使用对比剂。但与钆对比剂相关的不良事件发生率极低。Dorfman 等[1]报道称，在先天性心脏病患者中，不良事件发生率仅为 0.84%，且均表现为轻微、暂时的症状，如恶心、呕吐或发热。钆对比剂造成的过敏反应是极少见的[24]。肾脏系统性纤维化（nephrogenic systemic fibrosis，NSF）为人们熟知，但理解还不够深入，该病曾被认为是肾源性纤维性皮肤病，以多器官进行性纤维化为主要特征，而该病与钆对比剂的相关性直到 2006 年才被发现[25]。随后的研究发现，肾衰竭的患者发生该并发症的风险较高[26,27]。因此，绝大多数医疗机构避免对肾功能不全的患者使用钆对比剂[28]。近期的一项研究显示，自该机构避免对肾小球滤过率低于 60ml/（min·m²）的患者使用钆对比剂后，再无一例肾脏系统性纤维化发生[29]。

金属植入物也是 MR 检查前尤其需要考虑的问题，因为如果把金属植入物放在足够强的磁场中，抑或是金属植入物中含有足够多的磁性物质，那么该金属物可能会发生移位（表 14-2）。所幸的是，外科手术采用的金属器材通常只有很弱的磁性。此外，由于周围纤维组织包裹，这些植入物很快就被固定，故此时行 MR 检查是安全的。但金属丝及夹子可能会在局部产生伪影。与此类似，只要确定植入物已经稳妥固定，MR 同样适用于血管内植入弹簧圈、支架及封堵器的患者。许多医疗机构会尽量避免患者在植入术后的一段时间内（通常是数周）接受 MR 检查，但这种操作的安全性尚无公开的数据支持。在心脏手术或植入生物材料后短期内是否有必要做 MR 检查必须个体化权衡利弊[30]。

部分装置被视为 MR 的相对或绝对禁忌证[30,31]。颅内、眼眶内及耳蜗内存在金属物可认为是 MR 的禁忌证[32]。尽管有研究表明植入新一代心脏起搏器的患者可以做 MR 检查，但心脏起搏器仍被认为是 MR 检查的禁忌证[16,33,34]。2011 年，FDA 有条件地批准了与 MR 兼容的起搏器[35]。

因为 MR 扫描仪会吸引铁磁性物质，所以含有铁或其他铁磁性金属靠近 MR 扫描仪时需要特别注意。只有特别设计的与 MR 兼容的生理监护装置才能在 MR 扫描时联合使用。早期的文献也曾报道过，由于使用了与 MR 不兼容的脉搏血氧饱和仪及心电监护装置而导致患者被烧伤的个案。

六、磁共振检查的监测及解读

MR 检查前详细制订计划非常重要，而计划制订的决定因素主要包括宽阵列成像序列的可行性、先天性心脏病患者复杂的临床症状、心血管解剖学形态及功能状态。检查前要仔细了解受检者的病史，包括心血管外科手术、心导管介入术、既往检查发现及目前的状态。与超声心动图及心导管造影检查一样，先天性心脏病患者的 CMR 检查是诊断性操作，其结果需要由专门的医生判读。由于先天性心脏病解剖及血流动力学具有不可预测性，扫描过程中常常需要调整或修改检查方案、扫描序列及调节成像参数。单纯依靠标准化扫描方案会导致漏诊甚至误诊

七、临床应用

（一）CMR 检查技术

所有 MR 扫描的基础序列都可被称为"脉冲序列"（图 14-4）。MR 脉冲序列解释了梯度磁场以

表 14-2　先天性心脏病患者植入物安全性考虑及成像伪影

装　置	安全性 [a]	伪影程度 [b]	注　解
● 心脏起搏器	绝对禁忌	2	除颤起搏器是 MRI 绝对禁忌证尚存争议 [16]
● AICD	绝对禁忌	2	
● 永久起搏器导联 - 无发生器	相对禁忌	1	动物实验发现可以导致永久起搏器导联发热 [288]
● 临时起搏器 - 无发生器	OK	1	
● 胸骨金属丝	OK	2	
● 血管止血夹	OK	1~2	
● 支架		[c]	
- 不锈钢支架	OK	3	
- 无磁性或弱铁磁性	OK	1	
● 血管堵塞弹簧圈		[c]	
- 不锈钢	OK	3	
- 无铁磁性（如铂、镍钛，其他复合材料）	OK	1	
● 封堵器		[c]	
- Rashkind 封堵器	OK	3	
- Clamshell	OK	3	
- CardioSEAL	OK	2	
- StarFLEX	OK	2	
- Amplatzer	OK	2	
● 假体心脏瓣膜	OK	2	

a. 商品化成像序列扫描仪 1.5T 中的安全级别：CI：绝对禁忌证。RCI：相对禁忌证。OK：未知的与临床 MRI 相关的不良事件。
b. 图像伪影的程度：(1) 无或轻微。(2) 在标准梯度回波序列或自旋回波序列中较小。(3) 在标准梯度回波序列中影响较大（几厘米）或在自旋回波序列中较多。
c. 一些医疗机构提倡尽量避免患者在植入术后的一段时间内（通常是数周）接受 MR 检查，但这种操作尚没有公开的数据支持。在心脏手术或植入生物材料后短期内是否有必要做 MR 检查必须个体化权衡利弊 [30]

及射频脉冲产生有特征信息图像的原理。在 CMR 检查过程中，扫描技师选择脉冲序列，选取成像部位与方位，以获得满足临床需求的图像。部分 CMR 脉冲序列将于下面的临床应用一起讨论。

（二）心血管解剖的评价

先天性心脏病患者心血管解剖和功能的评估往往是不可分割的。一些 MR 序列可用于显示解剖细节，这些序列有各自的优势，反映了不同的特征性问题。实际上，心血管解剖评价常常需要一个以上成像序列，叠加的影像信息可提高诊断准确性。

1. 自旋回波 MRI

自旋回波成像通过施加一个短暂的射频脉冲，该脉冲以相对于主磁场轴 90° 方向使氢原子磁化，而后再施加一个 180° 重聚射频脉冲以实现成像（图 14-6）。由于组织激发和数据采集之间间隔时间相对较长，当采集信号时受到激励的血流已经离开了成像区域，造成的结果是血流呈低信号，与之相反，周围静止组织产生不同灰阶的 MR 信号（"黑

第三篇 诊断与治疗方法
第 14 章 磁共振成像

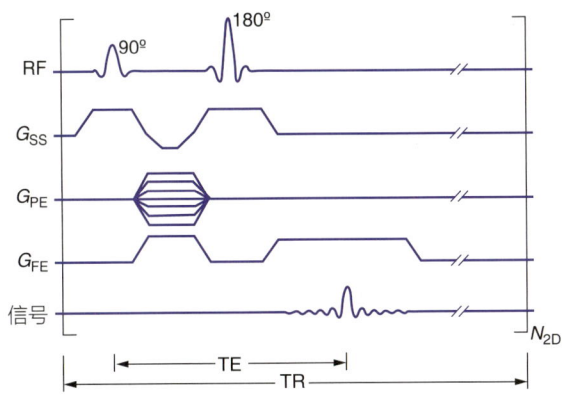

▲ 图 14-6 自旋回波脉冲序列时间图

X 轴代表时间。第一步是同时施加 90°射频脉冲（RF）和切面选择性梯度脉冲（G_{SS}）。接下来在预定层面施加 180°射频脉冲使横向磁化矢量重聚，以改变由磁场不均匀性造成的失相位。而后采用多组频率编码（G_{PE}）和一组单个相位编码（G_{FE}）确定 MR 信号在空间的位置（空间定位）。MR 信号（回波）被捕捉的时间称为回波时间，或缩写为 TE。该序列最终获得一排 k 空间数据。最后多次重复（N_{2D}）每次重复的相位编码值有所不同，直到全部 k 空间数据采集完成，2D 图像重建完毕，整个过程结束。两个序列间的间隔时长称为重复时间，或缩写为 TR

血"影像"（图 14-7A）。自旋回波序列还有如下特征，包括每个心动周期获得一幅图像（静态图像）、组织对比度高、与梯度回波序列相比不易受磁场不均匀性影响。在实际临床中，磁场不均匀性多由铁磁性植入物导致，如胸骨金属丝、假体

心脏瓣膜、支架、弹簧圈或其他植入物。自旋回波序列经过改良可以改变组织对比度，用于反映特定组织结构的成分（如 T_1 和 T_2 加权成像）（图 14-7B）。标准自旋回波序列要求在数分钟（通常 2~4min，取决于心率及成像参数）内获取影像数据。快速自旋回波序列（FSE 或 TSE）采集数据花费的时间则更短，这是因为该序列采用多个时相编码线快速连续被捕获（称为"回波列"），而不是每个 90°射频脉冲捕获的单个时相编码线。因此，信号采集可以在屏气 10~15s 内完成。在 TSE 序列上，血液信号在反转脉冲后表现为流空效应（称为双反转恢复）而不是仅依赖于血流。

在 20 世纪 80 年代，标准的自旋回波序列很少用于心脏 MR 成像。如今，在临床工作中，标准自旋回波序列已被双反转恢复的 FSE 或 TSE 所取代[3]。这些技术在临床中的应用包括组织特征的评估（如心脏肿瘤）、血管壁成像（如主动脉夹层）、心包的评估，以及对有金属植入物患者的解剖成像，如支架及假体瓣膜。

2. 梯度回波电影 MRI

梯度回波序列是一组产生亮血图像的脉冲序列。自旋回波序列和梯度回波序列的基本原理差异在于后者的初始射频脉冲自旋角度（称翻转角）

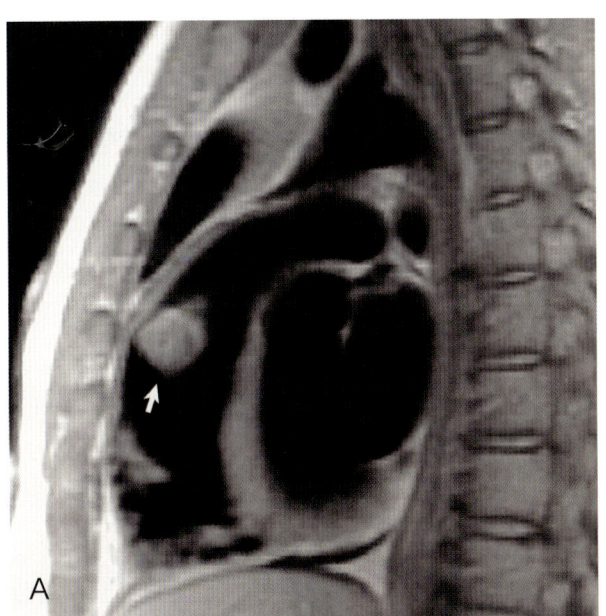
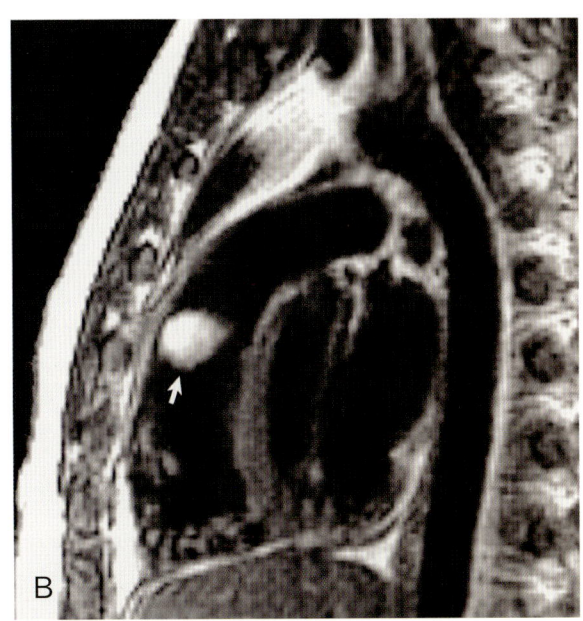

▲ 图 14-7 右心室流出道血管瘤患者快速自旋回波短轴图像

A. T_1 加权图像显示轻度高信号球形肿瘤（箭）；B. T_2 加权像显示肿瘤信号与血管瘤一致，呈现明显高信号

403

小于 90°。梯度回波序列通常比自旋回波序列快，因为自旋激活和信号采集之间的时间（称为"回波时间"或 TE）更短。来自于静态组织或相对缓慢运动的组织（如心肌组织）的信号是灰色的，在选择层面内，反复的脉冲激励会使信号强度降低（如部分饱和）。这是因为在射频脉冲短暂的间隔时间内，自旋的氢原子没有足够的时间回复到最初的基态，才导致了图像上相对弱的信号。另一个方面，未被饱和血液经过扫描层面时则产生相对高信号，因此称为"亮血"序列（图 14-8）。梯度回波序列一个重要的特征是快速成像，这使得多个心动周期的图像能够以电影形式展现。与自旋回波序列相比，梯度回波序列组织对比度较低，在磁场中更容易受磁场不均匀性影响。

心电图或心电向量触发的稳态自由进动序列（steady-state free precession，SSFP）是最常用的评价心血管解剖及心室功能的 MR 电影技术。该技术显示组织的亮度主要由 T_2 到 T_1 弛豫时间比决定，这使得血池（$T_2/T_1=360ms/1200ms=0.3$）和心肌（$T_2/T_1=75ms/880ms=0.085$）产生良好的对比度，从而清楚地显示心血管结构的边界（图 14-8）[36]。该序列有多个大家熟知的商用名，包括 trueFISP、bFFE、FIESTA 序列。SSFP 电影序列采集时间很短，通常每个部位需要 4~10s，扫描时间长短取决于心率、空间分辨率及其他采集参数。然而 SSFP 序列对易受磁场不均匀性影响，比如由金属植入物造成的伪影。

20 世纪 90 年代，分段 K 空间快速（也称为 "turbo"）梯度回波（快速 GRE）序列得到广泛应用，它在测量心室大小及功能的准确性和可重复性已得到证实[37,38]。与 SSFP 相比，快速 GRE 序列显示血池与心肌的对比度降低，信噪比及时间分辨率较低，图像较长，成像对血流效应更敏感。另一方面，快速 GRE 序列与 SSFP 序列相比，更不容易受到磁场不均匀性的影响。

在临床实践中，心电门控梯度回波电影 MR 序列是按规定将一系列感兴趣的解剖切面以多层面、多时相（电影形式）的方式在计算机工作站进行排列。心电门控节段 K 空间 SSFP 电影 MR 是一种评估心脏解剖及功能的序列，其血池 – 心肌对比良好，时间和空间分辨率高，数据采集时间短。使用类似成像技术（例如敏感编码或 SENSE）会进一步缩短数据采集时间[39]。SSFP 序列可以显示心腔、房室瓣及半月瓣、乳头肌、腱索、膜部室间隔、房间隔及血管（图 14-8）。然而，由于狭窄或反流的干扰，SSFP 序列对血流改变较快速 GRE 序列敏感性低。一种速度编码电影 MR 序列或许可以作为识别异常血流的方式。

3. 三维稳态自由进动 MR

它是一种心脏触发 SSFP 技术，要求三维（3D）影像容积数据覆盖 4~7min 的自由呼吸时长[40,41]。脉冲导航用于追踪膈肌的运动，当膈肌的位置与操作者所确定窗口一致时才能采集到影像数据（图 14-3），因此需要避免呼吸运动伪影。影像的体像通常是各向同性的，可以在任意平面进行离线格式修改。这种影像技术不需要使用对比剂，能提供包括心内及心外解剖在内的高分辨的静态影像（图 14-9）。

4. 冠状动脉成像

一些 MR 技术可以评价心外膜外的冠状动脉起源及走行。目前大多数有关 MR 评价冠状动脉的研究是基于心脏触发，导航门控自由呼吸三维

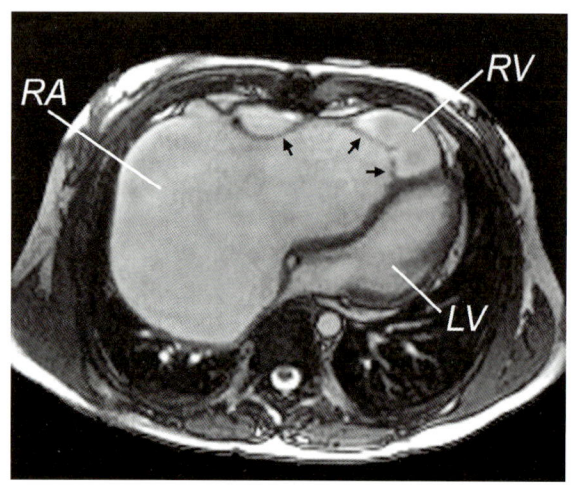

▲ 图 14-8 心电触发稳态自由进动序列轴位磁共振图像显示的 Ebstein 畸形

图中黑箭示向心尖方向移位的三尖瓣，右心室流出道"心房化"，右心房明显扩张，左心室受压

RA. 右心房；RV. 右心室；LV. 左心室

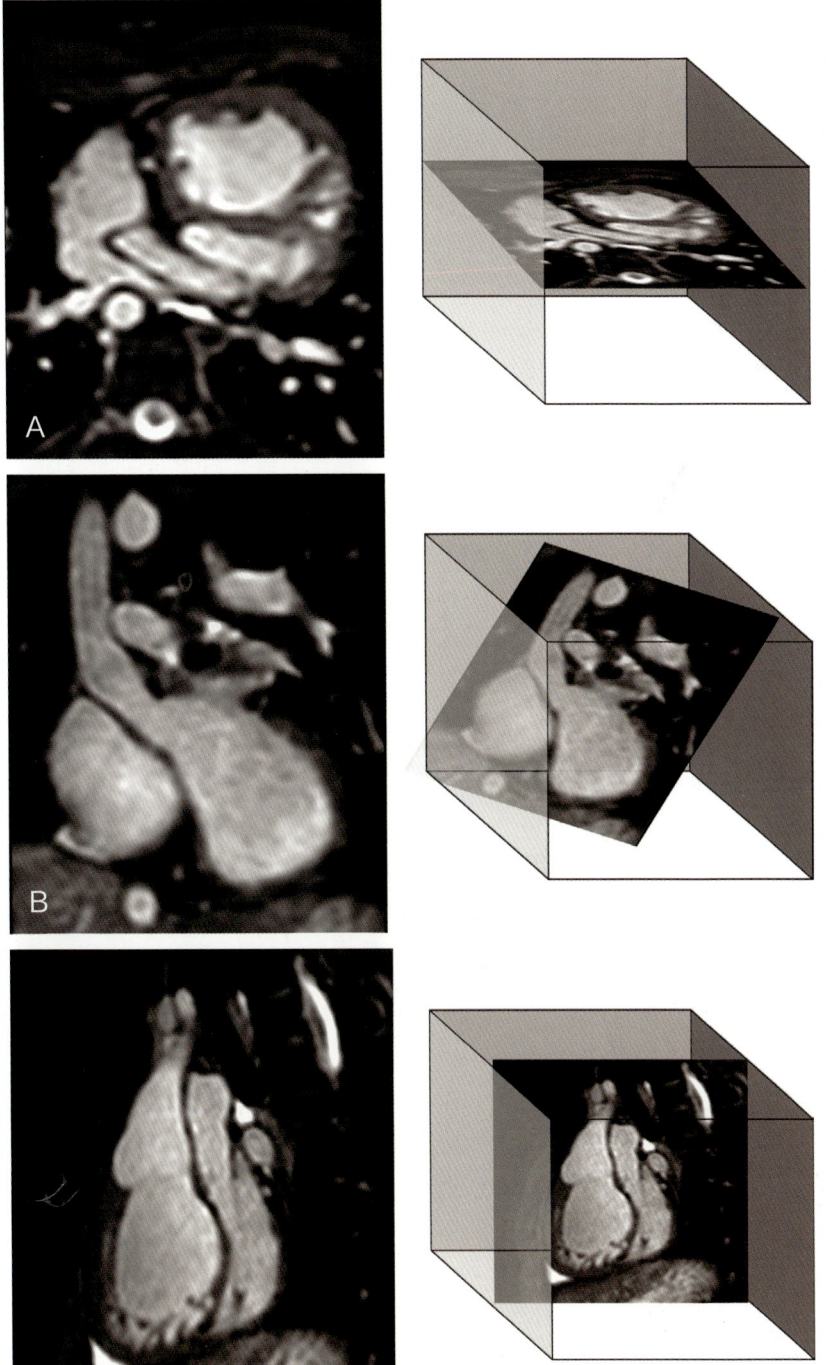

◀图 14-9 自由呼吸状态下（导航门控）、心电触发、各向同性的 3D 自由稳态进动 MR 序列显示的大动脉转位 Mustard 姑息术后患者

3D 容积数据在离线的条件下，以用户选定的层面进行重建。A. 横断位示肺静脉旁路；B. 斜位显示上腔静脉旁路；C. 斜矢状位显示左右心室流出道

MR 血管成像序列（magnetic resonance angiography，MRA）[42]。这项技术成功地应用于各种先天性冠状动脉畸形（图 14-10）和川崎病患者[43-45]。

5. 对比剂增强三维 MRA

钆对比增强 3D-MRA 技术尤其适合观察心脏外大血管，其代表性的临床应用包括主动脉和其分支、肺动静脉、腔静脉、主-肺侧支和静脉侧支、主-肺动脉分流、动脉导管和人工血管的显示[11,46]。虽然该技术最常用于观察心脏外大血管，但后来发现它在显示心房间分流、肺动脉闭锁（如 Mustard/Senning 手术或 Fontan 姑息术）以及心室流出道（如法洛四联症修复术或动脉调转术）中也有较大价值。此外，钆对比增强 3D-MRA 技术能够显示血管之间的空间位置关系、气管支气管束、胸壁、脊柱，以及其他有助于制定介入方案和手术操作的解剖标志（图 14-11）。最近，成像加速序列的应用把信号采集时间再次缩短了 2~5s。这样，当对比剂流经血管时，可以获得多组 3D 容积数据用于重建实时 3D-MRA 图像[47]。但是，为了兼顾空间和时间分辨率，该技术的临床应用尚需进一步研究。

在临床工作中，MR 对比剂（如钆喷酸葡胺，0.2mmol/kg）借助人工或高压注射器的方式，经外周静脉进入人体。每次扫描前技师都会嘱患者屏气。从开始推注对比剂到数据采集的间隔时间，主要由团注对比剂到达心脏实时显示时间或团注对比技术决定。两组或更多组 3D-MRA 数据采集时两次屏气常间隔 10~15s。

（三）心功能

1. 技术应用

ECG 或 VCG 触发的 SSFP 序列是评价心功能最常用的 MR 电影序列。当遇到体内有金属

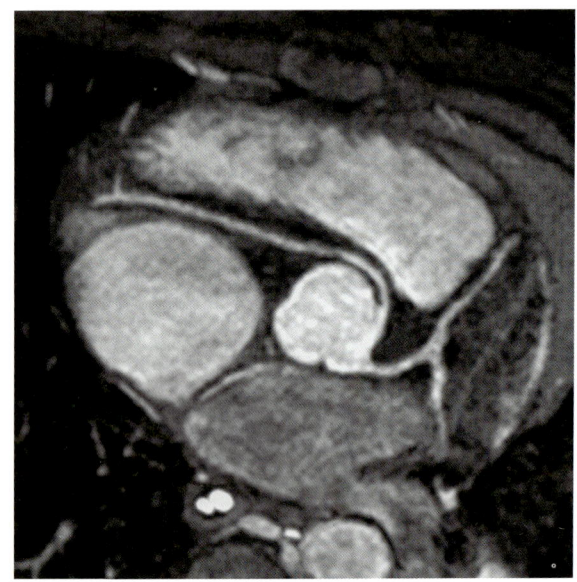

▲ 图 14-10 自由呼吸状态下（导航门控）、心电触发的 3D 冠状动脉 MRA 示右冠状动脉异常起源于左冠状窦

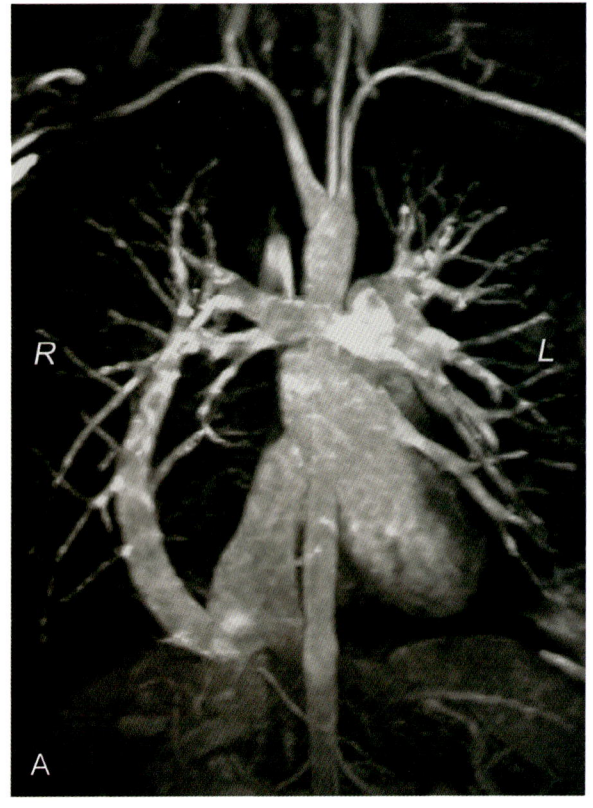
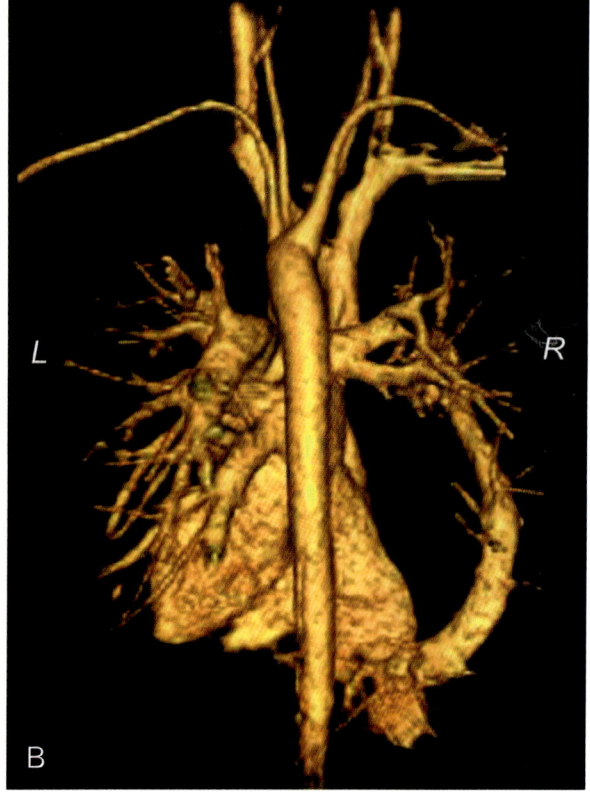

▲ 图 14-11 钆对比增强 3D-MRA 技术显示弯刀综合征
A. 子容积最大密度投影技术（MIP）；B.3D 容积再现技术（VR）（后面观）
L. 左；R. 右

植入物影响心室观察的病例时，通常选用快速（turbo）GRE序列，因该序列受磁场不均匀性的影响更小[48]。ECG触发的SSFP序列扫描时仅需短时间屏气。屏气时间长短取决于患者心率和扫描参数（矩阵大小、每个部分k空间的排数以及梯度磁场强度）。在可满足诊断的前提下，空间和时间分辨率中等程度降低可以缩短4～5s扫描时间。应用敏感编码技术通过以下途径缩短扫描时间（但同时会牺牲信噪比）：提高空间或时间分辨率的同时保持相同的扫描时间，或是两者结合。检查过程中嘱患者在呼气末屏气，以减少膈肌和心脏的运动；若患者不能屏气，扫描则在自由呼吸状态下进行，采用呼吸触发的方式多组数据序列综合，或采用实时MR显像[49,50]。

通过一系列心室短轴层面的SSFP电影图像可实现心室运动功能的量化评估（图14-12）。涉及的主要步骤如下所示。

两腔心层面（又称心室长轴层面）：以横断位轴位扫描的scout图像为基础，获得平行于室间隔的层面（图14-12A）。当患者为双心室且体循环由左心室供血时，扫描范围从二尖瓣口到心尖；而当患者体循环由右心室供血时（如大动脉转位动脉调转术），扫描范围应包括三尖瓣口到心尖。当患者为单心室时，扫描范围应是房室瓣环到心尖。扫描方向由横断位时心室的位置决定。

四腔心层面（又称水平长轴层面）：扫描选取舒张末期，以垂直于之前的两腔层面扫描，扫描层面的stack通常是4（图14-12B）。扫描方向由心室的上下关系决定。

短轴层面：如前所述在舒张末期四腔心层面定位，从房室瓣到心尖自上而下以等间距扫描（图14-12C）。第一层放在连接右冠状动脉与左旋支的房室管开始，之后扫描层面向下以相同间距扫描直至到达心尖（图14-12D）。大多数患者心室从基底部到心尖共12层，层厚4～8mm，层间距0～2mm。依据上述参数，心室的覆盖长度为4.8～12cm；但有部分婴幼儿心脏较小，扫描层面不足12层；相反的是，有老年患者因心腔扩大，或是患者心脏形态异常，则扫描层面会超过12层。

为避免部分容积效应并减少层间数据外推，目前推荐层厚小于8mm，层间距小于2mm。

2．图像分析

准确测定心室体积需要清晰勾画血池与心肌的边界。调整计算机屏幕上的图像亮度和对比度可使血池与心肌的边界变得更清楚。通过勾画血池-心内膜边界，将层面血池容积计算为其横截面面积和厚度的乘积（是操作者规定的）；左心室乳头肌和右心室的主要肌小梁（如隔带和调节束）被认为是心肌的一部分而被排除在血池之外[51,52]。然后通过所有层面容积总和确定心室容积。通过重复扫描心动周期中的每帧图像来获得连续的时间-容积循环，或者可以仅在舒张末期（最大容积）和收缩末期（最小容积）图像上进行扫描以计算舒张和收缩体积。根据这些数据，可以计算出左右心室射血分数和每搏输出量。由于患者在图像采集时的心率是已知的，因此左心室和右心室输出量可以由每搏输出量和心率的积得出。通过追踪心外膜边界并计算心外膜体积，减去心内膜体积，得到的肌肉体积乘以心肌的比重（1.05g/ml）来计算心室质量。

目前已经报道了几种测量双心室大小和功能的方法。一般来说，这些方法可以分为两大类：①依赖于层厚总和的方法（辛普森原理）[53]；②依赖于腔室建模或稀疏数据外推的方法[54-56]。在第一类中，覆盖心室的每个层面在舒张末期（最大体积）和收缩末期（最小体积）处至少显示一次。一些团队主张使用在轴向或倾斜长轴平面上获得的图像[57,58]。与基于短轴图像的分析相比，该方法的主要优点是易于确定房室瓣和半月瓣的平面。这一优势可能使测量的可重复性稍高[58]。然而，这种方法限制了心室质量的评估，因为心脏间隔的心外膜和心内膜边界没有明确定义。最近发展的技术结合长轴和短轴图像大大降低了在短轴图像上确定瓣膜平面的难度（图14-12）[59]。此外，关于先天性心脏病和后天性心脏病的心室大小和功能的正常值的报告，大多数文献是基于对短轴图像的分析所得的结果[51,60,61]。

在第二类中，基于几何的公式来自稀疏数据

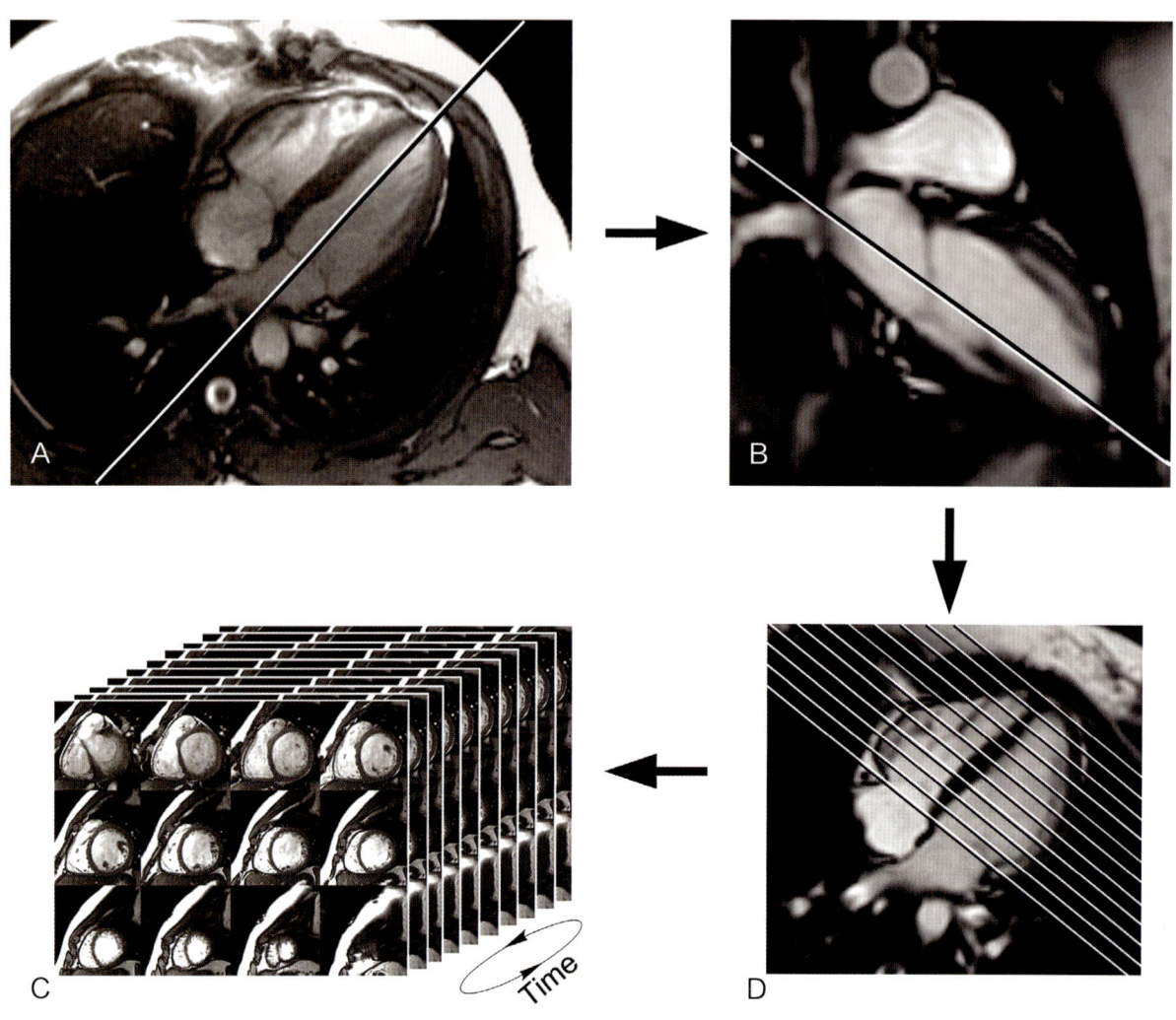

▲ 图 14-12 心室容积和质量评价

A. 使用在轴位（横轴位）平面中获得的定位图像，得到一个四腔心（也称为垂直长轴）平面；B. 二腔心平面的图像来自于前面获得的四腔心舒张末期电影序列图像；C. 再由四腔心舒张末期电影序列图像得到从心尖至房室瓣平面的短轴图像；D. 短轴图像以电影模式显示

的模型或外推用于产生心室容积[54-56]。这种方法的主要优点是缩短了分析时间，但由于精度低而不具优势。

我们中心对心室容积和质量是用短轴电影 SSFP 图像测量计算[52]。使用左右心室双腔（垂直长轴）和四腔（水平长轴）电影 SSFP 交叉参考短轴图像，有助于在心脏收缩和心脏舒张期间准确确定房室瓣和半月瓣平面[59]。为了优化纵向随访患者的重复性与可比性，应将轮廓与之前的研究并排比较。保存轮廓文件以及之前的研究有助于进行比较。平均总分析时间约 25min，并随着操作员经验而降低[59]。

MRI 机器制造商和一些第三方公司的软件包，自动执行上述计算。开发自动边界检测算法有助于这些技术的应用，但需要进一步改进以提高其准确性[62,63]。

3. MRI 确定心室容积的潜在误差来源

心室底部到心尖部方向的平移运动在心脏底部最为突出。考虑到规定的短轴层面在空间上是固定，则在心动周期期间基底层面中存在明显的穿透平面运动。因为在心脏收缩期间，房室瓣已移出成像平面，因此，在心动周期的一部分期间，第一层（有时也是第二层）大多数基底部层面可能包含心房血池。为了避免在计算心室容积时错误地包括心房血池，需要对图像数据集进行检查，以区分室性和房性结构。通常，当层面在整个心动周期中包含心室腔室时,腔室的横截面积在心脏收缩期中减小并且其壁厚度增加。相反,在舒张期含有心室心肌、在收缩期含有心房血池的层面中,心室腔的横截面积增大,壁厚减小。最近开发的包含长轴和短轴图像之间交叉参考的技术大大降低了在短轴图像上确定瓣膜平面的难度[59]。

测量心室容量时的另一个潜在误差来源是在心脏收缩和心脏舒张期间追踪左心室乳头肌和右心室小梁的方式不一致。例如,在舒张期从血池中排除乳头肌,在收缩期不排除乳头肌,将导致低估收缩末期容积、每搏输出量和射血分数。

在屏气期间膈肌的位置不一致可导致在获取短轴图像期间心室位置的空间变化,可以通过指导患者在呼气末期屏气,最小化这种误差[64,65]。

4．CMR对心室容积和功能的准确性、重复性及参考值

无论心腔形态如何改变,三维数据集的组合、血池和心肌之间的清晰界定,以及高空间和时间分辨率使得心脏的精确测量得以实现。在20世纪80年代末和90年代初对体外模型、动物模型和人类受试者的大量研究,验证了CMR测量心室体积和质量的准确性[66-70]。最近,研究主要集中在CMR评估腔室大小和功能的特征,以及与超声心动图和放射性核素技术在测量准确性及重复性的比较[71,72]。Germain等[73]在一项对20名"超声心动图层面显示良好"患者的研究中,发现CMR测量左心室质量的平均值(±SD)的组间变异性为(6.75±3.8)%,而M型超声心动图检查为(11±6.4)%。Bellenger等[74]计算出,与2D超声心动图测量的数值相比,心力衰竭患者通过CMR检测左心室容积、射血分数和质量变化所需的样本量明显较小。例如,为了检测舒张末期容量的10ml变化(统计检验力为90%,$P<0.05$),必须通过CMR研究12名受试者,而通过2D超声心动图检查的患者需要121名;射血分数变化3%需要15个CMR受试者,而需要102个超声心动图受试者;质量变化10g需要9个CMR受试者,273个超声心动图受试者。Ioannidis等[75]比较了单光子发射计算机断层扫描(single-photon emission computed tomography,SPECT)与CMR在评估左心室容积和射血分数上的准确性。虽然这两种方式相关性很好,但与CMR相比,SPECT的个体测量值存在很大差异。一半的SPECT射血分数测定偏离CMR值至少5%,1/4偏离至少10%。在先天性心脏病患者中,Mooij等[59]显示了在60名儿童中较低的观察者间变异系数,大多数为右心出现异常。右心室体积和质量的变异系数范围为6.4%～11.3%,左心室体积和质量的变异系数范围为3.6%～10.5%。

由于CMR技术不断发展,不同的成像序列可能得出不同的心室大小和功能参数。一些研究比较了分别通过电影SSFP与快速(turbo)GRE电影技术获得的在左心室和右心室质量、容积和射血分数的正常值范围[76]。通常,与快速GRE相比,基于电影SSFP的测量结果显示心室容积偏大、心肌质量偏小、射血分数相近。重要的是,同一研究者以及不同研究者之间的差异在SSFP测量中都较低。Alfakih等发表了60名年龄在20－65岁之间的健康受试者的基于SSFP的左右心室容积、质量和射血分数的范围[51]。其他中心也发表了类似的健康成人参考范围[60,77]。基于SSFP测量的儿童心室参考范围的文献已有发表[61,78,79],但婴儿和幼儿的数据仍然缺乏。

(四)评估心肌功能

尽管射血分数及其他相关参数(如轴向纤维缩短率和缩短速度)可以反映心室的运动功能,并可以提供有效的预后信息,但它们受到前负荷、后负荷、心率和心肌收缩状态的影响。此外,射血分数与心脏负荷密切相关,当心肌受损时射血分数可表现为正常,反之心肌收缩正常时射血分数也可出现降低。因此,改为与负荷状态无关又可反映心室运动功能的参数对心肌收缩能力的评价也具有重要价值。关于心室力学的详细讨论超出了本章的范围,内容可以在其他章节找到[80,81]。

Setser等采用了CMR标化的最大心室功率来评价心肌收缩功能[82]。另一种方法是调整射血阶

段变量，如射血分数、肌纤维缩短速度等。根据左心室收缩末期容积、质量和压力（基于血压计测量的平均动脉血压）、收缩末期负荷可进行如下调整[81]。

$$P = (2/3)\sigma_p (\ln V_0 - \ln V_c) \qquad （公式14-1）$$

V_c：指血池容积

V_0：指心腔的体积（血池容积＋心肌体积）

σ_P：正交纤维应力的平均值（$\sigma_{P\Phi} + \sigma_{P\theta}$）/2

值得注意的是，这种方法缺乏 CMR 的验证。

局限性心肌壁运动分析是一种简单的定性方法，即根据长轴和短轴电影 SSFP 序列图像在视觉上评估心室壁节段性的运动能力。AHA 建议将左心室分为 17 个节段（图 4-13），而 Klein 等建议将右心室分成 9 个节段（图 4-14）[84]。心室壁运动被分类为正常（垂直于局部节段适当的收缩壁运动伴随心肌增厚指示心肌纤维缩短）、运动功能减退（收缩运动及壁增厚减少）、不运动（没有明显的收缩壁运动和壁的厚度无变化）或运动障碍（无心肌增厚的向外收缩壁运动）。更客观的方法是在整个心动周期中定义心室的心内膜和心外膜边界，并使用市售软件定量分析壁的运动和心肌增厚[85]。这种方法的主要缺点是耗时，这同时阻碍了其常规临床运用。然而，自动边界检测的改进可以缩短流程，并增加该技术的普及率。

（五）心肌应变和负荷分析

心肌应力分析提供了局部心肌运动功能的信息。尽管心肌应力可以通过相位速度电影 MRI 技术获得的速度信息（类似于组织多普勒成像），但是大多数研究者偏爱采用基于空间磁化模式（spatial modulation of magnetization, SPAMM）的心肌 tagging 技术[86]。该技术是电影梯度回波 MRI 的改进，其允许随时间变化跟踪两个或三个空间维度中的心肌运动。使用预备 RF 脉冲，在舒张末期的图像上施加饱和带或出现暗线或条纹的"标记"（图 14-15）。在随后的图像中，条纹（标记）将在静止组织（例如胸壁和脊柱）上保持不变，但是在移动组织上将改变它们的位置，如心室肌。当心肌在心动周期中移动时，标记跟随它，并且可以追踪它们的旋转、平移和变形，从而计算出心肌应变和应变率[87]。这种分析可以在心脏收缩期或舒张期以及二维或三维中进行[88]。心肌 tagging 技术的早期研究主要通过手动追踪标记来完成，这是一个耗时的过程，阻碍了该技术的临床应用。用于分析心肌标记数据，谐波相位成像（harmonic phase imaging, HARP）的改进技术大大缩短了分析时间，因为它不需要手动跟踪标记[89]。该技术依赖于原始 MRI 数据的自动分析以获得图像之间的相位变化。得益于标记数据的自动分析和快速图像采集和显示技术的进步，现在可以实时评估心肌应变[8]。

心肌 tagging 技术在健康志愿者的正常左[90-92]和右[84,93]心室力学研究中的价值已被证实。在临床领域，通过心肌标记分析室壁应变在缺血性和心脏瓣膜病患者中提供了有用的信息[94-96]。在一项 211 例胸痛患者研究中，Kuijpers 等[97]证明了通过多巴酚丁胺负荷 CMR（dobutamine stress CMR, DSMR），心肌 tagging 技术相比单一的视觉评价运动能够检测更多局部室壁运动异常的节段。在评估先天性心脏病患者时，Fogel 等[98-100]使用心肌标记来表征功能性单心室患者的壁运动和应变。与心肌标记的自动分析相结合的快速 MRI 技术，日益普及，心室应变分析的临床应用前景广阔。目前，尚需进一步的研究来确定应力数据的临床意义，以及如何使用它来评估预后和指导患者管理治疗。

组织追踪技术是一种通过超声心动图评估心肌运动和变形的相对较新的方法[101]，最近已成功应用于 CMR（图 14-16）[102]。通过比较从一帧到下一帧的信号强度（斑点）的差异，专用软件跟踪心肌的运动并计算定义的心室区域中的位移、应变和应变率。该技术的优点包括能够对现有的电影 CMR 图像进行分析，并且不需要额外的序列，如心肌 tagging。Ortega 等[103]最近使用这种技术在修复法洛四联症患者中证实，左心室不同步运动与死亡和持续性室性心动过速有关。

第三篇 诊断与治疗方法
第 14 章 磁共振成像

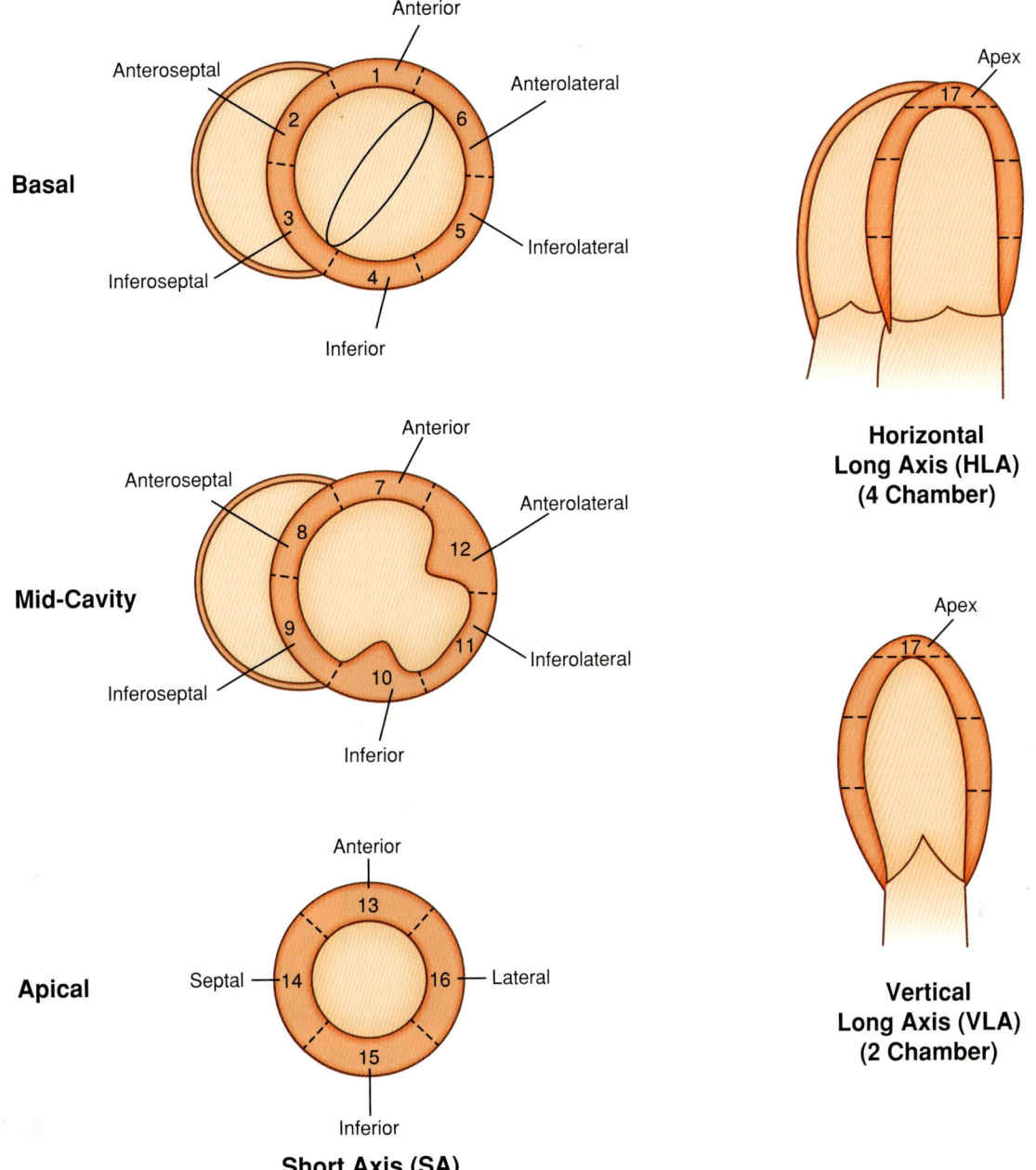

▲ 图 14-13 Left ventricular wall segments. Ant, anterior; Inf, inferior; Lat, lateral; LV, left ventricle; MV, mitral valve; PM, papillary muscles; Post, posterior; RV, right ventricle; SAX, short-axis; Sept, septal.(Adapted and modified from Cerqueira MD, Weissman NJ, Dilsizian V, et al. Standardized myocardial segmentation and nomenclature for tomographic imaging of the heart:a statement for healthcare professionals from the Cardiac Imaging Committee of the Council on Clinical Cardiology of the American Heart Association. *Circulation*.2002;105:539-542 with permission.)

（六）负荷心脏磁共振

关于使用 DSMR 评估冠状动脉疾病引起的成人心肌缺血的文献越来越多（参见下文关于心肌缺血的部分的讨论）。一些研究在先天性心脏病中尝试使用了负荷 CMR 检查。Strigl 等 [104] 在对 32 名患有先天性和后天性小儿心脏病的儿童的研究中，证明了多巴酚丁胺 CMR 用于评估负荷诱导的室壁运动异常的可行性。研究显示，多巴酚丁胺 [剂量为 40μg/（kg·min）] 方案可以与阿托品方案取得相同的目标心率 [0.85-（220- 年龄）]，

411

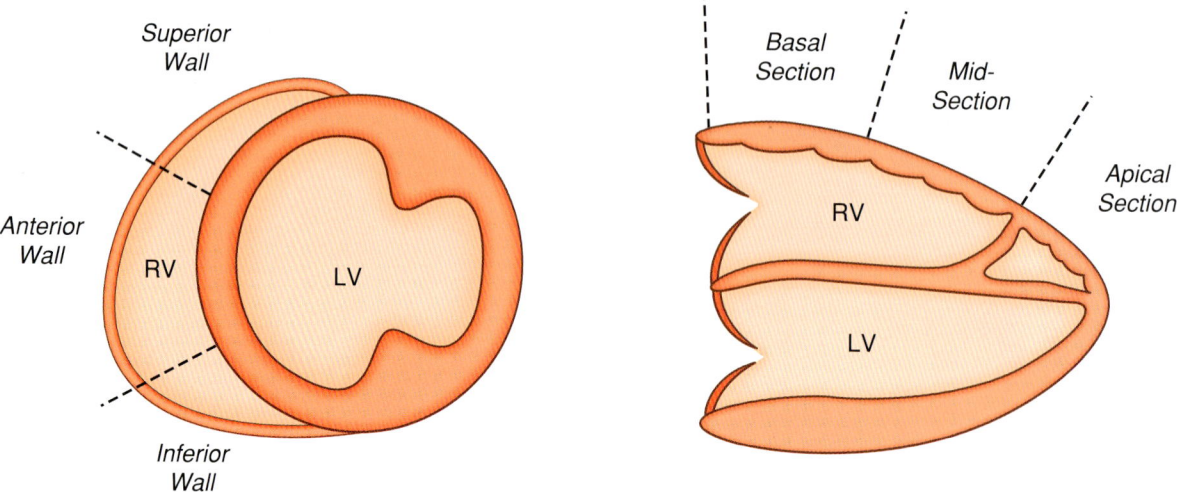

▲ 图 14-14　Right ventricular wall segments.(Adapted and modified from Klein SS, Graham TP, Jr., Lorenz CH. Noninvasive delineation of normal right ventricular contractile motion with magnetic resonance imaging myocardial tagging. *Ann Biomed Eng*.1998;26:756-763.)

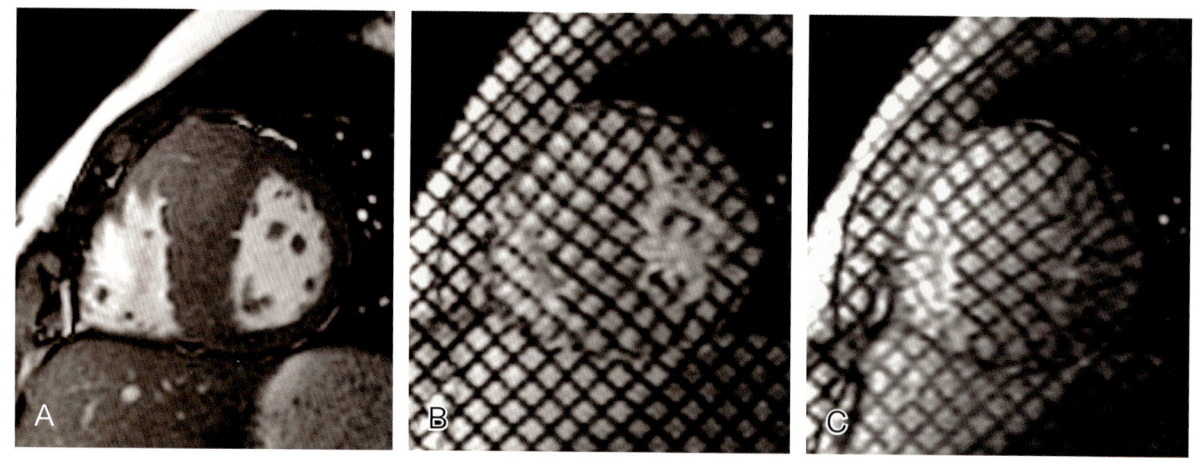

▲ 图 14-15　肥厚型心肌病患者的心肌 tagging

A. 心电图触发，屏气 SSFP 图像显示不对称室间隔肥大；B. 舒张期显示收缩期开始前局部心肌未变形的标记；C. 收缩期显示心室游离壁上的心肌标记向左扭曲，室间隔上的标签几乎没有扭曲，表明室间隔心肌应变减低

且患者的诊断阳性率（100%）和节段段壁运动评分（92%）一致性良好。Tulevski 等[105,106] 在无症状或只有轻微症状的经手术生理矫正转位的大动脉转位及肺动脉流出道梗阻的患者中，使用低剂量［15μg/（kg·min）］多巴酚丁胺以评估患者的左、右心室功能储备能力。与对照组相比，右心室储备功能减低。在同一中心的另一项研究中，Dodge-Khatar 等[107] 发现健康成人和未手术的大动脉转位患者间心室的储备功能具有可比性。Roest 等[108] 证实在仰卧运动期间通过 CMR 评估双心室大小和功能的方法的可行性，该方法可以替代药物负荷的方法。

（七）舒张功能

心室舒张是肌纤维恢复的复杂过程[109]。关于舒张期心室力学的详细讨论超出了本章的范围，可以在本文的其他章节找到。研究人员利用各种方式和各种参数来评估舒张功能，例如心室压力及心腔大小的变化、壁的厚薄变化、心肌速度和应变变化，以及通过房室瓣和肺静脉的多普勒探测获得了宽泛的流速相关的衍生变量。除直接压力测量外，MRI 还可以评估所有上述提到的

第三篇 诊断与治疗方法
第 14 章 磁共振成像

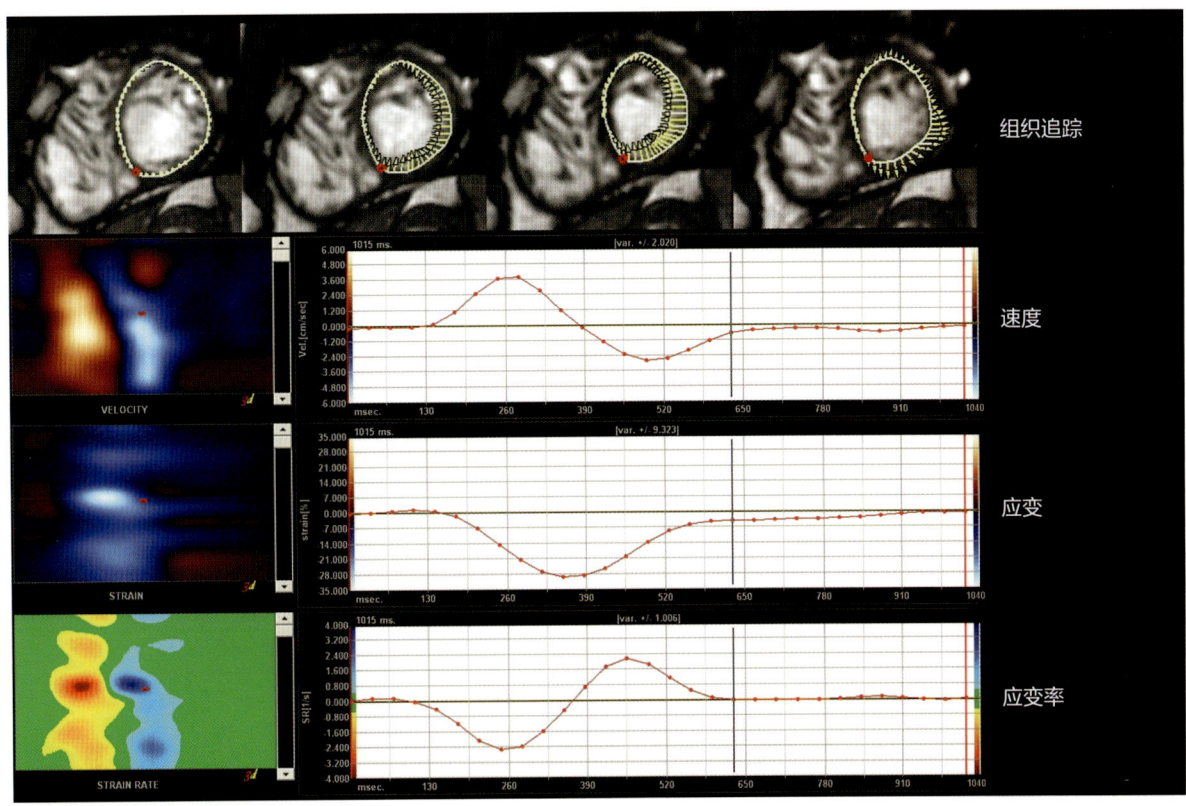

▲ 图 14-16 组织追踪心脏磁共振

该软件在短轴电影 SSFP 图像上跟踪整个心动周期中左心室心肌的运动（上图），原理类似于斑点追踪超声心动图。下 3 幅图显示了组织速度、应变和应变率随时间发生的变化

变量[110-114]。例如，Helbing 等[110] 使用 CMR 测量通过三尖瓣和肺动脉瓣的血流以及右心室大小的变化，以评估法洛四联症修复后的心室舒张功能。虽然通过 MRI 分析得出的血流量和腔室大小数据与其他技术获得的类似数据并没有根本的不同，但是 MRI 在使用组织标记技术在心动周期中追踪组织运动和变形的能力方面更具有优势[112,113,115]。Fogel 等[112] 使用心肌标记技术研究 11 例心脏结构正常的婴儿的左心室舒张应变，证明了心动周期中周向延长（E_2）和径向变薄（E_1）的不均匀性。另一个犬模型的调查表明，通过 MRI 使用组织标记技术评估的心肌舒张速度和反冲率与舒张时间常数或 tau（τ）密切相关（r=- 0.86），该参数不受左心房压力的影响，t 是反冲率的独立预测因子[113]。因此，通过组织标记技术获得的扭转反冲速率是一种无创、独立评价心室等容舒张期前负荷的方法。

（八）流速分析

血流的定量和定性评估经常用于先天性和后天性小儿心脏病的功能性 MR 评估[116]。异常血流模式的定性评估可用于显示狭窄、反流及心血管异常交通导致的湍流（如隔膜缺损、动脉导管未闭、体肺异常分流）。原则上，可以在心血管系统内的任何血管上定点测量速率、流速、每搏输出量和微小流量。

1. 技术

ECG 门控 VEC MRI 序列是一种梯度回波序列，可用于测量血流速度和量化血流速率[116,117]。VEC MRI 技术基于以下原理：来自氢原子核（例如血液中的物质）的信号流过定义的磁场梯度，形成了与其速度成比例的可预测的相位移动，使得在心动周期中构建多相图像，其中每个体素的信号幅度（强度）与该体素内的平均流速成比例。

413

使用专用软件，定义血管周围的感兴趣区域，并自动计算平均速度和横截面积的乘积作为流速（图14-17）。

实际中，成像平面通常垂直于观察血管，且在 VEC MRI 采集之后重建两组多相位图像，提供解剖信息的一组 magnitude 图像和提供编码速度信息的一组 phase 图像。对于每次采集，操作员规定视野、矩阵尺大小和层厚，进而确定空间分辨率。Greil 等[118]在体外脉动流体模型中发现，在观察血管横截面积≥ 16 时，空间分辨率是影像 VEC MRI 测量准确性的重要因素。与此同时，还需要考虑其他变量，例如指定的成像平面与流动

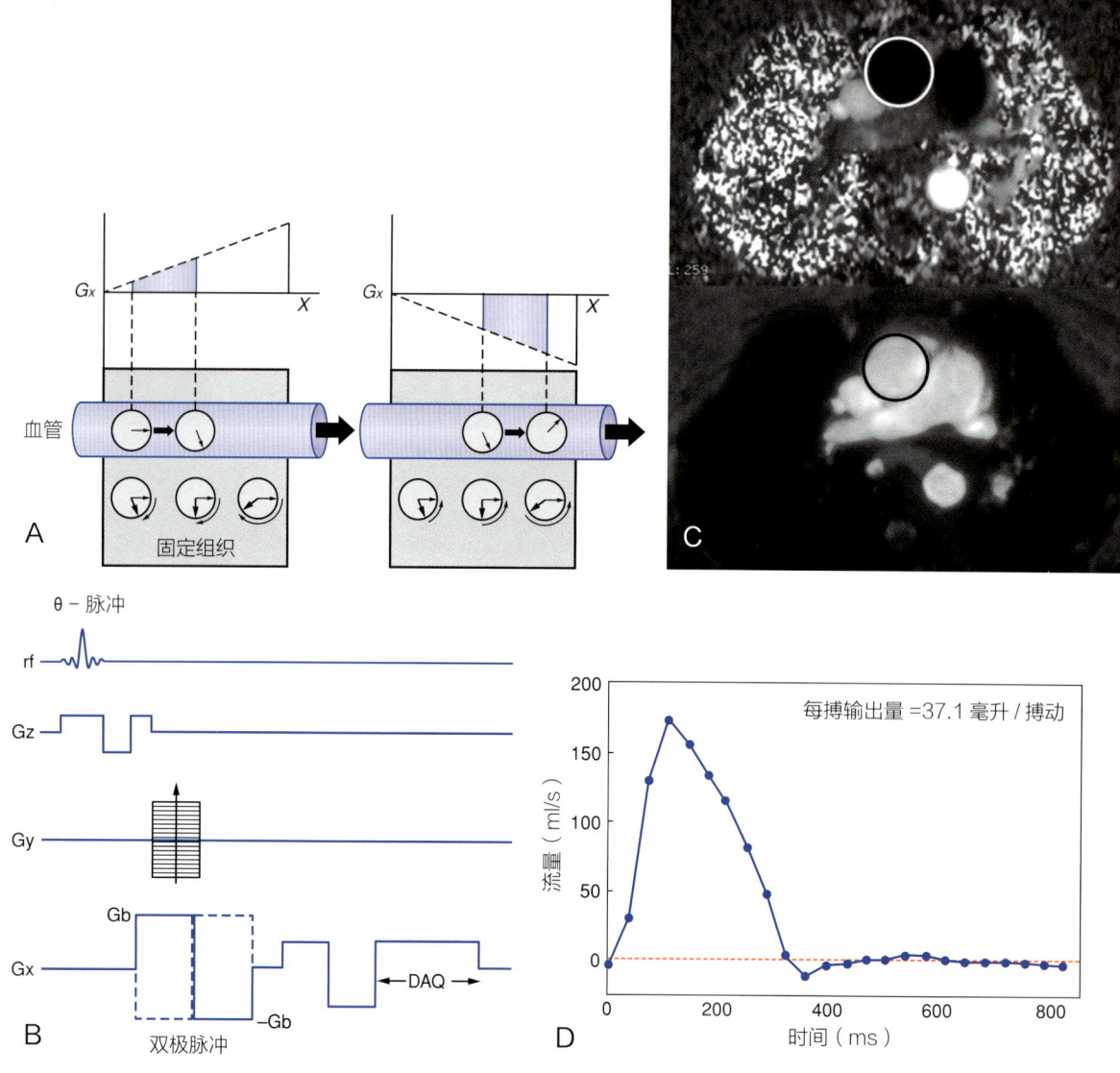

▲ 图 14-17 流速电影磁共振成像

A. 相位速度编码的示意图。左图：在速度编码方向（X）上短暂施加梯度磁场（Gx），导致相位变化。右图：然后将梯度反转，使其具有相等的大小和持续时间，但方向相反。在静止组织中，由于梯度场的反转抵消了施加初始梯度的影响，所以没有净相位位移。相反，血管内流动的血液处于不同的位置，因此暴露于不同的梯度强度（阴影区域）。因此，将产生与流速成比例的净相位位移。B. 相位速度电影 MRI 脉冲序列示例图（rf：射频脉冲；Gz：层面选择梯度；Gy：频率选择梯度；Gx：相位编码梯度；DAQ：数据采集窗口）；C. 垂直于升主动脉的相位速度电影 MRI 横断（轴向）图。顶部图像：相位敏感图像。该图像中的信号强度与流速成线性比例。血流方向编码为黑色（从下到上）或白色（从上到下）。底部图像：基于组织信号强度幅度重建的 Magnitude 图像。为了测量升主动脉中的流量，利用离线计算机软件勾画了感兴趣区域（圆圈）。D. 流量 - 时间曲线。通过对血管横截面积上的流速进行积分，在心动周期期间多次计算瞬时流速。曲线下面积表示每搏输出量。通过将每搏输出量乘以心率来计算分钟流量

方向之间的角度、速度编码范围、翻转角和层厚。VEC MRI 定量评价血流的其他已知注意事项包括湍流继发的血流混叠和去相。通过设定高于目标血管内的最大速度的速度编码范围，可以避免混叠。避免继发于湍流血流的去相位可以通过缩短回波时间，设定更薄的层面厚度，或者将成像层面重新定位在湍流射流的近端或远端来实现。

2. MRI 测量血流量的准确性

体内和体外实验证实 VEC MRI 流量计算准确且可重复性理想[118-122]。体外研究表明连续流量的测量精确度在参考标准的 5% 范围内[123,124]。Greil 等[118]证明 VEC MRI 体外脉动流量测量的准确性和可重复性为（0.8±1.5）%。Evans 等[122]在超过 0.125～1.9 L/min 的流量范围内发现了强相关性（r^2=0.99），其 95% 置信区间为 ±0.07 L/min。Powell 等[120]在一个模拟儿童主动脉血流状态的模型（流速 1.25～3.5 L/min），发现了相似的强相关性与非常接近的一致性（bias = −0.045 L/min），和 95% CI 为 0.19～0.1 L / min。

许多研究已经证明了体内 VEC MRI 测量血流的准确性。研究人员使用心室搏出量、热稀释、Fick 原理、指示剂稀释和流量探针测量作为参考标准，结果显示 VEC MRI[120,125-129]同样具有强相关性。Hundley 等[129]利用 Fick 法测量了 23 名成人的升主动脉血流量，发现在 4% 的流量以内，热量稀释的范围小于 5%。Evans 等[122]在一项对 10 名成年受试者的研究中，证实肺循环（Q_p）和体循环（Q_s）血流量比之间的平均差异为 5%。Powell 等[120]在一项对 20 名健康志愿者的研究中，发现 Q_p / Q_s 接近统一（mean ± SD = 0.99 ± 0.1，范围 0.85 ～1.19）。Beerbaum[119]在一项对 50 名进行了心导管检查的房间隔或室间隔缺损儿童的研究中，发现 VEC MRI 与血氧饱和度之间的平均差异为 2 %（2SD = −20%～+26%）。Powell 等[130]在 20 例房间隔缺损患者中，发现 VEC MRI 与血氧饱和度之间的平均差异为 2.3%，且 VEC MRI 流量测量的重复性在主肺动脉为（1.1 ± 4.2）%，在升主动脉为（0.7 ± 5.4）%（图 14-18）。

3. 临床运用

血流的测量是 MRI 功能性评价的重要内容，其中包括心输出量的测量[129,131]，心内外分流患者的体肺系统分流比[119,120,130,132-134]，目标器官或血管床的

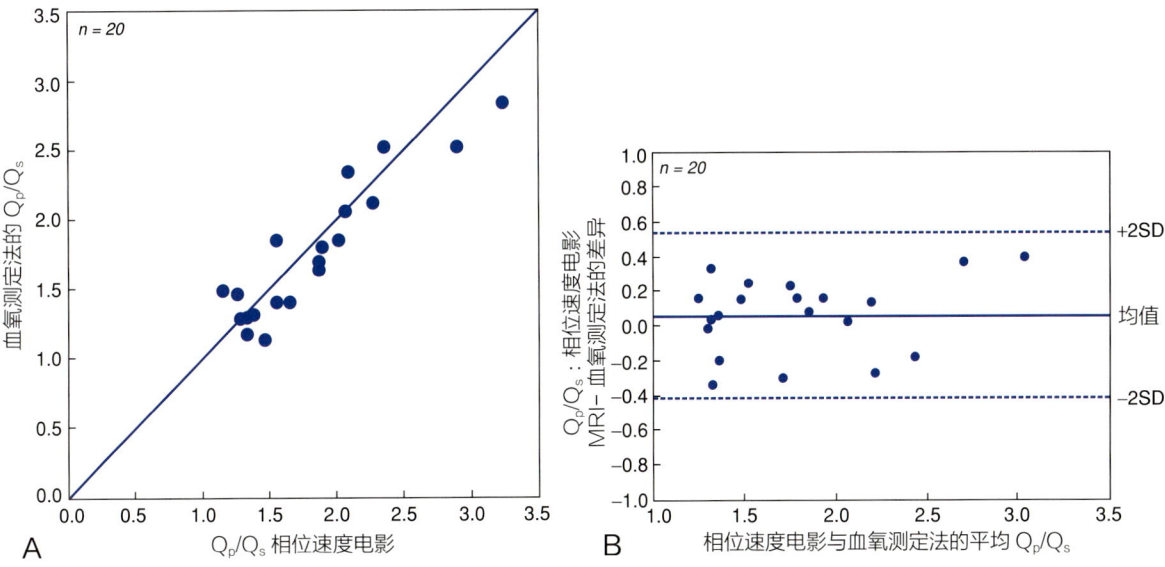

▲ 图 14-18 相位速度电影 MRI 对 20 例房间隔分流患者的血流测量的准确性

A. 通过血氧测定法的平均肺 / 体循环血流量比值（Q_p / Q_s）与 PVC MRI 的平均 Q_p / Q_s 的比较；B.PVC MRI 和血氧测定法的 Q_p / Q_s 与平均 Q_p / Q_s 的差异。平均差异为 0.06L / min（实线），测量 ± 2 倍标准差（95% 的协议限制为）为 −0.42L / min 和 0.54L / min（虚线）（引自于 Powell et al. Comparison between phase−velocity cine magnetic resonance imaging and invasive oximetry for quantification of atrial shunts. *Am J Cardiol*. 2003；91：1523–1525.）

区域流量（例如血管畸形患者）[135-137]，原发性和术后病变患者的瓣膜反流（如法洛四联症修复后肺动脉瓣反流）[138-145]，肺灌注差异（如支气管肺动脉狭窄）[146-148]，主动脉侧支血流量的定量[149,150]分析，房室瓣膜流入[110]，压力梯度估计[145,151]，以及各种其他临床情况。

基于 VEC MRI[116,118,152] 测量所得的相关参数（包括定点测量速率、流速、每搏输出量及微小流量等），可为临床诊疗提供有用的血流动力学信息。药物负荷检查还可用于评价患者的功能储备[153]。例如，使用双嘧达莫或腺苷可扩张冠状动脉，以实现冠状动脉血流储备的评估[154]。MRI 功能评估的固有优势是能够通过不同方法测量相同变量，从而实现对功能数据进行内部验证。例如，在患有房间隔缺损的患者中，可以通过以下方法评估体肺系统分流比：①主肺动脉和升主动脉中的流量测量值；②通过三尖瓣和二尖瓣的流量测量（通常在垂直于房室瓣平面的单次采集中获得）；③通过短轴电影 MR 获得的右心室及左心室的输出量。虽然标准的 VEC MRI 技术在每个位点需要 2～4min 的数据采集，但快速成像策略（例如分段 k 空间采集和并行处理）的发展大大缩短了采集时间[134,155-157]。虽然这些技术可以在短暂的屏气期间（10～14s）获取数据，但是暂停呼吸的生理效应可能改变胸内压力并影响流量测量。Sakuma 等[158]证明在肺容量大时屏气进行测量会明显低估心输出量［（4.47±0.63）L/min vs.（6.09±0.49）L/min］，而在肺容量小时屏气测量的心输出量则与自由呼吸测量的数值相近。实时速度编码技术的发展具有类似于超声心动图中彩色多普勒的潜在效用[144]。最近的研究证明，这种技术在 Fontan 循环患者中可提供有价值的生理信息[159]。

前面的讨论集中在通过平面进行流量测量。当在三个正交平面（前-后，上-下和左-右平面）中测量速度信息时，MRI 可以完成多维流动成像和剪切应力计算[160-163]。三维血流矢量图是电影血流成像的有用辅助手段，因为它提供了动态三维血流图，可以很容易地检测到异常血流改变（图 14-19）。

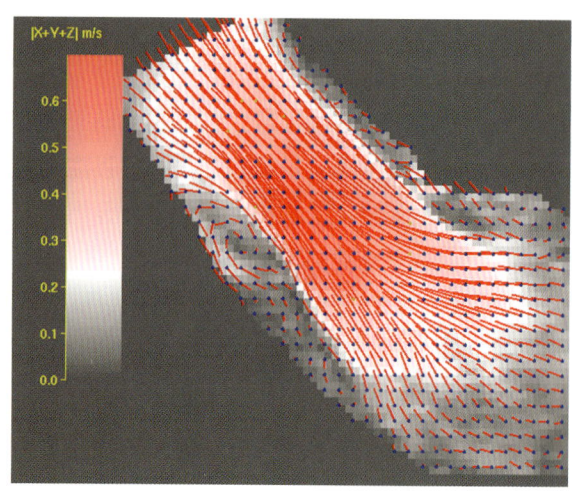

▲ 图 14-19 马方综合征患者主动脉根部和近端升主动脉的三维血流矢量图
流动的起点描绘为蓝点，红线代表流动的方向和速度

（九）心肌灌注和活力

与成人相比，婴儿和儿童中由冠状动脉疾病引发的心肌缺血并不常见。在儿科人群中，缺血可能与先天性冠状动脉异常相关，例如起源于肺动脉或起源于 Valsalva 对侧窦的冠状动脉的异常起源或后天获得性病症（以川崎病最常见）。或者，冠状动脉循环受损还可发生在术后患者中，尤其是那些涉及动脉手术的患者（如动脉硬化性闭塞症）。经历过心脏移植的患者也有发生进展的冠状动脉疾病和冠状动脉微血管异常的风险。

与核医学技术相比，心脏 MRI 是对心肌缺血和活力的评价还不成熟。因此，在随后的讨论中应该记住，MRI 的临床效用和适用性尚不及核医学的技术要小得多。通过 CMR 评估儿童和冠心病患者的心肌灌注和活力的可行性已得到证实，结果令人鼓舞[164-168]。

1. 心肌缺血

目前，用于检测心肌缺血的两种最广泛使用的 CMR 技术是 DSMR 和心肌首过灌注[169-171]。DSMR 使用类似于 DSE 的方案，为达到目标心率，多巴酚丁胺增加的剂量可达 40～50 μg/（kg·min），必要时可添加阿托品。该实验的目标是检测由狭窄冠状动脉供血的下游心肌的血流循环情况。静息时，心肌血液供应/需求比可能足以维持心室

第三篇 诊断与治疗方法
第 14 章 磁共振成像

壁正常运动。然而，随着药物引发心肌代谢需求的增加，可能诱发心肌缺血并且室壁运动障碍。通常使用屏气电影 SSFP MRI 进行成像，从而提供左心室壁运动和增厚的高质量图像。Nagel 等[172]比较了 208 例冠状动脉造影确定的冠状动脉狭窄 ≥ 50% 患者 DSMR 与 DSE 的敏感性和特异性，与 DSE 相比，DSMR 更敏感（86.2% vs. 74.3%），特异性更高（85.7% vs. 69.8%），准确性更高（86% vs. 72.7%）（所有 P < 0.05）。对于声学窗口较差的患者，CMR 较超声心动图具有特殊优势（成人研究中高达 15%）。

首过心肌灌注 CMR 也可用于诊断心肌缺血。在静脉注射 Gd 对比剂后，在团注对比剂后，对比剂第一次穿过心脏时评估心肌的强化程度。在冠状动脉血流受损区域，对比剂的出现浓度和速率都将减弱（图 14-20）。在临床实践中，对比剂（例如，钆喷酸二葡甲胺，0.05～0.1mmol / kg）；使用通过大口径套管高压注射器以 3～5ml/ s 的速率输注。在患者屏住呼吸的情况下，使用心脏触发的快速梯度混合回波平面或电影 SSFP 脉冲序列对心

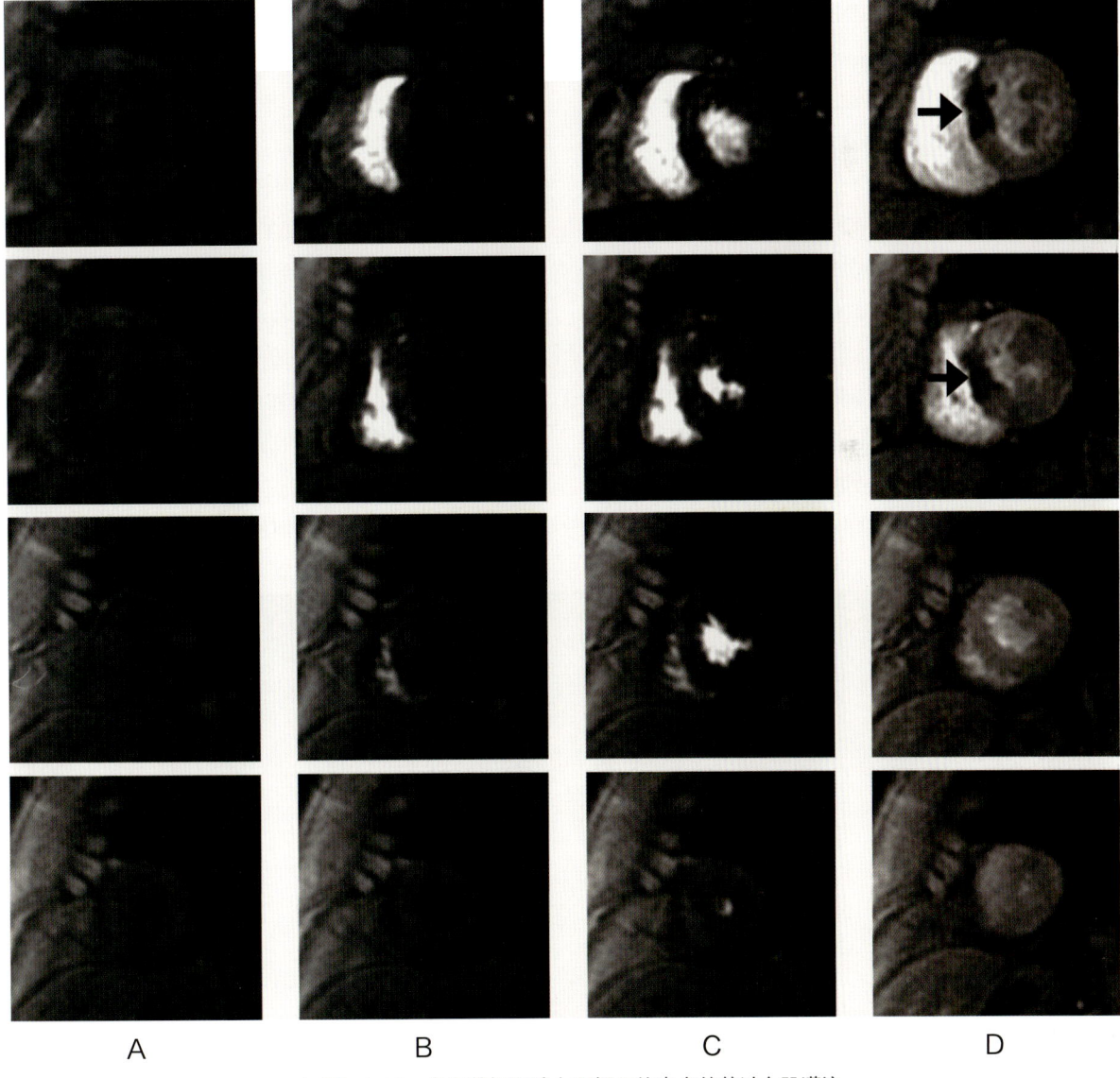

▲ 图 14-20 患有前间隔壁心肌梗死的患者的首过心肌灌注
A. 对比剂增强前的心脏短轴图像（顶部图像，基底层；底部图像，心尖层）；B. 对比剂进入右心室；C. 对比剂进入左心室而不进入冠状动脉（高信号来自血池，而非来自心肌）；D. 灌注良好的心肌节段表现为明亮的信号，而灌注减低的前间隔区表现为信号减低（黑箭）

脏在多个平面进行快速成像扫描时间约 30s。反转制备脉冲使其来自心肌的信号最小化，从而使对比剂产生的信号对比度（T_1 缩短效应）进一步增加。因为在 MRI 扫描仪中不能进行运动负荷，所以大多数灌注研究是用血管扩张药如腺苷或双嘧达莫进行检查的。定性和定量分析均已有文献报道，后者通常通过构建心肌区域的时间 - 强度曲线以实现灌注储备指数的计算[173,174]。

2. 心肌活性

除了检测心肌缺血外，CMR 还可用于区分存活心肌和非存活心肌。心肌延迟增强（myocardial delayed enhancement，MDE）成像，也称为晚期钆增强（late gadolinium enhancement，LGE）成像，已成为用于评估心肌活力的主要 MRI 技术[175]。这是基于以下原理：在坏死心肌和心肌被胶原（例如瘢痕组织）取代的区域中，MRI Gd 对比剂的冲洗动力学延迟且分布的体积增加。因此，在对比剂注射后用分段反转恢复快速梯度回波序列成像时，与存活心肌相比，无活力的心肌信号明显增强（图 14-21）。值得注意的是，心肌延迟增强技术能够检测与缺血和梗死相关的局灶性纤维化、非缺血性心肌病以及导致局灶性纤维化的各种病理过程[176,177]。此外，心肌延迟增强技术还可以对心肌的其他病理变化进行成像，如存活心肌在药物和储存疾病作用下发生的改变[178]。然而，心肌延迟增强成像序列对心肌的弥漫性病变并不敏感，例如间质胶原蛋白含量增加，这通常伴随着系统性高血压和糖尿病等疾病[179]。弥漫性纤维化的 CMR 评估将在下一节中进行阐述。

在临床实践中，在团注 0.1～0.2mmol / kg 的 Gd 对比剂后，10～20min 进行心肌延迟增强成像。使用反转 - 恢复多射回波平面成像（例如 Look-Locker 序列[180]）来选择最佳反转时间。使用该反转时间，然后在心室短轴和长轴平面中扫描心肌延迟增强图像。一些动物和人类的研究表明，这种技术可有效识别急性和慢性心肌梗死的有无、位置和大小[181-190]。Klein 等[191]发现 31 例缺血性心力衰竭患者心肌延迟增强成像与 PET 成像测量的瘢痕大小值高度一致。由于空间分辨率高，心肌延迟增强对于梗死面积较小及心内膜下的心肌梗死探测敏感性高于 SPECT[192]。最重要的是，心肌延迟增强的透壁程度可用于预测急性和慢性冠状动脉疾病患者血运重建后收缩功能的改善[193-196]。心肌延迟增强成像的另一个十分有前景的临床应用是检测肥厚型心肌病患者的心肌纤维化[197]。Kim 等[198]证实了通过心肌延迟增强评估的局灶性心肌纤维化程度可用于对这些患者的危险分层。其他小组最近也发现了类似的结果[199-202]。在儿科和

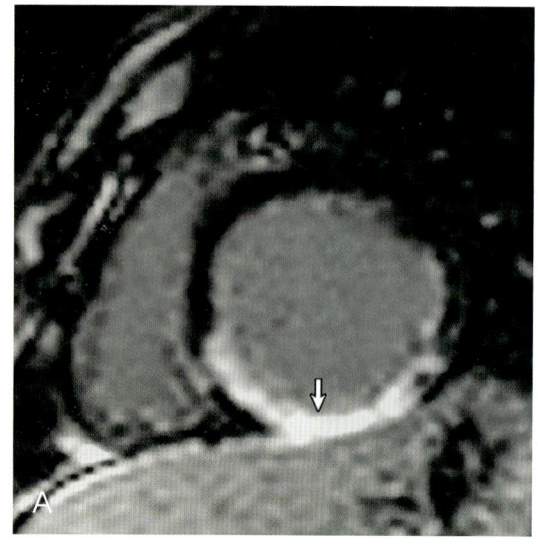 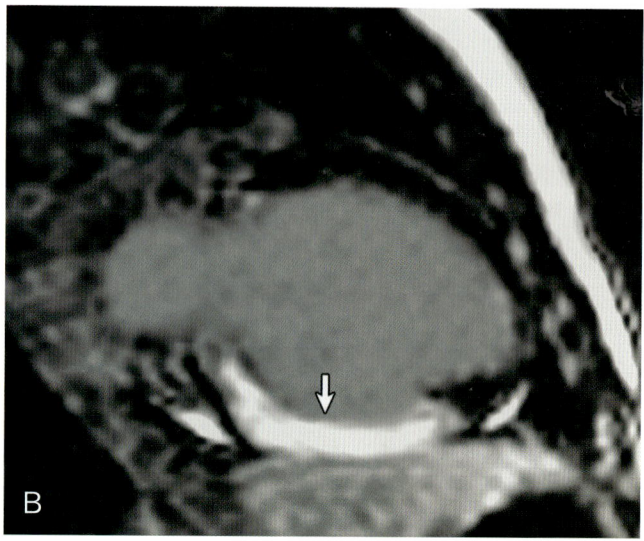

▲ 图 14-21　川崎病合并冠状动脉瘤、左冠状动脉回旋支闭塞的 4 岁患儿的心肌延迟增强扫描图像
A. 短轴图像显示左心室下壁延迟强化（白箭），与透壁性心肌梗死位置吻合；B. 左心室长轴图像显示心肌梗死范围由左心室基底部延伸至心尖

冠状动脉粥样硬化性心脏病患者中，Prakash等[164]研究了30例中位年龄为13岁（范围0.3～40岁）的患者，其诊断包括15例治疗后的先天性心脏病，6例心肌病，3例心脏肿瘤，2例左心室发育不良者，2例先天性冠状动脉异常和2例川崎病后冠状动脉瘤患者，MRI评估的心肌灌注和活力、节段性室壁运动均与冠状动脉造影（n=10）和SPECT（n=6）存在良好的一致性。最近，研究表明心肌延迟增强成像对系统性右心室[166]、法洛四联症术后[165,203,204]、左心发育不全综合征[205]中的心内膜弹力纤维增生症，以及Fontan手术后期患者心肌内膜瘢痕组织均具有诊断价值[167]。

3. 定量分析心肌T1 Mapping和细胞外容积

越来越多的文献表明，许多影响肌细胞、细胞外间隙或同时影响两者的心脏疾病都可引起心肌弥漫性纤维化。缺血性和非缺血性心肌病、系统性高血压、糖尿病、心肌炎和先天性心脏异常。尽管心肌延迟增强成像可以准确地识别局灶性心肌纤维化，但是它对这种弥散、均匀分布的纤维化并不敏感，因为它仅能检测相对信号差异。此外，由于心肌延迟增强依赖于细胞外对比剂，因此它对心肌细胞内的异常也不敏感。

CMR发展的新技术可以量化心肌纵向弛豫时间（T_1），来实现对心肌病变的诊断。通过在激发后的多个时间点以获取T_1恢复曲线，并计算出心肌T_1。通过图像的适当空间配准，心肌T_1的空间分布可以显示为具有对应于T_1值的色标的像素"T_1图"。

（1）Native（非增强）T_1：native T_1技术指的是在不给予对比剂的情况下测量心肌T_1。该技术通过采集多幅图像得到T_1恢复曲线以测量心肌的纵向MR弛豫（T_1）。T_1信号恢复异常可见于心肌病理改变，如水肿（如心肌炎/急性缺血）、蛋白质沉积（如淀粉样变性/弥漫性纤维化）、脂质积聚（如Anderson–Fabry病）和铁沉积（如血色素沉着症）。该技术对心肌间质和细胞内空间的改变敏感，并且具有不需要使用对比剂的优点。然而，其缺点之一是它无法测量细胞外容积。

（2）细胞外容积分数（extracellular volume fraction，ECV）：ECV技术可以测量细胞外心肌体积的比例。该测量技术基于以下前提：当使用血管外药物时，心肌细胞外间隙越大，Gd对比剂含量越高，因此T_1更短。心肌纤维化的特征在于心肌细胞外基质增加、胶原沉积导致ECV增加。重要的是，要注意细胞外间隙还包括成纤维细胞、巨噬细胞、毛细血管、红细胞和毛细血管间血浆等成分。然而，后者包含一小部分心肌间质。ECV的计算需要在对比剂施用之前和之后测量血液和心肌T_1，以及患者的血细胞比容。本技术图像的采集及分析已在文献里详细描述[206]。增强前的多梯度回波图像在一次屏气期间完成采集，而增强后图像需要多次屏气（多为3次）[22,206-209]。大多数研究人员倾向于通过心室中部的短轴图像来测量ECV。

最近的研究表明，左心室心肌的ECV值具有很好的准确性和重复性。Azevedo等[210]在54名主动脉瓣狭窄的成年患者的研究中，证实了CMR与弥漫性左心室纤维化的组织学测量之间拥有良好一致性。Flett等[208]在18名接受主动脉瓣置换术的患者和8名肥厚型心肌病患者的研究中，发现ECV测量值与活检结果之间存在良好的一致性。目前，已有文献报道了基于1.5T和3.0T的ECV相关的正常参考值范围[211]。

虽然目前大多数文献都关注成人患者的后天性心脏病，但一些研究表明，这种技术同样可用于患有先天性和后天性心脏病的青少年和年轻人。Tham等[212]和Toro-Salazar等[213]的研究显示，接受化疗治疗的青少年和儿童肿瘤患者心肌ECV值增加。在先天性心脏病患者中，Broberg等[207]证实了50名患有各种心脏异常的患者的左心室ECV值增加，并且伴有发绀的患者中ECV值最大。Kozak等[214]报道了18例法洛四联症术后患者的T_1值异常，提示存在弥漫性心肌纤维化。Dusenbery等[215]已发现与正常人相比，患有先天性主动脉瓣狭窄的年轻患者（中位年龄16岁）的ECV值增加，且这种改变与超声心动图的舒张参数相关。根据本技术在成人心血管疾病中的运用，以及目前其在先天性心脏病中的初步研究成果，ECV 有潜力为先天性心脏病心肌组织学评价提供有用的信息，这也是其他影像学检查手段难以实现的。该技术有潜力更好地揭示先天性心脏病的心肌纤维化过程及评估相关治疗的疗效。

（十）组织特征性

在实际临床中，对先天性心脏病心肌、心包、血管壁和心外膜组织病理变化的评估非常重要。与其他检查手段相比，MRI 具有明显的优势，因为它能够识别组织成分的微小变化。通过 T_1 和 T_2 加权、各种预脉冲及脂肪或水信号的抑制，可以评估组织的组成。这些技术的临床应用包括评估心肌结构（如心肌致密化不全[216,217]）和心室室壁瘤[218,219]、心包形态学（如缩窄性心包炎[226,227]）、心脏或心包肿瘤（图 14–22）[220,221]、血管壁成像（如主动脉夹层[222,223]）、心肌脂肪浸润或其他病理变化（如致心律失常性右心室心肌病[224,225]）及心肌铁沉积[228]。

在临床实践中，MRI 组织学特征成像包括以下多种序列。快速（turbo）SE 序列用于心肌、心包、血管壁和心外结构的形态学成像。通过增加图像对比度（T_1、T_2 或质子密度加权）和预脉冲的添加（如 3 次反转恢复、T_2 制备和脂肪或水导致饱和度）以达到突出或抑制特定组织特征的目的。Native T_1 Mapping（无对比剂）和 ECV 值可提供有关心肌组成成分的信息，如弥漫性纤维化。T_2 Mapping 可用于评估心肌和肝脏铁浓度（图 14–23）[229-231]。梯度回波序列可提供有关信号强度及心肌组织运动的信息。心肌首过灌注、Gd 增强早期和晚期扫描成像及心肌 Tagging 技术还可为临床诊疗提供更多组织学特征信息。

八、心脏磁共振的临床应用

（一）分流性疾病

1. 房间隔缺损

CMR 可用于已知或疑似房间隔缺损的患者的诊断，对那些临床征象及超声心动图难以诊断的少年和成人尤其具有价值。例如，CMR 为右心容量超负荷的患者提供了一种代替经食管超声动图和诊断性导管插入术的非侵入性方案，解决了经胸超声心动图检查无法区分房间隔缺损心内分流的问题[232-236]。CMR 可以显示不同类型的心缺陷，包括继发性间隔缺损、原发性间隔缺损、静脉窦缺损和冠状窦间隔缺损。在静脉窦缺损患者中，

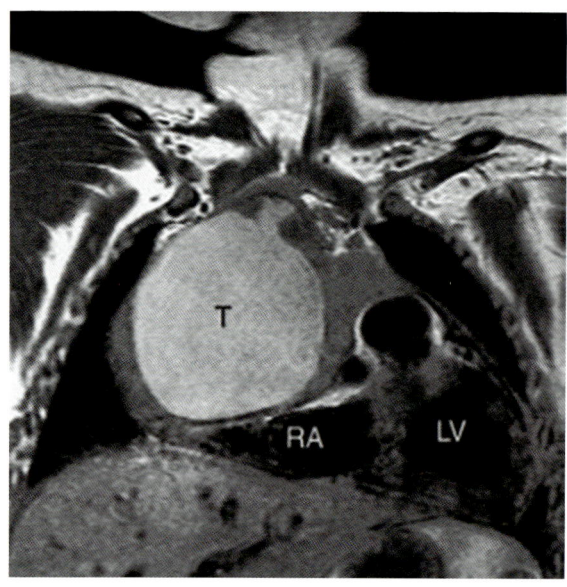

▲ 图 14–22 畸胎瘤（T）患者冠状位 T_1 加权快速（turbo）自旋回波图像，需要注意的是右心房受到了畸胎瘤压迫
LV. 左心室；RA. 右心房

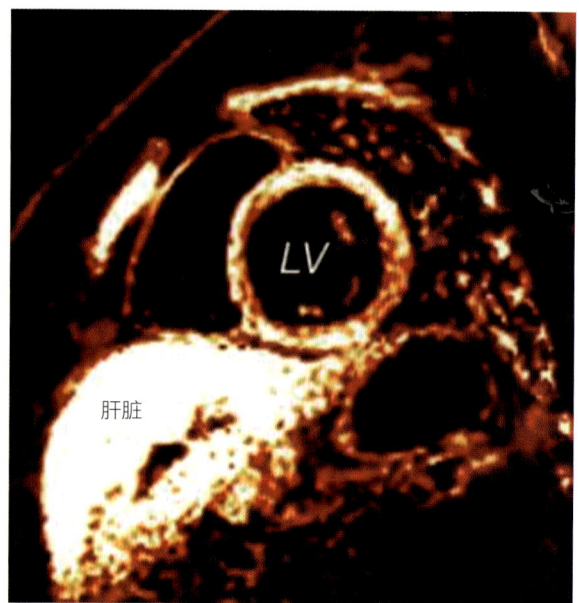

▲ 图 14–23 利用 MRI T_2 Mapping 评估重型地中海贫血患者心脏与肝脏的铁沉积情况
肝脏和左心室心肌的高信号可以反映这些器官中高浓度的铁沉积
LV. 左心室

第三篇 诊断与治疗方法
第 14 章 磁共振成像

CMR 可以提供手术所需的所有必要信息。CMR 检查的目的包括述房间隔缺损的位置和大小，其与邻近关键结的关系，适宜何种治疗，以及负荷状态下的血流动力评估，包括肺 – 全身血流比和右心室的大小和功能。

尽管 SE 序列可用于房间隔缺损的诊断，但该序列可能无法清楚地显示隔膜薄薄的结构，这可能导致假阳性诊断或高估房间隔缺损的大小。电影 MRI 序列能够提供房间隔和邻近解剖结构的高质量图像，包括腔静脉、肺静脉和主动脉瓣膜。通过获得触发 ECG 的多相 SSFP 图像重建、轴向平面或四腔平面的重建、矢状面（图 14-24）的重建成像，在至少 2 个平面上对房间隔进行成像。单独的通过短轴位的 SPSS 电影图像还可以测量左心室和右心室的功能，且根据室间隔的形态还可进一步分段右心室的舒张压。当右心室 / 左心室压力比较低时，室间隔凸向右心室，并且随着右心室 / 左心室压力比增加逐渐恢复，甚至向左心室凸出。室间隔的血流动力学意义的解释可能被诸如右心室的不均匀收缩、室内传导延迟（例如右束支或左束支传导阻滞、预激发）和左心室高压力等因素所混淆。

测量肺 – 全身流量比（Q_p / Q_s）在房间隔诊疗中具有临床意义。一些研究表明，使用 VEC MRI 在主肺动脉（Q_p）和升主动脉（Q_s）中流量的测量与基于导管插入的血氧测定法相关参数有良好的相关性[119,130,237,238]。在没有主动脉瓣反流或额外分流的情况下，Q_p / Q_s 也可以通过 VEC MRI 在垂直于二尖瓣（Q_s）和三尖瓣（Q_p）的心室短轴平面中进行测量。第三种选择通过比较短轴电影 SSFP 获得的右心室和左心室每搏输出量。在临床实践中，建议通过多种方法测量 Q_p / Q_s 比率，以保证数据间的一致性。经房间隔缺损平面的 VEC MRI 流速 mapping 图像可以更加清晰地显示缺损的形态。彩色流速编码成像（图 14-24B）或四维（4D）流速成像可以表现出缺损处的血流流动[239]。

由于心内结构较薄并且显示较模糊，非 ECG 触发的 Gd 增强 3D MRA 序列并不适用于继发性房间隔缺损。然而，这个序列有助于评估静脉窦间隔缺损，主要因为这些缺损常常累及肺静脉（图 14-25）。

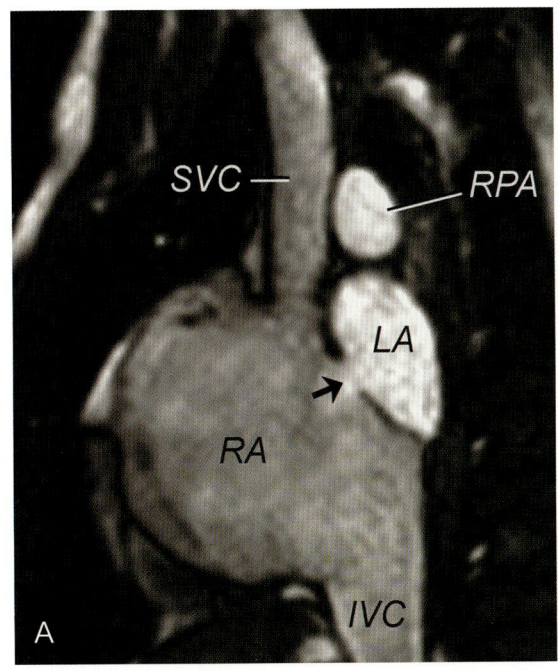
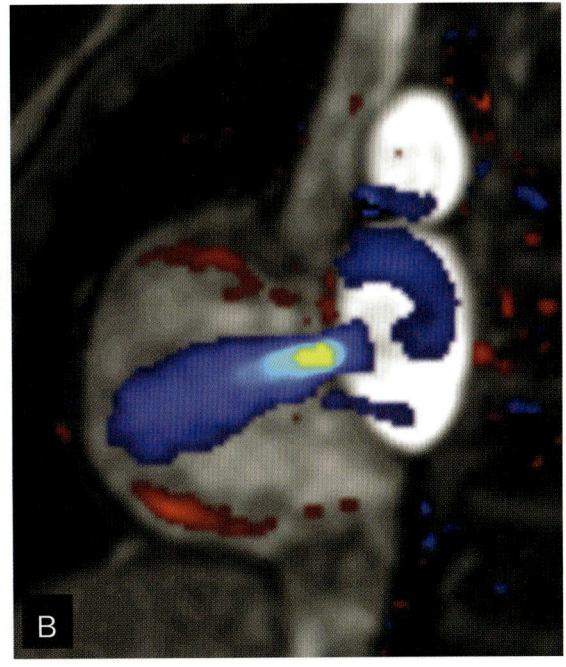

▲ 图 14-24 房间隔缺损
A. 矢状位 SSFP 图像显示位于房间隔中心的缺损（箭头）；B. MRI 电影相位彩色成像显示缺损处左向右的分流
LA. 左心房；IVC. 下腔静脉；RA. 右心房；RPA. 右肺动脉；SVC. 上腔静脉

2. 室间隔缺损

CMR 很少用于评估室间隔缺损。根据我们的经验，1119 次 CMR 检查中只有 7 次（0.6%）被要求用于评估孤立的室间隔缺损，主要在超声心动图观察测值不足或不一致时，评估的患者的心室尺寸和功能以及 Q_p/Q_s 的测量。然而，许多其他 CMR 研究主要针对存在室间隔缺损的患者的其他适应证进行的。

室间隔缺损可以通过梯度回波（最好是 SSFP）或在任意平面组合的 SE 序列成像中显示（图 14-26）。四腔心图像显示了从基部到心尖的室间隔，而短轴图像则显示了从前上部到下后部的室间隔。如果缺损的位置及其与相邻的关键结构（如房室瓣或半月瓣）的关系未能在标准层面中显示，那么可以从其他层面或再次重建后显示。心室径线和功能的测量是室间隔缺损患者 CMR 评估的关键要素。定量测量 Q_p/Q_s 能提供额外的血流动力学信息，可以通过 VEC MRI 测量位于二尖瓣层面的升主动脉和位于三尖瓣层面的主肺动脉的血流量来实现，或者通过比较左心室和右心室搏出量来实现。当在存在其他的分流（如房间隔缺损或动脉导管未闭）或瓣膜反流情况下，则需要考虑到额外流量的影响，对 Q_p/Q_s 的计算方法进行调整。

3. 动脉导管未闭

CMR 很少用于评估孤立的动脉导管未闭。在几种类型的复杂冠心病中，动脉导管的评估是

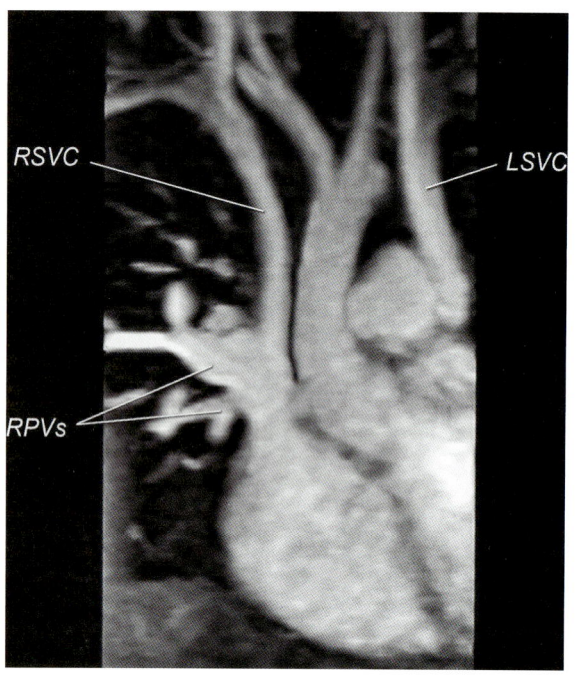

▲ 图 14-25 Gd 增强的 3D MRA 最大密度投影图

图示在患有静脉窦缺损和双侧上腔静脉的患者中右肺静脉引流至右上腔静脉的心脏末端

LSVC. 左上腔静脉；RPV. 右肺静脉；RSVC. 右上腔静脉

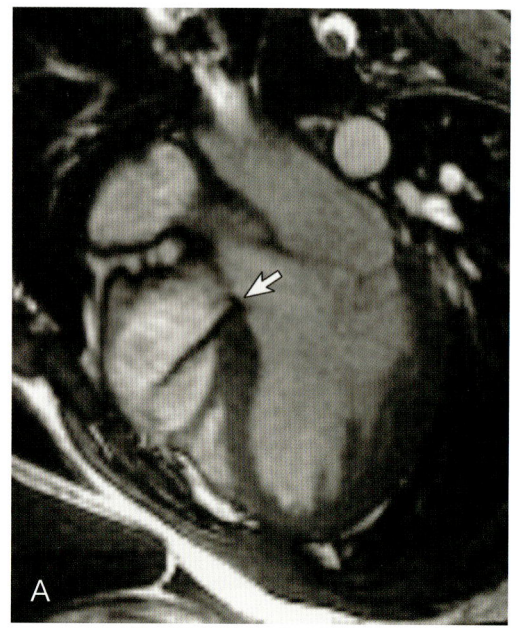 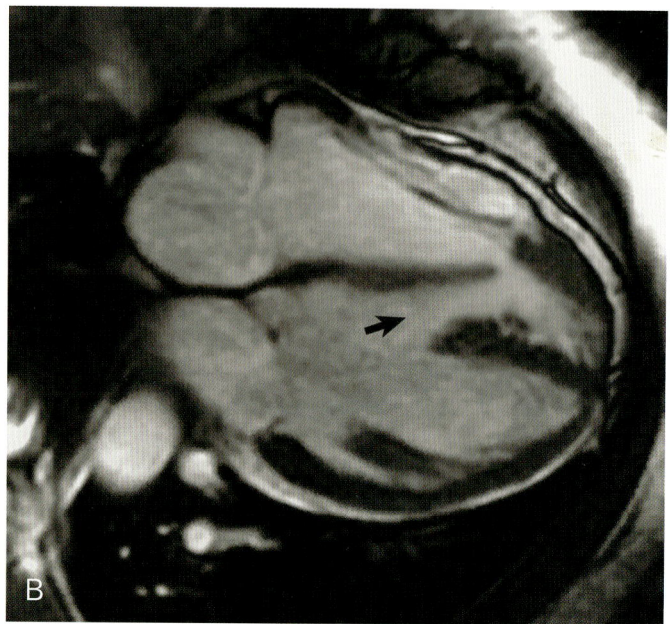

▲ 图 14-26 经心电触发、屏气状态下的电影 SSFP 成像显示室间隔缺损

A. 室间隔膜部小缺损（白箭）；B. 室间隔肌部大缺损（黑箭）

检查的重要因素。例如，在患有法洛四联症和肺动脉闭锁的患者中，动脉导管可能是肺部血液供应的重要来源[240,241]。Gd 增强的 3D MRA 是这些患者重要的影像学检查手段，因为它可以准确描绘所有肺部血液来源，包括动脉导管未闭、主－肺动脉侧支血管和肺动脉干[242]。在临床上可能会要求对成人先天性心脏病患者的动脉导管进行 MRI 评估，因为，超声心动图检查时有限的声学窗口会妨碍相关评估。动脉导管未闭的成像可以通过 MRI 的多种序列完成（图 14-27）。如果能检测到动脉导管未闭，那么以下几点都是至关重要的：VEC MRI 评估动脉导管处的血流方向，测量心室容量和功能以评估血流动力学负荷，Q_p/Q_s 的测量，根据短轴位上室间隔的位置评估右心室压力。

（二）主动脉异常

1. 主动脉缩窄

使用 MRI 对主动脉弓异常进行成像可追溯到 20 世纪 80 年代早期[243]。虽然这些研究主要提供静态解剖信息，但新成像序列的出现极大地扩展了 CMR 的诊断能力，包括全面的解剖学和功能评估。Thierrin 等[244] 已经表明，在患有 CHD 的成人中，与依赖超声心动图作为主要成像模式的组合相比，临床评估和 MRI 的组合提供了更好的成本效益。其他人也已经证实 CMR 在评估婴儿和儿童中患者主动脉缩窄和主动脉弓其他异常的应用[151,245,246]。

CMR 评估疑似或修复后的主动脉缩窄包括以下目的：① 主动脉的详细信息，包括近端头臂动脉和到肾动脉水平的降主动脉；② 整个胸主动脉的血流成像，检测高速射流束以提示狭窄存在的可能；③ 检测绕过缩窄部位的侧支血管；④ 评估左心室质量、体积和功能；⑤ 检测任何伴发的病变。

大部分解剖信息是从 Gd 增强的 3D MRA 中获得的，包括主动脉的解剖结构、侧支循环血管成像以及不同位置的主动脉的横断面测量（图

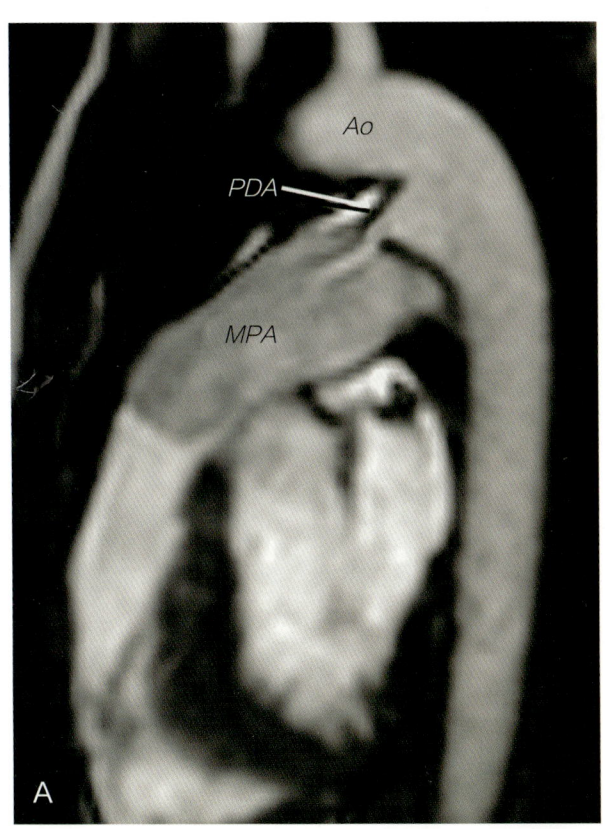
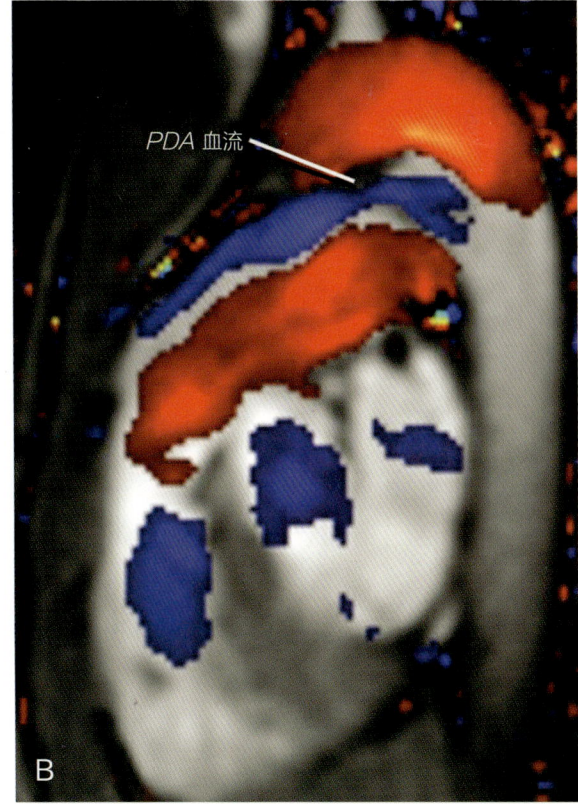

▲ 图 14-27 动脉导管未闭的 MRI 评估

A. 电影 SSFP 在斜矢状平面上显示小动脉导管未闭；B. 彩色编码的电影相位速度 MRI 显示从主动脉峡部到主肺动脉的血流

PDA. 动脉导管未闭；Ao. 主动脉峡部；MPA. 主肺动脉

14-28）。当患者无法进行静脉插管或存在 Gd 使用的禁忌证时，3D SSFP 序列可代替增强 MRA。双向反转恢复的 SE 序列提供主动脉壁的高分辨率图像。这在由突出到主动脉腔内的薄"架子"引起的离散性缩窄和不典型部位的主动脉狭窄情况下尤其重要（如腹部，图 14-29）。梯度回波序列有助于检测由高速湍流射流引起的信号缺失。

评估缩窄处的血流动力学是主动脉狭窄 CMR 检查的重要内容之一。几项研究比较了 X 线血管造影测得的血管狭窄处管径、解剖特征与侧支血流范围[245,246]、血压计测量的动脉血压[247]和多普勒超声测的血流速度[248]。Riquelme 等研究发现梯度回波电影 MRI 测量与血管造影在缩窄处直径测量的相关系数为 0.99[249]，Simpson[245] 和 Mendelson[246] 等报道相关系数分别为 0.9 和 0.91。其他研究组的重点是根据侧支血管流入降主动脉的血流增加百分比，来评估主动脉缩窄严重程度。Steffens 等[250]报道，流量百分比的增加与主动脉缩窄段直径相关（$r=0.94$），与上下肢血压差相关（$r=0.84$），与多普勒梯度相关（$r=0.76$）。最近，Araoz 等[247]证明，在 19 名修复了主动脉缩窄的患者中，其降主动脉血流百分比的增加比上下肢血压差更准确地反映了缩窄的程度。我们已经开发了一种基于 CMR 的模型来预测血流动力学上表现为显著缩窄（通过导管测量压力梯度差超过 20mmHg）发生概率[251]。通过联合主动脉的最小横截面积（根据 Gd 增强的 3D MRA 测量）和心率调整后降主动脉的平均减速度（通过主动脉缩窄远端的 VEC MRI 测量）（图 14-30）预测患者缩窄严重程度，敏感性为 95%，特异性为 82%，阳性和阴性预测值为 90%，ROC 曲线下的面积为 0.94。Muzzarelli 等[252]最近证明，用于评估降主动脉的血流的最佳位置是在膈肌的水平。

2. 主动脉瘤和（或）夹层

严重的主动脉扩张、动脉瘤和动脉夹层可能使一些先天性心脏缺陷（如主动脉瓣二叶畸形和法洛四联症）的病情复杂化，并且在马方综合征和其他结缔组织疾病患者中很常见。CMR 是一种

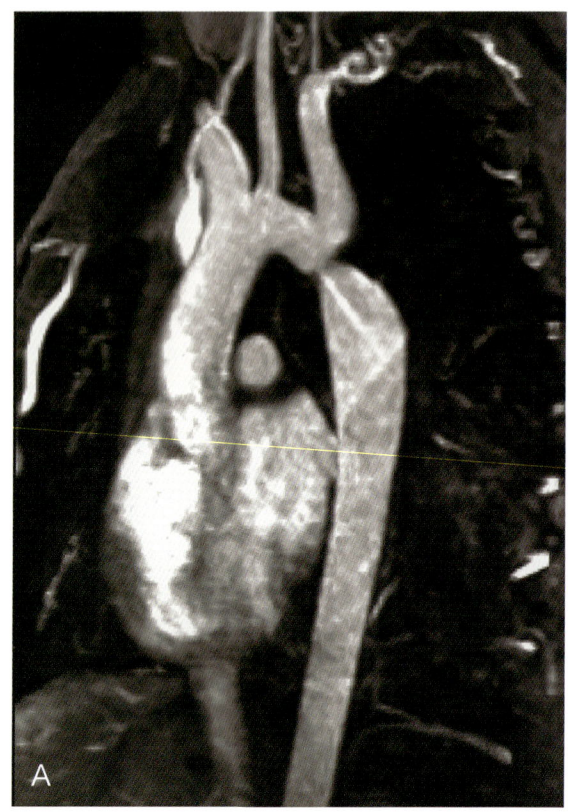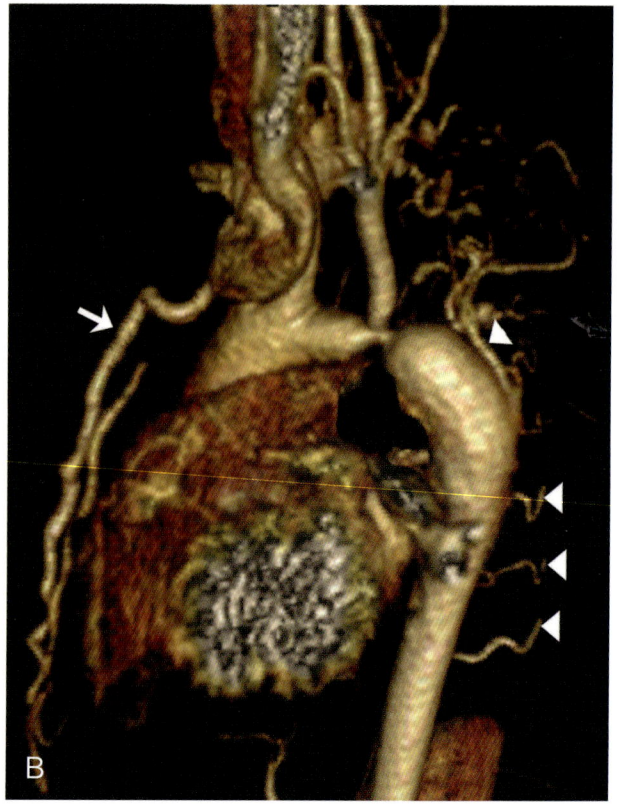

▲ 图 14-28　严重主动脉缩窄患者的钆增强 3D MRA
A. 最大密度投影；B.3D 容积重建显示内乳动脉增粗（箭）和至降主动脉的侧支血管（箭头）

第三篇 诊断与治疗方法
第 14 章 磁共振成像

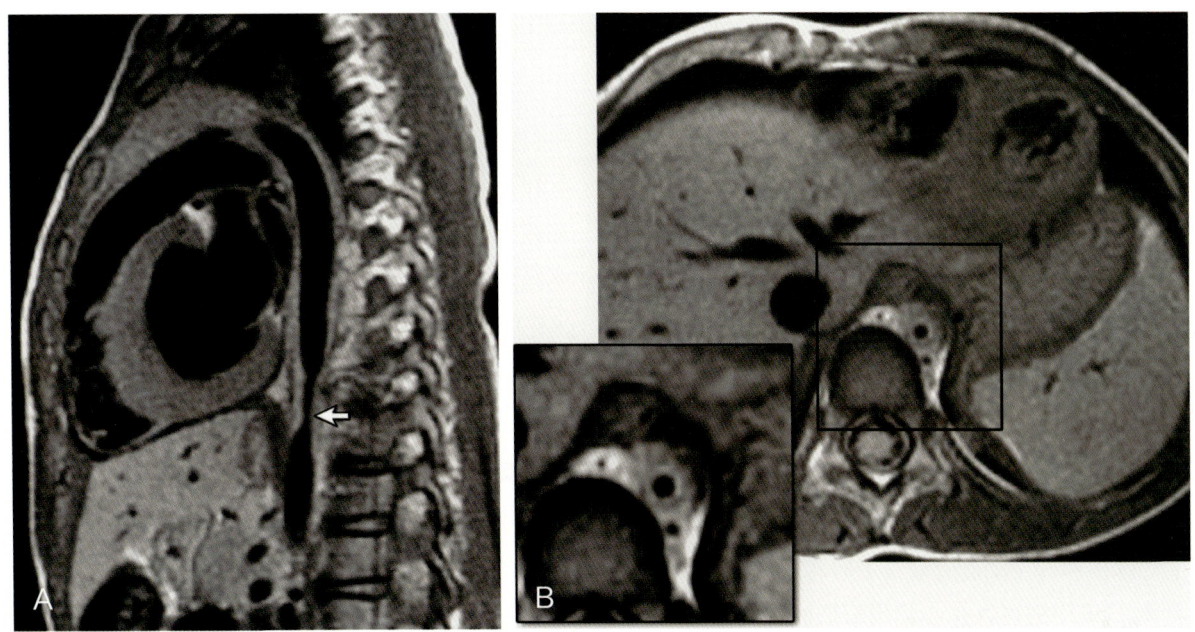

▲ 图 14-29 快速自旋回波成像显示 5 岁的大动脉炎患者出现长段的腹主动脉重度狭窄
A. 矢状面；B. 轴向（横向）视图显示主动脉壁明显增厚

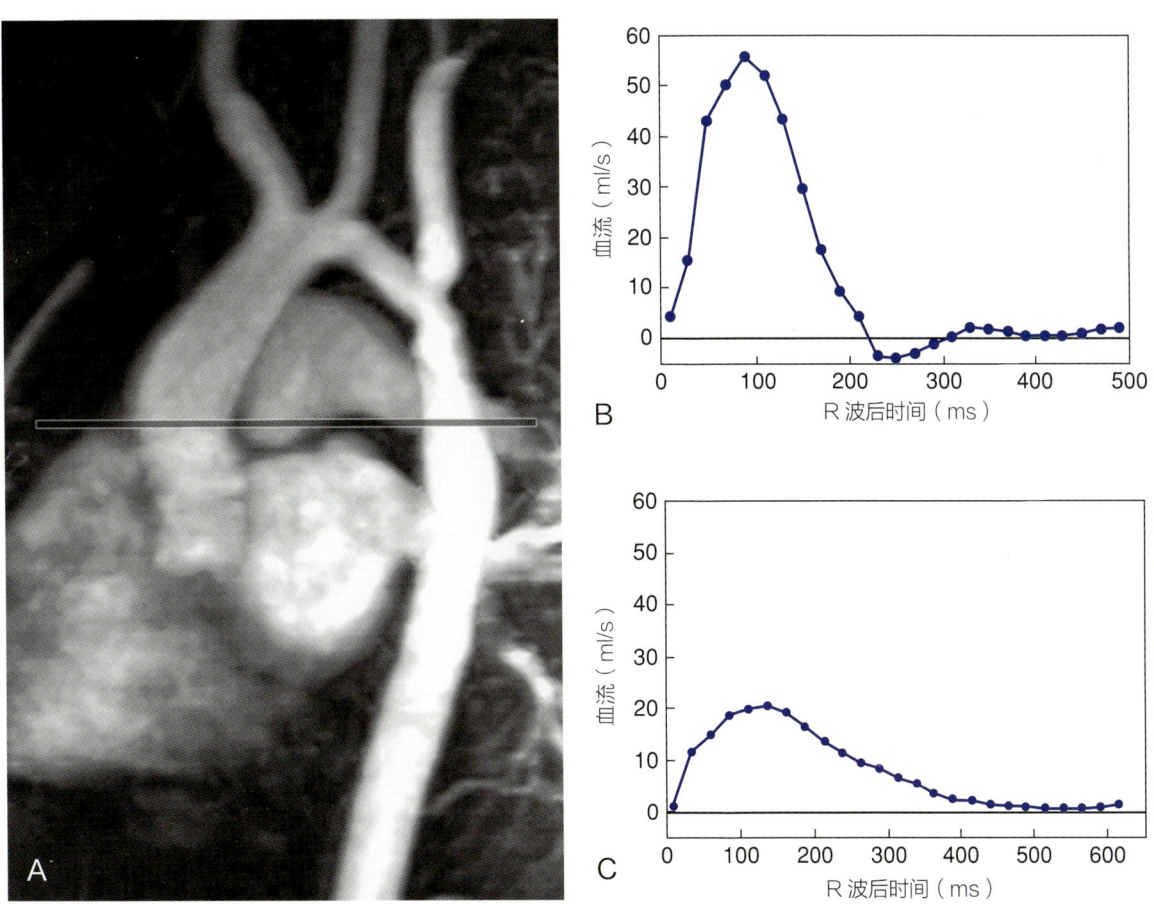

▲ 图 14-30 基于降主动脉的血流模式和缩窄节段的最小横截面积评估缩窄严重程度 [251]
A. 用于在升主动脉和降主动脉中进行血流测量的成像平面；B. 缩窄修复后且没有残留阻塞的患者的降主动脉血流模式，注意急剧上行和短减速阶段；C. 患有严重缩窄的患者的降主动脉流动模式，注意快速上行和缓慢减速

425

无创的纵向评估主动脉的理想方式，特别是在青少年和成人中，这些患者在进行超声心动图检查时声窗常常受限制。与 CT 相比，CMR 不会使患者暴露于电离辐射的风险，并且还可以提供功能信息，例如测量主动脉瓣反流分数和左心室大小和功能。对于可能需要急诊干预的疑似急性夹层患者，CT 血管造影检查更为便捷。

用于评估主动脉瘤的扫描方案由主动脉缩窄扫描方案基础上修改。在垂直和平行于主动脉长轴的平面中获取自旋和梯度回波序列（图 14-31A）。同时检查主动脉分支血管以确定动脉瘤的扩张范围、解剖以及是否阻塞。EGG 门控触发控制下于主动脉根和升主动脉处获得多时相薄层 SSFP 电影图像。该序列可以在心脏收缩期间精确测量扩张的主动脉段的正交尺寸。此外，可以详细观察主动脉夹层的影像学表现，VEC MRI 用于评估主动脉瓣功能，该技术还可用于区分主动脉夹层的真腔和假腔中的流动。Gd 增强的 MRA 特别有助于评估迂曲的主动脉段和分支血管（图 14-31B）。

（三）血管环和肺动脉吊带

血管环是罕见的先天性血管畸形，患者气管和食管完全被血管结构所包围。血管环由异常存在和（或）消退的主动脉弓复合体构成。MRI 非常适合评估血管环和左肺动脉吊带，因为它可以很好地显示气道和脉管系统，可以在任何平面上进行成像，并且不会使患者暴露于电离辐射[253,254]。MRI 的主要缺点是需要镇静，因为大多数血管环患者年纪太小而不能配合。虽然血管环占先天性心脏病患者不到 1%，但在我们实验室进行 CMR 检查的 1 岁以下的患者中，血管环约占 10%[2]。尽管具有对多排螺旋 CT 可以提供良好的气道和脉管系统成像，但这种检查方式会使患者暴露于电离辐射中。另一方面，在未进行全身麻醉和气管插管的情况下仍可获得高质量图像是 CT 检查的优势。

MRI 评估血管环和左肺动脉吊带可以通过联合 SE 序列、自由呼吸下同向 3D SSFP 序列和 Gd 增强的 3-D MRA 来实现（图 14-32A）。双反转

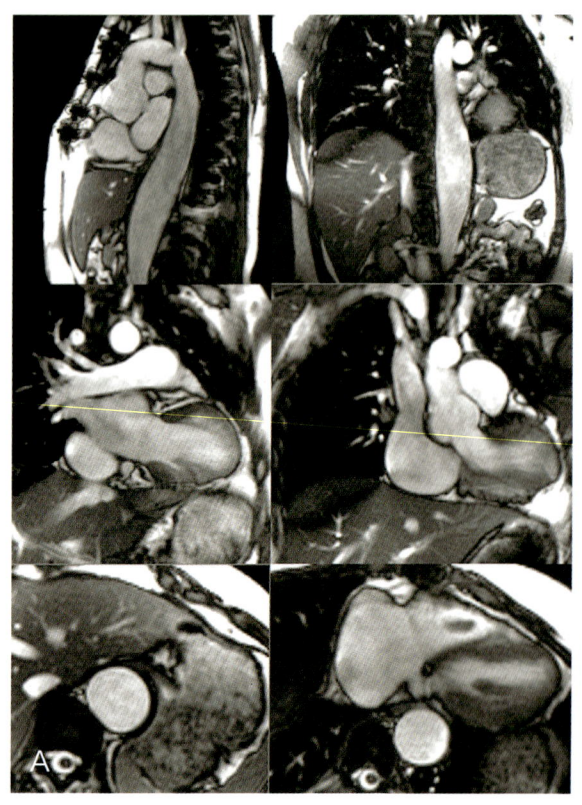
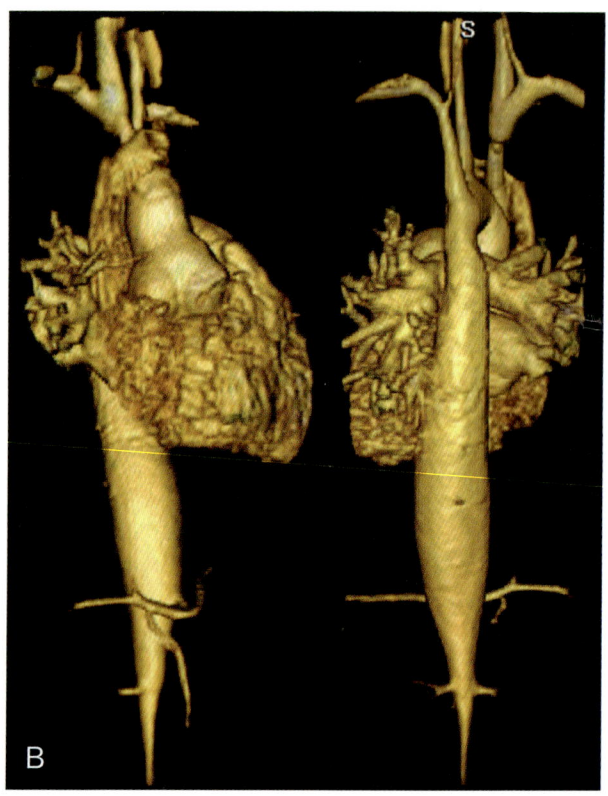

▲ 图 14-31 升主动脉和主动脉弓置换术后的结缔组织病患者降主动脉瘤
A. 多平面自由稳态进动电影 MRI 图像；B.Gd 增强的 3D MRA 的容积重建，左图为前视图；右图为后视图

的 FSE 序列连续薄层成像可以良好地显示气管、主支气管及血管结构。除了横轴位成像之外，与气管长轴平行的斜冠状位及矢状位成像也有帮助。有时候 FSE 成像可能无法明确地区分狭窄与闭锁的主动脉段。增强 3D MRA 可用于判断血管环的任何节段管腔是否连续，且可较好地进行 3D 重建（图 14-32B）。

（四）肺动脉异常

大多数肺动脉异常与其他先天性心脏病伴发，例如肺动脉狭窄、发育不全和（或）闭锁通常与法洛四联症。先天肺动脉分支缺如而未合并额外先天性心脏是罕见的。在大多数情况下最常见特征是在主动脉弓对侧的纵隔肺动脉缺如（图 14-33）[255]。通常可以在锁骨下动脉的起始部和同侧外周肺动脉间发现动脉韧带。早期诊断和建立主肺动脉与患侧外周血管分支之间的血管连接，可促进肺血管床的生长并降低并发症的发生。一侧肺动脉分支缺如会导致同侧肺的发育不全。与先天性肺动脉缺如但不伴发其他异常情况相反，在肺发育不全的情况下，同侧肺静脉也常缺如。肺动脉分支的其他罕见异常包括异常起源自升主动脉（所谓的共同肺动脉干）和交叉肺动脉。

自旋和梯度回波电影序列可用于评估中央肺动脉，但这些技术可能对描绘非常小且迂曲的血管的能力有限，尤其是在婴儿中（参见关于术前法洛四联症的 MRI 评估的讨论）。Gd 增强的 3D MRA 可以很好地显示肺动脉树，包括第二级和第三级分支。该序列在没有顺行血流的情况下也可以在未伴发其他合并畸形的肺动脉分支先天性缺如中同样达到以上显示能力。

（五）体静脉和肺静脉异常

虽然主要用于评估肺静脉的 CMR 检查仅占我们医院病例的 3.4%，但体静脉及肺静脉 CMR 评估对于先天性心脏病患者是不可或缺的。静脉异常通常与其他先天性心脏伴发且容易漏诊，但具有重要的临床意义，可以在对其他情况进行的检查时发现肺静脉异位引流。Gd 增强的 3D MRA 尤其有助于体静脉和肺静脉异常的解剖学评估（图 14-34）[46,256]。梯度回波序列可用于描绘异常血流模式，例如湍流射流。快速自旋回波序列可用于提供血管壁的高分辨率成像，例如患有肺静脉狭窄的患者。VEC MRI 用于测量选定血管中的血流

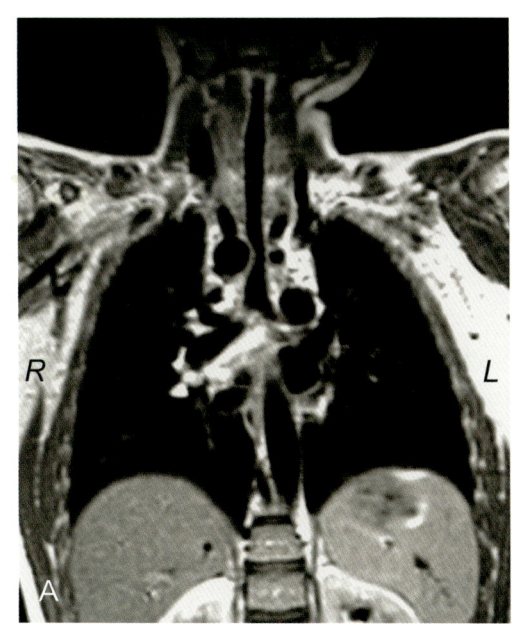
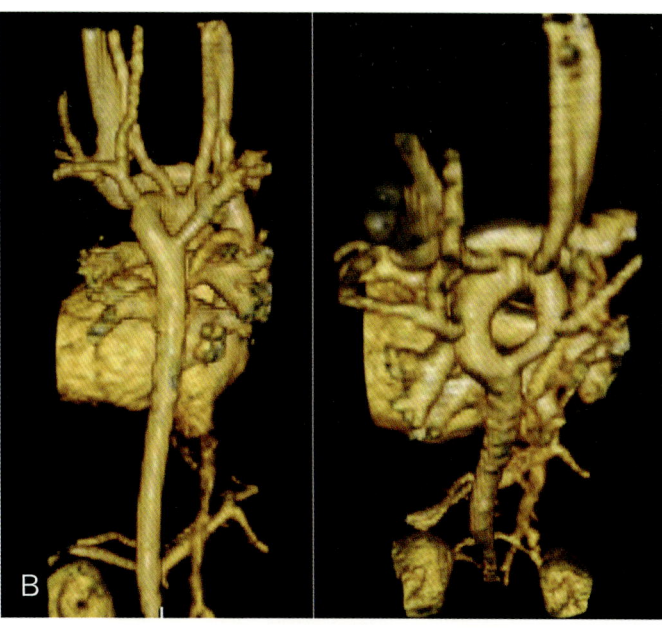

▲ 图 14-32 由双主动脉弓组成的血管环

A. 快速自旋回波双反转序列冠状位成像显示气管受压、右弓较大、左弓较小；B. Gd 增强的 3D MRA 容积重建图，左图为后视图，右图为上视图

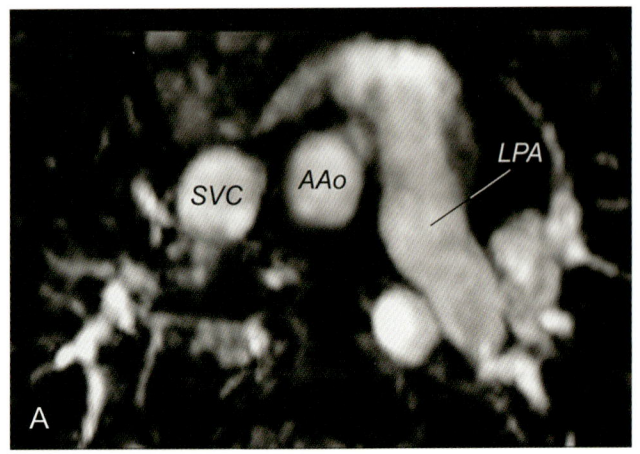
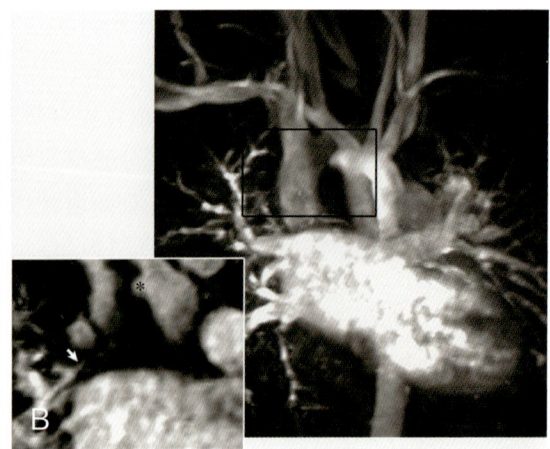
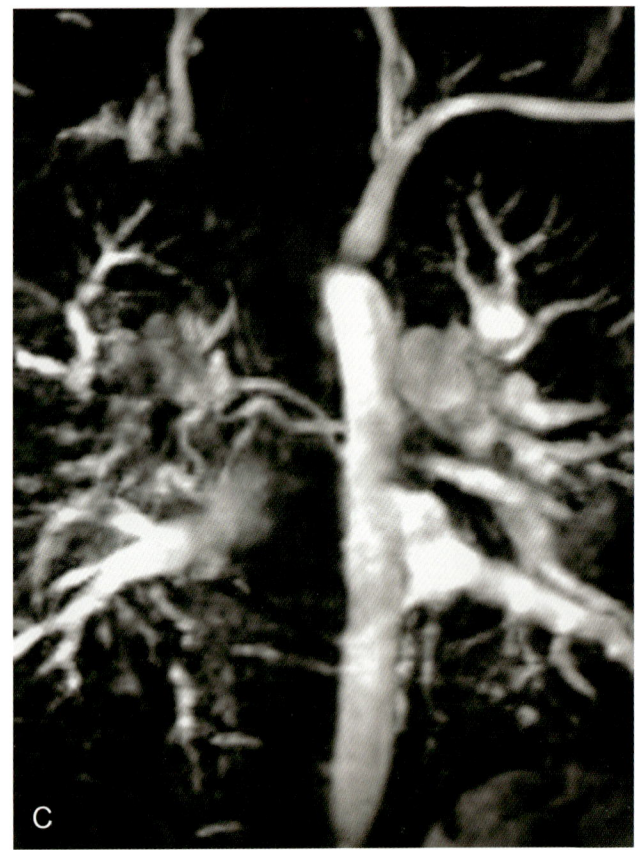

▲ 图 14-33 先天性右肺动脉缺如

A. 电影 MRI 的轴位（横向）视图，显示左主动脉扩张、主动脉和上腔静脉后未见右肺动脉显示；B. 冠状面最大体积投影 Gd 增强的 3D MRA，注意右侧无名动脉基底部的凹陷（*）和右肺门处右肺动脉远端明显发育不良（箭）；C. 主 - 肺动脉侧支血管供应右肺

LPA. 左主动脉扩张；AAL. 升主动脉；SVC. 上腔静脉

量以评估区域血流量[256]。主要用途包括测量 Q_p/Q_s、肺静脉狭窄患者每侧肺的血管分流量，以及上腔静脉狭窄患者的奇静脉血流方向。

（六）法洛四联症

在波士顿儿童医院进行 CMR 评估的患者中法洛四联症是最常见的诊断（表 14-1）。与超声心动图通常为婴幼儿患者的手术修复提供所有必要诊断信息[241,257]不同，MRI 在患有法洛四联症的青少年和成人中发挥越来越重要的作用，这类人的超声心动图检查时声窗常常受限[138]。CMR 在法洛四联症的术前和术后评估中都有很大的帮助，但检查的侧重点是不同的。

1. 术前 MRI 检查

在大多数未治疗的法洛四联症的患者中，CMR 检查的核心问题是描绘肺血流的所有来源——肺动脉、主 - 肺动脉侧支血管和动脉导管。一些研究表明，SE 和 2D 梯度回波电影 MRI 技术可以对中央肺动脉和主要的主－肺动脉侧支进行良好的成像[240,258]。然而，这些MRI技术需要相对长的扫描时间，并且可能无法检测到直径2mm以下的小血管。此外，这些二维技术对于长而迂曲的血管显像并不是最佳的。Gd增强的3D MRA非常适合对这些迂曲血管进行成像显示（图14-35）。与传统的X线血管造影相比，MRA在描述复杂肺动脉狭窄或闭锁患者的所有肺部血液供应来源时具有高度准确性[242]，婴儿的多发主－肺动脉细小侧支血管也能准确显示电影SSFP序列用于评估心室经线和功能、右心室流出道以及瓣膜功能的动态流动成像。当其他影像学检查无法诊断左冠状动脉和右冠状动脉的起源和近端走行时，可通过冠状动脉磁共振血管成像或通过FSE序列短轴位或主动脉根轴位成像显示，特别注意排除穿过右心室流出道的冠状动脉主干。

2. 术后MRI检查

CMR已被广泛用于评估所有年龄段的术后法洛四联症患者，但其常见的评估对象是青少年和成人[143,259,260]。许多研究表明，VEC MR测量到的肺动脉反流程度为右心室扩张程度呈密切相关[127,261-263]。另一个影响右心室功能的因素是右心室流出道中动脉瘤的存在和扩张程度[203,264]。左右心室的经线和功能的定量评估是法洛四联症患者术后CMR评估的重要内容（图14-36）[52]。右心室功能障碍程度是法洛四联症后期临床状态的重要决定因素，也与左心室功能密切相关，则可能是由于左右心室相互连通而引起的[265,266]。结

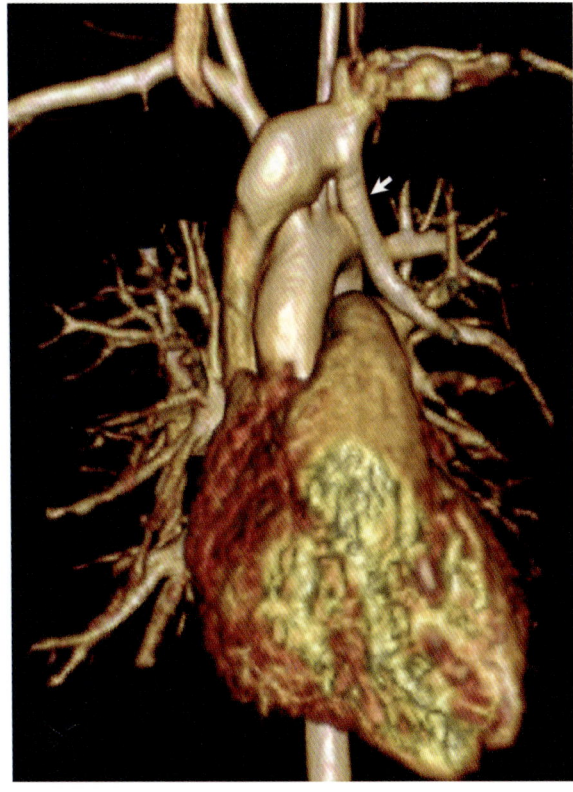

▲ 图 14-34 Gd 增强的 3D MRA 容积重建显示部分型肺静脉异位引流，左上肺静脉（箭）引流入左无名静脉

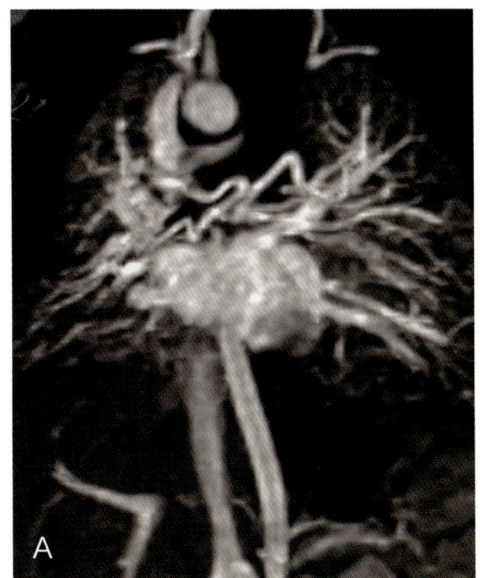

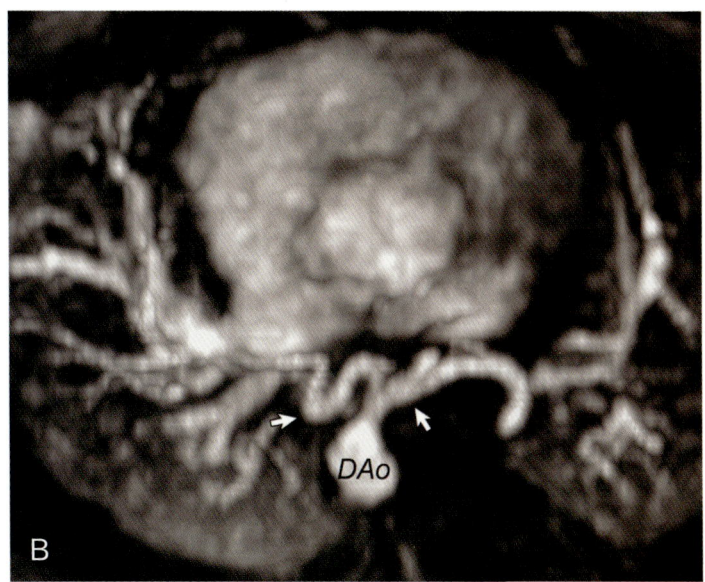

▲ 图 14-35 Gd 增强的 3D MRA 最大密度投影图
法洛四联症伴肺动脉闭锁的新生儿患者其主－肺动脉之间存在侧支循环（箭头）。A. 冠状面；B. 轴向（横向）平面

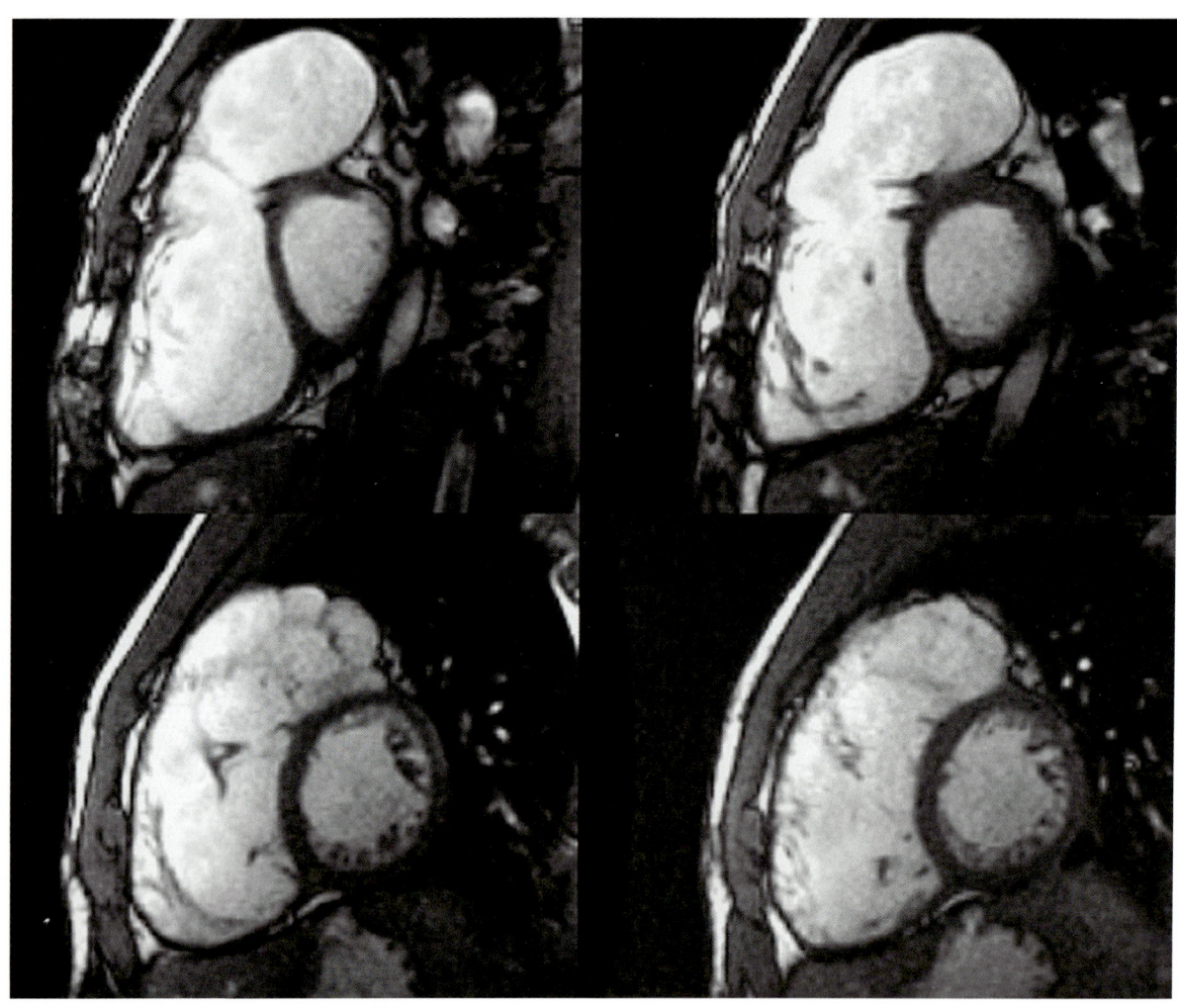

▲ 图 14-36 患有法洛四联症、严重肺动脉反流和右心室明显扩张的患者的经心电触发、屏气状态下的断轴位电影图像

合临床评估和电生理数据，CMR 测得的肺动脉反流分数、左右心室的经线和功能、右心室流出道动脉瘤的存在和程度以及肺动脉分支狭窄的情况，可用于指导法洛四联症修复术后患者的临床护理[165,260,267-269]。

因此，CMR 检查的目标包括定量评估左心室容积和右心室容积、质量、每搏输出量和射血分数，对右心室流出道、肺动脉、主动脉和主-肺动脉侧支的解剖结构进行成像，以及量化肺动脉反流量、三尖瓣反流量、体-肺循环血流比、瘢痕组织检测，特别是右心室流出道。目前针对法洛四联症患者的 CMR 检查方案已经发布[259,260]。

（七）大动脉转位

由于超声心动图通常能提供所有需要的诊断信息，因此很少采用 CMR 对大动脉转位的婴儿进行术前评估[270]。在术后，CMR 由于能够无创评估大多数临床相关问题而发挥越来越大的作用[105,166,271-273]。

1. 心房转位术（Senning 或 Mustard 手术）

心房转位术后 CMR 评估目标包括：①定量评估右心室系统的大小和功能（图 14-37A）[274]；②显示体静脉和肺静脉通路的梗阻和（或）补片的缺损（图 14-37B）；③评估三尖瓣反流；④评估左心室和右心室流出道的梗阻情况；⑤检测主-肺动脉侧支血管及其他相关异常；⑥评估冠状动脉[275]；⑦检测心肌纤维化和（或）瘢痕组织[166,275]。可通过 CMR 测试负责体循环的右心室对药物负荷试验（多巴酚丁胺）或运动的反应，但临床效用有待进一步研究[106,271]。

第三篇 诊断与治疗方法
第 14 章 磁共振成像

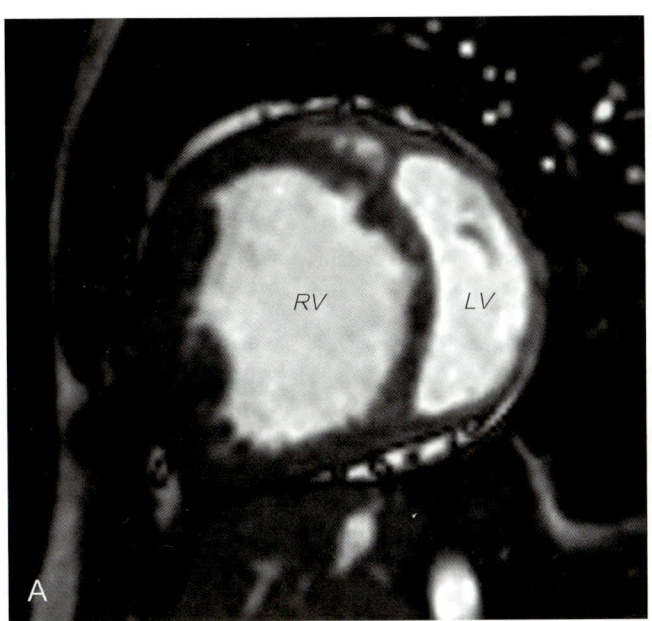
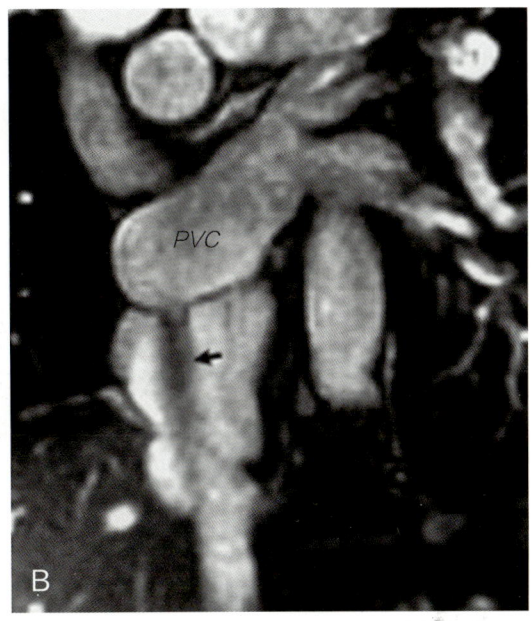

▲ 图 14-37 大动脉转位患者 Mustard 术后的经心电触发、屏气状态下的电影图像
A. 短轴视图显示扩张和肥大的右心室（及受压变薄的左心室）；B. 箭显示了静脉瓣反流，血液经此由肺静脉流入体静脉
RV. 右心室；LV. 左心室；PVC. 肺静脉腔

2. 大动脉调转术后

大动脉调转术后患者的需要长期关注的内容主要与手术操作的技术难度有关，即将冠状动脉从原生主动脉根部移到新主动脉根部（即原生肺动脉根部），以及将肺动脉前移至新升主动脉前方。因此，大动脉调转术后 CMR 评估目标包括：①评估左、右心室整体及局部的功能和径线；②评估左心室和右心室流出道的梗阻情况；③基于室间隔评估右心室收缩压；④大血管成像，重点是评估肺动脉狭窄和主动脉根部扩张（图 14-38）；⑤检测主 - 肺动脉侧支血管及其他相关异常；⑥评估冠状动脉的起源和近端走行情况[41,276]；⑦检测心肌缺血、纤维化和（或）瘢痕组织[272]。心肌灌注和活性成像在此类患者群体中的价值值得进一步研究，尤其是针对这些技术对心肌缺血检测的敏感性、特异性，以及心肌延迟强化评估心肌纤维化和（或）瘢痕组织的预后作用。

（八）单心室和 Fontan 手术

1. 一期改良术前

CMR 在单心室患者解剖学和功能性的诊断评估和随访中具有重要作用。超声心动图是初次

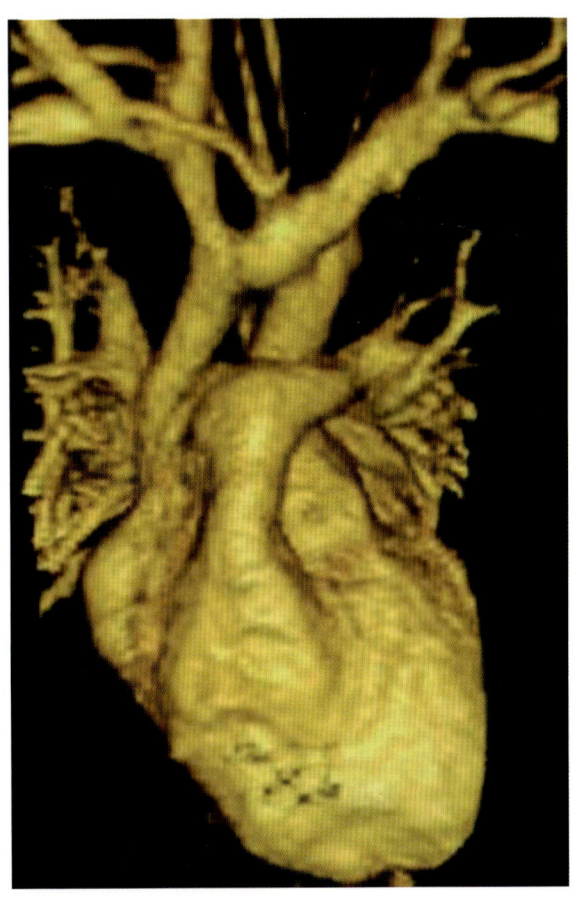

▲ 图 14-38 D- 环大动脉转位患者大动脉调转术后 Gd 增强的 3D MRA 容积重建图
该图像清晰显示了升主动脉与肺动脉的关系

431

评估的主要检查方式，因为大多数患者发现时为新生儿期或婴儿早期，其声窗通常是满足要求的。CMR 仅在特定的病例中用作首次姑息性手术的术前评估查，通常用于评估未完全确诊的心外解剖异常，如主动脉弓异常、肺动脉和静脉异常等。

2. 二期改良术前

在第一期姑息性外科手术后，CMR 的运用增加。CMR 可用于评估第一次手术的潜在并发症或后遗症，如主动脉弓狭窄残留或复发，肺静脉分支狭窄、受压，主-肺动脉或心室-肺动脉分流，气道压迫等。对于需要进行双向 Glenn 分流术或半 Fontan 术（二期缓解术）的患者，CMR 可替代选定患者的诊断性心导管检查[277]。来自两项回顾性研究的证据表明，在大量接受了二期缓解术的患者中，心导管检查数据并不会改变手术方案[278,279]。尽管这些患者中的部分患者同时进行了经导管介入干预（如缩窄的球囊扩张或主-肺动脉侧支的线圈栓塞），但是这些手术的适应证和临床益处尚未明确。尽管超声心动图可以为这些患者中提供大部分解剖学和功能信息，但是仍存在部分解剖结构可能显示不清及额外需要定量功能数据的情况。CMR 可以实现这些目标（图 14-39）。Brown 等[280]在一项 CMR 与常规导管插入术的前瞻性随机试验中发现，在双向 Glenn 手术前对被选患者进行评估时，CMR 是安全、有效且成本较低的常规心导管检查替代方案。另一项回顾性分析显示，非侵入性诊断方法可有效筛查不适合 Fontan 手术的患者及预测术后不良结局，省略常规术前心导管检查评估血流动力学步骤并不会影响其预测效能[281]。

第二阶段姑息治疗患者进行 CMR 检查包括下列目标：①体静脉和肺静脉的解剖成像；②肺动脉分支的解剖成像；③胸主动脉的解剖成像，重点是排除主动脉弓狭窄；④主-肺动脉侧支和静脉侧支循环的存在和分布，包括侧支血流的量化[149,150]；⑤定量评价负责体循环的心室功能，定量评估瓣膜反流；⑥评估房间隔缺损是否受到限制；⑦心肌梗死或瘢痕组织的检测[205]。

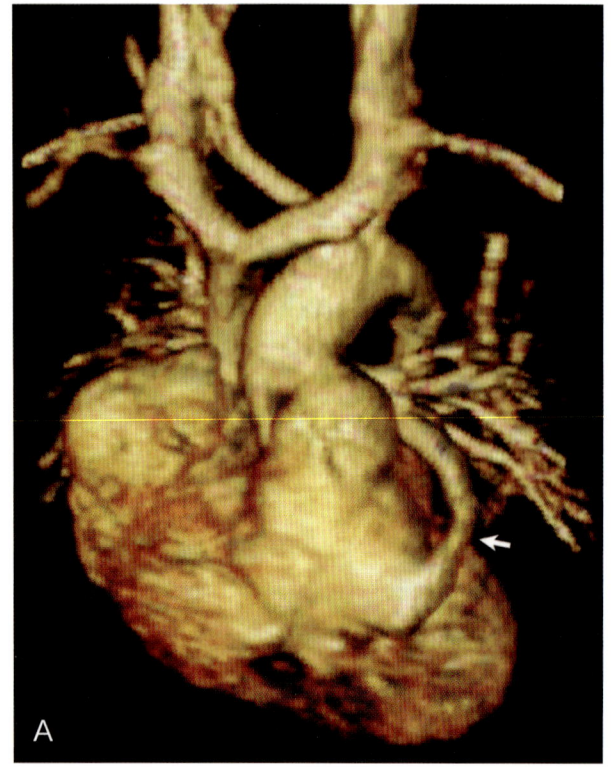 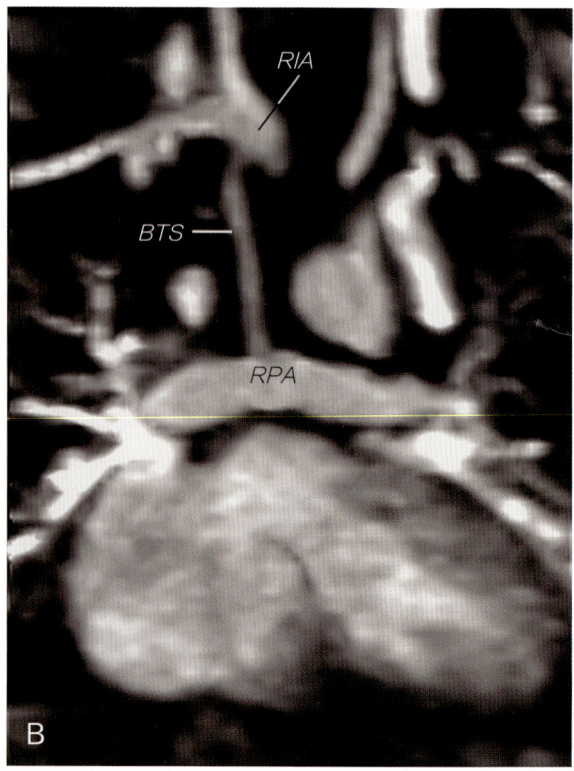

▲ 图 14-39　左心发育不良综合征 I 期改良术后的 MRI 评估

A. Gd 增强的 3D MPA 容积重建显示右心室-肺动脉导管（箭）和动脉的吻合；B. 修复后的右侧 Blalock-Thomas-Taussig 分流术（BTS）的最大密度投影

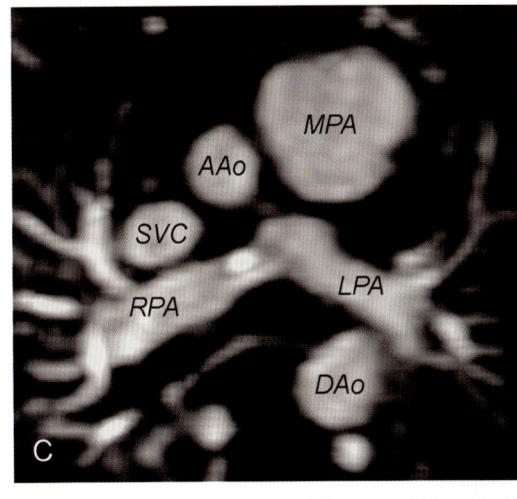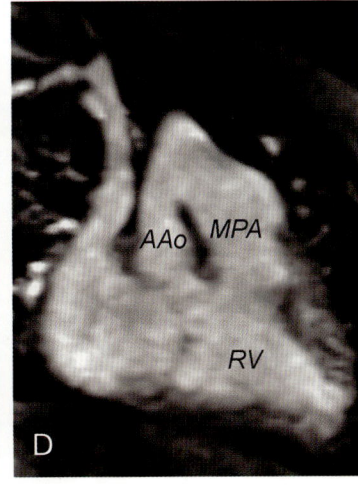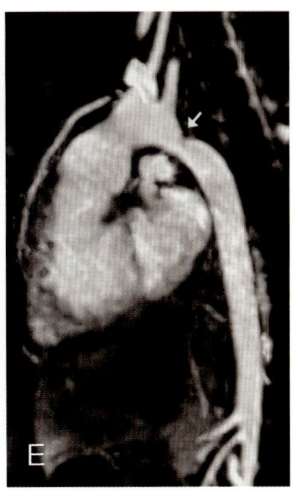

▲ 图 14-39（续） 左心发育不良综合征 I 期改良术后的 MRI 评估

C. 轴位（横向）平面上的最大密度投影图像，显示肺动脉分支；D. 最大密度投影图像，显示主 - 肺动脉和原升主动脉之间的吻合；E. 重建主动脉的最大密度投影图像，显示主动脉轻度缩窄（箭）
AAo. 升主动脉；DAo. 降主动脉；LPA. 左肺动脉；MPA. 主肺动脉；RIA. 右无名动脉；RPA. 右肺动脉

3. Fontan 术前及术后评价

CMR 在 Fontan 术前及术后评价中的作用正逐渐被认识[282]。许多学者正在探索适用于低风险 Fontan 术前患者的影像检查临床标准，用一种无创的影像方法来替代传统的心导管造影[281,283,284]。已经有研究表明大部分患者在手术前无须行心导管造影，并证实了 CMR 在术前评估的重要作用。CMR 还越来越多地被用于 Fontan 术后远期生存分析[167,285]。已有多个研究利用 CMR 分析 Fontan 旁路相关血流信息以及上下腔静脉血液回流情况[146,147,159,160,285,286]。心肌 Tagging 技术对存在功能单心室和 Fontan 循环患者的心肌运动评价具有重要作用，它揭示了心肌整体运动的不同步性以及局部室壁运动受损[98]。SSFP 电影序列是评价心功能和心腔大小的首选方法[287]，延迟扫描则被用于评价心肌瘢痕[167]。

Fontan 术后 CMR 检查的目的包括：①评价体静脉至肺动脉旁路有无梗阻、有无血栓形成（图 14-40）；② Fontan 开窗术后有无渗漏；③肺静脉有无受压；评价心室的容积、质量和功能；④评价有无心肌纤维化；⑤判断负责体循环的心室流出道有无梗阻；⑥定量分析房室瓣和半月瓣；⑦显示主动脉有无狭窄或动脉瘤形成；⑧分析主 - 肺侧支循环血流；⑨显示体静脉或体 - 肺静脉侧支血管。

Fontan 术后患者 CMR 检查非常重要的禁忌证是体内有能够造成伪影的金属植入物（如不锈钢线圈、支架和封堵器）。Garg 等回顾性分析了 1996—2003 年 120 例 CMR 检查，他发现约 54% 的 CMR 检查出现了因金属植入物造成的伪影[48]，36% 的患者存在主要伪影（主要由不锈钢线圈引起），其中有 20% 的病例心功能分析受到影响。近年来使用的无磁性材料极大地减少了 Fontan 术后患者 CMR 检查的伪影。针对有较大 CMR 伪影的患者，或者有相对禁忌证的患者（如起搏器），CT 是 CMR 检查的替代方法。

国际心胸医学前沿经典译丛
Moss & Adams 心脏病学：从胎儿到青年（原书第 9 版）

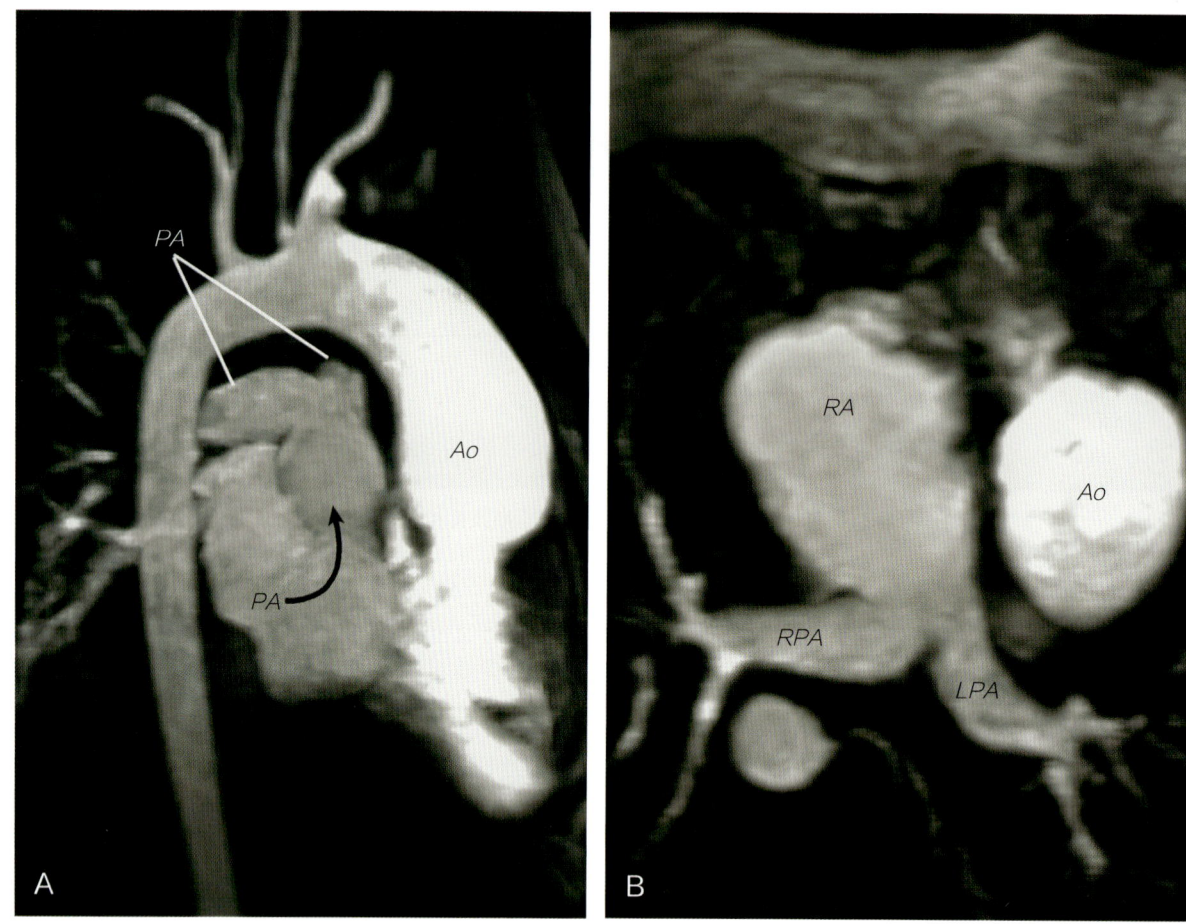

▲ 图 14-40　行右心房－肺动脉吻合术患者的 Fontan 旁路最大密度投影图
A. 斜矢状位显示右心房－肺动脉吻合（弯箭）；B. 斜轴位显示右心房－肺动脉吻合及肺动脉分支
Ao. 主动脉；LPA. 左肺动脉；PA. 肺动脉；RPA. 右肺动脉

第15章
心脏断层扫描技术在先天性心脏病患儿中的应用
Cardiac Computed Tomography in Children with Congenital Heart Disease

Rajesh Krishnamurthy　Farahnaz Golriz　Siddharth Jadhav　著
王树水　刘　惠　周星贝　译

一、概述

理想状态下，所有需要进行图像诊断的罹患心血管疾病的儿童均需要及时进行一项准确、安全、经济而又便捷可行的影像学检查。然而，这样完美的影像学检查事实上并不存在。超声心动图最接近理想影像学检查的评价标准，但声窗条件限制、患儿复杂的解剖学改变、粗糙的空间分辨率以及缺乏组织特征等劣势，使得超声心动图仍不足以为临床治疗决策提供所有必要的信息。在这种情况下，MRI和CT常为超声心动图提供补充信息，并且自从20个世纪开始，它们正逐渐替代诊断性心导管检查。在过往的诊疗常规中，CT主要作为心血管MRI的备选方案，主要在先天性心脏病患儿体内有金属物质、心脏起搏器或患儿正处于紧急状况而MRI不能安全、准确地成像或者禁用MRI检查时选用。然而，近5年来出现的新一代CT技术革命已经使CT成像逐渐成为小儿心血管成像的首选检查手段，主要原因有以下两个方面：①在所有年龄组均可自由呼吸，均可不使用镇静药物；②能在提供动态高分辨率心脏成像的同时有效降低由CT检查带来的辐射暴露[1,2]。这使得在先天性心脏病的诊断过程中增加了许多应用CT的临床指征。本章将简述传统CT的技术限制，提供新一代CT技术的概述，比较CT和MRI在儿童心血管系统成像中的异同，以及讨论目前CT在儿童心血管疾病中的应用指征。

二、计算机断层扫描技术概述

在开始讨论CT成像技术之前，要先了解CT作为心血管疾病诊断工具指征的演变过程。虽然新一代CT扫描仪在不同年龄段患者尤其在儿童患者中优势显著，也应牢记目前世界上应用最广泛的CT扫描仪仍是64排CT扫描仪。比较不同代CT扫描仪的优缺点将深入了解决定CT中图像质量的关键参数以及每一代CT技术的局限性。

CT的兴起可归功于近两个世纪发明的两大主要技术跃进。第一次发生在1988年，可以同时进行患者移动和数据采集的螺旋CT问世[3]。这是一场真正的技术革命，它拥有更快的数据获取时间，更广的单次呼吸覆盖体积，允许进行图像的多方位重组、多平面重建，并且能够完成3D图像重建。第二次CT成像技术主要的技术革新发生在1992年多层螺旋扫描仪的问世[4]，它具有两个平行的探测器弧，能够同时获取两个方位的空间信息。多层螺旋CT（multidetector CT，MDCT）发展十分迅速，在2004年时，16排螺旋CT已十分普遍，与此同时，40排与64排CT螺旋扫描仪正逐渐进入市场。进入2014年，64排CT螺旋扫描仪已是医院的标准配备，128排、256排和320排扫描仪正在成为新的影像诊断标准[5,6]。"×"排的MDCT可以获得比单排螺旋扫描器多"×"倍的每转数据。现代MDCT同时具有转速大于3转/秒的扫描架、速度是传统单排螺旋扫描器3倍的扫描器，这些进一步提高了数据获取速度。如果需要，可以增加交换速度，以改善纵向分辨率，增加覆盖体积或改善图像质量（降低影像噪声）。CT 操作方法由此变得相当灵活，特别是应用于面对不能安静躺下或者不能暂停呼吸的年幼患儿时。归功于多层螺旋 CT 的不断提高的体积覆盖率、时间分辨率和（或）纵向分辨率等优势，CT 检查几乎能应用于人体各个部位的检查。

（一）电子束 CT

电子束 CT（electron beam CT，EBCT）是一种在 20 世纪 80 年代特别为了心脏成像而发展起来的技术。它的时间分辨率达到 30～100ms，是唯一能冻结心脏运动的 CT 成像技术。然而，这项技术因其较低的空间分辨率（3mm）并未能在先天性心脏病的检查中获得广泛应用，也已经被能提供更高时间和空间分辨率的 MDCT 所替代。

（二）多排螺旋 CT

第一代 CT 扫描仪因其较低的空间、时间分辨率和较长的扫描时间而限制了它在心血管成像中的应用。但自从旋转速度为 0.4s 的 16 排 CT 扫描仪问世以来，将 CT 用于心血管成像已经成为临床诊疗常规。单排 CT 扫描仪能达到最薄的层面厚度为 1mm，而 16 排 CT 可以提供仅为 0.4mm 的层面厚度。因此，可以在所有的三个轴上获得相等的分辨率，这被称为各向同性或等角成像[7]。平面重组和 3D 重建的质量也因为各向同性图像的存在而有了质的飞跃。自从自转速度为 0.33s 的 64 排 CT 进入市场之后，CT 更进一步地成为评价先天性心脏病重要的诊断工具。成像速度的提高大大提高了心电门控以及多相研究的质量（在动脉期、静脉期和延迟期进行）。短扫描时间对于对比剂在第一相的使用也很重要，这是 CT 血管造影的关键要素。

（三）新一代 CT

CT 扫描仪最新的技术革新包括双源扫描仪、宽检测器扫描仪、更高的 X 线发射功率、高效率的探测器，不断提高的成像质量也更加巩固了心血管 CT 在儿童，特别是在心率快且不能镇静的患儿中的应用地位。使用装备有两个相同探测器且自转时间仅为 0.25s 的双 X 线发射器（双源）可以使时间分辨率降至 66ms，因为每个发射器仅需旋转 90° 就足以获取足够的数据来进行影像重建。第二代双源探测器扫描仪采取了一种称为高螺旋螺距（high pitch helical，HPH）的新技术。该技术可使将螺距最高增加到 3.4 而不会丢失数据，因为数据间隙将被第二检测器获取的数据填充。HPH 模式在儿童成像领域所带来的最大益处在于高时间分辨率以及短扫描时间[8]。使用 320 排检测器的宽阵列检测器扫描仪则是另一项令人瞩目的技术，这项技术能够在一次旋转中体积扫描 16 cm 的头尾长度。这将产生具有均匀增强对比度的等时图像[5]。

通过将扫描时间减少至不超过 0.3s，高螺旋螺距模式技术和体积扫描（使用宽检测器扫描仪）能够使患者即使在心动过速的情况下也能在一个心动周期内完成图像获取。同等重要的是，通过降低或消除重叠螺旋成像，这些技术比 64 排 CT 降低 60%～80% 射线暴露时间[1]。更短的扫描时间增加了 CT 在急危重症患者和不能屏住呼吸儿童患者中的应用。这些技术已经消除了对大多数需要屏气和镇静的需要，即使在新生儿和婴儿中也是如此[1,2]。短扫描时间也极大地降低了检查所需对比剂的剂量，有效降低了对比剂所致肾病的发生率。连续性扫描是另一种低剂量前瞻性 ECG 同步技术，具有双探测器扫描仪，可以减少辐射剂量。与高螺旋螺距模式和宽阵列体积扫描相比，连续性扫描的劣势包括与步进和拍摄模式相关的阶梯伪像、扫描更替中产生的时间上不均匀图像，以及由于在每次旋转之间移动工作台所带来的更长的扫描时间（第二代扫描仪约为 2s）[9,10]。

三、计算机断层扫描血管成像技术和操作守则

（一）计算机断层扫描成像技术

对于有指征进行 CT 检查的小儿心血管疾病

来说，一个理想 CT 成像结果应由以下四个部分获取：断层扫描、图像获取、影像重建和图像解析。断层扫描是最重要的步骤，它确保为给定的适应证选择适当的技术和方法，并根据患者独特的解剖和血流动力学情况进行调整。图像获取则能判断此次检查的最终质量，它涉及对扫描和对比剂注射方式的选择，并且应实时根据已经成像的图片质量来调整检查参数。影像重建涉及的算法则十分复杂，这些算法将可以操控 3D 图像数据集而获取高清可视化图像，如体积渲染（volume rendering，VR）或虚拟血管镜检查，或者可能涉及使用计算机程序来获得诸如血管口径、肺灌注分数、射血分数、钙评分等定量信息，这些应用现代成像已十分普遍，通常由专门的成像专家进行。最后一个部分则是图像解析以及影像诊断报告的生成，这些报告最终将送至诊断医师手中，并且在患者病历中记录在案。

（二）扫描策略

儿科患者存在一些通常在成人中不存在的固有问题，包括患者的乱动、不能屏气、体型小、较快的心率以及身体脂肪的缺失[11]。但是对于儿科患者，最主要的担忧是儿童对辐射的敏感性增加。虽然希望在所有患者中均获得最高质量的图像，回顾性 ECG 门控、高空间分辨率和高信噪比将导致高辐射暴露。因此，重要的是想要看什么，而不是能看到什么。用于这种低风险方法的术语是"在合理可行的范围内尽可能使用低剂量"（As Low As Reasonably Achievable，ALARA）[12,13]。根据患儿进行 CT 检查的临床指征、患儿的身形及目标部位，我们可以通过调整 CT 参数以在最低辐射剂量的同时获取高质量的图像。一些技术和检查参数都应该仔细斟酌，这对于理解心脏 CT 应用指征、检查方案、图像解析以及降低辐射风险是十分必要的。这些技术和参数包括管电流、空间分辨率、扫描持续时间、扫描范围、时间分辨率、ECG 门控、对比剂、图像后处理、扫描伪像和辐射风险。

1. 球管电流及扫描架旋转时间

婴儿和儿童专用的 CT 扫描方案往往使用低毫安技术以获得最佳的成像质量，这对于降低儿童辐射暴露是十分重要的。辐射剂量与扫描仪球管电流强度往往呈线性关系。对于婴幼儿而言，总毫安数可降至成人的 80% 而并不会使成像质量下降，尤其是在检查相对而言较大的目标，如扩张的主动脉根部尺寸和分支主动脉狭窄时。但是，降低扫描电流可导致图像噪声的增加。尽管我们正在尝试在 CT 造影时使用低辐射剂量，但仍应该明白，由此带来的图像噪声将会显著地影响对细小结构，譬如冠状动脉、主肺动脉侧支血管和肺静脉的观察而最终获得假阴性结果。因此，应该根据本次检查的目的及患者的身形来谨慎降低毫安数。除扫描电流外，许多其他因素也决定了噪声量，譬如重建方式（360°或 180°）、内核和滤波器的清晰度、薄层厚度、千伏电压、光束滤波、X 线探测器的灵敏度以及放大器的质量等。总而言之，毫安与薄层厚度、图像噪声和空间分辨率是相适应的。由增加的图像噪声引起的诊断效率下降，可以通过优化对比剂注射方案和减少的呼吸和脉动产生的伪影在一定程度上抵消。

扫描仪旋转时间[14]和毫安关系密切，两者联合则形成毫安培秒（mAs）。再次强调，扫描仪旋转时间与产生的辐射剂量呈线性关系。在对比度分辨率非常好的情况下，如在第一行次血管造影，将扫描仪旋转时间减少到 < 0.5s 是减少辐射剂量以及扫描时间的极好方法。

2. 射线宽度和螺距

射线宽度和扫描床移动速率（螺距）的选择是决定图像质量、空间分辨率和曝光量的重要因素。窄 X 线束宽度具有沿纵向可获得更好空间分辨率的优点，也可降低部分容积效应。宽射线宽度具有降低射线剂量和（或）更低的图像噪声的优点，这使得图像拥有更好的分辨率和更低的扫描持续时间。电子束宽度的选择取决于临床指征。较大的体积成像将有较大的截面厚度，以降低扫描持续时间。如果需要详细描绘某种解剖上的细节，则应降低射线宽度。MDCT 与单排 CT 相比具有更薄的宽度，这使得其拥有更低的扫描持续时间。在多层体积成像中，也可以从原始数据中回顾性地重建薄层（0.5～1.5mm）。

螺距[15,16]是一个无单位的比值，其原始的定义为单排螺旋CT扫描架旋转一周检查床运行的距离（mm）与X线宽度（mm）的比值。当使用螺距＜1进行扫描则进入重叠扫描模式，这将增加患者射线摄入量，但稍有利于大致平行于扫描平面轮廓的3D重建。将螺距由1∶1增加到2∶1则会降低一半的射线曝光量和检查时间，但却将导致层厚灵敏度曲线变宽约30%，导致更高程度的部分容积效应。更高的螺距也会导致降低Z轴分辨率。

在MDCT里，螺距的定义有两种[17]，取决于是将单射线束宽度（螺距P）还是全部射线束宽度（体积螺距P^*）用于计算。尽管物理学家更推荐第一种，大多数技术员现在仍使用第二种定义。P独立于探测器专属，而P^*随着探测器转数的增加而增加。螺距是判断图像质量的有用标记。高螺距可因为增加图像噪声、加宽层厚和产生伪影而降低成像质量，但也可以更快地覆盖被检部位以及降低辐射剂量。

螺距与层宽之间的关系十分简单，在单排CT中也很容易理解它们的关系。层宽随着螺距的增加而显著增加。但是，螺距与层宽之间的关系在多层CT中则十分复杂。使用不同的层重建算法及最佳螺距即可获取更薄的层宽。更薄的扫描层厚图像质量与用扫描层厚稍厚，但具有更低图像噪声的图像质量类似。

尽管螺距≤1可获得更好的图像分辨率，但很多情况下需要更短的扫描时间以避免患者移动。此外某些情况下被检部位不需要获取非常高清图像。在这些情况下，我们更多的应用1.5、1.7和2.0的螺距，以减少扫描时间和射线曝光量。在给较年长的儿童进行检查时，使用1和1.5螺距进行检查所呈现出来的图像质量几乎没有差别。降低射线宽度和增加螺距用于进行精细化检查。

3．扫描范围

扫描范围指的是被扫描机涵盖的身体面积。扫描机所覆盖的体积直接与辐射剂量相关。这是一种有效减少儿童辐射暴露的方法。只有在病理学已知或可能仅存在于胸部的一个特定部位的情况下，才能将CT检查限制在某一特定的范围内。对于某些特定的疾病，例如冠状动脉异常起源于肺动脉、肺动脉分支狭窄、肺静脉狭窄以及评价支架的通畅程度等，扫描范围可仅限于一个很小的范围内。由此，只有1/2或1/3的胸部需暴露在射线下，同时也减少了扫描时间。图15-1展示了一个将小扫描窗（扫描范围仅局限于评价肺动脉和近端气道）应用于一个3岁患有法洛四联症行右心室-肺动脉管道连接、双侧肺动脉狭窄支架植入、严重的气管支气管软化症患儿所得到的图像。然而，对于内脏异位（评估体静脉和肺静脉以及心脏形态）（图15-2）、弯刀综合征、肺发育异常、心内异常、主动脉侧支循环或遗传性出血性毛细血管扩张等症状，整个胸腔及颈部和腹部必须被扫描覆盖。增加螺距及降低旋转时间可抵消与大量覆盖而增加的扫描时间和辐射暴露。

4．时间分辨率

较高的时间分辨率需要冻结心脏运动、避免伪影产生，这对于64层CT扫描尤为重要。在大多数现代扫描仪中，0.3～0.4s的机架旋转时间结合半扫描重建、可选择的多扇区重组，使得多层CT可具有很高的时间分辨率。捕捉心脏运动停顿的某个时刻需要心电同步数据。在单扇形图像重建中，只有在心动周期特定的期间内获得的数据才能用于部分扫描重建图像。时长约0.4s的机架旋转时间内，利用单扇区可得到大约为200ms的时间分辨率。多扇区重建[18]（即分段重建）可以利用来自多个心动周期的扫描数据进行图像重建，从而提高时间分辨率。要想时间分辨率达到50～65ms最多只需四个扇区。使用的扇区越多，数据采集过程中的重叠程度就越高，需要的螺距就越小，这会导致患者接受的辐射量增加。多扇区重建可缩短实际扫描时间，但也需要更高的辐射剂量来实现。

5．心电同步

非心电门控扫描得到的心外血管图像可满足大部分先天性心脏病患者的诊断所需。在评估主

第三篇 诊断与治疗方法
第 15 章 心脏断层扫描技术在先天性心脏病患儿中的应用

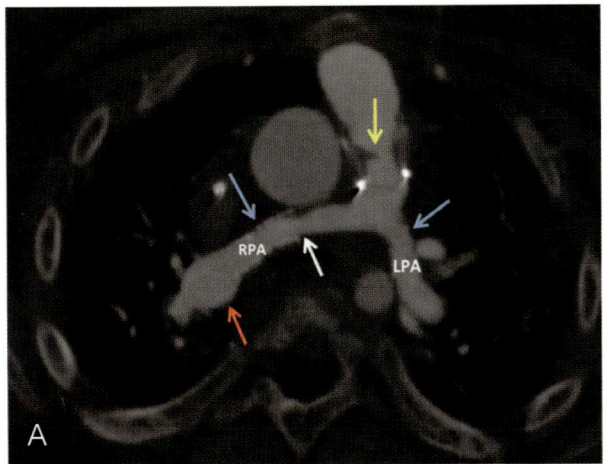

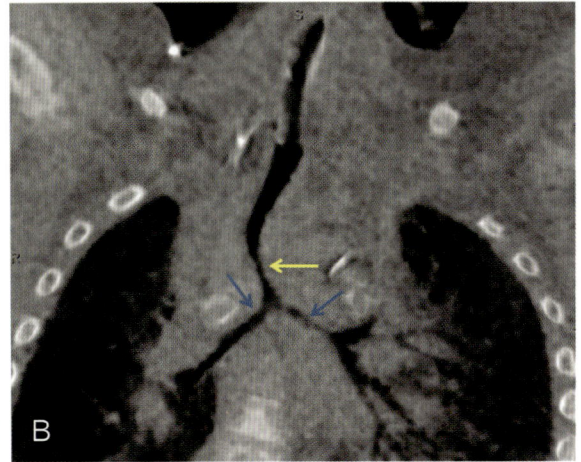

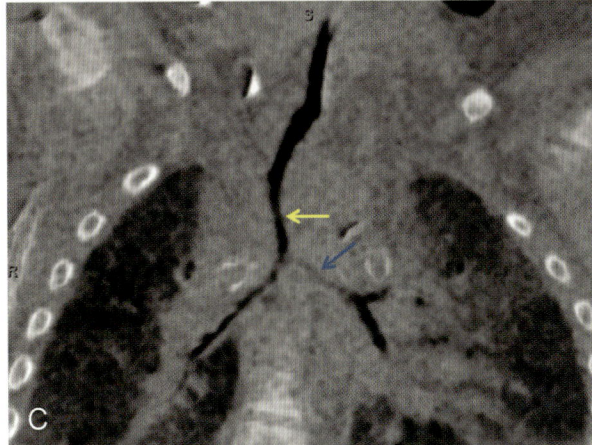

▲ 图 15-1 患有法洛四联症的 3 岁女性患儿行右心室 – 肺动脉管道连接、双侧肺动脉支架植入术后

轴向 CTA 图像（A）显示右心室 – 肺动脉管道在接近肺动脉瓣水平呈膜性狭窄（黄箭）。右肺动脉弥漫性狭窄，右肺动脉中部的支架近端（蓝箭）局限性狭窄（白箭），支架远端扩张（红箭）。左肺动脉弥漫性轻度狭窄。吸气（B）和呼气（C）过程中冠状面低剂量投照显示长段远端支气管（黄箭）、吸气时（B）左右主支气管（蓝箭）中度狭窄，主支气管（黄箭）、呼气时左主支气管（白箭）近闭塞，提示严重的气管狭窄和气管主支气管软化

RPA. 右肺动脉；LPA. 左肺动脉

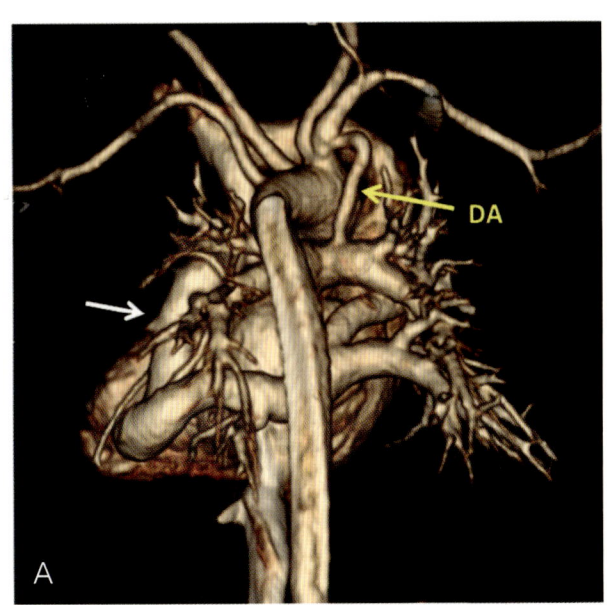

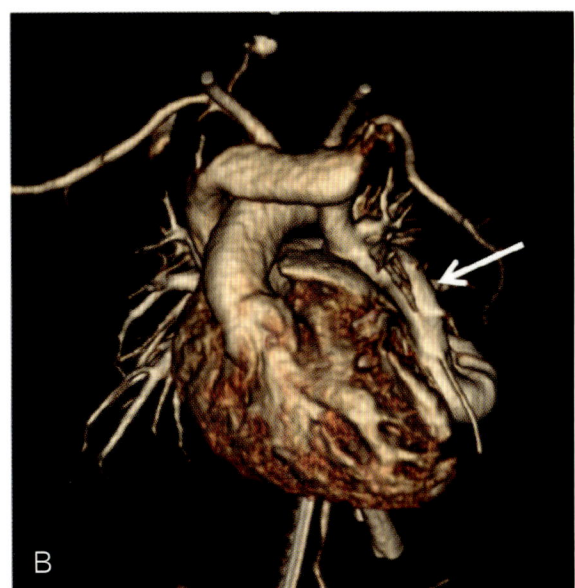

▲ 图 15-2 3 日龄女婴，完全性肺静脉异位引流

背面（A）和正面（B）容积再现图像显示，完全性肺静脉异位引流通过左肺内弯曲的垂直静脉（白箭）到达左无名静脉，无阻塞。注意右无名动脉与右肺动脉之间的动脉导管（黄箭）

DA. 动脉导管

动脉、肺动脉和肺静脉时，通常不需要心电同步。心电门控技术是诊断心腔形态变化的首选技术，包括对心室壁瘤、心脏血栓、心脏肿瘤的诊断，肺动脉闭锁时体肺小侧支血管的评价及冠状动脉评估[19]。

使用前瞻性心电门控技术，我们可以从心电信号中获得一个前瞻信号来触发扫描，使扫描过程恰好落在心脏运动最慢的时期。由于前瞻性心电门控扫描获得的所有数据也可用于图像重建，因此较非门控扫描的辐射剂量低。前瞻性心电门控技术利用心电信号来获取 RR 间期的信息，并以此计算触发扫描的延迟时间。开始扫描的时间点可由操作者决定，选择是在 RR 间期的某个百分比处（通常在 40%～80%）还是在前一个 R 波后或在下一个 R 波前的某个固定时间点处（即绝对延迟）。心率较低时，在 RR 间期的 70%～80% 处扫描效果最佳。心率较高时（> 90 次 / 分），在 RR 间期的 30%～40% 处扫描效果最佳[20]。需要注意的是当前瞻性心电图门控用于心率变异性高的儿童时，数据采集的起始阶段与预先判定的起始阶段并不一定匹配。时域填充可通过扩大数据采集窗，增加前后的采集时间来克服这一限制。该技术允许对采集到的重建数据进行回顾性修整，以确保重建的图像包含了不同心动周期内心脏运动最慢的时期。但这种技术会增加患者接受的辐射量，也不能用于螺旋扫描。另一种数据采集处理技术——靶扫描，是利用 320 排 CT 获取等时长的体积数据，并运用该原始数据对不同的心动时期进行回顾性半扫描重建。它可以在不增加患者接受的辐射剂量的情况下，发现并重建原始数据中心脏运动最慢的时期[1]。回顾性心电门控技术，是指球管电流在整个心动周期内开启，使用 64 层 CT 扫描大约 5 次心搏，以便挑选出在最佳的扫描时段重建数据。比起非心电门控扫描，该检查的辐射剂量增加了 3～4 倍。ECG 门控球管电流调制技术可以降低非最佳扫描时段的球管电流强度，从而降低辐射剂量。回顾性心电图门控扫描多用于要求有多相图像的心功能评估和心律不齐或心动过速患者冠状动脉评估。

四、患者准备

（一）屏气

为了消除呼吸伪影，在理想情况下，整个扫描过程应在一次屏气期间内进行。对于可配合的患者，通常在平稳呼吸下屏气时扫描，对无法配合屏气指令的儿童则在其安静呼吸时进行扫描。随着新一代 CT 容积扫描和大螺距螺旋扫描模式的出现，整个心腔扫描可在 1s 内完成，不受呼吸运动影响，可不需镇静或屏气。

（二）检查前用药

心率快不利于心脏 CT 的成像。随着时间分辨率约为 50ms 的 16 层 CT 的出现，心率不超过 120 次 / 分的患者可不需检查前用药。β 受体阻滞药是稳定和降低心率的有效药物。在使用 64 排或更前代 CT 技术时，若无禁忌证，一般建议心率超过 110 次 / 分的患者使用 β 受体阻滞药。有了新一代 CT 技术，利用 β 受体阻滞药降低心率的需要已显著减少。前瞻性及回顾性心电门控技术现已可用于心率高达 160 次 / 分的患者。

（三）镇静

现代 CT 最大的优点之一是扫描过程及准备时间缩短，因此减少了儿童镇静的需要[21]。尽管如此，对 5 岁或 5 岁以下的婴儿和儿童仍需镇静以防止扫描过程中出现明显的运动伪影。新生儿可以在睡眠中或用软物制动后扫描。许多重症监护患者体位相对固定，可不需镇静。5 岁以上的儿童在解释和安抚后一般可以配合检查，不需要镇静。新一代 CT 采用容积法，采用靶扫描模式、心电门控和半扫描重建（图 15-3），即使在哭闹不合作的患者中，呼吸伪影也是可以避免的[1]。使用这些扫描技术时，镇静只限于应用在有攻击性、制动后有风险的年轻患者，或用于冠状动脉评估等适应证。

五、对比剂与静脉注射方案

（一）对比剂

CT 用的水溶性对比剂分为离子对比剂和非离

子对比剂。渗透压是衡量每升水中溶解的颗粒（包括离子、分子或聚合物）数量的单位，离子对比剂属于高渗对比剂，其渗透压是人血清的 5~8 倍。离子对比剂包括钠和（或）泛影葡胺和碘酞酸盐。非离子对比剂属于低渗对比剂，其渗透压是人血清的 1~2 倍。非离子对比剂包括碘海醇、碘帕醇、碘佛醇和碘克沙醇，是目前儿童可用的唯一一类对比剂，因为它们比高渗对比剂更安全，耐受性更好。

（二）对比剂反应

被注射对比剂的患者可出现多种反应，包括恶心、呕吐、荨麻疹、支气管痉挛、喉水肿、血管迷走神经反应、低血压、癫痫发作、心肌缺血或充血性心力衰竭的加重。大部分反应在注射对比剂后的 20min 内发生。对比剂的不良反应可分为特异质反应和非特异质反应。特异质反应是与剂量无关的全身反应，产生的体征和症状与过敏反应相似。虽然病因尚不明，但目前最为认可的机制是补体系统被激活，表现为荨麻疹、支气管痉挛、喉水肿和低血压。非特异质反应是由对比剂的直接趋化或高渗作用引起的，症状包括恶心、呕吐、心律失常、肾衰竭、肺水肿和心血管系统衰竭[22,23]。儿科患者中出现对比剂反应的概率为 0.18%~0.46%[24,25]。既往

对对比剂有过敏是预测对比剂反应发生最重要的危险因素。有下述情况的患者应考虑检查前用药：对对比剂有过疑似过敏反应史的；对多种（通常为 4 种及以上）物质过敏或对某一种物质严重过敏；有经常发作、最近发作或严重发作的哮喘。预防特异质反应的用药通常包括泼尼松 50mg（在注射对比剂前 13h、7h 和 1h 用药）和苯海拉明（在注射对比剂前 1h 用药），并选用低渗对比剂[24]。

（三）对比剂肾病

对比剂肾病是指在无其他病因[26]的情况下，对比剂给药后 3 天内血清肌酐水平升高＞25% 或 0.5mg/dl。血清肌酐升高通常在注射对比剂后 1~2 天内出现，4~7 天达到峰值，10~14 天恢复正常。对比剂肾病的危险因素包括：已有的肾功能不全、糖尿病合并肾功能损害、一次性大量注射对比剂或 72h 内重复注射、同时使用氨基糖苷类和非甾体抗炎药等具有肾毒性的药物、脱水或严重充血性心力衰竭。现有证据表明，低渗对比剂可减少但不能消除对比剂引起的肾衰竭的发生率。因此，在高风险患者中建议避免使用对比剂，另选诊断方法来代替。当对比剂注射对诊断必不可少时，可减量使用非离子型对比剂。扫描前水化（即扩容）

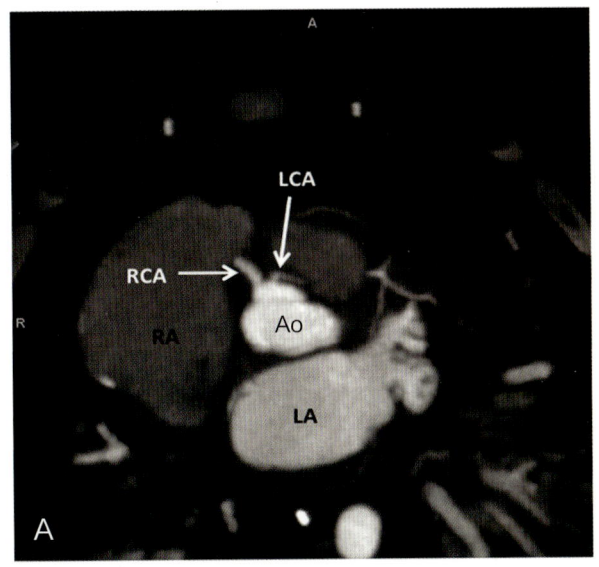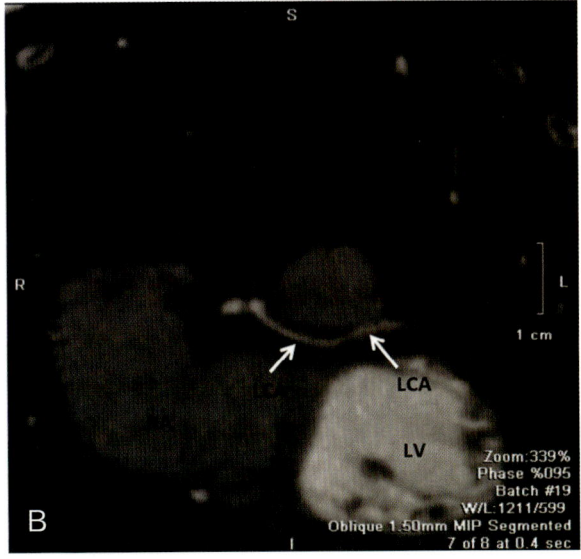

▲ 图 15-3　冠状动脉起源异常的 CT 图像

4 月龄男童，左冠状动脉异常起源于右冠窦伴心肌内走行。斜轴位（A）和斜冠状位（B）最大强度投影显示异常左冠状动脉起源于靠近右冠状动脉起源的位置（A 图箭），左冠状动脉有一长段绕过圆锥间隔走行在心肌内（B 图箭）
LCA. 左冠状动脉；RCA. 右冠状动脉；Ao. 主动脉；RA. 右心房；LA. 左心房

也可以降低对比剂肾病的风险[26-29]。

(四) 对比剂静脉注射

静脉碘对比剂的常用剂量为 2ml/kg，碘浓度为 240～370mg/ml。碘浓度越高，增强效果越好，但也增加了注射液黏滞度[30,31]。

CTA 图像质量与靶血管增强程度密切相关，靶血管增强程度取决于对比剂的给药剂量和静脉给药时间。一般来说，对比剂注射速度越快，血管增强程度越高；增强程度与体重成反比，这也是婴儿血管成像的优势。

对比剂注射速度受周围静脉直径和血管部位的限制，肘前部位的静脉较粗大，通常是上肢注射的首选位置。若该部位不可行，前臂/手部静脉和足部静脉也可供选择。

下肢注射还可减少因无名静脉和上腔静脉对比剂浓度过高而引起的射束硬化伪影。CTA 的最佳注射速率为 1.5～5ml/s，视患者年龄和适应证而定。例如，1.5ml/s 的注射速率对于新生儿来说已经足够，并且可以用 24G 针头手推实现。2～3ml/s 的注射速率最适合于婴儿和幼儿，需要使用高压注射器和至少 22G 的外周留置针。3～5ml/s 的速率需要 20G 留置针或封闭带孔的导管[32-34]。5ml/s 的速率通常用于成人体型患者冠状动脉评估或探查肺部栓塞[35]。

根据使用说明，中心静脉留置管和经外周中心静脉置管（percutaneously inserted central catheter，PICC）的注射速率应≤ 1ml/s，由于注射速度的限制，应避免使用这些通路注射对比剂[36]，耐高压 PICC 除外。当外周静脉通路不可用时，可选用脐静脉导管（umbilical venous catheters，UVC）。若脐静脉导管通向已闭塞的静脉导管，可能会导致潜在的问题。当患者接受体外膜肺氧合治疗时，尽管有局限，诊断性 CTA 检查也可以进行，需要最大限度地增加对比剂量，并使用延迟时相增强扫描[37]。

(五) 对比剂注射方案

评价冠状动脉、肺血管、体肺侧支和支架通畅性时通常需要较高的增强程度；评价心脏形态时需要较弱但更稳定的增强。对比剂单期相注射法满足了前者的需要，而双期相注射法更适于后者[38]。单期相注射法并不适于评价心脏形态，因为它使血管内的对比剂浓度逐渐达到峰值，其后迅速减少。这可有效地使左右心的增强出现在不同的时间点，却很难使心腔被均匀增强。当所需的造影范围较局限时，常选用单期相注射法，以评估心血管系统的某个特定部位，如冠状动脉、肺动脉或主动脉弓（图 15-3）。双期相注射法更适合于评价心脏形态（图 15-4）。为减少右心房

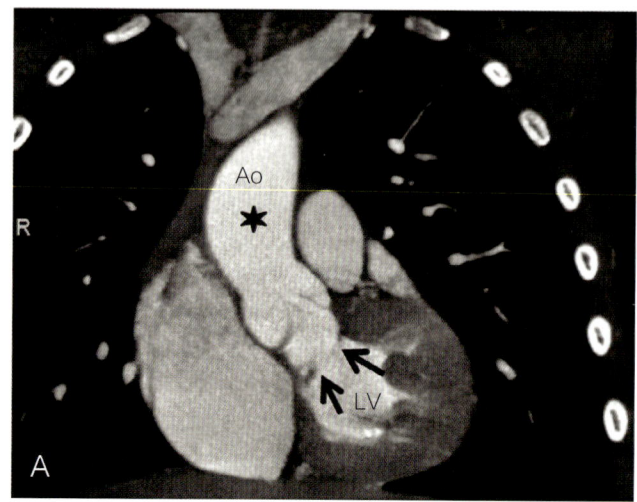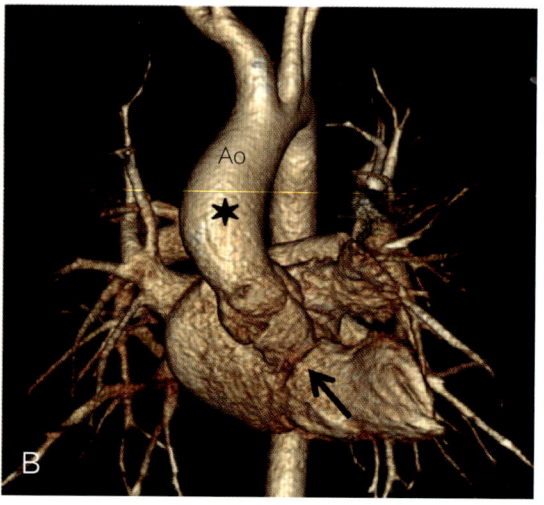

▲ 图 15-4 10 岁男孩主动脉瓣下隔膜型狭窄
冠状位最大强度投影（A）和容积重建（B），CTA 显示主动脉瓣下膜性狭窄（黑箭）伴升主动脉狭窄后扩张（星号）。注意 A 图中弥漫性左心室肥厚
LV. 左心室；Ao. 主动脉

高对比条纹伪影，在第二阶段注射时，可降低对比剂浓度，维持流量。双期相注射的第一阶段应持续 10～15s，速率为 2.5～4ml/s，第二阶段的注射速率通常为 1.5～2ml/s。

（六）注射对比剂的时机

关注注射时机的目的在于，使注药后目标区域对比剂浓度达峰时正好与扫描成像同步。现有的计时方法已经很多，包括团注智能跟踪技术、小剂量预试验和实证法[31]。在年长的儿童和成人中，几乎所有方法效果都很好，但在婴儿中，由于心输出量存在更大的个体潜在差异，使用的对比剂的计量更少，要达到目标相对困难。例如，在婴儿中，预试验剂量可能与实际对比剂量相当，而团注跟踪可能受限于扫描初期的触发后延迟。当为体重＜10kg 的婴儿注射小量对比剂时，从开始注射到开始扫描的延迟可以用血流循环时间来估算，为 12～15s。当向成人体型的患者体内注射较大剂量对比剂时，在注射结束时开始扫描应能捕捉到主动脉强化接近峰值的情况[31]。

有一种利用对比剂到达时间这一概念的方法，它利用了团注跟踪的优点，使用双期相高压注射器，通过调整对比剂的输注速率来补偿触发延迟[39]。

在接受 Fontan 手术的患者中，由于通过 Fontan 管道的血流缓慢而导致右心房对比剂弥散不良，往往使肺动脉造影效果不理想，还可能在图像上显示出伪血栓影（图 15-5）。通过在上下肢静脉同时注射对比剂，并团注跟踪来监测肺动脉的增强程度，可使该问题最小化[40]。如果上述注射方法不成功，后续或需行二期 CT 扫描。

六、图像后期处理

MDCT 在三个平面上都可以获得高空间分辨率、亚毫米的体积各向同性数据。在独立工作站上交互地回顾这些数据，可使诊断价值大大增加，尤其是在对小儿复杂先天性心脏病的处理上[41]。临床 3D 工作站目前主要采用四种可视化技术：多平面重建（multiplanar reformation，MPR）、曲面重组法（curved planar reformations，CPR）、最大密

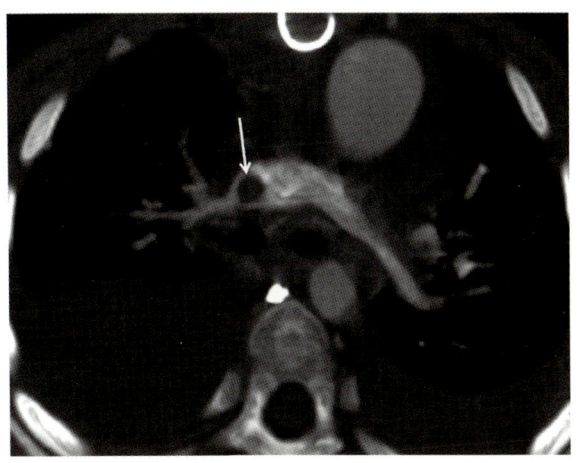

▲ 图 15-5 **Fontan 术后出现的血栓**
肺动脉假性充盈缺陷（箭），是在 CTA 扫描期间由上腔静脉流入的血液造成的。患者为 7 岁男孩，为诊断有无肺栓塞行 CTA 检查，经下肢注射对比剂

度投影（maximum intensity projections，MIP）和容积重建技术。MPR 是在任意角度斜面上显示 3D 体积数据的一种便捷技术。由于单个平面不能充分显示偏心性病变，所以应该始终建立两个互相垂直的平面，来更完整地显示偏心性病变，特别是狭窄处。在曲面重组法中，显示的平面可任意弯曲，对观察血管、气道和肠道等弯曲管状结构的内部非常有用，但这十分依赖曲面的准确性。若曲面定位点不完善可能在图像上显示出伪狭窄。在最大密度投影中，选择特定的投影方向（例如前后位投影）后，整个空间信息被整合成 2D 图像，每条投射线经过的所有单元取其遇到的最大值，得到投影图像。这种方法有很多灵活运用，比如最小密度投影法（minimum intensity projection，MinIP）（常用于气道可视化）、CT 透明投影或平均投影（将单束射线碰到的像素值相加，显示出类似于 X 线的图像）。与多平面重建相比，最大密度投影的优点在于可以整体观察到不同平面上的结构。但最大密度投影的局限在于，骨骼及其他比对比剂增强的血管更易于衰减的结构，会干扰血管成像。能够解决这一局限的方法是薄层最大密度投影法（slab-MIP），它的本质是最大密度投影全部扫描资料中的排除了模糊结构的部分性容积资料。最大密度投影最大的问题在于空间关系不明，特别是在复杂的解剖区域，如部分肺静

443

脉异位引流和体肺循环侧支。容积重建技术（图15-6）是这些3D渲染技术中最复杂也最流行的。一般做法是给不同立体像素值指定介于完全透明到完全不透明之间的不透明度。该不透明度可应用于整体立体像素值的直方图，或者被分类为特定的组织类型，应用于的部分区域的立体像素值的直方图。管腔内表面也可以用容积重建技术显示，这种技术被称为虚拟内镜（图15-6）。3D CT的新应用包括心肌和肺灌注显像定量分析法以及3D打印（图15-7），后者在复杂的流出道异常，特别是小儿右心室双出口的手术方案设计中起着重要作用。

七、心脏计算机断层扫描检查的伪像

认识心脏CT图像的各种伪像，可避免得出假阳性或假阴性结果。

（一）图像噪声干扰

低剂量放射检查的噪声干扰愈明显，导致图像分辨率下降，影响小血管和血管壁的成像。提高输出功率（mA）设置可减少图像噪声。

（二）心脏跳动干扰

心脏的跳动将会影响成像的结构，轻则边缘模糊，严重则结构分离、轮廓重影甚至结构完全缺失（图15-8）。不同于主动脉和肺动脉这类大血管，它们的影像成像受心脏跳动的干扰较小，CT对心内结构如瓣膜、心内膜、乳头肌和冠状动脉的精确显影几乎不可能完全达到。急诊情况下评估主动脉夹层或假性动脉瘤，也或多或少受到心脏跳动的干扰。由于年轻患者主动脉的弹性较好，成像质量受到心脏跳动的干扰越大。

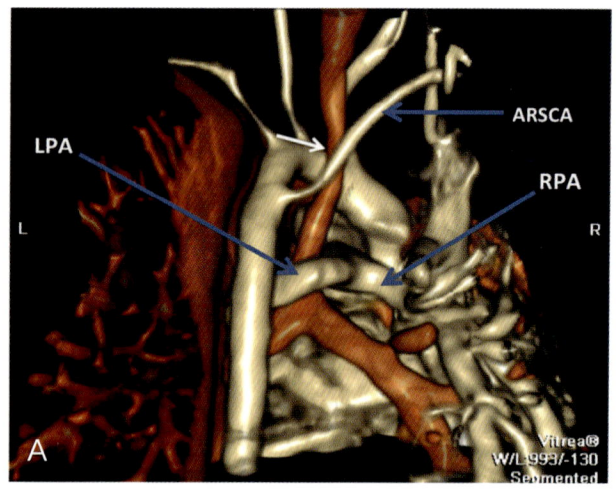

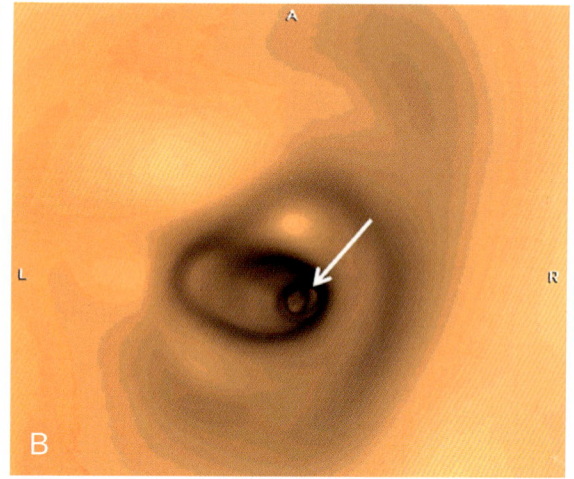

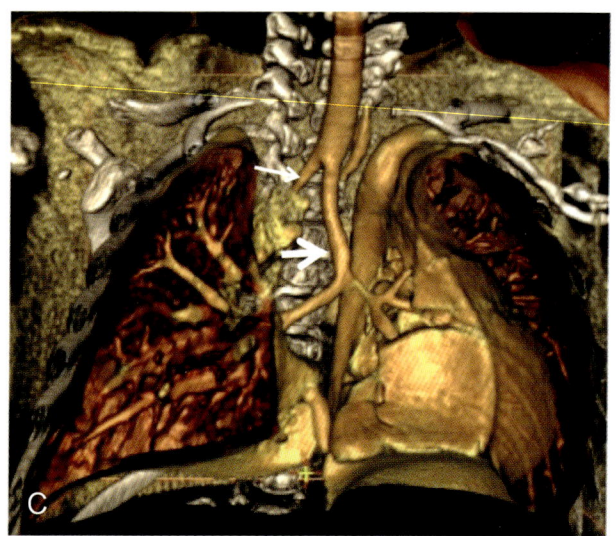

▲ 图 15-6 肺动脉吊带

A. 此为一例13月龄男婴，通过CTA容积重建图像（后面观）显示左肺动脉异常起源于右肺动脉，并绕气管后走行。白箭所示为气管环形成致长段的气管中度狭窄。另见右锁骨下动脉异常起源；B. 仿真支气管纤维镜图像显示由于气管环形成而导致的气管内环形狭窄；C. 另一例9月龄女婴诊断"肺动脉吊带"，通过CTA容积重建图像，可见右肺上叶支气管（小箭）单独自气管发出、下段气管与左右支气管呈"倒T"字改变。由于完全性气管环而致下段气管和左主支气管长段气道狭窄（大箭）

ARSCA. 右锁骨下动脉异常起源；LPA. 左肺动脉；RPA. 右肺动脉

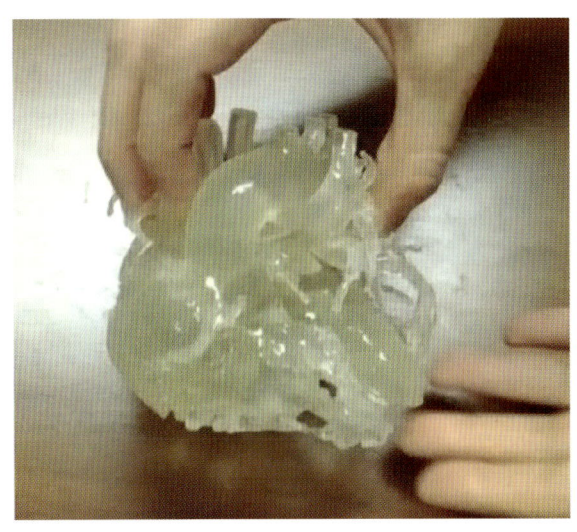

▲ 图 15-7 1 例新生儿心脏 3D 打印

诊断为肺动脉闭锁、主肺大的侧支血管形成，3D 打印显示大的侧支血管与发育不良的分支肺动脉的关系。气管 – 支气管的结构在 3D 打印模型上也清晰呈现，以作为外科医生寻找侧支血管的标志

（三）呼吸干扰

心脏 CT 图像的呼吸干扰在儿童患者中尤为常见，随着呼吸运动方向和深度的不同，成像结果可出现血管连续性改变、血管狭窄或瘤样改变。这类伪像可以通过同期显示的皮肤、胸廓或心脏轮廓的变化加以辨认，它们会显示和血管结构相似的伪像改变。

（四）高浓度对比剂伪像

静脉中的含有高浓度对比剂，会在成像上显现出许多条纹样伪像（图 15-8B），干扰对右心房、右心室和冠脉等结构的评估。伪像的显像，与升主动脉内膜撕裂的瓣块样结构相似。来自奇静脉和下腔静脉的不含对比剂的血液与上腔静脉和右心房中的混合，形成在形态上类似血栓的显像。

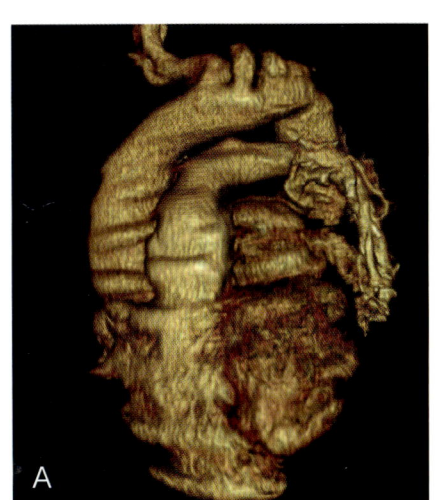
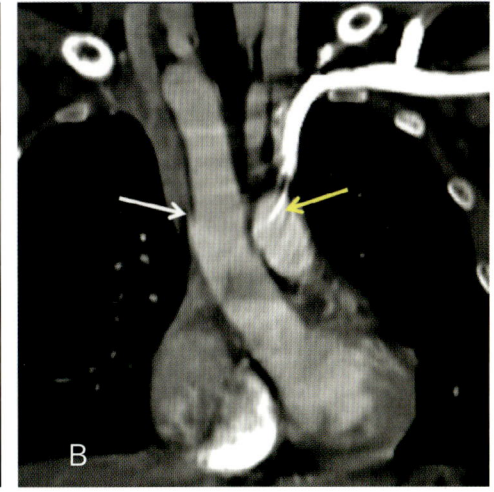
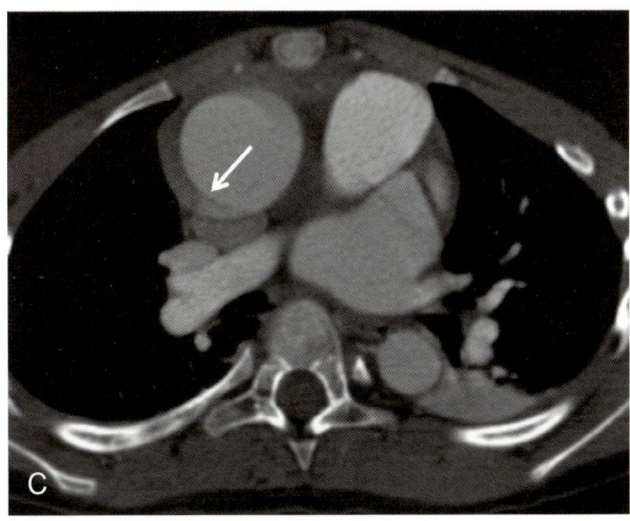

▲ 图 15-8 心脏搏动干扰

一例用 64 排螺旋扫描器在非心电门控下做的 CTA 检查结果可见心脏搏动干扰形成的伪像，在容积重建后的影像（A）上可见心腔和大血管表面一系列的横向堆叠痕，在冠状面（B）和横断面（C）上均可见主动脉壁的撕脱样结构或双重密度影（白箭）。这类伪像往往被误诊为主动脉夹层。冠状面（B）见到一束高亮度影（黄箭），这与从左上臂注射对比剂后导致该部位对比剂的局部浓度较高有关

稀释对比剂可减少干扰，高浓度和高流速的对比剂会增强伪像。

（五）对比剂不均匀

由于心腔内结构显像的逐步增强，初期扫描成像上左心系统的增强较弱，而晚期扫描将是右心系统的增强显像较弱。如不根据这个特点适当地选择对比剂注射的时机，显像结果将不尽人意。此外，由于心肌对对比剂的吸收，检查时间越长，会导致心腔和室壁的分界逐渐模糊，继而影响 3D 重建和心室容量分析。

（六）部分容积效应

肺动脉、主 - 肺动脉侧支血管、锁骨下动脉、血管内支架、冠状动脉和动脉导管这类结构的病变时，在横断面显像上，由于支气管同层面显像的部分容积效应，所测 CT 值出现改变，易将支气管影误认为肺动脉栓塞。

八、CT 检查的放射防护

随着医疗影像 CT 检查的普及，近年来 CT 诊断的适用范围不断扩大，基于电离辐射造成的潜在危害等医疗安全问题逐渐受到人们重视。

放射检查的射线暴露取决于许多因素：扫描器的种类（双源、电子束等）、扫描器供应商、防护罩的使用、辐射剂量控制系统、球管电压和电流、校准、旋转速度和螺距、是否使用心电图等门控技术。

儿童 CT 检查的适应证应当严格控制，仅用于对心脏超声、磁共振等无辐射检查手段仍不能确诊的疾病，除此之外，还有如下方法可减少辐射。

1. 将照射范围局限在检查部位，减少区域扫查面积可降低对检查部位以外区域的辐射。

2. 对于敏感度较高的特殊部位如乳腺、甲状腺、生殖器官、骨髓和眼睛进行防护遮挡。

3. 降低球管电压和电流至可以接受的最小值：照射剂量与球管电压的平方根成正比，而与球管电流乘以照射时长直接相关。由于儿童体重较轻，X 线的衰减也相应下降，故而降低照射剂量并不降低图像质量。静脉注射对比剂时，由于高原子量的碘对比剂具有不透射线的特性，适当降低球管电压是有益的。对婴儿和幼儿检查时，将管电压降至 70～80kVp，在降低照射剂量的同时增强了血管和其周围组织的对比程度[42,43]。尽可能低剂量（ALARA）原则提出管电流的毫安数应当根据患者体重进行调整。

4. 回顾性心电门控技术仅适用于部分需要冠脉检查且基础心率较高或心率不规则的患者。

5. 避免因忽略细节造成的重复检查。比如制动、镇静、短时扫描等细节。

6. 患者接受反复检查带来的影响需要引起重视。据有关研究报道，30% 的患者至少接受 3 次 CT 扫查，7% 至少 5 次，4% 至少 7 次。照射剂量相应加倍。

7. 新一代 CT 扫描器的问世，对降低照射剂量有着巨大的贡献：独特的迭代重建技术、容积扫描、大螺距扫查等。在同等年龄和适应证的条件下，相比 64 排螺旋 CT 扫描机，新一代 CT 扫描器降低了 60%～80% 的照射剂量。迭代重建技术的应用使放射剂量显著减少。通过对图像噪声进行精确的数学运算分析后发现，迭代重建技术较滤过反投影法，图像噪音有所减少。图像噪音的下降，让低管电压和低电势扫查下的图像仍保持较高的质量，故能降低照射剂量[6,44,45]。其他能使照射剂量降低的方法还有解剖部位管电流调节，通过剂量储存算法、心电门控、根据患者体型自动调节管电流。

辐射有效剂量（effective dose，ED）是用于描述 CT 检查的患者接受辐照量的参数。辐射有效剂量是相对于全身平均辐射剂量而言，它通过整体吸收剂量（单位：Gray）和不同部位的权重和脏器敏感系数计算得到（单位：Sievert）。权重最高的部位是辐射致突变可能性最高的生殖器。国际放射保护委员会（International Commission on Radiological Protection，ICRP）提出的安全辐射有效剂量是普通大众每年 1mSV，职业暴露者每年 20mSv。该数据目前没有专门针对患者的结果。背景辐射的有效剂量随着地理位置的改变而变化，一般都是每年 2mSV。儿童 CT 检查中应用能量值普遍都低于成人患者。然而，体重越小的儿童，

第三篇　诊断与治疗方法
第15章　心脏断层扫描技术在先天性心脏病患儿中的应用

照射检查的有效剂量值较成人接受类似检查的有效剂量值要高。此外，儿童的生命时限更长，放射辐射的影响表现出来的可能性也越大。

现在最先进的CT扫描器有合理的技术参数设置，可常规将有效剂量控制在1mSV，比心导管检查的射线暴露要低8～15倍[46]。近期有研究显示，结合前瞻性心电门控技术、大螺距扫描、管电流适应性调节和迭代法重建技术的应用，心脏CT检查的辐射有效剂量将下降至0.06mSv；相比64排螺旋扫描，通过目标定位的前瞻性心电门控、迭代法重建和造影对比剂优化注射的首过效应，射线暴露可降低90%[1]。

九、儿童心脏CT和MR的选择

心脏CT和MR在儿童心脏疾病的诊疗中有不可或缺的作用，与超声心动图互补。MRI成像具有良好的解剖学显示和功能评估的作用，但它的应用十分有限，需要镇静且耗时长，是安装起搏器或置入弹簧圈等器械的患者的检查禁忌。多排CT扫查与MRI检查优势互补。CT检查较快、镇静需求低，对于含有金属植入物、起搏器等亦可广泛应用，对于小血管和支气管多级分支的显像更好。CT血管造影较其他造影方式的重要优势在于可以较为清楚地观察血管壁（图15-9）。CT

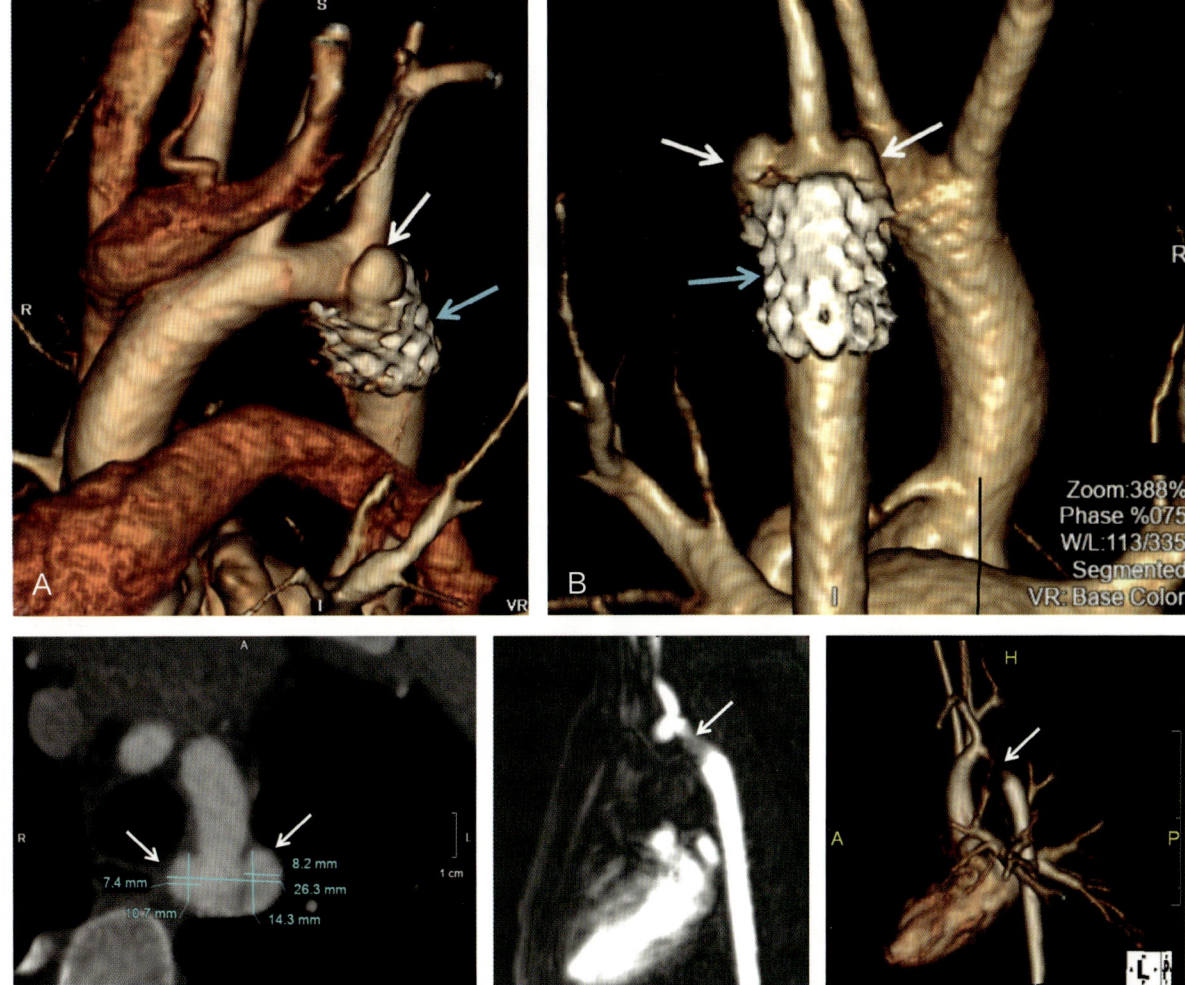

▲ 图15-9　1例17岁男性患者，因"主动脉缩窄"行支架置入术后
CTA能做到准确、无创地评估置入金属支架或置入生物假体后的心脏。容积重建CTA显像的侧面观（A）、后面观（B）和横断面（C）可见在支架上缘处（蓝箭），主动脉的左侧壁和右侧壁各有两处囊袋样结构凸起（白箭），符合假性动脉瘤表现。MRA图像由于金属敏感性增强致该处显示模糊，无论是在最大密度投影或容积重建上均无法清晰辨认该假性动脉瘤的结构

检查对呼吸道分支的轮廓（图 15-6 和图 15-10）、纵隔畸形（图 15-11 和图 15-12）和肺实质病变（图 15-10）也能清晰描绘。

对于心外血管的形态学显示，包括冠状动脉、肺动脉、主动脉、肺静脉或全身静脉，CT 检查不亚于 MRI。适合行 CT 检查的疾病包括但不局限于完全或部分性肺静脉异位引流（图 15-13）、肺静脉狭窄（图 15-14）、内脏异位时体循环和肺循环的血管解剖变异（图 15-15）、分支肺动脉狭窄（图 15-16）、肺动脉闭锁时肺动脉的汇合部及分支肺动脉的大小、是否存在主－肺侧支（图 15-17）、血管环和肺动脉吊带（图 15-16 和图 15-18）、冠状动脉异常（图 15-3 和图 15-19）、主动

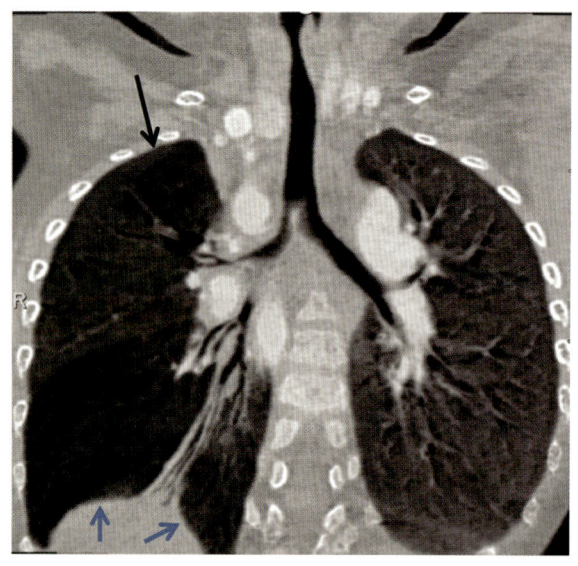

▲ 图 15-10 气管－支气管软化

1 例 3 岁女童，既往因"法洛四联症合并肺动脉瓣缺如、右位主动脉弓"行手术矫治。呼气状态下，薄层最大密度投影的冠状面显示气管远端、气管隆嵴上方处和右主支气管近端、右上肺叶支气管和中间段支气管均狭窄。这导致了严重的气体呼出受限，图中可见右上肺叶尖段（黑箭）、右中肺（蓝箭）和右下肺肺气肿

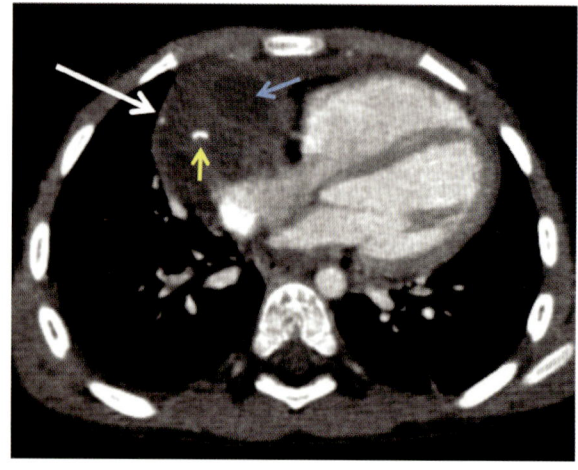

▲ 图 15-11 4 岁女童的心包畸胎瘤横断面 CT 血管造影图像

图示边界清晰的无强化团块状密度影位于前纵隔、右侧房室沟地位置（白箭），对右心房和右心室形成压迫。团块内见脂肪样物质反射（蓝箭）和钙化影（黄箭），提示"畸胎瘤"诊断

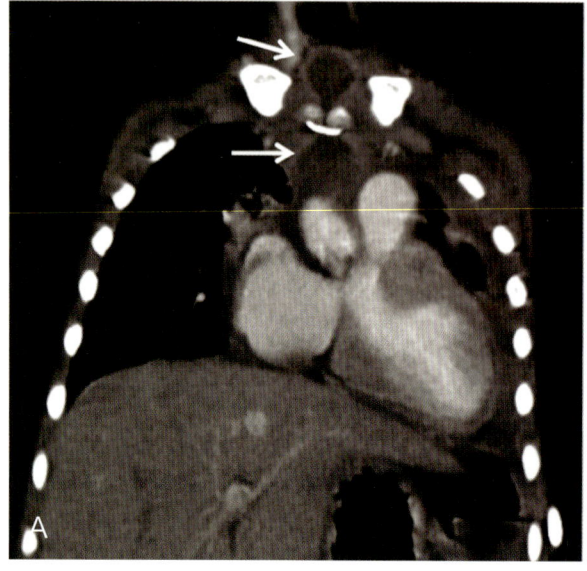
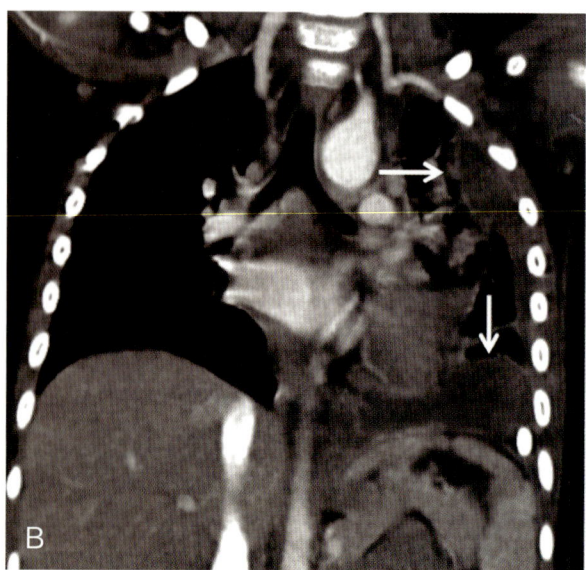

▲ 图 15-12 CT 评估术后早期急性并发症

4 岁患儿，因"主动脉弓离断"行手术治疗后，近期因主动脉瓣下狭窄行矫治后。复查在胸骨上窝处发现环形强化，内见液化影，一直延伸到前纵隔（图 A 中的白箭）和胸膜（图 B 中的白箭），影像学表现符合纵隔脓肿和肺脓肿

第三篇 诊断与治疗方法
第 15 章 心脏断层扫描技术在先天性心脏病患儿中的应用

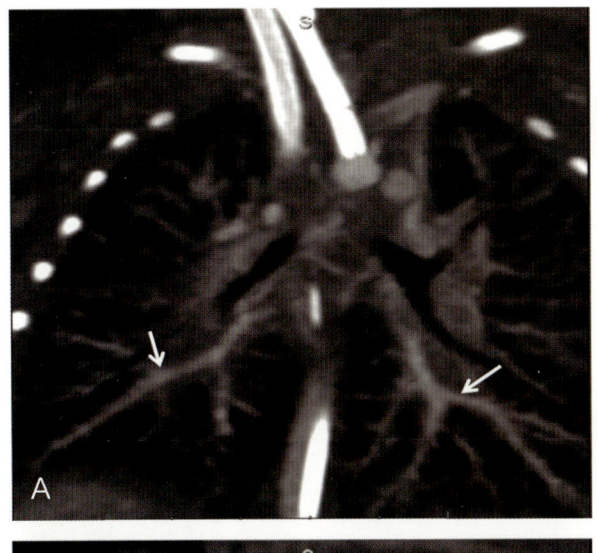
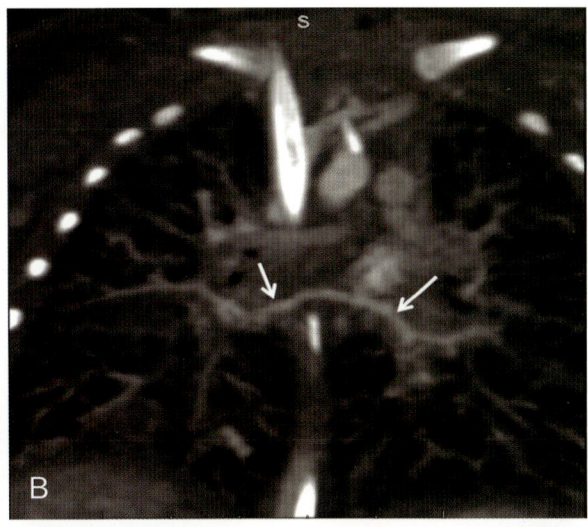
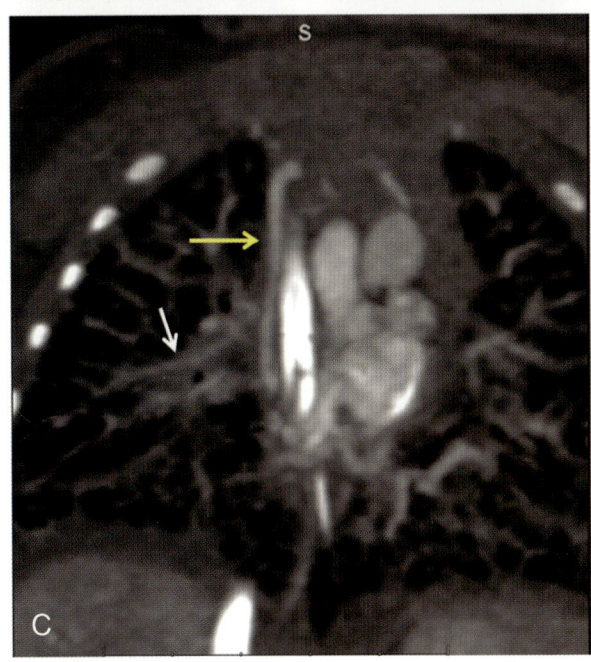
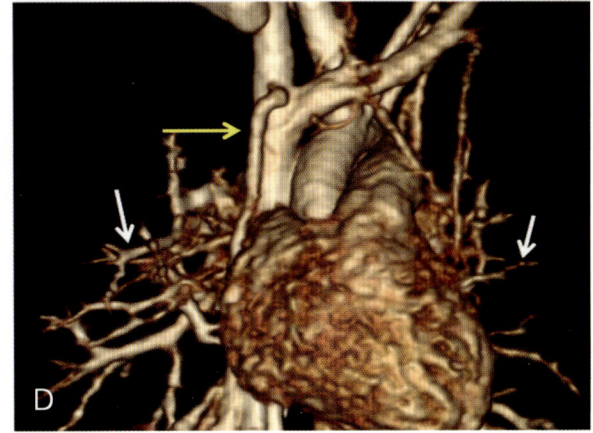

▲ 图 15-13 1 日龄新生儿肺静脉发育异常、心上型完全性肺静脉异位引流
最大密度投影的冠状面（A 至 C）和容积再现成像（D）显示纵隔与肺实质内见肺静脉发育不良，导致弥漫性肺水肿。双侧肺静脉在右心房的侧后方汇合成共同静脉腔后，沿着右侧上腔静脉前侧向上走行（黄箭），最后汇入右侧无名静脉远端的前壁

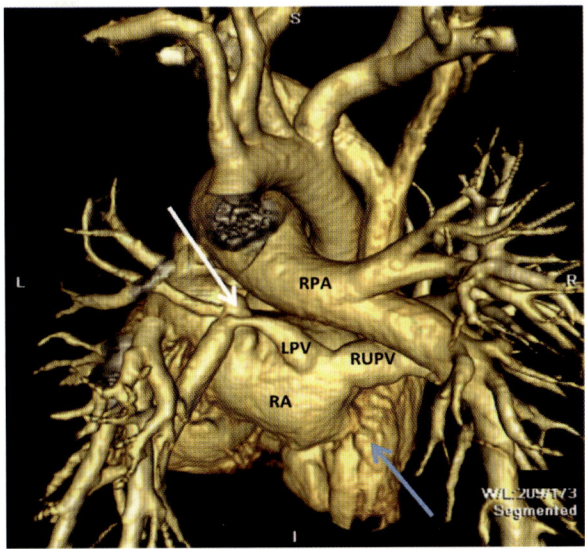

◀ 图 15-14 5 月龄男婴术后肺静脉狭窄
新生儿完全性肺静脉异位引流术后，出现为肺动脉高压及右心室压力升高，容积再现 CTA 后视图显示右下肺静脉闭塞（蓝箭），左肺静脉共干中度狭窄，左上肺静脉汇入口重度狭窄（白箭）
LPV. 左肺静脉；RPA. 右肺动脉；RA. 右心房；RVPV. 右上肺静脉

449

国际心胸医学前沿经典译丛
Moss & Adams 心脏病学：从胎儿到青年（原书第 9 版）

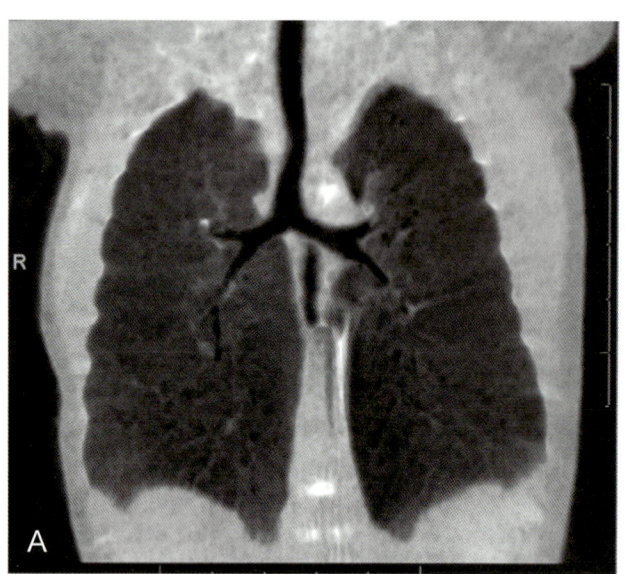 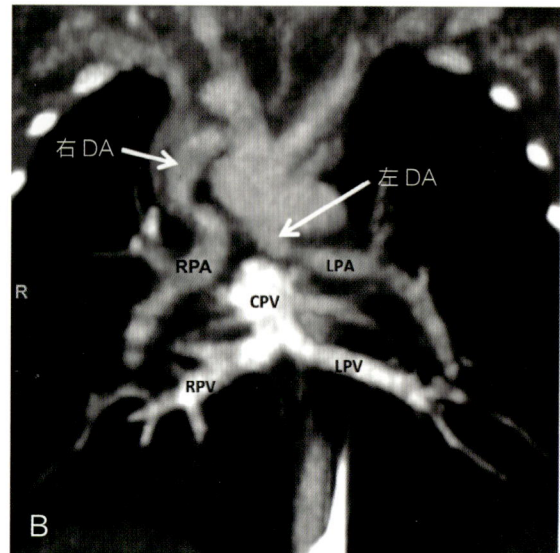

▲ 图 15-15　1 日龄男性患儿，内脏异位、肺动脉闭锁、左右肺动脉无汇合部，左右肺动脉依靠双侧侧支血管供血及完全性肺静脉

冠状位最小强度投影图像（A）显示双侧分支肺动脉水平之上的右主支气管模式与该病例右侧异构一致。冠状位最大强度投影（B）图像显示肺动脉主干闭锁、肺动脉分支无汇合部。供应右肺动脉的大侧支血管起自右无名动脉的根部，中段有中度狭窄，延伸为右远端肺动脉。供应左肺动脉的侧支血管起源于主动脉弓的下面，中部见重度狭窄，延伸为远端左肺动脉。伴有左右肺静脉汇入共同静脉腔，通过异常通道回流入右心房

DA. 动脉导管；RPA. 右肺动脉；LPA. 左肺动脉；CPV. 肺总静脉；RPV. 右肺静脉；LPV. 左肺静脉

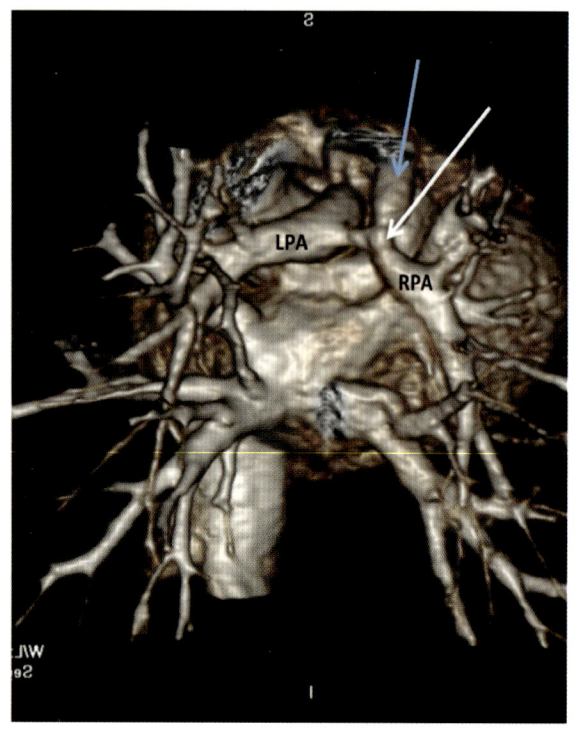 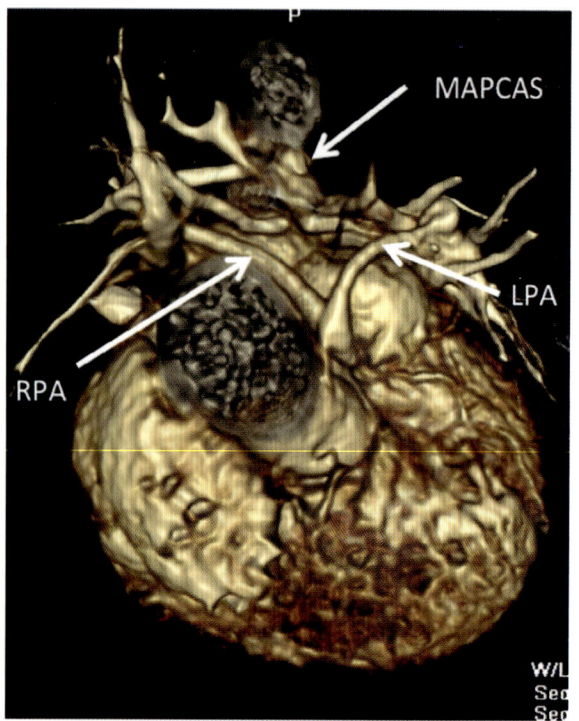

▲ 图 15-16　肺动脉闭锁的男性新生儿的肺血流来源

主动脉弓和降主动脉移除后的三维重建的上方视图示，依赖动脉导管供血的肺动脉，在动脉导管（蓝箭）连接处伴有局灶性扭曲和右肺动脉近端中度狭窄（白箭）

LPA. 左肺动脉；RPA. 右肺动脉

▲ 图 15-17　患有肺动脉闭锁的 2 日龄女婴的肺血流来源

移除主动脉弓后形成的 3D 图像前面观：肺动脉分支发育不良，但有汇合部，同时有多条来自近端降主动脉并供给双肺粗大的体肺侧支血管形成

MAPCAS. 主-肺侧支动脉；RPA. 右肺动脉；LPA. 左肺动脉

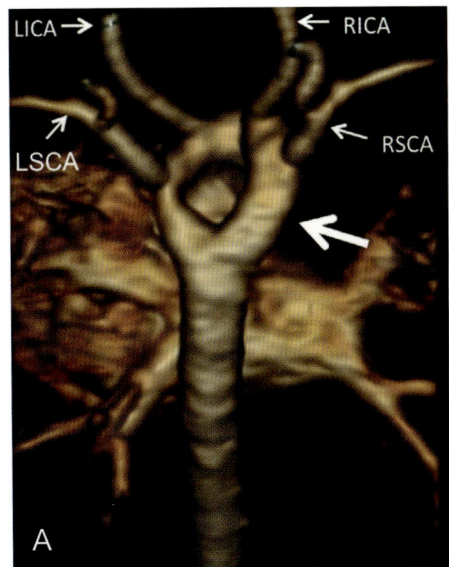
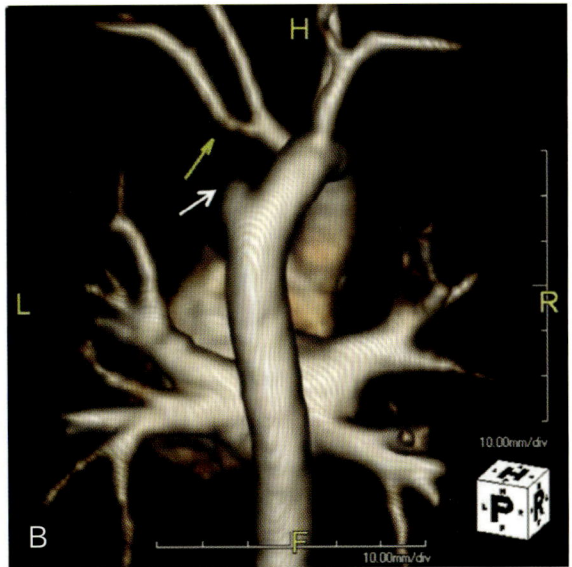
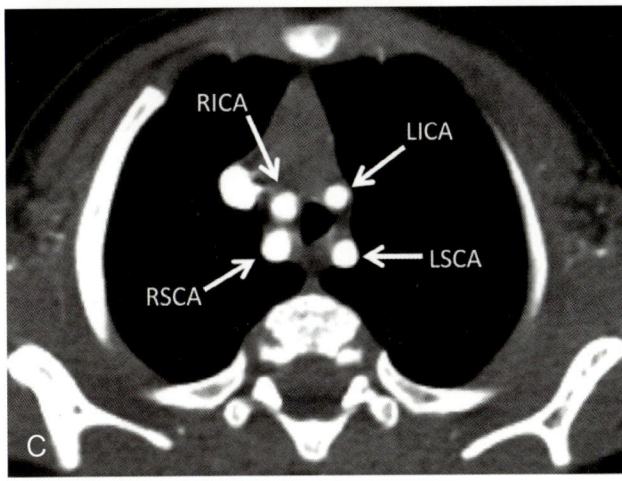

▲ 图15-18 双主动脉弓并血管环形成的两种类型

1例是3岁男孩的3D容积再现CT成像后位观：以右侧动脉弓为主弓的双主动脉弓血管环（白箭）（A）。另外一例是1名4岁的女孩，左侧主动脉弓后段闭锁（B）。B图中的白箭所指为左弓导管盲端，提示存在动脉导管韧带。黄箭所指为起自升主动脉的无名动脉的后角。在胸廓入口水平，2名患者的头颈部血管环绕气管和食管形成镜像结构（C）

RICA. 右颈内动脉；LSCA. 左锁骨下动脉；LICA. 左颈内动脉；RSCA. 右锁骨下动脉

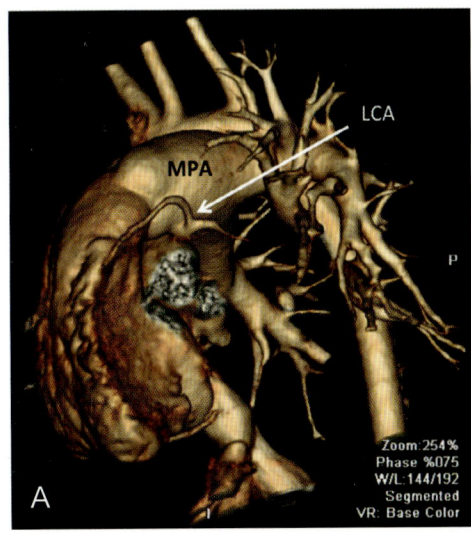
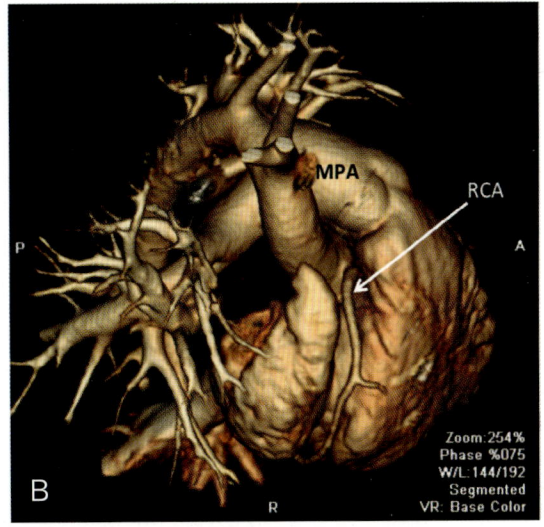

▲ 图15-19 11岁男孩左冠状动脉异常起源于肺动脉

移除主动脉后的左侧切面（A）显示左冠状动脉（LCA）异常起源于主肺动脉（MPA）下面。右侧侧面的容积再现成像（B）显示右冠状动脉（RCA）轻度弥漫性扩张，符合轻度右向左分流及侧支形成

脉缩窄的严重程度（图15-20）。MRI则为心脏检查提供了包括形态和功能更加全面的评估，包括对心室容量和功能的计算、体/肺循环比值、肺血流特点、压差估计、瓣膜反流的量化评估，然而不确定的是，MRI检查结果对临床诊疗决策是否起到了决定性的作用。对于CT和MR的临床应用仍存在诸多问题未解。目前，这方面的多中心临床试验正在开展，关注点在于MR检查对先天性心脏病术前和术后评估的作用。研究的结果也有助于分辨CT检查对这类患者的重要性。

部分情况下CT是不可或缺的，如存在起搏器、动脉瘤夹、弹簧圈、钛夹、支架植入术后（图15-1和图15-9）和胸椎脊柱侧凸矫形器等。CT具有评估跨越肺动脉、隔板、冠状动脉和主动脉分支的支架或金属假体的通畅性的能力。CT的空间分辨率优于MRI，在z轴上的重建能力高达0.4 mm。研究表明CT在评价冠状动脉狭窄方面优于MRI（图15-3）。CT的其他优点还包括减少年幼儿对镇静的需求，用时短，以及CT扫描仪及技术员分布更为广泛。而MRI在评价心内解剖、血流及功能方面明显优于CT。因为CT存在累积辐射风险，所以在需要进行连续评估或监测法洛四联症或Ross术后主动脉根部扩张程度，测量川崎病冠状动脉瘤的大小或评估家族性高胆固醇血症主动脉壁的厚度的情况下时，应优先选择MRI。

在某些情况下，CT的高分辨率、固有壁信息、动态三维信息以及基于Hounsfield单元的后台处理能力在明确心内解剖结构时占有优势（图15-21和图15-22）。在MRI不可用、不安全或存在禁忌证的情况下，可以通过CT获得心室大小和收缩功能的常规指标（图15-23）。随着人们对镇静药物的长期不良反应的认识的提高，以及新一代CT扫描仪的出现，新生儿及婴儿进行CT检查的辐射暴露量减少70%～80%，使得临床实践中的诊疗模式有了重大转变——在先天性心脏病的影像学检查中CT要优于MRI。本机构回顾了小于6月龄的先天性心脏病患儿在安装320排CT仪前后24个月内的心血管成像中三维CT和MR的使用情况。8种主要适应证中的其中6种（评估主动脉根部及冠状动脉、主动脉弓、肺动脉、肺静脉、全身静脉和血管压迫气管），

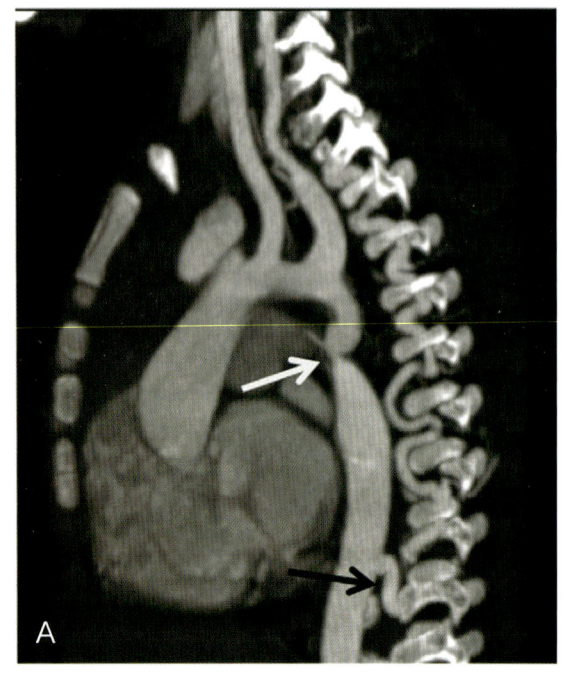
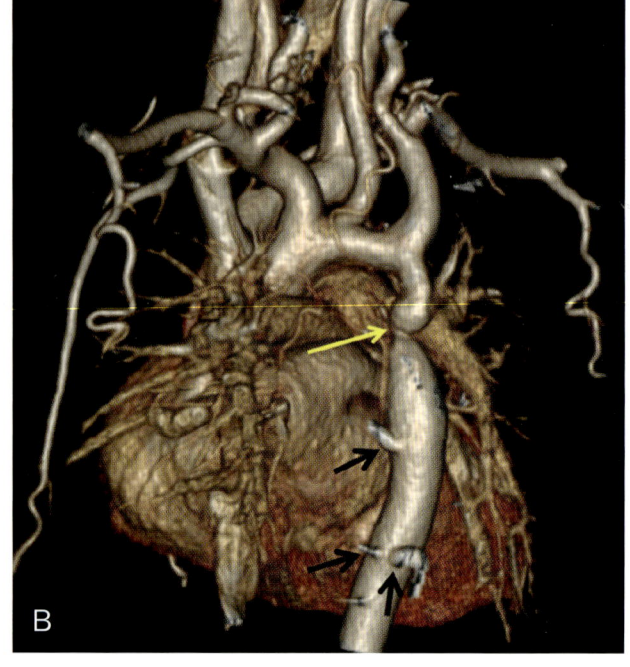

▲ 图15-20　9月龄男婴主动脉缩窄

矢状位切面（A）和3D重建（B）CT血管造影图像显示严重的导管后主动脉缩窄（黄箭），伴有降主动脉粗大侧支血管形成及肋间动脉扩张（黑箭）

在三维 CT 出现后，运用 CT 进行评估的数量相比起 MR 明显增加，并具有统计学意义。对主肺动脉侧支的评估通常依赖 CT 进行。而在心内形态学、心肌特征和综合征评价方面，MRI 的应用优于 CT。随着三维 CT 的运用，患者的镇静需求减少了约 40%。

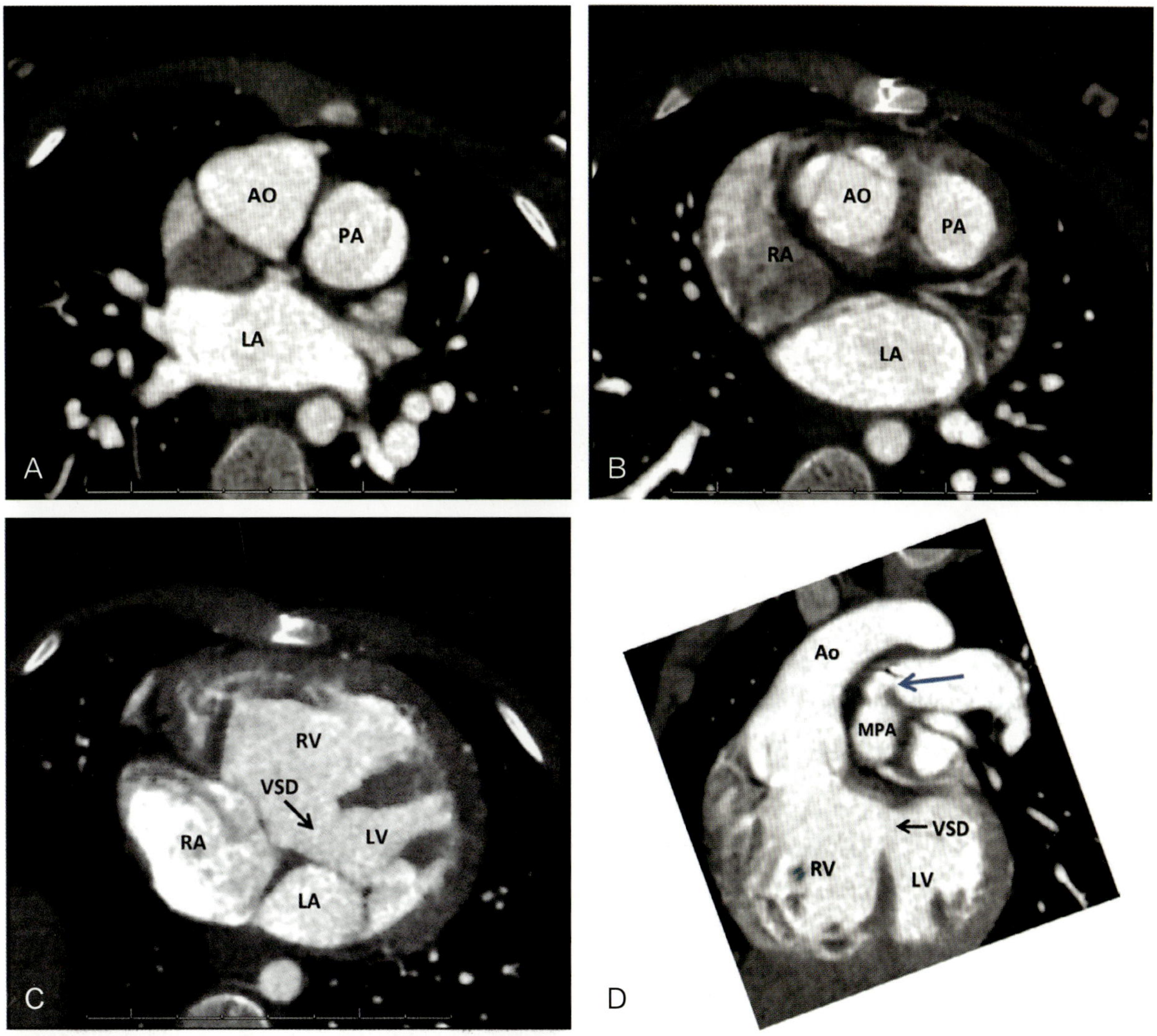

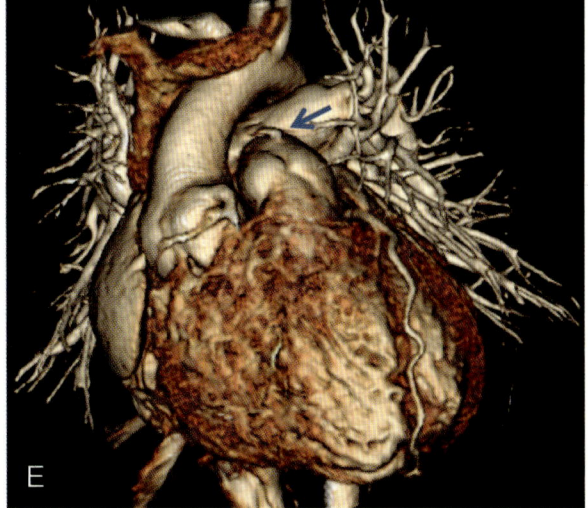

▲ 图 15-21　4 岁男性患儿右心室双出口，计划行双心室矫治术

使用目标模式前瞻性心电门控 CT 进行心内解剖。轴位（A 至 C）、斜冠状位（D）最大强度投影成像和容积再现图像（E）显示肺动脉右侧主动脉的大动脉并排排列。注意在 C 和 D 的大入口型室间隔缺损，主动脉开口远离室间隔缺损。与肺动脉环缩（E 蓝箭）相关的远端主肺动脉重度狭窄

PA. 肺动脉；Ao. 右侧主动脉；VSD. 室间隔缺损；MPA. 主肺动脉；RA. 右心房；RV. 右心室；LA. 左心房；LV. 左心室

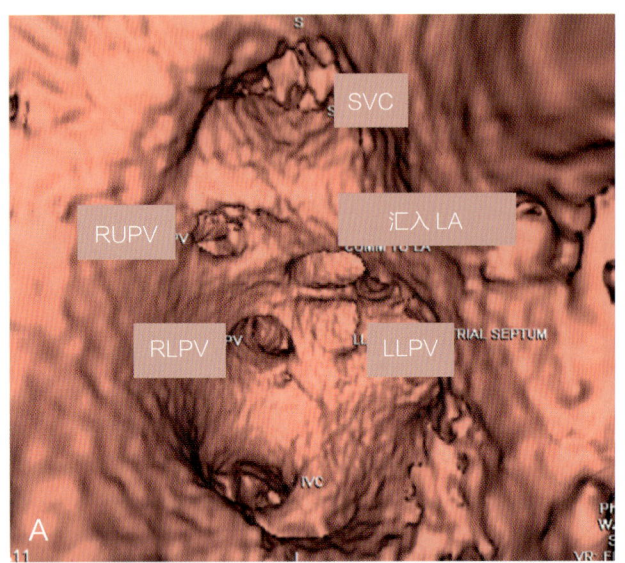
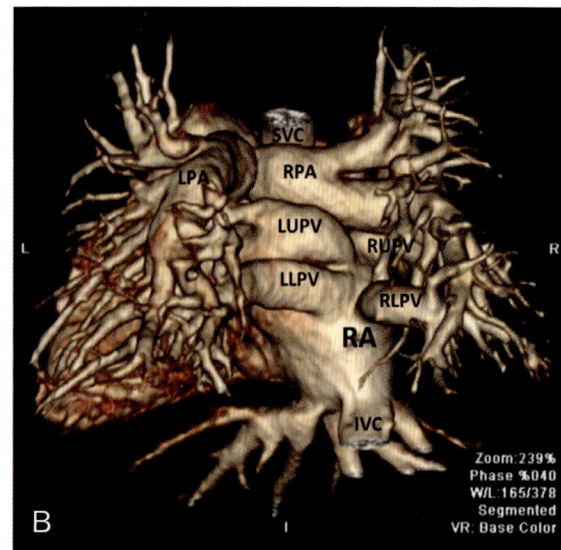
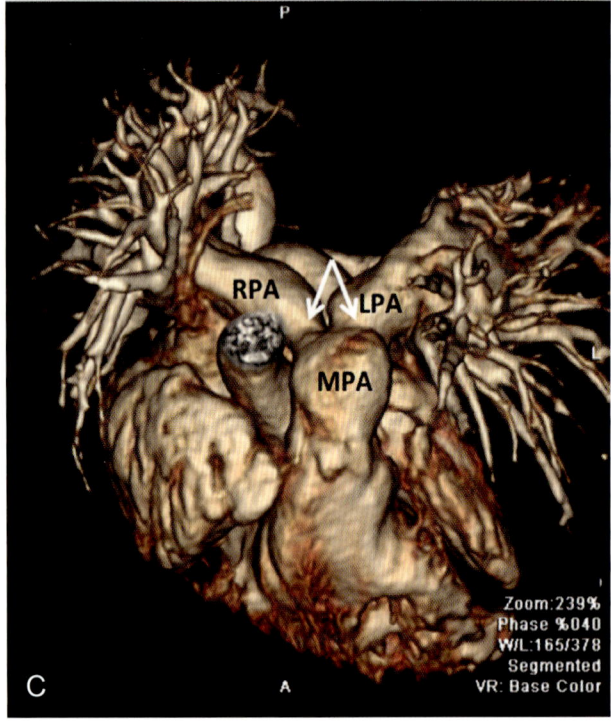

▲ 图 15-22 2 月龄部分肺静脉回流异常女婴影像图

虚拟内镜图像（A）示右上肺静脉和左下肺静脉分别引流入右心房，左上肺静脉进入左心房（未示）。注意位于房间隔后上方的高位房间隔缺损使左右心房出现交通。后位三维重建投影图（B）示肺静脉汇入。前位三维重建图（C）示双侧分支肺动脉起源的轻度狭窄（白箭）

RUPV. 右上肺静脉；RLPV. 右下肺静脉；LLPV. 左下肺静脉；LUPV. 左上肺静脉；RPA. 右肺动脉；LPA. 左肺动脉；MPA. 主要肺动脉

十、心脏计算机断层扫描在儿童患者中的临床应用

CT 的适应证包括但不限于：完全或部分型肺静脉异位引流、肺静脉狭窄、内脏异位综合征的体肺静脉解剖、肺动脉分支狭窄、肺动脉闭锁时肺动脉分支血流和大小及体肺动脉侧支血管的分布、血管环、冠状动脉异常，以及是否有主动脉缩窄及缩窄程度。表 15-1 总结了儿童心脏 CT 的 10 种常见血管适应证。

（一）全身静脉

一般来说，CT 并不是评估全身静脉血栓形成或异常病变的最佳方式，相较 CT 而言，MR 具备更好的视野，可以使颈部、胸部和腹部侧支血管清晰显影，增强显像具备多时相且没有辐射。当存在禁忌证或体内植入有金属制品而不能进行 MRI 检查时（图 15-24），可以选择 CT。患有先天性心脏病的患儿，常常在静脉插管、手术或行心导管术后出现继发性的血栓形成或

第三篇 诊断与治疗方法
第 15 章 心脏断层扫描技术在先天性心脏病患儿中的应用

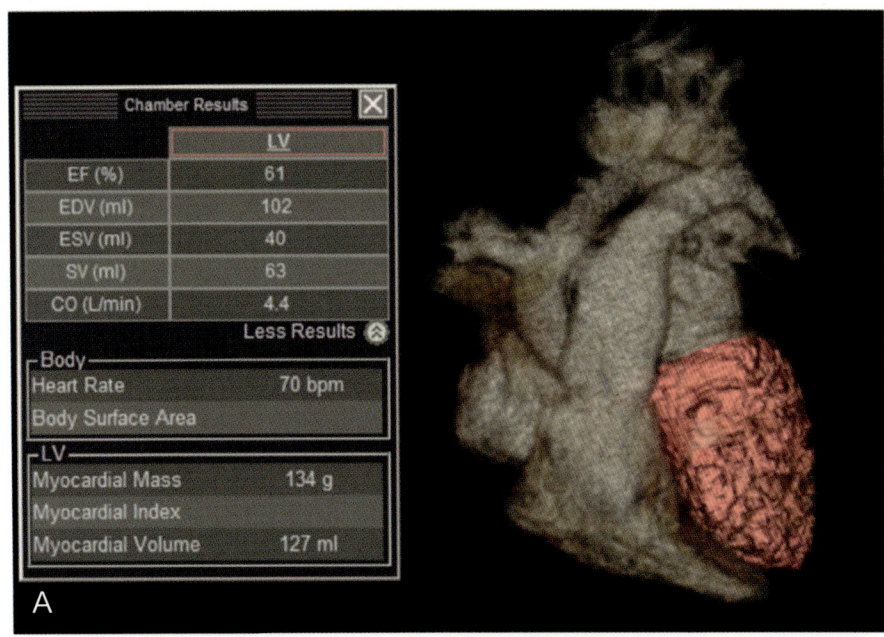
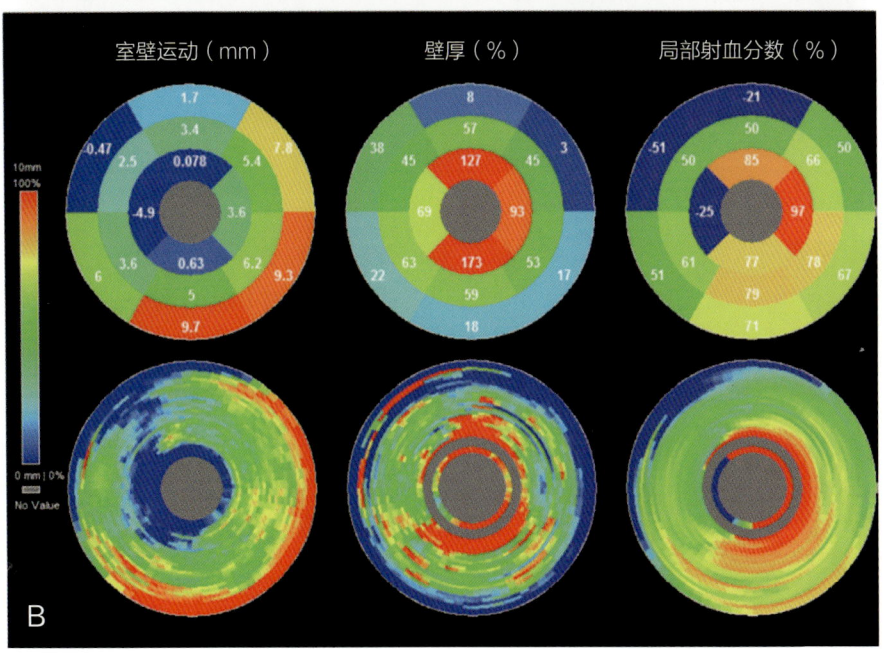
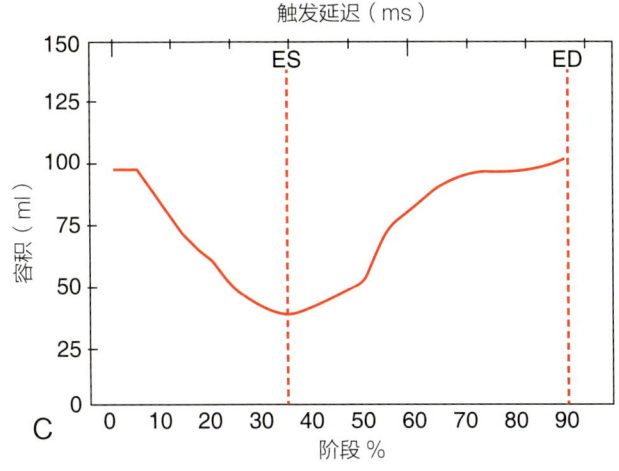

◀ 图 15-23 CT 对心脏的功能评估

11 岁男童，左冠状动脉异常起源于肺动脉。采用回顾性心电门控 CTA 进行自动化功能评估，得到左心室大小、质量和收缩功能的常规测量（A），室壁运动、壁厚和射血靶心图（B），左心室容积 - 时间曲线（C）

455

表 15-1 儿童心脏 CT 的 10 种血管靶点的适应证

年　龄	疾　病	适应证
新生儿	肺动脉闭锁	肺血流来源：主肺侧支动脉与动脉导管依赖性肺血流之比
	内脏异位综合征	主动脉弓弥漫性发育不良、肺静脉异常回流、改良 Blalock - Taussig 分流前分支肺动脉狭窄
婴儿	法洛四联症	肺动脉分支狭窄
	肺静脉异常回流	混合型完全性肺静脉异位引流、梗阻型完全性肺静脉异位引流、完全性肺静脉异位引流手术后、弯刀综合征
	主动脉缩窄	主动脉弓弥漫性发育不良、非典型缩窄
	动脉环/动脉吊带	气道内狭窄与外狭窄
年龄较大的儿童	主动脉缩窄后矫治	主动脉弓形态、侧支
	血管引起的气道压迫	气道狭窄、对肺的影响、血管压迫的部位
	冠状动脉异常起源	冠状动脉起源异常的类型、壁内的形态及长度、开口狭窄程度、与左右冠窦连合处的关系
	结缔组织相关的主动脉疾病	主动脉夹层筛查

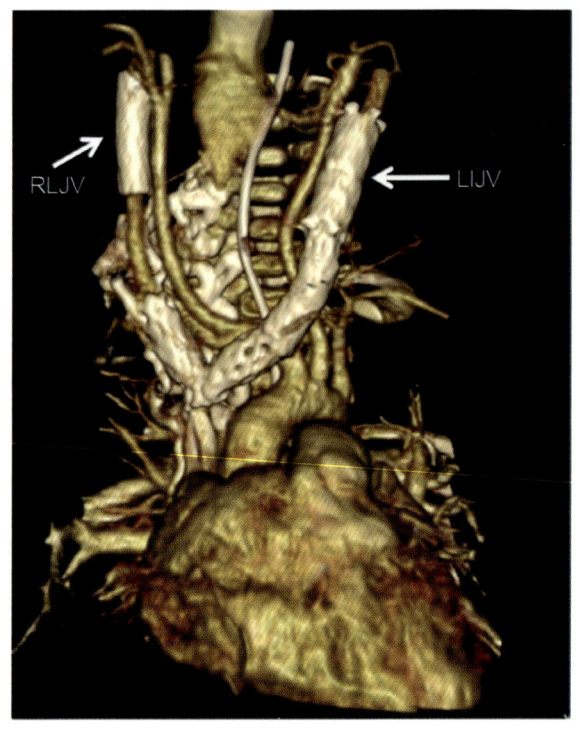

▲ 图 15-24　1 例 10 月龄的婴儿全身性静脉血栓形成支架置入术后
容积再现图像示双侧颈内静脉置入的支架通畅，以缓解新生儿期血栓形成
RIJV. 右颈内静脉；LIJV. 左颈内静脉

体静脉狭窄。在对比剂增强造影的早期和延迟阶段需要两个或更多的时相，以评估血栓形成的程度和范围、侧支循环的代偿程度、侧支的血流及对终末器官如肺或大脑的影响。在先天性心脏病中，没有无名静脉连接的左上腔静脉或双上腔静脉在 CT 上可能无法检测，因为在动脉增强造影的早期这些血管往往不能被显影，常用于单相研究[47]。左上腔静脉或下腔静脉中断连于奇静脉，需要通过延迟相或平衡相进行对比增强造影，这对计划行单心室腔肺分流术十分重要。由于未混合的血液从无名静脉和肝静脉流入上腔静脉和下腔静脉，因此 Fontan 通路中的血栓筛查对 CT 是一项挑战，需要同时进行上肢和下肢注射和（或）双相成像，方能可靠地评估肺动脉树的栓塞情况。

(二) 肺静脉

完全性肺静脉异位连接可分为心上型、心内型、心下型及混合型，常与内脏异位综合征发病有关（图 15-2、图 15-13 和图 15-15）。最常见异位连接入的部位是左无名静脉（图 15-2），其他异位连接部分依次是冠状窦、门静脉、右上腔静脉及右心房。异位连接静脉可发生梗阻需紧急治疗。当超声心动图不能获取手术所需要的详细信息时，完全性肺静脉异位引流患者可行 CT 检查。CT 有助于手术方案的设计，通过显示狭窄或梗阻、异位连接的部位以及异位连接途径与左心房的相对位置等。非门控 CT 扫描时间非常短，不需要镇静便能诊断明确，已成为危重新生儿的首选检查方式[48,49]。术后肺静脉梗阻是完全性肺静脉异位引流术后再手术的主要原因。CTA 比超声心动图更好地显示静脉狭窄类型及每条肺静脉狭窄的情况（图 15-14）。

部分性肺静脉异位连接（图 15-22）通常连接至上腔静脉、左无名静脉、弯刀综合征中下腔静脉与右心房的交界处以及在第一房间隔位置偏曲病例中引流入右心房[50,51]。部分性肺静脉异位连接至上腔静脉常伴有静脉窦型房间隔缺损。CT 可以同时评估弯刀综合征患儿的肺动脉解剖、异常体肺侧支动脉、肺静脉异常引流及肺脏解剖。

先天性肺静脉狭窄和闭锁较罕见，固有肺静脉狭窄往往呈多灶性，其诊断主要依据肺静脉结构发育不全和受累肺组织的肺静脉血流稀少或缺乏。非门控 CT 血管造影是诊断弥漫性或多灶性肺静脉狭窄的有效检查方式。肺静脉血管造影成像能对狭窄的部位和长度进行最佳评估，从而确定选择支架介入治疗还是手术治疗。弥漫性肺静脉发育不良/闭锁的患者肺静脉回流通常延迟（图 15-13），所以应在发育不良/闭锁肺静脉最佳充盈时检查。

先天性心脏病患者由于心脏扩大、肺动脉扩张（例如法洛四联症伴肺动脉瓣缺如）或中位主动脉，肺静脉可会受到压迫，其中左下叶肺静脉受压更常见。

（三）肺动脉

在肺动脉闭锁患儿中，非门控 CT 检查有助于明确肺血供的来源（图 15-15 至图 15-17），通过明确纵隔中肺动脉[52,53]的汇合部、大小和位置、动脉导管未闭是否存在和大小、巨大主肺侧支动脉（major aortopulmonary collaterals，MAPCA）是否存在和位置[54]及术前是否存在肺动脉狭窄（图 15-16）。肺动脉闭锁伴主肺侧支动脉时，CT 有助于明确支气管肺段的血供，并指导实行肺血流单一化手术治疗（图 15-17）。在大多数情况下，CT 可使患者免于心导管造影检查[55]。

法洛四联症合并肺动脉闭锁或严重右心室流出道梗阻的患者，在左肺动脉起始处附近可见狭窄[56]。外周肺动脉狭窄常常呈多灶性，常伴有 Williams-Beuren 综合征、Alagille 综合征、Ehlers-Danlos 综合征和大动脉炎。

在永存动脉干和由动脉导管供血肺动脉的患者中，CT 也有助于显示肺动脉形态（图 15-25）。

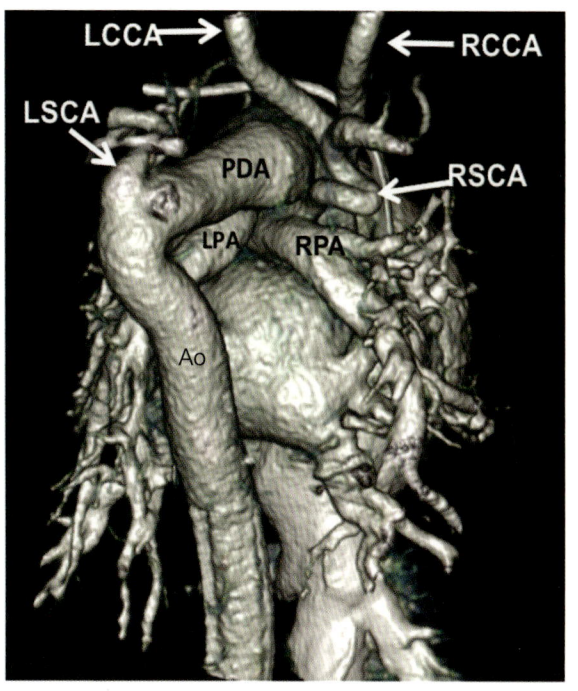

▲ 图 15-25 生后 2 天男婴 B 型主动脉弓离断：容积再现 CT 血管造影图像后面观

图示左颈总动脉和左锁骨下动脉起源处之间的主动脉弓离断。左侧大动脉导管未闭从主肺动脉延伸至胸主动脉近端。另一重要发现是右锁骨下动脉异常起源于近端右肺动脉（RPA）上部，其走行曲折

LSCA. 左锁骨下动脉；PDA. 动脉导管未闭；RSCA. 右锁骨下动脉；RCCA. 右颈总动脉；LCCA. 左颈总动脉；LPA. 左肺动脉；Ao. 主动脉

（四）主动脉

由于 CT 对管腔、管壁和血管外的结构有着高空间分辨率和高对比分辨率，所以在诊断儿童主动脉畸形中起着重要作用。CT 检查可用于评价术前和术后主动脉缩窄（图 15-9 和图 15-20）、主动脉弓离断（图 15-25）、主肺动脉窗、主动脉瓣上或瓣下狭窄（图 15-4）及结缔组织疾病相关的主动脉病变。

在新生儿中，特别是在存在大动脉导管未闭的情况下，超声心动图可能难以诊断是否存在主动脉缩窄，或者难以区分弥漫性主动脉发育不全和主动脉弓离断。超声心动图也难以评估头颈部血管的分支情况和走行。而非门控 CT 在这方面有一定优势，它能显示主动脉弓、头颈部动脉、侧支以及周围纵隔结构和气道。

主动脉弓离断可发生在锁骨下动脉的远端（A型）、颈总动脉远端与同侧锁骨下动脉之间（B型）或颈总动脉之间（C型）。CT 可以评价主动脉弓离断的分型、主动脉段近端和远端之间的距离、头颈部血管的完整性、动脉导管未闭的大小、左心室流出道的口径以及其他心脏畸形，这对制定手术方案起着重要作用[57]。

Williams 综合征除了远端支气管肺动脉狭窄和腹主动脉分支狭窄外，还伴有主动脉瓣上狭窄和主动脉弓长段发育不良。通过延长造影时间并在增强造影的肺动脉晚期/主动脉早期进行扫描，可以在一次 CT 扫描中评估上述血管病变情况。主动脉瓣上狭窄可引起冠状动脉"帽状"改变并导致冠状动脉开口狭窄，这可以通过前瞻性或回顾性心电门控CT 来诊断。在结缔组织疾病相关的主动脉病变中，MRI 是评估主动脉根部大小的首选检查方式。但是在病情紧急时 CT 是筛查是否存在主动脉夹层的首选检查，通常采用某种模式的心电门控 CT 可避免心脏搏动产生的运动伪影，该伪影易误诊为升主动脉夹层。随着多层容积 CT 技术的出现，前瞻性心电门控 CT 可用于筛查主动脉夹层，而没有螺旋成像心电门控 CT 造成的相关辐射伤害。

（五）冠状动脉

在儿童和青年人中，潜在冠状动脉畸形包括异常起源于对侧主动脉窦伴主动脉壁内或心肌内走行（图 15-3）、单支冠状动脉、异常起源于肺动脉（图 15-19）、冠状动脉开口位置高以及多个开口[58,59]。儿童冠状动脉 CT 成像检查的另一个主要适应证是川崎病，以诊断是否存在冠状动脉受累，特别是远端冠状动脉瘤、管壁血栓和冠状动脉狭窄，由于 CT 具有更高的空间分辨率和血管壁成像技术，CT 成像明显优于 MRI。

心电门控 MRI 检查，尤其是具有良好导航序列的 MRI 检查，通常能很好地显示大龄儿童冠状动脉起源。在新生儿、婴儿和幼儿中，必须行具有高时间分辨率的心电门控 CT 检查才能准确地评估近端冠状动脉[60]，如 64 排 CT 或更高层级的多排螺旋 CT、双源 CT 或容积 CT[61]。在使用新一代的 CT 诊断冠状动脉起源时不需要屏气，甚至是在新生儿中[1]，但是在评估冠状动脉狭窄或近端冠状动脉壁内走行时良好的呼吸配是有必要的。

先天性心脏病患者冠状动脉畸形的发生率增加。完全性大动脉转位、法洛四联症、动脉单干和肺动脉闭锁伴室间隔完整的患者术前明确有无冠状动脉畸形具有重要意义[58]。法洛四联症患者纠治前，评估右冠状动脉或右心室漏斗部前方的冠状动脉圆锥支的异常走行对于手术方案设计尤为重要。

在冠状动脉异常起源于主动脉（anomalous aortic origin of the coronary artery，AAOCA）的患者中，CT 扫描有助于评估冠状动脉是否有主动脉壁内走行及其长度、开口狭窄、是否有主肺动脉间走行及长度，以及异常冠状动脉开口与冠窦交界处的关系。在 25 例接受手术的冠状动脉异常起源主动脉患者的研究中，3 名盲检者通过观察患者 CTA 影像资料，对冠状动脉异常起源主动脉类型的诊断准确率均为 100%，壁内走行诊断准确率分别为 98%、96% 和 92%，以及预测壁内长度组内相关系数分别为 0.67、0.75、0.81[62]。

（六）血管相关的气道压迫

这是 CT 检查最重要的适应证之一，因为

CT能够同时评估血管解剖和是否有气道受压及其严重程度。随着新一代CT技术的出现，在低剂量辐射暴露下气道和血管动态成像已成为首选的检查方法。这些病变包括：血管环、肺动脉吊带（图15-6和图15-18）、无名动脉压迫综合征以及肺动脉或升主动脉扩张导致的支气管压迫（图15-10）。

双主动脉弓和右主动脉弓异常起源于左锁骨下动脉是最常见的血管环类型，并且在低剂量辐射下非门控CT造影增强主动脉期扫描很容易被诊断。双主动脉弓（图15-18）通常右侧动脉弓粗于左侧动脉弓，且略高于左侧。有些双主动脉弓患者双侧动脉弓均未闭，而有些患者发生左侧主动脉弓闭锁。双主动脉弓患者的四条头颈部血管都以对称的方式从两个动脉弓发出，形成"四血管"征。左侧主动脉弓后段闭锁患者的闭锁节段位于左锁骨下动脉起源的远端，并且与右侧主动脉弓伴迷走左锁骨下动脉的区别在于，近端降主动脉存在动脉导管盲端和四血管征。明确动脉韧带的位置是CT检查的关键，可通过识别未闭动脉导管、动脉导管盲端来确定动脉韧带的位置。

右位主动脉弓穿过食管后面的中线走行为左侧降主动脉。迷走锁骨下动脉通常起源于降主动脉近端。在这种情况下，右位主动脉弓与动脉韧带构成完整的血管环。

肺动脉吊带是指左肺动脉于气管右侧起源于右肺动脉，然后走行于远端气管和食管后方之间，到达左侧肺门。常合并气管支气管树异常分支以及具有完全性软骨环[63]的固有性气管狭窄。以上特征都可由CT诊断，CT还可同时提供血管和气道信息以及图像后处理技术，如虚拟支气管镜检查，这避免了对侵入性支气管镜检查的需要（图15-6）。

除了血管环和吊带外，还应考虑其他引起气道损害的血管原因，包括扩张的肺动脉压迫支气管，如法洛四联症伴肺动脉瓣缺如、Ross术后主动脉根扩张压迫气管以及无名动脉压迫近端气管。吸气和呼气的动态成像有助于区分外在压迫效应和先天性管壁薄弱导致气管支气管软化，还可通过明确是否有空气潴留及其严重程度和从受累肺组织出来的肺血流的再分布程度，评估支气管压迫对末梢肺组织的影响（图15-10）。外科干预更多的是基于临床表现的严重程度和支气管压迫对末梢肺组织的影响，较少基于CT显示的气道形态。

（七）心内病理改变与心室功能

在MRI无法评估心内形态时，CT扫描起着重要的补充作用。CT在这方面的优势有高分辨率、心脏壁信息和整个心动周期的动态3D信息。在与非门控CT相同剂量辐射下，目标模式前瞻性心电门控容积采集技术可以对心率快、未镇静患者的心脏形态进行成像（图15-21和图15-22）。当需要3D建模和3D打印来展示复杂的心内解剖结构时，CT由于具有基于Hounsfield单元的后处理能力，因而是取得心内解剖结构信息的首选检查。CT可显示心房内血栓、血栓合并室壁瘤和心脏黏液瘤伴营养不良钙化。CT的另一重要应用是在心脏肿瘤切除术前评估冠状动脉解剖。为了制订老年患者手术方案，回顾性心电门控CT已经用来评估瓣膜形态和具有心脏起搏器或MRI其他禁忌证的患者的心室功能。尽管回顾性心电门控CT数据集可以跨心动周期收集20～30个片段的数据，但是CT的有效时间分辨率低于MRI和超声心动图，而辐射剂量约是非门控CT的3倍。因此，CT不应作为评价儿童心室功能的首要选择。

（八）CT检查的术后适应证

经导管置入血管内金属支架是治疗先天性心脏病患儿肺动脉及全身血管狭窄的常见非手术治疗方法[64]。支架置入后常见并发症包括由于内膜增生、假性动脉瘤形成（图15-9）、支架断裂和支架相关的血管和气道压迫[65]。常规数字血管造影技术是诊断支架内再狭窄的金标准，但是由于它具有创性和存在辐射，因此它不适合长期随访。与超声心动图和MRI相比，MDCT相对没有金属支架的伪影[66]。CT已经可以准确识别甚至是在小动脉中的支架内再狭窄[67-69]，但在检测非常轻度的内膜增生方面作用有限[70-72]。当进行 CT 扫描以评估支架内狭窄时，关键是增加千伏以获得清晰图像。

建立和维持良好的肺血流是管理先天性心脏病的中心主题，也是用于治疗几种先天性心脏病外科手术的目的，如改良 Blalock-Thomas-Taussig 分流术、Glenn 分流术和 Fontan 手术。CT 可诊断改良 Blalock-Thomas-Taussig 分流术后的狭窄或梗阻。明确 Glenn 术和 Fontan 术后管道是否通畅和静脉转流血管是否通畅应首选 MRI 检查，但对于有 MRI 禁忌证的患者需行 CT 扫描，但这些病例中对比剂分布不均匀所造成的血流伪影使得 CT 评估成为挑战。详情请参阅对比剂注射方案中腔 - 肺分流术后病例对比剂同时显影技术一节。

肺动脉并发症经常发生在术后，例如采用 LeCompte 方案的大动脉转位术，肺动脉分支可被扩张的主动脉围绕而压迫狭窄。尽管 MRI 可以提供对治疗有价值的功能信息，但 CT 在评估术后肺动脉狭窄方面仍可发挥作用。

（九）急诊适应证

马方综合征、Loeys-Dietz 综合征和其他结缔组织疾病患者在疑似主动脉夹层等紧急情况时，CT 血管造影是首选的检查方法。此时有必要采用心电门控 CT 扫描，可以避免主动脉根部和升主动脉移动伪影（图 15-8）。CT 扫描可以评估动脉夹层的定性、程度及分支动脉血管有无受累。根据心血管解剖和手术后分流的不同，在 CT 评价肺栓塞时，应特别注意 CT 扫描技术及造影时相。最后，在急性脑血管意外的情况下，CT 也是紧急评估脑栓塞栓子来源的最佳方式（图 15-26）。

十一、结论

综上所述，近几年来 MDCT 不断发展，在儿科心血管疾病方面提供了许多重要的优势，包括无须镇静或屏气的各向同性高分辨成像、全胸覆盖、高时间分辨率，与 64 排 CT 相比辐射剂量减少 60%～80% 的新型降低辐射工具，以及交互显示技术和后处理工具，包括 3D 打印以及心肌定量和肺灌注。如今，CT 是儿童心脏病的主要诊断方式，当合适的适应证设置适当的技术参数进行 CT 检查时，其益处远远超过非常小的个体风险。

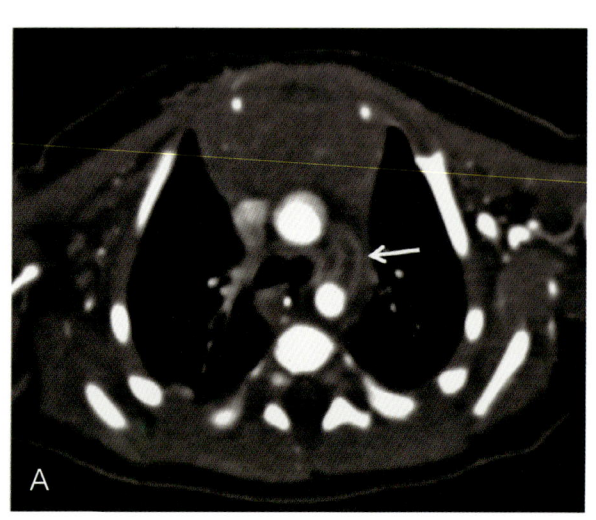
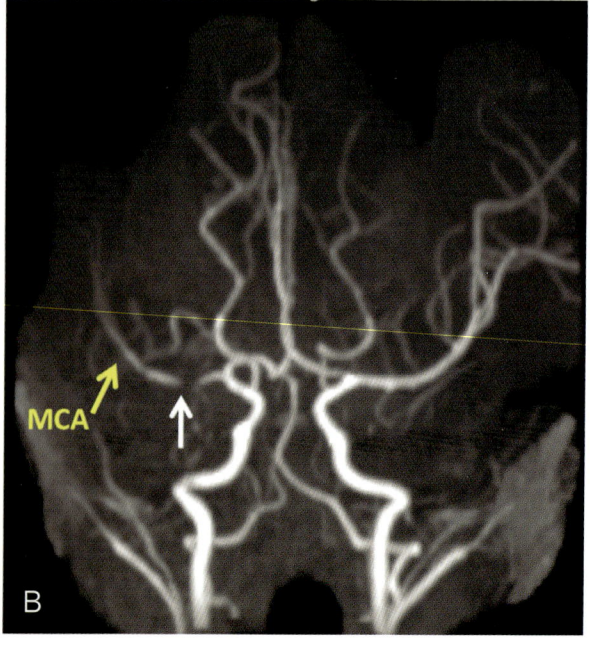

▲ 图 15-26 急性血栓形成的 CT 表现
8 日龄女婴，CTA 显示分流管道导管急性血栓形成（A 图箭），随后 MR 血管造影显示栓子位于右侧大脑中动脉栓塞（B 图箭）

第 16 章
心导管检查及心血管造影
Cardiac Catheterization and Angiography

Nathaniel W. Taggart　Allison K. Cabalka　著
王树水　刘　惠　周星贝　译

1929 年，当时的外科住院医师暨后来的泌尿科医师 Werner Forssmann[1] 从自己的手臂静脉进行了第一次心导管检查，历史悠久的心导管术由此诞生。随后他因此项发明获得了诺贝尔奖。20 世纪 50 年代时，人们在导管室进行先天性心脏病的生理学研究。20 世纪 60—70 年代，随着心脏外科手术的发展，对人体解剖的要求越来越精准，开始使用轴向血管造影术[2,3] 以便提供更详细的心血管解剖信息。20 世纪 80 年代，二维超声心动图使患者无须接受心导管检查即可得到诊断和治疗。在 20 世纪 90 年代，TEE、CT 和 MRI 的诞生为我们提供了更加详细的心脏图像，这进一步减少了临床工作对心导管检查的需求。然而，随着心脏疾病越来越复杂，对先天性或获得性心脏病儿童病情的评估和治疗也提出了更高的要求，一些病例需要通过心导管检查得到更为详细的生理数据。本章讨论心导管术血流动力学数据采集和心血管造影术。经导管介入治疗将在第 17 章中单独讨论。

一、诊断性心导管术和血管造影术

（一）适应证

全面的心导管诊断为我们提供了心脏完整的生理和解剖数据。一个分工明确、配合默契的团队，可以将心导管检查的风险降至很低，通常低于基于信息不充分的临床决策所带来的相关风险。进行诊断性心导管检查的三个主要指征如下所示。

1. 无法通过无创性检查获得完整的解剖学诊断或必要的血流动力学信息。

2. 临床症状和体征与患者的诊断不符。

3. 患者的临床进展与预期不符。

随后将会在有关每个病变的相关章节中介绍在特定病变中进行心导管检查的适应证。

（二）技术

1. 计划研究

心内科医生必须先对自己想要了解的具体问题有一个清楚的认识，才能从心导管检查中获得全面的信息。行心脏导管术前需要完善一些相关的实验室检查，包括服用利尿药的患者的电解质，如果怀疑有肾功能不全需完善血清尿素氮、肌酐的检查，还有青少年和成年女性的妊娠实验，对于一些有（出血）并发症风险或有潜在干预的患者还需完善血型配对检查。需接受心导管术的患者可能患有严重疾病或具有不同的共患病倾向，认识到这些共存条件以及对潜在并发症的适当预测非常重要。术者应与麻醉师共同进行术前讨论，制定术前计划，完善气道管理及选择麻醉方式，如局部麻醉或全身麻醉。如患者有贫血，在心导管术前输血可以优化基线血流动力学状况。发绀型先天性心脏病患者若有明显的血红蛋白水平升高，会增加心导管术中发生心脑血管疾病的风险，在介入术前可考虑部分换血，但目前很少进行。

2. 术前用药、镇静和麻醉

不同的医生或医疗机构在术前用药、镇静和麻醉方面的经验会有所不同。对患者的处理策略会受到患者心脏畸形种类、心血管病专家和麻醉科团队的多重影响。术前用药、镇静或麻醉是为了减少患者与父母分离、等待手术的焦虑，增加舒适性，减少手术所带来的痛苦的回忆，并增加了手术的安全性和有效性。但同时镇静和机械通气也可能影响心内血流动力学测量，进而影响心导管检查所采集数据的准确性。

麻醉师应在术前对患者所要达到的镇静程度及吸氧浓度精准把握，尤其对于复杂先天性心脏病、肺血管阻力增加或心肌功能低下的患者，标准做法是在介入团队中分配专人负责患者的镇静及气道管理，这一角色往往由麻醉师担任。

在心导管检查术前 8h 内禁食固体食物，术前 6h 内禁食牛奶或婴儿配方奶，术前 4h 禁食母乳，术前 2h 禁食清水。某些患者在进入导管室之前应该建立好静脉通道（最好在上肢），这有助于术中输液（以确保水合作用）和镇静，尤其是发绀和高血红蛋白血症的患者。预先用药有口服或静脉注射两种方式，在静脉注射前，部分患儿可先接受面罩诱导镇静减少注射带来的不适感。围术期的管理应该根据患者的年龄、焦虑水平和心脏缺损/生理情况来制订，达到个体化治疗。

在进行经皮穿刺前先给予局部麻醉，通常选用利多卡因，开始注射时会有疼痛感，可以预先给药减少注射利多卡因带来的不适，如用碳酸氢钠缓冲利多卡因，或用局部麻醉药乳膏（利多卡因 2.5% 和丙胺卡因 2.5%）预处理。先用小号针头（25 号）浸润麻醉表层皮肤，随后缓慢逐层浸润深部组织。但应注意确保利多卡因不被注射入血管中，同时剂量不应超过 6mg/kg，以防剂量过大或意外注射入静脉导致癫痫发作。

术中通过使用各种Ⅳ类药物包括芬太尼、咪唑仑、氯胺酮和丙泊酚维持对患者的有效镇静和镇痛。但在使用心脏抑制药（如丙泊酚）时必须谨慎，尤其避免用于已有心功能衰竭的患者。对于法洛四联症或类似生理学的患者，由于有重度的肺动脉流出道梗阻，外周血管舒张时可能会引起右向左分流增加，要注意避免使用血管舒张剂。与此相反，氯胺酮可以增加外周血管阻力，故而可以在某种临床条件下应用。在使用镇静药物时，注意观察心率、血压及血氧饱和度的变化，在必要时要立即提供有效的呼吸支持。如今大多数儿童患者都在全身麻醉的情况下进行先天性心脏病的导管介入治疗，因此心脏麻醉医师的参与对确保手术的安全操作至关重要。

3. 血管通路

建立可靠的血管通路是开展安全有效的心导管术的重要早期步骤，但要注意，建立心导管术血管通路时操之过急将可能导致严重的出血或血管损伤，进一步增加建立血管通路的难度，尤其是幼儿及新生儿患者。

最常见的血管通路为经股血管通路。右心导管经股静脉以顺行方式进入右心系统。而左心导管检查通常通过股动脉以逆行方式进行，但也可以通过房间隔缺损、卵圆孔未闭或经房间隔穿刺顺行进行。选取血管通路的类型和位置取决于患者个体的特殊解剖结构和导管术所要达成的目标。例如，双向上腔静脉-肺动脉吻合术后患者需要从颈内静脉或锁骨下静脉才能进入肺动脉。

经历了多次心导管检查及外科手术的复杂先天性心脏病的患者，外周静脉或股血管会有闭塞的可能，使血管通路的建立复杂化。我们可以通过查阅患者以前的心导管检查报告来了解其是否存在困难血管通路，或是否有血管闭塞。毫无疑问，将这种情况记录在医疗记录中可以对以后的手术者提供帮助，如果没有文字记录，也可以从股静脉系统手推对比剂来确认血管情况。有时，在进行心导管术前可能需要使用彩色血流多普勒超声或其他影像学方法来辨别手术可用的血管。其中最常见的静脉通路有股静脉、颈静脉和锁骨下静脉。经皮动脉血管入路则几乎完全通过股动脉实现，但桡动脉入路正逐渐成为较大儿童和成人的替代方法。其他静脉通路模式包括新生儿患者选择脐静脉或脐动脉入路，或多处外周血管梗阻的患者选择经肝血管途径入路。

4. 经股血管途径

几乎所有的儿科患者都可以进行股血管的经皮穿刺。这需要了解股血管的解剖学特点，同时注意细节，并且有优秀的技术和耐心。进行股血管穿刺最常用的是斜面的穿刺针[4]。

首先患者平躺在导管手术台上，稍微垫高髋部，固定双腿为伸直或略向内旋的姿势。也有一些医生倾向于让腿向更外侧的"青蛙腿"位置转动，这都是为了能够更好暴露股血管。铺无菌单前再次确认解剖标志。用于定位血管的标志有髂前上棘、耻骨联合、腹股沟韧带和股动脉搏动。小龄患者可以触及腹股沟韧带，股血管大概位于腹股韧带以下1～2cm处，这也可以确保术后能更好止血。若导管误从腹股沟韧带上方穿入可能导致阴唇或阴囊血肿，甚至是更严重的并发症如腹膜后出血。

皮肤消毒完毕并建立无菌区域后，再次触诊确定股神经血管束的位置。该神经血管束在大腿上部、约腹股沟韧带中点处垂直穿过，并在耻骨联合和前耻骨联合之间走行。股动脉位于股静脉的外侧、股神经的内侧。触摸股动脉搏动可为麻醉部位提供一个可靠的标志，这也是进行股动静脉穿刺的定位点。理想的穿刺点是右侧股静脉，从该处可以直接建立血管通路至右心房（除心脏反位患者）。穿刺前，我们可以通过彩色血流多普勒超声了解血管的通常情况，如果超声无法探及右侧血管情况，要注意在选择左侧血管入路前先通过超声了解左侧血管情况。为了避免发生并发症，使用超声引导股血管穿刺正变得越来越普遍[5]，除了十分小的婴幼儿进行超声探查时超声探头可能压迫血管。

一旦确定了血管和周围的标志，就可以使用少量的利多卡因进行表皮麻醉，以减少穿刺过程产生的疼痛。过于大剂量的利多卡因会使血管痉挛，从而导致穿刺更加困难，尤其是对于年龄较小的患儿。皮肤被浸润麻醉后，使用中空的穿刺针（最好带有短斜角）在腹股沟韧带中点下方1～2cm处以30°～45°角穿刺进入皮肤。穿刺时穿刺针应使用"边进边停"的方法，观察是否有血液回流，一旦针头碰到股骨，应该缓慢撤回，并监测血液回流。也可以缓慢地推进针头，如果开始没有使用注射器，则在此处可以使用注射器进

行抽吸。一旦获得稳定的血液回流，说明穿刺针已经进入血管了，此时用导丝的软端通过针也进入血管腔中。导丝在进入血管腔的过程应该是畅通无阻的，一旦遇到阻力应该立即停下操作并分析原因。进入股静脉后，可通过透视影像明确导丝位置，通常导丝上行至下腔静脉远端。若穿刺进入股动脉，应朝腹主动脉方向前进。一旦确定了导丝位置，取下穿刺针，沿导丝上鞘管，直到鞘管贴近皮肤。通过连接到鞘管的注射器回抽以清除鞘管内的空气，再次进行血液回注确认鞘管在血管腔内的位置，并与压力传感器连接以确认是静脉或动脉压力。

当推送导引导丝穿过穿刺针时，导丝在离开针尖时立即遇到阻力，则很可能穿刺针已经到血管外的部位，应立即退出穿刺针。如果在移动导丝时遇到阻力，则应撤出整个系统以确保导丝不会在针斜面末端被切断。但是，如果导丝在遇到阻力之前已经延伸超过针尖，则可能是血管有梗阻。可以通过注射小剂量对比剂做造影确认梗阻情况。应将此血管梗阻图像记录在心导管检查报告中以供将来参考。

5. 颈内静脉途径

颈内静脉是股静脉发生阻塞时最常用的备选方案。尤其是右心室心内膜心肌活检的首选方法（非常小的小孩除外）。颈内静脉位于胸腔外，因此发生气胸的风险较低。为了合适的定位，患者的头部必须始终保持转向一侧，在镇静的患者（特别是婴儿）中，气道可能会受压。因此，年龄较小的患者在建立颈内静脉通路时通常也会给予全身麻醉及气管插管。相比左侧，右侧颈内静脉是首选，因为右肺顶点较左肺低，同时它能够更直接地进入右心房。在患者的脖子下方垫一块软毛巾卷，保持颈部稍微过度伸展，头部向左转。在固定患者前后要再次确认颈动脉搏动以及胸锁乳突肌的两个分区。右侧颈内静脉位于胸锁乳突肌下方、颈动脉的前外侧。超声引导对于建立颈内静脉通路是必需的，并且颈内静脉在颈动脉的外侧可见。然而，这种空间关系并不普遍。越来越多的证据证明，在穿刺颈内静脉期间使用超声引

导可以提高通路建立的成功率，并减少血管并发症的发生[6-9]。颈内静脉与颈动脉的鉴别在于超声探头稍用力则颈内静脉更易于被压瘪，而颈动脉具有更明显的搏动性。使用少量利多卡因麻醉表皮，同时进行超声引导，将穿刺针对准皮下刺入，同时缓慢回抽注射器，直到获得稳定的血液回流。使用透视引导，导引导丝通过穿刺针进入静脉，然后进入右心房（或腔静脉肺动脉吻合患者的肺动脉）。

6. 经锁骨下静脉途径

锁骨下静脉位于锁骨后方，随后走行于锁骨下动脉的前方，部分位于胸膜上。因此，锁骨下静脉通路的并发症包括气胸、血胸和气体栓塞。当有肺实质疾病、肺动脉高压或解剖性胸廓异常（包括既往手术）时，并发症更易发生。

在患者肩膀下放置一个毛巾卷垫高肩部，术前确保气道通畅，在固定患者和穿刺血管之前均需反复确认血管位置以及其他重要的解剖定位标志，尤其是胸骨上切迹和锁骨上窝。根据常见的右侧上腔静脉和左侧无名静脉的解剖结构，优先选择左锁骨下静脉通路。在锁骨下窝区域，使用利多卡因浸润皮肤、皮下组织和锁骨骨膜。使用带注射器的穿刺针轻轻地穿入皮肤，直至触及锁骨，然后在锁骨下"走行"。针必须保持向前走行，以避免进入锁骨下动脉或肺顶点。一旦进入锁骨下，针头需要缓慢小心地前进，直至获得稳定的静脉血液回流。在透视的引导下，导丝的柔软端通过静脉进入右心房（或腔静脉肺口内的肺动脉）。由于胸腔内负压，如果使用了与穿刺针不匹配的静脉鞘管或是直径偏小的导管，可能会引起气体进入静脉，尤其是自主呼吸的患者这种潜在的风险更大。由于存在血管内气栓的风险，常规会使用带有止血阀的鞘管。

7. 经脐血管途径

脐静脉通路通常用于生后 3 天内的新生儿，脐动脉则适用于 1 周龄以内的新生儿。最好避免直接通过脐血管操纵导管。通常，婴儿在进入导管室时仍保留有脐血管。一个留置的脐静脉导管，其末端位于右心房内，可以在 0.018～0.021 英寸的导丝上交换鞘管和扩张器；鞘应该足够长以穿过静脉导管，并且刚好进入右心房而不会刺破右心房。留置的脐动脉导管可以通过导丝进行交换；然而，迂曲的血管增加了导管交换的难度。脐动脉可以使用动脉鞘管。

在脐血管内操作导管具有难度。脐静脉导管穿过卵圆孔后朝向左心房的顶部。将导管引导到任何其他位置通常都需要使用可调弯导丝。使用脐动脉导管时，脐动脉在连接髂内动脉前的原始血管环限制了导管的操作。在新生儿心脏导管检查过程中操作一定要非常轻柔，因为其心脏壁十分薄弱，尤其是心房和左心室心尖部，并且心腔很小。由于小鞘管和导管（3Fr 和 4Fr）可以放置股血管中，因此即使在脐血管可用，大多数情况下我们仍然会优先选择经股血管入路，以便获得更佳的操作。

8. 经肝脏血管途径

在 20 世纪 90 年代中后期，人们认识到经肝静脉通路在少数情况下可替代传统的静脉通路[10,11]。当无法通过股静脉、颈静脉或锁骨下静脉途径进入右心房时，可将静脉鞘管置于肝静脉内。在房间隔缺损封堵时，对于有下腔静脉中断或血栓形成的患者，这一途径尤其适用。然而，经肝静脉通路不常使用。

经过消毒准备和局部麻醉（包括肝实质浸润）后，使用带有或不带有针芯的 21 号或 22 号长针，沿肋下缘腋中线至腋前线进针进行穿刺。穿刺方向为向后、上和中间朝向左肩。既往，主要是在 X 线透视引导下穿刺进针，但也有人主张采取超声引导下穿刺[12]。当针尖距离腋中线大约 1cm 时，拔出穿刺内芯，此时穿刺针有血液回流表明针已经位于血管内，然后通过造影确认针的位置。如果对比剂流入心脏，则标明针头处于肝静脉中，而如果对比剂流入肝实质，则证明穿刺针前端位于门静脉中，此时应该重新穿刺。一旦发现穿刺针位于足够大小的肝静脉内，就可以用 0.018 英寸的导丝通过穿刺针进入右心房或上腔静脉。然后取下穿刺针，沿导丝前送导引鞘，然后交换为 0.035 或 0.038 英寸的导丝，沿导丝送入带止血阀的鞘管，并使鞘管的前端位于右心房下方。

通过肝静脉径路进行导管操作可能比传统的经股静脉通路更复杂。将导管送入右心室和肺动脉经常需要使用塑形导管和可调弯导丝。

肝静脉通路具有如下并发症的风险，包括腹腔内出血、胆道出血、胆囊穿孔、门静脉血栓形成、肝脓肿和腹膜炎。拔除鞘管后肝静脉的闭合与患者是否接受抗凝治疗、所用鞘管的大小以及患者的血流动力学状态有关。通常情况下，可以通过压迫来止血[13]。

9. 导管和导丝

心导管室要想良好地运作起来，需要心内科医师了解各种设备和工具。尤其是所使用的导管和导丝的类型及特点。

绝大多数情况下，导管是中空的，可以传输压力测量数据，采集血液，注射药物或对比剂。一般来说，导管可以分为端孔导管或侧孔导管。大多数情况下，端孔导管用于血流动力学测量、血气采样以及手推对比剂用。血管造影主要通过侧孔导管进行。导管可以是直的或塑形的。图16-1 显示了一些不同形状的导管。

右心导管术通常使用柔软的气囊导管进行。端孔气囊导管则用于血流动力学压力测量和血气取样。当气囊充入少量 CO_2 并轻轻前送导管时，导管将跟随静脉血流入右心房，穿过三尖瓣进入右心室并从右心室进入肺动脉。将端孔气囊导管前端置于远端分支肺动脉中时，向气囊内轻轻充气就可测量肺动脉楔压。右心系统造影通常使用气囊造影导管进行，该导管具有与气囊接近的侧孔。

左心导管术通常使用较小口径、薄壁但更刚性的导管进行。猪尾导管通过导丝前进至降主动脉。拔下导丝后，导管端部卷曲，使其在主动脉内前进或后退时不会进入小的动脉分支中。然而，为了将猪尾导管推送到左心室，通常会使用头端柔软的 J 形导丝带着导管一起穿过主动脉瓣，以此防止主动脉瓣的损伤。测压、血液采样和血管造影都可以使用猪尾导管进行。

导丝可用于引导或稳定导管。像导管一样，导丝粗细也有所不同。大多数导丝具有柔软的远端，其具有各种形状，包括直头、J 头和带角度的导丝。当单独使用导管难以进入某些血管进行探测时，我们可以使用导丝加以引导，例如狭窄的肺动脉分支或曲折的侧支血管。导丝也可用于穿过卵圆孔进入左心房和肺静脉。加硬导丝通常用于血管成形术和瓣膜成形术。加硬的超长导丝则在进行导管交换时应用。

根据特定的临床情况，选择不同的导管及不同尺寸、长度和形状的导丝，在本章不作扩展讨论。

10. 导管操作

关于导管操作的详细讨论超出了本章的范围，

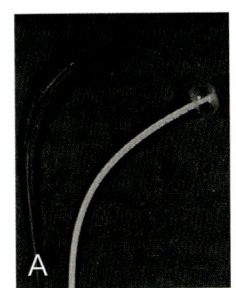
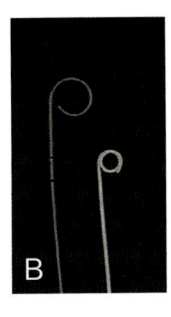
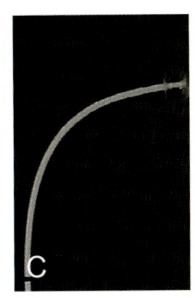
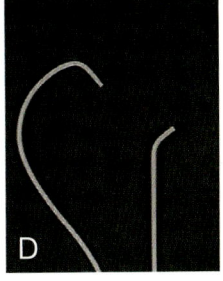
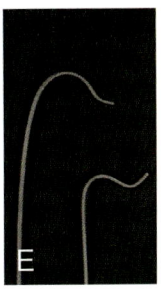
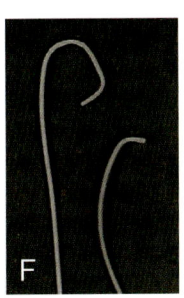

▲ 图 16-1 导管种类

A. 血管造影导管，NIH 导管（USCI, Billerica, MA）和 Berman 血管造影导管（箭头，Reading, PA）具有侧孔但没有末端孔。NIH 导管是一种相对坚硬的导管，尖端有一定的角度，扭曲良好。Berman 导管则较柔软，头端有气囊，可以随血液流动，但难以有效扭曲；B. 猪尾导管（Medi-Tech, Watertown, MA 和 UMI, Ballston Spa, NY）。猪尾导管壁薄，具有端孔和侧孔，旨在快速提供大量对比剂用于心室造影。它们可能有角度，并可能有不透射线的标记以便于测量。注意右侧导管的直径较小的曲线，这对新生儿和婴儿更好；C. 球囊楔形压力导管（箭头）。这是一种不用于血管造影目的的端孔，气囊导管。然而，它可以用于手部注射（有或没有气囊闭塞）；D. 端孔导管。有许多预成型的端孔导管设计用于选择性进入非冠状血管。这些导管可以用于通过手推对比剂进行选择性血管造影。图为 Cobra 和 Berenstein（Medi-Tech）导管；E 和 F. 冠状动脉导管。这些导管设计用于选择性在正常起源的右冠状动脉和左冠状动脉进行手推对比剂造影。图为 Amplatz 左右（E）和 Judkins 左右（F）（Cook, Bloomington, IN）冠状动脉导管

但仍有几点值得一提。在新生儿和婴幼儿中，心脏组织菲薄，容易发生穿孔，特别是心耳、右心室流出道、左心室心尖部和主动脉瓣尖处。操作的时候尽量轻柔，每次移动导管的幅度尽可能小，使用气囊导管和软的尖头导丝，以及对心脏解剖结构和导管经过的路径和最终要到达的目的透彻理解，可以减少穿孔的风险。在导管术前不能过分依赖既往的影像学资料。如果导管过直而无法到达理想的位置（如穿过三尖瓣）时，在心脏外如肝静脉内打弯或借助尖端可调向导丝或塑形导丝，会比在心脏内操作更安全。婴儿和儿童使用的小号导管也可能因粗暴的操作损伤心脏。薄壁导管，如猪尾导管，应该借助导丝送入。导管在心房或右心室流出道中打弯可引起反射性心动过缓或三尖瓣关闭不全，导致血流动力学不稳定。因此，术者应注意导管的所有部分，而不仅仅是尖端。导管在心腔内如果弯曲过大甚至会使得导管打结。

11. 血流动力学数据的收集

诊断性心导管检查的目的是收集用于确定患者病情和帮助做出治疗决策的数据。使用导管获得的数据进行的计算，都是基于血液样本和压力测量是在稳定的生理状态下获得的假设上。氧合、通气、心率和血压的变化都将直接影响计算结果，并使产生的数据不准确，进而导致对患者的管理不理想。由于导管室很少遇到真正的"稳定状态"，所以重要的是要认识心率、血压和血氧饱和度的变化以及这些变化如何影响数据的准确性。必须持续评估患者的情况、血氧饱和度（或血气）样本和血流动力学数据的有效性。操作者应始终了解患者的血流动力学状态，并且在撤出导管前厘清数据中前后矛盾的地方。在离开导管室之前，应对获得的所有数据进行初步分析，以确定已获得必要的信息。尽管最终会对手术目的进行分开讨论，但是在导管检查过程的初始阶段会同时收集患者的血流动力学/压力参数和血气采样。

诊断性心导管术通常从动脉血压、静脉充盈压以及上腔静脉和股动脉血管中氧饱和度的测量开始。这些数据提供了患者最初的血流动力学状态的即时信息，这是该检查的关键。术者需要通过评估初始血压以确保记录的血流动力学数据是有效的。计算得出的分流量和阻力取决于各项流量指标的测量结果，出于讨论的目的，氧含量（饱和度）将用作这些计算的主要指标（参见下面的进一步讨论）。上腔静脉氧饱和度 < 60% 或动脉氧饱和度 < 70% 的儿童心脏储备有限。在术前应评估影响其状况（如体温、通气状态、酸碱平衡和体积状态）的所有因素，并在术中维持一个最佳状态。由于任何因素的变化都会影响术中获得的数据，因此应尽快完成所有操作。

任何异常数据必须在导管室中及时进行验证。异常的压力曲线应与预期值或基线进行比较，并压力传感器校准归零。当采样血氧饱和度时，如肺动脉氧饱和度升高，操作者要确定导管是否部分楔入肺毛细血管或是否存在左向右分流。此外，连续心腔间的氧饱和度显著"升高"表明存在左向右分流。

在采集好各部位的血样和测压后、血管造影前，评估肺和体循环量、阻力和肺体循环比值十分重要。动－静脉氧饱和度（A-VO$_2$）差值 20%～25%，对应约 3.5L/（min·m^2）的"正常"心脏指数，可以根据这一点估计全身血流指数。较大的动－静脉氧饱和度差异与较低的心脏指数相关。此外，对于给定的动－静脉氧饱和度差值，血红蛋白水平越高，流量指数越低（图 16-2）。与体循环血流量（Q$_S$）相比，估计肺循环血流量（Q$_P$）的简单公式是肺动－静脉氧饱和度除以全身动－静脉氧饱和度的比值。本章后面将讨论流量指标和阻力计算的细节。

12. 测量血流动力学变量

任何心导管检查术的主要目标都是测量所有相关心脏结构/心腔中的压力，并获得这些结构中的血气样本，以计算全身和肺流量指数和血管阻力。

13. 压力测量

在导管室中，通常使用将导管与压力传感器链接来测压。心腔或血管内的压力的变化沿非膨胀性管（导管）内充盈的不可压缩流体（如盐水

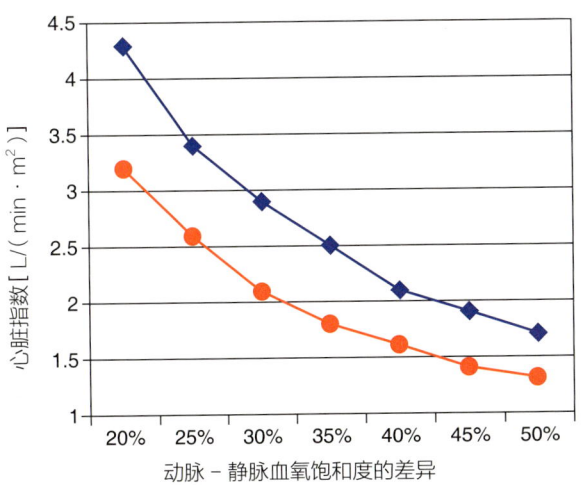

▲ 图16-2 假设耗氧量为140 ml/（min·m²）时，心脏指数与不同动静脉血氧饱和度之间的关系

注意，心血管指数较高的血红蛋白为12 g/dl（菱形），而16 g/dl（圆形）的血红蛋白指数较高

或血液）传递到压力换能器中。换能器内含有一个膜片，每有压力变化均会（以线性方式）移动一小段距离。膜片的运动会被传送到一个电子应变仪内，而应变仪则将压力变化转换为电压变化，随后被转换成电信号，该信号投映在计算机监视器上时表现为随时间变化的波形。瞬时测量收缩压和舒张压波形的峰值和谷值。通过几个心动周期内信号的电子阻尼获得平均压力。了解获得的压力描迹中的潜在误差和伪影很重要。两个重要的概念是频率响应（输入振幅与输入振幅在输入压力波的频率范围内的比率）和阻尼（压力测量系统的振动能量的耗散）。频繁出现压力波形不准确通常与频率反应恶化、过阻尼或欠阻尼有关。其他参考文献有对该原理的更完整讨论[14]。下面列出了八种可能的压力曲线伪像来源和用于识别伪像和误差来源的建议。

（1）系统连接松动：这通常会导致过度衰减的压力曲线。血液倒流回换能器中表示连接松动。

（2）系统内混入空气：这可能是引起测量误差最常见的原因。空气可能从任何连接处混入系统，或者从用于冲洗系统的盐水中析出。压缩后的空气在系统中会降低频率的响应。导致压力波中固有的信息丢失，产生所谓的阻尼现象。系统中混入空气的另一个表现是高频输入被放大，阻尼产生过冲或"甩尾"。换能器管道中的血液出现少量但明显搏动性也表明系统含有空气。

（3）校准不精确或基线漂移：即使换能器在手术开始时已进行正确校准或"调零"，患者或换能器的移动或基线的电漂移都可能导致压力记录不准确。虽然校准中的小误差看起来在动脉记录中无关紧要，但它们可以在测量静脉压和肺血管阻力时产生重大影响。

（4）部分导管阻塞：这通常是导管打结或扭转的结果。通常发生在使用小号或薄壁导管时。如果血液在导管管腔中停留时间过长，纤维蛋白或血小板的沉积将减少管腔大小，降低频率响应。

（5）导管"压力脉冲"：在压力记录曲线上突然出现高而尖的压力"脉冲"波有多种原因，比如导管内突然冲水，前文所述有空气混入都可导致。如果导管尖端位于湍流的血液中，其快速移动会在压力记录上表现为高频振幅的叠加。如果导管与心脏结构（如二尖瓣）接触，叠加振幅可以显著改变波形。有时候，这些因素是不可避免的。为了使影响最小化，我们通常使用平均收缩压而不是收缩压峰值，或在导管中注入少量血液、对比剂，以有意使系统湿润，减小摩擦。

（6）末梢伪影：当血液突然停在端孔导管上时，血流的动能将会转化为对导管的压力，则记录的血管压力会被高估。类似地，当血液从端孔导管离开时，记录的压力将与流速成正比小于真实的血管内压力，这就解释了为什么近端狭窄的肺动脉的压力与远端扩张的血管相比，具有较低的收缩压峰值。

（7）外周脉压被放大：随主动脉瓣距离的增加，收缩压峰值和脉压均被放大。同样的，血管平均压也有此种表现。在主动脉弓回弹期间，通过压力曲线记录可以证实，从升主动脉到降主动脉收缩压逐渐增高。虽然外周脉搏波放大是一种生理现象，而不是人为因素，但它可能导致人们对压力指数产生误判。当比较升主动脉收缩压与股动脉或桡动脉收缩压时，未考虑脉搏波放大将导致低估了主动脉瓣压差或主动脉缩窄程度。

（8）导管阻塞：端孔导管置于轻度或重度含

肌小梁的心室时会吸入少量流体，导致收缩期压力升高。通过稍微抽出导管或使气囊放气（如果使用气囊导管）可以消除误差。如果这些措施均不起作用，则应使用侧孔导管记录压力，前提是端孔导管能到达我们感兴趣的腔室或血管内。头端带换能器的测压导丝可以直接测量压力而不依赖流经导管的液体波，这种导丝在换能器的前端有柔软的钢丝，可以预防导线刺穿血管或腔室壁，以防止换能器损坏。测压导丝与分析仪系统相连，从而可以在显示器上显示压力值和波形。测压导丝通过端孔导管穿入，当压力计到达导管末端时，可以在监测系统上校准导丝和导管的压力。

然后将测压导丝通过导管送入需要探查的血管或心腔中[15]。测压导管允许在两个连续的位置同时测压，如在主动脉缩窄的患者的升主动脉和降低主动脉中同时测量压力。通过在机械瓣开放的时候轻柔地将测压导丝穿过瓣口，此项技术也可被运用于测量机械瓣压差。主动脉瓣机械瓣的病例，导管逆行至升主动脉，测压导丝通过机械表逆行进入左心室。有些病例仅应用导管难以到达的远端的分支血管，可以通过运用纤细的测压导丝获取压力测量结果。如在改良 Blalock-Thomas-Taussig 分流术病例中，儿童的肺动脉压力可通过将测压导丝送入分流管道来测量[16]。

14．右心导管术

典型的右心系统波形如图 16-3 所示，儿童正常血流动力学压力值见表 16-1。右心房有三种特征波：a 波、c 波和 v 波。a 波代表心房收缩，发生在心电图的 P 波后面。c 波产生于右心室收缩或三尖瓣关闭，而 v 波产生于三尖瓣关闭后的右心房充盈。a 波后的压力下降是 x 下降，这是由于心房舒张引起的。v 波后的压力下降是 y 下降，代表了舒张早期三尖瓣开放。

通常情况下，右房 a 波比 v 波高 2~3 mmHg，两者均在右心房平均压 5mmHg 以内，不超过 8mmHg。在右心室充盈受限时，如三尖瓣狭窄或右心室异常时（如肺动脉瓣狭窄、肺动脉闭锁或肺动脉高压），可以看到升高的 a 波。在心律失常

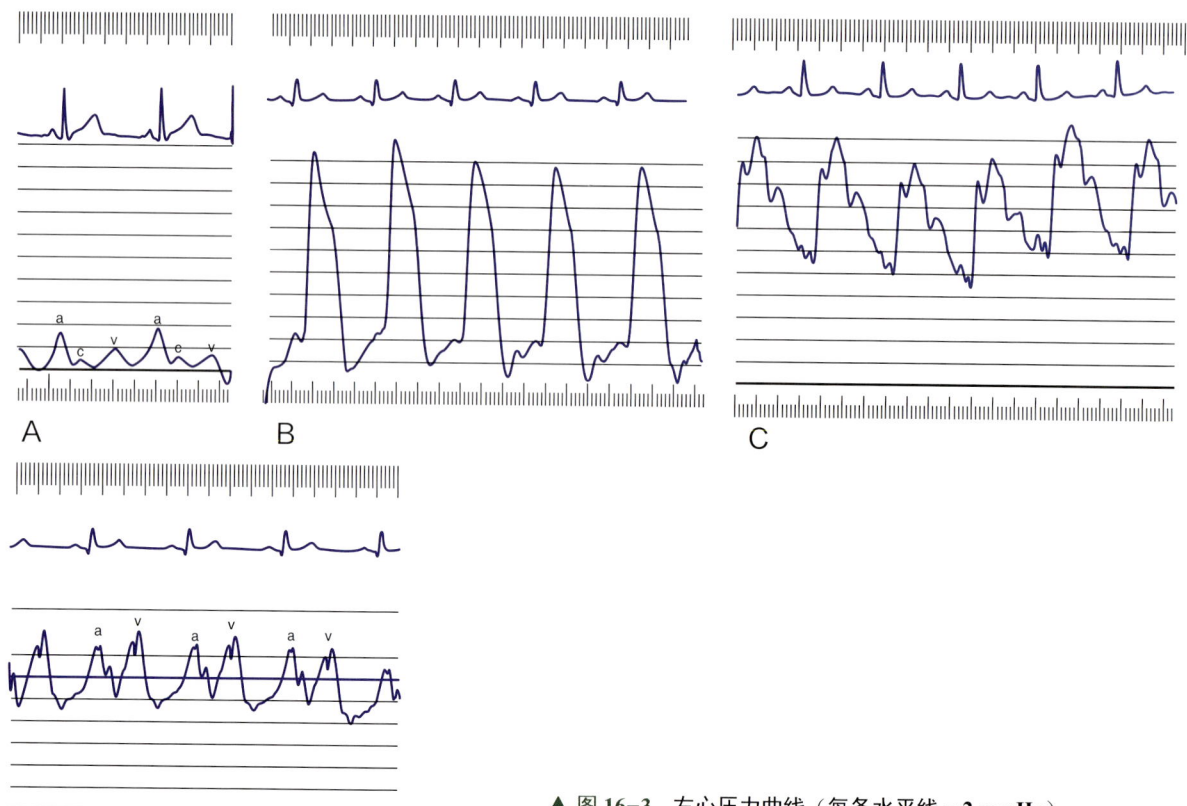

▲ 图 16-3　右心压力曲线（每条水平线 = 2 mmHg）
A. 右心房：a 波 =3，c 波 =1，v 波 =2；B. 右心室：20/0.2；C. 肺动脉：20/10；D. 肺毛细血管楔压：a 波 =14，v 波 =16

的患者中，右心室收缩三尖瓣关闭后发生心房收缩时，可以看到所谓的"大炮"a波。升高的v波可见于三尖瓣反流、Ebstein畸形或心室水平左向右分流时。

表16-1 儿童正常的血流压力值（mmHg）

心腔/血管	收缩压	舒张压	平均压
右心房			3±1
右心室	25±5	4±2	
肺动脉	22±4	10±3	13±3
肺动脉楔压			8±2
左心室	110±12	9±2	

数据来源于对参考文献中发布的数据的统计

右心房和腔静脉具有很强的顺应性，可以在压力变化很小的情况下接受大量血液；因此，在上述条件下，v波不一定会升高。任何能升高平均压或引起心力衰竭的因素都会导致a波或v波升高。低右心房压力（小于1~2mmHg）提示患者血容量不足。房室分离或阻塞性气道疾病可见a波和平均压出现显著变异性。有自发呼吸但明显气道阻塞的患者，由于胸腔内负压和右心房压力低于大气压，如果没有正确连接导管或鞘管低于腔室水平时，可能导致气体混入。

右心室压力曲线在等容收缩期间具有快速上升的特点，在收缩期射血期间呈平台，在等容舒张期间下降至接近于零，并且在舒张期随血流的充盈缓慢上升。正常情况下，收缩压峰值＜30 mmHg，舒张末期压力＜8 mmHg。除三尖瓣狭窄外，舒张末期压力对应右心房a波。存在大的室间隔缺损、右心室流出道梗阻和肺动脉高压时，右心室收缩压升高。测压应该在心腔的顶点和流出道中进行，以确保所测的压力梯度的准确性。

正常肺动脉收缩压等于右心室收缩压（＜30 mmHg），平均压＜20 mmHg。肺动脉舒张压开始于瓣膜闭合引起的重搏切迹，舒张压通常不高于楔压2~3mm Hg。远端血流的梗阻会引起肺动脉压升高，如分支肺动脉狭窄，肺小动脉梗阻，肺动、静脉阻塞，或左心房高压（如三房心、二尖瓣狭窄或左心室舒张功能障碍引起）。肺动脉压升高也见于在主-肺动脉交通（如动脉导管未闭或主肺动脉窗）或显著室间隔缺损存在时（除外肺动脉瓣狭窄）。存在肺动脉高压时，收缩压峰值＜40%的脉压表明阻力固定，而脉压大（＞60%的收缩压峰值）表明肺动脉高压为高流低阻型。肺动脉舒张压显著高于平均左心房或肺动脉楔压表明肺动脉高压由梗阻引起。

右心室和肺动脉之间的收缩压差归因于右心室流出道阻塞，尽管5 mmHg的梯度可能仍位于正常范围。若房间隔缺损较大，分流量增加而肺动脉瓣结构正常时，压差≤10mm Hg。在重度分支狭窄或肺动脉环极小时，导管在穿过狭窄处时可能会造成血管的梗阻，使远端压力曲线类似于楔形压力曲线。

因为肺循环没有瓣膜，肺小动脉楔压通常是左心房和左心室舒张末压的良好反映。当端孔导管楔入肺动脉分支时，远端肺静脉压力通过毛细血管床和小动脉反向传递到导管尖端。当使用带气囊的楔入测压导管（端孔导管）时，需将导管尽可能送入远端的肺动脉中，并在监测特征曲线时向气囊充入部分气体。肺动脉楔入压曲线应具有与心房压力曲线相同的特征性a波和v波（图16-3）。导管的位置可以通过观察特征性左心房波形或通过回抽血液标本的血氧饱和度来确认。当使用小导管时，可能无法从楔入的肺动脉的位置抽取血液样本。对肺动脉楔压的解释必须以对其解剖学的理解为指导。当肺静脉狭窄、左侧三房心、二尖瓣狭窄或肺静脉回流异常时，肺动脉楔压不反映左心室舒张末期压力。当肺动脉楔压升高时，应通过直接测量左心房或左心室舒张末压力来确认或排除这些病变。

15. 左心导管术

左心系统波形如图16-4所示，正常压力值见表16-1。正常的左心房平均压力为6~10mmHg（取决于年龄），比右心房平均压高几毫米汞柱。与右心房相比，左心房v波通常高于a波，且均不高于平均压5 mmHg。a波升高见于导致左心房流出部位梗阻（如二尖瓣狭窄、二尖瓣瓣上环）

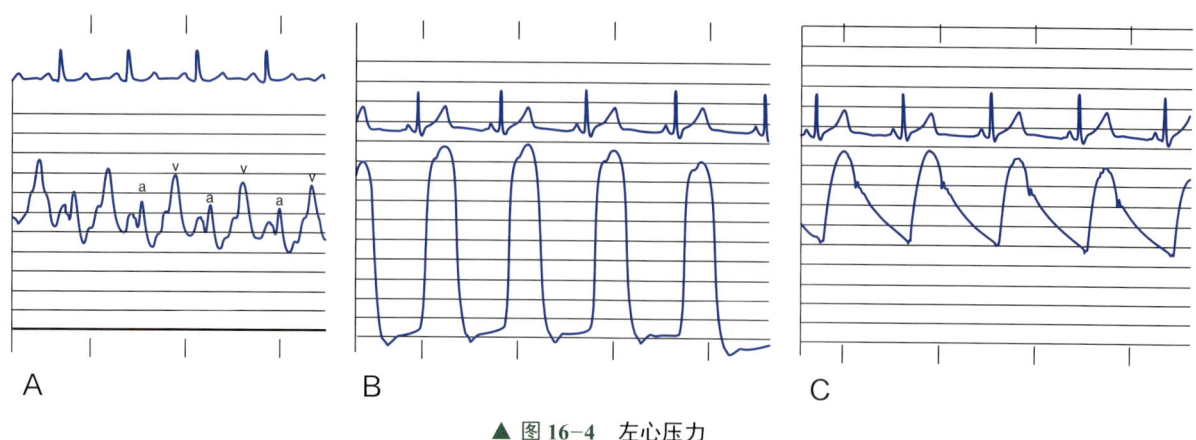

▲ 图 16-4　左心压力

A. 左心房（每条水平线 = 2mmHg）：a 波 = 13，v 波 = 16；B. 左心室（每条水平线 = 10mmHg）：98 / 0.6；C. 主动脉（每条水平线 = 10mmHg）：98/50

或导致左心室顺应性减低的疾病（如主动脉瓣狭窄、主动脉缩窄）。a 波受房间隔缺损影响为主，大的房间隔缺损可以通过房间隔传递压力，或其他引起右心房 a 波增高的疾病。二尖瓣反流时通常会引起 v 波升高。心室或大血管水平引起大量的左向右分流，或者左心衰竭的病例，左心房平均压升高（即 a 波和 v 波均升高）。如果左心房和左心室舒张末期压力不相等，则可能是由于二尖瓣梗阻所引起。压差较大（＞ 8～10 mm Hg）提示结构性二尖瓣狭窄，而压差小则提示是由于通过瓣膜的血流量增加引起的生理性狭窄，例如大型的室间隔缺损。当导管经房间隔缺损 / 卵圆孔未闭进入左心房后，可以换用较小直径的导管继续前送至左心室，可同时测量左心房和左心室压力。

左心室收缩压峰值应等于或高于升主动脉收缩压峰值 5 mmHg。左心室和主动脉之间的压差见于进行性的左心室梗阻（如肥厚型心肌病）、主动脉瓣下狭窄或主动脉瓣狭窄。正常的主动脉压力是左心室搏出量和体循环血管阻力的反映。在主动脉瓣附近，动脉波形表现为呈宽峰的相对缓慢的上升过程，之后呈线性下降直至舒张末期。在远端动脉中，峰值变得更尖锐，切迹（代表主动脉瓣关闭时压力减少）变得更加明显，并且出现脉压增大。

升主动脉中的脉压通常为 25～50mmHg，或小于收缩期主动脉压力的 50%。在主动脉瓣关闭不全、Valsalva 窦破裂或舒张期低阻型分流，如动脉导管未闭、主－肺动脉侧支形成、主－肺动脉窗、共同动脉干、外周动静脉瘘等情况下可见脉压增高和舒张压降低。脉压减低见于心脏压塞或低心输出量状态。升主动脉和降主动脉之间存在压差提示有主动脉缩窄。

16. 血流动力学的衍生变量

根据肺循环和体循环血流量测量心输出量是计算分流量和血管阻力的首要步骤。由于心输出量不能直接测量，因此可以使用 Fick[17] 所述的指示剂稀释技术进行估算。最常用的指示剂是氧气或冷盐水（热稀释）[18]。各种类比方法被用来解释 Fick 原理的概念。在其中一个比喻中，以运煤火车代表血液，以恒定但未知的速率（心输出量）通过装煤站（毛细血管床）。该列车由一系列车厢（血红蛋白）组成，每节车厢都有一个已知的煤（氧含量）负荷量。通过了解站点前后的煤炭输送速度（吸氧量）和车内煤炭的数量，可以轻松计算列车在车站内的移动速度。在数量上，可以根据以下公式计算心输出量。

（1）血流量未知。

（2）指标在血液中的浓度可以测得。

（3）指标以已知速率增加或减少。

指标浓度变化的测量可通过以下方式计算。

$$流量 = \frac{生成 / 减少速度}{浓度变化}$$

17. 血液中的氧气

氧气是用于计算先天性心脏病患者的血流量

和阻力的最常用的指标。由于采集的血液中的氧气量直接影响到心脏流量的计算，因此准确测量或估计血液样本的氧气含量非常重要。

氧气以两种形式在血液中运输：与血红蛋白结合或以物理形式溶解在血浆中。与血红蛋白结合的氧含量受许多因素影响，包括氧分压（PO_2）。此外，血红蛋白对氧气的亲和力受H^+浓度，二氧化碳分压，2,3-二磷酸甘油酸（2,3-DPG）水平和温度的影响。氧气的亲和力也受血红蛋白类型的影响。例如，血红蛋白F（胎儿血红蛋白）比常见的血红蛋白A对氧有更高的亲和力。

术语中的氧气容量是指血液中完全饱和的血红蛋白可以结合的氧气量；每1克血红蛋白的最大氧气容量为1.36 ml O_2。因此，氧气容量（ml O_2/dl 血液）计算如下。

氧气容量（ml O_2/dl）= 血红蛋白（g/dl）×（1.36ml O_2/g 血红蛋白）

计算给定的血液样本中血红蛋白结合的实际氧量，通过用氧气容量乘以血红蛋白的氧饱和度来计算。血液的血氧饱和度则通过分光光度法测量。氧化血红蛋白和还原血红蛋白在650nm处具有不同的吸收光谱，但在805nm处的吸收光谱相似。测量650 nm处的吸光度以表示氧化血红蛋白的量和805 nm处的吸光度以表示总血红蛋白量；这两个数字的比率就是氧饱和度。只要血液中没有影响光谱吸收的其他物质（例如碳氧血红蛋白），该方法在氧饱和度在60%～95%测量最准确。切记，氧饱和度值仅表示与血红蛋白结合的氧的量，而不包括溶解在血液中的氧气。在室内空气中，血液中绝大多数氧气与血红蛋白结合，而溶解的氧含量非常少，因此在室内空气计算中常常忽略溶解氧。相反，如果患者吸入100%纯氧，PO_2值可能达到500 mmHg或更高，则溶解氧占总血液氧含量的比例更大，在计算时必须考虑在内。

血浆中的溶解氧由氧气的溶解度系数、温度和PO_2决定。在37℃（体温）时，溶解在血液中的氧气量为0.003 ml O_2/（mm Hg O_2·dl 血液）。如上所述，血浆中溶解的氧气量通常不包含在呼吸室内空气的患者的计算中，但是当患者吸100%的纯氧或处在低红蛋白血症时，考虑血浆中的溶解氧变得非常重要。从这个角度来看，对于外周动脉血氧分压为100mmHg（特别是呼吸室内空气时氧饱和度为100%）和血红蛋白为12g/dl的患者，每千克血液只有3ml溶解氧，超过160ml的氧气与血红蛋白结合。但是，如果患者正在吸氧，且PO_2 > 100 mmHg，则溶解氧占总氧含量的比例更大，并且必须计算入血流动力学中。在某种情况下，比如，假设动脉血氧饱和度为500，则每升将有15ml溶解氧，为了确保计算准确必须将此百分比计入内。由于低血红蛋白的情况下血液的携带能力较低，因此溶解氧所占的相对百分比较高，此种情况下也应考虑溶解氧。

血液样本中的总氧含量是血液中的溶解氧和结合血红蛋白的氧的总和。

氧含量 mlO_2/L = [（氧气容量×SpO_2）+PO_2×0.003ml/（mmHg·dl）］×10dl/L

在室内空气中，由于实际的溶解氧极少，通常仅使用血红蛋白的氧含量来代替血液的总氧含量。为了确定肺血管反应性，不管患者是否存在左到右分流，都要在100%的纯氧中反复进行血流动力学研究，并强制性使用扩展公式计算氧含量。如果在流量计算中不考虑溶解氧，流量/分流量可能会被高估。相反，基于这些流量计算将会低估了阻力，这是根据所获数据做出决定要面临的一个非常重要的问题。

例如，如果血红蛋白为11.5 g/dl，股动脉血氧饱和度为99%，PaO_2为106 mmHg，氧含量计算如下。

氧气容量 = 11.5g/dl×1.36ml/g = 15.6ml O_2/dl 血液

溶解氧 = 106 mmHg×0.003 ml/（mmHg·dl）= 0.32 ml O_2/dl 血液

氧含量 = [（15.6ml/dl×0.99）+0.32ml/dl］×10dl/L=154+3.2=157mlO_2/L 血液

如果股动脉PaO_2为566，并且氧饱和度为100%，则氧含量计算如下。

氧气容量 = 11.5g / ml×1.36ml/ g = 1.56ml O_2 / dl 血液

溶解氧 = 566 mmHg×0.003 ml/（mmHg·dl）= 1.70 ml O_2 / dl 血液

氧含量 =［(15.6ml / dl×1.0) + 1.70ml/ dl］×10dl/ L = 156 + 17 = 173ml O_2 / L 血液

18．用于计算心输出量的氧气方法

当使用 Fick 公式计算心输出量时，指示剂是氧气。指标的变化率是氧气消耗量（VO_2）。假定测量在稳态条件下进行，组织的耗氧量等于肺部的氧气吸收量。可以测量或假设 VO_2。在当前时代，因为 VO_2 的实际测量非常复杂，为达到计算目的使用假定值十分常见。维持儿童患者的稳定状态以测定可靠的 VO_2 通常很困难。此外，VO_2 的可靠测量要求患者为自主呼吸，而手术通常在全身麻醉的状态下进行，所以此测量值无法与血气标本的采集同时进行。最常用于计算的假设值是基于 Lafarge 和 Meittinen[19] 的公式，并且是使用道格劳斯气袋法在 879 名患者中进行的测量得出的。

图 16-5 和图 16-6 显示了 3—18 岁不同心率患者的数值（以体表面积为指标）。年龄小于 3 岁的患者的 VO_2 值可以通过 Lafarge 的数据推断或通过患者代谢状态的临床评估来估算。通常，患者年龄越小，VO_2 越高（结合体表面积）。

将 Fick 原理应用于外周和肺循环流量的计算（表 16-2）有特定的方程式，但了解这些方程式背后的假设和引入假设潜在的错误很重要的。误差可能的来源包括耗氧量、混合静脉饱和度和血红蛋白浓度测量不正确（由于机器误差或血液样本稀释）或缺少稳态条件。

体循环流量（Q_S）等于 VO_2 除以体内氧含量变化（主动脉的氧含量减去上腔静脉的氧含量）。

$Q_S = VO_2/$（主动脉的氧含量 – 上腔静脉的氧含量）

如果患者正在呼吸室内空气，则可以忽略溶解氧的量，从而将方程式简化如下。

$Q_S = VO_2/$［血红蛋白 ×1.36×10×（主动脉血氧饱和度 – 上腔静脉血氧饱和度）］

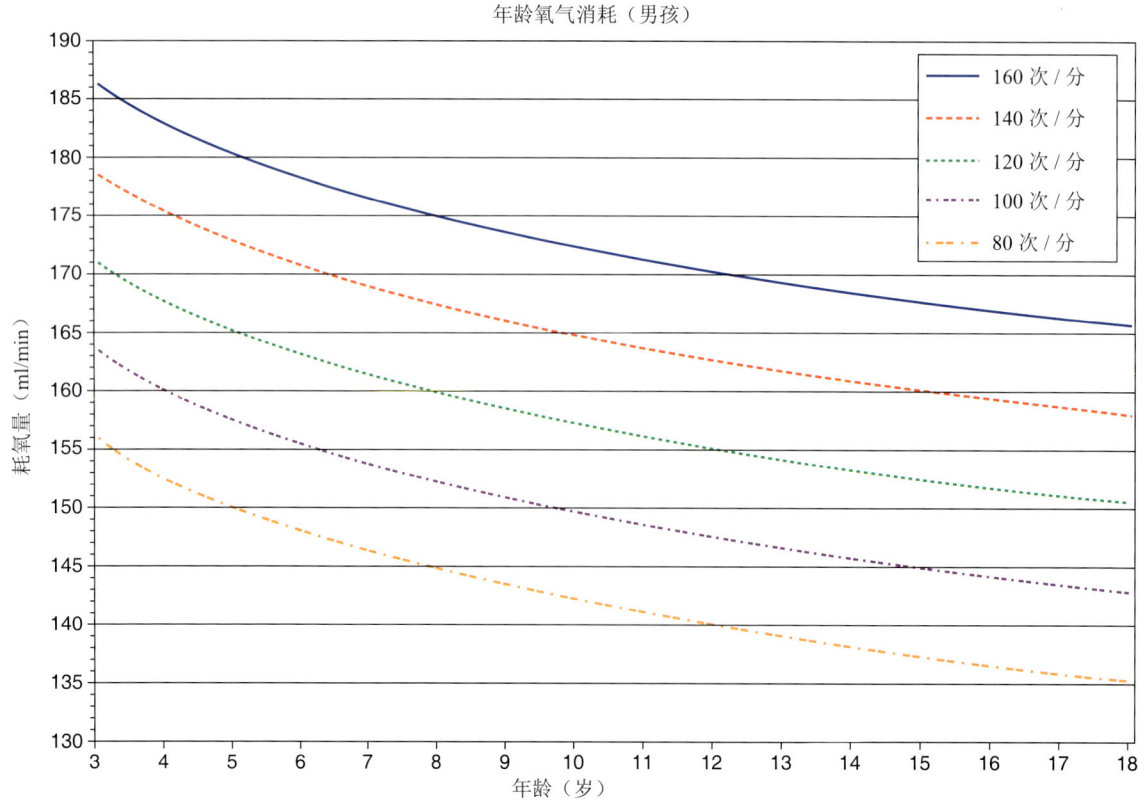

▲ 图 16-5　氧气消耗曲线（男孩，单位：ml/min）

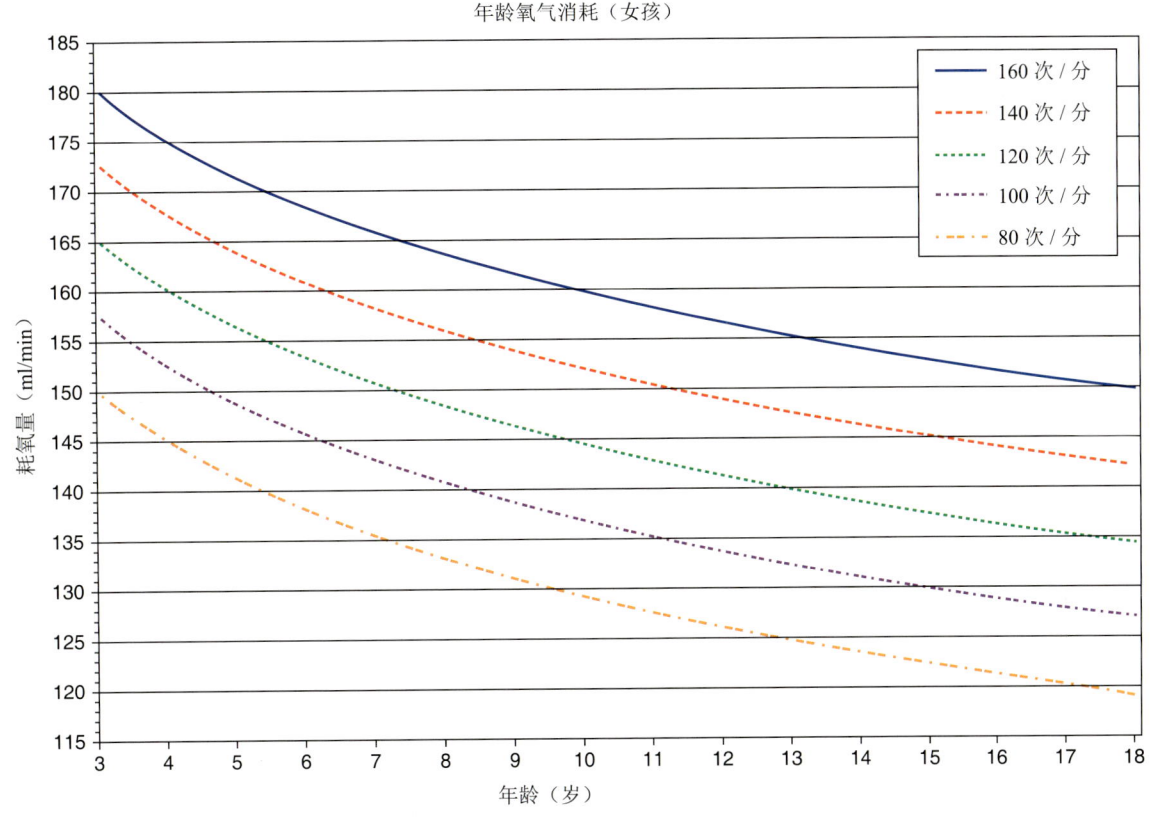

▲ 图 16-6 氧气消耗曲线（女孩，单位：ml/min）

类似地，肺循环血流量（Q_P）等于 VO_2 除以肺部氧含量变化（肺静脉氧含量减去肺动脉的氧含量）。

$Q_P = VO_2/$（肺静脉氧含量 − 脉动脉氧含量）

如果忽略溶解氧，见下。

$Q_P = VO_2/$[血红蛋白 $\times 1.36 \times 10 \times$（肺静脉血氧饱和度 − 肺动脉血氧饱和度）]

记住这些方程中每个因子的单位很重要。心输出量单位是 L/min；VO_2 单位为 ml O_2/min [或以 ml O_2/（min·m^2）为指标]。氧含量测量为 ml O_2/L 血液。虽然在上述方程中没有说明，但儿童的最终血流指数通常以心脏指数来表示，该指数是通过将心输出量除以以 m^2 为单位的患者的体表面积而得到的。由于流量被指数化为体表面积，因此患者身长/高的测量，尤其婴儿，可能是误差的另一个来源。注意：如果在此公式中使用的最终 VO_2 值没有编入体表面积索引，最终的心输出量的计算将被体表面积除以相应索引值。如果 VO_2 已经编入索引，则不需要执行此校正！分母中的因子 10 将数值从 g/dl 转换为 g/L，以便以 L/（min·m^2）为单位报道心脏指数值。

19. **热稀释法**

采用热稀释法的指标是温度，选择双腔热稀释（Swan-Ganz）导管。通过近端口（位于右心房）注入已知温度（室温约 21℃）的冷盐水。用于测量温度的热敏电阻位于导管尖端（肺动脉中）。冷盐水的注入可以使血液冷却，冷却程度与流量的大小成反比，并与注射盐水的体积、注射液和血液之间的温差、注射液和血液的比热容等几个已知、假设或测量得出的因素成正比。

热稀释心输出量测量是一个自动化系统（包括注射器），计算由计算机执行。为了最小化误差，1～2min 内要连续注射冷盐水 3～5 次。相比起导管室或 ICU 内的干预措施，该技术简单、准确，并且方便进行连续测量。热稀释法（与任何指示剂稀释法一样）需要充分混合；因此，当靠近热敏电阻的混合腔（即肺动脉中具有传感器的右心

表 16-2　计算流量、阻力和分流的常用公式

氧气容量	O_2 容量（ml O_2/dl）= 血红蛋白（g/dl）×1.36
溶解氧	溶解氧（ml O_2/dl）= 0.003×PO_2（mmHg）
氧含量	O_2 含量（ml O_2/L）=［（O_2 容量 ×SpO_2）+ 溶解 O_2］×10
全身血流量	Q_S=VO_2/（SAO_2 含量 −MVO_2 含量）
肺动脉血流量	Q_P=VO_2/（PVO_2 含量 −PAO_2 含量）
Q_P/Q_S 估算（仅室内空气）	Q_P/Q_S=（Ao 血氧饱和度 −SVC 血氧饱和度）/（PV 血氧饱和度 −PA 血氧饱和度）
有效体-肺循环血流比	Q_{ES}=Q_{EP}=VO_2/（PVO_2 含量 −MVO_2 含量）
分流量	Q_{L-R} = Q_P − Q_{EP}
分流百分比	分流量 $_{L-R}$=（Q_P−Q_{EP}）/Q_P=1−［（PV 血氧饱和度 −PA 血氧饱和度）/（PV 血氧饱和度 −MV 血氧饱和度）］
	分流量 $_{R-L}$=Q_S−Q_{ES}/Q_S=1−［（Ao 血氧饱和度 −MV 血氧饱和度）/（PV 血氧饱和度 −MV 血氧饱和度）］
体循环阻力	R_S=（主动脉平均压 − 右心房平均压）/体循环血流量
肺循环阻力	R_P=（肺动脉平均压 − 左心房平均压）/肺循环血流量

PO_2. 氧分压；VO_2. 耗氧量（ml O_2/min）；Q_S. 全身血流量单位（L/min）；SA. 体动脉；MV. 混合静脉血；Q_P. 肺血流量（L/min）；PV. 肺静脉；PA. 肺动脉；Q_{ES}. 有效全身血流量；Q_{EP}. 有效肺血流量；Q_{L-R}. 左向右分流量（L/min）；Q_{R-L}. 右向左分流量（L/min）；分流量 $_{L-R}$. 左向右分流百分比；分流量 $_{R-L}$. 右向左分流百分比；R_S. 全身血管阻力（Wood 单位）；R_P. 肺血管阻力（Wood 单位）

室）时，它是最准确的。热稀释方法用于没有心内或大血管水平分流及明显三尖瓣/肺动脉瓣关闭不全的患者。可能的误差来源包括注射液的体积不一致、血液或注射液的温度变化、热敏电阻在血管内贴壁，以及混合不充分等。在低流量静脉系统（如双向腔肺吻合，Fontan 循环）中注射液与血液的充分混合尤其成问题。由于上述这些因素，这种确定心输出量的方法在先天性心脏病患者中使用较少。

20. 心内分流

出于实用目的，我们假设心血管连接正常，所有右心系统结构（即上腔静脉、右心房、右心室和肺动脉）中的氧饱和度是相等的。同样的，左心系统结构（肺静脉、左心房、左心室和主动脉及其分支）中的氧饱和度将相等。但实际上，上腔静脉和冠状窦之间的血氧饱和度是不等的，并且直到全身静脉回流到肺动脉才会发生完全混合。右心系统不同部位间的氧饱和度增加将为我们提供关于左向右分流发生的位置和大小的精确信息，而左心系统相连的腔室之间出现血氧饱和度降低则认为存在右向左分流。在行心导管检查时为了评估可能存在的心内分流，首要了解计算中的四个固有假设，并确保它们适用。

第一个假设是患者处于稳定状态，当患者安静地睡着或休息时这一假设可以是真实的，因为测量过程中条件的改变都会导致错误的产生。因此，最好尽可能快速而又安全地获取所有样品，以尽量减少患者的稳态变化。

第二个假设是血气样本可以准备代表心腔室或血管的氧饱和度。大多数时候这一假设可以满足，但血气采样困难重重；肺实质病变或肺不张可能导致肺血流气体交换不均匀。同样的，由于从血氧饱和度较高的肾静脉、血氧饱和度低的肝静脉和血氧饱和度更低的冠状窦流出的血液都在右心房汇合，因此右心房血气样本的采集也十分困难。静息时下腔静脉的血氧饱和度通常高于上腔静脉的血氧饱和度，但在全身麻醉期间，上腔静脉的氧饱和度可能更高。

第三个假设是心腔内的所有血液都以顺行的方式进行，因此样品不受远端腔室血液"污染"。当然，当房室瓣或半月瓣存在反流则另当别论。例如，当存在肺动脉瓣反流和动脉导管未闭时，右心室饱和度可能被高估。

第四个假设是患者在导管室的血流动力学状态代表基线血流动力学状态，这可能是最难以得到支持的假设；一方面，镇静不足孩子在术中可能会产生恐惧或反抗；另一方面是全身麻醉，这两种都不是正常的"生理"状态。操作者能做的就是为心导管术的实施尽可能地创造条件，然后将这些相同的条件保持在"稳定状态"，直到获得完整的测量结果。

21. 定量评估分流

前面已经论述过如何使用 Fick 原理来计算肺循环血流量（Q_P）和体循环血流量（Q_S）。从左向右和从右向左分流的计算需要了解有效肺循环血流量（Q_{EP}）和有效体循环流量（Q_{ES}）的概念。随后讨论的公式也将列在表 16-2 中。Q_{EP} 即来自于全身静脉回流（即"蓝色"血），并流入肺部进行氧气交换血流。通过使用流出肺（肺静脉）的"红色"血的氧饱和度减去流入肺的"蓝色"血（上腔静脉）的饱和度来计算 Q_{EP}，如以下公式所示。

$$Q_{EP} = VO_2 / [血红蛋白 \times 1.36 \times 10 \times （肺静脉血氧饱和度 - 上腔静脉血氧饱和度）]$$

因此，如果患者没有左向右分流，混合静脉血氧饱和度和肺动脉血氧饱和度相同，所有的肺循环血流"有效"，即 $Q_P = Q_{EP}$。

Q_{ES} 代表从肺静脉（即"红色"血液）发出并流向身体全身的血液。对于血流动力学状态稳定的所有患者，$Q_{EP} = Q_{ES}$。

简单地说，流入肺部的"蓝色"血液的量等于流向全身的"红色"血液量。

当有左向右分流时，部分氧合血进入肺部再次循环，因此 $Q_P > Q_{EP}$ 左向右分流量是肺循环总量（Q_P）和有效肺流量（Q_{EP}）之间的差值，见下

$$Q_{L-R} = Q_P - Q_{EP}$$

同样，当存在右向左分流时，部分脱氧合的"蓝色"血液绕过肺部直接进入体循环，因此 $Q_S > Q_{ES}$ 右向左分流量是体循环总血流量（Q_S）和有效体循环血量（Q_{ES}）之间的差值，即 $Q_{R-L} = Q_S - Q_{ES}$

由于 $Q_{EP} = Q_{ES}$，故见下。

$$Q_{R-L} = Q_S - Q_{EP}$$

从数学角度上说，肺循环血流量与全身体循环血流量的比率是 Q_P/Q_S。Q_P/Q_S 的计算很简单，一旦在评估分流病变时获得合适的血气样本即可立即完成。由于在计算 Q_P 和 Q_S 的方程式分子中均含有耗氧量，所以可以上下消除，留下下列等式。

$$Q_P/Q_S = （全身动 - 静脉氧含量差）/（肺动 - 静脉氧含量差）$$

如果患者呼吸室内空气，则溶解氧可忽略不计，Q_P/Q_S 的计算可按照血气氧饱和度近似计算如下。

$$Q_P/Q_S = （主动脉氧饱和度 - 上腔静脉氧饱和度）/（肺静脉氧饱和度 - 体循环氧饱和度）$$

当肺血流量显著增加时（例如肺动脉饱和度为89%），肺静脉和肺动脉的氧饱和度相差很小（例如89%～99%），所以每次测量时有 2%～3% 可能发生的正常误差变得尤其重要。因此，当存在较大的左向右分流时，Q_P/Q_S 最好报道为"大于 3∶1"。

22. 分流的定性评估

在右心导管术检查过程中，右心系统血管及心腔的血氧饱和度会存在一定程度的变化，比如差值在 1%～2%。在 1979 年的一项开创性研究中，Freed 等为 1000 例无心内分流的主动脉或肺动脉狭窄患儿进行了心导管检查[20]，经染色曲线或血管造影证实无分流的患者，上腔静脉、右心房、右心室和肺动脉中的平均血氧饱和度相似。用肺动脉血氧饱和度减去近端心腔的血氧饱和度以确定没有左向右分流情况。肺动脉和上腔静脉血氧饱和度标准差为 2.9%，肺动脉和右心房的标准差值为 1.8%，肺动脉减去右心室差值的标准差为 1.8%。因此，在没有分流的情况下，心房水平血氧饱和度升高 > 6%，心室水平升高 > 4%，大血管水平升高 > 4% 的概率 < 5%（即标准差的 2 倍）。预计分别增加 > 9%，6% 和 6%（即标准偏差的 3 倍）的概率不会超过 1%，因此这种情况在没有内部分流的情况下是不太可能的。定性地说，如果右心血氧饱和度升高，则提示有左向右分流。相反，如果左心脏的氧饱和度降低，则提示出现右向左分流。定量方法将在本章稍后讨论，如果需要定义分流的大小，则必须使用定量的方法。

标准的上腔静脉血气样本取自中间部分，位于奇静脉的入口和无名静脉之间（两者的饱和度

可能比上腔静脉的中部高）。上腔静脉中取样时若位置太高靠近颈静脉，会因为脑部血液的回流而在混合静脉饱和度计算中提供"虚假"的低值。但是，全身麻醉也会导致上腔静脉的血氧饱和度偏高。在出现高输出状态，部分或全部异常肺静脉回流到上腔静脉或无名静脉或动静脉瘘时，也可能出现上腔静脉中段的血氧饱和度增高。当全身动脉血氧饱和度低（肺静脉氧饱和度降低，右向左分流）或低心输出量（高血管阻力）时，可能存在上腔静脉中段血氧饱和度降低。

右心房的血气样本应该在心房中部的外侧方进行采集，并收集来自下腔静脉和上腔静脉的混合血液，避免来自冠状窦的低氧饱和度的静脉血对样本造成影响。右心房血氧饱和度升高超过9%提示可能存在房间隔缺损、肺静脉异位引流、左心室-右心房通道、室间隔缺损伴三尖瓣关闭不全或主动脉分流（Valsalva动脉瘤破裂、冠状动脉瘘）。然而，即使右心房血氧饱和度没有明显升高也不能完全排除左向右分流。

右心室血氧饱和度应该与右心房大致相等；升高超过6%提示左向右分流。心室水平的升高可见于低位房间隔缺损（含氧血优先流入右心室）、室间隔缺损、Valsalva瘤破裂、冠状动静脉瘘流入右心室或大血管水平左向右分流伴肺动脉瓣关闭不全。

肺动脉水平血氧饱和度升高>6%，可能存在高位室间隔缺损、动脉导管未闭、主肺动脉窗、冠状动脉肺动脉瘘、冠状动脉异常起源于肺动脉或外科术后主-肺动脉交通。

如果主动脉血氧饱和度小于92%（海平面正常大气下）或左心系统血氧饱和度降低超过3%，则可能存在右向左分流。肺通气不足（镇静）、肺实质病变或肺水肿导致肺静脉血氧饱和度降低。给予100%纯氧将增加肺静脉氧饱和度和全身动脉氧饱和度，使人们能够区分肺实质疾病和右向左分流。若肺静脉饱和度降低不能通过给予100%纯氧来解决，这表明存在肺内分流，例如肺动静脉畸形。左心房血氧饱和度降低，肺静脉血氧饱和度正常，通常是房间隔缺损或卵圆孔未闭时右向左分流引起。当存在三尖瓣闭锁时这一分流至关重要，除此之外心房水平右向左分流也常见于三尖瓣下移畸形、肺动脉闭锁或重度肺动脉瓣狭窄、严重的肺血管病变。任何可显著降低右心室顺应性或导致右心室衰竭的疾病均可出现心房水平的右向左分流。偶尔，即使右心系统压力和阻力正常也可能发生右到左的心房分流。比如所谓的直立性低氧血症综合征会引起发绀和呼吸困难，即患者从仰卧位转变为坐位时，卵圆孔由于压力变化出现右向左分流引起。罕见的先天性畸形-左上腔静脉回流至左心房也可以导致左心房的血氧饱和度降低。

任何引起肺静脉或左心房血氧饱和度降低的病变都可以引起左心室的血氧饱和度降低。当右心室收缩压≥左心室收缩压（如室间隔缺损和肺血管阻力增加或右心室流出道梗阻）时，可发生心室水平的右向左分流。即使右心室收缩压低于左心室收缩压，如果右心室舒张压超过左心室舒张压，右心室舒张期也可能发生右向左分流。偶尔，通过室间隔缺损的右向左分流的流动效应使得在心室水平处未检测到血氧饱和度的降低，但可以在升主动脉中检测到（如法洛四联症）。主动脉血氧饱和度低于左心室血氧饱和度的情况，出现于有动脉导管未闭或主肺动脉窗伴肺血管阻塞性疾病或周围性肺动脉狭窄的病例。当存在动脉导管未闭合并主动脉缩窄时，从升主动脉到降主动脉的饱和度可逐渐降低，若此时有肺动脉水平的右向左分流，则会出现差异性发绀，即上肢呈氧合好的红润状态，下肢呈缺氧性发绀。

主动脉和肺动脉血氧饱和度相同，出现于任意水平的左右心血流完全混合的情况。有时即使我们预估左右心血流完全混合，但由于心内分流模式不一，两者间仍可存在血氧饱和度差异。例如大多数永存动脉干的患者，由于存在选择性分流，故而导致肺动脉中的血氧饱和度降低而主动脉中血氧饱和度升高。

对于有完整室间隔的大动脉转位的患儿，肺动脉氧饱和度总是高于主动脉氧饱和度，称为"生理学转位"。大动脉转位合并大室间隔缺损时，血流可能存在完全混合，因此在肺动脉和主动脉中具有相等的氧饱和度，但是在一些患者中，由于血液的流动性可能混合仍不完全，可采取扩大心房水平分流的措施，这对于改善主动脉饱和度也非常重要。如果降主动脉的血氧饱和度高于升主动脉的血氧饱和度，提示患儿存在大动脉转位合并动脉导管未闭、主动脉缩窄，导致反向的差异性发绀-低氧血症，即上肢缺氧性发绀，下肢呈氧合好的红润状态。

23．血管阻力

为了明确手术适应证或明确治疗计划（例如原发性肺动脉高压的患儿），患儿可能需要做心导管检查，以评估肺血管阻力。重要的是要仔细收集用于此计算的数据，正确进行运算，并且明确数值的局限性。血管阻力的基本公式表明，阻力与流经血管床的血流量和血管床压差有关。血管阻力的数学值评估基于 Poiseuille 和 Ohm（描述电阻）定律。Poiseuille 定律指出血管床的阻力与流入、流出血管床的平均压力及流出量的差值相关。受多方面因素影响，这两个概念都不能完美地描述生物系统。血流是搏动性的（即不是恒定的）而不是层流的，血管壁是可扩张的（不是刚性的），血液也不是均匀的流体。另外，血管阻力不是固定的，随众多机械和神经激素因素而动态改变。例如，如果导管室中一个镇静后的患者通气不足，则会出现高碳酸血症和酸中毒；这两个因素都会导致肺血管阻力的升高。影响肺阻力的另一个重要因素是给予一定压力后肺毛细血管床的复通能力。当肺流量或压力下降时（如法洛四联症、限制性主动脉肺分流术、腔肺吻合术），肺血管系统会出现肺毛细血管复通能力下降，导致肺循环阻力升高[21]。没有方法可以预测随着流量或压力增加阻力是否会降低（以及下降幅度）。然而，血管阻力的概念在管理先天性心脏病患者中非常重要。根据 Poiseuille 和 Ohm 定律并将它们应用于血管床阻力的计算，可得出下列用于计算血管阻力（R）的简化方程。

$$R = \Delta P/Q$$

在这里，ΔP= 整个血管床的压力变化，Q = 血管床中的血液流量。

表 16-2 列出了血管阻力的具体公式。从这个公式可以看出，如果重新排列为 R×Q =ΔP，血管床压力差（ΔP）增加可能是由于阻力（R）或流量（Q）或两者引起的。血管阻力的正常值已经确立，通过与正常值作对比，任何一个患者的血流动力学情况都可以做比较。

肺血管阻力（R_p）方程如下所示。

$$R_p = \Delta 肺压力 / 肺血流量$$

其中 Δ 肺压力即使肺血管床的压力变化（肺动脉平均压力 – 左心房平均压力），通常称为经肺压力梯度。

同样，外周血管阻力的等式如下所示。

$$R_S = \Delta 外周血压 / 全身血流量$$

其中 Δ 外周血压是外周血管床上压力的变化（即外周动脉平均压力 – 右心房平均压力）。

当评估肺血管对各种药物的反应性时，肺压下降可能与降低全身血管阻力的药物有关。在这种情况下，计算肺和全身脉管系统的相对阻力可能会提供有用的信息。

$$R_P / R_S = 肺血管阻力 / 外周血管阻力$$

血管阻力单位是"wood"，定义为 mmHg /（L·min）；它用于儿童血流动力学计算。由于儿童患者的体型范围很大，wood 单位通过乘以体表面积而校正为"wood·m^2"[mmHg /（L·min^{-1}·m^{-2}）]。矫正 wood 单位后则可以比较不同体型大小的患者[22]。校正后的肺循环阻力的正常范围是 1～3wood·m^2。校正后的体阻力的正常范围是 20～28wood·m^2。

计算肺动脉压正常的患者的肺血管阻力时，分子（即 ΔP）是一个很小的数字（4～10mmHg），与分母大小相似（即肺血流量 2～8L / min）。因此，即使只是 1～2mmHg 的测量误差，也会导致计算出的 R_P 中出现较大误差。确保准确测量肺动脉和左心房压力至关重要。如果担心出现测量误差，请重新校准或更换压力换能计以验证获得压力的准确性。

24. O_2 和一氧化氮的吸入研究

对于肺动脉高压患者，计算肺血管阻力和辨别肺血管阻力在受到干预的情况下是否会反应性升高同样重要。在进行心导管检查时为了解答这个问题，通常会给肺血管阻力升高的患者吸入 100% 纯氧或一氧化氮（通常为 20～80mg/L）。这些药物具有扩张肺血管的作用，如第 24 章所述。首先在呼吸室内空气的时候进行血流动力学测量（和基线计算），然后在患者吸氧气和（或）一氧化氮几分钟后重复进行。肺动脉阻力升高的患者在接受氧气或一氧化氮治疗后，左向右分流可能不会出现显著增加（如果存在）或阻力的显著降低。另一方面，反应性肺动脉高压患者肺血管阻力指数和 R_P/R_S 明显下降[23]。在肺血管阻力升高的情况下，吸入氧气或一氧化氮后平均肺动脉压力和 R_P ≤基线的 20%，则通常定义为"反应性肺动脉高压"。

25. 瓣膜面积和跨瓣压差

跨瓣压差是通过流经瓣膜的血流量和瓣膜开放口径计算的。在正常的血流量下，心脏瓣膜对血流几乎没有阻力。随着血流量增加，正常瓣膜上会产生微小的压力差（例如，通过室间隔缺损的大量左向右分流导致正常肺动脉瓣上产生跨瓣压差）。相反，在低流速（例如休克）时，严重阻塞的瓣膜（例如新生儿重度主动脉闭锁）可能几乎没有压力差。因为计算瓣膜开放面积已将血流量考虑入内，所以成人心脏病专家根据瓣膜开放面积而非跨瓣压差来衡量瓣膜狭窄。一般来说，大多数瓣膜的开口面积为 $2.5cm/m^2$。然而，大多数儿童心血管病学专家使用瓣膜的峰值压差来描述跨瓣压差。这些压力梯度只有在考虑到跨瓣血流量或心输出量时才有意义。

使用 Gorlin 公式（表 16-3）计算瓣膜面积时，包含了心输出量、心率和狭窄的瓣膜两侧的压力曲线（包括时间，以计算收缩期射血或舒张期充盈的时间，以及校准后的压力）[24]。在整个心动周期中，穿过瓣膜的血流是不连续的。血液在收缩期通过主动脉瓣和肺动脉瓣，并在舒张期通过二尖瓣和三尖瓣。收缩期射血时间是主动脉瓣开放、血液流过瓣膜的时间段，并在左心室和升主动脉同时进行压力追踪确定。通过对左心室和主动脉的压力变化的两个点的测量，可以表示主动脉瓣的打开和关闭。这些点之间的时间就是收缩期射血时间。心室的舒张充盈期是二尖瓣开放血流流经瓣膜的时间，可由同时追踪左心房和左心室的压力确定。通过同时在左心室和左心房进行压力追踪，并测量两者压力变化的时间段来表示二尖瓣的开放和关闭，这些点之间的时间就是舒张充盈期。

由于除了存在房间隔缺损或卵圆孔未闭之外，心导管检查过程中导管很少直接进入左心房，因此更常见的是利用左心室和肺动脉毛细血管楔压进行同步压力追踪。这些压力曲线必须经过重新校正，以纠正追踪肺毛细血管楔压的时间延迟。由于成人患者心率较慢，毛细血管楔压曲线延迟 50～70ms；心率较快的患儿，毛细血管楔压曲线向左移动，使得 v 波被左心室压力下降段平分或出现于左心室压力下降之前。一旦确定射血或充盈时间，根据表 16-3 中提供的公式，就可以通过 Gorlin 方程计算通过瓣膜的血流量。

在收缩射血期，通过描记左心室和主动脉之间面积曲线可以确定平均主动脉瓣梯度。二尖瓣平均压力差通过舒张充盈期间左心室和左心房（或肺毛细血管楔压）压力曲线之间的面积来进行测定最为准确。以前，平面测量是通过手动追踪或平均多个平行线进行的；现在计算机程序使平面测量变得简便。

在先天性心脏病患者，特别是存在心内或心外分流的患者中，确定瓣膜面积具有挑战性，因为通过每个瓣膜的流量可能不同。例如，对于室间隔缺损的患者，由于左心室的前负荷一部分通过缺损而不是主动脉瓣膜排出，所以通过二尖瓣的血流量大于通过主动脉瓣的血流量。当通过瓣膜的血流量不能准确测得时，则不能通过计算得到瓣膜面积。然而，大部分这些信息都可以通过非侵入性手段获得，例如详细的二维和多普勒超声心动图。

表 16-3 运用 Gorlin 公式计算瓣膜面积

主动脉瓣瓣膜面积计算

确定心输出量（ml）、收缩期射血时间（秒/搏动）和 R-R 间期（单位：s）

收缩期血流量计算

$$\text{收缩期血流量} = \frac{\text{心输出量} \times \text{R-R 间期}}{60 \times \text{收缩期射血时间}}$$

确定主动脉瓣平均压力梯度（mmHg，通过平面测量）

$$\text{主动脉瓣面积}(\text{cm}^2) = \frac{\text{收缩期血流量}}{44.5 \times \sqrt{\text{平均收缩压梯度}}}$$

二尖瓣瓣膜面积计算

确定心输出量（ml），舒张期充盈时间（秒/搏动）和 R-R 间期（单位：s）

舒张期血流量计算

$$\text{舒张期血流量} = \frac{\text{心输出量} \times \text{R-R 间期}}{60 \times \text{舒张期充盈时间}}$$

确定二尖瓣平均压力梯度（mmHg，通过平面测量）

$$\text{二尖瓣面积} = \frac{\text{舒张期血流量}}{37.8 \times \sqrt{\text{平均舒张压梯度}}}$$

二、血管造影

（一）基本概念

在这个无创成像技术高度发达的时代，心血管造影对一些特定病例的评估和治疗起到补充甚至是关键性的作用。心血管造影的目标应该在手术之前确定，这是由非侵入性研究，如超声心动图、MRI 和 CT 所提供的信息所决定的，并在心血管造影实施过程中根据血流动力学和血氧数据情况进一步确定。本节涵盖基本的血管造影问题，包括对比剂、放射线剂量、导管和造影角度。心血管造影成像的缺点在此章也进行了讨论。

（二）对比剂

对比剂分为离子型（高渗透性）和非离子型（低渗透性）化合物，由于含碘故射线无法透过。这两种对比剂均能良好地成像，但两者带来的不良反应具有显著差异。对比剂的主要血流动力学和心血管效应与渗透压、钠含量及对血清钙离子的作用直接相关。出于这个原因，在使用大剂量对比剂之前完成最重要的血流动力学数据的测量至关重要。

离子型与非离子型对比剂的相对优点和缺点已在文献中被广泛讨论[25]。离子介质通常不推荐用于儿童患者中，因为它们对生理和血流动力学效应有更显著的不良影响。使用离子介质的影响包括：引起间质和细胞内液体迅速转移至血管内；与血清钙结合，引起肺动脉和左心房压力增加、反射性心动过速、发热或剧烈的疼痛感、咳嗽（肺动脉注射）；以及肺动脉高压加重的潜在可能。相较于离子介质，非离子介质常用于儿童或患复杂先天性心脏病的患者中，因为这些药物更安全，耐受性良好，但费用也更为昂贵。在较早公布的指南当中，通常规定术中心血管造影使用的对比剂量最大为 4ml/kg；然而，使用新型对比剂（不良反应发生率较低）的研究尚未开展[26]。谨慎的做法是确保每位患者在心导管术前、术中和术后均能补充足够的液体量。

以前没有过敏史的患者对对比剂不易产生过敏反应。如果患者对对比剂有已知的过敏反应，在术前应该预先给药，包括皮质类固醇和抗组胺药。在进行心血管造影推注对比剂前，应先给予小剂量对比剂并仔细观察患者是否出现任何过敏反应。根据手术时间的长短，可能需要重复给药。对贝壳类过敏的患者可能预示着对含碘对比剂的敏感性。

（三）辐射剂量和暴露

与儿童患者进行的其他诊断程序相比，心导管术可产生相对较大剂量的射线。在成人中，心导管照射剂量约为胸部 X 线片剂量的 600 倍[27]。接受复杂诊断评估或治疗性心导管术的儿童患者通常会接受较长的透视，受到的放射剂量较高。因此，必须尽可能提前确定导管介入术的目标，以最大限度地减少辐射暴露。对于某些复杂的疾病（例如肺动脉闭锁、复杂的功能性单心室），治疗越来越积极可能导致较早年龄段患儿的导管检查次数增加，特别是那些需要干预的患者。虽然很难定量评估导管室辐射暴露的风险，但据报道，每例放射线下介入治疗发生致命癌症的概率约为

0.07%[28]。

影响辐射剂量的因素包括曝光时间、接受X线照射的体表面积以及用于生成图像的电流（mA）和电压（kV）。虽然患者受辐射照射带来的相关风险应低于未经治疗的先天性心脏缺陷或未完成诊断所带来的风险，但心脏病专家必须了解接触放射线给患者、心脏病专家和工作人员所带来的影响，并尽一切努力最大限度地减少暴露于射线中。随着技术的进步，减少心导管介入过程中辐射暴露的技术得以改进，包括向纯数字系统过渡、允许铜过滤的大功率X线管（以减少皮肤吸收剂量）、透视后的图像存储以及提高探测器效率[28,29]。

（四）患者剂量

血管造影术每单位时间的放射剂量显著高于荧光透视检查，通常约高15倍[29,30]。因此，在简单的诊断性导管介入术中，心血管造影占辐射暴露的大部分。然而，在一个耗时较长的介入治疗病例中，透视时间对总辐射剂量影响最大。与单平面成像相比，同时进行双平面成像（使用荧光透视或心血管造影）可使辐射剂量增加1倍。同样，辐射剂量随帧速增加而增加；每秒30帧的脉冲荧光检查是每秒15帧的脉冲荧光检查剂量的2倍。对于基本的导管操作，如果预计手术时间长，可以将荧光透视帧频调低；但这也会降低图像质量。通过选择最佳且最低的帧速（荧光透视或心血管造影），并明智地最大化减少双平面荧光透视成像的使用，心脏病专家可以显著降低患者和导管室人员的辐射剂量。前提是必须始终平衡辐射剂量与图像质量[29]。

近期对导管室设备的改进也减少了辐射剂量。特别是与传统的成像系统相比，数字平板成像系统的使用将辐射剂量降低了25%～50%[28]。X线的校准是减少辐射暴露的另一个重要因素。当光束被准确地发射到所观察结构所需的最小区域时，不仅患者暴露的组织减少，而且工作人员受到的辐射散射减少，图像的质量也得到改善。目前的系统允许基于最后存储的图像进行虚拟，因此不需要额外的曝光来设置照射区域[28]。楔形滤光片应放置在X线图像的边角位置，以进一步提高成像质量，但这不应被认为是减少辐射照射的主要策略。必须记住，电子放大模式会增加患者的辐射剂量，因此建议使用提供良好图像质量的最低放大倍率[29]。

（五）导管室人员暴露

以前关于辐射照射的讨论不仅与患者有关，而且与导管室的工作人员有关。以下考虑也适用于保护人员。

X线束散射是导管室人员暴露的主要来源，一般来说，操作者所受到的散射的强度是患者皮肤吸收剂量的1/1000。与透视相比，心血管造影的辐射剂量要大10倍左右。患者体积的增加、视野大小和视角变化都会增加散射量。铅屏蔽和增加与患者的距离可以提供最佳的防护，以防止X射线的散射；拉开与患者的距离时辐射剂量迅速下降（$1/r^2$）[27]。使用自动注射器系统进行造影，更易在血管造影期间与患者的距离最大化，减少接触。手术者的手不能暴露在X线的范围内[29]。

所有在心导管室工作的工作人员必须穿戴"铅"围裙。不含铅的新型围裙可比铅制的围裙轻50%，使穿着更舒适，减少疲劳。它们由几层非常轻的纤维制成；每一层吸收不同的辐射波长，但覆盖与铅围裙相同的辐射光谱。在操作过程中可能需要背对着患者的工作人员（例如，进行TEE检查的技术人员）应该穿戴包裹全身的铅围裙。通过穿戴甲状腺护脖可将甲状腺的暴露风险降低约一半。环绕式含铅眼镜可以减少眼睛大约1/5的暴露。带玻璃镜片的普通眼镜也能提供一些保护；塑料镜片的眼镜几乎不提供任何保护。

有助于减少患者和工作人员的总体辐射量的其他措施包括以下几种。

1. 间歇性使用荧光透视检查，将荧光镜帧频降低至能显示相关导管和心脏结构的最小量。

2. 注意关注导管压力曲线，通过压力曲线明确导管的走行及位置。

3. 仅在必要时使用双平面透视成像。

4. 在进行心血管造影记录重要信息时，使用尽可能小的低帧技术，或在记录球囊扩张等不太重要的功能时使用"存储透视"的方式。

5. 使用过滤器和校准器将感兴趣的区域集中在探测器下，并尽可能地将探测器贴近患者。

6. 在操作者的手和 X 线束之间使用铅防护罩，并用于保护导管室内的其他人员，例如站在手术台头端的麻醉师。

（六）血管造影

进行血管造影术时的操作技术的重要性怎么强调都不为过。在造影前和造影过程中评估患者的状态至关重要，要确保患者平躺在手术台的正确位置上，并在注射对比剂时不会移动。在可行的情况下，最好在一个心动周期内输注对比剂，以提供详细血管造影所需的对比度。用于造影的导管是薄壁、具有多个侧孔的导管，以允许在相对较高的压力下能快速注射对比剂，并保证导管不回缩（图 16-1）。如果导管出现回冲，可以减缓注射对比剂的速度或增加最大压力的上升时间。导管尖端应该位于心脏腔室或血管内（防止污染或将对比剂注射进组织内），在造影时，导管的体部应予以固定，以防止造影时导管反弹。当导管放在心室进行造影时，使用球囊造影导管产生位移的可能更少。

在介入治疗过程中，对血管造影的结构进行测量很常见。在诊断研究中，血管大小和心室功能也可以定量，以提供全面的解剖和功能评估。可以通过给定导管的法国制尺寸（1 Fr = 1/π ≈ 0.3mm）作为校准的参考，以确定 X 线的放大比率，从而在血管造影中进行绝对值测量；但是，测量中的小误差可能会导致更大的校准误差，因为在先天性心脏病患者中测量的许多结构都大于导管本身。使用标记导管可以获得更准确的测量结果，标记导管有不透射线的条带，相隔 1cm 或 2cm（与导管相比，直径可能只有 1~3mm），但 X 线束必须垂直于导管，避免导管的直径被压缩，导致校准错误。最准确的校准方法是使用成像系统内置的测量方法，将患者位于台面上的等中心处，由此自动校准参考可以从存储的荧光透视或血管造影图像中测量心脏结构或血管。

（七）双心室成像

相机位置

图像增强器/检测器和放射源造影角度特指平板探测器相对于桌子或患者胸部的角度。从平板探测器看，图像平面垂直于在 X 线管和探测器之间的连线。例如，在正交视图中，正面平面检测器定位在 0°，而侧位检测器定位在 90°。造影系统允许球管独立定位；然而，通常维持两个射线球管之间为 90° 关系，以提供复杂的先天性心脏结构的相应正交视图。

Taussig 在 20 世纪 40 年代首次描述了先天性心脏病变的成像角度的重要性[31]。随后，几篇文章描述了心导管室[28]使用的视图角度（轴向血管造影），逐渐增加的手术复杂性和经导管介入治疗技术对复杂的成像角度和造影技术的需求日渐增长，但某些标准角度仍然可用于常见病变和传统结构定位。再次强调，血管造影评估过程中需要人们对患者的心脏解剖和结构非常熟悉，以便随时调整及优化造影角度。熟悉造影病例的检查目的并提前规划，可能会减少受到的总辐射量[29]。有关在先天性心脏病中使用的造影角度的详尽讨论本章略去；但是，双心室和几种常见的缺损的基本成像将在下文提及。

（1）右心室和肺动脉：右心室最常见于正位和侧位视图（图 16-7）。偶尔，将探测器向头位倾斜 0°~25° 可以更好地显示流出道。以下几点请注意。

① 由于右心室环绕着左心室，两视图均未能很好地显示室间隔。左心室造影时能显示室间隔情况（除非有大动脉转位）。

② 右心室流出道和主肺动脉从心脏发出后均偏向后方。除非进行头位造影，否则可能会有结构的重叠（图 16-8）；尤其在主肺动脉扩张时这种情况更突出。90° 侧视图可以良好地显示几乎所有患者的漏斗部（图 16-8）和肺动脉瓣。

③ 右肺动脉（right pulmonary artery，RPA）在升主动脉后方走行，并横向进入右侧胸腔，在

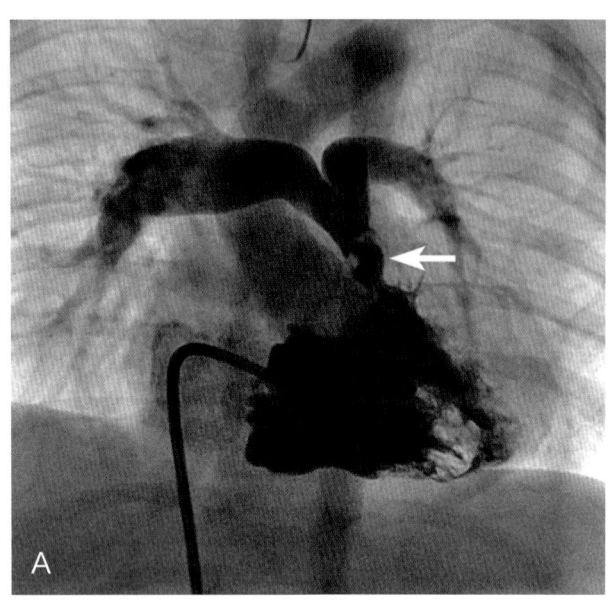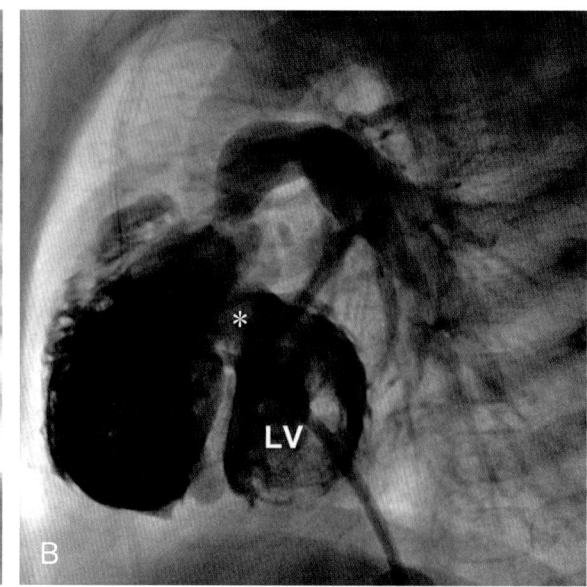

▲ 图 16-7 婴儿法洛四联症

A. 右心室造影前后位显示漏斗部狭窄、增厚的肺动脉瓣叶（箭）及左右肺动脉；B.90°侧位右心室造影，右心室发育好，对比剂从右向左分流通过室间隔缺损（*），并填充左心室（LV）

右主支气管旁和右前方伴行。正位图中可以清楚地看到右肺动脉，而在侧位图中难以显示右肺动脉全貌。例如，将两个射线球管保持在 90°相互垂直的关系，如果右肺动脉中的导管在侧位视图（调至左前斜）中呈横断截面，那么就可以肯定，正面的视图（同时调整至右前斜位角度）可充分显示血管长度，如此便可精确测量。

④ 左肺动脉（left pulmonary artery，LPA）位于胸部后方、降主动脉前方、左支气管上部后方。它的最近端部分在正位可能无法显影，而在侧位显影更好，有时可打成左前斜（left anterior oblique，LAO）角度（与使右肺动脉可视化的技术相似，但角度"相反"）。左肺动脉的远端部分可以在侧位中很好地显影，但在正位中被压缩。

（2）左心室和主动脉：使用右前斜位（right anterior oblique，RAO）和左前斜位及头位（图 16-9A）分别进行左心室造影。对于右前斜视图，用于正位的球管通常右前斜 20°～30°，而侧位球管通常左前斜 60°～70°+ 头位 20°～30°。使用这些投影得到的图像如图 16-9B 至 F 所示。请注意以下几点。

① 右前斜视图显示室间隔的前部（图 16-9B 箭头之间）。此角度可以显示先天性肌部室间隔缺损或漏斗部室间隔发育不良引起的缺损，右心室流出道上方可见对比剂射出。二尖瓣也可显影，注意观察是否有二尖瓣关闭不全。

② 左前斜 / 头位可显示室间隔的膜部、肌部和心尖部分（图 16-9D）。在这个视图中可以进行左心室功能的定性评估，并且当校准系统就位后，可以测量心室舒张期和收缩期的数据以提供射血分数和体积。

③ 两种角度均不能很好地显示出室间隔流入部。

④ 右冠状动脉可见于右前斜和左前斜 / 头位，并可见三尖瓣的位置。在左前斜 / 头位可见左冠状动脉主干从主动脉根部向后走行，分为左前降支、前支和旋支。

⑤ 进行左心室造影时主动脉瓣成像良好，主瓣瓣叶正常时应薄至几乎不可见（图 16-9E 和 F）。

对于房室间隔缺损（心导管检查用于确定老年患者的肺循环阻力，而非用于诊断性造影）和后部肌部室间隔缺损，需要对室间隔的流入部进行显影。通常比一般情况下需要的头位角和垂直角度更大，并且从肝脏锁骨中线上切入（图 16-10）。为此，侧位球管向左侧偏斜 40°及向头位移至 40°，而正位球管向右偏斜 30°。

第三篇 诊断与治疗方法
第 16 章 心导管检查及心血管造影

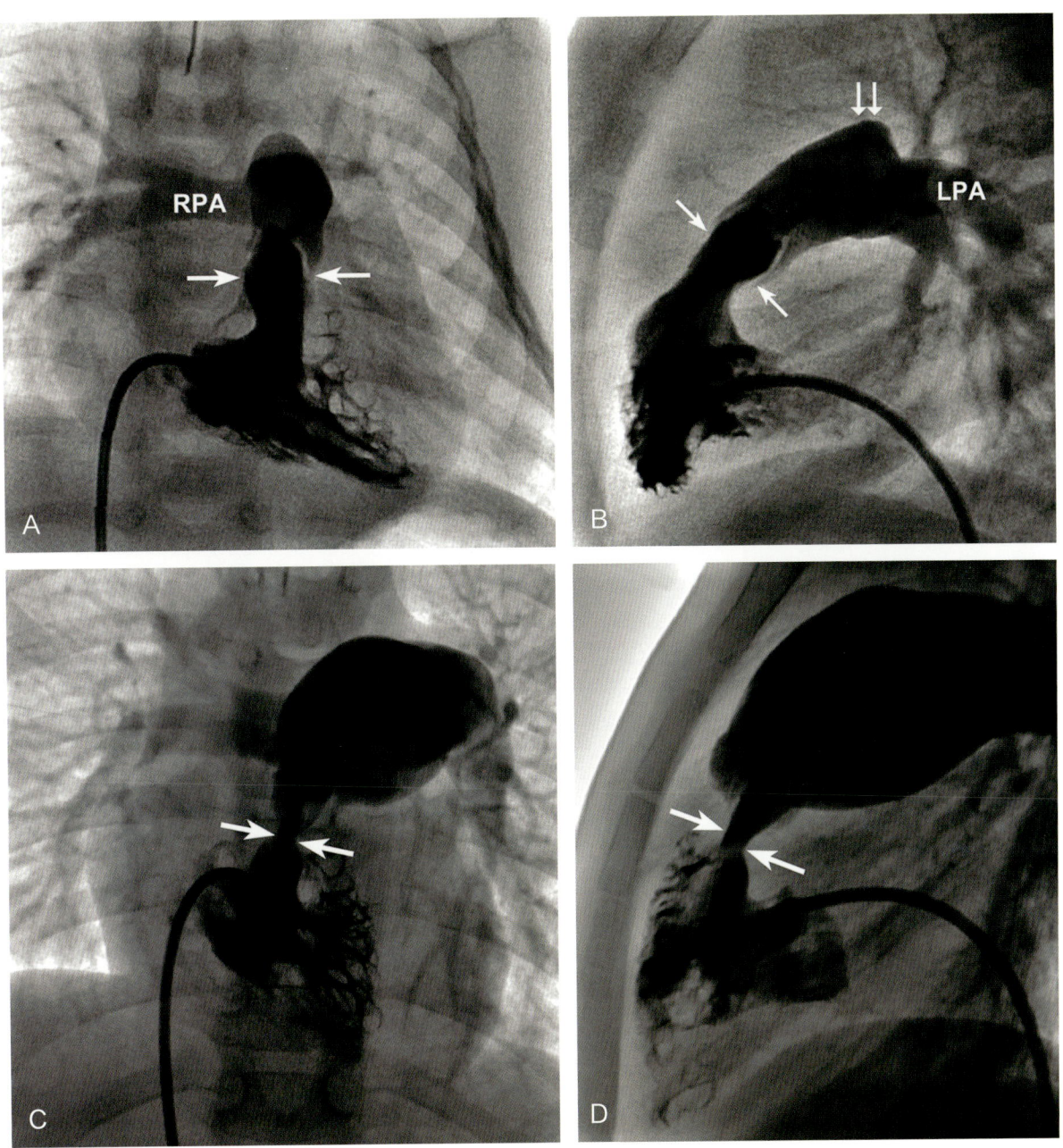

▲ 图 16-8 婴儿极重度肺动脉瓣狭窄病例右心室造影

A. 正位，可见右肺动脉显影良好，但左肺动脉由于向后走行在正位不能展示全貌。收缩期增厚的肺动脉瓣呈穹隆样开放及对比剂狭窄喷射征。箭示为肺动脉瓣附着点。B. 侧位。见增厚、穹隆样肺动脉瓣（箭）。该切面左肺动脉显影好，右肺动脉在该切面不能充分展开。双箭头所示为肺动脉近动脉导管处的憩室样膨出。C 和 D. 另一例稍年长患儿肺动脉瓣狭窄行经皮肺动脉瓣球囊成形术后右心室造影。正位（C）图示显著的漏斗部狭窄、右室肌小梁增生明显。侧位（D）图可见明显的漏斗部狭窄。正位及侧位均可见主肺动脉呈窄后扩张；RPA. 右肺动脉；LPA. 左肺动脉

（八）具体的技术

1. 主动脉和肺动脉

在更加复杂的大血管排列病例中，人们为了确定大血管的左 – 右关系，以及与之相对应的前 – 后关系，人们往往倾向于采用正侧位血管造影术（图 16-11）。

2. 主肺动脉

在一些患者中，特别是患有法洛四联症的患者，正位球管不可能有足够的头位角来显示肺动脉分叉处。尽管对法洛四联症婴儿进行常规导管

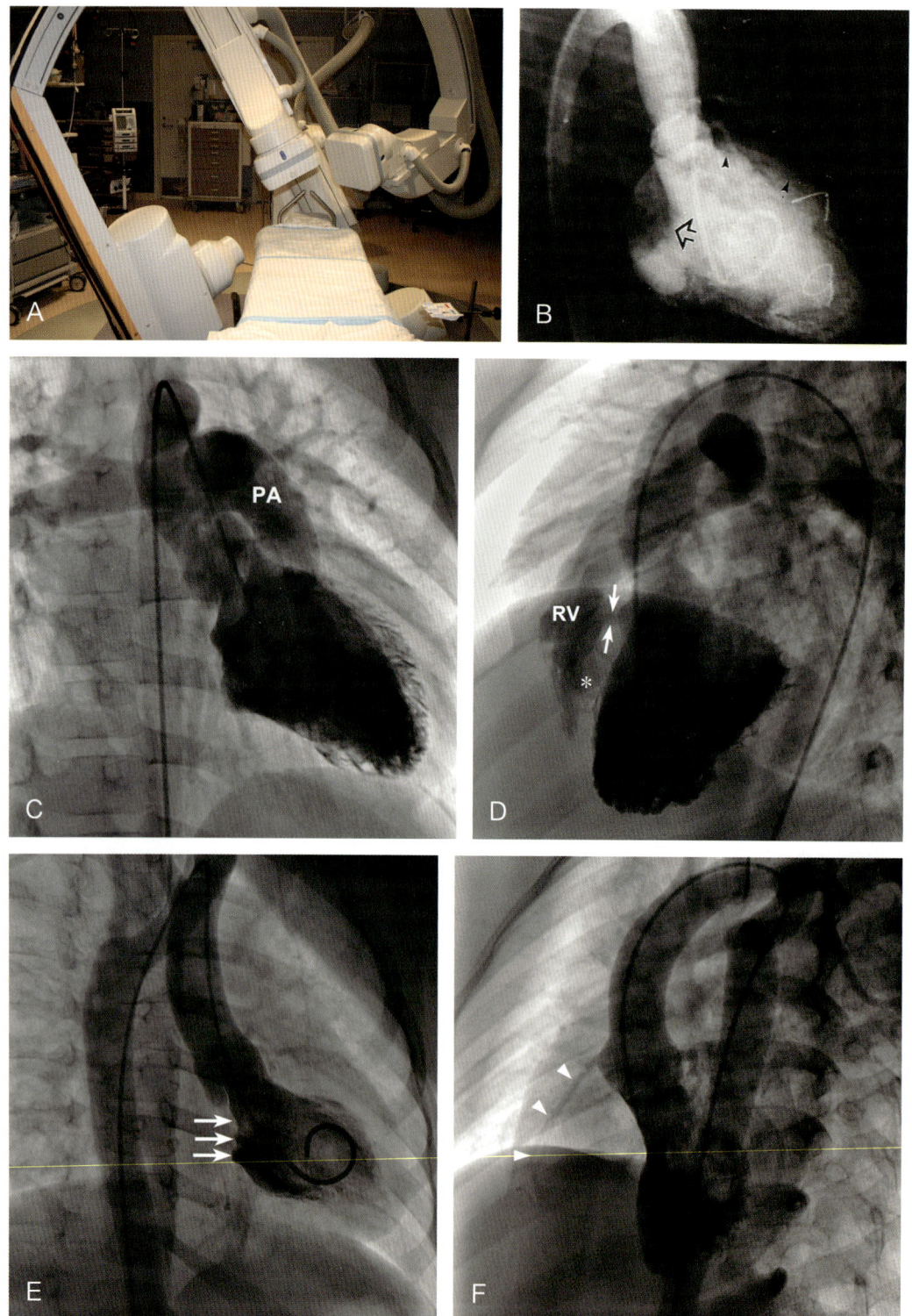

▲ 图 16-9 A. 双臂心导管室，C 臂定位右前斜和长轴斜位造影。前平板探测器具有 20° 向右成角，而侧向平板探测器具有 70° 的左成角和 25° 的头位角；B. 逆行左心室造影，右前斜投影。两个箭头指示前面的肌部室间隔；对比剂通过该区域的室间隔缺损表现为向上喷射的形式。二尖瓣由空心箭指示，二尖瓣关闭不全（如果存在）将在该视图中看到；C 和 D. 三尖瓣闭锁患儿左心室逆行造影，大动脉关系通常正常及可见限制性肌部室间隔缺损。右前斜伴头位 27°（C）可以看到对比剂从肺动脉流过，但是从这个角度并不能很好地看到室间隔的轮廓。相应的左前斜视图（D；61° 左前斜，19° 头位）很好地显示了室间隔，并且除了发育不良的右心室外，还显示了中间肌部室间隔缺损（箭头）和顶端细小的肌小梁室间隔缺损（*）
PA. 肺动脉；RV. 右心室

检查不常见，但如果怀疑肺分支狭窄并且需要干预时，可能会对这些手术后的病例进行心血管造影。导管必须放置到右心室流出道远端，导管位于右心室造影可能会使得肺动脉显影不清楚。选用右前斜和左前斜造影，两者均具有头位成角，可分别显示近端的左右侧肺动脉分支。在其他病例，如果右前斜和左前斜造影均不能显示左右肺动脉，可以通过较大的角度来显示主肺动脉的分叉。在手术干预前，通常需要进行选择性肺动脉造影，以便能够准确获得肺动脉的详细解剖结构

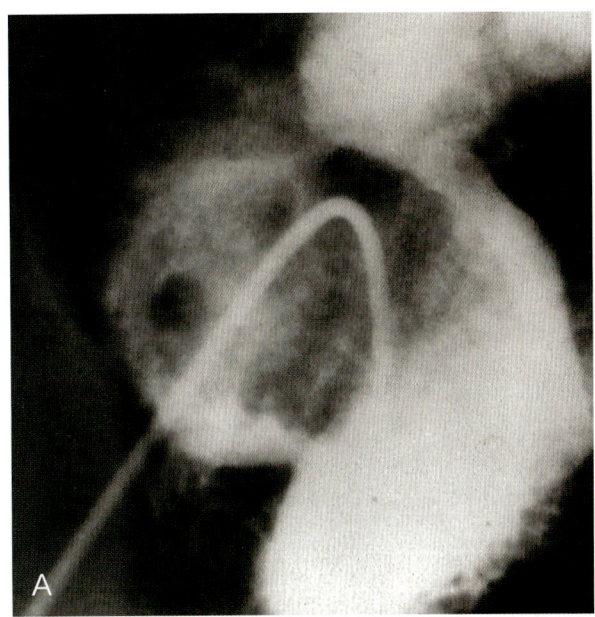 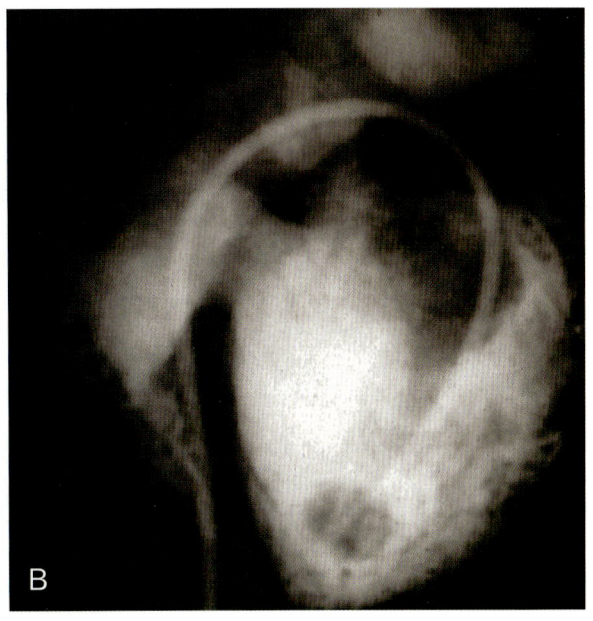

▲ 图 16-10 肝锁位图

A. 完全性房室间隔缺损患儿的左心室造影。左心室显影，对比剂从大室间隔缺损穿过并勾勒出共同房室瓣（呈灰色或暗色外观）。在这个框架中右心室尚未完全显影；B. 三尖瓣闭锁患儿的左心室造影。可见大室间隔缺损和中度发育不良的右心室

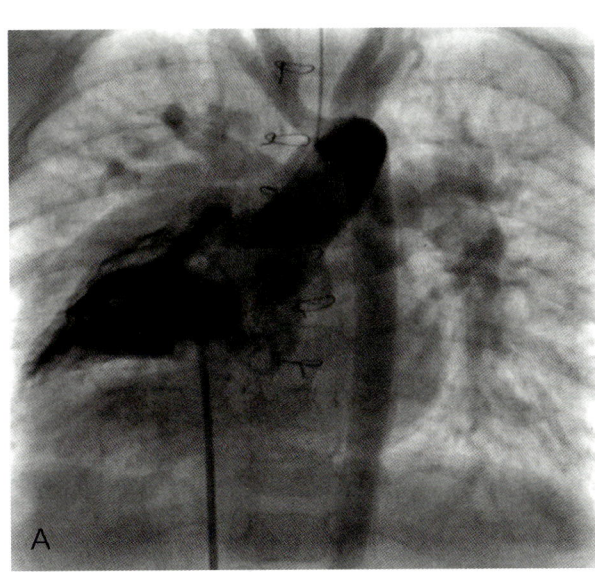 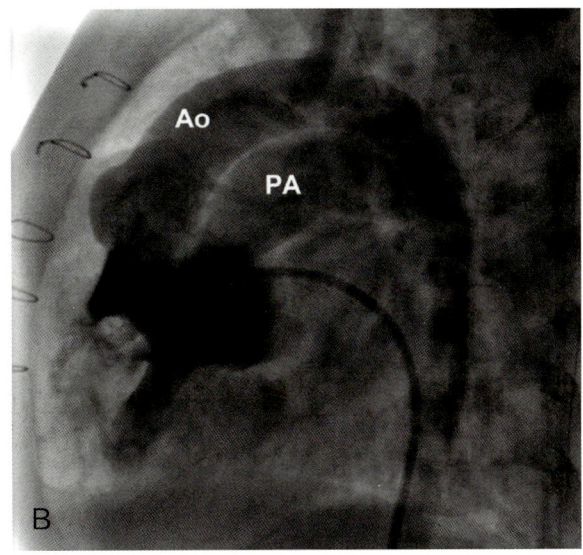

▲ 图 16-11 患有大动脉转位 / 室间隔缺损、十字交叉心脏的患者行右心室造影时的正侧位图

正位可见右心室造影后两大血管显影，主动脉显影更浓，位于肺动脉前方（A）。侧位（B）造影中，我们可以更容易地理解大血管的前（主动脉）/ 后（肺动脉）关系。如果需要再次对患者进行手术，这些视图可以帮助制订手术计划，并有助于外科医生了解大血管与胸骨的关系

Ao. 主动脉；PA. 肺动脉

和校准测量结果（图 16-12A 和 B）。在肺动脉分支重度狭窄的情况下，可将导管放置到对侧的肺动脉，使用球囊阻塞对侧肺动脉来进行血管造影，狭窄的血管通常可以显影（图 16-12C 和 D）。

左上腔静脉或静脉侧支血管：腔静脉肺动脉吻合术之前确定上腔静脉的回流十分必要。在左无名静脉行血管造影将显示可能存在的左上腔静脉或静脉侧支血管。血管造影可将侧孔造影导管放在左侧颈静脉和锁骨下静脉交界处进行造影。也可使用球囊端孔导管应用球囊堵塞技术来进行造影，将球囊导管置于正好位于左颈静脉内侧的无名静脉中，向球囊内充气（闭塞无名静脉），再手推 2~5ml 的对比剂，然后将球囊放气排空，对比剂就可通过右侧上腔静脉进入心脏（图 16-13）。

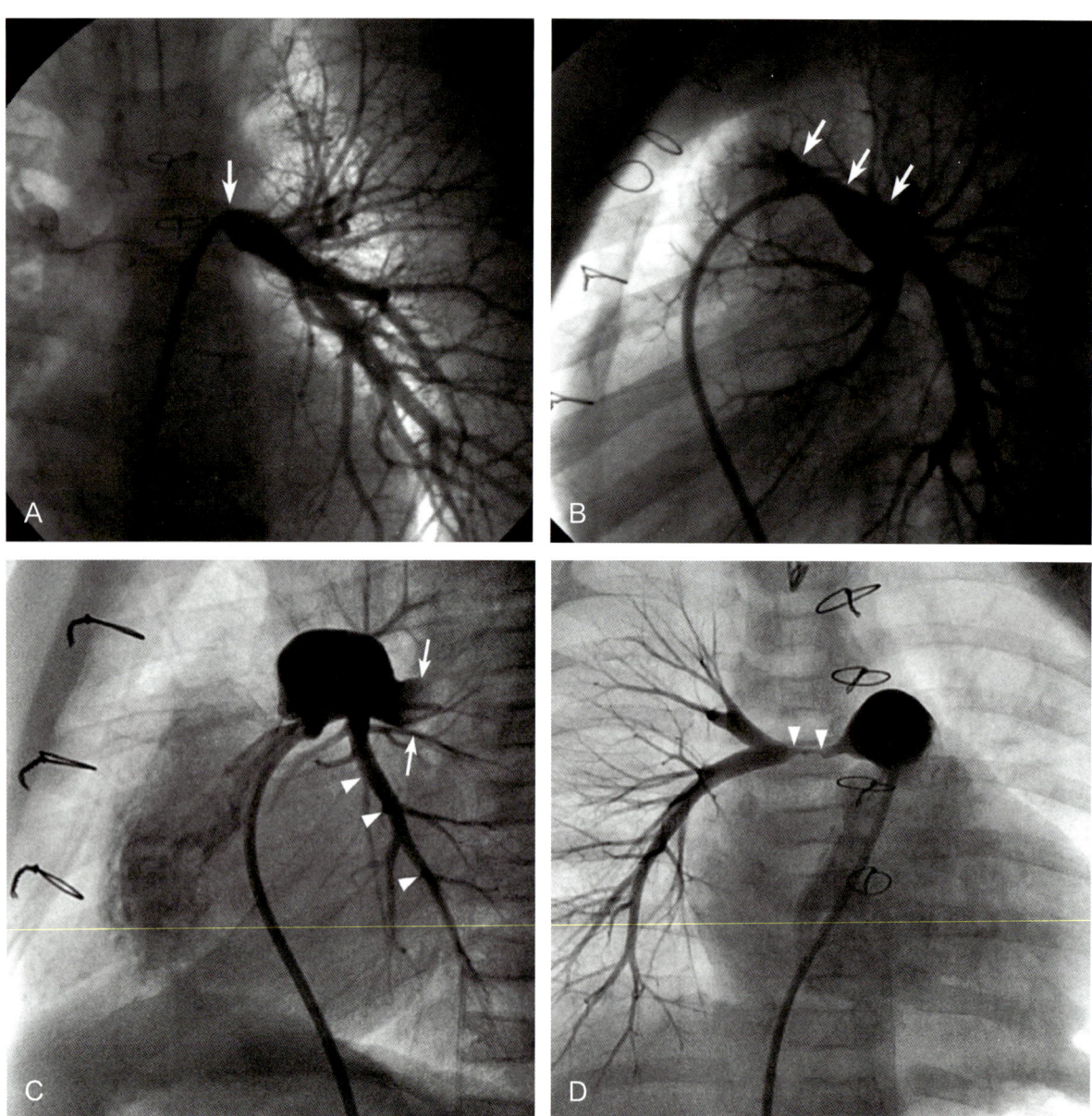

▲ 图 16-12　肺动脉分支狭窄

A 和 B. 左肺动脉近端狭窄的患者选择性左肺动脉造影。正位球管的角度为 16°头位 / 6 右前斜，近端左肺动脉狭窄段（箭头所示）的长度显示不清（A）。正位球管的正交视图既左前位位（B）可清晰显示左肺动脉狭窄段（箭头所示），并且该段的测量结果是准确的；C 和 D. 左冠状动脉起源于右肺动脉病例术后严重右肺动脉狭窄。将球囊造影导管放入左肺动脉中近端，充胀球囊堵住左肺动脉血流之后造影（C，空心箭头），狭窄的右肺动脉显影（箭头）。注意右肺动脉分支的灌注减少，看起来分布完全（D），并且在相应的正位图中能更好地显示

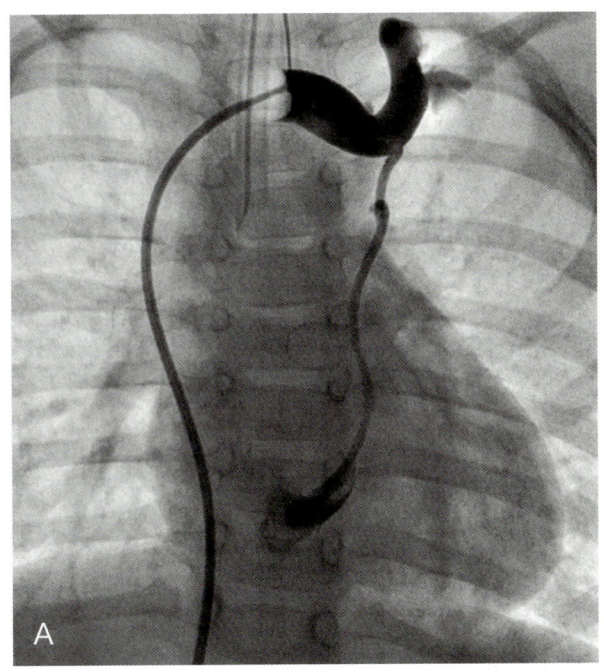
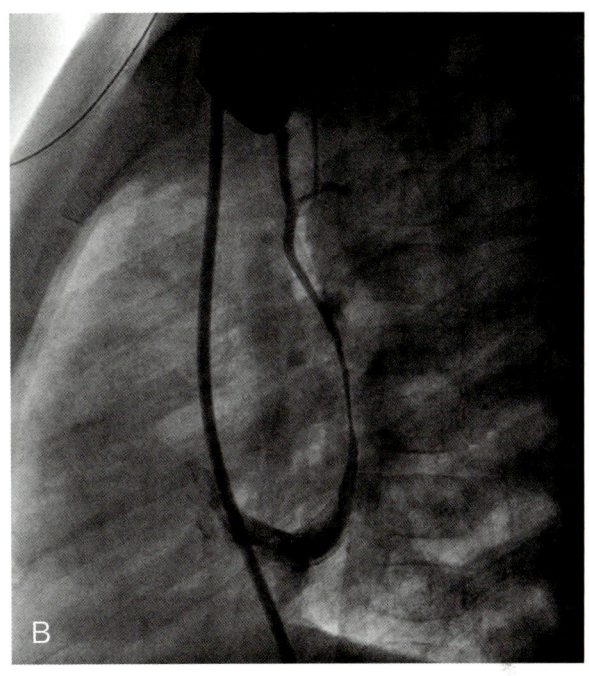

▲ 图 16-13　左上腔静脉球囊造影

端孔球囊导管送至无名静脉，行球囊堵塞手推造影，可见对比剂经细小的左上腔静脉回流入冠状窦。侧位（B）见左上腔静脉向后走行回流入冠状窦

3. 经改良的 Blalock-Thomas-Taussig 分流术或腔肺吻合的肺动脉造影

目前 Norwood Ⅰ 期左心发育不良综合征的姑息治疗采用 Sano 改良或改良 Blalock-Thomas-Taussig 分流术作为肺血流源。在 Sano 改良的患者中，右心室造影可以很好地显示肺动脉，但由于额状面投影中结构重叠，Sano 分流在侧位投影中更清晰可见（图 16-14）。使用改良后的软尖头导管可以轻松进入改良的 Blalock-Thomas-Taussig 分流中进行血管造影；这提供了分流口径和肺动脉分支解剖的定义。逆行入路时，一个 0.025 英寸头端弯曲的亲水导丝和一个 4Fr 端孔导管（如内乳动脉导管或 Judkins 导丝）可以使该过程顺利进行，并将负向血流动力学效应降至最低。如果导管可以前送通过分流处，且导管没有阻挡血流，并且导管前段未贴壁而能测量压力，则可以直接测量肺动脉压力。此时也可以进行选择性肺动脉手推造影。为了更具体地展示解剖结构（图 16-14D），可以将导管送至分流管内手推对比剂造影。在某些情况下，特别是患者的血氧饱和度较低（除非预先进行干预）等情况时，可以将导管放置在分流口处手推造影（而不是导管通过分流管道时造影，此时导管通过分流管道可能存在难度）。前端带气囊的漂浮造影导管可以通过心脏向前进入锁骨下动脉，将导管前端送至分流管的远端，向球囊内充气，阻断远端锁骨下动脉血流，同时用力注入 0.5～1ml/kg 对比剂。将侧孔直接定位在分流起点可防止主动脉显影遮蔽肺动脉。

对于 Ⅱ 期姑息治疗的患者，通常会进行双向上腔静脉肺动脉吻合术，需要行颈静脉通路造影，使用位于上腔静脉远端的血管造影导管进行肺血管造影（图 16-15）。对于完全腔静脉连接的患者（Fontan），通常不需要通过颈静脉通道对肺动脉进行成像。

4. 肺静脉楔形血管造影

当肺动脉不能直接造影或通过向主肺动脉分流、主动脉肺动脉侧支注射对比剂造影成像时，肺静脉楔形血管造影可能是必要的[32]。通常使用端孔导管通过卵圆孔或房间隔缺损进入肺静脉。回抽注射器时能顺利回抽到肺静脉血，将含有 1～4 ml 对比剂（0.3 ml/kg，最多 4 ml）的 5～12 ml 注射器垂直放置，并回抽少量血液进入注射器。对比剂因重力作用在注射器下方形成单独的分层，前送导管使其嵌住肺静脉。缓慢手推对比剂和生理盐水，回填肺毛细血管床和肺动脉（图16-16），持续观察显示屏上血管床的显像。如果对比剂注射过快，毛细血管可能会破裂进入气道，引起咳嗽和呼吸困难。另一方面，如果从主动脉单侧侧支血管到肺动脉的流量显著增加，则通过手动注射可能难以进行可视化，并且在静脉楔入注射过程中可能需要气囊阻塞侧支血管。

5．选择性冠状动脉造影

在一些儿童患者中，通过主动脉根部注射或

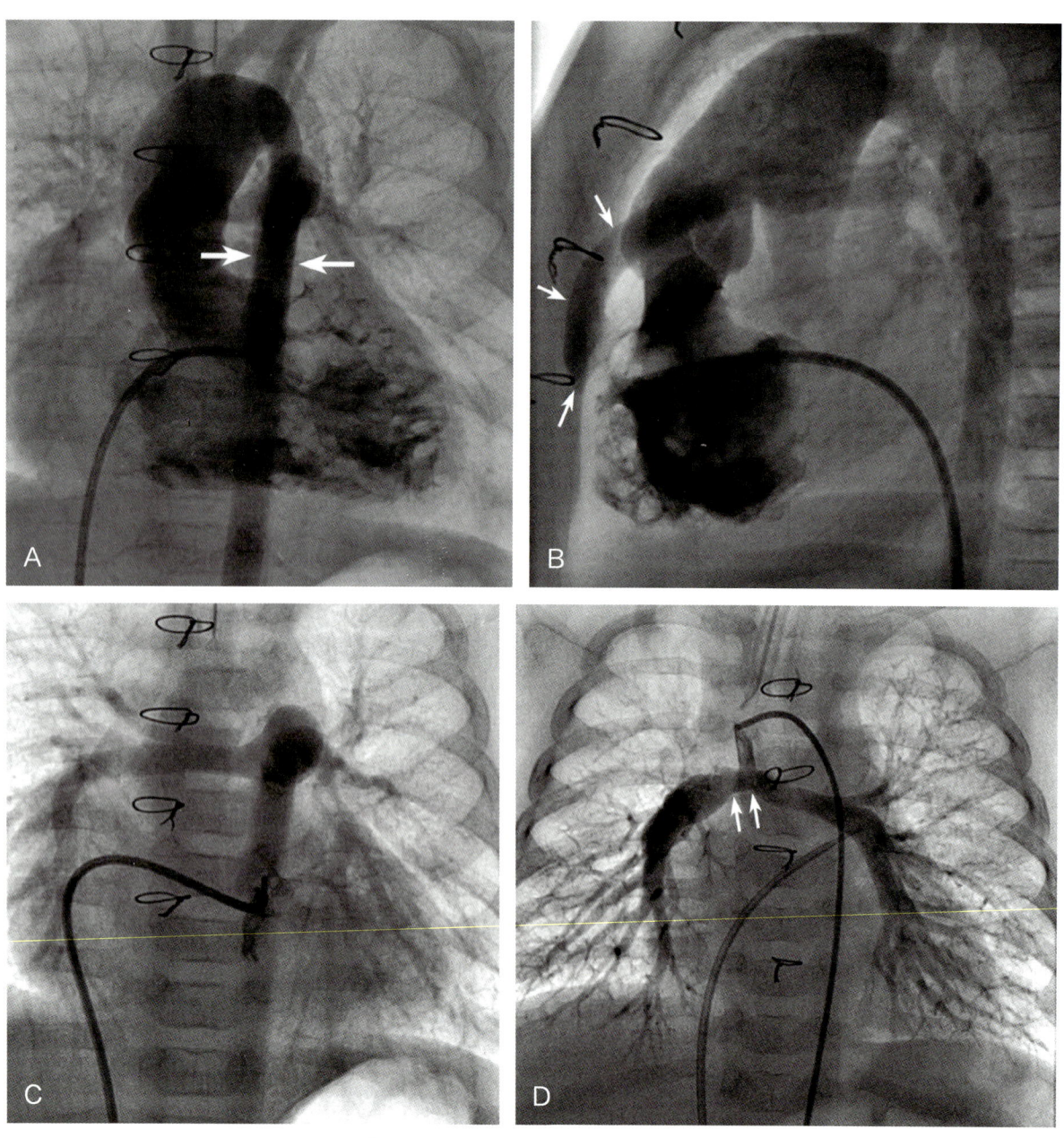

▲ 图 16-14　左心发育不良婴儿右心室造影

A 和 B. Ⅰ期 Norwood 及改良 Sano 术（右心室与肺动脉间管道连接）术后左心发育不良婴儿右心室造影所见。A. 正位造影 Sano 管道刚好与降主动脉重叠，如果 Sano 管道狭窄该切面难以显示；B. 侧位良好地显示了 Sano 管道，可见 Sano 管道本身无狭窄（右室肌束突出造成管道起始部狭窄）。该切面也完整地显示了新主动脉弓血流通畅；C. 将导管送至 Sano 管道近端行选择性造影，可见肺动脉显影良好；D. 端孔导管送至改良 Blalock-Thomas-Taussig 分流管道中部行手推造影，显示右肺动脉临近分流处狭窄（双箭头所示），肺动脉血流分布良好

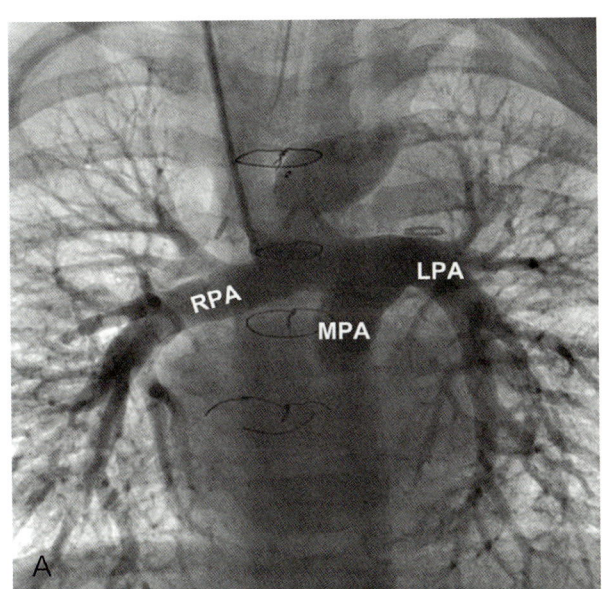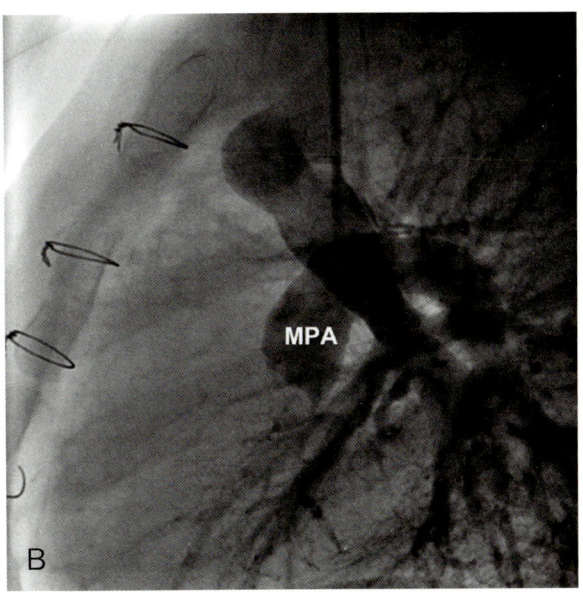

▲ 图 16-15　造影显示肺动脉
通过位于远端上腔静脉的导管注入对比剂至肺动脉吻合口，显示出正常大小及分布的肺动脉
MPA. 主肺动脉；RPA. 右肺动脉；LPA. 左肺动脉

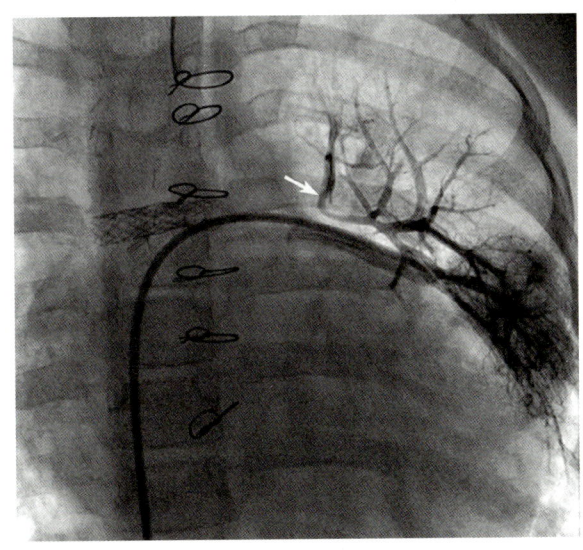

▲ 图 16-16　在复杂的肺动脉闭锁 / 室间隔缺损的患者中，进行肺静脉楔入血管造影，使毛细血管床充盈逆行进入非常小的左上肺动脉（箭）

甚至左心室造影获得足够的冠状动脉成像。选择性冠状动脉造影的指征包括冠状动脉瘘（包括伴有完整室间隔的肺闭锁）、川崎病、心脏移植和冠状动脉缺血（图 16-17）。冠状动脉导管的大小是指其预先形成的远端曲率直径：预先将 Judkinsleft 或 JL-2 导管塑形，利用远侧末端 2cm 直径的弯曲进入左冠状动脉。适当大小的导管与主动脉根部直径成函数关系。一些需要选择性冠状动脉血管造影术的儿童患者（例如上述的大动脉调转术后患儿，心脏移植）具有冠状动脉起源的非典型位置。成功的冠状动脉介入需要了解冠状动脉解剖结构，并为该解剖结构选择合适的导管；如果进行选择性插管存在困难，通常在主动脉根部造影将提供一个很好的路线图。当主动脉从右心室发出（大动脉转位）时，可以进行前向选择性冠状动脉造影，但逆行造影的方法仍然是优选的。

6. 主肺动脉侧支血管的定义

对于肺动脉梗阻的患者（法洛四联症、肺动脉闭锁、复杂单心室），在行手术或经导管介入治疗之前，准确定义肺动脉侧支血管的供应至关重要。首先，进行主动脉造影以显示所有主 – 肺动脉侧支血管。在婴儿中，可以通过顺行血管造影（图 16-18A）、降主动脉球囊阻塞造影（图 16-18B）或逆行主动脉血管造影（图 16-18C）。一旦识别侧支血管，通常在每个侧支上进行单独的选择性手推对比剂，明确由侧支供应的肺部分及是否与"真正的"肺动脉进行交通（图 16-18D）。大动脉转位患者可出现主动脉侧支或扩张的支气管血管，尽管大多数情况下没有生理意义；应识别降主动

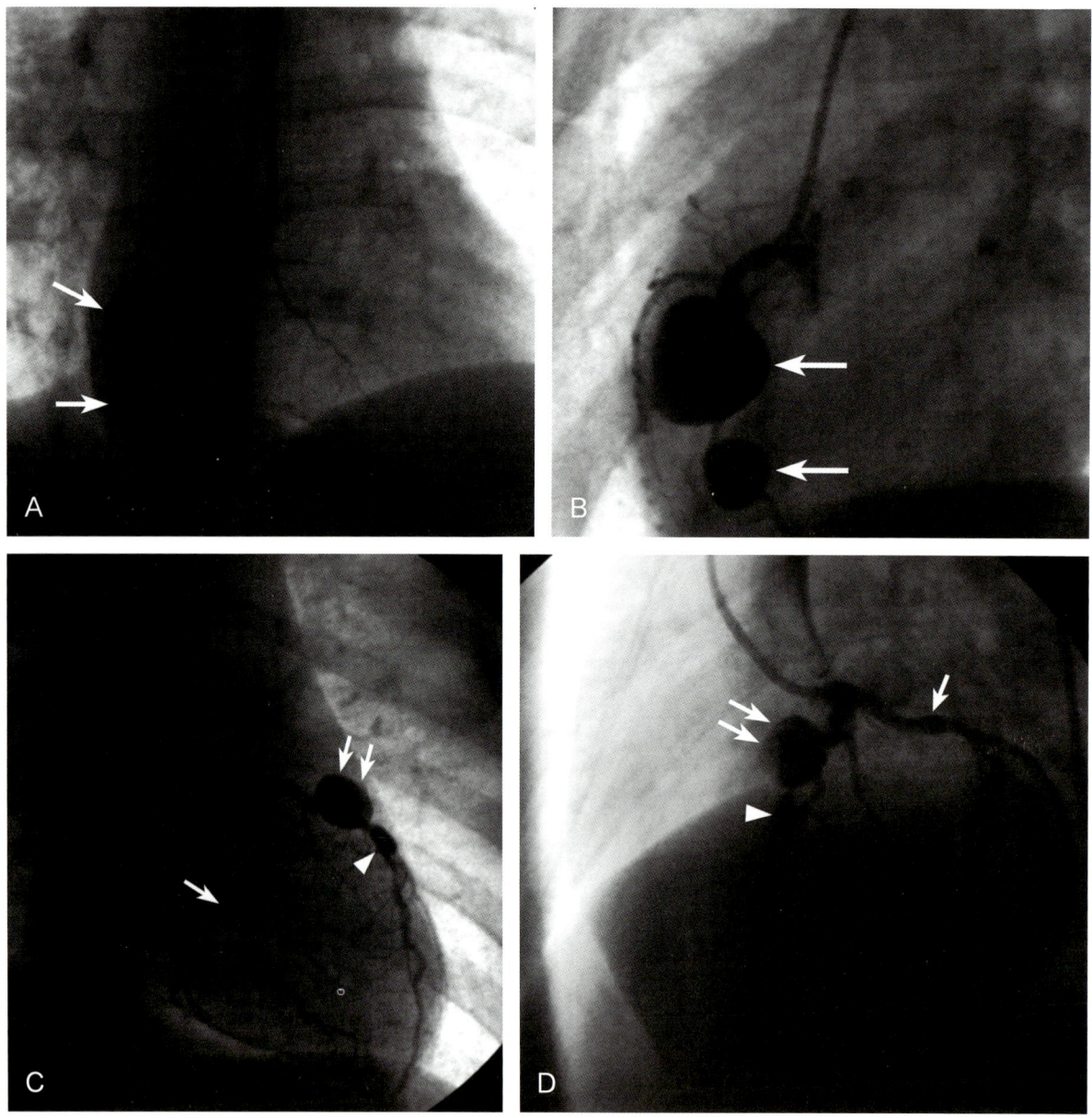

▲ 图 16-17 有婴幼儿川崎病史且超声心动图可见巨大的冠状动脉瘤的患者可行选择性冠状动脉造影
A 和 B. 右冠状动脉造影显示两个大动脉瘤（箭）；C 和 D. 左冠状动脉造影显示左前降支大的近端动脉瘤（双箭），远端更小的动脉瘤（箭头）；旋支中有一个小的囊状动脉瘤（箭）

脉上的这些血管，然后选择性地造影，如果血流动力学重要，可将其结扎[33]。

7. 并发症

尽管现在提到进行心脏导管介入术的患者都比较小，心脏畸形的结构更复杂，但手术的过程相较以前却也变得更为安全。常规手术的并发症发生率高于诊断性操作，新生儿和婴儿并发症的发生率高于老年患者。最常见的并发症与血管通路有关[34]。目前报道的死亡率为 0.25%～0.29%，通常与该人群的疾病严重程度有关[34,35]。

8. 心律失常

心导管介入术中心律失常很常见，通常与导管接触心房壁或心室肌有关。这种良性心律失常通常可以通过重新移动导管来解决。小心操作导管，并在某些病变中使用可控导丝或气囊导管以减少对心肌的刺激，有助于避免心律失常。导管引起的房室传导阻滞易发生在先天纠正性大动脉转位［房室链接不一致（S，L，L）］的儿童中，但也可发生于 D-

第三篇 诊断与治疗方法
第 16 章 心导管检查及心血管造影

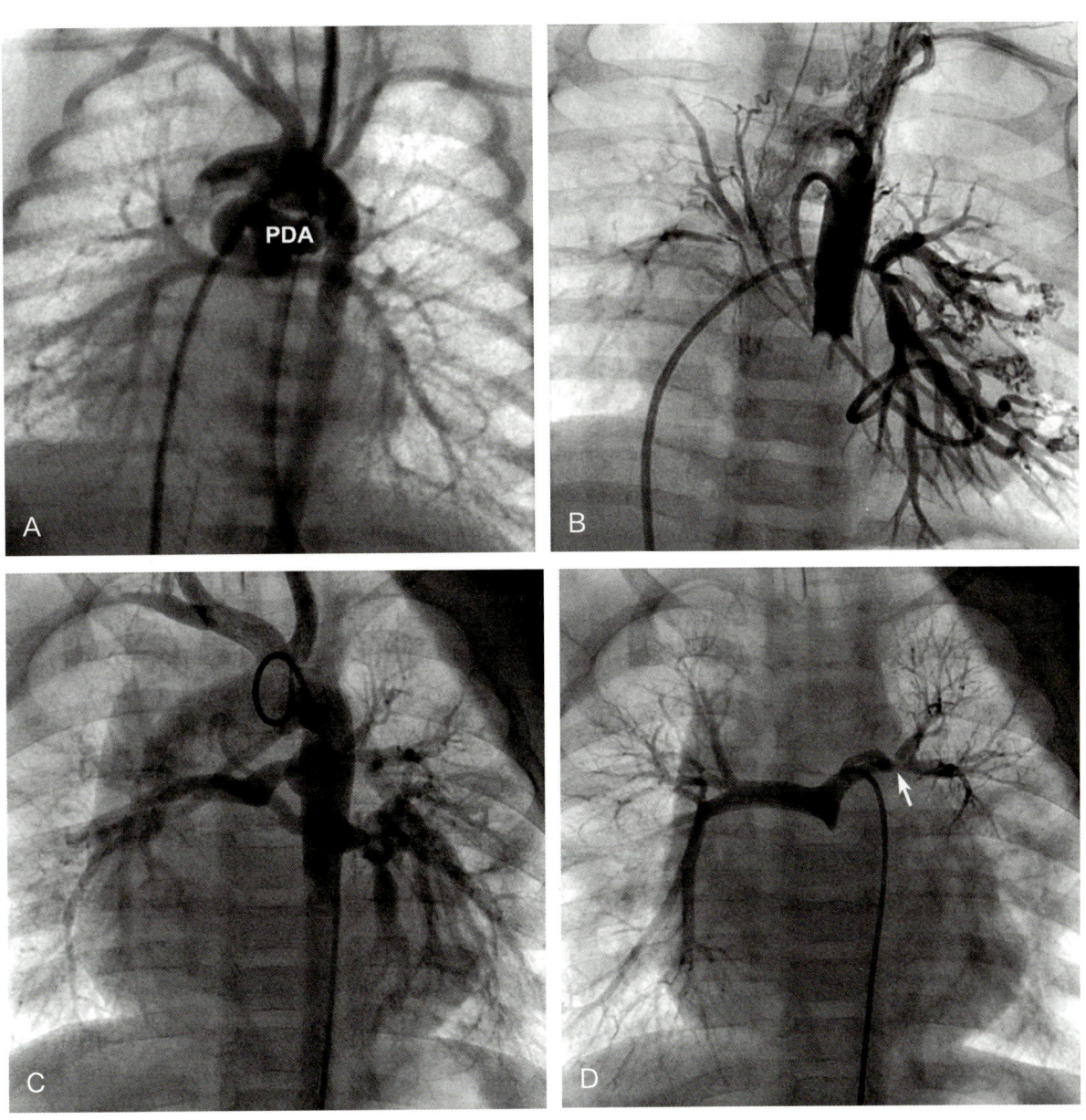

▲ 图 16-18 血管造影图

A. 法洛四联症 / 肺动脉闭锁、巨大动脉导管未闭的患儿，造影导管从右心室进入升主动脉，造影提示肺动脉有共干，但血流量少（没有侧支形成）；B. 非常复杂的肺动脉闭锁 / 室间隔完整 / Alagille 综合征的婴儿，进行球囊闭塞主动脉造影。通过房间隔缺损、左心室和主动脉瓣将导管定位在隔膜上方。向球囊充气使对比剂可以充满近端降主动脉，显影出非常复杂的侧支供应；C. 在选择性血管造影前，复杂肺动脉闭锁 / 室间隔缺损中的逆行主动脉造影提供了侧支血管的"路线图"；D. 使用端孔导管向主 – 肺动脉侧支动脉进行选择性手推对比剂，显影出同一患者的真实肺动脉汇合点。有侧支动脉进入的左肺动脉远端出现狭窄（箭）

大动脉转位（S，D，D）和法洛四联症的患儿中，特别是导管从右心室通向主动脉的过程。房室传导阻滞通常可以自发消失，但如果阻滞时间延长或伴有血流动力学改变，临时起搏可能是必要的[34]。

9. 肺换气不足

心导管术期间药物镇静及对患儿的物理固定可能会导致患者通气不足。在当今时代，大约 3/4 的先天性心脏导管术将在全身麻醉下进行，从而将这些风险降到最低[35]。连续的脉搏血氧饱和度监测、呼气末二氧化碳监测（插管患者）和动脉血气取样均有助于确保手术过程中保持稳定的气道状态。开始透视时应检查气管插管的位置。不管是否使用清醒镇静或全身麻醉，在所有情况下都需要对气道管理进行仔细关注。

491

10. 栓塞

尽管在儿童心脏导管介入术过程中肺部或全身栓塞罕见，但栓塞事件发生的可能性是存在的，结果可能是毁灭性的。空气、血栓、导丝断裂或导管都可以引起栓塞。增加栓塞事件发生的风险因素包括使用大尺寸的鞘管（尤其是放置在左心或从右向左分流时）、发绀伴红细胞增多或贫血，以及在升主动脉或主动脉弓中延长导管操作。降低栓塞风险的预防措施包括体循环肝素化（根据当地可用的检测方法，适当监测活化凝血时间，初始推注剂量为50～100U/kg），频繁抽吸和冲洗导管，使用二氧化向气囊导管充气，并且将主动脉内的导管尽量远离头臂动脉。

11. 心脏穿孔

改进的导管技术和更好的无创检查明确心脏解剖结构导致并发症发生较少，包括心脏穿孔。心脏穿孔最常见的部位是房耳（特别是如果仅在一个平面上观察心脏）、小婴儿的右心室流出道、心内膜心肌活检期间的右心室（尤其是在心肌炎儿童）、左心室心尖部和主动脉瓣瓣尖。由于穿刺部位非常小，因此将导丝或Brockenbrough房穿针穿过心脏壁通常不会造成问题；然而，其余任何较大的物体（例如扩张器、导管、鞘管）通过心房壁则可能需要手术修复。心室中的穿孔更有机会可以不行手术的情况下闭合。

如果在心脏介入术治疗期间或心脏介入术后不久发生低血压，则必须考虑出现导致心脏压塞的心脏穿孔，应立即进行超声心动图验证。在荧光透视时，有两个线索可以警示工作人员患者出现了心包积液，即心脏轮廓缺乏移动度、心脏轮廓增大。因此，在开始导管术前了解心脏的大小、形状和运动很重要。当发生心脏穿孔时，初始治疗包括移除导管和观察。任何凝血异常都应该纠正。根据临床表现，行心包穿刺术并放置心包引流管（猪尾导管）。通过使用止血栓和无菌输液管连接到心包引流管，可以将血液回输到静脉导管中，以帮助维持血流的动态稳定性，同时密切监测持续性出血的速度。如果心包积液持续增多，应立即进行手术修复。

12. 缺氧发作

尽管采取了适当的预防措施（水化、镇静、仔细的导管操作），患有法洛四联症的婴儿和儿童以及某些形式的心室双出口、单心室伴有肺动脉漏斗部狭窄的患者，在心导管介入术过程中或之后不久均有发生缺氧发作的风险（"tet法"）。这种并发症在发绀的小婴儿中发生更频繁。通常，全面的超声心动图评估可明确许多解剖结构，留下的一个或多个特定的剩余问题可在导管介入术期间（例如冠状动脉解剖结构、远端肺动脉解剖结构、附加的室间隔缺损和侧支血管）迅速得到回答。如果可能的话，避免在严重狭窄的肺流出道上操作导管可能可以减少导管诱发的低氧血症。发绀加重、动脉血氧饱和度波动、代谢性酸中毒，都可能是即将发生的高频症状。适宜的治疗包括扩容（生理盐水，如果重度贫血可给予红细胞）、静脉注射去氧肾上腺素或其他外周血管收缩剂、碳酸氢钠（用于酸中毒）和插管（如果尚未执行）。全身麻醉或许有所帮助，但不会减少深度镇静情况下进行心导管检查的缺氧发作的频率。

13. 肺血管疾病

长期以来有文献表明，肺血管阻力明显增加的患者心导管术的相关风险增加[36]。除了由有经验的儿科心脏病专家和心脏麻醉师组成的安全团队之外，气道管理、镇静和肺动脉高压药物管理方面的进展已显著降低围术期死亡率。导管术的适应证包括基础血流动力学评估、使用药物试剂评估肺血管反应性以及罕见的房间隔人工造口。在大多数情况下，应避免使用肺动脉造影，因为它可能导致急性有时甚至是致命的肺动脉血管收缩。

14. 周围血管损伤

先天性心脏病心导管术后最常见的并发症是血管并发症[34]。导致外周血管损伤的因素包括血管细小（婴儿）、导管或鞘管过大、多次进出血管、多次交换导管，以及用于建立血管通路或止血的方法不当。降低外周血管损伤的发生率和严重程度的措施包括以下几点：熟练的经皮穿刺技术，使用超声使血管结构可视化，在适当尺寸的导丝上使用细锥形鞘管和扩张器，全身肝素化和高效地进行手术操作以最大限度地减少了导管在血管中的停留时间[37]。在手术结束时，应该吸出导管和鞘管内可能存在的任何血栓，然后移除导管和导丝，使血管短暂回流。止血是通过用1根或2根手指向穿刺部位施加压力来实现的，即穿刺针进入血管的部位。儿童导管介入术后禁止常规使用沙袋或机械装置对经皮入路部位施加压力。

诊断性导管介入术后，出现脉搏消失很罕见。即使在小婴儿中，使用3Fr猪尾导管及0.021英寸导丝进行逆行动脉插管（尽管导管流速低）也是安全的。当发生脉搏消失时，应持续或12～24h输注肝素直至脉搏恢复。脉搏消失有可能是动脉痉挛引起，而肝素可以防止痉挛部位的血栓形成。如果脉搏不能恢复，除非有禁忌证，否则可以使用溶栓剂治疗[38,39]。

15．乳胶过敏

乳胶过敏可导致多种症状，从接触性荨麻疹到威胁生命的过敏反应。绝大多数的过敏性休克一般发生在手术过程中，或出现在患者解除外科手术的乳胶手套时。这个问题常出现在以前接触乳胶后就会出现轻微症状的患者[38]。但是，没有任何关于血管内使用乳胶球囊导管后出现过敏反应的报道。对于任何有乳胶过敏史的患者进行心导管检查时，应遵守乳胶预防措施的标准体制协议。

致谢

作者希望感谢本章书以前的作者——罗纳德G.格里夫卡，南希D.布里奇斯，迈克尔P.弗里德，马丁P.奥劳林和查尔斯E.穆林斯。本章中许多最初的贡献仍然是核心信息。

教科书，专门讨论心脏导管，血管造影和介入

1．Mullins CE. *Cardiac Catheterization in Congenital Heart Disease*：Pediatric and Adult. Malden,MA：Blackwell Publishing；2006.

2．Lock JE,Keane JF,Perry SB. *Diagnostic and Interventional Catheterization in Congenital Heart Disease*. 2nd ed. New York,NY：Springer Publishing；2000.

3．Freedom RM,Mawson JB,Yoo SJ,et al. Congenital Heart Disease：*Textbook of Angiocardiography*. Malden,MA：Blackwell Publishing；1997.

4．Baim D. *Grossman's Cardiac Catheterization, Angiography,and Intervention*. 7th ed. Philadelphia, PA：Lippincott Williams & Wilkins；2005.

第 17 章
心导管治疗
Therapeutic Cardiac Catheterization

Ralf J. Holzer　John P. Cheatham　著
王树水　刘　惠　周星贝　译

一、概述

姑息性或根治性的导管治疗技术，是很多先天性心脏病公认的治疗方法。Dotter 和 Judkins[1] 开创了介入治疗，更准确说是经导管治疗的先河，他们在 1964 年首次报道经导管治疗外周血管病变，通过切开的血管通路扩张狭窄的外周血管。1966 年 Rashkind 和 Miller[2] 发明的球囊房间隔造口术是首次先天性心脏病的心导管治疗术，也是先天性心脏病治疗的重要创新技术。1967 年，Porstmann 和同事报道了首例导管室进行的非手术途径堵闭动脉导管[3]。Gianturco 及其同事于 1975 年[4] 介绍了弹簧圈封堵装置，King 和 Mills 于 1976 年首次记述在导管室封堵房间隔缺损[5]。尽管他们的设备没有得到广泛的应用，但这为后来经导管介入治疗器械的发展打好了基础。瑞士籍的 Gruentzing 是心血管介入治疗史上最大贡献者之一，他于 1976 年报道使用球囊扩张外周血管，推动了球囊血管成形术治疗以狭窄性病变为表现的先天性心脏病迅速的井喷式的发展。1982 年，Dr.Jean Kan 报道了首例经导管肺瓣成形术[6]，Dr.Jamanes Lock 于 1987 年利用经皮途径使用蛤壳式封堵器封堵室间隔缺损[7]，Dr.Charles Mullins 采用血管内支架治疗先天性心脏病患者[8]，而一名在法国工作的德国籍的介入专家——Phillip Bonhoeffer，于 2000 年首次为患者行经导管肺动脉瓣植入术，这使介入治疗的发展到进入另一个新的里程碑[9]。在过去几年，经导管瓣膜病变治疗方法和其他治疗结构性心脏病的介入方法快速增加。2010 年 1 月，Melody 瓣膜（Medtronic,Minneapolis, MN）获得 FDA 批准，使介入治疗到了另一个里程碑。这些方法不仅仅限于先天性心脏病患者。实际上，成人经导管主动脉瓣植入（transcatheter aortic valve implantations, TAVI）病例已超过了先天性心脏病患者，迄今为止，已经开展了成千例成人 Core Valve 自膨胀瓣膜植入（Medtronic, Minneapolis, MN）。

在这一章节，讨论了到写这篇文字为止最重要的导管治疗方法。这一章并不意欲进行完整和详细地介绍介入技术，而是要让读者对导管治疗方法有一个大致的了解。最近 AHA 出版了经导管介入治疗适应证的专家共识，由 Feltes 及其同事编写。在这一章节里我们没有重复整篇文章，但是强烈建议大家注意这些建议[10]。

着重强调，不是每一个心脏儿科医生，或者说每一个中心，都必须开展每一项导管技术。因为每一项手术都需要在特殊的机构开展，必须有最低程度的特殊技能，必须有特殊的设备并掌握其使用方法，并且需要备有一系列专业的和昂贵的导管治疗器械，以利于为每位患者提供最佳治疗。缺乏合适的技术和设备可能导致不必要的风险，导致本该成功的介入手术不能成功地完成。实际上，尽管这种尝试没有对患者带来严重的伤害，仍应该清楚一个事实，之前失败的尝试可能会影响下一次的治疗。

二、不良事件和质量改进

早些年，由于只有单中心的回顾性经验，手术相关不良事件的报道非常有限，并且对于不良事件的定义以及对其严重性的界定缺乏明确和一致的标准[11-13]。近年来，从包括 VACA、MADIC 及 CCISC 等在内的多中心注册研究中可获取到介入治疗的结果，包括治疗效果及不良事件的发生率[14-16]。来源于这些注册研究的数据通常只能为多种介入治疗类型病例提供多中心前瞻性结果。

最近，通过应用国际儿科先天性心脏病疾病编码命名法中，可对介入治疗不良事件的严重程度和可预防性做出定义[17]，在 C3PO 多中心注册研究中，关于介入治疗相关性事件数据的系统抓取已经完成[18]。这项注册研究记录的不是无关紧要的不良事件发生率，10% 是诊断病例，20% 是介入治疗病例。更严重的不良事件（3～5 级）发生在 9% 的介入治疗病例中，5% 发生在诊断病例中。危及生命的不良事件的发生率高达 2.1%[19]。

然而，精准地比较不同机构和操作者之间的不良事件的发生率和结果，需要进行病例混合和血流动力学易损性的校正。使用基于共识和经验性的方法，以及来源于 C3PO 的数据，Bergersen 和同事最近报道了手术类型的风险组，依据不同的诊断和介入方法分为四个不同的风险组，范围从 1 岁以上的患者的诊断程序（风险组 1）到四个或四个以上肺动脉分支球囊血管成形术（风险组 4）[20]。

根据不同手术类型的风险分组定义，Bergersen 和同事报道了不良事件的血流动力学变量和易损性相关，这是基于 C3PO 数据的经验性分析。被公认为能提供严重不良事件的最佳的预测的变量组合包括：主肺动脉收缩压 ≥ 45 mm Hg（双心室），或平均主肺动脉压 ≥ 17mmHg（单心室），心室舒张末压 ≥ 18mmHg，混合静脉氧饱和度 < 60%（双心室）或混合静脉氧饱和度 < 50%（单心室），体循环氧饱和度 < 95%（双心室）或 < 78%（单心室）[21,22]。CHARM 模型组合了不同手术类型的风险组，血流动力学变量以及 1 岁以下年龄组作为标准化的不良事件发生率评估，以利于公正地比较不同中心和不同操作者之间不良事件发生率[21]。而且，来自 C3PO 数据库的研究展望发现体重低于 2kg 是不良事件的附加独立危险因素[23]。

然而，不良事件的发生率和效力不仅仅依赖于患者的特性和手术类型。实际上，使用来自 C3PO 数据库的数据，Holzer 及其同事发现操作经验有限的术者，其不良事件发生的校正风险率更高[22,24,25]。

这些各种各样的质量改进使 IMPACT 注册研究的水平得到空前提高，IMPACT 注册研究是美国心脏学会发起并获得心血管血管造影介入协会和美国儿科学会的资助[26]。这项注册研究用来获取全美国范围内的所有儿童及成人先天性心脏病的导管手术资料，目前有超过 100 个中心参与其中，获得了手术相关的不良事件的重要数据资料[27,28]。

三、介入治疗器械

（一）概况

适合经导管治疗的儿童和成人先天性心脏病在过去 30 年快速增长。操作者的技术能力以及对患者良好的解剖学和血流动力学的认识无疑是导管手术成功的最重要的要素，而选择合适的设备对手术的成功也同等重要。随着介入治疗器械的快速发展，有了很多更新、更精确的介入治疗器械，而操作者责无旁贷地需要紧跟器械的发展，以避免因为使用的仪器不合适而导致手术失败。尽管一些介入会议更加关注新的介入器械的发展，但对合适的球囊、导管、鞘、导丝的选择在很多情况下对于手术的成功更加重要。描述所有可用的球囊、导管不在我们的讨论范围，但是操作者需要根据球囊的外形、最大额定压力、可用的长度、顺应性，调整他的选择以适应特定的介入方法，决定使用何种球囊。例如，BIB 球囊导管（NuMED,Hopkinton, USA）特别适合于支架撑开，而高压 Mullins 球囊（NuMED,Hopkinton,USA）或超高压的 Atlas 球囊（BardPeripheral Vascular

Inc.,Tempe,AZ,USA），在需要行高压球囊血管成形术或需要将支架再次扩张到更大的直径时是相当有用的。

尽管很久以来经导管设备可用于先天性心脏病的治疗，而过去10年来最大的进步在于引入了多种专为特殊的先天性心脏病个体研发的介入器械。这项进步使许多介入手术能在更多的诊疗中心得以安全地开展。在本章中，有关介入治疗器械的部分内容获准摘自于发表在"医疗设备专家述评"上的相关主题的文章[29]。

接下来有关器械的内容围绕最近在美国获准的或仍在调研中的经导管介入治疗器械，包括可用于封堵间隔缺损及封堵血管结构器械的讨论。下面讨论的器械种类可能并不全面，主要在于作者的个人选择。结构性心脏病或获得性心脏病的治疗设备不在本章的讨论之列。在本书的上一版出版至今，只有极少量新的介入治疗器械在美国被批准用于先天性心脏病的治疗。

（二）间隔缺损封堵器

自从King和同事首次记述经皮封堵房间隔缺损以来，间隔缺损封堵器得到了飞速的发展[5]。各种各样的器械获得了FDA批准，不论是正规的使用或是在人道主义豁免下（humanitarian device exemption，HDE）的使用，其他器械目前正在进行临床试验评估。尽管通常某种介入器械研发用于特定的间隔缺损类型，然而，一旦获得了正规的售前许可（premarket approval，PMA），这些器械被用于封堵其他"标签外"的间隔缺损也并不罕见。

AMPLARZER缺损封堵器于2001年11月获得FDA批准，用于封堵继发孔型房间隔缺损以及完成了Fontan循环后的开窗术。这是目前包括美国在内的全球范围内使用最普遍的间隔缺损封堵器械。器械在此基础上进行进一步改良以适应各种特殊的需要，比如卵圆孔未闭（AMPLARZER卵圆孔未闭封堵器）、多孔型房间隔缺损（AMPLARZER筛孔型房间隔缺损封堵器）、肌部室间隔缺损（AMPLARZER肌部室间隔缺损封堵器）、膜周部室间隔缺损（AMPLARZER膜周部室间隔缺损封堵器），以及心肌梗死后室间隔缺损[AMPLARZER肌部（心肌梗死后）室间隔缺损封堵器]，虽然最后两种器械在美国未获得批准。AMPLARZER肌部室间隔缺损封堵器被批准用于高风险的肌部室间隔缺损。所有的AMPLARZER封堵器都是由明尼苏达州圣保罗的St.Jude Medicl公司制造的。

CardioSEAl房间隔缺损封堵器（Nitinol Medical Technologies,Boston,MA）是在蚌状伞封堵器基础上研发的。当AMPLATZER缺损封堵器获得批准时，CardioSEAL获得FDA的常规使用批准，用于高风险肌部室间隔缺损。此外，它获得人道主义豁免批准，用于服用治疗剂量华法林而再次脑卒中的患者的卵圆孔未闭封堵。基于CardioSEAL封堵器改良的自中心型封堵器-STARFlex封堵器，被评估用于合并脑梗死的卵圆孔未闭的治疗。这些封堵器械都没有在美国上市[30,31]。

另一个获得FDA PMA的房间隔缺损封堵器械是HELEX缺损封堵器（W.L. Gore & Associates, Flagstaff,AZ）[32]，目前正在进行改良版封堵器的临床试验。各种各样的其他器械已在美国以外的其他国家使用但未获得FDA批准[33-36]。

（三）血管结构封堵器械

Porstmann等[3]于1967年引进经导管封堵动脉导管技术。由于该技术过程复杂，而且需要较粗大的动脉穿刺置管，因此这项技术没有得到广泛的使用。

Rashkind和Cuaso虽然一直致力于房隔造口术球囊的研究，但也研发出了动脉导管封堵的器械。这种器械是一个小的伞型结构，通过伞臂末端的小钩子与输送钢缆相连。1979年首次报道了器械的成功使用[37]。该器械被设计为双伞结构，通过伞臂的弹簧结构向血管壁扩张而固定在导管内。虽然该封堵器械进行了大量的临床试验，在美国进行700多次前瞻性的动脉导管未闭封堵研究，但仍未批准用于正规的使用[38,39]。然而，在这些尝试过程中获得的大量经验奠定了几乎是所有后续封堵器械发展的基础。

人们曾开发了各种各样用于封堵血管结构的器械设备。弹簧圈被介入放射科医师使用了近30年。然而，直到1980年，这些器械才被儿科心脏病学医师所应用，最初被用于封堵侧支血管[40]，接着，于1992年被使用于小儿动脉导管未闭的封堵[41]。Gianturco弹簧圈具有多种不同大小的型号却缺乏可控的释放装置，这刺激了Jackson弹簧圈的发展，目前Jackson弹簧圈只在美国以外的国家可用，而在美国，相对应的是Flipper弹簧圈（Cook,Bloomington,IN）[42]。2006年发明了Gianturco和Flipper的和MRI兼容的改良版，MReye弹簧圈，由于MRI磁场对它影响特别小，目前已成为最常用的弹簧圈[43]。

尽管动脉导管未闭一直使用弹簧圈进行"标签外"超说明书封堵，直到2003年专为动脉导管未闭封堵设计的定制器械才获得FDA PMA批准[44]。AMPLATZER动脉导管封堵器（ADO；AGA Medical Corporation,Golden Valley, MN）于1997年首次被引入临床使用，是第一个被批准用于动脉导管未闭的封堵器械[44]。其改良版器械双盘的ADO Ⅱ（St. Jude Medical,St Paul,MN）已被批准用于动脉导管未闭封堵[45-47]。Nit-Occlud PDA封堵器（pfm AG,Cologne,Germany），Duct-Occlud设备的改良版，也被批准用于封堵动脉导管未闭[48,49]。一种额外的"弹簧圈改良版"，Gianturco-Grifka血管封堵装置（Cook,Bloomington,IN），尽管其笨重的输送设备限制了其广泛使用，也获得了FDA批准用于动脉导管未闭封堵。还有各种其他的弹簧圈也可用于正规使用，比如Target弹簧圈（Target therapeutics,Fremont,CA），Tornado弹簧圈（Cook,Bloomington,IN）以及Nester弹簧圈（Cook,Bloomington,IN）。然而，这些器械在先天性心脏病中使用率较低，所以在以后的章节中很少被提及。

另有一些器械进一步增加了介入治疗器械的种类，包括2003年首次应用的AMPLATZER血管塞，该器械已正式获准用于外周动脉及静脉封堵治疗[50]。其改良版，AMPLATZER Ⅱ和Ⅳ代血管塞（St. Jude Medical,St Paul,MN）也获得了PMA批准。还有一些其他介入治疗器械在其他地区已获准使用，但是未获美国批准。

（四）血管内支架

Charles E. Mullins于20世纪80年代末90年代初率先将血管支架应用于先天性心脏病介入治疗[8,51]。血管支架置入的最主要适应证包括肺动脉分支狭窄成形术，以及主动脉与主动脉弓原发缩窄与再发缩窄的治疗。然而，支架同样适用于体、肺静脉狭窄病变成形术，以及保持可能会关闭的结构开放，如动脉导管或卵圆孔。血管内支架对于外科手术难以达到的部位或由于外科手术遗留的瘢痕导致病变难以恢复时特别有用，适用于薄壁血管比如远端肺动脉或肺静脉。

事实上，在美国所有获批准用于先天性心血管畸形经导管治疗的支架都不是特别为这些适应证所设计的，所以都是基于"标签外"超说明书的使用。对于个别的病变，支架的选择不仅仅取决于患者的年龄和体重，也取决于治疗的血管预期需要的成人血管直径，特定病变的形态，需要跨越的侧支血管的存在，预期以及之前的外科手术与介入手术过程与结果。

一个理想的血管支架需要结合以下几种特点。

1．需要通过小的传送鞘。

2．可收缩性强，预先安装好后可取出使用。

3．可扩张的，随年龄增长，最大可达到的直径可充分适应血管的生长，达到成人血管尺寸。

4．可放置于弯曲结构的高度柔韧性。

5．被支架遮挡的血管能通过支架网孔供血，不影响血管功能。

6．适应瘢痕病变的高径向力。

7．圆滑、防止损伤的支架边缘，以避免损伤血管壁和球囊。

8．在扩张过程中不存在支架缩短或只有较低程度的支架的缩短。

9．支架的材料与MRI兼容，无腐蚀性，不会溶解导致血液中金属含量增加。

10. 内膜增生的风险低（可能通过内涂层实现）

使用生物可降解材料药物涂层以最大程度减少组织排斥反应。

不幸的是，并不存在理想的支架，所以需要仔细决定使用何种支架。Charles Mullins 一直强调心脏介入治疗医师不能放置不能扩张到成人血管直径大小的支架，以造成后期的外科性狭窄。然而，需要注意的是，在小婴儿和儿童中，预先放置小直径的支架缓解重要的血管狭窄，以后进行外科的二期手术或血管移植，目前这是一个非常重要的治疗选择。当评价支架植入的适应性时，应记住次优的球囊成形术可能导致肺动脉树的增长区间受损。而且，最近的研究指明，应用高压球囊，可以将小支架的网架结构扩张断裂[52]。而且，必要时外科医生可以取出支架或用补片修补支架[53]。

表 17-1 总结了美国先天性心脏病中使用频率最高的较大直径支架的最重要的特征。Cheatham-Platinum（CP）支架（NuMED,Hopkinton,NY）有多种覆膜种类，只是用于补救性及试验性的治疗（COAST Ⅱ 试验），但是在美国以外的其他国家是被明确批准用于先天性心脏病治疗的唯一支架，它有各种有利于原发病及复发病例治疗的设计上的特征。覆膜支架尤其适用于血管瘤包括主动脉瘤的治疗。尽管前面有关章节提到的 Palmaz 支架（P108, P188, P308）以及"ITI Double Strut"和"Double Strut LD"支架仍然是可用的，但它们以及大量被 EV3 Mega LD 和 Max LD 支架替代，所以未在这一章中列出。小儿先天性心脏病中使用的小直径的支架包括自膨式 Nitinol 支架，预先安装好的 Palmaz Blue 支架（Cordis,Warren,NJ）、预装好的 Cook Formula 418 支架（Cook,Bloomington,IN）以及各种各样的冠状动脉支架。

当行标准球囊扩张术时，容易导致血管过度扩张，而使用血管内支架为这个问题提供了明确的解决方案。对肺动脉分支狭窄与体静脉狭窄的患者有广泛的有利治疗经验以及 15 年以上的随访经验。在 Charles E. Mullins 单中心组以及与 Texas 儿童医院的合作中，为 340 位肺动脉分支狭窄与体静脉狭窄的患者中，共植入 655 个支架。在这一组患者中，最大的一组患者为术后主肺动脉狭窄与术后体静脉或体静脉板障狭窄。这些狭窄的静脉，很大一部分初始管腔完全闭锁，部分静脉通道需使用导丝或长针穿孔才能进行下一步

表 17-1 支架

名字（制造商）	材料	最大直径(mm)	长度（mm）	外形	径向张力	弹性	缩短性	无创边缘	压合性	开/闭环
Genesis XD（Cordis）	不锈钢	18	19,25,29,39,59	+	+	0	−	0	++	闭环
Palmaz XL（Cordis）	不锈钢	25+	31,40,50	−	++	−	−	−	+	闭环
IntraStent DoubleStrut LD（EV3）	不锈钢	18	16,26,36,56,76	+	−	++	++	+	0	开环
Mega LD（EV3）	不锈钢	18	16,26,36	0	+	++	++	+	0	开环
Max LD（EV3）	不锈钢	25	16,26,36	−	++	+	++	+	−	开环
Cheatham Platinum 8z（NuMED）	铂铱合金	25	22~45	−	++	0	−	++	+	闭环

该表介绍了冠状动脉粥样硬化性心脏病（美国）最常用血管内支架的特点。涉及的制造商有 Cordis（Cordis,Warren,NJ）、EV3（EV3, Plymouth, MN）和 NuMED（NuMED, Hopkinton, NY）。该表描述了各种支架特性，从"−"（支架特性差）到"++"（支架特性好）

的支架植入操作。主要血管直径从 5mm 扩大到 12mm，并且能保持血管扩张，后期随访中缓慢再狭窄率小于 0.5%。手术或是支架本身造成的并发症非常小。

（五）经皮穿刺植入的瓣膜

从 Phillip Bonhoeffer2000 年开展第一例经导管肺动脉瓣膜置换术以来[9]，这一类手术在全球已经开展了几千例。2010 年 1 月，Melody 瓣（Medtronic,Minneapolis,MN）获得了美国 FDA HDE 批准[54,55]。它的标准适应证是功能性右心室流出道管道直径大于 16mm，尽管这种瓣膜也用于其他的适应证[56,57]。Melody 经导管肺动脉瓣是用八角、28mm 覆膜 CP 支架并缝合牛颈静脉瓣而成的（图 17-1）。瓣膜被安装在一个 18mm 或 20mm、22mm 的 BiB 球囊上，这也是特别设计的 Ensemble 输送系统的一部分。

除 Melody 瓣以外，Sapien 瓣（Edwards Lifescience, Irvine, CA, USA）也被批准用于功能性管道。这种瓣膜是用不锈钢支架安装而成，有直径 23mm 和 26mm 两种型号，因此可以用于不适宜使用 Melody 瓣的更大的人工心脏管道。然而，由于瓣膜的高度很小，仅有 14.5~16mm[58]，为将支架放置到正确的位置，植入时需要预扩张。

四、如何制造、扩大及维持房内交通

（一）球囊房间隔造口术

Rashkind 等[2] 于 1966 年引入的球囊房间隔造口术（balloon atrial septostomy，BAS），是救命用的手术，也是少有的婴幼儿紧急导管治疗适应证之一。每一个婴儿先天性心脏病治疗机构都应能开展 BAS。由于房间隔会随年龄增长而变厚，BAS 被认为仅对 1 个月内的婴儿有效。BAS 术的适应证为所有 1 个月内单纯大动脉转位合并限制性房间隔交通，并且不适宜立即行外科手术矫治的婴儿。单纯 TGA 婴儿，如果因房内交通不充分导致明显酸中毒，需行紧急 BAS。对于小婴儿的一些严重先天性心脏病，如所有的体循环、肺循环或混合静脉血均需通过限制性房间交通回流至有效循环时，也需要行 BAS 缓解临床症状。这些异常包括合并左心室或右心室发育不良的复杂单心室，以及完全性肺静脉异位引流病例。BAS 几乎不适用于肺动脉瓣闭锁 / 室间隔完整的患者。BAS 对于左心房直径很小的左心发育不良的患者相当危险，因为导致左心耳或肺静脉破裂或撕裂的风险相当高。对于这些患者，行房间隔球囊扩张可能更适合[59]。

BAS 最可取的方法是经皮股静脉途径。而

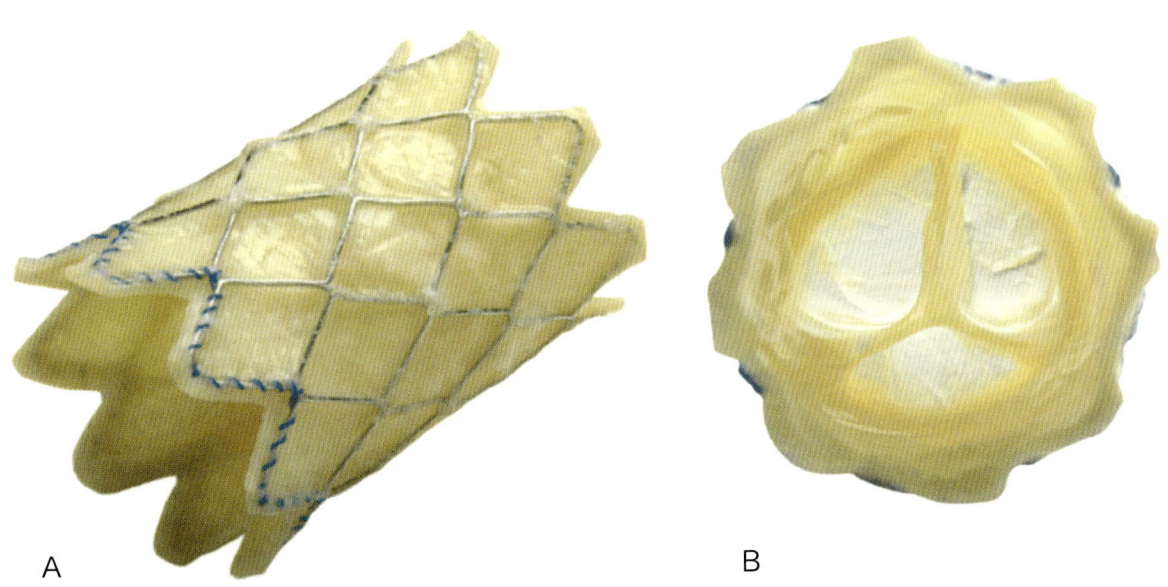

▲ 图 17-1　Melody 瓣，经皮肺动脉瓣植入装置
A. 经皮牛颈静脉瓣安装于 CP 支架的侧面图；B. 牛颈静脉瓣安装于 CP 支架的前面图

且，可以通过脐静脉途径行 BAS。紧急情况下，可以在新生儿监护病房经超声引导下行暂时的缓解手术，但只要条件许可，在心导管室行透视下手术安全系数更高。BAS 导管有不同的厂家和不同的设计。经典 Miller-Edwards 房间隔造口导管（Edwards Lifescience, Irvine, CA）是一种单腔导管，导管末端有一个顺应性相当高的乳胶球囊，最大容量可达 4ml，但是必要时可以膨胀到更大的容量。Miller-Edwards 房间隔造口导管需要使用 7Fr 鞘，目前其使用得仍较广泛。由于它单腔的特性，使其无法穿入导丝，并且它的顺应性很高，使其需要更大的充气球囊以利成功造口，这也是它的一个劣势，尤其是对于 3kg 以下的婴儿。其他的导管种类包括带有 6Fr 输送杆的 USCI Rashkind 球囊导管（USCI, Glens Falls, NY），以及较新的 NuMED Z5 房间隔造口导管（NuMED, Hopkinton, NY），配有 4Fr 或 5Fr 输送杆，并且能通过 5Fr 或 6Fr 的短鞘管。这些球囊有一个很大的优势，当膨胀容量为 1ml 或 2ml 时，球囊不会变形，这对于撕裂房间隔而不是扩张房间隔时是非常重要的。可通过导丝是这类球囊额外的优势。

当未充气的球囊导管穿入静脉系统，在透视系统或超声显像下，导管从右心房通过卵圆孔或小的房间隔缺损进入左心房。通过透视或二维超声连续显像，用稀释对比剂使球囊在左心房内逐渐膨胀，直至在左心房内膨胀到其可容受的最大直径。必须确保用力快速将球囊扯过房间隔之前，球囊完全在左心房内。如果没有做到这一点，可能导致肺静脉与左心房连接处撕裂或与撕脱。必须快速牵拉气囊，使用尽量快、强的，同时又尽量短且可控制的牵拉力量，将充胀的球囊通过房间隔拽入右心房。尤其是使用顺应性差的 NuMED 房间隔造口导管时，必须避免把球囊牵拉进入下腔静脉，因为快速的牵拉容易导致下腔静脉与右心房的连接部撕裂或破坏。该过程必须操作 1～4 次，直到整个球囊通过时不会遇到任何阻力，或通过超声记录到缺损增大，或原发孔房间隔组织呈现左右飘动。随着造口术的成功，会立即出现相等或接近相等的心房压力。手术必须仔细，注重细节，虽然手术风险小，然而却可能使婴儿的血流动力学和症状出现戏剧性的改善。

（二）刀片房间隔造口术和球囊房间隔造口术

对于 1 个月以上或更大的婴儿，如果需要房间隔造口以缓和心脏缺陷，但是由于房间隔太坚韧、太厚，所以单纯的 BAS 不能撕裂房间隔。1975 年，Park 等发明了 Park 刀片房间隔造口导管（Cook,Inc.,Bloomington, IN, USA）以及刀片房间隔造口术以解决这个难题。一项 1978－1982 年的多中心合作研究证实了其安全性和有效性[60]。刀片房间隔造口术的适应证与球囊房间隔造口术的适应证类似，但适合更大年龄的婴儿。

有三种不同刀片长度的刀片房间隔造口导管可供选择，即 1.0cm、1.34cm 和 2cm。两个较小的刀片（PBS 100 和 200）适用于 6Fr 鞘，2.0cm 的刀片（PBS 300）适用于 8Fr 鞘。两种刀片导管都需要比导管大一号的鞘，以利于导管顺畅地进入。

将刀片送入左心房的最为公认的方法为，将一个长的 Mullins 鞘在导管或扩张器引导下经股静脉送入右心房，通过间隔（通过卵圆孔或房间隔穿刺孔），最后进入左心房。刀片导管沿着鞘往上行走，而将鞘退回下腔静脉。在连续透视下于左心房内仔细打开刀片。TEE 引导可进一步增加手术的安全系数。刀尖朝向患者的左前方或右前方。与球囊房间隔造口术不同的是，在控制下缓慢地牵拉刀片导管，同时，用力将刀片咬合器拉过房间隔。该过程重复 4～8 次，必要时改变刀片外延的角度，并从一边到另一边改变叶片的方向，直到整个打开的叶片导管退出时没有任何阻力。

刀片房间隔造口术后接着行球囊房间隔造口术。在大多数患者使用 Rashkind 球囊设备，然而，在较大的患者或年龄更大的患者，当房间隔坚韧难以撕裂，可以使用放置在间隔处已充气的静态扩张球囊延长刀片的切口。或者在经中隔位置放置一根导丝，然后单独扩张球囊，可能会有效地制造或扩大房间隔缺损。最后的缺损可能会比使用球囊或扩张的球囊的直径小，所以使用的球囊导管直径必须相应地大于最终需要的缺损直径。

由于刀片与球囊的联合作用，可能使两房间的压力均衡，以及体静脉和肺静脉混合血明显增加。大多数情况下，能制造一个足够的和永久的房间隔缺损，无限期减轻患者症状直到有条件进行外科矫治手术。少数患者需要安装房间隔支架以保证房间隔持续地开发。所有年龄的患者，所有尺寸的缺损都可以行刀片房间隔造口术，前面介绍的经肝途径是下腔静脉先天缺乏或继发性堵塞患者行刀片房间隔造口术的唯一手术途径。

自从有直径 8mm 的切割球囊以来（Boston Scientific,Boston, MA），切割球囊房间隔成形术结合大尺寸的球囊或标准球囊房间隔造口术已经成为房间隔较厚患者除刀片房间隔造口术外很重要的替代手术方式。原有的房间隔缺损越小，使用切割球囊越容易获得满意的效果（图 17-2）。这对于体重很轻甚至于禁用小的 PBS 100 的刀片导管的患者尤其重要。如果原有的房内交通具有较强的伸缩性，则实施切割球囊房间隔造口术可能会比较困难，或许应进行房间隔穿刺，开一个很小的新鲜开口可能有助于切割球囊房间隔穿刺术达到更满意的结果。在 HLHS 的 Hybrid 姑息手术一章中对技术方面的细节已作了讲解，其中房间隔相关介入治疗尤其重要和具挑战性。

（三）房间隔穿刺

为了获取准确的左心房压力数据，或方便介入手术，比如制造或关闭房间交通，或球囊二尖瓣成形术的开展，有时候需要通向左心结构的入口。而且，从静脉途径通向左心结构可避免经股动脉途径使用较大的鞘，这对于小孩或婴儿尤其有利。大多数心导管实验室使用标准的 Brockenbrough 穿刺针，然而对于左心房较小的小婴儿来说，使用高频射频打孔提供更多技术上的可操控性[61]。

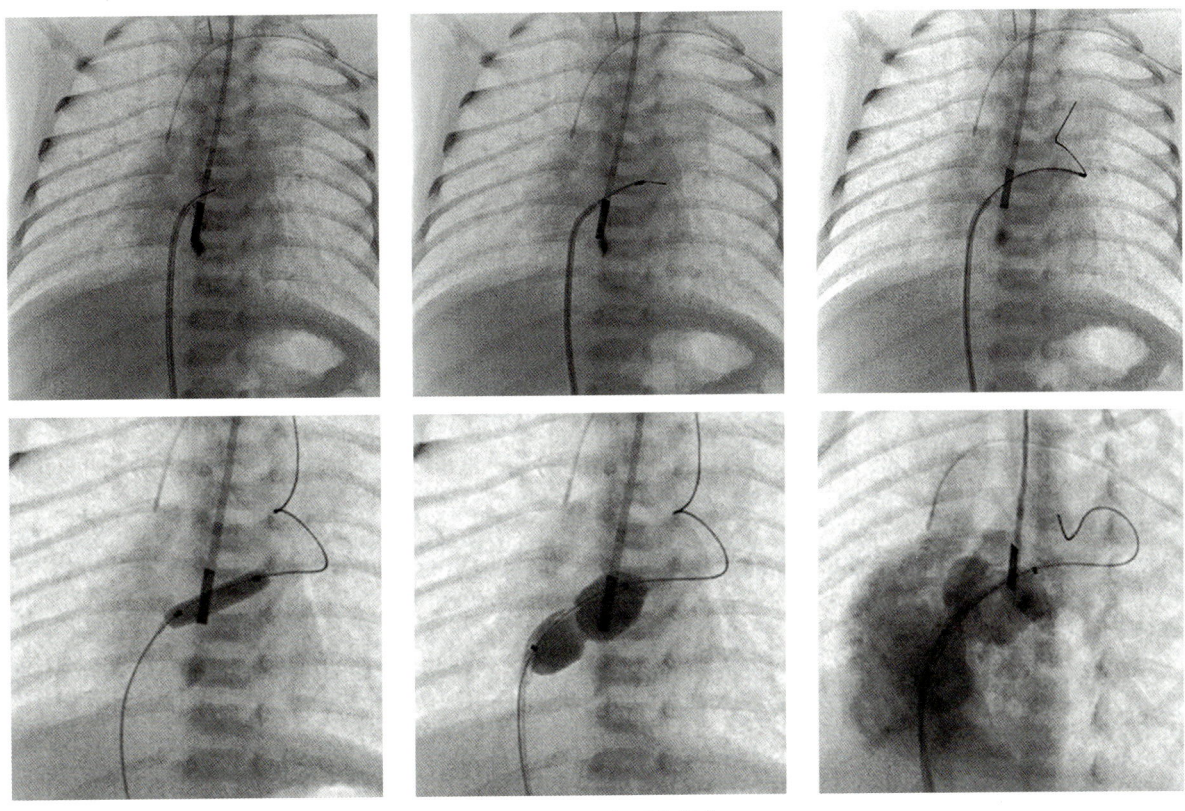

▲ 图 17-2 间隔穿刺术

1 例生后 7 天房间隔完整的左心发育不良综合征新生儿行射频房间隔穿刺打孔术，随后是切割球囊房间隔穿刺及标准球囊房间隔成形术。图片（从左到右，从上到下）展示射频导丝穿过房间隔，同轴导管穿过射频导丝进入左心房，导丝通过同轴导管放置到肺静脉，切割球囊房间隔穿刺，随后是标准球囊房间隔成形和最后左心房造影证实新制造的房内交通。经食管超声心动位置放置心腔内超声探头

Brockenbrough 穿刺针有可用长度为 62cm 和 72cm 两种尺寸，并且通常是和穿间隔的 Mullins 鞘管（Cook,Bloomington, IN）联合使用。先将加硬的交换长导丝放置在上腔静脉或无名静脉，然后将 Mullins 导管和扩张器上升至上腔静脉的位置。撤退导丝，将穿刺针向上通过鞘管刚好到达扩张器尖端 1~2mm 下的位置。当穿刺针通过中心或扩张器和鞘管的时候，有时候会遇到困难，在这个时候，需要将这扩张器和鞘管暂时分开 1~2cm，以利于穿刺针通过中心部位。一旦穿刺针位置放置恰当，需要对整个系统进行排气排水，而将针连接到压力监测装置上。通常在穿刺针和扩张器的中心需要有 1~2cm 的间隔，并且需要在整个手术过程中保持这个间隔。然后将针、鞘和扩张器作为一个整体仔细地移动，同时将这个系统轻轻地撤退出上腔静脉并沿房间隔滑动，指向患者的左肩胛后方。在这个步骤中应避免任何粗糙的动作，避免扭动，因为这样可能会伤害到邻近的血管或心腔壁。一旦这个装置通过房间隔的下 2/3，通常要注意到扩张器的尖端推送到卵圆窝后会突然地轻轻移到左边。这个时候，鞘管和扩张器是固定的而针轻轻地推出扩张器尖端。在这个时候，这个装置是朝上的，仔细观察压力记录跟踪并保持其朝向左后方向。当针穿过房间隔时，操作者通常会感到轻微的"爆破"感，随之会有左心房压力监测数据的出现。如果出现任何困难的阻力或不恰当的压力记录，操作者应当停止针、鞘或扩张器的任何前向操作。如果方向不清晰，可以从针注入少量的对比剂。如果获得了左心房压力监测数据，整个装置向上轻轻地进一步朝向患者左侧，至少允许扩张器的邻近部分通过房间隔。这需要以非常小的步骤进行，同时需要仔细地保持对左心房压力数据的监视。在这个时候，针被退回到扩张器以增加整个系统的坚硬度，Mullins 鞘超过扩张器，针穿过房间隔进入左心房。如果在操作过程中的任一步骤对位置的准确性不确定，需要将整个装置非常小步地撤退出来，直到重新出现合适的压力记录，或者使用小剂量的对比剂来确定鞘的位置。

经典 Brockenbrough 穿刺针的一个可替代的方法是使用射频打孔。目前，根据患者和左心房大小不同，有两种房间隔射频打孔方法。对于较大患者，可以使用 Torflex 穿刺导管联合 8Fr Torflex 穿刺鞘和扩张器（Both：Baylis Medical Corporation, Montreal, Quebec, Canada）。Toronto 穿刺导管末端有 210° 的弯曲弧度，以避免通过房间隔后对邻近组织造成继续穿孔。并且，和 Nykanen 射频导丝（Baylis Medical Corporation, Montreal, Quebec, Canada）相比，它的刚度稍强，这特别适合追踪穿刺鞘通过穿孔后的房间隔。穿刺鞘的放置和 Brockenbrough 穿刺系统非常相似。然而，取代生硬而有力的穿刺针穿过房间隔的是，使用低功率、高强度的电流射频打孔使得射频导管通过房间隔。通常使用力小因此造成周围组织损伤的风险更小。

对于小婴儿，尤其是左心房小的新生儿，Toronto 穿刺导丝的弯曲弧度太大因此不能舒适地融入小的左心房。因此对于这些患者，使用 5Fr JR 右冠导管有利于射频导管穿刺房间隔的方向（图 17-2）。260cm×0.024 英寸的 Nykanen 射频打孔穿刺导丝外套 180cm×0.035 英寸外径的同轴导管（BaylisMedical Corporation,Montreal,Quebec,Canada），并且射频导丝送至放置好的 JR 导管顶端。使用 TEE 引导下的房间隔操作，极大地提高了这项有挑战性的手术的安全性和成功率。在小于 3kg 重的小婴儿，Hill 及其同事建议放置 8Fr 心内超声导管（Acuson-SiemensCo.,Mountain View,CA,USA）作为房间隔穿刺的额外引导[62]。一旦通过 Touhy Borst 适配器侧孔手推对比剂确定准确的位置，就可以施行射频打孔，同时也需要运用轻柔地推进射频导丝。一旦打孔成功，在同轴导管前向经射频导丝通过房间隔之前，通过 Touhy Borst 适配器注射对比剂。然后射频导丝换成能根据左心房形状预成形的合适长度的交换导丝。这个放置的导丝然后帮助切割球囊行房间隔穿刺造口，可能紧接着球囊房间隔成形术或使用更大直径球囊的标准房间隔成形术，这取决于所需的房内交通的尺寸。

五、球囊瓣膜成形术

考虑行先天性主动脉瓣狭窄球囊扩张术时，主要关心的问题是其可能导致明显主动脉瓣反流，尤其是对于新生儿或小婴儿。1984年，Lababidi和同事首次报道一组23名行主动脉瓣球囊扩张术的先天性主动脉瓣狭窄患者，这组病例证实主动脉瓣球囊成形术安全有效[31]。虽然有这个报道，但是对这个手术的总体接受度相对较低。这个手术的基本问题之一仍然是造成明显主动脉瓣关闭不全，这可能会促使加快行外科主动脉瓣置换术的时间，这对青少年来说问题不大，因为他们出现这种情况时，还有行其他手术的机会。对中度主动脉瓣狭窄的婴幼儿来说，这个问题更加棘手，因为一旦他们发生了严重的主动脉瓣反流，可能需要进行外科手术纠正，而这种外科手术应该在孩子年纪更大的时候进行更合适。

其他中心证实球囊主动脉瓣扩张术和外科主动脉瓣切开术的治疗效果接近，但是手术风险和并发症的发生率更低。然而，主动脉瓣狭窄在形态学上的变化范围非常大，从左心室和左心室流出道大小处于临界水平以及合并主动脉瓣发育不良的极重度肺动脉瓣狭窄的婴儿，到单纯瓣膜狭窄而主动脉瓣发育良好的年轻人。

先天性主动脉瓣狭窄患者进行心导管治疗的时机尚存争议，需要考虑各种各样的因素，包括多普勒血流峰值和均值、年龄、性别、心电图、左心室功能和左心室高压程度、症状、运动耐量和竞技锻炼的需求、瓣膜形态、原有的主动脉瓣关闭不全以及伴随的异常比如主动脉缩窄、二尖瓣病变。先天性主动脉瓣狭窄儿童患者的治疗指南来自成人群体，峰值间压力差超过60mmHg的无症状患者被认为是导管干预的适应证[63]。然而，对于有症状的患者，或心电图有缺血性改变或复极改变的患者，压力差50mmHg也可能适合。然而，收缩期峰值压力差评估仅仅适用于左心室功能正常的患者。有左心室扩大及左心室功能异常的严重主动脉瓣狭窄的婴儿，无论压差多少，均被考虑为导管干预治疗的备选适应证，并且被认为可能是少有的先天性心脏病真正紧急的介入干预治疗的适应证之一。

球囊主动脉瓣膜成形术目前被认为是各个实施先天性心脏病介入治疗的标准技术（图17-3），AHA指南列举了严重主动脉瓣狭窄（不考虑压力差），单纯主动脉瓣狭窄合并峰间收缩期压差超过50mmHg，以及压差超过40mmHg合并症状或心电图改变作为介入球囊主动脉瓣成形术的Ⅰ类适应证。然而，目前有一些人建议通过外科手术治疗先天性主动脉瓣狭窄，尤其是目前有了更新的外科技术，许多文章报道过两者治疗效果的比较[64]。

相比之下，球囊肺动脉瓣成形术，大多数患者不需要行进一步的导管或外科干预，而主动脉瓣膜成形术本质上是姑息手术，其目的多在于延迟难免的外科手术时间，直至小孩的瓣膜接近成人瓣膜尺寸时必要时行瓣膜置换术或Ross手术。一项外科组关于主动脉瓣膜成形术结果的报道，表明10岁患者中72%免于主动脉瓣置换术，18岁患者中60%免于外科手术[65]。这与曾报道过的10岁患者中79%免于主动脉瓣置换术（aortic valve replacement，AVR），20岁患者53%免于主动脉瓣置换术，两者结果非常相似[66]。

通常，主动脉瓣扩张术是将导管逆向导入股动脉。而顺向行间隔穿刺并在球囊膨胀过程中保持中心球囊的位置方面有一定优势，但是技术非常烦琐，并且有损伤二尖瓣导致二尖瓣关闭不全的风险，因此并未普及。从股动脉将端孔导管送入，跨过主动脉瓣并固定在左心室内。从双侧股动脉送入双球囊的技术在年长的患儿的主动脉瓣膜扩张术中有优势，虽然目前有各种可供选择的球囊使单球囊技术能获得成功。

将导管/导丝逆向通过狭窄的主动脉瓣进入左心室是整个手术过程中难度最大的一步，因此导管或导丝从主动脉进入左心室之后，整个手术过程中尽量保持导管或导丝不要从左心室脱出。在跨过主动脉瓣之前，需首先行左前斜25°/正位+头位及侧位主动脉造影准确测量主动脉瓣环直径，同时显示之前主动脉瓣关闭不全的造影图像。导管和导丝的选择依据操作者的喜好而有多种种类。

国际心胸医学前沿经典译丛
Moss & Adams 心脏病学：从胎儿到青年（原书第 9 版）

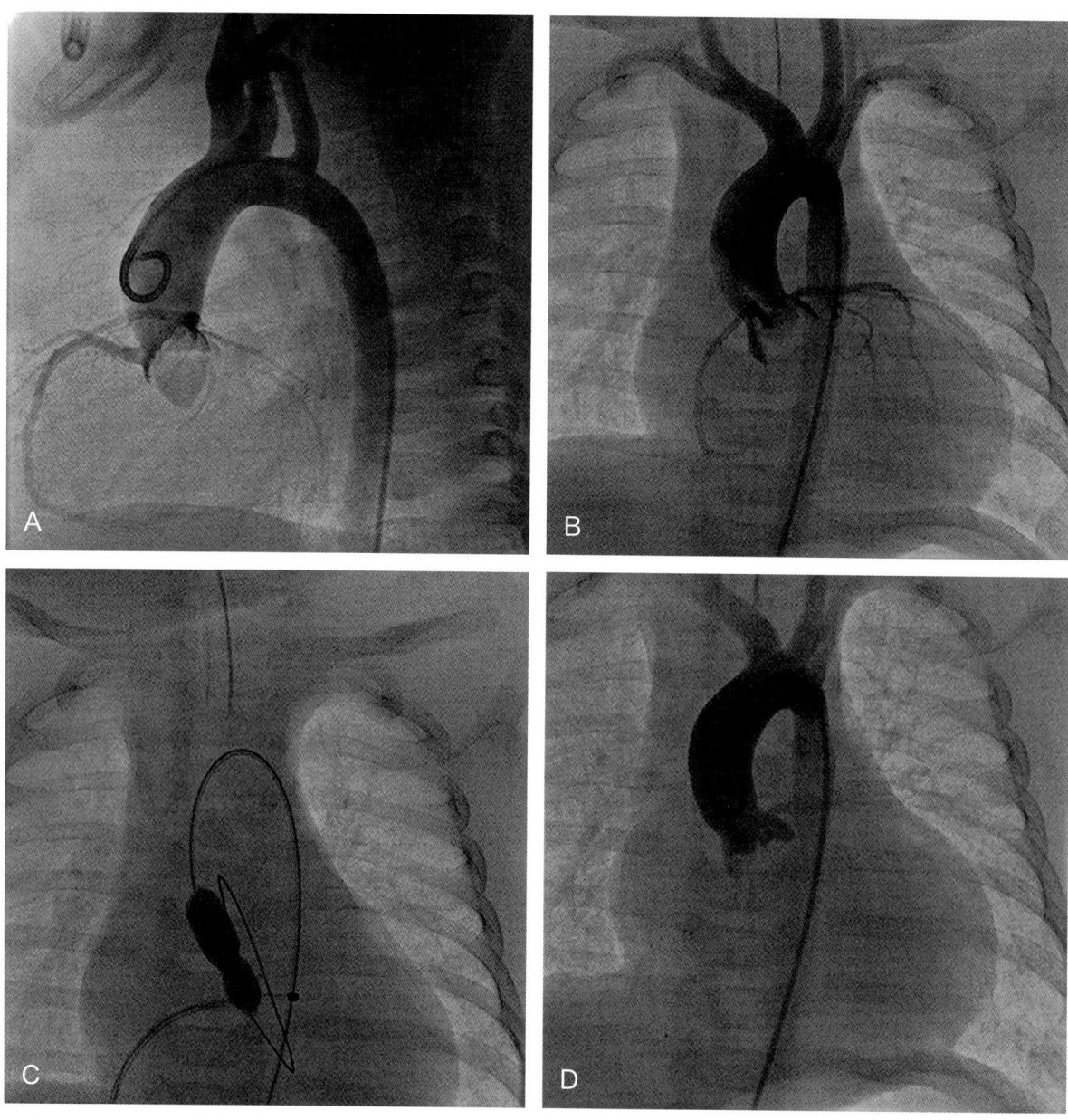

▲ 图 17-3 **1 例 3 月龄先天性主动脉瓣狭窄婴儿行球囊主动脉瓣成形术（压差：扩瓣前 92mmHg，扩瓣后：25mmHg）**
A 和 B. 侧位和前后位主动脉造影显示穹隆状的主动脉瓣瓣环；C. 球囊中心部位跨过主动脉瓣，同时行右心室起搏控制心输出量；D. 球囊主动脉瓣成形术后造影证实不存在主动脉瓣关闭不全

一些操作者使用 Judkins 右冠弯曲导管或多功能导管，使用这种方式成功通过主动脉瓣。然而，Judkins 左冠导管对许多患者更有优势，因为其自动弯向先天性狭窄主动脉瓣的左后开口。一旦跨过瓣膜，端孔导管（不是左侧 Judkins）随导丝进入左心室，导丝被加硬交换长导丝替换，这条导丝会在心室内打圈，以避免导管顶端损伤左心室导致心室尖穿孔，并且最大程度减少室性心律失常的发生率。左心室造影视情况而定。如果存在房间交通，可以顺行将导管前送至左心室，同时结合放置在升主动脉内另外一条测压导管来评估左心室的血流动力学数据。可用同样的方法行左心室造影。对于小婴儿和新生儿，使用尖端柔软和体部稍硬的冠状动脉导丝可能会穿过瓣膜，并能在左心室内打圈。必须注意避免导丝被弹出左心室，所以一旦固定住，整个过程中必须保持控制住导丝。使用尖端柔软、高扭力的导丝，使扩张球囊先沿着此导丝通过瓣膜进行扩张（从而最

大程度缩小低心排的持续时间）。使用加硬交换导丝和更长的扩张球囊有助于在球囊膨胀过程中，保持球囊准确跨越瓣膜，反过来，消除瓣膜扩张过程中运动所造成的"剪切"伤害。将导丝仍保持在左心室，球囊排气后退回动脉鞘内并沿导丝逆向退出。我们不认为直接将球囊从皮肤送入是有益的，目前球囊已经比较小，可以通过较小的短鞘管送入体内。而且，可以想象，直接将排气后的球囊从股动脉退出对血管造成的伤害比使用合适大小的鞘大很多。扩张时一旦球囊跨过狭窄的主动脉瓣，迅速扩张球囊至最大径，然后快速将球囊回抽排空。

手术的一个难点是在充胀过程中使球囊保持跨在主动脉瓣的水平。一旦球囊排空，由于左心室射血时的喷射力会使球囊自然被冲向升主动脉。通常对抗这种阻力是非常困难的（除非使用顺向方法），但是更长的球囊有助于解决这一难题。Adenosine过去曾习惯于使心脏暂时停跳，但是与球囊扩张的持续时间很难预测。另一个减少心输出量的更好控制的方法是通过加快右心室心率[67]。应在扩张球囊前调整心率以使血压至少下降50%，这些设置对随后的球囊扩张有利。应优先选择能够单手操作的扩张设备，因为这允许操作者使用另一只手控制球囊导管，当球囊膨胀后能做非常好的调整。球囊随后马上迅速排气，整个过程不超过5~10s。在整个过程中须监测动脉血压。为了限制对主动脉瓣的损伤，最好只进行一次扩张球囊操作，此时术者应确定：①球囊正确地放置在主动脉瓣的水平；②球囊尺寸正确；③腰征消失。无论技术怎样，都可能出现收缩压显著下降，左心室压力上升，暂时性心动过缓。使用双球囊将两个球囊边对边跨过瓣膜可以减少这个问题，但是更重要的是在扩张球囊时需要避免延长球囊扩张的时间。随着瓣膜被成功扩开，球囊抽瘪之后，血压或心率都应自动恢复正常。

对于单球囊技术，初始选择的球囊直径为瓣环径的80%~90%。在每个球囊扩张术后，都可以评估血流动力学影响和主动脉瓣反流程度。如果没有或仅有轻度主动脉瓣反流，而压力仍明显（>35mmHg），需使用比先前直径大1~2mm的球囊再次行瓣膜成形术。Brown及其同事最近证实，相较于压差介于30~39mmHg的患者，压差小于30mmHg的患者有更高的无须行主动脉瓣置换手术的比例[66]。更为重要的是，压差小于35mmHg而存在中度至重度主动脉瓣反流的患者无须进行主动脉瓣置换的可能性，较压差大于35mmHg而只有轻度主动脉瓣反流的患者高，这说明残余压力差比主动脉瓣反流的影响比之前想象的更重要。

使用双球囊方法时，两个球囊的联合直径应比主动脉瓣环测量径约大1.2倍。由于需要在左心和主动脉内进行大量的操作，所有患者在手术开始前需静脉使用肝素抗凝。

过去，球囊主动脉瓣扩张时最普遍的并发症是较大的球囊扩张导管对股动脉的伤害。这一问题被外形更小的球囊设计最小化了，必要时使用双球囊技术，并在整个手术过程中监测活化凝血时间（activated coagulation time, ACT）。发生动脉损伤时，可以通过药物处理，极少情况下需要通过外科手术处理。对于小婴儿，由于从血管送入扩张球囊时增加了股动脉损伤的风险，已研究出一些其他扩张主动脉瓣的路径。一些人选择顺向途径，从股静脉首先送入导管，然后是导丝将球囊送至右心房，通过卵圆孔进入左心房、左心室，顺向跨过主动脉瓣。虽然有许多成功的病例，但是该顺行途径无法将球囊送达的目的位置的风险很高，更为麻烦的是，造成二尖瓣损伤的风险也较高。另一个方法是通过可控的颈动脉切开术。由于有大量使用体外膜肺氧合（extracorporeal membrane oxygenation，ECMO）的经验以及安全采用颈动脉置管技术，几个中心在儿科和血管外科的协助下，使用这个方法开展新生儿主动脉瓣扩张术。这种方法直接到达主动脉瓣，因此需要更少的导管操作并且总体耗时少，并且没有与手术相关的并发症报道。但是小婴儿的主动脉瓣扩张术仍存在争议。

一般认为主动脉瓣扩张术，扩张后跨瓣峰值压差应≤35mmHg。这通常不会导致明显的主动脉瓣反流，至少比外科瓣膜置换术的发生风险低。而且，如之前所述，Brown 和同事认为压差的降低比主动脉瓣反流的影响比之前所想象的更大，并且将压差降至 35mmHg 以下可能更重要，甚至于可以以导致中度主动脉瓣反流为代价[66]。然而，治疗方法需要制定来适应个体化治疗，尤其对于小婴儿，压差减少到低于 40mmHg 可能也足够延缓外科手术需要。对于其远期结局来说（比如外科瓣膜置换术），主动脉瓣球囊扩张只是暂时的姑息手段；然而，目前主动脉瓣狭窄球囊导管扩张术，是很多中心小儿和青年患者先天性主动脉瓣狭窄的患者的标准的早期治疗方法。

六、肺动脉瓣球囊扩张术

随着特殊、更大的扩张球囊的开发，1982 年 Kan 等[6]首次进行了经导管肺动脉瓣球囊扩张术。这项技术开展起来非常成功，同时，风险比普通心导管术大不了多少。到 1986 年 11 月为止，28 个中心上报到联合登记中心（VACA）数据显示，超过 680 例肺动脉瓣狭窄患者中成功并安全地开展了这项手术[68]。由于有了这些数据以及后来的相关报道，目前球囊扩张术被接受为肺动脉瓣狭窄患者的标准治疗手术[69,70]。手术适合于新生儿到成人的所有年龄层。由于极好的结果和极低的手术相关并发症发生率，即使是跨瓣峰值压差为 35mmHg 的患者，如果合并有右心室肥厚的征象，也可考虑行肺动脉瓣球囊扩张术[71]。

肺动脉瓣狭窄程度可依据心导管检查中血流动力学测量的结果来判断。然而，如果导管难以通过肺动脉瓣，那么在进一步尝试跨瓣之前应行右心室造影。

通过造影显示瓣膜的解剖结构、大小和肺瓣的位置。标准的正位（部分同时行头位成角）和侧位是最合适的造影体位。造影时使用合适的测量校准工具能够帮助医生测量肺动脉瓣瓣环的精确大小。获取上述造影信息之后，将长的交换导丝沿着端孔导管送入肺动脉远端。由于肺动脉瓣、主肺动脉、左肺动脉之间相对角度更直一些，因此选择将交换导丝送至左肺动脉远端更合适。然而，对于合并了动脉导管未闭的小婴儿，导丝可能通过未闭的动脉导管进入降主动脉。对于新生儿或较小的婴儿，适合于使用带有软头的 0.018 的加硬导丝。然而，对于动脉导管已闭合的极重度肺动脉狭窄的新生儿，导丝或导管通过狭窄的瓣膜有可能会阻挡患儿极其微量的肺动脉血流而无法耐受；因此，应在导管或导丝跨过肺动脉瓣之前将准备进行球囊扩张的所有器械准备好，以导丝通过肺动脉瓣之后立即进行球囊肺动脉瓣膜成形术。

McCrindle 及其同事的经验证明，"单球囊"扩张术，球囊直径应为肺动脉瓣瓣环直径的 1.2～1.3 倍[72]。选用小于这个比率的球囊可能会导致肺动脉瓣狭窄复发或残余狭窄，而球囊直径/肺动脉瓣环超过 1.4 将会使肺动脉瓣反流的风险增加[72]。

术中可用的球囊导管的种类有很多选择，在一定程度上取决于特有的瓣膜形态。一般来说，对于典型肺动脉瓣狭窄瓣膜形态的患者，球囊的膨胀压很少会超过 6 个气压，因此，低压球囊，比如直径较小的 Tyshak2 球囊（NuMED, Hopkinton, NY）是人们喜欢首先使用的球囊类型。然而，使用较大的该类球囊时，球囊的最大额定膨胀压会发生急剧下降。因此，需要使用大球囊的病例，应使用高压球囊比如 ZMed2（NuMED, Hopkinton, NY）或双球囊（图 17-4）。对于合并严重发育不良且肺动脉瓣较厚的年长患者，或合并有瓣上狭窄，使用高压球囊会更有利。对于合并有动脉导管未闭的严重肺动脉瓣狭窄的婴儿，应该使用直径小且排空迅速的球囊，如 Tyshak 2 球囊。外形轮廓非常小的球囊，比如迷你 Tyshak 球囊（NuMED, Hopkinton, NY），可能会较容易通过瓣膜，但是由于它们球囊排空慢的特征，其并不适合于严重肺动脉瓣狭窄且动脉导管已闭合的患者。如果所选的扩张球囊难以通过肺动脉瓣，可以使用更小的冠状动脉球囊预扩张瓣膜以利于较大的球囊随后通过。

当导丝固定在肺动脉远端之后，将端孔导管退出，最后球囊导管沿导丝送至肺动脉瓣处，并将球囊的中心准确放置在狭窄的瓣膜处。随后迅

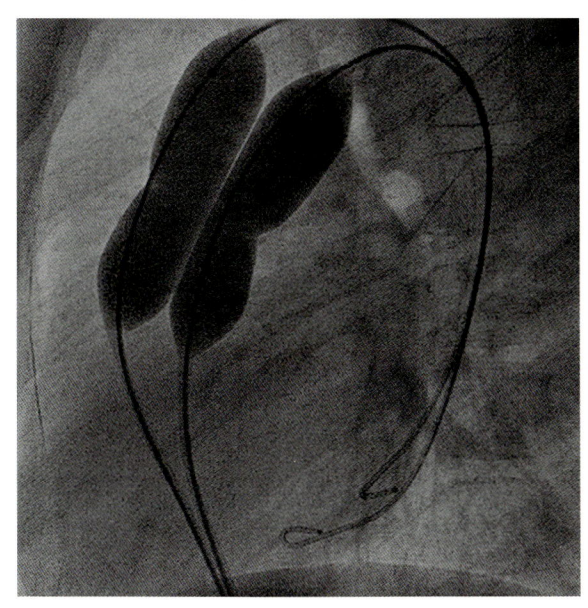

▲ 图 17-4 肺动脉瓣成形术

1 例肺动脉瓣和瓣上狭窄的 5 岁男孩，使用双球囊导管以保证球囊的高扩张力

速将球囊充胀，直至充胀到厂家推荐的最大压力，使得球囊"凹征"或"腰征"消失。优先选择能用单手就能充胀球囊的球囊导管，因为这允许操作者在行球囊扩张时用另一只手能调整控制球囊导管。随后球囊立即被迅速地回抽排空，整个过程不超过 5~10s。球囊成形术过程中全程监控动脉血压。与主动脉瓣球囊成形术不同的是，肺动脉瓣球囊成形术通常可以进行多次扩张，术者应确保：①球囊中央保持在肺动脉瓣的位置；②球囊应足够大；③在随后的扩张中，腰征消失得早，且在球囊低压时就消失。当使用单球囊时，在球囊充胀的扩张过程中收缩压和心率会明显下降。而瓣膜扩张成功后，在球囊排空后，血压和心率应自主恢复正常。

为了避免球囊扩张时动脉收缩压显著下降，降低球囊导管对股静脉的损害，人们发明了双球囊扩张技术[73]。对于肺动脉瓣瓣环径较大的患者，双球囊扩张能使得球囊具有较高的膨胀压，对于这类患者，单球囊不能提供足够的额定爆破压。双球囊技术使用两个独立的球囊导管，每个导管的直径和球囊相较于应用单球囊导管来说相对较小。两条导管经两条独立的静脉送入。使用这种技术，第二条交换导丝是从对侧的股静脉送入，

跨过肺动脉瓣进入肺动脉远端，大约送至接近第一条导丝的位置。两个小直径的球囊扩张导管沿各自独立的导丝导入，将球囊中央置入肺动脉瓣膜处，同时充胀两个球囊。既往曾有多种公式来估算双球囊与单球囊扩张的等值扩张效果[71]，最后制成了一个比较图表，即应用单球囊时可能选择的球囊尺寸与使用两个相对较小的双球囊尺寸的对比图表。一般来说，两个球囊的总直径为瓣环的 150%~160% 可作为双球囊扩张的球囊选择标准。

已有许多不同的球囊肺动脉瓣成形术的成功标准的报道。VACA 数据库，回溯至 15 年前，将随访压差 ≥ 35mmHg 定义为手术失败[72]。Holzer 与同事将手术成功标准定义为右心室和主肺动脉收缩压峰值压差下降到 25mmHg 以下，或跨瓣压差至少下降 50%，或右心室/体循环收缩压比值至少下降 50%[74]。然而，单纯肺动脉瓣瓣膜狭窄且动脉导管已关闭的患者，无论最初的跨瓣压差如何，期望通过肺动脉瓣成形术，应将大多数非瓣膜发育不良型肺动脉瓣狭窄病例的跨瓣压降至 10mmHg 以下，且右心室/收缩压比值等值下降。

如果最初的结果不理想，球囊的大小应增加到肺动脉瓣环的 130%~140%，并使用高压球囊。在扩张之后的造影评估后，应使用多轨导管，并将其沿钢丝放置于右心室流出道检测压力。然而，应该意识到，有些病例扩张后肺瓣狭窄已经解除，但漏斗部动力性梗阻会使右心室流出道存在持续的残余压力阶差（图 17-5）。右心室流出道梗阻可以通过从肺动脉到右心室流出道时拉管测压，或者来自双腔导管同步记录的压力，或单独的导管在各自位置的压力记录来证实。经验表明，漏斗部的梗阻是动力性的，并且能随着时间延长而消退。这在接受球囊肺动脉瓣成形术的成人中尤其值得注意。Fawzy 及其同事曾报道在 93 例行球囊肺动脉瓣成形术的成人中，漏斗部压差超过 30mmHg 的发生率为 46%[75,76]。所有这些患者在扩张后 6~24 个月内再次行导管检查，证实漏斗部平均压差从 43mmHg 降到 25mmHg。不足 10% 的患者有肺动脉瓣发育异常，瓣叶增厚、冗长像

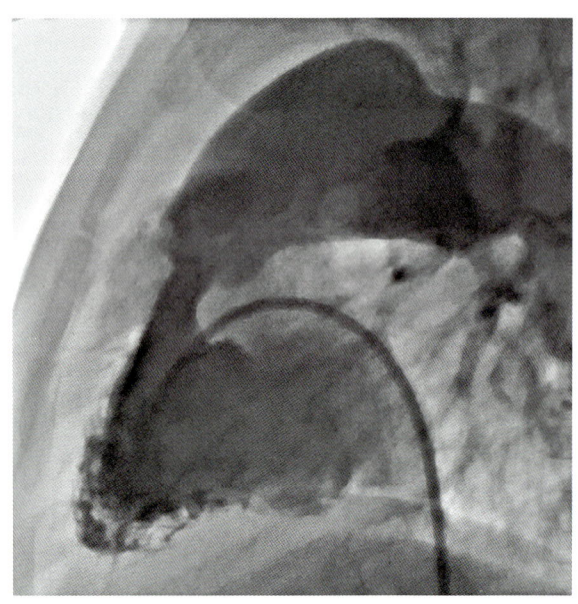

▲ 图 17-5 球囊肺动脉瓣成形术后动力性肺动脉瓣下狭窄

1 例 3 岁患儿在行球囊肺动脉瓣成形术后出现动力性右心室流出道狭窄。术后血流动力性评估未发现残余跨瓣压差，而有 10～15mmHg 的瓣下压差

"菜花状"；通常合并瓣上狭窄。这种情况在某些基因遗传疾病，如 Noonan 综合征中更为普遍。在 Holzer 及其同事最近报道的来自多中心的 C3PO 注册登记报告，即刻手术成功率为 77%，治疗失败的独立危险因素包括：存在基因综合征，复杂双心室解剖畸形，肺动脉瓣上狭窄，以及需要的球囊扩张压超过 8 个大气压[24]。

手术相关的严重不良事件少见。在包含有 290 个患者的多中心 C3PO 注册登记中，不良事件发生率为 9%，极其严重的不良事件发生率小于 3%[74]。没有手术相关的死亡率，较高级别不良反应的独立预测因素包括年龄小于 1 个月，复杂的双心室畸形，2 个或 2 个以上影响的血流动力学稳定的参数，以及手术医生的工作经验不足 10 年。

手术的远期影响仍不确定。然而，到目前为止，研究证实了术后 10 年内再狭窄的发生率为 5%～11%[69,70]。新生儿期发病或肺动脉瓣严重发育不良的患者，以及第一次手术时使用的球囊尺寸不足的患者再狭窄或复发的风险更高。到目前为止，没有证据表明由于球囊肺动脉瓣成形术后继发肺动脉瓣反流而增加肺动脉瓣置换术的风险。Dr.Charles Mullins 指出，患者心脏和肺的其他方面正常，由于心脏喷射出的血液 80%～85% 在收缩末期完全扩散到远端肺血管床，舒张压低，因此反流量非常少。然而，我们了解到继发于肺动脉瓣关闭不全的右心室扩大应被认为是肺动脉瓣置换术的潜在适应证。

七、肺动脉瓣闭锁打孔术

肺动脉瓣闭锁合并室间隔完整（pulmonary atresia with intact ventricular septum，PA/IVS）通常在新生儿期诊断。出生后肺动脉是通过未闭的动脉导管供血的，心房内交通使得体静脉回流的血液能够进入体循环。PA/IVS 患者的长期预后非常差，尤其是右心室发育不良合并右心室依赖的冠状动脉循环的病例，通常患者需要早期行心脏移植手术。PA/IVS 患者无法双心室矫治而走单心室路径的病例长期预后也非常差。PA/IVS 能行双心室或"一个半心室"矫治的病例预后相对较好。

肺动脉瓣闭锁打孔术是 PA/IVS 的非常重要的治疗方法[61]。治疗后肺动脉前向血流的刺激不仅可急剧降低右心室压力，而且，更重要的作用在于，这种刺激会促使原本发育不良的右心室得到进一步的发育。既往曾有多种用于肺瓣打孔的锋利导管器械以及激光引导的技术，但是这些技术不易掌控，并且可能会伤害肺瓣周围的心脏结构，有时候甚至会造成灾难性的后果。因此，20 世纪 90 年代早期人们发明了射频打孔术来治疗 PA/IVS，该方法已替代激光引导下肺动脉瓣打孔术[77]。

目前，肺动脉瓣射频打孔术，使用最多的设备是 Nykanen 射频打孔导丝和 Baylis 射频打孔能量发生器（Both：Baylis Medical Corporation, Montreal, Quebec, Canada）。应用二维超声心动图来判断 PA/IVS 病例是否适宜行肺动脉瓣经导管射频打孔术，大多数情况下，射频打孔术的最低超声标准为右心室有三个部分，以及膜性肺动脉瓣闭锁，且右心室漏斗部发育良好[78]。血管通路照例从右侧股静脉插管进入。放置股动脉压力监测仪。最初的血流动力学评估包括测量右心室压和收缩期动脉血压，随之行头位 20° 及标准侧位右心室造影。这样能够测量肺动脉瓣的直径，并可以排除右心室依赖的冠状动脉循环。下一步用同样的角度行左心室造影。两个心室造影图像相结合可以确定右心室盲端漏斗部和主肺动脉的关系。将 5Fr Judkins 2.5 右冠导管前端送至右心室流出道内的肺动脉瓣下，选用 Touhy Borst 适配器，该适配器允许射频导丝通过的同时可以注射对比剂。一旦装载好了射频导丝和同轴导管，将导丝放置到正确的位置，即发射射频能量，同时轻柔地将射频导丝推向肺瓣瓣膜部。大多数患者设置 5W/s 的能量，持续放电 2s 就足以使打穿闭锁的肺动脉瓣，当需要设置更高的能量时，术者要特别注意导丝位置是否准确。一旦导丝穿过肺动脉瓣，应终止射频能量。通过 Touhy Borst 设配器注入对比剂确定位置。随后将同轴导管沿射频导丝送入主肺动脉，用 0.014 或 0.018 的冠状动脉导管交换射频导丝，冠状动脉导丝能够直接进入远端肺动脉分支或通过动脉导管未闭进入降主动脉。不能使用 Nykanen 射频导丝送至远端肺动脉或通过动脉导管未闭，因为射频导丝很容易导致主肺动脉穿孔[61]。将 Baylis 射频系统和在其他地方仍广泛使用的 Osypka 射频打孔系统比较，发现使用同轴导管有明显的优势。随后将球囊导管，比如直径大约是瓣环径的 130% 的 Mini-Tyshak（NuMED, Hopkinton, NY）导管（图 17-6），沿冠状动脉导丝送入行球囊扩张术。在球囊导管不能通过瓣膜的情况，可以使用外形小的 2.5mm 冠状动脉球囊开始，进行序贯球囊扩张[79]。球囊扩张后，评估跨肺瓣的压力差以及右心室/收缩压比，最后行右心室造影证实手术的结果。

Benson 和同事对肺动脉瓣射频打孔术的结果和转归的相关研究进行了总结[80-85]。多数研究组只有不足 5 例患者。总体死亡率约为 8%，手术相关并发症的发生率约为 15%。

有人建议在一次手术中联合使用动脉导管支架和射频打孔，可能减少经导管介入次数，缩短术后恢复时间。在成功实施了射频打孔及肺瓣球囊扩张的新生儿病例中，大约 50% 的新生儿需要额外方法增加肺血流量，然而目前难以对每个独立的患者个体进行预测[86]。一些学者建议使用三尖瓣 Z 值[83]，但是这并不能预测是否需要术后额外再需要增加肺血流量。不管怎样，前列腺素注射 5～7 天仍需要注射以维持血氧饱和度时，就应该进行动脉导管未闭支架置入术或外科主肺动脉分流术。

如果射频打孔手术进行得恰当，这些技术使 75% 适合的患者最终维持双室或一个半心室循环[61]。

八、介入治疗房室瓣狭窄

（一）二尖瓣扩张术

探讨球囊房室瓣狭窄扩张术时，区分先天性房室瓣狭窄和风湿热导致的继发性房室瓣狭窄非常重要。在除美国外的很多国家，风湿性二尖瓣狭窄在儿童期仍较为普遍。这些获得性的瓣膜损害导致瓣膜连接处融合，适合行瓣膜扩张手术，这在小儿中被证实为有效的。相反，先天性二尖瓣狭窄病变类型变化很大，尽管球囊扩张术偶尔会有效，但先天性二尖瓣狭窄大多不太适合行球囊扩张术。是否对先天性二尖瓣狭窄行球囊瓣膜成形术应取决于超声心动图对二尖瓣的解剖进行全面的评估。

二尖瓣狭窄球囊扩张时，经股静脉通过经房间隔途径进入左心系统，最后达到二尖瓣。之前已对各种技术进行介绍，包括预扩张房间隔以利于通过较大的单个二尖瓣扩张球囊；通过两个较大的房间隔穿刺鞘送入两个扩张球囊至左心房；将两个球囊通过独立的导丝，不需要使用长鞘，而且不必特别扩张房间隔将两个球囊送至左心房及二尖瓣，以及使用多轨系统将双球囊设备穿过单一导丝（NuMED, Hopkinton, NY）送至左心房[87]。Inoue 球囊（Toray Industries, Houston, TX）是定制的沙漏形状的球囊，可作为一个完整的设备，包括鞘、导丝和顶杆。这对在左心室内用不需要导丝的单一球囊设备行球囊瓣膜成形术尤其有用（图17-7）。Inoue 球囊有 3 种可用的尺寸，球囊扩张直径为 22～30mm，该球囊已被证实成功用于风湿性二尖瓣狭窄的治疗[88]。

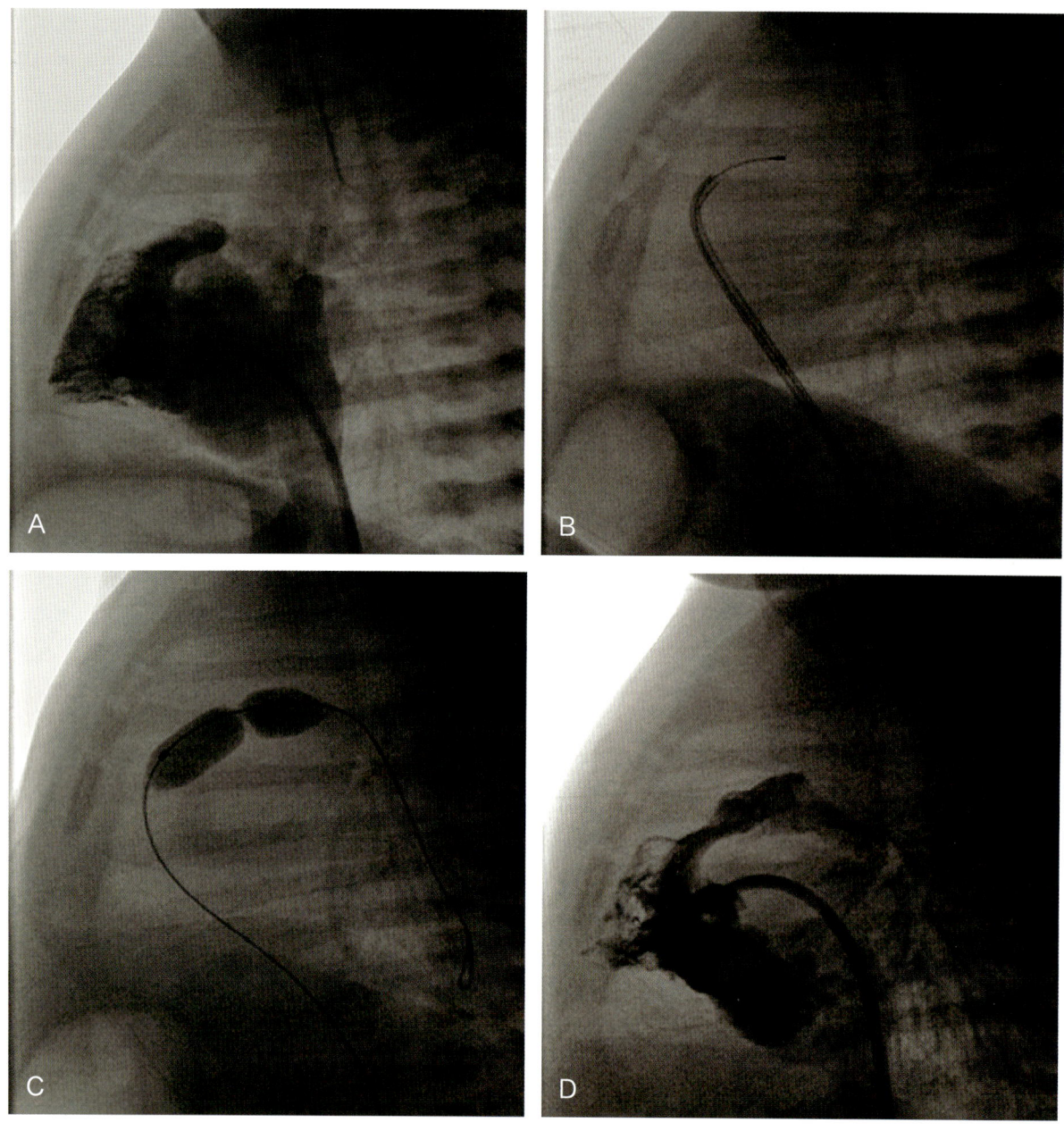

▲ 图 17-6 肺动脉瓣闭锁合并室间隔完整射频打孔术

1 例室间隔完整的肺动脉瓣闭锁婴儿行肺动脉瓣板射频打孔术。A. 右心室造影显示右心室流出道；B. 射频导丝穿过肺动脉瓣板；C. 将导丝放置在右肺动脉远端行球囊肺动脉瓣成形术；D. 右心室造影证实新制造的右心室和主肺动脉间的连续

当使用双球囊时，制造一个或两个房间隔造口进入左心房。从右心房通过先前放置的通过房间隔的导管或长鞘送入交换导丝，穿过二尖瓣，将导丝柔软的"过度"部分进入左心室，在左心室内打圈。很重要的一点是，如果这条导丝是用于球囊扩张的，应该先使用漂浮端孔导管从左心房朝向并跨过二尖瓣进入左心室，以减少穿过腱索的机会。一旦导丝到位，两根长鞘/扩张条或两个独立的扩张球囊沿导丝进入左心房。球囊朝前并放置在跨过二尖瓣的位置。将鞘退出球囊同时充胀球囊。使用更长的球囊（大孩子和青少年使用 5～6cm）有助于在球囊充胀过程中固定。这两个球囊直径的总和等于和患者身材相似的正常人的二尖瓣测量直径或估计的正常二尖瓣最大径。两个球囊扩张技术能为较大二尖瓣瓣环的病例提供充足的球囊直径，同时在球囊输送时不会损伤

第三篇 诊断与治疗方法
第 17 章 心导管治疗

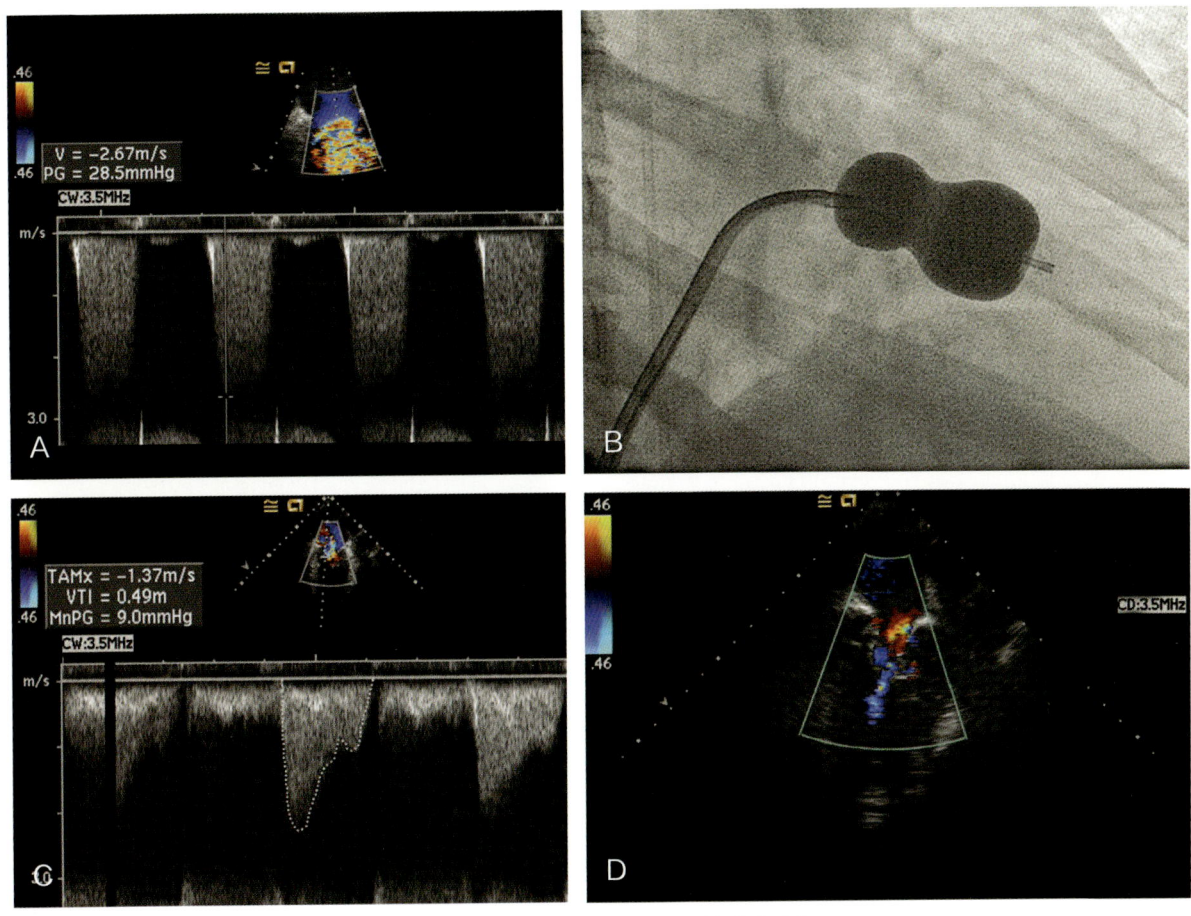

▲ 图 17-7 二尖瓣 Inoue 球囊瓣膜成形术

1 例 38 岁的女性风湿性二尖瓣狭窄患者。Inoue 球囊瓣膜成形术将平均压差从 28mmHg 降至 9mmHg，同时二尖瓣反流从局限增加到轻度。A. 球囊二尖瓣成形术前多普勒平均跨瓣压差为 28mmHg；B. 球囊二尖瓣成形术后多普勒平均跨瓣压差为 9mmHg；C. 在二尖瓣处充胀球囊；D. 球囊二尖瓣成形术后彩色多普勒显示轻度二尖瓣反流

股静脉或房间隔。当进行任何介入手术时，这些患者需要使用肝素抗凝。

先天性二尖瓣狭窄球囊瓣膜扩张术的初期成功率与外科瓣膜联合部切开术相当，取决于二尖瓣形态。然而，总体经验有限，并且扩张后二尖瓣狭窄改善的持续时间难以预测。McElhinney 和同事最近报道了一组 108 名平均年龄为 18 个月的先天性二尖瓣狭窄患者，分别进行了球囊二尖瓣成形术（balloon mitral valvuloplasty，BMVP）或外科干预[89]。BMVP 有效地将术后压差平均降低 38%，同时 28% 患者术后证实有明显的二尖瓣反流。超过 5 年生存率为 69%，而传统的经验认为这些患者在后期 5 年生存率为 87%。球囊瓣膜成形术和外科二尖瓣成形术的早期死亡率相似，而行二尖瓣置换术的患者，其本身就预示着具有较

差的早期或远期预后。球囊瓣膜成形术后免于行双心室修补术的患者 5 年生存率为 75%。该作者建议有典型先天性二尖瓣狭窄或双孔二尖瓣的先天性二尖瓣狭窄患者应该行球囊瓣膜成形术，他们认为外科手术方式更适合瓣上二尖瓣环和降落伞二尖瓣的患者。

一般来说降落伞二尖瓣不是球囊瓣膜成形术的禁忌证，然而当只有一条单一的帽状肌或者腱索重度缩短或实质上缺乏腱索时（拱形二尖瓣），手术很可能无效。实际上，对于先天性二尖瓣狭窄患者，很难预测哪种干预方式是最适合的。这样，外科手术和经皮途径的比较偏倚性较大。

（二）三尖瓣扩张术

先天性三尖瓣狭窄以及风湿性、肿瘤性与其

511

他罕见的后天性三尖瓣狭窄，发生率不如二尖瓣狭窄高，但与二尖瓣狭窄一样，也能接受球囊瓣膜扩张术。先天性三尖瓣狭窄通常合并其他心脏畸形，与二尖瓣狭窄相似，对手术的适应性不如风湿性三尖瓣狭窄。三尖瓣狭窄的诊断是由血流动力学确定的。通过超声心动图与造影尽可能获取瓣膜解剖与梗阻部位的有关信息。将一根或两根导丝跨过三尖瓣进入肺动脉或右室心尖。依据患者的体表面积计算或估计三尖瓣瓣环的最大直径，球囊直径或两个球囊直径之和与测量的瓣环径相匹配（除外瓣环发育不良的情况）。将扩张球囊沿标准的血管鞘和导丝送入。球囊穿过狭窄的瓣膜进行扩张。寻求使球囊的压迹或腰征消失的最大球囊膨胀压。和二尖瓣扩张术一样，使用较长的球囊有利于恰当的定位，并在扩张过程中使球囊保持跨在瓣膜上。扩张成功后跨瓣压差消失。三尖瓣扩张术的经验有限，但是，在有限的经验和最小的风险的基础上，对于合适的患者，在考虑行三尖瓣狭窄外科手术前，可行三尖瓣扩张术。

九、主动脉弓缩窄、再缩窄及梗阻的介入治疗

外周动脉扩张术是最早开展的介入手术，而且仍然是血管放射科医生发明的最具代表性的技术。Dotter 和 Judkins[1] 报道经皮粥样硬化性外周动脉扩张术时，Rashkind 和同事正致力于房间隔造口术的研究。

血管狭窄扩张技术使用直径相对较小、圆柱形、有固定最大径的扩张球囊沿着导丝，送至跨过血管狭窄部位，用相当高的压力充胀球囊，扩张或撕裂狭窄部位到达预先期望的球囊径。这种球囊导管不仅仅使用于治疗原发或再发主动脉缩窄，也同样用于肺动脉分支狭窄以及中心或外周静脉狭窄病变。由于一些血管扩张术后会出现立即回弹，随后出现再狭窄，因此球囊扩张支架治疗技术能进一步改进介入治疗的适用范围，通常是成年患者的治疗选择。

1979 年，Sos 首次尝试在尸体标本上行原发血管缩窄的球囊血管成形术[90]，随后 Dr.Jams Lock 在 20 世纪 80 年代早期做了些类似的其他研究工作，他在离体的人缩窄动脉段上行球囊血管成形术，同时也对实验诱导的动脉缩窄羊羔进行了球囊血管成形术。他指出，球囊血管成形术通过对血管的内膜和中膜造成一定长度的微观或肉眼可见的撕裂，以达到治疗结果[91,92]。这些内膜层的损伤在后期的病理学检查中好像已痊愈，使球囊扩张段的内膜层看起来是正常的。这些研究同时表面，小于狭窄段血管直径的两倍的球囊尺寸并不能够扩张成功，而直径大于 3 倍会使导致更深、更广泛的撕裂的风险增加。

来自得克萨斯儿童医院的 Dr.Ronald Grifka's 和 Dr. Charles E. Mullins' 团队对血管内支架治疗动脉缩窄进行评估（图 17-8）[93]。在动物实验中，他们在腹主动脉内植入 Palmaz P308,188 和 108 支架，证实在首次支架植入术后，支架能安全地再扩张。Dr. Andrew Redington 于 1993 年为一个 10 周大的女孩植入自膨式支架，这个女孩先前做过 HLHS 姑息手术[94]。然而应避免为小婴儿行支架植入术，只有在一些少见的情况下，为病情非常严重的婴儿植入小支架是合理的，尽管必须承认这些小的支架并不能扩张到成人的尺寸，因此最终需要行外科手术取出支架。1995 年，Suarez de Lezo 报道首次大批使用 Palmaz 支架治疗原发和再发动脉缩窄[95]，1999 年 Cheatham 报道了一种新设计的支架，CP 支架—PTFE 覆膜支架[96]。Holzer 和同事在美国儿童医院报道了支架植入治疗复杂主动脉弓狭窄的大规模的经验，用更精彩的结果进一步扩大了介入支架植入方法治疗的适应范围（图 17-9）[97]。

将血管内支架植入术与原发或再发主动脉缩窄的各种治疗方法，如外科手术、球囊血管成形术等进行对比的主要困难之一，在于根本上缺乏前瞻性、循证研究的数据[98]。各种方法治疗的结果必然受到各个机构心脏介入医生和各个机构外科手术医生技术的影响[98]，同时受到每个机构治疗这类疾病决策和经验的影响。

与外科和介入方法治疗主动脉缩窄的比较一样，决定使用球囊血管扩张术或支架植入术通常

取决于不同治疗机构的决策，而并没有数据资料的证据。然而，球囊血管成形术和血管内支架植入术对主动脉缩窄的治疗有同样重要的作用。有许多令人信服的理由证明支架植入术是更合适的治疗方式，前提是患者的体重允许这个手术：第一，由于缩窄段血管的弹性回缩作用，球囊血管成形术的效果有限，而血管内支架的支撑力明显解决了这个问题。第二，动脉血管壁的伤害程度是血管的并发症如动脉瘤形成的很重要因素，而球囊血管成形术通常需要一定程度的过度扩张缩窄段及邻近段血管壁，血管内支架植入允许只将血管壁扩张到需要的大小，以维持血管壁的持续扩张，

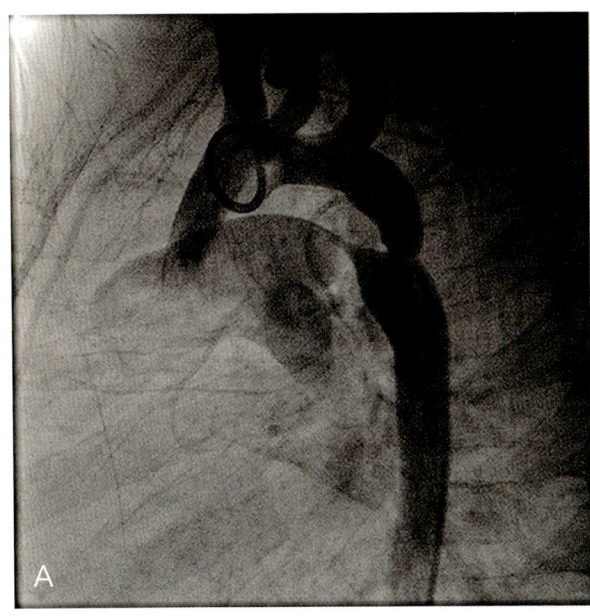 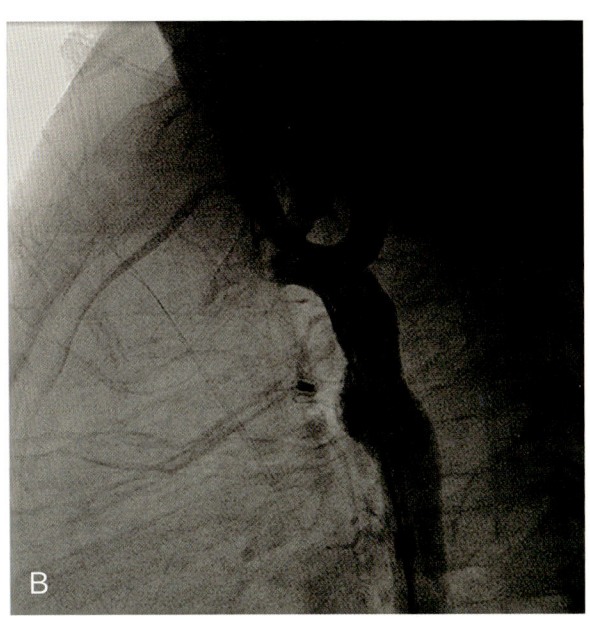

▲ 图 17-8　主动脉缩窄和动脉导管未闭

1 例行择期动脉导管未闭封堵术的 14 月龄儿童。在手术过程中偶然发现存在收缩期峰值压差 30mmHg 的主动脉缩窄。使用 6/4mm ADO 封堵器封堵动脉导管未闭，随后在降主动脉放置了 1 个 19mm 的 Genesis XD 支架。A. 介入前的动脉导管未闭和主动脉缩窄；B. 介入后

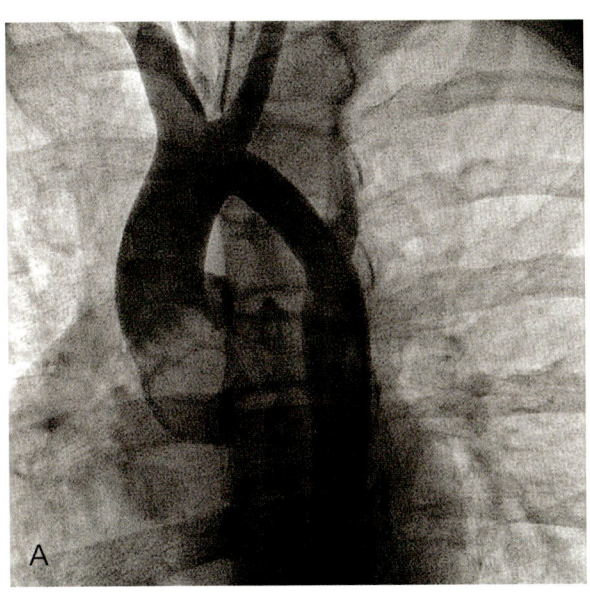 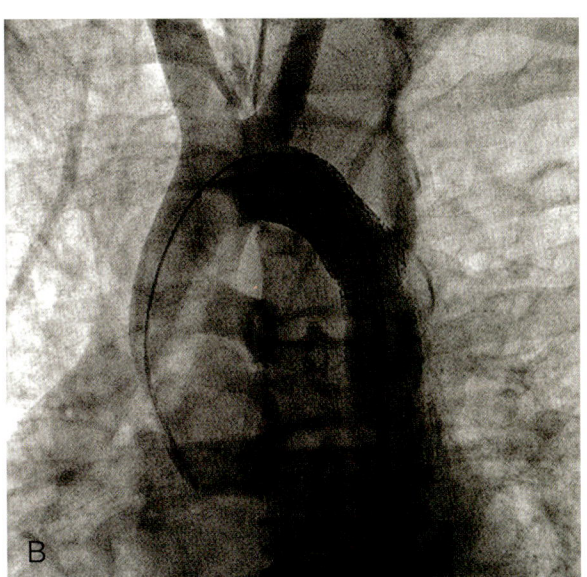

▲ 图 17-9　复合主动脉弓支架植入

1 例在婴儿期性主动脉弓缩窄矫正术（端端缝合）的 15 岁患儿。伴有主动脉弓发育不良的 Shone 综合征。在主动脉弓内横向放置 1 个 36mm 的 MaxLD 支架，将收缩期峰值压差从 22mmHg 降至 2mmHg。A. 支架置入前主动脉弓造影；B. 支架置入后主动脉弓造影

不需要过度扩张。第三，单独行球囊动脉成形术对较长段动脉缩窄或主动脉弓发育不良的患者预后较差。

虽然血管内支架植入术有明显的效果，但通常应避免在小婴儿与新生儿中进行，因为存在对动脉血管及穿刺位点的潜在伤害，而且支架仅扩张到相当小的尺寸，导致支架内狭窄的可能较高。与其他介入治疗方法一样，导管室需要有相应的设备，允许操作者在术中应对潜在的并发症（图17-10）。

手术的目标是将压差下降到 10mmHg 以下或造影显示梗阻减轻 90% 以上。在一项观察性的研究中，Zabal 和同事分析了一组 54 名成年患者，进行了主动脉缩窄的介入治疗，其主要终点为治疗失败指标，包括心脏相关的死亡、压差大于 20mmHg、需要再次介入手术或并发症比如动脉瘤形成[99]。他们认为，压差大于 10mmHg 与较高的上述失败指标有关。这不是一项前瞻性或随机研究，但是这确实与其他观察组的结果相符，这是这类患者行介入治疗的一个好的参考。

运用现有的设备和技术，对原发或再发主动脉缩窄患者的球囊扩张或支架植入治疗后，90% 患者能立即减轻梗阻。CCISC 数据库关于支架植入术治疗主动脉缩窄的结果表明，手术急性期复合成功率为 96%[100]。然而，在 3～18 个月随访中，手术累积复合成功率降至 86%，18 个月后降至 77%。

然而，对小婴儿或新生儿原发性主动脉缩窄只行球囊血管成形术的远期成功率更低，再狭窄率高达 66%。讨论主动脉缩窄的介入治疗时，应考虑缩窄扩张部位血管瘤形成的较高风险。血管瘤可能在缩窄部位扩张术后立即或稍迟形成。血管瘤导致灾难性事件的概率不高。然而，随访数据有限，长期结果不确定。来自 CCISC 数据库的数据认为，主动脉血管内支架植入术的并发症发生率比外科手术及球囊血管成形术更低些（2.3%，8.1%，9.8%，$P < 0.001$），球囊血管成形术后的患者更容易在急性期或随访过程中发生动脉血管壁并发症[101]。

根据对球囊血管成形术后外科切除的血管段和病变区域的血管内超声提示，动脉内膜和中膜层通常都被破坏，仅有动脉外膜层承受血压。这些动脉瘤还有另一个值得注意的地方，特别是在一次成功的扩张术后，如果后期还有行外科手术的必要，由于血流动力学上成功的扩张使得侧支

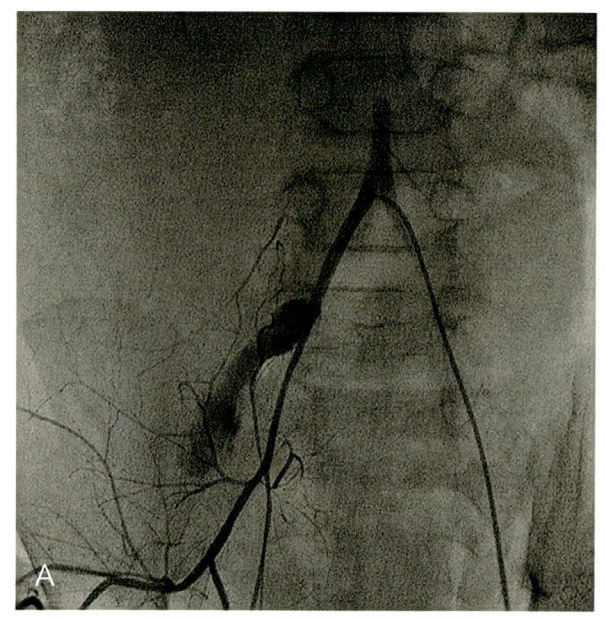
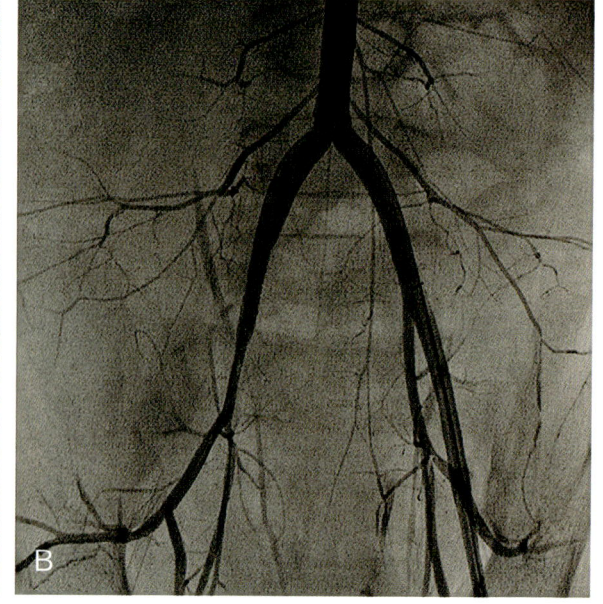

▲ 图 17-10　髂动脉破裂

1 例局部主动脉缩窄的 9 岁患儿进行 MaxLD 支架置入术后，压差完全消失。动脉鞘损伤到右侧髂动脉，置入 Atrium Cast 覆膜支架治疗。A. 髂动脉受损处有明显的对比剂溢出；B. 置入覆膜支架后同一条血管造影

消失，这使外科手术更冒险。随着收集到有关原发性缩窄扩张的随访信息越来越多，这种技术应用于 7—12 月龄以上患者的局限性缩窄似乎更为合理[102]。对于大一些的孩子，可行支架植入方法治疗主动脉缩窄替代球囊血管成形术，尽管这些支架植入可能导致动脉瘤形成。也有人提出，通过两次或三次手术进行保守的逐步的支架扩张，尤其是对于较紧的病变，以降低夹层或动脉瘤形成的风险。

操作技术本身并不复杂。通常使用侧位和左前斜位，通过量化的造影看到缩窄动脉和邻近动脉。血管内超声（intravenous ultrasound，IVUS）有利于对缩窄血管进行介入前评估，且对于术后缩窄的患者尤其适用[103-105]。如果只行球囊血管成形术，准备一个和缩窄处最狭窄部位同样大小的球囊。将 J 形或前端弯曲的加硬导丝逆行通过缩窄处，绕过主动脉弓，进入主动脉根部或有时进入右无名动脉。扩张球囊导管沿导丝跨过缩窄处。当球囊进入缩窄中心部位，将它扩张到厂家标注的最大压。可能会重复扩张几次直到球囊的腰征消失或压差消失。对较小的婴儿和新生儿，切割球囊血管成形术通常是不适合支架植入术患者的一个替代治疗方法。

对于较大些的患者，如果球囊扩张治疗效果不满意并且能够经动脉送入较大的鞘管，可植入血管内支架。当使用支架时，重要的是只能使用最终能扩张到成人降主动脉最大尺寸的动脉支架。在使用小于平均成人预期支架尺寸较小的患者，最大直径能膨胀到 18mm 的 Genesis XD 或 Genesis XD 支架非常合适。如果需要更大的支架直径，最大可膨胀直径超过 25mm 的 Max LD、CO 或老的 Palmaz XL（Cordis, Warren, NJ）支架是合适的，尽管只有 NuMED CP 支架通过了美国 COAST/COAST Ⅱ 临床试验方案。如果必须跨过主动脉弓，Mega 或 Max LD 支架，由于它们的开孔设计而有额外的优势，它能够扩大以避免主动脉弓侧支被支架网格覆盖（图 17-11）。相比而言，ePTFE 覆盖的 CP 支架对非常紧的缩窄尤其适用，因为这种缩窄的动脉壁损伤的风险增加，而且在成人患者中，曾报道过灾难性的动脉撕裂[106-108]。小孩的支架植入在后来的介入手术中能逐渐扩张到成人尺寸以适应孩子的生长。

成人的动脉缩窄介入手术与小孩子有重要的差别。比如，考虑行血管内支架时小孩的限制因素是，由于需要较大的血管鞘而损伤动脉血管和穿刺位点，以及支架只能膨胀到相当小的尺寸时发生支架内狭窄的更高的可能性。在成人治疗中很少担心这些问题。成人介入治疗的目标和小孩相似：将压差降至 10mmHg 以下或造影显示狭窄减少 90% 以上。

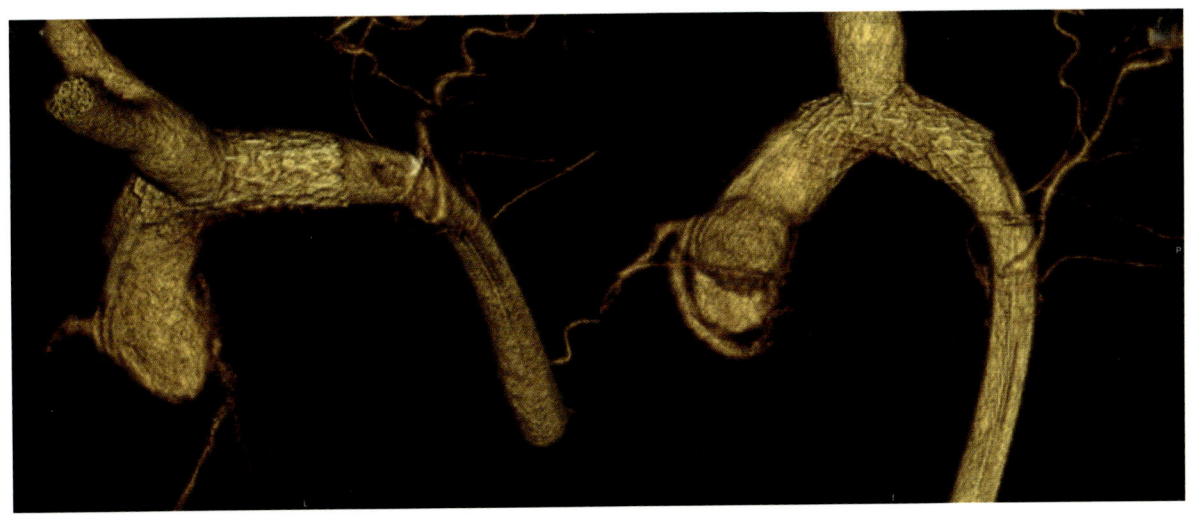

▲ 图 17-11　开放孔支架沿主动脉弓血管扩展的三维旋转血管造影
1 例 3 岁的复杂先天性心脏病患儿，在主动脉弓横段置入 1 个 26mm 的 Mega LD 支架（没有残余压差）。使用 10mm 的球囊完全将头臂干下的支架网格扩张开

一直有人强调成人球囊血管成形术或血管内支架植入术后发生灾难性血管损伤的风险比小孩高，尤其是初次治疗主动脉缩窄时[106-108]。在成人中，缩窄或再缩窄与"高度"和"紧"的狭窄没有形态学上的关联。许多成人患者合并有系统性或运动诱发的高血压，可能呈现"仅有"20～30mmHg 的上下肢压差，狭窄段与主动脉膈膜之间的血管造影差异不超过 30%～50%。为了使单纯球囊血管成形术达到理想的效果，应有意识地将缩窄区的血管扩大到缩窄部位的 2 倍以上[91,92]。然而，用这个作为引导可能造成不仅缩窄段过度扩张，而且邻近的正常动脉也会被过度扩张。因此，支架植入方法被当作是成人原发或再发缩窄的治疗选择，因为这个方法不仅避免过度膨胀，而且和球囊血管成形术相比，再发狭窄的风险更低。

虽然不能消除灾难性的血管损伤的风险，但是可以通过多使用 IVUS 之类的仪器尽量地减小风险[103,105]。IVUS 能评估缩窄段及其上方、下方动脉壁的完整性和结构。这不仅能用于确定先前的球囊血管成形术可能导致的中膜和内膜层的破坏，同时也能清楚地界定异常血管壁的延伸范围，因此有利于选择能覆盖整段异常血管的合适长度的支架。

一些机构提倡在支架植入前预扩张缩窄段测试血管壁的顺应性。然而，缺点是可能将狭窄段的内 - 中膜挤入邻近正常的血管内，使得随后置入的支架不能将其覆盖，因此可能成为动脉瘤形成的"发源地"，尤其是在直接邻近支架放置部位的区域。在较紧的成人缩窄病例，不在单次手术过程中将动脉扩张到需要的大小比较有利，而是采取分期手术，分 2～3 期将支架扩张到最终所需的尺寸，因此有利于动脉在两次介入治疗期间愈合，以降低灾难性的动脉损伤的风险。然而，尽管手术过程非常周到仔细，成人主动脉缩窄的治疗风险仍不能完全消除，因此，只要有必要，初次或补救手术使用获批准的覆膜支架可能提高手术的安全系数（图 17-12）。覆膜支架也被成功用于缩窄部位隔绝动脉瘤（图 17-13）。

在经导管治疗主动脉缩窄术后，应尽量减少动脉瘤形成和其他血管并发症的风险。应保护新损伤的血管壁免受到高血压的冲击，至少应短期服用抗高血压药物，如 β 受体阻滞药（即使是血压正常的患者），能减少介入手术后早期血管并

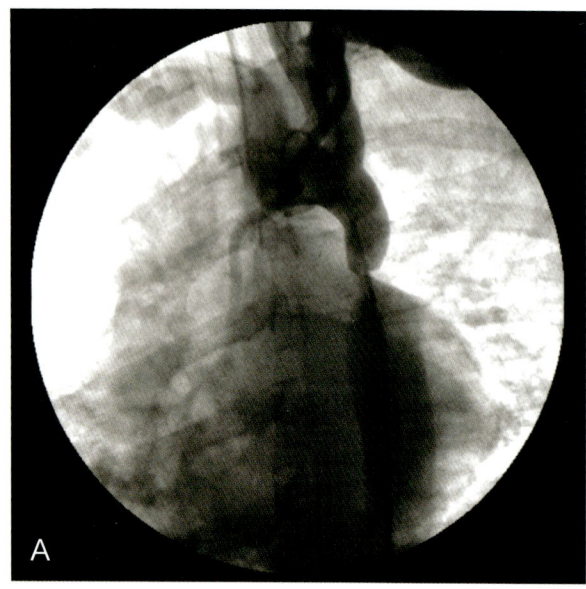 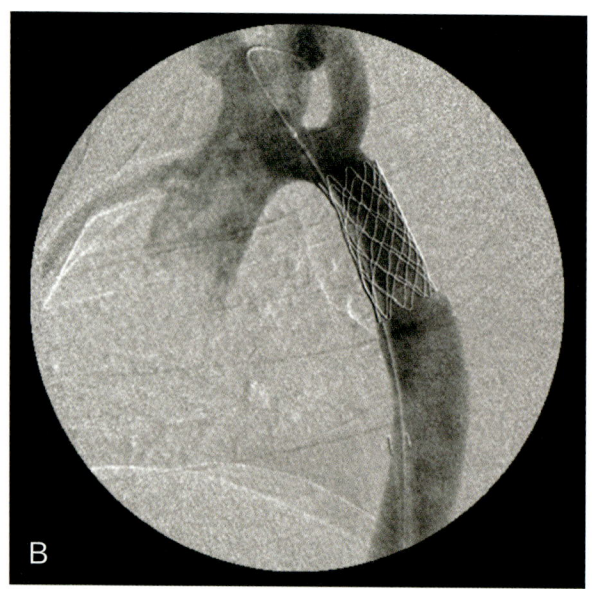

▲ 图 17-12 孕期主动脉缩窄

1 例 34 岁的孕妇在怀孕 24 周时因严重的高血压住院。随后的检查证实严重的主动脉缩窄。由于对胎儿和母亲可能导致严重的问题，因此经导管置入了 NuMED CP 覆膜支架，完全消除了压差。术中尽可能缩短造影时间，而且进行了合适的放射保护措施。A. 支架置入前主动脉造影显示血流几乎中断；B. 支架置入后主动脉造影

第三篇 诊断与治疗方法
第 17 章 心导管治疗

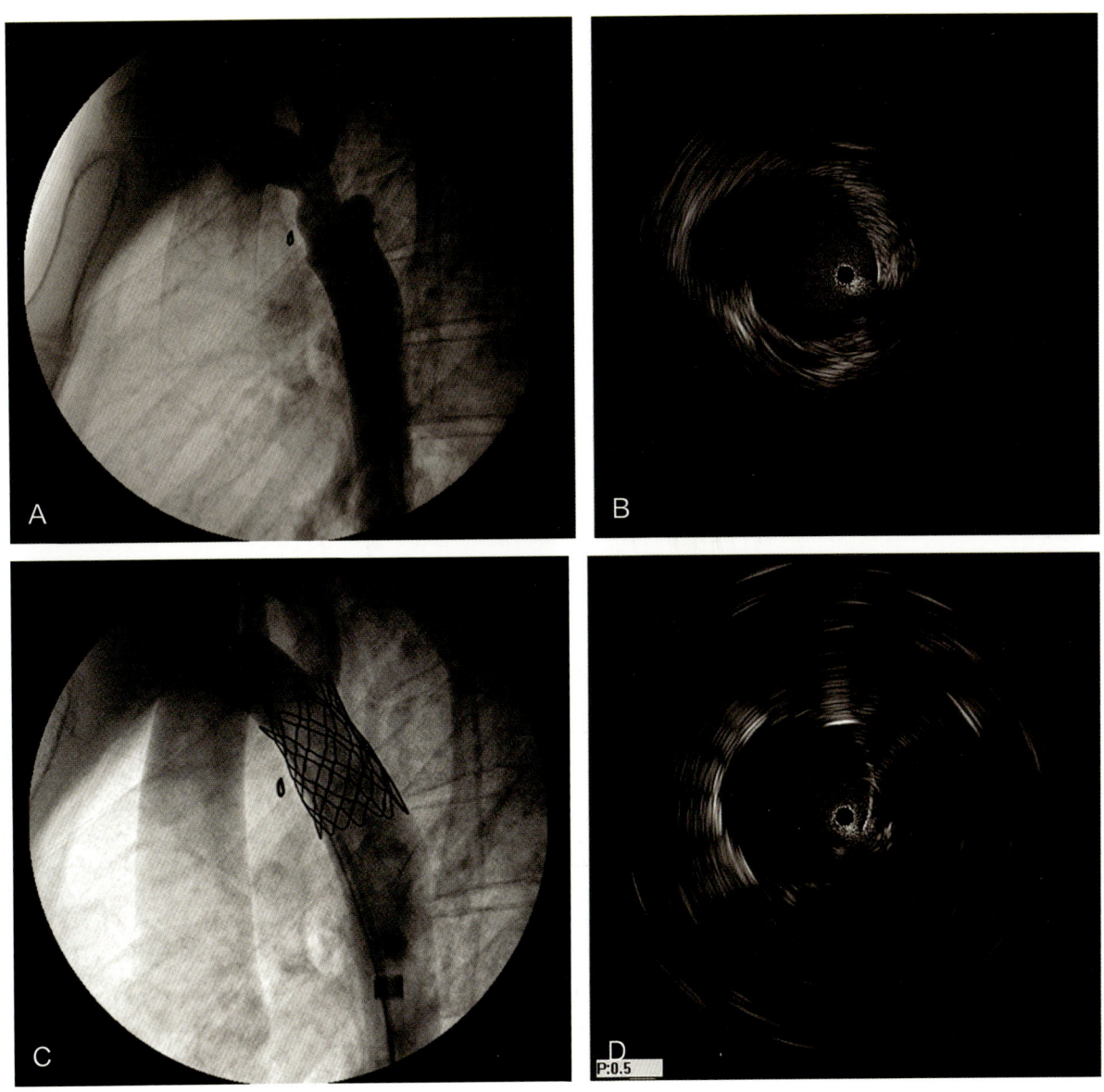

▲ 图 17-13 成人主动脉缩窄合并动脉瘤形成

1 例 23 岁男性在早期进行了 GoreTex 补片扩大术，随后发展为再缩窄（峰值收缩期压差为 22mmHg）及相关的后侧动脉瘤形成。放置 1 个 CP 覆膜支架完全消除残余压差而且隔离了后侧的动脉瘤。A. 支架置入前造影；B. 支架置入前行血管内超声证实动脉瘤存在；C. 支架置入后造影；D. 在支架置入后行血管内超声完全排除了动脉瘤

发症的发生率。在随访过程中，应特别注意观察介入手术部位动脉瘤形成的潜在可能，甚至是在支架植入术后。术后 6~12 个月应行多排 CT 或 MRI 检查。

十、肺动脉（分支）狭窄复张

经导管治疗各种各样的肺动脉（分支）狭窄已被广泛接受，很大部分原因是这类病变通常不适合行外科手术。然而，肺动脉（分支）狭窄复张术可能是小儿先天性心脏病中最具挑战性的手术。介入手术需要努力实现最理性的效果，有时对于个别复杂的患者需要进行重复和分阶段手术。治疗方式包括切割球囊、标准球囊血管成形术或血管内支架植入术。

有时候这种畸形的手术是否成功很难评定，但是对于存在双心室循环的患者，降低右心室压力/体循环压力比是结果良好的标志。狭窄的肺动脉分支压力阶差意义不是很大，实际上造影上显

517

示很明显的肺动脉狭窄，其压力阶差可能并不大，尤其是对于单一的病变以及合并有明显肺动脉瓣关闭不全的患者。然而，当评估跨狭窄部位的压力阶差时，应注意避免测量导管不准等因素造成的压力差，因此使用测压导丝，如RADI测压导丝（Radi Medical Systems,Wilmington,MA），有助于准确测量血流动力学数据。心导管术前后的血管造影资料一样重要，同时操作者应努力取得"正常"的血管直径，通常，通过解剖测量的狭窄百分比的改善是好的结果参数。三维重建旋转造影是一项新的技术，这尤其适用于需要行复杂肺动脉复张术的患者。三维重建能完整显现肺动脉树，并且能选择显示病变的最好角度（图17-14）。这不仅仅利于提供更好的病变部位造影图像，而且能减少对比剂的使用量，尤其是对于需要行多次肺动脉复张术的患者。在旋转造影过程中使用快速右心室起搏能更进一步减少对比剂的需要量。

虽然球囊血管成形术可以通过沿着轨道导丝前送球囊的技术实现，但是在分动脉分支狭窄的病例中，通常会将长鞘送入至拟介入治疗的病变

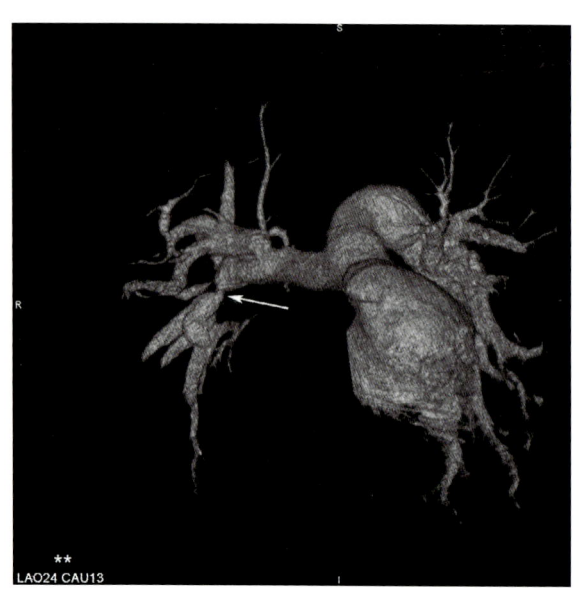

▲ 图17-14　肺动脉旋转造影三维重建

1例法洛四联症、肺动脉闭锁、主肺侧支动脉的5.5岁患儿，在6月龄时进行了肺动脉单源化手术，未修补室间隔缺损，在接下来的12个月内进行了两期外科手术及随后的介入手术。三维旋转造影更好地描绘了肺动脉分支全景（箭）。图像可以旋转直到最好地呈现病变部位及其显示角度（**），操作者随后能使用同一个角度行二维造影成像

部位，以方便进交换不同的球囊，必要时还可行支架植入术（图17-15）。对于许多患者，尤其是对于成人来说，经股静脉途径植入长鞘可能有困难，因此应考虑替代途径。经颈静脉或肝静脉内的途径能消除经股静脉途径必须经过的双-S曲线，而同时需要更短的输送长鞘并改进鞘的可推送性。

单纯球囊血管成形术很少能实现部分肺动脉分支狭窄病变的持续而长期的改善，因此仅用于不适合行其他形式介入治疗的患者或血管尺寸不符合能扩张到成人尺寸的血管内支架植入使用条件的患者。选择合适的球囊直径并没有绝对的标准，然而，选择的球囊应大于狭窄段直径的2倍，但应避免大于实际狭窄段直径的3倍。然而，当使用标准球囊血管成形术时，需要"过度扩张"血管达到理想的效果。对于非常顽固的狭窄，应考虑使用高压球囊，而不应一味选择过大的扩张球囊。切割球囊血管成形术适合的最大直径高达8mm，而且可作为小的远端肺动脉血管内支架植入的合适的替代治疗措施[109,110]。在一项多中心随机研究中，Bergersen及其同事证实，切割球囊治疗顽固的肺动脉狭窄比单一的高压球囊更有效[111]。

标准球囊血管成形术治疗肺动脉分支狭窄的成功率偏低，而且许多原本扩张满意的血管在球囊扩张之后立即出现再缩窄，或没有立即出现，而是短时间之后出现。真正意义上的治疗成功及扩张后分支肺动脉真正达到血管的正常直径且原狭窄处压差消失的病例数小于20%；同时，手术有一定的并发症发生率，甚至会出现死亡病例。不可能提前预测哪次手术可能成功，因此这项手术通常被作为临床试验性治疗。通常，肺动脉分支狭窄扩张是分阶段进行的，因此再次介入治疗不一定是手术失败的标志，更重要的是体现了有意识地选择分阶段的方法，同时频繁地早期再介入手术来适应肺动脉的发育。在C3PO注册研究体现得尤其突出，其中22%的患者在术后前3年需要早期再次介入手术[22]。

Mullins及其同事于1989年使用Johnson和Johnson髂动脉支架及其介入系统（JJIS；Sommerville, NJ, USA）支架治疗分支动脉狭窄和

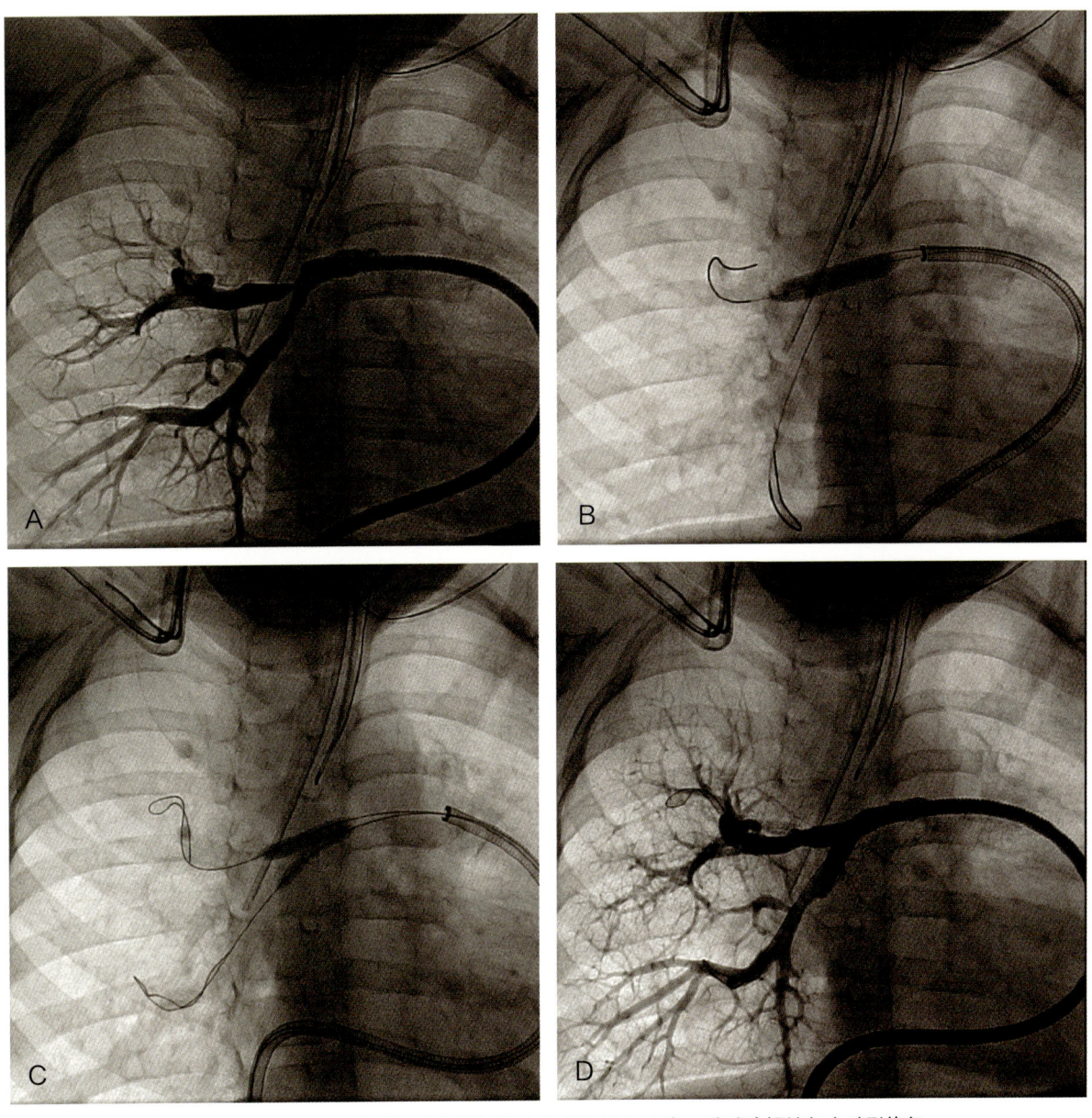

▲ 图 17-15 肺动脉闭锁 / 室间隔缺损合并主肺侧支动脉 – 肺动脉闭锁复合畸形修复

1 例合并肺动脉闭锁/室间隔缺损和主肺侧支动脉 – 肺动脉闭锁的病例，右下肺叶肺动脉和右中叶肺动脉狭窄病变的 2.5 岁女孩。A. 将长的抗折长鞘放置在右肺动脉近端，鞘管内送入两条导丝，同时放置在右中肺和右下肺分支分动脉，以便快速扩张狭窄的分支分动脉；B. 切割球囊成形术扩张右下肺动脉；C. 然后同时行右下肺和右中肺球囊扩张；D. 造影显示治疗效果良好（微小的右下肺动脉血管瘤）

中心体静脉狭窄，将血管内支架植入引入先天性心脏病的治疗。支架植入治疗这类疾病显著改变了肺动脉分支狭窄的治疗措施。这项治疗在消除血管压力阶差和恢复血管正常直径方面效果突出[8]。支架植入术并不需要将血管过度扩张以达到最终直径正常。最初的效果会持续很多年。而且，已被证实如果初次植入了合适的支架，这些支架以后会进一步扩张到成人血管径。自从这项技术被引入肺动脉狭窄的治疗以来，血管内支架植入已成为大多数大的先天性心脏病治疗机构治疗肺动脉分支狭窄的主要治疗方案。

植入那种可能无法扩张到成人尺寸的支架（比如预装支架）适合某些新生儿以及需要行"姑息"手术的小孩。Holzer 及其同事提出给体重低于 15kg 的小孩行肺动脉支架植入术，并且证实支架植入可能防止行外科手术或将手术推迟到风险更低的时候[112]。Stanfill 及其同事通过更多的研究数据得到了同样的结果[53]。而且，支架不会对外科手术带来大的麻烦，必要时可以被切除或取出来[53,112]。然而这可能有挑战性，应该为选中的患者选择更优先的治疗方式[52]。而且，Maglione 及其同事最近表明，使用高压球囊可以将较小直径的支架网架扩断，这将能允许再次植入能扩展到成人尺寸的支架，以适应小孩和血管的发育。

使用长鞘送入血管内支架，并把支架植入狭窄的分支肺动脉，这些程序是相当复杂的过程。将端孔导管跨过需要治疗的病变部位，将加硬交换导丝导入，退出端孔导管。导丝放置恰当是支架治疗成功的关键。将内径足够大、可通过支架及扩张球囊的长鞘/内芯条沿导丝传至狭窄部位远端，这通常是最具挑战性的一个操作步骤，在一些特定的病例，有时候需要将血管送入的途径从经股静脉进入改为经颈内静脉或肝静脉进入。选择的长鞘须具有抗折性，如果可能，可以使用更硬的长鞘管，比如 Super ArrowFlex 鞘（Arrow, Reading, PA），但是这些长鞘内径偏小，无法通过大尺寸的球囊及支架，目前并不能满足许多成人的需要。保持导丝和长鞘不动，移除输送鞘管的内芯。球囊和装好的支架沿导丝经长鞘送到狭窄部位。回撤长鞘管，使球囊/支架在长鞘之外，再次确认支架放置的位置合适之后开始充胀球囊，使支架在狭窄部位扩张，之后回抽球囊，狭窄的血管得以扩张（图 17-16）。在放置支架时，可以经长鞘造影，也可以从单独的静脉入口送入造影导管造影。为了实现精确的传送和支架定位，使用特殊的球囊输送导管会很有帮助。使用 BIB 球囊导管可以在完全展开外部球囊之前，在充胀内球囊后对部分展开的支架进行位置调整。当使用的支架直径 ≥ 12mm 时，可使用 BIB 导管。增加右心室调搏的同时能减少收缩期支架在扩张过程中的移位。

肺动脉分支狭窄扩张要求操作者有大量的操作经验，该技术具有一定的风险。C3PO 注册登记数据表明，在 1315 次手术中，严重不良事件的发生率为 10%[22]。严重不良事件的独立危险因素包括年龄不足 2 月龄，有 2 项以上血流动力学易损性指标，使用切割球囊，以及操作者经验不足 10 年。使用切割球囊说明潜在病变的严重性，而切割球囊本身并不是不良事件的危险因素。研究同时发现，技术上的并发症比如支架移位至近端肺动脉病变更常见，而表现为气管内出血的再灌注损伤（图 17-17）多见于肺叶或混合性病变。病变远端肺动脉压力即刻改变超过 150% 及平均值改变超过 20mmHg 被认为是再灌注损伤的危险因素[113]。因此，在肺动脉多重狭窄病例，应尽量处理多的病变，以减少肺动脉压，而不应只治疗个别病变，这样容易造成治疗段血管的再灌注损伤。

十一、肺静脉狭窄的介入治疗

外科治疗和经导管治疗肺静脉狭窄的长期预后都很差。通常肺静脉狭窄不是单一病变[114,115]。经导管介入治疗方法，无论是（切割）球囊血管成形术或是血管内支架植入术，通常都是除了行心肺移植外的唯一"救命稻草"。这些手术方法技术上有很高的挑战性，而且手术风险超过其他与手术相关风险的平均水平。通常手术效果很好但多数病例会出现再狭窄。临床症状明显的新生儿或小孩可推荐行尝试性的扩张。血管内支架植入治疗肺静脉狭窄的治疗经验，与（切割）球囊血管成形术相比，到目前为止没有更好的中期或长期结果，但并发症的发生率较高，包括支架栓塞。而对于一些特定的患者，血管内支架植入术的短期效果比切割球囊血管成形术更好，因此可以作为重症病童的姑息治疗措施（图 17-18）。支架可以在外科直视植入，也可以在 ECMO 支持下通过"镶嵌"方式植入。这类疾病的最终预后仍不好。对于需要经房间隔穿刺植入支架且体重合适的病例，使用可调弯的房间隔穿刺鞘可有助于将长鞘前端送入右肺静脉。

十二、体静脉狭窄的经导管治疗

体静脉狭窄扩张术，尤其是外科治疗或其他治疗后的狭窄，通常成功率较高且风险小。Zahn

第三篇 诊断与治疗方法
第 17 章 心导管治疗

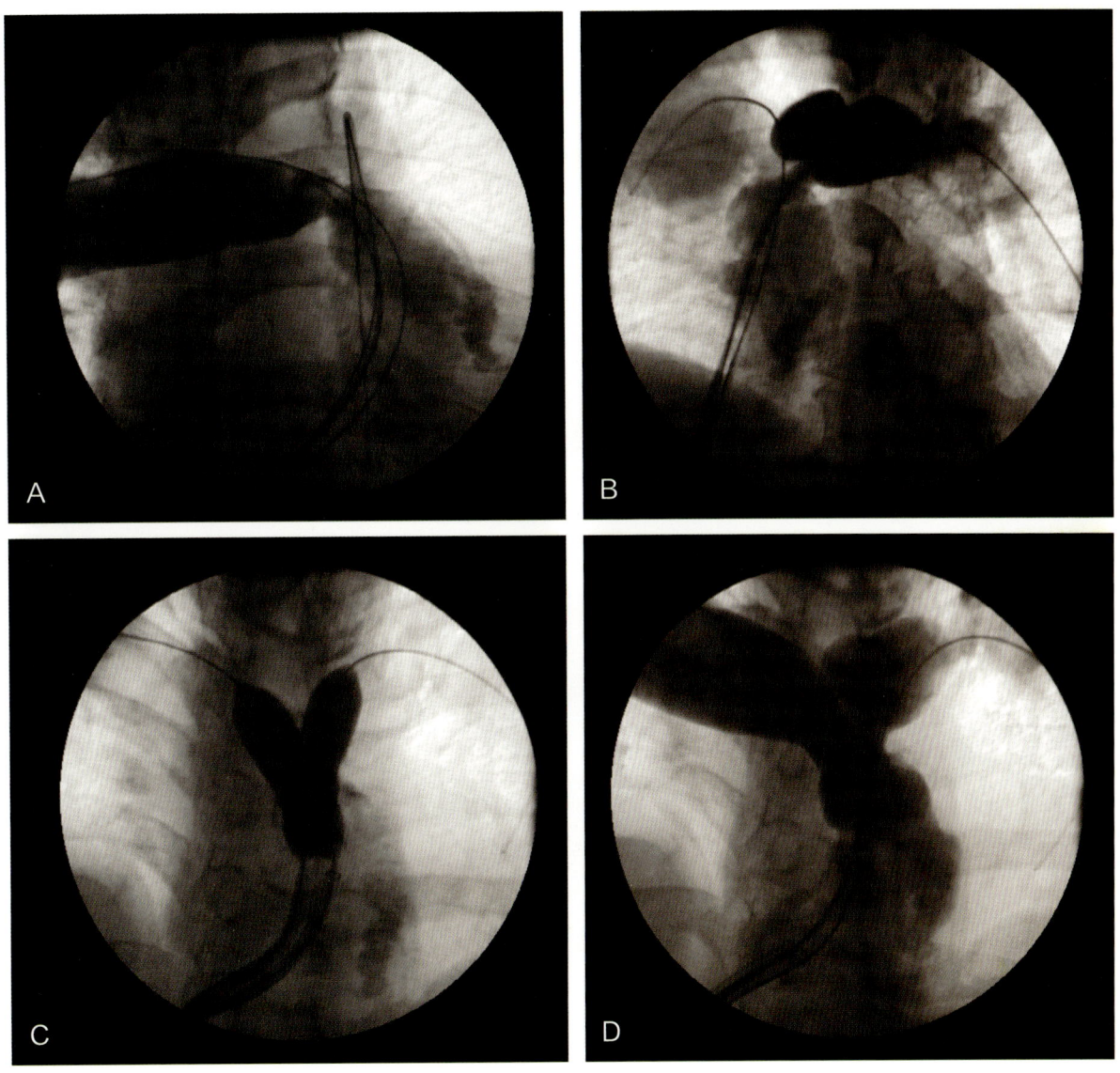

▲ 图 17-16 "接吻式"支架治疗双侧肺动脉分支狭窄

法洛四联症矫正术后双侧肺动脉分支狭窄。肺动脉置入接吻式支架将肺动脉分支压差下降了 25mmHg，而且将右心室 / 收缩压比值从 60% 下降到 35%。A. 右肺动脉起源部狭窄；B. 左肺动脉起源部狭窄；C. "接吻式"支架同时扩张（Genesis XD as well as Max LD）；D. 支架置入后的造影结果

和同事最近证实了经导管治疗这类病变，甚至是新近的术后病变的可行性[116]。这类疾病不存在外科治疗的可选性。和肺动脉分支狭窄一样，治疗结果不一并且难以预测。和其他血管狭窄的球囊扩张术一样，术后立即出现血流动力学、解剖结构和体征的改善，然而，有时会出现再狭窄。体静脉球囊扩张术的方法，和其他血管球囊扩张术一样，包括将导管跨过狭窄部位，用导丝交换，将扩张球囊跨过狭窄的病变部位等。选择比狭窄段直径大 2～3 倍的球囊。球囊在病变部位扩张到

所推荐使用的压力。当形成新的血栓造成血管狭窄时，球囊血管成形术是最适合的干预方法，因为血栓物质会在支架处凸起，所以在这种情况下使用血管内支架并没有什么优势（除非使用覆膜支架）。然而，如果血管狭窄是急性血栓形成的原因，行支架植入术比仅行球囊血管成形术更可取[117]。

与肺动脉分支狭窄一样，体静脉狭窄的再狭窄风险也很高。因此，长久的静脉狭窄的根本治疗方法是血管内支架植入术。对于一些患者，使用射频联合随后的覆膜支架植入可能使完全梗阻

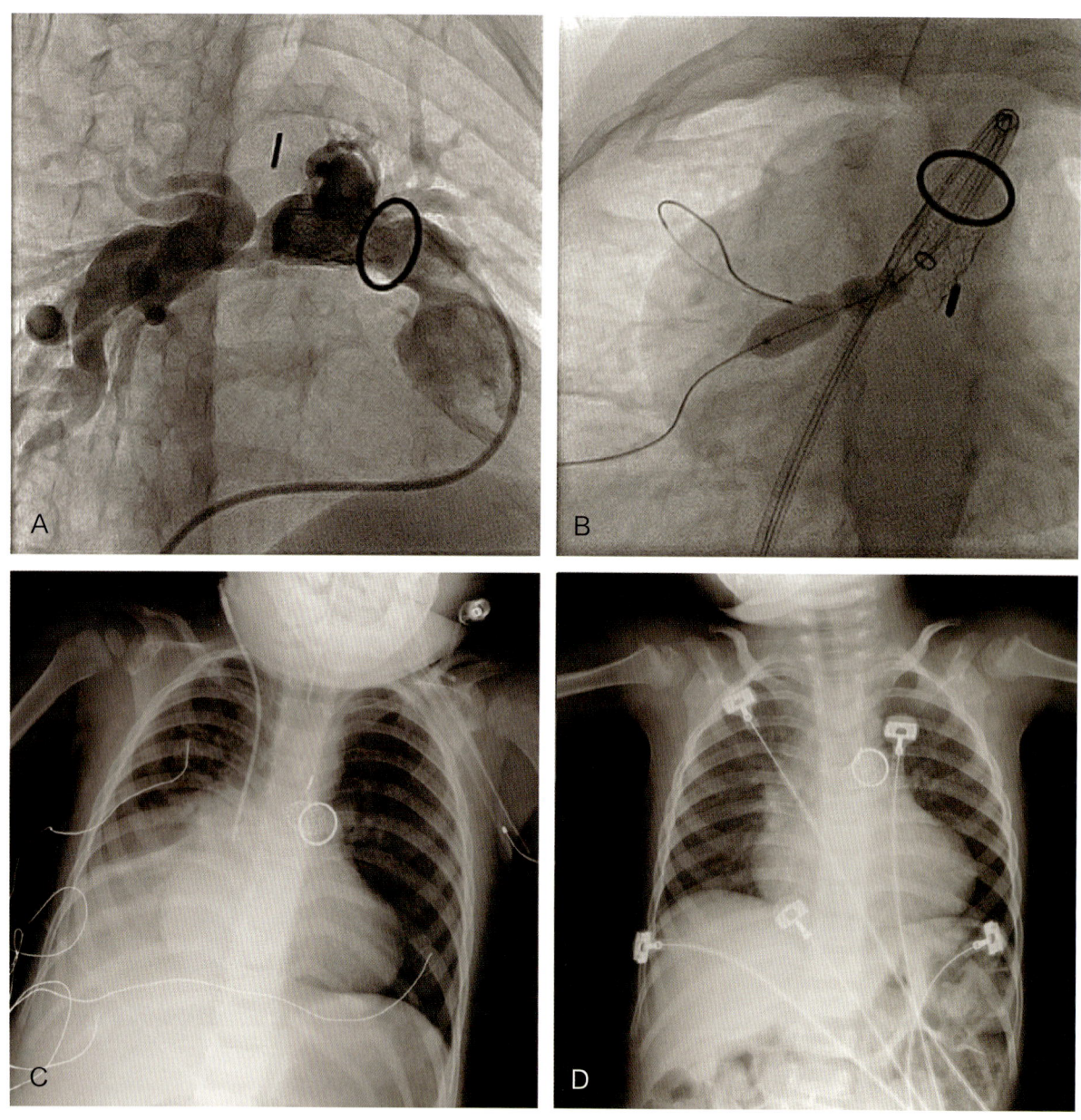

▲ 图 17-17 肺动脉闭锁复张术后的再灌注损伤

1 例法洛四联症、肺动脉闭锁合并主肺侧支动脉和 DiGeorge 综合征的 2.5 岁儿童在 2.5 月龄时进行了外科分流术，在 1 岁时进行了肺动脉单源化手术及右心室肺动脉管道连接术。A. 主肺动脉造影显示远端肺动脉明显的狭窄；B. 连续扩张远端肺动脉和肺叶分支；C. 胸部 X 线片提示主要为右下肺叶的手术相关的再灌注损伤；D. 胸部 X 线片随访提示这段病变的放射学表现回归到基础水平

的血管结构再通（图 17-19）[61]。和其他病变一样，选择可扩张到成人大小的支架，因此通常包括 Genesis XD 或 Max/Mega LD 支架，或在条件许可时，使用覆膜 CP 支架。血管支架输送过程和其他先天性心脏病的血管内支架输送过程一样，沿加硬导丝送入长鞘后，经长鞘送入。使用和相邻最近的正常静脉直径一样大的单球囊传送支架。中心静脉支架植入术的效果非常好，没有发生任何长期的不良反应。支架扩张到明显大于邻近的正常血管内径可能导致静脉再狭窄。在这种情况下，支架内腔中的新生内膜会发生重构。

十三、心房调转术后的介入干预

在进行"大动脉调转术"作为大动脉转位的根本治疗方法以前，许多患者进行了 Mustard 或 Senning 心房调转手术作为姑息性治疗。这些患

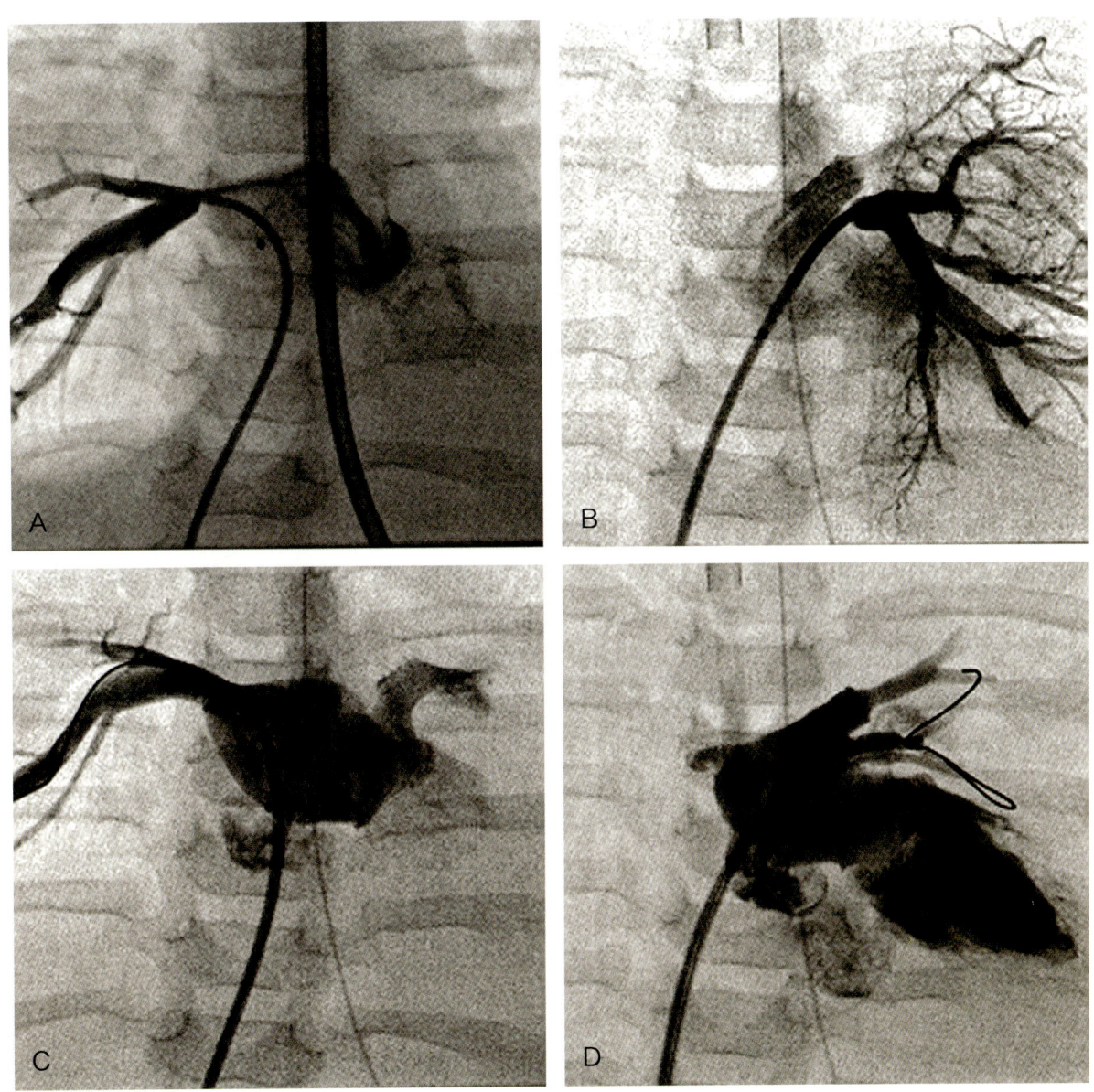

▲ 图 17-18　肺静脉狭窄支架置入

1 例 13 月龄的 Adams-Oliver 综合征、轻度肺动脉高压及肺静脉狭窄患儿（手术在 ECMO 支持下进行）。A. 右下肺静脉狭窄；B. 左下肺静脉狭窄，部分对比剂经支架扩张后的左上肺静脉引流；C. 右下肺静脉支架置入后；D. 左下肺静脉和左上肺静脉支架置入后的左侧肺静脉

者能存活到成年，且总体心肺运动耐量只在术后早期轻微受限。然而，人们已逐渐清晰地认识到，心房调转术并未真正纠正患者的畸形，而是带来具有良好早期效果的病情缓解。由于他们的心肺状态相当正常，部分患者失访或间隔很久才随访一次，且没有定期做详细的诊断研究。然而，由于这些患者能存活到成年，更多患者出现了与早期的姑息手术有关的症状，这些症状能通过介入方法和电生理方法治疗。这些问题包括体静脉和肺静脉板障梗阻、板障残余分流、左心室流出道梗阻、房室的节律和传导异常以及猝死。而且，右心室功能通常下降，通常表现为三尖瓣反流增加。

行经导管介入治疗之前的检查包括运动耐量实验（证实有潜在的运动后心律失常或氧饱和度下降的依据）。经胸廓或最好有经食管超声心动图评估（有潜在板障分流或板障梗阻的依据）以及动态心电图记录。MRI 检查诊断板障分流或板障

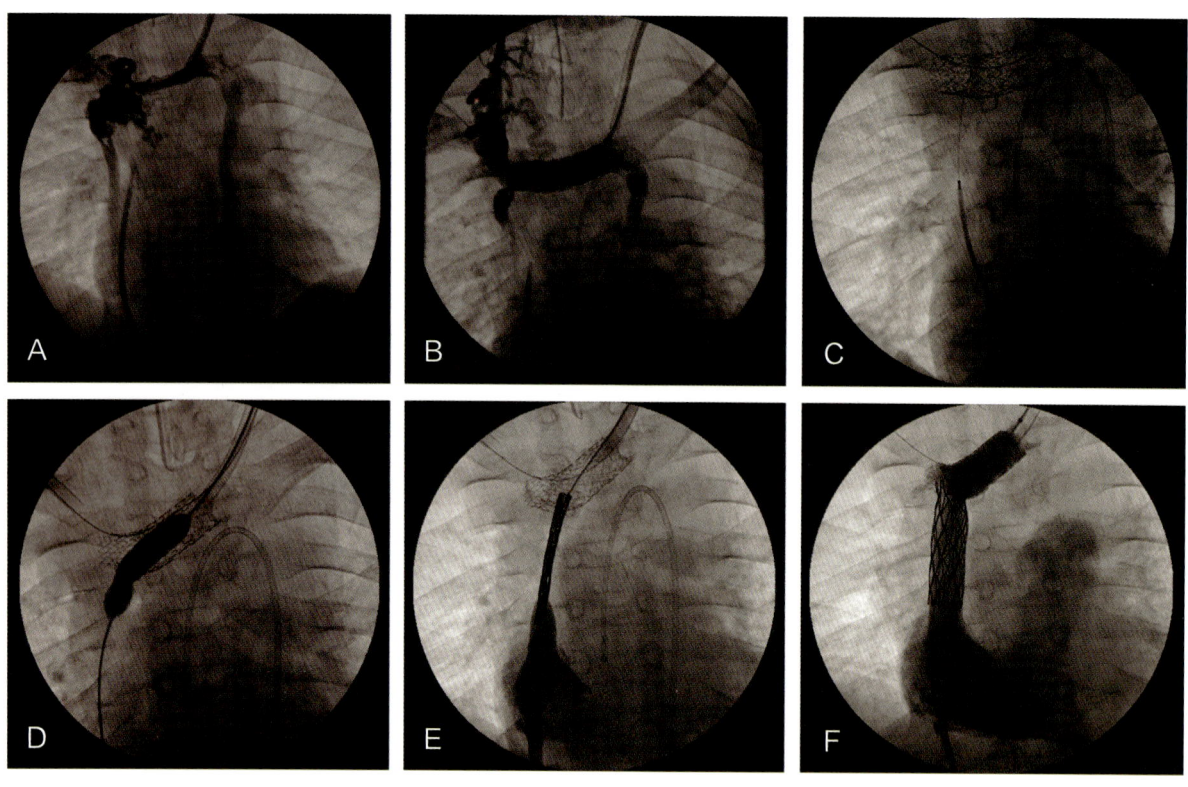

▲ 图 17-19 上腔静脉梗阻后再通术

1 例 16 岁男孩行上腔静脉梗阻和无名静脉狭窄再通。A. 上腔静脉闭锁和无名静脉狭窄伴随侧支形成；B. 置入 Mega LD 支架后无名静脉显影；C. 射频导丝从右心房入无名静脉；D. 穿过 Mega LD 支架网孔行球囊血管成形术；E. 覆膜 NuMED CP 支架放置在上腔静脉；F. 最后的结果显示从无名静脉经上腔静脉到右心房的血流明显改善

梗阻的敏感性更高，同时可提供右心室功能参数。电生理组应紧密地参与这些手术的准备工作，决定选择最佳的医疗中心（成人或儿童医院）以及每部分手术开展的顺序。这不仅仅包括儿童，而且有更丰富经验的成人心内电生理组也包括在其中，如取出复杂起搏导丝。例如，永久起搏器植入的患者起搏电极断裂需要成人中心拔出导丝，随后需要植入临时起搏器，并转入特殊的先天性心脏病介入中心，进行共存的上腔静脉板障狭窄的支架植入术，之后小儿心内电生理组通过打开的上腔静脉植入新的经静脉起搏器。

一般来说，大多数患者通常会进行联合手术，手术期间，心脏病介入专家首先会行左右心血流动力学评估（应分别经颈内静脉和股静脉通路），这可以得到潜在的肺循环或体循环板障狭窄的线索。进一步行上腔静脉、下腔静脉、右心房及肺动脉造影进一步提供狭窄区域的影像，同时可证实存在板障漏。在手术过程中行 TEE 能更好地观察到板障漏以及板障漏到房室瓣的距离。如果发现有复杂的畸形，手术过程中应有心脏外科组参与。那样有助于在术中决定何种病变需要外科手术干预，同时决定其他病变是否能或应该通过介入手术处理。小儿心内电生理专家通常紧随介入治疗专家之后评估房室传导并进行有无房性、室性心律失常的检测。必要时随后进行植入式心律转复除颤器（implantable cardioverter defibrillators，ICD）或起搏器植入，通常通过新扩张的上腔静脉为入路进行植入。

过去很多心脏病专家在面对板障梗阻或板障漏时，采用"等着瞧"的方法。然而，上腔静脉板障虽有梗阻，但因有良好的侧支循环，在无症状的患者可能不会立即出现问题。对这类患者进行血管重建治疗，不仅为患者将来植入 ICD 或永久起搏器做好准备，同时防止板障狭窄完全梗阻。如果将来需要行介入治疗，则治疗风险更高。有症状的上腔静脉梗阻患者行介入治疗更有好处，而如果不治疗下腔静脉板障狭窄，有损坏肝脏血供的风险，继发肝大、腹水。肺静脉板障狭窄可能导致肺淤血和肺动脉压升高，因此和心内其他解剖结构正常的二尖瓣狭窄患者的治疗相同。最后，板障漏有导致右向左分流和反常栓塞的潜在风险，尤其是在起搏器或 ICD 植入或频繁房性心律失常的患者。板障漏同时会导致运动或非运动状态下血氧饱和度下降，因此可能导致运动耐量下降，同时中度左向右分流，增加原本功能下降的右心室的容量负荷。在这方面，我们采用通过介入方法尽量减少任何残余的解剖或形态学上异常的治疗方式，这已被证实为这类疾病的很好的治疗方法，结果非常可喜[118]。

上腔静脉板障狭窄介入治疗最好通过经颈静脉途径，将尖端柔软的加硬导丝放置在左心室内。一些上腔静脉板障狭窄病例在球囊扩张时常需要较高的压力，且通常使用高压 Mullins 球囊（NuMED, Hopkinton, USA）使放置的支架进一步扩张。能过度扩张到 18mm 直径的支架，比如 Max LD 支架（EV3, Plymouth, MN），或（覆膜）CP 支架（NuMED, Hopkinton, USA）最适合治疗这种板障梗阻。有板障漏和板障狭窄的病例，跨过板障漏的支架仅能在板障漏已封堵的前提下释放（图 17-20）。在获器械应用获批准情况下，使用覆膜支架能轻松地治疗合并梗阻的板障漏。肺静脉板障狭窄能经房间隔或使用经右心室和三尖瓣的逆行动脉途径。这些病变的长度较短通常不适合血管内支架植入方法，但是使用高压球囊血管成形术能获得改善。

Holzer 及其同事于 2006 年撰写了一篇单中心团队联合治疗这类患者的综述[119]。在 2002 年 11 月到 2006 年 4 月，81% 行心房调转术的患者进行了介入评估。其中，15 名患者行心内电生理检查或起搏器植入。75% 患者发现上腔静脉板障狭窄，而大约 11% 患者发生下腔静脉板障狭窄。7% 患者发生肺静脉板障狭窄，而 57% 患者发生板障漏。仅有 3 名患者没有出现上述异常。19 名上腔静脉板障梗阻和 2 名下腔静脉板障梗阻患者行支架植入术。11 名患者植入了板障漏封堵装置，而 5 名同时合并板障狭窄和板障漏的患者接受覆膜支架治疗。1 名肺静脉板障狭窄的患者行球囊血管成形术，3 名患者需要行上腔静脉板障完全梗阻的射频打孔术。大多数肺静脉板障狭窄的患者接受外科治疗，3 名板障漏较大且房室瓣边距不足的患者也进行了外科手术。支架植入后，跨板障压差从平均 3mmHg 显著下降到 1mmHg，而平均狭窄处直径从 8.3mm 显著提高到 18mm。17 名患者进行了或尝试过介入封堵板障漏，而 3 名患者板障漏位置不适合行介入治疗，因此需要外科纠正。82% 患者实现了完全封堵，2 名患者存在少量残

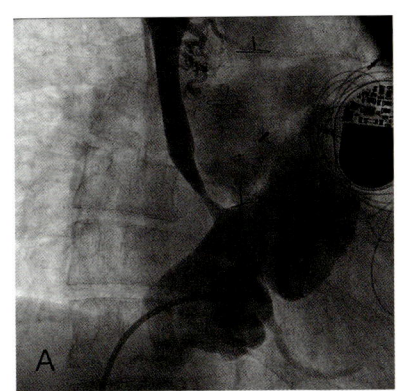 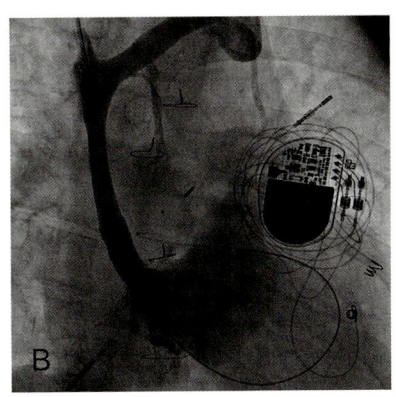 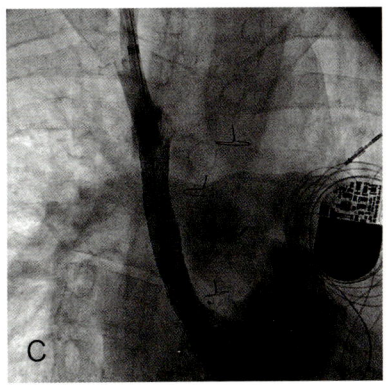

▲ 图 17-20 **Mustard 板障漏和板障狭窄**

1 例曾行 TGA Mustard 手术治疗的 25 岁患者。血流动力学评估提示上腔静脉板障狭窄接近中断，平均压差 10mmHg，上腔静脉发育不良。而且，在上腔静脉下端发现板障漏。A. 上腔静脉造影显示严重的上腔静脉板障狭窄和板障漏到狭窄部位右侧；B. 使用 8mm ASO 封堵板障漏并在上腔静脉板障内放置一个 36mm 的 Max LD 支架后行上腔静脉造影，提示没有对比剂残余分流，而且改善了上腔静脉板障；C. 在上腔静脉内放置两个额外的 Max LD 支架后造影，从而因此使发育不良的上腔静脉复张，从无名静脉插入板障（平均残余压差 1mmHg）

余分流。并发症罕见，仅见于 2 名患者，包括 1 名患者需要药物治疗的房性心动过速，另一名患者出现暂时性心脏传导阻滞。在超过 3.7 年的随访期，1 名患者行板障再次外科手术修复后需要再次行残余板障漏的介入堵闭术，同时存在较大板障漏或肺静脉板障狭窄的 3 名患者需要再次外科手术治疗。这一数据清楚证明行心房调转术后患者存在的残余病变大多适宜在导管室治疗。心房调转术后患者需要团队合作以明确并治疗残余解剖学上的病变。经导管介入治疗和心脏电生理方法在这类患者的多学科治疗中起重要的作用。

十四、封堵器封堵间隔缺损

（一）经导管封堵房间隔缺损

目前，AMPLATZER 封堵器虽然使用最多，然而，关于 AMPLATZER 和其他类型封堵器的前瞻性随机对照试验却尚未开展。

1. 经导管封堵房间隔缺损的术前准备

经导管封堵房间隔缺损手术通常在全身麻醉状态下通过 TEE 引导封堵器的定位和释放。有研究证明 ICE 亦适用于术中监测，因此对于成人或大龄儿童可在意识清醒或深度镇静下进行手术，避免麻醉[120,121]。

所有患者需要对房间隔缺损进行完整的超声心动图评估，内容包括各个切面显示的缺损大小（四腔切面、短轴切面、腔静脉切面），确认肺静脉回流是否正常和房室瓣反流情况。准确的评估缺损的各个边缘十分重要，包括上缘距离肺静脉和上腔静脉入口处的距离，下缘与房室瓣的距离，前缘与主动脉之间的距离和后下方距离下腔静脉距离。TEE 有时无法准确地评估缺损的后下边缘与下腔静脉的情况，对此，通过 ICE 显示更清晰。尽管有研究证明对于边缘不良的房间隔缺损也能成功进行介入封堵，但是这对术者的技术要求非常高[122,123]。

手术通常经右侧股静脉建立血管入路，同时予右侧股动脉置管进行动脉血压监测；ICE 则从通过另一侧股静脉建立通路。对于双侧股静脉闭塞的患者，可经肝静脉进行手术，这个入路下封堵器操作更适于房间隔的形状，以便对准缺损[124]。经颈静脉通路进行缺损封堵对于大多数患者并不适用，是最不可取的。常规使用肝素（100U/kg）抗凝，可维持活化凝血时间 > 200s。在封堵前进行标准左右心导管检查进行血流动力学评估，内容包括肺动脉压力、肺血管阻力和房水平分流量的评价。特殊情况可行右上肺静脉造影，尤其是对小年龄儿童较大缺损的评估和定位，通常选择左前斜 35° 加头位进行造影。然而，由于每个患者的缺损位置不同，观察房间隔缺损的最佳体位也不同。因此，造影后应选择最佳透视体位并对导管的角度进行调整，以便在随后的定位释放过程中呈现封堵器的充分展开和成形。通常，双球管透视对房间隔缺损封堵并无益处，反而可能会阻碍超声医生对图像的采集。

虽然，成人与儿童房间隔缺损封堵的技术操作并无显著差异（图 17-21），然而，对于有明显舒张功能障碍的年长患者，在临床实际应用中应仔细评估房内交通关闭后对机体的影响。对于大缺损患者，长期大量分流导致左心室舒张功能障碍，在房间隔通路突然关闭后，左心房压力突然上升引起肺水肿，因而术后无法撤离呼吸机[125]。对于此类患者，术中应当在基础状态下和封堵试验时对左心房压力 / 肺动脉楔压进行测量评估。封堵试验时，将封堵器放置完毕后暂不释放，此时通过导管评估肺动脉楔压。左心房压力在 5mmHg 以内的轻度升高一般可耐受；如果左心房平均压力升高 10mmHg 以上则不可释放封堵器（图 17-22）。对于缺损较大的老年患者，尤其合并有高血压和（或）左心室功能障碍，术前即可预料到封堵后可能发生的病情变化，那么应当在介入治疗前接受充分治疗，包括强效利尿药等减轻心脏后负荷的药物。如果患者已接受了充分的术前治疗，在封堵器释放试验时仍出现左心房压力显著增高，则应放置留孔封堵器。封堵器留孔的方法曾有报道，对 AMPLATZER 封堵器（AGA Medical Corporation,Golden Valley,MN）可使用较大直径的扩张器在封堵器的中心直接穿通[126]，如果留孔需要维持较长的时间，可放置一个短的血管支架[127]。

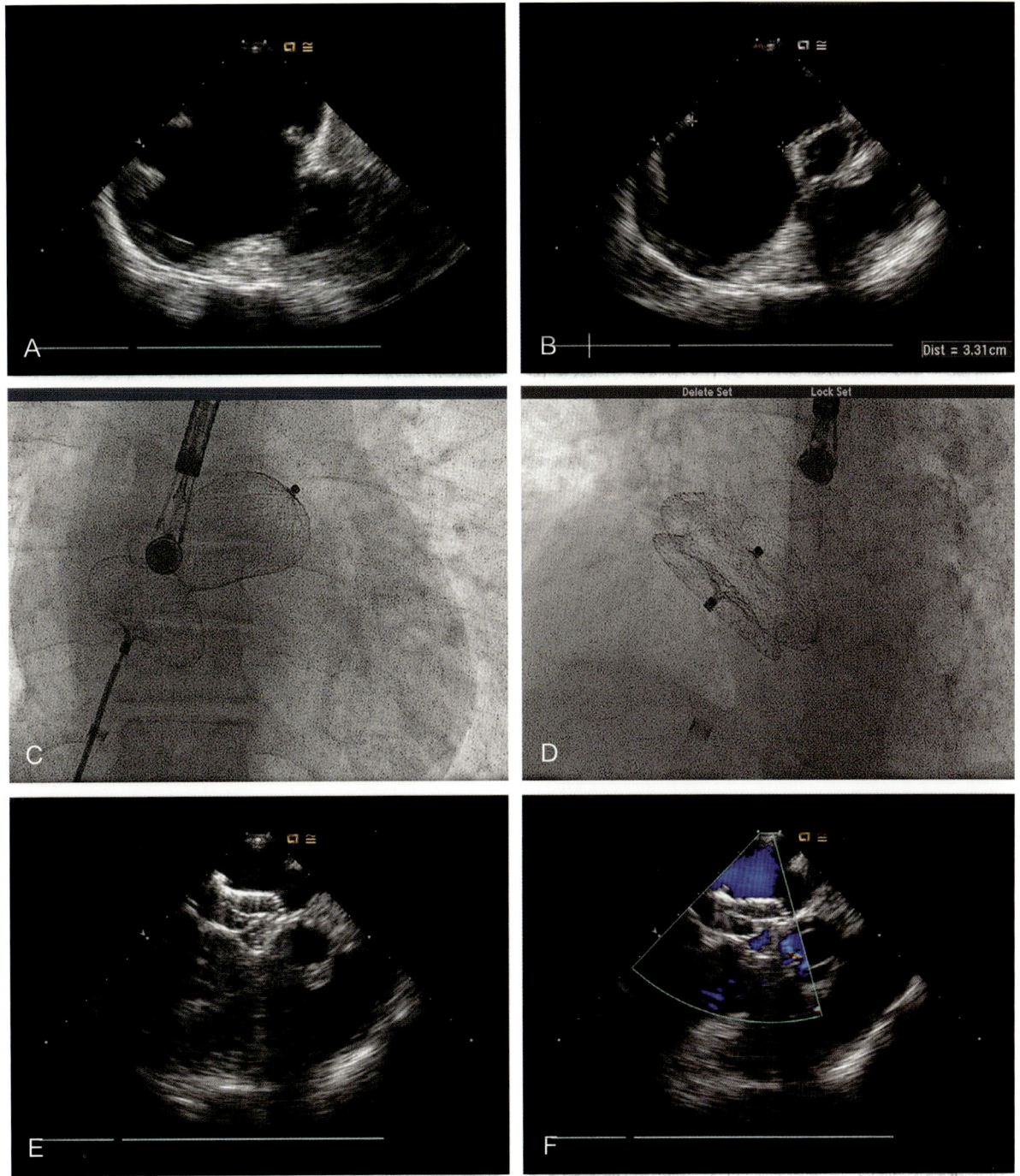

▲ 图 17-21 封堵大房间隔缺损（继发孔型）

使用 36mm AMPLATZER 封堵器封堵 32～34mm 的继发孔型房间隔缺损。使用左上肺静脉释放法释放封堵器。A. 四腔心切面显示房间隔缺损较大；B. 胸骨旁短轴切面显示房间隔缺损较大且靠近主动脉的缺损边缘几乎缺乏；C. 左上肺静脉释放法；D. 封堵器释放后成像；E 和 F. 封堵器释放后，胸骨旁短轴切面，提示封堵器位置良好且没有显著的残余分流

2. 使用 AMPLATZER 封堵器封堵房间隔缺损的操作技巧

将交换用加硬导丝塑形后，导丝的 J 头送至左上肺静脉，引导 MP 导管或 JR 导管送入。通常选用 18mm、24mm 或 34mm 的 AGA 测量球囊（AGA Medical Corporation, Golden Valley, MN）或 NuMED 测量球囊（NuMED, Hopkinton, NY）在超声监测引导下打胀球囊进行房缺测量。将球囊

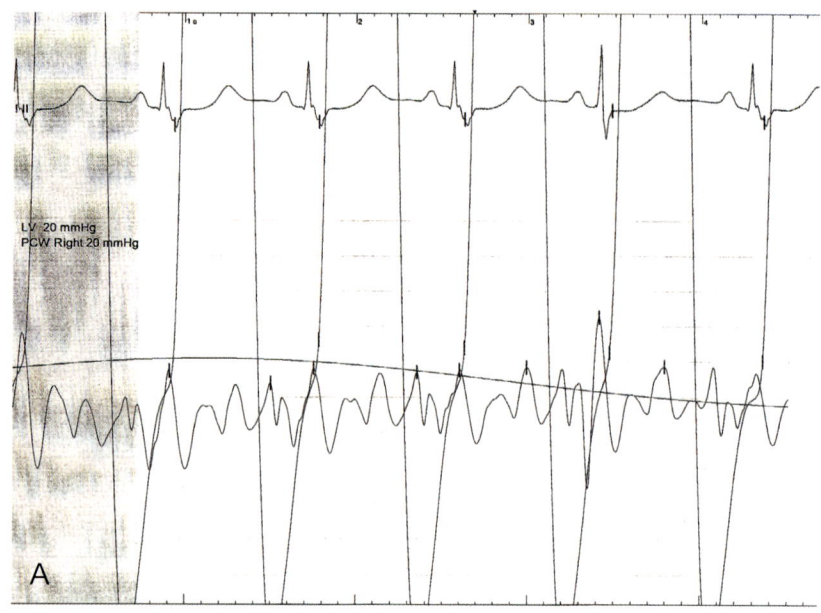

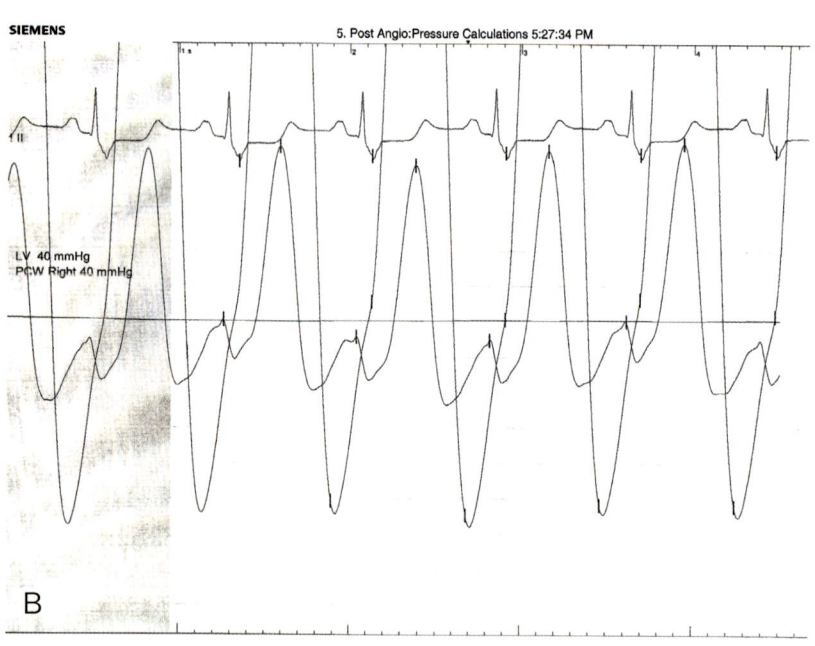

◀ 图 17-22 肺动脉楔压的变化和房间隔缺损封堵

这是 1 例 70 岁女性行房间隔缺损封堵试验前后测量的肺动脉楔压。A. 基础状态下的左心室和肺动脉楔压，提示平均压为 9mmHg；B. 使用 34mm 的房间隔缺损封堵器进行封堵试验，监测左心室和肺动脉楔压，提示平均压上升至 32mmHg，且左心室舒张末压升高，故收回封堵器

逐渐扩张，直到水平分流恰好被阻断，这一步对后续操作至关重要。随后通过超声心动图或透视图测量球囊扩张的直径。然而，除非有清晰可见的球囊腰征，否则，因为球囊与房间隔之间的角度因人而异，透视成像下测量往往会有误差。术者切忌为了获得腰征而过度扩张球囊，导致选择了偏大的封堵器，封堵器扩大可导致罕见但非常严重的并发症，曾有报道封堵后出现封堵器磨损主动脉根部的案例[128]。然而，很多中心已舍弃球囊测量这个操作，尤其是对于较小的小孩，转而通过对三个标准切面的缺损测量，获得缺损的平均最大直径，进而选择合适的封堵器。以平均最大直径增加 25% 作为合适的封堵器尺寸选择，这种方法与通过球囊阻断彩流测量缺损大小的方法结果相似。对于主动脉边缘缺失的房缺，封堵器的两个盘面需要卡稳主动脉根部，此时需要进一步增加封堵器的尺寸。将房间隔长度减去 12~14mm（根据封堵器型号选择），以估计可用封堵器的最大左盘直径。当进行球囊测量时，AGA 球囊可直接穿过皮肤而不使用血管短鞘，NuMED 球囊（NuMED，

Hopkinton, USA）能通过 8Fr 鞘。

确定了封堵器的类型尺寸后，将配对的输送鞘沿着导丝送至左上肺静脉。除了 AGA-45° 标准输送鞘，也可选择其他长鞘。将扩张条和导丝轻轻撤出，这个步骤应特别小心，避免由于操作疏忽使空气进入长鞘和左心房。长鞘到位后，准备传送封堵器。将输送装置与 Touhy-Borst 转接器或 AGA 配备的止血阀连接完毕。将输送钢缆通过短鞘，仔细检查封堵器后，将螺纹轻轻拧合在钢缆上，封堵器通过注水排气安置在短鞘内，然后用温盐水冲洗整个封堵设备。将封堵器转载到传送鞘上后，在造影引导下将其送至鞘顶端，到达肺静脉内。整个操作在超声检查和透视引导下进行。鞘的顶端慢慢回退到肺静脉入口处后，则固定输送钢缆，将整个外鞘慢慢退出，释放左心房盘面。此时，通过超声心动图进一步评估封堵器的位置和方向，轻轻回拉整个系统连同钢缆和长鞘，牵拉封堵器并评估封堵器是否对准房间隔。根据缺损和房间隔位置，轻轻旋转鞘管有助于更好地使封堵器对位。一旦对位合适则将释放腰部，腰部中央相连的封堵器具有"自中心性"，随后将整个装置朝后拉。一旦腰部抵住缺损、回拉受阻，即可打开右房盘。如果封堵器拉过房间隔缺损到右心房，则将封堵器收回，重新放置输送鞘，重新安装和释放。有各种各样的技术可使封堵器达到更好的站位和释放，比如使用特殊的 s- 形输送鞘（Hausdorf sheath,Cook,Bloomington,IN），通过左上肺静脉或右上肺静脉释放左心房盘面的肺静脉释放技术，其他静脉通路导入扩张器顶住伞面以避免封堵器拉过缺损，当封堵器较小时可用右冠导管[123,129,130]。释放前，务必认真检查超声心动图评估封是否存在残余分流，封堵器对邻近组织结构的压迫以及对房室瓣活动的干扰。输送钢缆的扭曲和张力会改变封堵器的方向，使得两个盘面间存在残余分流。术者小心谨慎地在各个超声检查切面下进行推送试验，以证实两个盘面充分展开且位于缺损两侧。如果检查结果对封堵器的位置和封堵效果均满意，则逆时针旋转钢缆末端释放封堵器。封堵器通常会顺着房间隔方向自行调整到更合适的位置，在释放封堵器后行最终的超声心动图评估。

对于多发房间隔缺损，大房间隔缺损或小年龄儿童的房间隔缺损封堵手术则更具有挑战性，需要操作者有丰富的经验。图 17-23 展示的是使

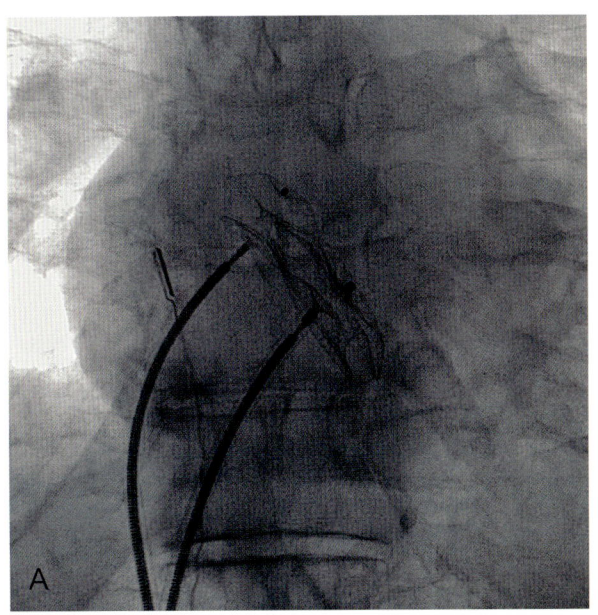 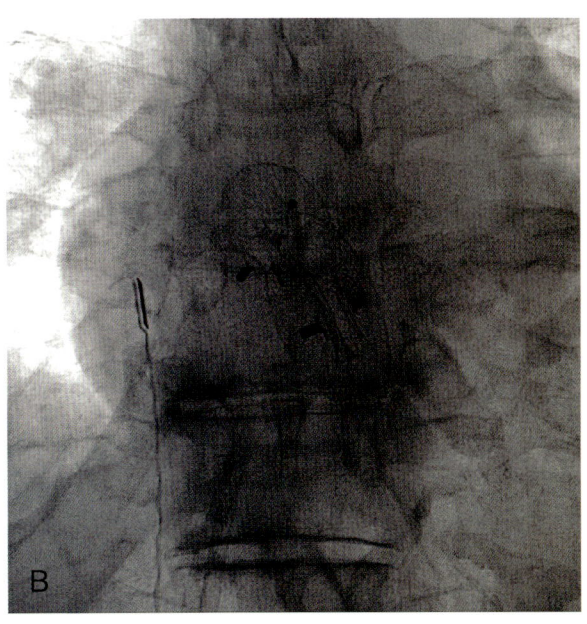

▲ 图 17-23 封堵多发房间隔缺损

使用 20mm 和 13mm 的 AMPLATZER 封堵器封堵 1 例 59 岁男性、多发房间隔缺损（继发孔型）的患者。A. 放置封堵器后，较大的封堵器被较小封堵器的盘面夹住；B. 释放封堵器后的透视显像

用两个AMPLATZER封堵器封堵多发房间隔缺损。图17-24展示的是使用AMPLATZER筛孔型房间隔缺损封堵器封堵多孔房间隔缺损。小年龄儿童的房间隔缺损封堵手术，由于左心房小和房间隔长度限制封堵器尺寸的关系，因此相当具有挑战（图17-25）。对于小年龄儿童尤其是体重小于3kg的小孩，可以使用腔内超声检查导管行TEE检查进行操作引导。由于左心房内径小，在展开封堵器前需要撤出TEE查探头，以免由于食管探头在房间隔后面的影响，导致封堵器成形不良（通常

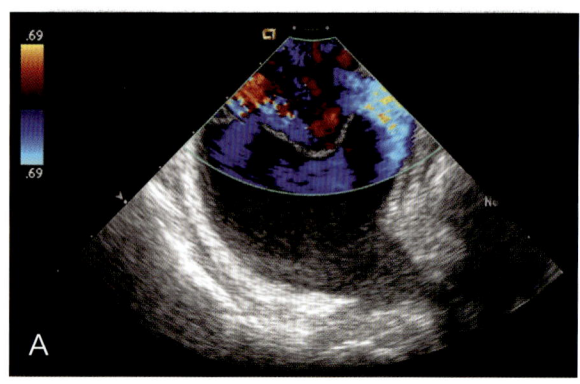
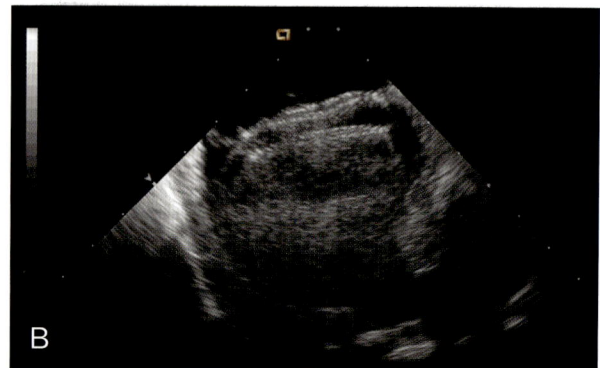

▲ 图17-24 封堵筛孔型房间隔缺损
超声心动图彩色多普勒提示至少有3股各自独立的左向右分流。A. 筛孔型房间隔缺损并房间隔膨胀瘤形成；B. 这种类型的房间隔缺损封堵后，封堵器在超声心动图下无法显示典型腰部的扁平形状

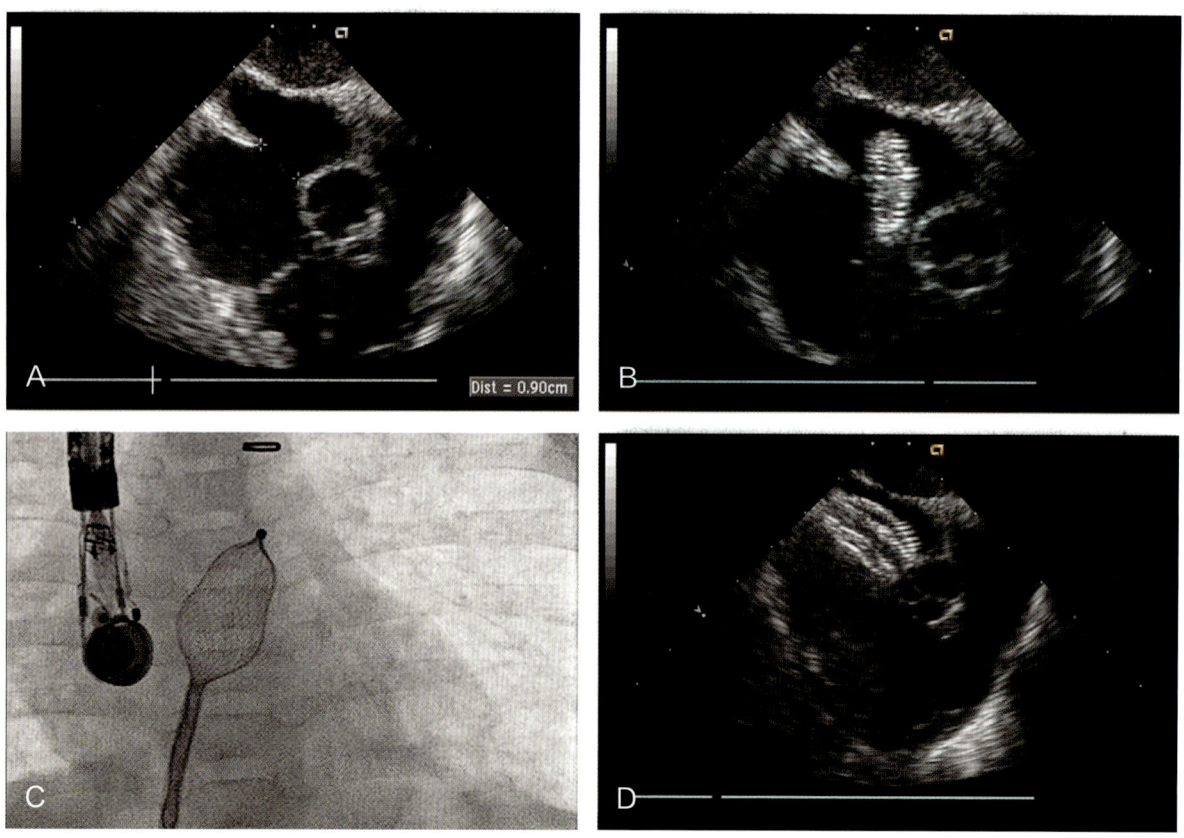

▲ 图17-25 婴儿房间隔缺损封堵
A.1例8月龄（6.5kg）呼吸机依赖的超早产婴儿，合并支气管肺发育不良和中等继发孔型房间隔缺损（9mm），且缺乏主动脉根部边；B. 标准释放技术未能将封堵器对准房间隔；C. 左上肺静脉释放技术；D. 封堵器释放后其成形状态及位置（11mm ASO封堵器）。患者随后脱离了呼吸机

会导致封堵器脱离邻近主动脉的边缘）。

3. 使用 AMPLATZER 间隔封堵器封堵房间隔缺损的效果

术后 1 年的随访显示房间隔缺损封堵成功率相当高，发生残余分流少于 5%[123,131-133]。房间隔缺损封堵后右心室逐渐缩小，提示容量减少后，心室发生一定程度的重构[134]。

房间隔缺损封堵手术的相关并发症很少。来自 C3PO 的数据资料显示不良事件的发生率为 11.5%，其中严重不良事件发生率为 4.7%（无死亡病例）[135]。Bishnoi 等报道，对 68 名体重低于 8kg 的婴儿行房间隔缺损封堵术，手术成功率为 97.1%，其中只有 5 例出现了较轻的不良事件[136]。

尽管封堵器脱落栓塞发生率较低，约为 0.5%，但容易发生在成人、边缘条件不好的大房缺的手术封堵[137]。因此，所有行房间隔缺损封堵的手术医生应接受充分训练，并熟练掌握取封堵器的技能，比如，使用 Gooseneck Snare 抓捕器（Microvena Corporation,White Bear Lake,MN,USA）抵住封堵器并回收到长鞘管内。AMPLATZER 封堵器一般能回收到比推荐适用于封堵器的鞘管大 2Fr 的输送鞘中，需要注意的是，抓捕封堵器只能在心房、主动脉和肺动脉中进行操作。如果封堵器脱落至心室内，通常会出现新发的持续室性心律失常，这时需要行外科手术取出以避免损伤房室瓣腱索。当封堵器被抓捕器圈套住后，应仔细地操控使封堵器的螺纹顺利地收入鞘内，否则将失败（图 17-26）。

房间隔缺损封堵术后 24h 内常出现早发心电异常[138]，但是大多数很快恢复正常，持续性心律失常或术后 1 年以上迟发传导阻滞非常罕见[139]。封堵器植入后 1 个月是镍离子释放的高峰期[140]，然而，其临床意义仍存在争议，且极少有镍离子导致的具有临床意义的过敏反应的报道[141,142]。

房间隔缺损封堵术后最严重的并发症是封堵器对主动脉根部的磨损，其发生率高达 0.5%[128,135]。虽然封堵器磨损主动脉根部的根本原因和危险因素仍不明确，可能与封堵器过大有关。大多数发生磨损的病例发生在成人，表现为术后几天出现胸痛症状，超声心动图提示心包积液（图 17-27）。然而，封堵器磨损可能发生在术后几个月甚至几年，临床症状不明显，只有发生严重磨损的病例才能准确诊断。目前的技术尚不能在早期准确识别封堵器磨损，一旦术后出现胸痛症状或存在心包积液，应警惕这种致命并发症的可能。使用多排螺旋 CT 和 3D 重建能从各个角度层面评估封堵器，显示封堵器与血管壁及主动脉根部的关系（图 17-28）。

4. 使用 HELEX 封堵器封堵房间隔缺损

HELEX 封堵器的操作过程比 AMPLATZER 封堵器更具挑战性，它的定位和放置在既往的文献中有详细记录[143-146]。Jones 等对 135 名接受 FDA Ⅱ 期多中心研究的病例进行了报道，成功率为 88%（119/135）。封堵器脱落、需要经导管抓取的发生率为 1.7%。在术后 1 年的随访中，73% 封堵效果好，25% 存在残余分流但缺乏临床意义，而 2% 发生有临床意义的残余分流。5 年的长期随访数据报道临床成功率为 96.7%，主要不良事件发生率为 3.6%[147]。

HELEX 封堵器更适合较小的缺损，不适用于较大的缺损。与 AMPLATZER 缺损封堵器不同的是，使用 HELEX 封堵器前必须使用球囊测量缺损大小，选择至少比缺损伸展径（球囊截流内径）大 2 倍的封堵器。严重的不良反应，比如在 AMPLATZER 封堵器使用中发生的主动脉根部侵蚀，到目前为止，暂未在 HELEX 封堵器中观察到。因此，这是使用 HELEX 封堵器封堵小房间隔缺损或卵圆孔未闭的重要优势。

（二）Fontan 开窗术后的介入封堵

Fontan 术后经皮血氧饱和度低于 90% 的患者，通常在外管道与心房间留下开窗口。许多获得批准临床应用的封堵装置都可以超标签应用于 Fontan 术后开窗封堵，目前使用最普遍的是各种小型的房间隔缺损 AMPLATZER 封堵器（图 17-29）[148,149]。通常，开窗口接近于继发孔型房间隔缺损的位置。封堵前，同样需要进行球囊测量，球囊堵塞缺口持续 10～15min，仔细评估右心房压力、体循环血压、血氧饱和度和心脏指数。如果显示患者能对封堵窗口耐受较好，则可以经几种途径封堵缺口。虽然经颈静脉途径不适用于普通房间隔缺损的封堵，然而，外科手术制造的开窗口却可用这种方式。外科开窗口通常接近三尖瓣，因此必须通过超声心动图仔细评估以免影响三尖瓣腱索。理想情况下，应紧靠开窗口展开左心房盘。许多情况下，最小的AMPLATZER封堵器（4mm）便足以封堵窗口。对Fontan循环建立心外管道，用短管连接心房的患者，AMPLATZER动脉导管封堵器更适合于封堵这类开窗口[150]。

（三）介入堵闭室间隔缺损

1. 背景和历史

首次经导管封堵肌部室间隔缺损是使用了一个较大的Rashkind PDA封堵器[7]。1988年，Lock等报道了一组6例肌部室间隔缺损（包括梗死后室间隔缺损的患者）使用Rashkind封堵器堵

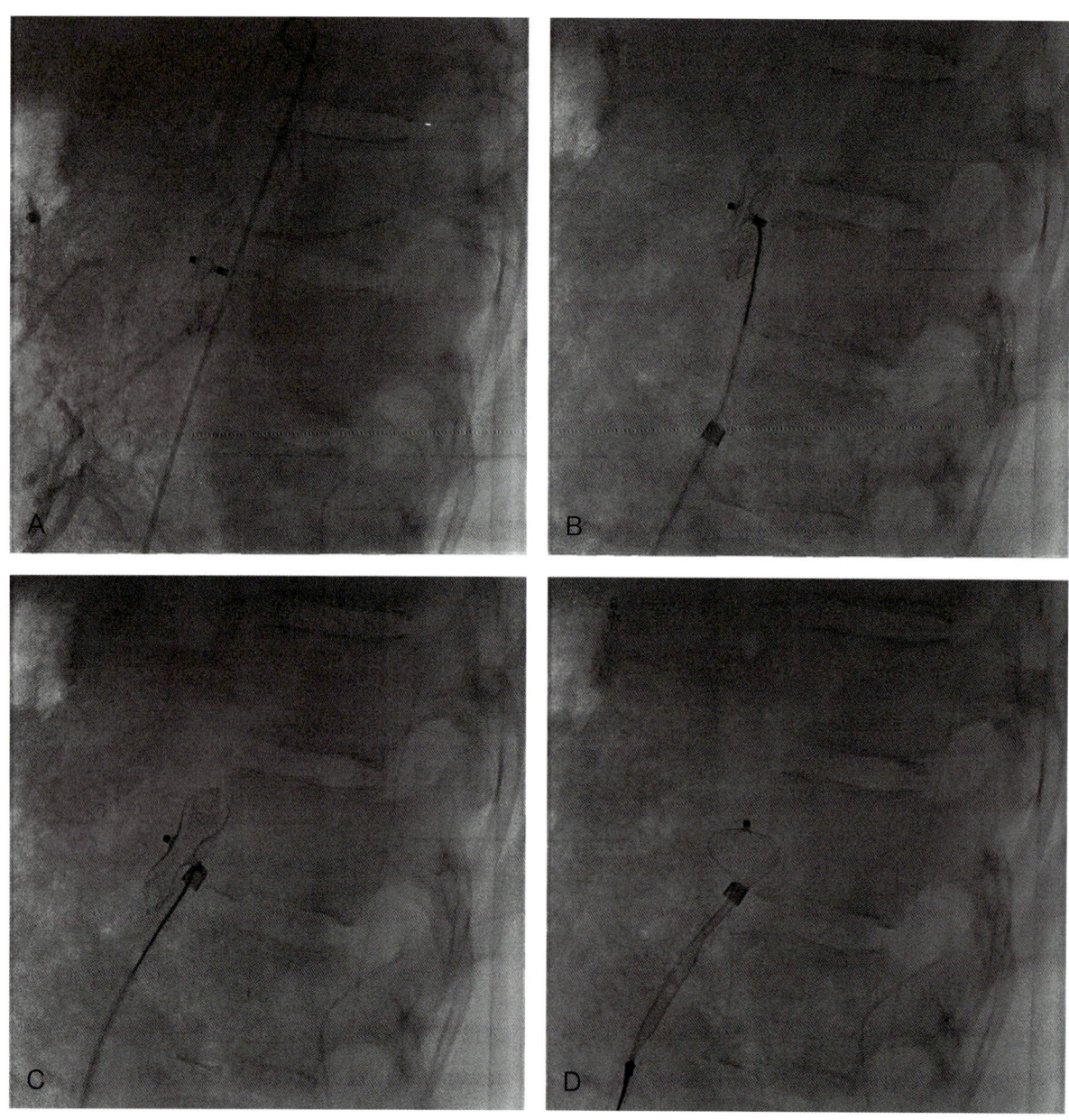

▲ 图17-26 抓捕房间隔封堵器

29岁男性，20mm封堵器封堵房间隔缺损。A. 术后第2天发现封堵器脱落至降主动脉；B. 使用Gooseneck抓捕器套住封堵器；C. 随后螺纹与长鞘末端对合；D. 将封堵器收回鞘内

闭缺损[7]。这种方法和技巧虽然在某些病例中取得了成功，然而由于封堵器太小，往往导致明显残余分流或急性封堵器脱落栓塞。Clamshell 封堵器的设计和尺寸弥补了 Rashkind 封堵器的不足之处，成功应用于一些难以治疗的室间隔缺损[151]。在此基础上研发的 Cardio-SEAL 封堵器，后来被广泛用于封堵各种肌部室间隔缺损[152]。然而，获批准而且并使用最普遍的肌部室缺封堵器是 AMPLATZER 肌部室缺封堵器。

其他用于封堵肌部和膜周部室间隔缺损的封堵器[153]，都是属于说明书未提及的"标注外"使用，包括纽扣式封堵器[154]、弹簧圈[155-157] 和 AMPLATZER 封堵器[158]。然而，这些封堵器，以及被批准的 Cardio-SEAL 封堵器原本是设计其他用途，因此并不总是适合各类肌部室缺的不同的解剖和形态，比如室间隔厚度。

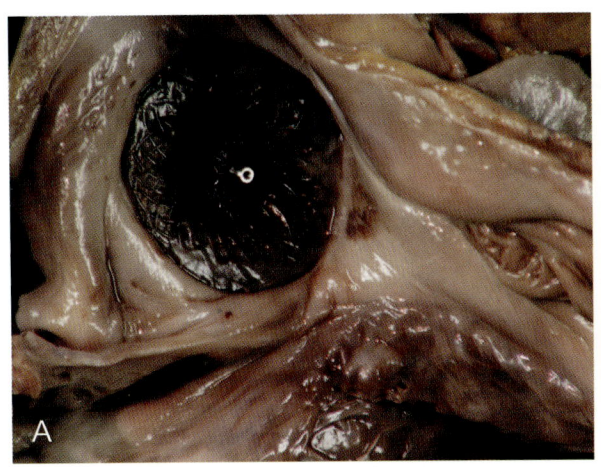 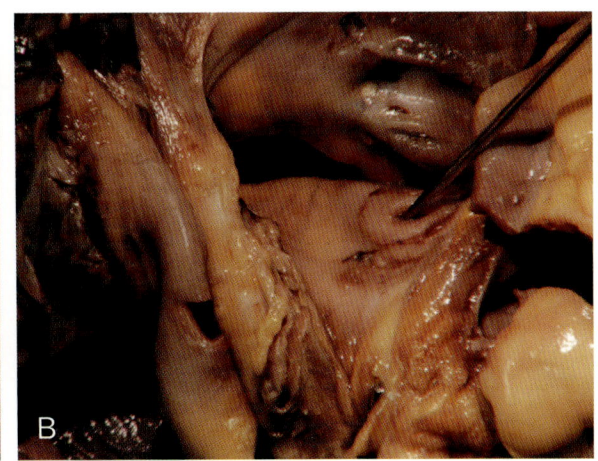

▲ 图 17-27 封堵器对心脏组织的磨损

AMPLATZER 封堵器磨损左心房壁至主动脉的病理大体标本。A. 封堵器"内皮化"，边缘紧贴左心房游离壁；B. 探针指向主动脉磨损部位，也靠近左心房顶部的磨损位置

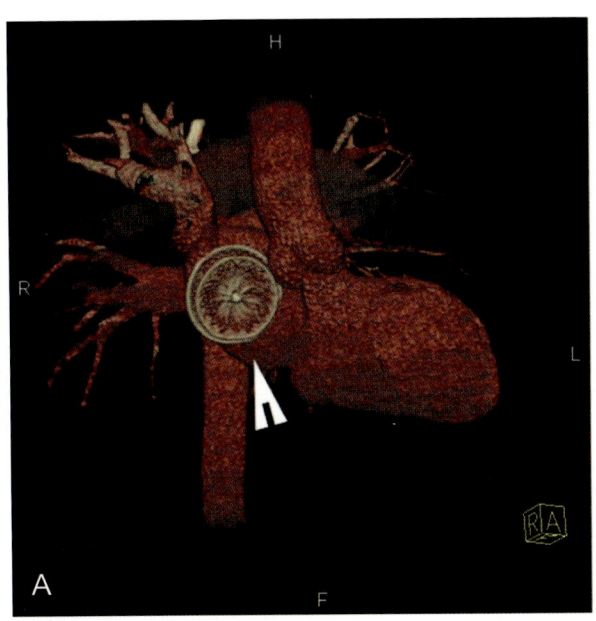 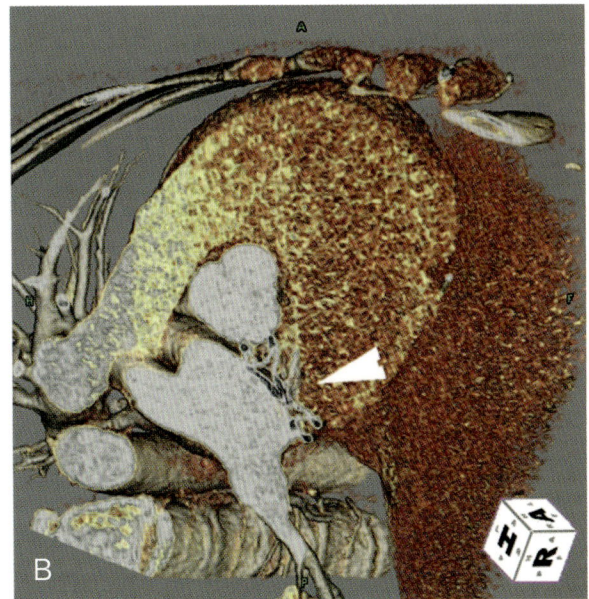

▲ 图 17-28 房间隔缺损封堵器与主动脉根部的关系

一例经导管房间隔缺损封堵术后出现胸痛的患者，行多排螺旋 CT 扫描显示房间隔缺损封堵器与主动脉根部的关系。箭头所指为封堵器。A. 正面观；B. 侧面观（图片由 Stephen Cook, MD 提供）

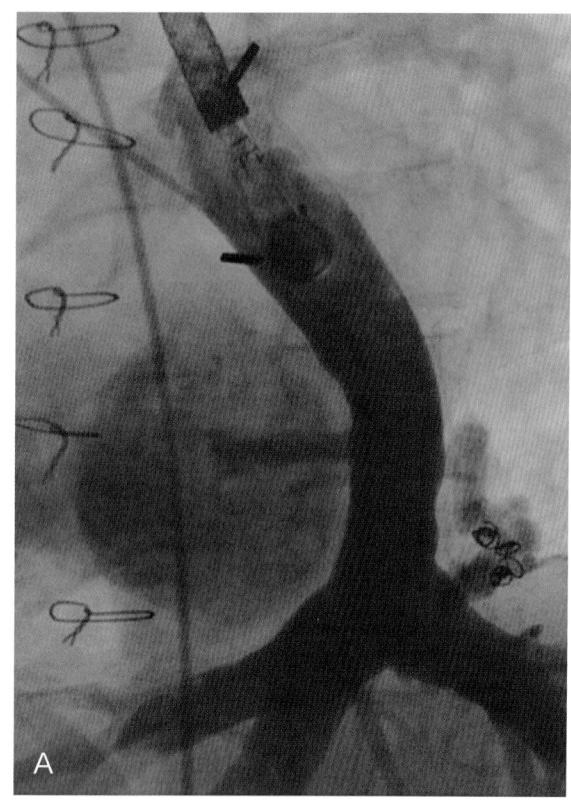 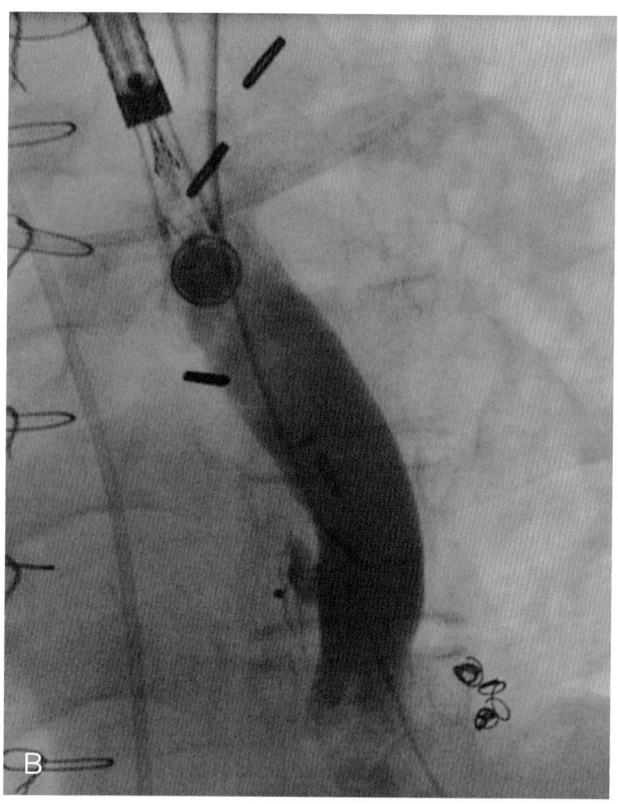

▲ 图 17-29 Fontan 开窗的介入封堵

18 岁女性，内脏异位综合征，行 Fontan 术（肝静脉连接到左肺动脉）。使用 5mm 的 ASO 封堵开窗口。A. 封堵前；B. 封堵后

直到 1999 年，Thanopoulos 首次报道使用定制封堵器堵闭肌部间隔缺损[159]。AMPLATZER 肌部室缺封堵器的封堵效果是可以的[160-163]，而膜周部室缺不同于肌部室缺，它的位置更靠近主动脉瓣，对封堵器的设计有更高的要求。因此早期使用 Rashkind 双面伞封堵器的尝试很快被抛弃[153]。2002 年 Hijazi 等首次报道使用定制的封堵器堵闭膜周部室间隔缺损[164]，并在美国开始了一期临床试验[165]。然而，AMPLATZER 膜周部室缺封堵器的一个严重和令人担忧的并发症是完全房室传导阻滞，报道发生率在 2%~5%[165,166]。它的发生可能在手术过程中[167]，然而，曾有报道房室传导阻滞在术后几天内到几个月内发生[166,168]，而到目前为止仍没有能够预测这些严重事件的特定因素。由于现阶段报道的高度房室传导阻滞发生率较高，目前这种封堵器并未被批准用于膜周部室间隔缺损的封堵（因此在本章中并未对其加以记述）[169]。

2. 使用 AMPLATZER 肌部室缺封堵器封堵肌部室间隔缺损的操作技巧

封堵肌部室间隔缺损和膜周部室间隔缺损的原则是相似的，主要经静脉途径顺行进行封堵器封堵。对于心尖部和室间隔中部的肌部室间隔缺损，通常是经上腔静脉途径输送封堵器；前间隔肌部的缺损通常是从下腔静脉输送。两者相结合的情况，需要复杂的操作技巧，需要经动脉途径到左心室建立导丝轨道，导丝通过缺损进入右心室，最后通过股静脉或颈内静脉拉出体外。

这个操作过程是在持续的 TEE 引导下进行。经初步的血流动力学评估和左心室造影后，通常用 Judkins 右冠导管和 0.035 英寸的成角交换导丝穿过室间隔缺损。使用 Amplatz Gooseneck 抓捕器（Microvena Corporation, White Bear Lake, MN, USA）在上腔静脉内或肺动脉抓住导丝，并经股静脉或颈内静脉把导丝拉出体外，因此建立了一个可用于将直径合适的长输送鞘通过缺损进入左心

室的"轨道"。封堵器传送和封堵房间隔缺损的 AMPLATZER 封堵器传送方法类似。然而，封堵下后间隔部位的缺损通常较复杂，原因是建轨道途中输送鞘容易扭结。由于手术难度高、技术复杂，经导管封堵肌部室间隔缺损只限于在少数有丰富介入经验的中心开展。稍后讲述的经心室途径，目前被认为是在小婴儿中比经皮穿刺途径更可取的方法，这是由于小婴儿经皮输送封堵器的不良事件发生率较高。

3. 经导管堵闭肌部室间隔缺损的结果

Holzer 等在 2004 年发表了一项 75 例的美国多中心研究治疗经验，结果显示高达 39% 患者发生手术或封堵器相关的并发症，大约有 25% 为主要并发症。而早期多中心临床试验的死亡率为 2.6%。体重低于 10kg 被认为明确的不良事件危险因素。封堵器释放后的即刻完全堵闭成功率为 40%，在术后 1 年的随访中进一步提高到 92%[163]。2005 年，Thanopoulos 等报道了在一组 30 例患者、长达 2.2 年的中期随访中，1 例患者在封堵器置入后 1 年后发生完全性房室传导阻滞，该研究结果的封堵成功率高达 93%。据有关报道，无须体外循环在心脏搏动的情况下经心室途径封堵室间隔缺损也许能降低婴幼儿的手术相关并发症发生率[161,170]。也有人提出，如果权衡外科手术治疗肌部室缺的优势缺点和经导管治疗的风险困难后，对于某些患者，经导管途径可能是降低并发症发生率的一个有效替代方案。

十五、介入封堵动脉导管未闭

目前在美国最常用于封堵中－大型动脉导管未闭的封堵器是 1997 年引入的 ADOI[44]，其他的批准用于动脉导管未闭介入治疗的封堵器包括 ADO II 和 Nit-Occlud PDA 封堵器[171]。各种弹簧圈、AMPLATZER II 代血管塞等，特别适用于封堵小龄儿的长管型动脉导管未闭。

弹簧圈封堵动脉导管未闭可通过顺向或逆向途径，对于非常小的动脉导管未闭，仅能通过逆行动脉通路。在导丝穿过动脉导管之前，需采用标准侧位和 30° 右前斜位行主动脉造影。测量肺动脉端内径、主动脉端内径和动脉导管的总长度和中部最窄处内径。依照 Krichenko 的分类，动脉导管按照造影描述为典型的漏斗形（A 型）、主动脉端狭窄的短型（B 型）、管状（C 型）、串珠型（D 型）和远端缩窄的细长漏斗形（E 型）[172]。在造影前进行血流动力学评估，包括动脉导管位置的压差评估。准备行顺行动脉导管封堵的患者常规进行右心导管检查。手术应小心操作避免在进行造影前先进入动脉导管，因为这样可能会引起导管痉挛导致测量不准确，甚至于需要痉挛解除后重新造影测量其大小（图 17-30）。顺行途径时，在封堵器或弹簧圈完全展开和释放之前，可进行造影评估。总之，两个方法都同样适用。

通常使用比动脉导管的肺动脉端直径大 2 倍的弹簧圈，可将一个圈放置在动脉导管未闭肺动脉端远端，而其余的弹簧圈则放置在导管壶腹部。弹簧圈的长度通常为 3～5 圈，具体取决于主动脉壶腹部的长度，Flipper 或 Jackson 弹簧圈（或更新的 MReye Flipper 弹簧圈）的传送技术相当容易，而且它的可控释放机制提高了安全系数，防止发生弹簧圈栓塞。如果弹簧圈位置不理想，可重新回收并再次在理想位置释放。然而，Flipper 弹簧圈由于细丝数量少，并不适用于封堵中等大小的动脉导管未闭。随着医学技术的发展，技术的进步已能使得标准的非可控 Gianturco 弹簧圈在释放后可使用圈套器[173]或应用球囊[174]将弹簧圈填塞在动脉导管之内，以抓紧弹簧圈[175]封堵动脉导管未闭，如果放置弹簧圈后存在残余分流，应尝试放置另一个弹簧圈[176]。残余分流非但不能减少细菌性心内膜炎的风险，而且与血管内溶血风险增高有关[177]。在放置另一个弹簧圈前，应预留足时间（10～15min）以使血液凝结。通常是通过逆行途径放置，使用 0.018 V18 导丝或 0.035 成角导丝仔细穿过动脉导管。在放置另一个直径小于原先放置的弹簧圈之前，将柔软的 4Fr 导管，沿导丝仔细地向上穿过动脉导管未闭。在 ADO 问世之前，一般用这种方法，即用多个弹簧圈封堵中到大型的动脉导管未闭[178]。

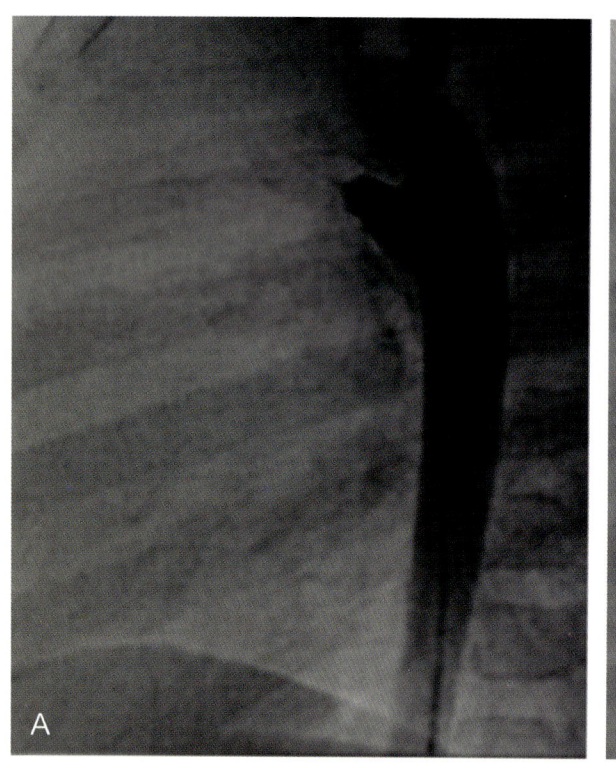
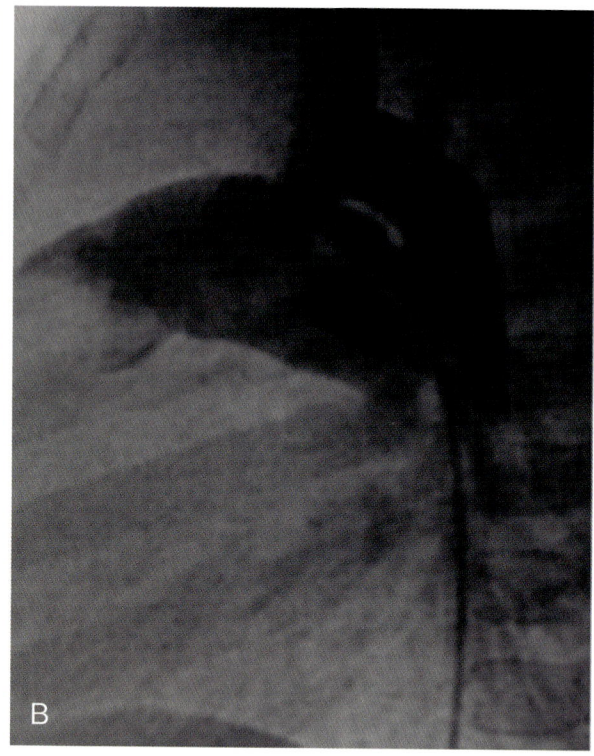

▲ 图 17-30 导管痉挛
A. 在进行导管操作后出现动脉导管未闭痉挛；B.30min 后痉挛解除

Masuara 等详细记录了用 ADO 封堵动脉导管未闭的技术细节。在完成血流动力学检查和造影评估后，顺行穿过动脉导管未闭，将 0.035 英寸的交换导丝导入降主动脉[44]。将合适的输送鞘沿导丝送入，其尖端朝向降主动脉。然后将导丝撤出。用和 AMPLATZER 间隔缺损封堵器一样的方法将封堵器导入鞘管内。对于封堵器选择，封堵器的肺动脉端直径大约比动脉导管肺动脉端最窄处至少大 2mm。对于典型 A 型 PDA，当肺动脉端 3～4mm 时，应选择 6～8mm 的 ADO。然而，对于年龄体重小的患儿，通常应按较小端选择封堵器尺寸，而对于大动脉导管未闭则封堵器最好比动脉导管未闭最窄段至少大 2mm。封堵器输送至鞘顶端后，将整个输送装置同步外撤。当鞘顶端到达降主动脉与动脉导管交界处时，开始展开主动脉伞盘。封堵器定位放置时，使用术前的造影记录作为指引，尤其是明确气管前端和动脉导管位置的关系。主动脉伞盘展开后，将整个装置同步回撤直达动脉导管壶腹口，固定钢缆回撤输送鞘继而展开柱状腰部。对于典型 E 型动脉导管、

管型 C 型动脉导管或锥形的细长动脉导管，必要时应将主动脉伞盘回撤直到位于动脉导管内，甚至在动脉导管内才开始展开。封堵器放置好以后，将猪尾导管导入并置于与动脉导管相对的降主动脉内，行主动脉造影。造影结果需仔细测量封堵器周围的残余分流，必要时可等待 10～15min 小血栓形成后重复主动脉造影。如没有残余分流，可以释放封堵器，释放后再次行主动脉造影（图 17-31）评估封堵器位置。封堵器释放前后记录升主动脉和降主动脉的压力，以及左肺动脉和主肺动脉的压力，评估是否存在压差。虽然封堵器只推荐用于体重大于 5kg 的婴儿，但是依据我们的经验，如果对封堵器的位置不满意，可以立即收回。这允许对新生儿期后、即使体重不足 5kg 的任何类型动脉导管进行封堵尝试（图 17-32）。小婴儿动脉导管未闭封堵术，成功的关键不是动脉导管的大小，而是长度。

作为 ADO 的替代品，ADO Ⅱ 由于其呈两侧对称的形状，故而能通过顺行和逆行两种途径进行放置，操作方法类似于 ADO，即一个盘面在主

动脉壶腹部展开，中心部分放置在动脉导管内，另一侧盘面在动脉导管肺动脉开口处展开（顺行法，图 17-33）。对于部分 C 型动脉导管、D 型和 E 型动脉导管，用 AMPLATZER Vascular Plug Ⅱ 经顺行途径的封堵效果较好（图 17-34）[179]。

动脉导管未闭封堵术的结果：1999 年，Patel 等[180] 报道了 149 例使用弹簧圈封堵动脉导管未闭的治疗经验。146 名动脉导管未闭患者置入弹簧圈后，即刻完全封堵成功率为 97%。在残余分流的患者中，3/4 进行了二次介入，其余患者的残余分流自行消失。这项研究记录死亡率为 0，且并发症发生率非常低。6 例（4%）在术中发现弹簧圈移位，其中 4 例成功取回。在 3 年的中期随访中未观察到导管再通或弹簧圈发生迟发移位的案例。研究证实，在封堵肺动脉端直径超过 4mm 的动脉导管未闭时，弹簧圈脱落的风险高达 16%[178]。然而，大多数已发表的有关弹簧圈封堵动脉导管未闭的结果，均是在可控的 Flipper 弹簧圈和 ADO 引入使用之前的数据。因此，可以推测在现有的设备和技术条件下，脱落栓塞风险小于 1%。

Pass 等报道了一项美国多中心研究，1999—2002 年共 484 例患者，平均年龄 1.8 岁，行 ADO

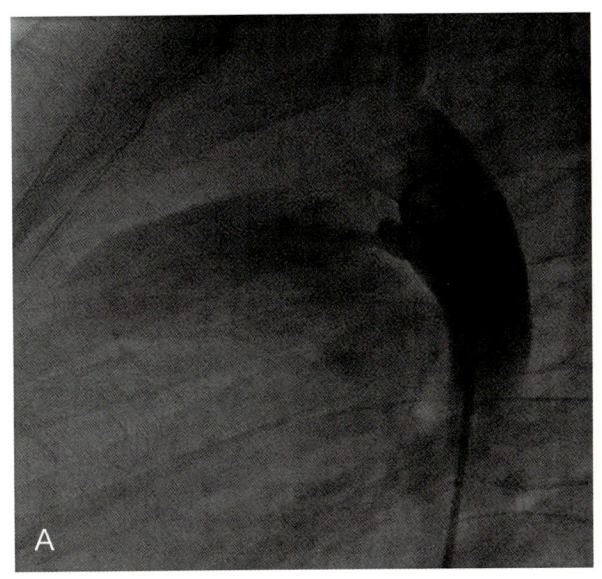
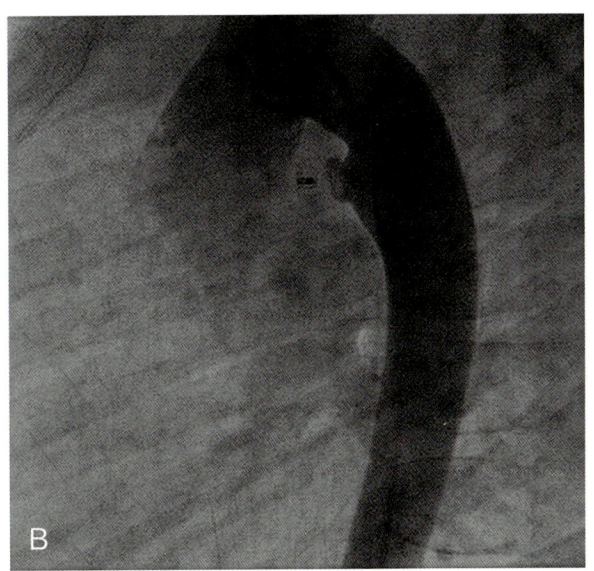

▲ 图 17-31　ADO 封堵动脉导管未闭
1 例 9 岁患儿，中等大小 PDA，使用 ADO 封堵动脉导管未闭。A. 封堵前；B. 封堵后

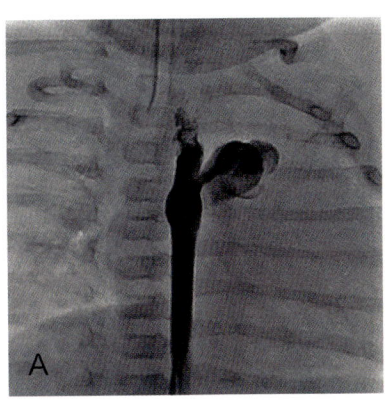
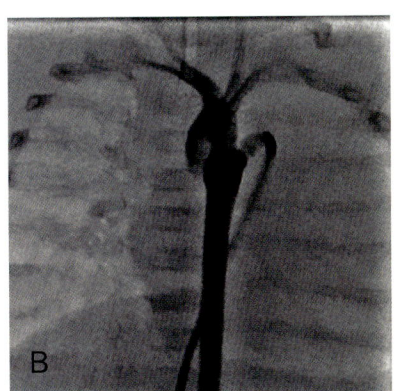
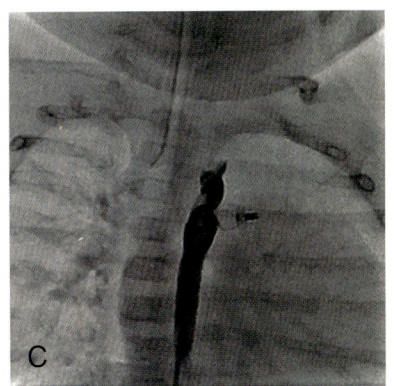

▲ 图 17-32　新生儿的动脉导管未闭封堵
1 例 3 月龄、早产婴儿，患支气管肺发育不良，依赖持续性气道正压通气的支持。心导管检查提示中等大小的管型动脉导管（C 型）。A. 测量动脉导管长度为 2～2.5mm，$Q_p:Q_s$=2.5 : 1，用 4mm Ⅱ 代血管塞成功堵闭动脉导管未闭；B. 封堵器释放前的主动脉造影；C. 释放封堵器后的主动脉造影

537

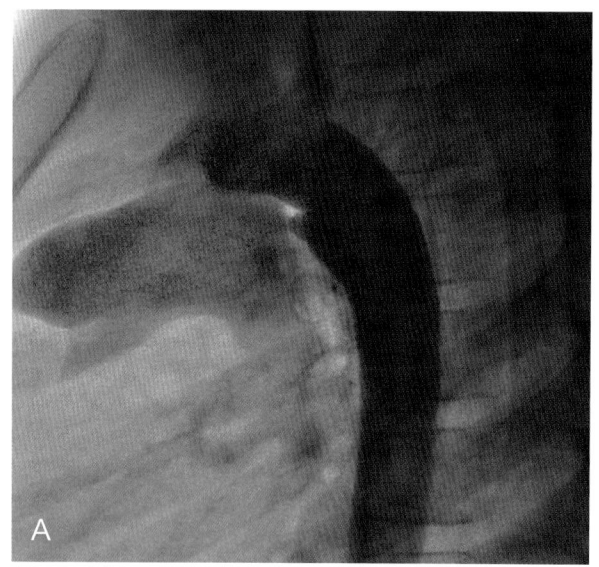
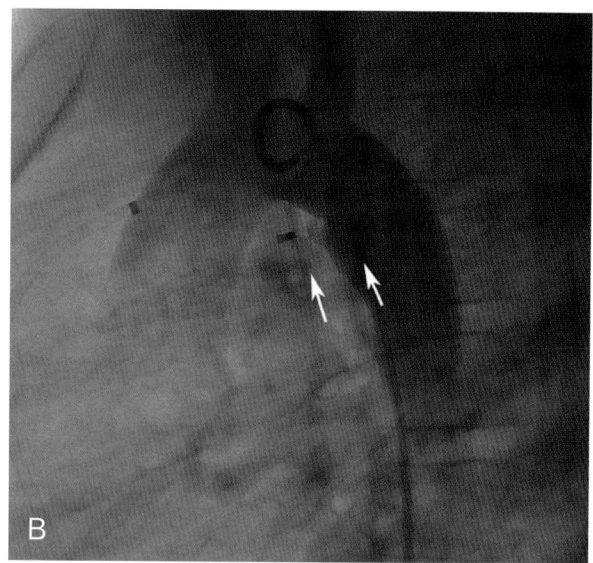

▲ 图 17-33　使用 ADO II 封堵动脉导管未闭

男性患者，中等大小动脉导管（A）。用 5/4mm 的 ADO II 成功封堵导管，图 B 箭指向封堵器的两个对称盘面

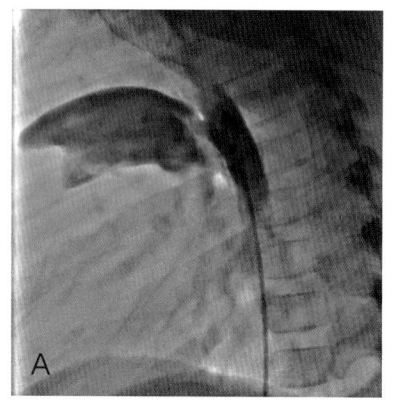
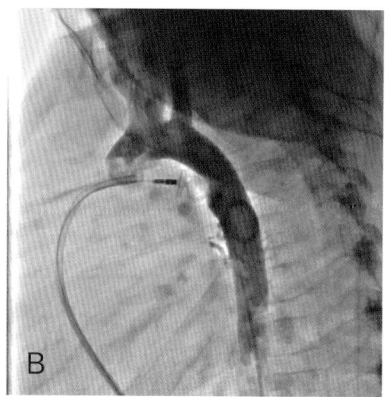
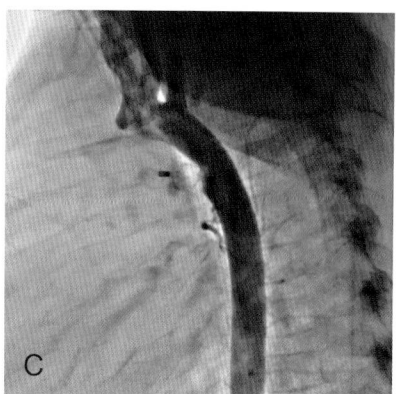

▲ 图 17-34　使用 II 代血管塞封堵动脉导管未闭

1 例 16 月龄男婴。A. 中等大小管型动脉导管（C 型），$Q_p:Q_s$=2.5∶1；B.6mm II 代血管塞封堵后，行主动脉造影；C. 封堵器释放后主动脉造影

封堵动脉导管未闭的结果[181]。99% 的患者成功植入 ADO。完全封堵率从术后即刻的 76% 增加到术后第 1 天的 89%，1 年随访时进一步增加为 99.7%。对于 ADO II，Saliba 及其同事报道 24h 的完全封堵率为 94%[182]。

主要并发症发生率为 2.3%，次要不良反应发生率为 4.8%。2 例患者出现左肺动脉闭塞，未发现明显主动脉梗阻的病例。2 例患者发生封堵器移位，其中一例患者需要外科取出封堵器。18 例出现血管并发症，或失血过多需要输血，1 例患者术后 5 个月死于难治性脓毒血症。AMPLATZER 动脉导管未闭封堵器后端的螺旋嵌凹在封堵器之内，故而脱落后比其他 AMPLATZER 封堵器更难取出，如果圈套器抓住封堵器体部而非螺母，通常需用至少比相应输送鞘大 4Fr 的输送鞘方可将封堵器收入鞘内。形态不规则的动脉导管（非 A 型）在封堵技术上更有挑战性，选择封堵器的类型和放置部位方面可能需要有所变化。

虽然 AMPLATZER 血管塞已广泛用于封堵动脉导管未闭，但适应证把握应特别小心[50,183]，因为这类封堵器的材质缺乏涤纶纤维，因此不利于完全封堵大型动脉导管，这点曾在一例 C 型动脉导管患者身上得到证实[184,185]。然而，如果使用 AMPLATZER II 代血管塞，由于它的三层镍钛网及改良的性能，就不会出现这个问题[179]。

2003年，Chisolm等报道了植入Nit-Occlud封堵器的19例患者随访结果，作为Ⅱ期临床试验的一部分。术后24h，17/19（89%）成功封堵、没有出现残余分流，而一例患者有微量残余分流，另一例患者有部分残余分流。结果未出现手术相关并发症或封堵器栓塞。2005年，Celiker等进行术后6个月的随访，结果显示封堵成功率为93%[49]。

十六、其他异常血管交通的介入封堵

异常血管封堵术或持续动脉/动静脉交通的封堵术已有超过30年的历史。血管栓塞封堵技术，主要是在腹腔、胃肠道血管介入以及脑血管介入，特别是末端动脉血管的干预等方面得以发展和完善。很多材料设备可用于这类外周血管的介入封堵，包括自身血凝块、吸收性明胶海绵、胶塞、"胶黏剂"，可拆卸球囊和弹簧圈封堵器。

Gianturco（Cook, Inc.）弹簧圈和它的二代产品MReye弹簧圈（可行MRI检查），普遍用于先天性心脏病相关的所有类型的介入封堵。这类弹簧圈是用弹簧导丝并融入聚酯纤维制成，有多种尺寸、直径和长度。弹簧圈的转载是通过直导丝将其推入输送导管，送达导管末端继而释放线圈。一旦弹簧圈释放，就再有没有办法收回。Gianturco弹簧圈利用本身的聚酯纤维和导丝造成局部血栓的形成和包裹，继而实现封堵。通常将弹簧圈封堵器送到血管远端的狭窄部位，弹簧圈能固定于此且不发生移位。通常一根血管内需要放置几个弹簧圈以实现完全封堵。当血管远端无狭窄或没有其他类型的封堵器放置以固定弹簧圈时，弹簧圈可用于封堵带有直径达7～8mm瘤样扩张的管型血管的封堵。对于较大的血管或没有显著狭窄部位的血管，可以联合弹簧圈和其他血管封堵器完成封堵。其他用于封堵大的血管结构的封堵器包括AMPLATZER Vascular Plug（图17-35）、AMPLATZER Ⅱ代血管塞、AMPLATZER Ⅳ代血管塞以及ADO。AMPLATZER Ⅳ代血管塞的优势是可以在内置0.035英寸导丝的情况下通过4Fr导管。

一些异常的侧支血管或外科制造的持续的体肺动脉分流涉及复杂的病变。当体循环和正常的肺循环有分流，尤其是在纠正了主要的缺损之后，需要封堵这些血管。传统上是在矫正手术中或通

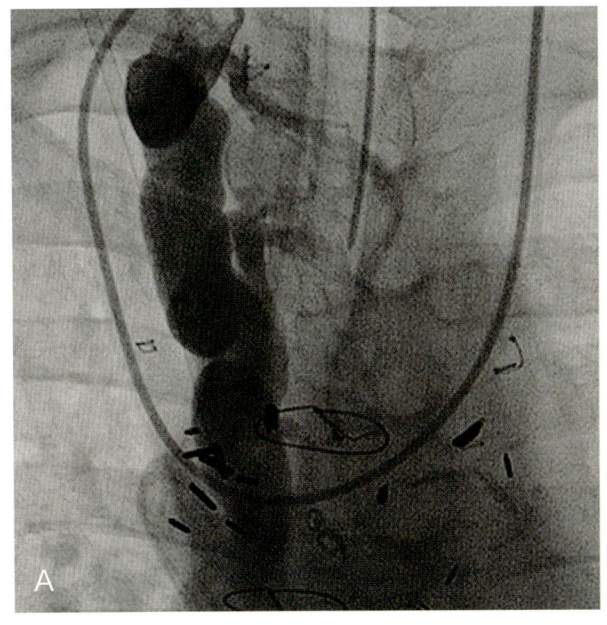
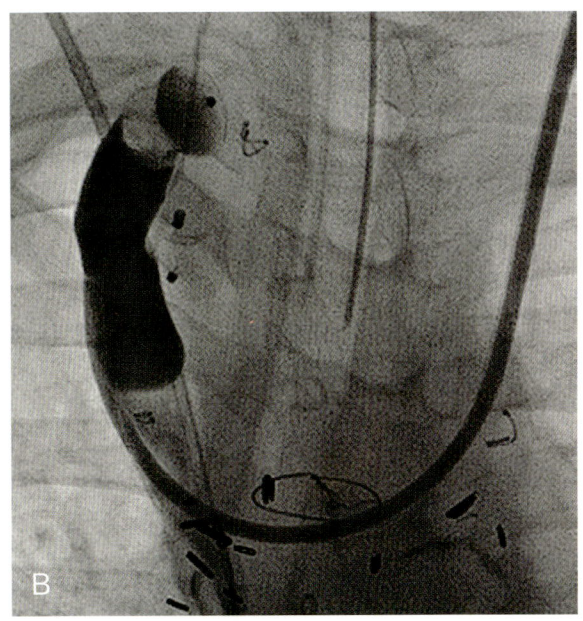

▲ 图17-35 封堵静脉间异常侧支血管

10岁患儿，以"左心室发育不良"行Norwood术和双向Gleen术后，经皮血氧饱和度下降。使用2个16mm的AMPLATZER血管塞封堵静脉之间异常侧支血管。A. 侧支封堵前；B. 侧支封堵后

过独立的外科手术治疗这类血管交通。其他适合用这些封堵器的病变是动静脉瘘，包括体循环和冠状动脉、侧支血管，以及肺动静脉瘘。对于这些病变，确定有能固定封堵器的狭窄或末端血管，以减少封堵器移动到重要的血管结构的风险是特别重要的。有各种各样其他的持续异常的血管交通能通过现有的封堵器封堵，包括左上腔静脉到左心房交通、法洛四联症术后或肺动脉闭锁术后的体肺动脉分流，Fontan 或 Glenn 术及其他术后持续的体静脉与心房交通。

早在 1989 年，Perry 等[40]报道了一项用 Gianturco 弹簧圈封堵 54 名患者的 77 条异常血管的治疗经验。术中近乎完全封堵率高达 95%。并发症包括 6 例患者封堵器脱落（肺循环或体循环），其中半数经导管取出，另半数未取出但无主诉症状。这仅仅代表术后早期的结果。现阶段通用的方法是继续放置多个弹簧圈，直到造影确认近乎完全封堵。可控 Flipper 弹簧圈是首选的用来进行多种血管封堵的封堵器，但可能会存在封堵器脱落的潜在风险。

Hill 等报道了一项 52 例、89 个 AMPLATZER Vascular Plugs 封堵器封堵 84 条血管的多中心研究[184]。封堵最多的血管包括 45 例主动脉 - 肺动脉或静脉 - 静脉侧支血管，28 例肺动静脉瘘，7 例肝内通路，4 例心内分流。封堵后 10min 完全堵闭的成功率达 94%。5 例血管封堵用了不止一个血管塞。2 例因为残余分流，取出血管塞。

十七、取出异物

随着医疗技术的发展如慢性病肠外营养、中心血压监测、长期静脉内留置导管，导管介入取出心脏或大血管内异物，目前已成为心脏介入医生面对的挑战。儿童心脏介入医生通常更熟悉复杂的心内解剖结构，利用双平面 X 线透视检查，对这类操作较能胜任，而不需要考虑患者的年龄。各种各样用于抓、圈套、打圈或套索各种形状异物的设备，丰富了心导管介入器械的种类。

大多数栓塞物最终进入肺动脉分支，取出这些异物首先要将大的血管鞘（8～15Fr，具体取决于异物的大小和形状）送入肺动脉分支，接近异物。抓取导管的类型取决于患者的体重、异物的类型、位置关系；抓取器械直接送进鞘内，或经输送导管进入鞘内，操控抓取设备抓住异物。抓稳后将异物收回大鞘，通过鞘管拉出体外。由于抓取设备使用了大鞘管，最终拉出血管或皮口时，也无须切开静脉血管取出。

先天性心脏介入医师最常遇到的医源性异物是 AMPLATZER 封堵器脱落，这在之前的章节中已述（图 17-26）。

十八、经导管肺动脉瓣置换术

Dr. Phillip Bonhoeffer 在过去的 20 年发起了介入治疗史上最具开创性的工作。既往，那些有明显管道功能障碍的患者都需要通过外科手术在右心室至肺动脉之间放置带瓣管道。这类带瓣管道的使用期限有限，一般 5～15 年后由于管道再发狭窄或继发瓣膜功能异常往往需要再次更换。这类患者通常已经历过一系列心脏外科手术，难以承受反复的开胸手术，每一次开胸手术无疑增加了损伤心脏功能的风险。而且，由于瘢痕形成，再次手术的操作难度非常大。因此，能进一步替代外科操作的管道置入微创手术应运而生。

2000 年，Bonhoeffer 等报道了首例右心室 - 肺动脉植入带瓣支架的病例，是一名 12 岁男性患儿[9]。这项技术得到不断改良，到目前为止超过 1000 名患者接受了经导管植入肺动脉瓣支架[186]。Melody 瓣膜是用保存在戊二醛中的牛颈静脉瓣，安装在 28mm 长的 CP 支架上。理想情况下，将瓣膜安置在原有的右心室 - 肺动脉管道上，最好是留有一定程度的狭窄，然后通过扩张扩展到 18mm、20mm 或 22mm 内径。

植入 Melody 瓣膜，团队需要仔细拟定操作计划和患者选择。有明显管道狭窄的患者比严重瓣膜反流的患者更充满挑战。一旦确定需要肺动脉瓣植入或管道替代，团队应仔细评估患者是否适合 Melody 瓣。无狭窄的内径 25mm 以上的大管道患者，不一定适合 Melody 瓣膜植入。使用 22mm Ensemble 传送系统的 Melody 瓣外直径大约为

24mm，故而内径大于 24mm 的管道均不能稳定地锚住 Melody 瓣。如何将瓣膜安装在 24mm 的 BiB 球囊上充满挑战，但这并不是美国官方批准的标准操作步骤。对于如何选择管道尺寸，切记生物瓣带瓣管道（Hancock 管道）的瓣环内径通常比普通管道内径小 2mm。一旦确定为合适的候选病例，应在术前进行仔细诊断和血流动力学评估，尤其要充分评估涉及 Melody 瓣植入部位邻近冠状动脉位置（图 17-36）。预先准备与瓣膜尺寸相同的球囊沿加硬导丝送至瓣环处并打胀球囊，同时行主动脉造影。打胀球囊应用稀释对比剂（20%），

方可不影响冠状动脉的显影成像。如果怀疑任一条冠状动脉异常，可行选择性冠状动脉造影。除了侧位投射成像，左前斜头位通常能够较好地显示左冠状动脉。除了评估好冠状动脉的解剖情况，还需要对狭窄的右心室-肺动脉管道进行预处理。因为支架断裂是 Melody 瓣植入术后最常见的并发症，术者想在瓣膜植入前尽可能消除缩窄，以减少对植入瓣膜的径向压迫。为此通过进行球囊定型以达到目的。因此应进行球囊测量。如果用较小的压力扩张时，球囊腰部直径是目标直径的 80% 或更小，则应换用较小的球囊。这样循序渐

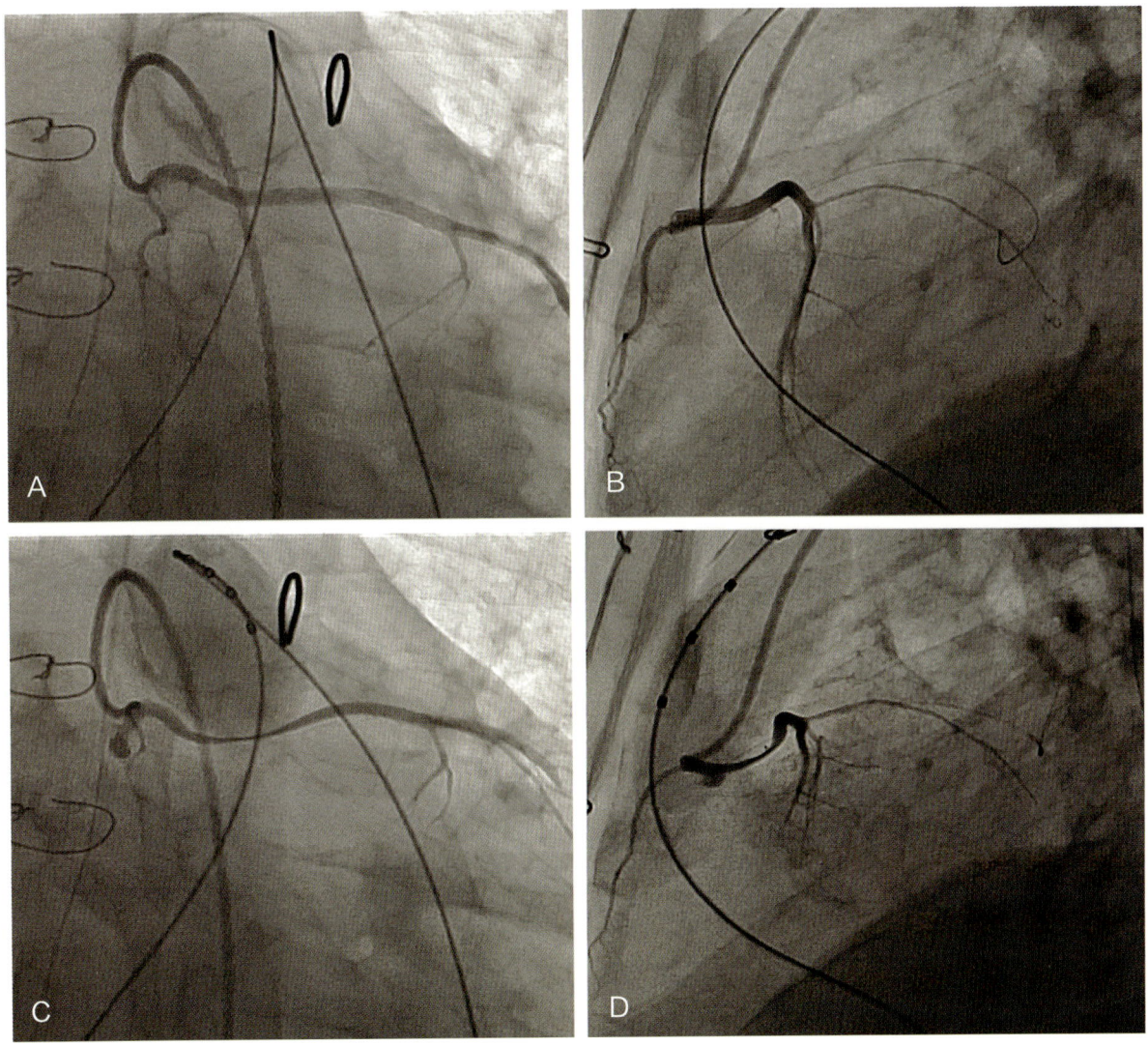

▲ 图 17-36 Melody 瓣膜和冠状动脉压迫

患者确诊法洛四联症合并左前降支起源于右冠状动脉，拟行经皮 Melody 瓣膜植入，行植入前评估。A 和 B. 足位和侧位选择性左前降支造影，导丝经右心室流出道送进左肺动脉，造影未发现冠状动脉被压迫的情况。然而，充胀球囊后，可见左前降支明显受压（C 和 D）。因此植入金属支架或 Melody 瓣膜均可导致冠状动脉缺血，该患者安排行外科肺动脉瓣置换手术

进的方法目的是尽可能降低球囊对流出道造成的伤害。很多学者支持对右心室－肺动脉进行预支架植入，甚至多达 4~5 个支架以保证流出道具有足够的径向支持，以降低随后进行 Melody 瓣植入后出现支架断裂的风险（图 17-37 和图 17-38）。如果 Melody 瓣膜植入前没有通过预装支架充分消除狭窄，那么由于径向外压导致 Melody 瓣出现反应性回缩，结果就功亏一篑了。如果 Melody 瓣的附着区已完成准备，将 Lunderquist 加硬导丝（Cook, Bloomington, IN）送至肺动脉，放置在合适大小的肺动脉分支处，这有利于此后 Ensemble 传送系统的导入以及最终 Melody 瓣膜的展开。边缘处理、预扩张以及瓣膜的输送这一章不再赘述（图 17-39）。心腔内超声是瓣膜植入后评估瓣膜功能的一个有用的手段（图 17-40）。

McElhinney 等[54] 报道过一项美国多中心研究。对 124 名患者行 Melody 瓣植入术，另有 6 名患者因发生冠状动脉压迫未进行瓣膜植入尝试。6% 的患者发生手术相关的严重不良反应，包括 1 例死于冠状动脉撕裂之后的颅内出血，1 例因管道破裂行瓣膜移植术。94% 患者在 1 年内没有发生 Melody 瓣功能异常或行再次介入，大多数患者心功能 NYHA 分级改善。Melody 瓣植入术后长期随访结果仍不确定。自此，大批关于 Melody 瓣膜的相关报道应运而生，比如原发或外科手术后无管道植入的右心室流出道狭窄患者的 Melody 瓣膜植入[187]、冠状动脉压迫的风险评估[188]、24mm

Melody 瓣植入[189]，支架断裂评估以及主动脉植入 Melody 瓣膜的研究等[190]。

Carpentier-Edwards 瓣可作为 Melody 瓣的代替[58,191,192]。来自国际数据注册登记研究的早期一阶段临床试验结果提示植入成功率为 98%[58]。流出道直径超过 Melody 瓣可适应的最大直径时，适合选用这种瓣膜。但是由于瓣膜较短，因此通常需要预装支架以形成附着区。

十九、镶嵌治疗

多年以来，心脏开胸手术和介入治疗一直相互竞争，尤其是对成人获得性心脏病的治疗。然而，经过 10 年来医学发展，在心脏介入治疗和外科手术之间建立合作应运而生。现在，外科医生对心导管治疗提供建议，而介入医生为外科医生提供介入技术援助是司空见惯的事。对于需要行外科手术的患者，介入医生应按标准和常规行心导管检查。根据患者情况针对其接受介入或外科手术进行开放、公开的术前讨论。例如，患者可通过心导管检查进行评估，为流出道置换做准备，近端狭窄在随后的外科手术中处理较为容易，而远端肺动脉狭窄可通过放置支架进行解除。镶嵌治疗促进了先进而新颖的治疗方法的进步。有关镶嵌治疗最著名的例子之一是"开窗的 Fontan"患者，通过开窗显著降低了术后急性并发症的发生率，而且患者手术康复后就可经导管封堵窗口。另一个例子是肺动脉瓣闭锁合并室间隔缺损，早

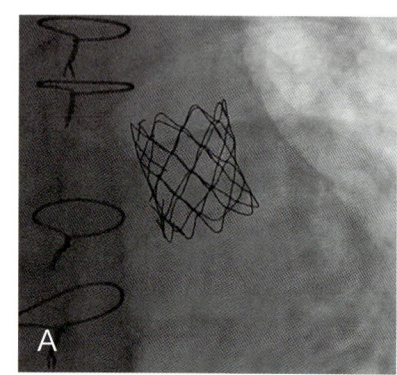
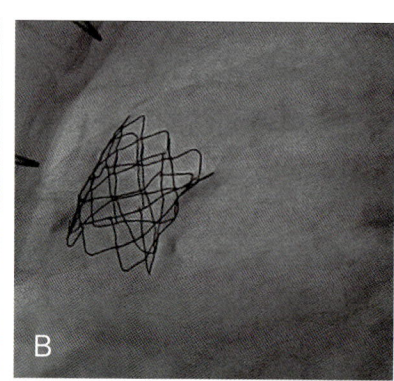
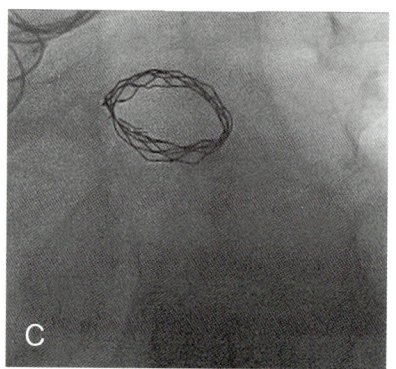

▲ 图 17-37 Melody 瓣膜支架断裂

1 例在同种移植血管内经导管置入 Melody 瓣的患者，1 年后随访发现收缩期压差升高，通过 X 线透视显示支架呈多发断裂，失去完整性（C）。随后置入 2 个金属裸支架加固后再次成功置入瓣膜

第三篇 诊断与治疗方法
第 17 章 心导管治疗

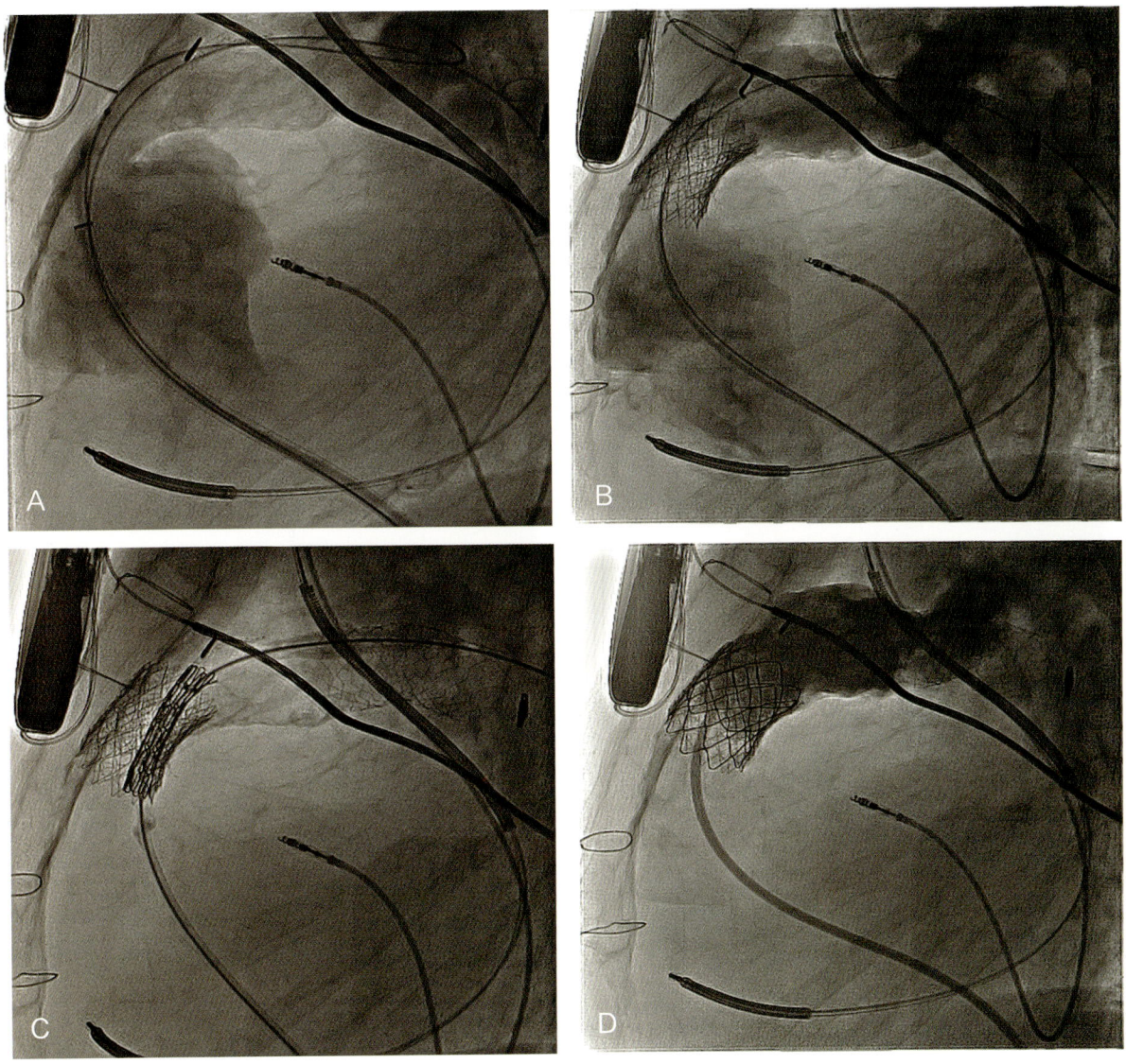

▲ 图 17-38 Melody 瓣膜和支撑

越来越多的证据表明用裸金属支架，可提供坚固支撑，能降低 Melody 瓣膜断裂的概率，延长瓣膜使用寿命。此例患者接受过多次外科手术并置入了 ICD，右心室造影显示流出道狭窄（A）。总共置入了 4 个 Palmaz XL 支架，直到未观察到支架反弹，肺动脉造影显示大量肺动脉瓣反流（B）。随后将 Melody 瓣膜置入裸金属支架内（C），再次行肺动脉造影提示无残余狭窄或反流（D）

期通过外科手术疏通右心室 – 肺动脉，目的是为介入扩张和放置支架准备，最终完全修补缺损达到彻底矫治。镶嵌治疗也包括外科手术同时心脏介入专家参与，为一些心脏结构极其复杂的患者带来福音。

除了前面提及的心脏外科医生和介入医生的合作以外，经导管和外科联合治疗的新方法作为复杂先天性心脏病患者的新选择，包括 HLHS 的"镶嵌治疗"[193-195]，经心室关闭室间隔缺损[161,170] 以及外科手术中进行支架植入[196]。从 C3PO 多中心注册登记研究的结果来看，2 年以上的研究期间，镶嵌治疗手术的数量显著增加，其中动脉导管支架放置、经心室封堵室间隔缺损，外科手术中植入支架是开展得最普遍的镶嵌手术[197]。

（一）左心发育不良综合征

尽管传统的外科手术方式已充分改进，左心发育不良综合征的短期和长期预后仍然不佳。虽然外科手术方法随时间逐渐改进，基本概念仍保持不变，许多改良方法都被基本手术方法的局限

543

性所限制。传统的姑息手术方法，经多中心研究证实其 5 年生存率只有 54%[198]。新生儿行 I 期 Norwood 或 Sano 手术的并发症和死亡风险较高。生理解剖上的巨大变化破坏了新生儿期原本脆弱的循环总体平衡。综合各中心开展此类手术的结果，死亡率从不足 10% 到超过 50%。这无疑促成了其他替代治疗策略的发展。新生儿早期非体外循环下的干预，并发症的发生率和死亡率降低，推迟了开胸手术的时期，为患者的生长发育和心脏结构的发育提供了时间，为随后进行双向 Glenn 分流和 Norwood 姑息手术的综合外科矫治奠定了基础，为完成 Fontan 循环作了潜在的准备。这个阶段需要心脏外科医生、介入医生以及心脏中心工作人员之间密切的合作。

2002 年，Akintuerk 等报道 11 例经皮动脉导管支架植入，植入了球囊扩张 Jo 支架，置入后 1～3

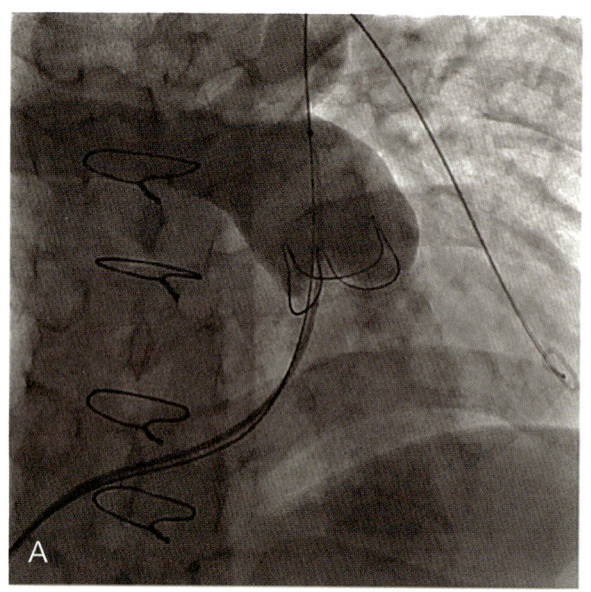
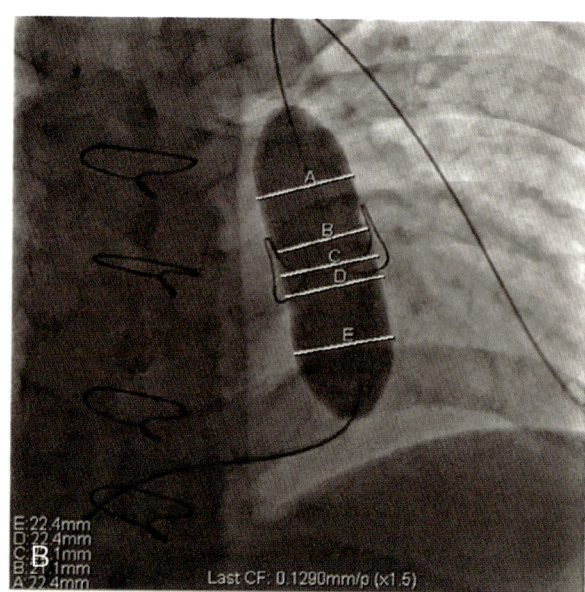
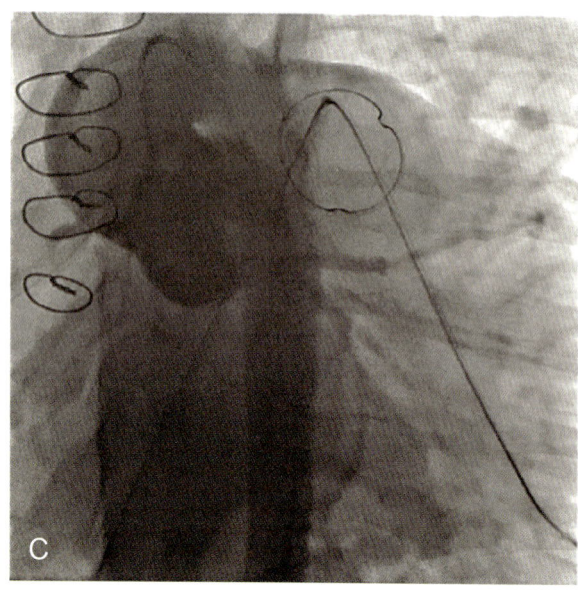
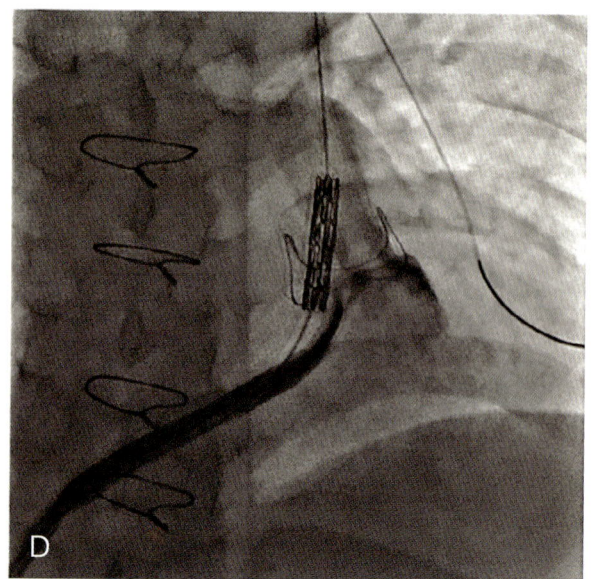

▲ 图 17-39 Melody 瓣膜置入步骤

1 例肺动脉瓣生物瓣置换后的患者，生物瓣逐渐退化及功能不良。肺动脉造影显示肺动脉瓣狭窄合并反流（A）。随后行球囊顺应性试验评估患者是否适合置入瓣膜（B）。冠状动脉压迫试验（C）。传送 Melody 瓣，退出 Ensemble BDS 外鞘，行局部造影进一步确定置入的位置是否恰当（D）

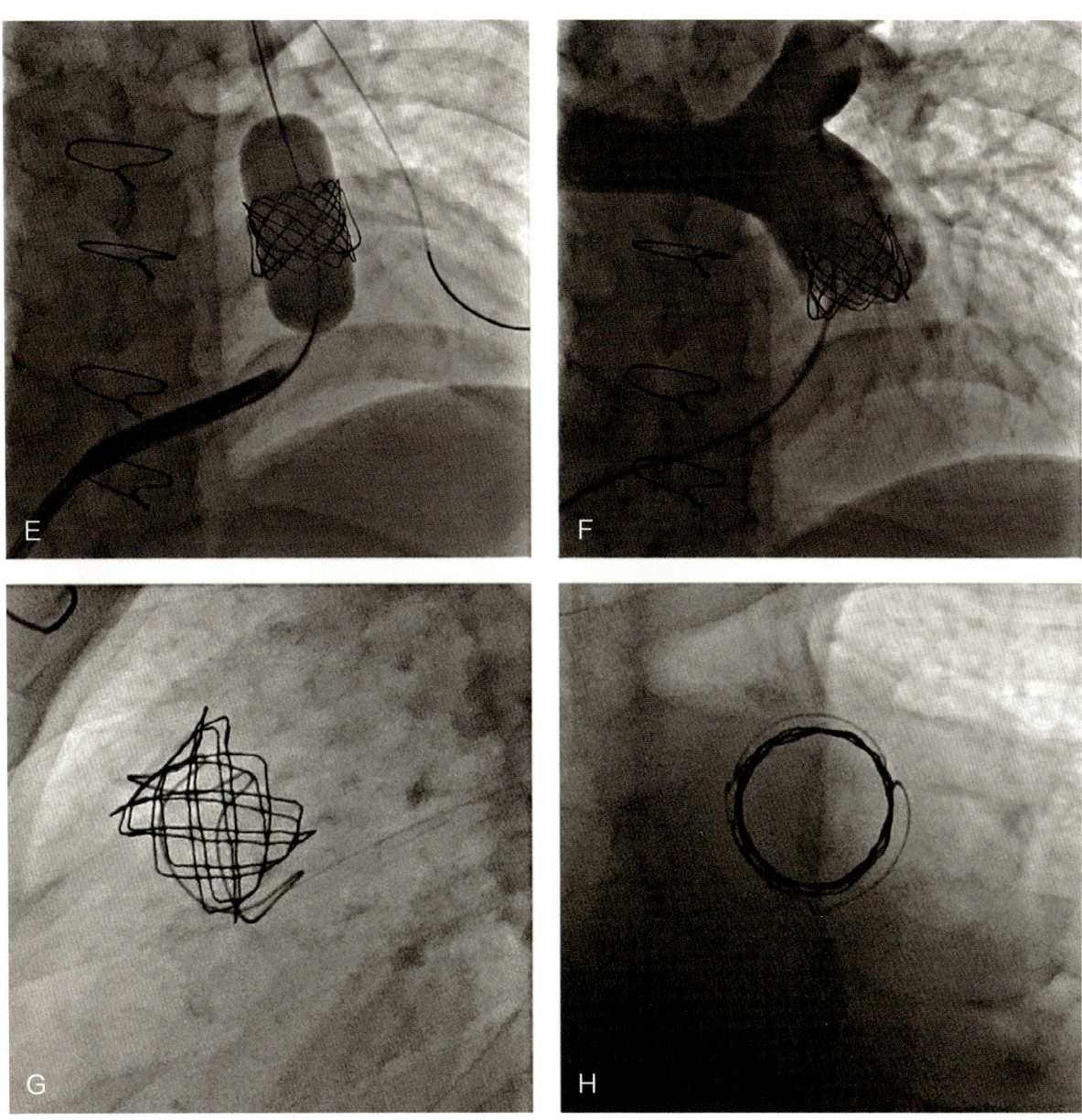

▲ 图 17-39（续） Melody 瓣膜置入步骤

扩张 BIB 导管的内球囊，随后扩张外球囊，完全展开 Melody 瓣 (E)。再次行肺动脉造影显示无残余狭窄和反流 (F)。最后一步行前后位、侧位和支架底部切面透视/造影完美显示 Melody 瓣膜位于金属支撑内（G 和 H）

天后行双侧肺动脉环缩术[199]，根据病情必要时行球囊房间隔成形术或房间隔造口术。早期姑息手术后，在 3.5~6 个月时进行双向 Glenn 术以及 Damus-Kaye-Stanzel 术和弓部重建。该组中有 2 例死亡。2003 年，Michel-Behnke 等发表了一项 20 例患者治疗的研究，结果非常类似[193]。

随后，Galantowicz 和 Cheatham 进一步改良了这项技术[194]，先经导管植入 AMPLATZER 肺动脉限流器（AGAMedical, Golden Valley, MN, USA）和动脉导管支架。由于输送钢缆较硬且长鞘需经三尖瓣和肺动脉瓣进入肺动脉分支，结果导致明显的瓣膜反流，效果并不理想。最终改进成镶嵌治疗，外科医生先行双侧肺动脉环缩手术，同时经肺动脉端植入支架以维持动脉导管开放。该项操作最好在镶嵌手术室完成（图 17-41）。

将 3.5mm 或 3mm 的 GoreTex 管裁剪为 1~2mm 宽的条状物环缩左右肺动脉，随后经肺动脉通过短鞘将动脉导管支架送入。起初

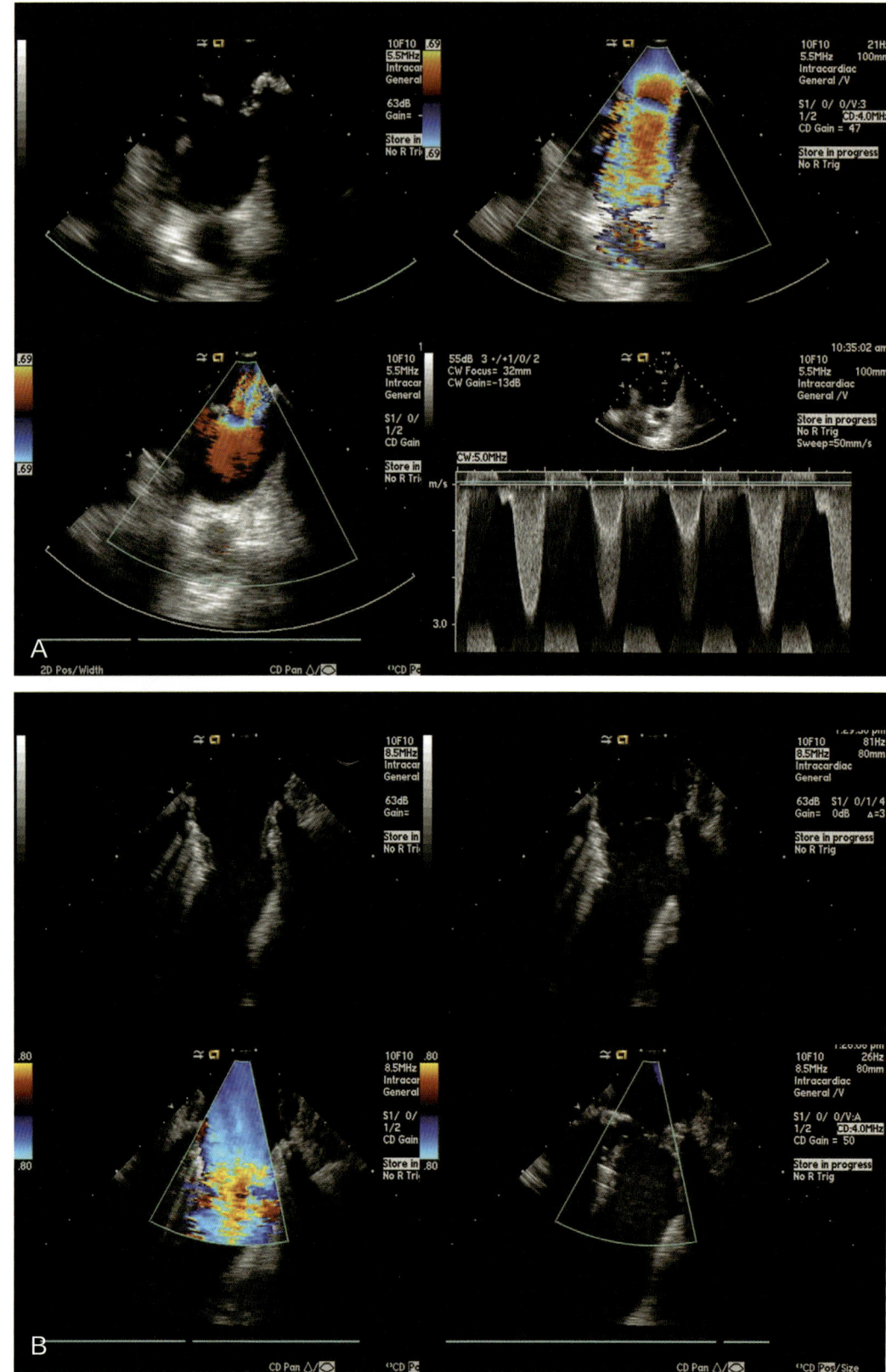

▲ 图 17-40 心内超声心动图评估 Melody 瓣膜功能

心内超声心动图通过将导管直接放置在右心室流出道内的瓣膜下方，已成为评估退化的导管瓣膜和心置入的 Melody TPV 的非常重要的手段。瓣叶严重增厚且活动受限，收缩期血流速度超过 3m/s 且舒张期可见到宽大的彩流，提示明显的肺动脉瓣反流（A）。在置入 Melody TPV 后，可见到开放好而且薄的瓣叶，在收缩期和舒张期未见到明显的残余狭窄或反流（B）

可选用的支架包括预装可扩张球囊的 Genesis（Cordis,Warren,NJ）支架或 Formula 418 支架（Cook,Bloomington,IN）。近来，开始植入自膨式 Protégé（EV3, Plymouth,MN）支架，由于它的柔韧性比可扩张球囊好，应用更广。而且，传送过程出现部分扩张，也可及时撤回。自从输送鞘的长度从 135cm 缩短到 80cm，更适合用这种支架。

大多数左心室发育不良的患者均可进行第一期镶嵌手术（图 17-42），除了合并主动脉弓降部狭窄、多普勒超声心动图显示血流增快的患者。Norwood 手术是这类患者首选治疗方法。年龄体重并不限制该手术的开展，目前医学界已成功对 1.1kg 的早产新生儿行第一期镶嵌手术。第一期镶嵌手术后应在患者出院前评估是否有心房水平的限制性分流；实际上几乎所有患者都需要行球囊房间隔造口术或球囊房间隔成形术，除非有非常大的房间隔缺损。对于左室发育不良的患者，这

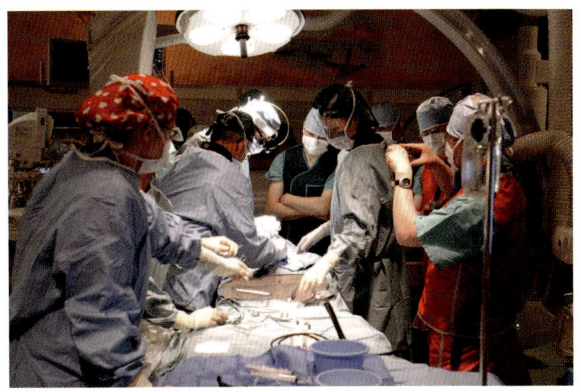

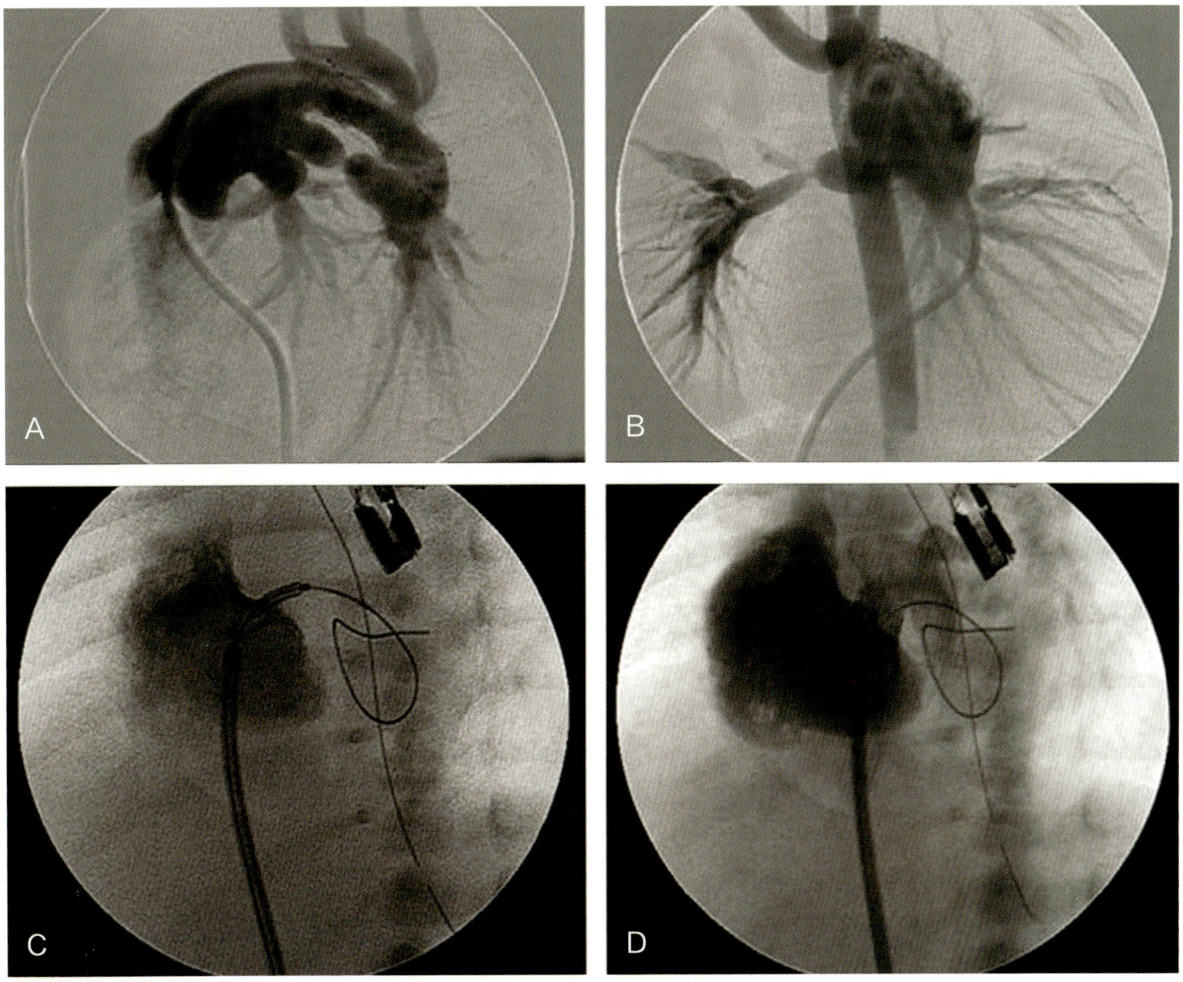

▲ 图 17-41　左心发育不良综合征的一期镶嵌治疗，团队在镶嵌手术室开展一期姑息手术

▲ 图 17-42　左心发育不良综合征行第一期镶嵌手术治疗

2 日龄新生儿确诊"左心发育不良综合征"，行一期姑息手术治疗。A 和 B. 双侧肺动脉环缩、置入动脉导管支架后，行主肺动脉造影；C. 房内交通放置支架；D. 房内交通放置支架后造影

个操作相当有难度，可能需要各种各样的操作方法，比如房间隔射频打孔，切割球囊房间隔成形术，房间隔支架置入，或用 1ml 球囊导管行球囊房间隔造口。通常临床需要联合使用这些方法以成功解除心房水平的限制[59]。在随访过程中，要严密观察心房水平是否再发限制性分流、主动脉弓降部或动脉导管支架处有无梗阻，以及评估左右肺动脉的血流。一般情况只需在行二期手术前进行一次心导管检查，包括使用压力导丝比如 Radi 压力导丝（Radi Medical Systems,Uppsala,Sweden）评估肺动脉远端压力，以及评估跨动脉导管支架两端或主动脉弓有无残余狭窄或再发狭窄（图 17-43）。此外，一旦明确有明显的心房水平的限制，可使用较大的球囊行房间隔造口术。

二期矫治手术主要是通过外科矫治，术前通过心导管检查和造影检查进行评估。二期手术内

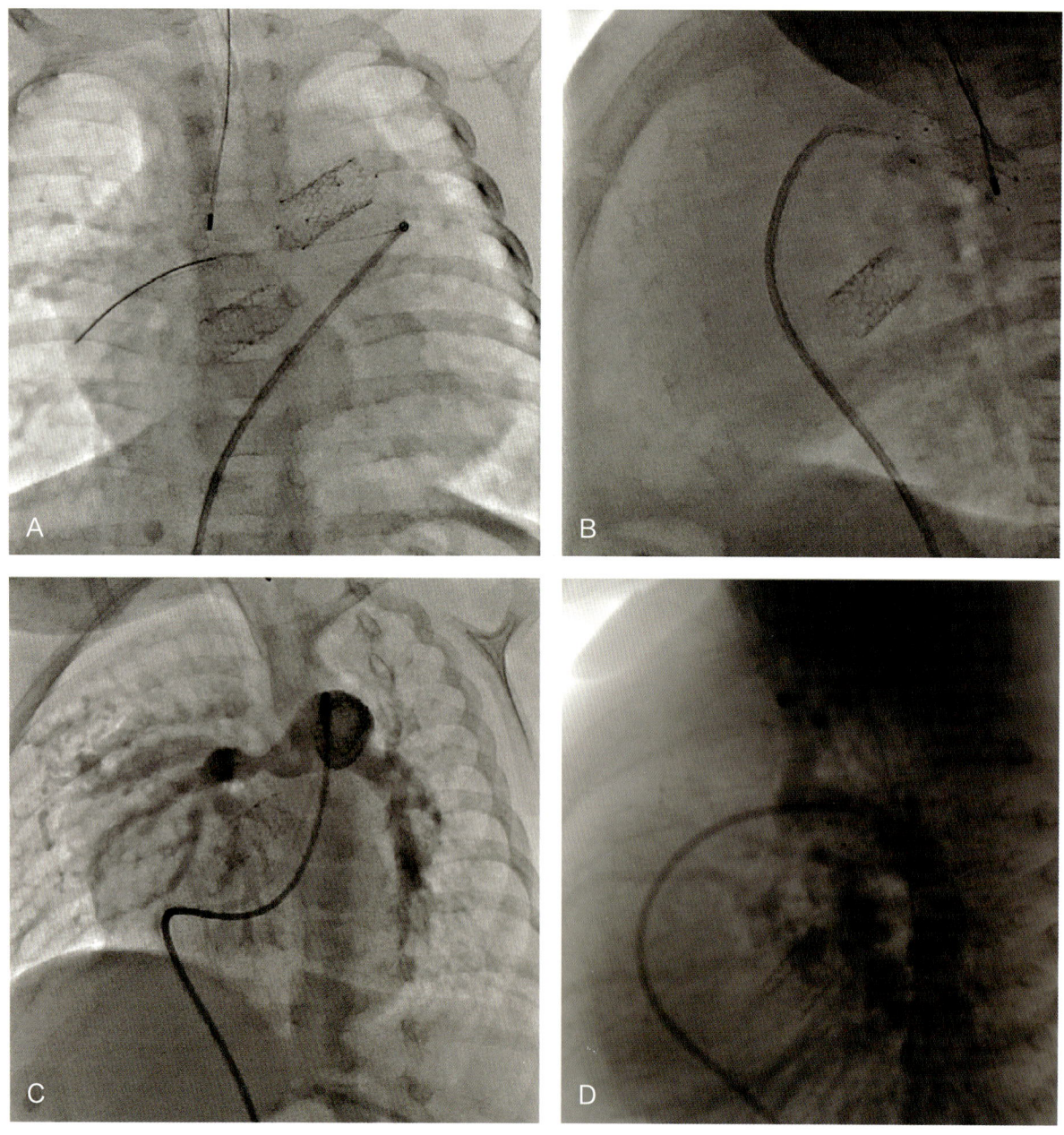

▲ 图 17-43　一期镶嵌治疗后进行心导管评估

5 月龄婴儿，既往行一期镶嵌治疗、术中植入房间隔支架。行二期手术前进行心导管检查，内容包括右肺动脉压力（A）、左肺动脉压力、主动脉弓压力（B），造影显示右肺动脉环缩处（C），左肺动脉环缩处、PDA 支架和逆行主动脉弓造影（D）

容包括肺动脉去环扎术、双向 Glenn 分流术、肺动脉主动脉行 Damus-Kaye-Stanzel 吻合同时进行主动脉弓补片扩大；取出 PDA 支架，房间隔造口。如果打算后期经导管建立 Fontan 循环，需先将带有不透射线标记的人工管道缝合于下腔静脉表面；在上腔静脉近心端与肺动脉下缘吻合处缝合一个心包补片以形成一个朝向右房的盲袋，并在盲袋顶端安置不透 X 射线的标记点；这些标记的目的是为最终完成 Fontan 循环作锚定。经导管建立 Fontan 循环需使用球囊可扩张的覆膜支架，将其植入下腔静脉 – 上腔静脉之间。Hausdorf 等[200]首次描述了这个方法，后来被 Galantowicz 和 Cheatham 所改良。然而，由于覆膜支架暂未获 FDA 批准，因此它在美国的临床应用非常有限。在其他国家，NuMED CP 覆膜支架的适用范围较广，因此这项技术在加拿大一些较大的中心已得到充分发展[201]。

HLHS 患者行镶嵌手术显示出令人可接受的短期和中期随访结果[202]。Galantowicz 等报道了一期镶嵌治疗后院内生存率为 97%，经过二期姑息治疗后生存率高达 80%。这与单纯行外科手术治疗相比要好很多。一期镶嵌手术后出现的主要问题是动脉导管支架内狭窄，这不仅导致右心室流出道梗阻，更严重的是造成主动脉弓梗阻，影响降主动脉血流灌注。Egan 等近期报道了动脉导管支架取出后的组织活检结果，显示支架置入后的炎症反应、细胞外基质和平滑肌细胞增生是造成支架内膜新生的原因[203]。如何识别和早期发现动脉导管支架置入后出现主动脉弓梗阻的高风险患者尤其困难。Egan 等提出主动脉根部细小、主动脉弓水平较高和主动脉弓处的血管分支与动脉导管之间角度较大者，发生主动脉弓梗阻的风险较高[204]。

这项技术仍需要进一步改良，在患者筛选上需进一步完善，以降低并发症发生率和死亡率。现阶段对于这类患者的神经发育评估，可能是最终造成左心室发育不良行外科手术或镶嵌手术的预后不同的根本原因。

（二）经心室封堵室间隔缺损

AMPLATZER 封堵器封堵室间隔缺损已证实为安全有效的治疗方法。虽然介入手术安全有效，然而体重不足 10kg 的患者发生手术或封堵器相关并发症的风险较高，手术失败风险明显增高[163,205]。主要原因是术中需要建立动静脉钢丝轨道并使用长且硬度相对较大的输送系统，这对于小婴儿来说难以耐受，不仅容易损失三尖瓣腱索和主动脉瓣，而且对心脏的过度刺激可能会导致心动过缓或传导阻滞。因此，经心室途径封堵室间隔缺损不仅具有镶嵌手术的安全性，而且避免了体外循环、手术时间相对减少，因而被广泛接受。该方法通过胸骨正中切口暴露心脏，无须体外循环。

在 TEE 或 ICE 引导下，在室缺位置相应的右心室游离壁先做一个荷包；在该位置直接穿刺、方向朝向室间隔缺损；用 0.035 英寸的成角导丝穿过室间隔缺损；使用相应尺寸的短鞘在超声引导下穿过室间隔缺损，注意与左心室游离壁和二尖瓣保持一定的距离。将合适尺寸的 AMPLATZER 肌部室缺封堵器装载好后经输送鞘送入，并在超声引导下释放，在释放左心室盘前一定要再次确认二尖瓣的位置，避免封堵器损伤二尖瓣。封堵器打开安置后，应仔细评估是否有残余分流或影响到邻近组织结构，比如二尖瓣或三尖瓣反流。确认封堵器位置满意后可进行释放。最后再次进行超声心动图检查评估（图 17-44）。这项技术最早是在 2003 年由 Bacha 等报道[170]。2005 年，一项多中心研究的结果显示，该手术效果成功（12/13），无死亡病例。在随访过程中，2 名患者出现了残余分流，未发生容量负荷过多、充血性心力衰竭或肺动脉高压的情况。Amin 已通过动物实验对改良的经心室途径治疗膜周部室间隔缺损手术进行了评价[206]。

（三）手术中支架植入及其他镶嵌手术

心脏外科手术和介入手术的镶嵌治疗不仅限于 HLHS 矫治或经心室途径封堵室间隔缺损，它已经适用于各种疾病的治疗，例如在体外循环或非体外循环下行支架植入术（图 17-45），早产儿介入方法建立血管通路（如颈内静脉切开或经胸

国际心胸医学前沿经典译丛
Moss & Adams 心脏病学：从胎儿到青年（原书第9版）

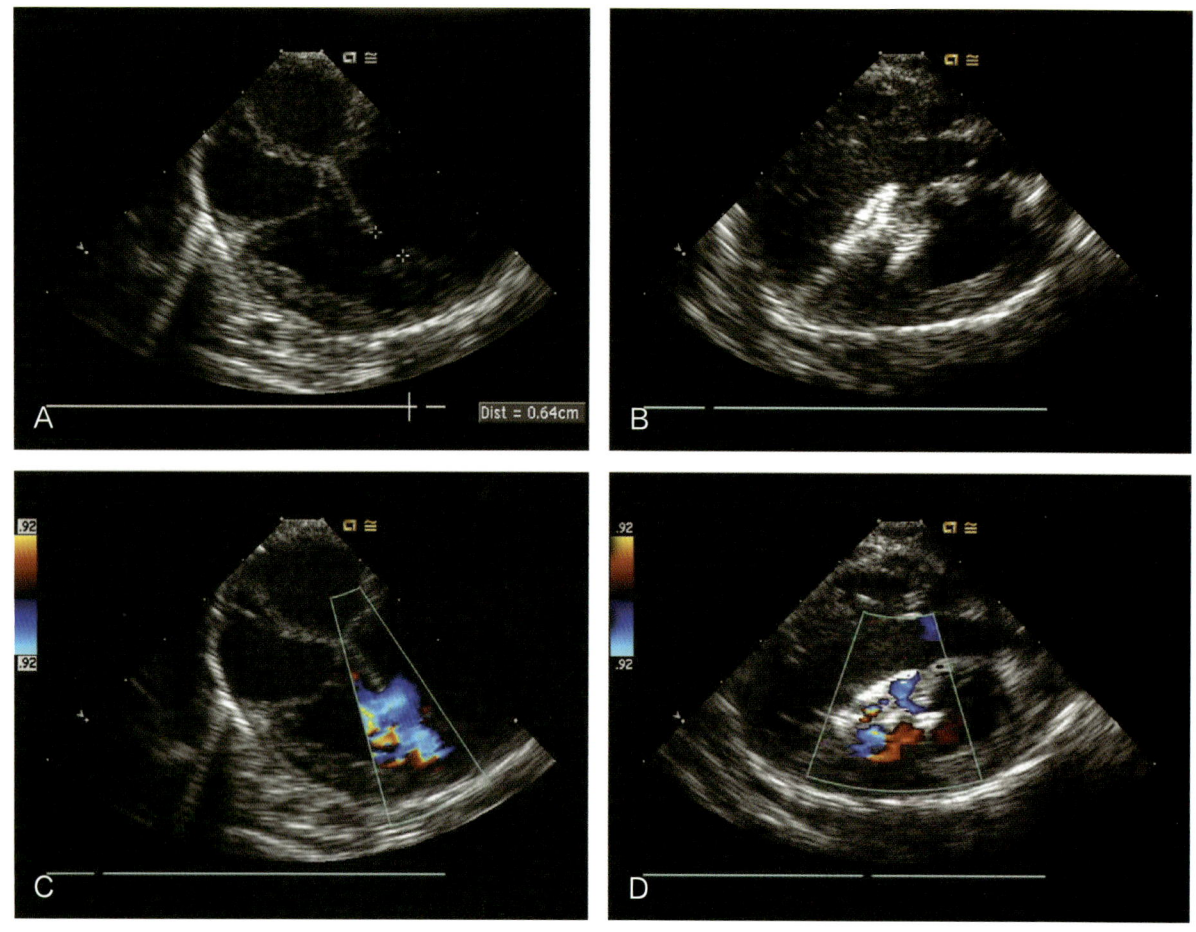

▲ 图 17-44　经心室封堵室间隔缺损

采用镶嵌治疗方法，通过经心室途径封堵3月龄婴儿中等大小室间隔缺损。A. 四腔心切面显示室间隔缺损；B. 封堵后，长轴切面显示封堵器位置良好；C. 四腔心切面彩色多普勒显示室间隔缺损；D. 长轴切面彩色多普勒显示封堵器释放后周围有极少量的残余分流

骨穿刺）（图 17-46）以及术中行主肺动脉侧支血管或分流的球囊闭塞试验。外科手术为不能经介入方法到达的血管结构提供了安全的通路，介入医生能使用微创技术和材料创造有利于复杂先天性心脏病治疗方法。这些方法成功的必要因素是外科医生和介入医生的紧密合作以及为不同患者设计的个体化治疗方式。

术中支架植入的充分发展得益于外科手术区域可视化程度提高，以及各种内镜设备对狭窄或缩窄部位的进一步放大显示细节。通常是在行心导管检查时，评估是否行术中支架植入，尤其是评估准备进行流出道管道置换或肺动脉瓣置换术的患者。外科手术对处理近端分支肺动脉狭窄很容易，然而远端狭窄需要在心导管室进行介入治疗。外科肺动脉瓣置换术后残余的肺动脉狭窄分支，使得原本心功能下降的右心室在术后仍需要承受前向血流梗阻造成的后负荷，对于这类病变，狭窄的解除对术后右心室功能的恢复非常关键。然而，相近部位的狭窄并不绝对是外科手术的适应证。实际上，右心室流出道非梗阻性病变只需行肺动脉瓣置换术，而无须置入右心室-肺动脉管道；分支肺动脉近端狭窄最好通过放置支架，而行血管成形术的再狭窄风险相当高（图 17-47）。在许多情况下，植入支架或外科手术治疗狭窄的最终决定通常是在手术中，因此对于这些患者来说，手术中支架植入术是较为合理的方法，最新的研究显示术中植入支架的效果非常好[207]。

此外，中心需配备有高分辨率的可移动数字成像摄片机，以方便在手术中获得血管造影片。镶嵌手术室及治疗单元内配有集成图像成像及储存设备，利于开展复杂型先天性心脏病的创新治疗。然而，在这类手术过程中，对于术者和其他工作人员必须进行充分的辐射防护。现在对导管室工作人员和患者的辐射防护十分重视[208]，而过去在手术室对外科术者的辐射防护意识常常是不够的。Sawdy等最近报道，在这类手术中使用轻量保护级的挂帘以防护辐射[209]。

Holzer等报道了32例术后造影的结果，其中

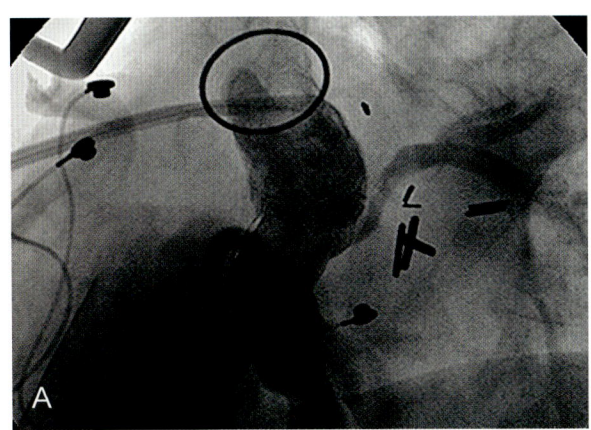
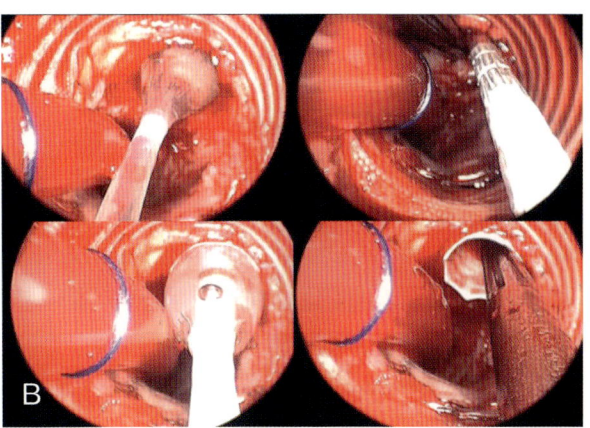
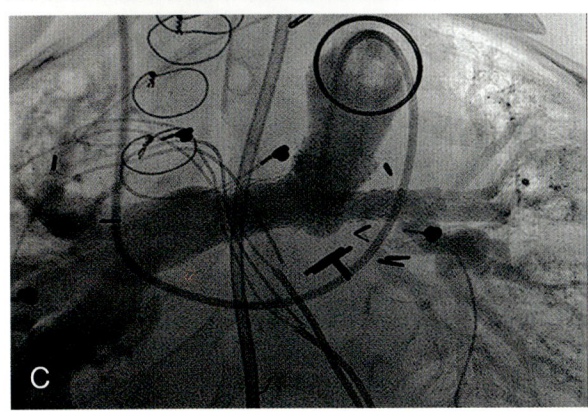

▲ 图 17-45 手术中植入肺动脉支架

1例7日龄女婴患"复杂型先天性心脏病"，在Mustard手术中植入左肺动脉支架。A. 肺动脉造影显示左肺动脉严重发育不良；B. 术中通过内镜监测见肺动脉复张，切割球囊血管成形术、放置覆膜支架、支架成形后的外形；C. 肺动脉造影显示左肺动脉血流显著改善

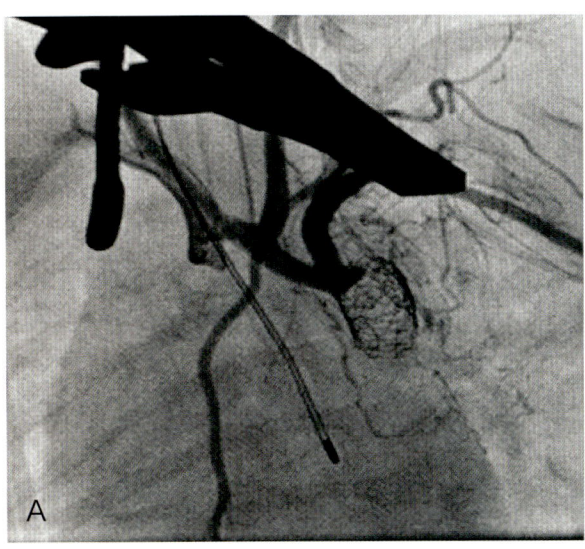
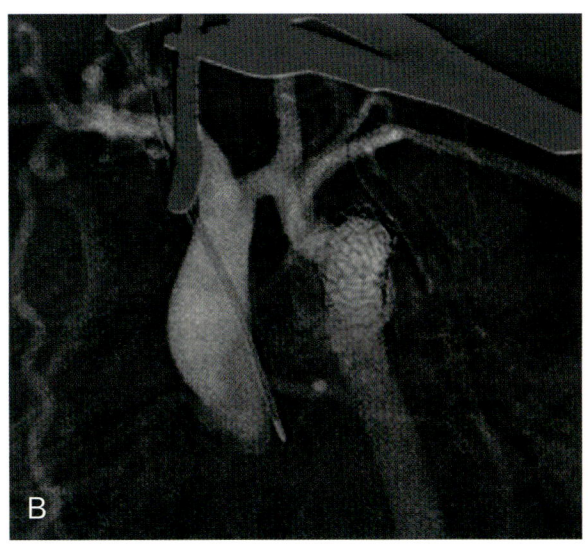

▲ 图 17-46 经颈动脉途径植入支架

1例2.5月龄的早产男婴（2.1kg），患"复杂型先天性心脏病"，行Ⅰ期镶嵌治疗；左锁骨下动脉远端出现再狭窄，通过镶嵌治疗、手术切开颈动脉，经颈动脉途径放置支架。A. 植入支架前，左锁骨下动脉远端血流几乎完全中断；B. 支架植入后，主动脉造影显示血流灌注显著改善

551

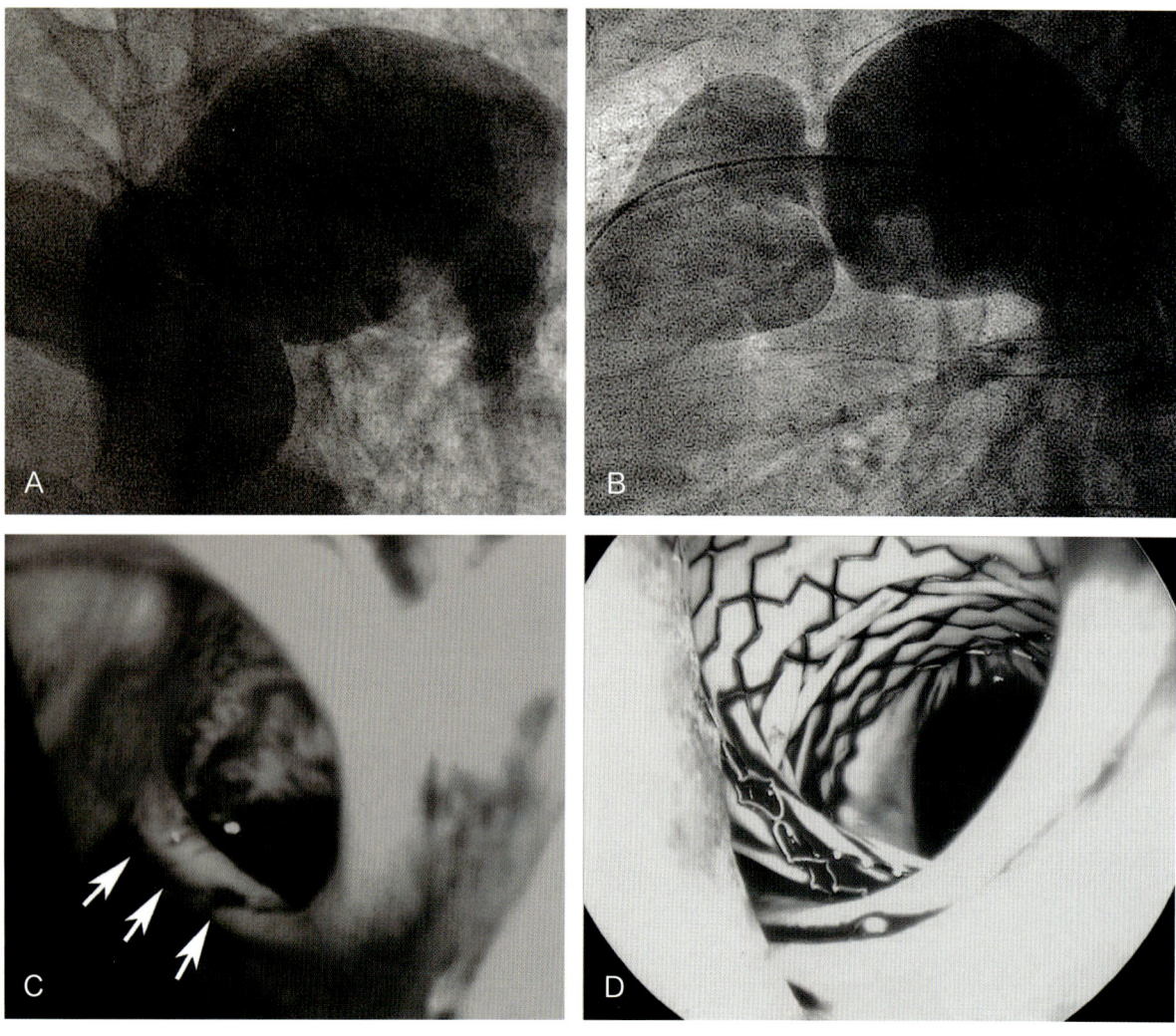

▲ 图 17-47 在内镜指导下行近端肺动脉支架植入术

1例42岁患者，既往行法洛四联症矫正术，现出现非限制性肺动脉反流。术前心导管检查提示左肺动脉扭曲（A和B），术中内镜评估显示左肺动脉近端扭曲折叠成脊状（C），术中成功植入支架（D）

56%发生了预料之外的病变，最终有28%的患者不得不调整治疗方案（图17-48）[210]。Shuhaiber等报道了造影结果出现重要病变的病例[211]，着重强调心脏外科术后血管造影检查是一项未被充分利用的诊断方法，也许会对最终结果有重要的影响，而就目前临床应用来看，TEE检查仍然是主要的评估手段。

二十、总结

本章讨论的心导管治疗方法体现了先天性心脏病治疗方法上重大的改进。这种手术通常没有切口、不需要体外循环或胸腔置管，通常只需要在心导管室进行，完成心导管检查后方可进行下一步外科矫治。

虽然心导管介入手术需要额外增加特殊导管设备和封堵设备的费用，导管手术本身也有相当大的开支，但是相比之下，导管治疗的直接费用仍明显低于同类疾病的外科手术费用，而且总体而言对患者及其家庭的间接开支节省更多。整个住院过程，患者及家人只需要花费1～2天的时间。导管手术后，患者能回家并能立即回归到学校和工作的活动中。所有这些的优势使得患者对导管手术的接受程度更高。

然而，介入治疗方法目前已发展超出了心导管的范围，许多前沿的新技术只能在心脏外科医生和介入医生的密切配合下进行，因此，患者的

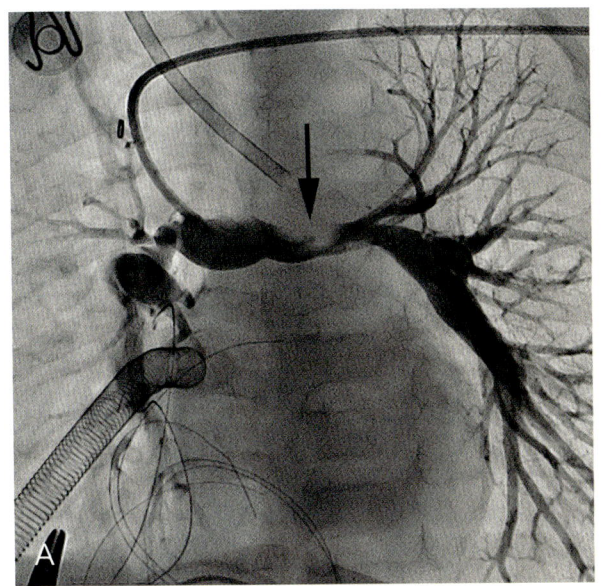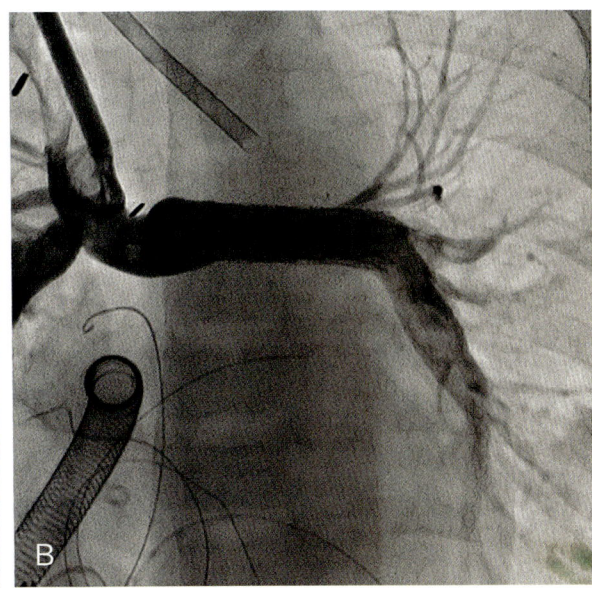

▲ 图 17-48 二期手术中行左肺动脉支架植入后的造影检查

1 例 6 月龄患 "左心发育不良综合征" 的男婴，既往行一期镶嵌手术。二期姑息手术后造影结果显示左肺动脉中段明显狭窄（补片堆叠）。A. 植入 25mm Genesis XD 支架、扩张到 7mm，造影显示血流改善，结果良好（B）

围术期也亟须有综合专业知识的团队进行管理。随着心导管技术和外科手术的不断发展进步，可以预见非外科方式或镶嵌治疗在未来几年里将逐步完善并成为治疗标准方法。

致谢

我们引用并扩展了本书其他版本的这一章节内容，感谢 Nancy Bridges, Martin O'Laughlin, Charles Mullins 以及 Michael Freed 医生既往所做出的贡献。

第四篇 电生理学
Electrophysiology

第18章 心脏传导系统的发育及功能成熟	/ 556
第19章 正常心电图	/ 579
第20章 心血管离子通道病、晕厥、猝死	/ 597
第21章 导管介入性的电生理研究和电生理治疗	/ 611
第22章 心律及传导紊乱	/ 656

第 18 章
心脏传导系统的发育及功能成熟
Development and Functional Maturation of the Cardiac Conduction System

Aleksander Sizarov　Antoon F.M. Moorman　Arthur S. Pickoff　著
余　莉　译

本章总结了近年来关于心脏传导系统形成和与之伴随的心脏电生理领域的进展。传导系统早期特异性基因的调控和成熟心脏电生理特性方面内容将结合形态学进行讨论。

一、出生后心脏传导组织的识别

所有的心肌细胞均具有传导的能力，这就使"传导系统"这个术语的概念显得比较模糊。然而，仅有一小部分心肌细胞具有特殊的电生理特性，且伴有特定的细胞形态及基因表达模式。这些心肌组成了所谓的特殊心脏传导系统。传导系统由窦房结、房室结、房室束（临床上更熟知的是希氏束）及其分支、心室浦肯野纤维网组成（图18-1A）。每次心脏搏动，窦房结自发性产生电活动波触发收缩。这种去极化冲动通过心房心肌细胞快速传播，在房室结处集合并延迟传播，然后通过希氏束及其分支、浦肯野纤维网快速传导至心室肌。一个多世纪前，已有关于心脏窦房结及房室结复杂的组织学描述及快速传导通路的文献发表，并作为识别特殊传导组织的"金标准"[1-4]。

心肌细胞在一些特定部位如窦房结、房室结和传导束特征性地聚集，通过常规组织学技术可以对这些细胞作为传导系统的解剖成分进行识别（图18-1B）。对于人类心脏，窦房结（sinus node，SN）位于右心房和上腔静脉交界处侧壁的心外膜下[5]。胎儿时期窦房结外形呈马靴样，随着发育，愈加趋向纺锤样。在光学显微镜下，窦房结细胞的形态与周围心房肌是有区别的，它们更小、更致密，被包含在纤维样基质内[6]。窦房结的尾部沿心房顶向下延伸。房室结位于右心房壁 Koch 三角顶点，三尖瓣隔瓣、Todaro 腱索及冠状窦开口的交界处[7]。从组织学看，房室结由松散排列的心房细胞过渡区和紧密成群的小细胞致密区组成[8]，松散区细胞与周围心房细胞相互混杂并延伸进入，邻近中央纤维体。致密区有两个次级延伸，分别朝向二尖瓣和三尖瓣瓣环[9,10]。致密区细胞继续渗透进入中央纤维体，在此与希氏束相连。在室间隔肌部顶端及室间隔膜部下，希氏束分为左右束支[1,8,11]。然后，传导路径沿着室间隔表面朝心尖方向，通过纤维组织将束支与其余心室肌细胞隔绝。左束支进一步分为三支。在光学显微镜下，束支细胞外观较周围心肌细胞稍大。束支末端形成浦肯野纤维网，人类心脏的浦肯野细胞与相邻的心肌工作细胞无明显差异。浦肯野纤维网位于心内膜下，分叉形成透壁小支[12]。所谓的房室环束支[13]、间隔及主动脉根部后束支[14,15]，通常不被认为是成人心脏的正常传导系统。然而可以在新生儿心脏追踪到这些束支（图18-2），并可作为组织学上能识别的结构持续存在。在少见情况下，这些残余组织可能是导致正常结构心脏发生预激综合征的物质基础[16]。此外，在很多复杂先天性畸形中，这些残余组织可能会在异常位点形成房室传导轴（见下）。

在心脏双结间、肺静脉套管的心房组织内，

存在类似浦肯野细胞样的心肌细胞散在分布，某些学者认为这些细胞构成了特殊的异位传导组织[17,18]。心肌细胞定向分化可以解释这些存在于心房的传导系统，但它们并不是特殊的结内传导束[19]。正如之后所讨论的，维持原始心肌表型的或者分布在界嵴、围绕在肺静脉套管及心室流出道（outflow tracts，OFT）的未充分成熟的心肌细胞，是出生后心脏异常自律性的基础。然而，在大体组织学上不能区分这些区域的心肌与其他心肌工作细胞[20-22]。

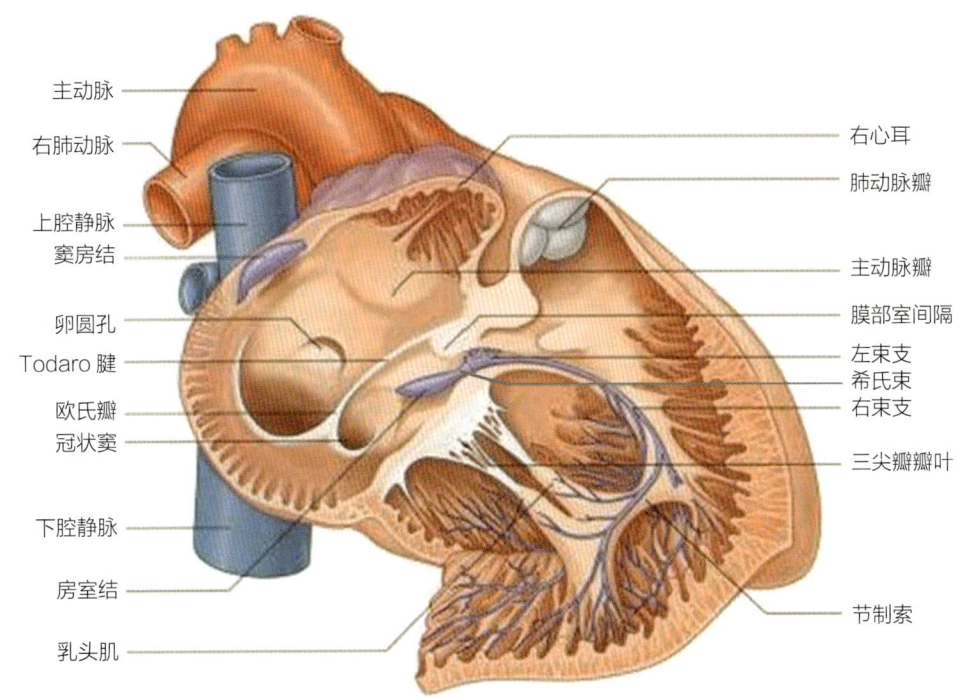

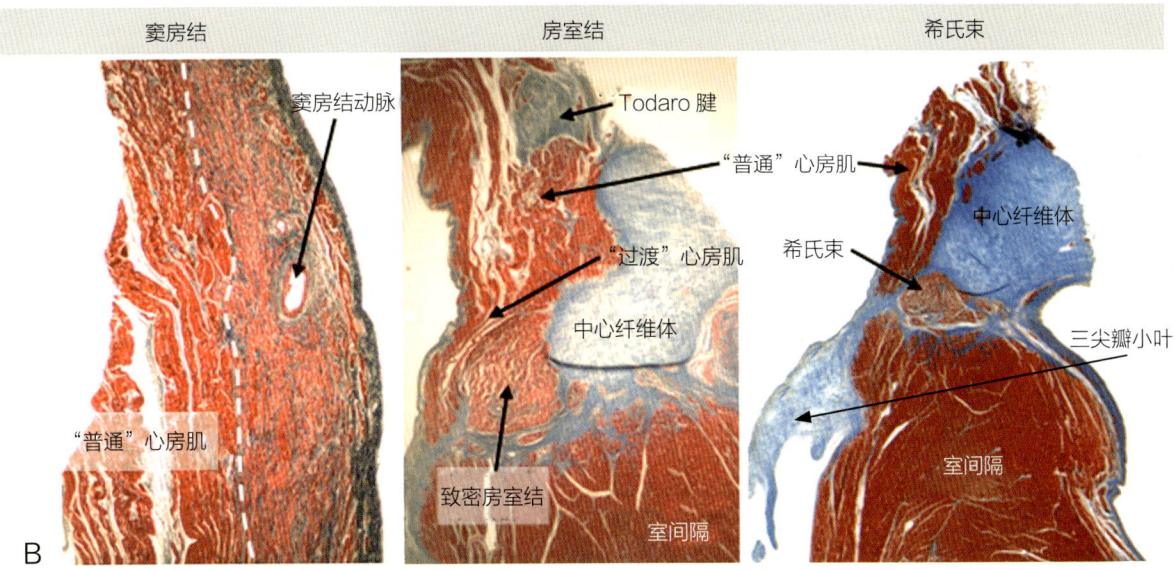

▲ 图 18-1　出生后心脏传导系统的解剖及组织学

A. 图示传导系统心内及心外解剖结构。去除右心房及右心室侧壁，暴露出传导组织（蓝色）；B. 显示 7 月龄儿童心脏的窦房结、房室结及深入心脏部分的希氏束组织学切面。使用马松三色染色，肌肉组织呈红色，胶原纤维呈蓝色。心脏双结及希氏束被染成不同的颜色，希氏束被结缔组织包绕。房室结包含致密区及疏松区，这些疏松排列的纤维称为过渡心房细胞

（A 引自 Loukas M. Heart. In：Standring S. *Gray's Anatomy：The Anatomical Basis of Clinical Practice*.41st ed. Elsevier, 2015：994-1023）

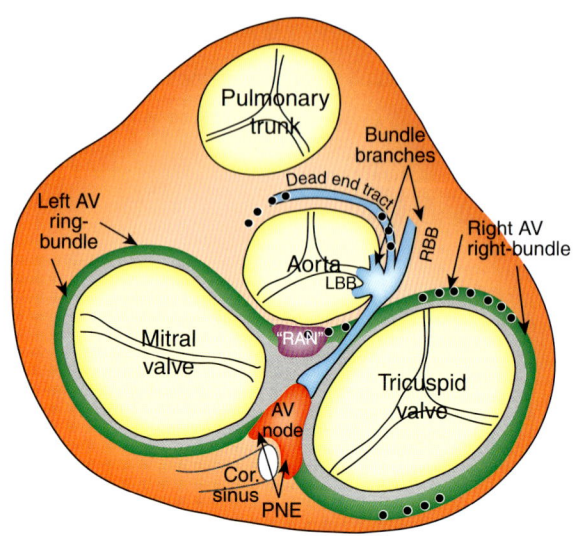

▲ 图 18-2 Definitive and: "residual" components of the atrio-ventricular (AV) conduction system projected on the base of the schematically represented base of the human heart after removal of atria and great vessels. The AV node located between the two AV valves has posterior nodal extensions (PNE, *rea*), which are contiguous with the tissue of the AV ring bundles(*green*) found in the lower rims of both atria, and forming ventrally the so-called retroaortic "node" (RAN, *purple*). The penetrating bundle of His (*blue*) arises from the AV node and gives off the left and right bundle branches(LBB/RBB) and a small branch-like structure called the "dead-end tract" (*blue*), which runs on beyond the take off of the right bundle branch and eventually fades out on the crest of the muscular ventricular septum beneath the attachment of the aortic valve leaflets.(Adapted from Yanni J, Boyett MR, Anderson RH, Dobrzynski H. The extent of the specialized atrioventricular ring tissues. *Heart Rhythm*.2009;6:672-680.) *Black dots* indicate the areas in which remnants of the "primary ring" were detected. (WesselsA, Mijnders TA, de Gier-de Vries C, et al. Expression of myosin heavy chain in neonatal human hearts. *Caradiol Young*.1992;2:318-334.)

二、窦房结

（一）心脏搏动的开始

原始心管形成后即开始形成规律的蠕动收缩波。起初，在线性心管中部观察到收缩活动[23]，心肌细胞兴奋 - 收缩耦联逐渐发展至全部肌原纤维缩短。使用电压敏感染料对鸡胚进行研究可检测到自发性电去极化，说明在任何收缩活动前沿原始心管均可探测到起搏电活动[24]。然而，最早的自发性起搏活动点位于原始心管的流入道处[25]（图18-3）。在进一步发育过程中，分化成熟的心肌

胞起搏活动被抑制，而新加入至静脉角的心肌细胞始终保持该位点为显著起搏点[25,26]，从而保证血液有效的单向泵出。成人窦房结的起搏机制非常复杂，涉及不同离子通道的多种电流[27]。胚胎心脏起搏机制尚未完全清楚。在胚胎极早期真正的起搏离子流出现前，钙离子通过三磷酸肌醇依赖机制进出肌质网可以导致起搏活动[28]。超极化激活环核苷酸门控阳离子通道 4（hyperpolarization-activated cyclic nucleotide-gated cation channel 4, HCN4）是产生 I_f（起搏电流）的主要同型异构体蛋白，该通道缺陷的胚鼠心率非常缓慢，发生宫内死亡[29]，说明 I_f 在胚胎心脏起搏机制中起重要作用。

（二）窦房结的发育

人类胚胎及胎儿心脏窦房结的发育过程经历了多种的形态学改变[30-34]。在静脉窦移至右侧后，它的右侧壁部分增厚，变成肌肉组织。这个增厚的结构可能被认为是窦房结原基，直到胚胎期结束前可沿窦房连接的右侧特殊位点，此时该结构类似出生后的窦房结[34]。因此，在哺乳动物及人类胚胎早期所观察到的窦房结位点局限于出生后心脏特殊心肌细胞所在的位点。基于比较组织学染色的研究得出关于窦房结发育的不同假设。其中一种假设认为，人类窦房结是从窦房环发育而来，所谓的窦房环是指在原始心管的节段之间存在的特殊心肌环，最终可发育为传导系统的特殊组分[32,33]。但大量试验动物及人类心脏的分子研究显示事实并非如此。尽管原始心管包含的心肌细胞因具有原始表型而拥有起搏活性[23,35]，但并不包括最终形成窦房结的前体细胞，该阶段形成静脉窦的心肌细胞并没有加入到心脏组织中（见第1章）。

通过对不同转基因小鼠模型的分析，已知一些转录因子的正确表达是窦房结在正确位点形成所必需的[36,37]（图18-4）。在心房腔室发育中，流入道尾端腹侧的间叶细胞表达 T-box 转录因子 Tbx18，并与 Nkx2.5 的表达呈严格互补模式，Tbx18 促使间叶细胞分化为心肌细胞，形成窦部

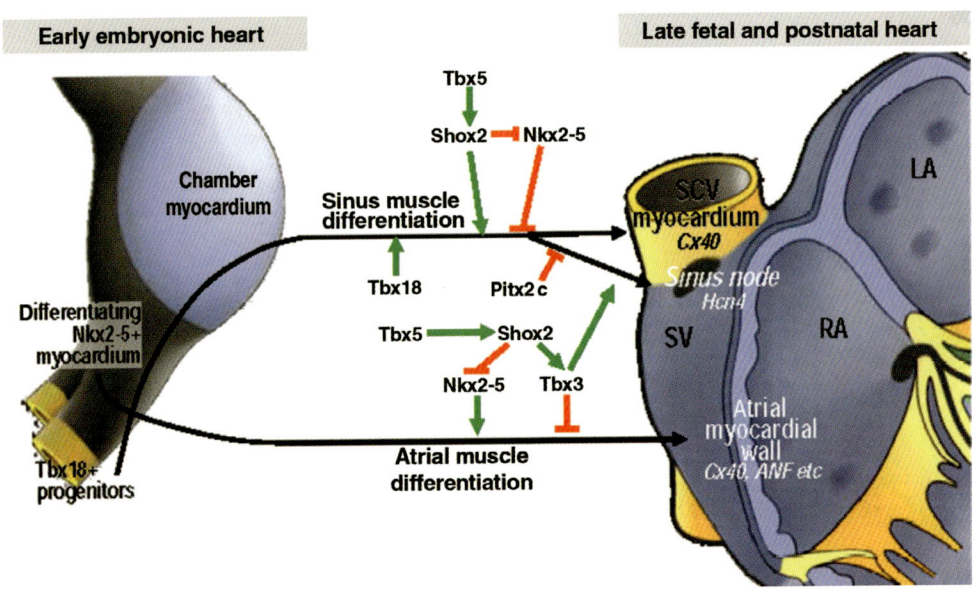

▲ 图 18-3 Initiation of the heartbeat. Shows that in the very early chicken embryonic heart (about stage 9), which is not yet contracting, action potentials of spontaneous depolarization can be detected over the entire heart tube. (Modified from Kamino K, Komuro H, Sakai T, et al. Functional pacemaking area in the early embryonic chick heart assessed by simultaneous multiple-site optical recording of spontaneous action potentials. *J Gen Physiol*. 1988;91:573.591.)

▲ 图 18-4 Molecular pathways regulating sinus node development. The sinus node develops from the myocardium making up the venous sinus (SV), which in turn differentiates from the Tbx18-positive and Nkx2.5-negative mesenchyme at the inflow region of the early chamber-forming heart. *Green arrows* indicate positive regulation and *red lines* suppression of the sinus muscle and atrial muscle differentiation. Depicted transcription factors regulate the formation of the boundaries and zones of expression and differentiation of atrium, sinus node and the myocardial sleeve of superior caval vein (SCV). LA/RA; left/right atrium. (Modified from Christoffels VM, Smits GJ, Kispert A, et al. Development of the pacemaker tissues of the heart. *Circ Res*. 2010;106:240–254.)

心肌，最终形成窦房结[36,38]。遗传谱系分析为整个静脉窦起源于 Tbx18 表达的心肌祖细胞提供了强有力的依据。窦房结前体的出现与观察到的心管延长过程中所显示的搏动增快现象一致[39]。此外，Tbx18 缺陷的小鼠不能形成窦房结的"头"形，说明 Tbx18 对于流入道间叶细胞补充至心肌细胞系是关键的，对窦房结的形成是必需的[40]。胚鼠心脏窦房结原基的早期特异性分化受其他 T-box 转录因子调控，Tbx3[41] 在人类胚胎心脏以基本相同的模式表达。Tbx3 抑制快速传导连接蛋白 40 及 43 的表达，由此使新加入窦部的心肌细胞不再进一步分化形成心肌工作细胞。出生后小鼠心脏的心房肌细胞被动表达 Tbx3，可以导致异位功能性起搏组织的发生，因此 Tbx3 被认为是窦房结表型的关键调节因子[41]。小鼠心脏窦房连接处的窦房结左侧受转录因子 Pitx2c 抑制[36]，该因子在脊椎动物内脏左/右发育不对称中起关键作用，包括心脏发育[42]。此外，人类 Pitx2c 缺陷可表现为右心耳异构的小心脏及双侧窦房结[43]。

孕中期的人类及小鼠，窦房结的 HCN4 表达及起搏活性以自身抑制的方式，其机制尚未明确。除窦房结本身以外的起源于窦部的心肌细胞分化成熟，并产生犹如心房工作细胞的表型，包括连接蛋白 40 及 43 表达上调，HCN4 表达下调[36]。个别心肌细胞不能完全"心房化"是异位自律性存在的原因，可以导致异位房性心动过速。

三、房室传导轴及心室传导系统

（一）房室传导系统的发育

原始心管心肌的特征为缓慢传导电冲动[44]。随着发育进程，原始心管沿着环化心管外弯曲开始进一步分化并膨隆形成心房及心室腔室，具有与心脏节律性收缩相一致的快速电冲动传导的特征[45]。气球样腔室仍在两端保持与静脉窦、内弯曲、房室通道及流出道的原始心肌细胞相连，这些细胞暂不进一步分化，而保持高度自律性、缓慢传导及收缩时间长的原始表型[44]。房室传导系统的不同成分由原位的原始心肌细胞形成[46]。传导系统由心脏神经嵴细胞发育而来的假说并没有明显的证据支持[47-49]。由逆转录病毒标识的神经嵴细胞并未在鸡胚心脏的传导系统中被鉴定出来[50]，这说明全部传导系统都是肌源性起源。然而，这些起源于神经嵴的细胞部分分化为自主神经，然后通过房室传导轴影响传导性能[51]。

明确识别出胚胎心脏房室传导轴的成分是不可能的，出生后的心脏才能得以识别。与成年低等脊椎动物一样，早期发育阶段的普通心房仍然通过房室通道的肌肉组织与心室肌相连[52]。但是，有腔室形成的心脏已经显示出协调的心房和心室收缩及恰当的房室延迟，这反映在几乎"成人样"的心电图上[53]（图 18-5）。20 世纪之初，研究者们试图在人类胚胎心脏鉴别出房室传导系统的前体细胞[30-32,54-59]。由于标准化组织学不能明确地区分不同组织类型，这些研究结论之间毫无可比性就不奇怪了。有研究者宣称房室结代表了一部分原始房室通道，并说明希氏束起源于生长活跃的房室结组织[30]。其他假想认为房室结的发育是通过希氏束的特异化而成[31]。还有一些其他研究推测房室传导系统的形成是通过特殊心肌环的不同部位融合形成[32]。

关于人类心脏发育中神经组织抗原 Gln2 表达变化的研究，显示了恰当的心室动脉发育模式及排列（见第 1 章），重要的是显示了房室传导系统的发育[60]。尽管 Gln2 在心脏发育中的功能学意义尚未明确，它表明整个房室传导轴发育自包含房室通道心肌及室间隔心肌的原始心肌环，两者分别发生房室结和希氏束，以下我们将会对此进行讨论。转录因子 Tbx2 和 Tbx3 是抑制房室通道心肌进一步分化的重要分子因子[61,62]。目前已知转录因子 Nkx2.5、Tbx5 和 Id2（DNA 结合的抑制剂）广泛表达，它们的联合作用对小鼠心脏的房室传导系统发育至关重要[63]，Id2 表达较为局限[64]。此外，最新的小鼠系谱分析提供的明确证据显示冠状窦、心包、嵴前庭、室间隔心肌不参与形成房室结，这已被证明[65,66]（图 18-6）。目前研究证实，尽管胚胎房室通道细胞迁移缓慢，但可以为房室结、房室环束及心房下缘的发育提供前体细胞。相似的细胞系研究也显示，小鼠心脏中所谓的低级结细胞及部分心室中房室传导系统，包括希氏束，束支及间隔支并不是起源于房室通道心肌细胞，而是起源于心室[69]。对胚鼠心脏 E10.5 时期的房室通道和 E17.5 时期的房室结心肌细胞进行全基因组表达交叉对照分析显示，E10.5 时期房室通道的主要与分化相关表达转录体仍在 E17.5 时期房室结表达。此外，房室结细胞表现出广泛的神经源性基因表达特征，明显不同于房室通道，说明房室结在进一步发育过程中已充分特异化[67]。

第四篇 电生理学
第18章 心脏传导系统的发育及功能成熟

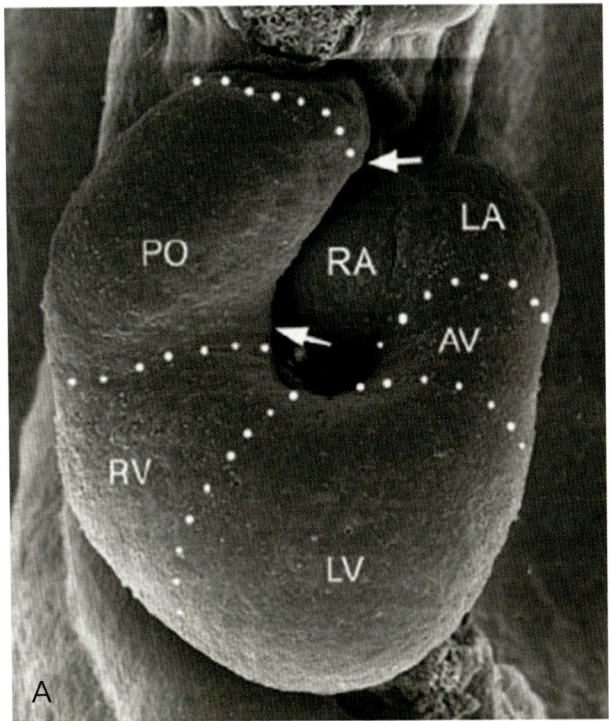

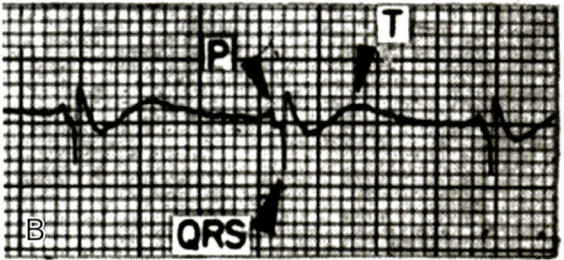

▲ 图 18-5 Configuration and electrocardiogram of the early chamber-forming heart in the chicken embryo. A: Shows a scanning electron microscopic image of a stage 17 chicken looping heart, where ballooning of the atrial and ventricular chambers has just been initiated at the outer curvature of the heart tube. *Arrows* point to the angles at the caudal and cranial borders of the proximal outflow (PO) tract. (From Männer J. The anatomy of cardiac looping. *Clin Anat*. 2009;22:21–35, with permission.) B: Shows an electrocardiogram derived from a chicken embryonic heart at a comparable stage of development. Note the almost "adult-like" ECG, including the isoelectric interval between the P wave and QRS complex. AV, atrioventricular canal; LA/RA, left/right atrium; LV/RV, left/right ventricle. (From Paff GH, Boucek RJ, Harrell TC. Observations on the development of the electrocardiogram. *Anat Rec*. 1968;160:575–582, with permission.)

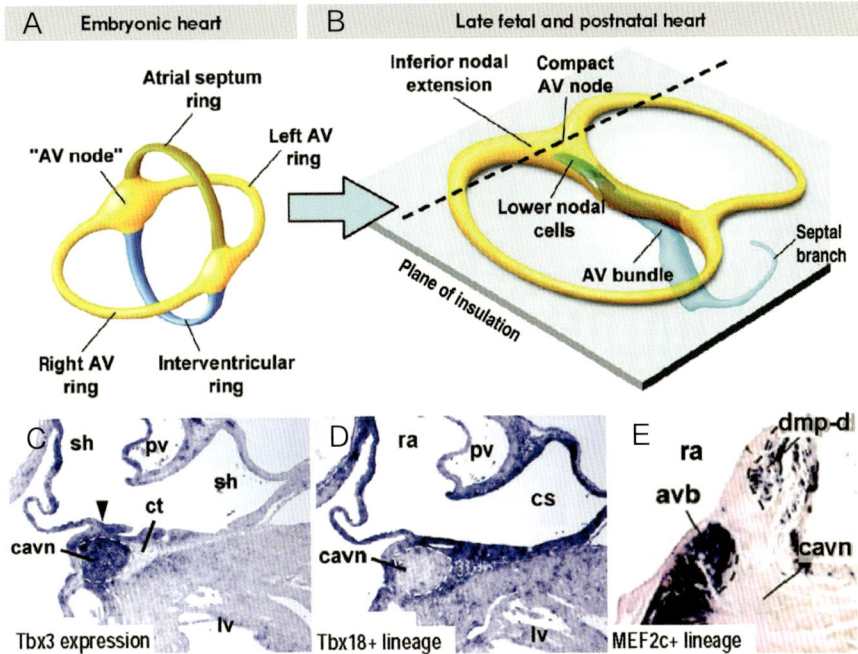

▲ 图 18-6 Lineage analysis of the developing atrioventricular (AV) node in the mouse heart. A and B show the schematic representation of the different stages of development of AV conduction axis and the AV plane of insulation. The *dashed line* shows the plane of sectioning through the AV node of the late fetal or postnatal mouse heart shown in C through E. The compact atrioventricular node (cavn), depicted by Tbx3 expression in (C), remains free of cells derived from the systemic veins (Tbx18-positive lineage in D) or vestibular spine (MEF2c-positive lineage in E). This implies that neither the sinus muscle, which is marked by the expression of Tbx18, nor the myocardium derived from the vestibular spine, or dorsal mesenchymal protrusion (dmp-d), expressing MEF2c-enhancer contributes to the AV node. Instead the entire AV bundle of His (avb), along with the so-called lower nodal cells, is derived from ventricular myocardium. cs, coronary sinus; ct, connective tissue; lv, left ventricle; pv, pulmonary vein; ra, right atrium. (Modified from Aanhaanen WT, Mommersteeg MT, Norden J, et al. Developmental origin, growth, and three-dimensional architecture of the atrioventricular conduction axis of the mouse heart. *Circ Res*. 2010;107:728–736.)

房室结由房室通道心肌细胞分化而来,希氏束及其分支则是由室间隔心肌细胞发育形成。在出生后的心脏中,根据缝隙连接蛋白和离子通道蛋白表达的不同,可区别组成快速传导的希氏束及其分支的肌细胞和慢传导的房室结细胞。尽管在胚胎或胎儿心脏,希氏束及其近端分支的前体细胞存在于室间隔起始部,但是它们最初并不能快速传播电冲动,因为它们仍然拥有类似房室结的电生理和分子特性[68]。因此,人类心脏房室结及希氏束虽有明确的发育起源,但它们表达相似的分子标志物,包括Tbx3和HCN4,最初均阴性表达快速传导连接蛋白40和43(图18-7)。希氏束起源学说多种多样[69],但是通常被认可的是,束支通过室间隔顶端的心肌细胞分化、发育在原位形成[46]。最初,室间隔顶端心肌细胞与房室通道腹侧及背侧的心肌细胞直接延续,在心脏正常发育中,只有与背侧延续的心肌细胞可以进一步发育为希氏束[69]。和其他很多转录因子一起,Tbx3再次在该过程中起到重要的作用[70](图18-8)。因此,在希氏束发育中,Tbx5和Nkx2.5在共同激活转录抑制因子Id2的表达的转录网络调控中起着协同作用。细胞生命记录研究证实,Id2调控希氏束及其分支心肌细胞的缓慢增殖[63]。有趣的是,参与调控希氏束早期和晚期发育的基因表达模式是不同的[71]。在早期发育中,束支细胞中表达快速传导连接蛋白40和43,而心房利钠因子被Tbx3所抑制。而在晚期胎儿阶段,尽管Tbx3在希氏束持续表达,但连接蛋白40和心房利钠因子被诱导表达,而连接蛋白43保持抑制。这种奇特的选择性基因调控机制尚未阐明。

(二)房室旁道的发育机制

正常成人心脏的心房与心室之间除了房室传导轴以外无心肌连接,这就导致心房到心室的冲动传导在房室结处发生延迟,继而经过希氏束及其分支均衡又快速地将冲动分配到心室。约在人类胚胎发育第12周,除经希氏束的肌肉连接以外,房室心肌的连续性被完全打断[52]。然而,胎儿及早期新生儿心脏房室绝缘平面内可以观察到多种微量心肌细胞束[15,72]。最初有学者提出这种房室通道残留的心肌组织是心室预激电活动的基础,可能导致儿童最常见类型的室上性心动过速预激综合征[73]。这些束支的重要特性之一就是由于快速传导连接蛋白43的表达[74]而具有高传导性,可以在特殊环境下导致致死性心律失常。正常新生儿心脏可以发现这些起源于房室通道的心肌细胞。我们尚未发表的研究证明,这些心肌细胞仍保持房室通道表型,即阴性表达连接蛋白40和43,而仅这些细胞的不完全退化不足以解释快速房室传导的心室预激现象。这是完全不同的通路类型。

与我们所知的Alk3类似,BMP受体1a与转录因子Tbx2在小鼠左侧心脏绝缘平面的正确形成中表现出重要作用[75,76]。如果心肌细胞缺乏Alk3或Tbx2的表达,不仅在心房和心室之间不能形成结缔组织,而且残存心肌细胞束的快速传导可能导致预激的发生。因此,具有快速传导特性副通道的形成,必须同时具备纤维绝缘发育异常和缓慢传导的房室通道心肌细胞分化为快速传导的工作细胞的表型异常。

在绝缘平面完全形成后,希氏束维持着房室腔室之间仅有的连接,逐渐被结缔组织鞘来源、更有可能是心外膜来源的房室凹陷结缔组织包绕,从而与室间隔心肌细胞隔离。胎儿心脏的房室结和希氏束心肌细胞保持与室间隔心肌的接触(图18-9)。已证实,沿着整个右心房室环具有类似的缓慢传导的房室结连接。在胎儿心脏进一步成熟过程中,位于房室结或希氏束与室间隔心肌之间的结缔组织的持续存在,可能是构成所谓马海姆型反复心动过速的一种变异慢传导的物质基础,可能代表房室环组织残留物的存在[6]。

(三)心室传导网络的发育

在出生后,心脏电冲动在房室结延迟后经心室传导网络,包括束支及浦肯野纤维网向下传导。心室传导网络的主要功能是快速传导及均衡地将冲动分配到心室肌。心室传导网络(ventricular conduction system,VCS)快速传导的特性源自高表达连接蛋白40和43形成的具有高电导率特性的缝隙连接[77]。正如心室工作细胞一样,出生后

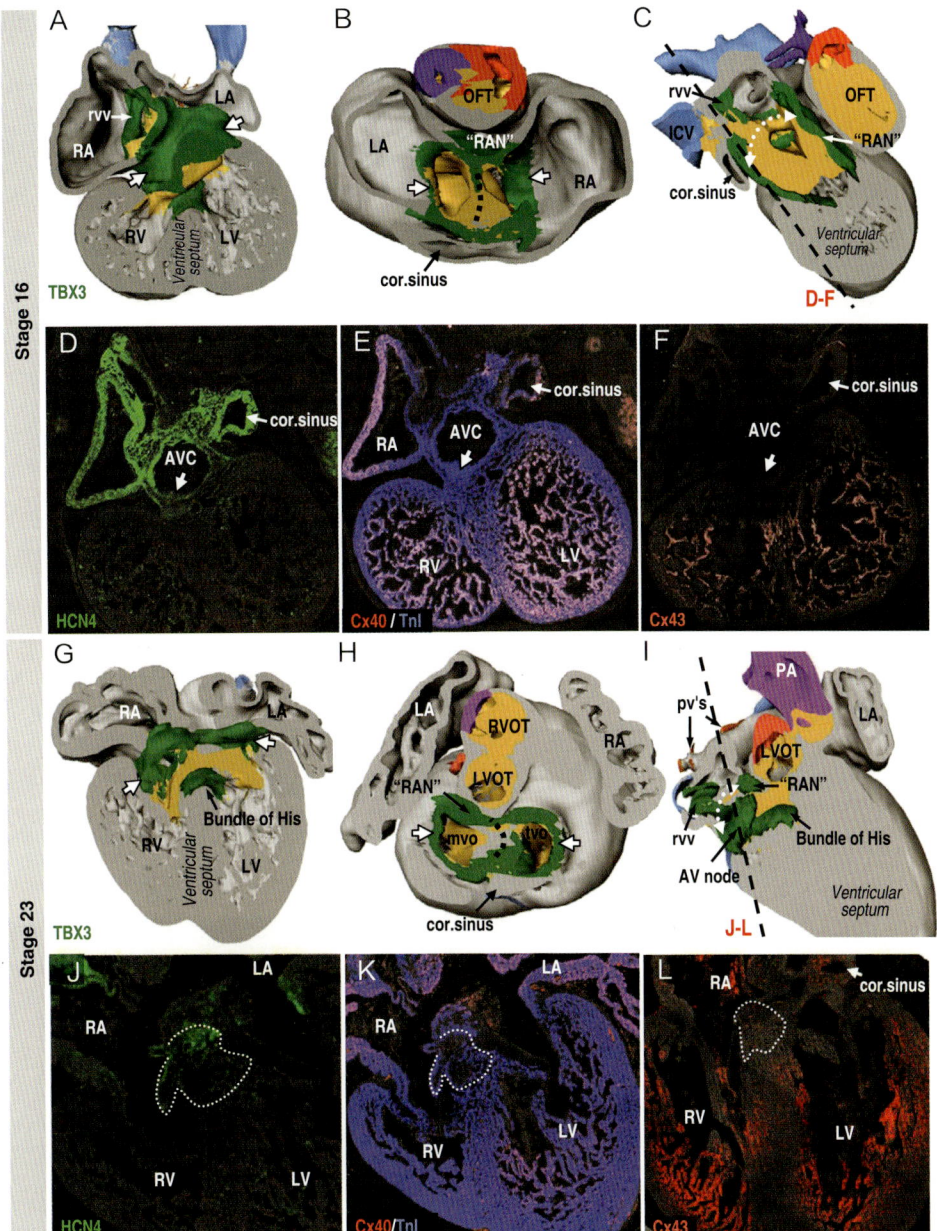

▲ 图 18-7 Three-dimensional and molecular analysis of the developing AV conduction system in the human heart. A–C and G–I show different views (ventral view of frontal cut, cranial view of transverse cut, and right view of sagittal cut) of the 3-D models with projected expression of the conduction system marker TBX3 (*green*) in the human embryonic heart with incomplete (stage 16) and complete (stage 23) septation, respectively. TBX3, which represses myocardial differentiation, marks the tissues that will retain their primitive phenotype and will develop in part into the conduction system of the heart. *Arrows* in the panels with reconstructions point to AV rings continuous with the AV node primordium dorsally and retroaortic "node" (RAN) ventrally. The *white dotted line* in (C) and (I) represent the right AV ring, which was removed in these sagittal cuts. The *dashed line* in (B) and (H) indicates base of the primary atrial septum. Note that at stage 23 the expression domain of TBX3 already resembles the postnatal configuration of the *AV system*. D–F and J–L show histologic sections taken through the dorsal part of the AV canal or developing AV node in human embryonic heart at stages 16 and 23, respectively. Arrow in (D–F) points to the most dorsal part of the AV canal (AVC) corresponding with the AV node primordium, which is negative for the fast-conducting connexins (Cx) 40 and 43 and weakly positive for pacemaker channel HCN4 reflecting its phenotype of slow conduction and automaticity. At later stages, the developing AV node (outlined by the *dashed line* in J–L) continues to be free from connexins 40 and 43, while expressing HCN4. cor, coronary; LA/RA, left/right atrium; LV/RV, left/right ventricle; L/RVOT, left/right ventricular outflow tract; OFT, outflow tract; PA, pulmonary artery; rvv, right venous valve; TnI, troponin I. (Adapted from Sizarov A, Devalla DH, Anderson RH, et al. Molecular analysis of patterning of conduction tissues in the developing human heart. *Circ Arrhythm Electrophysiol*. 2011;4:532–542.)

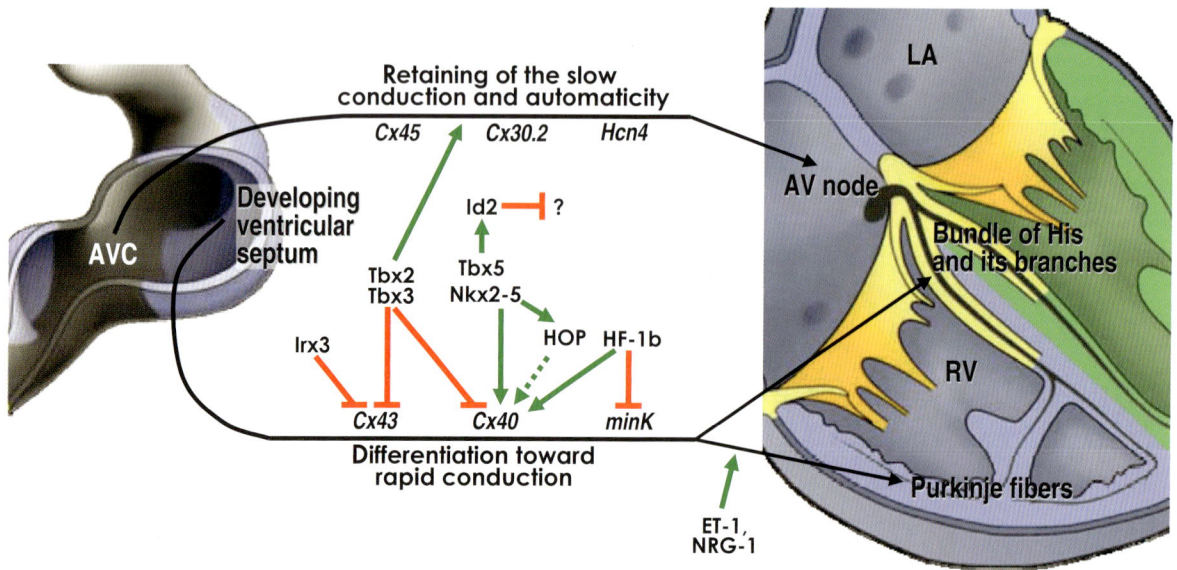

▲ 图 18-8 Molecular pathways regulating the development of the fast-conducting bundle of His and its tributaries. *Green arrows* indicate positive regulation and *red lines* suppression. According to current model, the bundle of His and its branches develops in situ from the myocardial cells of the ventricular septum under regulation by numerous transcription factors. The AV node, in contrast, develops through retaining the primitive phenotype of the AV canal (AVC). Endothelin and neuregulin play important role in specification of the Purkinje network. (Modified from Munshi NV. Gene regulatory networks in cardiac conduction system development. *Circ Res*. 2012;110:1525–1537.)

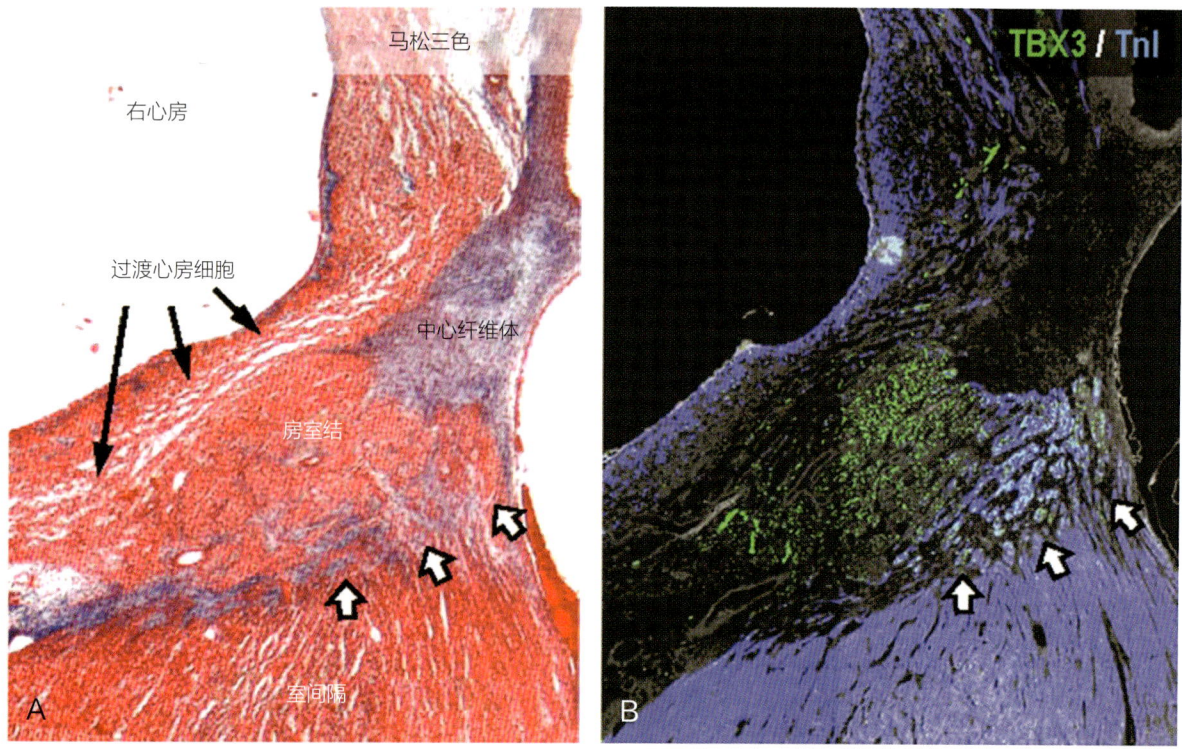

▲ 图 18-9 孕 13 周人类胎儿心脏房室结的组织学及分子学分析

使用马松三色（A）、TBX3 的免疫组化和心肌标志物肌钙蛋白 I，TnI（B）对切面进行染色。仍有微量心肌束混杂于绝缘平面（箭头）。这些心肌细胞阳性表达传导系统标志物 TBX3，是胚胎传导组织的残留物

心室传导网络的心肌细胞专门负责快速传导。然而与工作细胞不同的是，它们很少发育为收缩装置，甚至显示一定程度的自律性，类似胚胎期的原始表型[46]。胚胎心脏的束支或浦肯野纤维网不能被识别出来，小梁出现阶段的心室就已经存在快速传导。心室活动成熟的模式和浦肯野纤维网的形成与心室小梁的发育密切相关[50]。早期胚胎心脏的心室凹陷包含大量的小梁网，附着在薄薄的外侧心室壁上，类似成熟的浦肯野纤维心肌细胞，表达快速传导连接蛋白40和43[31,63,78]。因此，这是胚胎心脏电冲动通过心室小梁优先快速传导至心室肌的分子基础，此时完全分化的心室传导网尚未形成。

与心肌标志物一样，浦肯野细胞也可表达神经细胞记忆的标志物，这引起了对于心室传导网络的起源的诸多争议。大多数关于心室传导网络形成来自于鸡胚研究，命运图谱试验明确地证实了整个传导系统来源于心肌[50]。个别心室肌细胞前体细胞形成一组呈垂直迁移优势并形成小梁网的子细胞[79,80]。通过小鼠研究已知，神经调节蛋白-1和Notch信号对心室小梁的形成是必需的，它们通过调节小梁与胚胎心室致密心肌细胞的相对比来进行调控[81,82]。另一个信号分子是内皮素-1，由覆盖在心室小梁心肌表面的内皮细胞分泌，可能对增强的生物力学（如剪切应力和心室腔壁压力）起反应，在鸡胚心脏浦肯野纤维网的诱导分化中其起着重要作用[83,84]。目前心室传导网络发育模型包括神经调节蛋白信号介导的心室小梁心肌细胞的诱导和分化，内皮素信号介导的心内膜下心肌分化为浦肯野细胞[46,50,85]（图18-10）。最近的小鼠谱系

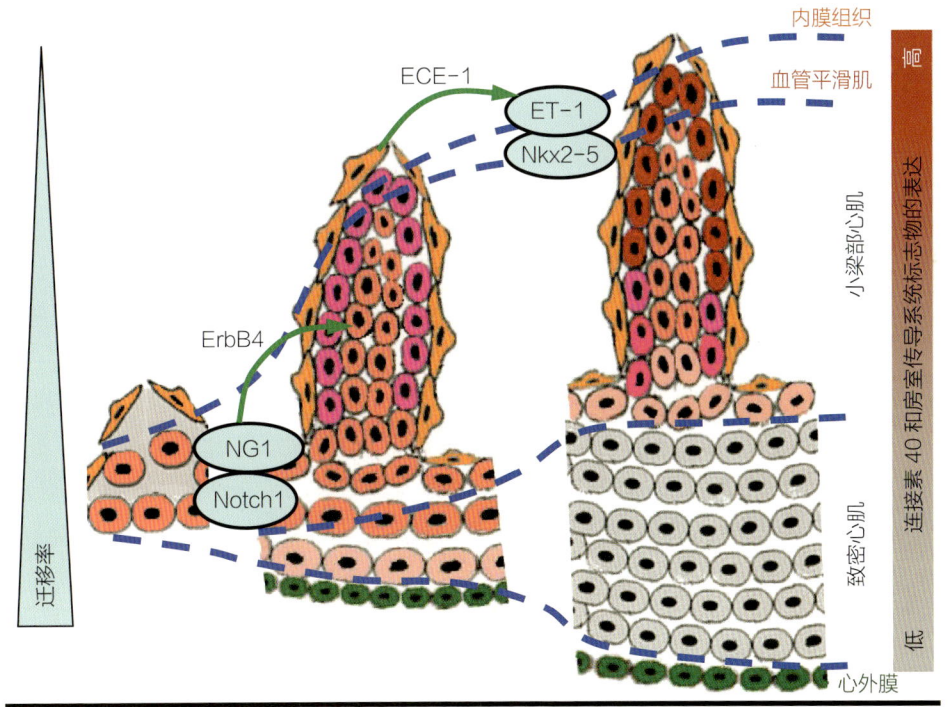

▲ 图18-10 心室小梁及浦肯野网发育的分子调控模型

在腔室形成的早期阶段，心室壁为3～4个细胞厚度，仅有微量小梁存在。在后续发育阶段，神经调节蛋白-1（NG1）和Notch1在诱导大量小梁网形成中发挥重要作用。内皮细胞经过内皮素-1（ET-1）和内皮素转换酶（ECE-1）启动心室传导网络的诱导和成熟，转录因子Nkx2.5也在其中起重要作用。连接蛋白40和其他VCS标志物的表达以红色（高）至灰色（不表达）梯度表示。CS. 卡内基阶段；E. 胚胎天数（引自Christoffels VM, Moorman AF. Development of the cardiac conduction system: why are some regions of the heart more arrhythmogenic than others? *Circ Arrhythm Electrophysiol*. 2009; 2: 195-207; Mikawa T, Hurtado R. Development of the cardiac conduction system. *Semin Cell Dev Biol*. 2007; 18: 90-100; and Wagner M, Siddiqui MA. Signal transduction in early heart development (II): ventricular chamber specification, trabeculation, and heart valve formation. *Exp Biol Med*. 2007; 232: 866-880.)

研究为心室传导网络形成的双相模式提供了证据支持[86]。一些转录因子通过影响连接蛋白40的表达，在调控浦肯野细胞快速传导的发育中起着重要作用。外周心室传导网络中快速传导缝隙连接蛋白的表达，可能通过Nkx2.5依赖机制[87]被唯同源异型结构域蛋白（Hopx）激活。转录因子HF-1b也在心室传导网络中表达，它上调连接蛋白40的表达，下调附属钾离子通道蛋白minK的表达。已有报道在HF-1b敲除的小鼠心脏远端浦肯野传导组织中正确的连接蛋白40表达被破坏后，胚胎可以正常发育并存活至足月，但是后来会死于致死性室性心动过速[88,89]。另一个转录因子Irx3也参与调控希氏-浦肯野系统的形成和功能[90]。然而，这些因子在心室传导网络中对下游基因调控的影响尚未得知。

四、心脏电生理的发育学

各种各样的离子通道、连接蛋白和钙耦联分子决定了心脏各种肌细胞动作电位的不同特性[91]。动作电位和跨细胞膜电压差的快速改变是由细胞内外某些离子浓度变化决定的，包括钠离子、钾离子、钙离子。这种离子浓度的改变是离子经不同通道、离子泵和缝隙连接形成主动或被动流动的离子流产生的（图18-11）。动作电位有许多特征，例如表示膜去极化速度的上升速率，表示细胞膜去极化开始到完全复极时间的持续时间，显示膜负电位下降程度的振幅，表示膜去极化状态期间相对稳定间期的平台期等。不同类型的心肌细胞显示出独特的动作电位特性（图18-12）。

在心脏成熟过程中，这些特征会发生显著的变化[92,93]，从而影响心肌传导性和不应性，影响心脏的生理学功能。

（一）成熟心脏的起搏

早期胚胎心肌细胞都具有产生电冲动的能力，但起搏优势从静脉到动脉极方向呈梯度递减[25,26]。鸡胚心脏最早被记录到的电活动位于静脉窦和双房[94]。发育后期的电冲动起源开始局限于窦房结区域，但是，值得注意的是，原始起搏位点的区域比形态学所识别的窦房结范围更宽[95]。成人窦房结和心房工作细胞离子流的下调和上调对于心房肌细胞去极化来说是必要的[96]。HCN4（引起起搏电流的离子通道）高表达，以及Cav3.1（T型电压门控钙通道）在自发性除极过程中是必需的，与之同等重要的是快速传导连接蛋白40和43，钾离子内流通道Kir2.1，以及钠离子通道Nav1.5的低表达或几乎缺失。后几种蛋白或离子通道分别维持静止膜电位及促使房室心肌细胞快速除极[27,95]。这些功能蛋白表达的区域之间明显界限的建立，可能是起搏位点逐渐局限至窦房结的原因。人类成熟心脏中这些离子通道表达的时间变化仍不清楚。我们对于人类晚期胚胎及早期胎儿心脏的研究提示，心房、肺静脉及静脉套管及房室连接的心肌细胞HCN4表达是逐渐降低的，最后在窦房结局限且高表达（图18-13）。在心脏发育后期及成熟过程中，以上细胞的HCN4未下调可能是出生后心脏出现致心律失常异位病灶的物质基础。

（二）电冲动在心房内的传播

窦房结产生的电冲动迅速而均衡地传播至左右心房，形成一个广泛电波[97]，在体表心电图上反映为P波[98]。20世纪初关于心脏搏动自窦房结传导至房室结的研究存在争议[99]，由此引发了大量的研究，旨在探索双结之间冲动优势传导的特殊结间通道[100,101]。组织学研究并未能识别出心房肌间存在显著的孤立心肌细胞束[20]，而功能研究提供的证据表明，心房肌具有异向性，也就是方向非单一性，这是某些区域内的心房肌传导稍增快的原因[19,102]。但是，胚胎心脏从窦房结原基朝房室结延伸的右心房传导可能涉及不同的分子学通路[103-105]。组成这些细胞束的心肌细胞表达转录因子Tbx3和神经组织抗原HNK1，两者被认为是传导系统标志物，尽管HNK1的表达也在传导系统之外被发现[106]。出生后心脏中TBX3和HNK1表达阳性细胞残存，可能是导致自律性异常的异位房性心动过速的物质基础。起源于肺

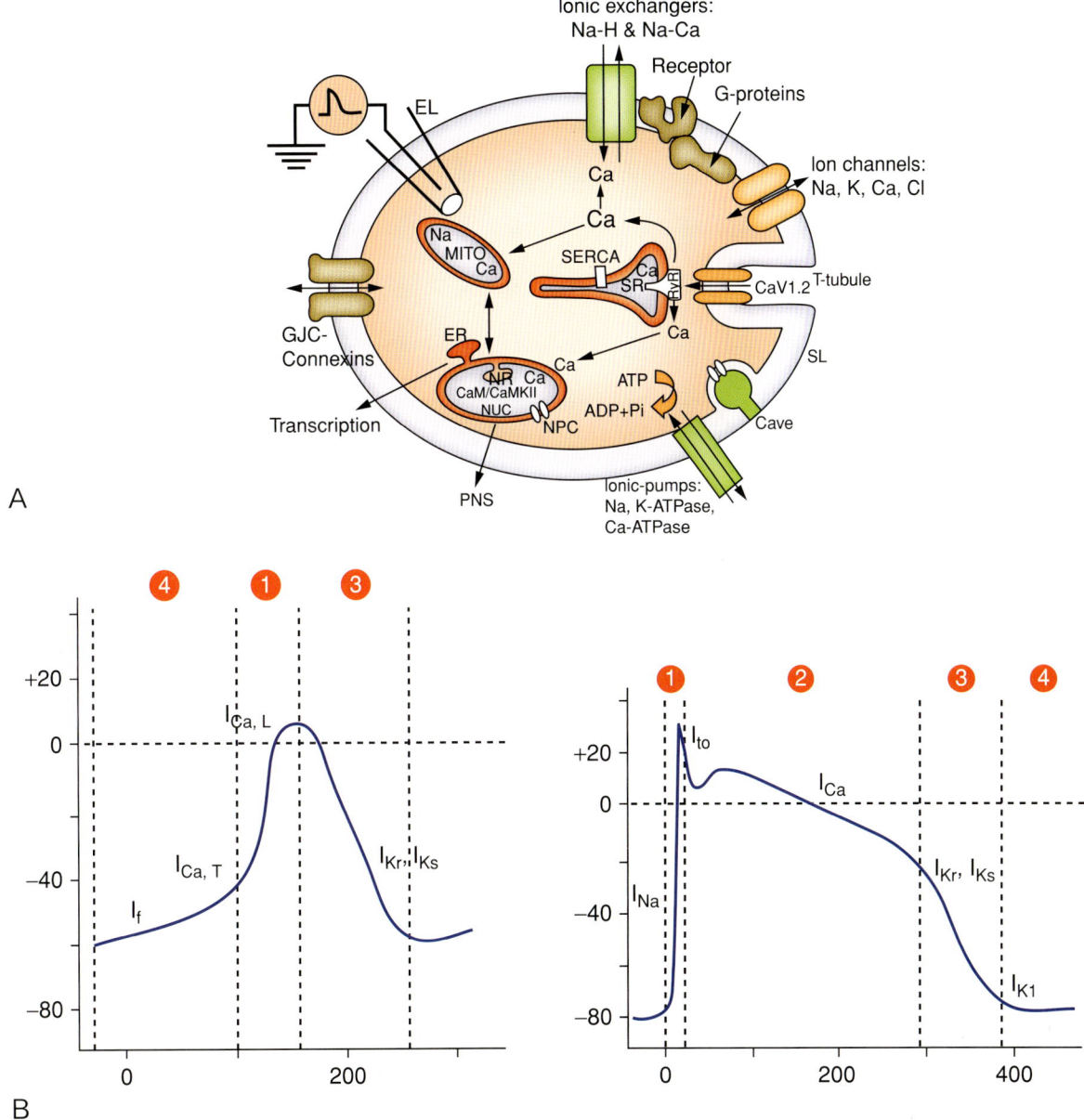

▲ 图 18-11 The molecular anatomy of the ionic currents in the cardiomyocyte. A: Shows cartoon of a cardiac myocyte with a depiction of the various categories of ion transporters in sarcolemma (SL) and intracellular organelles (caveolae [Cave], sarcoplasmic reticulum [SR]; mitochondria [MITO]; nucleus [NUC]; endoplasmic reticulum [ER]; nuclear reticulum [NR]). Left-upper part of the panel depicts schematically how ionic currents underlying action potentials can be recorded using classical glass microelectrode (EL) techniques. GJC, gap junction channel; NPC, nuclear pore complex; PNS, perinuclear space; RyR, ryanodine receptor; SERCA, SR Ca-ATPase. (From Tripathi ON. Cardiac ion channels and heart rate and rhythm. In: Tripathi ON, Ravens U, Sanguinetti MC. Heart Rate and Rhythm - Molecular Basis, Pharmacological Modulation and Clinical Implications. Berlin: Springer-Verlag, 2011.) B: Details the morphology of action potentials in the nodal (left-sided panel) and working (right-sided panel) cardiomyocytes, and their underlying ionic currents ($I_{Ca-L/T}$, L- and T-type calcium current; I_f, "funny" current; I_{K1}, inward-rectifier potassium current; $I_{Kr/Ks}$, rapid and slow components of delayed-rectifier potassium current; INa, sodium current; Ito, transient outward potassium current). Note that the nodal action potential is characterized by a slow upstroke velocity (phase ❶), relatively high (i.e., less negative) resting membrane potentials (beginning of phase ❹) with spontaneous depolarization and no plateau phase during repolarization (❸). The action potential of the fast-conducting cardiomyocytes is, in turn, characterized by the low and stable resting membrane potential, very rapid upstroke velocity, and presence of the plateau phase (❷) of the repolarization.

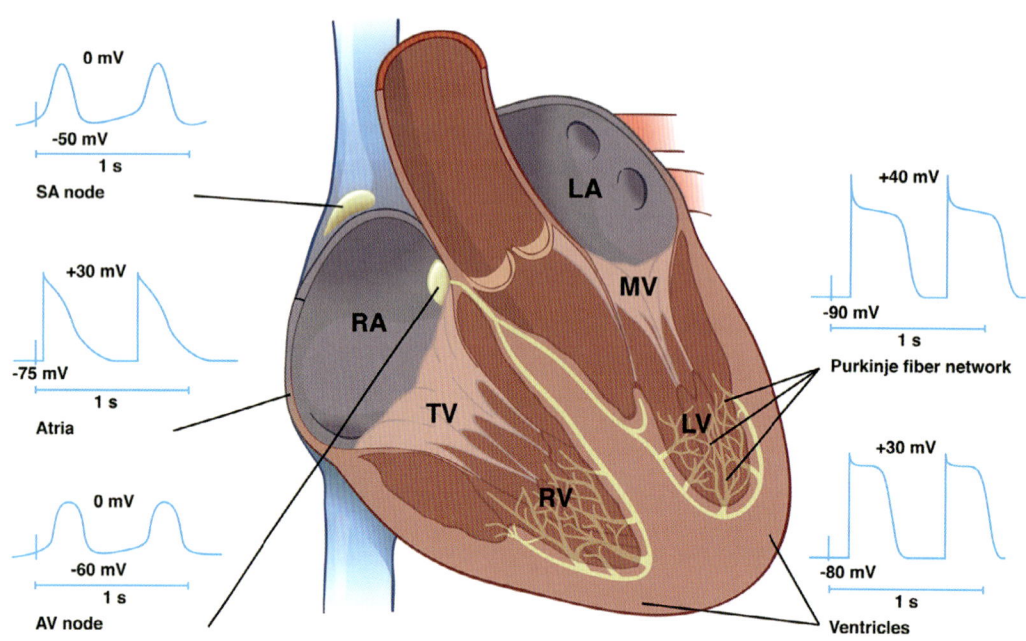

▲ 图 18-12 Cellular electrophysiology of the cardiac conduction system of the adult human heart. The location of the components of the human pacemaking and conduction system are schematically shown with depiction of the morphology of action potentials in the different cardiomyocytes. Values of membrane charge in millivolts (mV) at the end of depolarization (upper number) and after complete repolarization (lower number) are shown. The action potential is longest in the Purkinje fibers and shortest in the atrial cardiomyocytes. (From Munshi NV. Gene regulatory networks in cardiac conduction system development. *Circ Res*. 2012;110:1525–1537.)

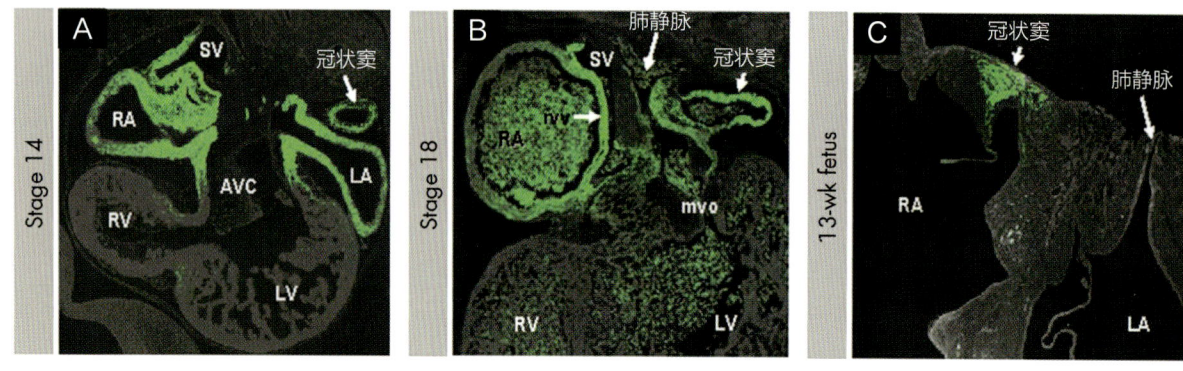

▲ 图 18-13 起搏通道 HCN4 的表达反映人类心房肌逐渐成熟

人类胚胎及胎儿心脏组织学切面免疫组化染色显示起搏离子通道 HCN4 的表达（绿色）。在相对早期的胚胎心脏中（A）HCN4 广泛表达于静脉窦壁、冠状窦、左右心房及房室通道，心室无表达。晚期胚胎心脏中（B），HCN4 在心房壁表达下降，而在静脉及冠状窦，房室连接处仍保持高表达。肺静脉壁的 HCN4 也呈弱表达。早期胎儿心脏（C）静脉极 HCN4 仅表达于窦房结，而不是心房壁或肺静脉套管

LV/RV. 左 / 右心室；mvo. 二尖瓣孔；SV. 静脉窦；RA/LA. 左右心房；AVC. 房室通道

静脉套管的阵发性心房颤动是一种获得性疾病，与静脉窦的发育没有关联。

关于心房功能及细胞电生理特性与年龄相关的变化已经得到较广泛的认知。新生大鼠及犬的心房肌细胞所记录到的动作电位特点是较年长动物具有较短的平台期及时程[107]。关于人类心脏发育成熟的电生理特性数据非常有限。在人类孕周 12～16 周的早期胎儿阶段，心房及心室所记录到的动作电位与成人类似，至孕中期，其传导速率仅较成人略降低[76,108,109]。作为衰老特征的动作电位平台及时程的延长现象在出生后人类心房中也被观察到[110]。未成熟心房肌的动作电位时程

（action potential durations，APD）较短，导致心房不应期缩短，这就促进紧密相邻的成对冲动得以传导，导致新生儿更易发生心房内折返[111,112]（图18-14）。这可以部分解释房性心律失常的再发，如健康胎儿或新生儿的心房扑动[113]。

（三）成熟房室传导系统的电生理

正如我们强调的，有腔室形成的早期鸡胚心脏中就已经观察到房室传导的延迟。早期胚胎心脏房室通道心肌动作电位，表现出低上升速率及长时程的特点[44,65]，反映了缓慢传导的电生理特征。有文献对胚鼠心脏房室传导系统形成之前的包括文氏周期的房室延迟进行过描述，邻近心内膜垫的心肌细胞中能检测到乙酰胆碱酯酶的活性，但心房心室游离壁的心肌则无法检出[114,115]。这可能表明在早期发育阶段类胆碱机制以某种方式参与房室延迟，而此时心脏尚未受神经支配。

心肌细胞个体之间以缝隙连接接触，即通过高度特异的蛋白通道连接毗邻的心肌细胞，使电流或带电离子流经低阻力通道从一个细胞传递到下一个细胞[116]。组成缝隙连接的连接子包含不同类型的连接蛋白，从而具有不同的传导性。不同连接蛋白异构体的表达导致缝隙连接具有不同的传导特性。在人类早期胎儿心脏的房室结和希

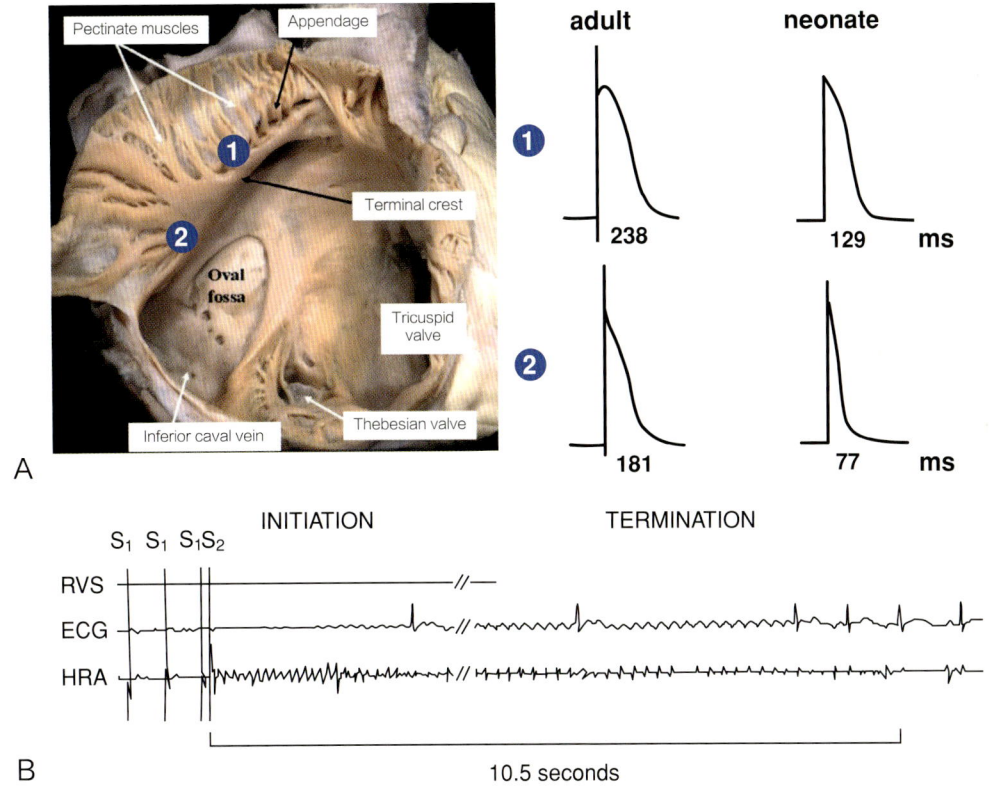

▲ 图 18-14 Developmental aspects of the conduction through the atrial myocardium. A: Shows action potentials recorded from morphologically similar sites along the terminal crest (depicted by ❶ and ❷ in the left-sided photo of the opened right atrium) in adult and newborn dogs. In contrast to the adult, neonatal atrial potentials have little or no plateau phase and are significantly shorter in duration. (Modified from Anderson RH, Cook AC. The structure and components of the atrial chambers. Europace. 2007;9:vi3–vi9; and Spach MS, Dolber PC, Anderson PA. Multiple regional differences in cellular properties that regulate repolarization and contraction in the right atrium of adult and newborn dogs. Circ Res. 1989;65:1594–1611.) B: Shows how the introduction of a premature extrastimulus (S2) to the RA of a newborn dog (during gentle vagal stimulation, RVS) results in the induction of an atrial fibrillation/ flutter. Similar but shorter runs of atrial fibrillation/flutter can be induced in the absence of vagal stimulation. Such repetitive responses become less common at older ages. (Modified from Pickoff AS, Stolfi A. Modulation of electrophysiological properties of canine heart by tonic parasympathetic stimulation. Am J Physiol. 1990;258:H38–H44.) ECG, electrocardiogram's lead II; HRA, high right atrium; ICV, inferior caval vein; Pect, pectinated; RVS, right vagal stimulation train; S1, S2, paced stimuli; SCV, superior caval vein; Theb.v, Thebesian valve.

氏束及心房下缘阴性表达快速传导连接蛋白40和43，反映了缓慢传导的特性（据我们尚未发表的观察结论）。这可以解释在未完全成熟的希氏束纤维套及纤维鞘中观察到房室延迟的缺失及心室预激。此外，人类胎儿心脏的房室连接不应期较心室肌长，因此可以保护心室避免其在易激期被室上性冲动所激动[68]。在晚期胎儿阶段，伴随着希氏束的纤维绝缘将其与室间隔心肌相隔绝，组成束支的心肌细胞上调连接蛋白40表达，变成快速传导结构。然而，在人类心脏，这不能影响孕20周和42周的胎儿心磁图的维持不变的PR间期[117]。

已有报道人类心脏的房室交界电生理及形态学在儿童及成人之间有显著差异。常规组织学显示，新生儿及婴儿心脏房室结向下延伸程度较成人小[118]。在年幼的人及犬类心脏，前向性不应期（可能无电冲动传导的时间）通常较短，而完整的逆行性或室房性传导更为常见[119,120]（图18-15）。相反，新生及成年兔房室结细胞的电生理研究显示动作电位特征、静止房室结传导时间或文氏间期在两者之间无明显差异[121]。同时也有报道，新生牛、羊、猪心脏的房室结缺乏过滤异常快速或提前搏动效应的能力，导致异常快速传导及心室颤动[122-124]。因此，出生后成熟度不同的房室结功能不同存在种系差异。此外，与成人相比，年幼儿童房室结折返性室上性心动过速发生率较低，尽管有明确的证据证明儿童也存在所谓的房室结双径路[125,126]。前面提到心脏房室传导轴发育中形态学及分子学的改变，可能是青春期经房室交界两个功能明确的心肌通路出现的原因，也是房室结折返性室上性心动过速的物质基础[127]。

（四）心室传导系统的功能成熟

据估计，心脏分隔完成后，同步收缩的心室

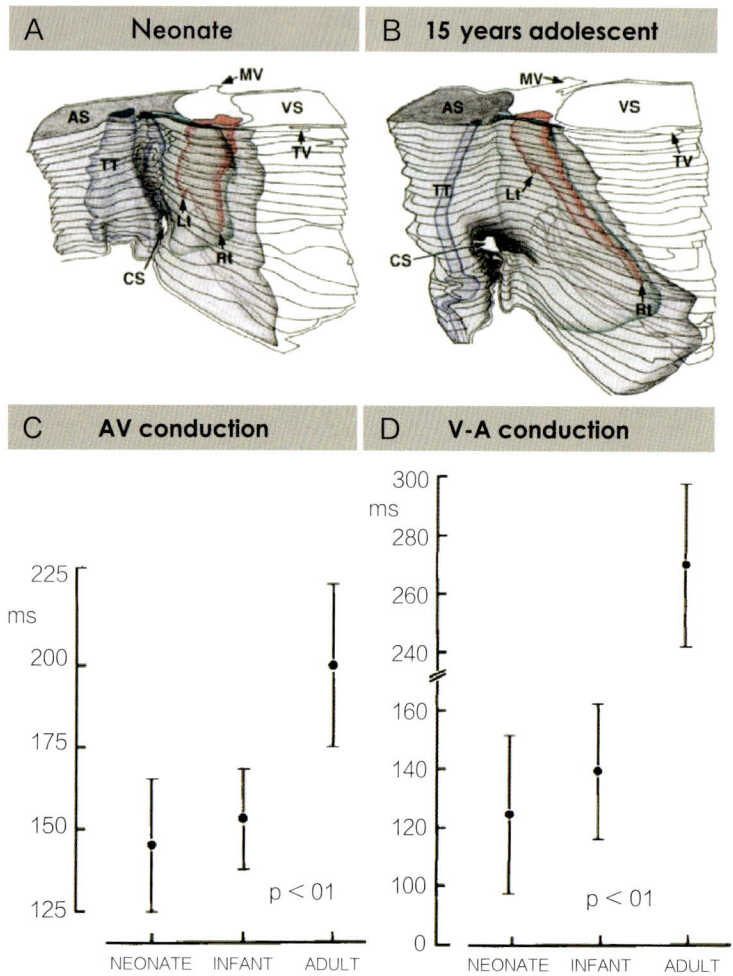

◀ 图18-15 Developmental changes in morphology and electrophysiology of the AV node. A and B show the changes in the morphology of the compact AV node (red) and its right posterior extension (Rt) studies by 3-D reconstructions from serial sections through the AV nodal area of the newborn and 15 years old hearts. Note that left posterior extension (Lt) does not change, whereas right one elongates considerably. (From Waki K, Kim JS, Becker AE. Morphology of the human atrioventricular node is age dependent: a feature of potential clinical significance. *J Cardiovasc Electrophysiol*. 2000;11:1144–1151.) C and D illustrate age differences in refractory periods of the antegrade and retrograde conduction through the AV node in the intact anesthetized canine studied by intracardiac electrogram recording techniques. With rapid atrial pacing, more secure AV nodal conduction is observed in the youngest age groups with Wenckebach periodicity developing at much longer paced cycle lengths in adult animals (C). As with the AV refractory periods, the functional and effective refractory time of the retrograde conduction is strikingly shorter in the immature canine than in the adult group (D). (From Pickoff AS, Singh S, Flinn CJ, et al. Maturational changes in ventriculoatrial conduction in the intact canine heart. *J Am Coll Cardiol*. 1984;3:162–168.)

传导速率较环化心管的原始心肌快至少10倍[44,65,114]（图18-16）。胚兔心脏在心室分隔完成之前存在"成熟"的由心尖到心底的激动模式[128]。正如已经讨论过的，由于快速传导连接蛋白的表达，心室小梁心肌存在优势传导。兔、鼠、鸡和人类心室腔的发育有相似的形态学和基因表达模式，说明这些种系之间电激活具有保守性。通过在缺乏这些特异性连接蛋白同形异构体的转基因小鼠中观察到，通常为致死性的异常心脏传导证实，连接蛋白在正常传导发育中的重要作用[129,130]。随着鸡和大鼠心脏的成熟，心肌细胞的动作电位特点变为工作细胞的电生理促使传导速率增加，心室肌细胞动作电位上升速率和振幅均增加[131,132]。这些改变可能是由于所谓的"快钠"和"慢钠"离子通道的交换所致，可以解释快速除极相[133]和静止膜电位的增加，这也是导致动作电位上升速

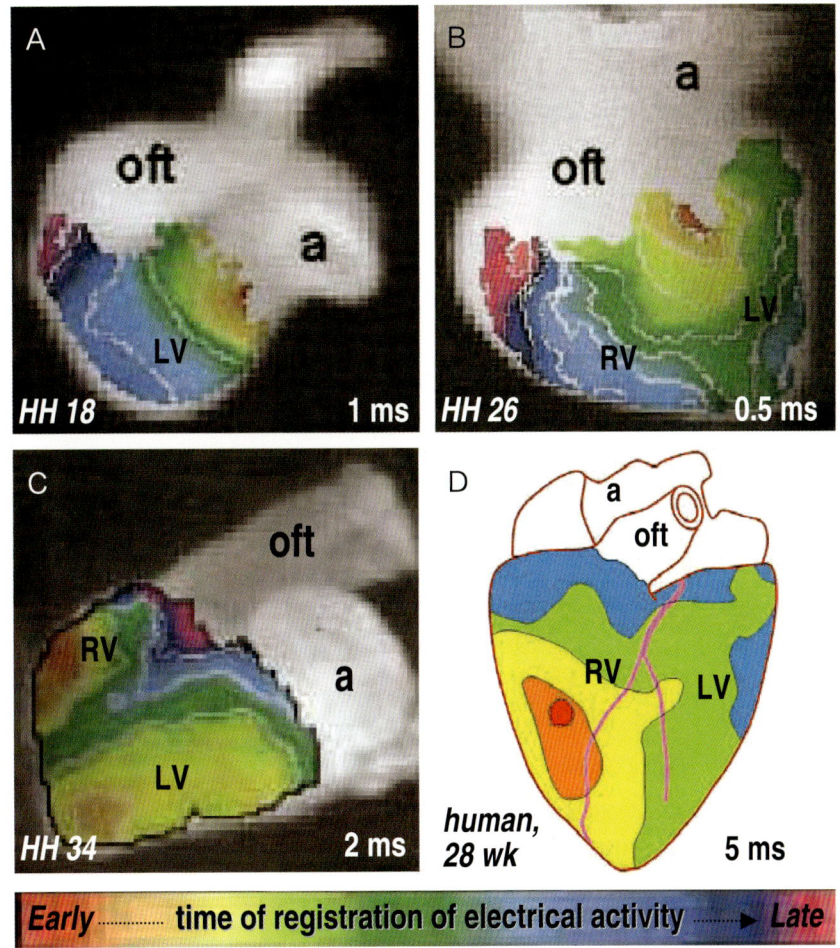

▲ 图 18-16 Transitions in the patterns of ventricular activation before and after completion of ventricular septation. A to C demonstrate the patterns of the electrical activity at epicardial ventricular surfaces of the isolated developing chicken hearts studied by high-resolution optical mapping of the color changes of a voltage-sensitive fluorescent dye. The color scale depicts different intervals between atrial excitation and first electrical activity at ventricular surface, while lines between different colors (isochrones) border the groups of signals registered at the same time. At stage 18 looping heart the activation pattern is from ventricular base to apex to outflow tract (oft), while after initiation of chamber forming at stage 26 the earliest ventricular activation shifts toward apical region and spreads equally to both ventricles. This apex-to-base activation persists in septated chicken heart at stage 34. (From Chuck ET, Meyers K, France D, et al. Transitions in ventricular activation revealed by two-dimensional optical mapping. *Anat Rec*. 2004;280:990–1000.) Similar pattern of ventricular activation was demonstrated by direct epicardial electrogram registration from a human fetal heart at 28 weeks of gestation (D). The excitation wave reaches first the epicardial surface in the apical region, while the latest activated area is the posterobasal region of both ventricles. (Adapted from Durrer D, Buller J, Graaff P, Lo GI, Meyler FL. Epicardial excitation pattern as observed in the isolated revived and perfused fetal human heart. *Circ Res*. 1961;9:29–38.)

率增快的原因。在胎犬及出生后早期的幼犬心脏发育中描述了浦肯野纤维网的发育及成熟。动作电位上升速率、幅度、静止膜电位及时程以年龄依赖的方式增加。此外，犬浦肯野细胞超微结构的改变，包括细胞形态改变、横断面积的增加，闰盘及桥粒的发育无疑是传导速率增加的原因[134-136]。遗憾的是，除了孕中期胎儿心脏的形态学分析外，尚无浦肯野纤维网的功能成熟的数据[137]。

避免心室率过快的保护作用可能也部分依赖位于房室结末端传导系统的电生理特性。在成年犬心脏，动作电位时程沿着浦肯野系统的长度增加，在接近心内膜下时程最长，该功能作为生理性门控对紧邻的成对冲动提供保护性作用。在新生儿心脏无这样的电生理性门控功能，因此沿着整个浦肯野系统可以记录到几乎一致的动作电位时程[138]（图18-17）。这可能导致新生儿心室肌容易被房室结末端的紧密的成对冲动所激动（即交界性异位搏动）。

五、自主神经系统对心脏自律性及传导的发育和调节

出生后心脏传导系统的自律性及传导性很大程度上由自主神经系统的动态活性所影响，通常称为内脏或神经系统，调节无意识的内脏器官活动。自主神经系统有两类，常被认为是"静止或消化"分布的副交感神经系统，以及被描述为"战斗或逃跑"系统的交感神经系统。组成两类自主神经系统的神经具有输入（感受器，如感觉疼痛）和输出（运动，如影响心率）功能通路。颅内的自主神经系统控制及"分析"部分定位于延髓，包括心脏控制中枢，通过下丘脑接收来自外周神经系统的调控输入。自主神经系统的外周或执行部分包含神经元、突触及神经节（图18-18）。自主神经系统是唯一的连续双神经元的传出通路，在神经支配的目标器官前，节前神经元必须首先突触连接节后神经元。因此有两个水平的突触，首先是输出神经元与神经节之间，其次是神经节后神经元与目的器官细胞之间。交感系统和副交感系统在解剖和功能上有很大的差异。交感神经

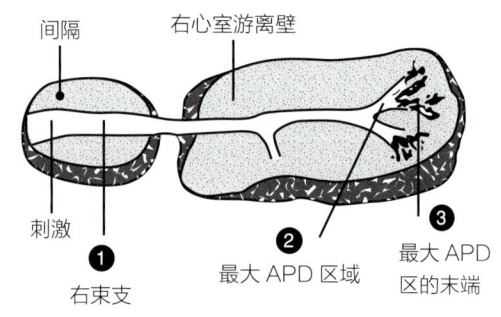

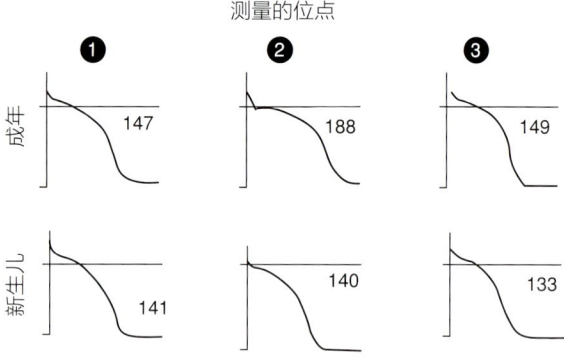

▲ 图18-17 浦肯野纤维网传导的发育

沿着新生及成年犬心脏的心室传导网络分别在3个不同的位点记录到动作电位。①位点与邻近右束支对应，②位点正好靠近心室传导系统分叉的末端，③位点在右心室分叉的末端。在成年犬心脏浦肯野纤维分叉前已记录到最长的动作电位时程（该位点突然延长的动作电位时程起着生理性门控的作用，可以阻止紧密成对冲动或自发性期外收缩在心室肌细胞的传导。而在新生犬心脏未记录到这种突然延长的动作电位时程（改自 Myerburg RJ, Stewart JW, Hoffman BF. Electrophysiological properties of the canine peripheral A-V conducting system. *Circ Res*. 1970; 26: 361-378. Untereker WJ, Danilo P, Rosen MR. Developmental changes in action potential duration, refractoriness, and conduction in the canine ventricular conducting system. *Pediatr Res*. 1984; 18: 53-58.）

系统的传出神经元起源于脊髓，终止于双侧椎旁神经节链，而副交感神经系统的传出神经元起源于脑干的迷走神经核，终止于心脏心外膜神经节。在心肌细胞突触水平，交感神经元释放去甲肾上腺素刺激β肾上腺受体，而副交感神经元更多通过胆碱和毒蕈样受体发挥作用。此外，自主神经系统中发现非肾上腺及非胆碱神经元，通过一氧化氮或各种神经肽发挥作用（见下文）。

（一）自主神经系统的发育

如前面所述，部分来源于神经嵴的细胞分化为自主神经。在胚胎发育的早期，神经管分层形

第四篇 电生理学
第 18 章 心脏传导系统的发育及功能成熟

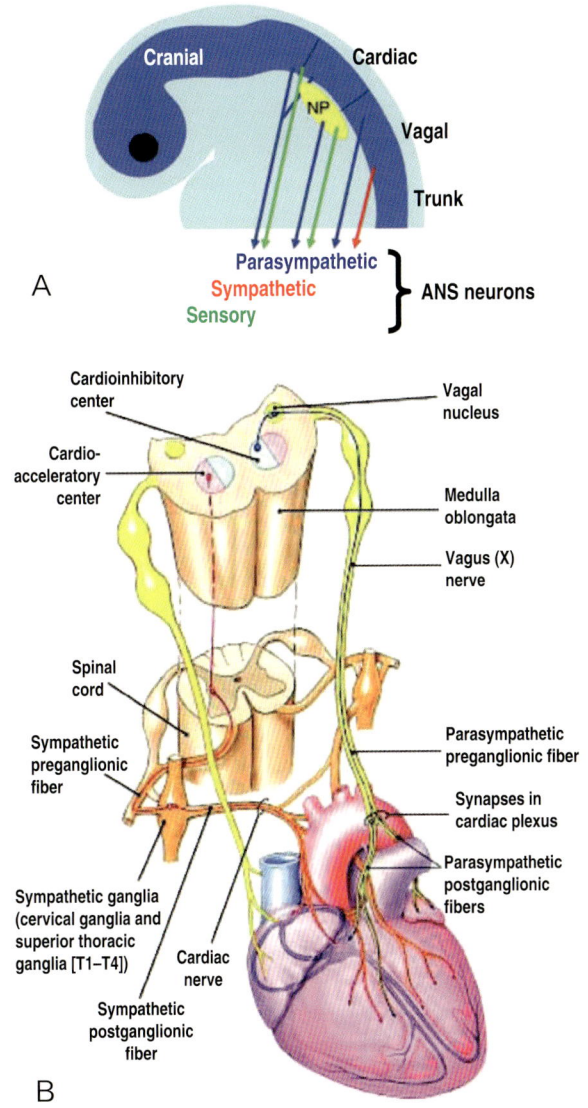

▲ 图 18-18 Origins of the cardiac autonomic nervous system and anatomy of cardiac innervation. A: Neural crest cells, and to a lesser extent, cells from the nodose placode (NP), are the precursors of cardiac innervation. Neural crest cells are also critical in the formation of the outflow tracts. Neural crestderived cells destined to form the parasympathetic nervous system (*blue*) are derived from the caudal region of the cranial neural crest, the cardiac neural crest and the vagal neural crest. Cells destined to form the sympathetic nervous system (*red*) arise from the trunk neural crest. Sensory innervation occurs last with sensory neurons arising in part from the neural crest and in part from the nodose placode (green). B: Shows schematically the pathways of autonomic innervation of the heart. Sympathetic preganglionic fibers synapse with postganglionic fibers in the paravertebral sympathetic ganglia. Parasympathetic preganglionic fibers (vagal nerve) synapse with postganglionic fibers in the cardiac plexus and in the cardiac ganglia. (Adapted from Hildreth V, Anderson RH, Henderson DJ. Autonomic innervation of the developing heart: origins and function. *Clin Anat*. 2009;22:36–46, and, Martini FH, Nath JL. *Fundamentals of Anatomy and Physiology*. 8th ed. Copyright 2009, p. 710, reprinted by permission of Pearson Education, Inc. New York, NY.)

成的神经外胚层细胞开始迁移至几乎胚胎的每一个部分（见第 1 章）。至于交感神经元的形成，神经嵴来源细胞不是迁移至心脏，而是沿着脊髓发育、聚集并形成双侧椎旁交感神经节链。至于副交感神经元的形成，神经嵴来源细胞迁移至心脏形成迷走神经的传出通路和心脏神经节（图 18-18）。逐渐开始出现了对自主神经祖细胞迁移和神经分化调控的基因及分子信号机制的理解[139,140]。形成交感神经元的神经嵴细胞表达特异性体节基因，包括 EphrinB1，限制神经嵴细胞早期迁移至体节的喙部，而交感神经元祖细胞沿着腹侧迁移。很多其他营养因子，包括胶质细胞源性神经营养因子（glial cell-derived neurotrophic factor, GDNF）和神经调节蛋白 -1 也参与细胞迁移的调控。与交感神经元不同，形成副交感神经元的神经嵴细胞并不被限制进行喙部迁移，它们可能穿过并达到"心脏"体节旁，最终到达心脏心外膜表面，形成心脏神经节。副交感心脏神经节位于心房心外膜离散区域，靠近心外膜脂肪垫，其他神经节的定位与心脏大动脉和静脉相关[141-143]。进一步分化为心脏自主神经系统的神经嵴来源的细胞表达转录因子诱导的特异性神经元基因，如 BMP[144-147]。交感神经元的分化依赖 Gata3 的表达，它对于酪氨酸羟化酶表达是必需的，还有 Hand2，它促进细胞儿茶酚胺表型[148,149]。Gata3 和 Hand2 都不参与副交感神经元的分化。还有一大类血管源性及神经源性的神经营养因子对神经元的成熟有重要作用。这些因子包括 NGF、脑源性神经营养因子（brain-derived neurotrophic factor, BDNF）以及神经营养因子 3 和 4（neurotrophins 3 and 4，NT3、NT4）[139,150]。神经源性神经营养因子（neuronal-derived neurotrophic factors，NDNF）表达于发育中神经元（交感神经元中的 proNDNF）及成熟神经元（交感神经元中的 proNDNF；副交感神经元中的 NDNF）。NDNF 通过酪氨酸激酶 A 通路调节神经元的分化。

（二）副交感神经系统

哺乳动物心脏在神经分布形成前就已经存在

573

毒蕈样受体及乙酰胆碱酯酶[151]。随着发育，类胆碱的神经分布在窦房结、房室结及整个心房。胆碱酯酶活性大多被局限在新生儿心脏的窦房结及房室结区域。出生后，束支的神经支配开始出现，在儿童期达到高峰[152-154]。对人类心脏迷走神经功能的评价说明其在青少年期才真正发育成熟[155]。

乙酰胆碱主要是由百日咳毒素敏感性抑制蛋白（G_i）和毒素非敏感性蛋白（G_q）介导而发挥作用。乙酰胆碱对心脏离子通道的作用包括增加外向钾离子流，尤其是$I_{K(ach)}$和I_{K1}，抑制内向钙离子流（I_{Ca-L}）[156-158]。外向钾离子流的增加导致双结细胞的超极化。内向性钙离子流的抑制协同一定程度抑制起搏电流（I_f）是窦房结起搏节律变慢的原因。副交感神经刺激时可以观察到窦房结内起搏位点的转移。在内向性钙离子流的抑制导致房室结动作电位上升幅度及频率的降低，因此可以解释传导减慢及不应性的增加。副交感神经刺激后，通过增加外向性钾离子流从而加速心房肌细胞复极化，导致动作电位时程的明显缩短和心房不应性的下降。心室肌细胞被副交感神经刺激后可以观察到各种效应，明显的心室不应性轻度增加常常被报道。不应性的增加可能代表了乙酰胆碱的一种直接效应[159]。副交感神经调节作用较交感神经显著，被命名为"增强拮抗作用"。这个现象当交感紧张增强时副交感刺激的反射效应变得更强。突触前后机制参与自主神经系统这两大类之间的相互作用[160]。

早产儿心率变异性的研究及胎儿心率在宫内对毒蕈样受体阻滞剂的反应研究中，副交感神经对心脏电生理的调控是明显的。在各种哺乳动物种系中，心脏副交感神经系统的功能改变是明显的，在发育过程中，继发于迷走神经横断和（或）刺激导致心率明显改变[161-164]。很多种系出生后的副交感神经反应的改变是显而易见的。未成熟犬心脏在出生后经迷走刺激，心率改变的程度明显增加[165]。直到大约2月龄前，短暂、连续迷走刺激下（体内迷走神经放电方式刺激），犬窦房结和房室结都无反应[166,167]（图18-19）。因此，出生后心脏对于副交感神经系统刺激的反应大小及其特征的改变存在于许多种系，包括人类。

（三）交感神经系统

相对于副交感神经，心脏的交感神经分布发生于较晚的阶段[168,169]。在哺乳动物胚胎心脏神经

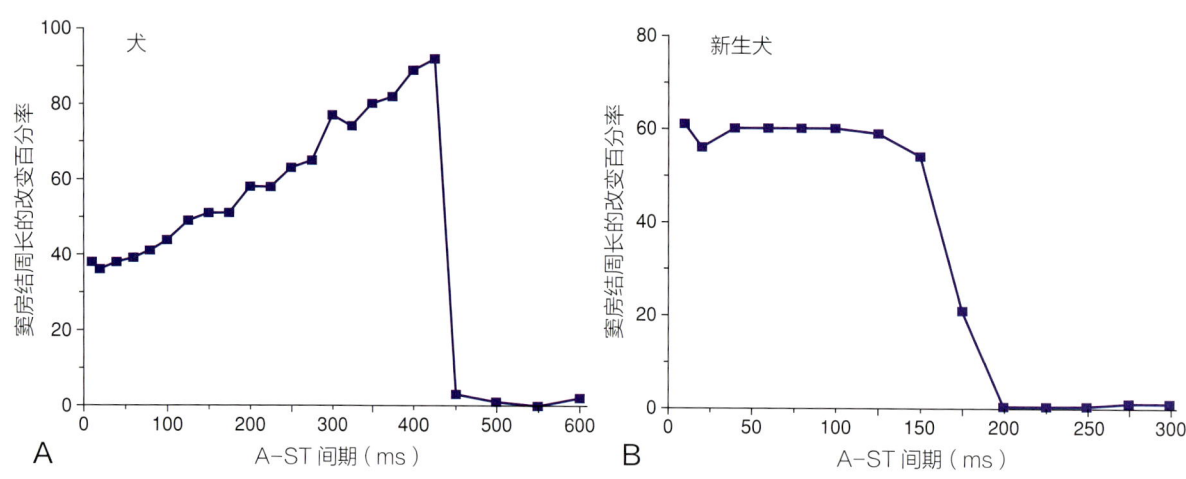

▲ 图 18-19　窦房结对短暂连续的迷走刺激反应

在成年犬（A），当一阵短促迷走刺激在心脏周期后期（A-ST间期）渐进地被释放，窦房结周长（SCL）改变呈渐进性增加，直到刺激被释放在心脏周期更晚阶段，而不影响下一个心搏。相反，在新生犬心脏（B），关键时期对刺激的反应是"无变化的"。这种无变化的新生儿反应类型可以表现在出生1个月后的成熟心脏（引自 Pickoff AS,Stolfi A. Postnatal maturation of autonomic modulation of heart rate. Assessments of parasympathetic and sympathetic efferent function in the developing canine heart. *J Electrocard*. 1996；29：215−222,Yamasaki S,Stolfi A,Pickoff AS. Characterization of responses of neonatal sinus and AV nodes to critically timed,brief vagal stimuli. *Am J Physiol*. 1991；260：H459−H464.）

分布之前就存在毒蕈样受体、β肾上腺素受体。新生儿及新生犬心脏的交感神经纤维在出生时大部分被局限于双结组织，少量被发现于小血管[152,170]。出生后观察到神经分布的快速成熟。与副交感神经对心率及传导的瞬时调节不同，交感神经刺激的效应持续时间较长。β肾上腺类刺激的主要效应是由膜结合刺激鸟嘌呤核苷酸蛋白（G_s）介导，导致腺苷酸环化酶的增加及环磷酸腺苷（cyclic adenosine monophosphate，cAMP）的增加。窦房结频率增加部分是由于舒张期去极化速率的增加及最大舒张电压的增加，这可能与钠钾离子泵的活性增高有关。最大舒张电压的增加促使起搏离子流 I_f 的增强。房室结传导速率的增加及不应性降低是由于动作电位的振幅和上升速率的增大。心肌细胞动作电位的平台期的延长可能是继发于内向钙离子流的增强，复极化（不应性）的缩短是由外向性钾离子流增强所致。在副交感神经刺激情况下，新生心脏对交感神经刺激的反应幅度较成人小，在出生第一个月后开始增强[165]。

除了经典神经递质、去甲肾上腺素外，交感神经元也包含和释放神经肽Y（neuropeptide Y，NPY）。在星状神经节刺激时释放神经肽Y，导致副交感神经突触前抑制被延长并持续（图18-20）。新生犬星状神经节刺激可以导致心率增加，而很少或无副交感神经功能的抑制，代表了未成熟交感神经功能的另一个方面。在出生后的第二个月，星状神经节刺激导致副交感神经功能抑制的延长及持续[171]。除了神经肽Y以外，还有许多其他神经肽共定位于副交感神经元及交感神经元，或分别包含于这两个经典的自主神经系统神经元中。除了神经肽Y，包含血管活性肠肽（vasoactive intestinal peptide，VIP）、降钙素基因相关肽、生长抑素及P物质的神经元已被鉴定出来。神经肽Y免疫活性神经首先出现于第10孕周的人类心脏，大约在心脏神经节及神经元被识别后21天[172]。神经肽Y是胎儿心脏中主要的神经肽，开始局限分布于心房，继而出现在心室。神经肽Y通过对副交感神经功能的抑制调节心脏的电生理，其本身不具有电生理效应。其他神经肽不能直接影响自律性和（或）传导性。在人类心脏于孕10~12周首次检测到血管活性肠肽[172]。血管活性肠肽共定位于副交感神经元，能增强新生犬及成年犬心脏的窦房结自律性及房室结传导性[173-175]。成人心房不应性缩短，但该效应在新

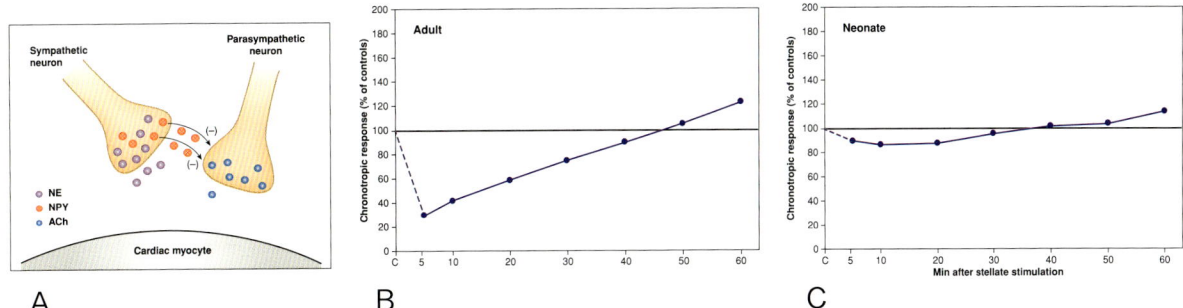

▲ 图 18-20 Neuropeptide Y-mediated sympathetic–parasympathetic interaction. A: Neuropeptide Y (NPY) is colocalized with norepinephrine (NE) within sympathetic neurons. Upon release, NPY inhibits the release of acetylcholine (ACh) from adjacent parasympathetic neurons via a presynaptic mechanism. Experimentally, this is demonstrated by a profound and long-lasting inhibition of the negative chronotropic response of heart rate to vagal stimulation that is observed after a period of stellate ganglion (sympathetic) stimulation. In the adult canine (B) the chronotropic response to vagal stimulation (with the value of "100" on the x-axis representing the baseline, control vagal response) is attenuated by nearly 80%, 5 minutes after cessation of stellate stimulation. The negative chronotropic response gradually returns to baseline over the next hour. In contrast, in the neonate (C) there is little or no inhibition of the negative chronotropic response to vagal stimulation after a similar period of stellate (sympathetic) stimulation. It has been shown that the NPY-mediated sympathetic–parasympathetic interaction reaches maturity in the first postnatal month. (From Rios R, Stolfi A, Campbell PH, Pickoff AS. Postnatal development of the putative neuropeptide-Y-mediated sympatheticparasympathetic autonomic interaction. *Cardiovasc Res*. 1996;31:E96–E103.)

生儿心脏未观察到[175]。生长抑素与神经节后的副交感神经元有关，导致心率减慢，部分可能通过抑制β肾上腺素受体活性，促进乙酰胆碱的释放发挥作用。降钙素基因相关肽和P物质主要与感受神经元功能相关。

六、先天性心脏畸形的传导系统

在晚期胚胎心脏发育中，代表传导系统发育的标志物 Tbx3[103,104] 及 Glin2 或 HNK1[52,105] 的空间分布，代表了最终成分及"残余"成分的定位。残余成分意味着传导系统发育的未退化部分，可以在一些正常出生后心脏见到，尤其是年幼阶段[10,13-15]。尽管大多数畸形心脏具有或多或少的正常传导系统，但仍是明显异常的[176,177]，而传导系统残余成分的保留，比如主动脉后结、腹侧的希氏束及房室环，可能是某些复杂先天性心脏病特殊传导系统的特殊结构。这些位置、大小及连接上的变异可能发生于窦房结和房室传导轴。

窦房结位置异常多发生于心耳异构或并列的一组畸形[176,178,179]（图 18-21）。几乎所有右心耳异构心脏都表现为双侧上腔静脉与心房连接处的窦房结，而左心房异构心脏通常无明显可识别的窦房结组织[177]。并列左心耳心脏的窦房结在变形右心房的界嵴前端[179]。

在某些先天性心脏畸形中存在明显异常的房室传导轴[177]，基于传导系统发育的基本知识可以很好地解释这些现象。房室传导轴总是定位于包含希氏束的室间隔与 AV 结形成的房室连接的结合处。房室结及希氏束的位置是由左右心室的相对位置及房室连接决定的。有共同房室连接的心脏，如房室间隔缺损，房室结位于双心房与 Koch 三角外侧区域的后下方，而希氏束无分支，与其异常分支一起略偏向左[180,181]。束支及束支丛的不同位置附着于异常左心室乳头肌，更能解释异常

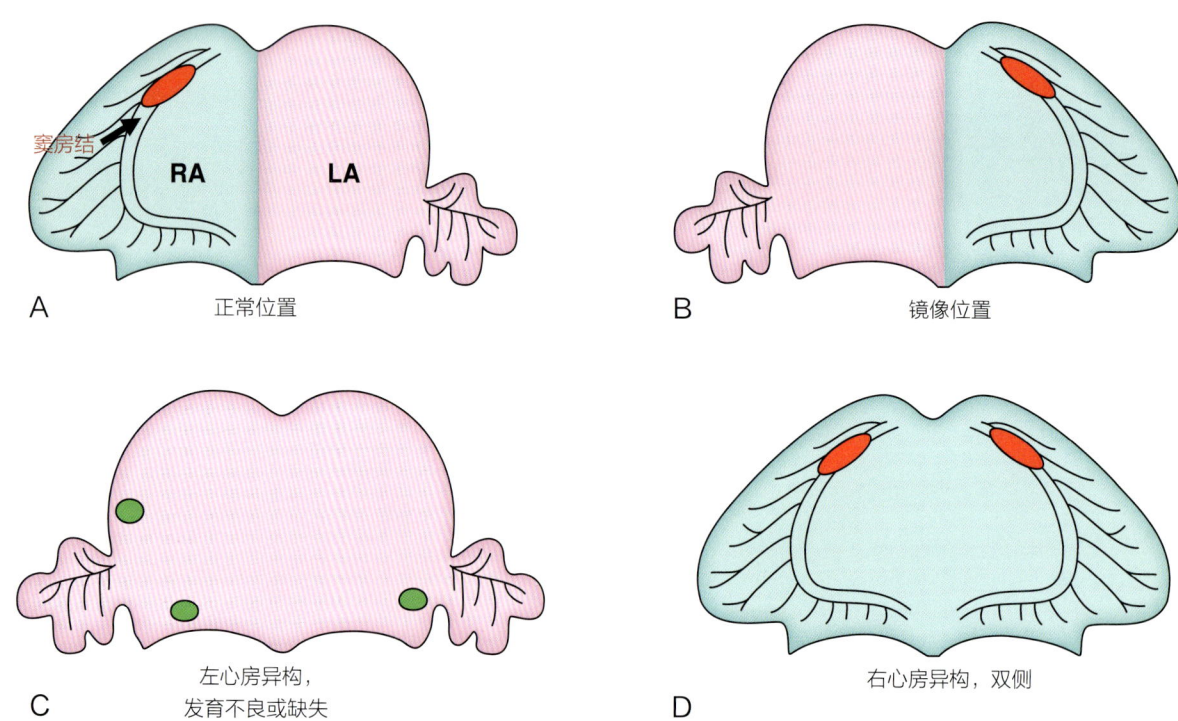

▲ 图 18-21 不同心耳排列下的窦房结的位置

在通常的排列（心房正位），窦房结位于正常上腔静脉与右心房的交界处（A）。心房反位可见镜像窦房结位置（B）。左心房异构者，窦房结的位置及特征是高度变异的，可以缺失、被替代和（或）发育不良（C）。右心房异构者，几乎一成不变为双侧窦房结（D）（引自 Smith A, Ho SY, Anderson RH, et al. The diverse cardiac morphology seen in hearts with isomerism of the atrial appendages with reference to the disposition of the specialised conduction system. *Cardiol Young*. 2006; 16: 437-454.）

SN. 窦房结

去极化向量导致房室间隔缺损体表心电图上的特征性的极端左前 QRS[182]。三尖瓣闭锁、左心室双流入道或者三尖瓣骑跨的心脏，右心室形成不全代表右侧房室通道不完全右移，房室传导轴偏向右侧。先天性矫正型大动脉转位心脏的功能性房室结及希氏束位置依赖于楔形插入的中央肺动脉瓣发育程度[183,184]。如果肺动脉瓣发育较好，则存在明显对位不良的房室间隔，功能性房室结及希氏束位于前侧或腹侧，若室间隔缺损需要关闭的话，这对外科医生提出了相当大的挑战。先天性矫正型大动脉转位伴肺动脉瓣闭锁，心脏间隔的对位，房室传导轴通常是正常的[184]（图 18-22）。心耳异构心脏的房室传导轴结构依赖于是左心房异构还是右心房异构[178]。右房异构者可见双房室

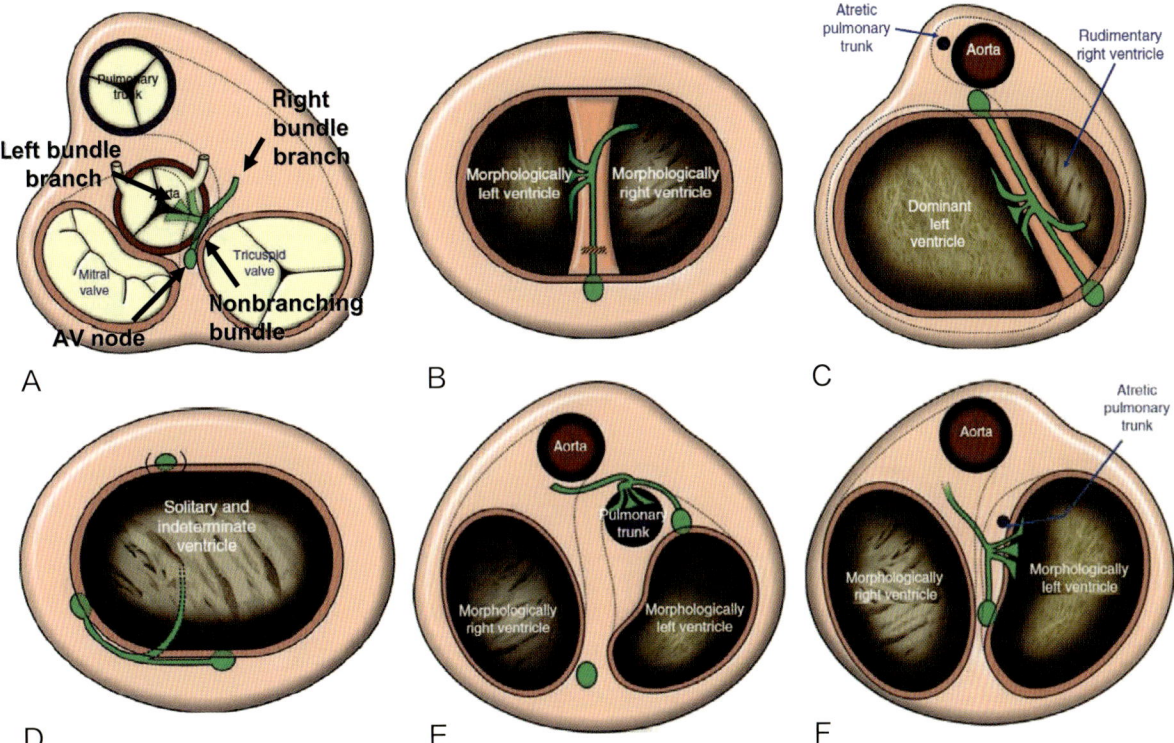

▲ 图 18-22 Disposition of the AV conduction system components in congenitally malformed hearts. The components of AV conduction axis (green), the round AV node, nonbranching bundle of His, its right branch and trifasciculated left branch are superimposed on schematic representation of the base of the hearts after removal of atria and great vessels. In normal heart (A), the AV node is centrally wedged between the AV valves posterior to the aortic valve; it gives off the short nonbranching bundle of His. In AV septal defect with common AV junction (B), the AV node is positioned far more posteroinferiorly outside the triangle of Koch, and gives off a relatively long nonbranching bundle of His running along the inferior rim of the muscular ventricular septum. In the case of left atrial isomerism, the bundle is frequently disconnected from the AV node (broken line). In double-inlet left ventricle (C), the AV node and the bundle of His are displaced rightward to the site where the right AV ring is in contact with the crest of the muscular ventricular septum, which separates the left ventricle from the outlet chamber. In the case of right atrial isomerism, there are frequently dual AV nodes with their respective bundle of His, forming thus a sling of conduction tissue. In the rare cases of one single undifferentiated ventricle and no ventricular septum at all, there may be multiple AV nodes (D). In congenitally corrected transposition of the great arteries (cc-TGA) with a well-developed pulmonary valve (E), the functional AV node is positioned superiorly and to the right of centrally wedged pulmonary valve. The long bundle of His runs then anterosuperiorly to the pulmonary infundibulum, passing anteriorly to the rim of the VSD, if present. A second, inferior AV node is often present, but is usually disconnected from the main axis of the conduction tissue because of malalignment between the atrial and ventricular septa allowing accommodation of the pulmonary trunk. This anterosuperior displacement of AV conduction axis does not happen in the cases of cc-TGA with atretic pulmonary valve (F). LV/RV, left/right ventricle. (Adapted from Smith A, Ho SY, Anderson RH, et al. The diverse cardiac morphology seen in hearts with isomerism of the atrial appendages with reference to the disposition of the specialised conduction system. Cardiol Young. 2006;16:437–454.)

结，一个定位于常规后方的位置，另一个位于前方所谓"主动脉后结"，有时双希氏束可能形成一个悬吊快速传导的传导组织，导致折返性心动过速[185]。左房异构者，可见完全性房室阻滞，可能由基本正常的后方房室结与希氏束之间的连接被破坏所致[178]。

第 19 章 正常心电图
The Normal Electrocardiogram

George F. Van Hare　Jennifer N. A. Silva　著
余　莉　译

在轻易就能获得高分辨率影像技术的 21 世纪，ECG 在诊断和管理儿童先天性心脏病中还有一席之地吗？当然，对于心律失常及心脏传导异常的非侵入性诊断手段来说，对 ECG 进行仔细分析是无可替代的。除了评估心律失常，ECG 对于诊断和管理儿童心脏病也是重要的。尽管 ECG 不能诊断先天性心脏病的类型，但应被视作一种类似于体格检查的方法。它提供了可能的诊断线索、病情严重程度信息，也可能代表了一些其他问题。此外，对 ECG 的判读可能鉴别出与患者疑似诊断相比较重要的差异，从而促使进一步检查或更仔细判读现有的数据。大多数儿童心脏科医生认为没有判读 ECG 的心脏诊断是不完整的。

越来越多的关于体表绘图及非侵入性心电绘图的文献得以发表。这些技术不能取代对体表 ECG 的仔细阅读，但可以提供可能有助于复杂患者诊断及治疗的其他信息。

一、心电图的历史

尽管 Augustus Waller 是第一个记录人类 ECG[1] 的，但是荷兰的 Willem Einthoven 才被认为是 ECG 之父。1901 年，Einthoven 发表文章，描述了一种理想的、适合记录存在于体表的心脏电活动快速变化的弱电流设备，称为弦电流计[2]。在后来的工作中，Einthoven 鉴别出了 ECG 的主要波形，起初命名为 A、B、C 和 D。后来他将命名系统改为 P、Q、R、S 和 T 波（图 19-1），将位于字母表后的字母留出来以命名新发现的波形，然而并未发现有新波形出现（直到后来 U 波被描述）。弦电流计对研究很有帮助。Einthoven 和 Sir Thomas Lewis 在 ECG 的研究早期占主导地位，并且将 ECG 应用于临床[3]。这是 Waller 未预料到的"我没有想到心脏活动的电符号可以被用于临床研究"[1]。在后来的儿童心电图记录中，Ziegler[4] 回顾了儿童 ECG 使用的早期报道。1913 年，Heche 发表了一篇"综合性"研究，评价了上百个早产儿、正常及异常心脏儿童所有包含三个标准双极导联（Ⅰ、Ⅱ、Ⅲ）的 ECG。20 世纪 30 年代后期，正常婴儿及儿童的 ECG 特异性发育变化得到描述[4]。

二、心电图描记原理及技术考虑

（一）标量心电图

心脏是一个具有电活动的器官，导致心脏收缩的电流可以在体表记录到。然而，这些电活动传到体表是一个复杂的过程，涉及作为电流源的

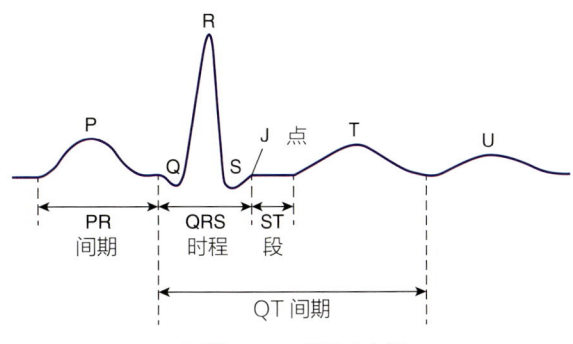

▲ 图 19-1　标量心电图
图中显示 P、Q、R、S、T 和 U 波，也显示了 J 点和标准间期（PR 间期，QRS 时程，ST 段及 QT 间期）

心脏和作为导体的胸廓[5,6]。这些特征性变化存在于具有先天性缺陷、其他形式的心脏疾病和正常心脏的生长发育中。

ECG的基本原理是，将心脏产生的电位视作均衡导体的双极源产生（等效双极模型）的电活动。这个概念的局限性在于明显简单化了这些电活动，特别是假设了胸廓传导的同质性。标量ECG被认为是在特定的导联方向上关于时间的电压变化记录。心脏的电活动在三个维度上产生电位，因此一些特殊导联可记录到轻微的电位变化信息。常规心电图包括12个或15个导联，沿导联位置变化依次记录，更好地代表了三个维度上的心脏电活动。这些导联的选择就成为ECG的发展研究，追溯起来，它并不能代表最好的导联系统。然而，这些特殊导联在现代心脏学实践中得到深入地应用。

心电图解读开始于无伪影的记录。除了准确的电极位置，使用酒精或丙酮清洁皮肤对于降低皮肤电阻是必要的。对于活动中的小婴儿和幼儿来说，ECG描记是具有技术挑战的。

标准ECG记录包括12导联，从仰卧位患者的9个体表位置获得[7]。理想的记录仪应当具有同时显示3～12导联的能力。标准配置通常被改良用于具有先天性心脏病的儿童及成人用以记录右胸（V_{3R}、V_{4R}）和左胸（V_7）导联。对于心律失常的理想判读需要浏览同步12导联的节律带、短暂事件，如期前收缩等，可以在所有导联进行同步评估。

心电图可以以不同的"走纸速度"和电压标准进行描记（尽管现代描记系统要求进行电子化追踪及可能在线做出判断而无须像以前那样打印到纸上）。走纸速度可以使用12.5mm/s、25mm/s及50mm/s，25mm/s是标准走纸速度。标准的ECG描记纸的时间大格为5mm，最小格为1mm。因此，当走纸速度为25mm/s时，每个大格对应0.20s（200ms），5个大格代表1s。每个小格代表0.04s（40ms）。在记录纸的垂直方向上电压全标准指的是1.0mV/10mm，而半标准指的是1.0mV/5mm。重要的是，ECG判读者总是会在解读ECG前对电压标准进行检查，是因为高电压导致两个导联有重叠时常常使用半标准。走纸速度的选择和增加会影响间期测量的再现性[8]。除了信号平均心电图以外，以mV来讨论和报告ECG电压是不常见的。以全标准振幅mm来讨论更为常见。因此，在本章中，全标准以mm表示而不是以mV表示。

（二）心电向量描记术

心电向量描记术的发展是用于纠正传统导联系统的一些基本的局限性，以可能更为有用的形式显示ECG中所获得的数据。偶极随时间在大小和方向上有变化。标量心电图只显示随时间变化的量级大小，还需要推断所选导联上向量的方向。心脏在每个瞬间产生包含量级和方向的向量。这个向量随时间而变化，在QRS综合波时程内形成三维向量环。心电向量描记术的导联系统合理、如实地表现了这个在二维额面、矢状面及水平面的三维向量环（图19-2）。有数个导联系统被应用，每个导联有它们自己的优势和不足。Frank[9]系统是最广泛使用的，McFee系统也被使用。QRS心电向量图包含起始于QRS开头，结束于QRS末的向量环，在三个平面上显示。

由于需要特殊设备、专业技术知识和多个导联使用的不便，心电向量图很少被用于现代儿童心脏病学实践中。同样，由于高质量的超声心动图的应用，心电向量描记术的使用变得有限。然而，即使在解读标量ECG时，最好的心电图仪也考虑到了心电向量。他们把标准标量ECG当作随时间变化的心电向量的代表，而不是QRS形态和电轴的记忆图形，可能比简单的"图形解读"能更好理解ECG。

（三）体表标测和非侵入性电生理成像

ECG技术和心电向量描记术的自然延伸就是体表标测的使用。为了获得心脏电位在体表的时空表现，在躯干前后多个位点进行同步电位测量是需要的（24～200）。一些优秀的综述对此作了详细阐述，包括电极的数量及位置[10]、电极类型[11]、抽样率[12]、数字采集及ECG信号过程[13,14]、图谱

第四篇 电生理学
第 19 章 正常心电图

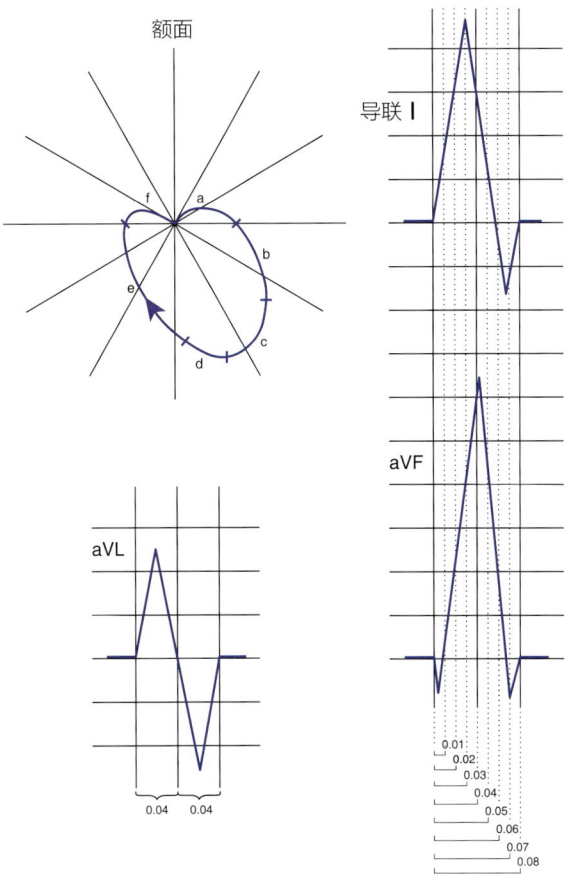

▲ 图 19-2 图解典型的正常额面心电向量环（左上），与标量心电图导联Ⅰ、aVL 和 aVF 对应
此环在额面呈顺时针方向，持续 0.08s。每个字母标记的节段反应 QRS 时程的一个部分，a：0～0.01s；b：0.01～0.03s；c：0.03～0.04s；d：0.04～0.055s；e：0.055～0.07s；f：0.07～0.08s

的结构[13]。这些技术是研究性的，需要特殊设备及高水平的计算机技术。近期在心电方面"逆问题"的解决发展到"非侵入性心电图成像"（或 ECGI），在超过 250 个体表心电图中计算心外膜电位。由此产生了个体化激动图谱、复极图谱、激动－恢复间期及电位图谱。这种方式有希望对心脏传导异常进行非侵入性评价，例如 Wolff-Parkinson-White 综合征（图 19-3）及长 QT 综合征[15,16]。对于先天性心脏病患者心电图的研究将为更深刻理解该人群提供依据。

（四）食管心电图

因为食管正常位于左心房后，非常邻近心脏，与标准 ECG 相比，安置于食管的电极的记录更能反映局部心房的激动[17]。这对于评价心律失常非

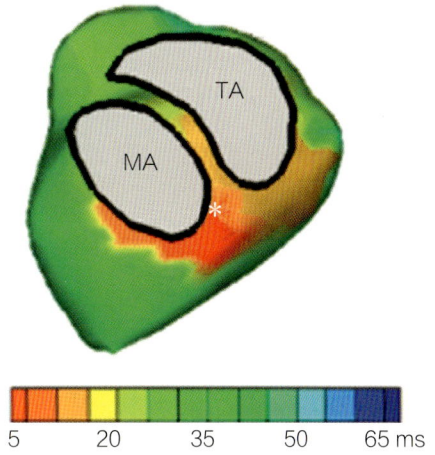

▲ 图 19-3 对 Wolff-Parkinson-White 综合征患者使用非侵入性心电图成像建立的激动图谱
图示三尖瓣左后间隔方向最早激动点或旁道的位点（红色，以 * 标记）（引自 Ghosh S et al. *Circulation*. 2008；118：908-915.）

常有用，尤其是当体表 ECG 很难发现 P 波时。例如，当 2∶1 房室传导的心房扑动时，扑动波可能在体表 ECG 上显示不明显。即使在体表 ECG 上观察到一个心房激动，2 倍于心室波的心房波可能显示不明显。食管 ECG 通过对心房进行电描记解决了这个问题，该描记图形和同步记录的心室电描记图形一样大或更大一些。

为了获得无伪影的食管 ECG，常使用具有宽间距、大而柔软的双极电极。从 5～10Fr 大小的电极均可以商品化获得。导管被放置于合适的位置后，通常使用 10～1000Hz 的带通滤波器进行信号过滤来去除低频的呼吸伪影[17]。电极的放置与鼻饲管放置类似。为了记录到最大心房波，插入深度可以根据患者身高进行估计[18,19]。理想的位置是心房电描记波大约与心室电描记波振幅相等，两者都要尽可能大。位置太深将会产生心室描记波偏大、心房描记波偏小，而位置太浅会产生两种描记波振幅偏小。

（五）信号平均心电图

在正常情况下，心前区导联 P 波的振幅和 ST 段小于 2.5mm，T 波不超过 10mm。另外，心前区导联 R 波和 S 波振幅可达 30～40mm。对低水平电位的关注导致了可以去噪的信号平均 ECG 发展，它能以超过 0.03mV 的峰值改善信噪比。

信号平均 ECG 的主要关注点是鉴别 PR 间期或 QRS 后期及 ST 段小的高频电位[20]。ST 段高频电位可能是由缓慢传导区域导致的，在心肌梗死及相关室性心律失常中可以观察到[21]。RP 间期的高频电位关注点集中于检测希氏束－浦肯野系统的去极化。

基本原理是平均周期、重复信号将降低随机噪音，使之低于 0.001mV，因此能增强对低振幅信号的探测。信号最大程度被记录及带通过滤。波形通常在数分钟后被平均。有报道描述了该技术对预测成人室性心律失常风险的敏感性及特异性。该技术用于儿童患者的报道有限[22]，但它可被用于鉴定致心律失常性右室心肌病患者[23]。

（六）24h 动态心电图

24h 动态心电图，或 Holter ECG，以 N. J. Holter 医生命名[24]，对于儿童心脏科医生来说是重要的诊断设备。它用于各种适应证，可能是诊断瞬时事件最有效的手段，如房室传导阻滞和其他传导异常。

现代 Holter 设备记录 2 个或 3 个通道 24h 的 ECG 在盒式磁带或数字闪存卡里[25]。数字记录系统的优点是体积小、轻便、避免盒式磁带的拖累及损坏等机械方面的问题。ECG 导联的选择通常是改良胸导联及类似于 V_1 和 V_5 导联。充分皮肤准备后放置胸导联可以观察到 ECG，用弹性绷带包裹胸廓。记录仪常安置在腰带上、双肩包里或使用皮带悬挂起来。记录仪具有电子时钟与真实事件发生的时间相关联，也是患者激活时间的标志，使患者可以对心脏症状发作进行标记。

计算机分析系统对记录仪进行扫描后，能提供整个完整的记录信息，包括关于平均、最大、最小心率的总体性数据。计算机法则可以鉴别、描述和计算出心房和心室提早收缩，高位异位搏动和异常快速心律失常的发作。当佩戴 Holter 记录仪时，患者持续日常事件的记录及任何关注事件能被打印出来，并作为扫描过程的一部分进行评估。心律失常的诊断法则对于儿童患者的应用是有限的，浏览和打印报告的技术人员必须在儿童 Holter 浏览方面具有丰富的经验，且需要在儿童心脏科医生的指导下进行[26-28]。

（七）电话传输心电图

Hotler 监测的一个局限性在于记录一个瞬时的症状事件必须在患者佩戴记录仪期间同步发生。因此，Holter 监测常常不能记录到那些不会每天发生多次的事件。因此，为了捕捉症状性事件，电话传输心电图能长时间进行监测[29,30]。有几种类型的记录仪可以用于电话传输心电图。最简单的是一种小型设备，当推动按钮时，可以记录 30～60s 的单一通道 ECG 到设备储存器中。设备中有电极可以接触胸壁，或通过数个 ECG 电极或腕部电极贴附于患者。这些记录仪的不足是时间必须足够长。这个不足可以通过使用一个类似于腕表的记录仪得以弥补，而不需要更多的电极，并能持续佩戴。还有一种简单的记录仪叫作记忆环记录仪。这个记录仪类似于小型 Holter 记录仪，通过胸前电极贴附于患者，可以持续佩戴。佩戴时不会记录和储存所有的 ECG 数据，记录仪短暂地储存大约 60s 的 ECG 数据。当患者发生症状时，按下设备上的按钮，记录仪可以储存按下按钮前 30s 的数据及发作后短暂的数据。

记录仪以震荡音频信号方式储存发作事件。在事件被记录仪捕捉后，患儿或其父母可以通过电话将所储存的 ECG 音频信号传输到监测中心，ECG 音频信号被转变为 ECG 波形，可以打印出来进行判读。

新型无线心脏监视设备得到了快速发展，并开始进入市场供患者使用。实时手机监视适配器已得到应用，患者可以记录和传输单导联 ECG（图 19-4）[31]。ECG 贴片监视器是一种带黏性的单导联 ECG 监视器，可以将 ECG 模拟信号转换为数字格式，设备带有去除伪影的加速器，传输数据的低功率蓝牙低能耗处理器以及锂聚合电池[32]。

插入式环形记录仪（insertable loop recorders，ILR）也是可应用的，能被植入到胸壁皮下组织，保持 3 年有效。该设备将连续心律记录合并在一起，当设备被患儿或其父母激活后将记录储存起来。设备也有自动激活元件，当节律超过预设范围时可以自动记录。使用远程监视器使患儿可以在家使用设备通过电话线传输记录数据[33]。这个设备对于晕厥和（或）心悸的患儿是有帮助的[34]。当非侵入性手段不能记录到节律时，尤其是对于非常罕见的事件，这些设备是理想的选择。

三、如何判断儿童心电图

有序地判读 ECG 是很重要的，可以避免漏掉每一个 ECG 特征。大多建议是按照一定的特定顺序对这些特征进行判读，例如，首先评估 P 波，其次 QRS 波等。当然，判读的顺序没有仔细浏览记录的所有表现来得重要（表 19-1）。通常儿童 ECG 的解读需要大量的患儿病情信息。解读者越是掌握更多的患者病情信息，对 ECG 的解读就会越准确。然而，常常在解读 ECG 时仅有患者的年龄信息。因此，ECG 可以被认为是一种实验室检查。ECG 特征（如间期、电压）在人群中呈离散分布。因此，异常的发生率依赖于正常截断值的选择。正如杂音的存在对瓣膜狭窄患者不是必需的一样，"异常" ECG 对有心脏疾病的患者也不是必需的。如存在胸廓畸形（如漏斗胸或脊柱畸形），ECG 解读者可能需要其他信息来辅助判读 ECG。即使他知道这些畸形存在，也可能不知道这种情况下的 ECG 各特征构成标准。

儿科 ECG 特征依赖于年龄（表 19-2）。PR 间期、ST 段及 T 波也呈心率依赖方式。Davignon 等提供了最广泛使用的年龄及心率依赖的 ECG 测量表[35,36]。

作为 ECG 电压测量的参照水平零电压基线，是基于当时体表无电压差。心率减慢时，TP 段或 UP 段很接近电压基线。心率增快时，P 波可能重叠于前一个 T 波上。当测量一个大的偏离时，基线的选择相对不是很重要。然而，当测量一个低水平的电位（如 ST 段）或试图确定一个波形的起点（如 QRS），基线的选择是至关重要的。

心律失常诊断在本章另做详细描述。复杂先天性心脏病多种形式的 ECG 表现将在本章相关疾病中进行阐述。

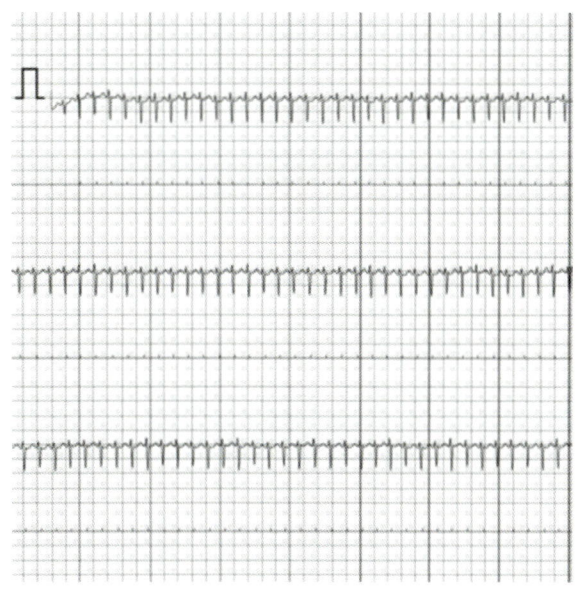

▲ 图 19-4　10 周龄儿童的室上性心动过速，用手持型手机设备进行跟踪获得的 ECG 记录
突然发作由父母于门诊记录得到

表 19-1　心电图评价特征

- 心率和节律
- 心室率
- 起搏源
- 房室传导
- 心房增大 / 肥厚
- 心室去极化
- QRS 电轴偏转
- 束支阻滞
- 预激
- 肥厚
- 初始向量
- 心室复极
- QT 间期
- ST 段、T 波、U 波

（一）心率及心律

1. 心室率

心室率通过测量 RR 间期决定。RR 周期长短比心率更有用，因为标准 ECG 很少完整计算一分钟心搏次数。RR 周期长度和心室率互为倒数关系。直接测量 RR 间期计算出心搏周期长度（ms）。6000 除以所测得的心搏周期长度毫秒数可以计算

表 19-2 不同年龄儿童的正常心电图

	0—1 日龄	1—3 日龄	3—7 日龄	7—30 日龄	1—3 月龄	3—6 月龄	6—12 月龄	1—3 岁	3—5 岁	5—8 岁	8—12 岁	12—16 岁
每分钟心率	94～155 (122)	91～158 (122)	90～166 (128)	106～182 (149)	120～179 (149)	105～185 (141)	108～169 (131)	89～152 (119)	73～137 (109)	65～133 (100)	62～130 (91)	60～120 (80)
QRS 额面电轴（度）	59～189 (135)	64～197 (134)	76～191 (133)	70～160 (109)	30～115 (75)	7～105 (60)	6～98 (55)	7～102 (55)	6～104 (56)	10～139 (65)	6～116 (60)	9～128 (59)
II 导联 PR	0.08～0.16 (0.107)	0.08～0.14 (0.108)	0.07～0.15 (0.102)	0.07～0.14 (0.100)	0.07～0.13 (0.098)	0.07～0.15 (0.105)	0.07～0.16 (0.106)	0.08～0.15 (0.113)	0.08～0.16 (0.119)	0.09～0.16 (0.123)	0.09～0.17 (0.128)	0.09～0.18 (0.135)
QRS 时程, V$_5$（s）	0.02～0.07 (0.05)	0.02～0.07 (0.05)	0.02～0.07 (0.05)	0.02～0.08 (0.05)	0.02～0.08 (0.05)	0.02～0.08 (0.05)	0.03～0.08 (0.05)	0.03～0.08 (0.06)	0.03～0.07 (0.06)	0.03～0.08 (0.06)	0.04～0.09 (0.06)	0.04～0.09 (0.07)
P 波，振幅，II 导联	0.5～2.8 (1.6)	0.3～2.8 (1.6)	0.7～2.9 (1.7)	0.7～3.0 (1.9)	0.7～2.6 (1.5)	0.4～2.7 (1.6)	0.6～2.5 (1.6)	0.7～2.5 (1.5)	0.3～2.5 (1.4)	0.4～2.5 (1.4)	0.3～2.5 (1.4)	0.3～2.5 (1.4)
Q 波，振幅，aVF	0.1～3.4 (1.0)	0.1～3.3 (1.0)	0.1～3.5 (1.1)	0.1～3.5 (1.2)	0.1～3.4 (0.9)	0～3.2 (0.9)	0～3.3 (1.0)	0～3.2 (0.9)	0～2.9 (0.6)	0～2.5 (0.6)	0～2.7 (0.5)	0～2.4 (0.4)
Q 波，振幅，V$_6$	0～1.7 (0.1)	0～2.2 (0.1)	0～2.8 (0.1)	0～2.8 (0.4)	0～2.6 (0.3)	0～2.6 (0.3)	0～3.0 (0.4)	0～2.8 (0.6)	0.1～3.3 (0.8)	0.1～4.6 (0.8)	0.1～2.8 (0.6)	0～2.9 (0.4)
R 振幅, V$_1$	5～26 (13)	5～27 (15)	3～25	3～12 (12)	3～19 (10)	3～20 (10)	2～20 (9) (10)	2～18	1～18 (8) (8)	1～14 (7)	1～12 (5)	1～10 (4)
S 振幅, V$_1$	1～23 (8)	1～20 (9)	1～17 (7)	0～11 (4)	0～13 (5)	0～17 (6)	1～18 (7)	1～21 (8)	2～22 (10)	3～23 (12)	3～25 (12)	3～22 (11)
R 振幅, V$_6$	0～12 (4)	0～12 (5)	1～12 (5)	3～16 (8)	5～21 (12)	6～22 (13)	6～23 (13)	6～23 (13)	8～25 (15)	8～26 (16)	9～25 (16)	7～23 (14)
S 振幅, V$_6$	0～10 (4)	0～9 (3)	0～10 (4)	0～10 (3)	0～7 (3)	0～10 (3)	0～8 (2)	0～7 (2)	0～6 (2)	0～4 (1)	0～4 (1)	0～4 (1)
R/S, V$_1$	0.1～9.9 (2.2)	0.1～6 (2.0)	0.1～9.8 (2.8)	1.0～7.0 (2.9)	0.3～7.4 (2.2)	0.1～6.0 (2.3)	0.1～4.0 (1.8)	0.1～4.3 (1.4)	0.03～2.7 (0.9)	0.02～2.0 (0.8)	0.02～1.9 (0.6)	0.02～1.8 (0.5)
R/S, V$_6$	0.1～12 (3)	0.1～12 (3)	0.1～10 (2)	0.1～12 (4)	0.2～14 (5)	0.2～18 (7)	0.2～22 (8)	0.3～27 (10)	0.6～30 (11)	0.9～30 (12)	1.5～33 (14)	1.4～39 (15)

所有值位于第 2 百分位到第 98 百分位（平均值）。所有波振幅用全标准 mm 表示，即 1mm=10mV（引自 Davignon A, Rautaharju P, Boisselle E, et al. Normal ECG standards for infants and children. Pediatr Cardiol. 1979; 1: 123-152.）

出心室率。心室率依赖于年龄、体温、自主神经张力及体力活动。例如，一名14岁儿童，休息状态时心室率（周期长度）150次/分（400ms）是明显偏快的。然而，对于ECG记录期间烦躁不安的婴幼儿来说是正常的。与之类似，50次/分的静息心率对于一个健康青少年是正常的，而相同的心室率对于婴儿来说意味着心动过缓。

2. 起搏源

在大多数ECG中，每一个QRS综合波前存在P波及正常房室传导。确定P波是起源于窦房结还是其他位点是很重要的。窦性P波的心电向量是从心尖到心底，从右到左（在Ⅰ、Ⅱ和aVF导联明显）。V_1导联窦性P波呈双向，开始为直立，而后跟随一个短暂的向下偏转。如果P波不具备这些特征，则表明不是起源于窦房结，而是具有"异位"起搏位点。必须明确P波起源，例如，P波在Ⅰ、aVL导联倒置的心律为左心房心律，反之，P波在Ⅱ、Ⅲ、aVF倒置的心律为低位右心房心律（如冠状窦心律）。

心律可能是规则、不规则或者间断性规则而且可预测不规则期。后者可能为时相性窦性心律不齐，是由于窦房结受正常自主神经影响，随呼吸周期增快和减慢。快速性心律失常也能观察到，如房性心动过速或房室反复性心动过速，而非窦性节律。

3. 房室传导

通过测量PR间期及P波与QRS综合波之间的关系来判断房室传导。PR间期依赖于年龄、活动及心率。房室传导障碍表现为一度、二度或三度房室传导阻滞。表现为短PR间期的异常传导常发生于Wolff-Parkinson-White综合征、糖原累积症，由靠近房室结的低位心房起搏位点导致。

4. 心房长大及肥厚

右心房在左心房的右前上方。正常窦性节律时，右心房开始去极化早于左心房，因此P波开初的0.04~0.06s多反映右心房激动。因此，心房长大可能表现为P波的早期（右心房）和P波的晚期及后半部分（左心房）朝左下。如果非窦性节律，如异位房性节律或心房起搏，该标准则不适用。右心房长大的ECG标准表现为Ⅱ导联高尖P波（图19-5）。6月龄后儿童正常P波振幅上限为2.5mm，0~6月龄婴儿上限为3.0mm（表19-2）。V_1导联可以出现双向或高振幅P波。左心房长大的标准包括Ⅱ导联宽大有切迹P波（P波时程大于0.10~0.12s）和（或）V_1导联深双向P波，尤其是末端负向部分宽而深。当具有右心房和左心房长大征象时考虑双房长大。

5. 心室去极化

正常情况下，心室去极化几乎同步发生于多

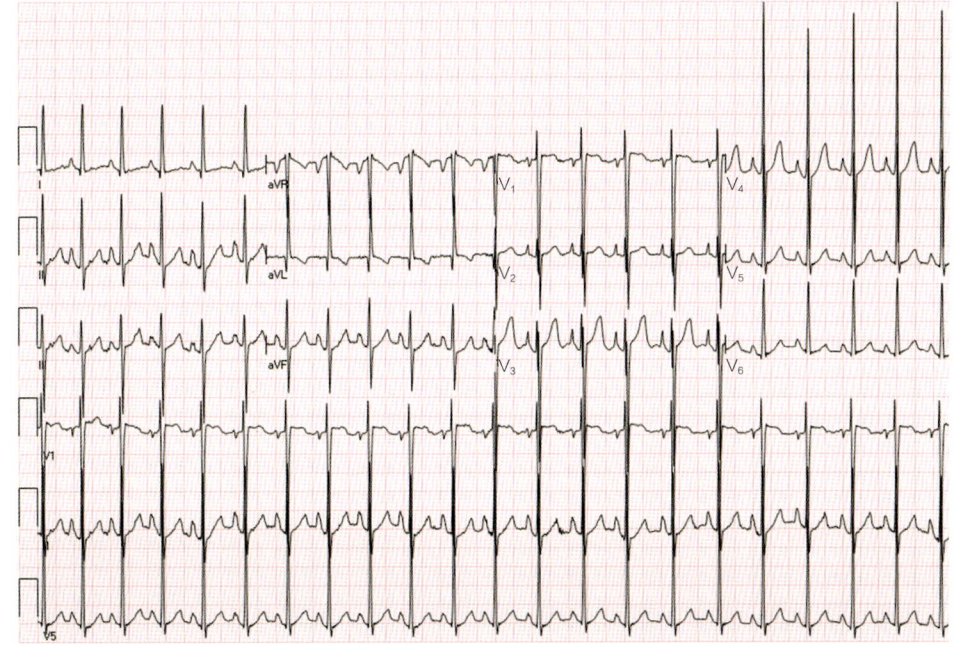

◀图19-5 6月龄婴儿伴三尖瓣闭锁、大动脉正常
心电图示右心房肥大和电轴左偏

个位点，导致在较短时程内产生 QRS 波。QRS 时程呈年龄依赖性（表 19-2）。从婴儿到 8 岁儿童，QRS 时程小于 80ms，儿童及青春期早期则小于 90ms。使用计算机 ECG 记录系统可以可靠地进行 QRS 时程的客观测量。右束支或左束支阻滞（right or left bundle branch block，RBBB 或 LBBB）、心室提前激动或心室起搏可能导致 QRS 时程延长。室内传导延迟的命名保留是指 QRS 延长但不适用于上述分类的情况。

6. 电轴偏转

电轴是对源于等效偶极子模型的 ECG 测量。电轴是波阵在额面最大心电向量方向。它是一个过于简化的生理抽象概念，因为忽略了心房和心室去极化过程中的心电向量对时间依赖性的变化。然而，它仍是一个广泛使用的 ECG 测量指标，一些学者更愿意将其称为平均额面向量。表达这个概念最简单的方法就是在 Cartesian 坐标系上标出 I 导联和 aVF，指定额面 I 导联为 0°（左）到 180°（右），aVF 为 90°（下）到 270°（上），其他肢体导联对应其他角度。ECG 上的三个主要波形都可以计算其电轴。如图 19-6 显示，使用笛卡尔系统，首先通过观察 I 导联及 aVF 导联决定象限。一旦确定了象限，大多为等电位的额面导联就被认定了。平均 QRS 电轴就是这个导联的垂线。

ECG 自动解读系统可以可靠地测量出 QRS 波和 P 波的电轴，正常值见列表[4,35,36]。电轴的概念也可以应用于 ST 段、QRS 综合波的起始部分等。

QRS 额面电轴的偏转呈年龄依赖性。当 QRS 电轴较正常值高，表现为电轴右偏。当 QRS 电轴较正常值低，表现为电轴左偏。电轴右偏是右心室肥厚（right ventricular hypertrophy，RVH）的标准，尽管仅发生于少数患者。对于儿科患者，电轴左偏并不是左心室肥厚的标准。当 QRS 电轴为 -60°～-100° 之间时位于上方，当其介于 -100°～+210° 为不确定（既不左偏也不右偏，位于西北方向）。

在儿科患儿中，主要表现为所谓异常优越的心电向量或异常优越的电轴，发生于房室间隔缺损的患者[37,38]。QRS 主波电轴朝上，而起始向量是朝下的，因此导致 II 导联、III 导联和 aVF 导联表现为小 r 波，其后跟随大 S 波。这种起始向量图形可以区分异常优势心电向量与其他原因导致的电轴偏转（图 19-7）。

7. 束支阻滞

当 QRS 波增宽时存在束支阻滞。因为远端传导系统分为左右束支，分别使左右心室去极化，一支束支阻滞将导致对应心室的激活延迟。因此，该诊断基于解剖知识及 QRS 综合波终末向量的分析。例如，因为右心室位于左心室的右前上，RBBB 将导致朝右、朝前、朝上的终末向量。此外，左束支正常分为两个扇形的特殊传导组织：前、后传导簇。任意传导簇的延迟或阻滞将导致特征性的 ECG 图形。

事实上，并不总是能区分束支阻滞与严重心室肥厚。这是因为严重肥厚可以导致类似束支阻滞表现的 QRS 波增宽。在肥厚心脏，假设心内膜按时激动，但是由于通过肥厚心室壁的传导时间延长，导致心外膜激动时间延迟。

8. 右束支阻滞

RBBB 的 QRS 综合波增宽，具有特征性的形态，快速的起始偏转及随后缓慢而粗钝的 QRS。这反映左心室快速去极化，随之右心室缓慢去极化。完全性右束支阻滞的标准包括超过年龄上限

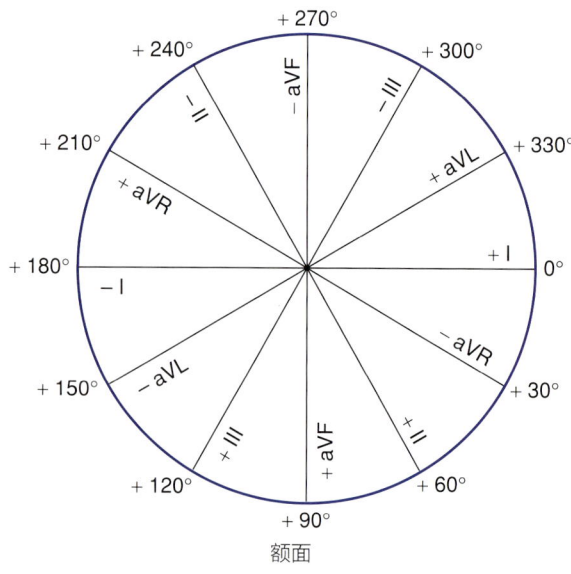

▲ 图 19-6 对应于 Einthoven 等边三角的额面参考坐标

每个导联由中心开始向负轴终点作线。由此将 360° 分为多个 30° 的截面

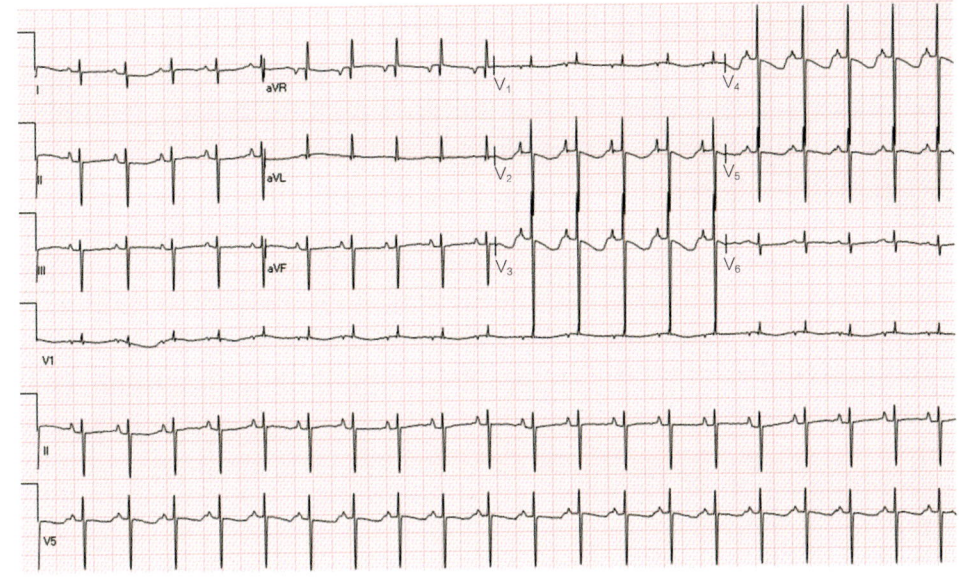

图 19-7 新生儿完全房室间隔缺损

典型的异常优势电轴（西北方向电轴），伴随右心房肥大

的 QRS 波、正常起始向量、终末传导延迟且方向为向前、右上（Ⅰ导联、V_5、V_6 导联宽而粗钝 S 波；aVR、V_1、V_2 导联粗钝 R 波；以及Ⅱ、Ⅲ、aVF 导联宽而粗钝的 S 波）（图 19-8）。

导致 RBBB 最常见的原因是室间隔缺损外科修补术，尤其是法洛四联症。当 ECG 表现为 RBBB 时，就不能诊断为右心室肥厚。由于相关的 ST 段及 T 波异常，常用的缺血标志改变也是不适用的。

9. "不完全性"右束支阻滞

V_1 导联主要呈 RSR 的图形，伴正常或轻微 QRS 时程延长，被命名为不完全性 RBBB。然而，这种心室传导图形也可发生于正常儿童。进一步往复杂来说，这种图形通常发生于右心室超负荷，以及发生于继发孔房间隔缺损患者。由于这种图形可发生于正常儿童，把它称作轻微右心室传导延迟可能更好，未必是异常的。

10. 左束支阻滞

正如右束支传导延迟或阻滞导致 RBBB 一样，主要的左束支延迟或阻滞可以导致左束支较晚激动及 LBBB。QRS 波增宽、粗钝、方向朝左、朝后、朝下。LBBB 的标准包括异常增宽的 QRS、无正常的起始向量（aVL 及 V_6 导联无 Q 波），有切迹而粗钝的 QRS 综合波，方向朝左后（V_1 导联呈

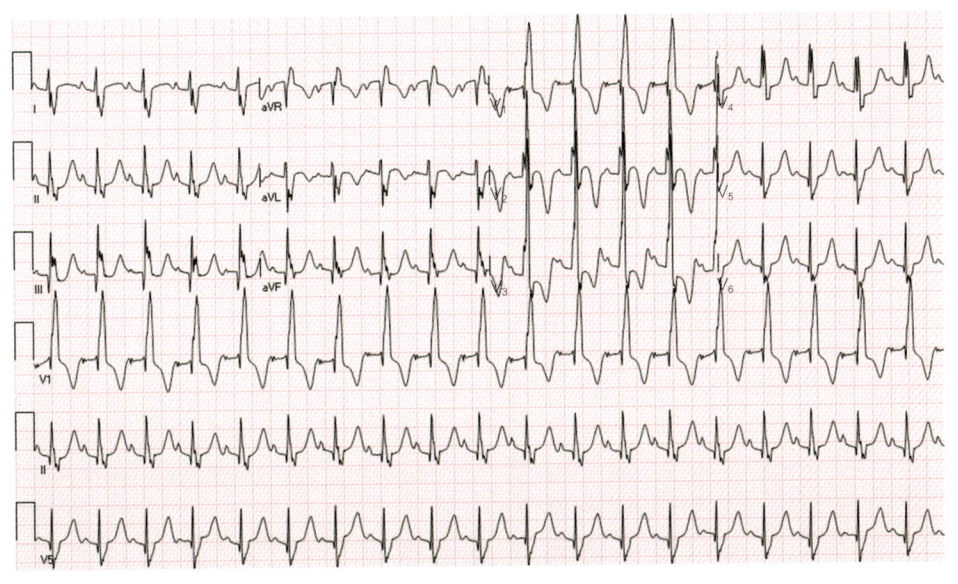

图 19-8 1例 3 岁法洛四联症修补术后患儿的心电图

下壁导联出现 Q 波，左前束支传导正常

QS 或 Rs，V₆ 导联见高而有切迹的 R 波）。

LBBB 在儿童中不常见。它通常是左心室流出道手术后的结果，也可发生于肥厚性心肌病、心肌炎或扩张型心肌病（图 19-9）。正如 RBBB 一样，当 LBBB 存在时，评价肥大和缺血性改变是困难的。

11. 左前半分支阻滞

正常情况下，左前分支负责激动左心室的前上部分，其激动先于左后分支激动的后下区域。左前分支阻滞导致左心室异常顺序性激动。左心室后下区域的激动先于前上区域。这就导致异常的 QRS 激动，出现两个顺序性的向量：起始向量朝向下，然后沿前上方向传播。这就造成了明显的电轴左偏（< 30°），伴上肢导联（Ⅱ、Ⅲ、aVF）rS 波。QRS 波正常或仅有轻微增宽。

无先天性心脏病的儿童出现这种传导异常是相对罕见的。可以发生于心肌炎、缺血或左心室流出道外科术后或心室间隔缺损堵闭术后。三尖瓣闭锁及房室间隔缺损的 ECG 改变是符合左前分支阻滞的（异常的朝上心电向量或电轴）[37,38]。然而，这种情况并不是真正具有传导缺陷，而是与传导系统的异常发育有关。

12. 左后分支阻滞

左后分支阻滞的激动顺序与前半分支是相反的。左心室首先在前上区域去极化，然后在后下部分。这就产生方向朝向右下的电轴（120°），伴正常 QRS 时程。起始向量的方向是向上的（Ⅱ、Ⅲ、aVF 导联 Q 波）。由于大多数婴儿的电轴右偏，左后分支阻滞是很难诊断的。在连续 ECG 之间突然发生电轴改变，则应当考虑该诊断。它可以由外科创伤及心肌炎导致。

13. 双束支阻滞

法洛四联症修补术后最常见的是 RBBB 合并左前分支阻滞（10% 的患者可以发生）。ECG 反映了这两种传导异常的综合。RBBB 的起始向量仅反映了左心室，开始方向向下，之后由于左前分支阻滞变为朝上。QRS 综合波的其余部分反映了 RBBB 终末向右、向上的粗钝特征（图 19-10）。

RBBB 合并左后分支阻滞很罕见，且很难在 ECG 上诊断出来。其特征为起始向量向右伴 RBBB。因为大多数儿童在右心室肥厚的基础上进行外科术后发展为 RBBB，因此很难区分 RBBB 与右心室肥厚伴左后分支阻滞。

14. 预先激动

预先激动是提前于希氏束 - 浦肯野纤维系统正常传导的一种异常心室去极化。它是由于经两个腔室之间的旁道联系激动发生。

15. Wolff-Parkinson-White 图形

Wolff-Parkinson-White 综合征是由于存在房室旁道的直接连接导致的。传导经过正常传导系统（房室结及希氏束 - 浦肯野系统）和旁道。ECG 特征为短 PR 间期及增宽的 QRS 综合波（见第 21 章和 22 章）。δ 波或 QRS 波粗钝的上

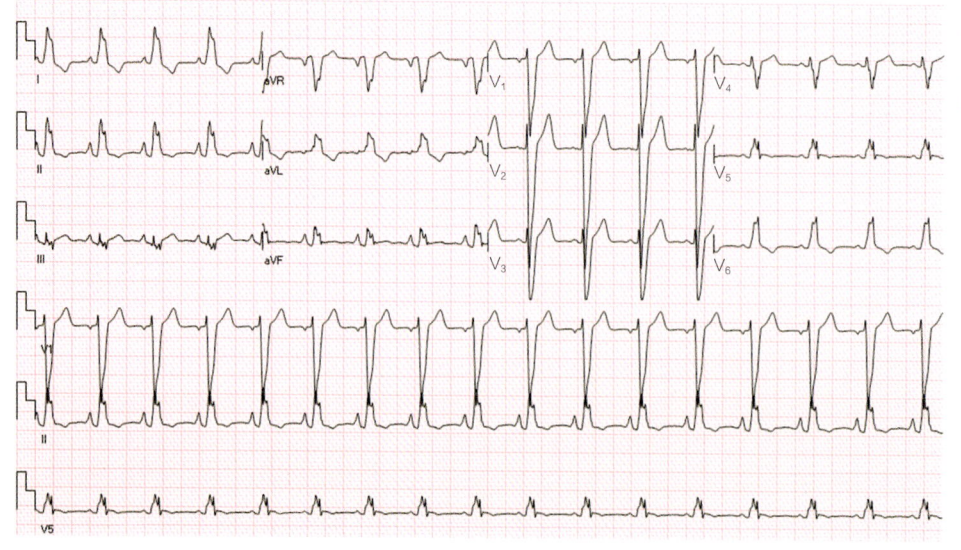

◀ 图 19-9 15 岁患儿，主动脉瓣下隔膜切开术后发生左束支阻滞

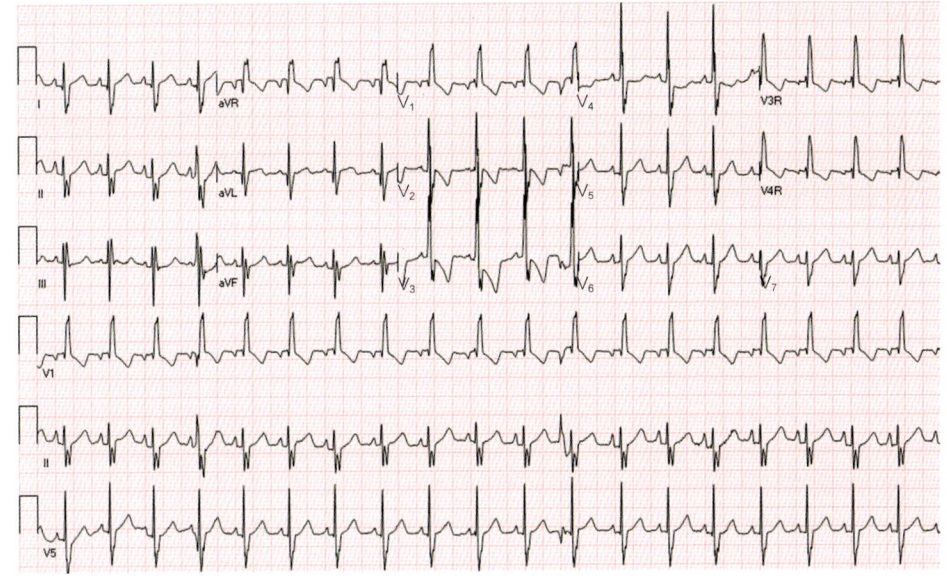

◀图 19-10 11月龄法洛四联症伴房室间隔缺损患儿在完全修补术后发生右束支阻滞伴左前分支阻滞

Ⅱ、Ⅲ、aVF 导联无起始 Q 波

升支，提示从心房到心室的异常传导，是该综合征的特征。综合波的终末部分可以是宽的或窄的，依赖于经房室结传导的程度。具有这些表现的儿童易发生反复性房性心动过速。要诊断 Wolff-Parkinson-White 综合征，患者必须具有提前激动的特征性图形及室上性心动过速或心房颤动的发作。因此，当 ECG 表现出"WPW 图形"或"心室提前激动"时，心电图技师应当认真判读 ECG。

16. 马海姆旁道

马海姆旁道是一种特殊类型的旁道，它插入到右束支或右心室，包含房室结样组织。有几种类型，最常见的是房束旁道，而结束旁道及束室旁道较少见[39]。马海姆旁道提前激动的图是增宽的 QRS 波，与 WPW 表现相似，其 PR 间期正常。

17. Lown-Ganong-Levine 综合征

这个综合征存在短 PR 间期，无 QRS 异常，与异常心动过速的发作有关。随着侵入性电生理检查的出现，这个描述从文献中基本上消失了，更多因为与 Lown-Ganong-Levine（LGL）综合征相关联的电生理机制似乎并不清楚。事实上，大多数这样的患者是心房颤动伴快速房室结传导的成人。当有短 PR 间期伴正常 QRS 形态及时程时，ECG 应当判读为短 PR 间期而非 LGL 图形。

18. 肥厚

ECG 判定心室肥厚的标准很大程度上依赖于特定导联的 QRS 电压是否超过正常值。其标准是源自于经验，基于正常婴儿的研究或与心脏导管术、外科或尸检的 ECG 进行比较。肥厚标准的解读依赖于心脏 - 躯干几何学正常或接近正常以及心室去极化顺序正常的假设（如无束支阻滞）。基于这种近似效应，越接近心脏的特殊心前区导联，越能明显观察到电压，而不考虑潜在的心脏病理。肢导联少或无近似效应[6]。这种效应在婴儿非常重要，他们的胸壁相对薄。因此，一些导联对判定肥厚类型是比较有帮助的。通过依据所涉及的心电向量，结合心脏解剖知识及左右心室的相对位置来思考心室肥厚的问题，那么右心室肥厚及左心室肥厚的标准似乎不完全是随意的。也就是说，右心室朝右前上，因此增大的向量朝右前上说明右心室肥厚。反之，左心室朝左下后，增大的向量朝左下后说明左心室肥厚。V_5、V_6 导联可以被用于判断左 - 右向量，V_1、V_2 导联可以被用于判断前 - 后向量，aVF 是判断下 - 上向量最好的导联。

19. 左心室肥厚

通常来说，左心室肥厚的标准是基于 QRS 电压标准及复极标准。电压标准包括电压增高，复极标准指 T 波电轴与 QRS 波反向。电压标准包括 V_1、V_6 及 aVF 导联 R 波及 S 波，V_6 导联 Q 波。这些测值与我们所知的不同年龄的正常标准进行比较。复极标准是指侧向心前区导联负向 T 波及额面 QRS 与 T 波电轴夹角（> 100°）。

V_6 导联 R 波正常大于该年龄第 98 百分位，V_1 导联 S 波大于第 98 百分位，被用于预测左心室肥厚。不幸的是，心室肥厚可能存在正常的左心向量，正常儿童也可能 V_6 导联 R 波超过第 98 百分位。后向向量增大导致 V_1 导联深 S 波是诊断左心室肥厚更好的一个标准（图 19-11）。

T 波异常是左心室肥厚最可靠的指标。所谓的应变图形包含下壁导联（Ⅱ、Ⅲ、aVF）和左侧心前区导联（V_5、V_6）T 波倒置。比较额面 T 波与 QRS 波电轴，两者之间的夹角是 QRS-T 角。正常情况下该夹角非常小，QRS-T 角增宽 > 100° 是支持左心室肥厚诊断的，但不是特异性的（图 19-11）。有时左心室肥厚的 T 波异常与 ST 段下移有关。T 波倒置也可能是缺血或心肌炎症的一种征象，因此，在诊断左心室肥厚前必须对这些原因进行排除。电轴左偏支持左心室肥厚诊断，尤其是对婴儿。左前分支阻滞也可以导致电轴左偏。左侧心前区导联（V_5、V_6）异常明显的 Q 波可能由室间隔左心室面肥厚所致，或可能由肥厚导致左心室相对于右心室位置异常导致。容量负荷导致的左心室扩大，发生于主动脉瓣关闭不全或动脉导管未闭，有产生侧壁导联深 Q 波的趋势。另一方面，对于重度左心室肥厚，可能与严重压力负荷一样，出现小 Q 波或无 Q 波。

20. 右心室肥厚

右心室肥厚的标准比左心室肥厚更具有特异性，包括电压及复极标准。因为在正常新生儿具有右心室优势，在出生后头 2 周出现快速的 T 波向量改变，婴儿右心室肥厚的 ECG 判读可能比较困难。

V_1 导联 R 波振幅超过该年龄段第 98 百分位对于新生儿期之后的儿童右心室肥厚是非常特异性的表现。评估 2 岁以上孤立性肺动脉狭窄患儿的右心室压力，使用以下公式：收缩期右心室峰压 = R 波高度（mm）×5（34）。V_1 导联 R 波 > 20mm 与右心室压相关[40]。

V_6 导联异常的深 S 波是右心室肥厚非常敏感的指标，常继发于慢性肺部疾病的进行性肺动脉压力增高患者。当此图形与右心房长大同时发生时，则是肺心病的特征性表现。这个标准的特异性不如 V_1 导联 R 波强，因为左心室后基底肥厚的可能性，向右上强的终末向量是由左心室晚期激动部分的肥厚心肌导致。

R/S 比例随年龄变化而变化。如果在 V_1 导联异常增加，或 V_6 导联异常降低，考虑右心室肥厚可能。然而，异常 R/S 比例很少孤立发生，因此，这个标准应当与其他右心室肥厚指标联合应用。

T 波方向随年龄改变。正常情况下，到出生后 4～7 天，T 波方向是向上的。在一周龄和青年

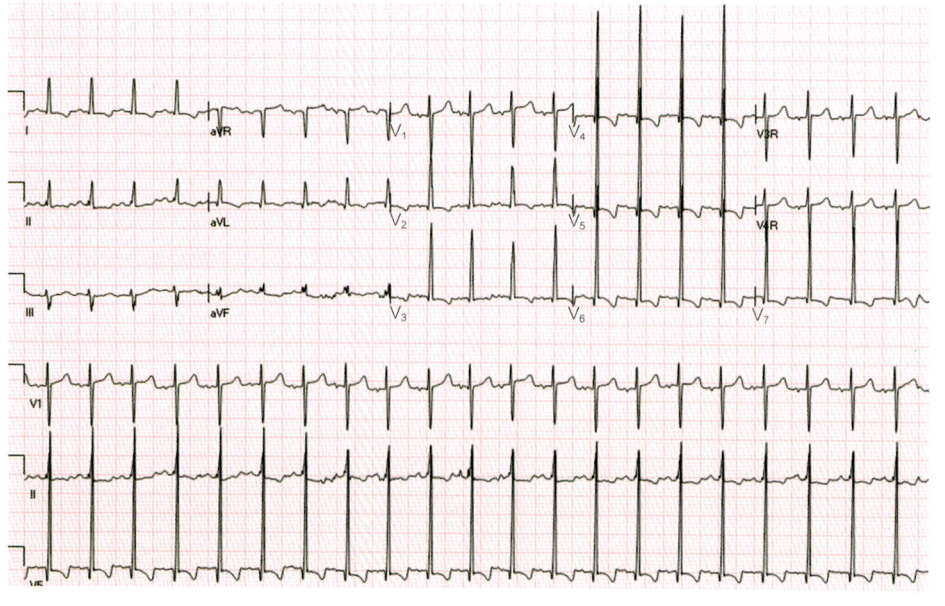

◀ 图 19-11　8 月龄男婴左心室肥厚的心电图
ECG 为半标准，T 波异常

时期是负向的，大多数青少年及成人时期，再次转变为正向。7 天后至青春期前出现正向 T 波是右心室压力增高的敏感性指标。如果考虑 R 波振幅，T 波的敏感性增高。R 波振幅正常而 T 波直立提示轻度右心室肥厚。R 波增高，T 波直立提示中度右心室肥厚。R 波增高，T 波倒立提示重度右心室肥厚（图 19-12）。

qR 图形也提示右心室肥厚，尤其是合并高 R 波时（通常＞ 10mm）（图 19-13）。也与心室左襻（异常间隔去极化）、前壁心肌梗死及预激综合征一起发生。RSR 基本图形可能与右心室容量超负荷有关，也可见于房间隔缺损，也可以是正常现象。仅当 R 波振幅增大时可以考虑右心室肥厚诊断。

孤立性电轴右偏不是右心室肥厚的诊断标准，但可用于支持其他类似右心室肥厚的现象。另一个导致电轴右偏的原因是左前分支阻滞。

通过心前区导联的 R 波变化过程对诊断左心室肥厚是有帮助的。新生儿 ECG 包含右心前区导联高 R 波及小 S 波，逐渐进行性变化为左心前区导联小 R 波及深 S 波，说明新生儿右心室优势（图 19-14）。当这种图形发生于年长儿，而不是正常 R 波的进展变化过程，提示重度右心室肥厚。这与水平面完全顺时钟转是一致的。

21. 双心室肥厚

当明确表现有右心室肥厚及左心室肥厚的

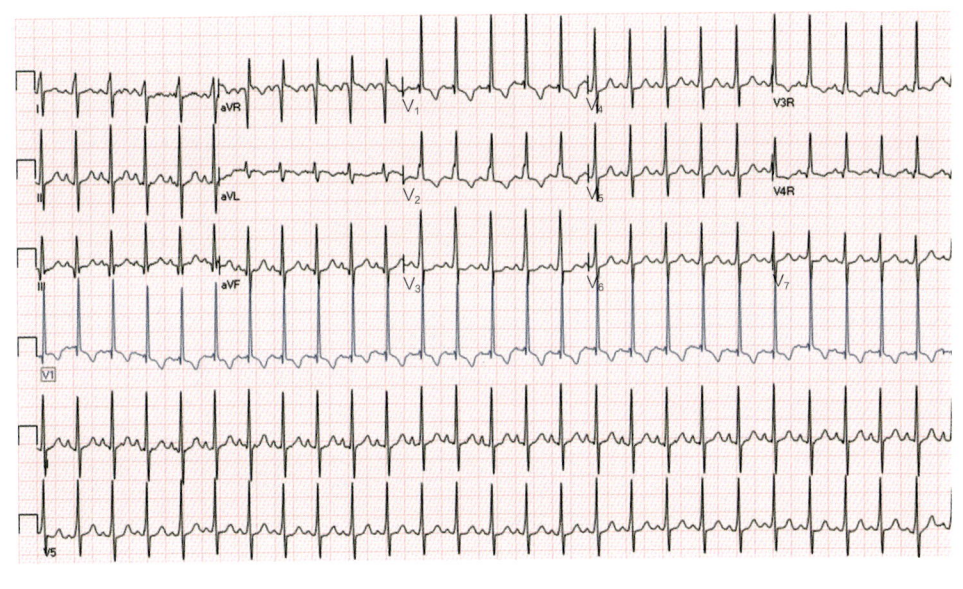

◀图 19-12　左心发育不良综合征的 4 月龄患儿半标准心电图

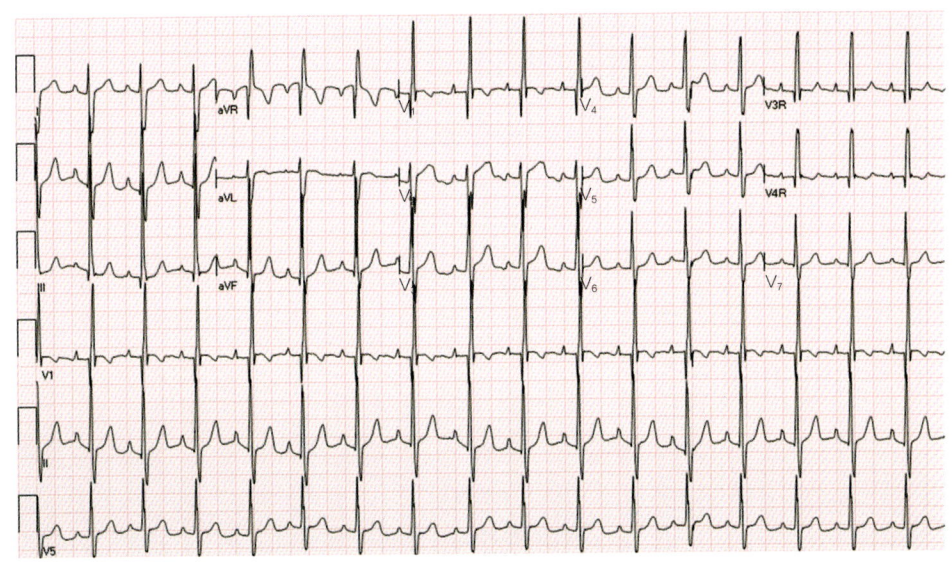

◀图 19-13　3 岁永存动脉干修补术后患儿，伴明显传导阻滞

心电图示右侧心前区导联呈 qR，由于肥厚导致终末向右的传导延迟

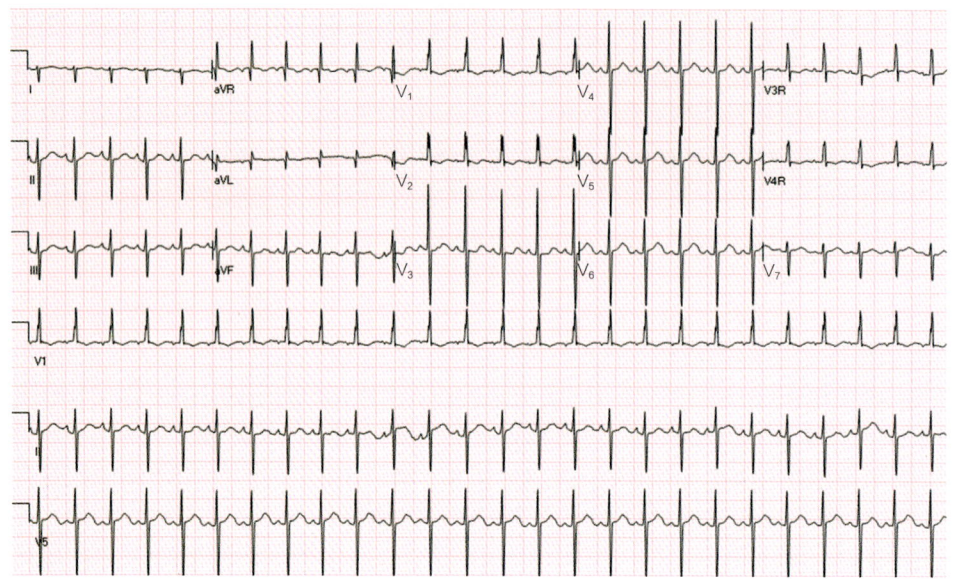

◀图 19-14 3 日龄婴儿，严重主动脉缩窄
心电图提示右心室肥厚。注意所有导联为半标准

标准时，很容易诊断双心室肥厚（biventricular hypertrophy，BVH）。常常表现为正常R波在心前导联的进行性变化，伴电压增高，以致在 V_1 及 V_6 导联可见增高的R波及S波。在正常儿童的中段心前区导联（V_3~V_5），邻近效应可以产生优势电压，V_1 导联、V_6 导联或任意肢体导联无电压增高。在这种情况下不能诊断肥厚，反而应当注意中段心前区导联优势电压的存在。然而，如果 V_4 导联的总电压（R加S波）>60mm，也可能提示双心室肥厚（Katz-Wachtel 标准）。

当明显存在一个心室肥厚及另一个心室电压正常（例如，V_6 导联R波大于第98百分位，V_6 导联S波大于平均值）时，一些心脏电生理医师会诊断为双心室肥厚。他们的理由是，一个心室的优势消失或被另一个心室的电压掩盖，因此正常电压反映了心室肥厚。尽管这能解释部分现象，事实上，这似乎是依赖于相关心室肥厚的程度（如某腔室呈重度肥厚则更可能是真实的反应）。这个标准也是过于简单化的观点，认为R波和S波只来源于一个心室。例如，对于左心室肥厚患者来说，V_6 导联S波及aVF导联S波仅反映右心室向量是不正确的，因为左心室后基底段的去极化晚于左心室的其他部分。左心室肥厚也可能发生于左心室后基底段，伴 V_6 导联或aVF导联正常至S波加深，而不是双心室肥厚。

22．QRS 低电压

QRS 电压降低是非特异性的表现，可以发生在多种情况，包括心肌炎、心外膜渗出及全心包积液。当QRS 振幅在所有肢体导联<5mm及所有心前区导联<10mm时，表现为QRS低电压。当联合ST段改变时，是心肌炎的特征。

23．起始向量

Q波发生于QRS综合波的起始部分。正常在 V_5、V_6、aVF导联呈小Q波（<4mm）。这是因为正常情况下包括间隔在内的数个不同心内膜区域激动构成去极化向量的起始部分是朝右、朝上、朝前的。仅在某些特殊情况下，有或无Q波是具有临床意义的。如果QRS时程延长，Q波则无特殊意义。要诊断心肌梗死，Q波时程需大于40ms[41]。Q波振幅是导联依赖的，在所有导联都应当超过4mm。V_1 导联qR型提示右心室肥厚，Ⅱ、Ⅲ、aVF、V_5、V_6 导联深Q波提示室间隔左面肥厚，通常为左心室肥厚的一部分。最后，对于先天性矫正型大动脉转位和心室反位的患者，起始向量是朝后、朝左，产生 V_1 导联较小Q波或qS综合波，V_5、V_6 导联无正常Q波。

24．心室去极化

从单一心肌细胞动作电位考虑，复极很容易被识别，在去极化之后立即开始。然而，从整个心脏的角度看来，复极很难表现出来[42]。正常心内膜下除极在心外膜前,而心外膜复极在心内膜下之前。这明显表现于 ECG 的 ST 段及 T 波。去极化末及复极开始的重叠具有年龄依赖性。在儿童,复极电位出现的平均时间在心室去极化末前 10ms(J 点)[43]。

25. QT 间期

对于测量静息或运动 QT 间期最好的方法有相当多的争议。在仰卧位静息患者,技术难度是确定 T 波末端,在逐渐与基线混合时它可能与 U 波融合[43,44]。此外,Davignon 等[35]阐述了 QT 间期呈年龄及心率依赖。通常使用 Bazett 公式以校正心率(QTc=QT 间期除以 RR 间期的平方根,QTc 为校正 QT 间期)。然而,在心率低时可能是不准确的,常见于青少年。还有很多可选择的方案用于校正 QT[45]。运动期的技术问题是复杂的,因为 ECG 基线识别的困难。RR 间期多变也导致其复杂性,常见于窦性心律不齐的儿童。在计算校正 QT 间期时,对测量 RR 间期的选择是至关重要的。Garson[46]建议测量最短的 RR 间期。用该方法计算 QTc 时,他发现 QTc 的截断值 460ms 可以鉴别 98.4% 的已知的长 QT 综合征,而仅有 3.8% 为正常对照。QRS 异常的患者,尤其是束支阻滞导致的 QRS 延长,QTc 的测量是无价值的,因为在这些患者中可能会延长。校正 JT 间期被建议作为这个难题的可能解决方法,尽管存在测量的正常标准值,但这种方式能否可靠地区分伴长 QT 综合征的 RBBB 和不伴长 QT 综合征的 RBBB 是不明确的[47]。

QT 间期可能由于先天基础原因[48,49]或抗心律失常药物或电解质失衡导致其延长[50]。很难确定无症状儿童长 QT 间期的意义。毫无争议的是,QT 间期为 400ms 是正常的,QT 间期为 480ms 是异常的。然而,对中间值的意义是有争议的,尤其是对无症状患者。当然,家族史很重要。即使在 QT 间期病理性延长的患者,仍未鉴定出能预测患者将出现症状或发展为扭转性室性心动过速[51]的 ECG 特征(非 QT 间期)(见第 20 章)。

(二)ST 段、J 波、T 波及 U 波

1. ST 段

在分析 ST 段时,鉴别真正的基线是非常重要的。运动或发热时,心率的增加是一个重要事实。ST 段 > 1mm 被认为是抬高,ST 段 < -0.5mm 被认为是压低。然而,在分析平均(0~50ms)ST 段电位时,最大及最小电位是呈年龄依赖的。最大电位(1.1~3.7mm)发生于青少年。最小 ST 段电位(0.4~1.2mm)发生于儿童[43,44]。对明显 ST 段异常的解读要求仔细关注临床情况、重要的年龄依赖及技术局限性。

2. J 波

J 波,也就是 Osborn 波,发生于 QRS 综合波的末端,ST 段的起始。近来,J 波异常受到关注,它与心律失常综合征有关,尤其是 Brugada 综合征(图 19-15),早期复极及一些特发性心室颤动。J 波异常可能为先天性的或获得性的(如低体温)[52]。

3. T 波

心室最早和最晚去极化区域之间有时间差异的特征,心室去极化的顺序是 T 波一个重要的决定因素(如去极化不同步会影响 ECG 图形)。去极化异常直接影响复极。因此,T 波异常可能完全由 QRS 异常导致。一些 T 波异常被称为继发性的,与之相对的是原发性 T 波异常,它影响真实的复极异常而不是简单地由 QRS 改变导致[53]。

4. U 波

对于 U 波的来源或意义知之甚少。在年轻人中较为常见,Spath 等[43,44]在小于 8 岁的儿童中未发现 U 波。U 波通常在中段心前区导联明显(V_2~V_5),常与 T 波重叠导致 TU 融合。后者可能使 QT 间期的测量复杂化。U 波的振幅约为 T 波的 10%(范围在 4%~28%)。U 波振幅对心率是敏感的。当 U 波增大,很难与 T 波分开时,可能提示长 QT 综合征。另一方面,在中段心前区导联出现明显 U 波时,常误诊为长 QT 综合征[54]。

(三)影响 ST 段、T 波及 U 波的特殊异常

1. 早期复极

早期复极通常发生于青少年及运动员,与 ST 段抬高有关。在中段心前区导联最容易发现(V_2~V_4)(图 19-16)。因为正常复极开始于去极化结束之前,因此这个命名是不恰当的。ST 段抬

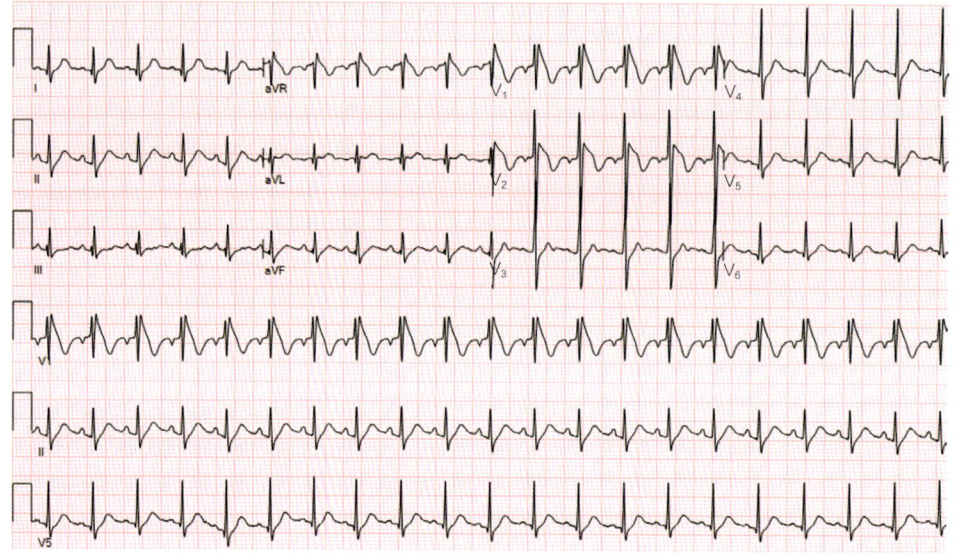

▲图 19-15 4 岁发热儿童因心动过速就诊于急诊室

ECG 显示 V_1 及 V_2 导联 J 点抬高，伴 ST 段抬高，不完全性右束支阻滞。该患者被发现为 Brugada 综合征

高可用正常 ST 段电位的年龄依赖性变化来解释。可以与心包炎相关的改变相似，这在评估青少年胸痛时可能会比较困扰。在早期复极时，J 点抬高常随运动而消失。连续 ECG 监测可能对于区分早期复极和心包炎典型的 ST 段和 T 波异常演变有帮助。近年已有关注成人"早期复极"图形，被认为是猝死的重要风险因素，但是迄今为止缺乏区分有风险的患者与正常人群的明确标准[55]。最新的数据证实，在高强度训练的运动员，早期复极代表了另一种生理性运动员心脏的表现[56]。至今，尚无关于儿童的早期复极综合征研究。

2. 心包炎及心包渗出

心包炎是儿童最常见的 ST 段抬高的原因。当心包炎进展时，可发生一系列的改变。起初，ST 段抬高，T 波正常，被认为是继发于心外膜下心肌炎。然后，ST 段恢复至正常，而 T 波变为平坦、倒置。具有特征性的是，这些表现不同于所有导联的缺血性改变[49]。心包渗出可以导致 QRS 电压减小，罕见电交替（QRS 振幅交替）[57]。

3. 心肌炎

心肌炎通常导致 T 波低平或倒置、QRS 低电压图形。QT 间期可能延长。房室阻滞及室内传导

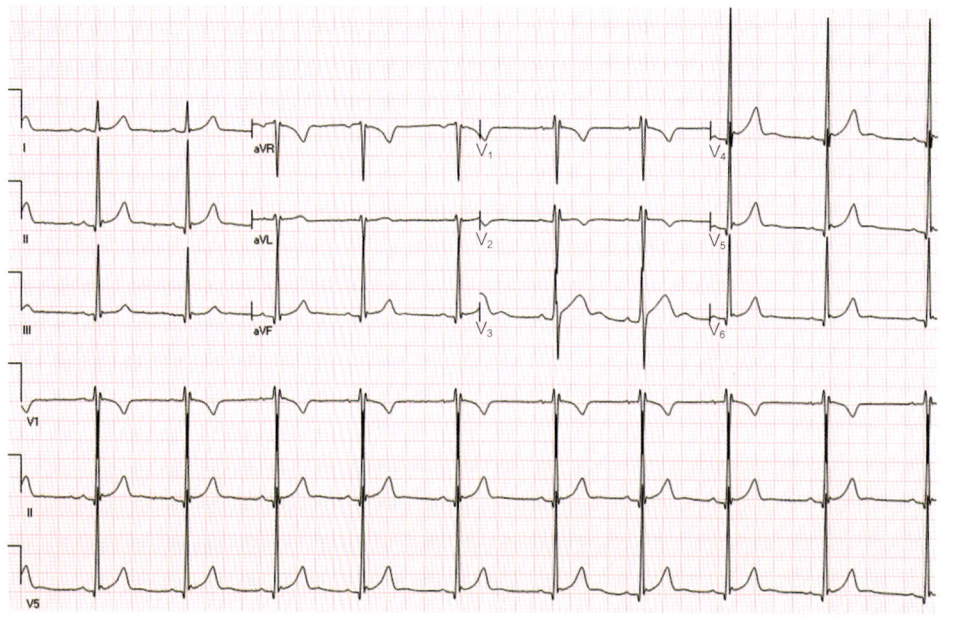

◀图 19-16 16 岁儿童的早期复极，12 导联全标准

注意在 $V_3 \sim V_6$ 导联 ST 段抬高 2mm

延迟也可以发生。

4. 缺血

心肌缺血在儿童很罕见，但是某些情况必须要考虑到，包括川崎病及先天性冠状动脉畸形。心肌缺血起初表现为 T 波畸形，在邻近受累心肌节段的导联变为高尖。ST 段可能受到影响，如果缺血立即被逆转，这些改变将恢复。然而，如果缺血持续，心肌将进展到损伤阶段。ECG 可能表现为 ST 段背离。ST 段可能抬高或压低，这依赖于是否为心内膜或心外膜损伤。缺血这些改变可以逆转。进一步损伤将导致梗死，ECG 表现为 R 波电压降低，面对梗死节段出现异常 Q 波[41]。

婴儿心肌缺血是由于先天性冠状动脉异常导致，最常见的是左冠状动脉异常起源于肺动脉。这些婴儿常常表现为前壁或间隔区域（冠状动脉左前降支的分布）的缺血或梗死。在 I、aVL、V_3~V_6 导联出现深 Q 波。中段心前区导联无 R 波，V_1、V_6 导联 R 波正常。

川崎病是儿童获得性心肌梗死的原因。ECG 特征起初为低 QRS 电压及非特异性的典型心肌炎的 T 波改变。这些可能进展为心肌梗死图形（见第 58 章）。

5. 钾离子紊乱

高钾血症导致 T 波高尖。然而，这些是非特异性、不敏感的，因为正常儿童可以表现尖 T 波，而高钾血症的儿童可以无尖 T 波。当钾离子水平增加，T 波变得更尖，室内传导延迟导致 QRS 增宽伴 PR 间期延长（图 19-17）。ECG 综合结果可能类似于正弦波或增宽的室性心动过速。浓度为 9mEq/L 时，可以出现心房停滞、房室阻滞及心室颤动。

低钾血症与 T 波振幅降低有关。当钾离子水平降低时，U 波变得明显，ST 段压低。低钾血症将增强地高辛致心律失常作用。

6. 钙和镁离子紊乱

高钙血症通过缩短 ST 段而缩短 QT 间期，也可产生窦性心律减慢及窦房阻滞。低钙血症通过延长 ST 段而延长 QT 间期。镁水平降低可能增强低钙的效应。只有在钙镁被纠正后，ECG 将会变为正常。

四、正常心电图

（一）发育学改变

正常婴儿及儿童的 ECG 变化特征是与年龄相关的 QRS 形态、时程、ST 段和 T 波的图形变化[35,58-60]。在正常发育中，心率逐渐降低，P 波时程、PR 间期及 QRS 时程增加。与年长儿童比较，在出生后的头几个月，QRS 电压是低的。额面平均 QRS 电轴的方向从右向左移动。尽管可能有假想认为，观察到的 PR 间期及 QRS 时程的增加与心脏大小改变及房室结有关，但这个假设未在大动物研究中被证实。

婴儿的右心优势是所知的早期年龄依赖的

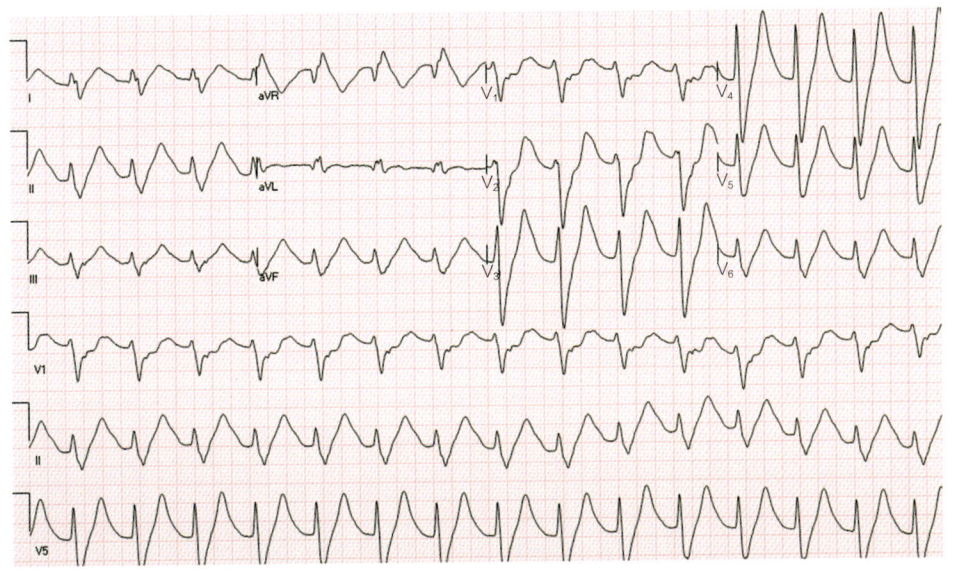

◀ 图 19-17 14 岁肾衰竭患者，血钾水平为 7.7mmol/L。ECG 显示高钾血症的特征性表现

ECG 改变之一。在出生后第 1 年，心室去极化改变按有序的进程发生。在新生儿，QRS 主要电位来源于右心室。ECG 从出生的右心室优势向左心室优势图形的转变落后于血流动力学的改变。右心室优势消失开始于约 1 月龄，左心室优势在 1 岁完全建立。这些改变通过出生后第 1 年心前区导联 R 波的进行性改变得以识别。出生后头几周，右侧心前区导联（V_{3R}、V_{4R} 及 V_1 导联）高 R 波、小 S 波及左侧心前区导联（V_6、V_7 导联）深 S 波及小 R 波。这与水平面顺时针心电向量环是一致的。当左心室优势建立后，在 2 个月时，心前区导联表现更倾向成人图形，在右侧心前区导联较深 S 波及左侧心前区导联较高 R 波，与是反时针心电向量环一致。然而，在这个年龄，V_1 导联仍有明显的 R 波。在 1 岁时，心前区导联的 R 波进展与成人相似，在右侧心前区导联呈小 R 波及深 S 波。

T 波的改变是特征性的，但是与年龄相关的复极比去极化改变更难解读。正常婴儿生后第一天发生右心室压力的快速改变，P 波或 QRS 综合波几乎无影响，而 T 波影响较大。在出生后数分钟，T 波向量是朝前、左（V_1、V_6 导联直立）。在接下来的数小时，T 波向量可能转向右，产生左侧导联 T 波低平或倒置。7 天后，T 波向量变为朝后、左，产生 V_1 导联 T 波倒置，V_6 导联 T 波直立。最后，7 岁或 8 岁以后，V_1 导联 T 波再次变为直立，而在整个青春期可能保持倒置（被称为青少年 T 波图形）。

（二）早产儿

与足月儿 ECG 比较，早产儿最初的 ECG 的 QRS 时程明显缩短，PR 间期及 QT 间期也缩短。早产儿 ECG 特征是出生时右心室优势比足月儿少[61,62]。1 岁时，早产儿的心率超过足月儿。此外，早产儿 1 岁时心前区导联电压较低[62]。心前区导联电压降低可以发生于无支气管肺发育不良者。这些差异是否与早产儿和足月儿内在的心肌差异有关或与心脏-躯干几何改变有关，目前尚属未知。

（三）运动员

运动员可以有不常见的 ECG 表现。例如，Oakley 和 Oakley[63] 用左心室肥厚（7 名患者）电压标准、非特异性 ST 段及 T 波改变（3 名患者）及提示前壁心肌梗死的 Q 波改变评估了 10 名运动员的 ECG。在广泛评估后未发现心脏畸形。Balady 等[64] 报道了 60% 的运动员 QRS 时程 ≥ 100ms，13% 有类似急性缺血的 ST 段及 T 波改变，心房长大罕见。Bjornstad 等[65] 报道了运动员具有窦性心动过缓及 PR 间期和 QT 间期延长。这些提示对于诊断运动员心室肥厚应有不同的标准。

（四）性别及种族差异

ECG 有性别及种族差异[66-68]。青春期前（6～10 岁）种族差异通常不明显。在 11～14 岁，性别及种族差异显著。Davignon 等[35] 发表的基于 2141 名白人儿童的研究提示，广泛使用正常标准是很重要的。总的来说，肢导联和心前区导联电压男性比女性高，黑人比白人高。在黑人女性和白人女性无明显差异。男性存在左心室后壁厚度的差异[67]。相似的表现见于高血压儿童。ECG 高电压可能代表左心室组织增多的早期征象[69]。

五、指南和指征

在儿童，ECG 主要用于包括可疑心血管疾病患者的初始评价及已知心血管疾病患者的连续性评价。对于评价已知或可疑的节律和传导异常，ECG 是必不可少的，包括心悸及晕厥患者。ECG 也被用于决定抗心律失常药物效果或有潜在心脏效应药物（如三环抗抑郁药）的反应。尽管使用 ECG 进行广泛人群基础筛查对识别心脏疾病的可能性得到广泛的关注，但常规 ECG 对无症状、表现正常的 40 岁以下的年轻患者进行筛查是不合理的。ECG 的主要弱点是错误阳性率较高，当应用于低事件概率人群时将会导致大量的不恰当识别，而这些个体需要进一步检查。这个观点适用于常规儿童健康体检及运动参赛前筛查[70]。与之相似，关于在兴奋性药物使用前 ECG 评估的必要性仍存在争议。美国心脏协会将之列为 2 类指征（合理但不强制）[71]，美国儿科学会不推荐这样的检查[72]。

第20章
心血管离子通道病、晕厥、猝死
Cardiac Channelopathies, Syncope, and Sudden Death

David J. Tester　Michael J. Ackerman　著
陈　成　庞玉生　译

在美国每年大约有30万~40万老年人猝死，大多数人猝死的原因是继发于冠状动脉疾病[1]，而在这些猝死人群中，有1万人的年龄小于35岁。突发心源性猝死在儿童、青少年及年轻人中并不常见，每年发生率为1.3~8.5人/10万[2]。年龄小于1岁的猝死原因有感染、心血管畸形、虐待及忽视、意外、他杀或者是遗传代谢障碍性疾病。然而，70%~80%的这些婴儿没有明确的死亡原因，被称为婴儿猝死综合征（sudden infant death syndrome，SIDS）[3,4]。SIDS发生率为0.57/1000出生人口，是出生后婴儿死亡的主要原因，并且在全美国婴儿死亡率中位列第三[5,6]。

出生1年以后，死亡的原因及方式可以从包含了尸检在内的综合法医学调查中获得[7,8]。接近一半的受害者，年龄为1—39岁，没有明显的警告症状，猝死经常以警告事件的形式发生。尸检对确定死亡的原因及方式有着重要的作用[2]。尸检可能发现非心源性的死因，如哮喘、癫痫或者肺动脉栓塞。然而，SIDS是儿童及青年猝死的主要原因，我们在解剖时经常发现这些猝死者有结构性心血管畸形，包括肥厚型心肌病（第52章）、致心律失常型右心室心肌病（ARVC）/心律失常性心肌病（arrhythmogenic cardiomyopathy，ACM）（第22章、第38章）、先天性冠状动脉畸形（第32章）和心肌炎[8,9]。

相比之下，有33%~50%猝死的儿童、青少年和青年既往体健，尸检时没有发现明显的畸形，这种死亡归类为尸检阴性无法解释的猝死（sudden unexplained death，SUD）[7,8,10-12]。无法解释的猝死准确的发生率仍不清楚，尤其在儿童中。潜在致死性和遗传性离子通道疾病在尸检时没有遗留线索，例如先天性长QT综合征（long QT syndrome，LQTS）、儿茶酚胺敏感性多形性室性心动过速（catecholaminergic polymorphic ventricular tachycardia，CPVT）和Brugada综合征（Brugada syndrome，BrS）。材料证据的缺失促使验尸官、验尸员以及法医病理学家认为致命性心律失常可能是导致无法解释的猝死原因[7,13-16]。因此，尸检基因检测（即分子解剖）包括通道病变易感基因的靶向分析、猝死相关的100+基因的扩大分析，以及现在越来越多的可以检测约20 000多基因的全外显子基因测序，以阐明无法解释的猝死潜在的致病机制和发现可能的原因和方式[17-21]。大多数情况下，与这些心律失常相关的心脏离子通道疾病会自发地恢复到正常的窦性节律，从而导致一段"刚刚"的晕厥。因此，区分普通的良性晕厥和猝死的警告信号是十分重要的。

在这一章中，我们将总结一些最近的基于年轻人猝死人群的调查，以更好地了解其发生的频率和原因。接下来，将详细介绍心脏离子通道病变的病理基础、临床评价和诊断以及治疗管理。最后，我们将总结晕厥的特征，它可以区分常见的良性血管迷走性/神经心源性晕厥和极罕见且可能致命的心脏离子通道病变诱发的晕厥（心律失常性）。

一、年轻人猝死的流行和原因

在 1996 年，Maron 等证明肥厚型心肌病是心源性猝死最常见的病因，涉及年轻竞技运动员。在这种情况下，超过 1/3 的心源性猝死归因于肥厚型心肌病，另外有 10% 的心源性猝死出现了无法解释的心质量增加，表现为"可能的肥厚型心肌病"（图 20-1A）。尸检阴性无法解释的猝死仅占 3% 比例。运动员中多数是男性（90%），发生在白天训练期间或在白天训练后休息时突然发生（90%）。因此，肥厚型心肌病可能是美国田径场上心源性猝死最常见的原因。然而，在最近一项针对 NCAA 运动员的关于心源性猝死的研究中，心源性猝死最常见的病因是结构正常的心脏或尸检阴性的无法解释的猝死，在死亡者中所占比例为 34%（图 20-1B）[22]。

在意大利，Corrado 等发现 ARVC/ACM 超过了肥厚型心肌病，成为意大利年轻人中与心源性猝死相关的最常见的心肌病（图 20-1C）。在对 273 例意大利心源性猝死的尸检中，动脉粥样硬化性冠状动脉疾病占 20%，其次是 ARVC（13%）和肥厚型心肌病（7%），无法解释的猝死患者的心脏结构正常占 6%。2005 年，Puranik 等回顾了澳大利亚悉尼东部 10 年间 427 名意外猝死年轻受害者（5—35 岁）的尸检报告（图 20-1D）[23]。这个基于人群的队列研究纳入了 90% 以上的在研究期间猝死在这个城市的人口。排除了外伤、意外、选择性溺水和药物中毒死亡。超过一半的无法解释的猝死被确定为心源性猝死。心肌病仅占心源性猝死的 16%，肥厚型心肌病仅占其中的 6%。相反，尸检阴性无法解释的猝死（29%）是导致心源性猝死的主要原因（图 20-1D），其中近 10% 的心脏结构正常的死亡者被认为具有 LQTS。

此外，Eckart 等对美国新兵的尸检进行了 25 年的回顾，发现在 630 万 18—35 岁的男性和女性中，每 10 万新兵中有 13 人死于非创伤性猝死（图 20-1E）[23]。在 126 例猝死者中，108 例（86%）与运动有关。半数的猝死是死于尸检后可辨认的心脏畸形，然而，35% 的猝死被归类为尸检阴性无法解释的猝死[23]。有几个病例被确认为有家族性猝死史，提示有遗传性的恶性心律失常倾向[23]。

这些基于人群的研究表明，虽然大多数心源性猝死是由尸检发现的可识别的形态学异常引起的，但有 1/3，甚至可能多达一半的既往体健的儿童、青少年和年轻人的猝死，都是尸检阴性无法解释的猝死。

二、尸检阴性无法解释的猝死

（一）家族成员的评估

在尸检阴性无法解释的猝死病例中，对一级亲属和二级亲属的心脏和遗传评估和（或）分子基因筛查可能阐明猝死的潜在机制。虽然心律失常可以是独立事件，但有些可能是遗传性心律失常综合征的表现，在有家族性猝死史的亲属中，其晕厥、心脏骤停或心源性猝死的风险增加。因此，死亡者的一级亲属应进行全面的心血管评估，包括广泛的个人史和家族史、体格检查、12 导联心电图、踏车负荷试验、24h 动态心电图、超声心动图。

2003 年，Behr 等对 32 例无法解释的猝死的 109 个一级亲属进行了详细的心血管评估，研究发现 22% 的亲属有遗传性心脏病的证据，其中大部分具有 LQTS 的特征[10]。同样，2005 年，Tan 等在对年轻无法解释的猝死患者的一级亲属进行临床评估后，发现 28% 的亲属出现了可识别的离子通道病变，包括 CPVT 和 LQTS[25]。在 Behr 等 2008 年的随访研究中，在进行综合临床评估后发现，53% 的无法解释的猝死患者的一级亲属被诊断为遗传性心脏病，70% 被诊断为 LQTS（53%）和 Brugada 综合征（17%）。值得注意的是，30% 的年龄在 45 岁以下的亲属报道有额外的原因不明的猝死家族史，其中近 20% 的死亡者有过晕厥病史。

2010 年，van der Werf 等在对 140 个无法解释的猝死患者家庭（年龄为 1—50 岁）进行临床心脏评估后，在其中的 47 个家庭（33%）中发现了一个确定的或可能的诊断。这 47 个家庭中有 96% 被诊断为遗传性心脏病（21% LQTS,17% CPVT，15% Brugada 综合征，15% ARVC）[26]。家庭间的诊断率取决于死亡者的年龄，年龄在 1—10 岁时诊断率最高为 70%，而在 41—49 岁时低

第四篇 电生理学
第20章 心血管离子通道病、晕厥、猝死

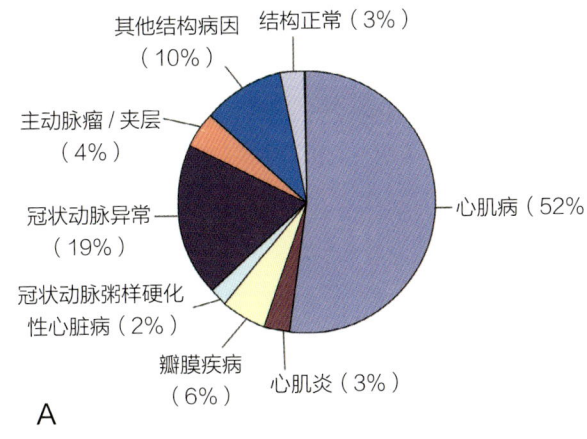

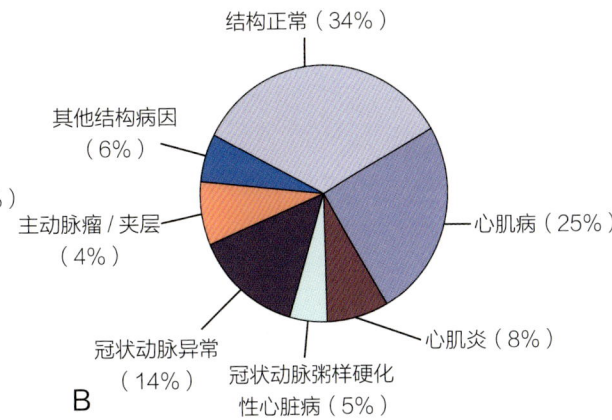

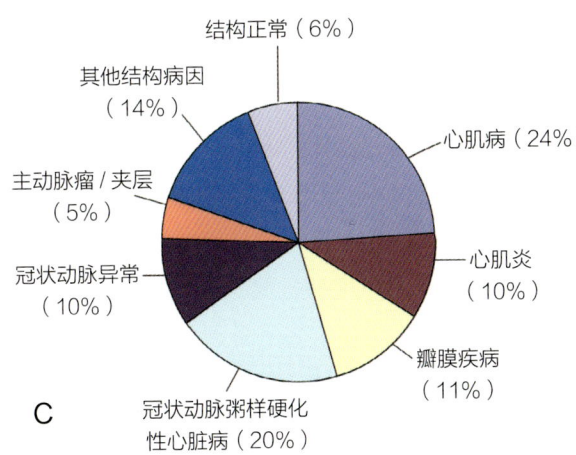

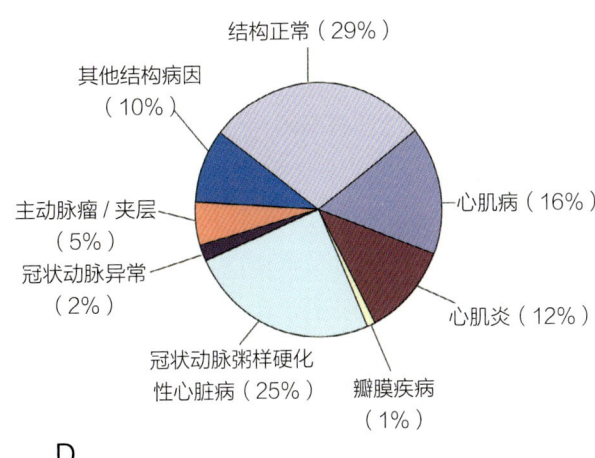

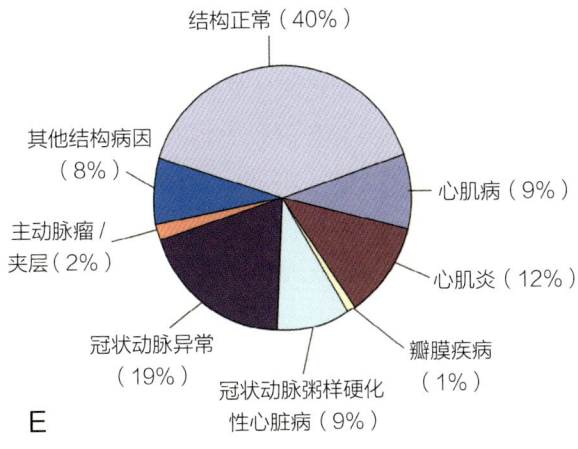

▲ 图 20-1　年轻人猝死的流行病学

5 组队列研究的数据比较。A.Maron 等（1996）[8]。n= 134，平均年龄：17 岁。心肌病亚型的发生频率：肥厚型心肌病占 36%，扩张型心肌病占 3%，致心律失常性右心室发育不良占 3%，不明原因的心脏质量增加（"可能的肥厚型心肌病"）占 10%；B.Harmon 等（2014）[22]。n= 36，年龄范围为 17—24 岁。心肌病亚型的发生频率：特发性左心室肥厚 / 可能肥厚型心肌病占 8%，肥厚型心肌病占 3%，扩张型心肌病占 8%，致心律失常性右心室发育不良占 3%；C.Corrado 等（2001）[9]。n= 273，平均年龄：24 岁。心肌病亚型发生频率：肥厚型心肌病占 7%，扩张型心肌病占 4%，致心律失常性右心室发育不良占 13%。在"其他结构性原因"（24/38）中，有很大一部分具有传导系统异常的组织学证据；D.Puranik 等（2005）。n= 241，平均年龄：27 岁。心肌病亚型的发生频率：肥厚型心肌病占 6%，扩张型心肌病占 5%，致心律失常性右心室发育不良占 2%，左心室肥厚占 3%；E.Eckart 等（2004）。n= 108，平均年龄：19 岁。心肌病亚型发生频率：肥厚型心肌病占 8%，扩张型心肌病占 1%，致心律失常性右心室发育不良占 1%。"结构正常"包括对心律失常的诊断，如长 QT 综合征及所有原因不明的猝死。在某些情况下，在尸检时发现了微小的结构异常，但这些异常被认为不足以导致猝死。"心肌病"包括肥厚型心肌病、扩张型心肌病、致心律失常性右心室发育不良的患者，以及那些不明原因的心脏质量增加未达到肥厚型心肌病严格诊断标准（即"可能肥厚型心肌病"）[引自 Tester DJ, Ackerman MJ. The role of molecular autopsy in unexplained sudden cardiac death. *Curr Opin Cardiol*. 2006; 21（3）: 166–172[24].]

至 21%。这些猝死的受害者中，有许多人在自己死亡前就已经有了明显的警告信号，包括 15% 的晕厥和 29% 的年轻猝死家族史。然而，对于死亡者和其他家庭成员的遗传性心脏疾病，尚无临床诊断。2014 年，van der Werf 等报道 405 例一级亲属（267 人年龄小于 50 岁）心脏事件的低发生率，这些亲属来自他们 2010 年研究中 83 个诊断为阴性的家庭[27]。在平均 6.6 年的随访期内，这 405 名亲属中，11 人（2.7%）死于心脏或未知原因；其中 5 人年龄超过 75 岁。只有一个人不到 50 岁[在这个年龄组占 0.4%（1/267）]，一个 10 岁的女孩在看电视时突然死亡，她在 3 个月前进行的心电图检查结果未见明显异常。我们发现这个小女孩有极其严重的家族史，有 4/7 的孩子在他们 17 岁生日之前经历过无法解释的猝死或心脏骤停成功复苏。此外，Van der Werf 报道，4 个家庭的 4 个非一级亲属在他们生命的第 4 个 10 年中猝死[27]。

2012 年，Caldwell 等在对 108 个家庭的 193 名患者进行心脏学评估后，发现 45 名（35%）来自 38 个家庭的患者有遗传性猝死的病因，这些患者的家族中有年轻亲属的无法解释的猝死或心脏骤停史[28]。在 84 个心脏结构正常的家庭的 146 个亲属中，31 个亲属（21%）来自 25 个家庭（30%）被确诊，最常见的诊断是 LQTS（12/31，39%），其次是肥厚型心肌病（6/31，19%）、CPVT（5/31，16%）、扩张型心肌病（4/31，13%）、Brugada 综合征（2/31，6.5%）、ARVC（1/31，3%）、左心室致密化不全（1/31,3%）。对无法解释的猝死患者亲属的尸检结果显示，在 10/24（42%）家庭中，14/47（30%）的人有遗传性病因。14 例患者中最常见的诊断是 ARVC（6/14，43%），其次是肥厚型心肌病（5/14，36%）和扩张型心肌病（3/14，21%）[28]。

不完全外显和变异表达是各种心脏通道病变的特征，导致这些疾病被"隐蔽"起来[29]。因此，对无法解释的猝死患者幸存家属的临床评估，可能不足以检测出未被怀疑的患者的 LQTS、CPVT 或 Brugada 综合征。针对心脏通道基因检测的分子解剖是法医病理学家/法医/验尸官的一个工具，其目的是为年轻的不明原因死亡提供答案，从而使其他家庭成员受益。

（二）无法解释的猝死分子解剖研究

2004 年，Chugh 等进行了一项超过 13 年的 270 例成人（年龄 ≥ 20 岁）心源性猝死的全面系列研究后，发现了 12 例无法解释的猝死。对 LQTS 易感基因的后期遗传分析显示，在这 12 例（17%）的尸检阴性无法解释的猝死病例中，有 2 例发生了相同的 KCNH2 突变。同样，Di Paolo 等对 10 例 13-29 岁的未成年人进行了 LQTS 分子解剖，并鉴定了两个个体的 KCNQ1 突变[30]。

2007 年，Tester 和 Ackerman 完成了迄今为止最大的无法解释的猝死分子解剖系列研究[31,32]。验尸员对 49 例无法解释的猝死患者进行了 LQTS 相关基因（KCNQ1、KCNH2、SCN5A、KCNE1、KCNE2）的所有 60 个表达外显子的综合突变分析，以及对 CPVT1 易感基因（RYR2）的靶向分析。超过 1/3 的无法解释的猝死病例可能存在致病的心脏离子通道突变，仅 RYR2 突变，占病例总数的近 15%[31,33]。在这个系列中，除了 4 例突变阳性无法解释的猝死病例外，猝死都是前哨事件。然而，许多人都有心脏事件的家族史，但没有家庭成员被诊断为 LQTS 或 CPVT。总的来说，在 17 例死亡病例中，大约有一半的人在死后基因检测中发现了心脏离子通道的基因突变，他们都表现出了潜在的警告信号，无论是个人还是家庭。15%~30% 的无法解释的猝死青年患者反复观察到了晕厥和（或）猝死家族史的警告信号，未引起注意，注意潜在警告信号是十分重要的。

以人群为基础的研究包括对死者亲属的评估和对死者的分子尸检的调查显示，可识别和潜在可治疗的心脏通道疾病（包括 LQTS、CPVT 和 Brugada 综合征）约占年轻的尸检阴性无法解释的猝死的 1/3。此外，10%~15% 的 SIDS 可能是这些心脏离子通道疾病导致的[19,34-40]。

由于通过对无法解释的猝死患者的死后分子分析得出的准确诊断，对那些可能易患危及生命的心律失常综合征的家庭成员的存活有利。最近的指南建议，死后基因检测应该成为评估无法解释的猝死病例的标准规范[24,41-43]。现在已经发现了超过 100 个猝死易感基因，下一代 WES，对个体的超过 20000 个全基因组的遗传分析，全面基因组研究是一个有吸引力、具有成本效益（每样例 1000～2000 美元）和节约时间（几周）的技术[44]。事实上，我们最近提供了第一个基于 WES 的对一个健康的 16 岁猝死患者的综合基因研究的原理循证案例报道，我们发现了一个致病的 MYH7 突变，这个突变之前报道与家族肥厚型心肌病、猝死和受损的 MHC-β 肌动蛋白易位和肌动蛋白激活的 ATPase 活性有关[44]。随后，Bagnall 等完成了一项基于 WES 的死后遗传分析，发现了 28 例无法解释的猝死病例，其中 2/28（7%）例罕见变异，最常见的变异为 LQTS 基因（KCNH2、KCNQ1 和 SCN5A），另外在 6 例（21%）无法解释的猝死患者中，从额外的 25 个常见心脏离子通道病变/心肌病基因中发现了 6 个罕见变异[45]。尽管 WES 的全面特性可能是有益的，但它却为每个案例带来了一项艰巨的任务，需要检查每例患者大量的非同义突变。事实上，在我们最近一项 14 例尸检阴性无法解释的猝死的基于外显子的分子研究中，每例产生了约 12000 非同义突变（氨基酸改变），平均每 80 个这样的突变存在于 117 个猝死易感基因[46]。此外，在 117 个猝死易感基因中，有 50% 的无法解释的猝死病例至少携带了一种极为罕见的变异，其中近 43% 的病例出现了心肌梗死相关基因的突变，尽管解剖检查没有任何明显的结构病理学。因此，我们认识到，必须极其谨慎地解释 WES 的发现，尤其是尸检阴性无法解释的猝死。如果没有正确的解释，基于 WES 的尸检分析可能会在无法解释的猝死病例中导致不适当的基因诊断，随后在幸存的家庭成员中，尽管他们表型正常，但也可能进行验证性基因检测。

三、心脏离子通道病

心脏离子通道病学（由 Clapham 和 Ackerman 发明）于 1995 年非正式地被描述，发现编码心脏关键离子通道的基因突变是先天性 LQTS 的致病基础[47,48]。除了经典的常染色体显性（Romano-Ward）LQTS 和常染色体隐性（Jervell and Lange-Nielsen）LQTS 外，现在的心脏通道疾病还包括 Andersen-Tawil 综合征（Andersen-Tawil syndrome，ATS）、Timothy 综合征（Timothy syndrome，TS）、药物诱导的尖端扭转型室性心动过速（drug-induced torsades des pointes，DI-TdP）、短 QT 综合征（short QT syndrome，SQTS）、CPVT、Brugada 综合征、特发性室颤动（idiopathic ventricular fibrillation，IVF）、早期复极综合征（early repolarization syndrome，ERS）、进展性心传导疾病（progressive cardiac conduction disease，PCCD）或家族性房室传导阻滞（familial atrioventricular conduction block，FAVCB）或 Lev-Lenegre 疾病、家族性心房颤动（familial atrial fibrillation，FAF）。即使是像扩张型心肌病这样的原发性心肌病，也可能是由基因介导的离子通道突变造成的，特别是 SCN5A 编码的心脏钠通道[37,38,49]。

总体而言，心脏离子通道疾病可能影响多达 1/1000 的人，可能潜伏数十年或表现为 SIDS，可能出现或不出现有意义的心电图特征（图 20-2）。总的来说，这些心脏通道病变在被发现时是可以治疗的。一般来说，心脏通道疾病的主要事件包括晕厥、癫痫和心源性猝死。不幸的是，心源性猝死可能是前哨事件。

（一）常染色体显性长 QT 综合征（Romano-Ward）

先天性 LQTS 是一种典型的心脏离子通道疾病，患病率为 1/2500～1/2000。在临床上，LQTS 的特点是心脏复极异常导致 QT 间期延长（图 20-2A），使患者易患尖端扭转型室性心动过速（torsade de pointes，TdP；图 20-2B）。心悸很少是 TdP 发作的唯一指标。LQTS 最常见的形式是常染色体显性遗传，以前被称为 Romano-Ward 综合征[51,52]。

在 16 个不同的 LQTS 易感性基因中，已经发现了数百个突变，它们通常包括功能缺失的钾通道突变或功能获得的钠通道突变。最近，CACNA1C 编码的 L 型钙通道 α- 亚基的功能获得性纯

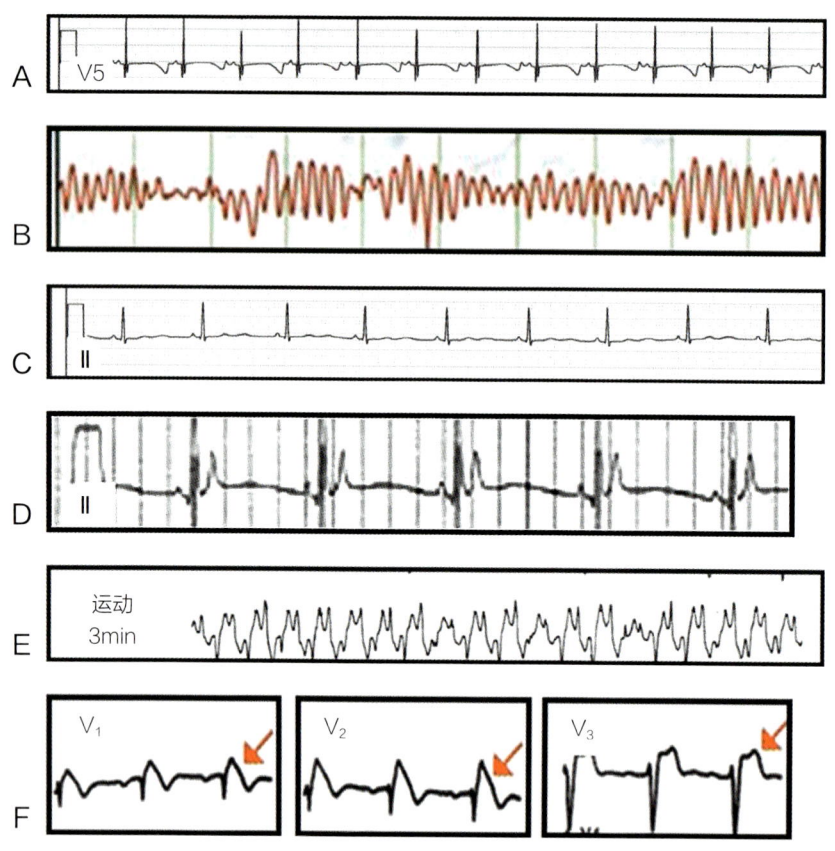

▲ 图 20-2　各种通道病变的心电图特征

A.QT 延长的一个极端 QT 延长患者的例子（QTc > 650 ms）。注意，ST 段、T 波形态可以预测 LQT3，但这个患者是 25% 基因型阴性中的一个。此外，计算机计算的 QTc 为 362ms，强调了独立计算 QTc 的重要性；B. 尖端扭转型室性心动过速（扭曲的点），长 QT 综合征的标志性心律失常；C. Andersen-Tawil 综合征中的异常 U 波，虽然很微妙，但在有 ATS1- 相关突变的 KCNJ2 的女性中，这种 II 导联的记录是非常不正常的，其特征是 QT 间期正常，在 T 波末端及 U 波开始时之间的长等电位段，以及长持续时间 U 波；D. 短 QT 间隔，QTc 大约 250ms；E. 儿茶酚胺敏感性多形性室性心动过速中的运动诱导的双向室性心动过速；F.Brugada 综合征中在 V₁ 和 V₂ 导联的拱形 ST 段抬高（I 型 Brugada 心电图模型）和 V₃ 导联中出现鞍背样轮廓（II 型 Brugada 心电图模型）（经许可，引自 Ackerman MJ. Heritable cardiac channelopathies. In：Wyszynski DF,Correa-Villasenor A,Graham TP,eds. *Congenital heart defects：from origin to treatment.*Oxford；New York：Oxford University Press,2010：131-140.）[50]

合突变、"非 Timothy 综合征" LQTS，以及三种不同基因（calmodulin protein,CALM1、CALM2、CALM3）编码的同种钙调素蛋白突变都可能导致 LQTS[53-55]。LQTS 是一种纯"离子通道病"，由心脏离子通道蛋白 α- 亚基和 β- 亚基的突变引起，除了五种罕见亚型，主要是由关键的心肌通道相互作用蛋白（channel interacting proteins，ChIP）或结构膜支架蛋白（ankyrin B-、calmodulin-、caveolin 3-、yotiao-，和 syntrophin α-LQTS）引起的[54-59]。大多数 LQTS 是由于 KCNQ1 编码的 I_{Ks} 钾通道（LQT1,30%～35%）、KCNH2 编码的 I_{Kr} 钾通道（LQT2,25%～30%）或 SCN5A 编码的 I_{Na} 钠通道（LQT3,5%～10%）的突变引起的[60,61]。

过去 20 年的 LQTS 研究提供了大量的基因型表型关系（图 20-3）。基因型心电图关系包括 LQT1 的宽基底 T 波、LQT2 的低振幅或缺口 T 波、LQT3 中 T 波形态正常的长 ST 等电段[62,63]。基因特异性心律失常的诱发因素包括：LQT1（尤其是游泳）的劳累，LQT2 的听觉诱发因素和产后时期，以及 LQT3 的睡眠事件[64-68]。重要的是，对 β 受体阻滞药的反应受潜在基因型的强烈影响，LQT1 患者比 LQT2 或 LQT3 患者具有更好的保护[69]。

在临床上对 LQTS 进行诊断时，LQTS 基因检测率约为 75%[71]。LQTS 基因检测的公认适应证见表 20-1。然而，对 LQTS 和其他心脏通道疾病的基因检测必须非常仔细地检查和解释，不能

第四篇 电生理学
第20章 心血管离子通道病、晕厥、猝死

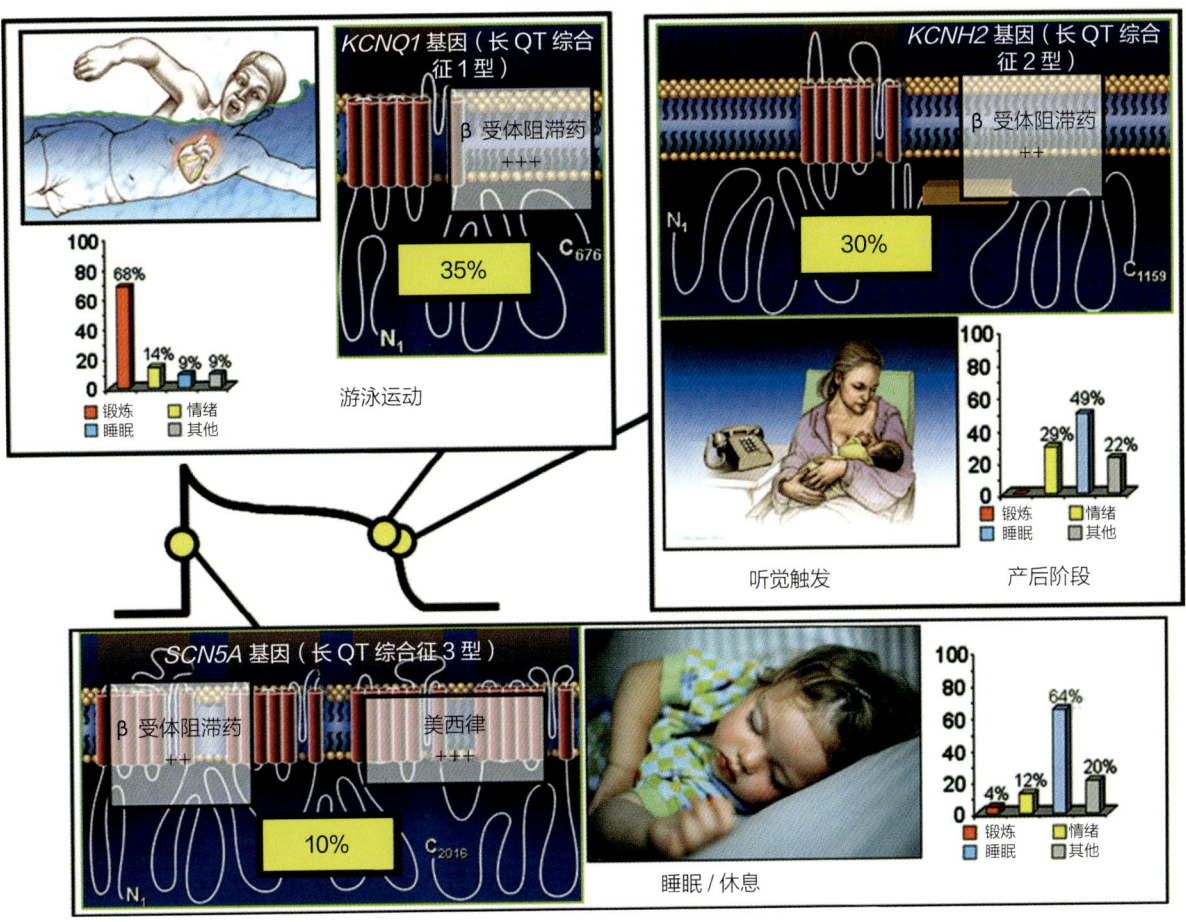

▲ 图 20-3 长 QT 综合征的基因型 - 表型相关性

有 75% 的临床表现较强的 LQTS 是由于编码离子通道的 3 个基因的突变导致的（35% *KCNQ1*，30% *KCNH2* 和 10% *SCN5A*），这对心脏动作电位的编配是至关重要的。已观察到基因型 - 表型相关性，包括游泳 / 劳累和 LQT1，听觉诱发 / 产后期和 LQT2、睡眠 / 休息和 LQT3。条形图代表了参考文献 [52] 中的基因型 - 表型数据。此外，也说明了基因特异性在 β 受体阻滞药治疗中的相对有效性，其中 β 受体阻滞药在 LQT1 患者中极具保护作用，在 LQT2 和 LQT3 中具有中度保护作用。在 LQT3 中，直接的晚期钠电流阻滞药如美西律、氟卡尼和雷诺嗪可能具有保护作用（经许可，引自 Tester DJ, Ackerman MJ. Genetic testing for potentially lethal, highly treatable inherited cardiomyopathies/channelopathies in clinical practice. *Circulation*. 2011；123（9）：1021–1037 [70].）

被视为"有或无"测试 [40,70,72]。这些基因测试是概率测试。有些突变将是明确的致病突变，而其他遗传变异可能不是致病突变 [70]。我们估计，至少有 10% 的突变被作为致病因素发表，但可能缺乏足够的证据来证明这一点。

患有 LQTS 的个体可能会也可能不会表现出 QT 间隔延长的典型复极化异常（图 20-2A）。事实上，40%～50% 的基因型阳性 LQTS 患者有

表 20-1　LQTS 基因检测第一类适应证总结

1. 有明确和无法解释的 QT 延长的人（即在青春后期青少年和成人中 QTc ≥ 500 ms，或在青春期前的儿童中 ≥ 480 ms）
2. 临床怀疑有 LQTS 的人，不论基线 QTc 或先前在研究实验室或用商业上的靶向外显子测试进行基因测试阴性的历史。从理论上说：在过去的 10 年中，突变检测方法已经发生了显著的变化，并且已经证明了假阴性
3. 基因型阳性患者的所有一级亲属（基因检测通过"跟踪遗传线索"沿着同中心一级亲属的适当路径扩展到其他程度的亲缘关系）。例如，验证性基因测试证实了父亲存在 LQT1 相关突变。因此，应该对父亲的父母和兄弟姐妹（先证者的二级亲属）进行测试。接下来，如果说姑母（先证者）检测呈阳性，她所有的孩子（表兄或先证者的三级亲属）都应该接受测试，以此类推

正常的静息 QTc[29]。这一发现加强了基因检测的重要性。一般情况下，青春期后的女性心率校正 QTc > 480 ms 或青春期男性 > 470 ms，应对其进行彻底的 LQTS 调查。这些值表示 QTc 值分布中的第 99 个百分位数。以前，QTc > 440 ms（男性）或 > 450 ms（女性）被认为是"临界"QT 延长。事实上，2009 年 AHA/ACC/HRS 指南表示，成年男性 QTc > 450 ms 或成年女性 QTc > 450 ms 被认为是"临界"QTc 延长。尽管 50% 的经基因证明的 LQTS 患者的 QTc < 460 ms，但是如果作为筛查项目的一部分，这些阈值将导致无法接受的高假阳性率。使用这些阈值，估计有 15%~20% 的人口会有"临界 QTc 延长"，5%~10% 的成年人会符合指南定义的"QTc 延长"（图 20-4）。此外，这些 QTc 值是基于 QTc 的精确测量[73]。手工测量 QTc 是绝对重要的。依赖计算机生成的 QTc 是不可接受的。建议从 Ⅱ 导联或 V$_5$ 导联计算平均 QTc。仅仅使用心率生成最大 QTc，会产生太多的误报。此外，这些 QTc 分布并不适用于从 24h 动态心电图记录所得到的最大 QTc 值。

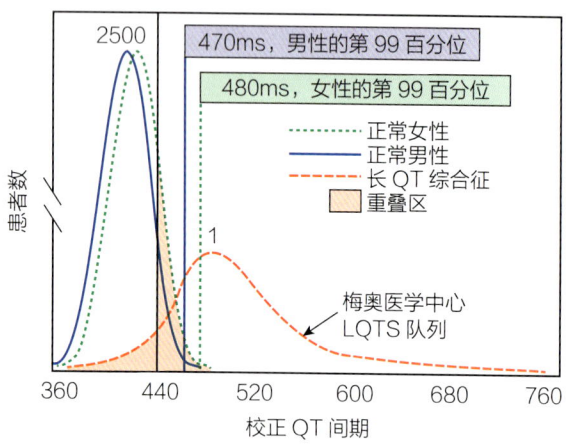

▲ 图 20-4 在健康者和 LQTS 中 QTc 的分布

图示健康的青春期后男性和女性 QTc 值的分布[74]。LQTS 的 QTc 分布来源于对所有存在已证实突变的 LQTS 患者的 ECG 的分析，这些患者都在梅奥医学中心的长 QT 综合征临床中心接受了评估

[改编自 Taggart NW, Haglund CM, Tester DJ, Ackerman MJ. Diagnostic miscues in congenital long-QT syndrome. *Circulation*. 115: 2613–2620 (75); Johnson JN, Ackerman MJ. Long QT syndrome. In: Yan G, Kowey PR, eds. *Management of cardiac arrhythmias*. New York: Humana Press, 2011:419–440 (76).]

揭示隐蔽的 LQTS（基因型阳性 / 静息心电图阴性）的努力包括运动压力测试和肾上腺素 QT 压力测试[77-81]。通过运动压力测试，如果不能适当缩短 QT 间隔则提示 LQTS。然而，这种未能在运动中缩短的现象主要是 LQT1 特异性反应引起的。因此，在运动中出现正常 QT 间隔缩短并不排除 LQTS。同样，在注入低剂量肾上腺素 [≤ 0.1μg/（kg·min）]，出现矛盾的绝对 QT 间隔延长（> 30 ms）时，提示隐蔽 LQT1（阳性预测值为 75%）[82]。

综合临床诊断评分卡"Moss, Comptom, and Schwartz LQTS score"中存在的特征应该用来衡量一个指标病例中 LQTS 出现的临床可能性（表 20-2）[83,84]。这个分数包括心电图参数（QTc、TdP、T 波变换、缺口 T 波）和个人史及家族史。重要的是，这个分数并不适用于家庭成员。此外，所使用的指标敏感性高于特异性。例如，一名无症状的 17 岁女子，没有家族史，但 QTc 为 481 ms，则可获 3 分，并可获"中级概率"LQTS 定量标签。虽然从统计学上讲，拥有 LQTS 的女性比拥有病史但 QTc 只有 420ms 的女性更有可能出现 LQTS，但这种"中间概率"LQTS 标记的女性实际出现 LQTS 的概率仍然只有 4%。我们不仅要避免在有 LQTS 的时候漏诊，还要避免在没有 LQTS 的时候过度诊断。在我们的中心，大约有 40% 的患者在确诊 LQTS 后寻求二次诊断时，但被认为是健康的[75]。常见和反复出现的失误包括误算 QTc 以及在非心律失常性晕厥的情况下过度解释临界 QTc 值的重要性。

总体而言，与 LQTS 相关的年死亡率约为每年 1%，风险最高的人群为每年 5%~8%。心源性猝死风险增加的指标包括 QTc > 500 ms[85,86]，TdP 介导的晕厥病史[86,87]，青春期前男性和青春期后女性[88]，以及生命第一年发生的事件[89]。遗传风险因素包括多种突变、LQT2 或 LQT3 基因型[85]，以及基于分子位点和细胞功能的高风险突变存在[90-95]。有症状和无症状的 LQTS 患者必须避免使用延长 QT 间隔的药物（www.crediblemeds.org）。此外，在可能导致低钾血症的呕吐和腹泻的情况下，患者

表 20-2　SQTS 和 LQTS 指标病例评价的临床概率得分

SQTS	诊断标准	LQTS
	必须包括在诊断中的心电图参数	
	QTc（Bazett 公式）	
	≥ 480 ms	3
	460~470 ms	2
	450~459 ms（仅仅是男性）	1
0	371~459 ms（女性患者"正常的"QTc）	0
0	371~450 ms（男性患者"正常的"QTc）	0
1	351~370 ms	
2	331~350 ms	
3	< 330 ms	
	尖端扭转[a]	2
	T 波转换	1
	≥ 3 导联有缺口 T 波	1
	心动过缓（<同年龄的第二百分位）	0.5
1	J 点 -T 峰间隔 < 120 ms	
	临床病史	
2	心脏骤停病史	
2	记录到的多态性室性心动过速或心室颤动[a]	
1	晕厥病史[a]	
	无劳累	1
	有劳累	2
1	心房颤动	
	先天性耳聋	0.5
	家族史	
	LQTS[b] 家族史	1
2	SQTS[b] 家族史	
1	无法解释的猝死：一级亲属年龄 < 30[b]	0.5
1	婴儿猝死综合征[b]	
	基因型	
2	基因型阳性	
1	致病基因中有意义、不确定的变异	

低度可能：≤ 2 分（SQTS），≤ 1 分（LQTS）；中度可能：3 分（SQTS），2~3 分（LQTS）；高度可能：≥ 4 分（SQTS 和 LQTS）心电图必须在没有修改器来缩短或延长 QT 间隔时被记录。J 点 -T 峰必须在最大振幅的 T 波的胸导联中测量。为了获得额外的分数，必须在心电图部分获得至少 1 分
a. 晕厥和尖端扭转是互斥的；b. 同一家庭成员不能被数 2 次
SQTS 标准改编自 Gollob MH, Redpath CJ, Roberts JD. The short QT syndrome: *proposed diagnostic criteria*. J Am Coll Cardiol. 2011；57：802-812. LQTS criterion adapted from Schwartz PJ, Moss AJ, Vincent GM, et al. Diagnostc criteria for the long QT syndrome. An update. Circulation. 1993；88（2）：782-784.

应保持补充足够的水电解质。无症状的 > 40 岁的患者，尤其是那些非诊断性 QTc 值的患者，可能不需要积极干预，但这必须是个体化的[84,96]。

一般来说，所有年龄小于 40 岁的有症状的和无症状的患者都应该接受医疗、外科和（或）与设备有关的治疗[84,96]。β 受体阻滞药，最好是纳多洛尔或普萘洛尔，被认为是所有 LQT1 或 LQT2 患者的标准治疗[69,97]。与此相反，β 受体阻滞药对 LQT3 患者的保护作用是有争议且令人困惑的。最初的临床报道没有显示出明显的疗效[69]。随后，体外细胞研究引起了人们对 β 受体阻滞药在 LQT3 患者中可能产生致心律失常效应的担忧[98]。这些观察结果可能促使在 LQT3 患者管理中过度使用体内心脏 ICD[99,100]。β 受体阻滞药，特别是普萘洛尔，正重新成为 LQT3 的首选初始治疗药物[96]。此外，晚期钠电流阻滞药如美西列汀、弗莱奈德或拉诺拉嗪进行基因型靶向治疗，被认为是可以单独使用或与普萘洛尔合用[69,101,102]。

ICD 的合理适应证包括：①作为二级预防终止心脏骤停（不考虑基因型）；②尽管有足够的医疗治疗，但有间断心脏事件；③不能耐受初级药物治疗；④ LQTS 触发的心脏事件，加上 QTc > 550 ms（尤其是 LQT2 的女性）[84,96,99,100,103]。一般来说，除非需要起搏，否则最好使用单导 ICD 系统。相反，仅起搏器的治疗作用可能不大，除非在 LQT2 中怀疑或记录暂停相关的室性过早收缩触发机制。然而，如果考虑使用起搏器进行治疗，通常应该使用双腔 PM/ICD。

单侧左心交感神经切除（left cardiac sympathetic denervation，LCSD）包括切除的下半部分左星状神经节以及左胸 T_2~T_4 神经节的整块切除手术，适用于反复 ICD 电击终止的心室颤动患者或不耐受足够适当剂量的药物治疗的患者。对于有药物治疗有效的患者，也可以考虑使用左心交感神经切除[104-106]。事实上，对于受体阻滞药有效或受体阻滞药耐受的患者，左心交感神经切除比 ICD（Ⅱa 级）有更少的并发症[96]。此外，在那些有高风险罹患 LQTS 触发的心脏事件，但又有高风险罹患与 ICD 有关的并发症患者，例如婴儿及儿童中，

左心交感神经切除可作为"过渡到 ICD"的桥梁。

根据 2005 年第 36 届 Bethesda 会议的指南，所有有症状的 LQTS 患者（可能除外 LQT3）的竞技运动都受到限制（不包括高尔夫、板球、保龄球、台球和步枪）[107]。然而，这些基于指南 / 专家意见的建议并不被儿科和成人心律专家一致接受，特别是对于患有 LQTS 和 ICD（www.icdsports.org）的运动员[108,109]。对于那些被定义为基因型阳性但无症状、QTc ＜ 480 ms 女性 / ＜ 470 ms 男性的隐匿性 LQTS 患者，放宽这些竞争性体育限制的做法得到了基于指南的支持。

此外，秉承患者 / 运动员和家庭自主的理念，尊重他们做出明智决定的权利，梅奥医学中心（Mayo Clinic）的一项大型单中心研究显示，在选择保持竞技状态的 LQTS 运动员中，事件发生率很低（700 多名运动员中有 1 名）[110,111]。此外，对装有 ICD 的运动员进行的多中心研究显示，在这些运动员中，LQTS 是最常见的疾病，没有疾病 / 运动相关的死亡率，也没有运动对设备硬件造成过度的损害[112]。因此，最新的诊断 / 治疗指南文件作为一级推荐指出，"有 LQTS 的运动员，如果想继续做运动员，应该去看一位 LQTS 专家"。

（二）常染色体隐性 LQT（Jervell 和 lange-nielsen）

与 Romano-Ward LQTS 相比，常染色体隐性 LQTS（Jervell 和 Lange-Nielsen syndrome, JLNS）是极为罕见的，影响了 1/1000000 的人。心脏表型通常更为严重，事实上，JLNS 的一级预防是使用 β 受体阻滞药加 ICD 治疗或 β 受体阻滞药加左心交感神经切除术（LCSD）治疗。JLNS 涉及 I_{Ks} 钾通道中的纯合或复合杂合（"双击"）突变。1 型 JLNS（JLN1）起源于 KCNQ1 的双突变（即双 LQT1），而 2 型 JLN2 源自 KCNE1 中的双突变（双 LQT5）。这些基因分别编码关键阶段 3 期复极化钾电流的 α- 亚单位（Kv7.1）和 β- 亚单位（Kv7.1）。根据定义，患有先天愚型综合征的儿童的父母都为其提供 LQT1 或 LQT5。也就是说，JLNS 中的心脏表型是一个显性特征，尽管父母通常无症状和有轻度 QTc 延长（如果有的话）。相反，耳聋是一种隐性特征。同样的，I_{Ks} 钾通道对内耳内淋巴的钾稳态至关重要。

（三）多系统或复杂 LQT

Andersen-Tawil 综合征（ATS）是一种多系统疾病，包括骨骼和面部特征、周期性瘫痪和心脏复极化异常。KCNJ2 编码的内部整流钾通道（Kir2.1）的功能缺失突变涉及 50%～60% 的 ATS 的发病机制[113]。与传统的 LQTS 不同的是，ATS1 的异常复极化更好地表现为正常 QT 间隔、长 QU 间隔、长 / 异常 U 波（图 20-2C）[114]。与 LQTS 的主要亚型相比，ATS 的猝死发生率更低。

Timothy 综合征是一种罕见的多系统疾病，包括心脏复极异常、晕厥和猝死、并指畸形及严重的学习障碍。CACNA1C 编码的 L 型钙通道（$Ca_V 1.2$）的 α- 亚基突变（特别是一种特殊的错义突变 G406R）已经被识别出来[115]。突变导致 $Ca_V 1.2$ 的电压依赖性通道的活性几乎完全丧失，从而导致 QT 延长，继发于钙离子内流增加（即功能表型）。虽然非常罕见，Timothy 综合征与一个非常严重的表型相关，ICD 治疗可能作为一级预防。和 LQTS 一样，Andersen-Tawil 综合征和 Timothy 综合征都可以进行基因检测。

（四）短 QT 综合征

SQTS 有三种主要的遗传亚型，每一种都代表着功能缺失的对照，钾离子通道介导的 LQTS 和 Andersen-Tawil 综合征[116-118]。这三种 SQTS 亚型源于 KCNH2、KCNQ1 和 KCNJ2 的获得性功能突变。这些突变的钾离子通道加速心脏复极。心电图特点为短 QT 间隔（QTc ≤ 330 ms），有着高大对称的峰值 T 波（图 20-2D）。

最近，SQTS 的诊断标准被提出。SQTS 评分不仅对 QT 间隔进行评分，而且对个人史和家族史进行评分（表 20-2）[119]。这些患者表现为猝死、晕厥、心悸，有时还伴有阵发性心房颤动。猝死发生的年龄从 3 个月到 70 岁不等。大多数患者都有猝死的家族史。不完全外显率、可变表达率和

SQTS 的总体流行程度还不清楚。然而，SQTS 被认为比 LQTS 要少得多。据报道家族成员有 SQTS 相关突变基因型阳性的病例，但有一个正常的静息 QT 间隔。

大多数患者在电生理研究中容易诱发心室颤动、房室不应期缩短。选择的治疗方法是 ICD。然而，这些患者更容易受到 T 波过度敏感的不恰当冲击。ICD 检测算法可以降低不适当冲击的风险。使用普罗帕酮、奎尼丁、多非利特或索地洛尔等药物进行辅助药物治疗可能有助于延长 QT 间隔，降低心房颤动发生的可能性。

（五）儿茶酚胺敏感性多形性室性心动过速

儿茶酚胺敏感性多形性室性心动过速（CPVT）的特点是运动/压力引起的晕厥和（或）突然死亡，其心脏结构正常，QT 间隔正常[120]。CPVT 临床上与 1 型隐匿型 LQTS 相似，但其恶性程度远高于隐藏型（正常 QT 间隔）LQTS。事实上，3%~4% 的 LQTS 基因检测患者实际上有 CPVT 相关突变[121]。起初，CPVT 在儿童中被描述，但是最近的研究表明，在婴儿时期到 40 岁之间发生的年龄是不同的。在 1/3 的 CPVT 患者中，有青少年猝死的阳性家族病史[122]。CPVT 的标志性心电图特征是运动/肾上腺素诱导的室性心律失常，尤其是双向性室性心动过速（图 20-2E）。然而，在我们的临床试验中，绝大多数被证实的 CPVT 患者在压力测试中从未表现出 CPVT 的特征性心律失常。此外，在 Andersen-Tawil 综合征和 LQTS 中也报道了运动过程中的双向室性心动过速。重要的是，有过劳力性晕厥病史、休息时正常 QT 间隔以及运动诱发室性期前收缩的患者，相比 LQTS，更容易考虑为 CPVT。此外，有运动诱发性惊厥的病史的患者，在认为其起源于癫痫之前，应对其进行有无发生 LQTS 或 CPVT 的调查[123-125]。

CPVT 的致病底物涉及细胞内钙诱导的肌浆网钙释放的关键成分。1 型 CPVT（CPVT1）源于 RYR2 编码的心脏 ryanodine 受体或钙释放通道的突变，占 CPVT 的 60%[42,126,127]。RYR2 的突变增加了钙释放通道功能获得性表型，导致交感神经刺激时，特别是在舒张期，钙泄漏增加。与常染色体显性/偶发性 CPVT1 相比，CPVT 非常罕见，CPVT 是常染色体隐性遗传，由于 CASQ2 编码的肌钙蛋白或 TRDN 编码的三合蛋白的突变引起[128-130]。与 Andersen-Tawil 综合征和 SQTS 基因相同的 KCNJ2 突变也可能导致 CPVT[131]。

β 受体阻滞药是有症状的 CPVT 患者的一线治疗。然而，由于 CPVT 比 LQTS 更具致命性，而且与 LQT1 相比，β 受体阻滞药在 CPVT 中表现出的保护作用较弱[122]，因此应考虑同时使用氟卡尼、钙通道阻滞药（维拉帕米）和（或）左心交感神经切除进行治疗[84,106,132-136]。ICD 不应该作为单独的治疗方式植入，因为在 CPVT 患者中可能会出现难治性 ICD 风暴，即第一次心房颤动终止性休克仅在复发前短暂地恢复正常的窦性节律，最终导致设备无法恢复秩序。

（六）Brugada 综合征

Brugada 综合征典型的心电图特点是在右胸前导联（V_1~V_3）中有或没有不完全或完全的右束支传导阻滞的穹窿型 ST 段抬高（Ⅰ型 Brugada 综合征心电图，图 20-2F），并增加了猝死的风险[137]。在一般人群中，自发性 Brugada 心电图的患病率为 0.05%~0.6%。穹窿型 ST 抬高（Ⅰ型 Brugada 心电图）或鞍背 ST 段抬高（Ⅱ型 Brugada 心电图）的特征反映了不同的猝死风险。总的来说，鞍背型 ST 段抬高在一般人群中更为常见，而对 Brugada 综合征的特异性则要低得多。

在欧洲和日本，大多数有症状的 Brugada 综合征患者 ST 段抬高呈穹窿型[138]。这种类型的 Brugada ECG 模式可以在休息时出现，也可以在使用Ⅰ型钠通道阻滞药包括阿义马林、氟卡尼或普鲁卡因胺时出现。使用第一类药物进行兴奋性检测被严格用于诊断，但没有任何预后价值。在兴奋性测试中，阿义马林的卓越表现已经被证明，但是这种药物在美国并不适用。在第二肋间隙中放置 V_1 和 V_2 的右前缘引线可以提高静息心电图的敏感度（图 20-5）[139,140]。不幸的是，1 型 Brugada 心电图模式，无论是在标准导联或高右心前区导联位置，或者是药物刺激后自发引起的，现在等同于指南认可的 Brugada 综合征诊断[84]。

患者多为男性，常因心房颤动或多态性室性心动过速导致晕厥而出现心源性猝死。诊断年龄为 2 月龄至 77 岁，平均约 40 岁。在最初诊断为特发性心室颤动的患者中，多达 20% 可能患有 Brugada 综合征。10%~20% 的 Brugada 综合征患者也有心房颤动。

与 LQT3 不同，Brugada 综合征是由 SCN5A 编码的心脏钠通道 $Na_v1.5$ 的功能突变引起的，20%~30% 的 Brugada 综合征是由于 SCN5A（BrS1）的功能突变造成的[141,142]。迄今为止，在 SCN5A 中已经发现了 300 多个 BrS1 引起的突变[143]。在过去几年中，又发现了 16 个 BrS1 易感基因：CACNA1C、CACNA2D1、CACNB2、DLG1、FGF12 GPD1L、HCN4、KCND3、KCNE3、KCNE5、KCNJ8、MOG1、SCN1B、SCN3B、SEMA3A 和 SLMAP[144-151]。FGF12、DLG1、GPD1L、HCN4、KCND3、KCNE3、KCNE5、KCNJ8、MOG1、SCN1B、SCN3B、SEMA3A 和 SLMAP-BrS，这些基因非常罕见（每一种都小于 1% 的概率），因此不存在有意义的基因型 - 表型关系。Brugada 综合征继发于 L 型钙通道复合物的失调可能更为常见（约 10%）[145,148]。在大多数情况下，BrS1 患者与大多数 SCN5A 阴性 Brugada 综合征患者的临床结果没有明显的差异。BrS1 患者往往有较长的 HV 间期（希氏束到心室的传导时间）。BrS1 和无义突变或移码突变导致 $Na_v1.5$ 过早切断的患者比错义突变的患者表现出更严重的表型（通常伴随有传导疾病的证据）[152]。

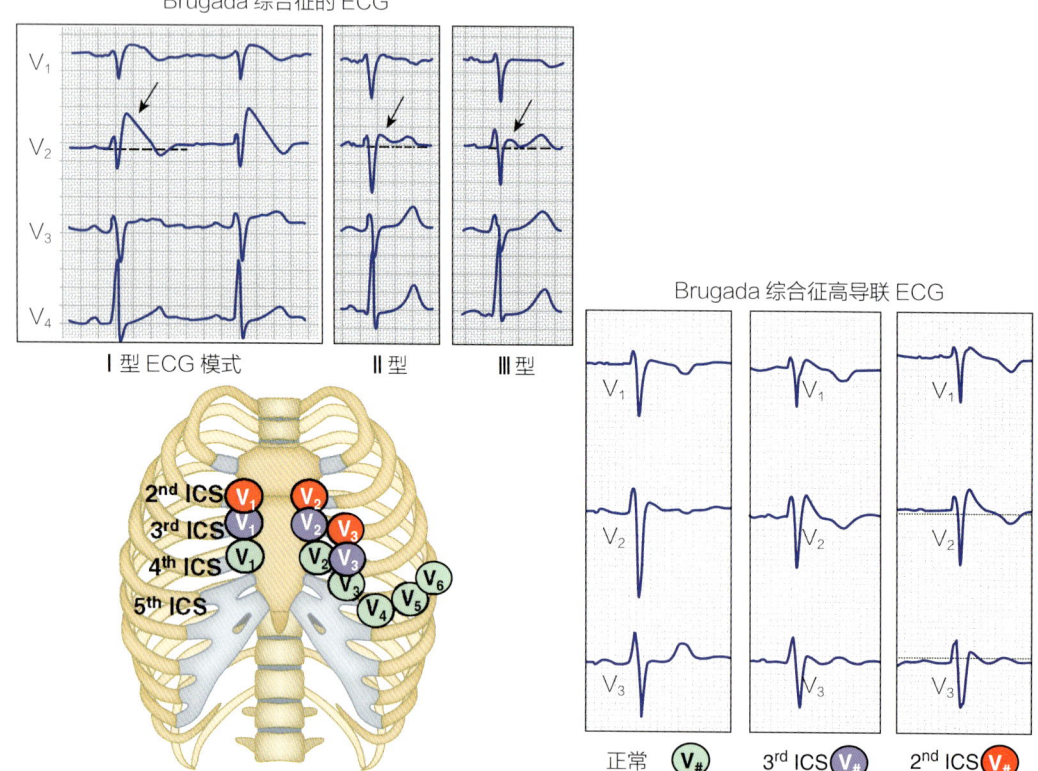

▲ 图 20-5　高导联心电图报告揭示 Ⅰ 型 Brugada 心电图模式

Ⅰ 型（穹隆型）、Ⅱ 型（鞍背型）和 Ⅲ 型 Brugada ECG 模式在左上方的面板中显示，在 Brugada 综合征中，Ⅰ 型 Brugada ECG 模式最为敏感 / 特异。高导联心电图报告（左下面板）用于揭示右下面板显示的 Ⅰ 型 Brugada ECG 模式。在获得一个标准的 12 导联心电图后（左面板），右前胸导联 V_1~V_3 向上移动一个肋间隙（ICS），重复做心电图（中面板），再向上移动另一个肋间隙，重复做心电图（右面板）。如图所示，转换成阳性 Ⅰ 型 Brugada 心电图模式等同于一个阳性药物试验，如阿义马林、普鲁卡因胺或氟卡尼等药物。这种简单的非侵入性策略可能和普鲁卡因胺试验一样敏感，但并不等同于阿义马林试验。阿义马林是一种高级的兴奋药，但在美国并没有被批准使用

Brugada 综合征的基因检测在商业上是可行的，阳性率约为 25%。然而，SCN5A 介导的 Brugada 综合征（BrS1）在有Ⅰ型 Brugada ECG 模式和长时间 PR 间期时的阳性率可能为 40%，而当有Ⅰ型 Brugada ECG 模式和短 QT 间期时，CACNA1C 介导的 BrS 的阳性率更可能高于 BrS1[153]。

Brugada 综合征患者的预后在很大程度上取决于症状的存在和Ⅰ型 Brugada 综合征 ECG 模式的自发出现。在发生心搏骤停但抢救过来的患者中，近 66% 的患者在 4.5 年的随访期中发生了心室颤动或猝死[154]。相比之下，只有 19% 的晕厥患者有心室颤动或猝死[154]。无症状患者的这一比例进一步下降到 8%。因此，对于所有有症状的 Brugada 综合征患者（心脏骤停或心律失常型晕厥）都应使用 ICD[84,138]。

程序性电刺激（programmed electrical stimulation, PES）在无症状个体风险分层中的作用尚不清楚[76,155-157]。PES 电生理研究（electrophysiologic study, EPS）建议 ICD 疗法作为无症状诱导型心房颤动患者的一级预防。反对者认为，在评估 Brugada 综合征时，电生理研究是没有作用的[158,159]。尽管如此，最新的指南将电生理研究作为Ⅱb 的指标。然而，由于 Brugada 综合征相关事件在儿童和青少年中并不常见，在无症状的儿科患者中，除了自发的或被激发的Ⅰ型 Brugada 型心电图模式外，电生理研究基本上没有作用。ICD 治疗除了用于二级预防外，在反复 ICD 放电终止心室颤动的患者中，奎尼丁治疗或右心室流出道的心外膜消融也有重要作用[160,161]。发热是 Brugada 综合征患者心律失常的诱发因素，因此积极治疗发热性疾病是有必要的[162,163]。此外，避免使用会加重 Brugada 症状的药物也是十分重要的。（www.brugadadrugs.org）

四、"常见的良性"晕厥与"猝死警示标志"晕厥的区别

据估计，大约有一半的离子通道病变患者可能无症状，而且寿命较长，而另一半患者至少有一个心律失常介导的心脏事件。对于大多数人来说，第一个心脏事件将是心律失常性晕厥，伴自行缓解（即自行终止的 TdP/ 心室颤动）。与这些发病率为 1/1000 的通道病变不同，正常窦性心律的晕厥（即血管迷走神经或神经心源性晕厥）在一般人群中是极为常见。除非在晕厥时有关于心律的记录，如何区别常见的晕厥和潜在的死亡警告的猝死取决于晕厥期间情况和周围的环境。

超过 95% 的晕厥经历包括健康的青少年和年轻人都是无害的。大约 15% 的儿童和 25% 的新兵（17－26 岁）有过晕厥经历[164,165]。到 20 岁时，晕厥最多会影响到 20% 的男性和 50% 的女性，在每 1200 例儿童急诊病例中就有 1 例发生晕厥[164,166,167]。然而，只有不到 5% 的患有晕厥的儿童和青少年有重要的心脏病变[168]。一项首次以人口为基础的关于儿童和青少年晕厥的研究表明，每 10 万人中晕厥就医的发生率为 71.9～125.8。女孩的发病率比男孩高，最高发病率为 15－19 岁[169]。在这项研究中，晕厥与急性疾病（25%）、有害刺激（21%）、处方药物（18%）、情绪（12%）、身体功能（11%）和（或）淋浴 / 沐浴 / 在教堂（9%）有关。劳累只占了晕厥发作的 4%。绝大多数受试者被诊断为良性血管迷走神经性晕厥。值得注意的是，那些在运动中晕倒的受试者中发现了小部分可能致命的心脏疾病。最近，一项涉及近 500 名晕厥受试者的研究得出结论，95% 的人患有非心源性晕厥，而 3% 的人患有 LQTS，1% 的人患有另一种心律失常，0.4% 的人患有心肌病[170]。在运动期间无明显前驱症状突然发作的晕厥（不是在 5 公里赛跑比赛结束时）或急性听觉触发时，有助于将那些有猝死倾向的心脏病患者与大部分良性晕厥患者区分开来。

虽然在所有年轻的晕厥患者中只有 3%～5% 的机会可能有严重的心脏病（即心脏离子通道病变或心肌病）。但是运动诱发的晕厥患者的最早期发病概率大约为 35%。由于了解患者的病史，风险比 > 10，所以在运动中晕厥是很重要的。然而，更关键的是要确定晕厥确实是由运动触发的。在这里，不妥之处也已经被注意到。必须仔细收集病史，最初可能被描述为与运动相关的晕厥，实

际上可能发生在运动后，或者当受试者观看其他人的运动时。在评估晕厥的患者时，准确的病史是极其重要的。

对于真正有猝死危险的晕厥患者来说，彻底回顾患者的临床病史和家族史是至关重要的。家族病史应该包括：①了解所有亲属类似的原因不明的突然发作的晕厥；②了解所有亲属先前诊断的与任何一种心脏病；③了解所有在50岁之前突然去世的亲属；④了解所有溺死或参与单一的机动车事故的亲属。接下来应该仔细检查患者的12导联心电图、24h动态心电图、运动心脏负荷测试和超声心动图。

需要注意的是，运动引起的晕厥有35%的概率，并不是100%保证出现严重的心脏疾病。换句话说，这样的晕厥并不是必须要诊断为心脏疾病。这一点必须保持清晰的认识，因为许多这些症状被过度诊断，我们应该去发现那些在运动中晕倒的患者的问题。良性血管/神经心源性晕厥的确可以在"运动中"发生，实际上可能是劳力性晕厥的最常见的根本原因，但这一结论必须在深入调查后才能得出。

尽管绝大多数儿科患者的晕厥是良性的，但对晕厥的临床评估往往导致广泛、昂贵的检测，并可能转诊至儿科心脏病专家进行进一步评估[171]。在任何急诊科转诊晕厥患者的情况下，特别是当怀疑有心脏疾病时，心电图是明确诊断的选择。如果在做心电图前考虑为良性晕厥的患者，正常的心电图可能无须进一步的心脏检查。在早些时候发生晕厥，随后到急诊科评估QTc时必须谨慎。在这种情况下，临界QTc值可能更普遍，因为心脏复极可能是对晕厥的反应，而不是暗示存在导致晕厥的病因。在此之前，我们注意到38%的晕厥患者和31%的对照组患者的QTc为420～470 ms，这经常导致对"临界值"LQTS的过早考虑[172]。最近，一项针对成人急诊科近1600名患者的大型调查显示，35%的患者有QTc＞450 ms（男性）或＞460 ms（女性）[173]。图20-4所示的健康个体的QTc分布曲线在寻求治疗的患者中是右移的。最近在儿科急诊患者中也证明了这一点[174]。

处理有前驱症状后晕厥的患者，以及在过热/脱水、静脉穿刺/看到血液、长时间站立或排尿时晕厥的患者，可能会让人苦恼。虽然没有生命危险，但这些晕厥对于患者和家人来说都是令人讨厌的。虽然不是真正的心脏疾病，但儿科心脏病专家通常被要求评估这些患者。诊断测试应保持在最低限度。积极补水（60～80盎司不含咖啡因的饮料或直到尿液澄清）和大量的盐的摄入通常是必要的。增加有氧健身可以帮助减少这些现象。药物治疗完全是试错的，不鼓励多种药物联合治疗。治疗药物包括β受体阻滞药、米多君类的血管收缩剂、氟氢可的松等保盐药物以及选择性5-羟色胺再摄取抑制药（selective serotonin reuptake inhibitors，SSRI）。

# 第 21 章
导管介入性的电生理研究和电生理治疗
Electrophysiology Studies and Electrophysiologic Therapeutic Catheterization

J. Philip Saul　John D. Kugler　著
陈　成　庞玉生　译

本章首先描述在没有先天性心脏病的儿科患者，以及患有先天性心脏病的儿科患者和成人患者中进行心脏内和食管电生理学研究的指征、目标和技术。在下文中，如果合适，这些小组将被称为儿科和成人先天性疾病组，其中儿科指新生儿、婴儿、儿童和青少年。在进行这些研究的技术方面之后，我们将详细介绍同一组中导管技术在心律失常治疗上的应用。

一、电生理学的研究：诊断

过去 20 年来，儿科和成人先天性疾病患者的电生理研究的多个领域发生了变化。本章将在回顾制定与年龄有关和与疾病相关的原则[1-4]的同时强调这些变化。导管消融的扩大治疗用途对心内电生理检查的各个方面产生了重大影响，不仅包括研究期间的目标和技术，还包括研究的适应证。除了消融的影响之外，电生理检查的适应证也因出现特定心律失常和潜在疾病的大型多中心研究的数据而改变。虽然有关潜在疾病、症状或心律失常的电生理检查的具体指征主要在其他章节中讨论，但研究目标的讨论重点是比较心内和经食管技术。我们将从年龄、风险/获益、治疗和解决相关临床问题的角度讨论每种技术的优点和局限性。

二、计划研究

电生理检查涉及的临床问题应事先理解，并且应该以这种方式规划和指导手术。计划应包括心内和（或）经食管技术的选择，术前检查（例如心电图、动态心电图监测、运动测试、影像学研究）；患者和家属的准备和教育；镇静或全身麻醉的选择；在手术室或导管室的患者准备；设备类型（导管，鞘）；计划的记录，起搏或消融方案（每个方案均有策略）；以及服用兴奋性或抗心律失常药物。所有这些问题都将事先解决。

三、心内技术

(一) 患者和家属的教育和心理准备

重视患者和家属的准备。患者和家属关于手术的持续时间、多种导管的使用和方案，尤其是对消融方案的焦虑必须事先得到缓解，这反过来会加强患者的合作。与年龄有关的患者和家属准备应该从儿科电生理学专家开始，并由小儿心脏/先天性心脏病电生理学护士继续进行。教育材料可以在各个层面有所帮助。

(二) 镇静和麻醉

几乎所有的儿科患者都需要镇静，大多数实验室已经转向使用全身麻醉，或由麻醉师为所有电生理和非电生理导管手术提供深度镇静。随着专用儿科麻醉服务变得更加便利和对最大限度地减少患者消极体验的重要性的认识，任何电生理学研究都出现镇静转向麻醉的情况。

中度镇静，患者在接受治疗时仍可以做出反

应，通常仅用于接受诊断性或经食管电生理学研究的年龄较小的焦虑不安患者。

即使考虑到一些患者在施加射频能量期间感觉到的疼痛，消融手术的疼痛和不舒适似乎并不明显高于典型的诊断性导管插入术。因此，全身麻醉绝非必要。然而，许多小儿电生理学家开始在消融经历早期为大多数患者使用全身或接近全身麻醉，原因有两个。首先也是最重要的是，患者不受控制的移动导致的导管移位可能无意中发生在手术的关键步骤，特别是如果射频应用产生疼痛。事实上本章作者之一（Saul）在其消融经历早期发生了一例孤立的完全性心脏传导阻滞病例，部分原因是不能合作的患者在消融中间隔旁路（accessory pathway，AP）期间不合时宜的移动[5]，导致大多数患者用全身麻醉取代深度镇静。其次，大多数中心发现，即使是年龄较大的能合作的儿童和年轻成年人，在麻醉下能耐受更长时间的手术，并且在需要时更愿意返回后续手术程序。目前，几乎所有的儿科电生理学家使用全身麻醉进行消融手术。

在电生理学实验室中镇静药和麻醉药通常没有标准化，一般使用多种适当的方案。但是，有几点共识。一般来说，由于其电生理效应，应避免抗胆碱能药物，包括诸如氯丙嗪、阿托品以及格隆溴铵等。大多数镇静方案包括用于镇痛的麻醉药（如哌替啶、吗啡或芬太尼）和用于镇静的苯二氮䓬类（如地西泮或咪达唑仑）。咪达唑仑可能是比地西泮更好的选择，因为它无电生理效应[6,7]。异丙嗪或氟哌利多等止吐药在必要时可以使用，但最好避免。持续静脉注射丙泊酚作为较低剂量的深度镇静药和较高剂量的全身麻醉药获得了越来越多的认可[8]。丙泊酚术后恶心和呕吐发生率低，患者康复速度更快，镇静作用减少，并且由于呕吐减少，Valsalva 相关的导管部位出血减至最小。丙泊酚对儿童的电生理效应似乎很小，与异氟醚麻醉药相似[9]。

（三）导管室的患者准备

初始的患者准备包括定位，然后安慰在手术台上的患者。当计划长时间手术时，将手臂固定在肩膀上方，但可能会产生臂丛神经损伤的不良并发症。虽然沿胸部向下定位时手臂会干扰直线侧位 X 线透视图，但使用前后探头管稍稍旋转至右前斜 10°～20°，使用侧位探头旋转至左前斜 70°～80° 可以减轻这个问题，同时仍然能为导管引入提供可接受的视图。所有肢体和胸部表面心电图导联首先放置，以便显示导联的选择。显示导联的选择基于潜在的心律失常或传导异常。采用当代数字记录系统，尽管显示的导联较少，也可以随时取得完整的 12 导联心电图。

现在许多儿科电生理学家使用三维标测系统。根据所使用的系统，初始空间设置和患者准备涉及系统正常运行所需的步骤（如放置/定位的垫、连接和接口，图 21-1）。一次性（和半透明）除颤垫和导联系统的常规使用改善了电复律和紧急除颤效率，并且可能已经改善了心脏内研究的安全性。

（四）鞘和导管放置

在进行电生理学研究的患者中，使用利多卡因浸润麻醉皮肤和皮下区域时需要特别小心[1-4]。研究表明，常规使用 2% 利多卡因可以达到抗心律失常血药浓度[10]。在全身麻醉下进行的大多数手术中可完全避免利多卡因。使用时，可给予足够量 1.0% 或更低的浓度以达到局部麻醉，但体积范围要足够小，以避免达到治疗性利多卡因血清浓度。

鞘管的数量、大小和位置与患者的年龄和体积、潜在的心律失常以及研究目标有关。在大多数研究中，鞘的数量在 1～5 变化，最大数量由股静脉 3 个、颈内静脉 1 个、股动脉 1 个组成。鞘的大小通常与患者的体型直接相关，并且在 4～8Fr 变化。当需要静脉注射给药时，可以用 7Fr 或 8Fr 的导管鞘，因为比导管大的侧臂护套允许流体畅通无阻地流入静脉。另外，一些消融导管的尖端较大，需要 8Fr 的导管鞘才能引入。

鞘管的最终数量和位置还取决于导管操纵的成功和操作者的偏好。例如，可以从下腔静脉或

第四篇 电生理学
第 21 章 导管介入性的电生理研究和电生理治疗

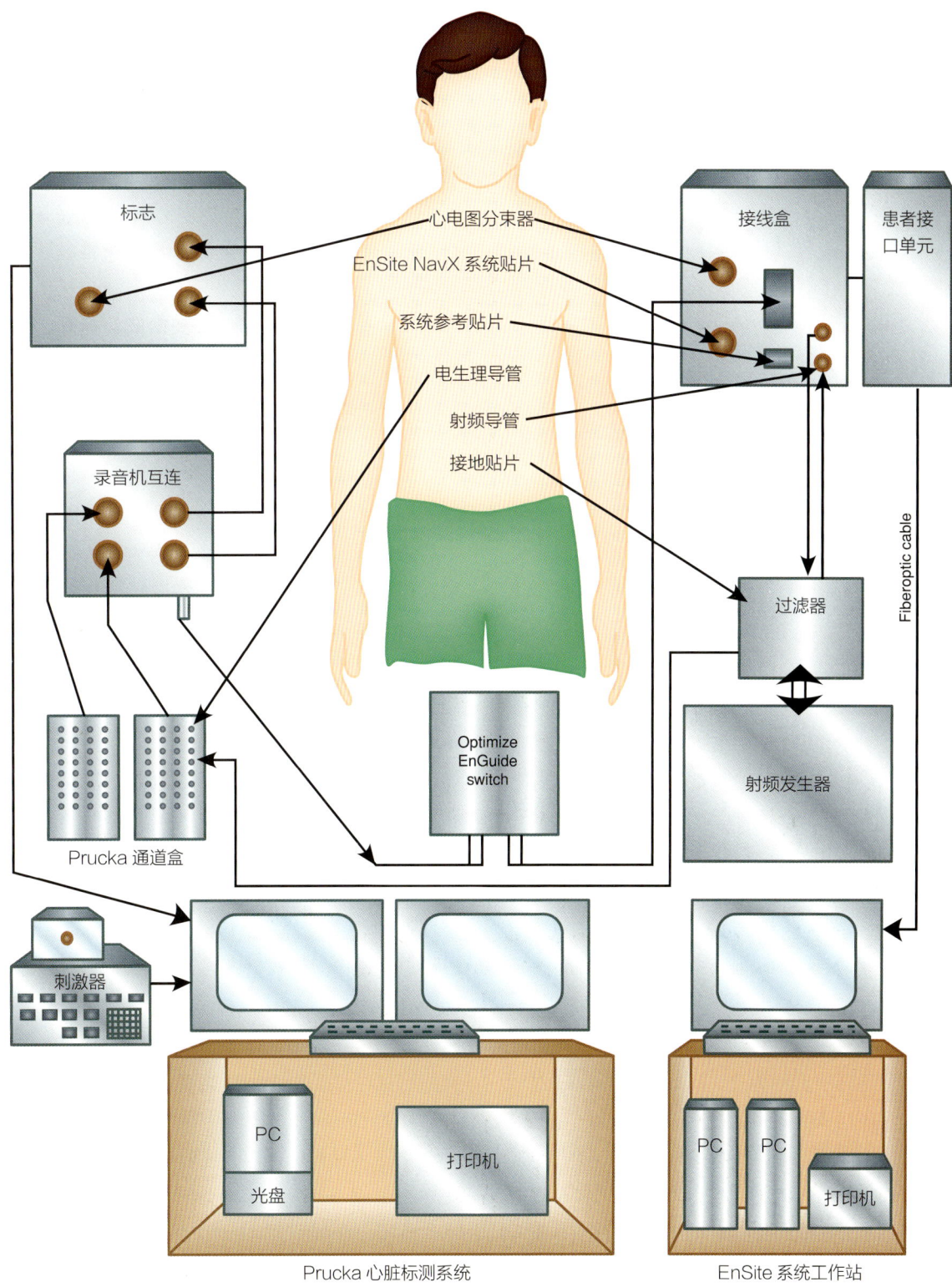

▲ 图 21-1 电生理心脏实验室主要组件

电生理实验室可以使用多个公司的设备进行配置。在这个图例中，Prucka CardioLab 系统（GE Healthcare）与电子刺激器连接。它们一起提供显示常规电描记录的系统，并执行和记录起搏方式。3D 标测系统可以与传统系统连接以增强标测（参见文本），并最小化透视检查的使用。在这个例子中，EnSite NavX（St.Jude Medical，St. Paul，MN）提供了在 EnSite 工作站中观察导管位置的非透视图像，并同时进行常规心电图记录。如图 21-15 所示，使用心内球囊／电极阵列 EnSite 系统可以生成更详细的 3D 成像，术前的心脏磁共振图像或计算机断层扫描图像的整合可以下载并连接到 3D 记录系统

613

上腔静脉送入冠状窦（coronary sinus，CS）导管。从下腔静脉入路，通过在右心房环绕导管或直接从右心房推进导管，可以从股静脉/下腔静脉将导管操纵入冠状窦。如果这种方法不成功，可以从上腔静脉将导管送入，通常使用右侧颈内静脉鞘。

股动脉插管可以持续监测动脉血压，并可增强手术安全性，但不同实验室的使用方法各不相同。当一根鞘置入股动脉逆行进入左心室时，一根侧臂鞘要比导管大一个尺寸，才能得到准确的压力记录。否则，可以使用小型塑料套管/扩张器。

通过使用抗凝血药将血栓栓塞并发症降到最低也因实验室而异，并且难以分析，因为难以将诊断程序与各种介入手术（导管消融术和用于消融的技术）区别开来。尽管文献中有许多证据[11-15]，但没有一个是确凿的，而且用于所有操作和仅用于涉及肺静脉或全身动脉通路的介入手术的肝素的用法不尽相同。使用时，肝素剂量因实验室而异，但初始剂量通常为100U/kg，最高可达5000~10000U，具体取决于预计的手术持续时间。对于典型的左侧室上性心动过速手术，持续抗凝通常使用推使每小时测量1~2次的活化凝血时间可以达到期望值，即200~300s，对于复杂的左侧手术，例如肺静脉隔离治疗心房颤动，或在左心房或心室内使用3D球囊阵列测绘系统时活化凝血时间＞300秒。

（五）电极导管

诊断导管的大小为2~7 Fr。以前，4Fr导管实际上只用于婴儿，而5Fr导管通常用于幼儿，6Fr和7Fr导管用于青少年和体型如成人的患者。较小的（2~3 Fr）导管可用于心内记录以及右冠状动脉或冠状静脉心外膜标测[16]。这些小导管可以用于小孩在整个传导系统中记录心内电图。尽管这些小型导管可能难以操纵，但在相同的护套中最多可使用三根导管。

导管电极的数量和间隔距离不同。传统上，用于记录和起搏的导管呈四极结构，而主要用于导管记录和标测包含6~12个电极。然而，目前，具有6~20个电极的导管通常用于多种目的，例如冠状窦和心房起搏中的记录/标测。同样，一些导管设计用于记录来自近端电极的心房和希氏束电位，而远端电极用于心室的起搏。特制形成的导管可以用一个"S"形尖端在三尖瓣前瓣和隔瓣之间，提供稳定的基座来定位希氏束的位置。这些导管往往在较大的儿科患者中效果最好。短距离（1~2mm）的双极电极被间隔至5~10mm，可以实现高质量的电描记图和精确的标测，同时跨越心脏的更大区域。

在研究中使用的导管数量不仅取决于患者的体型大小和潜在的问题，而且取决于电生理学者在研究期间是否偏好导管操作的最小或最大可能量。如果需要最少量的导管操作，则首先放置更多数量的导管，并且在整个手术期间将这些导管留在原位。使用更多导管的电生理学者更喜欢同时通过从多个导管记录以优化数据收集。如果可以接受导管位置的多个改变，则最初放置的导管较少。使用较少的导管时需要将导管从一个区域移动到另一个区域，并且可能在研究期间回到原始位置。但是，如果没有使用专门的3D标测系统（稍后介绍并在图21-5中显示），想将导管返回到精确的原始位置是不可能的。导管的移动也会使心电描记图的一致性受损或影响到心律失常的记录（例如心律失常在此后可能不可诱导，因此错过信息的最佳采集和记录）。

电极导管的操作和放置涉及几个因素，包括患者体型大小和年龄、潜在的心律失常、个体研究的目标、导管的大小和类型（如可操纵的），以及潜在的心脏和血管解剖结构变异。

由于多种原因，需要导管进入左心房或心室，通常用于记录和刺激左心房和心室以评估和标测室上性心动过速。随着导管消融使用的增加，左侧旁路或异位心律失常灶需要导管进入左侧。冠状窦的位置提供了沿着二尖瓣环的旁路的精确标测。对于左侧心房和心室异位灶以及消融导管操作，一个单独的冠状窦内导管是不够的。这促使了逆行动脉途径或通过卵圆孔未闭或间隔穿刺和鞘管（Brockenbrough）技术的经间隔途径。局限性与每种技术相关[2]。

尽管双平面（而不是单平面）透视不是必需的，但随着手术变得更加复杂，它变得更加重要。它有助于最大限度地降低穿孔风险并提高手术效率，同时最大限度地提高导管操作在标测过程中的精确度。对于标测，特别是当涉及三尖瓣环、二尖瓣环和后间隔区时，透视X线管与心脏长轴和短轴垂直对齐，可以优化对解剖关系的识别（图21-2）。这包括前后管旋转至约30°的右前斜位置，并且侧管垂直于约60°的左前斜位置。另外，左前斜位管向足侧成10°~15°的角，可以提供直接与二尖瓣环垂直的视野，有利于左侧旁路的定位（图21-3）。

（六）记录和刺激技术

导管放置后心内电图开始显示和记录。虽然单极电描记图可以很容易获得，而且可能有助于标测心律失常灶，但是大多数电描记图以双极方

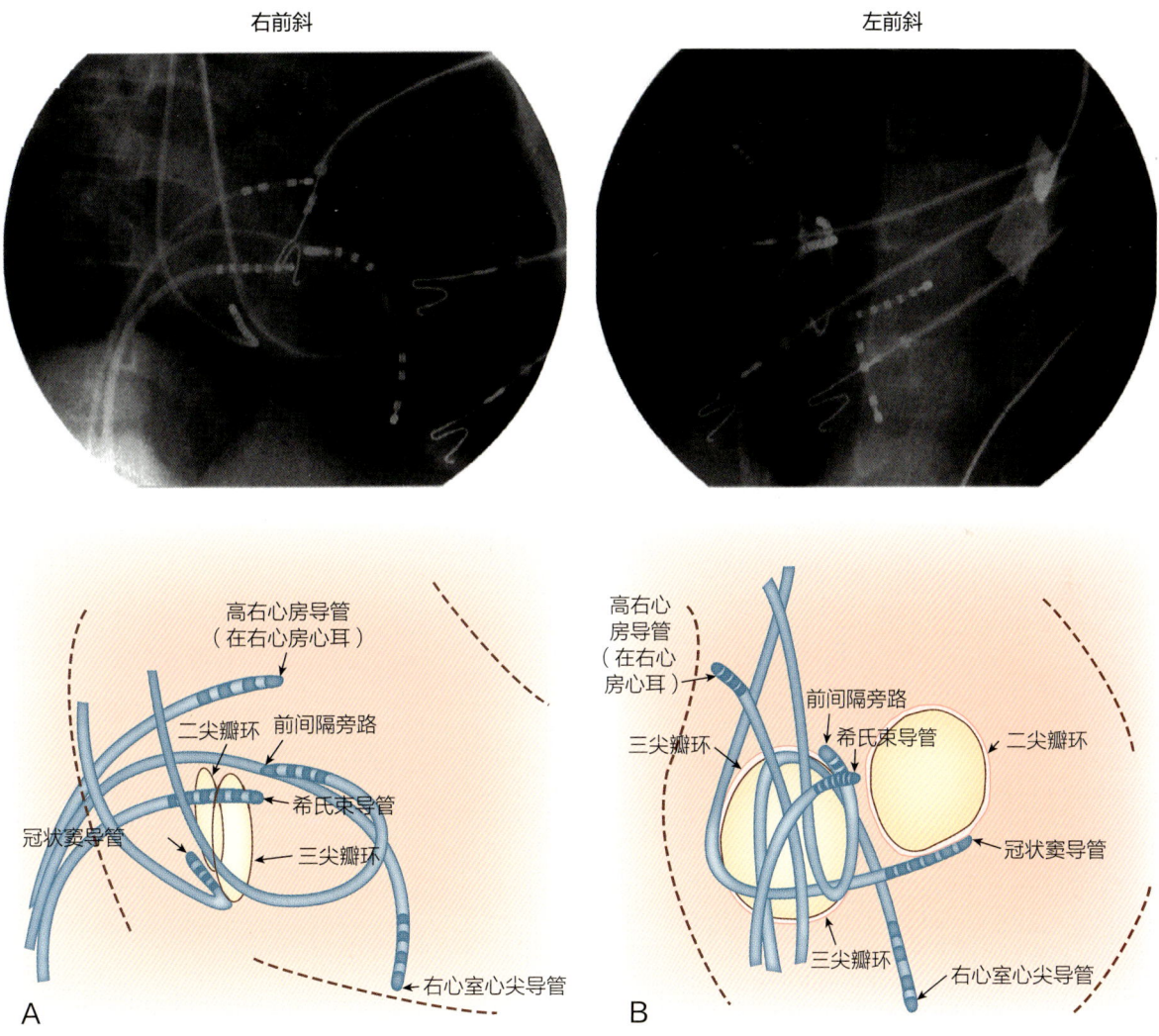

▲ 图21-2 顶部是来自双平面平片的右前斜和左前斜单帧X线片，底部是相应的示意图

这是一名6岁患预激综合征男孩在心内电生理检查期间的多电极导管位置（右前间隔房室旁路）图。A. 右前斜视图（前后管向右旋转45°）为操作者提供直接的前后视图（分别从X线片和插图中的右侧到左侧），房室瓣膜几乎垂直于操作视野；B. 相应的左前斜双平面视图（侧管旋转45°）为操作者提供直接的左右视图（左侧为三尖瓣环，右侧为二尖瓣环，两者之间有隔膜区）。请注意，3根6Fr导管从股静脉推进并位于右心房、右心耳、右心室心尖和希氏束位置。两个6Fr导管从右侧颈内静脉推进并定位在二尖瓣环后方的冠状窦，以及三尖瓣前瓣（房间隔）至希氏束导管，在这里，可以定位到异常房室旁路。三尖瓣环和二尖瓣环被描绘在由导管位置预测的位置中以显示大致的位置。表面心电图导联和皮肤电极，以及射频和除颤皮肤垫，都没有标记（这名患者的这些电极导管的记录参见图21-3）

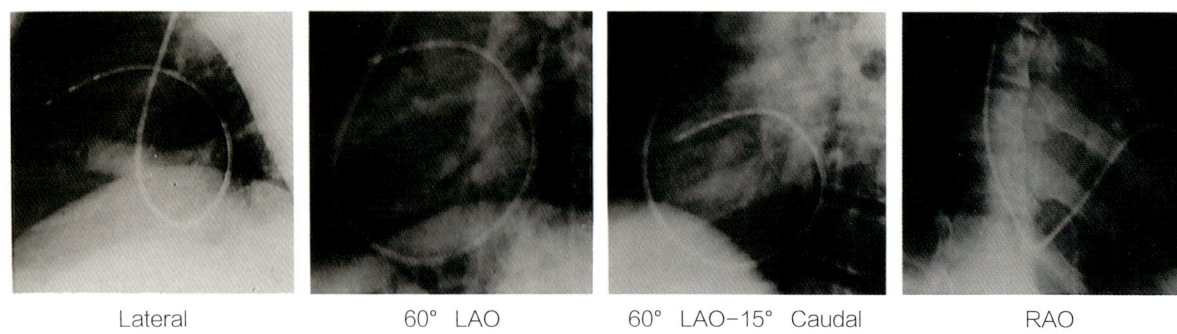

▲ 图 21-3 Catheter projections for ablation procedures. Note how left anterior oblique (LAO) view plus caudal angulation maximally elongates the mitral annulus. (From Saul JP, Hulse JE, De W, et al. Catheter ablation of accessory atrioventricular pathways in young patients: use of long vascular sheaths, the transseptal approach and a retrograde left posterior parallel approach. *J Am Coll Cardiol*. 1993;21:571-583.)

式显示和记录[17]。各种或记录和刺激系统在市场上是可以买到的。所有当代实验室都使用基于数字计算机的系统，通过消除导管连接的手动切换，消除纸张记录，提供数据库/报告系统以及提供具有冻结范围功能的在线测量，从而最大化记录和提高效率（见图21-1）。3D 标测系统主要在消融计划时使用，它包含时间和空间（解剖学）细节，因此提供更精确的诊断数据（更多细节参见介入部分）[18]。此外，当持续性快速性心律失常不可诱导或心律失常与无法接受的血流动力学相关时，大多数 3D 系统有能力捕获持续的节律用于分析。三维测绘系统为电生理检查增加了重要的诊断成分，并通过减少放射线暴露提供了更高的安全性，这是因为导管操作可以在没有透视的情况下或通过透视最小化来进行[19,20]。不管使用哪种特定的 3D 系统，其一般特征是：①准确地复制心律失常下的心脏解剖结构；②提供与该数据采集的特定解剖部位相关联的该腔室激活的合理显示；③随时捕捉并理解生理学的其他细节；④对干预位置进行登记[18]。

虽然在光盘监视器上不存在电描记图显示和记录的标准方法或顺序，但是典型的例子如图 21-4 所示。它可以记录至少三个或四个同时表面心电图，包括两个垂直肢体导联以引起 P 或 QRS 额面平面轴变化，并且一个或两个胸部导联导致最大限度地检测束支变化，这是有利的。应当尽最大努力来记录希氏束电描记图（His bundle electrogram，HBE），因为需要通过希氏束电描记图来明确识别几乎所有的心律失常和传导系统异常的机制。当通常的导管位置（三尖瓣环前瓣或隔瓣）不能引起希氏束电描记图，可以逆行推送导管到无冠窦来成功记录。一旦获得，3D 标测系统可以记录位置，而不必将导管维持在希氏束电描记图位置。当使用用于记录和刺激的导管时，远端电极对在起搏的一致性是最佳的，而所有的近端电极对则用于记录。由于儿童心动过速发生率较高，快速记录能力（大于 200 mm/s）对于区分各种电极导管记录的电描记图至关重要（图 21-4）。

起搏和记录方案是可变的，重点应放在灵活性和患者特定的诊断和结果上。所选择的特定方案应与患者相关的术前诊断相适应，但在研究期间也应保持灵活性，这取决于手术过程中得出的结果。为每种特定类型的心律失常和传导异常提供方案实例不在本章范围内，但大多数可以在本章其他地方或文献中找到[2,3,21-23]。在表 21-1 中，在心内研究期间使用的一系列起搏方案可以提供选项示例。另外，随着导管消融技术的发展以及 3D 技术的发展，标测的技术和目标已经发挥了重要的新作用，这在本章的介入部分予以强调。重要的一般标测概念包括透视图像、导管操作技术、各种起搏模式、电描记记录的细微差别以及 3D 标测。

（七）药物使用

心内研究中的静脉内给药包括三大类：麻醉药物、激发性心律失常药物和抗心律失常药物。

第四篇 电生理学
第 21 章 导管介入性的电生理研究和电生理治疗

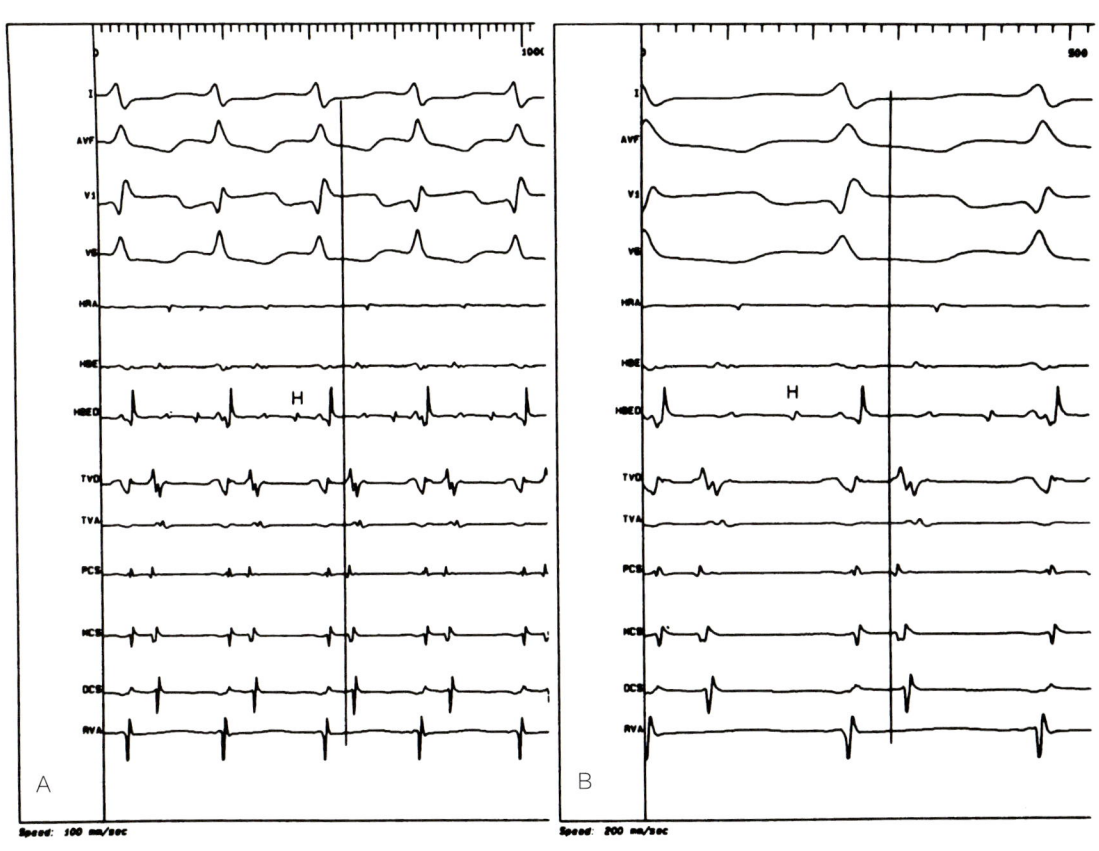

▲ 图 21-4 在 1 名 3 岁的男童中进行 2 次录制

图示持续快速（周期为 220ms，每分钟 272 次）、顺向反复性房室折返性室上性心动过速，由此证明了快速记录速度的优势。A. 使用 100mm/s 的记录速度，最早的逆行（传导通过后间隔房室旁路）心房激动难以确定。最接近垂直线的心房激动似乎来自位于后间隔区域的三尖瓣环带标测导管上的远侧电极对或来自冠状窦导管上的近侧电极对，位于从冠状动脉口进入冠状窦约 0.5 cm 处。B. 通过将记录速度加倍至 200mm/s，最早的电描记图似乎更容易被标测导管电极检测到，但低振幅最早的电描记图似乎来自房室旁路路径

在这三种药物中，麻醉药物是最常用的药物，本章前面已经讨论过。最常用的刺激性心律失常药物是异丙肾上腺素。其他不太常用的刺激性药物包括肾上腺素、阿托品、氨茶碱、去氧肾上腺素、普鲁卡因胺或氟卡尼（用于 Brugada 综合征）[2,3,24-26]。由于睡眠或镇静诱发迷走神经紧张，这些刺激药物可能是诱发或维持心动过速所必需的，这对于确定心律失常机制和心律失常灶的位置或途径至关重要。此外，一些心律失常只有在心率较低时才能被观察到或者在有二度房室传导阻滞（例如心房折返性心动过速）的情况下被观察到更好，在这两种情况下提高迷走神经兴奋性都是有益的，而且可以通过滴注去氧肾上腺素以适度升高动脉压来诱导。异丙肾上腺素和肾上腺素连续滴注的剂量相似，范围从 0.01~0.1μg/(kg·min)。阿托

品（0.01~0.04mg/kg）很少使用，因为它不能作为连续输注给药，而且具有持久的作用。去氧肾上腺素可以以 0.50~1.0μg/kg 的浓度给药并作为输液滴定至期望的血压。

在消融时代之前，心内电生理学研究期间使用抗心律失常药物通常用于评估药物安全性和计划的长期治疗的效率。尽管长期药物治疗仍然作为一种治疗选择（特别是对于室性心律失常患者），但由于消融治疗和心脏复律除颤器装置的应用增加，其应用正在减少。

抗心律失常药物给药也常用于达到急性效果。这通常被用来阻止房室结传导。维拉帕米、艾司洛尔、普萘洛尔、腺苷或去氧肾上腺素（如上所述）的房室结阻断作用有助于阐明心律失常的机制，并区分房室传导和室房传导的类型[27-30]。

表 21-1　心内电生理研究的起搏方案

1. 窦房结功能
   a. 窦房结复极时间
   b. 窦房传导时间

2. 房室结传导功能
   a. 连续心房延缓起搏
   b. 房性期前收缩技术 [在窦性心律和（或）八联律的节奏驱动期间]

3. 室房传导功能
   a. 连续心室延缓起搏
   b. 室性期前收缩技术 [在窦性心律和（或）八联律的节奏驱动期间]

4. 心房肌传导和不应期
   a. 房性期前收缩技术 [在窦性和（或）八联律的节奏驱动期间]

5. 心室肌传导和不应期
   a. 室性期前收缩技术 [在窦性和（或）八联律的节奏驱动期间]

6. 诱发室上性心动过速
   a. 以下一项或多项：连续心房延缓起搏（或短脉冲），房性期前收缩技术（使用一个或多个驱动周期长度，1～3 个额外刺激，以及一个或多个起搏部位，如右心房、左心房、冠状窦），连续心室延缓起搏，室性期前收缩刺激技术 [在窦性和（或）八联律驱动的心室起搏节律中]
   b. 如果不成功，加入刺激性药物并重复步骤 6a

7. 确定室上速的机制，标测位置
   a. 步骤 6a、6b 的结果。
   b. 在基础室上速节律期间使用记录电极在与心动过速类型相关的几个位置中的一个或多个：房性期前收缩刺激技术（来自一个或多个起搏部位，如右心房、左心房、冠状窦），室性期前收缩刺激技术（来自一个或多个起搏点，如左心室、右心室）

8. 无症状或有症状的预激综合征的危险分层
   a. 房性期前收缩刺激技术（使用一个或多个驱动周期长度，一个或多个起搏部位，如右心房、左心房、冠状窦）来确定旁路的顺行有效不应期
   b. 连续心房延缓起搏（或短脉冲）以确定旁路中 1∶1 传导的最小周期长度
   c. 如步骤 6a、6b 中尝试诱导室上性心动过速，并如步骤 7 中那样确定机制
   d. 室性期前收缩刺激技术（使用一个或多个驱动周期长度）来确定逆行传导的存在和旁路的有效不应期
   e. 尝试诱导心房颤动以确定心房颤动期间最小的激发前 RR 间期

9. 诱发室性快速性心律失常
   a. 以下一项或多项：连续心室延缓起搏（或短脉冲），室性期前收缩刺激技术（使用一个或多个驱动周期长度，1～4 个额外刺激，以及一个或多个起搏部位，如右心尖、右心室流出道、左心室），连续心房延缓起搏，房性期前收缩刺激技术 [在窦性和（或）八联律驱动的室性起搏节律中]
   b. 如果不成功，加入刺激性药物并重复步骤 8a

10. 确定室性心动过速机制，标测位置
    a. 步骤 8a、8b 的结果

（八）并发症

儿童非电生理心脏导管插入术的并发症已经有报道和分析[31-36]。但只有 1998 年 Vitiello 等的报道[35]以及 Kugler[37]在本书的前一版中对电生理研究单独进行了分析。在 Vitiello 等广泛的统计分析中，诊断性电生理手术的主要并发症发生率最低，为 0.7%，与其他诊断手术的 0.8% 相似，都低于介入治疗（包括介入治疗的消融）2.0% 的发生率。电生理学研究并不是并发症的独立危险因素。然而，由于消融被纳入介入治疗方案，因此它是电生

理检查期间并发症的独立危险因素，似乎增加消融手术会使手术的风险增加到与其他介入导管手术相似的水平[37]。从儿科电生理学会的导管消融登记中，Schaffer 等[38] 研究了死亡率，发现所有消融手术的死亡率为 0.12%。对于具有潜在结构性心脏病的患者来说，这个比例增加到 0.89%。那些需要更多能量应用、左侧手术和体重更低的儿童的死亡率也更高。后者的风险因素在 Rhodes 等的单中心报告中也有报道[33]，对于 ≤5kg 的患者，但他们只包括非电生理导管插入手术。

四、经食管技术

本部分涵盖单独的经食管研究，以及一项针对患有预激综合征的患者在可能的导管消融术之前进行室上性心动过速诱发或风险分级的初步研究。主要区别在于，如果认为在经食管电生理检查后立即消融，镇静可能被全身麻醉所代替。

（一）患者和家属的教育和情感准备

经食管研究的患者和家属的准备主要集中在解释技术，以及在起搏和刺激后放置导管的期望值和担忧。在对年龄较大的孩子和青少年进行解释时，一个诚实且积极和自信的教育材料对于成功实现经食道的目标很重要。在婴幼儿中，同样的方法在改进后可用于父母。

（二）镇静

如果不像上述那样使用全身麻醉，轻度至中度镇静通常足以使患者合作最大化，同时缓解不适和焦虑。对于婴儿、儿童和青少年来说，静脉注射咪达唑仑（0.05~0.1mg/kg）联合吗啡（0.05~0.1 mg/kg）或芬太尼（1~2μg/kg）是有效的止痛/遗忘镇静药组合。在建立外周静脉通路之前，口服地西泮（0.2~0.4 mg/kg）或鼻内给予咪达唑仑（0.2~0.3 mg/kg）也可以用来控制焦虑，从而使患者更加合作[39]。

（三）在手术室里准备患者

无论是住院还是门诊，经食管技术几乎适用于任何类型的手术室或地点，患者可以舒适地仰卧，并且设备和监测空间充足。在建立外周静脉通路后，可以放置和连接表面心电图导联。直流电（direct current，DC）除颤和复律系统要能够使用，或胸垫可以像大多数心内研究一样常规放置。

根据需要给予镇静，同时建立适当的生命体征（心率、呼吸频率和血压）和血氧监测方案。在大多数婴儿和儿童中，在保证舒适的同时要最大限度限制肢体以防患者拔出导管。经食管研究的成功很大程度上取决于儿科电生理学家、儿科心脏病护士和相关人员在手术过程中采取积极的鼓励措施。为了成功通过导管以及成功记录和刺激，需要舒缓和舒适的方式，因为在这些步骤中可能会遇到轻微的不适。

（四）导管放置

与鼻胃管通道类似，导管的初始放置涉及润滑（KY 型果冻通常有效，但局部利多卡因凝胶也可以有用）。通过鼻孔进入之后，通过后咽向食管中稳固且温和地前进。清醒患者通过鼓励反复吞咽可以有助于导管的放置。到达最适合记录和起搏的预测区域所需导管的推进距离与患者身高[40]直接相关（图 21-5）。但是，这个预测的深度可能实际上并不是理想的位置，而且可能需要进行微小的调整。起搏最佳导管电极位置与心房电图最高振幅有关。可以短距离（几毫米）撤回和送进导管，直到找到心房电图最大振幅。然后将导管贴在患者的面部或鼻部。

（五）设备和记录/刺激技术

三个主要设备组件是电极导管、记录设备（监视器，条状记录仪）和刺激器（图 21-6）。已经有报道用各种类型的电极导管可以成功地对婴儿、儿童和青少年进行经食管记录和刺激。经食管电极导管的大小（4~10Fr）、电极间距离（2~30mm）和电极数量（双极、四极、六极）存在不同。尽管成人"药丸"电极可以用于年龄较大的儿童和青少年，但电极导管更适合儿科患者。此外，一些经食管导管制造商已经接受关于电极数量和电极

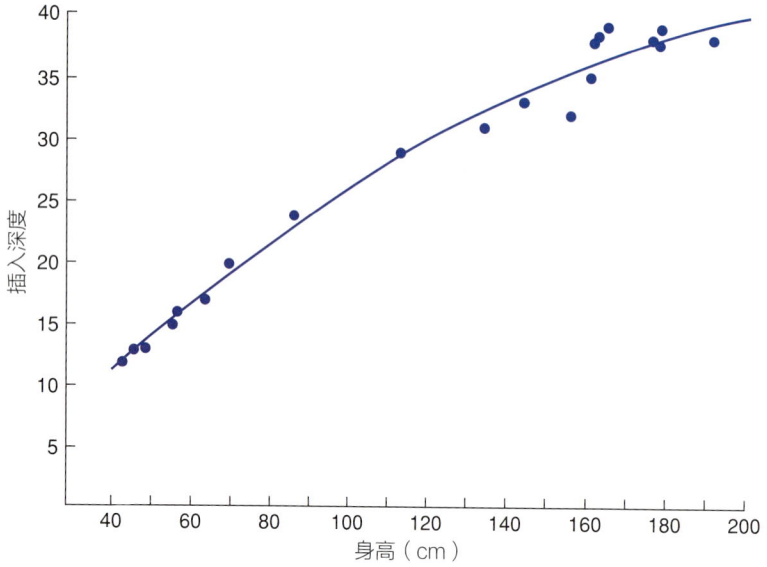

◀图 21-5 不同身高的小儿经食管电极导管鼻腔插入深度图（由导管上的远端电极测量）

通过绘制患者的身高（cm），可以确定远端电极深度。在远端电极被定位到预测深度后，可能需要进行小的调整以获得最佳的记录和起搏（引自 Benson DW Jr,Sanford M,Dunnigan A，et al.Transesophageal atrial pacing threshold：Role of interelectrode spacing,pulse width and catheter insertion depth. *Am J Cardiol*. 1984；53：1102-1106.）

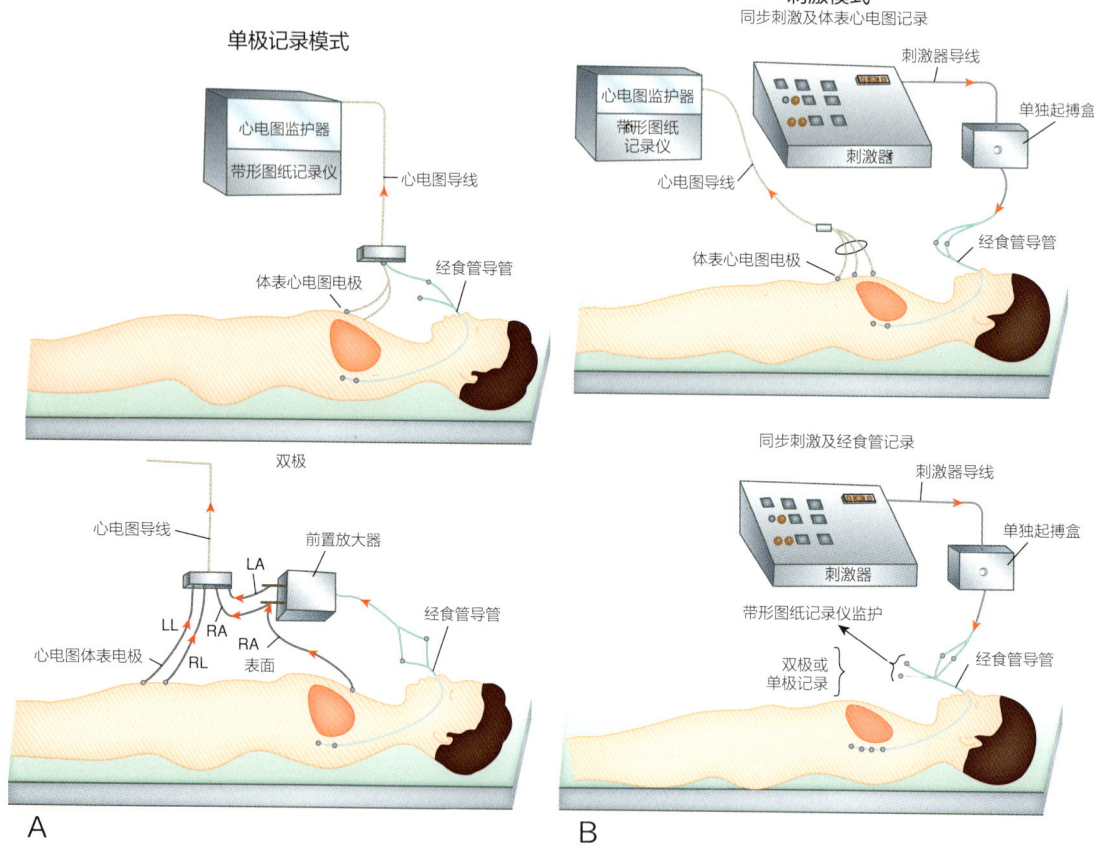

▲ 图 21-6 经食管电生理技术的记录和刺激组件图示

A. 记录模式可以建立在一个简单的单极系统（A 上图）中，将一个食管电极端连接到一个表面 ECG 导联（如 V_1），同时记录 1 个或 2 个同时存在的表面 ECG 导联（如 V_2、V_3）（关于单极记录的例子，参见图 21-7 和图 21-10A）。双极记录系统（A 下图）可以通过添加前置放大器来使用（双极记录的例子见图 21-10B）；B. 刺激模式可通过双极或四极食管电极导管建立。双极导管只允许记录或刺激，但不能同时进行。一个使用双极电极导管进行双极起搏的例子（B 上图）显示了在起搏过程中表面心电图的记录（追踪过程中心电图记录的例子见图 21-8）。起搏过程中的同步的食管记录（B 下图）可以在单极或双极记录模式完成（起搏时单极记录的例子见图 21-9）

LA. 左臂；LL. 左腿；RA. 右臂；RL. 右腿

间距离的定制导管设计。有学者发现无论患者的年龄或大小如何[32,,36,40,41]、电极间距离（12mm、22mm 和 28mm）对起搏阈值都没有显著影响。尽管基本上没有比较儿科患者导管尺寸的数据，但是，直观地说，如果电极与食管壁接触是一个重要目标，那应该使用尽可能大的导管尺寸。在正常大小的新生儿中，鼻孔容易容纳的导管在 5~7Fr 范围，然而，如果较小的导管在鼻孔进入存在困难，则可以将 10Fr 导管通过口腔放置。在年龄较大的儿童和青少年中，最常使用的是 10Fr 导管。双极电极配置使该技术限制为仅能记录或起搏等，因此，四极电极导管被设计成允许同时起搏和记录，而且记录电极间距离比起搏电极间距离（12~30mm）更短（2mm）。尽管如此，目前使用的大多数导管都是双极的。

记录设备至少包含带有心电图监视器的条形图记录器。如果没有监视器，条形图表纸记录器可以连续运行，因此也可以用作监视器。记录系统可以设置在单极或者单极双极方式（图 21-7）。如果可能的话，在心内电生理实验室中执行该程序具有其所有固有优势和标准信号过滤能力，可以用于更复杂研究的相同数字记录系统。单极记录系统是最简单而且投资最低的设备，因为它不需要前置放大器。三通道心电图机既可以用作条形图记录仪，又可以用作监视器（图 21-7）。一个通道可用于单极食管导联，另外两个通道用于两个体表心电图导联。例如，V_1 胸导联可以连接到经食管导管上的一个电极，然后同时显示或记录来自 V_2 和 V_3 胸导联的记录，联合单极食管导联的电描记图，可以比较体表导联上的 QRS 波和 P 波（图 21-8）。或者，来自单个食管电极的两个同步单极食管电描记图，可以显示和记录一个体表心电图导联记录。记录起搏过程时，可以不用经食管电图同时进行，而是通过如图 21-9 所示重新连接 V_1 胸部导联至 V_1 皮肤导联，或者是同时记录经食管导联（图 21-10）。

双极系统具有更多可重复性和可靠的心房电描记图的优点。基线徘徊较少，心房电描记图更加明显，心室电图相对不那么突出，这使得记录更加可区分。双极系统在起搏诱发伪影方面也优于单极系统，但伪影并未被双极系统消除，因为双极经食管起搏的高振幅和长脉冲在心电图记录中存在问题，因此，影响到测量时间间隔。

刺激器系统需要长脉冲宽度（≥ 10ms）和高电流（10~25mA）[40,42,43] 的能力。一些研究人员已经表明，脉冲宽度大于心内起搏的标准 2ms 是

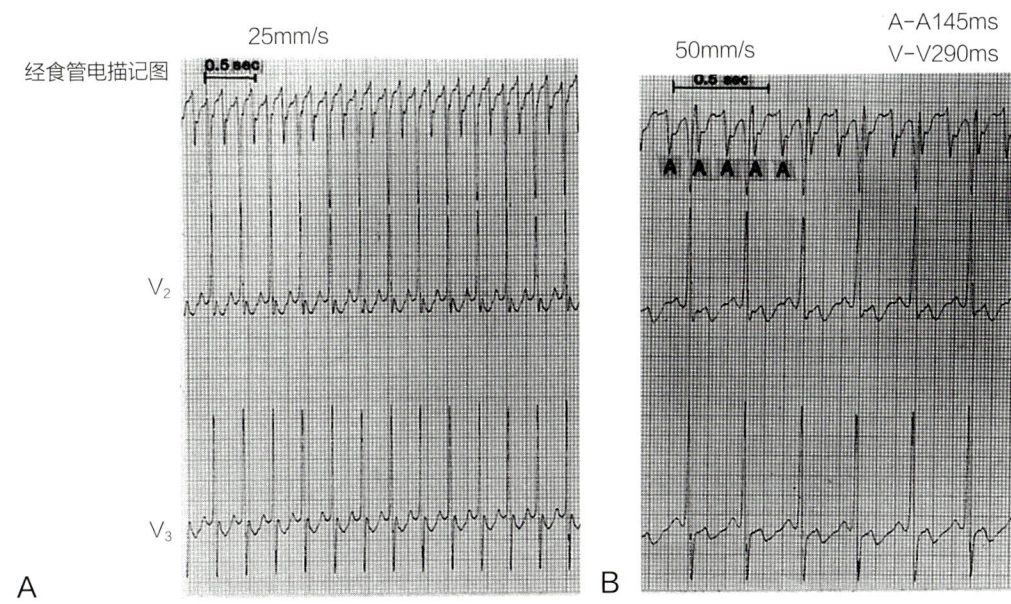

▲ 图 21-7 具有表面的单极同时经食管记录（顶部）及体表 V_2 和 V_3 以两种记录速度（A：25 mm/s；B：50 mm/s）从具有持续性、规律性心动过速的新生儿中获得，每分钟 206 次（290ms 周期长度），显示以心房扑动（2∶1 房室传导阻滞）作为机制。心房（A-A）周期长度（145ms）是心室周期长度（290ms）的一半。

国际心胸医学前沿经典译丛
Moss & Adams 心脏病学：从胎儿到青年（原书第 9 版）

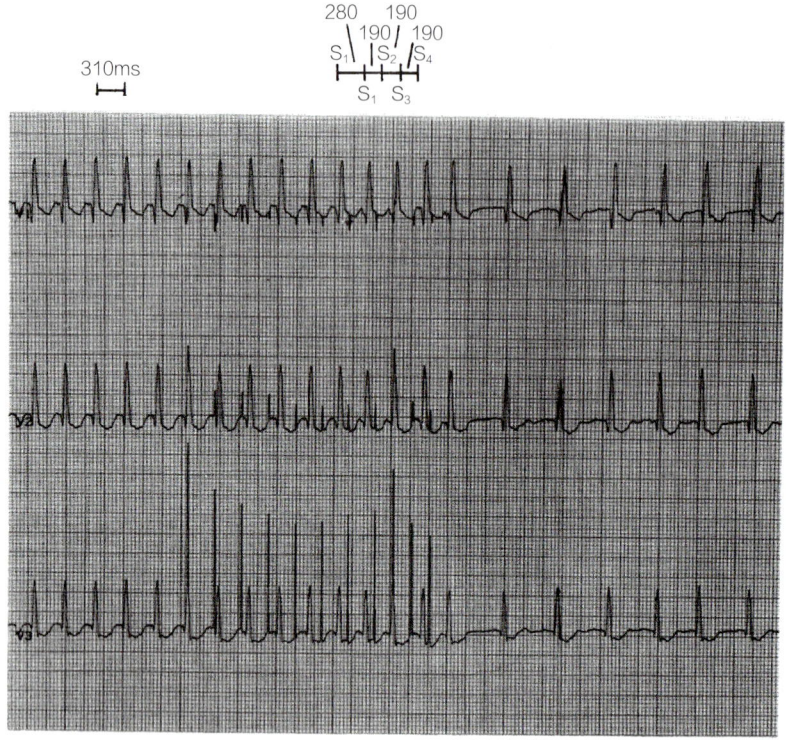

◀ 图 21-8 患有心房内折返性心动过速（基础心脏诊断：Fontan 术后）的 7 岁男孩同步表面心电导联（V_1、V_2、V_3）记录（25mm/s）

使用双极电极导管经食管心房起搏转换房性心动过速（310 ms 周期长度），在多种心房起搏模式之后，最终通过 8 次 280ms 驱动周期长度的采集，接着三次额外刺激（每次间隔 190ms），完成向窦性心律的成功转换

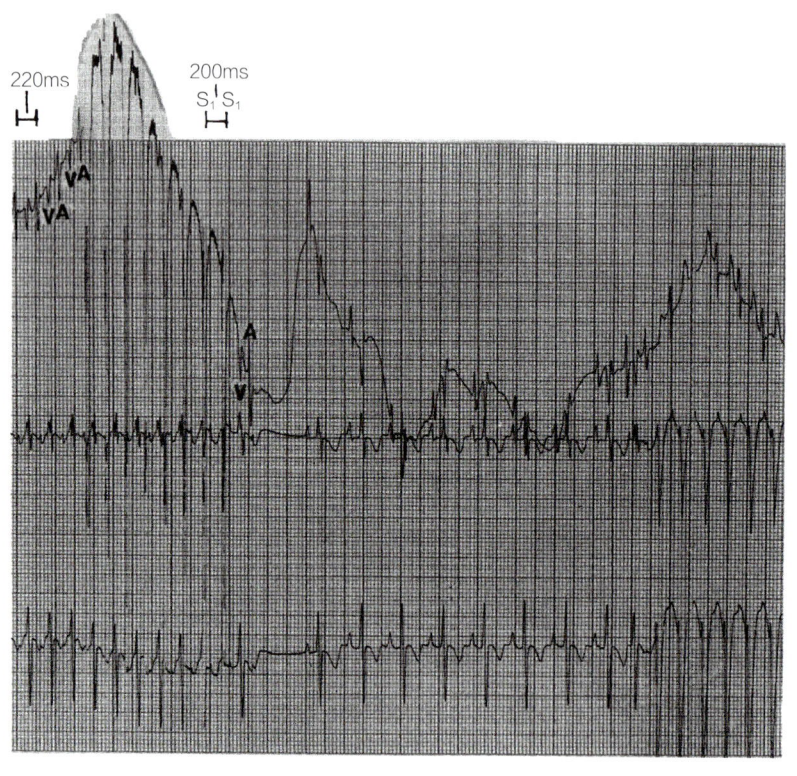

◀ 图 21-9 单极经食管连续记录（顶部）及体表导联 V_2 和 V_3 同时记录来自 1 名无症状的 3 岁男孩的宽 QRS 室上性心动过速（220ms 循环周期），同时经食管起搏（电极间距 24mm）和记录（极间距离 2mm）

使用四极电极导管，心动过速期间的食管记录（V：心室，A：心房）被 8 次心房起搏（200ms 周期长度）中断，在宽 QRS 波往复房室性折返性室上性心动过速复发前，将心动过速转换为几次窦性心律。注意在起搏之前、期间和之后的单极食管记录的漂移基线

克服高阻抗和穿透食管到达心房（旁侧）心肌的必要条件，尤其是非婴儿的患者。虽然成功的经食管心房起搏的脉宽持续时间报告包括≤ 2ms 的低值，但在 6~10ms 和电流为 10~15 mA 时心房起搏最为一致且可重复的。刺激电流＞ 15mA（恒定脉冲宽度 10ms）的传递与患者不适有关[40,42,43]。而且，在更高的脉冲宽度设置（如 15ms 或 22ms）下需要较低的刺激电流。因此，对于阈值较高的患者，

第四篇 电生理学
第21章 导管介入性的电生理研究和电生理治疗

单极
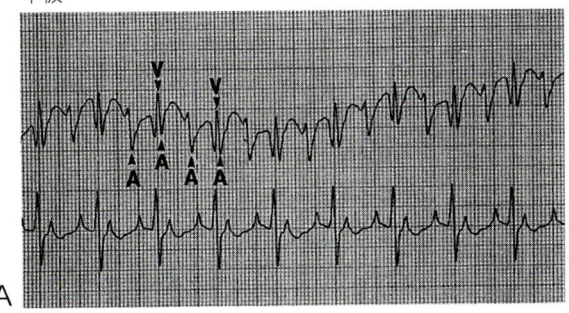

双极
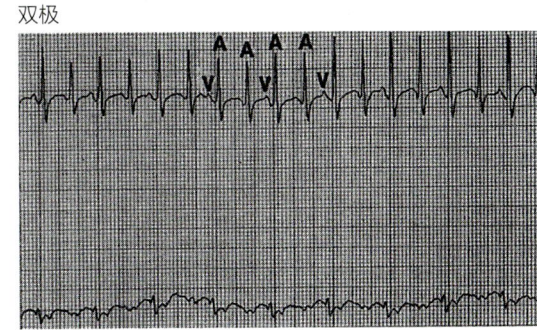

▲ 图 21-10 1例2250g新生儿心房扑动（150 ms心房循环周期）和2∶1房室传导阻滞的经食管记录（50mm/s），比较单极（A）和双极（B）记录
注意，在双极记录中消除了单极记录中的显著心室电描记图和漂移基线。因此，在双极记录中更好地描绘心房电描记图

可以通过增加脉冲宽度将不适减至最小，限制电流阈值＜15mA。

当刺激器输出在阈值≥20%以上时，经食管心房起搏是最成功和耐受最好。一些研究人员使用10ms的恒定脉冲宽度并改变刺激电流以获得阈值。无论采用哪种技术，＞90%的儿科患者在＜10 ms脉冲宽度和15 mA刺激电流的相对较低的刺激器输出（小于两次阈值）下，使用目前可用的经食道电极导管，都可以在没有不适的基础上成功完成经食管心房起搏。

成人经食管心室起搏通过高输出电流，范围从20~30 mA，脉冲宽度为40 ms刺激，并使用特制的柔性导联进入胃[44,45]完成。在一例2400g先天性房室传导阻滞早产儿经食管心室起搏的病例报道中，也需要高输出量：脉宽为10 ms、振幅为45 V（未指定电流）[46]。稳定的经食管心室起搏的总体成功率为成人患者的50%~75%，但没有从儿科系列中获得的数据。当其应用到新生儿中应当要极其谨慎，因为其中一位作者（JPS）在新生儿中观察到严重的食管损伤。

经食管起搏的方案在实践基础上限于心房起搏。与心内起搏方案一样，具体方案应与患者和术前诊断相适应。在表21-2中，经食管电生理学研究期间的一系列起搏方案提供了一些选项示例。

（六）药物使用

静脉注射镇静、刺激性心律失常和抗心律失常药物，与先前讨论的心内研究类似。主要区别在于食管技术主要用于室上性心律失常，而心内研究适用于室上性和室性心律失常。唯一的例外是室性心动过速的形式，可以用心房起搏重复诱发和终止，如"贝勒哈桑"室性心动过速[47,48]，其中可以用经食管技术进行诊断和随访疗效研究。

（七）并发症

经食管研究的并发症并不常见，主要是无关紧要的并发症[40,49,50]。在导管通过鼻孔和咽部时，可能会出现机械或解剖学问题，如未检测到阻塞物或黏膜损伤，或置入支气管中。这些通常都能被认可，而且是短暂的。使用较低的刺激输出，如果输出相当低，即使在连续数小时的起搏后，也没有发现食管黏膜损伤。但是，如果输出量过高或小婴儿的起搏时间延长，可能会发生食管损伤。虽然技术上不是真的很复杂，但是罕见情况下经食管起搏会导致难以忍受的不适，足以阻碍研究的完成。室性心律失常可能由疏忽的心室起搏或快速心房起搏节律引起[49,51,52]。这种诱发性室性心律失常虽然罕见但严重，需要准备可用的直流电复律/除颤和复苏设备。

五、诊断性心电生理学研究的目标、经心内和经食管技术的比较

表21-3列出的是电生理学研究中是相关的一个或多个目标。具体目标的完成与若干因素有关，包括心律失常诊断、基础心脏病诊断、治疗计划和使用电生理技术（心内或经食管）。以下讨

表 21-2　经食管电生理学研究的起搏方案

1. 窦房结功能
   a. 窦房结复极时间
2. 房室结传导功能
   a. 连续心房延缓起搏
   b. 房性期前收缩技术［在窦性心律和（或）八联律的节奏驱动期间］
3. 心房肌传导和不应期
   a. 房性期前收缩技术［在窦性和（或）八联律的节奏驱动期间］
4. 诱发室上性心动过速
   a. 以下一项或多项：房性起搏短脉冲，连续心房延缓的房性起搏，房性期前收缩刺激外技术（使用一个或多个驱动周期长度和 1～3 个额外刺激）
   b. 如果不成功，加入刺激性药物并重复步骤 4a
5. 确定室上性心动过速机制
   a. 步骤 4a、4b 的结果
   b. 记录经食管电图，确定间隔
6. 药物的有效性 / 安全性
   a. 管理药物
   b. 为了有效，在用药前重复刺激性的心房起搏模式引起起搏
   c. 为安全起见，请重复步骤 1～3
7. 终止心动过速
   a. 以下一项或多项：心房起搏的短脉冲、连续心房延缓起搏、房性期前收缩刺激技术（使用一个或多个驱动周期长度和 1～3 个额外刺激）
8. 无症状或有症状的预激综合征的危险分层
   a. 房性期前收缩刺激技术来确定旁路的顺行有效不应期
   b. 连续心房延缓起搏（或短脉冲）以确定旁路中 1∶1 传导的最小周期长度
   c. 如步骤 4a、4b 中尝试诱导室上性心动过速，并如步骤 5 中那样确定机制
   d. 尝试诱导心房颤动以确定心房颤动期间最小的激发前 RR 间期

表 21-3　心内和经食管技术实现电生理学研究目标的比较

目　标	心内	经食管
1. 确定原因不明的症状的病因，揭示心律失常	+++	++
2. 终止房室折返性室上性心动过速，房室结折返性室上性心动过速或房内折返 / 心房扑动	++++	+++
3. 确定心电图记录的室上性心动过速的机制以制订治疗选择	+++	++
4. 评估抗心律失常药物治疗室上性心动过速的疗效 / 安全性	++	++
5. 评估抗心律失常治疗对室性心律失常的疗效 / 安全性	++	−
6. 评估窦房结功能	++	+
7. 评估房室传导	+++	+
8. 评估房室阻滞的部位	+++	−
9. 评估以下患者的潜在风险		
• 期前收缩	+++	++
• 室性心动过速	+++	−
10. 确定心动过缓起搏的长久起搏器治疗的最佳模式	++	+
11. 确定抗心动过速起搏器治疗的有效性 / 安全性和最佳模式	++	+
12. 在相同设置下进行导管消融	+++	−
13. 评估导管消融后的功效 / 安全性	+++	+[a]

a. 仅限室上性心动过速

论概述了这两种技术相对于电生理学研究目标的优点和局限性。

心内和经食管技术达到表 21-3 中列出的目标的可能性已经有报道。这两种技术完成电生理学研究目标的能力包含多种因素。了解这两种技术的优点和局限性非常重要。如此，当面对具有特定诊断或治疗问题的个体患者时，可以选择心内或经食管技术（或两者）。尽管心内技术在实现所有临床目标方面可能更为优越，但在特定情况下，考虑到成本，风险较高和应用于小婴儿的限制可能占主导因素，经食管技术成为个体患者的最佳选择。

在表 21-3 中，这两种技术的比较是按 0(-)，表示没有完成目标的能力；4（++++），表示近似完美（或普遍）能力完成目标。无法有效地常规控制心室的节律是经食管技术的主要限制。因此，当分析最佳涉及心室起搏的目标时，经食管技术较差。经食管技术的另一个主要局限性是记录和刺激的固定部位，这限制了有效评估室上性心律失常机制、窦房结功能（增加到窦房结的距离）、房室传导和房室阻滞（无法记录希氏束电描记图）的能力。增加能量输出可以克服无法到达心房的有效不应期。这对经食管技术是一种潜在的限制，特别是当试图充分评估预激综合征患者时，旁路激活途径不应期被首先达到心房不应期限制。

经食管技术通常可用作心内研究的辅助手段。如上所述，在相同环境时可以在导管消融手术之前使用经食管研究，以测试诊断未明的心悸患者的心律失常诱因或者是预激综合征患者的风险分层。当导管通路出现问题时，经食管导管可以提供额外的和(或)可选的心房记录/起搏部位。最后，当用基于阻抗的系统进行 3D 标测时，经食道导管为空间或电气目的提供了极好的参考电极，因为它靠近心脏并且可以在鼻孔处用胶带固定。

六、电生理学研究：导管介入治疗

1932 年，Wolferth 和 Wood[53] 仅根据表面心电图资料正确地假设预激综合征[54] 的结构异常是房室旁路连接或旁路激活途径。然而，直到 1969 年 Sealy 及其同事[55] 手术治愈了患有预激综合征患者和右侧旁路激活途径确认了疾病早已提出的解剖学基础。这一里程碑也预示着有关症状性和无症状预激综合征的最佳治疗的长期争论的开始：内科、外科或观察。那场辩论现在已经从"哪个"变为了"什么时候"应该进行明确的导管治疗，因为消融手术已经从应用由通过导管尖端传递的高能量电击器放电产生的不受控制的微小电流风暴，发展到精确定位心房或心室旁路激活途径插入位点，随后是用射频[56]或低温能量[57]控制加热或冷冻少量心肌。然而，尽管有这些变化，但对于心肌正在发育的小儿有关早期或晚期导管治疗问题尚未得到解答[58,59]。

导管介入电生理治疗旁路激活途径介导的快速性心律失常作为讨论的焦点。然而，以导管介入为基础的治疗现在已被用于治疗或改善大多数儿科心律失常，包括房室结折返性心动过速[60]、异位房性心动过速（ectopic atrial tachycardia, EAT）、心房折返/扑动、先天性交界性异位心动过速（junctional ectopic tachycardia, JET）和一些类型的室性心动过速[21,61]。

七、消融的决心：安全与疗效

与成年人相比，儿童心律失常管理的一个重要主题是强调安全性而不是疗效。尽管在任何年龄的情况下，安全都是一个重要的问题，儿童期的许多心律失常是相对良性的过程，但是潜在的干扰，甚至诸如儿童的永久起搏的治疗等，以及父母通常是儿童代理决策人这一事实，往往导致儿童的决策比成年人不同。此外，对于某些情况和技术，例如，在房室沟应用射频能量时产生潜在的冠状动脉损伤，患者体重及其心脏的大小确实可能很重要。

对于预激综合征患者的消融治疗是说明决策如何依赖于年龄的一个很好的例子[62]。在本章中，术语预激综合征将用于描述表面心电图上预激的情况，伴或不伴心动过速。由于各种担忧，即使是症状最严重的伴有预激综合征和阵发性室上性心动过速的婴儿也很少是消融治疗的候选对象[62-64]。在这个年龄组中消融带来的心肌[65]和潜在的严重冠脉损伤[66-69]可能高于老年患者。此外，婴儿中约40%的旁路激活途径在生后的第一年自发停止功能[70,71]，而另外1/3的患者在婴儿期和儿童早期之间不可能出现症状[72]。在4岁以上有症状的心律失常儿童中，风险和益处之间的平衡明显转向消融治疗，但通常只有在消融可以安全进行的情况下[73]。与婴儿情况相反，10—18岁年龄的患者，甚至无症状的预激综合征患者，都可以比成人更积极地进行管理。与28岁以上无症状的成年人不太可能有症状[74,75]不同，具有高危旁路的年龄较大的孩子恰恰是可能以突发心律失常猝死为首发症状的患者。因此，建议将这些患者进行危险分层，并为那些处于高风险的患者提供导管消融作为治疗选择[76]。此外，预激综合征患者运动参与指南建议在批准之前对该年龄组进行危险分层[77]。当讨论下面的个别心律失常时，将会处理其他与年龄有关的管理决定的差异。

八、能源

各种能量资源已被用于心肌组织的消融。尽管许多技术依靠产生热来破坏组织，但是替代机制包括化学诱导的细胞死亡，应用高电流密度破坏细胞内膜，以及首先冷却可逆沉默细胞然后将其冻爆。

（一）直流电

1979年，Vedel等报道第一次通过导管使用直流电冲击产生完整房室传导阻滞（无意中情况下）[78]。他的研究结果随后导致在有限数量的药物难治性的室上性心律失常患者中，通过直流电导管消融来故意产生完全性心脏传导阻滞的应用[79]。虽然该方法在引发临床上有效的房室传导阻滞方面取得了中等的成功（一个大型系列中的127例患者约占90%），但有时并发症很严重，包括产生新的心律失常、心脏压塞和猝死[80]。除了一个系列[81]可能的例外，当直流电消融技术应用于消除房室旁路连接或室性心动过速时获得类似的结果；取得了中等成功但有少见而严重的并发症[82]。根据成人的结果，对小心脏使用直流消融的适当怀疑导致该技术在儿科患者中的应用有限。虽然成功是可能的，但并发症的高发生率导致目前没有直流电消融建议用于治疗儿童心律失常的情况[83,84]。1986年引进的所谓低能量直流消融技术（2～40J）[85]与标准直流消融相比，即使在冠状窦中也显著安全，但其引入几乎与下面描述的更可控的射频技术同时进行。

（二）射频

结合神经外科已有的射频电流[86]经验，利用射频电流对组织加热控制病变形成的理论优势，使得Huang等尝试用导管传递的射频能量[87]对房室结进行心腔内消融。他们使用的低功率（<50w）似乎提供了适当的组织加热来诱导永久性的房室阻滞，而没有显著性并发症，如穿孔或心律失常以及组织学上界限清楚的病变。几位研究者立即注意到这项技术，例如，到1987年开始出现关于在人的房室结和旁路激活途径消融中使用这项技术的报道[88]。

自1987年以来，在体外、体内和成年动物上的许多研究已经证实，射频消融导致心肌细胞死亡的原因是组织加热到大约50℃以上[56]。组织加热到大于90～100℃通常与组织水沸腾有关，从而引起可听见的"pop"声音，导管尖端凝固形成，阻抗增加，输出电流减少[89]。细胞死亡几乎是立即发生的，这表明细胞死亡是蛋白质变性和脱水的结果。这种组织学改变被描述为凝固性坏死[87]。Haines和Watson[56]证明了病灶的大小随时间呈指数级增长，半衰期约为18s。温度随消融靶点与电极尖端的距离呈双曲线递减（与径向距离成反比），因此损伤的大小与尖端组织界面的测定的温度成正比。我们对未成熟心肌的射频损伤表现出相似的发现（图21-11）[65]。因此，理论上可以通过控制射频功率输出来精确控制病变的大小，这样就可以在尖端组织界面达到特定的预设温度。

目前商业系统使用的发生机以500kHz的频

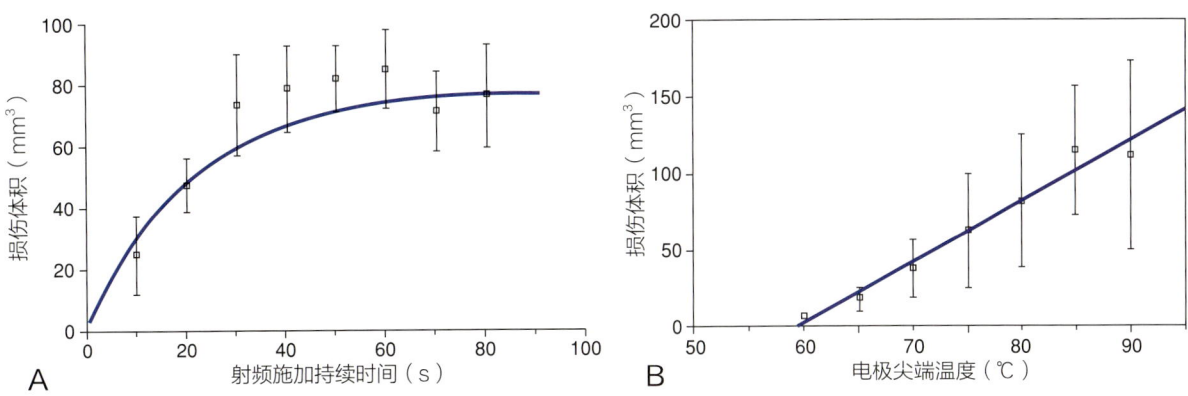

▲ 图 21-11 损伤体积与射频施加持续时间的函数和损伤体积与电极尖端温度的函数

A. 损伤体积与射频施加持续时间的函数；B. 损伤体积与电极尖端温度的函数。作为病变持续时间的函数，体积呈指数增加。对于（A），尖端温度保持恒定在 80℃。时间常数（达到最终渐近病变大小为 79mm³ 的 63% 所需的时间）为 22s。 90% 的最大病变需要 45s。损伤体积似乎随电极尖端温度线性增长。 成年动物的先前数据显示宽度和深度随尖端温度线性增加

率提供射频能量，发电机可以提供未调制的电压/功率，也可以通过功率调制在 0w、50w、60w 或 100w 之间来控制导管尖端的温度，这取决于所使用的制造商和导管[90]。能量以单极方式从导管尖端传递到一个或两个大的皮肤参考电极，放置在患者的胸部、臀部或腿部。在每次射频应用中，电压、功率、电流、阻抗和温度都是可显示的，并且可以持续监控。在大多数记录系统中都有合适的过滤器，以便在射频传输期间监测心内电图和表面心电图导联（图 21-12）。在能量应用期间导管尖端的温度控制不一定能提高消融手术的成功率，但几乎能[1]完全消除过热、阻抗增加和形成凝块[2]，从而帮助确定在特定位点消融时是加热不足，而不是错误的导管位置导致失败，以及[3]考虑到有意产生的低温应用（45～50℃）引起的低温热标测导致组织中可逆的电变化（图 21-12）[91]。

如上所述，成年犬的慢性病灶在组织学上有很好的分界，其大小与急性病灶大致相同[87]。然而，在 1994 年，我们报道了在未成熟（大约 1 个月大）的绵羊的慢性心房和室性病变在 6～8 个月的正常发育过程中可能会增大[65]。这一发现可能对使用射频消融治疗非常小的儿童有重要的意义。

（三）尖端冷冻射频

如前所述，造成较大射频损伤的局限性之一，是尖端组织界面的高温导致沸腾、凝固、微区形成和阻抗增加，从而阻止射频能量进一步传递给组织。在过去的几年里，显然针尖冷却可以降低针尖组织界面温度，从而允许更多的射频功率传递，将最高温度进一步推入组织，并将病灶大小增加 2 倍[93]。可以通过使用更热的大针尖（例如，8～10mm 的长度、黄金做的等）完成针尖冷却[92]，或者积极地使用各种方法（如淋浴头、内部流动、多孔金属、鞘流）[93,94]，将损伤宽度和深度增加到 10～15mm。尽管这项技术已经对很多心律失常治疗非常有用，但有两个重要的注意事项。首先，病变可能过大，造成组织结构的非意外损伤，如冠状动脉；其次，当用一个非冷却的消融尖端输出最大功率时，冷却将减少病变的大小意义。

（四）微波

与主要是电阻性的射频加热不同，微波的热量带有传播的磁场，这种磁场有可能在距离磁场原点较远的地方加热组织。微波天线的体外研究显示，加热的体积可能比用射频看到的大一些，但比射频更依赖天线的构造特性、电磁频率和天线相对于组织的几何形状[95]。虽然目前还没有商用微波系统，但微波消融有朝一日仍可能对治疗室性心动过速或心房扑动有影响，因为这些病变可能需要较大的损伤，射频和低温技术不能胜任。

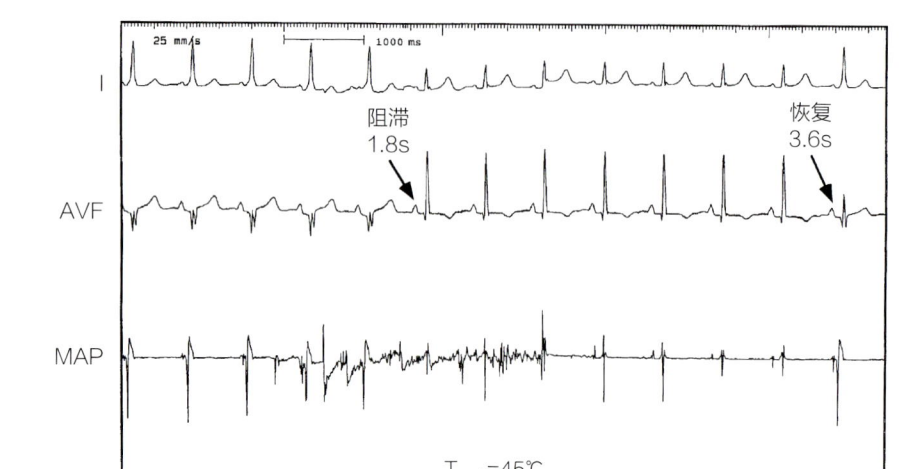

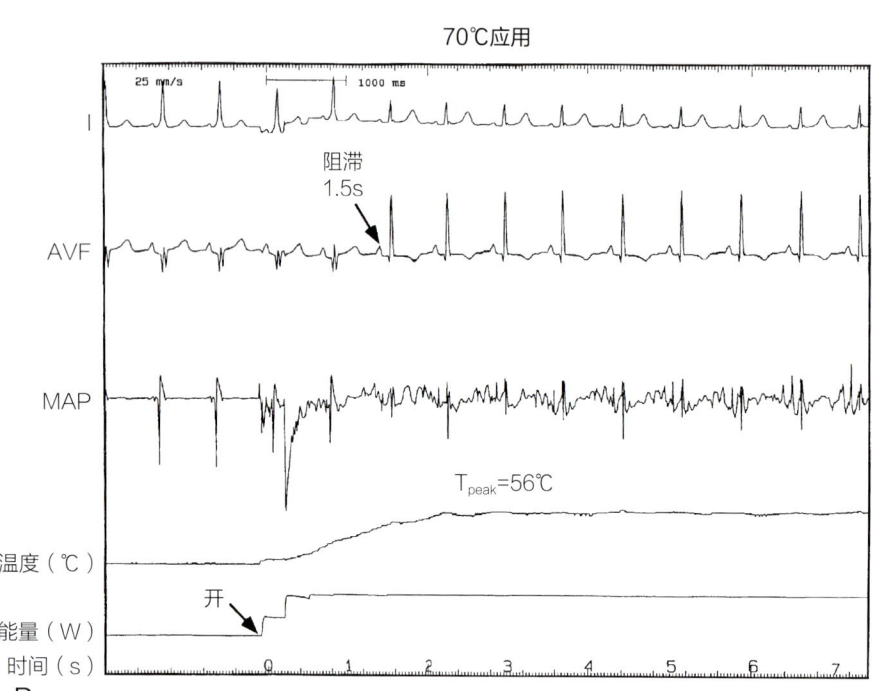

▲图 21-12 A. 射频发生器设置为 50℃ 的测试应用，达到的最高温度为 45℃。在 1.8s 后发生旁路阻滞，并在 3.1s 后关闭电源。旁路传导恢复在关闭电源 3.6s 后。B. 在旁路传导恢复后，提供完整的应用，射频发生器设置为 70℃。达到的峰值温度为 56℃，旁路传导阻滞发生在 1.5s

（五）冷冻消融

基于导管的冷冻疗法在 2003 年被批准用于消融各种心律失常[96-103]。从那时开始，有许多应用于儿童的报道，主要集中在房室结折返性心动过速（atrioventricular nodal reentrant tachycardia, AVNRT）和其他间隔病变的使用[100,101,104-122]。与射频消融相比，冷冻消融有几个潜在的优势，包括：①在永久性损害之前进行可逆的冷冻标测[99,123-125]；②导管尖端在冷冻后对心内膜的黏附；③明确的低温边缘；④对邻近冠状动脉的影响最小[111,113,126,127]；⑤血栓形成的发生率较低[128]。这些问题的前四个都与幼儿密切相关，因为各种重要的心脏结构与消融靶点非常接近，以及据报道的未成熟心肌射频损伤的生长潜力[65]。事实上，在儿科患者中，射频消融最常见的主要并发症是房室阻滞[34,61,129]，而且在这个患者组中出现冠状动脉损伤的可能性更高[66,68,69,130,131]，即使是在缓慢通路修饰[69]中（参见 AVNRT 下的进一步讨论）。这两种效应在冷冻消融中似乎都不太可能或根本不存在[113]。然而，尽管此前有研究认为在未成熟心肌中，低温与据报道的射频能量[65]产生的射频损伤生长没有相同的潜力[116]，实际上，来自 khair 等的一份报道显示，在未成熟猪中低温能产生与射频能量几乎相同的晚期病变特征。

典型的冷冻治疗系统允许在 −40~−30℃ 的尖端温度下进行冷冻标测，在这个温度下导管附着和附近组织失去电活动，但很少有细胞被杀死，并且在小于 −65℃ 的尖端温度下消融，在那里会形成病变。应该指出的是，在美国，由于监管问题，唯一用于冷冻标测的冷冻导管有一个 4mm 的尖端。一旦细胞冻结，它们就会膨胀并爆裂。在消融温度下 4min 后，典型的病灶直径为 3~6mm，小于射频。与射频相比，冷冻消融有一个鲜明的特点，那就是当病变扩大时，会有一个更大的可逆性区，因为组织在冰点上冷却会导致在丧失生存能力之前失去电激活。这一特性在迄今为止的临床试验中增强了安全性。事实上，尽管该技术经常应用于室上性间隔心动过速，但是即使是 20kg[117] 的儿童，在存在希氏束势能[106] 的情况下（图 21-13），也没有关于冷冻消融导致房室传导阻滞[99,102,132] 的报道。

冷冻消融的主要缺点是其高安全性所固有的比射频消融较小的病变大小。对于间隔心动过速的消融（房室结修饰、前后间隔通路），冷冻消融成功率与射频治疗相似[99,102,132]。然而，大多数操作人员在间隔区消融时使用射频较少，必须在冷冻治疗使用中才能实现成功。此外，有一个例外[109]，在非间隔旁路激活途径射频消融，即使是冷冻能量的积极应用也没有产生类似的成功率。虽然在非常小的孩子和婴儿中这些数据是有限的，但坊

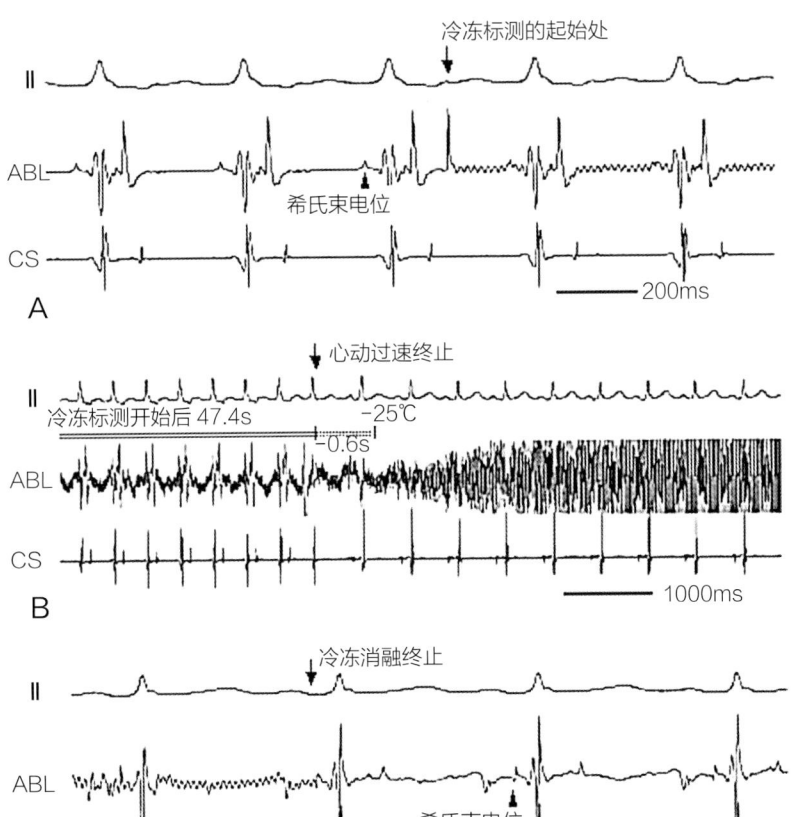

◀ 图 21-13 右前间隔旁路冷冻消融成功
A. 心动过速期间冷冻开始时的心电图。可以在消融导管上看到希氏束的电位；B. 在低温处理期间终止心动过速。室上性心动过速在达到 −25℃ 之前仅 0.6s 终止室房传导，在低温开始之后 47.4s 终止；C. 冷冻消融终止时的 ECG 显示窦性心律并且仍然在消融导管上具有 His 电位
CS. 冠状窦；ABL. 消融

间证据表明，冷冻消融可能对这些独特的患者组的所有旁路激活途径部位都有效。鉴于上述考虑，如下文所讨论的个别心律失常的病因、冷冻消融的应用对于间隔病灶、小的儿童和异常解剖学的患者来说是最重要的，因为不知道房室传导系统的确切位置。

（六）其他

任何产生组织热量的能量源都有可能以类似于射频和微波能量的方式对心肌进行消融[133,134]。在正常动物和人类中，激光能量已被用来成功地治疗室性心肌。也有报道通过导管进行的大功率超声的使用成为一种热消融手段。一个潜在的优势可能是同时使用诊断超声监测病变的产生[135]。最后，化学消融术是通过将有毒的物质如酒精注入导致心律失常的冠状动脉或静脉已经被用于动物和人类；然而，选择性传递的技术问题可能会阻止这种技术得到广泛应用。

（七）总结：能源资源

几种能量类型目前可用于导管消融过程。然而，目前在儿童手术中，无论冷冻疗法和射频能量（不管是否有针尖冷却），似乎具有最佳的安全性和有效性。两种能源都可以通过对尖端温度和应用时间的评估来实现控制病变特征。一般而言，射频消融更有效，但基于上述原因，冷冻消融更安全。此时，使用哪个能源手术取决于心律失常的基质，目标的位置包括邻近房室节点和冠状动脉，以及中心和操作者的偏好。

九、手术：常规

（一）消融之前

在消融过程之前，应使用标准电生理技术来鉴别心动过速机制和心律失常基质的位置。与标准研究的差异主要与实际的标测和消融有关。尽管不是绝对必要的，但是正如上面所讨论的，双平面透视法对于导管尖端位置精确的二维定位非常有用。对于大多数旁路激活途径和房室结改变，探头放置在 30° 右前斜位置和 60° 左前斜位置，可能有 10°～15° 向足部成角（见图 21-3）。除了探测器之外，现在有许多制造商提供了具有紧密间隔电极配置的可弯曲导管，这极大地促进了心脏各个部位的精确标测和消融。

（二）三维电解剖图

在过去的 10 年里，为了同时呈现三维、详细的电解剖信息，促进标测和减少透视，一些新奇的方法被引入。这些系统的关键特性是位置跟踪、信号定时、电压评估和在过程中对所有这些进行编目。目前有多种商业可用的系统。

一种被称为"非透视"的技术，使用一种类似全球定位系统的技术来识别精确的导管尖端和定位（图 21-14）（CARTO, Biosense-Webster, Baldwin Park, CA, USA）。另一种被称为"非接触"的方法是利用心室内血液中的电信号来倒推出心室内表面的信号（图 21-15）（EnSite-St. Jude Medical, St. Paul, MN, USA）。其他系统通过使用阻抗（NavX – St. Jude Medical, St. Paul, MN, USA，图 21-16；Loca-Lisa, Medtronic, Minneapolis, MN）或超声波位（RPM，心脏通路）在标测或消融期间提供简单的导管电极的三维位置，并且可以登记导管位置、时间和电压（见图 21-17 在房室结修饰期间使用）信号。

虽然像 NavX 这样的基于阻抗的系统定位识别比基于磁的 CARTO 系统更不准确，但是基于阻抗的系统确实允许从任何导管获取位置和时间数据，从而提供更快的几何和时间数据收集。因此，目前大多数可用的系统都有一个基于阻抗的导管定位的特点。定位跟踪和编目功能是所有三维系统的重要组成部分，使操作者能够知道关键心脏结构在哪里，应用在哪里以及它们的结果。

所有这些系统都有其局限性，包括 CARTO 导管和 EnSite 球囊导管的高成本；然而，很明显，它们对我们理解心律失常及其机制有显著的贡献，可能会提高复杂病例的成功率[136-141]，减少辐射暴露[20]，并使完全非透视的手术成为可能。

第四篇 电生理学
第21章 导管介入性的电生理研究和电生理治疗

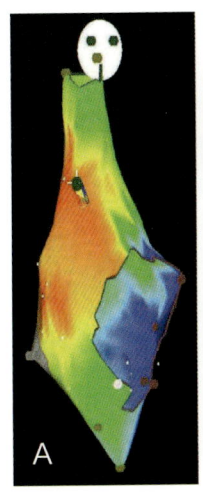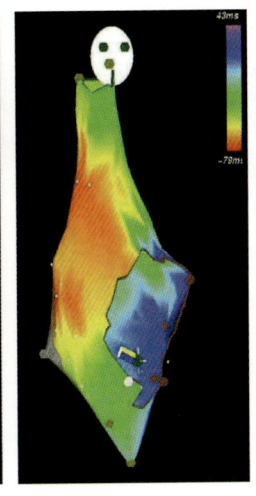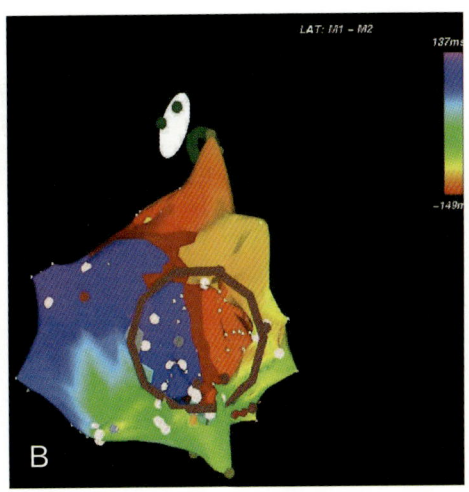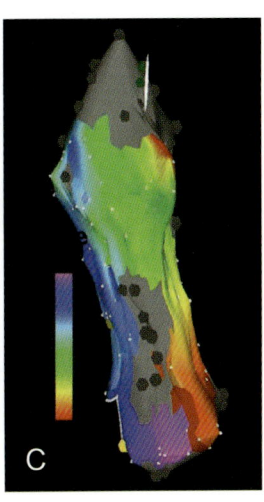

▲ 图 21-14 使用 CARTO，Biosense 非透视系统进行三维标测

颜色标度从最早激活的红橙色到最后的蓝紫色（参见图像中的比例尺）。灰色表示代表低电压的区域是瘢痕组织。每个白点代表导管所在点并确定激活时间。每个图像顶部的"面部"显示图像的方向。A. 儿童时期做了室间隔缺损修补术的成年患者的右心房的窦性心律——右前斜投影（看面部）。正如预期的窦性心律，激活从前外侧右心房向下延伸至三尖瓣。从基准点之前的 79ms 到 43ms（左上角的条），激活持续 122ms。这两幅图像显示了两个不同位置的标测导管尖端，获取了左侧的高位横向右心房和三尖瓣右叶后面的低位中隔右心房的标测数据。这种激活模式的视频就像传播地图展示了从下部和上部的高侧右心房向房室结区域的激活；B. 来自图 A 的右心房的心房折返/颤动 - 左前斜尾部图像（见面部）。现在可以看到三尖瓣。激活现在从高位前（红色）向下进入隔膜，三尖瓣下方和外侧右心房壁。从之前的 149ms 到基准点后的 137ms（左边的条），激活现在持续 286ms，包括整个心动周期。这可以被认为是围绕三尖瓣旋转的"典型"心房扑动，但是是顺时针方向。传播地图的视频显示了三尖瓣周围的顺时针传导；C. 非典型的心房内折返性心动过速。右心房的间隔表面的直左侧视图（从眼睛前缘看脸的边缘）。这名 27 岁患有三尖瓣闭锁的患者在心房肺动脉直接吻合术后不久就开始出现心房内折返性心动过速。多次药物和导管消融手术失败后，他接受了右侧切除术并转为侧通道，但仍有心房内折返性心动过速。经过多年的医学治疗失败后，他接受了 CARTO 系统的标测，证明了广泛的心房瘢痕，并且确定了一个包围大型隔膜瘢痕或房间隔缺损补片的单个心房内折返性心动过速回路。在左侧中隔视图中注意逆时针游行从红色到黄色到绿色到蓝色到紫色。传播地图的视频演示了所描述的传导过程。使用主动冷却的尖端系统消融来阻断电路的下段（紫色周围）的传导是成功的。从那以后，患者一直没有症状

（三）透视暴露

透视检查作为恶性肿瘤的危险因素在各个年龄段都是一个问题，但是由于各种各样的原因，在儿童和年轻人中可能更受理论上的关注。当然，最明显的是，辐射暴露的恶性潜力通常在多年后才显现出来，因此任何人群或个人的风险都将与手术后预期的寿命相关，这个数字会随着暴露年龄的降低而增加。第二个因素是通常认为辐射暴露在仍在生长发育和细胞分裂较多的儿童比成年人具有更多的恶性潜力。第三，一些持续时间最长、最复杂的病例发生在患有复杂先天性心脏病的青少年和年轻人身上，而这个群体由于此前多次非心律失常指征的导管介入术治疗，已经受到了过量的辐射。最后，正如上面讨论的所有其他安全问题一样，在治疗大多数心律不齐的儿童时，一个普遍的原则是，安全问题通常比效率问题更重要，因为大多数儿童的快速性心律失常具有相对良性的长期效果。

由于所有这些原因，一些儿科研究人员已经集中在减少导管消融过程中的辐射暴露的技术上[20,142-157]。与所有的诊断性辐射一样，可以通过各种基本的技术改进来争取尽可能低的曝光率（ALARA）[158]。这些技术包括更低的帧率、磁场缩小、减少输出、持续的图像保持，以及当然地在绝对必要的时候最小化使用透视。一项单独针对 ALARA 技术的研究能够产生比历史控制组明显更低的辐射暴露[158]。然而，改进的方法是使用非透视技术，这种技术依靠阻抗或磁定位来定义相关的腔体解剖和消融应用的位置。许多研究已经证明了这些技术用于更简单的手术，如房室结修饰和旁路激活途径消融[20,142,157]，可以显著地减

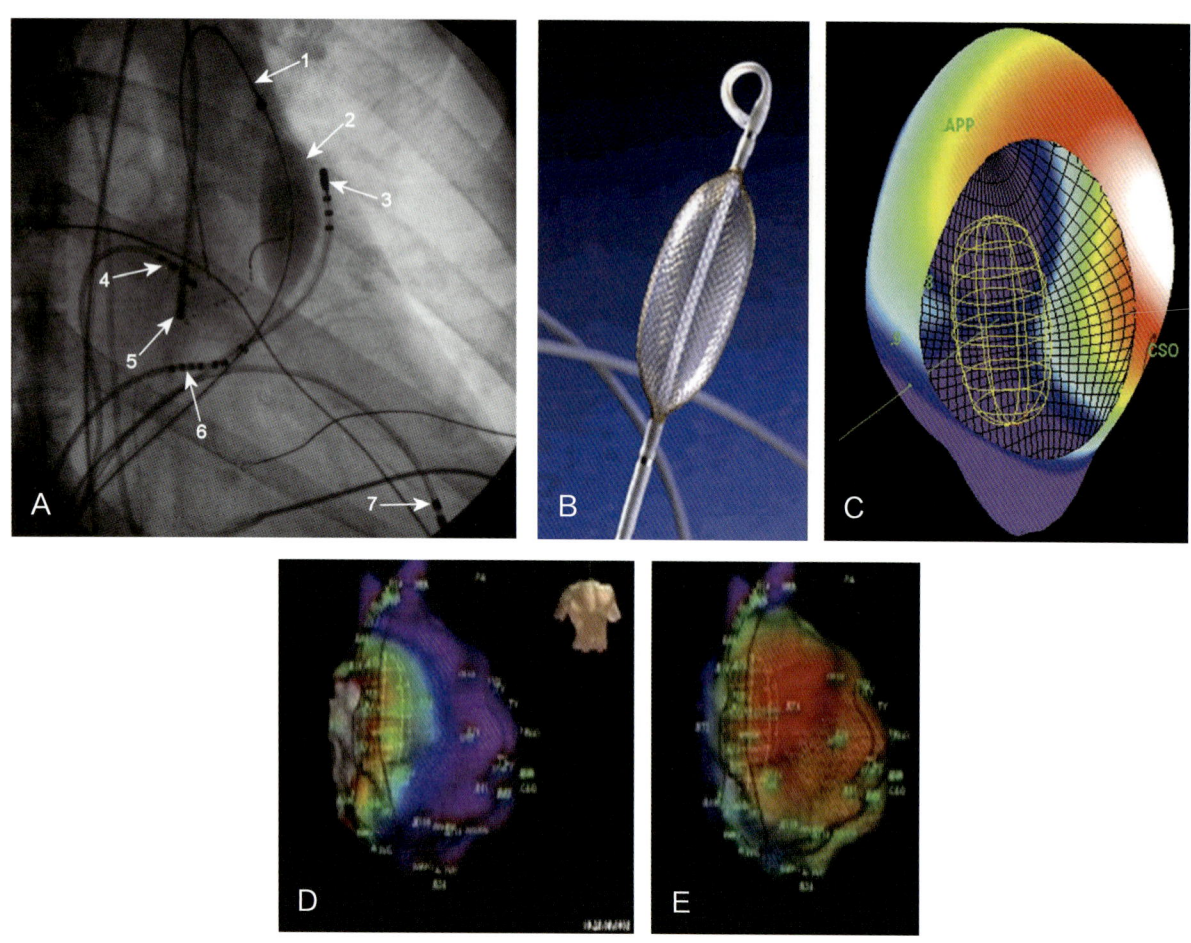

▲ 图 21-15　EnSite 3-D 腔内球囊非接触式标测系统（St.Jude Medical, St.Paul, MN）的使用

A. 透视右前斜图像显示：1. 放置在主肺动脉中的导线能使球囊 / 网状导管前进；2. 在右心室流出道的 64 电极网充气球囊；3. 右心室流出道中的标测 / 消融导管；4. 高位右心房导管；5. 主动脉根 / 窦内的逆行标测 / 消融导管；6. 希氏束的导管；7. 右心室尖端导管。B. 标测球囊的图像显示了一个横跨球囊表面的电线网格，创建了 64 个独立电极。C. 右心房的计算机重建（CSO-冠状窦口，APP-附件）显示球囊的内腔位置，以及单个时间点心内膜表面的电压。激活目前是在中隔，由冠状窦口上方的白色显示。D 和 E. 一名 14 岁的男孩在经过心房肺动脉直接吻合手术后，在心房内折返性心动过速（IART）期间的右心房。躯干显示这些是轻微的右前斜投影。心房很大，球状。虽然有点模糊，但是继发于右外侧心房瘢痕的假定的阻断区域沿着前外侧右心房显示为暗线。两幅图像显示了从左侧的后部激活和从右侧的侧面激活。在心室内可以看到球囊的图像。当作为视频播放时，传播地图表明在前表面上方的瘢痕周围及在后外侧前上方的心动过速。此外，视频显示在消融之后，消融线的前内侧和内侧起搏横向阻滞并向后传导，而消融线侧面起搏则中间侧阻滞并向后传导

少任何心律失常消融术的透视，甚至完全消除透视暴露的可行性。仅仅使用非透视技术得到的图像可能非常详细，并提供了一个绝佳和安全的消融指南（图 21-17）。虽然理论上任何辐射暴露都会增加晚期肿瘤的风险，但是这些减少辐射照射的非透视技术的辅助使用已经将透视时间降低至低于大多数诊断性导管插入术的水平。

（四）心外膜消融技术

心外膜技术在成人室性心动过速消融[159-169]中发挥着越来越突出的作用，而该技术在各种心律失常的儿科患者[162,164,165]中应用有限。简单地说，该技术与心包穿刺术类似，除了没有心包积液外，在针进入心包腔后，通过针插入一根导丝，并使用 Seldinger 技术（动脉穿刺技术）将鞘插入心包。然后通过鞘来引入一个标测和消融导管，它可以很容易地在整个心外膜空间排列，以进入心外膜心房、房室沟和心室。消融能量也可以传递（射频或冷冻），但是操作者必须保证传递并不出现在心外膜冠状动脉，并且能源输送特征与

第四篇 电生理学
第 21 章 导管介入性的电生理研究和电生理治疗

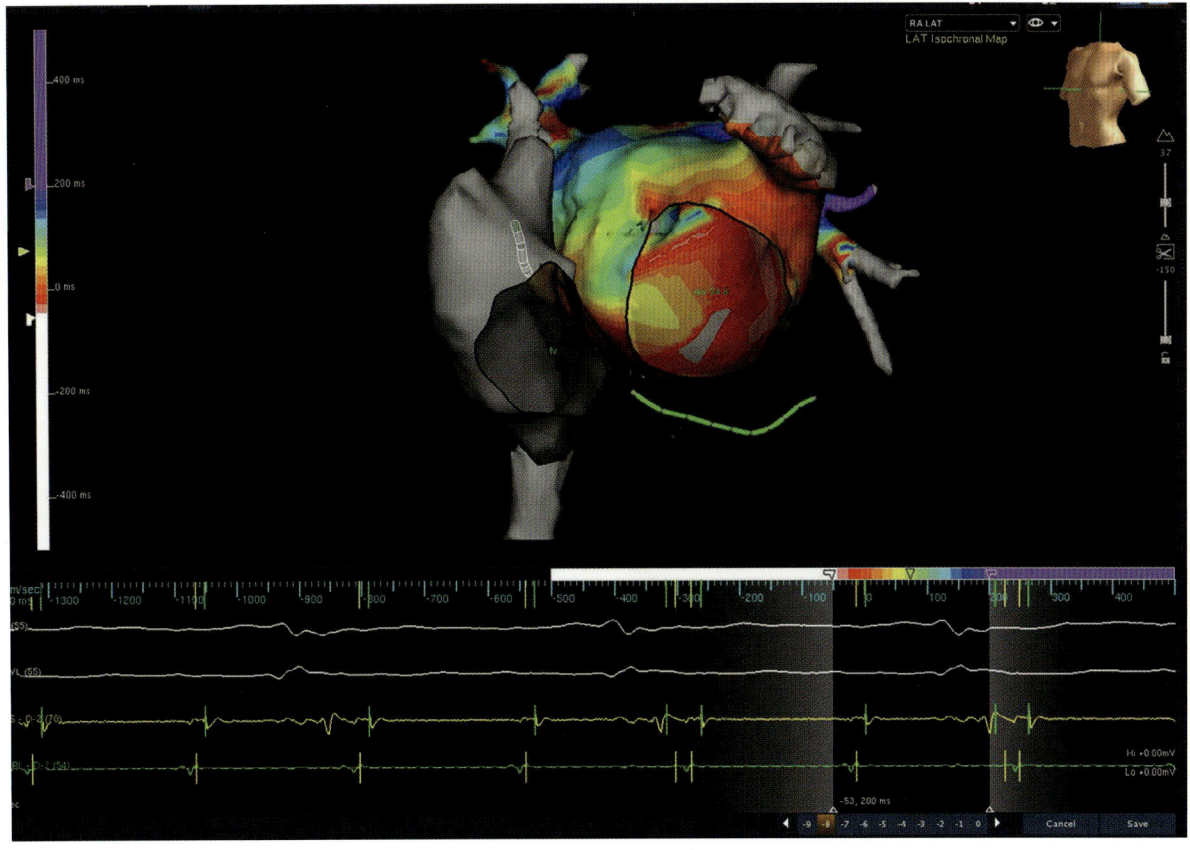

▲ 图 21-16　新 Velocity 系统创建逼真的心脏结构三维模型

如果多导管位置成像时需要或不需要解剖学成像细节，可以使用如 NavX（St.Jude Medical, St.Paul, MN）的标测系统或最新的快速标测版本 Biosense CARTO。如左心房和右心房的图像所示，可以看到所有导管位置。CS 导管在左心房下方呈绿色，此外，通过右心房在右中肺静脉中可以看到消融导管。躯干表明这是一个左前斜视图。该系统能够反映导管位置的实时运动，最大限度地减少透视的使用和辐射暴露（见文本）。除此之外，通过沿着心内膜腔室在多个部位处任何导管电极的顺序定位，导管可用于导出"几何结构"。使用此处显示的新 Velocity 系统，几何结构可以由多个部分组成，以创建逼真的心脏结构三维模型。通过将导管采集的数据与 CT 图像合并，也改善了该图像。一旦形成几何结构，就可以添加诸如"切除"三尖瓣和二尖瓣的修改，如此处所示。然后可从任何导管电极获取信号和导出的定时点一起用于制作时序图。此处显示的时序图位于左心房，低侧的粉红色为早期激活，可能在左下肺静脉附近。激活在前并且优先于黄色和蓝色进行。底部的心电图和电描记图包括一个窗口（右下方）这表明在心动周期中图像中的颜色对应于何处。虽然没有在该患者中展示出来，但是消融损伤或其他感兴趣点的位置可以容易地添加（经 St. Jude Medical, St.Paul, MN 许可）

心内膜有很大的不同，因为在心内膜使用射频时血液流动可以冷却导管，而使用冷冻技术时可以温暖导管。作者 JPS 已经对 6 例患有异位性房性心动过速（$n = 1$）、预激综合征（$n = 3$）、室性心动过速（$n = 5$）的患者进行了 8 次手术，成功率为 75%，而且无明显并发症。患者年龄为 8—19 岁，没有做过先天性心脏病手术。这主要结论是，该技术可在儿科患者中安全有效地应用，并且当心脏内消融术失败时可以将该技术作为候选选择。

十、手术：基质特异性

（一）旁路途径

1. 标测

Jackman 等[170]描述了电描记图有助于识别出旁路激活途径前向和逆向传导的准确位置。电描记图应检查出可能存在的旁路激活途径（图 21-18），以及在预激发窦性节律或心房起搏节律中最短的房室时间，以及在顺向反复性心动过速或心室起搏节律中最短的房室时间[170]。

633

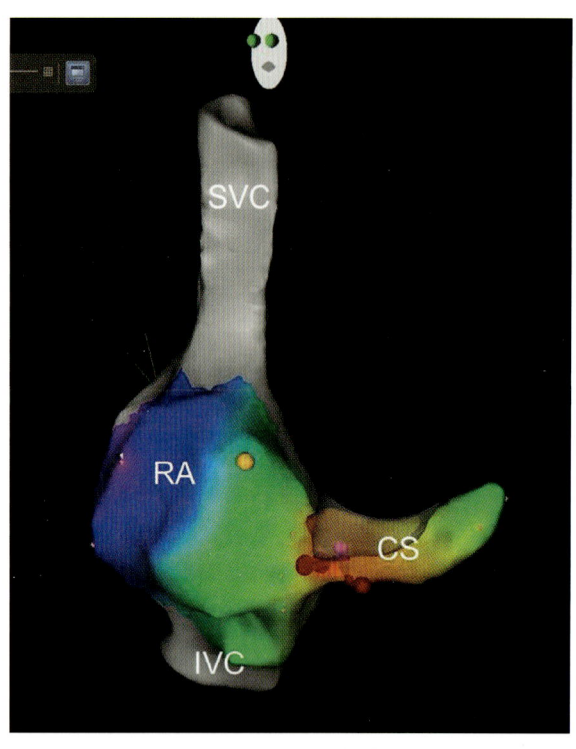

▲ 图 21-17 非透视消融术

图中的 CARTO 衍生的电解剖图像是在没有透视的情况下完全构建的，1 例房室结折返性心动过速的慢径路改良。注意上腔静脉、下腔静脉、冠状窦和右心房都反映了结构的预期形状。这种连续可用的图像对于这些腔室内的导管操作和消融非常有帮助。冠状窦和右心房边界附近的红点代表慢径路改良的成功位置

SVC. 上腔静脉；IVC. 下腔静脉；CS. 冠状窦；RA. 右心房

为了帮助定位左侧游离壁和左后间隔旁路激活途径，可在冠状窦中使用多电极导管（图 21-2 至图 21-4、图 21-19 和图 21-20），但这可能并不是必要的，因为是由消融导管尖端的电描记图，最终决定了最终消融位点。通常情况下，尖端可弯曲的标测/消融导管用于从右股静脉或左锁骨下静脉入路的三尖瓣环上的右侧面的旁路激活途径的定位。这些技术已经在其他地方得到了很好的描述[5,170]。以上所述的一些三维标测技术可能对中隔旁路激活途径特别有用，可以更好地了解局部解剖，确定关键结构的位置和确定先前的消融位置。

2. 消融导管操作：常规

在初始定位后，额外的标测和射频消融是通过引入一个大的（4~10mm）可引导的电极导管来完成的。这些导管现在可以从许多不同尺寸

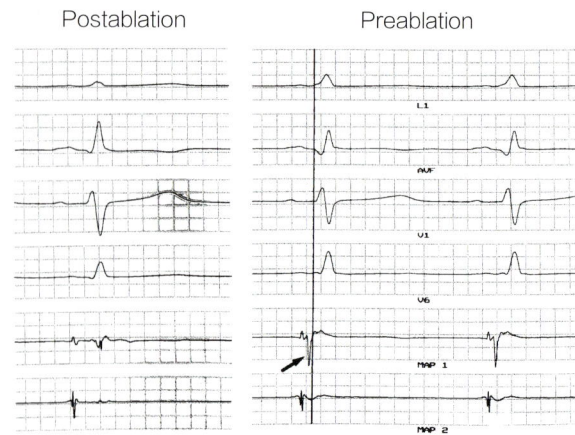

▲ 图 21-18 Accessory pathway potentials. The first four signals are surface ECG leads. The second two signals come from the mapping/ablation catheter. Note, there is minimal preexcitation in the surface leads preablation; however, a very large potential is seen in the distal electrode pair of the mapping catheter (*arrow*) preceding the surface QRS. This probable accessory pathway potential is no longer present after the ablation. (From Saul JP, Hulse JE, De W, et al. Catheter ablation of accessory AV pathways in young patients: use of long vascular sheaths, the transseptal approach and a retrograde left posterior parallel approach. *J Am Coll Cardiol*. 1993;21:571–583.)

（5~8Fr 针尖）的制造商获得，并且有不同的弯曲选择。由于技术原因，在小于 7Fr 的情况下不能使用冷冻消融导管。以下标准的旁路激活途径消融方法已被报道[5,170]。

3. 左侧游离壁通道

左侧游离壁旁路激活途径可通过使用管尖弯曲导管逆行从主动脉进入左心室[5,170]或者经中隔[5]入路。逆行的方法是试图将导管尖端，垂直于二尖瓣后瓣（图 21-21）或通过二尖瓣和高于二尖瓣后瓣（图 21-22，前帧）。

对于经中隔入路，首先通过用标测/消融导管探查卵圆孔的面积来判断是否通畅。如果不通畅，则使用各种技术和鞘进行标准的经隔膜穿刺（见下文）。然后，标测/消融导管通过隔鞘进入左心房。一般情况下，可以操纵消融导管的尖端从而使通过透视显示它在房室沟附近，然后通过远端对电极的电记录来确认这个位置。接着通过偏转、旋转和纵向移动操作导管尖端，绘制左侧房室沟。许多情况下，通过使导管偏转并将其拉回鞘中，直到只有四个电极突出，使其看起来像

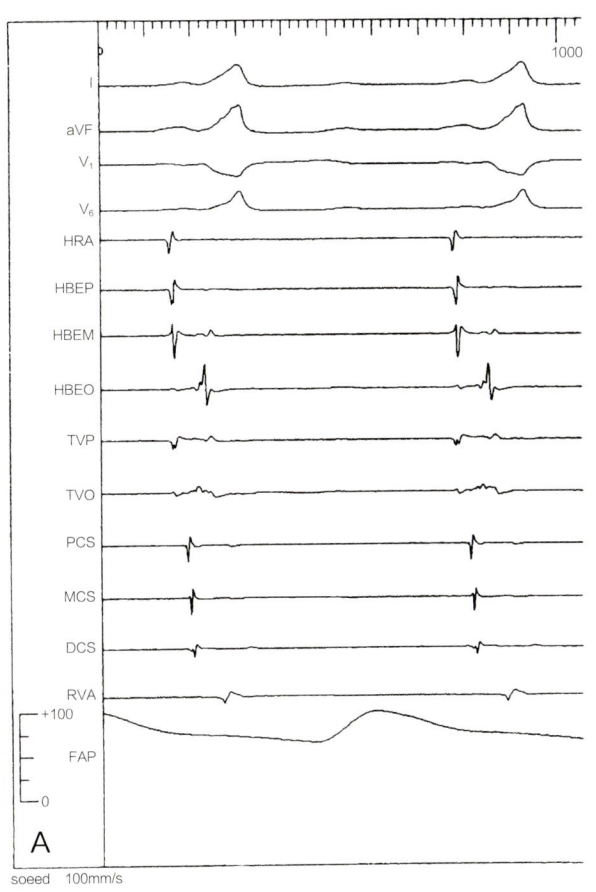
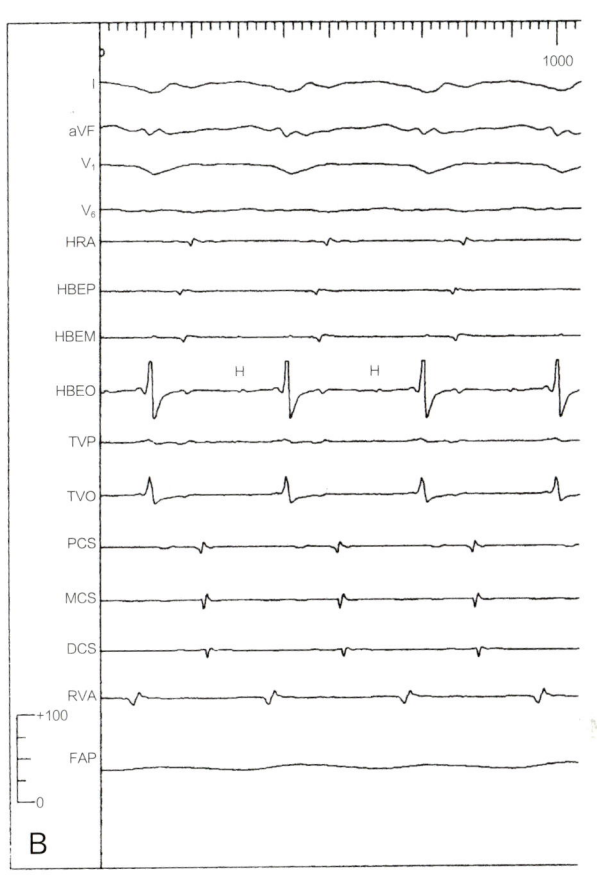
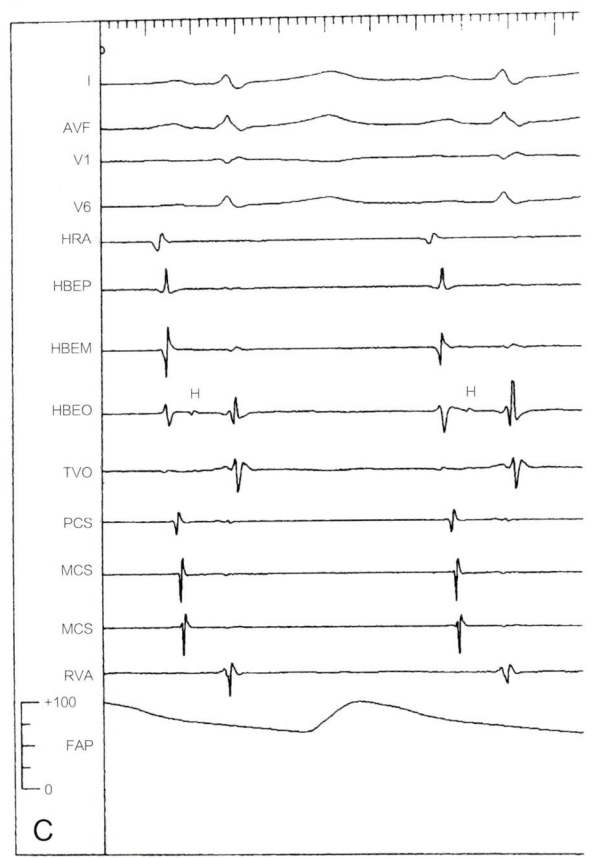

▲ 图 21-19 在 1 名 6 岁由于右前间隔房室旁路预激的男孩（与图 21-2 相同的患者）中进行 3 次记录

A. 基线窦性心律；B. 顺向反复性房室折返性室上性心动过速；C. 射频导管消融成功后的窦性心律。在每个图中，来自体表 ECG 导联的 4 个记录显示在顶部，然后是心内记录。来自高位心房的四极导管的两个电极近端的电描记图后，接着是来自位于三尖瓣前房间隔区域的六极导管的近端（HBEP）、中间（HBEM）和远端（HBED）希氏束电描记图。这个希氏束位置的记录引起心房下部（最好由 HBEP 记录），His 束（最好由 HBEM 或 HBED 记录）和右心室前间隔流入区域（最好由 HBED 记录）的活动。在图 A 中，注意，来自前间隔房室旁路的预激的存在消除了记录 HBE 的能力，因为右心室间隔心肌首先通过房室旁路的传导而被激活。在室上性心动过速期间，当仅通过希氏束（通过房室旁路逆行传导）的顺向传导存在时和在希氏束导管位置稍前方成功消融后，HBE 被记录下来。这通过由远端电极记录的心房和心室电描记图之间的低振幅、几乎连续的电描记图显示最好。由冠状窦中的六极导管上的近端、中间和远端电极对记录的电描记图分别指定为近侧冠状窦、中间冠状窦和远端冠状窦。下一次记录是来自右心室心尖（RVA）四极导管上的近端电极对。股动脉压显示如下

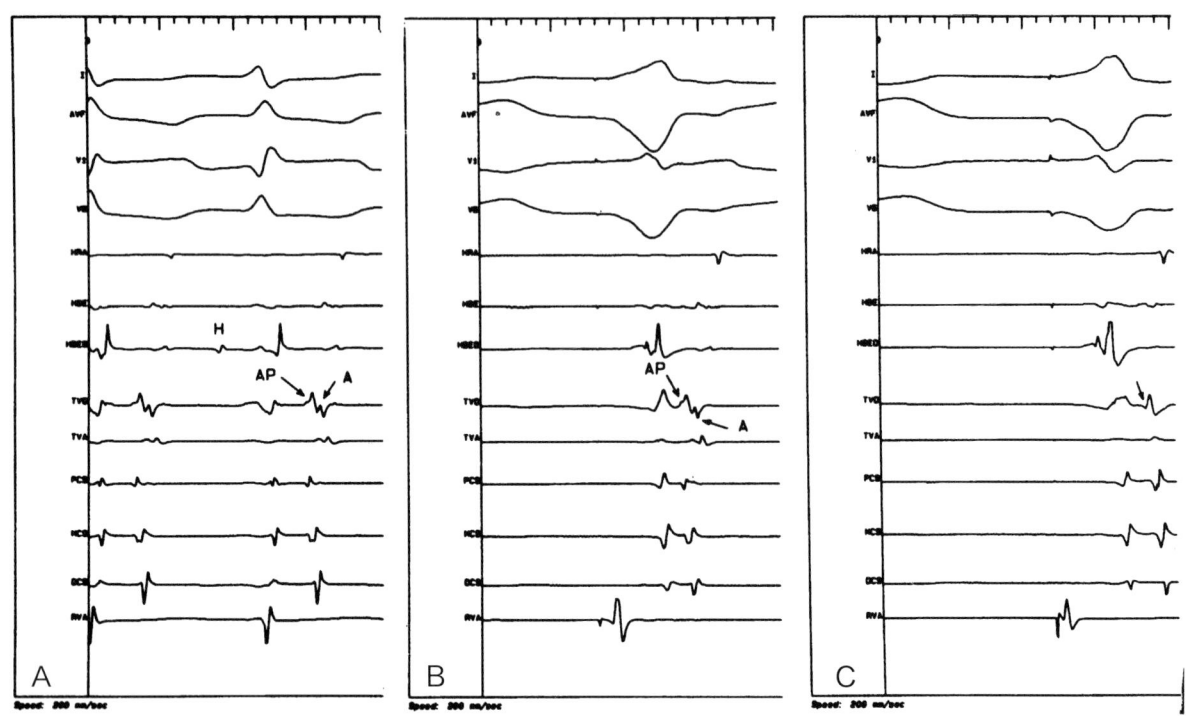

▲ 图 21-20 来自同一患者的 3 次记录如图 21-19 所示，演示了从房室旁路激活途径记录电描记图
A. 在顺向反复性房室折返性室上性心动过速（220ms 周期长度）期间，在双相电图之前记录早期低幅度电图（箭，AP），该电图似乎是与下列心房（A）电图的融合或双相心房电图。B. 在心室起搏（500ms 周期长度）期间，记录了几乎相同的电描记图（箭，AP）; C. 在成功导管射频消融后，在相同周期长度的心室起搏期间，消除了 AP 电描记图（箭）。而且，在消融之后，通过若干其他起搏方案（未显示）验证正常的逆行传导
H. 希氏束

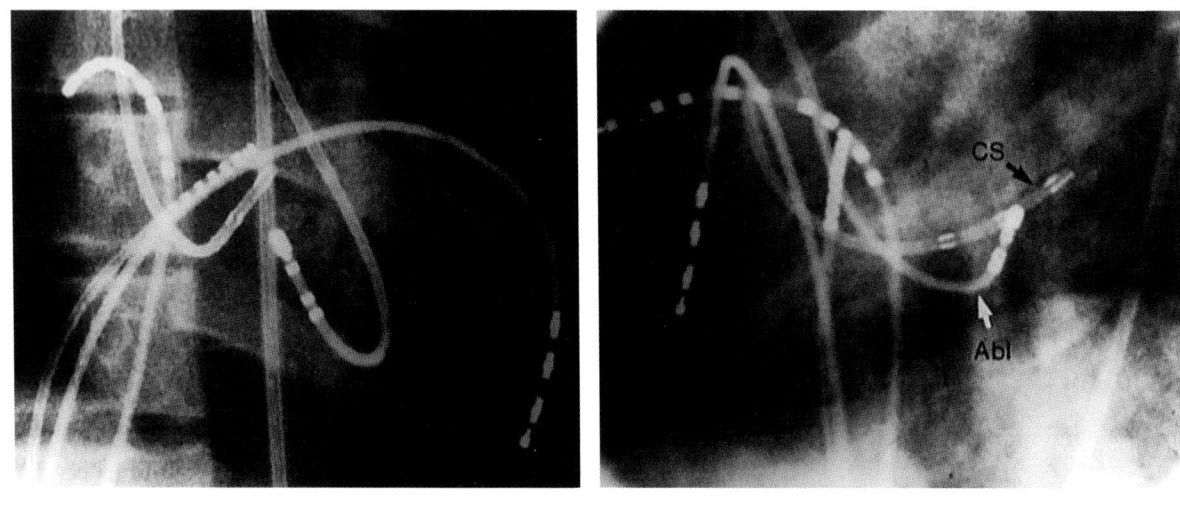

30° RAO　　　　　　　　　　　　　　60° LAO，15° 足侧

▲ 图 21-21　从主动脉的"标准"逆行入路
成功消融的位置是在大导管尖端处沿着后房室沟。注意：冠状窦导管在左前斜（LAO）视图中重叠，但在右前斜（RAO）视图中导管位置远低于冠状窦导管，表明导管尖端位于左心室

曲棍球棍（图 21-22，后帧），可以增强导管的稳定性，以进行标测和消融。然后鞘和导管沿着它们的长轴单独地从中隔移动到侧壁，导管在鞘内顺时针（后沟）或逆时针（前沟）旋转。在较大的患者中进入左侧入路时，有时需要将典型的马林斯型经中隔鞘换成目前可用的各种特殊鞘之一

第四篇 电生理学
第21章 导管介入性的电生理研究和电生理治疗

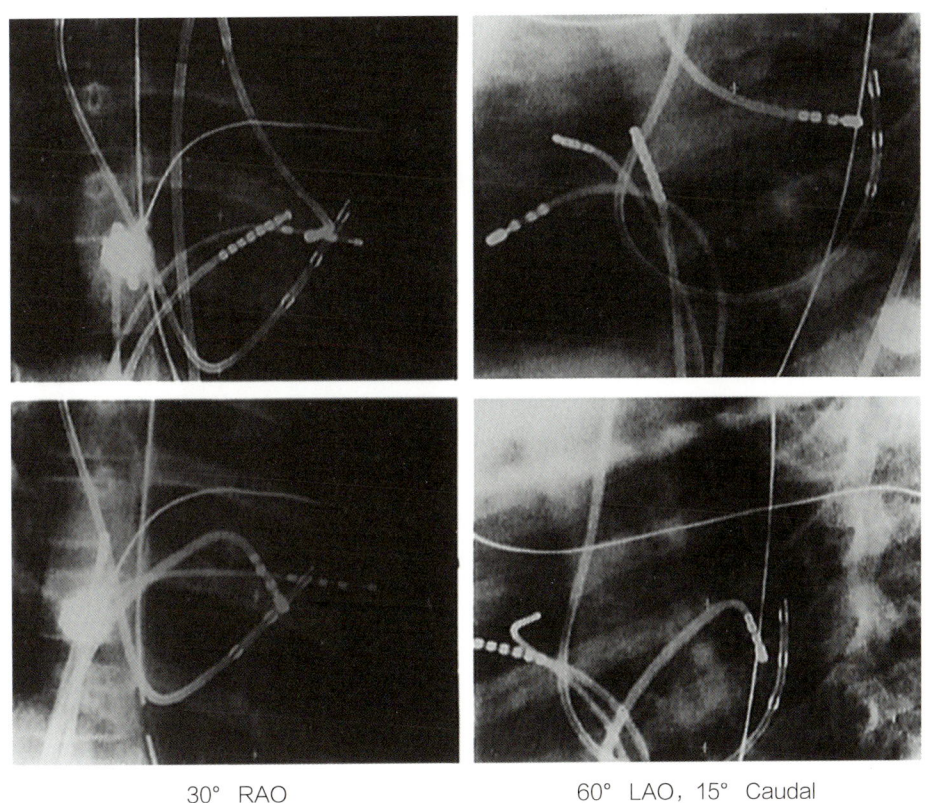

30° RAO　　　　　　　　60° LAO, 15° Caudal

▲ 图 21-22　Retrograde and transseptal approaches. The top two cine frames show the catheter retrograde through the aortic valve, but a failed attempt to place the catheter through the mitral valve on top of the mitral annulus. The transseptal approach was then used (bottom two frames) and was successful with the catheter in position very close to, but slightly different from, the retrograde mitral approach. Note, the hockey stick appearance of the catheter tip (*arrow*) using the transseptal approach. A "Jackman" orthogonal catheter is in the coronary sinus, an octapolar catheter is at the HIS bundle, a quadripolar catheter is at the right ventricular apex. The deflectable ablation catheter has a large tip. (From Saul JP, Hulse JE, De W, et al. Catheter ablation of accessory AV pathways in young patients: use of long vascular sheaths, the transseptal approach and a retrograde left posterior parallel approach. *J Am Coll Cardiol*. 1993;21:571–583.)

（见下文）。

现在的大多数操作者更喜欢在成人和儿童的左侧游离壁通路中采用经中隔入路，因为它通常更一致，不会损伤主动脉瓣或左冠状动脉或右冠状动脉开口，理论上也不太可能损伤心室肌。然而，经中隔和逆行技术的总体结果和并发症是相似的。

4. 右侧游离壁通道

右后路和右后间隔路几乎都可以从右股静脉入路，在三尖瓣上方放置一个管尖弯曲的导管。右侧和右侧前路可从右侧股静脉和下腔静脉或右侧颈内静脉和上腔静脉进入。对于右侧通路，大多数操作者发现使用长血管鞘（见下）非常重要，可以提高导管稳定性和提高成功率。右侧前通路也可以在三尖瓣叶的心室侧消融，使用上腔静脉入路，将导管尖端穿过三尖瓣瓣口（图 21-2），

如前所述[5]。

5. 后隔通路

对于左侧通路，当试图将导管尖端偏转到靠近主动脉环的二尖瓣下时，可以使用逆行主动脉技术。另一种方法是经中隔入路，将导管沿着二尖瓣环一直延伸到中隔区域。但是，这些通路中许多与冠状窦[171-181]密切相关，只能在冠状窦[5]内或周围消融。冠状窦和窦口周围的区域可以从右心房通过正确的股静脉/下腔静脉或锁骨下静脉/上腔静脉入路。无论采用何种方法，我们都必须意识到这个区域的冠状动脉的体积小且较为靠近。事实上，在过去的几年里已经有一个共识，就是在后间隔区域应用射频能量时[66,69,130,131,182]，后间隔区域冠状动脉的风险可能比以前认识到的间接损伤更高[66,69,130,131,182]。因此，一些操作者现

637

在对靠近后中隔的任何通路进行消融前行冠状动脉造影，以评估消融部位与小冠状动脉的接近程度。因为上述在冷冻疗法的描述以及后文讨论的安全性问题，"靠近"小冠状动脉的通路位置不是被射频消融了，就是被冷冻疗法消融了。这一问题对儿童和婴儿尤其重要，他们的冠状动脉较小，而且从消融点到冠状动脉的距离较短[183]。

6. 右前间隔通路

这些通路可能是最难以安全地消融的，因为靠近房室传导系统。与其他的前右侧通路一样，它们可以通过下腔静脉或上腔静脉从下方或上方入路。路径消融的最佳位置在消融导管上也有潜在希氏束的情况并不罕见，这引起了对正常房室传导系统的意外损伤的担忧（图21-15）。事实上，在射频消融过程中，有多达10%的右前隔通路患者[34,184,185]报道持续性的完全性房室传导阻滞。虽然在这些位置应用射频能量时快速的连接加速可能预示着即将发生的持续性的房室传导系统损伤，但房室传导阻滞在开始时可能非常突然，而且是持续性的。可以通过使用许多技术来避免这种情况。我们已经发现，通过上腔静脉上方进入房室沟，通过旋转导管向上偏离希氏束可以更容易将消融位置与希氏束分离。如果在左前斜位足侧的视野中，希氏束导管与消融导管平行，理论上希氏束应该至少距离消融位置几毫米。然而，我们为这些通路发现的最重要的进展是使用冷冻消融[101,106,186-189]。低温系统可以：①在接近正常的房室传导系统时，不受交叉的加速度的影响观察；②在 −40~−30℃ 的温度标测时可逆；③导管粘连；④在消融期间持续地电测试房室传导的能力（图21-13）。此外，即使由于早期复发[190]导致低温消融失败，通常也有可能确定一个安全的位置来应用射频能量永久地消融通路。在儿童中相对于后间隔通路的冠状动脉的损伤，房室传导系统损伤可能比在成人中更重要，因为在小的心脏中所有的心脏结构都比较接近，以及在儿童中需要永久的房室起搏的巨大影响。因此，在儿科患者中，冷冻消融可能是治疗间隔通路的选择。

7. 长血管鞘的使用

对于左侧壁和右侧游离壁通路尤其可以通过使用各种长血管鞘之一来入路，包括6Fr、7Fr和8Fr直的和特制的鞘。导管鞘的出现提供了稳定性，显著提高了从导管操纵到导管的尖端的扭矩传递，并允许导管同轴操纵[5]。这些特征可能对心房的左侧或者右侧入路非常重要，即使存在卵圆孔未闭。具有最广泛的吸引力的鞘的设置是为了左侧和右侧房室沟提供一个入路，从而使导管尖端最终与沟的平面平行（Swartz Left SL1–4 and Right SR0–4,St. Jude Medical,St. Paul,MN）；然而，任何一种鞘都可以帮助导管到达正确的位置，并将有利于提高稳定性和有效性。这些鞘似乎对右侧游离壁通路最有帮助，但被设计用于每一个左右侧的位置。

8. 消融

关于旁路介导的室性期前收缩，消融术可以在窦性心律中进行，也可以在顺向型折返性心动过速中进行；但是如果在心动过速时，导管很可能在旁路激活途径阻断和心动过速终止时移动。因此，在右心室起搏下，消融过程中观察室房逆行传导消失，可以提高逆行传导消融过程中导管的稳定性（图21-23）。

当使用射频能量和希望永久消融时，最初的导管尖端选点通常是 70℃。然而，正如上面所提到的，通过设置所需的温度 50℃ 和在应用到 5~10s 后停止射频来测试是否成功消融一个特定的位置，如果不成功，也可以将心肌损伤减少至最低限度（图21-12）[91]。这是基于观察发现永久成功与旁路激活途径传导的早期消失相关的[170,191]，除非δ波消失、心动过速终止或室房传导有明显的变化，否则病变消融的时间应该只有 5~10s。如果满足这三种条件中的任何一种，温度应设置为 70℃，射频应用持续 30~60s。如果没有温度监测，传递的能量可能过高或过低。通过温度监测，根据导管尖端的位置和稳定性，在不同的应用中，不同的患者的传递功率会有很大的不同，这两者都受到呼吸活动的影响。因此，在使用全身麻醉时，要求麻醉师在患者呼气或吸气时屏住呼吸，可以显著降低导管运动，提高消融应用的准确性和有

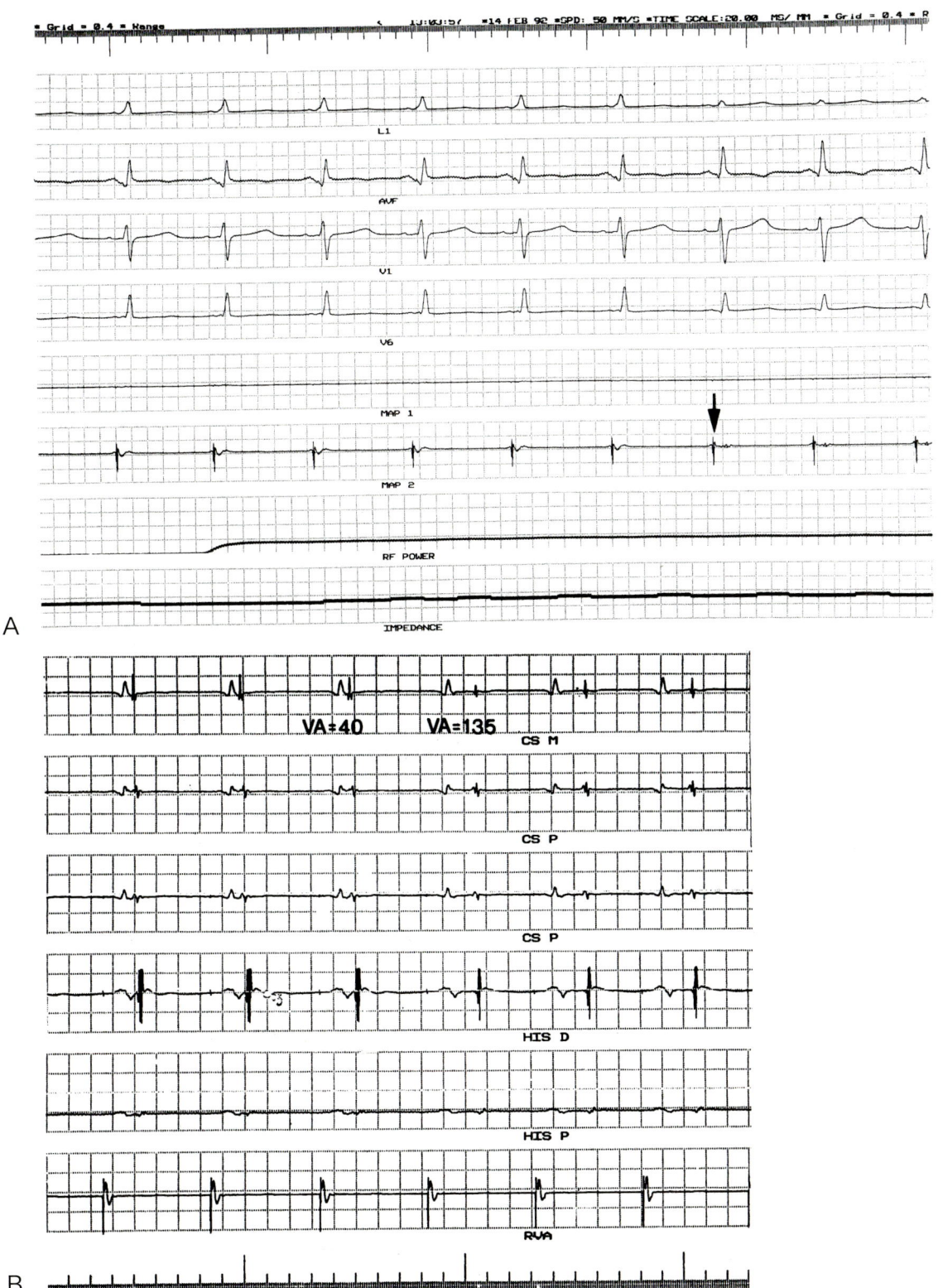

▲ 图 21-23 Electrograms and radiofrequency (RF) outputs during an ablation. When RF ablation is performed during sinus rhythm (A), one can watch either the surface delta wave or the local AV interval. Note changes in both the surface ECG and the local electrogram (arrow) approximately 3 seconds after the application of RF energy. In (B), the RF application was performed during ventricular pacing for a concealed accessory pathway. RF outputs are not shown, but note how AV interval abruptly changes from 40 to 135 ms, approximately 6 seconds after the application of RF energy. (From Saul JP, Hulse JE, De W, et al. Catheter ablation of accessory AV pathways in young patients: use of long vascular sheaths, the transseptal approach and a retrograde left posterior parallel approach. *J Am Coll Cardiol*. 1993;21:571-583.)

效性，同时降低导管移位的可能性。

如上所述，当使用冷冻消融时，系统可以在标测或消融模式中使用。在这两种情况下，与射频能量一样，影响越早则传导阻滞越可能是永久的。由于冰球形成，导管将失去信号，因此，旁路激活通路在导管失去信号前 10s 被阻滞是比较合适的。一旦观察到旁路激活途径阻滞，要在尽可能低的温度（−80～−70℃）下进行 4min 的冷冻消融。有证据表明，在同一位点重复应用 4min（即所谓的冻融冻结）将显著增加病灶的大小，并降低复发的风险，冷冻消融的复发风险可能比射频消融更高[101,106]。跟射频能量的使用一样，随着冷冻治疗的经验的积累，初步和长期的结果都有所改善[98,99,101,104,112,113]。

在病变成功形成后，患者通常在电生理实验室观察 30～60min，在此之后进行反复的电生理测试，有时注射或不注射异丙肾上腺素。一腺苷通过短暂地减少或消除房室结功能和增强旁路传导性[30,192]来揭开旁路激活途径的残留功能。大多数患者可以在手术当天或次日早晨出院。

9. 结果

无论通路的位置、多通路的存在、导管入路或患者的年龄，似乎旁路激活途径首次消融的成功率最高可达 98%，通常为 85%～95%[5,21,90,193-195]。儿童最可靠的结果数据可能来自于儿童导管消融（pediatric catheter ablation，PAPCA）后的前瞻性评估[194,196]，在这个评估中有 2761 名来自美国各种中心的患者进行了前瞻性研究，其中 481 名患者随访了 2 年。通路消融的总体初始成功率约为 94%，结果因部位而异（左游离壁 98%，右游离壁 90%，左中隔 88%，右中隔 89%）。与其他儿科导管插入手术相比，透视检查的时间可能很长，但通常会随着时间的推移而减少[21,197]。个别手术难度的高变异，加上调查人员之间观察结果的多变性，可能证明了影响每个手术的大量定义不明的因素。但是，尽管整体的成功率高，有时还需要二次手术，也表明这些因素是可以克服的。

对 481 例儿童导管消融患者进行前瞻性随访，其中 12.3% 具有旁路激活途径基质的患者在术后 12 个月内复发[196]。与首次成功一样，复发率也因通路位置而异，左游离壁通路的复发率为 4.8%，右中隔通路的复发率为 24.6%。左中隔的发生率也很低，为 4.8%，右游离壁的发生率为 15.8%。尽管这些复发率可能高于来自单一中心或不受控制的登记处的其他报道，但它们是来自前瞻性对照试验的唯一数据，而且受试者在任何潜在的消融试验中都具有最广泛的中心代表性。因此，这些复发率可能是在平均儿科消融中心可以预期的最准确的表现。

（二）持续性交界区折返性心动过速

持续性交界区折返性心动过速（permanent form of junctional reciprocating tachycardia，PJRT）并不是严格意义上的儿科疾病；但是，它主要发生在年轻患者中，导致几乎不间断的心动过速，发作频繁时药物难以控制，往往导致心室功能障碍[198]。尽管名称不同，PJRT 是由传导性能下降的隐蔽性（仅逆行）的旁路激活途径引起的，传统上被描述为具有后间隔位置[198]。射频消融研究的结果证实了一个精确的旁路激活途径位置，表明这些通路的大多数（> 95%）可以被消融，它们的位置几乎可以在房室沟周围的任何位置（图 21-24）[199]。射频消融治疗 PJRT 的安全性和有效性很高，再加上药物治疗往往无效，这表明导管消融可能适合作为该综合征的一线治疗，尤其是在存在心室功能障碍的情况下[192]。

与其他旁路激活途径一样，PJRT 通路的消融方法取决于位置。因为许多通路都是后间隔，在冠状窦窦口内或血管内的消融通常是必要的。对于这种情况，冠状动脉造影可以在消融前进行。如果一个小的冠状动脉在预期的消融位点的 2～3mm 之内，应当充分考虑用冷冻消融代替射频能量。如果冷冻治疗不可用或效果不佳，应通过减少导管大小、温度设定值、最大功率和（或）持续时间来减少射频能量的应用。如果可能的话，应避免在冠状窦中使用具有主动或被动冷却尖端技术的高能射频，或在使用时格外小心。

在心动过速期间应始终进行标测。心动过速

第四篇 电生理学
第 21 章 导管介入性的电生理研究和电生理治疗

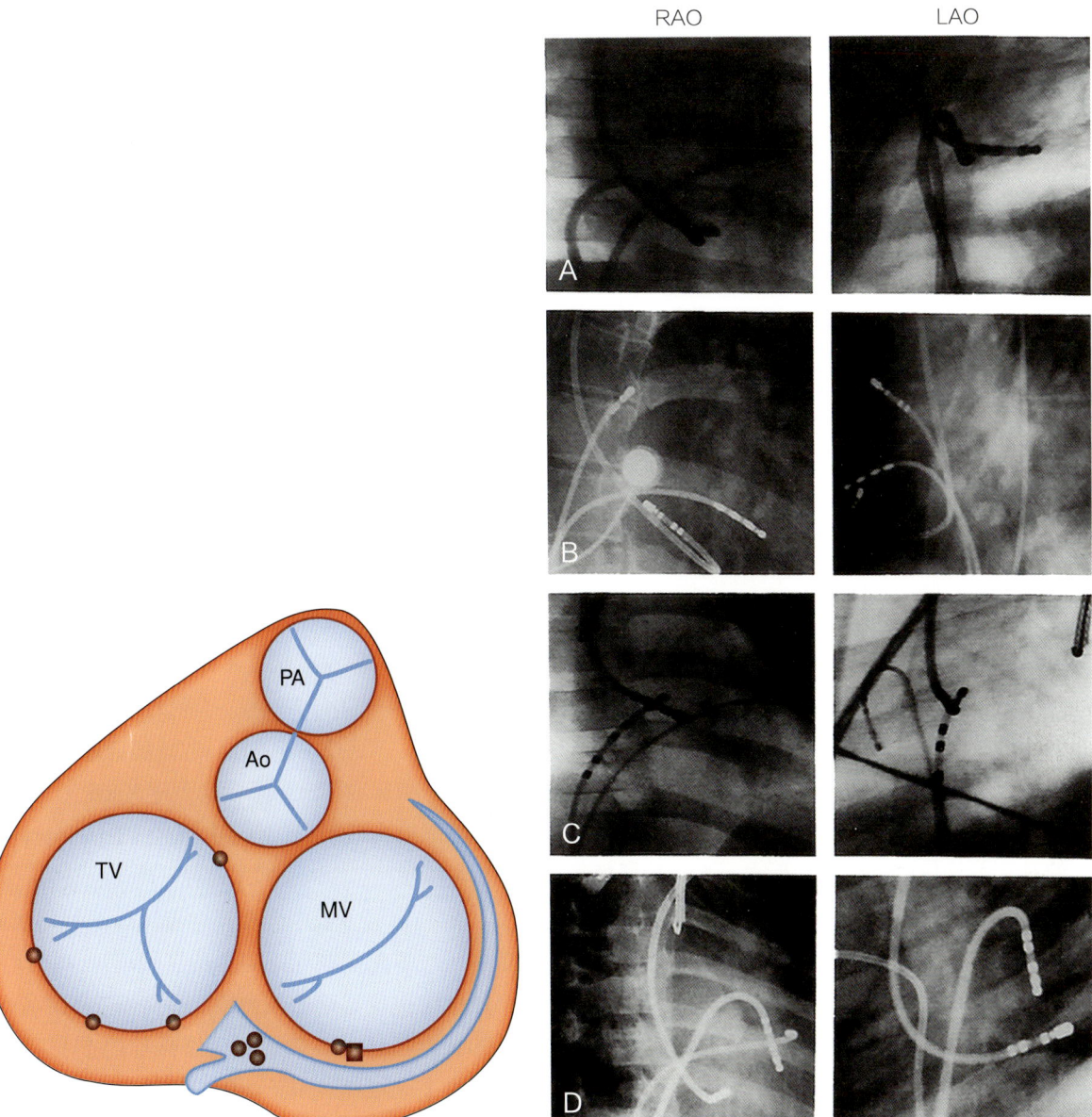

▲ 图 21-24 Location of accessory pathways leading to PJRT. The schematic diagram reveals pathway locations as identified by successful radiofrequency ablation site. Circles represent pathways causing PJRT while the square represents a typical concealed pathway found as a second pathway in one patient. Note that four pathways were located outside of the typical posteroseptal location. A through D show representative angiograms of catheter-electrode positions in four locations. In panel A, the large tipped ablation catheter approaches from the inferior vena cava. Its final position is in the mouth of the coronary sinus, near the ostium of the middle coronary vein (posteroseptal pathway). In panel B, the ablation catheter approaches from the SVC and loops upon itself in the right anterior oblique (RAO) view; together with the left anterior oblique (LAO) view, the findings demonstrate a right lateral position. In panel C, the ablation tip is positioned via the SVC and overlies the distal HIS electrode, indicating a right anterior pathway. In panel D, the large tip catheter positioned in the coronary sinus was used for mapping only. A deflectable tipped catheter with a "dumb-bell" shaped electrode was used for ablation, and was positioned using a transseptal approach from the inferior vena cava to the posterior mitral annulus (left posterior pathway). (From Ticho BS, Saul JP, Hulse JE, De W, Lulu J, Walsh EP. Variable location of accessory pathways associated with the permanent form of junctional reciprocating tachycardia and confirmation with radiofrequency ablation. *Am J Cardiol*. 1992;70:1559–1564.)

时的室房传导间隔时间通常较长，如同心室和心房信号之间的等电段，多达75%的病例可能存在旁路激活途径电位[200]。超过95%的通路可以成功消融，但复发率高于典型的旁路激活途径，一些患者可能需要多个手术才能获得首次成功[193,199-203]。值得注意的是，尽管邻近房室结，但有PJRT做过射频消融的患者中，还没有报道过房室传导阻滞[199-202]。

（三）房室结修饰

房室结生理上的双径路是房室结折返性心动过速的病因，无论这种生理学是否是房室结传导的解剖或功能上分区的结果，现在看起来清楚的是，可以修改快或慢的房室结路径以消除房室结折返。大多数早期使用直流电或射频能量来修饰房室结的报道集中在消除通过快速房室结路径的传导，通过将能量输送到紧邻希氏束的区域，这个区域显示相对较大的心房和相对较小或不存在希氏束电位记录[204,205]。当消融成功时（80%～95%的病例），这种所谓的"快速途径"消融通常导致心房到希氏束间隔和PR间期的显著延长，并且不幸的是，不管使用何种能量形式，大多数研究者在2%～10%的患者中已经无意产生了完全型房室传导阻滞[204]。尽管这些风险使这种技术对于大多数儿童和青少年来说是不受欢迎的，但少数成功的快速通路消融在小儿患者中被报道没有明显的并发症[21,60]。自1994年以来，通过将导管定位在房室结[206]的下方和后面，几乎所有的房室结修饰都针对"慢速路径"。慢通道技术的优势在于正常房室结功能可以保留在快速通路中，并且完全型房室传导阻滞的风险低于快速通路消融[21,193,206]。重要的是，即使房室传导阻滞的这种小风险几乎已经通过使用冷冻消融替代慢速通道消融的射频能量而被消除。事实上，使用冷冻消融治疗房室结折返心动过速，没有出现意外永久性房室传导阻滞的病例发表[99,101,105,106,186,207]。值得注意的是，对于冷冻消融，房室传导阻滞是可能发生的，并且至少有一个作者JPS已经告知了这样的病例，但没有一篇在出版物中报道。早期报道的慢径消融首次复发率，冷冻消融比射频消融稍高[99,101,105,106,186,207]；然而，最近的报道发现复发率低于5%，类似于射频消融[98,112,208]。

缓慢途径的标测随着时间的推移而发展。最初，大多数操作者将通过弥散的慢通道电位存在小电势来识别慢通道，作为消融的合适导管位置的指示[206]，而其他人已经发现这种慢通道电势具有非常差的特异性[209]。因此，已经开发了许多消融技术，包括定位在房室结下方的纯粹解剖学方法[209]，以及使用慢交接加速度作为慢通路节点接近度的指标。低温能量在慢速通道中的应用不会像加热那样导致连接加速。因此，冷冻消融技术更注重消除慢通道传导，仅对快通道传导有短暂的改变，这样可以作为手术程序的终点[105,106]。

最近，Bailin等[210]已经描述了一种在房室结折返性心动过速成年人身上用电压标测来识别慢径路的技术。尽管这些研究人员利用NavX系统（St. Jude Medical, St. Paul, MN），但该技术可以用任何相关系统进行。该技术涉及同时收集解剖点和心房电图振幅。数据收集完成后，会创建Koch三角和邻近区域的电压图。低电压至中等电压的桥接峡谷被认为可以预测缓慢的房室结路径（图21-25）。

通常情况下，低电压至中电压区域的岛状或带状区域被记录在较高电压的区域附近，该区域可能位于快速通路的基质附近。可能存在多个这样的低电压区域，表示慢通路传导的多个区域，并且每个区域都是用于消融应用的潜在区域。由于缓慢的房室结途径消融已经有近100%的成功率，该技术不太可能在统计上提高成功率；所以改进是对目标（慢径）进行更精确的标测会减少消融次数，缩短手术时间并提高安全性。然而，迄今尚未进行对照试验。在儿科患者中使用相同技术的经验有限[211,212]。

前瞻性研究调查人员利用射频能量消融慢性房室结传导通路，发现97%～99%的房室折返性心动过速可在17岁以下的儿童中成功消除，但房室传导阻滞发生率为2.1%[213]。冷冻消融术可获得类似的成功率，但如上所述，可以避免大部分（如果不是全部）房室传导阻滞[96,99,101,106,186,207]。在较小的儿童中，冷冻消融治疗可能特别重要，在这

第四篇 电生理学
第 21 章 导管介入性的电生理研究和电生理治疗

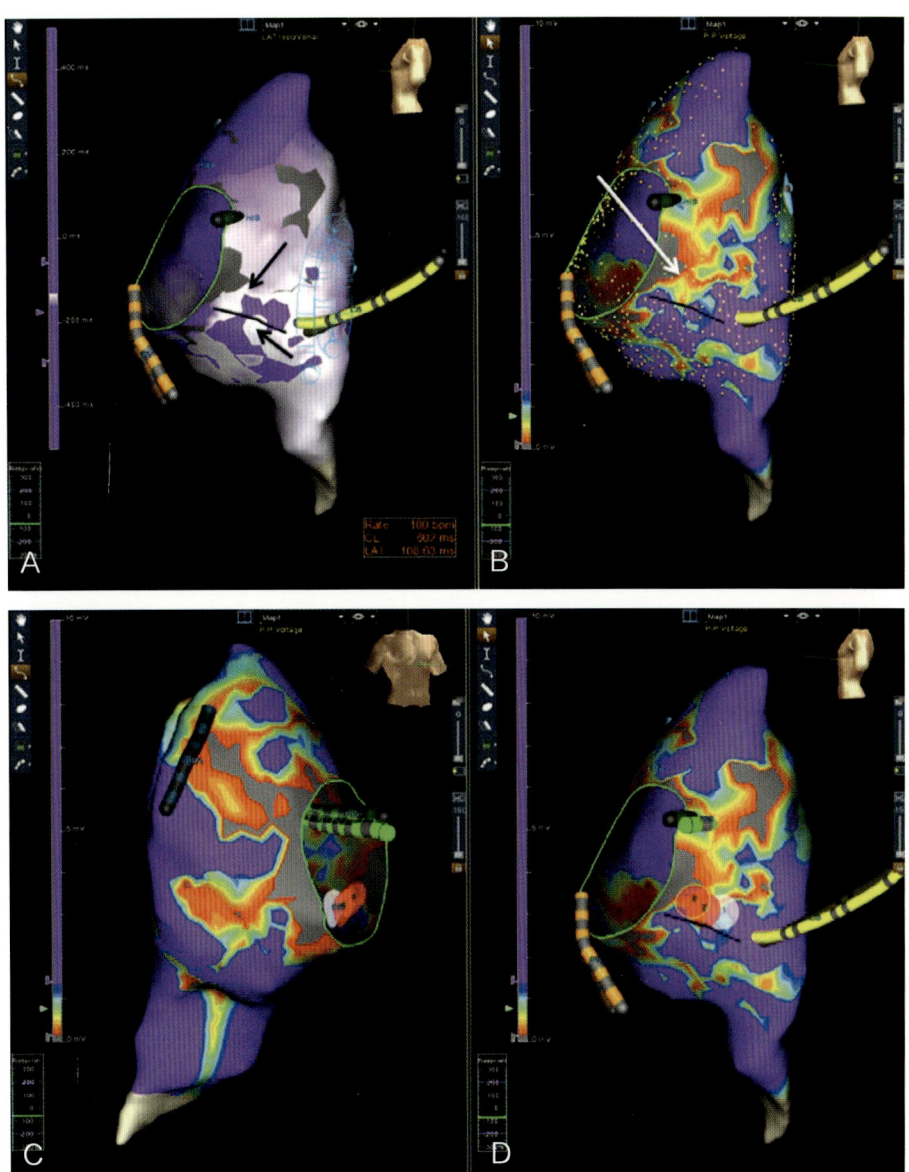

▲ 图 21-25 1 例 15 岁患有非典型快慢房室折返性心动过速的女孩的 4 张图，证明使用电压标测技术来预测房室结慢通路的位置

使用 3D NavX（St.Jude Medical S.C., Inc., St.Paul, MN）标测系统并通过在右心房内操纵盘绕的 20 极导管（Inquiry Focus Ⅱ；St. Jude Medical），创建了 Koch 三角形的几何形状，同时在窦性心律期间从该区域自动收集多个心房电压幅度数据点[210-212]，然后在几何结构内显示电压数据点。A、B 和 D 显示侧视图（参见右上角的躯干标志），绿色为希氏束导管，黄色为冠状窦导管，橙色为右心室导管。D 是右前斜视图。三尖瓣环在每个图中以绿色标出。在 B 至 D 中，电压梯度垂直显示在左侧。A. 窦性搏动的传播图为支持预测慢径路位置的电压图（参见下面的 B 至 D）数据[212]提供了有价值的信息。上方的黑箭表示从上方的波阵（以白色显示）以从上到下的方向移动，下方的黑箭表示波阵从下到上移动。波阵面在黑色水平线附近碰撞（在证明碰撞后添加到地图中），并且表示消融的目标。盘绕的 20 极导管用于收集几何形状，数据点以蓝色阴影显示；B. 显示多个电压数据点（以黄色显示的小点），在持续记录的大约 10min 期间收集，同时在不使用透视的情况下操纵整个右心房盘绕的 20 极导管。在获得电压数据之后，使用高和低范围手动调节电压以最佳地说明慢径路的预测位置。电压图的紫色区域代表最高电压信号。红橙低压的"桥梁"预测慢径路（白箭）。在窦性节律传播图中显示出波阵面碰撞的黑线再次显示在桥下方。电压梯度垂直显示在左侧，低压参数为 0.2 mV，高压参数为 1.2 mV。C 和 D.C（右心房）和 D（侧面）3 个圆圈描绘了 4min 的冷冻消融应用。在第一次施用（白色）开始后 1min，慢径路上的逆行性心室-心房传导不再存在，并且房室结折返性心动过速不再可诱导。另外两个低温应用（红色圆圈）沿预测的慢径路桥向前放置

（引自 Christopher C. Erickson, MD Children's Hospital & Medical Center, Professor of Pediatrics, University of Nebraska Medical Center；and John Prusmack, St. Jude Medical S.C., Inc. assisted in the data acquisition, refinement and display.）

643

些儿童中，相互之间紧密靠近的快速和慢速途径以及希氏束提供了更高的无意造成房室结传导系统损伤的理论风险。由于房室传导阻滞的风险，需要安装永久起搏器，导致了 2002 年指南的正式建议，即将控制良好的室上性心动过速的射频消融推迟到 5 岁[73]。然而，这一建议发生在冷冻疗法可用之前，这将会是更新指南时的修改因素。

除了房室传导阻滞的风险之外，我们还报道了一个对抗药物治疗耐受的房室结折返性心动过速儿童在消融慢途径时导致冠状动脉损伤[69]。观察到短暂的 ST 改变后，选择性冠状动脉造影显示右冠状动脉发出左心室后支动脉狭窄 80%（图 21-26）。在最后的射频消融期间，血管在导管尖端放置位置的 2～3mm 范围内，急性期主要是保守治疗的，在 2 天后，重复血管造影显示有一些改善，约 50% 的狭窄。2 个月后重复选择性右冠状动脉造影显示狭窄部位完全消失（图 21-26）。虽然这是房室结消融第一例冠状动脉损伤的报道，但是冠状动脉损伤在许多有后间隔旁路的动物上被报道过[66-69,182,214-216]。此外，本例突出了儿童射频消融期间冠状动脉损伤风险的几个重要问题。

首先，房室结折返性心动过速的慢径消融可能会发生冠状动脉损伤。其次，急性冠状动脉损伤有可能被忽略，并可能是低报道的现象。最后，

婴幼儿可能面临特别的风险。在猪三尖瓣环的心房外侧行射频能量消融时，射频能量引起的组织损伤的炎症反应已被证明侵犯右冠状动脉壁层，导致急性冠脉狭窄[67]。此外，这种损伤的进展可导致明显的晚期冠状动脉狭窄[131]。因此，射频能量应用时，冠状动脉狭窄可能急性或延迟发生。由于 ST 段改变直到最后一次射频应用后 100s 才发生，并且在几分钟内自发消退，尽管所受损的动脉存在显著的持续性狭窄，所以我们的患者的冠状动脉损伤几乎被遗漏。由于这种延迟，其他的射频消融后冠状动脉损伤也几乎被遗漏[66,127,216]。另一方面，低温能量已被证明对动物冠状动脉的影响最小或没有影响[111,217]。

（四）房室结消融能量选择：冷冻或射频

以上讨论的数据导致了一些关于使用射频或冷冻进行在儿童慢径通路消融的学术会议上的辩论。在这些会议上进行的非正式调查表明，尽管冷冻安全性更高，但在许多中心使用冷冻消融手术的时间更长以及射频的安全性极佳，导致大约一半的操作人员被询问在所有较大的患者中使用射频作为首选，但是对于较小患者或在个别比较关注射频安全风险的手术使用冷冻。剩下 50% 的中心使用冷冻进行所有房室结消融。

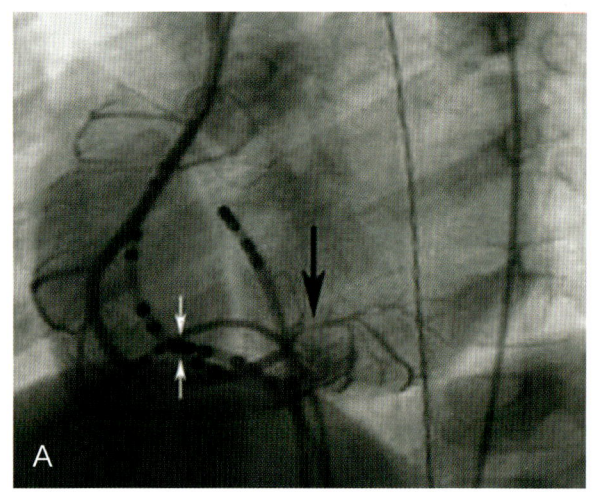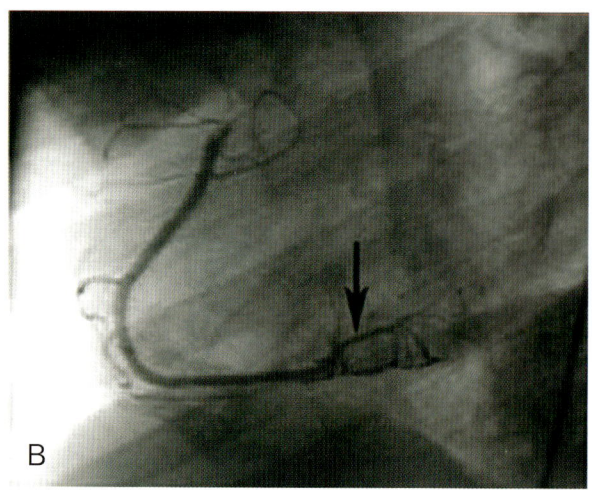

▲ 图 21-26　A. 图 21-2 中 ST 段改变后几分钟右冠状动脉造影的左前斜投影已经自发正常化。在右冠状动脉的左后室分支中观察到约 80% 的狭窄（箭）。在血管造影时，消融导管远离中隔移动，但在射频应用期间紧邻狭窄。B. 消融 2 个月后右冠状动脉造影的近似左前斜投影。箭示先前的狭窄，现在已经通畅

（五）儿童的房室结折返性心动过速：总结及建议

对房室结折返性心动过速进行慢径路消融的患儿，如果操作者希望绝对减少冠状动脉损伤和房室结传导阻滞的风险，冷冻消融是所有儿童的首选消融方法。尽管由于在许多医疗中心具有很高的射频消融安全经验，射频能量对于 20kg 以上的患者来说是合理的选择，但强烈建议 20kg 以下的患者进行冷冻消融。此外，如果射频能量用于体重不到 20kg 的儿童，则应在消融前考虑给供应后间隔的动脉做选择性冠状动脉造影。如果小冠状动脉在预期消融位置的 2~3mm 范围内，射频能量可能不应该使用，如果使用射频能量，消融后应该立即进行血管造影[127]。

（六）异位房性心动过速

异位房性心动过速（EAT）是一种罕见的慢性室上性心动过速形式，主要发生在儿科患者中，常常导致心肌病变并且用药物难以控制[218]。儿童的异位房性心动过速通常是由于单个非窦性起搏点自动起搏，这可能发生在左心房或右心房的几乎任何地方，但在图 21-27 所示的位置往往会更频繁地发生。肺静脉附近的左侧病灶在儿童中更常见[219-221]，与成人右心房病灶相反[222]。据报道，异位房性心动过速在少数情况下自发缓解。然而，该心律失常对心脏功能的破坏性作用显著，加上假设心律失常起源于单一的非窦性心房起搏点和一些关于成功的手术切除起搏点的报道[218]，导致相对较早的尝试用直流电导管消融技术来消除异位房性心动过速[223]。这些尝试是有应用前景的，但该技术从未获得广泛接受，因为急性损伤的风险以及与直流电技术相关的慢性心肌损伤的恐惧。此外，有相当多的推测认为，由于其他病灶的出现，尤其是右侧病灶的出现，消除一个异位房性心动过速起搏点是不够的[218]。

射频导管消融异位房性心动过速起搏点已经彻底改变了治疗。首次报道的 12 例患有心律失常心肌病和耐药异位房性心动过速的患者的经验表明，除 1 例弥漫性心房发育不良患者外，射频导管消融术可成功安全地消除心律失常，在中位时间约为 2 年的随访而不会晚期复发[221]。此外，数据表明，心律失常起搏点在解剖学上非常小，因为心动过速在使用射频平均 2s 后终止发作（图 21-28）。这些结果现已在大型系列研究中得到证实，其中高达 96％ 的儿童异位房性心动过速灶已

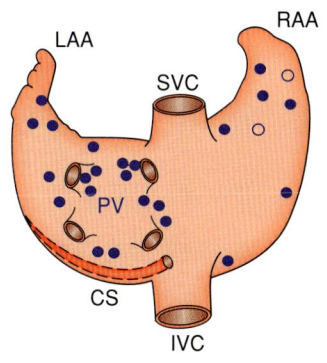

▲ 图 21-27　在儿童医院消融的前 25 名患者中异位房性心动过速（EAT）病灶的位置可能可进行详细的标测

实心圆圈（n = 23）表示成功消融的部位，空心圆圈（n = 2）表示无法消除的病灶，一例因为手术切除的纤维异常增生区域广泛，另一例患者因为多个心房病灶，也只有一个

LAA. 左心耳；RAA. 右心耳；PV. 肺静脉；SVC. 上腔静脉；IVC. 下腔静脉；CS. 冠状窦

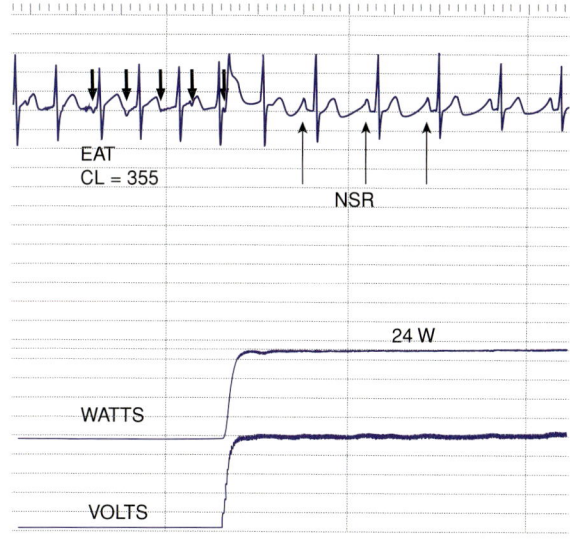

▲ 图 21-28　Ectopic atrial tachycardia ablation (EAT). Note how ectopic P waves terminate immediately at the onset of application of RF energy. (From Walsh EP, Saul JP, Hulse JE, et al. Transcatheter ablation of ectopic atrial tachycardia in young patients using radiofrequency current. *Circulation*. 1992;86:1138–3346.)

通过消融成功消除[21,193,213]。由于这些使用消融的高成功率和药物治疗的失败率，药物治疗的问题一般已经减少到是否应该对心室功能障碍患者进行尝试，如果是的话，在进行消融之前应该等待多长时间恢复窦性心律。

初始消融失败和晚期复发倾向于与手术过程中存在多个病灶或间歇性异位房性心动过速有关。多个病灶预示着长期成功的效果不佳，因为在定位过程中区分病灶的难度增加，并且多于一个的起搏点似乎意味着消融术后会出现其他病灶[218]。幸运的是，在儿科人群中，大部分异位房性心动过速主要是单一的非窦性起搏点。

总体而言，异位房性心动过速消融似乎风险非常低。肺静脉狭窄是一种独特的并发症，当异位灶靠近肺静脉或在肺静脉内时可发生肺静脉狭窄（见图21-27）。对于儿科病例，临床上尚未见有临床意义的狭窄报道，但在使用广泛区域周围消融术之前，在类似部位[224-227]进行心房颤动手术的成年患者相当常见。此外，有可能损害窦房结或右膈神经的风险，特别对于发生在界嵴末端的病灶，但由于膈神经在心外膜表面连续走行，所以对于从未进行过心脏手术的患者来说发生的概率很小。为了保证膈神经不受损伤，在三维标测地图上消融之前可以使用各种技术识别膈神经的位置，并且在消融应用期间，可以使用来自上级位置的持续膈神经起搏来验证膈神经仍然有活力，如果膈神经受到影响，可以终止射频。大多数其他异位房性心动过速灶并不靠近重要结构，如房室结或冠状动脉（图21-27）。

（七）在没有其他心脏病的情况下心房扑动或颤动

在儿科患者中，在没有结构性或功能性心脏病的情况下，心房折返性心动过速相对罕见。单独描述的心房扑动或颤动已经应用很久，指的是两种不同的心律失常。然而，这两种快速性心律失常偶尔在儿科患者中观察到，有两个高发的年龄段。也许最常见的是在妊娠晚期的胎儿，心房扑动占胎儿心动过速的1/3[228]时，通常是持续到分娩并导致心室功能障碍。如果新生儿心房扑动可以在胎儿和早期新生儿中成功管理，在没有相关的基础旁路介导的新生儿心房扑动几乎可以无复发地解决[229]。因此，这种婴儿的消融治疗不应该是必需的，并且从未被报道过。

第二个高峰出现在青春期，当心房扑动和颤动可能在没有任何可识别的结构、激素或化学异常原因的情况下发生。心房颤动可以是阵发性室上性心动过速、心房扑动或异位房性心动过速患者的表现，消除潜在的心动过速病灶可以预防心房颤动的发作。因此，评估房颤患者发生室上性心律失常的可能性并考虑进行消融治疗是合理的。然而，一般来说，最初的治疗应该是保守的，与婴儿的情况相反，尽管使用药物治疗，心律失常通常在该年龄组中经常复发，因此需要类似于成人情况的消融治疗。已报道在年轻患者中使用导管消融治疗心房扑动和颤动。在小儿消融治疗登记处相对较大的一系列患者中，扑动亚组的成功率大于90%[61]。一些小型儿科系列也报道取得了成功。在一项系列研究中，通过消融单一异位心房起搏点或肺静脉电隔离[230]，8例阵发性房颤儿科患者中的7例治疗成功。此外，作者JPS在1992年对异位房性心动过速患者进行的一系列消融术中包括的一个案例[220]是一名12岁男孩，其复发性心房颤动在消融左肺静脉单个异位灶后永久消除。

较大儿童消融心房扑动或颤动的具体技术细节与成人没有特别的区别，在此不再赘述；然而，在决策和方法方面存在一些很重要的差异。最重要的是，什么时候消融的决定可能是完全不同的，特别是对于心房颤动。从这些心律失常之一的第一次发作转律之后，无论是观察还是使用延缓房室结传导的药物都是足够的。复发后，心房扑动消融的决定可能与成人的相似。在儿科患者中罕见的心房颤动病例中使用消融治疗也很有吸引力，但是对所有儿童高度重视安全性而不是疗效，要求在这个年龄组中使用射频消融的决定只有在多种抗心律失常药物治疗失败后。此外，所选择的技术在安全性方面应该是最保守的，因为诸如肺

第四篇 电生理学
第 21 章 导管介入性的电生理研究和电生理治疗

静脉狭窄和中风等并发症可能是致命性的。目前还没有关于此类患者的大量报道，但一种合理的更保守的方法是首先考虑在单个肺静脉中寻找单个异位灶，并将该过程限制为使用射频或冷冻球囊进行肺静脉最小区域周围隔离，因为这类患者返回第二次手术应优先于高风险的第一次手术。

（八）有先天性心脏病患者的心房内折返性心动过速

通常称为心房扑动，心房内折返性心动过速（intraatrial reentry tachycardia，IART）在结构和功能正常的儿童中并不常见，但在先天性心脏病手术后很常见。虽然在大动脉转位（Mustard 或 Senning 技术）[231] 或 Fontan 手术[232] 的心房修复术后患病率最高，但 IART 可以发生在包括心房瘢痕或右心房扩大手术后（房间隔缺损、完全型肺静脉异常连接、法洛四联症等）[233,234]。通过食管导联、心内导联或植入式抗心动过速装置（ICD），IART 一般很容易通过直流电复律或心房起搏转换为窦性心律[235]。然而，对于某些患者来说，预防是至关重要的，因为 IART 可能危及生命[231,235] 并增加了心房血栓形成的可能性。不幸的是，IART 的预防比心脏复律要困难得多，所有类别的药物一般都是无效的甚至更糟，常常是不安全的[236]。

因此，射频导管消融术最近已作为一种治疗选择获得了显著的地位，以防止 IART[237,238] 或消除房室传导并实现心室率响应性起搏。先天性心脏病术后 IART 患者可能有多个回路，并且比简单通过电分割三尖瓣环 – 下腔静脉峡部治疗的"典型"心房扑动复杂得多[237]（图 21-29）。尽管这些复杂性和相对较高的复发率[140,239]，但最初报道的即刻成功率约为 75%。然而，自 2002 年以来，即刻成功率已接近 95%[136,140,237,239,240]。在这个患者组中使用三维标测技术可能是最重要的（图 21-14 至图 21-17）。复发仍然是一个问题，通常继发于残余病灶的发展，也可能是由于随着时间的推移发展出不同的新通路，但很可能技术（如上文所述的尖端冷却）将改善最终的晚期结果[136,140,141]。

（九）交界性异位心动过速

在儿童人群中，与成人不同，JET 在两种相对不同的情况下可见：术后和先天性[241,242]。这两种类型的电生理特征与异位房性心动过速[241] 类似，表明它们也是由异常起搏点引起的，在这种情况下，可能是来源于房室结的下部或希氏束的上部。然而，尚未获得直接的细胞内记录。术后和先天性形式的 JET 不同点主要在于其发展持续时间和对治疗的反应[243-246]。术后 JET 的特点为：①与室间隔缺损修复密切相关，不管单独的室间隔缺损还是复杂先天性心脏病手术[247]；②通常是

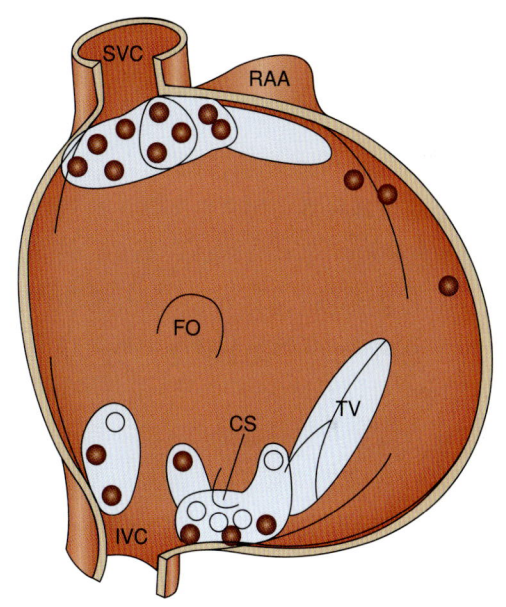

▲ 图 21-29 Sites of mapped exit points from zones of slow conduction at which ablation was attempted in patients who had undergone and atriopulmonary Fontan. In this schematic cartoon of the right atrium, *filled circles represent* 17 sites of successful termination of atrial reentry, and open circles represent the presumed exit point of the circuit from the zone of slow conduction for five circuits not successfully ablated. A right atriotomy would normally be performed along the lateral reflected wall of the atrium in this view and may extend across the reflected opening to the base of the right atrial appendage; it is not possible to define with precision the sites of right atriotomy in individual cases. The crista terminalis would be expected to run along the line in which the right atrium has been opened in this view. SVC, superior vena cava; RAA, right atrial appendage; FO, fossa ovalis; CS, coronary sinus; TV, tricuspid valve; IVC, inferior vena cava. (From Triedman JK, Saul JP, Weindling SN, Walsh EP. Radiofrequency ablation of intraatrial reentrant tachycardia after surgical palliation of congenital heart disease. *Circulation.* 1995;91:707–714.)

647

短暂的，持续 1~4 天；③对冰冷刺激和静脉内胺碘酮或普罗帕酮的反应良好[243-246]。这些观察结果强烈表明，心动过速是对手术时引起的创伤和炎症的反应。相反，先天性 JET 的特点为：①通常与结构性先天性心脏病无关；②发作是不间断的；③在多达 50% 的病例中有阳性家族史；④有报道对冰冷刺激没有反应；⑤在某些情况下与母亲狼疮抗 SSA 和抗 SSB 抗体相关[248]；⑥可能会自发地缓解，但需要几个月到几年的时间[249]。两种 JET 类型均可导致严重的血流动力学损害，并且内源性和外源性肾上腺素能刺激[241,246]似乎加剧了这两种 JET 类型[241,246]，并且两种心律失常对静脉内胺碘酮[250]似乎反应良好。

JET 最终自行消退的倾向以及来自导管[83]或手术[241]消融房室连接处 JET 起搏点导致房室传导阻滞的高理论风险表明，JET 在医学上最佳治疗最初可通过减轻肾上腺素能刺激，并且开始静脉或口服胺碘酮[241,251,252]，特别是婴儿。然而，现在有许多病例报道[253-258]和一个 44 例患者多中心系列报道证明，在射频和冷冻消融治疗中，有 85% 的患者可以消除 JET，同时保持房室传导。重要的是，尽管多中心系列的成功率相似，但在射频消融 17 例患者中有 3 例（18%）发生了房室传导阻滞，在冷冻消融 27 例患者中有 0 例发生[108]。因此，如果 JET 对药物治疗具有耐药性，在长时间控制后持续存在，或者产生顽固性血流动力学损害，则应在射频之前首先尝试冷冻消融。由于有关猝死的报道和 1 例合并房室传导阻滞的 JET，一些研究者建议所有先天性 JET 患者安装心室起搏器[241]，但 Collins 等的多中心研究表明[108]，包括 50 名未接受消融治疗的 JET 患者，表明这一建议不再合适。

（十）标测和消融

44 例接受消融治疗的患者[108]的多中心系列研究确实提供了证据表明，与射频消融相比，冷冻消融治疗 JET 同样成功并且比射频更安全。然而，它没有详细说明如何进行消融。少数报道的成功 JET 消融病例中的具体细节提供了接近这些患者时使用的几个总体建议。尽管在大多数情况下，感兴趣区域已经在希氏束附近的前间隔处，但在冠状窦口下方的后间隔区域中，通过使用逆行心房激活作为指导，报道了至少 1 例的成功消融[254]。该区域对应于用于房室结慢径通路修饰的位点，可能与低发生率的永久性房室传导阻滞相关。然而，针对该病例提供的数据可能与由交界性逸搏触发的 AVNRT 频繁发作相一致，而其他报道尚未发现最早逆向激活的标测是有用的[256-258]。尽管如此，因为该区域通常是"安全的"，所以最初的消融尝试可以应用于后间隔区域。如果不成功，标测应该集中在 JET 期间确定希氏束的最早电位位置。在消融之前，导管应该稍稍移动到该部位的后面，试图增加心房电描记图的大小并使远端消融末端的希氏束激活最小化，类似于过去用于快径路消融的方法。大多数先前成功消除 JET 而没有随后的房室传导阻滞的报道都是应用这种快速及低功率的射频能量技术。然而，使用这种技术的儿童仍然存在房室传导阻滞的风险。我们有机会在两名患者中使用冷冻消融来治疗 JET。在一个 10 岁的患有间歇性持续性心动过速的患儿中，在主动脉瓣正下方逆行标测，发现最早在心动过速期间希氏束最早的激活电位点（图 21-30）。尽管导管信号和位置表明非常接近希氏束，但这种方法在房室传导系统周围的高度安全性使其成为冷冻标测和冷冻消融的理想选择，成功地消除了 JET 并保留了房室结功能。我们的病例和文献清楚地表明，冷冻消融治疗是治疗 JET 的首选。

（十一）室性心动过速

据报道，两种类型的室性心动过速在儿科患者中均有较高的直流电和射频消融成功率。1990 年，Morady 等[259]首次报道在 10 例无结构性心脏病的年轻患者中使用导管输送直流能量，成功消除了特发性右侧室性心动过速。不久之后也出现其他报道。在所有这些系列报道中，起搏标测以及最早的心内膜激活部位都被用作适合消融部位的指导，但这两种方法都没有明显优势。这些

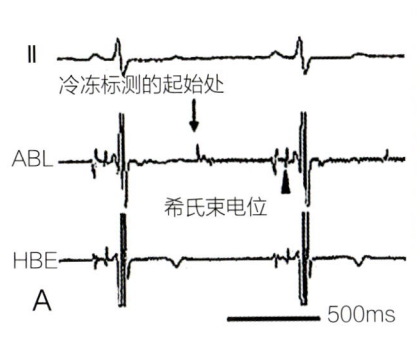
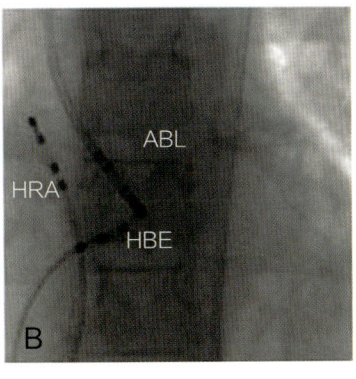

◀ 图 21-30 患有交界性异位心动过速的患者的希氏束电位位置的成功冷冻消融术

A. 在开始冷冻标测之前，从消融导管（通过主动脉瓣逆行进入）和希氏束导管（在通常位置）可以清楚地看到相同的希氏束电位；B. 正位（AP）视图中的透视图像显示冷冻消融导管与希氏束位置导管的图像重叠

ABL. 消融；HBE. 希氏束电描记图；HRA. 高右心房导管

系列中最年轻的患者年龄为 18 岁，但已报道一些更为年龄小的患者[21,193,213,260-262]。直流和射频能量也被用于消融右束支或浦肯野纤维左后分支[261,263]来治疗束支折返性室性心动过速和特发性左心室室性心动过速。最近对 152 例左心室束支或非束支室性心动过速患儿进行的儿科多中心回顾性研究发现，102 例手术患者中有 71% 可以即刻成功清除心律失常，但只有 88 例患者使用消融治疗[264]。此外，一种能够识别心肌梗死后折返性室速消融的可能位点的夹带技术[265]，已被用于成功消融法洛四联症及其他复杂先心患者的折返性室性心动过速[261,266-269]。

十一、并发症及随访

在儿童中，1%～2% 的病例出现急性严重并发症，包括消融间隔旁路时的完全房室传导阻滞[21,34,170,193,213]、意外的冠状动脉损伤或冠状静脉穿孔[66-69,182,214-216]以及血管损伤和栓塞形成[60]。其他轻微并发症包括多普勒检测到瓣膜反流增加、轻微血管损伤和贴电极部位皮肤轻度灼伤[5,21]。

随访研究发现，通过传统血管造影，消融术后 1～6 个月[5,170]无新的冠状动脉异常证据，并且 2～3 年后室性心律失常无明显增加。然而，重要的是，急性冠状动脉损伤可能无法缓解[127]，动物研究显示消融部位附近动脉冠状动脉内膜增厚[66,131]。目前还没有数据可用来评估射频病变对冠状动脉功能的长期影响，或对发育的婴儿和儿童产生新的心律失常。

在 2761 例患者的前瞻性研究中没有报道任何死亡事件；然而，在之前的报道中，死亡是儿童射频消融手术的罕见并发症。Kugler 等自 1991—1996 年[21]报道 4135 例儿童共有 4 例发生与手术相关的死亡，为 0.097%，Schaffer 报道心脏结构正常的患者发生率为 0.12%[38]。在结构性心脏病消融患者的发生率更高，为 0.89%。

多中心小儿和成人先天性电生理检查质量倡议（Multicenter Pediatric and Adult Congenital EP Quality InITiative，MAP-IT）由儿科和成人先天性电生理学协会（Pediatric and Adult Congenital Electrophysiology Society，PACES）发起，为早期的 20 世纪 90 年代和 21 世纪初的登记提供替代，这些登记不适用于目前使用的许多技术，如冷冻消融和 3D 标测。此外，先天性心脏病成人患病率的增加为患者人群和心律失常病灶提供了潜在的改进。最后，质量改进方面对医疗实践各个方面的显著增长，促使数据元素、分析和以患者为中心的护理的新方法。针对这些问题，PACES 赞助 MAP-IT 的开发，最初的目标是创建一个注册表，对其进行有意义的持续质量改进和研究。该过程将包括制定质量指标和标准（在电生理检查和消融程序期间），以改善以患者为中心的结果和降低不良事件发生率。以患者为中心的结果指标之一将是症状严重度调查，作为基本结果指标。随着其他现代程序登记的趋势，将包括电生理学程序的临床复杂性评分。MAP-IT 项目与 2015 年国家心血管数据注册（National Cardiovascular Data Registry，NCDR）儿科介入心脏导管插入 IMPACT（提高儿童和成人先天性治疗）注册合并[270,271]。

十二、关于儿童患者的特别考虑

(一) 年龄 (婴儿)

在考虑导管消融术时，婴儿有三种特殊考虑因素使他们的管理与年长患者不同。首先，在小的结构正常的心脏中，持续的折返性原发性房性心动过速（如心房颤动）的风险非常接近零，使得预激综合征的婴儿猝死的风险很低[70,272]。其次，在约 40% 的婴儿中，旁路功能在 1 岁时会自发消失[70,71]。最后，任何导管的已知风险，加上该年龄组[58,62,273-275] 导管消融的特殊风险，提示药物控制应该强烈优于消融治疗，这最后的因素值得进一步的讨论。

在人类中，心肌细胞分裂可能发生在大约 6 个月的年龄[276]。虽然这一发现可能潜在地保护心肌免受继发于早期损伤的长期并发症，但观察到新生幼犬产生的心室切开瘢痕[277] 和未成熟羔羊[65] 的射频消融损伤大小在后续发展中似乎增加。此外，如上所述，在新生猪中，射频和低温病灶随着年龄的增长而增加[116]。与成年动物的成熟消融瘢痕对比，新生羔羊和猪的晚期损伤常常是侵入性的，组织学上与周围组织差异很大[65,116]。这些结果的潜在临床重要性在一个 5 周龄，3.2kg 婴儿[5,58] 在旁路消融后 2 周突然死亡的报道中被强调。在短暂复苏期间来自婴儿的超声心动图以及尸体解剖结果显示，相对大的病灶从预期的二尖瓣沟消融部位延伸到左心室。婴儿的另一个高风险是冠状动脉损伤，由于冠状动脉靠近消融导管以及射频应用期间，任何小冠状动脉中保护性冷却的能力降低而导致的冠状动脉损伤。尽管大多数冠状动脉损伤报道限于后中隔或非优势右冠状动脉[66,67,69]，但一个 5 周龄，5.0kg 婴儿在接受左外侧旁路消融中已报道左回旋支完全闭塞[68] 以及一些年长患者[216,278] 也有类似的报道。

尽管存在这些令人不安的病例，但在旁路介导的心动过速患儿中，非药物治疗是必要的[274,279]。在准确的方法可用于实时评估病灶大小之前，应该在所有婴儿中使用替代方法。关于冷冻治疗效果的数据表明，由于冷和热对结缔组织和血管炎症反应的影响不同，即使在非常密切的接触下[101,111,280]，冷冻消融的能量对冠状动脉的危害可能小得多。在冷冻治疗期间，冠状动脉血流也通过局部升温保护血管，类似于在射频能量应用期间通过局部冷却保护血管。如果技术或其他考虑因素需要使用射频能量，则应谨慎使用。射频病灶大小与导管尖端大小、射频功率、尖端温度和病变持续时间[281,282] 有关。因此，应采用以下修改的技术：①将能量靠近房室沟槽的心房侧；②使用 5Fr 导管尖端；③在较高温度射频应用之前使用低温标测（50～55℃）识别正确的位置[91]；④对于消融损伤使用 60℃ 的较低温度设定点；⑤使用多次短时间消融（7～10 次直至起效，目标最高时限为 30～40s）。实时超声或病灶大小的其他形式监测的未来发展也可能有助于降低手术风险[283]。

(二) 体重

患者的体重本身似乎并不影响导管消融的成功率，但明显影响导管方法，并且是儿科消融注册中心的操作和透视时间的决定因素[284]。在小儿童中，一些人主张对左侧旁路使用标准逆行方法，但有两个修改：①较小的导管（5 Fr 或 6 Fr）；②导管较少，一个用于消融和一个额外导管用于诊断，这两种修改旨在避免血管并发症。如上所述，大多数临床医生包括我们自己的团队[5]，都担心会产生意外的心室病变，并且发现在小的心室腔内消融导管的操作更加困难，导致所有左侧通路采用经房间隔造口入路。事实上，使用房间隔入路方法，较小的患者体重实际上可以使导管操作更容易，如下所述。无论首先使用哪种技术，如果没有取得成功，电生理学家在手术过程中考虑改变技术总是很重要的。当期望的结果不是即将来到的时候，诸如使用鞘管或鞘管、导管及入路的改变等选项都应该被考虑。

(三) 在体外膜肺帮助下消融

ECMO 治疗生理性恶性心律失常的必要性并非儿科患者所特有，但似乎更多报道中儿童比成人更常见[165,285-289]。除ECMO用于血流动力学损害患者的紧急处理外，一些报道还描述了ECMO患者成功完成的消融手术[165,285-289]。对39例21岁以下机械支持患者进行的一项多中心回顾性研究报道称，13例ECMO患者接受导管消融治疗，9例成功。作者JPS已经完成了三个这样的手术，一个针对3个月大的室性心动过速，一个针对14岁的异位房性心动过速和一个针对具有多条旁路的新生儿。相关的技术问题包括将ECMO上的患者从ICU运输到导管室，在ECMO插管血管中避免使用电生理检查和消融导管，当消融靶点于ECMO套管的流路中，可能临时调节流量以避免射频导管过度冷却或冷冻导管过度加热。

（四）结构性、先天性心脏病患者的预激综合征

尽管不仅是儿科问题，儿科电生理学家经常会遇到心律失常合并结构性心脏病，在消融病例约占10%[284,290]。与以前的研究[291,292]一致，波士顿儿童医院对未经选择的先天性心脏病患者的这一问题的回顾发现，发现预激综合征在Ebstein畸形、先天性矫正型大动脉转位、肥厚性心肌病的患者在统计上有所增加。当然，预激综合征也会发生在其他先天性心脏病患者，但发病率并不高于一般人群。

1. Ebstein畸形（三尖瓣下移畸形）

预激综合征与Ebstein病和先天性矫正型大动脉转位中左侧三尖瓣的关联可能在三尖瓣形成的胚胎学[293-295]中有其基础。房室瓣的小叶通常通过破坏或分离胚胎心室心肌内表面的过程而发展。通过完成该过程并从房室腔侵入纤维组织，从心室分离心房。二尖瓣和三尖瓣的前叶在发育早期完全分层完成；然而，三尖瓣的后叶和隔叶甚至在妊娠3个月时尚未完全形成[295]。Ebstein病似乎在三尖瓣形成时在前叶和后叶分层之间停止发展时发生。在Ebstein[293,296]的一些选定病例中，预激综合征的高发生率与旁路连接的解剖结果相结合表明，瓣膜发育受阻导致肌肉或特殊组织连接的残余部分穿过房室沟。事实上，在这些患者中多条旁路很常见，通常伴有后间隔旁路和一条或多条额外的游离壁旁路。

先天性心脏病患者的旁路的电生理特征并不特别独特。已报道有双向、仅顺行和仅逆行途径。此外，这些患者与在结构正常的心脏病患者中发现的快速性心律失常范围相同：顺向性和反向性房室折返性心动过速以及其他室上性心动过速（AVNRT、心房扑动/颤动等），都与顺向传导的旁路有关。然而，先天性心脏病患者的心动过速的生理和临床意义可能明显不同。

异常的血流动力学，孤立性心房和心室异位的发生率增加，有时对抗心律失常疗法的耐受性差，以及伴随先天性心脏病的手术修复需求都促成了对该患者人群进行紧急心律失常治疗的需求增加。然而，异常解剖和非典型传导系统也可能增加手术或导管消融的难度和风险。尽管困难，射频导管消融结果足以推荐在下列情况中：①所有需要后续手术修复的患者，以避免术后并发心律失常；②1岁以上的大多数有症状的患者伴有明显的结构性病变。

回顾先天性心脏病患者射频消融的报道，发现大多数患者有右侧三尖瓣的Ebstein畸形[170,195,297-299]。然而，相当大的比例具有更复杂的解剖结构，伴有房室瓣不一致性（右心房至左心室、左心房至右心室）并且经常异位。多种旁路在该组中非常常见，发生率为30%~80%[170,296-298,300]，而无先天性心脏病的患者为5%~10%[170,195,301-303]。与Ebstein畸形患者一样，房室瓣不一致患者的所有旁路均与三尖瓣相关，无论心房位置，房室关系或瓣膜功能如何。这一发现与报道的无先天性心脏病患者的随机旁路位置相反[170,195,301-306]。肥厚型心肌病是例外：旁路更可能在正常的左侧二尖瓣上。

Ebstein畸形患者手术的某些方面特别值得注意。首先，心房和心室信号的区分及房室沟的精确定位可能很困难，导致对预测消融部位成功的信号缺乏特异性。事实上，在房室沟附近常常可以看到可能被称为"伪"旁路电位激发非常早期的心室激动（图21-31）。这个问题对于年龄较大

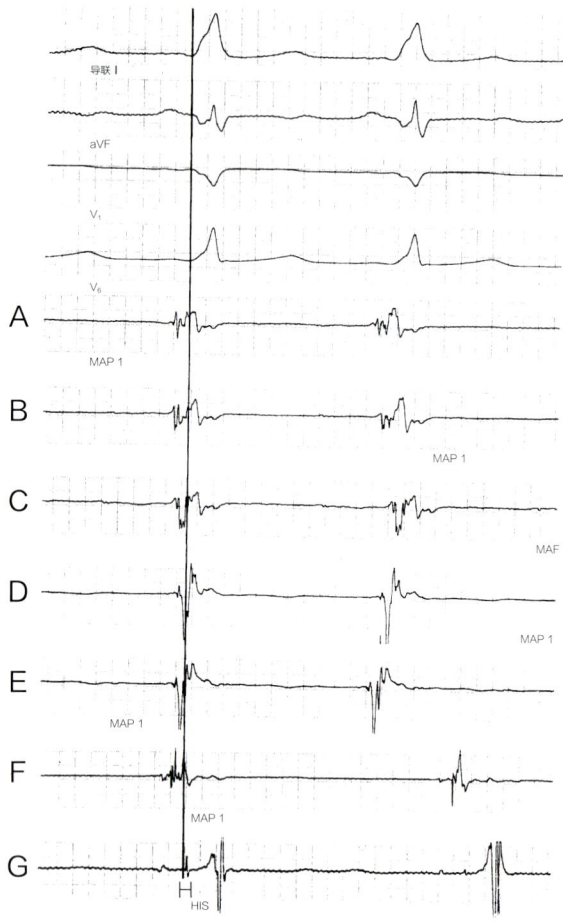

▲ 图 21-31 三尖瓣下移畸形的旁路激活途径的电描记图
电描记图 A 至 F 用非常接近 F 中显示的成功消融点的远端成对的消融导管记录。注意 A 至 D 中的早期心室激动，尽管没有成功。D 和 E 中的电描记图没有显著的差异，但 E 具有短暂的成功。F 是永久成功的点，可能是最早的激活，然而，回顾发现差异更加清晰。黑色垂直线标示所有电描记图的最早表面 QRS 激活点。G 显示心房和希氏束电描记图的位置。通路位置在后间隔

的心脏房室沟界限不清的患者尤为重要。真正的房室沟最好由右冠状动脉确定。可以考虑使用右冠状动脉电极丝[301,307]，但当右冠状动脉狭窄可能会很困难，并且当存在多条旁路时可能需要长时间放置。

一个更安全的推荐选择是使用实时双平面图像存储和显示系统连续显示相关冠状动脉造影图。与任何旁路一样，在标测期间寻找协调的心房和心室电图是很重要的。尽管有这些操作，但在这些患者中确定房室沟仍然非常困难，需要更多的消融模式的测试应用来确定正确的位置。在大的心脏中，导管的稳定性是困难的，并且通过使用

长护套或多种方法没有得到充分的改善[5]（参见前面的章节）。一个统计上难以证明的观察结果是，较小的结构性心脏病患者的小心室尺寸是导管消融的技术便利。在一个系列[308]中，在 6 个 40kg 以下的患者中，7 台手术消融 9 条中的 7 条旁路平均需要持续 4.1h，而在 4 个体重超过 40kg 的患者中，7 台手术仅消融 7 条中的 3 条旁路平均需要 6.5h。

正如所料，Ebstein 畸形患者似乎不可能接近三尖瓣的心室侧。没有具体的报道指出使用非标准消融技术治疗这种情况的患者，但可以做一些观察。Ebstein 畸形患者消融时多次报道冠状动脉损伤[66]，可能是由于右室壁薄且右冠状动脉狭窄。因此，尽管在困难的情况下倾向于使用更高功率的主动或被动冷却消融系统，但只有当导管尖端和动脉之间的足够距离已被确定时才应使用这些技术。"适当"的定义取决于附近冠状动脉的距离，距离越大，消融越安全。此外，应该对使用冷冻疗法给予充分的考虑，至少作为一种标测工具。安全性将得到提高，并且导管的黏附可能在较大的患者中特别有用。

当存在多种旁路时，耐力可能是电生理学家成功消融的最佳武器。一般来说，80%～90%的患者可以通过手术治愈心律失常，并发症较少见，如永久性房室传导阻滞[170,193,297,298]。但据报道复发率高达 40%，特别是如果存在多种旁路[170,193,297,298]。

2. 房室不一致（房室异位）

房室不一致患者的消融手术需要特别考虑。首先，详细的超声心动图和血管造影可用于确定心房、房室环和冠状窦的复杂解剖结构，以便探头和导管可以适当放置（图 21-32）。其次，必须特别注意定位正常传导系统。几乎所有房室不一致患者的旁路均与三尖瓣相关，而希氏束与二尖瓣关系更密切。正如 Ho 和 Andersen[309] 预测的那样，正常传导轴通常位于沿着房室沟的前部位置。一旦发现"正常"和异常传导纤维，旁路的电生理学研究和射频消融可以继续进行，而对正常传导系统的损害风险较小。

标测和消融需要详细的解剖知识，并且常常

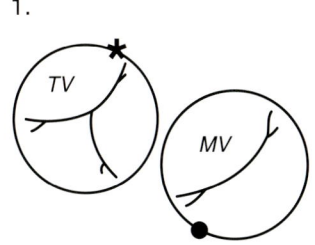 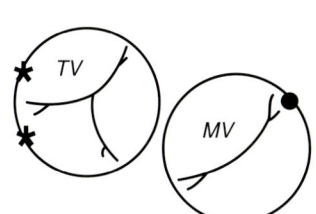 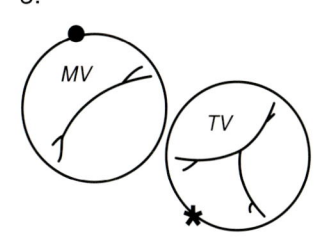

右心室双出口（反位，右侧，前方），内脏转位，肺动脉瓣狭窄，部分肺静脉连接异常，右位心

大动脉转位，（反位，右侧，右侧），内脏转位，肺动脉瓣下狭窄

右心室双出口（正位，左侧，左侧），内脏转位，肺动脉瓣狭窄，二尖瓣骑跨

● 希氏束
∗ 旁道

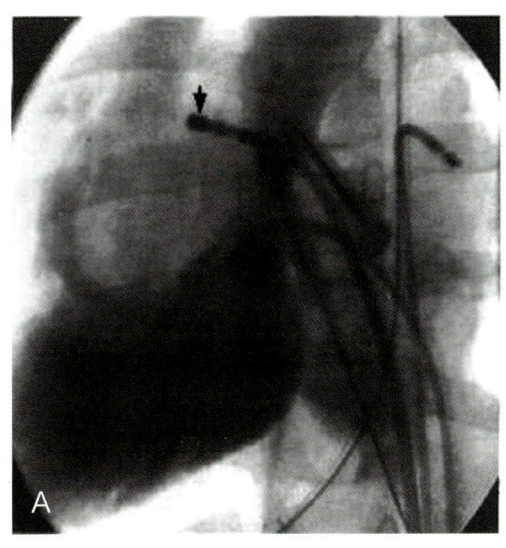 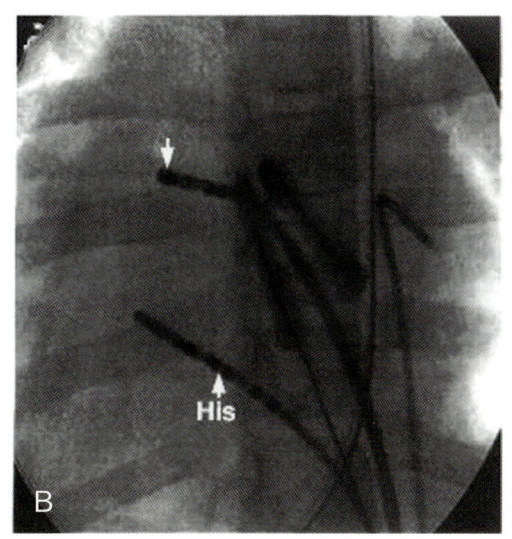

▲ 图 21-32 一张卡通图展示 3 名患有预激综合征和房室连接不一致的患者的二尖瓣、三尖瓣、希氏束和旁路途径的位置。患者 1 对应于图 A 和图 B。前后投影（B）中的血管造影片说明了定义房室瓣的解剖结构的重要性。将十极导管（B 中的底部白箭）从左侧下腔静脉穿过二尖瓣推进，并将第二对电极定位在希氏束处。标测导管（A 中的黑箭，B 中的上白箭）从下腔静脉穿过房间隔到右侧（解剖学）左心房并定位在旁路途径的位置，在这种情况下位于左侧三尖瓣的上部和前部。未标记的导管是左侧右心房中的心房起搏导管
DORV. 右心室双出口；PAPVC. 部分肺静脉异常连接；TGA. 大动脉转位

需要创新的方法。例如，对于心房反转的房室结构不一致（左侧为右心房，反之亦然），接近右侧三尖瓣的心房入路可能需要进行反向房间隔造口术，可以从左侧下腔静脉和右心房经过造口到右侧的左心房。如果有的话，冠状窦在这种情况下也通常是异位的。AVNRT 也可能存在于这些患者中，需要识别典型沿着二尖瓣前环的房室结慢径路。显然，在这些情况下对解剖结构的详细理解的需求怎么强调都不为过。类似于上述对 Ebstein 患者推荐的消融技术，包括冷冻消融作为首选能量来源，也适用于房室不一致患者。

3. 双房室结

在房室连接不一致的心脏中，房室结通常位于二尖瓣前外侧象限附近的心房壁上方和前方[294,309]。在 Koch 三角区的正常区域中经常出现的第二个房室结，通常低于室间隔缺损，连接到后方的心室传导纤维。如果后部和前部心室束分支连接在一起，形成传导吊索（有时称为"Monckeberg 吊索"）（图 21-33）[293,295,296]。这些解剖结果为许多不同的心室激动或预激和

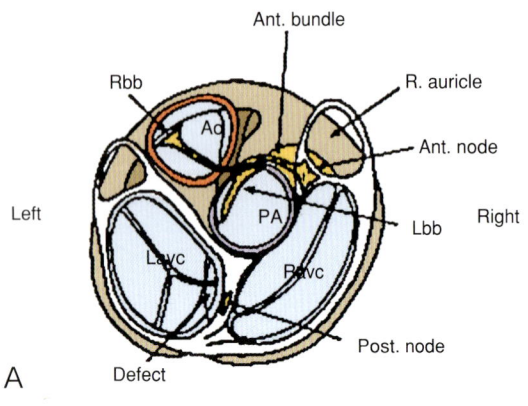

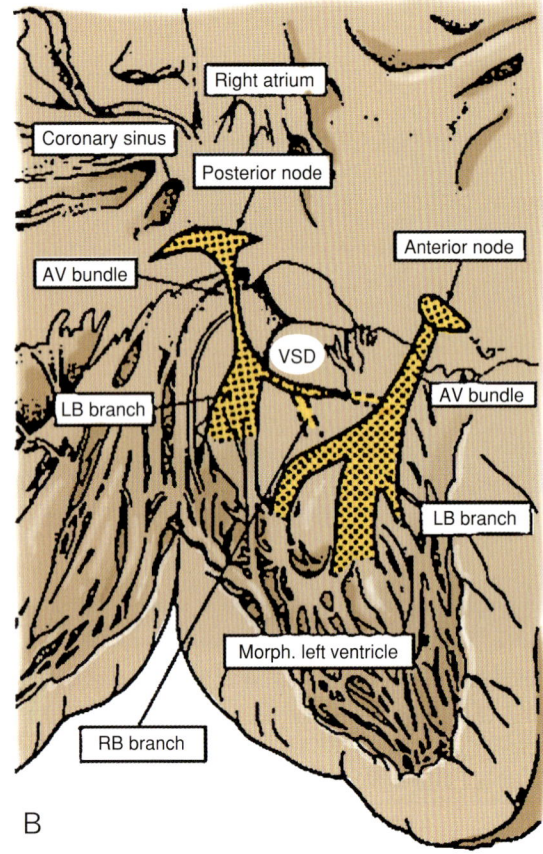

▲ 图 21-33 (A) Diagram of the base of the heart and the AV conduction system in ccTGA as seen from above. Note the bicommissural mitral valve on the right and the tricommissural tricuspid valve on the left. The AV node may either lie posteriorly (Post. node) in the septum in a somewhat normal location, anteriorly on the right-sided mitral valve (Ant. bundle), or in both places. (B) Diagram of the conduction system from a patient with corrected transposition in a criss-cross heart, with AV valve anatomy similar to that shown in (A). Note the dual conduction system with both the posterior and anterior AV nodes penetrating into the ventricles, and near connection of the conduction systems within the ventricle, known as the "Monckeberg" sling. (From Anderson RH, Arnold R, Wilkinson JL. The conducting system in congenitally corrected transposition. *Lancet*. 1973;1:1286–1288.)

房室折返性心动过速的类型提供了基础。然而，在我们报道之前，还没有这种现象的电生理记录[310]。

在 2001 年，作者 JPS 报道了 7 例这些病例，他们都有房室不一致（2-S，L，L 和 1-I，D，D），并且特征与两个单独房室结（来源于同一个分化或两个不一样）的诊断一致[311]。7 例患者中的 5 例也具有房室间隔缺损畸形。电生理检查结果包括：①存在两个分开的非提前兴奋性 QRS 波形，每个都有相关的希氏束心电图和正常的 HV 间期；②递减的以及腺苷敏感的顺行和逆行传导；③诱发性房室折返性心动过速，在一个房室结上顺行传导，在另一个房室结上逆行传导。当希氏束处于不应期时在心动过速中的室性期前收缩可以使提前兴奋心房，表明心动过速涉及两个房室连接。在所有情况下，射频能量在双向通路部位的应用都会导致短暂的交界点加速度，产生与目标房室结上的顺行传导相同的 QRS 波形，并且会改变或消除该部位的顺行和逆行传导。尽管这些途径中有一个是 Mahaim 型房室纤维，但它们的位置和接近正常 HV 间期的存在、逆向传导、顺向性心动过速和射频消融期间的交界型加速都证明存在第二个房室结。精确的病因可能对这类患者的治疗几乎没有什么不同，但是这些现象对于避免在这些具有复杂解剖结构患者的手术前进行的消融手术期间，避免损坏两个传导系统中更优势的房室结是重要的。

显然，在进行标测和消融之前，应该在这些患者中获得对解剖和电生理学的广泛理解。此外，定义这些患者房室传导解剖结构缺乏明确性表明，应首先采用冷冻疗法进行消融，仅在不成功或复发后进行射频能量消融。这个建议的一个警告是，低功率射频应用可能有助于在加热时，通过它们的加速响应来识别前部和后部房室结的位置。

（五）预激综合征和先天性心脏病：总结

在先天性缺陷患者中，可以提出一些关于导管消融的建议：①应该尝试仔细识别正常的房室传导的位置，特别是在房室不一致的患者；②解剖三尖瓣是旁路最有可能的位置；③体重较小的患者可能是一种好处；④心房入路可能应首先尝试三尖瓣环周围的连接（右侧或左侧）；⑤真正的房室沟应确认，使用心房和心室电图平衡，冠状动脉造影，或如果可行且资源充足，在较大的患者冠状动脉中放置标测导丝；⑥如果可能的话，尽可能使用冷冻消融来减少患者的房室传导系统和相邻小冠状动脉受损的风险。考虑到这些注意事项，看起来尽管解剖标志异常和传导系统异常定位困难，结构先天性心脏病患者中的大多数旁路可以安全有效地消融。

十三、总结

儿童通常比成人小，但一般来说，成人使用的消融技术不应该简单地缩小到适合儿科患者的大小。多种因素包括心律失常机制的分布、持续的心肌发育、潜在的血管损伤和房室结损伤的风险以及较小的心脏，都应该影响消融技术。孩子的首要主题应该是，安全优先于疗效。因此，技术的变化应该包括对消融的决定、能量来源和它的传递、心脏和房室环的导管入路方法以及随访。例如，由于其强大的安全性，尽管疗效较低，使用冷冻疗法可能更适合于儿童消融而非成人消融。注意这些因素可能对婴儿最为重要。另外，儿科患者更可能同时存在结构性先天性心脏病，其本身对于消融决定和手术技术具有各种影响。另外，成人和儿科患者之间有许多相似之处。具体而言，无论年龄如何，需要各种技术和方法来成功消融房室沟周围所有位置的旁路似乎很清楚。

第 22 章
心律及传导紊乱
Disorders of Cardiac Rhythm and Conduction

Bryan C. Cannon　Christopher S. Snyder　著
陈　成　庞玉生　译

在儿科人群中，心律失常是比较常见的，特别是对有结构性先天性心脏病的患儿，心律失常是非常严重的临床问题。心律失常的临床表现广泛，从没有症状到猝死。心律失常的病因有多种，治疗方法也各不同。大体上，心律失常可分为缓慢型和快速型。

一、窦房结

窦房结是一个广泛位于右心房与上下腔静脉相接的界嵴的心外膜下结构[1]。窦房结的血供有三种可能方式：右冠状动脉（60%）、左冠状动脉回旋支（36%）、双侧冠状动脉（4%）[2]。窦房结的主要功能是起搏；因此，这依赖于离子通道。它的细胞具有缓慢的、自发的 4 期去极化的独特性质，称为起搏电位。这一阶段 4 期去极化可能受到循环中儿茶酚胺[3]的影响。窦房结主要受交感神经和副交感神经神经支配，这是通过神经节细胞直接影响窦房结细胞去极化速率。交感神经兴奋可加速去极化，而副交感神经兴奋可减慢去极化。任何这些方面的疾病都可能导致窦房结功能异常，引起缓慢型心律失常或快速型心律失常。

二、房室结的解剖

房室结是心房和心室之间的电连接。它是由多种不同组分组成的具有可变细胞形态和功能的复杂结构。它通常位于 Koch 三角内的房间隔（三尖瓣环、冠状窦和 Todaro 腱）的基底处。与窦房结一样，它与交感神经和副交感神经元都有非常丰富的自主神经支配[4]，其主要功能是以延迟的方式把心房电脉冲传导至心室。这种延迟确保心房有机会在心室被刺激之前收缩。当窦房结失效时，房室结有自己的自主性，因此可以作为心脏传导的临时起搏点。

房室结由过渡细胞、特化结细胞（房室结）和穿透性房室束（希氏束）组成（图 22-1）。房室结的第一部分是过渡细胞。这些细胞倾向于放置在直接从心房肌层进入房室结的适当区域（快速和慢速通路）[5]。随着细胞离开紧密束，它们开始组织成由纤维组织分开的更大的单独束。随着较低细胞进一步向远侧进展，它们形成穿透束。穿透束被中心纤维体（central fibrous body，CFB）分隔，也被称为希氏束。传导通过左束支和右束支，然后浦肯野纤维进入心室。在浦肯野纤维之前，左束支分开成前束和后束，但右束不会进一步分开。

三、心动过速

心动过速或快速性心律失常的异常机制是由窦房结外的区域引起的，使心率加快或由于异常窦房结功能所致。快速性心律失常是由于脉冲的起始或传导异常而产生的，可能以多种方式进行分类。一种分类方案基于其起搏和传导机制。快速性心律失常有三种基本机制：折返、自律性异常和触发活动。理解这些机制很重要，因为临床表现和特征将取决于其基本机制。

折返是快速性心律失常最常见的机制，并导致大多数室上性心动过速和许多室性心动过速。

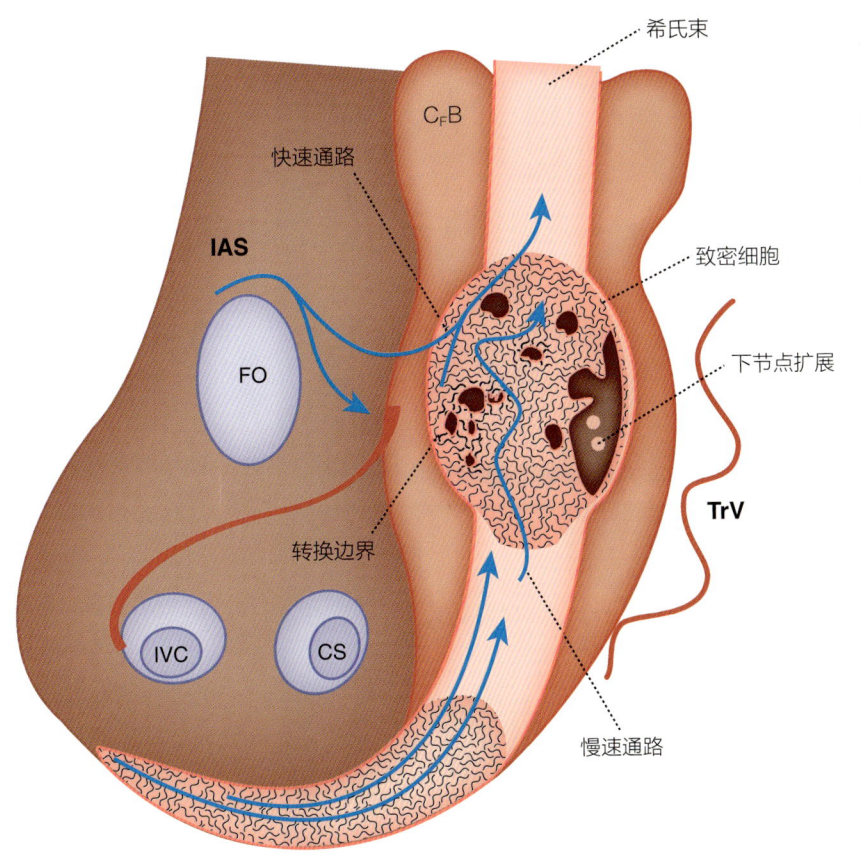

◀ 图 22-1 房室结解剖

该图说明了房室结在 Koch 三角形内的位置，可以沿着快速和慢速通路传导窦性搏动，通过位于中心纤维体内的紧凑房室结，向下连接希氏束中 CS. 冠状窦；IAS. 室间隔；FO. 卵圆孔；IVC. 下腔静脉；TrV. 三尖瓣；CFB. 中央纤维体

为了折返，必须将两条不同的传导通路连接在非传导组织区域周围。一条通路必须显示缓慢传导，而另一条通路具有较长的不应期（图 22-2）。如果心动过速的一条或两条通路中断，这种心律失常可以终止。它们通常表现为突发突止（通常在一个心动周期），并可能以 300 次 / 分以上的速度呈现。折返性心动过速的例子包括房室结折返性心动过速、旁路介导的心动过速和心房扑动。

快速性心律失常的另一个原因是自律性异常。自律性是心脏细胞自发去极化的能力。由于异常的自律性，表现出自律功能的细胞异常快速激活或通常不具有自律性的细胞中发生自发性去极化。自律性异常通常具有代谢原因（电解质紊乱、甲状腺毒症、缺氧、局部缺血等）。它可发生在正常儿童中，但在急症患儿中常见，并且通常由静脉注射拟交感神经药加剧。由异常自律性引起的心律失常表现出类似于窦性心律的行为，因为它们根据代谢和交感神经变化加速和减速，并且通常对直流电复律治疗无效。异常自律性的例子包括心房异位性心动过速、交界区异位性心动过速和某些形式的室性心动过速。

第三种也是最罕见的快速性心律失常机制是触发活动，其具有自律性和折返性的特征。这是后去极化的结果，后者是动作电位（早期去极化后）或完全复极化（延迟后去极化）期间膜电位的突变。动作电位的这种快速变化可能成为后续动作电位的刺激，最终可能产生或诱发持续性心律失常。这些后去极化是许多药物引起的心律失常（如洋地黄的毒性）以及长 QT 综合征引起室性心律失常的特征[6]。

(一) 临床表现

儿科患者的正常静息心率与年龄有关（表 22-1）。人们必须认识到，这些是正常的静息心率，并且在儿科中实际获得准确的静息心率常常具有挑战性。触摸孩子的脉搏或心电图检查可导致恐惧和（或）焦虑，从而通过显著的交感兴奋来增加心率。患者可以达到的最大窦性心率通常

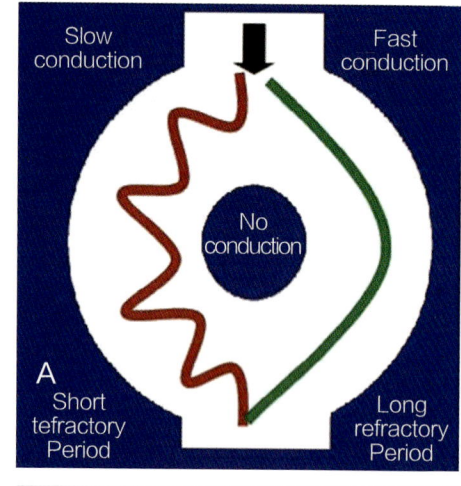
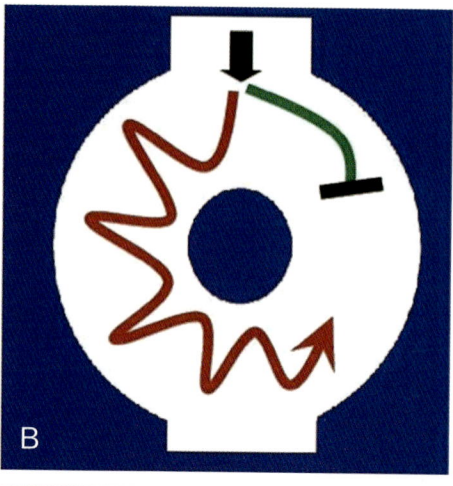
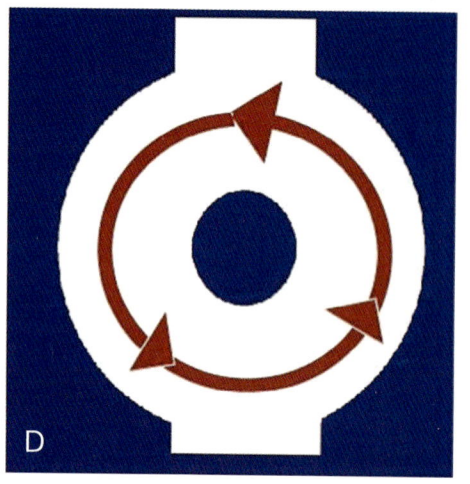

◀图 22-2 折返机制

A. 折返涉及两条不同的传导通路连接的非传导组织区域。一条通路传导较快，具有较长的不应期，另一侧通道较慢，但不应期较短；B. 如果出现过早的冲动，它可能会阻塞快速传导通路，进而只通过慢通路传导；C. 当脉冲到达两个通路之间的连接处时，传导速度较快的通路就不再是不应期，可以逆行传导冲动；D. 这个逆行脉冲激活缓慢传导的组织，形成折返环

是 220 次 / 分减去患者的年龄。尽管 220 次 / 分以上的心率很少可以是窦性心动过速，但是在这个范围内的心率应该保证评估心动过速的异常机制。单次心动过速的起搏和终止需引起心动过速异常机制的怀疑。虽然在体育极锻炼时发生晕厥可能是由于心律失常机制，但晕厥在缺乏其他症状提示心律失常或潜在的离子通道病的情况下是心动过速比较少见的临床症状。

（二）评估

诊断快速性心律失常最重要的方面是心电图（ECG 或 EKG）。记录症状或心动过速期间心电图节律是区分"正常"窦性心动过速和心动过速异常机制的基础。理想情况下，应完整记录 12 导联的心电图，但实际上它可以以任何能够记录和打印患者节律的方式完成。由于心律失常经常在没有警告的情况下终止，所以在评估患者的血流动力学稳定性后，立即记录应该是管理快速心律失常患者的第二步。快速性心律失常中心电图最有用的部分是在"变换"期间，也就是说，当心动过速开始、停止或改变时。因此，在任何介入治疗心动过速期间都应该连续记录心电图，而不仅仅是在治疗之前和之后。

有时，仅基于心电图或节律来诊断心动过速

表 22-1　正常儿童心率

年　龄	静息时心率（次 / 分）
出生至 1 周龄	90～160
1 周龄至 1 岁	100～170
1—2 岁	80～150
3—7 岁	70～135
7—10 岁	65～130
11—15 岁	60～120

的确切性质可能是困难的。在这些情况下，可能需要使用其他诊断工具来辅助寻找心动过速的特征。利用 Valsalva 或潜水反射等刺激迷走神经动作可能会改变心动过速或常常终止心动过速。通过在整个面部（包括鼻子和嘴巴）上放一袋冰，或者将患者的整个面部浸入冰水混合物中 10～15s 的时间来启动潜水反射。虽然这是一种强烈的迷走神经刺激，但对于患者和家长来说都可能令人担忧，小患者应小心谨慎，以避免冰对皮肤表面造成冻伤。在儿童患者中，最好避免使用其他刺激迷走神经的操作，如眼刺激、颈动脉按摩、咽反射和直肠刺激。

在机制不明确的情况下，还可以使用其他方法来帮助确定心动过速的病因。在术后时期，当心动过速难以确定 P 波与 QRS 波的关系时，心房暂时起搏导线可用于获得纯心房信号。两个心房起搏线连接到白色（右臂）和黑色（左臂）导联。这给出了导联 I 心房活动的明显向量信息（图22-3）。或者，其中一根导线可以连接到单极导联（V_1～V_6），以在 ECG 上的特定记录中获得纯心房信号。在没有心房起搏线的患者中，可以将电生理软导管（经静脉小导管或用于经食管起搏和记录的专用导管）置于食管中，并以类似的方式连接至 ECG 机器以获得记录的左心房信号。

由于心悸是儿童和青少年常见的症状，因此在诊断快速性心律失常时，进行彻底的病史检查也非常重要。由于其他原因导致的快速性心律失常和窦性心动过速之间的区别可能具有挑战性。心动过速的发作和终止是重要的病史特征。在窦性心动过速和快速性心律失常，心动过速的发作都是突然的。窦性心动过速通常都是缓慢终止的。然而，在快速性心律失常中，经常是突然终止的。快速性心律失常和窦性心动过速均可导致头晕。然而，如果心悸先于头晕，这与快速性心律失常更加一致。如果头晕是首要症状，快速性心律失常不太可能，原因通常为窦性心动过速。由于在发作期间经常没有数脉搏，所以对心率进行量化也可能难以从病史中获得。要求孩子或家长用他的手以近似心率速度敲击通常是估计心率的有益工具。此外，还可以下载计算机应用程序，帮助患者在出现症状时估算心率。一个快得让人数不清的心率需要进一步评估来确定快速性心律失常。

许多快速性心律失常仅在运动时发生，因为儿茶酚胺升高可以改善房室结的传导，使得折返性心动过速更可能发生或增强局灶性心动过速的自律性。在这些特定的情况下，进行锻炼踏车测试可能会引起异常心动过速。可以使用几种不同的运动方案，适当的选择取决于引发心动过速的运动类型。可以使用或修改典型的持续升级方案（Bruce 方案）以复制触发快速性心律失常的活动类型。

由于许多有快速心律失常的患者的静息心电图正常，24h 心电监护仪或 Holter 监护仪可连续记录 24h 内的所有心电图活动，仅当症状至少每天发生时才有助于诊断快速性心律失常。有些监测器可能佩戴 48h 甚至更长时间，但只有在监测器佩戴时发生症状才有益。

如果症状仅偶尔发生，则可以使用多个事件监视器。第一种是包含嵌入式电极的小型记录设备，只有在激活时才能记录心电图。当患者感觉到有特殊症状时，患者将设备放置在胸部并激活它，然后创建那时心律的记录。这些记录然后可

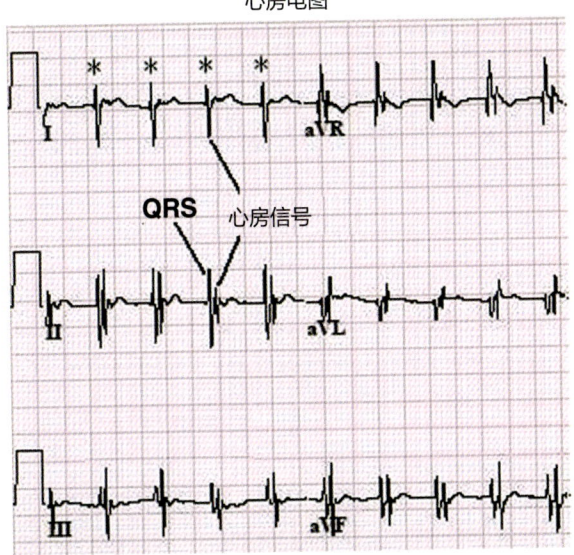

▲ 图 22-3　采用心房临时起搏线进行心电图描记
这两根心房起搏线连接到右臂（白色心电图导线）和左臂（黑色心电图导线）导线，在导联 I（以星号标）中发出纯心房信号。用这种追踪方法，可以将 QRS 波的心房信号描述出来

以通过电子传输来获得症状期间的心电图追踪。该系统的一个缺点是患者必须携带循环记录器，并在症状发作期间将其应用于胸部以记录事件。第二种类型的事件监视器是循环记录器。该装置通过 ECG 监控电极连接到患者并连续记录节奏。当记录开关被激活时，它可以存储在激活之前几分钟以及激活之后心电图。如果心率超过或低于一定的设定速率，这些设备也可以编程为自动记录节奏。由于心电图电极刺激皮肤，并且需要在任何时候都有连接到胸部导线的监测器，因此外部回路记录器可能存在患者依从性问题。另一种类型的环形记录器可以植入皮肤下方以连续记录心律，从而避免不断地皮肤附着心电图导联的问题。这些植入式环形记录器的功能类似于外部环路记录器。它们可以设置为自动记录事件，或者可以由患者通过外部激活设备触发。最新一代的循环记录仪可以通过互联网发送的信息自动下载，无须患者亲自操作。这种事件检索可以通过起搏器程序员或通过放置在患者家中的机器完成。当常规诊断测试未能确定晕厥、晕厥先兆、心悸等症状发作时有无心律失常时[7]，植入式环形记录仪在儿科患者中是非常有用的。缺点是需要进行小型手术来植入设备，以及在不需要或者电池寿命结束时（一般在植入后约 3 年）移除监测器。然而，较新的植入式监视器可以通过约 5mm 宽的切口"皮下"注射。植入式环形记录器在儿科患者中很少被应用，应该在需要记录心律失常的存在和（或）特征至关重要的情况下应用于患者。在记录心动过速之后，可以进一步分析心律失常的特征并计划治疗策略。

（三）心动过速的特征

对快速性心律失常进行分类的一种方法是检查 QRS 波群的宽度，并将快速性心律失常分为窄 QRS 波形和宽 QRS 波形。在做出这种区分时，必须考虑到窦性 QRS 波的持续时间，这取决于患者的年龄、潜在的先天性心脏病和心血管手术史。一般来说，新生儿 QRS 时间总体上比其他年龄组短。在一个小于 1 岁的孩子，QRS 时间超过 80ms（标准心电图上的两个格子）应被视为宽。查看实际打印的心电图描记总是很重要的，因为在床边的电子监护仪追踪中，100ms 的 QRS 持续时间可能看起来很窄。一般来说，窄 QRS 波心动过速起源于心室以上的区域。本章后面将讨论包括室性心动过速在内的宽 QRS 波心动过速的鉴别诊断。

四、狭窄 QRS 波心律失常

（一）窦性心律不齐

虽然被称为心律失常，但这种现象与心脏迷走神经张力增加有关，并且完全正常。在窦性心律不齐中，P 波轴保持正常，但心率随着吸气而增加，并随着呼气而下降。对于心率较快的年轻患者，这一点可能更为突出，并且在几乎所有儿童的 24h 监测期间都会出现这种情况[8]。这种速率的变化可以是明显的，但很少超过 100%（例如，60~120 次/分的速率），如果是这样，它可能表示异常。

（二）室上性心动过速

室上性心动过速是儿童最常见的持续性心律失常，估计发病率从 1/25000 到高达 1/250[9]。童年时期最常见的年龄是在生命的头 2 个月内[10]。

室上性心动过速被定义为起源于希氏束分叉近端的异常快速节律，由异常机制（特别要排除窦性心动过速）引起，并且在表面 ECG 上没有扑动波。虽然大多数室上性心动过速患者的心脏结构正常，但这些患者中有 20% 有某种类型的结构性心脏病[11]。

细分窄 QRS 波心动过速的一种方法是检查心电图上 QRS 波群和 P 波之间的关系。为此，在两个连续 QRS 波群之间画一条线。如果 P 波埋藏在 QRS 波群中或者在两个连续 QRS 波群之间的线之前被显示，则心动过速被认为是短 RP 心动过速。如果 P 波在这条线后显现，则认为它是长 RP 心动过速。表 22-2 列出了长 RP 与短 RP 心动过速的具体类型的描述。

（三）旁路介导快速型心动过速

在正常心脏中，心房和心室通过三尖瓣和二

表 22-2 狭窄 QRS 波心动过速

室上速类型	连续性（I）/阵发性（P）	P 波电轴	RP 关系	腺苷反应	折返或自发
AVNRT（典型的）	P	LSRA	短	终止	折返
AVNRT（非典型的）	I	LSRA	长	终止	折返
WPW	P/I	非 HRA	短	终止	折返
URAP	P/I	非 HRA	短	终止	折返
PJRT	I	LSRA	长	终止	折返
Mahaim 样纤维	P	LSRA	短	终止	折返/自发
AET	P/I	非窦性	长（可能为文氏现象）	无或终止	自发
NFAT	P	非窦性	长（可能为文氏现象）	终止	折返
JET	I	变量	房室分离	无或缓慢	自发
心房扑动	P/I	非 HRA	长（可能为文氏现象）	房室传导阻滞	折返

AVNRT. 房室结折返性心动过速；WPW. 预激综合征；URAP. 单向逆行旁路；PJRT. 永久性交界区折返性心动过速；AET. 房性异位性心动过速；NFAT. 非自动性局灶性心房心动过速；JET. 交界区异位性心动过速；HRA. 高右心房；LSRA. 低隔膜右心房

尖瓣的纤维环彼此电隔离。电脉冲从心房传递到心室的唯一途径是通过房室结，该房室结穿过中央纤维体以传导电脉冲。旁路是从心房到心室的附加电传导通路。当胚胎心房和心室电隔离时，这个通路由纤维环中的缺陷引起。这一过程发生在心脏发育期间的所有胎儿中，但在大多数情况下会退化。这些连接之一的持久性创造了一条旁路。旁路来源于正常心室心肌或专门的传导组织。旁路只能进行顺行（正如 Mahaim 纤维）、顺行和逆行预激）或仅逆行（单向逆行旁路）。

旁路可以引起折返性室上性心动过速有两种不同的机制。在顺向性心动过速中，激动通过房室结到心室，然后通过旁路逆行回到心房（图 22-4A）。这是旁路介导的心动过速的常见形式，并导致快速的窄 QRS 波群。逆向性心动过速是心动过速的另一种机制（图 22-4B）。在这种心动过速的形式中，激动是顺着旁路下传心室的，激动通往房室结从心室逆向返回心房，并且只能发生在顺行传导的旁路中。由于心室的激活是通过旁路而不是房室结，所以这种类型的心动过速总是宽 QRS 波的心动过速。在逆向性心动过速中心室的激活具有与在窦性心律中在表面心电图上看到的预激的形态类似的模式。值得注意的是，在两种类型的心动过速中，所有四个组件（心室、旁路、心房和房室结）对于维持折返性心动过速电路都是至关重要的，并且可以在这四个组件中的任何一个组件中终止心动过速。

（四）预激综合征

1930 年，Drs. Wolff、Parkinson 和 White 在心动过速发作的健康人群中描述了一种由功能性束支传导阻滞和短 PR 间期组成的心电图综合征[12]。现在这个综合征就是他们的名字。预激综合征或心室预激包括三个发现：一个短的 PR 间期、QRS 波群（也称为 delta 波）的上升行程模糊，以及与同龄的相比窦性心律期间时间更长的 QRS 波群（图 22-5）。尽管胸前导联（$V_2 \sim V_4$）可能是最敏感的，但这些发现可能并未在所有导联中。在基线心电图上存在预激的其他细微线索是电轴左偏、V_6 导联中 Q 波缺失、四肢导联中异常宽的 Q 波（"假心肌梗死模式"）、交界性逸搏心律引起不同形态 QRS 波以及伴有房性期前收缩的预激增强或丧失。ST 或 T 波也可能由于旁路引起的异常去极化而异常。预激的电生理定义是从希氏束传导心室的时间间隔小于 35 ms，这可以从希氏束电位记录到体表心电图上最早的 δ 波信号测量得到。

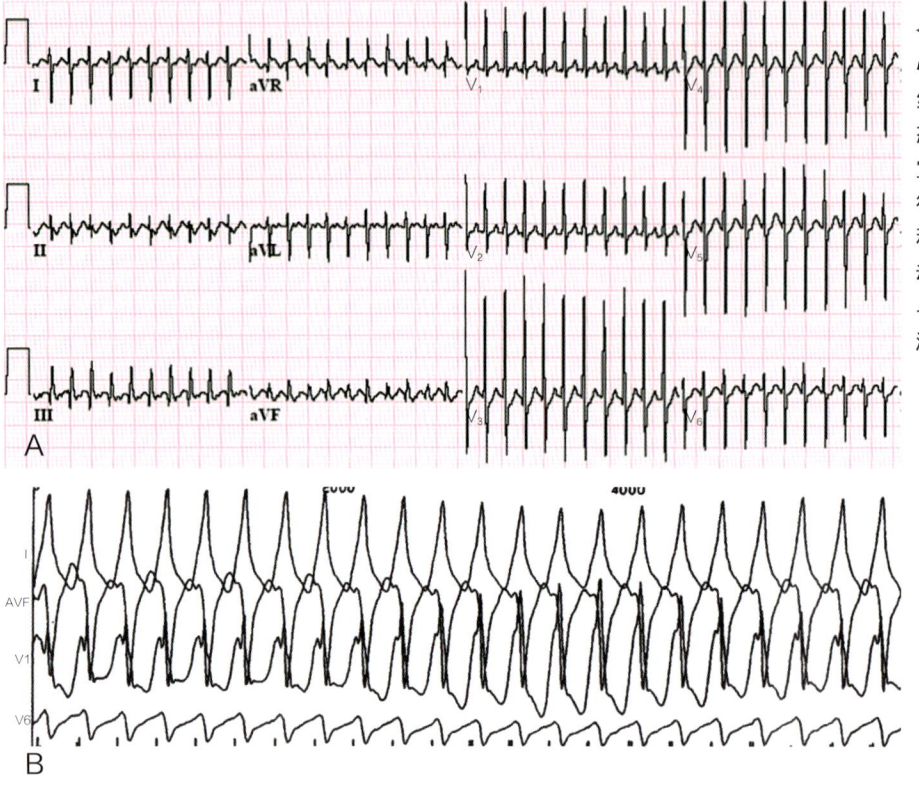

◀ 图 22-4 A. 顺向室上性心动过速通过旁路传导速率约为 320 次 / 分，QRS 形态学狭窄，因为激动通过房室结传到心室，通过旁路逆行激活；B. 在电生理研究过程中诱导的逆向性室上性心动过速。QRS 形态学较宽，与窦性心电图的模式相同，激动是顺着旁路下传的

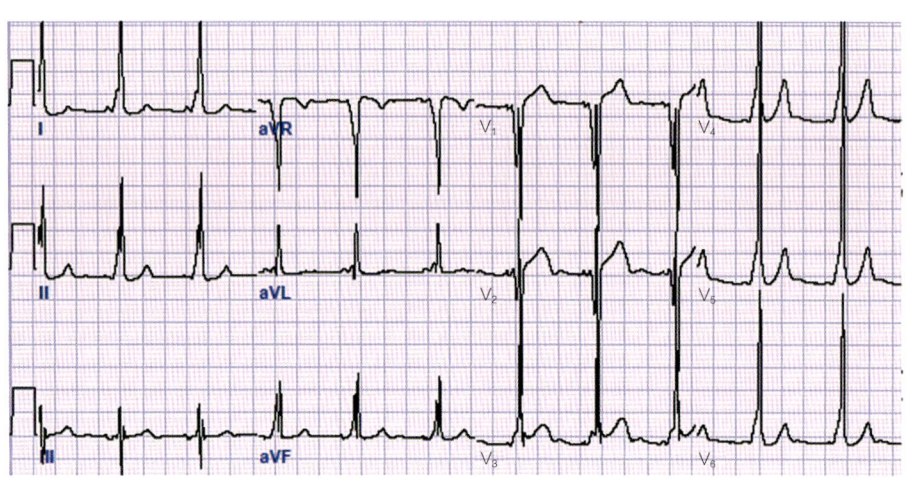

◀ 图 22-5 预激综合征心电图
预激综合征具体较短的 PR 间期、宽 QRS 波且 QRS(δ 波) 的上升行程模糊。注意 aVR（假心肌梗死模式）中深宽的 Q 波及 ST 段由于旁路引起的异常去极化而异常

预激综合征发病率在普通人群中为 0.1%～0.5%，男性比女性更为普遍[13-15]。然而，由于许多患者无症状且因此未被诊断，因此预激综合征的真实发病率可能更高。虽然无症状患者在技术上并不符合预激综合征的定义（因为他们没有心动过速），但这些患者通常被诊断为预激综合征，但更准确的描述应该是心室预激。

预激综合征与先天性心脏病有一定的关系，范围为 9%～32%，因此超声心动图一般在确诊后予以完善[10,16-18]。已知与预激综合征相关的结构性心脏疾病包括三尖瓣的 Ebstein 异常、先天性矫正型大动脉转位和肥厚型心肌病；非心脏病变包括糖原贮积症和结节性硬化症。大多数预激综合征病例往往是散发性的，但在这些患者的少数（3%）中，存在可识别的受影响的一级亲属，并且报道了家族病例（7p3 染色体组）[19]。它与导致扩张型心肌病的 Danon 病的 LAMP2 基因有关。大约 9% 的预激综合征患者有不止一条旁路[20]。患有潜在先天性心脏病的患者中多条旁路的发生率可能高达 20%[21]。

预激综合征可能以两种不同的方式促成心律不齐的基质。其中第一个是参与折返性室上性心动过速中的一条旁路。第二个是在心房颤动期间传导到心室。许多患者会出现症状性室上性心动过速，但其中一些患者会因为其他原因而在 ECG 上发现预激综合征。然而，意大利一项大型研究[22]平均随访 37.7 个月后，相当大比例的偶然发现预激综合征的患者会出现心律失常，占 15%。在高危组中，那些具有快速旁路或多条旁路的组，这可能高达 44%[23]。在军事人员进行的一项随访 20多年的大规模研究中，持续预激的患者中有 23%发展为折返性室上性心动过速，而间歇预激的患者仅为 8.3%[24]。

在预激综合征患者中，大于 90% 的患者室上性心动过速发作频率在 1 年内降低。然而，约30% 的室上性心动过速患儿在平均年龄为 7—8 岁时复发[18]。此外，有证据表明，在生命的第一年，多达 40% 的室上性心动过速患者旁路失去顺行传导，以相似的百分比变得不可诱导，这表明逆行传导也丧失[25]。然而，如果预激综合征模式持续存在于患者的心电图上，那么室上性心动过速复发的机会增加高达 29 倍，需要额外的抗心律失常治疗来控制室上性心动过速[26]。如果预激综合征患者在 1 岁以后出现室上性心动过速，90% 以上的患者会复发[27]。

预激综合征患者很少出现单纯预激血流动力学效应引起的心力衰竭症状。推测这是由于心室收缩与异常的预激节律不同步有关[28]。这些患者在射频消融后通常具有改善的射血分数和症状减轻[29]，以及在消除心室预激后逆转左心室重构[30]。

预激综合征患者也有发展为阵发性心房颤动的风险。有两种可能的机制使患者发生心房颤动：一种机制是可逆的，与旁路直接相关；另一种机制是内在和旁路相关的心房易损性[31]。正如患有多条旁路的患者发生室上性心动过速的风险更高一样，他们发生心房颤动的风险也更高[32]。高达 6%的患者出现心房颤动作为表现症状[33]。预激综合征患者的心房颤动表现为特征性不规则的宽 QRS 波心动过速（图 22-6）。速率的这种不规则倾向于将这种心律失常与主要的其他形式的室性心动过速相鉴别，这些形式的室性心动过速往往具有相对恒定的周期长度。通过旁路快速传导至心室可能导致室性心动过速或心室颤动，从而导致血流动力学紊乱[34]。腺苷、地高辛和钙通道阻滞药在预激综合征心房颤动患者中相对禁忌，因为它们促进激动通过旁道而不是房室结传导，引发室性心律失常。直流电复律是首选治疗方法，尤其是在旁路迅速传导的情况下。

伴有晕厥的患者发生导致心脏骤停的恶性预激综合征和导致室上性心动过速的预激综合征发生率高于无症状的患者[35]。因此，对于伴有晕厥的预激综合征患者，应立即进行快速转诊以进行

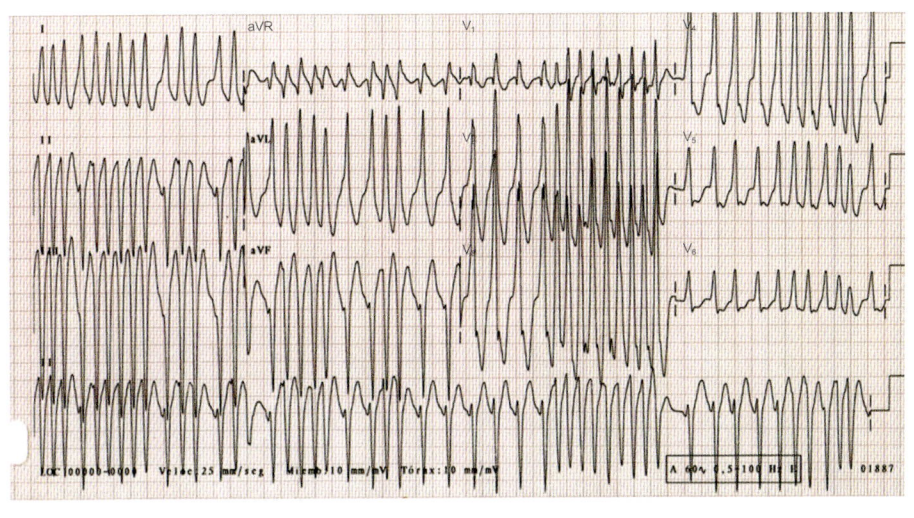

◀ 图 22-6 预激综合征患者的心房颤动表现为特征性不规则的宽 QRS 波心动过速

663

进一步的诊断检查。

危险分层：预激综合征患者的危险分层可能是有益的，即使在无症状患者中也是如此，因为约占 1.4% 预激综合征的患者以心脏性猝死为首发表现[22]。然而，一些研究表明，总体心源性猝死发生率较低，每名患者每年为 0.15%，而在诊断时无症状患者中心源性猝死非常罕见[36]。心房颤动期间旁路快速顺行传导是心源性猝死的主要危险因素。诱发的快速性心律失常和多种旁路也是潜在威胁生命的心律失常事件的危险因素[34]。8 岁以下患者心源性猝死的风险非常小，5 岁以下患者发生心脏事件的风险极小。由于小年龄群体的侵入性和非侵入性检测可能会带来挑战，因此一般认为其等待 5—8 岁进行正式风险评估。在 Bromberg 等的一项研究中[37]，心脏骤停是高风险和低风险组之间唯一显著的临床特征，并且 80% 的旁路患儿的首次表现可导致威胁生命的心律失常。由于病史对于区分预激综合征中的风险组没有帮助，因此需要执行其他风险分层方法。即使在没有症状的患者中，也可能显示危险分层。2012 年，心脏节律协会、儿科和先天性电生理学协会、美国儿科学会、美国心脏病学会、美国心脏协会和加拿大心律协会批准了无症状青年预激综合征患者管理的共识声明[38]。

无创分层预激综合征患者的最佳方法是进行锻炼踏车测试。如果在单次心跳中预激失败，这表明是一条低风险的旁路途径（图 22-7）[39,40]。为了根据跑步机测试将通路分类为低风险[41]，预激损失必须在单次搏动中发生，而不是逐渐发生。尽管在 ECG 或 24h 心脏监护仪上观察到的间歇性预激可以预测通过旁路途径的顺行性传导功能差，但是在一些经历过心脏骤停的患者中观察到了这一发现[42]。

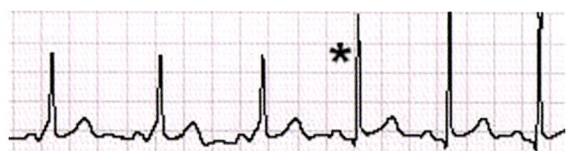

▲ 图 22-7 在运动踏车试验中，单次心搏中预激失败，提示一条低风险的旁路途径。星号表示预激失败的心搏

作为猝死风险患者最佳预测指标的测试是测量心房颤动期间最短预激 RR 间期（shortest preexcited RR interval，SPERRI）。这种测量可以在出现心房颤动的患者的心电图上进行。心房颤动也可以通过来自经食管调搏探头的快速心房起搏[43]或通过在心房中使用单个经静脉起搏导管来诱导。在心房颤动期间，显示预激位置和两个连续波群之间的最短间隔的 QRS 波以毫秒为单位测量。小于 260 ms，尤其小于 220 ms 的最短预激 RR 间期更常见于经历过心脏骤停的预激综合征患者[37,44]。这些患者是消融治疗的候选人，或者如果消融不可能，可选择用改变旁路通路的传导特性的药物治疗。因为预激综合征猝死的总体风险很低，所以电生理研究实际上更有用于鉴定猝死低风险人群。由于许多旁路，特别是间隔旁路，可能在儿茶酚胺存在时增加其传导，因此使用异丙肾上腺素输注时进行风险评估可能是有益的[45]。尽管关于进行旁路（尤其是位于高风险位置的旁路）消融的风险是否超过了心律失常猝死的真实风险是有争议的，但是在快速传导旁路中应该强烈考虑通过基于导管的技术消除传导。

（五）隐蔽或单向逆行旁路

即使表面心电图显示没有明显的表现，患者也可能有旁路。这类旁路仅从心室传导至心房，称为单向逆行旁路或旁路或隐蔽型旁路。尽管静息 ECG 是正常的，但这些旁路通常是折返性室上性心动过速的原因。这些旁路的治疗和管理与预激综合征类似，但由于没有顺行传导，这些患者没有因心房颤动快速传导而猝死的风险。

（六）持续性交界区折返性心动过速

一种独特的旁路介导的心动过速是持续性交界区折返性心动过速（PJRT）。最初，这种心动过速被认为是由房室结引起的，因此被命名为交界区折返性心动过速。后来的调查实际上确定这是由一个缓慢传导的仅逆行旁路途径引起的，但名称 PJRT 仍然存在。PJRT 纤维通常位于心脏右侧的后间隔中，但 PJRT 纤维已被描述在心脏的中间甚至左侧。由于这些纤维传导缓慢，因此表现为长 RP 心动过速，P 波在表面 ECG 上很容易看到。心动过速中的 ECG 具有典型的形态，在下导联 Ⅱ、Ⅲ 和 aVF 中具有深度负 P 波（图 22-8）。这种类型的心动过速在不到 1 岁时约有 60％ 存在，并且在大约一半的患者中持续存在[46]。然而，由于其相对较慢的速度（140～200 次 / 分），在常规检查期间可能难以理解，特别是在新生儿和婴儿中。当 PJRT 持续不断时，如果未经治疗可导致心动过速性心肌病[47]。

（七）Mahaim 纤维

Mahaim 纤维是一种特殊类型的旁路途径，至少绕过房室结的一部分。这些纤维连接心房与束（心房束）、希氏束与心室、束与心室或心房与希氏束。这些纤维通常位于心脏的右心室侧，但已在左心室侧描述。这些途径具有与房室结类似的独特性质，因为它们通常具有递减的传导（在较快的速率下传导较慢），并且通常对儿茶酚胺敏感。不像其他旁路，这些纤维可能具有自律性，并且能够自发地去极化[48]。这种自发性去极化或由于使用 Mahaim 纤维作为顺行旁路和房室结作为逆行旁路（即逆向性心动过速）的折返性心动过速可能导致心动过速。由于其右侧位置，患者的心电图在心动过速期间具有左束支传导阻滞模式。正常窦性心律中的表面心电图具有相对正常的 PR 间期，伴有通过 Mahaim 纤维发生心室去极化导致的 QRS 上行模糊[49]。这些纤维通常只有间歇性传导，虽然 Mahaim 纤维顺行传导，但是它们在心房颤动期间快速心室传导的风险可能不存在，因此不存在心脏猝死的风险。

（八）房性异位心动过速

房性异位心动过速（也称为异位房性心动过速）是由于心房细胞异常起搏引起的，与窦房结不同，其自动去极化快于潜在的窦房结。自动去极化房性心动过速占室上性心动过速的 4％～6％，并且经常不断导致显著的心脏功能障碍[50]。根据交感神经张力，房性心动过速可能增加或减少。不同的 P 波通常以长 RP 模式可见。P 波通常具有不正常的形态，并且可以是尖峰的或有缺口的（图 22-9）。一度房室传导阻滞甚至 Mobitz Ⅰ型二度房室传导阻滞（文氏，Wenckebach）可能会出现，并为异常心动过速提供重要线索[51]。房性异位心动过速的常见病灶包括沿界嵴的右心房、右心耳和肺静脉[52]。心动过速中的 P 波轴常与正常窦性心律不同，除非它起源于窦房结或右上肺静脉附近。当起搏点位于窦房结附近时，它表现为 Ⅰ、aVF 导联中的直立 P 波，类似于正常窦性心律的 P 波，但 P 波在导联 V_1 中通常完全是倒置的（而不是双相），因此提供了异位心房起搏点存在的线索。在多达 1/3 的病例中，多个房性心动过速病

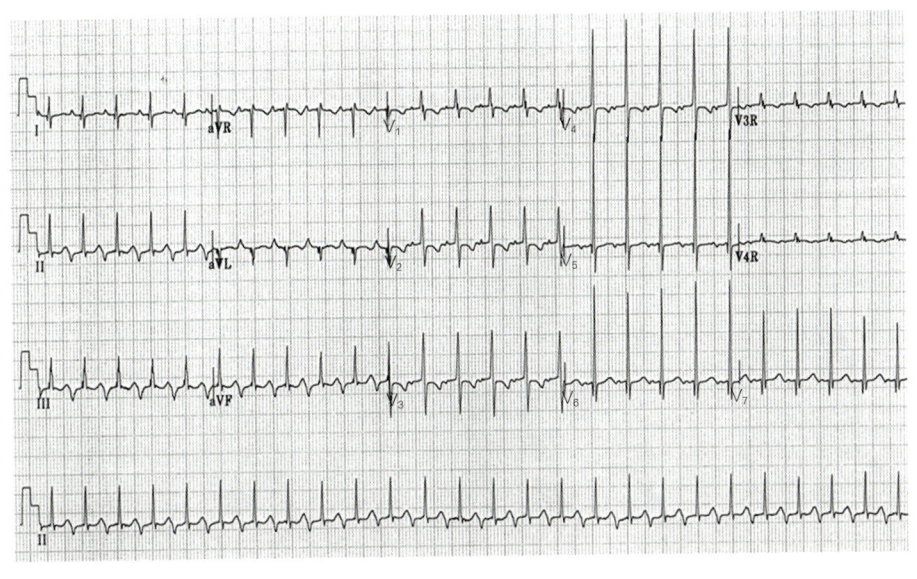

◀ 图 22-8　PJRT 心电图
图示 Ⅱ、Ⅲ 和 aVF 中具有深大负向 P 波

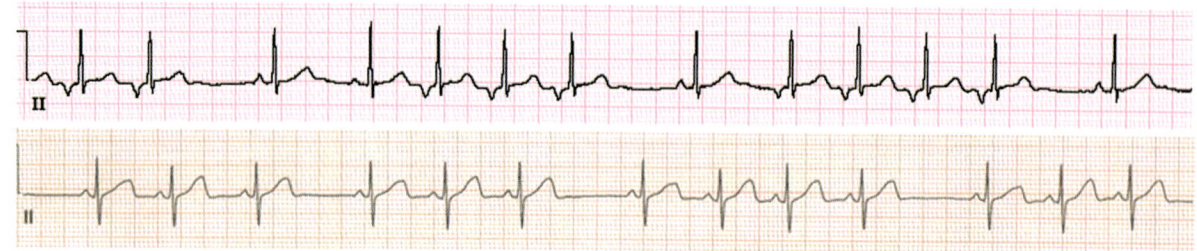

▲ 图 22-9 2 种不同心律失常的心电图比较

这两种心律失常具有相似的发生率，但其内在机制不同，上方的条形图代表房性心动过速，因为 P 波轴与正常窦性搏动有明显变化。下方的条形图代表了窦性心律失常，这是一种正常现象，特别是在儿科，吸气加速，呼气缓慢，P 波轴和形态没有变化

灶是心动过速的根源[53]。

房性异位心动过速中的心房频率经常表现出加速和减速的时间段，这将自动去极化心动过速与折返性心动过速中看到的单次心跳中的发作和终止区分开来。这种"升温"和"冷却"经常在几个心跳期间迅速发生，但可能在几分钟内逐渐发生。有时房性异位心动过速最初表现为宽 QRS 心动过速，在几次搏动后恢复窄 QRS 波心动过速。由于速率超过心动过速发作时，束支的不应期导致异常传导，从而发生初始宽 QRS 波。然而，束支最终适应更快的速率并且形成窄 QRS 波。以同样速度出现宽和窄 QRS 心动过速的患者可能患有房性心动过速，这种心动过速传导异常而不是两种不同的心动过速机制。腺苷可用于协助诊断房性异位心动过速，因为它通常阻断房室结，而不影响异位灶，并且心律失常不会终止。然而，一些异位病灶对腺苷敏感，尤其是那些起源于房室点周围的病灶[54]。心脏复律和超速起搏可能会暂时抑制房性异位心动过速，但因为儿茶酚胺增加使其几乎立即恢复到初始速度或更快。使用抗心律失常药物使心动过速获得即刻控制是必需的。

3 岁以上儿童房性异位心动过速不太可能自发缓解[55]。出于这个原因，尽管药物治疗可以有效控制症状性心动过速发作，但是具有消融技术的心导管术可以被认为是年长儿科患者的第一线治疗。相反，6 个月以下的儿童自发性心动过速发生率高，长期复发率低。因此，如果心动过速持续或非常迅速时，建议对这些患者进行药物治疗，直至心动过速消失。如果心室功能正常，心率较慢（< 220 次 / 分），自限性无症状房性心动过速可能不需要治疗，但这些患者需要密切随访。

房性异位心动过速的一些起搏点特别难以单独用药物控制，这是由心房心肌内的错构瘤引起的。如果用药物治疗可以合理控制心律失常，错构瘤常常会退化[56]。在极少数情况下，如果用最大剂量的药物无法控制，患者可能需要手术切除肿瘤[57]。这些肿瘤通常肉眼可见，为心肌浅色区域，可手术切除。

（九）非自律局灶性房性心动过速

非自律局灶性房性心动过速（nonautomatic focal atrial tachycardias，NAFAT）是心房内小折返回路（即微折返性心动过速）[58] 的结果。这种类型的心动过速与其他的折返性心动过速一样，可以通过程序性心房刺激进行重复诱导，并可以用腺苷终止。它通常位于患有正常或结构病变心脏的患者的右心房[59]。虽然电生理学不同于房性异位心动过速，但其管理相似，并且心动过速的起搏点适合于消融。

（十）紊乱型房性心动过速

紊乱型房性心动过速或多发性房性心动过速是一种伴有三个或更多病灶的房性心动过速，导致 ECG 上出现多个 P 波形态。在其他情况下正常心脏的患儿以及急性病毒性细支气管炎或晚期肺部疾病患者中都有描述。由于心动过速的快速紊乱性质，可能难以区分心房颤动。这种类型的心动过速可能难以治疗，通常对终止起搏、直流电复律和腺苷治疗无效。由于多灶性，这种类型的心动过速不适合消融。当使用长期药物治疗时，通常建议单独或联合使用 Vaughn Williams Ⅰa、Ⅰc 或 Ⅲ 类药物（表 22-3）。如房性心动过速一样，如果在新生儿期出现，则自发消退的发生率很高。

表 22-3 Vaughan Williams 分类

Ⅰ 类
　　Ⅰa 钠离子通道阻滞药
　　Ⅰb 降低去极化速度
　　Ⅰc 减慢传导速度

Ⅱ 类
　　β 受体阻滞药
　　肾上腺素能受体阻滞药
　　降低交感神经紧张性

Ⅲ 类
　　钾离子通道阻滞药
　　增加动作电位持续时间

Ⅳ 类
　　钙通道阻滞药
　　主要影响心房和房室结
　　直接膜效应

Ⅴ 类
　　洋地黄制剂
　　主要影响心房和房室结
　　通过增加迷走神经张力间接作用

（十一）交界区异位型心动过速

JET 是一种自律性心动过速，发生在房室结内或紧邻房室结。它通常是一种窄 QRS 波心动过速，QRS 波形与窦性心律中的 QRS 波形相同或非常相似（图 22-10）。它典型地被描述为 P 波与心电图上 QRS 波群（分离）之间无关联的心动过速。事实上，这种心动过速具有多种交界性－心房（J–A）关系，如 J–A、J–A Wenckebach 阻滞、两者无关联。逆行 P 波常常在 QRS 终端部分可见。使用腺苷时，逆行传导可能会消失，导致 P 波和 QRS 的分离。这种心动过速有两种不同的亚型：术后和家族性，两者呈现不同。

在接受心脏手术的儿科患者中，多达 6% 发生术后 JET，当多巴胺等正性肌力药物给药时，其发生率更高[60]。先天性 JET 是室上性心动过速在婴儿中最罕见的形式之一，也是最难治疗的疾病之一。先天性 JET 患者具有广泛的临床表现。心律失常在出生时出现，但直到数月至数年后才可能发现。年龄小于 6 个月先天性 JET 患者更有可能持续 JET，并且 JET 心率更快，并且该人群的死亡率约为 4%[61]。随着目前的医疗，消融和设备疗法，大多数患者有良好的结果。

（十二）心房扑动

心房扑动是儿科人群中罕见的心律失常。它

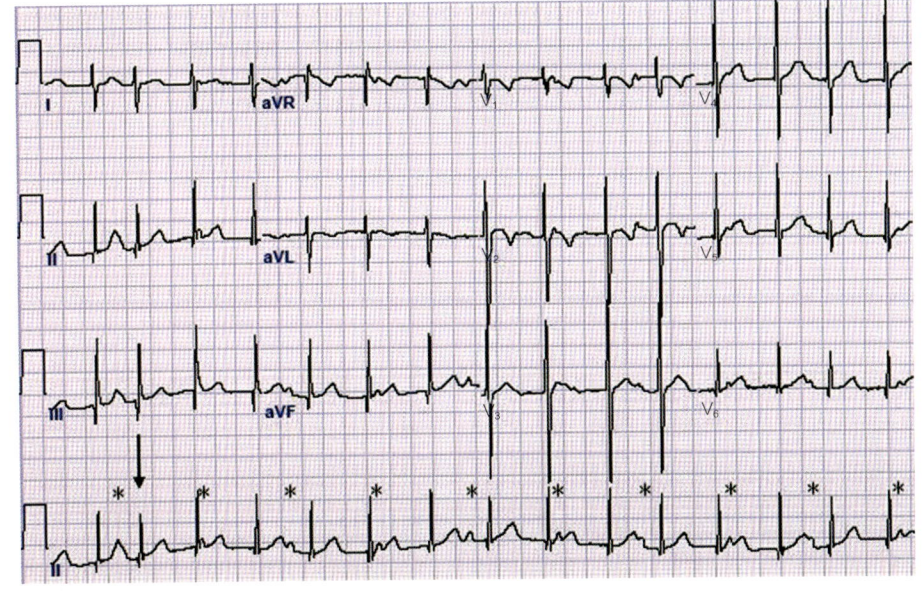

◀ 图 22-10 交界区异位型心动过速
狭窄的 QRS 形态类似于窦性节律，＊表示潜在的窦性节律 P 波，P 波和 QRS 波之间没有关系，只有一个 P 波在房室结不受异位交界性节律影响，因此能够传导到以箭表示的心室（窦性搏动）。这些窦性节律表明房室结传导是完整的

通常发生在胎儿、新生儿，偶尔在先天性心脏病患者术后。新生儿一般在生命的头两天内出现心动过速，并可能有心力衰竭的体征/症状[62]。心房扑动中的心电图具有持续的心房激动，产生"锯齿"模式（图 22-11），心房率为 300～600 次/分，不同比率传导至心室。如果心电图上的颤动波不易辨别，可以给予腺苷阻断房室结，从而显示潜在的颤动波。选择的治疗是以 0.5～1J/kg 的直流电流同步复律。如果心房率很低，也可以使用心房超速起搏，但由于速度非常快，所以在新生儿中更难执行。心房扑动的新生儿通常没有器质性心脏病，成功的复律后没有进一步问题。心脏复律后应放置 24h 心脏监测器，以排除引发心房扑动的基础折返性心动过速或房性心动过速。此外，应进行超声心动图检查，以排除造成心房扩大的结构异常。一般来说，如果没有其他心律失常或先天性心脏病的证据，这些婴儿不需要抗心律失常治疗，并且不需要随访[63]。由于心房扑动是幼儿和青少年中罕见的心律失常，因此需要进行彻底的检查，以评估先天性心脏病或潜在的心律失常综合征。

（十三）心房颤动

心房颤动在儿科人群中是非常罕见的心律失常。心房颤动表现为极度不规则节律，大部分节律与窦性心律具有相同的 QRS 波形（图 22-12）。除非患者出现粗大心房颤动，否则 P 波通常很难观察到。心房颤动发生在预激综合征或涉及心房的广泛手术，如完全型肺静脉异位引流或心房转换手术（Mustard or Senning）之后。如果患者出现心房颤动而无器质性心脏病证据，则需要评估其他心律失常，如退化为心房颤动心动过速室上性心动过速、潜在的通道病变或药物使用。它可能是甲状腺功能亢进症、心肌炎或地高辛中毒的初始表现。如果没有明确的原因被发现，心律失常可能是一个孤立的发现，被称为原发性或孤立性心房颤动，通常始于青少年后期[64]。

对于慢性心房颤动患者，有人提出，可消融房室结并植入永久性心室起搏器。由于房室同步的永久丧失加上长期需要和依赖起搏器以及对长期抗凝治疗的需求，该疗法应仅保留用于最难治疗和有症状的心房颤动病例，其对多种医疗疗法无效。心房颤动通常用直流电复律进行治疗，因为抗心律失常药物在急性转化中并不特别有效。然而，由于缺乏协调性收缩使（特别是心室功能差的患者）左心房血栓形成的潜在可能性，因此对处于心房颤动已有 48h 的患者，应考虑在复律前接受 3 周的抗凝治疗[65]。由于心房"眩晕"发生，复律后应继续抗凝 4 周。如果患者由于心律失常导致快速心室反应或心

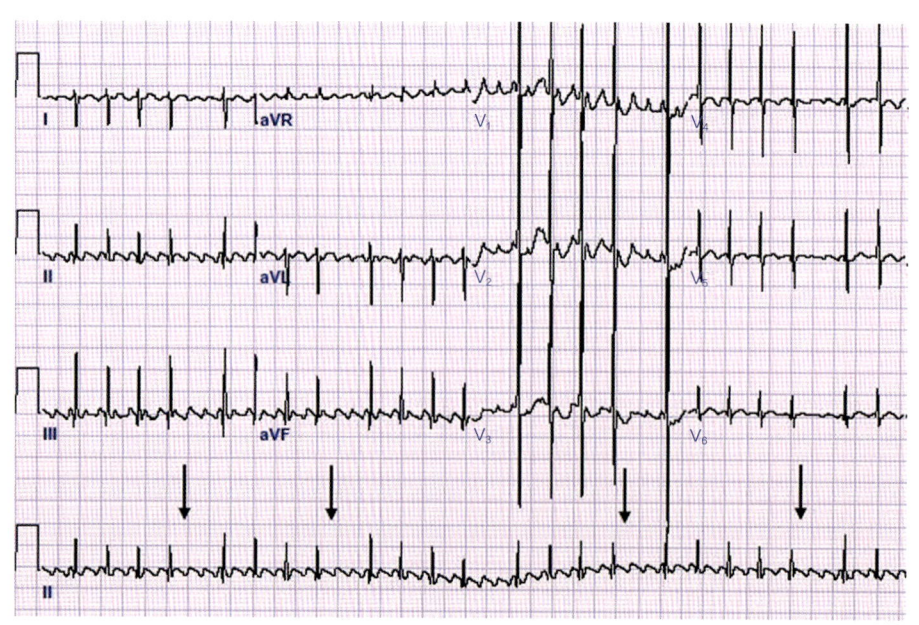

◀ 图 22-11 新生儿心房扑动呈锯齿状

心房率约为每分钟 375 次，激动通过房室结传导到心室，主要是 2:1 阻滞，但也有如箭标记的 3:1 阻滞

第四篇 电生理学
第 22 章 心律及传导紊乱

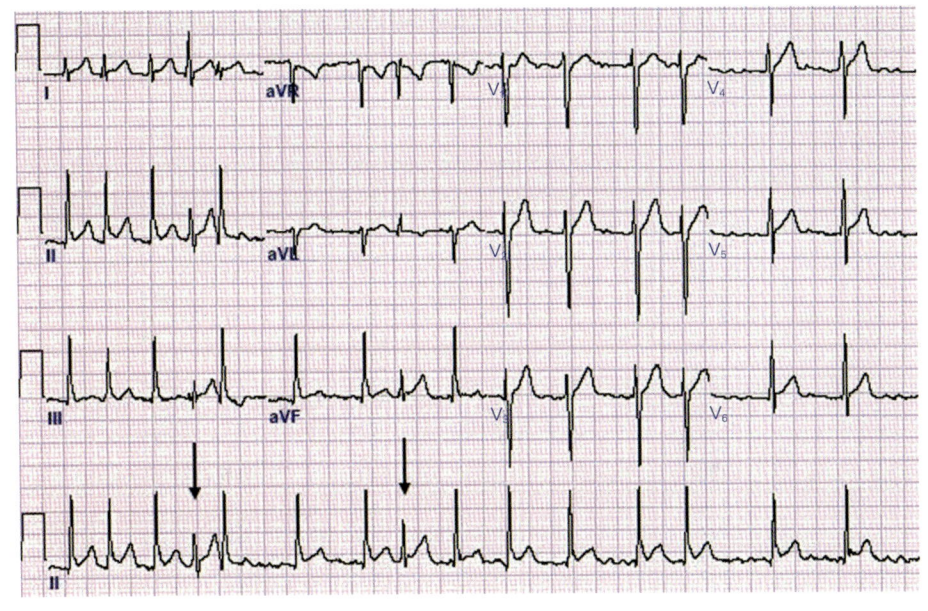

◀ 图 22-12 不规则节律的心房颤动
图示粗大的心房颤动，可见心房活动是杂乱无章的。一些搏动（用箭表示）通过房室结异常传导，导致 QRS 形态改变

功能降低失代偿，则需要立即复律。在复律前应考虑 TEE 评估左心房血栓。

（十四）心房内折返性心动过速

心房内折返心动过速（IART）一般发生在先前心脏手术或原发性心肌病的心房广泛瘢痕形成的患者中。这种心律失常的独特形式具有许多与心房扑动类似的特征，但趋于比较慢的心率，波动在 140~200 次 / 分范围内。心电图表现不同，因为连续 P 波之间往往存在等电位基线，与不断产生锯齿形 P 波的心房扑动不同（图 22-13）。IART 中的 P 波可能非常小并且经常被忽略，特别是如果它们埋藏在 QRS 波群或 T 波内。由于等电位基线，IART 有时被错误地解释为异位房性心动过速或窦性心律。正如在心房扑动中一样，腺苷可用于揭示 IART，但通常不会终止它。由于 IART 常发生于潜在窦房结功能障碍（sinus node dysfunction，SND）的患者，因此该心律失常应仔细检查患有窦房结功能障碍和心率超过 80~100 次 / 分的患者。另一个关于 IART 存在的线索是 PR 间期的新发延长，这是心房率增加导致房室结中传导减慢的结果。在用于预防儿童和成人患者正在进行先天性心脏缺陷手术矫正的 IART 和心房颤动中，预防性心外膜消融重点病变（所谓 maze or maze-Cox Ⅲ 的手术）中已经被发现有一

些用途。对于有大范围的心房手术例如 Fontan 手术的患者，此手术特别有用。长线性冷冻消融探头可放置在心脏表面，并迅速形成深层透壁病变，无须停止心脏或将患者置于体外循环。病变消融也可以从心内膜进行或使用基于导管的技术。即使在最复杂的患者中，这些病变似乎也具有相对良好的长期成功。对于进行 Fontan 转换的房性心律失常患者，如果没有术中消融病变，可以达到 76％ 的复发[66]。在进行 Fontan 转换时，许多大型中心的医生通常会将消融病变（迷宫手术）置于其中。这些病变与放置心房起搏器相结合导致 IART 的晚期复发仅为 13％~22％[67,68]。

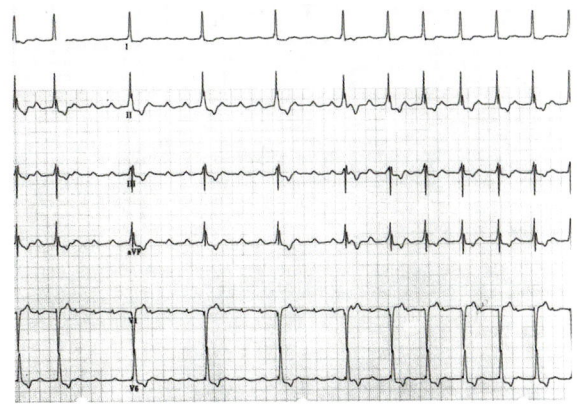

▲ 图 22-13 房内折返性心动过速
当心动过速以 2∶1 的传导时，特别是在有束支传导阻滞的情况下，P 波经常隐藏在 T 波或 QRS 中。与心房颤动相比，P 波振幅较小，P 波之间是平坦的等电基线

（十五）室上性心动过速的治疗

室上性心律失常的治疗取决于多种因素，包括患者年龄、症状严重程度、自发终止时间、发作持续时间、潜在心脏缺陷的存在和发作频率。药物治疗通常是有效的，但没有解决根本原因。应考虑导管消融术，特别是 5 岁以上的患者。消融指征在本书的另一章中讨论（见第 21 章）。

（十六）宽 QRS 波心动过速

除非证实为别的心律失常，否则宽 QRS 波心动过速应假定为室性心动过速。然而，在许多情况下，宽 QRS 波动过速是室上性心动过速（图 22-14）。最常见的情况是具有反常的室上性心动过速。随着心动过速的快速发作，左束支或右束支可能处于不应期，并且无法进行传导脉冲，导致心电图上宽 QRS 波心动过速。左束支传导阻滞模式在新生儿中更常见，而右束支传导阻滞模式在儿童和青少年中更常见。通常，束支能传导心动过速，则 QRS 波群变窄（图 22-15）。导致宽 QRS 波 SVT 的其他情况包括：存在潜在的束支阻滞或心室预激或在反向性心动过速循环中。除了心室颤动之外，大多数宽 QRS 波心动过速都是相对规则的心动过速。当存在不规则的宽 QRS 波心动过速时，应该强烈考虑它是心房起源的可能性。

（十七）室性心动过速

室性心动过速被定义为连续三次或更多次的室性期前收缩，其心率超过 120 次 / 分。较慢的速率，在基础窦率 10%～20% 的范围内，被称为加速的心室节律。加速的心室节律典型地没有相关症状并且具有良性预后，使得这种情况的治疗不必要（图 22-16）[69]。室性心动过速的一个标

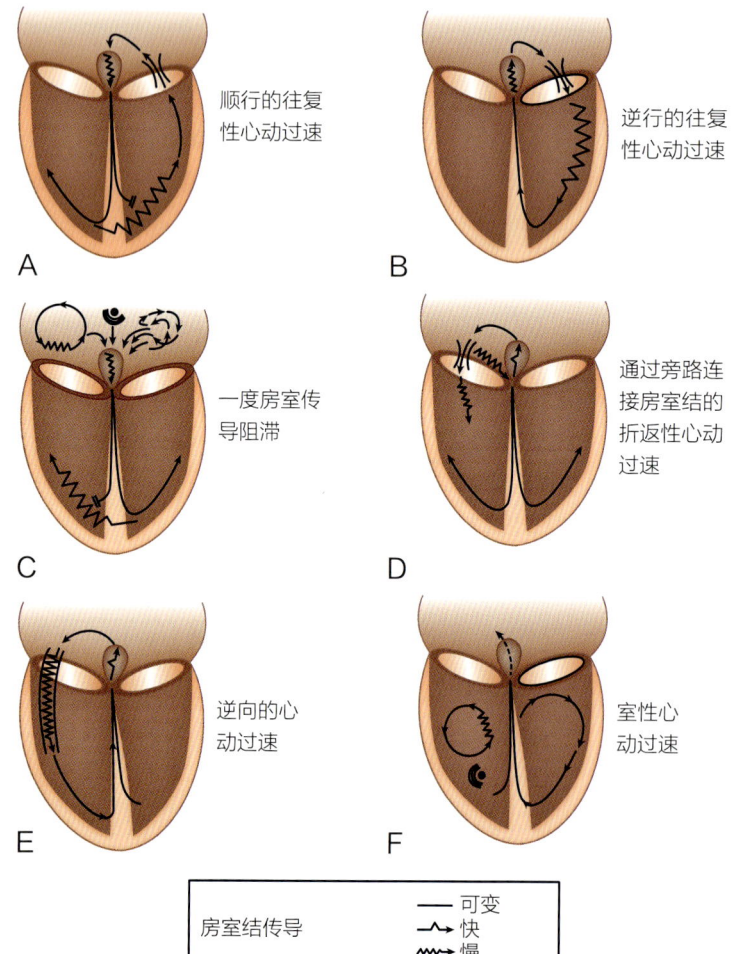

◀图 22-14 心动过速（宽）QRS 的图示
这样的心动过速可能是由于（A）顺行的往复性心动过速伴束支阻滞，（B）逆行的心动过速通过一个辅助房室连接，（C）伴束支阻滞的原发性房性心动过速，（D）房室结的折返性心动过速用旁路连接，（E）通过 Mahaim 纤维心动过速或（F）室性心动过速。尽管存在多种机制，但应假定室性心动过速，除非有其他相反的数据提供

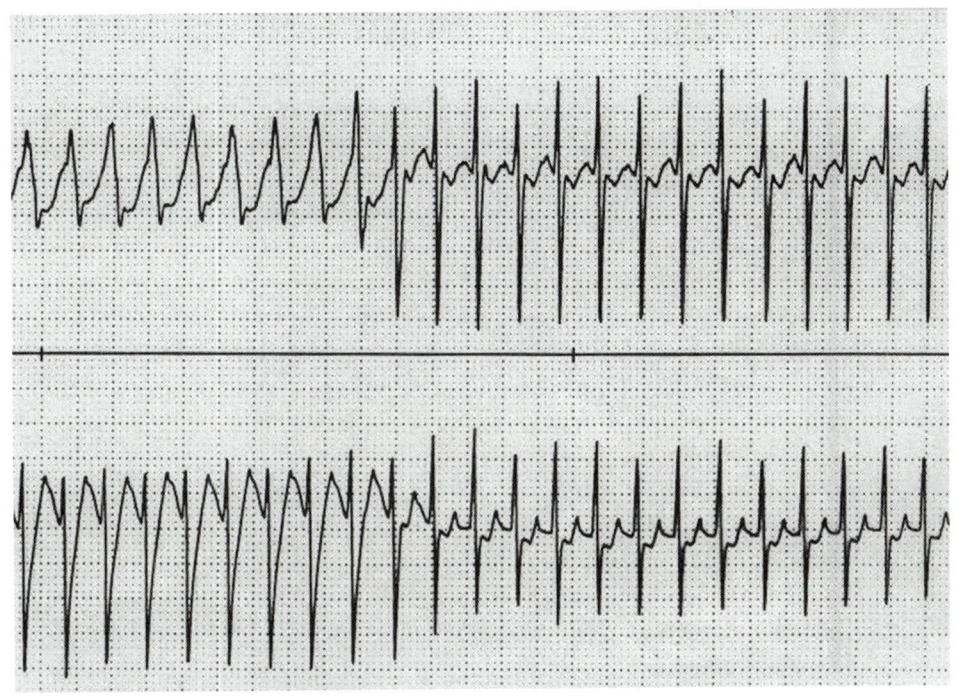

◀图 22-15 初始部分显示了一个宽 QRS 波心动过速，随后以完全相同的速度转变为一个窄 QRS 波心动过速。这些都是室上性心动过速而不是两种不同的心律失常。最初的部分是异常的。当房室结和束支适应更快的速度时，室上性心动过速变得狭窄

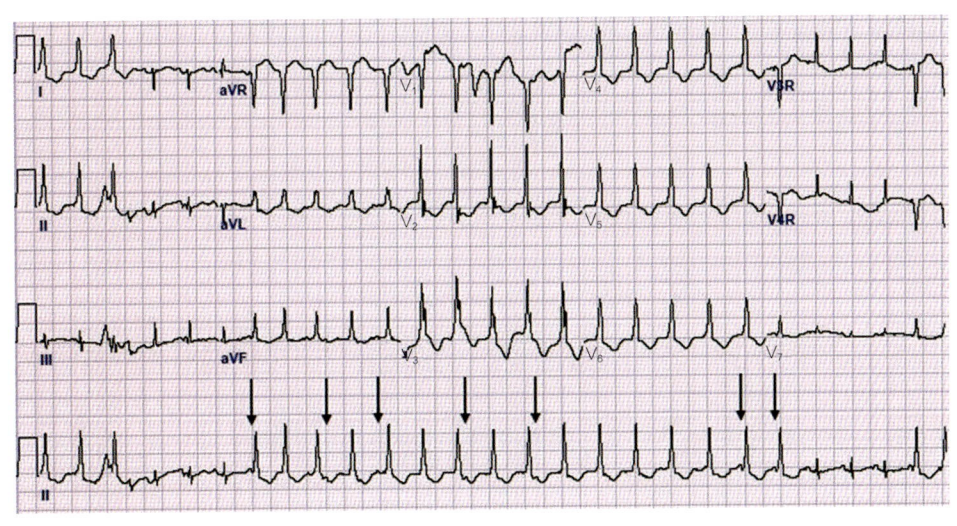

◀图 22-16 加速心室节律

这种宽 QRS 波的节奏，在潜在的窦性率的 20% 范围内，逐渐超过了潜在的窦性节律。心室和心房之间没有关系（所谓的房室离解），它将此与室性心律失常区分开来（箭指的是与心动过速没有关系的 P 波）。这种变异提示良性预后

志是 QRS 波群与窦性 QRS 波群不同，但在儿科中，没有满足标准所需的 QRS 波群的特定持续时间。对于 1 岁以下的婴儿，室性心动过速中的 QRS 持续时间可以短至 0.06s，并且速率可以高达 500 次 / 分（图 22-17）。当心动过速的起搏点靠近正常传导系统或包含在正常传导系统中时，例如在束支室速或束支心动过速室速中，在年龄较大的儿童中 QRS 波也可能相对较窄或尖锐上升。大多数室性心动过速，特别是结构性心脏病患者，机制是折返性的，尽管心脏结构正常的患者也会发生自律病灶。室性心动过速可分为单形性（所有 QRS 复合波段看起来相同）或多形性（QRS 波形变化）。多形性室性心动过速在儿科人群中较少见，并且其典型的预后不如单形性室速[70]。

在正常儿科人群中，自发性室速在儿童时期的发生率约为 1/100 000，可能表现为婴儿和成年之间的任何时间[71]。然而，在常规 Holter 监测中，高达 3% 的其他健康青少年可发生室性心动过速短期发作[72]。与具有器质性心脏病或心肌病的患者相比，具有正常心脏解剖和功能的患者通常具有良性病程。存在基础心脏病、症状的出现、快速的室速和运动性室性心动过速的加剧是儿童非

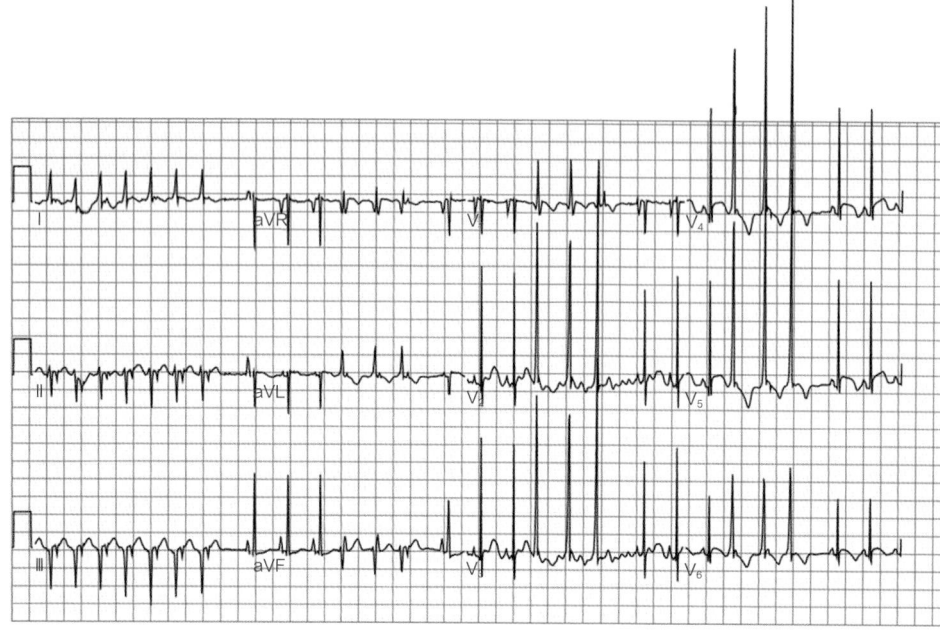

图 22-17 新生儿室性心动过速
在开始记录的部分，相对狭窄的 QRS 波与窦性及逆行的 P 波不同

缺血性室性心动过速不良事件的危险因素，因此，在这一人群中需要通过消融或抗心律失常药物控制心律失常[73]。当发病发生在生命的第 1 年（在约 90% 的患者中消退）与发生在 1—15 岁（发生在约 50% 的缓解率）时，自发消退的机会更高。与左侧室性心动过速的患者（缓解率仅为 37%，有症状为 67%）相比，临床上右侧室性心动过速的患者（缓解率为 76%，有症状为 25%）更有利[74]。

这两种形式的室性心动过速被认为是良性变异：右心室流出道心动过速（左束支传导阻滞，ECG 上的倒立 QRS 轴）和特发性左侧室性心动过速（右束支传导阻滞，ECG 上直立的 QRS 轴）。这些良性室性心动过速往往被维拉帕米或 β 受体阻滞药抑制。室性心动过速的良性变异来自 60%~80% 的患者的右心室流出道[75]。区分良性室性心动过速变异与潜在诱因导致室性心动过速的患者是重要的，因为有潜在诱因导致室性心动过速的患者具有较高的猝死风险。所有室性心动过速患者均行超声心动图检查，以评估结构异常和心室功能。进一步的影像学检查，包括心脏 CT 扫描或 MRI，甚至心导管检查，可能应用到高度怀疑有潜在病理的病例。

超过 50% 的有症状或持续性室性心动过速的儿童患者有潜在的结构性心脏病，另有 25% 至少有心肌病的细微证据[76]。婴儿室性快速性心律失常可能与心肌炎、长 QT 综合征、CPVT、严重电解质紊乱或心室心肌内的小错构瘤有关。在年龄较大的儿童中，室性心动过速可能与心肌炎、长 QT 综合征、CPVT、药物过量或毒物、非法成瘾物质、各种形式的心肌病、致心律失常性室性心肌病（也称为致心律失常性右心室心肌病）、冠状动脉异常、肥厚型心肌病以及手术前后的先天性心脏病等。持续或血流动力学不稳定的室性心律失常或复苏的猝死发作的患者通常需要置入 ICD，除非该病例继发于可逆原因。

尖端扭转型室性心动过速（也称为扭转型）是一种罕见的多形性室性心动过速，在等电位基线周围具有 QRS 波群特征性"扭曲"（图 22-18）。它通常发生在存在诸如 Brugada 综合征或长 QT 综合征（先天性或药物诱导）的通道病变的情况下，但可能与心肌炎或心肌缺血、电解质异常（低钾血症或低镁血症）、酸碱紊乱和内分泌如甲状腺功能减退症、甲状旁腺功能亢进症、嗜铬细胞瘤有关。尖端扭转型室性心动过速发作通常是自相矛盾的，并自发终止。然而，更长的发作可能会发展到心室颤动，并导致血流动力学快速恶化和心源性猝死[77]。这种心动过速的独特之处在于它可能对用异丙肾上腺素或镁剂治疗有反应。

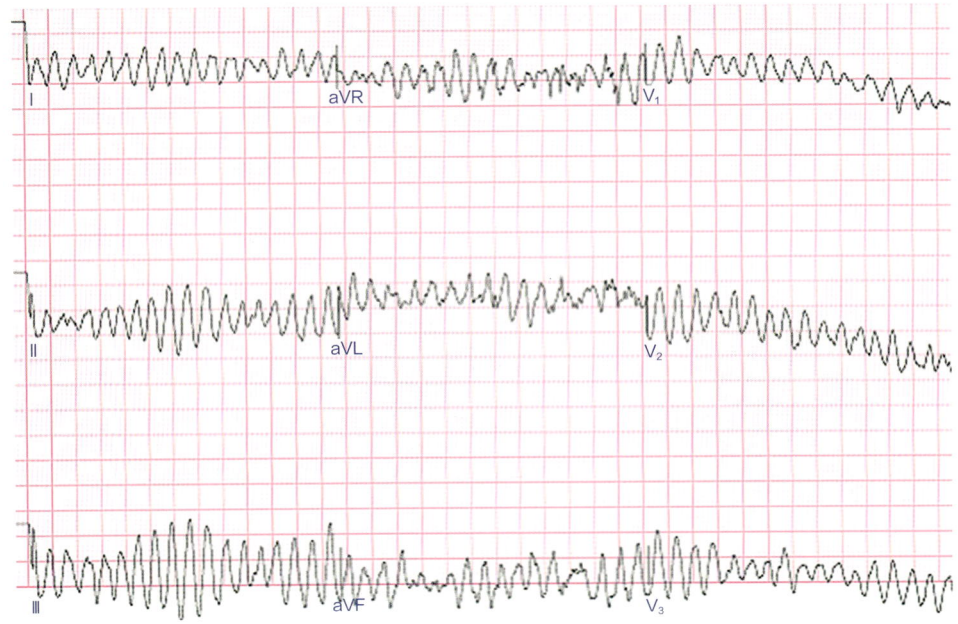

▲图 22-18 尖端扭转型室性心动过速具有快速的多态特性，QRS 电轴在一个等电基线周围快速移动

室性心动过速患者需要更广泛的评估，因为它可能是危及生命的疾病标志。基本评估通常包括心电图、24h 动态监测和超声心动图。家族史对于评估导致室性心动过速的遗传性病因尤为重要。心脏 MRI 或 CT 扫描可能有助于确定冠状动脉异常，诊断心肌炎和（或）心肌纤维化并评估右心室。运动试验对怀疑儿茶酚胺敏感性心动过速的患者、积极参加体育竞赛的患者以及复杂心室异位患者都有益处。有症状或晕厥的患者需要紧急评估，可能需要进入医院进行评估。电解质紊乱的实验室评估在多形性室性心动过速的情况下表明，应考虑毒理学检查。根据临床情况，可能需要对肥厚型心肌病或离子通道病变进行基因检测，以确定诊断并指导进一步的管理。

室性心动过速的治疗取决于潜在的原因。具有可逆原因的患者如电解质紊乱可能不需要治疗。婴儿室性心动过速可能在 1～2 年内自发消退，但持续室性心动过速的婴儿死亡率可高达 15%[76]。心室功能不佳或潜在的离子通道病或心肌病患者可能需要 ICD。有孤立起搏点的心动过速的患者或具有良好血流动力学的先天性心脏病患者可以考虑消融治疗。心室功能正常且室性心动过速率较低的无症状患者通常具有良性预后。儿科和先天性电生理学协会和心律协会（Heart Rhythm 协会）2014 年的共识声明特别针对这些低风险患者，并建议不需要治疗[78]。在认为与心室异位直接相关的心室功能障碍患者中，指出与其持续或快速的室性心动过速或室性心动过速发作直接相关的症状，需要药物治疗或消融治疗。儿童消融治疗只应在具有儿科患者消融治疗专长的中心进行。

（十八）心动过速诱发的心肌病

虽然心律失常在心室功能低下的情况下经常发生，但心室功能不全的主要原因是心律失常。心室功能障碍可能非常严重，以至于这些患者可能被列入心脏移植。一项研究显示 17% 的心脏移植患者出现持续性房性心动过速，占最初诊断为特发性心肌病患者的 37%[79]。继发于快速型心律失常的心室功能障碍的具体机制目前尚不清楚，但心律失常通常持续发生。发生功能障碍所需的最短持续时间或心率是未知的，尽管大多数研究表明发生心动过速诱发心肌病的患者心率 > 140 次 / 分[80]。心动过速的起源可能是心房或心室，可能有自律性或折返机制。室上性心动过速是心动过速性心肌病最常见的原因[81]，尽管持续室性心律失常也可能导致心肌病。导致心肌病的心室节律通常是自律性的，并且通常起源于右心室或左心室流出道[82]。一旦心律失常引发的心动过速诱导的心肌病受到药物或导管消融的控制，心室功能通常会正常化。许多患者在心率正常化 3 周后立即有明显改善，尽管完全康复可能需要 21 个月的时间[83]。

（十九）房性期前收缩

房性期前收缩或室上性期前收缩（supraventricular premature contraction，SVPC）是与窦房结组织不同的心房组织去极化，并在心电图上表现为期前收缩 P 波。在大多数情况下，它具有与窦性 P 波不同的形态和电轴。大多数房性期前收缩传导至心室表现为正常 QRS。然而，过早的 P 波可能发生得如此之早，以致于传导到心室后产生的 QRS 波与正常窦性心律下的 QRS 波不同（即异常传导的房性期前收缩）。当发生这种情况时，它看起来与室性期前收缩非常相似。在这种情况下，为了避免将房性期前收缩误认为室性期前收缩，应该仔细检查前面的 T 波是否存在隐藏的 P 波。有时，过早的 P 波可能发生得太早，导致不传导到心室（即阻滞）。如果阻滞的房性期前收缩未被识别，有时会将这种情况误认为窦性心动过缓。在心率突然下降的情况下，尤其是那些在同一导联下产生房性期前收缩情况下，还应仔细检查 T 波是否存在阻滞的房性期前收缩。这种现象在新生儿中尤其常见。许多类似于图 22-19 中的描记被解释为具有房性期前收缩和窦性心动过缓的多形性房性期前收缩，事实上这些患者中的大多数仅具有房性期前收缩，其中一些是传导异常，而另外一些传导阻滞。房性期前收缩在儿科人群中很常见。超过一半的儿童在 24h 监测期内至少有一次房性期前收缩，并且随着他们在青少年时期进展，房性期前收缩更常发生在患者身上[8]。孤立的房性期前收缩是良性的，不需要进一步的评估。如果在心电图或监测条上注意到频繁的房性期前收缩，则应考虑 24h 心脏监护仪，以排除无法识别的房性心动过速。

（二十）室性期前收缩

心电图上的室性期前收缩表现为提前出现的 QRS 复合波，与窦性 QRS 复合波的形态不同，并且在之前没有 P 波。特别是在婴儿中，室性期前收缩可能不具有宽阔的 QRS 波群，但它们具有与窦性 QRS 波形不同的形态。如果患者所有的室性期前收缩具有相似的形态，则称它们为均匀的；如果它们具有多种形态，则称为多形态。心室联律被定义为在一导联中两个室性期前收缩。心室

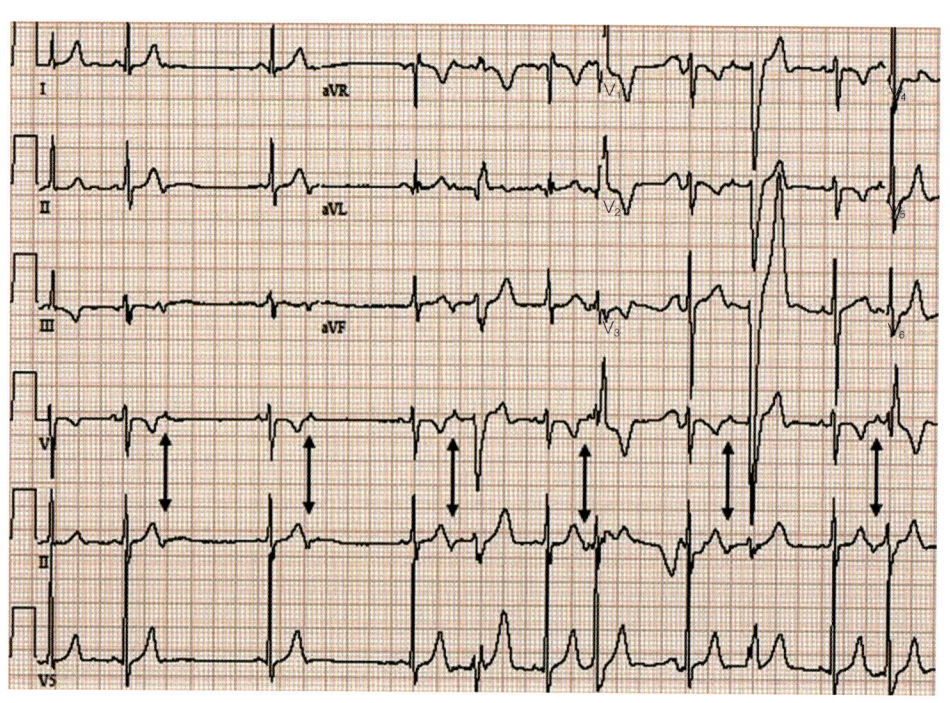

◀图 22-19 箭所标记的是提前的心房搏动

前 2 个 P 波不能传导到心室。接下来的 4 个 P 波会传导到心室，但是没有出现正常的 QRS 波（异常传导）。异常的出现随左束支和右束支传导阻滞形态而变化

二联律是一种交替的节奏，其中每隔一个节律就是一个室性期前收缩，而三联律是每隔二个节律就是一个室性期前收缩。

大多数室性期前收缩患儿的心脏结构正常，约40%正常儿童可能在Holter监测中发现室性期前收缩[84]。多达25%的患者室性期前收缩是多种形式，但与均匀室性期前收缩相比，预后没有差异[72]。如果心脏完全正常，大多数均匀室性期前收缩的患儿预后良好，且情况完全良好。虽然研究较少，但均匀心室联律的预后可能与孤立的室性期前收缩相同。室性期前收缩可能会自发消失，而具有右束支传导阻滞形态的室性期前收缩可能比具有左束支传导阻滞形态的室性期前收缩有更高的缓解率[85]。当成人室性期前收缩占比大于24%时，可能会直接引起罕见的心室功能障碍，但导致儿科心室功能异常的室性期前收缩百分比尚未得到很好的研究[86]。

其他可能与心动过速引起的心室功能障碍相关的因素是男性、全天持续存在室性期前收缩以及存在重复性单形性室速[87]。如果病史、体格检查、心电图（不仅仅是心律）和超声心动图正常，24h心脏监护仪只显示均匀的室性期前收缩和（或）心室联律，即使存在频繁的室性期前收缩也不需要药物治疗。在初始评估后至少重复一次动态心电图是明智的，以确保室性期前收缩没有改变或进展。如果室性期前收缩增加或者出现心悸或持续疲劳等症状，则表明需要重复做超声心动图。如果患者希望参加竞技体育，那么锻炼跑步机测试可能有助于确定该室性期前收缩对锻炼的反应。在室性期前收缩起搏点影响心室功能的罕见患者中，在排除导致心肌功能障碍的任何其他原因之后，可以使用药物或消融治疗。

有时，室性期前收缩与长QT综合征、心肌炎、肥厚型心肌病和先天性心脏病术前或术后有关。通常在这些患者中，静息心电图异常、室性期前收缩频繁（每小时＞1000个室性期前收缩）或者室性期前收缩是多种形式。这些患者需要更密切的监测，他们可能需要进一步的评估或治疗。

（二十一）术后心律失常

血流动力学显著的术后心律失常是小儿心脏手术的常见并发症，发生在约15%的患者中，年龄较小、体外循环较长、主动脉阻断时间是心律失常的危险因素[88]。JET和室上性心动过速是最常见的术后心律失常[89]。这些心律失常可能是短暂的，并且与心脏手术直接相关，但也可能与潜在的心脏状况有关。心脏手术后超过3~4天发生的心律失常可能是这些患者长期护理的一个问题。

五、心律失常的治疗

所有的心律失常都是通过心脏动作电位介导的。抗心律失常药物影响心内动作电位的形状。它们通过改变离子通道或阻断受体来起效。Vaughan Williams 分类系统的开发旨在帮助对抗心律失常药物进行分类[90]。该系统根据药物的主要作用机制：影响心脏细胞膜部位并随后影响心脏动作电位（见表22-3）。动作电位的变化可能会改变传导速度、不应期或自律性（表22-4）。

（一）Ⅰ类药物

Ⅰ类药物影响钠通道，根据它们对动作电位的影响，它们分为三类：Ⅰa、Ⅰb和Ⅰc（图22-20）。

Ⅰa类药物减缓了动作电位的上升，从而延长了其持续时间。这种影响降低了电导率并延长不应期。

普鲁卡因胺是一种Ⅰa类药物，可以抑制正常和异常的自律性，并减缓旁路的传导，除此之外还有轻微迷走神经抑制作用。普鲁卡因胺通过增加PR间期、QRS间期和QT间期来改变ECG。它被肝脏代谢约35%，产生N-乙酰卡胺（N-acetylprocainamide，NAPA），这延长了QT间期。NAPA的代谢量各不相同，并由遗传决定。另外65%由肾脏排泄。普鲁卡因胺的治疗范围是4~12mg/ml。过去已测量过NAPA血药浓度水平，但其不产生明显的治疗效果。静脉注射剂量为10~15 mg/kg，然后连续输注剂量为30~80μg/

表 22-4 心律失常的药物治疗

自律性治疗
- 减少 4 期和 0 期去极化
  - β 受体阻滞药（普萘洛尔）
  - 钠通道阻滞药（氟丙胺）
- 改变周围组织
  - 减慢传导（↓V_{max}）
    Na^+ 通道阻滞药（氟丙胺）
  - 延长不应期（↑ERP）
    Ⅲ类（索他洛尔、胺碘酮）

折返治疗
- 降低一侧束支的传导率
  - Na^+ 通道阻滞药（普鲁卡因胺、氟丙胺）
  - β 受体阻滞药（普萘洛尔、阿特洛尔）
- 延长一侧束支的不应期
  - Ⅰa（普鲁卡因胺）
  - Ⅲ类药物（索他洛尔，胺碘酮）
- 通常，房室结是折返环的一束
  - 钙通道阻滞药（除了 WPW）
  - β 受体阻滞药

触发活动的治疗
- 缩短动作电位持续时间
  - Ⅰb 类（美西律）
- 抑制去极化
  - 阻滞药（普萘洛尔、阿替洛尔、纳多洛尔）

（kg·min），密切监测血压。高剂量已被发现具有负性肌力作用，这种药物治疗应慎用在 QT 间期延长、Brugada 综合征、左心室功能不全或窦性功能障碍的患者。由于其不良反应，普鲁卡因胺通常不是一线药物。它可以用于治疗室上性心房颤动、心房扑动和室性心动过速，特别是当室上性心动过速被腺苷终止或在复律后立即复发时。它也可以用于心房颤动和心房扑动。在新生儿中使用是安全的，但早产儿和肾功能不全患者可能需要减少剂量[91]。它通常是静脉注射的，因为长期治疗常常伴有心包积液的狼疮样综合征的高发生率。

Ⅰb 类药物对动作电位上行的影响最小，但其持续时间缩短，从而降低了不应期。利多卡因是一种 Ⅰb 剂，可抑制快速内向钠电流，主要影响心室肌。它缩短了动作电位，对窦性心律的 QRS 持续时间没有影响，对抑制心肌组织具有高度选择性。半衰期为 5~10min，低钾血症可降低其效果。可以以 1mg/kg 的典型负荷剂量和 20~50μg/（kg·min）的输注速率以达到 1.5~5mg/ml 的治疗范围。虽然不包括在 2010 年儿科高级生命支持（pediatric advanced life support，PALS）指南中，但它可能对儿童室性心动过速有用，特别是在术后情况下。不良反应包括眩晕、震颤、癫痫、反应迟钝和心动过缓。在标准剂量下血流动力学效应很小。

与利多卡因不同美西律是口服形式的 Ⅰb 剂。美西律主要用于导致症状的频繁室性期前收缩。它还用于预防 3 型长 QT 综合征患者的室性心律失常[92]。它很少作为一线药物来治疗持续性室性心动过速，并且具有显著的中枢神经系统不良反应。然而，它已被用作室性心动过速难治性病例的辅助药物。

Ⅰc 类药物导致动作电位上行显著减慢，对动作电位持续时间的影响最小。这导致电传导性显著降低，对不应期几乎没有影响。最常用的 Ⅰc 剂是氟卡尼和普罗帕酮。氟卡尼可缩短传导速度，但对窦房结影响不大，但可能加重窦房结功能障碍患者的心动过缓。它是一种明显的负性肌力药

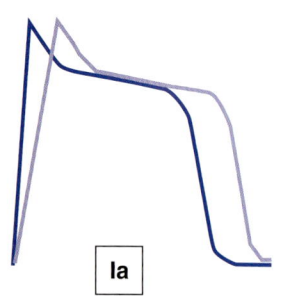 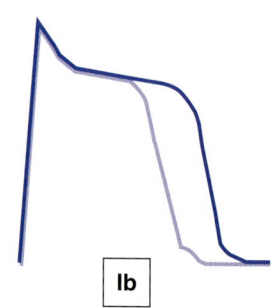 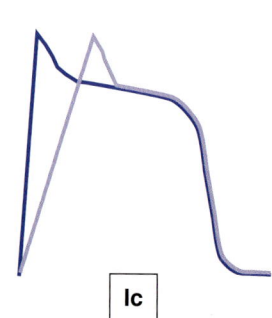

▲ 图 22-20　Vaughan Williams Ⅰ 类药物治疗后观察到动作电位的变化

物，ECG效应包括延长PR和QRS间期，对QT间期影响最小。半衰期随年龄而变化：1岁以下和12岁以上儿童12h，1－12岁儿童8h。乳制品和葡萄柚汁会干扰吸收，如果奶制品从饮食中除去，患者可能会中毒。氟卡尼75%由肝脏代谢，25%由肾脏排泄。治疗范围是0.2～1mg/ml。QRS增宽很少见于治疗浓度，如果存在，应立即评估升高的氟卡尼水平。它用于治疗PJRT、房性异位心动过速、室上性心动过速以及室性心动过速，特别是那些起源于束支的室性心动过速。不良反应包括视力模糊（最常见）、头晕、头痛、疲劳、震颤、恶心、呕吐和厌食。在结构性心脏病或原发性心肌病患者中应谨慎使用。1%～3%心脏异常患者出现严重心律失常，开始氟卡尼治疗时应强烈考虑院外远程监测。

（二）Ⅱ类药物

多年来随着更新和更具选择性的药剂出现，β受体阻滞药已经逐渐发展。第一代β受体阻滞药对$β_1$（主要位于心脏）和$β_2$（主要位于支气管平滑细胞）受体无选择性，包括普萘洛尔和纳多洛尔。第二代β受体阻滞药对$β_1$受体具有相对选择性，包括美托洛尔、阿替洛尔和艾司洛尔。第三代β受体阻滞药是选择性或非选择性的，具有潜在的重要辅助性质，并且包括卡维地洛，其具有引起血管舒张的α受体阻滞药的附加属性。

普萘洛尔是一种非选择性β受体阻滞药，具有直接细胞膜稳定作用。它用于室上性心动过速、室性心律失常（尤其是儿茶酚胺诱发的心律失常）以及心房扑动或颤动，以减缓心室激动。关于婴儿期使用有更多数据存在，并且有商业上可获得的液体制剂。由于其代谢迅速，应每天给予3～4次或长效制剂。

纳多洛尔是另一种非选择性β受体阻滞药，与普萘洛尔的作用类似，但它偏爱$β_1$受体。它有近24h的半衰期，因此每天只需服用一次。已证明其在治疗诸如长QT综合征或儿茶酚胺敏感性多形性室性心动过速的通道病中是有效的，并且似乎对儿茶酚胺介导的心动过速特别有效[93,94]。

阿替洛尔是一种选择性$β_1$受体抑制药，由于它的代谢作用，应该每天在儿科人群中服用两次。它可用于室上性心动过速、原发性房性心动过速和室性心动过速，特别是儿茶酚胺敏感性或运动加剧的室性心动过速。

尽管卡维地洛在心力衰竭患者中的应用更为频繁，但它具有抗心律失常作用，特别是在高剂量时，已被证实可减少扩张型心肌病患者的室性期前收缩[95]。卡维地洛具有抗心律失常效应，除了具有β受体阻断特性外，还可能包括α肾上腺素阻断效应和KCNH2（HERG）相关的钾通道阻断效应（体外研究中显示），并且对钠和钙通道具有额外的最小阻断作用[96]。

艾司洛尔是一种短效的选择性$β_1$受体抑制药，是一种极好的抗心律失常药物，可以通过静脉快速输送给患者。可以被红细胞酯酶快速清除，成人的半衰期为9min，年轻患者的半衰期为2～4min。典型的负荷剂量是静脉注射500μg/（kg·min），然后以50～200μg/（kg·min）恒定输注。输液可以向上滴定，直到达到所需的效果，最大值为500μg/（kg·min）。不良反应包括心率降低、血压下降，随后心脏指数下降。心脏功能通常在停止输注后的10～15min内恢复。

在反应性气道疾病患者中使用β受体阻滞药时必须谨慎。即使使用标准剂量的β受体阻滞药也可以看到低血糖，尽管这一发现相对较少。β受体阻滞药的其他不良反应包括情绪变化、抑郁或狂躁、便秘、疲劳、失眠和噩梦。

（三）Ⅲ类药物

Ⅲ类药物抑制钾通道，其延迟复极化并延长动作电位。

胺碘酮，最著名的Ⅲ类抗心律失常药，具有复杂的作用，包括钠通道抑制、β受体阻滞、α受体阻滞和钙通道阻断活性及钾通道阻断能力。服用胺碘酮的患者出现心电图改变可能包括PR间期延长、QT间期延长、T波振幅降低、T波变宽、总体心率降低。它是最有效的抗心律失常药之一，但也是最广泛不良反应的药物之一。胺碘酮口服吸收不良，只有30%～50%通过胃肠道吸收，可能导致生物利用度不稳定。另外，它具有高度亲脂性，分布于许多组织中，使其具有大量分布（高达500L），这可导致抗心律失常作用的延迟发作及不良反应的延迟发生。半衰期为8～107天。血浆水平与疗效之间的相关性很差，因此通常不建议测量水平。它通过眼泪、汗液和胆汁中的排泄物被清除。

毒性是使用胺碘酮的主要限制因素，在儿科患者中，发生率高达30%[97]。许多不良反应与总累积剂量有关。光敏性是最常见的不良反应之一，累及高达20%的患者。这种敏感性的范围从易受晒伤到长期暴露在阳光下的皮肤变蓝灰色。甲状腺功能障碍也是儿童突出的不良事件。胺碘酮减少T_4到T_3的外周转化，导致甲状腺功能减退症（高达10%）或甲状腺功能亢进。其他不良反应包括肝酶升高、无力、周围神经病变，导致夜间视力下降的角膜微沉积以及食管下括约肌麻痹导致的食管反流。最严重的不良反应是肺纤维化，这是通过终止胺碘酮治疗没有得到很大改善或解决的唯一不良反应[98]。幸运的是，肺纤维化在儿童中极为罕见。恶心在开始时很常见，但通常会随着时间消失。胺碘酮也可静脉给药，但低血压可伴随快速静脉负荷发生，可能是由于其钙通道效应。胺碘酮通常不会对心室功能产生显著影响，包括最近接受过心脏手术的儿科患者[99]。它可能对术后难以控制的JET特别有用[100]。在医院经常评估其负荷以监测致心律失常和不良反应。

一般而言，甲状腺功能检查和肝功能检查应在治疗开始时作为基线，并在胺碘酮治疗的每6个月进行一次。应该进行年度眼科检查和肺功能检查（在符合条件的患者中，特别要注意一氧化碳扩散能力）以监测毒性。胺碘酮可以提高这些药物的水平，因此应该对许多药物进行仔细的监测和调整，包括地高辛、华法林和苯妥英钠。胺碘酮相关的甲状腺功能障碍在先天性心脏病成年人中很常见，女性和复杂发绀病变的患者特别危险[101]。此外，胺碘酮加β受体阻滞药可有效预防ICD植入后的休克[102]。另一种Ⅲ类药物索他洛尔最初是作为β受体阻滞药开发的，但也具有延长动作电位以及延长不应期的作用，这导致了QT间隔的延长。该药的主要用途是在室上性心动过速中，但在室性心动过速的治疗中也是有效的。它口服吸收良好，并且通过7～18h的半衰期后经肾脏排泄。索他洛尔通常以体表面积[60～200mg/($m^2 \cdot d$)]为基础进行给药，并且有可用的诺模图，尽管比诺模图上允许的高得多的剂量已经显示在小孩中是安全和有效的[103]。不良反应主要是由于β受体阻滞效应，包括疲劳、头晕、抑郁、头痛、支气管痉挛加重、心动过缓、房室传导阻滞和心脏功能抑制。

心律失常可能发生，由于QT间期延长导致尖端扭转型室性心动过速是最常见的。在患者服用该药物时，QT间期监测必须紧随其后，因为校正后的QTc < 500 ms的扭转风险 < 2%，而校正后的QTc > 550 ms则扭转的风险高达11%。低钾血症或低镁血症患者应避免使用索他洛尔。由于症状性窦性心动过缓、房室传导阻滞和室性心律失常的发生，索他洛尔通常在医院开始并持续心电监测[104]。

较新的抗心律失常药物如多非利特和决奈达隆，可用于治疗先天性心脏病患者的心律失常，但其在儿童中的应用经验有限。多非利特是Ⅲ类抗心律失常药，选择性抑制延迟整流钾电流的快速组分，从而延长不应期[105]。已证明多非利特可有效控制先天性心脏病成年患者的房性心律失常，但过度QT延长或扭转发作的发生率为15%。一项研究中的几名患者由于疗效降低而停止治疗，表现为心律失常的复发[106]。决奈达隆与胺碘酮类似，虽然效力较低，但具有更好的安全性，无甲状腺、肺部、皮肤和神经毒性[107]。决奈达隆在先天性心脏病患者中的有效性和安全性尚待确定。它可能会导致肌酐升高以及肝功能障碍。一项成人试验在晚期充血性心力衰竭患者中由于死亡率过高而被提前终止[108]。

（四）Ⅳ类药物

钙通道阻滞药是Vaughn Williams分类中的Ⅳ

类药物。钙通道阻滞药可用于房室结折返性心动过速、特发性左心室室速或右心室流出道心动过速，并可减缓心房扑动或颤动的心室反应。这些药物在1岁以下的儿童中相对禁忌，因为它们对负性肌力作用更敏感，这可能导致心血管衰竭和猝死。它们在预激综合征患者中也相对禁忌，因为它们可能优先将激动在旁路向下传导，使得更易发生心室颤动。

（五）V类药物

地高辛是V类药物，与Na-K-ATPase转运酶结合，通过Na-Ca交换系统增加细胞内钙离子。这种作用导致迷走神经张力增加，介导其作用，包括减缓房室结传导和延长不应期。地高辛的应用包括控制原发性房性心动过速和SVT的心室率，特别是在胎儿心律失常中。由于迷走神经张力低，运动时的有效性受到限制，地高辛在锻炼期间似乎不会使心率变慢。向患有预激综合征的患者给予地高辛时应谨慎，因为已显示它可减短旁路途径的有效不应期，并可促进心房颤动期间的快速传导。半衰期与年龄有关：早产新生儿60h，足月新生儿35h，婴儿18h，儿童37h，成人35~48h。不良反应包括恶心、呕吐、厌食、头痛、嗜睡、困惑和视力改变。心脏不良反应包括窦性心动过缓、房室传导阻滞、室上性期前收缩、室性期前收缩、室性心动过速和心室颤动。地高辛可能增加直流电复律后难治性室性心律失常或缓慢心律失常的风险。它主要由肾脏排出，肾衰竭患者或发生肾功能不全的患者必须谨慎使用。毒性的诱发因素还包括由低钾血症、低镁血症、低钙血症、心肌缺血、心肌炎和低氧血症引起的心肌敏感性增加或服用降低地高辛清除率的药物，如胺碘酮、维拉帕米、螺内酯或红霉素。

地高辛毒性可表现为延长的PR间期、ST段改变、房室传导阻滞、异位交界性、房性或室性心律失常。毒性治疗可包括用于心动过缓和房室传导阻滞的阿托品和用于心动过速的利多卡因和（或）苯妥英钠（Ⅰb类抗心律失常药）。高水平血药浓度可能需要地高辛免疫Fab抗体治疗。

（六）腺苷

腺苷作用于与窦房结和房室结中的钾通道相关的特定受体。这些通道受体的激活缩短了动作电位持续时间。电生理效应包括窦房结激发率降低、房室结传导减慢或阻滞、心房动作电位缩短。窦房结中有一个双相反应，伴有最初的心动过缓，这是腺苷受体激活的直接作用，随后的窦性心动过速，后者是由腺苷的血管舒张作用引起的颈动脉体内化学感受器的自主反射的间接作用。腺苷由红细胞和内皮组织快速代谢，其半衰期非常短，为1~5s。出于这个原因，应该尽可能靠近心脏以大静脉快速推注。剂量通常为100~200μg/kg，最大剂量为12mg，但在顽固性病例中可给予高达400μg/kg的剂量。腺苷可用于室上性心动过速的急性处理，以终止心动过速心律失常并建立房性心律失常的诊断。如果心动过速依赖于房室结（房室结折返性心动过速或旁路介导的心动过速），它通常会被腺苷终止。心房扑动或IART通常不会受腺苷的影响，但阻断房室结和心室反应可能会显示被QRS波群或T波掩盖的心动过速。通常，自律性心动过速（房性或室性）不受影响，但偶尔会以腺苷给药终止。出于这个原因，腺苷给药期间的ECG记录是非常重要的。不良反应包括胸部不适、潮红、急性支气管痉挛和低血压。尽管腺苷的半衰期仅为数秒，腺苷诱导的支气管痉挛可显著持续更长时间，并且可能需要药物治疗。延迟的化学感受器反射可加速房性心律失常的房室结传导或导致心房颤动。最初的心动过缓可能会导致患有先天性或药物诱导的长QT的患者发生扭转。经历心脏移植的患者似乎对腺苷特别敏感，导致长时间的心室停搏。这些患者应使用典型剂量的1/4~1/2剂量。

在腺苷不成功的情况下，确定具体情况很重要。如果腺苷没有作为快速推注给药，则可能没有任何反应。其他心动过速（如窦性心动过速）可能暂时减慢，但在腺苷代谢后立即恢复。折返性心动过速可能会终止，但在终止后立即通过期前收缩重新开始。交界性心动过速或室性心动过速可能会显示临时室房传导阻滞，导致室房分离而不影响潜在的心动过速。由于腺苷"不起作用"的原因有多种，因此在腺苷给药期间获得 ECG 或节律条以确定真实反应是很重要的。

（七）镁

镁也可以用作抗心律失常药，但其作用机制尚不完善。镁减缓房室结的传导，并在去极化后抑制。它应该被视为尖端扭转型室性心动过速患者的一线药物，尤其是那些由先天性或药物性长 QT 综合征引起的，并可能用于洋地黄毒性[109,110]。

（八）其他治疗

在折返性心动过速的情况下，比心动过速周期更快的起搏可以中断环路并终止心动过速。这在下列情况中特别有用：术后放置在心房和心室临时起搏线提供了心脏起搏的手段、植入式起搏器或除颤器。此外，可以经食管放置导管（用于心房扑动或折返性 SVT）或经静脉放置导管起搏终止心动过速。对于伴有心室功能不全或心肌炎的顽固性心律失常的患者，可选择机械支持，直至心动过速可被消除或控制[111]。

除颤/电复律：除颤是将紊乱的心室颤动转变为正常节律的电转换，而心脏同步电复律则是针对规则性心动过速。对于规则性心动过速，应使用与 QRS 波群同步的电击来输送能量。对于心室颤动或扭转，应使用非同步电击。如果除颤器不能感测 QRS 波群，它将不会在"同步"模式下放电。

可以使用标准电极板或粘贴剂进行除颤。粘贴剂具有不需要操作员手持电极板保持在适当位置的优点。对于室性心动过速，可以将一个贴片置于胸骨右侧的标准位置，并将另一贴片置于腋中线的心尖。对于房性心动过速，将贴片直接放置在胸部正面和背面是有益的。对于不成功的心脏复律，重要的是区分是因为能量剂量不足或电极板位置不对从而导致心律失常终止后立即重新开始。

一旦发生心脏骤停就开始心肺复苏（cardiopulmonary resuscitation，CPR），并在心脏骤停后尽快行心脏除颤是非常重要的。即使心电图上存在有组织的电活动，也应该经常检查脉搏以确保电活动正在产生机械收缩（无脉电活动或 PEA）。如果没有脉搏可触及，则应恢复 CPR。在复律前给予清醒患者镇静药也很重要，因为输送的能量是一种痛苦的刺激。

抗心律失常药物可能会影响体外除颤器和 ICD 的除颤阈值。氟卡尼、普罗帕酮、胺碘酮和利多卡因可以增加除颤阈值，而索他洛尔和 β 受体阻滞药会降低除颤阈值[112]。

六、心动过缓

心动过缓定义为小于正常同年龄的心率。评估心动过缓，最重要的区分是短暂的功能性心率减慢还是窦房结或传导系统潜在疾病引起的心率减慢。

（一）窦性心动过缓

窦房结的一个标志特征是它对变化的适应性。这些变化中的大部分是由于身体活动、发热、睡眠或疾病等因素导致的生理变化。自主神经系统在调节窦房结的自发性去极化速率中起着至关重要的作用，因此在传导系统中窦房结是典型地具有最快自发去极化的心脏部位，因此通常作为心脏内在"起搏器"。虽然成年人的正常窦性心率在 50～90 次/分之间，但这些频率在儿科方面因年龄而异（表 22-1）。儿童人群窦性心动过缓的绝对最低限度尚未确定，一些心率非常缓慢的患者完全无症状，并且不会因其心动过缓而产生任何临床后果。

窦性心动过缓的定义是起源于窦房结的节律，低于年龄较低的速率值（图 22-21）。此外，P 波的轴线应该为 0～90°（在 ECG 上的导联 I、aVF 上的直立 P 波），每个 P 波通过房室结引起正常的心室激活。窦房结不是一个精确的结构，而是一个新月形的一系列细胞，它们可以向下延伸到下腔静脉口附近。不同区域的窦房结可能会作为主导起搏器，偶尔导致 P 波轴轻微转移到低右心房的焦点。这种改变导致心电图上 aVF 导联的负向

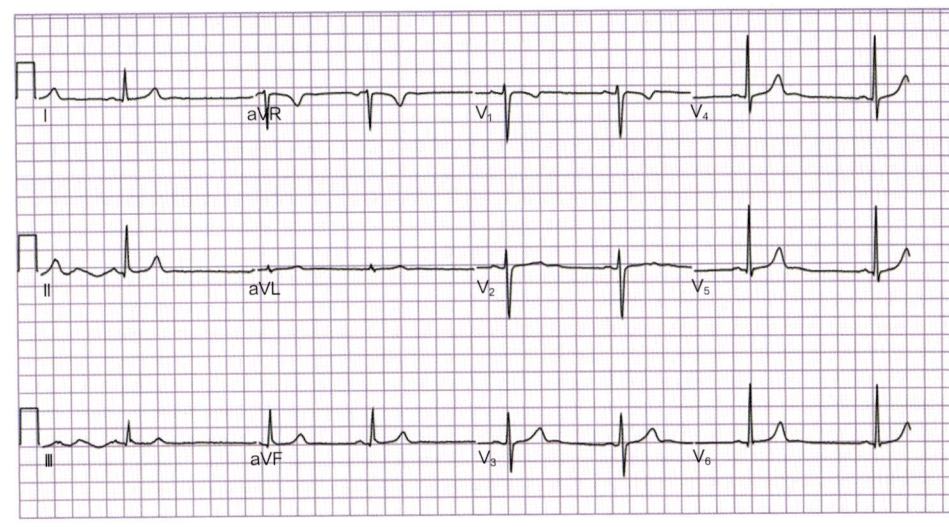

◀图 22-21 新生儿窦性心动过缓

记录到在正常的 ECG 中慢速的正常的 P 波轴。2 个搏动之间的停顿可能代表了潜在的窦房结功能障碍

P 波，但这一发现通常只在心率较慢时才能看到，并且通常以较高的速率恢复到正常位置。

一般来说，窦性心动过缓通常是运动员休息或睡眠期间发生的良性表现。每个人都有自己的设定心率，并且可以看到低于"正常"值的速率，但对于无症状的个体而言可能是完全正常的和生理学适当的。由于缺乏症状，儿童人群窦性心动过缓的真实发病率尚不清楚。在对训练有素的青少年运动员进行的一项研究中，发现许多受试者在休息时出现明显的窦性心动过缓，这种发现在运动适应的个体中应该被认为是正常的[113]。虽然大多数窦性心动过缓患者无症状，但有些患者可能有疲劳、晕厥、运动不耐、嗜睡和（或）噩梦的症状，这些发现应立即评估心动过缓的潜在原因[114]。

窦性心动过缓的常见原因包括身体状况、厌食、药物或急性感染。在屏气发作或血管迷走神经/自主神经介导的晕厥中可发生突然的窦性心动过缓和（或）窦性停搏。在诊断出窦性心动过缓后，需要详尽的病史和症状评估才能排除病理性原因。窦性心动过缓的可逆原因包括库欣三联症（急性颅内压增高、高血压和不规则呼吸增加）、高钾血症、高钙血症、缺氧、甲状腺功能减退症、体温过低以及摄入 β 受体阻滞药、锂和洋地黄等物质[115]。罕见的是，窦性心动过缓病例也可能表示其他疾病，如心肌炎、白喉或风湿热[116]。

心动过缓患者的最初评估涉及完整的病史、体格检查和心电图。让患者在办公室做轻度运动（跳跃式运动），然后重复心电图来记录窦性心率的增加可能足以建立正常的窦房结功能。如果需要额外的测试来评估窦性心动过缓，可以使用其他非侵入性测试，如动态心电监护仪、事件监测器或 30 天循环记录仪。这些测试比 ECG 有优势，因为可以记录患者的症状，并与心率直接相关。如果这些测试没有帮助或仍有担心，运动压力测试是另一种无创性测试，可以帮助排除病理性窦性心动过缓。由于缺乏敏感性和特异性以及 Holter 监测和运动负荷试验的简便性，对窦房结（窦房结恢复时间或 SNRT）的侵入性检测基本上已经在儿科中被放弃。

运动压力测试可以对年龄在 4—5 岁的合作孩子进行。该测试旨在针对不断增加的负载提供精确的心率测量。对窦性心动过缓患儿进行运动试验的目的是确定其最大心率和窦房结对运动的反应。然而，实现的最大心率取决于患者在测试过程中的努力，并且必须是最大的测试才能真正评估窦房结的异常。绝大多数作为窦性心动过缓评估的运动试验的患者达到正常的心率峰值，因此不需要进一步检查。那些心率峰值明显低于预期的患者（通常＜135 次 / 分）或恢复过程中心率快速下降，可能具有窦房结功能障碍而不是简单的窦性心动过缓。

治疗：窦性心动过缓患者的唯一原因是当疲劳或晕厥症状与多次出现心率缓慢相关时，并且没有其他心动过缓的潜在原因。在没有任何潜在症状的情况下常规窦性心动过缓不需要治疗。严重的自主神经功能紊乱或屏气发作合并频繁发生窦性停顿所致晕厥的病例可能从起搏器安置中受益，但这几乎从未是必要的，特别是对于在4—6岁时症状经常消退的年幼儿童尤其如此。此外，老年患者经常会出现血压下降，尽管有足够的心率，但可能导致持续症状和晕厥。

（二）窦房结功能障碍

窦房结功能障碍一般发生在缓慢逸搏节律的窦性心动过缓的情况下，并且可能与快速性心律失常如心房颤动或扑动（快-慢综合征）相关。窦房结功能障碍在儿科年龄组中非常罕见，但在成人中更为普遍。大多数窦房结功能障碍患者，如窦性心动过缓患者，通常无症状，包括一些患有窦性停搏但无可辨别的心房活动的患者。窦房结功能障碍症状的存在取决于剩余心脏传导系统（心房、房室结和心室）的功能。如果患者有适当的心房或交界性逸搏心律，随着运动而增加，则可能完全无症状。患有窦房结功能障碍的婴儿倾向于表现为喂养不良、嗜睡、生长受限，而年龄较大的儿童和成人可能相对无症状。在对窦房结功能障碍儿童进行的研究中，几乎75%是无症状的[113,116]。那些经历过症状的人可能只有微弱的疲劳体征、无法跟上同伴、气短、晕厥或者更明显的心力衰竭或晕厥症状。罕见窦房结功能障碍患者也有猝死的报道，但这些病例往往涉及原发性窦房结功能障碍，可能与伴有室性心动过速的潜在离子通道病有关，而不是与窦房结功能障碍有直接关系[117-119]。

1. 窦房结功能障碍的病因

儿童年龄组中窦房结功能障碍的原因有多种，包括离子通道病、恶性肿瘤、炎性疾病、心肌病、药物治疗和迷走神经张力增加的自主神经系统异常。在先天性心脏病手术，尤其是在大范围的心房手术、心房修复或放置上腔静脉插管进行体外循环[120-122]期间可能由于窦房结动脉破坏而引起。此外，可逆原因包括甲状腺功能减退症、迷走神经张力增加、体温过低和药物治疗。有关窦房结功能障碍的不可逆，非遗传原因的更全面列表，请参阅表22-5。

表22-5 不可逆的非遗传原因的窦房结功能障碍

先天性心脏疾病
- 房间隔缺损，原发孔，继发孔和静脉窦
- 肺动脉狭窄
- 大动脉转位
- 单心室
- 内脏异位（特别是左侧异位）
- 包括长QT和短QT综合征的离子通道病
- 家族性病窦综合征

心肌病
- 特发性、肥厚性和浸润性

炎症
- 所有类型肌营养不良症，尤其是Emery-Dreifuss
- Friedreich共济失调
- 川崎病

其他
- 肿瘤
- 吉兰-巴雷综合征
- Kearns-Sayre综合征

窦房结功能障碍的评估与窦性心动过缓患者相同。一个可能有助于区分窦房结功能障碍和窦性心动过缓的线索是，在窦性停顿后完全没有窦房结活动、缓慢的逸搏心律或心房扑动或颤动，因为这些通常在具有正常窦房结的患者中不常见。如果临床表明，可以进行包括药物筛选、甲状腺功能测试和风湿性疾病、感染或代谢原因评估在内的实验室评估。

2. 治疗

当窦房结功能障碍的可逆原因被排除并且存在症状性窦房结功能障碍时，治疗是植入永久性起搏器。这一建议还包括那些因需要药物治疗而导致的心率变时性功能不全的患者。有时可以使用异丙肾上腺素暂时提高心率缓慢患者的心率，但药物对治疗窦房结功能障碍无效。

（三）房室传导阻滞

房室传导阻滞描述了心房冲动通过房室结到

心室的异常。这种异常可以从脉冲传输中的简单延迟（如在一度房室传导阻滞中）到信号传输的完全中断（被分类为三度房室传导阻滞）。每种形式的房室阻滞对于冲动异常都有独特的解剖或生理学原因，并且可能是短暂的或永久性的。在儿科患者中，大部分阻滞发生在房室结内[123]。冲动传导受损的原因可能与结构性心脏疾病、外伤、心肌梗死或炎症（如心肌炎）或脉冲从潜在的离子通道病引起的异常传导直接相关。阻滞还可能来自增强的迷走神经张力、先天性心脏病手术、感染如莱姆病及南美锥虫病[124]。

1. 一度房室传导阻滞

一度房室传导阻滞被定义为通过房室结的延长传导，其大于该年龄的最大值（图22-22）。虽然被称为"房室传导阻滞"，但它并不是真正的阻滞，更准确的术语应该是"延长PR间隔"。PR间期的上限与儿科中的其他心电图结果一样，因年龄而异，范围从婴儿110ms到青少年的200ms[125]。一度房室传导阻滞可能是由心房、房室结或希氏束–浦肯野纤维系统内的延迟引起的。一般来说，这个发现是正常的，正常儿童的发病率高达8%[126]。在大多数情况下，这是由于迷走神经张力增加，并在交感神经张力增加时解决。一度房室传导阻滞也被描述在动脉导管未闭的患者[127]。一度房室传导阻滞的其他原因包括急性风湿热、Ebstein异常、房间隔缺损（特别是原发性缺损）、完全房室垫缺损、药物（地高辛、钙通道阻滞药、索他洛尔、胺碘酮和普鲁卡因胺）和电解质紊乱（高钾血症和低钾血症、高钙血症和低钙血症以及低镁血症）。在绝大多数儿童中，他们的一度房室传导阻滞没有临床意义或根本原因，并且对于不需要治疗或进一步评估的个体而言可以认为是正常的。然而，PR间期大于300 ms并不常见，对于间隔很长的患者或PR间期不随心率增加而缩短的患者，应评估其病因[128]。

2. 二度房室传导阻滞

二度房室传导阻滞定义为至少有一次非期前收缩的心房冲动传导至心室失败。存在几种不同形式的二度房室传导阻滞（图22-23）。这些包括Mobitz Ⅰ型、Mobitz Ⅱ型、2∶1房室传导阻滞和高度二度房室传导阻滞（存在某种房室传导，但至少两个连续P波无法传导）。

Mobitz Ⅰ型或Wenckebach是最常见的二度房室传导阻滞类型。典型的Wenckebach具有以下四个标准[129]：①PR间期的逐渐延长；②PR间期延长逐渐递减；③逐步缩短RR间隔；④最终未能传导心房脉冲到心室。

当Wenckebach以正常的QRS持续时间发生时，延迟的位置通常在房室结中，靠近希氏束[123]。当QRS持续时间延长并且Wenckebach发生时，该阻滞可以在房室结中或希氏束内或希氏束以下。

Wenckebach本质上通常是短暂的，并且由迷走神经影响增加引起。大多数Wenckebach事件发生在健康的无症状患者在睡眠期间或其他高度静

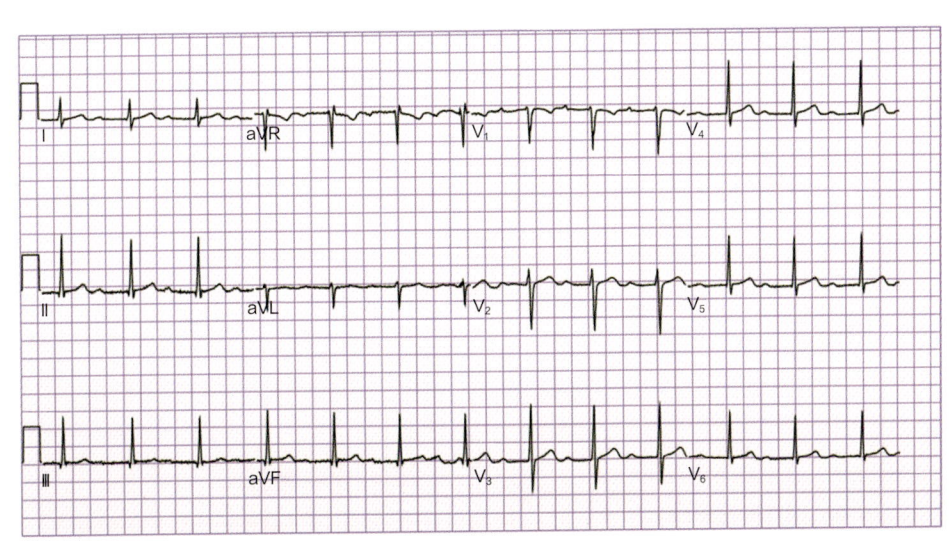

◀图22-22 一度房室传导阻滞

正常情况下，从心房到心室以1∶1传导PR间期延长。这一发现通常是良性的，与增加的迷走神经张力或静息状态有关。心率加快，可能是心房性心动过速或房室结传导障碍疾病的标志

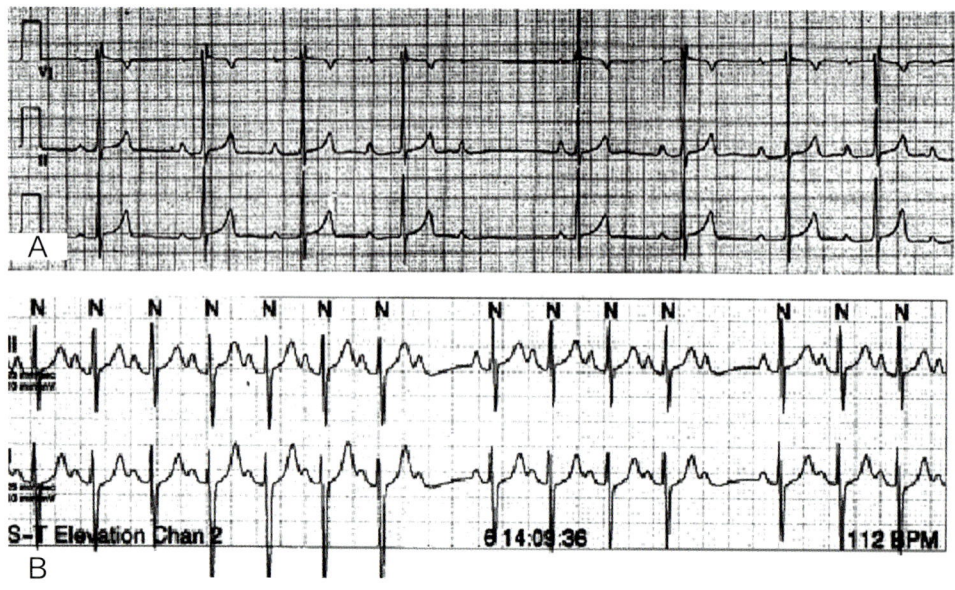

◀ 图 22-23 二度房室传导阻滞

A.Mobitz Ⅰ型或 Wenckebach，PR 间期逐渐延长，然后出现一个脱落。这种现象可能是正常的，尤其是在睡眠期间；B.Mobitz Ⅱ型，在出现脱落的搏动之前没有延长 PR 间期。这种类型的阻滞往往是病态的

息迷走神经张力时。一小部分这种传导异常的患者可能在房室结内存在潜在的主要问题，如进行性传导系统疾病。文氏现象一般不会在清醒时发生，除了在训练有素的职业运动员中极少发生。Wenckebach 在运动过程中或在儿茶酚胺状态增加的时候是病理性的，应该彻底评估传导系统疾病的存在。如果 Wenckebach 被认为是生理性的（特别是在睡眠中），则不需要治疗，随访也是不必要的。

二度房室传导阻滞的第二种形式，即 Mobitz Ⅱ型，其特征在于固定的 PP 间期，在未传导 P 波之前 PR 间期不会延长。这种类型的房室传导阻滞永远不会被视为正常的生理变化，因此应始终考虑病理。这种罕见的传导异常通常（但并非总是）表示在希氏束以下的传导缺陷[130]。大多数患有 Mobitz Ⅱ型阻滞的患者也存在潜在的束支传导阻滞。儿童人群中最常见的原因是心肌炎或术后并发症。在心脏移植术后发生排斥反应的患者[131,132]或患有移植后冠状动脉疾病的患者中已经描述了另一个致命的原因[133]。如果无法找到这种形式的房室传导阻滞的可逆原因，建议植入永久性起搏器，因为当存在这种发现时，通过房室结的传导是不可靠的。

在儿科患者中很少发生的另一种房室传导阻滞形式是 2∶1 房室传导阻滞。这种心律失常通常发生在高迷走神经张力时期的患者，如睡眠中，但也可能在患有长 QT 综合征的患者中出现。将 2∶1 房室传导阻滞分类为Ⅰ型或Ⅱ型是不可能的，因为连续进行的心律没有稳定的 PR 间期。在长时间段或 24h 监视器上存在 Mobitz Ⅰ型或 Mobitz Ⅱ型阻滞可能有助于区分这两种类型。通过在心房去极化后寻找一束希氏束记录的存在，也可以使用心内追踪进行分化。如果存在希氏束，则在房室结下方发生阻塞，从而诊断出 Mobitz Ⅱ房室传导阻滞。对于 2∶1 房室传导阻滞的治疗与已经针对Ⅰ型和Ⅱ型房室传导阻滞已经概述的治疗没有区别。对于 2∶1 房室传导阻滞患者，应注意测量 QT 间期，因为长 QT 综合征可导致这一发现。

当存在两个或更多个不通过房室结传播的连续心房脉冲时，发生高度二度房室传导阻滞。这种形式的房室传导阻滞可能有可逆的原因，如急性心肌炎和风湿热，也有不可逆的原因，如狼疮或先天性心脏病，或者是心脏手术的直接结果[134,135]。需要定期评估这种传导障碍的患者。出于所有实际目的，高度二度房室传导阻滞可被视为完全心脏传导阻滞，并且这些患者大多数持续存在，最终需要植入起搏器。

3. 完全房室传导阻滞

完全房室传导阻滞（complete atrioventricular

block，CAVB）或三度房室传导阻滞是窦房间冲动传导至心室的完全失败（图 22-24）。为了诊断这种情况，心房率必须快于心室率，以确保房室分离不是由交界性或心室节律（例如，窦性心动过缓伴交界性逃逸或加速交界性或心室节律）引起的。这种心律失常通常使用心电图进行诊断，并由 24h Holter 监护仪进行确认。对于 CAVB 患者侵袭性电生理检测没有效用。CAVB 可能是先天性或获得性的，大多数受影响的儿科患者来自三个不同的组：结构性心脏病、母体结缔组织病或心血管手术并发症[136-141]。已经描述了 CAVB 的其他原因，包括感染、肌病和遗传疾病[142-144]。

CAVB 的第一个主要原因与结构性心脏病有关。非免疫性 CAVB 的病因已由 Lev[145] 假定为由于房室结的发育异常而发生。这可能是由于房室结完全缺失，房室结和远端传导系统之间缺乏结合或存在异常、无功能或功能不良的系统。与 CAVB 相关的最常见的结构性心脏异常是房室间隔缺损、有或没有相关的左心房异构和房室不一致与心室动脉不一致（先天性矫正型大动脉转位），每年发生 CAVB 的发生率为 2%[146]。已经描述了额外的心血管畸形（法洛四联症、房间隔缺损、大血管转位和三尖瓣闭锁），结构异常和传导缺陷之间没有任何明显的关联。

CAVB 的第二个主要原因是由于母体自身免疫性疾病导致先天性 CAVB[147]，当母体抗体穿过胎盘并影响发育中胎儿的传导系统时引起先天性 CAVB[138]。活产婴儿中先天性 CAVB 的发病率为 1/10000[148]。约 50% 的病例发生在系统性红斑狼疮（systemic lupus erythematosus，SLE）、干燥综合征、类风湿关节炎、硬皮病和未分化结缔组织疾病的母亲身上，尽管大约 50% 的母亲没有潜在的自身免疫性疾病[149-151]。具体而言，它与被指定为抗 SS-A / Ro、抗 SS-B / La 或两者的母体自身抗体强烈相关[152]。许多导致婴儿 CAVB 的女性当时没有结缔组织疾病症状，一半女性只能证明其疾病的血清学证据[153]。此外，绝大多数有系统性红斑狼疮的母亲不会有 CAVB 的后代，患有 CAVB 的婴儿概率为 1/60[154]。如果存在针对 SSA / Ro 的母体自身抗体，则风险显著增加至 1/20[155]。在随后的怀孕中 CAVB 复发的风险为 10%~16%[152]。

导致传导系统损伤的特定机制是当母体抗体穿过胎盘，并与其在胎儿心脏传导系统的细胞表面上表达的相应抗原反应时，导致免疫球蛋白沉积在胎儿传导系统的细胞上和心肌细胞上[156-160]。由于局部细胞凋亡，这种局部炎症反应导致胎儿心脏传导系统永久性损伤。与抗体阴性的患者相比，抗核抗体阳性患者心力衰竭的长期发展和死亡可能更高[161]。

CAVB 的第三个主要原因是手术或导管介入导致希氏束或房室结损伤的直接结果。在许多手术修复中，由于缺损与传导系统之间的距离很近，

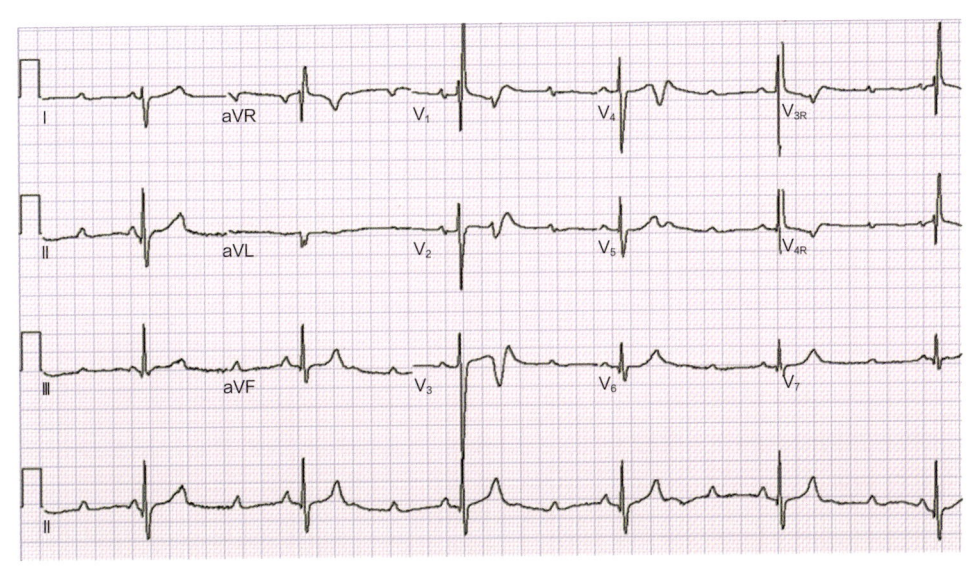

◀图 22-24 完全性房室传导阻滞

心房率比心室率快，P 波和 QRS 波群之间没有关系，这些 P 波本应该下传

所以房室结的损伤是已知的并发症。这些缺陷包括膜周室间隔缺损、房室间隔缺损修复以及伴有室间隔缺损的先天性矫正型大动脉转位。在其他修复中，例如主动脉瓣和二尖瓣置换术，人工瓣膜组织常常影响正常的房室传导系统，这也导致阻滞。

今天，房室传导阻滞仍然是心血管手术相对罕见的并发症，影响不到3%的患者。在这些患者中已经发现了几种术前和术中风险因素，包括年龄较小、体重较轻、主动脉夹持时间较长或体外循环较长[89]。这种类型的阻滞通常是暂时性的，并不需要长期治疗，尽管患者手术后几年仍可能长期存在发生房室传导阻滞的风险。在这个心血管外科手术的时代，大多数外科医生在修复时放置临时起搏线，如果没有发生传导阻滞的迹象，可以在手术后2~3天内移除[162]。如果注意到任何传导阻滞，可以起搏心脏，直到确定正常传导已经恢复或患者需要更永久的起搏。

由于导管介入治疗心律失常或封堵间隔缺损的出现，出现了房室传导阻滞的另一个原因。电生理手术和许多经皮导管介入治疗也会造成房室传导阻滞的风险，无论是急性还是晚期并发症。在接受基于经皮导管的介入治疗的患者中，房室阻滞的风险被认为是房室结被植入设备（缺损封堵器或主动脉瓣或肺动脉瓣膜）磨损的直接结果[163-166]。在大多数患者中，房室传导阻滞被认为是急性的，可以通过器械移除来矫正。但是，一些患者将此发展为晚期并发症。这些往往是永久性的。电生理手术中心律失常消融期间房室传导阻滞的发生率约为1%，如果使用冷冻消融术，这种风险要低得多[167]。

除了这些众所周知的原因外，还有一小部分患者被鉴定出导致CAVB的基因突变。心脏转录因子NKX2.5的突变可导致常染色体显性遗传模式中的家族性房间隔缺损或发育不全的左心综合征[168]。房室结传导异常也出现在Holt-Oram综合征和房间隔缺损中。结构正常的心脏和负责编码长QT和Brugada综合征的钠离子通道的SCN5A突变的患者，可能有一系列房室传导异常，包括

完全阻滞[169]。此外，感染可能产生房室阻滞，包括急性风湿热、南美锥虫病、白喉和落基山斑疹热。莱姆病也可能出现高度房室传导阻滞，这可能是这种感染的唯一表现。

4．症状与治疗

（1）胎儿先天性完全性房室传导阻滞：CAVB患者已发现多种症状。患者经历的症状至少部分取决于患者的年龄。当在胎儿中鉴定时，先天性CAVB可以从胎儿妊娠没有影响到胎儿水肿。研究表明，这些患者的死亡率异常高，心脏结构正常的婴儿和胎儿的死亡率为7%~33%，结构性心脏病变患者的死亡率高达86%[138-140,152,170]。不良结果与结构性心脏病、水肿、心室率<55次/分、房室瓣关闭不全、扩张型心室、心室功能差、QT间期延长或生产时早于32周妊娠[138-140,152,170]的存在相关联。房室传导阻滞可能在妊娠后期逐渐发作，以二度房室传导阻滞开始，然后在怀孕后期进行完全阻滞。传导障碍的进展也可能在出生后发生，直到母体抗体从婴儿的循环中消失。

患CAVB胎儿的管理目标是健康婴儿的诞生。CAVB的治疗是有限的，并且通常无效。识别有发展CAVB风险的胎儿是重要的，这使得开始治疗有可能防止传导异常的发生或发展。治疗的目标是增加胎儿的心率和（或）收缩力或去除炎症因子或通过免疫抑制调节炎症。

孕激素或直接使用在胎儿的拟交感神经药，如利托君、特布他林、异丙肾上腺素和沙丁胺醇，可以改善胎儿心率和收缩力[137,171-173]。然而，这些药物没有经常给予，因为经常没有改善，房室连接尚未恢复。然而，有人提出在CAVB有恶化迹象的胎儿中应考虑使用拟交感神经药物[171]。通过血浆置换法降低母体抗体滴度也已经进行，但结果不尽相同。使用静脉注射丙种球蛋白导致母体抗Ro抗体滴度完全降低[174]。这些治疗方法仅适用于极端情况，只有少数患者接受过这些治疗，而且大多数中心都没有使用这些治疗方法。

已经报道了使用氟化类固醇、地塞米松及倍他米松治疗和预防CAVB，并且被更广泛地使用[138,139,175-178]。在一项比较使用氟化类固醇与未治

疗对照组的研究中，在已经发生 CAVB 的胎儿中使用类固醇未能恢复任何房室传导，但改善了水肿和其他症状[176]。在二度房室传导阻滞发作后不久给予的类固醇可能导致某些胎儿的晚期房室传导障碍的永久性逆转，并且在具有早期形式的房室阻滞和（或）水肿的胎儿中应考虑氟化类固醇。在分娩时，应考虑转诊至具有高风险产科、胎儿心脏病学、儿科和新生儿起搏器植入和管理专业知识的中心，特别是在患有水肿、先天性心脏病或心率＜ 50 次 / 分的患者中。

（2）婴儿、儿童和年轻人的 CAVB：在心脏结构正常的 CAVB 的婴儿、儿童和年轻人中会出现各种各样的症状。这些症状从无症状到 Stokes-Adams 发作（突发性短暂性晕厥）和心源性猝死。症状或症状不足的根本原因是患者的潜在逸搏心率和心律。那些具有合理的交界区逸搏心律能力的患者倾向于相对无症状。那些静息心率非常缓慢、运动时不会显著增加的人往往会出现疲劳、晕厥、噩梦甚至充血性心力衰竭的症状。

在患有先天性 CAVB 的无症状患者中记录 ECG 后，他们的评估应包括一系列测试以确定患者是否符合永久性起搏系统植入的标准。在新诊断为 CCAVB 的患者中，进行超声心动图以评估结构性心脏病或心肌炎以及心室大小和功能。如果注意到血流动力学显著的先天性心脏异常，如果患者出现症状或心率＜ 70 次 / 分，不管症状如何，建议使用永久性起搏系统。这个建议源于结构性心脏病患者与结构正常的心脏病患者相比死亡发生率增加（29% vs. 8%）[139]。

在先天性 CAVB 和结构正常心脏的无症状患者中，第一个测试是 24h Holter 监测器，用于检测突然停顿超过基础周期长度的 2～3 倍、平均心率＜ 50 次 / 分、多形性心室期前收缩、宽 QRS 波逸搏节律、室性心动过速或与心率缓慢相关的症状，所有这些都是起搏的适应证。在 Holter 监护仪之后，下一个测试（足够年龄的患者参加）是一项运动压力测试。在测试过程中，应特别注意患者在运动高峰期出现的最大心率和症状。如果患者有症状，出现心室期前收缩或室速发作，这是起搏的指

征。最后检查，通常也是每年进行的基础检查，是评估左心室大小和功能的超声心动图。

先天性 CAVB 患者通过增加左心室舒张末期容积和每搏输出量来补偿其心率降低。超声心动图显示这些患者心室扩张是常见的，但其功能通常为正常或高动力。功能下降或极端扩张受到关注，可能需要植入起搏器。对于那些先天性 CAVB 患者，由于青少年晚期不符合起搏器植入要求，可考虑使用预防性起搏器植入。这是基于对成年孤立先天性心脏病的大型前瞻性研究，其中作者发现 50% 以前无症状的成年患者出现症状，10% 会过早死亡[179]。

当确定手术相关的房室传导阻滞时，患者需要在术后即刻临时起搏。即使速度足够，这些患者的潜在交界逸搏节律也不可靠，并可能导致心搏停止发作。此外，起搏允许更合适的心室率和房室同步的恢复，这对患者的血流动力学状态可能是重要的。应该每天评估有手术相关的房室传导阻滞的起搏患者是否还有房室传导阻滞。心房和心室导联采集阈值应至少调整至安全范围的 2 倍（可靠捕获心肌的最低输出）。如果房室传导阻滞预计不会缓解或在手术后至少 7 天内持续存在，则患者应该植入永久性起搏系统。即使有足够的交界区逸搏心率，起搏也是必要的，因为术后房室传导阻滞患者没有植入起搏系统，据报道在第一年内死亡率高达 60%[180]。

当需要对血流动力学显著的房室传导阻滞进行临时起搏时，有几种选择。首先是可以通过许多外部除颤器进行的经皮起搏。这可能为心脏起搏提供临时方法，但这不是一个好的长期解决方案，而且对于敏感的患者通常是不可容忍的。临时起搏导管也可以通过股静脉或颈内静脉放置以刺激心脏。无论心动过缓的来源如何，通常在心室进行起搏，以确保足够的心室率以提供血液流向身体。有三种类型的导管。第一种是使用球囊将导管引导到位。这是有帮助的，除非有心室心搏停止而没有向前流动来将气球导入心室。第二种是用于电生理研究的固定曲线或可偏转的导管，可以放入心室。一般而言，这需要导管室内的透

视引导来正确定位。最后一种类型是临时起搏导管，它具有一个小型电极头，在透视引导下实际拧入心肌。该技术具有以下优点：具有稳定的位置，几乎没有移位失去起搏捕获的机会，但是更难以放置和移除。另一种方法是通过外部护套放置永久起搏导线，然后使用该导线为心脏起搏。所有这些都是临时解决方案，需要在1～2天后评估是否需要永久性起搏系统。

（四）束支阻滞

左心室和右心室的同步去极化通过专门的传导组织发生并导致 ECG 上窄的 QRS 波。这束传导组织在希氏束之后分成左束分支和右束分支。右束支继续进入右心室心尖部，然后向前转并与浦肯野纤维连续。通常，左束支快速细分为左前和左后束，导致左心室在右心室前提前激动。

当这些束中的一个激活被延迟时，其导致 QRS 持续时间比同年龄的延长。右束支传导阻滞通常在导联 V_1 中具有传导延迟，其具有初始正偏转，接着是低于基线的偏转，接着是另一个正偏转（RSR′图案）。左束支阻滞通常在导联 V_6 中具有该图案（图 22-25）。

右束支传导阻滞可以是先天性的或获得性的。先天性常染色体显性右束支传导阻滞是一种遗传性疾病，通常与正常的心脏功能相关，并且没有长期后果。Ebstein 三尖瓣异常也经常发生右束支传导阻滞。右束支传导阻滞也可发生于心律失常性右室心肌病、心肌炎、原位心脏移植术后或 Brugada 综合征 [通常仅在导联 V_1 和（或）V_2 中为右束支]。更常见的是，在心脏手术后获得右束支传导阻滞，特别是在室间隔缺损或房室间隔缺损修复之后。左束支传导阻滞在儿科人群中很少见。Kearns-Sayre 综合征和肌强直性营养不良可伴有左束支传导阻滞和一度或二度房室传导阻滞，可迅速发展为更高度的房室传导阻滞，因此可能需要早期植入起搏器。

七、心脏起搏器和植入式心脏除颤器

儿科起搏器植入的最初描述发生在20世纪60年代，涉及手术 CAVB 患者 [181]。从那时起，儿科器械的适应证已经扩大，技术已持续进步。本章节仅讨论基本概念，因为有大量教科书专门用于更深入地讨论起搏和除颤指征、技术和植入技术。这些设备包括一个包含电池、电路和计算机的发生器以及将发生器连接到心肌的引线。引线可以通过静脉系统放置在心脏的心内膜表面（经静脉引线）上或由外科医生（心外膜引线）直接固定在心脏的外表面上。较新的技术包括整个起搏器电路在一个小的设备胶囊中，可以直接放入心室（所谓的"无引线心脏起搏器"）。起搏器执行四个基本功能：①刺激心脏去极化；②感知内在心脏功能；③通过提供速率响应起搏来响应增加的代谢需求；④提供起搏器存储的诊断信息。

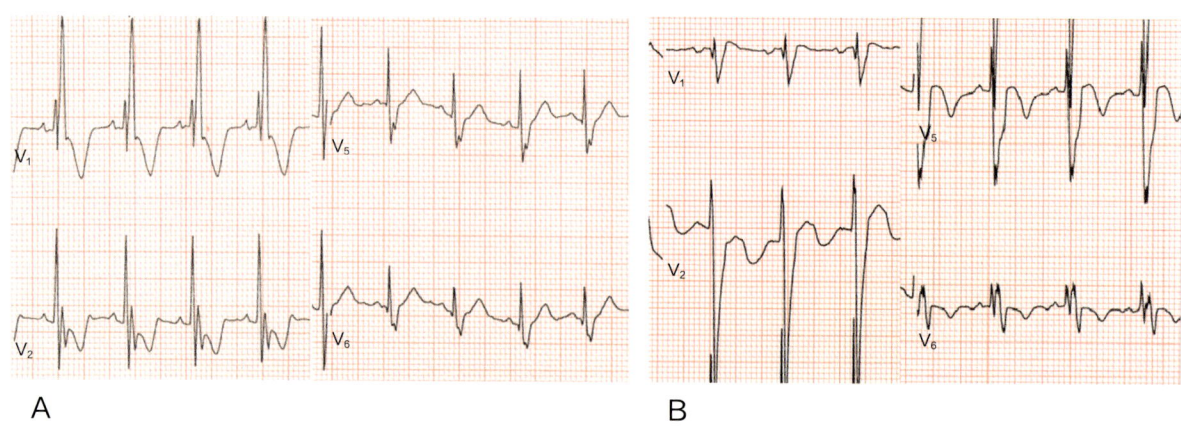

▲ 图 22-25　束支传导阻滞

A. 右束支传导阻滞，在 V_1 中出现 RSR′形，在 V_6 中呈 S 波形；B. 左束支传导阻滞，在 V_6 中呈 RSR′形，在 V_1 中出现 S 波形

ICD 执行所有上述功能，且能够检测室速或心室颤动，并通过该装置传递抗心动过速起搏或电击，以尝试对患者进行心脏复律或除颤。北美起搏和电生理学会 / 英国起搏和电生理学组通用（North American Society of Pacing and Electrophysiology/British Pacing and Electrophysiology Group Generic）代码被创建为描述起搏模式、感知模式以及起搏器如何响应存在或不存在的内在心律（表 22-6）[182]。

儿童起搏和除颤的适应证与成人患者相似，但由于患儿的体型、活动水平、寿命和静脉入路，许多特别的考虑使得植入器械的决定不那么简单。什么类型的装置（单腔、双腔或多腔）以及如何植入装置（经静脉或经心外膜或经皮下）是在决定起搏后必须做出的首要决定。这些决定受患者体型、未修复的结构性心脏病或残余分流的存在，通过现有的静脉解剖结构无法进入心脏以及植入装置的必要性的影响。有明显心内分流的患者应该放置于心外膜或皮下系统，因为在经静脉导线上形成血栓的风险很大，然后血栓脱落导致卒中。此外，较小的患者，特别是那些年龄小于 6 岁的患者，存在锁骨下静脉闭塞的风险，通过该静脉放置起搏系统，从而通过该静脉限制未来的器械放置，尽管所有年龄的儿童都有这种并发症的风险 [183]。在儿科人群中，导线通常不会超过 10~15 年需要更换。在导线放置后身高显著增长的患者的更换时间可能更短。临床医生的目标是以一种允许在患者的整个寿命期间持续起搏的方式使患者起搏。

2008 年心脏节律异常的基于设备的治疗指南被分为不同类别和每个类别的不同级别。表 22-7[184] 列出了在儿科患者中植入永久起搏系统的适应证。

ICD 治疗是预防所有年龄组心源性猝死的金标准。植入 ICD 为经历危及生命的心律失常的患者提供了额外的治疗。ICD 终止室性心律失常的疗效已在儿科患者中得到证实 [185]。目前在儿科患者和先天性心脏病成人中植入 ICD 的指征是基于成人研究得出的数据，见表 22-8。多年来 ICD 植入的主要原因已经从心源性猝死的二级预防演变为目前用于猝死风险增加的患者的一级预防。

（一）双心室起搏

CRT 也称为双心室起搏，使用两个单独的起搏导联：一个在右心室，一个在左心室（或者在单心室患者中同心室的两个不同的导联），以恢复患有心室内传导延迟和（或）不同步心室收缩的患者的电脉冲和机械同步性。尽管与成人相反的儿童的心室不同步病因不同，但 CRT 已成功地在儿童中进行，并取得了良好的效果 [186]。尽管儿科患者将从再同步中受益的最佳标准尚未确定，但目前正在进行研究以指导临床医生哪些患者将从该技术中受益最多。然而，一些病例系列表明 CRT 在儿童中产生了极好的结果，反应率为

表 22-6 修订 NASPE / BPEG 通用代码

位　置	1	2	3	4	5
类别	腔室起搏	腔室感应	感应反馈	速度调节	多部位起搏
常用字母	0 = 无 A = 房 V = 室 D = 双 （A+V）	0 = 无 A = 房 V = 室 D = 双 （A+V）	0 = 无 T = 触发 I = 抑制 D = 对偶（T+I）	0 = 无 R = 速率调节	0 = 无 A = 房 V = 室 D = 双 （A+V）

触发响应是对感测事件的主动起搏响应。这用于双腔起搏器，因此可以"跟踪"潜在的窦性心率，从而在心房和心室之间形成 1：1 的关系。抑制反应导致起搏器不启动，因此当存在内在事件时不会发生起搏。心率调节涉及设备中的传感器，该传感器根据运动增加心率，以模拟体力活动时心率的增加。多点起搏包括在一个特定腔室中使用 1 根以上的起搏导线，以产生更同步的收缩
（改编自 Bernstein, Daubert JC, Fletcher RD, et al. The revised NASPE/BPEG generic code for antibradycardia, adaptive-rate, and multisite pacing. North American Society of Pacing and Electrophysiology/British Pacing and Electrophysiology Group. *Pacing Clin Electrophysiol*. 2002;25:260–264.）

表 22-7 Indications for Pacing in the Pediatric Population

Class I (Recommended)
1. Advanced second- or third-degree AV block associated with symptomatic bradycardia, ventricular dysfunction, or low cardiac output
2. SND with correlation of symptoms during age-inappropriate bradycardia
3. Postoperative advanced second- or third-degree AV block that is not expected to resolve or that persists at least 7 days after cardiac surgery
4. Congenital third-degree AV block with a wide QRS escape rhythm, complex ventricular ectopy, or ventricular dysfunction
5. Congenital third-degree AV block in the infant with a ventricular rate <55 bpm or with congenital heart disease and a ventricular rate <70 bpm

Class IIa (Is Reasonable)
1. Patients with congenital heart disease and sinus bradycardia (intrinsic or antiarrhythmic induced) for the prevention of recurrent episodes of intra-atrial reentrant tachycardia
2. Congenital third-degree AV block beyond the first year of life with an average heart rate <50 bpm, abrupt pauses in ventricular rate that are two or three times the basic cycle length, or associated with symptoms due to chronotropic incompetence
3. Sinus bradycardia with complex congenital heart disease with a resting heart rate <40 bpm or pauses in ventricular rate longer than 3 s
4. Patients with congenital heart disease and impaired hemodynamics due to sinus bradycardia or loss of AV synchrony
5. Unexplained syncope in the patient with prior congenital heart surgery complicated by transient complete heart block with residual fascicular block after a careful evaluation to exclude other causes of syncope

Class IIb (May Be Considered)
1. Transient postoperative third-degree AV block that reverts to sinus rhythm with residual bifascicular block because of the longterm risk for development of AV block
2. Congenital third-degree AV block in asymptomatic children or adolescents with an acceptable rate, a narrow QRS complex, and normal ventricular function
3. Asymptomatic sinus bradycardia after biventricular repair of congenital heart disease with a resting heart rate <40 bpm or pauses in ventricular rate longer than 3s

Class III (Not Recommended)
1. Transient postoperative AV block with return of normal AV conduction in the otherwise asymptomatic patient
2. Asymptomatic bifascicular block with or without first-degree AV block after surgery for congenital heart disease in the absence of prior transient CAVB
3. Asymptomatic type I second-degree AV block
4. Asymptomatic sinus bradycardia with the longest relative risk interval <3 seconds and a minimum heart rate more than 40 bpm

Adapted from Epistein A, DiMarco J, Ellenbogen K, et al. ACC/AHA/HRS 2008 guidelines for device-based therapy of cardiac rhythm abnormalities.J Am Coll Cardiol. 2008;5:E1–E62.

85%～90%，不仅是移植的可行桥梁，而且由于症状和功能的改善，许多人可以从移植名单中删除[186-188]。然而，该手术的并发症发生率相对较高（包括术中死亡），患者可能需要手术方法来放置一个或两个起搏引线。

（二）随访

在植入节律管理装置后，他们需要密切跟进以确保它们正常工作。在初始植入后，可以在植入后相对较快地重新评估患者，以确保装置未被感染并且切口愈合良好。在这个简短的初步随访后，患者通常在植入后1～3个月在办公室进行评估，然后至少每年一次评估该装置的寿命。在这些访问期间，询问设备以确保编程参数适合于患者的年龄和生活方式，并且优化设置以延长最大化电池寿命。除了设备询问、患者可能有心电图、动态心电图监测、胸部X线（特别是在快速线性生长期间）和运动压力测试以评估速率响应

表 22-8 Indications for Implantable Cardioverter-Defibrillator (ICD) Placement in Pediatric Patients

Class I (Recommended)
1. ICD implantation is indicated in the survivor of cardiac arrest after evaluation to define the cause of the event and to exclude any reversible causes
2. ICD implantation is indicated for patients with symptomatic sustained VT in association with congenital heart disease who have undergone hemodynamic and electrophysiologic evaluation. Catheter ablation or surgical repair may offer possible alternatives in carefully selected patients

Class IIa (Is reasonable)
1. ICD implantation is reasonable for patients with congenital heart disease with recurrent syncope of undetermined origin in the presence of either ventricular dysfunction or inducible ventricular arrhythmias at electrophysiologic study

Class IIb (May Be considered)
1. ICD implantation may be considered for patients with recurrent syncope associated with complex congenital heart disease and advanced systemic ventricular dysfunction when thorough invasive and noninvasive investigations have failed to define a cause

Class III (Not recommended)
1. ICD therapy is not indicated for patients who do not have a reasonable expectation of survival with an acceptable functional status for at least 1 year, even if they meet specific ICD implantation criteria
2. ICD therapy is not indicated for patients with incessant VT or ventricular fibrillation
3. ICD therapy is not indicated in patients with significant psychiatric illnesses that may be aggravated by device implantation or that may preclude systematic follow-up
4. ICD therapy is not indicated for NYHA class IV patients with drug-refractory congestive heart failure who are not candidates for cardiac transplantation or implantation of a biventricular pacing device that incorporates both pacing and defibrillation capabilities
5. ICD therapy is not indicated for syncope of undetermined cause in a patient without inducible ventricular tachyarrhythmias and without structural heart disease
6. ICD therapy is not indicated when ventricular fibrillation or VT is amenable to surgical or catheter ablation (e.g., atrial arrhythmias associated with WPW syndrome, right ventricular or LV outflow tract VT, idiopathic VT, or fascicular VT in the absence of structural heart disease)
7. ICD therapy is not indicated for patients with ventricular tachyarrhythmias due to a completely reversible disorder in the absence of structural heart disease (e.g., electrolyte imbalance, drugs, or trauma)

Adapted from Epstein A, DiMarco J, Ellenbogen K, et al. ACC/AHA/HRS 2008 guidelines for device-based therapy of cardiac rhythm abnormalities. J Am Coll Cardiol. 2008;5:E1–E62.

和起搏器功能。在访问之间，患者可以通过手机或无线连接远程执行设备检查。这些"经手机连接"可以提供有关电池状态、设备或引线问题的重要信息。此外，心律失常的实际描记可能会在有 ICD 电击的除颤器患者中传输。

八、总结

快速性心律失常和缓慢性心律失常在儿科年龄组中并不少见。他们有各种各样的症状和治疗方法。随着我们对这些病症的了解不断发展，特定疗法可用于诊断，治愈或预防这些病症。

缩写:
中心纤维体（CFB）
室上性心动过速（SVT）
室性心动过速（VT）
心房异位性心动过速（AET），交界性异位心动过速（JET）
单向逆行旁路（URAP）
房性期前收缩（PAC）
持续性交界性折返性心动过速（PJRT）
房性异位心动过速（AET）
室性期前收缩（PVC）
窦房结恢复时间（SNRT）
窦房结功能障碍（SND）

第五篇　儿童心脏重症监护
Pediatric Cardiac Intensive Care

第 23 章	早产儿和足月儿的生理	/ 694
第 24 章	心血管重症监护	/ 705
第 25 章	儿童机械循环支持	/ 760
第 26 章	心肺和左 - 右心的相互作用	/ 770
第 27 章	心脏创伤	/ 776

第 23 章
早产儿和足月儿的生理
Physiology of the Preterm and Term Infant

Timothy M. Hoffman　Stephen E. Welty　著
刘　慧　韩彤妍　译

一、概述

先天性心脏病新生儿的护理方法是多学科的。无论患儿在哪里接受治疗（新生儿病房、儿科病房或心脏重症监护室），医疗管理团队对新生儿生理和发育的确切理解对于提供最先进的跨学科护理非常重要。本章从独特的角度对新生儿多器官系统进行阐述。本章概述了心脏病变的具体数据，但不包括对这些情况的讨论。相反，本章重点关注先天性心脏病新生儿多器官系统复杂的相互作用。

二、循环转换

随着出生时自主呼吸的开始，低阻力胎盘从循环中被去除，从而引起全身血管阻力的增加。氧含量的升高引起肺血管系统的物理募集和肺动脉血管床的血管舒张，从而引起肺泡扩张以及肺血管阻力的急剧下降。反过来，全身血管和肺血管阻力的转变引起动脉导管从右向左分流转换为左向右分流。理论上，由于缺乏脐静脉血流，胎儿循环的这种变化导致肺血流量增加和全身静脉回流血量减少。左心房压力增加并最终超过右心房的压力，导致卵圆孔瓣膜关闭，心房水平的分流消除。所有这些转变都可能受到影响全身和肺血管阻力疾病的影响，从而抑制向成人循环的正常转变[1,2]。此外，肺血管阻力在最初的急速下降之后，在出生后的前 48h 内继续逐渐下降，需要几周才能下降至成人水平。在正常的新生儿中，动脉导管功能性关闭一般在几天内完成。

三、动脉导管未闭

Gittenberger-de Groot 的经典研究描述了新生儿动脉导管功能性和解剖性关闭的整个过程[3]。动脉导管关闭以及早产儿易发生动脉导管未闭的分子机制已有描述[4-8]。动脉导管关闭取决于缺氧引起的初始导管收缩。缺氧介导一系列分子过程，然后导致内部弹性层和内皮细胞的破坏。平滑肌细胞增生形成突入管腔的内膜堆，最终导致其解剖学闭合。在早产儿中，动脉导管收缩对其解剖学关闭是必不可少的，但仅靠这一点可能不足以使导管闭合。肌肉介质中可能不会发生缺氧以致后续过程无法进行。因此，早产儿可能存在症状性的动脉导管未闭，特别是那些 < 30 周的早产儿。

早产儿动脉导管未闭的发生率与胎龄呈负相关。在一项对体重 < 1000g 的早产儿进行吲哚美辛预防动脉导管未闭的多中心试验中，安慰剂组中动脉导管未闭的发生率为 50%[9]。有动脉导管未闭的早产儿可能会呈现左向右分流病变的典型表现。通常具有收缩期杂音，左心前区搏动增强，有时伴有震颤、水冲脉和脉压增大，这在脐动脉波形描记中明显可见。遗憾的是，许多具有生理性动脉导管未闭的新生儿可能没有这些表现。因此，在患有肺部疾病的早产儿中，即使没有典型的体征，也应该高度怀疑具有动脉导管未闭。多普勒超声心动图是诊断动脉导管未闭的一个金标准，并应在治疗之前进行检查。

动脉导管未闭的生理学继发于肺循环的过度灌注和可能的体循环灌注不足。新生儿的肺在休息时被充分募集，因此任何左向右分流的增加都可以增加肺中液体的过滤[10]。如果增加的液体过滤超过淋巴液清除液体的能力将导致肺水肿，肺水肿通常与动脉导管未闭引起的肺血增多相关。动脉导管未闭也可能从体循环中窃血。动物研究表明，即使小的分流也会导致全身器官灌注不足[10]。对具有显著血流动力学异常动脉导管未闭的极早产儿的研究表明，尽管左心室总输出量增加，腹主动脉、腹腔、肠系膜和肾动脉的血流量却减少，而大脑前动脉血流量没有差异[11]。虽然动脉导管未闭引起的急性生理学变化受到关注，但动脉导管未闭对早产儿结局的影响以及动脉导管未闭的管理仍然存在争议[12,13]。

早产儿动脉导管未闭的管理在过去10年里发生了巨大的变化。来自动物研究的统一发现是，动脉导管未闭与体循环灌注不足以及肺循环过度灌注伴发肺水肿有关[10,11]。如果这些发现可以外推到体重 < 1000g 的早产儿，并且预防或治疗动脉导管未闭的方法没有明显的毒性，将会支持采取积极措施来防止发展成明显的动脉导管未闭，或者至少支持应采取积极措施治疗有临床意义的动脉导管未闭。此外，流行病学数据表明，有临床显著意义动脉导管未闭的早产儿死亡率和发病率，高于没有临床显著意义动脉导管未闭的早产儿[14,15]。

治疗方法包括手术结扎，用环氧化酶抑制药进行药物治疗，或限制液体入量、心血管支持和利尿药治疗的支持治疗。1996年，对于早产儿动脉导管未闭包括预防、早期治疗和有明显症状的后期治疗在内的策略分析表明，最合理的方法是在高危人群中在生后最初几天内没有出现明显症状之前，使用吲哚美辛预防发展为明显症状的动脉导管未闭[16]。然而，目前对围产期的管理已经有了明显改善，包括对有早产风险的母亲产前应用类固醇治疗越来越重视[17,18]。同样，采取更积极的方法进行非侵入性呼吸支持策略，即使出生体重 < 1000g 的早产儿，在生命的最初24h内通常不会给予机械通气。在这个不断变化的临床背景下，对有最小肺部疾病的早产儿动脉导管未闭进行积极治疗和支持已成为问题。一项当代Meta分析已经得出结论，应用环氧化酶抑制药预防性治疗早产儿动脉导管未闭，能够减少手术结扎导管的需要和降低脑室内出血的发生率，在生存率或神经发育结局方面没有差异[19]。因此，对目前临床证据的合理解释支持这样的结论，在可能发生症状性动脉导管未闭的早产儿中进行动脉导管关闭的有益效果，可能被在一些不会发生的动脉导管未闭早产儿中应用有效药物进行治疗的有害作用所抵消，因为这些药物具有一定相当概率的不良反应。因此，在极低出生体重儿中治疗有明显血流动力学异常的动脉导管未闭似乎是最谨慎的方法。另一项Meta分析将吲哚美辛与布洛芬进行了比较，结果表明应用布洛芬治疗的患儿疗效无差异，但副作用发生率明显降低[20]。这个Meta分析可能会得出这样的结论：目前布洛芬是有症状动脉导管未闭患儿的最佳治疗选择。然而，随后结合来自美国和欧洲的研究数据分析发现，布洛芬与吲哚美辛相比，支气管肺发育不良（bronchopulmonary dysplasia，BPD）的发生风险更高[21]。因此，环氧化酶抑制药的最佳选择仍然没有答案。

治疗动脉导管未闭已采取基于风险的方法。如果早产儿在生后第一周出现超声心动图证据的动脉导管未闭，同时需要机械通气以支持不能归因于呼吸窘迫综合征（respiratory distress syndrome，RDS）的肺部疾病，则需要治疗，并且首选布洛芬。此外，独立于所需心肺支持的数量，如果早产儿具有动脉导管未闭的临床证据，例如脉压增大，心前区搏动增强或响亮的杂音以及超声心动图显示有动脉导管未闭，则说明具有左心房或左心室增大，也是有必要进行治疗的。

手术结扎在新生儿动脉导管未闭治疗中的作用没有比药物治疗更明显。没有证据表明早期积极进行动脉导管未闭结扎治疗可改善临床结果[22]，最近的证据表明，对有明显症状的动脉导管进行晚期结扎与长期的神经发育结局有关[23]。这些数据没有排除手术结扎的潜在作用，而可能强调了一点，生后1周内的极早产儿具有动脉导管未闭证据预示着是远期发病率极高的一个群体。但基于对手术的担忧，很多临床医生选择对通过应用环氧化酶抑制药以及限制液体入量和应用利尿药等一系列治疗失败的新生儿进行动脉导管未闭结扎术，推迟了有严重动脉导管未闭症状新生儿的手术结扎时间。

简而言之，即使在极低出生体重儿中，对于动脉导管未闭的治疗仍有争议和周期性出现的科学的方法。为了使决策树进一步复杂化，即使对于极早产儿，也选择了基于介入导管的干预措施。随着我们接近基于介入导管治疗的潜力，确保成功的因素包括患儿体重、动脉导管尺寸和解剖结构，以及合适硬件设备的可用性[24]。

四、肺发育

已经在人类和许多哺乳动物中研究过从胚胎期至肺泡期的肺发育[25-28]。此外，肺发育的分子基础不断被阐明，肺发育机制的讨论超出了本章范围。然而，由于肺发育过程在生后数年持续进行，因此，了解先天性心脏病对肺部发育的影响，其治疗方法以及对肺部疾病的支持治疗非常重要。无论是否为早产儿，有呼吸系统疾病和心脏疾病患儿的肺部发育总体状况都可以得到优化。

23 周的早产儿可以存活。在妊娠 23 周时，胎儿肺仍处于小管发育阶段，一直持续至妊娠 26 周。尽管肺结构相对不成熟，包括没有可辨认的肺泡和具有双毛细血管网增厚的肺泡间质，但肺可以维持足够的空气交换功能以使早产儿存活。肺发育的囊状期持续至妊娠 27～36 周，并且肺泡发育期在 37 周时开始并持续至生后大约 3 年。在没有心脏病的早产儿中，机械通气和给氧支持治疗往往会对肺部造成损伤，易发展为慢性支气管肺发育不良[29]。此外，在早产儿中经常观察到围产期肺部的炎症，这可以对肺造成极大的损伤[30]。由肺支持和（或）炎症引起的损伤导致肺发育停滞，并且肺功能异常可以持续数年[31,32]。因此，对于患有心脏疾病并需要对呼吸系统提供支持治疗的患儿，尤其是早产儿，应采取限制肺损伤的治疗方法，从而限制肺发育异常，这类似于没有心脏病早产儿的治疗策略。

改善早产儿结局最重要的干预措施是对有早产风险的母亲产前给予类固醇。Liggins 和 Howie 所做的里程碑式的研究表明，对妊娠 < 34 周的早产儿的母亲给予产前类固醇的有益作用[33]。这些结果已被许多其他随机双盲安慰剂对照试验证实。尽管最初的研究侧重于降低呼吸窘迫发生率，但也有证据表明，产前给予皮质类固醇（antenatal corticosteroid，ACS）能够降低早产儿的死亡率和其他并发症的发生[34-36]。产前给予皮质类固醇促进了肺和循环的发育。因此，美国国立卫生研究院（National Institutes of Health，NIH）的共识声明强烈表示，对孕 24～34 周早产的母亲应该产前给予皮质类固醇[17]，共识声明中提供了皮质类固醇给药的详细信息。目前没有证据支持对给药 1 周内未分娩的母亲重复给予皮质类固醇[18]。

已表明给予肺表面活性物质可改善早产儿的结局。外源性肺表面活性物质已被用于预防和治疗（RDS）。具有 RDS 高风险的早产儿进行预防性研究时，在生后 15～20min 内给予肺表面活性物质，与 RDS 确诊后选择性给予肺表面活性物质相比，有较低的死亡率和发病率[37]。这些差异在更成熟的早产儿中较不明显。因此，对 30 周后出生的早产儿可以评估 RDS 的发展情况，如果存在 RDS，应该给予治疗剂量的肺表面活性物质[38]。在过去的 10 年里，随着对母亲产前使用类固醇药物的增加和非侵入性呼吸支持专业知识的加强，许多早产儿甚至是极早产儿的肺部疾病发病都降到最低，因此经鼻持续性气道正压通气（continuous positive airway pressure，CPAP）的无创呼吸支持模式的临床研究可能是合理的。2008 年发表的出生时气管插管后 CPAP（CPAP on intubation at birth，COIN）试验中，610 名 25－28 周的早产儿随机分为 CPAP 组和出生时插管给予肺表面活性物质组[39]。尽管在 28 天时有一些差异有利于 CPAP 组，但与在生后 36 周的发病率和死亡率结果没有差异。SUPPORT 研究组进行的另一项研究（表面活性物质、正压和脉搏血氧仪随机试验）纳入了 1310 例 24～27 周的早产儿，其随机分组与 COIN 研究类似。研究结果显示，在生后 36 周死亡或支气管肺发育不良这些事件的综合发生率无统计学差异[40]。这些结果共同表明，24～28 周的早产儿，如果母亲产前给予类固醇激素并且生后活力好，可以使用 CPAP 而不需要给予预防性表面活性物质。但是，如果患儿的氧需求量增加至吸入氧浓度＞ 40%，则应考虑使用肺表面活性物质。

其他有助于预防早产儿支气管肺发育不良发展的治疗措施包括：①监测预防高氧血症并尽量减少暴露于氧疗和机械通气；②生后最初几天限制液体入量[41]；③早期肠外和肠内营养。此前讨论的治疗措施在没有先天性心脏病的早产儿中得到支持。然而，目前还没有关于先天性心脏病对早产儿肺部发育的影响或足月儿生后肺发育报道。因此，有先天性心脏病早产儿的急性处理可以从没有心脏病的早产儿处理中进行推断得出。

五、肺动脉高压

平滑肌发育异常经常影响新生儿急性心肺生理学。肺动脉高压经常表现在血管平滑肌发育异常时。新生儿期出现的肺动脉高压根据疾病发展的潜在机制分为三个单独的类别，包括未发育、发育不良和适应不良三种形式。在这种分类中，只有未发育和发育不良的肺动脉高压与平滑肌发育异常有关。在胎儿发育中，气道分支的发生和平滑肌的发育阶段与肺血管阻力高且血流量低的环境相平行。在正常的肺发育中，血管周围的平滑肌发育延伸至呼吸细支气管的水平。当胎儿由于胎盘功能不良和胎盘血管阻力过高而受到损害时，平滑肌发育发生改变，它在肺血管系统中进一步向远侧延伸并且增厚。增厚的发生为内膜和外膜均发生增厚，导致发育不良型肺动脉高压[42]。未发育的肺动脉高压与肺发育不全有关，导致肺血管床横段面积减小。另外，肺血管未发育型肺动脉高压经常与肺血管发育不良有关[43]。

发育不良型肺动脉高压患儿经常有胎盘功能不良和对宫外环境适应性差的证据。胎盘功能差可能表现为营养不良，并有胎儿体重减轻的证据。围产期通常出现明显的胎儿窘迫，因为分娩加剧功能不良的胎盘功能恶化。由于出生时新生儿受抑制或发生窒息，可能会有稠厚的胎便被吸入。即使没有这些不良的围产期事件，异常的肺血管床可能不允许初始肺血管阻力的正常快速下降和随后肺血流量的增加，这对于正常的心肺生理学适应和向具有高肺血流量和空气交换的成人型循环正常转换而言是必需的。

六、呼吸生理学

在胎儿中，呼吸器官是胎盘，肺是一个高阻力、血流量最低且充满液体的器官。此外，胎儿肺分泌液体进入气道[44]。在妊娠晚期，肺表面活性物质产生增加，为肺脏变为呼吸器官做好准备，并且诱导液体吸收所必需的分子过程[45]。这个诱导由分娩强化。分娩时，伴随着正常呼吸的开始，当肺膨胀并且肺血管阻力下降时，会发生最佳的空气交换生理学，从而导致肺血流量增加。

当三个关键步骤中的任何一个不发生或延迟发生时将出现过渡失调。过渡的三种障碍是：①新生儿暂时性呼吸急促，这种情况发生在肺液清除延迟时；② RDS，以前称为透明膜病；③当肺血管阻力的正常下降未发生或延迟时，出现新生儿肺动脉高压。每一种障碍都具有导致空气交换改变的特征生理学特点。在大多数情况下，主要的改变是低氧血症，即使这种改变发生的生理机制不同。为了理解新生儿的呼吸生理学，了解一些肺通气的物理特性是至关重要的。运动方程描述了对于肺适当通气很重要的性质：$\Delta P = 1/c \times V + R \times \dot{V} + I \times \ddot{V}$。其中 P 代表施加到呼吸系统的压力，c 是顺应性，其被定义为体积变化除以压力变化，描述呼吸系统的弹性，V 是体积，R 是阻力，$\dot{V}$ 是流量，I 是惯性，$\ddot{V}$ 是加速度。因此，肺的特性可以分为静态特性，在没有肺血流时测量，并且取决于运动方程中的顺应性以及肺的电阻特性，当存在流动时测量并取决于运动方程和惯性中的阻力，在大多数情况下相对于静态和电阻性质被认为是可以忽略的，因此被忽略。对于正常新生儿来说，顺应性正常而且阻力低，因此无论新生儿是否需要机械通气，都需要最低的参数为呼吸系统提供合理的通气。

在患有原发性肺病的新生儿中，最常见的生化紊乱是动脉低氧血症。新生儿肺部疾病发生明显低氧血症的机制，主要是通气灌注异常和（或）右向左分流（肺内和肺外）。分流和通气-灌注不平衡的总和就是静脉混合血。即使没有肺部疾病的新生儿，静脉混合血也较高[46,47]。在实质性肺病中，静脉混合血急剧增加，并且动脉低氧血症可能变得更加严重。此外，分流分数的相对比例和V/Q异常是动态的，随着肺通气量的改善，显示分流量和低V/Q部分可能会受到独立或相互影响。新生儿肺部疾病的主要策略是改善低V/Q肺的功能。供氧的管理可以改善终末空气单元中氧气浓度，并可缓解低氧引起的肺血管收缩，在这种情况下，通过减少分流量而不是影响低V/Q比例，从而改善氧合。改善肺部低V/Q通气频率，可以解决分流量和低V/Q比例的问题。在这种情况下，这些策略可以通过改善通气来减少分流量，提高氧分压，缓解低氧性肺血管收缩。相同的策略可能会同时将前面的低V/Q比例引入正常的V/Q比例。因此，虽然氧气吸入是相对安全并且可能减少分流量，安全的通气支持策略增加大部分患病肺部通气量，可同时影响分流量和低V/Q比例。

患病肺部最合适的呼吸系统支持策略取决于肺的物理特性，包括静态特性和电阻特性。应该记住，改善患病肺功能的支持措施不能改善潜在的疾病。事实上，供给氧气是有毒的，对肺部施加正压会导致伤害[48]。当施加正压时，所采用的策略应适合于肺部的异常。在以肺顺应性降低为主的肺部疾病（如RDS或透明膜病）中，气道和空腔迅速被填满并排空，因此如果使用机械通气，应使用快速低潮气量通气策略，会有更好的结果[49]。在以高气道阻力为主的疾病中，呼吸机策略使用较慢的速率和稍高的潮气量通气更为成功。这类疾病的例子包括胎粪吸入和支气管肺发育不良。在RDS患儿中，改善肺生理的最安全和最有效的技术是增加平均气道压力，而增加平均气道压力的最安全和最有效的技术是增加呼气末压力[50]。事实上，很多相对成熟的RDS患儿，只使用CPAP进行治疗就是较好的方式[51,52]。

七、心肺相互作用

新生儿肺部的肺血管系统在静息状态下完全开放，当通过解剖学的左向右分流量增加时，尤其容易发生肺水肿。肺或其他任何器官或血管床中的液体过滤速率（Q_f）由 Frank-Starling 方程决定：$Q_f = K_f [(P_{mv}-P_{pmv}) - \sigma(\pi_{mv}-\pi_{pmv})]$。其中 K_f 是液压传导，P_{mv} 是微血管中的静水压，P_{pmv} 是血管周围空间中的静水压，σ（sigma）是反射系数，π_{mv} 是微血管中的渗透压，π_{pmv} 是血管周围空间中的渗透压。

K_f 和 P_{mv} 的异常是液体过滤的主要变量。K_f 反映内皮细胞层中孔的数量和大小。损伤内皮细胞的疾病显著增加 K_f 和液体过滤[52]。当 K_f 增加并导致肺水肿时，其特征为渗透性肺水肿。有许多疾病会增加 K_f 并导致肺水肿，但在新生儿时期面临的最常见的疾病包括RDS和败血症，这两种疾病常常与肺部炎症相关，并且炎症损伤后会继发肺水肿[53-55]。不幸的是，机械通气有可能诱发肺部炎症，因此谨慎肺部支持治疗以限制肺部炎症是必要的。

由于新生儿的肺部在休息时完全开放，左向右分流增加了液体过滤[56,57]，并且左心房压力的升高也增加了过滤，所以在新生儿时期高压肺水肿很常见。P_{mv} 的等式是：$P_{mv} = P_{LA} + c(P_{PA}-P_{LA})$。其中 c 等于 0 和 1 之间的常数，PA 和 LA 分别是肺动脉和左心房。该等式说明 P_{LA} 的升高对肺液过滤的重要影响。某些形式的先天性心脏病（例如，阻塞的异常肺静脉连接、二尖瓣疾病或左心发育不全综合征）中 P_{LA}（或肺静脉压力）可以特别升高。只有当液体过滤超过淋巴液回吸收功能，过滤后的液体返回至静脉循环（$Q_f > Q_L$）时，才会引起肺内的液体积聚。Q_L 依赖于肺内淋巴管的内在收缩性和右心房压力。肺部疾病导致患儿肺内积液增多，此外，由于胎儿和新生儿的淋巴液回流受损使其压力低于大年龄患儿，因此，肺部疾病患儿右心房压力可能升高。总之，患肺病和（或）心脏病的婴儿比任何其他年龄组更易患肺水肿，因为血流量的增加总是与微血管压力的增加相关，并且发育受损的淋巴功能常常不能满足液体过滤增加的需求。

肺水肿对呼吸生理的影响取决于肺水肿的部位。通常液体过滤发生在肺泡毛细血管中，但肺内的静水压力有利于液体积聚在肺泡间质中[58]。肺泡外间质中含有气道，液体堵塞气道导致收缩和气道阻力增加[59]。这也解释了心源性哮喘中气道阻力的增加以及肺水肿的发生。呼吸系统顺应性下降也可能与肺水肿发生有关，主要是当液体积聚在肺泡腔内时，削弱了肺表面活性物质的功能。液体积聚肺泡腔，很难滤过液体，因为呼吸道上皮细胞是液体出口的极佳屏障，它们积极活跃地将液体从肺泡腔泵入间质[60]。肺泡外间质在流入肺泡腔之前会积聚过多的液体。然而，当增加的液体过滤与呼吸道上皮细胞损伤相关时，肺更容易受肺泡液积聚的影响。

肺水肿的治疗几乎全部是支持疗法，包括降低 P_{mv} 或通过应用正压来支持呼吸。降低 P_{mv} 的措施包括，通过减少左向右分流来减少肺血流量，或减少循环血量。限制液体入量是一种合理的临时操作，能够减少液体过滤，但只限于限制液体入量不影响足够营养摄入的情况。应用利尿药也可以通过减少循环血量来降低 P_{mv}。虽然等效剂量的利尿药能够通过减少肺内液体来改善肺功能，但呋塞米还具有肺扩张的额外效应[61]，这进一步降低了 P_{mv}。因此，这种利尿药对肺水肿的效果要比等效剂量的其他利尿药更有效。肺水肿可能会严重到需要呼吸压力支持的程度。正压的输送不会减少肺内液体的积聚。它通常通过改善 V/Q 比例失衡、通过改善肺内低 V/Q 部分的通气来改善急性生理功能[62,63]。通过减少 K_f 或通过改善淋巴功能降低肺水肿将是最佳的，但尚没有描述持续实现这些改善的措施。

肺血管生理异常主要局限于不适当的血管收缩。新生儿出生时肺血管阻力没有发生正常的下降，导致新生儿持续性肺动脉高压，可能是前面描述的未发育、发育不良或适应不良形式的肺血管疾病的结果。新生儿的肺动脉高压常表现为明显缺氧，因为在心房和导管水平出现胎儿分流通路上的右向左分流。肺收缩通常在回路的动脉侧，因此如果静脉回路正常，那么扩张肺循环的治疗可以改善低氧血症而不增加液体过滤。

肺动脉高压是新生儿体外生命支持的最常见原因，因为尚未确定特定的肺血管扩张药。然而，在有肺动脉高压的婴儿中观察到，吸入一氧化氮已明确改善肺部异常的生理学。在几项大型随机试验中，一氧化氮可有效降低死亡率或需要体外支持的发生率[64]。吸入一氧化氮在 1997 年被批准用于缺氧性呼吸衰竭的新生儿，并且限于胎龄 34 周或以后的新生儿。这种药物的使用意味着以前用于这些新生儿的支持治疗的药物，包括高浓度的氧和（或）诱发的碱中毒是禁忌的。在足月或近足月新生儿中使用吸入一氧化氮的典型适应证为氧饱和指数 > 20~25（OI=FiO$_2$× 平均气道压力 ×100/PaO$_2$），以及多普勒超声心动图有证据表明有肺动脉高压并导致呼吸衰竭。机械通气支持和（或）给予表面活性剂改善肺通气能改善吸入性一氧化氮的疗效[65]。一氧化氮的起始浓度为 20 ppm，当补充氧气需求量大幅下降时可以降低 50% 吸入浓度，通常降至 50% 以下。当一氧化氮的剂量为 5ppm 时，必须谨慎地进行进一步的减量，因为在该范围内已经有反弹性肺动脉高压的描述了[66]。胎龄 < 34 周的新生儿也可能伴有缺氧性呼吸衰竭，最近已经发表的试验表明这些新生儿也可能受益于一氧化氮治疗[67-69]。然而，一氧化氮治疗还没有被批准用于胎龄 < 34 周婴儿。

八、糖尿病母亲婴儿肥厚型心肌病

孕妇糖尿病对胎儿和新生儿都有一定的风险，包括胎儿生长改变、代谢紊乱、RDS、肺血管阻力升高、先天畸形和肥厚型心肌病[70]。从心血管的角度来看，胎儿心脏发育可能会改变，据报道该人群中先天性心脏病的发病率为 15%[71]。在妊娠糖尿病的动物研究中，异常的基因表达已被证明在妊娠头三个月会损害胎儿的心脏发育[72,73]。在孕中期和孕晚期，孕妇糖尿病与肥厚性心肌病的发生有关，通常表现为不对称的室间隔肥厚。肥厚型心肌病的发病率据报道在糖尿病母亲的婴儿中为30%～38%[71,74,75]。从生后数月内的自限过程，到会导致死亡的严重心脏损害，临床表现变化很大[75]。无论母亲患有何种类型的糖尿病，都会影响胎儿出现心脏问题。最近的一项研究指出，1型糖尿病母亲新生儿肥厚型心肌病的发生率为50%，然而，2型糖尿病母亲新生儿肥厚型心肌病的发生率为25%[75]。相比之下，妊娠期糖尿病母亲婴儿肥厚型心肌病的发生率约为2%[75]。将那些控制良好的妊娠糖尿病与正常对照进行比较，显示糖尿病组发生轻度肥厚改变。然而，尽管观察到右心室舒张功能的轻微改变，但这些肥厚性改变与显著的病理学改变无关，包括没有发现有左心室流出道梗阻[76]。

这种肥厚性改变的确切病因尚不清楚，但合理的证据表明，高胰岛素血症会引发心肌细胞的增生和肥大[77,78]。实质上，在妊娠末3个月，胎儿高胰岛素血症很可能由孕妇高血糖引发，并导致促成肥厚型心肌病的合成代谢改变[79]。另外，研究已经注意到母体血清胰岛素样生长因子-I（insulin-like growth factor I，IGF-I）增加与新生儿肥厚型心肌病相关[80,81]。新生儿肥厚型心肌病与母亲糖尿病史的临床相关性非常重要；然而，如果病史不明确，应评估罕见的潜在相关疾病，包括Fabry病、Costello综合征和Pompe病[82-84]。

九、呼吸道合胞病毒

呼吸道合胞病毒（respiratory syncytial virus，RSV）引起的感染导致一些高危患儿，包括早产儿、支气管肺发育不良患儿和血流动力学异常的先天性心脏病患儿明显的发病率和死亡率。每年，RSV感染在年龄<1岁患儿的整体住院率为2%～3%。相比没有高风险的人群[85-88]，那些处于高风险的人群RSV相关疾病的入院率约为5倍。没有证据显示积极的免疫程序对RSV有效[89,90]；然而，帕利珠单抗的被动免疫已显示可降低高危婴儿的RSV感染。帕利珠单抗是针对RSV的F蛋白的单克隆抗体[91,92]。帕利珠单抗已被证明可减少血流动力学显著异常的先天性心脏病患儿RSV感染引起的住院[93]。

帕利珠单抗于1998年获得美国FDA批准，从那时起，美国儿科学会根据最新数据对指南进行了四项改动。对于血流动力学显著异常的先天性心脏病患儿，最新的改变主要集中在年龄上。换句话说，帕利珠单抗目前被推荐用于那些患有非发绀型心脏病，并正在接受医学治疗以控制心力衰竭并需要心脏手术治疗的第一年（以前建议用于生命的头两年的患儿），以及有中度至重度肺动脉高压的患儿[94]。至于发绀型先天性心脏病，建议通过儿科心脏病专家咨询来确定预防措施。对于不到2岁需要接受心脏移植手术治疗的患儿，在RSV高发季节可考虑使用帕利珠单抗预防[94]。尽管对免疫抑制个体的影响尚不清楚，但对于2岁以下免疫功能严重受损的儿童（包括心脏移植术后早期的儿童），在RSV感染高发季节，可考虑使用帕利珠单抗预防。在RSV感染高发季节，在该患儿群中每月肌内注射（15mg/kg），RSV相关住院减少45%，RSV相关住院总天数减少56%，因需要吸氧引起的RSV住院天数减少73%[93]。同期分析显示，所有儿童在第二个RSV感染高发季节，RSV导致的住院率下降[94]。因此，对于有血流动力学异常的先天性心脏病或肺动脉高压患儿，不建议第二剂预防[94]。证据表明给予帕利珠单抗后，接受体外循环手术治疗的患儿中，单克隆抗体水平下降58%。因此，在体外循环手术后，应在术后安全时间重复给药[94]。

十、神经系统

胎儿的大脑和心脏发育同时发生[95]。因此，患有各种形式的先天性心脏病患儿已显示脑成熟受损和易受伤害[96,97]。一项病例对照研究显示，法洛四联症、左心发育不良综合征和主动脉缩窄/主动脉弓发育异常的新生儿，小头畸形的风险增加，小头畸形定义为头围小于同胎龄儿头围的第3百分位数[96]。宫内缺氧可能导致中枢神经系统损伤[96]。研究发现左心发育不全综合征和大动脉转位的新生儿，脑干比预期的要小，成熟度较差[97]。总成熟度得分先前已被验证，并用于半定量解剖评分系统研究中。该评分利用4个参数来评估全脑成熟度，包括髓鞘形成、皮质成纤维细胞融合、胶质细胞迁移带的退化以及生发基质组织的存在[97]。先天性心脏病新生儿的 MRI 和磁共振波谱在任何心脏介入术前均已显示白质发育异常[98,99]。大脑成熟度受损可能导致对神经系统结局较差。研究人员指出，近红外光谱证实，围术期脑氧供应的减少，与精神运动发育指数的异常和 MRI 异常有关[100]。

许多机构在对重要的先天性心脏病患儿干预之前，进行头颅超声检查；但是这种做法作为筛选工具的有效性还没有被研究过。头颅超声可以用于确定解剖问题、出血、局部缺血、脑积水和萎缩。虽然这个检查是常规检查，但如果有异常情况，它通常会被其他成像研究取代。先天性心脏病患儿中，高达 42% 的被筛查者头颅超声显示异常[101]。异常结果包括扩大的心室和（或）蛛网膜下腔、豆纹状动脉血管病变、基底核钙化和局部缺血。左侧阻塞性病变的患儿似乎具有较高的脑异常发生率[101]。人们越来越多的关注，某些病变不仅会在胎儿生后影响脑血流量，还会在胎儿发育期间影响脑血流量。左心发育不全综合征患儿的脑血管阻力低于正常值，其中脑灌注是通过动脉导管逆行发生的[102]。在右侧病变患儿中，脑血管阻力高于左侧梗阻性病变患儿[102]。这可能会影响神经系统发育和随后不良后遗症的易感性。

最近的一项研究表明，19% 的神经系统事件发生在先天性心脏病患儿术前[103]。神经系统事件的预测因素，包括癫痫发作、肌张力异常、手足徐动，以及术前影像学检查的异常和 5min Apgar 评分 < 7 分。在术前、急性手术后（术后几周内）以及术后数月进行 MRI 检查的结果显示异常。术前检查异常主要有脑室周围白质软化 （periventricular leukomalacia，PVL）和梗死。手术后不久，MRI 检查显示 48% 的新发 PVL，19% 的新发梗死和 33% 的新发脑实质出血[104]。卒中的发病率为 10%，其中一半发生在术前[105]。低出生体重、术前气管插管、术中红细胞比容较低以及入院手术后血压较高与脑卒中相关[105]。大多数患儿临床无症状，其发病机制可能是由于灌注不足或血栓栓塞[105]。在一部分患儿中，晚期 MRI 确实显示了分析结果[106]。在接受心脏手术的 82 名新生儿中，54% 有 PVL，但在年龄较大的婴儿中发生率仅为 4%[106]。术后早期低氧血症和低血压（主要是舒张压）被认为是危险因素[106]。

在先天性心脏病手术的幸存者中，存在着已知的晚期后遗症，可能包括学习障碍、行为异常和注意力缺陷障碍[107,108]。许多围术期问题可能导致这些问题，包括心脏手术期间的神经保护，深低温循环停止的使用，以及术后低心输出量综合征导致的灌注减少。随着围术期、无创实时神经监测的应用，对患者的跨学科团队护理，可能干预和预防脑损伤。然而，如上所述，脑成熟度的改变发生在子宫内，在有或没有手术的先天性心脏病新生儿中可能发生脑白质损伤，并且遗传因素可能与脑形成异常有关[109]。因此，发展障碍和残疾在这种高风险人群中很常见。美国心脏协会[110]已经发表并批准了将患儿划分为高风险和低风险类别的综合方法[110]。保健流程概述了那些先天性心脏病患儿的常规筛查。目标是最终确定有风险的患儿，促使将这些患儿有效转诊，在能够进行支持治疗和持续进展监测的机构以进行早期干预和正规发育测试。

十一、胃肠系统

早在妊娠第四周就开始胃肠道系统发育。肠系膜血管系统发育与肠道发育平行。肠系膜血流的调节发生在小动脉和前毛细血管水平。动物研究中发现喂养导致充血[111]，且新生儿期的肠血管阻力低于胎儿期[112]。因此，直到出生后的第 2～4 周，新生儿期肠系膜血流量比胎儿期要大，因此肠道阻力增加，血流量和氧气输送量相应减少。对于那些患有严重先天性心脏病的患儿来说，轻度缺氧会引起血管床扩张和血流灌注增加，而严重缺氧（PO_2 < 40mmHg 或更低）会引起血管收缩，组织缺氧和潜在缺血[113]。

坏死性小肠结肠炎（necrotizing enterocolitis，NEC）的病因学知之甚少，特别是足月儿。研究表明，大部分发生 NEC 的足月新生儿都有潜在的先天性疾病，通常是心脏疾病或内分泌疾病[114]。新生儿先天性心脏病的病例对照研究表明，左心发育不良综合征（OR=3.8），动脉导管未闭或主肺动脉窗（OR=6.3）与 NEC 的发生独立相关[115]。此外，在同一队列中，出生时胎龄越小[（36.7±2.7）周]，早产、休克或低心排量均为风险因素[115]。发生 NEC 的患儿与没有发生 NEC 患儿的死亡率没有差异；然而 NEC 患儿的住院时间明显延长。在发生 NEC 的先天性心脏病患儿中，与低灌注状态相关的肠系膜缺血被认为是病因学；然而相关的感染很难解释[116]。一项同期研究表明，与无 NEC 的先天性心脏病患儿相比，发生 NEC 的先天性心脏病患儿发生近期和长期不良结局的风险较低[117]。患有心脏病和 NEC 的患儿，发生穿孔、狭窄、败血症和短肠综合征以及需要进行肠道手术、造瘘的风险较低[117]。这表明在心脏病患儿中 NEC 可能是一个独特的问题。然而，先天性心脏病患儿发生 NEC 的位置，与没有心脏病的早产患儿是相似的[118]。这两个人群 NEC 位置主要位于小肠，因此，尽管人口统计学有差异，先天性心脏病新生儿的 NEC 是否有不同的病理生理学特点仍存在疑问[118]。

心脏病变导致肺血流和全身血流（pulmonary and systemic blood flow，$Q_p:Q_s$）之间难以平衡，由此全身灌注可能由于全身血管和肺血管阻力的改变而受到限制，这就给术前和术后是否应该喂养以及何时喂养带来了难题。这种情况在单心室生理学中尤其受到关注。最近进行了 2∶1 匹配的病例对照研究分析，以比较年龄和病变匹配队列的术后喂养方式[119]。在为期 8 年的研究期间，45 名先天性心脏病新生儿发生 NEC，死亡率为 24.4%。6 名新生儿接受了手术，死亡率为 50%，39 人接受了治疗，死亡率为 20.5%[119]。最终，这项分析得出 NEC 的发生与肠内喂养开始的时间、喂养速度以及喂养时间没有关系。有趣的是，不论之前给予的何种喂养，手术后 27% 的患儿发生 NEC[119]。

许多先天性心脏病患儿也有内脏异位（位置异常）。完全性内脏逆位与半数患儿的腹内异常相关。这些可能包括十二指肠闭锁、胆道闭锁、胃旋转不良和气管－食管瘘。食管裂孔疝和膈疝常见于右侧异构患儿。左侧异构患儿可能有旋转不良和胆道闭锁[120]。肠旋转不良可能导致胃肠道并发症并需要紧急手术。尚有争议的是，心脏状况稳定或适当缓解时，对于所有旋转不良的患儿是否需要择期 Ladd 手术。所有患有异位和心脏病变的患儿都应该推荐上消化道造影术来评估肠旋转不良[121]。但是，其他研究表明，全面的腹部超声检查用于诊断，而上消化道造影只用于那些有症状的患儿[122]。在最近的这个系列研究中，扭转率很低。如果对有或没有扭转的旋转不良患儿进行 Ladd 手术，术后发生肠梗阻和需要再次手术的风险很高[122]。当然这个观察表明，对旋转不良的患儿是否进行选择性干预存在争论，尤其是对于那些无症状的患儿。

十二、肾脏

足月新生儿的肾小球滤过率（glomerular filtration rate，GFR）为 20ml/（min·1.73m²），通常是早产新生儿的 2 倍[123]。所有新生儿的 GFR 均在生后头几个星期内有所改善，但早产儿的 GFR 改善速度较慢。在足月新生儿中，GFR 在生后前 2 周增加 1 倍[124,125]。不同胎龄新生儿 GFR 值的这些差异主要影响经肾脏系统清除药物的给药。早产儿地高辛用药剂量应降低。肌酐是最常用的肾功能标志物；然而在新生儿中，对肌酐的解释必须考虑几个因素[126]。肌酐水平在出生时假性升高，反映母体内水平。在足月新生儿生后头几周内，肌酐迅速下降至预期水平（0.40mg/dl）。在极早产儿中，前 4 天出现短暂升高，在随后几个月呈稳步下降。在早产儿中，肌酐的短暂升高是由于肾小管对肌酐的重吸收引起[127]。

由于肾髓质独特的血管供应，肾脏易受缺氧缺血性损伤。在表现为全身血量减少的严重左侧阻塞性疾病或 $Q_p:Q_s$ 发生改变的先天性心脏病患儿中，全身氧供的减少会导致肾功能可能发生改变。局部缺血的延长可能导致水钠重吸收障碍以及 GFR 下降[128]。同样，使用 ACE 抑制药可能会引起全身血压降低到肾脏灌注不足的程度[129]。肾灌注压可能下降到自动调节阈值以下，从而促进急性肾衰竭的发生。新生儿应用 ACE 抑制药时，其给予的剂量应谨慎，监测其作用，对于避免对肾脏的不良影响是重要的。

许多机构主张在患有严重先天性心脏病的新生儿中使用脐导管输液、监测和采集血液样本。动脉导管与主动脉和肾动脉并发症（包括血栓形成）有关。没有明确的研究表明脐动脉导管的高位或低位影响血栓性并发症的发生率；事实上，存在相互矛盾的数据[130,131]。据报道，腹主动脉缩窄和肾动脉狭窄是脐动脉置管的长期并发症。脐静脉置管放置在下腔静脉的头端与肝门静脉相通。这些置管的并发症包括门静脉血栓形成或肝静脉系统或下腔静脉血栓。肾静脉血栓可能发生，表现为少尿、无尿、血尿、血小板减少、酸中毒和溶血性贫血症状[132]。高血压可发生在肾静脉血栓形成后期，但高血压的严重程度远低于脐动脉血栓形成者。

十三、早产儿或低出生体重儿的心脏介入治疗

最近的报道表明，积极尝试早产儿或低出生体重儿的先天性心脏病治疗是适当的。延迟手术或心脏导管介入以增加体重会导致住院时间延长和患病率增加[133]。对于极低出生体重儿（＜1500g）也得出了类似的结论。由于已被证明，延迟体重增加没有长期益处并与术前发病率的增加有关，对于这些患儿已经主张完全修复。此外，在长期医疗管理或其他姑息治疗方面，首选完全的手术矫正[134]。

一项观察性研究的 Meta 分析表明，与低出生体重相比，诊断是死亡率的最佳预测因素[135]。然而，有资料表明，严重先天性心脏病患儿的理想胎龄是 39—40 周[136]。在连续 971 例婴儿中，与胎龄为 39—40 周的对照组相比，胎龄为 37—38 周出生的新生儿死亡率、发病率和呼吸机应用时间增加[136]。有趣的是，在同样的分析中，37 周以前或 40 周以后出生的患儿发病率也有增加，通气时间也更长[136]。此外，在儿科心脏网络单心室试验中，亚组分析显示单心室人群中早产儿（16% vs. 12%，$P < 0.001$）、低出生体重儿（18% vs. 8%，$P < 0.001$）和小于胎龄儿（22% vs. 10%，$P < 0.001$）的发生率高于一般人群[137]。

有许多研究对 2500g 以下的先天性心脏病患儿进行了亚组评估。在一项报道[138]中，闭合手术组的死亡率为 10.4%，对照组为 5.4%。同样，2500g 以下患儿心脏直视手术的死亡率为 25.4%，而足月儿对照组为 10.5%。10 年精算生存率为 51%。另一项研究调查比较了相同体重界值，姑息手术与完全双心室修复的关系，并观察到早产儿（相对于低出生体重）以及经历过姑息手术的患儿死亡率更高[139]。一项研究表明，2500g 以下患儿（缓解或明确修复）手术的整体死亡率为 18%[140]。完全修复具有更好的结局，死亡率仅为 13%，而行姑息性手术的患儿中死亡率为 28%。中期随访显示，矫正手术患儿的生存率为 87%，姑息组为 54%。显然，与足月儿相比，整个低出生体重儿组的发病率更高。统计分析表明，早期结局与年龄、体重、早产、体外循环的使用以及干预类型无关。作者总结说，主要修复治疗优于姑息治疗，具有早期生存受益[140]。在一项 60 名低于 2500g 的患儿中观察到同样的结果，其中 35 人应用体外循环[141]。总体结果显示急性死亡率为 15%，60 个月时的存活率为 70%。另一项针对 75 名体重小于 2500g 的婴儿进行的研究表明，对于患有包括单心室和复杂发绀型先天性心脏病在内的心脏异常患儿，经 Kaplan-Meier 分析得出外科姑息手术的总体 1 年生存率为 90% 和 5 年生存率为 88%[133]。该队列中，有基因异常患儿的总体死亡率为 28%，而没有染色体问题的患儿则为 5.4%[142]。最后，对胸外科医师协会的先天性心脏病外科数据库进行分析，比较那些体重在 1～2.5kg 的新生儿和体重在 2.5～4kg 的新生儿，显示较低体重患儿的死亡率增加[143]。即使进行风险校正，与死亡率上升的关联性仍然很强。在下列操作中观察到这种现象：①主动脉缩窄的修复；②肺静脉连接异常的修复；③动脉转换操作；

④体-肺动脉分流术（婴儿肺动脉闭锁/室间隔缺损）；⑤ Norwood 操作[143]。

对于低出生体重儿或极低出生体重儿的积极手术策略促进了该群体心导管术的发展。一项病例对照研究中，对体重低于 1500g 接受导管检查的患儿与体重在 2～3kg 的患儿进行了比较评估[144]。实质上，每组的成功率、并发症发生率、输血发生率和主要并发症发生率相同。极低出生体重儿的手术很罕见，但对于开展这部分患儿的导管实验室的设备更换和安全考虑来讲却是一种推动力[144]。过去，经导管关闭低出生体重儿或早产儿的动脉导管未闭被认为在技术上具有挑战性，因此与传统外科手术相比不被认为是一种好的选择[145]。然而，几个同期的研究报道已经公布，在选定的早产儿中用各种装置封堵动脉导管未闭的导管介入干预[146-151]。如前所述，如果在早产儿和极低出生体重儿中动脉导管未闭被认为是有显著血流动力学意义的，那么现在的决策树中包含导管介入。

十四、跨学科方法

这部分独特的患儿群体为具有先天性心脏病的儿童和成人提供了相同的跨学科方法。通过新生儿学专家、遗传学专家和心脏病专家等儿科医护人员的合作，通过对新生儿生理学和器官系统发育的深入理解，促进实践进步。通过跨学科研究和质量改进举措，未来该领域可能会形成特定的新生儿心脏病服务，从而促进实践模式的形成并加强护理。

第 24 章
心血管重症监护
Cardiovascular Intensive Care

Dean B. Andropoulos　Lara S. Shekerdemian　Paul A. Checchia　Anthony C. Chang　著
安彩霞　译

一、概述

在过去 20 年里，儿童心血管重症监护作为一种亚专业越来越具有组织性，对严重心脏病、复杂心脏疾病的认识以及治疗方法也在迅速发展，越来越多的小年龄患者更需要心脏重症监护。事实上，在 2003 年，一个国际性亚专业协会——儿科心脏重症监护协会（Pediatric Cardiac Intensive Care Society，PCICS）就成立了，从而解决了专业医师所面临的问题[1]。大家取得一致意见，患有严重疾病的心脏病儿童或先天性心脏病的重症患儿在这些监护中心进行治疗，而且，在这个中心有经过专门培训、具有专业技能的专业医师及专家，因此已经极大地改变了患儿的监护模式。本章讨论的是儿科心脏重症监护室（pediatric cardiac intensive care unit，PCICU）的医疗服务、持续医疗质量改进以及家庭护理中心；其次，心脏输出量（cardiac output，CO）的评估和低心排综合征（low cardiac output syndrome，LCOS）的治疗将得到解决；再次，重要脏器的灌注与心脏再灌注息息相关；最后，对儿童重症监护中心医疗状况以及新生儿和成人特殊监护做一回顾。

二、心脏重症监护服务组织

尽管 PCICU 服务的组织工作取得了显著的进展，但很少有公开的信息表明如何向这些专科患者群体提供最佳的监护服务[2-4]。从事该亚专科可能是儿科心脏病专家、小儿危重症专家、儿科麻醉师或儿科心脏外科医生。最近的一项调查显示，73% 的北美医生和 59% 的世界范围内的 PCICU 医生都接受了儿科危重症的培训，也就是接受过儿科危重监护基础培训的医生 [5]。目前，成为儿科心脏重症监护专业的医生有下列几种情况：标准的儿童心脏重症监护专业培训，在美国，在儿童心脏病专业或儿童重症监护专业培训的第 4 年开始完成两个领域的双重培训。其间也有所不同，儿童心脏病学培训同时，接受儿童重症监护的培训，或在儿科重症监护室培训过程中进行额外、为期数月的儿科心脏病学培训或者儿科心血管麻醉学方面的培训等。PCICU 团队包括儿童心脏病学、重症监护、麻醉和先天性心脏手术方面人员。美国的 PCICU 并无正式的专业证书或协会认证。很明显，这就要求 PCICU 的专业医生要对本专业有特殊的兴趣和丰富的经验，并且专注这个患者群体，花费大量的时间进行监护。为了在这个复杂而变化迅速的领域保持熟练的技能知识和专业知识，那么在这个亚专业需要进行正式的课程开发 [6,7]。考虑到 PCICU 医生的需求量非常大，而且接受培训的医生相对较少，这就意味着对 PCICU 项目持续多学科的支持至关重要 [2,8]。

类似地，PCICU 床位的实际组织结构也有很大不同。在最近对美国和世界范围内 PCICU 的一项调查中，29 个大的监护中心中有 27 个每年超过 300 个开胸手术病例，在专科 PCICU 中监护患者。在混合儿科重症监护病房或成人心脏外科监护病房中，小范围而言更倾向于儿科心脏监护患者的监护 [5]。设计的方式从独立的专用 PCICU 到远离 PICU 的 PCICU，到 PCICU 具有相邻或接近 PCICU 的单独的床，再到混合的 PICU/PCICU，其心脏病患者分散在不同的监护中心而非整体。认为最佳的设计方案应毗邻心脏手术室和导管介入室，便于高频率发病患者的转移治疗，以满足快速反应和经常交流的需要，邻近 CT 和 MRI 模式非常可取。病床空间的考虑也非常重要，因为 PCICU 患者通常需要在床边进行超声心动图监测、一氧化氮运载系统监测、体外支持和外科手术等。手术小组、手术灯和无菌手术场地的充足空间是非常有必要的。此外，在现代的 PCICU 设计中，家庭空间也越来越多。在 PICU，每位患者床位的最低标准是 250 平方英尺（23m²），但是在现代的 PCICU 设计中，计划为 500 平方英尺（46m²）[9]。床位空间可以安排为一个单间、一个独立的床位或空间共享，并由滑动玻璃隔断门隔开，或为多个患者设计开放式空间。在设计 PCICU 时，应仔细考虑床和监护仪的可见度。许多 PCICU 的设计是由 8~10 张床形成的矩形或方形塔吊，目的是为了获得最大的能见度和可及性。标准的监护病房配置包括带有窗户、清洁区和污染区、隔离室、负压室病房，营养准备区也非常重要。近些年来出现了较新的设计和患者流程概念，包括心脏单元概念，患者在心脏手术后进入独立单元重症监护室，这将作为患者在住院期间的病房。这一概念意味着急性危重症监护病房、次重症监护病房和普通病房的监护水平在同一区域。医疗和护理团队在同一单元中照顾不同危重程度水平的患者的工作是复杂的，但这种模式对于以家庭为中心的护理可能有很多好处（见第一部分"以家庭为中心的照顾"）。

尽管 PCICU 可能因患者的类型不同而有所差异，但对于每个单位来说，有一套具体的入院标准是很重要的。有些单位可能仅限于术后心脏病患者，但越来越多的 PCICU 同时接纳需要持续监测和治疗的危重心脏疾病的内科和外科患者，同时获得治疗、护理和辅助方面的专业知识。这通常包括术前新生儿、严重的内科心脏病患者，甚至先天性心脏病成人手术后。

（一）多学科儿童心脏重症监护

PCICU 监护中最重要的模式转变之一是认识到除了传统的心脏科医生、外科医生、监护医生和麻醉师之外，多学科监护越来越重要。另外，成人先天性心脏病、新生儿学、神经学、胃肠病学和营养学、普通外科、胸腔医学、遗传学、肾脏病学等其他医学学科，在会诊和多学科的巡视查房中都至关重要。应特别重视护理学科方面，因为在 PCICU 护理方面，对于专业技能和知识的掌握和保持也至关重要。护理人员配置比例必须详细计划，护理人员与患者的比例根据监护患者的病情而定，病情较轻、非通气患者的比例为 1∶3，病情不太稳定的机械通气患者为 1∶1，ECMO 患者为 2∶1。此外，在美国，医护人员的值班时间和轮调会受到研究生医学教育认证委员会和其他组织限制。中级人员越来越多地在 PCICU 中工作，其中也包括儿科护士和医师助理。在一些 PCICU，可以增加儿科住院医师。多学科小组的其他重要成员（理想的专业人员和具有 PCICU 专业知识者）是呼吸治疗师、体外生命支持（extracorporeal life support, ECLS）专家、药剂师、营养师和物理治疗师、社会工作者、笔译员和专门为 PCICU 工作的单元秘书。由 PCICU 主治医师在患者的监护中征求所有这些学科相关者的意见，团队的所有成员都必须有机会在多学科合作上做出贡献。急救的多学科团队规划，包括 CPR 和 ECMO，其中包括模拟场景，对于为实际事件做准备非常重要。父母、患者和家庭其他成员也是团队成员的重要参与者（参见"家庭中心关怀"一节）。这种多学科方法，以患者最佳的可能结果作为最重要的优先条件，有助于消除传统的障碍，如"手术与医疗"、"医生与护士"、"父母与受护者"等。在 PCICU 中应有一位医生作为领导者，这位医生必须是一位经验丰富的临床医生，并且在管理、组织和指导方面拥有出色的技能；这些都是保持团队凝聚力和一贯优秀的患者护理的基本素质[3]。耐心采纳来自许多学科不同观点，并且考虑所有利益相关者的贡献，是一个高效领导者的标志。报道指出，

PCICU 夜间和周末工作的医生也是一个重点关注的问题。理想的做法是心脏监护医生 24 小时负责制，以协助处理复杂的管理决策、新患者的入院和流程。这种情况要满足所有情景似乎不大可能；但是，在这种情况下，必须为主治医生的快速会诊做好准备。理想的情况是，由研究员、住院医生、中级医生及主治医生组成的待命小组，应该只承担 PCICU 的职责。越来越多的特殊患者被送入 PCICU，包括低出生体重（low birth weight，LBW）新生儿和 18 岁以上患有严重心脏病的成人。低出生体重新生儿患者要求新生儿专家会诊以优化管理，特别是对不成熟肺的管理、喂养和营养、感染问题，以及患有多发性先天性异常的患者都要进行优化管理。患有先天性心脏病的成人很大程度上受益于与成人先天性心脏病专家的协商，他们还协助协调其他可能需要的成人专家，如神经病学专家和肾病学专家。另一个增加的患者群体是需要 ECLS 的患者，其形式为 ECMO 或心室辅助装置（VAD）。抗凝血治疗是一个复杂问题，既要防止血栓形成，同时又不允许过度出血，这需要血液病学或血液研究中心的专业人员参与，他们对凝血方面的专业知识可以加强对这些患者的监护。

（二）儿科心脏重症监护室与心脏导管室之间的关系

PCICU 监护是一个连续的过程，而不是从导管插入或手术后才开始监护[3,5]，应该从术前或导管插入前就进入到 PCICU，外科和心导管室共同讨论，甚至术前多学科讨论先天性心脏病的处置和监护过程。最理想的情况是，需要重症监护的患者在手术前被送入监护病房，由他们术后监护的团队看护，以便更好地了解患者的情况，与外科医生、心导管组及家属进行良好沟通。PCICU 位于导管室和心脏手术室附近，便于沟通、快速运送非常不稳定的患者，在 PCICU、手术室及心导管室的危急时刻，邻近技术援助非常重要。监护的连续性原则也适用于心脏外科术后及心导管术后的及时监护，从程序团队到 PCICU 团队进行清晰的沟通，并继续得到手术室和心导管室的支持。

（三）心脏重症监护室持续的质量改进和患者安全

自从美国医学研究所（Institute of Medicine）发表了具有里程碑意义的出版物以来，提高患者的安全性，减少医疗错误，优化医疗结果，成为美国医疗体系的一个首要任务，该里程碑出版物分别为 1999[10] 的 *To Err is Human* 及 2001[11] 的 *Crossing the Quality Chasm*。这些问题在 PCICU 中尤为重要，在 PCICU 中，复杂的病理生理学、侵入性手术操作、多个护理者、多个医生的指令，以及药物、不可预测的事件本身、预见性和潜在性并存，这些都有可能导致不良事件的发生[12]。患者安全意识涉及从 PCICU 领导层开始的变革，并影响参与 PCICU 监护的每个人，包括初级医生、护士和辅助人员。在复杂环境中促进安全意识的重要原则包括：领导层促进安全意识的建设；基于消除多余可变性的人类局限性流程的设计；促进团队合作和团队运作的机制；积极预测突发事件；创建学习环境，在遇到不安全的事件时让各级人员汇报错误发生的起因，并陈述己见。无论是护士之间还是医师之间的交接班，从手术室到 PCICU 的转运，或转移到新的监护团队，都是引起错误和沟通不畅的常见环节。使用核对表可以提高沟通的一致性，并防止许多可避免的错误[13]。沟通在 PCICU 环境中是一个关键的问题，在这种环境下，特有的一种简单方法就是将每个患者的心脏解剖图和近期的外科手术或导管检查全过程放置在床边或靠近病床的位置，便于紧急事件发生时清晰可见（图 24-1）。其他经证实有效的流程是中心导管置入和"集束化"护理，其中包括用于导管置入的核对表，以保证置入过程中的完全无菌预防措施。在导管置入部位放置氯己定盘，定期更换敷料，并对导管必须进行每日评估。

PCICU 患者面临中心静脉置管相关血流感染（central line-associated blood stream infections，CLABSI）的风险很高，但经过努力使这些事件的发生减少了 80%～90%[14,15]。

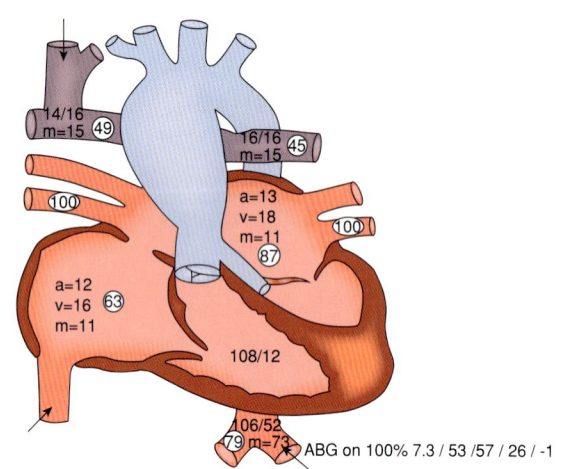

▲ 图 24-1 儿科心脏重症监护室患者病床上方张贴的图表，用于快速识别心脏解剖学

ABG. 动脉血液气体分析；BSA. 人体的体表面积；LSVC. 左上腔静脉；Q_p. 肺动脉血流量；Q_s. 体循环血流量；PAR. 肺动脉阻力；U. woods 单位；R_p. 肺循环血管阻力；R_s. 体循环血管阻力；Fick. 菲克方程计算法；VO_2. 耗氧量。箭示导管的进入点，圈里的数字表示测量的氧饱和值，普通数字表示毫米汞柱的压力

诊断：

1）左心室发育不良综合征（二尖瓣和主动脉瓣狭窄）
2）Norwood 手术，有一个 3.5mm 的 Blalock–Taussig（BT）分流
3）右锁骨下动脉闭塞
4）右心室功能障碍
5）双向腔肺分流术
6）难以控制的房性心动过速

电子病历（electronic medical record，EMR）在 PCICU 中的使用越来越多，并将在未来几年成为美国的一项要求。电子病历是改善记录数据质量的一个重要因素，从而改善患者的预后。电子病历是一个医生可以用来记录入院记录和日常病程记录的重要工具；同样 PCICU 电子护理单不仅记录了临床监测数据，还记录了所有用药及护理干预措施。有效地进行床旁心脏超声监测，以及具备床旁胸部 X 线片检查，对于优化 PCICU 监护是非常重要的。电子医嘱输入可以帮助更准确、更及时地执行医嘱，而与医院处方相关的决策支持功能可以帮助避免用药错误。实施完整的电子病历系统成本高昂，需要仔细计划，以确保电子病历接口与所有其他电子系统 [如图片存档和通信（picture archiving and communication，PACS）] 接口、显示超声心动图和导管图像的心脏病学数据库兼容。必须了解监护过程，并仔细记录电子病历，以避免妨碍系统进行全面有效的实施运行[16,17]。由于 ICU 监护的复杂性及临床医生获得电子数据的迅速普及[18]，近年来，作为电子病历的一部分，决策支持分析程序的数量有所增加，将实时数据输入到监护计算中可以快速分析变化趋势，为病情恶化提供早期预警[19,20]。最近对 21 例 HLHS 患者 Norwood Ⅰ期姑息术后不良事件的分析报告显示 4h 心电图中 ST 段变异性增加，对呼吸衰竭或心脏骤停的预测有显著性差异[21]。

PCICU 团队必须通过本地和协作数据库、定期数据和结果审核，分析不良事件和并发症与死亡率的关系，制订出持续的质量改进流程。PCICU 数据库包括虚拟 PICU 数据库心脏模块[22]、胸外科医生的先天性心脏手术数据库[23]、先天性心脏麻醉协会数据库[24] 及导管介入 IMPACT 记录表[25]。最近，成立了儿科心脏重症监护协会（Pediatric Cardiac Critical Care Consortium，PC4），该协会由一个综合性临床登记机构组成，主要收集 PCICU 患者群体的特征和结果数据[26]，旨在成为一个质量和成果相结合的研究组织，通过持续质量改进努力来确定和传播最佳实施方案。

（四）家庭监护中心

对于患者、父母和家庭而言，无论是计划性治疗还是急诊入院治疗，进入 PCICU 和（或）疾病的承受都是一种压力和情感的体验。最近，在让家庭尽可能多地参与对孩子的监护工作方面取得了相当大的进展，实际上放弃了探视制度，并积极鼓励家庭参与孩子照顾的各个方面，尽可能让父母在孩子的床边[27]。比较理想的措施就是在靠近 PCICU 的地方设置舒适的家庭等候区。私人沟通室用于与家人讨论，远离监护室，允许隐私是另一个重要特征。较新颖的重症监护病房将提高足够的空间容纳父母住在病房里。在许多 PCICU 中，允许父母出席工作中对孩子病情的介绍，父母参与讨论患儿病情已经成为一个重要的例事，如果做得恰当，就会增加向家长提供信息的准确性并减轻压力。最近一项关于 PCICU 的医生和护士的调查表明，77% 的人认为父母有权利待在医务人员的工作现场，57% 的人认为应该允许父母出现在侵入性操作区，诸如气管插管、动脉和中心静脉置管，75% 的人认为应该允许父母在心肺复苏过程中在场。在这些情况中，65% 父母希望在工作区，但只有大约 30% 父母希望出现在侵入性手术和心肺复苏术过程中[28]。以家庭为中心的监护可能需要改变 PCICU 护士和医生之间的文化理念，并且家庭成员必须对规定和期望值有足够的认识和定位。由于 PCICU 中有如此多的家庭，必须解释和执行关于披露有关其他病人病情的医疗信息的严格政策。尽管好的规定偶尔会有不便或改变，但采用以家庭为中心的监护会提高父母和患者的满意度，并有助于减少与 PCICU 入院相关的压力、不确定性和其他负面情绪。

三、心血管系统的评估和管理

对心脏输出量和氧气输送间断性或持续性临床评估，确保其得到最大优化，或至少采取这样的措施进行优化，这是心脏重症监护的核心原则。本章将叙述评估心脏输出量的各种方法。

（一）体格检查、床旁监测和实验室数据

尽管有许多先进的技术方法，但心输出量除了监测数据外，还应通过检查和体格检查来评估，评估方法有侵入性和非侵入性 2 种。心脏输出不足时，一般的临床依据是皮肤苍白或花斑、四肢冰凉、脉搏细数、毛细血管再充盈时间延长（> 2～3s）、发绀逐渐增加、心动过速、脉搏减弱、心音低钝、有第三心音或第四心音出现及肝肺淤血等。尿量常减少，可出现酸中毒。在实验室检测中，可能明显存在着心输出量减低引起的器官功能障碍。嗜睡或烦躁可能提示低心输出量引起的患者意识改变。虽然这些都是简单的原则，但在现代基于技术的监测方法广泛应用的情况下，也不应忘记这些原则。常规连续监测 PCICU 中的生理变量，包括心率、ECG、动脉和中央静脉压波形、温度及呼气末 CO_2（end-tidal CO_2，$ETCO_2$），能够得到心输出量的重要信息，其中包括心电图显示非窦性节律、心房充压或 "a" 波升高、$ETCO_2$ 升高及 $PaCO_2$ 梯度急剧下降、动脉波形上升或呼吸变化过渡，以及中心 - 外周温度的梯度增加等。胸部 X 线表现可以提示心脏肥大、肺水肿，或相反情况下肺血管发育不良导致的肺血流量减少等。实验室数据包括持续增加的碱缺失或乳酸，或乳酸持续高于 2mmol/L[29,30]。PCICU 风险评估小组的检测数据显示乳酸清除率（自心脏手术后入 ICU < 48h 的血清乳酸值 < 2mmol/L）被推荐为一级证据（益处大于风险，应采取措施），证据等级为 B（有限人群，非随机）[31]。

B 型钠尿肽和心肌肌钙蛋白可以作为 PCICU 中重症患者充血性心力衰竭 / 心肌功能障碍的心脏生物指标。由于心脏手术后肌钙蛋白升高，术后肌钙蛋白水平不降低与不良结局风险有关。PCICS 团队推荐测量 B 型钠尿肽和（或）肌钙蛋白为 II 级等级（益处大于风险，可以考虑进行测量）[32]。

（二）超声心动图

在 PCICU，床旁超声心动图已成为及时评估特定时间内心血管功能的重要手段。无论是由超声心动学专家（首选）报告的完整心脏解剖和功能评定的正式超声心动图，还是在 PCICU 危急时期使用便携式超声心动图进行快速评估，超声心动图都是评估心输出量的常用手段。除了通过定性评估、射血分数和（或）缩短分数或心肌性能指数对心室功能进行测量外，还发现了许多低心排血量状态下其他重要的信息，这些包括残余的解剖缺陷，如流出道梗阻、瓣膜反流或狭窄的存在和程度，心包积液或血栓导致填塞的诊断，评估右心室功能、三尖瓣反流和室间隔位置以评估肺动脉高压等[33]。如果标准的经胸超声图像因任何原因不能获得，可在气管插管和镇静状态下行 TEE[34]。床旁超声心动图是一种很好的定义心内解剖的方法，但心外结构（如体循环 - 肺分流、肺静脉、腔静脉吻合、主动脉弓）由于超声心动

图成像不可靠，则可能需要额外的成像，如 CT 或心导管造影（见"ICU 患者导管化"部分）。

便携式、轻型的床旁超声系统的日益普及，对心脏结构和功能具有良好的图像质量，使该工具在现代危重护理中不可或缺。超声心动图的即时可用性，普遍用于住院医师和培训课程中，包括床旁超声，还有其保存超声图像的能力，都有助于超声使用的快速提高[35]。2011 年，PCICS 的一个专职团队评估了床旁超声心动图使用的证据水平，使用美国心脏协会/美国心脏病学会的证据水平推荐为 2 级证据。这就是说，超声心动图的好处大于任何风险，但是证据的水平被认为是 C 级的，也就是说，只有专家的共识意见和案例研究是可以支持的[36]。

（三）静脉血氧饱和度

在 PCICU 中，测量双心室和正常心脏解剖患者肺动脉内的真实混合静脉血氧饱和度是不可能的，实际上是通过上腔静脉中的血氧饱和度测定替代混合静脉氧饱和度[37]。显然，这种技术是用于心导管计算心输出量的 Fick 方法。许多 PCICU 患者在上腔静脉中置入中心静脉导管。未经计算而测量的氧饱和度或中心静脉氧饱和度（central venous oxygen saturation，ScvO₂）是一个重要的趋势监测，以评估心输出量和氧输送。这种测量可以间歇性地进行，或者在患者病情变化时进行，或在干预措施反应评估中进行。在脐动脉、肺动脉和成人大小的中心静脉导管中使用反射导管连续监测血管内氧合血红蛋白饱和度已使用多年，但直到最近才有标准的儿科大小的导管可用于常规测量儿童患者的 ScvO₂。在接受心脏手术的几组儿科患者中，使用导管与对照血氧定量法测量 ScvO₂ 之间存在良好相关性（r^2=0.8～0.9，偏差 −0.03%～+1.09%，标准偏差为 4%～8%）[38,39]。这种方法的优点是其为连续性的，许多患者都有中心静脉导管的放置，而且血氧饱和度测定导管的直径与标准中心静脉导管相同。虽然对每个患者的评估必须是个体化的，但单心室心脏病患者的 ScvO₂ 低于 50% 往往与全身低氧血症有关。例如，对于单心室新生儿，在 HLHS Ⅰ 期姑息术后，低 ScvO₂ 和死亡与对 ECMO 的需要有关。针对 ScvO₂ > 50% 的目标导向治疗与该人群术后高生存率和低并发症相关[40]。PCICS 专职小组对静脉氧饱和度进行了评估，将使用的建议归类为 Ⅰ 级证据，使用该检测的益处远远超过任何风险，应予以执行。证据水平被认为是 B 级，有限的人群被评估和数据来自非随机的对照研究[41]。

（四）近红外光谱

NIRS 是一种用于监测脑和躯体组织氧合的无创光学技术。大多数设备在 700～1000nm 处使用 2～4 个波长的红外光，其中氧合和游离血红蛋白具有不同的吸收光谱。利用变体 BeerLambert 方程推导氧饱和度，这种饱和度被指定为区域氧饱和度（regional oxygen saturation，rSO₂），是光路中静脉、动脉和毛细血管饱和度的加权平均值。自从 Jobsis[42] 于 1977 年对其进行经典描述以来，该技术已经成为 1000 多个公开发表文章的主题，由于其无创、便携，以及可测量在手术和危重疾病中脑组织和其他器官系统的组织氧合，得到了更广泛的临床应用。脑 NIRS 用来监测脑氧输送的充足性，主要用于 PCICU 心脏手术后和 ECMO 或左心室辅助[43,44]患者检测全身氧供手段。rSO₂ 的变化与先天性心脏手术[45,46]后的单心室、双心室患者混合静脉氧饱和度（mixed venous saturation，SvO₂）的变化密切相关。NIRS 能够用来监测手术和危重症患者的组织氧合，由于它的无创性和连续性，通过连续监测非常直观地发现低心输出量和其他原因引起的休克。在 Hoffman 等的研究中，将电极置于 T_{10}～L_2 两侧，对一系列新生儿体细胞 NIRS 进行了研究[47]，在 9 例使用了选择性脑灌注（regional cerebral perfusion，RCP）体外循环（cardiopulmonary bypass，CPB）的新生儿中，体外循环转机前的平均大脑 rSO₂ 为 65%，躯体细胞 rSO₂ 为 59%，在 RCP 过程中，大脑 rSO₂ 为 81%，而躯体 rSO₂ 为 41%，提示膈下组织灌注不足而引起了织缺氧。

使用体外循环之后，大脑的 rSO_2 降低到 53%，但是躯体的 rSO_2 提高到了 76%[35]。对 79 例 HLHS 的术后新生儿施行 Norwood I 期姑息手术，大脑 – 躯体的 rSO_2 差值 < 10%，大大地增加了休克、死亡率或其他并发症的风险[48]。平均躯体 rSO_2 < 70% 与 ICU 住院时间延长、休克及其他并发症的风险显著增加相关。

躯体 NIRS 也已用于测量心脏外科手术后的新生儿和婴儿肠系膜的 rSO_2，电极放置于脐部和耻骨相接的下腹腔位置。在对 20 例的患者研究中，Kaufman 等[49]比较了 T_{10} ~ L_2 上的肠系膜 NIRS 和肾脏 NIRS，并使用调压法和乳酸值对胃部的 pH 进行了测量。在手术后 48h 内进行了 122 次的同步测量，肠系膜的 rSO_2 与胃部 pH（r=0.79）、血清乳酸（r=0.77）、SvO_2（r=0.89）有明显的相关性。这些相关性高于使用侧腹的 NIRS 的相关性。由此得出结论，肠系膜 NIRS 是一种敏感的内脏组织氧合监测设备，并且在这些患者的管理和预后的改善方面有一定的效果[50]。另外，对于接受了双心室修补的婴幼儿，侧腹的（肾脏的）rSO_2 值低于 50%，因为术后 2h 内的该值与较高的肌酐水平、较高的急性肾损伤发生率、较大的肌肉收缩力、更长时间的人工呼吸及较高的血清乳酸水平均有关系[50]。这些研究提供了支持本观点的依据，以 NIRS 为目标导向的干预措施更能够得以优化，从而提高组织和器官的氧气输送，也潜在地提高了外科手术、麻醉、病危患者的治疗效果。事实上，已经发表的一些非随机队列研究表明，目标导向疗法使用了脑和躯体细胞 NIRS 测量值，具有良好的早期临床效果[51]。迄今为止，相关研究依然缺乏随机对照试验；PCICU 中广泛使用 NIRS 进行监测，会让该研究的可能性降低。强的生理基础及现有的病例队列研究，为许多专业人员提供了足够的证据，使他们能够在这些机构中采用这种监测作为标准执行。对 NIRS 进行评估的 PCICS 专职小组得出结论认为，NIRS 的使用具备 II 级推荐水平，证据级别为 B；NIRS 的益处大于风险，可合理且优先考虑其使用，其证据水平由非随机对照研究得出[52]。

（五）热稀释法测定心输出量

经皮肺动脉插管在 PCICU 中的作用有限，原因有几个：①许多患者因其血管内径小而不能放置正常尺寸的鞘和导管；②许多期望经皮肺动脉导管插入进行监测的患者有心脏内分流或心脏瓣膜反流，从而导致标准热稀释法测量心脏输出量和混合静脉氧饱和度（SvO_2）结果无效。此外，经常需要右心内手术使 PA 导管使用受限；因此，当肺动脉压力或 SvO_2 需要连续监测时，经胸 PA 线放置 PA 导管是先天性心脏病手术中最常用的方法。连续中心静脉氧饱和度导管的可用性（见"静脉氧饱和度法"部分），以及 PA 导管放置的风险收益比通常最不利的看法，限制了该技术的适应证[53-56]。心脏指数可采用标准热稀释法测量，注意根据导管的大小和长度、注射液的体积和温度将正确的计算常数输入监测软件。在稳定的条件如呼吸循环的同一点，连续 3 次快速注射平均测得值以达到测量期间的精确性。还可以使用表 24-1[55,56]中的公式计算血管阻力和心搏量。血流动力学数据仅代表部分从 PA 导管测量提供的信息。另一半由供氧和耗氧量的测量和计算组成，也可用于指导患有低心排血量综合征的危重患者的治疗[55,56]（表 24-2）。他们需要从 PA 导管尖端和动脉的血液中测量混合静脉和全身动脉饱和度（用一氧化碳法测量，而不是计算），或者用中心静脉导管中的 SvO_2 代替这些值（如果正确校准的话，这是一个有效的假设）和经皮血氧饱和度计算，而不是测量的全身氧饱和度。成人和儿科重症监护文献中的数据表明，增加和最大限度地增加氧输送和降低耗氧量可以改善结果，并且其是危重症生存率的一个预测因素，包括心脏手术后[57-60]。PCICS 专职小组评估了使用 PA 导管监测低心输出量和休克患者的情况，建议等级为 II 级，也就是说，PA 导管的益处远远大于风险，在患者中使用这种方法是非常有意义的，虽然使用了标准疗法和微创监测，但是低心输出量情况依然持续存在。证据级别为 C，证据来源于有限的病例分析和专家共识[61]。

表 24-1 肺动脉导管监测的血流动力学公式

公 式	正常值 成人	正常值 婴儿	正常值 儿童
$CI = \dfrac{CO}{BSA}$	$2.8 \sim 4.2 \; L/min/m^2$	$2 \sim 4$	$3 \sim 4$
$SVI = \dfrac{SV}{BSA}$	$30 \sim 65 \; ml/(beat \cdot m^2)$	$40 \sim 75$	$40 \sim 70$
$LVSWI = \dfrac{1.36 \cdot (MAP - PCWP) \cdot SVI}{100}$	$45 \sim 60 \; g \cdot m/m^2$	$20 \sim 40$	$30 \sim 50$
$RVSWI = \dfrac{1.36 \cdot (PAP - CVP) \cdot SVI}{100}$	$5 \sim 10 \; g \cdot m/m^2$	$5 \sim 11$	$5 \sim 10$
$SVRI = \dfrac{(MAP - CVP) \cdot 80}{CI}$	$1500 \sim 2400 \; dyne \cdot s \cdot cm^{-5} m^2$	$900 \sim 1200$	$1300 \sim 1800$
$PVRI = \dfrac{(PAP - PCWP) \cdot 80}{CI}$	$250 \sim 400 \; dyne \cdot s \cdot cm^{-5} m^2$	< 200	< 200

CI. 心脏指数；CO. 热稀释法心输出量；BSA. 身体表面积；SV. 每搏输出量；SVI. 每搏量指数；LVSWI. 左心室做功指数；RVSWI. 右心室做功指数；SVRI. 全身血管阻力指数；PVRI. 肺血管阻力指数；MAP. 平均动脉压；PCWP. 肺毛细血管楔压；PAP. 肺动脉压；CVP. 中心静脉压

表 24-2 氧气输送和消耗公式

公 式	正常值 成人	正常值 婴儿	正常值 儿童
动脉氧含量 $CaO_2 = (1.39 \cdot Hb \cdot SaO_2) + (0.0031 \cdot PaO_2)$	$18 \sim 20 \; ml/dl$	$15 \sim 18$	$16 \sim 18$
混合静脉氧含量 $CvO_2 = 1.39 \cdot Hb \cdot SvO_2 + 0.0031 \cdot PvO_2$	$13 \sim 16 \; ml/dl$	$11 \sim 14$	$12 \sim 14$
动静脉氧含量差值 $avDO_2 = CaO_2 - CvO_2$	$4 \sim 5.5 \; ml/dl$	$4 \sim 7$	$4 \sim 6$
肺毛细血管氧含量 $CcO_2 = 1.39 \cdot Hb \cdot ScO_2 + 0.0031 \cdot PcO_2$	$19 \sim 21 \; ml/dl$	$16 \sim 19$	$17 \sim 19$
肺分流率 $Q_s/Q_t = 100 \cdot (CcO_2 - CaO_2)/(CcO_2 - CvO_2)$	$2\% \sim 8\%$	$2 \sim 8$	$2 \sim 8$
氧输出指数 $DO_2I = 10 \cdot CO \cdot CaO_2 / BSA$	$450 \sim 640 \; ml/(min \cdot m^2)$	$450 \sim 750$	$450 \sim 700$
氧消耗指数 $VO_2I = 10 \cdot CO \cdot (CaO_2 - CvO_2)$	$85 \sim 170 \; ml/(min \cdot m^2)$	$150 \sim 200$	$140 \sim 190$

Hb. 血红蛋白；SaO_2. 动脉血氧饱和度；PaO_2. 动脉血中氧气的分压；SvO_2. 混合静脉血氧饱和度；PvO_2. 混合静脉血氧分压；ScO_2. 肺毛细血管氧饱和度；PcO_2. 肺毛细血管血液氧分压；Q_s. 肺分流血流量；Q_t. 总肺血流量

（六）锂稀释和动脉轮廓分析心输出量

因为传统的经皮肺动脉漂浮导管在小婴儿及心内有分流的患儿中的应用是有限的，最近几种测定先天性心脏病患者心输出量和氧输送的方法也得到了应用。锂稀释心输出量（lithium dilution cardiac output，LiDCO）使用标准的 SVC 中心导管，甚至是外周静脉导管，以及装有锂检测电极的特殊股动脉导管。稀释的氯化锂溶液注入静脉，动脉血液被提取到锂电极中，心脏指数与锂离子浓度变化曲线下的面积有关，该方法已证实与先天性心脏病术后患儿的心输出量有明显的相关性。在48例的测量研究中，17例患者的体重范围为2.6～34kg，LiDCO与热稀释法心脏输出量之间的相关性良好（$r^2 = 0.96$），平均偏差为（-0.1 ± 0.31）L/min [62]。体外热稀释心输出量的原理与LiDCO相似，以温度代替锂浓度。将冷盐水注入中心静脉导管，并通过放置于股动脉的热敏电阻，推导出一条时间温度曲线，与标准热敏管有较好的相关性，标准肺动脉导管[63]测量的离子心输出量。锂和任何热稀释法都仅限于无心内分流的患者，明显限制了他们在先天性心脏病患者中的使用。另一种较新的方法就是动脉波形的脉冲分析（PiCCO），该波形与心搏量曲线下的等高线和面积有关，从而实现心输出量测量。这种连续的方法是用上述经肺热稀释心输出量定期校准的（同样使该方法对心内分流患者无效），对24例小儿心脏术后进行的一项研究显示，具有良好的相关性 [$r^2 = 0.86$，均值偏差为（0.05 ± 0.4）L/（min·m²）]，同时，对小儿心脏移植后的患者导管介入实验室血流动力学进行了评估 [64,65]。最近对该方法在儿童和儿童疾病动物模型中发表的一篇文章进行了全面的综述，认为脉冲式心搏量和心脏输出量的评估是一致的。脉冲波形分析通常是准确和精确的，可能是测量危重儿童心输出量的一个有用的辅助工具 [66]。通过PiCCO方法确定的脉压变化可以更好地预测先天性心脏病CHD手术前后26例婴儿血管容量反应性；证明其优于超声心动图监测法，如心脏指数和中心静脉压力的常规测量等 [67]。PCICS评估监测系统工作队的结论是，LiDCO和Picco系统需要更多数据，才能就其使用提出建议 [68]。最近一项对162名儿科心脏病专家、重症医生和外科医生的调查发现，连续的乳酸监测是被调查者使用最多的监测方法（94%）[69]，多位点NIRS占67%，乳酸与NIRS联合应用占78%。PCICS发表了一篇基于证据的综述，用于监测术后心脏病患者 [70]。表24-3概述了与低心排量有关的体检结果和其他数据。

表24-3 低心输出量状态的临床表现

分类	参数	特征/数据
体格检查	外周灌注	四肢冰冷或斑驳
		外围脉冲减弱
		延迟毛细血管再充盈
	呼吸状态	呼吸急促、呼吸频率增加、喘息、呼吸做功增加
	心脏检查	S_3或S_4、心音减弱、心动过速或心动过缓
	其他体格检查	出汗、肝大、颈静脉怒张、发绀加重
	精神状态	嗜睡或烦躁
监测数据	动脉波形	脉搏压力降低、波峰降低、低血压、呼吸变异增加
	心房充盈压	显著升高或降低；缺乏"a"波
	心电图（ECG）	非窦性心律、心动过速、心动过缓、ST段压低或抬高、缺乏心率变异性
	呼气末二氧化碳（ETCO₂）	ETCO₂减少、呼气末动脉CO₂差异大
	体温	中心-外周的温度梯度增加（中心-末梢温度>5℃）
	混合静脉（PA）或中心静脉（SVC）血氧饱和度	低SvO_2或$ScvO_2 < 50\%$

（续表）

分类	参数	特征/数据
实验室和影像学数据	近红外光谱区域氧饱和度	大脑 rSO₂ 低＜50%，躯体（肾脏）低 rSO₂＜10%，高于大脑的 rSO₂
	血清乳酸	增加或持续升高，超过 2mmol/L
	计算碱缺失	增加或＞5mEq/L
	B 型利尿钠肽（BNP）	升高超过 100pg/ml，并持续增加
	肌钙蛋白-I	升高到 0.15ng/ml 以上，并持续增加
	胸部 X 线片	心脏肿大、肺水肿或肺血管标记缺乏
	肾功能	BUN 和肌酐升高
		排尿量＜0.5ml/（kg·h）
超声心动图	左心室 EF 或 SF；左心室扩大	降低（EF＜50% 或 SF＜35%）
计算的心脏指数	通过 VTI 法，进行了热稀释法、锂稀释、脉搏波形分析、超声心动图等	＜2.0L/（min·m²）

S₃. 第三心音；S₄. 第四心音；SvO₂. 混合静脉血氧饱和度；ScvO₂. 中心静脉血氧饱和度；rSO₂. 局部血氧饱和度；BUN. 血尿素氮；EF. 射血分数；SF. 缩短分数；VTI. 速度时间积分法

四、低心输出量的预防和管理

（一）心输出量和供氧的决定因素

除了之前讨论过的改变先天性心脏病患者血流动力学管理的独立因素除外，还必须要认识到前负荷、后负荷、心肌收缩力和心率的改变是影响术前术后心输出量的四个基本要素（图 24-2）。另外，心脏舒张功能障碍在先天性心脏病患者中常见，尤其是在右心室手术后，改善前负荷和心室的顺应性更为重要。通过提高血红蛋白浓度来提高血液的氧结合力。这些因素中的每一个都应针对特定的先天性心脏相关的心血管生理学进行调整。图 24-3 详细描述了心室压力-容量的变化，以及与前负荷、后负荷、心肌收缩力和心率的变化等。

（二）先天性心脏病的药物治疗

在紧急情况下药物治疗的目标应该是优化心输出量和氧输送；改善对脑、心脏和肾脏等重要器官的灌注压，寻求合适的氧合条件下体循环和肺循环之间的最佳平衡。6 个月以下婴儿术后 48h 内高水平的正性肌力和血管活性药物输注与以下不良结局相关：死亡、体外循环支持、延长机械通气时间、神经损伤、肾衰竭、ICU 停留时间[71]。因此，更为重要的是要了解药物的作用，并在最低有效剂量的情况下谨慎使用这些药物。

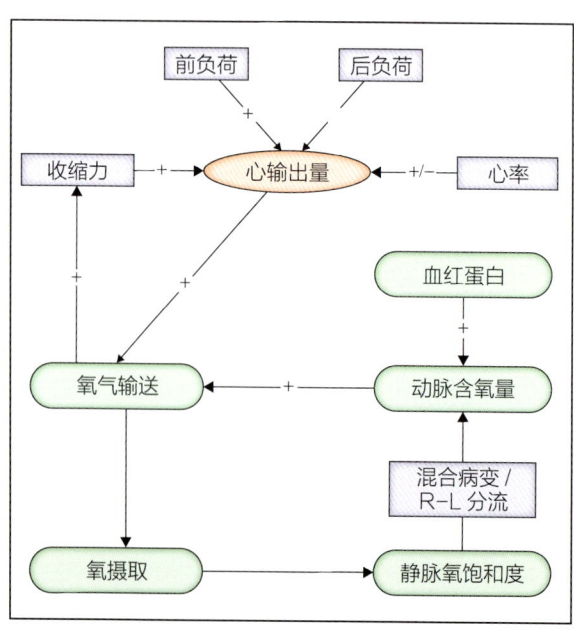

▲ 图 24-2 心输出量的测定和氧气输送

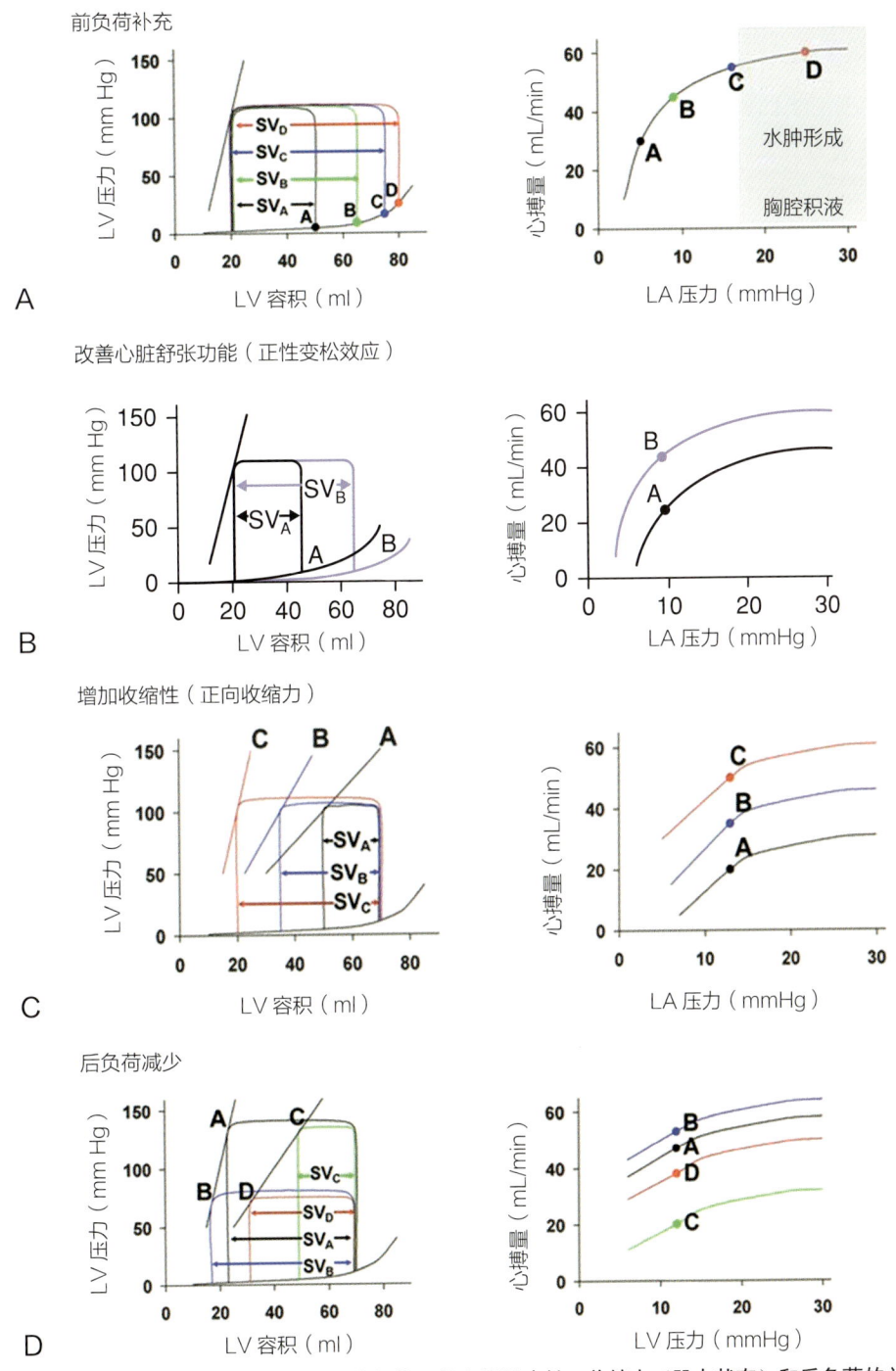

▲ 图 24-3 压力容积和 Starling 与前负荷、舒张压顺应性、收缩力（肌力状态）和后负荷的关系

在每个坐标图上，A 点代表在左心室的压力 - 容积曲线的舒张末期容积和 Starling 曲线上的基础心搏量。A. 增加前负荷的效果。随着血管内容积的增加，从 A 点到 B 点，舒张末容积和心搏量都有显著增加。但是，舒张压的依赖性是非线性的，随着从 B 点到 C 点和 C 点到 D 点的血管内容积的增加，心搏量的增加逐渐减少；在极高的舒张末容积和压力下，会出现肺毛细管渗漏，导致肺水肿和胸腔积液。B. 改善舒张功能的效果。A 点与 B 点相比，在相同的压力下，增强心室舒张功能和心室顺应性心脏舒张期末容积增加，引起相同心房压力下心搏量的增加；减缓心率或使用米力农等药物能够提高正性肌力效应；C. 增加心肌收缩力的影响。从 A 点到 B 点、到 C 点，压力 - 容积达到最高，这也代表逐渐增加的心肌收缩力。增加的心肌收缩力引起相同左心房压力下的心搏量增加；D. 减轻后负荷的影响。在正常的肌力下，以 A 点到 B 点的变化为代表，减轻后负荷使心输出量增加，而增加心搏量。随着基线变力的减小，以 C 点到 D 点的变化为代表，随着后负荷的减少，心搏量增加相对于以类似的后负荷变化而言比较大。心力衰竭患者以及新生儿对后负荷的变化特别敏感

SV. 心搏量；LV. 左心室

可用于急诊患者血流动力学治疗的药物可分为以下几类。

1. 强心药物（肾上腺素、多巴胺、多巴酚丁胺、米力农、钙剂）。

2. 提高心室率药物（异丙肾上腺素）。

3. 血管收缩药（去甲肾上腺素、去氧肾上腺素、血管加压素、注射用特利加压素）。

4. 血管扩张药（硝酸甘油、硝普钠、前列腺素、西地那非、一氧化氮、非诺多泮、尼卡地平、ACE 抑制药，血管紧张素受体阻滞药和钠尿肽）。

5. β 受体阻滞药（艾司洛尔）。

6. 血管扩张药（米力农、左西孟旦）

心脏重症必须记住，这些药物在适应证和剂量方面有很大的个体差异性。表 24-4 和表 24-5 总结了这些药物的作用机制和推荐剂量。如年龄、疾病和肾上腺素受体上调或下调等影响，需对药物滴定方可取得疗效，根据血管活性药物支持水平进行分类，包括肌力调节评分、血管活性肌力评分（vasoactive inotrope score，VIS）、血管活性药物指数（VISindex）[72]。VIS 是以下血管活性药物的加权评分：多巴胺 [μg/（kg·min）] + 多巴酚丁胺 [μg/(kg·min)]+ 肾上腺素 [μg/(kg·min)]×100+ 米力农 [μg/（kg·min）]×10+ 血管加压素 [单位 /kg/mi]×10000+ 去甲肾上腺素 [μg/（kg·min）] ×100；增加最大 VIS，以及血管加压/血管收缩力的持续时间产生 VISindex，评分范围为 1（低支持）～6（高支持度）。在接受先天性心脏病手术的 244 名婴儿中，总体高 VISindex ≥ 3 与单个或综合不良结局密切相关。

（三）强心药物

1. 肾上腺素

肾上腺素是一种内源性儿茶酚胺，由肾上腺分泌，具有很强的 α 和 β 肾上腺素受体活性。这种作用在两种类型的肾上腺素能受体导致在不同的器官和组织复杂的反应性体外注射肾上腺素的

表 24-4 正性肌力作用的药物

药 物	剂 量	受 体	收缩力	HR	SVR	PVR	肾血管阻力
肾上腺素	0.02～0.2μg/（kg·min）						
	低剂量	β_1, β_2 > α_1	↑	↑	↔, ↓	↔, ↓	↓
	高剂量	α_1 > β_1, β_2	↑	↑	↑	↑	↑
去甲肾上腺素	0.02～0.2μg/（kg·min）	α_1 > β_1, β_2	↑	↑	↑	↑	↓
多巴胺	2～5μg/（kg·min）	DA_1, DA_2	↔	↔	↔	↔	↓
	5～10μg/（kg·min）	β_1, β_2 > α_1	↑	↑	↔, ↓	↔	↑
	>10μg/（kg·min）	α_1 > β_1, β_2	↑	↑	↑	↑	↑
多巴酚丁胺	2～20μg/（kg·min）	β_1 > β_2, α_1	↑	↑	↓	↓	↔
异丙肾上腺素	0.01～0.2μg/（kg·min）	β_1, β_2	↑	↑	↓	↓	↓
米力农	负荷 25～100μg/kg	磷酸二酯酶Ⅲ抑制药 / ↑ cAMP	↑	↑	↓	↓	↓
	输注 0.25～0.75μg/（kg·min）						
氯化钙	5～10 mg/kg Ⅳ 丸剂	收缩蛋白	↑	↔, ↓	↑	↔, ↑	↔
	10μg/（kg·min）注射						
钠尿肽	1μg/kg 负荷	B 型钠尿肽	↔	↔	↓	↓	↑
	0.1～0.2μg/（kg·min）						
左西孟旦	6～12μg/kg 负荷	肌钙蛋白 C，逐渐增长的 Ca^{2+} 敏感度；ATP 敏感 K^+ 心血管舒张血管	↑	↔	↓	↓	↑
	0.05～0.1μg/（kg·min）						

表 24-5 血管活性药物

药 物	剂 量	受 体	收缩力	HR	SVR	PVR	肾血管阻力
加压素	0.01~0.05U/(kg·h)	V_1, V_2	↔	↔, ↓	↑	↑	↑
去氧肾上腺素	0.02~0.3µg/(kg·min)	$α_1$（兴奋药）	↔	↓	↑	↑	↑
硝酸甘油	0.2~10µg/(kg·min)	血管肌细胞/鸟苷酸环化酶，cGMP↑	↔	↔, ↑	↓	↓	↓
硝普钠	0.2~5µg/(kg·min)	血管肌细胞/鸟苷酸环化酶，cGMP↑	↔	↔, ↑	↓	↓	↓
吸入一氧化氮	10~40 ppm	血管肌细胞/cGMP↑	↔	↔	↔	↓	↔
前列腺素 E_1	0.01~0.2µg/(kg·min)	血管肌细胞/cAMP↑	↔	↔, ↑	↓	↓	↓
非诺多泮	0.025~0.3µg/(kg·min) 初始剂量，滴定最大剂量 1.6µg/(kg·min)	DA-1 $α_2$	↔	↔	↓	↔	↓
尼卡地平	0.1~0.3mg/(kg·h) 最大 15 mg/h	钙通道阻滞药	↔	↑	↓	↓	↓

V. 加压素；HR. 心率；SVR. 体循环血管阻力；PVR. 肺血管阻力；DA. 多巴胺；cAMP. 环腺苷酸；cGMP. 环鸟苷酸

反应取决于单个组织床中 α 受体与 β 受体的比例，以及所给肾上腺素的剂量。在低剂量 [<0.05 µg/(kg·min)] 情况下，肾上腺素导致了收缩压的适度增加，主要是由于心室收缩力增加[73]。骨骼肌血管内皮中 $β_2$ 受体的激活通常导致全身血管阻力和舒张压的降低。随着剂量的增加，由于其他血管床中 α 受体的激活，外周血管收缩力明显增加[74]。随着肾血管各阶段血管阻力的增加，肾血流量持续下降[75]。肾上腺素常用作治疗心力衰竭的强心药。肾上腺素对心脏 $β_1$ 受体主要作用是引起心肌收缩率和心率的增加。更高的剂量会导致房室结不应期的减少和心内膜的自动除极化的提高，这可能会导致房性或室性心律失常的发生。

在心肺复苏过程中，肾上腺素是首选的血管活性药物，因为它具有很强的 α 肾上腺素能作用，有助于维持大脑和冠状动脉的灌注[76]。美国心脏协会建议儿童在心动过缓、心跳停止或无脉冲时静脉注射肾上腺素 0.01mg/kg，每隔 3~5min 可一次。不再推荐高剂量使用肾上腺素[77,78]。长时间接受高剂量的肾上腺素，也就是说剂量为 0.1~0.2µg/(kg·min) 或更高，持续时间超过几小时，可能会导致婴幼儿心肌坏死，如果这种情

况发生，应考虑使用体外循环支持[79]。

2. 多巴胺

多巴胺是一种天然的儿茶酚胺，是去甲肾上腺素的直接前体。体内分泌多巴胺的大部分功能是作为中枢神经递质，尽管它也存在于外周循环中。外源性多巴胺的心血管效应是对药物[80]有不同亲和力的各种受体的激活所致。在较低剂量 [<5µg/(kg·min)] 的情况下，被激活的受体主要是肾脏、肠系膜和冠状血管床上的多巴胺 -1（dopaminergic-1，DA-1）受体。低剂量多巴胺的注入会导致肾脏血流量的增加以及 GFR 的增加[81]。但是，"肾脏剂量"的多巴胺是否有益于改善肾脏功能目前尚未得以证实[82]。随着药物剂量的增加，心肌中的 $β_1$ 受体被激活产生正性变时和变力效应[83]。在这些剂量下，多巴胺会导致心输出量增加，肺毛细血管楔压降低，而全身血管阻力通常会降低，血压只发生轻微变化。与异丙肾上腺素相比，心率的增加要小得多。使用低剂量或中等剂量的多巴胺时，总外围阻力通常未发生变化，是因为多巴胺在局部血管床上产生了血管扩张的作用所致。高剂量 [>10µg/(kg·min)] 使用多巴胺时，更多的 $α_1$ 受体被激活，从而导致更强烈的外周血管收缩和血管阻

力的增加。多巴胺的分布和清除率变化很大，强调了在个别患者[84]中滴定这种药物的原理。多巴胺在5～15μg/（kg·min）的剂量范围内，常用于辅助体外循环撤离和术后早期的肌力调节支持。近年来，一些医生忌讳使用多巴胺，因为它是一种神经递质，它可以穿过血脑屏障，抑制垂体功能，特别是婴儿和儿童甲状腺功能[85]。这种潜在的不良反应在其他天然或合成的儿茶酚胺中尚未见到[86]。

3. 多巴酚丁胺

多巴酚丁胺是一种合成的多巴胺，其药理作用是由于它激活了α和β肾上腺素受体。并无证据证明多巴酚丁胺对多巴胺能受体有任何的影响，或者导致神经末梢的去甲肾上腺素的释放。多巴酚丁胺主要的作用是在$β_1$受体上，而对$β_2$或$α_1$受体影响很小，这种作用会增加肌力和变时性，心脏输出明显增强，左侧充盈压减小。使用多巴酚丁胺后，总外围阻力保持不变或有可能减少。这种效应尤其是对心室功能障碍患者的治疗有比较大的益处。如同多巴胺的药效，肾血流量几乎没有直接增加。已经证明，患有先天性心脏病且经受了心肺分流术后的儿童中，多巴酚丁胺在5～15μg/（kg·min）剂量范围内，能够有效地改善心脏指数[87]。与新的正性肌力药物如米力农相比，对心搏量有类似改善，但与磷酸二酯酶抑制药[88]相比，左心室充盈压力和血管阻力的下降更大。使用多巴酚丁胺增加心率比米力农更加突出。同等影响肌肉收缩力剂量的多巴酚丁胺增加了窦房结的自律性，其增加程度比异丙肾上腺素[89]要小得多。高剂量的多巴酚丁胺[＞15μg/（kg·min）]容易引起心房或心室心律失常。尽管多巴酚丁胺会通过增加心搏量、心率，以及心脏输出量而增强新生儿的心脏输出，但它常用于强心药，将增加心肌耗氧量，并对先天性心脏病术后[90,91]患者可能会引起心肌舒张功能障碍。

4. 米力农

米力农是一种双吡啶衍生物，它通过抑制磷酸二酯酶Ⅲ来引起血管舒张，发挥正性肌力作用，通过cAMP的积累，而不依赖于肾上腺素能受体激活[92]。心肌收缩力的增加通过改变钙离子内流[93]、钙离子与肌纤维蛋白的结合而改善收缩和舒张功能；而在血管平滑肌中，cAMP的增加主要影响了钙离子的清除，从而导致血管舒张。全身血管阻力的减少使磷酸二酯酶抑制药在不增加心肌工作和耗氧量的情况下增加心输出量和供氧量。由于正性肌力和血管阻力的双重影响，米力农广泛用于治疗充血性心力衰竭、肺动脉高压和术后低心排等情况。已经证明，米力农对于患有先天性心脏病的[94,95]成人和儿童而言是一种有效的强心药，同时血管平滑肌松弛也会引起周围血管扩张。Chang等在报道中指出，米力农[负荷50μg/kg，然后注入0.5μg/（kg·min）]，在新生儿心脏手术后的低心排时，能够降低心室充盈压、全身和肺血管阻力下降（＞25%），并提高心脏指数[从2.1 L/（min·m^2）到3.1 L/（min·m^2）][96]。Bailey等发现，在20例接受先天性心脏畸形矫正手术的儿童中，他们的心脏输出量增加了18%[97]。米力农也提高舒张功能。米力农治疗有可能产生低血压和反射性心动过速等不良反应。Mehra等曾在报告中指出，71例接受米力农长期静脉注射（大于3天）的患者中有4%出现血小板减少症[98]。米力农主要是肾排泄，高剂量（50～75μg/kg）应用在肾功能不全的患者中显示出持续的血流动力学作用。在充血性心力衰竭[99]患者中发现血清半衰期为0.8h。与成人相比，米力农在婴儿和儿童中的分布量更大，清除速度更快[99]。对于正常肾脏功能的患者，建议采用米力农的治疗剂量为50 μg/kg，之后的注射剂量为0.25～0.75μg/（kg·min）。通过降低负荷量并单纯开始静脉持续维持给药，可以避免随负荷剂量而出现的低血压，同时发现治疗性血浆浓度在几小时内是无法达到的。近几年来，米力农在心脏外科重症监护室（cardiothoracic surgery ICU，CICU）中得到了广泛的应用，是少数几种接受前瞻性、随机、双盲、对照研究的方案之一。Hoffman等研究了227例接受心脏体外循环中手术的婴儿和儿童；高剂量的米力农[体外循环中手术后的负荷量为75μg/kg，之后持续静脉0.75μg/（kg·min）维持]与安慰剂或低剂量的米力农[负荷量25μg/kg，之后持续静脉0.25μg/（kg·min）维持]相比，低心排综合征的发生率降低了 55%[100]。在对 16 例正在接受 Norwood 第 I 阶段姑息手术的新生儿药物代谢动力学研究时发现，复温开始时，负荷量为 100μg/kg 的米力农提供治疗的血浆浓度，0.5μg/（kg·min）的剂量可导致最初的 12h 内的米力农浓度显著增加，引起肾功能受损，新生儿可能需要的米力农剂量较低，为 0.2μg/（kg·min）[101]。

5. 钙剂

钙离子是心肌细胞兴奋-收缩耦合和脉冲产生的重要组成部分，是血管平滑肌张力的主要决定因素。特别是在新生儿中，心肌肌质网发育不良，钙离子的内流和释放率低下，充足的离子钙浓度对于优化心肌收缩非常重要。在低钙血症的情况下，以氯化钙或葡萄糖酸钙的形式补充钙有助于改善心脏的正性肌力作用[102]。当血清离子钙水平正常时，钙主要作为血管收缩剂发挥作用。在体外循环终止过程中，钙剂是否常规使用是一个有争论的话题。在体外循环中，低钙血症的发生率相对较高，但由于尝试体外循环撤离，离子钙水平通常会被调整为正常水平[103]，因此大多数患者可能不需要补充钙剂。此外，越来越多的证据表明，在局部缺血和再灌注损伤过程中，细胞内钙水平升高与细胞死亡和损伤有关[104]。Murdoch 等在研究中指出，给 12 名行心脏手术的儿童使用了 10 mg/kg 的氯化钙制剂之后，体循环阻力指数（systemic vascular resistance index，SVRI）[从 885 dyne·s/（cm^{-5}·m^2）到 1070 dyne·s/（cm^{-5}·m^2）] 增加，而心脏指数（cardiac index，CI）[从 4.44L/（min·m^2）到 3.85 L/（min·m^2）] 减少[105]。静脉注射氯化钙可获得比葡萄糖酸钙或葡萄糖苷酸钙[106] 更高和更可预测的离子钙。在正常血清钙存在的情况下，体外循环中早期常规使用钙作为正性肌力药物并不能得到很好的支持。根据成人的心肺复苏术文献记载，有确凿证据证明弹丸式补充钙剂或超大剂量补充钙将会产生不良的后果。此外，最近的研究表明，心脏体外循环中手术后的死亡率与 1 岁以下婴儿的 Ca^{2+} 补充有关，建议该制剂只用于记录在案、与心肌功能障碍有关的低钙血症，或用于大量接受柠檬酸血液制品的新生儿中，

在 CICU 中应尽可能避免大剂量和弹丸式钙剂的使用[107]。钙剂不建议使用于缓慢性心律失常，除非低钙血症或高钾血症并存或者相对于钙通道抑制药[77,78] 而言。

（四）提高心室率药物

异丙肾上腺素：异丙肾上腺素是一种强效的非选择性 β 肾上腺素能激动药，其 α 受体的作用极其微小。由于其血管舒张性 β$_2$ 受体激活作用以及缺乏 α 受体的激活，异丙肾上腺素可引起外周血管阻力降低[73,108]。它的血管扩张作用可在肾、肠系膜和肺血管床上看到。与多巴胺和多巴酚丁胺相比，异丙肾上腺素静脉注射存在更多的时效性。异丙肾上腺素可使心肌耗氧量明显增加，这可能会加剧或诱发心肌缺血[109]。高剂量异丙肾上腺素可致心律失常，并可诱发室性心动过速或心室颤动。如果左心室流出道或右心室流出道出现梗阻时，则禁用该制剂。增加患有重症心动过缓或缓慢性心律失常[77,78] 或者心脏移植后的早期患者心率时，异丙肾上腺素是最常用、临时的提高心室率药物。异丙肾上腺素注射剂量范围为 0.01～0.2μg/（kg·min）。

（五）血管收缩药

1. 去甲肾上腺素

去甲肾上腺素是一种内源性儿茶酚胺，它主要是由神经节后肾上腺素神经末梢释放。肾上腺素髓质除了是肾上腺素的主要来源之外，还含有去甲肾上腺素的一部分（10%～20%）。去甲肾上腺素的作用与心脏的肾上腺素作用非常相似，对 β$_1$ 受体有强烈的刺激作用，并且增加了心肌收缩性[75]。这两种药物[73] 的外周作用存在很大差异，这些差异决定了其临床应用。去甲肾上腺素是一种有效的 α$_1$ 激动药，所有的剂量对血管扩张 β$_2$ 受体影响极小。因此，即使是低剂量的去甲肾上腺素也会导致收缩压和舒张压升高。由于大多数周围血管床血管收缩，引起体循环血管阻力增加。心脏输出量通常会减少或保持不变，这取决于总外周阻力的增加。心率可能是迷走神经张力反射

增加的结果，也可能是由于 β₁ 效应在个别患者中占优势而引起的。这两种内源性儿茶酚胺 – 肾上腺素和去甲肾上腺素，如果长时间输注[110]，都能引起高血糖。比肾上腺素剂量高很多的去甲肾上腺素通常引起这些效应。去甲肾上腺素是一种强血管收缩剂，高排低阻或血管麻痹性休克[111]的临床情况下是有用的。去甲肾上腺素的常规剂量范围是 0.01~0.2μg/（kg·min）。

2. 去氧肾上腺素

去氧肾上腺素是一种纯粹的外周 α₁ 受体激动药，可用于全身性低血压的急性治疗。这种纯粹的 α 效应通常会导致心率反射减慢，虽然在小婴儿中表现并不明显。在先天性心脏病治疗中，主要用途是当心室因流出道梗阻而受损时，外周血管阻力急剧增高，例如，在 "Tet Spell"[112] 和肥厚型心肌病[113] 或其他左心室病变（这种病变是通过低的外周血管阻力增加了梗阻程度）过程中，低外周血管阻力的法洛四联症导致右向左分流增加，缺氧发作时，该药物对类似的生理功能有很大的用途，该功能可用于急需增加外周血管阻力，以改善氧合。需要频繁使用时，则应静脉持续泵入，例如，法洛四联症患者转移到手术室之前应持续静脉泵入。去氧肾上腺素在增加血压方面非常有效，但其主要的不良反应是外周组织的血管收缩，其中包括骨骼肌、皮肤、肾脏和肠系膜等。这种血管收缩可能非常强烈，从理论上讲可能会影响终末器官的血液供应及功能，正因如此，许多专科医师将其使用剂量限制到最低。去氧肾上腺素渗出进入皮肤和皮下组织，可能导致局部缺血、坏死和组织缺损。研究观察到大剂量的去氧肾上腺素可引起心率减慢，需要警惕。去氧肾上腺素的负荷剂量为 0.5~5μg/kg 或更高，维持剂量范围为 0.02~0.3μg/（kg·min），如果可能，可通过中心静脉导管输注。

3. 血管加压素

加压素（vasopressin）是中脑脑室旁核在低血压作用下产生的一种神经源性多肽，由垂体后叶分泌。加压素产生强烈的血管收缩，并具有抗利尿作用。加压素通过 V₁（血管收缩）和 V₂ 受体（抗利尿）发挥这些作用。在过去，最常用的加压素是用来治疗消化道出血。近年来，在急救复苏中，加压素已被用作肾上腺素的替代物；然而，在这一指征中，加压素优于肾上腺素的优势尚不清楚。从理论上讲，加压素优势是它不依赖于肾上腺素能受体，而肾上腺素受体敏感性在长期高浓度的儿茶酚胺应用下可能被降低。在代谢性酸中毒的情况下，通过肾上腺素受体的信号传递也是无效的。一些产生低血压的因素（例如感染性休克）与低血浆加压素浓度有关，这表明加压素分泌不足。在这些患者中，有人描述了对加压素的超敏反应，这可能是由于加压素受体的上调所致，并与对加压素[114]快速脱敏的研究相一致。Rosenzweig 等[115] 报道了他们在儿童心脏手术后使用血管加压素（vasopressinin）的情况，这些患者对标准的血管加压素没有反应，血管加压素的剂量从 0.018U/（kg·h）到 0.12U/（kg·h），这个剂量范围的加压素产生的收缩压平均增加 22mmHg（65~87mmHg），3 例患者血浆加压素水平较低，血压低、心功能差的患者在开始加压素治疗前死亡。血管加压素对于 α 肾上腺素能受体抵抗使用 α 肾上腺素能药物无效时，如使用苯氧苄胺或酚妥拉明[116] 无效引起的低外周阻力患者效果非常明显。现在有很多的血管加压素及其合成物——特利加压素被用于治疗心源性和感染性[117,118]引起的难治的血管扩张性休克患儿。血管加压素的使用剂量从 0.01 U/（kg·h）调到最大值 0.05 U/（kg·h）时，应尽快撤离并停止。最近，对 34 例心脏术后患者的回顾性分析中发现，只有一半的儿童对加压素的有反应，平均动脉压升高，而儿茶酚胺使用剂量[119] 降低。低钠血症常发生于持续数天的加压素输注，血清钠应至少每日监测，最近的系列病例分析中，29 例患者中有 48% 接受了加压素治疗，但只有 17% 的患者未接受补钠纠正治疗（$P=0.004$）[120]。

（六）血管舒张药

1. 硝酸甘油

硝酸甘油通过释放一氧化氮产生血管扩张。与其他一氧化氮供体不同，硝酸甘油释放的一氧化氮是通过酶促介导而产生。硝酸甘油通常被称为静脉扩张剂或冠状扩张剂，而硝普钠被认为是动脉的优先扩张剂，虽然这些差异很难得以证明。使用硝酸甘油的主要标志就是心肌缺血、高血压、容量超负荷、充血性心力衰竭和肺水肿。与硝酸甘油治疗相关而引起的静脉扩张会导致前负荷减少，随后左心室舒张末期容积和压力降低，从而降低室壁张力，改善心肌氧供与氧耗比值。硝酸甘油还扩张病变和正常冠状动脉[121]。低血压和反射性心动过速是潜在的不良反应。硝酸甘油用于心脏外科患者治疗体循环或肺循环阻力增高，降低心脏充盈压力和提高心指数。一项研究包括20例小儿先天性心脏病患者，其中14例术前有肺动脉高压，硝酸甘油[＞2μg/（kg·min）]降低了全身和肺血管阻力[122]。只有在大剂量时才会提高心脏指数。作者认为，药物对全身和肺动脉的影响以及对容量的影响是与剂量有关的。在低剂量[＜22μg/（kg·min）]下，硝酸甘油主要产生静脉扩张，其表现为对保持右心房压力和左心房压力的容量要求增加。静脉维持硝酸甘油的常用剂量为0.5～5μg/（kg·min）。

2. 硝普钠

硝普钠的降压特性在19世纪末曾被描述过，但该药一直未获批准，直到1974年才用于临床。通常情况下，硝普钠被错误地称为"直接、优先选择的动脉血管扩张药"。硝普钠通过与含巯基的组织化合物相互作用释放出一氧化氮，实现动静脉的扩张。释放的一氧化氮激活可溶性鸟苷酰环化酶，增加cGMP。硝普钠最常用于控制高血压患者的血压，降低全身血管阻力，从而改善左心室功能不全或左心室功能不全引起的血液反流性病变（二尖瓣或主动脉瓣反流）。因为它的半衰期很短，可以精准控制血压。心肌功能不全的患者，心脏输出量因心搏量的增加而增加，从而引起主动脉阻力降低。尽管全身血管阻力显著降低，但血压下降通常是适度的，因为心输出量的增加补偿了全身血管阻力的降低。在低血容量或梗阻性心脏病变的患者中，血压下降更明显。结果，在肥厚型心肌病患者中，硝普钠可能会增加流出道梗阻，而主动脉瓣或二尖瓣狭窄患者可能无法通过心输出量的增加来补偿，从而导致严重的低血压。硝普钠用于 Norwood I 期术后早期后负荷减轻，降低全身血管阻力，降低 Q_P/Q_S，早期可获得良好的血流动力学和较高的生存率[123]。研究表明硝普钠的不良反应之一是氰化物形成所产生的毒性。氰化物是硝普钠代谢的产物，被红细胞吸收，主要通过与硫代硫酸盐结合而在肝脏中灭活。这个反应由硫氰酸酶催化，肝衰竭的患者更易发生氰化物中毒。一旦发生氰化物中毒，应立即停用SNP，确认是该问题后，应先对患者进行3%硝酸钠的治疗，然后再给予硫酸钠拮抗。肾衰竭患者应谨慎使用SNP，因为他们可能难以代谢在SNP分解过程中产生的硫氰酸盐。在63例心脏手术后儿童的回顾性研究中发现，SNP控制血压或降低全身血管阻力时，有11%的患者氰化物浓度升高。那些氰化物水平升高的患者的平均SNP剂量为2.8μg/（kg·min），1.1μg/（kg·min）不会引起氰化物水平升高，但浓度升至1.8μg/（kg·min）开始，氰化物水平有升高风险[124]。

SNP的起始剂量为0.5～1μg/（kg·min），可滴定至5μg/（kg·min）。剂量越高，毒性风险越大，因此超过3μg/（kg·min）的剂量不应超过几小时。输液中加入硫代硫酸钠可以拮抗SNP的毒性，但需替代控制高血压的治疗方法。

118名接受艾司洛尔控制血压的婴儿和儿童经胸手术后进入ICU的多中心研究；只有15%～20%的新生儿需要硝普钠，50%的1～24个月的患者和80%的2～6岁的患者需要硝普钠来控制血压。最大的硝普钠剂量中值为3μg/（kg·min），小于3μg/（kg·min）无死亡、神经系统并发症或显著的酸中毒[125]情况发生。

3. 前列腺素类

前列腺素类药物如 PGE_2 和 PGI_2 是花生四烯酸途径的主要代谢产物。在血管组织中，它们主要由内皮细胞产生和释放，与基底层平滑肌细胞上的特定受体结合。这引起腺苷酸环化酶的激活和cAMP水平的升高，从而降低细胞内的 Ca^{2+} 浓度并产生血管平滑肌松弛。PGE_1 是一种合成的PG制剂，用于松弛血管平滑肌，暂时维持新生儿动脉导管的开放。有报道使用 PGE₁ 对 27 名肺或全身血液完全或显著依赖于动脉导管的新生儿进行治疗,他们的低氧血症和酸中毒得到了改善[126]。现已证明,PGE₁ 可以保持导管开放长达 2 个月[127],并可重新开放近期关闭的导管。PGE₁ 术前药物治疗已降低了死亡率,使外科手术有计划进行,而不是因绝望去尝试解决紧急情况,这在过去是常有的事。PGE₁ 最常见的不良反应是低血压、呼吸暂停、高热和焦虑,高剂量 [0.05~0.1μg/(kg·min)] 使用时最为常见。如果降低了药物剂量或停用药物,这些情况可发生逆转。除了治疗新生儿先天性心脏病外,PGE₁ 还用于治疗继发于二尖瓣疾病的肺动脉高压[128]、先天性心脏病术后[129]和心脏移植后[130]的肺动脉高压。使用吸入 PGE₁ 治疗方面的研究很少。PGI₂ 或环前列腺素(依前列醇)是一种用于治疗原发性肺动脉高压或先天性心脏病相关肺动脉高压的肺血管扩张药。PGI₂ 或环前列腺素(依前列醇)最常用于严重终末期疾病患者,包括那些等待肺移植的患者,尽管它在心脏手术后早期被用作短期治疗[131]。全身用 PGI₂ 不能完全选择肺血管,从而导致全身血管扩张和全身动脉压的降低。PGI₂ 自发水解为 6-酮-前列腺素 F₁ₐ,半衰期为 1~3min,由于其半衰期短,雾化吸入的 PGI₂(Iloprost)像一氧化氮一样,可以选择性地扩张肺血管,对全身动脉压的影响微乎其微。一些零星报道和小型临床研究表明,吸入的 PGI₂ 可以降低肺动脉高压和肺血管阻力。Schulze-Neick 等[132]在报道中指出,吸入 PGI₂ 和一氧化氮能降低先天性心脏病术后患者的肺血管阻力。另一项研究显示,9 例患者吸入 PGI₂(单次治疗剂量 2.5μg、5μg、10μg)后肺动脉压力降低,右心室功能改善,接受心脏手术,包括心脏移植[133]。前列环素的最佳剂量仍未确定,已证明吸入 PGI₂ 的有效剂量范围为 1~50 ng/(kg·min)。该药物也已证明,在先天性心脏病体外循环手术[134]后,可以降低婴儿升高的肺动脉压(pulmonary arterial pressure,PAP)和肺血管阻力[135]。

4. 西地那非

西地那非是一种磷酸二酯酶 5 抑制药,在严重肺动脉高压的胎粪吸入仔猪模型中似乎是一种选择性强且高效的肺血管扩张药[136]。病例报道研究显示,西地那非可改善持续性肺动脉高压心脏手术后患者一氧化氮后戒断的影响[137]。给予剂量为 0.5~2.0 mg/kg 时,西地那非可有效降低房间隔缺损修补术后婴儿的平均肺动脉压[138]。其他小型回顾性研究表明,如果在中度至重度肺动脉高压患儿术前和(或)术后口服西地那非,则可以降低肺动脉压,并有缩短机械通气时间和 ICU 住院时间[139,140]。

5. 一氧化氮吸入治疗

一氧化氮是人体中普遍存在的化合物,是由氨基酸精氨酸转化为瓜氨酸而产生,这种反应是由一氧化氮合酶(nitric oxide synthase,NOS)促进完成。一氧化氮是一种非常小的亲脂性分子,扩散到基底层平滑肌细胞中,引起细胞内 cGMP 水平的增加和血管舒张[141]。吸入一氧化氮对肺通气区域具有很高的选择性,它通过肺泡-毛细管膜,引起肺血管扩张,降低肺血管阻力。吸入一氧化氮的高亲和力和血红蛋白结合后立即失活,限制了药物对肺循环的作用。吸入一氧化氮治疗已被证明对治疗先天性心脏病引起的肺动脉高压很有帮助。先天性心脏病患者的肺动脉高压由慢性低氧血症或慢性肺血流量和(或)肺静脉压升高等多种因素所致。由于内皮功能障碍,体外循环后肺血管阻力也迅速增加。在这一关键时期[142],一氧化氮吸入是最适合的治疗方法,它可选择性地降低肺血管阻力。肺血管选择性吸入一氧化氮在减轻心脏移植患者右心室后负荷方面可能有特别作用,因为部分供体心脏可能不适应这些患者[143]心脏移植前的高肺血管阻力。一些研究者报道了在术前使用吸入一氧化氮来检测肺血管阻力的可逆性和预测体外循环后肺动脉高压的发生,以及使用术前评估来预测在体外循环后即刻[141,144-146]使用药物的必要性。其他研究报道了一氧化氮可能是通过改善先天性心脏手术患者的肺血流量和通气比例[147]改善氧合。尽管一氧化氮对各种先天性心脏病引起的肺高压都有效,但它可能并不能帮助所有患者降低肺血管阻力。在一项双盲研究中,米力农 0.5μg/（kg·min）和一氧化氮 30mg/L 对降低肺动脉压力的效果优于单独用药[148]。治疗无反应者通常是那些长期存在的肺动脉高压和肺血管广泛重塑的患者。一氧化氮尚未表现出改善术后疗效的结果，而且患者无法承受每天花费数千美元的费用来使用该药，其输送系统配置很复杂，运输也很复杂，而且还存在毒性问题等（参见本章下述内容）。因此，建议在已知或疑似严重肺动脉高压引起的低心输出量的患者（双心室患者）中，或在经历了全腔肺动脉吻合术的单心室患者中，由于肺血流量的严重减少而引起的低氧血症，将吸入一氧化氮作为最后的治疗手段。重要的是，一氧化氮对于肺循环障碍的患者是无效的，从根本意义上讲，吸入一氧化氮可能对肺静脉回流梗阻或左心室流入梗阻的患者有害。

吸入一氧化氮治疗可以通过面罩或鼻导管吸入，或者通过连接到呼吸机管路的进气部位对机械通气的患者进行治疗。一氧化氮最常用的剂量范围是 10～20mg/L，肺血管阻力的降低可使剂量降到 2～5mg/L。即使延长治疗时间，吸入这些剂量时的一氧化氮不良反应也是很小的。有些人主张在先天性心脏手术中将吸入一氧化氮连接到体外循环回路中。在一项对 16 例患者进行的小样本研究中，随机接受 20mg/L 吸入一氧化氮的 8 例患者与接受安慰剂的患者[149]相比，缩短了机械通气和 ICU 滞留时间，该研究还讨论了一氧化氮对体外循环所致缺血再灌注损伤和炎症反应的潜在益处。已有研究表明"一氧化氮前体"在肺动脉高压的急性期治疗和长期治疗中的作用。一期和二期临床试验使用了静脉注射瓜氨酸的方法，已经证明了可预测的药代动力学原理，使用后还未发现药物安全问题[150]。除了吸入一氧化氮的高成本外，该制剂还会产生一些不良反应，需谨慎使用，在可能的情况下应做预防处理[151]。吸入一氧化氮骤停或药物剂量迅速减少可导致反射性的肺动脉高压，这在吸入一氧化氮应答患者和非应答患者中都可以看到，经过数小时治疗后即可发现。这种现象可以通过谨慎的撤离方案进行预防，该方案中包含在停用之前使用单剂量磷酸二酯 5 抑制药西地那非[152]。高剂量吸入一氧化氮或长时间使用或无意间过量使用均会导致高铁血红蛋白血症，这是由一氧化氮与血红蛋白[153]结合引起。因此，应定期监测高铁血红蛋白水平，特别是长时间治疗的患者。此外，一氧化氮代谢产物二氧化氮可能增加肺损伤，应持续监测其水平，使其维持在 5mg/L[141] 以下。

6. 非诺多巴

非诺多巴是一种选择性的多巴胺受体激动药，对 α_2 受体具有中等亲和力。尽管它与 α_2 受体结合，但非诺多巴没有明显的镇静作用。非诺多巴制剂可引起包括肾脏、肠系膜、冠状动脉和骨骼肌在内的周围血管的急剧扩张。使用非诺多巴的主要适应证是治疗高血压急症和术后高血压[154-156]。非诺多巴的理论优势在于其能在维持肾脏灌注的同时降低血压。这对于肾功能不全的患者尤为重要，因为在这些患者中，血压的快速下降可能会导致肾血流量、GFR 减少，甚至急性肾功能不全。长期输注非诺多巴时有耐药性，其半衰期（预计失去 50% 的药效）为 60h，停药后无长期药效学效应或反跳性高血压。回顾性研究 25 例心脏术后常规利尿药治疗但仍存在尿量不足的新生儿，非诺多巴使尿量增加了 50%，对血流动力学的影响很小[157]。

7. 尼卡地平

尼卡地平是一种二氢吡啶钙通道阻滞药，通过抑制钙的内流，使血管平滑肌松弛，从而降低收缩压、平均血压、舒张压和全身血管阻力[158]。其负性肌力作用最小，反射性心动过速小于其他直接血管扩张药如硝普钠。尼卡地平对左心室功能正常的心脏外科术后患者进行降压治疗是有效的。尼卡地平在儿童心脏外科术后控制高血压效果明显，平均动脉压明显降低，心率增加最少[159]。尽管该药物无负性肌力作用，但不建议用于心功能不全的患者，谨慎应用于婴儿。

（七）β 受体阻滞药

β 受体阻滞药、ACE 抑制药在治疗慢性心力衰竭方面更有益处，它们已经被证明可以改善儿童和成人先天性心脏病的心功能状态[160,161]。这种效应由其对内源性神经体液系统的调节引起。几项研究表明，慢性心力衰竭患者交感神经张力升高[162,163]导致β肾上腺素受体下调。β受体阻滞药如普萘洛尔、美托洛尔和卡维地洛可增加先天性心脏病所致心力衰竭患者心肌β受体的数量，从而改善心功能[164,165]。由于使用β受体阻滞药治疗，这些患者可以在围术期保持对儿茶酚胺的反应性。这些药物除了用于治疗慢性心力衰竭外，还可用于先天性心脏病患者的急性血流动力学管理。通过减少交感神经张力增加对患者右心室流出道的影响，β受体阻滞药是缺氧发作的有效药物[166]。同时，心率的降低可以使舒张期充盈时间延长，并改善前负荷。艾司洛尔是一种短效$β_1$受体选择性阻滞药，适用于法洛四联症围术期的血流动力学治疗[167]。

给予艾司洛尔100～700μg/（kg·min）可成功地控制儿童主动脉缩窄术后高血压的发生[125,168]。拉贝洛尔是一种α和β肾上腺素受体阻滞药，具有α∶β=1∶7的阻滞作用，在由持续输注β受体阻滞药向口服药物过渡的过程中，经常选择间断静脉滴注。每1～4小时给予拉贝洛尔0.1～0.2mg/kg的剂量通常是有效的。

（八）新型强心药和血管活性药物

目前在先天性心脏病患者中使用一些新的血管活性药物的科学文献有限，尽管其中一些已经在其他患者群体中得到了较好的研究。下面对一些新型药物做简要介绍。

1. 左西孟旦

左西孟旦是一种增敏药。大多数其他正性肌力药物通过刺激肾上腺素受体和增加已经衰竭的心脏中可能已经升高的细胞内钙起作用。与这些药物不同，左西孟旦的药理作用是引起心肌纤维蛋白肌丝构象变化，使它们对细胞内的钙离子更加敏感。其血管舒张作用是通过开放钾通道来实现的。虽然美国没有批准左西孟旦的常规临床使用，但是已有许多的临床研究涉及该药，在许多晚期心力衰竭的患者人群中使用了左西孟旦，该药安全有效地缓解了临床症状。左西孟旦在降低肺动脉楔压和增加心输出量[169]方面更有效。在围术期使用左西孟旦的经验有限。在心脏手术患者的前瞻性随机安慰对照试验中，于体外循环撤机之前使用了一定量的左西孟旦，可提高心脏功能、降低全身血管阻力、增加心肌耗氧量、显著降低血压，偶尔引起低血压[170]。低血压对给药剂量敏感，不需要增加血管收缩。在15例患有急性心力衰竭患儿中使用了左西孟旦，该药在提高射血分数的同时也减少了多巴胺的剂量，左西孟旦的负荷量为6～12μg/kg，维持量为0.05～0.1μg/（kg·min），而其他血流动力学效应未发生改变[171]。尽管显示出预期的血流动力学效应，但是这种药物对心脏衰竭的成年患者的生存率几乎没有任何影响，因此，该药物在美国还未得到进一步开发。最近回顾了11篇发表的关于左西孟旦在儿科心脏外科手术后使用的研究，其中包括了心脏手术后的145例患者接受左西孟旦或米力农治疗而进行的三项随机对照试验[172]，三项研究均未显示2种药物在临床结局方面（机械通气时间和ICU停留时间）存在差异。对63例患者进行的最大规模的研究表明，给ICU患者使用左西孟旦后，正性肌力药物评分和乳酸水平较低，两组均未观察到正性肌力药物评分改变引起的并发症。其他8项回顾性研究是由高达293例患者组成的病例系列，左西孟旦通常在改善低心排血量综合征方面效果明显，尤其是对标准正性肌力药物无反应者，使用左西孟旦后未发现任何不良反应。

2. 奈西立肽（B型利钠肽）

奈西立肽是一种人类重组的B型利钠肽，与内源性B型利钠肽具有类似的作用。人类重组B型利钠肽刺激血管内皮细胞和平滑肌细胞内cGMP含量增加。奈西立肽治疗通过升高cGMP水平引起动静脉扩张。奈西立肽具有天然的利尿和血管扩张的特性。目前，奈西立肽的主要用途是治疗急性失代偿性心力衰竭，它使心力衰竭患者的肺毛细血管楔压和全身动脉压呈量依赖性降低。在一项489例受试者的随机对照试验中，奈西立肽单次给药量为2μg/kg，随后静脉维持量为0.01～0.03μg/（kg·min），与硝酸甘油相比，其更有效地降低了肺毛细血管楔压[173]。在另一项随机对照试验中，包括 103 例心力衰竭和收缩功能障碍患者，据报道奈西立肽可使肺毛细血管楔压降低 39%，并降低右心室压力和全身血管阻力，明显提高心脏指数[174]。Colucci 等[175]在报道中指出，奈西立肽作为一种治疗心力衰竭标准药物，与多巴酚丁胺、米力农、多巴胺或硝酸甘油一样非常有效。奈西立肽肾血流动力学效应表现在小动脉血管收缩上，这可能是在肾灌注受损时增加 GFR 和滤过分数。此外，BNP 可引起尿钠排泄及钠的部分排泄（fractional excretion of sodium，FENA）均增加[176]。在一些临床试验[176,177]中报道了奈西立肽治疗的轻度利尿作用。

在 17 例心脏手术后患儿的有限经验中，体外循环过程中负荷量为 1μg/kg，之后静脉维持量由 0.1μg/（kg·min）递增到 0.2μg/（kg·min），平均动脉压降低了 7%，并无不良反应发生[178]。奈西立肽在儿童中的使用受限，可能是因为多次对照成人试验并未证明该药物的优势。

（九）机械支持

需要高剂量血管活性药物支持心输出量的患者，必须考虑使用 ECMO 或左心室辅助装置进行支持治疗。高剂量血管活性药物支持被心脏重症监护医师认为是肾上腺素 0.1~0.2μg/（kg·min）（或其相当量）使用时间超过 2~4h。理想的机械支持治疗是有预见性的，而不是在心脏骤停或多器官衰竭之后才使用。参见第 25 章的完整讨论。

五、心律失常

维持正常的窦性心律，或至少通过临时性或永久性的起搏来维持房室同步，是每个 CICU 患者的目标。但心律失常对患者的威胁是持续的，当血流动力学状态不稳定时，监护必须保持警惕。本节将总结主要的急性 CICU 心律失常，读者可参考第 22 章更深层次的讨论。

（一）病因和发病率

在 CICU，心脏术后的变化是导致心律失常最常见的原因之一，继发于手术切除或操作的心室或心房组织。在 CICU 患者中还发现了许多非手术性心律失常的原因，其总发生率为 CICU 患者的 15%~30%[179,180]。JET 对 2%~5% 的术后患者[181]产生不利影响，如果不进行有效的治疗可能需要进行机械支持治疗，甚至危及生命[182]。最危险的患者是接受心室肌切除术的婴儿，如法洛四联症矫正术。这种心律失常的特征是在房室结或附近产生异常搏动，其放电速度快于心房率，失去了房室同步，心室率为 140~220 次 / 分时会引起低血压和心输出量减少。其他常见的心律失常包括室上性心动过速、房性心动过速和房室折返性结性心动过速，这可能是由心房内干预引起的，包括心房缝合线、球囊房间隔造口术（BAS）或心房穿刺置管。中心静脉置管所致窦房结损伤可导致窦性心动过缓或心房律降低。室性心律失常包括单纯性室性期前收缩（PVC）、多源性室性心动过速（PVCS）、室性心动过速（VT）和心室颤动（VF），被认为是主动脉阻断或手术造成的主动脉梗阻引起冠状动脉缺血，可导致继发性室性心律失常。二度或三度房室传导阻滞可在手术操作或缝合后出现，尤其是膜周室间隔缺损修补术或主动脉下切除术后。右束支传导阻滞在右心室手术后很常见，左束支传导阻滞少见，但在左心室流出道手术后可见。心脏手术后，窦性心动过缓可能与窦房结损伤、低温或低氧血症有关。窦性心动过速可能因过高热、外源性（如血管活性药物）或内源性（如镇痛镇静不足或失代偿心力衰竭）过度循环的儿茶酚胺所致，严重时可减少心室充盈和射血时间。心肌疾病，无论是急性心肌炎，还是缺血性心肌症或其他多种原因引起的心肌病，都可能导致上述任何形式的心律失常。致慢性心律失常的主要原因，即重度心房扩大引起的纤维性颤动，早期侧通道 Fontan 手术循环引起房室结折返性心动过速（AVNRT）或房内折返性心动过速（IART）；之前的 Mustard 修复术或 Senning 修复术引起的 IART；遗传性钠通道病引起长 QT 间期综合征和室性心律失常，这些都是从 CICU 血流动力学改变患者所观察到的其他病因。

(二)诊断

在 CICU 中用于脉搏连续监测的标准 5 导联 ECG 配置（右臂、左臂、右腿、左腿和心室尖 V 导联）是每个患者心律失常诊断的重要方式。多导联显示器允许 8 导联同时显示在床旁监护仪上，以便在血流动力学不稳定的情况下进行快速诊断。具有电子记录的 ECG 波形（不只是心率）监护仪对血流动力学变化的回顾性评估非常重要。在导联 Ⅱ 和其他导联中带延伸节律记录的标准 12 导联 ECG 对于尽可能获得心律失常的诊断也是至关重要的。心房电图是一种非常重要的诊断心动过速的工具，是由右臂导联、左臂导联与临时心房起搏导线相连的电图。从植入的起搏器和除颤器中获得的信息提供了其他床旁手段无法获得的关键数据。当显示的心电图不明确时，心房内压力波形的评估对心动过速是否存在 AV 同步提供了重要线索，这种情况常常发生（图 24-4）。

A 波和 V 波的明显消失是逆向传导至心房（Canon 波形）的室上性心动过速的重要标志，或者当 A 波和 V 波不完全同步时，则为交界性心动过速。床旁超声心动图，无论是经胸还是经食管，也能实现房室同步、心房纤维性颤动及其他特征的评估，其他特征有时不能被标准的 ECG 方法所识别。最后，如果胸骨开放的情况下，心脏的直视也能够帮助诊断心律失常。特别是在出现问题或复杂情况下，电生理学服务专家的会诊也是非常重要的。

(三)预防和治疗

在 CICU 中，心律失常最常见的原因是电解质紊乱，尤其是使用了利尿药导致低钾血症而引起常见的房性心律失常。在 3.5～5mEq/L 范围内维持血清钾值是预防的正常目标，1h 内静脉注射 0.5～1mEq/kg 的钾离子在急性发作时是必要的。正常的血清镁水平是预防和治疗室性心律失常和 JET 的一项重要目标，正常的血清钙和钠含量也是如此[183]。血清 pH 低于 7.25～7.30，引起心肌酸中毒，增加心律失常的风险，尤其是增加室性心律失常的风险。有效矫正酸中毒的措施便是使用碳酸氢钠或增加每分钟的通气量。过度循环的儿茶酚胺，可能导致 JET、室上性心动过速、室性心律失常和窦性心动过速，引起血流动力学不稳定。避免不必要的高剂量 β 肾上腺素能激动药，如肾上腺素和多巴胺，将减少这些心律失常的风险。其他的药物，如消除迷走神经作用的维库溴铵和镇静作用的氯胺酮，也可能起作用。

预防右心室流出道痉挛或心力衰竭的 β 受体阻滞药，术前停药是在受体水平上相对儿茶酚胺过量引起心律失常的常见原因[184]。

胺碘酮是一种治疗 JET 的有效药物，温度控制对于降低异常起搏速度，尤其是 JET 非常重要。维持正常体温也是一个重要的预防措施，积极降温使体温维持在 34～35℃ 是 JET 治疗的一个长期目标。

CICU 急性心律失常的药物治疗仅限于几种有效药物。房性心律失常包括 SVT、AVRNT、心房纤维性颤动、心房扑动，可以使用普鲁卡因胺快速负荷及静脉维持进行治疗，由于半衰期相当短，疗效是不稳定的，可以用其他药物替代，也就是说，可以使用胺碘酮。胺碘酮负荷量为 5mg/kg，静脉滴注时间为 15～30min，可以重复使用，总负荷量可达 15mg/kg，对所有房性心律失常均有效。快速使用 α 受体阻滞药可能引发急性循环障碍，导致低血压和低心输出量，特别是小婴儿，因此，许多临床医生对短期内静脉推注的给药方

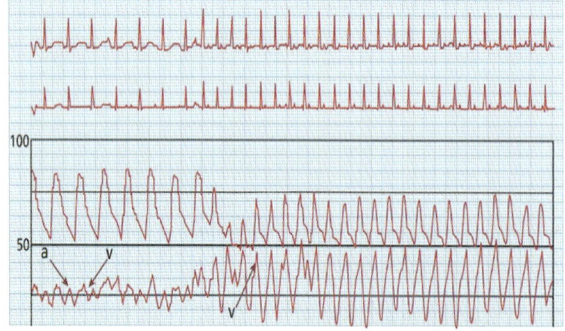

▲ 图 24-4 心电图（ECG）显示正常的窦性心律，在第一个 1/3 的位置，伴随着室上性心动过速。注意：在收缩压下，图示动脉压减少了 12～15torr，中央静脉压下显示 A 波消失，随着大 V 波出现，收缩压从 10mmHg 上升到 16mmHg

式改为延长时间范围（1~2h）并动态监测。延长氯化钙推注时间，可以防止这种潜在危害的发生。症状性折返性房性心律失常可使用腺苷弹丸式静脉推注进行药物转律，腺苷使用剂量范围为50~200μg/kg，在房室结的转律过程中，持续中断5~10s，说明了窦房结本身存在问题可能造成心脏停搏。异位室上性心律失常，即心房异位性心动过速和JET，对腺苷无反应。钙通道阻滞药维拉帕米因其严重影响心肌收缩性和引发患者猝死的危险，所以不能在婴幼儿中使用。艾司洛尔输液可能效果明显，既能控制心室率又能抑制异位心房起搏，是紧急情况下常用的药物。

在CICU中，大多数有房律性心律失常的症状，如果患者有心房起搏线，既可以通过过度驱动起搏，或者通过同步复律法进行转律，也可以通过前右胸和心尖部放置多功能心脏电复律/除颤/体外起搏器进行转律。如果使用0.5~1J/kg的电流，则需要进行镇静和镇痛处理，如果无效，则尝试第二次电击，将能量加倍。反复电击未能转律的常见的原因是血清异常电解质、pH和原发心肌病。室性心律失常的一线用药通常为利多卡因，其负荷剂量为1~2mg/kg，维持剂量20~50μg/(kg·min)。胺碘酮对室性心律失常有效，再次注意该药物对婴儿的急性扩血管作用，以及与其他药物的相互作用，尤其是与普鲁卡因胺的相互作用。对于持续性室性心动过速，使用1~2J/kg的心脏电复律有效，而对于无脉搏室性心动过速或心室颤动，胸外按压同时需要使用2~5J/kg电复律是必要的。在持续性室性心律失常和严重血流动力学不稳定的情况下，则需要进行ECMO或心室辅助装置支持，直到心律失常可以通过药物控制，或在手术室导管室射频消融。

临时起搏在心脏手术后的CICU中常常是必要的，并且在大多数情况下将改善心输出量[185]。如果心脏手术患儿在手术室就存在心律失常，或根据患者病史或手术过程中存在发生心律失常的高危因素，外科医生应至少在右心耳放置临时起搏线。对怀疑存在房室结传导中的任何干扰，室间起搏导线也需放置。心房起搏方法包括窦性心动过缓和包括JET在内的交界区心律，此时房室结传导仍然完好无损。如果房室结或房室束传导障碍，或疑似的风险发生，则同时使用房、室起搏。对于完全房室传导阻滞，如果没有有效的起搏线，则需要使用具有直接作用的β肾上腺素受体类药物，如异丙肾上腺素或肾上腺素。当没有其他方法可用时，在危机期间启动带有多功能垫的临时心外膜起搏。然后，采取更安全的方法，如经静脉导管起搏或紧急胸骨切开术或剑突下切口放置临时性起搏导线。理想情况下获得的临时心脏起搏器导线阈值应在手术室进行测试，应为较低的值，也就是说心房起搏电极的阈值为1~2mV，而心室起搏电极的阈值为2~4mV。阈值设定之后，应将输出调整为阈值的2倍，以建立安全范围。连续使用一段时间的临时起搏导线，由于电流对心肌的损害，可能引起阈值增加。如果阈值增加，则必须考虑新的临时导线或永久性起搏的置入（即心外膜或经静脉）。心脏起搏器的设置必须反映适当的房室间隔及患者心律的不应期。另外，在手术室设置过程中，起搏节律通常是不同步的，也就是所谓的DOO；由于T型起搏存在R不协调导致心室颤动的危险，这必须转化为按需起搏或DDD。需要每天检查起搏器上的阈值，而且还需要每天评估心脏起搏器，通过断开心脏起搏器确定潜在心律。对于手术所致的完全房室传导阻滞，如果7~10天后无法恢复，则损害很可能是永久性的，必须安置永久起搏器。表24-6和表24-7列出了CICU[186]中遇到的最常见心律失常的治疗方法。

六、肺动脉高压

肺动脉高压在CICU中常常发生，并使各种各样的手术和患者病情复杂化。在CICU治疗过程中不顺利，高度怀疑肺动脉高压的存在，认识和考虑到这类患者是非常重要的。关于肺动脉高压的完整讨论，请参阅第65章和第66章。本节将着重于讨论重症CICU的肺动脉高压。

（一）病因

在现代，长期心内由右向左分流损伤引起的

表 24-6 CICU 中急性血流动力学显著性心律失常的药物治疗

药 物	剂 量	适应证	注 释
腺苷酸	100μg/kg 速效丸，如果无效则加倍，最大剂量 300μg/kg	SVT	可能引起窦性停顿、心动过缓或房室传导阻塞
胺碘酮	30~60min 内服入 5mg/kg；可以重复 2 次；每 24 小时输注 15~20mg/kg	房室心动过速、颤动和纤维性颤动；JET；VT 和 VF	可能引起窦性心动过缓、房室传导阻滞、低血压、与普鲁卡因胺和阻滞药等药物相互作用
阿托品	10~20μg/kg	窦性心动过缓、房室传导阻滞	
肾上腺素	1~5μg/kg	窦性心动过缓、房室传导阻滞	
艾司洛尔	1~2min 内服入 250~500μg/kg；50~500μg/kg 输注	窦性心动过缓、房室快速性心律失常	可能引起负性肌力、心动过缓、窦性暂停或房室传导阻塞
异丙肾上腺素	0.01~0.03μg/kg	窦性心动过缓、房室完全传导阻滞	$β_2$ 效应可能降低舒张压
利多卡因	服入 1~2mg/kg 超过 1min；20~50μg/（kg·min）输注	PVC、VT、VF	肝功能损害/肾衰竭
硫化镁	服入 25~50mg/kg 超过 30min	VT（尖端扭转型）、防止 JET	可能引起肌肉无力、镇静
普鲁卡因胺	服入 10~15mg/kg 超过 30~45min；20~40μg/kg 输注	房性心动过速、VT、JET	监测普鲁卡因胺和 N-乙酰普罗胺水平；可能会引起低血压；与胺碘酮的增效作用

SVT. 室上性心动过速；JET. 交界性异位性心动过速；VF. 心室颤动；PVC. 室性期前收缩；VT. 室性心动过速

表 24-7 CICU 中急性血流动力学显著性心律失常的起搏治疗/心脏电复律/心脏除颤

治 疗	剂 量	适应证	注 释
心房夺获起搏治疗	速率比 SVT 速率快 10%~20%，且持续 15s	SVT	
带临时性导线的房室起搏治疗	最佳血流动力学理想率	窦性心动过缓、交界心动过缓；JET	输出使捕获阈值加倍
带临时性导线的心房顺序性起搏治疗	最佳血流动力学理想率	房室传导阻滞	输出使捕获阈值加倍
同步复律法	0.5~1J/kg	SVT、心房扑动、心房颤动	需要镇静/镇痛
心脏除颤	3~5J/kg	VT/VF	
外部经皮气搏治疗	提高输出量直到达指标；最佳血流动力学理想率	窦性心动过缓、房室传导阻滞、交界性心动过缓	仅限于紧急治疗
经食管起搏	最佳血流动力学理想率；SVT 夺取	心动过缓、SVT	对房室传导阻滞无效
经静脉起搏	最佳血流动力学理想率；提高输出量直达到指标	房室传导阻滞、窦性或交界性心动过缓	临时治疗；单心室患者无效

SVT. 室上性心动过速；JET. 交界性异位心动过速；VF. 心室颤动；VT. 室性心动过速

婴幼儿的肺动脉高压发病率和严重程度均低于过去，例如患有21三体综合征婴儿的室间隔缺损或房室间隔缺损，在2~4个月时就可以早期施行了根治术，同时手术方法也有了改进，包括常规使用的不同形式的超滤或改良的血液过滤等。此外，对潜在的急性肺动脉高压更好地了解，从而在CICU中获得了更好的超前管理模式。在许多监护中心，术后肺动脉高压危象确实是早期死亡的常见原因，却很少被发现。然而术后肺动脉高压，无论是否存在急性失代偿，仍然是术后早期发病的重要因素，很多监护中心的高危患者都是接受了梗阻性肺静脉异位引流纠治术的新生儿，这在某种程度上也与体外循环手术的炎症反应有关，其中包括内皮素水平的增加[187]。在20世纪90年代的一系列病例中，2%的心脏术后患者出现了重度肺高压，而这种情况中近10%的患者发生危象[188]。这当然不是当前的情况，事实上，肺动脉高压危象是不寻常的，有时没有及时准确地认识。在现代社会，更常见的是单心室患者，无论是在新生儿期接受了体肺动脉分流术，还是在2~6个月时接受了双向腔肺吻合术，他们的肺动脉压力和阻力相对而言有细微程度的增加，按照客观标准，例如术后的中心静脉压力，也表现得不是很明显；但是，受换的单循环心室收缩或舒张功能、房室瓣膜反流、肺动脉发育不全等都可能会使肺动脉压力升高，而且升高程度足以使一个临界患者失代偿、呈现低氧血症，也使腔室压力进一步升高[189]。在这些患者中，面对逐渐增长的肺血管阻力，肺动脉压力可以保持到正常状态。

另一组肺动脉高压患者包括左侧阻塞性病变患者，包括二尖瓣狭窄、三房心、肺静脉阻塞和伴有阻塞的完全肺静脉回流异常（TAPVR）。心肌病患者的左心室功能障碍也可导致肺动脉压力和阻力显著升高。除了CPB后引起的变化外，过量的儿茶酚胺，特别是在痛苦或有害的操作（如气管吸痰）时，可导致严重的PH危机。气道和通气问题，如低氧血症、高碳酸血症和酸中毒，也会导致肺动脉压力升高。对这类患者保持警惕以预测和预防肺动脉高压危象至关重要。

（二）诊断

肺动脉高压危象（见这一章节的下文）时，升高的肺动脉压力通过动脉之间或心室之间通道增加右向左的血液分流，出现动脉氧饱和度降低，而且无法通过机械通气缓解。在患有肺实质疾病的机械通气患者中，其中一些迹象可能相对来说比较微妙。当前，在极少使用PA导管的情况下，床旁超声心动图是评估右心室功能的重要工具，通过三尖瓣反流速度、室间隔缺损的血流压力阶差或心房、心室水平的分流方向估计肺动脉压力。室间隔位置是检查的重要部分，在中间位置或在心脏收缩时相中伴随着明显肺动脉高压右向左偏移。疑似有肺动脉高压的患者在CICU治疗过程中如无进展，则应进行血流动力学导管介入检查，并对肺血流动力学以及血管扩张实验进行评估。肺动脉高压的定义就是急性肺动脉压力升高，该压力引起肺血量减少，进而导致心输出量减少，预示着周围灌注不良，酸中毒和低血压。急性肺动脉高压危象的诱因通常是在交感神经刺激（即气管吸入术或有创操作）之前的镇痛和镇静不足；其他主要原因包括气道和通气问题，导致低氧血症和高碳酸症。如果肺血流量严重较少，将会发生动脉血氧饱和严重下降，如果心腔存在左向右分流的通道，则会引起严重的低氧血症。肺血流量的减少会影响到低左心室充盈压和冠状动脉灌注压，同时也会引起左心室功能不全和右心室功能不全，重症肺动脉高压疾病能够导致严重的右心衰竭。出现急性通气障碍的原因是高压、膨胀的肺小动脉有可能会损害小气道。如果这样的肺动脉高压危象及时终止，则引起的低氧血症和酸中毒的恶性循环将导致持续重症肺动脉高压和心脏骤停。早期干预对于预防这样的灾难至关重要的，图24-5阐述了肺动脉高压危象的病理生理学。

在急性肺动脉高压危象期间，超声心动图将显示右心室舒张功能不良、房室间隔自右向左弯曲、三尖瓣反流速度增加以及左心室功能下降等。在现代，经胸廓直接测试的肺动脉压力，或通过Swan-Ganz导管术测试的肺动脉压力相对实际肺

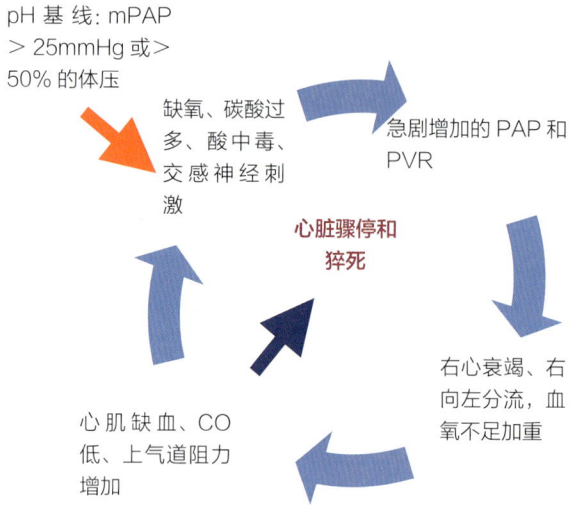

▲ 图 24-5 肺动脉高压危机的病理生理学

PH. 肺动脉高血压；mPAP. 平均肺动脉压；PAP. 肺动脉压；PVR. 肺血管阻力；CO. 心输出量

动脉压力要低，除非这些模式监测到的肺动脉接近或超过体循环压力，则会观察到这些压力。如果 SVC 压力曲线出现在双向 Glenn 循环中，则可观察到此项压力提升从到 20mmHg 升到 25mmHg 或更高。

（三）治疗

治疗的紧迫性将取决于临床情况；但肺动脉高压治疗的基础是确保有足够的气道供氧，并确保治疗低氧血症和高碳酸血症时的正常通气[190-192]。适当的镇静和镇痛是减少内源性儿茶酚胺分泌的必要条件。在某些临近手术的高危患者中，在体外循环撤机期间开始施行的预防性吸入一氧化氮，有效地降低了肺动脉高压的严重程度和肺动脉高压危象时的数值[193]。对任何一种可治疗性解剖学原因的肺静脉梗阻、肺动脉狭窄的评估是非常重要。对右心室功能进行评估，并为右心室提供支持以降低肺动脉压力、改善右心室收缩和舒张功能等也非常重要[148]。在紧急情况下[194]，通常使用吸入一氧化氮。口服或静脉滴注西地那非可有效降低肺动脉阻力，足以改善患者的病情[195]。治疗肺动脉高压危象需要同时建立多种模式，以防止严重的心血管损害。控制气道，增加 100% 氧气的通气支持和减少高碳酸血症的措施是至关重要的，镇静和肌松以促进通气也是至关重要的。阿片类药物，特别是芬太尼，已被证明在预防和治疗严重肺动脉高压方面是有效的，最有效的是在有创操作前预防给药；在肌松药物联合使用下，剂量可以按 5~25μg/kg 用药[196]。增加肺血流量和左心室充盈也很重要，除了复苏标准的低血压，包括肾上腺素药静脉推注，紧急情况下尽可能采取吸入一氧化氮治疗，其他可能的替代治疗包括静脉滴注或前列腺环素雾化[197]。在一些严重的心肺衰竭或心脏骤停的病例中，ECMO 可用于抢救患者。在肺动脉高压危象后，必须逐步采取降低肺动脉压力的方式撤出治疗，并在每一步对肺动脉压力进行仔细的评估。在撤离一氧化氮之前，静脉注射或口服西地那非能有效地防止撤机后的肺动脉压力回弹[198]。虽然在 CICU 中经常使用吸入一氧化氮，但它是一种非常昂贵的治疗方法，也有不良反应，如二氧化氮的积聚，而二氧化氮对肺、高铁血红蛋白症以及肺动脉高压反弹等。如果吸入一氧化氮开始使用，必须定期评估其使用情况，主要原因是患者对治疗有改善的氧合反应，改善了心脏输出量，或者在直接测量肺动脉压力的情况下，降低肺动脉压力是持续的。吸入一氧化氮可能在手术后对各种可能导致肺动脉高压的病变起作用，包括非限制性室间隔缺损、胎儿心脏结构异常以及患有室间隔缺损和大于 6 个月婴儿[151]的大动脉转位。另外，处于高危的双向腔肺吻合术和 Fontan 手术的患者可能会因吸入一氧化氮治疗而呈现一定的疗效，吸入一氧化氮在大多数情况下将会引起动脉氧饱和度增加、中央静脉（或肺动脉）压力以及肺动脉压力梯度下降。原位心脏移植受者或左心室间隔缺损合并肺动脉高压患者可从术后早期吸入一氧化氮治疗中获益，此时左心室功能可能优于右心室。最近，越来越多的人认识到低剂量的吸入一氧化氮作用，如剂量为 5~10mg/L 和高剂量的吸入一氧化氮一样有效，最终不良反应的发生率降低，例如高铁血红蛋白症、二氧化氮堆积以及停止吸入一氧化氮治疗而导致的肺动脉高压反弹等。使用吸入一氧化氮产生的巨额费用引起许多治疗中心的重视，并且制定了其使用方法、给药剂量以及药物停用等标准。

七、肺循环系统、通风和呼吸道管理

心脏手术后，CICU 治疗中最常用的方法是气管内插管和机械通气，以确保气道通畅。同时是为了在体外循环应激状态中恢复提供充分的氧合和通气。尽管体外循环常常引起炎症性毛细血管渗漏综合征，但严重肺损伤与成人呼吸窘迫综合征相似，随着出血停止，心功能恢复，全身水肿消退，多数患者在相对较短的时间内可以撤机。CICU 的其他机械通气指征与一般 PICU 患者相似，包括心力衰竭引起间质性肺水肿和肺泡肺水肿导致的呼吸衰竭，原发肺部疾病，如肺炎、上气道梗阻，镇静药物使用或其他病理生理导致的中枢神经系统抑制。优化机械通气策略将更快地改善肺功能障碍，减少呼吸机使用时间，改善整体预后[199]。

（一）心肺的相互作用

心脏手术后，功能性单心室患者或舒张功能不全的患者，他们的通气与心血管系统之间的相互作用最为重要[200]。这种情况下，通气是肺循环血量和体循环血量的重要决定因素。单心室提供体循环和肺循环的婴儿有完全的心内混合，而采用呼吸机辅助通气肺血管阻力的改变可能会严重影响肺循环和体循环血量的比值（$Q_p:Q_s$）。对于依赖动脉导管的体循环来说尤其如此，如 HLHS。高浓度吸氧和过度通气可通过降低肺血管阻力、增加肺循环和体循环比（$Q_p:Q_s$）导致心输出量降低，同时引起心室容量过负荷和体循环窃血。经心脏外科 I 期姑息手术或其他手术后，用改良的体肺动脉分流术取代 PDA，$Q_p:Q_s$ 与通气量的变化直接影响 B-T 分流量；但基本的生理因素相同。在双侧腔肺吻合术后，单心室患者仍会受到过度换气的不良影响；在这种情况下，较低的 $PaCO_2$ 将会使微小动脉收缩，同时使血流减缓，肺血流量减少，进而降低氧合[201,202]。最后，在完成 Fontan 手术后的单心室患者中，全腔静脉肺动脉连接作为肺循环，不受右心室收缩和舒张动力的影响。血流量在很大程度上依赖于从体静脉和腔静脉进入胸腔的被动流动，这在很大程度上是由自主呼吸产生的轻微胸内负压提供了一个压力阶梯，从而促进了血液循环。正压通气阻碍了 Fontan 循环中的肺血流量，减少了平均气道压力，应尽可能早地允许自主呼吸，并拔除气管插管、停止机械通气等辅助呼吸，这对于减少这种现象的发生非常重要[203]。正压通气最有利于左心室衰竭。这种情况下，随着自主呼吸主动脉周围负压增加了压力梯度，从而增加了心室壁的张力。正压通气增加了胸膜腔内压减小了这种压力梯度，促进血液正向流动[204]（图 24-6）。近年来，多采取"温和"的机械通气，目的是减少气压伤和容积伤的发病率（参见"传统通气方法"部分）。过高的潮气量和气道峰压不仅会损伤肺，还会引起肺泡受压、肺微小动脉闭塞增加肺血管阻力。过度通气也会增加肺动脉高压患者的炎症反应，可能是由于肺损伤引起的[205]。

相反，呼气末正压不足可导致肺泡塌陷、类似肺小动脉受压及 PVR（图 24-7）[206] 升高。在 CICU，经常需要进行正压机械通气，但是，按照要求，需要提供充足的氧气、平均气道压、峰值及呼气末正压，必须始终与减少静脉回流的潜在不良反应保持平衡。除了单心室患者，最常见的难题还包括低血容量性患者和心包积液或心脏压塞的患者，即使胸膜腔内压略有增加也会足以阻碍静脉回流，显著减少心脏的充盈。这些可治疗的状况应立即得到管理。通常情况下，接受大量正压通气的患者需要更高的心脏充盈压力及血管容量状态，以保持心输出量目标。

（二）气管插管术和呼吸道管理

呼吸困难时，需做出决定，将插管插入气道机械通气。呼吸窘迫通过呼吸急促、三凹征阳性、低于标准 10% 或更低的血氧饱和度（SpO_2）产生的青紫，以及并发严重的高碳酸血症进行诊断，这些情况都会导致心输出量急剧下降或呼吸骤停的危险。通常情况下，胸部 X 线片经常显示

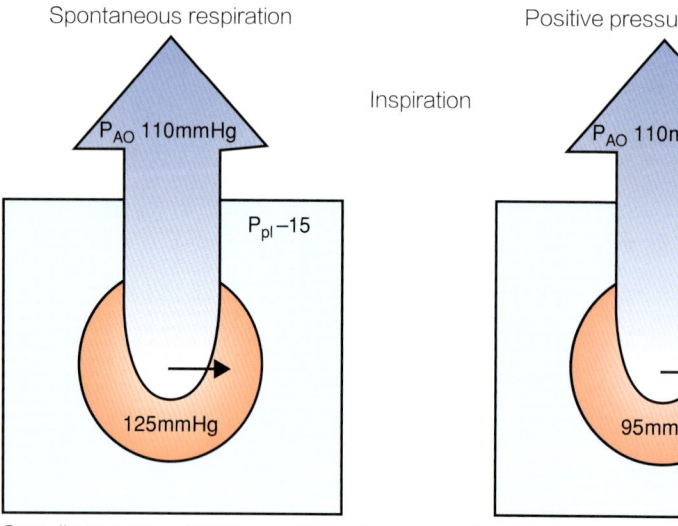

◀ 图 24-6 The effect of positive pressure ventilation on systemic ventricular transmural pressure. The decreased ventricular wall tension with positive intrapleural pressure will decrease the work of the systemic ventricle. PAO, aortic pressure; Ppl, pleural pressure in mm Hg. (Reproduced and used with permission from Stayer SA, Hammer GB. Chapter 18: Ventilatory management. In: Andropoulos DB, Stayer SA, Russell IA, Mossad EB, eds. *Anesthesia for Congenital Heart Disease*, 2nd ed. Oxford UK: Wiley-Blackwell; 2010:338–354.)

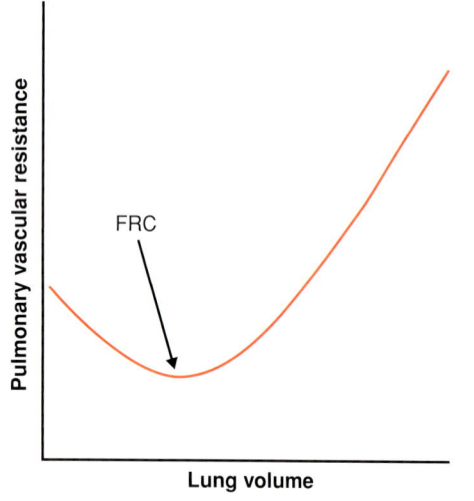

▲ 图 24-7 Relationship of lung volume to pulmonary vascular resistance (PVR). Both low and high lung volumes compress pulmonary arterioles, leading to increased PVR. FRC, functional residual capacity. (Reproduced and used with permission from Stayer SA, Hammer GB. Chapter 18: Ventilatory management. In: Andropoulos DB, Stayer SA, Russell IA, Mossad EB, eds. *Anesthesia for Congenital Heart Disease*, 2nd ed. Oxford UK: Wiley-Blackwell; 2010:338–354.)

明显的肺水肿、大叶或全肺气肿或实变，或明显的心脏扩大、压迫气道。如果没有气管插管，下面介绍的无创通气法可能是有用的，而其他药物的治疗需要时间评估有效性。动脉血气是评估气体交换的金标准，CICU 患者插管通常会带有动脉置管，可以提供动脉血气；如没有，则毛细血管血气、胸部影像、外周血氧饱和度、临床评价

等可以提供相关信息。目标是在严重心肺功能损害之前尽早干预。但是，气管插管和正压通气会对心肺处于边缘性状态的患者造成严重的血流动力学改变。与患者在危重情况下的主动插管不同，心脏病患者的紧急气管插管，与较高的并发症的发生率有关，包括死亡率和心肺机械支持率[207]。插管的基本设备和准备工作包括适当尺寸的喉镜和气管导管、口咽管、触手可及的预备状态的吸引器和高流量氧气源，以及易于操作的人工复苏囊。该复苏囊可以是自动充气式的，也可以是麻醉型结构的复苏囊，如改良的 Jackson-Rees 复苏囊。通过比色法检测或者连续监测方法检测呼末二氧化碳，以确保气管导管置于气管内[208]。一般来说，1.0 的 FiO_2 推荐在气管内插管放置后立即进行预氧和初步处理。在给患者服用会镇静镇痛药物之前，必须评估可能存在的困难气道和插管，心脏病患者困难气道的最常见原因是一些患有颅面综合征的患者合并小下颌畸形，这些症状常常伴随着相应的心脏疾病，如腭 - 心 - 面综合征或 Pierre Robin 综合征。如果评估存在困难气道，请麻醉师或耳鼻喉科医生协助是非常重要的，以避免危急的"不能通气、不能插管"的情况。同样，如果可能，插管前将胃内容物必须吸出，并且在插管前面罩通气时放置胃管。如果是婴儿，插管头部置于中线位置，如果是年龄稍大点的儿童，

在枕部下面垫一条小毛巾，目的是为了进行喉镜检查时达到"嗅闻姿势"，并使咽部、喉头和气管轴向对齐。如果可能，使用一紧密型面罩对患者进行3～5min的预先给氧，给予药物诱导，并尽早轻柔地实施正压通气。如果使用了复苏囊或面罩通气都未能使得胸廓上下起伏，则应使用双手托颌法或口咽管的方法完成通气。如果胃处于全饱状态，则需要助手通过施加放置胃管。随着意识的丧失和肌肉的适当放松，喉镜从口腔右侧进入，将舌头沿中线推到左边，而叶片则向前推进，直到可以看得见会厌。叶片向更深处推进，弯曲叶片进入会厌谷；或直叶片进入会厌下方，将手柄与舌面呈45°角向上缓缓提起，调整位置直到杓状软骨和声带可见。由助手在环状软骨上做出"BURP"动作（向后、向上、向右），对于提高可视化非常有效。用一带有导丝的弯成45°角（"曲棍球棒"型）的气管插管直视并小心插入到正确的深度，插入时按照气管导管上标记刻度和内径尺寸掌握插管深度及型号选择。目前操作中，几乎所有的CICU患者都推荐使用带囊的气管插管，一些小新生儿除外，如果是小婴儿，则应使用3.0mm或3.5mm的无囊插管。气管插管ETT型号选择应遵循共同的指导原则为16+患者年龄（年）/4。

例如，一名4岁患者需要5.0mm气管插管。这个公式是为无囊气管插管设计，所以许多操作选择的是小于0.5mm的带囊气管内插管，也就是说给4岁患者使用4.5mm的带囊气管内插管。

过度的正压和心血管抑顿，常出现在镇静药物引起的心血管事件发生。呼吸音和胃部听诊，可以帮助明确插管未进入食管；持续6次或更多次呼气末CO_2检测是验证气管插管在气管内的关键步骤。如果未检测到呼气末CO_2，可能的原因包括插管进入食管、肺血流不足或心脏骤停，或严重的支气管痉挛等。发生这种情况，第一步通常是拔除气管插管重新插管；但应考虑让最有经验的气道管理人员进行直接喉镜下气管插管定位，避免因非正常拔管引起意外的发生。气管插管后必须全面监测血压、心率和SpO_2。有时需要使用血管活性药物（如小剂量的肾上腺素）来恢复所需的血流动力学，对于非常危重的患者，应该充分预测心脏骤停的可能。气管内插管插入的深度至关重要，特别是在小婴儿中，气管总长可能只有4～5cm。按照管上的深度标记，在声带水平上气管内插管向前伸进，直到期望的标记为止。胸部起伏和呼吸音同步，应尽快获得胸部X线片以确保气管插管位置安全。其他评估合适的气管深度插入的方法是谨慎地将导管放置在右主干支气管内，然后进行快速手动通气，导管被拔出时，在快速人工通气过程中进行检查。当呼吸声出现时，气管内插管正好处于气管隆嵴位置；然后，导管再拔出1～1.5cm进行最后定位。同样，气管插管的深度通常是气管导管型号的3倍，也就是说，4.0mm气管内导管的深度即其3倍，距离为12cm。表24-8和表24-9详述了气管内插管、喉镜窥视片的规格，以及和气管插管时推荐的药物规格和常用剂量。

（三）传统的机械通气策略

过去，经常使用10～15ml/kg的高潮气量通气和低水平呼气末正压通气（positive end expiratory pressure，PEEP）（2～4cmH_2O），大家认为这一策略在整个治疗过程中能够更好地支持整个肺部均匀的肺泡通气。现在这一策略几乎已过时，而普遍被认为这是导致严重肺损伤的原因，在高峰值的气道压力下，肺泡因剪切应力和高峰值气道压力而同时出现容积伤和气压伤。

采用低潮气量6～8ml/kg和高PEEP 5～7cmH_2O，以及峰值压力限制在不超过30cmH_2O的现代通气策略，可以提供肺复张策略，同时避免肺损伤。对于手术后或治疗疾病插管后并重新通气的患者，通常优先选用压力限制调节容量控制（如手术后压力调节容量控制）模式。吸气：呼气比例为1:3～1:2，以便在不同的充盈时间内有足够的时间扩张肺泡。氧浓度过高对肺有毒性作用，这种毒性主要是通过产生氧自由基和毒性氧物质而造成的氧化损伤。在大多数患者中，初始FiO_2应为1.0，但是应尽快降低到低于0.60的水平，这一水平通常与氧毒性无关。采取这些策

表 24-8　气管内导管（ETT）和喉镜窥视片尺寸

年　龄	重量（kg）	ETT 尺寸（mm）	喉镜窥视片
早产儿	< 2.5	3.0 无袖	Miller 0
足月新生儿	2.5～4	3.5 无袖或套管	Miller 1
1—6 月龄	4～6	3.5 带套管	Miller 1
6—12 月龄	6～8	3.5～4.0 带套管	Miller 1, Wis-Hipple 1.5
1—2 岁	8～10	4.0～4.5 带套管	Wis-Hipple 1.5
2—3 岁	10～12	4.5 带套管	Wis-Hipple 1.5, MacIntosh 2
4—5 岁	12～18	4.5～5.0 带套管	MacIntosh 2, Miller 2
5—7 岁	18～24	5.0～5.5 带套管	MacIntosh 2, Miller 2
8—10 岁	24～35	5.5～6.0 带套管	MacIntosh 3, Miller 2
11—13 岁	35～40	6.0～6.5 带套管	MacIntosh 3, Miller 2
14—16 岁	40～50	6.5 带套管	MacIntosh 3, Miller 2
≥ 16 岁	≥ 50	7.0～7.5 带套管	MacIntosh 3, Miller 2

表 24-9　气管内插管的镇静药和肌松药

药　物	剂　量	注　释
芬太尼	1～5μg/kg	滴定至合适剂量；会引发胸壁呼吸肌强直
咪达唑仑	0.025～0.1mg/kg	
依托咪酯	1～2mg/kg	
咪达唑仑	0.2～0.4mg/kg	血流动力学稳定性最佳；暂时肾上腺抑制
丙泊酚	1～2.5mg/kg	静脉－心血管舒张药
维库溴铵	0.1～0.2mg/kg	无血流动力学效应；2～3 min 内肌肉放松
罗库溴铵	0.6～1.2mg/kg	最小血流动力学效应；1.5～2min 内肌肉放松

略降低了死亡率和发病率，包括呼吸机治疗儿童 ICU 滞留时间和呼吸机相关性肺损伤[209]。显然，许多患者患有右向左心内分流先天性心脏病，所以 FiO₂ 为 21% 就可实现肺泡 PaO₂ 或 SpO₂ 的上限水平，但是这些患者仍然会因氧过量而引起肺损伤和肺纤维化。应允许患者进行自主呼吸，并使他们尽可能多地呼吸，通过压力或容积辅助支持：采用 5～10cmH₂O 的呼气末压力或 3～5ml/kg 增加潮气量。这是锻炼膈肌和肋间肌的必要条件，同时也能降低平均气道压力，促进静脉回流，改善心脏输出。妨碍自主呼吸的大剂量镇静药物或肌松药物能够导致这些肌肉萎缩，并延长呼吸机的使用时间。由于气管内插管绕过了上气道的自然防御，咳嗽和纤毛功能受损，呼吸机相关性肺炎（ventilator-associated pneumonia，VAP）在插管患者中是一个持续的威胁。采用的简单策略就是将机械通气患者的床头抬高 30°，同时配合使用相对简单的其他"集束"化管理策略，这将会防止大多数的呼吸机相关性肺炎[210]。包括吸痰、吸入支气管扩张药、胸部物理疗法在内的胸廓清洁方案的制订和持续肺不张的支气管镜检，对于保持气体交换、有助于拔管、取得进展方面都是非常重要的。在大多数插管患者中，应每天检查胸部 X 线片，并用来评估气管插管的位置、包括肺不张在内的肺实质状态、肺水肿、胸膜积液、气胸、心脏肥大及心包积液。为了缩短机械通气时间，应积极处理这些问题；多项研究标明，机械通气时间越长，病情越严重，长期发病率和死亡率就越高[211,212]。

机械通气监测包括连续的血氧饱和度监测，也应包括呼气末二氧化碳的连续监测。后者在PCICU中使用越来越广泛，其优势包括：在高碳酸血症的情况下，是气道阻塞的早期预警信号；病情突然变化时，对气体交换进行持续评估；或者低碳酸血症情况下[213]，对低心脏输出和肺血流量进行持续评估；机械通气脱管可立即被识别。使用现代呼吸机内部的传感器监测通气量、压力和阻力，在小儿科患者中的应用有限。这是因为呼吸机本身有一个无气体交换的无效腔，而一部分潮气量被吸收进正压通气管的机械膨胀位置，这在小婴儿中明显占有一定的比例。为成人设计的呼吸机系统不能够充分补偿或测量小婴儿的肺力学。用婴儿肺功能监测仪直接连接到气管插管末端[214]，可获得更精确的肺力学测量。这些设备被集成到许多现代的新生儿呼吸机中，或者被当作一个独立的监测仪进行间歇性评估。

（四）撤离机械通气

如果术后患者无肺实质疾病，撤离机械通气和有自主呼吸的CPAP的撤离过程一样简单，延长逐步撤离呼吸机设置时间超过几天或几周，让患者大多数情况下自主呼吸[215]。做好了撤离呼吸机的准备，患者的镇静逐渐停止，这样可以更好地维持患者气道和保护气道条件反射。呼吸机的参数设置应足够低才能开始撤离，通常情况下，吸入气中的FiO_2为0.40或更低，可接受的肺顺应性和气道峰值压力由25cmH$_2$O减到20cmH$_2$O，PEEP降至5cmH$_2$O或更低。非常有效的策略就是允许患者在3～6 ml/kg容量支持呼吸的情况下进行自主呼吸，从每次30～60min的短周期开始，逐渐延长呼吸周期，在这些容积支持试验结束时，由患者的呼吸做功和血气值状况进行判断。当患者能够维持足够的动脉血气分析和可接受的低呼吸做功时，考虑拔管。婴幼儿拔管准备的量化方式，即负向吸力、用力肺活量、每分通气量等的适用性有限，所以临床检查、胸部X线片和血气常用来评估是否可以拔管。一个有用的测量方法是快速浅呼吸指数（rapid shallow breathing index，RSBI），其等于呼吸频率/潮气量[216]。RSBI降低与拔管准备程度相关，即肺功能越好，表现为呼吸频率低、潮气量大。尤其是小婴儿的小气道很容易受损，即使很轻的气道黏膜水肿也可能造成很大程度的声门上气道狭窄，为了有效防止呼吸道梗阻，呼吸机使用时间超过1～24h，可每6小时静脉推注0.25mg/kg的地塞米松共3次，雾化吸入肾上腺素对治疗呼吸道水肿有明显疗效[217]。患者因心脏、肺和（或）气道的原因需要进行长时间的机械通气，不能拔管，需要维持高剂量镇静药物，并且干扰一般护理的其他方面时，则考虑施行气管切开术[218]。在儿科心脏病患者中没有既定的指南，这是一项复杂的任务，使未来的心脏手术变得复杂，因为呼吸道靠近开胸手术的切口，这样增加了感染的风险。通过气管切开治疗长期机械通气患者的死亡率很高，特别是单心室婴儿[219]。多学科诊疗决策是非常必要的，气管切开术应作为心脏病患者的最后手段。

（五）机械－无创通气交替策略

随着人们认识到机械通气是气压伤、容积伤和感染的来源，近年来，无创通气技术再次普及，这项技术可避免气管插管；或拔管后立即呼吸支持治疗，以防止再插管。在新生儿和小婴儿中，通常情况下，经鼻CPAP非常有效，而且耐受性很好，许多PCICU在拔管后常规使用这种方法。CPAP压力常用5～10cmH$_2$O，支持时间为24～72h[220]。高流量鼻导管（high flow nasal cannula，HFNC）氧气，氧流量为5～10L/min的湿热给氧，是适合所有年龄段患者治疗的一种有效方法。Testa等[221]在心脏手术拔管后，对89名未满18月龄的婴儿进行了高流量鼻导管与常规鼻导管吸O_2的前瞻性随机试验。虽然$PaCO_2$在各组间没有差异，但在高流量鼻导管组6～48h内PaO_2较高。两组间再插管率无明显差异（约4.5%），常规鼻导管组无创通气发生率（15%）明显高于对照组（15% vs. 0%，P=0.008）。对于不能耐受经鼻CPAP或使用后无效的老年患者，可戴密封严实的鼻罩CPAP，或可以提供辅助通气参数的双水平气道正压（bilevel positive airway pressure，BiPAP），通常情况下，这对避免插管帮助非常大[222]。

（六）早期气管拔管

Fontan 循环中负压通气的理想血流动力学优势除外，许多治疗中心在简单或较复杂的心脏手术后，已经组织并启动了早期拔管的"快速通道"策略。本策略被引用的优点包括需要较少镇静，患者更舒适，ICU 滞留时间缩短，避免气压伤和降低院内感染肺炎风险。拔管可以在手术室完成，也可以在 ICU 早期 1~4h 内完成。各机构的做法不大相同，从不对任何患者早期拔管，到对所有可能的患者积极拔管，甚至包括正在进行中度复杂手术的小婴儿[223]。早期拔管的标准包括使用最低剂量的正性肌力药物时血流动力学稳定、正常窦性心律、极少量出血、最轻的肺部疾病、低剂量麻醉药物及逆转肌松药所允许的适当神经肌肉状态，以及在拔管后（包括及时重新插管）监护室医生来监测和支持患者的气道。建议采取一种谨慎的方法，以避免手术后 6~12h 因出血、炎症和血流动力学不稳定而必须紧急重新插管的患者。在任何早期拔管计划中，多学科协作都是重要的[224]。

Garg 等在印度一个大型中心进行的一项前瞻性研究中，报道了 1000 名年龄为 1 日龄至 18 岁的患者在实施早期拔管策略后的连续监测。采用了包括体外循环医师、手术者、护士和呼吸治疗师在内一种协同合作的方式，使用了吗啡和右旋美托咪定骶尾部连续硬膜外镇痛[225]。87.1% 的患者在手术室被成功拔管。虽然该系列中 95% 的患者进行了双心室修补术，但 40% 的新生儿、70% 的 1—3 月龄和 85% 的 3—12 月龄的婴儿在手术室中拔管。24h 内再插管率为 4.5%。与之前常规拔管 1000 例对照组比较，ICU 住院时间缩短 50%（2.6 天 vs. 5.4 天，$P < 0.001$）。重症监护病房的资源利用情况也有所改善，重症监护病房患者的日均总人数从 60 人减少到 35 人（$P < 0.001$）。即使在传统的复杂手术人群，如原位心脏移植，早期气管拔管也是可能的。Gupta 等对 127 例小儿心脏移植的回顾性分析表明，平均机械通气时间为 2 天（区间 1~4.5 天）[226]。拔管失败定义为移植 96h 后需要机械通气，占 12.5%。拔管失败的独立危险因素包括低体重、需要术前机械通气、肾衰竭和右心室舒张功能障碍。

（七）高频振荡通气

当常频机械通气无论是高呼吸机压力还是高吸氧浓度（FiO_2）都不能提供足够的气体交换，且这种呼吸机支持治疗影响了心脏输出量，或存在气压伤的风险，此时应考虑高频振荡通气（high frequency oscillatory ventilation，HFOV）。HFOV 可作为常频机械通气难治性低氧血症的抢救方法。它也是一种减少肺暴露在常频通气中剪切力的手段。HFOV 使用一种快速振荡的活塞机制，主动将气体推入肺部，并通过负压将气体排除，其潮气量远远小于常频通气。其振荡频率设置为 6~14Hz，平均气道压力通常高于常频通气，这种通气方式允许不同时间参数的肺泡供氧。然而，压力变化包括峰值压力明显较低，这通常提供更好的气体交换，降低了气压伤的风险。HFOV 经常用于患有急性呼吸窘迫综合征（acute respiratory distress syndrome，ARDS）和无顺应性肺部疾病的患儿，可提高气体交换。然而，没有确凿的证据证明这一策略可以改善器械通气时间和生存时间[227,228]。

八、术后常规护理

术后患者为大多数 CICU 患者，一个协调、多学科的监护模式对于提高最佳治疗效果非常重要[229,230]。专科协助的治疗已经提高了对心脏术后患者更标准化的机构治疗策略，并有助于减少死亡率和发病率[35,231]。理想的情况是手术前即对这些患者进行管理，此时，许多 CICU 将会从产房直接提供新生儿患者的产前诊断，或当诊断为先天性心脏病需要手术时即可转移到 CICU 中进行监护。最近公布的一些证据表明，新生儿先天性心脏病手术患者术前入院进入心脏专科而不是新生儿重症监护病房，将降低死亡率、缩短住院时间和 ICU 滞留时间，并相应减少了资源利用率[232,233]。

一个多学科的外科会议极大地促进了监护患者多学科之间的交流。交流应每周一次（或更频繁），参与交流的患者资料应齐全，包括患者病史、体格检查、放射学资料、超声心动图、导管介入资料、MRI 和 CT 扫描结果等。这通常由重症监护室的主要心脏病专家、住院医师或团队医师提供。参加交流的人员有心脏病专家、先天性心脏外科医生、重症监护室医生、新生儿专家、麻醉师、灌注师、来自手术室或重症监护病房的护理人员，以及所有的相关人员。它既是一个计划手术的工作会议，也是一个教学会议。结果进行了讨论，并决定手术计划。因此，CICU 的工作人员应积极投入到术前决策的整个过程，并且每周都要熟知计划时间表。这样他们能够为每一位患者做好准备。成功的术前规划会议的关键在于简明扼要、有组织地介绍每位患者，并集中讨论，从而制订出具体的计划。术后监护计划也应从术前会议开始。

（一）交接

从手术室团队到 CICU 监护团队的交接是一个重要的时刻，手术的关键信息应清晰、简洁地进行沟通[234]。未能以接收方完全理解的方式准确地传递交接信息是造成医疗差错的一个常见原因，可能对患者的结果产生不利影响[235,236]。交接报告开始于将患者转运到 CICU，并完成监护仪转运和通气设备建立之后。所有相关的工作人员包括 CICU 的主治医师、住院医师、护理人员、呼吸治疗师和外科手术人员都应在场。一般情况下，麻醉师将会提供一个标准化表格，简洁阐述了手术室的整个过程，包括体外循环前期、手术完成、体外循环数据 [包括体外循环的时间、主动脉阻断时间、深低温循环停搏时间（deep hypothermic circulatory arrest，DHCA）、最低手术温度] 等。报告中应详细说明正性肌力药物和其他血管活性治疗情况，以及术后 TEE 的结果（包括残余分流[237]），总结麻醉药和其他药物剂量（抗凝血药、皮质类固醇），包括血气分析、心率和心律、渗血和血液制品管理等。关注到任何问题，以及术后早期监护的总体目标，即早期拔管。也要报告使用最后一剂镇静药和抗生素的时间。应关注患者的神经肌肉阻滞在手术室中是否有效解除。外科手术组的一名成员也应该在场，并详细说明手术过程，要注意任何残存的病变，如在右心室重建手术后，有意留有房间隔缺损用于分流。然后，接收小组有机会进行提问，之后正式承担监护患者的任务。在交接过程中一个受控、安静的环境是非常重要的，在这个环境中，所有的人都在关注信息的传递。图 24-8 中显示了 CICU 术后交接的模板。这将成为麻醉师交接报告的医疗记录，并且能够非常容易地适用于电子病历系统。

（二）体外循环心肺效应

体外循环使现代的先天性心脏手术成为可能，患者身高的限制和手术的复杂性不断扩大，使更多的困难手术变得可行。然而，几个体外循环技术的实施，所有机构或外科医生以及 CICU 团队必须意识到一系列体外循环后的问题，并做好准备对这些问题进行治疗[237-242]。基本的体外循环管路布置如图 24-9[243] 所示。主动脉插管用于动脉灌注，在大多数先天性心脏病手术中，上腔静脉和下腔静脉采用双腔插管（图 24-10）。另外一种情况，右心房可以单独用于单腔插管静脉引流。体外循环是在完全肝素化后建立的，其活化凝血时间目标值通常为 480s，此时抗凝作用最佳。体外循环抽吸法是将心包内的血从心包中抽吸至体外循环机的静脉库。由离心泵提供动力、由氧合器氧化血液和移除二氧化碳、热交换器体外加热和冷却。监测包括动脉和静脉压力、管路内动脉和静脉血气和静脉氧饱和度传感器、气泡检测器等。现代的氧合器为中空纤维膜设计，可以在一个非常大的血液 - 气体界面上快速交换氧气和二氧化碳，通过氧合器实施最小压力阶梯。体外循环的流量因机器而异，但一般来说，婴儿需要 150ml/（kg·min）才能完成全部流量，年龄稍长儿童也可用体表面积，以 2.8L/（min·m²）的速率完成全部流量，而年龄更大的孩子或青少年则降为 2.4L/（min·m²）。在大多数手术中，常使用低温以减少心肌、大脑和其他器官的耗氧量，从而保持低体外循环流量期间的正常功能。体温过低程度分为轻度（30～34℃）、中度（22～30℃）或深度（17～22℃）。在许多诊疗中心，体温过低时体外循环流量通常会减少，因为这将减少从支气管和心脏内的血液回流到外科手术区域，从而使外科医生能够更好地进行手术。一些外科医生并没有降低体外循环的流量，认为更好的血液供应到所有的器官和组织床都能改善体外循环的恢复[244]。有些手术在心脏不停跳下完成；这些都是心腔外手术，如双向腔肺吻合术或肺动脉瓣置换等。心内外科手术需要一段时间的主动脉阻断和高钾停跳致使心脏搏动停止，使之成为一个近乎无血区域。如果计划低流量或深低温停循环则采用深低温。深低温停循环是一个完全停止的体外循环流动时期，心脏和患者完全排干了血液，这样就创建了一个无血区，以促进小婴儿心脏直视手术的完成。因为长时间的深低温停循环与脑损伤有关（参见"中枢神经系统损伤：病因、预防、评估治疗"），所以最近出现的一种改良即顺行脑灌注（也称为选择性脑灌注），在这种情况下，只有在深度低体温下才会完成主动脉弓重建，这类似于 Norwood 第 I 期姑息治疗（图 24-11）[245]。在体外循环中，血气温度的管理可以是 alpha stat（不校正在深低温 pH 下引起明显碱中毒），也可以是 pH stat（在这种情况下，血气值因温度变化而进行校正深度低体温下"正常"的 pH 和二氧化碳分压）。

大多数诊疗中心现在都使用血液滤过治疗，要么在体外循环中，要么在体外循环期间，要么

心血管麻醉手术后 –ICU 过程注意事项

日期		时间		诊断		HLHS（二尖瓣/主动脉瓣闭锁）
过程		Norwood 第 I 阶段缓解；3.5mm 正确改良 BT 分流				
肌肉松弛药		维库溴铵		不良反应		无
局部麻醉:			否			
CPB 总时间		161min		主动脉阻断时间		90min
DHCA 时间:		10min		最低温度		17.6℃
ACP 时间:		52min				
酚妥拉明:		在 CPB 上为 0.3 mg/kg		抗生素:		头孢唑林：最后一次计量的时间：13:10
术后心律		NSR 心搏：无 – 心房起搏接线 ×2 其他：无				
血管活性灌注:		肾上腺素 0.03μg/（kg·min），米力农 0.375μg/（kg·min）（无负荷剂量）；CaCl₂：10 mg/（kg·h）				
肝素		是	鱼精蛋白	是	ACT 到基线	是 – 123s
CPB 后血压		PRBC 15 ml，血小板 45ml；冷凝蛋白质 1U				
其他流体:		5% 的白蛋白 25ml；D5W 载体 45 ml				
尿量:	27ml	EBL:	NM	最终 Hct	44%	最终 ABG:	7.37/43/41/BE0
其他药剂:		β– 氨基己酸；甲泼尼龙				
ETT	3.5 鼻腔套，11.5cm 绑带；泄漏 25cm H₂O			排放:		纵隔 ×2，腹膜透析导管，Foley 导尿管
血管穿刺		22g L 径向动脉线；3.5Fr UAC；L 股静脉 4Fr 双腔导管 CVP；22gPIV R 隐静脉				
术后 TEE		轻度被压抑的心脏收缩右心室功能；最小的三尖瓣反流，无主动脉瓣闭锁不全；打开非限制性房间隔；肺动脉血流良好可见				

注释：通常术中进程稳定。易于从体外循环中撤机，中度出血对血小板和冷沉淀输注的有反应。在无重大血流动力学和呼吸变化的情况下关闭胸腔。送往 CICU，向 MD 和 RN 团队提供完整的报告，护理也相应交接

▲ 图 24-8　手术室向心血管重症监护室移交护理的模板

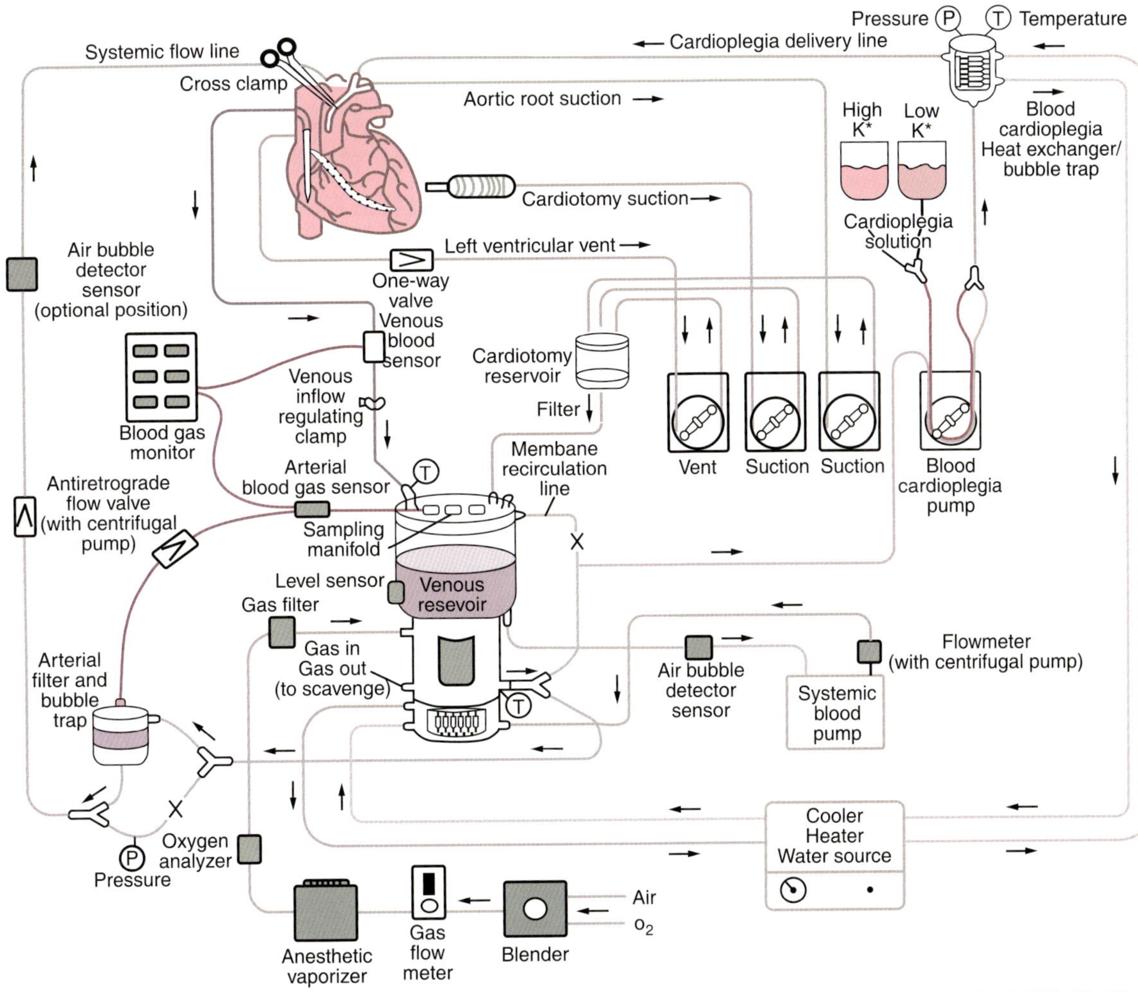

▲ 图 24-9 Cardiopulmonary bypass basic configuration. (Modified and reproduced with permission from Hessel EA, Hill AB. Circuitry and cannulation techniques. In: Gravlee GP, Davis RF, Kursz M, Utley JR, eds. *Cardiopulmonary Bypass: Principles and Practice*. Philadelphia, PA: Lippincott, Williams & Wilkins;2000:69-97.)

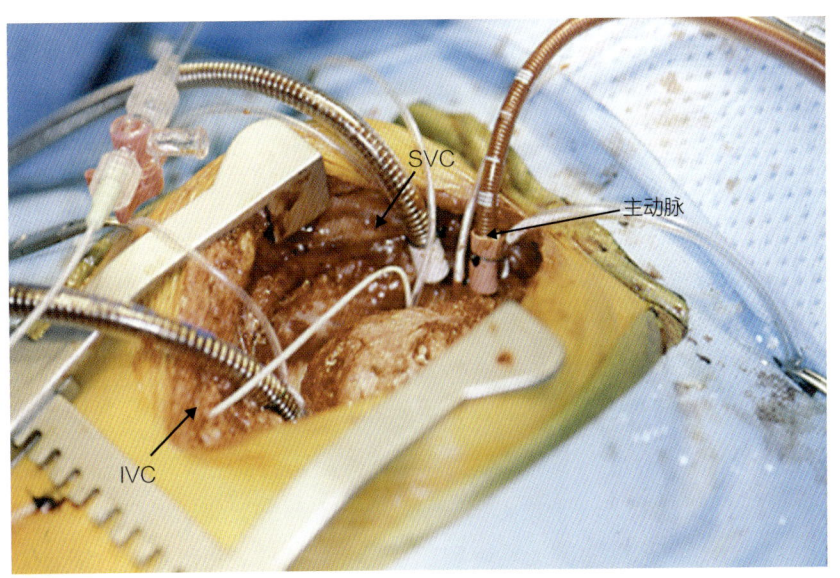

◀ 图 24-10 新生儿心肺转流术的双管套管

这使得外科医生能够接触到心脏内的结构，同时允许输注继续进行，从而限制了复杂的心内修复所需的深度低温循环阻滞时间

SVC. 上腔静脉；IVC. 下腔静脉

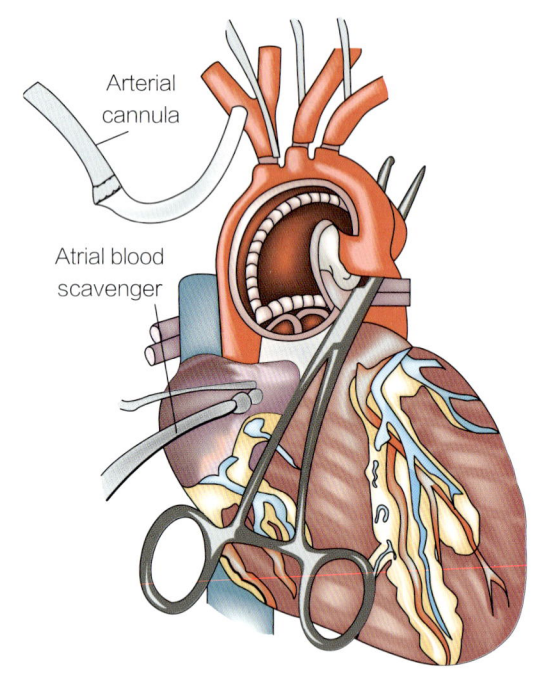

▲ 图 24-11 Antegrade cerebral perfusion (ACP). A graft is sewn to the right innominate artery, the brachiocephalic vessels and descending aorta are snared, and the brain is perfused during aortic arch reconstruction, in lieu of deep hypothermic circulatory arrest. (Modified and reproduced with permission from Pigula FA, Nemoto EM, Griffith BP, Siewers RD. Regional low-flow perfusion provides cerebral circulatory support during neonatal aortic arch reconstruction. *J Thorac Cardiovasc Surg*. 2000;119:331–339.)

在体外循环后立即进行超滤，以去除血管内和组织间的多余液体，并过滤小分子，也包括过滤许多炎症介质。

体外循环诱发一系列并发症影响术后监护。患者的血液与体外循环管路的成分接触，会引发一种明显的炎症反应和内源性和外源性的凝血途径的激活。虽然这一现象众所周知，但是最近的研究并没有证明不良临床结果的发生率与炎症反应的强度成正比[246]。许多过程都使用皮质类固醇治疗，一般情况下为了减轻这种炎症反应，在术前或体外循环初期使用 4~12h 使用甲泼尼龙10~30mg/kg。尽管使用皮质类固醇广泛使用，而且有研究证据证明一些炎症介质（如 IL-6、IL-8、IL-10）明显减少，但临床没有证明这种治疗有差异性[247-250]。在一项随机试验中，将 30mg/kg 的双剂甲泼尼龙应用于 76 名新生儿（术前 8h 和体外循环初期两个时间点用药），与使用单剂（仅体外循环初期）的随机试验进行对照，Graham 等[249]报道了使用双剂组 IL-6 中减少了 2 倍；但是，低心排综合征发病率并未改变（对照结果：双剂量为 38%，单剂量为 46%，P = 0.51）。双剂量组有较高的血清肌酐，术后利尿较差。各组间的血管活性药物要求、机械通气时间、医院和 ICU 的滞留时间无差异。有必要正确设计安慰剂组和单剂量皮质类固醇的随机试验，便于有决定性地回答该问题[250]。

红细胞通过离心泵、氧合器和管路中的过滤器受到损伤而出现溶血现象。低流量的体外循环或深低温停循环可能导致肾脏、肝脏、肠道和大脑等器官缺血。炎症反应可能使毛细血管渗漏，导致多个组织、器官和系统水肿，包括肺间质和肺泡水肿。长时间的主动脉阻断导致心肌局部缺血再灌注损伤，在体外循环后出现心肌功能障碍。大量的心腔内手术包括心肌切除术或心内结构长时间矫治，能够引起机械创伤，这种创伤包括三尖瓣反流或心律失常，如 JET 或完全性房室传导阻滞。体外循环所要求的深度抗凝，凝血因子、血红蛋白和血小板的稀释，以及由体外循环管路激活引起的血小板功能障碍，都增加了出血风险，尤其是在小婴儿身上易于发生。经常使用高压缝合线，特别是使用在主动脉手术中，进一步增加了这种风险。一般来说，所有这些后遗症的风险会随着时间的延长而增加，主要增加了主动脉阻断时间和深低温停循环时间。婴儿在体外循环后 6~12h 炎症反应达到高峰，影响心肌功能以及外在的儿茶酚胺效应，使心输出量明显的下降[251]。这通常发生在夜间和凌晨，因此夜班团队需要时刻保持警惕，因为在这段时间里需要更多的支持。

在过去的十多年里，一氧化氮用于治疗肺动脉高压，但新出现的证据表明，在缺血/再灌注损伤和组织修复率[151]中一氧化氮发挥重要的作用。此外，很显然，一氧化氮系列的改变都以内皮功能和炎性反应相互关系为基础。在炎性反应和局部缺血再灌注方面，一氧化氮有积极的作用。一氧化氮抑制血小板黏附和聚集，并阻碍单核细胞的黏附和迁移。此外，一氧化氮抑制白细胞激活，导致嗜中性内皮细胞黏附，并产生氧自由基。一氧化氮可能会抑制含有细胞毒性和血管收缩功能的炎性产物（如白细胞、细胞因子、前列腺素）的释放，在炎症反应过程中对内皮细胞产生直接的细胞保护作用。最后，一氧化氮对细胞凋亡的调控非常重要，能够诱导和预防细胞凋亡。有证据表明，内源性一氧化氮或能产生一氧化氮的药物能降低血管阻力，增加血液流动，减少炎性反应从而减少组织损伤。这已在与溶血相关疾病如镰状细胞病中建模。在溶血和无细胞血红蛋白的情况下，减少一氧化氮的生物药效也可能增加体外循环和输血反应引起的并发症。在体外循环过程中，通过溶血而释放的氧合血红蛋白对一氧化氮的快速清除，可能产生获得性血管收缩、血小板活化、白细胞黏附和无氧自由基生成，来解释与体外循环相关的临床现象。这种现象可能是在手术期间储存和输血中缺乏一氧化氮的生物利用度。

（三）出血

如上所述，体外循环后出血对新入院的 CICU 患者是一个持续的威胁。溶纤维蛋白酶抑制药，如 E- 氨基己酸和氨甲环酸，常用于复杂的婴儿病例或重复胸骨切开术中，能够有效地减少失血和输血。肝素效应在手术室可以被鱼精蛋白中和，预防 CICU 的持续出血。入院时，应完善测量血小板计数、凝血酶时间和部分血栓形成时间以及纤维蛋白原浓度。有些程序也使用血栓弹力图作为凝血功能实验[252]。

在 10kg 以下的婴儿中，导致出血的主要原因是血小板功能不良、血小板计数偏低；因此，对于这些患者来说，血小板输血是首选的治疗方法。其次是低纤维蛋白原，因此冷沉淀是次要治疗的选择[253]。凝血因子本身可能会受到影响，但是体外循环初期通常用含有新鲜的冷冻血浆预冲，所以被认为是第三个选择的治疗方法。血库储存的血红细胞，或被从手术室中洗涤了的细胞，都可立即使用，并在需要时及时提供，目的是为了维持目标范围内的红细胞压积。全血很少用；实际上，最近的一项研究显示，当全血用于体外循环预冲时，出血更严重，而相比之下，用同一供者的红细胞和新鲜冰冻血浆（fresh frozen plasma, FFP）可以预防出血[254]。在正常或接近正常的凝血研究中，通常情况下，持续渗血预示着出血原因和手术有关，应该尽早与外科医生沟通，决定患者是否需要返回手术室开胸探查。在术后早期，血压控制非常重要，目的是限制动脉部位出血，并防止动脉缝合部位严重出血。一般情况下，胸腔总引流量大于 10ml/（kg·h）持续出血 2h 或超过 2h，则认为是过度出血，如果凝血已正常，则应该强烈建议二次手术探查。出血患者进行早期拔管不可取，护理人员必须不断地打开胸腔引流检查以确保引流通畅。如果胸腔引流突然，则患者出现心脏压塞迹象（低心输出量和血压，奇脉，胸部 X 线片显示纵隔在扩大，心房充盈压的升高与均等或床边超声心动图发现心脏周围血栓），则应提出进行紧急开胸探查，移除血栓和渗出的血液，阻止手术引起的出血。重症监护室的特护医生必须尽早保持警惕，特别注意：在小婴儿纵隔腔非常有限的情况下，即使是少量的累积凝块或血液也会导致填塞。

在体外循环期间过量使用血液制品可能与术后早期出血过多有一定的关系。Agarwal 等对 253 名患者进行了回顾性研究，并经过多因素回归分析表明，在体外循环期间，血红细胞预冲的增加量与前 12h 内术后患者出血过多有很大的关系，第一小时内的界定值＞ 10ml/（kg·h），连续 3h 的界定值＞ 5ml/（kg·h）[255]。这一发现产生的结果是，作者所在机构通过缩短管路长度、移除循环管路中多余的量来减少体外循环预冲的循环量。

（四）延迟关胸

许多婴儿或其他广泛手术引起出血、心律失常、血流动力学不稳定的患者，或有明显肺损伤而需要进行高水平或正压通风的其他患者，均手术后开放胸骨，目的是为出血留出空间，减轻纵隔水肿尤其是正压通气对心脏输出产生的不利影响。通常，由胸腔引流管制成的塑料支柱被缝合到胸骨上以保持其打开，并覆盖合成贴片和碘浸渍的塑料黏合剂敷料。这样就可以快速进入纵隔腔，并且很容易找到凸起的补丁。床边探查通常是可能的，而 ECMO 插管更容易当患者在 24~72h 内稳定、无渗血，并且有可接受的血流动力学和呼吸状态，则在 CICU 的床边进行关胸。关胸可能会导致不利的血流动力学变化和肺力学的重大改变。在关胸术后的前几小时，特护医生必须保持高度警惕[256]。

九、特殊疾病和围术期注意事项

本节将总结接受 CICU 治疗的几个主要疾病围术期最重要的注意事项。读者可以参考相应的章节来详细讨论解剖学、病理生理学，以及对每个病变的诊断和注意事项。

（一）左心发育不良综合征

许多患者都是在产前已诊断出患有 HLHS，他们通常是在转诊中心分娩。如果没有围产期心搏性抑郁症，大多数患者不需要气管插管。出生后立即放置脐带导管给予前列腺素 E_1，患者被转移到 NICU 或 CICU 中空气通气。这些患者大多可以在手术前进行空气通气治疗，并仔细监测心血管状况，同时定期测量动脉血气值以及血清乳酸浓度。先前的气管插管、镇静、低 FiO_2 通气，均已证明显著地减少大脑和身体的氧气输送，所以应该避免这些情况的发生[257]。在前几天减少肺血管阻力是通过增加 SpO_2，渐进性呼吸急促和间质性水肿根据需要，使用利尿药呋塞米治疗。应警惕体循环灌注减少的迹象，这一点非常重要，其中包括肠系膜灌注不足，这有可能导致坏死性小肠结肠炎。喂养仅限于肠外营养，也可能是肠营养通过鼻胃管喂养。气管插管用于呼吸窘迫或血流动力学不稳定时如果可能的话，在生后第一周应进行 Norwood 第 I 期姑息手术。如果是产后诊断出的患病婴儿，特别是处于晚期状态，即 3~5 天，如果导管痉挛狭窄或关闭，发生休克则可能需要进行复苏[258]。这些婴儿需要进行机械通气和血管活性药物支持。终末器官损伤，即肾脏、肝脏、胃肠道和中枢神经系统等器官损伤，在进行手术之前，应该对其进行调查，并使其保持稳定状态。在宫内已诊断为限制性或房间隔完整的患者，需要在出生后立即进行紧急评估和干预，要么使用 BAS 打开房间隔，或进行心房间隔造孔术[259,260]。

Norwood I 期姑息包括从自然肺动脉瓣、天然主动脉瓣和主动脉以及同种移植材料重建主动脉。许多医疗中心在深低温停循环或者其他的顺行脑灌注条件下完成主动脉重建。肺血流量由体循环向肺动脉分流 [改良的 Blalock-Tomas-Taussig（BTT）分流]，通常是 3~4mm 的人工管道（聚四氟乙烯）移植，从无名 - 锁骨下动脉到右肺动脉，或者从右心室到肺动脉导管，通常是 5~6mm 的人工管道（聚四氟乙烯）移植（Sano 改良）。在 BTT 术后 6~12h 后，大多数中心开始低剂量的肝素静脉维持，并一直持续到患者能够服用阿司匹林为止。由于舒张压较高，冠脉灌注较好，Sano 改良术后早期血流动力学稳定性较好。但是，与 Sano 改良治疗方法相比，全身的氧饱和度通常较低，但脑氧饱和度和舒张期脑流速并无差异[261]。最近的一项 BTT 分流与 RV-PA 导管的多中心对照试验显示，12 月龄的 RV-PA 导管具有生存优势（图 24-12）[262]。然而，12 个月后，死亡或移植的死亡率不再显著。术后早期处理包括平衡 $Q_P:Q_S$，尽可能接近 1:1；高肺血管阻力的患者可能需要更高的 FiO_2 和吸入一氧化氮，或有可能扩大 BT 分流[263]。大多数患者存在肺血管阻力相对较低的问题，降低 FiO_2 和分钟通气量以增加 $PaCO_2$，将提高肺血管阻力并有助于达到平衡，并且在严重的情况下，分流可能是需要缩小规模（分流管环锁）。通常需要使用多巴胺、肾上腺素或米力农进行血管活性药物支持，通常在 24~72h 内开胸。图 24-13 说明了单心室新生儿的病理生理学方法的优先顺序[264]。出血可能很明显，因此有必要使用血小板、冷沉淀、红细胞和新鲜冷冻血浆进行治疗。无论低心脏输出还是心脏骤停，有时有必要进行 ECMO 支持。在绝大多数治疗中心，HLHS 并不是机械支持的禁忌证[263]。

HLHS 施行第 I 期杂交姑息手术是在专门设计的杂交导管实验室或手术室中进行。这是在无体外循环的情况下完成的，胸骨切开后，外科医生结扎肺动脉，由介入心脏病专家进行动脉导管支架植入，同时在房间隔内植入支架，可以在手术初期植入，也可以在后期通过标准导管技术植入[265]。这种方法的优点是避免了体外循环、深低温循环停跳时间或顺行脑灌注。但是，在第24~48h内，杂合HLHS姑息手术的患者血流动力学不稳定、心脏输出低、$Q_p:Q_s$失调、酸中毒，同时也需要血管活性药物支持[266,267]。第二阶段在3~6个月时进行双向腔静脉肺动脉吻合术，包括主动脉重建。尽管在过去的几十年里，HLHS患者的围术期死亡率有了显著的改善，但在CICU中仍然有很高的发病率，这些患者利用了大量的资源。照顾这些患者的机构需要作相应的计划[268]。

（二）大动脉转位

大动脉转位通常在产前即可诊断出来，如果可能，应在转诊中心分娩。在室间隔缺损完整和心房水平分流不足的情况下，前列腺素E_1开始保持导管通畅，并提高混合程度以保持供氧。BAS的方法依赖于医疗机构，SpO_2 < 75%，PaO_2 < 40mmHg是BAS的适应证，此项是通过超声引导下在床旁完成，或者是经过适当的镇静作用后，在导管室完成。即使是通过动脉导管有可接受的SpO_2，一些机构也会选择进行BAS，然后对撤机，停用前列腺素E_1，允许进食，并在1~2周内安排姑息治疗。一项研究表明，BAS与大脑MRI诊断的术前卒中有关，但来自另外两个治疗中心的研究中并未发现这种联系[269-271]。手术前的PaO_2 < 40mmHg，在这些发绀患者中，超过6天延迟手术与术前脑白质损伤有关。因此，大动脉转位患者在BAS之后有明显的发绀症状，应尽快矫治。矫治前明显发绀，并且导管前的SpO_2明显低于动脉导管后的SpO_2，可能预示肺动脉高压，并可能对吸入一氧化氮有反应。大动脉转位术手术后，从外科医生的报告中得知额冠状动脉解剖学的理解和矫治细节非常重要。通过超声心动图评价心室功能和任一室壁运动的异常，对于冠状动脉梗阻[272]诊断非常重要。在术后早期，通常需要使用米力农、低剂量的肾上腺素或多巴胺等血管活性药物支持。在术后早期，通常需要使用米力农、低剂量的肾上腺素或多巴胺等血管活性药物支持。许多医疗中心使用硝酸甘油，确保冠状动脉扩张达到最大限度[273]。大动脉缝合线出血可能是一个问题。许多医疗中心使用经胸左心房导管，并且保持足够的心脏输出量和较低的左心房压力非常重要，特别是对于有完整室间隔的患者，一定程度上需要左心室适应做功。大多数的大动脉转位术患者，表现为矫治充分，心室功能满意，并在最

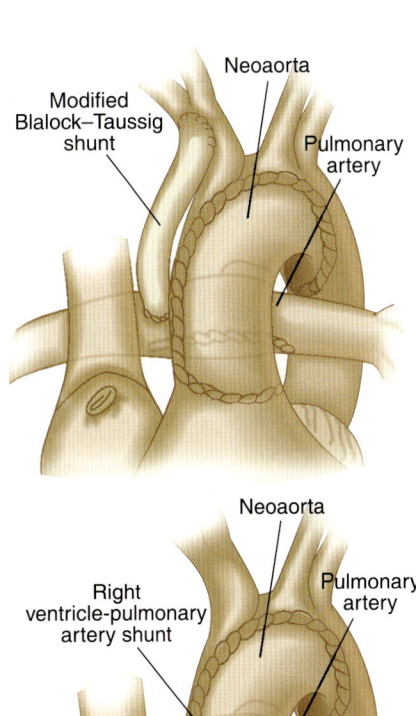

▲ 图 24-12 Variations in shunt type for hypoplastic left heart syndrome. Classic right modified Blalock–Thomas–Taussig shunt (top), and Sano modification (bottom) which provides pulmonary blood flow via right ventricle to pulmonary artery conduit. (Reproduced with permission from reference 262: Ohye RG, Sleeper LA, Mahony L, et al. Comparison of shunt types in the Norwood procedure for single-ventricle lesions. *N Engl J Med*. 2010;362:1980–1992.)

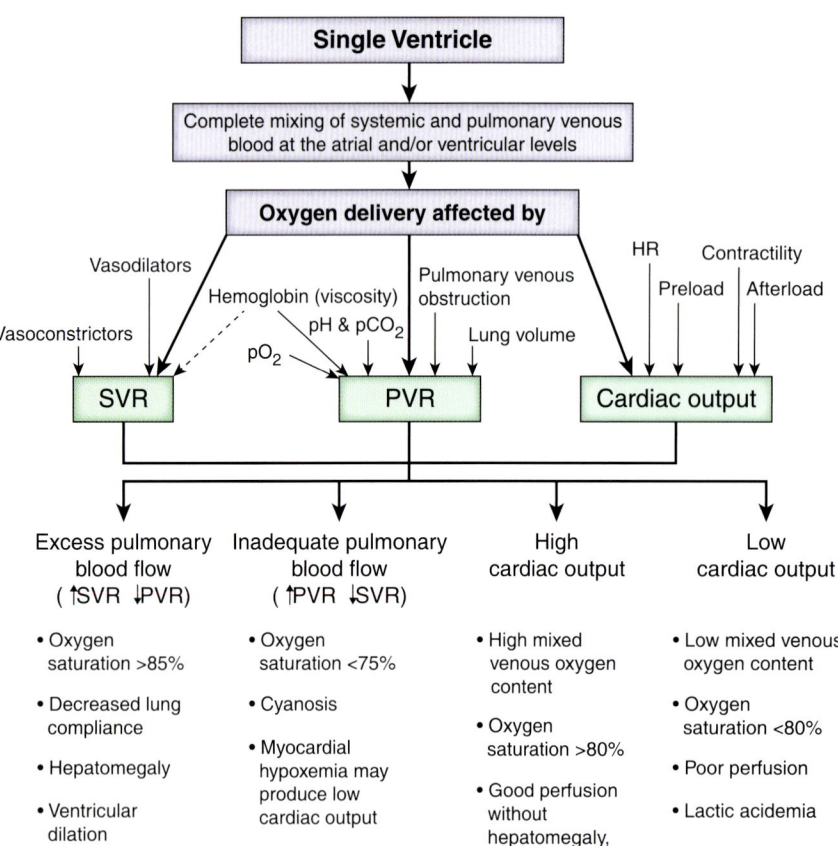

◀ 图 24-13 Pathophysiologic considerations for patients with a single functional ventricle. (Reproduced with permission from Diaz LK, Nicolson SC, Steven JM. Chapter 24: Anesthesia for the patient with a single ventricle. In: Andropoulos DB, Stayer SA, Russell IA, Mossad EB, eds. *Anesthesia for Congenital Heart Disease*. 2nd ed. Oxford, United Kingtom: Wiley-Blackwell; 2010:456–479.)

初的 24～72h 内，撤离机械呼吸支持方面有很大的进展。心室功能障碍、ST 段异常、室性心律失常是冠状动脉手术问题的征兆，必须紧急处理。室间隔完整的大动脉转位患者，大动脉转位手术相对较晚（2～4 周或更晚），需要特别注意左心室功能，因为这些患者常常会出现左心室功能不全。

（三）动脉单干

术前，因主动脉有一部分分流到肺动脉所致低舒张压，可导致冠状动脉功能不全和心肌功能不全或体循环灌注不良，可能导致肾或肠系膜缺血；后者可导致坏死性小肠结肠炎。随着肺血管阻力的降低，这些患者因肺循环的血流量增多出现呼吸困难；空气通气通常是一种谨慎的策略，因为患者会控制自己的每分钟通气。经常需要利尿药，气管插管仅用于呼吸衰竭或严重的血流动力学不稳定。如果这些患者表现出过多的肺循环或体循环减少症状，应该尽快在生后第 1 周内进行矫治。术后，这些患者有可能因心功能不全而出现血流动力学损害、单干瓣膜反流及肺动脉高压。了解手术室的超声心动图状况对于指导术后早期监护非常重要。如果肺动脉高压是影响心输出量的问题，则可能需要较多的血管活性药物支持和吸入一氧化氮。大动脉、右心室和肺动脉的吻合口出血是常见的。

（四）肺静脉异位引流

肺静脉回流的梗阻程度，包括右向左心房水平分流的限制，将决定术前管理。严重梗阻患者需要施行紧急手术，每项努力都是为了尽快建立体外循环的目标，目的是为了提供充足的氧气，然后进行矫治。严重梗阻者吸入高 FiO_2、一氧化氮可降低肺血管阻力；肺血流量的会加重血管梗死，引起肺间质和肺水肿，使肺循环变得更糟。在这种情况下，必须尽快送入手术室。对于程度较低的梗阻，是否施行手术可视具体情况而定，通常应用利尿药减少肺水肿。婴儿的全肺静脉回流异常（total anomalous pulmonary venous return，TAPVR）矫治通常是在深低温停循环下进行。手术后，持续肺动脉高压经常发生，这些患者通常进入 CICU 通过吸入一氧化氮治疗。肺血管阻力增高最快发生在体外循环的前6～12h，在此期间必须提供足够的镇静和镇痛。简单的 TAPVR 患者通常相对稳定，可以在接下来的几天里撤离一氧化氮、镇静和通气，但是要对肺动脉高压保持高度警惕。复杂的 TAPVR 包括复合病变、心脏异位型单心室以及肺动脉闭锁或主动脉弓异常等复合畸形，都会使术后监护复杂化，需要经常进行个性化调整治疗，并延长机械通气时间和采用血管活性药物支持。

（五）体循环-肺动脉分流

术前，这些患者通常使用前列腺素 E_1 维持治疗以保持导管开放。对于肺动脉闭锁或重度狭窄施行手术，通常是3～4mm人工管道（聚四氟乙烯）移植，从无名或右锁骨下动脉到右肺动脉。当动脉导管解剖良好时，有些中心会将支架置入动脉导管[274]。外科手术方法各不相同，有些医疗中心更倾向于正中切口，另一些则倾向于右胸侧切口。如果需要体外循环重建肺动脉，可以开胸手术。开胸手术有一个优点，即外科医生将动脉导管未闭结扎，仅保留一个肺血流量的供应。动脉导管未闭不能通过右侧切口结扎，在动脉导管关闭之前，有两个肺血流供应，这通常导致肺循环过负荷。但是，通常经过无名动脉的分流肺血流量会过多；经开胸手术右锁骨下动脉分流将会限制血液量。这些细节必须在手术交接过程中沟通，对患者进行相应的管理。肺血流量过高，即使是在低氧环境下，也会存在舒张压偏低导致冠状动脉灌注不足和心力衰竭。这通过吸入 FiO_2 和机械通气来管理，并通过血管活性药物和血管紧张素来提高收缩压和舒张压。这个问题通常在24～48h后随着动脉导管的关闭而得到改善。肺血流量过度问题在2.5kg以下的小新生儿中尤其普遍，即使是3.5mm的分流都有可能偏大。在某些情况下，有必要环锁减少分流。术后早期，理想状态是维持70mmHg 或更高的收缩压，以促进肺血流量。这一目标的实现，使用多巴胺、肾上腺素或血管加压素非常有效。术后 6～12h 内进行低剂量肝素静脉维持。相反，严重的低氧血症可能是由于分流梗阻、肺动脉高压或全身低血压导致肺血流量减少而引起。这种情况必须通过超声心动图进行紧急探查，如果怀疑血栓导致分流狭窄形成，则应维持较高的收缩压，这一点至关重要。必要时在没有其他来源的肺血流患者中，BTT 分流完全梗阻会引起快速低氧血症和心搏骤停，应立即施行心肺复苏术，但必须立即进行 BTT 的重置；发生这种情况的患者需要一段时间的 ECMO 支持。需要通过外科手术对分流进行紧急矫治；或者，有时也可以在导管室使用球囊扩张进行矫治。使用低剂量肝素预防 BT 管道血栓形成，关键点是要保持适当的收缩压，同时预防肺动脉高压。

（六）法洛四联症

对于存在右心室流出道障碍或肺动脉闭锁，大多数医疗中心在婴儿期进行根治，包括新生儿期[275]。但是，一些机构对小婴儿进行体肺动脉分流，更期望患者体重增加到5～10kg，完全根治效果最佳[276]。对于患有肺闭锁或严重狭窄的婴儿，需要进行 Rastelli 式手术并关闭室间隔缺损，患有肺动脉闭锁或明显狭窄的小婴儿需要施行室间隔缺损关闭、右心流出道疏通以及右心室到肺动脉瓣膜的 Rastellia 型手术。如有需要，通过心包片或同种补片对肺动脉分支进行修补。左前降冠状动脉分支可能在右心室切开术部位附近，如果这种结构受到手术损伤或引起弯曲，则有可能引起冠状动脉缺血。在小婴儿中，由于存在房室收缩和舒张功能障碍的风险，可在心房水平预留3～5mm 房间隔缺损以达到分流的作用。从手术团队交接时传达来的这个信息非常重要，因为这通常用来解释术后早期的动脉过负荷。年龄稍长的患者可行跨主动脉和肺动脉的室间隔缺损修补、右心室流出道重建，必要时在肺动脉瓣环上的有限切口，采用过瓣环心包修补术[277]。一些外科医生会放置一个由自体心包膜或合成材料的单片肺动脉瓣，尽量减少术后早期的肺动脉瓣关闭不全。手术后，新生儿法洛四联症矫治患者可能需要有大量的血管活性药物支持，并且在病程早期很不稳定，需要从心房水平分流达到减轻过负荷。这样的患者受益于心房导管辅助治疗。由于右心室限制性生理，使得反向动脉灌注经常增高，因此有必要提供高充盈压。出血可能是一个重要的问题，总体来讲，法洛四联症患者术后容易发生JET，这可能影响血流动力学，必须及时处理。

（七）室间隔缺损 / 房间隔缺损

多数年长患者都有小型室间隔缺损或者部分或过渡性房室间隔缺损，他们接受简单手术，几乎不需要血管活性药物支持，且出血量很少。他们可以在手术室或进入 CICU 后不久拔管。患有大室间隔缺损或患有肺动脉高压的房室间隔缺损的小婴儿，尤其是合并 21 三体综合征患者，要求手术后对肺动脉高压危象高度警惕。这些患者的插管不能过早拔出，需要适度镇静和机械通气，对肺动脉高压危象的进行监测，通常持续 12～24h 后方可撤机拔管。由于目前常规矫治手术早期较早，严重的肺动脉高压是罕见的。当肺动脉高压非常明显，吸入一氧化氮能够有效地预防这种危象。经胸廓肺动脉导管不常使用，因为矫治之后，肺动脉压力可能会在几天到几周的时间内提高，从而限制了它们的使用。这些导管引起的出血风险也要高很多[278,279]。

（八）主动脉缩窄、主动脉弓发育不全和主动脉弓离断

在生后几天到几周动脉导管未闭关闭后[280]，新生儿主动脉缩窄、主动脉弓发育不全或离断都可能会影响体循环的输注不足，从而导致休克。前列腺素 E$_1$ 静脉维持和心肺复苏、血管活性药物支持、机械通气以及多器官功能损伤等均应在矫治前完成。无动脉弓发育不全或心内缺损的简单主动脉弓管腔缩窄，经左胸侧切口进行修复，一般情况下使用延伸端 - 端吻合术，需要 15～30min 的主动脉阻断，且无体外循环。有必要对右上肢动脉置管进行血压监测。大多数新生儿都能很好地经受这一手术，小剂量的血管活性药物支持，并且在手术后的 24～48h 内能够撤离机械通气。一般情况下，大一点的孩子插管在手术室即可拔除，并在术后早期需要使用血管舒张药控制血压。

由于在大约 T$_9$ 水平的 Adamkovich 动脉水平上夹闭，因脊髓局部缺血而导致截瘫的罕见并发症，术后应尽快评估所有患者的下肢运动情况。短时间的交叉阻断后，肾脏或肠系膜缺血比较罕见。在手术室，通常让患者体温保持在 34～35℃的低温情况以保护脊髓。通过经正中开胸矫治重症主动脉弓发育不全或离断，通常需要深低温停循环或顺行脑灌注，持续时间不超过 30min。如果存在心内结构缺损，也就是室间隔缺损，应同时修补[281]。这些患者术后因有大量的主动脉缝合线而出血风险很高，因此术后早期必须有足够的血液制品帮助止血。此外，难以控制的血压将会增加出血风险，也会增加主动脉吻合口的损伤。缩窄修复后常出现高血压。在术后早期阶段，高血压由儿茶酚胺介导，一般情况下，最好的治疗方法是使用诸如艾司洛尔或拉贝洛尔这样的 β 受体阻滞药进行治疗。在术后的后期阶段，由血管紧张肽介导为主，最好的治疗方法是术后 24～48h 内使用 ACE 抑制药治疗。

（九）双向腔肺动脉吻合术

双向腔肺连接，也称为双向 Glenn（bidirectional Glenn anastomosis，BDG），是新生儿期的全腔静脉肺动脉吻合术（Fontan 手术）之间常见的过渡姑息手术，对几乎所有的单心室病变合适的手术，通常在患者 2～6 个月时完成手术。上腔静脉切除与右侧肺动脉吻合；然后体循环至肺动脉或右心室到肺动脉分流被阻断。肺动脉有时需要补片，任何心内结构异常如严重房室瓣膜反流或房间隔切开术等问题都需解决。如果施行一简单的双向 Glenn 吻合术，一些医疗中心可在无体外循环[282]的情况下，其他中心将使用体外循环施行手

术但主动脉不阻断。心内手术至少需要一些阻断；如果必须矫治主动脉弓，如在 HLHS 的残余缩窄或杂交手术中，阻断的时间可能很长。这些细节必须在 CICU 从手术团队进行交接时必须进行彻底沟通。

如果是双向 Glenn 吻合术待手术者，肺血管阻力在术前不能显著升高。即使肺血管阻力术后轻微增加，有时肺动脉压正常，也会使恢复复杂化。此外，如果患者通气过度，脑血流量会显著减少，从而减少上腔静脉流量和肺血流量，此时患者会出现低氧血症（图 24-14）[202,210]。通常，双向 Glenn 吻合术术后 $PaCO_2$ 目标维持在 40～50mmHg 之后，同时肺动脉高压维持在 7.30 以上，这将促进大脑和肺部的血流量。如果患者接受了简单的双向 Glenn 吻合术，那么可以采取手术室或 CICU 进行早期拔管。将患者置于半卧位的位置，头部抬高 30°～45°，并确定放置在正中线，这样将会改善脑静脉引流，同时改善氧合作用。在上腔静脉中放置一个小的右颈内导管进行肺压测量，这有助于指导早期围术期治疗。一些中心使用硝酸甘油，将硝酸甘油注入中心静脉导管，作为肺血管扩张的一氧化氮供体。过负荷的双向 Glenn 吻合术因肺动脉高压对肺血流量产生一定的影响；在上腔静脉和左心室后壁的外科手术吻合中，血管内容积不充足无论房室瓣是否有回流或狭窄，体循环血流量减少，心室功能减弱。根据超声心动图评估肺动脉压、心房压以及跨肺压都可以解释上述原因。对双向 Glenn 吻合术后患者血流动力学表现和病因的总结见表 24-10。双向 Glenn 吻合术后多数婴儿变得易怒，并出现高血压。这被认为是大脑血管试图通过自动调节来重新设定条件而引起的头痛，因为此时手术后的上腔静脉压力更高。镇痛药如吗啡、对乙酰氨基酚、布洛芬和非甾体药物均有效；一般情况下，在 48～72h 之后，随着大脑血液循环的调整，这些症状相应地会减少。

（十）Fontan 循环

全腔静脉肺动脉连接是大多数单心室患者姑息治疗的最终阶段。术前，解剖学（右心室或左心室）、心室功能和房室瓣膜反流以及肺动静脉畸形导致了容量过负荷，理解这一点非常重要。自 1971 年 Fontan 和 Baudet 的原始描述（图 24-15）[283] 以来，外科手术已经经历了许多的变化。在当前时代，心外 Fontan 术是指将 18～20mm 的人工导管（聚四氟乙烯）移植到下腔静脉，另一端与右肺动脉下方吻合，此手术受到许多医疗中心的青睐[284]。该手术是在没有主动脉阻断的情况下完成，或在某些情况下甚至没有完全的体外循环即可完成此手术[285]。心房侧向隧道 Fontan 术是在内部缝合一个聚四氟乙烯贴片，为来自下腔静脉的血液流动创造一个通道，血液通过心房顶部直达肺动脉，也是经常采取的手术方法。从 Fontan 回路到左心房，有时会开一个窗，这是一个 3～5mm 的通道，允许血液右向左分流，这降低了 Fontan 回路的压力，并且以牺牲一些动脉氧饱和粗度而获得更大的体循环血量和心脏输出[286]。值得注意的是，许多 Fontan 术的完成，即使不开窗，也不会出现完全氧饱和，因为手术在左心房冠状窦的位置。手术的细节，关于何种类型的 Fontan 连接、是否开窗、是否使用体外循环以及相关程序都必须清楚地沟通。由于总腔

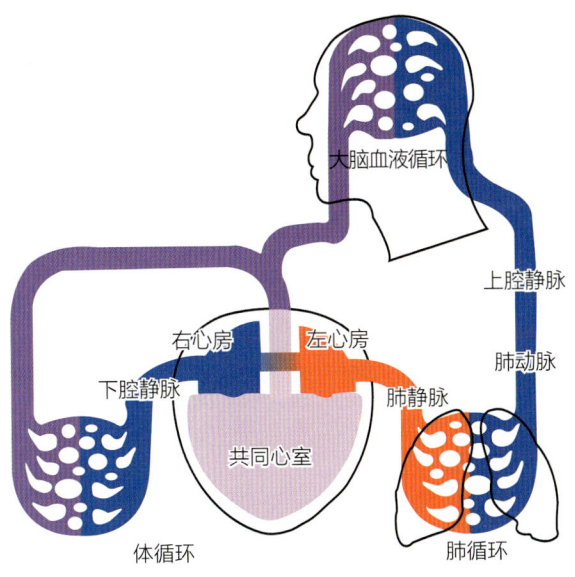

▲ 图 24-14 肺吻合术后肺循环

小婴儿大脑相对较大，其心脏输出百分比相应比较高。过度通气会减少 $PaCO_2$，收缩脑动脉、减少脑血流量。这反过来又减少了上腔静脉流量，减少了肺动脉流量，最终导致体循环动脉氧合降低（图片由 Stephen A. Stayer, M.D. 提供）

表 24-10　双向腔肺动脉吻合术患者的血流动力学发现和病因学

简述	PAP（mmHg）	LAP（mmHg）	TPG（mmHg）	SaO₂%	病因学
正常	10~15	2~6	<10	80±5	理想的解剖学和生理学
PAP 升高	>15	2~6	>10	80±5	高 PVR、PA 或 PV 障碍
LAP 升高	>10~15	>5~8	<10	80±5	心室收缩/舒张功能不全；子主动脉狭窄；AVVR；填塞
发绀	10~15	2~6	<10	<75	CBF 减少；PV 减饱和；减压静脉；血容量减少；贫血

PAP. 上腔静脉中测量肺动脉压力；LAP. 左心房或共同心房压力；TPG. 跨肺压梯度；PVR. 肺血管阻力；AVVR. 房室瓣膜反流；CBF. 脑血流量；PV. 肺静脉；PA. 肺动脉

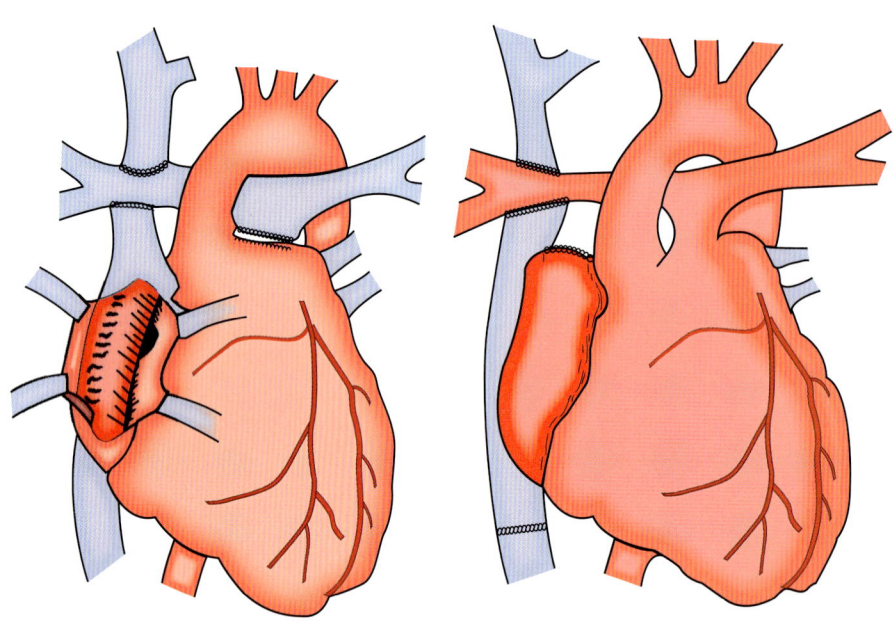

◀图 24-15　侧隧道 Fontan 术（左）和心外 Fontan 术（右）
任何一种配置都能够使用开窗

肺动脉连接导致了肺动脉不能主动向肺部输送血液，所以在这个回路中，血液流动很大程度上依赖于胸内负压梯度，而形成从胸外系统静脉回流到腔静脉和心脏。因此，正压通气会减少静脉回流和心输出量。许多医疗中心 Fontan 患者在手术室拔管，并限制阿片类药物的剂量，从而促进静脉回流，维持心脏输出量。这需要患者血流动力学稳定，即低剂量血管活性药物支持、窦性心律正常或其他房室同步，无出血，自主呼吸可满足充足的气体交换。如果不能满足这些条件，则应留置气管插管，便于转运 CICU。

术后早期，Fontan 患者高度依赖于腔肺连接充足的充盈量以维持心脏输出。在机械通气患者中，高充盈压（15~20 mm Hg）可克服胸腔正压。心房充盈压力必须维持在适当的水平。由于这个原因，Fontan 患者经常放置心房导管。早期术后的一个关键点是不能滞后于容量治疗；因重复开胸手术引起的渗血、源自增加的肺循环压力引起的大量胸膜腔积液，造成的结果是需要依赖容量治疗。在术后早期围术期，通常需要使用米力农以及低剂量的肾上腺素或多巴胺等血管活性药物支持，应尽早完成拔管工作。如果需要，密切注意心搏与房室同步的心脏节律，治疗心房性心律失常最大限度地提高心脏输出非常重要。无窗患者特别易出现较高的 Fontan 压力和胸腔积液；相反，如果早期拔管获益更大。表 24-11 中给出了 Fontan 术后异常的血流动力学状态的鉴别诊断。

表 24-11 Fontan 术后患者的血流动力学研究和病因

概 述	PAP（mmHg）	LAP（mmHg）	TPG（mmHg）	收缩压 BP（mmHg）	SaO₂%	病 因
正常	10～15	2～6	<10	85～95	95±5	理想的解剖学和生理学
PAP 和 LAP 减少	8～10	0～4	<10	<80	90±5	血容量减少
PAP 升高	>15	2～6	>10	80±5	90±5	高 PVR、PA 或 PV 障碍
LAP 升高	>10～15	>5～8	<10	80±5	90±5	心室收缩/舒张功能紊乱；房室分离；AVVR；压塞
发绀	10～15	2～6	<10	85～95	<85	开窗尺寸过度或挡板泄漏；PV 减饱和；静脉减压；血容量减少；贫血

PAP. 上腔静脉中测量肺动脉压力；LAP. 左心房或共同心房压力；TPG. 跨肺压梯度；PVR. 肺血管阻力；PV. 肺静脉；AVVR. 房室瓣膜反流

（十一）左心其他梗阻性病变

主动脉瓣狭窄、二尖瓣狭窄、Shone 综合征患者呈现出解剖学的多变性；患者的术前状态，包括心室功能障碍和（或）肥大，以及使用的任何药物，包括 β 受体阻滞药，都必须了解。手术的细节，无论是主动脉切除的瓣膜修复还是瓣膜置换，都必须进行彻底的沟通。应全面了解术后 TEE。残留问题即狭窄或反流均应了解。术前正常或负荷过高的左心室功能和机械性梗阻缓解通常会导致高血压，应考虑使用艾司洛尔、β 受体阻滞药和其他血管扩张药物治疗如硝普钠或钙通道阻滞药，在年龄稍大点的患者中可使用尼卡地平。控制血压非常重要，因为在很长的主动脉吻合口位置容易出血或撕裂，可能也会伴随无法控制的高血压发生。心室功能差的患者可能需要大量的血管活性药物支持。左心房导管对评估左心室的充盈度和所有残留的二尖瓣狭窄或反流很重要。

（十二）右心其他梗阻性病变

室间隔完整的肺动脉闭锁是一个复杂病变，围手术和导管介入术管理依赖于细节，例如，存在右心室流出道和一个适合右心室大小的薄肺动脉瓣叶，此薄肺动脉瓣叶在导管介入室用射频消融[287]进行打孔。其他重点考虑因素是冠状动脉的状况，是否有近端冠状动脉闭锁和右心室依赖性冠状窦。这些患者可能术后送入 CICU，他们在导管室或手术室接受一个或与右心室组合的穿孔术、BTT 分流或导管支架，以及房间隔膜缺损扩张术或房隔造口术。手术的细节应全面进行交流和沟通，指导 CICU 监护。常见方案是右心室流出道重建血流量，然后术后停用前列腺素 E₁ 治疗，便于评估肺血流量。高度警惕低氧血症，必要时重新启动前列腺素 E₁，同时超声心动图评估是非常重要的。室间隔缺损的肺动脉闭锁和主肺动脉侧支血管是另外一种复杂的功能障碍，具有多水平术前决策和各中心之间相当大的实践差异。从主肺侧支血管的大量双侧单源化经正中开胸手术的完全矫治、右心室至肺动脉置管、6 个月以下婴儿的室间隔缺损的关闭[288]到分阶段进行治疗，方法都千变万化，可能包括 BTT 分流的一侧单源化胸廓切开术，或者是作为第Ⅰ期姑息手术就选择主肺动脉分流术。然后，对另一侧的胸廓切开术可以进行单源化手术；接下来是第三期手术，即右心室 - 肺动脉置管，预期的最后手术阶段是室间隔缺损关闭[289,290]。术前解剖、手术史、肺血管床的状态以及室间隔缺损或房间隔缺损残留的存在都非常重要。

Ebstein 畸形的三尖瓣疾病患者可能会出现在 CICU，无论是手术前或术后。事实上，最严重的病例通常在产前已诊断。严重畸形的婴儿有明显的发绀症状，可能有室上性心动过速或其他房性心律失常。一般情况下，重症 TR 引起功能性肺动脉闭锁；有些患者是解剖肺动脉闭锁。由于严重疾病，右心室扩大明显，右心室压力明显增加影响左心室功能；室间隔由右向左偏移，左心室充盈和心搏出量发生改变，从而导致了低心输出量。即使做了手术如瓣膜整形或 BTT 分流提供肺血流量，他们依然需要强大的心肺支持[291]。三尖瓣闭锁患者可以出现在新生儿期，BTT 分流术是针对肺动脉闭锁或狭窄，肺动脉环缩是为了减少肺血流量而施行的手术；有些患者可能有轻度到中度的肺动脉狭窄，在新生儿期无须干预。通常在 3～6 个月时进行双向 Glenn 吻合术。

（十三）心脏移植术

必须对移植患者的术前状态进行彻底的检查和了解，特别是在肺动脉高压的情况下，可能会使术后病程复杂化。在术中，供体器官的局部缺血时间也应尽可能短，但鉴于器官运输方面的问题，或者复杂的移植如发绀型先天性心脏病，缺血时间可能更长。一般来说，合适的缺血时间应少于 5h，这样，在术后早期有较好的心肌功能。供体心脏的细节如供体的死亡情况、心脏功能、心肌功能水平以及任何缺陷如房间隔缺损等都非常重要。正常情况下，供体体重是受体体重的 80%～120%。当一个小的捐献心脏放置在患有肺动脉高压的受体身体中时，就会有可能增加右心室功能障碍。在这些患者中，可能需要更多的右心室支持，如米力农、吸入一氧化氮或偶尔的右心室辅助设备[292]。同样重要的是要了解患者是否有升高的排异抗体，或者是否与供体心脏的正向交叉配型。这种情况下需要术中或术后进行血浆置换，以减少早期排异风险。在婴儿中血型 ABO 不相容移植越来越多机构普遍采用[293]。在术后立即使用低剂量的异丙肾上腺素维持心率，因为在重症监护病房超过最初的几小时内，窦房结的起搏功能受抑。移植后的失神经心脏对副交感神经的输入无反应，因此，消除迷走神经作用的制剂，如阿托品和潘库溴铵，不会增加心率。心房起搏

线也需要放置，这是治疗慢心率的另一种可选择的治疗。直接作用的儿茶酚胺类药物，如肾上腺素，也有一定的效果。在术后早期，同样需要考虑出血、炎性反应和肺功能障碍等，这些都与标准的先天性心脏病手术围术期监护内容相同。维持患者的皮质类固醇、免疫抑制药及抗生素等治疗非常重要，严格按照规定和时间表进行抗生素治疗，并保持严格的感染预防措施[294]。简单的心脏移植，也就是第一次开胸手术，无肺动脉高压，供体心脏功能良好，出血少，通常在术后 12～24h 内被切除。因出血、肺动脉高压、复杂的重建或小婴儿心脏移植等原因变得更加复杂，可能需要长时间的术后机械通气和血管活性药物支持。

十、中枢神经系统问题

（一）镇静和镇痛

镇静和镇痛是大多数 CICU 患者的常规治疗。各机构对镇静和镇痛的计划和规定十分必要，尽可能地使治疗标准化，减少因疼痛而导致的焦虑、痛苦的发生率。术后机械通气患者需要注射阿片类药物（吗啡、芬太尼）止痛药和镇静药，这些药物应该在大手术后连续静脉维持或定期应用。同样，苯二氮䓬类药物（咪达唑仑、劳拉西泮）也常提供镇静缓解焦虑和预防意识的作用。肌松药物很少选择，除非患者的活动或咳嗽影响通气。ECMO 或其他机械支持的患者，如严重的肺部疾病，或有肺动脉高压危象的高危因素，往往需要持续的肌松治疗。应在尺骨神经上方放置外周神经刺激器，并经常对神经肌肉阻滞的状态进行评估，同时使用滴定疗法。大剂量镇静药、镇痛药和肌松药的应用会导致多发性神经病变综合征，其特征是长时间的肌肉无力，这可能会使机械通气支持撤机变得更加复杂[295,296]。

为达到理想的镇静和镇痛效果，必须使用最低剂量的有效治疗剂量。由床边护理人员定期评估镇痛和镇静程度或评分，每个患者都有明确的目标，这应该是每个机构规定的一部分[297]。较年长的拔管患者通常在自控镇痛方面做得很好。神

经轴麻醉,以胸硬膜外麻醉或椎旁尿管的形式,连续局部麻醉输注无阿片类药物,对胸廓手术引起的疼痛非常有效。父母的陪伴、护理干预和儿童生活团队都是非常重要的非药物治疗策略,每天的疼痛和痛苦伴随着CICU住院,对于患者而言,有必要持续使用镇静药物。丙泊酚不应用于儿童的镇静镇痛,因为在重症监护室,儿童丙泊酚输注综合征与大剂量输注丙泊酚有明显的关系。这种综合征的特征是线粒体衰竭、严重的心肌功能障碍、酸中毒和导致死亡的心力衰竭[298,299]。新型第Ⅳ型镇静镇痛药物,右旋美托咪定,一种类似于可乐定中枢作用的α_2抑制药,在CICU中得到了广泛应用,因为它能使患者安静,利用阿片类药物的附加效果使其能够保持呼吸驱动,血流动力学效应包括降低血压和心率等[300]。在小婴儿中,这种药由于可使肝脏清除率延迟应谨慎行之,在心动过缓的患者中或血流动力学不稳定的患者,也应谨慎使用。这类药物可引起房室传导阻滞[301-303]。尽管其有潜在的呼吸益处,但在最近的一次回顾性研究[304]中发现,并无证据证明右旋美托咪定能够促进早期拔管。其他可能使用的镇痛药物包括氯胺酮、巴比妥酸盐和水合氯醛等。表24-12总结了主要的镇静、镇痛药的分类、剂量和不良反应。

对阿片类药物、苯二氮䓬类药物和其他药物的耐受性和依赖性以及戒断症状,通常在CICU的患者中能够观察到,这些患者常常是需要大剂量使用这些药剂,并长期待在ICU[305]。持续输注大剂量的强力合成阿片类药物即芬太尼,和注射短效苯二氮䓬类药物也就是咪达唑仑,通常使得这种综合征的风险较高。Amigoni等对60例PICU患者进行了前瞻性观察研究,其中45%的

表24-12 镇静、镇痛药物

药 物	类 别	剂 量	主 治	注 释
芬太尼	阿片类	丸剂:1~2μg/kg 输注:1~10μg/(kg·h)	止痛	胸壁刚性速效丸;输注快速耐受性
吗啡	阿片类	丸剂:0.05~0.1mg/kg 输注:0.025~0.1mg/(kg·h)	止痛	使用阿片类阻断协议
美沙酮	阿片类	0.1~0.2mg/kg q8~12h	止痛;阿片类药物耐受性	使用阿片类阻断协议
咪达唑仑	苯环类	丸剂:0.025~0.1mg/kg 输注:0.05~0.1mg/(kg·h)	止痛、镇静、抗焦虑	输注快速耐受性
劳拉西泮	苯环类	丸剂:0.025~0.1mg/kg q4h	止痛、镇静、抗焦虑	
氯胺酮	苯环利定	丸剂:1~2mg/kg	止痛、镇静	幻觉、烦躁、过度分泌唾液;心动过速
丙泊酚	咪唑衍生物	丸剂:1~3mg/kg 输注:手术镇静100~200μg/(kg·min)	手术镇静	ICU镇静不能长时间使用,也就是说,不能超过4h
右旋美托咪定	中枢α_2兴奋药	0.3~0.7μg/(kg·h)	镇静、部分镇痛	短期ICU镇静;婴儿心动过缓和心脏阻塞
对乙酰氨基酚	抑制前列腺素合成	10~15mg/kg q6h	镇痛	禁止用于严重的肝脏疾病
酮洛酸	非甾体抗炎药(环氧合酶1/2抑制药)	0.5mg/kg q6h;不超过48~72h	镇痛	抑制血小板功能;肾损伤

均为静脉注射剂,详细信息请参照正文

患者在心脏手术后接受了治疗，其中咪达唑仑的最高注射剂量与戒断症状有着紧密联系，其戒断量为 0.42mg/（kg·h），具有 46% 的敏感性，84% 的特异性[306]。这些治疗在 CICU 入院后的早期是必要的，应该每天进行评估，使用最小的有效剂量，而不是持续不断地增加剂量，应考虑增加长效阿片类药物，即吗啡或美沙酮或苯二酮类药物，即劳拉西泮。低剂量的纳洛酮注射液可能有效预防耐受性综合征[307]。右旋美托咪定和可乐定有阿片类保护效应[308]。此外，目前，可以进行乙酰氨基酚、布洛芬或酮咯酸静脉注射，如果没有禁忌，应该考虑这些阿片类的保护效应。应使用各种半目标性分级量表评估患者的戒断症状，如果成立，计划逐步脱离镇静、镇痛药物，也就是说，针对戒断症状每天使用 5%～10% 具有替代作用的长效药物（美沙酮和劳拉西泮）或其他类药物（巴比妥酸盐、经皮的可乐定片）。对于不同的病例，建议由急性疼痛服务专家提供咨询。

（二）中枢神经系统损伤：病因、预防、评价、治疗

应重视经受了复杂外科手术的先天性心脏病患者，他们的远期发病率表现非常明显，最微妙的神经发育问题到入学年龄已经引起了人们对围术期的关注，认为这是脑损伤的潜在原因。在现代，诸如卒中、癫痫、舞蹈病和昏迷等严重损害是非常罕见的。脑损伤和神经发育异常有多种可能的原因。最近的发现表明，复杂先天性心脏病患者在新生儿期的接受手术，大脑通常发育不成熟，也就是说，患有复杂先天性心脏病的足月婴儿的大脑通常与 32－34 周妊娠期的早产儿一样具有形态学和微细胞特征[309,310]。反过来，不论是心脏术前还是术后[271]，这种大脑的不成熟会导致更高的脑损伤发生率。大脑发育和成熟的下降开始于妊娠末的 3 个月，并提出了选择分娩还是施行体外循环手术更可取的问题[311,312]。

脑损伤的围术期原因包括：矫治前长时间的低氧血症[270]、某些系列的 BAS[269] 以及长时间的深低温停循环超过 45min[241] 等。此外，体外循环的血容量低于 24%[313]，快速降温和 α 数据管理也与中枢神经系统损伤的早期证据有关[242,314]。ECMO 或其他机械支持可能会导致中枢神经系统损伤，如颅内出血、血栓形成、动脉血流分布不均或静脉血流梗阻所致的缺血性损伤。在对体外生命支持组织资料表明，Poliin 等研究了 1898 例患有先天性心脏病并接受 ECMO 支持的新生儿，报道指出，14% 的患者有神经损伤[315]，危险相关因素包括出生体重低于 3 kg，ECMO 前 pH < 7.15，在 ECMO 前需要进行 CPR。由于神经损伤，本系列患者的住院死亡率为 73%，而没有中枢神经系统损伤的死亡率为 53%（P < 0.001）。监测区域性脑 rSO_2 的 NIRS 的有效性，在 CICU 中已广泛用于术后高危患者脑氧合的实时监控，其中包括接受复杂手术的新生儿、机械支持患者或老年高危患者。长时间的低脑 rSO_2 与新术后脑 MRI 损伤[316,317] 有关，这种损伤需要进行 ECMO，或引起 HLHS 患者[318] 死亡，同时引起长期的 MRI 改变和神经发育得分较低[319]。到目前为止，还没有公开的 NIRS 监测和先天性心脏病干预的对照试验，最终证明这种监测和干预可以改善总的结果预后。然而，越来越多的证据表明，使用该监测器维持脑 rSO_2 的目标（通常 > 50%）论证了使用该监测器有非常重要的益处和优点。在 CICU，NIRS 监测可以帮助指导治疗、增加对大脑的氧供给，包括呼吸机的支持，增加心脏输出和提高血红蛋白等。有人认为没必要干预和无意义的低碳酸血症明显影响了婴儿的脑血流量，并导致了低脑 rSO_2[320]。此外，通过降低温度或增加镇静药物或治疗癫痫等可以减少脑耗氧量，可通过 NIRS 进行监测。rSO_2 是 SvO_2 的无创替代物。因此，它被用于帮助指导治疗，以优化总的氧输送[46]。图 24-16 展示了 NIRS 的基本原理，表 24-13 总结了增加脑 rSO_2 的策略。关于先天性心脏病中枢神经系统的完整讨论，请参阅第 74 章。

十一、肾脏系统

肾功能不全是 CICU 患者的常见问题。常见

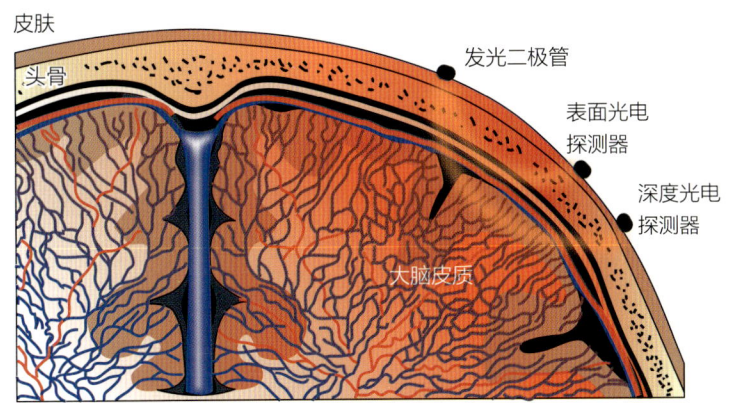

◀ 图 24-16　近红外光谱检测技术原理

传感器放置在前额，光或激光发射二极管使用 2~4 个波长的近红外光谱，且波长范围为 700~1000nm 米。氧合-脱氧血红蛋白有独特的光吸收光谱，该设备使用 Beer-Lambert 吸收定律修改计算氧血红蛋白的饱和度。设备报告区域性氧饱和度。因为小动脉、静脉和毛细血管均在光路中，所以区域性氧饱和度是大脑额叶皮质组织样本量的静脉加权氧饱和度。使用表面和深层光电探测器的减法算法从浅组织中去除信号，即皮肤、头骨和硬脑膜（图片由 Covidien-Somanetics Corp 提供）

表 24-13　增加区域脑氧饱和度（rSO₂）的措施

增加氧供措施	氧合	增加 FiO₂，其他方式改善氧合
	通风	减少每分钟的通风以增加 PaCO₂
	心输出量	输液量
		强心药、血管扩张支持
	携氧能力	通过输血增加血红蛋白；利尿
	缓解 SVC 阻塞	癫头部位于中线位置；将床头抬高 30°
	增加脑灌注压	治疗低血压-使用血管加压药增加血压
减少耗氧量供措施	温度	降低大脑/身体温度至 35~36℃
	镇静	镇静患者，降低 CMRO₂
	癫痫	治疗癫痫，降低 CMRO₂

rSO₂ < 50%，或 rSO₂ > 20% 相对而言低于基线，这是治疗的常用指数。举例：基线 rSO₂ = 65%，经过治疗降低到 52% 或更低
SVC. 上腔静脉；HOB. 床头；CMRO₂. 大脑氧代谢率

的原因包括低心排综合征、长期体外循环缺血及之后炎性反应损伤、肾毒性药物、先天性肾脏畸形，以及由血浆游离血红蛋白升高引起的肾小管功能障碍。万古霉素在 CICU 治疗中普遍使用；Moffett 等在一项对 418 例患者接受万古霉素治疗的病例对照研究中发现，与万古霉素相关的肾脏损伤发生率为 7.2%。危险因素包括接触其他肾毒性药物、基线肌酐升高或 ECMO[321]。维持足够的尿量以满足每个患者的液体平衡目标是很重要的。利尿治疗最常用的是呋塞米，几乎用于所有术后患者，目的是促进多余的组织液排出。现代，肾衰竭在先天性心脏病患者中发生率约为 20%，手术后[322] 的患者中至少增加了 50%。诊断方法是注意血清肌酐和血尿素氮升高，尿量减少，GFR 降低。

肾脏超声，包括肾血流量评估，可能是一种有用的诊断方法。肌酐的增加预示着暂时的肾功能障碍，抗利尿激素（antidiuretic hormone，ADH）的释放增加是手术应激反应的一部分，可导致尿少，在 24~72h 内是很常见的症状。表 24-14 显示了一种常用的小儿肾损伤评分系统，小儿 RIFLE（pRIFLE）[323]。当出血停止，血流动力学稳定时，利尿药通常在进入 ICU 后 12~24h 内增加。

肾脏替代疗法

先天性心脏病手术后需要肾替代治疗的肾衰竭发生率很低，为 1%~3%，尽管精确的发病率还有待分类[323,324]。在婴儿中，通常使用腹壁透析，ICU 的外科医生可以在床边置入导管。正常情况

表 24-14 儿科 RIFLE 标准

类别	GFR 标准	尿量标准
有肾损伤风险	肌酐上升 1.5× 基线，或 GFR 下降 > 25%	尿量 < 0.5ml/（kg·h）×6h
肾损伤	肌酐上升 2.0× 基线，或 GFR 下降 > 50%	尿量 < 0.5ml/（kg·h）×12h
肾衰竭	肌酐上升 3.0× 基线，或 GFR 下降 > 75%	尿量 < 0.5ml/（kg·h）×24h，或无尿 ×12h
肾功能丧失	持续急性肾衰竭 = 肾功能完全丧失 > 4 周	
终期末肾病	持续肾衰竭 = 肾功能完全丧失 > 3 月	

GFR. 计算肾小球滤过率；UO. 尿排出量。GFR 通过 Schwartz 方法进行计算。此方程可能无法准确计算 6 月龄以下婴儿的肌酐清除率，或严重饥饿或肌肉萎缩的患者

eGFR =［k × 身高（cm）］/ 肌酸酐（mg/dl）

这里，eGFR = 估算的 GFR；估算单位以 ml/（min·1.73 m²）计

k = 比例常数，也就是确定的年龄

< 1 岁的早产儿：0.33

< 1 岁的足月婴儿：0.45

1—12 岁：0.55

> 12 岁女性：0.55

> 12 岁男性：0.7

下，每小时的循环量为 10ml/kg，即 1.5%～2.5% 腹膜透析液，45～50min 的停留时间，10min 的排泄时间，能够有效地去除过多的组织液，降低高钾血症时的血钾水平。必须密切注意在小婴儿的几次循环腹膜透析液注入和引流过程中血流动力学和通气状态。在复杂的新生儿和婴儿手术[325-327] 的手术室里，常规将腹膜透析导管放置于手术室中。导管通过前纵隔放置在膈肌前面，以便进入腹膜腔。导管通过一个小脐上切口放置在靠近膈肌的切口处。这种导管在术后几天很容易被移除。由于抗利尿激素的释放，肾脏会保留液体，入 ICU 后应立即实施腹膜透析，以达到最佳的液体平衡。此外，炎性介质在透析液中被排除，降低了这些小分子炎性因子的血浆水平，降低炎性反应的严重程度。

其他形式的肾脏替代，如连续静脉血液滤过、连续动静脉血液滤过、血液透析，适合年龄稍大点的患者，这些患者的血管可以接受这种治疗所需的导管[328]。需要 ECMO 或急性心室辅助装置治疗的患者通常会在管路中放置一个血液过滤器，以达到肾替代治疗，并调节液体和电解质平衡。

十二、液体、电解质和营养

血管内容积和全身容量状态是 CICU 患者每天优先解决的问题。大多数术后的患者都是在日常液体管理下进行，也就是说，50% 的维持量，用 5% 或 10% 的葡萄糖，0.2%～0.45% 的生理盐水，最开始时不给含钾液。在术后早期使用等渗晶体、5% 的白蛋白或血液制品代替血管内液体容量。液体在 24～48h 后被释放出来。拔管后胃肠功能正常的患者将很快恢复喂养。频繁测量和维持血清钠、钾、电离钙和镁等的电解质，使其保持在正常范围内，对于优化终末器官功能非常重要。接受利尿治疗的患者，低钾血症很常见，通常静脉注射钾 1～2h 使其恢复正常。高钾血症首先去除静脉输液中的钾离子，然后通过增加碳酸氢盐的 pH，推注氯化钙和胰岛素，以促进 K⁺ 进入细胞内。Kayexelate 是一种钾结合树脂，经直肠提供，而持续性高钾血透症时极少使用血液透析。低钠血症是利尿疗法治疗常见的症状；通常治疗的方法是减少利尿药的剂量和限制水的摄入量。在严重的情况下，即血清钠 < 120mEq/L 时发作，可能需要输注 3% 的氯化钠，但是必须注意不要超过每 24 小时 10mEq/L 的速度调整血清钠水平。高

钠血症不常见，但是通常的治疗方法是增加水摄入，减少钠摄入量。

在 CICU 中，重症患者的营养是一个中心问题，充足的热量摄入是防止蛋白质分解的必要条件，维持能量储存以达到最佳的心肺功能，促进伤口愈合和预防感染[329]。术后早期复杂患者需要标准的Ⅳ型液体 24~48h，如果可能的话，应该通过肠道从微量连续母乳喂养开始，必要时加强营养，或者使用与年龄和身体条件适合的配方增加营养。早期微量肠内营养可防止肠道绒毛退化，并可提高充分喂食时的成功率。

接受过重大心脏手术，尤其是 Norwood 第Ⅰ期姑息术和主动脉弓重建，喉返神经损伤发生率显著（10%~25%），严重的胃食管反流发生率（48%~59%）和吸入性肺炎发生率明显上升（24%~35%）[330]，这已让很多医疗中心考虑重新调整喂养计划。这包括通过鼻内镜检查声带功能、婴儿喂养专家对吮吸和吞咽能力的评估，并可能进行钡餐检查。在声带功能障碍和（或）出现反流的情况下，必要时建立鼻胃管或鼻十二指肠管喂养。持续的声带和胃食管反流功能障碍是放置胃造口管的指征，无论是手术还是经皮内镜胃造口术。胃底折叠术的次数较少，但也可采用开腹手术或腹腔镜手术。另一个引起喂养问题的原因可能是肠旋转不良，这在一种综合征患者中很常见。针对这些患者可能需要使用 Ladd 术进行治疗[331,332]。患有单心室的小婴儿尤其容易出现喂养问题，进行了腹部手术的患者通常需要重症监护 ICU。图 24-17 概述了一种复杂的心脏手术后重新喂养新生儿的方法。虽然不是喂养问题本身，但是，当婴儿按照常规配方喂养时，就会出现非常明显的乳糜胸；胸部 X 线片上可以观察到胸腔积液，或乳糜液从任一胸腔引流管中排出。手术过程中胸腔引流管或其他淋巴管的破坏也会导致乳糜胸，这可能会使术后病程复杂化，通过观察液体中的高淋巴细胞计数和乳糜微滴即可诊断。治疗首先是停止经口喂养和开始全肠外营养。当积液排出明显减少且不再是乳糜性的情况下，可使用非脂肪配方奶进行喂养。这种疗法可能需要数周时间，直到积液排出停止。持续性乳糜胸可以用生长激素抑制素类似物奥曲肽治疗，持续输液 3~7 天，剂量为 25~100μg/（kg·d）。机械胸膜固定术、滑石或多西环素，也可用于持续性乳糜胸的治疗。这个过程非常痛苦，其引发一种明显的炎症反应，所以不常采用该方法。必要时可以进行胸导管结扎和渗漏淋巴管缝合[333,334]。

血糖控制

近年来，重症监护病房的患者，特别是在成年人群中，已经注意到了高血糖和不良预后之间的关系。随后，为了改善这些结果，试图控制血糖浓度。这种方法的问题包括，很难确定低血糖是不是导致不良结果的原因，或者是不是造成这种不良结果条件的影响。在新生儿和婴儿心脏手术人群中，在一项研究中，高血糖（血糖超过 180mg/dl）与短期发病率增加无关[335]；然而，在其他研究中，低血糖（平均低于 110mg/dl）或高血糖（平均 > 145mg/dl）或峰值 > 250mg/dl 与早期发病率和死亡率有关[336]。长期的神经发育结果不受婴儿心脏围术期高血糖症的影响[337,338]。成人[339]和儿童控制血糖（指标 81~108mg/dl）与标准治疗（目标 < 180mg/dl）相比，并发症增多，最严重的低血糖甚至死亡[340]。Agus 等的随机试验中，在 980 例体外循环手术后 0~36 个月的儿童中，目标葡萄糖为 80~110mg/dl，整个队列的主要指标没有差异；医院相关感染（每千例患者比例为 8.6:9.9，$P=0.67$）[341]。次要指标，包括死亡率、停留时间、器官衰竭和低血糖，也没什么不同。在随后的一项研究中表明，出生后 60 天的患者的感染率增加，血糖控制也很严格；60 天的患者因血糖控制而降低了感染率[342]。在实践中，大多数 CICU 患者的目标血糖值为 80~200mg/dl 是足够的，围术期短暂的 200mg/dl 以上高值是常见的，尤其是如果使用皮质类固醇的话。这些增加通常是自我调整，不需要胰岛素治疗；限制葡萄糖的输注即可。胰岛素治疗仅用于血清葡萄糖浓度高于 300mg/dl 且持续升高或渗透性利尿使液体管理难以管理方可使用。在这种情况下，调查

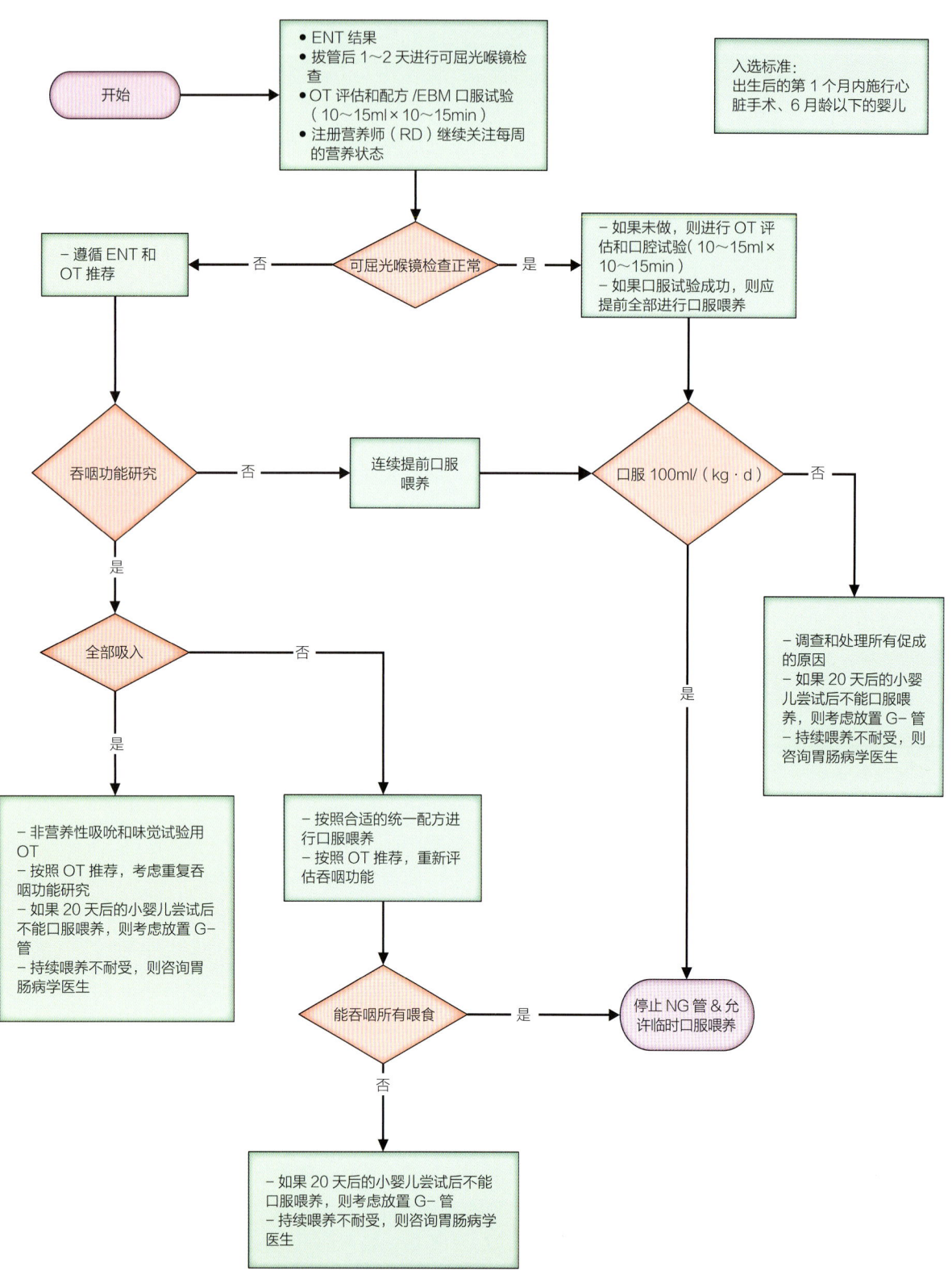

▲ 图 24-17 新生儿心脏手术后的再喂养算法推荐

ENT. 耳鼻喉科医生；OT. 儿科职业治疗喂养专家；EBM. 挤出的母乳；RD. 儿科注册营养师；G-tube. 胃造口术导管；NG. 鼻胃管

和处理根本原因非常重要。

十三、心胸外科重症监护室中的感染

(一)感染预防

在 CICU 中因侵入性治疗、许多留置血管导管和患者免疫系统异常，这使得感染风险非常高[343]。严格注意通过普通措施预防感染，如每次接触患者之前洗手，消毒听诊器和其他设备，以及隔离已知或潜在感染患者是至关重要的。此外，严格遵守无菌操作、维护中心静脉导管的管理规定、防止呼吸机相关性肺炎（VAP）规定，这些可以大大减少执行该项手术的部门单位中并发症的发生[344]。对于每一个 CICU 患者而言，治疗小组必须每天评估是否需要留置导管或气管插管、需要留置多久、怀疑是否被感染以及预期放置时间和移除或替换计划。应尽快将留置导管和气管插管拔除。

(二)诊断和治疗：导管相关性，血液，肺，泌尿，伤口感染

CICU 患者感染的体征和症状多种多样，这些患者必须要有高度的怀疑。发热或体温过低、白细胞增多、血流动力学或呼吸困难、凝血障碍或在预期的治疗中未能取得进展，都是明显感染的常见症状。通过对血液、气管内分泌物、尿液和成像等方面的研究，有必要评估疑似感染，如超声心动图对感染性心内膜炎的评估。CLABSI 特别常见，值得高度怀疑。在一项回顾性定群研究中，Shin 等在报道中表明，接受心脏手术的 1260 例患者中，有 451 例患者接受了感染评估[345]，其中 25 例有 CLABSI，227 例评估为阴性感染。常见的监测如白细胞计数、多形核细胞数量和绝对计数等，在对照组间是难以区分的。发热和 C 反应蛋白升高是阳性血培养最好的鉴别指标。经验性抗生素疗法、将可能感染的导管移除，同时仔细监测是治疗严重感染的第一步。治疗范围缩小，并尽快针对培养的标本。病情复杂的患者即机械支持的受感染患者，咨询感染服务中心将会获益匪浅。

十四、内分泌问题

(一)肾上腺功能不全与皮质激素

CICU 中的一些患者因重大疾病或长期的类固醇治疗抑制之后而使得肾上腺功能不全。在疑似患有肾上腺功能不全的患者中，可以进行二十四肽促皮质素刺激试验；无反应者通常会通过一个疗程的氢化可的松治疗且有效，由于对儿茶酚胺[346,347]的敏感性增强，其血流动力学性能也得到了改善。具有持续血管活性药物需求的患者怀疑存在继发肾上腺功能不全；使用氢化可的松治疗，可以在 6~12h 内有效地减少这些患者对血管活性药物的需求。最近，Bangalore 等[348]对 23 例患有 HLHS 并经受了 Norwood 第 I 期姑息手术后的新生儿进行的前瞻性观察研究，他们在报告中陈述了术后血清皮质醇水平和术后 1、2 日的清晨的血清皮质醇水平。术后血清皮质醇水平升高，中值为 96.2μg/dl，但在术后 1、2 日内迅速减少到 17.2μg/dl 和 10μg/dl。较高的皮质醇水平与术后并发症增加有关，包括通气时间、血管活性药物支持和住院时间。作者认为，在这一人群中需要更多地研究受体功能和系统类固醇的作用。

(二)甲状腺功能减退

甲状腺功能减退可能伴随着主要的心脏手术并伴有体外循环，儿童体外循环后 T_4 向 T_3 的转化降低。此外，许多 21 三体征患者要么是显性甲状腺功能减退，要么是功能性甲状腺功能减退（高达 30%）。在这些患者中，尤其是婴儿，T_3 的输注可以非常有效地改善心肌功能，减少对高剂量血管活性药物的需求[349,350]。接受大剂量血管活性药物维持的难治性低心排综合征患者应进行甲状腺功能测试，并考虑开始输注 T_3（三碘甲状腺原氨酸）0.05~0.15μg/（kg·h）。

十五、心胸外科重症监护病房中的心肺复苏和体外心肺复苏

心脏骤停是 CICU 持续的威胁。在每一种情况下，保持警惕进行监测和评估，以确定有危险

的患者，并在阻止前解决可治疗的原因是重要任务。降低外周灌注，增加酸中毒和血清乳酸，以及降低体细胞 NIRS 值都被用来评估这一风险[351]。最近对儿科患者心肺复苏的回顾强调了早期预警评分和快速反应在预防心脏骤停和早期识别即将停止和快速治疗方面的价值[352]，尽管尽了最大的努力，但在 CICU 中，突发性心律失常或肺动脉高压等突发事件经常发生。快速反应，有效的胸外按压，确保氧合和通气，快速排尿或心脏复律，以及快速注射肾上腺素和阿托品等标准的复苏药物非常重要。越来越多的证据表明，定期的复苏模拟、训练和程序化的汇报提高了心肺复苏的存活率和质量[353]。然而，在 CICU 中，有一些情况下，标准的复苏措施将不会有效。例如，外科手术快速帮助患者重新打开被怀疑是心脏压塞患者的胸骨，这至关重要。如果患者对标准措施没有迅速反应，那么快速建立 ECMO，即所谓的体外心肺复苏，是现在许多中心的标准方法。这就需要大量的机构资源来装备和培训这种制度的人员。在有经验的项目中，体外心肺复苏的存活率高达30%~40%；如果没有这种治疗，几乎所有这些患者都会死亡[354]。请参阅第 25 章，详细讨论机械支持疗法。

十六、导管室和心胸外科重症监护病房

（一）导管介入术后患者的护理

越来越多的患者在导管实验室接受介入性手术，随之而来的问题是，其中一些儿童需要进入 CICU 接受导管介入问题的观察和治疗。这包括经过许多手术后的低心输出，例如，在新生儿肺再灌注损伤或出血广泛的肺动脉血管成形术后，进行主动脉瓣球囊成形术、静脉血管成形术和支架植入手术后的肺动脉高压，移植前血流动力学评估，导管介入引起的严重的心律失常或心脏传导阻滞或心脏骤停，诱导麻醉后患者存在严重的心肌功能障碍等。这些患者在术后往往没有血流动力学监测导管（如动脉、右、左心导管），因此临床检查参数非常重要。对于高风险导管介入术后的患者，心导管介入团队和 CICU 团队之间应深度沟通，对具有相同症状而接受心脏手术的患者的最佳治疗至关重要。

（二）ICU 患者的导管介入术

许多 CICU 患者需要在导管实验室进行术前评估或干预。对于已知或疑似残留缺陷的患者而言，在 ICU 疗程中，如果血流动力学或呼吸支持方面无进展，则应该认真考虑在导管室进行彻底的血流动力学和解剖评估。超声心动图数据非常重要，但不应该成为 PCICU 治疗决策的依赖。不仅可以通过导管术对残留缺陷进行详细的评估，而且肺静脉饱和度有助于区分肺实质疾病和其他引起动脉疾病的原因。这也提供了介入干预的机会，但也增加了手术的风险。如果需要，这包括 ECMO 患者，需要详细的信息。此外，机械支持的患者可能需要导管治疗，为左心减压术建立更大的心房通道，或确定心内的支持导管。在 CICU 患者中，心导管介入的阈值应该相对较低。

十七、心胸外科重症监护病房的医疗状况

报告指出，获准进入 CICU 最常见的医疗状况包括心肌炎、心肌病、急性或慢性移植排斥反应或冠状动脉病的移植功能障碍，以及严重的感染性心内膜炎[355]等。常见的病理生理学包括左心室扩张、左心室功能不良、急性充血性心力衰竭。在预防和治疗低心排综合征的情况下，急性 PCICU 的管理原则与上面提到原则应保持一致。相应的第 53~63 章包含了对这些问题的详细讨论。对心力衰竭的潜在原因进行诊断和特殊治疗至关重要。这些患者包括那些需要短期 CICU 停留给予利尿或小剂量血管活性药物的人，到那些将继续需要机械支持的患者。心肌炎、心肌病或移植排斥患者的一个常见问题就是何时启动某种形式对已建立了低心排综合征边缘性的患者进行机械支持。对于常规强心药治疗已经失败的患者，必须考虑使用机械支持，因为他们的心脏输出量仍然很低，并且呼吸困难，而且存在多器官衰竭

或心脏骤停的危险。超声心动图、血清乳酸、混合静脉血氧饱和度测定、血清肌钙蛋白或 B 型利钠肽水平可作为辅助决策的重要方法。

十八、低出生体重婴儿

在缓解或矫正心脏手术或心导管介入之前，低出生体重低于 2500g 的婴儿越来越多地进入了 PCICU。强调早期对双心室病变的全面矫治以及对单心室病变的早期姑息导致了这一人群的增加。虽然在这些患者中能够完成体外循环的复杂手术，但是如脑室内出血或支气管肺发育不良早产儿的问题对这些患者有很大的影响[356]，总体存活率低于足月和正常出生体重儿。CLABSI 很常见，是死亡率上升的一个突出特征[357,358]。可以通过术前在常规位置插入中心导管减少这种问题，因为它的感染率很低[359]。对低出生体重新生儿的替代方法，如对 HLHS 的第Ⅰ期杂交手术，与传统的 Norwood 第Ⅰ期姑息手术相比，并没有提高这些婴儿的存活率[360]。长期使用前列腺素 E_1 治疗动脉导管依赖性病已经成为早期外科治疗的替代方法[361]。PCICU 的低出生体重群体必须进行多学科的咨询，特别是咨询新生儿专家，以协助识别确定和治疗这一群体所特有的治疗条件。这一群体患者最近的重要数据表明，出生时的妊娠期与心脏手术的结果有重要的联系，包括住院死亡率和住院时间。在 Toracic 外科学会先天性心脏外科数据库中对 4784 名新生儿的分析中，48% 的新生儿出生在 39 周前，其中 31% 出生在 37—38 周[362]。以 39.5 周妊娠为参考，37 周出生时住院死亡率较高（优势比 1.34，P=0.02）。并发症发生率和住院时间在 37—38 周时较高。作者质疑患有先天性心脏病胎儿在早期阶段可以采取选择性分娩措施。

十九、成人先天性心脏病

患有先天性心脏病的成人重症监护是一个复杂的问题，监护的设置可能在儿童医院的 PCICU，成人医院的普通心胸外科重症监护病房，或者是供成人先天性心脏病治疗的专门机构[363]。专业知识以及监护患有先天性心脏病成人的经验对于与这些患者有关的监护医师非常重要。长期先天性心脏病的多器官病理生理学不同于幼儿，心律失常、心力衰竭、肾功能不全、凝血异常和神经功能障碍在这一人群中极为常见。专门研究成人先天性心脏病的心脏病专家对于咨询和协调所需的成年亚专科医生是非常重要的，包括神经科医生、肺心病专家和肾病专家。每个机构都必须对这些患者制定标准化、协调、多学科的治疗方法。

二十、结论

儿童心脏重症监护是一个快速发展的领域，每年都有大量的新知识。在新生儿重症监护病房、儿科加强监护病房，还是在专门的心脏重症监护病房，无论这些患者的实际情况如何，医疗机构都必须为这个非常密集的监护系统提供足够的资源和支持。多学科合作是实现成果最大化的关键。在心脏病学、外科、重症监护、麻醉、护理、呼吸治疗和灌注等方面最新知识和技术的融合，不断推出新的治疗方法，解决这些复杂患者的病情。

第 25 章
儿童机械循环支持
Mechanical Circulatory Support in Children

Aamir Jeewa　Iki Adachi　Jack Price　著
强　毅　译

一、概述

失代偿心力衰竭临床疾病谱涵盖从门诊所见的有逐渐恶化的末梢水肿等微细症状，到因致命性心源性休克需要入住急诊科的患儿。尽管给予了优化的标准药物治疗措施，有些慢性心力衰竭的患儿仍会临床恶化到需要入院监测和进行静脉内治疗。一旦这种状况被确认，就需要管理患者具有挑战性的临床综合征：逆转紊乱的血流动力学，纠正代谢的异常，缓解症状，这个基本的治疗目标是一致的。

要达到上述目标，就需要个性化的护理和熟知各种特殊治疗的利弊。失代偿心力衰竭的治疗方案是有限的，并且基本全部没有在儿童患者中进行验证。大部分依赖于治疗晚期心力衰竭的数据来源于成人患者的研究，而成人患者心功能不全主要病因是心肌缺血。因为儿童晚期心衰治疗数据的匮乏，我们必须依从成人的试验数据，根据可靠的经验传授，并在尝试治疗时尊重不会对该脆弱群体造成伤害这一首要原则。

静脉使用襻利尿药是失代偿心力衰竭的一线治疗方案。通常，患者会需要利尿药和降低静脉后负荷（如硝普钠、硝酸甘油或米力农）的联合用药，以减轻充盈压，从而缓解症状。失代偿心力衰竭患者降低的血压和正常偏低的周围血管阻力或许不能得益于血管扩张药，而是应该给予强心药物治疗。在这些患者中，需采取适当的强心措施减轻症状，改善脏器的灌注及功能。ACC/AHA 心力衰竭治疗指南强调有低心排或低心排合并梗阻症状的患者或许应该考虑静脉强心治疗，例如多巴胺、多巴酚丁胺、米力农[1]。

尽管给予了最好的药物治疗，仍有一些患儿会进展到顽固的终末期心力衰竭和低心排综合征，对于大部分适宜心脏移植的患儿，机械循环辅助（mechanical circulatory support，MCS）成为仅有的治疗选择。

二、机械循环辅助的适应证

合理地应用机械循环辅助，需要理解儿童心力衰竭区别于成人心力衰竭的独特病理特征。例如，心室功能不全的儿童患者更容易发生右心室功能不全和肺动脉高压。儿童右心室功能不全的病因或许类似于成人的经验，而继发左心衰竭者或许还应该归因于固有的或解剖的原因。儿童先天性心脏病的机械循环支持的另一个挑战涉及插管的技术。我们必须要考虑患者可采取何种插管方式，不只是考虑使用哪个血管或者心房，还要考虑有时在非常规的对侧位置的插管（例如转位的患者）如何连接到辅助装置。进一步考虑患儿的心脏内部结构畸形：房室间隔缺损、心室发育不全、解剖系统及静脉的异位引流，同时还要考虑到心脏外部解剖结构异常：主动脉弓中断或者缩窄[2]。体肺分流包括外科手术结果，如 BT 分流（Blalock-Thomas-Taussig）和病理性分流，体肺侧支动脉分流的判断和处理是儿童先天性心脏病机械循环支持的另外一个重点和难点。

（一）过渡到心脏移植

大部分需依靠机械循环支持到心脏移植的患者患有终末期先天性心脏病或者扩张型心肌病晚期心力衰竭。从历史角度，这些患者主要靠死亡率相对较高的 ECMO 支持[3-5]。因为 ECMO 只能在数周内短期应用，而不能安全地长期运用于等待心脏移植的终末期心力衰竭患者。因此，这些患者的管理方法逐渐由 ECMO 转变为长期机械循环辅助手段，或者心室辅助装置，如果这种装置可以获得的话。长效机械循环辅助在这些患者中的应用获得了成功过渡到心脏移植或移植后存活的有效结果[6-8]。机械循环支持心脏移植患者 1~5 年生存率在统计学上和正性肌力药支持等待移植和可择期等待移植患者的生存率相仿[9,10]。柏林心 EXCOR 的器械审查豁免（investigational device exemption，IDE）实验表明在相似的条件下 90% 的患儿可过渡到心脏移植或者恢复[10]。儿童心脏移植研究（pediatric heart transplant study，PHTS）报道的多中心研究数据表明 99 名心室辅助装置支持等待心脏移植的患儿[11]，其中 77% 存活至移植，5% 获得显著的心肌恢复撤离了辅助支持，17% 在支持过程中死亡。

（二）过渡到恢复

过渡到恢复一直是儿童机械循环辅助的指征之一。治疗策略为支持急性病程中的心肌，直至获得显著恢复，成功脱离辅助装置。急性病毒性心肌炎、移植排斥、心脏术后休克是受损心肌有潜在可逆恢复可能的病例。已有作者报道在急性排斥期强效免疫抑制治疗的同时进行机械辅助[12]。8 名移植排斥的儿童因血流动力学不平稳接受了平均 7.5 天的机械循环支持，其中 5 名患儿成功恢复脱离了机械循环辅助，2 名患儿过渡到移植。不幸的是，这些孩子的晚期生存率很低，一年死亡率为 50%。ECMO 或者心室辅助装置之类的机械循环支持还可用于心肌的炎症反应，比如心肌炎[13]。ELSO 登记的数据显示 ECMO 应用于心肌炎有 61% 的出院存活率[14]。甚至有作者报道在他们的机构成功应用 ECMO 于病毒性心肌炎患者，存活率达到 80%[15]。

机械循环辅助还可作为过渡，用于心搏骤停的快速复苏。Del Nido 及其同事最先描述了这种治疗方法，我们专业的很多人都倡导它的使用[16-18]。它在儿童心脏疾病 ECMO 中占到了 25%[19]。能否在一个对常规 CPR 没有反应的患者成功地建立机械循环辅助迅速提供有效的心血管支持，取决于该机构是否能迅速建立一套 ECMO 管路。很多致力于这项工作的机构制订了不同的 ECMO 启动流程策略，包括组织团队、一套便携且容易预充的管路及制定好的临床方案。

10min 标准 CPR 失败后就应该动员 ECMO 快速复苏团队。首要目标是迅速建立有效的心脏输出，这常常需要机构用晶体液快速预充[20]。有人通过使用一个中空纤维氧合器、一个离心泵和较短的管道长度，改良 ECMO 管路减少预充量至 250ml[21]。Novel 通过这些方法获得了超过 60% 的心跳骤停患者出院存活率。

三、机械循环支持禁忌证

尽管每个患儿都应该被个体化对待，但是胎龄过低早产儿、极低出生体重儿（1.5 kg），严重的神经系统损伤、预后不良的先天性畸形和（或）染色体断裂，被普遍认为是机械循环辅助的禁忌证。器官功能衰竭、脓毒症和严重的肺疾病有支持成功的报道，这些病种仍需慎重考虑[22,23]。多器官功能衰竭中已有在心室辅助装置支持下肝肾功能恢复的证明[24-27]。至于肺功能不全的患者，对病因的分析有助于判断使用机械循环辅助的适宜性以及种类的选择。严重肺疾病导致的呼吸衰竭应该迅速考虑使用 ECMO，而心源性休克所至的肺水肿则需要心室辅助装置支持。一些先天性心脏病患者如单心室、肺动脉闭锁、室间隔缺损和大的体肺动脉侧支，一定要慎重考虑其是否适合外科手术矫治或者心脏移植，是否能从机械循环辅助中获益。机械循环辅助技术日益成熟，绝对禁忌证、相对禁忌证这些术语已经随着经验、数据导向的临床策略逐渐弱化，对医学可行性的思考、资源的配置、伦理已开始引导机械循环辅助在具有挑战性临床情况中的应用。

四、病例选择

需要强调的是，及时应用机械循环辅助才能获得较好的临床结果，也就是说，在患者病情不可逆或者终末脏器功能衰竭以前就开始使用机械循环辅助很重要。在这种极具挑战的情况下要做到在合适时机采取正确的措施，就需要随手可得的辅助装置和制度经验。在决定给予长期支持的时候一定要慎重考虑患者的个体情况，因为我们的手术和术后管理经验还处于起步阶段。

尽管没有标准的病例选择准则，在终末期心力衰竭的患儿，只要综合判断机械循环辅助带来的整体获益大于弊端，就可以考虑机械循环辅助的使用。挑战在于对患儿机械循环辅助介入合适时机的判断把握，经常有些病例结果证明机械循环辅助启动得太早或者太晚。在成人患者，机构间注册机械循环支持（Interagency registry for Mechanically Assisted Circulatory Support，INTERMACS）评分系统的使用，在危重患者、需要选择或者半紧急植入心室辅助装置的患者中已经起到了作用（表 25-1）[28-30]。还有一些成人研究显示几个术前临床变量预测更高的术后死亡率，例如肾功能、低蛋白血症、凝血病和心室辅助装置植入中心的体积[31,32]。有关心室辅助装置后结果决定因素的儿科数据有限。最近一项关于柏林 EXCOR 装置的分析表明，更低的体重、需要双心室辅助装置（biventricular assist device，BIVAD），胆红素升高时植入是早期死亡率升高的危险因素[33]。Fan 等的另一项关于 95% 柏林 EXCOR 装置辅助患儿研究证明，C 反应蛋白和中心静脉压的升高预示较高的儿童院内死亡率。我们机构的经验发现，因失代偿心力衰竭住院的患儿，肾功能恶化（定义为血清肌酐上升 0.3mg/dl），需要机械通气等因素都与死亡或者需要机械循环辅助相关[34]。基于这些数据和病例经验，作者们制定出了等待移植患儿实施机械循环辅助过渡的筛选标准指南。移植候选者和正性肌力药依赖者都需要严密监测终端脏器损伤。对有如下表现的患儿会考虑机械循环辅助的建立：需要机械通气，因心功能衰竭无法行动、恶化或者即将发生的肝肾衰竭，无法耐受肠内营养。另外，任何心源性休克或者即将发生休克的患儿也应考虑机械循环辅助。

五、过渡到恢复或者移植的短期机械循环辅助

对于儿童心脏功能急性失代偿，无论是新发病或者慢性病，当心肌有恢复可能或者需过渡到心脏移植或者等待决定，短期机械循环辅助是可行的办法。很多中心在这种情况下会建立紧急 ECMO，因为这种辅助方式在很多儿童中心都很成熟并且可以快速建立。

（一）体外膜肺氧合

ECMO 是可以对心力衰竭提供短期机械循环辅助的临时装置。如前所说，ECMO 对患儿过渡到心脏移植能起到的作用很少或有限。

事实上美国柏林心脏实验清楚地表明，ECMO 并不适合提供过渡到心脏移植的长期辅助，特别是 ECMO 相对于心室辅助装置的生存缺陷[10,35]。由于近来在移植名单上等待的时间越来越长，这点显得尤为重要。即使患者过渡到心脏移植后，ECMO 的不良反应也是显而易见的。无论诊断如何，相对于心室辅助装置辅助的患者，ECMO 辅助的移植患者，术后死亡率更高[36]。如果预期的机械循环支持时间短（小于 2 周），机械循环辅助的最佳模式存在争议。我们的观点是，ECMO 适用于循环支持中部分选择的病例。因为 ECMO 中还包含氧合，属于心肺支持。关于设备选择的基本问题是，患者是否需要肺支持。由于氧合器固有的缺点，只有在患者明确需要肺脏支持时，我们才选用 ECMO。一个明显的例子就是体外心肺复苏[37,38]。ECMO 进行循环支持的可能情况还包括重度肺高压、因感染性休克导致的血流动力学不平稳、心室功能不全引起的肺水肿[38]。

短期心室辅助装置相对于 ECMO 的益处是简化的管路，更重要的是，对心室更好地减压。不用膜肺和更简化的管路会引起更少的炎性反

表 25-1　INTERMACS Profiles

INTERMACS Profile Descriptions	Time Frame for Intervention
Profile 1: Critical cardiogenic shock Patients with life-threatening hypotension despite rapidly escalating inotropic support, critical organ hypoperfusion, often confirmed by worsening acidosis and/or lactate levels. "Crash and burn."	Definitive intervention needed within hours.
Profile 2: Progressive decline Patient with declining function despite intravenous inotropic support, may be manifested by worsening renal function, nutritional depletion, inability to restore volume balance "sliding on inotropies." Also describes declining status in patients unable to tolerate inotropic therapy.	Definitive intervention needed within few days.
Profile 3: Stable but inotrope dependent Patient with stable blood pressure, organ function, nutrition, and symptoms on continuous intravenous inotropic support (or a temporary circulatory support device or both), but demonstrating repeated failure to wean from support due to recurrent symptomatic hypotension or renal dysfunction "Dependent stability."	Definitive intervention elective over a period of weeks to few months.
Profile 4: Resting symptoms Patient can be stabilized close to normal volume status but experiences daily symptoms of congestion at rest or during ADL. Doses of diuretics generally fluctuate at very high levels. More intensive management and surveillance strategies should be considered, which may in some cases reveal poor compliance that would compromise outcomes with any therapy. Some patients may shuttle between 4 and 5.	Definitive intervention elective over period of weeks to few months.
Profile 5: Exertion intolerant Comfortable at rest and with ADL but unable to engage in any other activity, living predominantly within the house. Patients are comfortable at rest without congestive symptoms, but may have underlying refractory elevated volume status, often with renal dysfunction. If underlying nutritional status and organ function are marginal, patient may be more at risk than INTERMACS 4, and require more definitive intervention.	Variable urgency, depends upon maintenance of nutrition, organ function, and activity.
Profile 6: Exertion limited Patient without evidence of fluid overload is comfortable at rest, and with activities of daily living and minor activities outside the home but fatigues after the first few minutes of any meaningful activity. Attribution to cardiac limitation requires careful measurement of peak oxygen consumption, in some cases with hemodynamic monitoring to confirm severity of cardiac impairment. "Walking wounded."	Variable, depends upon maintenance of nutrition, organ function, and activity level.
Profile 7: Advanced NYHA III A placeholder for more precise specification in future, this level includes patients who are without current or recent episodes of unstable fluid balance, living comfortably with meaningful activity limited to mild physical exertion.	Transplantation or circulatory support may not currently be indicated.
Modifiers for Profiles	**Possible Profiles to Modify**
TCS—temporary circulatory support can modify only patients in hospital (other devices would be INTERMACS devices). Includes IABP, ECMO, TandemHeart, Levitronix, BVS 5000 or AB5000, Impella.	1,2,3 in hospital
A—Arrhythmia can modify any profile. Recurrent ventricular tachyarrhythmias that have recently contributed substantially to clinical compromise. This includes frequent ICD shock or requirement of external defibrillator, usually more than twice weekly.	Any profile
FF—Frequent flyer can modify only outpatients, designating a patient requiring frequent emergency visits or hospitalizations for diuretics, ultrafiltration, or temporary intravenous vasoactive therapy.	3 if at home, 4, 5, 6. A frequent flyer would rarely be profile 7.

From Stevenson LW, Pagani FD, Young JB, et al. INTERMACS profiles of advanced heart failure: the current picture. J Heart Lung Transplant. 2009; 28(6):535–541. ADL, activities of daily living.

应,从而可降低抗凝要求。更好的心室减压对于有机会恢复的急性心力衰竭尤为重要(例如急性心肌炎)。使用短期心室辅助装置离心泵支持,可以对左心室(或者全心室)提供优异的减压效果,对左房压、肺高压、肺水肿和肺功能产生直接影响。相对于 ECMO 对左心的间接作用,心室辅助装置直接引流左心,对衰竭的左心室提供了更好的减压作用(图 25-1)。Adachi 等[39]回顾 31 例短期心室辅助装置支持的患者,发现包括心肌恢复(n=17)、过渡到心脏移植(n=3)、过渡到其他的长期辅助装置(n=8),获得了 90% 的成功率。死亡仅发生于体重 < 3kg,几乎没有合适的长期辅助装置选择的患儿。所以,短期心室辅助装置支持比 ECMO 能给患者提供更多的恢复机会。

然而,在某些情况下 ECMO 的选择要优于心室辅助装置,其保留氧合器可用于急性心力衰竭。如果右心不能提供与左心(或者全心系统)相匹配的充足流量,就要选择 ECMO。右心输出量降低可能是因为原有的右心功能不全(例如严重的心脏移植排斥反应)、顽固性的室性心律失常或者肺高压。右心输出量不足还发生于感染性休克,全心输出量要求大大增加时。

感染性休克的机械循环辅助是独特的,因为它的流量要求非常高(有时达到正常心输出量的 2 倍以上)。左心室辅助装置则达不到这么高的辅助流量,因为右心达不到相应高的要求。ECMO 成为优先选择的另一种情况是肺脏血流来自于心室-肺动脉管道连接(例如 HLHS 右心室和肺动脉管道连接的 I 期手术)。在这种情况下,ECMO 的支持是必需的,因为心室辅助装置的全心减压,肺血流量和氧合将不充足。

(二)管理

ECMO 建立初期,典型特点是全身血管阻力会升高。这可能是因为低心排出量和增高的后负荷,还有 ECMO 前大剂量血管收缩剂的使用。一旦建立了 ECMO,理想情况下,应该停止使用正性药物(尤其是缩血管药),并考虑血管扩张药以达到理想流量和脏器血管床的灌注。呼吸机设置通常调整到肺保护通气模式。一旦目标流量建立,关注重点就应该放到心脏的充盈压(通过中心静脉压和左房压监测可以获得)。理想情况下,辅助支持建立的初期,这些数值应该保持低的水平,以保证心脏负荷的卸载。另外,动脉压力的波形也可以提供对心室系统充分减压有价值的信息。如果心脏减压充分,患者自己的心脏射血很少,如果所示为完全或者接近平坦的波形,而不是持续的脉搏波形,可能提示增加的心肌做功、高左房压、肺水肿、心肌功能恢复的延迟。

全流量支持下心脏减压不充分的潜在原因很可能是复苏期间的容量超负荷、血管收缩、引流管路的型号或者位置欠佳、主动脉瓣关闭不全,也有可能见于显著的体肺分流。需要注意的是,如果出现"完全平坦的动脉波形"(提示心室没有射血)可出现于严重的心肌收缩减低。左心

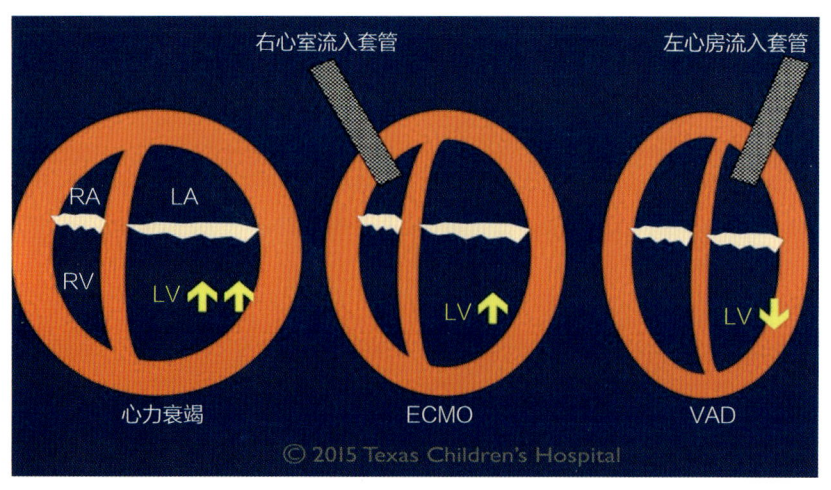

◀ 图 25-1 ECMO 和心室辅助装置左心室减压的区别

心室辅助装置直接减压左心,ECMO 间接减压左心(经 Texas Children's Hospital. 许可转载)
RA. 右心房;LA. 左心房;RV. 右心室;LV. 左心室;ECMO. 体外膜肺氧合;VAD. 心室辅助装置

衰竭不能克服 ECMO 血流带来的后负荷，因此不能打开主动脉瓣射血。这就不可避免地导致严重的左心房压升高和肺水肿，需要从速决定如何改善心室减压。一直以来有争论，儿童严重心力衰竭，V-A ECMO 时左心减压是否经常需要。已发表的报道显示，22%~50% 的患者需要各种形式的左心减压[40,41]。急性心力衰竭 VA ECMO 支持有数种左心房减压的操作。通过导管技术，房间隔球囊扩张或者切开造口术是一种广泛应用的方法[42]。这个房水平的分流就需要外科手术或者在导管室用器械封堵。如果 ECMO 是通过中心插管建立的，可以直接摆放一个左心引流管（图 25-1）。经皮左心引流置管也是一个选择，但是小儿血管入路直径太小，限制了这一选择[43]。另一种选择就是使用导管介入的心室辅助装置进行左心减压。这种方法的不足之处在于，停止 ECMO 后，在患者的心房水平留下大量分流，有可能导致患者容量超负荷。在成年人群，Impella 泵经皮置入（Abiomed, Danvers, MA），作为左心房减压的选择，联合 ECMO 支持以及高风险介入或者电生理操作而应用（图 25-2）[44-47]。目前，世界范围内儿童使用 Impella 的经验还十分有限，还不清楚患儿是否太小而不适合这种辅助装置[44,48]。Impella 是一个经皮传送的装置，带有旋转马达，通过动脉套管送入，通过主动脉瓣，尾端与左心尖邻接，已成为临床机械循环辅助的有效模式，用于成人患者中需要增加心输出量的病例。Impella 有 2.5~5.0 L/min 的不同型号，增加了儿科的使用可能。第一例报道的儿童病例是一位 13 岁的暴发性心肌炎的患者，通过外科手术植入了一个较大的 5.0 L/min 的 Impella 泵。这位患者最终成功撤离辅助和机械通气，最终完全恢复[48]。我们最近的一个成功应用是一个心功能不全 ECMO 辅助下的 6 岁心脏移植受者。根据制造商的登记，这个病例代表了接受 Impella 植入的最小患者。广泛使用的限制是动脉鞘管的大小（目前可用的最小的 Impella 鞘管是 13Fr），这就限制了在小儿中的应用。然而，随着设备的小型化，其他经皮的短期机械循环辅助即将成为可能。

六、儿童长期机械辅助

儿科患者面临的最大挑战是心室辅助装置的选择主要取决于患儿体型的大小。2012 年，FDA 批准 Berlin Heart EXCOR 成为第一个用于儿童心脏移植的过渡装置。EXCOR 是一种体外、气动驱动、搏动血流的心脏辅助装置，从 10~50ml，不

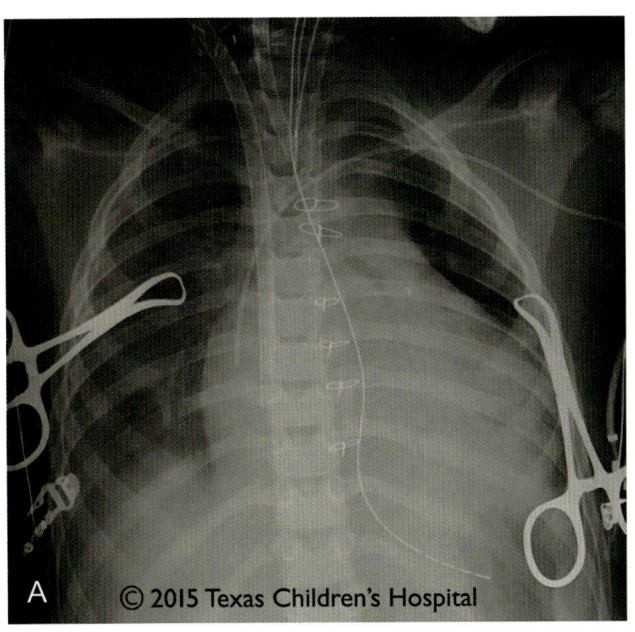 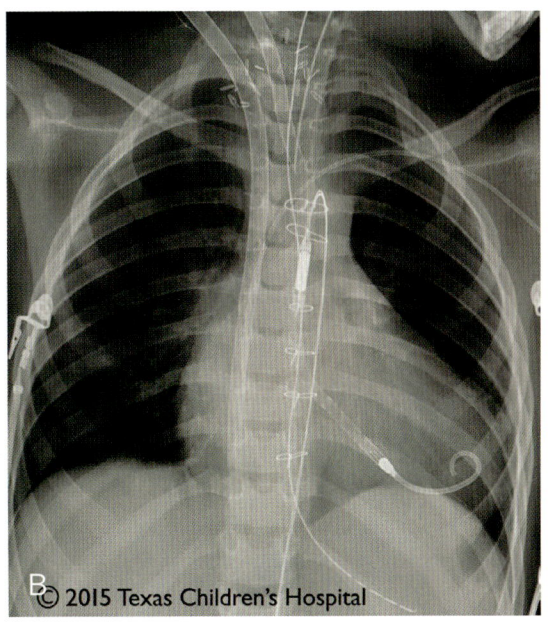

▲ 图 25-2　1 名 6 岁女孩右侧颈部插管 ECMO 联合 Impella2.5 左心室减压的胸部 X 线片
A.Impella 支持前；B.Impella 支持后。Impella 支持后肺间质水肿明显减轻（经 Texas Children's Hospital. 许可转载）

同管道和泵的尺寸，使其在更小体表面积患者中的使用成为可能（图 25-3）。柏林心脏研究的整个队列结果数据对比分析表明，67% 的患者在 6 个月内获得移植，死亡率 22%，7% 的患者完全恢复避免了移植[7]。按照左心室辅助装置和双心室辅助装置分组，6 个月内获得移植率近似，但是等待移植的死亡率，双心室辅助装置组显著增高（36%）。多变量分析显示年龄较小和双心室辅助装置的死亡风险最高，风险比（hazard ratio，HR）为 0.59（$P < 0.00001$）和 4.61（$P=0.003$）。值得注意的是，在 Berlin EXCOR 植入之前，有 33% 的患者进行了 ECMO 辅助，这提示这些患者在心室辅助装置辅助以前非常危重，可能导致移植后较高的死亡率和（或）发病率风险[7]。

类似所有形式的机械循环辅助，长期心室辅助装置辅助的继发性并发症风险并不罕见。与成人病例中所见的并发症相似，包括纵隔/出血并发症、泵头血栓、卒中和感染。查阅最近的文献发现，Berlin EXCOR 儿童患者血栓栓塞事件的发生率为 20%~30%[49-51]。Berlin EXCOR 的优点在于，10ml 和 15ml 泵头可以用于婴儿，以提供更高的心输出量和更长的等待时间，并有可能避免机械通气和正性肌力支持，促进康复。但是，Berlin EXCOR 是一个体外装置，所以患者在这段时间基本需要一直停留在医院里。有兴趣开展儿童心室辅助装置项目的中心必须认识到一个非常重要的方案影响因素是费用（高达 70 万~80 万美元 / 人）以及维持一个心室辅助装置植入患者在院内等待移植长达数月所需的资源。还有，体重小于 5~10kg 的 EXCOR 支持患儿死亡风险最高，各自的总体死亡率为 38.1% 和 63.3%[52]。这一令人清醒的发现突出了适宜机械循环辅助病例选择的重要性，因为对某些人群获得较差结果的风险更大。

很多安装体内心室辅助装置患者的目的是可以出院，门诊随访管理。心室辅助装置患者还有一个潜在风险是同种致敏风险的上升。一些小的研究表明，移植前接受心室辅助装置支持的患者群体抗体（panel reactive antibodies，PRA）增高范围为 35%~60%[51,53]。这种潜在的风险如何转化为结果尚不明了，或许这一类的心室辅助装置患者更敏感或与植入心室辅助装置时血液制品的使用有关，而不是因为心室辅助装置本身[54]。这是在植入心室辅助装置前需要考虑的重要因素，因为在致敏患者中，移植后的长期结果可以导致移植物存活时间缩短和排斥反应次数增加[55]。

在较大儿童或者青少年心室辅助装置的选择较多，尽管像 EXCOR 一样搏动灌注的装置仍然可用，但是在成人心室辅助装置人群中已经有长期证据表明体内的持续血流灌注装置使这类患者更受益。市面上常用的设备包括 Thoratec

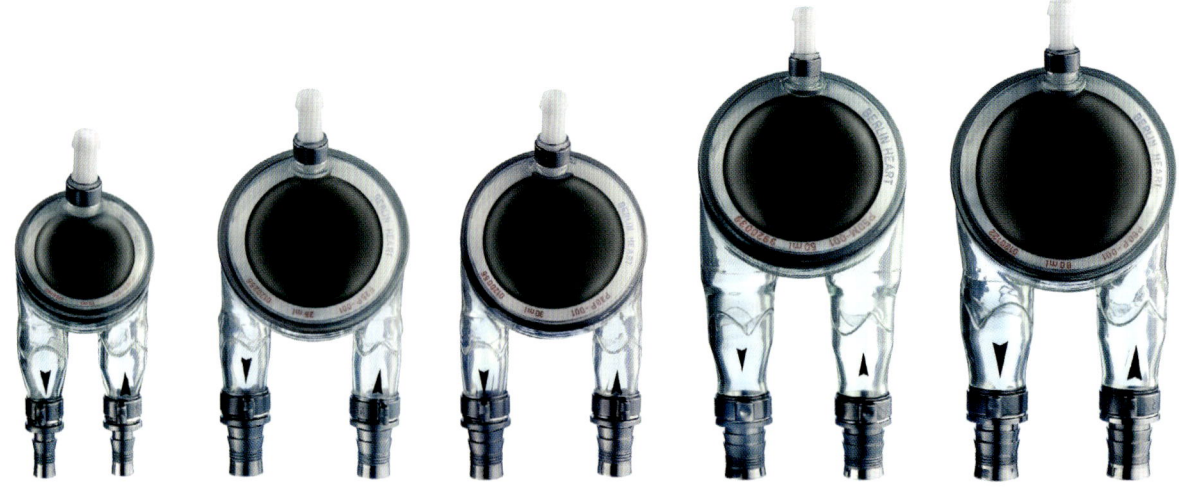

▲ 图 25-3 Berlin Heart IDE 试验开始时可获得的 Berlin Heart EXCOR 的各种型号
从左至右：10ml、25ml、30ml、50ml 和 60ml 泵头。15ml 泵头（未被展示）最近刚可获得（图片由 Berlin Heart,Inc. 提供）

Heart Mate Ⅱ（HMII）（图 25-4）和 HeartWare HVAD（图 25-5）。这类装置具有患者活动方便、等待心脏移植期间可以出院和提高等待期间生活质量等优点。根据联合器官共享网络（United Network for Organ Sharing，UNOS），心室辅助装置支持成人患者在植入后 1 个月内保持最高状态（UNOS 1A），1 个月以后，如果临床状态稳定则降级至 UNOS 1B [56]。在等待期间，儿童患者包括体内或者体外植入者，均保持最高状态。自从 2008 年后，HMII 植入一个少年患者之后，平流灌注的心室辅助装置在儿科人群中的使用经验持续增加[57]。Cabrera 等[58] 回顾 INTERMACS 登记资料发现，2008－2011 年，采用了 HMII 支持的 28 名儿童与 359 名 18－39 岁的青年患者，其移植、康复、继续支持等结果相似（92% vs. 96%，12 个月）。与 Berlin EXCOR 相比，平流灌注心室辅助装置的优点是降低卒中风险。Cabrera 等发现在 HMII 支持患者整体卒中发生率偏低，为 3.6%，感染率无显著性差异，尽管在儿童群体中需要外科干预的出血并发症偏多。平流心室辅助装置区分为轴流泵例如 HMII 和离心泵例如 Heart-Ware HVAD。HVAD 可以支持衰竭的心肌，但是没有一个独立的入泵血流插管，所以在左室心尖插管位置有小巧的斜面，可用于更小的孩子，根据经验，可以植入体表面积低至 0.6m² 的患者。Miera 等[59] 报道他们有 7 例植入经验，6 例过渡到心脏移植，还有 1 例尚在等待移植的名单中。近来，可以移动的心室辅助装置支持病例也在增多。Schweiger 等观察了 12 例 HVAD 植入患儿和支持期间的门诊管理，没有记录到总死亡率，67% 的患儿得以重返学校，平均门诊支持时间为 295 天（范围 42～790 天）[60]。这一经验突出了儿童平流心室辅助装置支持的持久性，可作为康复治疗或者过渡到心脏移植的有效方法。合适装置选择的决策还应该包括一名有经验的心脏放射科医师的帮助，因为胸壁尺寸在装置放置中起着重要作用，不仅仅完全取决于身高和体重。根据胸部 CT 模拟将装置放入胸腔的 3D 重建新技术已经被应用（图 25-6）[61]。

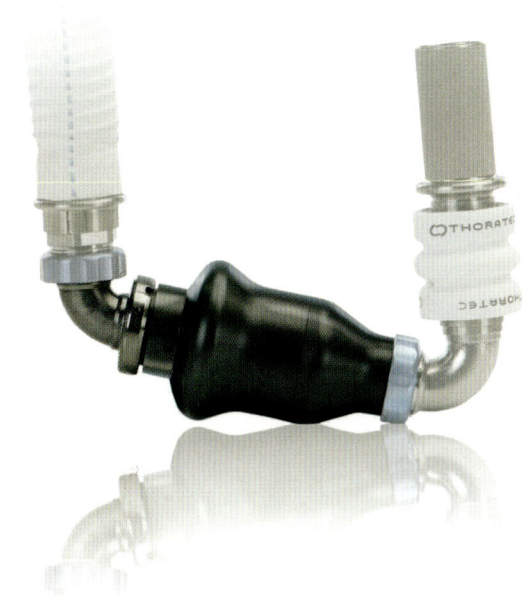

▲ 图 25-4　Thoratec HeartMate Ⅱ continuous flow VAD.（Courtesy of Thoratec.）

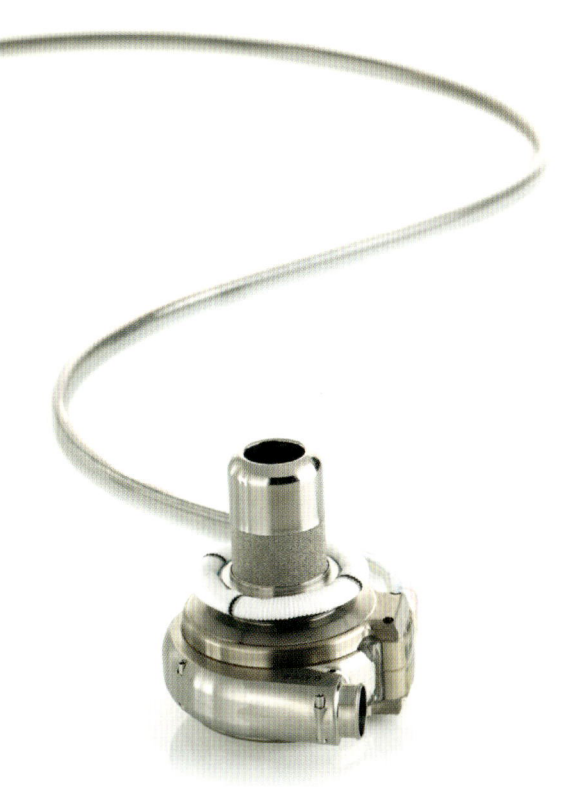

▲ 图 25-5　**HeartWare HVAD** 连续平流 VAD（图片由 **HeartWare** 提供）

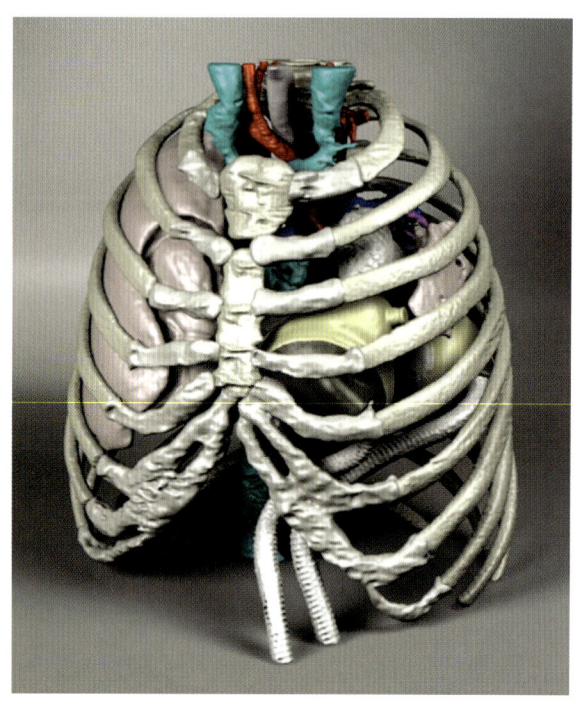

▲ 图 25-6 计算机断层扫描 3D 重建以评估 SynCardia Total Artificial Heart 在胸腔内的放置是否合适（图片由 Image Processing Applications Laboratory at Arizona State University and 3D Cardiac Print Labat Phoenix Children's Hospital 提供）

七、特殊选择

（一）先天性心脏病

以术后心肌恢复和过渡到心脏移植为目的的先天性心脏病机械循环辅助已获得成功。ECMO 也成为先天性心脏病心脏术后使用最多的机械循环辅助。心脏术后需要 ECMO 支持患儿总体死亡率偏高，39%～58% 可以存活出院[62]。心脏术后长期心室辅助装置支持正在逐渐增多。然而那些单心室病例无论在解剖学还是血流动力学方面都具有潜在挑战性[63,64]。心室辅助装置支持失败 Fontan 的经验还几乎没有，仅限于个案报道[65-67]。Durham 等发表了一项研究，根据 7 名诊断为失败 Fontan 患者，推算出血流动力学数据，建立出 Fontan 的生理学计算机模型，然后假设植入 HMII。这项模拟数据显示，平流左心室辅助装置支持下，全身静脉压下降 35%，肺毛细血管楔压下降 63%，心脏指数上升 41%。这项研究还发现，没有从左心室辅助装置获益的患者，肺血管阻力升高，心室舒张末压降低，全身血管阻力升高并且无法改善[68]。在 Fontan 循环失败的成年患者，放置平流心室辅助装置据描述取得了合理的成功，避免或者延迟心脏移植。其他类型先天性心脏病全心衰竭是连续平流辅助装置的紧急适应人群。在严重的双心室功能障碍和肺血管阻力增高的情况下，全人工心已经成为较大青少年的一种选择[69]，迄今为止，大多数先天性心脏病的使用证据来自于单中心的经验和病例汇报。全人工心的描述详见下一部分。Weinstein 等回顾了 Berlin Heart 注册表中使用了 Berlin EXCOR 的单心室生理患者，这项研究包括 26 名患者，其中大部分诊断是 HLHS，其中 15 名患者实施了 BT 分流或者 Sano 改良分流术，12 名双向 Gleen 术后，其余为 Fontan 术后。单心室最终移植或恢复的总体存活率为 42.3%，而在双心室循环支持者中为 72.5%。虽然迄今为止公布的数据有限，但是本研究或其他较小研究的总体印象是心室辅助装置支持是可能的，但是死亡风险较心肌病高[70]。

（二）在儿童心脏移植功能障碍中的应用

另一组需要特别关注的患者是那些进行了心脏移植，但是面临着显著的血流动力学排斥或者心脏同种异体移植血管病变，他们需要机械支持度过术后的排斥或者过渡到再次移植。这一人群最大的挑战是在接受大型手术或者植入异物时对其免疫抑制的管理，由于免疫抑制，术后伤口愈合可能明显受损，并且是患者容易受到威胁生命的严重感染，可能使儿童患者失去再次移植的资格。这一临床情况的选择是使用全人工心作为过渡到移植的桥梁。SynCardia TAH 需要切除两个心室，将一个体内气动搏动泵连接到房室环和大血管。

作者机构的经验是支持 3 名体表面积小于 0.9 的先天性心脏病患儿并且最终出院。由于患者不再需要暴露于免疫抑制药，患者的额外获益是持续性的终末器官恢复[71]。在等待心脏移植时，患者有可能随着便携式可移动的装置出院回家。类似 HMII，这个装置也需要一个体型较大的患者，其第十胸椎前的胸腔内径至少 10cm，以适合当前只有可供选择的 70ml 的泵。随着这种形式的更小的泵的研发，或许那些心脏移植失败的患者会多一种选择。

（三）在限制型生理 / 心肌病中的应用

大部分机械支持的患者是因为心室收缩功能障碍。然而，还有一小部分患者因为舒张功能障碍表现出限制型生理，或者射血分数保留的心力衰竭。限制型生理可以被看作是限制型心肌病的原发疾病或者是继发的病程进展，即术后干预、纤维化和淀粉样沉积。这种左心房高压的机械辅助支持非常具有挑战性，目前还缺乏限制型生理的机械循环辅助数据。对于小儿，可以应用 Berlin EXCOR 以帮助降低左心房压力，改善由其引发的相关的肺循环阻力增高。Gandhi 等发现，肺循环阻力严重升高不能进行心脏移植的患儿，经 Berlin Heart 支持后，肺循环阻力改善到符合移植的标准范围[72]。其流入管道的放置非常重要，因为适合的心室内空间位置有限，然而也有临床经验提示，这种插管方法会增高卒中风险[73]。有人认为限制型心肌病经常需要多次双心室辅助装置支持，以降低肺循环阻力，给左心室辅助装置提供足够的前负荷以维持充足的心输出量，与单独左心室辅助装置相对比，双心室辅助装置支持到移植存活率较低[7]。

（四）儿童的机械循环辅助治疗目的

作为目的疗法的心室辅助装置概念在成人体验中已得到确认，总体目标是改善那些被认为是条件不良心脏移植者的生存质量[74-77]。心室辅助装置支持患者的长期生存在持续改善[27,78,79]。目前市面上有多种设备可供选择，设备的选择通常取决于患者的体型和制度的偏好。成人的经验显示体内心室辅助装置连续平流灌注的总体结果要优于搏动灌注。Slaughter 等[80]表示连续平流心室辅助装置和搏动灌注心室辅助装置的 2 年生存率（58% vs. 24%，P=0.008）。

另一项 Pagani 等关于 281 名成人的研究，患者接受持续平流心室辅助装置 18 个月，在研究期间，56% 的患者接受了心脏移植，2.5% 心肌恢复，20.6% 持续心室辅助装置支持，20% 在 18 个月随访期内死亡。在左心室辅助装置支持 6 个月后，NYHA 等级和生活质量就有明显提高。并发症有卒中（8.9%），动力传输管路感染（14%），泵袋感染（2%）。装置功能障碍和血栓并不常见，只在不到 5% 的患者中发生[81]。然而，在儿童患者 DT 应用仍是一个新兴的概念。有关 DT 在青少年或者儿童神经肌病患者，如杜兴氏肌营养不良症中的应用数据非常有限，是否可获得长期的生活质量总体成功尚不确定[82,83]。终末期心力衰竭患儿的治疗方案选择有限，仅仅在 10 年以前，ECMO 成为心脏移植过渡的机械循环辅助主要手段。该技术的小型化得到迅速发展，并且越来越多的外科专业知识已经扩展到小儿的心室辅助装置支持。随着设备的发展，随着电池和充电技术的改进，正在进一步开发改进小儿体内植入的技术，可以设想未来，因为儿科机械循环辅助的进一步发展，或许可以替代心脏移植的存在。

第 26 章
心肺和左 - 右心的相互作用
Cardiopulmonary and Right Left Heart Interactions

Andrew N. Redington 著
强 毅 译

右心室、左心室和肺的单独功能已经在别处讨论过了。但在先天性心脏病领域，我们越来越认识到它们之间相互作用的重要性。心脏两个部分之间持续交流，反过来，心脏又对整个胸腔发生的微细变化不断做出反应。在这一章，我们将讨论它们之间的相互作用，先天性心脏病和手术治疗对其引发的改变。

一、左 - 右心血流动力学比较

当然，右心室平均心输出量必须与左心室的心输出量基本相等。尽管如此，实现这一目标的机制却非常不同。与左心室相比，右心室执行大约 1/4 的外部机械功。外部机械功是心搏量和心室压的函数，可更精确地描述为由心室压力 - 容积曲线包围的面积。图 26-1 为左、右心室压力 - 容积曲线的示意图，不仅右心室的压力显著降低，而且其梯形形状还会进一步减少循环中产生心输出量的做功量。左心室本质上是方波泵，它的每搏做功作为其每搏量和产生压力的直接产物，被合理地表示出来（每搏功 = 每搏输出量 × 左心室最大压力 - 左心室最小压力）。由于右心室在压力升高和下降阶段都射血进入肺循环[1]，因此右心室对外做功不能用这种简单的推导来描述[1]。此外，可以看到，血流动力学的微小变化可能会对右心室的整体做功量产生重大影响。事实上，右心室后负荷的微小变化会导致工作负荷和压力 - 容积曲线的重大变化，此特征区别于左心室[2]。

右心室压力 - 容积曲线特征性的形状与肺血管床的低压精确匹配。与反映血管收缩和舒张动态平衡的体循环血管阻力不同，肺血管床似乎被最大限度地扩张。低的肺血管阻力需要健康的内皮系统和正常的肺功能。在正常健康情况下，即使吸入 NO，也不会降低肺血管阻力，提示肺血管内皮舒张血管能力此时处于最大值[3]。这与可被一系列舒血管物质降低体循环血管床阻力的机制明显不同。肺血管床也可被外界因素特异影响。肺膨胀状态甚至在正常的循环状态下，对肺循环阻力和血流动力学功能均有重要影响。正常呼吸，

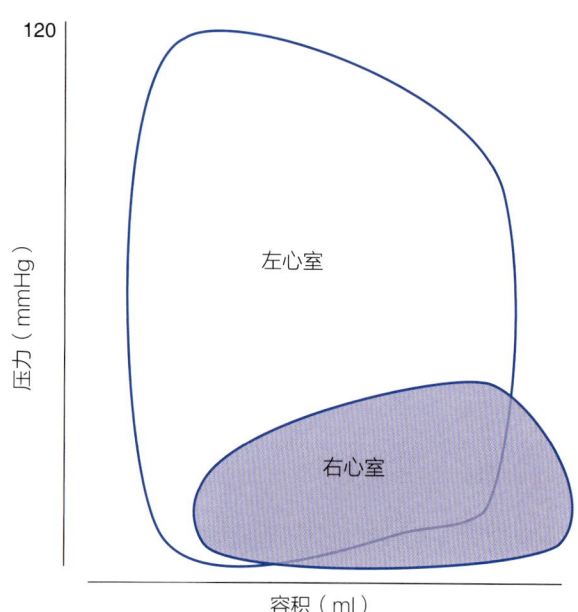

▲ 图 26-1 右心室（阴影）和左心室压力 - 容积关系的示意图
右心室的对外搏出功（圈闭的面积）显著低于左心室（详见正文）

围绕正常残气量的通气，可使肺血管阻力最小化。肺不张可致肺循环阻力升高，因为肺不张的通气不足和继发性肺泡低氧血症导致肺血管阻力增加，而肺部过度通气会造成肺泡继续扩张和直接压缩血管（图26-2）[4]。因此只要右心室后负荷需要最小化，两者都应该避免。

二、正常循环状态下心肺的相互作用

随着正常呼吸膈肌的升降，胸膜腔内压有适度的下降（3~5cmH$_2$O）[5]和相应的腹内压上升。根据Frank-Starling机制，这两个变化导致静脉回流和右心室每搏输出量增加。因此，每个心动周期心输出量大概有10%~15%的消长[6]。

20世纪40年代Cournand经典的实验被解释为确认右心充盈和心输出量与胸膜腔内压有关[7]。对清醒受试者通过面罩的正压通气会导致10%~15%的心输出量的降低。这最初被认为完全是因为平均胸膜腔内压升高引起全身静脉的回流的变化（和心室前负荷减少）。随后人们逐渐认识到，因为气道压力增高引起的前负荷减少并非全部原因。在一系列狗的试验中，Henning[8]表明在正压通气期间恢复前负荷并不能使心输出量重新回到基线水平。Wolter等认为尽管前负荷正常，右心每搏输出量的持续降低是因为右心本身功能的下降。即使在肺少量过度充气的情况下，右心室也显示出收缩功能降低的迹象，这是由于通过图26-2中描述的机制过度充气增加了右心室后负荷。然而，不管什么机制，这些变化的功能含义都不是简单的理论。在一项由Shekerdemian等[9]进行的关于儿童心导管介入术的研究中，使用负压胸甲装置模拟正常通气以对比正负压通气对心输出量的影响。在小动脉导管已关闭的正常儿童，心输出量有接近16%的下降，仅仅是因为正压通气导致的平均气道压适度的增加（至8cmH$_2$O）。当右心循环受到先天性心脏病的影响时，右心室后负荷增加的这些不良血流动力学效应（负性的心肺相互作用）变得尤为重要。

（一）先天性心脏病的心肺相互作用

考虑到右心功能依赖于低的右心室后负荷、正常的右心室前负荷和右心室收缩功能，如果先天性心脏病对其没有主要影响，那将是令人惊讶的。事实确实如此。

（二）右心室收缩功能降低

众所周知，冠状动脉硬化性心脏病导致的右心室缺血，极难承受血流动力学的负荷[10]。这部分与左右心室负性的相互作用有关（见"右心室

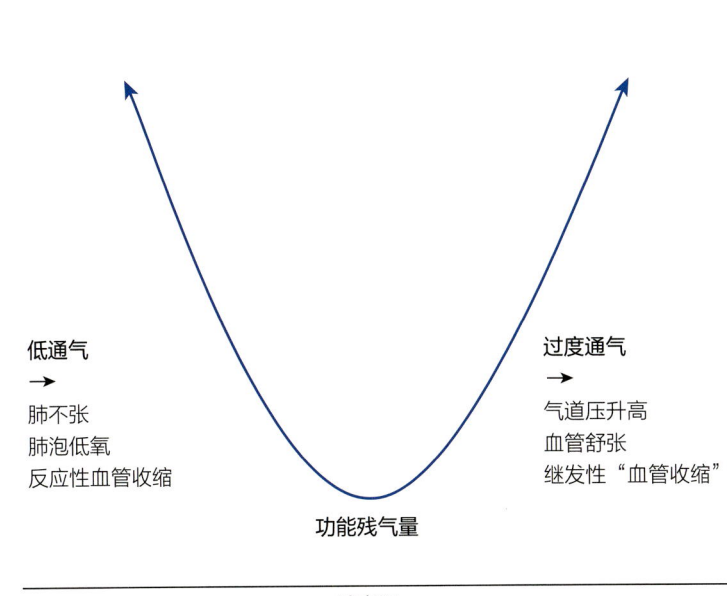

◀图26-2 肺充气对肺血管阻力的影响
当肺部处于功能残余容量时，阻力处于最低点

对左心室的影响"章节），也说明了右心室收缩功能的重要性，即使肺血管床相对正常。在先天性心脏病更常见的情况是体外循环对右心室功能的不良影响。Brookes 等[11]表明，即使在心脏搭桥手术，短暂的体外循环和心脏停搏，心室收缩末期弹性评估右心室收缩功能也会显著降低。这意味着先天性心脏病手术后的孩子更依赖于心肺的相互作用。Shekerdemian[9] 在上述的研究中显示，正压通气对这些患者的不良影响更为严重。相对于负压通气，在重症监护室的简单右心手术后（室间隔缺损、房间隔缺损等）的儿童平均有 25% 的心输出量下降。

三、心肺相互作用和异常右心

当右心由于先天性异常或主要受手术影响而本质上异常时，有益和不良心肺相互作用的可能性更大。有两种情况可以为例，右心舒张功能异常和从静脉-肺循环中排除右室者。

（一）右心室舒张功能异常

现在已知右心室限制性生理是右心室发育不良手术常见后果，例如室间隔完整的肺动脉闭锁[12]和法洛四联症修补术后。这些患者的生理特征是存在心房收缩期的前向舒张期肺血流。这种情况出现于右心室充盈压超过肺血管阻力时，心房收缩通过三尖瓣喷射血液，但是当血流通过右心室进入肺动脉时只有很少或没有右心室充盈（右心室充当了被动管道）。因此，高达 1/3 的前向肺血流，由此而来的心输出量，依赖于心房收缩。而且，这个血流是舒张期右心室和肺动脉之间微小的压力瞬变（1mmHg 或 2mmHg）产生的。显然，低的肺血管阻力在维持这种来源的心输出量至关重要。如前所述，肺阻力的一个重要因素就是平均气道压。事实上，舒张期前向血流通常会被正压通气几乎完全阻止。相反的，负压通气对心输出量有更重要的有益作用。在法洛四联症患者术后，相对于通过一种胸甲装置获得的负压通气，正压通气是心输出量下降＞ 30%[13]。

在考虑右心旁路手术时，心肺相互作用的影响尤为显著。在这里，静息或运动肺血流明显依赖于呼吸运动。在我们早期的多普勒研究中，静脉肺循环或者 Fontan 心房肺循环这个时相心室和肺血流关系都被清楚地显示[14,15]。随后，MRI 研究提示超过 1/3 的心输出量是呼吸功的直接结果[16]。这或许在运动时更为重要[17]，尤其是那些全腔静脉肺吻合的患者。正压通气影响 Fontan 循环心输出量的不良作用早已被人所知。早期对呼气末正压通气的研究，证明呼气末正压和心输出量呈线性相关[18]。毫无意外，这种情况下的负压通气相对于正压通气会带来显著的心输出量增加，在另一系列研究中，Sheke demian 等[19] 显示了正压通气和负压通气对 Fontan 循环肺血流模式的深刻影响（图 26-3）和呼吸质谱测量的心总输出量。

这些和其他研究都强调了这种循环中正常通气的必要性，并且只要有可能，手术后都应该尽早建立正常通气。在那些需要正压通气的术后患者，降低平均气道压的努力都会使患者在心输出量方面获益。因此，最小化呼气末正压、缩短吸气时间、降低气道平台压时间都会对降低右心血流动力学负荷有帮助。显然，这不能以增加肺泡通气（以避免高碳酸血症引起的肺血管收缩）和肺泡膨胀（以避免低氧血症引起的血管收缩）为代价。

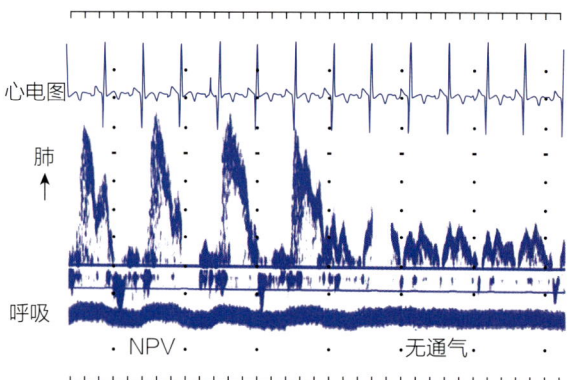

▲ 图 26-3　负压通气（NPV）对全腔静脉连接后肺血流模式的影响
每次负压呼吸都与肺血流大量增加相关，呼吸机关闭（无通气）时效果消失

(二)从静脉-肺循环中排除右心室者

因为进行性肺动脉高压或者右心室流出道梗阻导致的右心室血流动力学的变化非常显著,所以气道压力微细变化引起的右心室固有收缩性能的影响要小很多。实际上,人们可以认为高压右心室的压力-容量关系与正常左心室的相似[2]。因此,前负荷虽然不断发生变化,后负荷的影响却并不显著。并且,不要忘记,正压通气对右心的不良影响与左心正好相反,尤其是左心衰竭。

四、心肺相互作用和左心

尽管表现形式不同,左心室功能也会受到心肺相互作用和平均气道压的影响。虽然一般来说,增高的平均气道压对右心的影响不利,但是它们对左心很大程度上是有益的。这是因为,由于平均气道压升高,左心室总的后负荷(跨壁压)是降低的[20]。尽管在正常左心室并不明显,这些变化却对如扩张型心肌病的患者提供有益的帮助。实际上,CPAP对左心衰竭有很多益处[21]。通过增加的肺泡压,肺间质水肿减轻。此外,左心室后负荷也减少,从而左心室射血分数和每搏输出量也增加。尽管在儿科实践中应用相对较少,CPAP面罩被证明在成人缺血或者获得性扩张型心肌病中特别有效[22],这种治疗在儿童需进一步研究。

五、左-右心相互作用

传统上习惯把左右室功能作为两个独立的部分来检查。但是,近20年来,我们对这两个部分相互关联、相互促进的理解突飞猛进。不仅因为它们共处一个腔,共有一个心包,更是因为认识到它们共同的心肌纤维无法明确地被定义为独立的左心或者右心[23]。因此,左心室功能对右心室功能有着深远的影响,反之亦然,无论是在健康或者疾病状态下。

(一)左心室对右心室的影响

Damiano等[24]1991年的经典实验确认了健康心室间存在大量相互交流的表现,尽管在实验模型中,清楚地证明了左心室对右心室力量产生的影响。在他们精细的试验中,对电分离但是机械相连的心室在单个心室起搏下进行了检查(图26-4)。在这种情况下,起搏右心室实际上并不能对左心室产生机械的影响。但是起搏电隔离的左心室,会导致几乎正常的右室压力的产生。看起来左心室直径缩短引起的体积变化,对右心室产生了主要的机械影响。据推测,包绕着室间隔并与左心室游离壁相连的月牙形游离壁,是产生右心室压力的来源。这种效应好像很大程度上与右心室游离壁无关。在另外一组试验中,Hoffman

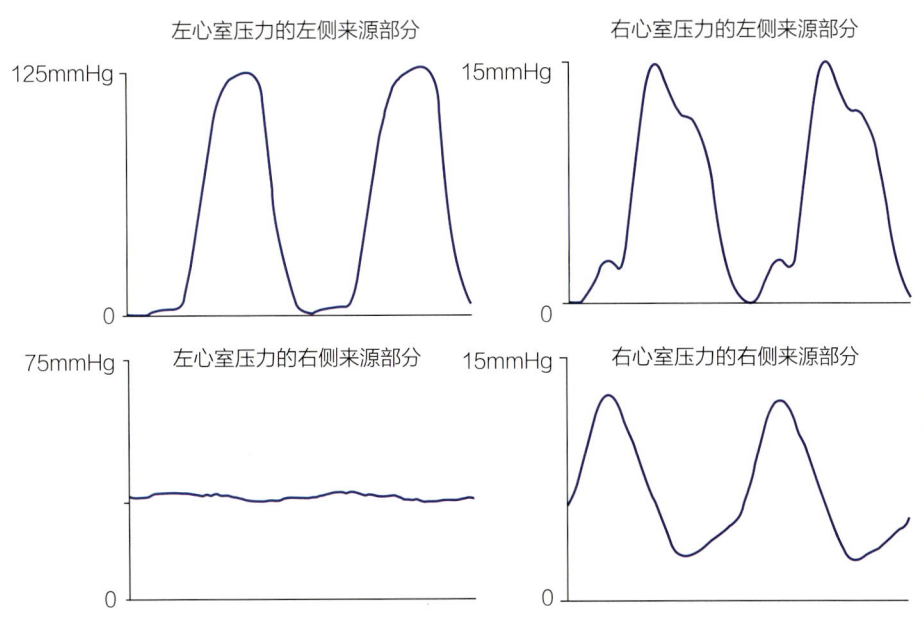

◀图26-4 本研究显示了对侧心室主动收缩的被动作用(详见正文)

心室-心室相互作用显示在右上图中。尽管右心室是电隔离的,但左心室收缩时右心室压力几乎正常产生(经许可,引自 Damiano RJ Jr,La Follette P Jr,Cox JL,Lowe JE,Santamore WP. Significant left ventricular contribution to right ventricular systolic function. *Am J Physiol*. 1991; 261: H1514–H1524.)

等[25]显示，将右心室游离壁替换为无收缩能力的补片，左心室收缩，仍可产生明显的右心室压力。综上所述，由此可以推断，超过1/3的右心室做功是来自于左心室的收缩，有可能利用心室间的相互影响提高双心室的功能。在动物实验中，增加了左心室后负荷和做功的主动脉缩窄，右心室每搏输出量增加，重现了心室间相互影响这一现象[26]。

（二）右心室对左心室的影响

如Hoffman等[25]上述实验的描述，左心室收缩时游离壁被替换的右心室仍可产生压力。这个实验还显示，随着人造右心室尺寸的增大，会对左心室的机械性能产生负面影响。随着右心室扩张，左心室产生的压力下降。这是一个并联的影响（反映了心室间的不良干扰）还是一个串联的干扰（右心室输出量的下降导致的左心室前负荷的减少），在这些实验中尚不能被判定。

20世纪90年代中期Brookes等[27]利用猪的模型旨在剖析这些相互影响。运用单独的右室心肌缺血制造出一个急性右心室扩张的模型，在此期间，通过压力容积分析得出的收缩末期弹性来测量左右心室收缩性能。实验表明，右心室扩张对左心室的机械性能确实有不良影响，有可能是因为形状体积的改变影响了左心室的收缩性能。当心包完整时这种影响更为明显，从而证实了这一假说。

假设这些影响纯粹是收缩相互作用就太天真了。与心室主要的收缩性能无关，我们经常面对的是舒张期心室间的不良相互作用。首先在舒张早期有一个室间隔向左心室明显偏移的表现，例如，肺高压导致左心室舒张早期快速充盈的速率降低，对左心房收缩的依赖增加[28]。

先天性心脏病和外科手术矫治的叠加效果进一步放大了心室间的相互影响，并将在下面讨论。

（三）先天性心脏病左－右心室间的相互作用

好像所有的先天性心脏病都有或多或少异常的心室间相互作用。但是，还有一些临床上很重要的相互作用需要仔细分析。这大致可被描述为功能性和几何性，并在下面进行描述。

（四）功能的相互作用

右心室流出道的手术几乎会引起不同程度的肺反流，现在大家都知道了这种心室容量负荷的增加导致了很多患者右心室扩张。法洛四联症手术后的肺反流的后果可能就是最好的实例。尽管近15年来我们这种情况下右心室扩张的理解已经进步了，但是直到最近5年，这个问题的双心室效应才显现出来。很多研究显示晚期法洛四联症修补术后患者的右心室射血分数和左心室射血分数之间有松散但是呈线性相关的关系[29,30]。此外，双心室功能不全的患者预后更差[30]。不仅心室间的相互影响对整体功能很重要，而且心室-心室的时序异常也可能具有显著的不良影响。D'Andrea等[31]在最近一项心室间不同步的研究中探讨了这个现象，他们研究了法洛四联症修复术后患者的左右心室收缩发作情况，显示明显的心室-心室延迟患者更容易发生运动耐量降低和心律失常。

微细的区域运动异常似乎也会产生显著的双心室效应。几乎所有的先天性心脏病都描述了区域性室壁运动异常[32,33]。它们几乎总是和心脏整体的功能下降有关，就像双心室效应一样。这种心室内或者心室间不协调是否会对诸如双心室起搏产生反应尚待观察，但是早期数据看起来很有希望[34]。

（五）几何形态的相互作用

与上述描述的更直接的功能相互作用不同，急性的几何形态的改变也会对双侧心室的功能、性能产生影响，尤其是先天性心脏病。右心室的急性扩张不止影响到右心室的性能，还通过收缩舒张相互作用影响到左心室的功能（见"右心室对左心室的影响"章节）。

相反的，努力改变这种室间隔移位会对三尖瓣反流的程度产生深远的影响。图26-5显示的就是这样一种改变。右图显示的是先天性矫正型转位的患者因为严重的三尖瓣反流导致的扩张

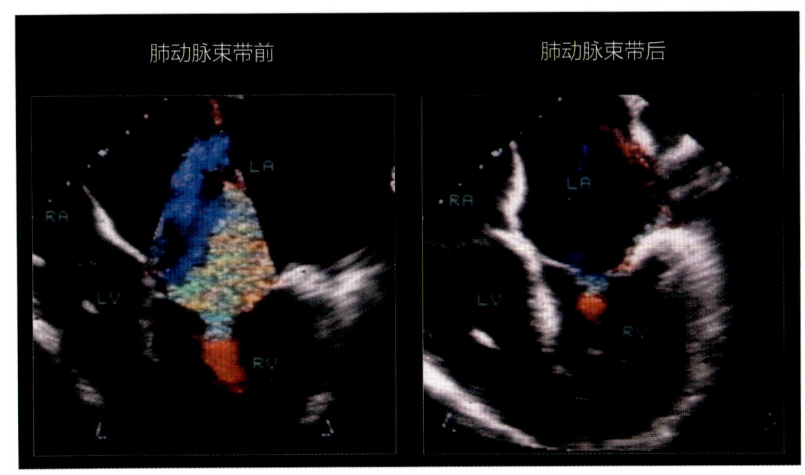

◀ 图 26-5 肺动脉束带对先天性矫正型转位三尖瓣反流的急性影响

左心室高血压诱发室间隔向系统性右心室移位，通过对室间隔附着物的作用，导致三尖瓣小叶对位的修复。结果，左心房尺寸显著减小

RA. 右心房；LV. 左心室；LA. 左心房；RV. 右心室

右心房和扩张形态的巨大左心房。左图是肺动脉 banding 术仅 20s 以后，同一个心脏三尖瓣轻度关闭不全、三尖瓣反流减少和左心房大小的明显改变。这个患者通过升高左心室压力改善室间隔的几何形态，重建三尖瓣功能。这种现象在 Mustard 术后的患者[35]和先天性矫正型转位左心室再训练的患者中都可以见到。讨论这种情况下评估左心室再训练的适宜性、先决条件和方法超出了本章范围，但是由于其对三尖瓣关闭不全的影响，单独的肺动脉 banding 对这类患者可以作为目标治疗方法。先天性心脏病更多的慢性几何形态的改变会导致独特的异常，右心室系统似乎更易受到这种改变的影响。形态学上的三尖瓣是系统的房室瓣，其特征在于其附属的室间隔乳头肌和腱索。现在已经充分认识到，不论是在简单的转位矫正手术或者先天性矫正型转位的心脏，室间隔移位都会导致严重的三尖瓣反流。

六、结论

重要的心肺和心室间相互作用是正常心血管生理固有的。这些相互影响的作用在正常结构的心脏中被疾病放大，当心脏发生先天性结构异常的改变时，这种影响更为深远。我们对于先天性心脏病心肺和心室间相互作用的理解不断在发展，但是我们也认识到离开患者的具体情况对其功能表现的描述都是不全面的。

第 27 章
心脏创伤
Cardiac Trauma

Gary A. Smith　Timothy F. Feltes　著
强　毅　译

当能量以超过心脏组织阈值的量或者速度传入时，就会发生损伤，导致结构损害或者功能异常。损伤能量的传递通常和钝性损伤、穿透伤或触电有关。很多儿童心脏损伤的知识是从成人推断而来，关于儿童心脏损伤的直接信息相对较少。

一、钝性心脏损伤

钝性创伤占儿童创伤绝大多数，并且是儿童年龄组心脏创伤的主要原因。据报道心脏损伤占儿童钝性损伤 0%～43%[1]。钝性心脏经常是多系统损伤相关的意外伤害。心脏损伤的临床表现因受伤部位而异，它们经常是非特异性的，包括休克、心血管不稳定、心律失常、胸痛和精神变化。在多发性损伤患者身上这些临床表现容易被归因于头部、腹部或者肢体损伤。

Parmley 等[2] 解剖了一系列机车碰撞事故遇难者尸体，发现钝性心脏损伤最容易被漏诊。这一发现也得到了其他人的支持。对心脏钝性损伤保持高度警惕在早期诊断和干预十分必要。Parmley 等[2] 的解剖描述了多种心脏非穿透伤（表 27-1）。

儿童直接的胸部冲击造成的钝性心脏损伤大部分是因为机动车辆撞击[3]。武器、拳头、动物踢蹬、运动中的冲撞、从高处坠落都可以造成直接的心脏损伤。

因为心脏靠大血管悬挂于胸腔，加速 – 减速均可使心脏像钟摆一样在胸腔内运动。大血管的拖拉可造成其在固定处的撕裂。

胸部挤压可以压迫心脏或者通过胸膜腔内压心内压上升引起损伤。心脏破裂经常发生于心室最大充盈时相发生的挤压。肋骨骨折和胸壁挫伤并不常见，尤其是小儿，因为他们的胸壁顺应性强。腹部或者下肢挤压也会通过液压冲击作用迫使血液回流至心脏。

心脏震荡作为一个特殊的心脏损伤类型，在健康年轻运动员心源性猝死原因中逐渐被认识[4]。虽然明尼阿波利斯州的国家心脏震荡注册表登记了将近 250 例心脏震荡，但实际这类病例的数量很可能被低估了[5]。心脏震荡是一种非穿透胸部损伤，并不足以导致明显的心肌或者胸壁损伤。最常见的死亡模式表现为因集中的机械能向心脏的传导导致的电不稳定，从而引起的恶性心律失常（如心室颤动）。心脏震荡发生的两个关键条件是心前区的冲击和冲击发生于 T 波上升阶段[6-8]。心脏震荡死者的受冲击区域位于心脏中心位置。近期

表 27-1　心脏钝性损伤的机械作用

- 直接冲击
- 加速 – 减速
- 挤压
- 液相冲击作用
- 震荡
- 爆炸
- 联合作用

（改编自 Parmley LF, Manion WC, Mattingly TW. Nonpenetrating traumatic injury of the heart. *Circulation*. 1958; 18: 371–396.）

的动物模型研究表明损伤必须发生于心动周期的电弱期，也就是T波上升支的20ms以内。

据Maron和Estes[4]近期的报道，心脏震荡最经常发生与人生的第二个10年，高峰在15岁。发现引起心脏震荡最常见的运动项目是棒球，其次是垒球、曲棍球和橄榄球。经常发生于有组织的运动赛事但绝不是唯一。在年轻的遇难者（<10岁），心脏震荡或许不是运动相关的活动所引起。

心脏震荡遇难者最常发生心血管衰竭，但是约有20%的病例在心室震荡发生的最初几分钟可以直立。复苏存活率很低但是近年已上升至35%，很有可能是因为越来越多可以获得的体外自动除颤仪和目击者使用仪器的知识进步有关。

根据上面提到的国家注册表，将近1/3发生于竞赛运动的心脏震荡死亡者，都穿有商业购买的胸部护具。很多这类装置并不是为了防止心脏震荡而设计的，并且暴露了心前区位置或者不能充分吸收抛掷物的冲击力[9]。已经做出努力去创造更安全的棒球（又名"安全棒球"）并提供一些有效性证据。现在一些运动需要防护装备[10]。了解区分心脏震荡和心脏挫伤特点见表27-2[11]。公众或者运动赛事的组织者认识到心脏震荡的风险很重要。

前面描述的另外两种心脏钝性损伤的机械类型是爆炸伤和联合伤，它们包含了多于一种以上提到的机制。在钝性心脏损伤中有这些不同机制导致的解剖损伤类型有：心包损伤、心肌挫伤、心脏破裂、间隔穿孔、心室-动脉瘤、心脏瓣膜和支撑结构损伤以及大血管、头臂动脉、静脉窦和冠状动脉的损伤（表27-3）。

（一）心包损伤

心包损伤从挫伤到破裂，常伴发心肌损伤。单独的心包损伤比较少见。心包撕裂和破裂很少有重大伤害，除非通过心包裂口心脏疝出。心脏疝会导致严重的循环受损和快速死亡。心脏压塞常见于心肌损伤并发症，但不可能出现孤立性心包损伤。心包挫伤后会出现创伤性心包炎，心脏创伤后慢性心包炎会持续1-4周。临床特征是单发或者复发的心包或者胸膜渗出，类似于心包切开术后综合征。

钝性胸壁损伤伴发的心包损伤发病率尚不可知。无症状心包渗出已被钝性胸部损伤后的心脏超声检查所证实。在亚致死钝性胸部损伤的犬类中经常会发现心包撕裂。人类心包损伤最常表现包括心包摩擦音和非特异性的心电图ST-T波形改变和广泛低电压。

创伤性心脏压塞很少表现出所有的经典Beck三联征：低血压、心音遥远和中心静脉压升高伴

表27-2 心脏震荡和挫伤的不同特征

特 征	震 荡	挫 伤
力度	快速，但不一定是暴力	通常是暴力
力的方向	胸骨到椎骨	不定
发病	立刻	缓慢
过程	短暂的	持续的
意识丧失	通常有	不典型
节律和传导的失常	典型的，立即出现	不出现或者延迟
ST段和T波改变	非特异性	解剖可定位的损伤或缺血

（改编自 Abrunzo TJ. Commotio cordis: the single most common cause of traumatic death in youth baseball. *Am J Dis Child*. 1991; 145: 1279-1282; and Michelson WB. CPK-MB isoenzyme determinations: diagnostic and prog-nostic value in evaluation of blunt chest trauma. *Ann Emerg Med*. 1980; 9: 562-567.）

表27-3 心脏钝性损伤类型

- 心包损伤
- 心肌损伤
- 心肌挫伤
- 心脏破裂
- 间隔穿孔
- 心室-动脉瘤
- 心脏瓣膜和支撑结构损伤
- 大血管、头臂动脉、静脉窦和冠脉的损伤

（改编自 Liedtke AJ, DeMuth WE Jr. Nonpenetrating cardiac injuries: a collective review. *Am Heart J*. 1973; 86: 687-697.）

有颈静脉扩张。超声心动图是心脏压塞最敏感的诊断方法，可用于急诊科选定的创伤患者。诊断和治疗性的心包穿刺也可用于怀疑有心脏压塞的患者。但是，心包出血的患者中有25%~80%的心包穿刺假阴性率[12]。

如有明显临床症状的心包积液或者伴发胸腔积液，有心包穿刺或者胸腔穿刺的指征，慢性心包炎或者心包切开后综合征需要抗炎治疗。

大多数心包撕裂是在有其他指征进行开胸手术时发现的，如果缺损没有足够大到发生心脏疝，一般不进行修补。大的心包撕裂很难修复，通常行心包切除术。

（二）心肌挫伤

在一般人群中心肌挫伤的最常见原因是机动车碰撞、工业伤害、农场受伤或者运动受伤时对胸部造成的直接钝力伤害。根据研究人群和诊断标准，所报道的主要与创伤相关的心肌挫伤发生率为3%~76%[13,14]。大约1/3心脏挫伤的患儿没有胸部外部损伤的证据。这些患儿的心电图异常和心律失常发生率低于成年心肌挫伤患者。

第一例尸检证实的心肌挫伤发生于1764年，描述了一个被板子撞击了胸部的男孩[15]。由于非特异性临床发现和缺乏准确的诊断实验[3]，识别心肌挫伤很困难。心肌挫伤的临床发现很容易归因于其他严重损伤的常见表现。预判哪个病例具有临床意义还不可能，因此关于适当处理心肌挫伤的讨论变得复杂。心肌挫伤的诊断应该在有明显胸部钝性损伤或者多系统损伤的儿童中予以考虑。

很多心肌挫伤的病例症状轻微或者没有症状，不容易被识别，但是并发症很严重。心肌挫伤的并发症包括心律不齐、传导障碍、心力衰竭、动脉瘤、假性动脉瘤、心壁变薄、心脏破裂和心搏骤停，大多都是后来才发现。潜在的心脏病，包括缺血性心肌病、心肌病或者先天性心脏病，会增加钝性心脏损伤并发症的发生率。心肌挫伤的病理性表现包括心肌出血、心肌纤维坏死以及后来纤维瘢痕的形成。

如果心电图表现出心律失常或与局部缺血或挫伤相对应的变化，肌酸激酶同工酶（creatine phosphokinase-muscle band，CPK-MB）分数大于总CPK的5%，合并超声心动图异常[16]，则通常可以对胸部顿挫伤的患者进行心肌挫伤的诊断。然而心肌挫伤的心电图表现为非特异性的，可能会出现假阳性结果。因为CPK-MB也存在于骨骼肌、胰腺和肠道中，广泛的骨骼肌或腹部外伤可引起CPK-MB升高。另外，一些研究中显示CPK-MB在心脏损伤中的敏感性和特异性较低[17,18]。乳酸脱氢酶（lactate dehydrogenase，LDH）和血清谷氨酸转氨酶（serum glutamic oxalotransaminse，SGOT）对心脏挫伤的诊断没有价值。肌钙蛋白I和T已被证明是心肌损伤的准确指标，可能有助于诊断心肌挫伤[19-21]。在成人研究显示，心肌肌钙蛋白T升高的阳性预测值为20%~100%，阴性预测值范围为74%~100%[22,23]。诊断敏感性可以通过使用最近开发的高度敏感的心肌肌钙蛋白检测来改善，但验证研究尚未见报道[24]。

超声心动图可能比连续心电图或心脏同工酶测量在评估钝性心脏损伤方面更有用，因为它可以检测心包积液、瓣膜功能障碍、室间隔缺损，腔室扩大和室壁运动异常[25]。TEE图可能优于经胸超声心动图，特别是在肥胖患者。食管与胸主动脉和房室瓣更为接近，使这些结构的损伤更清晰可见。没有合并心电图异常或者心肌酶升高的超声心动图所见的心脏运动障碍与患者的不良结局无关[26]。

门控放射性核素血管造影术是检测心脏功能异常的有用手段。它已被用于评估钝性心脏创伤，以检测射血分数降低，室壁节段运动减弱，射血分数减少。不幸的是，门控放射性核素血管造影不能预测心脏挫伤的发病率和死亡率。

在胸部钝性损伤后，心电图异常的患者需要入院，持续心脏监护，并评估心肌同工酶。心电监护需要持续到异常心电图恢复正常至少24h，心肌同工酶恢复正常，其他重大伤害情况稳定。主要治疗目标是避免由心律失常或血流动力学损害引起的死亡。

（三）心脏破裂

尽管不是常见的损伤，但估计心脏破裂占成人机动车车祸死亡人数的10%～15%。2/3的当场死亡者死因是心脏破裂[27]。心脏破裂最常发生于车祸发生时心前区撞击到方向盘的年轻男性机动车驾驶者[28]。心室破裂较心房破裂常见，室壁较薄、位置较前的右心室较左心室更容易发生破裂。多发腔室破裂在这些病例中并不罕见，如心脏破裂合并主动脉破裂，反映了这些损伤中受到的巨大力量[2]。

心室破裂可能由于腹部或者肢体压迫期间发生的间接液压撞击效应引起的心脏挤压造成。在舒张末期，挤压扩张充盈没有顺应性的心室可能会撕裂房室瓣、腔室、房室间隔和其他心脏结构。心房破裂似乎涉及在收缩末期房室瓣关闭腔室充盈时挤压同时扭转腔室。心耳是最薄弱、最易发生心房破裂的部位。迟发型破裂很少见，可能继发于创伤引起的心肌梗死、缺血组织的逐渐软化或者心室动脉瘤、假性动脉瘤的破裂[28]。

心肌破裂的临床表现通常都是压塞，尽管有将近1/3的患者会通过相应的心包撕裂引起出血。心脏破裂引起的心脏压塞限制了出血速度增加了这些患者的存活机会。

Des Forges等[29]在1955年报道的第一例钝性心脏破裂修补涉及一个4cm的右心房破口。在此之前，心脏破裂通常被认为是致命的。继发于钝性胸部创伤的心室破裂很少见。1990年，在第一例儿童患者存活之前只有3例成人病例被报道[30]。

（四）间隔破裂

室间隔最常在靠近心尖的肌部破裂，该点是隔膜最薄的区域。肌肉隔膜的任何部分都可能破裂甚至是多发的，伴随传导系统的损伤。超声心动图应显示异常。可以进行心导管检查以确定左向右分流的大小，测量肺动脉压力并评估心室功能。有明显左向右分流的室间隔缺损需要手术关闭。房间隔破裂也有报道[31]。一些通过导管介入装置尝试关闭室间隔缺损已经获得了各种成功（见第17章）。

（五）心室动脉瘤

创伤后心室动脉瘤通常以冠状动脉损伤的并发症出现，最常见于左前降支冠状动脉[32]。在Grieco等的世界文献综述中[32]，报道了钝性胸部创伤后32例左心室动脉瘤，年龄为3—59岁。机动车碰撞是伤害的主要原因。最常见的症状包括充血性心力衰竭（10例）、心悸或心律失常（9例）和动脉栓塞（5例）。7名患者有轻微的主诉症状或无症状。诊断时间为伤后5天至18年（中位时间3个月）。建议室壁瘤切除术以避免致命性并发症[32]。

（六）心脏瓣膜和支撑结构的损伤

钝性胸部创伤的心脏瓣膜破裂很少发生。由Parmley等在尸检系列中发现，钝性胸部创伤的成人死亡病例中，有9%的人发生心脏瓣膜损伤[2]，几乎所有这些病例都有其他相关的心脏损伤。主动脉瓣是受伤最频繁的瓣膜，其次是二尖瓣和三尖瓣。

瓣膜损伤是由于瓣膜闭合快速增加了心内压力造成的。在舒张晚期至收缩早期间，充盈腔室经历其最高的正常腔内压力。来自外部的额外压力压迫胸腔，异常高压施加在闭合的心脏瓣膜上。心脏周期中胸部创伤的时机似乎决定哪个瓣膜受伤。较大的左心室压力梯度可能导致主动脉瓣和二尖瓣损伤的频率更高。主动脉瓣受损的另一种机制是主动脉血流在腹部和下肢压迫时发生的液压冲击[33]。

瓣膜损伤的征兆和症状取决于涉及哪个瓣膜，瓣膜功能不全的程度以及是否存在其他相关的心脏结构损伤。更严重的伤害通常需要手术瓣膜置换。有用的诊断测试是胸部X线片和心电图。最有用的诊断方法是多普勒超声心动图，除了其他相关的结构性缺陷之外，它还可以观测异常血流或瓣膜功能障碍。

（七）大血管损伤

钝性创伤可导致大血管损伤。主动脉是最常受伤的大血管。肺动脉损伤很少报道。虽然跌倒、挤压伤和爆炸伤所致钝性创伤可导致主动脉破裂，但总体人群中将近70%发生于机动车碰撞事故。主动脉破裂的机制涉及突然减速或腔内压力突然增加的剪应力。惯性前冲的乘客，被车辆撞击的行人和从高处坠落的人比主动减速车辆碰撞的受害者具有更高的主动脉破裂风险。主动脉损伤可发生在水平或垂直减速[33]。

当加速-减速力将游离主动脉段从固定点拉开时，主动脉最易破裂。通常破裂的部位是由头臂动脉固定的主动脉峡部；升主动脉固定在主动脉根部处的心脏；固定在横膈膜上的降主动脉。升主动脉的撕裂具有立即死亡的高风险，常常伴有心肌挫伤和主动脉瓣损伤[2]。尸检研究显示，主动脉峡部和升主动脉分别有45%和20%的主动脉出现帽状撕裂，但临床研究显示主动脉撕裂90%在主动脉峡部。总体而言，80%~90%的机动车相关主动脉破裂患者当场死亡[12]。10%~20%的人存活时间足以诊断和干预，30%在6h内死亡，24h内死亡50%。

幸运的是，主动脉夹层在儿科患者中很少见，最常见的是伴有外伤或有原发病（如马方综合征、Loeys-Dietz或Turner综合征）[34]。治疗策略很大程度上依赖于成人文献中确定的决策和治疗[35-37]。降主动脉的简单主动脉夹层（斯坦福B型）通常进行保守治疗，以控制心率和血压，目的是稳定夹层分离处。β受体阻滞药是这种治疗的主要依靠。在复杂的B型解剖（例如器官灌注受损，脉搏减少）时，应在介入下完成内膜开窗术，或在少数情况下通过手术处理。在某些类型的主动脉破裂中植入血管内支架，但在儿科年龄组中几乎没有经验。累及升主动脉和（或）主动脉弓的夹层（斯坦福A型）需要紧急外科干预，因为夹层分别延伸到冠状动脉或颈动脉会带来冠状动脉灌注不良或脑窘迫的风险。

比主动脉破裂和透壁主动脉撕裂更常见的是钝挫伤累及内膜和中膜的浅表主动脉撕裂。这些通常是没有严重后果未被诊断的。局部的撕裂不常见，通常在后壁。在15%~20%的病例中会出现多发撕裂。外伤性主动脉夹层是罕见的，其发生时，外膜层保持完整，并包含主动脉旁血肿[33]。

主诉和身体检查结果可能无法准确预测主动脉破裂的存在与否。大约1/3的病例没有出现可见的外伤。主动脉破裂的症状包括呼吸困难、背痛、吞咽困难和声音嘶哑、上肢高血压，或与主动脉缩窄相似的上下肢血压差异。可能会听到主动脉瓣关闭不全的心脏杂音。

胸部X线片可显示纵隔增宽，主动脉根部向右突出，主动脉弓锐度减小或气管向右偏离。较不常见的影像学表现包括左主干支气管向下移位，食管鼻胃管右偏，左侧血胸，肺尖帽征和第一肋骨骨折。主动脉造影被认为是金标准，并且在所有可疑主动脉破裂的病例中均有显示，即使X线平片正常[12]。TEE、CT扫描和MRI也可用于诊断主动脉破裂。

（八）头臂动脉损伤

钝性创伤的第二种最常见的血管损伤是头臂动脉损伤。损伤机制包括肩关节的水平和垂直减速、胸部压缩、碰撞、牵张和过度伸展。导致动脉损伤的结果与主动脉损伤相似。大量出血或缺血是罕见的并发症[33]。

（九）腔静脉损伤

与主动脉损伤类似，腔静脉损伤在非穿透性创伤中并不常见。下腔静脉的腹腔段比胸腔段更易受伤。由于薄壁静脉在受伤后不像横切的动脉血管收缩，腔静脉损伤通常伴有严重出血和高死亡率。腹腔段静脉损伤死亡率高于胸腔段。钝性创伤可导致右心房附近延伸至右心房的下腔静脉撕裂或离断，因此，当下腔静脉损伤位于心脏附近时，相关的心脏损伤也是常见的[33]。

胸部X线平片无帮助意义。这些伤害的突然性不允许静脉造影的时间。因此，当怀疑有腔静脉损伤时，需要快速手术探查和修复[33]。

（十）冠状动脉损伤

钝性创伤引起的冠状动脉损伤很少见。Parmley等研究[2]547例因胸部钝器伤死亡的患者，即使在心脏挫伤部位，也只报道 10 次冠状动脉撕裂，并且没有腔内血栓形成病例。非致命性创伤病例冠状动脉损伤的发生率尚不清楚。最常见的受伤冠状动脉是左前降支冠状动脉。冠状动脉损伤的后果是心肌梗死、心包积血、心脏压塞、冠状动脉和心室动脉瘤以及假性动脉瘤[33]。

Neiman 和 Hui[38] 在 1992 年对英语医学文献的回顾报道了 40 例与钝性心脏创伤相关的心肌梗死。尚未明确钝性胸部损伤后急性心肌梗死的病理生理机制。可能机制包括短暂的冠状动脉痉挛、冠状动脉内的血栓形成、冠状动脉夹层或者动脉粥样硬化斑块内出血。

冠状动脉损伤的确诊依赖于血管造影。这些损伤未被诊断是因为胸钝器伤相关的胸部疼痛通常归因于伴随的胸壁挫伤、心包炎、肺挫伤、肋骨骨折或其他相关的损伤，这些损伤并不需要冠状动脉造影术进行常规评估。冠状动脉造影适用于所有具有心绞痛或心肌梗死的钝性心脏创伤患者，以明确冠状动脉的状态并定位可手术矫正的病变位置。

二、心脏穿透伤

虽然钝性创伤在儿科患者中占大多数，但青年、青少年甚至年幼儿童的穿透性创伤正在增加。枪伤与刺伤的比例也在增加[39,40]。随着急救医疗服务的同步改善，更多心脏穿透伤的患者有机会到达医院急诊科。

关于心脏穿透伤的第一次描述可在 Edwin Smith Papyrus 中找到，写于 3000 年前。荷马还在"伊利亚特"中描述了穿透性心脏创伤。拿破仑的外科医生 Baron Larrey 被认为是在 1829 年进行了第一次心包穿刺术。多年来人们普遍认为对于心脏创伤无能为力，直到冯·雷恩在 1896 年为右心室有 1.5cm 伤口 22 岁的男人进行了第一次成功的心脏手术。在此仅仅 13 年之前，Theodore Billroth 博士声明，"试图缝合心脏伤口的外科医生值得失去他的同事们的尊重"[41]。

穿透性心脏创伤的死亡风险与许多因素有关，包括受伤原因、伤口大小、伤口位置、任何相关的非心脏损伤、从受伤到开始复苏措施的时间长短。

由于将大量动能转移至组织，枪伤比刺伤造成更广泛的组织破坏。子弹不仅会导致心肌和内部结构的破坏更大，而且心包的损伤也更大，这使得压塞的可能性更小，出血更快。由于这些原因，心脏枪伤的死亡率大约是刺伤的 2 倍。

刺伤比枪伤更可能导致心脏压塞。超过 80%的心脏刺伤存在心脏压塞，而仅有 20%的枪伤以这种方式存在。刺伤是急性压塞最常见的原因[41,42]。心包内的血液滞留可防止快速出血，从而为患者提供更多时间来得到医疗救助，并获得拯救生命的心脏修补术。这使我想到心包积血是一种好坏参半的事情。但是，如果放任病情进展，心包积血可导致致命的心脏压塞。由于其较厚的心肌，对小于 1cm 的左心室刺伤通常会自发地封闭。右心室壁刺伤，通常会导致心脏压塞，因为较薄的右心室壁通常不会自发地封闭。心房壁薄化减少了自发封闭的可能性，然而，室内压力低会抵消这个因素[41]。

正如钝性心脏创伤的情况一样，心脏结构的解剖位置决定了它们由于穿透性创伤而可能造成的伤害。位于前方的那些结构更可能受伤。按发生率递减顺序，穿透性心脏损伤涉及右心室、左心室、右心房和左心房。出于同样的原因，左前降支冠状动脉比右冠状动脉受伤的频率更高[42]。多心室损伤有很高的死亡率[43]。

由于医源性原因，可能会发生心脏穿透伤。这些损伤最常发生在诊断过程，侵入性监测或其他治疗干预[40]期间。其他导致心脏受伤的原因包括冰锥、非枪弹射伤、吞咽缝合针，以及胸部创伤引起肋骨骨折向内移位[44]。

对于存在心前区、脖子、腋下、背部或上腹部穿透性伤口的患者，除非证实，否则应假定心脏损伤存在。心脏压塞的患者通常不存在贝克三联征，并且由于年幼儿童的颈部短小，因此确定颈静脉扩张特别困难。另外，如果由于急性失血导致血容量不足，心脏压塞可能不会增加中心静脉压[41]。

穿透性胸部损伤通常与腹内损伤有关。10%～30%的穿透性心脏创伤患者也有腹内损伤。认识到一点很重要，因为与腹腔损伤相关的穿透性心脏损伤患者的死亡率高于单纯心脏损伤患者[41]。

60%～80%的穿透性心脏创伤患者在到达医院之前死亡。对于那些到达急诊科并有生命体征的患者，或那些在现场有生命体征并送到医院的患者，必须马上进行复苏干预[45]。胸部X线片对诊断几乎没有价值。部分创伤中心提供急诊超声心动图，减少了穿透性心脏损伤的诊断时间，并提高了生存率。由于假阴性结果的频率很高，心包穿刺可以诊断但不能排除心脏压塞。有人建议进行一个剑突下心包膜窗诊断来确诊稳定创伤患者的心包积血。

根据以下原则，对儿童和成人的穿透性心脏创伤的初始应急处理是相同的：①保持具有适当氧合和通气的气道模式；②通过快速静脉内或骨髓内给予液体和血液保持适当的组织灌注，并控制出血[12]。

与成人一样，患有穿透性心脏伤口的儿童，如果他们很不稳定而不能运送到手术室，应在急诊科接受紧急开胸手术。在开胸手术和明确的心脏手术可以进行之前，心包穿刺必须被视为一种临时措施。Beall等在1966年首先描述了急诊开胸术紧急复苏濒死的胸部穿透伤患者[46]。急诊科开胸手术的目的是逆转心脏压塞、控制出血、开胸心脏按压，临时钳夹降主动脉以重新分配血流至冠状动脉和脑循环[46]。对于钝性胸部创伤患者的急诊科开胸手术的指征存在争议，因为使用该手术报道的儿童和成人患者的存活率为0%～2%[47]。这是不幸的，因为儿童年龄组绝大多数的创伤死亡原因是钝性伤害。

三、电力伤害

1879年报道了交流电（250V）造成的第一起人类死亡事件。在所有年龄组中，美国每年超过1000人在工作场所或家中触电致死，另有150～300人每年因雷击死亡。死因主要为致命的心律失常[48]。

（一）人造电力伤害

欧姆定律（电流＝电压／电阻）描述了电流（A）和组织电阻（R）之间的关系以及电流（A）和电压（V）之间的直接关系。电力对人体组织的损害与通过它的电流量和持续时间有关。在电气伤害中，只有电压是已知的。所涉及的电流量（以及由此导致的组织损伤）是可变的，因为组织电阻不同。总的来说，骨骼对电流有最大的电阻，其次按下降顺序依次是脂肪、肌腱、皮肤、肌肉、脉管系统和神经[49]。皮肤电阻是决定心脏电击概率的最重要因素。根据皮肤厚度、血管分布，最重要的是湿度，皮肤的抵抗力可能会有很大的变化。虽然干性皮肤的电阻可能是10万欧姆，但湿润皮肤的电阻可能只有1000欧姆。这种皮肤抵抗力的100倍变化可能意味着感到疼痛的电击电流和足以导致心脏节律失常[49]电流之间的差异。

交流电比直流电更危险。交流电流可导致肌肉强直收缩。由于前臂屈肌比伸肌更强，这可能会阻止孩子放开他已经抓住的电源。另外，心脏对交流电比直流电更敏感。60Hz的家庭电流比较高频率的电流更容易发生心律失常。通过身体的电流的路径也是发生心律失常的决定因素。通过胸腔的电流更可能导致心律失常[36]。有关影响电击伤害严重程度的因素见表27-4[48]。

表27-4 电力伤害严重程度的影响因素

- 频率
- 电流
- 电压
- 电阻
- 路径
- 持续时间

（改编自Cooper MA, Andrews CJ, Holle RL, et al. Lightning injuries. In：Auerbach PS, ed. Wilderness Medicine. 4th ed. St. Louis, MO：Mosby；2001.）

电击伤的机制尚不清楚。建议的机制包括直

接心肌损伤、冠状动脉内膜炎和冠状动脉痉挛。电诱发性心律失常期间冠状动脉灌注减少引起的心肌缺血也被认为是心脏损伤的机制。尸检中唯一报道的病理发现是心肌瘀斑出血[50]。于家中发现的低电压（110～380 V）交流电导致的猝死通常继发于心室颤动。心电图观察到非特异性 ST 段和 T 波改变是最常见的异常[50]。

由于电击损伤通常会发生广泛的骨骼肌损伤，CPK-MB 同工酶水平在电击伤后心肌梗死的诊断中变得复杂。电力破坏的骨骼肌会释放大量的 CPK，包括 CPK-MB。邻近电损伤部位的骨骼肌肉活检显示 CPK 的产生增加，以及 CPK-MB 增加。假设这种增加的酶受到电损伤的刺激。肌钙蛋白水平检测在雷电伤害中的用途未知。心肺复苏的效果以及复苏期间除颤也可能使结果混淆[50]。

电击受伤患者的初始应急管理包括注意 PALS 和高级心脏生命支持（advanced cardiac life support，ACLS）方案后的任何心脏节律不齐患者的气道、呼吸和循环治疗。低压民用交流电导致的心电图正常、无症状触电患者无须进行常规心脏监测或入院[49, 51]。

（二）闪电击伤

每秒钟全球大约有 100 次地球表面雷击。较其他的自然灾害，闪电导致美国死亡人数更多。夏季时雷电活动较多时，雷击相关伤害最为常见。只有 20%～30% 的人因雷击而死亡，他们通常是经历过即时心肺停搏的人。然而，幸存者经常遭受严重的后遗症[48]。

人造电力相关的伤害与闪电有关的伤害有很多不同之处。雷击包括短暂、单向电流的巨大浪涌以及相关的冲击波。电流大小通常超过 100 000A，并且可以见到 > 30 000 000V 的电流。雷击的 8000℃ 温度比高压人造电流的温度高出 3～4 倍，但接触非常短暂。闪电通常在身体表面闪烁，仅导致轻微或浅表性灼伤。这与高压交流电的深度和广泛灼伤形成鲜明对比。参见表 27-5 闪电和高压电损伤的比较[48]。

与雷击有关的电涌被认为会导致广泛的心肌去极化和随后的心搏骤停。心室颤动也有报道。呼吸骤停常常发生在雷击患者身上，造成的缺氧可以阻止心脏从电击诱发心脏停搏或其他心律失常[48,52]中恢复。在遭受闪电伤害后的尸检中发现了心肌坏死。心肌损伤可能表现出心电图异常，为急性心肌梗死模式。非特异性 ST-T 波改变也有报道，心电图异常可能在伤后几天发生[52]。大部分心电图改变发生在几天内，虽然也有报道持续数月的异常情况[48]。闪电击中儿童的初始应急管理与人造电力伤害的初始应急管理相同。根据 PALS 和 ACLS 指南治疗心律不齐[48,52]，氧供和通气充足的气道的维持是最优先考虑的事项。任何发现线状或点状灼伤的小孩，衣服炸裂、鼓膜破裂、

表 27-5　闪电与高压电伤害

因　素	闪　电	高压电
能量水平	30 000 000V，50 000A	通常低很多
暴露时间	快速、短暂	长时间
路径	电击伤	内在、深处
灼伤	表面、轻微	深处、严重损伤
心脏	原发和继发的心跳骤停	心室颤动
肾脏	肌红蛋白尿或者血红蛋白尿少见	肌红蛋白性肾衰竭常见
筋膜切开	很少、除非必要	常见、早期、广泛
钝性伤	雷击伤	跌倒、摔伤

（改编自 Cooper MA, Andrews CJ, Holle RL, et al. Lightning injuries. In：Auerbach PS, ed. Wilderness Medicine. 4th ed. St. Louis, MO：Mosby；2001.）

意识模糊、户外位置发现或识别到羽毛状灼伤应判定为雷击受害者并进行医学管理。在雷击多人伤亡的情况下，与标准分流指南相反，复苏尝试应首先针对那些死亡的人。那些呼吸暂停和心脏停搏的患者可能会对复苏的努力做出反应，因为那些自主呼吸的患者可能已经恢复[48]。

第六篇　先天性心血管疾病
Congenital Cardiovascular Malformations

PART A　隔膜缺陷

第 28 章　房间隔缺损 / 786

第 29 章　房室间隔缺损 / 805

第 30 章　室间隔缺损 / 833

PART B　动脉异常

第 31 章　动脉导管未闭和主肺动脉窗 / 854

第 32 章　冠状血管及主动脉根部
　　　　　先天性畸形 / 871

第 33 章　主动脉弓和血管异常 / 884

第 34 章　主动脉根畸形 / 923

PART C　静脉畸形

第 35 章　肺静脉畸形 / 933

第 36 章　体静脉异常连接 / 966

第 37 章　血管肿瘤和畸形 / 991

PART D　右心室

第 38 章　三尖瓣疾病：闭锁、发育不良、
　　　　　Ebstein 畸形 / 1005

第 39 章　肺动脉狭窄 / 1039

第 40 章　室间隔完整型肺动脉闭锁 / 1065

第 41 章　法洛四联症伴肺动脉狭窄、
　　　　　肺动脉闭锁和肺动脉瓣缺如 / 1084

第 42 章　动脉干 / 1110

PART E　左心室流入道与流出道异常

第 43 章　儿童二尖瓣解剖和功能畸形 / 1123

第 44 章　主动脉狭窄 / 1144

第 45 章　主动脉缩窄 / 1164

第 46 章　左心发育不良综合征 / 1181

PART F　大动脉起源异常

第 47 章　大动脉转位 / 1219

第 48 章　先天性矫正型大动脉转位
　　　　　（房室及心室大动脉连接不一致）/ 1242

第 49 章　右心室双出口 / 1256

PART G　复杂心脏畸形

第 50 章　单侧房室连接 / 1271

第 51 章　心脏异位及心房和内脏异位 / 1293

PART A 隔膜缺陷
Septal Defects

第 28 章 房间隔缺损
Atrial Septal Defects

Ritu Sachdeva 著
李自普 译

一、概述

房间隔缺损(ASD)起源于房间隔的特定部位，并根据胚胎来源进行命名；最常见的发生部位在房间隔中央的卵圆窝处（继发孔型 ASD），其他包括发生在心内膜垫区的原发孔型 ASD、静脉窦间隔的静脉窦型 ASD 和冠状静脉窦开口区域的冠状静脉窦型 ASD。在本章中，我们还将讨论卵圆孔未闭，这是一种胎儿时期心房间正常的血流交通方式，可持续至成年。因原发孔型房缺是房室间隔缺损的一部分，所以将其放在第 29 章中讨论。

二、发病率

ASD 占儿童先天性心脏病的 8%～10%。据统计，ASD 的发生率为 56/100 000 个活产婴儿[1]。最近的数据更高 (100/100 000 个活产婴儿)，可能与心脏超声的普遍应用后人们对 ASD 的认识增加有关[2]。继发孔型 ASD，发病率女：男为 2：1；但对于静脉窦型 ASD，发病率女：男则为 1：1[3,4]。继发孔型 ASD 约占 ASD 的 75%，其次为原发孔型 ASD（20%）、静脉窦型 ASD（5%）[5]。冠状静脉窦型 ASD 常见于内脏异位综合征和体循环静脉异常，孤立性冠状静脉窦型 ASD 很少见（<1%）。

三、基因和环境影响因素

尽管大多数 ASD 患者为散发病例，但家族遗传方式已有报道。据统计，ASD 女性患者的后代发生先天性心脏病的风险为 8%～10%[6]。ASD 的发生可能与调控基因或其目标肌小节基因的突变有关。转录因子 NKX2.5/CSX 的杂合突变是首个被发现的继发孔型 ASD 常染色体显性遗传的基因突变之一[7]。其他转录因子如 TBX5、GATA4、GATA6 和 TBX20 也与继发孔型 ASD 的发生有关[7-11]。TBX5 突变是造成 Holt-Oram 综合征的原因之一。Holt-Oram 综合征是一种以继发孔型 ASD、上肢异常和房室传导阻滞为特征的常染色体显性遗传综合征[12]。染色体 14q12 上的一个位点，α 肌球蛋白重链（MYH6，一种在心房发育中高表达的结构蛋白）的错义突变与房缺的显性遗传有关[13]。也有报道称继发孔型 ASD 与肌小节基因突变导致的心肌病有关[14,15]，已有报道房室传导阻滞伴 ASD 为常染色体显性遗传[16]。ASD 也与其他综合征如 Noonan 综合征、Down 综合征、Klinefelter 综合征、Williams 综合征、Kabuki 综合征、Goldenhar 综合征和 Ellisvan Creveld 综合征相关。除遗传因素外，母亲疾病因素和暴露环境危险因素，包括孕前糖尿病、苯丙酮尿症、流感和暴露于类视黄醇类物质、非甾体抗炎药、抗惊厥药、沙利度胺、吸烟和酒精[17-19]，可能在ASD的发生发展中发挥作用[17]。

四、病理生理和解剖特征

胚胎期，原始心房经历了复杂的分隔过程（图28-1）[20]。胚胎第4周，在共同心房中间长出一薄壁矢状褶皱，为第一房间隔，其下缘向心内膜垫方向生长；第一房间隔下缘与心内膜垫之间未闭合的孔道为第一房间孔。胚胎第5~6周，在第一房间隔完全闭合前，第一房间隔上部组织重吸收而出现另一孔道，即为第二房间孔。与此同时，于心房顶部第一房间隔的右侧出现了第二房间隔，此隔为凹状，分为上下肢两部分；凹形房间隔的下肢部分与第一房间隔最下部融合入心内膜垫，从而将两心房的下部分隔开；凹形房间隔的上肢部分较厚的肌性组织不完全覆盖第二房间孔，并形成开放的卵圆孔。第二房间隔形成了卵圆孔的凹形上缘，称为卵圆窝缘，第一房间隔成为卵圆孔的瓣膜缘。在胎儿时期，从胎盘流入下腔静脉的血液通过欧式瓣流向卵圆孔，然后通过卵圆孔从右心房流入左心房。胎儿时期心房间的血液交通（卵圆孔未闭）在生后因第一房间隔与第二房间隔的融合而关闭。然而，仍有25%~30%的成人可检测到卵圆孔未闭但卵圆孔瓣膜功能良好。在某些情况下，卵圆孔瓣膜功能障碍，无论是先天性还是获得性左心房或右心房压力升高，都将引起心房间的血液分流。

图28-2显示了房间隔解剖结构和各种ASD的位置。继发孔型ASD发生在房间隔中心卵圆窝部位，归因于卵圆孔瓣膜缺陷，第一房间隔异位或过度重吸收，或第二房间隔发育缺陷。（图28-3）。这些缺损将导致第二房间孔的扩大；通常这些缺损单独出现，极少情况下也有多发间隔缺损。

静脉窦型房缺发生在卵圆窝边缘之外，与右心房的静脉连接有关（图28-4）。静脉窦右角整合右上腔静脉和下腔静脉的血液进入右心房。静脉窦异位或不完全重吸收使得右肺静脉与上下腔静脉、右心房之间的壁缺失，出现静脉窦型ASD[21]，亦有人认为应该称其为部分性异常肺静脉异位引流入上腔静脉。这种缺损的心房间血流交通发生在无顶右肺静脉口，而非实际意义上的房间隔处[21]；其中最常见的静脉窦型ASD与上腔静脉相关，来自右上和（或）中肺静脉的血液直接进入上腔静脉或右心房。较为少见的是缺损发生在卵圆窝的下方，涉及下腔静脉和右下肺静脉；这类缺损通常被称为下腔静脉型静脉窦ASD，尽管下腔静脉几乎从未直接参与过缺损形成。因此，大家更倾向于称之为右心房型静脉窦缺损。

静脉窦的左上角形成冠状窦。冠状静脉窦型缺损（无顶冠状窦）来源于左心房和冠状窦之间心脏壁的发育不全。无顶冠状窦分为完全性和部分性

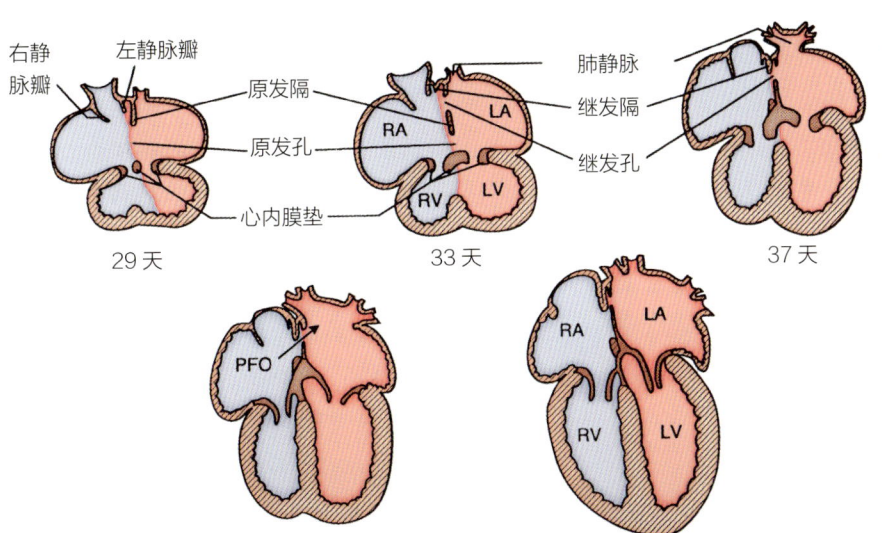

◀ 图28-1 房间隔胚胎发育示意图

（引自Van Mierop LHS. Embryology of the atrioventricular canal region and pathogenesis of endocardial cushion defects. In：Feldt RH, McGoon DC, Ongley PA, et al., eds. Atrio-ventricular Canal Defects. Philadelphia, PA：WB Saunders；1976：1-12；with permission.）

LA. 左心房；LV. 左心室；PFO. 卵圆孔；RA. 右心房；RV. 右心室

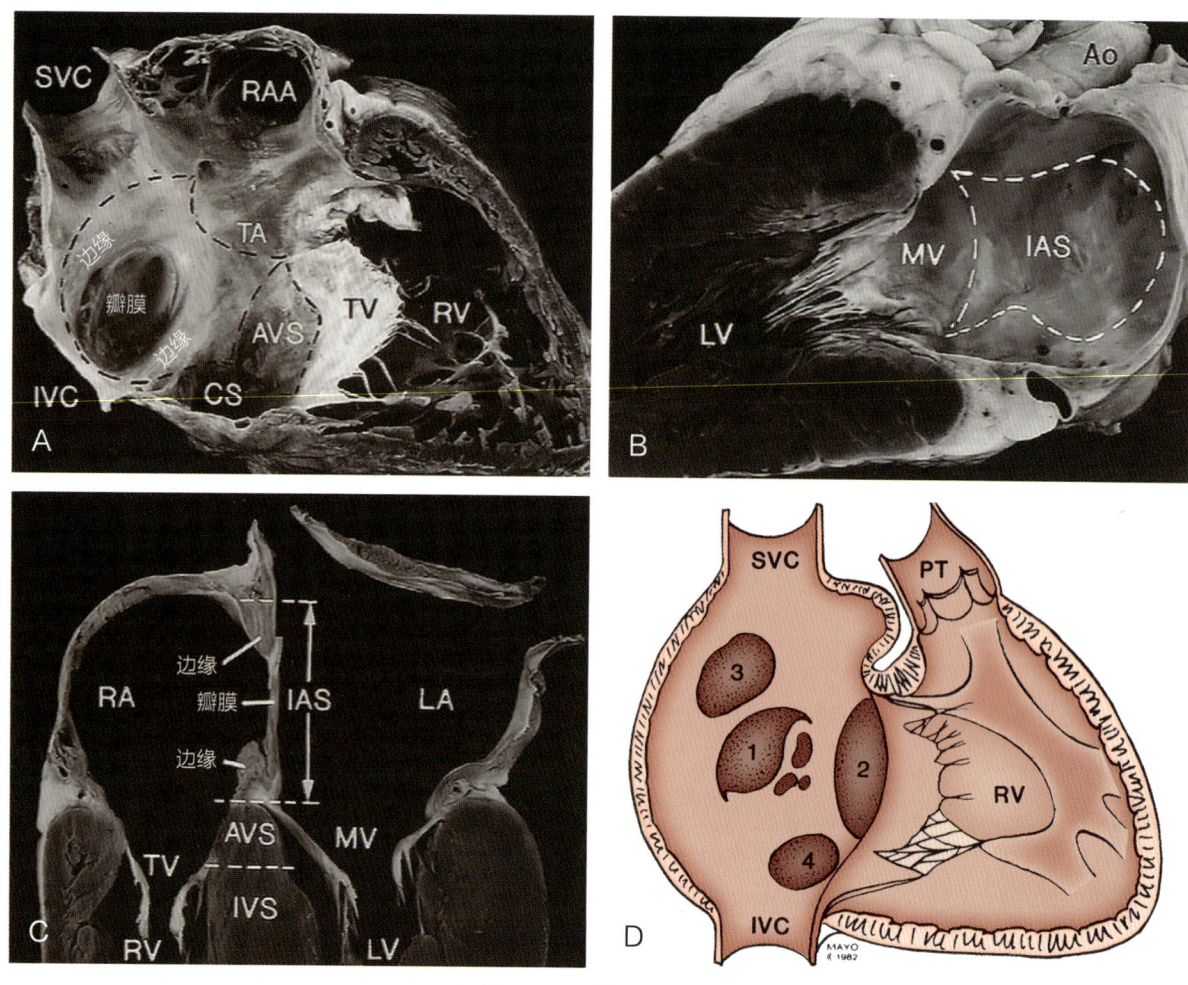

▲ 图 28-2 房间隔解剖图示

A. 房间隔解剖右心房面视图。B. 房间隔左心房面视图。房间隔用虚线表示，由右心房侧的卵圆窝边缘和卵圆窝左房面的瓣膜组成。主动脉根部使右心房前上游离壁呈锯齿状，形成主动脉环。C. 心脏四腔心观的横切面。房间隔由卵圆窝瓣和其边缘构成，房室间隔位于右心房与左心室之间。D. 各型房缺位置示意图：（1）继发孔型；（2）原发孔型；（3）静脉窦型；（4）冠状窦型（经 Mayo Foundation 许可复制）

IVC. 下腔静脉；IVS. 室间隔；MV. 二尖瓣；PT. 肺动脉干；RAA. 右心耳；RV. 右心室；SVC. 上腔静脉；TV. 三尖瓣

缺损，均导致与左心房直接相通（图 28-5）。通常情况下，这种 ASD 多合并永存左上腔静脉。冠状窦完全缺失较无顶冠状窦及预想的冠状窦口缺损更为少见；在这类缺损中，来自左上腔静脉的血液直接进入左心房。Kirklin 和 Barratt-Boyes[5] 将无顶冠状窦型缺损分为两型：Ⅰ型：完全缺损伴永存左上腔；Ⅱ型：完全缺损不伴永存左上腔；Ⅲ型：冠状窦中部的部分缺损；Ⅳ型：冠状窦终末部的部分缺损。

五、相关的心血管异常

心房间的分流可单独存在，但通常伴有其他先天性心脏缺损。对于一些先天性心脏病，如 HLHS、D 型大动脉转位、三尖瓣闭锁和完全性肺静脉异常回流等来说，心房间的分流可能是存活的关键因素。约 90% 的静脉窦型 ASD 合并部分性肺静脉异位引流，少见继发孔型 ASD 合并部分性肺静脉异位引流。虽然肺动脉瓣狭窄通常伴有 ASD，但肺动脉瓣跨瓣压力梯度的增加可能与血流有关，而不一定是由于瓣膜本身异常所致。冠状静脉窦型 ASD 通常伴永存左上腔。除先天性心脏缺陷外，还有报道称继发孔型 ASD 可伴有心肌致密化不全和心尖肥厚型心肌病[14,15]。

鲁登巴赫综合征：鲁登巴赫综合征是 ASD 合并二尖瓣狭窄的一组综合征。鲁登巴赫原始描述

第六篇 先天性心血管疾病
第 28 章 房间隔缺损

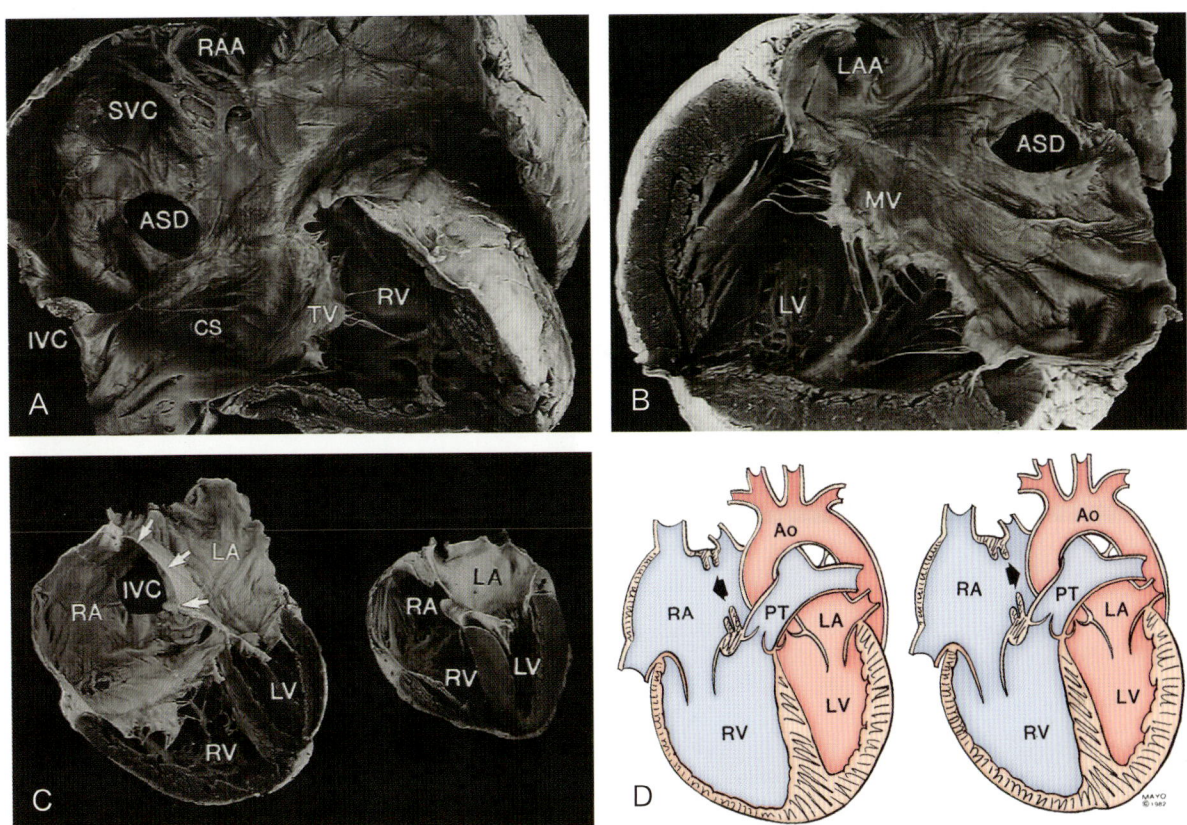

▲ 图 28-3 卵圆窝区域的继发孔型房间隔缺损

A. 右心房视图；B. 左心房视图；C. 四腔心视图：显示伴有大型房缺（箭头所示）的心脏与正常心脏（右图）的比较，房间隔缺损心脏的右心房及右心室均明显增大；D. 通过房间隔缺损的左向右分流，随着肺血管病变演变为右向左分流（经 Mayo Foundation 许可复制）

Ao. 主动脉；LAA. 左心耳；IVC. 下腔静脉；MV. 二尖瓣；PT. 肺动脉干；RAA. 右心耳；RV. 右心室；SVC. 上腔静脉；TV. 三尖瓣

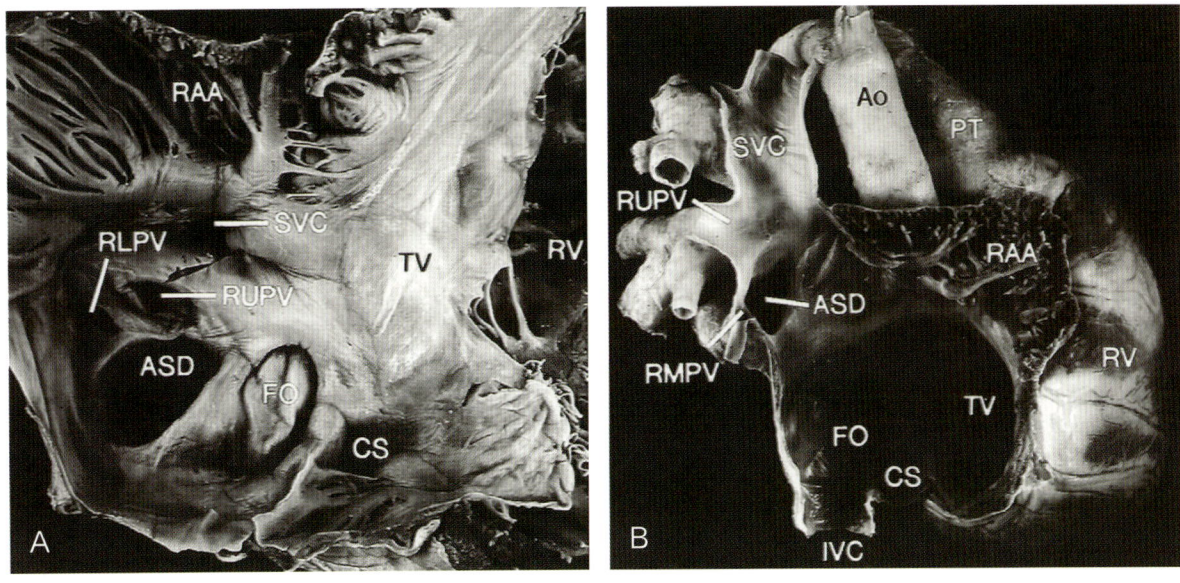

▲ 图 28-4 静脉窦型房间隔缺损

A. 右心房视图。房缺位于卵圆窝后上方，右上肺静脉及右下肺静脉在房间隔缺损处汇入右心房。B. 右心房视图。房间隔缺损位于卵圆窝之后，右上和右中肺静脉异位引流至上腔静脉（经 Mayo Foundation 许可复制）

Ao. 主动脉；IVC. 下腔静脉；PT. 肺动脉干；RAA. 右心耳；RV. 右心室；SVC. 上腔静脉；TV. 三尖瓣

789

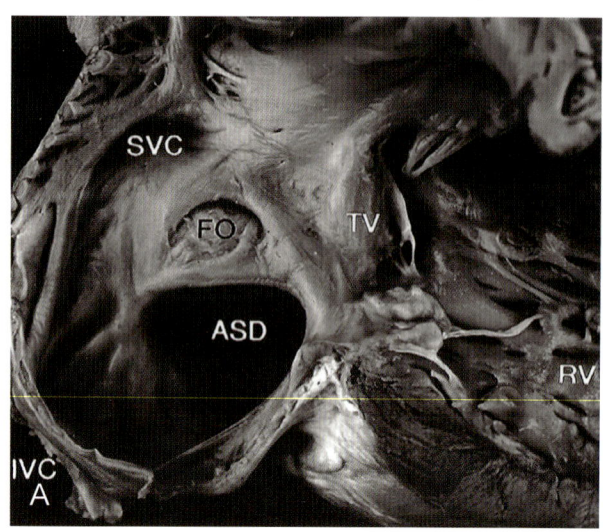 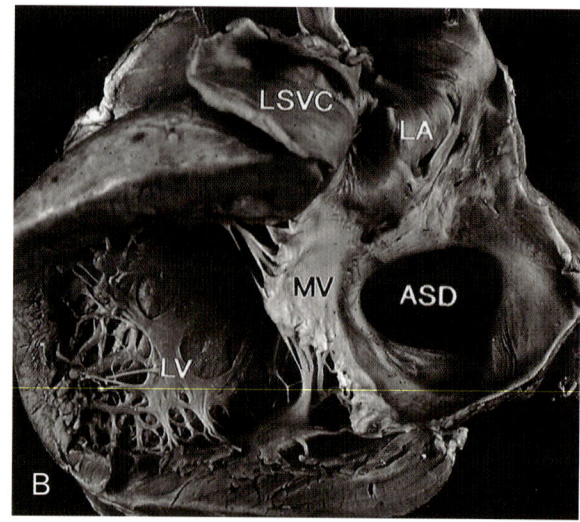

▲ 图 28-5 冠状静脉窦型房间隔缺损

A. 右心房视图；B. 左心房视图。缺损发生于冠状窦口、卵圆窝的前下方。左上腔静脉构成左心房壁的一部分（经 Mayo Foundation 许可复制）

IVC. 下腔静脉；MV. 二尖瓣；RV. 右心室；SVC. 上腔静脉；TV. 三尖瓣

认为二尖瓣狭窄是先天性的，但目前的共识是二尖瓣狭窄为风湿性起源[22]。由于二尖瓣狭窄，经过 ASD 的左向右分流增加；ASD 为大型且无限制的。因此，心房水平分流的幅度与二尖瓣狭窄的程度直接相关。极少情况下，ASD 为限制性的，这样由于在整个心动周期存在明显的跨房间隔压力阶差，左向右分流呈连续性。

六、病理生理

胎儿期由于肺血流量少，左心房的大部分血液都经卵圆孔而来。出生后，肺扩张，肺血流量增加。肺静脉血液回流至左心房增多，导致左心房压力超过右心房压力，引起卵圆孔功能性关闭。存在 ASD 时宫内病理生理无改变，但与卵圆孔未闭不同，ASD 不会随生后血流动力学的变化而关闭。ASD 的病理生理学后果取决于分流量和持续时间及其与肺血管床的相互作用。分流量和方向主要取决于心室的相对顺应性。在新生儿过渡期内，随着肺血管阻力的下降和右心室壁变薄，右心室的顺应性较左心室变大，导致 ASD 的左向右分流增加。应用心导管研究 ASD 的血流动力学，以深入了解心动周期各个阶段 ASD 的循环模式。在舒张期四个心腔全部连通时，ASD 的左向右分流最多，此后心房收缩会使分流进一步增多。在舒张早期或收缩期开始，可有来自下腔静脉的少量的右向左分流。ASD 的分流量随呼吸周期而变化。吸气时，胸膜腔内压降低，经 ASD 的左向右分流减少；相反，呼气时，胸膜腔内压增加，经 ASD 的左向右分流增加。

ASD 水平中到大量的左向右分流导致右心房和右心室的容量超载和扩张（图 28-3）。三尖瓣和肺动脉瓣环可能扩张并引起关闭不全。右心室容量超负荷，使舒张期室间隔偏向左心室，改变了左心室舒张期的形态。有时，左心室异常的几何形态导致二尖瓣脱垂或二尖瓣瓣叶超过瓣环的向上收缩运动[23]。由于右心室流入肺部的血流增加，肺动脉、毛细血管和静脉扩张，并可出现与血流有关的肺动脉高压。随着时间的推移，这会导致肺动脉内膜肥厚和动脉肌化，从而导致肺动脉阻塞性疾病[24, 25]。随着严重肺血管阻塞性疾病的出现，患者发生艾森曼格综合征，此时心房水平分流变为右向左，出现发绀（图 28-3）。

七、临床表现

（一）病史

大部分 ASD 的患者无症状，且一直到晚年才被诊断。可能由于心脏听诊异常，或辅助检查如心电图、胸部 X 线片或心脏超声的异常引起临床关注。极少情况下，一些 ASD 小婴儿出现肺循环充血特征，如反复呼吸道感染或发育落后而被诊断；由于其血流动力学特点与无症状者非常相似，因此其心力衰竭机制尚无合理的解释。有人提出肺血管床的快速重塑和变薄是造成这种早期表现的原因[26]。此外，应仔细评估二尖瓣的解剖结构和功能，因为二尖瓣狭窄或反流可增加心房的分流，此时尽管修复了 ASD，但这些患者的临床症状可能不会有任何显著改善[27]。年龄较大的儿童可能会出现轻微疲劳和呼吸困难的症状，并可随着年龄增长而恶化。在成人，临床症状的恶化归因于各种因素，如由冠状动脉疾病和高血压导致的左心室顺应性降低；左心室顺应性的降低反过来导致左向右分流增加，右心室衰竭，房性心律失常和肺动脉压升高。发展为艾森曼格综合征（由于肺动脉高压引起右向左分流）的患者可能伴有发绀和劳力性晕厥。

（二）体格检查

与 ASD 相关的各种综合征的表型特征值得注意。已知与继发孔型 ASD 相关的最常见的综合征是 Holt-Oram 综合征。在这种综合征中，拇指发育不全，在某些情况下可能是残缺或缺失。此外，掌骨很小或缺如、桡骨缺如、拇指并指畸形。

对于长期大量左向右分流的患者，左前胸隆起。触诊显示胸骨左缘下端和剑突下区域有明显的右心室搏动。正常人的 S_2 分裂随呼吸而变化。吸气时，胸腔内负压使右心回心血量增多，肺动脉瓣在心室收缩期间保持较长开放时间，形成 S_2 成分的肺动脉瓣关闭正常延迟；呼气时，胸腔内正压使右心回心血量减少，肺动脉瓣早期关闭。ASD 听诊的标志性特征是第二心音（S_2）宽而固定的分裂；这意味着第二心音（S_2）的主动脉瓣和肺动脉瓣成分在呼吸过程中被明显分开，且在呼吸期间或 Valsalva 动作时 S_2 分裂程度变化很少或无变化。S_2 的宽分裂是由肺动脉瓣关闭的延迟所致，而后者是由容量超负荷的右心室排空时间延长和肺血管容量的增加导致；肺血管容量的增加可导致肺阻力降低，因此在右心室收缩末出现长的"伸延间期"。S_2"固定分裂"是由于右心室搏出量的增加不随呼吸的变化而变化。

胸骨左缘可听到收缩期喷射性杂音，杂音是大量的血流通过正常肺动脉瓣时产生的。这种杂音在 S_1 之后不久开始，为递增－递减型杂音，杂音在收缩早中期达到高峰，并在 S_2 之前结束。杂音很响时，提示分流量大或伴有肺动脉瓣狭窄（当肺动脉瓣真正狭窄时通常会出现收缩期喀喇声）。当左向右分流量大时，由于过多的血流经过三尖瓣，可听到舒张中期杂音，短而柔和，频率低至中等，局限于胸骨左缘下端。少见情况是肺动脉反流引起的舒张期杂音，而肺动脉反流是由于粗大的肺动脉导致肺动脉瓣环扩张引起。

大多数患者无青紫，但在肺动脉高压、显著的右心室流出道梗阻或极少数情况存在大型欧氏瓣，导致下腔静脉血液经 ASD 直接流入左心房时，患者可见发绀。患有肺动脉高压和右向左分流的 ASD 患者有发绀，且听诊特征与不伴肺动脉高压的 ASD 患者不同；由于心房收缩力增加，颈静脉搏动可出现明显的"A"波；当出现大的"A"波时，右心室在收缩期前就扩张，导致出现第四心音；S_2 的肺动脉瓣成分声音响亮且明显，S_2 固定宽分裂和血流通过三尖瓣造成的杂音消失，血流通过肺动脉瓣造成的收缩中期杂音被短的柔和杂音取代。当肺动脉高压引起肺动脉瓣相对关闭不全时，肺动脉瓣反流引起高频舒张早期杂音（Graham Steell 杂音）。此外，在胸骨右缘下端能听到三尖瓣反流引起与 S_1 同时出现的全收缩期杂音。

八、诊断

（一）心电图和电生理学

心电图表现取决于 ASD 的类型及大小。少量左向右分流的 ASD 且不伴右心房和右心室增大时，心电图正常。若有明显左向右分流，右心前区导联出现 rSR' 波，提示右心室容量超负荷（图 28-6）。QRS 综合波时限通常轻微延长且终末为 R'

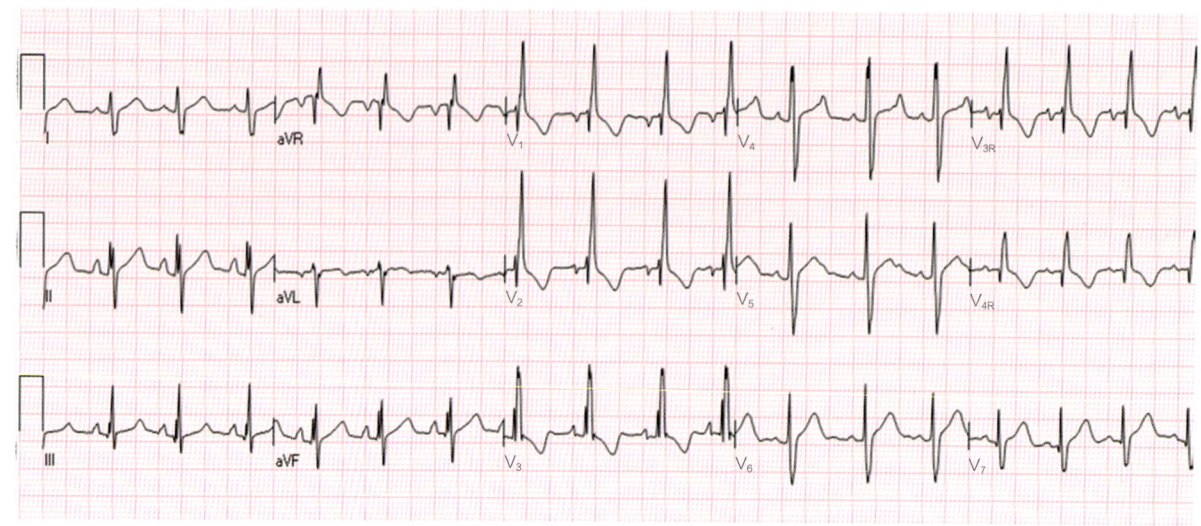

▲ 图 28-6　4 岁大型继发孔型房间隔缺损患儿的心电图

图示 V₁ 和 V₂ 导联呈现 rSR' 型，V₆ 导联 S 波末端顿挫，提示右心室容量超负荷

波，终末向量指向右前上。其他特征表现包括电轴右偏和反映右心房扩大的高尖 P 波。近 50% 的静脉窦型房缺患者额面 P 波电轴＜30°[4]。在大多数 ASD 患者中，额面 QRS 电轴在 +95°～+170°。原发孔型 ASD 存在逆时针环和电轴左偏，据此可将其与其他类型的 ASD 区分开来。儿童时期常为窦性心律，但年龄较大患者，常为 30 岁以上的患者可有交界性心律或房性心律失常，如心房颤动或扑动[28]。随着肺动脉高压的出现，右胸前导联的 rSR' 模式被 Q 波和高大单相 R 波所取代，T 波深度倒置。

电生理学研究已经证实存在年龄相关的窦房结功能障碍，在儿童早期即可出现[29,30]，其窦房结校正的恢复时间及窦房传导时间均延长[31]。然而这些发现临床意义并不大，这些患者的静息和动态心电图均正常。房室结功能障碍较窦房结功能障碍少见。电生理研究显示在慢的心房起搏速率下 A-H 间隔延长或房室结传导呈文氏周期现象。一度房室传导阻滞可发生于 ASD 老年患者，其原因为心房内 H-V 传导延长；也可发生于罕见的常染色体显性遗传性继发孔型 ASD。

（二）胸部 X 线检查

小型 ASD 的胸部 X 线片多正常。分流量大时，右心房、右心室增大导致心影增大，同时肺血管纹理增多且向外周肺野延伸（图 28-7）。扩张的右心室占据心尖，在前后投影中与左半膈肌形成锐角，侧位片中胸骨后间隙消失。右心室流出道扩张导致与扩大的主肺动脉平稳的连接。肺动脉近端分支，特别是右肺动脉也扩张。左心房和左心室大小正常。如果发生肺动脉高压，外周肺纹理增加被少血的肺野取代。

（三）超声心动图

超声心动图是确定 ASD 类型、大小、分流程度及其对心脏右侧心腔影响、伴随病变以及右心室压力估计的工具；其检查结果有助于制订适当的干预措施。

1. 经胸超声心动图

（1）二维成像和 M 模式：ASD 可通过剑突下、胸骨旁和心尖切面来显示。剑突下切面时超声波束与房间隔垂直，因此可提供最佳的房间隔剖面；但对老年或肥胖患者，剑突下切面可能并不理想。在心尖切面中，由于超声波束与房间隔平行，因此卵圆窝处较薄的间隔区可能漏掉而不显示，可能导致出现 ASD 的假象。

ASD 的类型可通过确定其位置来明确。卵圆孔未闭和继发孔型 ASD 位于卵圆窝区域，即房间隔中部区域（图 28-8）。卵圆孔未闭由左侧的漂浮活动的瓣阀和右侧的卵圆窝缘组成，通过重叠的房间隔可与继发孔型 ASD 鉴别。原发孔型 ASD 位于卵圆窝的前下缘和房室瓣之间，静脉窦型 ASD 位于下腔静脉右心房连接处（图 28-9）。剑突下短轴或右胸骨旁高位切面可看到心房间的血流交通情况，同时此切面常可看到右上肺静脉与下腔静脉。在横切面 ASD 的上方可看到右肺动脉；剑突下长轴和胸骨旁短轴切面有助于评估右心房类型的静脉窦 ASD，其表现为后下房间隔缺损伴后部边缘的发育不良（图 28-9）；胸骨旁短轴切面显示右中下肺静脉异常引流最佳。冠状窦缺损显示冠状窦开口巨大，是心房下部的心房间交通；其缺损正好在下腔静脉进入心房入口的前上方。冠状窦的缺如为完全型无顶冠状窦；部分型无顶冠状窦，可以看到冠状窦和左心房之间的部分心房壁组织。

二维成像也可看到扩大的右心房、右心室和肺动脉。右心室容量超负荷导致心室舒张受限和室间隔的矛盾运动（图 28-10）。使用二维成像可评估伴随畸形，如肺动脉瓣狭窄、二尖瓣脱垂和肺静脉异位引流等。心室 M 型成像可显示增大的

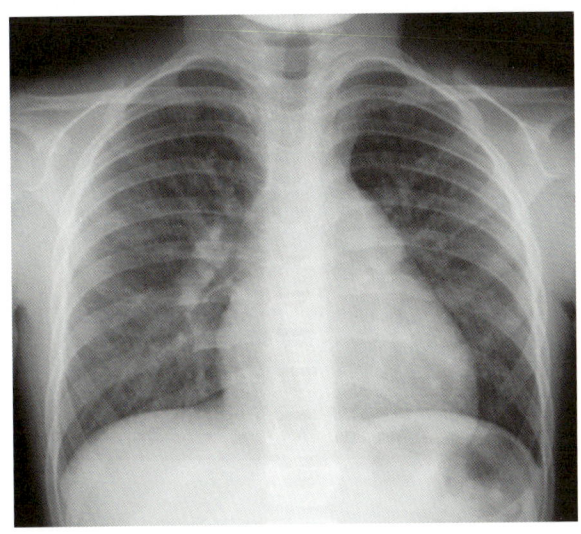

▲ 图 28-7　5 岁静脉窦型房间隔缺损患儿胸部 X 线片
图示右心房突出，肺血管纹理增多，肺动脉段突出

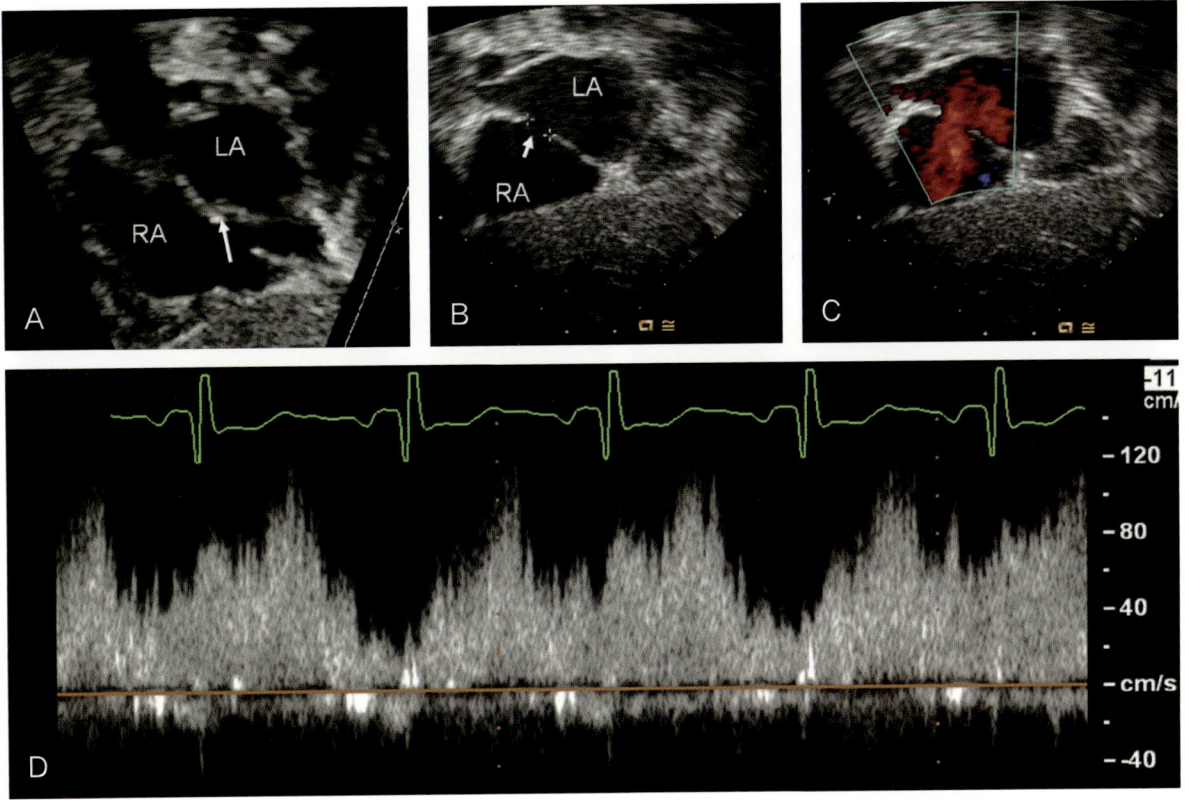

▲ 图 28-8　卵圆窝处房间隔缺损的超声心动图
A. 卵圆孔未闭（箭）的剑突下矢状面视图，显示左房侧有一个飘动的瓣和右心房侧卵圆边缘；B. 剑突下冠状位显示伴有清晰边缘的继发孔型房间隔缺损；C. 彩色多普勒显示房间隔缺损水平的左向右分流；D. 脉冲多普勒显示房间隔缺损水平左向右分流的时相变化
LA. 左心房；RA. 右心房

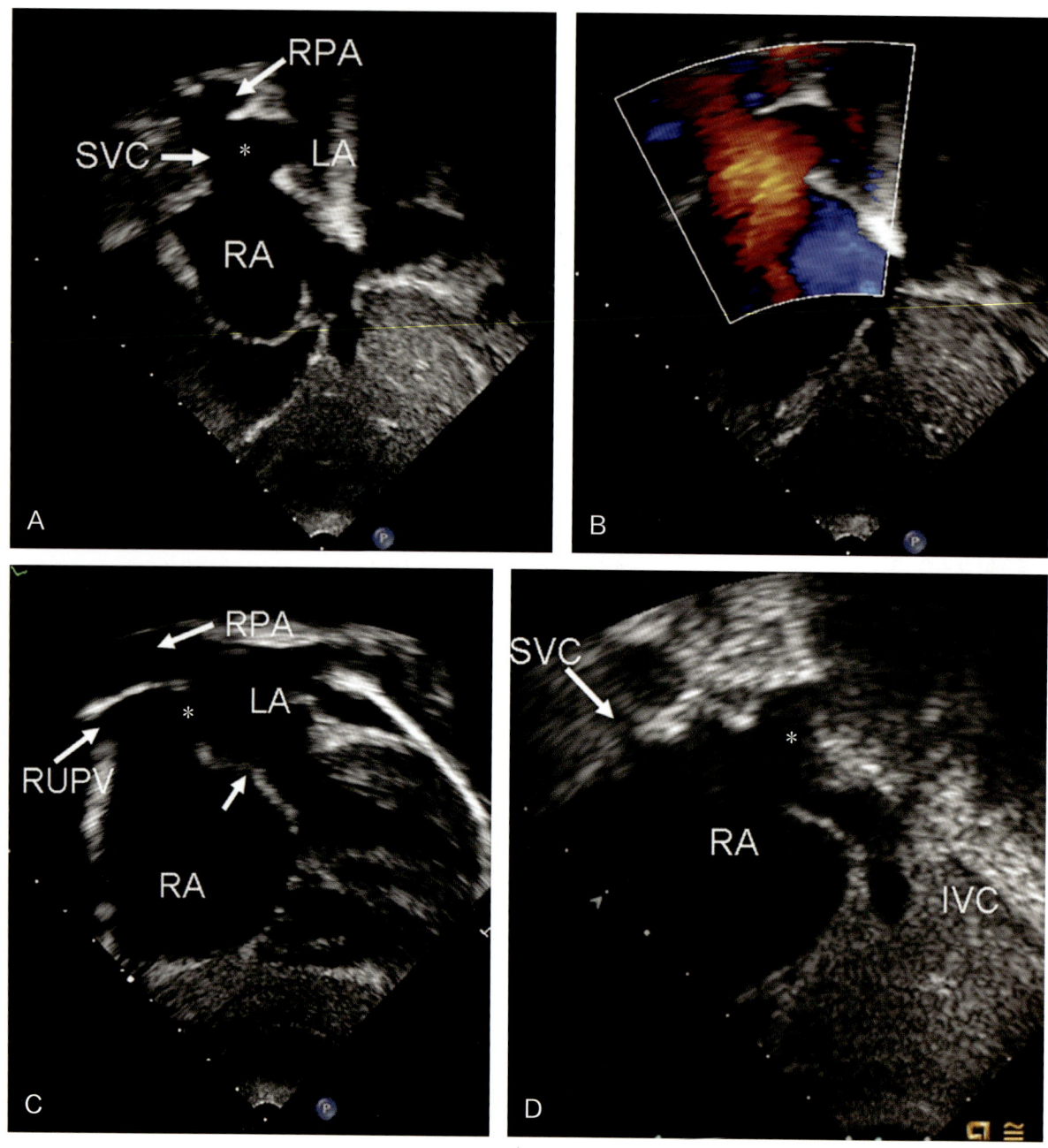

▲ 图 28-9 静脉窦型房间隔缺损的超声心动图

A. 上腔静脉型静脉窦缺损的剑突下矢状位切面，缺损（*）头侧位于卵圆窝的上边缘带，并与下腔静脉的心脏端连通；B. 同一缺损的彩色多普勒图像，显示血液分流方向为左向右，血流通过右上肺静脉的左房口和静脉窦缺损分流；C. 肋下冠状位切面，显示上腔静脉型静脉窦缺损（*），卵圆窝上缘带（箭）和右上肺静脉口（RUPV）；D. 右心房型静脉窦型房缺（*）肋下矢状位切面，显示大型缺损位于右心房壁后侧

IVC. 下腔静脉；LA. 左心房；RA. 右心房；RPA. 右肺动脉

右心室及室间隔矛盾运动（图 28-10）。

（2）多普勒：通过彩色多普勒，可看到穿过 ASD 的分流（图 28-8），通常左向右分流；但肺动脉压升高者，可看到穿过 ASD 的双向分流或右向左分流。脉冲多普勒可显示心脏收缩晚期和舒张早期的房间分流。当缺损为非限制性时，跨隔压差最小，应用多普勒可看到低速血流。定量评估穿过缺损的分流通常利用彩色多普勒直接看到分流以及分流对右心室的影响来进行。肺部与体循环血流比（$Q_p : Q_s$）的定量评估也可进行。为此，

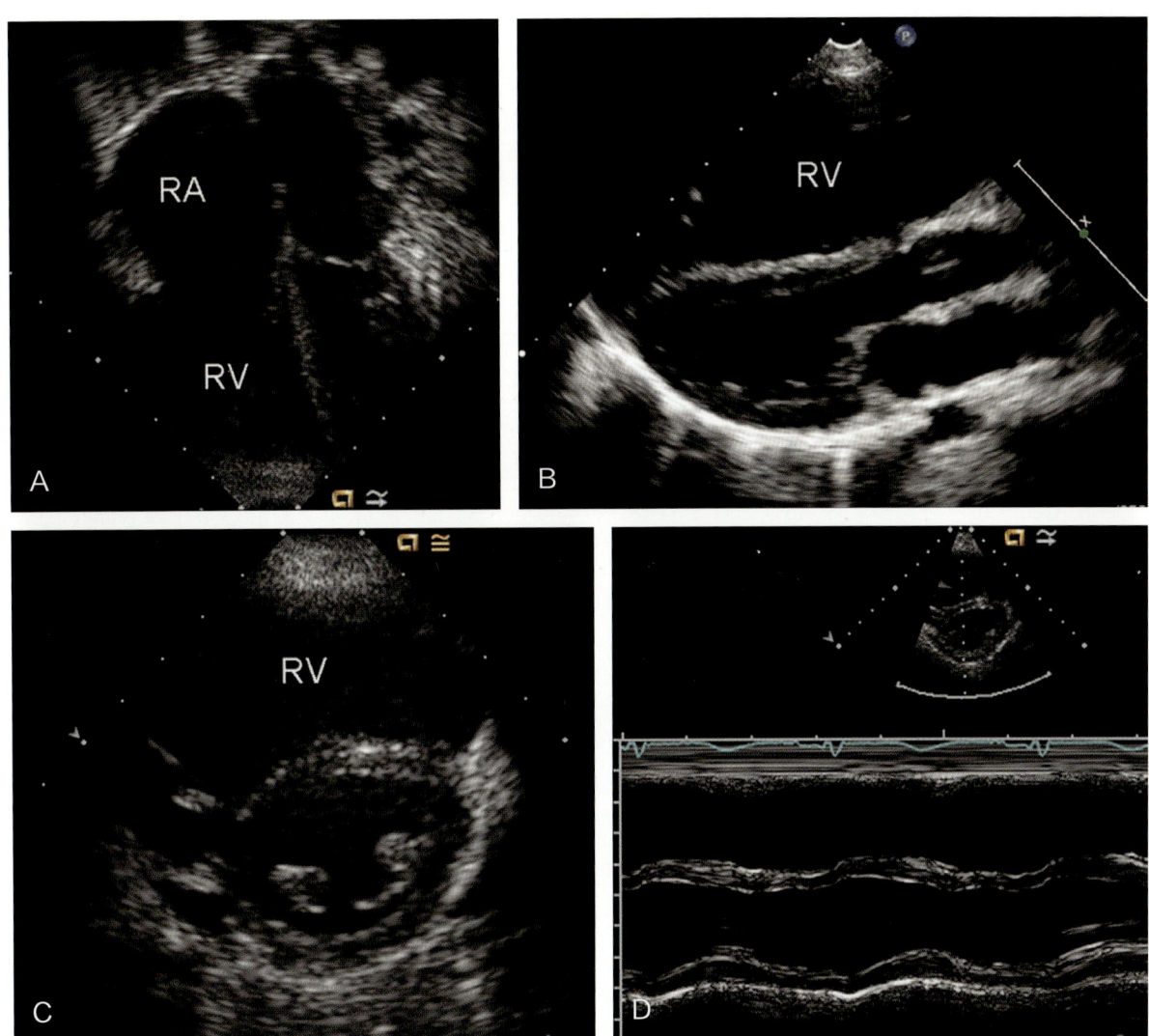

▲ 图 28-10 大型继发孔型房间隔缺损患者出现右心房和右心室的严重扩张
A. 心尖切面；B. 胸骨旁长轴切面；C. 短轴切面；D. M 型图像显示右心室扩张和室间隔矛盾运动
RA. 右心房；RV. 右心室

利用脉冲多普勒描绘肺动脉和主动脉流量图，获得时间速度积分，分别乘以肺动脉瓣和主动脉瓣的面积，即可间接反映 $Q_p:Q_s$。已经证明利用心导管检查时血氧定量法有创测量的 $Q_p:Q_s$ 与上述计算结果密切相关[32]。这种方法不适用于存在右心室流出道梗阻、半月瓣关闭不全和动脉导管未闭的患者[33]。

大型左向右分流可能导致跨肺动脉瓣流量相关性峰压高达 30mmHg。但若压差较高，则应警惕伴有肺动脉瓣狭窄。由于三尖瓣环扩张和瓣叶对合不良导致的进行性三尖瓣反流，此时右心室明显扩大。通过应用多普勒测量三尖瓣和肺动脉反流束，应用修正的伯努利方程分别计算跨瓣压，再加上估测右心房压力和右心室舒张末期压力，可以定量评估肺动脉压力。肺动脉高压的发展导致三尖瓣和肺动脉瓣反流恶化。另外，主动脉和近端肺动脉进一步扩张；右心室过度肥厚，收缩功能降低。

2. 经食管超声心动图

由于超声窗口不佳或缺损位置特殊时，经胸超声图像无法确定 ASD，此时可通过 TEE 评估。TEE 特别适用于探查静脉窦型 ASD，而经胸超声则经常遗漏。此外，它还常用于手术和经皮封堵 ASD 的辅助监测。由于探头传感器与心脏结构紧密接近，TEE与经胸成像相比，可获得更好的空间分辨率和高质量的房间隔图像（图28-11）。

3. 造影超声心动图

经胸或TEE成像期间静脉注射生理盐水可用于确认跨ASD或未闭卵圆孔的分流，当对比剂阴性血流进入右心房时，说明有左向右分流，此时右心房对比度不透明；在左心房和左心室探测到微泡，说明存在右向左分流；Valsalva动作可增强上述效应。若存在无顶冠状窦，由左臂注入的对比剂在使右心房变得不透明前导致左心房内有微泡。

4. 三维超声心动图

使用二维超声心动图成像ASD是基于有限数量的正交平面，并可能低估ASD的大小和周围的边界。利用实时三维超声心动图可获得整个房间隔的正面视图，从而更好地描述ASD及其周围结构的形态学特征[34]，有助于确定ASD是否可通过导管介入完成[35]。此外，3D TEE现在不仅用于描述ASD的解剖特征，而且还用于指导介入手术（图28-12）[36-38]。

5. 心内超声心动图

已经证明使用超声导管的心腔内超声心动图在辅助封闭ASD设备放置上可替代TEE，且安全可行[39-42]，其可提供极佳的房间隔及其周围结构的二维和彩色多普勒成像。相对于TEE，该技术的优势在于不必麻醉，且减少额外的人员占用。然而，由于插入超声导管所需鞘管直径较大，限制了该项技术在婴幼儿中的应用[42]。

（四）心导管术

在当前时代，除非怀疑肺血管疾病，否则心导管检查很少用于诊断ASD；血管造影有助于诊断部分型肺静脉异位引流或二尖瓣狭窄等伴发病变。心导管检查时，心房水平存在左向右分流者右心房血氧饱和度有递升现象；右心房血氧饱和度较来自上腔静脉和下腔静脉单个血样本中的氧饱和度增加10%以上，或两个血样本中的氧饱和度增加5%以上，表明存在心房水平的分流。存在左心室至右心房分流、室间隔缺损相关的三尖瓣关闭不全、房室间隔缺损、全身动静脉瘘或肺静脉异位引流至右心房时也可有类似结果。该技术对冠状静脉窦型ASD的检测有一定的挑战。在冠状窦中放置回拉式光纤导管进行连续血氧饱和度监测已应用于检测这种ASD所致的左向右分流[43]。

$Q_p:Q_s$ 可以使用标准 Fick 方程或指示剂稀释技术计算出来。在无任何其他主要心脏异常时，通常认为出现小的左向右分流（$Q_p:Q_s<1.5$）时，

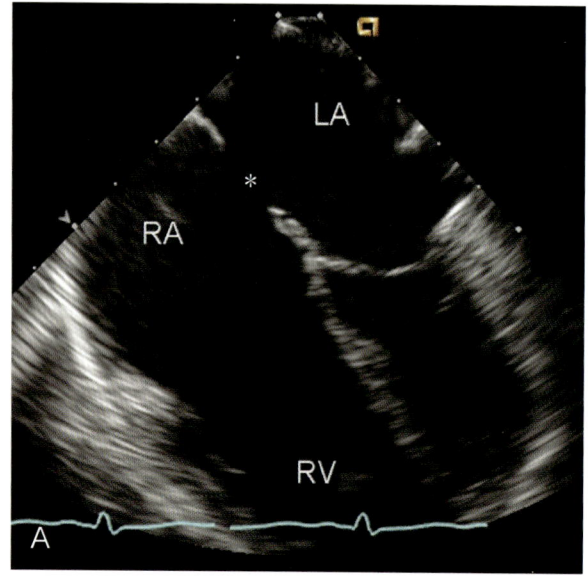 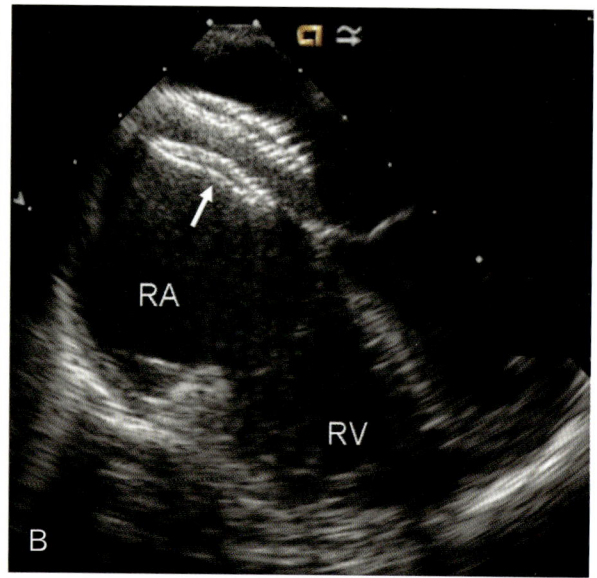

▲ 图 28-11　经食管超声心动图（TEE）评估房间隔缺损
A.TEE显示大型继发孔型房间隔缺损（*）；B.用于封堵房间隔缺损的蘑菇伞型封堵器（箭）
LA. 左心房；RA. 右心房；RV. 右心室

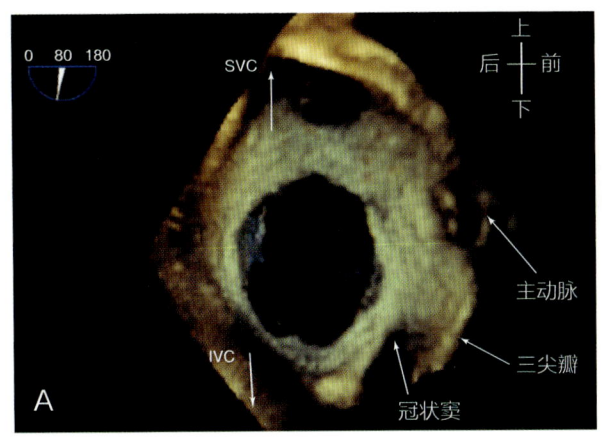 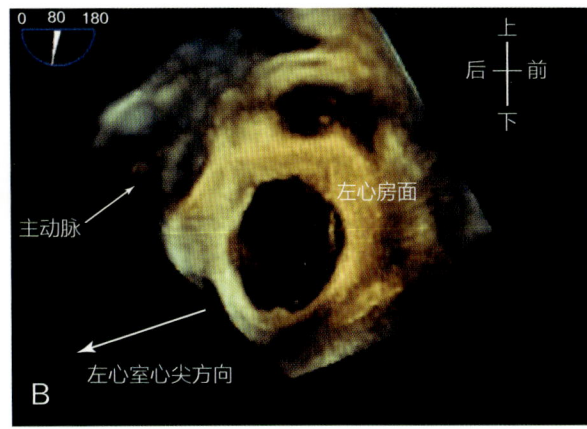

▲ 图 28-12　三维经食管超声心动图

A. 继发孔型房间隔缺损的右心房视图；B. 继发孔型房间隔缺损的左心房视图（引自 Pushparajah K, Miller OI, Simpson JM. 3D echocardiography of the atrial septum：anatomical features and landmarks for the echocardiographer. *JACC Cardiovasc Imaging*. 2010；3：981–984, with permission）

IVC. 下腔静脉；SVC. 上腔静脉

血流动力学改变不显著，而当 $Q_p：Q_s \geq 1.5$ 时，认为分流是显著的。

心导管检查时可直接测量心腔内和肺动脉压力，并计算肺血管阻力。在存在大型缺损的情况下，两个心房之间的压力差最小，跨肺动脉瓣的流量相关性压力梯度可达 30 mmHg。在肺动脉高压的情况下，对肺血管扩张药如 NO 和氧的急性反应可用于评估血管阻力的可逆性及指导制定手术关闭的决策。

不显示右上肺静脉开口的左前斜位血管造影是观察 ASD 最理想的位置[44]。主肺动脉内注入对比剂将显示肺静脉解剖结构和心房间隔分流，但不适合确定 ASD 的大小和位置。冠状静脉窦型 ASD 可通过选择性左上腔静脉、肺静脉或左心房造影[45]来诊断。

（五）其他成像模式：计算机断层扫描 / 磁共振成像

如果超声心动图检查的结果不确定，可使用 CT 或 MRI 来确定 ASD 的解剖结构和对右心腔的影响及伴发畸形（图 28-13）[46,47]。CT 和 MRI 也用于确定冠状静脉窦型 ASD，该型缺损在常规超声心动图较难诊断[48]。尽管有辐射暴露，多层螺旋 CT 可通过高空间和时间分辨率以及多平面重建能力来显示 ASD 和肺静脉异常[49]。由于经胸超声心动图的影像相当受限，MRI 在成人中的使用越来越多。研究表明，在评估缺损的大小和边缘方面，MRI 与 TEE 有很好的相关性[47]。通过流速编码相位差 MRI 技术测量近端大血管流可进行 $Q_p：Q_s$ 的无创测量，其结果与通过血氧定量法和指示剂稀释技术获得的结果相当[50]。

（六）运动试验

尽管大多数 ASD 患者无症状，但他们的运动能力下降。关闭 ASD 可能会改善关闭之前无症

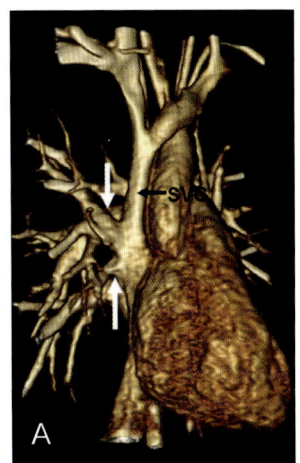 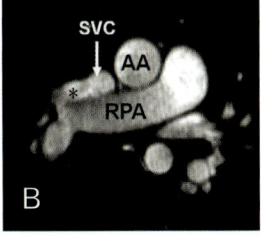 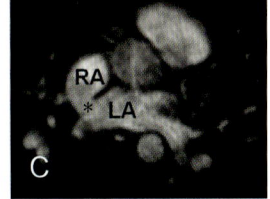

▲ 图 28-13　房间隔缺损其他成像模式

A. 钆增强磁共振血管造影显示右上中肺静脉（箭）异常引流入上腔静脉；B. 轴向切面的亮血技术图像显示右上肺静脉（*）异位引流入上腔静脉；C. 亮血技术显示静脉窦缺损（*）

AA. 升主动脉；LA. 左心房；RA. 右心房；RPA. 右肺动脉

状或症状轻微的成年人的运动能力[51]。ASD 伴肺动脉高压患者的运动能力较低。在症状与临床结果不一致的情况下，记录运动能力可能很有价值；尽管在存在严重肺动脉高压的情况下不推荐进行最大运动量，但运动试验仍有助于监测患有肺动脉高压患者的氧饱和度变化情况[52]。

九、房间隔缺损的自然病程

除继发孔型 ASD 有自然闭合的可能外，其他类型的 ASD 不会自然闭合。Campbell[53] 在一份关于未修复的 ASD 自然史的报道中指出，ASD 患者的平均死亡年龄为（37.5±4.5）岁，其中 75% 死于 50 岁前，90% 死于 60 岁前；这发生在超声心动图之前的时代，当时关于 ASD 预后的报道明显倾向于临床上可识别的缺损。自超声心动图出现以来，可通过连续超声心动图评估报道数据来估计缺损大小和自发闭合率的情况[54-56]。婴儿期发现的小于 5mm 的缺损可能会自发关闭，而大于 8～10mm 的缺损不会自然关闭。

Brassard 等[57] 在一项报道中指出，婴儿期血流动力学改变不显著的 30 例继发孔型 ASD 患儿（诊断时平均年龄为 1.3 岁），有 17 例在平均年龄为 8.4 岁时缺损自然闭合；7 例缺损大小为 1～6mm 的无症状患者，平均随访时间为 13.2 年；其余 6 例患者缺损增大，由于有症状或出现缺损导致的显著血流动力学改变，给予手术关闭缺损[57]。Radzik 等[58] 报道了 3 个月以内婴儿 ASD 自发闭合的预测因素，指出自发闭合的概率和时间与缺损直径成反比；在平均大约 14 个月的随访中，＜ 3mm 的缺损均自行闭合，缺损直径为 3～5mm 的自行闭合概率约为 87%，缺损直径在 5～8mm 约为 80%，而 ≥ 8mm 的缺损均未自行闭合。Hanslik 等[59] 在对 200 例中位年龄 5 个月诊断为孤立性继发孔型 ASD 儿童的纵向研究中，指出自行闭合的比例为 34%，而直径减小至 3mm 以下的比例为 28%；诊断 ASD 时的缺损直径和年龄被认为是自发性闭合或缺损直径缩小到 3mm 以下的独立预测因子，未发现缺损直径＞ 10mm 者自行闭合的案例[59]。与上述研究相反，McMahon 等[60] 的一项研究表明，在诊断为继发孔型 ASD 的 104 例患者中，缺损直径在其队列中增加了 65%，其中 30% 的患者增加了 50% 以上，自行闭合发生率仅为 4%；12% 直径增至 20mm 以上；其诊断的平均年龄比前述研究大（4.5 岁，0.1－71 岁），超声心动图检查的平均间隔时间为 3.1 年（0.7～8.1 年）；这可能是两份报告在 ASD 自然病程转归上存在差异的原因[60]。

大量左向右分流 ASD 者在成年期可出现肺血管阻塞性疾病，但出现这一并发症的时间要晚于大量高压性左向右分流疾病，如室间隔缺损、显著的动脉导管未闭等。根据 Craig 和 Selzer[3] 的报道，青壮年 ASD 发生进行性肺高压的概率约为 14%。最终，当左向右分流逆转时，出现进行性发绀及不适症状，最终死于心力衰竭或肺动脉血栓形成[3]，这类患者的肺血管疾病通常是渐进性、不可逆的。心导管检查时，肺血管对血管扩张药的急性反应有助于确定肺血管病变是否可逆，但仍有部分病例难以区分可逆状态和不可逆状态。晚期肺血管疾病时，ASD 的闭合可导致病情进一步恶化，与未修复 ASD 患者相比，存活率下降[61]。这些患者大多数存在右心室衰竭，出现房间隔水平的右向左分流时机体出现青紫，但可在一定程度上提高心输出量。

慢性容量超负荷、肺动脉压升高、心室功能障碍和房室瓣反流可导致心房扩大，从而导致房性心律失常的发生。在 ASD 自然病程晚期，心房颤动、房扑及较少见的阵发性室上性心动过速等多种房性心律失常与发病率和死亡率息息相关。

十、管理

大多数 ASD 患儿无症状，少数有症状的患儿可能需要使用利尿药减轻肺充血，直至缺损闭合。大量分流，即 $Q_p : Q_s \geq 1.5$ 为关闭 ASD 的指征，其他提示大量分流的指标包括三尖瓣区舒张期隆隆样杂音，心电图示右心室肥厚，胸部 X 线示心影增大或肺血管纹理增多，超声心动图示右心室扩大和（或）室间隔矛盾运动等[62]。对于大量分流而无症状者，推荐 2—5 岁择期关闭缺损[62]。然而，对于肺部受累者，应该考虑婴儿期早期关闭，因为即使是少量的左向右分流这些患者可能也不能承受；这包括有肺动脉高压高危因素的患儿，如慢性肺部疾病、膈疝或因其他原因导致呼吸机依赖的婴儿[3]。

尽管大多数缺损较大的儿童可能无症状，但仍建议择期关闭缺损，以防止长期并发症，如房性心律失常、反常性栓塞、肺动脉高压、严重右心室扩张和功能障碍伴明显的充血性心力衰竭症状，以及伴显著血流动力学改变的二尖瓣和三尖瓣关闭不全。若大型 ASD 发现较晚，在考虑关闭之前，必须有肺血管反应性和净左向右分流等信息；伴有不可逆肺动脉高压者不适合关闭 ASD，而需药物治疗肺动脉高压。

对右心腔无扩大的小型缺损的关闭是有争议的。尽管这些患者可能在 40 岁和 50 岁时仍无症状，但随年龄的增长，冠状动脉疾病导致的左心室舒张功能降低、系统性高血压、瓣膜疾病等均可导致左向右分流增加[52]。这些患者在成年期应常规随访，包括评估房性心律失常和反常性栓塞事件，每 2～3 年检查一次超声心动图，以评估右心房和右心室的大小和压力[52]。

虽然继发孔型 ASD 可通过介入或手术关闭，但手术闭合是静脉窦型、冠状静脉窦型及原发孔型 ASD 的唯一治疗方式。伴有多发缺损和房间隔动脉瘤（atrial septal aneurysm，ASA）的 ASD 在进行器械闭合前需要仔细评估。

（一）继发孔型房间隔缺损

1. 手术关闭

ASD 的手术治疗首先由 Murray 于 1948 年使用外部缝合技术完成，当时并未直接观察缺损。随着人工心肺机的发展，1953 年，Gibbon 使用开放技术完成了 ASD 的关闭，这一技术可直视缺损。对于小到中型 ASD，可直接缝合闭合；若 ASD 太大而无法直接缝合，则可使用补片封闭。自体心包补片的应用代替了人工材料，因此在理论上将使血栓形成和心内膜炎的风险降至最低。对伴房性心律失常的成人 ASD 患者，可同时进行迷宫手术。通常，胸骨正中切口法用于 ASD 的手术修复，对于部分 3 岁以下的儿童[64, 65]使用胸骨下部部分切开术。最近，使用微创胸腔镜法成功完成 ASD 的闭合；该技术包括通过右胸部的小切口在外周实现心肺旁路并关闭 ASD[66]。机器人辅助内镜修复 ASD 取得了进一步进展[67, 68]。

外科手术关闭肺血管阻力正常的继发孔型 ASD 患者的死亡率可以忽略不计，绝大多数在儿童时期行继发孔型 ASD 关闭者，无并发症，心律正常，体力活动正常。少见情况是术中忽视了连接房间隔的欧氏瓣，导致术后下腔静脉的血液进入左心房，从而引起右向左分流，此时需要再次手术干预。

手术修复 ASD 后的长期预后主要取决于术前年龄和肺动脉压力。多个研究者报道了接受手术关闭 ASD 伴肺动脉高压患者的结果。1960 年，Rahimtoola 等[69] 报道肺动脉高压峰值超过 60mmHg 者预后较差；1973 年，Dave 等[70] 报道当平均肺动脉压超过 40mmHg 时，对手术结果有不利影响；1987 年，Steele 等[25] 报道，对于 ASD 伴肺动脉高压者，肺总阻力、肺小动脉阻力、肺循环和体循环阻力比以及体循环动脉和肺动脉血氧饱和度均为手术结局的预测指标，其中肺总阻力为最佳指标。1990 年，Murphy 等报道了 123 例 1956—1960 年在 Mayo 诊所接受继发孔型 ASD 或静脉窦型 ASD 手术修复者的术后远期疗效，发现围术期幸存者的总体 30 年实际生存率为 74%，而年龄和性别匹配的对照组为 85%[71]；24 岁以下手术者的晚期生存率与对照组相似。然而，与对照组相比，在 25—41 岁修复缺损的患者生存率显著下降（分别为 84% 和 91%）。41 岁后修复的晚期生存率进一步下降至 40%，而对照组为 59%[71]。长期生存的独立预测因素是手术时年龄较小、术前肺动脉收缩压较低[71]。晚期修复伴发多种疾病，如心房颤动、卒中和心力衰竭。

2. 封堵器关闭

经导管装置关闭继发孔型 ASD 显著改变了 ASD 的管理。1976 年，Mills 和 King[2] 报道了第一个经导管装置封堵术；之后，封堵器和输送系统有了多项改进。临床上已经使用了 Amplatzer 间隔封堵器、CardioSEAL 封堵器、螺旋式间隔封堵器、Clamshell 封堵器、Sideris 封堵器、Das-Angel Wings 封堵器和 BioSTAR 等多种封堵器（图 28-14）。几年前，婴儿和体重不足 15kg 的幼儿被认为不是介入封堵术的适应人群，但这一观念已经发生了变化；现在，经导管封堵术即使在婴儿也能成功完成[73,74]。

Amplatzer 间隔封堵器是目前应用最广泛的一种封堵器，其优点包括操控相对容易、易于回收（即使从输送系统释放出来）、关闭大缺损的能力，以及相对较大的左心房盘以关闭其他的心房缺损。

尽管已经证明介入封堵术在技术上是安全可行的，并且具有非手术治疗这一明显优势，但其并非无并发症[75]；其并发症包括封堵系统的断裂或栓塞、封堵器位置不当、残余分流、封堵器血栓形成以及相邻结构受损，如瓣膜、下腔静脉、冠状窦、肺静脉或主动脉等[76,77]。另外，长期存在的问题，如后期对心房壁或主动脉壁的磨损以及 MRI 检查出现伪影等[78]。目前已经研发出由胶原封堵盘及金属的臂和环制成的可部分生物降解的装置（BioSTAR）来克服上述的一部分问题。自 2006 年以来，该设备已在欧洲用于卵圆孔未闭和 ASD 的封堵[79]，其关闭成功率与 Amplatzer 封堵器相当，在 6 个月随访期后残留异物很少[80]；然而，仍有报道残余金属框架的晚期错位[81]。研究表明，经导管介入术与手术两种方法治疗 ASD 的疗效相当。Amplatzer 研究人员进行的一项多中心非随机试验显示，与手术修复相比，介入治疗的并发症发生率更低，住院时间更短[82]。同样，一项对 13 项研究的 Meta 分析显示，介入封堵术的并发症发生率较低[83]。

在当前经导管封堵 ASD 的时代背景下，一些研究评估了使用这种技术治疗 ASD 伴肺动脉高压者的结果。2008 年，Balint 等[84]报道了介入封堵术治疗 ASD 伴中重度肺动脉高压者的结果，显示在平均 31 个月的随访中，尽管超声心动图显示平均右心室收缩压下降，但仅有 44% 肺动脉压力正常，而 15% 持续存在严重的肺动脉高压。2009 年，Yong 等[85]进行了一项纵向研究，评估了 215 名试图通过介入封堵术关闭成人房缺伴肺高压的结果，显示中重度肺动脉高压的独立危险因素包括年龄大、较大的 ASD、女性以及至少中度以上三尖瓣反流[85]；在 ASD 伴中重度肺动脉高压者中，术后肺动脉压力正常的独立预测因素是基线肺动脉压低，轻度以下的三尖瓣反流[85]。Humenberger 等[86]在一项研究中对 236 例在平均年龄（49±18）岁时导管关闭 ASD 的成年患者进行了研究，发现不论接受介入治疗时的年龄大小，缺损关闭后患者的临床症状都有所改善，肺动脉压力和右心室体积缩小，但右心室功能受损较轻和基线肺动脉压较低的患者预后最好。以上研究表明，与 ASD 的手术关闭相似，封堵时的年龄和肺动脉高压的存在影响封堵术的预后。

（二）静脉窦型房间隔缺损

在极少数情况下，静脉窦型 ASD 不伴肺静

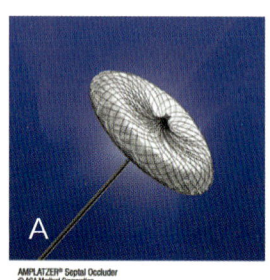
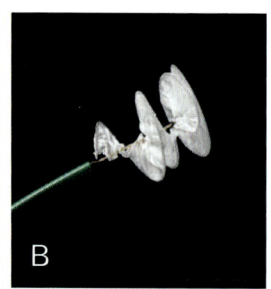
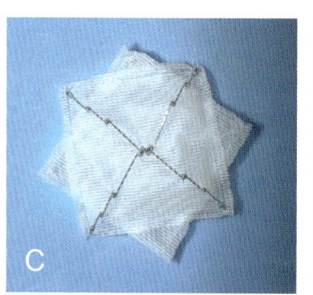
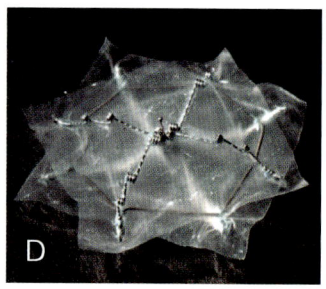

▲ 图 28-14 经导管关闭房间隔缺损的不同封堵器

A.Amplatzer（蘑菇伞型）间隔封堵器；B.Gore Helix 型间隔封堵器；C.CardioSEAL 型封堵器；D.BioSTAR 封堵器（Illustration A courtesy of AGA Medical Corp. Illustration B courtesy of W. L. Gore & Associates,Inc. Illustrations C and D courtesy of NMT Medical,Inc.）

脉异位引流，此时可通过自体心包膜补片关闭 ASD。然而，超过 90％的静脉窦型 ASD 存在肺静脉异常回流到上腔静脉，此时手术纠正就包括关闭 ASD，并将异位回流的肺静脉重新导入左心房。合并异位静脉直接引流到右心房的上、后、下静脉窦型 ASD 的手术并发症最少，但合并肺静脉异位引流至上腔静脉的手术复杂，并且可能遗留长期并发症，如肺静脉口阻塞、上腔静脉狭窄、窦房结功能障碍和房性心律失常，包括心房扑动或心房颤动，这与所使用的手术方式有关。腔内隔板技术可将异常肺静脉重新回流至左心房，包括使用心包补片或人工补片经静脉窦缺损处将异常肺静脉隔入左房（根据需要应用有或无开洞的补片行腔静脉成形术）[87]。Transcaval 技术为上腔静脉行侧切口，以单贴片关闭 ASD，将异常引流的肺静脉回流隔入左心房[88]。当右肺静脉回流至上腔静脉较高位置时（距离心房 - 腔静脉交界处超过 2cm），可采用 Warden 技术，将异常肺静脉进入腔静脉部位以上部分横切，并与右心耳相连；将上腔静脉的心脏端以及异常引流的肺静脉通过贴片隔入左心房[89]。

（三）冠状静脉窦型房间隔缺损

对于部分型无顶冠状静脉窦型 ASD，可使用封顶技术修复[90]；若有多余的组织，可行缺损关闭；若无多余组织，可使用心包补片修补。

大多数情况下，冠状静脉窦型 ASD 伴永存左上腔静脉，此乃机体自身调节的优势。若左上腔静脉较细且有桥静脉，则可对其结扎；若左上腔静脉很粗并且是头部和上肢静脉回流的唯一来源，则可行心房内隔板手术。

（四）随访中的管理问题

儿童时期手术关闭 ASD 者有很好的疗效；一般来说，术前症状可因此得以减轻或解决，运动能力得以提高，且无明显的心律异常。然而由于肺动脉高压、房性心律失常和心力衰竭，在成年期接受手术者的预后显著不同。经导管封堵也存在上述的早期和长期并发症，需要长期随访。下文讨论随访时需注意的特殊问题。

1. 心包切开术后综合征

术后前几周，患者可能会出现发热、胸痛、腹痛、呕吐和乏力；此时应警惕心包切开术后综合征，需行超声心动图检查以排除心包积液和心脏压塞。

2. 肺高压

已确定的是，与肺动脉压正常者相比，ASD 不管修复还是不修复，肺高压的结局均不佳。尽管缺损关闭，但一些患者的肺血管疾病仍可能进展。因此，建议定期监测随访多普勒超声心动图以估测肺动脉压力，必要时应使用肺血管扩张药进行药物治疗。

3. 房性心律失常

40 岁以下 ASD 者的心房颤动和心房扑动并不常见，发生率低于 1％[91]；与普通人群相比，40 岁以上 ASD 者的心房扑动和心房颤动的发病率显著增加：40～60 岁和 60 岁以上的发病率分别为 15％和 61％[91]。房性心律失常者可能肺动脉压力更高和心功能分级更差[92]。ASD 关闭时的年龄在 40 岁以上者更可能有新发房性心律失常。在 ASD 关闭前或关闭后很快出现房性心律失常者更可能出现持续性心律失常[92]。易患房性心律失常者，建议定期随访 ECG 和 Holter；应适当治疗房性心律失常以恢复并维持窦性心律；若药物或介入治疗不能恢复窦性心律，建议控制心率并给予抗凝治疗[52]。

4. 右心房室大小和功能

不管何种关闭方式，ASD 关闭后，绝大多数患者的右心房和右心室大小恢复正常[46,93]；大部分病例在关闭后的第一年恢复正常[94]。虽然右心房大小可能不会很快出现显著变化，但随时间的推移也会缩小[95]；但年龄较大和肺脉高压者，右心恢复正常者较少。ASD 未关闭者的右心室收缩功能正常或高于正常，但慢性容量超负荷可导致成人 ASD 未关闭者的右心室收缩和舒张功能障碍，在缺损关闭后其心功能改善或不改善均有可能。

5. 左心室功能

尽管早期报道显示 ASD 患者左心室功能

正常；但现有证据表明，严重的慢性右心室容量超负荷对左心室的收缩及舒张功能都有不利影响[96-98]。因此，在随访期间应同时监测左心室和右心室功能。

6. 二尖瓣关闭不全

ASD 患者可能会出现二尖瓣脱垂和关闭不全，可能是右心室扩大导致室间隔左移引起的[99]；即便在缺损关闭后仍可能持续存在[99,100]。虽然二尖瓣关闭不全的病因归因于机械性心室功能不全，但瓣膜本身常有形态异常，如黏液瘤性改变和脱垂[101]。

7. 细菌性心内膜炎

孤立 ASD 者不易患心内膜炎，除非伴有瓣膜病变，如存在二尖瓣裂缺伴二尖瓣反流。对于非复杂手术或介入关闭 ASD 者，罕有细菌性心内膜炎的报道。人工材料或装置的内皮化通常在手术后的前 6 个月内发生，因此，推荐在术后前 6 个月进行抗生素预防[102]。

（五）成人期房间隔缺损

ASD 是成人中最常见的先天性心脏病，占该年龄组先天性心脏病的 30%。ASD 患者可能未经诊断而存活到成人。尽管许多因异常的体格检查、胸部 X 线或心电图而引起注意，但由于反常性栓塞或与心力衰竭、心律失常或肺动脉高压相关的症状和体征，有些可能会出现脑血管事件。成人 ASD 最典型的症状是劳力性呼吸困难，其他症状包括乏力、心悸，极少有胸痛表现[3]。这些症状的发展可归因于多种因素。在老年患者中，由于系统性高血压或冠状动脉疾病，左心室舒张功能降低，从而增加 ASD 的左向右分流。慢性右心室容量超负荷最终导致右心室衰竭和进行性三尖瓣关闭不全。30 岁以前死亡率不高，可成活至成人。30 岁以后，肺动脉高压的进展，死亡率在第四个 10 年之后显著增加，每年约为 6%[53]。

在儿童期间接受了继发孔型 ASD 手术修补的成人通常无症状，但也有少数人有房性心律失常和病态窦房结综合征[103]。在成人期进行手术时，结果主要取决于修复时的年龄和肺动脉压力。Konstantinides 等[104] 比较了 179 例 ≥ 40 岁的药物或手术治疗继发孔型 ASD 患者的治疗效果。药物治疗组的 10 年生存率为 84%，而手术组为 95%。尽管两组患者的房性心律失常和脑血管事件的发生率相似，但药物治疗组中 1/3 的患者功能状况恶化，手术组的功能状况有所改善[104]。Horvath 等[105] 报道了对在布莱根妇女医院进行继发孔型或静脉窦型 ASD 手术修复的 166 例，平均年龄为 44 岁的成年患者的早期和长期随访，这些患者的 5 年和 10 年生存率分别为 98% 和 94%，有 2 名患者在术中死亡，6 名晚期死亡。收缩期肺动脉压 > 30mmHg 的患者晚期死亡率明显较高。St. John Sutton 等[106] 报道了 60－78 岁手术关闭 ASD 的患者，与同年龄性别的药物治疗对照相比，手术后出院患者的生存率有所提高。在这项研究中，无论术前肺血管阻力和心功能分级如何，大多数患者症状均有改善[106]。根据这些研究和文献中的其他研究，普遍认为有症状的成年患者在 ASD 关闭后症状有所改善，关闭缺损的唯一禁忌证是严重的肺动脉高压。关于无症状成年人的治疗存在一些争议，但可进行风险最低的封堵术，这一方法可降低右心室负荷过重和进行性三尖瓣关闭不全，在许多情况下可降低肺动脉高压的进展的风险。此外，即使在无症状的患者，心功能在缺损关闭后也有改善[51]。鉴于在 30 岁以前关闭 ASD 的死亡率和发病率较低，只要没有心率或血流动力学问题，这些患者没有心脏限制，可以减少随访。30 岁以后修复的患者需要定期监测有无房性心律失常、心力衰竭、卒中和肺血管疾病[52,107]。

一般来说，妊娠期的 ASD 患者耐受性良好，因为房间隔从左向右分流的增加与外周血管阻力的下降相平衡。不管缺损大小如何，反常性栓塞都可能发生。由于母体和胎儿死亡率非常高，因此不推荐 ASD 和严重肺动脉高压患者妊娠[52]。这些患者可能在妊娠期间出现心律失常、心室功能障碍和进行性肺动脉高压。

（六）房间隔膨胀瘤

房间隔膨胀瘤是房间隔囊状畸形，报道发生率为 0.22%～1.9%[108,109]。虽然在大多数情况下动脉瘤仅限于卵圆窝区域，但偶尔也可能涉及整个房间隔（图 28-15D）。房间隔膨胀瘤可能会突出到左心房或右心房或双向偏移，并由此将房间隔膨胀瘤进行分类[108,109]。Hanley 等[108] 提出了以经胸超声心动图为基础的房间隔膨胀瘤诊断标准，包括：①膨出瘤超出房间隔平面至少 15mm，或在心肺循环期间房间隔出现≥ 15mm 的偏移；②膨出瘤的基底直径（宽度）≥ 15mm。尽管房间隔膨出瘤可能单独存在，但它们通常与先天性或后天性心脏病有关。尽管其他病变如室间隔缺损、肺动脉瓣狭窄、动脉导管未闭、主动脉缩窄和主动脉弓中断也可能发生[110]，但最常见的心脏病变是 ASD。房间隔膨出瘤也与房性心律失常、房室瓣脱垂、全身性和肺栓塞有关[108]。已报道房间隔膨出瘤与脑血管事件，特别是隐源性卒中相关。卵圆孔未闭与房间隔膨出瘤共存进一步增加了卒中的风险，栓塞的潜在来源可能是膨出瘤中的原发性血栓或通过房间分流形成的反常性栓塞[111,112]。TEE 为房间隔膨出瘤的形态表征提供了优质的图像，也有助于界定房间分流和动脉瘤内多发缺损和血栓的存在[111,113]。房间隔膨出瘤和卒中患者的治疗包括用阿司匹林或华法林进行药物治疗或通过手术或介入封堵 ASD[114]。

（七）卵圆孔未闭

卵圆孔是胎儿期正常的心房间通道，在多数成人中仍然存在（图 28-15）。根据 TEE，它存在于高达 24% 的健康成人中[115]。梅奥医学中心的一

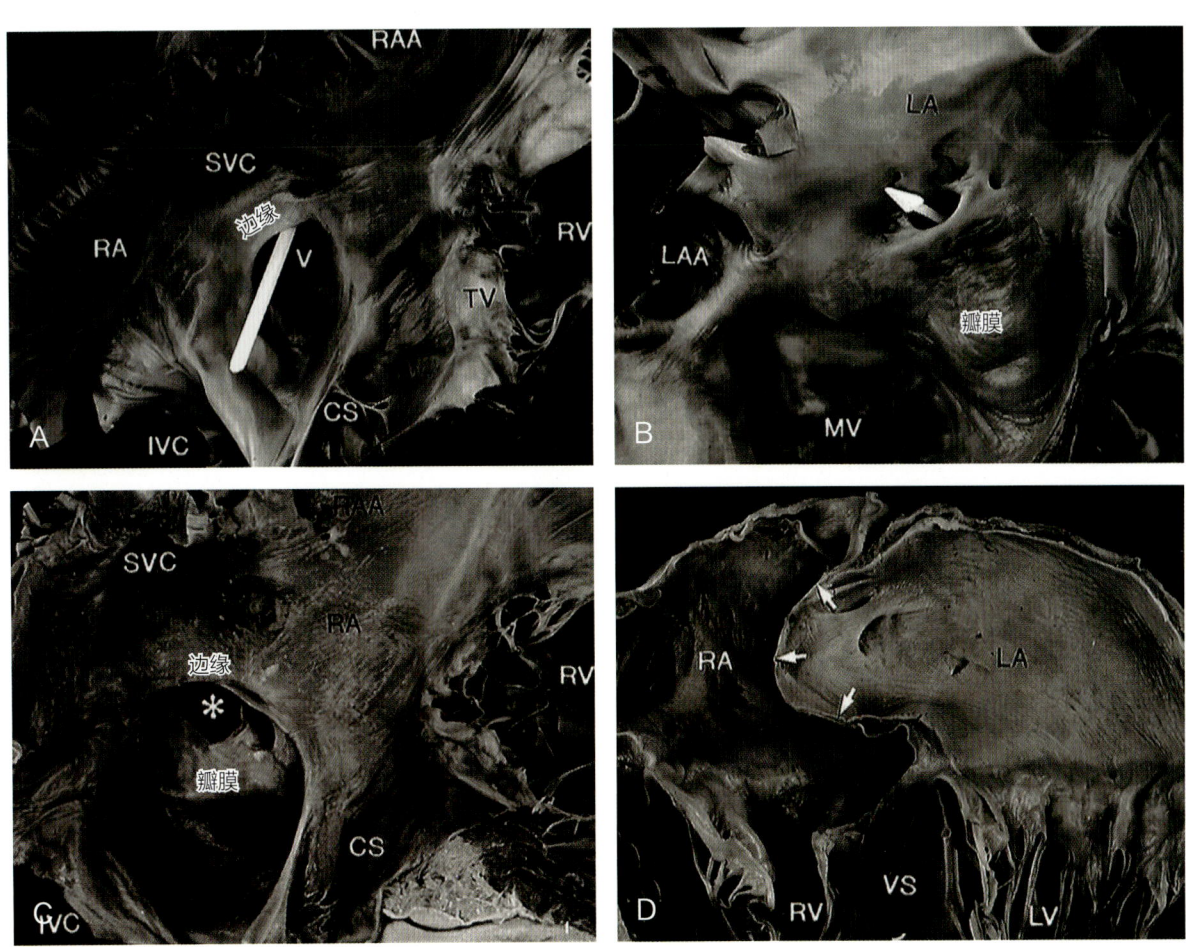

▲ 图 28-15 卵圆孔未闭

A. 右心房视图。B. 左心房视图。在卵圆窝边缘和卵圆窝瓣之间可观察到白色探针，并通过继发孔（白箭）进入左心房。C. 右心房视图。心房扩张导致瓣膜功能不全的卵圆孔未闭，即获得性房间隔缺损（*）。D. 房间隔膨出瘤。四腔心切面显示卵圆窝部位向右凸起的（箭）膨出瘤

LAA. 左心耳；VS. 室间隔；V. 卵圆窝瓣；LA. 左心房（其他缩略词见图 28-2）

项基于 965 份人体心脏尸检标本的研究，报道了生命最初 10 年内卵圆孔未闭的发病率和大小[116]。虽然整体发病率为 27.3%，但随着年龄的增加，发病率从 30 岁以前的 34.3% 降低到 40—80 岁的 25.4%，90—100 岁发病率约 20.2%[116]。此外，未闭卵圆孔的大小从第一个 10 年的平均 3.4mm 增加到第 10 年的平均 5.8mm，可能与卵圆窝的增长有关。据报道，卵圆孔未闭的发病率和大小在男性和女性中相似[116]。

现阶段，可使用多种器材如使用 Amplatzer、CardioSEAL-STARflex、Helex 封堵器和 BioSTAR（一种生物可吸收植入物）[117,118] 等进行卵圆孔未闭的经导管封堵术。虽然这些装置的安全性和有效性在许多研究中已有报道，但并发症的发生与 ASD 的封堵相似，包括装置栓塞、心包积血、装置血栓形成、残余分流和阵发性心房颤动[117]。

卵圆孔未闭与隐源性卒中、短暂性脑缺血发作和偏头痛相关[119]。全身性、非脑性反常性栓塞很少发生，可以心肌梗死、肾梗死或肢体缺血为表现形式[120]。研究发现，脑血管事件患者卵圆孔未闭的发生率高于无脑血管事件的患者，发生率为 40%~70%。因此，已经提出了潜在疾病的治疗，如早期给予华法林或阿司匹林抗凝，或者关闭缺损以预防未来事件的发生[114,121,122]，手术或经导管关闭卵圆孔并不能完全避免这些事件的发生[122]。与卒中患者的研究类似，一些研究报道卵圆孔关闭后，偏头痛的先兆症状缓解[123-125]。然而，最近一项对 1100 例无偏头痛主诉患者的研究，发现卵圆孔未闭和偏头痛之间不存在显著的相关性[126]。直接记录由于卵圆孔未闭导致脑血管事件的反常性栓塞是一项挑战。因此，关闭这类患者的卵圆孔仍然存在争议。在目前封堵技术发展的时代，由于一些观察性研究报道封堵后复发率降低，这些患者卵圆孔未闭的关闭率显著增加。然而，尚未有任何随机对照试验证明关闭卵圆孔的益处[114,127,128]。

第 29 章 房室间隔缺损
Atrioventricular Septal Defects

Frank Cetta　Dongngan Truong　L. Luann Minich　Joseph J. Maleszewski　Patrick W. O'Leary
Joseph A. Dearani　Harold M. Burkhart　著

李自普　译

一、背景及命名

房室间隔缺损（AVSD）是一组包括房室隔缺损和房室瓣异常的畸形，也被称为"房室管缺损"或"心内膜垫缺损"，但本章将使用房室间隔缺损一词；其分为部分型和完全型两种形式。部分型AVSD存在原发孔房间隔缺损，有两个不同但局部毗连的左右房室瓣口，左房室瓣裂缺。完全型也包括原发孔型房间隔缺损，但存在一个紧密相连的大型流入道型室间隔缺损，共同房室瓣有一个单一的瓣口。这些患者的临床表现和管理有所不同。

有几种分类方案被用来描述 AVSD。过渡型 AVSD 是部分型 AVSD 的一个亚型，当部分型 AVSD 具有小型 / 限制性的流入道型 VSD，且室间隔缺损被密集的连接于室间隔的腱索附着物部分堵塞。中间型 AVSD 是完全 AVSD 的亚型，具有明确的左右房室瓣口和大型流入道型室间隔缺损，分开的这两个孔被称为"右"和"左"房室瓣而非三尖瓣和二尖瓣，即便在AVSD 术后描述瓣膜时仍用上述术语。与其他类型的完全型 AVSD 类似，中间型 AVSD 具有一个大型室间隔缺损。不幸的是，术语"过渡"和"中间"已经混淆了，在文献中有时被用作同义词。由于这些亚型描述的相互矛盾和术语的混淆，临床医师、超声心动图医师和外科医生应通过简单描述房室瓣膜形态、心腔大小以及观察分流量进行交流。有必要指出的是，完全型和中间型 AVSD 具有房间隔缺损和大型室间隔缺损的生理学和临床特征。所有类型 AVSD 的解剖学共性特征总结于表 29-1。部分型和过渡型 AVSD 具有大型房间隔缺损和非 / 限制性室间隔缺损的临床特征（图 29-1）。

表 29-1　所有类型房室间隔缺损的解剖学共性特征

- 房室瓣膜叶在心脏十字交叉处处于同一水平
- 房室间隔缺损
- 主动脉瓣未固定和前向移位
- 左心室流出道狭长
- 左心室乳头肌逆时针旋转
- 左房室瓣裂缺，指向室间隔

AVSD 的手术修复是近几十年来先天性心脏病手术取得的巨大成功之一。最近，儿科心脏网络（Pediatric Heart Network，PHN）报道了来自 7 个北美中心的 AVSD 结果数据，显示总体手术死亡率为 3%[1,2]，长期生存良好。据报道，20 年累积生存率为 95%[3]，部分型 AVSD 患者的 30 年累积生存率为 94%[4]。这种成功被大量需要再次手术的患者（约 25%）所影响，最常见的原因是进行性左房室瓣反流或左心室流出道梗阻。不幸的是，术后左房室瓣反流一直是几十年来最常见的术后后遗症。PHN 研究发现，26% 的患者在"修复"后 6 个月出现中度以上的左房室瓣反流[1,2]。

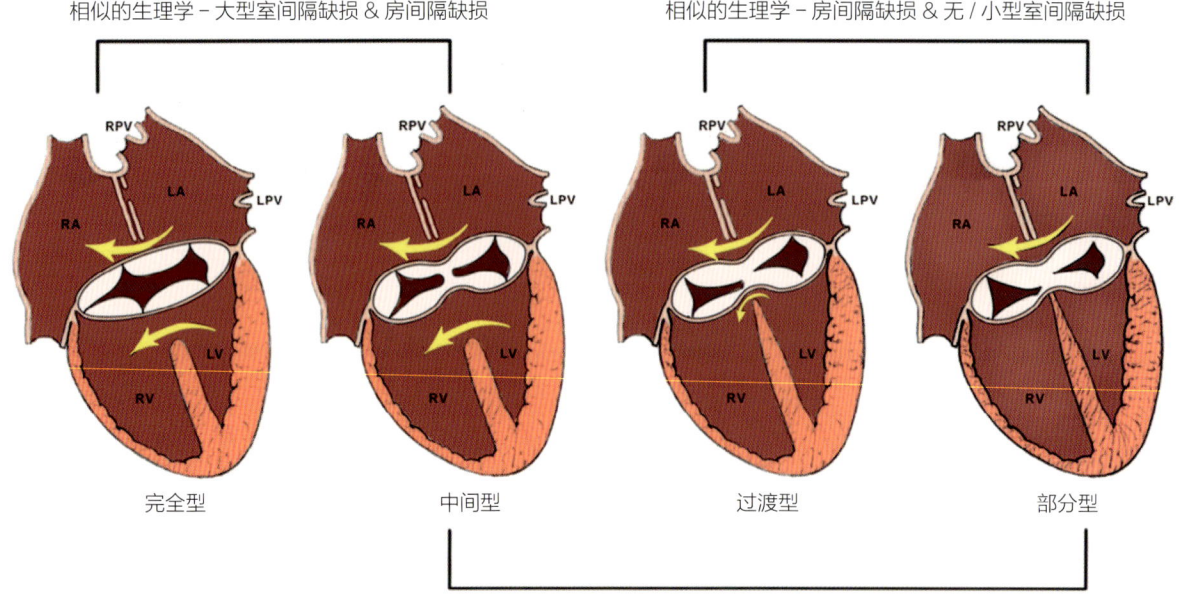

▲ 图 29-1 房室间隔缺损的总结

不同类型房室间隔缺损的解剖学和生理学相似性。完全型具有一个共同开口于大房间和室间的通道。中间型（一个环，两个孔）是完全型的一个亚型，具有一个大型室间隔缺损。完全型具有室间隔缺损和房间隔缺损的生理学特征；相反，部分型具有房间隔缺损的生理学特征。过渡型缺损是部分型的一种亚型，其中存在小型流入道室间隔缺损或其心室水平分流被腱索组织阻挡。部分型和完全型的中间型具有相似的解剖学特征：舌形组织将共同房室瓣分为右和左两个明确的瓣孔。一种更为罕见的房室间隔缺损未用图示显现，它具有大型流入道型室间隔缺损，但无原发孔房间隔缺损（图 29-3）（经 Mayo Clinic Foundation 许可）
LA. 左心房；LPV. 左肺静脉；LV. 左心室；RA. 右心房；RPV. 右肺静脉；RV. 右心室

二、人口统计学

AVSD 占先天性心脏缺陷的 4%～5%，估计在 1000 例活产中发生率为 0.19%[5,6]。胎儿超声心动图的大量经验显示 AVSD 是最常见的可检测到的畸形，占异常胎儿心脏的 18%[7]。宫内诊断 AVSD 是应用常规胎儿四腔心切面诊断，性别分布大致相同或可能显示轻微的女性优势[5]。

40%～45% 的唐氏综合征患儿患有先天性心脏病，其中 45% 有 AVSD。大多数具有先天性心脏病的唐氏综合征患者，完全型 AVSD > 75%[8]。相反，50% 的 AVSD 患者有唐氏综合征，种族和族裔可能影响唐氏综合征患者 AVSD 的患病率。黑人非洲裔患有唐氏综合征的患者比白种人患有 AVSD 更常见，西班牙裔唐氏综合征患者似乎比白人少见[9]。AVSD 的家族发生率很低。完全 AVSD 也发生在内脏异位（无脾综合征较多脾综合征多见）和 Ellis-van Creveld 综合征患者。Ellis-van Creveld 综合征和内脏异位综合征常有共同心房[10-12]。宫内诊断 AVSD 常见，且伴心外表现具有较高发生率。来自斯坦福大学研究小组的最近报道，AVSD 胎儿的总体死亡率为 48%，心外异常的存在是预测胎儿或新生儿死亡的独立危险因素[13]。

三、胚胎发育

AVSD 的病因传统上认为是由于房室心内膜垫的发育不良所致。然而，最近的研究表明涉及"背侧间充质突出物"的附加通路，其可单独作用或与心内膜垫发育协同作用产生 AVSD[14]。部分型 AVSD 时，上、下心内膜垫的不完全融合导致左房室瓣前瓣的中间部分存在裂隙，通常与反流相关。相反，完全型 AVSD，上、下心内膜垫间缺乏融合，随之而来的是沿着下邻的室间隔形成分离的前后桥接小叶。

心内膜垫融合的失败导致房室间隔缺损产生。原发房间隔部分的缺损大小不一，且可相当大；这种结果导致左房室瓣前叶向下移位至右房室瓣叶在室间隔的附着水平[15]。AVSD 时，房室瓣与正常心脏中房室瓣排列相比，两侧嵌入间隔的水平相同（图 29-2），房室十字交叉处到左心室心尖的距离缩短，心尖到主动脉瓣的距离增加；此与正常心脏形成对比，正常心脏这两个距离大致相等（图 29-3）。在 AVSD 中，这两个距离之间的不均衡导致左心室流出道向前移位，其结果是左心室流出道延长并狭窄，产生特征性"鹅颈"畸形。AVSD 手术修复后，可能会出现进行性主动脉瓣下狭窄[16]。

由于背侧圆锥垫参与右房室瓣的发育，且心室流出道与各自的流入道相邻，因此 AVSD 可能与圆锥动脉干异常有关，如法洛四联症和右心室双出口。此外，房室瓣口移位可能导致瓣膜主要仅与一个心室（通常是右心室）连接，造成心室发育不成比例或不平衡。

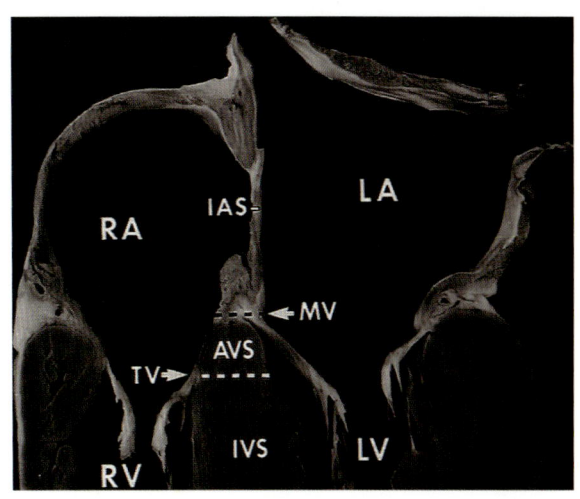

▲ 图 29-2 正常心脏中的房室隔（四腔心视图）
房室隔位于右心房和左心室之间，其上是房间隔，其下是室间隔。三尖瓣隔叶（三尖瓣－右房室瓣）插入室间隔位置较二尖瓣前叶插入室间隔位置低（经 Mayo Foundation 许可，引自 Edwards WD. Applied anatomy of the heart. In：Brandenburg RO, Fuster V, Giuliani ER, McGoon DC, eds. Cardiology：*Fundamentals and Practice*. Vol 1. Chicago, IL：Year Book Medical；1987：47–109.）
AVS. 房室隔；RA. 右心房；LV. 左心室；IAS. 房间隔；IVS. 室间隔；MV. 左房室瓣；LA. 左心房；RV. 右心室

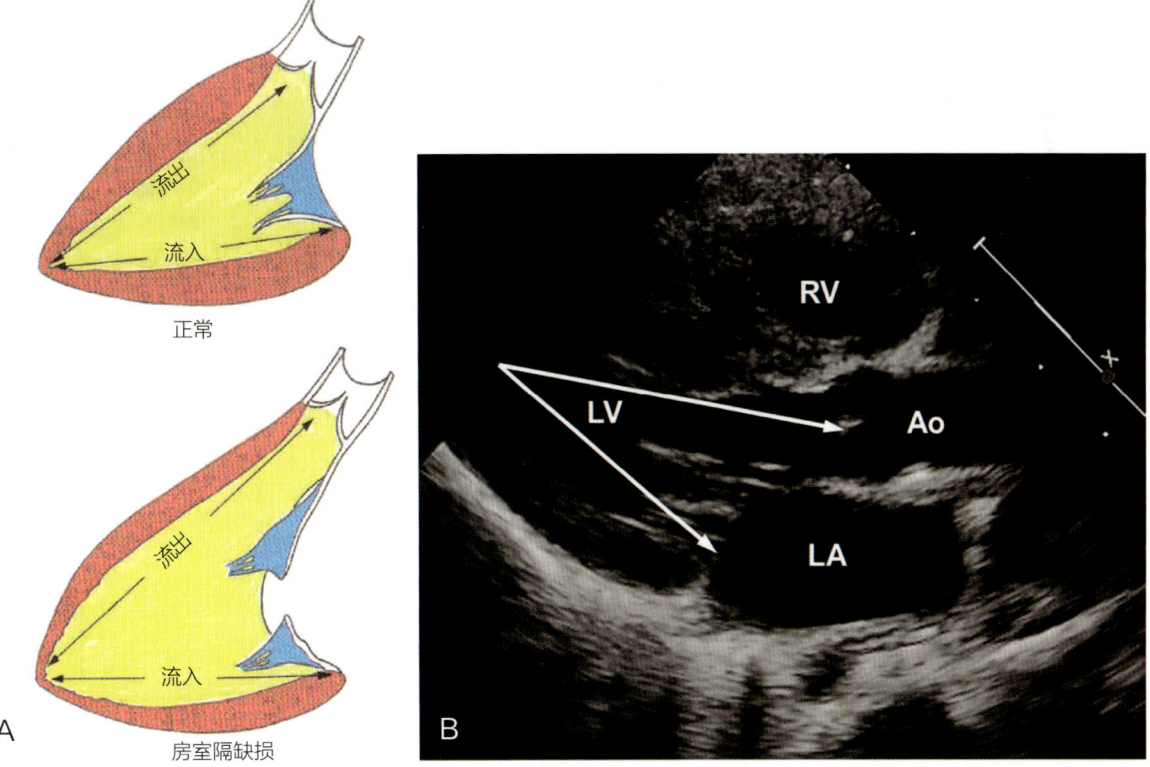

▲ 图 29-3 房室间隔缺损中延长的左心室流出道示意图及超声心动图
A 示意图；B. 超声心动图。图为胸骨旁长轴切面，图示房室间隔缺损中延长的左心室流出道。由于房室间隔的心室部分缺乏和跳跃式的房室连接，从左心室心尖到左后房室瓣环的距离比从左心室心尖部到主动脉瓣环的距离短 20%～25%（经 Robert H. Anderson, MD 许可）
Ao. 主动脉；LA. 左心房；LV. 左心室；RV. 右心室

四、部分型 AVSD

(一) 病理

在部分型 AVSD 中，右侧和左侧房室瓣口被舌形组织分隔。部分型 AVSD 最常见的形式包括原发孔型 ASD 和左房室瓣前叶裂缺（图 29-4 和图 29-5）。大多数原发孔型房间隔缺损很大，位于卵圆窝的前下位置。该缺损的边界由后上的房间隔新月形边缘和前下的房室瓣纤维连接组成的，由于该缺损靠近房室瓣而不适合于经导管装置封堵。

左房室瓣环向心室心尖方向移位，导致左右房室瓣具有相同的室间隔插入水平；上述结果导致部分型房室隔缺损时出现心房水平的交通，而

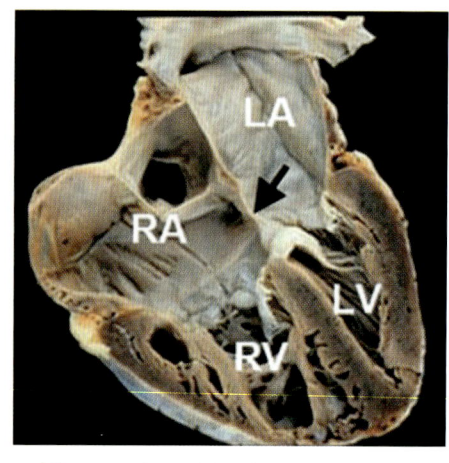

▲ 图 29-4 部分型房室间隔缺损的病理标本
四腔心切面的解剖标本显示大型原发孔型房间隔缺损（黑箭），严重的右心房和右心室扩张，以及在两个在同一水连接到室间隔的房室瓣
RA. 右心房；LA. 左心房；RV. 右心室；LV. 左心室

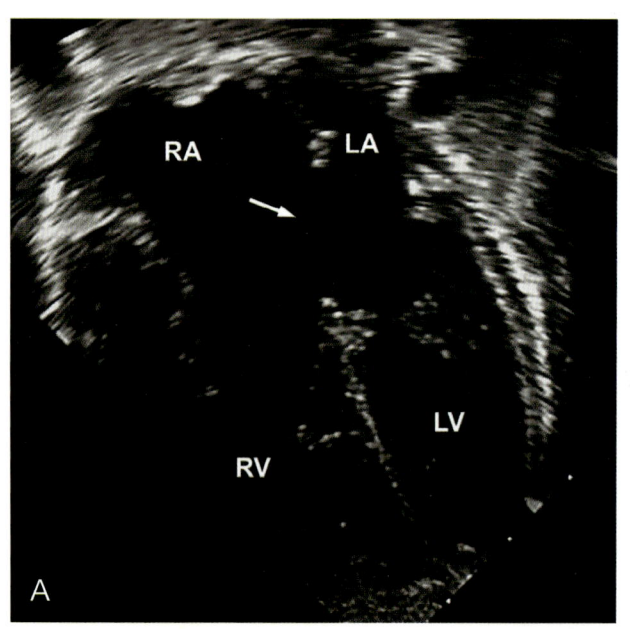

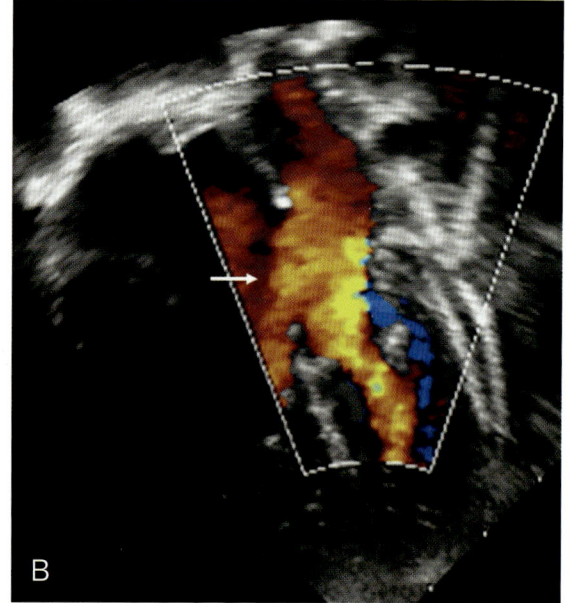

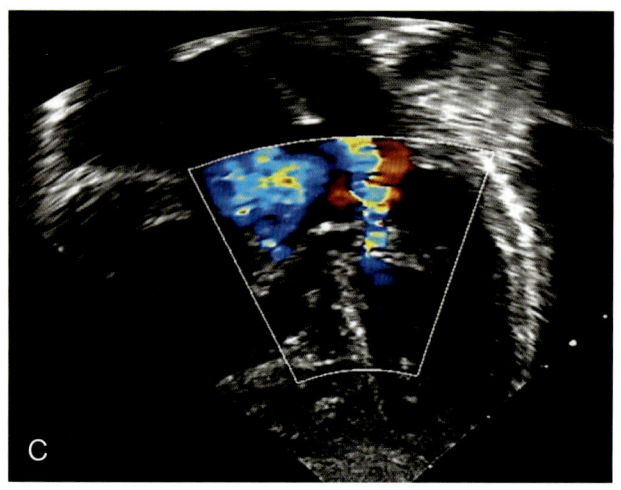

▲ 图 29-5 部分型房室间隔缺损的超声心动图
A. 心尖四腔心舒张期图像显示大型原发孔性房间隔缺损（箭头）导致严重的右心房和右心室扩张；B. 心尖部位的彩色多普勒扫描显示舒张期（箭头）穿过原发孔房间隔缺损的大量左向右分流；C. 彩色血流多普勒收缩期选框显示左右房室瓣的反流
RA. 右心房；LA. 左心房；RV. 右心室；LV. 左心室

非心室间或右心房与左心室间的交通。尽管如此,缺损导致室间隔流入道部分有勺样的外观,且左房室瓣环到左心室心尖的距离小于主动脉瓣环到心尖的距离(图 29-3)。

左房室瓣前叶裂缺沿着室间隔缺损前下缘(图 29-6 和图 29-7)指向室间隔的中部。相反,孤立性二尖瓣裂缺(与 AVSD 无关)指向主动脉瓣环[17]。左房室瓣口为三角形而非正常二尖瓣时的椭圆形,更像一个三尖瓣口的镜像。左房室瓣裂缺通常伴有反流,随时间的推移,左房室瓣增厚并表现出类似于黏液性二尖瓣脱垂的组织学改变。

部分型 AVSD 最常见的伴发畸形是继发孔性房间隔缺损、动脉导管未闭和连接冠状窦的永存左上腔静脉[1]。少见的报道有肺动脉狭窄、三尖瓣狭窄或闭锁、三房心、主动脉缩窄、膜部室间隔缺损、肺静脉异常及右心室或左心室发育不良[18-20]。

(二)临床表现

尽管部分型 AVSD 患者在成年之前可能无症状,但肺血过多的症状通常发生在儿童期。呼吸急促和体重不增出现更早,当伴有中度或重度左房室瓣反流或其他有血流动力学意义的心脏异常时,上述症状更严重。与继发孔性房间隔缺损患者相比,原发孔型房间隔缺损的症状通常出现更早和更严重,包括生长发育落后。

应用超声心动图研究心脏杂音时,不复杂的原发孔型房间隔缺损通常在幼儿期被发现。杂音是由流经肺动脉瓣的血流(而非流经房间隔缺损的血流)引起,具有典型的收缩期喷射性性质,在胸骨左上缘听得最清,向肺野放射;第二心音宽分裂且呼吸时固定分裂。由于左房室瓣反流引起的全收缩期杂音可在心尖部听到。若分流较大或存在显著的左房室瓣反流,可在胸骨左缘下段听到低频舒张中期杂音。

(三)超声心动图

二维超声心动图是诊断 AVSD 的主要成像技术[22-24],它对描述房室瓣的形态特别有用;TEE 可为体型较大患者或伴有复杂畸形的患者提供更多的诊断信息。三维超声心动图可作为二维超声心动图评估的补充,特别是在房室瓣异常时,可提供更多的有关瓣叶形态、裂缺、连接关系和瓣膜下附件的细节[25,26]。三维超声心动图具有独特

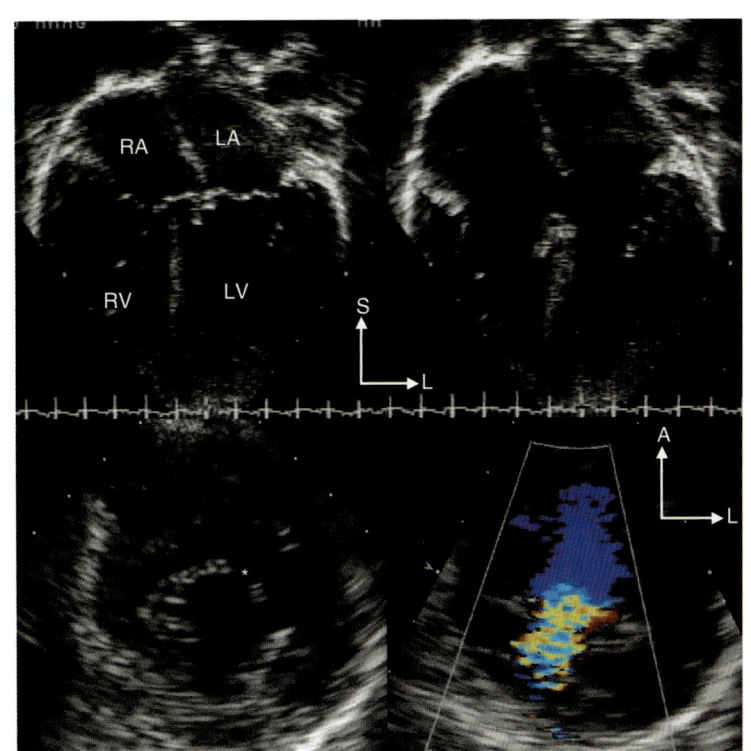

◀ 图 29-6 部分型房室间隔缺损伴房室瓣解剖

左上:收缩期心尖四腔心切面显示右侧和左侧房室瓣在同一水平上插入室间隔。右上:对应的舒张期选框显示大型原发孔型房间隔缺损,收缩期选框通常低估房间分流的大小;有明显的右心房和右心室增大。下图:经胸超声胸骨旁短轴前面,集中显示左心室流入道的瓣膜水平。左下显示左房室瓣前叶(*)的裂缺;前叶由两个独立活动且分开的部分组成,造成在舒张期瓣叶有裂隙存在(*);右下的彩色多普勒成像显示穿过裂隙的反流

RA. 右心房; LA. 左心房; RV. 右心室; LV. 左心室

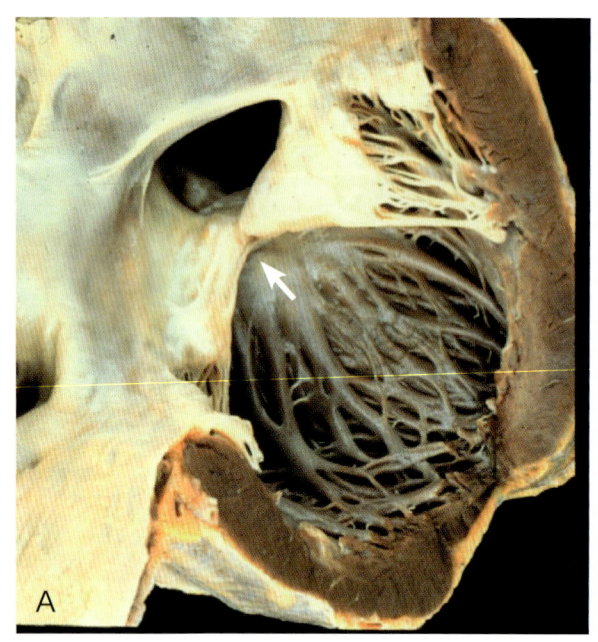 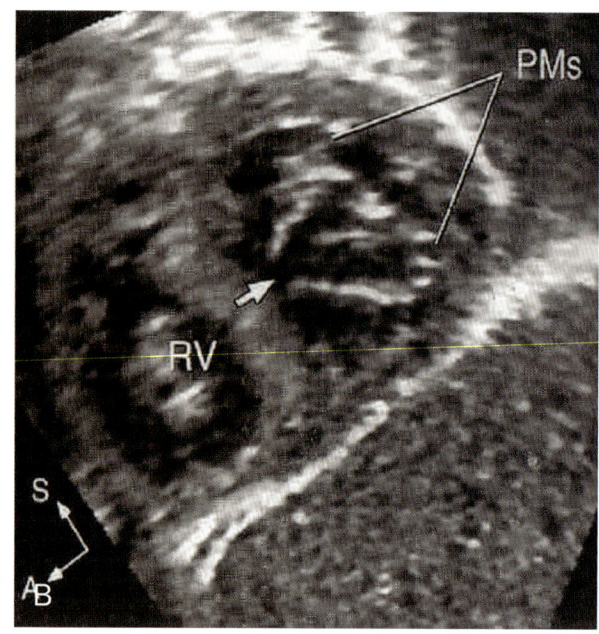

▲ 图 29-7　左房室瓣裂缺

A. 在房室间隔缺损中，左房室瓣前叶裂缺沿室间隔缺损的前下缘指向室间隔中间部位（箭）；B. 心脏肋下矢状切面显示裂缺指向室间隔方向

A. 前；PM. 乳头肌；RV. 右心室；S. 上

的优势，允许左房室瓣在各个方向上成像，从左心房观察左房室瓣膜，即"手术视图"；这对于二维超声心动图来说是不可能[26]。

心内十字交叉是最稳定的超声心动图成像标志[21]。心尖四腔心成像平切面可清楚地显示心内十字交叉，可显示原发孔型房间隔缺损的房间隔下部缺损；该切面（图 29-8）或肋下四腔心切面（正面）均可可靠地确定原发孔型房间隔缺损的大小。心脏十字交叉的精确显示有助于房室瓣的评估。不同类型 AVSD 的几种二维超声心动图的特征：流入道室间隔的部分缺损、房室瓣的下移以及左房室瓣的一部分附着于室间隔。房室瓣向心室移位，同时以相同的水平插入室间隔的顶部。因此，两个独立的房室瓣口距心尖等距。

在部分型 AVSD 的过渡形式中，流入道室间隔部分可见动脉瘤样结构[23]（图 29-9）。小分流可能通过这个所谓的"三尖瓣袋"；然而，这些密集的腱索组织样结构最终阻碍了分流。彩色频谱多普勒血流动力学评估有助于确定房室瓣狭窄或关闭不全的严重程度，并定量测定右心室收缩压。存在原发孔型房间隔缺损时，多普勒超声心动图评估左房室瓣的狭窄程度是无用的，因为房间隔缺损使左心房压力下降。

部分型和完全型 AVSD（图 29-10 至图 29-12）均可出现左房室瓣畸形。最常见的畸形是裂缺，胸骨旁和肋下短轴成像切面最易看到。由于可能存在多个反流束，需要对左房室瓣裂缺进行细致的二维和彩色多普勒评估。经胸三维超声影像可从心房和心室面观察裂缺（图 29-10B 和 C）。由于二维超声可能会高估术前和术后 AVSD 患者的反流量[25]，因此可用三维彩色多普勒从心房面准确定量左房室瓣的反流束。通过成功修补裂缺和房间隔缺损，可纠正反流入右心房的左房室瓣反流。

相反，左房室瓣反流进入左心房者，即使修复裂缺，可能也无法完全消除反流，此时可能意味着存在瓣膜的其他固有异常。术前房室瓣反流的程度是预测术后房室瓣残余反流量的一个重要因素。很少会出现其他左房室瓣的异常，例如降落伞样房室瓣或房室瓣双孔。

左房室瓣双孔发生在 3%～5% 的 AVSD[27]，当存在两个不同的左右房室瓣时，左房室瓣双孔

第六篇 先天性心血管疾病
第 29 章 房室间隔缺损

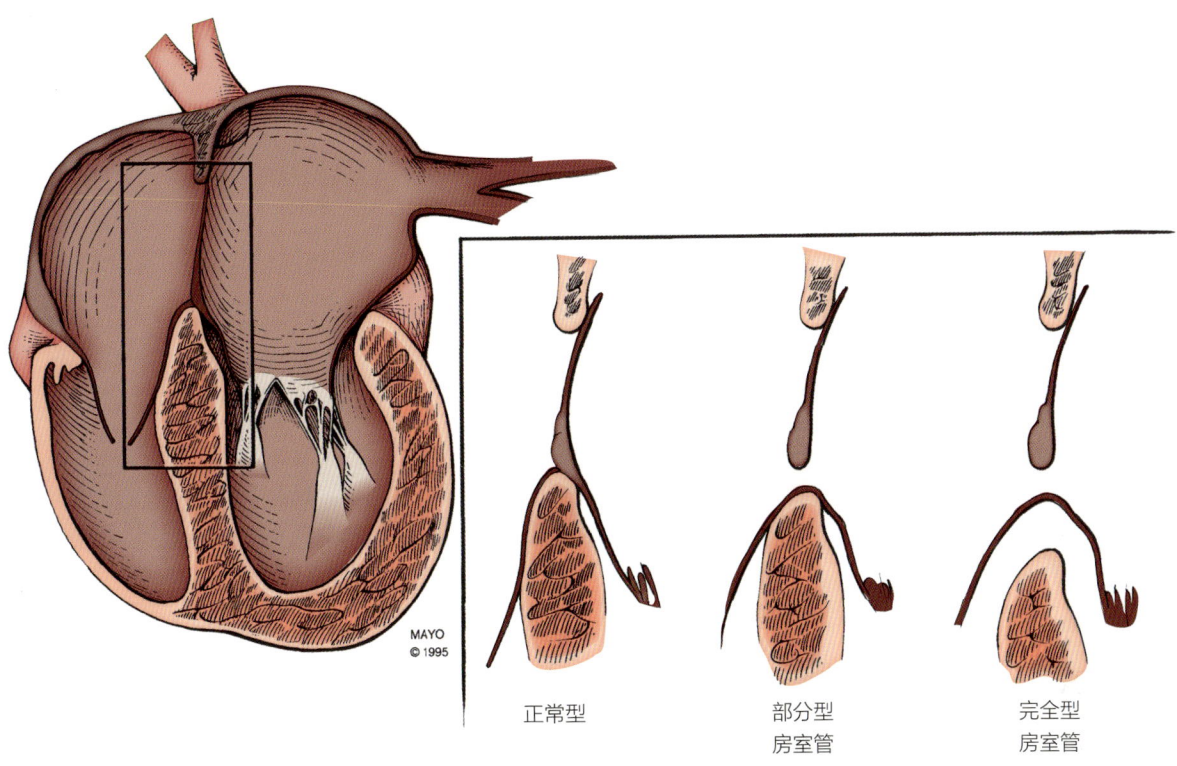

▲ 图 29-8 房室间隔缺损和心内十字交叉

心内十字交叉在心尖四腔切面显示最佳。正常心脏二尖瓣前叶插入室间隔位置较三尖瓣隔叶更高。在所有类型的房室间隔缺损中，左右房室瓣成分在同一水平插入室间隔，通常位于流入道室间隔的顶部；除少数情况下，大型流入道室间隔缺损而不伴原发孔型房间隔缺损，此时瓣膜附着于房间隔（图 29-23）。左房室瓣裂缺伴有前叶下移。在部分房室间隔缺损中，房间隔的下部脂肪部分（即在房室间隔内）存在缺损；在房室间隔缺损中，房室瓣下方室间隔流入道存在缺损。一般来说，这些容易识别的解剖特征可区分正常心脏、部分房室间隔缺损和完全性房室间隔缺损

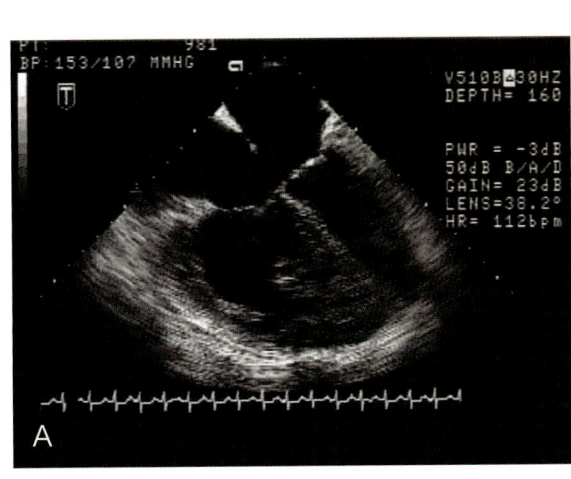
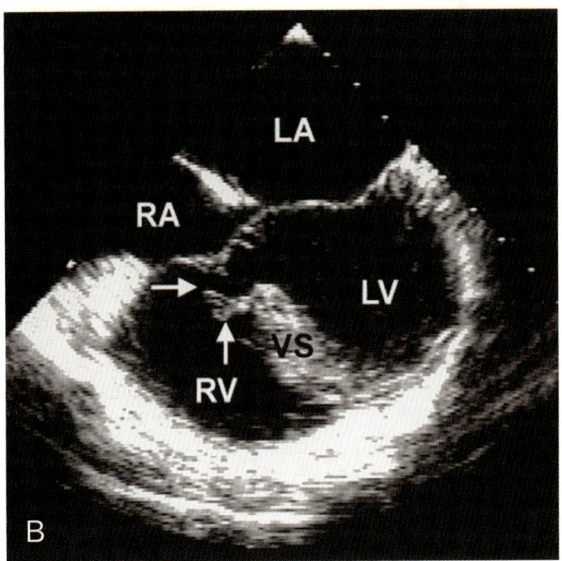

▲ 图 29-9 过渡型房室间隔缺损

A.18 月龄部分型房室间隔缺损患儿，经食管超声心动图四腔心切面示典型原发孔型房间隔缺损，无室间隔缺损存在；B. 与图 A 相反，该患者具有过渡性房室间隔缺损。注意流入道室间隔的膜部瘤（箭）。有原发孔型房间隔缺损，其临床表现是大型房间隔缺损的表现；在膜部瘤中可看到限制性室间隔缺损；膜部瘤由密集的房室瓣附件组成。外科医生需要将室间隔缺损的补片连接到室间隔顶部而非膜部瘤样组织

LA. 左心房；LV. 左心室；RA. 右心房；RV. 右心室；VS. 室间隔

811

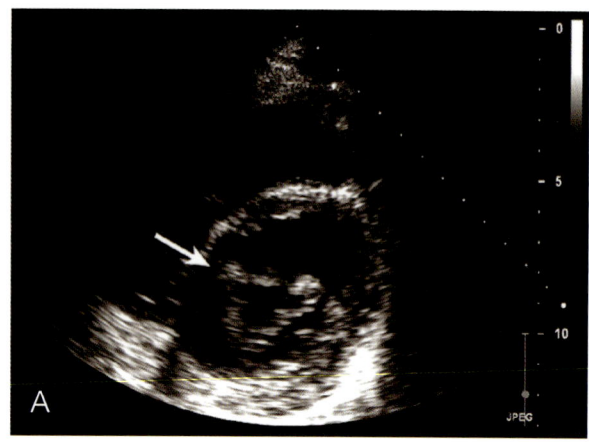
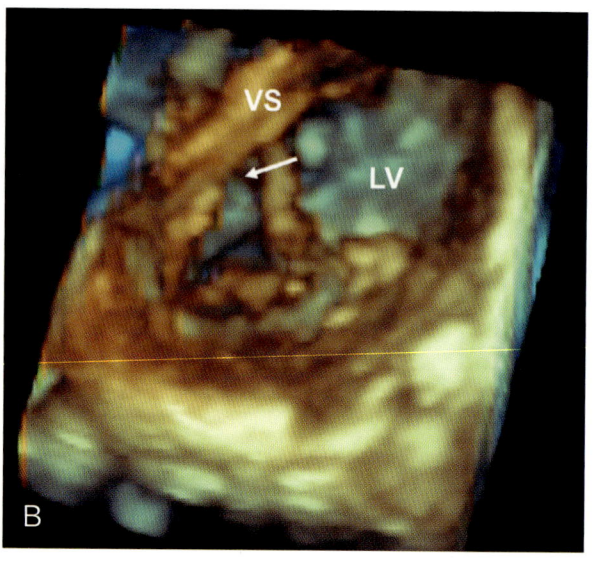
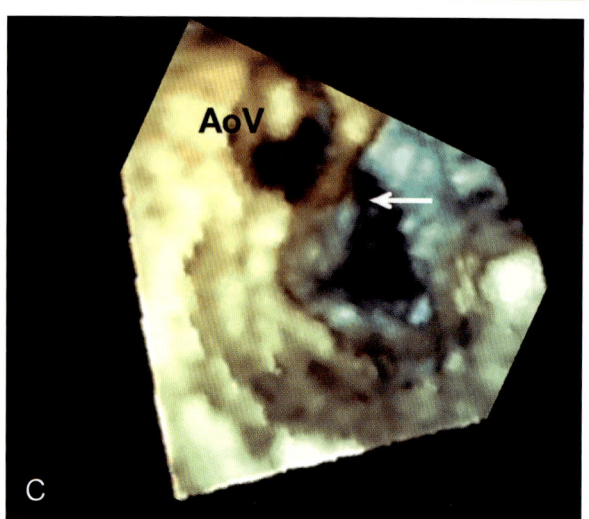

▲ 图 29-10　左房室瓣裂缺

A. 胸骨旁短轴切面，左房室瓣裂缺指向室间隔中部。左房室瓣有一特征性裂口（箭），表示前叶裂缺，这是所有房室间隔缺损类型的一个特点。与孤立性二尖瓣裂缺不同，房室间隔缺损的裂缺指向室间隔。B. 从心室面拍摄的左房室瓣裂缺（箭）三维图像。C. 从左心房面拍摄的左房室瓣裂缺（箭）三维图像
VS. 室间隔；LV. 左心室；AoV. 主动脉瓣

更常见。这种瓣膜异常由舌形组织将左侧房室瓣分成两个孔而产生。双孔瓣组合的有效瓣膜面积小于单孔左房室瓣膜的面积，这使其容易发生术后狭窄。标准的肋下和胸骨旁短轴切面通常可显示双孔瓣膜的特征（图 29-11B 和 C）。三维超声心动图可明晰解剖结构（图 29-11A），特别是在共同房室瓣时，此时的诊断可能具有挑战性。左房室瓣双孔很少在无 AVSD 的心脏出现。与 AVSD 相反，正常心脏出现双孔二尖瓣，则是完全重复的瓣膜结构。

左房室瓣的支撑结构、瓣下附件可能是部分型和完全型 AVSD 术前和术后左房室瓣反流的一个未被重视的因素。2010 年，Ando 和 Takahashi[28] 评估了 138 例完全型 AVSD 患者中室间隔缺损补片放置困难或裂缺近似修复困难的解剖因素，并至少确定了左房室瓣中度反流的四个危险因素：①乳头肌异常（图 29-12），最常见的是乳头肌不均衡；②前桥接叶的致密腱索组织结构模糊了室间隔脊的右侧；③左房室瓣双孔；④严重的裂缺长度差异。应用三维超声心动图定量测量来评估左房室反流的危险因素，Takahash 等[29] 发现，前外侧乳头肌侧向移位（基底移位）至少与中度或更严重的左房室反流相关。Colen 等[30] 通过使用三维超声心动图详细描述部分型和完全型 AVSD 患者术前左房室瓣，发现的异常包括显著的前外侧乳头肌伴腱索短、增厚或缺如，偏心型裂缺，二维超声中未发现的前桥接壁连接钝化或变形等。这些细节可使外科医生在实施体外循环前考虑标准手术方法的替代方案。

在正常心脏中，主动脉瓣夹在二尖瓣和三尖瓣环间；但在 AVSD 心脏中，主动脉瓣前向移位或"跳跃"（图 29-13），造成左心室流出道狭长，呈现所谓的"鹅颈"畸形（图 29-14），易使患者发生进行性主动脉梗阻。左心室流出道梗阻可出

第六篇 先天性心血管疾病
第29章 房室间隔缺损

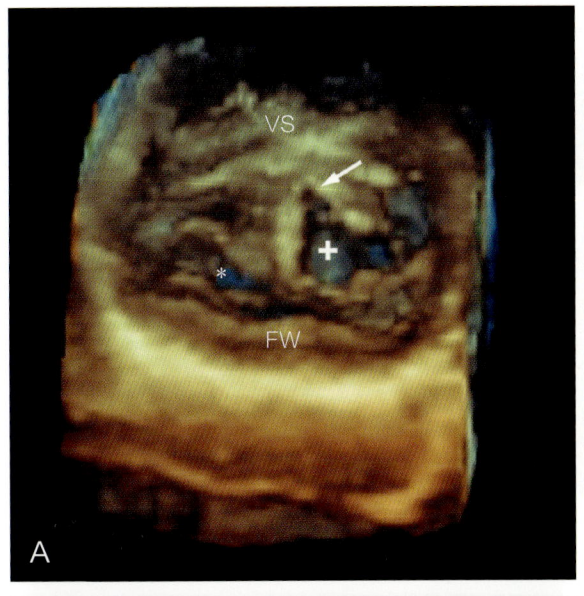

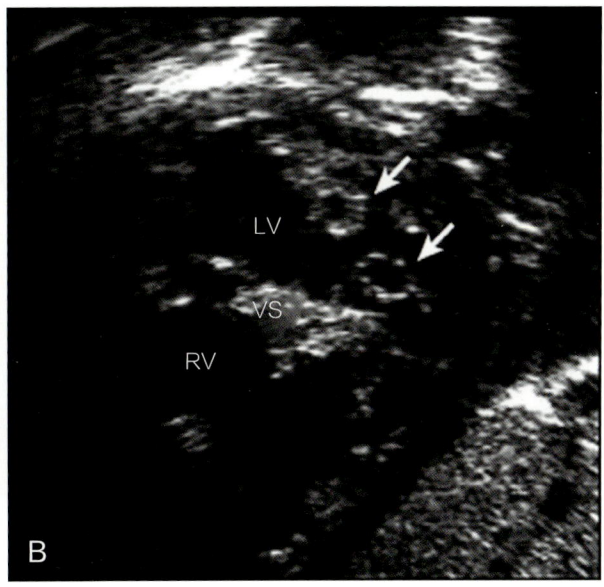

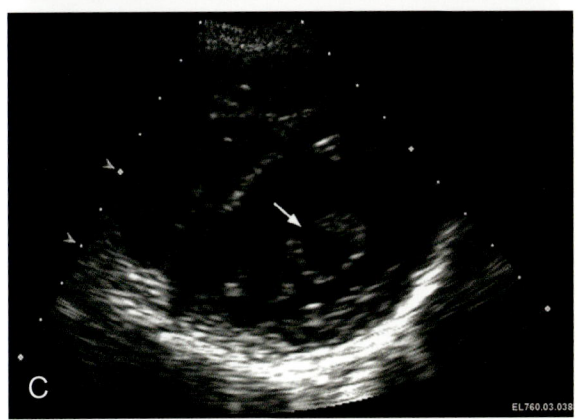

▲ 图 29-11 左房室瓣双孔
部分型房室间隔缺损通常遇到左房室瓣双孔。A. 从心室面观察的左房室瓣双孔的前外侧（+）和后内侧（*）组件的三维图像，前外侧瓣膜组件裂缺（箭）；B. 二维超声肋下矢状切面显示两个孔（箭），在左房室瓣双孔中，每个乳头肌对应一个单独的房室瓣孔；C. 前外侧瓣膜部件通常裂缺（箭）

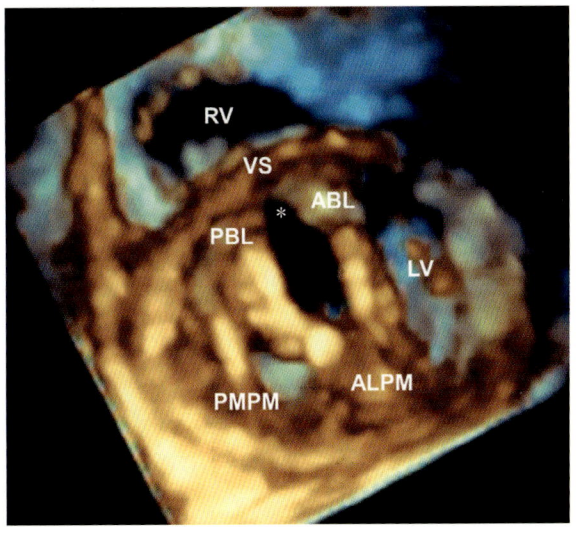

◀ 图 29-12 房室间隔缺损的乳头肌异常
单个左心室乳头肌或两组朝向接近的乳头肌束在房室间隔缺损中可见。将此信息交流给外科医生非常重要，这样术后左房室瓣狭窄可减至最小。1 例 4 岁部分型房室间隔缺损患儿，从心室面观察的功能降落伞型左房室瓣舒张期的三维图像，前叶在右侧，后叶在左侧。前外侧乳头肌有主要腱索与前桥接叶和后桥接叶连接。虽然有两个乳头肌，但后内侧乳头肌很小，无明显的功能性腱索连接到后桥接叶。裂缺位于通常的位置（*），指向室间隔
LV. 左心室；RV. 右心室；VS. 室间隔；ABL. 前桥接叶；PBL. 后桥接叶；ALPM. 前外侧乳头肌；PMPM. 后内侧乳头肌

现在所有的 AVSD 亚型中，但存在两个不同的房室瓣膜孔时较存在共同房室瓣孔更易发生左心室流出道梗阻。这可能是由于上桥叶附着在室间隔顶部，形成两个孔，甚至进一步使左心室流出道拉长和狭窄。分散的主动脉下纤维肌肉嵴、室间隔肥厚、左房室瓣附着异常和异常的乳头肌朝向，

813

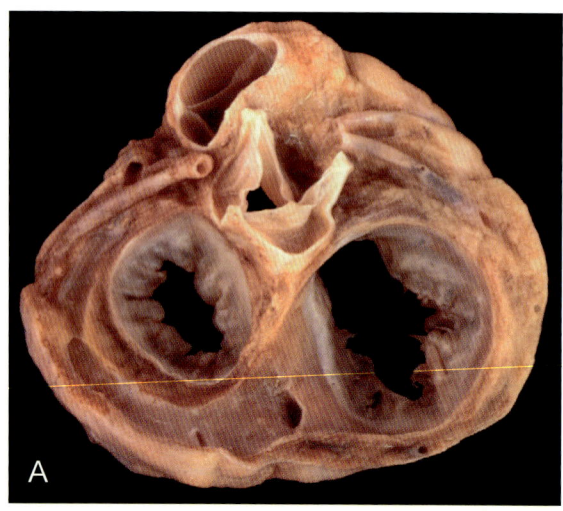
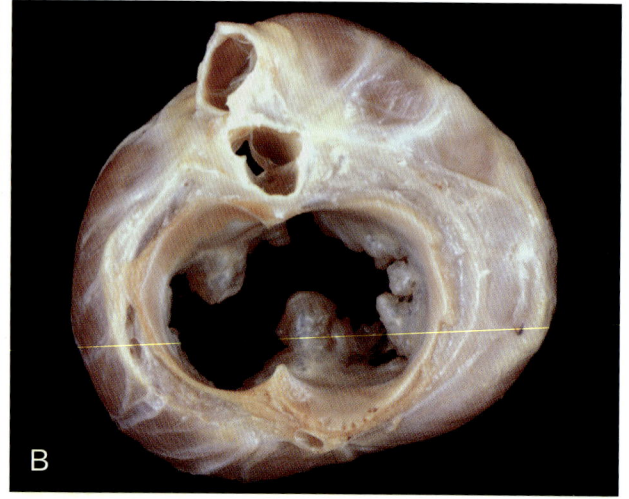

▲ 图 29-13 主动脉瓣跳跃

A. 正常心脏的病理标本，心脏基底部短轴切开，显示房室连接处呈八字形。B. 在房室间隔缺损心脏中房室连接处的相似排列，房室连接处呈"跳跃"分布；主动脉瓣位于房室交接处的前面，而非楔入左右房室瓣膜间

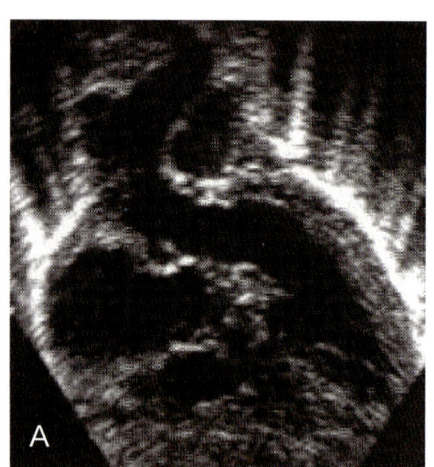
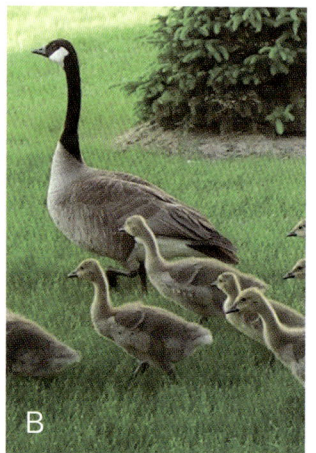
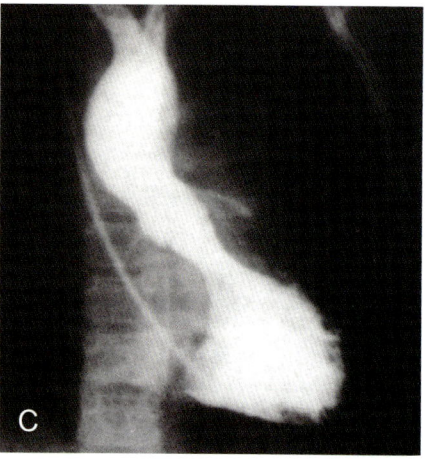

▲ 图 29-14 房室间隔缺损的左心室流出道鹅颈样畸形

A 和 C. 房室间隔缺损中鹅颈左心室流出道的前向移位，拉长的左心室流出道在超声心动图（A）和血管造影（C）中被描述为"鹅颈"样。B. 明尼苏达州的幼年和成年鹅颈

可进一步加重主动脉瓣狭窄。左心室流出道阻塞可能很轻微，因此在术前超声心动图评估过程中不被重视。左心室流出道阻塞也可能在 AVSD 初次修复后新发出现（图 29-15）[31]，甚至在成人部分型 AVSD 初次修复后也是如此。梅奥医学中心报道了一例 58 岁女性，她在 45 岁时初次修复部分型 AVSD 后需要再次手术处理左心室流出道梗阻[32]。左心室流出道梗阻常为进行性。

评估相关病变并确定其重要性需要详细和全面的超声心动图评估。法洛四联症、右心室双出口和肺动脉瓣闭锁可伴发于各种类型的 AVSD，但部分型 AVSD 较少出现。相反，房室瓣异常和左心室发育不良在房室瓣双孔连接畸形中更为常见。主动脉缩窄在部分型和完全型 AVSD 中的发生频率相同。

（四）X 线检查

胸部 X 线摄影显示心脏增大和肺血管纹理突出。由于左房室瓣反流束经常进入右心房，右心房扩大而非左心房扩大可能更加明显。

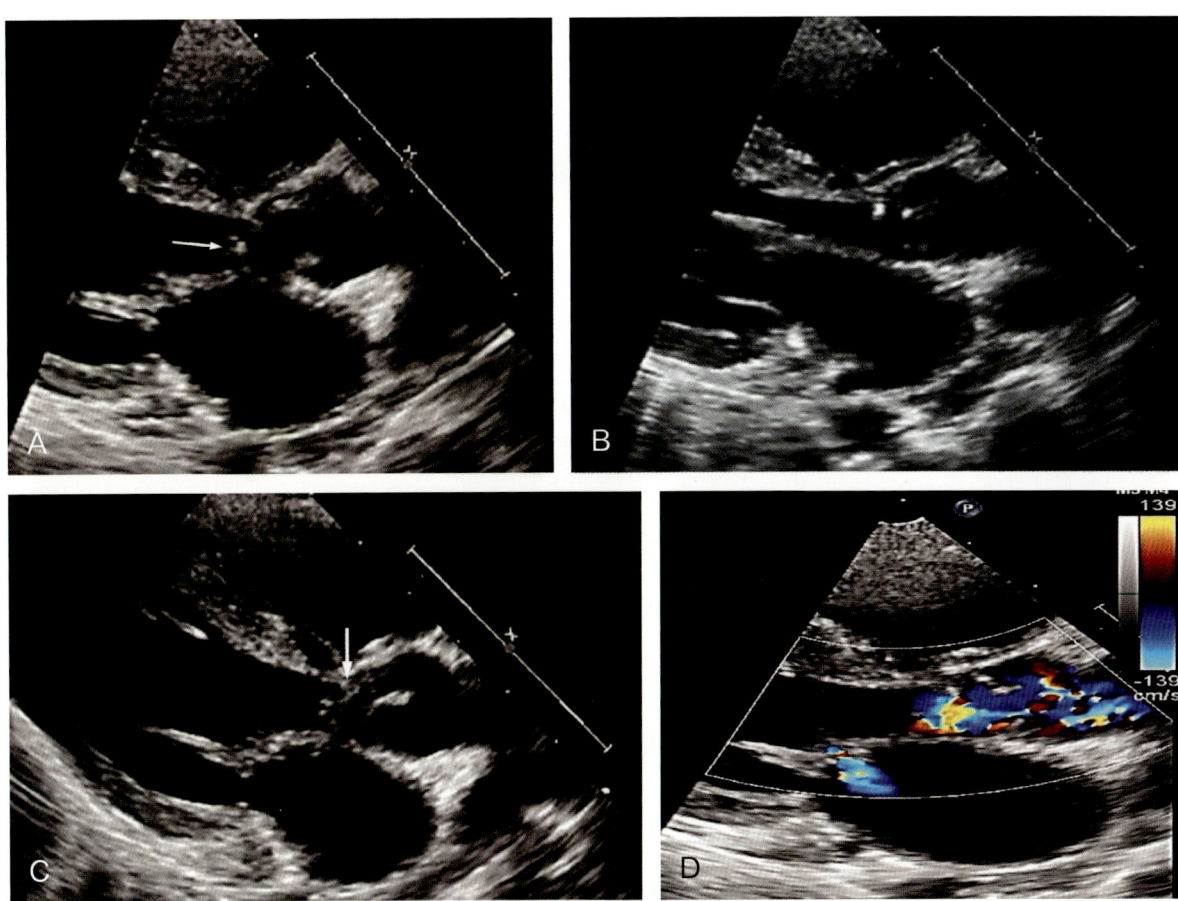

▲ 图 29-15 房室间隔缺损的左心室流出道梗阻

A 和 B. 胸骨旁长轴切面显示了一名 4 岁患儿在 14 月龄时于心脏收缩期和舒张期修复了部分型房室间隔缺损的左心室流出道梗阻。左心室流出道梗阻（箭）通常是渐进式发展，且在初始修复时可能无法检测到。房室间隔缺损中左心室流出道梗阻的一种机制是左房室瓣附着（箭）至室间隔；C. 既往修复的部分房室间隔缺损的患者显示左心室流出道梗阻。部分型房室间隔缺损出现进行性左心室流出道阻塞较完全型更常见。左心室流出道梗阻的机制包括上桥接叶附着室间隔，前外侧乳头肌向左心室流出道延伸，散在的纤维性主动脉瓣下狭窄，以及膜部瘤样组织凸向左心室流出道；D. 胸骨旁长轴图像显示左心室流出道在左房室瓣水平的连续彩色多普勒血流，也有轻度左房室瓣反流

（五）心电图和电生理

AVSD 的位置决定了房室传导组织的位置。因此，房室结向后移位，接近冠状窦开口，希氏束向下移位，沿室间隔缺损的下缘走行。房室传导组织的移位连同室间隔心肌的缺失导致额面 QRS 电轴左偏。

大多数原发孔型房间隔缺损患者为窦性节律。大约 25% 的患者可见 P-R 间期延长（与患者年龄和心率相关），这主要是由从右房高位到右房低位的传导时间延长导致[33,34]。大约一半的患者可见 P 波改变，可显示右心房、左心房或双心房增大。额面平均 QRS 电轴范围从 $-30°\sim-120°$，大多数为 $-30°\sim-90°$。解剖和电生理学研究表明，这种异常的心电向量模式与传导系统的特定异常有关[34]。右心室容积超负荷导致右心室肥大，80% 的患者右前胸导联呈现 RSR' 或 RSR' 图形变化；10% 的患者呈现 qR 图形变化。有明显左房室瓣反流者可能有左心室肥厚的证据。

除心房内传导时间延长外，其他心内电生理指标正常，包括窦房结功能、房室结功能，希氏束 - 浦肯野纤维的传导时间和不应期[33]。

（六）心导管检查和血管造影

部分型 AVSD 患者的诊断或管理很少需要心导管检查和血管造影。目前的超声心动图技

术（包括三维重建）可准确定义该病变的解剖和生理学。对于年龄较大者，心导管检查可能在评估肺血管阻塞性疾病或冠状动脉疾病的程度方面有一定作用。

在心房水平显示大量左向右分流，表现为右心房血氧饱和度较下腔静脉和上腔静脉血氧饱和度高。由于房间隔缺损的解剖位置原因，从右心室流入道部分采集的血液样本可能具有较高的血氧饱和度。计算的左到右的分流常超过50%。大多数患者的右心室压力＜体循环压力的60%。计算的肺血管阻力显著增加在婴儿中并不常见。左心室血管造影显示左心室流出道"鹅颈畸形"（图29-14）。

（七）部分型房室间隔缺损的特殊类型

1. 房间隔对位不良或右心房双出口

房间隔偏离到房室连接处左侧的报道很少[35-37]。当发生这种情况时，从右心房可显示右侧和左侧的房室瓣，并通过一个大型原发孔型房间隔缺损连接两个心室。若房间隔极端左侧偏离，则可发生孤立性的肺静脉阻塞，类似三房心。"右心房双出口"一词已应用于该病变[36]，它是AVSD的一种类型。

2. 共同心房

共同心房的特征是几乎没有房间隔。在有两个心室的情况下，它总是伴AVSD[38]。共同心房病例常为综合征，其最常见于内脏异位或Ellis-van Creveld综合征[10-12]。这种病变的病理范围从原发孔型和继发孔型房间隔缺损并存者，到除小的肌束外全部房间隔缺乏者均可见到。综合征和共同心房共存者常伴有复杂的先天性心脏病；此时，可见到大动脉转位、右心室双出口、单心室房室连接和肺静脉异常连接。共同心房畸形患者有脾脏异常和心腹部异常（位置）。

（1）临床表现：大多数共同心房患者在婴儿期出现肺血过多症状：疲劳、呼吸急促和生长发育落后。若肺血管阻力增加，左向右分流减少，生长发育改善。一般来说，这些患者较孤立性原发孔型房间隔缺损者在生命早期出现症状的时间早，

共同心房患者的X线和心电图特征与其他AVSD患者无法区分。

（2）超声心动图：肋下四腔心切面最适合于精确诊断。穿过心房的肌束或带不应被误认为房间隔。

（3）心导管和血管造影：共同心房的血流动力学诊断取决于全身和肺静脉血完全混合的情况。肺和全身动脉血的氧饱和度几乎相同。除存在严重肺血管阻塞性疾病外，共同心房的肺血流量超过全身血流量。右心室压力较继发孔房间隔缺损或部分型AVSD明显升高。若最终的修复延迟，共同心房者较孤立性继发孔房间隔缺损或部分型AVSD出现严重肺血管阻塞性疾病的年龄早。

（4）治疗：当出现肺血过多和生长落后现象和临床症状时，可以给予药物治疗。地高辛和利尿药疗法是传统的治疗方式。共同心房需要手术修复，由于容易早期出现症状和肺血管阻塞性疾病的风险，手术应早期进行。

五、完全型房室间隔缺损

（一）病理

完全型AVSD的特征是房间隔和室间隔组成部分的大型缺损和跨越整个间隔缺损的共同房室瓣[38]（图29-16）。间隔缺损延伸至膜部室间隔水平，但膜部室间隔通常是发育不良或缺失。

共同房室瓣有五个小叶。后桥接小叶覆盖在流入道室间隔部分，且从概念上代表三尖瓣隔瓣叶和二尖瓣前叶的下半部分的融合。两侧叶对应正常心脏的三尖瓣后叶和二尖瓣后叶。右前叶从本质上代表了正常心脏时的三尖瓣前叶，而所谓的前桥接叶对应二尖瓣前叶的上半部分（图29-16）。前桥接叶实际跨入右心室的程度差异很大，且已经成为完全型AVSD分类系统（分为A、B和C三类）的基础。通过连接前后两个桥接叶的舌形组织，将共同房室瓣分成不同的左、右两个房室孔，代表完全型AVSD的一种罕见中间类型。

共同房室瓣的五个连接处之下是五组乳头肌。左侧两组乳头肌较正常心脏集聚更密，而使侧叶

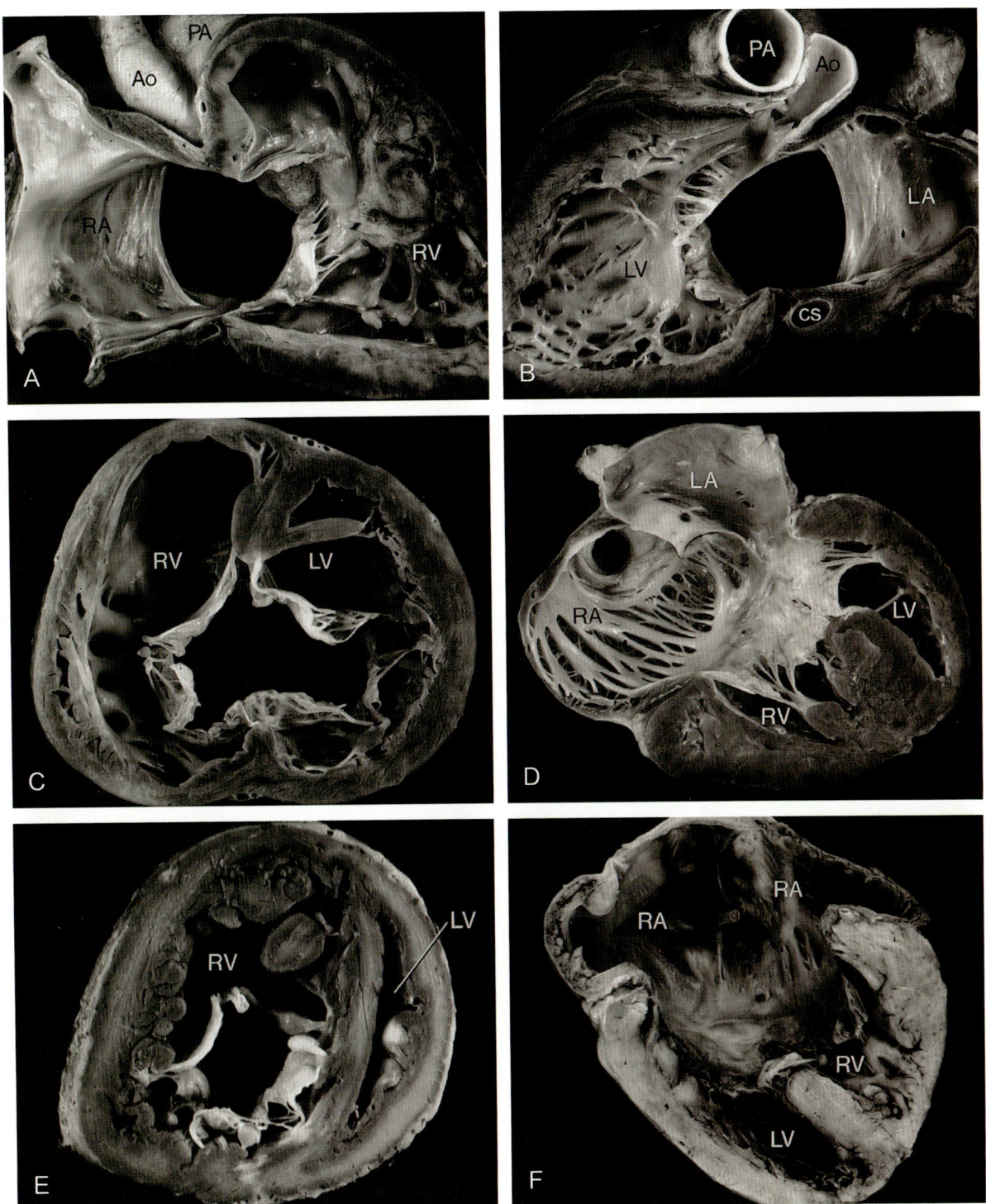

▲ 图 29-16 完全型房室间隔缺损的病理标本

A. 右前斜位观。切除右心房和右心室游离壁，显示大型间隔缺损；B. 左后斜位观（与 A 中标本相同），切除左心房和左心室游离壁，显示与前相同的大型间隔缺损；C. 短轴观，显示具有 5 个小叶的 A 型共同房室瓣；D. 四腔心观，显示继发性右室肥大和右房扩张；E. 心脏移植时切除的双心室标本短轴观，显示房室间隔缺损的不平衡情况，伴常见右心室流入道扩张，间隔左向弯曲和左心室发育不全；F. 伴右心房异构的完全型房室间隔缺损四腔心观，存在镜影样心室（心室反转 L 襻）和无脾

Ao. 主动脉；CS. 冠状窦；LA. 左心房；LV. 左心室；PA. 肺动脉；RA. 右心房；RV. 右心室

较正常心脏的二尖瓣后叶小。另外，剩余的两组乳头肌逆时针旋转，使后乳头肌较正常心脏距离间隔更远而使前乳头肌更接近于间隔。这种乳头肌的排列以及与突出的前外侧肌束的连接可能共同导致进行性左心室流出道梗阻。此外，瓣膜容易发展为进行性反流；随时间的推移，瓣叶变厚并且表现出与二尖瓣脱垂相似的血流动力学和结构改变[39]。

心室间分流的潜能存在于两个桥接叶间的室间隔表面以及瓣叶下方的腱索间的空间。后桥接叶特征性地悬垂于室间隔之上并有大量的间隔腱索附着。有时腱索的融合会消除瓣叶下的腱索空间。前桥接叶和室间隔间的可变解剖关系形成了由 Rastelli 等描述的 AVSD 分类的基础[40]（图 29-17 和图 29-18）。

（二）完全型房室间隔缺损的 Rastelli 分类

Giancarlo Rastelli 于 1970 年去世，享年 36 岁[41]。在他简单、辉煌、短暂的人生中，他为先天性心脏病领域做出了许多具有里程碑意义的贡献。在 20 世纪 60 年代，他花了大量时间更好地了解 AVSD 患者共同房室瓣的形态。现在以他名字命名的分类方案就是基于前桥接叶的形态而分类的。对房室瓣多样性的深入性认识有助于外科医生改善这些患者的手术死亡率。1964 年前，AVSD 患者的医院死亡率为 60%。Rastelli 与来自梅奥医学中心的同事于 1968 年发表了他们的研究成果，1964—1967 年的手术死亡率降至 20%[42,43]。下面列出 Rastelli 分类方案并总结在表 29-2。

A 型（最常见）前桥接叶完全插入室间隔的前上缘，与右前叶形成真正的连接；该连接之下是一组独特的内侧乳头肌，或者更常见的是

表 29-2　完全性房室间隔缺损的 Rastelli 分类

Rastelli 分类	前桥接叶和腱索
A	分离并附着于心室间隔顶部，多腱索
B	部分分离，不附着于心室间隔顶部；腱索通常附着于右心室间隔面的乳头肌
C	未分离，不附着于心室间隔顶部（"自由漂浮"）；腱索附着于右心室游离壁上的乳头肌

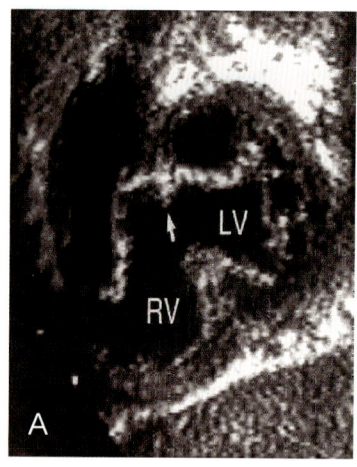 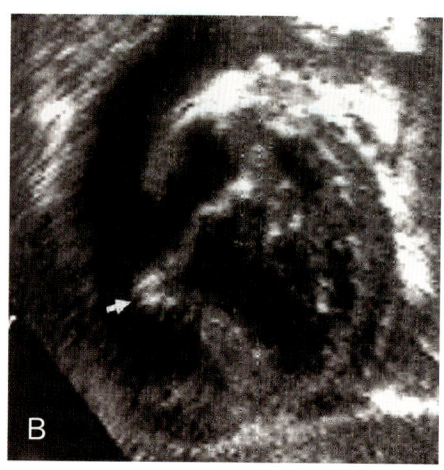 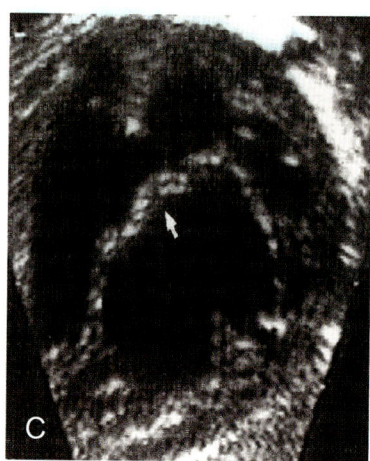

▲ 图 29-17　Echocardiographic features of complete AVSD based on the Rastelli classification. Subcostal sagittal imaging is needed to demonstrate the morphology of the anterior bridging leaflet and its relationship to the anterior crest of the ventricular septum. Differentiation of the Rastelli class is based on this imaging plane. The apical four-chamber view demonstrates the posterior bridging leaflet and typically is not useful for determining Rastelli classification. A: Type A complete AVSD. The defect is characterized by insertion (arrow) of the anterior bridging leaflet to the crest of the ventricular septum. B: Type B complete AVSD. The defect is characterized by dominant insertion of the anterior leaflets to papillary muscles in the right ventricle. In this example, the anterior bridging leaflet inserts onto the crest of the ventricular septum, as well as onto a large ventricular papillary muscle (arrow). C: Type C AVSD. The anterior leaflet is unattached (arrow) and overrides the crest of the ventricular septum. The free anterior leaflet does not insert onto the crest of the ventricular septum. LV, left ventricle; RV, right ventricle. (Modified from Seward JB, Tajik AJ, Edwards WD, Hagler DJ. *Two-Dimensional Echocardiographic Atlas. Vol 1. Congenital Heart Disease*. New York, NY: Springer-Verlag; 1987:270–292, with permission.)

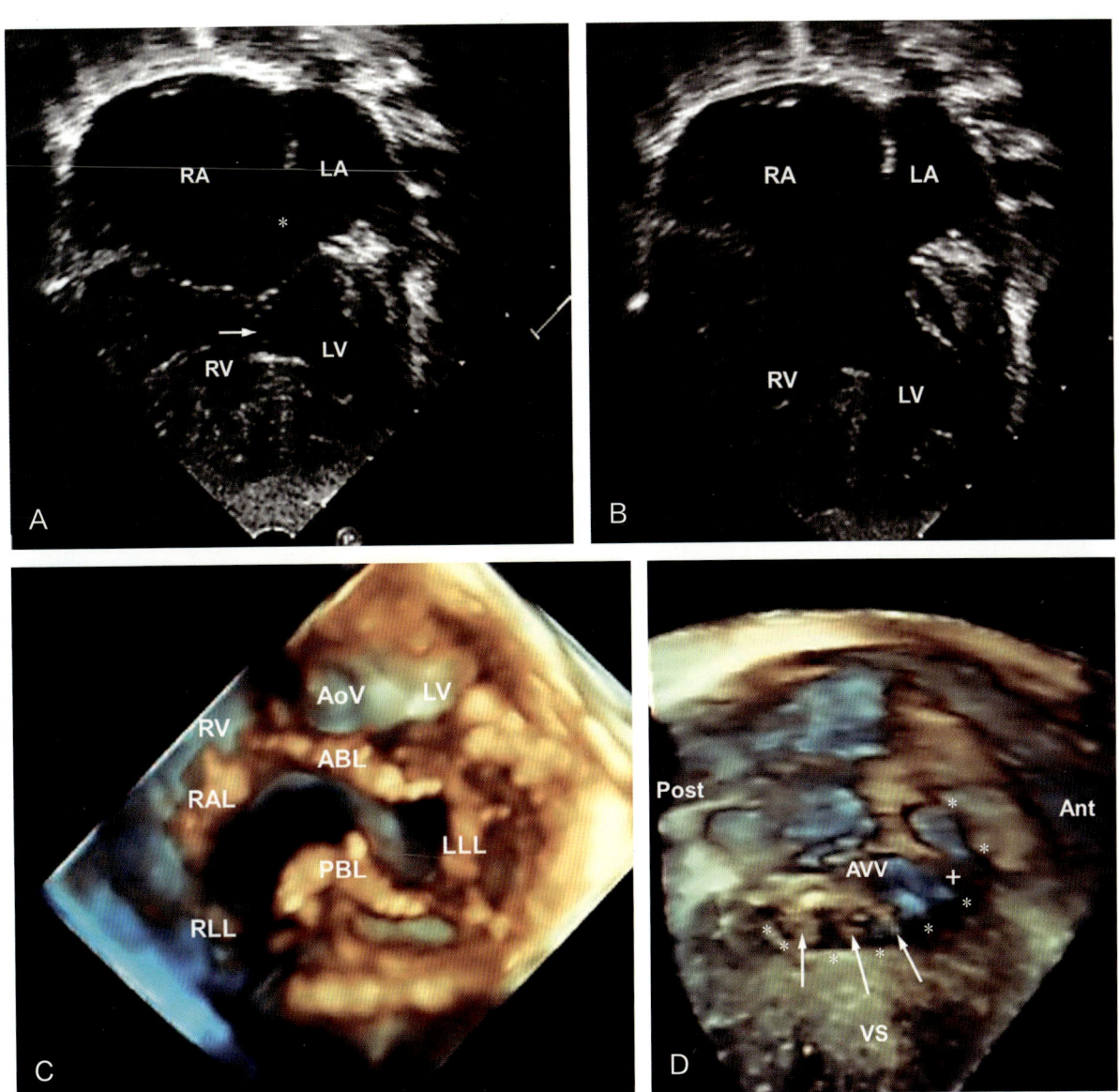

▲ 图 29-18 完全型房室间隔缺损的二维、三维超声心动图

A. 经胸心尖四腔心收缩期切面显示一个大型原发孔型房间隔缺损（*）和一个大型流入道室间隔缺损（箭）；B. 来自 A 中描绘的同一患者的舒张期切面，显示大型完全型房室间隔缺损；C. 从心室观的共同房室瓣舒张期三维超声心动图。共同房室瓣有五叶；D. 右心室观的完全型房室间隔缺损收缩期流入道室间隔缺损三维图像；前叶（Ant）在右，后叶（Post）在左。流入道室间隔缺损由 * 标出。注意后桥接叶附着于间隔的腱索（箭）。前桥接叶腱索（+）附着于室间隔右心室侧的乳头肌（去除以突出室间隔缺损）

LA. 左心房；LV. 左心室；RA. 右心房；RV. 右心室；VS. 室间隔；AbL. 前桥接叶；PbL. 后桥接叶；LLL. 左侧瓣叶；RAL. 右前叶；RLL. 右侧瓣叶；AoV. 主动脉瓣；AVV. 房室瓣

插入间隔的多组腱索。在某些情况下，广泛的腱索融合可使前桥接叶下方的心室间分流很少或不存在。

B 型（不常见）前桥接叶较大，右前叶较 A 型小，其结果就是桥接叶横跨于间隔，并与沿着间隔的乳头肌或右心室调节束连接。由于前桥接叶与其下的室间隔间不存在腱索锚定点，因此存在心室间的自由分流。

C 型前桥接叶比 B 型大，且其内侧乳头肌与右侧前乳头肌融合，因此前桥接叶一般都很小。由于前桥接叶不附着于室间隔，所以可能存在心室间的自由分流，且瓣叶被描述为"自由漂浮"。

完全型 AVSD 亚型具有一些可能的伴发病变。A 型常是孤立性缺损，常见于唐氏综合征。相反，

C型常伴发其他复杂性先天性心脏病，如法洛四联症、右心室双出口、大动脉完全转位和内脏异位综合征等[43,44]。当发生冠状动脉异常时，往往伴发动脉单干而非AVSD。C型完全性AVSD合并法洛四联症是唐氏综合征的一个特点，而右心室双出口是无脾综合征的特征。

（三）临床表现

由于肺血过多，呼吸急促和生长落后在婴儿期早期出现；几乎所有完全型AVSD患者在1岁前都有症状。如果这些症状没有及早发现，临床医生应怀疑早发性肺血管阻塞性疾病；房室瓣反流使这些问题变得更加复杂。左房室瓣反流是术后再次手术最常见的原因。最近的一项研究表明，在6个月的随访中，22%接受过完全型AVSD修补术的患者存在中度以上的左房室瓣反流[2]。虽然某中心研究已将术前房室瓣反流作为术后再次手术的重要危险因素[45]，但在PHN研究中仍未能预测术后中度以上的房室瓣反流[2]；术后1个月内中度以上房室瓣反流是术后6个月房室瓣反流持续存在的强有力预测因素[2]；该研究未证实术后左房室瓣反流的自行消失。

如无严重肺血管阻塞性疾病，则可能无全身动脉氧饱和度的降低。体格检查显示过度活跃的心前区、第一心音增强和随呼吸而变化的第二心音，且第二心音变化幅度较大。由于肺动脉压升高，肺动脉瓣关闭声音增强。若存在左房室瓣反流，则于胸骨左缘下段和心尖部可闻及较响的全收缩期杂音。由于肺血流增加，在胸骨左缘上段可闻及单一的递增-递减性收缩期射血性杂音。胸骨左缘下段可闻及舒张中期杂音；由于流经共同房室瓣的血流增加，在心尖区亦可闻及舒张中期杂音。然而，体检发现的完全型AVSD可能与非复杂性的大型室间隔缺损或部分型AVSD无法区分。

（四）超声心动图

二维超声心动图是评估完全型AVSD的主要诊断工具[21,22,46]，与评估部分型AVSD类似，三维超声心动图可提供瓣膜、瓣膜下形态结构和室间隔缺损的额外信息[24]。如前所述，心尖和肋下四腔心切面评估心内十字交叉结构，可提供有关房间隔缺损和室间隔缺损的大小和位置的极佳细节信息（图29-18）。继发孔型房间隔缺损是一种相当常见的伴随畸形，从肋下四腔心切面和从肋下矢状成像切面顺时针方向旋转探头可检测到该畸形[22,23]。室间隔缺损位于流入道室间隔的后部，共同房室瓣的左右侧组成部分均向心室移位，且伴与大小不一的流入道室间隔缺损。动脉导管未闭是常见伴发畸形；在PHN的报道中，44% AVSD患者在手术修复时行动脉导管未闭结扎术。选用胸骨上窝和高位左胸骨旁成像评估动脉导管未闭。然而，在存在完全型AVSD大量肺血流的背景下，肺动脉分支中的叠加彩色多普勒信号可能使小型动脉导管未闭难以辨识。幸运的是，外科医生在AVSD修复时常规检查动脉导管。彩色频谱多普勒可作为评估分流部位、房室瓣反流严重程度和肺静脉连接的辅助手段。胎儿超声心动图在标准四腔心切面中可较容易地诊断完全性AVSD（图29-19）。

在与外科医生交流时，超声心动图医师必须详细描述房室瓣的形态。外科医生需要了解房室瓣口的血流通过能力和心室耐受力，以及舌形组织是否连接上、下桥接叶而形成两个独立的瓣孔。诊断时，二维肋下前位视图是必须要做的切面；该切面是从四腔心冠状位逆时针旋转探头获得，直到房室瓣叶在前位图像中出现（图29-20显示C型AVSD的"自由漂浮"前桥接叶）。改变探头上下偏斜角度可探查显示所有五个瓣叶的横截面切面，从房间隔下缘水平到室间隔上缘水平探查瓣膜[46]。从心尖位置应用全容量采集技术对共同房室瓣三维成像可清晰地描绘共同房室瓣和瓣口（图29-18D）；在手术室中，食管超声短轴成像将有助于上述评估。

在完全AVSD中可能出现单组左心室乳头肌。与双瓣口瓣膜畸形相似，单组乳头肌可减少瓣膜有效面积并使手术修复复杂化；左房室瓣的修复可能会因相对瓣叶发育不良而进一步困难。这种畸形的二维超声成像类似于左房室瓣双瓣口畸形，

第六篇 先天性心血管疾病
第 29 章 房室间隔缺损

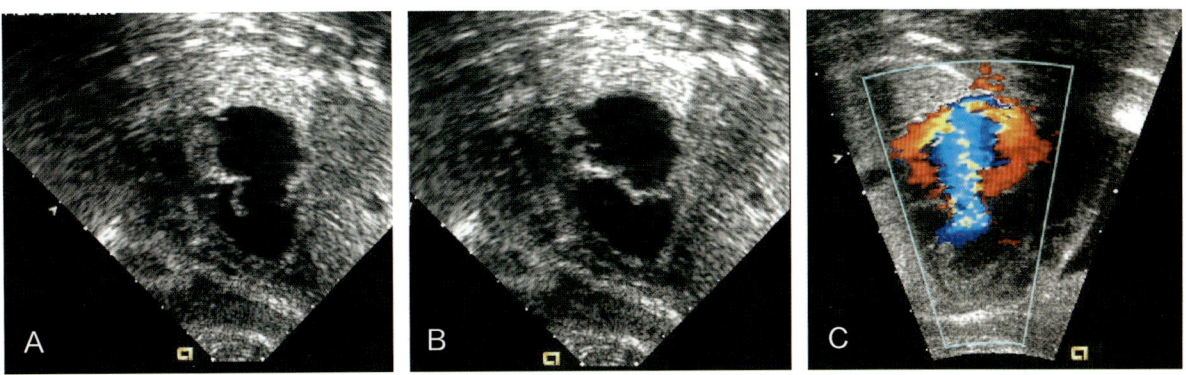

▲ 图 29-19 胎龄 31 周伴有严重共同房室瓣反流的胎儿超声心动图
四腔心切面显示舒张期（A）、收缩期（B）和收缩期彩色多普勒（C）图像显示共同心房、共同房室瓣和共同心室。分娩后，该患儿被发现无脾脏

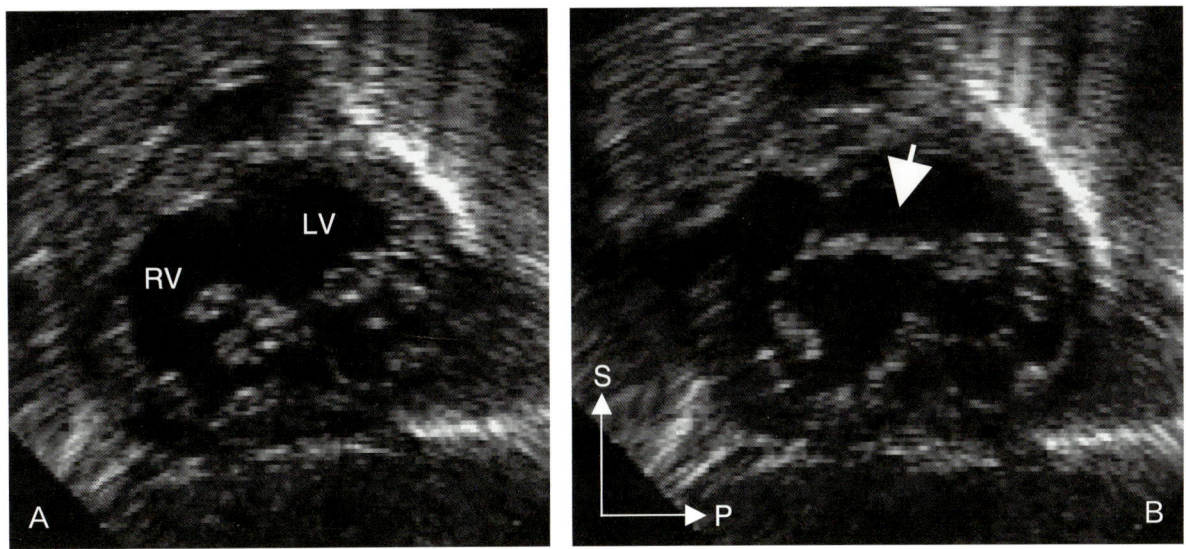

▲ 图 29-20 共同房室瓣的肋下矢状位切面
完全型房室间隔缺损患者收缩期（A）和舒张期（B）的肋下矢状面图像。箭示共同房室瓣的前桥接叶。前桥接叶在前面跨过（桥接）室间隔缺损并由两个心室共用，它未分为左侧和右侧组件，也未附着于室间隔；这种形态被称为"自由漂浮"或 Rastelli C 型。在手术修复期间，不同于自然分开的前桥接叶（Rastelli A 型），该瓣叶须在将其连接到室间隔缺损补片前修成左右两个瓣膜组件
LV. 左心室；RV. 右心室

三维超声心动图对于提供单组乳头肌及其瓣叶附着的细节很有帮助（图 29-12）。

（五）平衡概念

二维超声心动图对确定心室的相对大小是必不可少的。在 AVSD 中，房室瓣（无论瓣孔的数量）可能更多地服务于一个心室而牺牲另一个心室的血流，这将导致灌注不足的心室相对发育不全。根据心室的房室连接情况，部分型 AVSD 和完全型 AVSD 可出现"平衡"或"不平衡"情况。

两个心室均分房室入口，则为"平衡"型 AVSD。

尽管共同房室瓣大小正常（图 29-21），但不平衡型 AVSD 的一个心室常发育不良；较大的心室被称为"优势"心室；不平衡型 AVSD 约占所有 AVSD 类型的 10%。2/3 的不平衡型 AVSD 是右心室优势，此时左心室发育不良，超过一半的房室连接区服务于右心室。这些患者常伴严重主动脉缩窄和主动脉弓畸形。相反，左心室优势的不平衡型 AVSD，其右心室发育不良，常伴肺动脉瓣狭窄或闭锁。有趣的是，不平衡型 AVSD 唐

821

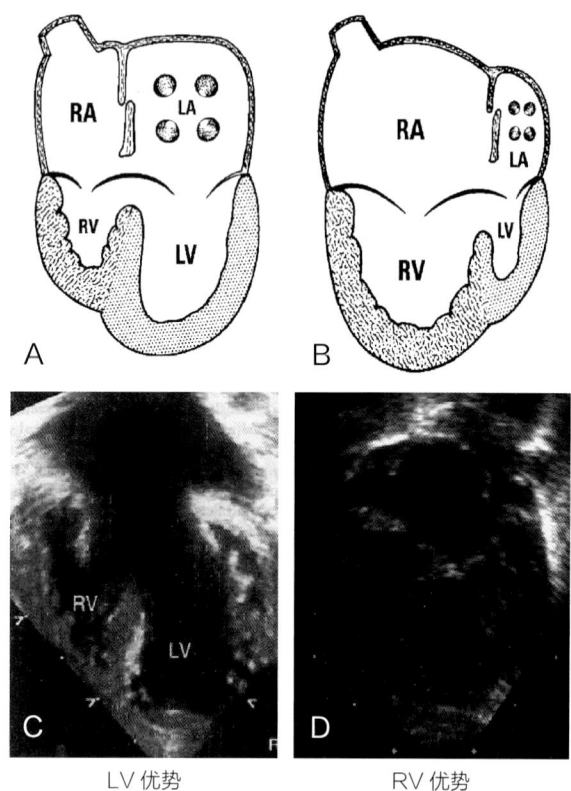

LV 优势　　　　　　　RV 优势

▲ 图 29-21　心室优势

基于 Bharati 和 Lev 的分类方案，分为左心室优势（A 和 C）和右心室优势（B 和 D）。左心室优势时共同房室瓣主要向左心室开放；相反，右心室优势时共同房室瓣主要向右心室开放
LA. 左心房；LV. 左心室；RA. 右心房；RV. 右心室

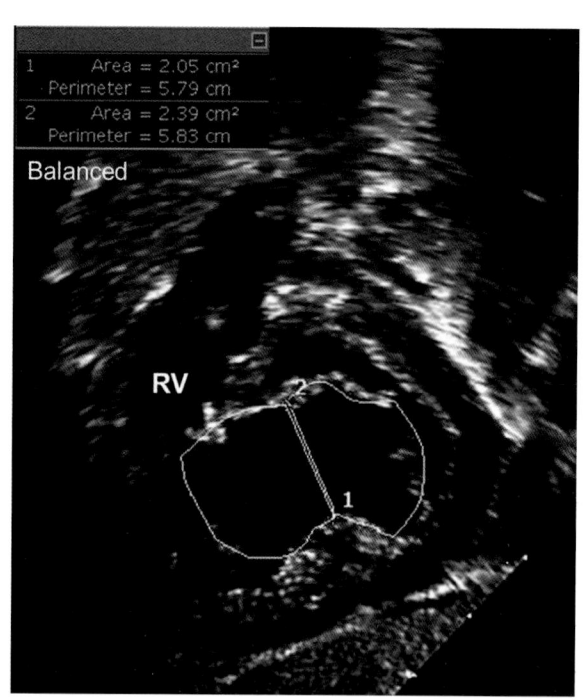

▲ 图 29-22　超声心动图评估心室优势

测量房室瓣面积，评估房室间隔缺损中心室的相对平衡，采用肋下矢状切面成像最佳，可显示共同房室瓣的正面图。本例中，平面几何测量显示共同房室瓣右侧和左侧部分之间的相对平衡
RV. 右心室

氏综合征儿童，左心室优势常见。

采用标准二维超声心动图成像，从心尖四腔心切面可看到两个心室。该成像切面可看到心房间隔和心室间隔间的对位不良，是不平衡型 AVSD 的诊断线索。肋下矢状面视图可估计共同房室瓣作用于每个心室的比例。使用超声心动图成像来确定"平衡"非常重要，这是决定行单心室手术修复和双心室手术修复的基础。适度的右心室发育不全也可通过"1.5 个心室修复术"来解决；在这种情况下，心内分流被修复，右心室通过行双向腔肺连接而不再有负荷。

Cohen 等[47]（图 29-22 和图 29-23）提出了一种应用肋下矢状位成像来定量描述明显左心室发育不良，这种病例可能用单心室手术治疗较好；他们测量分配给每个心室的房室瓣膜面积，计算房室瓣指数（AV valve index，AVVI），并作为左心室/右心室面积比；AVVI 可作为将患者分为单

心室手术和双心室手术的基础。AVVI < 0.67 且存在大型室间隔缺损者可采用单心室手术修复。2010 年，由先天性心脏病外科医师协会[48]进行的一项多中心研究改良的 AVVI，将左房室瓣组件的面积作为分子，而房室瓣总面积作为分母。应用该公式，AVVI 为 0.4~0.6 者被认为是平衡型 AVSD，通常行双心室修复；AVVI < 0.4 者被认为是右心室优势型 AVSD，AVVI > 0.6 被认为是左心室优势型 AVSD；AVVI < 0.19 者被认为有极度的心室不平衡，且通常行单心室姑息性手术。临床医生必须意识到"心室平衡"的解释不那么简单。例如，瓣膜错位的严重程度可能不一定与心室发育不良的程度相关；同时，肺静脉血优先穿过房间隔缺损，导致左心室充盈减少；最后，大量左向右分流的存在可能导致严重的右心室扩大并将室间隔凸向左心室；这将给左心室带来"发育不良"的假象。为克服二维超声心动图对左心室发育不良的错误印象，van Son 等[49]人通过术前使用理论模型估计左心室的"潜在容量"，该理论模型假

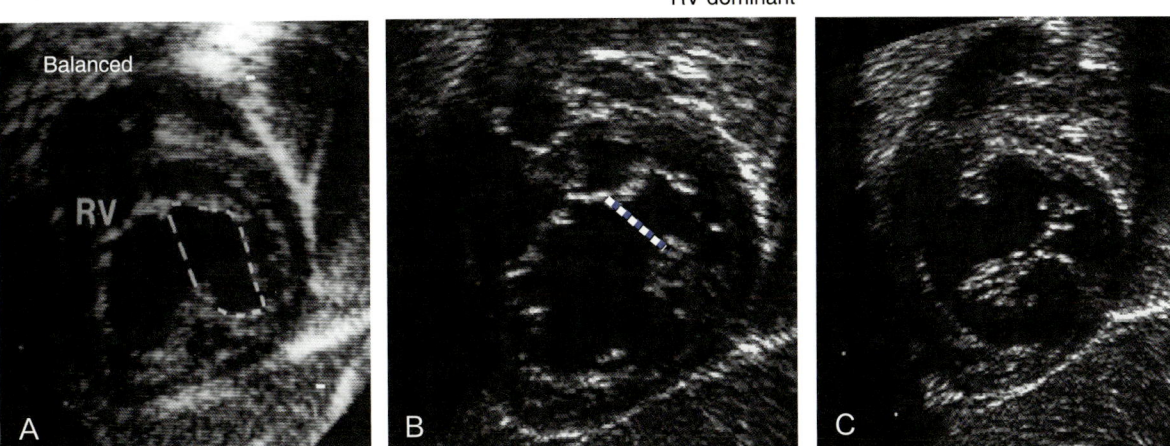

▲ 图 29-23　Unbalanced AVSD. A: Diastolic frame from the subcostal sagittal imaging plane showing balanced ventricles. B: Diastolic frame demonstrating a right ventricle (RV)–dominant unbalanced AVSD with relative dominance of the right portion of the common atrioventricular valve. C: Companion systolic frame of an RV dominant AVSD. (From Cohen M, Jacobs ML, Weinberg PM, Rychik J. Morphometric analysis of unbalanced common atrioventricular canal using two-dimensional echocardiography. *J Am Coll Cardiol*. 1996;28:1017, with permission.)

定室间隔形状正常，然后计算其短轴的相对面积（图 29-24）。

评估不平衡型 AVSD 患者时应采用所有的心室大小评估法。另外，确定左心室是否有心尖形成很重要。然而，尽管使用了所有的影像评估方法，但医者必须认识到没有任何方法把患者 / 心脏的生长考虑进去。因此，不平衡型 AVSD 患者在成像和临床管理方面都面临巨大挑战。

（六）X 线检查

完全型 AVSD 患者的心脏增大。右心缘边界凸度增加提示右心房扩大，左心房扩大可能产生特征性的左心缘边界变平。肺动脉段突出，肺血管纹理增加。

（七）心电图

大约 25% 的 AVSD 患者可见 P-R 间期延长[32]，心内电生理研究显示 P-R 间期延长的原因为心房内或房室结传导时间延长。超过 50% 患者符合心房扩大的电压标准。QRS 电轴左偏常见（图 29-25），额面 QRS 电轴位于 -60°～-135°，大多数患者的电轴位于 -90°～-120°。大多数患者 V₁ 导联呈 rsR、RSR' 或 Rr'，其他患者在相同胸导联呈

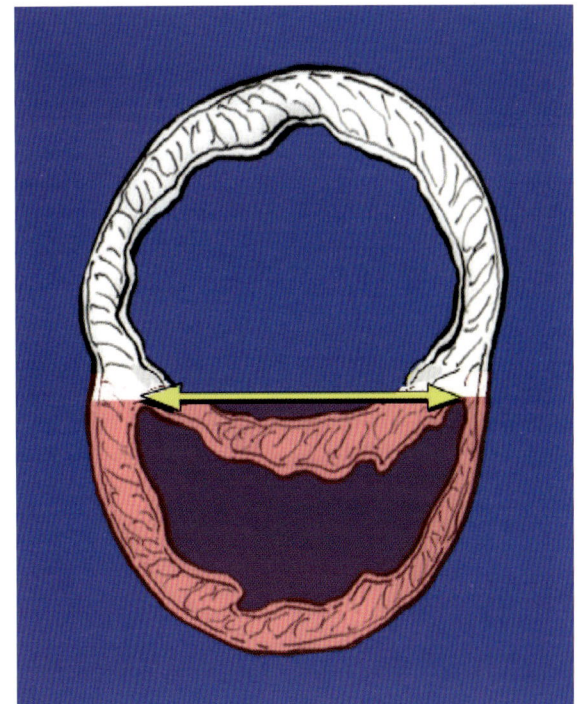

▲ 图 29-24　Short-axis assessment of septal flattening in unbalanced AVSD. Due to right ventricular volume overload, the septum bows toward the left ventricle. This may provide the misperception that the left ventricle is hypoplastic. However, if one assumes normalization of septal position, the potential volume of the left ventricle after repair may be predicted. (From van Son JAM, Phoon CK, Silverman NH, Haas GS. Predicting feasibility of biventricular repair of right-dominant unbalanced atrioventricular canal. *Ann Thorac Surg*. 1997;63:1657, with permission.)

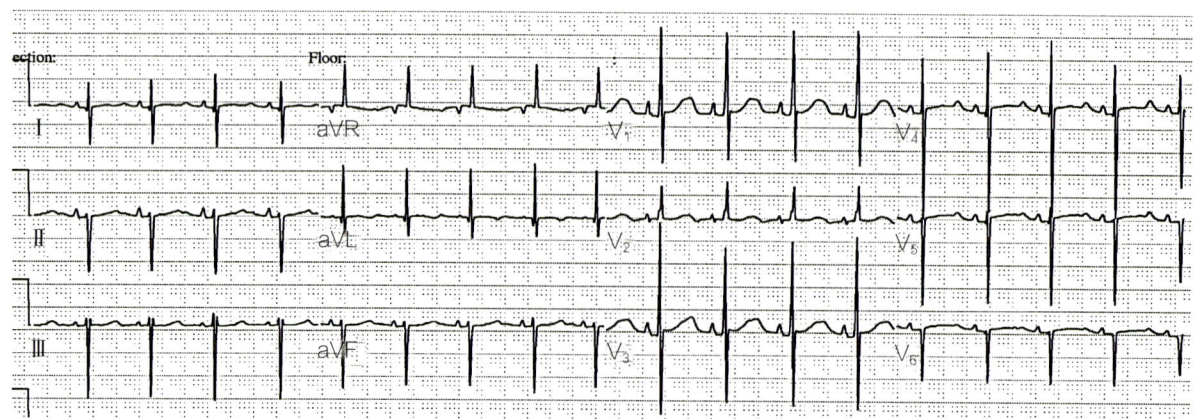

▲ 图 29-25 3 月龄完全型房室间隔缺损的 12 导联心电图电轴左轴和右心室肥大

qR 或 R，这些都表明右心室肥大。左心室肥大也可存在。

（八）心导管检查和造影

完全型 AVSD 婴儿的处理很少需要心导管检查和造影；对于年龄较大儿童的 AVSD，当怀疑存在肺血管阻塞性疾病时，心导管检查和造影对确定肺血管阻力有一定作用。严重肺血管阻塞性疾病（肺血管阻力 > 10U·m²）很少见，但在 < 1 岁的婴儿 AVSD 中有报道。

心导管检查显示右心房和右心室水平的血氧饱和度增加，完全型 AVSD 的肺动脉收缩压总是处于或接近体循环收缩压水平。部分型 AVSD 的肺动脉收缩压通常 < 体循环收缩压的 60%。心房和心室水平的左向右分流导致肺血流量增加，左向右分流程度取决于肺血管阻力和体循环血管阻力间的关系。由于共同房室瓣的严重反流，完全型 AVSD 的血流动力学变得异常复杂，使血液在心腔内自由分流入所有腔室。左心室血管造影显示典型左心室流出道呈"鹅颈"畸形和左房室瓣反流的严重程度。

（九）临床过程

典型完全型 AVSD 婴儿常需要利尿药等药物治疗，有时需根据临床情况加用地高辛或 ACE 抑制药。手术干预的时机必须考虑到 AVSD 患者早期出现肺血管疾病的情况，手术通常在生后 6 个月内进行。完全型 AVSD 儿童经常在 3—6 个月时行手术修复。伴唐氏综合征儿童由于其易发生肺血管阻塞性改变，可能需要在更早的年龄行手术干预。

（十）完全型房室间隔缺损特殊形式

1. 中间型缺损

当前、后桥接叶在室间隔顶上融合时，是完全型 AVSD 的一种罕见亚型，此时共同房室瓣分成左侧两个不同的瓣孔。这种类型通常具有大型原发孔型房间隔缺损和大型流入道室间隔缺损，其表现与其他类型的 AVSD 相似。手术修复无须分离左右房室瓣组件（这是自然发生），左房室瓣的裂缺是闭合的，但桥接叶通常发育不良需重建功能性前叶。

2. 不伴原发孔型房间隔缺损的大型流入道室间隔缺损

这是一种非常罕见的完全型 AVSD，其有两个不同的经舌形组织连接的房室瓣孔。但是，连接更紧密的瓣叶消除或几乎消除了原发孔型房间隔缺损而遗留大型流入道室间隔缺损。图 29-26 显示了患有此类患者伴继发孔型房间隔缺损。这种罕见的完全型 AVSD 的左心室流出道延长较少。

3. 唐氏综合征和 AVSD

一半以上的完全型 AVSD 患者出现唐氏综合征，完全型 AVSD 的唐氏综合征患儿更易伴发法洛四联症[50,51]。相反，唐氏综合征患者的脾脏畸形和多发性畸形（内脏）罕见。唐氏综合征患者通常无左心室流出道梗阻、左心室发育不良、主

第六篇 先天性心血管疾病
第29章 房室间隔缺损

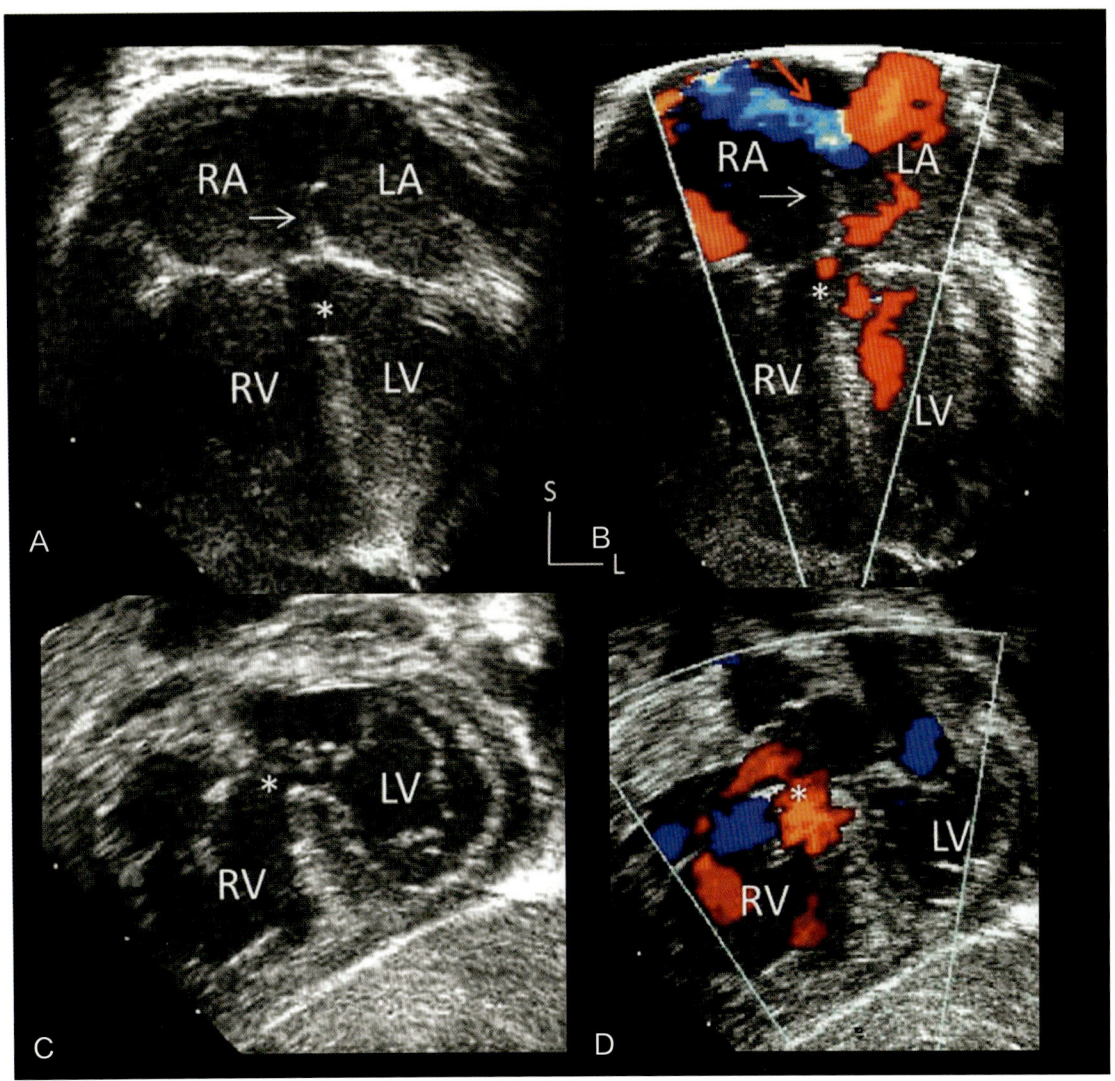

▲ 图 29-26 不伴原发孔型房间隔缺损的房屋间隔缺损

在这种罕见的房室间隔缺损中，房室瓣有两个经舌形组织与房间隔连接的孔，且不存在（或有非常小的）原发孔型房间隔缺损；瓣叶向上移动后可发现存在大型流入道室间隔缺损。这种病变的生理机制就是完全型房室间隔缺损。这种罕见病变的左心室流出道通常较少延长。A 和 B. 心尖四腔心切面显示无原发孔型房间隔缺损（箭），但有一个大型流入道型室间隔缺损（*）。C. 肋下矢状位切面显示附着房室瓣叶的流入道室间隔缺损。D. 肋下前倾位成像显示左心室流出道。红色血流流过室间隔缺损。该图像描绘的患者也有继发孔性房间隔缺损（B 图中蓝色）

LA. 左心房；LV. 左心室；RA. 右心房；RV. 右心室

动脉缩窄或额外的肌部室间隔缺损[52,53]。不平衡型 AVSD 的唐氏综合征患者通常是左心室优势而非右心室。

唐氏综合征伴完全型 AVSD 患儿的肺血管变化的程度和进展仍存在争议。组织学研究[54]未能揭示唐氏综合征完全型 AVSD 患儿的肺血管变化与非唐氏综合征伴完全型 AVSD 患儿的肺血管变化间的差异。其他研究[55,56]认为唐氏综合征患儿的肺实质发育不良，且发生肺血管阻塞性疾病

的时间早于染色体正常的患者。

评估唐氏综合征患儿的血流动力学时须考虑到这些患者可能存在慢性鼻咽阻塞、低通气和睡眠呼吸暂停，这些因素可导致二氧化碳滞留、缺氧和肺血管阻力升高。唐氏综合征患者的肺循环阻力与体循环阻力比值较非唐氏综合征患者更高[57]，这种差异可通过给予 100% 氧气来解决，表明明显的低氧和低通气是可纠正的因素。年龄＜1 岁的唐氏综合征患者中 11% 存在明确的肺血管阻力升

高[57]。目前，唐氏综合征伴 AVSD 患者的手术结果与一般人群相似[2,58]。

六、房室间隔缺损的初始手术治疗

(一)部分型房室间隔缺损

手术修复的目标包括关闭心房间的分流，恢复和保留左房室瓣的功能。这些目标可通过用不可吸收缝线间断缝合、仔细沿房室瓣裂缺边缘来完成。必要时增加偏心性瓣膜成形缝合，尤其是在瓣膜连接处以纠正持续的中心性渗漏。通过关闭房间隔分流（通常使用自体或牛心包补片）完成修复，应避免损伤传导组织[59]。这样的修复可造成双瓣叶瓣膜。罕见情况下，如左房室瓣是三叶瓣膜，则裂缺将被视为瓣膜连接处，可不缝合此处的连接，而实行瓣环成形缝合，以促进三个瓣叶的相互协调适应。在最近的 PHN 研究中 98% 的病例关闭了裂缺[1]。

然而，Carpentier[60]和 Piccoli 等[61]所倡导的形态学概念和手术方法仍然存在争议。PHN 研究无法证实瓣环成形术能减少术后 6 个月左房室瓣反流的发生率。在该研究中，59 例患者中有 18 例（31%）术后 6 个月的超声心动图数据显示有中度或重度左房室瓣反流[1]。由于所有手术报告均未提供瓣环成形术的详细资料，因此 PHN 研究放宽"瓣环成形术"的定义，即除裂缺关闭手术外的任何额外左房室瓣的手术；但这限制了评估特定外科手术技术的能力。大多数中心为关闭左房室瓣膜裂缺，将实行有限的瓣环成形缝合并接近瓣膜接合处，以改善瓣膜功能。

部分型 AVSD 手术修复后院内死亡的风险约为 1%[1]。在 PHN 研究中，部分型 AVSD 的手术修复时机趋于早期，其修复中位年龄为 1.8 岁。部分型 AVSD 修复后的长期生存良好。来自梅奥医学中心的 334 例部分型 AVSD 患者，其修复术后 20 年和 40 年的生存率分别为 87% 和 76%[62]；关闭左侧房室瓣裂缺和手术时年龄＜ 20 岁与生存率提高有关；11% 的 AVSD 术后患者再次手术，其最常见的原因为修复残余/复发的左房室瓣反流或狭窄[62]。在 PHN 研究中，残余房间隔缺损分流（＜ 1%）和左房室瓣狭窄（1%）少见[1]；残余左房室瓣反流仍然是再次手术的主要原因。在该研究中，31% 的患者术后存在至少中度左房室瓣反流 6 个月；4 岁后手术修复是残余中、重度左房室瓣反流的危险因素[1]。然而，最近梅奥医学中心的研究[64]（部分型 AVSD 手术修复时间的中位年龄为 7.9 岁）显示，在 2 年的随访中仅 8% 的患者有中度或以上的左房室瓣反流；术后左房室瓣反流的低发生率提示，术前无症状或无严重左房室瓣反流的部分型 AVSD 患者，其手术修复的最佳时机可为较高年龄段（5—8 岁）。在一个使用三维超声心动图量化评估和确定 AVSD 患者手术修复术后左房室瓣中度以上反流危险因素的横断面研究中发现，较大的瓣叶脱垂、较大的左房室瓣膜环面积和前外侧乳头状肌较多的侧向（基底）移位与显著的左房室瓣反流相关[29]。术后心律失常不常见，手术相关的完全性心脏传导阻滞并不常见，但需植入永久性起搏器。

(二)完全型房室间隔缺损

完全型 AVSD 的手术修复应在生命早期，在最近的多中心报道中显示手术修复的中位年龄为 3.6 个月[2]。完全型 AVSD 的手术修复必须在不可逆肺血管阻塞性疾病发生之前进行，通常为 3—6 月龄。对于生长发育落后的婴儿，应考虑早期手术修复。

对于有症状的婴儿，手术选择包括姑息性肺动脉环缩术或畸形完全修复。Silverman 等[63]报道 21 例年龄＜ 1 岁的完全型 AVSD 患儿行姑息性肺动脉环缩术，效果良好，仅 1 例手术死亡，其余患者有极好的缓解效果。Williams 等[65]推荐对体重＜ 5kg、内科治疗无效或伴发其他畸形的 AVSD 婴儿行肺动脉环缩术。目前，大多数医疗中心对生长发育迟缓的 AVSD 小婴儿行完全修复，这样可很大程度上避免肺动脉环扎。在 PHN 研究中，研究人员发现＜ 2.5 个月时行心脏修复手术常与可能促使早期手术的同时进行的操作相关；需要早期手术修复的婴儿虽然在残余分流和左房室瓣反流严重程度方面的预后相似，但更可能需要停循环、延长 ICU 住院时间，以及由于并发症导致住院时间延长[2]。

手术修复的目标包括关闭心房和心室水平的分流，利用可用瓣叶组织重建两个独立且有功能的房室瓣以及修复伴发畸形。完全型 AVSD 手术修复技术已经标准化，即使用单补片（图 29-27）或双补片法（图 29-28）（单独的心房和心室补片）关闭房间隔缺损和室间隔缺损以及将左房室瓣重建为双叶瓣。Puga 和 McGoon[66] 详细描述该技术；Piccoli[61] 和 Studer 等[67] 认为左房室瓣的裂缺是真正的瓣膜连接并将其设定为三叶瓣。在这些概念的基础上，Carpentier[60] 更倾向于采用双补片技术，将左房室瓣修复为三叶瓣结构。最近，描述了一种"澳大利亚"单补片技术[68,69]，即 I 期缝合室间隔缺损和用心包补片关闭房间隔缺损（图 29-29）。

在 PHN 研究中，研究人员评估了用于修复完全型 AVSD 的各种手术技术[2]，发现 93% 关闭了瓣膜裂缺，72% 使用双补片技术，18% 使用单补片

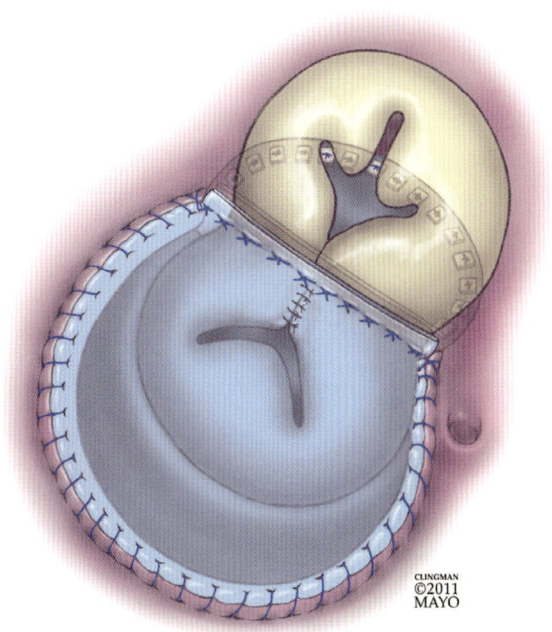

▲ 图 29-28 完全型房室间隔缺损的双补片技术（右心房观手术视图）

第 1 个补片关闭室间隔缺损并在深部显示房室瓣，不分隔共同房室瓣桥接叶；一旦室间隔缺损补片放置到位，裂缺修复，则第 2 个补片关闭房间隔缺损

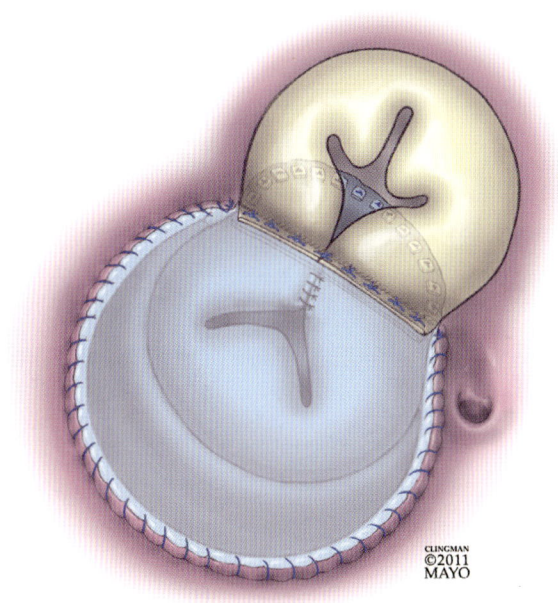

▲ 图 29-27 传统单补片手术修复完全型房室间隔缺损（右心房观手术视图）

注意利用 1 个补片关闭室间隔缺损和房间隔缺损。在房室瓣的深处看到单补片的心室组成部分。该补片通过分隔共同房室瓣的桥接叶定位，一旦补片缝合到位，桥接叶重新悬浮到补片上；左房室瓣的裂缺关闭

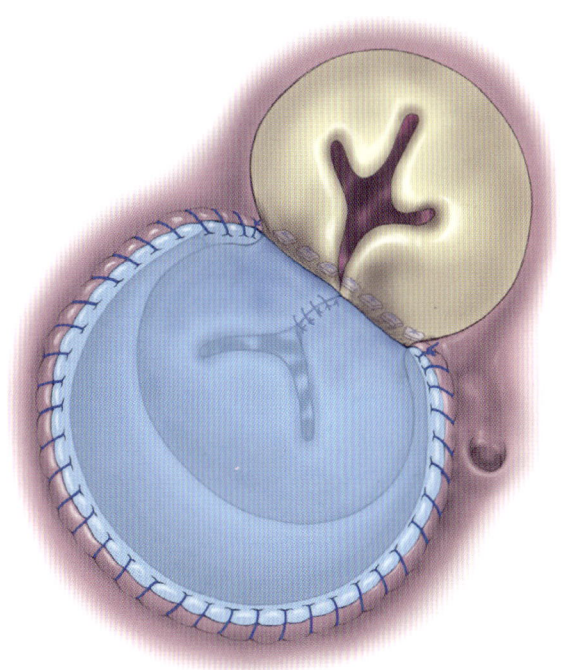

▲ 图 29-29 改良单补片技术或澳大利亚技术（右心房观手术视图）

共同房室瓣的桥接叶直接缝合到室间隔顶部。注意，房室瓣瓣叶翻折到室间隔顶部；完成上述操作后，应用单补片修复房间隔缺损

技术，10%使用"澳大利亚"单补片技术；修复技术的选择取决于外科医生/中心的喜好；"澳大利亚"单补片技术用于年轻患者，且较双补片或单补片技术更多地需要再次体外循环；单补片技术体外循环时间和主动脉钳夹时间较长，但无须再次体外循环；所有手术修复技术的手术死亡率、住院时间、残余分流和残余左房室瓣反流情况相似。

目前，完全型 AVSD 手术修复的医院死亡率为 2.5%[2]。左房室瓣流反流是再次手术的最常见原因，其在首次手术修复后 6 个月内的发生率为 4%。25% 的患者有中度左房室瓣反流；残余分流很少见，残余分流通常在 6 个月内自动关闭。2010 年 STS 数据库综述（1917 例患者）显示完全型 AVSD 手术修复后的主要并发症发生率 < 4%[70]。

大多数医疗中心选择在生后 3～6 个月手术修复完全型 AVSD。若患儿生长发育落后或肺血过多，则选择更早的年龄手术修复。许多北美中心的外科医生倾向于采用双补片技术，从而避免分离瓣膜桥接叶[71]（见图 29-28）。若室间隔缺损较浅，则采用单补片技术 I 期缝合室间隔缺损（澳大利亚技术）（见图 29-29）；关闭左房室瓣裂缺，采用偏心性瓣膜成形缝合技术以恢复瓣膜功能。在澳大利亚的一项报道中发现裂缺被完全关闭占 43%，部分关闭占 20%，裂缺保持开放占 36%；术后 5 年和 8 年时，无中度或以上左房室瓣反流者分别为 76% 和 69%。虽然 AVSD 手术修复年龄和中度或以上的左房室瓣反流是再次手术的独立风险预测因子，但未关闭裂缺并非独立的危险因素[72]。大多数机构的所有 AVSD 病例都在术中使用 TEE，若 TEE 显示轻度以上的左房室瓣反流，则恢复体外循环并积极尝试改善瓣膜功能[73]。

（三）完全型房室间隔缺损手术中的特殊问题

1. 左房室瓣的降落伞畸形

David 等[74]解决了这个问题。存在这种畸形时，关闭修复裂缺可能导致房室瓣口的阻塞。若患者存在明显的左房室瓣反流伴降落伞畸形，则瓣膜置换术可能是唯一合适的选择。目前推荐部分或全部关闭裂缺的对合并列区域，以减少术后反流；这会遗留轻微的瓣膜狭窄，但通常耐受良好且可能随着时间延长，瓣膜狭窄改善[75]。

2. 左房室瓣双孔

外科医生必须抵制通过切开两个孔之间的瓣叶组织来连接双孔的诱惑，双孔的联合开口对于满足左房室瓣的功能是令人满意的[76,77]。关闭裂缺的对合并置区域；辅助孔若有功能，应单独保留[77]。

3. 右心室或左心室发育不全

畸形严重，不能将左右心室分隔；姑息手术的唯一选择是 Fontan 手术且于该手术前已在婴儿期行充分的肺动脉环缩术[78]。

4. 法洛四联症

完全型 AVSD 伴法洛四联症时漏斗部间隔前向移位，流入道室间隔缺损向前向上延伸至间隔膜周区域，其右心室流出道梗阻。这些发绀婴儿常最先接受体肺分流术，然后 2—4 岁时完全修复畸形；心内畸形的修复最好采用右心房和右心室联合途径[51]。

5. 主动脉瓣下狭窄

若术前评估时发现主动脉瓣下狭窄，则狭窄多为纤维肌膜造成，应在手术时适度切除。但主动脉瓣下狭窄可能在 AVSD 手术修复后延迟出现，狭窄可能是流入道间隔存在未纠治的畸形，通常是心内膜纤维附加物和纤维肌性嵴形成所致；尽管一些患者需要采用改良 Konno 术，但通常采用局部切除[79-82]。

七、房室间隔缺损修复术后的再手术

（一）部分型房室间隔缺损

部分型 AVSD 手术修复后晚期出现左房室瓣反流或狭窄、主动脉瓣下狭窄、右房室瓣反流或残余房间隔缺损时需要再手术。左房室瓣反流的再手术发生于部分型 AVSD 首次手术后 10%～15% 的幸存者中。再手术的危险因素包括首次手术修复术中发现残留明显的左房室瓣反流、瓣膜严重发育不良以及未能关闭共同房室瓣前叶（隔叶）裂缺。若发育不良不是太严重或瓣膜反流是通过残留裂缺导致，则可再次修复瓣膜；偏心性交界瓣膜成形缝合纠正中央型反流，但瓣膜严重发育不良则可能需要瓣膜置换。

若瓣口发育不良或瓣下装置的降落伞畸形导致瓣口受限，则须再手术处理左房室瓣狭窄。婴儿期或儿童早期瓣膜置换时人工瓣匹配不当时，需重新瓣膜置换。由于瓣环小而造成的人工左房室瓣狭窄，在纠治技术上存在挑战。小瓣环时置换较大的人工瓣，尚无可靠的瓣环扩大技术可用，但必须彻底清创、切除纤维瘢痕和旧置换材料。在极少数情况下，将新的较大的人工瓣在瓣环上水平缝入左心房。

部分型 AVSD 手术纠治后较完全型 AVSD 更易发生由主动脉瓣下狭窄引起的晚发性左心室流出道梗阻，其原因可能为：常规手术修复时流入道间隔的缺陷部分未被重建，使得左房室瓣的前（隔）叶沿纤维融合线铰接到间隔顶部。因此，标准手术修复不会改变细长和可能变窄的左心室流出道。完全型 AVSD 手术修复时，利用瓣膜下补片重建流入道间隔的缺陷部分，从而有效加宽了流出道。左心室流出道梗阻的解除可通过几种方式完成：经主动脉切除纤维或纤维肌膜，经主动脉和右心室入路补片扩大左心室流出道（改良 Konno 手术）。其他替代方法包括重建流入道间隔的缺陷部分，间隔部肌切除术和心尖 - 主动脉管道[79-82]。部分型 AVSD 手术后，由于孤立性房间隔缺损残余分流或复发性房间隔缺损而再手术是罕见的。

Stulak 等[83] 报道了梅奥医学中心 93 例部分型 AVSD 患者首次手术后再手术的经验，再手术的平均时间为 10 年，最常见的再手术适应证为左房室瓣反流（67%）、主动脉瓣下狭窄（25%）、右房室瓣反流（22%）和房间隔缺损残余分流（11%）。再手术包括左房室瓣修复或置换，主动脉下切除术和右房室瓣修复。左房室瓣修复术（38 例）和置换术（35 例）的生存率无差异。

（二）完全型房室间隔缺损

在完全型 AVSD 患者手术修复后的头 20 年，约 20% 需再手术；其病变包括左右房室瓣反流、左房室瓣狭窄（原发性和人工瓣膜）以及房间隔缺损或室间隔缺损残余分流。

残余左房室瓣反流可能是手术重建不足造成，术中 TEE 下指导手术修复，可防止患者在离开手术室前残流明显的左房室瓣反流。完全型 AVSD 手术修复后，由于右房室瓣膜反流而再手术者很少见；但其可发生于肺动脉高压，或伴法洛四联症（伴右心室功能障碍和肺动脉瓣反流或狭窄）。完全型 AVSD 首次手术后，由于残余分流而再手术的情况罕见。

最近，Mayo 诊所的研究人员评估了 50 例完全型 AVSD 首次手术修复后再手术的情况[84]，其最常见的再手术指征是左房室瓣反流（41 例），左房室瓣狭窄罕见（1 例），与 PHN 数据一致；该队列的一半患者需要房室瓣的再次修复，另一半患者需瓣膜置换；该队列术后 15 年长期生存率为 86%。

八、术后超声心动图评估

AVSD 术后超声心动图的评估包括评估房室瓣的形态（图 29-30 和图 29-31）以及测定左右侧房室瓣的狭窄或反流[85]。2012 年，PHN 的一项研究评估了二维超声心动图对 AVSD 修复术后左房室瓣反流的效用，并发现观察者间的定量测量值的一致性较差[86]。心尖和胸骨旁长轴切面中的腔静脉宽度和腔静脉横截面积与左室舒张末期容积 Z 评分密切相关，且观察者间的一致性最高；但与定性评估左房室瓣反流相比，仅有很小的优势。三维超声心动图在评估 AVSD 手术修复后瓣膜反流机制及计算反流射流方面优于二维超声心动图[25,26]（图 29-31）。然而，应用三维彩色多普勒定量评估儿科 AVSD 手术修复后瓣膜反流的数据有限。

应常规寻找残余分流，应用多普勒评估心室水平分流和右房室瓣反流的血流速度变化图，可准确测定右心室收缩压。然而，若存在室间隔缺损残余分流，则经室间隔缺损的射流可能干扰右

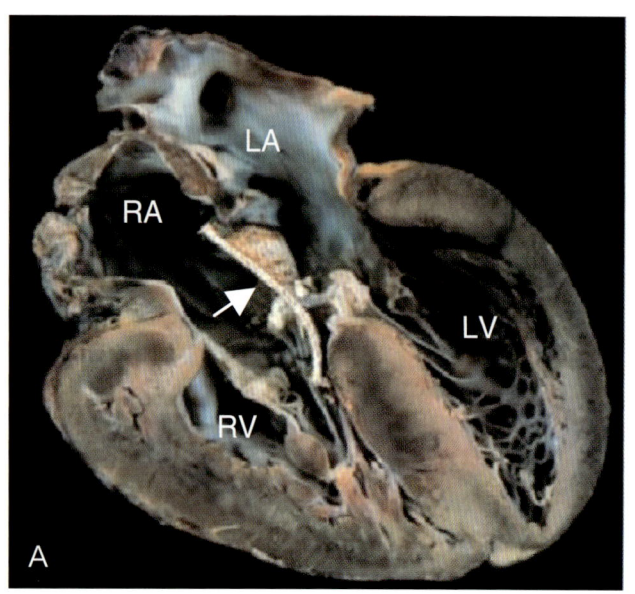
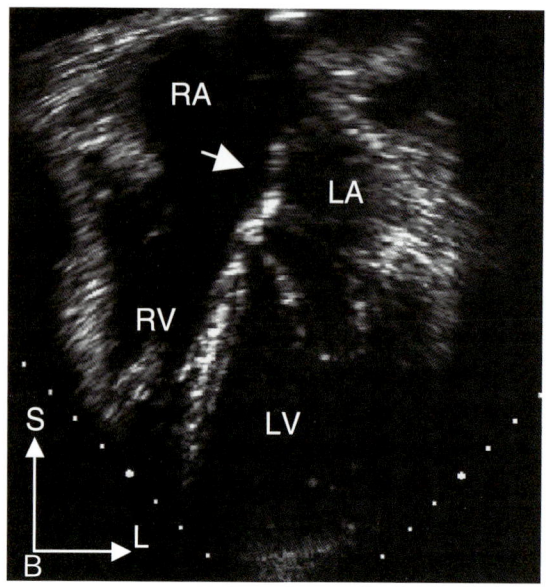

▲ 图 29-30　部分型房室间隔缺损修复后的标本图及超声图

A. 部分型房室间隔缺损补片关闭房间隔缺损和二尖瓣裂缺修补术后患者的四腔心解剖标本。补片（箭）附在房间隔右侧和右侧房室瓣上，以避免损伤传导组织和左房室瓣。注意标本中令人印象深刻的右心室肥大。B. 部分型房室间隔缺损患者成功修复后的二维超声心尖四腔心切面。注意术后右心室减小

L. 左；LA. 左心房；LV. 左心室；RA. 右心房；RV. 右心室；S. 上

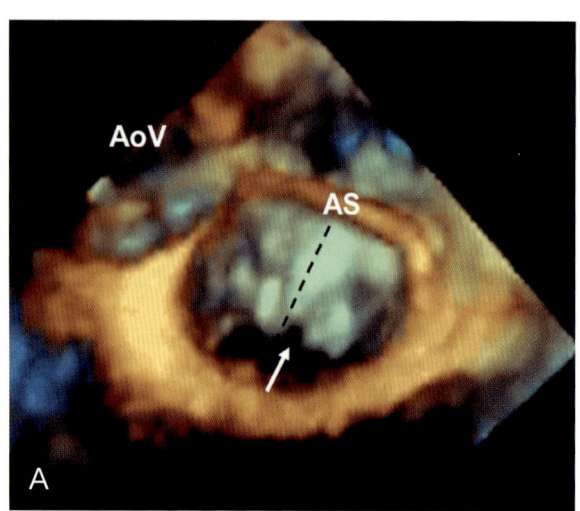
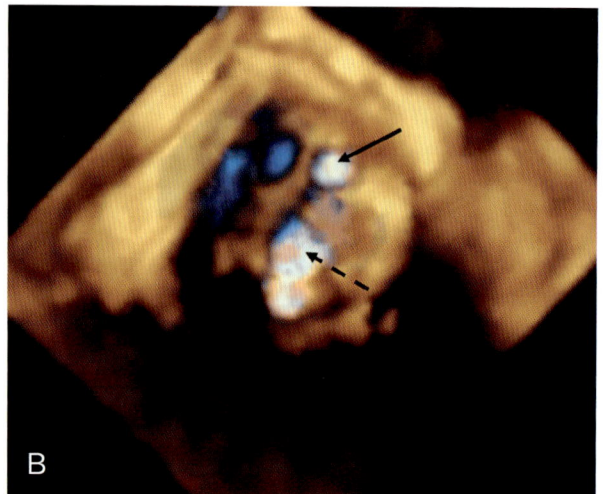

▲ 图 29-31　术后经食管三维超声心动图和彩色多普勒左房室瓣的右心房观视图

8 岁完全型房室间隔缺损患儿先行肺动脉环扎术，左房室瓣在本研究前 3 个月手术修复；其初次房室间隔缺损修补术中经食管超声心动图显示轻度的左房室瓣反流，但随后的门诊超声心动图显示中重度左房室瓣反流。A. 经食管三维超声心动图。左心室舒张末期的左房室瓣。注意瓣叶（白箭）的撕裂处正好位于修复的裂缺（黑虚线）后面。B. 彩色多普勒左房室瓣的右心房观视图。有两个瓣膜反流的血液射流，较大的射流（虚线黑箭）通过修复的裂缺后面和裂缺中央；较小的射流位于房间隔附近，在修复的裂缺内（实线黑箭）

AoV. 主动脉瓣；AS. 房间隔

房室瓣的血流反流信号，并妨碍右心室收缩压的精确测定；此时，超声心动图医师应使用间接测量技术，如评估室间隔摆动度、右心室大小和功能，以及多普勒测定肺动脉瓣反流速度波形以评估肺动脉舒张压。AVSD 术后的连续超声评估须仔细观察左房室瓣反流和左心室流出道梗阻的进展。

九、成人房室间隔缺损

（一）先前未诊断房室间隔缺损的成人

成人期部分型 AVSD 患者将出现运动不耐受、劳力性呼吸困难或由房性心律失常引起的心悸等症状；可表现为房间隔缺损的典型体检结果（位于胸骨左缘上段的收缩期喷射性杂音，第二心音固定分裂，以及由流经右房室瓣的血流增加而导致的胸骨左缘舒张期隆隆样杂音）。以前未诊断的部分型 AVSD 成人可能因其他原因行胸部 X 线或心电图检查时而确诊；胸部 X 线片显示心脏扩大，心电图常显示电轴左偏。反流性全收缩期杂音（由左房室瓣前叶裂缺导致）提示应行超声心动图评估。在未手术修复的部分型 AVSD 的成年人中，左房室瓣狭窄罕见；若存在左房室瓣狭窄，此时常伴有单组乳头肌和瓣膜降落伞畸形。成人期发现部分型 AVSD，若无明显的肺动脉高压，推荐手术修复。

成人 AVSD 的超声心动图检查应在具有丰富先天性心脏病诊断经验的影像实验室进行。心导管检查对某些患者的作用是评估冠状动脉解剖结构或计算肺血管阻力。肺动脉阻力（pulmonary arteriolar resistance，rPa）小于 $6U·m^2$，成人部分型 AVSD 的手术修复较安全；若 rPa 高于该水平，则在导管室须使用肺血管活性药（如 NO）行激发试验；rPa 高达 $15U·m^2$ 的患者已成功进行了孤立性房间隔缺损手术[87]。在这组患者中，人们会考虑在手术前后给予肺血管活性药物，如波生坦、西地那非或 Flolan 等，并通过心导管监测血流动力学，以观察 rPa 改善情况。40 岁以上 AVSD 的患者，无论有无症状，术前需无创评估冠状动脉，若评估异常，则须行选择性冠状动脉造影或 CT 血管造影。原发孔型房间隔缺损不适合经导管封闭。微创机器人技术已被用于修复孤立性二尖瓣裂缺，但目前为止，还未用于 AVSD。

（二）先前手术修复房室间隔缺损的成人

部分型 AVSD 的手术修复应由先天性心脏病培训和专业知识的外科医生进行。下述原因推荐既往手术修复 AVSD 的成人再手术。

1. 有症状的房室瓣反流或狭窄，心律失常，左心室增大或左心室功能不全。

2. 左心室流出道梗阻，平均压差＞ 50mmHg 或最大瞬时压差＞ 70mmHg。左心室流出道平均压差虽＜ 50mmHg，但伴明显的二尖瓣或主动脉瓣反流。

3. 残留或复发的房间隔缺损或室间隔缺损且伴明显的左向右分流。

左房室瓣的再手术并不一定需要瓣膜置换。梅奥医学中心最近的研究显示 50% 的患者二次手术时需瓣膜置换[84]，但有趣的是瓣膜置换并不排除这些患者再次手术。

（三）关于妊娠的建议

所有 AVSD 病史的女性在初次妊娠时应仔细评估，以确保无明显的残余血流动力学问题，否则可能会使其管理复杂化。成功手术修复的 AVSD 女性通常可较好地耐受妊娠。此外，对于未手术修补的部分型 AVSD 患者，妊娠期间左向右分流和左房室瓣反流通常具有良好的耐受性。来自 CARPREG 的研究数据[89]及其最新随访数据显示[90]，除少数心律失常病例外，手术修复和未手术修复左向右分流病变的 AVSD 女性通常可较好地耐受妊娠。

然而，对于患有肺血管阻塞性疾病和严重肺动脉高压（肺动脉收缩压＞ 60mmHg）的女性，建议不要妊娠。未修复的完全型 AVSD 成人常具有艾森曼格综合征的生理学表现。幸运的是，随着手术技术的进步和近 40 年来预后的改善，未手术修复的 AVSD 成人和艾森曼格综合征是罕见的。

部分型或完全型 AVSD 手术修复的患者须终生心脏病随访，最好在专门护理先天性心脏病的成人中心随访。至少 15%～20% 的患者因进行性左房室瓣反流或左心室流出道梗阻而需再手术。即使患者在成人时进行了部分型 AVSD 的初始修复，左心室流出道梗阻也可能新发[32]。

2007 年 AHA 指南，对于未手术修复的部分型 AVSD 女性患者，如为无并发症的经阴分娩，则不推荐心内膜炎的预防；对于手术修复的 AVSD

女性患者,只有在瓣膜置换者中才推荐给予心内膜炎预防;推荐妊娠 20 周左右行胎儿超声心动图检查,原因是 AVSD 患者子代患先天性心脏病的风险为 3%~5%。

十、结论

过去的 50 年,AVSD 手术修复是先天性心脏手术领域的成功案例之一。20 世纪 60 年代 Giancarlo Rastelli 所做的开创性工作就是这些成就之一。目前,患有 AVSD 的儿童期望在成年期具有较高的生存质量;但仍有 15%~20% 可能面临再手术,所有患者都需终生监测左心室流出道梗阻的发展和房室瓣反流。

致谢

感谢该章节前作者的贡献(Drs. William Edwards, Francisco Puga, and RobertFeldt);他们参与了里程碑式的研究,形成了教科书几个版本中这一章的基石。我们也感谢 Dr. Bryan Cannon 对这一章进行了建设性的审核。

第 30 章 室间隔缺损
Ventricular Septal Defects

Meryl S. Cohen Leo Lopez 著
李自普 译

室间隔缺损（VSD）是左心室与右心室或右心房之间的异常交通。VSD 是除二叶型主动脉瓣外最常见的一种先天性心脏畸形，约占先天性心脏病的 40% 以上[1]。VSD 包括广泛的解剖学和生理学疾病谱，且可作为独立的缺损或伴随其他先天性心脏缺损而发生。VSD 的重要特征包括其位置、大小、边缘和缺损数量。小的缺损除心内膜炎的轻微高风险外，通常无血流动力学意义[2]；大的缺损多导致心力衰竭并需要手术干预。VSD 术后的远期预后良好。

一、流行病学

VSD 的真实发病率很难确定，其原因为许多 VSD 在宫内或婴儿早期自行闭合；其发病率范围为（5～50 人）/1000 活产婴儿和 0.3 人/1000 成人[3]。在美国每年诊断 10 000～11 000 例孤立性 VSD 婴儿[4]，约 1/5 的患儿接受了手术治疗[5]。VSD 与许多其他先天性心脏畸形伴随，包括圆锥动脉缺损，如法洛四联症、动脉单干、心室双出口和主动脉弓梗阻等。

二、病因

VSD 病因可能是多因素的，包括遗传和环境因素。VSD 常见于非整倍体综合征，如 13 三体综合征、18 三体综合征和 21 三体综合征[6-8] 及其他遗传综合征，如 Holt-Oram 综合征（TBX5 突变）[9]。后代患有 VSD 的患儿与其父亲曾使用大麻或可卡因等毒品及曾暴露于油漆环境有关[10,11]。

胚胎时期，心室襻形成后右心室扩张时室间隔开始形成。胚胎时期左右心室间的过渡区形成原始室间孔[12-14]；该孔将胚胎心房和左心室与右心室和流出道分开（图 30-1A）。流出道部分上层垫的融合形成了肺动脉瓣下和主动脉瓣下的肌性出口（圆锥）[15]。室间隔的肌肉部分由小梁间隔（在胚胎左心室和右心室之间）、流入道部分（从心内膜垫发育而来或作为小梁间隔的延伸）和圆锥隔部分形成。上下房室垫的融合和原始房间隔的间质帽形成膜部室间隔。当主动脉转位到左心室并楔入形成中的二尖瓣旁边时，正常心脏分隔完成（图 30-1B）[16]。

三、形态学

（一）病理解剖

了解心室和室间隔的解剖结构对 VSD 的精确描述和分类至关重要。在心室与动脉连接正常时，每个心室应用三分法可分成三部分[17]，分别为流入部、心尖（小梁）部和流出部。右心室流出部由肺动脉瓣下的圆锥体（也称漏斗体）组成（图 30-2A），这是一个肌腔，由三尖瓣和肺动脉瓣之间的连续性纤维分隔而成。相反，在正常妊娠期间，左心室下主动脉圆锥会回缩，形成二尖瓣和主动脉瓣之间的连续性纤维（图 30-2B）。大多数关于 VSD 的早期报道将室间隔的右心室面划分为不同的区域：流入部间隔、位于心脏基底部分的膜部间隔、小梁部间隔和流出部或圆锥部间隔（图 30-2A）[18]。隔束也称为间隔小梁，是一种 Y 型右心室隔状结构，将右室心尖小梁与右心室圆

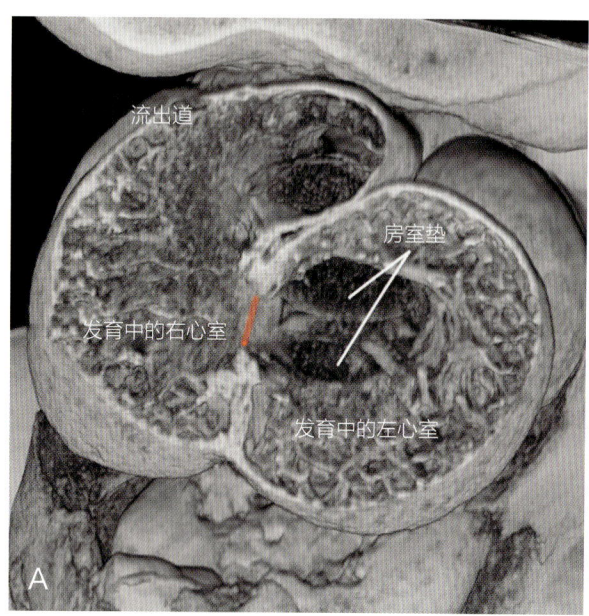 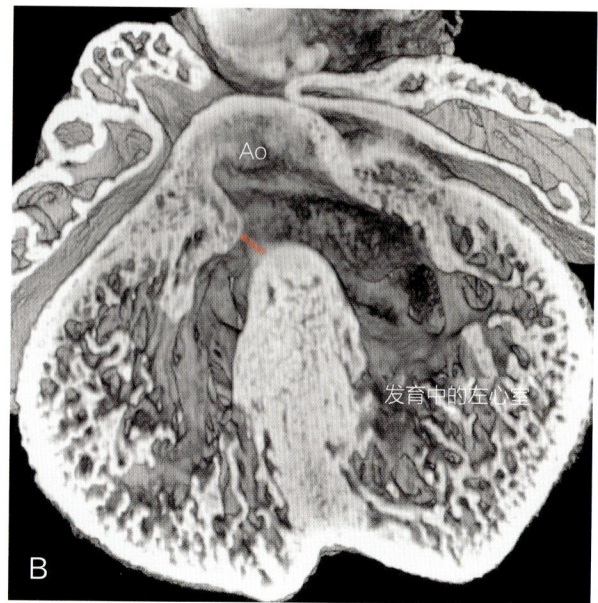

▲ 图 30-1 正常小鼠胚胎心脏的室间隔发育显微镜下观

A. 胚胎第 10.5 天小鼠心脏额状切面，胚胎时期的室间隔交通（红线），将发育中的右心室（起源于心室流出道）和左心室（心房物质经房室管长入）分隔开来；此阶段，胚胎心脏本质上是一个"双入口左心室"和"双出口右心室"；B. 胚胎第 12.5 天，随着右房室瓣膜迁移到发育中的右心室，主动脉迁移到发育中的左心室；此阶段，流出道部分的心内膜垫的前缘与肌部室间隔的顶部连接以完成心室的分隔（红线），从而保证来自发育中左心室的血液射入主动脉（图片由 Professor Robert H. Anderson,Institute of Genetic Medicine,Newcastle University,Newcastle-upon-Tyne,United Kingdom. 提供）

Ao. 主动脉

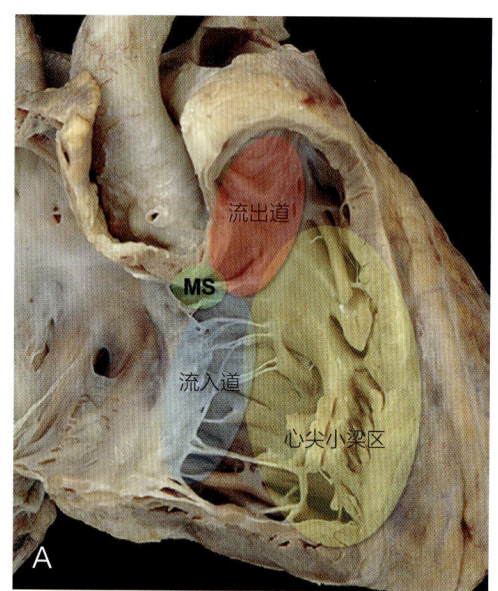 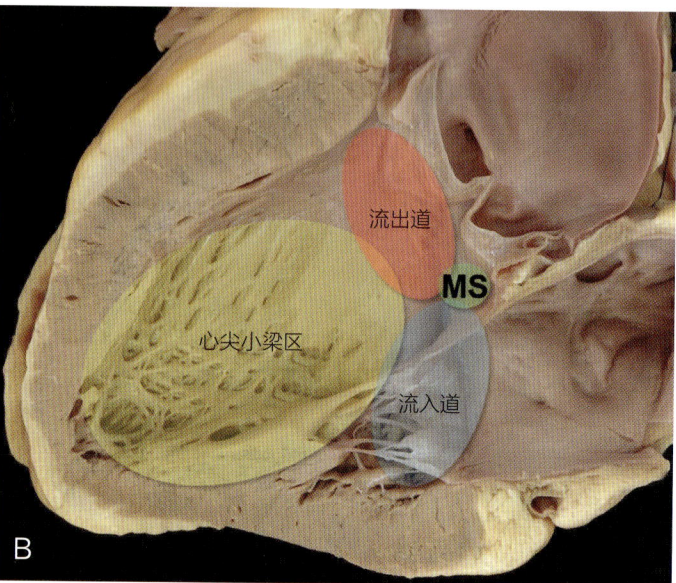

▲ 图 30-2 正常心脏的病理标本

右侧心脏结构远景观（A）和左侧心脏结构远景观（B），描绘了心室的三个组成部分，流入道（蓝色区域）、心尖小梁区（黄色区域）和流出道（红色区域）；在这两幅图像中，膜部室间隔（绿色区域）代表了三尖瓣和主动脉瓣之间的纤维连续，该部位三尖瓣和二尖瓣偏移的纤维连接区；也是房室结穿透房室隔并连接到希氏束（膜部室间隔）的位置 [引自 the Web Portal of the Archiving Working Group of The International Society for Nomenclature of Paediatric and Congenital Heart Disease（ISNPCHD）（http：//ipccc-awg.net），Courtesy of Diane E. Spicer BS,PA（ASCP）,The Congenital Heart Institute of Florida,St Petersburg,USA.]

MS. 膜部室间隔

锥分隔。隔束表面分为前肢和后肢，前肢延伸并合并到肺动脉瓣下圆锥，后肢延伸到流入部间隔。锥形隔通常位于以隔束前后肢为边界的空间内。

VSD的解剖学分类充满了争议，文献中报道了很多分类方法[18-24]。大多数分类系统属于主要的两类之一：以缺损在室间隔上的分布位置为特征的地理法和以缺损紧邻的解剖结构为特征的边界法。

早期使用基于病理标本的地理法标准将 VSD 划分为心室流出道相关缺损和远离流出道的缺损，前者比后者更常见[19]。流出道缺损根据缺损位于嵴上（室上嵴部）的后方还是前方而进一步细分，这可能是早期应用"嵴上"和"嵴下"描述 VSD 的分类术语。此后的报道根据右心室室间隔面特定区域分类缺损，大多数将右室室间隔面分为如下所示的不同区域：流入道室间隔、膜部室间隔、肌小梁部室间隔和圆锥部室间隔（图30-2A）[18]。按照室间隔的这种划分方法，缺损被分为流入道、膜部、肌部和圆锥部 VSD；流入道缺损可能与房间隔和心室间隔间的对位不良有关，流出道缺损可能与圆锥部室间隔和肌部室间隔残留部分的对位不良有关。进一步改良这种分类系统，相当于把流入道 VSD 与房室共同通道型 VSD、流出道 VSD 和圆锥部 VSD 等同看待[21]。在这种分类系统中圆锥部缺损包含了膜部缺损和圆锥部对位不良性缺损。最近，胸外科医师协会在数据库中使用了以下分类系统：1 型（主动脉下）、2 型（膜周型）、3 型（流入道型）和 4 型（肌型）[23]。

一种替代分类方法是侧重于关注缺损的边界，即房室瓣、隔部室间隔、肌性室间隔和半月瓣，尤其关注房室瓣和半月瓣之间的纤维连接区域[20,22]。膜周部 VSD 位于三尖瓣和主动脉瓣之间的纤维连接区域。三尖瓣的隔叶代表缺损的后缘，主动脉瓣的右冠状叶和（或）无冠状叶代表缺损邻近的前上缘；缺损可能会延伸流入道室间隔、肌小梁部室间隔和流出道室间隔。在一个报道中，圆锥部缺损这个术语被用来代替膜部或膜周部 VSD，并且被定义为位于隔束肢上的缺损，且常伴圆锥部室间隔的异常[22]。毫不奇怪，肌

VSD 的边缘完全为肌性心室组织，其可能位于流出道、肌小梁部或流出道室间隔。主动脉下 VSD 与缺乏圆锥隔有关，因此缺损位于主动脉瓣和肺动脉瓣间的纤维连接内。

在这场辩论的背景下，国际儿科和先天性心脏病命名学会的大量工作已经将 VSD 定义为在心室腔之间或残余心室间存在洞或通道的先天性心脏畸形。推荐的分类方案本质上是一种地理分类法，将 VSD 分为中央型、流入道型、肌小梁型和流出道型四种类型，凸显了缺损边界或边缘的重要性，以便于理解每个分类的定义（表30-1）。

（二）中央型室间隔缺损

中央型 VSD 位于心室基底部的膜性室间隔区域。缺损的一个边缘几乎总是会涉及房室瓣和半月瓣之间的纤维连接性区域；在动脉心室连接一致的心脏中，三尖瓣和主动脉瓣也处于该纤维连接区域内。因此，缺损位于三尖瓣隔瓣后方和主动脉瓣右冠瓣和（或）无冠瓣下方（图30-3）。在一些报道中，中央型 VSD 的位置进一步被限制在隔束后下肢之下的区域，以区别于位于隔束支间的流出道 VSD[25]。但是，这种说法仍然存在争议。中央型 VSD 常常被三尖瓣附属组织部分覆盖，导致限制性的过隔血流或缺损的自发闭合。由于缺损与主动脉瓣相邻，右冠状瓣或无冠瓣叶偶尔会脱入缺损，通过文丘里效应（Venturi effect）而引起主动脉瓣反流。在某些情况下，存在一小的肌性边缘将主动脉瓣和缺损分离开来，在这些病例中，主动脉瓣瓣叶脱垂的可能性较小。用于描述此缺损的其他术语包括膜部 VSD、膜周部 VSD、膜旁部 VSD、2 型 VSD 和不伴有圆锥隔对位不良的圆锥部 VSD，以及少用的其他术语，如嵴下型和主动脉下型 VSD。根据表型差异，被称为膜周部 VSD 者，其后部延伸到流出道室间隔的被归类为流入道 VSD；其前部延伸到流出道室间隔以及伴有或不伴有圆锥隔对位不良的圆锥部缺损被归类为流出道 VSD[25]。

在膜部室间隔部分，三尖瓣偏移于二尖瓣的部分（也称为膜部室间隔的房室组成部分，因

为该区域与右心房连续）是一个重要的结构，因为这是房室结的穿透束位置（图30-4）[26]。该部分的缺损可导致左心室向右心房分流，被称为 Gerbode 缺损[27]，这是一种极其少见的VSD类型，该缺损应与缺损血流通过三尖瓣附属组织直接进入右心房的中央型VSD区分开来。

表 30-1 室间隔缺损分类

分 类	类 别	曾用名	少见的命名
中央型		膜部[18]	嵴下型
		圆锥部[21,22]	主动脉下
		膜周部[18,20]	
		膜旁部[18]	
		2 型[23]	
流入道型	肌性流入道	房室隔缺损型[21]	
	流入道膜周型	膜周型伴有流入道延伸[20]	
		3 型[23]	
肌性		4 型[23]	
流出道型	流出道伴圆锥隔缺失或发育不良	圆锥隔型[21]	嵴旁
		圆锥隔发育不良	肺动脉下
		圆锥隔内型	
		主动脉下嵴下型[20]	
		嵴下型[18]	
		双动脉旁型[22]	
		1 型[23]	
	流出道伴圆锥隔对位不良	圆锥室间隔[21]	
		膜周型伴流出道延伸[20]	
		对位不良	

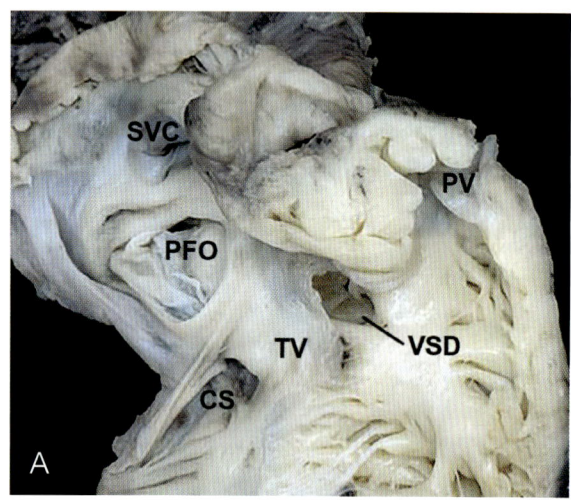
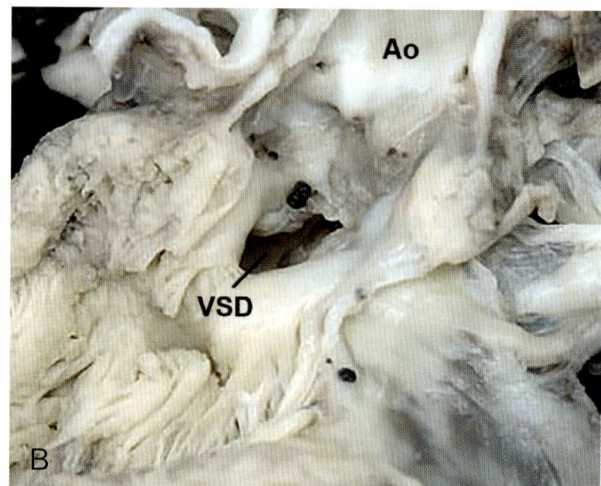

▲ 图 30-3 中央型室间隔缺损病理标本的右心室面观（A）和左心室面观（B）

A. 右心室面观；B. 左心室面观。缺损的边界为三尖瓣和主动脉瓣间的纤维连接，缺损位于三尖瓣隔瓣叶后面和主动脉瓣下方并延伸到心尖肌小梁部室间隔 [引自 the Web Portal of the Archiving Working Group of The International Society for Nomenclature of Paediatric and Congenital Heart Disease（ISNPCHD）（http：//ipccc-awg.net），Courtesy of Diane E. Spicer BS,PA（ASCP），The Congenital Heart Institute of Florida,St Petersburg,USA.]

Ao. 主动脉；CS. 冠状窦；PFO. 卵圆孔未闭；PV. 肺动脉瓣；SVC. 上腔静脉；TV. 三尖瓣；VSD. 室间隔缺损

(三) 流入道型室间隔缺损

流入道 VSD 是右心室流入道部分的缺损，并沿三尖瓣而延伸（图30-5）[28, 29]，可分为具有完全肌性边界的流入道型肌性缺损（如缺损的上缘是肌肉而非房室瓣膜组织）（图30-6）和流入道膜周型缺损，后者代表后下边界涉及房室瓣和半月瓣间纤维连接区域的一类缺损（图30-5B）。流入道膜周型 VSD 可进一步细分为房间隔和室间隔对位良好和对位不良缺损，后者伴有三尖瓣的跨越和（或）骑跨（图30-7）。伴有不寻常三尖瓣和二尖瓣的流入道型 VSD 须与具有共同房室瓣的变异型房室隔缺损区分，前者无穿过缺损心房部分的有意义的分流，且分流完全通过缺损的心室部分[28]。其他描述流入道缺损的术语包括房室管型 VSD，伴有后部（流入口）延伸的膜周型 VSD 和 3 型 VSD。

(四) 肌性（小梁性）室间隔缺损

肌性（小梁性）VSD 具有完全的肌性边界，在命名方面争议最少，并与 VSD 4 型同义。它们多位于肌性室间隔心尖部分内。根据缺损在肌性室间隔中的位置进一步分类，当前使用的最常见的肌性 VSD 描述多位于室间隔的中间部分（图30-8A）、心尖部分、室间隔前部和室间隔下部（后部）区域（图30-8B）。新生儿时期常见小型肌性 VSD，且在无须干预的情况下自发闭合。室间隔右心室面由于小梁化而粗糙，缺损常可能存在左心室侧的单个入口和右心室侧的多个出口的复杂情况。另外，多发性肌性 VSD 可聚集发生，导致"瑞士奶酪"型室间隔，通常伴有意义的穿隔分流。

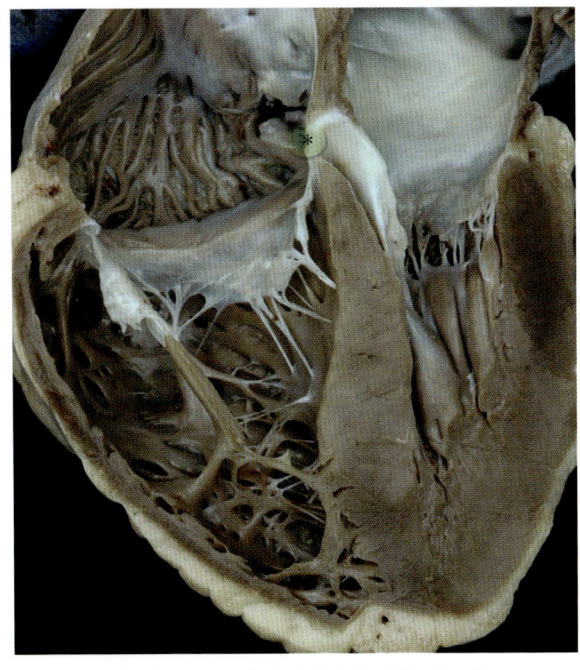

▲ 图 30-4 心脏四腔心病理标本切面

图示二尖瓣和三尖瓣偏移区域（*和绿色区域）代表了膜部室间隔的房室部分 [引自 Web Portal of Archiving Working Group of The International Society for Nomenclature of Paediatric and Congenital Heart Disease（ISNPCHD）（http://ipccc-awg.net），Courtesy of Diane E. Spicer BS, PA（ASCP），The Congenital Heart Institute of Florida, St Petersburg, USA.]

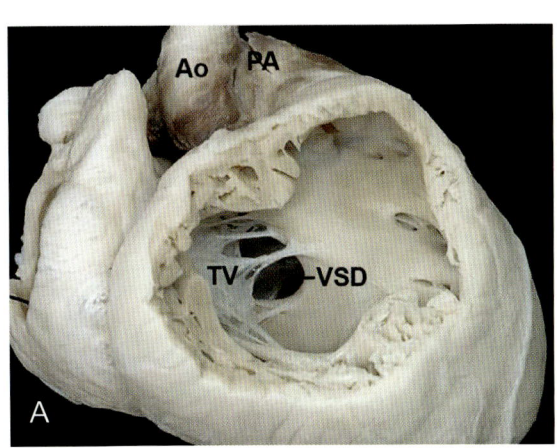 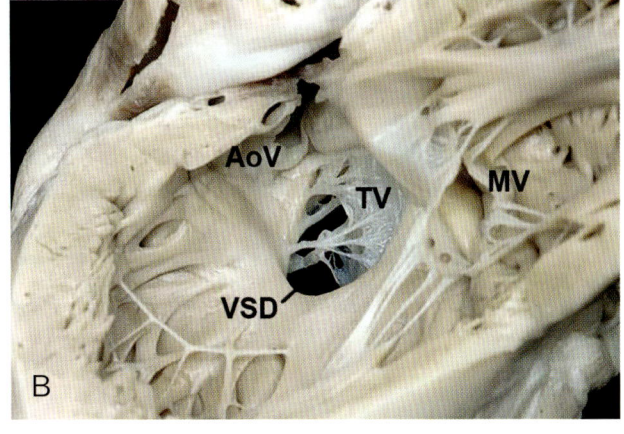

▲ 图 30-5 流入道型室间隔缺损病理标本的右心室面观和左心室面观

A. 右心室面观；B. 左心室面观。缺损沿三尖瓣隔叶连续性延伸，其后下缘涉及三尖瓣与主动脉瓣间的纤维连接区域 [引自 Web Portal of the Archiving Working Group of The International Society for Nomenclature of Paediatric and Congenital Heart Disease（ISNPCHD）（http://ipccc-awg.net），Courtesy of Diane E.Spicer BS, PA（ASCP），The Congenital Heart Institute of Florida, St Petersburg, USA.]

Ao. 主动脉；AoV. 主动脉瓣；MV. 二尖瓣；PA. 肺动脉；TV. 三尖瓣；VSD 室间隔缺损

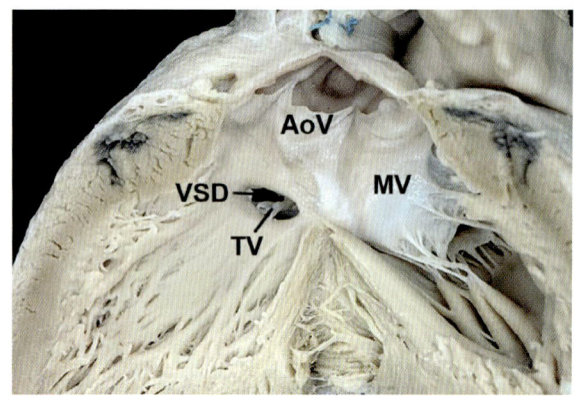

▲ 图 30-6 流入道肌性室间隔缺损病理标本的左心室面观
缺损与主动脉瓣叶间有肌性隔离 [引自 Web Portal of the Archiving Working Group of The International Society for Nomenclature of Paediatric and Congenital Heart Disease（ISNPCHD）（http://ipccc-awg.net），Courtesy of Diane E.Spicer BS,PA（ASCP）,The Congenital Heart Institute of Florida,St Petersburg,USA.]
AoV. 主动脉瓣；MV. 二尖瓣；TV. 三尖瓣；VSD. 室间隔缺损

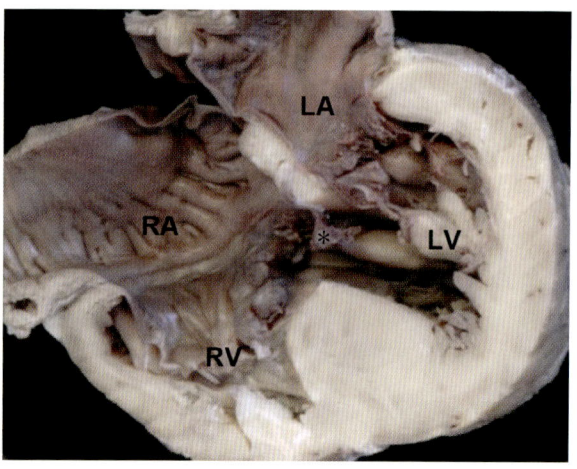

▲ 图 30-7 流入道室间隔缺损病理标本
缺损伴房间隔和室间隔对位不良以及三尖瓣跨越和骑跨（*）[由 Diane E. Spicer BS,PA（ASCP），The Congenital Heart Institute of Florida,St Petersburg,USA 提供]
LA. 左心房；LV. 左心室；RA. 右心房；RV. 右心室

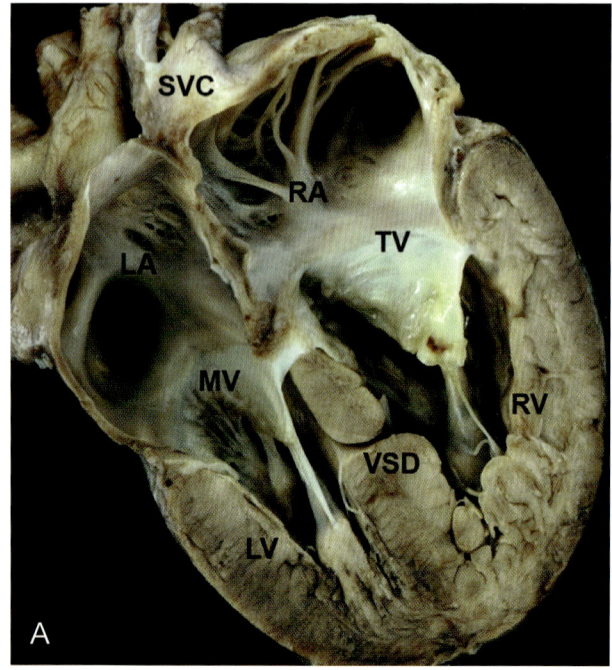
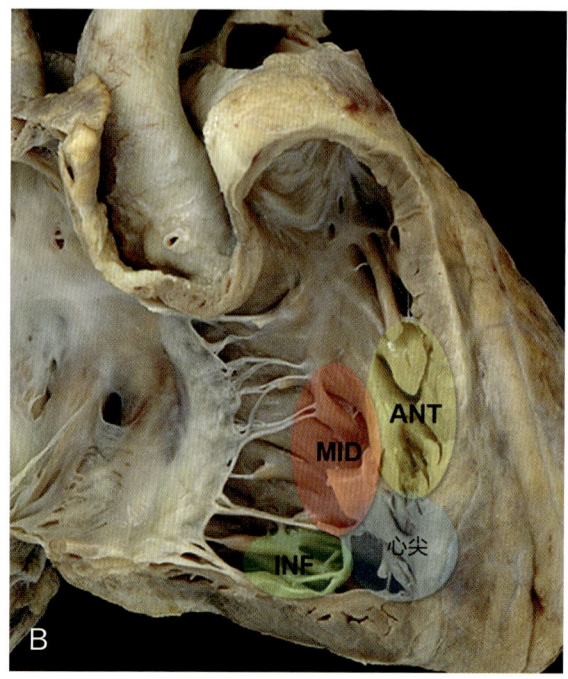

▲ 图 30-8 室间隔缺损心脏病理标本
A. 肌性室间隔缺损病理标本四腔心切面的后视观；B. 正常心脏病理标本，用于描绘肌性室间隔缺损的标准位置，特别是肌性室间隔的中间部分（红色区域），心尖部分（蓝色区域），前部（黄色区域）和下部（后部）（绿色区域）部分 [引自 Web Portal of the Archiving Working Group of The International Society for Nomenclature of Paediatric and Congenital Heart Disease（ISNPCHD）（http://ipccc-awg.net），Courtesy of Diane E.Spicer BS,PA（ASCP），The Congenital Heart Institute of Florida,St Petersburg,USA.]
LA. 左心房；LV. 左心室；MV. 二尖瓣；RA. 右心房；RV. 右心室；SVC. 上腔静脉；TV. 三尖瓣；VSD. 室间隔缺损；ANT. 前部；INF. 下部；MID. 中间

（五）流出道型室间隔缺损

流出道型VSD缺损位于右心室的流出道部分，且几乎不会自发闭合。在大多数分类系统中，这些VSD仅涉及圆锥隔的缺失或发育不良，也称为漏斗部VSD、主动脉下漏斗部VSD、双动脉下VSD、圆锥隔型VSD、圆锥隔内VSD和1型VSD。不太常用的同义词包括肺动脉下VSD和脊上型VSD。当圆锥隔缺失或仅以单纯纤维结构存在时，缺损的边缘是肺动脉瓣和主动脉瓣间的纤维连接区域，这些缺损也称为双动脉旁型VSD（图30-9）。主动脉瓣右冠瓣叶下方肌性支撑组织的缺失可能导致右冠瓣叶通过缺损脱垂入右心室，主动脉瓣扭曲变形的结果可能导致主动脉瓣反流。这些缺损可从后下部延伸到三尖瓣和主动脉瓣间的纤维连接区域（假定心室动脉连接一致），导致一个流出道和中央型VSD的融合。当圆锥隔发育不良时，缺损位于圆锥隔的位置，但缺损具有完全的肌性边界，缺损和肺动脉瓣之间无纤维连接。

（六）对位不良型室间隔缺损

圆锥隔旋转出隔束肢平面，导致圆锥隔和肌性室间隔其余部分对位不良，位于此处的缺损被称为流出道型VSD；一些分类方法将其单独命名，并将它们称为圆锥隔型VSD或对位不良型VSD（图30-10）。伴有圆锥隔对位不良的流出道缺损常伴发于其他先天性心脏畸形，如法洛四联症时常见心室动脉连接一致而圆锥隔前部对位不良，圆锥隔前部对位不良或旋转不良与右心室圆锥部发育不良和右心室圆锥部肺动脉下的阻塞有关。圆锥隔前部轻度对位不良而不伴有右心室圆锥部肺动脉下的阻塞，这种类型的缺损被称为艾森曼格型VSD。定义它的重要性在于艾森曼格型VSD不会自发地关闭。圆锥隔后部的对位不良常伴发于主动脉瓣瓣下狭窄和主动脉弓阻塞或离断（图30-10）。圆锥隔后部的对位不良可能很微妙，但也意味着缺损不会自行关闭，如对位不良的缺损可能伴发圆锥隔缺如。

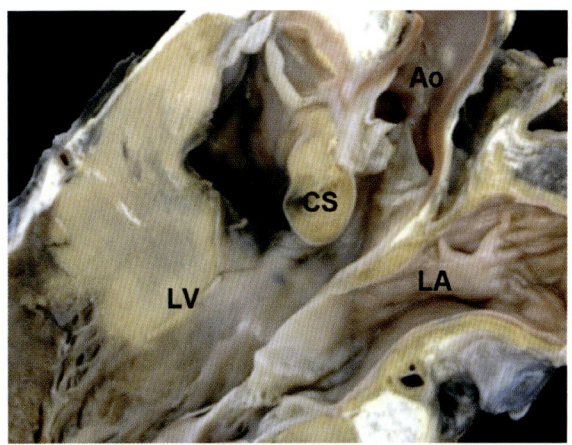

▲ 图 30-10 流出道室间隔缺损的病理标本

圆锥隔后部对位不良导致主动脉瓣下狭窄（图片由 Diane E. Spicer BS,PA（ASCP）,The Congenital Heart Institute of Florida,St Petersburg,USA 提供）

Ao. 主动脉；CS. 圆锥隔；LA. 左心房；LV. 左心室

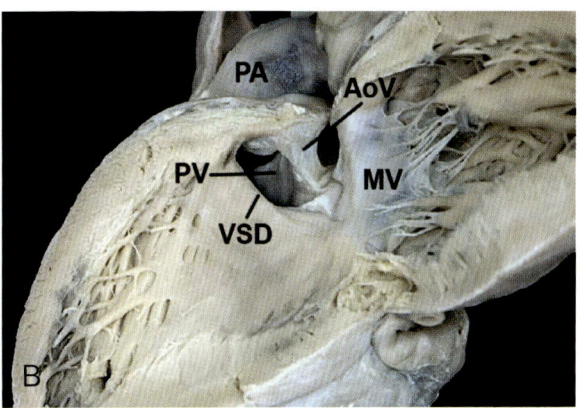

▲ 图 30-9 流出道型室间隔缺损病理标本的右心室面观和左心室面观

A. 右心室面观；B. 左心室面观。圆锥隔缺失，缺损的边缘是肺动脉瓣和主动脉瓣间的纤维连接区 [引自 Web Portal of the Archiving Working Group of The International Society for Nomenclature of Paediatric and Congenital Heart Disease（ISNPCHD）（http：//ipccc-awg.net），Courtesy of Diane E.Spicer BS,PA（ASCP）,The Congenital Heart Institute of Florida,St Petersburg,USA.]

AoV. 主动脉瓣；MV. 二尖瓣；PA. 肺动脉；PV. 肺动脉瓣；RA. 右心房；SVC. 上腔静脉；TV. 三尖瓣；VSD. 室间隔缺损

(七) 传导系统

如需手术干预，则正确识别 VSD 类型尤为重要，因为 VSD 的类型通常可预测心室传导组织的位置[26]。如前所述，房室结的穿隔束位于三尖瓣水平以上的膜部室间隔的房室部分中（图 30-4）。因此，手术干预必须确保缝线不在该区域内。在中央型或膜周型 VSD 中，房室传导轴始终沿着缺损的下后缘在肌性室间隔顶部或附近发现。中央型 VSD 向后延伸进入，流入道室间隔较向前延伸到流出道室间隔，传导束更接近室间隔顶部。不伴有前向延伸至膜部室间隔区域的流入道型肌性 VSD，房室传导轴位于缺损的前上缘，此与中央型 VSD 中所见的房室传导轴位置明显不同[28]。不伴有延伸至膜部室间隔区域的肌小梁型 VSD 和流出道型 VSD 几乎总是远离房室传导轴。

四、伴发的损害

与 VSD 相关的损害（在心室动脉连接一致时）主要与左右心室流出道有关。如前所讨论，圆锥隔前部对位不良常与右心室流出道梗阻（法洛四联症）相关，虽然其阻塞可能在生命早期并不明显。梗阻的原因常为右心室圆锥部和肺动脉流出道发育不良，以及圆锥隔和圆锥隔游离壁的进行性肥大（图 30-11）。有时，中央型或膜周 VSD 与右心室心尖肌小梁节段与肺动脉圆锥之间的交界处

右心室肌束的进行性肥大有关，此可能导致通过 VSD 左向右的血流紊乱或湍流[30, 31]，也被称为右心室双腔。这种病变可与法洛四联症区别开来，因为右心室双腔的右心室圆锥发育良好，肺动脉瓣环和肺动脉主干大小正常（图 30-12）。

同样，主动脉瓣下狭窄可能会发生在圆锥隔后部对位不良（如本章前面所讨论的）（图 30-10）。然而，肌性或纤维肌性主动脉瓣下狭窄可能伴发生于圆锥隔对位一致的 VSD，通常是沿缺损的上缘（也可沿其下缘）出现（图 30-13）[32]。此外，伴有右心室双腔相关的中央型或膜周 VSD 最终可能发展为主动脉下隔膜，也可伴有进行性主动脉瓣下狭窄[33,34]。左心室流出道的另一相关病变涉及主动脉瓣脱垂，常见于圆锥隔缺如的流出道型 VSD 或与主动脉有连接的中央型房室间隔缺损：脱垂通常累及主动脉瓣的右冠瓣叶，也可能累及无冠瓣叶。由于受影响的主动脉瓣叶畸形延长，在这种情况下可能发生主动脉瓣反流并进行性发展[35]。

五、生理学

VSD 的病理生理学主要由穿过缺损的血流方向和流量决定，而这些又取决于缺损的大小以及肺和全身血管床的相对阻力[36]。因此，病理生理学的跨度范围较大，从大的 VSD 具有有意义的

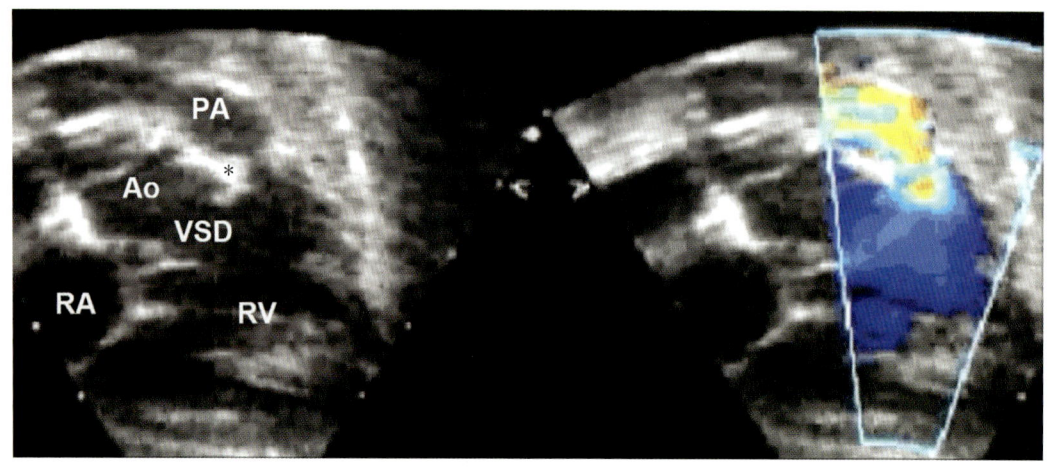

▲ 图 30-11 法洛四联症患者肋下右侧斜轴观二维超声心动图（有和无彩色多普勒）
图中包括由圆锥隔（*）前部偏离导致的流出道室间隔缺损，肺动脉瓣下狭窄，主动脉骑跨
Ao. 主动脉；PA. 肺动脉；RA. 右心房；RV. 右心室；VSD. 室间隔缺损

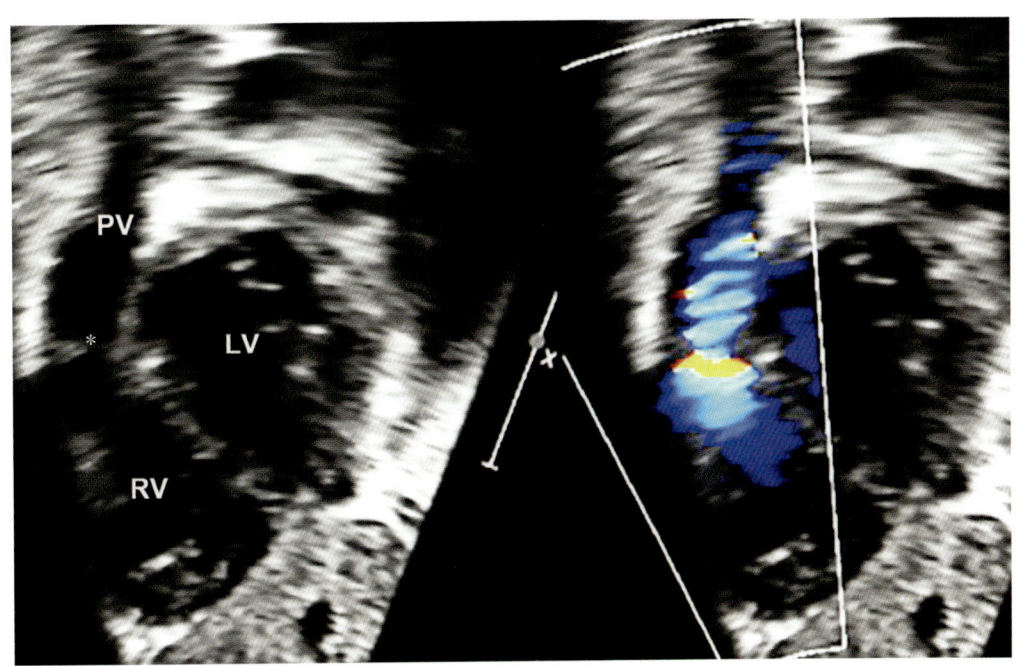

▲ 图 30-12　中央型室间隔缺损肋下矢状面观的二维超声心动图（有和无彩色多普勒）
右心室漏斗部显著的肌束（*）形成双腔右心室伴肺动脉瓣下狭窄和发育良好的右心室漏斗部
LV. 左心室；PV. 肺动脉瓣；RV. 右心室

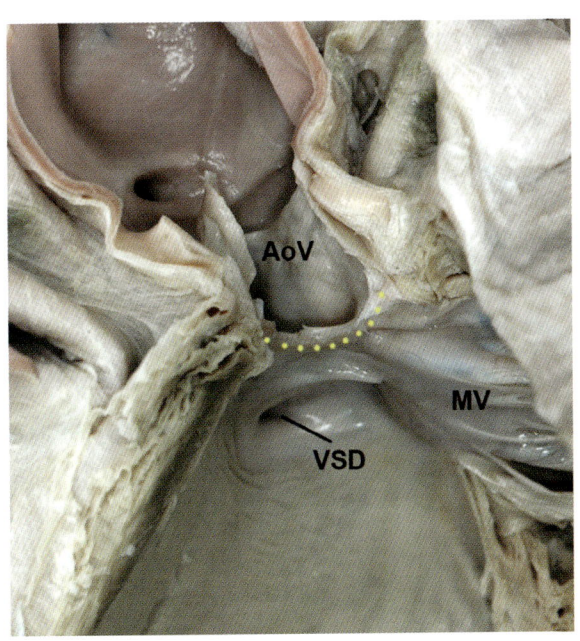

▲ 图 30-13　既往修复过的流出道型肌性室间隔缺损病理标本的左心室面观
图中可见沿缺损上缘继发性形成的主动脉下纤维环，造成主动脉瓣下狭窄 [引自 Web Portal of the Archiving Working Group of The International Society for Nomenclature of Paediatric and Congenital Heart Disease（ISNPCHD）(http：//ipccc-awg.net)，Courtesy of Diane E.Spicer BS,PA（ASCP），The Congenital Heart Institute of Florida,St Petersburg,USA.]
AoV. 主动脉瓣；MV. 二尖瓣；VSD. 室间隔缺损

穿过缺损的左向右分流，导致左心室扩张，到压力限制性的左向右分流的小型 VSD，以及导致获得性肺血管阻力升高而引起缺损处右向左分流的 VSD。右心室或左心室流出道的相关解剖性梗阻也会影响穿过缺损的分流方向和分流量。

伴有大型室间隔缺损的新生儿，肺血流量受限于刚出生后存在的高肺循环阻力。在出生后的最初几周内，婴儿由于产前环境转变，肺血管阻力通常降低至正常成人水平，造成左向右分流增加，左心室容量负荷过重和心室扩张[37]。肺循环压力保持在或接近体循环压力水平。随着肺血流量的增加，体循环血流量可能会减少。左心室肥厚作为心室壁张力减少、输出量增加的代偿机制而出现，这种代偿性肥厚可造成病理生理学后果，即降低心室顺应性，增加心室舒张末期压力[38]。左心房回心血量的增多和舒张末期压力的升高导致左心房扩大和肺静脉高压；随后出现的肺毛细血管床静水压的增加可导致肺间质液积聚[39]。充血性心力衰竭也可能随之发生，有时伴随着心肌收缩力的下降[40]。

病理生理学的另一个方面，由于肺血管阻力

在出生的最初几周内下降，小型 VSD 通常有通过缺损的压力限制性左向右分流，无有意义的左心室容量超负荷。肺循环压力低，肺血管床并未面临明显增加的血流量，因此无发生肺血管疾病的风险。随着时间的推移，这些缺损通常会自发闭合，尤其是完全位于肌性室间隔的缺损，或中央型或膜周性 VSD 伴有附属组织时[41]。偶尔，中等大小的 VSD 伴有低肺循环压力，但有左心室扩张[42]。然而，这种程度的左心室容量超负荷对左心室功能的长期影响尚不明确。

如果不及时治疗，大型 VSD 可导致进行性肺血管重塑，肺血管阻力增加。这种继发于肺动脉和肺静脉血管肌性化程度的增加，以及伴随的内皮细胞损伤和平滑肌细胞的肥大和增生，都会导致肺动脉血管床的容量减少[43,44]。如果疾病初期给予干预，上述情况可逆肺血流量恢复正常，但最终会出现不可逆的肺血管疾病，这种临床状态称为艾森曼格综合征[45]。随着肺血管阻力的逐渐增加，穿过 VSD 的分流最终逆转，因此演变而来的右向左分流将导致进行性氧饱和度降低和发绀。压力负荷会使右心室肥厚，最终导致心肌收缩力下降。

六、临床特征和临床表现

（一）描述

孤立性 VSD 的临床表现主要取决于缺损的大小。新生儿时期的大型缺损常得不到识别，因为此时未能产生有意义的心脏杂音，但婴儿时期大型缺损的心脏杂音显著[37]。存在限制性左向右分流的小型缺损心脏杂音非常响，因此常在婴儿早期被识别。

1. 大型 VSD

大型 VSD 主要被几种方法所定义：缺损与（正常）主动脉瓣大小相等和（或）缺损使左心室和右心室间的压力达到平衡。虽然缺损的实际直径可以测量，但评估缺损的大小取决于患儿的大小。如婴儿 5mm 的缺损通常被认为是大型 VSD，但成人 5mm 缺损通常被认为非常小。所有解剖学上的 VSD 亚型均可为大型缺损[37]。

大型 VSD 的典型表现出现在 4—8 周龄。在某些情况下，先出现的呼吸道感染可模糊临床表现，导致误诊。随着出生后的前几周内肺血管阻力的下降，大型 VSD 婴儿将出现充血性心力衰竭症状。为了增加心输出量，出现心动过速。高新陈代谢需求和喂养引起的疲劳导致体重不增或下降。肺顺应性降低和气体交换受阻导致呼吸急促。交感神经张力的增加作为一种代偿机制来适应大型左向右分流，但其导致多汗和加重心动过速，特别是当代谢需求较高的情况下，如婴儿奶瓶喂养或母乳喂养阶段时。代谢需求不能满足时出现疲劳；典型情况是患儿父母会报告患儿在完成喂养前入睡。

在体格检查中，大型 VSD 婴儿最初无明显症状。随着左向右分流增多，婴儿可能会出现皮下组织减少，消瘦外观；随后会出现呼吸急促和伴有肋间隙回缩的呼吸做功增加。心脏检查时，心前区搏动明显，其范围覆盖右心室（胸骨旁）和左心室（心尖）区域。对于长期大量左向右分流的儿童，前胸可能会隆起。当发生左心室扩张时，最大搏动点可能会偏向腋中线。心脏杂音是体格检查的组成部分。典型杂音为 S_1 之后出现的全收缩期杂音，位于胸骨左缘，且在杂音后半部分、主动脉瓣关闭之前杂音逐渐减弱；并且由于肺动脉压力增加，第二心音的 P_2 成分通常增强，分裂狭窄（或 S_2 听起来单一）。有些患者在胸骨左缘上部闻及喷射性杂音，此为血流喷入肺动脉导致。当分流量较大时，可在心尖区闻及低调的舒张早期隆隆样杂音，此为过多的血液从左心房流入左心室导致的相对性"二尖瓣狭窄"引起。第三心音和奔马律可能会被听到，此为血液被排入无顺应性的左心室导致。出现肺水肿时可出现发绀。

在肺血管阻力升高的情况下，先前患有心力衰竭症状的患者在出现发绀前（艾森曼格综合征）在某一段时间内症状可能会开始出现"好转"且体重增加[1,45-47]。发绀长期存在导致杵状指出现。触诊时，最常见在剑突区右心室抬举感明显。微小的分流时，VSD 分流杂音可能几乎听不见。随着时间的推移，第二心音的 P_2 成分变得更响，并且可能变得可触摸。胸骨左缘下部 S_1 之后的全收缩期吹风样杂音可能表明三尖瓣反流，而舒张期递减性杂音可能表明肺动脉瓣反流，这些均是肺血管阻力升高的表现。来源于右心室的第三心音可能出现在胸骨左缘下部。

2. 小型 VSD

小型 VSD 通常被定义为小于（正常）主动脉瓣大小的 1/3 的缺损。它会限制血液从左心室流向右心室，以阻止体循环压力的传递并维持正常的右心室压力。中央型和肌部 VSD 往往是血流限制性的解剖类型。流入道型、流出道型和对位不良性 VSD 多为大型。小型室间隔缺损患者体检时常闻及 S_1 之后的全收缩期杂音，杂音的响度几乎总是与缺损的大小有关：缺损越小，缺损处的压力梯度越大，杂音的响度越大和频率越高。小型室间隔缺损的典型表现为良性。小型室间隔缺损婴儿和儿童基本上是无症状的，因为左向右分流很少。典型情况是在一个发育良好的婴儿或儿童听到心脏杂音，识别出 VSD，然后被转诊给心脏病学家。

体格检查通常也无明显表现，无生长发育不良的证据，心率和呼吸频率正常，无喂养困难。心脏检查表现为一个正常活动的心前区，心尖冲动正常。由于较高的压力差，在胸骨左缘可触及震颤。第一心音正常，但由于心脏杂音影响常难以听到。在胸骨左缘下部、中段或上部可闻及一个 S_1 之后响度为 4～5/6 级、性质稳定的典型全收缩期杂音，杂音的位置取决于缺损的位置和类型。杂音为高频，当用模型听诊器听诊时杂音增强。杂音可放射到右胸缘。舒张期隆隆杂音不常见，因为通过二尖瓣的血流正常。由于肺动脉压力不升高，第二心音正常。小型肌部 VSD 患儿的心脏杂音从 S_1 后开始，但可能在收缩期结束前消失，因为收缩活动导致缺损关闭，这种类型的杂音通常提示 VSD 将自发性关闭。

3. 中型 VSD

中型 VSD 通常由于压力存在而产生阻力，且阻力与血流量有关。右心室压力通常低于体循环阻力但高于正常右心室压力。这些缺损的发展或者表现为大型 VSD 并导致显著的左向右分流，或随着时间的推移，缺损变小且在缺损处形成具有左右心室间的较高压力阶差。

中型 VSD 患者通常会出现轻度充血性心力衰竭。与大型 VSD 比较，呼吸急促和心动过速轻微，生长发育受影响较少。除全收缩期杂音由于通过缺损处的血流受限制而较响外，体格检查与大型 VSD 患者的体征相似。第一心音正常，但可能很难听到；第二心音强度正常或稍微增强。

Gerbode 缺损时可在胸骨左缘中段闻及响亮的全收缩期杂音，杂音是由于左心室 - 右心房之间的压力阶差导致[27]。对于较大儿童和成人的中央型或流出道型 VSD，当一个或多个主动脉瓣叶被拉入缺损处时可导致主动脉反流，此可能与主动脉瓣下的纤维连接有关。在这些病例，主动脉瓣位置可能会闻及递减性的高调舒张期杂音。限制性中型 VSD 患者，右心室肌束（双腔右室）可能会随着时间的推移而发展，并在胸骨左缘上部产生响亮的递增 - 递减性收缩期喷射性杂音[30]。

（二）心电图

VSD 患者的心电图取决于缺损的大小和其年龄。大型 VSD 婴儿通常表现为典型的右心室肥大 [V_1 导联 T 波直立，V_1 导联 R 波电压增加和（或）V_6 或 V_7 导联 S 波电压增加] 或双心室肥大（心前区中间导联双相电压增加）（图 30-14）。可能在额面向量切面中存在逆时针 QRS 环，但这并不总是可见的。长期存在左向右分流的婴儿，左心房通常扩大。小型 VSD 患儿通常心电图正常而无心室肥大或心房扩大证据。肺血管阻力增加者有右心室肥大证据。

（三）X 线检查

无论 VSD 大小如何，VSD 婴儿早期的胸部 X 线片通常正常。随着肺血管阻力的下降，肺血流量增加，大型 VSD 儿童的胸部 X 线片出现肺血管纹理增加和肺动脉段明显突出。左心室容积负荷过重导致心脏增大，包括胸部 X 线片上心脏轮廓的左心房和左心室段的扩张（图 30-15）。小型

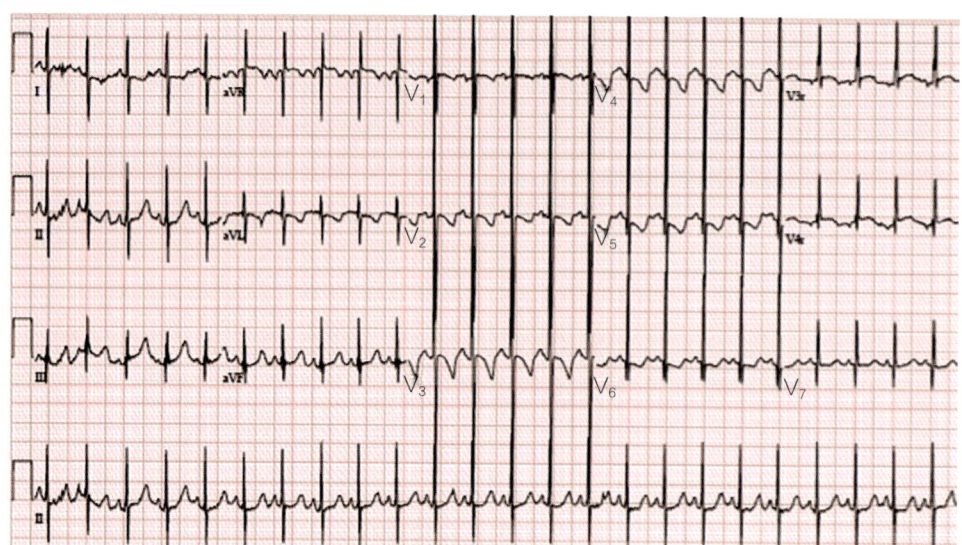

◀ 图 30-14 大型室间隔缺损患者双心室肥大的 15 导联心电图

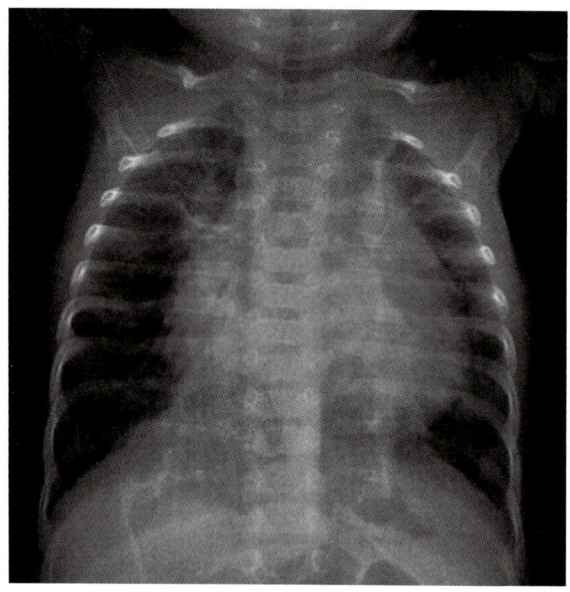

▲ 图 30-15 大型室间隔缺损患者充血性心力衰竭时的胸部 X 线片
图示心脏增大和肺充血

VSD 患者，胸部 X 线片上的心脏大小和肺血管纹理正常。如果伴随着肺血管阻力的增加和肺血流量的减少而出现肺血管疾病，则胸部 X 线片上显示肺野可能正常或者暗且灌注不良。在进展性肺血管疾病时即使通过缺损处的左右分流减少，心脏增大仍可能会持续一段时间。

（四）超声心动图

超声心动图可描绘 VSD 的异常解剖和血流动力学。解剖评估包括应用右心室室间隔表面作为参考，识别缺损类型和位置。中央型（膜周型）VSD 位于心脏底部，在三尖瓣隔膜后面、主动脉瓣下方（图 30-16）；在胸骨旁短轴切面，缺损位于主动脉流出道右前方，与三尖瓣相邻（若将主动脉瓣的横截面视为钟面，则在大约 9 点钟至 11 点钟处）（图 30-16C）。流入道型 VSD 位于三尖瓣隔叶的后方（图 30-17）。肌部 VSD 位于室间隔肌小梁部（图 30-18A），其位置常被描述为室间隔中部、心尖部、室间隔前部（图 30-18B）和室间隔下部（后部）肌部 VSD。流出道型 VSD 常伴有圆锥隔缺如或发育不全；前者使主动脉瓣和肺动脉瓣间的纤维连接性区域成为缺损的前上缘（图 30-19A）。在胸骨旁短轴切面，流出道型 VSD 通常位于主动脉流出道的左前方，邻近肺动脉瓣（在主动脉瓣时钟切面的 12 至 2 点钟方向）（图 30-19B）。当圆锥隔的旋转超出正常位置而位于隔束肢间时，可识别为对位不良性 VSD；在对位不良的圆锥隔另一侧面，可看到典型的大血管骑跨于室间隔上；圆锥隔的前部对位不良在剑下矢状切面和右前斜切面显示最佳（图 30-11），在胸骨旁短轴切面亦可看到。圆锥隔的后部对位不良更加微妙，当主动脉完全跨坐于左心室时可被识别（主动脉常骑跨于正常心脏肌性室间隔的顶部）（图 30-20）；这可在肋下左前斜切面（描述左室流出道）、心尖长轴切面或胸骨旁长轴切面中看到。

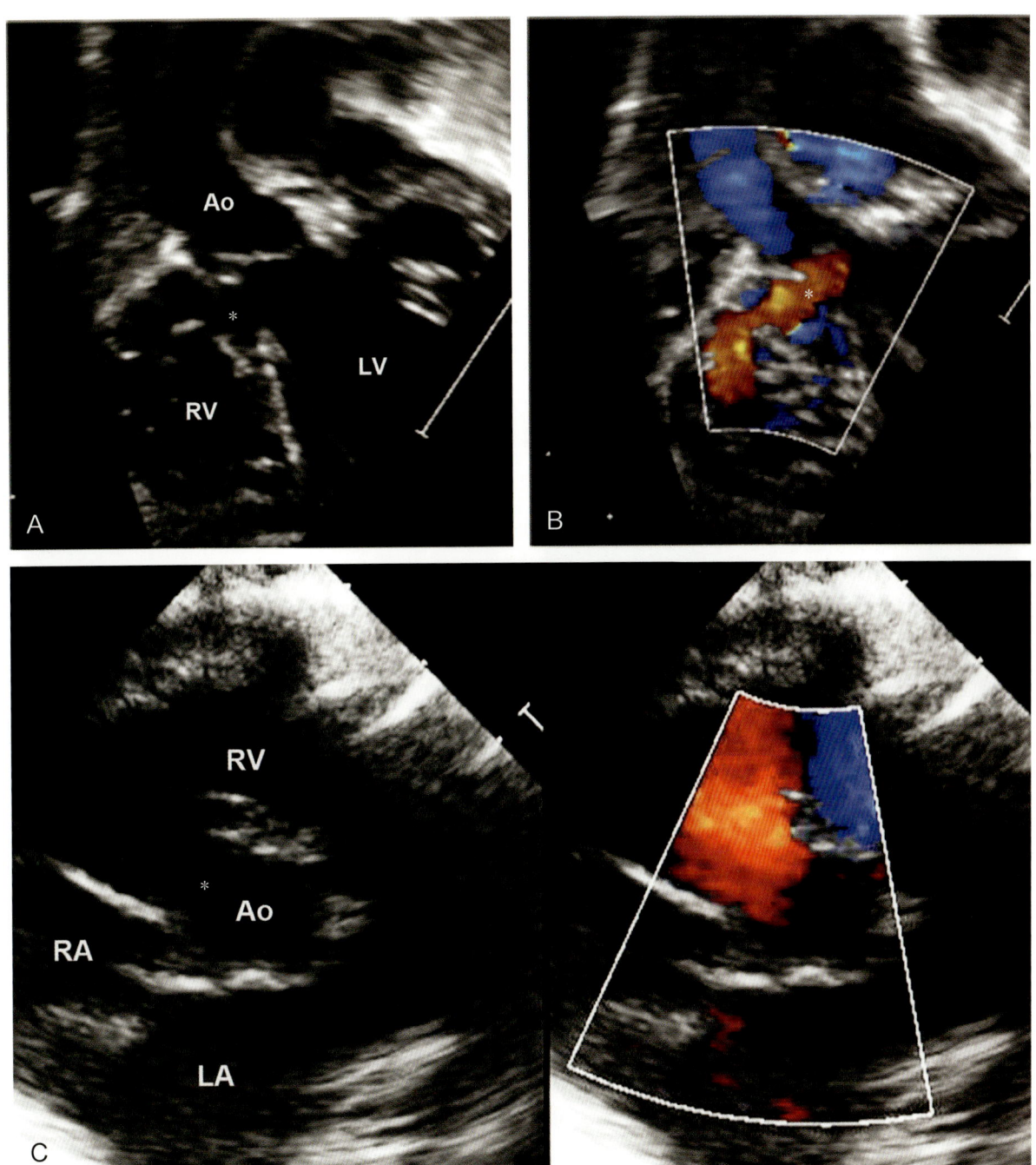

▲ 图 30-16 中央室间隔缺损（*）二维超声心动图图像
A. 二维超声图；B. 彩色多普勒图。C. 肋下左前斜切面（C）显示室间隔缺损位于三尖瓣隔瓣小叶后面和主动脉瓣下方；胸骨旁短轴切面，室间隔缺损位于主动脉瓣横断面钟表切面的 10 点钟位置
Ao. 主动脉；LV. 左心室；RV. 右心室

VSD 的大小和形状具有特征。VSD 形状通常非圆形，因此缺损直径的测量应在多个成像切面上进行（优先选择超声波束与室间隔垂直的切面）。三维超声心动图由于能够观察室间隔的正面而成为描述 VSD 形状和位置特征的有价值的工具（图 30-21）[48]。如前所述，VSD 测量通常与主动脉近端直径进行比较。缺损的边界或边缘应该描述，特别是三尖瓣和主动脉瓣间及主动脉瓣和肺动脉瓣间的纤维连接性区域。如果可能的话，应检查圆锥隔，特别是圆锥隔与残留肌性室间隔的线性

845

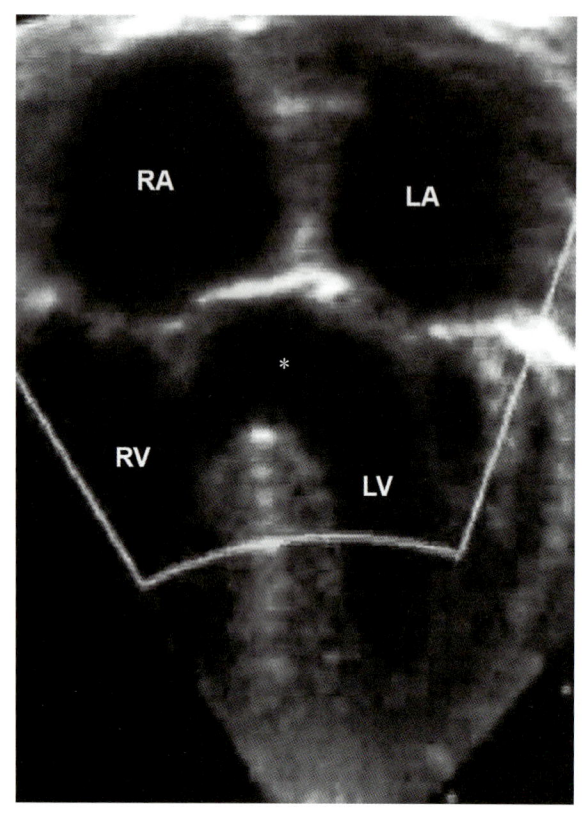

▲ 图 30-17 大型室间隔缺损患者心尖四腔心切面的二维超声心动图

图示流入道室间隔缺损（*）和两个独立的房室瓣

LA. 左心房；LV. 左心室；RA. 右心房；RV. 右心室

关系（或缺如）。若房间隔和室间隔出现对位不良，应详细描述三尖瓣跨坐到左心室中的附件特征。最后，必须使用彩色多普勒排除额外的 VSD，特别是如果存在右心室压力和肺动脉收缩压持续升高时。

血流动力学评估必须包括通过 VSD 血流的多普勒超声探测，以评估其方向和通过缺损的限制程度。改良伯努利方程通常可应用于 VSD，且可计算穿过缺损的最大瞬时压力梯度。若可能的话，通过穿隔血流速度估计的右心室收缩压，可通过多普勒超声探查三尖瓣反流血流或通过开放的动脉导管血流来得到证实。VSD 穿隔分流增加的间接证据包括左心房、左心室和（或）主肺动脉的扩张以及肺流出道和二尖瓣的湍流。此外，相关病变如右心室或左心室流出道梗阻（图 30-12）和主动脉瓣脱垂伴主动脉瓣反流（图 30-22）须详细描述。

若患者已经手术或经导管修复有意义的 VSD，干预后的超声心动图须排除沿修补边缘的残余漏或室间隔其他区域的 VSD。右心室和肺动脉收缩压应通过三尖瓣反流或残余 VSD 的血流来

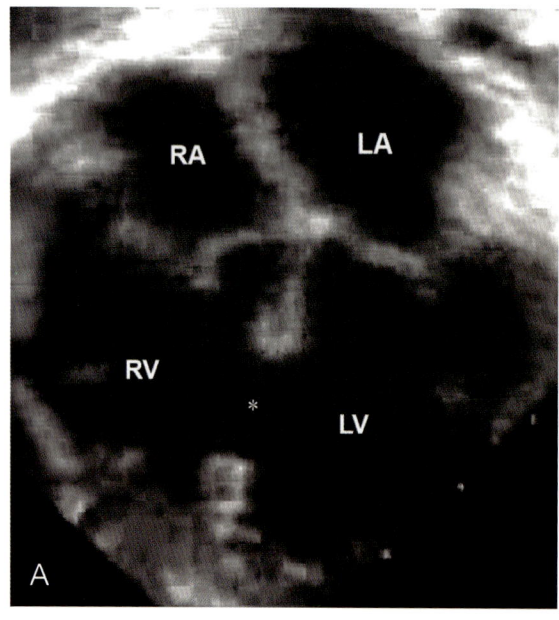 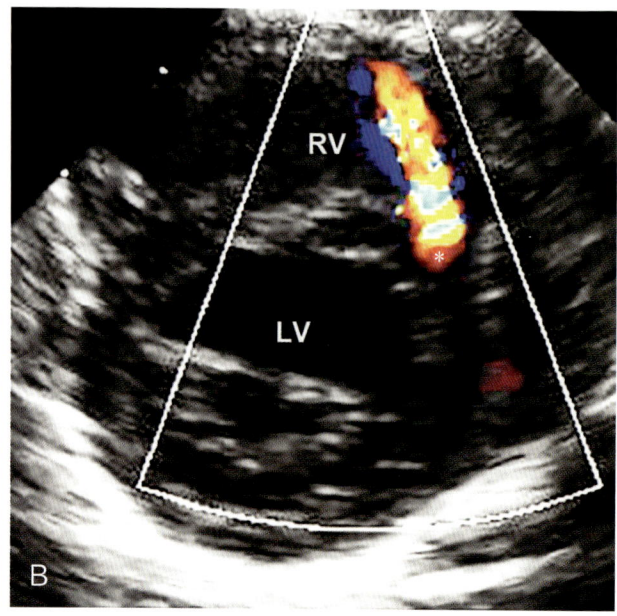

▲ 图 30-18 室间隔缺损二维超声图及彩色多普勒图

A. 心尖四腔心切面的二维超声心动图示大型肌部中心型室间隔缺损（*）；B. 小型前部肌部室间隔缺损（*）的胸骨旁短轴切面的彩色多普勒图

LA. 左心房；LV. 左心室；RA. 右心房；RV. 右心室；LV. 左心室；RV. 右心室

评估，特别是干预延迟已经使患者处于肺血管阻力增加的风险。伴有左右心室压力平衡及显著左心室扩张的大型 VSD 患者，偶尔会在术后即刻出现左心室收缩功能下降，其原因为左心室不再直接连接至低阻力的肺血管床（心室后负荷增加）。

超声心动图是评估 VSD 的主要诊断工具，且通常是确定 VSD 位置和大小以及需要干预时的唯一影像检查方式。目前很少需要心导管检查评估 VSD 大小。对 VSD 儿童进行连续超声心动图检查可确定疾病的进展或解决方案以及是否有伴发异常（例如右室双腔或主动脉瓣脱垂）。连续测量左心室 Z 值有助于确定左心室是否随时间推移而扩张。此外，可评估心室的功能和 VSD 对房室瓣功能的任何影响。

（五）心脏磁共振成像和计算机断层扫描

若超声心动图不能提供足够的信息来了解 VSD 的形态学和病理生理学特征，偶尔会应用心

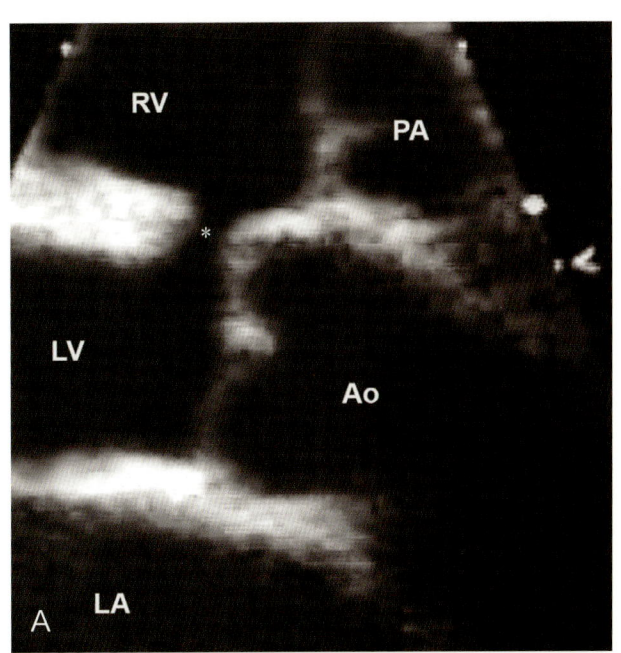
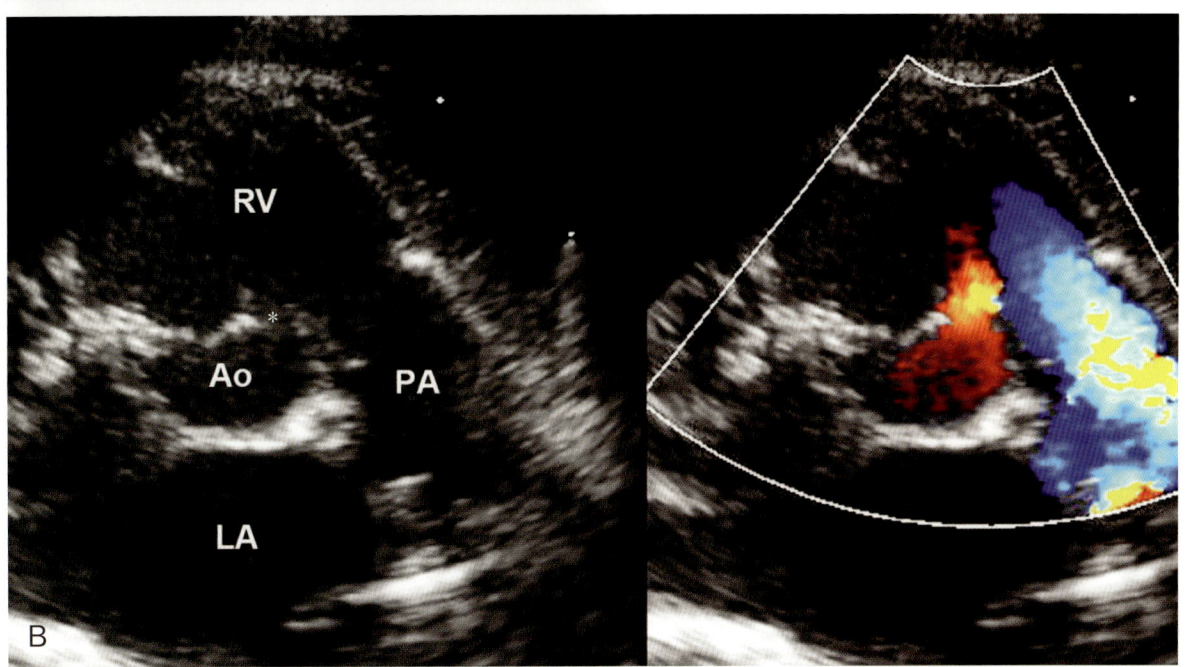

◀ 图 30-19 圆锥隔缺如和流出道小型缺损者（双动脉下或动脉旁，*）的胸骨旁长轴切面二维超声图及胸骨旁短轴切面的二维超声和彩色多普勒图
图示缺损位于主动脉瓣横断面钟表切面的 1 点钟位置。A. 二维超声图；B. 彩色多普勒图
Ao. 主动脉；LA. 左心房；LV. 左心室；PA. 肺动脉；RV. 右心室

脏 MRI 或 CT 检查。使用心脏 MRI 的黑血和亮血成像技术可提供有关 VSD 大小、形状及位置的信息，特别是关于周围结构的信息（图 30-23）。可用亮血成像数据行三维重建，且可在任何平面上剖析室间隔和缺损，从而有助于规划最佳的干预策略（如果需要）。心脏 MRI 还可准确测量左心

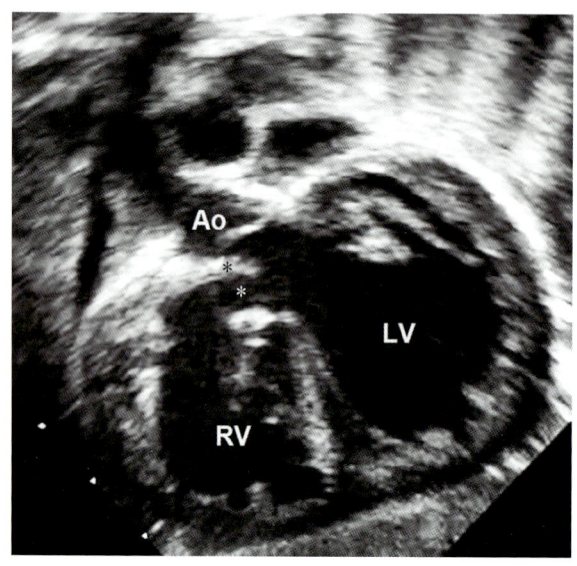

▲ 图 30-20 流出道室间隔缺损（白*）肋下左前斜切面的二维超声心动图
图示圆锥隔（黑*）后部对位不良，该患者伴主动脉弓离断（未显示）
Ao. 主动脉；LV. 左心室；RV. 右心室

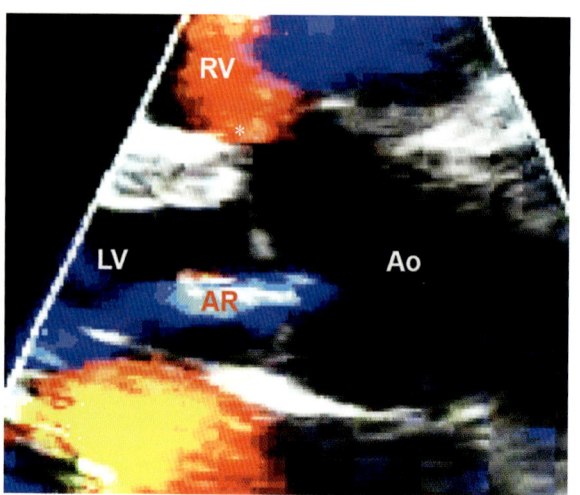

▲ 图 30-22 中央型室间隔缺损（*）的二维超声心动图
图示主动脉瓣脱垂和主动脉瓣反流，主动脉瓣反转入室间隔缺损区域
Ao. 主动脉；AR. 主动脉瓣反流；LV. 左心室；RV. 右心室

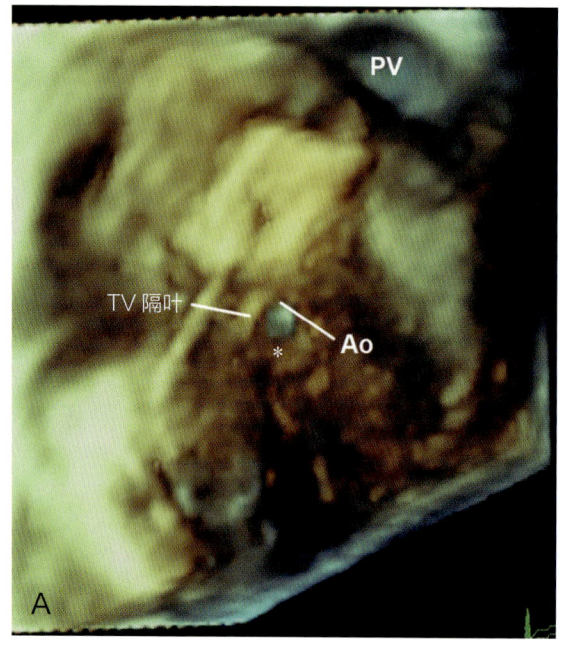
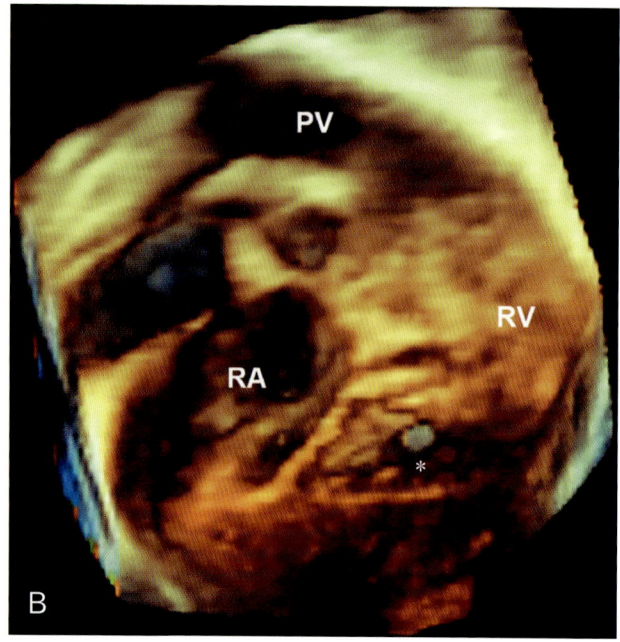

▲ 图 30-21 三维超声心动图右心室侧的正面观
A. 中央室间隔缺损，三尖瓣隔叶代表缺损的一个边界，缺损位于主动脉瓣下方（未显示，所提供的图像仅可见右心室结构）；B. 肌性室间隔下部室间隔缺损（*），缺损具有完全的肌性边缘（图片由 Kuberan Pushparajah, MD, Evelina Children's Hospital, London, United Kingdom 提供）
Ao. 主动脉；PV. 肺动脉瓣；RA. 右心房；RV. 右心室；TV. 三尖瓣

第六篇 先天性心血管疾病
第 30 章 室间隔缺损

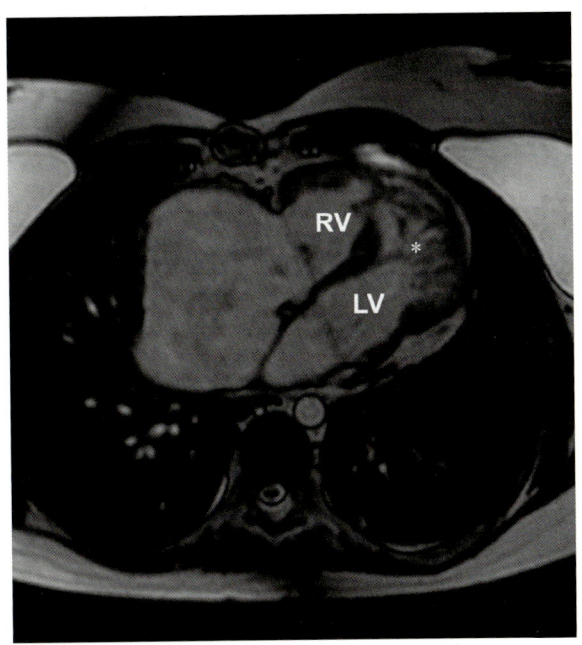

▲ 图 30-23 肌部心尖室间隔缺损（*）s/p 肺动脉环扎的磁共振亮血四腔心图像

LV. 左心室；RV. 右心室（图片由 Juan Carlos Muñiz, MD, Miami Children's Hospital, Miami, Florida, USA 提供）

房和左心室容积以评估分流严重程度。评估分流严重程度的另一种方法为计算肺循环血流量与体循环血流量的比值（Q_p/Q_s 比值），血流量的测定可应用相位对比 MRI 方法测量通过升主动脉和肺动脉主干或通过三尖瓣和二尖瓣的血流，这样可减少心导管检查的需要。Q_p/Q_s 比值也可应用三维亮血数据包计算右心室和左心室搏出量。对不适合做心脏 MRI 或禁忌者，心脏 CT 可提供患者的 VSD 解剖信息。然而，其提供生理数据的能力较心脏 MRI 有限，且涉及辐射暴露。

（六）导管和血管造影

在过去的 10 年中，超声心动图技术的进步及心脏 MRI 和低辐射心脏 CT 的应用增加，已减少了应用心导管检查和血管造影评估 VSD 的大多数需求。大部分解剖性和生理数据可从这些检查方式中获得，而无须对患者行与辐射暴露相关的侵入性手术。当无法行心脏 MRI 检查或存在 MRI 禁忌证但又必须确定分流严重程度时，通过心导管检查测量从体静脉和肺动脉获得血样本的氧饱和度，从而估计 Q_p/Q_s 比值。此外，超声心动图

和心脏 MRI 不能提供心腔和血管内的精确压力资料。若怀疑进展性肺血管疾病，则可心导管检查时测量上腔静脉、肺动脉、左心房和主动脉的压力和氧饱和度，从而计算肺和全身血管阻力（左心房压可根据肺毛细血管楔压估计；若无肺部疾病的证据，肺静脉饱和度可假定为 99%）。可用 100% 氧气或其他药物干预方法评估高肺血管阻力，以评估其肺血管疾病的可逆性。

若行血管造影，左心室轴向斜位的血管造影可详细描绘左心室长轴位中 VSD 的大小、位置以及额外 VSD 的存在，特别是对于中央型、肌部和流出道型 VSD（图 30-24）。流入道型、下/后肌部 VSD 及左心室右心房分流型 VSD 需要其他造影位置来显示。主动脉造影可能有助于确定和描述主动脉瓣反流及合并的动脉导管未闭，特别是当右心室和肺动脉压力接近体循环压力水平时。

心导管目前主要用于经导管 VSD 介入治疗。偶尔，心导管检查也用于确定再次干预治疗前残余 VSD 的严重程度。通常 Q_p/Q_s 比值小于 2∶1，表明少量残余分流，可避免手术再干预。根据残

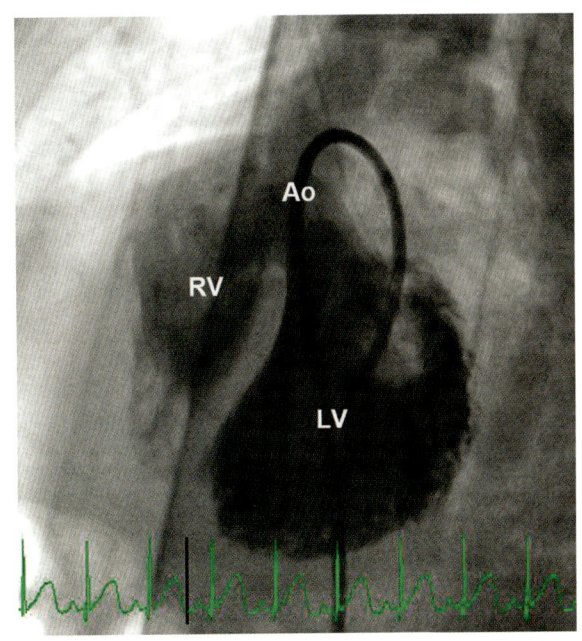

▲ 图 30-24 中央型主动脉瓣下室间隔缺损的左前斜位左心室造影

导管途径为下腔静脉，房间隔缺损，左心房至左心室
Ao. 主动脉；LV. 左心室；RV. 右心室

849

余 VSD 的位置和病变复杂程度，介入干预可能是降低术后残余分流儿童 Q_p/Q_s 的较好选择。

七、自然史

VSD 的自然史取决于其大小和位置。在 VSD 的亚型中，中央型（膜周）和肌部缺损可能在儿童期自发闭合[41]。中央型缺损与三尖瓣隔叶非常接近，常常形成附加的动脉瘤样结构附着 VSD 边缘，部分或完全关闭缺损[49]。但缺损本身并没有被解决，在尸检标本中，移除三尖瓣隔叶，缺损仍然可见。一般而言，由三尖瓣隔瓣形成的动脉瘤样附着物并不改变三尖瓣的功能。在极少数情况下，中央型缺损的穿隔血流穿过三尖瓣隔叶形成如前所述的左心室右心房分流，其结果可能发生右心房扩张。肌部缺损由于心肌肥厚而自发关闭，此可能发生在宫内、婴儿早期或儿童时期。尽管在人一生中小型 VSD 均可能自发关闭，但 2 岁以后未闭合的缺损很可能会终生存在[50]。其他亚型，特别是流入道和流出道缺损（包括对位不良型 VSD）无自发闭合的机制，通常需要手术干预。如前所述，后间隔对位不良型 VSD 通常伴有主动脉弓阻塞或离断，通常这些病变是导管依赖性的；若未能识别上述情况，则动脉导管的自发性关闭可导致心血管衰竭和死亡，通常发生在出生后的头几天。此外，非危重性的主动脉弓阻塞患者早期可能会出现心力衰竭症状，因为主动脉弓阻塞会增加通过 VSD 进入肺血管床的血流。与 VSD 患儿通常生后 6~8 周出现症状相比，VSD 伴主动脉弓梗阻儿童，其症状可能早在生后 2~4 周就会出现。

中央型（膜周）和流出道缺损（双动脉下）可能会部分或完全被脱垂的主动脉瓣叶阻塞。如前所述，主动脉瓣脱垂也可能导致小叶扭曲变形和主动脉瓣反流。主动脉瓣脱垂可能发生于流出道或双动脉下缺损，但更常见的是发生于中央型或膜周部缺损[51]。限制性中央型 VSD 也可在儿童后期发展为右心室双腔[30]。虽然知之甚少，但认为高速血流撞击右心室游离壁，导致右心室肌束异常肥大。跨肌束的压力阶差使右心室近侧部分形成高压腔。此外，可导致右心室肌束的限制性 VSD 也可发生主动脉下纤维膜形成。

一般来说，若 2 岁前未关闭，大型 VSD 可能会导致过早死亡。长期大量左向右分流和右心室压力体循环化造成肺血管疾病和双心室衰竭。到 2 岁时未经干预的大型 VSD 患者中，多达 1/4 者可能出现对医学处理无反应的肺血管阻力升高[52]。

小型左向右分流 VSD 通常不会缩短预期寿命。在 VSD 自然史研究中，那些 Q_p/Q_s 比值小于 2 且肺动脉压正常者的预期寿命与一般人群相比无显著差异[53]。此外，2 岁后注册登记的小型 VSD 仅 14% 自发关闭[50]。小型 VSD 通常不需要医学或手术处理。然而，伴有主动脉瓣脱垂导致的进展性主动脉瓣反流或进展性右心室肌束形成的小型 VSD 需手术治疗。

中型 VSD 患者可能在婴儿期有大量左向右分流。若存在使缺损成为限制性缺损的解剖基础（动脉瘤样附着物，心肌肥大），可待缺损缩小后给予医学处理。另一种选择，中型缺损与大型缺损的行为相同，因此需要手术干预或经导管干预。

大量左向右分流数月至数年后可导致肺血管疾病。随着肺血流量的增加，肺小动脉从具有反应性的肌性壁转变为不可逆的结构，后者由血管壁内膜肥厚和增生造成，从而导致肺血管阻力增加[43,44]。具有高肺血管阻力和艾森曼格综合征的大型 VSD 预后较差，预期寿命显著缩短。随时间的推移，艾森曼格综合征患者逐渐变得更加青紫，因为血流逆向穿过 VSD 而发生右向左分流[47]。慢性发绀导致红细胞增多症、运动耐量低下、脊柱侧凸、晕厥发作、卒中和脑脓肿的风险显著增高。严重的青紫发作可能导致缺氧。长期存在的肺血管疾病导致右心衰竭和早期死亡。

自然史研究：VSD 的自然病史已在一组队列中进行了研究，并于 20 世纪 70 年代首次被报道；该队列研究继续随访，并于 1993 年发布了第二份研究报道。开始的队列包括 1280 名 VSD 患者，无主动脉瓣反流者；976 名患者参加了第二部分的研究[50]。所有患者在入选时都进行了心导管检查。在最初的队列中，86% 存活而经过了第二次分析研究。25年的生存率为87%，明显低于正常人群。死亡风险受缺损大小、肺动脉阻力和入院时的临床状况等影响。艾森曼格综合征的死亡风险是肺血管阻力正常者的12倍[50]。参与者接受了医疗和（或）手术处理。在整个队列中，VSD未手术者死亡中，65%死于心源性，而VSD手术治疗者死亡中为90%；且近30%的死亡是猝死。尽管860例患者开始就给予医学治疗，但仍有245例（28%）随后接受手术[50]。在随访期间发生的病理事件包括细菌性心内膜炎、充血性心力衰竭、脑脓肿、晕厥、心绞痛、心肌梗死、卒中和起搏器植入。细菌性心内膜炎发病率为14.5/10000人年。VSD的大小与心内膜炎的风险无关。然而，VSD术前心内膜炎发生的风险是术后的2倍[2]。

在参与全部随访研究（包括问卷调查）的570名患者中，91% NYHA心功能分级1级。该组患者中，手术治疗者比药物治疗者更易发生心律失常。570例患者中有15%发生肺动脉高压，且在药物或手术治疗的患者间无差异。在队列研究中有22名患者有艾森曼格综合征[50]。

虽然从自然史研究中收集的这些信息对于VSD患者的管理非常重要，但重要的是要认识到，在当今时代，VSD患者可能有更好的预后。

八、鉴别诊断

大型VSD可被误诊，伴有大量左向右分流的其他相似病变亦可导致左心室容量负荷过高，如常见的房室隔缺损、大型动脉导管未闭、主肺动脉肺窗，或无肺动脉狭窄的主动脉瓣下室间隔缺损型右心室双出口。超声心动图容易区分这些病变，其他的特征也可能有帮助。所有左心室负荷过高的病变表现可能相似，因此婴儿期肺血管阻力下降时，可能出现充血性心力衰竭症状。常见的房室隔缺损（常见于唐氏综合征）在心电图上的典型表现为电轴左偏的逆钟向向量环。体格检查可能不同，因为在此病变中听诊时房室瓣反流更为典型。动脉导管未闭或主肺动脉窗通常会在左锁骨下区域出现机器样杂音。右心室双腔很难通过体格检查或心电图与大型VSD区分开来。

限制性VSD的心脏杂音可能被误认为半月瓣狭窄。然而，VSD杂音是全收缩期，发生于收缩开始时，而主动脉瓣狭窄和肺动脉瓣狭窄引起收缩期喷射性杂音，这种杂音在半月瓣开放后出现。

九、内科处理

对于大型VSD，一旦出现充血性心力衰竭症状就应给予医学处理。药物治疗不会改变VSD的大小。一些医生选择一旦发现VSD就开始使用药物，一些医生从症状出现时给予治疗。

呋塞米或其他襻利尿药用于治疗大量左向右分流引起的肺充血，呋塞米剂量通常为1～3mg/（kg·d），分成2次或3次给药；对严重充血性心力衰竭者，开始可静脉注射，然后转为口服。大剂量使用呋塞米需注意电解质，因其可导致低钠血症、低钾血症和低钙血症。在某些情况下，补充钠和（或）钾是必要的。对于Q_p/Q_s比值较高者，使用ACE抑制药减少体循环负荷。有证据表明，该治疗可通过降低全身血管阻力来减少肺血流量[54]；剂量取决于使用的ACE抑制药种类；不良反应包括肾损伤和持续性咳嗽。尽管在大型左向右分流的心力衰竭时少有证据支持地高辛的使用，但较多的传统医师仍将使用地高辛治疗。地高辛剂量通常为10μg/（kg·d），分两次给药；有严重心力衰竭症状者可洋地黄化，可在24h内静脉或口服给予负荷剂量。确保钾水平正常是很重要的，因低钾血症会增加地高辛的毒性。通常这种情况下左心室的收缩功能正常，因此地高辛治疗高输出量性充血性心力衰竭是无说服力的。但一些伴有严重心力衰竭和全身血流受损者可能有心室功能障碍，在这种情况下地高辛治疗可能是有用的[55]。有β受体阻滞药改善心内大量左向右分流儿童症状的报道[56]。

大型室间隔缺损伴充血性心力衰竭时，最重要的治疗方法之一就是足够的热量摄入。即使是母乳喂养，通常也需要补充热量。当婴儿因进食而变得非常疲劳时，可使用鼻胃管喂养以确保足够的热量消耗。恶病质可能与术后伤口愈合不良有关，因此外科干预前短时间的热量补充是需要的。鼻饲应是短期的，若发生体重下降，一般推荐手术干预。

有些婴儿对医学处理无反应，则需手术干预；如有必要，这种情况可在生后几周内手术。药物治疗后症状改善并不意味着不需要手术；但可能会推迟一段时间。尽管药物治疗可能会导致左向右分流量逐渐减少，但重要的是要确保肺血管阻力不增加；此可通过超声心动图来监测确定。若存在矛盾的数据，则可能需要心脏 MRI 或心导管检查来测量 Q_p/Q_s 比值。若 VSD 大小在出生后几个月内无减小，通常建议手术关闭。

中型 VSD 与大型 VSD 有类似的表现。若随着时间的推移 VSD 有可能变得更具限制性，则内科处理可用来治疗 VSD 的症状，直到 VSD 本身不再具有血流动力学意义。小型 VSD 患儿通常不需要内科处理。在发生肺血管疾病的患者中，内科治疗包括使用肺血管扩张药，如前列环素、波生坦或西地那非。在这种情况下，建议与肺动脉高压专家协商。

十、外科干预治疗

在先天性心脏手术的早期，发生心力衰竭的大型 VSD 患儿在手术关闭前常行分期手术，如肺动脉环缩术。肺动脉环缩术可在任何年龄的患者上进行，且不需要体外循环。既往认为，小婴儿手术关闭的风险太高。目前，肺动脉环缩术应用于复杂VSD 患者（瑞士奶酪室间隔、跨坐型房室瓣或心室双出口）。手术关闭缺损是大型 VSD 婴儿的主要治疗策略，且可在小至 1.5~2kg 的儿童中进行。

1—2 岁的 VSD 儿童手术关闭的指征为：充血性心力衰竭症状控制不佳、生长发育落后（如果未发现其他病因）、可逆性的肺血管阻力轻度升高，或需要住院治疗的反复呼吸道感染。在 VSD 的自然史研究中，肺血管阻力正常但接受手术关闭的大型 VSD 患者未发生艾森曼格综合征[50]。孤立性 VSD 手术的更多争议性指征包括 Q_p/Q_s 比值大于 2（通过心导管检查或心脏 MRI）或左心室扩张。最近的一项研究表明，大多数限制性 VSD 患者尽管有明显左心室扩张，但无心力衰竭、生长发育迟缓或肺动脉压升高，多会自发消除左心室扩张，从而避免心脏外科手术[57]。手术关闭 VSD 晚期适应证包括发生显著的右心室异常肌束，主动脉瓣脱垂伴进行性主动脉瓣关闭不全，或反复的细菌性心内膜炎。

大型缺损通常需要补片关闭，可使用心包或修复材料。中央型（膜周型）或流入道型（房室间隔缺损型）缺损通常通过右心房进行治疗。在某些情况下，三尖瓣的隔叶必须分离以提供缺损的良好视野。流出道缺损与肺动脉瓣相邻，通常通过肺动脉瓣手术或行右心室漏斗部切开术。心尖部缺损很难达到且难以从室间隔的右心室面观察到，这种类型的缺损可用双伞样装置技术成功封堵[58]。前间隔的对线不良性缺损的处理与法洛四联症类似，并在该章中介绍。因为其他原因需要手术的限制性 VSD 患者可进行 VSD 的缝合关闭。

VSD 手术干预的效果一般都很好，报道的死亡率为 0.3%~0.6%[59]。死亡通常与复杂的 VSD 闭合（多种缺损）有关，但即使是直接的 VSD 闭合也可能出现意外。在手术修复时肺血管阻力升高的患者死亡风险较高；由于这是非常罕见的，所以在当代无死亡率的报道。

术后并发症比死亡更常见。经历 VSD 手术关闭的患者多达 3% 可出现完全性心脏传导阻滞；大部分患者的心脏传导阻滞是暂时性的，可自行恢复；少部分患者会在术后早期或晚期出现永久性心脏传导阻滞[60]，此时需要放置起搏器。VSD 外科关闭术后永久性心脏传导阻滞的危险因素包括患者体格小和流入道型 VSD[61]。右束支传导阻滞术后很常见，可能是由于术中直接损伤希氏束的右束支所致。有时候，左前分支也可能受到影响，导致双束支阻滞。心脏外科术后的右束支传导阻滞一般无血流动力学后果，但在体检时可闻及第二心音宽分裂。

一些患者可能在 VSD 手术后发生心包切开综合征。虽然不常见，但术后早期应注意。

VSD 手术关闭最常见的并发症是残余漏，多达 25% 的孤立性 VSD 患者术后可见 VSD 残余漏

(尽管未报道）[59]。通常，VSD 残余漏部位为三尖瓣隔瓣叶后面补片周或主动脉瓣下。若残余漏很小，通常会自发闭合。偶尔需要重新外科干预关闭残余漏。补片裂开罕见，但也有报道；通常在外科修复后早期发生，但也可能由于细菌性心内膜炎而引起。

对于 VSD 伴主动脉瓣脱垂者，手术方法有多种。在某些情况下，可行单独 VSD 补片修复，但对于伴有明星主动脉瓣反流的患者而言，主动脉瓣瓣膜成形术是必要的。很难预测手术干预后主动脉瓣反流是否会进展，但轻度主动脉瓣关闭不全的患者一般情况良好；少部分进行性主动脉瓣反流者需要瓣膜成形术。

通常对位于室间隔区域的肌部 VSD 经导管闭合，这对于外科医生来说很难达到。对于心尖型 VSD，一种直接暴露右心室并通过右心室游离壁放置封堵装置的杂交手术已成功进行。导管封堵 VSD 会导致完全性心脏传导阻滞，发生率多达 6%，因此尚未被美国批准[62,63]。然而，在美国以外的国家，中央型 VSD 可能经导管植入封堵装置。最近的一项研究随机将 VSD 病例登记为手术或经导管封堵术[64]。两组病死率无差别，无死亡报道。经导管关闭并发症较少，且住院时间较短和医疗费用较低。VSD 残余漏可经导管关闭，特别是当手术再干预将产生较高风险时。

十一、预后

总之，VSD 儿童具有良好的预后和极好的长期生存率。通过手术修复，绝大多数儿童可过上正常的生活，参加竞技体育、拥有家庭和参加工作。然而，尽管不需要复杂的诊断和治疗，但 VSD 早期关闭者的生活质量仍低于正常人[65-67]。不需要手术干预的小型 VSD 儿童预后极好。由于假定这些患儿队列是正常的，因此没有关于其生活质量的报道。该人群的长期监测有助于评估心律失常和晚发性心室功能障碍或肺动脉压升高。

十二、青壮年

对尚未通过手术或导管处理的青壮年 VSD 的管理，取决于 VSD 的大小、分流的长期血流动力学后果（就左心室重构和肺血管阻力而言）以及任何并发的病变。偶尔，需要晚期干预的成年人有临床意义的 VSD，其评估和管理上面已经讨论过。许多这些患者的经胸超声心动图检查窗非常差，当存在心功能不全和肺血管疾病等危险因素时常需 TEE 检查、心脏 MRI，甚至心导管检查以确定最佳治疗方法。如上所述，小型 VSD 和肺血管阻力正常者的预后良好。来自英国的一项研究观察了 188 例年龄在 17－45 岁（平均 29 岁）的伴有小型 VSD 的成人患者，高达 10% 的患者自发性闭合[68]。11% 的患者发生感染性心内膜炎，几乎 20% 的患者出现主动脉瓣关闭不全，8% 的患者发生心律失常。心房颤动是最常见的心律失常，特别是长期存在左心室容积超负荷和左心房扩张的情况下。尽管对小型 VSD 患者参加体育活动和其他身体活动没有限制，但应终生随访。除非已尝试手术或导管介入治疗或存在残余 VSD，否则心内膜炎预防不是必需的。

对于小型 VSD 女性患者，妊娠耐受性良好。但患有肺血管疾病的女性 VSD 患者在妊娠期间风险较高[69]。艾森曼格综合征孕妇的围生期死亡率高达 25%～50%，多由阻力型肺动脉高压危象、充血性心力衰竭、血栓栓塞事件，肺动脉夹层或恶性心律失常引起。此外，胎儿和新生儿死亡率为 7%～15%，多由于早产和胎儿宫内发育迟缓，此与母体发绀程度有关。

PART B 动脉异常
Arterial Abnormalities

第 31 章
动脉导管未闭和主肺动脉窗
Patent Ductus Arteriosus and Aortopulmonary Window

Nathaniel W. Taggart　Mohammed Yasir Qureshi　著
陈笋　译

一、动脉导管未闭

（一）概述

动脉导管是胚胎期的一个正常生理解剖结构，起源于妊娠第 6 周的第 6 对鳃弓，在沟通主动脉和肺动脉中起到重要作用。动脉导管是胎儿血液循环的重要组成部分，可以使得血液绕过肺循环直接进入降主动脉。出生后，在没有严重青紫型先天性心脏病或肺循环阻力持续增高的情况下，动脉导管未闭（PDA）则可能属于病理状况，会造成肺循环压力负荷增高，左心容量负荷增高，并且会增加远期心内膜炎发生的风险。

（二）流行病学

由于动脉导管是正常胎儿血液循环的必要组成部分，所以刚出生的新生儿发生动脉导管"未闭"非常普遍。在绝大多数情况下，动脉导管会在逐渐升高的血氧饱和度和其他一系列因素的作用下收缩，导管的收缩通常会引起功能性和解剖性的关闭，而在某些情况下，动脉导管可能只会部分闭合或不闭合。根据既往数据，活产婴儿的孤立性 PDA 发病率约为 0.05%。孤立性 PDA 约占先天性心脏病的 5%～10%[1,2]。这些数据主要代表的是有临床症状的 PDA，主要包括肺血增多、左心容量超负荷、肺动脉压力增高和心脏杂音等。随着彩色多普勒超声心动图的发展，那些没有症状的"沉默型"PDA 越来越普遍地被发现。有些学者甚至估计，在儿童和成人中，"沉默型"PDA 的发病率可以达到 0.5%，远高于有临床症状的 PDA 发病率[3]。另外，PDA 好发于女性，在男女中的发病比率约为 1∶2，具体原因尚不清楚[4]。

（三）病因学

出生后持续性动脉导管未闭的具体机制尚不清楚。目前，我们对 PDA 发生和发展的认识主要是基于对胎儿期动脉导管的正常生理和出生后动脉导管正常闭合过程的认识。

1. 胎儿动脉导管

在正常的胎儿中，动脉导管是连接肺动脉和降主动脉的正常血管结构。动脉导管的肺动脉端通常起自左肺动脉近肺动脉主干（main pulmonary artery，MPA）分叉口。由于胎儿时期的高肺小动脉阻力和相对低的胎盘和体循环血管阻力，动脉导管里的血流是从右至左（肺动脉至主动脉）的。影响该时期动脉导管开放的因素有很多，主要包括血氧饱和度和循环血液中的前列腺素。

（1）血氧：维持胎儿期动脉导管开放的一个重要因素就是导管中血流的低溶解氧浓度（pO_2）。PDA 管腔中血流的 pO_2 约为 18mmHg，而动脉导管壁的滋养血管中的 pO_2 约为 26mmHg[5]。对比之下，出生后主动脉血溶解氧浓度接近 100mmHg。更高的 pO_2 水平可能通过诱发钙离子进入细胞促进导管壁平滑肌细胞的收缩[6-8]。相反的，胎儿期血流的低 pO_2 水平抑制了钙离子进入细胞和平滑肌细胞收缩，从而维持动脉导管的开放。

（2）前列腺素：前列腺素是由动脉导管壁内的花生四烯酸通过环氧合酶（cyclooxygenase, COX）合成的激素类化合物[9]。前列腺素对动脉导管平滑肌细胞起到松弛作用，从而使血管舒张，维持导管的开放。动脉导管合成的前列腺素有两类，包括 PGE_2 和 PGI_2。循环血液中的 PGE_2 可能在胎儿血液循环中维持动脉导管开放的作用更大。出生后，循环血中的 PGE_2 急剧下降，伴随着血氧浓度的急剧升高，从而引起动脉导管的功能性闭合[10,11]。因此，静脉外源性输入 PGE_1（PGE_2 的合成异构体）可以用来维持动脉导管依赖性青紫型先天性心脏病患者的动脉导管开放[12-14]。相反地，使用阿司匹林样 COX 抑制药（如非甾体抗炎药、吲哚美辛或布洛芬等）抑制 PGE_2 合成，可以促进早产儿动脉导管闭合[15,16]。

（3）其他因素：一些其他的因素也被证实与动脉导管的舒张和收缩相关。NO 是肺动脉舒张剂，在动物模型中被证实可用于抑制动脉导管的收缩[17,18]。并且，NO 合成酶在动脉导管内皮细胞中也有表达。

腺苷也被证实可以引起动脉导管的舒张。有研究发现胎羊循环血中的腺苷浓度要明显高于新生羊[19]。这些研究结果提示腺苷可能在维持动脉导管开放的过程中起作用。

2. 动脉导管的正常闭合

随着新生儿的第一次呼吸，肺泡中的氧浓度急剧增高，引起肺血管舒张。另外，低阻力的胎盘循环结束，导致肺血管阻力（R_P）和体循环血管阻力（R_S）的比值下降，而 R_P/R_S 的下降改变了动脉导管内的血流方向，血流从主动脉流向肺动脉。出生后，动脉导管暴露在体循环的动脉血中，其 pO_2 在室内海平面水平接近 100mmHg。高水平的动脉血 pO_2 使得动脉导管发生血管收缩，具体机制尚未完全阐明。氧敏感的钾离子通道激活电压敏感的钙离子通道，诱发钙离子进入细胞内，从而促进平滑肌收缩[6,21]，其他机制也可能参与其中[7]。

最初，动脉导管的功能性闭合是由血氧浓度的急剧升高和循环血中前列腺素水平下降引发的平滑肌收缩所导致的。近一半正常足月儿的动脉导管在出生后 24h 内就形成了功能性闭合，出生后 72h 内普遍闭合[22]。动脉导管即使发生了功能性闭合，也可以通过治疗在生后最初几天"再开放"。

在绝大多数情况下，动脉导管的闭合是从肺动脉端开始逐渐向主动脉端移动。由于大部分 PDA 都是由于导管没有完全闭合造成的，而不是完全缺乏收缩，所以 PDA 最窄的直径往往更靠近肺动脉。动脉导管主动脉端的直径往往更大，因此常被称为导管的壶腹部。

随着动脉导管的功能性闭合和平滑肌的收缩，引起导管内血流 pO_2 的进一步降低和管壁的增厚，造成了动脉导管内侧的缺氧，这种缺氧会导致细胞破坏和纤维化，最后引起动脉导管的解剖（永久性）闭合[23-25]。保留在动脉导管位置处的纤维带成为动脉韧带。

3. 早产儿 PDA

出生后持续性动脉导管未闭在早产儿中的发生率要远高于其他健康的足月新生儿，导致这种现象的可能原因之一是早产儿持续性较低的动脉血的 pO_2[5]。这种低 pO_2 可能是由于早产儿肺发育不成熟，肺泡-毛细血管氧弥散不良所致。同时，早产儿可能还伴有持续性肺血管阻力增高，引起动脉导管内右向左分流。然而，仅动脉血 pO_2 低这一个原因还不足以解释早产儿 PDA 的发病率高。动物模型研究显示早产儿动脉导管对 O_2 引起的血管收缩反应较差[8]。另外，由于 PGE_2 主要在肺进行代谢，而早产儿的肺并不成熟，可能会减少 PGE_2 代谢从而引起循环血液中的 PGE_2 水平增高。还有学者认为，早产儿的动脉导管组织中 NO 合成酶含量更高，在这些人群中高水平的循环血 NO 可能是维持动脉导管开放的主要原因[26]。

4. 高海拔地区的 PDA

出生在高海拔地区儿童的 PDA 发病率更高，在极高的海拔地区，PDA 的发病率要高出海平面水平地区 30 倍。这种增高的 PDA 发病风险主要是由周围环境氧浓度低引起血氧分压低导致的[27,28]。

5. 伴有其他类型先天性心脏病的 PDA

很多严重的先天性心脏病常会伴有 PDA。对于某些"动脉导管依赖"的青紫型和梗阻型先天性心脏病，动脉导管对其氧合和氧运输是必不可少的。尽管 PDA 在这种情况下更常见的具体原因尚不清楚，但可能原因之一就是动脉导管中的血 pO_2 较低。在动脉导管依赖的先天性心脏病中，即使青紫很严重，动脉导管也会发生收缩，这种情况下就需要予以外源性 PGE_1 治疗，以维持动脉导管的开放。

6. PDA 伴先天性风疹综合征

先天性风疹综合征（congenital rubella syndrome，CRS）是一类症候群，包括胎盘功能不全导致的发育迟缓、耳聋、白内障、先天性心脏病和新生儿血小板减少性紫癜。CRS 通常是由妊娠 16 周内感染有风疹病毒引起[29,30]。CRS 中最常见的先天性心脏病类型是 PDA 和肺动脉分支狭窄。60%～70% 的 CRS 患者伴有 PDA。CRS 患者的 PDA 组织学分析显示动脉导管的发育不成熟，可能是由风疹病毒引起动脉导管发育停滞所导致[31]。

7. PDA 伴遗传性疾病

PDA 在一般人群中的发病率不是由单一遗传或者环境因素导致的。流行病学资料显示，兄弟姐妹中患有 PDA 的个体发生 PDA 的风险更高（约 3%），提示在某些家系中 PDA 存在遗传易感性[32]。有学者揭示了一个隐性基因位点（12q24），该位点在其研究人群的 PDA 患者中约占 1/3[33]。然而，该研究人群的 PDA 发病率高于普通人群（约 15% 患有先天性心脏病），近亲结婚比率也更高，提示该隐性基因可能在其他人群的 PDA 发病过程中作用较小。

Char 综合征是一种常染色体显性遗传，与 PDA 相关的"心 - 手"综合征。该病的典型面容为短人中、嘴唇突出（有时称为"鸭嘴"）、鼻梁低平伴朝天鼻和五指畸形（指趾骨缺如或发育不全）。6 号染色短臂上 *TFAP2B* 基因的一个错义突变被认为是引起 Char 综合征的原因[34-36]。随后，在一些无典型 Char 综合征临床症状的 PDA 家系中也发现了 *TFAP2B* 基因的突变[37,38]。

（四）形态学

1. 动脉导管的正常解剖

正常动脉导管的位置是从主动脉峡部的前面至左肺动脉起始处，绕过左支气管，称为"左型"动脉导管。动脉导管主动脉端的开口往往低于肺动脉端，因此导管从主动脉到肺动脉的方向是向前和向上的。左喉返神经走行于动脉导管左侧，并在导管下折返向头侧行走，喉返神经与动脉导管的解剖关系是外科手术结扎过程中应该注意的。

2. 形态学分型

PDA 的形态学分型很大程度上建立于 20 世纪 80 年代末来自多伦多儿童医院团队的分型[39]。他们根据导管最窄直径的部位将动脉导管从形态上分为 5 型（图 31-1）。

A 型，称为"漏斗型"或"圆锥型"，动脉导管主动脉端壶腹部膨大，并向肺动脉端快速变窄，导管直径最小的位置是肺动脉端。A 型是最常见的 PDA，约占当时多伦多 PDA 患者的 65%。

B 型，有时称为"窗型"导管，长度很短，狭窄处位于主动脉端，壶腹部明显，约占 PDA 患者的 18%。原著中 A 型和 B 型均根据导管狭窄部与气管的前后关系进一步进行了细分。

C 型，PDA 较长，呈管状，没有明显的狭窄。

D 型，PDA 则有多处狭窄部位。

E 型，PDA 较长，且在气管的前方有一处狭窄。

在多伦多分型中，C、D 和 E 型 PDA 所占的比例均各小于 10%。

3. 动脉导管的解剖学变异

虽然典型的动脉导管解剖位置是"左型"，且基本可以归为上述形态学分型中的一种，但仍存在许多解剖变异，尤其是在伴有其他先天性心血

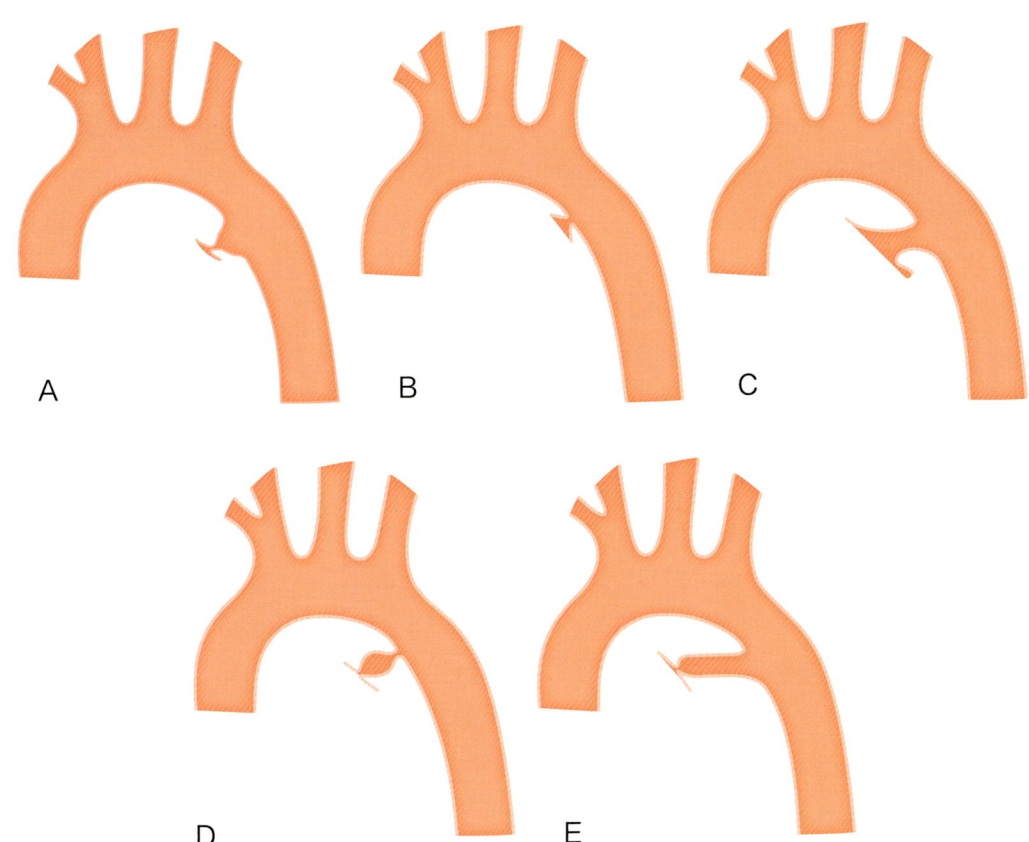

▲ 图 31-1　Schematic representation of the angiographic classification scheme for patent ductus arteriosus. *Type A* demonstrates typical ductal morphology with a developed ampulla and constriction at the pulmonary artery end. *Type B* consists of a short ductus with constriction at the aortic end. *Type C* is a ductus with no significant narrowing along its course. *Type D* patent ductus arteriosus has multiple areas of constriction. *Type E* is a long ductus with narrowing far anterior to the trachea at the pulmonary artery end. (Modified from Krichenko A, Benson LN, Burrows P, Moes CA, McLaughlin P, Freedom RM. Angiographic classification of the isolated, persistently patent ductus arteriosus and implications for percutaneous catheter occlusion. *Am J Cardiol*. 1989;63:877–880.)

管畸形的患者中。绕过右支气管进入右肺动脉的"右型"动脉导管是不常见的一种。"右型"动脉导管可见于左或右主动脉弓，可能是组成血管环的一部分。有些动脉导管可以起自头臂动脉而非主动脉本身。

(五) 生理学

PDA 的临床症状主要取决于导管的分流量和高压体循环向肺动脉分流的时间。PDA 的分流量取决于跨动脉导管血流总阻力与体循环血管阻力。跨动脉导管的血流阻力包括导管本身的血管阻力和远端肺血管床的阻力。PDA 如果很大，则没有跨动脉导管压力差（即肺动脉和主动脉压力相等），PDA 本身的阻力可以忽略不计，因此 PDA 内的分流量完全取决于 R_P 和 R_S。这种阻力与分流量的关系可以由改良欧姆定律定量表示（P= 压力；Q= 血流），如下所示。

$$P_P = Q_P \times R_P \text{ 且 } P_S = Q_S \times R_S$$

假设 $P_P = P_S$，

$$Q_P \times R_P = Q_S \times R_S$$

或

$$Q_P / Q_S = R_S / R_P$$

从该等式可以看出，任何一个血管床的阻力增高均会导致该血管床血流量成比例减少。由于出生后最初几个月正常 R_P 通常是 R_S 的 25%，所以一个大型、非限制性的 PDA 理论上的 Q_P/Q_S 值为 4∶1。如此高速肺动脉分流（这种情况很少见，因为大多数动脉导管都有一定弹性）会造成流经的心腔和血管容量负荷过重，最后引起肺血管、左心房和左心室的扩张，新生儿期之后根据左心房和左心室的增大程度来判断动脉导管未闭对血流动力学影响的严重性。这种心腔的扩大不仅仅是因为分流量，还受分流时间影响，因此是进展性的，晚期可能出现充血性心力衰竭和肺水肿等症状。另外，大量和高压的分流随着时间进展可能引起不可逆的肺血管疾病（Eisenmenger综合征）。

在大多数PDA患者中，动脉导管或多或少都会存在收缩，从而限制了主动脉至肺动脉的分流，而不仅决定于R_p/R_s。同样，导管内血流的压力也会降低，肺血管疾病的发生风险也大大减少。这些患者的典型临床表现为心脏杂音，具体的临床特征取决于PDA大小和R_s/R_p值，根据分流量，患者可能表现为不同程度的左心增大。

（六）临床特征

PDA的临床表现取决于动脉导管的大小和患者年龄。早产儿的大型PDA往往听不到典型的"机器样"杂音，低血压伴脉压增宽，肺血流过多和肺水肿则更为常见。新生儿由于肺血管阻力升高但低于体循环血管阻力以及导管的弹性，舒张期导管内血流流速较低，临床上只能听到收缩期心脏杂音。进行超声心动图检查时，肺循环阻力高于体循环阻力的新生儿可能会发现存在动脉导管，进一步检查可能发现由于动脉导管处的左向右分流，上肢的脉氧正常而下肢出现青紫（即差异性青紫）。

在足月儿和儿童中，不伴有其他先天性心脏病的PDA最常见的临床表现为心脏杂音。典型的限制性PDA心脏杂音可持续整个心动周期，收缩期更为响亮。根据心动周期中主动脉和肺动脉的不同压差，就可以解释了。假设一个PDA患儿的血压为90/50mmHg，肺动脉压为25/15mmHg，收缩压差的峰值为65mmHg，远高于舒张压差峰值的35mmHg，压差越高，流速越快，从而杂音更响。从改良型伯努利方程（$P=4v^2$，P为压力，v为血液流速）可以推出，在上述PDA患儿中，动脉导管内收缩期的峰值流速约为4m/s，舒张期峰值流速接近3m/s。然而，由于主动脉和肺动脉最高的收缩压力与最低的舒张期压力并不是同时存在的，且PDA长度不一，所以这种改良型伯努利方程的运用存在一定的局限性。

随着心超技术的发展，有越来越多无心脏杂音的小型PDA被发现。这些所谓的"沉默型"动脉导管未闭的分流可以忽略不计，且不会引起左心房和左心室的增大，关于此类型PDA的治疗管理尚存在争议，下面会进一步讨论。

很少情况下，大型PDA见于有Eisenmenger综合征临床症状（活动限制和青紫）的年长儿童和成年患者中，这些患者往往在早期没有及时接受治疗。一旦出现Eisenmenger综合征，典型的PDA心脏杂音往往消失，如果对这类患者进行仔细的体格检查，会发现S_2的肺动脉瓣成分更响亮，这主要与肺动脉的舒张压升高相关。另外，PDA常在超声心动图、CT、MRI或血管造影检查时意外被发现。

（七）检查

1. 胸部X线片

限制性PDA患者的胸部X线检查结果往往是正常的或非特异性的。如果动脉导管较大，可能会有肺血管充血的表现，左心房的增大可能对左主支气管造成一定的压迫。对于某些非常大的PDA，心影会由于左心房和左心室的增大而增大。

2. 心电图

ECG检查对于PDA来说既没有敏感性也没有特异性。血流动力学变化不明显的PDA不会引起任何心电图的异常。对于较大的PDA，ECG可能由于左心房的增大表现为P波增宽。对于有长期及明显分流的PDA引起的左心室肥大，心电图变化可表现为Ⅰ、Ⅱ、aVL、V_5或V_6导联R波增高和V_1或V_2导联S波增高。有个别报道有缺血性ST段改变见于有明显舒张期左向右分流导致冠状动脉窃流的PDA患者。这类患者在接受PDA手术麻醉过程中，供氧可能会增加Q_P/Q_S值从而引起冠状动脉灌注不足[40]。

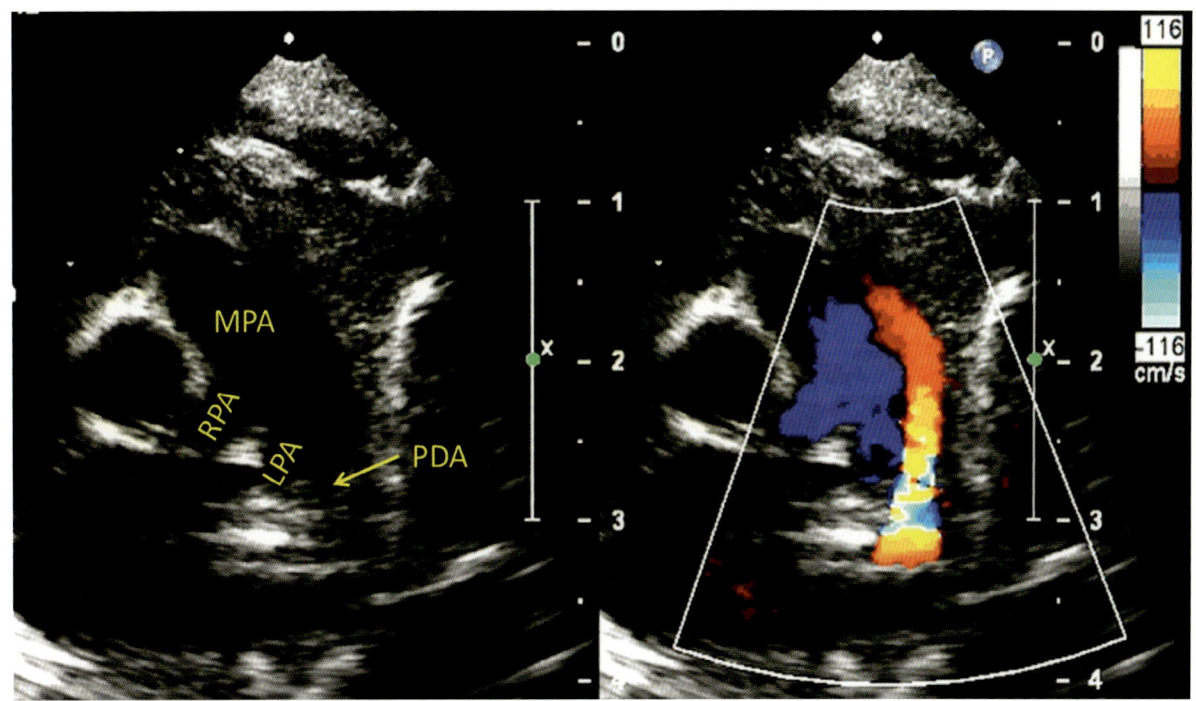

▲ 图 31-2 心脏超声心动图

A. 胸骨旁短轴切面显示出肺动脉总干分叉为左肺动脉、右肺动脉和动脉导管；B. 在该舒张期声窗可以看到左向右分流，并且伴有肺动脉分支的前向血流
MPA. 主肺动脉；PDA. 动脉导管未闭；LPA. 左肺动脉；RPA. 右肺动脉

3. 超声心动图

超声心动图是诊断和评估 PDA 及其血流动力学影响最主要的影像学手段。在二维心超中，可以看到"左型"PDA 绝大多数位于左肺动脉起始与降主动脉近端之间，PDA 远端在左锁骨下动脉起始处[41-46]。诊断 PDA 最典型的切面是胸骨旁短轴切面、左上胸骨旁短轴切面和胸骨上矢状切面。在胸骨旁短轴切面中（图 31-2），可以看到动脉导管起始于左肺动脉和肺动脉主干分叉处，与降主动脉近端连接。左高胸骨旁短轴切面（图 31-3）就是左肺动脉平面，可以看到成角的"三分叉"，就像肺动脉主干被分成了右肺动脉、左肺动脉和动脉导管三份。该切面是测量 PDA 全长的最佳切面，也为频谱多普勒超声提供了理想位置。

在上述切面的彩色多普勒超声中，可以看到 PDA 中的血流方向和分流量[22,47-49]。PDA 中左向右分流的血流方向与肺动脉分支和降主动脉血流的方向相反，从彩色多普勒超声中可以很好区分。然而，右向左分流或者低速左向右分流的 PDA 在

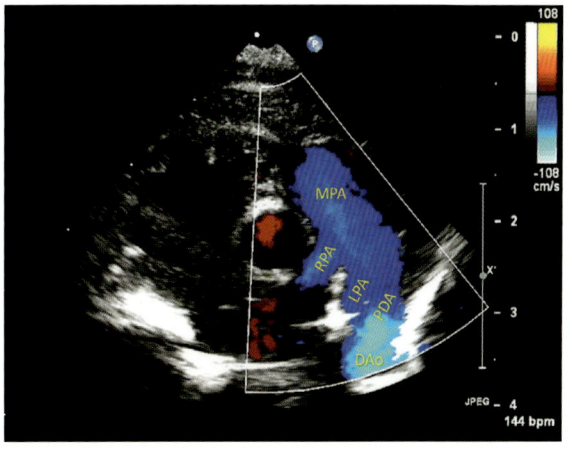

▲ 图 31-3 心脏高位胸骨旁切面

图示出肺动脉总干分为左肺动脉、右肺动脉和动脉导管的"三分叉"。在该收缩期声窗中可以看到亮蓝色的右向左分流
DAo. 降主动脉；MPA. 主肺动脉；PDA. 动脉导管未闭；LPA. 左肺动脉；RPA. 右肺动脉

彩色多普勒超声中较难辨别。降低 Nyquist 极限有助于诊断低流速分流的动脉导管未闭。对于难辨别的 PDA，比如低流速分流的小型 PDA，可以通过左高胸骨旁矢状切面从左肺动脉扫至降主动脉

来识别。垂直或曲折的 PDA 常常伴有其他类型的先天性心脏病[50]。"反向"或垂直型 PDA 常见于肺动脉闭锁，胸骨上矢状切面在主动脉弓平面处是诊断该类型 PDA 的最佳切面，可以看到导管起自主动脉弓远端的下表面。对于曲折的 PDA，有时候很难只通过彩色多普勒超声判断分流方向。脉冲波的分析可以帮助判断血液分流的方向，尤其是低速或双向分流的 PDA[51,52]。脉冲波多普勒的声窗位置往往是在 PDA 的肺动脉端。

连续脉冲多普勒常被用来评估主动脉和肺动脉之间的压差，但容易被左肺动脉的血流干扰。通过彩色多普勒对曲折型 PDA 进行压差的评估是不可靠的。脉冲多普勒被用来评估 PDA 的血流动力学影响，这比对 PDA 大小的评估更为重要。PDA 是否需要关闭主要取决于其血流动力学的影响。肺动脉压低的 PDA 患者可以通过彩色或者频谱多普勒超声监测到连续左向右分流（图 31-4）。然而，如果肺动脉压增高，则会出现双向血流（图 31-5）。血流动力学影响大的 PDA 会有连续的舒张期血液流入左肺动脉。舒张期来自降主动脉的分流可以在胸骨上切面或肋骨下切面通过脉冲波多普勒超声看到全舒张期逆向血流（图 31-6）。大量的左向右分流会造成左心的容量负荷过重，左心房和左心室的容量随着肺静脉血液流速的增快而增大。

4. MRI/CT

超声心动图在评估 PDA 的解剖结构和血流动

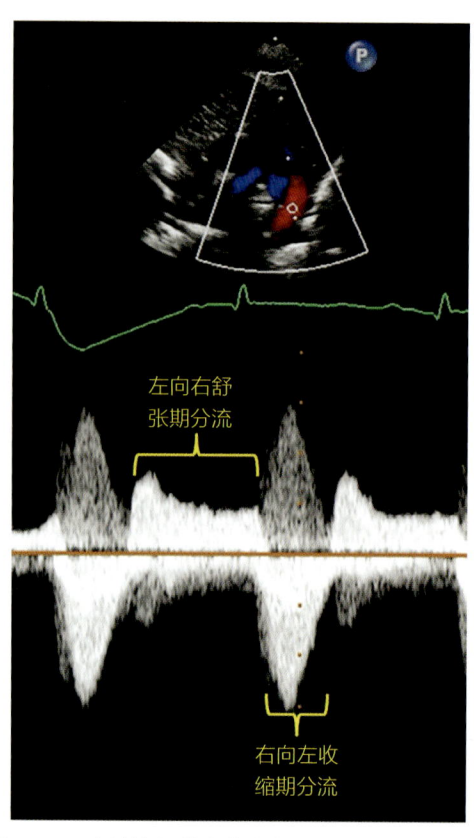

▲ 图 31-5 连续性频谱多普勒超声显示新生儿动脉导管未闭的双向分流

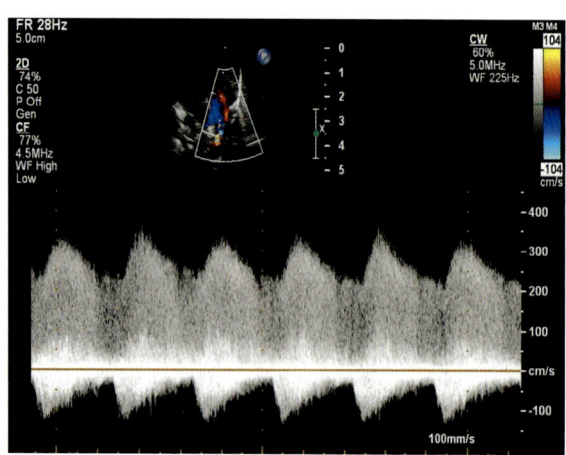

▲ 图 31-4 连续性频谱多普勒超声显示新生儿动脉导管未闭的持续性左向右分流

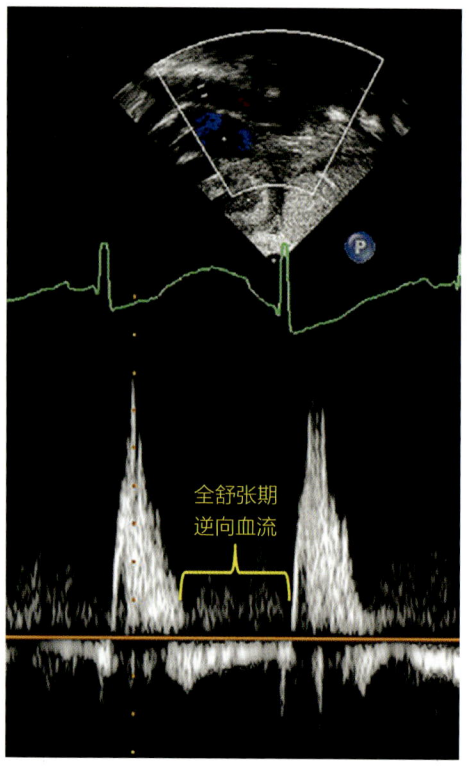

▲ 图 31-6 肋骨下脉冲频谱多普勒超声显示有明显动脉导管未闭儿童降主动脉的全舒张期逆向血流

力学影响时在大部分情况下是足够的。计算机断层血管造影（computed tomography angiography，CTA）或心脏 CMR 可以在超声声窗差或怀疑伴随其他畸形比如主动脉缩窄或血管环的特殊情况下使用[53]。一些小的 PDA 常常在用于其他用途的 CTA 或 CMR 检查中被发现。在 CTA 或 CMR 检查中，对比剂注射时间的精确度把握对动脉导管的显影至关重要。在低肺动脉压力的 PDA 患者中，为了最佳的动脉导管显影，对比剂的注射应与主动脉同步（图 31-7）。如果对比时间与肺动脉同步，主动脉向动脉导管的左向右分流会导致左肺动脉近端的充盈缺损。当肺动脉压力升高，如 Eisenmenger 综合征时，对比时间在与肺动脉同步时 PDA 显示最清楚（图 31-8）。CMR 检查的相位对比成像血流定量可应用于评价肺血流量/全身血流量（Q_P/Q_S）。

5. 心导管与血管造影术

在超声心动图出现之前，血管造影是 PDA 诊断的金标准。而目前心血管造影主要应用于 PDA 介入治疗。当对 PDA 的血流动力学参数有疑问时，心导管术可准确计算分流量和肺血管阻力。对于老年肺动脉高压和 PDA 患者，侵入性血流动力学测量和血管扩张药治疗反应测试 [通常是吸入氧气和（或）NO] 可提供有价值的临床信息，帮助指导治疗。使用 Fick 公式计算心输出量和肺血管阻力在某些情况下可能受限，因为肺动脉主干、右肺动脉和左肺动脉之间测量氧含量可能有潜在差异，原因是典型 PDA 与近端左肺动脉连接，分流血流由主动脉流向肺动脉主干，所以右

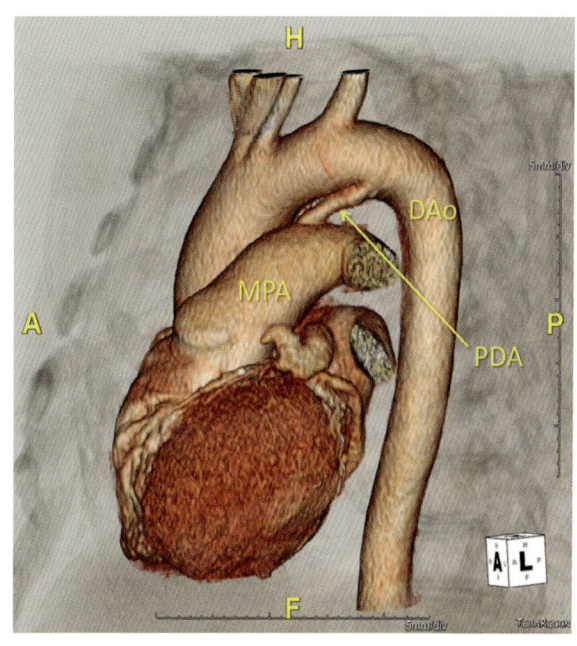

▲ 图 31-7　成人小型动脉导管未闭的 CT 血管造影
A. 前；P. 后；H. 头；F. 足；MPA. 主肺动脉；DAo. 降主动脉；PDA. 动脉导管未闭

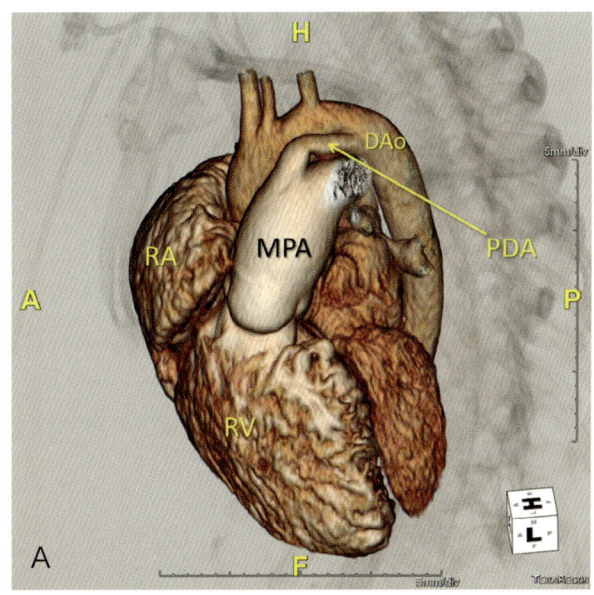

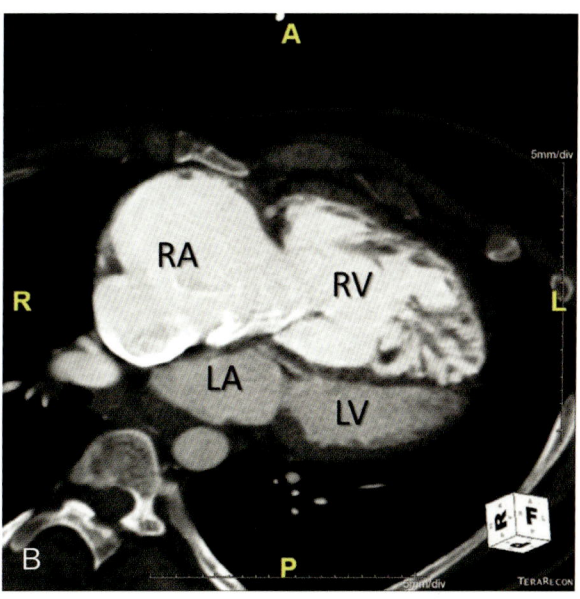

▲ 图 31-8　成人动脉导管未闭致 Eisenmenger 综合征的 CT 血管造影三维重建和二维横断面图
A. 三维重建图；B. 二维横断面图。右心结构扩张伴左心室小。由于右心室高压，室间隔左移。右心房随着右心室肥厚而严重扩张
A. 前部；P. 后部；H. 头；F. 足；DAo. 降主动脉；LA. 左心房；MPA. 主肺动脉。LV. 左心室；RA. 右心房；RV. 右心室

肺动脉的含氧量低于肺动脉主干及左肺动脉。在 Eisenmenger 综合征时，PDA 分流方向为右向左，由于升主动脉和降主动脉含氧量的差异，计算 Q_S 也存在问题，但是计算 Q_P 和 R_P 则是可行的。血管造影可以更好地显示 PDA 的大小和形态，侧面直视（90°）时，导管的形态和 PDA 与气管的前后关系可以清晰显示（图 31-9 至图 31-12）。采用垂直侧面投影加第二摄像头的正交直角 AP 投影。然而，鉴于正常 PDA 从主动脉到肺动脉的走形过程偏前、上、稍右，摄像头的右前斜和尾侧成像可提供与垂直侧面成像互补的视野并清晰地显示 PDA（图 31-9B 和图 31-10B）。血管造影本身很少单独用于诊断，但可以为选择合适的封堵装置和指导封堵器的释放提供有价值的信息。封

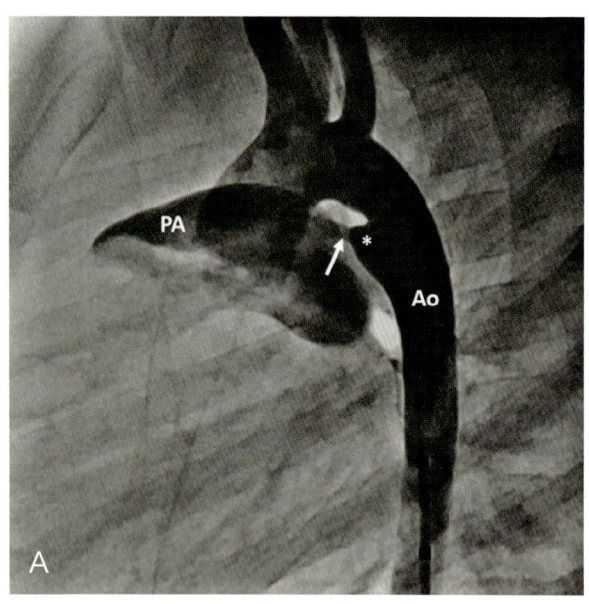 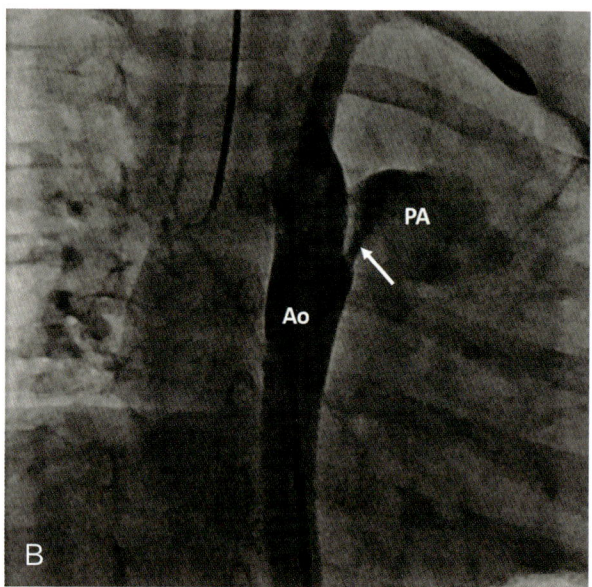

▲ 图 31-9 A 型动脉导管未闭的侧投影和右前斜 / 尾部投影的血管造影
A. 侧投影；B. 右前斜 / 尾部投影。主动脉末端有一个发育良好的动脉导管壶腹（*），肺动脉末端狭窄（箭）
Ao. 主动脉；PA. 肺动脉

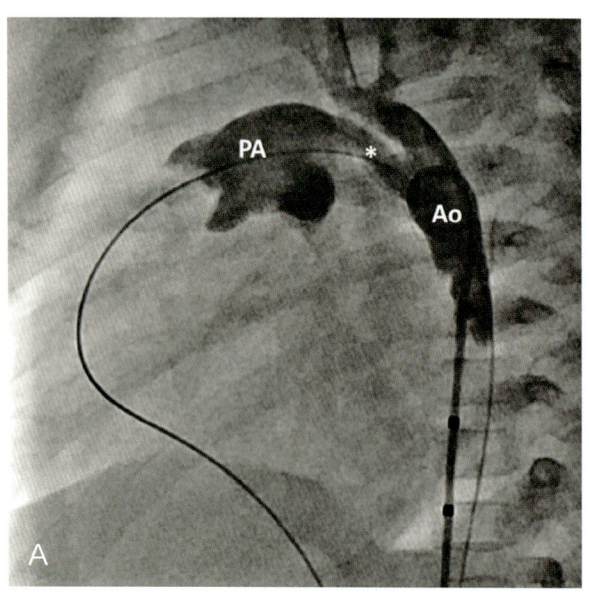 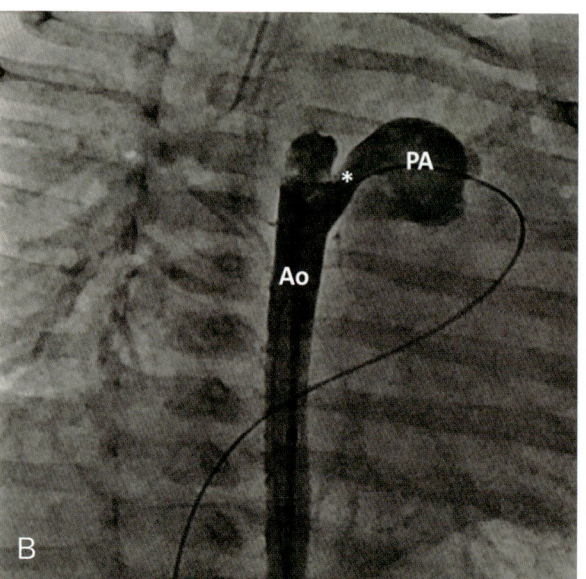

▲ 图 31-10 C 型动脉导管未闭（*）的侧投影和右前斜 / 尾部投影的血管造影
A. 侧投影；B. 右前斜 / 尾部投影。在造影过程中没有明显狭窄
Ao. 主动脉；PA. 肺动脉

第六篇 先天性心血管疾病
第 31 章 动脉导管未闭和主肺动脉窗

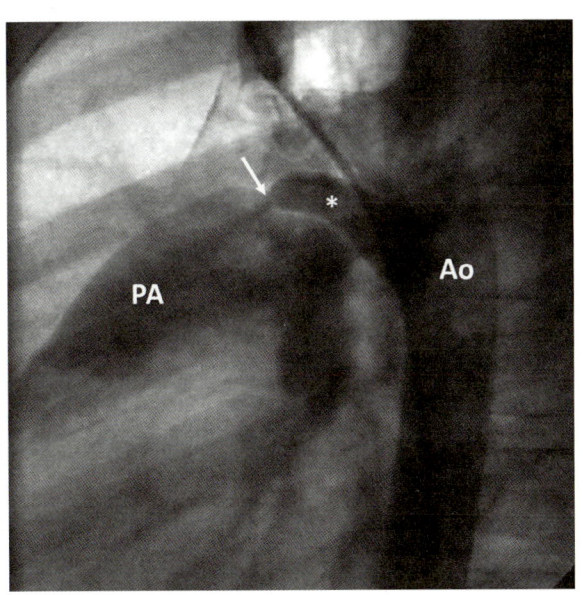

▲ 图 31-11 E 型动脉导管未闭（*）的侧位血管造影图
动脉导管较长，肺动脉末端（箭）狭窄，位于气管前方
Ao. 主动脉；PA. 肺动脉

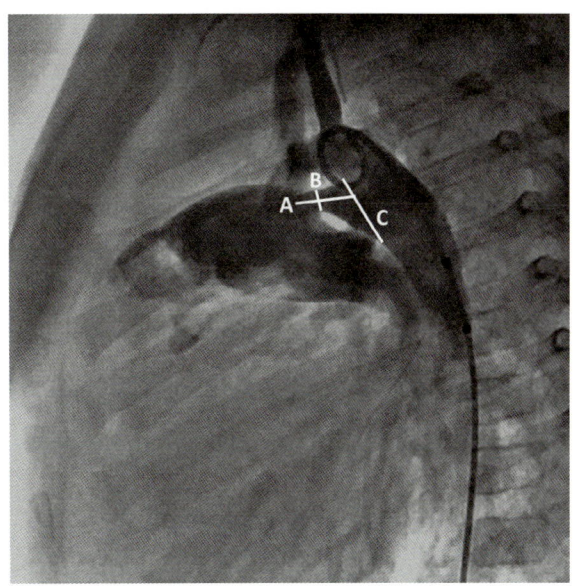

▲ 图 31-13 A 型动脉导管未闭的血管造影
图上显示常用于介入装置选择的测量径线——导管长度（A）、最小直径（B）和壶腹直径（C）

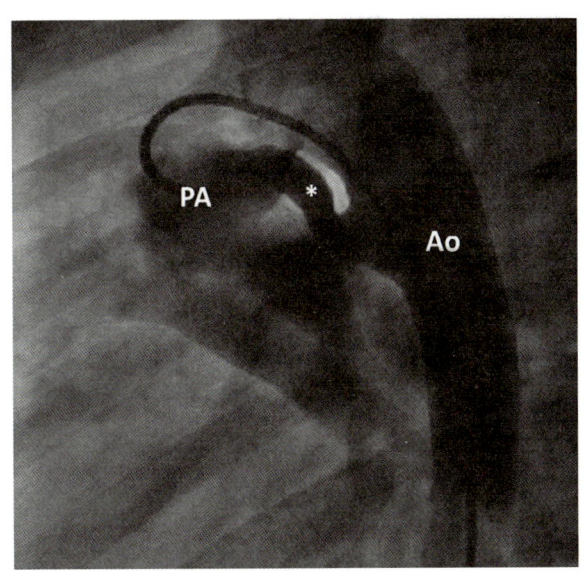

▲ 图 31-12 侧位血管造影显示扭曲的动脉导管未闭（*）
Ao. 主动脉；A. 肺动脉

堵器选择的重要测量指标包括动脉导管主动脉端（壶腹）的直径、肺动脉端、最小直径（通常为肺动脉端）和导管的长度（图 31-13）。

（八）自然史

1968 年，米切尔弗斯特描述了 PDA 的自然史。他的结论是，即使动脉导管在出生后不久未关闭，它仍然有可能在生命的第一年[54]关闭。1970 年，多伦多的医生认为在出生 1 个月[55]之后，PDA 的自然闭合发生可能性很小。这些报道是基于当时可用的诊断工具主要是体格检查和心导管检查。因此，研究人群更有可能局限于有杂音、血流动力学有明显变化的 PDA 患者。

在现代，PDA 的病理生理变化范围更为广泛和复杂。高质量的非侵入性检查提高了无杂音、无症状的 PDA 诊断率。此外，早产儿存活率的不断提高又增加了 PDA 的风险人群，这在四五十年前是不存在的。这些流行病学的转变使 PDA 自然史的定义变得不再单一。然而，了解未治疗 PDA 的潜在并发症十分重要。PDA 可引起以下并发症，在大中型 PDA 的发生率高于小 / 沉默型 PDA。

1. 充血性心力衰竭

PDA 大量的左向右分流会增加肺血管和左心系统的容量负荷。大量的分流和由此产生的左心房压力升高导致肺水肿以及充血性心力衰竭的症状，包括呼吸急促、呼吸困难、心动过速、轻度全身性低氧血症等。在这种情况下，利尿药的治疗可以改善症状，但关闭 PDA 是治疗的根本。

2. 肺血管疾病（Eisenmenger 综合征）

大而非限制性的 PDA 将导致肺动脉压力升高，可接近甚至达到主动脉压力。肺动脉压

863

力升高可增加右心室后负荷，并可导致右心衰竭的症状，如肝大、外周水肿等。随着时间的推移，通过PDA的高压、大容量分流可能导致不可逆的肺血管阻塞性疾病（Eisenmenger综合征）。Eisenmenger综合征患者的肺血管阻力接近或超过全身血管阻力。因此，通过PDA的净分流量可忽略不计，甚至可能变成右向左分流。与Eisenmenger综合征有关的症状多由发绀、右心衰竭，以及肺血管病变导致心输出量无法增加有关。

3. 动脉内膜炎

从历史上看，PDA的存在与造成生命危险的细菌性动脉内膜炎有关，每年发生率约为1%[54,56]。由于许多原因，包括外科手术和经导管PDA封堵的进展，以及抗生素的预防，动脉内膜炎的发生率已经下降[57,58]。尽管如此，PDA与动脉内膜炎之间的历史联系，以及如今经导管封堵方案的安全有效，促使许多心脏病专家提倡关闭所有可闻及杂音的PDA，即使在没有左心房或左心室扩大的情况下也是如此。有些人甚至主张关闭偶然发现的"沉默"导管，但这仍然存在争议[58-60]。

有些地方因图像诊断和选择关闭PDA的技术有限，动脉内膜炎仍然是一个重要的关注点。赘生物通常出现在动脉导管的肺动脉端，可能是因为此处为最常见的解剖狭窄部位，因而直接暴露在高速湍流血液中。因此，由赘生物引起的化脓性血管栓塞更有可能发生在肺循环而非体循环。

4. 导管动脉瘤

动脉导管瘤（ductus arteriosus aneurysm，DAA）是指动脉导管沿其走行出现的异常扩张。动脉导管瘤的发生率随着调查的时机、方式以及定义的不同而不同。不同研究使用了不一致的诊断标准，包括胸部X线片上"导管肿块"的X线影像证据[61]；胎儿超声心动图测量到大于同孕周胎儿第95百分位数的左侧扩张的弯曲导管[62]；出生后超声心动图显示动脉导管动脉瘤样扩张的直径等于或大于主动脉横弓或降主动脉[63]。因此，动脉导管瘤的发病率估计为1%～8.8%。根据所使用的诊断标准，许多动脉导管瘤病例可能就是"正常"

解剖，并将在导管关闭过程中退化。持续性动脉导管瘤合并心内畸形或结缔组织疾病的风险很高[61,62]。动脉导管瘤有发生血栓形成、破裂或夹层并发症的风险。虽然这些并发症可以在任何年龄发生，但在外科或经导管PDA封堵术后以及细菌性动脉内膜炎后发生率更高。新生儿无症状或无并发症的动脉导管瘤的手术修复仍存在争议，但普遍认为需要进行密切观察。有潜在结缔组织病的患者有较高的夹层或破裂风险，可能需要预防性手术修复[64]。

（九）鉴别诊断

1. 静脉杂音

静脉杂音是一种常发生在儿童的无害杂音，可能被误诊为PDA。这是由于静脉血经过头部和颈部静脉回流到右心房的速度加快造成的。它引起的杂音常引起医生的关注。此外，因静脉杂音在收缩期和舒张期是连续的，所以易与PDA杂音混淆。然而，静脉杂音可以很容易地通过性质和位置辨别。然而，PDA杂音的最佳听诊部位在左侧胸部，并表现为收缩期加强；而静脉杂音则在右侧胸部最为明显，且表现为舒张期加强（由于在舒张期血流从上腔静脉进入右心房的量增加）。将孩子的头转向左侧或直接压迫右颈静脉，会导致静脉杂音明显减轻或完全消失。此外，当患者仰卧时，静脉杂音也会消失。

2. 动静脉畸形

动静脉畸形（arteriovenous malformations，AVM）几乎可以发生在任何解剖部位，但最常见的是脑、肝或肺的血管。类似于大的PDA，动静脉畸形可能导致心脏增大和持续杂音并伴有收缩期加重。与PDA一样，肺动静脉畸形可在胸部和背部产生杂音，并可能导致孤立的左心增大。肝脏或脑内的动静脉畸形可导致全身静脉回流增加，右心室和左心室结构扩大。杂音可能传导到胸部，但在动静脉畸形的解剖部位会更响亮。婴儿的脑部动静脉畸形可能会导致其囟门跳动，而肝脏搏动则提示肝脏动静脉畸形。与大型PDA一样，脑、肝型动静脉畸形可引起脉压变宽。

心力衰竭、杂音或心脏增大提示可能需要进行超声心动图检查，以诊断潜在的异常。除了心腔增大外，动静脉畸形还会使静脉回流增加——大脑动静脉畸形通过上腔静脉，肝动静脉畸形通过下腔静脉和肝静脉，肺动静脉畸形通过肺静脉血流。脑动静脉畸形可引起腹主动脉全舒张期逆向血流。

3. 主肺动脉侧支

异常的主-肺侧支动脉可产生与 PDA 相似的连续性杂音。这种明显的主-肺侧支动脉杂音常出现在肺动脉血流受限的发绀型先天性心脏病如法洛四联症或肺动脉闭锁伴室间隔缺损中。因此，发绀有助于临床鉴别 PDA 和主-肺侧支动脉。较大或多个主-肺侧支动脉可能带来充足的肺血流，导致发绀可能不明显。在这样的病例中，超声心动图可以很容易地区分主-肺侧支动脉和 PDA。

4. 主肺动脉窗

主肺动脉窗的生理功能与相同大小的 PDA 相似。正如下面论述，主动脉肺窗是一种动脉干间隔的先天缺陷，导致主肺动脉之间持续交通。就像 PDA 一样，主动脉肺窗可能会产生持续性杂音，脉压增宽，或者左心增大，这取决于其大小。随着时间推移，大的主动脉肺窗可导致肺血管疾病。在有提示性的症状和体征时，可行经胸超声心动图诊断有无主动脉肺窗，但是超声成像不够明确的患者可能需要进一步的影像学检查（TEE 或 MRI/CT）。

5. 冠状动脉瘘

冠状动脉瘘是一种罕见冠状动脉与另一心血管结构之间的异常连接。冠状动脉瘘常导致冠脉扩张。瘘管通常与右心结构（冠状窦、右心房和右心室）相通，如果分流量大，可能导致右心结构扩大。考虑到整个心动周期冠状动脉的高压梯度，可能会出现舒张期更响的持续性杂音。经胸超声心动图通常足以诊断冠状动脉瘘，而 CT 或 MRI 可以进一步明确血管路径。

6. 主动脉反流和主动脉-左心室隧道

与 PDA 相似，主动脉明显反流和主动脉-左心室隧道可引起左心室扩大和脉压增宽。但是主动脉反流或主动脉-左心室隧道的杂音仅在舒张期闻及，借此可与 PDA 鉴别。

7. 室间隔缺损

与 PDA 相似，大型和中型室间隔缺损可引起左心增大，肺血增多。根据体格检查时闻及心脏杂音的性质较易区分室间隔缺损和 PDA。室间隔缺损产生收缩期杂音，限制性缺损为全收缩期杂音，非限制性缺损则为递增-递减型杂音。

（十）治疗管理

1. 对症治疗

封堵是对血流动力学影响显著的 PDA 进行关闭是最有效的治疗方式。有症状的新生儿 PDA 会得益于药物治疗，肺充血可以用利尿药缓解，如呋塞米，早产儿可使用氢氯噻嗪。有人主张使用洋地黄和 ACE 抑制药来减少后负荷，但缺少数据支持。ACE 抑制药的使用可能会使全身灌注恶化。

2. 关闭指征

左心增大或充血性心力衰竭是 PDA 堵闭的确切指针。除此之外，PDA 堵闭存在很大分歧。大多数心脏病学家建议关闭血流动力学影响不大但有心脏杂音的 PDA，但是否关闭"沉默型"PDA 仍然存在争议[58-60]。主张关闭所有 PDA 的人认为即使是"沉默型"导管也有可能引起细菌性动脉内膜炎[65]。

另外，早产儿无症状的大中型 PDA 是否堵闭也存在争议。大多数人主张堵闭，反对者则认为关闭 PDA 的收益不超过手术成本和风险。使用 COX 抑制药或对乙酰氨基酚进行药物治疗（下面讨论）是一种非侵入性治疗方式，但它并非普遍有效，并且有可能产生严重不良反应。

右向左分流的 PDA（提示肺血管疾病），可减轻右心室负荷。对于有明确证据提示 PDA 右向左分流的新生儿，堵闭存在争议，甚至可能有害。对于有肺血管疾病证据的大龄儿童和成人，在考虑 PDA 封堵之前，必须进行心导管和血管舒张试验。在这些患者中，使用肺血管扩张药和其他辅助降低肺动脉高压的治疗是必要的。如果血流动力学测量对 PDA 的关闭不利，有团队建议使用联合分期法，包括侵入性血流动力学检测，如果初始血流动力学检测提示不宜行 PDA 的闭合时进行积极的肺血管扩张药治疗。在一些患者中也可进行 PDA 试验性堵闭，以观察心输出量减少后的影响。他们报道大多数患者肺血管阻力普遍改善，PDA 封堵成功[66]。

3. 药物治疗

早产儿除了有较高的 PDA 风险外，还伴有肺部疾病，这降低了对 PDA 导致肺血增加的耐受性。在这个群体中，COX 抑制药可通过降低 PGE_2 的合成而促进导管关闭。吲哚美辛是促进早产儿导管关闭的第一种药物，并且已被证实有效。然而，它的使用增加了肾功能不全和坏死性小肠结肠炎的风险[67]。最近，静脉注射布洛芬已经被用于治疗 PDA。对布洛芬现有试验的总结表明，布洛芬与吲哚美辛疗效相当，但不良反应更少[68,69]。吲哚美辛是静脉注射；而布洛芬静脉注射或口服均有效[70]。吲哚美辛和布洛芬的最佳剂量和给药时间是可变的，还需要进一步研究。对乙酰氨基酚（扑热息痛）已被认为是可替代 COX 抑制药用于关闭 PDA 的药物[71-74]。总体上，药物治疗可关闭 60%～80% 的 PDA，尽管 PDA 闭合后可能重新开放[67,72]。目前正在进行更大规模的研究，以评估 PDA 药物治疗的相对安全性和有效性。

4. 外科治疗

1905 年，John Munro 在费城外科学院首次提出关闭 PDA，然而，首例成功 PDA 结扎术于 1939 年由 Robert Gross 通过左侧开胸术完成[75]。今天的外科 PDA 结扎同样是在机械通气的全麻下通过左侧开胸进行。该手术可以在重症监护病房进行，尤其对于那些可能在手术中失代偿的"高危"早产儿来说，是一个很好的选择。手术结扎的安全性已经得到证实，在足月新生儿和其他健康的儿童中几乎没有死亡病例[76]。在非常小的早产儿中结扎手术死亡率低于 5%，但总死亡率接近 10%[77]。还有一些报道认为早产儿 PDA 结扎后出现明显的并发症，这使得结扎术是否一定有益于患者存疑。

术后乳糜胸和气胸少有报道[78]。新生儿术后输血需求接近 30%[78,79]。由于喉返神经靠近动脉导管，单侧声带麻痹是一种潜在的并发症，发生率约 9%[80]。

5. 经导管封堵治疗

自 1979 年第一次报道经导管 PDA 封堵术以来，此方法已广泛被应用[81]。从那时起，许多装置被用于 PDA 封堵，包括线圈、血管塞，以及专门为 PDA 封堵而设计的装置[82-85]。目前，经导管封堵是新生儿期后的标准治疗方案。封堵装置和递送系统的不断改进正在扩大经导管 PDA 封堵的适用范围，甚至可应用于非常小的婴儿[86-88]。

在选择恰当的患者和装置的情况下，经导管 PDA 封堵是一种非常安全有效的治疗方法，死亡率极低。虽然装置置入后立即行血管造影常显示残存分流，但在 1 年后普遍可完全闭合。经导管 PDA 封堵的风险包括血管损伤（特别是非常的小婴儿股动脉搏动消失）、装置血栓、装置阻塞主动脉或 LPA。释放封堵器后，患者应使用抗生素 6 个月以预防细菌性心内膜炎/动脉内膜炎。

6. 细菌性心内膜炎的预防

如前所述，PDA 与细菌性动脉内膜炎的风险有关。因此，美国心脏协会历史上曾建议对任何被发现有 PDA[89] 的人进行抗生素预防。然而，目前指南对大多数 PDA 患者并不建议进行抗生素预防。需要预防动脉内膜炎的情况包括装置或弹簧圈释放后 6 个月内的患者、在装置或弹簧圈周围有持续分流的患者，以及有动脉内膜炎病史的患者。由于动脉内膜炎预防是推荐给未修复的发绀性心脏病患者，由此推断也适用于伴艾森曼格综合征的 PDA 患者，虽然这样的建议并没有被明确提出[90]。

二、主肺动脉窗

（一）概述和流行病学

主-肺动脉间隔缺损或"主肺动脉窗"是一种罕见的先天性心脏畸形，主要表现为主肺动脉之间共同血管壁不同程度的缺失。它只占所有先天性心脏病的 0.1%。据报道，男女发病率比例为

2∶1[91]，也有一些单中心的研究显示了相似的男女性发病率[92,93]。超过一半的主肺动脉窗患者合并其他需要手术治疗的心脏畸形，通常为主动脉弓中断。

（二）病因学

主肺动脉窗是由胚胎发育过程中动脉干间隔缺陷引起。由于升主动脉与主肺动脉的相对位置，缺损通常位于主动脉左后方及肺动脉主干的右前方。窗口的大小取决于间隔发育不完全的程度，可能为限制性，也可能大到升主动脉和肺动脉主干之间完全没有共壁。主肺动脉窗与永存动脉干的区别在于有两个半月瓣而没有室间隔缺损。

（三）形态学

1978 年，Mori 提出根据形态将主肺动脉窗分类为三种类型[96]。Ⅰ型为近端缺损，缺损靠近半月瓣上方。Ⅱ型为远端缺损，在肺动脉分叉处无上缘组织。Ⅲ型指的是从半月瓣延伸到肺动脉分叉的大型缺陷。Richardson 提出了类似的分类方案。虽然 Richardson Ⅰ型和Ⅱ型缺陷与 Mori 分型完全相同，但 Richardson Ⅲ型指一支肺动脉分支起源于主动脉，而升主动脉与肺动脉主干[97]之间没有交通。Richardson Ⅲ型主肺动脉窗，通常错误地被称为"半共同动脉干"，目前不再认为是主肺动脉窗的一种，而是一种独立的发育缺陷。随后由胸外科医师协会先天性心脏病外科数据库委员会达成共识，接受了原始的 Mori 分类Ⅰ型、Ⅱ型和Ⅲ型主肺动脉窗（图 31-14）[98]。此外，胸外科医生协会提出了主肺动脉窗的第四种亚型，即"中间"缺陷，由一个较小的中心缺损和周围边缘组织构成。

（四）生理学

主肺动脉窗的生理基本上与具有相似大小和分流量的 PDA 相同。若主肺动脉窗的长度可以忽略不计，那分流量的决定因素就是缺损的直径和 R_P/R_S 的比值。缺损越大，Q_P 越大。Q_P 越大，肺动脉压力越高。在存在中至大型缺损的情况下，左心房和左心室扩大是不可避免的。肺动脉压力升高将导致右心室肥厚并可能导致右心衰竭。由于肺血管床持续暴露于高流量、高压力的左向右分流，肺血管疾病是延误诊断和治疗的重要风险因素。

（五）检查

1. 体格检查

体格检查的结果反映了主肺动脉窗和动脉导管未闭相似的生理学特征。患者可能出现充血性

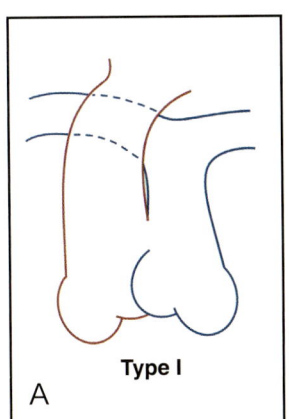
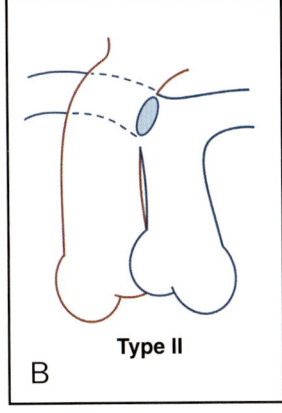
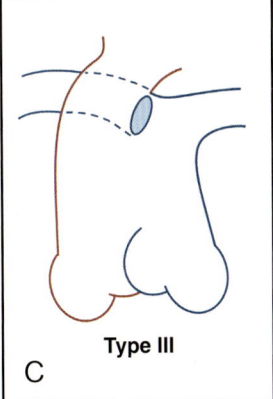
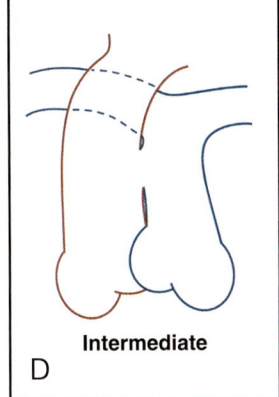

▲ 图 31-14 Schematic representations of the four major types of aortopulmonary window, according to the Society of Thoracic Surgeons Congenital Heart Surgery Nomenclature and Database Project. A: *Type I* consists of a proximal defect with very little inferior aortopulmonary septum above the semilunar valves. B: *Type II* is a distal defect with absence of the superior septum. C: *Type III* is a large defect that spans from the semilunar valves to the pulmonary artery bifurcation. D: An *Intermediate* aortopulmonary window is a central defect with proximal and distal septal rims. (From Jacobs JP, Quintessenza JA, Gaynor JW, Burke RP, Mavroudis C. Congenital heart surgery nomenclature and database project: Aortopulmonary window. *Ann Thorac Surg*. 2000;69:S44–S49.)

心力衰竭（呼吸困难、肺水肿、婴幼儿生长发育不良）。脉压增宽和水冲脉反映了舒张期主动脉的血流进入了肺循环。心尖冲动明显表明左心室容量负荷过重。如果通过主肺动脉窗的血流受限达到一定程度，可能会听到连续性的杂音，传导到肺野区。在存在大量分流时，由于通过二尖瓣的血流增加，能够听到舒张期隆隆样杂音。在肺动脉高压的情况下，P_2 亢进可能是唯一的听诊发现。肝大或外周水肿提示右心衰竭。

2. 胸部 X 线片

主肺动脉窗患者的胸部 X 线片是非特异性的，并且与分流的严重程度相关。肺血管影增多和肺水肿代表肺血流量增加。心影增大反映左心扩张。左心房扩大可能会压迫后面的左主支气管。

3. 心电图

主肺动脉窗患者的心电图结果（在没有心内缺陷的情况下）同样是非特异性的。P波增宽提示左心房扩大。右胸前导联中 R 振幅增高提示右心室肥大。和动脉导管未闭一样，还可以看到左心室扩大的表现。

4. 超声心动图

在儿童中，仅经胸超声心动图就足以诊断主肺动脉窗[46]。通过多普勒超声心动图评估的血流动力学效应与动脉导管未闭类似。肺动脉分支中的全舒张期的前向血流（图 31-15）和降主动脉的舒张期逆向血流（图 31-16）与动脉导管未闭中的相似。由于左向右分流，可见左心房和左心室扩大。在高胸骨旁短轴切面中，缺损通常可被视为主动脉和主肺动脉之间的二维"脱落"（图 31-17 和图 31-18），肺动脉分支的成像最好从该声窗进行。确定右肺动脉的起源尤为重要，因为它可能异常起源于升主动脉（图 31-18）。剑突下或胸骨上切面在评估缺损与左冠状动脉起源之间的距离时特别有用。

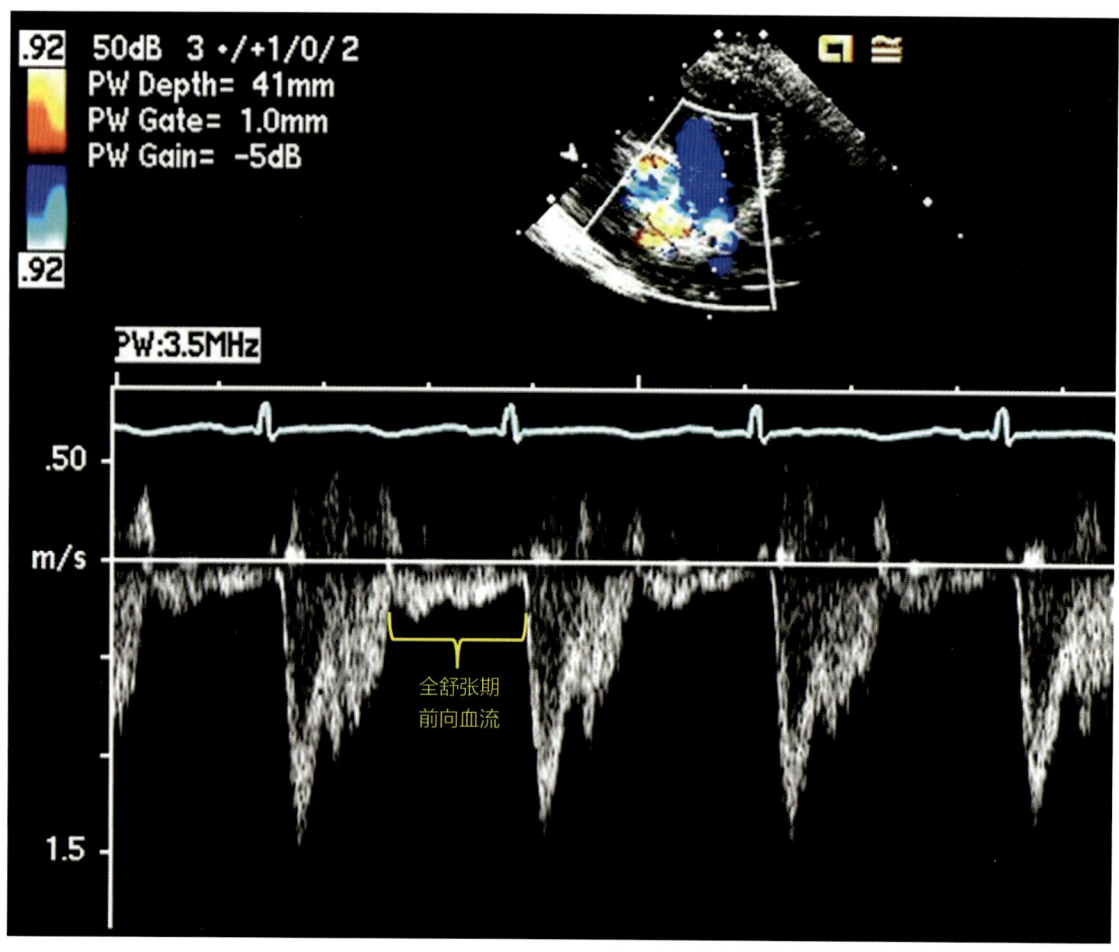

▲ 图 31-15　左肺动脉的脉冲多普勒探查显示由主肺动脉窗明显分流引起的全舒张期前向血流

第六篇 先天性心血管疾病
第 31 章 动脉导管未闭和主肺动脉窗

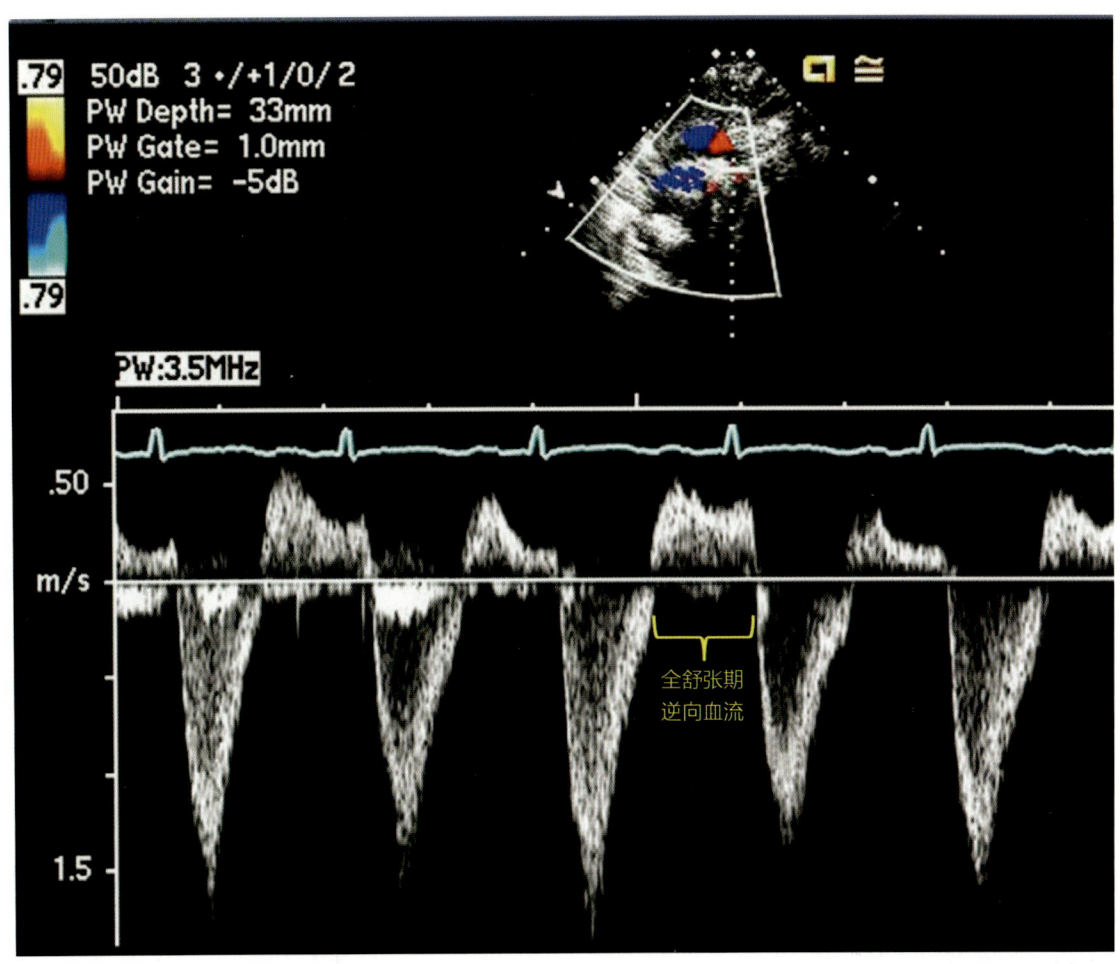

▲ 图 31-16 降主动脉上段的脉冲多普勒探查显示由于血液流入肺动脉而引起的全舒张期逆向血流

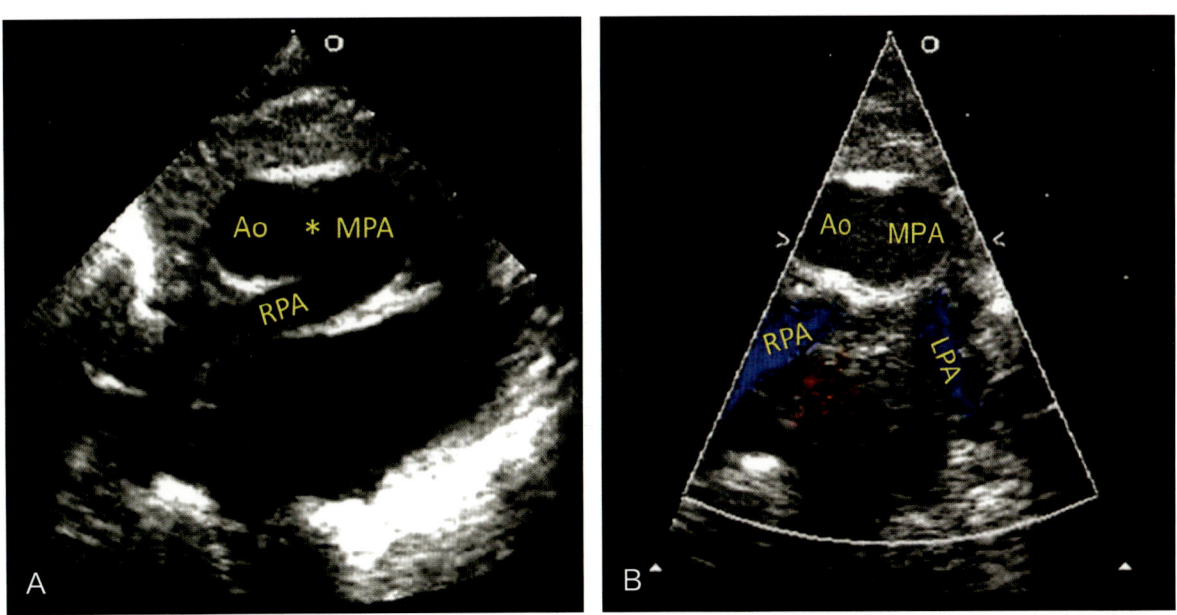

▲ 图 31-17 A. 高胸骨旁短轴切面显示大的主肺动脉窗（*），为主动脉与主肺动脉之间的间隔的缺损。右肺动脉起源正常，来自肺动脉。B. 彩色多普勒证实心脏舒张期，左右肺动脉分支内的前向血流
Ao. 主动脉；MPA. 主肺动脉；LPA. 左肺动脉；RPA. 右肺动脉

869

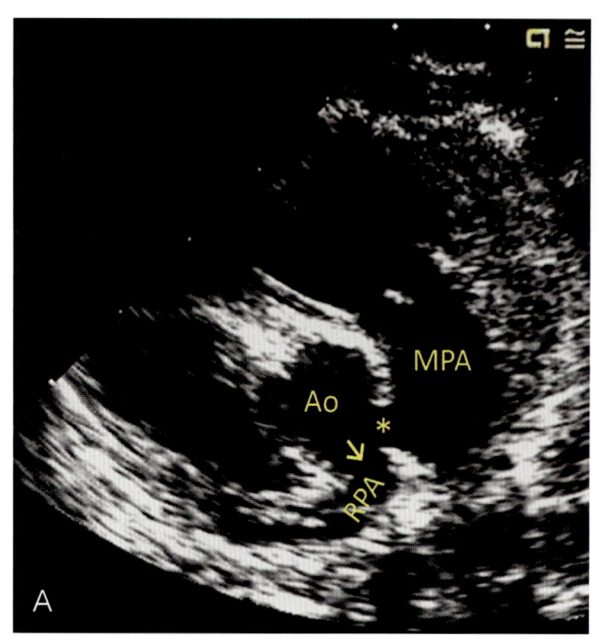 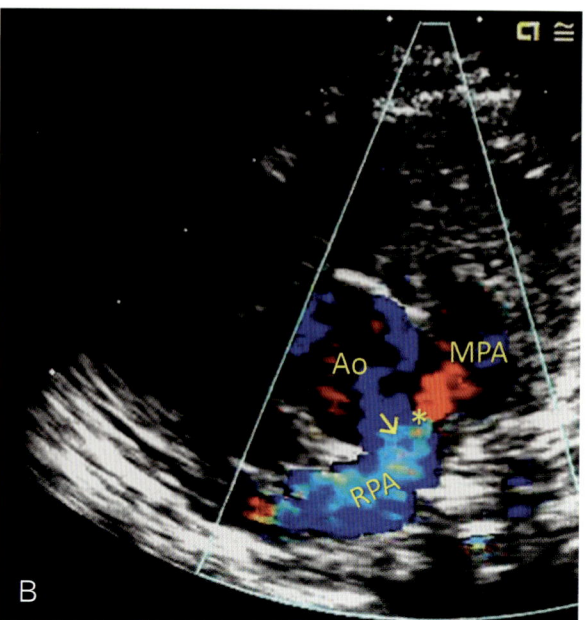

▲ 图 31-18　**A.** 高胸骨旁短轴切面显示 II 型主肺动脉窗（*），为主动脉左后壁的缺损。右肺动脉异常起源于主动脉（箭）。**B.** 心脏舒张期的彩色多普勒画面证实主肺动脉窗处的左向右分流和右肺动脉内的前向血流

Ao. 主动脉；MPA. 主肺动脉；RPA. 右肺动脉

5. MRI/CT

如果超声心动图评估受声窗的限制，则 CTA 或 CMR 可以帮助更好地明确缺损和相关的异常。血流动力学效应可以通过量化左心室容积和评估肺循环血流量与体循环血流量（Q_P/Q_S）的比率来评估，通过相衬成像量化。

6. 心导管术

对肺血管阻力升高的患者应进行心导管检查，特别是通过主肺动脉窗右向左分流的患者，可以计算流量和阻力。测量肺血管扩张药试验的反应性将有助于确定哪些患者应该延迟或完全避免手术修复。侵入性血流动力学检查也可以帮助识别那些需要修复但可能有术后肺动脉高压风险的患者。

(六) 治疗

患有充血性心力衰竭的主肺动脉窗患者应相应地使用利尿药治疗，并适当减少后负荷。如果肺血管疾病对血管扩张药治疗无反应，应积极管理肺动脉高压，避免完全修复。

主肺动脉窗的治疗是一个外科问题，鉴于存在发生不可逆的肺血管疾病的风险，不应该延迟修复。手术修复通过胸骨正中切口，在体外循环的支持下进行。通过升主动脉到达缺损处，通常使用补片进行修补。通常情况下，对共存的其他心脏缺陷同时进行修复，但是对于病情严重或年龄较小的患者，可考虑采用分期手术。

具有圆周边缘组织的中间缺损可能可以采用封堵器封堵。虽然目前还没有专门设计用于经导管封堵主肺动脉窗的装置，但已经有使用房间隔缺损和动脉导管封堵器设备进行封堵的报道了[99-105]。这仍然是一个在很大程度上未经证实的治疗策略。

(七) 预后

据报道，主肺动脉窗患者手术死亡的总体风险为 5%~25%，这种风险包括简单和复杂类型的主肺动脉窗以及来自各个年龄段的患者[92-95]。年龄非常小的患者（< 2.5kg）和复杂型主肺动脉窗的患者（即合并心血管缺陷的患者）具有较高的手术死亡风险[93]。远期生存率是极好的。

第 32 章
冠状血管及主动脉根部先天性畸形
Congenital Anomalies of the Coronary Vessels and the Aortic Root

D. Scott Lim G. Paul Matherne 著

陈笋 译

冠状血管及主动脉根部畸形是一组相对较少但是有意思的发育畸形，可单独发生，也可合并结构性心脏病[1-3]。认识和鉴别这些畸形已经成为复杂性先天性心脏病评估的重要部分。在某些临床情况下，比如扩张型心肌病[4]、肥厚型心肌病[5]和年长儿心脏性猝死事件[6]，即使未合并结构性心脏病，冠状血管畸形也是非常重要的致病因素。本章节将系统阐述冠状动脉的发育学和解剖学，包括单纯性冠状动脉畸形，冠状动脉畸形合并结构性心脏病和主动脉根部畸形等内容。

一、冠状血管异常

（一）胚胎学

发育中的心肌细胞最初直接从心室腔内的循环血液中获得营养。随着心肌层的增厚和发育，多个小梁的存在使心肌细胞极为贴近心室腔。这些小梁随后发育成血窦体系，继续减少心肌细胞和循环血液的弥散距离。尽管这些血窦之前被认为是冠状血管系统的前驱，但是新的证据表明冠状血管系统是起源于心外膜的[7]。

新的冠脉血管发育模型从原始肝脏来源的细胞形成前心外膜富集区开始。这些细胞发育成前心外膜和心外膜细胞，然后迁移覆盖整个心脏表面。心外膜细胞侵入心外膜下基质并形成冠状动脉血管丛。这些心外膜细胞随后发生了内皮向间质的转化，其机制尚不明确，可能与多种生长因

子有关。之后，新生的毛细血管与心外膜下间质细胞共同发育成成熟的血管，这些血管发生融合并向内生长以穿透主动脉，而不是从主动脉窦发出冠状动脉芽与冠状动脉血管融合[8]。

新的关于冠脉系统发育的实验数据表明，多种生长因子、黏附分子和趋化因子共同参与调控与冠状动脉形成相关的细胞的迁移和转化。冠状动脉先天性畸形的出现，提示这些信号通路发生了异常，或者是指冠状动脉发育的局部因子发生了改变。

（二）解剖学

1. 冠状动脉

我们简单地回顾一下正常的冠状动脉解剖，关于冠状动脉解剖的完整阐述，读者可以参考 CIBA Collection of Medical Illustrations 里的弗兰克和奈特的图谱[9]。整个心肌的血流主要来源于两条发自于左、右主动脉窦的冠状动脉主干（图 32-1）。在成人，左冠状动脉主干的长短不一（平均长度为 13mm，变异范围为 2～40mm），并发出回旋支，向后走行在房室沟内；左冠状动脉主干则延续为左前降支。右冠状动脉发出一条小的圆锥支，在后沿房室沟相反方向走行。没有单独的间隔分支，间隔部由来自冠状动脉前、后降支进入间隔肌形成的贯穿支供养。右冠状动脉优势者占人群的 69%，由右冠状动脉发出后降支延伸至心尖部，供应室间隔后部、左心室下壁和房室结。

左冠优势者占 11%，即由左冠状动脉发出后降支；左右冠状动脉均衡型占 20%[10]。左冠状动脉系统供养左心室游离壁。有趣的是，二叶主动脉瓣或者主动脉狭窄的患者中左冠优势并且左冠状动脉主干较短者占 20%～57%[10,12,13]。

在心肌层内，小动脉反复发出分支直到它们到达心内膜层。通常，冠状动脉分支间有直径 25～30μm 的连接血管，称为络脉。它们可能存在于心内膜表面或者心内膜下，并且能够随着分支动脉间压差的增大而扩张。一旦主要动脉闭塞，这些动脉吻合支就变得有非常意义，因为在这些情况下它们可以帮助恢复缺血心肌的灌注。

2. 心脏静脉

冠状窦起源于左窦角和共同主静脉的近端部分。心大静脉起于心尖部，沿着前室间沟向上走行至冠状沟，再向左绕过心左缘在后房室沟内走行汇入冠状窦，直至在近房室结处汇入右心房。心中静脉位于后房室沟，向上注入冠状窦。后心室静脉汇集左心室游离壁的血液向上汇入冠状窦。心小静脉在右后房室沟内与右冠状动脉伴行，汇集右心室游离壁的血液注入冠状窦或者直接注入右心房[14,15]。

二、未合并结构性心脏病的冠状动脉畸形

（一）正常变异

左、右冠状动脉分别起源于左、右主动脉窦。通常，它们来自于主动脉窦的中部，但是也可能起自窦管结合部或其上面。冠状动脉开口的位置似乎并不影响经过它的血流。冠状动脉开口的形状可能是圆形、卵圆形或者椭圆形。冠状动脉通常与主动脉管壁相垂直；也就是说，它们是相对主动脉的中心呈放射状排布。

右冠状动脉的圆锥支单独起源较常见[11]。相对应的左侧分支异常——左前降支和左回旋支单独起源的发生率约 1%，而在二叶主动脉瓣患者中更为常见[11]。但是这些异常似乎都不会产生任何的临床异常表现。

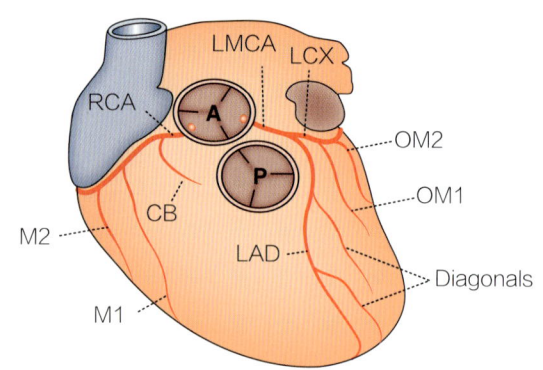

▲ 图 32-1　冠状动脉的正常解剖

A. 主动脉瓣；CB. 右冠状动脉圆锥支；Diagonals. 左冠状动脉前降支的第一和第二对角支；LAD. 左冠状动脉前降支；LCX. 左冠状动脉回旋支；LMCA. 左冠状动脉主干；M1/2. 右冠状动脉第一和第二缘支；OM1/2. 左冠状动脉第一和第二钝边分支；P. 肺动脉瓣；RCA. 右冠状动脉

（二）左、右冠状动脉的起源于异常冠脉窦

1. 左冠状动脉分支异常起源于右冠状窦

左回旋冠状动脉支起源于右冠状动脉主干是最常见的左冠状动脉分支畸形，约占所有主要冠状动脉畸形的 1/3（图 32-2A）[2,3,16,17]。左回旋冠状动脉支从主动脉后面绕到它的正常供血区域。这种畸形在儿童中一般没有任何临床意义，但是如果二尖瓣和主动脉瓣都植入人工瓣膜或者瓣环植入就有可能压迫这支动脉。这些异常动脉发生粥样硬化的概率可能会显著升高[2]。

左冠状动脉主干起源于右冠状窦比较罕见，占主要冠状动脉畸形的 1%～3%[2,16]，但是却有重大的临床意义[1,16,18]。左冠状动脉主干从右冠状窦发出后可以沿四条不同路径走行：主动脉后面（图 32-2B）、右心室流出道前面（图 32-2C）、右心室漏斗部下面的室间隔内（图 32-2D，最常见变异类型）、主动脉和右心室流出道中间（图 32-2E）。除极少数例外，前三种变异不会导致猝死或者过早的心肌缺血。但是，左冠状动脉主干位于主动脉和肺动脉之间的这种变异，常与剧烈运动时或者运动后发生猝死相关。部分猝死患者在先前的运动中曾发生晕厥或心绞痛。大多数猝死患者的左冠状动脉主干开口是裂缝样的，并且有一段走行在主动脉根部的管壁内，黏附主动脉根部大约 1.5cm[18]。

部分患者的左冠状动脉前降支起源于右冠状动脉窦或者右冠状动脉主干（图32-2F）。这种畸形在不合并先天性心脏病的患者中罕见，但是在法洛四联症患者中常见。这种动脉通常从右心室流出道前面经过或者通过室间隔，但是很少从主动脉和右心室流出道之间通过。如果在共同动脉干的开口附近发生粥样硬化，那么大部分的心脏将会缺血，病灶范围与左冠状动脉主干狭窄相当。

2. 右冠状动脉分支异常起源于左冠状动脉窦

White 和 Edwards 在 1948 年首次描述了右冠状动脉主干起源于左冠状动脉窦，这种冠状动脉异常相对常见，约占所有主要冠状动脉异常的 30%[2,18]，并且在亚洲人和西班牙裔人群中的发病率较高[20]。右冠状动脉从左冠状动脉窦发出后，在主动脉和右心室流出道之间行走，到达房室沟的右侧，然后正常分布（图32-3和图32-4）。这种异常曾被认为是良性的，但现在有很多关于心肌缺血、梗死或猝死的报道[21-23]。在许多尸检中，右冠状动脉主干起源呈角状，开口处呈裂缝状。

（三）单支冠状动脉

单支冠状动脉起源于主动脉然后形成多个分支，占主要冠状动脉异常的 5%~20%[17,24]。有时会有一条闭锁的条索将动脉的一部分连接到没有开口的冠状动脉窦。这些异常中约有 40% 合并其他心脏畸形，包括大血管转位、法洛四联症、动脉单干、冠状动脉瘘和二叶型主动脉瓣。单支冠状动脉既可以起源于右冠状窦（图 32-5A 至 C），也可以起源于左冠状窦（图 32-5D 至 F），存在许多变异[24]。任何一侧的单支冠状动脉都可以沿其常规的路径走行，然后继续走行供给心脏的另一侧，或从冠状动脉主干发出分支，向前或向后走行供应心脏的另一侧。这些分支也可以从大血管之间穿行。

起源于右侧的单冠状动脉，右冠状动脉可以沿着正常的右冠状动脉路径走行，延续为冠状动脉左回旋支，然后发出左前降支（见图 32-5A）。

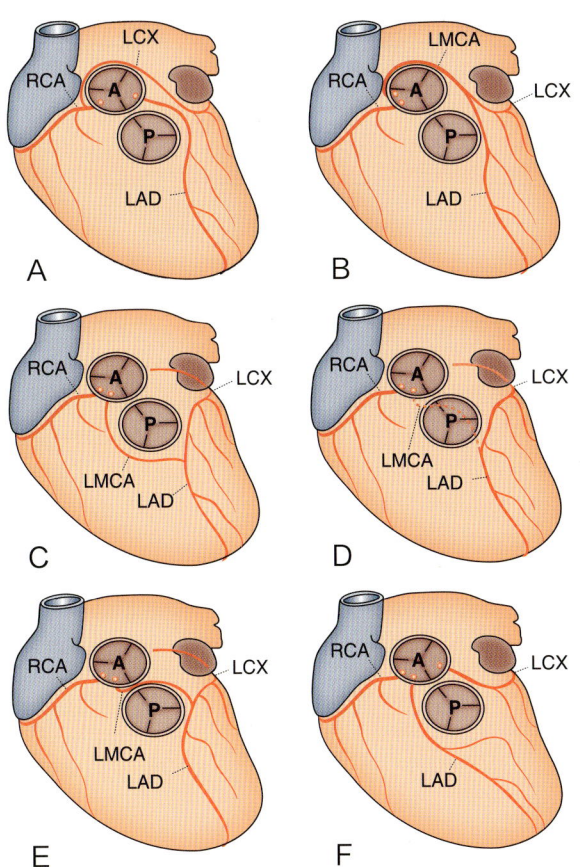

▲ 图 32-2 左冠状动脉主干异常起源于右冠状动脉窦
A. 左回旋支冠状动脉起源于右冠状动脉窦；B. 左冠状动脉主干起源于右冠状动脉窦（后路径）；C. 左冠状动脉主干起源于右冠状动脉窦（前路径）；D. 左冠状动脉主干起源于右冠状动脉窦（室间隔内路径）；E. 左冠状动脉主干起源于右冠状动脉窦，有一段走行在主肺动脉之间。注意左冠状动脉主干斜位起源；F. 左前降冠状动脉独立起源于右冠状动脉窦
A. 主动脉；LAD. 左前降支；LCX. 左旋支；LMCA. 左冠状动脉主干；P. 肺动脉流出口；RCA. 右冠状动脉

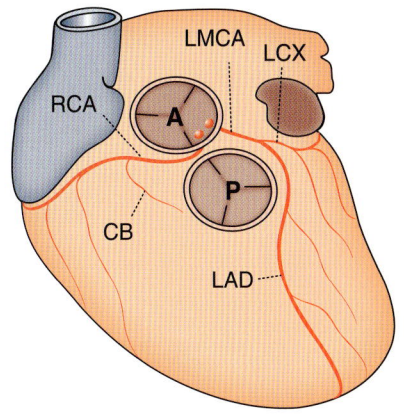

▲ 图 32-3 右冠状动脉异常起源于左冠状动脉窦，斜位起源，在大动脉之间走行
A. 主动脉；CB. 右冠状动脉圆锥支；LAD. 左冠状动脉前降支；LCX. 左冠状动脉回旋支；LMCA. 左冠状动脉主干；P. 肺动脉流出口；RCA. 右冠状动脉

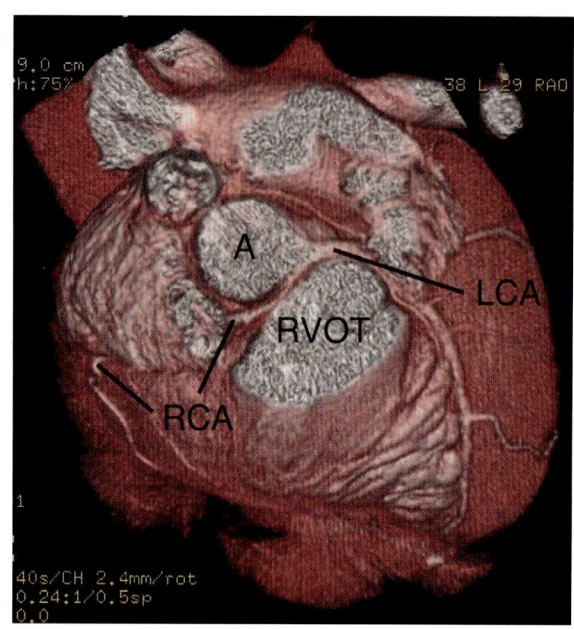

▲ 图 32-4 冠状动脉的计算机断层扫描三维重建成像
图示右冠状动脉异常起源于左冠状动脉窦，斜位起源，在大动脉之间走行。注意右冠状动脉斜位起源，然后走行在两条大动脉之间
A. 主动脉；LCA. 左冠状动脉；RCA. 右冠状动脉；RVOT. 右心室流出道

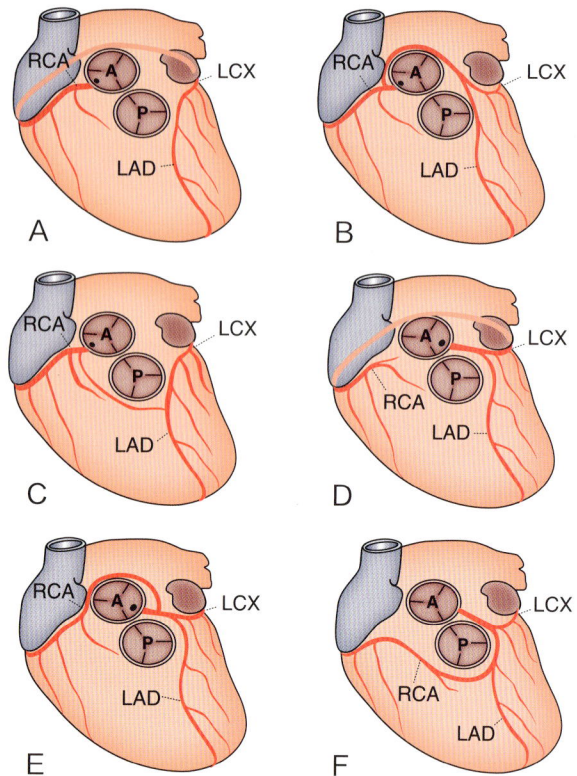

▲ 图 32-5 单支冠状动脉变异
A 至 C. 单支冠状动脉起源于右侧冠状动脉窦。A. 右冠状动脉延续成左冠状动脉回旋支和左冠状动脉前降支；B. 后路独立的左冠状动脉回旋支，发出左冠状动脉前降支；C. 前路独立的左冠状动脉前降支，发出左冠状动脉回旋支。D 至 F. 单支冠状动脉起源于左侧冠状动脉窦；D. 左冠状动脉发出左冠状动脉前降支和左冠状动脉回旋支，左冠状动脉回旋支延续为右冠状动脉；E. 从左冠状动脉主干发出的后路独立的右冠状动脉分支；F. 前路独立的右冠状动脉发自左冠状动脉前降支。单冠状动脉从大动脉之间穿过没有图示说明
P. 肺动脉；A. 主动脉；LCA. 左冠状动脉；RCA. 右冠状动脉；LAD. 左冠状动脉前降支；LCX. 左冠状动脉回旋支

或者右冠状动脉出现后，发出一个独立的左侧分支，走行于主动脉后面，并发出一个回旋支血管和一个左前降支冠状动脉（图 32-5B），或者此单独的血管分支可以沿着右心室漏斗部前方走行，在回旋支前发出前降支冠状动脉（图 32-5C）。

单左冠状动脉与单右冠状动脉分支模式相似。单左冠状动脉可以分出左前降支和左回旋支冠状动脉，左回旋支穿过房室交点形成右冠状动脉（图 32-5D）。独立的右冠状动脉也可以从单左冠状动脉中产生，在主动脉后走行（图 32-5 E）到达心脏的另一侧，或者此冠状动脉可以从前面到达右心室漏斗部（图 32-5F）。大多数单冠状动脉在没有严重的动脉粥样硬化（当只有一条主冠状动脉供应整个心肌时明显更严重）的情况下没有任何症状，但是已经有报道有少数人过早死亡与这种异常相关[24]。通常情况下，主要的分支在主动脉和右心室漏斗部之间穿过，这是突然死亡的最大风险[24]，但是其他的走行模式也会导致心肌缺血。

（四）左或右冠状动脉分支起源于无冠脉窦

这非常罕见[18]，目前没有与过早死亡或猝死相关报道。

（五）右或左冠状动脉起源异常的病理和临床特征

1. 病理学

约 20% 的尸检结果显示有心内膜下瘢痕，偶尔也会有心肌梗死的报道。然而，大多数患者的突然死亡阻止了巨大瘢痕的形成。偶尔异常的某段冠状动脉会出现严重的动脉粥样硬化，甚至在

儿童中也可以出现[25]。在一些异常情况下，初始几毫米的冠状动脉可能在主动脉壁内走行。最后，异常冠状动脉可能会从主动脉发出，它的出口可能只有一个缝隙，部分被瓣膜覆盖。

2. 死亡机制

死亡多是由于心肌缺血，但确切的机制尚未阐明。在剧烈运动时左心室心肌对氧气有巨大需求。在剧烈运动时，收缩压增加，并激活交感神经系统。同时，主动脉的根部在收缩期舒张。如果部分异常动脉在主动脉血管壁内走行，它可能被压缩，如果异常冠状动脉与主动脉血管壁相邻，它可能被拉伸、压缩，或两者兼有。据推测，任何一种机制产生的严重的心肌缺血均可以导致心室颤动或电机械分离。在既往有晕厥的患者中，严重缺血可导致短暂的室性心动过速或心室颤动，或导致突然的心室功能受损，使心输出量急剧下降。至于为什么有些患者有明显的相同血管异常，却直到他们七八十岁也没有心肌缺血症状的原因尚未明确。

3. 临床特征

这些异常冠状动脉大部分不会引起心肌缺血，特别是如果异常分支不在主动脉和右心室漏斗部之间穿过。即使是那些在这些结构之间穿行的血管，也不会总是导致猝死或早逝。然而，这是一种儿童、青少年和年轻人出现症状和猝死的原因。尽管有时这种异常现象的初次症状是猝死或致命的心肌梗死，但在许多患者中，在致死性损伤之前可能会有晕厥史或长时间的胸痛。这些症状几乎都在剧烈运动时或运动后出现，许多患者都是运动员。

4. 诊断

任何在运动中或运动后出现晕厥或严重胸痛的情况都需要进行深入的检查。常规的临床检查通常显示没有异常。做静息心电图检查，以寻找心室肥大、既往梗死的证据和持续的心律失常；超声心动图以排除持续心室功能障碍、肥厚性心肌病和近端冠状动脉解剖异常。注意冠状动脉的起源，因为大多数异常会影响冠状动脉的起源或其主要分支，因此可以通过超声心动图检测出来。

追踪冠状动脉血管的走行也很重要，因为死亡风险最高的病变与主要分支在大血管之间的走行有关。由于大多数患者都是年龄较大的儿童或成人，经胸超声心动图的分辨率可能不足以显示异常，而 TEE[26]、MRI[27] 或 CT[28]（图 32-4）可能更敏感。

评估血压和心电图，或在接近最大的运动量时注射铊是很有效的。然而运动测试结果正常的患者，也可能随后发生猝死，解剖显示有异常的左主冠状动脉主干[29]。因此，如果超声心动图不能确定诊断，儿童或青少年的运动性晕厥或严重的运动性胸痛需要进一步检查。

（六）左冠状动脉异常起源于肺动脉

在这种异常情况下，左冠状动脉起源于肺动脉，通常起源于左后动脉窦（图 32-6）。在 1866 年[30]，病理学家第一次描述了这种异常现象，1962 年 Fontana 和 Edwards[31] 收集了 58 个有这种异常的尸检报告；大多数患者在不到 13 个月的时候死亡。Bland 等[32] 首次报道了一名 3 月龄男婴的临床和尸检结果。因此，这种异常被称为 Bland-White-Garland 综合征。

（七）病理生理学

在胎儿时期，这种异常可能没有有害的影响：由于压力和氧饱和度在主动脉和肺动脉中是相似的，心肌灌注大致是正常的，且没有刺激导致侧支循环形成（图 32-6A）。然而，出生后肺动脉血氧饱和度低，且压力迅速下降到体循环压力之下。因此导致需氧量巨大的左心室在低压下灌注不饱和血。侧支循环最初很少，左心室心肌血管扩张以减少其阻力和增加血流量，但很快冠状动脉血管储备就会耗尽，心肌缺血随之发生。最初，缺血是短暂的，只有在进食或哭泣等用力的情况时才会发生，但心肌氧需求的进一步增加会导致左心室前外侧游离壁梗死（图 32-6B），从而导致左心室功能受损。这会引起充血性心力衰竭，继发于二尖瓣环扩张或前外侧乳头肌梗死和功能障碍的二尖瓣发生反流，会使心功能变得更糟。在正常右冠状动脉和异常左冠状动脉之间的侧支血

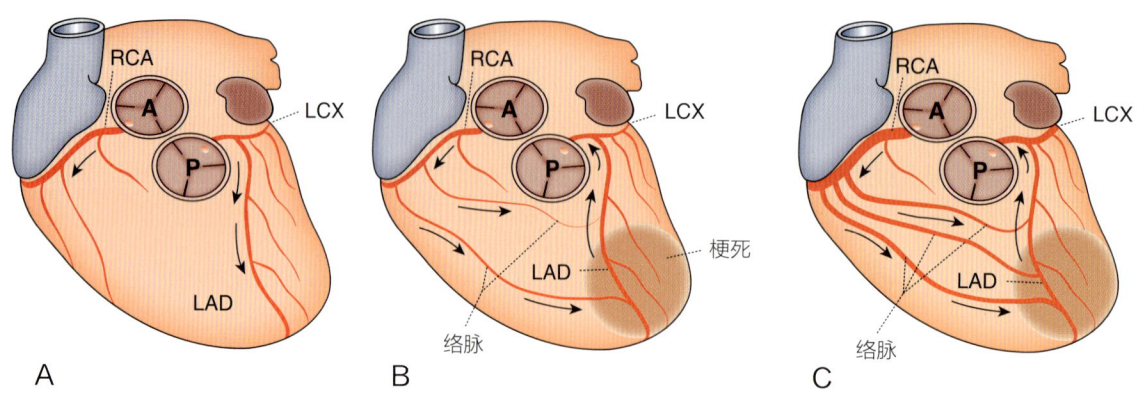

▲ 图 32-6 左冠状动脉主干异常起源于肺动脉

A. 在胎儿时期，右和左冠状动脉均接受从大动脉来的前向血流；B. 出生后不久，在大量侧支循环形成之前，可能会出现左心室前外侧梗死，以及从左冠状动脉到肺动脉的轻微反流；C. 侧支血管扩大后，扩张的右冠状动脉和侧支中的血流明显增多，并大量逆流入肺动脉。箭代表左右冠状动脉及它们之间的侧支中血流的方向和大致流量

A. 主动脉；LAD. 左冠状动脉前降支；LCX. 左冠状动脉回旋支；P. 肺动脉；RCA. 右冠状动脉

管扩大，随着血流量增加，右侧冠状动脉也会出现扩张（图 32-6 C）。然而，由于左冠状动脉与低压肺动脉相连，所以侧支循环血流往往会进入肺动脉而不是进入阻力较大的心肌血管，出现左向右分流的肺动脉 – 冠状动脉窃血。这种分流对心输出量影响较小，但对冠状动脉血流影响较大。大约 15% 的患者心肌血流量可以在休息甚至运动时维持心肌功能。这些人可以活到成年。

（八）病理学

这种异常通常是孤立的，但其临床表现可以与动脉导管未闭[17,33]、室间隔缺损、法洛四联症、主动脉缩窄[33] 相关，并且这些畸形可以使之表现更复杂。如果有大型室间隔缺损导致肺动脉高压，左心室灌注可能足以预防缺血。在这种情况下，闭合室缺降低肺动脉压是不合理的。

右冠状动脉明显地扩张，在心脏表面可以看见广泛的侧支循环。左冠状动脉常进入肺动脉总干，通常入口在左肺动脉窦处，很少进入分支肺动脉。它在分支前通常只有 2~5mm 长。

在婴儿时期，心脏很大，特别是左心室和左心房扩张和肥大。前外侧乳头状肌肉可能萎缩和瘢痕化，而附着的腱索在可能会缩短。在一些研究中，后侧乳头肌也受到了类似的影响[33]。可能出现左心室心内膜广泛纤维化和二尖瓣前叶增厚。由于梗死导致的左心室前外侧壁和心尖变薄与瘢痕形成，通常有附壁血栓。

在成人中，左冠状动脉壁薄，类似于静脉。心脏通常会增大，但不会像婴儿那样大，而且通常没有心内膜的纤维性增生。然而，通常前外侧乳头肌有瘢痕和钙化，偶尔累及邻近的左心室[18,34]。

（九）临床特征

对于婴儿，Bland 等[32] 的描述仍然适用：

直到第 10 周，患儿才会出现症状；在进行奶瓶喂养时可能出现一系列不寻常的症状包括护理时出现短阵的突发性不适。婴儿最初出现了明显的痛苦，发出短促呼气的呼噜声，紧接着是明显的苍白和冷汗等严重休克的表现。偶尔，在严重情况下，会出现短暂的意识丧失。有时嗝出气体后似乎可以缓解不适，并能缩短患者发作的持续时间，通常是持续 5~10min，然后婴儿可能会继续被看护且好几天没有出现症状。婴儿的这种奇怪阵发性不适发作很可能是心绞痛。如果这些是真的，它代表了记录到这种情况的最早年龄。

并不是所有的婴儿都有这种表现。许多患者表现出充血性心力衰竭的症状和体征。少许孩子在婴儿时期症状很严重，然后逐渐改善，直到无症状。年龄较大的儿童和成人可能无症状，或有呼吸困难、晕厥或心绞痛。有些人可能会出现二尖瓣反流的杂音。运动后猝死也有报道[35]。然而，典型的心肌梗死或充血性心力衰竭在成人中很少见。

在体格检查中，可能有充血性心力衰竭的症状。婴儿心脏通常是增大的，而左心室是主要受累的心室。然而，如果左心室衰竭严重到引起重度肺动脉高压，则可能出现右心室增大和第二心音肺动脉成分亢进。第一心音可能减弱或缺失（如果有二尖瓣反流），心尖奔马律是很常见的。可能没有杂音或二尖瓣反流的杂音，或者有时在胸骨左缘连续性柔和的类似于小的动脉导管未闭的杂音，这是由于血液从异常的冠状动脉连续流入到肺动脉。

（十）心电图

通常，婴儿在明确诊断前，由于已经发生的前外侧心肌梗死，在Ⅰ、aVL导联和胸导联V_4~V_6中，会有异常的Q波出现。胸导联也可能出现异常的R波或R波递增不良。尽管这种异常表现没有特异性（它也可见于其他原因引起的心肌梗死或某些心肌疾病中），但如果发现，应该考虑到此疾病的可能并应通过其他方法来评估。即使在无症状的成年人中，静息心电图也是异常的，而且运动时[34]也会出现异常的缺血性反应。

（十一）非侵入性影像检查

受累婴儿的胸部X线片上可见明显的心脏增大，主要是左心房和左心室，以及肺水肿的表现。这些特征类似于许多心肌病，通常会被混淆。

核素心肌灌注显像是相当敏感的，显示在前外侧缺血区域核素吸收减少。然而，这个现象无特异性，因为它也出现在心肌疾病中。

彩色多普勒超声心动图已取代心导管检查作为诊断的标准方法[36]。目前超声心动图设备分辨率的提高，往往可以看到左冠状动脉的异常主动脉起源。彩色多普勒显示，血流从冠状动脉进入肺动脉。因此，即使冠状动脉的主动脉起源不能被二维成像所探及，肺动脉内舒张期的血流也会提供信息。增大的右冠状动脉也应该引起对此诊断的怀疑。超声心动图还可以显示心脏的大小和功能，尤其是左心室，以及左心室壁局部运动异常和二尖瓣反流。乳头肌和邻近的心内膜回声增强，可能是由于纤维化和弹力纤维性增生引起的。

在大多数年龄大于婴儿期的患者中，CT在显示冠状动脉解剖和起源方面都有很高的分辨率。该技术的主要优点是采集速度快、分辨率高。然而，心电图门控扫描要求心率相对较慢，在较年幼的儿童中，可使用药物减慢心率。这项技术仍然有一定程度的辐射暴露，但是它的优势是能很好地明确冠状动脉的异常（图32-4）。

（十二）心导管和血管造影

尽管之前的心导管检查和血管造影术通常用于诊断先天性冠状动脉异常，但目前只有在非侵入性检查不确定诊断时才会使用。在有症状的婴儿中，诊断性心导管检查显示低心脏输出量和高充盈压，通常伴有一定程度的肺动脉高压。在无症状的年长患者中，除了左心室舒张末压力轻微增加外，心输出量和肺动脉压力通常是正常的。在肺动脉水平可能存在左向右分流，但是因为分流可能很小，没有看到分流并不能排除该诊断。主动脉根部血管造影显示扩张的右冠状动脉，如果有大的侧支循环，会显示出左冠状动脉的充盈，对比剂会从左冠状动脉进入肺动脉主干。选择性左冠状动脉造影只会显示出左冠状动脉窦充盈，而左冠状动脉不能显影。通常选择性右冠状动脉血管造影是一种诊断方法，显示通过侧支循环充盈的左冠状动脉，对其肺动脉入口反充盈。尽管肺动脉造影术可能显示对比剂回流到左冠状动脉开口处，但无论是肺动脉造影还是左心室造影都不能可靠地做出诊断。

（十三）自然史

在所有患有这种罕见异常的孩子中，大约87%在婴儿期[33]出现症状，其中65%~85%的患者在1岁前死于顽固性充血性心力衰竭[37]，通常在2个月以后死亡。少数孩子会自发改善[38]。另一些患者从来没有出现过症状，也许是因为广泛的侧支循环，以及左冠状动脉起始部和肺动脉主干之间的开口呈限制性。尽管如此，这些人也有高猝死的风险[35]，尤其是在运动时。有些成年人，有运动诱发的心绞痛[34]或因二尖瓣反流导致充血性心力衰竭[18]的症状。

（十四）治疗

最有效的外科治疗方法是将左冠状动脉从它起源于肺动脉处进行结扎，以防止窃血。大多数年龄较大的儿童受益于这一手术，特别是并发广泛的冠状动脉肺动脉分流，但晚期猝死仍然会发生[34,39]。

左冠状动脉起源部结扎并通过内乳动脉或隐静脉移植进行血运重建手术已经成功了[40,41]，尽管移植后血栓形成和狭窄可能会发生。此并发症更常见于静脉移植。在隐静脉移植的晚期会出现闭塞性变化[41]，这可能会使患者的病情严重复杂化，因为血管血运重建后3年左右，来源于右冠状动脉的侧支循环会明显地减少[16]。如果冠状动脉不能再移植时，首选使用存活率更高的内乳动脉移植。

直接将左冠状动脉的起源重新移植到主动脉已经被证明切实可行，并且在许多中心被认为是标准方法[42-45]。另一种手术方法是Takeuchi手术，此手术造出一个主肺动脉窗，再建立隧道，将血液从主动脉输送到左冠状动脉口[46]。

在过去，因为病情严重的婴儿手术死亡率很高，建议手术应该推迟到18—24月龄之后[47]。最近，随着外科手术经验的积累，早期外科手术治疗建立双冠状动脉系统可以明显改善预后[45,48]。然而，由于乳头肌梗死和功能障碍，术前严重的二尖瓣关闭不全是死亡和需要后期二尖瓣手术的危险因素。此外，据报道，如果术后使用左心室辅助装置，双冠状动脉系统的修复即使在病情最严重的婴儿中也是可行的[49]。

三、冠状动脉瘘

冠状动脉瘘是指冠状动脉与一个心腔或肺动脉之间持续且异常的连接。在高分辨率超声波成像的现代，经常会偶然发现小的冠状动脉瘘，其不会对患者有明显影响。然而，不常见的大冠状动脉瘘会对血流动力学有明显的影响，而且增加将来心血管事件的发病风险。

（一）胚胎发育

连接到心腔内的冠状动脉瘘很可能是连接到新生冠状动脉的心肌小梁不完全再吸收的后遗症。据推测，连接肺动脉的瘘管可能是主动脉肺动脉原基退化失败的结果[50]。

（二）病理生理学

严重的冠状动脉瘘有三种病理生理学结果。
1. 舒张期主动脉分流，类似于主动脉供血不足。
2. 肺循环超负荷。
3. 末梢冠状动脉灌注不足。

虽然任何这些症状的存在需要干预，但冠状动脉瘘可能会随着时间的推移而发展。已经证明一些小到中型的冠状动脉瘘管随着时间的推移会增大，有些小瘘管则不变。目前尚不清楚这种小的瘘管发生病理意义的危险因素。

（三）影像

在心脏超声心动图中经常发现小冠状动脉瘘，在心脏舒张期从心肌到低压右心腔的小分流腔。在这些情况下，左侧腔室大小正常，表明分流的程度很小。小冠状动脉瘘伴相关的可听见的杂音并不常见。

大的冠状动脉瘘最初可能因异常杂音被诊断出来，此种杂音可能是连续性的。体表超声心动图可能显示出左侧心腔扩张，这取决于瘘管进入右心的位置，右侧腔室也可能扩张。在大的瘘管中，瘘管一侧的近端冠状动脉明显扩张，可通过超声心动图检测到。

在年长患者中，心脏CT通常很好地提供对大瘘管的位置和解剖结构的精确描述，尽管有明显的辐射剂量。由于心动过速造成的运动伪影，其在小年龄组患儿中的应用有限。

同样的，心脏MRI在年长患者中，对确定瘘管连接处的解剖结构和量化心腔扩大的程度也有其价值。

冠状动脉造影为冠状动脉瘘的诊断、解剖描述、确定血流动力学提供了金标准。冠状动脉造影适用于非侵入性影像检查确认或怀疑有病理生理负荷过重的患者，或准备治疗的患者。

（四）干预治疗

如前所述，冠状动脉瘘的干预治疗适用于瘘管有导致病理生理负担的患者。对小到中型的瘘管是否干预以防其变成更大的分流是有争议的；考虑到冠状动脉瘘干预治疗的潜在风险，作者不建议在缺乏明确的生理负担的情况下进行干预治疗。

对冠状动脉瘘的治疗包括经导管堵塞和开放性手术结扎。由于瘘管治疗后冠状动脉微血管功能障碍的持续存在，两种治疗方法都需进行长期随访。

大部分的瘘管采用经导管封堵治疗。通常通过逆行动脉血管入路的方法，来明确瘘管解剖，以确定瘘管进入右心腔或肺动脉的"狭窄处"。必须注意不要影响存活心肌的血液循环。弹簧圈或封堵装置可从主动脉侧释放，或者通过建立轨道，使封堵装置从右心释放。

通常情况下，后续影像检查将显示近端冠状动脉管腔明显缩小。然而，应该注意的是，这并不意味着该血管是"正常的"，应该保证随访以及建议保持终身健康习惯以预防动脉粥样硬化。

四、罕见的冠状动脉异常

（一）冠状动脉闭锁

冠状动脉的完全缺如是非常罕见的，大部分发生在肺动脉闭锁或主动脉闭锁的患者中。在这两种异常情况下，小但肥大的右心室或左心室的压力大于或等于主动脉压力，增大血窦从心室输送血液到远端冠状动脉分支。

（二）冠状动脉口狭窄或闭锁

左冠状动脉主干口或起始部几毫米的狭窄或闭锁，是最罕见的先天性冠状动脉畸形之一。大部分远端分支是正常的，并且右冠状动脉发育出多条侧支循环。患者可能在3月龄至60岁出现猝死、心绞痛、心肌梗死或充血性心力衰竭。

（三）所有的冠状动脉都来自肺动脉

很少情况下，左右冠状动脉或者单冠状动脉动脉均来自肺动脉主干。除非有导致肺动脉高压的心脏病变，否则这些孩子在婴儿期如果没有外科手术干预就不能存活。最近，这些罕见双冠状动脉起源异常的患儿通过血管再植术存活了下来[51]。

（四）左冠状动脉前降支起源于肺动脉

这是一种非常罕见的畸形[18]，很少有病例被报道。一例发现于死于心肌梗死的一个婴儿，其他病例均为成人，主要表现为心绞痛。心前区的杂音很常见，大多数病例都有心肌缺血的心电图证据。血管造影是诊断性的，推荐对异常冠状动脉进行结扎或将其重新植入主动脉根部的外科治疗[18]。

（五）左冠状动脉回旋支起源于肺动脉或其分支

这种畸形已经有少量的报道[18]，在许多患者中，左冠状动脉回旋支连接到肺动脉分支而不是肺动脉主干。所有的这些病例都是儿童，除1例以外，其余病例都合并其他的先天性心脏病。

（六）右冠状动脉起源于肺动脉

这种异常是罕见的，发生率只有左冠状动脉主干起源于肺动脉的1/10左右[17,31,33]。这种异常最初是在尸检时偶然发现的[18]，但最近发现它与缺血、晕厥、心肌病和猝死有关[52,53]。

（七）诊断

可能在胸骨左缘闻及持续的杂音。心电图和胸部X线片通常是正常的。超声心动图多普勒检查或血管造影显示右冠状动脉异常附着于肺动脉干，以及血流从右冠状动脉到肺动脉的逆流。如果超声心动图不能明确异常右冠状动脉来源，可以通过CT[28]诊断，或者行左冠状动脉血管造影术，如发现右冠状动脉通过侧支循环充盈可诊断。

（八）治疗

因为大多数患者都是无症状的，并且长期保持不变，所以没有办法确定哪些患者在没有手术纠正这个缺陷的情况下存在死亡的风险。然而，由于存在猝死的风险，许多心脏病学家建议进行手术矫正，将右冠状动脉重新植入主动脉根部[52]。

五、心肌桥

大的心外膜冠状动脉在走行于心脏表面，只有它们的末端分支穿过肌肉，但是心外膜冠状动脉一部分进入到心外膜肌肉下几毫米是很常见的，所以会在大的冠状动脉上形成一个心肌桥[54]。大多数的心肌桥在功能上并无重要意义，特别是当它们很表浅的时候。然而，有文献记载心肌桥也可能与心肌缺血[55]或梗死相关，行心肌桥切开术后缺血缓解。在冠状动脉造影术中，一部分冠状动脉在收缩期变窄，但在舒张期明显扩张，这与冠状动脉部分闭塞性病变不同[54]。

因为心肌桥是很常见的，而且不一定表明现在或将来会有冠状动脉疾病，关于是否行心肌桥切开术来缓解心绞痛症状必须非常慎重。不仅要有一个明确的肌肉桥，还应该有心电图或在核素扫描或压力超声心动图证实的与心肌桥相关冠状动脉供血区域缺血的证据。缺血可能是由于长而厚心肌桥压迫冠状动脉，以及舒张期肌肉松弛异常缓慢，导致心肌桥下的冠状动脉在舒张期充盈受损。在这种情况下，肌切开术后可能会使缺血的症状和体征消失[55]。

虽然心肌桥引起缺血的情况在心脏正常的儿童中很少见，但它们可能是肥厚性心肌病儿童发病和死亡的一个重要原因[56]，尽管这也存在争议。肥厚性心肌病的心肌桥与胸痛、运动不耐受、室性心律失常、心脏骤停有关，但在其他研究中尚有争议[5,57]。据报道，心肌桥去顶术可以减少这些患者猝死和心律失常的发生率[56]。患有肥厚性心肌病以及上述症状的儿童应该通过应力灌注成像和选择性冠状动脉造影术对心肌桥进行评估，如果发现并感觉其是致病因素的，应该考虑行心肌桥去顶术。

六、先天性心脏缺陷伴冠状动脉异常

（一）完全性大动脉转位

明确冠状动脉异常对于大动脉转位是很重要的，因为某些冠状动脉异常在大动脉调转手术中更难移位。冠状动脉在起源和分布上均有异常，更多的异常是其在心脏内部的走行。

由于主动脉和主肺动脉在大动脉完全转位时的关系不正常，主动脉窦的位置也不正常，所以这些相关异常的术语一直存在争议。靠近肺动脉的两个动脉窦被称为面向窦[58]。面向窦的命名法取决于大血管之间的关系。如果两根大血管是并列的，那么动脉窦就被称为前动脉窦和后动脉窦。如果大血管是斜的，动脉窦则是左前动脉窦或右后动脉窦。如果大血管是前后关系，动脉窦则是左面向窦和右面向窦[58]。

室间隔缺损伴并列的大血管提醒心脏病专家冠状动脉异常的可能性增加。几乎所有的患者，冠状动脉都起源于面向窦[58,59]。60%的病例中，冠状动脉起源于正常的冠状动脉窦，其分支正常，此情况最常见于主动脉位于肺动脉前右侧的病例中。冠状动脉通常走最短的路径以到达它们的分布区域，因为主动脉在前方，左冠状动脉主干和回旋支冠状动脉向前、向左到达右心室流出道（图32-7A）。另一个常见的变异是起源于右冠状动脉的左回旋支走行在肺动脉后面，这在20%的患者中可见，此情况常见于两根大血管并排排列的病例中（图32-7B）。冠状动脉的起源也可能完全颠倒，右冠状动脉起源于左前动脉窦，而左冠状动脉起源于右后动脉窦（图32-7C）。冠状动脉的起源也可能部分颠倒，左回旋支起源于右后动脉窦而左前降支起源于右冠状动脉，右冠状动脉起源于左前动脉窦（图32-7D）。

此外，可能会出现各种单一冠状动脉，任何变异的冠状动脉都可能会在血管壁内走行，通常见于走行于大血管之间的病例。这些变异会影响大动

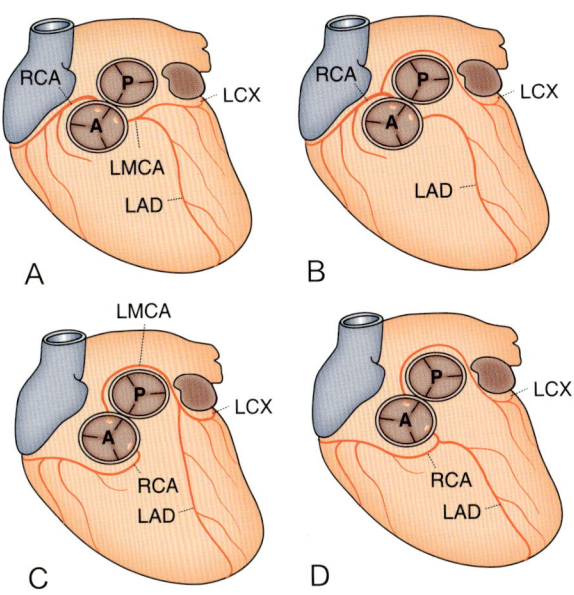

▲ 图 32-7 完全性大动脉转位的冠状动脉

A. 最常见的变异（60%）；B. 第二常见的变异，左冠状动脉回旋支起源于右冠状动脉（20%），这种情况最常见于两根大动脉并排排列时；C. 冠状动脉起源颠倒，来自相反的冠状动脉窦（4%）；D. 冠状动脉起源颠倒，左冠状动脉前降支来自右冠状动脉（4%）。单冠状动脉（8%）和壁内冠状动脉（5%）的变异没有图示说明

A. 主动脉；LMCA. 左冠状动脉主干；P. 肺动脉；RCA. 右冠状动脉；LAD. 左冠状动脉前降支；LCX. 左冠状动脉回旋支

脉转位手术的方案和实施，因为在没有张力的情况下移植冠状动脉到一个新的动脉根部较困难。

（二）法洛四联症

大约40%的患者有一根供应大部分心肌的又长又粗的圆锥动脉。4%~5%的患者，左前降支起源于右冠状动脉，走行通过右心室流出道（图32-2）[60]。偶尔会有单冠状动脉出现，起源于右或左动脉窦，主要分支跨过心脏可能会走行经过右心室流出道（图32-4 C和F），或通过主动脉后方而避开流出道（图32-4 B和E）。更罕见的变异也会发生[33,60]。

如果主要的冠状动脉经过右心室流出道，会使传统的跨环切口更加困难。为了避免切断冠状动脉导致其供血的区域发生的心肌梗死[61]，外科医生可以将切口平行于冠状动脉，在冠状动脉上方和下方做切口，在动脉下方做隧道，或用导管

绕过狭窄的流出道[60]。所有这些方法都会影响手术的效果，小婴儿可能会选择做姑息手术而不是完全修复。

超声心动图可以检测到这些异常情况，如果不能确定这些解剖异常，则需要行主动脉根部血管造影术或选择性冠状动脉造影术[60]。尽管外科医生通常能看到这些异常，但提前了解这些异常使他们能更有效地设计手术过程。此外，如果异常的冠状动脉被之前手术导致的心外膜粘连遮挡或在心肌的深部，则可能看不到。

（三）先天性纠正的大动脉转位

主动脉位于肺动脉的左前方，两条主要的冠状动脉起源于面向窦，与完全形大动脉转位一样。前动脉窦通常是无冠状窦。由于解剖异常，起源于异常冠状动脉窦的冠状动脉的命名存在一些混乱[59,62]。一些人根据冠状动脉起源的动脉窦，将冠状动脉命名为左冠状动脉或右冠状动脉[62]，而另一些人[63]则根据冠状动脉的供血范围将其命名左冠状动脉或右冠状动脉，这里将采用后者。左冠状动脉供应左心室，但起源于右面向窦。它在肺动脉环的前面经过，并分成左前降支和回旋支，后者经过右心耳前走形于房室沟。右冠状动脉供应右心室。它起源于左面向窦，经左心耳前走行于房室沟，移行为后降支后终止。最常见的变异是来自右面向窦的单一冠状动脉。

（四）左心室双入口（单心室）

因为没有真正的室间隔，没有典型的室间沟，沿着发育不全心腔的出口边界走行的冠状动脉分支被称为分界动脉[33,64]而不是前降支动脉。

当心腔出口向前向右时，主动脉和肺动脉的关系与完全性大动脉转位相似。右冠状动脉起源于由右面向窦，并沿着右心房室沟走行。左冠状动脉主干起源于左面向窦，并继续沿着左房室沟形成回旋支动脉。左冠状动脉和右冠状动脉分别发出左和右分界动脉。当心腔出口向前向左的时候，大血管的关系与纠正性大动脉转位一样。左、右主冠状动脉起源于各自的面向窦，而"前降支"

881

冠状动脉可能来自于左或右冠状动脉，也可能是分隔发育不全心腔出口的两条分界动脉[64]。任何一种变异，都可能会有几个大的对角动脉分支与分界动脉的分支平行走行并经过右心室流出道，使分隔变得困难。

（五）右心室双出口

在大多数右心室双出口中，冠状动脉的起源通常是正常的，除了因为主动脉窦顺时针旋转导致右冠状动脉起源于前方，而左冠状动脉起源于后方[59]。当主动脉位于前方向右时，冠状动脉位置与大动脉完全转位相似，右冠状动脉起源于右面向窦。15%患者可能会有一条单冠状动脉起源于前方或后方[65]。有时，左冠状动脉前降支来自右冠状动脉并经过右心室流出道，像法洛四联症一样[65]。主动脉位于左侧时，右冠状动脉起源于左主动脉前窦经过肺动脉前方至右侧到达房室沟。

（六）动脉单干

右冠状动脉和左冠状动脉通常起源于各自相应的动脉窦[66]。当瓣膜超过三个时，不能使用传统的命名方法。最常见的是左冠状动脉主干起源于后窦。主要变异包括高位开口、邻近开口或单开口[66]。右冠状动脉大的对角支越过右心室前表面供应室间隔甚至一部分左心室游离壁[66]。

七、先天性主动脉根部畸形

（一）主动脉 - 左心室缺陷（通道）

这种罕见病变是主动脉和左心室的血管通道（图32-8）。有人描述此通道在右冠状动脉口上方发出，与右冠状动脉口之间有嵴分开，经过右心室漏斗部后方和室间隔前上部进入左右主动脉瓣下方的左心室[67]。其通常短而直，但可能是动脉瘤。Levy等[67]认为血管通道是主动脉和左心室之间的内先天性皮化连接。其他人[68]认为该病变是一种先天性缺陷，与左心室流出道前壁变薄有关，右主动脉窦和室间隔膜部在该处相连。

绝大多数患者在婴儿时期出现充血性心力衰竭。他们有明显的类似于主动脉瓣反流的症状：脉压增宽，舒张压低，左心室明显扩张，左心房增大，心底部响亮的拉锯样杂音。心电图显示不同程度的左心室和左心房肥大。胸部X线片有心脏增大，并可能出现充血性心力衰竭的征象，所有患者均有升主动脉扩张，部分患者扩大的右主动脉窦有一隆起。超声心动图多普勒彩色血流成像和主动脉造影通过显示主动脉瓣处有无逆向血流与主动脉瓣反流鉴别；通过寻找正常左右冠状动脉主干与冠状动脉 - 左心室瘘；通过显示缺损处有无左向右分流与合并的室间隔缺损鉴别；通过显示前方的血管通道及有无扩张的动脉窦与主动脉窦破裂鉴别[69]。外科手术治疗后主动脉功能不全的发生率较高。替代治疗方案常包括对合适的患者行导管封堵治疗。

（二）主动脉窦动脉瘤

主动脉窦壁局部薄弱导致动脉瘤膨出甚至破裂，是一种罕见疾病，报道于19世纪[70]。它与马方综合征的所有动脉窦均弥漫性扩张不同。局限性动脉瘤通常是先天性的，因缺乏正常的弹性组织和肌肉组织，常在瓣叶连接处的瓣环上方变

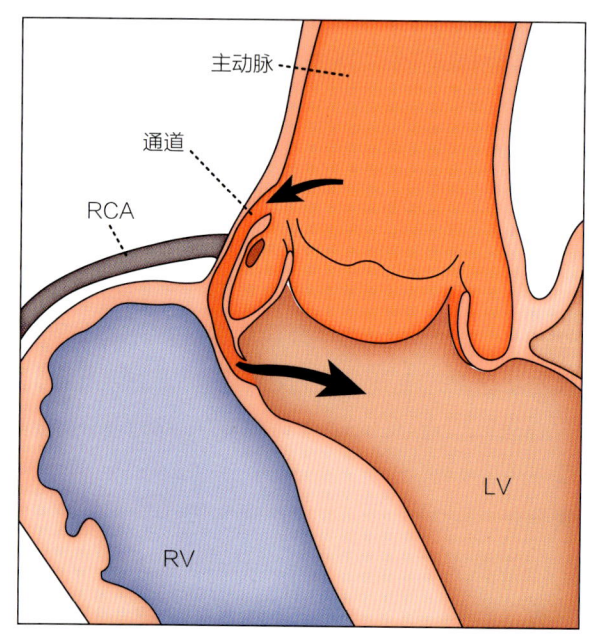

▲ 图 32-8 主动脉 - 左心室通道

矢状切面示通道穿过室间隔进入左心室。通道近端开口位于右冠状动脉口上方

LV. 左心室；RCA. 右冠状动脉；RV. 右心室

薄[71]。动脉瘤常继发感染性心内膜炎；但有时较难判断感染性心内膜炎与动脉瘤的因果关系。

1. 病理解剖学和生理学

患者中约75%是男性。2/3的动脉瘤位于右冠状窦，1/4位于无冠状窦，1/3位于左冠状窦[72]。动脉瘤可单独存在，30%~50%的患者可能与室间隔缺损有关，尤其是流出道间隔部缺损。动脉瘤发生在右冠状窦时，合并室间隔缺损的比例较高。合并室间隔缺损，尤其是干下型室缺，常伴有主动脉瓣叶脱垂和主动脉瓣关闭不全。随着瓣叶的进一步脱垂、纤维化和僵硬，主动脉瓣关闭不全进行性严重。主动脉缩窄、房间隔缺损、法洛四联症和动脉导管未闭可能与这些动脉瘤有关。主动脉根部位于心脏中央，动脉瘤破裂几乎可进入任何心腔，据报道，几乎任何窦和各腔室间均可发生瘘。右侧主动脉窦动脉瘤破裂进入右心室是最常见的，尤其在合并流出道室间隔缺损时。其次是无冠状窦动脉瘤破裂进入右心房。破裂进入心包很少见。手术时，大多数瘘管类似于从窦突入心腔的风袋，其末端有一个或多个开口。

动脉瘤并不总是发生破裂，但可能因堵塞右心室流出道引起症状，使主动脉瓣变形导致主动脉瓣关闭不全，压迫左冠状动脉引起心肌缺血，或压迫传导系统引起传导障碍甚至完全性房室传导阻滞。动脉瘤所有并发症都与瘤体大小有关，并且其生长缓慢，所以婴儿期和幼儿期几乎不出现症状。因为动脉瘤破裂而出现症状的平均年龄是31岁[72]。瘤体破裂可因急性胸部创伤或剧烈运动引起。

动脉瘤破裂时，瘘管的大小决定了分流量，并且进入心脏的位置决定了具体的症状。因此，动脉瘤破裂进入左心不会产生左向右分流的症状，但是若破裂进入右心则可产生大小不等的左向右分流。

感染性心内膜炎是小瘘管重要的并发症之一，其发生率占先天性动脉瘤患者的5%~10%[72]。

2. 临床和实验室特征

动脉瘤破裂之前，仅在其他病变的影像学检查中偶然被诊断[73]。破裂可伴有胸部或上腹部撕裂样疼痛。如果迅速产生大量的分流，可立即出现充血性心力衰竭症状，但是如果是小瘘管，发展至心力衰竭需要几个月[72]。约20%的患者无症状。

若瘘管较小，可产生类似于动脉导管未闭的连续性杂音，但在胸骨边缘第三或第四肋间隙最响；如果瘘管进入右心房，则杂音在胸骨右缘最响。若瘘管较大，则会出现脉压增宽、沉脉和左心室收缩增强的表现。瘘管进入右心时，右心室也会出现收缩增强。大瘘管进入左心室会出现拉锯样杂音，类似于主动脉瓣关闭不全。少数情况下，瘘管进入左心室或新生儿高压右心室时，只有舒张期杂音[72]。若同时存在室间隔缺损，尤其是合并漏斗部梗阻时，混合的杂音难以区分。

对于大型慢性瘘管，心电图表现为相应心腔肥大。少数情况下，冠状动脉或传导系统被压迫，可以出现心肌缺血或传导障碍的表现。

胸部X线表现相应心腔增大，当存在较大的左向右分流时，可表现为肺循环过度充血。也可能看到充血性心力衰竭的表现。主动脉根部不扩大，但罕见的主动脉左窦动脉瘤可能在主动脉根部左侧边缘有隆起的表现。

二维超声心动图多普勒彩色血流图，有时在破裂前就能发现扩张的动脉瘤[74]，TEE能发现常规经胸超声心动图难以获得的信息[75]，包括主动脉瓣关闭不全的程度和机制。无创性CT或MRI对动脉瘤和相关组织平面有更高的清晰度[76]。

3. 心导管和血管造影术

以前心导管术用于此病的诊断，明确左向右分流的程度，心室收缩压和舒张压，明确肺动脉高压的程度和漏斗部梗阻情况。现今它的诊断功能很大程度上被无创CT或MRI所取代。最近，有采用经皮导管介入封堵破裂的动脉瘤[77]；但该选择病例必须谨慎，避免装置引起的主动脉瓣关闭不全。

4. 治疗

虽然以往有学者提倡通过减轻后负荷，以减少瘘管的分流量来治疗充血性心力衰竭，目前确定的治疗方法是手术解剖矫正。

第 33 章
主动脉弓和血管异常
Aortic Arch and Vascular Anomalies

David S. Ezon Daniel J. Penny 著
陈 笋 译

一、概述

要非常透彻地理解胸腔内血管立体空间上的相互关系及它们胚胎期的前身极具挑战性。我们鼓励读者使用本章内附的三维模型来理解这些大血管的正常发育和每一种病变是怎么形成的。这些模型是以 Rathke 图形和 Edwards 假想的双弓为依据的理论模型[1,2]。

经典的做法是使用在二维层面描述大血管及其分支的全能图来阐明大血管的畸形。虽然全能图对每一种讨论到的病变都有描述，但是本章节还是会着重于用三维模型来阐明这些畸形。

尽管早在 18 世纪就有主动脉弓畸形的记录[3]，但是这些病变仍存在很多未知。虽然主动脉弓的某些畸形影响到多达整个人群的 1%，但其他畸形十分罕见。在没有血管环的情况下，这些畸形很少导致症状，从而使它们的发生率被低估。虽然大多数病变的解剖已经很明了，但是已经提出来的每个病变的发生机制很大程度上还是停留在理论层面。直到最近我们才能够描述出主动脉弓发育的胚胎学基础[4]，但是因为无法直接看到众多畸形的形成，它们的准确起源仍然无法明确。

（一）正常解剖

正常的主动脉从心脏中心向上延伸，位于肺动脉干的后方（图 33-1）。因为心室流出道的互相交叉，主动脉瓣位于肺动脉瓣的右侧。升主动脉延续为弓横部，几乎是向正后方走行，稍偏左，紧贴气管左侧跨过左主支气管（图 33-1）。然后转向下方延续为胸部降主动脉，正好位于脊柱的左前方。动脉导管发自左肺动脉，汇入主动脉峡部 - 弓横部和降主动脉的连接处。弓横部最常见的是发出 3 根分支。第 1 分支是头臂动脉，向右向上走行一小段距离后分叉为右锁骨下动脉和右颈总动脉。右锁骨下动脉直接向右走行进入右臂，右颈总动脉向上、稍向右进入右侧颈部。主动脉弓的第 2 分支是左颈总动脉，向上、稍向左走行进入左侧颈部。第 3 分支是左锁骨下动脉，向上走行一小段距离后迅速转向左侧进入左臂。锁骨下动脉近端发出 2 个重要的分支。椎动脉从锁骨下动脉的上方发出，向上走行进入头部。胸廓内动脉（乳内动脉）径直向下沿着胸骨内侧缘走行，与前肋间动脉相连。胸部降主动脉在每个椎体水平发出后肋间动脉，后肋间动脉和前肋间动脉相连。

在颈部有两组动脉向上走行并汇入 Willis 环。椎动脉位于脊柱内，走行于脊柱的左、右侧，然后汇合形成基底动脉进入 Willis 环的后侧。颈总动脉分为颈外动脉和颈内动脉。颈外动脉供应面部和耳部，颈内动脉汇入 Willis 环的前外侧，并借此和椎动脉交通。

10% 的人群主动脉弓只发出 2 根血管。右头臂动脉和左颈总动脉通过一个共同头臂动脉一起发出。10% 的人群主动脉弓发出 4 根血管。除了常见的血管外，左侧椎动脉从主动脉根部、左颈总动脉和左锁骨下动脉之间发出，而不是发自左锁骨下动脉。这两个发现都被认定为是正常的变异，但在评估患儿其他病理性主动脉弓畸形时需

第六篇　先天性心血管疾病
第 33 章　主动脉弓和血管异常

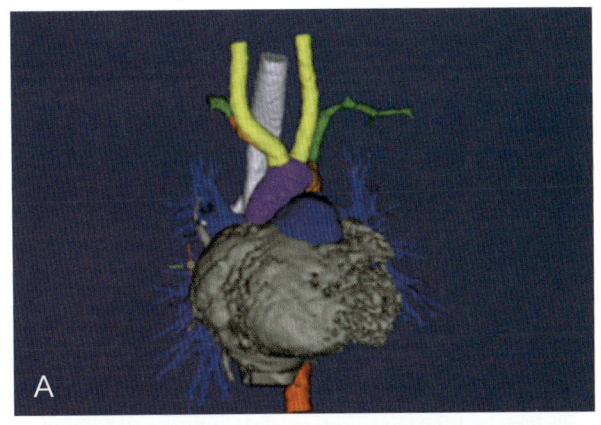
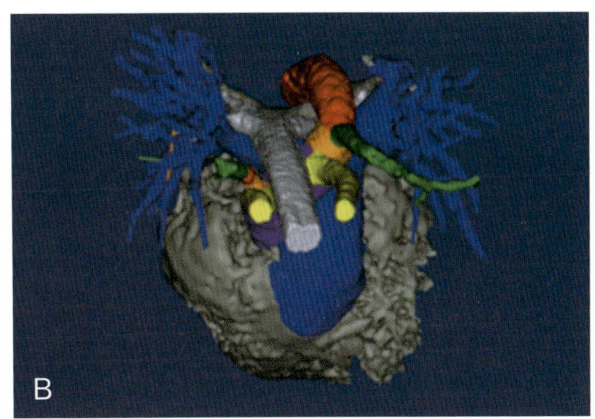
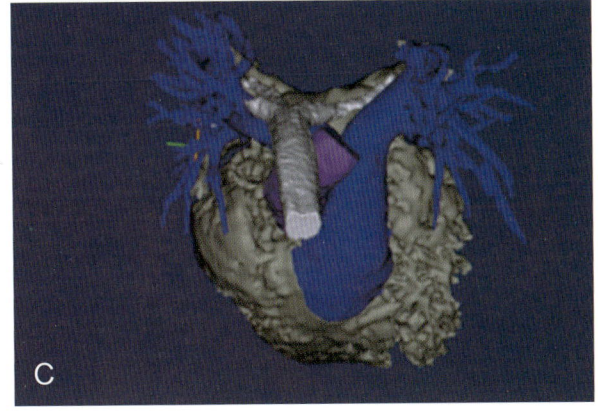

▲ 图 33-1　基于 CT 血管造影的正常心脏演示
A. 前视图；B. 顶视图；C. 正常的肺动脉—去除主动脉弓远端和分支的顶视图。全部图片编码的颜色：黄色. 主动脉第三弓衍生结构；橙色. 主动脉第四弓衍生结构；粉色. 主动脉第五弓衍生结构（本图中未出现）；蓝色. 主动脉第六弓衍生结构；绿色. 第七节间动脉衍生结构；紫色. 动脉干和（或）主动脉囊衍生结构；红色. 背侧主动脉和降主动脉衍生结构；橙红色. 前肠衍生结构；灰色. 气管

考虑到这 2 种情况[5]。

肺动脉干从主动脉的前方发出，沿着升主动脉左侧螺旋式向左后走行（图 33-1B 和 C）。随后肺动脉干分叉为右肺动脉和左肺动脉。右肺动脉于主动脉弓下方、气管和支气管前方向右走行。左肺动脉朝着腋中线向左后方走行。动脉导管从更靠近左肺动脉的分叉处发出，朝左前上方走行，于紧邻主动脉峡部远端的位置汇入降主动脉近端。

（二）正常胚胎学

逐渐发育的心脏，是在发育成颈部的咽中胚层这一区域内成形，然后随着时间推移移行进入胸腔。心管位于咽囊的腹侧（前方），咽囊是形成头部和颈部成分的一系列结构（图 33-2A 和 I）[6]。心管直接位于发育中的、形成支气管树和肺芽的肠管的腹侧。动脉干是连接心室体和主动脉囊之间的通道，它发育成心室流出道，主动脉囊发育成近端的大动脉。背主动脉是位于背侧（后方）的 2 根平行的动脉，位于神经管的另一侧，向尾部（下方）走行，在中线融合形成降主动脉（图 33-2B）。主动脉囊通过一系列成对的、从腹侧向背侧（从前向后）、走行于肠管左侧和右侧的主动脉弓与每一侧背主动脉连接。每一个咽囊形成一对主动脉弓。这些成对的主动脉弓并不是同时全部存在的。相反，它们是依次形成的，然后退化或者发育成它们的最终结构。这些主动脉弓发育成大动脉及其分支。背主动脉的背侧（后方）是椎动脉，它们向头端（上方）走行进入脑部，最终融合形成基底动脉进入 Willis 环的后环，并借此和颈内动脉相交通。在每个节段水平，背主动脉发出节间动脉和同侧的椎动脉相连。第七节间动脉是最重要的节间动脉，将发育成锁骨下动脉。这就是为什么成熟的胚胎中椎动脉和锁骨下动脉相连接。其余的节间动脉会退化。

第一对主动脉弓在第一咽囊周边形成，发育成上颌动脉的一部分。第二对主动脉弓在第二咽囊周边形成，发育成镫骨动脉和舌骨动脉。随后，第三、第四、第五和第六对主动脉弓形成，然后

885

完全退化或者分化至它们的最终形态（表 33-1）。为了便于理解，图 33-2 同时显示了第三、第四和第六弓。第五弓因为通常完全退化并且对正常解剖结构的形成没有帮助，所以没有显示。第三对主动脉弓形成颈总动脉。第四对主动脉弓形成颈动脉和锁骨下动脉之间的主动脉节段。在左侧它成为主动脉弓横部的一部分，在右侧成为近端右锁骨下动脉[4]。

第三和第四对主动脉弓之间的背主动脉节段会消退，导致第三对主动脉弓的远端和背主动脉的连接断开（图 33-2C 和 J）。因此第三对主动脉弓只在近端和动脉囊相连，可以自由走行进入颅内形成颈动脉，最终汇入 Willis 环。

位于第七节间动脉远端的背主动脉，只有右侧会退化，从而将其及相连的第七节间动脉和降主动脉分开（图 33-2D）。左侧的背主动脉保持完整。这就是导致弓变成左位主动脉弓的原因。因为左侧背主动脉保持完整，血流可以从动脉干出发，通过第四主动脉弓至左侧背主动脉，然后进入降主动脉。在右侧，血流流入右侧第三弓（右颈动脉）和第四弓，然后进入右侧背主动脉的近端和右侧节间动脉（右锁骨下动脉）。当第六主动脉弓在后期退化后，血流无法再通过右侧主动脉弓从动脉干进入降主动脉（见下文）。主动脉囊形

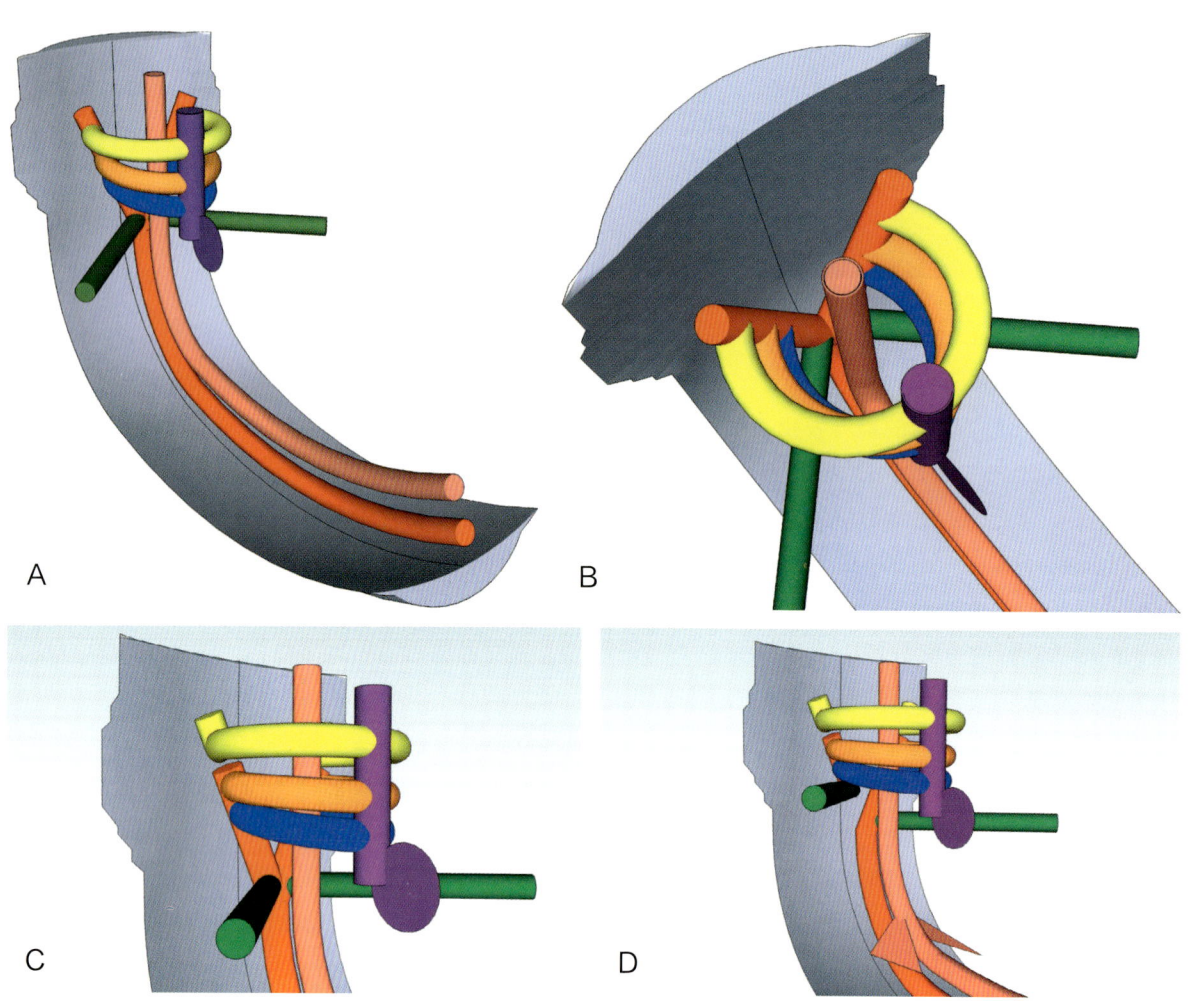

▲ 图 33-2 主动脉弓正常发育

A. 动脉干和主动脉囊从心脏腹侧延伸。背主动脉向后移行，在中间汇合形成降主动脉。主动脉囊与双侧背主动脉通过成对的 6 个主动脉弓相连（图示的第三、第四和第六弓）。第七节间动脉起源于远端背主动脉。黄色. 第三主动脉弓；橙色. 第四主动脉弓；蓝色. 第六主动脉弓；紫色. 心脏、动脉干和主动脉囊；红色. 背主动脉和降主动脉；粉红色. 前肠、食管和肺；灰色. 气管。B. 主动脉囊通过成对的 6 个主动脉弓连接到双侧背主动脉（图示的第三、第四和第六主动脉弓）。C. 第三和第四主动脉弓之间的两侧背主动脉的退化，使第三主动脉弓的远端可以自由地向上进入 Willis 环。D. 第六主动脉弓远端的右侧背主动脉的退化形成左位主动脉弓

第六篇　先天性心血管疾病
第33章　主动脉弓和血管异常

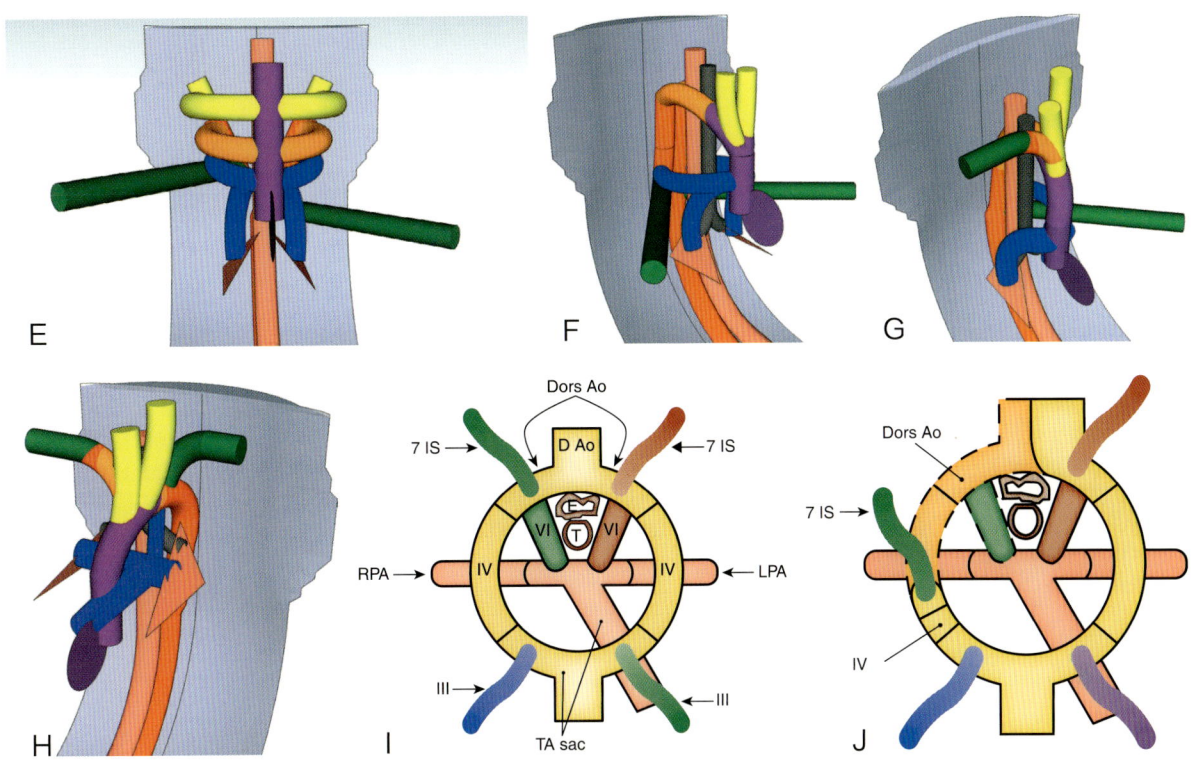

▲ 图 33-2（续）　主动脉弓正常发育

E. 第六主动脉弓每侧都发出动脉与肺实质相连，形成肺动脉。F. 右侧第七节间动脉和后期会退化的第六主动脉弓通过右第四主动脉弓和右背主动脉与主动脉囊相连。G. 右侧第六主动脉弓远端退化，左侧第六主动脉弓远端后续形成动脉导管。右侧第七节间动脉位置迁移，通过右侧第四主动脉弓和右侧背主动脉近端与第三主动脉弓相连。H. 成熟心脏中正常的大动脉排列。I. 由胚胎而来的主动脉弓全貌。J. 推测的正常左位主动脉弓时胚胎期弓图形。虚线表示胚胎期弓体系中右侧第六弓和右侧背主动脉至右锁骨下动脉的节段溶解或者消失（I 改编自 hypothetical double aortic arch diagrams of Edwards JE.Anomalies of the derivatives of the aortic arch system.Med Clin North Am.1948；32:925-949, as if viewed from overhead.）

Dao. 降主动脉；Dors Ao. 背主动脉；E. 食管；LPA. 左肺动脉；RPA. 右肺动脉；T. 气管；TA sac. 主动脉囊主动脉和肺动脉成分；Ⅲ. 第三主动脉弓；Ⅳ. 第四主动脉弓；Ⅵ. 第六主动脉弓；7IS. 第七节间动脉

成升主动脉和头臂动脉。形成头臂动脉的那部分主动脉囊通过右侧第四主动脉弓及右侧背主动脉，与右侧第三主动脉弓（右颈总动脉）的近端及第七节间动脉的近端相连。

第六对主动脉弓各发出一个分支进入肺芽，形成右侧肺动脉和左侧肺动脉（图33-2E）。第六弓右侧退化，左侧发育成动脉导管（图33-2G）。这就是为什么动脉导管的近端是从左肺动脉近端发出。第六对主动脉弓左侧远端在左侧第四对主动脉弓的汇入点和左侧第七节间动脉起始处之间汇入左侧背主动脉。随着时间推移，左侧第七节间动脉从主动脉弓横部远端、紧邻第六主动脉弓汇入处的近端发出，向颅内移行（图33-2F 至 H）。这就是为什么动脉导管汇入主动脉的位置是紧邻左锁骨下动脉起始处远端。

二、主动脉弓的异常

弓位于哪一侧是指弓横部走行于气管的哪一侧。左位主动脉弓跨过左主支气管至气管左侧，右位主动脉弓跨过右主支气管至气管右侧。双主动脉弓是指两侧主动脉弓横部各走行于气管的一侧。

一些主动脉弓的畸形会导致血管环或者血管吊带，从而引起呼吸道或者胃肠道的症状。血管环是指完全包绕气管和食管的血管结构。血管环可以由开放的血管、闭锁的血管或者其残迹（如动脉导管韧带）形成。一侧肺动脉从对侧肺动脉发出，并且走行于食管和气管之间时形成血管吊

887

表 33-1 主动脉弓畸形的理论病因

病 变	第三弓	第四弓	第五弓	第六弓远端	第七节间动脉	动脉干	背主动脉	血管环
• 正常左位主动脉弓	↑右,↑左	↑右,↓左	↓右,↓左	↓右,↑左	↑右,↑左	↑	↓右,↑左	
• 左位主动脉弓+迷走右锁骨下动脉	↓右,↑左						↑右,↑左	
• 左位主动脉弓+食管后Kommerell憩室	↓右,↑左		↑右,↓左				↑右,↑左	存在
• 左位主动脉弓+迷走右锁骨下动脉+右位降主动脉+右侧动脉导管/动脉导管韧带	↓右,↑左		↑右,↓左				↑右,↑左,左侧背主动脉在食管后向右移动	存在
• 左位主动脉弓+孤立性右锁骨下动脉	↓右,↑左		↑右,↑左					
• 右位主动脉弓-真正镜像				↑右,↓左			↑右,↓左	
• 右位主动脉弓-常见镜像				↑右,↑左[a]			↑右,↓左	罕见
• 右位主动脉弓+迷走左锁骨下动脉	↑右,↓左		不确定				↑右,↓左	
• 右位主动脉弓+食管后Kommerell憩室	↑右,↓左		↑左				↑右,↑左	存在
• 右位主动脉弓+迷走左锁骨下动脉+左位降主动脉+左侧动脉导管/动脉韧带	↑右,↓左		↓右,↑左				↑右,↑左,右侧背主动脉在食管后向左移动	存在
• 右位主动脉弓+食管后左头臂动脉	↑右,↓左		不确定	↓在与左侧第三弓连接处			↑右,↑左	存在

a. 左侧动脉导管通常起源于头臂动脉基底部,而非降主动脉近端,因此未形成血管环
↑.血管持续存在;↓.血管退化

带,尽管不是真正的血管环,但会对食管和气管产生压迫。

需要注意的是,在正常状态下,气管位于右肺动脉的右前方、主动脉的左前方。气管和食管的后方是没有血管经过的。正常的动脉导管是远离气管的,与气管并不毗邻。因此,正常状态下是没有血管环围绕气管和食管的。要及时诊断出主动脉弓畸形,需要有高度的警惕性。患者经常存在长期的、被误诊为呼吸道和胃肠道的症状。他们经常在数个月的时间里都没有正确的诊断和及时、充分的干预措施[7]。在一项研究中,大多数患者表现为喘息(51%),随后是喘鸣(39%)、肺炎(25%)、上呼吸道感染(24%)及呼吸窘迫(24%)。咳嗽(22%)和呼吸性的发绀(19%)也很常见。呼吸停止(8%)、呼吸阻塞(7%)和毛细支气管炎(7%)也并非少见的症状。呼吸暂停、气管软化和深吸气更少见(≤3%)。患儿也会出现胃肠道症状,包括呕吐(19%)、体重增长不足(19%),吞咽困难(8%)和喂养困难(5%)更为少见。10%的患者存在杂音,8%的患者有心衰[7]。

手术通常是经过胸壁侧切口进行的[8]。对于存在症状的主动脉弓畸形患者,手术效果一般都很好,在其他方面状态良好的患者中手术死亡率和发病率也很低[7]。

22q11 的缺失在主动脉弓畸形中起重要作用。这个综合征的特点是第三和第四咽囊发育不良，从而出现一系列的症状，包括主动脉弓畸形（尤其是与第四主动脉弓相关的畸形）、圆锥动脉干畸形、面容异常、腭裂、甲状旁腺发育不良并继发低钙血症、胸腺发育不良并继发细胞免疫缺陷[9]。近 1/5 的圆锥动脉干或者主动脉弓畸形患者有 22q11 的缺失[10]。24% 的孤立性主动脉弓分支和侧面走行畸形[11]、50% 的主动脉弓中断患者存在 22q11 的缺失[10,12]。40% 的 22q11 缺失的患者有主动脉弓畸形[9]。有假设认为 22q11 的缺失干扰了主动脉弓发育，尤其是第四主动脉弓所必需的神经嵴细胞的迁移[13]。22q11 的缺失对围术期的监护有重要的影响，与更长的监护室天数和住院天数、更长的机械通气时间及更频繁的再次手术有关[14]。

（一）镜像右位主动脉弓

1. 解剖学和胚胎学

右位主动脉弓是主动脉弓横部跨过右主支气管。在真正的镜像右位主动脉弓中，动脉导管向气管右侧走行，在紧邻主动脉峡部远端处汇入主动脉。主动脉弓的第一分支是左头臂动脉，随后是右颈总动脉和右锁骨下动脉（图 33-3）。在所有右位主动脉弓中，是左侧背主动脉的远端至左侧第七节间动脉节段退化，而非右侧（图 33-4A）。因此，血流为了要到达降主动脉，必须通过右侧的弓和右侧的背主动脉。在真正的镜像右位主动脉弓中，右侧第六主动脉弓远端仍然形成右侧动脉导管，左侧第六主动脉弓远端退化，正常情况下则相反（图 33-4B）。所以动脉导管从右肺动脉近端延伸进入降主动脉近端。因为左侧第六主动脉弓远端的退化，左侧第七节间动脉仅通过第四主动脉弓和左侧背主动脉保持与动脉干的连接。因此，类似左位主动脉弓时右侧发生的情况，随着时间的推移，左侧第七节间动脉（将来的左锁骨下动脉）向上移行，与左侧第三主动脉弓（将来的左颈动脉）融合形成左头臂动脉。右节间动脉仍然与右背主动脉直接连接。因此，在

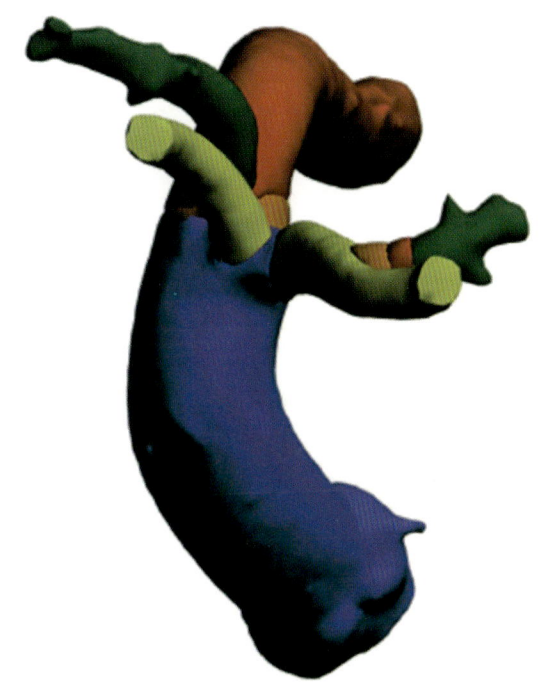

▲ 图 33-3 基于 CT 血管造影显示右位主动脉弓合并镜像分支

真正的镜像右位主动脉弓中，第一分支是左侧的头臂动脉，其次是右颈总动脉，然后是右锁骨下动脉和右侧动脉导管（图 33-4C）。右位主动脉弓合并朝气管左侧走行的动脉导管更为常见[15]。在第六主动脉弓左侧保持开放，右侧退化时会出现左侧动脉导管（图 33-5）。在这种情况下，动脉导管往往汇入左头臂动脉起始处，而不是降主动脉的近端。气管和食管被前方的升主动脉、右侧的主动脉弓横部和后方的降主动脉压迫。因为动脉导管汇入头臂动脉根部，其仍然位于前方，所以没有压迫气管和食管的左侧，没有形成血管环。但是，当动脉导管汇入降主动脉的近端时，其会向后走行，压迫气管和食管的左侧，形成血管环。要注意，在这种情况下，血管环的形成是因为动脉导管位于主动脉弓横部的对侧，从而形成了一个闭环。

2. 流行病学和病因学

根据尸检和影像学的研究，右位主动脉弓的发生率估计为 0.1% 左右[16]。右位主动脉弓的确切原因尚未发现。已知的是即使在没有心内病变的情况下，22q11 缺失综合征也与右位主动脉弓

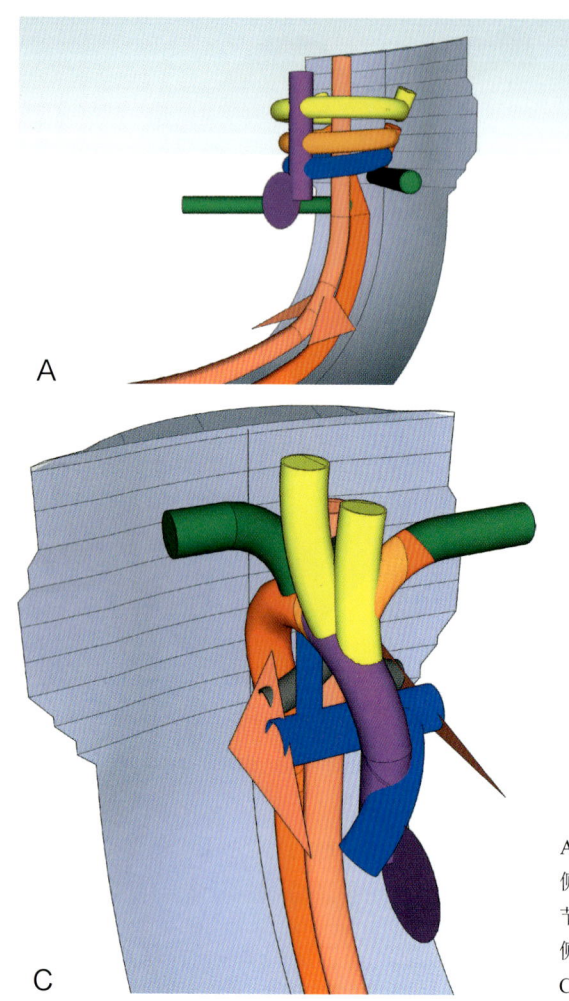
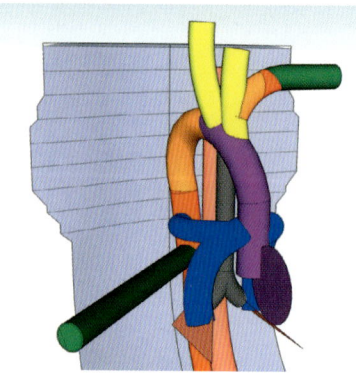

▲ 图 33-4 真正的镜像右主动脉弓
A. 左背主动脉退化，而右背主动脉仍保持完整。B. 第六主动脉弓右侧远端仍保持完整，形成右侧动脉导管，左侧远端则退化。左侧第七节间动脉通过左侧第四主动脉弓和左侧背主动脉与主动脉囊相连。右侧第七节间动脉直接从右侧背主动脉发出，将会发育成主动脉弓远端。C. 在真正的镜像右主动脉弓中，动脉导管位于右侧

有关[10]。神经嵴细胞向主动脉弓的迁移受损是已经提出的一种机制[17]。流出道血流的血流动力学促使正常的胚胎倾向于形成左位主动脉弓是另一种机制。如法洛四联症或者共同动脉干之类的病变干扰了正常的左侧层流，以至于血流动力学促使右侧主动脉弓得以发育。因此，具有这些病变的胎儿，即使没有 22q11 的缺失，发生右位主动脉弓的风险也会增加[15,18]。主动脉弓中断也与 22q11 的缺失有关，但与右心室流出道畸形无关，而且几乎总是发生在左位主动脉弓时，这进一步支持了胎儿血流动力学影响主动脉弓侧面位置的观点[15,19]。其他研究者提出了基因意外的理论，包括身体折叠异常[20,21]。

3. 合并的先天性心脏病

镜像右位主动脉弓患者合并先天性心脏病的比例高达 98%，最常见的是法洛四联症，伴有或不伴有肺动脉闭锁（79%）、共同动脉干[15,16,22,23]。25% 的法洛四联症患者和 35%~60% 的共同动脉干患者存在右位主动脉弓[1,16]。也可能会出现三尖瓣闭锁，尤其是三尖瓣闭锁合并正常关系的大动脉狭窄、肺动脉狭窄和室间隔缺损[16]。右位主动脉弓也和异位综合征相关[16]，在合并腹腔脏器镜像异位的镜像右位心患者中也很常见。但是，如果没有心内病变的话，右位心但是腹腔脏器正常位置的患者中镜像右位主动脉弓发生率会低一些[16]。另外，大动脉转位的患者中只有 4%~5% 存在右位主动脉弓[16]。

对于右位主动脉弓的患者，不合并心内病变时，往往有异常的主动脉弓分支或者血管环[15]。这些没有心内病变，但伴有镜像分支的右位主动脉弓患者，常常有左肺动脉的狭窄或者闭锁[15]。在一项研究中，11 例没有心内畸形，但伴有镜像

第六篇 先天性心血管疾病
第33章 主动脉弓和血管异常

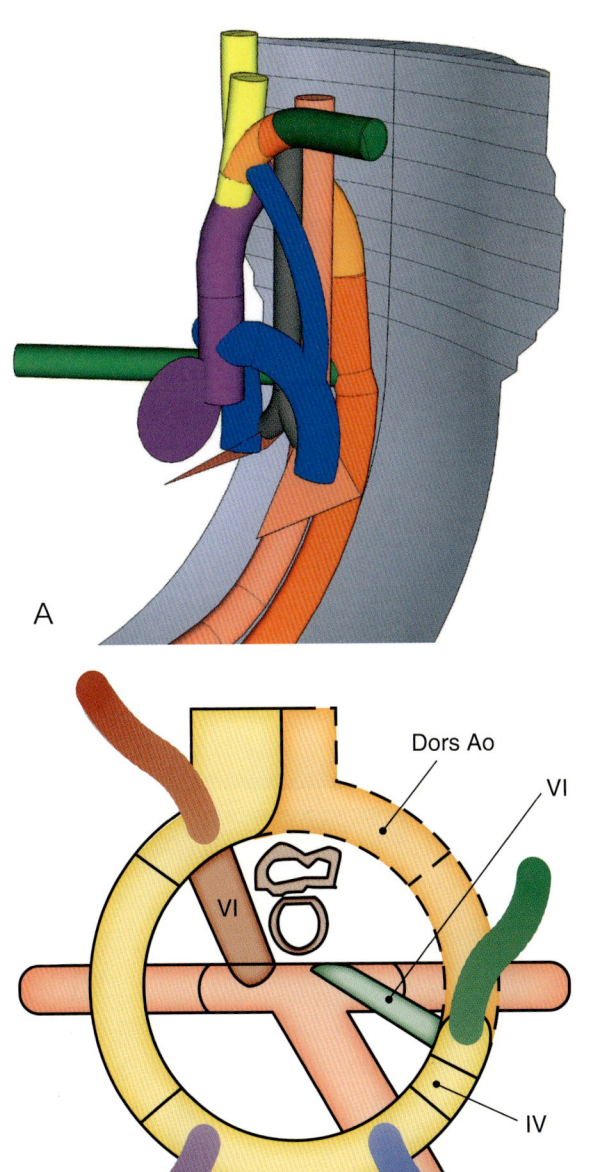
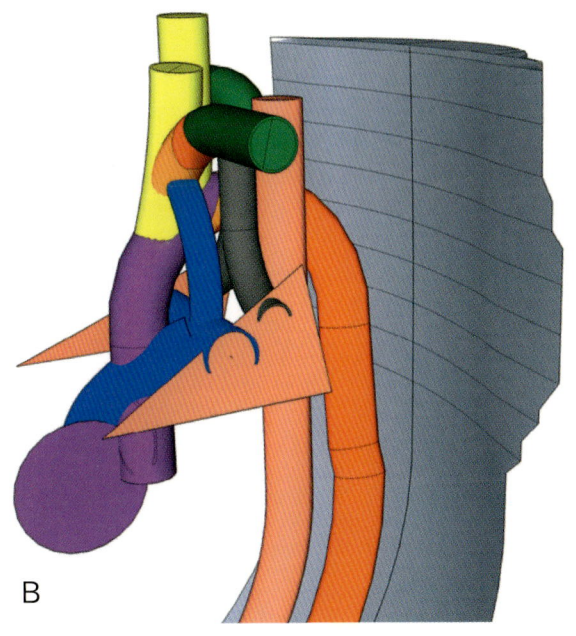
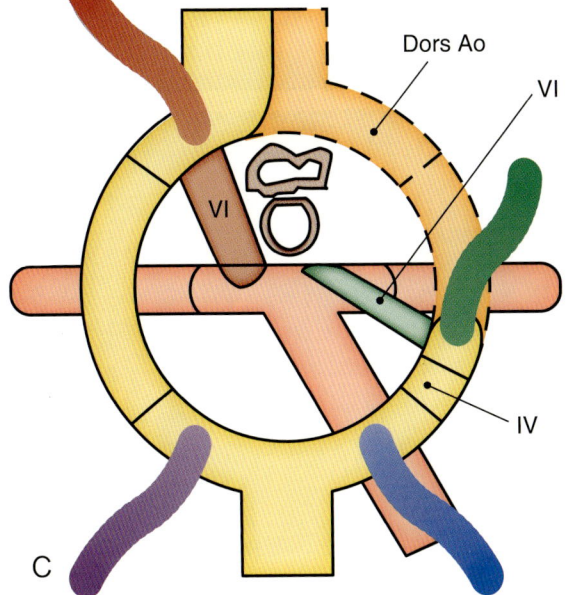

▲ 图 33-5 常见的镜像右位主动脉弓
A. 第六主动脉弓左侧远端持续存在，而非右侧。其汇入头臂动脉的基底部。因为其没有走行于主动脉弓远端的后方，所以没有形成血管环。B. 从头臂动脉基底部发出的左侧动脉导管。C. 胚胎期弓图像，显示左侧背主动脉在近端移行为左锁骨下动脉后远端消失。注意左侧第四主动脉弓形成左锁骨下动脉，左侧第六主动脉弓（导管）（如果存在的话）从左侧无名动脉的下方延伸至左肺动脉
Dors Ao. 背主动脉；Ⅳ. 第四主动脉弓；Ⅵ. 第六主动脉弓

分支的右位主动脉弓患者，4 例有左肺动脉狭窄或闭锁，6 例存在由自左肺动脉近端发出至降主动脉的动脉导管 / 韧带导致的血管环。研究中的病例只有 1 例没有相关的血管畸形。

4．临床表现

右位主动脉弓合并镜像分支在没有血管环或者相关的心血管畸形时，一般不会产生症状。但是，大多数右位主动脉弓的患者确实会有相关的病变，从而使他们出现症状。即使没有症状，右位主动脉弓的存在有几个重要的临床意义。在进行 Blalock-Taussig-Thomas 分流术之前明确主动脉弓位于哪一侧至关重要，因为它会影响到手术治疗，包括应该选择哪一侧胸壁切口[22,24]。

右位主动脉弓在新生儿食管闭锁和气管食管瘘的处理中也很重要。在一项研究中，在这类人群中右位主动脉弓的发生率上升至 5%[25-28]。通过主动脉弓横部那一侧的胸壁切口抵达食管，可能会影响手术入路。即使对主动脉弓位于哪一侧有充分的了解，右位主动脉弓发生手术并发症的风险会增加 2 倍以上[26]。

891

国际心胸医学前沿经典译丛
Moss & Adams 心脏病学：从胎儿到青年（原书第9版）

5. 诊断结果

右位主动脉弓的胸部 X 线片证实主动脉球部位于胸腔的右侧，而不是左侧（图 33-6A 和 B）。也可以通过超声心动图获取可靠的证据来诊断。通过胸骨上窝切面，从主动脉横切面开始，探头向上能够明确主动脉弓分支的类型（图 33-6C 至

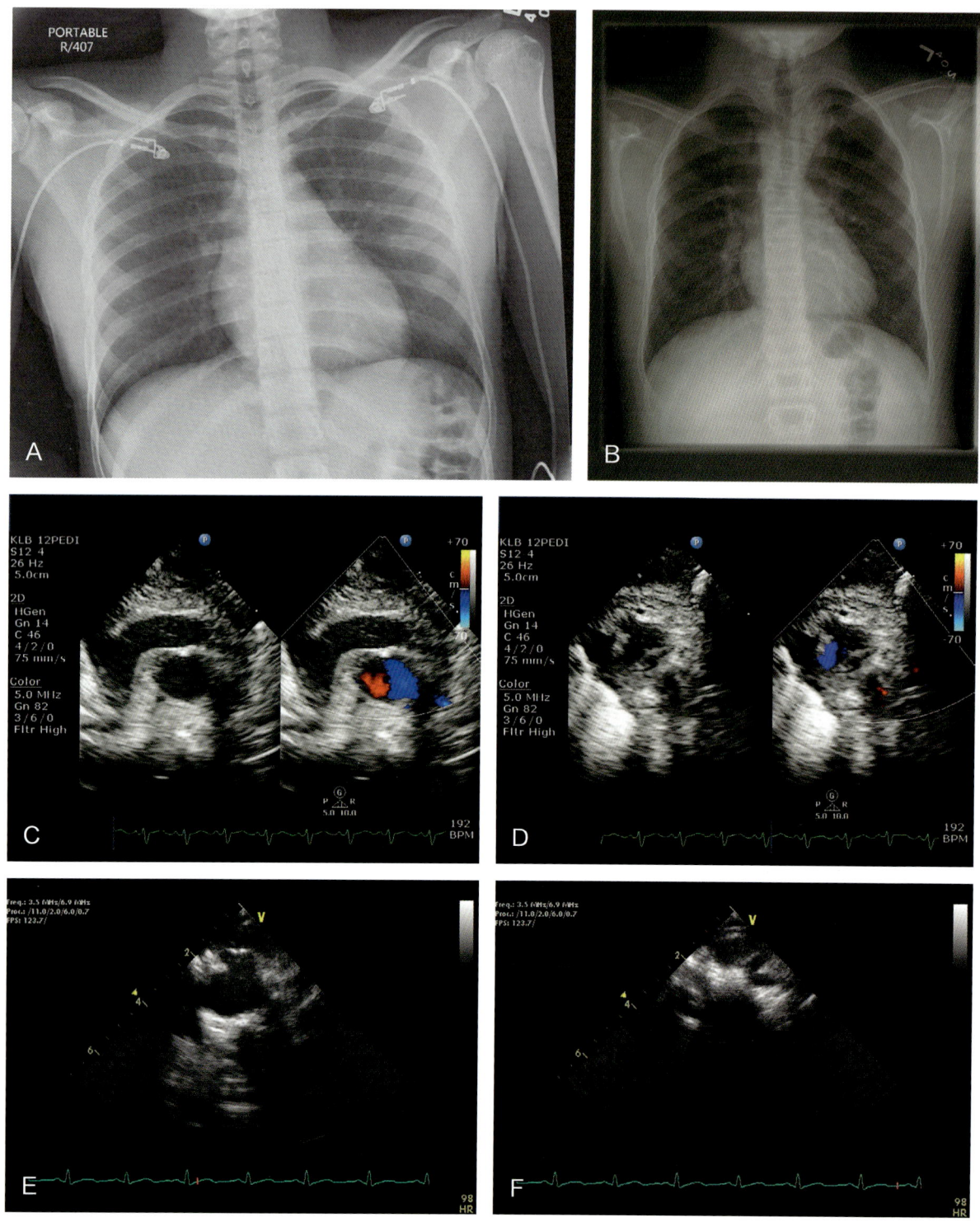

▲ 图 33-6　主动脉弓影像

A 和 B. 胸部 X 线片上左位（A）和右位（B）主动脉弓；C 和 D. 超声心动图的静态图像显示左位主动脉弓；E 和 F. 超声心动图的静态图像显示右位主动脉弓

F）。正常情况下，可以看到头臂动脉向右走行。然后看到左颈总动脉从主动脉弓发出并且向左走行。最后看到右侧头臂动脉分为右锁骨下动脉和右颈总动脉。正常情况下，左侧主动脉弓时，主动脉弓的第一分支是头臂动脉，它向弓的对侧走行。在右位主动脉弓合并镜像分支时，第一根血管是左侧头臂动脉。因此，看到第一根血管向左走行然后形成分支。最后，右位主动脉弓合并迷走锁骨下动脉时不会出现预想的第一支血管形成分支。这种患者很难与伴有左颈总动脉和左锁骨下动脉之间的左弓闭锁的双主动脉弓患者进行区分。主动脉弓位于气管的哪一侧，是超声心动图上主动脉弓位于哪一侧的又一线索。通过探头旋转90°，主动脉弓被拉长，再从右向左扫过，可以追踪到主动脉相对于气管的位置。CT 和 MRI 都是很好的明确主动脉弓解剖的检查手段 [29,30]。

（二）锁骨下动脉的异常起源

1. 解剖学和胚胎学

（1）左位主动脉弓合并食管后右锁骨下动脉：食管后右锁骨下动脉从左锁骨下动脉起始处远端的近端降主动脉发出，向右侧走行于食管后方（图33-7）。当第四主动脉弓右侧退化，右锁骨下动脉和主动脉囊失去连接时就会出现这种情况（图33-8）。右侧背主动脉远端保持完整，所以右锁骨下动脉仍然连接在降主动脉近端。因此，不同于与右颈总动脉一起从主动脉弓起始处发出，右锁骨下动脉从主动脉弓远端发出，位于其他主动脉弓分支的远端。当右锁骨下动脉走行于食管后方时，因为食管和气管的右侧没有血管，所以不会出现血管环。极少数情况下，迷走的右锁骨下动脉可以走行于气管和食管之间，甚或是气管前方 [2]。20% 的患者有双颈动脉干，右侧和左侧颈总动脉从同一处发出。在 14% 的患者中，右侧椎动脉不从迷走右锁骨下动脉发出，而是发自右颈动脉，这种情况下主动脉弓第一分支出现分叉，类似头臂动脉，导致无法明确诊断 [31]。

（2）右位主动脉弓合并食管后左锁骨下动脉：与其相反情况左位主动脉弓类似，当左锁骨下动脉不是从原本的左头臂动脉发出，而是从右锁骨下动脉起始处远端发出，向左侧走形于食管后方，就出现这种情况（图33-9和图33-10）。与所有右位主动脉弓一样，右侧背主动脉远端保持开放。但是，与大多数右位主动脉弓不一样的是，这种情况下左侧背主动脉远端也保留着，左侧第四主动脉弓退化。同样的，第六主动脉弓的左侧远端退化，右侧远端保持开放，形成右侧动脉导管，而不是左侧动脉导管。因此，因为左侧第四主动脉弓和第六主动脉弓都退化，左侧第七节间动脉只与背主动脉保持连接。所以左锁骨下动脉从右锁骨下动脉远端的主动脉弓发出，位于降主动脉近端。

2. 流行病学与病因学

左位主动脉弓伴右锁骨下动脉异常是最常见的主动脉弓畸形，占人群的 0.4%～2% [1,32,33]。右位主动脉弓伴左锁骨下动脉则明显少见，发病率为 0.1%。虽然总体发病率较低，但右位主动脉弓的患者有 25% 的风险会存在迷走左锁骨下动脉 [32]。由于它通常无临床症状，因此实际的患病率可能要高得多 [32]。对于 21 三体综合征和 22q11 缺失的患者，患有迷走左锁骨下动脉的风险更高 [32,34]。在 Turner 综合征中迷走左锁骨下动脉的风险似乎也更高，一项研究报道了 8% 的发生率 [35]。

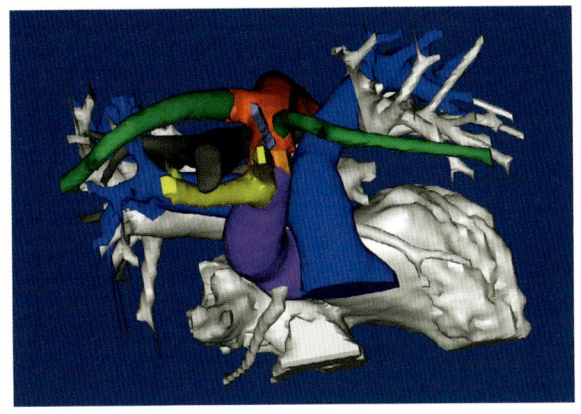

▲ 图 33-7　基于 CT 造影显示左位主动脉弓合并食管后右锁骨下动脉

右锁骨下动脉发自主动脉弓远端，向食管和气管后方走行。这个患者还存在一根直接从左锁骨下动脉近端的主动脉弓发出的椎动脉

国际心胸医学前沿经典译丛
Moss & Adams 心脏病学：从胎儿到青年（原书第9版）

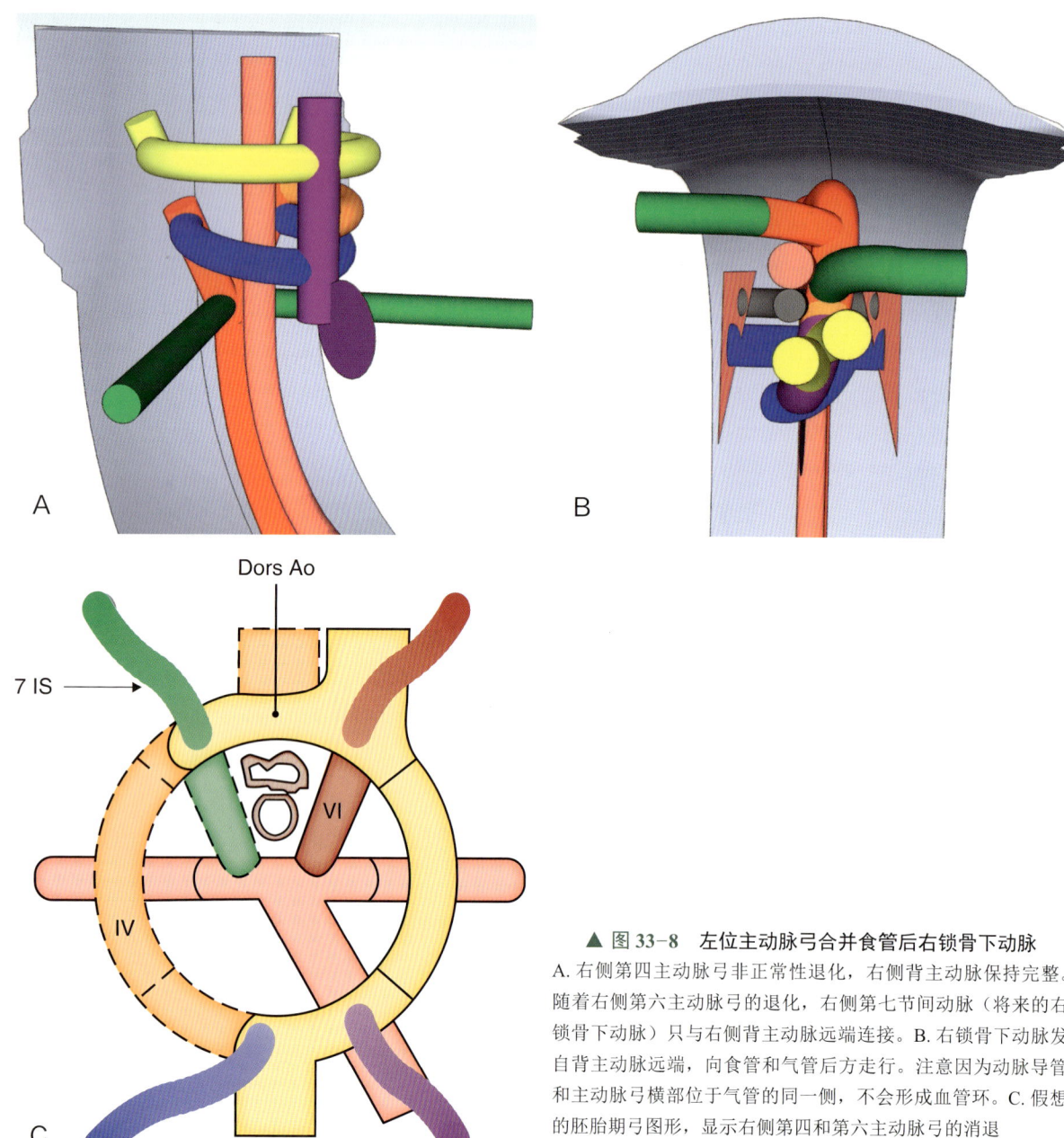

▲ 图 33-8 左位主动脉弓合并食管后右锁骨下动脉
A. 右侧第四主动脉弓非正常性退化，右侧背主动脉保持完整。随着右侧第六主动脉弓的退化，右侧第七节间动脉（将来的右锁骨下动脉）只与右侧背主动脉远端连接。B. 右锁骨下动脉发自背主动脉远端，向食管和气管后方走行。注意因为动脉导管和主动脉弓横部位于气管的同一侧，不会形成血管环。C. 假想的胚胎期图形，显示右侧第四和第六主动脉弓的消退
Dors Ao. 背主动脉；Ⅳ. 第四主动脉弓；Ⅵ. 第六主动脉弓

3. 合并的先天性心脏病

一项研究发现，68%的左位主动脉弓合并迷走右锁骨下动脉患者，75%的右位主动脉弓合并迷走左锁骨下动脉的患者，合并有心脏病变[32]。但是，考虑到所有的研究对象都先行接受了超声心动图检查，这个研究有潜在的选择偏倚的倾向。

早期基于尸检和血管造影的报道显示，右位主动脉弓合并迷走左锁骨下动脉与心内病变的相关性更低[16]。先天性心脏病合并迷走锁骨下动脉的真实发生率仍然是未知的。右位主动脉弓的患者有2倍的可能合并圆锥动脉干畸形，包括法洛四联症和共同动脉干（36% vs. 18%），有3倍的可能合并室间隔缺损（35% vs. 11%）。左位主动脉弓合并迷走右锁骨下动脉的患者更可能出现左侧梗阻性病变，包括左心发育不良综合征和主动脉缩窄，还有房室间隔缺损，但其他研究发现左侧梗阻性病变合并迷走锁骨下动脉的发生率低[34]。在所有研究中的法洛四联症患者，锁骨下动脉异

常更多可能见于合并右位主动脉弓的患者（16% vs. 5%）。同样，所有共同动脉干畸形的患者中，锁骨下动脉异常更多可能见于右位主动脉弓患者中（30% vs. 3%）。主动脉缩窄患者中1%的病例合并迷走右锁骨下动脉[34,36]。迷走右锁骨下动脉可能位于缩窄的近端或者远端。它可能会影响术中并发症的发生率，包括截瘫的风险[37]。其他研究有报道右位主动脉弓伴有迷走左锁骨下动脉，合并了主动脉弓缩窄和主动脉弓中断的病例[22,38]。

4. 临床表现

没有血管环的时候，迷走锁骨下动脉很少出现症状[16]。有报道由扭曲或者扩张的右锁骨下动脉压迫食管导致吞咽困难的病例[1,16]。尽管如此，进行心脏和冠状动脉的导管造影之前明确是否存在迷走右锁骨下动脉在临床上非常重要，因为通过迷走右锁骨下动脉到达冠状动脉会有困难[29]。合并主动脉缩窄时，迷走右锁骨下动脉也会影响其表现。如果迷走右锁骨下动脉从缩窄段远端发出，右臂和下肢血压就没有压差，会给医生提供错误的证据。右臂的血压和脉搏都可能降低。考虑到主动脉缩窄时迷走右锁骨下动脉的发生率增加[34,36]，医生要慎重评估不仅仅是上下肢之间，还有右侧和左侧上肢之间的血压和脉搏的差异。主动脉缩窄合并发自狭窄段远端的迷走右锁骨下动脉可能出现单一左侧肋骨切迹[29]。罕见的是，老年人的主动脉夹层与孤立性迷走右锁骨下动脉相关[39]。

5. 诊断结果

迷走锁骨下动脉可以通过超声心动图来诊断，在胸骨上窝短轴切面可以看到主动脉弓第一分支没有发出分支，提示不存在头臂动脉。第一分支是弓对侧的颈总动脉（例如，在左位主动脉弓中，第一分支是右颈总动脉）。继续扫描，可以看到弓同侧的颈总动脉和锁骨下动脉（例如，

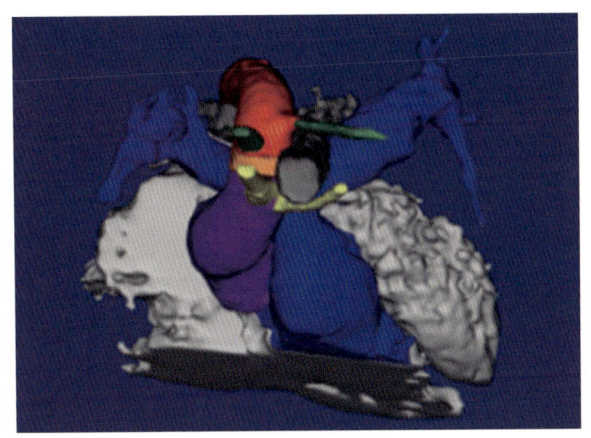

▲ 图 33-9 基于 CT 血管造影显示右位主动脉弓和食管后左锁骨下动脉

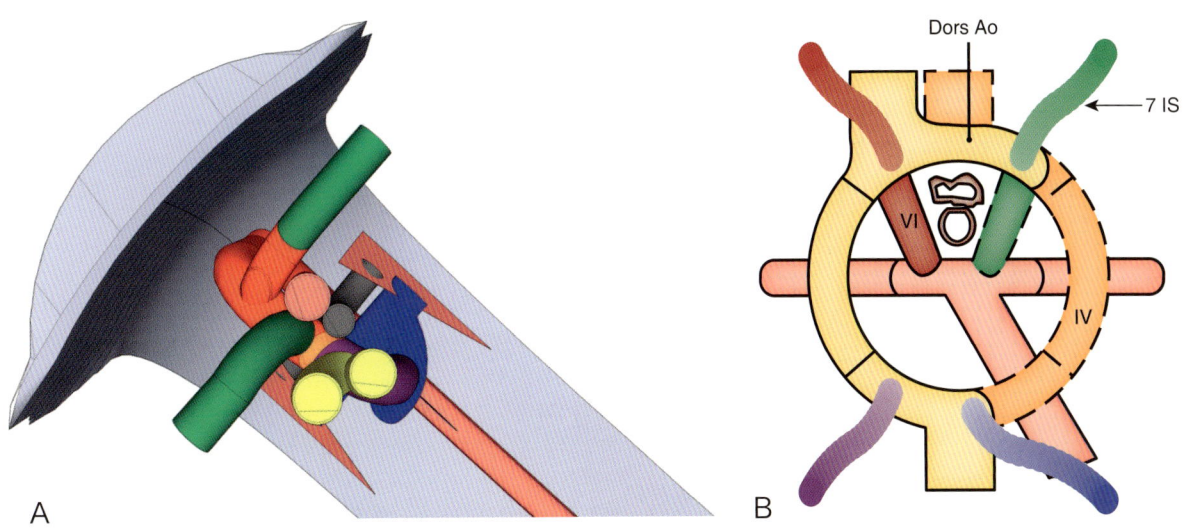

▲ 图 33-10 A. 右位主动脉弓合并食管后左锁骨下动脉。要注意因为动脉导管和主动脉弓横部位于气管和食管的同侧，不会形成血管环。B. 胚胎期弓图像，显示左侧第四主动脉弓和第六主动脉弓的消退。没有左侧导管时，食管后左侧背主动脉不会形成憩室，不存在血管环

Dors Ao. 背主动脉；Ⅳ. 第四主动脉弓；Ⅵ. 第六主动脉弓

在左位主动脉弓中，看到的是左颈总动脉和左锁骨下动脉）。通常，继续扫描时可以看到迷走锁骨下动脉，一个从降主动脉发出，向上走行至对侧的搏动性结构。MRI 和 CT 也能够识别出迷走锁骨下动脉[22]。胸部 X 线片可能提示迷走锁骨下动脉的存在。在侧位胸部 X 线片上，气管可能向前受压，类似纵隔肿块的表现[29]。右位主动脉弓合并迷走左锁骨下动脉的患者中，可能会有一个位于右侧的突出的主动脉球部，向左推移气管，气管右侧受压[29]。右位主动脉弓合并迷走左锁骨下动脉会类似地对食管形成一个右下至左上的斜形的压迫。

6. 处理和预后

考虑到很少出现相关的症状，单纯迷走锁骨下动脉不需要干预。

（三）迷走锁骨下动脉合并 Kommerell 憩室

1. 解剖与胚胎学

（1）左位主动脉弓合并右侧食管后 Kommerell 憩室：右侧食管后 Kommerell 憩室，是降主动脉近端的膨大结构，位于食管后，凸向右侧。憩室与右锁骨下动脉、右侧动脉导管韧带相连。右侧食管后 Kommerell 憩室的病因与食管后右锁骨下动脉类似。在发育过程中，与正常情况不同，右侧第四主动脉弓退化，右侧背主动脉远端保留（图 33-11A 和 C）。右侧第四主动脉弓的退化使右侧第七节间动脉（将来的锁骨下动脉）和近端主动脉分开，右侧背主动脉远端的保留维持了第七节间动脉和后弓的连续性，从而形成了左位主动脉弓合并迷走右锁骨下动脉。但是，存在 Kommerell 憩室时，右侧第六弓远端仍然保留，形成右侧动

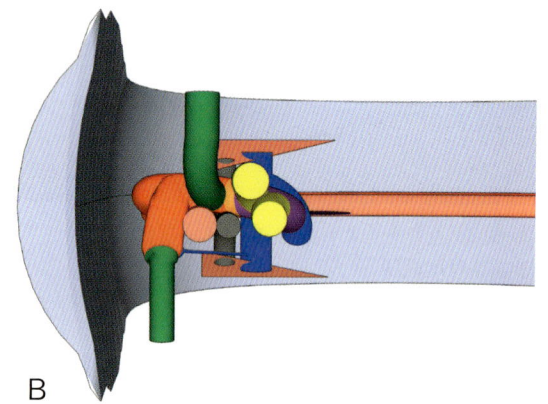

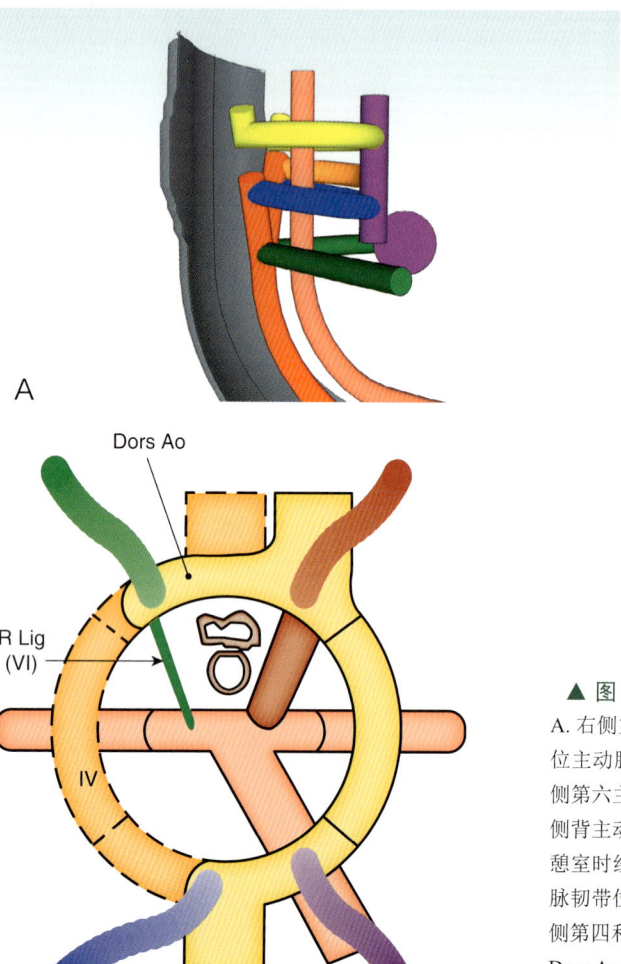

▲ 图 33-11　左位主动脉弓合并右侧食管后 Kommerell 憩室

A. 右侧第四主动脉弓退化，右侧背主动脉远端保持完整。不同于左位主动脉弓合并食管后右锁骨下动脉，右侧第六主动脉弓保留，左侧第六主动脉弓退化，这样就有过量的血流通过锁骨下动脉近端（右侧背主动脉远端），导致其直径增大，形成憩室。B. 存在 Kommerell 憩室时经常存在血管环。这是因为迷走锁骨下动脉和持续存在的动脉韧带位于主动脉弓横部的对侧。C. 假想的胚胎期弓图像，显示右侧第四和左侧第六主动脉弓的消退

Dors Ao. 背主动脉；Ⅳ. 第四主动脉弓；Ⅵ. 第六主动脉弓；R Lig. 右侧韧带

脉导管。

因为动脉导管的存在，发育过程中大量的血流通过动脉导管进入食管后方的背主动脉远端，导致动脉导管扩张到与降主动脉相近的尺寸（图33-11B）。第七节间动脉（右锁骨下动脉）接受正常的血流量，所以保持了正常的管径。因此右锁骨下动脉和动脉导管在憩室的汇合处形成锐利的锥形结构。当动脉导管在出生后收缩形成动脉导管韧带时，常规的影像上可能看不到其存在。但是，憩室的存在，就表明存在动脉导管或者动脉导管韧带。因为升主动脉位于气管和食管前方，主动脉弓横部位于左侧，憩室位于食管后方，动脉导管韧带位于右侧，这些血管会形成血管环。

（2）右位主动脉弓合并左侧食管后Kommerell憩室：左侧食管后Kommerell憩室形成的方式与右侧食管后Kommerell憩室形成类似，但是每个发育的环节都是在相反的一侧出现（图33-12）。右侧第四主动脉弓和右侧背主动脉远端保持开放，导致右位主动脉弓的形成。但是，不同于通常的右位主动脉弓的形成，左侧第四主动脉弓退化，左侧背主动脉远端保持开放，导致左锁骨下动脉异常起源于降主动脉近端（图33-13A和C）。另外，左侧的第六主动脉弓保持开放，形成从左肺动脉近端至左侧背主动脉远端的左位动脉导管，迷走左锁骨下动脉从此处发出。与其相反情况，即左位主动脉弓时右锁骨下动脉近端扩张形成Kommerell憩室一样，因为动脉导管的存在导致血流通过左锁骨下动脉近端进入降主动脉，促使近端左锁骨下动脉扩张。出生后，当动脉导管收缩形成动脉韧带，这个憩室继续存在，这是存在左侧动脉韧带的标志。临床上这一点非常重要，因为它提示存在血管环（图33-13B）。气管和食管受到前方升主动脉、右侧主动脉弓横部、后侧降主动脉和迷走左锁骨下动脉、左侧动脉导管/动脉韧带的压迫。

2. 流行病学与病因学

右位主动脉弓合并左侧动脉导管/韧带，经常伴有Kommerell憩室和迷走左锁骨下动脉，这是血管环继双主动脉弓之后的第二大病因[7,8,40,41]。一个报道表明，存在血管环时，如果同时有法洛四联症，可能就不会有Kommerell憩室，因为发育过程中通过动脉导管的血流减少，限制了锁骨

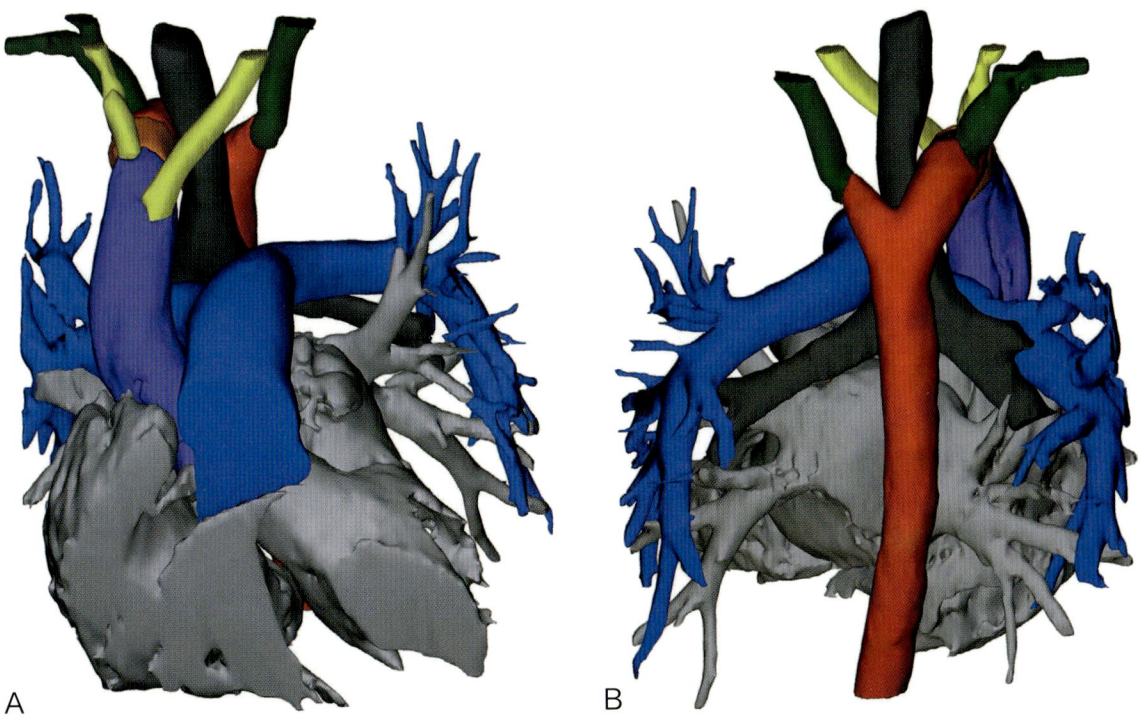

▲ 图33-12 基于CT血管造影显示右位主动脉弓合并左侧食管后Kommerell憩室
注意迷走左锁骨下动脉的管径突然变细。A. 前视图；B. 后视图

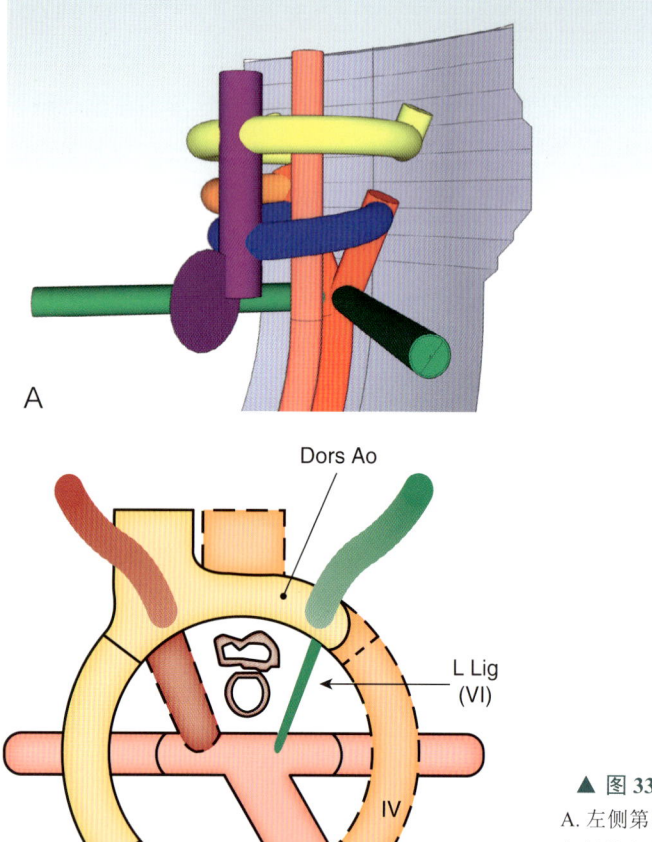

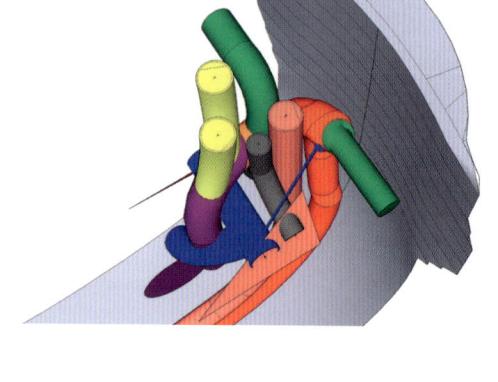

▲ 图 33-13 右位主动脉弓合并左侧食管后 Kommerell 憩室
A. 左侧第四主动脉弓退化，但是左侧背主动脉远端保留完整，从而左侧第七节间动脉保持与主动脉弓远端的连接。B. 第六主动脉弓左侧远端保留，右侧退化，形成左位动脉导管，促进迷走左锁骨下动脉近端的生长，形成憩室。血管环出现。C.胚胎期弓图像，显示左侧第四主动脉弓消退，在左侧第六主动脉弓 – 左侧韧带的存在下，左侧背主动脉形成食管后憩室
Dors Ao. 背主动脉；Ⅳ. 第四主动脉弓；Ⅵ. 第六主动脉弓；L Lig. 左侧韧带

下动脉近端的扩张[42]。

3. 临床表现

虽然 Kommerell 憩室是血管环的常见病因，但是因为血管环通常相对松弛，大多数患者没有症状或者只有轻度的症状[16,40]。食管后锁骨下动脉压迫食管和症状的加重有关[16]，患者可能在婴幼儿时出现吞咽困难或吸气性喘鸣[43]。如果 2 根颈动脉发出时紧邻彼此，气管和食管可能被夹在颈动脉分叉和后方迷走锁骨下动脉之间，增加了出现症状的风险[40,44]。5% 的 Kommerell 憩室患者中，存在迷走锁骨下动脉动脉粥样硬化和扭曲的远期风险[33,40,41,45]。这些患者大多数依旧没有症状。但是，某些患者因为僵直、扭曲的迷走锁骨下动脉对气管食管的压迫，可能会出现吞咽困难、呼吸困难、喘鸣、喘息、咳嗽、反复的下呼吸道感染、阻塞性肺气肿或胸痛[46-48]。高达 8% 的患者有动脉瘤的远期风险[49]。这些患者中近 50% 出现动脉瘤破裂，提倡即使对无症状患者也建议手术干预[49-52]。

4. 诊断特点

食管钡餐如果出现食管的后方、与主动脉弓同一侧的压迹，提示有 Kommerell 憩室（图 33-14）[29]。出现这种表现的原因是主动脉弓被拴系于左肺动脉上的动脉韧带牵拉向食管[1,43,48]。右位主动脉弓合并迷走锁骨下动脉和左位动脉导管产生位于右侧的压迹[1,43]。

当食管两侧出现压迹时，往往提示存在双主动脉弓。迷走锁骨下动脉合并 Kommerell 憩室时，

第六篇 先天性心血管疾病
第33章 主动脉弓和血管异常

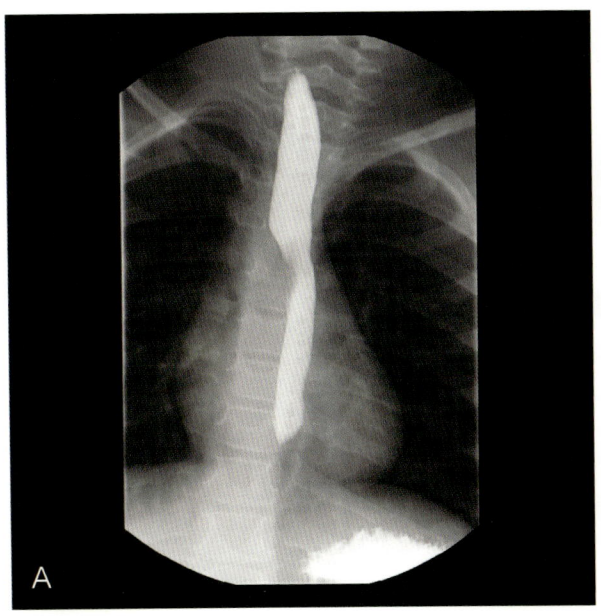
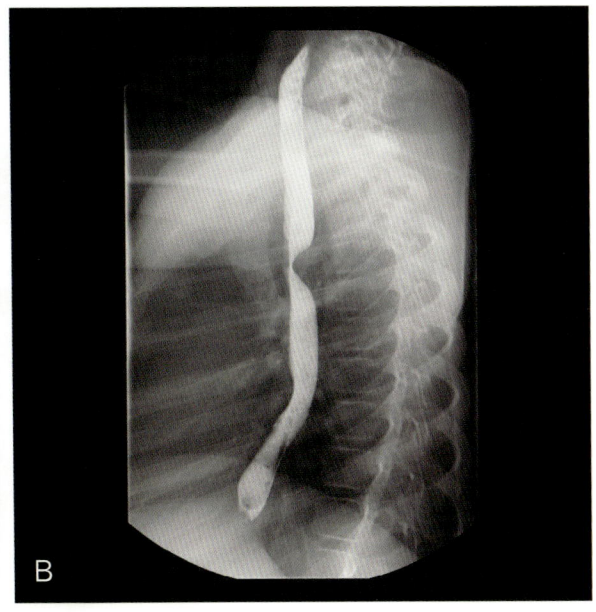

▲ 图 33-14 1 例右位主动脉弓合并左侧食管后憩室患者的食管钡餐造影
A. 前视图；B. 侧视图

因为一侧是主动脉的压迫，另一侧是动脉韧带的压迫，也会形成两侧的压迹[1,8,43]。由 Kommerell 憩室产生的血管环，左侧的压迹往往少于右侧[43]。如果患者接受内镜检查，可能会发现压迫食管的搏动性肿块。CT 和 MRI 可以很好地显示解剖结构[48,53]。

5. 处理和预后

对于有症状的患者，去除动脉韧带可以缓解血管环[8]。对于无症状的患者，建议对直径超过 50mm 的憩室动脉瘤进行手术切除，因为它们有破裂的风险[51]。

（四）右位主动脉弓伴食管后左头臂动脉

心脏很少会有由右位主动脉弓和从右锁骨下动脉远端发出的，经食管后方向左侧走行的左头臂动脉（图 33-15）。这种情况在左侧第三主动脉弓和主动脉干囊部连接处退化及第四主动脉弓退化时出现（图 33-16）。主动脉干囊部和左侧第三主动脉弓近端的连接退化，使左侧第三主动脉弓和动脉干近端分离。同时，左侧第四主动脉弓退化和右侧背主动脉远端保持开放，形成右位主动脉弓。并且，整个左侧背主动脉保持开放，从而左侧第三主动脉弓远端现在是连接在左侧背主动

脉远端，左侧背主动脉远端自身于左侧第七节间动脉及降主动脉近端相连。于迷走左锁骨下动脉一样，左侧第四主动脉弓的退化导致左侧第七节间动脉于降主动脉近端连接。左侧第六弓仍然形

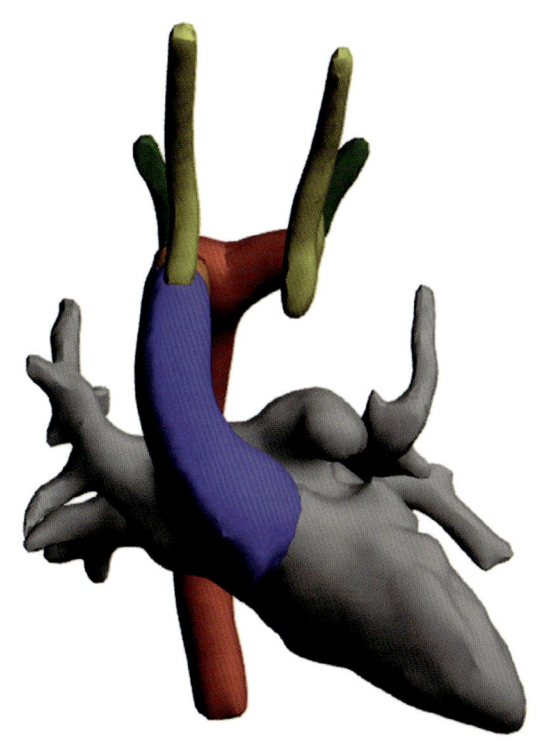

▲ 图 33-15 基于 CT 血管造影显示右位主动脉弓合并食管后左头臂动脉

899

国际心胸医学前沿经典译丛
Moss & Adams 心脏病学：从胎儿到青年（原书第 9 版）

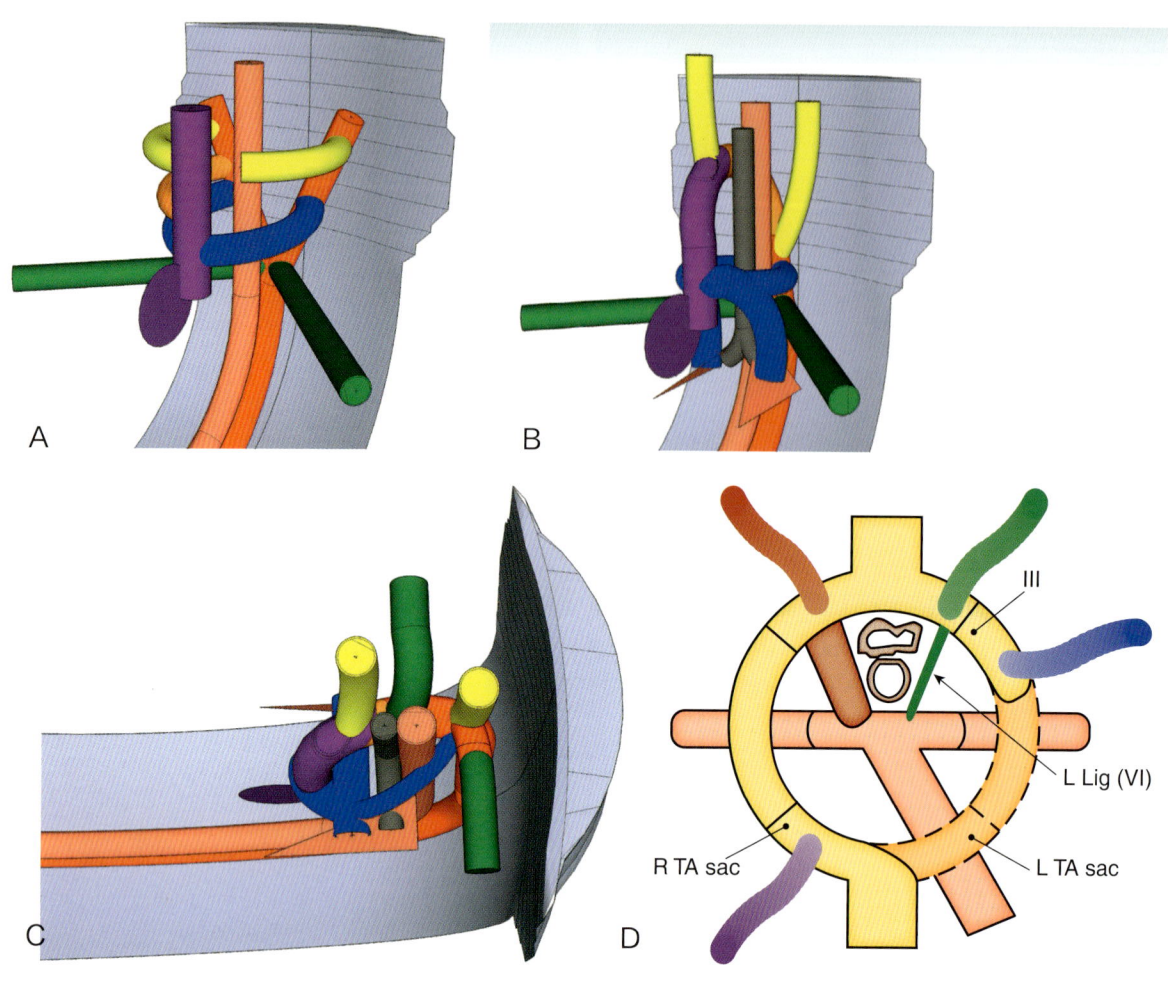

▲ 图 33-16 右位主动脉弓合并食管后左头臂动脉

A. 左侧第三主动脉弓与主动脉干囊部的连接、第四主动脉弓的退化，从而使左侧第三主动脉弓只与左侧背主动脉连接，从右侧分支的远端发出。B 和 C. 随着左侧第七节间动脉向颅内移行，与左侧第三主动脉弓一起形成左侧的食管后头臂动脉。C. 第六主动脉弓左侧远端的持续存在使血管环完整。左锁骨下动脉近端因来自动脉导管的过量血流出现扩张，形成憩室。D. 胚胎期弓的作用。主动脉干囊部的左肢（L TA sac）和第三弓的连接的消退（Ⅲ）；左侧第三主动脉弓（而不是第四主动脉弓）与左侧背主动脉的连接持续存在
Dors Ao. 背主动脉；Ⅲ. 第三主动脉弓；Ⅵ. 第六主动脉弓；L Lig. 左侧韧带；R TA sac. 主动脉干囊的右肢

成并走行于左肺动脉近端和迷走左头臂动脉基底部的左侧动脉导管，从而形成血管环。来自动脉导管的过量血流通过头臂动脉近端，导致头臂动脉近端扩张，形成 Kommerell 憩室。与通常情况不同的是，此处 Kommerell 憩室除了左锁骨下动脉，还发出左颈总动脉。前方的升主动脉和肺动脉、右侧的主动脉弓横部、后方的 Kommerell 憩室（迷走头臂动脉近端）和左侧的动脉导管形成血管环。

右位主动脉弓合并迷走头臂动脉是非常少见的 [54,55]，没有左位主动脉弓合并迷走头臂动脉的病例报道。有报道右位主动脉弓合并迷走头臂动脉会合并室间隔缺损、法洛四联症 [55,56] 和主动脉缩窄 [57]。患者可以出现血管环的常见症状，包括呼吸系统症状和吞咽困难，或者可能没有症状，偶然诊断出来 [56,58]。食管钡餐可以显示来自右位主动脉弓的右侧压迹和来自 Kommerell 憩室（迷走头臂动脉近端）的后方压迹 [55,58]。超声心动图在胸骨上窝切面可以获得最佳的图像，显示出弓横部位于气管右侧、左头臂动脉从降主动脉近端发出 [59]。注意这是第一颈总动脉从主动脉弓发出而且和弓横部位于同一侧的少数情况之一。MRI 和 CT 能够很好地显示出解剖结构 [56,60]，可观察到降主动脉近端突出形成的 Kommerell 憩室及由其发出的头臂动脉。

900

(五)主动脉弓的孤立分支

1. 解剖学与胚胎学

(1) 左位主动脉弓合并孤立的右锁骨下动脉:孤立的右锁骨下动脉是指其与主动脉弓的连接断开,只与右侧动脉导管相连。动脉导管的关闭会断绝任何进入锁骨下动脉的前向血流。在这种情况下,锁骨下动脉由来自 Willis 环的逆向血流供血。右侧第四弓退化会形成孤立的右锁骨下动脉(图33-17)。与来自降主动脉的迷走右锁骨下动脉的情况不同的是,右侧背主动脉也退化,留下只与右侧第六弓连接的第七节间动脉(锁骨下动脉)。

右侧第六主动脉弓没有退化,而是形成右侧动脉导管,这是进入锁骨下动脉的前向血流的唯一来源。第七节间动脉仍然和椎动脉相连,从而使来自 Willis 环的逆向血流通过椎动脉进入锁骨下动脉,或者来自对侧椎动脉的逆向血流经基底动脉汇入锁骨下动脉。

(2) 右位主动脉弓合并孤立的左锁骨下动脉:患者可以有右位主动脉弓合并由左侧动脉导管的前向血流或者左侧椎动脉的逆向血流供血的孤立的左锁骨下动脉。右位主动脉弓由常见的过程形成,左侧背主动脉远端退化,右侧背主动脉远端

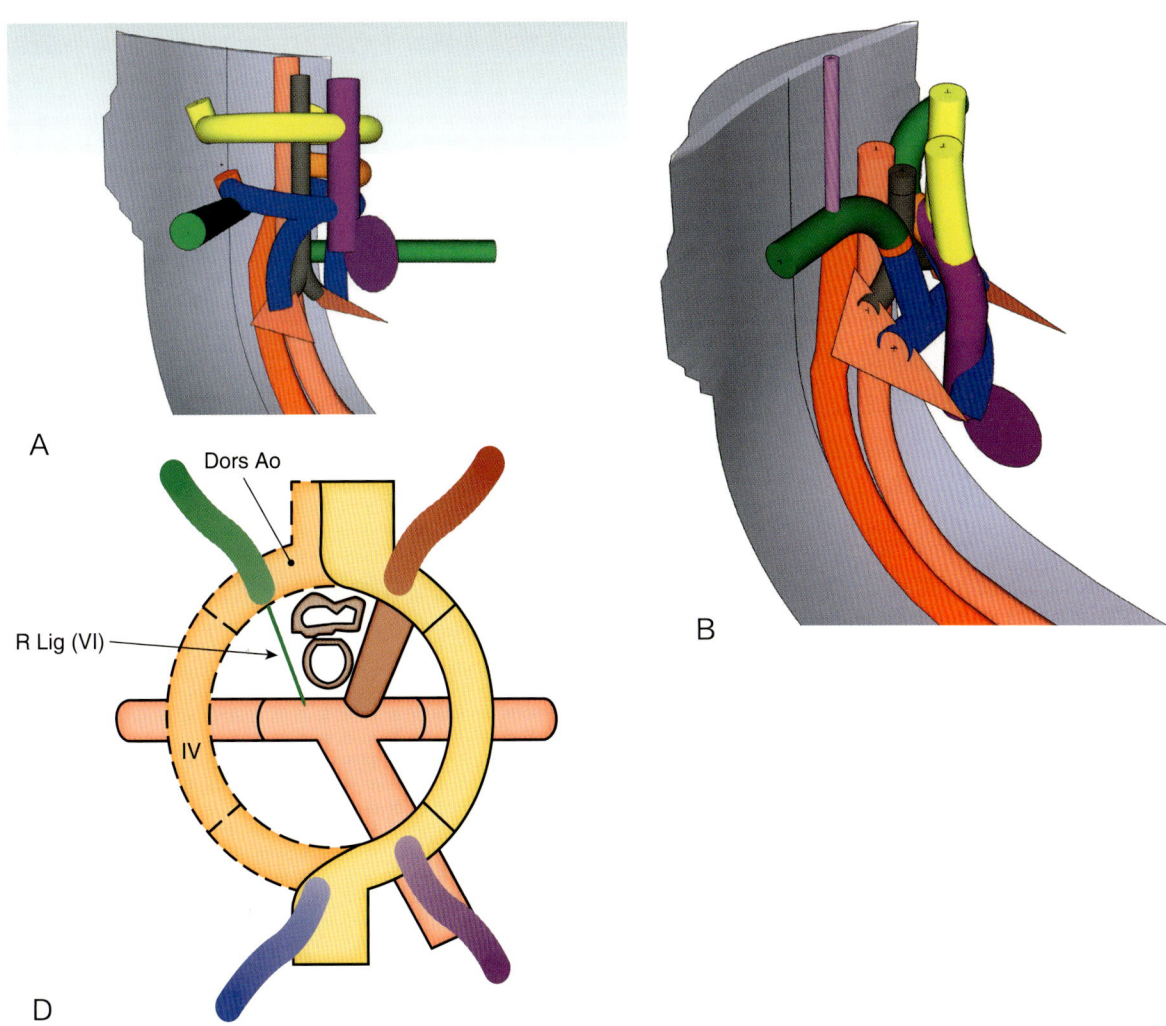

▲ 图 33-17 左位主动脉弓合并孤立的右锁骨下动脉
A. 右侧第四主动脉弓和右侧背主动脉远端退化,从而右侧第七节间动脉(将来的右锁骨下动脉)与主动脉保留连接的唯一途径是通过第六主动脉弓远端,即将来的右动脉导管;B. 椎动脉(淡紫色)允许经过基底动脉和 Willis 环逆向灌注;C. 胚胎期弓图像,显示同一侧右侧第四主动脉弓和背主动脉的退化及同一侧第六主动脉弓的持续存在
Dors Ao. 背主动脉;Ⅳ. 第四主动脉弓;Ⅵ. 第六主动脉弓;R Lig. 右侧韧带

保留。左侧第七节间动脉通过左侧第四弓与主动脉弓保持连接，左侧第四弓也退化，使其与主动脉弓分开。形成左侧动脉导管的左侧第六弓，将孤立的左侧第七节间动脉（将来的左锁骨下动脉）与肺动脉连接在一起，使得来自肺动脉的前向血流通过动脉导管进入左锁骨下动脉。第七节间动脉依然保持着与椎动脉的连接，从而使来自Willis环的逆向血流通过椎动脉进入锁骨下动脉。或者，锁骨下动脉可以由侧支血管供血。孤立的锁骨下动脉通常不会形成血管环。不完全孤立是很少见的情况。这种情况下主动脉弓与孤立的锁骨下动脉之间还保留着闭锁的条索，合并存在位于主动脉后方的Kommerell憩室。这种情况下，前方的升主动脉和肺动脉、右侧的主动脉弓、后方的主动脉弓和孤立的锁骨下动脉之间的Kommerell憩室及闭锁结构，以及左侧的动脉导管构成了血管环[61,62]。

2. 流行病学和病因学

孤立性锁骨下动脉的数据很少，且主要来自于病例报道。孤立性锁骨下动脉很少发生，一项研究报道显示，右位主动脉弓中孤立的左锁骨下动脉的发生率小于1%[63]。左位主动脉弓合并孤立的右锁骨下动脉的病例也有报道，但很少见[16,64,65]。

3. 合并的先天性心脏病

右位主动脉弓合并孤立的左锁骨下动脉经常合并先天性心脏病，包括室间隔缺损和法洛四联症，更多见于儿童期发病的患者[16,61]。患者也可能有双侧动脉导管[66]。

4. 临床表现

孤立的锁骨下动脉可以出现同侧上肢末端脉搏减弱或者血压降低[16,61,66-68]。一些患者因为Willis环的血流通过椎动脉转向至锁骨下动脉，导致椎基底动脉供血不足，出现神经系统症状。患者可能出感到眩晕、头痛或晕厥。患侧的手臂因为灌注不足，患者可能会感到疼痛、无力、感觉异常或寒冷[61,69]。值得注意的是，锁骨下窃血综合征可以出现在正常动脉结构的成人中，动脉粥样硬化导致锁骨下动脉前向血流梗阻[70]。大多数患者没有症状。在一项对30例患者的回顾研究中，只有5例出现患肢缺血的症状，5例出现椎基底动脉供血不足的症状[61]。有症状的患者都是成人，但是很多患者在确诊前已经有10多年的症状，说明需要对这一疾病保持高度警惕性。除了锁骨下窃血综合征，因为动脉导管的持续存在，肺窃血综合征也有报道[66,71]。当肺血管阻力在新生儿期下降时，因为肺血管阻力低于手臂的阻力，同侧椎动脉的逆向血流大部分直接进入动脉导管，流入肺血管床。椎动脉血流只供应左锁骨下动脉近端。这些患者可能同时出现椎基底动脉供血不足和患肢灌注不足的症状[71]。

5. 诊断结果

上肢肢端之间脉搏强度和血压存在差异时要考虑迷走锁骨下动脉的诊断[16,66-68]。主动脉造影显示受累的锁骨下动脉，因为是通过椎动脉或者侧支血管的逆向血流，所以充盈延后，出现延迟强化[16,61,64,72]。同侧椎动脉选择性注射可能显示血流通过动脉导管进入肺血管床，提示肺窃血综合征[71]。因为有来自椎动脉的逆向血流，超声心动图可能显示出主-肺动脉有往返血流。隔离的锁骨下动脉也可以通过CT或者MRI诊断[69,73]。因为很少有后方的Kommerell憩室形成压迹，食管钡餐在这里没有帮助。

6. 治疗和预后

对孤立性锁骨下动脉的治疗包括将锁骨下动脉再吻合至主动脉弓或使用自体隐静脉移植形成锁骨下动脉旁路[65,70,74]。

（六）右位主动脉弓伴孤立性头臂动脉

孤立的左头臂动脉或左颈动脉的病例也有报道。在这些患者中，头臂动脉是由纵隔或者椎体侧支血管和左侧动脉导管供血。它表现为相比于右臂，左臂脉搏减弱、血压降低。椎动脉直接从主动脉弓发出[75-77]。

1. 回旋动脉

（1）左位主动脉弓合并右位降主动脉和右侧动脉导管：左位主动脉弓可能在跨过气管和食管后向右转，然后在气管和食管的右侧下降，再逐渐回到左侧继续下降至腹部，这种情况很少见。

它可能和迷走右锁骨下动脉同时发生。在发育过程中，左侧背主动脉向右侧移位，位于食管后方，会形成这一病变（图 33-18）。同样，右侧第四主动脉弓退化和右侧背主动脉保留，从而右侧第七节间动脉（将来的右锁骨下动脉）异常起源自降主动脉近端。不论是右侧还是左侧第六弓远端都可能会保留，从而分别形成右侧动脉导管或左侧动脉导管。如果右侧动脉导管形成，就会形成血管环，升主动脉位于气管前方，主动脉弓横部紧邻气管和食管左侧，弓横部和降主动脉近端邻近食管后方，右侧动脉导管或韧带紧邻气管和食管右侧[16]。

（2）右位主动脉弓合并左位降主动脉和左动脉导管：类似于与其相反的左位主动脉弓的情况，右位主动脉弓可能在跨过气管和食管后转向左侧，在气管和食管左侧下降（图 33-19）。如果右侧背主动脉向左侧移位，位于食管后方，就会出现这种情况。左侧背主动脉远端可能退化，形成预料中的右位主动脉弓。或者，它可以持续存在，右侧第四主动脉弓退化，导致左侧第七节间动脉经由左侧背主动脉远端从降主动脉近端发出，形成迷走左锁骨下动脉。如果左侧第六主动脉弓远端保留，形成左侧动脉导管汇入降主动脉近端，就会形成血管环。气管和食管会受到前方的升主动脉、右侧的主动脉横部、左侧动脉导管或韧带的压迫。食管后方紧邻着的是从右侧进入左侧的弓横部和降主动脉近端[16]。

2. 流行病学和病因学

回旋右位主动脉弓并不常见，在一个右位主动脉弓患者系列中有＜10%的患者可出现[16]。回旋左位主动脉弓很少见[16]。

3. 合并的先天性心脏病

在一项报道中，回顾分析的患者中 50% 合并有先天性心脏病[16]。患者可能有食管后方的主动脉弓横部严重发育不良。这些患者全部都是右位主动脉弓合并左侧动脉导管和从降主动脉近端、动脉导管汇入的位置发出的迷走左锁骨下动脉。

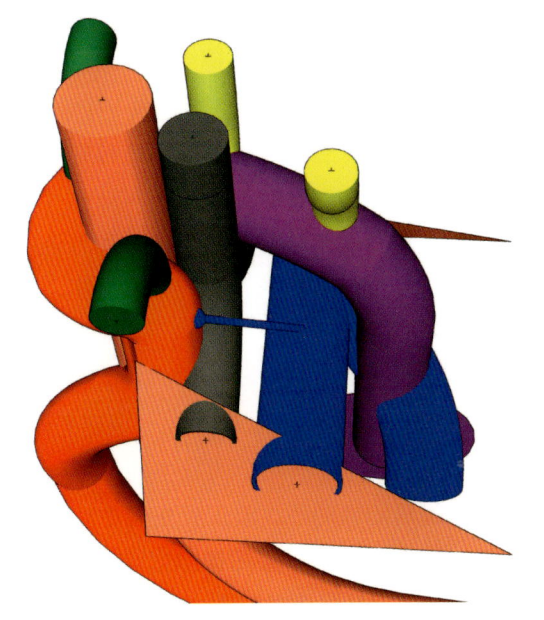

▲ 图 33-18 左位主动脉弓伴右降主动脉和右动脉导管

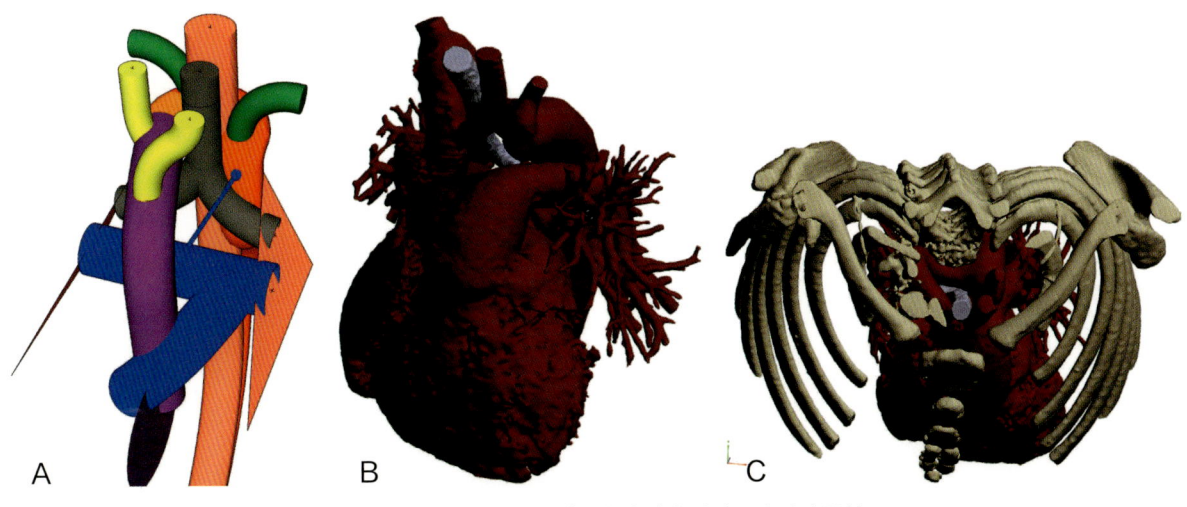

▲ 图 33-19 右位主动脉弓伴左降主动脉和左动脉导管
A. 原理图模型；B 和 C.CT 血管造影重现

这些患者会出现弓梗阻的症状，如果没有 CT 或 MRI，可能无法与主动脉弓中断相区分[78,79]。

4. 临床表现

患有环状主动脉弓的患者可早期出现导管依赖性主动脉弓阻塞的症状，难以将其与主动脉弓中断的患者区分开[78,79]，或者他们可能因为反复感染、慢性咳嗽或者呼吸困难等呼吸系统症状在后期出现症状[16]。

5. 诊断结果

胸部 X 线征象可类似于双主动脉弓，在气管的两侧均有主动脉球部，一侧为弓横部，另一侧为降主动脉[80]。其透光度可能与纵隔肿块相混淆[80]。由于弓横部的存在，食管钡剂造影在主动脉的后部表现出大而圆且平滑的搏动征象。一项研究显示，罹患回旋左位主动脉弓的患者在食管左侧亦有类似征象[16]。CT 具有诊断意义，能很好地显示解剖结构。超声心动图难以鉴别主动脉弓离断发育不良的弓横部与回旋主动脉弓，在这种情况下需行 CT 或 MRI 检查以明确诊断[78,79]。

6. 治疗和预后

由于血管环相对松散，大多数患者无须治疗。如果出现症状需要外科手术干预，那么单独切开血管环是不够的[81]。术中应从右侧接近血管环，以便更好地进入动脉韧带[82]。患者可能需要切除食管后的弓横部并进行弓部重建，或在升主动脉和降主动脉间植入移植血管[78,81-83]。

（七）双主动脉弓

在双主动脉弓中，升主动脉分成 2 个横向主动脉弓，每个主动脉弓位于气管的两侧，走行在左右两侧主干支气管上方（图 33-20）。降主动脉则位于脊柱的左侧。因此，右侧主动脉弓横部在食管的后方朝着左后方向汇入降主动脉。主动脉弓分支对称排列，右颈总动脉和右锁骨下动脉分别起自右弓横部，左颈总动脉和左锁骨下动脉分别起自左弓横部。动脉导管可以插入汇入其中一侧或者汇入双侧，其中汇入左侧最常见。其可能直接汇入近端降主动脉，或汇入左主动脉弓[1,2]。

在胚胎发育中，如果第四主动脉弓和背主动脉远端同时保留下来，就会形成双主动脉弓（图 33-21）。所有的双主动脉弓都会形成一个血管环。升主动脉在前侧压迫气管，左右弓横部则分别于两侧压迫气管。右主动脉弓或与横主动脉弓移行处则向后压迫食管[2]。由于血管环的张力会通过动脉导管而将肺动脉干牵拉至气管的前部，故肺动脉干亦可压迫气管。

双侧弓横部的直径一般不等，右主动脉弓优势型的患者占 70%～89%[7,8,22,84]。一项研究显示，约 1/3 的患者其实是不完全的双主动脉弓，其中某侧弓横部是闭锁的[8]，但仅有左侧主动脉弓闭锁的病例见于报道[85]，且闭锁部位通常是左锁骨下动脉和降主动脉之间的远端左主动脉弓[85]。由于残留的纤维索，该病变仍然可以形成血管环。在这种情况下，血管造影提示，相较于右侧，左

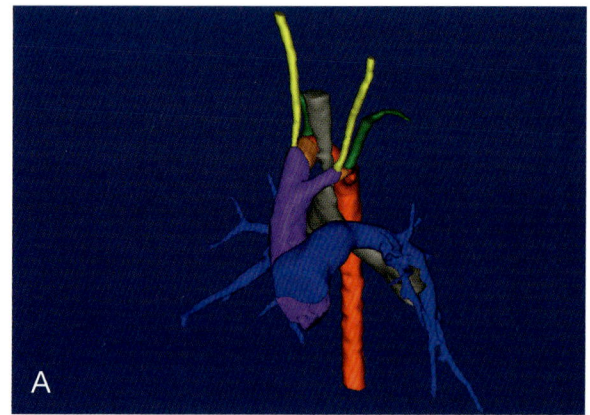 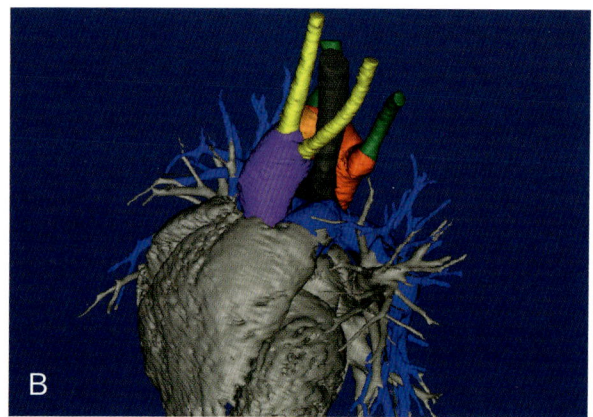

▲ 图 33-20　双主动脉弓 CT 血管造影重建
A. 伴双保留血管；B. 伴左主动脉弓中段的闭锁

第六篇 先天性心血管疾病
第33章 主动脉弓和血管异常

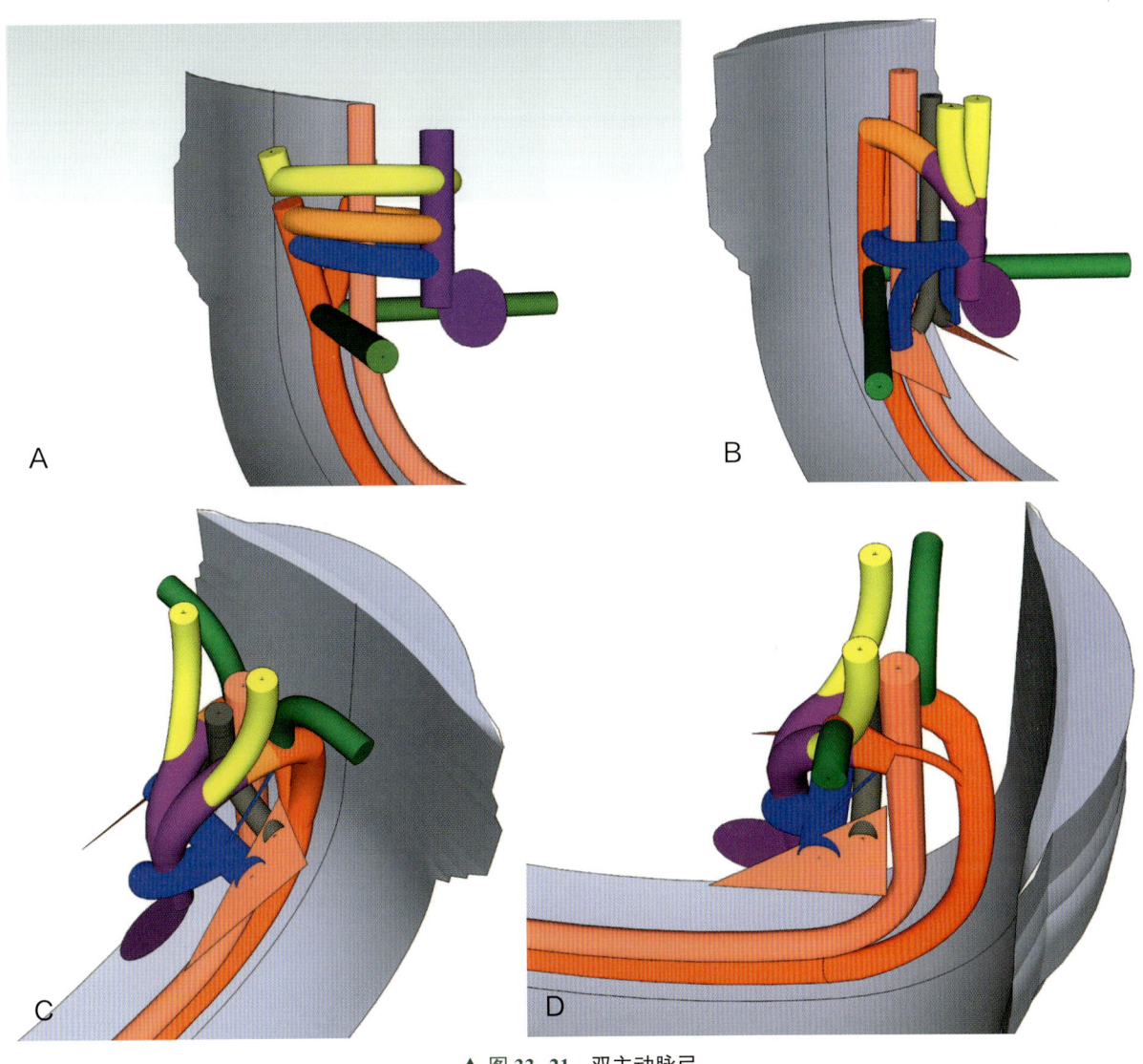

▲ 图 33-21 双主动脉弓
A至D. 双背主动脉和双第四主动脉弓残留；C. 双横主动脉弓残留；D. 左横主动脉弓远端闭锁

锁骨下动脉和左颈总动脉起自更近端。弓的闭锁也可能出现在左颈总动脉和左锁骨下动脉之间，这种情况下做血管造影，左颈总动脉似乎发自右主动脉弓分支的近端，而左锁骨下动脉则发自右主动脉弓分支的远端。

1. 流行病学和病因学

双主动脉弓是血管环最常见的原因，在一篇研究综述中报道约占血管环病例的55%[8]，其次是右侧主动脉弓合并左侧动脉韧带的患者，约占45%。该病多发于男性，一项大型的单中心研究显示男性患病人数约占67%[84]。在研究的81例患者中，2例为DiGeorge综合征，1例为21-三体综合征，1例为18-三体综合征[84]。

2. 伴随的先天性心脏病

据许多出版物报道，与双主动脉弓相关的先天性心脏病发病率低，仅有法洛四联症、右心室双出口、大动脉转位和共同动脉干的个案报道[1,8,22,86-88]。然而，一项为期40年的大型单中心研究显示，在81例双主动脉弓患者中，17%伴有心内结构病变，包括室间隔缺损（12%）、房间隔缺损（5%）和法洛四联症（4%）[84]。主动脉缩窄的病例亦曾被报道过[22]。另据报道显示，食管闭锁与双主动脉弓相关[84,89-91]。

3. 临床表现

双主动脉弓比其他类型的血管环更早出现。在一项大型单中心研究中，大多数患者在新生儿

905

期起病，所有 81 名患者均在 3 岁前被确诊[84]。然而其他研究中，患儿出现临床表现的年龄稍大，平均年龄为 18 月龄[8]。91% 的患者出现呼吸道症状，最常见的是喘鸣或喘息；40% 的患者出现胃肠道症状，最常见的是喂养困难；28% 的患者出现心脏症状，最常见的是杂音或发绀。另有约 5% 的患者体重增长欠佳。威胁生命的呼吸事件和足以引起发绀的反射性呼吸暂停也偶有报道[84]。尽管相较其他形式的血管环，双主动脉弓更早即表现相关症状，但亦有患者于成年才出现上述症状。对成人血管环的病例回顾性研究显示，双主动脉弓仍是首要致病原因，约出现在 46% 的血管环病例中。在这些患者中，约 66% 表现出相关症状，其中 42% 出现呼吸道症状，33% 出现胃肠道症状[92]。该结果与先前指出吞咽困难是成人主要症状的报道相反[92-94]。

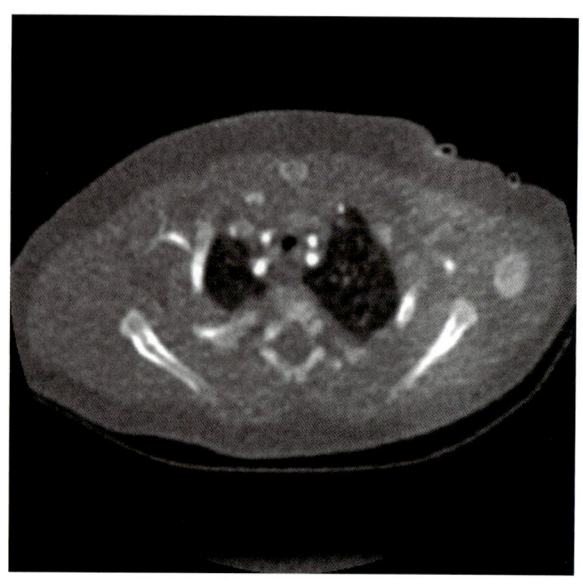

▲ 图 33-22 轴位 CT 显示主动脉弓分支呈对称性起源，常见于双主动脉弓

4. 诊断方法

对可疑性双主动脉弓行诊断性研究的目的是明确诊断，发现优势主动脉弓的方位，并描述其是否存在闭锁部分[22,,84]。优势主动脉弓的方位对术前评估十分重要，因为这决定了开胸手术的实施部位。CT 或 MRI 偶尔也无法区分不完全双主动脉弓和右位主动脉弓伴镜像分支。后者的表型与不完全双主动脉弓伴远端闭锁（在左锁骨下动脉和双弓交界处之间，在动脉导管汇入的点）类似。因为 2 种影像学方法均无法很好地发现纤维索，2 种诊断都有相似的表现。然而，与右主动脉弓伴镜像分支不同，双主动脉弓患者的双侧颈总动脉和锁骨下动脉更可能表现为对称分布在气管两侧（图 33-22）。而且，不完全左主动脉弓更多地呈现出起源于右主动脉弓的头臂干。最后，不完全的双主动脉弓更可能在动脉导管汇入近端降主动脉的位置形成一个 Kommerell 憩室[85,95]。2 种诊断的鉴别在临床上具有重要意义，因为对于右位主动脉弓伴镜像分支及左侧动脉韧带的患者，外科医生仅需切断动脉韧带即可解除血管环；而对于不完全性双主动脉弓的患者，外科医生不仅要切断主动脉弓的闭锁部分，还要处理可能从近端左肺动脉延伸到近端降主动脉的动脉韧带。对于近端左肺动脉至远端左主动脉弓的动脉韧带，由于其对血管环的形成没有影响，故外科医生仅需解决左主动脉弓的闭锁部分即可[85]。

CT 和 MRI 已取代心导管术成为描绘主动脉弓解剖结构的最佳诊断工具[29,84]。在一项研究中，虽然 MRI、CT、心导管术和超声心动图对双主动脉弓具有 100% 的敏感性，但 MRI 准确地预测了弓形优势，而 CT 和血管造影在一些病例中误诊了优势主动脉弓[84]。

如果患者的胸部 X 线片显示主动脉弓水平狭窄、双侧压痕，通常右主动脉弓占优势，则应考虑双主动脉弓。虽然胸部 X 线具有提示意义，但它不能确诊，灵敏度较低[29,84]。一项研究显示，只有 47% 的双主动脉弓患者的胸部 X 线检查为阳性，而 26% 患者胸部 X 线检查正常[84]。

食管钡剂造影可协助诊断[84]，但在 CT 和 MRI 广泛应用后已经很少使用。食管两侧可见圆形的压迹，通常右侧压迹的位置稍高于左侧[1]。此外，左右弓横部连接处也会在食管后方产生压迹。由于血管环非常紧密，一些患者也可能有食管前凹陷。亦可通过胎儿或产后超声心动图进行诊断[96]。超声心动图对于诊断心内疾病也有着重要的意义[84,97]。

5. 治疗和预后

大多数继发于双主动脉弓的血管环的患者须行手术干预。一项历经40余年的研究显示，在81例受影响的患者中只有1例无症状。另一例18三体综合征患者在没有任何干预措施的情况下死亡。其余79例患者中大部分为新生儿或婴儿，在平均年龄为1.4月龄的时候接受了非优势侧主动脉弓离断术。从症状出现到接受手术的中位时间间隔约为4.9个月。手术方法是通过非优势弓侧面的胸廓切开术，最常见的切开部位为左侧。需要心内修复的患者行胸骨切开术。也可以通过微创腔镜入路进行治疗。手术包括结扎和切割非优势主动脉弓和同侧动脉韧带，以解除气管和食管的压迫[84]。

患者的术后生存率极佳，1个月生存率为97%，5年生存率为96%。在该研究中，79例接受手术的患者中有2例死亡。其中1例患肺炎并因呼吸衰竭而死亡，而另一例患者接受了Blalock-Thomas-Taussig分流进行单心室姑息治疗后死亡。无术中并发症。术后并发症包括9%的患者发生乳糜胸，3%的患者发生声带麻痹。只有1名患者需要再次治疗，因为术后发生喘鸣和呼吸窘迫，需要重新插管实施头臂动脉悬吊术。该患者具有严重的气管狭窄和左主支气管完全性阻塞[84]。术后并发主动脉食管瘘的病例亦有报道，患者会出现大量的消化道出血。这类患者先经食管球囊导管获得暂时性缓解，再行手术修复。

尽管手术效果明确，但在随访期间（术后中位时间为6.5个月，中位年龄1.8岁），超过一半的患者仍存在呼吸道症状，最常见的是喘鸣。一些患者随着时间的推移症状有所改善，最后一次随访中仅有40%的患者仍存在症状。手术修复年龄越小，术后症状持续存在的风险就越高，但该类症状达不到再次手术干预的指征。与呼吸道症状不同，患者手术修复后胃肠道症状明显改善[84]。

（八）永存第五主动脉弓

第五主动脉弓，有时亦称作双管主动脉或双腔主动脉，异常血管起自升主动脉，其通常位于头臂干水平，并在主动脉下方平行走行（图33-23）。它一

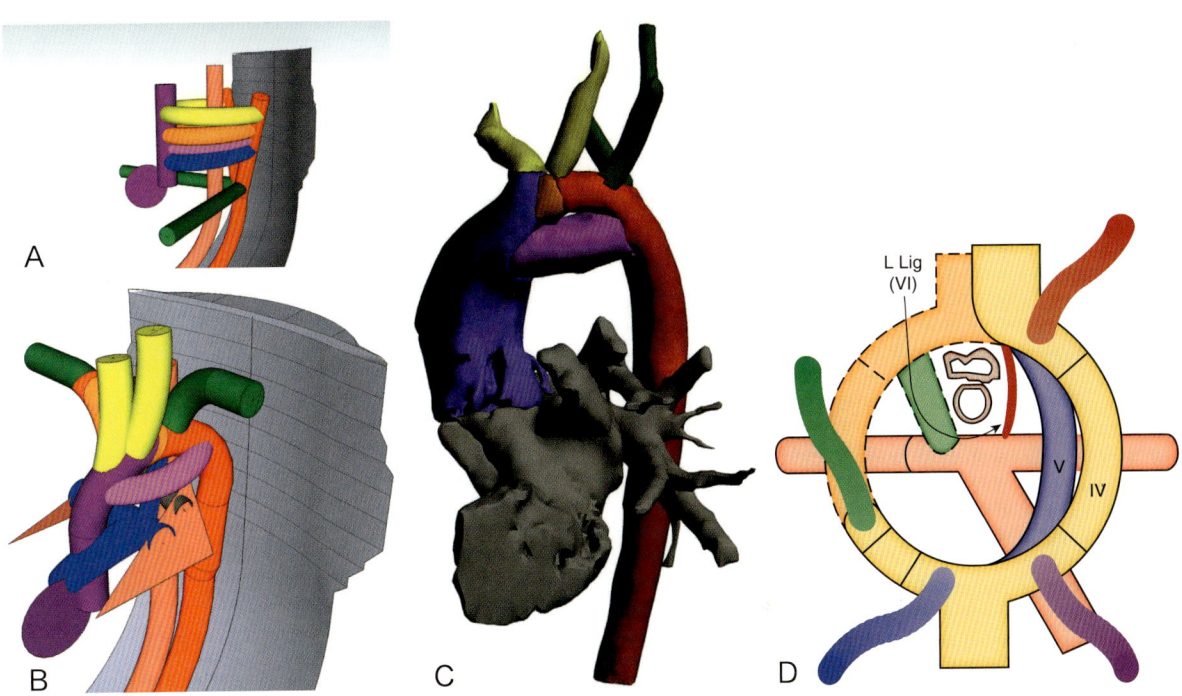

▲ 图33-23 第五主动脉弓

A和B. 第五主动脉弓（粉红色）未能消退，形成从近端主动脉弓到远端主动脉弓的辅助通道；C. CT血管造影重建；D. 胚胎的持续性第五主动脉弓

L Lig（Ⅵ）. 左侧韧带（第六主动脉弓）；V 第五主动脉弓；Ⅳ. 第四主动脉弓

般汇入近端降主动脉，可能与主动脉弓离断相关。在这种情况下，上主动脉弓（即真正的主动脉）的远端是闭锁的。

在第五主动脉弓的另一种形式中，血管从升主动脉延伸到肺血管系统（通常是近端左肺动脉）[100,101]。正常发育情况下，第五主动脉弓通常逐渐退化而不会对成熟的脉管系统有所贡献。由于它较少持续存在，且在发育期间仅存在很短的时间，故对第五主动脉弓是否存在仍有争论[4]。然而，最近的一项胚胎学研究对人类胚胎进行了高分辨率的显微镜检查，发现在第四和第六个主动脉弓之间存在与之平行的通道，这与第五主动脉弓的位置相一致。与其他弓类似，第五弓也被认为与咽间充质有关[4]。关于什么构成真正的第五主动脉弓也存在很多争论[102]。肺动脉闭锁时明显可见的体肺第五主动脉弓[103,104]，可能不是真正的第五主动脉弓的衍生物，可能是动脉导管或侧支血管[102]。

1. 流行病学和病因学

第五主动脉弓的病例十分罕见，仅见于少数病例报道。因而该疾病确切的发病率仍然是未知的，且病变可被误诊[103]。一项对尸检取得的2000颗心脏进行的综述研究发现6例持续性存在的第五主动脉弓，发生率为0.3%[105]。

2. 伴随的先天性心脏病

鉴于第五主动脉弓难以确诊，以及与其他先天性心脏病相关的第五主动脉弓血管标记是否确实是第五主动脉弓仍存在争论，故明确描述哪些心脏病变与真正的第五主动脉弓相关是十分困难的[102]。然而，与第五主动脉弓相关的先天性心脏病已被多次报道，包括主动脉弓离断[106-109]、主动脉缩窄[110-113]、房室间隔缺损[108]、右心室双出口[108]、法洛四联症[114,115]和永存动脉干[103,116]。并且，有报道体肺第五主动脉弓与大动脉转位[117]、三尖瓣及肺动脉闭锁[118] 相关。

虽然发现4例椎动脉异常和22q11.2缺失的患者具有第五主动脉弓，但永存第五主动脉弓的遗传关联尚未知晓[119]。也有观点认为第五主动脉弓可能与 Cornelia de Lange 综合征有关[120]。

3. 临床表现

永存第五主动脉弓本身并不会引起症状，故常在治疗相关的心脏病时偶然诊断出来[102,121]。然而，该病变在临床上具有重要意义，第五主动脉弓的存在可能会掩盖主动脉弓中断患者的症状。在一个病例报道中，一名28岁的女性被诊断为主动脉弓离断合并永存第五主动脉弓[122]。此外，它也可能是肺动脉闭锁患者肺血管床血流的重要来源[123]。

4. 诊断方法

超声心动图可识别第五主动脉弓。在胸骨上窝矢状视图，由于2根平行血管的存在（第五弓和真正的主动脉弓），可以看到具有"双管"外观[101,108]。CT和MRI也是描绘解剖结构的重要工具[108,124-126]。

5. 治疗和预后

永存第五主动脉弓本身没有临床症状，因此不需要治疗。然而，当伴随其他先天性心脏病时，永存第五动脉弓会使手术更加复杂。在2例主动脉弓离断伴永存第五主动脉弓的患者中，通过在第五主动脉弓上进行血管成形术，或在第五主动脉弓和降主动脉之间置入移植血管的方法，将第五主动脉弓用作体循环弓（system arch）[127]。由于前列腺素对近端降主动脉的作用，所以永存第五主动脉弓相关的缩窄和离断可能与其对前列腺素的敏感性有关[128]。

（九）颈位主动脉弓

颈位主动脉弓是胸廓入口或颈部内的横位主动脉弓[29]（图33-24）。它常与锁骨下动脉异常相关，并可引起血管环。现在已经发现颈位主动脉弓的多种形式。颈位主动脉弓可以表现为标准的左弓左降或右弓右降分支模式，也可以表现为主动脉在横弓的对侧下降。在这些患者中，颈动脉的形态可能是正常的，可能由一根双颈动脉分别发出左、右颈总动脉，或者横弓同侧的主动脉弓直接发出内外颈动脉。根据主动脉弓的特定解剖结构，已经提出了几种胚胎发生机制。这些机制主要集中在完整的第三弓持续存在、第四弓退化，

第六篇 先天性心血管疾病
第 33 章 主动脉弓和血管异常

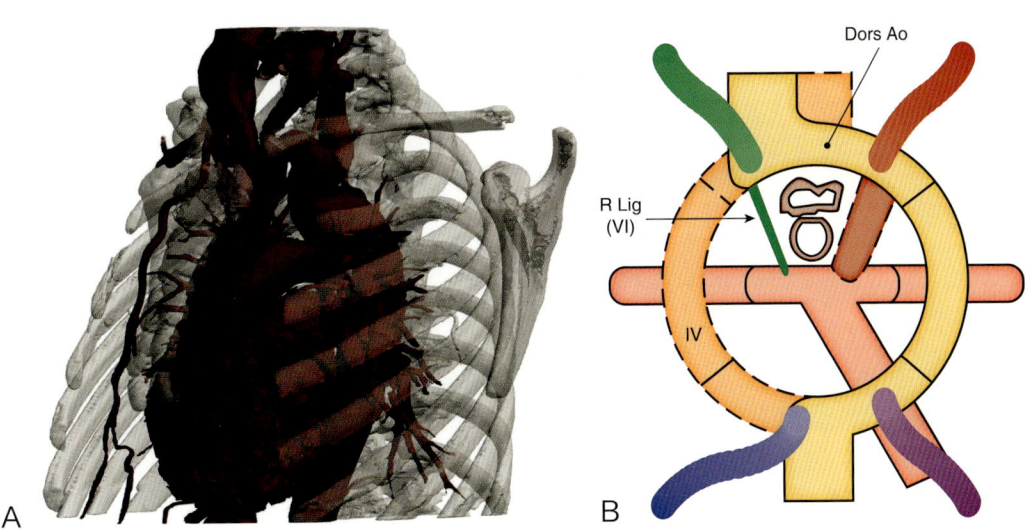

▲ 图 33-24 A. 颈位主动脉弓。基于 CT 血管造影来显示颈动脉弓的表现。主动脉弓在胸廓入口的水平是曲折的，还有主动脉缩窄；B. 胚胎弓。图示右第四主动脉弓和左第六主动脉弓的溶解和残余右第六主动脉弓持续存在，即右韧带。注意与图 33-11C 相似，但用右降主动脉代替左。在这两种情况下，食管后段起源于胚胎背主动脉
Dors Ao. 背主动脉；R Lig（VI）. 右侧韧带（第六主动脉弓）；IV. 第四主动脉弓

或主动脉弓在发育过程中尾部迁移的失败，这些取决于特定病变[129]。颈位主动脉弓是非常罕见的，目前只有病例报道和很少的病例研究[16,129]。虽然具体的遗传病因学仍是未知的，但是已经有与 22q11 缺失相关的病例报道[130]。它们可能与心内疾病相关，也可能是独立的。

颈位动脉弓的患者通常会出现搏动性的颈部肿块。震颤和持续的杂音也可能出现[129]。由于相关的血管环，患者可能会出现气管食管压迫的症状，包括喘鸣和反复呼吸道感染[16,29]。它们也可能由于弓的扭转或缩窄而出现弓形阻塞相关的症状。但是大多数的患者并无明显症状。胸部 X 线可以出现纵隔扩张，在正常位置主动脉结的缺失，如果颈弓到达颈部的位置[29,132]，那么咽后间隙宽度会有所增加。食管钡剂可能表现为食管后压迹，这是由于食管后主动脉弓的存在引起。CT 对颈位主动脉弓的诊断和解剖特征的评估有很好的效果。

手术干预只能在有症状的患者中进行，手术干预可包括血管环的切割、狭窄或动脉瘤区的切除以及主动脉弓的重建[130]。

（十）肺动脉吊带

在左肺动脉吊带时，左肺动脉是由右肺动脉分出的而不是肺动脉干。左肺动脉在食管和气管之间通向左肺，并在其前部压迫食管（图 33-25）。气管位于夹角处，主肺动脉紧靠前表面，左肺动脉紧靠右后表面。然而其并没有形成血管环，因为气管的左面是空的，左肺动脉吊带通常伴随着明显的气管狭窄和支气管发育不良。主支气管分叉可能正常（1 型），也可能表现为有一个桥支气管从左支气管延伸到右肺（2 型）[134]。在这种情况下，右主支气管只能供应右肺上叶，其余的肺叶则由桥接支气管供应，或者可能完全没有右支气管树，整个右肺由桥接支气管供应。在后一种情况下，右肺通常是发育不良的。在 2 型中，气管狭窄是很常见的，并且会有异常的软骨环包围气管。2 型的气管分叉水平低于 1 型，发生在 T_6 而不是 $T_{4\sim 5}$[135]，尽管最近的一项研究将其称为异常问题[136]。在一项 CT 研究中，除了气管狭窄外，22% 的患者还有右支气管狭窄[137]。在另一项研究中，38% 的患者在尸检中发现存在气管环[138]。

在发育过程中，近端肺动脉起源于第六主动脉弓，远端肺动脉则起源于肺芽周围的毛细血管丛形成的两个鳃动脉。如果后鳃部分不能连接到第六主动脉弓，它们将连接到附近的动脉。左肺动脉吊带是比较罕见的，从发育上说，因为左肺动脉后鳃部分没有连接到左第六主动脉弓，而是连接到通过右第六主动脉弓右后鳃部的肺动脉。

909

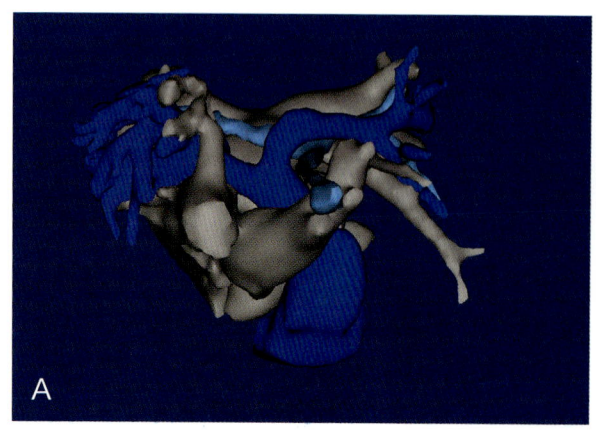 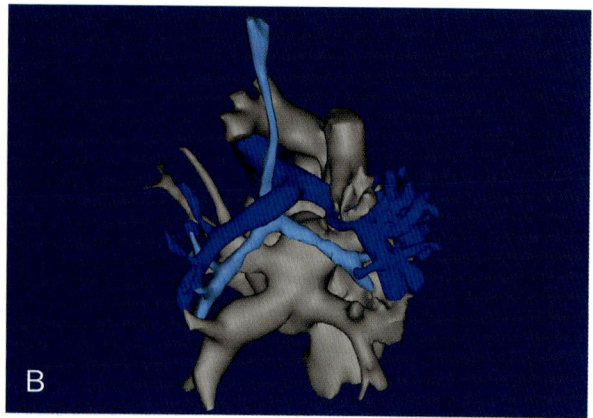

▲ 图 33-25 肺动脉吊带。基于 CT 血管造影的肺动脉吊带。左肺动脉起源于右肺动脉，走行于气管后面和食管前面（未示出）。可见明显的气管狭窄

因此，左肺动脉发自右肺动脉，并在气管和食管之间穿行至左肺[139]。右肺动脉吊带极为罕见，仅在左支气管异构化的情况下出现。

1. 流行病学及病因学

肺动脉吊带的发病率仍然未知。在一项研究中，在 20 年内，有 59 名患者出现了症状性大动脉异常，其中 10% 的病例有异常的左肺动脉起源[7]。在已报道的病例中，男性患者数量占优势，男女比例为 3:2[138]。

2. 伴随的先天性心脏病

左肺动脉吊带与室间隔缺损、房间隔缺损、永存左上腔静脉、持续性动脉导管和法洛四联症有关[141,142]。在一项进行 CT 检查的研究中，22% 的患者有永存左上腔静脉，39% 的患者有持续性动脉导管。

有研究表明，2 型肺动脉吊带的患者肛门闭锁的发生率增加，在这项研究中，14% 的患者发生了肛门闭锁[135]。另外，也有研究报道食管闭锁和其他胃肠道疾病的发生[141,143-145]。

3. 临床表现

左肺动脉吊带的患者显著临床表现是与肺动脉压迫气管和支气管相关的呼吸系统症状。因为 2 型左肺动脉吊带与右肺发育不良和气管支气管狭窄[135]有关，所以 2 型左肺动脉吊带是很棘手的疾病。这类疾病主要的临床症状包括喘鸣、肺炎、呼吸窘迫和呼吸衰竭。在一项进行 CT 检查的研究中，27 例患者中有 24 例出现明显的气管支气管狭窄，其中许多患者出现气管或中段支气管的长节段狭窄[136]。90% 的肺动脉吊带患者在婴儿期被发现[138]。他们的主要症状包括呼吸困难、喘息、喘鸣、发绀、呼吸暂停和呼吸衰竭[138,146]。

一些患者最初没有症状，在偶然情况下被发现[143,146]，或者症状在青春期、成年期出现，这些症状包括喘息、咯血、呼吸困难、咳嗽或呛咳感等[146-148]。

4. 诊断方法

胸部 X 线可显示出左侧纵隔移位。肺气肿继发于阻塞性肺气肿，通常发生在右肺，但也可能是双侧或左侧[138]。因为肺动脉穿行于气管和食管之间，因此食管钡餐因肺动脉吊带的存在表现为食管前面出现压迹，而血管环则表现为食管后面、侧面出现压迹[138]。然而，钡餐检查的敏感性较低，在一项研究[138]中漏诊了超过 20% 的病例。虽然支气管镜检查可以识别气管环的存在，但由于狭窄的存在而不能评估远端支气管。此外，支气管镜检查是侵入性的，有一定风险，它可以引起肺水肿和加剧已经出现的呼吸窘迫[136]。

CT、MRI 等影像学检查对诊断肺动脉吊带有很好的价值。多层螺旋 CT 在描述肺血管和支气管解剖结构上很有价值[136]，可以得到重要的解剖信息包括气管支气管狭窄的位置和程度，狭窄是局灶性还是弥漫性。MRI 也是一种有效的方法，并且消除了辐射的风险。但是，它通常需要患者处于安静的状态，而对于有呼吸症状[136]的患者

来说，这可能是不合适的。计算流体动力学分析已被用于评估气道狭窄对气道的影响，但其临床应用仍有待观察[149]。超声心动图可以诊断肺动脉吊带，但不能评估支气管的解剖结构。但是，它们是诊断相关心脏病的一个重要手段[139]。

5. 治疗和预后

肺动脉吊带具有显著的发病率和死亡率。在一篇报道中，27例患者中死亡7例，术前4例，气管成形术后3例[136]。外科治疗包括左肺动脉-肺动脉吻合术和气管成形术[136]。气管狭窄的一种方法是滑动法气管成形术（slide 术），将气管在狭窄处横断，在上气管后面和下气管后方垂直切开，然后将下气管重新与上部分吻合。最近一项对18例气管狭窄患者的研究中，其中8例确诊肺动脉吊带，1例术后死亡，2例患者需要再次手术治疗气管狭窄，2例需要进行气管造口术（tracheostomy）来治疗气管软化症，13例无症状[150]。对于长节段气管狭窄的患者，提倡使用心包补片和肋软骨进行气管成形术，该法虽然取得了一些成功，但并发症发生率很高，包括感染和斑块裂开[151]。虽然发病率和死亡率仍然很高，但是正在不断地改善[152]。术后肺动脉狭窄也是一个已知的常见并发症，74%的患者发生肺动脉狭窄，其中45%的患者需要进行至少一次再介入治疗[153]。

（十一）左或右肺动脉异常起源于主动脉

左或右肺动脉异常起源于升主动脉都是很罕见的畸形，两者相较而言，后者更加常见。这些病变与肺动脉中断相区别的地方在于，是否有一个分支被动脉导管供应[154]。这种病变被称为半共同动脉干，但其实是一种误称，因为其存在有两个半月瓣，而不是共同动脉干瓣膜，共同动脉干瓣膜对诊断共同动脉干很重要[154]。这类病变经常与心内疾病相关，最常见的是室间隔缺损，并且室间隔缺损可能会加重病变[154]。

异常肺动脉作为一个主要的肺主动脉旁路，其将大量的氧合血回流入肺，并对左心室产生容量负荷。同时它还将肺血管床暴露于系统动脉压，如果不予纠正的话将会导致严重的肺血管阻塞性病变[154]。患者可能出现呼吸急促、体重不增、呼吸窘迫和充血性心力衰竭的症状[154,155]。据报道，1岁的未经治疗的患者生存率低至30%[156]，其可以通过超声心动图、CT、MRI进行诊断[155]。诊断成立即需要外科手术干预。外科手术治疗包括将肺动脉再植入肺动脉干。据报道早期介入治疗后的预后良好，但是外科手术或经皮再介入干预主动脉狭窄或肺动脉狭窄并不少见[154]。

（十二）头臂干压迫气管

头臂干比正常情况下更靠后，并且在气管的前方，从而压迫气管（图33-26），这种情况很罕见。大多数患者不出现明显症状。然而，部分患者会在婴儿期或儿童期出现窒息、慢性咳嗽、呼吸道感染、呼吸困难、喘鸣和喘息的症状。除了由于异常的头臂干引起的气管压迫外，对于有神经系统损害的患者，解剖上正常位置的头臂干也会引起气管压迫和继发性呼吸窘迫。这可能归因于人身体状态的改变使得胸部前后间距减少[157]。气管压迫的诊断可以借助CT或者MRI。若出现上述症状，可通过手术治疗，包括主动脉固定术和气管重建术[158,159]。接受了主动脉固定术的婴儿和儿童，在后续随访中，他们因头臂干压迫出现的气管压迫现象有所改善或者临床症状得以消除[159]。

（十三）主动脉弓离断

1. 解剖与胚胎学

主动脉弓离断是指主动脉弓的任何部位存在缺失。这种病变通常根据Celoria和Patton建立的系统进行分类[160]。在A型中，离断发生在主动脉峡部，通常在最远端锁骨下动脉（通常是左锁骨下动脉）和降主动脉之间，动脉导管汇入位置的近端。在B型中，离断通常在颈总动脉和锁骨下动脉（通常是左颈总动脉和左锁骨下动脉）之间。在C型中，离断发生在头臂干和颈总动脉之间。主动脉弓几乎总是位于左侧，右主动脉弓很少被报道[161,162]，其中全部为B型且与DiGeorge综合征相关[161,163]。主动脉弓离断的确切机制仍不明确。Van Mierop和Kutsche回顾的系列患者中，

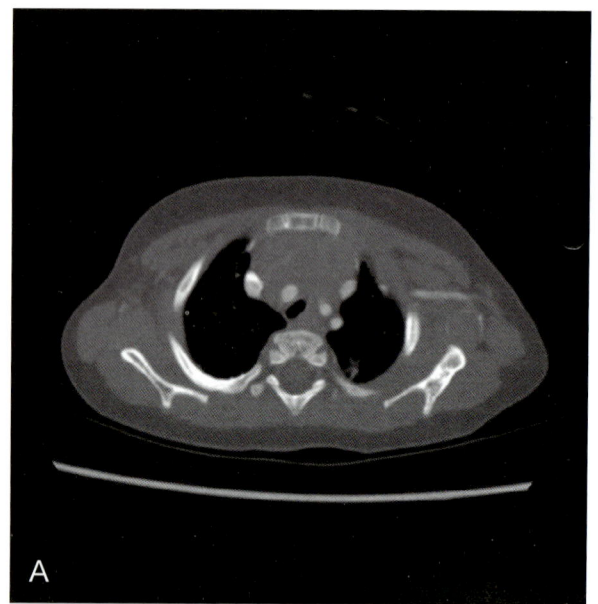
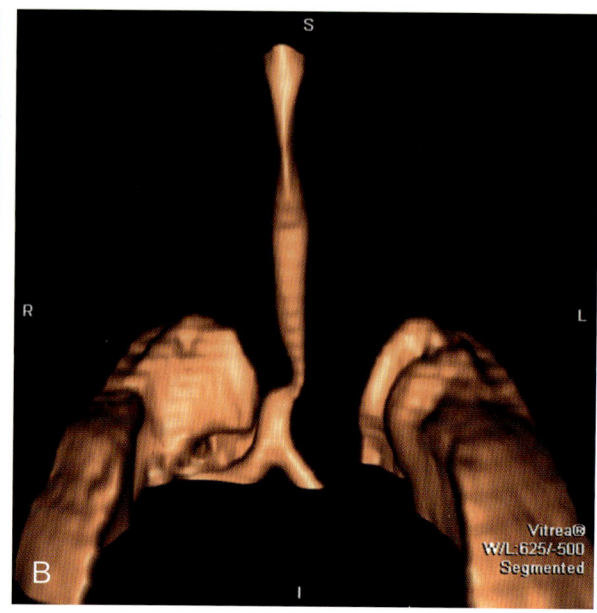
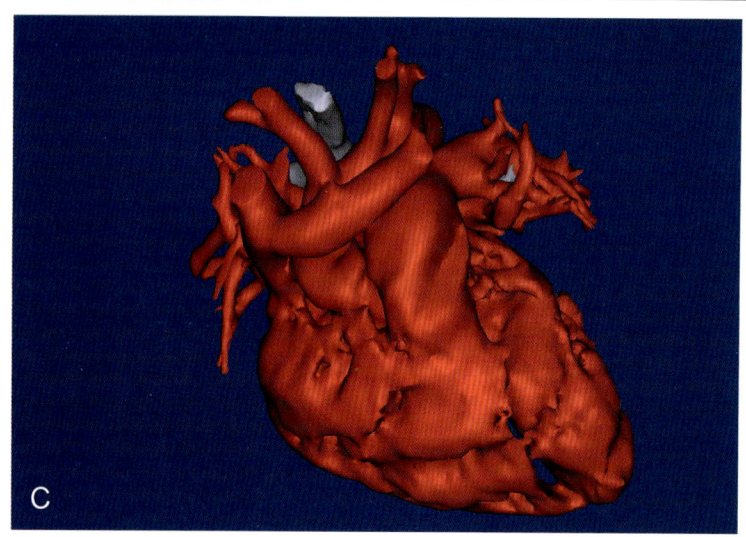

▲ 图 33-26 头臂干压迫气管
A 和 B.CT 显示由于头臂干压迫导致的气管狭窄；C.CT 血管造影下头臂干压迫气管的表现

所有的 A 型患者在远端横弓和降主动脉近端之间存在闭锁连接。此外，锁骨下动脉位于离断的近端，表明离断发生于发育晚期，发生在锁骨下动脉从近端降主动脉向远端横弓迁移之后[164,165]。鉴于此以及和相关心脏病变的相似率，Van Mierop 提出 A 型主动脉弓离断与主动脉缩窄病因相似，但是其他类型的离断都有各自独立的病因。我们认为 B 型主动脉离断的发生是由于左第四主动脉弓不适当的退化，从而在左颈总动脉和左锁骨下动脉之间将近端横动脉和远端横动脉断开。如果右第四主动脉弓也不适当的退化，右背主动脉不适当的保留，那么右第七节间动脉（右锁骨下动脉）将异常出现于近端降主动脉，这是 B 型主动脉弓离断的常见并发症[164]。B 型主动脉弓离断与后隔膜畸形的膜周室间隔缺损和二叶主动脉瓣的主动脉瓣狭窄有关。因此，Van Mierop 推测，主动脉弓的下降和离断的发生相关。

2. 遗传学

据报道 50%～80% 的 B 型主动脉弓离断患者有 22q11 缺失（DiGeorge 综合征）[10,12,166-168]。这种缺失在 A 型和 C 型中很少见[10,12,169]。孤立性 B 型主动脉弓离断比与其他心脏病相关的病例更常见[170]。在一个报道中，43% 的 22q11 缺失患者存在主动脉弓离断[167]。也有人认为 22q11 缺失与主动脉弓发育所需的神经嵴细胞迁移中断有关[167]。尽管很少见，但是在没有已知的相关综合征的情况下，仍有关于家族性 B 型主动脉弓离断的病例被报道[171,172]。

3. 流行病学及病因学

主动脉弓离断是一种罕见的疾病。据报道，其占先天性心脏病患者的 0.7%~1.4%[173-175]。在一个报道中，B 型主动脉弓离断最为常见，发生率为 51%~70%，其次是 A 型，发生率为 30%~44%[38,164]，另外，C 型是很罕见的，发生率只有 1%~5%[38,176]。

4. 伴随的先天性心脏病

大多数主动脉弓离断的患者合并心脏病变，其中室间隔缺损发生率为 72%[176]。B 型主动脉弓离断合并室间隔缺损患者中，至少有 78% 存在后间隔紊乱；而 A 型离断患者中则约为 50%。许多患者也伴有左心室流出道梗阻[164,165,177]。

主动脉瓣二瓣畸形出现的频率增加，A 型患者的发生率为 41%，B 型患者的发生率为 17%[164]。锁骨下动脉异常起源在 B 型中更为常见，而在 A 型中很罕见[38,164]。它与左心室流出道梗阻有关[178,179]。

主动脉弓离断也被描述为一系列广泛性的病变，包括共同动脉干（11%）、大动脉扭转（6%）、主肺动脉窗（4%）、功能性单心室（3%）、右心室双出口（2%）以及房室间隔缺损（<1%）[176,180-183]。

5. 临床表现

主动脉弓离断的新生儿，当动脉导管关闭后，将会出现心源性休克的症状，可能表现为低灌注、少尿、肾衰竭以及酸中毒[184]。

由于在动脉导管中血流方向是右向左分流，因此患者最初可能表现为差异性发绀。在 A 型离断中，双上肢有正常的饱和度，而下肢则是不饱和的。在 B 型中，左臂的饱和度也会低于右臂，这是因为左臂起源于离断的远端，并且由动脉导管供应。A 型离断可能出现主动脉缩窄相似的检查结果，比如两侧上臂血压和脉搏相同，而下肢血压和脉搏降低。B 型离断则会出现左右臂差异，右臂血压和脉搏正常，而左臂与下肢的血压和脉搏则会降低。因此当评估一个疑似弓形异常的新生儿时，除了评估下肢外，双上肢评估也是很重要的。

成人很少出现主动脉弓离断。患者会出现类似于未修复的主动脉缩窄的表现，包括高血压、上下肢血压差，左心室肥厚以及侧支动脉供应降主动脉[185]。

6. 诊断方法

主动脉弓离断可以通过超声心动图诊断。主动脉弓可以显示出二维和彩色多普勒成像的中断。B 型离断可以表现为"y"信号，即升主动脉直接延伸至颈部，分为锁骨下动脉和颈总动脉[186]（图 33-27）。此外，主动脉的大小和肺动脉的大小之间也可能存在差异，主动脉的大小则可能较小。A 型离断通常也与左右心室大小差异有关[187,188]。

超声心动图在很大程度上取代了心导管术来诊断主动脉弓离断[189]。患者应当评估离断的位置、

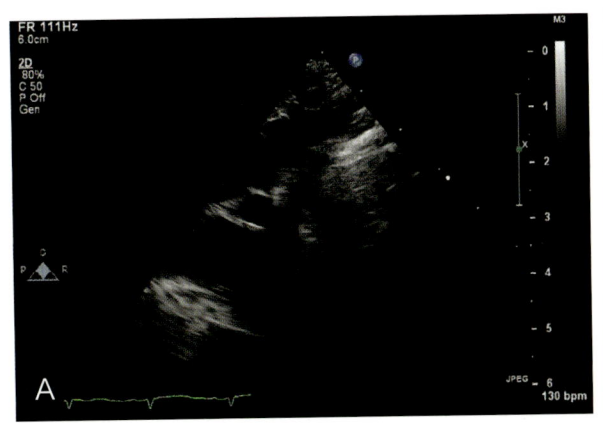 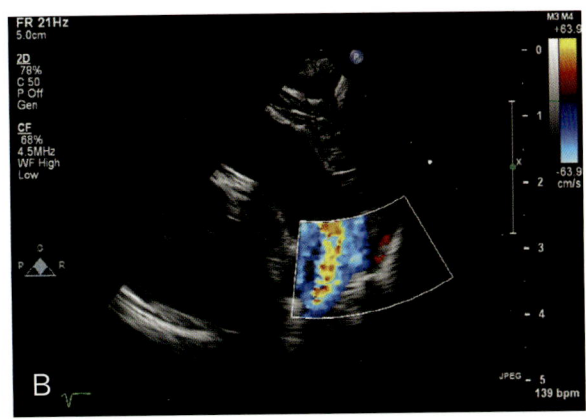

▲ 图 33-27 B 型主动脉弓离断

A. 胸骨上超声心动图显示 B 型主动脉弓离断有"y"信号，即升主动脉直接向颈部延伸，分为锁骨下动脉和颈总动脉；B. 左锁骨下动脉起源于由动脉导管供应的近端降主动脉

锁骨下动脉的起源以及主动脉瓣和主动脉弓的发育不全。同时，应评估是否存在室间隔缺损，这可能是次要畸形，并且可能与狭窄的左心室流出道有关。动脉导管应当仔细检查，以确保它是通畅的，应表现为从动脉导管到降主动脉的正向血流。在 A 型离断中，应显示为通过升主动脉、横弓到左锁骨下动脉的正向血流。B 型中，显示为通过升主动脉、横弓到左颈总动脉的正向血流，以及从动脉导管到左锁骨下动脉的逆向血流。除了超声心动图外，CT 也能快速描述主动脉弓的解剖结构[190]。MRI 也是有效的，并且能够避免患者暴露于电离辐射，但是 MRI 检查需要的时间比较长，患者可能需要进行插管[190,191]。

7. 治疗和预后

如果没有进行手术干预，主动脉弓离断一般来说几乎是致命的，平均存活时间为 11 天左右[164,176]。一经诊断，就应该开始使用 PGE₁ 来维持动脉导管的通畅。如果婴儿出现休克，应根据需要进行复苏，包括正性肌力支持和机械通气[184]。尽管对于是否提供肠内营养仍未达成共识，但临床上通常不提供肠内营养，因为新生儿有动脉导管依赖性的体循环，以此避免小肠坏死性结肠炎的发生。单纯主动脉弓离断的外科修复包括主动脉弓远端到主动脉弓的吻合术和室间隔缺损的闭合。早期进行分阶段修复，包括在升主动脉和降主动脉之间置入移植血管以及行肺动脉束带术以防止在新生儿期过度肺循环，而室间隔缺损的修复在下一阶段进行，以及一旦孩子长大，移植血管尺寸也要增大至成人尺寸[194]。虽然该方法避免了心肺转流术的使用[184]，并且最初认为其有较低的发病率和死亡率[195]，但是由于需要进行多次手术，肺动脉束带术可能加重主动脉下狭窄的程度[195-197]以及更高的整体死亡率[176]，其变为二线治疗方法。在重度感染、颅内出血、多器官功能衰竭或出生体重小于 1500g 的早产儿患者及解剖复杂的患者[196-198]中应考虑进行分期修复。

目前，单期手术修复是首选[176,199-202]。最近几项研究表明单期手术修复的方法使死亡率有所改善[176,199-202]。用这种方法，在新生儿期修复整个病变。动脉导管结扎，主动脉疏通，降主动脉与升主动脉直接吻合[184]。使用自体移植物或自体心包补片组织来填补主动脉，可以减少术后主动脉弓梗阻[176,183,202,203]。尽管这种方法尚未普及，但医疗中心可能会发现，可以在不使用补片材料的情况下，展示出主动脉弓长期预后的提升[204]。

因为异常右锁骨下动脉与升主动脉和降主动脉之间的较长距离有关，所以它会使修复更加复杂[183]。一些患者需要进行锁骨下动脉切除术以确保主动脉的充分疏通[183,205]。其他患者则将左颈总动脉用作导管，据报道这种方法没有不良的神经系统影响[195,206]。

继发于室间隔缺损的左心室流出道梗阻也是棘手的挑战。很难确定左心室流出道梗阻是否需要进行修复。如果主动脉瓣下狭窄严重，左心室流出道测量＜ 3.5～4 mm[183,194,199]，这些患者建议进行治疗。若患者左心室流出道的直径大于患者体重的千克数加 2mm，则不建议干预左心室流出道梗阻；若小于患者体重的千克数，则建议进行单心室姑息[194]。另一组研究发现，如果主动脉瓣环测量值小于患者体重的千克数加 1.5，且患者进行了双心室修复但未行 Yasui 术（见下文），则建议患者再次干预[207]。左心室流出道梗阻合并主动脉弓离断的最佳治疗方法取决于具体解剖位置和梗阻程度。一种选择是从左心室流出道切除梗阻肌肉并修复室间隔缺损，这可能需要切除后部错位的漏斗部隔膜。在主动脉瓣环足够大的情况下，这种做法是有效的。由于病变经过三尖瓣和室间隔缺损，手术中必须小心不要损伤主动脉瓣，否则会导致主动脉瓣反流[208]。另一种方法是关闭室间隔缺损，同时用较小的补片附着在漏斗状隔膜的左侧，补片将拉住隔膜，并将其偏离左心室流出道。但是，这种技术只有在轻度的左心室流出道发育不全，并且主动脉瓣环足够大的患者中起作用[209]。球囊瓣膜成形术在初期可能有效地减轻流出道梗阻，但阻塞很可能复发，在一项大型多中心研究的 16 年随访期间，复发率高达 100%[176]。对于严重的左心室流出道阻塞，可以考虑 Yasui 手术。这种姑息性手术涉及 Norwood 式主动脉弓重建术，肺动脉主动脉升支 Damus-Kaye-Stansel 吻合成形术。首先用隔板关闭室间隔缺损，同时将两条大动脉结合到左心室，并且在右心室和肺动脉之间放置一根导管。另外，也可以考虑 Ross-Konno 术，切除多余的左心室流出道组织，将肺动脉瓣切除移位至主动脉作为新主动脉，然后连接右心室与肺动脉导管。总之，对于患有左心室流出道阻塞和相关的左心发育不全的患者的姑息性治疗包括 Norwood 手术，主肺动脉分流，随后进行单心室修补[194]。

2005 年先天性心脏外科医师协会（Congenital Heart Surgeons' Society，CHSS）在主动脉弓离断的研究中发现采用补片增强吻合术的患者，在 16 年的随访中，18% 的患者死亡，23% 的患者需要再次治疗，59% 的患者无须再次干预。而采用单纯的直接吻合术，只有 47% 的患者无须再次干预，相比之下，补片增强吻合术疗效更佳。对于那些置入过血管而没有扩大主动脉弓的患者，预后最差，其中 30% 的患者死亡，只有 16% 的患者无须再次干预。对于一个理想的手术患者，特别是大于 3.5kg，采用单期补片增强修补术治疗一个大的错位室间隔缺损，CHSS 研究模型预测 16 年内无须再介入生存率为 69%，死亡率 7%，再次干预率 24%。对于那些需要初始左心室流出道干预的人，该模型预测了 16 年的无须再介入生存率 65%，死亡率 6%，再次干预率 29%[176]，这些数据与其他报道相似[184,195,200]。在一个大型单中心的最近报道中，主动脉弓离断初次修复的 13 年生存率达 79%[210]。早期死亡的危险因素包括过高术前预期、酸中毒、肾衰竭、过早手术、分期缓解、年龄较小、较低出生体重和女性[176,184]。B 型或 C 型离断患者的情况比 A 型差[176]。Norwood 术和 Damus-Kaye-Stansel 式分流也增加了死亡风险[176]。如果术中采用聚四氟乙烯材料（作为移植物或用于补片增强），或者采用除了补片增强直接吻合法以外的任何方法修复主动脉弓，患者需再次介入的风险会由于主动脉弓残余梗阻或复发而提高。而 Serraf 等没有发现单期和双期修复的预后存在差异，最近的研究发现那些接受单期治疗的人预后更好[176,184,200]。

左心室流出道梗阻复发是术后的主要问题。根据一项多中心 CHSS 研究，在普遍采用 Konno 术治疗的患者中，在 16 年的随访中 20% 的存活患者需要二次干预以解决左心室流出道梗阻复发[176]。值得注意的是，之前 Geva 和 Apfel 等的报道提示左心室流出道的术前横截面积与体表面积的比值是患者再次手术的敏感指标，在比值大于 $1.6cm^2/m^2$ 的患者中，无一例发生明显的左心室流出道再梗阻[179,211]。然而，这种测量方式的可重复性也是最差。因此，有人推荐主动脉瓣下前-后径与体表面积比值作为参考指标[179,211]。比值大于 $1.0 cm/m^2$ 预示着良好的预后[211]。虽然 Apfel 和 Geva 等都没有发现主动脉瓣环和预后之间存在显著的相关性，Salem 等的一项研究提示主动脉瓣环直径小于 4.5 mm 和主动脉瓣环状 Z 评分小于 -5 可以预测左心室梗阻复发[212]。

虽然一直以来该病的发病率和死亡率很高，但是大多数患者没有临床症状，一项报道表明根据纽约心脏病协会心功能分级，86% 的患者被归类为一级，其余为二级[195]。尽管如此，许多人在运动测试中表现不佳[213]。同样，他们的生活质量有所下降[213]。最近的一项研究发现，由于主动脉弓离断而接受心脏修复手术的新生儿的心理和精神运动发育指标下降。这些结果在很大程度上归因于共存的染色体异常，手术期间深度低温循环抑制的时长，以及分娩时的医疗敏锐度[214]。

（十四）总结：疑似主动脉弓异常的诊疗策略

由于不同类型的大动脉异常之间差异较大，最好对每位患者采取逐步评估方法。临床上需要特别关注的是，大动脉异常往往会造成血管环或动脉吊带，从而导致呼吸或胃肠道症状。通过综合方法来明确患者症状的确切病因是非常重要的，一方面要关注可能性最大的病因，比如双主动脉弓和合并 Kommerell 憩室的异常锁骨下动脉，另一方面也不能忽视不太常见的诊断。尽管如此，由于症状通常与更常见且良性病相似，诊断仍是很困难。一项研究表明，血管环出现首发症状的平均年龄为 4.6 个月[7]，大多数患者从新生儿开始出现症状，但是由于诊断延误，平均手术年龄为 14 个月[7]。双主动脉弓早期出现症状可能性较大，特别在新生儿或婴儿期，而异常的锁骨下动脉出现相对较晚，尽管这两者之间有较多重叠。异常来源于主动脉的肺动脉很可能在最初的几个月内就引发严重的肺部过度循环症状。诊断应从详尽的病史和体格检查着手。如果患者病情严重，应考虑动脉导管依赖性病变，包括主动脉弓离断和严重缩窄。同时，也要考虑压迫的血管环，以及最常见的双主动脉弓。通过评估患者的面部特征来判断患者是否存在可能与 22q11 缺失综合征或其他遗传相关的先天性畸形。患者的氧饱和度、脉搏和血压应同时在四肢测量，并应当注意左、右上肢之间是否存在差异，如果有，则表明双侧锁骨下动脉之间存在梗阻，有可能是由于头臂动脉和锁骨下动脉之间存在主动脉弓离断，也有可能是在梗阻的远端存在一个异常的锁骨下动脉或头臂动脉。如果双上肢的脉搏均正常，而下肢脉搏低沉，则应当考虑距离头臂动脉和双侧锁骨下动脉较远处存在主动脉弓缩窄或离断。在听诊时，应评估患者的心脏杂音，这有助于发现老年主动脉弓梗阻性疾病患者可能存在的侧支血管，也有助于发现相关的心内畸形。呼吸系统检查可能表现为呼吸急促、窘迫、喘鸣，或与血管环或吊带一致的喘息。观察一个婴儿的喂养情况可能会有所帮助。影像学检查包括前后位和侧位胸部 X 线检查，有助于鉴别诊断非心血管疾病，并评估气管和肺野[215]。值得注意的是，气管的走势有助于判断主动脉狭窄、主动脉结的位置、评估主动脉弓的偏向（包括双主动脉弓）以及心影评估并发的心内病变[8]。在此之后，结合超声心动图，我们通常可以做出初步诊断。主动脉弓的偏向可以通过胸骨上切面大致确定。一般来说，主动脉弓发出的第一个血管包含横主动脉弓对侧的颈动脉，也有极少数例外。例如有食管后或孤立的头臂动脉的患者，或横主动脉弓对侧的颈动脉缺失的患者。同样地，异常的锁骨下动脉可以通过不能观察到第一根主动脉弓分支而确定，并看到起源于降主动脉近端的第四个动脉分支行走在主动脉弓的对侧以明确诊断。孤立的锁骨下动脉或头臂动脉也可以诊断，两者的起源都不来自主动脉弓，也可能观察到锁骨下动脉到动脉导管的逆流明显并且肺血管阻力是低的。异常和孤立的血管总是位于横向主动脉弓的对侧。超声心动图也可能表现出回旋的或颈部的主动脉弓。这对于确定是否存在相关的心内疾病也是有价值的。通常，当患者有右主动脉弓并存在镜像分支，则很有可能患有相关的心内疾病，而如果是右主动脉弓合并异常分支，则相关的心内疾病的发病率较低。如果仍然考虑血管异常，患者应该进行 CT 或 MRI 以更好地描绘血管解剖结构，因为它们比超声心动图更准确[216]。然而，应该记住的是这些检查可能无法显示完成血管环所需的闭锁韧带。血管环在以下几种情况很有可能出现：大口径血管突然缩小，分出锁骨下或头臂动脉而产生的憩室；动脉韧带与主动脉连接处形成的，从主动脉突出一个小的酒窝状的盲端；或近端的主动脉弓下降至横主动脉弓的对侧（表 33-2）。另一个 CT 和 MRI 的限制因素是它们难以鉴别合并次主动脉弓部分闭锁的双主动脉弓和合并异常锁骨下动脉的主动脉弓或右主动脉弓。这在临床上很重要，因为在治疗双主动脉弓时，外科医生必须结扎闭锁弓和动脉韧带，而在其他条件下只需要结扎动脉韧带。双主动脉弓患者的一个特征是四个主动脉分支均匀分布，两侧对称，称为"四动脉征"[8]。支气管镜检查，心导管检查术和食管钡餐造影术不再是一线诊断检查，因为它们要么侵入性过强，要么不太准确。钡餐造影能显示在横主动脉弓水平上的位于主动脉弓同侧的凹痕和双主动脉弓时双侧的凹痕。应该注意确定哪一侧占主导，通常是右侧。已知非常紧密的血管环可以在钡食管造影上引起前凹痕，由于肺动脉行走与食管和气管之间，前凹痕通常提示肺动脉吊带。斜后方压痕与异常锁骨下动脉相关，通常合并 Kommerell 憩室。与相应血管的走行一致，在异常右锁骨下动脉中，压痕呈右上方，在异常左锁骨下动脉中，左上压痕呈左上方[8]。在异常的头臂动脉中，情况类似。

表 33-2 部分闭锁性血管环的放射学特征

解剖学发现	引起血管环的相应病变
憩室	迷走右锁骨下动脉及动脉导管位于弓横部的对侧
隐窝（dimple）	动脉导管位于弓横部的对侧
降主动脉位于弓横部对侧	扭曲的主动脉弓

三、全身性血管畸形

血管异常有多种形式，包括动脉异常、毛细血管异常和静脉床异常。对于这些异常最新的理解认识导致了命名和分类上的重大变化。血管异常根据他们的组织病理学分成血管增生性（血管性）肿瘤和血管畸形（表 33-3）。在血管增生性肿瘤中，血管内皮细胞有丝分裂的发生率很高，而在血管畸形中没有出现内皮有丝分裂。由于快速的细胞分裂，血管增生性肿瘤生长很快。血管畸形是先天性的畸形血管，可能因出血、感染或炎症而扩大，但细胞数量保持不变。在儿科中有几种类型的血管肿瘤。最常见的婴儿型血管瘤可

表 33-3 儿童血管异常

血管病变
血管肿瘤
• 婴儿血管瘤
• 先天性血管瘤
— 快速消退型（RICH）
— 非消退型（NICH）
• 血管内皮瘤，如卡波西血管内皮瘤、梭形细胞血管内皮瘤、上皮样血管内皮瘤
• 血管肉瘤
血管畸形
• 慢速血流血管异常
— 淋巴
— 静脉
— 静脉淋巴管
• 快速血流动脉异常
— 动静脉畸形
— 动静脉瘘
— 混合型血管畸形

引自 Kollipara R, Odhav A, Rentas KE, Rivard DC, Lowe LH, Dinneen L. Vascular anomalies in pediatric patients: updated classification, imaging, and therapy. *Radiol Clin North Am*. 2013; 51:659–672.

以根据葡萄糖 1 转运蛋白（glucose 1 transporter protein，GLUT）与先天性血管瘤相鉴别。但是，在临床上通常根据症状发现的时间来鉴别两种血管瘤。先天性血管瘤在出生时就存在，而婴儿型血管瘤则在出生后一周后出现。以前，血管瘤这一术语被应用在椎体、肝脏和骨内病变，但这些病变现在被归类为血管畸形，因为它们是 GLUT 阴性。此外，非肿瘤性淋巴和静脉病变之前被称为囊性水瘤、淋巴管瘤和海绵状血管瘤，而由于它们并不是肿瘤，现在被称为淋巴管或静脉畸形。血管畸形分为缓流性病变，包括静脉和淋巴管畸形，以及急流性的病变，包括动静脉畸形和瘘管[217]。动静脉畸形包含动脉端和静脉端之间的病灶，通常位于皮下脂肪、骨骼或颅骨，而动静脉瘘不包含这样的病灶，通常位于大脑[217]。对于每种病变的诊断与管理的深入探讨已经超出了这个章节的范围，但可以在其他地方找到[217-220]。

（一）Galen 动脉瘤畸形静脉

Galen 动脉瘤性畸形静脉（vein of Galen aneurysmal malformation，VGAM），过去被称为 Galen 畸形静脉，是一种动静脉瘘，这是由于在 Galen 静脉的胚胎前体时期，动脉血流进入 Markowski 前脑中静脉而导致的[221]（图 33-28）。通常，在妊娠第 11 周，Markowski 前脑中静脉退化，在 3 月龄的时候只有它的后部与大脑内部静脉和基底静脉相连，形成 Galen 静脉[221]。而当 Markowski 前脑中静脉未退化时，流入它的动脉支流仍然存在，VGAM 就会产生。这种病变产生低阻力、高流量的血池，进一步招募更多的供血动脉，并促进血管扩张。

据报道，Galen 畸形静脉的发生率很低，不足血管病变的 1%[221]。根据病变类型，VGAM 患者可以是新生儿、婴儿、儿童或成人[221]。新生儿通常由于左向右分流，心脏的容量超负荷，而继发心力衰竭。婴儿出现脑积水和巨头畸形，而年龄较大患者出现脑积水、头痛或发育迟缓[222]。患者可能在产前就出现心力衰竭，提示预后不良[221,223,224]。胎儿时期主要是右心容量负荷，过渡到产后循环，

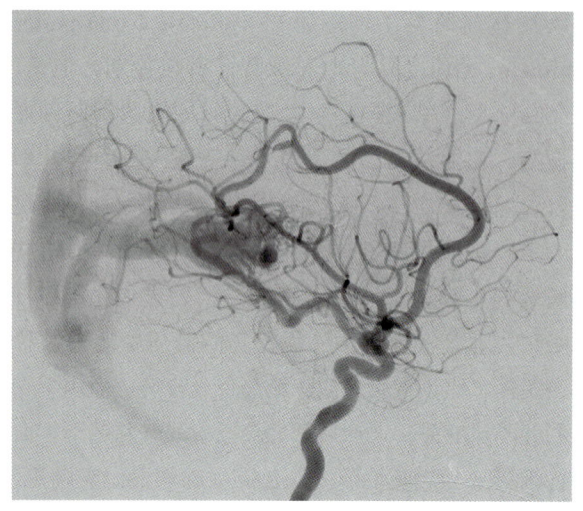

▲ 图 33-28　Galen 动脉瘤畸形静脉的脑部血管造影表现

左右心都承担着容量负荷。右心的回流血量增加，肺动脉血流增加，导致肺动脉高压。在体循环中，舒张期过多的血流进入动静脉畸形，导致舒张期血压降低和脉压增加，以及舒张期主动脉弓和降主动脉血流逆流（图 33-29）。与此同时，左心室舒张末期压力升高，这些都导致冠状动脉灌注压降低，冠状动脉灌注减少[225]。腹腔脏器的血流灌注也减少[221]。动静脉短路的大小和类型与心力衰竭的程度并不相符[226]。患有 VGAM 的婴儿和儿童可能由于脑脊液吸收不良而表现出脑积水。

对于高心输出量心力衰竭的患者，治疗包括利尿药和容量控制。正性肌力药物可以改善心输出量和心肌收缩，一氧化氮可以改善继发性肺高压。如果患者的症状得到有效改善，可在门诊进行随访，直至进行最终治疗，理想情况下是在 5 月龄左右[221]。最初，手术直接夹闭瘘管是主要治疗方法。目前，血管内栓塞是一线治疗。伽马刀治疗也取得了很好的效果[227]。治疗的主要目标是实现正常的神经发育。那些症状严重或多系统器官衰竭的患者可能不适合进一步干预[221]。尽管在治疗方面取得进展，VGAM 仍然保持较高的发病率和死亡率。一项对 216 名患者的大型研究报道显示栓塞后死亡率为 10.6%。在幸存者中，16% 有中度精神发育迟滞，16% 有严重的精神发育迟滞[226]。

（二）婴儿型血管瘤

婴儿型血管瘤是最常见的婴儿良性肿瘤，对于 3 个月内的婴儿，该病的发病率为 4%~5%[228-230]。它们有时被称为草莓血管瘤或毛细血管瘤[220]。血管瘤的危险因素包括女性、白人非西班牙裔种族、早产、低出生体重、高龄产妇和多胎妊娠[231,232]。该病存在明确的家族聚集现象，婴儿型血管瘤患者的兄弟姐妹中该病的发生率是一般人的 2.5 倍[233]。

婴儿型血管瘤有其特征性的发生发展过程，包括增殖、停滞和退化[230]（图 33-30）。大多数血管瘤在出生是缺失或者很模糊的[228]，而与之不同的是，先天性血管瘤在出生时就已经存在[217]。婴儿型血管瘤在出生后第二个月内增长最快[232]，到 3 个月时达到最大尺寸的 80%[234]。在几乎所有患者中，9 个月大时血管瘤达到最大尺寸[234]。

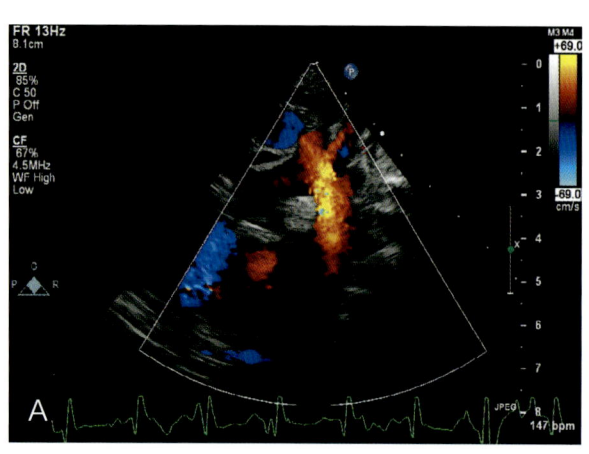
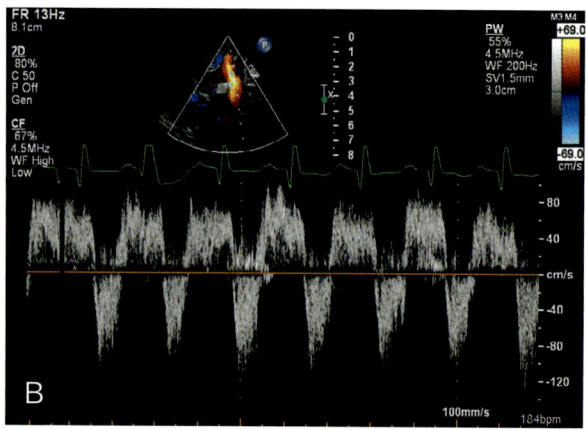

▲ 图 33-29　Galen 动脉瘤畸形静脉
通过彩色多普勒血流显像（A 和 B），胸骨上主动脉弓超声心电图显示头颈血管中的血液逆流

第六篇　先天性心血管疾病
第 33 章　主动脉弓和血管异常

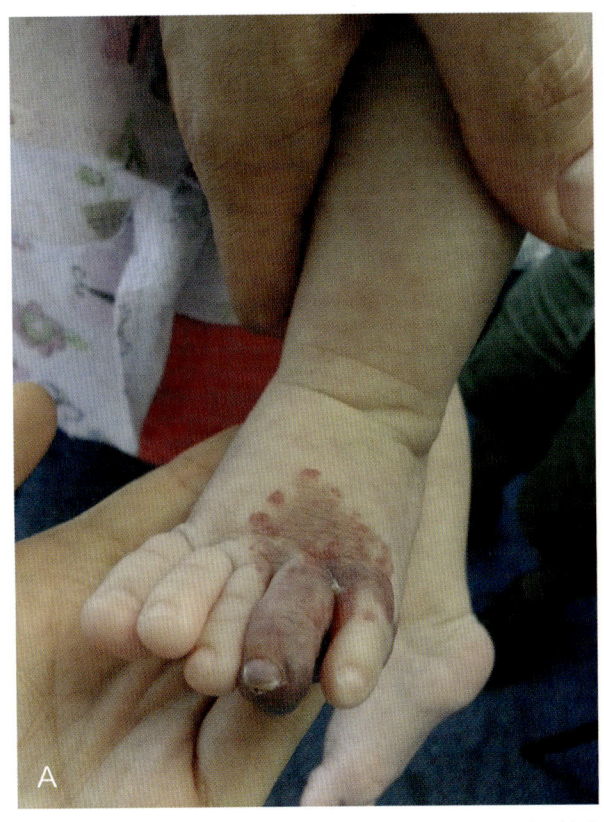
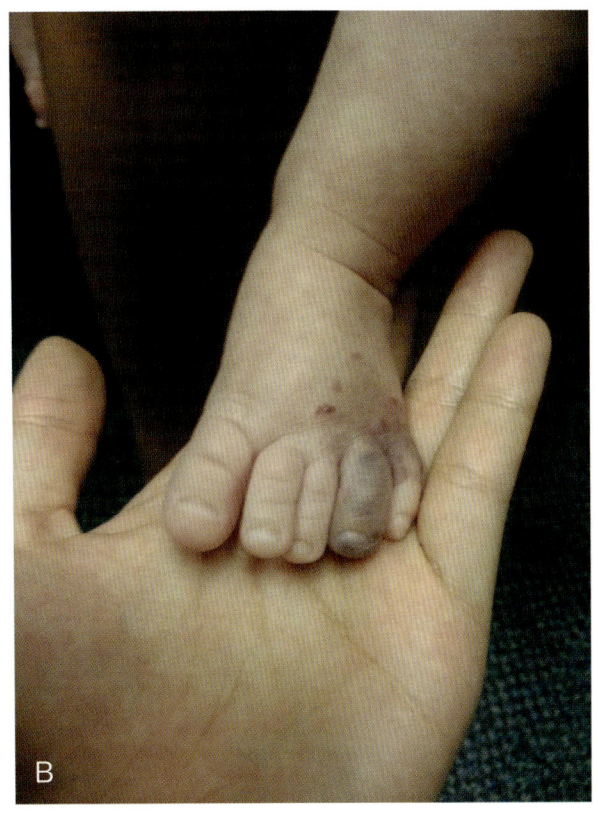

▲ 图 33-30　婴儿型血管瘤的增殖期（A）和退化期（B）

增长过程中，其颜色、厚度和解剖学分布都会发生变化[232]。婴儿型血管瘤的形态变化很大。它可能由初始的一块白斑发展成一片毛细血管扩张区，随后发生纤维脂肪变性[232]。大多数病变是表浅的[232]，可以是明亮的粉红色或红色的丘疹、斑块或结节。较深层次的病变不太常见，可能带有蓝色或者就是皮肤的颜色[230]。大多数病变具有混合特征，同时具有表面和深层的病变[230]。婴儿型血管瘤可发生在身体的任何部位，但大部分会发生在脸上，然后是躯干、头部和颈部[232]。病变也可能发生在肝脏。在一项研究中，63% 的病变是局部的单个离散病灶，而 37% 为节段性，覆盖身体发育节段的大部分（例如前臂）[230,232,235]。节段性病变通常是形成斑块而不是结节。中间型病变具有局部和节段两者的特征[230]。退化通常从 1 岁开始，以血管瘤中心为起点，在最初的几年内持续进行[230,234]。退化发生时病变的外周仍然可以增长[230]。

婴儿型血管瘤的诊断通过体检就可以完成。

对于非典型或深层病变，可能需要影像学检查确定病变程度并排除其他血管异常，包括其他类型的血管瘤、软组织恶性肿瘤和血管畸形[220]。该病在超声和 CT 中通常表现为血管分布增多的均质固块[236]。

虽然大多数婴儿型血管瘤在没有干预的情况下可以自行消退，它们仍然可以引起其他疾病。一个大的多中心研究发现，25% 的患者发生皮肤相关并发症。这些患者中溃疡发生率为 16%，视力损害率为 5.6%，气道阻塞率为 1.4%。耳道梗阻和心脏损害的发生率低于 1%。病变类型、大小和位于脸部是并发症的高度危险因素。节段性血管瘤发生并发症的可能性是局灶性血管瘤的 11 倍。病灶大小每增加 10 cm²，并发症发生率就增加 5%[235]。值得注意的是，肝脏病变可能与高输出性心力衰竭相关[230,235]。

婴儿型血管瘤也可能是 PHACE 综合征的一种表现，该综合征包括面部血管瘤和以下表现中至少一个：后颅窝畸形，脑血管异常，主动脉弓

919

异常，腹侧或中线缺陷，或眼部异常[220,237]。女性PHACE综合征的发生率是男性的9倍。PHACE综合征最重要的症状是神经系统症状，其中包括结构性脑异常或阻塞性脑血管异常。然而值得注意的是，最近的一项研究发现，即使没有确诊PHACE综合征，未经普萘洛尔治疗的婴儿型血管瘤患者在心脏病筛查中有更高的心脏异常发生率，主要是房间隔缺损[238]。

治疗主要是为了预防永久性毁容[220]。大多数患者在3—5月龄时转诊至亚专科医生就诊。然而，最近的一项研究提倡提前到出生后4周转诊，在生长最快的时期之前开始治疗[232]。皮质类固醇用于此病已有几十年的历史。经研究表明普萘洛尔对于此病非常有效，目前已经成为一线治疗药物[220,239-241]。在开始普萘洛尔治疗之前，提倡对患者进行心脏筛查，排除心力衰竭、主动脉缩窄和心脏传导阻滞等禁忌证，尽管最佳筛选方法和筛选功效尚未得到证实[238]。另外，大的病变，威胁视力、阻塞气道或耳道的病变也可能需要干预，包括经皮或内镜下激光栓塞、注射药物或硬化剂或手术切除[220,242]。

四、肺动静脉畸形

（一）解剖学

肺动静脉畸形（pulmonary arteriovenous malformations，PAVM）是肺动脉和肺静脉血管床之间低压的、直接的联系，避开了毛细血管床，从而形成一个从右到左的分流并破坏了正常的肺部过滤机制[243]。它们有时被称为肺动静脉瘤、瘘管、静脉曲张或毛细血管扩张症[244]。该病变最常见于靠近肺部胸膜的肺下叶，其特征是薄壁的肺血管和扩张的腺泡内血管[245,246]。病变可能很简单，包括一个动脉瘤静脉囊与相连的单个供血动脉和引流静脉，复杂的病变可能是连接多个供血动脉、引流静脉的丛状结构，或者在肺的某个节段或肺叶中弥漫的多个小动静脉畸形[243,247,248]。以前，只有直径大于3mm的PAVM被认为具有临床意义，后来这种看法被否定[249]。但是，目前仍然将3mm作为干预的临界值[250,251]。

（二）流行病学和病因学

最近的数据表明PAVM的发生率比以前认为的更高，通过CT进行癌症筛查的患者中PAVM发生率为1/2630[252]。遗传性出血性毛细血管扩张症（hereditary hemorrhagic telangiectasia, HHT），也被称为Osler-Weber-Rendu综合征，与PAVM的联系最为密切。大约90%的HHT患者至少有一处PAVM[251,253]。反过来，在单发PAVM的患者中同时伴有HHT的比例超过1/3，而在多发PAVM患者中，合并HHT的比例超过一半[244]。PAVM在肝肺综合征中也可见，该综合征的特征是肝功能不全、肺内血管扩张和低氧血症[254,255]。上腔静脉-肺静脉吻合（Glenn吻合）术是一种在功能上治疗单心室心脏病的手术，据报道，术后PAVM发生率为25%[256-258]。长时间的Glenn吻合术和多脾是已知的PAVM发病的危险因素[254,259]。

PAVM的病因尚不清楚[254]。一种假说认为PAVM是对肺内缺乏正常的肝脏因子的反应。Glenn吻合术需要中断从肝静脉流向肺部血管床的血流，而在Fontan吻合术中，这支血流交通是保留的。相对于Fontan吻合术，Glenn吻合术后患者更容易发生PAVM[243]。患者的肝脏通常是正常运作的，这表明PAVM并不是由于肝脏代谢异常形成的。这些发现与肝衰竭患者中PAVM的发展一致[243,254]。

（三）临床表现

大部分患者没有临床表现，尽管有显著的右向左分流，但往往是偶然发现从而得到诊断的[244,253,260]。患者可能会出现直立性低氧血症，这是由于动静脉畸形主要位于肺下部，站立时血液汇集在肺下部，患者会出现氧饱和度不足和呼吸困难[243]。显著的分流会导致发绀、杵状指和红细胞增多症[244]。在听诊时患者也可能有收缩期杂音或连续杂音[246]。患者还会出现呼吸困难、咯血、咳嗽、胸膜炎性胸痛、心悸或偏头痛[243,246,261]。

PAVM 最严重的后遗症是脑血管意外和脑脓肿，这些也可能是疾病的首发症状。有报道称缺血性或栓塞性脑血管意外的发生率为 24%～30%[253,262]。缺血性卒中可能与血液黏稠度增加相关。缺铁会加剧这种情况，特别是 HHT 患者失血后[263]。来源于静脉系统的栓子通过动静脉畸形绕过毛细血管床导致栓塞性卒中[264]。10%～40%的患者出现脑脓肿[251]，并且通常继发于厌氧或兼性厌氧菌感染[253]。HHT 患者该病的发病风险增加[253]。危险因素包括口腔卫生差和全身氧饱和度降低。患者可能由于脆弱的薄壁动静脉畸形出现咯血[245,246,254]。由于会导致孕产妇死亡，故在妊娠期间需要特别注意[265]。由于肺高压或瘘管的供血动脉过多，PAVM 的灌注压升高，出血的风险增加[243]。

（四）诊断方法

当患者在无肺实质损害或心脏病史时出现不明原因的发绀症状，可考虑肺动静脉畸形的诊断。动脉血气分析提示，在吸入氧浓度 100% 的情况下动脉氧分压仍无法提升至正常范围[266]。胸部 X 线片可见孤立或多发的类圆形阴影[244]，但大部分患者无明显异常表现[243]。CT 可观察到极细微的动静脉畸形情况，故而优于 MRI[243]。通过注射 ^{99m}Tc- 白蛋白的锝灌注扫描等核医学手段可以测定分流分数[243]。超声心动图声学造影最常用于此病诊断（图 33-31），具体方法为：在超声心动图辅助监视下，向上肢静脉或中央静脉快速注入生理盐水，如果产生的气泡到达肺动脉后在 5 个心动周期内出现在左心房，且此结果在至少两次注射检查中出现，则视为阳性表现[254]。然而，超声心动图声学造影有较高的假阳性率。一项研究表明，在某些患者人群中，超声心动图造影的阳性预测值仅为 36%[267]。通过计算进入左心房的气泡数量，可以降低错判的概率，当超过 100 个气泡在左心房出现，提示三级分流时，阳性预测值可提高为 93%[268]。肺动脉造影为诊断 PAVM 的金标准。PAVM 的常见表现包括动静脉通过时间增快，肺实质网状表现等[254]。置入导管通过 Fick 法可量化右向左分流量。

（五）治疗与预后

PAVM 的治疗选择十分局限。过去的治疗手段大多为手术切除或结扎血管。如今，对于供血动脉直径 ≥ 3mm[266,269] 的 PAVM 患者，经导管血管栓塞术成为一线治疗方案[251,252]。最初使用的是球囊封堵，现在一般用不锈钢线圈来

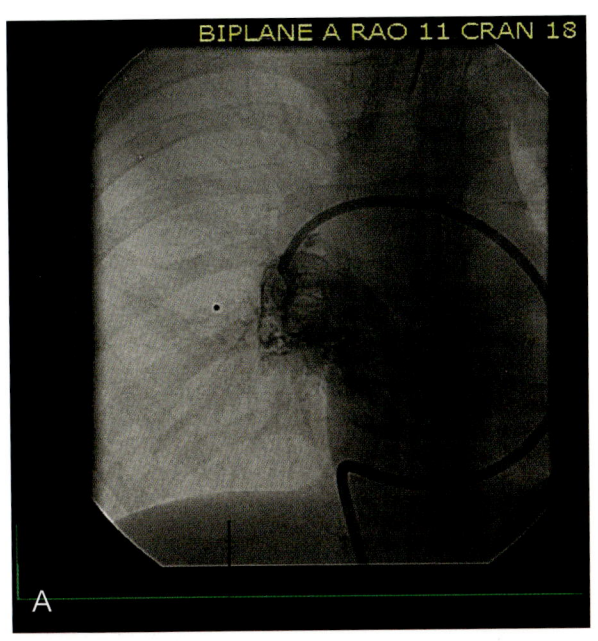
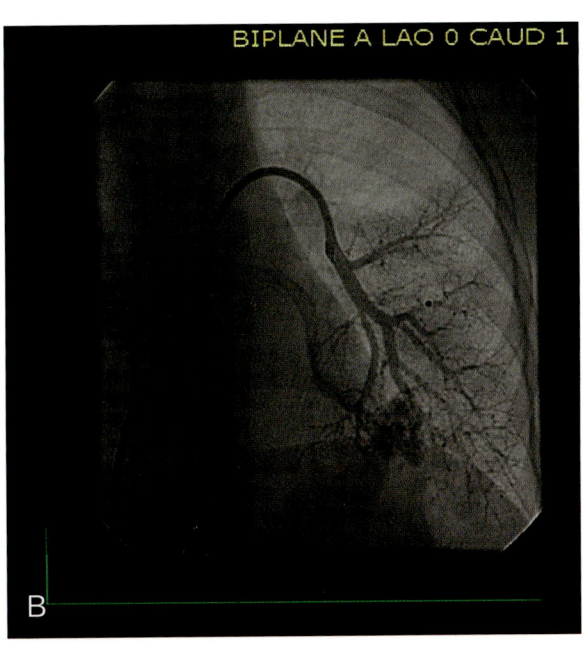

▲ 图 33-31 肺动静脉畸形
导管尖所处的左肺动脉（A）及右肺动脉（B）可示肺动脉畸形

完成[251,262,266]，有时也会使用 Amplatzer 血管封堵器[270]。其中，线圈封堵十分安全高效，并发症率低于 5%[262,271]。栓塞法的疗效已得到证实，能够减轻右向左分流，增加氧供[243,247]。PAVM 患者实施封堵术后可预防缺血性脑卒中[253]、偏头痛[261]等症状。不过，也有封堵术后动静脉畸形仍未被矫正的情况发生[272]。同理，堵塞动脉的再通或侧支血管的形成都是不可忽视的问题[262]。这些体肺分流的侧支血管会造成新的风险[247,273]。供血动脉直径＜ 3mm 以及弥漫型的 PAVM 不是经导管栓塞术的适应证。近期，HHT 与 PAVM 患者在诊断与介入治疗中所受到的辐射暴露引起了人们的高度重视[274]。为了减轻辐射造成的影响，应遵循以下建议：在评估潜在 PAVM 患者时首选超声心动图造影，而不是 CT；尽量避免重复的 CT 检查，以及在治疗性导管术前进行附加的诊断性血管造影；用 MRI、运动实验、全身血氧饱和度等检查取代 CT 与血管造影来评估患者预后。

另外，为了抵御持续的右向左分流以及可能的菌血症风险，患者还需预防性应用抗生素[266]。2011 版美国心脏协会卒中指南建议，PAVM 的成年患者应接受抗血小板治疗作为缺血性卒中的二级预防[275]。同理，HHT 患者如并发缺铁症状应立即被纠正，以避免缺血性卒中的发生[243]。

致谢

本篇作者对 Rajesh Krishnamurthy 医生与 Audrey Chan 医生提供本章临床图片的大力帮助表示由衷感谢。

第 34 章
主动脉根畸形
Abnormalities of the Aortic Root

Matina Prapa　John Pepper　Michael A. Gatzoulis 著
陈 笋 译

一、概述

许多先天性心脏病患者，无论是否进行矫治手术（修复和未修复），都可能伴有主动脉根进行性扩张[1]。过去的数十年来此领域的广泛研究表明，胸主动脉壁不仅仅是单纯的管道，而是一处可响应自身血流动力学改变的复杂结构[2]。遗传性的结缔组织病，如马方综合征以及二叶主动脉瓣，无论是发病机制与治疗方法，都被作为典型的主动脉疾病处理。然而，在广泛的先天性心脏病病种中发现相似的主动脉壁畸形，包括主动脉缩窄、法洛四联症以及完全性大动脉转位（表34-1）。动脉扩张一般无症状，但可能造成渐进的主动脉反流，甚至导致急性主动脉夹层。因此，主动脉疾病的早期发现对于及时的介入治疗与预后十分重要。随着先天性心脏病患者的平均寿命延长，原有的异常动脉壁叠加部分心血管危险因素后，可能增加主动脉疾病并发症的发生率。接下来我们将回顾一些与主动脉根部畸形相关的最为普遍的先天性心脏疾病，以及它们背后的病理机制、诊断评估与治疗手段。

二、马方综合征

马方综合征为一种遗传型结缔组织病，与第15染色体上的原纤蛋白-1（fibrillin-1，FBN1）基因（15q21.1）变异有关。马方综合征的人群患病率为每5000～10000名活产婴儿中出现1例，为常染色体遗传病[13]。95%以上符合马方综合征临床诊断标准的患者体内FBN1出现变异[14]，有1/4的患者为无家族史的基因突变。马方综合征为高度外显的常染色体显性遗传，可影响几乎所有等位基因携带者，但表现型多变。本病临床表现不一，主要累及皮肤、骨骼、心血管系统和眼等器官组织，被视为典型的主动脉病理改变，尤其是几乎所有的患者一生都会伴随主动脉扩张或夹层[15]。动脉瘤壁下方的异常组织可被称为"囊性中央坏死"，可见弹性纤维断裂、血管平滑肌细胞（vascular smooth muscle cells，VSMC）非炎性缺失，以及在主动脉中膜细胞缺失部分嗜碱性基质的大量聚集[13]，后文将详述。然而，这并不是马方综合征的特征性改变，在各种原因导致的非综合征性胸主动脉瘤（thoracic aortic aneurysms，TAA）中也有这种表现[16]。

虽然已知此病与FBN1的变异有关，其致病的分子机制还不明确。FBN1是连接血管平滑肌细胞与周边弹性纤维的细胞外微纤维网络的重要组成成分，增强组织弹性[17]。目前，FBN1基因上发现有超过1000种变异，且其基因型与表现型无显著联系[13]。变异的外显子24～32可作为马方综合征患病的早期标志物，但其变异本身与主动脉扩张患者发生主动脉夹层的高风险无关[18]。由于结缔组织结构异常，早期关于马方综合征发病机制的理论主要集中在FBN1的结构特性上。人们认为突变的等位基因产生了显性抑制作用，阻止纤维蛋白聚合物的凝集[18]。然而，另一关于转基因小鼠的研究成果表明，变异的蛋白参与了微纤维的形成，甚至增加的正常等位基因在同种动物模型中改变了主动脉的表型，强调了单倍基因剂量不足对

表 34-1 常见的大动脉根部病变相关先天性心脏病

结构异常	大动脉扩张部位	主动脉扩张的发生率	夹层的发生率	主动脉置换建议
马方综合征	• 主动脉窦（Valsalva 窦）（经典部位）	• 5 岁内 35%[3] • 19 岁内 68%[3]	• 4.3% 于童年时期[4] • 20% 于青少年时期[4]	• >50mm • 快速进展的主动脉扩张（每年>10mm） • 主动脉反流加重 • 需行二尖瓣手术
二叶主动脉瓣	• 主动脉根部及升主动脉	• <19 岁，孤立性二叶主动脉瓣[5] • 12% • 显著的大动脉扩张 • 25% 为中度扩张	• 病例报道于青少年时期[6]	• >50mm • 快速进展的主动脉扩张（每年>10mm，也有研究称>5mm） • 由于主动脉扩张需行主动脉瓣手术 • >45mm
法洛四联症	• 主动脉根部及升主动脉	• <19 岁，术后[7] • 87% 位于 Valsalva 窦 • 63% 位于升主动脉	• 病例报道于成人期术后[8-10]	• ≥55mm，尤其当存在肺动脉瓣植入的指征时 • 主动脉扩张相关性主动脉反流加重 • >50mm
主动脉缩窄	• 升主动脉及手术修复部位	• 儿童及成人均常见[11] • 术后 9%	• 儿童及成人均常见[11] • 术后<1%	• 约 50mm • 快速进展的主动脉扩张（每年>10mm，也有研究称≥5mm） • 主动脉反流加重
大动脉转位	• 新发大动脉根部扩张	• 术后 33.4%[12]	• 未见报道	• 严重的新发大动脉根部扩张（≥55mm）

此病造成的影响[21]。这一研究提高了重铸主动脉壁层正常结构的可能性。

近来，TGF-β 在马方综合征发病机制中的重要意义受到了关注。TGF-β 细胞因子家族与血管重构与动脉瘤形成紧密相关[2]。小鼠模型证实了 FBN1 可通过与细胞因子潜在结合，对 TGF-β 进行调控。过多的 TGF-β 与马方综合征主动脉根部增宽、二尖瓣畸形与肺气肿症状相关[22-24]。更重要的是，TGF-β 的中和抗体，能逆转前述的各种症状[13]。上述的机制假设为 FBN1 的缺失导致游离的 TGF-β 更容易被激活，尽管变异的蛋白也能够激发 TGF-β 的释放[25]。马方综合征的另一位点——MFS 二型（又称作 MFS2）与 TGF-β 二型受体（TGFBR2）变异相关的发现更加证实了 TGF-β 途径的重要性[26]。总而言之，人们假设 FBN1 的缺乏导致了细胞外基质稳态失调，进而抑制 TGF-β 活性增强。而此后造成主动脉壁变性的具体机制顺序还未完全阐明。不过，我们已知弹性组织会加速离解，基质金属蛋白酶（matrix metalloproteinases, MMP；MMP-2 和 MMP-9）被激活，血管平滑肌细胞凋亡，异型细胞开始迁移[27]。

（一）诊断

马方综合征的诊断大多依赖临床依据。由于临床表现太多样，需要采取多学科的方法。Ghent 标准是建立在马方综合征患者各器官系统临床表现与家族史的基础上的，根据此标准可以确诊此病[13]。然而，由于儿童患病的严重程度和最初表现各有不同，Ghent 标准不适用于这一时期[28]。因此，在诊断明确前，年轻的患者需要长时间的随访。最近，一个国际专家委员会发布了修订版 Ghent 标准，此版将主动脉根动脉瘤与晶状体异位视作马方综合征的心血管症状，并创建了一个新的评分系统来评估此病其他系统的临床表现（表 34-2）[29]。当出现疑似马方综合征患者或确定家庭成员携带关联变异基因时，基因筛查可以辅助临床诊断。然而，FBN1 变异并不是马方综合征的特异症状，还可在许多疾病中发现，包括 MASS

表 34-2　Revised Ghent Nosology for the Diagnosis of Marfan Syndrome

Revised Ghent Criteria for the Diagnosis of Marfan Syndrome（29）

In the absence of family history of MFS:
（1）Ao（Z≥2）and ectopia lentis
（2）Ao（Z≥2）and FBN1 mutation
（3）Ao（Z≥2）and systemic features（≥7 points）*
（4）Ectopia lentis and FBN1 mutation previously associated with aortic root aneurysm/dissection

In the presence of family history of MFS:
（5）Ectopia lentis
（6）Systemic features（≥7 points）*
（7）Ao（Z≥2 above 20 yrs old, ≥3 below 20 yrs）

*New scoring of systemic features（≥7 points indicates systemic involvement）：
- Wrist and thumb sign—3（wrist or thumb sign—1）
- Pectus carinatum deformity—2（pectus excavatum or chest asymmetry—1）
- Hindfoot deformity—2（plain pes planus—1）
- Pneumothorax—2
- Dural ectasia—2
- Protrusio acetabuli—2
- Reduced upper segment/lower segment ratio and increased arm/height and no severe scoliosis—1
- Scoliosis or thoracolumbar kyphosis—1
- Reduced elbow extension—1
- Facial features（3/5）—1（dolichocephaly, enophthalmos, downslanting palpebral fissures, malar hypoplasia, retrognathia）
- Skin striae—1
- Myopia＞3 diopters—1
- Mitral valve prolapse（all types）—1

Special considerations for young individuals（＜20 yrs old）：
1. Use term "nonspecific connective tissue disorder" in sporadic cases with insufficient systemic features（＜7 points）and/or borderline aortic root measurements（Z＜3）without FBN1 mutation, until follow-up echocardiographic evaluation shows aortic root dilation（Z≥3）
2. Use term "potential MFS" in sporadic or familial cases with a FBN1 mutation and Ao Z＜3, until the aorta reaches threshold
3. Neonatal MFS is not considered as a separate category, but represents the severe end of the MFS spectrum

Ao, aortic diameter at the sinuses of Valsalva above indicated Z-score or aortic root dissection; FBN1, fibrillin-1 gene mutation; MFS, Marfan syndrome; Z, Z-score.
Modified from Loeys BL, Dietz HC, Braverman AC, et al. The revised Ghent nosology for the Marfan syndrome. J Med Genet. 2010;47(7):476–485.

综合征（涉及二尖瓣、主动脉、骨骼及皮肤病变）、家族性二尖瓣脱垂和家族性晶状体异位[26]。多达21%的马方综合征患者可有TGFBR2变异而FBN1为阴性[30,31]。上述的情况被称为MFS 2型，其部分表型与Loeys-Dietz综合征有重叠[15]。由于晶状体异位在Loeys-Dietz综合征不出现，在鉴别诊断两者时起到重要作用[32]。

马方综合征最有特征性又最严重的症状就是心血管系统的损害，包括胸主动脉瘤形成，扩张的主动脉根导致的动脉回流和二尖瓣脱垂[15]。主动脉扩张主要发生在Valsalva窦附近，且最终可能累及窦管交界处甚至接近升主动脉（图34-1A和B）[33]。马方综合征患者中近35%的在5岁，68%的在19岁时会发展为主动脉根部扩张[3]。扩张是缓慢进展的，而其发生率不可预计，有极强的个体差异性[34]。发生严重的心血管疾病并发症如主动脉夹层甚至破裂的概率，在孩童期的预估值为近4.3%，青春期时增长为20%[4]。15%~44%的马方综合征患者在童年期和青春期会出现主动脉回流，且极可能伴随急性心血管事件[35]。青少年发病与严重主动脉疾病家族史相关，这也是主动脉疾病并发症的危险因素[4]。儿童期确诊患者相较成年确诊者出现不良心血管事件的概率明显降低，证明了本病早期诊断的必要性[36]。

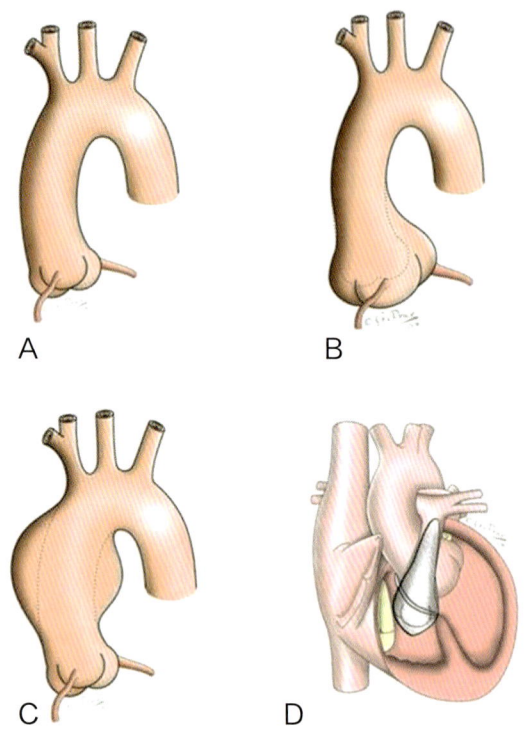

▲ 图 34-1 先天性心脏病的不同病理表现
A. 正常主动脉根部前位图，升主动脉与主动脉弓；B. 马方综合征主动脉扩张典型部位，位于 Valsalva 窦附近；C. 升主动脉不对称扩张伴二叶主动脉瓣狭窄；D. 法洛四联症矫治术后主动脉根部与升主动脉均匀扩张

超声心动图作为马方综合征的随访手段，应每 6 个月复诊一次，来获知疾病的发展情况。如果测得数据稳定，可减少到每年一次[15]。然而，上述情况只针对成人，对于青少年患者，必须每 6 个月复查一次，尤其在发育阶段应密切监视[37]。未达到诊断标准的患儿应每 5 年复检一次，直至成年[37]。进行超声心动图检查时，应测量 Valsalva 窦附近动脉直径，因为这是马方综合征最易累及的动脉段。值得注意的是，测量主动脉根部直径时需将年龄和体表面积纳入考虑[38]。在测量马方综合征患儿的动脉扩张程度时，最好使用将上限调高的计量图表，因为马方综合征患儿大多比其同龄人要高[39]。如超声心动图视窗过小，可使用 MRI 或 CT 动脉造影进行测量（图 34-2A）。但是需要注意的是，MRI 与 CT 在测量时测得的都是外部直径，相较超声心动图测出的内径要高 0.2~0.4cm[15]。精准测量比较困难，由于升主动脉在三个平面中都运动，难以准确获得主动脉横断面的直径。由此，对于无其他症状，仅是通过动脉直径来诊断患者应谨慎。

患有降主动脉扩张、B 型主动脉夹层或升主动脉瘤术后的患者应常规进行全胸主动脉的 CT 或 MRI 检查[40]。多数马方综合征患者会出现升主动脉扩张或 A 型动脉夹层[15]。然而，还有一小部分患者起病初便累及末端胸主动脉，如发生急性 B 型主动脉夹层则预后不良[41]。并且，超过 52.6% 曾接受升主动脉矫治术的马方综合征患者需进行后续手术，手术涉及部分降主动脉[42]，因此需要推进全面的影像学检查。通过 MRI 评估局部血管壁硬化是广泛筛选的附加指标，是预示马方综合征患者降主动脉进行性扩张的指标[43]。

（二）治疗

无论是手术还是药物治疗，本质上都增加了马方综合征患者的生存期望，有数据表明，相较于 20 世纪 70 年代的 40 岁，目前马方综合征患者平均寿命可达到 70 岁[42]。马方综合征的保守治疗包括限制剧烈运动与使用 β 受体阻滞药，以减轻患者的动脉负担。β 受体阻滞药在确诊初期或出现明显动脉扩张时便可使用[40]，在疾病加速期用药剂量需被严格监控随时调整，以防止可能的不良反应，如哮喘的发生。如患者无法耐受，可将 β 受体阻滞药调整为钙离子通道阻滞药。在儿童和成年马方综合征患者中，这两种药物都被证明对马方综合征患者的主动脉扩张速率有控制作用[44]。相比于 β 受体阻滞药的负性变时与变力作用，降低动脉压的作用可能是第二位的[40]。另一种降压药氯沙坦，作为血管紧张素 Ⅱ 1 型受体（angiotensin Ⅱ type 1 receptor，AT1）阻断剂，已被证明能够改善 FBN1 缺失的小鼠的主动脉表型[24]。对于出生 7 周就生长出的主动脉根动脉瘤，相较于普萘洛尔只局限于减缓主动脉根生长率的作用，使用 6 周氯沙坦治疗能够有效预防弹性纤维断裂与阻断主动脉中膜 TGF-β 信号[24]。在一项涉及 18 位马方综合征儿童患者的试验性研究中，血管紧张素 Ⅱ 受体阻滞药（angiotensin Ⅱ-receptor blockers，ARB）对明显降低进行性主动脉根部扩张率有良

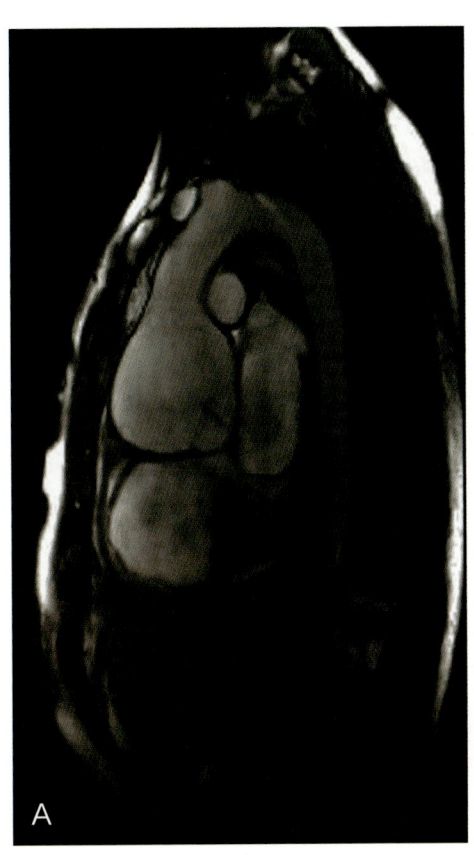
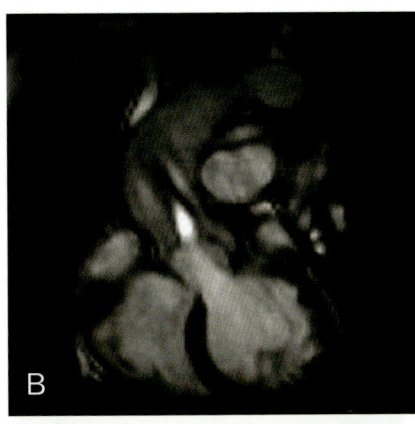
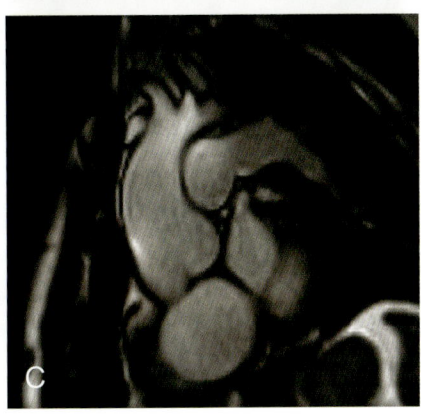

◀ 图34-2 不同类型主动脉扩张的磁共振图像

A. 从马方综合征患者中可以看到，在稳定的自由运动中有一个静止的画面呈现出"梨形"，可见轻度主动脉瓣反流；B. 喷射病损导致升主动脉前外侧部主动脉瓣二尖瓣阀里的升主动脉前外侧部与血管壁的不对称扩张在同一水平；C. 法洛四联症术后患者主动脉根部扩张至窦房结及升主动脉近端

好效果[45]。随后，一项28位儿童与青年马方综合征患者参与的试点研究结果显示，氯沙坦相较β受体阻滞药具有更佳的延缓动脉扩张的效果，这一结论被一个包含233名马方综合征成人患者的大型的对比试验证实[46,47]。然而，在另一项大型多中心对比研究（21个临床中心，608位患者参与）中，3年期内没有发现氯沙坦与阿替洛尔在抑制动脉扩张率方面的统计学差异[48]。有观点认为这些对比研究缺乏安慰剂组，且发病初期的小鼠模型与疾病进展期的患者情况不可比，但是由于氯沙坦在实验中没有体现出明显的优势，可能无法成为一线治疗的新选择[24,48]。

即使经历长期治疗，大多数心血管疾病都依旧会有并发症[44]。因此，虽然给患儿先实施药物治疗能够暂时延缓手术必要，密切的随访却必不可少。虽然对于较年轻的患儿，严格控制运动不一定合适，但建议最好避免心肌的等长收缩运动与过分收缩。在一份2004年发布的美国心脏协会一致同意的文件中提出，患有先天性心脏病包括马方综合征的年轻患者建议进行适当活动[49]。

患有马方综合征的儿童进行大动脉根部动脉瘤手术被证实有长期较好的效果[50]。如果主动脉瓣已被影响，可同时进行瓣膜和升主动脉的替换手术。在没有实质性瓣膜损伤的病例中，可以采用瓣膜保留手术，包括大动脉根部重塑和再植入动脉瓣（图34-3）。再植入手术中创造一个新主动脉窦可以加强手术修复的持久性[51]。成人马方综合征患者目前选择主动脉根部手术是根据主动脉直径和发生夹层的危险。

然而，由于儿童年龄组的动脉并发症发生率较小，儿童在这方面缺乏相关的数据，由此在小儿中缺乏一致统一的意见，大多数临床中心建议根据成人主动脉直径的标准（约50mm）采用预防性手术，同时考虑是否有主动脉生长速率加速（＞10mm/年），出现主动脉瓣反流，或需要进行二尖瓣手术[37]。主动脉根部手术后，由于远端动脉仍可能被波及，持续的随访和药物治疗是必需的[40]。

个性化主动脉外支持（personalized external aortic support，PEARS）是欧洲率先发明的试验性手术，现在仅仅适用于年轻成人患者，疾病初发

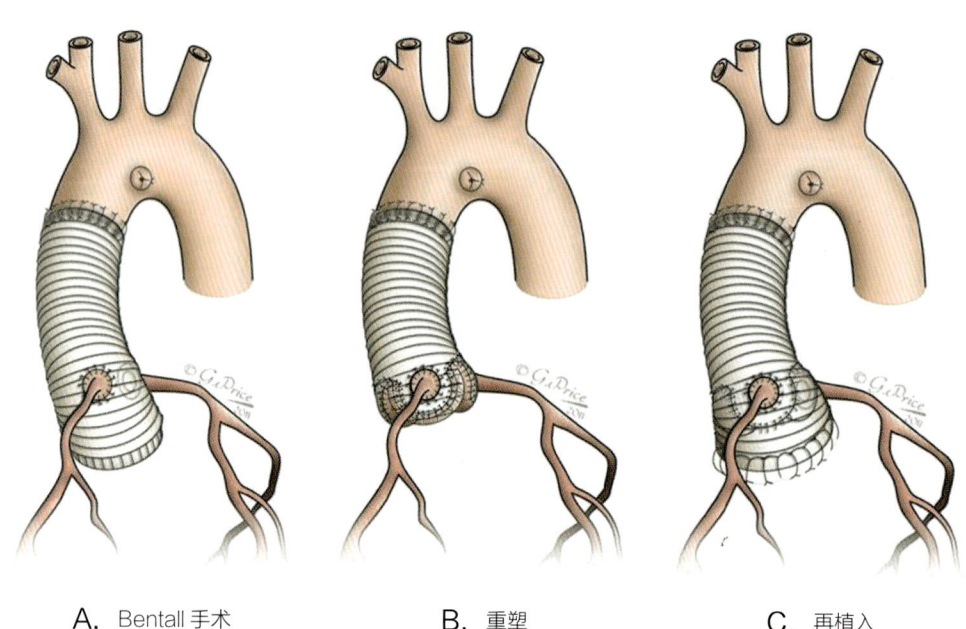

A. Bentall 手术　　B. 重塑　　C. 再植入

▲ 图 34-3　大动脉根部重塑和再植入动脉瓣

A. Bentall 手术，主动脉瓣和升主动脉联合移植置换手术，主动脉尖和主动脉窦完全切除，将一个瓣膜导管缝合至主动脉瓣环，再植入冠状动脉至移植物处；B. 主动脉根部置换联合主动脉根部重塑，采用近端特制的管状涤纶移植物重建主动脉窦；C. 主动脉根部置换联合主动脉瓣再植，主动脉窦被切除，剩下一部分主动脉组织围绕在冠状动脉口周围与主动脉瓣环相连，利用两根缝合线将主动脉瓣再植于管状涤纶移植物内，两根线分别位于主动脉瓣环的上方和下方。冠状动脉被植入其相应的主动脉窦，而移植物与远处升主动脉相吻合

阶段[53]。用患者自身的主动脉尺寸制作一个塑料材质的复制品，此复制品是利用织物网定做的外部支架，可以放置在主动脉根部和升主动脉周围，而不需要体外循环，手术时间要比体外循环短。这个手术最初是由 Tal Golesworthy 在 2000 年提出，Tal Golesworthy 是一个工程师，有马方综合征和主动脉根部动脉瘤的家族史。他把研究和开发团队组织在一起，并且找到了一位外科医师参与到这个创新方法的研究当中，他是设备的制造中心，一切都围绕他的主动脉定做。他在 2004 年成为了第一个进行此手术的人。10 年后，他的情况十分可观。随后，其余 45 位患者也植入了为他们个性化订制的支架。尽管仍需获取更多数据，这个手术已成为了青少年 / 年长儿的可替代手术。

三、二叶主动脉瓣

二叶主动脉瓣是最常见的先天性心脏病畸形，发病率为 0.5%～2%[54,55]。术语"二叶主动脉瓣"是不同的几种畸形的总称。包括"真二叶主动脉瓣"，即只有两叶完全发育的瓣叶，另一种是"功能性二叶主动脉瓣"，即有三叶主动脉瓣，但其中两叶融合在一起。二叶主动脉瓣是一种遗传性疾病，对家族发病率的研究表明，二叶主动脉瓣患者的直系亲属发病率在 9% 左右[56]。有些情况下，遗传模式是常染色体显性遗传，有不同的外显率，男女比例为 3∶1[56,57]。二叶主动脉瓣的患者可能存在几种并发症，如瓣膜功能障碍和感染性心内膜炎[58-61]。此外，二叶主动脉瓣与主动脉壁的结构性病变也相关。如主动脉缩窄、升主动脉扩张和胸主动脉瘤畸形[62,63]。因此，二叶主动脉瓣被考虑为一个疾病的连续发展过程，病灶涉及整个主动脉根部和升主动脉[64]。尽管与马方综合征相比（5% vs. 40%），主动脉夹层的发生率较低，但由于二叶主动脉瓣的发病率较高，所以有一大部分夹层是源于此疾病[57]。

血管壁重塑导致二叶主动脉瓣患者主动脉扩张的发病机制至今仍不清楚，可能与局部血流动力学或主动脉壁的内在结构异常机制有关。二叶主动脉瓣患者的主动脉中层发现囊性坏死也支持了主动脉壁内在结构异常的假设（图 34-4）。Fedak 等提出 FBN1 合成的缺陷是导致生成动脉瘤的最主要原因，主动脉扩张的二叶主动脉瓣患者的细胞外基质中已发现此蛋白的表达有所下降[17]。FBN1 的缺乏导致血管平滑肌细胞与弹性蛋白、胶原蛋白的分离和金属蛋白酶的激活，以及加速细胞凋亡。尽管与马方综合征有相似的潜在病理学变化，二叶主动脉瓣患者并没有发现 FBN1 基因突变[65]。NOTCH1 基因可能对二叶主动脉瓣的发生起重要作用，因为此基因的变异与散发和家族性二叶主动脉瓣和胸主动脉瘤以及主动脉瓣上钙质沉积有密切关系[66]。NOTCH1 基因编码的跨膜蛋白激活心脏胚胎形成的信号通路，促使大血管、主动脉和肺动脉瓣膜的形成[66]。编码血管平滑肌细胞 α- 肌动蛋白的 ACTA2 基因突变，与家族性胸主动脉瘤和夹层发生以及伴随的二叶主动脉瓣有关[67]。内皮 NO 合成酶是另一个候选基因产物，小鼠实验已经证实内皮 NO 合成酶的缺乏与二叶主动脉瓣的发生有密切联系[68]。最后，由于二叶主动脉瓣与 Turner 综合征以及男性占疾病的主导地位，二叶主动脉瓣与 X 染色体连锁相关的假设已被提出[64]。

除了在胸主动脉瘤患者中血管壁结构异常因素已被证实，局部血流动力学因素也可能与其有关。体外实验已经证实人工培育的人体内皮细胞对不同水平的壁剪应力有反应[69]。二叶主动脉瓣形态学上的变异预示着主动脉扩张的不同危险性，这与不同血流动力学影响有关。前后向二叶主动脉瓣更倾向于发生主动脉瓣反流，左右向的二叶主动脉瓣更倾向于发生主动脉狭窄，这导致了主动脉不同的血液流动模式[70,71]。狭窄性二叶主动脉瓣导致血流高速喷射，这增强了升主动脉右前侧壁的剪应力，而反流性二叶主动脉瓣由于搏出量增加，血管壁的张力随之增加，这也与主动脉根部扩张有关（图 34-2B）[64]。从二叶主动脉瓣患者体内采集的组织标本已经证实了血流动力学对疾病的影响，展示了压力导致的升主动脉血管重塑在凸面和凹面的不同类型[72]。

二叶主动脉瓣患者的主动脉扩张在生命早期即可出现，并且在整个儿童期间呈进行性发展。在一个有 107 名患者的儿童队列里，功能正常的二叶主动脉瓣患者运用心超测量的主动脉根部直径显著大于对照组[73]。然而，最大的矛盾在于升主动脉水平，二叶主动脉瓣患者的年生长速率高于对照组。另一个不同研究表明，当二叶主动脉瓣儿童患者到青春期时，升主动脉扩张的速率会增加[5]。升主动脉扩张的危险因素包括主动脉瓣形态、流量梯度的程度、主动脉瓣反流和收缩期左心室流量喷射角度[6]。主动脉夹层的发生率在儿童患者中较少见，仅在个别青少年患者病例中有所报道[6]。在 981 名儿童患者的单中心随访队列中，主要心脏事件的发生率比年轻成年患者大约低 3 倍，并且大多数为主动脉狭窄而不是主动脉夹层[6]。需要注意的是，以上的研究都局限于

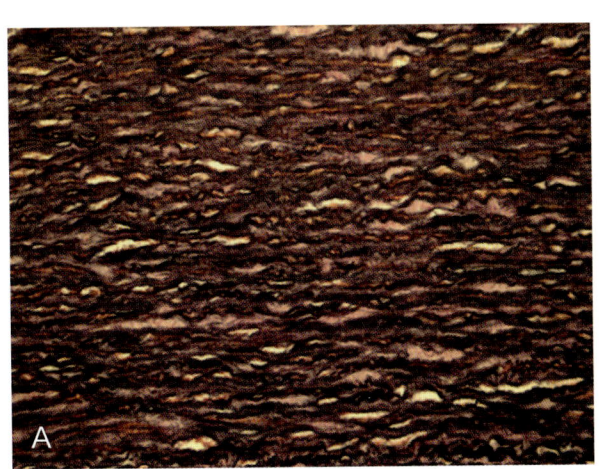
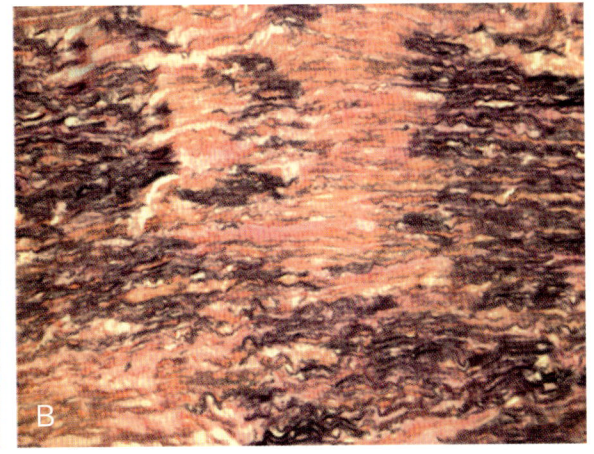

▲ 图 34-4　先天性心脏病患者的主动脉壁有组织学异常

A. 正常的主动脉弹性层的正常分布；B. 二叶主动脉瓣患者的主动脉，图示严重的中层退化，有弹性纤维碎片和嗜碱性基底物质（以上图片被保存于弹性 VG 染色液，放大 20 倍）

散发型二叶主动脉瓣，然而，Turner综合征和先天性缩窄修复也被证实是成人二叶主动脉瓣患者发生主动脉夹层的危险因素[74,75]。

（一）诊断

鉴于主动脉扩张缺乏明显的症状而主动脉夹层又有较高的致死率，在二叶主动脉瓣患者主动脉进行性扩张速率增加之前，建议每年进行影像学检查[1]。与马方综合征相比较，二叶主动脉瓣患者的最大扩张部位位于更远端，因此超声影像学可能并不能提供主动脉病变的完整评估（图34-1C）[1]。与CT相比，MRI在不暴露于射线的优势情况下对主动脉瓣病变和左心室功能障碍进行实时评估[15]。此外，可以评估升主动脉的弹性，并且可以像马方综合征一样将其用作对进行性扩张进行危险分层的指标[76]。需要注意的是，近来，AHA建议二叶主动脉瓣患者的直系亲属进行超声心动图筛查，因为他们可能出现不伴有二叶主动脉瓣畸形的胸主动脉扩张和主动脉硬化[15,77]。这些发现提示了二叶主动脉瓣和胸主动脉瘤有相同的遗传背景，是同一种疾病的不同表现。

（二）治疗

业界一致同意二叶主动脉瓣患者可预防性应用β受体阻滞药，并且推荐用于无严重主动脉瓣反流的主动脉扩张（＞40mm）患者[78]。最近正在成人二叶主动脉瓣患者身上进行测定β受体阻滞药和ARB作用的临床试验，这将对二叶主动脉瓣患者的药物治疗前景提供非常有意义的证据[79,80]。确定主动脉扩张患者的手术治疗时机仍然具有挑战性。类似的马方综合征儿童患者，直径测量与发生主动脉夹层的危险性无关，因为在这个年龄组主动脉夹层非常少见。因此，传统手术治疗的指标是主动脉直径＞50mm伴有主动脉生长速率＞10mm/年，主动脉直径超过45mm者需要主动脉瓣手术[81]。瓣保留手术在主动脉环大于18mm的儿童中更受欢迎。二叶主动脉瓣并不是瓣保留手术的绝对禁忌证，除非有严重的瓣膜反流、瓣叶变形或钙化。急性主动脉夹层和主动脉瓣叶畸形更倾向于用于应用合成瓣膜移植物。在瓣环小于18mm的儿童中可使用自体移植物。然而，由于耐受性的局限性，二次手术率达到40%左右[82-84]，最终，肺动脉瓣自体移植在需要行主动脉瓣置换手术的年轻患者中仍然存在争议性。尽管手术结果令人满意，但第一批年轻患者术后10年的耐受性仍然具有局限性[85]。Ross术后可能发生肺动脉瓣自体移植物扩张，并且存在肺动脉根部内在组织学异常，且与二叶主动脉瓣疾病的主动脉病变十分相似[86]。自体移植失败的预测指标包括术前存在的主动脉瓣反流和主动脉根部扩张[85]。

四、法洛四联症

法洛四联症是一个十分常见的发绀型心脏病，占先天性心脏病的10%[87]。根据遗传咨询和家族筛查，约7%患者有22号染色体片段缺失，这部分基因片段在遗传方面有重要作用，有50%的概率传递给下一代[88]。主动脉根部扩张是未修复的法洛四联症的一个特征，是由于右向左分流导致了主动脉血流的增加[89]。然而，主动脉扩张也发生于15%～48%手术治疗后的法洛四联症患者[89,90]。在长达36年的随访中，修复术后的法洛四联症患者总存活率达到85%[91]。在这个队列中，进行性的主动脉扩张是导致晚期发病的因素[92]。由于瓣叶对合不完全，主动脉根部扩张可能导致主动脉瓣反流，这就需要进行主动脉瓣置换术[93]。此外，扩张还促使主动脉夹层的主动脉破裂的发生，尤其是在老年患者当中更易发生[8,9,93]。

在解剖修复之前，由于心室和骑跨主动脉的血流增加,可能会导致主动脉壁病理学上的变化[89]。这在肺动脉闭锁的患者中也被证实，这类患者的扩张是最严重的，肺动脉闭锁是法洛四联症形态学上的最终结局，它的主动脉的容积负荷最大[89]。然而，法洛四联症患者的主动脉中层仍然存在内在组织学异常，与马方综合征和二叶主动脉瓣患者出现的囊性中层坏死有类似之处[16,92]。除去血流动力学因素的影响，在成人法洛四联症患者的主动脉中仍然可以发现结构上的改变，在出生仅仅几天的新生儿以及婴儿中也存在[92]。血流动力学的应激是否是导致主动脉结构改变的主要原因，是否在出生前就存在，这些仍然是未知数。如果事实就是如此，进行性主动脉扩张也仅发生于法洛四联症患者，这说明基因也起着重要的作用。最近研究报道，MMP-9 遗传多态性对血管保护有重要作用，能降低主动脉硬化程度，以及减小主动脉窦管交界处 Z 值[94]。

法洛四联症主动脉扩张部分包括主动脉根部和升主动脉（图 34-1D）[92]。在没有治疗的患者中，伴有肺动脉闭锁的法洛四联症患者主动脉扩张程度更加严重[95,96]。法洛四联症儿童患者治疗后主动脉扩张的发生率有报道分别为瓣环 88%、valsava 窦 87%、窦管结合处 63%、升主动脉 61%[7]。另一个研究也报道了在姑息性分流手术后的 3~6 个月主动脉直径的增长的相同发现[97]。有趣的是，在婴儿期即行治疗的患者，到 7 岁时主动脉根部水平未见明显扩张，而在 1 岁后行治疗的患者，主动脉扩张持续发生直至成年期[97]。法洛四联症患者术后进行性主动脉扩张发生的危险因素有男性、缓解期至修复期的长间隔、肺动脉瓣闭锁和右位主动脉弓[89]。主动脉壁硬化可能是另一个危险因素，并且在儿童和成人患者术后都有存在，且与主动脉扩张有密切联系[98]。

在进行性主动脉扩张的患者中，推荐每年进行影像学检查（图 34-2C）[1]。和二叶主动脉瓣类似，是否对伴有主动脉根部扩张的患者预防性使用 β 受体阻滞药并未达成一致共识。伴有扩张的患者进行手术治疗的时间也没有指南。尽管在患者队列中，我们对主动脉病理学改变有了更深的认知，但主动脉夹层的报道也仅有几例，这些患者主动脉直径 > 55mm，且有增加的危险因素[8-10]。所以，主动脉根部置换术可以在主动脉直径超过 55mm 的患者中考虑，尤其当兼有肺动脉瓣植入的指征[89]。其余的适应证包括主动脉直径 > 50mm 伴有主动脉瓣反流[89]。然而，这些判断都是主观的，仍然需要进一步的研究调查。

五、主动脉缩窄

主动脉缩窄的发生率在 0.03%~0.04%，占所有先天性心脏病的 5%~7%[99,100]。超过 50% 的主动脉缩窄患者伴有二叶主动脉瓣，且存在主动脉中层的结构畸形[16]。该病的临床表现为主动脉瘤形成，可以发生在前次修补手术的部位或近端主动脉[101]。自然史研究报道，主动脉缩窄患者的死因中，主动脉夹层占 19%，伴有二叶主动脉瓣的占 50%[102]。该病是一种严重的心血管疾病，术后 30 年存活率为 72%[103]。晚期死亡的最常见原因是冠状动脉疾病带来的猝死、心力衰竭、脑血管病和主动脉瘤破裂[103]。

主动脉缩窄患者存在的主动脉中层结构畸形在出生后 24h 即存在，提示可能是由于先天性潜在的因素[104]。此外，血管壁中层畸形在压力高和压力低的位置（即主动脉缩窄的近端和远端）是一样的，排除了血流动力学对该病病理变化的影响[16]。然而，有假设说，伴有高血压的主动脉缩窄患者和二叶主动脉瓣患者可能会触发细胞凋亡机制，因为当两种疾病并存时，升主动脉夹层的发病率明显提高[102]。有趣的是，我们所了解到二叶主动脉瓣和主动脉缩窄都以男性患者占优势，并且和 Turner 综合征有所联系，这也揭示了这些疾病可能有 X 染色体相关的共同遗传背景[102]。最后，约有 10% 的主动脉缩窄患者和 10% 的二叶主动脉瓣患者有同时出现颅内动脉瘤[105]。心脏结构由神经嵴细胞衍生而来，包括流出道、主动脉弓和颈总动脉。神经嵴细胞畸形导致血管脆性，也证实了二叶主动脉瓣和主动脉缩窄可能属于弥漫主动脉病的范畴[105,106]。

尽管主动脉缩窄的手术治愈率较高，但术后主动脉瘤发生率在 9% 左右，这有可能导致主动脉瘤破裂和猝死[11]。修补术后形成的动脉瘤与补片移植技术和 14 岁之前缩合修复有关[11]。升主动脉瘤形成的预测指标包括同时患有二叶主动脉瓣、年龄的增加、每 10 年危险因素增长 1.4 倍[101]。因此，主动脉缩窄被认为是终生疾病，需要密切监控主动脉后遗症，尤其是伴有二叶主动脉瓣的患者。推荐主动脉缩窄的患者对升、降主动脉做影像学随访检查，并不是为了观察前次手术的效果，而是为了早期发现主动脉壁并发症[101,107]。预防性使

用 β 受体阻滞药和对主动脉扩张患者进行手术干预的合适时机还并不明确。大部分中心使用马方综合征的手术治疗指南，但是二叶主动脉瓣和主动脉缩窄的患者需要的是新的手术技术[102,108]。

六、大动脉转位

完全性大动脉转位是第二常见的发绀型心脏病，占所有先天性心脏病的 5%[109]。大动脉转位的发生率为 0.02%~0.03%，男比女为 2 : 1[109]。动脉转接手术是一种使大动脉解剖上复位的手术，在左心室系统比 Mustard 手术更具优势。但是，转接手术也并非没有晚期后遗症，包括主动脉功能障碍的发生，近端升主动脉扩张及其所致的主动脉瓣反流[110]。根据动脉转接手术术后 4.9 年的随访，新发主动脉瓣反流的发生率为 16%[110]。15 年内，二级以上主动脉瓣反流的发生率为 9%，二次手术最重要的原因是肺动脉流出道梗阻。虽然目前为止，还没有新发主动脉夹层或破裂被报道，但考虑到动脉转接手术的患者年龄都较小，并不能正确评估主动脉并发症的严重性。有一项关于 1982—1999 年实施动脉转接手术的 1200 名婴儿的单中心研究，其中活到成人的例数有 1095 例[110]。

组织学改变和二叶主动脉瓣及马方综合征相似，被形容为患有大动脉转位新生儿正常大小的升主动脉的开关[16]。这些发现可能提示了大动脉转位患者存在先天性的结构缺陷。有趣的是，有报道 Mustard 手术术后的主动脉根部病理学改变，但由于手术的严重并发症，如右心室功能紊乱、心律失常、猝死等[1]，这种变化可能被大大低估。尽管有本质异常的证据，血流动力学对主动脉扩张的作用也不可忽视。大动脉转位患者的主动脉弓角度越锐利，脉冲波反射更剧烈，术后更可能出现升主动脉扩张和主动脉瓣反流[111]。

在经历过动脉转接手术的大动脉转位患者中进行超声心动图检查，新生的主动脉根部扩张，定义为 Z 评分 > 3 分，在术后 5 年随访的发生率为 33.4%[12]。重要的是，大部分患者发生新主动脉，在后期的随访中 Z 评分趋于稳定，提示了并未发生进行性的扩张。新生主动脉扩张的危险因素包括肺动脉环束术史、手术年龄大。10 年内无须进行主动脉瓣和根部的二次手术概率为 95%。根据现在的指南，对实行过动脉转接手术且有严重的主动脉根部扩张（直径 > 55mm）进行过主动脉根部干预的大动脉转位患者推荐每年随访[109]。未来可以对大动脉转位患者进行长期的随访，并且主动脉扩张的机制也会被进一步阐明。

七、其他疾病

主动脉中层结构畸形是先天性心脏病中一大类疾病，包括室间隔缺损、圆锥动脉干、右心室双出口、三尖瓣闭锁和双主动脉弓[16]。这些疾病可能在新生儿期即出现，然而其遗传背景至今仍未明确。

八、结论

对冠状动脉疾病患者主动脉并发症的理解愈发深刻，使得我们对主动脉扩张的认识有了重要改变，不再仅仅认为是先天性主动脉病变所伴随的"狭窄后扩张"，而是一种共存的内在主动脉。尽管在前 10 年的时间里，对这块领域的研究越来越多，但仍然缺乏有效的遗传筛查和新的治疗手段。例如马方综合征存在的 FBN1 突变，对其基因完整的测序价格十分昂贵，而且基因型与表型也没有必然联系。同理，尽管我们对马方综合征患者主动脉瘤形成的病因机制有了深刻的了解，β 受体阻滞药仍然是主要的药物治疗手段。然而，最近发现的促使动脉瘤形成的分子正成为动物模型的靶点。比如血管紧张素受体药物降低 TGF-β 的活性，以及多西环素可作为 MMP 抑制药[37,112]。此外，基因测序是对患者直系亲属中有与主动脉瘤形成有关的基因突变的亲属进行筛查的有力工具，这些突变基因包括 FBN1、ACTA2[15]。此外，除了增强 MRI，主动脉瘤的分子成像也有很好的发展前景，并且可以在主动脉疾病的早期就可以捕捉关键细胞分子事件，如 MMP 活性加强[113]。总之，患有先天性心脏病和主动脉根部畸形患者的预后在近数十年来显著提升，主要是因为早期诊断和及时干预。由于先天性心脏病患者的预期寿命有所提升，我们对主动脉疾病发生相关的病理机制也会越来越了解。

国家出版基金项目
NATIONAL PUBLICATION FOUNDATION

9th Edition
原书第9版

Moss and Adams' Heart Disease in Infants, Children, and Adolescents
Including the Fetus and Young Adult

Moss & Adams

心脏病学：从胎儿到青年

下 卷

原著　[美] Hugh D. Allen
　　　[美] Robert E. Shaddy
　　　[美] Daniel J. Penny
　　　[美] Timothy F. Feltes
　　　[美] Frank Cetta
主译　刘瀚旻

中国科学技术出版社
·北 京·

图书在版编目（CIP）数据

Moss & Adams 心脏病学：从胎儿到青年：原书第 9 版．下卷 /（美）休·D. 艾伦（Hugh D. Allen）等原著；刘瀚旻主译．—北京：中国科学技术出版社，2022.4

书名原文：Moss and Adams' Heart Disease in Infants, Children, and Adolescents: Including the Fetus and Young Adult, 9e

ISBN 978-7-5046-9217-7

Ⅰ．①M… Ⅱ．①休… ②刘… Ⅲ．①心脏病学 Ⅳ．① R541

中国版本图书馆 CIP 数据核字（2021）第 197223 号

著作权合同登记号：01-2021-5662

This is translation of *Moss and Adams' Heart Disease in Infants, Children, and Adolescents: Including the Fetus and Young Adult, 9e* .

Wolters Kluwer Health did not participate in the translation of this title and therefore it does not take any responsibility for the inaccuracy or errors of this translation.

免责声明：这本书提供药物的准确标识、不良反应和剂量表，但是它们有可能改变。请读者务必查看所提及药物生产商提供的包装信息数据。此书的作者、编辑、出版商、分销商对于应用该著作中的信息而导致错误、疏漏或所产生后果不承担任何责任，并不对此出版物内容做出任何明示或暗指的担保。此书的作者、编辑、出版商、分销商对出版物所引起的人员伤害或财产毁坏不承担任何责任。

Accurate indications, adverse reactions, and dosage schedules for drugs are provided in this book, but it is possible that they may change. The reader is urged to review the package information data of the manufacturers of the medications mentioned. The authors, editors, publishers, or distributors are not responsible for errors or omissions or for any consequences from application of the information in this work, and make no warranty, expressed or implied，with respect to the contents of the publication. The authors, editors, publishers, and distributors do not assume any liability for any injury and/or damage to persons or property arising from this publication.

Published by arrangement with Wolters Kluwer Health Inc., USA.

本翻译版受世界版权公约保护。

9th edition

Copyright © 2016 Wolters Kluwer.

8th Edition

Copyright© 2013 by Lippincott Williams & Wilkins, a Wolters Kluwer Business.

7th Edition

Copyright© 2008 by Lippincott Williams and Wilkins.

6th Edition

Copyright© 2001 by Lippincott Williams and Wilkins.

All rights reserved.

目 录

上 卷

第一篇　从基因到新生儿

第 1 章　心脏的发育：形态发生、生长和分化的分子调节 …………………………………… 002
第 2 章　先天性心脏病的流行病学及预防 …………………………………………………… 055
第 3 章　先天性心脏病的遗传因素 …………………………………………………………… 088
第 4 章　心肌结构和功能的发育 ……………………………………………………………… 117
第 5 章　胎儿及围产期心脏病学 ……………………………………………………………… 139

第二篇　心血管系统的结构与功能

第 6 章　心脏解剖和心脏标本的检查 ………………………………………………………… 186
第 7 章　心血管异常的分类和术语 …………………………………………………………… 220
第 8 章　心血管生理学 ………………………………………………………………………… 245

第三篇　诊断与治疗方法

第 9 章　病史与体格检查 ……………………………………………………………………… 262
第 10 章　运动筛查和体育活动 ………………………………………………………………… 275
第 11 章　运动测试 ……………………………………………………………………………… 303
第 12 章　超声心动图：基本原则与成像 ……………………………………………………… 322
第 13 章　超声心动图评价心脏大小、心脏功能及瓣膜功能 ………………………………… 359
第 14 章　磁共振成像 …………………………………………………………………………… 396
第 15 章　心脏断层扫描技术在先天性心脏病患儿中的应用 ………………………………… 435
第 16 章　心导管检查及心血管造影 …………………………………………………………… 461
第 17 章　心导管治疗 …………………………………………………………………………… 494

第四篇　电生理学

第 18 章　心脏传导系统的发育及功能成熟 …………………………………………………… 556

- 第 19 章　正常心电图 ··· 579
- 第 20 章　心血管离子通道病、晕厥、猝死 ··· 597
- 第 21 章　导管介入性的电生理研究和电生理治疗 ································· 611
- 第 22 章　心律及传导紊乱 ·· 656

第五篇　儿童心脏重症监护

- 第 23 章　早产儿和足月儿的生理 ·· 694
- 第 24 章　心血管重症监护 ·· 705
- 第 25 章　儿童机械循环支持 ··· 760
- 第 26 章　心肺和左 - 右心的相互作用 ··· 770
- 第 27 章　心脏创伤 ·· 776

第六篇　先天性心血管疾病

PART A　隔膜缺陷
- 第 28 章　房间隔缺损 ··· 786
- 第 29 章　房室间隔缺损 ·· 805
- 第 30 章　室间隔缺损 ··· 833

PART B　动脉异常
- 第 31 章　动脉导管未闭和主肺动脉窗 ··· 854
- 第 32 章　冠状血管及主动脉根部先天性畸形 ·· 871
- 第 33 章　主动脉弓和血管异常 ··· 884
- 第 34 章　主动脉根畸形 ·· 923

下　卷

PART C　静脉畸形
- 第 35 章　肺静脉畸形 ··· 933
- 第 36 章　体静脉异常连接 ·· 966
- 第 37 章　血管肿瘤和畸形 ·· 991

PART D　右心室
- 第 38 章　三尖瓣疾病：闭锁、发育不良、Ebstein 畸形 ························ 1005
- 第 39 章　肺动脉狭窄 ·· 1039
- 第 40 章　室间隔完整型肺动脉闭锁 ··· 1065

第41章	法洛四联症伴肺动脉狭窄、肺动脉闭锁和肺动脉瓣缺如	1084
第42章	动脉干	1110

PART E　左心室流入道与流出道异常

第43章	儿童二尖瓣解剖和功能畸形	1123
第44章	主动脉狭窄	1144
第45章	主动脉缩窄	1164
第46章	左心发育不良综合征	1181

PART F　大动脉起源异常

第47章	大动脉转位	1219
第48章	先天性矫正型大动脉转位（房室及心室大动脉连接不一致）	1242
第49章	右心室双出口	1256

PART G　复杂心脏畸形

第50章	单侧房室连接	1271
第51章	心脏异位及心房和内脏异位	1293

第七篇　心内膜、心肌、心包疾病

第52章	肥厚型心肌病	1320
第53章	扩张型心肌病	1340
第54章	左心室非致密型心肌病	1352
第55章	心肌炎	1365
第56章	限制型心肌病	1383
第57章	肌营养不良性心脏病	1396
第58章	川崎病（皮肤黏膜淋巴结综合征）	1408
第59章	风湿热和风湿性心脏病	1425
第60章	非传染性炎症性心血管疾病	1456
第61章	心包疾病	1477
第62章	感染性心内膜炎及预防	1491
第63章	儿童心肌缺血	1507
第64章	小儿心脏移植	1516

第八篇　肺血管疾病

第65章	肺高压的病理生理	1534
第66章	儿童肺高压	1568

第九篇　先天性心脏病年轻患者的特殊问题

第 67 章　青少年和成人先天性心脏病 …………………………………………………………… 1610

第 68 章　过渡到成人期的护理 …………………………………………………………………… 1657

第 69 章　年轻先天性心脏病女性的妊娠 ………………………………………………………… 1667

第十篇　其他特殊问题与热点

第 70 章　儿童青少年胸痛 ………………………………………………………………………… 1682

第 71 章　儿童冠状动脉危险因素 ………………………………………………………………… 1687

第 72 章　心脏肿瘤 ………………………………………………………………………………… 1722

第 73 章　儿童慢性心力衰竭 ……………………………………………………………………… 1737

第 74 章　儿童心脏术后神经发育预后 …………………………………………………………… 1755

第 75 章　儿童和青少年心脏疾病时的血液系统问题：出血、血栓及血液成分异常 ………… 1764

第 76 章　心脏疾病对其他器官系统的影响 ……………………………………………………… 1789

第 77 章　对患有先天性和获得性心脏病儿童及青少年的生活质量评估 ……………………… 1800

第 78 章　心脏设备之外：对植入植入式心脏设备儿童及青少年的全方位呵护 ……………… 1815

第 79 章　心脏中心的安全和质量 ………………………………………………………………… 1827

第 80 章　心脏病的全球挑战 ……………………………………………………………………… 1843

第 81 章　临床试验的设计、执行和评价 ………………………………………………………… 1856

第 82 章　药理学 …………………………………………………………………………………… 1882

PART C 静脉畸形
Venous Abnormalities

第 35 章
肺静脉畸形
Anomalies of the Pulmonary Veins

David W. Brown　Tal Geva　著

马晓路　译

肺静脉异常在解剖结构、临床表现和预后上具有很大的差异。常伴随其他类型的先天性心脏病的诊断一起出现，或在婴儿心脏病手术、介入治疗时被发现。因此早期识别、确诊，以及更深入地了解肺静脉异常非常重要。

一、解剖

肺静脉异常可分为肺静脉连接异常、连接正常引流异常、连接处狭窄和肺静脉数目异常。

（一）异常连接和引流

异常连接和引流定义为一支或更多支的肺静脉异常连接至一支或更多支的体循环静脉。如果所有肺静脉连接异常，被称为 TAPVC，如果只是一支或几支连接异常，则称为部分性肺静脉连接异常（partially anomalous pulmonary venous connection，PAPVC）。

肺静脉连接异常通常导致肺静脉的引流异常。不过，肺静脉连接正常的情况下也可能出现引流异常，比如单心房或原发隔位置异常。尽管在这些情况下，肺静脉的连接是正常的（如从静脉窦左、右角之间进入心房后壁），但心房间隔完全消失或心房原发隔位置异常可以导致肺静脉的血液异常引流入右心房。在肺静脉连接正常的情况下，部分或全部肺静脉引流入右心房或其分支，则称为部分性肺静脉异位引流（partially anomalous pulmonary venous drainage，PAPVD）或完全性肺静脉异位引流（totally anomalous pulmonary venous drainage，TAPVD）。因此，肺静脉连接和肺静脉引流这两个术语是不同义的。

（二）连接处狭窄

狭窄可以在一支或更多支的肺静脉或总肺静脉发生。连接正常的静脉也可出现狭窄，其病变可以是单支或更多支肺静脉自身的狭窄，也可以是三房心。这些情况导致了肺静脉回流至左心房的梗阻。连接异常的静脉也可能狭窄，引起肺静脉回流至右心房的通路受阻。这些连接处狭窄所致的病理生理特点通常为肺静脉血流的梗阻。

（三）肺静脉数目异常

正常情况下，肺静脉左右各两支。最常见的变异是左侧或右侧肺静脉只有一支，解剖学研究发现其发生率约为 24%[1]。罕见的情况是所有肺静脉汇成一支，再进入左心房。单支左肺静脉的发生率较单支右肺静脉更高[1]。单一肺总静脉，通常不伴有狭窄，几乎只发生在内脏异位伴无脾的情况下。连接正常的肺静脉数目超过正常也是有可能的。左侧或右侧出现三支肺静脉的发生率是 1.6%~2%[1]。单侧四支甚至更多的肺静脉则比较罕见。肺静脉数量异常并不引起生理障碍。

二、胚胎学

基于胚胎学基础的肺静脉异常的分类把不同的解剖和生理情况统一在一起。先来回顾一下肺静脉系统的胚胎发育过程。

在人类胚胎，肺、喉、气管支气管树的原基都是从前肠发育而来的。在发育早期，肺被前肠的血管丛所包围，即内脏血管丛。随着肺进一步分化，部分内脏血管丛形成了肺血管床。在这一阶段，肺血管床并没有和心脏直接相连，而是和内脏血管丛（如主静脉、脐卵黄静脉）共享引流通路（图 35-1A）。随后，肺实质内的肺静脉通过从左心房突出来的肺总静脉和左心房建立连接。

对于肺总静脉发育的确切位点还没有达成统一的意见。一些研究者认为肺总静脉起源于心脏窦房区外翻处[3]。其他研究者认为肺总静脉起源于肺血管丛的汇合处[1]。而第三种观点则认为肺总静脉起始于长入心系膜的毛细血管汇合处，位于心脏和肺芽之间。但通常被接受的观点是，在孕第一个月结束时，就能见到肺总静脉从肺血管丛引流血液并进入心脏的窦房区。入心脏的位置处于静脉窦的左右角之间，发育中的原发隔的左侧（图 35-1B）[3,4]。

建立了与心脏之间的直接连接后，内脏血管丛的肺脏部分和主静脉、脐卵黄静脉系统之间的原始交通绝大部分就消失了。肺血管床的血液主要通过四支肺静脉引流入肺总静脉，然后注入左心房（图 35-1C）。肺总静脉是一暂时性的解剖结构，随着进一步分化发育，它逐渐和左心房合并，最后演变成四支独立的肺静脉分别和左心房相连（图 35-1D）。

肺总静脉发育不完善是大部分肺静脉发育异常的胚胎学基础。下列肺总静脉发育中的问题可以解释这些肺静脉异常并用于分型（表 35-1）。

（一）在体－肺静脉系统之间的连接存在时肺总静脉发生早期闭锁

如果肺总静脉停止发育或发育早期就闭锁，则形成肺静脉引流的侧支通路，在内脏血管丛和主静脉或脐卵黄静脉系统间形成原始连接（图 35-2）。这些侧支可能会持续存在并逐渐增粗，从而导致 TAPVC。如果只是肺总静脉的左侧或右侧部分闭锁，则闭锁侧的肺静脉－体静脉连接会发展成闭锁侧的 PAPVC（图 35-2）[5]。

（二）在体－肺静脉系统之间的连接消失后肺总静脉发生晚期闭锁

如果肺总静脉晚期发生闭锁，侧支脉通路也已经无法形成，这种情况曾被称为肺总静脉闭锁，各支肺静脉各自汇入一盲端，该盲端和左心房或体静脉系统均不相连（图 35-3A）。

（三）肺总静脉狭窄

肺总静脉狭窄是形成三房心的基础（图 35-3B 和图 35-4）。在一般的病例，狭窄发生较迟，侧支脉通路已经消失，或三房心所造成的梗阻程度还不足以维持静脉引流的原始通路。不过偶尔也可见到三房心和肺静脉异常连接相关，在这些病例中，梗阻发生得足够早，程度足以维持任意一条原始引流通路开放，如左心房主静脉。

（四）肺总静脉汇入左心房处异常

肺总静脉汇入左心房处的异常可造成肺静脉的数目异常。肺总静脉吸收不完全可导致肺静脉数目少于正常[1]。在成熟心脏中罕见由肺总静脉引流双侧肺部血流入左心房。更为常见的是单支肺静脉引流一侧肺部血流。如果肺总静脉的吸收超过正常，肺静脉的数目可能增加。

肺总静脉的汇入异常可能造成单支肺静脉和左心房连接处发生狭窄，也可能不会。一支或多支肺静脉都可能受累。创伤、炎症、增生性疾病或其他未明的机制都可能引起单支肺静脉狭窄。

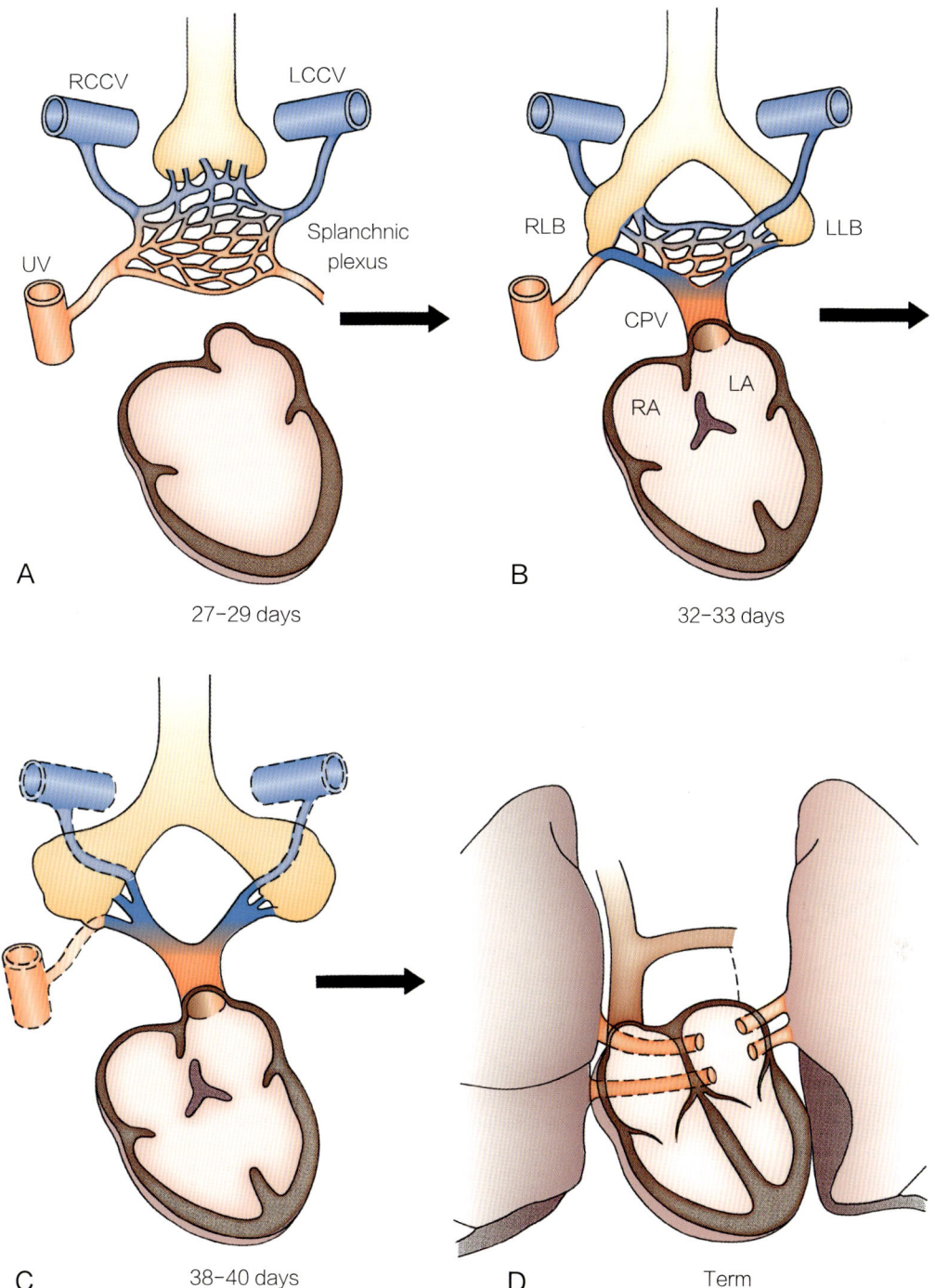

▲ 图 35-1 Development of the pulmonary veins. A: At 27 to 29 days of gestation, the primordial lung buds are enmeshed by the vascular plexus of the foregut (the splanchnic plexus). At this stage, there is no direct connection to the heart. Instead, there are multiple connections to the umbilicovitelline and cardinal venous systems. A small evagination can be seen in the posterior wall of the left atrium to the left of the developing septum secundum. B: By the end of the first month of gestation, the common pulmonary vein establishes a connection between the pulmonary venous plexus and the sinoatrial portion of the heart. At this time, the connections between the pulmonary venous plexus and the splanchnic venous plexus are still patent. C: Next, the connections between the pulmonary venous plexus and the splanchnic venous plexus involute. D: The common pulmonary vein (CPV) incorporates into the left atrium, so that the individual pulmonary veins connect separately and directly to the left atrium. LA, left atrium; LCCV, left common cardinal vein; LLB, left lung bud; RA, right atrium; RCCV, right common cardinal vein; RLB, right lung bud; UV, umbilical vein. (Adapted from Lucas RV Jr, Anderson RC, Amplatz K, et al. Congenital causes of pulmonary venous obstruction. *Pediatr Clin North Am*. 1963;10:781–836.)

表 35-1 肺静脉异常的胚胎学分类

Ⅰ. 肺总静脉正常吸收伴有引起肺静脉异常引流的缺损
    A. 静脉窦缺损
    B. 原发隔位置异常

Ⅱ. 肺总静脉闭锁（早期）时肺静脉和体静脉之间的连接仍然存在
    A. 部分性肺静脉连接异常
    B. 完全性肺静脉连接异常
      • 不伴肺静脉梗阻
      • 伴肺静脉梗阻

Ⅲ. 肺总静脉闭锁（晚期）时肺静脉和体静脉之间的连接已经退化
    A. 肺总静脉闭锁

Ⅳ. 肺总静脉狭窄
    A. 三房心

Ⅴ. 肺总静脉吸收异常至左心房
    A. 单支肺静脉狭窄
    B. 肺静脉数目异常

（五）在体-肺静脉系统之间的连接存在时肺总静脉发生早期闭锁，部分性肺静脉连接异常

PAPVC 是指一支或多支，但不是全部的肺静脉，连接到体循环静脉。1739 年，Winslow 最早描述该情况[6]。1942 年，Brody[7] 从文献中收集了 65 例病例。为了通过手术矫正心脏缺陷，必须采取更为关键的方法来进行诊断，并对数百例患者进行了鉴别。

Hughes 和 Rumore[8] 解剖了 280 例病例，发现 PAPVC 占 0.7%，Healy[1] 解剖了 801 例，发现 PAPVC 占 0.6%。这两项研究都指出其发生率高于临床研究的推断，说明有些 PAPVC 患者生前并没有被发现。最常见的 PAPVC 类型是和右侧上腔静脉连接，其次是和右心房相连。在 Healy 的 86 例患者资料中，这两类的发生率为 55%[1]。

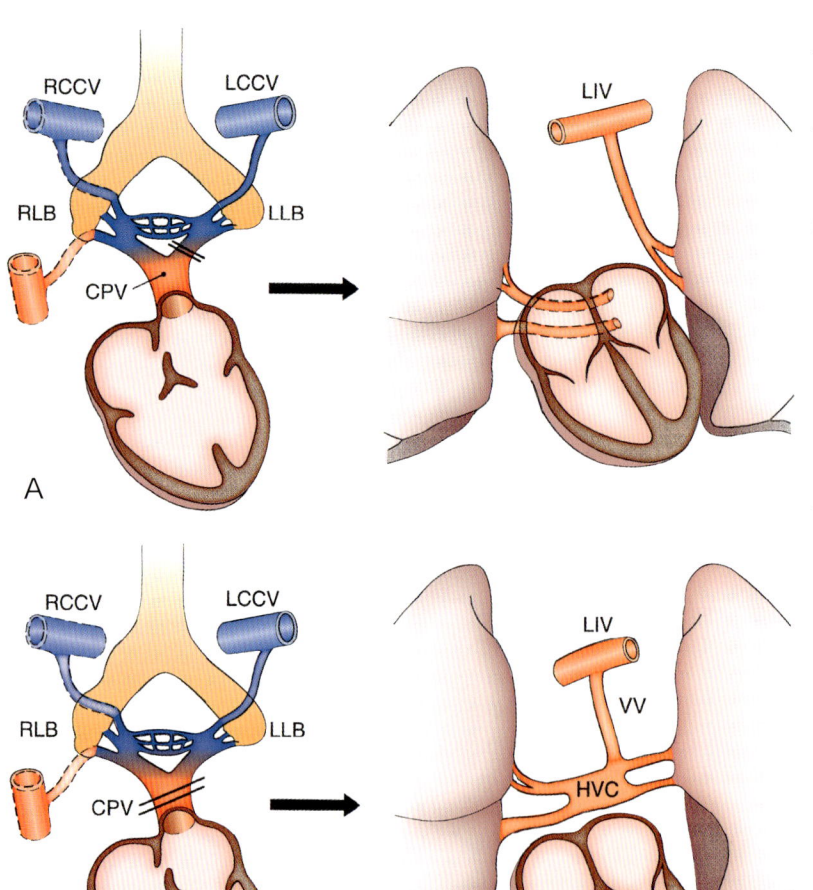

◀ 图 35-2 部分性和完全性肺静脉连接异常的胚胎学基础

A. 在内脏静脉丛的连接退化以前，单支或多支肺静脉和肺总静脉之间不能建立正常连接，导致部分性肺静脉连接异常；B. 在内脏静脉丛的连接退化以前，肺静脉丛和肺总静脉之间不能建立正常连接，导致完全性肺静脉连接异常

[经许可，引自 Edwards JE. Symposium on anomalous pulmonary venous connection (drainage): pathologic and developmental considerations in anomalous pulmonary venous connection. *Proc Staff Meetings Mayo Clin*. 1953;28:441-452.]

HVC. 水平肺静脉汇合支；LCCV. 左总主静脉；LIV. 左无名静脉；LLB. 左肺芽；RCCV. 右总主静脉；RLB. 右肺芽；CPV. 肺总静脉；VV. 垂直静脉

第六篇 先天性心血管疾病
第 35 章 肺静脉畸形

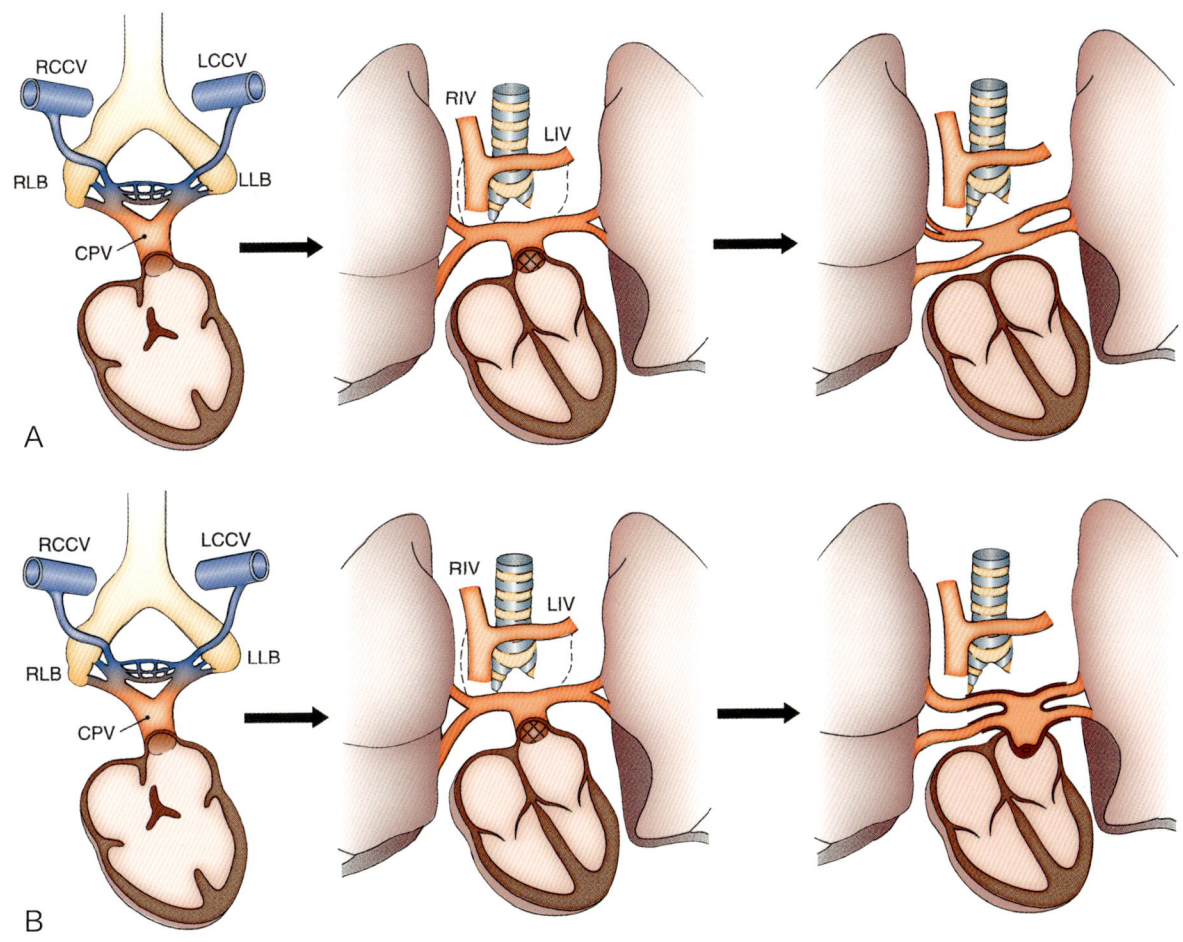

▲ 图 35-3 肺总静脉闭锁和三房心的胚胎学基础

A. 肺总静脉建立与左心房的连接，原始的静脉连接退化。正常情况下，肺总静脉和左心房之间的连接逐渐增大。如果肺总静脉和左心房之间不能建立正常连接，肺静脉引流入一个盲端，肺静脉血流没有出口（肺总静脉闭锁）；B. 肺总静脉和左心房之间的连接是狭窄的，肺总静脉扩张（三房心）

LCCV. 左总主静脉；LIV. 左无名静脉；LLB. 左肺芽；RCCV. 右总主静脉；RLB. 右肺芽；RIV. 右无名静脉；CPV. 肺总静脉

根据对上腔静脉静脉窦缺陷、右房型及原发隔位置异常等情况时右肺静脉的连接方式进行分析，可以解释为何 PAPVD 大部分发生于右侧上腔静脉和右心房（见静脉窦缺陷和原发隔位置异常小节）。在这两种畸形中，肺总静脉发育正常，且正常汇入左心房。右侧肺静脉的异常引流是由于其他原因而非肺总静脉发育异常所致。因此肺静脉部分闭塞导致的 PAPVC 的实际发生率远低于过去所认为的。

如果考虑到静脉窦缺陷时右肺静脉（right pulmonary artery，RPV）引流至上腔静脉或右心房，原发隔位置异常时肺静脉部分或全部引流入右心房，肺静脉部分或全部异常引流但正常连接的病例，PAPVC 引流入体静脉的发生率其实相当低。

（六）肺总静脉正常吸收伴部分或全部肺静脉引流异常，肺静脉连接正常

1. 静脉窦缺损

静脉窦缺损允许心房水平或心房上水平的分流，但它们不属于房间隔缺损。具体地说，这些缺损不累及卵圆孔、原发隔或继发隔。静脉窦缺损总是会引起部分或全部右肺静脉引流入右侧上腔静脉或者右心房，但是肺静脉正常连接至左心房。Van Praagh 等基于尸检对这些缺损进行了研究[9]。超声心动图检查支持以下结论。右侧上腔静脉和右上肺静脉之间缺少静脉壁或右心房和右

937

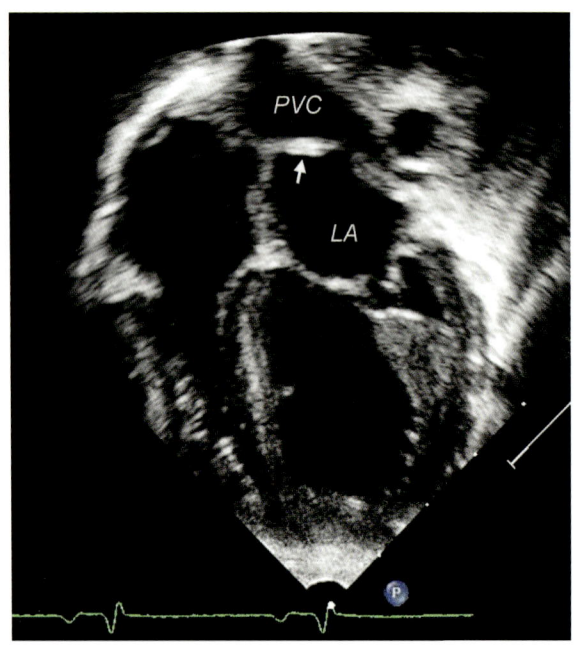

▲ 图 35-4 左侧三房心

超声心动图示心尖四腔切面经典的左侧三房心。三房心的膜（箭）把汇合的肺静脉与包括左心耳的低压的左心房腔分隔开。膜上的开口是肺静脉血流的唯一出口

PVC. 肺静脉汇合支；LA. 左心房

上、右下肺静脉之间缺少静脉壁才是真正的缺损（图 35-5）。这些缺失形成了去顶的右上肺静脉，其分支进入右侧上腔静脉（上腔静脉型静脉窦缺损）或去顶的右上肺静脉和右下肺静脉进入右心房（右心房型静脉窦缺损）[9]。

心房间的交通并不是缺损。这是去顶肺静脉进入左心房处的开口，和去顶冠状窦进入右心房一样，也不是缺损，代表了冠状窦在右心房的开口。

当静脉窦缺损时，我们从左心房来看心房间交通，位于原发隔上缘的后上方，正好是右肺静脉开口的地方。在上腔静脉型静脉窦缺损中，真正的缺损比心房间交通要大得多（右上肺静脉开口），并占据所有右上肺静脉分支进入右上腔静脉的开口区域（图 35-6）。在右心房型静脉窦缺损，从左心房看心房间的交通，再次出现在右肺静脉开口的位置。从右心房看，右肺静脉和右心房之间缺失的部分可以用超声心动图清晰地显示（图 35-6B）。这两种类型的静脉窦缺损，外科医生都不闭合心房间的交通。相反，手术目的是重建心房间交通作为右肺静脉在左心房的开口的原有功

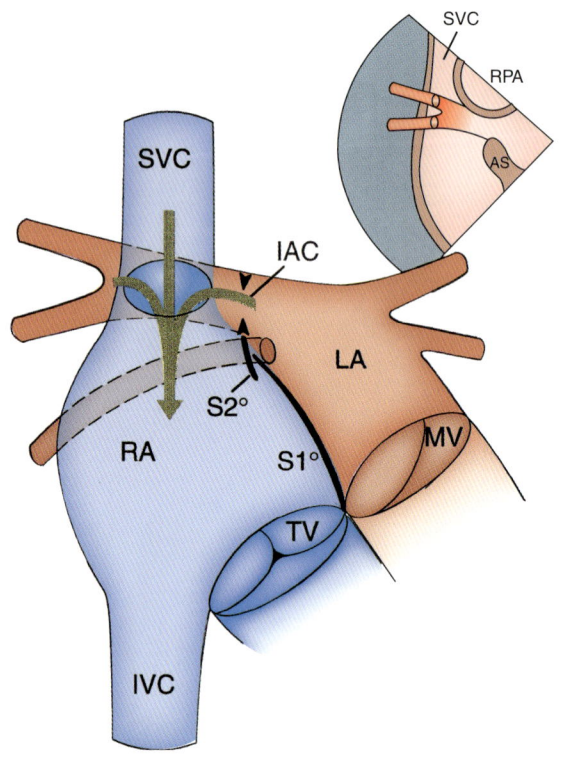

▲ 图 35-5 静脉窦缺损示意图

右上腔静脉和右上肺静脉之间共同壁的缺失使得右上肺静脉引流入上腔静脉和右心房。心房间交通并不是一个缺损，而是右上肺静脉的开口（箭），使左心房的血流能够进入右心房。图中还显示右上肺静脉正常的走行是在上腔静脉后面

SVC. 上腔静脉；RA. 右心房；IAC. 心房间交通；LA. 左心房；AS. 房间隔；IVC. 下腔静脉；MV. 二尖瓣；RPA. 右肺动脉；S1°. 第一房间隔；S2°. 第二房间隔；TV. 三尖瓣

能[9]，这一目的可以通过肺静脉建顶，即修补上腔静脉和肺静脉之间或右心房和肺静脉之间的静脉壁来实现。这样，心房间交通的本质即右肺静脉在左心房的开口又被重新建立。

2. 原发隔位置异常

Edwards[2] 和 Moller 等 [10] 观察到，当继发隔缺失（通常在内脏异位伴多脾的情况下），原发隔可能向解剖学左心房移位（移向左侧或右侧，取决于心房的位置）。原发隔上缘发生移位后，部分甚至全部肺静脉就汇入形态学右心房。虽然这种畸形不同于静脉窦缺损，但也是正常连接的肺静脉引流入右心房。此类患者的二维超声心动图可显示原发隔平面的变化以及肺静脉在心房后壁的正常连接（图 35-7）。移位后的原发隔可能无法到达左心房的后壁。在这种情况下，会有一个小

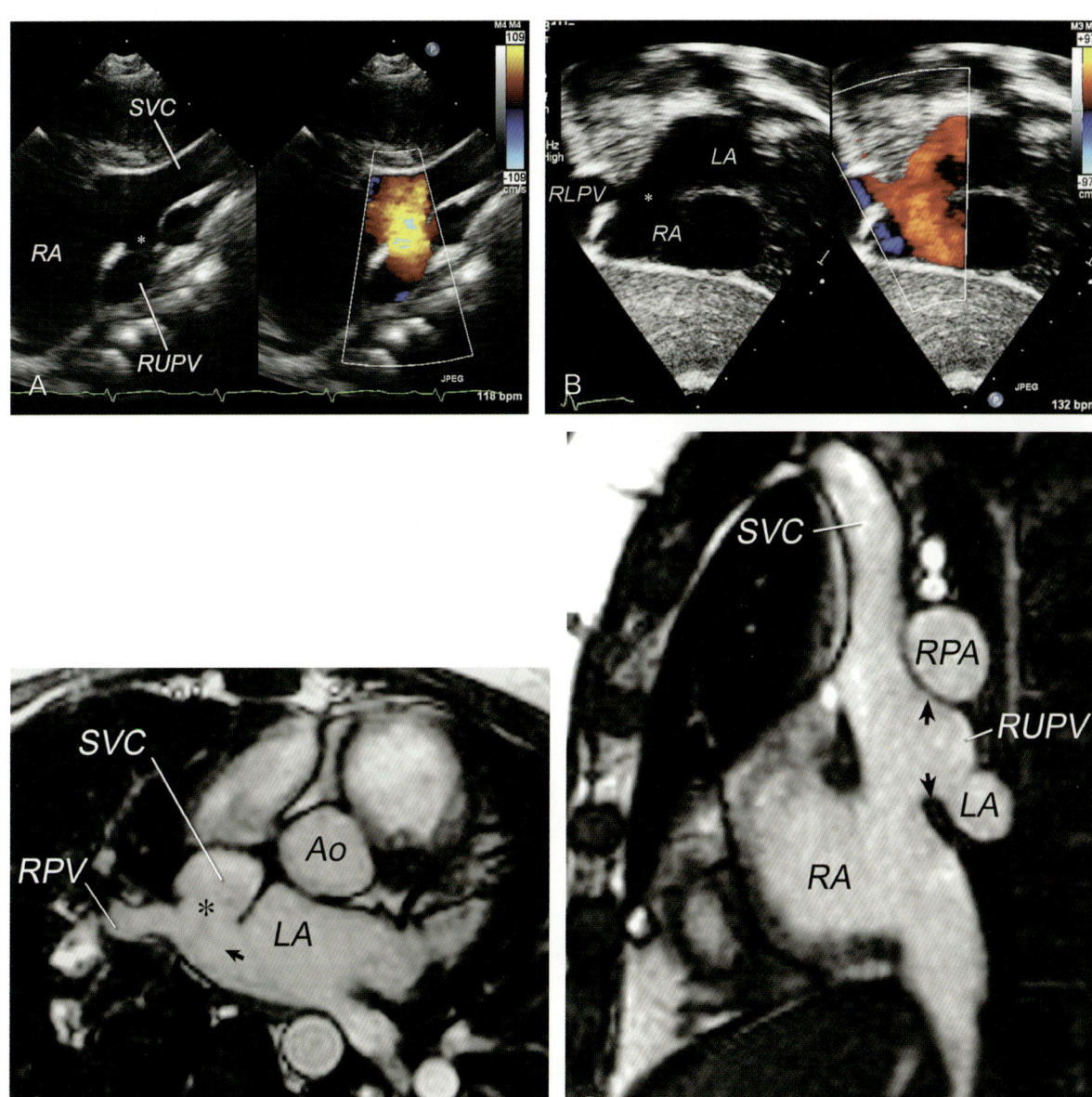

▲ 图 35-6 静脉窦缺损的超声心动图和 MRI 图像

A 和 B. 超声心电图；C 和 D.MRI 图。A. 上腔静脉型静脉窦缺损患者，胸骨右缘切面。右上肺静脉和上腔静脉之间的壁缺失就是静脉窦缺损。心房间交通是右上肺静脉的开口（*）；B. 下腔静脉型静脉窦缺损，肋下切面和彩色多普勒图像。注意右下肺静脉和右心房之间缺损的组织（*），右下肺静脉和左心房的血流通过右下肺静脉正常连接的开口直接进入右心房（红色血流）；C. 轴面电影 MRI 成像显示分隔上腔静脉后壁和右上肺静脉前壁的组织缺损（*）。箭示右上肺静脉在左心房的开口，这也是左心房和上腔静脉之间的交通；D. 矢状位电影 MRI：箭示右上肺静脉和上腔静脉之间的静脉窦缺损

RUPV. 右上肺静脉；RLPV. 右下肺静脉；RA. 右心房；RPV. 右肺静脉；Ao. 主动脉；LA. 左心房；SVC. 上腔静脉

的非房间隔缺损的心房间交通或卵圆孔未闭，确切地说，这属于原发隔错位异常。如果原发隔上有孔（第二孔），会出现多处小的心房间交通。最后，在原发隔和左心房后壁融合的病例，则没有心房间交通。有证据证实，当肺静脉位于左右上腔静脉之间（有两个上腔静脉），肺静脉与心房壁正常连接。而这是心房和肺总静脉正常连接的部位（即静脉窦的两个角之间，冠状窦之上）。继发隔缺失后可以从右心房侧观察原发隔的附着位置。这是该畸形的独特之处。超声心动图见到移位的原发隔上缘的运动有助于建立诊断。

使原发隔向解剖学左心房移位成为可能的解

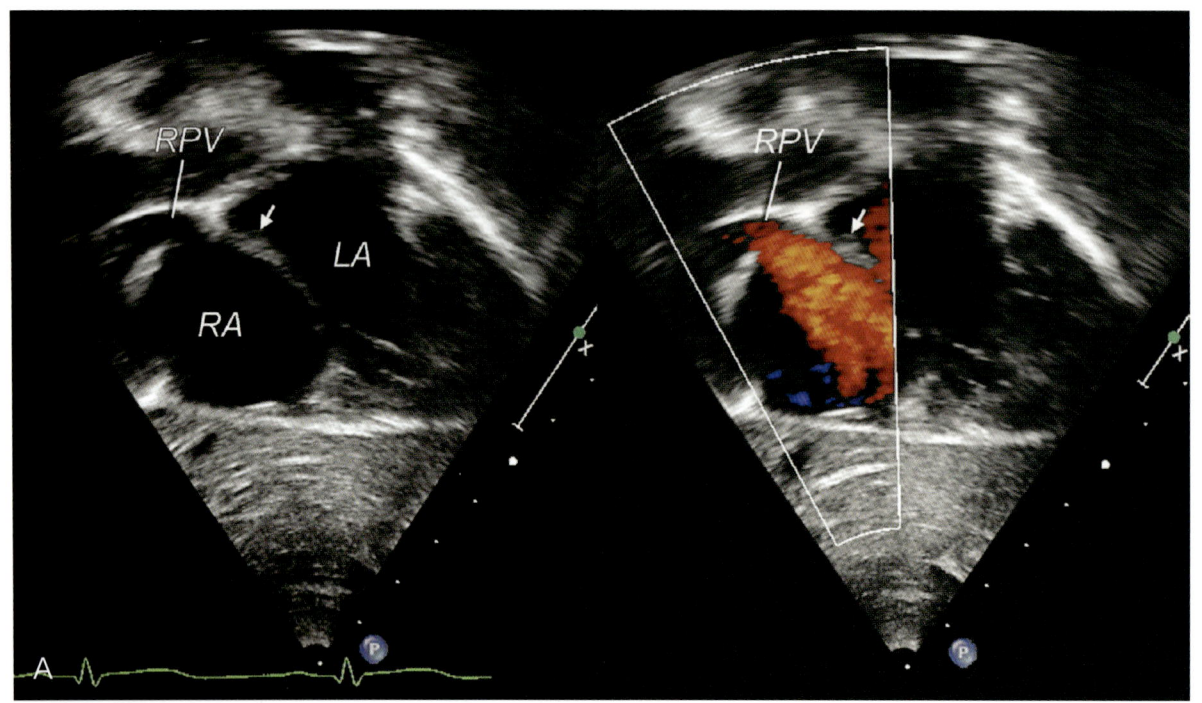

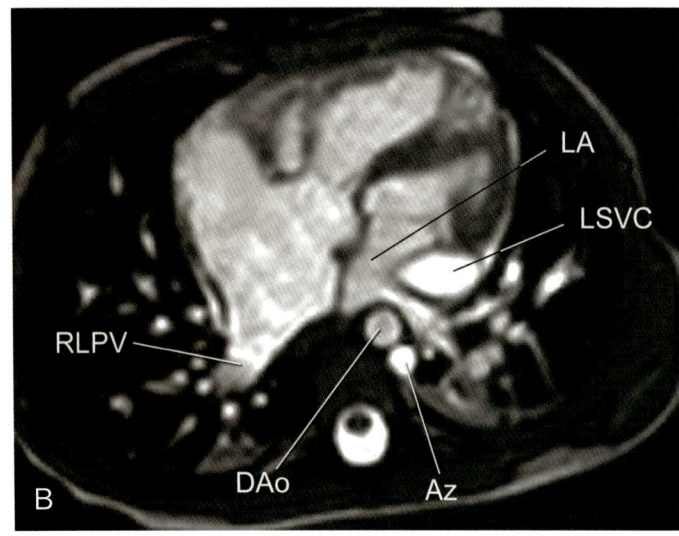

▲ 图 35-7 原发隔位置异常

A. 肋下心超长轴切面显示原发隔左移（箭），导致右肺静脉异常引流至右心房。该患者左肺静脉引流正常；B. 轴面电影 MRI 显示一名患有内脏异位症和多脾的 6 月龄婴儿，其原发隔向左移位，导致右肺静脉引流入右心房。注意扩张的左侧奇静脉，把中断的下腔静脉内血流引流至左上腔静脉

RPV. 右肺静脉；RA. 右心房；LSVC. 左上腔静脉；DAo. 降主动脉；LA. 左心房；RLPV. 右下肺静脉

剖学因素包括继发隔缺失和原发隔发育良好。这两个因素常见于内脏异位伴多脾患者。无脾患者很少会有能够发生错位的发育良好的原发隔。相反，他们常出现 TAPVC，在膈上或膈下水平进入体静脉。

三、部分性肺静脉异常连接

（一）解剖学

PAPVC 的解剖结构差异很大。几乎所有可能出现的肺 - 体静脉异常连接方式都已经有所报道（图 35-8）。左侧肺静脉通常异常连接至左心系统的血管（如冠状窦和左侧无名静脉）。右侧肺静脉通常异常连接至右心系统的血管（如上腔静脉或下腔静脉）。胚胎内脏血管丛是一中线结构，这就解释了发育过程中形成交叉引流的可能性，即左肺静脉引流至右心系统，或右肺静脉引流至左心系统。除了前面提到的 PAPVC 连接至右上腔静脉和右心房（现在认为是静脉窦缺损和原发隔位置异常）以外，最常见的 PAPVC 类型

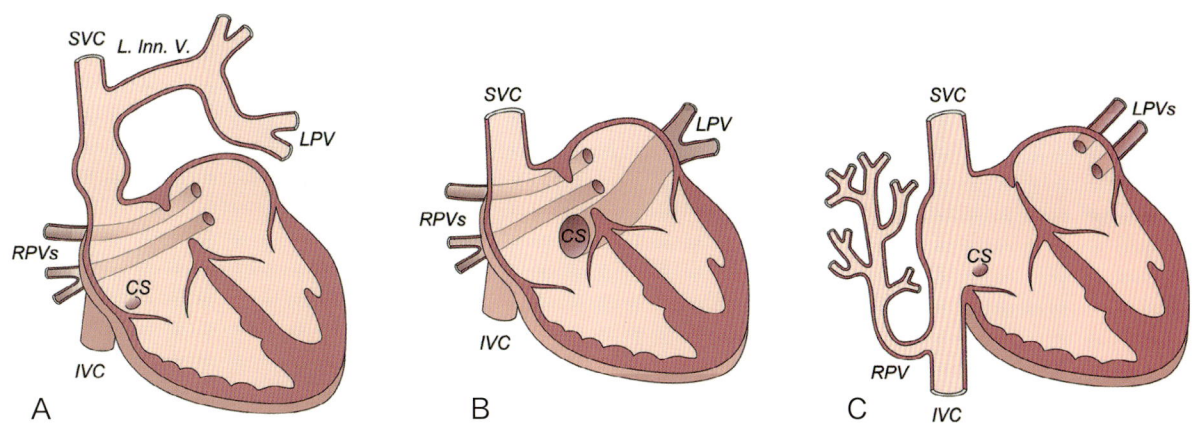

▲ 图 35-8 Partially anomalous pulmonary venous connection: variants. A: Anomalous connection of the two left pulmonary veins (LPVs) to the left innominate vein to the SVC; the right pulmonary veins (RPVs) connect normally to the left atrium. B: Anomalous connection of the left pulmonary veins to the CS. C: Anomalous connection of the right pulmonary veins to the inferior vena cava (IVC) to right atrium junction; in association with right lung hypoplasia this is termed "scimitar syndrome." (From Brown DW. Pulmonary venous anomalies. In: Lai WW, Mertens LL, Cohen MS, et al., eds. *Echocardiography in Pediatric and Congenital Heart Disease: From Fetus to Adult*. 1st ed. United Kingdom: Wiley-Blackwell; 2009:119–142, with permission.)

是左肺静脉连接至左无名静脉，其次是右肺静脉连接至下腔静脉。

1. 右肺静脉连接至上腔静脉

正如静脉窦缺损章节中提到的那样，右肺静脉可能在没有异常连接的情况下引流入右侧上腔静脉或右心房。右肺上叶的血流通过一支大的或两到三支小的静脉在奇静脉以下水平引流入上腔静脉。多个开口表明右上肺静脉的去顶延伸到其分支。右肺下叶的静脉通常引流入左心房，在奇静脉和右心房之间的部分上腔静脉发生扩张，常伴有心房间的交通（去顶肺静脉在左心房的开口）。偶尔也出现继发孔房间隔缺损。同时存在原发孔房间隔缺损则很罕见。如果右上肺静脉开口闭锁，房间隔就是完整的，偶尔会伴随永存左上腔静脉。

单支肺静脉异常连接至右上腔静脉不论作为孤立的病变还是伴有静脉窦缺损都是有可能的。这些病例中异常连接的肺静脉起源于右上肺叶，然后直接或间接通过颈静脉汇入奇静脉，并最终汇入右上腔静脉。

不论哪种类型的连接异常，在心脏大体检查中都表现出共同特点，包括右心房、右心室的轻中度扩张和肥厚、肺动脉的扩张，左侧的心腔都是正常的。其他解剖学特点则因具体连接异常的类型而异。

2. 右肺静脉连接至下腔静脉

所有的右肺静脉偶尔地引流右肺中、下叶的静脉在膈上或膈下水平汇入下腔静脉（图35-9）。在这种情况下，右肺正常的静脉分布方式被改变了，导致"枞树"样的分布。房间隔通常是完整的。这一畸形被Neill等命名为"弯刀综合征"[5]，常同时合并其他畸形，包括右肺发育不良、支气管发育畸形、马蹄肺、右位心、右肺动脉发育不良、连接至右肺的动脉异常起源于主动脉、隔离肺等[11]。Neill等[5]认为和其他类型的PAPVC相比，这是更为原始的畸形，提示右肺发育不良。

3. 左肺静脉连接至下腔静脉

罕见的几支或所有左肺静脉引流入下腔静脉。Juraszek等观察到1例患者所有左肺静脉在膈下连接至下腔静脉，并伴有继发孔房间隔缺损（图35-10）。没有其他心脏缺损，双肺均正常[12]。其他研究者也报道了一些左侧弯刀综合征的病例[13,14]。

4. 左肺静脉连接至左无名静脉

左无名静脉（left innominate vein，LIV）是左肺静脉异常连接的常见部位（图35-8A）。左肺上叶的静脉或整个左肺的静脉通过胚胎早期持续存在的通路和左无名静脉相连。这一通路根据其

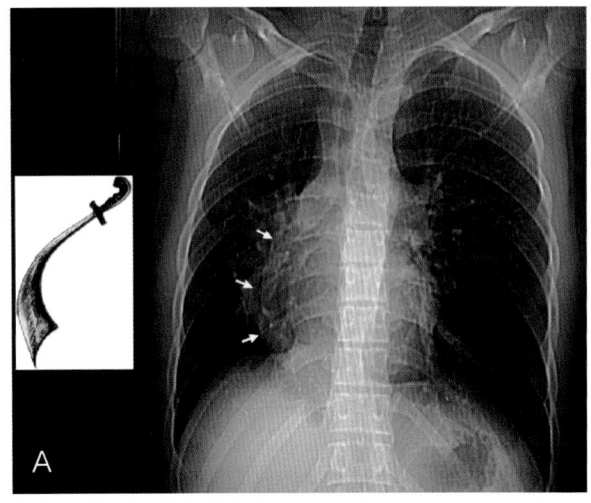
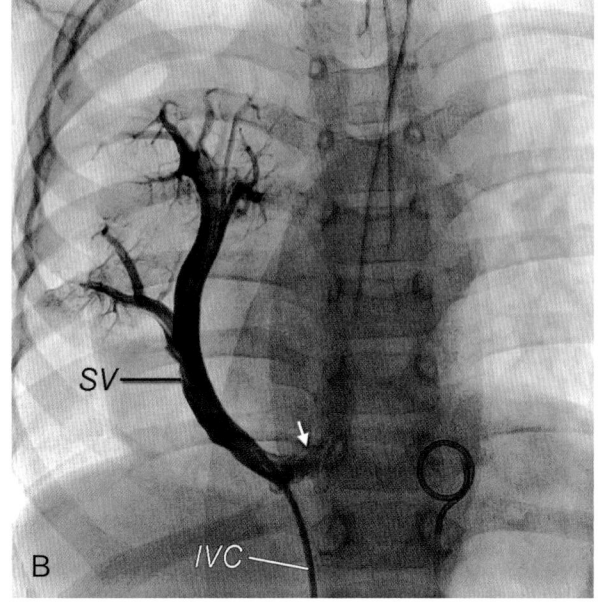
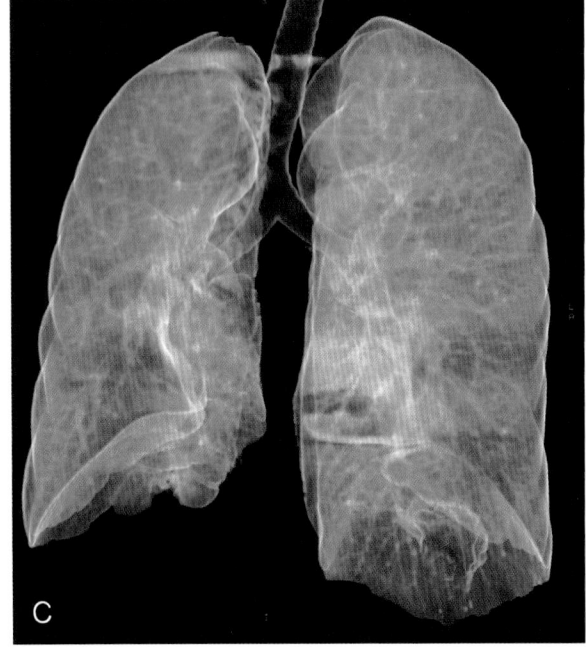

▲ 图 35-9 弯刀综合征

A. 胸部正位 X 线片显示弯刀征（箭头）。注意心影向右移位。插图显示的是一把名为弯刀的土耳其剑；B. 同一患儿的血管造影，心导管通过上腔静脉进入弯刀静脉。注意在靠近右心房处连接至上腔静脉（箭）。猪尾导管在降主动脉中；C. 同一患儿肺部三维 CT 扫描成像。注意右肺发育不良

走向也被称为垂直静脉。通常伴有继发孔房间隔缺损或卵圆孔未闭等心房内交通。

连接左肺静脉和左无名静脉的静脉也被称为永存左上腔静脉。但该术语不论从胚胎学还是解剖学角度都是不正确的。胚胎学上，垂直静脉代表胚胎早期连接内脏血管丛肺芽和主静脉之间的通路持续存在，解剖学上，它的位置在左上腔静脉后方，紧挨左心耳的后面。左上腔静脉可以和冠状窦相连，如果是无顶冠状窦，则左上腔静脉和左心房相连。当左肺静脉引流至左上腔静脉，左上腔静脉也应与冠状窦或左心房相连。在罕见的情况下[1]，左上肺静脉先汇入左上肋间静脉，再汇入左上腔静脉。这三支静脉汇合后进入左无名静脉。左无名静脉的近端闭锁（Marshall 韧带）但仍可见。为了避免肺静脉的梗阻，在手术或介入治疗前先对垂直静脉和永存左上腔静脉进行鉴别诊断是很重要的。

5．PAPVC 的其他连接部位

左肺静脉较为少见的异常连接部位是冠状窦（图 35-8B）、下腔静脉、右上腔静脉、左锁骨下静脉和奇静脉。在更为罕见的病例中，双侧肺的静脉异常连接至体循环静脉，同时也有部分肺静脉正常连接至左心房。在功能上，这些患者和 TAPVC 患者的表现类似。

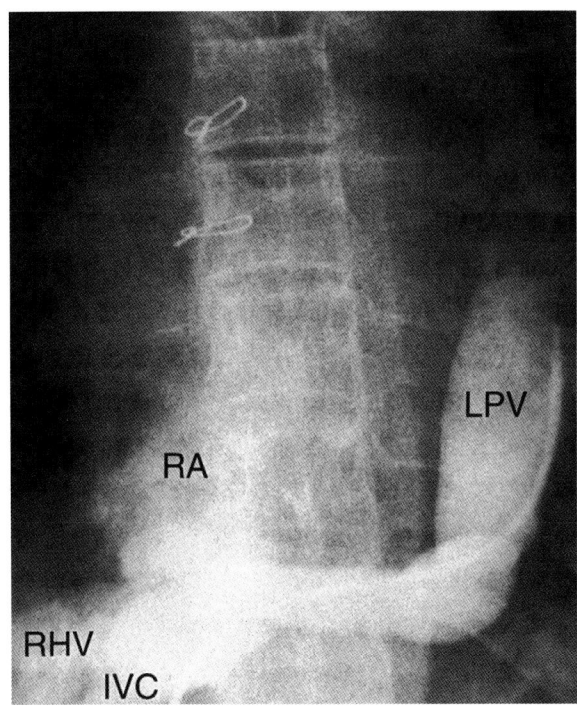

▲ 图 35-10　**部分性肺静脉异常引流**

心导管造影显示左肺静脉连接至下腔静脉的部分性肺静脉异常引流

IVC. 下腔静脉；RA. 右心房；RHV. 右肝静脉；LPV. 下肺静脉

（二）生理学

PAPVC 的基础生理病理改变和房间隔缺损类似，即肺血增加。决定血流动力学状态的因素包括异常连接的静脉数目，异常引流的肺血管床的横截面积、异常连接的部位、是否合并房间隔缺损及其大小。

1. 房间隔完整的 PAPVC

如果房间隔完整，从异常连接的静脉引流的血量取决于异常连接的静脉数目、受累肺组织的范围、正常和异常连接的血管床的相对阻力，以及正常和异常连接各自汇入的心房的顺应性、肺动脉血流是否存在梗阻及梗阻的程度。

如果只有一支肺静脉连接异常，异常引流的血流大概占整个肺血流的 20%～25%[6]。其血流动力学改变很轻微，很少出现临床症状。Hughes 和 Rumore[8] 发现在 2 例因风湿性心脏病死亡的中年患者中，单支肺静脉的 PAPVC 既没有引起右心扩张，也没有引起右心肥厚。如果除一支以外其他所有肺静脉都异常引流，则异常引流的血流占整个肺血流的 80%。这些患者的血流动力学改变和临床表现跟 TAPVC 相仿。

当一侧肺的静脉引流异常，相对肺血管阻力和接受静脉回流的心腔的相对顺应性决定肺血流量。研究发现，右肺静脉引流至下腔静脉且房间隔完整的 PAPVC 患者，即"弯刀综合征"，其异常连接的肺静脉内的血流占整个肺血流的 24%～32%[15]。这一较低的血流比例和弯刀综合征伴发的右肺实质发育异常及肺动脉发育异常有关[17]。如果一侧肺的静脉异常引流不伴有其他的畸形，则异常引流的血流占整个肺血流的 66%，这是由于右心房顺应性增加，异常静脉向其引流，而左心房顺应性较低，接受正常引流血液。因此在那些只有 PAPVC 不伴其他异常的患者，右心房压通常低于左心房压。只要双侧肺的血管阻力维持相等，且没有肺动脉狭窄，则静脉连接异常的这一侧肺血流较多。

由异常连接的肺静脉引流的肺叶也会影响左向右分流的程度。左侧卧位时，肺血流更容易分布至中叶和下叶。仰卧位或运动时，肺血流分布至上叶。因此，如果患者的 PAPVC 正好涉及引流上叶肺的静脉，则左向右分流的程度根据体位以及活动强度而异。

2. 伴有房间隔缺损的 PAPVC

如果房间隔缺损比较小，其血流动力学改变和房间隔完整的 PAPVC 相似。相反，如果是大房间隔缺损，则显著影响血流动力学。在这里有必要简要回顾一下简单房间隔缺损的病理生理，特别是血液分流情况。

Burchell 等[16] 利用染料稀释技术分析了房间隔缺损患者两侧肺对左向右分流的影响。肺血流和体循环血流的比值平均为 3.5 : 1。来自整个右肺的血流 84% 发生左向右分流，来自整个左肺的血流则只有 54% 发生分流。因此，虽然两侧肺的血流都发生了异常的左向右分流，但右肺血流的分流量更大。实验发现近端右肺静脉开口接近房间隔缺损是造成房间隔缺损患者右肺血液更多发生分流的原因。

PAPVC 和房间隔缺损共存时，血流动力学改变和单纯房间隔缺损相似，左向右分流量可能比较大。这一分流的血液来源于两部分：肺静脉异常连接所致异常引流的血液的大部分，以及正常连接引流的血液一半甚至更多直接从房间隔缺损分流[16]。

静脉窦缺损时常有少量来自上腔静脉的血液（包括体循环静脉血和异常引流的静脉血）发生右向左分流。同样地，继发孔房间隔缺损也常见少量来自下腔静脉的血液发生右向左分流。曾有报道，单纯 PAPVC 患者较大年龄时出现肺血管疾病[17]。虽然肺动脉高压被认为很罕见，但其发生率并不明确。

（三）临床特点

单支肺静脉异常连接通常没有明显的症状。如果除了一支以外其他所有肺静脉都异常连接（次全 TAPVC），临床症状和 TAPVC 相似。一侧肺的静脉连接异常时就会出现以下症状。儿童时期症状一般不常见，但也可在用劲时发生呼吸困难。即使存在少量的右向左分流，儿童期也很少出现发绀。随着肺血管床的改变、肺高压、右向左分流的增加，到 30—40 岁时出现发绀的机会逐渐增多。

弯刀综合征的临床表现差异很大。Dupuis 等[18]报道了 25 例、Gao 等[11]报道了 13 例弯刀综合征的患儿。除了 2 例以外其他患儿在婴儿早期就表现出严重症状。肺高压很常见，其原因包括来自降主动脉的血供、连接异常的右肺静脉的狭窄、肺实质异常、左心和主动脉的梗阻等。右肺发育不良继发右位心很常见。相反，一项关于 122 例成年后才出现症状的弯刀综合征患者的研究发现，其中 100 例左向右分流量都 < 50%，94 例肺动脉压正常，28 例轻度肺高压，绝大部分患者的临床结局是好的[19]。

在伴有房间隔缺损的患者，其体格检查的结果和单纯房间隔缺损患者一样。如果房间隔是完整的，第二心音分裂就不明显。呼吸分裂变化正常，常可闻及血液流出肺部时产生的杂音，也可能闻及舒张期三尖瓣血流产生的杂音。

（四）相关的心脏缺损和综合征

PAPVC 常合并其他先天性心脏缺损或综合征。最常见的是内脏异位伴多脾的患者容易合并原发隔位置异常所致的 PAPVD，以及无脾综合征伴 TAPVC。最近的报道指出，Turner 综合征和 Noonan 综合征患者 PAPVC 的发生率显著增加。Moore 等[20]对 21 例 Turner 综合征患者进行了前瞻性评估，发现 3 例伴有房间隔完整的 PAPVC（14.3%）。在这 21 例中，有 12 例是 45 XO 核型。PAPVC 均出现于这一核型的患者（25% 的发生率），没有 1 例出现于 9 例镶嵌核型的患者中。此外，van Wassenaer 等[21]报道了 3 例 Turner 综合征合并房间隔完整的 PAPVC。因此，任何 Turner 综合征和 Noonan 综合征患者都应该考虑合并 PAPVC 的可能性。

法洛四联症合并肺静脉异常连接是一种罕见但在临床上很重要的情况。有研究回顾了 1183 例法洛四联征患者[22]的情况，其中 7 例伴有肺静脉异常连接（0.6%）。4 例为 PAPVC，其他 3 例为 TAPVC。

（五）诊断特征

1. 心电图特征

ECG 的改变与单纯房间隔缺损相似。rR′和 rSR′模式最常见，偶尔也可以是正常的。伴有肺动脉高压的较大年龄患者可以表现为尖 P 波和收缩期超负荷所致的右心室肥厚。静脉窦缺损的患者可见Ⅲ导联 P 波倒置。房间隔完整的患者心电图通常正常。

2. 放射学特征

常规的胸部 X 线片可见肺血流增加和右心室扩张。此外，根据异常连接的不同位置可能还有一些各自的特点。

右肺静脉异常连接至下腔静脉的患者在右肺下方可见新月形阴影（图 35-9B）。Neill 等[5]根据这个特征性的阴影将这一组患者命名为弯刀综合征。当右肺静脉引流进入下腔静脉时，胸部 X 线片上还可能看到胸和右肺发育不全（图 35-9C）、中位心、右位心或肺实质异常。

当异常连接位于上腔静脉时，右心房影的上方常可见到扩张的上腔静脉下半部分，或在心房上缘内出现双重高密度影。若异常连接至奇静脉，这一结构就增大，胸部X线片在右上纵隔右心缘处可见圆形隆起。

若左肺静脉异常连接于左无名静脉，胸部X线片显示心脏上方有一突出的阴影，组成该阴影的结构包括左边的垂直静脉、上面的无名静脉和右边的上腔静脉（图35-11）。当TAPVC连接至无名静脉但血管扩张又不明显时，这些结构就组成了典型的"雪人"征。

3．超声心动图特征

超声心动图准确诊断PAPVC和PAPVD的关键是对所有心血管结构进行仔细的综合检查。每个患者的每支肺静脉都应该检查，特别是在第一次检查时。每支肺静脉的大小和走行都必须通过二维成像和彩色多普勒血流来确定。右上、右下、左上、左下肺静脉的连接和引流方向都应明确。这可以从肋下、心尖、胸骨旁和胸骨上窝等切面进行检查。肋下切面是评价婴幼儿肺静脉的理想位置。胸骨旁、锁骨下和胸骨上窝切面可用于较大儿童的检查。当经胸的切面效果不佳时，TEE也是有用的。另外，MRI是首选的可以替代TEE的非侵入性检查（见后面的讨论）。右心室容量超负荷，表现为右心室增大、舒张期室间隔变平坦，是左到右分流存在的有用线索，但不是PAPVC的特征性表现。如果在没有房间隔缺损的情况下存在右心室容量超负荷，应该警惕PAPVC。

一支或几支肺静脉引流入体静脉是超声心动图诊断PAPVC的基础。典型的情况是和肺静脉相连处远端的体静脉是扩张的，提示从此处开始血流增加。肺静脉异常连接至上腔静脉最好从胸骨上窝切面或胸骨旁长轴切面来检查。同样，胸骨旁短轴和长轴切面可用于探查肺静脉异常连接至左无名静脉（图35-12）。在婴幼儿可以从肋下切面做出诊断。左无名静脉增粗和上腔静脉内血流增加是诊断的线索。

肺静脉异常连接至冠状窦可以从肋下、心尖、胸骨旁切面检查左房室后沟后方来发现。这种情况下扩张的冠状窦应该与永存左上腔静脉相鉴别，后者更为常见。

一支或多支右肺静脉异常连接至下腔静脉的

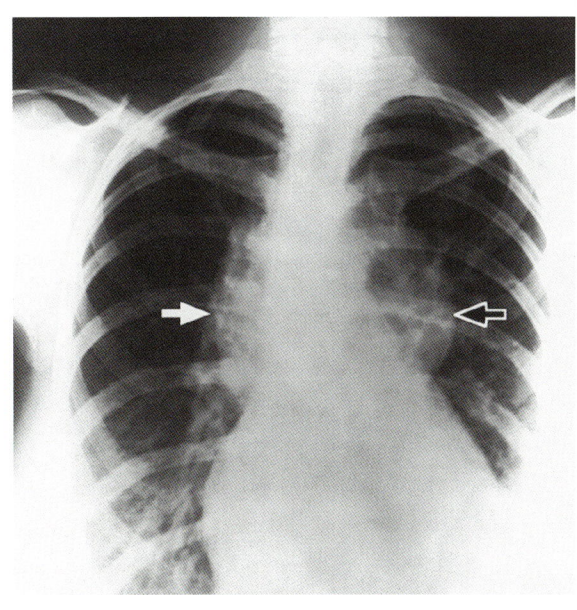

▲ 图35-11　心上型完全性肺静脉畸形引流

完全性肺静脉异常连接至无名静脉的胸部正位X线片显示典型的纵隔"雪人征"。空心箭指上行的垂直静脉，白箭指扩张的上腔静脉。注意右心室容量负荷增加所致的心脏增大及充血的右肺静脉

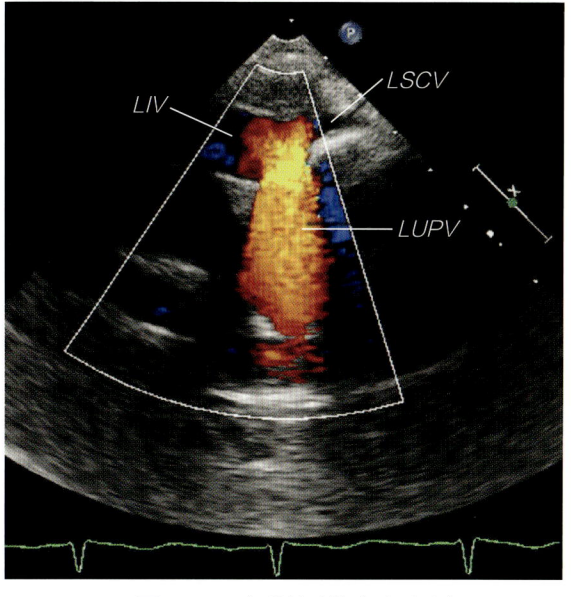

▲ 图35-12　部分性肺静脉畸形引流

彩色多普勒超声心动图在左侧胸骨旁横切面可见左上肺静脉异常连接至左无名静脉。注意从下方进入左无名静脉的红色喷射性血流

LIV. 左无名静脉；LSVC. 左锁骨下静脉；LUPV. 左上肺静脉

影像学检查可以得出弯刀综合征的诊断。肋下切面最有助于这种情况的探查。70%的患者是中位心或右位心，而且右肺动脉比左肺动脉更细小。其他的发现还包括当两支右肺静脉都不与左心房相连接时，左心房的右缘较钝。彩色多普勒血流可以显示主-肺动脉的侧支。

下腔静脉窦型缺损是超声心动图诊断所面临的挑战，尤其是在和位于后方的继发孔房间隔缺损相鉴别时。Banka等[23]报道了45例下腔静脉窦型缺损的患者，术前确诊率仅36%，而且术前未确诊的患者，术后技术得分较差[23]。

4. 磁共振成像

心脏MRI是肺静脉异常的理想评估工具（图35-13）。因其视野开阔，空间定位优越，可三维成像，能够清楚地显示肺静脉的走向、连接和引流方向，不受患儿体重大小和切面的限制。同时还可以观察心血管以外的结构的情况，如肺实质、气道、骨骼和软组织等，这是MRI优于超声心动图和血管造影之处。MRI的另一个优势在于它可以评估肺静脉异常连接和引流所致的血流动力学改变，包括肺静脉-体静脉血流比和右心室大小及功能。

肺静脉的解剖可以通过在轴向（横向）、冠状或斜向平面上的T_1加权成像序列来评估。这一序列可以提供很好的空间分辨率，但在每个位置只提供一个图像。使用心电图门控的MRI序列可以快速获取胸部的多个信号。稳态自由进动序列MRI能清楚地描述肺静脉大小、走行和引流及其与邻近组织的关系。这个序列上还可以清楚地看到湍流。MRA的发展为临床提供了强大的工具，可以快速得到心血管结构的三维成像（图35-13和图35-14）。相位对比电影成像MR可以将流经肺静脉的血流量化，确定全身和肺动脉血流（$Q_P:Q_S$），以及进入左肺和右肺的血流。用MRI和MRA评估肺静脉异常连接的经验表明这些检查方法优于超声心动图和血管造影[24,25]。

5. 心导管

心导管检查一般不是诊断PAPVC、鉴别PAPVC和继发孔房间隔缺损、估计左向右分流程度所必需的。临床特征、超声心动图、MRI已能提供足够的解剖学和血流动力学资料。但某些患者，仍然需要心导管，尤其是怀疑肺动脉高压的病例。弯刀综合征需堵塞主肺动脉侧支是干预性心导管的指征。

进行心导管检查时，频繁取样监测血氧可以识别肺静脉异常连接至冠状窦、奇静脉还是上腔静脉。异常连接至下腔静脉时，血氧监测通常没有什么价值，因为经过右肺的血液减少了，也因为高氧血通过肾静脉进入下腔静脉。如果导管无法从右心房进入左心房或右心房压和肺楔压之间存在差异，提示为房间隔完整的PAPVC。

如果异常引流的肺静脉进入右心房或接近右心房的位置，选择性血管造影的价值有限。如果异常连接的静脉进入比较周围的血管，可以通过血管造影来明确异常连接的位置。例如，PAPVC到下腔静脉、上腔静脉、左无名静脉或奇静脉。

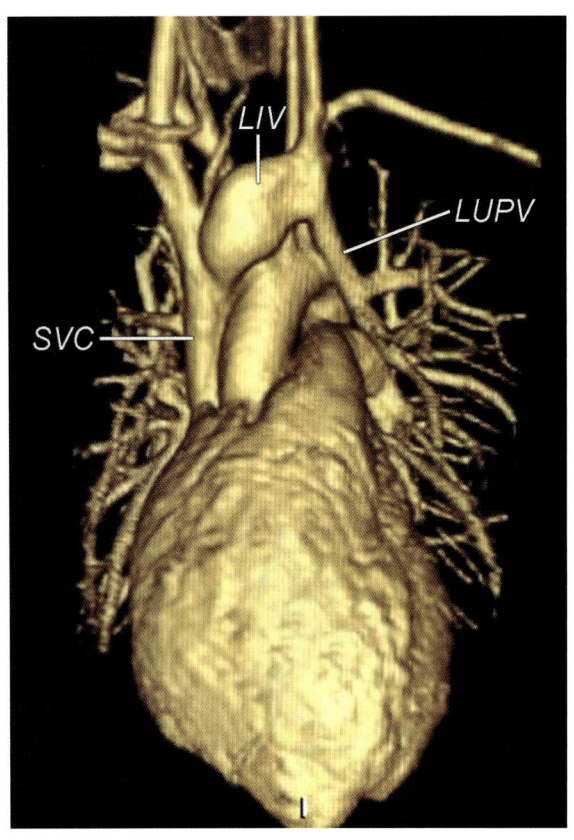

▲ 图35-13 部分性肺静脉畸形引流

磁共振血管造影三维重建图像。正面可见左上肺静脉异常连接至左无名静脉，左无名静脉再连接至上腔静脉

LIV. 左无名静脉；SVC. 上腔静脉；LUPV. 左上肺静脉

第六篇　先天性心血管疾病
第35章　肺静脉畸形

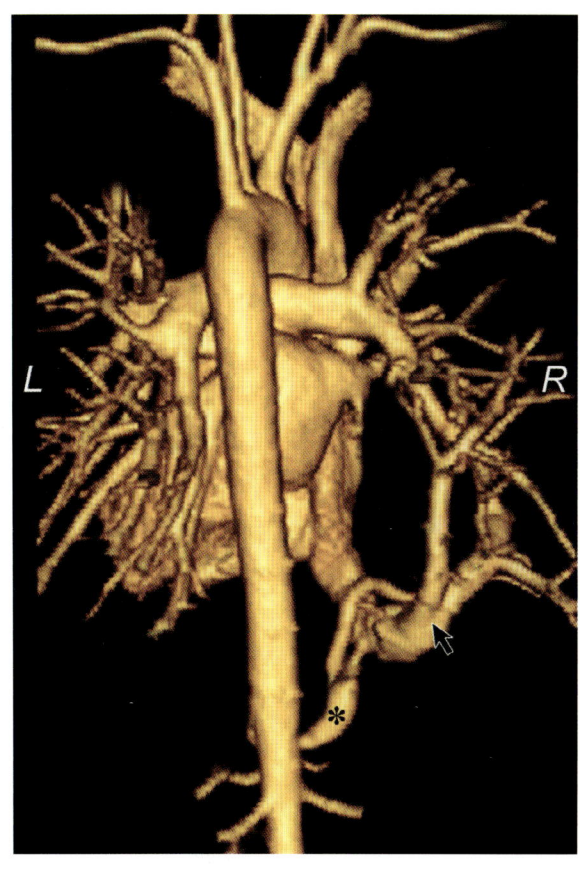

▲ 图 35-14　弯刀综合征

20 岁男性弯刀综合征患者磁共振血管造影三维重建图像的背面观。从右肺出来的大部分肺静脉通过弯刀静脉（箭）进入下腔静脉，从腹主动脉出来的一支大的侧支动脉进入右下肺叶（*）。一支小的右上肺静脉正常连接至左心房。心导管造影可见弯刀静脉在靠近下腔静脉连接处有梗阻，因此整个右肺的静脉回流都转向了左心房。动脉侧支血管也是梗阻的

进行选择性肺动脉造影，观察肺静脉回流情况，可以得到异常连接的成像。如果进入了异常连接的血管，注入对比剂将清楚显示解剖结构。

（六）鉴别诊断

从临床评估来鉴别房间隔缺损与 PAPVC 是比较困难的，但很有学术价值。今天的无创成像技术（超声心动图和 MRI）使我们能够获得精确的术前诊断。原发孔房间隔缺损和单心房也能导致心房水平的左向右分流，这两者可能通过各自特征性的心电图模式来鉴别（额面向量环逆时针旋转和电轴左偏）。TAPVC 呈现明显不同的临床表现，包括严重的肺充血、心力衰竭，如果不及时治疗通常在出生后 6 个月内死亡。发绀是另一

个明显的鉴别特征。

（七）治疗

1. 药物治疗

当心力衰竭发生时，无论是由于肺血流增加还是由于肺血管病所致，常规的治疗都是有指征的。与下腔静脉异常连接时如果有相关的肺实质异常，药物治疗可能只有暂时的获益。这时唯一确定的治疗方法是手术矫正。

2. 手术治疗

当患者出现肺循环过度或呼吸功能不全时，PAPVC 就有手术指征。下面章节简单介绍几种外科技术。

3. 原发隔移位伴部分肺静脉异常引流至右心房

因为许多原发隔移位伴 PAPVD 引流至右心房的患者还有其他的心血管畸形，手术治疗必须因人而异。一般来说，患者可分为以下三组。

房室一致的患者，可以进行双侧心室的修补。在这些患者中，房间隔被切除，重建一新的隔膜，使体、肺静脉分别引流入相应的心房。

房室不一致而两个心室发育良好的患者。在这些患者中，肺静脉进入左心室和体静脉的异常通路被阻断，然后引流入右心室。

无法实现双心室修复的患者。在这组患者，原发隔移位通常与改良 Fontan 手术或双向 Glenn 分流术不相关[26]。

4. 静脉窦缺损

Van Praagh 等[27] 描述了四种手术方案，曾应用于 44 例上腔静脉型静脉窦缺损的患者。

用补片闭合上腔静脉和右肺静脉之间的缺陷，后者阻碍了右上肺静脉通过它的自然开口进入左心房。

除了补片闭合上腔静脉和右肺静脉之间的缺陷外，用第二个补片来扩大上腔静脉（双补片技术）。

这项技术由 J. Lewis 首次描述，并由 Warden 等[28] 首次施行。把上腔静脉和肺静脉入口上方的奇静脉分开。将上腔静脉的头端缝合在右心耳的切口上。将上腔静脉心脏端缝合，

947

通过一个补片把右肺静脉血液通过心房间交通引流入左心房。

通过扩大心房间交通阻碍右肺静脉连接至左心房，这对下腔静脉型静脉窦缺损是有用的。

5．PAPVC 连接至下腔静脉

在房间隔缺损存在的情况下，在下腔静脉连接处将异常连接的静脉分出来，并吻合至左心房[29]。随后的修复和 PAPVC 连接至右心房是一样的。如果房间隔完整，这是常见的情况，异常连接的静脉被移植到右心房壁。然后创建一个房间隔缺损与异常连接的静脉相接。第三种技术是通过手术造成的房间隔缺损，阻止弯刀静脉通过下腔静脉和右心房与左心房的异常连接。以上所有技术在术后都有右肺静脉狭窄的风险。

6．PAPVC 连接至冠状窦

手术修补的方法和 TAPVC 连接至冠状窦的手术方法一样。

7．PAPVC 的左肺静脉连接至无名静脉

Kirklin[30] 将左肺总静脉吻合至切断的左心耳底部来进行修补。

（八）预后

1．未经治疗

预后的资料是比较缺乏的。基于解剖学[8]的研究表明，仅有一支肺静脉异常连接且房间隔完整的患者预后良好，很少出现心肺症状。然而，如果把这一结论用于出现临床症状的患者，就可能是错误的。这些患者的自然病程和单纯房间隔缺损相似。

2．术后病程

PAPVC 手术干预的预后取决于手术时肺血管床的状态。肺血流较多的患者，术后症状显著改善，回到正常的生理状态，寿命接近正常。但如果存在进展性肺血管病，则得不到这样理想的预期效果。

PAPVC 修复后的长期随访很少有报道。Gustafson 等[31] 对 38 例静脉窦缺损患者进行了手术。一例 31 岁伴有严重肺高压的患者术后早期死亡，一例出现上腔静脉梗阻症状，一例出现病窦综合征。存活的 30 名患者，在随后 1~24 年的随访里保持良好状态。Van 等[32] 随访了左肺静脉连接至左上腔静脉、无名静脉或冠状窦的 13 例患者，没有手术死亡，一例出现心包切开后综合征。术后临床随访这些患者 1.5~8 年，未见肺高压和肺静脉梗阻。最近欧洲先天性心脏外科医生协会的多中心研究报道了弯刀综合征的术后远期疗效[33]，68 例患者术后早期死亡率为 5.9%，2 例患者后期死于严重的肺动脉高压。残留弯刀静脉引流狭窄的发生率较高（术后 13 年 85% 没有弯刀静脉狭窄），但不同的手术方式并没有差异[33]。静脉窦缺损修补后有患者出现病窦综合征。术后心律失常在其他类型的 PAPVC 并不常见。

术后患者应定期随访监护，重点关注肺静脉梗阻和心律失常的情况。梗阻可由异常连接肺静脉的阻塞所致，可导致受累的肺部没有血流。这可通过通气 - 灌注显像、超声心动图、MRI 或血管造影来发现。肺静脉梗阻也可继发于上腔静脉或下腔静脉的狭窄，这可通过球囊血管成形术或放置支架来缓解。

四、完全性肺静脉异常连接或引流

TAPVC 指肺静脉连接异常，没有进入左心房，包括肺静脉直接进入体静脉（TAPVC）或进入右心房（TAPVD）（图 35-15）。

TAPVC 的发生率很难定义。在 Abbott[34] 的 1000 例先天性心脏病，共 4 例 TAPVC。另一项研究记录了 800 例 1 岁内死于先天性心脏病的尸检病例[35]，发生率 2%。TAPVC 连接至门静脉好发于男性（3.6∶1）[36]，其他类型则没有性别差异。

（一）遗传和流行病学

TAPVC 的发病机制尚未阐明。巴尔的摩 - 华盛顿婴儿研究表明可能与接触铅、油漆、化学品或农药有关[35,37]。

虽然 TAPVC 还没有已知的遗传方式，但根据报道的家系病例来看，可能是一种单基因遗传[38]。在受累家庭中，患者共同点为异常肺静脉连接，但异常连接的部位并不一致。TAPVC 和

第六篇 先天性心血管疾病
第35章 肺静脉畸形

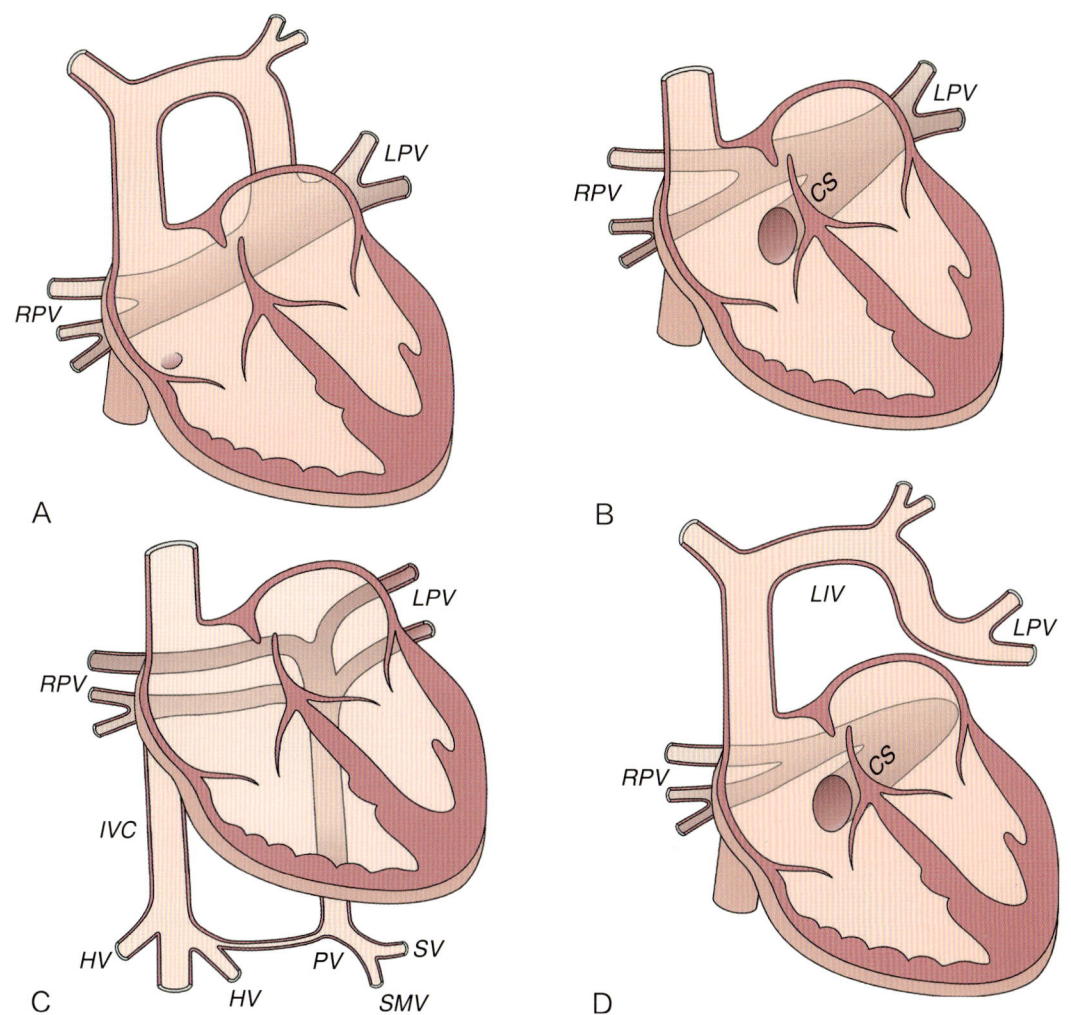

▲ 图35-15 Totally anomalous pulmonary venous connection. A: *Supracardiac*. Both right (RPV) and left (LPV) pulmonary veins join a common pulmonary venous confluence behind the heart that drains via a vertical vein to the undersurface of the left innominate vein and thence to the right atrium. B: *Cardiac*. The pulmonary venous confluence connects to the coronary sinus (CS), and thence to the right atrium via the coronary sinus ostium. C: *Infradiaphragmatic*. The pulmonary venous confluence drains inferiorly via a vertical vein to the portal vein (PV) or hepatic veins (HVs) and thence to the right atrium. D: *Mixed Connections*. Left pulmonary veins drain to the LIV, and right pulmonary veins to the coronary sinus in this example. SV, splenic vein; SMV, superior mesenteric vein. (From Brown DW. Pulmonary venous anomalies. In: Lai WW, Mertens LL, Cohen MS, et al., eds. *Echocardiography in Pediatric and Congenital Heart Disease: From Fetus to Adult*. United Kingdom: Wiley-Blackwell; 2009:119–142, with permission.)

TAPVD与一些综合征有关，最常见的是无脾、多脾和猫眼综合征。

（二）解剖学

TAPVC的分类方法有很多。Craig等[39]把TAPVC分为以下几类：①心上水平的异常连接；②心内水平（冠状窦）的异常连接；③心下水平的异常连接；④以上两类或更多的混合型。这种分类是最常用的方法。Burroughs和Edwards[40]提出了一个基于异常血管长度（即长、中、短）的判断预后的分类方法，然而，并不完全可靠。Smith等[41]提供了另一种TAPVC的分类：心上型（无肺静脉梗阻）、膈下型（伴有肺静脉梗阻）。

在这一章的前面已经讨论了原发隔移位继发的TAPVD异常引流至右心房。这种TAPVD通常合并内脏异位和其他的心脏缺陷[30]。

不同部位TAPVC或TAPVD的发生频率见表35-2所示。超过1/3的病例与左无名静脉异常连接。

心房间交通的存在是维持生命所必需的，因此，房间隔缺损或卵圆孔开放被认为是该复杂畸形的一部分。并且因为患儿年龄很小，通常动脉导管尚未关闭，但并不认为动脉导管未闭是该疾病伴发的畸形。罕见的例外情况是有一例房间隔完整、多发室间隔缺损、永存左上腔静脉的TAPVC引流至冠状窦的病例存活到11岁[42]。

对心脏的大体检查可见所有这些病例的几个共同特征，包括右心室和右心房扩张和肥厚、肺动脉扩张，与异常连接的位点无关。左心室大小正常，左心室容量常在正常范围之内。左心房通常缩小，因为缺少肺总静脉的构成。除了这些发现之外，具体的解剖特征则根据异常连接的位置不同而不同。

1. 连接至右上腔静脉或右奇静脉

每个肺的肺静脉连接在一起，在左心房后面汇合。在汇合血管的右侧发出一异常血管，从右侧肺门处上行经过，在后面进入右上腔静脉（图35-16）。在一罕见的病例，右侧上行的肺静脉血管连接到奇静脉。

2. 连接至左主静脉系统

（1）连接至左无名静脉：这是TAPVC最常见的，来自左右肺的肺静脉在左心房后面汇合（图35-15）。汇合血管的左边发出一静脉血管，在左肺动脉和主支气管前面经过，上行进入上纵隔，经主动脉弓前方，汇入近端左无名静脉（图35-17）。然后左无名静脉以正常的方式汇入右上腔静脉。相对较少的情况是上行静脉从左肺动脉和左主支气管之间经过，后者会导致肺静脉血流的外源性梗阻。连接肺静脉和左无名静脉的就是异常的垂直静脉，是胚胎期的内脏静脉丛和主静脉系统的连接通路。因此，术语永存左上腔静脉不应用于该静脉通路（当冠状窦无顶时，永存左上腔静脉连接至冠状窦或左心房）。

（2）连接至冠状窦：整个异常静脉路径位于心包内。肺静脉与房室沟内的共同血管相连后汇入冠状窦（图35-15B和图35-16B）。然后冠状窦沿着正常路径到右心房。冠状窦扩大的开口可能位于下腔静脉开口和三尖瓣之间或后移位于下腔静脉开口后方。心脏的静脉引流汇入冠状窦，冠状窦的大部分都与左心房具有共同的壁。在肺总静脉和冠状窦连接处或冠状窦内的狭窄虽然比较罕见，但也会发生。

（3）连接至脐卵黄静脉系统：连接的部位在横膈的下方。两肺的肺静脉在左心房后方汇合。汇合处发出一血管，从食管前方下行，通过食管裂孔穿过横膈。大多数情况下，下行的异常血管在脾脏和肠系膜上静脉汇合处进入门静脉。（图35-15C和图35-18）。不太常见的是，异常血管和静脉导管、肝静脉之一、下腔静脉相连。当异常静脉连接至脐卵黄静脉系统时，常见肺

表35-2 三项尸检研究中TAPVC和TAPVD的解剖位置的比较

异常连接或引流的位置	Burroughs和Edwards研究[40]（%，$n = 113$）	Lucas等研究[36]（%，$n = 71$）	Delisle等研究[42]（%，$n = 93$）
左无名静脉	36	35	26
冠状窦	16	16	1
右心房	15	2	8
右上腔静脉	11	12	15
门静脉系统	13	23	24
多发部位	7	10	5
未知部位或其他	2	0	4

TAPVC. 完全性肺静脉异常连接；TAPVD. 完全性肺静脉异位引流

第六篇 先天性心血管疾病
第 35 章 肺静脉畸形

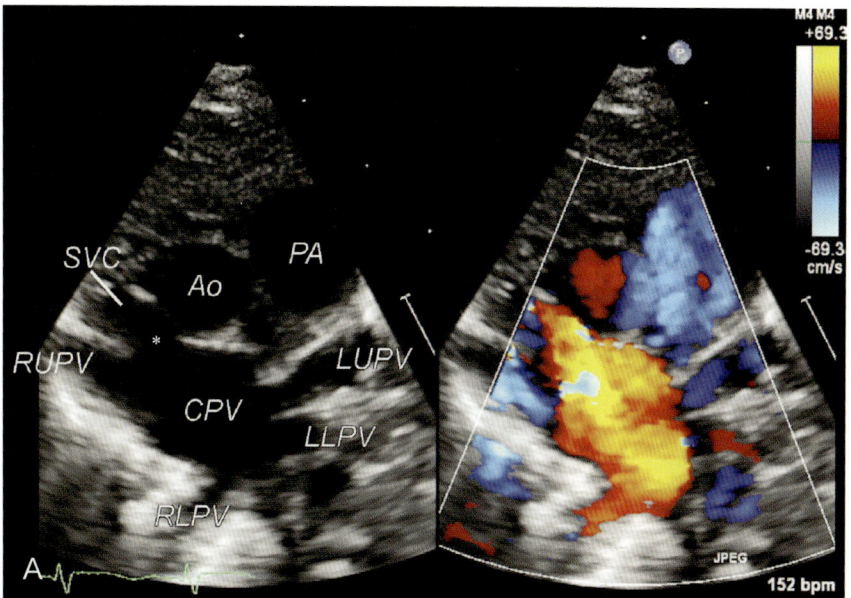
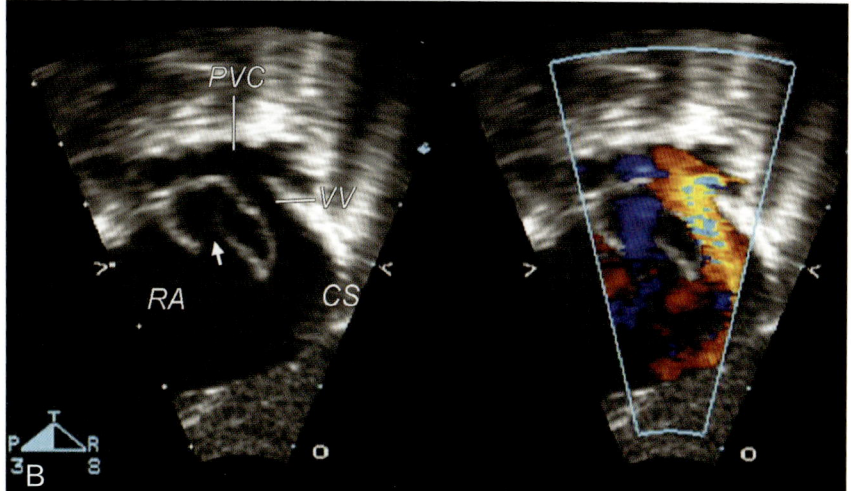
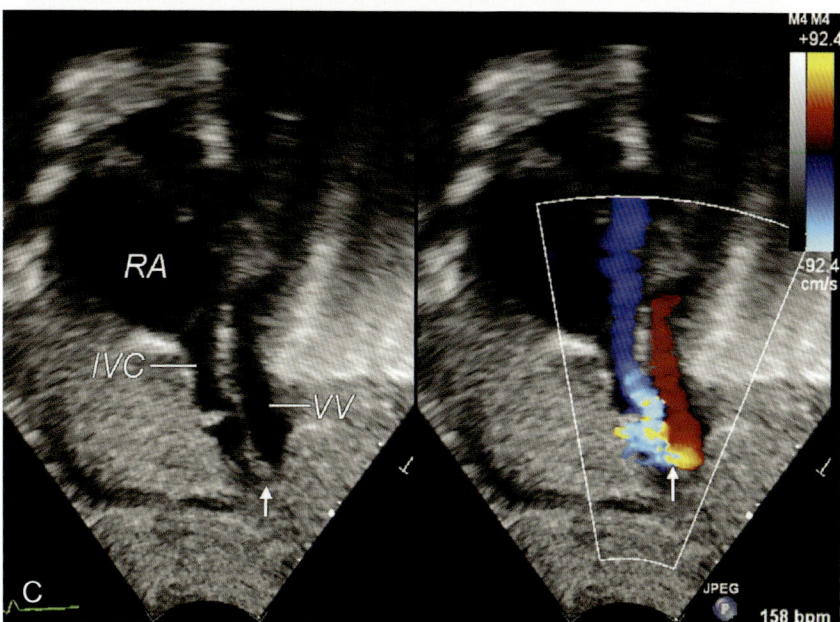

◀ 图 35-16 完全性肺静脉异常连接的超声心动图成像

A. 左侧胸骨旁横切面可见完全性肺静脉异常连接引流至右上腔静脉。右上肺静脉、右下肺静脉、左上肺静脉、左下肺静脉共同汇成水平的肺静脉汇合支。垂直静脉（*）向右向前上行，从后方汇入上腔静脉。肺动脉因为容量负荷过大而扩张；B. 多普勒成像肋下切面显示完全性肺静脉异常连接引流至显著扩张的冠状窦。图中的肺静脉汇合支显示典型的"鲸尾"征，和垂直静脉相连，进入冠状窦。注意卵圆孔（PFO，箭）水平的右向左分流，左心房较小；C. 膈下型完全性肺静脉畸形引流的肋下短轴切面和多普勒成像。该患儿的左肺先天缺如。该窗可见向下的垂直静脉血流（红色），在与下腔静脉的连接处伴有梗阻（箭）

SVC. 上腔静脉；RUPV. 右上肺静脉；RLPV. 右下肺静脉；LUPV. 左上肺静脉；LLPV. 左下肺静脉；PVC. 肺静脉汇合支；PA. 肺动脉；CS. 冠状窦；VV. 垂直静脉；Ao. 主动脉；RA. 右心房；IVC. 下腔静脉；CPV. 肺总静脉

951

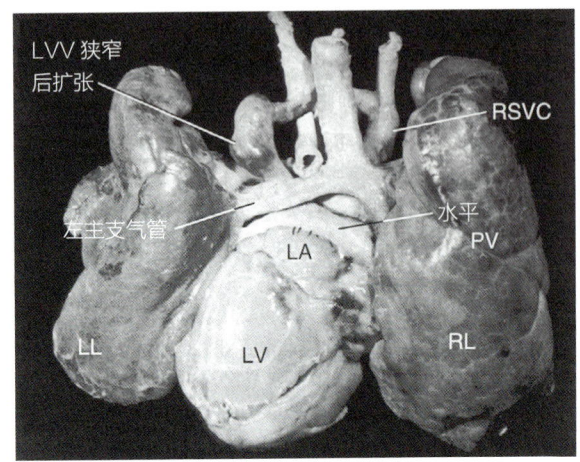

▲ 图 35-17 心上型完全性肺静脉异常引流的心肺标本背面图

单支肺静脉在左心房后面形成水平的汇合支。左垂直静脉连接左无名静脉，后者连接至右上腔静脉。垂直静脉被夹在左主支气管和左肺动脉之间。注意左垂直静脉狭窄后的扩张

LA. 左心房；LVV. 左垂直静脉；RSVC. 右上腔静脉；LL. 左肺；LV. 左心室；RL. 右肺

静脉梗阻。

（三）肺静脉引流梗阻的解剖位置

异常肺静脉通路出现梗阻会严重影响 TAPVC 病例的血流动力学状态与临床症状。下面将讨论引起梗阻的一些解剖原因。

1. 房间隔处梗阻

Burroughs 和 Edwards[40] 认为 TAPVC 的存活时间和房间隔缺损的大小关系密切。那些有大房间隔缺损的患者能存活更长时间。

2. 异常静脉通路梗阻

异常静脉通路的梗阻可能是有几个因素。异常血管壁的内源性狭窄较为常见，外部压力也会导致狭窄。例如，当 TAPVC 的垂直静脉在连接至无名静脉时从左主肺动脉和左主支气管之间通过，后者可能引起静脉狭窄（图 35-17）。同样，异常肺静脉在 TAPVC 连接至上腔静脉的途中可能被右肺动脉和气管所压迫。静脉导管通常出生后发生收缩，因此如果异常静脉连接至静脉导管就会出现肺静脉梗死。最后，当异常连接至门静脉或门静脉的某一分支，肝窦和肺静脉相通，结果使肺静脉回流的阻力增加。另一个可能导致肺静脉回

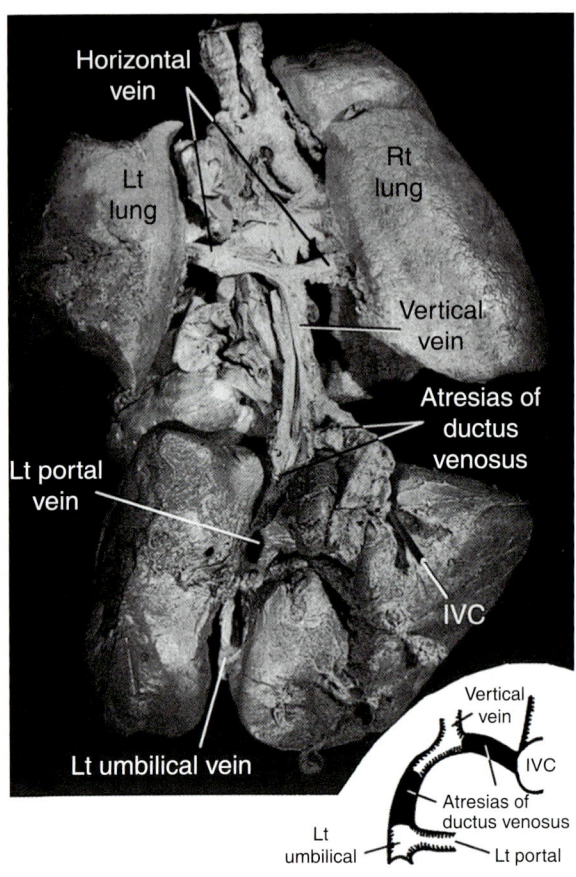

▲ 图 35-18 Posterior view of heart and lung specimen showing totally anomalous pulmonary venous connection to the portal vein. The ductus venosus is atretic at two locations (Inset) between the vertical vein and the suprahepatic segment of the inferior vena cava (IVC), and between the vertical vein and the confluence of the left umbilical and left portal veins. (From Delisle G, Ando M, Calder AL, et al. Total anomalous pulmonary venous connection: Report of 93 autopsied cases with emphasis on diagnostic and surgical considerations. *Am Heart J*. 1976;91:99–122, with permission from Elsevier.)

流阻力的因素是上行或下行垂直静脉的长度。

（四）相关心脏畸形

通常，TAPVD 是作为一种孤立的畸形出现的，患者的内脏心房位置正常。然而，也有报道合并大动脉转位、法洛四联症、单心室、永存动脉干、三尖瓣闭锁、HLHS、肺瓣闭锁、多发室间隔缺损、主动脉缩窄、血管悬吊及其他异常[42]。但如果是 TAPVD 引流至右心房，患者通常合并内脏异位伴多脾。罕见的情况下也有合并内脏异位伴无脾。因此，TAPVD 可能合并各种不同的缺陷，如常

见的房室共同通道，圆锥动脉干畸形、间隔缺损、肺动脉狭窄或闭锁、二尖瓣闭锁、体静脉畸形等。

（五）显微解剖学

1. 异常的血管

Sherman 和 Bauersfeld[43] 检查了 8 例患者的异常静脉，发现所有患者的血管都有瘢痕样改变。血管外膜存在大量的纤维化，有些病例血管中层有严重的局灶性纤维化。其中 1 例有内膜纤维化。没有梗阻的静脉常表现为静脉内膜、中外膜的萎缩或肥厚，或两者兼有。梗阻的静脉通常有中层和外膜的增厚和内膜的增生。

2. 左心房

Sherman 和 Bauersfeld[43] 报道了 13 例患者左心房的组织学改变，均表现为萎缩。虽然肌肉纤维变窄，细胞质稀疏，但细胞核丰富。这些研究者发现 TAPVC 患者左心房的肌纤维数量和对照组接近。

3. 肺

肺的镜下表现取决于是否存在肺静脉阻塞。

4. TAPVC 不伴梗阻

在没有肺静脉梗阻的情况下，肌性动脉和小动脉通常有明显的中层肥厚。小动脉的内膜病变在婴儿中并不常见，但常出现于大的儿童和成人身上。

5. TAPVC 伴有梗阻

在有梗阻的 TAPVC 中，异常静脉通路、肺外静脉和肺内小静脉出现内膜肥厚。肺水肿及红细胞渗出进入肺泡腔。胸膜下和小叶间淋巴管扩张显著，肺动脉和肺小动脉中层肥厚明显。小动脉内膜增生常见，很少见到坏死性动脉炎。

（六）生理学

所有的静脉血都返回到右心房。心脏左右两侧之间某种形式的交通是 TAPVC 患儿存活所必需的。其生理学特征取决于这种混合静脉血在肺循环和体循环之间的分布。房间隔的状态对于血液的分布是最重要的。在胎儿期，肺血流量很小，回到 RA 的体肺循环混合血血量只有少量增加。因此，无法刺激心房间产生大量的血液交流。通过卵圆孔的血流常受到一定程度的限制（70%~80% 病例）。在心房间交通受限的患者，到达左心房的血液量是有限的，体循环的输出量也减少。随着出生后肺血管阻力逐渐降低，婴儿快速生长对体循环血流的需求逐渐上升，出现肺部循环显著增加。肺循环和体循环的静脉血回流至右心房，因此，右心房压力增加，导致体肺循环的静脉回路压力均增加，出现淤血。

另一方面，大的卵圆孔或房间隔缺损允许心房之间血流可以自由交换。在这种情况下，混合静脉血的分布取决于心房、心室的相对顺应性以及由肺循环和体循环动脉所产生的血流阻力。主要的影响因素是肺血管床的状态，即是否有肺静脉梗阻。

1. 没有肺静脉梗阻的 TAPVC

出生时，体、肺循环之间的血液分布近似相等，因为这两个循环血管床的阻力几乎相等。在生命的最初几周，随着肺血管床的成熟，肺血管阻力逐渐下降，进入肺循环的混合静脉血的量逐渐增加。肺血流量通常是体循环血量的 3~5 倍。体循环血量通常是正常的。因为混合静脉血中完全饱和的血液占 3~5 成，未饱和体静脉血占 1 成，因此右心房内的氧饱和度可能≥90%。血液必须在右心房中充分混合。这样，右心室、肺动脉、左心房、左心室、主动脉的氧饱和度才有可能等于右心房。由于混合静脉血流动，体循环动脉的氧饱和度可能有很大差异，取决于 TAPVC 的类型（如心上型、心内型、膈下型）。经常会出现右心室的进行性扩张和肥厚及肺动脉扩张。

婴儿的肺动脉压力可以轻微升高，也可以接近体循环血压。在没有肺静脉梗阻的 TAPVC 的患者中，心房间交通的状态对肺血流、压力和阻力都有重要影响。少数存活至较大年龄的患儿，肺动脉压一般仅轻度升高。随着时间的推移，肺小血管出现中层肥厚和内膜增生，导致 30—40 岁时出现更严重的肺动脉高压。

2. 有肺静脉梗阻的 TAPVC

肺静脉内升高的压力会被传导至肺毛细血管

床。当毛细管中的静水压超过血渗透压时，出现肺水肿。预防肺水肿的机制包括增加肺淋巴液流量，改变肺静脉旁路通道，改变肺毛细血管壁的通透性，反射性肺小动脉收缩。其中肺小动脉的收缩会导致肺血流减少，肺动脉高压，右心室高压和肥厚，最终出现右心衰竭。

右心室容积和压力过负荷导致室间隔向左移，同时流入左心房内的血流减少，导致左心室的容量减少。因此收缩期输出量也是减少的，因为没有足够的充盈。

（七）临床表现

TAPVC的体征和症状差别很大，取决于血流动力学的改变。如果心房间交通的量不够，症状于出生时或出生后不久就出现，其血流动力学改变包括肺静脉梗阻。如果异常连接的静脉因内在或外在因素导致狭窄，也可产生肺静脉梗阻。因此临床症状可以根据是否存在肺静脉梗阻而分为两大类。

1. 没有肺静脉梗阻的TAPVC

（1）临床特点：患儿出生时通常没有症状。根据一份先天性心脏病登记资料[44]，74名TAPVC患儿没有肺静脉梗阻，这些患儿中，56%在生后1个月内出现症状，其余的症状出现于1年内。最初的症状有呼吸增快和喂养困难，通常生后几周即可出现。然后出现体重不增，反复呼吸道感染，一般6个月内出现心肺衰竭。

发绀可能并不明显，除非伴有心力衰竭或存活时间长了以后出现继发性肺血管病变。这些患儿中75%~85%死于1岁内，大部分于3个月内死亡[40]。患儿表现为消瘦、易激惹，哭吵或运动时轻度发绀，一般总是会出现呼吸困难、气促、心动过速、喂养困难。

典型发现是突出的右心室隆起，存在多种心音是其特点。第一心音响亮而清晰，通常会伴随着收缩期的喷射性喀喇音。第二心音分裂，且不随呼吸而变化。P_2亢进。第三心音在心尖处最响。第四心音经常在年长患者中听到。偶有患者无心脏杂音。典型的杂音为2/6级的柔软的吹风样收缩期喷射性杂音，常在肺区闻及。该杂音在剑突和胸骨左下方都能听到，在这种情况下，它的S_1是由三尖瓣反流所形成。肺流出道的湍流和（或）三尖瓣关闭不全是收缩期杂音的产生原因。舒张期胸骨左下缘经常出现三尖瓣血流杂音。当异常静脉连接到左无名静脉时，可能闻及低沉的静脉音。与"无名静脉"的静脉音不同的是在舒张期时该杂音不会更响亮，也不会随着颈部静脉的位置或压力而改变。

大多数患者在6个月前出现心力衰竭。在心力衰竭中，总是存在肝大，约有一半的病例出现外周水肿。活过婴儿期的患者偶尔可见杵状指。

（2）心电图特征：Ⅱ导联出现高P波或右心前区导联出现右心房增大的特征。常有电轴右偏。右心室肥厚始终存在，常表现为右心前区导联高电压。偶尔出现不完全右束支传导阻滞。

（3）放射学特征：某些特性是所有病例都有的。肺血增多，右心房和右心室增大，肺动脉段突出。左心室并不扩大。此外，特殊的异常连接部位可表现出特殊征象。TAPVC连接到左无名静脉的患者，心影呈"8"字形或"雪人"形（图35-11）。"8"字形的上半部分由左侧的异常垂直静脉组成，左无名静脉在上面，上腔静脉在右边。但这一特征性的诊断标志通常在生后最初几个月并不存在，一般出现于较大儿童和成人中。当TAPVC异常连接至右上腔静脉，该结构的扩张导致右上心缘突出。

（4）心超特征：心超检查的目的包括：①建立诊断；②确定每支肺静脉的大小；③确定所有四支肺静脉汇合在一起，没有其他单独的肺静脉引流途径；④确定肺静脉汇流的大小及其和左心房的关系；⑤描绘肺静脉汇流后的走行（通常是垂直静脉），与体静脉的连接及其与邻近结构（肺动脉和气道）的关系；⑥确定肺静脉血流是否有梗阻，以及梗阻的机制；⑦评估心房间交通和梗阻的关系；⑧对所有心血管结构进行完整的解剖和功能的评估，排除其他结构性心脏异常。这些目标是通过多个切面的完整的心超检查一步一步完成的。

所有形式的 TAPVC 的共同特征是右心室容量过负荷，右侧心脏结构扩张，右心房增大，房间隔凸向左心房。右心室看起来压迫着左心室，室间隔凸向左心室，左心室容积减少。室间隔可能会出现矛盾的运动。肺动脉扩张。

除了右心室容量过负荷的特点外，第一个支持 TAPVC 诊断的超声心动图特点是看不到肺静脉进入左心房内。左心房很小。在左心房后面的无回声区很容易看到肺静脉汇合支。仔细探查每支肺静脉。一旦确定，每支肺静脉都用二维超声和彩色多普勒探查其走向和直径。Jenkins 等[45]的研究显示最初诊断时单支肺静脉的直径是 TAPVC 生存率的一个强有力的独立预测因子。较小的肺静脉与较差的预后有关。最近欧洲的多中心研究也发现了类似的情况，即发育不良/狭窄的肺静脉是死亡的独立危险因素[46]。每支肺静脉都应该从多个切面进行探查，但胸骨旁、锁骨下和胸骨上窝切面是最常用的（图 35-16）。

肺静脉汇合支的大小和方向（水平或垂直）及其与左心房的关系对于制订手术计划来说是非常重要的。当所有的肺静脉连接至同一高度的水平汇合支，该汇合支与左心房后壁的吻合相对简单。相反，当肺静脉在不同水平与垂直的汇合支连接，其修复的难度会更大。肋下、胸骨旁、胸骨上窝切面都是最有用的。一旦确定了肺静脉汇合支的特征，通过二维成像和彩色多普勒进一步探查静脉通路与体静脉的连接。一般来说，心上型 TAPVC 最适合从心前切面进行探查（图 35-16A），膈下型则最好从肋下切面进行评估（图 35-16C）。在心上型 TAPVC，还应该探明静脉通路与肺动脉分支以及支气管的关系。梗阻原因可能是外部压迫，也可能是内部狭窄。和体静脉的连接位点最常见的是左无名静脉，此处也是常见的梗阻部位。在膈下型 TAPVC，最常见的梗阻部位是与门静脉或肝静脉连接处。通常狭窄部位近端的肺静脉发生扩张，存在这一现象提示应该仔细搜索梗阻部位。血管腔狭窄时彩色多普勒可见血流速增快和湍流，这也是肺静脉梗阻的特征，无论梗阻由何机制所致。频谱多普勒是最有用的。没

有梗阻的肺静脉血流特征是低速的周期性层流，心房收缩时出现短时间的逆流。流速增快会打乱原来的血流特点，形成湍流，并失去周期性的变化特征，这也是肺静脉血流梗阻的表现。

当 TAPVC 连接到冠状窦时，冠状窦扩张，从肋下、胸骨旁长轴或心尖四腔切面很容易就探及（图 35-16B）。扩张的冠状窦向上凸起进入左心房。冠状窦的扩张也发生在其他情况（持续左上腔静脉引流至冠状窦），因此，看到肺静脉引流入冠状窦是诊断的关键。

膈下型 TAPVC 通常连接至门静脉系统，但也可以连接到肝静脉或下腔静脉。肺静脉在左心房下方紧靠膈肌上方汇合成一个共同的通路。肺总静脉也可能表现为一个腔室。最好从肋下短轴和长轴切面进行探查，从左到右、从上到下进行扫描，以发现肺静脉汇合支在腹部的异常连接（图 35-16C）。在横切面上，降主动脉在左后方，下腔静脉在右前方，异常肺静脉通路位于两者之间。如果下行的异常静脉受到充血的肝脏的压迫，则可能会漏检。多普勒可用于区分不同的腹腔内血管的血流特性。降主动脉的血流是离心方向的收缩期层流，下腔静脉的血流几乎是连续、向心的。肺总静脉内的血流呈典型的静脉血流特征，但血流方向远离心脏，流向腹部。

在混合型 TAPVC 中，必须通过多个切面来进行成像，至少要看清 4 支肺静脉各自的连接情况。如前所述，应通过胸骨上窝、胸骨旁、肋下切面进行探查。最常见的混合引流模式是和冠状窦及左无名静脉均有相连。

对于每一种类型的 TAPVC，都必须通过仔细全面的超声心动图检查来识别伴发的心脏异常。当存在混合型 TAPVC 和伴发的心脏异常时，误诊的机会较高。

当经胸的切面不好探查时，TEE 提供了另一种选择。但对于新生儿和小婴儿，常常经胸切面就够了，一般不需要 TEE。TAPVC 矫治术后，TEE 会更有用，特别是危急情况下。MRI 在评估肺静脉时，具有很好的诊断作用，如果患儿能够安全耐受，可以考虑。

产前诊断 TAPVC 在产前咨询很重要，可以明确预后，做好在有治疗能力的心脏中心分娩的计划。识别肺静脉的连接方式是胎儿超声心动图检查的一个目标。胎儿心脏四腔切面和短轴切面上可以看到肺静脉正常连接至左心房。因为胎儿的肺血比产后少，因此很难识别异常的肺静脉连接。如果看到右心室和肺动脉扩张，和左心室及主动脉的大小不成比例，要考虑 TAPVC 的可能，尤其是在排除了其他可能引起类似病变的心脏异常时（如主动脉缩窄、左心梗阻性病变、动静脉畸形）。产前诊断 TAPVC 的前提是肺静脉的高质量成像。在一项研究中，11 例患儿产前诊断的线索包括看到左心房后面的肺静脉汇合支和垂直静脉[47]。如果明确看到几支肺静脉正常连接至左心房就可排除该诊断。如果诊断了内脏异位综合征，就应对肺静脉进行细致的评估。

（5）MR：近年来 MRI 和 MRA 新技术的出现给肺静脉异常的诊断带来了最前沿的方法[24]。MRI 不仅可以检查肺静脉和血流，还可以评估其相邻的心血管结构、非心脏结构，如呼吸道、肺、脊柱和腹部器官等。MRA 可以提供一个包含所有心血管和非心脏结构的三维数据集（图 35-19）。多级稳态自由进动 MRI 可以在轴面、冠状面和斜向平面上进行胸腔检查，展示血液流动的动态特性、心腔、房室瓣及半月瓣等。Cine PC 还可以明确血流方向，对流速进行定量分析。

通常，在新生儿和小婴儿 TAPVC 的初步评估中是不需要 MRI 的，因为超声心动图准确，方便，可在床边完成。只有在超声心动图无法确诊 TAPVC 时，才需要 MRI 检查。在年龄较大的患者或某些特殊情况下，MRI 才优于超声心动图。

（6）心导管：由于二维超声和多普勒检查可以准确地诊断 TAPVC 及其类型，诊断性心导管和血管造影几乎已经被淘汰。据报道，心超诊断 TAPVC 的灵敏度和准确性分别高达 97% 和 99%，甚至在彩色多普勒出现之前就已经如此[48]。目前诊断性心导管检查仅用于二维心超和多普勒无法确诊的情况。近年来，MR 技术的发展更进一步减少了诊断性心导管检查的需要。

如果从左无名静脉、右上腔静脉或冠状窦中取得高氧饱和度的血液标本，有助于判断静脉异常连接的部位。在 TAPVC 中，右心房中的氧饱和度通常为 80%～95%。而且右心房、右心室、肺动脉、左心房、左心室、体循环动脉内的氧饱和度几乎相同。当 TAPVC 连接至左无名静脉或右上腔静脉时，上腔静脉的血液优先流入三尖瓣口，下腔静脉的血液则优先分流进入左心房，导致肺动脉氧饱和度可能高于体循环动脉。

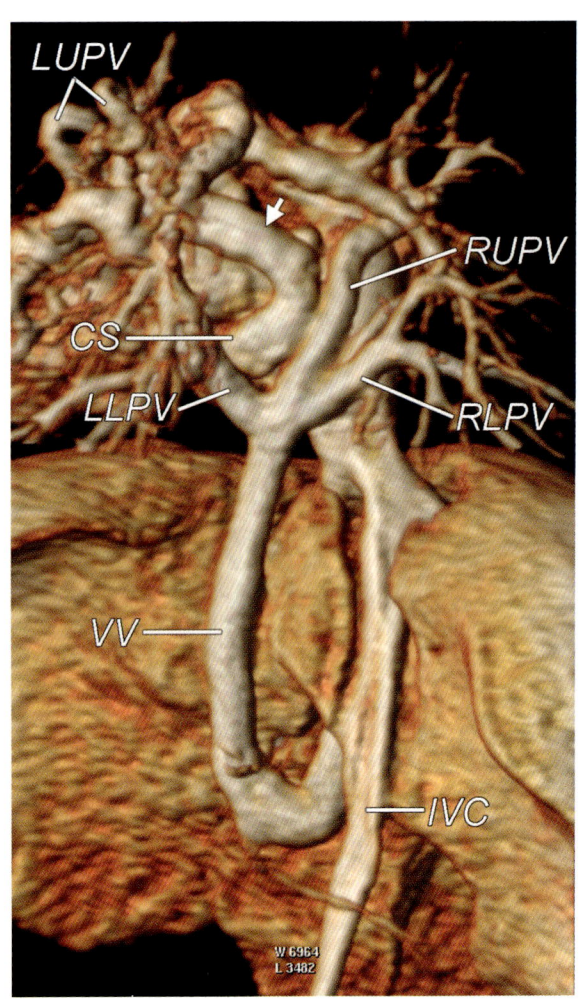

▲ 图 35-19 混合型完全性肺静脉异常引流

1 日龄混合型完全性肺静脉异常引流患儿三维增强磁共振血管造影成像背面观。左下、右上、右下肺静脉引流入大的肺静脉汇合支，再通过大的垂直静脉在膈下进入门静脉，最终进入下腔静脉。左上肺静脉进入单独的垂直静脉（箭），引流入冠状窦。因为患儿的肺静脉解剖结构复杂，MRI 检查被用来替代心导管血管造影。MRI 检查可以显示所有肺静脉的解剖结构和心内心外的解剖结构，这些结构随后在手术中被证实

LLPV. 左下肺静脉；RUPV. 右上肺静脉；RLPV. 右下肺静脉；VV. 垂直静脉；IVC. 下腔静脉；CS. 冠状窦

右心室和肺动脉的压力可能略升高至与体循环血压相等甚至更高。解释心房压，尤其是想要明确心房间血液交流是否充分是比较困难的。左右心房内压力相等可能是不伴梗阻的心房间交通的一个并不可靠的信号。出现这种现象最可能的原因是左右心室的顺应性相似，因此它们的充盈压也相同，甚至在心房间血流交通有限时也是如此。右心房压比左心房压高2mmHg以上是更为可靠的预测限制性心房间交通的征象，但在心房间血流可以自由交通时，这一现象是很常见的。评估心房间交通的唯一可靠方法是用心导管球囊来测量。

选择性肺动脉造影通常是诊断性的。注入对比剂后，对比剂能够清晰地显示肺静脉的异常连接（图35-20）。如果TAPVC连接至左无名静脉，可以看到垂直静脉从共同肺静脉发出后上行进入左无名静脉，然后左无名静脉再引流入上腔静脉。

2. TAPVC伴有肺静脉梗阻

（1）临床特点：当肺静脉异常连接至脐卵黄静脉系统时，通常会出现肺静脉梗阻。如果是心上型TAPVC，大约50%的病例出现肺静脉梗阻[49]。在异常连接至冠状窦的患者，梗阻并不常见。不论梗阻发生于什么部位，其临床表现是相似的。

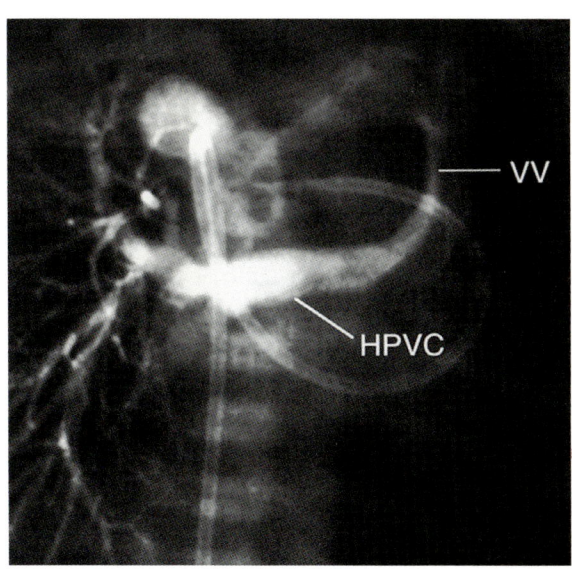

▲ 图35-20 完全性肺静脉异常引流的心导管血管造影
右肺动脉血管造影显示心上型完全性肺静脉异常引流引流至左无名静脉
VV. 垂直静脉；HPVC. 水平肺静脉汇合支

一项共有43例TAPVC合并梗阻病例报道[44]中，72%在出生第一个月内出现症状，其余在生后一年内出现。生后最初12h一般没有症状，这有助于和呼吸窘迫综合征相鉴别。一旦出现症状，就会很快进展，出现呼吸困难、喂养困难、心肺衰竭。

死亡年龄为2日龄至4.5月龄[36]。当异常连接处位于横膈以下时，在拉伸身体或吞咽时因为腹压增加或食管压迫了穿行食管裂孔的肺静脉汇合支而使肺静脉流出量减少，发绀和呼吸困难的症状可能加重。膈下型TAPVC伴有严重梗阻的患儿病程中可能在生后数小时内就出现迅速加重的呼吸窘迫和酸中毒。

尽管有明显的症状，但心血管方面可能并没有明显的发现。心脏没有增大，右心室没有明显的变化。第二心音通常是分裂的，P_2亢进。常没有心脏杂音，如果有，通常是一个柔软的吹风样收缩期喷射性杂音。肺底部常闻及湿啰音，肝大几乎总是存在，常伴有周围性水肿。

（2）心电图特征：右心室肥厚始终存在。和不伴梗阻的TAPVC不同的是右心房扩大并不常见。

（3）放射学特征：心脏大小正常或接近正常。肺血管纹理异常，从肺门处发出弥漫性网格状高密度影，心缘常常是模糊的。可见Kerley B线，突出的上肺静脉常见。这些影像学表现并不能确诊伴有梗阻的TAPVC，因为其他原因所致的肺静脉梗阻也是一样的特点。

（4）超声心动图特征：二维超声和多普勒的发现和前面所述不伴梗阻的TAPVC相似。对每支肺静脉进行全面的多普勒检查是很重要的。明确肺静脉的汇合，以及进入右侧心脏的位置和存在的梗阻。梗阻血流的特点是快速的、连续的，缺乏周期性变化。

（5）MR：在某些情况下，超声心动图尚不能提供制订手术计划所需要的全部信息，MRI检查可作为一个很好的补充。鉴于梗阻性TAPVC的患儿通常都有心肺窘迫症状，MRI检查应尽快提供必要的诊断信息。增强的3D MRA只需几分钟就可以完成扫描。在病情稳定的患者中，可以进行更为全面的检查。

（6）心导管：由于超声心动图可以准确诊断，梗阻性TAPVC患者很少需要诊断性心导管检查。应该尽量避免该操作，因为它可能会加重现有的临床状况，使这些患者延迟手术。如果从下腔静脉或上腔静脉内取得高氧饱和度的血液标本，是有助于诊断的。不过，对血氧饱和度的分析必须谨慎。一方面，由于肺血流减少，与体静脉混合后的血液也无法达到较高的氧饱和度。另一方面，肾静脉血流进入下腔静脉后可能造成较高的氧饱和度。在TAPVC连接至门静脉系统的新生儿，从脐静脉得到的是高氧饱和度的血液就可以确诊。

右心室压力通常和体循环压力一样，甚至更高。右心房的压力通常是正常的。左心房压一般也正常，但与升高的肺动脉楔压形成鲜明对比。

当肺动脉造影显示TAPVC连接至门静脉系统，可假设肺静脉存在梗阻可能。当异常静脉通路连接至其他静脉时，也能发现梗阻的部位。如果心导管进入异常静脉通路，就有可能会穿过梗阻部位，从而可能造成严重的或完全性的静脉回流梗阻。如果在梗阻性TAPVC患儿需要选择性地将对比剂注入异常静脉通路，应该手动注射。

（八）鉴别诊断

1. TAPVC不伴肺静脉梗阻

对于这类患儿，鉴别诊断必须包括大室间隔缺损、动脉导管未闭、永存动脉干、房室共同通道、不伴肺动脉狭窄的功能性单心室。与TAPVC不同的是，所有这些异常的放射影像和ECG都显示左心房、左心室肥厚。多个心音并不常见，心脏杂音比较尖锐，可能伴有震颤。房室共同通道会出现逆时针的前向量环和二尖瓣反流性杂音。对于怀疑TAPVC的患儿应立即进行超声心动图检查，以明确诊断。

年龄较大的儿童或成人TAPVC患者，鉴别诊断必须包括房间隔缺损、单心房和PAPVC。单心房和原发孔房间隔缺损可以通过逆时针的前向量环进行鉴别。在较大年龄的TAPVC患者，一般都有至少轻度的发绀，继发孔房间隔缺损或PAPVC则缺乏这一特点，除非同时存在肺动脉高压。然而，年龄较大的患者仅凭临床来鉴别诊断还是比较困难的，还需要一些特殊的检查。

2. TAPVC伴有肺静脉梗阻

这些患儿的鉴别诊断包括其他原因所致的肺静脉梗阻以及持续胎儿循环。及时检查超声心动图有助于准确诊断。

（九）治疗

对婴儿或儿童TAPVC患者应尽早行矫正手术。病情最严重的患儿，应先优化其临床情况，包括心肺功能和代谢状态的改善。具体措施包括机械通气、正性肌力、利尿、纠正酸中毒和其他代谢问题。如果可能的话，应根据超声心动图结果进行手术。避免心导管检查可以缩短手术前的时间，减轻有创操作给患儿带来的应激，可能降低死亡率。

球囊房间隔造口术和房间隔切开术都是姑息性手术。这类手术由于推迟了根治性手术的时间，且在异常静脉通路出现梗阻时几乎没什么价值，因此已经不再是正确的选择。在Lock等的研究中，用球囊扩张梗阻的异常静脉通路并未成功[50]。

20世纪70年代早期在1岁内患儿进行TAPVC矫治术的死亡率为50%左右[49]，到70年代晚期就降至30%。Bando等[52]报道了1966—1995年间105例TAPVC患儿手术治疗的情况。随着时间的推移，手术年龄逐渐降低，手术死亡率也降低。从1991—1995年间31名接受手术的患儿无一死亡。多变量分析显示唯一独立的死亡危险因素是肺静脉汇合支过细。近年的一项更大样本的多中心队列研究纳入了来自欧洲中心的422例患儿，手术时间为1998—2004年，发现这些患者的3年生存率为85%，多变量分析显示死亡的独立危险因素包括手术年龄小、肺静脉发育不良/狭窄、伴发复杂心脏病变、术后肺动脉高压、术后肺静脉梗阻[46]。特定类型的手术方法将在下面的章节中介绍。

1. TAPVC连接至冠状窦

1972年Van Praagh等[27]就提出了这类病变

的手术方法。通过右心房切开术将左心房和冠状窦之间共同的壁切除。这样肺静脉的血液就可以流入左心房。然后通过直接缝合或补片把冠状窦的开口关闭。如果存在房间隔缺损，也应该一并关闭。肺静脉与冠状窦之间的连接处很少出现狭窄。万一出现，必须解决肺静脉梗阻。

2. TAPVC 连接至左无名静脉

该类型的矫治基础是在左心房和肺静脉汇合支之间创造一个大的吻合口。然后关闭房间隔缺损，将异常连接处结扎。通常，需要补片来关闭房间隔缺损，确保术后左心房容积正常。经过一些小的改良后，该方法也可以用于 TAPVC 连接至右上腔静脉和 TAPVC 连接至脐卵黄静脉系统的矫治。

肺静脉汇合支和左心房的端侧吻合常出现扭曲。切除左心耳后和肺静脉汇合支进行吻合往往导致开口不够大，因为左心耳切除后的开口直径小于肺静脉汇合支[49]。

（十）预后

1. 未经治疗

TAPVC 的预后取决于心房间血液交通的量以及异常连接的静脉通路上是否存在梗阻性病变。肺血管床的状态决定肺血流的多少，也对预后起着重要的作用。

Keith 等[53] 对所有类型的 TAPVC 进行了调查，50% 在 3 个月时死亡，80% 在 1 岁前死亡。Burroughs 和 Edwards[40] 报道的数据接近，心房间交通不充分的患儿预后更差[40,52]。当异常静脉通路存在梗阻时预后差。死亡通常发生于生后最初几周。在一组梗阻性 TAPVC 患儿，年龄最大的存活者也只有 4.5 个月[36]。活过婴儿期的患者往往是由于肺血管阻力增加所提供的保护，但这可能给后期的手术带来风险。有报道，8 月龄的患儿就已经出现了严重的肺小动脉内膜病变。

2. 术后病程

远期预后主要取决于手术时肺血管床的状态以及肺静脉 - 左心房吻合后经过的血流是否足够。1981—1991 年，30 例 TAPVC 患儿接受手术[54]，平均随访 47 个月，2 例晚期死亡，2 例由于吻合口近端肺静脉阻塞而再次手术。晚期死亡原因 1 例是持续性肺动脉高压，另 1 例为反复的肺静脉阻塞。

Serraf 也报道了类似的 1985—1988 年间接受 TAPVC 手术的 30 例患儿，院内死亡率为 13%[55]。4 例死亡患儿的死亡原因都是肺动脉高压。TAPVC 的类型、患者年龄、体重、体外循环持续时间、主动脉交叉夹闭时间或心脏停搏时间均不影响手术死亡率。死亡率主要受患儿术前状况和术后肺动脉压的影响。4 例患者出现晚期肺静脉梗阻，建议进一步治疗。2 例患儿再次手术，其中 1 例死亡，1 例球囊扩张成功，第 4 例在二次手术前死亡。Yee 等报道，68 例中有 8 例[12] 在左心房 - 肺静脉吻合术后仍存在狭窄[56]。初次手术后 1~24 个月内对狭窄进行了修补。

Sano 等[57] 对 44 例患儿进行 TAPVC 手术。1 例术后肺动脉压力超过体循环血压而死亡。其余 43 例患儿中，3 例出现复发性肺静脉梗阻，1 例出现上腔静脉梗阻，术后 2 个月内再次手术。3 例复发性肺静脉梗阻患儿中，2 例患儿所有小叶肺静脉出现弥漫性纤维化，这可能是导致梗阻的原因，而非左房 - 肺静脉吻合处梗阻。上腔静脉梗阻患儿手术后出现心动过缓和病窦综合征，需要放置起搏器。Lamb 等[58] 报道了 80 例 TAPVC 患儿的手术情况，发现 5 例（6%）于术后 1.5~3 个月出现肺静脉梗阻。另有 5 例（6%）再次手术，其中 4 例由于残余分流，1 例由于上腔静脉梗阻。

Seale 等[46] 最近报道了一项国际多中心研究结果，422 例 TAPVC 患儿的 3 年死亡率为 15%，多变量分析显示死亡的独立危险因素包括手术时年龄小、发育不良 / 肺静脉狭窄、合并复杂的心脏病变、术后肺动脉高压、术后肺静脉梗阻。这些患儿中有 60 例（15%）术后出现肺静脉梗阻，该亚组患儿 3 年死亡率为 41%。术后并发肺静脉梗阻的危险因素包括肺静脉发育不良 / 狭窄，没有共同肺静脉汇合支。术后并发肺静脉梗阻可以通过二维超声心动图结合频谱和彩色血流多普勒来诊断并定位梗阻部位。MRI 和 CT 对于 TAPVC 术后肺静脉梗阻的诊断可能特别有用。

小部分患儿可能后期会出现心律失常。房性心律失常最常见，包括窦性心动过缓、心房扑动、室上性心动过速。室性心律失常一般不会出现。

五、出现于体肺静脉连接消失后的肺总静脉闭锁

肺总静脉闭锁

在这种异常情况下，正常形成的肺静脉和左心房之间没有血液的流通。另外，肺静脉汇合支与心脏和体静脉之间没有异常静脉连接。这样就会造成肺血流严重受阻的后果。这种情况似乎很罕见。Deshpande 和 Kinare[59] 在 1326 例先天性心脏病患儿尸检中发现 3 例肺总静脉闭锁。Dudell 等[60]5 年内共诊断 5 例，在文献中记录了 26 例。Seale 等[46] 在 422 例活产的 TAPVC 患儿中发现 2 例肺总静脉闭锁。

1. 解剖学

其解剖特征是肺静脉和左心房、其他心腔或体静脉之间缺乏功能性连接。正常形成的肺静脉在左心房后面汇合，形成一个膨大的盲端，没有肺静脉血流出口。有些病例的肺静脉系统会有一些小的解剖变异，包括从一支肺静脉延伸至右心房或左心房的闭锁的组织索带，或闭锁的纤维索带将肺静脉汇合支和体静脉相连。肺充血实变，小叶间组织水肿和淋巴管扩张导致胸膜表面突出。

显微镜下检查，肺静脉中层肥厚，静脉壁厚。肺动脉也有中层肥厚。胸膜下及小叶间淋巴管明显扩张，小叶间结缔组织水肿。肺实质和小叶间可见大的扩张的不规则的静脉。肺泡内有许多红细胞和含铁的巨噬细胞。在 Deshpande 和 Kinare[59] 报道的 3 例肺总静脉闭锁的患儿中，2 例伴有无脾综合征，1 例伴有永存动脉干。

2. 生理学

这类患儿一般都有严重的肺静脉血流梗阻。肺血流显著降低，甚至可能由于心房和动脉导管水平右向左分流而进一步减少。因为这些患儿可以存活几天或几周，意味着还是有一些肺血流存在。我们假定，支气管肺静脉把血流从肺引流到体静脉系统，为肺部血流提供了一个出口，虽然这个出口比较受限。严重肺静脉梗阻的特征和梗阻型 TAPVC 相似。

3. 临床表现

出生后不久出现呼吸困难和发绀，1 个月内死亡。震颤并不存在。通常沿着胸骨左缘可闻及 1~2 级柔软的收缩期喷射性杂音，但有时也可以没有杂音。心电图正常或显示右心室肥厚。影像学可见严重的肺静脉梗阻表现。肺血管纹理呈弥漫性网格状。心脏大小正常或轻微增大。

4. 超声心动图

3/5 的患儿心超显示肺总静脉闭锁，还可见右心房、右心室和肺动脉扩张，左心房较小。单支的肺静脉不回到左心房，汇合的肺总静脉位于左心房后面，不会连接到右边的心脏结构。如果肺血流有限，用多普勒检测肺静脉血流的能力将受到影响。如果心输出量减少，主动脉弓收缩期的多普勒血流可能是逆行的。存在肺动脉高压时，卵圆孔和动脉导管可以检测到右向左分流。

5. 心导管

心导管检查显示严重的肺动脉高压和体循环低氧饱和度。在右心室选择性注入对比剂。对比剂将在肺血管床持续存在，左心房则不显影。只有很少的情况下肺静脉汇合支显影。如果行肺动脉造影，对比剂从动脉导管未闭进入胸主动脉，肺静脉和汇合支通常不显影。

6. 治疗

有些因素似乎有利于外科干预的成功。其解剖问题与 TAPVC 相似。肺静脉汇合支和左心房吻合后给肺静脉引流提供了直接的途径。肺静脉汇合支足够粗，位于左心房后方。左心房和左心室似乎具有足够的大小，也不伴有复杂的心脏异常。5 例患儿通过手术成功将肺总静脉吻合至左心房[60-62]。2 例患儿术后需要体外膜氧合的支持[60]。

7. 预后

生后第一天就出现症状，如果没有手术干预，生后几天里，症状逐渐进展，逐渐走下坡路，直至死亡。少数接受手术的病例通常也没有后续的随访，并不了解其远期结果。

六、肺总静脉狭窄

三房心：在三房心，肺静脉进入通过一个狭窄的入口和左心房相连的肺静脉腔。另外肺静脉腔可与右心房直接相通或通过异常通路间接相通。三房心是不常见的先天性异常，但可能并不像有些报道说的那么罕见。解剖表达的多样性使三房心很难通过一个统一的胚胎发生过程来定义。原发隔异常生长理论很难解释该领域大多数研究者观察到的结果。肺总静脉不能并入左心房是目前最被广泛接受的三房心胚胎发生理论。不过也有一些三房心的变异与该理论并不一致。其他报道进一步强调了该先天缺陷胚胎发生的复杂性[63]。

所谓的右侧三房心其实是指静脉窦的右瓣持续存在。这一节只讨论左侧三房心。

1. 解剖学

由于三房心存在很多的变异，因此需要一个明确的分类方法（表 35-3 和图 35-21）。

（1）肺静脉腔接受所有肺静脉的血液并且和左心房相通，没有其他连接：典型的三房心（图 35-21A 和图 35-4）中，风向标形状的膜将接受肺静脉血流的近端静脉腔和远端与二尖瓣相通的左心房进行分隔。风向标指向二尖瓣方向。开口直径范围从小于 3mm 到大约 1cm。在膜部可能有几个小的缺损[64]。组织学检查显示异常的膜上含有心肌纤维，偶有钙化。

表 35-3　三房心的解剖学分类

Ⅰ．肺静脉腔接受所有肺静脉的血流，和左心房相通
　　A．没有其他连接：经典型三房心
　　B．其他异常连接
　　　● 直接进入左心房
　　　● 伴有 TAPVC
Ⅱ．肺静脉腔接受所有肺静脉的血流，和左心房不相通
　　A．异常连接至右心房
　　B．伴有 TAPVC
Ⅲ．不完全三房心
　　A．肺静脉腔接受部分肺静脉的血流，和左心房相通
　　　● 其余肺静脉连接正常
　　　● 其余肺静脉连接异常
　　B．肺静脉腔接受部分肺静脉的血流，和右心房相通
　　　● 其余肺静脉连接正常

远端，真正的左心房与左心耳相通，几乎所有的患儿在左心房和右心房之间都有卵圆孔。许多患者左右心房之间并没有交通[64]。偶尔存在卵圆孔未闭或房间隔缺损，允许左下心腔与右心房之间存在交通。几乎所有病例都有右心室肥厚扩张，约 25% 的病例出现右心房肥厚扩张[64]。

（2）其他异常连接：在一些病例中，与肺静脉腔相通的是位于远端的真正的左心房，通过心房间隔膜上的狭窄开口进行交通，另外还通过右心房和肺静脉腔之间的缺损与右心房相通（图 35-21B）。肺静脉腔可通过异常静脉连接与右心房间接相通（图 35-21C）。Marin-Garcia 等[65] 报道了 20 例和左心房相通的完全三房心病例。12 例患者的左心房被典型的横膈膜一分为二。3 例患者通过外在的收缩把肺静脉腔和左心房分隔（沙漏型）。另 3 例患者连接静脉汇合支和左心房之间的异常管路出现阻塞性管状狭窄（管型）。沙漏型和管型都与复杂的心脏病变有关。

（3）肺静脉腔接受所有肺静脉的血流并且和左心房不相通：在这种情况，将肺静脉腔与左心房分隔的组织是完整的，防止肺静脉血液直接进入到左心房。在肺静脉腔和右心房之间存在缺损。右心房和位置较低的真正的左心房之间通过未闭的卵圆孔相通（图 35-21D）。肺静脉血液因此进入肺静脉腔，通过缺损处进入右心房，然后穿过卵圆孔到达真正的左心房。Lam 等[66] 报道的 6 例患者中有 3 例通过切除异常的左心房膜和关闭房间隔缺损对缺损进行了成功的修复。

当肺静脉腔和真正的左心房之间没有直接的交流，能为肺静脉血流提供出口的另一个选择就是 TAPVC（图 35-21E）。肺静脉血液进入肺静脉腔，通过异常的连接静脉到达右心房，然后通过卵圆孔或房间隔缺损进入左心房。

（4）不完全三房心：肺静脉腔接受部分肺静脉的血流并连接至左心房。在这种情况，一侧肺的静脉血流进入一个小的肺静脉腔，该肺静脉腔通过一个狭窄的开口与真正的左心房相通。其余的肺静脉正常连接至左心房（图 35-21F）或异常连接至体静脉（图 35-21G）。要把这种异常与个别肺

静脉在左房连接处的狭窄相区别是比较困难的。

在另一种变异中，肺静脉腔接收部分肺静脉血液并连接至右心房（图35-21H）。在这种情况下，一侧肺的静脉血液进入一个小的肺静脉腔，该肺静脉腔通过一个狭窄的开口与右心房相通。其余的肺静脉正常连接至左心房。

2. 显微解剖学

当三房心阻碍肺静脉血流时，肺就出现不同程度的肺水肿和肺泡内出血。肺静脉中层肥厚，淋巴管扩张。肺动脉可以仅中层肥厚，也可以中层肥厚伴有内膜增生，甚至坏死性动脉炎。

3. 生理学

无论肺静脉腔内的血液是直接还是间接进入右心房，其血流动力学特征都与TAPVC中类似，这里不再赘述。另外，如果肺静脉血流没有其他的替代出口途径，心房间隔膜上狭窄的开口将肺静脉腔与左心房分开，使得肺静脉腔内压力升高，从而肺静脉压力也上升。其临床特点和肺静脉梗阻相似。

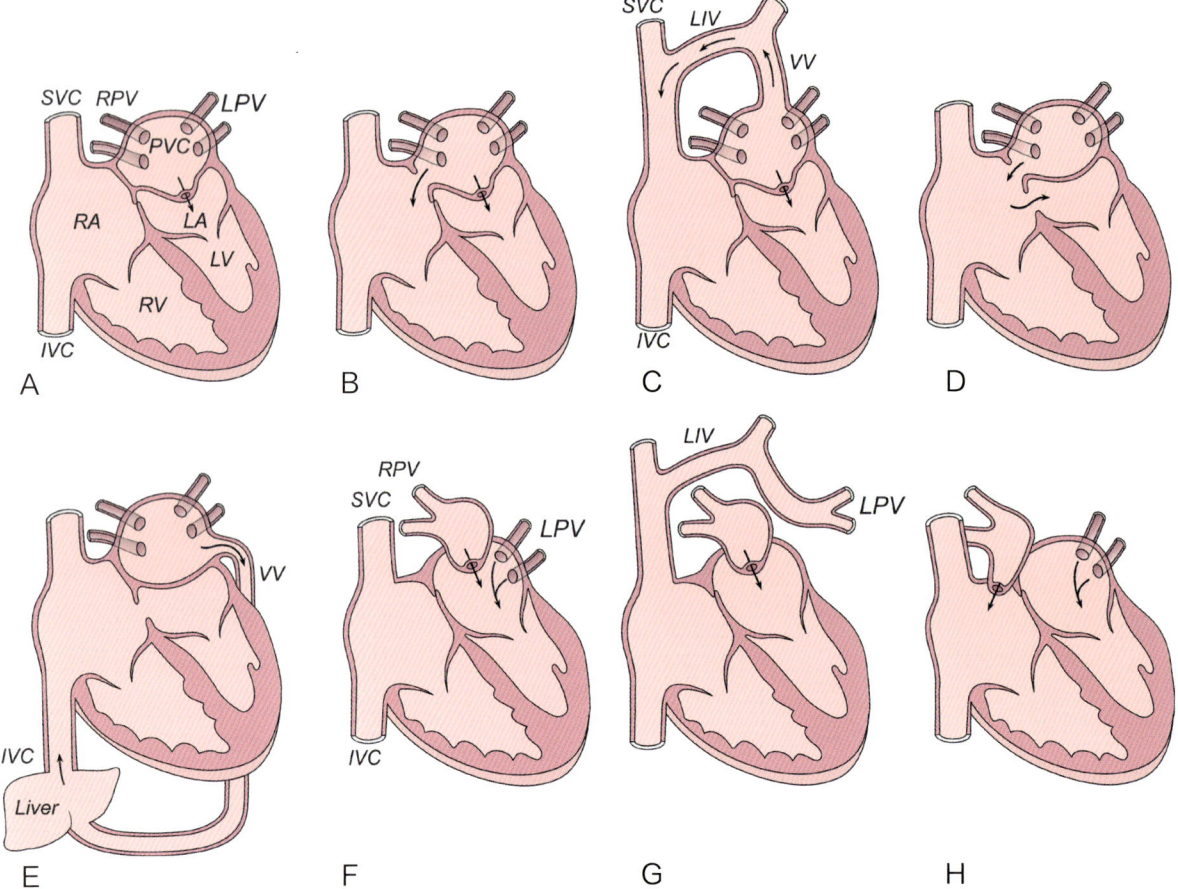

▲ 图 35-21　Cor triatriatum variants. A: Classic cor triatriatum. Right and left pulmonary veins (RPVs and LPVs) drain to the pulmonary venous confluence (PVC), with discrete membrane between the PVC and true left atrium (LA); the only egress for blood is through the opening in the membrane. B: Cor triatriatum with defect between the PVC and the right atrium (RA), which allows for decompression of pulmonary venous blood. C: Cor triatriatum with decompressing vertical vein (VV) to the left innominate vein (LIV), which allows for decompression of the PVC. D: Pulmonary venous return decompresses via a communication between the PVC and right atrium, and then crosses to the true left atrium via a patent foramen ovale. E: Decompressing vertical vein that descends below the diaphragm to connect to the systemic venous circulation via the hepatic or portal veins. F: "Partial" or subtotal cor triatriatum with normally draining left pulmonary veins; the right pulmonary veins communicate with the true left atrium via a stenotic orifice. G: Subtotal cor triatriatum of the right pulmonary veins along with partially anomalous venous return of the left pulmonary veins via the left innominate vein. H: Subtotal cor triatriatum of the right pulmonary veins to the right atrium (RA) with normal drainage of the left pulmonary veins to the left atrium. (From Brown DW. Pulmonary venous anomalies. In: Lai WW, Mertens LL, Cohen MS, Geva T, eds. *Echocardiography in Pediatric and Congenital Heart Disease: From Fetus to Adult*. United Kingdom: Wiley-Blackwell; 2009:119–142, with permission.)

在不完全三房心患者中，梗阻现象只会影响到一个肺。受累侧的肺出现反射性的肺动脉收缩，使通过的流量减少。不过，剩下的肺通常可以接受增加的血流量，因此肺动脉压力并未上升。

4．临床表现

下面几节讨论的是典型的三房心的特征。

（1）临床特征：大多数典型的三房心患儿在生后几年内出现症状。尽管如此，也有一些患儿一直没有症状，直到20—30岁。通常情况下患儿有呼吸困难、反复呼吸道感染和肺炎的病史。

典型三房心的体征即肺动脉高压的体征，包括第二心音亢进、右心室搏动增强、肺部收缩期喷射性喀喇音。通常闻及的心脏杂音是沿着胸骨左缘的柔软、吹风样的收缩期杂音。较少见的是二尖瓣区的舒张期杂音或连续性杂音。常有肺部啰音。严重未经治疗的三房心常有右心衰竭。

（2）超声心动图的特征：二维超声和多普勒超声的进展已经使肺静脉梗阻病因的无创诊断更为简化，准确性也更高（图35-4）。三房心可以通过使肺静脉梗阻导致 RA、右心室和肺动脉扩张。从胸骨旁、心尖和肋下切面可以评估这些心腔的大小。这些都是非特异性的发现，TAPVC、主动脉缩窄、HLHS、严重的主动脉瓣狭窄也可以引起这样的改变。

三房心和左心房瓣膜上狭窄环都可以通过左心房腔内的隔膜导致肺静脉梗阻。在这两种情况下，心超下隔膜表现为左心房的二尖瓣上方有一高回声线状结构。三房心的左心房隔膜通常是曲线形的，形状似风向标。二尖瓣上狭窄环位于二尖瓣叶基部的心房表面，相对固定。在舒张期，三房心的隔膜向着二尖瓣方向运动。二尖瓣的运动和外观通常是正常的。左心耳和卵圆孔位于三房心隔膜的远端，肺静脉与近端的心房腔相连。相反，狭窄性二尖瓣环通常附着于二尖瓣上，左心耳和卵圆孔位于隔膜的近端。

左心房内隔膜在多普勒下可以观察到舒张期血流紊乱，彩色多普勒观察效果更好。其血流的改变和二尖瓣狭窄相似。

（3）心电图特征：典型的发现是右心室肥厚。在一些患者，右心房肥厚会导致高尖的 P 波。有些患者可出现宽的有切迹的 P 波，这是由扩张的肺静脉腔所导致。

（4）放射学特征：胸部 X 线片可见肺静脉梗阻的表现。从肺门呈扇形发出弥漫的较细的网状肺纹理，进入受累的下肺叶。Kerley B 线可能出现。上肺静脉段充血突出形成鹿角征。胸部 X 线片也显示肺动脉总干增粗，右心室肥厚，以及左心房增大的征象，包括钡剂造影显示食管向后偏移、右心缘双重边界。这两种特征是由于扩张的肺静脉腔所致。

（5）MR：这是另一种非侵入性的成像方式，可以显示三房心左心房内的隔膜。MRI 可能有助于进一步明确超声心动图未能发现的肺动脉高压的病因。

（6）心导管：总是存在肺动脉高压。使用血氧定量法可以排除左向右分流。因此，肺动脉高压是由原发性肺血管疾病或继发性肺静脉梗阻所致。肺动脉楔压升高，左心房压正常。

选择性肺动脉造影常表现为三房心。肺通过时间延长。随着肺静脉显影，可见肺静脉引流入附属的左心房腔。真正的左心房和左心室的显影落后于该附属的左心房腔。此外，在一些病例中，心房内隔膜可表现为肺静脉腔和真正左心房之间的线性或圆锥形充盈缺损。肺静脉腔的显影会维持一段时间，其大小和轮廓不会随着心脏的收缩而发生变化，这和真正的左心房不一样[67]。

5．鉴别诊断

鉴别诊断因患者年龄的不同而不同。在婴儿或幼儿中，需要鉴别的主要是引起肺静脉梗阻的心脏异常。

在成人中，三房心需与原发性肺高压相鉴别。另外，鉴别诊断还包括先天性和获得性二尖瓣狭窄、二尖瓣上狭窄环、左心房肿瘤、左心房血栓。McGuire 等[68]对成人三房心患者进行了研究，发现8例中有4例出现二尖瓣舒张期杂音，但没有一例是典型的心尖区收缩期前的二尖瓣狭窄的隆隆声。没有宽的带有切迹的 P 波是鉴别三房心与二尖瓣狭窄的另一个特征。心房颤动在严重二尖瓣狭窄中常见，但 8 例三房心患者中仅 1 例出现。

6. 治疗

三房心伴有肺动脉高压时，手术切除梗阻性隔膜是有指征的。

7. 预后

三房心的预后与梗阻性隔膜上开口的大小有关。在 Niwayama 的调查[64]中，如果开口＜ 3mm，平均生存时间为 3.33 个月，如果开口＞ 3mm，平均生存时间为 16 年。如果出现肺水肿和右心衰竭，通常生存期只有几个月。

在手术矫正后存活的患者，预后比较好。导致肺动脉高压的严重肺动脉改变在手术后得到逆转。

七、进入左心房的肺总静脉异常吸收

个别肺静脉的狭窄：这一不常见心脏异常有两种变异。在肺静脉的局部狭窄，一支或多支肺静脉在与左心房的连接处有局部狭窄。另一种类型以肺静脉在肺内、肺外走行的相当长的距离内出现静脉腔的狭窄为特征，这种情况可以称为弥漫性肺静脉狭窄或发育不良。

个别肺静脉的局部狭窄可能是一种孤立的现象，可能合并其他轻重不一的心脏异常。Reye[69] 于 1951 年首先描述了这种异常。Shone 等[70] 定义了该异常的血管造影特征，使患者可以在生前得到诊断。

弥漫性肺静脉狭窄或发育不良偶尔发生于肺动脉闭锁或 HLHS。Seale 等[71] 报道了 58 例肺静脉狭窄患者，38% 为早产，79% 合并心脏异常。28% 伴有心外畸形或综合征。大多数（62%）患者单侧肺静脉受累，其中 86% 为左侧。

Shone 等[70] 总结了一些可能导致发病的先天因素。肺总静脉进入左心房的过程发育异常可能是个别肺静脉狭窄的胚胎学基础。

1. 解剖学

Krabill 和 Lucas[72] 研究了杰西·爱德华兹心血管病理学注册研究登记资料中的个别肺静脉狭窄、发育不良、闭锁的病例。排除复杂的左心梗阻性病变、二尖瓣异常和三房心后，还剩 8 例患者。所有病例的肺静脉都进入左心房。2 例合并房室共同通道（房室间隔缺损），1 例合并三尖瓣 Ebstein 畸形，5 例没有其他先天性心脏异常。2 例所有肺静脉都出现梗阻，3 例出现 3 支肺静脉的梗阻，3 例只有一侧肺的肺静脉梗阻。梗阻由三种不同的机制所致。4 例患者的肺静脉梗阻是受累肺静脉在左心房连接处出现间断的中层肥厚或内膜增生所致。2 例患者在肺静脉与左心房的连接处出现闭锁。2 例患者出现从肺门延伸至左心房的肺静脉发育不良。

除了肺实质外的肺静脉梗阻以外，8 例中有 7 例伴有肺实质内肺静脉的内膜增生。在其中 2 例患者，梗阻的肺和未梗阻的肺内的小静脉都出现了狭窄。其他病例中也注意到梗阻的和未梗阻的肺叶内的小静脉出现了内膜增生。Sadr 等[73] 发现 10 例肺静脉狭窄患者的所有组织内都出现了内膜纺锤形细胞的增殖。在进行了免疫组化染色的 4 例患者中，有 3 例见到肌成纤维细胞的增殖。Riedlinger 等[74] 应用自身抗体，针对 7 例肺静脉狭窄患者内膜细胞的多种细胞蛋白和信号配体的后续研究显示强烈的弥漫性的平滑肌免疫反应标记物，以及酪氨酸激酶受体的表达和其他配体。这一研究表明，这些蛋白质的自分泌或旁分泌作用与该疾病的发病有关。

肺小静脉多发性的梗阻在一定程度上可能是个别肺静脉狭窄患者手术效果不佳的原因。文献报道的大多数病例都有肺小动脉中膜肥厚。这些肺小动脉的变化在梗阻和未梗阻的肺部都可见到。

2. 临床表现

（1）临床特征：患儿可有持续性呼吸急促和反复的肺炎，最终发展为右心衰竭。他们经常表现出体重增长缓慢和咯血，大多数有发绀。体格检查与肺高压体征相符，包括右心室搏动增强和 P_2 亢进。常可闻及短的收缩期杂音，在 Shone 等[70] 报道的病例中还闻及肺部收缩期喀喇音。

（2）超声心动图特征：胸骨上窝、高位胸骨旁或肋下切面可以最好地观察肺静脉的远端部分以及进入左心房的情况。肺里空气的反射限制超声对于肺静脉近端部分的成像。因此间断的狭窄或发育不良更容易在远端肺静脉和左心房的连接处被发现。一旦怀疑个别肺静脉狭窄或梗阻，就应该对每一支肺静脉进行探查。正常情况下，肺静脉血流几乎是连续、时相性的，在心房收缩后出现短暂的血流逆行。相反，狭窄的肺静脉出现连续的高速湍流，没有时相性的变化。

（3）心电图特征：右心室肥厚常见，可能有右心房增大。

（4）放射学特征：心脏增大不明显，但有右心室肥厚。肺动脉段扩大，肺静脉梗阻的网状肺纹理常见[70]。心脏移向肺静脉狭窄主要累及的一侧。肺血管分布不对称，未受累侧肺血管增多。^{99m}Tc-肺灌注扫描将显示肺静脉狭窄的肺段缺血或灌注减少。

（5）MRI 和 CT：MRI 和 CT 都是理想的评估肺静脉狭窄的方法（图 35-22A）。CT 对肺实质异常的评估尤其有帮助。

（6）心导管：右侧心导管检查反映肺动脉高压。如果只有一侧肺的肺静脉梗阻，该侧的肺毛细血管楔压升高。血管造影该侧肺需要较长时间来显影。Shone 等报道的血管造影病例[70]清楚地显示了肺静脉-左心房连接处的收缩，肺静脉对比剂排空延迟（图 35-22 B）。

3. 治疗

个别肺静脉狭窄的手术治疗结果是令人失望的，这可能与伴发或逐渐进展的肺实质内静脉梗阻（长段的狭窄/发育不良）有关。偶尔有个别肺静脉狭窄患者，只累及一个肺，成功进行狭窄肺静脉与左心房再吻合的病例，也有部分病例从肺切除术中受益。由于个别肺静脉狭窄的手术效果不佳，研究者试图用导管介入治疗的方法来改善梗阻的情况。尝试了简单的球囊血管成形术[75,76]、切割球囊扩张术[77,78]和支架置入术[79]，包括药物洗脱支架。几项研究已经证实介入治疗后狭窄在短期内获得有效缓解，但几乎所有病例都会再次出现梗阻。更新的外科技术包括"无缝合"技术，在左心房连接处打开肺静脉，可能比以前的技术效果略佳[80]，但肺静脉狭窄患者的远期预后仍然较差。肺移植也有一些报道，可能会有治疗作用[81]。

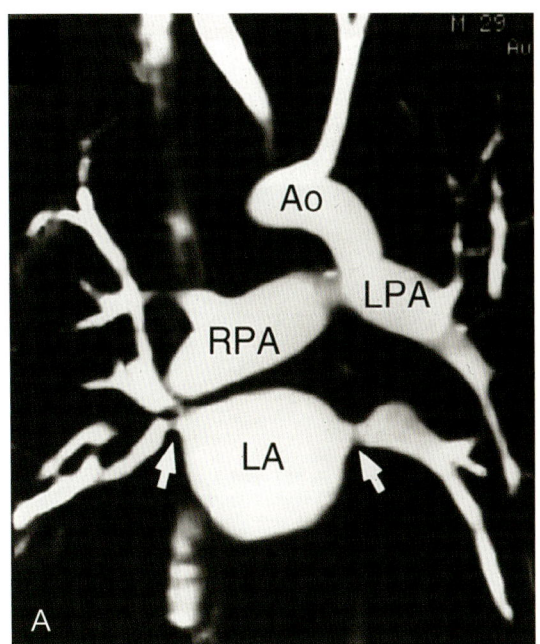 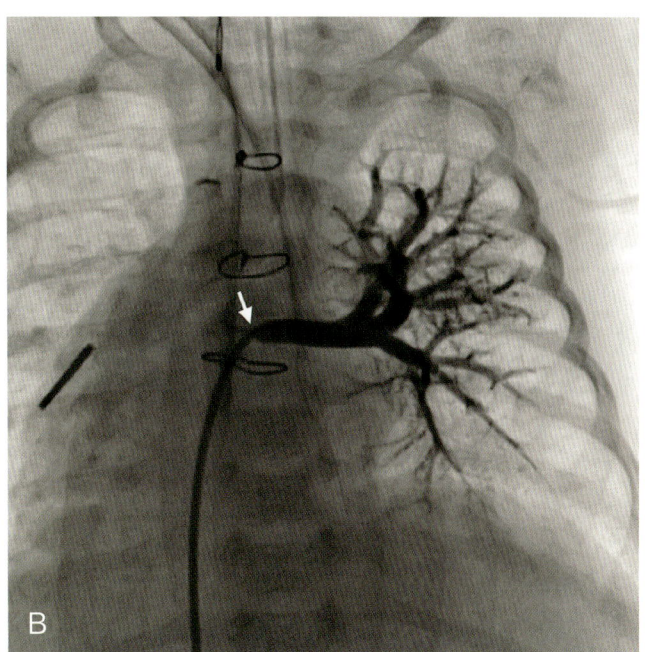

▲ 图 35-22 肺静脉狭窄

A. 21 岁双侧严重肺静脉狭窄（箭）患者的三维增强磁共振血管造影成像。该患者在其他医院经过超声心动图和心导管检查依然不能发现严重肺高压的原因。该磁共振的发现在随后的肺静脉狭窄球囊扩张术中被进一步证实；B. 心导管造影图像。这是 3 月龄的异位综合征、右位心、心上型完全性肺静脉异常引流患者，手术将肺静脉汇合支和共同心房的后方进行吻合。心导管造影显示右上肺静脉和肺静脉汇合支连接处严重的狭窄（箭），几乎和导管直径（1.2mm）一样窄。左上肺静脉的近端就出现了梗阻

Ao. 主动脉；LA. 左心房；LPA. 左肺动脉；RPA. 右肺动脉

第 36 章
体静脉异常连接
Abnormal Systemic Venous Connections

Tal Geva 著

马晓路 译

"静脉"一词的英文"vein"源于拉丁文"vena"，意为"过来"。因此，静脉是一条通路，把外周的血液输送至心脏。只有门静脉是个例外，它把肠道的血液送至肝脏，再通过肝静脉进入心脏。体静脉连接异常的疾病谱差异很大，可以是无症状的小血管的吻合，也可以是能够引起发绀的复杂的畸形，或是需要手术治疗的先天性心脏病。如果内脏心房的位置是单侧的（不论内脏正位还是反位），则体静脉临床上出现显著异常的机会并不多。相反，在内脏异位综合征，体静脉异常的发生率超过 90%[1,2]。随着小儿心脏手术和介入技术的发展，对这些异常的兴趣日益浓厚。对体静脉连接异常的深入理解和准确诊断已经成为很多先天性心血管疾病成功治疗的基础。

和所有先天性心脏病一样，学习胚胎发育过程有助于对体静脉正常解剖结构及其变异的深入理解。鉴于体静脉异常的变异范围很大，胚胎发育的过程给解剖学分类的制订提供了一个可以依据的框架。在本章中，首先我们将回顾体静脉发育的胚胎学过程，这是讨论体静脉发育异常的基础。体静脉异常可分为以下几类：上腔静脉异常、下腔静脉异常、冠状窦异常、静脉导管异常、窦房瓣膜异常。

一、胚胎学

人类胚胎有三种基本的静脉系统：①主静脉及其分支，组成了上、下腔静脉系统；②脐静脉、卵黄静脉、脐肠系膜静脉，分别引流来自胎盘、卵黄囊、肠道的血液；③肺静脉，引流来自肺部的血液。

人类胚胎的年龄不能通过其长度来估计，因为个体差异很大[3]，也不能通过体节的数目来估计，因为体节可见的时间很有限。1942 年，Streeter[4] 将人类胚胎分为 25 个年龄阶段，每个年龄阶段代表 2 天的胚胎期。后来，他又去掉了最后 2 个年龄阶段，因为他认为第 23 个年龄阶段就应该是胚胎发育的最后阶段。这一分段方法是被普遍接受的。

（一）主静脉和脐卵黄静脉系统的正常发育

静脉窦由脐静脉通过窦房孔汇入心房的连接部分膨大后形成，是所有静脉最后引流汇入的空间。在 20 体节的胚胎（第 11 阶段）已经可见静脉窦（图 36-1）。静脉窦分为中间部分和左、右部分，分别称为横窦和静脉窦的左、右角。胚胎时期主静脉、脐静脉和卵黄静脉，这三对主要的静脉系统：分别引流入同侧静脉窦角。

左右脐静脉最早发育，在孕 3 周 13 体节的胚胎中就可见到（图 36-1）。同时，肝脏的卵黄丛也形成了，很快在右侧变得更为明显，随后通过肝心通道和静脉窦相连，引流血液至静脉窦右角，同时也通过左侧脐肠系膜静脉和卵黄囊相连（图 36-1）。

在脐静脉和卵黄静脉出现后不久前主静脉也出现了（第 11 阶段，孕 2~24 天）（图 36-2，4 周）。前主静脉引流来自神经褶（以后形成中枢神经系统）的血液。紧接着，后主静脉也出现在脊髓外侧。后主静脉汇入前主静脉形成左、右总主静脉（Cuvier 导管），最终和脐静脉、卵黄静脉一起汇入静脉窦的左、右角，再从左右角分别进入心房（图 36-1，20 体节）。

在胚胎第 4 周开始时，静脉窦左角和左心房之间出现凹陷，最后左角和左心房彻底分离。随着上述内陷的出现，静脉窦横向部分的右移将完成左心房与进入静脉窦的三对静脉（主静脉、脐静脉和卵黄静脉）的解剖隔离。随后，汇入静脉窦的这三对静脉就通过窦房孔汇入右心房（图 36-1，28 体节）。

（二）右上腔静脉和冠状窦的正常发育

右上腔静脉从左、右无名静脉汇合处进入右心房，由右前主静脉的近端和右总主静脉组成。孕 7 周时左无名静脉开始发育，随后左上腔静脉开始退化，变成 Marshall 韧带[5]。随着静脉窦的横向部分移向右侧，将静脉窦的左侧角沿着房室后沟拉动。静脉窦左侧角和相邻的总主静脉接受

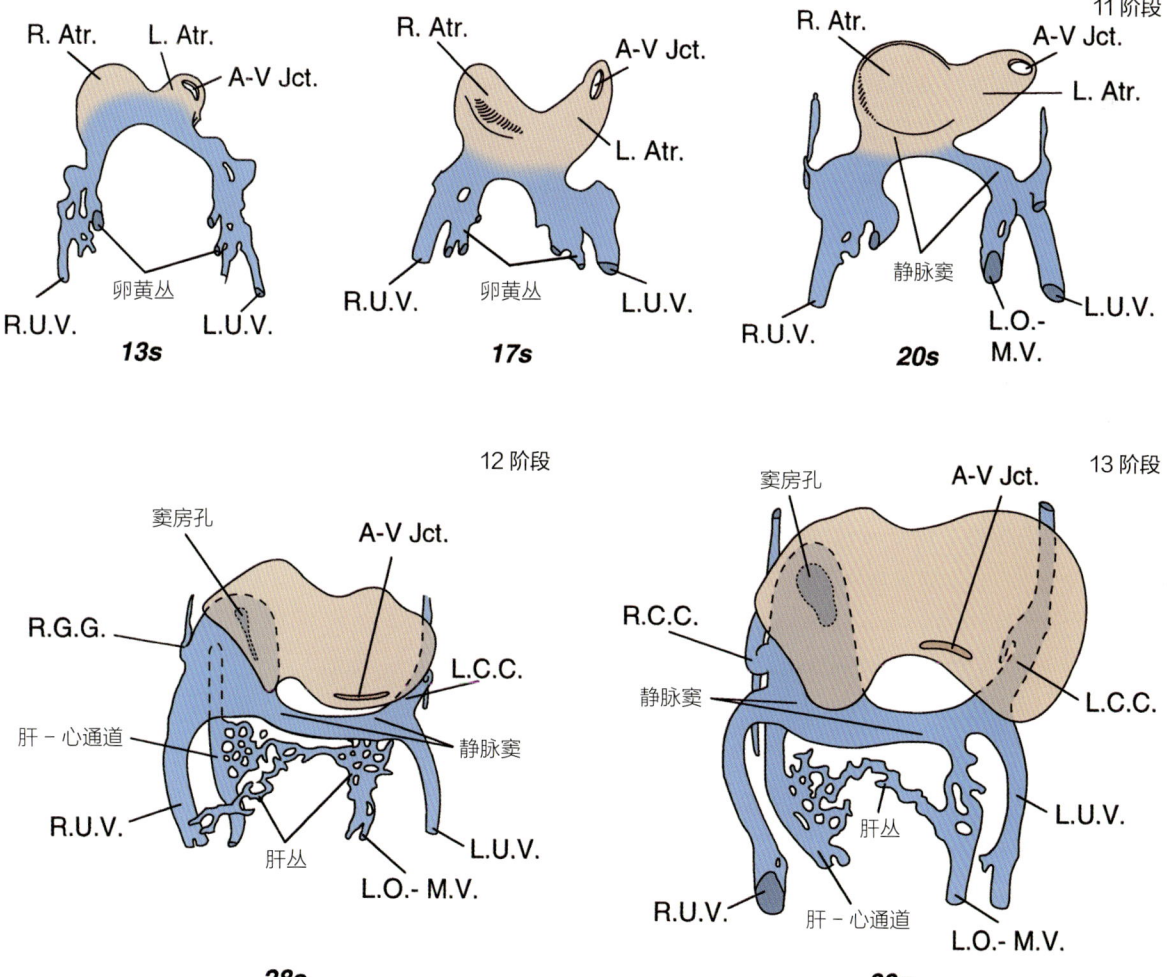

▲ 图 36-1 人类胚胎模型（11～13 阶段，13～30 体节）终止于心脏的静脉示意图前面观
心脏的心室部分从房室连接处被摘除。可见心房是刚形成的，重叠在卵黄丛之上。静脉窦保持着与卵黄丛的同一性，具备胚胎所有的静脉都引流进入的储存器特征。然后静脉血再通过窦房孔进入右心房。窦房孔是静脉和心脏分界的标记（改编自 Streeter GL. Developmental horizons in human embryos: description of age group XI, 13 to 20 somites, and age group XXII, 21 to 29 somites. *Carnegie Inst Contrib Embryol*. 1942；30:211–245.）
L.Atr. 左心房；L.C.C. 左颈总静脉；L.O.-M.V. 左脐肠系膜静脉；L.U.V. 左脐静脉；R.Atr. 右心房；R.C.C. 右颈总静脉；R.U.V. 右脐静脉；A-V Jct. 房室交界

心静脉并形成了冠状窦。冠状窦的形成模式决定之后的解剖结构，这有助于某些先天性心脏病的诊断。

1. 正常形成的冠状窦开口总是在解剖学右心房。

2. 左侧主总静脉是冠状窦和左上腔静脉的一部分，因此持续存在的左上腔静脉是冠状窦的延续。

3. 持续左上腔静脉或其他静脉与解剖学左心房的功能性连接只能在冠状窦部分性或完全性无顶的状态下发生。

（三）下腔静脉的正常发育

下腔静脉是体内最大的静脉，由五个不同的静脉系统形成。以下将对这一相当复杂的过程进行简单描述。前主静脉出现后很快又出现了后主静脉。它们沿着泌尿生殖道皱襞背外侧部分纵向发展，主要与中肾有关（沃尔夫体）（图 36-2 和图 36-3）[6]。下主静脉是新的静脉丛，起源于胚胎中肾和发育中的泌尿生殖系统的静脉引流，沿着中肾腹正中缘和后主静脉的边界发展（图 36-3）[6]，通过很多小血管和后主静脉相连。随着中肾增大并向中线隆起，下主静脉相互更为接近了。在中肾中间区域，它们通过一些小的血管建立交通，汇合后形成下主静脉间吻合，后主静脉远端部分仍收集来自身体背部的血液，但通过下主静脉窦回到心脏（图 36-2，5-1/2 周和图 36-3）。随着胚胎生长，进入下主静脉窦的血容量逐渐增加，刺激了新的非成对的静脉通路的形成。这一新的非成对静脉即下腔静脉的肝段，位于肝脏背面的凹槽里（图 36-2，6 周）。它是由紧邻肠系膜背侧的体腔背侧壁皱襞内的小血管汇合形成。这一皱襞被称为肠系膜的空腔皱襞。通过下主静脉窦尾部把这些小血管和肝脏头部及中肾的静脉丛相连，使中肾的血液流向肝丛，导致这些血管通路快速扩张[6]。妊娠第 7 周，这一非成对的静脉通路在肝静脉和静脉导管汇合处与下主静脉窦相连。由此形成的大血管构成下腔静脉的肝上段，最终进入右心房（图 36-4）。

在这一阶段，后主静脉已经在总主静脉近端和髂静脉远端的水平退化。在下主静脉窦的背面出现了一组新的成对静脉：上主静脉（图 36-2，6 周）。这些静脉通过奇静脉和半奇静脉连接下主静脉窦和后主静脉的头侧残余。这些静脉还通过后主静脉的尾端残余连接下主静脉窦和髂静脉。最后，左上主静脉的肾下部分逐渐退化，右上主静脉的肾下部分就成为下腔静脉的肾下部分（图 36-2，7 周）。

妊娠第 7 周，连接成对静脉左边和右边的静脉通道已建立。从头侧到尾侧，这些通道分别是左无名静脉、半奇静脉、左肾静脉、左髂总静脉（图 36-2，7 周）。这些连接的静脉通路出现后，成对静脉的左侧部分开始退化。除了肺静脉回流以外的所有静脉血液现在都进入右侧的上腔静脉和下腔静脉，然后回到右心房。

综上所述，五个静脉系统都和下腔静脉的形成有关，从远端到近端，分别是后主静脉、右上主静脉、下主静脉、下腔静脉的肝段和肝静脉（以前的卵黄静脉）。这其中的四个静脉系统开始时是双侧的静脉通路，因此有可能在肝脏上方或肾脏下方仍存在部分的双侧下腔静脉（图 36-5）。

（四）静脉导管的正常发育

一开始出现的脐静脉是成对的，连接胎盘和静脉窦的左右角。随着肝脏发育，它和身体侧壁融合。在融合处，又形成多条血管，连接脐静脉与肝丛[6]。脐血流往往通过这些血管进入肝脏。而早期直接连接脐静脉和静脉窦的血管则退化了。脐静脉在进入胚胎身体的入口远端发生融合，随后脐带中只剩一条脐静脉。在胚胎体内，除了引流体壁血液的一小段以外，右脐静脉都退化了（图 36-4）。随着胚胎发育，脐静脉内的血容量逐渐增加。这时，一个较大的经过肝脏的静脉通路——静脉导管形成了，它连接左脐静脉和右肝静脉（图 36-4）。孕第 7 周开始胎盘血液通过左脐静脉、静脉导管、下腔静脉肝上段流向右心房（图 36-4）。当它通过肝脏时，静脉导管接受来自左、右肝静脉的血液，并输送至右心房。出生后，静脉导管就变成了静脉韧带，左脐静脉变成了肝圆韧带。

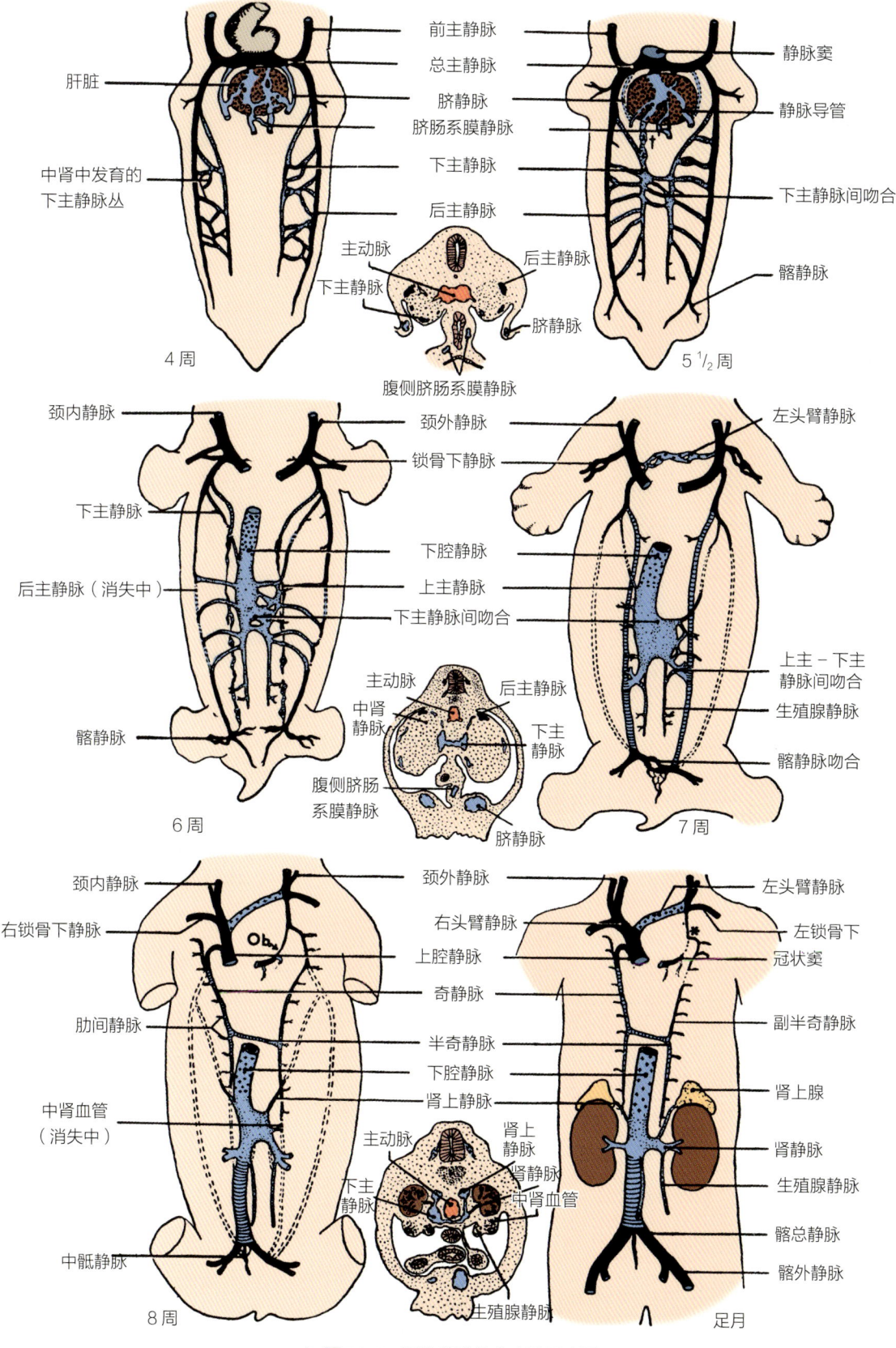

▲ 图 36-2 下腔静脉发育步骤示意图

黑色表示主静脉，点线表示下主静脉，水平阴影线代表上主静脉。独立于这三个系统的血管用小的叉表示

（经许可，引自 Patten BM. *Human Embrgology*. 2nd ed New York，NY：McGraw-Hill；1953:637-681.）

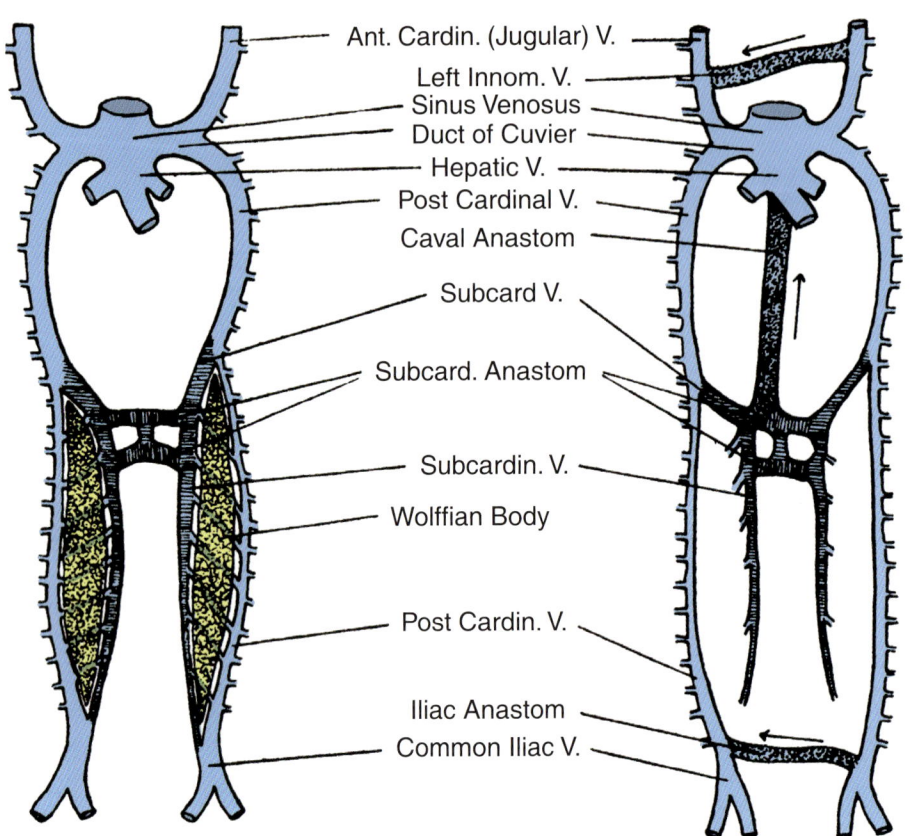

▲ 图 36-3 Diagram showing the anterior and posterior cardinal veins (Post Cardinal V.), the subcardinal veins (Subcardin. V., shaded), and the position of the wolffian bodies (mesonephroi) in the fifth week of gestation (left panel). The right panel shows the anastomoses between the anterior cardinal (Ant. Cardin.) veins (left innominate vein [left Innom. V.]), the inferior end of the posterior cardinal veins (left common iliac vein), and the intersupracardinal anastomosis with the hepatic veins (caval anastomosis [Caval Anastom]) in the seventh week of gestation. (From Keith A. *Human Embryology and Morphology*. Baltimore, MD: Williams & Wilkins; 1948;433.)

（五）奇静脉和半奇静脉

奇（"未配对的"，源于希腊语）静脉连接下腔静脉的肾上段和右侧上腔静脉。它是由右上主静脉的肾上节段和右后主静脉的头端残余所形成的（图 36-2D 至 F）。在较早的文献中被称为大奇静脉。它起始于右腰或右肾静脉或下腔静脉，通过膈肌的主动脉开口处进入胸腔。它沿胸椎上行，紧贴主动脉和胸导管的右边，接受下面 10 条右肋间静脉的血液。在第四节胸椎的水平，奇静脉向前拱出与上腔静脉的后侧面相连接（图 36-6）[7]。

半奇静脉分两部分：第一部分是左下端的或更小的奇静脉（小奇静脉），起始于右腰椎区域，从其中一条腰椎静脉或左肾静脉开始，通过左膈肌角沿脊柱的左侧上行至第九胸椎（图 36-6）。然后向右转至主动脉和胸导管的后方，最终汇入奇静脉。左上奇静脉和左上肋间静脉的大小成反比。它接受左肋间静脉的血液，最后进入右奇静脉或更低的半奇静脉。在某些具有双侧上腔静脉的病例，可能出现双侧奇静脉。显然，双侧奇静脉（双侧非成对静脉）一词在字面上是不正确的。把下腔静脉肾上段延伸至左上腔静脉的静脉称为半奇静脉（一半的奇静脉）也是不正确的。在如今的文献里，依据个人的喜好，这两个术语还是都能看到。我们更倾向于用左奇静脉而不是半奇静脉，因为左奇静脉描述了静脉的走向和长度。

（六）门静脉的正常发育

原肠循环的静脉回流是通过左右脐肠系膜静脉汇合而成的卵黄囊的卵黄静脉实现的，最后进入静脉窦（图 36-4）。随着脐肠系膜静脉靠近心脏，它们正贴着发育中的肝脏。脐肠系膜静脉的近端部分分裂成一个小血管组成的迷宫，和肝脏交叉在一起。脐肠系膜静脉的远端部分运送来自卵黄囊和肠道的血液到肝脏。随着卵黄囊消失和肠道发育，这些静脉的卵黄囊部分也消失了。肠系膜部分则持续生长以适应不断发育的肠道的长度和

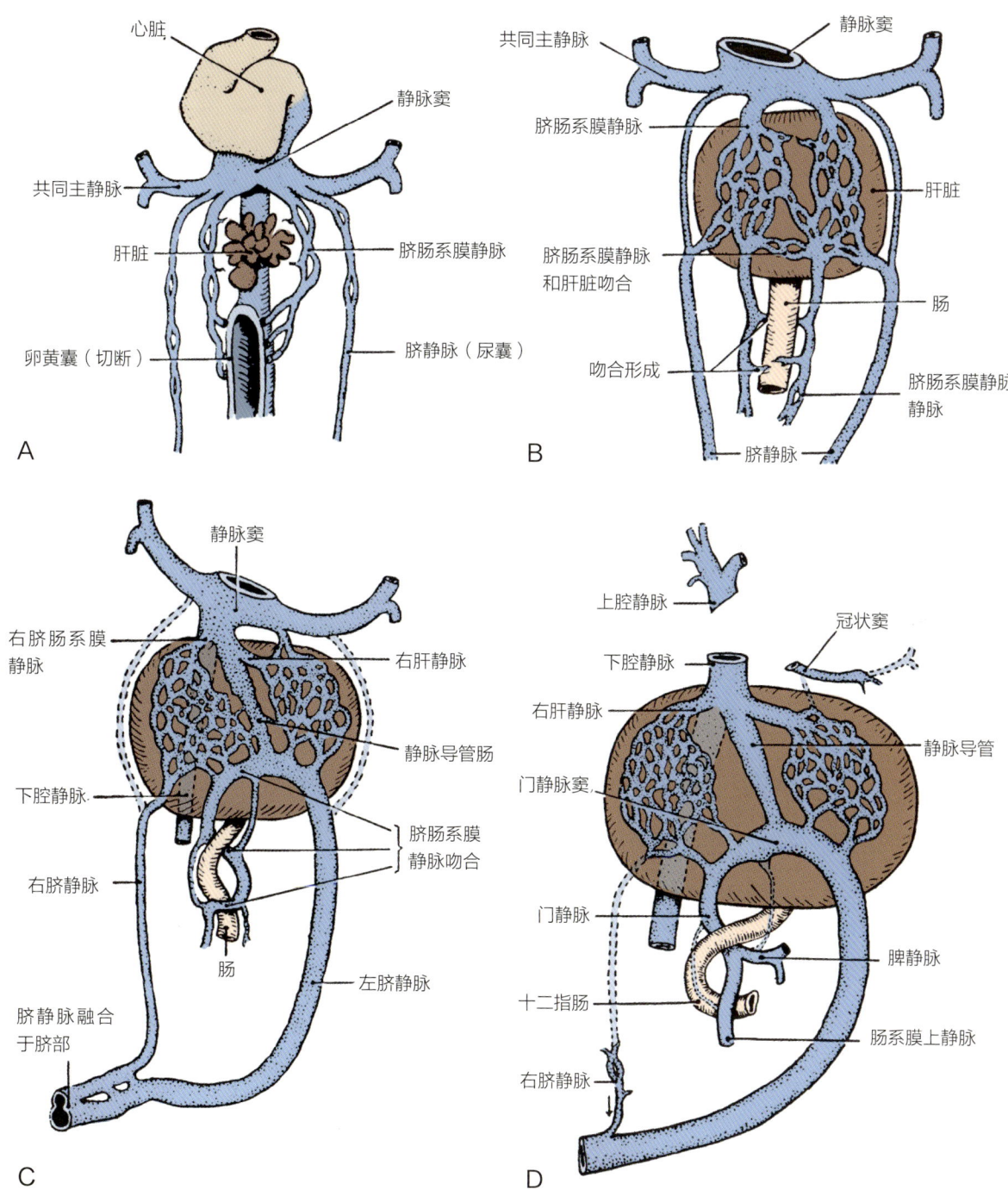

▲ 图 36-4 从脐肠系膜静脉到肝静脉和门静脉循环系统的发育示意图，以及胎盘中血液自从脐静脉回流变更至从肝脏回流的变化

A. 基于 3～4mm 的猪胚胎条件，相当于人类胚胎第 4 周；B. 基于 6mm 的猪胚胎条件，相当于人类胚胎第 5 周；C. 基于 8～9mm 的猪胚胎条件，相当于人类胚胎第 6 周；D. 基于 20mm 的猪胚胎绘制，相当于人类胚胎第 7 周以后
(经许可，引自 Patten BM. *Human Embryology*. 2nd ed. New York, NY: McGraw–Hill; 1953;637–681.)

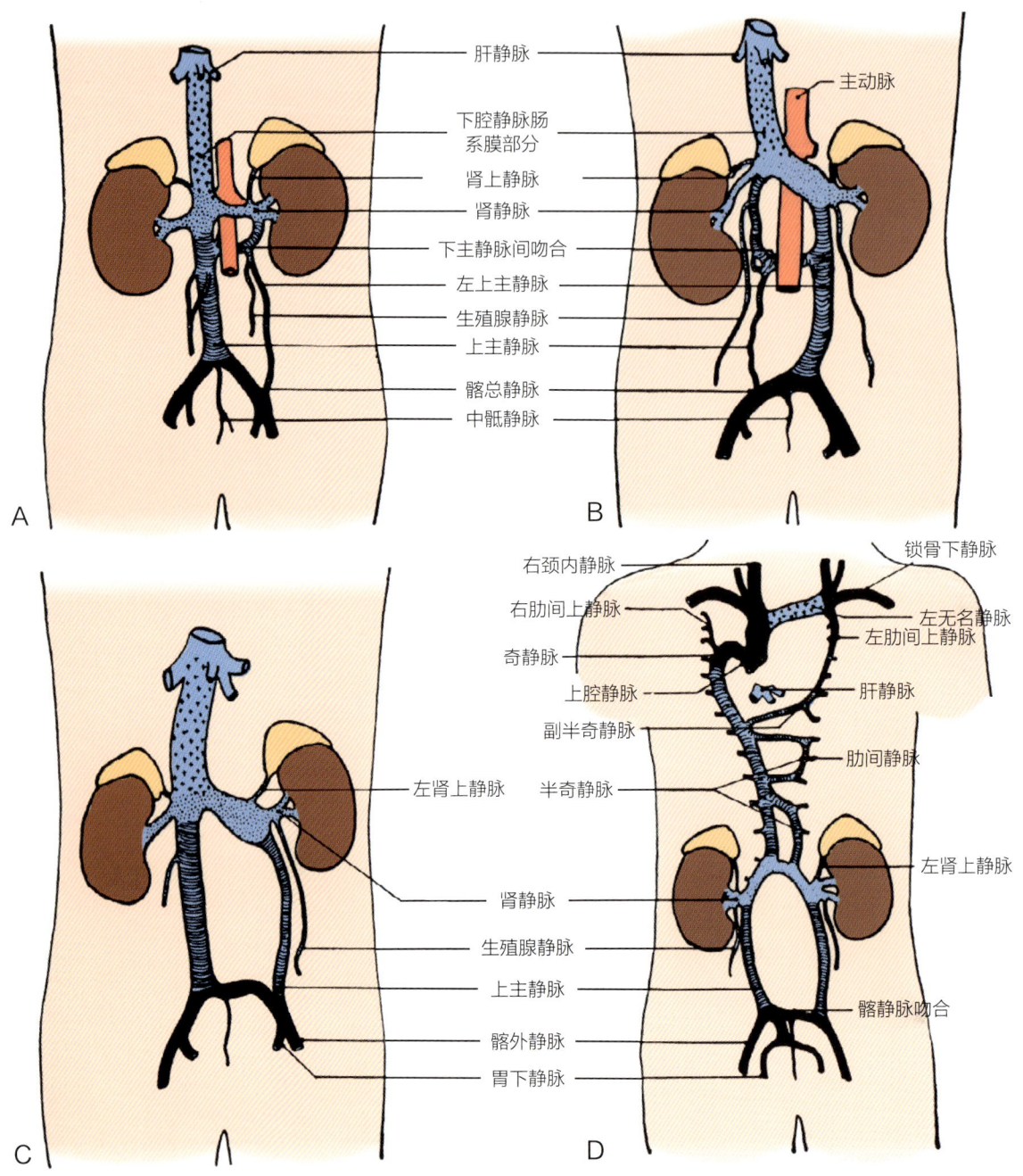

▲ 图 36-5 不伴有体静脉异常引流的下腔静脉发育变异

A. 上主静脉间吻合持续存在形成肾静脉环；B. 左上主静脉的腰段形成肾静脉环；C. 两侧上主静脉持续存在导致腰部双重腔静脉；D. 下腔静脉肝段缺失，通过奇静脉和右上腔静脉连接

（经许可，引自 Patten BM. *Human Embryology*. 2nd ed. New York, NY: McGraw–Hill; 1953:637–681.）

复杂性[6]。妊娠第6周，成对肠系膜静脉相互吻合。1周以后，左侧肠系膜静脉在吻合血管的头端消失，同时右肠系膜静脉在吻合血管的尾端消失，这将导致非成对的肝门静脉将肠道和脾脏的静脉与肝脏循环相连。

二、上腔静脉发育异常

（一）双侧上腔静脉正常引流至右心房

永存左上腔静脉被认为是左前主静脉和左总主静脉的退化失败所导致[5]。对左上腔静脉的描述可以追溯到 1787 年[8]。在 92% 的病例，左上腔静脉通过冠状窦引流入右心房[9]。其余的病例则通过部分或完全无顶的冠状窦引流入左心房。两个大样本的尸检研究发现永存左上腔静脉的发生率大约为 0.3%[10,11]。先天性心脏病患者的左上腔静脉患病率较高[12]。其中永存左上腔静脉发生率最高的先天性心脏畸形为法洛四联症（11%）、房室间隔缺损（19%）、二尖瓣闭锁（17%）[13]、右心耳（right atrial appendage，RAA）并置（34%）[14]。尽管永存左上腔静脉通过冠状窦使体静脉血液正常回流入右心房，但对于伴有心脏畸形的患儿来说，这种异常可能具有临床意义。

1. 解剖学

永存左上腔静脉的粗细差别很大，可能小于或等于右上腔静脉，也可能大于右上腔静脉。约 60% 的病例会出现粗细不等的左无名静脉[15]。左上腔静脉始于左颈静脉和左锁骨下静脉交界处，沿着主动脉弓和左肺血管前面下行，接受左上肋间静脉的血液后穿入心包。然后沿着左心房的后壁斜行，在左房室后沟汇入冠状窦[5,10]。左上腔静脉的血液流入冠状窦导致冠状窦扩大，且冠状窦在右心房底部的开口位置后移（图 36-7 和图 36-8）。很少有冠状窦瓣。

2. 临床表现

当左上腔静脉通过冠状窦引流入右心房，生理学上是正常的，没有临床表现。但如果伴有其他先天性心脏畸形，在行心导管或心脏手术时可能引起一些诊断或技术性的困难[16]。左上腔静脉所致的冠状窦扩大可能干扰从左心房进入左心室的血流。伴有继发孔房间隔缺损、永存左上腔静脉、冠状窦扩张的患儿心房水平左向右分流增加[17,18]。

3. 诊断特征

胸部 X 线片上沿纵隔左上缘出现阴影应怀疑左上腔静脉。超声心动图是用于左上腔静脉诊断

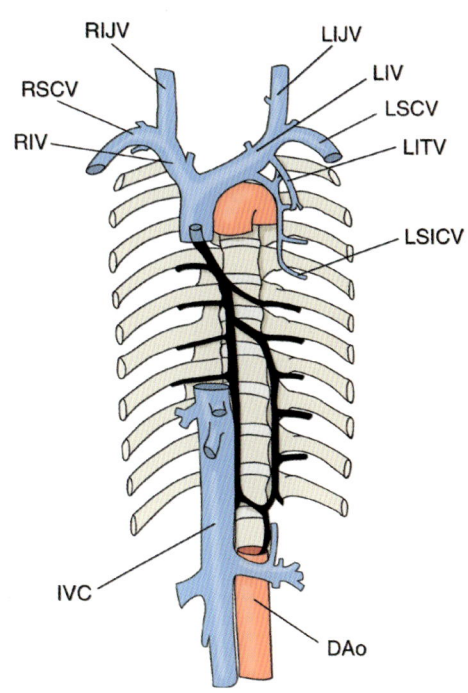

▲ 图 36-6 奇静脉、半奇静脉（黑实线）及其与腔静脉关系示意图

（改编自 Gray H. *Anatomy: Descriptive and Surgical*. New York, NY: Bounty Books; 1977:610.）

DAo. 降主动脉；IVC. 下腔静脉；LIJV. 左颈内静脉；LITV. 左胸内静脉；LIV. 左无名静脉；LSCV. 左锁骨下静脉；LSICV. 左肋间上静脉；RIJV. 右颈内静脉；RIV. 右无名静脉；RSCV. 右锁骨下静脉

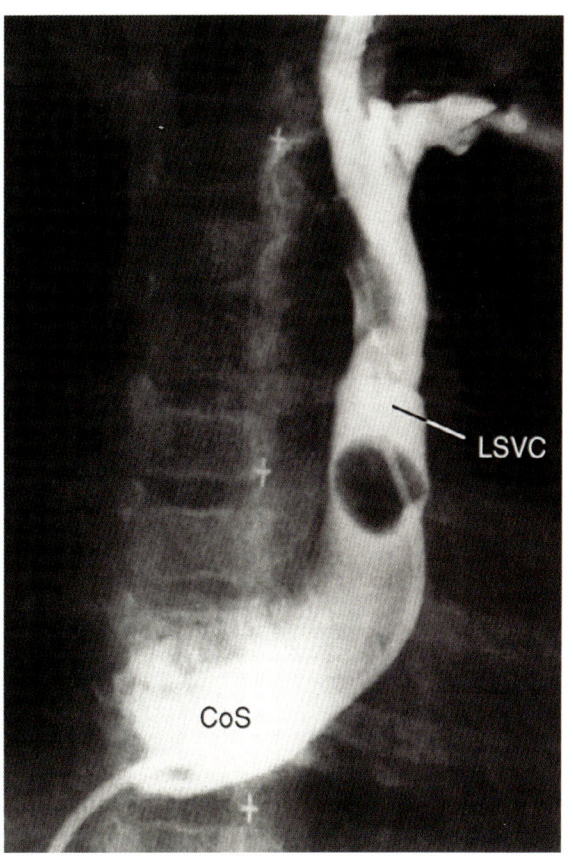

▲ 图 36-7 右上腔静脉缺失伴永存左上腔静脉（LSVC）引流至冠状窦（CoS）和右心房的 4 月龄女孩的静脉造影图

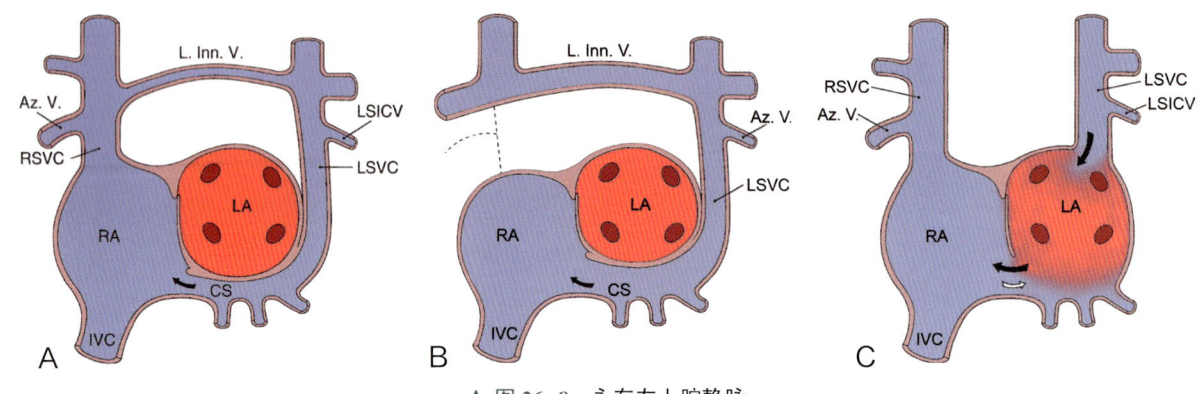

▲ 图 36-8　永存左上腔静脉

A. 左上腔静脉通过冠状窦引流入右心房。左上腔静脉和左无名静脉的直径成反比，且后者可能缺失；B. 右上腔静脉缺失；C. 双侧上腔静脉伴无顶冠状窦，左上腔静脉引流入左心房；冠状窦的右心房开口扩大，允许心房间交通

Az. V. 奇静脉；CS. 冠状窦；IVC. 下腔静脉；LA. 左心房；LSICV. 左肋间上静脉；LSVC. 左上腔静脉；L. Inn. V. 左无名静脉；RA. 右心房；RSVC. 右上腔静脉

的最常用的无创检查手段[19]。在彩色多普勒出现以前，Huhta 等[20]报道用二维超声查出左上腔静脉的特异性是 100%，敏感性是 96%。

超声心动图检查时，冠状窦扩大通常是诊断左上腔静脉的最初线索。冠状窦可以从肋下、肺尖、胸骨旁的窗口进行检查（图 36-9），表现为在左房室后沟出现一管状结构，开口在右心房的后下方，和下腔静脉的开口相邻。左上腔静脉及其向冠状窦的引流可以在患者肋骨下短轴切面处探及。大部分患者的左上腔静脉可以从胸骨上凹或左侧胸骨旁较高的位置左锁骨下探及（图 36-9D）。从这些窗口均可探及左无名静脉并检查其粗细。通常左上腔静脉和左无名静脉的直径是成反比的。脉冲和彩色多普勒对于检测左上腔静脉的静脉血流模式是很有用的。多普勒血流图对于鉴别左上腔静脉和其他可能与左无名静脉连接的静脉是很有用的，包括部分性或完全性肺静脉异常连接、左上肋间静脉、左心房主静脉（evoatrialcardinal vein, LACV）。和左上腔静脉的血流进入冠状窦相反，这些静脉血流是进入左无名静脉的。

多普勒血流检查如果发现肺静脉血流进入肺门，而非正常连接进入左心房，就可以诊断肺静脉异常连接。左上肋间静脉是一根小的体静脉，沿着前胸壁走行。左心房主静脉是早期胚胎连接内脏静脉丛肺芽和主静脉系统的静脉通道的残余。在成熟的心脏，它将左心房或肺静脉与左无名

静脉或其他体循环静脉相连（图 36-10）。通常伴随严重左心房出口梗阻，如伴有限制性卵圆孔未闭或房间隔完整的二尖瓣狭窄或闭锁，这种情况下，左心房主静脉为肺静脉血液提供另一种出路[21]。沿着异常静脉的起源（起源于左心房或其中一条肺静脉）到它终止于体循环静脉就可以做出诊断。和永存左上腔静脉位于左肺动脉前面不同的是，典型的左心房主静脉一般沿左肺动脉后面上行[22]。左上腔静脉和左心房主静脉与左肺动脉的不同位置关系对于区分两者很重要。尽管在一些患者中，左心房主静脉通过手术结扎或用心导管封闭是安全的，但也可能导致左肺的静脉引流发生阻塞。从左上腔静脉到左无名静脉的逆向血流提示左上腔静脉进入冠状窦受阻，通常是由于冠状窦口狭窄或闭锁所致。

永存左上腔静脉可以通过 MRI 的自旋回声或梯度回声序列成像来诊断。MRA 尤其适用于体静脉解剖异常的快速无创检查（图 36-10）。心导管检查时，如果冠状窦氧饱和度高于预期，应怀疑左上腔静脉。左无名静脉血管造影可确诊。左上腔静脉可以通过右侧上腔静脉（当无名静脉存在时）或冠状窦到达（图 36-7）。超声心动图和 MRI 是诊断体静脉异常的可靠方法。大多数患者不需要心导管检查。

4. 治疗

孤立性左上腔静脉伴完整的冠状窦是不需要

治疗的。

（二）双侧上腔静脉伴无顶的冠状窦

1. 解剖学

左心房和冠状窦之间部分或完全缺乏共同的壁被称为部分性或完全性无顶冠状窦。在部分性或完全性无顶冠状窦的心脏，永存左上腔静脉引流血液至左心房。在原发隔和继发隔正常的患者，无顶冠状窦的开口起到心房间流通的功能。这种类型的心房间流通曾被错误地诊断为合并永存左上腔静脉和无顶冠状窦的后侧的房间隔缺损[23]。

双侧上腔静脉伴无顶冠状窦可能合并其他先天性心脏缺陷，很少单独存在[24]。其中内脏异位伴无脾最容易合并完全性无顶冠状窦和双侧上腔静脉。对 58 例内脏异位伴无脾的尸体进行解剖研究，其发生率为 67%，对 46 例多脾患者进行尸检，其发生率为 13%[1]。无脾患者无顶冠状窦高发的原因尚不明确。无脾患者双侧上腔静脉高发可能是由于胚胎早期对称性发育的体静脉残留所致，这是内脏异位的特征。

如前所述，无顶冠状窦存在时永存左上腔静脉将血液引流至左心房，应与左心房和体静脉（LA

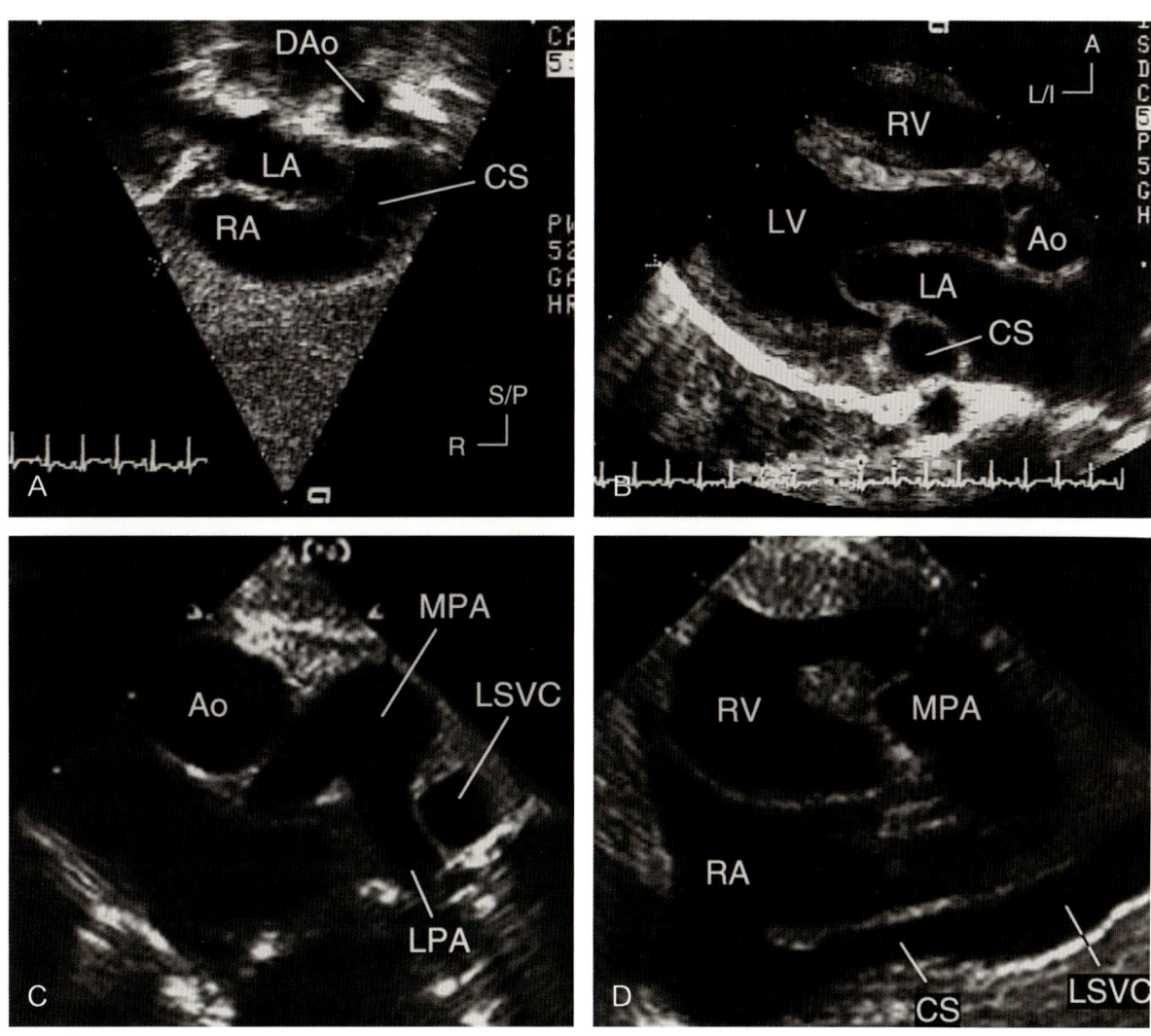

▲ 图 36-9 永存左上腔静脉的超声心动图特点

A. 肋骨下长轴切面可见冠状窦扩张；B. 胸骨旁长轴切面可见左房室后沟有扩大的冠状窦；C. 胸骨旁短轴切面可见左上腔静脉位于左肺动脉前面；D. 左侧胸骨旁矢状切面可见左上腔静脉引流入冠状窦和右心房

Ao. 主动脉；DAo. 降主动脉；LA. 左心房 L/I. 左下；LV 右心室；MPA. 主肺动脉；R. 右；RV. 右心室；S/P. 后上；CS. 冠状窦；LSVC. 左上腔静脉

and a systemic vein，LACV）或左肺静脉和体静脉（垂直静脉）间连接持续存在的情形进行鉴别[25]。几乎所有的左心房和体静脉病例都伴有严重的左房流出道口狭窄或闭锁[21]。很罕见地，左上肺静脉正常连接至左心房，可以维持早期胚胎与左无名静脉的连接状态，且不伴有左房流出道口的狭窄或闭锁[21]。我们也遇到过 1 例这种情况（图 36-10）。有趣的是这些病例都合并有主动脉缩窄。

2. 临床表现

大多数孤立性永存左上腔静脉伴部分性或完全性无顶冠状窦的患者有一个较大的冠状窦开口，起到心房间流通的功能（Raghib 综合征）（图 36-8C）。Raghib 综合征引起的血流动力学改变会导致发绀以及通过这个"房间隔缺损"的左向右分流。全身性的动脉低氧饱和度是由于左上腔静脉的血液与肺静脉的血液在左心房内相混合所致。动脉氧饱和度降低的程度和右向左分流的量有关，即取决于左上腔静脉内的体静脉血流量以及经过房间隔进入肺循环的体静脉血流所占比例。大多数患者的动脉氧饱和度为 85%~95%。这些患者表现出不同程度的发绀、杵状指和红细胞增多症。由于合并有右向左分流，这些患者更易并发栓塞、脑脓肿、脑卒中和死亡。在一些患者中，冠状窦开口是闭锁的，没有明显的心房间交流。这些患者唯一的临床表现是发绀及发绀相关后遗症。有显著心房间交流的患者，除发绀外还有左向右分流的相关表现。当永存左上腔静脉和无顶冠状窦同时合并复杂的先天性心脏病（常见于内脏异位综合征），左上腔静脉引流入左心房的临床症状会被先天性心脏病的其他相关表现所掩盖。永存左上腔静脉和无顶冠状窦同时还存在右心房流出道口狭窄或闭锁时，分流方向主要为右向左。

3. 诊断特征

左上腔静脉在胸部 X 线片上表现为沿着纵隔左上缘的阴影。孤立性左上腔静脉和无顶冠状窦的心电图表现和继发孔房间隔缺损患者相似。在内脏异位综合征患者中，P 波额面电轴可能出现异常，提示存在左侧窦房结或异位心房节律。

对于大部分患者来说，超声心动图是确定的成像方式[26]。对于左上腔静脉及其向左心房的引

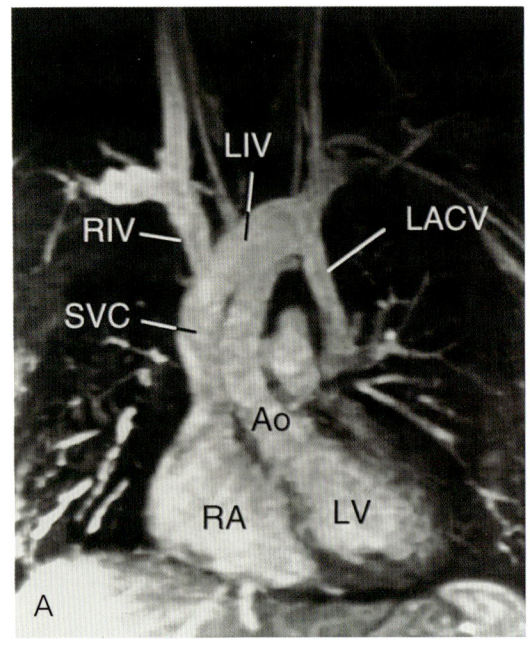
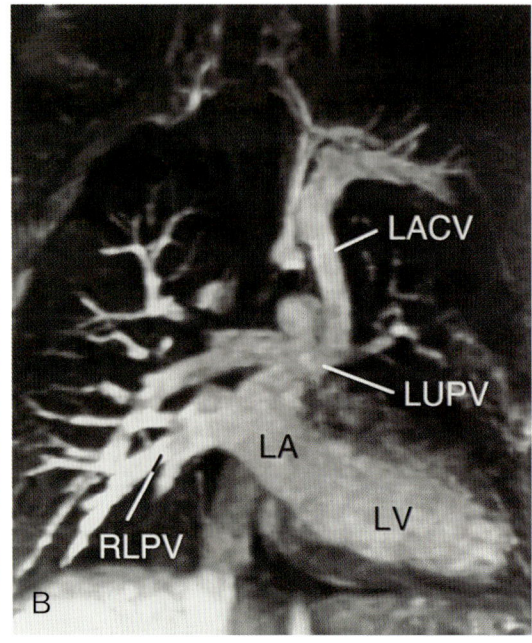

▲ 图 36-10 没有症状的轻度肺动脉瓣狭窄和单支冠状动脉的 13 岁男孩左心房静脉的三维磁共振血管成像序列成像
A. 左心房静脉是左上肺静脉和左无名静脉之间的通路。扩张的左无名静脉和右无名静脉汇合形成上腔静脉，再引流入右心房；B. 左上肺静脉与左心房静脉、左心房相连
LIV. 左无名静脉；RIV. 右无名静脉；SVC. 上腔静脉；RA. 右心房；LUPV. 左上肺静脉；LACV. 左心房静脉；LA. 左心房；RLPV. 右下肺静脉；Ao. 主动脉；LV. 左心室

流，年轻的患者可以从肋下窗进行检查，其他大多数患者可以从心前和胸骨上切迹窗进行检查。详细检查左房室后沟以明确冠状窦间隔的缺损程度。如果是完全缺失的无顶冠状窦，左上腔静脉终止于左心房左上角的后面，即左上肺静脉后面及左心耳前方之间的位置。彩色多普勒血流图有助于显示从左上腔静脉到左心房的血流。如果诊断仍有疑问，则从左臂静脉注入对比剂，如果左心房内的微泡比右心房内出现更早，诊断即可成立。MRI越来越多地被用于诊断，特别是在技术上的局限影响了超声心动图质量的时候，或者当解剖学还没有完全确定的时候。心导管检查时，肺静脉和肺动脉之间的血氧饱和度逐渐下降和左上腔静脉选择性心血管造影可确定诊断（图 36-11）。

4. 治疗

部分性或完全性无顶冠状窦如果接受左上腔静脉的血流，则必须手术修补，以避免发绀以及慢性左向右分流所带来的后遗症。准确的术前诊断是必需的，可以避免把扩大的冠状窦开口误以为继发孔房间隔缺损而关闭。如果发生这样的错误，术后会出现明显的发绀。

如果左上腔静脉相对较小且左无名静脉足够粗，可以将左上腔静脉结扎，关闭心房间的交通，使血液从冠状窦流入左心房。如果没有足够粗的左无名静脉，沿着左心房进入右心房的后壁阻断左心房主静脉可以使冠状窦重新建顶[27]。应注意避免误伤肺静脉开口。冠状窦缺损也可以通过心导管技术来关闭。

（三）右上腔静脉缺失伴内脏心房正位

1. 解剖学

内脏正位伴右侧上腔静脉缺失或闭锁很罕见，发生率占心血管畸形的 0.07%~0.13%[28,29]。在一项 121 例病例的研究中，我们发现这一畸形既可以发生于心脏结构正常的患者（54%），也可以发生于先天心脏缺陷的患者（46%）[30]。这一异常结构的特点是左侧奇静脉引流入左上腔静脉，永存左上腔静脉通过冠状窦引流入左心房（图 36-8B）。不太恒定的特点包括其他心血管畸形(46%)、与年龄增长相关的节律异常（35%）。7 例（6%）为无顶冠状窦，左上腔静脉引流入左心房[30]。左上腔静脉伴右上腔静脉闭锁或缺失，不应该认为是反位的上腔静脉。这种左上腔静脉的起源和走行与右上腔静脉正常时左上腔静脉的起源走行完全一样[30]。

2. 临床表现

在没有合并其他心血管畸形时，右上腔静脉缺失伴左上腔静脉通过冠状窦引流入右心房是没有症状的。Bartram 等总结了 121 例病例[30]，36 例（30%）没有相关畸形，体静脉异常也是偶尔现象。29 例（24%）无结构性心脏病的患者出现了房室阻滞、窦房结功能异常、室性心动过速、左 / 右束支传导阻滞、室上性心动过速、猝死等节律异常。另有 56 例（46%）心血管畸形病例伴或不伴节律异常，如果其中部分性或完全性无顶冠状窦是唯一的心脏畸形（见于其中 4 例），则发绀是突出的表现。

3. 诊断特征

对内脏心房正位的右上腔静脉缺失伴永存左上腔静脉引流入冠状窦确诊的临床意义主要是有

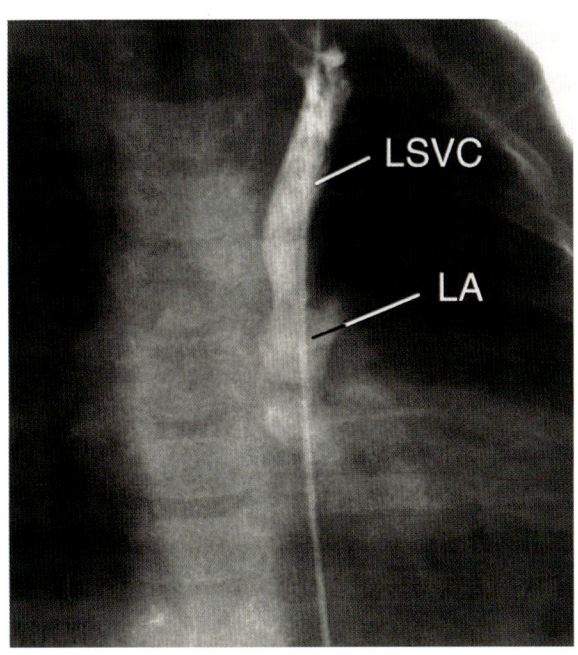

▲ 图 36-11 内脏异位的 15 龄男孩，左上腔静脉通过无顶冠状窦引流入共同心房的左侧。心导管从右股静脉插入左侧静脉通路，穿过膈肌，进入共同心房的左侧
LSVC. 左上腔静脉；LA. 左心房

助于以下措施：起搏器植入、心肺旁路或 ECMO 时静脉置管、通过锁骨下静脉或颈静脉放置右心室或肺动脉监护导管。术前体静脉解剖结构的准确诊断对于腔肺吻合、原位心脏移植等手术也十分重要，可以通过超声心动图、MRI、CT、血管造影来确诊（图 36-12）。

4. 治疗

如果生理学正常就没有任何治疗的指征。

（四）右上腔静脉引流入左心房或双侧心房

1. 解剖学

右上腔静脉引流入左心房是一种罕见的畸形，通常表现为无法解释的发绀和杵状指，没有其他任何心脏缺损的表现[31]。这种畸形的另一个变异就是右上腔静脉同时引流入双侧心房[32]。Van Praagh 等[31]最近报道了 2 例右上腔静脉的双心房引流和 1 例左心房引流，并回顾了 26 个以前发表的病例。Nutzel 最早描述了 1 例 47 岁男性的右上腔静脉双侧心房引流（Van Praagh 等的报道[31]中的参考文献[18]）。Wood 最早在英文文献中报道了 1 例 10 岁女孩的右上腔静脉左心房引流的病例[33]。此后又有至少 18 例病例报道出现在英文文献中[31,34]，其中 10 例接受了手术，除了 1 例以外，其他所有患者右上叶的肺静脉都引流入右上腔静脉[35]。3 例患者[31,35,36]存在永存左上腔静脉。在几个手术病例，肺静脉引流入右上腔静脉在术前都漏诊了。

基于我们对静脉窦缺损的本质的理解[31,37]，我们认为这种畸形代表了和右上腔静脉开口闭锁有关的上腔静脉类型的静脉窦畸形（图 36-13）。上腔静脉类型的静脉窦畸形由上腔静脉和右上肺静脉（right upper pulmonary vein，RUPV）之间的共同壁的缺损所致[37]。这一缺损使右上肺静脉去顶，其分支进入右上腔静脉。去顶的右上肺静脉引流入上腔静脉，它在左房的开口就成为心房间的交通途径。这种心房间的交通并不是缺陷，就像无顶冠状窦在右心房的开口，起着心房间交通的作用，但并不是房间隔缺损。鉴于两个心房之

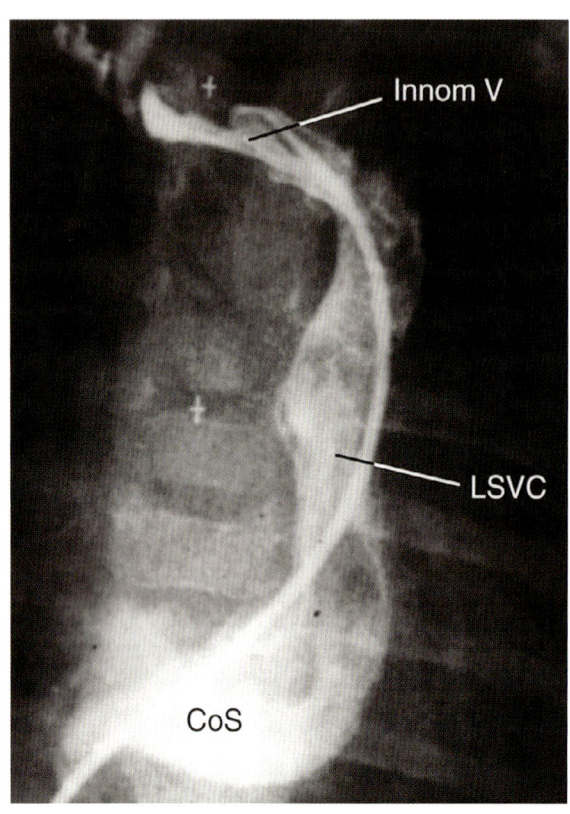

▲ 图 36-12 右上腔静脉缺如合并左上腔静脉永存患者的无名静脉造影成像

无名静脉（Innom V）通过冠状窦引流入右心房
LSVC. 左上腔静脉；CoS. 冠状窦

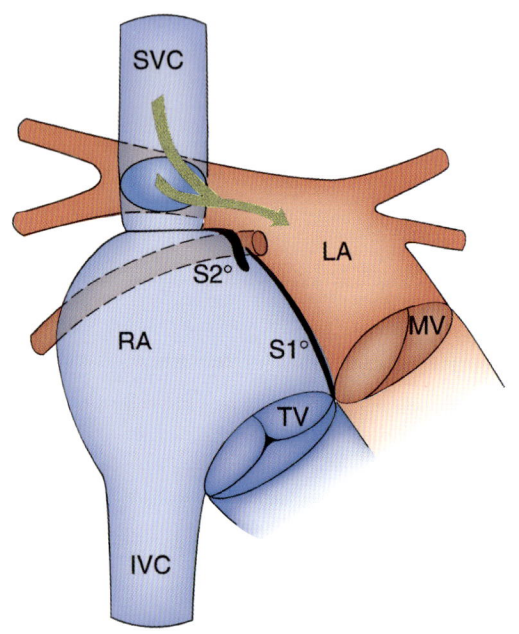

▲ 图 36-13 右上腔静脉引流入左心房的解剖示意图

静脉窦缺损和上腔静脉在右心房的开口闭锁导致右上肺静脉和上腔静脉通过右上肺静脉在左心房的开口引流入左心房
IVC. 下腔静脉；MV. 二尖瓣；RA 右心室；S1°. 第一房间隔；S2°. 第二房间隔；TV. 三尖瓣

间存在压力和顺应性的差异，左心房的血液可以被分流到上腔静脉－右心房连接处，或者右上腔静脉的血液可以进入左心房。我们假设如果右上腔静脉－左心房的分流主要发生在胎儿早期，通过上腔静脉在右心房的开口流进右心房的血流就会减少或完全消失。缺乏血液流动会导致上腔静脉近段逐渐退化和开口狭窄甚至闭锁。在上腔静脉开口狭窄的情况下，上腔静脉的血液引流入两侧心房[31,32]，而在 SVC 开口闭锁的情况下，SVC 的血液只引流入 LA（图 36-14）[31]。心房间交通的真正性质是由 Hackensellner[38] 搞清楚的。他报道了一例 72 岁男性右上腔静脉引流入双侧心房的病例尸检结果。Shapiro 等[32] 也表达了类似的观点。他意识到如果从右上腔静脉到左心房的分流足够大，正常的上腔静脉到右心房的通路就变成相对发育不良。在看到这两份报道之前，其实我们也有了同样的结论。

2. 临床表现

发绀是右上腔静脉引流至左心房患者的突出表现。发绀的程度可能是轻微的，症状可能在较

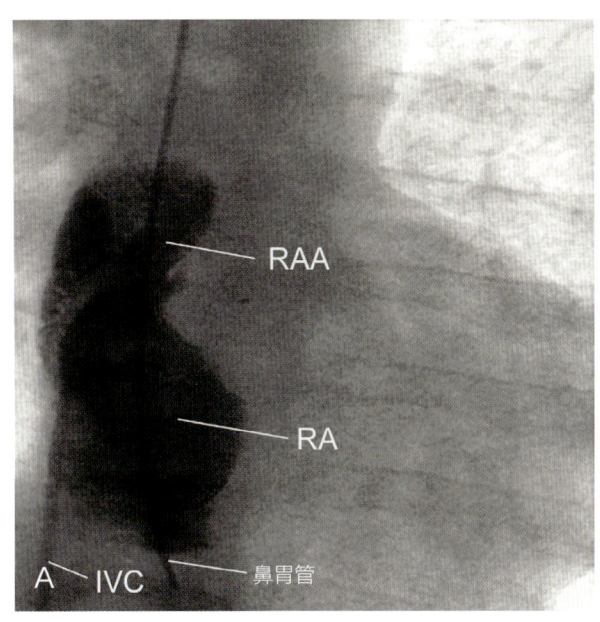
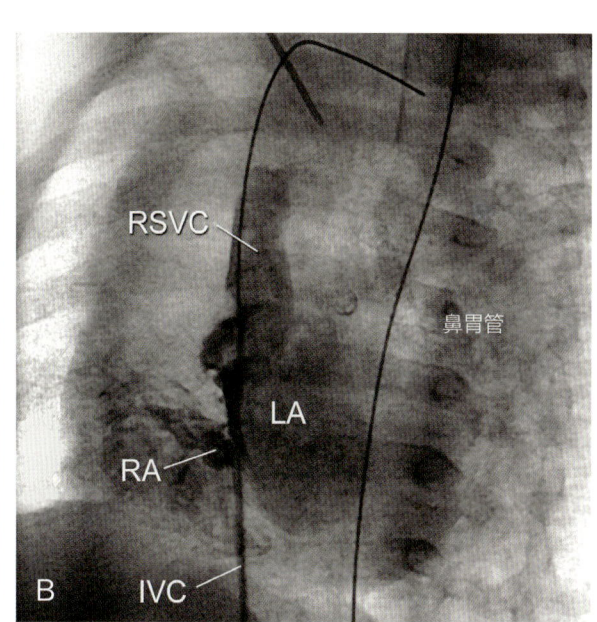
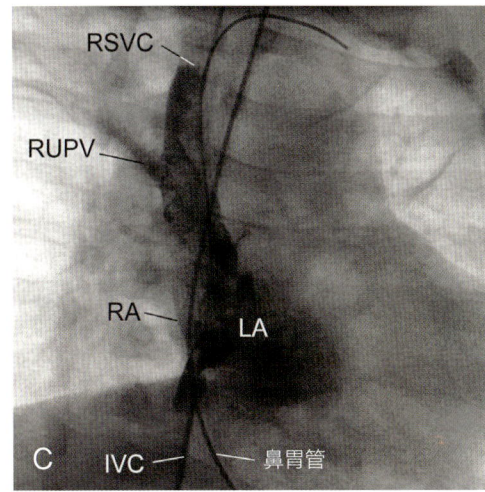
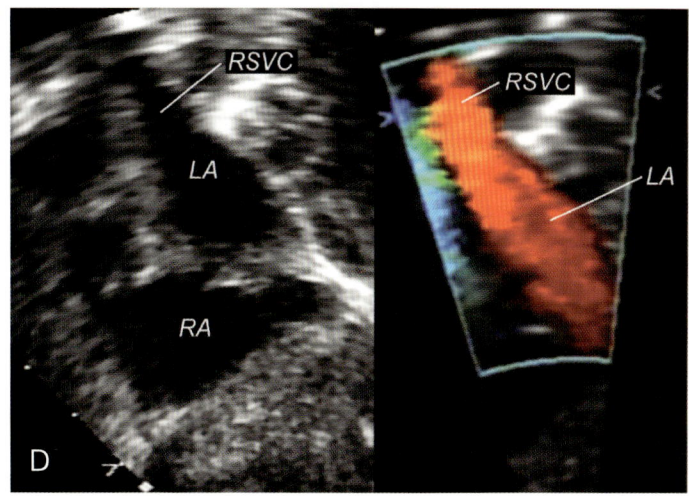

▲ 图 36-14　右上腔静脉引流入右心房示意图

A. 右心房血管造影显示导管从下腔静脉进入右心房。对比剂充满右心房和右心耳，但没有进入；B. 导管穿过卵圆孔进入左心房，再进一步进入右上腔静脉。对比剂从卵圆孔进入右心房，提示存在从右上腔静脉至左心房的分流；C. 稍后可见右上肺静脉引流入右上腔静脉；D. 超声心动图肋下短轴切面显示右上腔静脉引流至左心房

RSVC. 右上腔静脉；RA. 右心房；IVC. 下腔静脉；LA. 左心房；RUPV. 右上肺静脉

大儿童或青春期才会出现[31,39]，很少到成年才出现症状[40]。红细胞增多症、呼吸困难、运动耐受力下降、体循环栓塞、脑脓肿及其他脑血管并发症随年龄增长而增多。这类患者的心超或血管造影显示右上腔静脉和右上肺静脉在左心房的顶部具有共同的入口[36]。

3. 治疗

右上腔静脉的血流经手术转道进入右心房。在过去，这是通过创建房间隔缺损来将上腔静脉血流重新引流入右心房，肺血流引流入左心房[41]。最近，更好的手术方法是在右上肺静脉入口上方把右上腔静脉横切和右心耳进行吻合[31]。Nazem和Sell还报道了一种不用体外循环的手术技术[42]。

（五）主动脉后无名静脉

1. 解剖学

主动脉后无名静脉（retroaortic innominate vein，RAIV），是一种罕见的体静脉异常，其特征是位置异常的左无名静脉位于升主动脉后面（图36-15）。左无名静脉的正常走行是在上纵隔内从左到右于主动脉弓前面穿过，然后进入右无名静脉，形成右上腔静脉。在主动脉后无名静脉中，左锁骨下静脉和左颈总静脉汇合形成左无名静脉，然后向下，其最初的走行与永存左上腔静脉相似。从左肺动脉前面经过并在到达左心房之前，左无名静脉右转，从升主动脉后面水平经过，在奇静脉汇入点的下方进入上腔静脉（图36-15）。主动脉后无名静脉进入SVC的位置就在SVC-RA连接处上方。我们遇到的一个心脏标本中，主动脉后无名静脉还与引流入部分去顶的冠状窦的左上腔静脉相通。另一罕见的解剖变异是重复左无名静脉——定义为主动脉后左无名静脉和正常位置的左无名静脉同时存在（图36-16）。

这种罕见的异常首次报道于1888年[43]，迄今报道的病例仅有62例。Choi等[44]报道了2457例先天性心脏病患者中有24例主动脉后无名静脉（0.98%）。波士顿儿童医院从1980—1997年共有35 000例患者进行了超声心动图检查，其中31例被诊断为主动脉后无名静脉（0.09%）。大多数主动脉后无名静脉患者伴有其他相关的先天性心脏畸形，包括法洛四联症（伴或不伴肺动脉闭锁）、永存动脉干、房室间隔缺损、异位综合征、HLHS、室间隔完整的肺瓣闭锁、主动脉缩窄等[44-46]。在一些患者中，主动脉后无名静脉是一种与其他先天性心脏疾病无关的偶然发现。根据尸检结果，Gerlis、Ho[46]及Kitamura等[47]发现主动脉后无名静脉的走行分为从背面或腹面经过动脉韧带两种。然而，在活着的患者身上是无法进行这种区分的，除非动脉导管开放。主动脉后无名静脉的病因和胚胎发生尚不清楚。Gerlis和Ho[46]认为这种异常

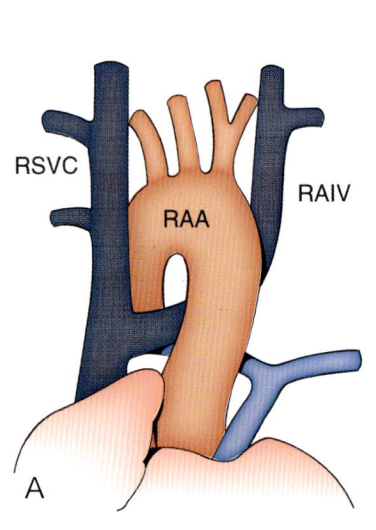

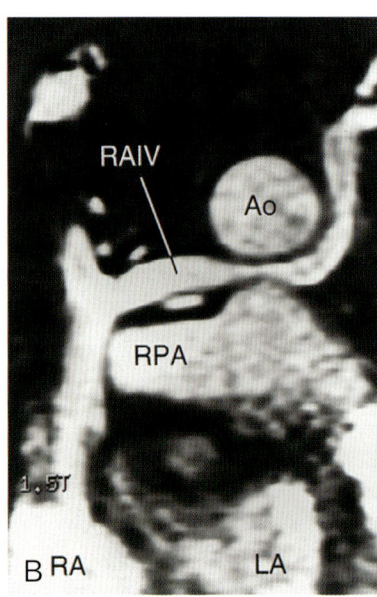

◀图36-15　主动脉后无名静脉

A. 图中可见在1例法洛四联症患者中主动脉后无名静脉伴右位主动脉弓；B. 增强MRA显示主动脉后无名静脉

RAIV. 主动脉后无名静脉；RAA. 右位主动脉弓；RSVC. 右上腔静脉；RPA. 右肺动脉；RA. 右心房；LA. 左心房；Ao. 主动脉

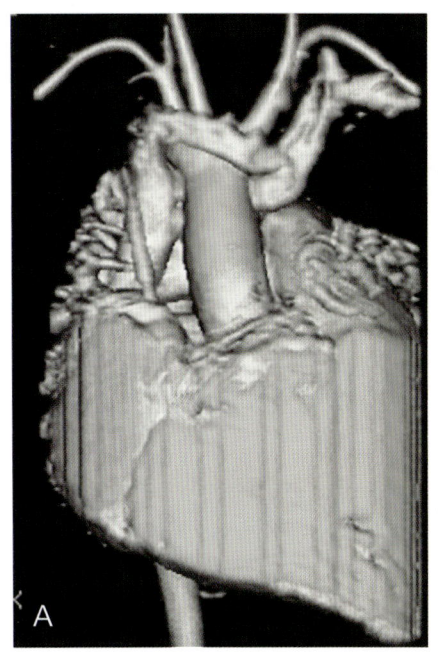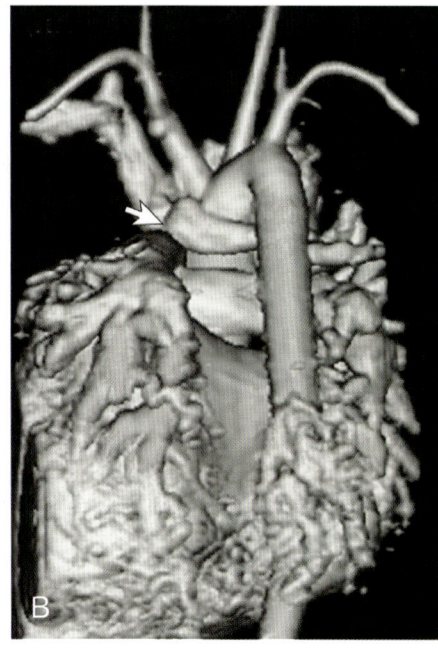

◀ 图 36-16 重复左无名静脉
增强 MRA 容量重建图的前面观（A）和背面观（B）。前（正常位置）后（主动脉后）左无名静脉形成一个围绕主动脉的环

的形成是由于在左前主静脉的下半部分萎缩时，形成左无名静脉的横向毛细血管丛未能发育。在这种情况下，从头部左侧和左臂返回的静脉血就可能通过位置较低的连接左右前主静脉的静脉丛进行引流。这一位置较低的静脉丛就形成了主动脉后无名静脉。

2．临床表现

主动脉后无名静脉被广泛认为是一种无临床症状的解剖变异。在 31 例波士顿儿童医院确诊的主动脉后无名静脉患者中，有 3 例伴有相关心脏缺损，需要通过腔肺吻合术进行修复。主动脉后无名静脉与上腔静脉的异常连接位于右肺动脉水平或以下时会阻碍手术中主动脉后无名静脉位置的移动，并使手术方式进行修改。

3．诊断特征

通过超声心动图、血管造影和 MRI 都可以明确诊断（图 36-15B 和图 36-16）。准确超声心动图诊断的基础是追踪左无名静脉的走行，从主动脉后面进入上腔静脉[45]。检查者必须注意不要将主动脉后无名静脉与永存左上腔静脉混淆。后者和冠状窦相连，若是无顶冠状窦则和左心房相连。高速 MRI 和 3D MRA 对于解剖学的描述特别有用。

4．治疗

没有必要进行治疗，因为血流是正常的。

三、冠状窦异常

（一）冠状窦缺损和无顶冠状窦

1．解剖学

无顶冠状窦几乎总是与永存左上腔静脉相关。本章早些时候讨论过这一情况。不伴有左上腔静脉的冠状窦缺损是罕见的，其生理学改变和房间隔缺损类似。不过心房间的血液是通过位于卵圆孔后下方的冠状窦开口来交通的。在孤立性继发孔房间隔缺损的患者身上也可观察到这一现象[48]。当无顶冠状窦伴有完整的房间隔时，其开口就承担了心房间交通的功能（图 36-8C）。当无顶冠状窦伴有原发孔缺陷、完全性房室间隔缺损或共同心房，冠状窦的开口与房间隔缺损合并在一起，难以识别。在一些患者中，冠状窦的开口是闭锁的，冠状窦缺损是冠状窦内静脉血液的唯一出口（图 36-17A 和 B）。如果心房没有其他功能性出口，冠状窦缺损就可能是该心房的替代性或辅助性的血流通路（图 36-17C）。

左或右肝静脉可能分别引流肝静脉的血液进入冠状窦[49]。合并永存左上腔静脉时，冠状窦开口扩大，就可能和下腔静脉的开口合并在一起。在最近报道的右上腔静脉缺如合并永存左上腔静脉的病例，全部体静脉都通过冠状窦口引流

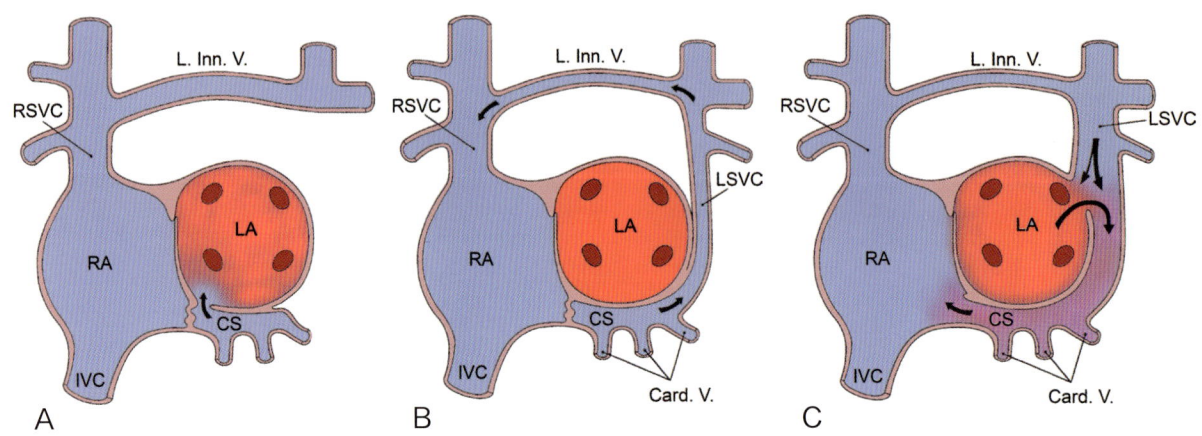

▲ 图 36-17 冠状窦畸形，冠状窦口闭锁

A. 冠状窦血液经过冠状窦隔缺损引流入左心房；B. 冠状窦血液逆向进入永存左上腔静脉、左无名静脉，至右心房；C. 冠状窦隔缺损伴永存左上腔静脉

LSVC. 左上腔静脉；LA. 左心房；RA. 右心房；CS. 冠状窦；L. Inn. V. 左无名静脉；Card. V. 心静脉；IVC. 下腔静脉；RSVC. 右上腔静脉

入心脏[50]。

2. 临床表现

无顶冠状窦合并永存左上腔静脉的临床表现在本章前面就已经讨论过了。不伴有左上腔静脉的部分性或完全性无顶冠状窦患者的症状体征和继发孔房间隔缺损相似。

3. 诊断特征

超声心动图下探查左房室后沟的冠状窦隔可进行诊断。彩色多普勒血流图在显示流经缺损处的血流方面很有用。在合并左上腔静脉时，左臂注射对比剂后，左心房将先于右心房出现气泡。如果没有左上腔静脉，注射对比剂仅有助于显示心房水平的分流。手术通常是为了纠正伴发的畸形。

（二）冠状窦口闭锁

1. 解剖学

冠状窦右心房口闭锁或严重狭窄很少见[51]。冠状窦通常发育良好，开口处被一层薄的膜状组织覆盖，这层组织和冠状窦瓣有关。由 Lucas 和 Krabill[52] 描述的 15 个心脏样本中有 13 个被发现存在冠状窦静脉血的其他出口。6 例发现存在一个小的左上腔静脉，5 例存在大的冠状窦瓣，1 例存在冠状窦间隔缺损，还有 1 例连接至下腔静脉。其余 2 例未发现冠状窦的血流存在其他出口。这 15 例中的 12 例伴有先天性心脏结构异常。

2. 临床表现

只要冠状窦血流存在另外的出口，心肌缺血就不可能发生。在冠状窦血流没有其他出口的患者，则有心肌缺血、梗死和死亡的报道。2 例冠状窦口闭锁的患者在小的左上腔静脉被结扎后死于心肌缺血[52,53]。2 例解剖未发现冠脉窦血液出口的新生儿分别在生后 6 天和 10 天死亡，尸检时均有心肌出血和坏死。

3. 诊断特征

如果观察到完整冠状窦伴永存左上腔静脉，以及流向无名静脉的逆向血流，就应该仔细检查冠状窦口。血管造影显示冠状窦的逆行血流以及小口径左上腔静脉提示该诊断（图 36-18）[51,54]。

（三）冠状窦瘤或憩室

1. 解剖学

先天性冠状窦憩室由 Ho 等[55] 在 1983 年首先描述，他们报道了 1 例 1 岁儿童的血管造影结果和一名 23 岁因心动过速猝死的男性。Gerlis 等[56] 描述了 2 例死于间隔后房室传导通路旁路所致恶性心律失常的患者，这 2 例均伴有冠状窦瘤。

Guiraundon 等[57] 在一项针对 65 例间隔后房室传导通路旁路预激综合征患者的研究中报道了存在冠状窦憩室。术中发现 6 例患者的间隔后区存在冠状窦憩室。冠状窦憩室是颈部起源于心中

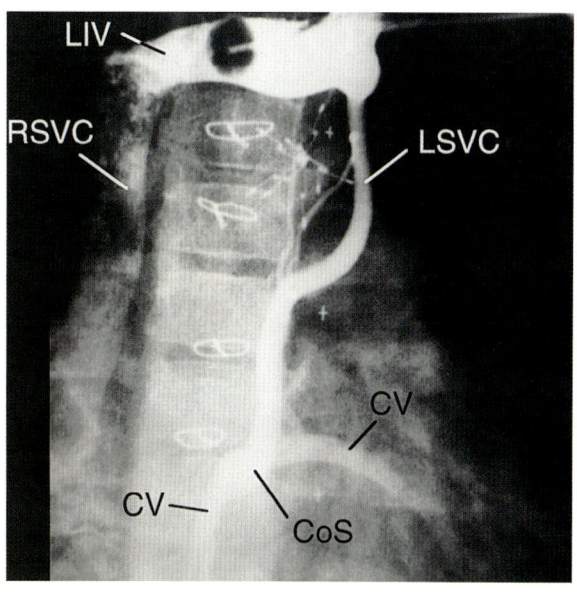

▲ 图 36-18 Coronary sinus orifice atresia. Selective balloon occlusion angiogram in the left innominate vein (LIV) in an 8-year-old girl with mitral atresia and a large left ventricle. Contrast material fills the innominate vein, left superior vena cava (LSVC), part of the coronary sinus (CoS), and two large cardiac veins (CV). Blood flows in a retrograde direction from the coronary sinus to the LSVC, to the left innominate vein, to the right superior vena cava (RSVC), and, finally, into the right atrium. (Reprinted from Shinpo H, Van Praagh S, Parness I, Sanders S, Molthan M, Castaneda A. Mitral atresia with a large left ventricle and an underdeveloped or absent right ventricular sinus: clinical profile, anatomic data and surgical considerations. *J Am Coll Cardiol*. 1992;19:1561–1576, with permission from Elsevier.)

静脉入口处近端冠状窦的小盲端，直径 2～5cm，一直延伸到左心室壁。

在没有预激综合征或心动过速的儿童身上也可观察到类似的冠状窦憩室或冠状窦脉瘤。一例 20 月龄的女孩[58]在冠状窦和左心室之间存在血管瘘，但没有其他心脏缺陷。Di Segni 等[59]报道了 1 例二尖瓣闭锁伴 HLHS 的新生儿存在穿透右心室后壁的冠状窦憩室。心电传导的研究表明传导旁路与憩室密切相关，只有在冠状窦憩室颈部分离或消融后，传导异常才会消失。

2. 诊断特征

冠状窦憩室可通过超声心动图进行诊断[58]。最初，冠状窦是通过肋下、心尖和胸骨旁切面进行探查的。冠状窦瘤是向外凸起的盲袋，具有明显的颈部，延伸到左心室后面或进入心室肌层。

彩色多普勒可以通过从冠状窦喷射入冠状窦瘤的血流来诊断并显示瘤的开口[59]，还可以显示其他部位的连接。

然而，报道的许多病例都是在心内电生理标测、室上性心动过速射频消融治疗或传导旁路手术消融治疗时被发现的[57]。

3. 治疗

Guiraundon 等[57]报道的 6 例病例，包括 4 例男性和 2 例女性，年龄在 19—67 岁，都接受了憩室手术治疗。冠状窦从左心室和动静脉交界处被切开并对该部位进行冷冻消融。没有术后复发或并发症的发生。对于没有合并心动过速的冠状窦瘤或憩室病例的干预指征目前尚不清楚。

四、下腔静脉畸形

(一) 下腔静脉离断

1. 解剖学

下腔静脉肝段缺如，奇静脉进入右侧或左上腔静脉被称为下腔静脉离断。在罕见的病例中，下腔静脉的肝下段可通过双侧奇静脉同时与右侧或左上腔静脉相连（图 36-19）。早在 1793 年，一次偶然的尸检就曾经发现下腔静脉离断[60]。虽然在最早报道的病例中提到了存在多脾和内脏异常[1,61-63]，但这些与下腔静脉离断的关系并未明确。直到 1967 年，Moller 等[64]研究了 12 例内脏异位和多脾患者的解剖资料，认为下腔静脉离断是多脾综合征的特点之一。从那时起，很多发表的文献都证实了这一关联[65]。我们针对 46 例内脏异位合并多脾患者的尸检分析中，下腔静脉离断的发生率为 86%[1]。尽管下腔静脉离断通常发生于内脏位置异常和先天性心脏缺陷的患者，但也有报道发生于心脏正常的患者[66,67]，偶尔也发生于无脾患者[68]。

2. 临床表现

因为下腔静脉离断和奇静脉引流通常并不会导致生理学异常，这样的静脉异常也不会出现临床表现。其临床意义在于其常常合并有相关的内脏异位综合征和多脾。下腔静脉离断和奇静脉引

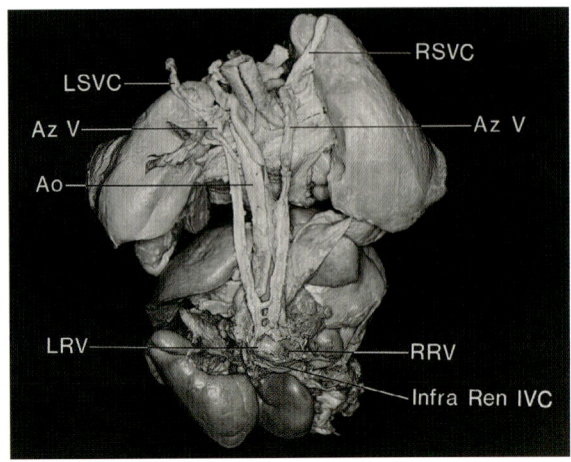

▲ 图 36-19 Posterior view of the heart, lungs, liver, and kidneys of a 6 1/2-month-old boy with visceral heterotaxy and leftsided polysplenia. There is interruption of the right-sided inferior vena cava (IVC) with bilateral azygos veins (Az V) connecting with bilateral superior venae cavae (RSVC, LSVC). The RSVC entered the right atrium directly. The LSVC continued into the coronary sinus, which drained normally into the right atrium. Ao, aorta; LRV, left renal vein; Ren, renal; RRV, right renal vein. (From Van Praagh S, Santini F, Sanders SPJ. Cardiac malpositions with special emphasis on visceral heterotaxy [asplenia and polysplenia syndromes]. In: Nadas AS, Fyler DC, eds. *Nadas' Pediatric Cardiology*. 4th ed. Philadelphia, PA: Hanley & Belfus; 1992:589–608, with permission.)

流的存在会使心导管检查和介入手术如导管射频消融变得更为复杂。如果患者伴发的心血管异常需要通过手术治疗使体静脉血液回流至肺动脉（双向 Glenn 和改良 Fontan 技术），明确下腔静脉离断的存在并制订适当的手术计划是很重要的。

3. 诊断特征

下腔静脉离断和奇静脉引流至上腔静脉可通过超声心动图进行诊断[69,70]。从肋下切面探查下腔静脉和奇静脉的大小、位置以及走行方向即可做出诊断。正常情况下，肋下短轴切面可见肾至肝段的下腔静脉是位于腹主动脉右前方的椭圆形血管。奇静脉是位于椎体旁的一支小得多的血管。在异位综合征患者，下腔静脉可能在脊柱的左侧或右侧与腹主动脉并行[26,69]。肋下旁矢状切面可以看到大部分或全部的下腔静脉。如果下腔静脉的肾-肝段不存在，肝脏以下就看不到下腔静脉。必须注意不要将肝静脉混淆为下腔静脉。奇静脉增粗，可以向头端跟踪，直到它与上腔静脉相连

（可能在右侧、左侧或双侧奇静脉分别与右侧或左侧的上腔静脉相连）。胸骨旁和胸骨上切面也可探查到奇静脉引流至上腔静脉。

MRI 也可以诊断下腔静脉离断伴奇静脉引流，特别是 3D MRA，能够准确有效地显示正常或异常的体静脉解剖。在心导管检查中，从下肢进行静脉血管造影也可以明确诊断。

4. 治疗

下腔静脉离断伴奇静脉引流并不需要特别的治疗。奇静脉不慎被结扎可能导致死亡[66]。

（二）双侧下腔静脉

解剖学：和下腔静脉形成有关的五种静脉系统中有四种是双侧性的，这就很容易解释为什么肝上或肝下会存在双侧下腔静脉（图 36-5）。内脏异位伴无脾的患者常伴有肝上双侧下腔静脉（即一支正常下腔静脉和一支对侧肝静脉）。在我们的 109 例内脏异位患者的尸检研究发现，28% 的无脾和 6% 的多脾患者伴有肝上双侧下腔静脉[1]。罕见地，肝上双侧下腔静脉也发生于内脏器官正位的患者。在这些患者中，左肝静脉引流入正常的冠状窦。

还有一些病例报道了全部或部分节段的肾下双侧下腔静脉，发生于内脏位置正常或异常患者[71]。他们的血流动力学没有受到任何干扰。如果冠状窦正常，肝上双侧下腔静脉的情况也是如此。

下腔静脉 5 个组成部分中的 4 个都是双侧性的，这可以解释左侧下腔静脉从肝脏水平开始的肝上段可能变为右侧下腔静脉的情况。类似地，右侧下腔静脉从肝脏水平的肝上段也可能变成左侧下腔静脉。在下腔静脉离断的情况下也是如此。

不成对下腔静脉节段（肝段）的存在使完全双侧性的下腔静脉不可能出现。尽管如此，在罕见的静脉导管缺如的病例中，有可能出现两个类似双侧下腔静脉的静脉通道（图 36-20）。在 Lucas 和 Krabill[52] 描述的病例中，右侧静脉通道是真正的下腔静脉。左侧静脉通道由左脐静脉、左门静脉、左肝静脉组成，通过无顶冠状窦进入左心房（见静脉导管异常章节）。

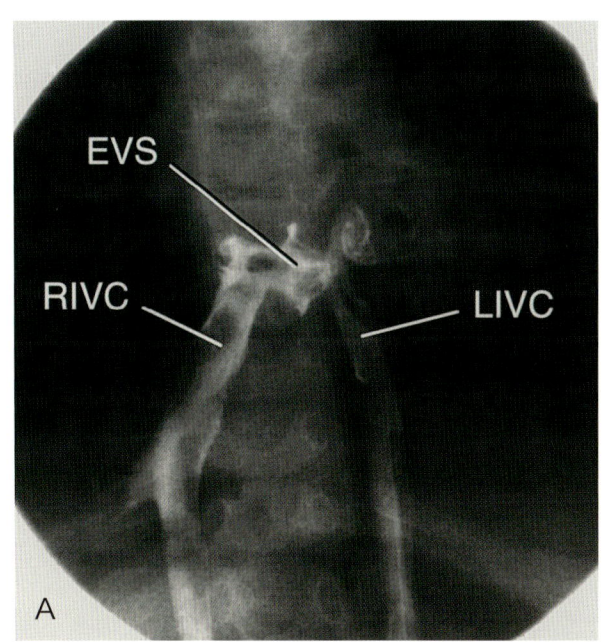 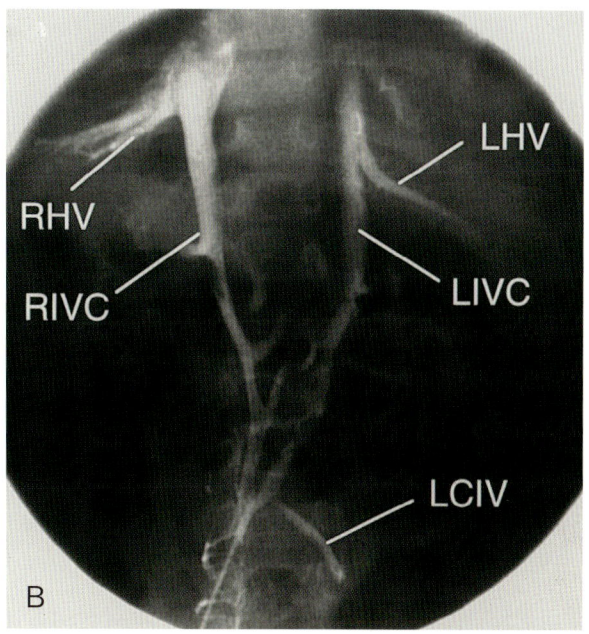

▲ 图 36-20 1 例 15 月龄的内脏异位、无脾、双侧下腔静脉、双侧上腔静脉、共同心房、共同房室间隔缺损、右位主动脉、肺瓣闭锁男孩的静脉造影片

A. 终止于心脏的体静脉回流来源于下半身；B. 图中显示下半身的体静脉。从右髂静脉注射对比剂使两条静脉通路都显影。右侧的通路代表右下腔静脉，接受来自右肝静脉的血液，然后从右侧进入共同心房。左侧的通路代表左下腔静脉，接受来自左肝静脉的血液，然后汇入右下腔静脉，通过共同的开口进入共同心房。这两条静脉通路在进入共同心房前通过心外静脉窦连接。我们认为该病例是其他内脏异位患儿中观察到的静脉通路的罕见变异。右肾静脉引流入右下腔静脉，左肾静脉引流入左下腔静脉（图片由 Dr. John Murphy, duPont Hospital for Children, Wilmington, DE. 提供）

RIVC. 右下腔静脉；RHV. 右肝静脉；LIVC. 左下腔静脉；LHV. 左肝静脉；EVS. 心外静脉窦；LCIV. 左髂总静脉

（三）下腔静脉引流至左心房

1. 解剖学

在胎儿时期，进入右心房的下腔静脉血液大约有一半在两个静脉瓣膜（下腔静脉瓣和卵圆孔瓣膜）的帮助下直接流向左心房。下腔静脉瓣（胚胎性右静脉瓣的一部分）通常在出生时已经退化，变成位于下腔静脉开口和三尖瓣孔之间的几毫米高的嵴。然而，在某些病例，由于未知的原因，下腔静脉瓣持续存在，其大小和连接都和胎儿期相似。如果卵圆孔未闭，或存在继发孔缺陷，下腔静脉的血液将持续流入两个心房。向下腔静脉注入对比剂后左心房会显影，并可能造成下腔静脉与左心房相连的错误印象。这种情况已经发生于几例报道为"左心房下腔静脉"的病例中[52]。

过去认为在所有体静脉和所有肺静脉都引流入左侧心房的病例中，左心房下腔静脉也应该同时发生。而以我们今天的理解，其实这个心房是一个位于左侧的右心房。我们现在明白，静脉窦的右侧角（下腔静脉及上腔静脉）是不可能被形态学左心房完全包含的。相比之下，在内脏异位和继发隔缺损的患者这种情况并不少见，有一半或全部的肺静脉引流入形态学右心房，这一形态学右心房可能在右侧，也可能在左侧[72]。这些证据充足的可能性可以解释所报道的左心房下腔静脉病例，除了 Gardner 和 Cole 在 1955 年报道的病例[73]。

这一病例是一名"4 岁时肺炎并在此后一直有发绀"的女性患者。她连续 3 次流产，但在 24 岁的时候生下一正常足月儿。她在 32 岁之前一直过着相对平稳的生活。然后有一天，当她伸手去够一个高处的柜子时，突然瘫倒，猝死了。根据 Gardner 和 Cole 的报道，心脏尸检显示正常的冠状窦和完整的房间隔，下腔静脉直接引流入左心房。如果尸检结果是正确的，这个病例与我们所知的人类心脏的心房、静脉窦和体静脉发育是不符的。我们认为，如果可能的话，有必要重新检查这个心脏

标本。而让这一切成为可能，必须感谢 Gardner 教授，他现在是苏格兰爱丁堡的病理学教授。

对这个心脏标本重新检查后发现右心房的后壁有很大一块消失了，因此也看不到下腔静脉与右心房连接的残迹。然而，能很清楚地识别出一个小的下腔静脉瓣（右静脉瓣残余）和有多个穿孔的左静脉瓣（图 36-21）。尸检时在把心脏从胸腔取出的过程中，左心房的后下壁也因为人为因素而缺失。这个切口做得太高了，在下腔静脉上面，把左右心房后下壁的一部分都切除了（图 36-21）。左心房壁的缺损估计由于被向后下方缝了一针，无意中使其变成一个接近圆形的孔，该孔被认为是下腔静脉的开口。不过，在复检时，发现这一推定的左心房下腔静脉的边缘并不是与下腔静脉壁一致的薄静脉组织，相反，是由 3mm 厚的左心房心肌，包裹于大约 1mm 厚的代表左心房的心内膜的纤维组织层外面（图 36-21）。Reid 在肺部组织学检查中发现"增粗的高密度动静脉和足以产生心房-静脉分流效应的足够动静脉交通是一致的"。因此患者出现发绀的现象可以用肺的组织学表现来解释。

这个不寻常的案例在文献中被多次引用。在过去的 44 年里，这是一个无意识的错误解读的结果。心脏标本的解剖发现并不是体内原位检查所得，而是作为"验尸官的验尸报告"带给 Gardner 教授。根据 Gardner 教授所述，"图表是很久以后才制作出来的。只限于心脏"。"你必须认识到，"他写道，"这个下腔静脉异常的诊断不是在尸检时，而是在对心脏进行后续检查后得出的。"因此，我们现在可以得出结论，并没有发现下腔静脉直接连接至左心房的病例。目前的胚胎学以及关于下腔静脉可能的连接方式的知识仍未受到挑战。

2. 临床表现

下腔静脉部分性或完全性引流入左心房会导致发绀。右向左分流的临床表现包括红细胞增多症、脑脓肿和反常栓塞。

3. 诊断

可以通过超声心动图（图 36-22）、心脏 MRI、CT 或心导管检查来诊断。

4. 治疗

通过外科手术将下腔静脉的血液引流入右心房[74,75]。

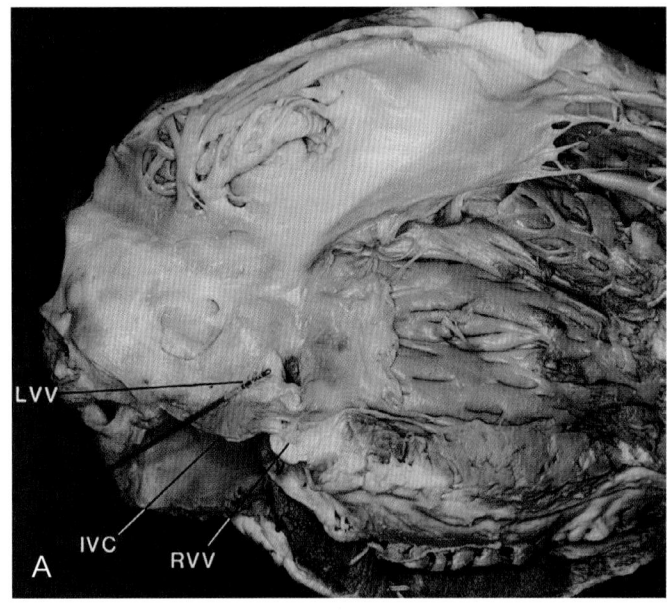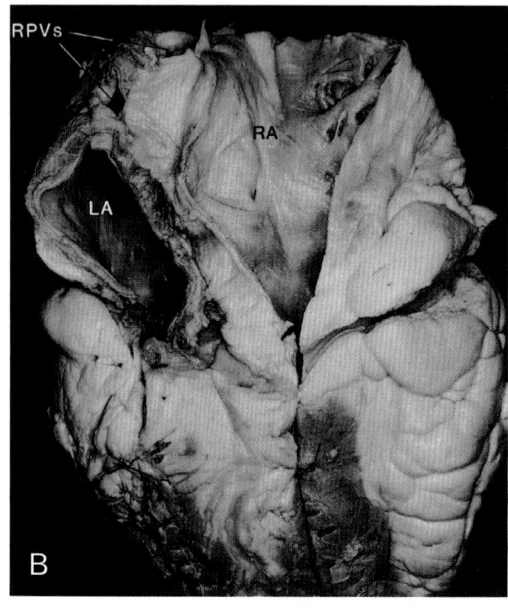

▲ 图 36-21　1 例 32 岁女性右心房右心室剖面图

A. 可见一个小的右静脉瓣残留和多发穿孔的左静脉瓣残留。在这两个静脉瓣之间是切断的下腔静脉入口处；B. 同一心脏心房和部分心室的背面观。把心脏从胸腔取出时，部分左右心房后壁被解剖者切开了。注意被切开的左心房后壁的厚度（图片由 D. L. Gardner 提供）

RVV. 右静脉瓣；LVV. 左静脉瓣；IVC. 下腔静脉；LA. 左心房；RA. 右心室；RPV. 右肺静脉

五、静脉导管异常

(一) 脐静脉的异常终止与静脉导管缺如

脐静脉异常终止伴静脉导管缺如的解剖学描述很罕见。近年来,脐静脉异常终止和静脉导管缺如会在临床进行新生儿脐静脉导管插管、心导管和血管造影、胎儿或新生儿超声心动图、手术时被发现。许多这样的发现最后被尸检所证实。通常静脉导管缺如和脐静脉异常终止不会产生症状。不过,最近报道了 2 例宫内脐静脉血流梗阻和 3 例因脐静脉异常终止导致肠梗阻需要手术的病例[76-80]。这些畸形的主要临床意义是需要在产前或产后诊断性研究期间,以及在对患病新生儿进行脐静脉导管置管时明确诊断。

1. 解剖学

Lucas 和 Krabill[52] 报道了 Jesse Edwards 心血管病理学登记处的 4 个标本的尸检结果,并回顾了文献中的 18 个病例。这 23 例中有 18 例被证实静脉导管缺如,据此推测剩余的 5 例也是缺如的。

左脐静脉在 5 例患者中持续存在,1 例直接进入冠状窦(图 36-23A),2 例通过左门静脉进入冠状窦(图 36-23B),2 例进入髂静脉。在我们图 36-20 的病例中,左脐静脉与左髂总静脉连接。11 例患者持续存在右脐静脉,其中 5 例直接终止于右心房(图 36-23C),2 例终止于下腔静脉(图 36-23D),2 例终止于右门静脉,1 例终止于右上腔静脉。

有 3 例患者的左、右脐静脉都持续存在。第 1 例的脐静脉分别连接于左、右髂静脉,第 2 例的脐静脉分别连接于左、右门静脉,第 3 例的脐静脉右脐静脉进入右心房,左脐静脉进入左门静脉。

在 4 例患者中,无法识别持续存在的脐静脉到底是右边还是左边。其中 3 例的脐静脉终止于右髂静脉或左髂静脉,第 4 例终止于门静脉。

2. 临床表现

在收集的 23 例病例中,10 例为男性,10 例为女性,另有 3 例性别不明或模糊。只有 4 例患者因脐静脉终止异常出现临床症状,1 例出现宫内严重脐静脉梗阻的解剖证据[77]。3 例因脐静脉异常终止并发需要手术干预的肠梗阻[78-80],都是女性,手术时年龄分别 13 日龄、27 岁和 31 岁。

16 例患者的脐动脉数目是明确的,9 例有 1 支脐动脉,其余病例有 2 支。23 例患者中有 13 例没有其他心脏畸形。伴有相关心脏畸形的 10

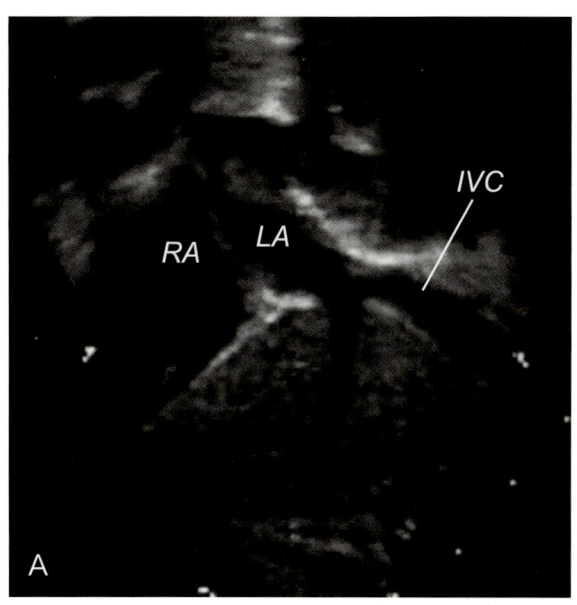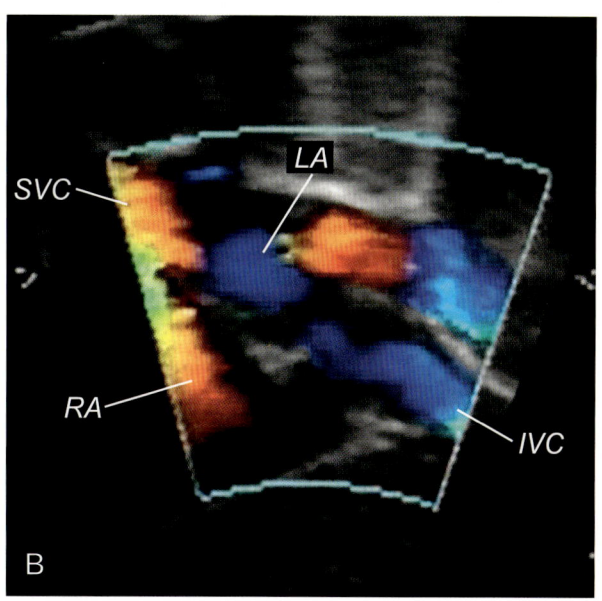

▲ 图 36-22 发绀的 7 岁男孩的超声心动图

A. 肋下短轴切面可见下腔静脉引流至左心房;B. 彩色多普勒证实血流从下腔静脉进入左心房,从上腔静脉进入右心房。术中,切开房间隔,将心包补片放入下腔静脉左边,使下腔静脉和右心房相通

IVC. 下腔静脉;LA. 左心房;RA. 右心房;SVC. 上腔静脉

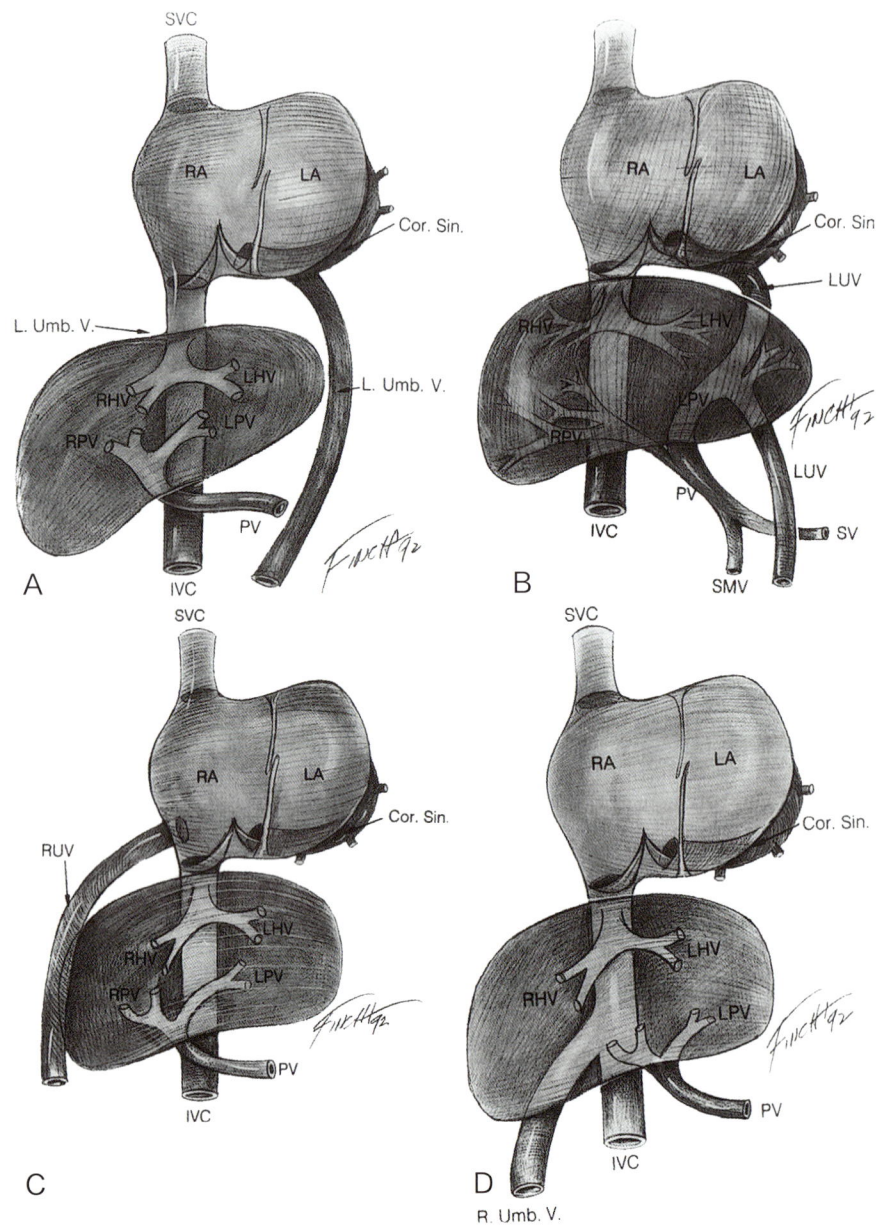

◀ 图 36-23 静脉导管缺如和脐静脉终止异常示意图

A. 左脐静脉终止于冠状窦；B. 左脐静脉和左门静脉相连，最终终止于冠状窦；C. 右脐静脉终止于右心房；D. 右脐静脉终止于下腔静脉

Cor. Sin. 冠状窦；L. Umb. V. 左脐静脉；LUV. 左脐静脉；IVC. 下腔静脉；LA. 左心房；LPV. 左门静脉；PV. 门静脉；RA. 右心房；R.Umb. V. 右脐静脉；RUV. 右脐静脉；LHV. 左肝静脉；SMV. 肠系膜上静脉；SV. 脾静脉；SVC. 上腔静脉

患者中，2 例法洛四联症，2 例心脏异位，2 例 TAPVC，另外还有房室通道缺陷、二尖瓣闭锁、降落伞二尖瓣和肥厚性心肌病各 1 例。

3. 诊断特征

通过下列方法可得到明确的解剖诊断：脐静脉置管，注入染料、局部手术切除脐静脉、心导管以及心导管联合血管造影、产前超声心动图、产后超声心动图以及肠梗阻手术中。

这些病例的主要临床意义是新生儿脐静脉插管过程中可能出现混淆和误诊，或新生儿经脐静脉心脏插管过程中导管插入异常。不过，随着胎儿超声心动图、生后早期心超等无创检查的应用越来越多，使脐静脉终止异常可以被识别。

（二）出生后静脉导管永存

Horiguchi 等[81] 报道了 4 例肝内门体静脉分流并回顾了文献报道的另外 6 例。

1. 解剖学

这些病例可能是先天性的静脉导管永存，因为分流的血液是从门静脉近端到远端肝静脉或远端下腔静脉的。这些肝内门体静脉分流是由于异常的持续存在的脐肠系膜静脉系统所致（图 36-4）。

2. 临床表现

在报道的 10 例[82]中，有 3 例出现了门体静脉性脑病。其他病例的肝功能及肝组织学检查是正常的。

3. 诊断

大部分病例在超声或 CT 下可见起源于门静脉的粗的扭曲血管连接至肝静脉或下腔静脉[82,83]。

4. 治疗

我们并不知道怎样才是对此的成功治疗。如果没有出现脑病，可能不需要治疗。如果考虑静脉导管结扎，应维持门静脉系统的完整性。如果不完整，结扎后会导致肠系膜静脉充血并最终导致肠道缺血。

六、静脉窦瓣膜永存

这部分内容基于 Lucas 和 Krabill 的精彩描述[52]。在正常的心脏，残余的静脉窦瓣膜包括下腔静脉瓣、冠状窦瓣和界嵴。异常持续存在的小的静脉瓣膜会导致比平常更大的下腔静脉瓣、冠状窦瓣和 Chiari 网。后者是细的丝状结构，表示持续存在的左瓣或右瓣。通常情况下，Chiari 网是持续存在的右瓣，从界嵴延伸至下腔静脉瓣或冠状窦瓣。来自左瓣的网状组织不明显地位于卵圆窝后缘和连接右心房的下腔静脉的血管壁中层。所有这些结构都不会影响血流动力学。

在过去的几年里，持续性静脉窦右瓣是尸检时偶见的解剖现象。近年随着非侵入性成像技术的进展，临床发现了更多这样的病例。

在胚胎发育的某个阶段，静脉窦右瓣几乎完全把右心房分成了静脉窦部和肌部，所以异常永存的右瓣可能导致进入右心房或通过右心房的血流受阻。

因静脉窦右瓣发育不良引起的心脏异常有不同的命名，包括右侧三房心、右心房皮瓣、右心房三角帆、右心房帆、右心房风囊、持续下腔静脉瓣、持续冠状窦瓣、下腔静脉连接至左心房、冠状窦在心房口闭锁、瓣上三尖瓣狭窄、三尖瓣"塞子"、下腔静脉梗阻等。了解窦房瓣正常胚胎发育情况有助于理解这些心脏发育异常。

静脉窦右瓣永存可以是孤立性病变也可以伴发 HLHS、心室冠状动脉交通[84]、Ebstein 畸形[85]和三尖瓣闭锁[86]。

（一）静脉窦瓣的胚胎学

在 3 周大（4mm）的人类胚胎中，静脉窦位于原始右心房的外面。静脉窦的右角接受来自肝静脉（下腔静脉前体）和前主静脉（上腔静脉的前体）的血液。静脉窦的左角是冠状窦的在胚胎时候的前体。

静脉窦的左右瓣把静脉窦和原始右心房分隔开。静脉窦隔已经形成并连接了静脉窦的左右瓣[87]。

在 4 周大（6mm）的人类胚胎中，原发隔出现并把共同心房进行分隔。在这个阶段，静脉窦在心房的开口被静脉窦左右瓣很好地保护着[88]。

在 5～6 周大（9mm）的人类胚胎中，静脉窦已被吸收进共同心房。静脉窦左右瓣联合在一起形成假隔[23]，使瓣膜处在紧张的状态，但对进一步的胚胎发生并没有作用。继发隔开始把共同心房从后上到前下进行分隔。在随后的胚胎发育中，静脉窦左瓣退化并被吸收到继发隔的边缘区域。静脉窦右瓣开始扩大。

当人类胚胎达到孕 3 个月时（36mm），静脉窦右瓣几乎把右心房完全分为接受上腔静脉、下腔静脉、冠状窦、卵圆孔的血液窦部（静脉窦），和与三尖瓣和右心耳相通的肌部[74]。

在胚胎发育的这个阶段，静脉窦右瓣几乎把来自上腔静脉、下腔静脉和冠状窦的全部体循环血液与三尖瓣分离，并倾向于分流到左心房。静脉窦右瓣局部或完全性永存时，我们能够预测血液流动的异常（图 36-24）。

在大多数人类中，静脉窦右瓣在出生时几乎完全退化。静脉窦右瓣的残余部分变成界嵴，把右心房分成两部分。在正常的人类心脏中，界嵴把右心房分为前面的肌部和后面的窦部。静脉窦右瓣的上面部分加上部分静脉窦隔形成下腔静脉瓣，保护下腔静脉的开口。静脉窦右瓣的下部加上部分静脉窦隔形成冠状窦瓣，保护冠状窦开口（图 36-24）[87]。

（二）右心室流出道梗阻

这一缺陷已在超声心动图[89]、血管造影[90]、手术和尸检[91]中发现。通过这些方法检查可见风向袋、降落伞样改变，起源于右心房，穿过三尖瓣、右心室、肺动脉瓣，阻塞肺动脉部分或近乎全部的血流。在超声心动图下，可表现为一种薄的移动线性结构，起源于右心房，通过三尖瓣阻塞肺动脉血流。

手术时如果不能发现风向袋样肺动脉梗阻的本质，可导致死亡[91]。另一方面，成功的切除肺动脉风向袋样梗阻可以使血流回到正常状态[89,90]。

（三）三尖瓣梗阻

这是一种比较常见的解剖异常。Lucas和Krabill[52] 从Jesse Edwards心血管病理学登记处的资料中回顾了5例患者的尸检结果，并加入了5例文献报道的病例。

1. 解剖学

通常，在这些病例中，三尖瓣开口几乎被"风向袋"或"塞子"堵塞。"风向袋"其实是持续存在的静脉窦右瓣。

2. 相关心脏畸形

这10例患者包括4名男性和6名女性，年龄从刚出生至58岁。所有病例均有卵圆孔未闭或房间隔缺损。有2例伴有明显的先天性心脏缺陷，分别为大血管转位和先天性纠正性大血管转位、三尖瓣左瓣的Ebstein畸形、心脏阻滞。另外2例伴有血流动力学改变不明显的室间隔缺损。

3. 临床特征

这10例患者中有9例出现发绀，7例伴有显著的右心衰竭。超声心动图右胸骨旁纵切面显示反射回声的线性结构，一端靠近下腔静脉，另一端靠近卵圆孔[92]。四腔切面下则表现为线性可移动的反射回声的结构，舒张期向三尖瓣移动，收缩期向右心房后壁移动。

4. 治疗

4例患者尝试了手术切除风向袋结构并关闭了房间隔缺损，术后均存活下来，且不再出现症状。

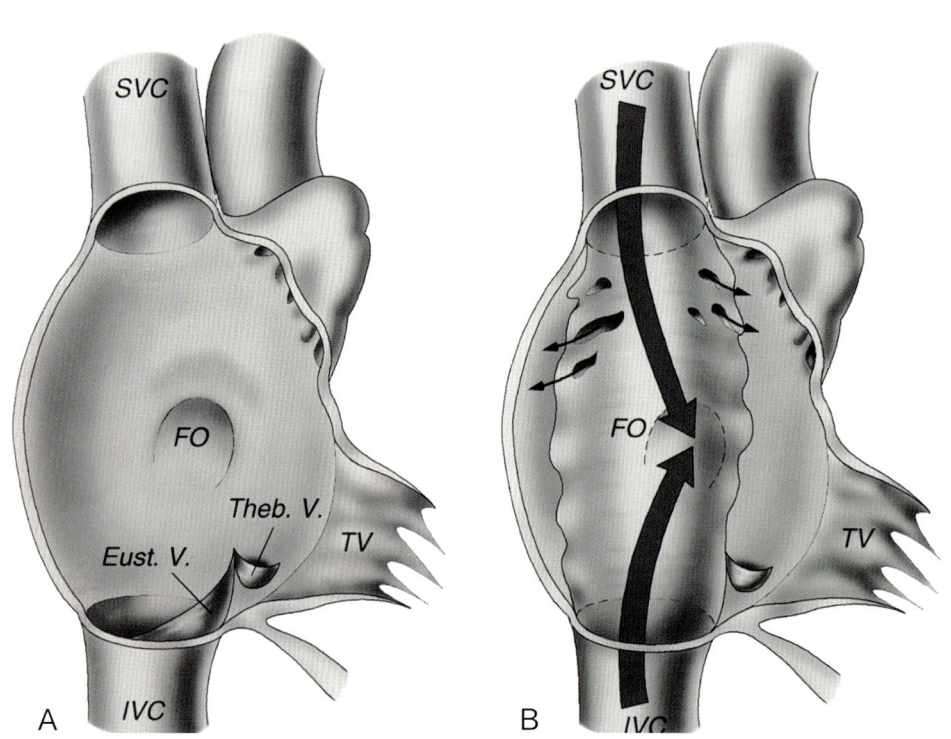

▲ 图36-24 右心房内右静脉瓣正常残留的示意图

A. 下腔静脉（SVC）进入右心房的开口处可见下腔静脉瓣（Eust. V.）残留。冠状窦在右心房开口处可见冠状窦瓣（Theb. V.）；B. 胚胎性右静脉瓣持续存在会导致整个体静脉回流的血液通过卵圆孔（FO）进入左心房。常会出现大小不等的多发性穿孔，以便让部分体静脉血液通过三尖瓣（TV）进入右心室

第 37 章
血管肿瘤和畸形
Vascular Tumors and Anomalies

Ahmad I. Alomari 著

马晓路 译

一、概述

血管畸形是相对常见的疾病，以血管（包括动脉、静脉和淋巴管）发育异常为特征。这些畸形的临床表现和影像特点在临床上和发表的文献中看起来都很容易混淆。但实际上如果对这些畸形进行正确的分类，就可以使大部分血管畸形的诊断和处理变得简单。常见的不准确的术语如淋巴管瘤、囊性水瘤、海绵样血管瘤、草莓样血管瘤、血管淋巴管瘤以及海绵样瘤等都不应该再应用。

Mulliken 和 Glowacki[1] 在 1982 年提出的二元分类法将血管畸形分为两大类：血管肿瘤和血管畸形。血管畸形可以是其中的任何一种慢血流型（静脉、毛细血管和淋巴管）或快血流型（即动静脉畸形和动静脉瘘）。正确的诊断和适当的治疗是基于对不同类型血管畸形的临床和影像特征的正确认识。不恰当的术语会导致误诊误治、误导研究工作[2]。

不幸的是，不精确的术语仍然普遍存在于出版的文献中。根据 Hassanein 等的研究[3]，320 篇发表文献中有 228 篇（71.3%）不正确地使用了"血管瘤"一词。作者还指出，不正确的术语应用还使得不正确处理的风险增加。

二、胚胎学和遗传学

胚胎血管网络最初通过两个主要的不同机制形成：血管发生和血管生成[4,5]。起源于中胚层的成血管细胞，经过血管的分化和生长逐渐形成心脏和原始的血管丛，这一过程被称为"血管发生"，而随后该网络的重构和扩展过程被称为"血管生成"[6]。动脉和静脉的区别是早期的发育过程的不同[7]。在循环建立以前动脉和静脉之间就有了分子水平的差异。

由于正常血管形成过程涉及广泛的复杂的生物学路径，因此很容易出现发育畸形和异常。

绝大部分血管畸形是散发的，并没有明确的家族或遗传倾向。然而，在很多血管异常和综合征已经发现了特定的突变，血管的遗传性疾病包括 HHT（ENG、ALK1 或 SMAD4 突变）、毛细血管畸形－动静脉畸形（capillary malformation-arteriovenous malformation，CM-AVM；RASA1 突变）、皮肤黏膜静脉畸形（cutaneomucosal venous malformation，VMCM；TIE2 突变）、球形静脉畸形（glomuvenous malformation，GVM；GLOMULIN 突变）、PTEN 错构瘤综合征（PTEN 突变）、共济失调－毛细血管扩张（ATM 突变）、脑内脑海绵状血管畸形（cerebral cavernous malformation，CCM；CCM 1-4 突变）、原发性先天性淋巴水肿（Milroy 病，VEGFR3 突变）等[10]。最近，CLOVES 综合征已被证实是 PIC3CA 突变的结果。

一些散发的复杂综合征已被证实与快血流的血管异常有关。Parkes Weber 综合征和 CLOVES 综合征是两种罕见的过度生长综合征，都伴有动静脉瘘和血管过度增生。动静脉畸形和动静脉瘘也曾在 Noonan 综合征[11]、Ehlers-Danlos 综合征[12,13]、VACTERL 综合征、纤维肌肉发育不良[14] 和肝血管瘤[15] 等患儿身上报道。婴儿血管瘤（infantile hemangioma，IH）和快速退化性先天性血管瘤（rapidly involuting congenital hemangioma，RICH）可能是最常见的血管性儿童肿瘤，偶尔也会伴有动静脉分流。例如，典型的肝脏快速退化性先天性血管瘤其实是一大的实性肿块，可能会伴有不同类型的肝内血管分流和高输出性心力衰竭[16]。

三、分类

血管畸形著名的分类系统就是由 Mulliken 和 Glowacki[1] 提出的，将血管异常分为两种不同的类型：肿瘤和畸形。鉴别诊断应基于临床、组织病理和影像学（表 37-1）。

婴儿血管瘤是常见的内皮细胞肿瘤，在婴儿早期出现，以后在儿童期自发性退化。先天性血管瘤比较少见，出生时就已经存在。内皮细胞肿瘤还包括罕见的血管内皮瘤 [如卡波西血管内皮瘤（kaposiform hemangioendotheliomas，KHE）和上皮样血管内皮瘤] 以及血管肉瘤。

血管畸形通常在出生时就出现，与患儿一起成长。基于细胞的谱系和血流的模式，畸形分为慢血流（包括静脉畸形、淋巴畸形、毛细血管畸形或混合畸形）以及快血流畸形（动静脉畸形和动静脉瘘）。Finn 等描述了 375 例小儿血管异常[17]；其中 96% 的病变被归类为肿瘤或畸形。

四、临床表现和治疗

（一）血管肿瘤

1. 婴儿血管瘤

婴儿血管瘤是婴儿最常见的肿瘤，出现于出生时或婴儿出生后的头几个月，儿童中的发生率为 4%～5%[18]。婴儿血管瘤出生时还没有发育完全，典型的婴儿血管瘤会经历几个月的快速增长（增殖阶段），然后在随后几年里自然退化（退化期）。像许多其他血管异常一样，婴儿血管瘤好发于颈面部。另外，容易发生于白种人、女性和早产儿。从组织学的角度看，婴儿血管瘤大部分由毛细血管大小的血管组成，呈小叶及片状包裹。

肿瘤最初表现为边缘清楚的紫红色，大小、形状和病变深度各不相同（图 37-1）。浅表血管瘤仅限于皮肤和皮下。深部病变影响到皮下及邻近的解剖结构，但一般不累及皮肤和骨头。混合型（深部和浅表）和多发性的婴儿血管瘤并不少见。这些也可以是局灶性的或多发性的肿瘤。婴儿血管瘤一般都是有弹性、温暖的，可及波动感。

大多数婴儿血管瘤不需要治疗，因为大多数病变在几年内逐渐退化，不留瘢痕[18]。尽管如此，血管瘤的并发症，如溃疡、出血、弱视（眼眶周围）、气道阻塞（声门下）和心力衰竭（肝脏）等还是需要即时干预[19,20]。

表 37-1 血管畸形的分类

肿 瘤	畸 形
婴儿型血管瘤	慢血流
先天性血管瘤	● 静脉畸形
● 快速退化性	● 淋巴管畸形
● 非退化性	● 毛细血管畸形
罕见的血管肿瘤	快血流
● 卡波西血管内皮瘤 / 丛状血管瘤	● 动脉畸形
● 上皮样血管内皮瘤	● 动静脉畸形
● 血管内瘤	● 动静脉瘘
● 其他罕见肿瘤	复合征或综合征

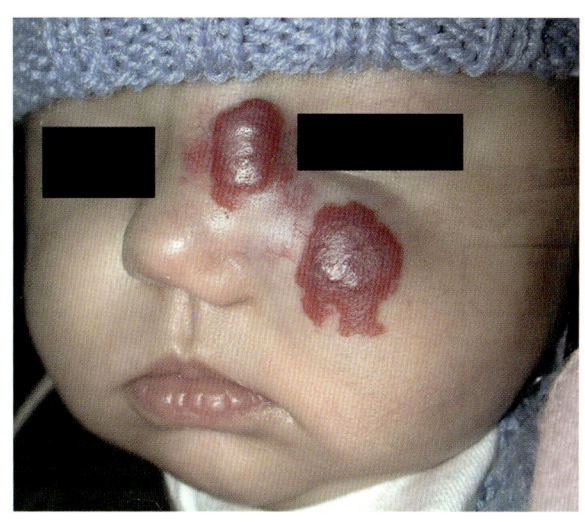

▲ 图 37-1 婴儿面部血管瘤

高出皮肤的边界清晰的红色皮损包括表面（皮下）和深部两部分

如果合并后颅窝畸形、面颈部血管瘤、动脉畸形、心脏缺陷、眼睛异常、胸骨裂隙和脐上囊肿，则被称为 PHACES 综合征[21]。

PELVIS（或 SACRAL）综合征包括会阴部血管瘤、外生殖器畸形、脂肪瘤、膀胱肾脏异常、肛门闭锁和皮赘[22,23]。

2. 先天性血管瘤

先天性血管瘤在出生时就存在并完全成熟。RICH 和非退化性先天性血管瘤（noninvoluting congenital hemangioma，NICH）在外表、发病部位、大小上均十分相似，且不同性别的发病率没有差异[24]。RICH 在生后一年内退化，而 NICH 则持续存在。GLUT1 是婴儿血管瘤的一个免疫组化标记物，在先天性血管瘤不表达[25,26]。

肝血管瘤包括一系列不同临床及影像学特征的病变。巨大、孤立的血管丰富的肝脏肿瘤是 RICH，而多灶的弥漫性的在组织病理学上则是婴儿血管瘤（图 37-2）[27]。肝血管瘤一般都没有症状，但会引起高输出量的心力衰竭、肝功能障碍、甲状腺功能减退、凝血障碍和腹腔间室综合征。

KHE 是一种浸润性肿瘤，其临床和影像学特征与婴儿血管瘤不同。KHE 通常在出生时就存在或出现于生后不久的婴儿期，在成人期才出现很罕见。在组织学上，KHE 的特征和卡波西肉瘤一样，上皮细胞呈梭状细胞生长模式，通过新月形血管形成浸润结节[27]。肿瘤在临床上表现为皮肤增厚，紫红色（图 37-3）。范围较大的肿瘤常伴随卡-梅现象，即肿瘤血管消耗血小板后导致严重的血小板减少[28]。与婴儿血管瘤不同的是，KHE 是一个局部侵袭性的孤立病灶，不同性别发病率一样，好发于躯干、四肢、后腹膜、头颈部[27]。

3. 血管肿瘤的影像学检查

超声是很多血管肿瘤的简单又可靠的初步影像学检查。婴儿血管瘤典型的超声影像表现为血管丰富的实性团块，边界清晰（图 37-4）。滋养动脉和引流静脉都是增粗的。滋养动脉表现为低阻力的动脉波谱。

对于血管瘤，MRI 优于 CT。两者都显示边界明确、分叶的实性肿块，用对比剂后均匀增强。在 MRI 上，肿瘤表现为 T_1-WI 均匀的中低等强度信号以及 T_2-WI 的高强度信号。病变内部或周围缺少血流是由于扩张的滋养动脉和引流静脉所致（图 37-5）。

很少需要血管造影来进行诊断。血管造影通常是血管瘤伴有心力衰竭时进行血管栓塞治疗的一部分。典型的婴儿血管瘤表现为血管丰富、边界清晰的团块，伴有致密的长时间的毛细血管显影，增粗的滋养动脉和引流静脉。

先天性血管瘤通常表现为巨大、盘状、皮下边界清楚的肿块，伴有大的滋养动脉和浅表血管（图 37-6）。先天性血管瘤的血管造影显示不均实质团块，大而不规则的紊乱的滋养动脉、动脉瘤、直接动静脉分流[29]。

KHE 的典型表现是皮下的网状血管网络，汇合于皮下筋膜层。T_2-WI 上表现为皮下组织以及受累的更深部位的浸润性高信号影且伴有皮肤增厚。病变在用了对比剂后均匀增强（图 37-7）。

4. 血管瘤的处理

无症状、无损伤的婴儿血管瘤可以临床监测，暂不治疗。如果需要治疗，全身性皮质激素或普萘洛尔应用可以取得成功。另外，如果婴儿血管瘤的所在位置比较特殊（例如眼眶周围、鼻尖），还可以在病变内局部使用皮质激素进行治疗。对大的滋养动脉进行栓塞和瘤内分流术主要适用于

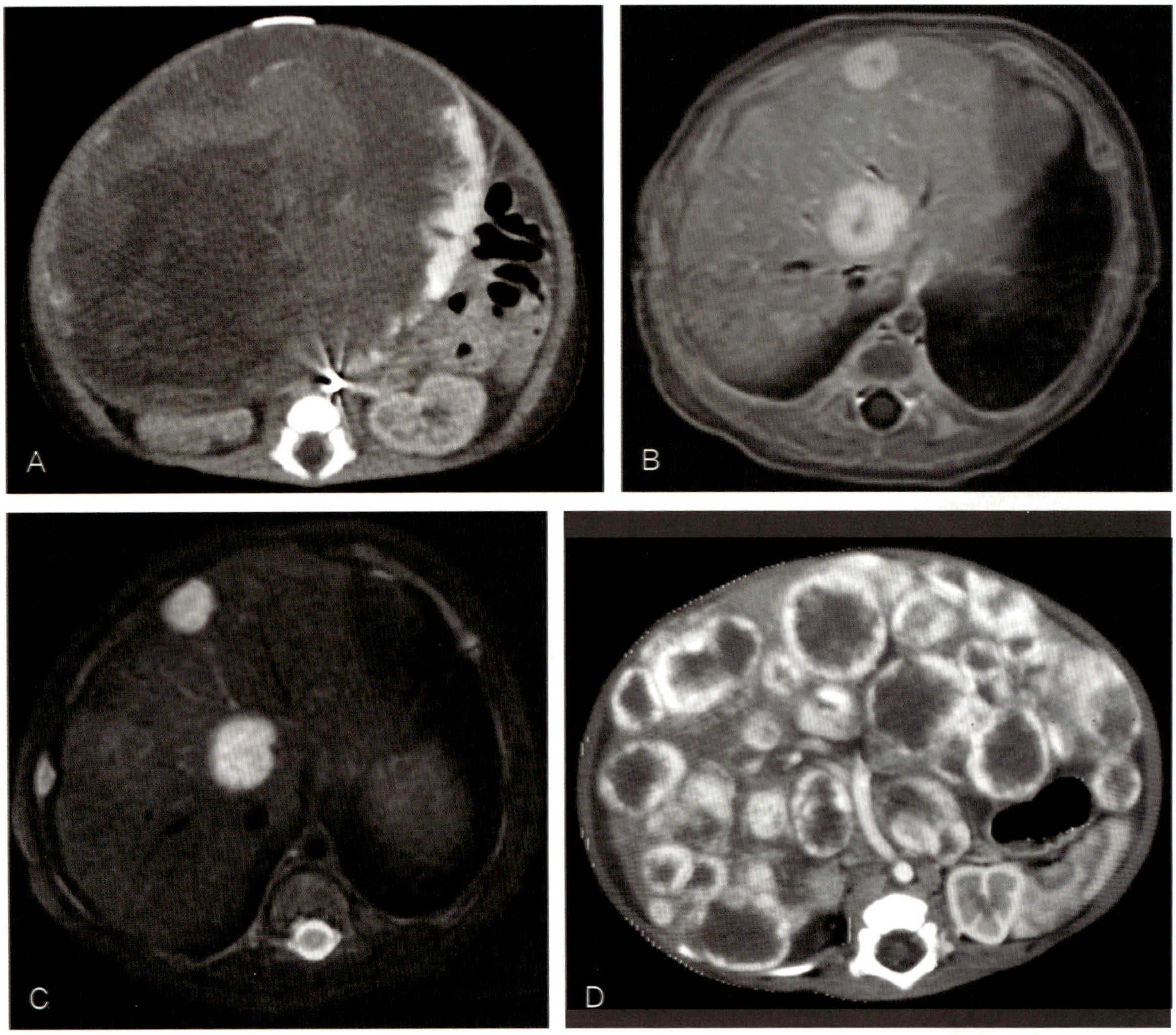

▲ 图 37-2 肝脏血管瘤

A. 肝脏快速退化性先天性血管瘤。增强计算机断层扫描显示肝脏右叶巨大的低密度肿块。注意周边增强和包膜下位置；B 和 C. 肝脏多发性婴儿血管瘤。T_2 序列和使用增强 T_1 序列下两个局灶性、界限清楚的 T_2 高信号病灶，在使用对比剂后进一步增强；D. 肝脏弥漫性婴儿血管瘤。增强计算机断层扫描显示大量外周增强的低密度病灶，几乎占据整个肝脏

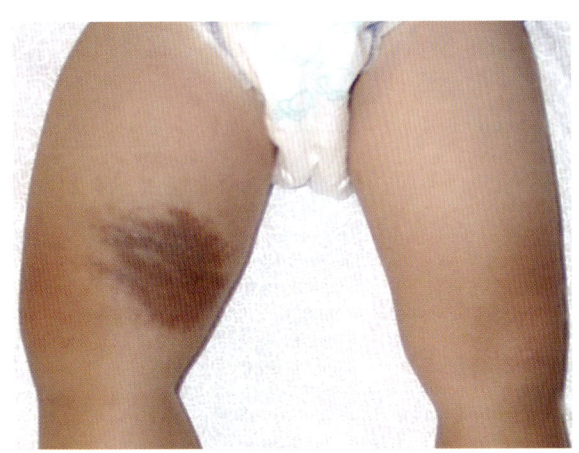

▲ 图 37-3 卡波西血管内皮瘤

不规则的紫红色瘀斑样皮损，皮肤增厚伴右侧大腿增粗

高流量型血管瘤导致心力衰竭的情况。通常这种情况发生于肝脏且在婴儿期早期就出现症状。单药化疗是目前 KHE 合并卡-梅现象的主要治疗手段，所用药物包括长春新碱、环磷酰胺、皮质激素、干扰素 -2a 及其他药物[27]。

（二）血管畸形

1. 慢血流型

（1）静脉畸形：是最常见的血管畸形，好发于面颈部[30]。静脉畸形通常是孤立的病灶，少数患者有遗传倾向（如 VMCM 和 GVM）。蓝色橡

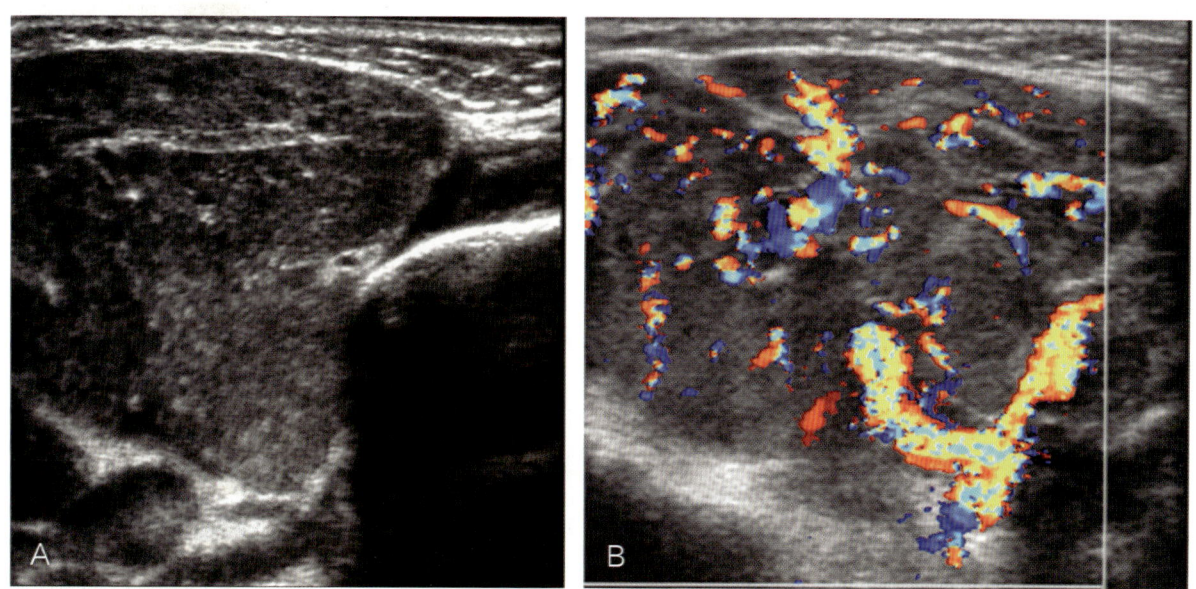

▲ 图 37-4 婴儿血管瘤的超声
A. 婴儿血管瘤所致的右侧腮腺弥漫性增大；B. 病灶处血管显著增多，可见增粗的供养动脉

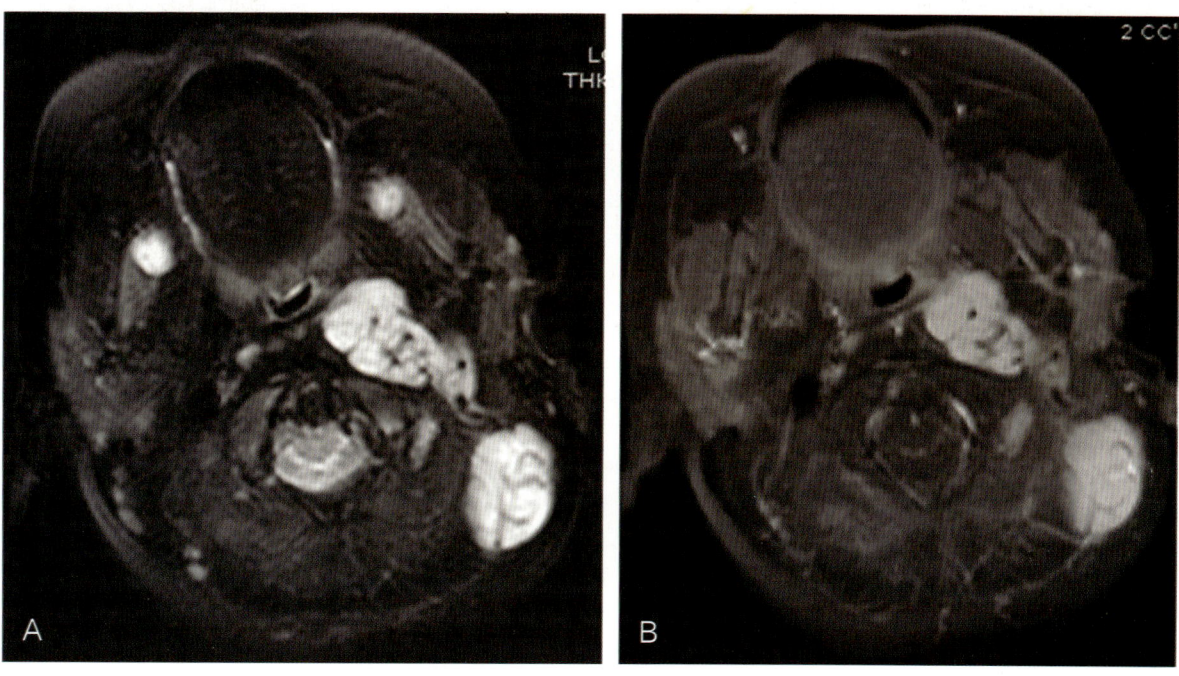

▲ 图 37-5 婴儿血管瘤的磁共振图像
在左枕部和咽旁间隙可见 2 个分界清晰的分叶的软组织肿块。注意 T_2 相的高信号和增粗的血管（A）及 T_1 相用对比剂后的增强显影（B）

皮痣综合征是一种罕见散发的累及软组织和胃肠道的多发性静脉畸形。

静脉畸形的经典组织学特征是扁平内皮细胞覆盖的不规则的静脉通路，周围被有限的平滑肌包围着，或者没有平滑肌[31]。静脉畸形是蓝色、柔软的，可下压的包块。病灶可以是扁平的，轻度高出皮肤或向外生长（图 37-8）。钙化的旧血凝块（静脉曲张）可以被触及，偶尔有触痛。静脉畸形的实体部分，由静脉壁、膜和血凝块组成，通常比较小，内含停滞的血液。因此，静脉畸形的体积随引流静脉的位置和（或）受压而增加。静脉畸形引起的疼痛是多因素的。血凝块形成几乎是静脉畸形的普遍现象，一些血栓形成还可引发肿胀和疼痛。疼痛也可归因于关节、肌肉和肌腱的受累与削弱。反复的出血性关节病，特别是膝关节，易因滑膜受累，导致慢性疼痛和关节退行性改变。

症状可能会随着月经、怀孕和口服避孕药而加重。特殊部位的静脉畸形还可能导致额外的并发症：关节（如出血性关节病）、广泛的骨骼受累（骨畸形和骨折）、气管（梗阻）及肠道（慢性出血）。局部血管内凝血一般发生于大的静脉畸形。这一无症状现象的特征是 D- 二聚体升高及低纤维蛋白原血症，正常或轻度减低的血小板计数[32]。这些变化是由于病变内部不断形成血栓所致。因此，在一些重要的干预之前，应先检查一些基本的凝血指标（全血细胞计数、凝血酶原时间/国际标准化比值、部分凝血酶原时间、纤维蛋白原和 D- 二聚体）。

血管畸形的影像学检查：大多数静脉畸形都可以通过临床表现来诊断，小的浅表的病变甚至不需要进一步评估。大的病变可以通过超声和 MRI 来进一步明确病变的大小、范围而确诊，特别是那些比较深部的病变。静脉畸形的超声特点表现为可以压缩、充满血流的肿块，被包裹在较薄的静脉壁中，内部有分隔（图 37-9）。典型的血凝块或静脉曲张呈不可压缩的卵形或圆形强回声。彩色或频谱多普勒通常显示静脉腔内没有血流。超声检查对于指导治疗是非常有价值的。

推荐用于静脉畸形（及其他血管异常）诊断的 MRI 序列包括增强前后对比的 T_1-WI 和 T_2-WI。MR 静脉造影可显示局部静脉系统，并提供空间信息，尤其是对于肢体静脉扩张患者，但不必作为常规检查。

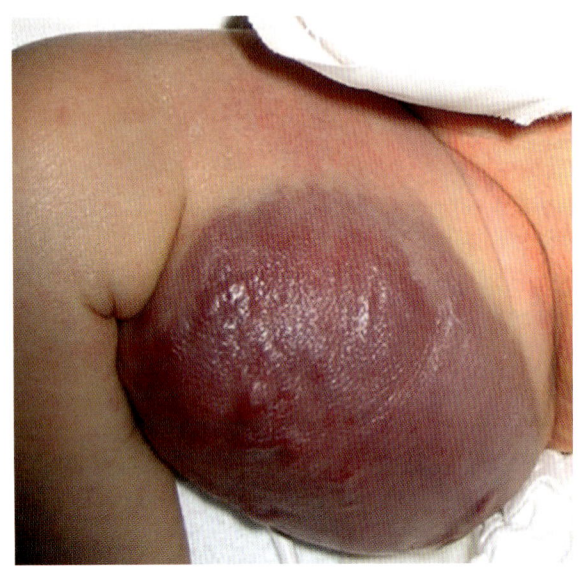

▲ 图 37-6　快速退化的先天性血管瘤

右大腿上大的实性血管过度生长的包块，表面皮肤呈紫红色。出生时就出现，几个月内快速消退

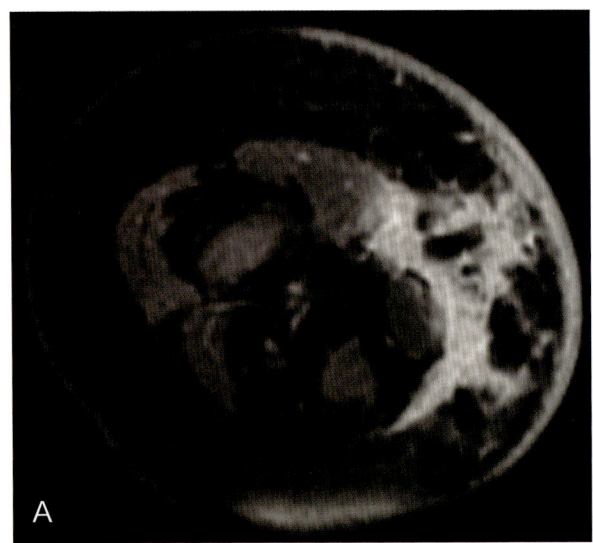
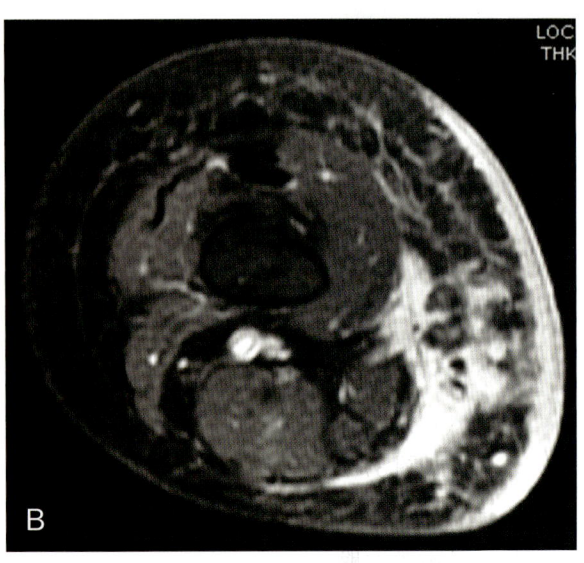

▲ 图 37-7　大腿上的卡波西血管内皮瘤

A. T_2 相显示皮肤增厚，皮下网状浸润和筋膜上信号相连；B. 使用对比剂后，病损处信号增强明显

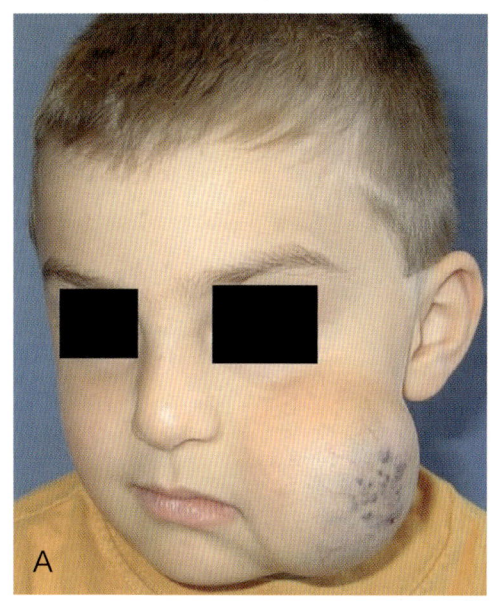
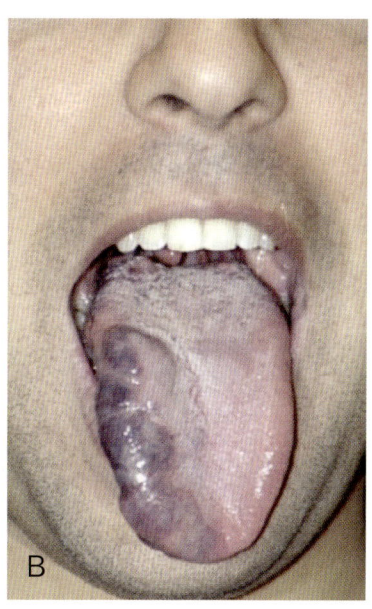

◀ 图 37-8 静脉畸形
A. 左颊部向外生长型静脉畸形，皮肤受累不多；B. 舌部静脉畸形，轮廓略高于表面

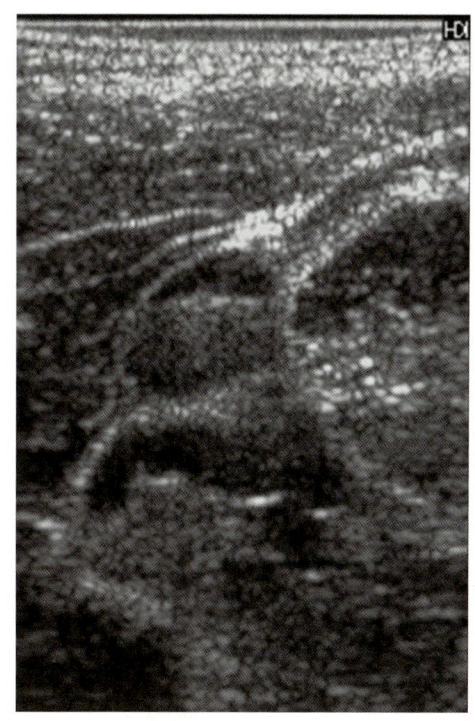

▲ 图 37-9 静脉畸形的超声图像
胸壁静脉畸形表现为充满液体的腔内伴有薄的分隔。注意液-液平面

静脉畸形的典型 MR 表现是 T_2-WI 相的高信号团块，内含分隔，与静脉曲张相对应的病灶局部为低信号（图 37-10）。用了对比剂后，静脉畸形在 T_1-WI 上表现为不均匀的增强。内部造影或上行性静脉造影一般是不需要的。静脉造影显示病变部位是不规则海绵状，内部血流停滞，引流静脉类型多变（图 37-11）。CT 扫描对于评估骨骼的静脉畸形特别有用。

其他不太常见的静脉畸形类型包括静脉曲张（先天性静脉瘤）、持续性胚胎静脉、静脉动脉瘤。这些不太常见的静脉异常可以是孤立存在的，也可能是某个综合征的一部分。

静脉畸形的治疗：静脉畸形可能是轻微的，无症状的，不需要立即治疗。然而，静脉畸形的自然病程是逐步进展的，会出现潜在的症状。静脉畸形可导致毁容，如果位于敏感部位（如关节、气道）可能需要在儿童早期进行治疗。弹力袜可以压迫下肢的静脉畸形，特别是浅表的病变，使病变中血液量减少，从而控制症状。静脉畸形的微创治疗方法包括硬化疗法、激光疗法和光动力疗法。

在很多专科医院，硬化疗法被广泛认为是最初的治疗选择。正确的术前影像检查（尤其 MRI）对于规划和实施该操作至关重要。硬化疗法，特别是对大面积病变，需要全身麻醉。使用高分辨率的探头在超声引导下对病变进行定位和明确进针方向是很重要的，并且硬化治疗所需的工具简单而且不贵。

在超声引导下，可以选择各种粗细和长度的穿刺针（例如 20~21G 的导管或微穿刺针）穿入静脉畸形。回抽到鲜血或静脉造影可以确定穿刺

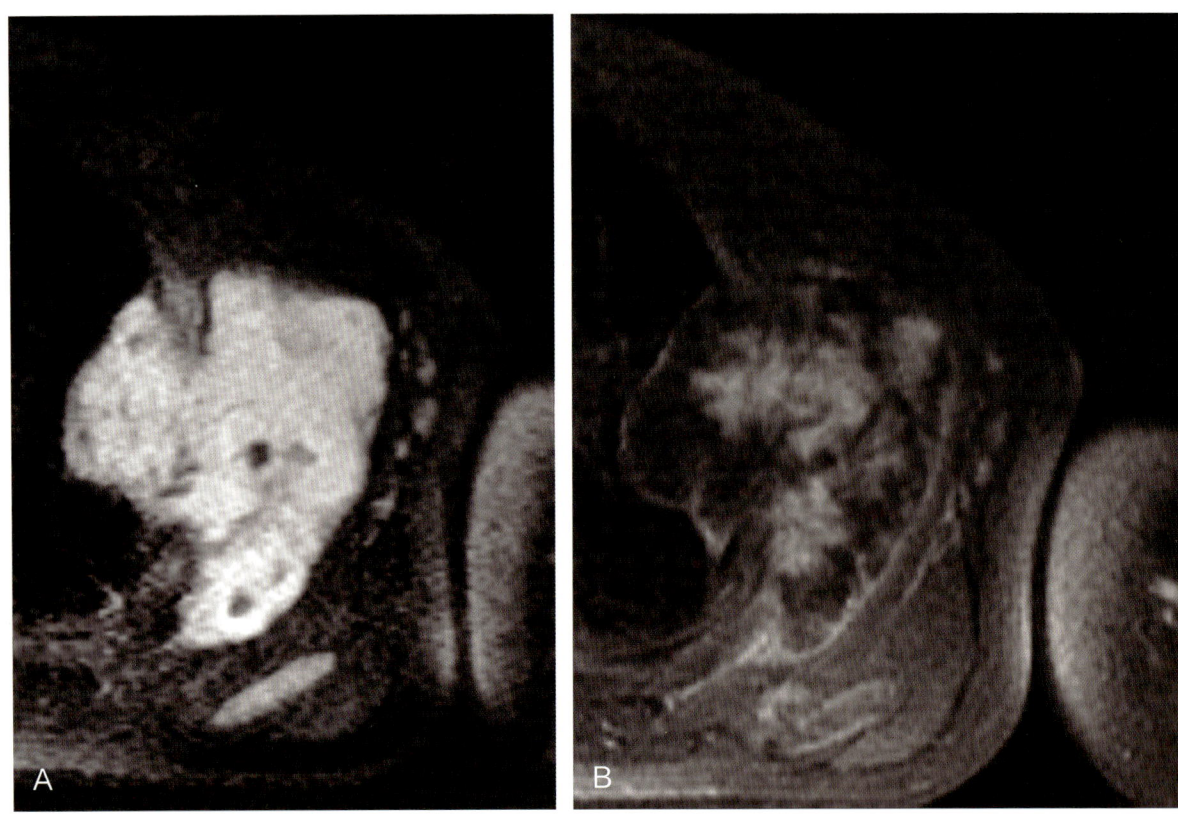

▲ 图 37-10 静脉畸形的磁共振图像

A.T_2相显示胸壁静脉畸形的高信号,并向胸腔内形成疝。该信号反映了主要的液体(血液)成分。注意多发性高信号病灶代表静脉结石;B. 使用对比剂后,T_1相局部不均匀增强

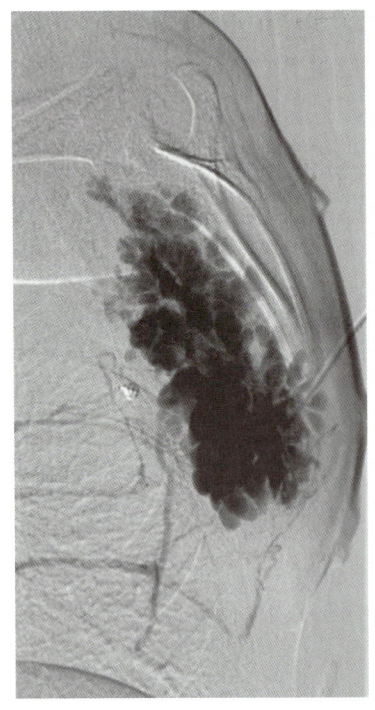

▲ 图 37-11 图 37-10 中的静脉畸形病灶的静脉造影

直接注入对比剂后,出现不规则的海绵样的静脉交通。小的引流静脉和肋间静脉相通

针已进入病灶内部。静脉造影常用于描述引流静脉不可见部分的大小,同时用于排除静脉畸形外的渗出。

实施减少辐射剂量的技术是至关重要的,例如准确的定位、过滤和最后的成像。解剖学复杂的病灶位置,如头部和颈部,可能需要多角度的成像,以便更清楚地评估静脉畸形。整个肢体的上行性静脉造影对于深部静脉系统的评估很有帮助。对比剂应在不影响成像质量的情况下用生理盐水稀释。在确认了正确的进针部位后,在透视或超声引导下将硬化剂注入病变部位(图37-12)。双针技术是把两个针(或更多针)同时穿入病灶内,从这根针注入硬化剂,从另一根针抽出内部的血液。硬化剂不会被抽出。只要有可能,都应该在注入硬化剂之前先把病灶内的血液抽出,或把血液挤压出。所需硬化剂的量通常等于(或超过)使病灶显影时的对比剂的量。其余的病灶也同样处理。

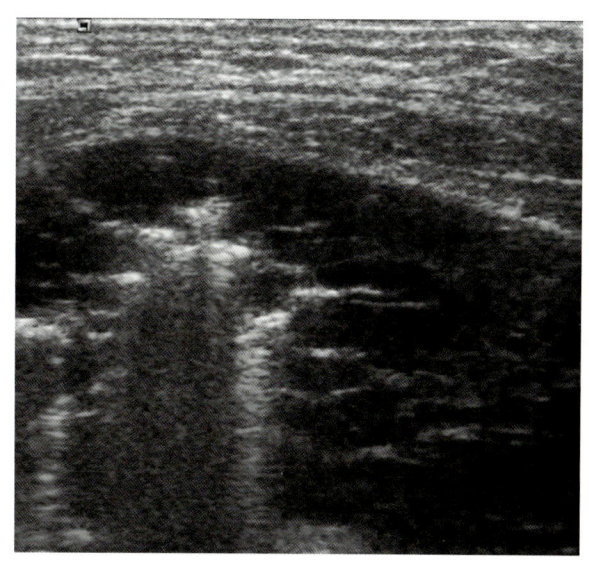

▲ 图 37-12 静脉畸形硬化剂治疗
超声可以可靠地区分注射了硬化剂的区域和未经治疗的区域

硬化剂的外渗可导致很多并发症。为了安全，不应该选用某些进针部位或者有问题的穿刺部位。在静脉造影时，外渗表现为针尖处硬化剂成几何形的光滑的或透镜形状。如果血液不能从穿刺针推回血管，继续推注感到阻力，不应忽视，因为这可能代表了外渗。向浅表的病灶内注射硬化剂，表面的皮肤可能立即出现变化。在一些大的静脉畸形，可以通过直接加压（手动或用超声探头或夹子）、定位或使用止血带来控制病灶的引流静脉。用止血带时应短时间间断充气（通常是几分钟），以免造成不必要的血流淤滞以及硬化疗法副产物在正常深静脉中的积累。超声和透视检查可以用来确认治疗是否已经包括了主要的病灶区域。

由于静脉畸形中发生溶血，可能出现血红蛋白尿和少尿。在围术期，推荐补液和放置导尿管以观察这些并发症。治疗后，病灶需抬高，预防性镇痛。抗生素或皮质激素无须常规应用。严重的气道静脉畸形需要长时间的气管插管，对于长期治疗的患者，可以考虑气管切开。起疱的或破溃的皮肤需要标准化的创口护理。血红蛋白尿和少尿常见，可以通过补液和利尿来处理。硬化剂外渗或过度治疗可能造成间室综合征或神经病变。

治疗静脉畸形最常见的硬化剂是脱水乙醇、四烯基硫酸钠、聚桂醇、鱼肝油酸钠、乙醇胺油酸博莱霉素和玉米蛋白的酒精溶液。乙醇与乙基化油对比剂混合（如乙醇/乙碘醛为10∶2）就会变成不透明。在数字减影下注入此混合物就可以监测是否存在外渗。注射乙醇会非常痛苦并且刺激性很大，可造成暂时性的心动过速和气促。大量的乙醇和溶血副产物进入全身静脉会导致危及生命的肺动脉高压和心肺骤停。乙醇的最大用量限制在每次 0.5～1.0ml/kg[33]。血清乙醇含量升高可引起呼吸抑制、心律失常、癫痫和低血糖[34]。

3% 的四烯基硫酸钠是一种广泛使用的硬化剂，其剂型可以是泡沫或液体形式。泡沫形式可能更有效，并且可以通过三通管将其和等量（或更多）的空气（或二氧化碳）相混合。可以在该混合物中加入乙碘醛（1∶10），使泡沫更为稳定。这种泡沫的可视化效果更有利于超声检查。

栓塞剂如丁基氰基丙烯酸酯胶，以及弹簧圈等可以作为辅助工具，特别是在用于填补巨大、位置较深的异常静脉或控制引流静脉时。注射胶栓塞术也可用于术前直接栓塞，随后切除固化的 VM。

胶水和乙烯基胶不可生物吸收，通常不用于那些需要把静脉畸形先缩小的患者的一线用药。静脉激光光凝术结合硬化治疗和静脉栓塞术对于一些肢体静脉曲张的患者比较有用（图 37-13），间质激光治疗则适合海绵状静脉畸形的处理。

衡量硬化治疗效果的两个主要因素是疼痛缓解和静脉畸形尺寸缩小。绝大多数患者在疗程早期都能得到疼痛缓解，静脉畸形的显著缩小则通常需要多次治疗。对于大的静脉畸形，可以联合硬化疗法和手术切除。通常，静脉畸形有效的硬化治疗都需要多次操作。每次治疗之间间隔通常是 6～8 周。对于弥漫性的四肢或器官的静脉畸形，伴有局部疼痛部位，针对疼痛处的靶向硬化治疗即使在大部分病变未得到治疗的情况下也可能缓解疼痛。

（2）淋巴管畸形：淋巴管畸形可分为几个主要的类型：大囊型、小囊型、混合型和中央淋巴导管异常。淋巴水肿也属于淋巴管畸形的范畴。一些应该被废弃的错误名称仍被广泛使用（如囊

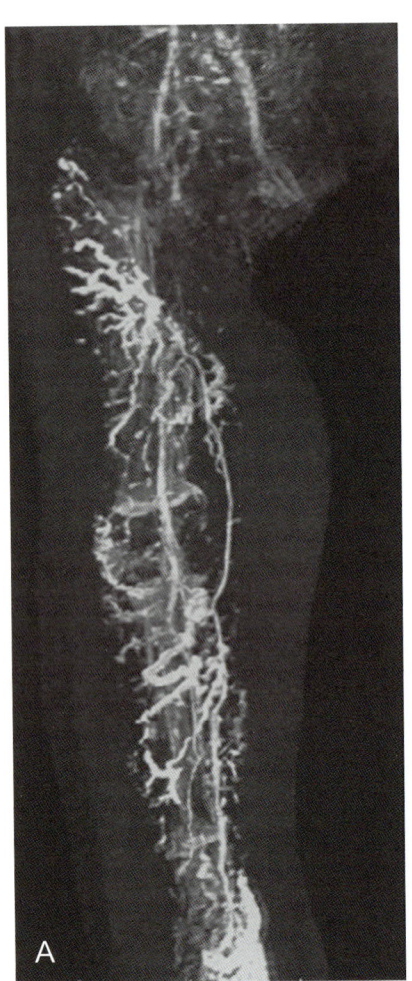
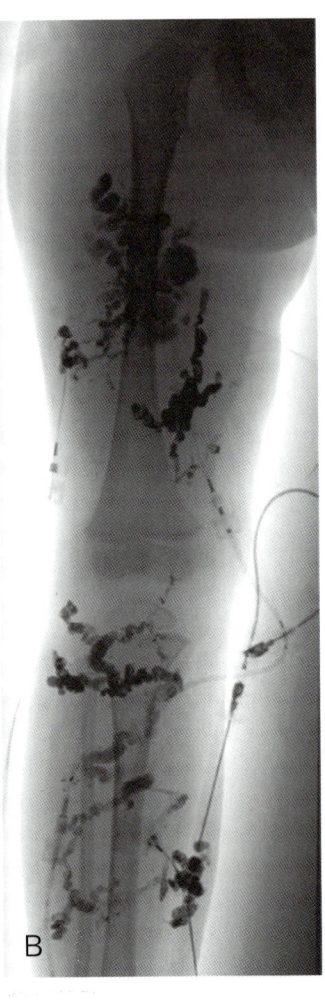

◀ 图 37-13 右下肢先天性静脉曲张的栓塞治疗
A. 磁共振静脉造影显示腿部广泛的静脉曲张，叠加在深部静脉系统上；B. 多处栓剂注入后畸形扩张的浅表静脉永久性阻塞，血流引流入深静脉系统

性水瘤、淋巴管瘤、血管淋巴管瘤）。大囊性淋巴管畸形由充满淋巴液的囊肿组成（图 37-14），小囊性淋巴管畸形由成像工具无法识别的微小淋巴管腔组成。小囊性淋巴管畸形对组织具有广泛的浸润性，可引起骨的过度生长，尤其在颌面区（图 37-15）。表面覆盖的皮肤通常是完整的，偶尔会出现毛细血管痣或淋巴小泡。病理组织学上，淋巴管畸形具有较厚的黏液样纤维壁，纤维壁含肌成纤维细胞和平滑肌细胞，其异常管道可能是空的，也可能含有淋巴、蛋白质或血液[31]。

淋巴管畸形相关症状轻重不一，重的可能有显著疼痛、反复感染、淋巴或乳糜的渗漏、肿块压迫症状、外观的畸形。淋巴管畸形自行退化罕见。因此，早期正确的治疗可能使症状、功能、外观都得到改善。自发性疼痛性肿胀通常提示全身或局部的感染，如病毒性疾病。病变内部的出血也是常见的，尤其是急性发病时。

淋巴管畸形最常见的受累部位是面颈部、腋窝和盆腔。

硬化疗法是淋巴管畸形的一线治疗方法[35]。大多数手术在全麻下进行。通常，在超声引导下，用 21G 或 20G 的针刺入充满液体的病灶内部，将液体抽出后再将硬化剂注入大囊性病变中。注射后一般不把硬化剂清除掉。大的囊肿可以用猪尾导管进行液体的引流并反复多次注射硬化剂。超声引导下进行这一治疗一般是不需要对比剂的。

淋巴管畸形常用的硬化剂有乙醇、多西环素、STS、博来霉素和 OK-432[33]。多西环素是一种四环素类的广谱抗生素，注射后可以使淋巴管畸形的病变范围缩小 83%，患者获得良好的满意度[36]。我们通常会在 100mg 多西环素粉剂中加入 10ml 半强度对比剂，在透视和（或）超声引导下将这个 10mg/ml 的不透明液体直接注入畸形部位。OK-432 分为 0.1mg 或 0.5mg 剂型。把 0.1mg 的

第六篇 先天性心血管疾病
第37章 血管肿瘤和畸形

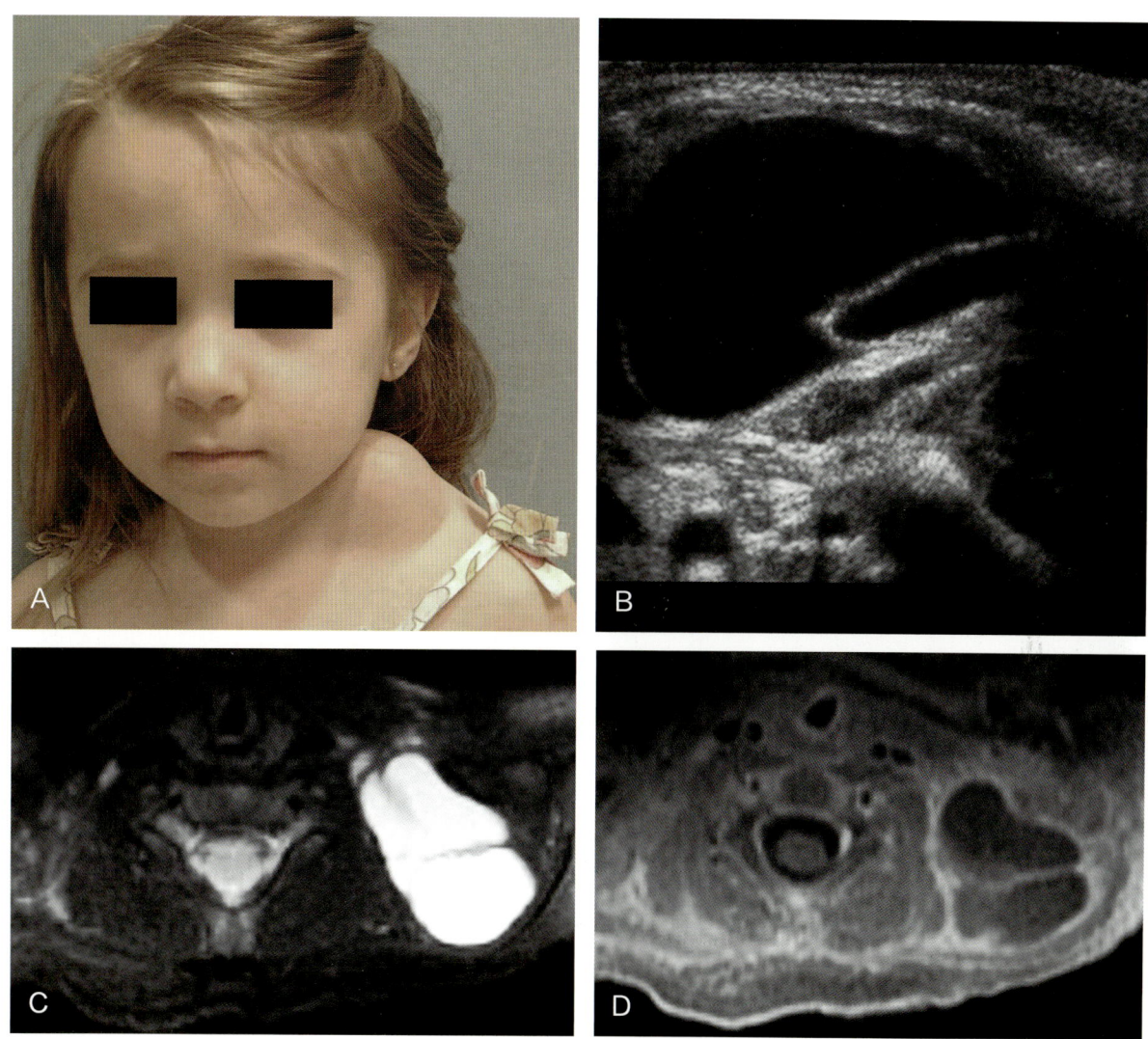

▲ 图 37-14 颈部大囊性淋巴畸形

A. 图示左侧颈部肿块，局部皮肤正常；B. 超声显示肿块呈囊性，外壁薄，内部有分隔。MRI 的 T_2 相（C）和增强后的 T_1 相（D）显示单个囊性病变，没有实性部分。使用对比剂后，囊壁和分隔都有增强

OK-432 加入 10ml 生理盐水中制成 OK-432 溶液。

（3）毛细血管畸形：毛细血管畸形是粉红色的皮肤斑疹，好发于面颈部。广泛的毛细血管畸形偶尔引起受累区域的肥厚。毛细血管畸形还发生于一些伴有复杂血管畸形的综合征，如 Sturge-Weber 综合征、Klippel-Trenaunay 综合征、ParkesWeber 综合征、CLOVES 综合征和 CM-AVM（RASA-1 突变）。

血管异常的影像学检查：在 MRI 的 T_2 加权相，局灶性静脉畸形表现为高信号，伴有薄的线性分隔（图 37-10）。使用对比剂后，静脉畸形强化不均匀或局部强化，液平面很常见。MR 静脉造影可能看

到局部的静脉系统，但并不是常规诊断必需的检查。传统的静脉造影很少用于诊断，但经皮肤治疗时这是不可缺少的部分。CT 扫描能提供更多关于骨骼或深层肠系膜静脉畸形的信息，但对软组织病变的帮助不大。病变内部局灶性的低信号是由静脉结石引起的。静脉结石在 CT 扫描和平片上也可以看到。超声检查显示可以下压的充血性病变，伴有内部分隔和静脉结石。由于静脉畸形内的血液流动极其缓慢，通常看不到静脉血流。

在 MRI 上，大的淋巴囊肿与其他单个的壁很薄的囊肿相似。内部分隔或团块样多发性囊肿很常见（图 37-14）。使用对比剂以后，大的囊肿

1001

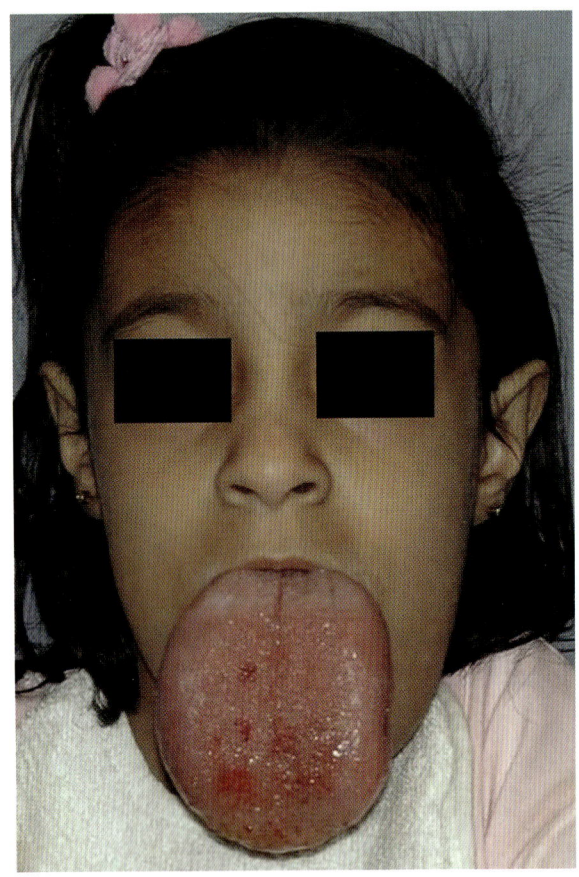

▲ 图 37-15　面颈部小囊性淋巴畸形，伴有巨舌

通常表现为囊壁和（或）内部分隔的增强，但内含的囊液没有变化。小囊性静脉畸形在超声下表现为模糊的软组织增厚。病变内出血是很常见的，因此形成典型的液 - 液平。小囊性静脉畸形在 T_2 相呈实性的高信号病灶，边界不明确，具有浸润性，使用对比剂后内部不均匀增强，以及受累组织的过度生长。对于毛细血管畸形，通常不需要影像学检查来建立诊断，除非伴有异常的过度生长或综合征。

2. 快血流型血管畸形

动静脉畸形是由一些绕过毛细血管床的原始血管网络连接所组成的，并没有相关的肿块。动静脉畸形是罕见的先天性病变，虽然可能在幼儿时期保持休眠状态。

动静脉畸形主要会导致局部和全身的血流动力学紊乱。动脉血流优先通过 AV 分流进入引流静脉，可能导致组织缺血和（或）静脉高压。这些血流动力学变化的临床表现为组织过度生长、充血、疼痛、触及血管搏动、组织缺失、出血，以及偶尔的高输出性心力衰竭。

在动脉和静脉之间直接、简单的分流被称为动静脉瘘（arteriovenous fistulas，AVF），如在 HHT 可见肺部的动静脉瘘和 Galen 静脉畸形。动静脉瘘通常由创伤或医源性原因所致。先天性动静脉瘘可能在婴儿早期出现高输出性心力衰竭。

Schobinger 分期法可用以描述这些病变的自然进程，分为静止期（Ⅰ期）、扩张期（Ⅱ期）、破坏期（Ⅲ期）：疼痛、出血、溃疡，失代偿期（Ⅳ期）大的动静脉分流伴失代偿性心力衰竭[37]。

彩色多普勒超声检查能够可靠地识别 AV 的分流以及动静脉畸形和动静脉瘘的血流特征（图 37-16）。CT 和 MRI 能够显示扩张的供血动脉和引流静脉。在 MRI 上，周围组织的异常信号可能代表纤维脂肪样改变、水肿以及紊乱的过度生长（图 37-17）。骨组织受累则表现为过度生长和溶骨样改变，伴随弥漫的异常骨髓信号。

血管造影显示供血动脉扩张、扭曲，AV 分流，引流静脉甚至扩张更为明显（图 37-18）。在弥漫性或早期动静脉畸形中，可以看到变红的不透明的早期静脉，而不是巢样病灶。

分期进行动脉和静脉栓塞是首选的治疗方法，优于手术切除。通过微导管技术和高质量的选择性血管造影将供应病灶的动脉进行选择性栓塞。将永久性液体或半液体制剂（乙醇、胶水和 Onyx）在透视下注入病灶和引流静脉内。

临时性栓塞剂，如颗粒剂，可以在术前使用，通过一些微小的血管通路对局部病灶进行选择性的栓塞。对于存在主要引流静脉的动静脉畸形，可以用弹簧圈或其他永久性固定剂进行静脉栓塞。这样的效果可能优于动脉栓塞，特别是有很多供血动脉时（图 37-18E）。

五、淋巴和混合性血管畸形的药物治疗

（一）西地那非

2012 年，Swetman 等[38] 使用西地那非治疗了 3 名患有淋巴管畸形和（或）静脉淋巴管畸形

的儿童。所有患儿的病灶都缩小了。2014年，同一治疗小组用西地那非治疗了 7 名淋巴管畸形的儿童[39]，其中 4 例的病灶缩小了 1%～32%。2 例患者的病灶增大了 1%～4%，但临床症状得到了改善。另有 1 例的病灶增大了 30% 且没有临床改善。西地那非是磷酸二酯酶 –5 的抑制药，可以使平滑肌舒张，用于治疗肺动脉高压。西地那非对于淋巴管畸形和静脉淋巴管畸形的作用机制尚不清楚。研究人员认为它可以使淋巴管舒张开放，从而缩小病灶体积。

（二）西罗莫司

西罗莫司（雷帕鸣或雷帕霉素）是一种抗生素，具有免疫抑制和抗增殖作用，在实体器

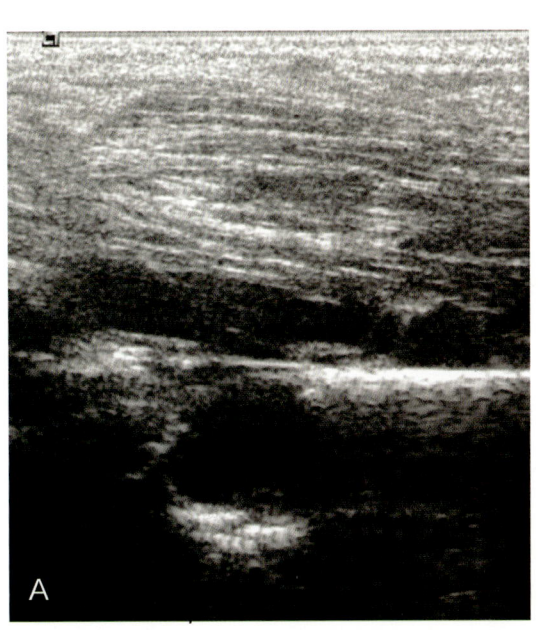
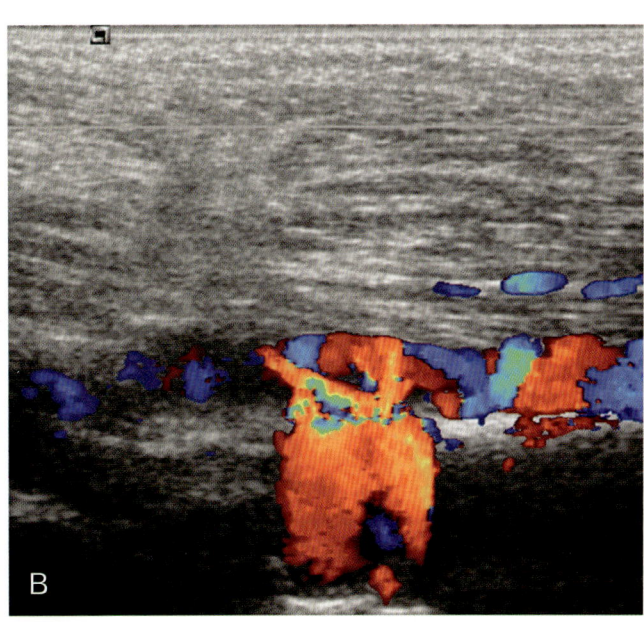
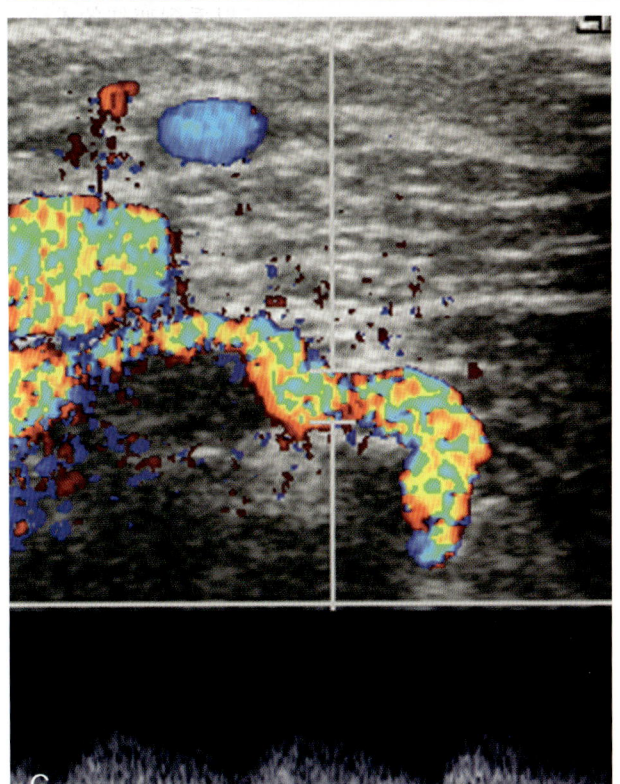

▲ 图 37-16　左上肢动静脉畸形的超声图像
A 和 B. 显示在破坏的骨皮质有增多的血管及紊乱的血流，以及骨内扩张的引流囊；C. 多普勒显示血管内低阻力（舒张期血流增加）

官移植以及某些恶性肿瘤中被用作免疫抑制药。它是一种 m-TOR 抑制药，以丝氨酸/苏氨酸激酶为靶向作用位点。Hammill 等使用 sirolimus 治疗了 1 例 KHE、4 例小囊性淋巴管瘤和 1 例毛细血管 – 淋巴管 – 皮肤畸形的患者[40]。所有这些患者都有所改善。作者认为西罗莫司可用于复杂血管畸形患者的合理治疗，即使其他治疗都已经失败。

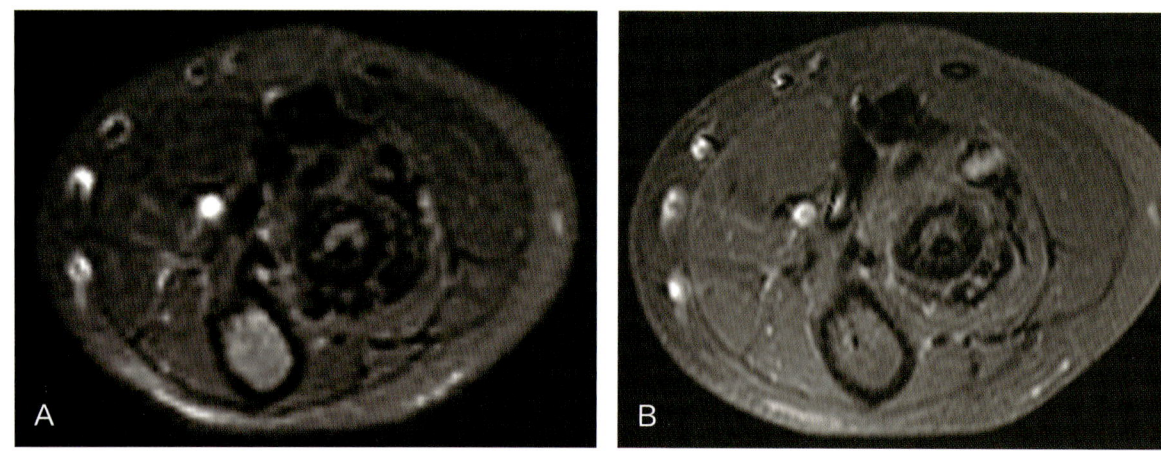

▲ 图 37-17 动静脉畸形的 MRI 图像

T_2 相（A）和增强后的 T_1 相（B）显示桡骨近端周围紊乱的血流空洞（扩张的血管），注意并没有软组织肿块

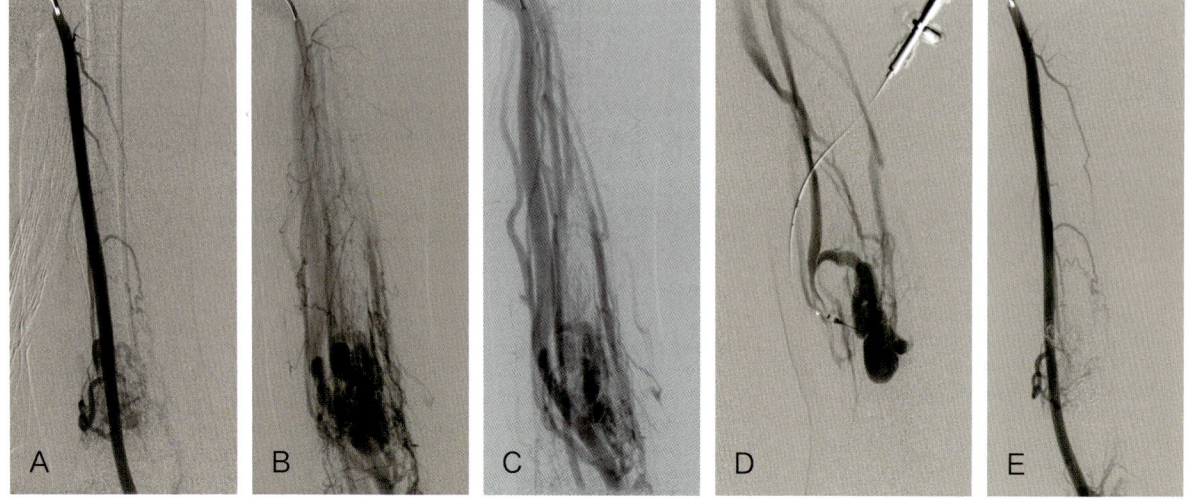

▲ 图 37-18 动静脉畸形的血管造影和栓塞

A. 早期的动脉成像显示从左侧肱动脉下段发出的扩张的供养动脉；B. 早期充盈的大引流静脉，伴有动脉瘤样改变；C. 高血流动力学的扩张的上肢静脉；D. 直接经皮进入远端肱骨骨内引流囊的血管造影成像。与正常静脉之间的交通清晰可见；E. 在肱骨远端及其周围引流静脉栓塞后，血管造影显示分流停止，治疗有效

PART D 右心室
The Right Ventricle

第 38 章
三尖瓣疾病：闭锁、发育不良、Ebstein 畸形
Tricuspid Valve Disorders: Atresia, Dysplasia, and Ebstein Anomaly

Frank Cetta　Joseph A. Dearani　Patrick W. O'Leary　David J. Driscoll 著
谢利剑 译

一、三尖瓣闭锁

三尖瓣闭锁是最常见的青紫型先天性心脏病种类之一，占所有先天性心脏病的 2.7%。尸检的发生率为 2.9%。三尖瓣闭锁在活产婴儿中的发生率大约 1:15000。它由三尖瓣完全闭锁导致右心房与右心室之间缺少直接联系。三尖瓣闭锁新生儿的存活取决于有无房间隔缺损的存在，房间隔缺损允许血液从右心房流到左心房。

（一）病理学

三尖瓣的发育与右心室的流入道部分有关。在三尖瓣闭锁的情况下，右心室的入口部分是缺失的，而漏斗部是发育良好的（除非合并肺动脉瓣闭锁）。右心室小梁部分的发育大小是不同的，这取决于是否存在室间隔缺损以及缺损大小。三尖瓣闭锁的发病机制尚不清楚。在很多存在三尖瓣闭锁的心脏中，三尖瓣入口像是右心房凹陷的地板，看起来就像一个纤维肌壁（图 38-1）。更加少见的三尖瓣闭锁类型是有部分脱层但融合的瓣，看上去类似膜或类似 Ebstein 畸形的一些特征。

在 1906 年，kuhne 最早对三尖瓣闭锁进行分类[5]。基于大动脉间的相互关系，可分为三种类型：Ⅰ型，正常大动脉位置（70%～80% 的患者）；Ⅱ型，大动脉转位（12%～25%）；Ⅲ型，先天纠正型大动脉转位（3%～6%）。据根据是否存在室间隔缺损及缺损大小以及是否存在肺动脉狭窄或闭锁，对这三种类型进一步分类[6,7]（表 38-1）。

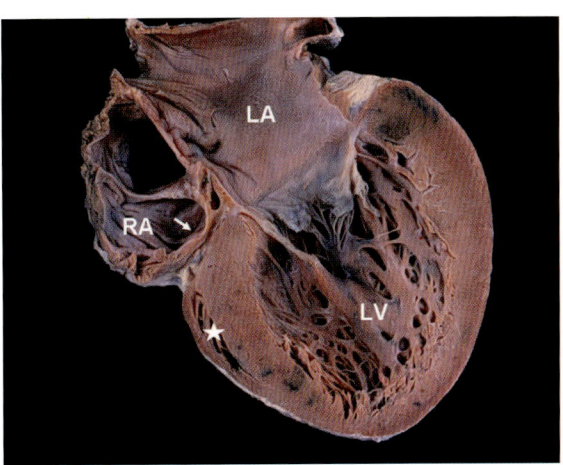

▲ 图 38-1 Pathologic specimen in tricuspid atresia showing the atretic fibrofatty tricuspid valve (arrow). The left atrium (LA) and left ventricle (LV) are enlarged. The right ventricle is extremely hypoplastic and appears as a "slit-like" space (asterisk). RA, right atrium. (From Eidem BW, O'Leary PW, Cetta F. *Echocardiography in Pediatric and Adult Congenital Heart Disease*. 2nd ed. Philadelphia, PA: Wolters Kluwer; 2015.)

表 38-1 三尖瓣闭锁的分型

三尖瓣闭锁的分型	发生率
Ⅰ型，大血管排列正常	70%～80%
• 不伴室间隔缺损和肺动脉闭锁	
• 小型室间隔缺损和肺动脉狭窄	
• 大型室间隔缺损不伴肺动脉狭窄	
Ⅱ型，大血管转位	10%～25%
• 室间隔缺损和肺动脉闭锁	
• 室间隔缺损和肺动脉狭窄	
• 室间隔缺损不伴肺动脉狭窄	
Ⅲ型，矫正型大血管转位	< 10%

既然在右心房和右心室之间没有血流，房间隔缺损使得血液从右心房流至左心室。限制性房间隔缺损很少或缺失。18% 的大动脉正常的患者和 63% 大动脉转位的患者会出现额外的心血管异常。这些心血管异常包括主动脉缩窄、动脉导管未闭和右主动脉弓。20% 的病例出现心血管以外的异常。

（二）遗传学

三尖瓣闭锁与 22q11 的微缺失和 13、18、21[8-10] 的三倍体有关。三尖瓣闭锁患者 22q 11 缺失的可能性约为 7%。三尖瓣闭锁的病例与 3、4、8 号染色体的突变有关[11]。在小鼠中，zfpm2 基因的失活导致心脏缺陷，其中包括三尖瓣闭锁[12]。除了 zfpm2 失活外，三尖瓣闭锁还与 nkx2 和 hey2 的突变有关。有两种通路作为上皮－间叶细胞转化的上游调节路径，分别为 TGF-β/BPM 和 NOTCH 通路。这些通路的下游靶向包括转录因子，如 NKX2-5、TBX2-5、NFATC1、GATA4 和 SOX9，这些基因与动物模型中的三尖瓣闭锁有关。TGF-β/BPM 通路及其下游靶向和 NOTCH 通路及其 HEY2 下游靶向可能在三尖瓣闭锁的发育中有重要作用[13-15]。

（三）血流动力学

在三尖瓣闭锁中，血流动力学由肺动脉瓣闭锁的有/无、肺动脉瓣或瓣下狭窄的严重程度、与大动脉的关系和主动脉瓣下梗阻等所决定的。血氧饱和度取决于全身静脉和肺静脉回流的容量，因为左心室为混合血液，达到左心室，随后到达主动脉。三尖瓣闭锁和肺血流增加的患者（肺动脉瓣或瓣下狭窄）肺静脉回流的量大于全身静脉回流量，有相对高的全身动脉血氧饱和度。相反，那些低肺血流的患者（取决于肺动脉瓣或瓣下狭窄或肺动脉闭锁）可能有明显的全身动脉血氧不足。肺血流量的容量和临床特征可能会随着儿童的成长而变化。肺动脉狭窄患者可依靠动脉导管获得足够的肺血流量；当动脉导管关闭时，肺血流量可能减少。一般来说，伴大动脉关系正常的（在室间隔缺损中）肺动脉瓣/肺瓣下的梗阻是渐进的。相反，伴大动脉转位（Ⅱ-C 型）的三尖瓣闭锁患者肺血流无梗阻。前者会比那些大动脉转位的患者有更显著的低氧血症。然而，大动脉转位患者可能有肺水肿、充血性心力衰竭，进一步加重肺血管梗阻性疾病。室间隔缺损合并三尖瓣闭锁有完整的右心室流出道，并会随时间的推移变得越来越狭窄。通常地，伴正常位置大动脉的有限制性的室间隔缺损会产生进行性的肺动脉瓣下狭窄和不断增加的低氧血症。伴大动脉转位有关的限制性室间隔缺损产生主动脉瓣下梗阻。当主动脉瓣下梗阻与肺动脉狭窄同时存在，左心室高压和肥厚可能会导致心肌纤维化和功能障碍。

（四）临床所见

1. 病史

从病史上看，三尖瓣闭锁的患者因青紫、充血性心力衰竭和生长衰竭的迹象/症状而引人注意。目前，三尖瓣闭锁的诊断常常在宫内通过胎儿超声心动图进行。这些合并有肺动脉闭锁或者严重肺动脉狭窄患者的动脉导管关闭会产生严重的青紫、低氧血症和死亡。在轻度肺动脉狭窄患者中，青紫更易变化，但随着肺动脉瓣下狭窄的进展，可能出现重度青紫症状。对于无肺血流梗阻的患者来说，充血性心力衰竭和肺水肿的症状和体征会随着肺血管阻力的减轻而发展。在没有外科干预的情况下，肺血管梗阻会发生在不受限制的肺血流（Ⅰ-C型和Ⅱ-C型）患者中。正常大动脉患者的肺血管梗阻比大动脉转位的患者更少见。细菌性心内膜炎和脑脓肿是三尖瓣闭锁较常见的并发症。神经并发症也是由血管内血栓形成和栓塞导致，特别是在Fontan姑息治疗前。

2. 体格检查

青紫是三尖瓣闭锁最常见的临床特征。伴正常大动脉的三尖瓣闭锁婴儿可能有过多的肺血流和少许青紫。其青紫程度会随着室间隔缺损限制性的增强而加重，这就造成了肺动脉瓣下狭窄和肺血流的减少。三尖瓣闭锁的新生儿通常有正常的出生体重。右心室搏动可能会减少。在新生儿晚期，如果室间隔缺损是受限的或者有严重的肺动脉瓣/瓣下狭窄，可扪及震颤。第一心音是单音并且可能加重。如果大动脉位置正常、肺动脉压力正常，那么第二心音的强度听起来是正常的。但当大动脉转位，因主动脉更靠近前胸壁，尽管肺动脉压力正常，第二心音听起来可能单一或更响亮。心脏杂音出现在80%的三尖瓣闭锁患者中。低频率的全收缩期杂音会在小型室缺中出现。有时候，血流通过室间隔缺损产生高调—低调杂音。收缩期的高调—低调杂音出现于肺动脉狭窄的患者中。有肺动脉闭锁及侧支血流供应的患者和接受过外科体—肺分流手术的患者有连续性的杂音。在肺血流过多的患者中，可能听到第三心音或心脏舒张时二尖瓣血流流入的杂音。肝脏肿大可能会出现在极少的限制性房缺中。在有持续性青紫的大龄儿童中，将会出现杵状指。脉搏一般是正常和对称的，除非存在主动脉缩窄。

3. 心电图

大约有15%的病例出现一度房室阻滞，因为房室结的功能通常是正常的，所以可能是由于心房内传导时间过长导致的。左束支早期来源于主束支，造成了额面图的QRS波发生电轴左偏或上移。额面图心电图回路是逆时针方向的。额面图QRS波电轴很少是正常的，说明存在大动脉转位。如果右心室收缩力减弱，会出现左心室肥大和不一致的QRS波和T波。短的PR间期和模糊的QPS波的初始部分是常见的，可能会被误认为是提前预激[16,17]（图38-2）。

4. 胸部影像学

新生儿和婴儿三尖瓣闭锁的心脏轮廓通常是正常的。右心缘可能会突出，反映出右心房的增

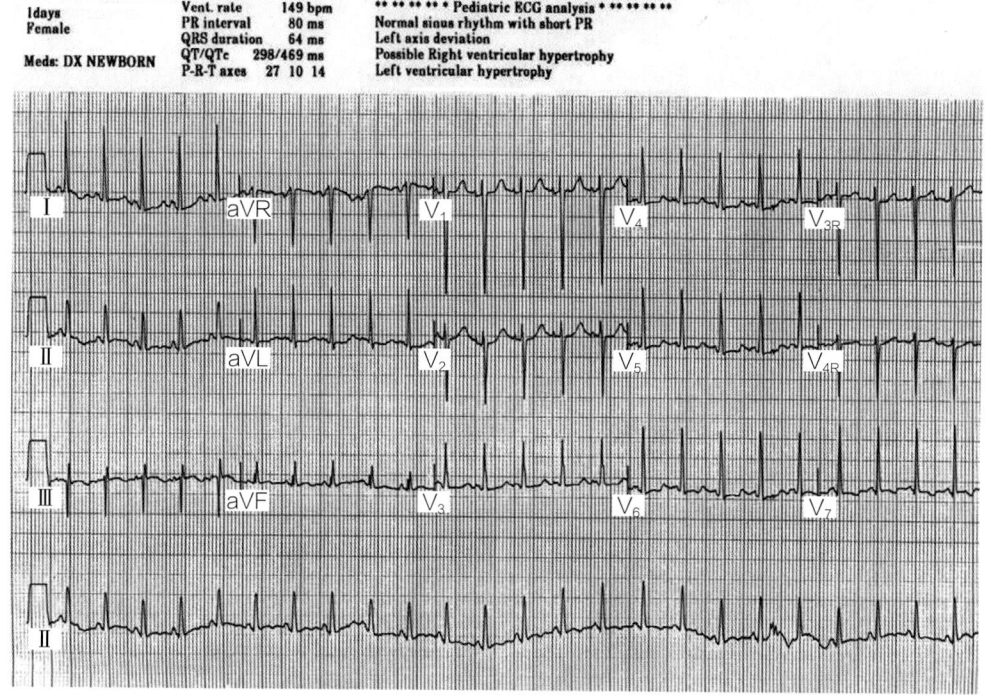

▲ 图38-2 1例新生儿三尖瓣闭锁15导联心电图

大。在不受限的肺血流量的儿童中，心脏会增大的。当肺血流多时，肺血管影显著。在 80% 三尖瓣闭锁的患者中，肺血流减少，肺血管影也减少。

5．超声心动图

三尖瓣闭锁的超声心动图检查始于宫内超声。二维四腔切面显示三尖瓣缺如和不协调的心室容量（左心室＞右心室）。利用脉冲多普勒和彩色多普勒可以显示无血流通过三尖瓣入口。尽管流出口部分可达到几乎正常的大小，但如果有一个大室间隔缺损，右心室将会变小。在胎儿评估期间必须完全了解大动脉的方向（正常或转位）、流出道梗阻的程度和室缺的存在，这非常重要。肺动脉闭锁必须被排除在外。逆行的主动脉弓或导管血流的存在表明相应的流出道灌注不足，应该在分娩后不久进行短效前列腺素的"预防"制度。有大动脉大小不均衡的胎儿应该也要接受早期前列腺素治疗。房间隔探查显示右向左分流。在罕见的限制性房间隔缺损的病例中，右心房和肝静脉严重扩张。三尖瓣疾病的患者经常有多余的腔静脉瓣。重要的是不要混淆多余的腔静脉瓣与心房间的隔膜，这会导致错误识别房间隔缺损。

在新生儿中，一个全面的超声心动图检查，包括有无右心室连接的缺失、大动脉的方向、有无室间隔缺损的存在、右心室的大小、心房分流术、肺动脉瓣 / 瓣下梗阻等都是十分重要的特征（图 38-3）。垂直于心房间隔平面的剑突下四腔和二腔矢状切面也非常重要。这些图像提供了最佳的房间隔缺损大小和分流的情况评估。

应该从多个超声切面评估大动脉。室间隔也应该在垂直切面进行评估。左侧比邻的右心房心耳可能出现在三尖瓣闭锁中，这可以剑突下切面也可以在胸骨旁长轴切面被探查到。如何区别房间隔缺损和一个并列的右心房心耳入口是重要的。由于异常位置上的右心房心耳的扭曲，房间隔将位于一个更平的平面上。随着婴儿的成长，动态地评估室间隔缺损的分流是重要的，因为这可能

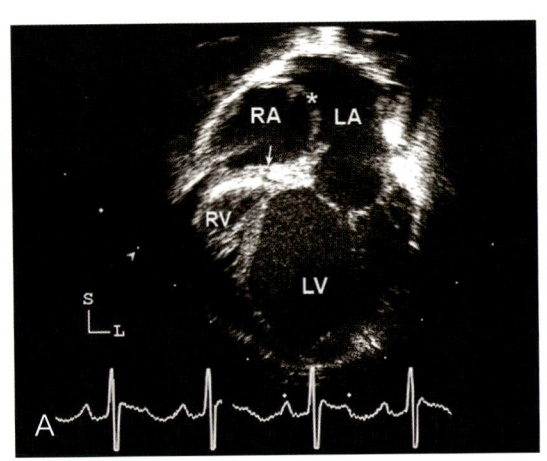
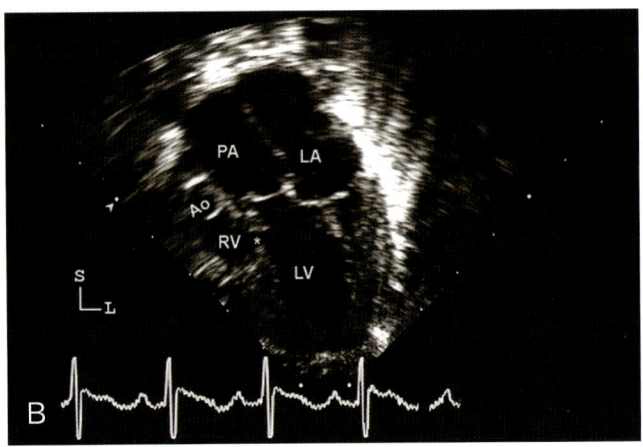
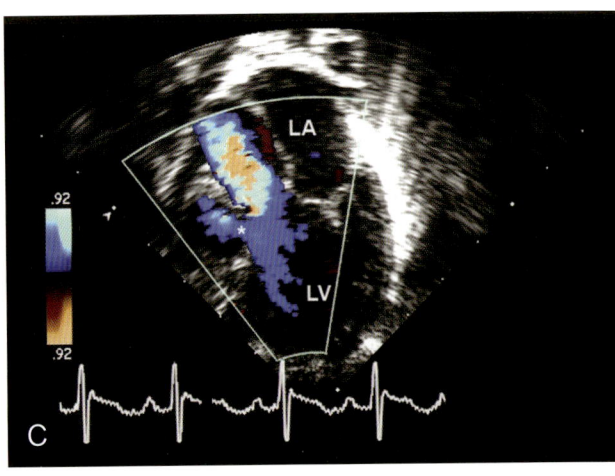

▲ 图 38-3 Tricuspid atresia with transposed great arteries; apical views. A: Four-chamber view demonstrating the dilated left ventricle (LV), atretic tricuspid valve (*arrow*), and severely hypoplastic right ventricle (RV). There is a secundum atrial septal defect (*asterisk*). B: Slight anterior angulation of the transducer from the four-chamber view shows the aorta (Ao) arising from the hypoplastic RV and the dilated pulmonary artery (PA) from the LV. C: Color Doppler imaging demonstrates antegrade flow into the PA with a small amount flow into the restrictive ventricular septal defect (*asterisk*). LA, left atrium. (From Eidem BW, O'Leary PW, Cetta F. *Echocardiography in Pediatric and Adult Congenital Heart Disease*. 2nd ed. Philadelphia, PA: Wolters Kluwer; 2015.)

会变得受限。此外，室间隔缺损的周边肌肉脊及瓣膜可阻止血流从缺损处流动。一个受限制的室间隔缺损对肺和体循环的影响取决于大动脉正位或转位。主动脉弓的畸形必须排除在外，特别是受限的室间隔缺损合并有大动脉转位的情况下。动脉导管未闭应该通过胸骨上和高位左侧胸骨旁的短轴切面来评估。

6. 心导管术

目前，三尖瓣闭锁和相关异常的诊断可以通过无创的超声心动图来完成。婴儿可能需要心导管来测量肺动脉压力和阻力，指导肺动脉环扎手术的指征。在很少见的情况下，对患有限制性房间通道的新生儿实施心导管球囊房间隔造口术是必要的。在儿童期，心导管术可能被需要用于评估肺压力/阻力和心室的舒张末期压力，为Fontan手术做准备。有些中心心导管术在单纯三尖瓣闭锁患者中不作为常规。在Fontan术前，除了超声心动图，还对这些患者通过MRI或者CT来评估。2010年，波士顿儿童医院研究小组表明，51% Fontan术前选择心导管术的患儿，并没有通过心导管增加额外的临床信息[19]。在他们的研究中，心导管的血流动力学数据与术后早期结果无关。然而，也有37%的患儿接受了重要的干预。29%的患者出现轻微并发症，严重并发症出现在2%的患者中。单纯术前心超并不能显示2/3患儿的相关解剖结构（通常是由于肺动脉成像不足）。但是这项研究包含许多解剖结构比三尖瓣闭锁更复杂的患者。

（五）临床管理

1. 婴儿

对三尖瓣闭锁的婴儿的管理应该考虑以下四个因素。

（1）青紫：通过分流术增加肺血流来改善低氧血症（新生儿期体－肺动脉分流术，年长儿期双向腔肺分流）。

（2）肺血不受限：保证足够的低肺血流量的手术（肺动脉环扎）。

（3）通过消除流出道阻塞，提供足够低压力肺血流来保持肺血管的完整性，为以后的Fontan手术提供最佳的条件。在大动脉转位的情况下，这可能需要扩大室间隔缺损或DKS术加体－肺分流。

（4）降低细菌性心内膜炎和血栓栓塞的风险。

有严重流出道梗阻产前证据的新生儿和表现出严重低氧血症和酸中毒的患儿应该立即输注PGE_1来保持动脉导管的开放。大动脉转位和不受限肺血流的婴儿可能有肺水肿和充血性心力衰竭的症状和体征。这些患儿将受益于利尿药的使用。在历史上，这些患儿可行肺动脉环扎来减少肺血流。然而，肺动脉环扎可能加速室间隔缺损的关闭。在三尖瓣闭锁合并大动脉转位中，主动脉瓣下梗阻导致显著的左心室肥大和纤维化。左心室肥厚是Fontan手术后一个不利的危险因素。因此，除了肺动脉环扎术，限制肺血流和绕过主动脉瓣下梗阻的潜在区域的择期外科手术治疗已被推荐（DKS手术）。

2. 儿童和青少年

在1971年以前，控制肺血流的姑息治疗方法（肺动脉环扎、体－肺动脉分流或者上腔静脉至肺动脉吻合术）是三尖瓣闭锁患者手术治疗的主要方式。三尖瓣闭锁和青紫的非手术患儿1年的死亡率为90%。1971年，Fontan和他的同事描述了一个分离体静脉和肺静脉回流的独特方式，减少右向左分流和减少心室容量负荷[21-23]。原始的Fontan手术的包括以下内容：①经典的Glenn吻合术，指导血流从上腔静脉流向右肺动脉；②通过右心房至肺动脉的带瓣膜连接管道，指导血流从下腔静脉流向肺动脉；③在下腔静脉中置入瓣膜；④关闭房间隔缺损；⑤关闭肺动脉和右心室的连接。从最初到现在，Fontan手术方法已经被修改了很多次。第一个主要的变化是消除了在下腔静脉和右心房－肺动脉连接的瓣膜。在Fontan手术前典型的Glenn吻合术是不必要的，Glenn吻合术也导致了肺动静脉瘘的发生。

当今，双向腔肺吻合术（bidirectional cavopulmonary anastomosis，BDCPA）变成Fontan手术的重要一部分。最终随着临床医生发现右心房的显著扩大和房性心律失常的高发生率与心房肺动脉连接有关，其逐渐被淘汰以心房侧外管道手术代之。这种改良进一步发展成现在的心外膜导管技术，成为许多三尖瓣闭锁患儿的首选手术方式。在 1990 年，Bridges 等描述了开窗术的观念并将其作为 Fontan 手术的一部分[23]。很明显，在高危患者中，运用开窗术可以减少术后患者发病率并提高存活率。Fontan 开窗术减少了住院时间和胸导管引流的持续时间和容量。一些研究发现，开窗术患者卒中的风险会增加，但其他研究尚未证实这一结论。尽管有许多技术上的修改，但本质为全身静脉血流不通过心室而直接回流至肺动脉，故称为"改良 Fontan 手术"。Fontan 手术对于大多数合并单心室的患者来说仍然是"明确的姑息治疗"手段。

（六）Fontan 手术的超声心动图评估

手术记录是超声心动图评估一个 Fontan 术后患者最重要的工具。阅读手术记录是这项研究中必要的第一步，其定义了患者原始的心脏解剖结构以及全身静脉和肺动脉之间的联系。它将概述以前可能需要系统评估的手术方式。最终，将总结术后立即的血流动力学，为超声心动图检查者提供可能存在残余血流动力学问题的线索（图38-4）。

超声心动图标准操作应用于所有 Fontan 术后的患者来确定主动脉弓、心室和瓣膜功能的状态。静脉和肺动脉血流方式在 Fontan 循环中是不同的，而且需要额外的考虑。运用多个切面去评估肺血和全身静脉血流是重要的。从胸骨旁到胸骨上可以连续反映出当肺动脉血流。BDCPA 和 Fontan 与肺动脉的连接也可以通过这些切面进行评估。此外，剑突下切面对于评估下腔静脉和肝静脉至 Fontan 外管道的连接是重要的。

一旦对 Fontan 连接的解剖评估已经完成，并没有发现异常，那么通过 Fontan 通路评估血流就变得很重要。对肺动脉血流动力学的认识随着时间而不断发展。现在认为，在 Fontan 手术后，肺前向血流出现的原因如下：①来自前心室收缩的剩余动能；②由于自主呼吸而引起的胸腔内负压；③低肺动脉阻力；④正常的心房和心室舒张。这些因素可用多普勒超声心动图来评估。在 1991 年，Penny 和 Redington 用了呼吸计、心电图和超声心动图，与呼吸相比，在自发吸气的过程中，肺动脉的向前血流增加了 35%。他们的研究结论是："呼吸作用"自发地提供了额外的能量，以促进 Fontan 通路的血流流动。

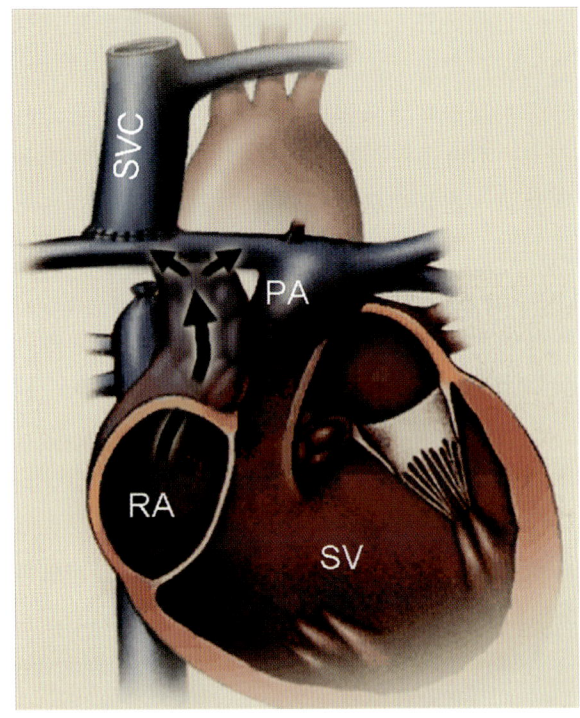

▲ 图 38-4 Diagram of an atriopulmonary Fontan connection. The underlying anatomy is that of a functionally single-ventricle chamber, with right atrioventricular valve atresia and pulmonary stenosis. In this case, the superior vena cava (SVC) has been directly and bidirectionally connected to the right pulmonary artery (a "bidirectional Glenn" anastomosis). The native right atrium (RA) has been converted into a conduit for inferior vena caval flow by closure of the atrial septal defect and a right atrial appendage-to-pulmonary artery (PA) connection (*black arrow*). Early atriopulmonary Fontan connections often did not involve a separate SVC connection as shown here. Both of the venae cavae were left connected to the RA, and the atriopulmonary anastomosis carried all of the systemic venous return. The use of the native RA for at least part of the venous pathway is the hallmark of an atriopulmonary Fontan. The elevated venous and right atrial pressures associated with the Fontan circulation lead to prominent right atrial enlargement after this type of connection. SV, functional single ventricle. (From Eidem BW, O'Leary PW, Cetta F. *Echocardiography in Pediatric and Adult Congenital Heart Disease*. 2nd ed. Philadelphia, PA: Wolters Kluwer; 2015.)

脉搏多普勒可以评估 Fotan 连接的种类和相应肺动脉血流模式。图 38-5 显示了一个直接通过 AP 连接的典型的肺动脉流出道[25]。图 38-6 显示了在全腔 – 肺动脉连接中典型的肺动脉血流。在早期的 AP 连接中，当房室瓣打开时，心室舒张会增加血流量。心房收缩也会增加血流。然而，心房的舒张将允许血流的反流。这种往复流动模式是无效的，并且可导致右心房扩大。在管状结构中，如心外管道，右心房的结构对血流的影响比较少。在肺动脉中的血流反流不会出现在心外管道中。心室舒张和房室瓣的开放增加了向前的血流。不希望在心外管道中看到来回流动的血流。肺静脉（左）心房的舒张，使血流从肺静脉中被推动。从本质上讲，这种经过肺的抽吸力是通过左心房和全身静脉的舒张所致。

Fontan 术后，对患者超声心动图评估的另一个重要特征开窗术后血流的流动。在整个 Fontan 回路中的平均压力应该是相等的：平均上腔静脉、下腔静脉、Fontan 外管道和肺动脉压力应该都是相等的。在 Fontan 回路中的平均压力应该比肺静脉左心房的平均压力高，通过开窗术血流必然是右向左。通过开窗术血流可以从几个不同的切面进行评估。通过几个连续的心脏周期，连续的波多普勒评估产生了一个信号，通过开窗术平均

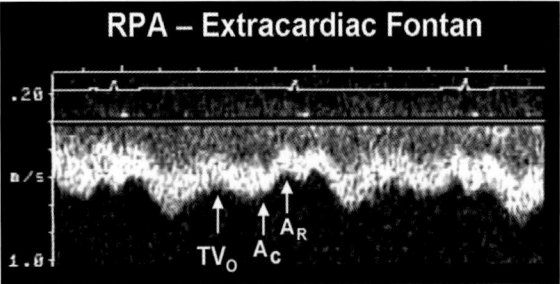

▲ 图 38-6 Pulsed-wave Doppler recording obtained from the right pulmonary artery of the patient with hypoplastic left heart syndrome and an extracardiac Fontan connection. This tracing also demonstrates phasic flows, but there are important differences to note relative to the flow patterns seen in Figure 41.7. Ventricular diastole and atrioventricular valve opening result in augmented forward flow in both types of Fontan connections. In this recording, this is reflected by the increased forward flow seen in early diastole (TVO). There is no atrial tissue in the extracardiac Fontan pathway, therefore the to-and-fro signal seen in Figure 41.7 is not evident. However, left atrial activity can still influence the pulmonary arterial flow pattern. When the "left" (pulmonary venous) atrium contracts (AC) pulmonary venous pressures rise slightly. This reduces forward flow velocity in the pulmonary artery somewhat. In an extracardiac Fontan, left atrial relaxation (AR) promotes forward flow by drawing blood out of the pulmonary veins and into the atrium. Although pulmonary arterial flow is still phasic in an extracardiac Fontan, the normal flow velocity should rarely decrease to near zero. This is unlike the flow seen in an atriopulmonary Fontan connection, where even flow reversals are common (Fig. 41.7). Intrathoracic pressure changes will produce the same alterations in these flow patterns that were described for the atriopulmonary Fontan connection in Figure 41.7. RPA, right pulmonary artery; TVO, tricuspid valve opening. (From Eidem BW, O'Leary PW, Cetta F. *Echocardiography in Pediatric and Adult Congenital Heart Disease*. 2nd ed. Philadelphia, PA: Wolters Kluwer; 2015.)

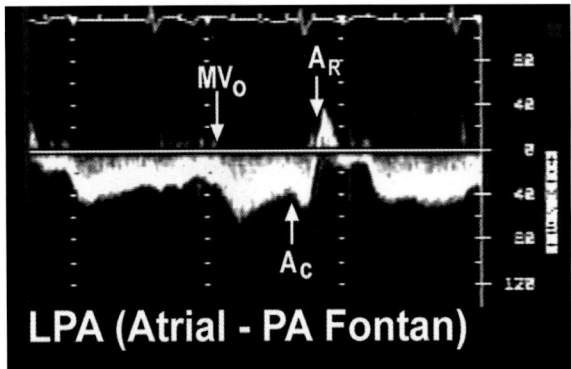

▲ 图 38-5 Pulsed-wave Doppler recording was obtained in the left pulmonary artery of the patient with tricuspid valve atresia and an atriopulmonary Fontan connection. The tracing demonstrates three important phases to "Fontan" flow in this type of connection. Forward flow (below the baseline) is augmented by active ventricular diastolic relaxation when the systemic atrioventricular valve opens (MVO). Since the native right atrial chamber remains in the systemic venous pathway, atrial contraction will also increase forward flow velocity (AC). However, when the atrium relaxes (AR), flow actually reverses out of the pulmonary artery and returns to the atrium (signal now shown above the baseline). This to-and-fro flow contributes to the atrial enlargement seen with this type of Fontan connection. Longer recordings would also demonstrate a respiratory influence on these flows. Such as negative intrathoracic pressure (caused by spontaneous inspiration) that will increase forward flow volume and velocity in the Fontan circulation. In contrast, positive expiratory pressures will blunt forward flow. AC, atrial contraction; AR, atrial relaxation; MVO, mitral valve opening; LPA, left pulmonary artery; PA, pulmonary artery. (From Eidem BW, O'Leary PW, Cetta F. *Echocardiography in Pediatric and Adult Congenital Heart Disease*. 2nd ed. Philadelphia, PA: Wolters Kluwer; 2015.)

压力梯度可以由此被计算出（图 38-7）。平均开窗术压力梯度等同于跨肺压。正常的压力应该是 5~8mmHg，主要是由肺血管阻力决定的。低的开窗术梯度通常是由低血容量引起的。升高的压力梯度应该引起人们关于 Fontan 路径狭窄、固有的肺阻力问题、肺部疾病或者肺静脉阻塞的关注。然而，左心室压力或心室舒张末期压力的升高将不会增加开窗术梯度。左心房或舒张末期压力的升高会导致平均肺动脉和 Fontan 导管压力升高，但如果心脏输出是正常的，就不会改变跨肺压。

最后，心律异常可能影响 Fontan 血流。图 38-8 显示患者在 Fontan 术后有动静脉分流。在肺动脉和肝静脉中存在大量的血液反流，即"巨大 A 波"。这些是肺静脉心房收缩对抗全身动静脉瓣的反射。该波通过 Fontan 回路被传输回来。在 Fontan 术后合并动静脉分流的患者中，前向血流会减少，并且偶尔会发生血液逆流。Fontan 通道和肺动脉分支中的阻塞可以通过二维超声和多普勒超声心动图识别。识别肺动脉/Fontan 内腔大小的重要性怎么强调都不为过。在低压条件下，

"Fontan 血流"及其狭窄的非脉冲性质可能会产生相对较小的压力差。因此，将最小的近端血管直径（管道/吻合术或者肺动脉）与最大远端的肺动脉直径相比，通常是最有用的判断阻塞指标。如果超声心动图不能清楚地识别这些，并且临床上怀疑有梗阻，其他影像学方法如 CT/MRI 或者血管造影应该被采用。多普勒评估与正常心脏评估的解释不同。用彩色多普勒评估肺动脉血流需要减少 Nyquist 限制到 30~40cm/s 或更少。严重的狭窄可能产生相对较低的流速（> 0.8m/s）。为了定义出这些患者多普勒压力梯度，人们必须考虑呼吸的变化。在怀疑 Fontan 通路狭窄时，追踪多个连续的心脏或呼吸周期，以产生一个"平均"梯度是有帮助的（图 38-9）。

Fontan 手术后，舒张功能障碍也可以被识别。图 38-10 显示在全身动静脉瓣膜流入信号中的 L 波，以及肺静脉信号中的心室舒张末期压力升高的其他证据。通过减少在肝静脉中的呼吸前向血流，在 Fontan 回路中，全身静脉压力的升高可以被确定。特别是对合并 AP 连接的患者，肺静

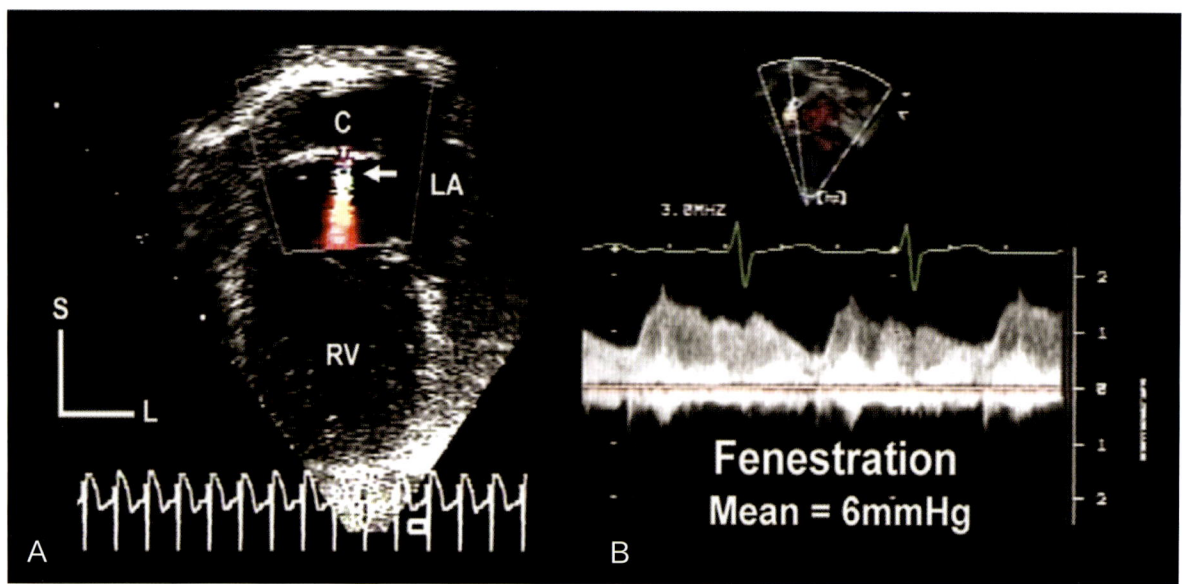

▲ 图 38-7 Echocardiographic images demonstrate an atrial fenestration after completion of a Fontan operation in a patient with asplenia syndrome. A: An intra-atrial conduit (C) diverted inferior vena caval flow to the pulmonary artery. Color flow Doppler showed a continuous, aliased jet of flow (*white arrow*) from the conduit into the pulmonary venous atrial chamber (LA). B: Continuous-wave Doppler interrogation revealed this flow pattern. Velocities varied during each phase of the cardiac cycle and with respiration. The mean gradient between the conduit and the pulmonary venous atrium was 6 mm Hg, representing a relatively normal transpulmonary gradient after Fontan completion. L, left; RV, right ventricle; S, superior. (From Eidem BW, O'Leary PW, Cetta F. *Echocardiography in Pediatric and Adult Congenital Heart Disease*. 2nd ed. Philadelphia, PA: Wolters Kluwer; 2015.)

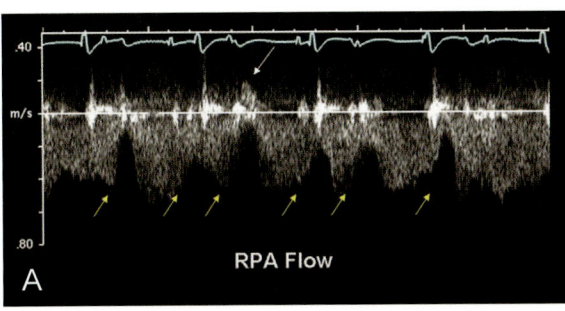
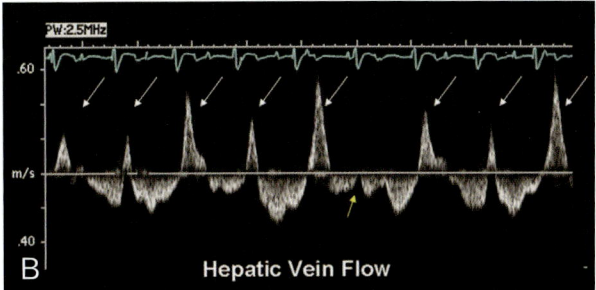

▲ 图 38-8 Pulsed-wave Doppler recordings demonstrate how cardiac rhythm disturbances can also influence flows within the Fontan circulation. These signals were obtained from the right pulmonary artery (A) and the hepatic vein (B) of a patient after an extracardiac Fontan operation. These flow patterns are not normal, primarily because of the abnormal cardiac rhythm that is present. Electrocardiography reveals complete heart block with a junctional escape rhythm. The atrium is contracting more often than the ventricle in this case. Since atrial contractions are dyssynchronous in this rhythm, they will produce significant elevations of pulmonary venous pressure (cannon A waves). These pressure increases are reflected not only in the pulmonary arterial flow signal, but are also transmitted all the way back to the hepatic veins (even though there is no "atrium" within the systemic venous pathway). A: *yellow arrows*: Reductions in forward flow velocity caused by atrial contraction. One of the atrial contractions during this recording occurred so early (*white arrow*) that it actually caused flow reversal in the pulmonary artery. This phenomenon was much more evident when the hepatic venous flows were recorded (B). Cannon A waves with large flow reversals (*white arrows*) could be seen during nearly every cardiac cycle (*yellow arrow*). The one cardiac cycle in this recording in which atrial contraction occurred at approximately the "correct" time are relative to ventricular contraction. In this cardiac cycle, there was a slight decrease in forward velocity after atrial contraction, but no reversals were observed. (From Eidem BW, O'Leary PW, Cetta F. *Echocardiography in Pediatric and Adult Congenital Heart Disease*. 2nd ed. Philadelphia, PA: Wolters Kluwer; 2015.)

脉梗阻的评估是重要的。图 38-11 显示一个显著的右心房扩张造成右肺静脉压迫的 CT 图像。在 Fontan 手术后，肺循环的完整成像需要的不仅仅是超声心动图，尤其是在年长儿童、青少年和成人中。MRI 的额外信息可直接影响到患者的管理。

超声心动图评估 Fontan 术后患者是具有挑战性的。但是，即使在图像质量不理想的情况下，也有一些线索可以用来评估 Fontan 手术的失败：①下腔静脉扩张，并有自发回声的存在；②心室收缩力降低和（或）舒张功能的恶化。利用体积分析、部分面积改变、组织多普勒和心肌应变数据进行定量分析；③解剖通路狭窄的评估。在 Fontan 回路和分支肺动脉的小梯度是重要的，改变的血流模式可以反映心脏舒张功能障碍或心律不齐；④通过测量连续心脏周期上的"平均"开窗梯度来计算跨肺压差，梯度降低表明血容量减少或心脏输出量的减少。

（七）Fontan 手术的结果

1. 存活

Fontan 手术后的结果报道包括所有功能性单心室患者和可能不只是三尖瓣闭锁患者的代表。总的来说，Fontan 手术对三尖瓣闭锁患者的治疗效果优于功能性单心室的其他形式。手术存活时间（< 30 天）在早期系列中为 80%～85%，在最近研究中增加到 95%（图 38-12）。在 1988—1997 年间，三尖瓣闭锁患者的手术死亡率仅为 2%。10 年存活率为 50%～90%，15 年存活率为 50%～80%。在 20 世纪 70—80 年代，早期和晚期死亡率高于近期接受治疗的患者[24,25]。此外，一些导致不良结果的危险因素，例如 HLHS 现在已经很明确了。

Choussat 和 Fontan[21] 为成功降低 Fontan 手术风险建立了十项标准（表 38-2）。这些标准表明 Fontan 手术是为三尖瓣闭锁患者进行的。这些是相对的标准，显然有些标准比其他标准更重要。例如，许多研究人员研究了幼年（< 2 岁或者 < 4 岁）在生存率的结果。显然，小于 4 岁、大于 2 岁的年龄可能不会对生存产生有害影响。然而，年龄小于 2 岁会产生负面影响。有证据表明，缺乏一个或多个标准的患者手术后可以存活，但是生存的时间和生活质量是与这些标准有关的。多

年来，其他的调查发现了额外重要相关的危险因素（表38-3）。在2015年，Mayo诊所做了一份对Fontan术后1052例患者（273例三尖瓣闭锁）的大规模随访调查报告。三尖瓣闭锁患者的10年、20年、30年生存率分别是79%、62%和45%。

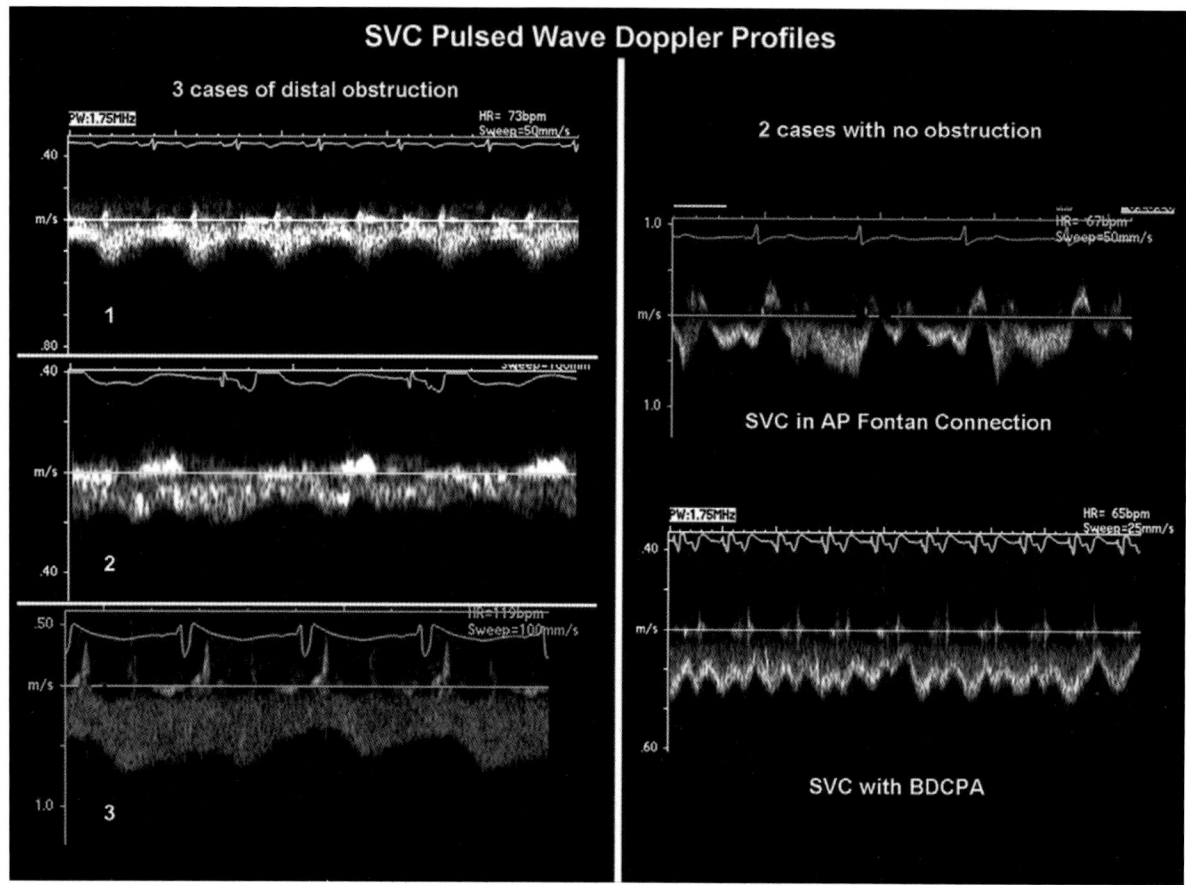

▲ 图38-9 Alterations in superior vena caval flow patterns in the presence of downstream Fontan obstructions. The best method of determining the presence of or absence of stenosis within a Fontan pathway is to directly visualize the vessels involved. However, image quality after the Fontan operation is often suboptimal. Analysis of venous Doppler flow patterns can provide clues regarding the status of downstream venous connections to the pulmonary circulation. **Left:** Three pulsed-wave Doppler signals were obtained from the midportion of the superior vena cava (SVC) in three different patients. All three had significant downstream stenoses in their circulations. The top signal (1) was obtained from the patient with near-complete occlusion of the SVC. There is little phasic change in the flow pattern. Flow does increase during ventricular diastole, but never returns to baseline. Even respiratory variation is absent; this is extremely abnormal in the venous circulation. The middle (2) and bottom (3) signals were obtained from patients with less obstruction. There is some respiratory variation and augmentation of forward flow during ventricular diastole. However, similar to the top signal (1), flow velocities never return toward the baseline, indicative of a pressure in the SVC which is constantly greater than the chamber or vessel into which it flows. Normal flows are illustrated by the two signals in the right side of the Figure. Since SVC pressure equalizes with downstream pressures in the absence of obstruction; the resulting signal will show phasic, low-flow velocities or even flow reversals after atrial contractions. **Top right:** Signal was obtained in a patient with an atriopulmonary Fontan connection and a widely patent SVC. The patient was in a junctional rhythm during the recording, and as a result the atrial reversals are seen after the QRS complex. Nonetheless, atrial activity is shown to influence the flow pattern in the upper portions of the SVC, confirming a widely patent connection between those two points in the cardiovascular system. **Bottom right:** Signal was obtained from the patient with a bidirectional SVC-to-right pulmonary artery anastomosis. There are no reversals seen, but there is respiratory variation and appropriate reductions and augmentations to forward flow not only during ventricular diastole, but also with left atrial contraction and relaxation. Evidence of atrial activity in the vena caval flow pattern again confirms the patency of the connection in this case. AP, atriopulmonary; BDCPA, bidirectional cavopulmonary anastomosis. (From Eidem BW, O'Leary PW, Cetta F. *Echocardiography in Pediatric and Adult Congenital Heart Disease*. 2nd ed. Philadelphia, PA: Wolters Kluwer; 2015.)

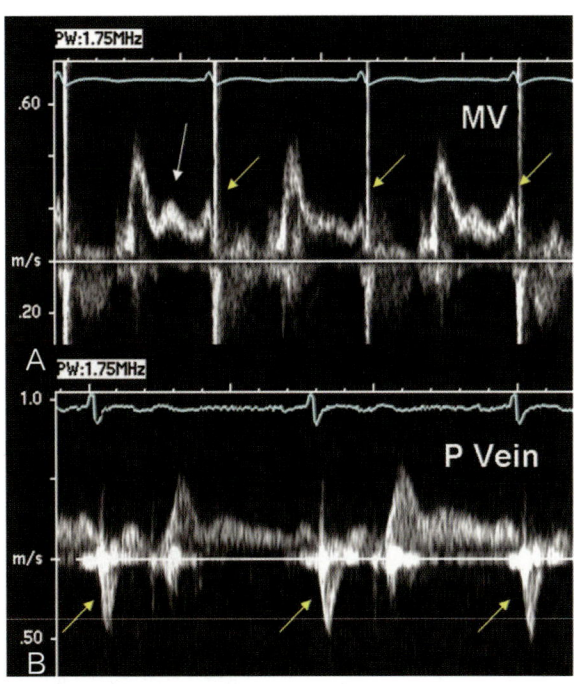

▲ 图 38-10　Pulsed-wave Doppler recordings revealed the primary hemodynamic problems afflicting this patient. A: Mitral valve (MV) inflow Doppler signal. Middiastolic deceleration time was relatively normal (185 ms), but there was a prominent middiastolic L wave (*white arrow*), indicating significantly abnormal/delayed left ventricular relaxation. The transmitral atrial filling wave (*yellow arrows*) is abbreviated and ends at approximately the same time as the S wave on the ECG. B: Right lower pulmonary vein (P vein). It shows extremely low-velocity diastolic forward flow into a prominent, prolonged atrial reversal (*yellow arrows*). Venous reversal extends well beyond the S wave. In fact, the reversal duration was 60 ms longer than the atrial forward flow duration. These findings are consistent with reduced diastolic ventricular compliance and significantly elevated ventricular end-diastolic and mean left atrial pressures. One should also note that the patient's heart rate was quite slow (45 bpm). This type of bradycardia may be poorly tolerated in the face of such severe ventricular diastolic dysfunction. (From Eidem BW, O'Leary PW, Cetta F. *Echocardiography in Pediatric and Adult Congenital Heart Disease*. 2nd ed. Philadelphia, PA: Wolters Kluwer; 2015.)

2. Fontan 手术后出现的问题

（1）心律失常：Gelatt 等[36] 报道，在 Fontan 手术 5 年后，有 AP 连接、腔肺连接或右心房到右心室连接的患者心律失常的发生率分别是 3%、18% 和 11%。Durongpisitkul 等[37] 报道，在术后的 1 年、5 年、10 年内房性心律失常的发生率分别是 6%、17% 和 30%。心外的 Fontan 手术后心律失常的发生率可能较低（图 38-13）。

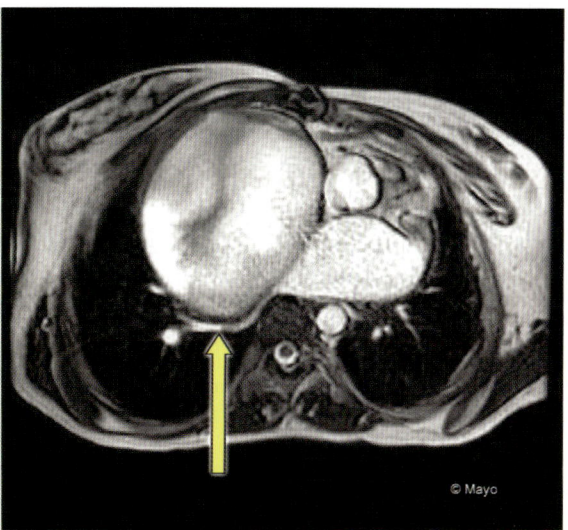

▲ 图 38-11　Fontan 术后计算机断层扫描图
图示 Fontan 术后右心房明显增大，压迫右下肺静脉（箭）

表 38-2　Fontan 手术指征

1	年龄在 4—15 岁
2	窦性心律
3	体静脉回流正常
4	正常右心房容量
5	平均肺动脉压 < 15mmHg
6	肺动脉阻力 < 4μm²
7	肺动脉内径 / 主动脉内径 > 0.75
8	左心室 EF > 60%
9	二尖瓣无明显反流
10	前期肺动脉手术无不良效应

表 38-3　Fontan 手术的额外风险

● 异常的肺静脉连接	● 左侧房室瓣闭锁	● 非三尖瓣闭锁
● 共同房室瓣	● 心室肥厚	● 早期手术方式
● 没有开窗	● 心脏无停搏	● 内脏异位
● 不使用超滤	● 心脏缺血时间长	● 较差的心功能
● 术前利尿药的使用	● 右心房 – 肺动脉连接	● 年龄 > 18 岁
● 术前肾衰竭	● 右心房线样切开	● 左心发育不良综合征

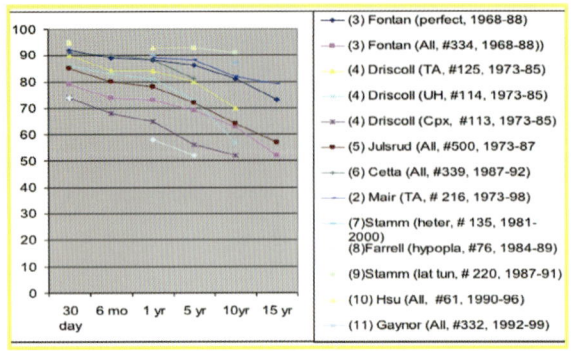

▲ 图 38-12 不同年代、中心 Fontan 术后的生存曲线
在 5 年、10 年和 15 年的随访中，无论年代、病变或机构如何，生存率均呈下降趋势

（2）蛋白质丢失性肠病：蛋白质丢失性肠病（protein losing enteropathy，PLE）是 fontan 手术的致命并发症。1980 年，Crupi 等[38] 在一个单心室的患者进行 fontan 手术后首次描述的该病。蛋白质丢失性肠病的特点是疲劳、外周水肿、腹水、胸腔积液、生长迟缓和（或）腹泻。这些患者可能表现出低血清蛋白、低钙血症、获得性低丙种球蛋白血症和高粪 α_1 抗胰岛蛋白酶[38-43]。在某些情况下，症状的出现可能与最近非特异性疾病有关。蛋白质丢失性肠病通常在 Fotan 手术后 3.5 年发生[42]。但是也可以在手术后立即发生，也可术后 16 年发生。梅奥医学中心数据表明，多达 10% 的病例发生了蛋白质丢失性肠病，并且在发病后 5 年存活率为 50%[43]。这项研究包括早期手术的患者和没有进行开窗术的患者。在当今时代，在一项非队列研究中，John 等[44] 报道在蛋白质丢失性肠病发生后 5 年，死亡率较低（22%）。2015 年，Pundi 等报道了梅奥医学中心 1052 例患者的队列研究中有 8% 的蛋白质丢失性肠病发生率[45]。在该项研究中，确诊蛋白质丢失性肠病后的 5 年生存率仅有 45%。

（3）血栓栓塞：Monagle 等[46] 总结了多项研究，报道了 Fontan 术后血栓形成的发生率为 2.2%～19%。在 Fontan 手术后常规抗凝机制已为机构所特有。一些中心只对开窗术后患者运用华法林

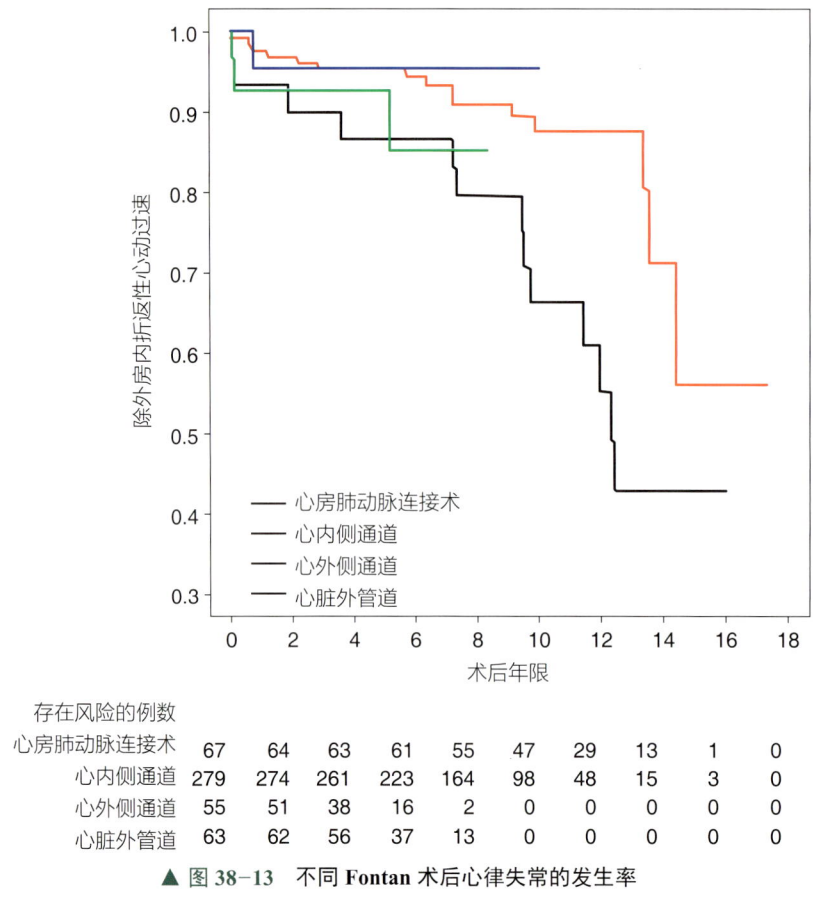

▲ 图 38-13 不同 Fontan 术后心律失常的发生率
外管道方法短期心律失常发生率较低

治疗，其他中心使用抗血小板疗法（通常是每日服用阿司匹林）。在 Fontan 手术后的儿童血栓栓塞预防中，华法林疗法被证明没有优于阿司匹林疗法[47]。2012 美国胸科医师循证指南建议，在 Fontan 手术后使用阿司匹林治疗或肝素治疗与维生素 K 抑制药一起（1c 级：强烈推荐，但低 / 极低质量证据）[48]。随着口服抗凝血药经验的增加，并随着患者进入第二和第三个 10 年，抗凝血药的作用会发生变化。因为反复出现房性心律失常、心功能不佳、残余分流和（或）血栓事件，很多成年人在 Fontan 术后接受华法林治疗，在 Fontan 术后抗凝血药需要根据患者和临床情况进行个体化调整[49]。

（4）运动表现：单心室患者携氧能力降低[VO_2max 20.5~23.1ml/（kg·min）]。对于这些患者来说，导致携氧能力降低的主要因素是存在右向左分流。因为右向左分流，为了保持适合的动脉二氧化碳分压（PCO_2）和 pH 水平，出现过度换气。过度换气表现为休息时氧通气当量（VE/VO_2）适当升高，运动时显著升高。事实上，增加 VE 就如这些患者为了达到预计的 VO_2 的最大量，必须超过他们休息时最大通气，这显然是不可能的。

已有数个对于在开窗和非开窗手术后患者携氧能力的研究。VO_2max 一般在 15.9~28.5ml/（kg·min）[50-52]。术前与术后的对比研究表明，术后患者的 VO_2 最大值显著升高，但是仍显著低于正常人。Durongpisitku 等[51] 表明 VO_2max 的决定因素包括运动时的年龄，术前肺动脉共汇发育情况和静息时的 VO_2max[50]。Ohuchi 等[53] 报道左心室比右心室与 VO_2 最大值的相关性更高。Fredriksen 等发现较高的 VO_2max 与更早的手术年龄和男性有关[54]。这些研究报道了 Fontan 术后限制性胸壁力学的存在机制。对无开窗术的患者，已经做了 Fontan 术后携氧能力的相关研究。行开窗术的患者，由于右向左分流，很可能有较低的 VO_2max。大量研究表明在 Fontan 术后，心输出量是不正常的。Fontan 术后患者参与运动在本书的另一章节叙述，并通常建议较低强度和自我限制。

（5）Fontan 手术对肝脏的影响：不幸的是，Fontan 术后的长期不良后果之一是对肝脏的影响。已有数例病例报道 Fontan 术后肝癌的发生[53]。Fontan 术后 10 年，所有患者都建议肝脏活检[56]。另一些人则主张采用侵入性更小的方法，利用 MR 成像确定肝脏的僵硬程度，以区分肝纤维化和肝硬化，并进一步选择患者活检的部位。MRE 可以定量评估肝脏组织的性质[57]。"硬化指数"已在肝炎和其他肝脏疾病患者中得到发展，它在 Fontan 术后对患者的应用是有前景的（图 38-14）。

二、Ebstein 畸形

（一）概述

1866 年，Wilhelm Ebstein 首次描述了尸检中

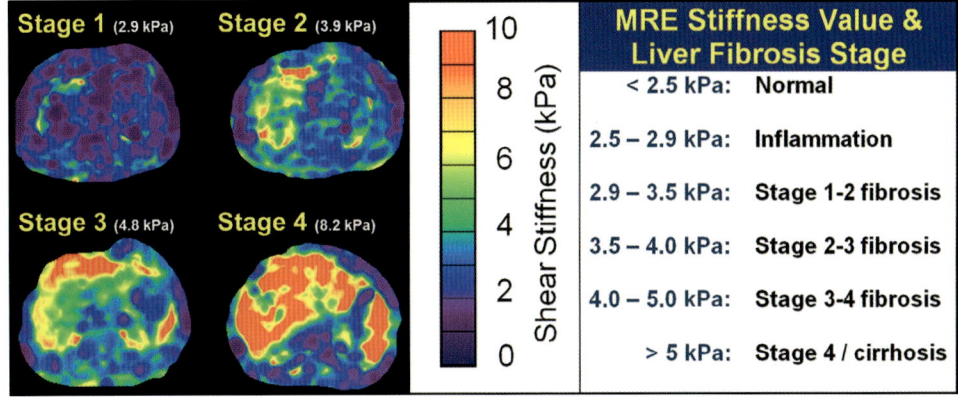

▲ 图 38-14 Correlation of MRE hepatic stiffness values and liver fibrosis stage in adults with chronic liver disease. MRE/MRI is useful to direct hepatic biopsy. MRE is an emerging technology that may assist in long-term surveillance of liver disease after Fontan operation. (Poterucha JT, Johnson JN, Qureshi MY, et al. MRE: A novel technique for the detection of hepatic fibrosis and hepatocellular carcinoma after the Fontan operation. *Mayo Clin Proc*. 2015;90:882–894.)

异常的三尖瓣[58]（图38-15）。该患者是一个呼吸困难数天的19岁工人。三尖瓣的前叶正常，发于三尖瓣环。然而，隔叶和后叶发于（三尖瓣）环下的右心室心肌。随后，其他人也描述了相似的结果[59]。但是直到1950年，"Ebstein异常"也被称为"Ebstein畸形"，才被临床真正认识[60]。

Ebstein异常的遗传是多变的，大多数的病例都是散发。其流行率高达每10000名活产婴儿中有2.4人，男女比例相等[61-63]。Ebstein异常有其多变的自然病史[64,65]。其临床过程取决于三尖瓣发育及其附属结构、右心室功能和右心室大小及是否存在房间隔缺损等问题。胎儿宫内死亡或新生儿期严重的充血性心力衰竭是该疾病谱的一个方面；反之，也有无症状的成人，其只有轻微的瓣膜移位和右心室功能障碍。

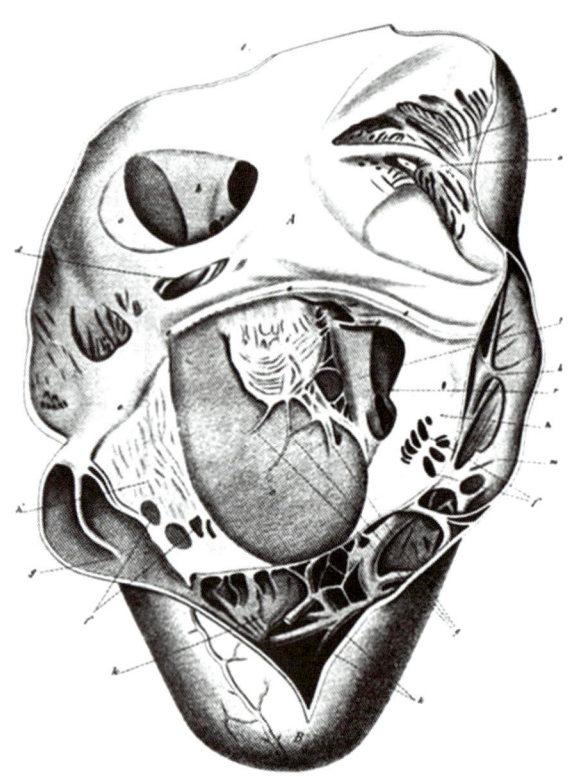

▲ 图 38-15 1例Ebstein病例报道
从上腔静脉边缘切开可以看到右心房和右心室，发育不良的三尖瓣隔叶

[经 Mayo Foundation for Medical Education and Research 许可，引自 Mann RJ, Lie JT. The life story of Wilhelm Ebstein (1836–1912) and his almost overlooked description of a congenital heart disease. *Mayo Clin Proc*. 1979;54:197–204.]

（二）解剖特征

Ebstein异常不仅仅是三尖瓣的原发疾病，它还合并右心室心肌整体功能的异常。Ebstein异常患者的心肌结构和功能均有异常，并有特征性的瓣膜问题[66]。一些Ebstein异常的患者也有与左心室相关的问题。Ebstein异常的标志定义是隔叶和下（后）叶的环形连接点的移位。在正常心肌发育过程中，分层开始于小叶的顶端，然后向右心室连接点推进。一个正常完全分层的小叶将在连接点或三尖瓣环附近有一个连接点（图38-16）。

分层的失败导致小叶不同程度地附着在右心室心肌的下方（图38-17和图38-18）。这种连接创造了瓣膜特征性移位，最严重的是将其功能孔从正常位置旋转，朝向右心室顶点或进入右心室流出道。在Ebstein异常中观察到的移位不单纯是三尖瓣向心脏尖端的线性移动，而是螺旋转动的性质。在最严重的Ebstein异常中，三尖瓣瓣叶甚至移位到右心室流出道内的肺动脉瓣下（图38-19和图38-20）。瓣膜小叶的附着部分通常很少或没有运动。这将导致严重的三尖瓣反流。在罕见的病例中，瓣叶发育不良会导致三尖瓣狭窄。在狭窄的情况下，小叶的移动是最小的，功能孔通常是发现在前内不完整的。在Ebstein异常中，隔叶和下叶作用最显著，并与其铰链点的解剖位置发生了最大的改变。与此相反，前叶的形成在不同阶段。因此，前叶的铰链点仍然保持在房室瓣环的正常位置。前叶是多余的，并被描述成"帆状的"（图38-21）。然而，它可以在靠近心脏底部内侧和下方被肌肉化。区分三尖瓣瓣膜病理性移位和正常的瓣膜偏移是很重要的。在正常心脏中，隔叶的附着点正好低于二尖瓣前叶的附着点。超声心动图的心尖四腔切面显示最清楚。在Ebstein异常中，两个瓣膜附着点的距离被扩大了。在心尖四腔切面中，这一距离可以通过测量两个附着点间的线性距离而被量化。这个距离再除以患者的体表面积来计算一个"位移指数"。指数值＞ $8mm/m^2$ 将Ebstein异常与三尖瓣的其他异常区别开来（图38-22）。

第六篇　先天性心血管疾病
第38章　三尖瓣疾病：闭锁、发育不良、Ebstein畸形

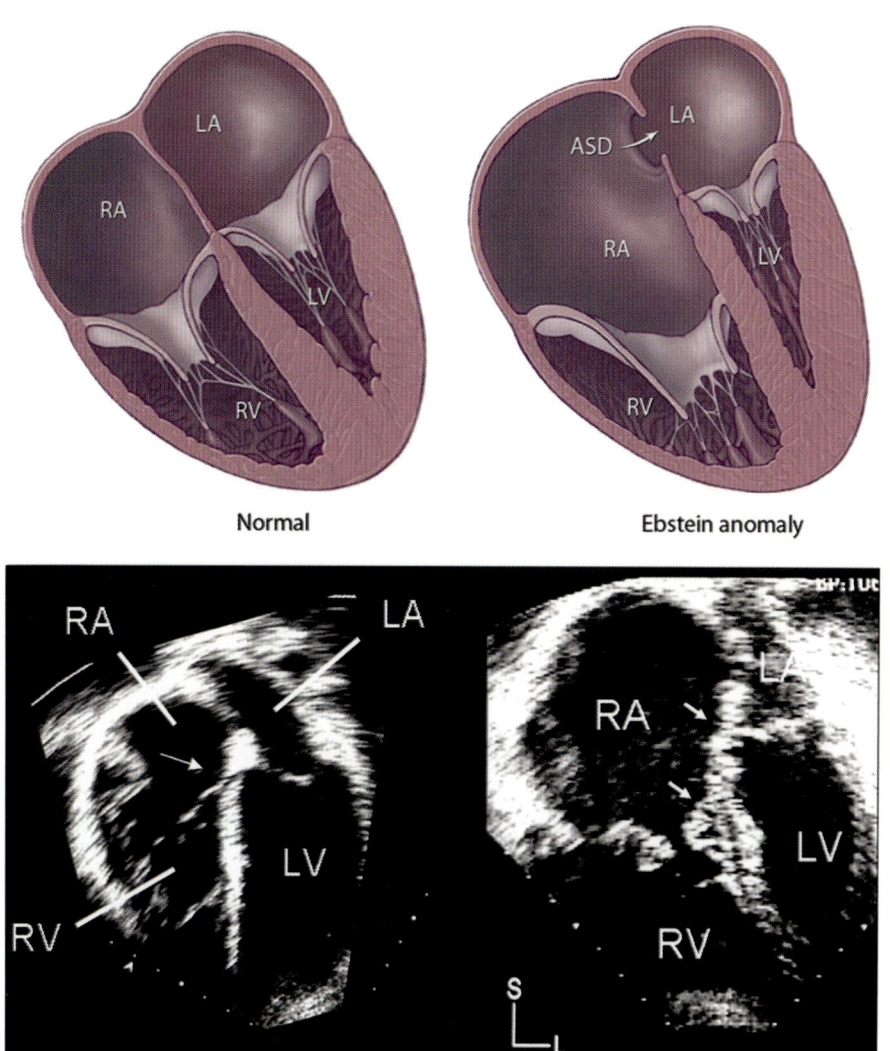

▲ 图 38-16　Apical four-chamber plane of a normal heart (left) and a heart afflicted with Ebstein malformation (right). The hinge point (septal insertion) of the normal septal tricuspid leaflet is positioned slightly more toward the cardiac apex, compared with the septal hinge point of the anterior mitral leaflet (bottom left, *arrow*). This displacement is exaggerated in hearts with Ebstein malformation, as shown by the diagram (top right) and the *arrows in* the echocardiographic image (bottom right). It should be noted that the valvar leaflets are also abnormal in Ebstein malformation. In the case shown (bottom right), the leaflets are thickened and moderately dysplastic. ASD, atrial septal defect; L, left; LA, left atrium; LV, left ventricle; RA, right atrium; RV, right ventricle; S, superior. (From Eidem BW, O'Leary PW, Cetta F. *Echocardiography in Pediatric and Adult Congenital Heart Disease*. 2nd ed. Philadelphia, PA: Wolters Kluwer; 2015.)

　　随着三尖瓣分层的异常，大部分存在 Ebstein 异常的患者有右心室功能障碍。由于右心室入口的功能孔前端和顶端移位，位于该孔上方的右心室心肌变得稀薄或"心房化"而功能失调。这个区域在正常解剖位置的房室瓣环之下，但接近于肌小梁较少的右心室区域。相反，功能瓣膜下的心肌具有更加正常的厚壁和肌小梁，但是右心室功能障碍是普遍存在的。一方面，右心室功能失调的原因是由于胚胎发育过程异常，另一方面，功能性的右心室体积比一般的要小。因此，Ebstein 异常由三尖瓣和右心室心肌异常组成。它不仅仅是一种瓣膜疾病，而是一种"心肌病"。此外，在 Ebstein 异常的患者中，有 40% 的左侧畸形包括左心室心肌和二尖瓣畸形，为本病累及整个心脏提供了进一步证据[67]。

(三) 遗传因素

　　Ebstein 畸形存在多种遗传因素。病例对照研

1019

究提示遗传、生殖和环境—心理风险因素（例如畸形在双胞胎中更为常见，有先天性心脏病家族史，母体暴露于苯二氮䓬类药物的患者）[68]。大多数情况是散发性和家族性Ebstein畸形是罕见的。罕见的心脏转录因子NKX2.5突变、10P13～P14缺失、1p34.3～p36.11缺失在Ebstein畸形中也有被阐述[69-71]。Postma等[72]报道，141个不相关Ebstein畸形先证者的突变分析，8名患者在MYH7基因中发生突变，其中6例同时伴左心室致密化不全。

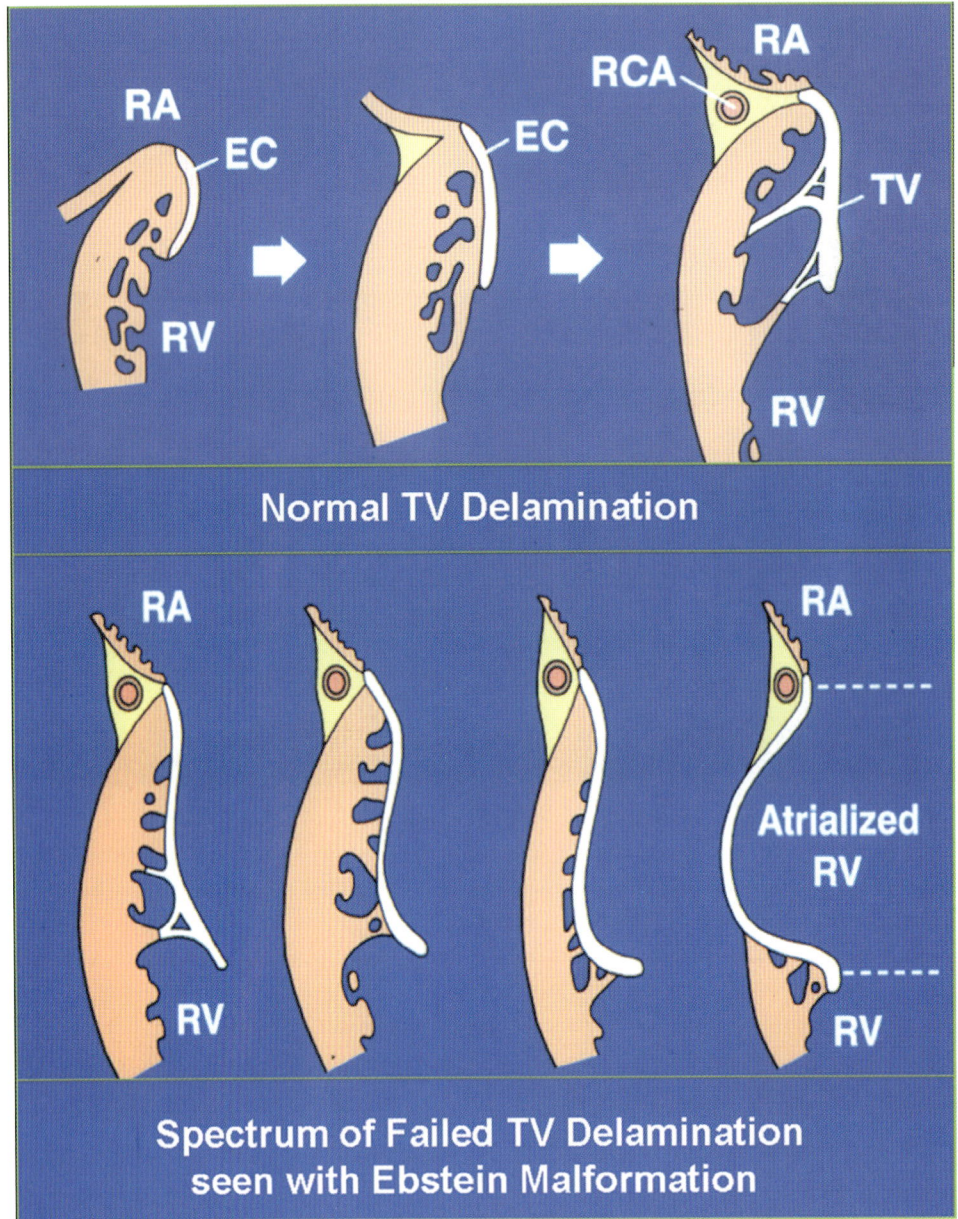

▲ 图 38-17 Delamination. Normal delamination process that gives rise to the tricuspid valve leaflets (top). During embryonic valve formation, the inner layer of endomyocardium separates (delaminates) from the underlying cardiac muscle and gradually loses its myocardial components. As development progresses (left to right), we begin to recognize the supportive chordal structures and leaflet of the mature valve. When a failure of delamination occurs (bottom), it results in adherence of the "tricuspid valve" tissues to the right ventricular myocardium. This is the hallmark of Ebstein malformation. The four diagrams (bottom), progressing from mild to severe (left to right), demonstrate the spectrum of abnormality that can be associated with failed delamination. EC, endomyocardial layer; RA, right atrium; RCA, right coronary artery; RV, right ventricle; TV, tricuspid valve. (From Eidem BW, O'Leary PW, Cetta F. *Echocardiography in Pediatric and Adult Congenital Heart Disease*. 2nd ed. Philadelphia, PA: Wolters Kluwer; 2015.)

第六篇　先天性心血管疾病
第 38 章　三尖瓣疾病：闭锁、发育不良、Ebstein 畸形

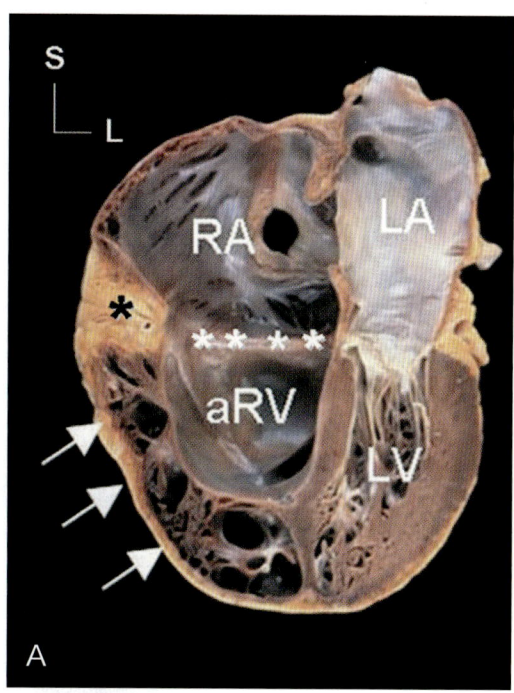
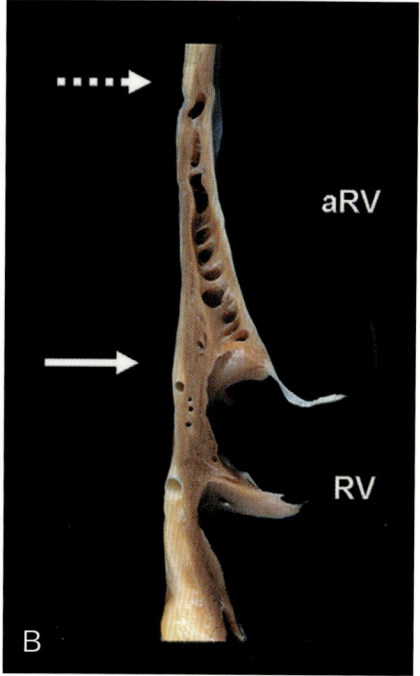

▲ 图 38-18　Anatomic specimen from a patient with a severe case of Ebstein malformation (A) and a segment of right ventricular wall from a patient with Ebstein malformation (B).The anatomic atrioventricular junction is marked (****). The failure of the tricuspid valve to delaminate in the specimen not only displaced the valve away from the junction but also produced extensive adherence of the valve tissue to the ventricular myocardium (A, *arrows*). No mobile segments of valve are appreciated within the right ventricular inlet. The remnant of tricuspid valve tissue (B) is also nearly completely adherent to the underlying myocardium. Only a small tag of tissue shows any separation from the wall (near the solid *arrow*). The segment of "valve" between the *dashed* and *solid arrows* is seen as the dense, white inner lining of the cavity (clearly different from normal endocardial tissue, which can be seen below the level of the *solid arrow*). The adherence of the tricuspid valve creates a zone of the right ventricular cavity that is "atrialized." This zone has walls composed of ventricular myocardium, but its cavity is proximal to the tricuspid valvar orifice. aRV, atrialized right ventricle; LA, left atrium; LV, left ventricle; RV, right ventricle. (From Eidem BW, O'Leary PW, Cetta F. *Echocardiography in Pediatric and Adult Congenital Heart Disease*. 2nd ed. Philadelphia, PA: Wolters Kluwer; 2015.)

（四）临床表现

Ebstein 畸形可在任何年龄中出现。在子宫内严重的 Ebstein 畸形可能显示心脏增大，胎儿水肿或肺实质发育不全继发于心脏明显增大。与产后相比，产前心律失常很少见。产后心律失常通常是室上性的，10%～30% 的 Ebstein 患者有预激，有症状的新生儿可能伴有发绀和心力衰竭。在婴儿期后，Ebstein 畸形表现为呼吸困难、疲劳、心悸、运动不耐受或运动性发绀。杂音和心律失常在老年患者中是更常见的症状。超声心动图对 Ebstein 畸形患儿的初步诊断有很大影响。1979，Giulini 等[73] 发现不到 1/3 的患者在 4 岁前得到确诊，超过 75% 的人一般在 18 岁之前得到诊断。相比之下，最近由 Celermajer 等[74] 在 1994 的报道表明，60% 的儿童 Ebstein 畸形在 1 岁前就引起临床关注，大多数人在产前或新生儿期就得到诊断。然而，尽管现代超声心动图的应用广泛增加，有 10% 的 Ebstein 畸形患者到成年后仍未确诊。由于三尖瓣瓣叶畸形和右心室功能障碍的多样性变化，胎儿和年轻患者将显示出一系列的临床特征谱。围产期中临床症状通常并不显著。大多数轻度畸形患者无症状。相反，更严重的 Ebstein 畸形患者在较早期症状便表现出来[75-77]。由于心房水平的分流，新生儿发绀通常是第一个典型症状[74]。最严重的形式 Ebstein 畸形患者，充血性心力衰竭的症状（呼吸困难、喂养不良和体重不增）将是显而易见的。Ebstein 畸形的临床表现是多变的。重症 Ebstein 畸形婴儿有明显发绀，心脏检查通常不会显示出

1021

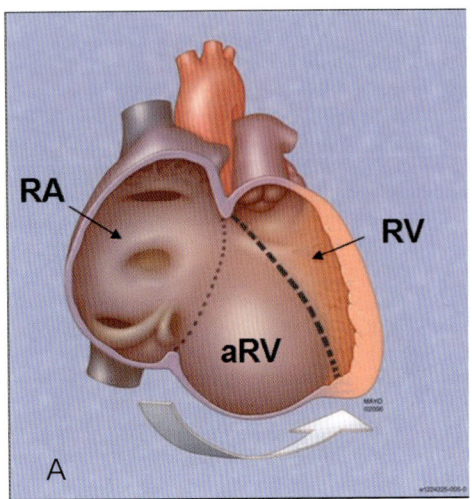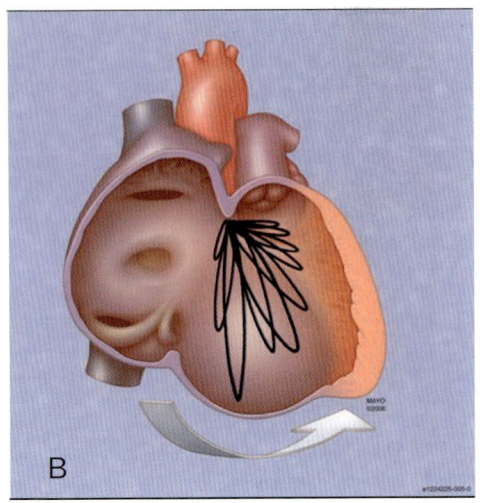

▲ 图 38-19 Rotation of the functional tricuspid orifice in Ebstein anomaly. Rotational shift of the functional tricuspid orifice away from the atrioventricular junction to the plane that divides the trabecular and outlet zones of the ventricle (A, *heavy dashed line*). The observed planes of the effective valvar orifices of the hearts with Ebstein malformation studied by Schreiber and colleagues are shown (B, *ovals*). The effective displacement of the functional tricuspid valve (*heavy dashed line*) away from the atrioventricular junction (marked by the *dotted line*) is rotational, not linear. This rotation is spiral in nature and is directed both toward the apex and, more important, anteriorly toward the outflow tract. aRV, atrialized right ventricle; RA, right atrium; RV, right ventricle. (From Eidem BW, O'Leary PW, Cetta F. *Echocardiography in Pediatric and Adult Congenital Heart Disease*. 2nd ed. Philadelphia, PA: Wolters Kluwer; 2015.)

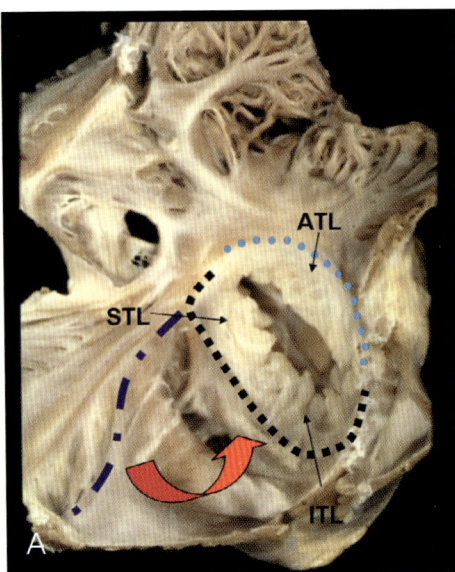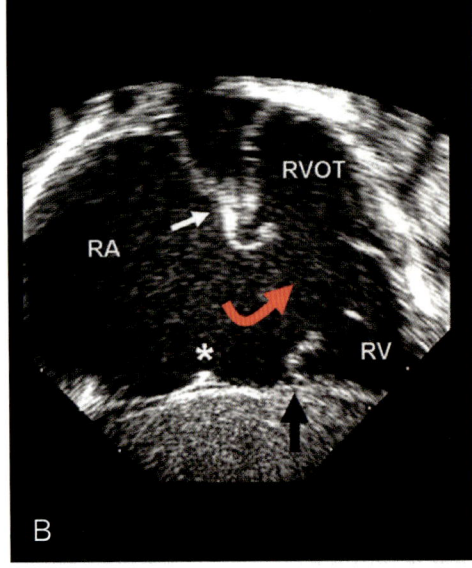

▲ 图 38-20 Patient with Ebstein malformation. A: Anatomic specimen shows the atrial aspect of the deformed valve. It illustrates how the anterior leaflet retains its normal attachment at the atrioventricular junction (*light blue dotted line*), but the conjoined septal and inferior leaflets have their hinge points attached well away from the atrioventricular junction (compare the *dark blue dashed and black dotted lines*). The separation of the inferior and septal hinge points from the true annulus is also highlighted by the *curved red arrow*. The portion of the right ventricle between the *darker blue and black lines* is said to be "atrialized" and in this case has a very thin wall. Note that the leaflets of the deformed valve will close in "bileaflet" fashion. B: Subcostal, coronal echocardiographic image displays some of the same features. Remnants of the anterior (near the *white arrow*) and the inferior tricuspid leaflets (*black arrow*) are seen. The hinge point of anterior leaflet (*white arrow*) retains a normal position, while the insertion of the inferior leaflet is displaced into the ventricular cavity away from the anatomic atrioventricular junction, which is marked (*). Similar to the anatomic image on (B), this echocardiogram confirms that the displacement of the tricuspid apparatus associated with Ebstein malformation actually rotates the valve anteriorly, as well as apically (*curved red arrows*). ATL, anterior tricuspid leaflet; ITL, inferior tricuspid leaflet; RA, right atrium; RV, right ventricle; RVOT, right ventricular outflow tract; STL, septal tricuspid leaflet. (From Eidem BW, O'Leary PW, Cetta F. *Echocardiography in Pediatric and Adult Congenital Heart Disease*. 2nd ed. Philadelphia, PA: Wolters Kluwer; 2015.)

第六篇 先天性心血管疾病
第38章 三尖瓣疾病：闭锁、发育不良、Ebstein畸形

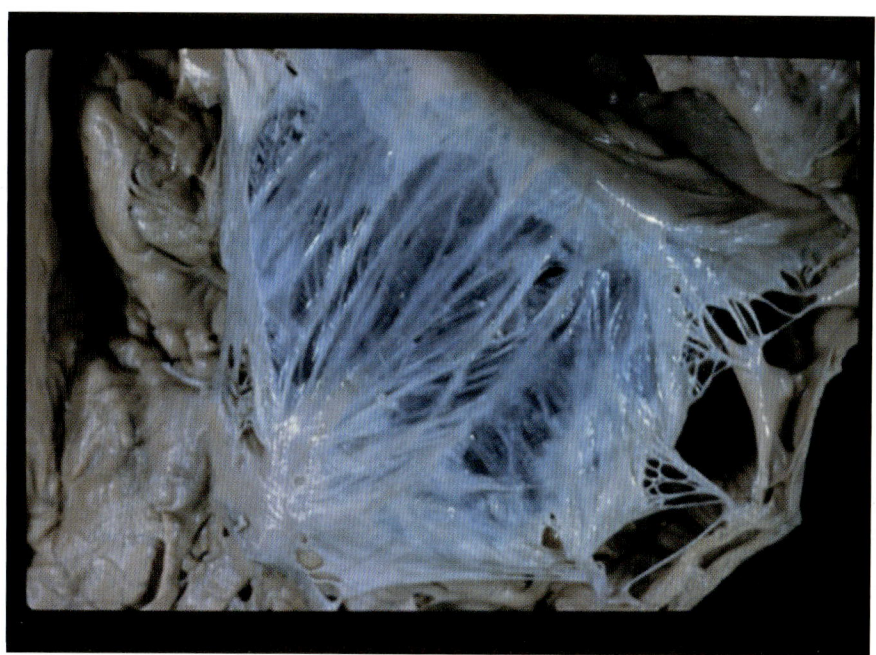

▲ 图 38-21 **Ebstein** 畸形的帆样前叶病理标本
（经许可，引自 Collection of William Edwards, MD and Mayo Clinic Foundation.）

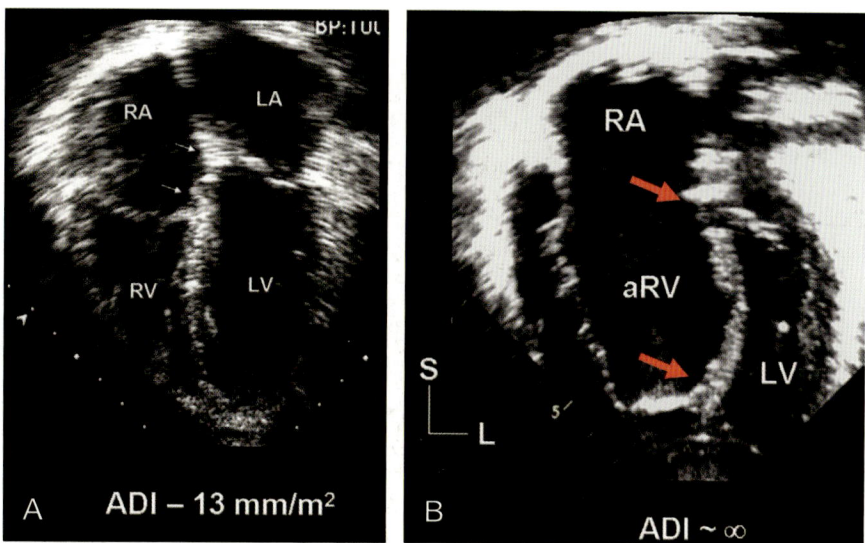

▲ 图 38-22 Four-chamber, systolic images obtained from two different patients with Ebstein malformation. A: Modest displacement of the tricuspid valve apparatus and excellent mobility of the valve leaflets. Both the anterior and septal leaflets remain visible in this plane because the degree of anterior rotation in this heart was minimal. The *small white arrows* highlight the separation between the septal insertions of the anterior mitral and septal tricuspid leaflets. The absolute distance between the insertions was 13 mm. Patient's body surface area was 1m². Therefore, the displacement index in this case was equal to 13 mm/m². B: A more severe example of Ebstein malformation. The remnant of the septal leaflet (and its hinge point) was found near the right ventricular outflow tract, far anterior to the plane demonstrated in this image. The anterior leaflet is significantly tethered and was immobile in this plane; it remains parallel to the right ventricular free wall, even though this frame was taken at peak systole. Apically, it was also adherent to the moderator band (apical red *arrow*). In this situation, the apical displacement index is clearly large but cannot be accurately measured because no septal leaflet tissue is visualized in this plane. Nonetheless, the exaggerated separation between the septal insertion of the anterior mitral leaflet and the displaced tricuspid septal remnant clearly identifies this is a case of Ebstein malformation. ADI, apical displacement index; aRV, atrialized right ventricle; L, left; LA, left atrium; LV, left ventricle; RA, right atrium; RV, right ventricle; S, superior. (From Eidem BW, O'Leary PW, Cetta F. *Echocardiography in Pediatric and Adult Congenital Heart Disease*. 2nd ed. Philadelphia, PA: Wolters Kluwer; 2015.)

任何抬举或震颤，表现为正常的第一和第二心音；第一心音和第二心音分离和（或）第三及第四心音出现；较少见的，在大的高活动性的前叶患者中可能会出现复音。这种"多种声音"是不寻常的（尽管之前报道说这是 Ebstein 畸形患者的经典发现）。重度三尖瓣反流引起左胸骨下缘全收缩期杂音，右心室流出道梗阻的喷射性杂音也会出现。在重度发绀患者，由于右心室射血量减少，肺血管异常不能被发现。Ebstein 畸形的体格检查结果的发现总结见于表 38-4。因为巨大的心脏占据了胸腔大部分，可能存在不同程度的肺发育不良[59,65,73]。

晚期的 Ebstein 畸形的体征和症状通常包括以下三方面：①杂音；②呼吸困难或发绀；③新发性心律失常导致的心悸[74]。发绀可能很明显但很轻微。颈静脉扩张并不常见，因为巨大的右心房和房化心室通常使"V"波消散。没有心房分流的重度三尖瓣反流患者可见 V 波。肝大也因为类似原因故少见。大约 10% 的 Ebstein 畸形患者在青春期或成年期得到诊断[74]。这些患者可能有轻度三尖瓣畸形和右心室功能障碍。成年患者在没有影像学检查下可能被误诊为二尖瓣脱垂，因为在听诊时有"二尖瓣脱垂"的嘀答声。

表 38-4　Ebstein 畸形的体征

- 正常
- 发绀 / 杵状指 / 红细胞过多
- 心尖冲动点改变
- 正常颈静脉搏动
- 全收缩期杂音（三尖瓣反流）
- 四联律（心音分裂）
- 肝大

（五）诊断

1. 心电图

Ebstein 畸形患者的心电图很少正常。心电图发现可以是轻微的，也可以是明显的异常。高大、宽 P 波和右束支传导阻滞是最常见的表现。在 Ebstein 患者中，右束支传导阻滞发生率为 75%～92%（图 38-23）。右束支疾病的严重程度与三尖瓣隔叶的异常形成有直接关系。PR 间期延长在 Ebstein 畸形中普遍存在，主要是由于增

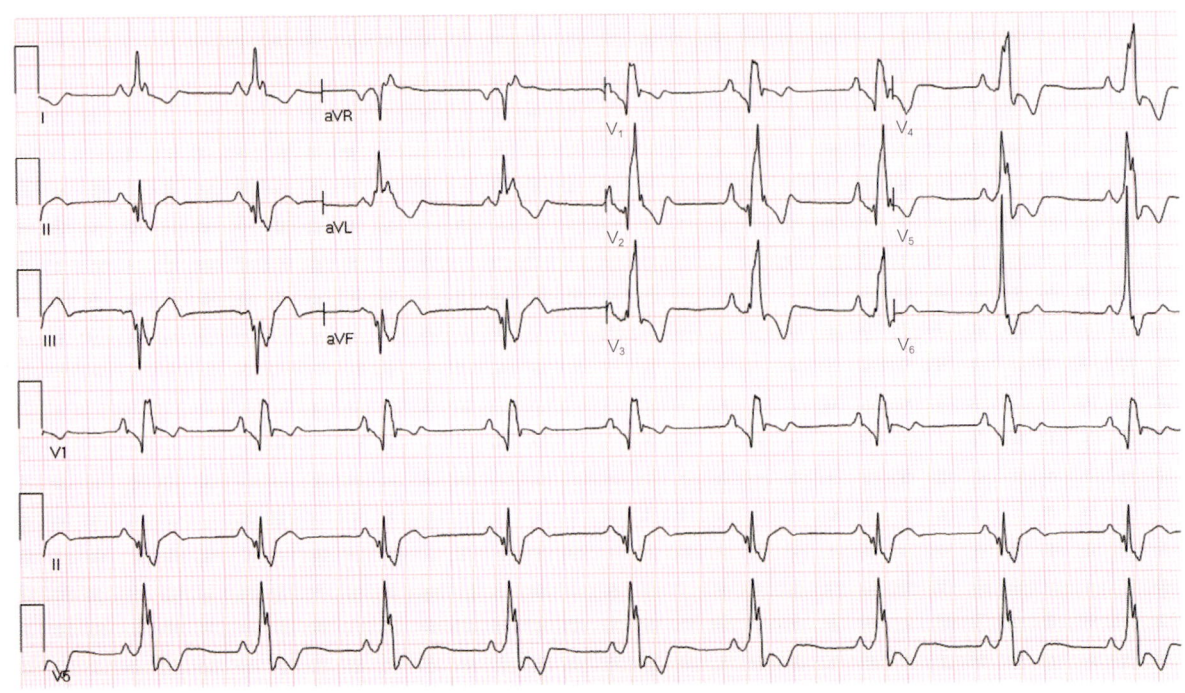

▲ 图 38-23　Ebstein 畸形伴预激综合征心电图
Ⅱ导联示右心房增大，短 PR，QRS 波前小顿挫波（图片由 Drs. Philip Wackel 和 Bryan Cannon 提供）

大的右心房及心房之间传导时间延长，不是继发于房室结异常。旁路传导通路位于三尖瓣环上，可以顺行和（或）逆行方向进行。心室预激见于 10%～30% 的 Ebstein 畸形患者[81,82]（图 38-24）。这些预激中的 20% 有多种旁路传导通路的参与。如果心电图上面有明显右束支传导阻滞表现，应该提高对心室预激的关注，心室预激可以很轻微，因为心房之间的传导时间延长导致 PR 间期延长。通过旁路的缓慢传导导致最低程度的预激度（图 38-25）。除旁路问题外，Ebstein 畸形患者还会发展为房性心动过速、心房扑动、房内折返性心动过速、心房颤动、房室结折返性心动过速和室性心律失常。右心房扩张和术后心房切口是房性心律失常的基础。这些患者特别容易出现三尖瓣峡部心房扑动和房内折返性心动过速[84]。

2. 胸部 X 线片

由于 Ebstein 畸形患者表现多样，胸部 X 线可以正常或表现为严重的心脏肿大和血管影[65,85]。心胸比率大于 0.6 认为是手术的指征。然而，如图 38-26 所示（胸部 X 线和对应超声图像所示），心胸比率小于 0.6 的患者可能仍有严重的右心增大和严重三尖瓣反流。严重 Ebstein 畸形的新生儿典型表现为巨大的心脏（图 38-27）。

3. 超声心动图

Ebstein 畸形诊断的金标准是超声心动图，二维超声心动图能确定三尖瓣的解剖变异、右心室的功能以及其他潜在的心内异常。通过对三尖瓣的发育不全以及相关附属结构和瓣膜右心室流出道的旋转而做出诊断。Ebstein 畸形最敏感但并非唯一的诊断特征之一是隔瓣附着点的移位，这种移位在心尖四腔切面看得很清楚。正常心脏三尖瓣隔瓣附着点在二尖瓣前叶附着点的稍上方（图 38-10）。但在 Ebstein 畸形中，这种位移增加了。"位移指数"是收缩期或舒张期从二尖瓣前叶附着点到三尖瓣隔瓣附着点的距离。位移指数大于 $8mm/m^2$ 是诊断 Ebstein 畸形的一个特征（图 38-10）。

彩色多普勒技术可以评估和量化三尖瓣反流、右心室流出道梗阻和心内分流。检查的关键是确定流经右心室流出道及穿过肺动脉瓣的向前的血流量。这在肺血管阻力升高的新生儿中是很难做到的[88,89]。肺反流的存在可能是唯一能区分解剖性和更为常见的功能性肺动脉瓣（血流从右心室

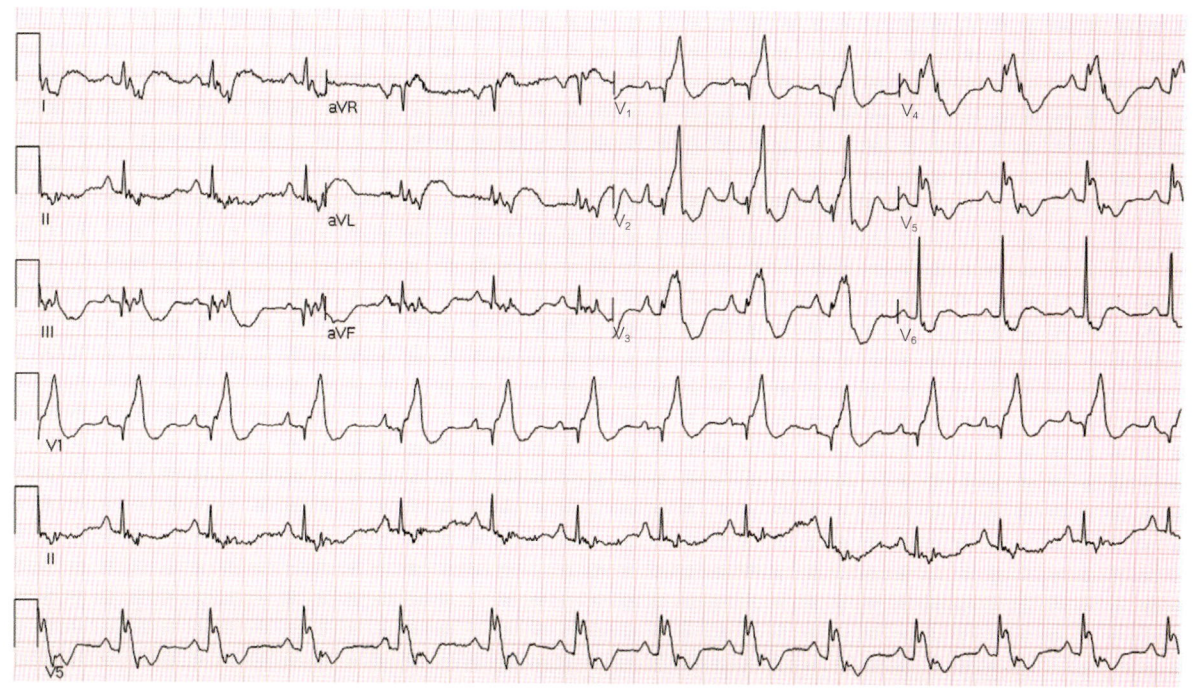

▲ 图 38-24　同一患者行射频消融术后心电图

△ 波消失，PR 延长（图片由 Drs. Philip Wackel 和 Bryan Cannon 提供）

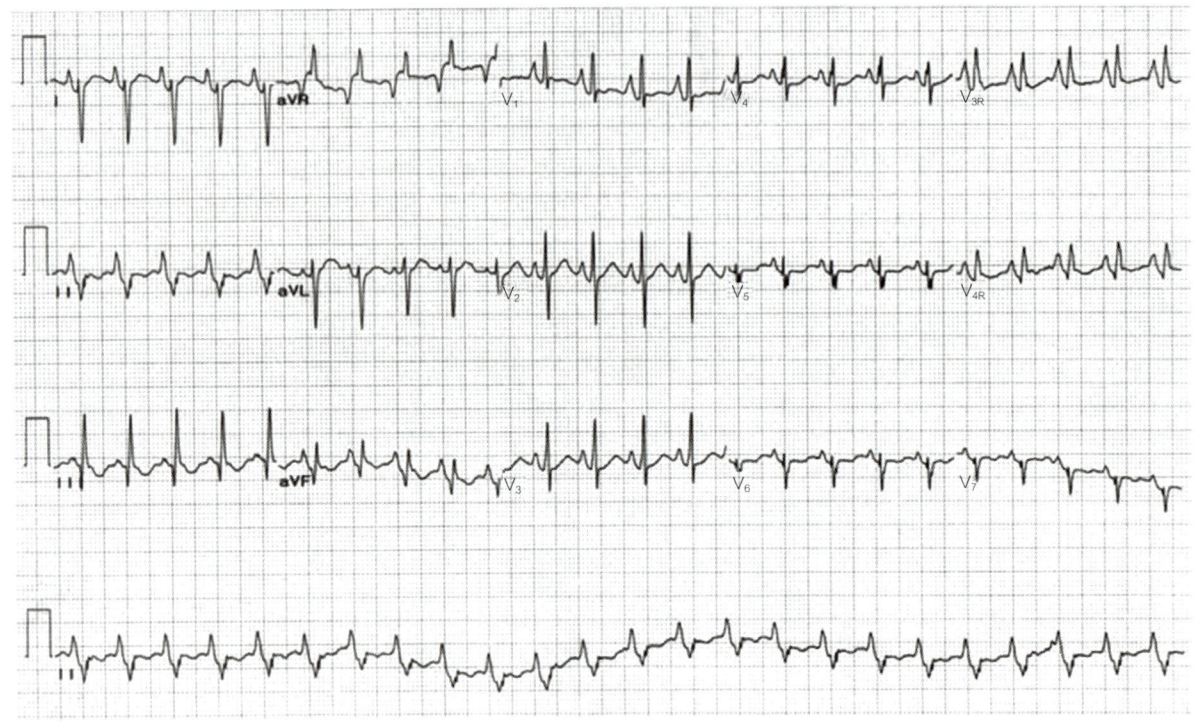

▲ 图 38-25　Ebstein 畸形伴不典型预激综合征

只有 II 导联提示预激波，余导联不典型；PR 基本正常，QRS 不宽（图片由 Drs. Philip Wackel 和 Bryan Cannon 提供）

流出道进入肺动脉的瓣）闭锁的依据，约 10% 的 Ebstein 畸形可在胎儿期通过声心动图发现[75-77]。Ebstein 畸形在胎儿期可出现心动过速及胎儿水肿。胎儿水肿是一种罕见的预后不良的表现。新生儿不良结局由 Celermajer（GOSE 评分）指数 > 1（右心房和心房化的右心室合并面积与功能性右心室、左心房和左心室合并面积的比例）预测。当指数大于 1 时，预示死亡率很高。这很可能是仅次于畸形和伴随的肺发育不全的严重程度的要素。Ebstein 畸形新生儿预后判断的重要特征包括右心室流出道的通畅度和 GOSE 评分[90]。左心室功能减退和肺动脉闭锁（功能性或解剖性）也是不良预后因素。在 1987，Benson 等[91] 提出 Ebstein 畸形患者的右心形态和功能改变左心室的几何形态和功能。我们发现，在 Ebstein 异常的新生儿中，继发性左心室功能不全的左心室心肌纤维化加重。三维超声心动图可增加 Ebstein 畸形患者的信息。然而，由于房化的右心室部分巨大扩张，超声心动图在扇形扫描时很难得到完整的图形。在年老的患者中，用经胸成像可能是严重的问题。

4. Ebstein 畸形三尖瓣反流评估

三尖瓣反流在 Ebstein 畸形患者中可能难以准确测量[93,94]。正常人严重三尖瓣关闭不全，超声心动图表现很典型，如肝静脉系统逆转，但在 Ebstein 畸形患者中，尽管三尖瓣反流严重，广泛的静脉收缩是罕见的。这是由于右心房的容量以及右心室的心房化。此外，由于功能性三尖瓣口的向前和心尖移位，反流射流的方向可能在心尖四腔不能完全显示（图 38-28）。喷射的不同方向需要为每个患者量身定制独特的超声心动图窗口（图 38-29）。量化是很有挑战性的，因为很难确定声束的方向是否与反流射流方向平行。在年轻患者中，剑突下切面可提供三尖瓣反流射流的最佳视觉化。在老年患者中，胸骨旁短轴或心尖切面可能提供类似的信息。如果只有一个反流射流，那么收缩静脉的直径和密度可以作为测量的信号，该信号可为三尖瓣反流的评估提供一种方便、可重复的方法。在正常心脏，腔静脉收缩宽度 < 3mm，与轻度反流相对应。相对应的，腔静脉宽度 > 8mm 代表严重三尖瓣反流。然而，在

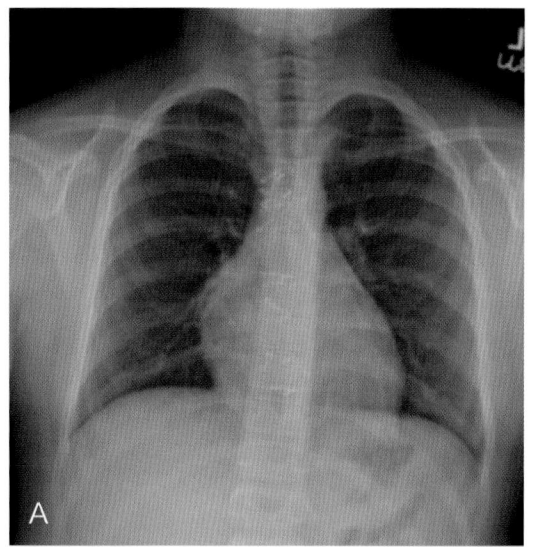
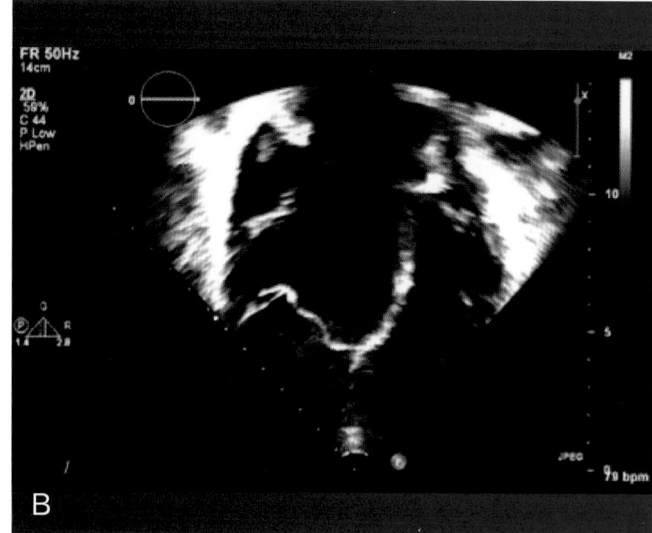
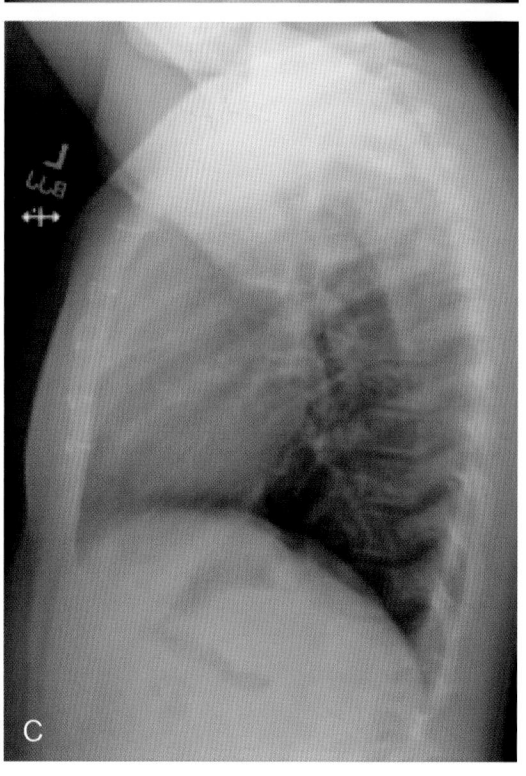

▲ 图 38-26 Ebstein 畸形
A.Ebstein 畸形的胸部 X 线片（正位），心胸比例 < 0.6；B. 超声心动图示三尖瓣严重下移伴房化右心室；C. 侧位胸部 X 线片显示胸骨后间隙消失，提示右心室扩大

Ebstein 畸形中，多射流反流是常见的，测量每个静脉收缩的宽度可能是没有用的。简单地添加射流直径将高估反流程度。

许多已发表的指南并不直接适用于患有 Ebstein 畸形的较小患者。在较小的患者中，腔静脉收缩直径占环面直径 < 10% 被定义为轻度反流。腔静脉收缩直径占环面直径的 25%～30% 的被定义为重度反流。三尖瓣反流频谱多普勒信号的密度也是有用的。非常致密的信号通常与严重的反流有关。在 Ebstein 畸形中，大的右心房和房化的右心室吸收反流导致分析静脉收缩分析基本没用。出于类似的原因，Ebstein 异常患者肝肿大和颈静脉扩张通常不存在。

Ebstein 畸形三尖瓣反流的评估主要集中在对收缩期血流所引起的彩色血流紊乱的直观显示上。右心房的相对大小可能会有所帮助。然而，在 Ebstein 异常中右心房的大小更多的是反映了右心室功能障碍，而不是三尖瓣反流的严重程度。事

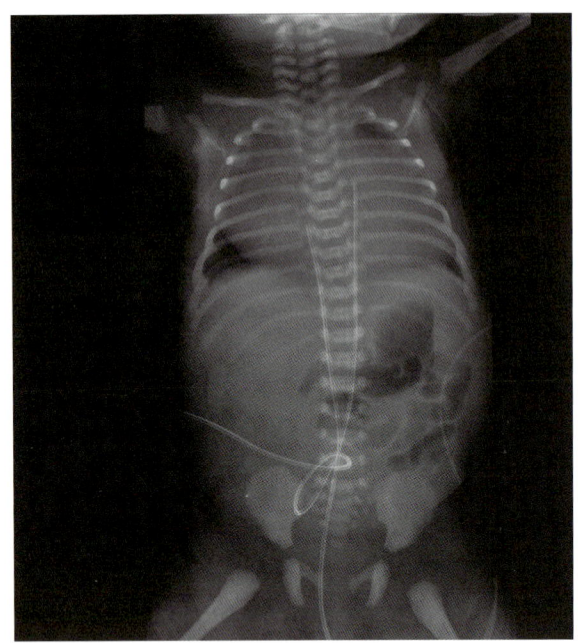

▲ 图 38-27 Ebstein 畸形的胸部 X 线片提示明显增大的心脏

形态学测量方法（如心肌运动指数）对于心功能不全的定量评估是常用的，然而其可重复性仍值得探讨。

5. CT 和 MRI

CT 和 MRI 成像是一种可供选择的非侵入性成像方式，可用于婴儿，但受运动伪影和心率的影响很大。此外，CT 还存在辐射照射。超声心动图可充分显示了患者临床决定所需的所有心脏解剖和功能特征。因为这些原因和麻醉的需要，CT 和 MR 在 Ebstein 畸形患儿中应用较少。在青少年和成人 Ebstein 异常患者中，MRI 在测定右心室大小和功能有着广泛的应用（图 38-30）。

6. 心导管检查术

诊断性心导管在 Ebstein 异常中的应用具有历史意义。在当今，超声心动图和 MRI 提供了优越的影像，心导管只是需要球囊瓣膜成形术解决罕见的瓣膜狭窄的情况下才使用。对于患有 Ebstein 异常的青少年和成人，很少需要心导管术。因为它还具有辐射暴露和心律失常诱发的风险。然而，有时有助于评估手术前心内和肺内压力，特别是在 BDCPA 患者中。在这种情况下，肺动脉瓣功能和低的肺血管阻力是手术先决条件。由于移位的三尖

实上，没有一位患有 Ebstein 异常的患者的右心室表现正常，同时对于右心室收缩功能的定量评估是很困难[94]。由于右心室太大，以至于不能包含在一个标准切面内，环向和室壁运动指数测量由于不具备可重复性，具有很大的挑战性。非心脏

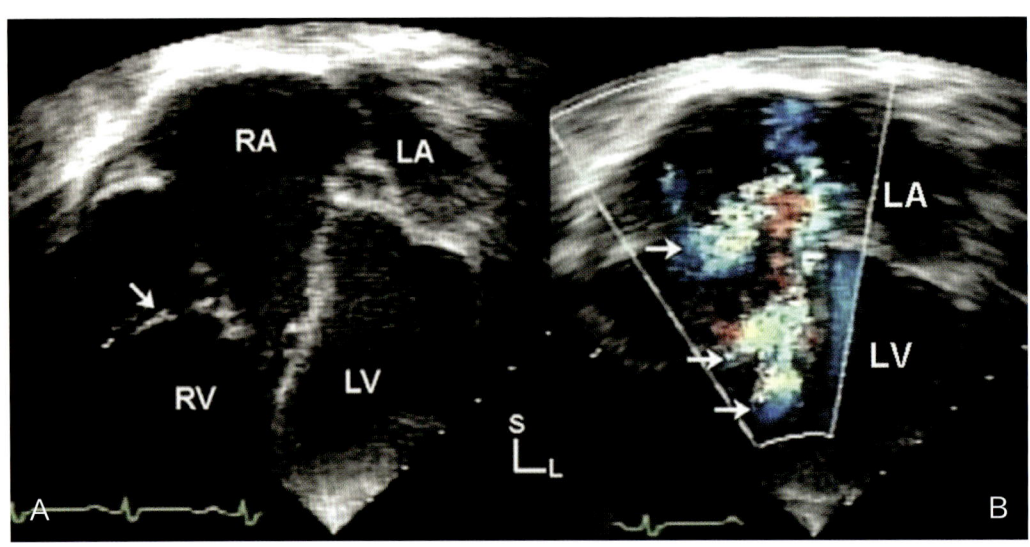

▲ 图 38-28　Large muscular insertion to the middle of the anterior leaflet (A) and multiple fenestrations and associated jets of regurgitation (B). The tethering and multiple origins of regurgitant flow dramatically decrease the chance for successful monoleaflet repair, and a tricuspid valve replacement was performed. Although a monoleaflet repair was not possible, if this patient presented today the amount of leaflet tissue present suggests that a cone reconstruction would be possible, although each individual fenestration would need to be closed as a part of the repair. L, left; LA, left atrium; LV, left ventricle; RA, right atrium; RV, right ventricle; S, superior. (From Eidem BW, O'Leary PW, Cetta F. *Echocardiography in Pediatric and Adult Congenital Heart Disease*. 2nd ed. Philadelphia, PA: Wolters Kluwer; 2015.)

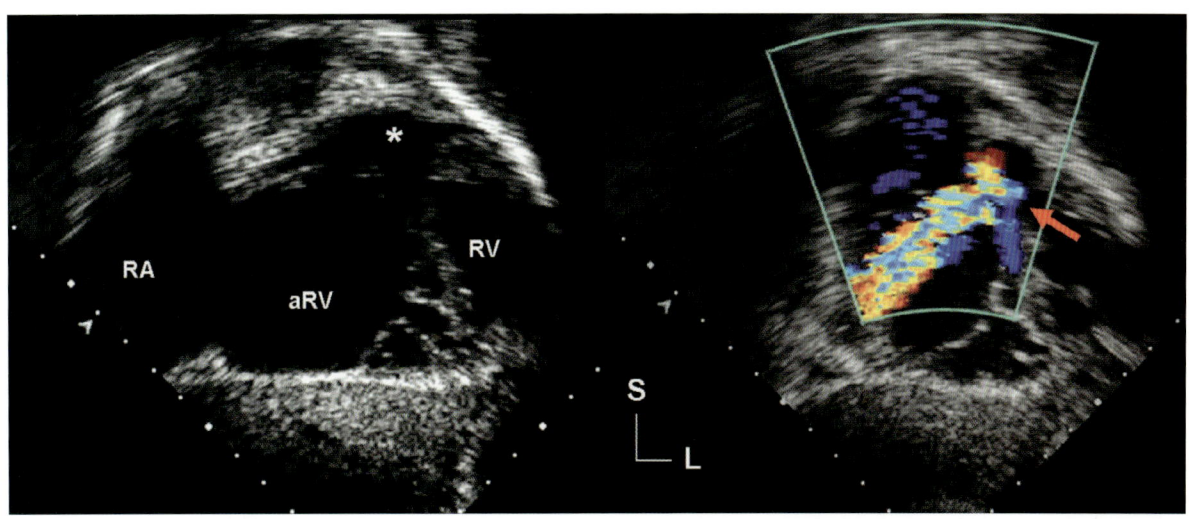

▲ 图 38-29 Subcostal position during examination of an infant with severe Ebstein malformation displaying the right atrium (RA), atrialized right ventricle (aRV), and the trabecular right ventricle (RV) beyond the functional tricuspid valvar orifice (*). The functional orifice is also the origin of a single broad jet of regurgitation (right, red *arrow*). This jet begins near the right ventricular outflow tract and is oriented in inferiorly and toward the diaphragm, near the inferior vena cava–right atrial connection. aRV, atrialized right ventricle; L, left; RA, right atrium; RV, right ventricle; S, superior. (From Eidem BW, O'Leary PW, Cetta F. *Echocardiography in Pediatric and Adult Congenital Heart Disease*, 2nd ed. Philadelphia, PA: Wolters Kluwer; 2015.)

瓣瓣叶和功能孔，可能难以将导管通入右心室。通常，在 Ebstein 异常患者中，右心房和右心室压力是正常的。但如果右心室流出道阻塞或同时存在室间隔缺损，右心室收缩压就会升高，Ebstein 患者肺动脉压和肺小动脉阻力通常是正常的。

（六）医疗管理

大多数 Ebstein 婴儿出生时无症状。对于发绀患者，治疗手段从简单的供氧观察到肺血管阻力降低，到需要插管和通过给 PGE₁ 来维持动脉导管未闭。强心剂的需求是很少见的，但在严重充血性心力衰竭患者中需要使用。这些患者也可能需要长期的利尿药治疗。在那些患有心律失常的患者中，治疗的目标应该是减慢房室结的传导速度，以便有足够的时间进行心室充盈和收缩。几个大中心采用了一项管理战略，即 4 岁以上的 Ebstein 异常患者都要进行术前电生理研究，并可能进行消融。

新生儿 Ebstein 异常患者由于肺血管阻力增加而很难管理。在最严重的某些情况下，功能失调的右心室无法产生足够的压力打开肺动脉瓣导致功能性肺动脉闭锁[88,89]。这就使患者由于通过心房水平的缺损的右向左分流而导致极度发绀。在这种情况下，使用 PGE₁ 维持动脉导管未闭是必不可少的。吸 NO 也可能有助于减少肺血管阻力[95]。随着肺血管阻力的下降及通过肺动脉瓣上顺行血流的出现，前列腺素的使用可以停止。由于心房水平三尖瓣反流少，右向左分流减少，发绀情况会稳定得到改善。在一些罕见的新生儿肺动脉瓣反流案例中，肺反流"来回循环"的机制建立也增加了发绀的程度，这些患者的预后很差。肺反流量与三尖瓣反流量相关，这增加右心房到左心房的分流，左心室容量增多。当血液从主动脉通过动脉导管泵回到肺动脉的循环路线完成，PGE₁ 输注入重度三尖瓣及肺反流的新生儿体内某种程度上是有害的。

1. Ebstein 异常患者的外科治疗原则

Ebstein 畸形外科治疗目标包括 8 方面：①完全或部分关闭心房内交通；②三尖瓣修复或替换；③消除心律失常；④心房化的右心室的选择性折叠术；⑤右心房减容术；⑥相关缺损的修复（关闭室间隔缺损，右心室流出道梗阻的缓解）。

2. 新生儿期手术

大多数患 Ebstein 畸形的新生儿不需要外科

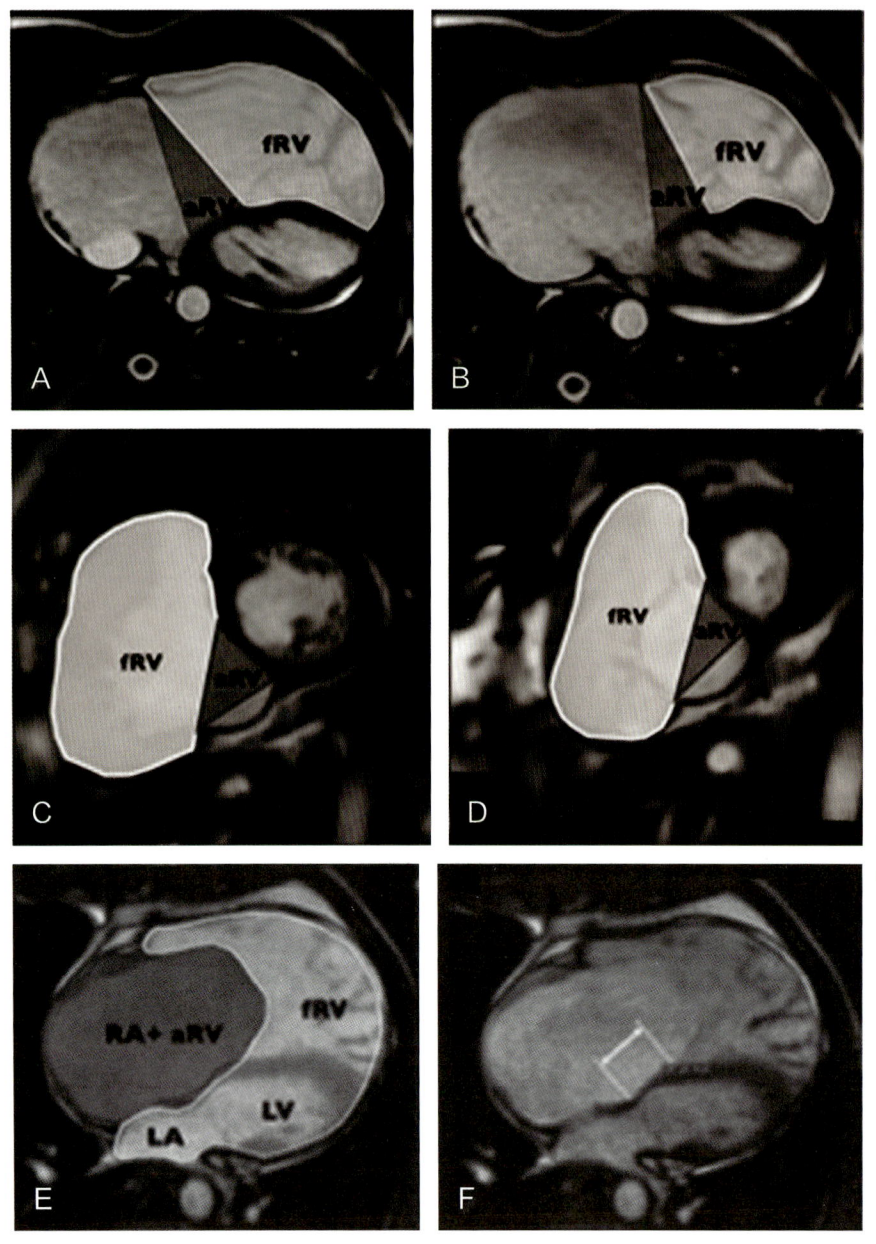

图 38-30 A–F: Cardiac MRI showing: Systolic and diastolic contours of functional RV and ARV in (A,B) axial and (C,D) short-axis views. E: Severity index representing ratio of areas of RA and ARV in numerator and summation of functional RV and left atrium and left ventricular areas in denominator (i.e., severity index = [right atrial area + atrialized right ventricular area]/[functional right ventricular area + left atrial area + left ventricular area]). F: Degree of apical displacement of septal leaflet of TV (in millimeters) measured in ventricular diastole. fRV, functional RV; aRV, atrialized right ventricle; RA, right atrium; LA, left atrium; LV, left ventricle. (Reprinted from Yalonetsky S, et al. Cardiac magnetic resonance imaging and the assessment of Ebstein anomaly in adults. *Am J Cardiol*. 2011;107(5):767–773, with permission from Elsevier.)

干预。然而，那些严重的持续性发绀或重要的相关病变仍将需要干预。单独的三尖瓣瓣膜成形术往往预后不良。姑息性开窗术合并三尖瓣闭锁（Starnes 手术）与体 – 肺动脉分流术的结合使用在新生儿期取得了成功[96]。然而，在需要手术的新生儿中，早期死亡率仍然高达 25%。心脏移植可能是最值得考虑的一种方法，尤其在左心室异常的新生儿患者中。

新生儿双心室修补术在 Knott-Craig 等[97-99]的推广下已应用广泛。在这种方法通过行三尖瓣整形加上房间隔缺损部分关闭。这一手术的关键基础在于患者有发育良好的三尖瓣前叶[97]。在术后早期允许经房间隔缺损少量右向左分流是十分重要的，特别是在肺血管阻力升高和右心室功能障碍的情况下。右心房明显减少导致整个心胸比例的减少，增加肺血流，允许肺发育。这种心脏"锥形重构"的复杂性（下文）限制了它在大多数患病新生儿中的应用。新生儿术后护理具有挑战性，延迟关胸是很常见的。吸入 NO 有助于降低肺血管阻力，全身动脉发生去氧饱和事件是常见的，腹膜透析有助于确保彻底减压。在 2007，Knott-Craig 等报道在 27 名新生儿和婴儿患者的治疗经验，其中解剖或功能性肺动脉瓣闭锁较为常见。双心室治疗的方法在25例中23例新生儿行三尖瓣修补术，存活率为74%。随访时间中位数为5.4年，最长为12年。这表明，尽管早期死亡率很高，但这些结果已成为该组患儿治疗的基础。

Starnes等率先开展了右心室废用手术[96]，具体如下：①用带窗的补片关闭三尖瓣口；②增加心房间的交通；③右心房减容术；④体-肺分流。这种方法在肺动脉瓣闭锁的患儿中尤为有用。尽管三尖瓣关闭，右心室解压仍然是必需的，因为它继续被动地接受来自冠状窦静脉的血液。通过在三尖瓣补片中开4~5mm窗实现右心室的减压。重度肺动脉瓣反流也会导致右心室扩张。结扎或关闭肺动脉必须在初次手术时完成来优化右心室功能，为以后的Fontan手术做准备。Sano等[101]通过切除右心室游离壁，完全废用右心室，从而对Starnes的单心室修补方法进行改良。右心室折叠改善左心室充盈，减轻肺血管压力。决定进行双心室修补或单心室修补策略很大程度上取决于该医疗机构的经验。如果三尖瓣瓣膜解剖结构适合于修复，双心室方法更受喜欢。如果是解剖型肺动脉瓣闭锁或三尖瓣小叶发育差，则单心室策略更受青睐。随着双心室和单心室手术技术的改善，现在心脏移植很少应用。但是，在严重的Ebstein畸形患者身上，心脏移植仍然是一种选择，尤其有明显的左心室功能障碍时。小型心室辅助装置及ECMO的进展为这些围术期婴儿提供了机械支持选择。

3．儿童和成人期手术

大龄儿童和成人Ebstein畸形的手术适应证包括：运动耐受能力下降、发绀、进行性右心室扩大（心胸比值大于0.6）及房性心律失常的发生或进展（表38-5）。外科治疗应在发展成严重的右心室和（或）左心室功能障碍前进行。在60岁以下的人群中，最好是瓣膜修补而不是瓣膜置换。

目前，"圆锥重建"（cone reconstruction，CR）技术提供了最接近解剖结构的方案（图38-31）。来自梅奥医学中心的最新数据（患者年龄19天至68岁，平均年龄19岁）显示圆锥重建技术

表38-5 Ebstein畸形外科手术指征

- 活动能力下降
- 发绀
- 进行性右心室扩大（心胸比例＞60%）
- 右心室功能下降前期
- 进行性房性心律失常加重
- 左心室功能下降前期

取得了良好的成功[102]。在另一份最近的梅奥医学中心报道中，98%的年轻患者（年龄＜21岁）可以通过改良圆锥重建技术成功修复瓣膜[103]。在当今时代，对于一个孩子或年轻的成年人来说，通过瓣膜置换来治疗Ebstein畸形是非常罕见的。梅奥医学中心的改良圆锥重建技术包括：完整的或部分的瓣环成形术，选择性应用Sebning法和选择性使用BDCPA治疗重度右心室扩张或功能障碍，达到"一室半"纠治。一般来说，房内交通是需要关闭的。

在60岁以上的患者中，用猪生物假体行三尖瓣置换的门槛较低。瓣膜置换的指征包括三尖瓣隔叶的完全缺如、前叶严重心肌化、小叶前缘严重受束缚[104]。在梅奥医学中心的系列研究中，在圆锥重建经验之前，三尖瓣修补与置换的患者之间的再手术或长期生存率没有差别[105]。两组术后20年再手术率约为50%。使用经皮瓣膜置换是目前常见的术后干预治疗[105]。Ebstein异常，尤其是右心室功能差时，应避免机械瓣置换。在儿童和年轻人中，如果右心室有严重的舒张和收缩功能障碍[106,107]，可考虑使用BDCPA。重要的是，这些患者有正常的肺血管阻力，低左心室舒张末期压（low LV end-diastolic pressure，LVEDP），以及最重要的是有完整功能的肺动脉瓣。在手术干预前，4岁以上发生心律失常的患者或在体表心电图上出现预激的患者应接受射频消融术。心房颤动或心房扑动的射频消融迷宫术在做Ebstein修复时可同时完成。Ebstein的迷宫手术的术后心律失常复发率最高可达50%。

4. 三尖瓣修补术

该手术的目的是获得一个完整的三尖瓣，保持右心室的收缩能力，降低晚期心律失常的风险。

5. 早期梅奥经验：Danielson "带瓣"修复

这一修复技术是在20世纪70年代报道的，其基础是利用前叶与室间隔连接形成一个带瓣补片瓣膜。此外，房化右心室游离壁折叠术、三尖瓣环成形术和心房减容术已得到实施[108]。这种修复术是在20世纪80年代根据Ebstein畸形的解剖变化而进一步改良完成[109]，其中之一是将前乳头肌移向室间隔。这促进了前叶前缘与室间隔的接合。一般情况下，前后三尖瓣环成形术得到实施，达到功能修复。对这项技术的大样本回顾研究中，539例患者的平均年龄为24岁（8日龄至79岁），30天死亡率为5.9%（2001年以后为2.7%），后期存活率1年为85%，20年为71%[105]。

6. 法国经验：Carpentier修补术

在1988，Carpentier等提出了一种游离三尖瓣前叶的瓣膜修复方法[110]。在纵向行房化的右心室和心房的折叠术后，分离瓣膜的前叶和下叶。前叶和下叶会重新定位以达到在正常水平覆盖入口的目的。三尖瓣瓣环通过假体环得到重塑与加固。这项技术代表了另一种带瓣修复技术。在许多方面Carpentier技术是目前常用的圆锥重建技术翻版；与圆锥重建不同的是，前叶和下叶不是按顺时针方向运动或旋转，以满足隔叶固定。

7. 心室化技术

这项技术的特点是将房化右心室与整个右心室重新整合。心室化是通过分离的瓣膜膈叶和下叶，完成瓣膜移位。再植入的间隔小叶是重建瓣膜的相对结构。许多人，包括Hetze[112]、Quaegebeur[113]、Wu和Huang[114]、Chen等[115]报道了其他修复技术，以治疗老年儿童和成人的Ebstein异常。

8. 巴西经验：da Silva Cone重建

在2007，da Silva等[116]描述用"圆锥重建"修复的40例患者。此后，圆锥重建作为Ebstein异常的首选修复技术被许多人所采用。圆锥重建是最常用的解剖修复技术。圆锥重建的原理是用接近小叶的侧面来手术界定所有可解决的小叶问题，使360°的组织形成围绕三尖瓣口和房室连接处形成一个"锥"。此外，重建瓣膜固定在房室槽的铰链点。重要的是，需要一些隔叶来加强这种修复。前叶的扩大更有利于这种接合。圆锥重建完成了三尖瓣的分层过程。

在梅奥医学中心，最近对圆锥重建的修改包括：在躯体生长结束后放置一个从前间隔连合到下间隔连合和冠状窦的有弹性环带。在儿童患者中，从前下连合到冠状血管翳的较小的带可得到利用。在梅奥医学中心研究中，放置一个部分环成形术环与早期再手术的自由有关[103]（图38-31）。对选择的患者进行的其他修改包括动员乳头前膜与室间隔的近似值及BDCPA的使用。

9. 梅奥医学中心：锥重建

在2013，Anderson等[103]报道梅奥医学中心前84名年龄在21岁以下的患者的结果。出院时，98%的或者成功修复了三尖瓣。其中有一人死亡（一名新生儿死于肺部疾病）和一例瓣膜置换。瓣膜修复时的平均年龄为10岁（5—20.8岁）。在接下来随访的8年里，只有一名患者需要后期修复瓣膜。迄今为止，术后心律失常很少发生。术后仅7%的患者发生三尖瓣狭窄（平均梯度6mmHg）。然而，30%的患者在圆锥重建期间或之前有BDCPA异常。

以下是圆锥重建的相关禁忌证：①患者年龄60岁；②中度肺动脉高压；③严重左心室功能障碍（射血分数＜30%）；④无间隔小叶；⑤重度肌肉萎缩；⑥严重三尖瓣环扩张伴左心室增大和收缩功能障碍（老年人常见）。因此，三尖瓣修复技术仍需不断发展，而且由于Ebstein异常患者的解剖变异，目前尚无普遍正确的治疗方法。至目前2015年1月份为止，梅奥医学中心的圆锥重建经验超过200次。但是，没有发现任何两个患者的瓣膜是相同的，也没有两次相同的修补术[117]（图38-32和图38-33）。

10. 三尖瓣替换术

大多数Ebstein畸形患者首选三尖瓣修补术，而非替换术。但是如果瓣膜修复是不可行的，那

第六篇 先天性心血管疾病
第 38 章 三尖瓣疾病：闭锁、发育不良、Ebstein 畸形

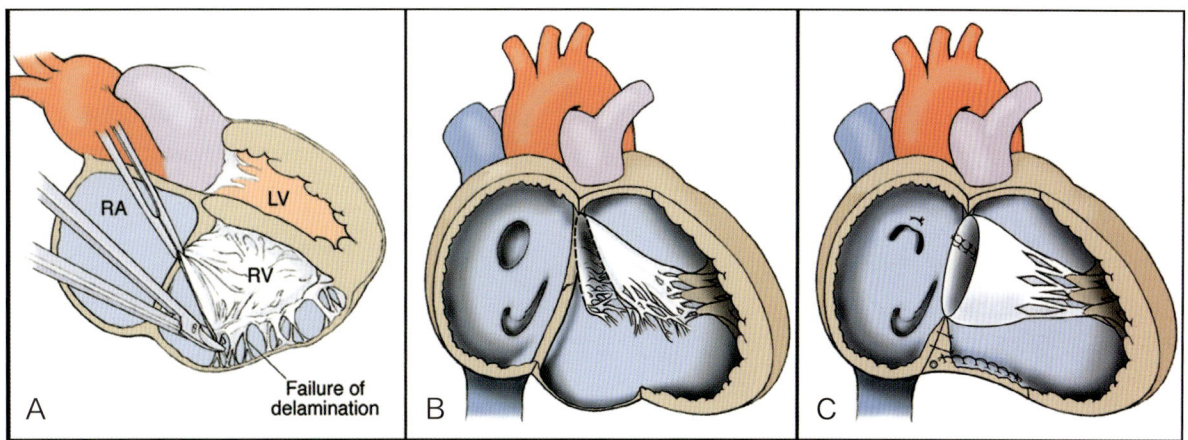

▲ 图 38-31 Concept of the cone reconstruction in Ebstein malformation. A: Adherent segments of tricuspid valve tissue being separated from the anatomic annulus and the underlying right ventricular myocardium. B: Sheet of tricuspid of tissue after it has been released. This tissue is used to create a cone, often attaching the anterior leaflet to the remnants of the septal leaflet (see suture line, C). Once the cone is created, the base is attached to the atrioventricular junction, restoring the hinge points to a nondisplaced position (C). When dilated, thin, or significantly dyskinetic, the atrialized right ventricle can be reduced in size by either elliptical resection or plication (C). The annuloplasty reduces the size of the intraventricular junction to what is appropriate to the size of the reconstructed cone. (From Eidem BW, O'Leary PW, Cetta F. *Echocardiography in Pediatric and Adult Congenital Heart Disease*. 2nd ed. Philadelphia, PA: Wolters Kluwer; 2015.)

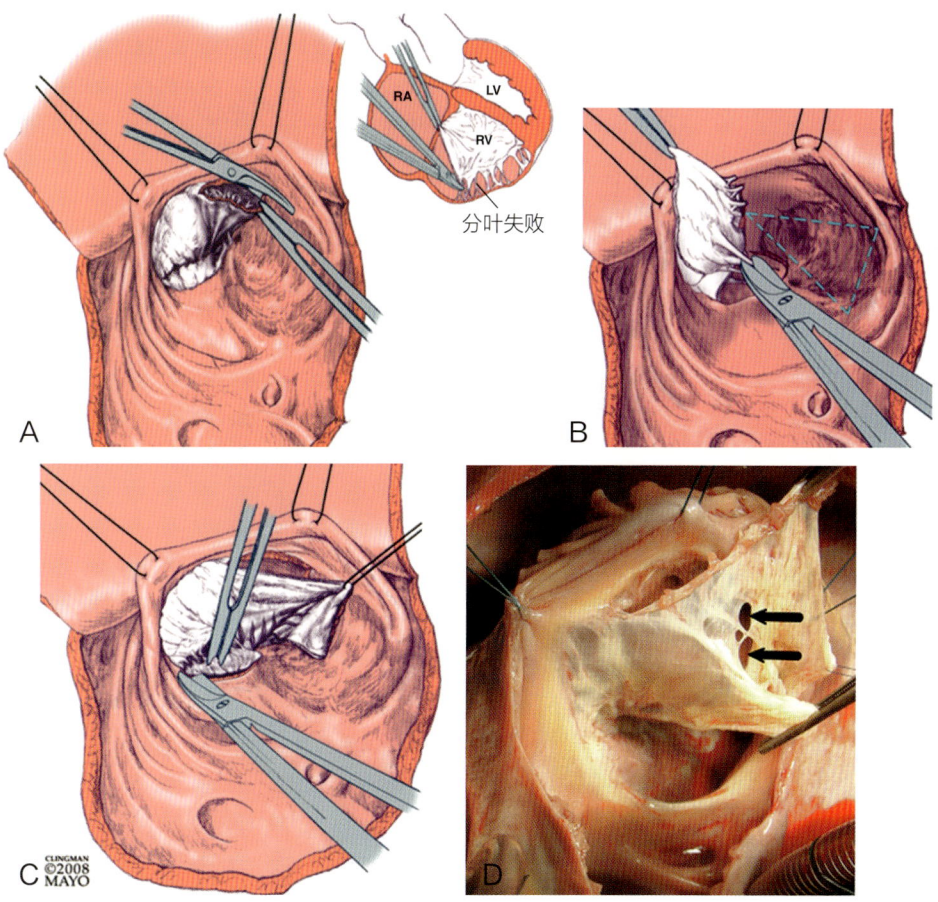

▲ 图 38-32 Ebstein 异常修复"da Silva 技术"的操作步骤
A. 在三尖瓣前叶 12 点钟处切开，切开至真正瓣环数毫米处，然后将切口顺时针方向扩大，以成功分离出前叶；B. 由于前叶从右心室肌中成功分离，所有纤维和肌肉的附件都被切开，但重要的是要保持瓣叶的所有附件完好无损；C. 进一步用剪刀解剖分离出完整的瓣叶和相关附件；D. 术中前叶和下叶的照片，箭处为裂缺

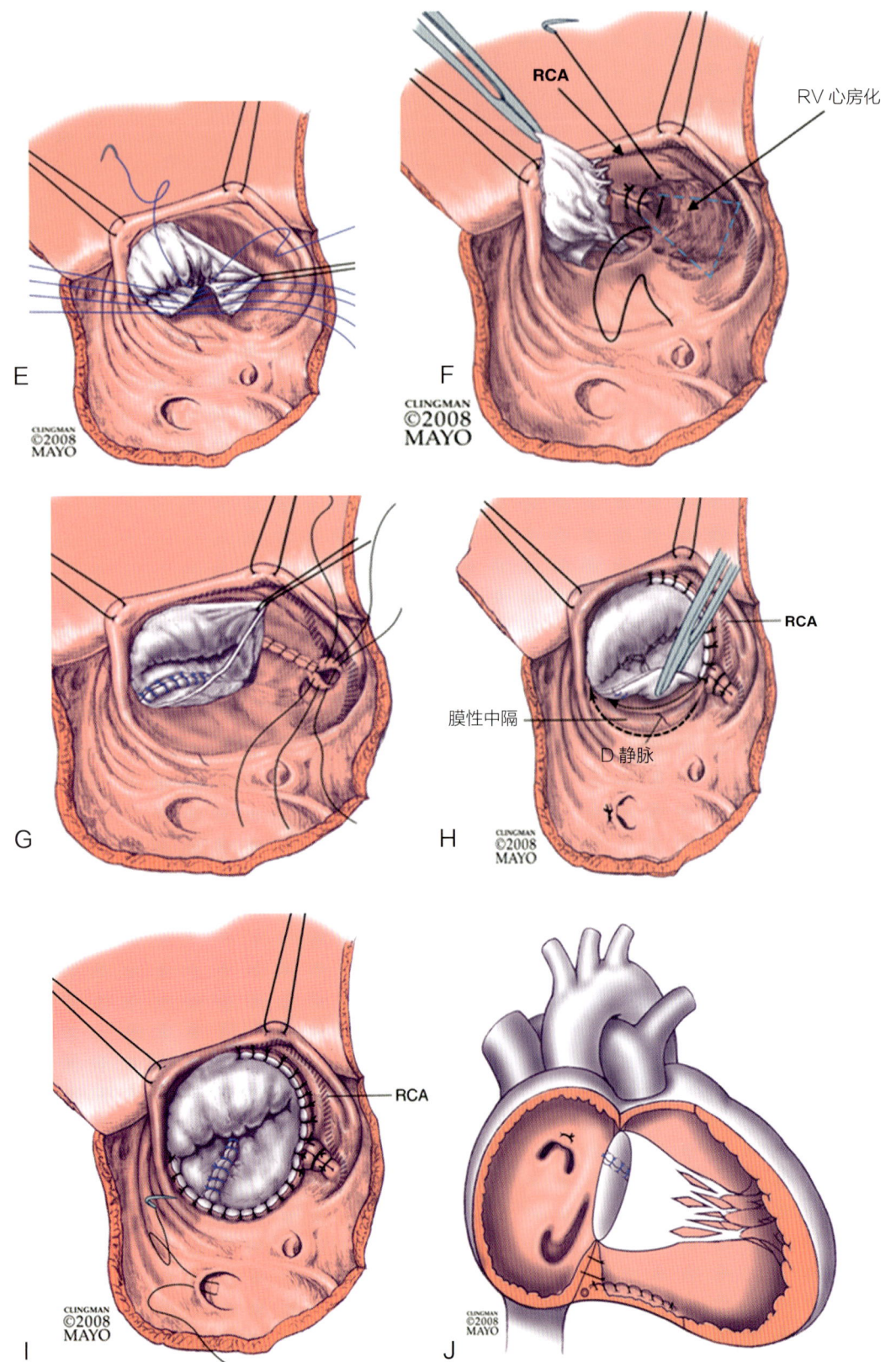

▲ 图 38-32（续） Ebstein 异常修复 "da Silva 技术" 的操作步骤

E. 将分离的瓣叶顺时针方向在房室瓣环处连接，构成锥形重建；F. 判断房化的心室是否需要折叠；G 和 H. 缝接瓣膜，重建右心室流入道；I 和 J. 缝接瓣膜，重建右心室流入道（经许可，引自 Mayo Foundation for Medical Education and Research.）

RA. 右心房；RV. 右心室；LV. 左心室；RCA. 右冠状动脉

第六篇 先天性心血管疾病
第38章 三尖瓣疾病：闭锁、发育不良、Ebstein 畸形

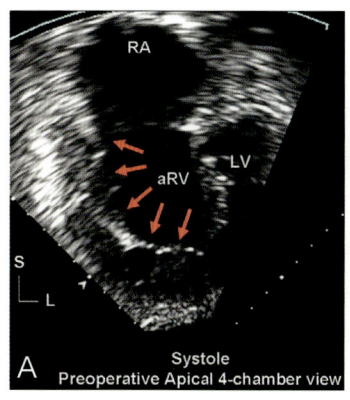
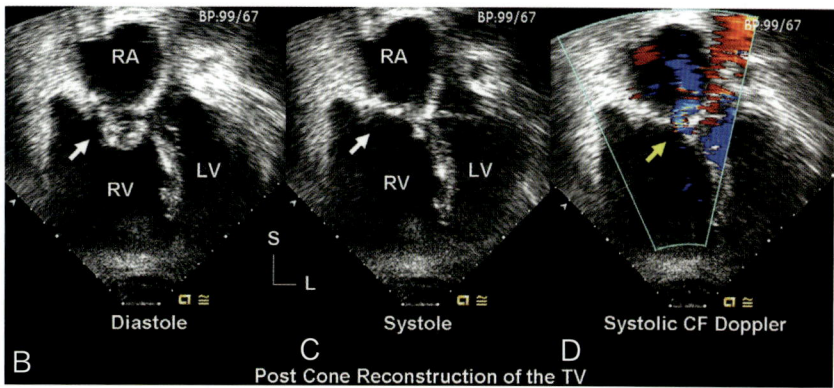

▲ 图 38-33 Series of apical four-chamber images from examinations of a 3-year-old girl with Ebstein malformation. A: Preoperative examination, demonstrating no remnants of tricuspid septal leaflet tissue within the anatomic right ventricular inlet. The anterior leaflet is severely tethered by multiple attachments to the right ventricular free wall. *Red arrows* outline the anterior leaflet. Even though this is a frame from peak systole, the leaflet tissue remains parallel to and very near the right ventricular free wall. The patient underwent a cone reconstruction of her tricuspid valve a short time later. B–D: Postoperative, predischarge echocardiogram. B and C: Reconstructed valve in diastole and systole, respectively. By attaching the "annulus" of the reconstructed "cone" to a plane near the anatomic atrioventricular junction (*arrows*), the surgeon has completely eliminated the large atrialized portion of the right ventricle, as well as the regurgitation. Despite the severe deformity of the native valve, the color flow image in the postreconstruction echocardiogram (D) showed only mild tricuspid regurgitation. There was no obstruction (mean gradient = 4 mm Hg). aRV, atrialized right ventricle; L, left; LA, left atrium; LV, left ventricle; R, right; RA, right atrium; RV, right ventricle. (From Eidem BW, O'Leary PW, Cetta F. *Echocardiography in Pediatric and Adult Congenital Heart Disease*. 2nd ed. Philadelphia, PA: Wolters Kluwer; 2015.)

么猪人工瓣膜置换是一种很好的替代方法，尤其是老年患者。相对于机械瓣，生物瓣膜首选，因为它具有相对较好的耐用性和不需要抗凝治疗[118]。然而，生物修复瓣膜在婴儿和幼儿中，其耐用性较差，更容易发生结构瓣膜退化和耐久性下降，这与年轻的儿童患者钙化增加，以及与生物修复瓣膜的快速生长导致患者假体不匹配有关。机械瓣膜易导致较高概率的血栓栓塞，尤其是在右心室存在功能障碍时。生物瓣通常位于心房的正上方，与真正的三尖瓣相连，因此，当瓣膜与房室结有足够的距离，冠状窦就会流入右心房。然而，如果冠状窦与房室结之间的距离太短，则瓣膜被放置在环上方更远的位置，使得冠状窦从人造瓣下方流入右心室。生物瓣膜的支架应该横跨隔膜和传导组织，以避免房室阻滞。在患有 Ebstein 异常的儿童和成人中，放置在三尖瓣位置的生物瓣膜比放置在非 Ebstein 患者的瓣膜具有更大的耐用性。这可能是与生物假体的大尺寸有关，生物假体的植入与患者的大小和正常的右心室压力有关。这两种因素均能减少湍流和生物膜的压力。在严重的右心室功能障碍时应避免使用机械瓣。在

Ebstein 畸形中，在安装大型瓣膜、较低的右心房、右心室压力以及较差的右心室收缩力（即较低的开闭压力）时，可能会降低机械瓣盘的活动能力。机械瓣盘活动减少可能是血栓形成的一个源头，尽管有足够的抗凝。

11. 双向腔 - 肺连接：作为三尖瓣修复的辅助手段

在选择的患者中，BDCPA 已成为 Ebstein 畸形修复的重要辅助手段。BDCPA 减少静脉回流，通过使约 1/3 血流流至扩大的功能失调的右心室，从而为左心室提供足够的前负荷，以维持足够的全身性灌注。左心室功能障碍在伴有右心室扩张严重的 Ebstein 患者中尤其明显。这可能是因为左心室的几何形状发生了变化，这个变化由于右心室受压或左心室功能不全。BDCPA 的适应证包括：①严重右心室增大和（或）功能障碍；②室间隔移位导致左心室受压；③中度三尖瓣狭窄（平均压差＞ 8mmHg）；④圆锥重建后，或右心房与左心房压力比为 1.5（右心室功能差的指标）。然而，BDCPA 有以下缺点：①头颈静脉搏动；②面部肿胀；③静脉 - 静脉瘘和（或）肺动静脉瘘的潜在发

1035

展；④颈内静脉进入心脏的限制[119, 120]。

心内压力测量在 BDCPA 之前是重要的。术前左心室舒张末压＜ 12mmHg，经肺压力梯度＜ 10mmHg，平均肺动脉压＜ 16mmHg，是 BDCPA 成功的前提。左心室功能不全可引起左心室舒张末期压、左心室压和肺动脉压升高。在大多数患者中，在中度左心室功能障碍（射血分数为 35%～40%）的情况下进行 BDCPA 是可行的。BDCPA 患者可耐受更多残留三尖瓣反流。如果瓣膜修补导致中度三尖瓣狭窄（平均压差＞ 8mmHg），通过 BDCPA 重新引导全身静脉回流可降低压差。Chauvaud 等[121] 和 Qui onez 等[122] 提出，当右心室严重功能障碍时，使用 BDCPA 可以降低死亡率并促进术后管理。在欧洲的 150 名登记患者中，26% 的患者有 1.5 个心室入径 BDCPA 在 Ebstein 畸形患者中作为可以选择的治疗方式，尤其是当右心室衰竭时，更是一个希望。Ebstein 异常患者 BDCPA 的晚期结果尚不清楚。

12. 心房右心室折叠术与右心房复位

Ebstein 畸形中右心室心房化部分是折叠或切除是有争议的。理论上，折叠的优势包括：①减小无功能右心室的大小；②最大限度地减少左心室的压缩；③消除瓣膜修复的张力，特别是在包含多条缝合线的 CR 中；④最大限度地减少对肺的压缩。折叠风险包括冠心动脉损伤。在 Mayo 临床经验中，当心肌薄、透明和运动障碍时，选择行房室折叠术。房室折叠应用仅限于下壁，从右心室顶端延伸到房室交沟。在心房切开术时常规行右心房缩小术，应避免靠近终末嵴的顶端缝合，以减少房性心动过速。

13. 心律失常的外科治疗

心房颤动、心房扑动和折返性室上性心动过速是患有 Ebstein 异常成人常见的心律失常。右侧 Cox-maze Ⅲ 与 cavtruspid 消融术一起纳入 Ebstein 畸形的应用。双房迷走术是在同时发生心房颤动、左心室扩张或二尖瓣反流时进行的。两个手术的切除位置在之前已经描述过了[124,125]。对于心房扑动患者，存在三尖瓣环峡部病变。它从后外侧三尖瓣延伸冠状窦和对腔静脉或下腔静脉。左心房的辅助通路通常是封闭的。在旁路传导的情况下，通常在生理实验室进行术前定位和消融。在当前的时代，很少进行辅助通路的定位及消融。

14. 心脏移植术

Ebstein 畸形很少需要心脏移植。在梅奥临床经验中，移植的适应证通常是存在严重的双心室功能障碍并伴有左心室射血分数＜ 25%。其他考虑心脏移植的指标包括：严重的左心室扩张和功能障碍，尤其是伴有二尖瓣反流时。

（七）结果

1. 短期

尽管在医学和外科技术上取得了进步，但对患有 Ebstein 畸形和发绀的婴儿的治疗仍很困难。瓣膜畸形的严重程度和双心室的功能障碍会影响结果。新生儿早期死亡率与显著的右心室增大、严重的小叶栓系、左心室功能不全和肺闭锁有关。重度心脏扩大的患者（心胸比值＞ 0.6）也可能有肺发育不全（74 例）。在当今时代，儿童的早期治疗效果更好，在经验丰富的中心手术死亡率为 3%。

2. 长期

大多数 Ebstein 畸形患者需要手术治疗。在儿童和年轻成人中，使用新型圆锥重建的三尖瓣的外科修复已被提倡。Ebstein 患者心房快速性心律失常的发生率很高。心房颤动和心房扑动是老年人最常见的心律失常。心律失常通常是由进展性三尖瓣反流或狭窄引起的右心室扩大所致。如果瓣膜不能得到修复，右心房和右心室的扩张和功能障碍将进一步发展。瓣膜修补和替换术后远期疗效是非常好的。对于那些行圆锥重建手术的患者来说，仍然需要长期随访，但中期结果显示，与带瓣补片技术相比，圆锥重建术后患者的瓣膜耐用性更好。除重症新生儿外，Ebstein 异常患者的成人期生存率和生化治疗都很好[105]。

梅奥医学中心 Ebstein 畸形的手术经验现已在超过 1000 名患者。2008 年，Brown 等[105] 报道了第一批在梅奥医学中心接受 604 例心脏手术的 539 个患者。平均手术年龄为 24 岁（8—79 岁）。10 年和 20 年生存率分别为 90% 和 76%。无晚期再手术的生存率（图 38-26）在 10 年和 20 年时分别为 74% 和 46%。大多数患者（83%）处于 NYHA 功能 I 级或 II 级，34% 未接受心脏药物治疗。报道的运动耐受性与同龄人[126]相当。其中的小部分或者进行了正式的运动测试[127,128]。术后运动耐受性有改善，但这可能是由于消除心房右向左分流，而不是心室功能的改善。有关 Ebstein 异常瓣膜修复 / 置换后右心室功能可恢复，这有待进一步研究。这些患者的长期问题包括再手术和心房快速心律失常。心脏原因的再住院率在 10 年和 20 年分别为 68% 和 35%[105,126]。

用三尖瓣修复或替换对患者长期管理的新技术已经出现。Dearani 等[129]报道了瓣膜修复后出现术后残留 / 复发性三尖瓣反流的患者，应用圆锥重建技术治疗三尖瓣 "再通" 取得了良好的效果。曾有三尖瓣置换术并伴有生物假体功能障碍的患者，可采用经皮瓣膜置入技术治疗，以避免或推迟某些需再手术者[130,131]。

3. 妊娠结果

患有 Ebstein 异常的女性怀孕情况通常很好。在梅奥医学中心诊疗患者中，89% 的 Ebstein 畸形女性有顺产史（132 例）。剖宫产是因为产科需要而不是心脏的指征。最重要的是患有 Ebstein 畸形的女性应该接受在考虑怀孕时进行彻底的医学评估[133]。妊娠合并 Ebstein 异常会导致早产、胎儿死亡和先天性心脏病后代的风险增加[132,133]。需要由产科医生、心脏专家和心脏麻醉师组成的多学科团队来管理这些患者。根据梅奥医学中心的经验[105]，82 名妇女共孕育 275 次。Ebstein 异常的父母，先天性心脏病的发病率后代易患率为 3.9%。这些数据类似于 Drenthan 等早些时候报道的数据[133]。

三、三尖瓣反流：先天性的或后天获得的

三尖瓣反流与 Ebstein 异常无关，是相对罕见的，这包括一组有着独特的治疗策略的异质性病变。没有 Ebstein 畸形的三尖瓣反流患者是因广泛的解剖学改变导致了三尖瓣反流。先天性病因包括无腱索[134]三尖瓣发育不良（小叶增厚伴脊索缩短）或无防护三尖瓣孔[135]。患者肺动脉瓣闭锁及完整的心室间隔[136]可以有类似 Ebstein 异常的三尖瓣形态或者三尖瓣发育不良。医源性原因包括起搏器 / 除颤器术后室间隔缺损或小叶损伤[137]。在儿童和成人中，胸部外伤可造成三尖瓣腱索断裂[138]。出现的年龄取决于三尖瓣反流的病因和严重程度[139]。一般而言，有两种类型的三尖瓣发育不良：有和没有小叶位移。有小叶位移的患者符合 Ebstein 异常诊断标准。在 "三尖瓣发育不良" 中三尖瓣小叶发育不正常，而不是位移[140]（图 38-34）。超声心动图证实三尖瓣反流的诊断，能够确定三尖瓣反流程度，精确评估三尖瓣小叶和三尖瓣的装置（位移、栓系、异型增生等）、尺寸和心

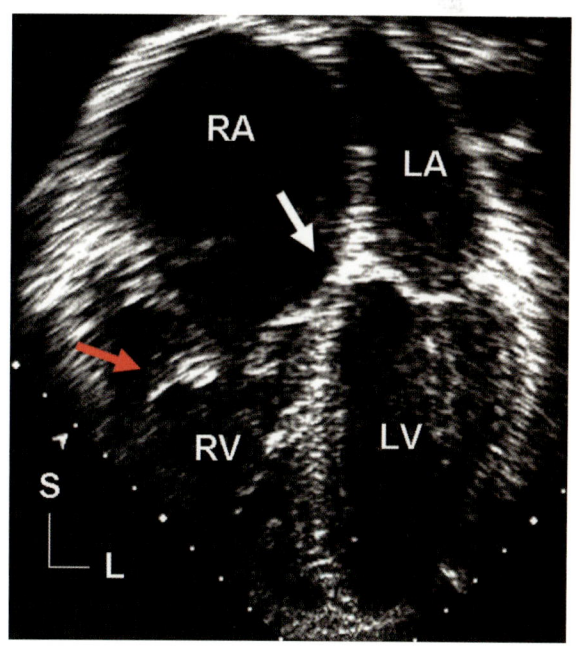

▲ 图 38-34 Congenital dysplasia of the tricuspid valve. There was severe tricuspid regurgitation and a large central gap in coaptation. The tricuspid leaflets are thickened and chordae are shorter than normal (*red arrow*), restricting the motion of all three leaflets. Despite the restricted mobility, these leaflets are not adherent to the underlying myocardium and the apical displacement index, representing the offset of the mitral and tricuspid valve septal insertions (*white arrow*), with only 6 mm/m². These features confirm the fact that this was not a case of Ebstein malformation. L, left; LA, left atrium; LV, left ventricle; RA, right atrium; RV, right ventricle; S, superior. (From Eidem BW, O'Leary PW, Cetta F. *Echocardiography in Pediatric and Adult Congenital Heart Disease*. 2nd ed. Philadelphia, PA: Wolters Kluwer; 2015.)

室功能及相关病变的检测。MR 被用来进一步评估和量化心室大小和功能。严重三尖瓣反流导致慢性右心室容量负荷过大，导致进行性心室扩张，功能障碍，以及临床右心衰竭。及时矫正三尖瓣反流能维持右心室功能，提高右心室功能及远期生存率。对于儿童来说，在可行的情况下首选三尖瓣修复而不是替换。干预的最佳时机应该在出现右心室功能障碍之前甚至在无症状的时候。

四、羊皮纸样右心室（UHL 畸形）

羊皮纸样右心室非常罕见。1905 年，William Osler 首次描述了"羊皮纸"这个词，但 Henry Uhl 在 1952 年[141]首次报道。1993 年，Gerlis 等[142]报道 84 例 Uhl 异常患者，但大多数患者在儿童时期死亡。在 Uhl 异常中，右心室游离壁心肌层的缺失，心内膜和心外膜相对。鼻中隔小梁和三尖瓣的乳头肌肌化[143]。心肌的缺失可能是心肌细胞不发育或者选择性凋亡的结果。虽然有一些家族性事件报道，但大多数是散发的。FeuCHT 等[144]提示血管内皮生长因子的作用导致了这种心血管畸形。心衰伴周围水肿、胸膜渗出和（或）发绀是 Uhl 异常的常见症状和症状。心律失常和传导障碍不常见。超声心动图显示了插入真正的解剖环的分层的三尖瓣小叶。发育不良，但没有移位却有严重瓣膜反流的小叶可能会出现。相关联的缺损包括室间隔缺损和心室完整的肺闭锁。其治疗包括充血性心力衰竭的治疗和胸腔积液引流。手术选择包括：① 运用房间隔切开术、BDCPA 和关闭三尖瓣口的右心室移除；②运用 BDCPA 和右心室部分切除术和房间隔切除术的 1.5 心室姑息术[146]；③心脏移植。的确，心脏移植可能是这些罕见患者提供最佳选择[147]。

致谢

作者衷心感谢 Philip Wackel and Bryan Cannon 医生对本章在电生理学方面研究的贡献。我们也感谢 Justin Horner 医生对 Ebstein 畸形、Michael Epstein 医生对三尖瓣闭锁章节的贡献。

特别感谢梅奥医学中心的 William Edwards 和 Gordon Danielson 医生对 Ebstein 畸形的解剖学、生理学和外科修复的一些困惑做出的独到理解方面的贡献。

第 39 章
肺动脉狭窄
Pulmonary Stenosis

Lourdes R. Prieto　Larry A. Latson　著
谢利剑　译

先天性右心室流出道梗阻最常见的原因是肺动脉瓣狭窄，但也可能是流出道腔内或肺动脉瓣膜上狭窄，涉及主肺动脉和肺动脉分支。伴或不伴其他相关病变的肺动脉狭窄的发生率占所有先天性心脏病患儿的 25%～30%。本章讨论室间隔完整的肺动脉狭窄。

一、单纯性肺动脉瓣狭窄

单纯性肺动脉瓣狭窄在所有右心室流出梗阻患者中占 80%～90%。1761 年，John Baptist Morgagni 对其进行了描述，发现在先天性心脏病患者中单纯性肺动脉瓣狭窄的发生率为 8%～10%[1]。已报道肺动脉瓣狭窄的发生往往具有家族性。Campbell 发现患有肺动脉狭窄的患者兄弟姐妹中，心脏病如肺动脉狭窄或法洛四联症的发生率为 2.1%[2]。在先天性心脏缺陷的第二次回顾研究中，449 例肺动脉瓣膜狭窄患者的 1356 个兄弟姐妹中，确诊和可能出现先天性心脏缺陷的发生率分别为 1.1% 和 2.1%[3]。

（一）胚胎学和病理学

心脏瓣膜发展的过程开始于原始心管内层心脏内皮细胞的迁移，进入细胞外基质，细胞外基质将内皮细胞层与心肌外层分离开来，在覆盖着后期房室管和流出道的区域形成心内膜垫。形成这些心内膜垫的细胞继续增殖并分化成间充质细胞。而二尖瓣和三尖瓣仅从心内膜垫组织中分离出来，主动脉瓣和肺动脉瓣的最终发展涉及神经嵴细胞从鳃足弓到远端流出道的迁移[4,5]。这些心内膜垫进一步重塑，最终形成薄的锥形瓣叶，该瓣叶由单层内皮细胞层及由胶原、弹性蛋白和黏多糖组成的中心基质构成。

正常瓣膜的形成涉及几个信号通路紧密调节内皮细胞分化和重构，并依赖于这些内皮细胞之间、细胞外基质和周围心肌之间复杂的相互作用[6]。在瓣膜形成的过程中，这些复杂的相互作用在任何水平发生异常，将会导致瓣膜畸形。例如，在心脏形成过程中，存在于心内膜垫充质细胞中的一种 G- 蛋白耦联受体 CXCR7 的缺失，可导致小鼠胚胎的主动脉瓣和肺动脉瓣狭窄，这是由于骨形态发育蛋白信号过度增殖所致[7]。PTPN11 外显子 2 的缺失，而该外显子参与编码蛋白酪氨酸磷酸酶 SHP-2 另一个信号通路，将导致肺动脉瓣发育不良[8]。值得注意的是，在 Noonan 综合征和 LEOPARD 综合征患者中均发现了 PTPN11 的突变，两者都表现出肺动脉瓣狭窄[9-11]。迄今为止的研究已经阐明了这影响肺动脉和主动脉瓣的形成，但具体导致肺瓣膜异常的因素尚未找到。目前尚不清楚控制一个或另一个半月瓣瓣膜重塑的具体过程。在典型的肺动脉瓣狭窄中，瓣膜是圆锥形或圆顶样的，有 2～4 条嵴线可见，但并没有分离瓣叶（图 39-1）[12]。少数情况下，瓣膜可以通过一、二、三单瓣叶粘连而变厚。在 10%～20% 的患者中有一种不同的病理变化称为肺动脉瓣发育不良[13]。发育不良的瓣膜是三叶状的，有明显增厚的尖头，由紊乱的黏液瘤样组织构成，几乎没有融合（图

39-2）。瓣环通常是发育不良的，Noonan 综合征患者中大多有此病变，并可能出现在非家族性病例中。

由于肺动脉瓣狭窄，右心室和肺动脉可发生一些继发性的改变。右心室，特别是漏斗状区域，逐渐扩大。漏斗部的肥厚可导致瓣膜下功能性梗阻（图 39-1）。尸检中发现，在严重肺动脉狭窄患者的右心室游离壁和乳头肌的心内膜经常看到小面积的心肌梗死。可能会出现三尖瓣和腱索附属结构等增厚，甚至瓣膜反流。由于右心室肥厚，右心室压力增大，从而导致右心房的肥厚及扩张。在许多情况下，可有卵圆孔未闭或更少见的房间隔缺损。大多数患者合并狭窄后肺动脉干扩张，有时延伸至近端左肺动脉。肺动脉瓣发育不良的患者却是个例外。扩张的程度并不一定与梗阻的严重程度成正比，在轻度病例中往往扩张更明显。在狭窄瓣膜口中喷射出的高速血流可能导致狭窄后扩张。

（二）生理学

肺动脉瓣狭窄的主要生理作用是右心室压力升高，与梗阻的严重程度成正比。右心室压力的升高伴随着两种机制之一是心肌重量的增加，这取决于病程发展的不同阶段。动物模型上的研究表明，胎儿和新生儿的心肌在增加了毛细血管的数量后，会对肌肉细胞的增生产生反应[14]。相比之下，成人心肌对存在的心肌纤维化肥大有反应，而毛细血管网不发生变化。因此，新生儿心肌可能更适合于产生需要的压力去克服严重的梗阻。增加的心肌质量（心肌肥厚）可以使高压力的右心室保持正常的心搏量。然而，如果狭窄孔的内径大小保持不变，随着患者的生长，阻塞程度会变得更加严重；右心室扩张，最终导致右心衰竭。在许多严重肺动脉狭窄患者中，三尖瓣反流的进展使这一过程逐渐恶化。如果出现严重的新生儿梗阻，右心室衰竭可能发生在婴儿期。当右心室输出随心室衰竭而减少时，只有增加组织氧的摄取才能维持足够的氧合。氧需求的增加，如在运动中，可能会导致周围性发绀。在卵圆孔未闭或房间隔缺损的患者中，由于右心房压力超过左心房压力，可导致中央性发绀。随着右心室进行性肥大导致心肌顺应性的降低，引起心力衰竭，可能导致一些最初代偿良好的患者出现中央性发绀。当瓣膜狭窄程度严重到足以导致胎儿右心室输出减少时，在子宫内将会出现心房水平更大流量的右向左分流。这种情况被称为危重型肺动脉狭窄[15]。由于右心室严重的肥厚和在发育过程中前向血流量减少的影响（图 39-3），右心室常发育不良。在

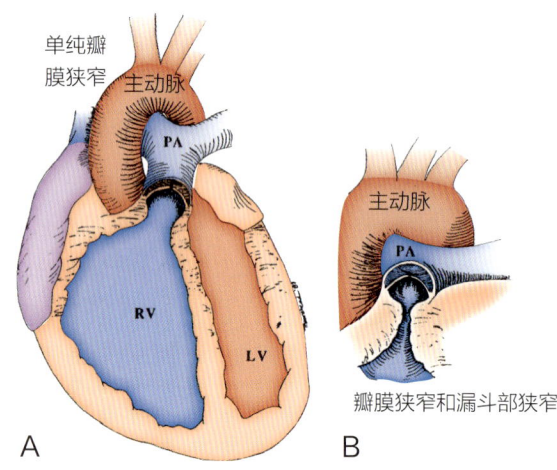

▲ 图 39-1 室间隔完整的肺动脉瓣狭窄的示意图
A. 单纯瓣膜狭窄，可见肺动脉瓣闭锁狭窄；B. 瓣膜狭窄和漏斗部狭窄，可见继发的漏斗状肥大
LV. 左心室；PA. 肺动脉；RV. 右心室

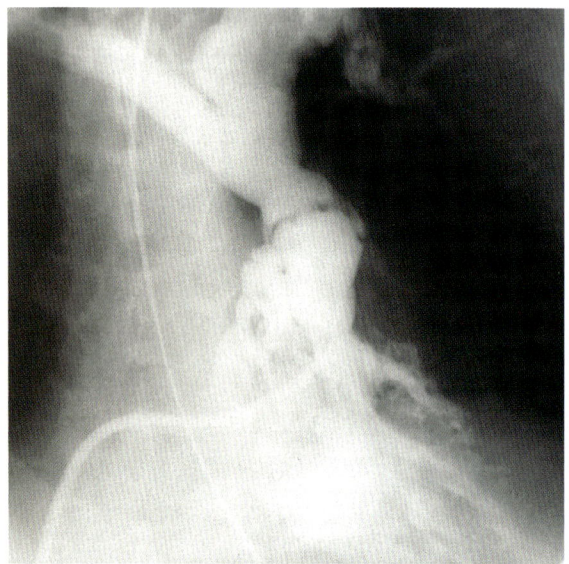

▲ 图 39-2 儿童发育不良肺动脉瓣狭窄的右心室造影图
图为前后位并向头成角。注意增厚、不规则的瓣叶和相对较小的环。瓣上狭窄是存在的，主肺动脉干没有扩张

第六篇 先天性心血管疾病
第39章 肺动脉狭窄

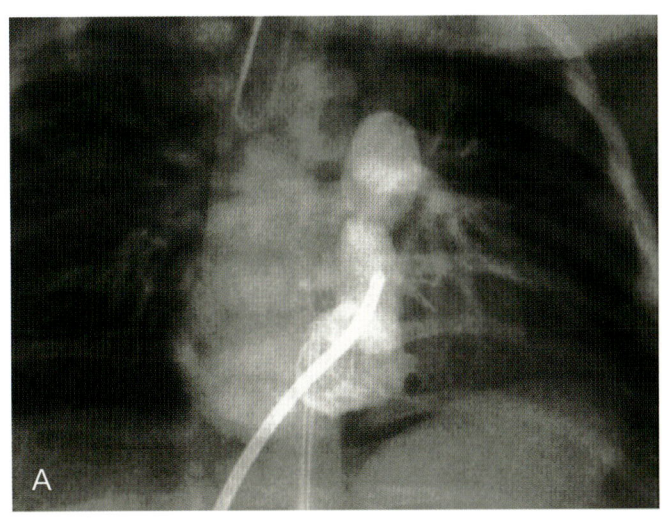
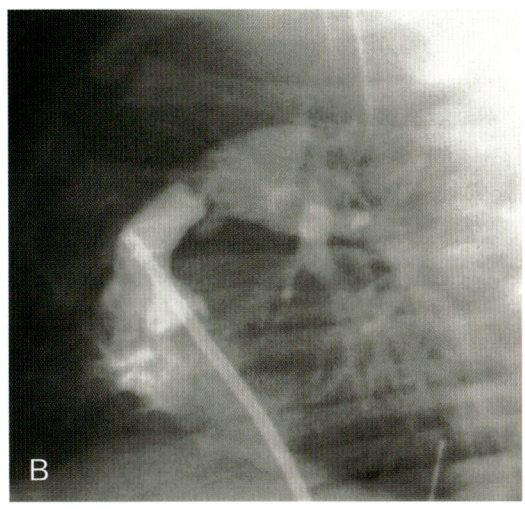

▲ 图39-3 1例1日龄的危重型肺动脉瓣狭窄伴室间隔完整婴儿的右心室血管造影

右心室压力超过体循环收缩压。A. 前后位并向头成角造影显示发育不良的右心室、小的伴反流的三尖瓣；B. 同样的发现也在相应的侧位中得到了证实。肺动脉瓣环呈轻度发育不全，瓣膜增厚呈穹顶样，同时可见射流征及狭窄后扩张

出生时，受影响的婴儿是发绀的，有过高的右心室压力。即使在狭窄被解除后，心房右到左分流和发绀通常会持续几个月，除非右心室肥厚缓解，右心室大小增加。

（三）临床表现

1. 临床特征

大多数肺动脉瓣狭窄的患者是无症状的，通常是在常规检查中发现病理性杂音时做出诊断。在儿童期很少出现症状，但随着年龄的增长，中度到重度狭窄的患者症状会越来越常见。最初的症状通常包括劳力性呼吸困难和疲劳，可能因为右心室排血量不能相应提高，以致心肌供血不足所致。如果狭窄不能解除，可能导致右心衰竭。在房间隔缺损的患者中可出现发绀症状。中度至重度狭窄的患者偶尔可能出现胸痛、晕厥症状，甚至在剧烈运动时发生猝死。运动期间心输出量不足导致心肌灌注减少，导致缺血和室性心律失常。肺动脉瓣狭窄的儿童通常表现出正常的生长和发育，与梗阻的严重程度关系不大。即使在有严重中央性发绀的患者中，蹲踞现象也是极为罕见的。如果出现蹲踞症状，则应考虑其他诊断，特别是法洛四联症。患有严重肺动脉狭窄的婴儿在出生时即出现发绀，而这种发绀可能严重

到危及患儿生命[15]。虽然右心室腔常相对发育不全，但通常房间隔缺损足够大，以维持心脏输出量，防止右心衰竭，故通常以发绀为主要表现。右心衰竭的症状可能出现在一些有明显三尖瓣反流的新生儿中，或在房间隔缺损不适应其生长需要的未接受治疗的婴儿中出现。

肺动脉瓣狭窄听诊杂音很明显，常常仅通过体格检查听诊杂音即可做出诊断（图39-4）[16]。在轻度或中度狭窄的患者中，可听到肺动脉喷射性杂音，而第一心音是正常的。肺动脉喷射音与心室收缩时狭窄的瓣膜所处的位置不同有关。狭窄越严重，收缩越早，肺动脉喷射音出现越早，甚至与第一心音重叠，然后变得听不清。肺动脉喷射音的强度随着呼吸周期而变化，吸气时减弱，呼气时增强。肺动脉瓣狭窄的收缩期喷射性杂音是在胸骨左缘最明显。它可能放射至整个前胸和颈部，但在背部听诊最明显（典型）。一般来说，杂音的强度随着梗阻的严重程度而增加。轻度狭窄与3级或更低的杂音有关，中度至重度狭窄，4级或更大。严重狭窄和右心衰竭的患者可能由于心输出量低而产生异常的柔和杂音。杂音的时间长度与右心室射血持续时间成比例，主要由梗阻的严重程度决定。随着梗阻程度的加重，在收缩期后的杂音达到高峰。在轻度狭窄中，杂音相对

1041

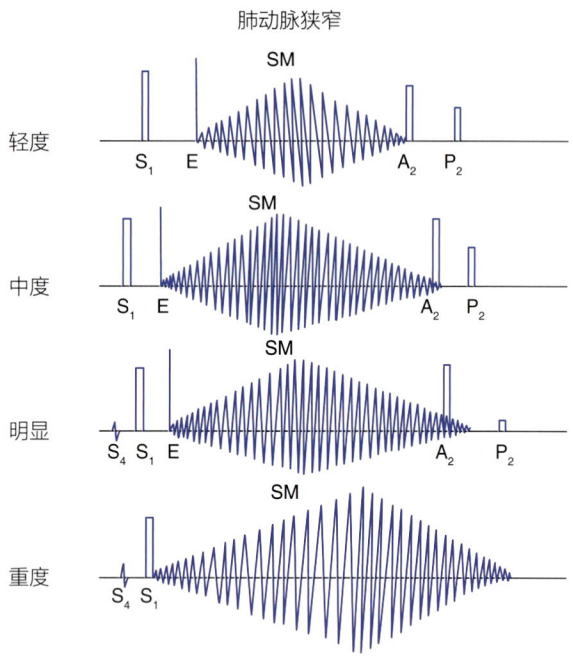

▲ 图 39-4 轻至重度肺动脉瓣狭窄心音示意图

S_1. 第一心音；E. 喷射音；SM. 收缩期杂音；A_2. 第二心音中主动脉瓣成分；P_2. 第二心音中肺动脉瓣成分；S_4. 第四心音

较短，在收缩中期或之前达到峰值（图 39-4）。在中度狭窄中，杂音在第二心音的主动脉组成部分或轻微后结束，这仍然是可以听到的。由于严重的阻塞，杂音延伸到主动脉闭合声音之外，这可能听不清。轻度肺动脉瓣狭窄的柔和、早期舒张性杂音很少被听到，通常是由于渐进性肺动脉干扩张引起的。

轻度肺动脉瓣狭窄的患者有正常的搏动（a 波）和正常的颈静脉搏动。随着梗阻的加重，a 波变得越来越大，并且在颈静脉脉搏和肝区都可摸到异常的搏动。在婴儿和儿童中，即使存在巨大的 a 波，但颈静脉却看不到明显的搏动。在严重肺动脉狭窄患者中，右心室收缩冲动和收缩期震颤总是可以触诊到。通常，震颤位于第二至第三肋间，但也可能在胸骨上切迹触及。在患有严重狭窄的婴幼儿和充血性心力衰竭和低心输出量的患者中可能不能触及震颤。中度肺动脉狭窄患者，常触及不到震颤。肺动脉狭窄的第二心音通常是分裂的，而分裂的程度与狭窄程度成正比。由于固定的心搏量，这种分裂可能在严重狭窄患者中固定存在。第二心音的肺动脉瓣成分的强度通常

随着梗阻的增加而降低，这可能使分裂音变得难以听到。偶尔，在轻度狭窄中，由于肺动脉干的明显扩张，肺动脉瓣关闭的声音比正常的要大。在严重狭窄患者的左下胸骨边缘常听到第四心音。当听到第三心音时，应该怀疑房间隔缺损的可能。重症肺动脉狭窄患儿的心脏检查与严重梗阻的老年患者不同。肺动脉狭窄的收缩期杂音可能是由于肺动脉瓣在右向左分流的情况下血流减少而变得柔和。三尖瓣反流全收缩期杂音可能在左侧胸骨边界处出现，或者在中上胸骨边缘处可以听到动脉导管未闭的杂音。其中一种都可能是主要的杂音。肺动脉瓣关闭音通常听不到。明显的心脏肥大可通过心前区触诊发现，最常见的原因是右心房扩大。

2. 心电图特征

心电图在评估肺动脉瓣狭窄患者梗阻的严重程度方面有一定的作用。在轻度狭窄的患者中，40%~50% 的患者心电图正常。QRS 电轴右偏常是唯一的异常。右心前区导联 R 波振幅很少超过 10~15mm。右心室传导延迟普遍存在。在中度肺动脉狭窄中，心电图几乎总有异常，只有 10% 的患者心电图表现为正常，电轴右偏通常存在。在 V_1 导联中的 R/S 比通常是 >4:1，而 R 波通常 <20mm。大约 50% 的患者中，右胸前导联 T 波是直立的。在严重肺动脉狭窄患者中，心电图很少正常（图 39-5）。QRS 电轴通常为 >110°，甚至更多。在右心前导联上有单纯 R 波，RS 波或 QR 波，R 波振幅多高于 20mm。V_6 导联中的 R/S 小于 1.0。在右前胸导联中，T 波可能是直立的或倒置的，P 波异常增高，在 II 导联和右前胸导联上达到峰值，提示右心房增大。如果单纯的 R 波出现在 V_{4R} 或 V_1 导联中，可用来估计 2—20 岁患者的右心室压力。以 mm 为单位的 R 波的高度，乘以 5，相当于右心室的收缩压（以 mmHg 计）[14]。偶尔有严重狭窄的婴儿，右心室发育不良，可有 R 波减低及左心室肥厚的证据。在一些肺动脉狭窄患者中，有时伴有左束传导异常。这些发现与 Noonan 综合征之间可能存在相关性，并伴有相关的心肌病。

第六篇 先天性心血管疾病
第39章 肺动脉狭窄

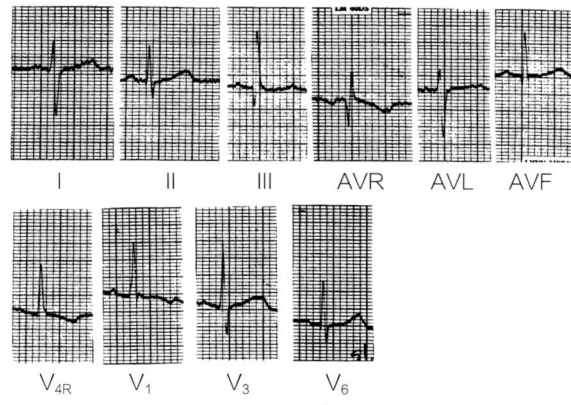

▲ 图 39-5 严重肺动脉瓣狭窄儿童的心电图
在 V_{4R} 呈 qR 波形及 T 波倒置

3. 放射学特点

肺动脉瓣狭窄最显著的特征是肺动脉干扩张引起的肺动脉段突出，有时扩张延伸到左肺动脉（图 39-6）。这一改变存在于 80%~90% 的病例中，但在婴儿及发育不良型肺动脉瓣狭窄患者、风疹综合征患者中可能不存在。心尖端通常是圆钝向下。相关患者中如存在三尖瓣反流或房间隔缺损，右心房段突出更常见。左主动脉弓几乎始终存在。在轻度到中度狭窄患者中，心脏大小和肺血管分布是正常的。在没有右心室衰竭的情况下，即使存在严重的阻塞，也仅有轻度的心肌肥大。当心力衰竭发生时，因右心房和右心室增大而引起心脏肥大，肺动脉血流量减少导致肺血管影减少。心脏肥大通常出现在严重或危重症肺动脉狭窄的婴儿中，由于存在心房水平右至左较大的分流（图 39-7），肺动脉血管影严重减少。

4. 二维超声心动图

二维超声心动图清楚地显示狭窄肺动脉瓣的典型特征，分别从标准和高位胸骨旁短轴及长轴切面以及剑突下矢状切面（图 39-8）。瓣叶通常由于增厚而显得突出。收缩运动是受限制的，有向内弯曲小叶的尖端，称为穹窿。相关的特征，如肺动脉主干和分支的狭窄后扩张，也很容易被识别。右心室肥厚、右心室收缩功能以及三尖瓣的解剖和功能应该评估。应寻求动态下肺动脉瓣膜狭窄的证据，但在轻度瓣膜狭窄的情况下可能无法估计其严重程度。发育不良的肺动脉瓣的诊断通常可以通过超声心动图来确定（图 39-4）。在典型病例中，这些小叶出现增厚和活动受限，没有明显的隆起。肺动脉瓣环发育不良，近端肺动脉狭窄常出现。在经典病例中出现的肺动脉狭窄后扩张消失。

5. 多普勒评价

多普勒超声心动图可以通过估计跨肺动脉瓣的压力差来定量评估肺动脉瓣狭窄程度（图 39-9）。采用简化的伯努利方程 $P = 4V_2^2$，其中 P 为峰

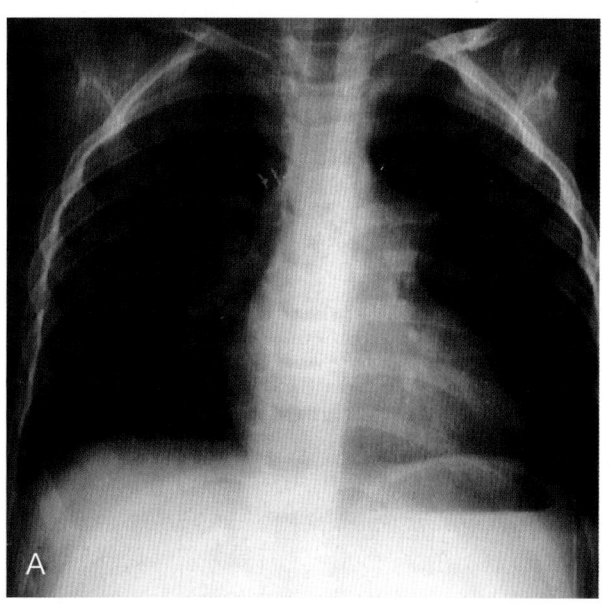
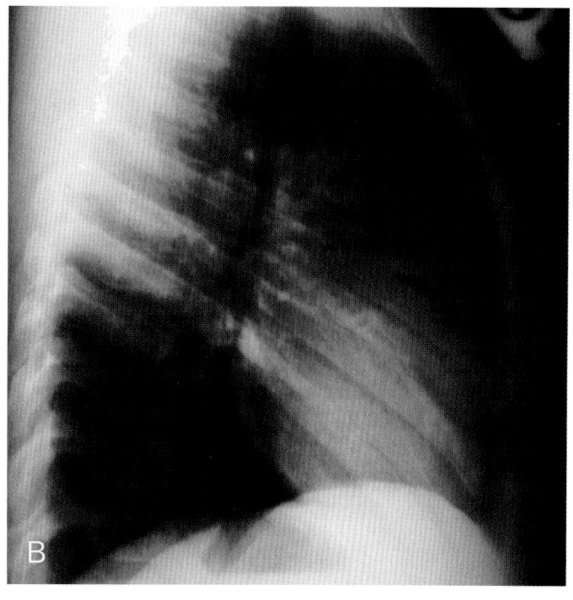

▲ 图 39-6 严重肺动脉瓣狭窄伴右心室高压儿童的 X 线片
A. 前后位，显示右心缘突出，圆钝的心尖指向下。主动脉扩张，肺血管影正常。B. 侧位显示右心增大，心前间隙变小

1043

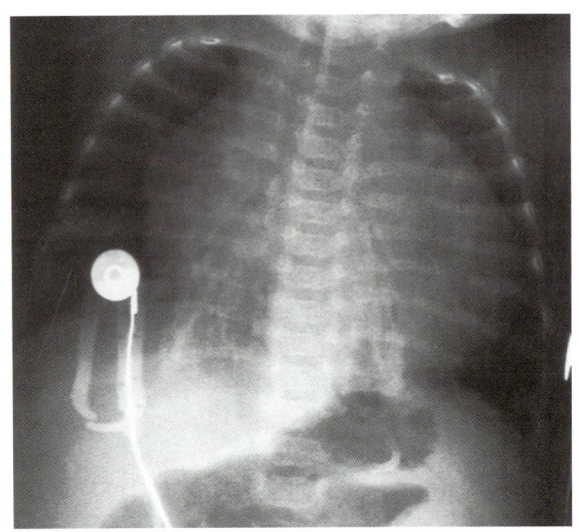

▲ 图 39-7 1 例 1 日龄的危重型肺动脉瓣狭窄伴充血性心力衰竭婴儿的 X 线片

心脏显著增大，右侧心脏边缘主要由扩大的右心房组成。由于心房水平右向左分流，导致肺血管减少

值瞬时压力差（mmHg），V_2 为穿过狭窄的肺动脉瓣血流的峰值流速（m/s）。多普勒波束必须与肺动脉主干平行，或在彩色多普勒上看到肺动脉前向血流射流的方向。如果存在三尖瓣反流，则可以利用多普勒技术通过测量三尖瓣反流的峰值流速来计算右心房和右心室之间的压差。右心室压力可以通过增加压力差来估计右心室压力。几项研究已经证明了多普勒效应评估压力差与导管直接测量压力差之间的良好相关性[17,18]。应该认识到的是，多普勒峰值瞬时压力差可以超过导管测量的峰值压力差。在肺动脉瓣狭窄中，这一差异在临床上是无关紧要的，足以避免大多数患者对诊断导管的需要，除非行导管介入治疗（图 39-8）。随着彩色多普勒的发展，通过显示一种源自狭窄瓣膜的异常血流流动模式，能准确诊断肺动脉瓣狭窄（图 39-8）。正常的血流流动方向被编码成红色或蓝色，这取决于它是朝向还是远离超声探头。高流速湍流通过狭窄部位时表现为绿色、黄色和其他阴影的马赛克血流频谱。通过颜色的可视化，也有利于优化多普勒样本容量与流动方向的比对，提高了压力差测量的准确性。

6. 心导管检查

在过去的 30 年里，二维超声心动图和多普勒超声心动图的改良对治疗肺动脉瓣狭窄的心导管术产生了巨大的影响，心导管的作用在很大程度上已成为肺动脉瓣狭窄的单纯治疗手段。经皮肺动

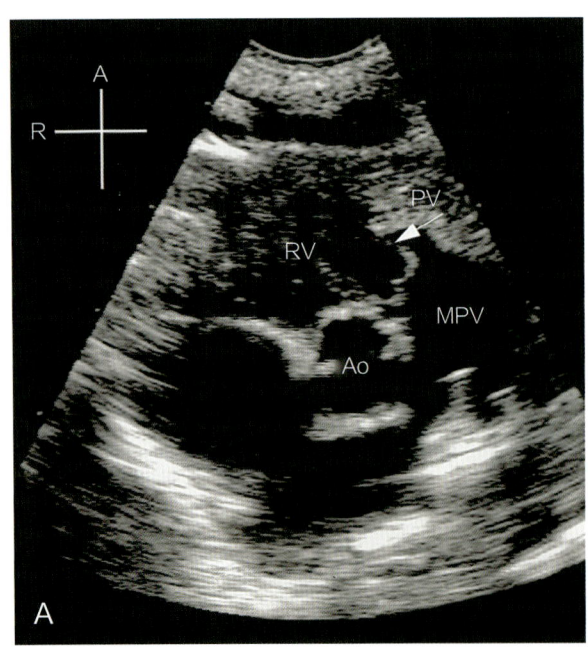
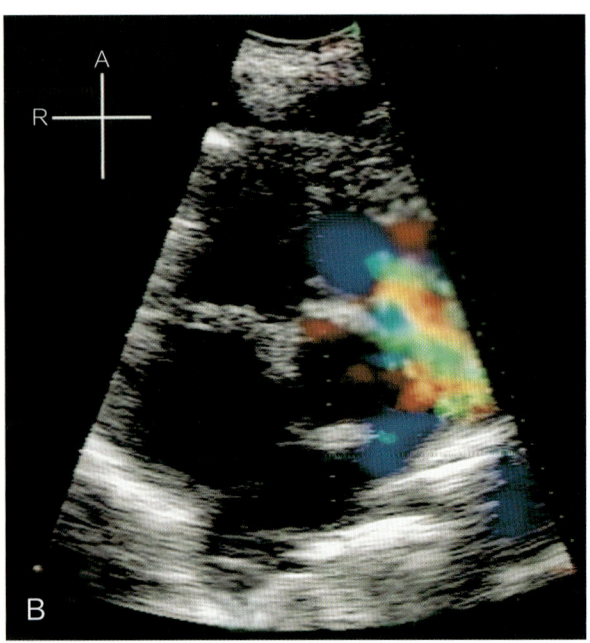

▲ 图 39-8 1 例 1 日龄的危重型肺动脉瓣狭窄

A. 胸骨旁短轴切面，箭头示肺动脉瓣，在收缩期瓣膜增厚呈穹顶样，与主动脉瓣环相比，肺动脉瓣环发育不良，伴狭窄后主肺动脉扩张；B. 穿狭窄肺动脉瓣的血流彩色多普勒显示马赛克效应，提示为高速湍流

PV. 肺静脉；RV. 右心室；Ao. 主动脉；MPA. 主肺动脉；R. 右；A. 前

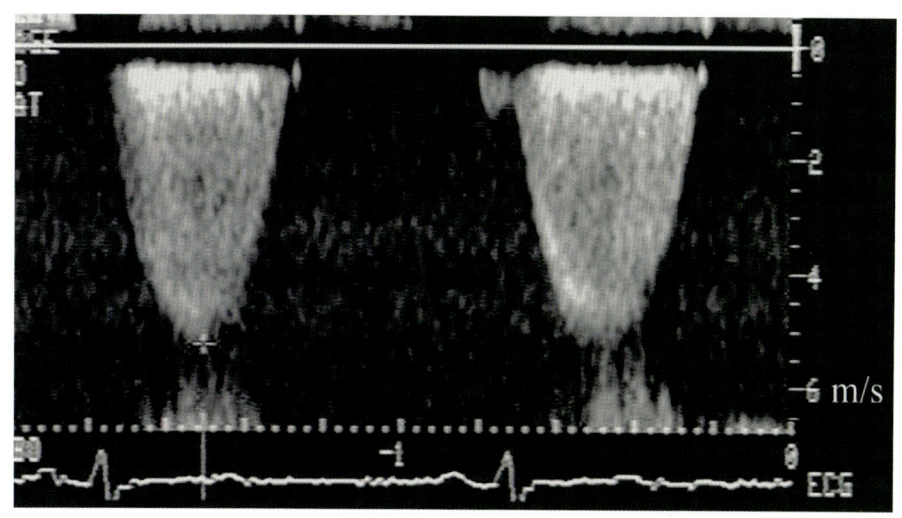

◀ 图39-9 1例严重的肺动脉瓣狭窄的胸骨旁短轴切面
连续多普勒记录穿肺动脉瓣高速血流，流速峰值5.2m/s，估测跨瓣压差110mmHg

脉瓣膜球囊成形术已取代手术瓣膜切开术以治疗此疾病[19]。

7. 血流动力学

与全身动脉压相比，在心导管介入术中最重要的测量是右心室压力以及跨肺动脉瓣的压力差。安静状态下，右心室压力＞30～35mmHg及跨瓣压差＞10mmHg被视为异常。使用端孔导管小心地从肺动脉回撤到右心室，以评估狭窄的严重程度和位置。在伴有漏斗状梗阻的情况下，在肺动脉瓣和漏斗间也会产生压力差。在漏斗形腔内，压力曲线通常呈三角形，在心室收缩时，由于流出道的逐渐收窄导致收缩压下降[20]。右心室舒张末期压力可能是正常的，但通常由于严重右心室流出道阻塞或右心室衰竭而升高。右心房压力在轻度至中度肺动脉狭窄中是正常的，但在严重狭窄患者可看到右心房高大的"a"波。在轻度狭窄病例中，肺动脉压是正常的，但在严重狭窄病例中，肺动脉压也会出现降低。由于伯努利效应，肺动脉压的下降在主肺动脉比远端更明显。在通过狭窄瓣膜流速增加会导致更多的总能量被表达为动能，因此需要降低压力来保持总能量不变。随着血流速度的进一步降低，可观察到压力恢复。

在心输出量相对正常的患者中，肺动脉狭窄严重程度的分类通常是基于右心室压力和瓣膜梯度的测量。轻度肺动脉狭窄特征是右心室压力小于左心室压力的一半或压力梯度＜35～40mmHg。在中度狭窄中，右心室压力大于左心室压力的一半但＜75%或压力梯度40～60mmHg。严重狭窄的定义是一个右心室压力大于左心室压力的75%或梯度＞60～70mmHg。在运动过程中，通过狭窄瓣膜时压力梯度增加，主要是由于血流量增加和右心室收缩速率导致了狭窄部位流速增加。严重狭窄的患者不能增加他们的心输出量，仅仅依靠增加心率来增加运动期间的心输出量。在严重狭窄患者中，心率明显升高是有害的，因为这会缩短舒张期时间。当心动过速发生时，由于心肌肥大、顺应性降低会导致心输出量减少，收缩压降低。在严重狭窄的患者中，安静状态下右心室舒张末期压力升高及运动状态下明显增加进一步证实了右心室的顺应性降低[21]。

8. 心血管造影术

心血管造影提供了关于肺动脉狭窄的位置和严重程度的信息，这对于诊断和治疗是非常重要的。肺动脉瓣的解剖和相关的特征可以通过右心室的血管造影从前后位向头成角和侧位有较好的显示（图39-10）。典型的特点是在收缩时肺动脉瓣叶有轻度增厚和隆起，在舒张期时恢复到正常位置。血流通过狭窄的瓣膜时，通常沿着主肺动脉的上缘，从而导致该血管出现狭窄后扩张。肺动脉瓣环通常大小正常，但在有严重狭窄的婴儿中可能是发育不良。右心室腔通常大小正常，但在有严重肺动脉狭窄的新生儿中可能发育不良，或在充血性心力衰竭的情况下出现扩张。在严重狭窄的情况下，可出现因漏斗状肥大而导致的右

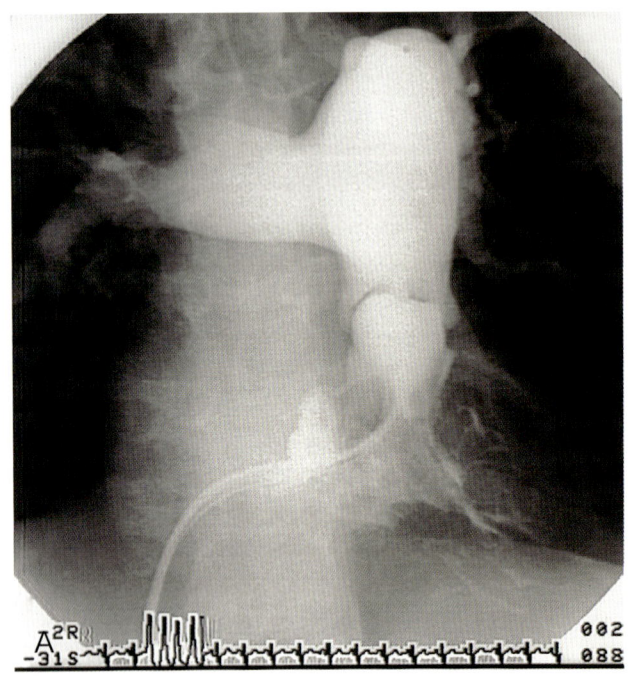
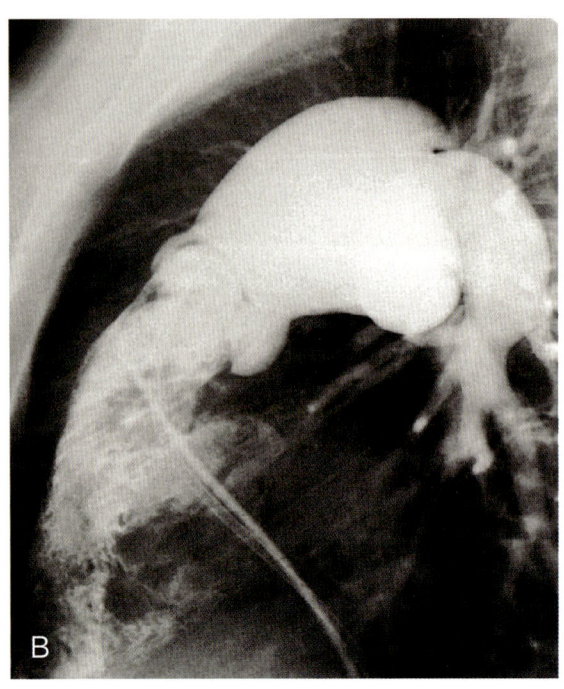

▲ 图 39-10　1 例严重的肺动脉瓣狭窄 17 岁女孩的右心室造影（右心室压 122/16 mmHg）
A. 前后位并向头成角造影显示瓣膜增厚呈穹顶样及狭窄后扩张；B. 侧位造影是类似结果

心室流出道狭窄。除了少数严重的右心室衰竭外，右心室功能一般是正常的。发育不良的肺动脉瓣狭窄的血管造影表现不同于典型的肺动脉瓣狭窄（图 39-2）。瓣膜明显增厚，位置相对固定，在心动周期中偏移较小。肺动脉瓣环发育不全，而这种发育不全通常延伸至近端主肺动脉。通常情况下，瓣膜在窦管交界处的主肺动脉壁上出现。肺动脉主干或分支的狭窄后扩张通常是不可见的。通常情况下，右肺动脉起源于肺动脉主干比正常的位置更近。

（四）鉴别诊断

肺动脉瓣狭窄的诊断通常依靠仔细的听诊、心电图及影像学特征，但在鉴别诊断中必须考虑到一些情况。轻度肺动脉狭窄应与特发性主肺动脉扩张、房间隔缺损、周围性肺动脉狭窄、二尖瓣脱垂、直背综合征、轻度主动脉瓣狭窄和无害性杂音鉴别。无青紫的中度至重度肺动脉狭窄，应与伴有或不伴有相关肺动脉狭窄的室间隔缺损及中度主动脉狭窄鉴别。当严重狭窄的患者出现发绀表现时，需要排除法洛四联症和室间隔完整的肺动脉闭锁。在新生儿中，三尖瓣的异常下移偶尔也会表现为严重的肺动脉狭窄的症状。

二、与全身疾病相关的肺动脉狭窄

Noonan 综合征患者中大约 50% 的患者有先天性心脏病[10]，最常见的是肺动脉瓣膜发育不良引起的肺动脉狭窄。左心室肥厚性心肌病中有或无肺动脉狭窄的病例也高达 25%。这些患者的心脏检查通常是不典型的，也不能反映肺动脉狭窄的严重程度。肺动脉喷射音（喀喇音）通常是不存在的，即使在严重狭窄的患者中，也可能只听到柔和、相对较短的心脏杂音。即使在无明显心肌病的患者中，心电图通常显示出明显的电轴偏移。心内肿瘤或外源性病变压迫心脏结构是导致肺动脉狭窄的罕见原因。超声心动图或 MRI 通常可以明确诊断。多发性雀斑综合征或者称豹综合征与肺动脉瓣和肺动脉狭窄有关。神经纤维瘤病很少引起右心室流出梗阻，因为糖原储存疾病和痛风的沉积。肠类癌可能与肺动脉相关的右心及三尖瓣心内膜纤维化有关，从而导致狭窄。

（一）治疗

1. 经皮肺动脉瓣膜球囊成形术

经皮肺动脉瓣膜球囊成形术最初由 Kan 等首先报道[19]。其他研究者也相继报道了这项技术的成功应用，以治疗中度到重度肺动脉瓣狭窄患者。这一过程引领了小儿心导管介入的时代，在过去的 30 年里，它已经扩展应用到许多其他疾病。瓣膜球囊成形术的技术比较简单（图 39-11）。通过造影获得肺动脉瓣狭窄严重程度及位置后，通过端孔导管引入交换导丝并定位于远端左肺动脉或右肺动脉。选择一个比血管造影测量的肺动脉瓣环大 20%~30% 的球囊，它的位置在一个导丝上，在它的中点处有一个瓣膜。当球囊开始充气时，可以看到瓣膜压迫导致的球囊腰凹部，并在完全膨胀的情况下消失（图 39-12）。在瓣环直径大于 20mm 的患者中，双球囊技术可能是必要的，需要有两个球囊扩张。Radtke 等描述了两个球囊有效直径的计算方法[22]。在球囊扩张后，要小心地拉回端孔导管，以评估任何残余梗阻的程度和位置。比较少见的是，在瓣膜成形术前可能需要评估一下漏斗部压力差，这种漏斗状狭窄症状通常

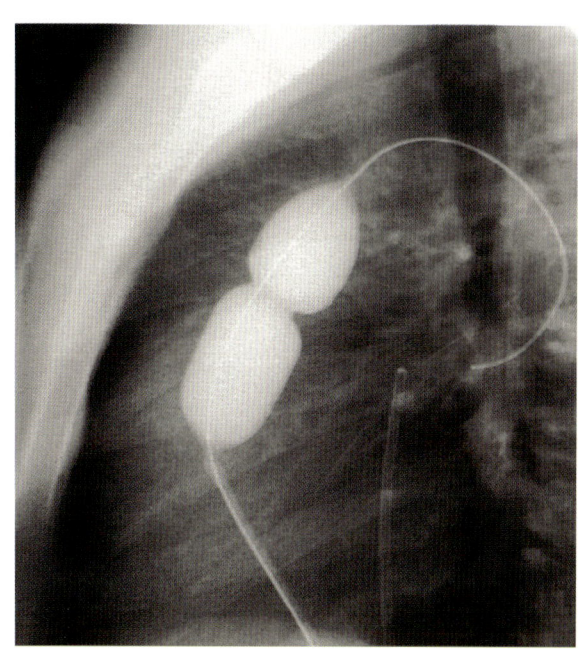

▲ 图 39-12　球囊导管跨肺动脉瓣 X 线片
侧位显示球囊腰凹，该腰凹处为肺动脉瓣压迫部位，一般位于球囊的中间位置

随着时间的推移、肥厚心肌的退化而逐渐消失。

在儿童肺动脉瓣膜球囊成形术后不久，在新生儿重症肺动脉瓣狭窄中也成功地进行了肺动脉瓣球囊成形术[23]。在导管术前，这些患者通常需要稳定并启动 PGE_1 输注以保持动脉导管通畅。一些技术上的进步，如引入小球囊，增加了球囊膨胀在这个操作过程的成功性和安全性，它现在被认为是治疗的选择[24-26]。成角导管和超滑导丝的使用有助于穿过微小的肺动脉瓣口。在大多数新生儿中，先是用一个冠状血管球囊扩张肺动脉瓣，达到初步扩张；然后逐渐扩大球囊内径进行扩张，使得梗阻充分解除[27]。将导丝穿过动脉导管插入降主动脉，而不是在左肺动脉中，可使导管位置更加稳定。通过在降主动脉中插入导丝来形成轨道，可以方便将目的球囊导管置入肺动脉瓣瓣环区（图 39-13）[28]。

典型的肺动脉瓣膜狭窄的儿童和成人的肺动脉瓣膜成形术的短期和中期结果非常好[29-33]。迄今为止最全面的系列报道有 533 例患者，平均随访时间为 33 个月，最长随访时间为 8.7 年[33]。肺动脉瓣的形态在 82% 的患者中是典型的，13% 为发育不良，而复合畸形（与其他重要病变相关的

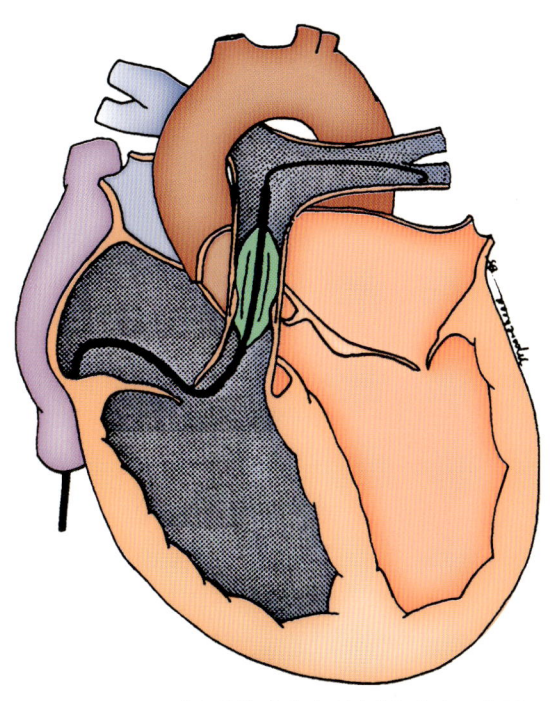

▲ 图 39-11　球囊导管跨肺动脉瓣途径心内示意图
支撑导丝置于左或右肺动脉远端

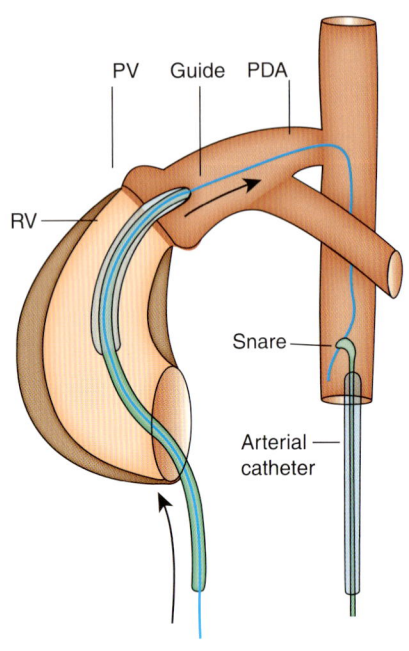

▲ 图 39-13 Schematic illustration of the technique of pulmonary valvuloplasty in a neonate as seen from the lateral projection. The guidewire was placed in the descending aorta through the patent ductus arteriosus. If necessary, the guidewire can be snared in the descending aorta to facilitate introduction of the balloon through the tiny orifice. PDA, patent ductus arteriosus; PV, pulmonary valve; RV, right ventricle. (Modified from Latson L, Cheatham J, Froemming S, et al. Transductal guidewire "rail" for balloon valvuloplasty in neonates with isolated critical pulmonary valve stenosis or atresia. *Am J Cardiol*. 1994;73:713–714, with permission.)

术后瓣膜切开术）为 5%。总组数的 77% 和 85% 的典型肺动脉瓣膜狭窄中，术后跨瓣压差小于 36mmHg 或更低。相比之下，65% 发育不良的肺动脉瓣患者也有一个良好结果。良好结果的独立预测因子有瓣膜环较小（瓣膜发育不良患者的特征）、一个较高的残留压差、早期行瓣膜成形术及较小的球囊和球囊/瓣环比值（balloon : annulus ratio, BAR）。本研究中使用的球囊平均直径为瓣膜直径的（112±20）%。后两个预测指标表明，至少对于典型形态的肺动脉瓣，跨瓣压力差下降可以通过术者的经验和使用球囊的 BAR > 1.2 来改善，小样本的研究已经证实了这一点[31,32]。使用过大的球囊会导致晚期出现严重的肺功能不全[32,34]。

据报道，评估球囊成形术远期疗效患者的平均随访时间为 11.9 年，最长随访时间为 19.3 年[35]。

在本组 134 例患者中，其中平均 BAR 为 1.3。在术后 1 年、5 年、10 年和 15 年无须再次介入治疗的概率分别为 90%、83%、83% 和 77%。只有 17 例患者在随访过程中为了减轻瓣膜、瓣膜下、瓣膜上梗阻而需行外科手术治疗，其中有 11 例患儿是存在瓣膜发育不良；另外 2 例患儿在 11 岁和 12 岁时由于存在严重三尖瓣反流而进行了手术干预。在手术中，连枷前瓣叶均在这 2 例患儿中发现，可能是通过在瓣膜成形时的撕裂引起的。再次球囊瓣膜成形术在 11 名儿童中进行，其中 2 名由于肺动脉下狭窄的进展最终接受了外科手术治疗。需要行再次干预的危险因素包括低年龄儿和较小的体表面积、较小的肺动脉瓣环直径 Z 评分、在起始过程的更高肺动脉瓣跨瓣压差及 Noonan 综合征的存在。整个队列的临床状态非常好，平均随访年龄 11.9 岁，没有出现心律失常，只有 2 例患者出现心功能（NYHA）Ⅱ级。

考虑到肺动脉瓣膜的解剖学特点，发育不良的肺动脉瓣患者较低的成功率并不意外。典型的肺瓣膜阻塞患者流出道梗阻缓解机制已被证实在大多数情况下是瓣膜联合的撕裂[36,37]。在发育不良的瓣膜中，瓣叶可能会明显增厚，黏液样粘连。此外，瓣环和肺动脉主干通常是发育不全的，进一步限制了瓣膜成形术的疗效。然而，有几项研究证明，有 35%～65% 的肺动脉瓣发育不良的患者依然能够获得明显缓解[30,32,33]。在瓣膜成形术之前的成功率预测目前还不明确。因此，尽管仍有争议，但通常的做法是将瓣膜球囊成形术作为一线的治疗方法，如果瓣膜球囊成形术不成功，将继续进行外科瓣膜切除术。在新生儿重症肺动脉瓣狭窄的情况下，无论瓣膜形态是否改变，在中期随访中肺动脉瓣膜球囊成形术的成功率都低于老年患者[24-26,34,38,39]。大多数研究的平均随访时间为 3～6 年，不同的成功率被报道，但这取决于如何定义成功。在早期的经验中，操作过程的失败往往是由于无法穿过严重狭窄的肺动脉瓣，但由于有了预先塑形的导管、更好的导丝和小球囊，现在几乎 100% 的患者都能完成扩张。如果扩张成功，通常 90% 以上的患者会出现立即有效的跨瓣压差下降。尽管能够成功地缓解梗阻，但由于严重的心肌肥厚、较差的顺应性及发育不良的右心室，5%～10%的患者无法通过肺动脉瓣维持足够的血流量，以维持循环需要。

如果在肺动脉瓣膜成形术后立即停用PGE_1，但随后动脉导管的关闭导致患者不能耐受，因此这些婴儿可以用前列腺素维持2～3周，同时间歇性地评估氧饱和度。如果一段时间后，对动脉导管依赖继续存在，可以进行外科体肺分流或动脉导管内支架置入。在罕见的情况下，也需要球囊房间隔拉孔术，以保证足够的心输出量。不论有无外科分流或导管支架置入，新生儿在瓣膜成形术后往往仍有发绀，发绀通常在数周至数月的时间内，随着右心室顺应性的改善，以及心房右向左分流的减少，发绀逐渐消退。复发的瓣膜狭窄需要重复的瓣膜球囊成形术，大约10%的患者可能发生在首次手术后的数月内。

动脉导管支架植入术在瓣膜成形术后逐渐作为除外科分流术外的另一个选择。在20世纪90年代早期，首次报道了使用支架来保持血管通畅[40,41]。资料显示，在最初几个月的时间里，支架管腔会逐渐缩小，在此期间右心室通常有足够的增长，改善右心室依从性，以避免导管内分流[42,43]。虽然目前还没有进行外科体肺分流与导管支架植入的对比研究，但在过去的20年里，多中心的患者与相当大的一组患者的经验表明，导管支架置放应该是这一患者群体的首选方法[44]。严重肺动脉狭窄患者的动脉导管是水平和管状的，这已被证明是支架置放的理想解剖结构（图39-8）。在这些婴儿中，维持肺动脉瓣通畅是很重要的，通过增加右心室血流，促进生长的刺激，并能解决右心室肥厚。患有严重肺动脉狭窄的新生儿中，15%～20%最终行手术干预，以减轻瓣膜狭窄，避免扩张或瓣膜下梗阻[25,26,39,45]。需要外科干预的最重要的决定因素首先是瓣膜下狭窄的存在，其次是肺动脉瓣的瓣环结构，三尖瓣隔束的存在也是手术干预的高危因素[39]。

在儿童和成人中，肺动脉瓣膜球囊成形术的主要并发症发生率极低，但在婴儿和新生儿中较高。到目前为止，瓣膜成形术和血管成形术登记的最大一项研究报道显示，总共822例患者中只有2例患者死亡（0.2%）[29]。在一名5日龄的婴儿术后死亡的主要原因是球囊的回撤过程中撕裂下腔静脉；另一例是一名12月龄的婴儿，据报道称，其死亡原因是球囊充气过程中出现肺动脉瓣环破裂。在3例患者中其他并发症，包括右心室流出道穿孔引起的心脏压塞和需要手术治疗的三尖瓣反流。轻微并发症的发生率为1.3%，包括静脉血栓、静脉撕裂和心律失常。在新生儿中，死亡率约为3%，死亡原因包括静脉损伤、动脉夹层和坏死性小肠结肠炎。新生儿并发症的发病率在10%左右。已报道的具体并发症包括：有或无心脏压塞的右心室流出道穿孔、脑卒中、癫痫、坏死性小肠结肠炎、心内膜炎、感染性休克及突发性动脉导管关闭。

大多数接受肺动脉瓣膜成形术治疗的患者有一定程度的肺动脉瓣反流[31,33]。术后早期中度肺动脉瓣反流发生率为＜5%，在随访中期发生率为24%。这一肺动脉反流定义范围相对较广，部分是由于缺乏标准的肺动脉瓣反流严重程度评分标准。较长时间的随访和改进的评分方法显示了更高的肺动脉瓣反流发生率，尤其是在接受手术的新生儿患者中[35,46]。在同一组患者中，已证明肺动脉瓣反流随着时间逐渐进展[35]。在平均随访0.9年中，22%的患者存在中度的肺动脉瓣反流，2%存在严重的肺动脉瓣反流，在11.9年的随访中，中度肺动脉反流的患者比例增加到40%，重度肺动脉瓣反流占17%。可通过发现肺动脉分支反流及右心室流出道非限制性的反流多普勒信号超声心动图，诊断严重肺动脉瓣反流。在重度肺动脉瓣反流患儿中右心室明显增大，多变量分析发现干预时只有体表面积较小时，其才与中度或重度肺动脉瓣反流显著相关。新生儿期接受手术治疗的患者中74%存在中度或重度的肺动脉瓣反流，而其他患者中44%存在肺动脉瓣反流。Harrild等发现，在瓣膜成形术后13年的随访患者中运用心脏MRI来获得右心室体积，34%的肺动脉瓣反流分数为＞15%，而在17%的队列研究中，肺动脉瓣反流分数为>30%[46]。在该研究中，肺动脉瓣反流分数与较年幼时球囊扩张和BAR相关，尤其是当BAR为1.4时。在BRA大于1.4的患者中，中位肺动脉瓣反流分数为26%。其他研究还发现，扩张术前更小的年龄、较大的BAR及较大程度的阻塞，与严重的肺动脉瓣反流的发展有关[32,34]。

与瓣膜切开术相比，瓣膜成形术治疗的患者在临床上缓解梗阻效果较差，但外科手术患者的随访时间却明显延长[31,47]，且没有同期的队列对比。众所周知，没有其他显著血流动力学病变的中度肺动脉瓣反流在很长一段时间内耐受性良好。然而，手术干预加重肺动脉瓣反流会影响运动能力[48]。同样的，研究发现，肺动脉瓣反流分数>15%的患者在球囊扩张后运动能力下降，而与肺动脉瓣反流分数为15%的患者相比，前者的运动能力下降了15%（预测的峰值VO_2 85% vs. 96 16%）[46]。似乎谨慎的做法是接受轻度的残余狭窄，而不是完全缓解梗阻。据报道，非新生儿组没有患者在球囊扩张后行肺动脉瓣置换术。与此相反，在新生儿期行球囊扩张术的患儿存在严重肺动脉瓣反流，一部分仍需要接受手术治疗[34,45]。在107例患者中，6例严重肺动脉瓣反流者平均随访时间为7.2年[34]。所有患者在瓣膜成形术时均小于2个月，且有严重的梗阻。这6例患者的残余压差明显低于整个组平均水平（8mmHg vs. 19mmHg）。其中一名患者接受了肺动脉瓣膜置换手术，其余5名患者可能在儿童时期接受手术。在这6例患者中，平均使用的BAR是1.44，而整体BAR是1.08。在新生儿中，比年长的人更需警惕过度的扩张，目标BAR是接近1.2，不超过1.3[49]。这一方法可能会导致在一些严重的肺动脉狭窄患者中重复行球囊瓣膜成形术，但这比最终的肺动脉瓣膜置换术更可取。

2. 外科肺动脉瓣膜切开术

由于球囊瓣膜成形术的出现，瓣膜切开手术是仅针对肺动脉瓣发育不良的患者，其肺动脉瓣不易扩张或存在混合性梗阻。在单纯肺动脉瓣狭窄患者手术后，通常会有持续的残余压差，在术后的24h内，这种压差下降，并以较慢的速度在随后的几个月里逐渐消退。在极少数情况下，在术后即刻发生致命的右心室衰竭。普萘洛尔可能被给予并且可以区分动态和固定梗阻。当需要进行漏斗状切除时，可以通过三尖瓣路径完成。简单的瓣膜切开术对于肺动脉瓣发育不良的患者是无效的，可能需要部分或更多的完全切除肺动脉瓣；此外，还可能需要插入一个跨环补片，以扩大发育不全的瓣环和肺动脉主干。这些患者通常至少有中度的肺动脉瓣反流，这些患者在中期随访中耐受良好的。然而，现在越来越多的人认识到，长期的肺动脉瓣反流危害更大[45,48,50]。

肺动脉瓣膜切开术后梗阻的长期缓解效果良好，出现再狭窄比较少见[51]。肺动脉狭窄患者的回顾研究显示，96%接受手术治疗的患者在10年内不需要再手术。通过超声心动图估计，术后57%～90%的患者存在中度至重度肺动脉瓣反流；尽管在大多数患者中存在肺动脉瓣反流，但97%的患者25年生存率高，97%的患者心功能为在NYHA类Ⅰ级[51]。与年龄相当的正常受试者相比，在术后肺动脉瓣狭窄患者中，与运动相关的心室异位心律失常发生率较高[54]。据报道，有53名患者在一个大型三级医疗中心接受了长期随访，但并不一定是在同一机构[47]。在平均33年的随访中，53%的患者进行了再次干预，最常见的是肺动脉瓣膜置换术。在随访25年之后，需要再次干预的患者比例显著增加。虽然有50%的患者在40年内不需再干预，但80%的患者需要进行45年的随访。单因素分析发现，闭合性瓣膜切开术在最初修复时是需要再干预的唯一因素。40%的患者在初次手术后平均33年进行了肺瓣膜置换术。所有未进行再手术的患者均有肺动脉瓣反流，70%的患者均为中度或重度。未手术组的随访时间较短，这表明随着随访时间的延长，可能更多的患者需要行肺动脉瓣置换术。术后肺动脉狭窄患者的心律失常发生率较高，随访时间较之前报道的时间更长，38%的患者有房性心律失常，6%的患者有室性心律失常[47]。在33年的平均随访中，生存率较高，只有2名患者突发死亡。两者均存在未治疗的心房颤动，但在心电图上均无明显右心室扩张或延长的 QRS。他们的心脏功能功能状态很好，尽管长期随访也会出现下降。在 53 名患者最终随访结果中，82% 的患者心功能在 NYHA Ⅰ 级别，16% Ⅱ 级，2% Ⅲ 级。这些发现必须考虑到在这个大的三级医疗中心可能存在的转诊偏倚。

3. 肺动脉瓣膜切开术或球囊成形术的适应证

大多数人认为，对于任何形态瓣膜，肺动脉瓣膜球囊成形术是目前治疗任何年龄的肺动脉瓣狭窄的一线治疗。一旦确诊，任何有症状的患者都应进行瓣膜成形术。肺动脉瓣狭窄的婴儿也应立即进行瓣膜成形术，但如果不成功，应立即进行手术。即使是无症状的严重梗阻患者，也应在诊断后立即行瓣膜成形术治疗。随着目前球囊的改进使用，让患者等梗阻达到一定程度并没有什么好处。相反，在等待过程中可能发生漏斗状肥大的进展，可能使该过程在技术上更加困难，并延长了瓣膜狭窄后右心室高血压的持续时间。如果右心室压力为 50% 或更高，中度梗阻患者应进行选择性瓣膜成形术。轻度梗阻患者无须干预。他们的身体活动不应该受到限制，应该像普通孩子一样对待。

（二）狭窄严重程度的评估、病程和预后

室间隔完整的肺动脉瓣狭窄患者病程和预后主要取决于狭窄的严重程度。症状在反映血流动力学的严重程度方面是不可靠的，因为它们通常只出现在严重或危急梗阻的患者。狭窄的严重程度最好由二维超声多普勒技术确定。当梗阻严重到需要球囊瓣膜成形术时，则需要行心导管术。轻度肺动脉瓣狭窄通常被定义为：压力差小于 30～35mmHg，右心室压力小于左心室压力的一半。轻度狭窄的过程是良性的，不需要干预。这些患者的血流动力学反应正常[56]。在 214 例轻度肺动脉瓣狭窄患者的 4～8 年随访中无死亡病例[57]。在第一次回顾研究中，261 例患者在 4～8 年的随访中，只有 3 个压差达到 60mmHg 或更多[52]。第二次回顾研究证明，压差小于 25mmHg 的患者在跨瓣压力梯度上无明显增加[51]。这些发现中的特殊情况针对轻度肺动脉狭窄的婴儿，定义为跨瓣压＜ 40mmHg[58]。56 例小于 1 个月的轻度梗阻患者，16 例（29%）进展为中度或重度狭窄，其中半数患者在前 6 个月出现。虽然在一些新生儿中，肺血管阻力的生理下降可能已经导致了可见的变化，但在某些情况下，似乎已经出现了更严重的解剖性梗阻。

对于中度肺动脉瓣狭窄患者的病程和预后存在争议。大多数据表明，有中度狭窄的婴儿和儿童可能会进展为越来越严重的流出道梗阻，尤其是在快速生长的时期[52,57]。压差在 50～79mmHg 的患者被纳入到研究中[52]，20 年后作为第二次研究的一部分中被评估时，发现无论药物治疗还是外科治疗，其存活率非常高[51]。在同一项研究中，对压差 25～49mmHg 患者进行手术的可能性约为 20%。尽管大多数患者没有出现中度肺动脉瓣狭窄的症状，但正式的运动测试显示正常的心脏输出量和右心室舒张压异常升高，尤其是在成人患者中，这表明心脏收缩和舒张功能障碍可能是由长期的中度狭窄引起[56]。目前，大多数中心都建议对 40mmHg 或更大压差的患者进行选择性球囊瓣膜成形术。有严重狭窄的儿童通常会出现越来越严重的梗阻症状，这可能是由于儿童相对于肺动脉瓣膜的过度生长造成的。在瓣膜切开术前和术后严重梗阻的儿童和成人进行血流动力学的研究表明，如果治疗推迟到儿童时期以后，心脏功能将会发展为不可逆的变化。患有严重狭窄的儿童和成人在休息和运动期间的心输出指数低于轻度疾病患者。他们也有较高的右心室舒张末期压力，在正常情况下，随运动而增加[56]。在年轻患者进行瓣膜切开术后，术后 1 年内，在休息和运动时，心搏指数和右心室舒张压的降低均有改善。与此相反，老年患者没有观察到这种改善，这意味着已经发生了永久性的改变，如心肌纤维化[59,60]。因此，建议在不延误的情况下立即缓解严重的肺动脉瓣狭窄。在肺动脉瓣狭窄患者中，如细菌性心内膜炎等发生率相当低[51]。在第一次研究的 592 名患者中，随访发现只有 1 名患者出现了心内膜炎[61]。抗生素的预防不再被推荐，无须治疗，除非需行人工瓣膜植入。在这种情况下，应在可能的菌血症发作期间使用预防措施[55]。

（三）针对瓣膜狭窄缓解术后并发瓣膜反流肺动脉瓣膜置换术的适应证

肺动脉瓣膜置换术的适应证仍然存在争议，但大多数人认为合适的患者可以从肺动脉瓣置换术中获益[62,63]。目前关于肺动脉反流长期影响的数据及肺动脉瓣置换术后的结果数据，都是在法洛四联症患者中得到的[64-67]。先天性孤立性肺瓣膜反流的自然病程信息，特别是在 40 岁以后，以及少数肺动脉瓣膜反流患者在早产儿期的死亡反映了最终的病情进展[50]。目前的干预标准通常包括：①出现一些症状，如运动耐受性下降或右心功能等级下降或右心衰竭的证据；②渐进性右心室增大，常伴以瓣环扩张引起的三尖瓣关闭不全；③进展性的心房和（或）室性心律失常[47,62]。大多数人认为干预应该早于显著的右心室收缩功能障碍，因为这可能是不可逆的，即使行肺动脉瓣膜置换术。反对预防性早期更换肺动脉瓣的主要认为缺乏一个合适、持久的人工瓣膜。因为在大多数患者手术后需要再次手术，其目的是在置换瓣膜之前能维持更长时间，但术后不久对右心室不可逆的损害已经发生。

直到最近，肺动脉瓣膜置换手术都需要在体外循环下进行。各种人造瓣膜已经被使用，包括同种移植瓣膜、异种移植瓣膜、心包瓣膜和机械瓣膜。由于钙化或内膜增生导致的狭窄和（或）反流，所有这些瓣膜都被证明寿命有限[65,68]。在 2000 年，首次报道经皮肺动脉瓣置换术与牛颈静脉瓣缝合内支架在人类应用[69]。在过去的 10 年中，随着瓣膜设计及运送系统的改进，该操作保持右心室血流流向肺动脉（图 39-9）。虽然对于原发性右心室流出道梗阻的患者未经 FDA 批准使用，但在选择符合特定尺寸标准的患者中，在该情况下使用该瓣膜也是可行的[70,71]。该经皮肺瓣膜（Medtronic Inc.，明尼阿波利斯，明尼苏达州），由假体命名，由牛颈静脉瓣膜到铂铱球囊扩张支架，可扩张到直径 18mm、20mm 或 22mm。在中期随访中，24mm 的也可保留瓣膜功能[72]。这种瓣膜需要 22Fr 的输送系统，限制了小年龄患者的使用。一般来说，体重 ≥ 20 kg 是比较合适的，但在小至 14kg 患者，也已经成功地植入[73]。为了适应瓣膜和确保适当的功能，右心室流出道至少有 14mm 峡部。在撰写这篇文章的时候，全世界已经植入了大约 9000 个瓣膜（Melody valves）。该瓣膜在美国的人道主义设备豁免指导下被批准，在美国大约有 4000 例。手术过程中最大的一组患者是术后法洛四联症患者，他们有一次或多次肺动脉瓣膜置换术[74]。然而，在一些术后严重的肺动脉反流患者或孤立性瓣膜狭窄行球囊扩张术后患者也可行瓣膜置换术[71]。这些瓣膜植入术患者 70% 在 70 个月的时间内瓣膜功能良好[75]。在最近的一组患者中，参加了美国 Melody 瓣膜试验的患者，在 27 个月的时间里，他们需要再次干预的概率为 86%，而大多数的再干预是需要导管介入术[76]。一个潜在的致命并发症是瓣膜支架导致的冠状动脉压迫。在导管实验室仔细评估冠状动脉解剖，同时保持一个完全充气的球囊计划植入部位，应能识别处于危险中的患者，在这种情况下，瓣膜不应被植入。在罕见的病例中也可能发生流出道破裂，可以通过插入一个覆膜的支架来治疗，但可能需要行紧急的手术治疗[77,78]。在瓣膜植入过程中很少发生死亡，大多数与冠状动脉压迫有关，根据目前推荐的操作规范，这些是可以避免的。

人工瓣膜功能障碍几乎都是由于狭窄所致，但在随访 5～10 年的情况下，瓣膜功能仍然良好。到目前为止，并没有出现由于进展性的肺动脉瓣反流需要再次干预的报道。狭窄最常见的原因是疲劳应力导致的瓣膜支架断裂[77,80]。目前在瓣膜植入前进行预支架治疗与较长时间的瓣膜功能紊乱和再干预有关[76,81]。第二个瓣膜可以移植到需要再干预的梗阻患者中[76,79,82]。

Edwards SAPIEN 瓣膜，与 CribierEdwards 经导管主动脉瓣相同，是另一种经皮肺动脉瓣膜，目前的临床经验少得多，并没有得到 FDA 的批准。该瓣膜由 3 个牛心包小叶分围成一个不锈钢球囊可膨胀支架，并可在 23~26mm 直径内使用。它还需要通过一个假体流出道内植入，并进行支架植入。早期 I 期的多中心试验结果显示，有 33 例患者在 6 个月（83 例）的治疗 97% 患儿无须再次干预。在撰写本文时，该试验正在招募患者。

按照目前的指南，只有大约 15% 的肺动脉瓣功能障碍患者可以从经皮导管的肺瓣膜置入中获益，也就是那些有符合先前描述的尺寸大小要求植入的患者。在未被临床试验认可的原发性右心室流出道梗阻患者，以及 24mm 大小的瓣膜植入患者，已经将这个过程扩大到一个更大范围，但患者数量仍然有限的。瓣膜设计的新技术有望使更大的患者群体能够使用功能性肺动脉瓣[84,85]。目前正在进行的一项可行性研究正在评估一种经皮肺瓣膜的性能，它是专为具有严重反流性流出道而设计的。由于右心室流出道梗阻解剖学的广泛变化，患者特定的模型，如现在可以通过心脏 MRI 数据集 3D 打印来创建，可能有助于选择合适的植入设备（图 39-14）。

迄今为止，外科肺动脉瓣膜置换术治疗继发性肺动脉瓣反流并没有被普遍证实能改善右心室血流动力学或功能，而且没有长期生存率的数据[64,66]。同样，在经皮肺动脉瓣膜植入后，肺动脉狭窄或反流患者的右心室舒张末期容量明显下降，但只有肺动脉狭窄组的右心室射血分数提高。在肺动脉瓣反流的患者中，随访 1 个月或 1 年时右心室射血分数均未发生变化。此外，肺动脉狭窄组在瓣膜置入后 1 个月后，心肺压力测试的功能显著提高，且持续 1 年。肺动脉瓣反流的患者在瓣膜置换后 1 个月或 1 年，患者的心脏功能没有改善[86]。有人认为，目前的干预标准可能过于保守，一些患者已经患有不可逆转的疾病。采用经皮方法来替代肺动脉瓣可以使患者采取更积极的治疗方法，从而改善患者的预后。

细菌性心内膜炎虽然不常见，但可在瓣膜植入术后发生[87]。目前的数据还不足以对经皮和外科手术式肺动脉瓣膜置换术之间的心内膜炎风险进行有意义的比较。在肺瓣膜置换术后，无论经皮还是手术治疗，都应做到心内膜炎的预防[55]。

三、青年患者肺动脉瓣狭窄

绝大多数的肺动脉瓣膜狭窄患者都是在儿童时期出现。如果在儿童时期未能明确诊断，与较年轻的患者相比，有显著性血流动力学改变肺动脉瓣狭窄的成年患者症状更明显[88]。由于长期存在的瓣膜阻塞、心肌肥大而引起的漏斗状漏斗狭

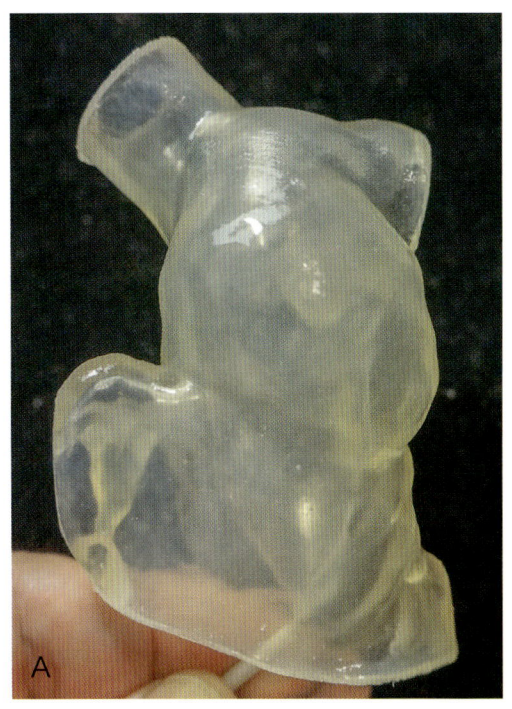
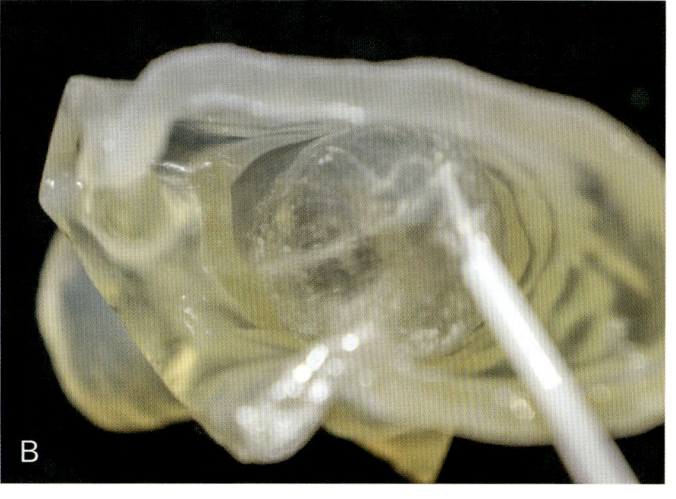

▲ 图 39-14 通过 MRI 数据 3D 打印的患者右心室流出道模型的不同角度切面
A. 类似于造影的前后位投射角度，可以见到球囊导管，但看不见球囊；B. 从右心室流出道下方可以看到相关 25mm 的球囊

窄并不常见。严重肺动脉瓣狭窄和右心室衰竭可能也有三尖瓣不全。在这种情况下，在任何有症状的患者中，由于较低的心输出量通过狭窄瓣膜血流减少可能会掩盖狭窄的严重性，因此应在较低压力差时实施干预。在儿童中，肺动脉球囊扩张术是一种治疗选择[89]。在瓣环较大的患者中，可以使用双气囊技术，但当瓣环直径很大时，并不一定要使用大于瓣环直径的球囊。对于大多数典型肺瓣膜形态的患者来说，直径 25mm 的球囊应该足够。急性右心室高血压可能由于漏斗状肥大和（或）扩张后痉挛，对一些严重者狭窄患儿手术者临时使用 β 受体阻滞药有助于改善右心室高压[90]，长期预后很好，而且随着时间的推移，漏斗状狭窄的改善已被证实[89,91,92]。到目前没有肺动脉瓣反流相关严重问题的报道，但缺乏严格的长期评估。目前，按前面所提到的指南，在肺动脉瓣狭窄或右心室反流的成人患者中可行经皮肺动脉瓣膜置入术，也可在一些先天性右心室功能不全的患者中进行。

四、肺动脉瓣膜下右心室流出道梗阻

室间隔完整的原发性肺动脉瓣下狭窄由 Elliotson 在 1830 年首次所报道的，仅占所有右心室流出道梗阻的 5%[93]。原发性肺动脉瓣下狭窄分为两种类型。一种类型包括在右心室主腔和漏斗部之间有异常肌束跨越并引起梗阻，常被称为双腔右心室或右心室肌束。在第二种类型中，漏斗型狭窄是由于漏斗状心肌壁纤维肌增厚，可能从肺动脉瓣下方延伸到近端漏斗部。漏斗部狭窄通常与法洛四联症或肺动脉瓣狭窄有关。漏斗部狭窄的生理机制和临床表现几乎与双腔右心室相同。在球囊肺瓣膜成形术后，与肺动脉瓣狭窄相关的漏斗部狭窄可能随着时间的推移而自行改善，但双室右心室则随着年龄推移趋于恶化[92]。

五、右心室梗阻

（一）双腔右心室

右心室窦部和漏斗部之间有异常肌束跨越并引起梗阻，异常肌束将右心室分割为近端的高压腔和远端的低压腔，这种先天性畸形称为双腔右心室。

（二）病理学

在解剖学上，异常肥大的肌束形成圆锥状结构位于右心室室间隔之间，在心室间隔下方插入三尖瓣瓣叶到右心室前壁之间。通常有两种肌束：腹侧束，连接到右心室室间隔壁上；更大的背侧束，附着在前乳头肌的基底上（图 39-15）。右心室腔分为近端腔和远端腔，近端腔由右心室窦部组成；远端腔由漏斗部构成。在法洛四联症中，梗阻包括漏斗部，但双腔右心室中的异常肌束穿过右心室腔，近端靠近漏斗部。这些肌束的方向不同于节制索。节制索的隔膜附件通常位于室间隔顶端的 1/3，而在异常肌束中，隔膜附件位于三尖瓣环的底部附近。虽然两种类型的肌束都附着在右心室的前壁上，但节制索位于室中隔，通常不会阻塞心室腔。这些异常肌束的起源是未知的。人们认为，它们可能是由于早期发育中的肌小梁局部生长所致。也有人认为，右心室的再分和梗阻在这一畸形中表现为原发性小球囊与右心室的融合[94]。因此，球状心室连接处不适当的扩张将导致闭合室间隔上部和心内膜垫的不完全融合，这可以解释室间隔缺损与这种畸形的密切联系。室间隔缺损最常见于膜周部，偶尔见于动脉下方[95]。局限性主动脉瓣下狭窄也会伴随此种病变而发生，这也支持了作为心球不充分融合的一种病因机制。

（三）生理学

异常肌束在右心室中可能会引起不同程度的梗阻，而梗阻的严重程度往往随时间的延长而加重[96]。通常在婴儿期非梗阻性异常肌束晚期会成为梗阻性肌束。对于血液从右心室流入再到从右心室流出，它必须经过肌束、肌束和三尖瓣之间，或穿过肌束与心壁之间的狭窄通道。在心室收缩期间，这些通道直径通常明显减少。梗阻的血流动力学结果是右心室的近端或窦部的升高压力。

(四)临床表现

临床上,异常肌束和室间隔完整的患者与孤立性肺动脉瓣狭窄患者相似。当室间隔缺损出现时,临床特征主要由室间隔缺损引起。在胸骨左缘,可以听到较响亮的强弱不等的心脏杂音,通常伴有震颤。杂音可与孤立性肺动脉狭窄没有区别,但肺动脉喷射音不能听到,而肺动脉瓣关闭的声音可能不会像在肺动脉瓣狭窄类似强度的杂音一样延迟或柔和。胸部 X 线片与其他类型的右心室流出道梗阻相似,除非有明显的室间隔缺损。在大多数患者中,心电图显示右心室肥厚,但可能显示晚期右心室肌力量减弱。在一份涉及 30 例双腔右心室患者的报道中,大约 40% 的病例在 V_{3R} 导联上出现直立的 T 波,是唯一提示右心室肥大的表现 [97]。

二维超声心动图通常可以诊断这种病变。异常肉束可以从剑突下或胸骨旁切面中得到最好的视觉效果(图 39-16)。梗阻的严重程度可以通过狭窄的解剖程度和对阻塞区域的多普勒来评估。彩色多普勒通过出现在高流速流(图 39-16)的马赛克模式,来识别梗阻的位置。

(五)心导管检查

心导管介入术可以明确双腔右心室的诊断。导管必须放置在右心室的流入道部分,当导管进一步进入远端低压腔时,压力差被显示出来。远端腔内的压力通常等于肺动脉内的压力,除非有相关的肺动脉瓣狭窄。首先要注意将导管置入右心室心尖,因为将导管从右心房直接推进右心室流出道容易忽略压力差。如果室间隔缺损存在,则应确定其位置和分流方向。

(六)心血管造影术

右心室血管造影是显示此病变解剖结构的一种很好的方法,并且在检测到重要的室内压力差存在时,需进行该检查。前位和侧位投影显示,在流出道域和流入道之间的右心室内存在充盈缺陷(图 39-15)。如果存在相关室间隔缺损的问题,或者更为少见的主动脉瓣下狭窄,也可进行左心室造影。

(七)磁共振成像

在过去的 10 年中,MRI 作为一种诊断工具在先天性心脏病中的作用日益显著。它的作用在成人患者中尤为重要,因为超声心动图的信息往往是有限的,并且患者可以配合 MRI 的测试要求以获得最佳的图像。双腔右心室的解剖特征可

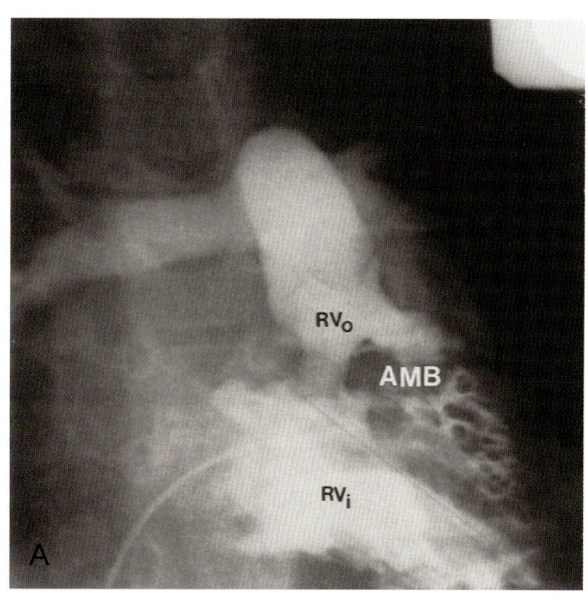
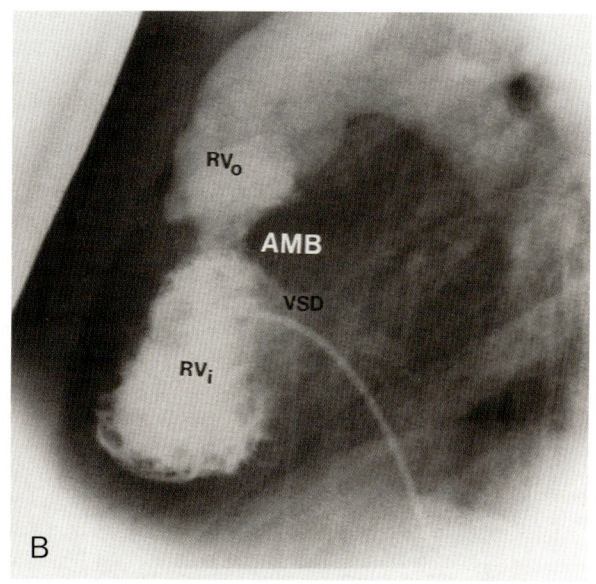

▲ 图 39-15 1 例右心室双腔儿童的右心室造影

A. 前后位造影显示右心室异常肌束(AMB)将右心室分为流入道(RV_i)与流出道(RV_O)部分;B. 侧位造影也可见异常肌束和流入、流出室,小的室间隔缺损(VSD)较模糊

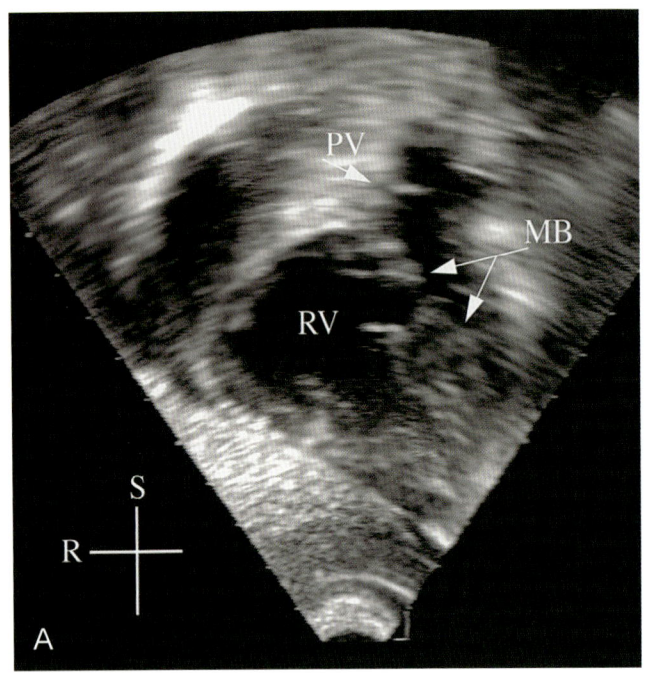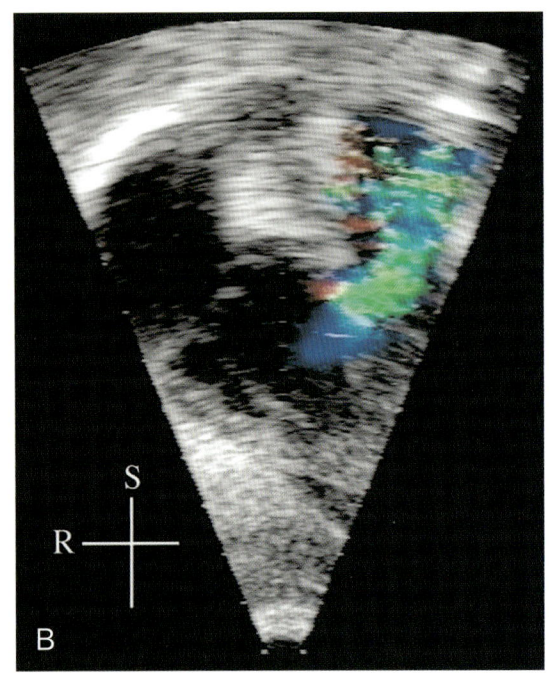

▲ 图 39-16 1 例右心室双腔儿童的剑突下超声图
A. 右心室超声切面。箭为异常肌束；B. 彩色多普勒显示从高压腔到低压腔的高速马赛克样血流
PV. 肺静脉；R. 右；S. 上；RV. 右心室；MB. 肌束

以通过 MRI 得到很好的辨别，甚至可以通过测量流速来获得梗阻严重程度的定量评估（图 39-12）[98]。MRI 在老年患者中可能优于超声心动图，并且可能在大多数患者中可避免心脏导管介入术的需要。

（八）治疗

这种类型的梗阻的治疗通常是外科手术。在术前应尽可能明确解剖结构。在外科手术中这种情况的某些特征已经被描述[99]。在心室收缩时，通常平滑的右心室表面的一个可见的凹陷强烈提示梗阻肌束的存在。在心脏的底部和心尖之间的前沟附近，通常会发现小凹畸形，它与异常肌束腹侧部相连。右心室切开术通常不需要充分显现梗阻的肌束。最好的方法通常是通过三尖瓣入口来显示。乳头状肌附在小梁的另一端可以被完全的定义。通常，一端或另一端的小梁可以分开。有时，在前面和后面的通道扩大时，它需保持原状。由于这两种病灶的密切关联，需不断对室间隔缺损进行探查[95]。已报道了 2 例高手术风险并存病患者狭窄区支架植入术。结果在短期内是有利的，但是对于长期支架完整性的关注需要在更大的患者群中进行评估，在此之前，这种方法可以被认为是标准风险患者手术的合理选择[100]。

（九）病程与预后

右心室双腔是一种进展性疾病，其梗阻的严重程度逐渐加重。当梗阻恶化时，相关的室间隔缺损可能会逐渐变小或自动闭合。室间隔完整的病例实际上可能是室间隔缺损的自发关闭。双腔右心室修复后 20 年的长期随访仅显示轻度残留后遗症，严重的心脏损害并不常见[95,96,101]。残余病灶包括轻度右心室流出梗阻、微小残留室间隔缺损、三尖瓣反流及主动脉瓣反流。如果能够做到异常肌束的适当切除，复发性梗阻需再次手术是非常罕见的[95]。

六、成人双腔右心室

双腔右心室通常在儿童时期诊断和行手术矫正，因为患者会通过响亮的收缩期杂音而就诊。如果不及时治疗，双腔右心室梗阻的严重程度会在成年后逐渐恶化。首次注意到这种损害的成年患者往往比儿童患者有更高的压力差，并且症状往往比较明显[102,103]。最常见的症状是呼吸困难，但心绞痛、晕厥和右心衰竭也均有报道。许多成年患者均有膜部室间隔缺损，但由于室间隔缺损连接到右心室的高压流入部分，所以很少有左向右分流。因此，这些患者的收缩期杂音主要是由于右心室流出狭窄所致，而不是室间隔缺损所致。高达40%的成人可能有轻微的主动脉瓣关闭不全，其次是主动脉瓣脱垂到室间隔缺损部或轻度的主动脉瓣下狭窄（这可能造成主动脉瓣的紊乱和变形）。许多老年患者患有心内膜炎。成人的手术修复可能更需要经心室的切口。手术通常可以改善有症状的成人的临床表现，而晚期复发、主动脉反流恶化或心律失常罕见[102,103]。在儿童时期接受手术修复的患者在成年时表现得良好，但建议对心律失常、瓣膜功能障碍和心室功能障碍进行随访监测。

七、室间隔完整的周围肺动脉狭窄

在所有患有先天性心脏病的患者中，周围肺动脉狭窄、孤立性肺动脉狭窄或与其他先天性心脏病同时存在的患者占2%～3%。可单发或多发，单发包括主要的肺动脉或它的分支；多发包括主要和几个较小的周围肺动脉分支[104]。

孤立性周围肺动脉狭窄首先由Maugars[105]和Schwalbe[106]报道，随后出现了大量的报道。其他相关的心脏缺陷，最常见的是肺动脉狭窄和室间隔缺损，在大约2/3的病例中存在。肺动脉的发育不全也常与法洛四联症有关。周围肺动脉狭窄被认为是一些先天性综合征的特征。在先天性风疹综合征中，周围肺动脉狭窄通常与动脉导管未闭和房间隔缺损有关。肺动脉瓣膜上狭窄、多发性周围肺动脉狭窄、智力发育迟滞和特殊的面容被称为Williams综合征[107]。周围肺动脉狭窄也与Noonan综合征、Alagille综合征、皮肤松弛症、Ehlers-Danlos综合征、Silver-Russell综合征有关。也有一些报道关于罕见的家族性和非家族性的孤立性周围肺动脉狭窄，尽管并没有出现相关的临床症状[108]。

（一）胚胎学和病理学

肺动脉及其分支是由三个不同的血管组成部分形成的。在半月瓣上方的肺动脉总干近端部分来源于心球，其余的肺动脉总干来源于动脉总干。左右肺动脉近端来自于第六对主动脉弓。右侧第六主动脉弓远端完全消失，而左侧主动脉弓后续成为动脉导管和动脉韧带。肺动脉分支远端部分来自弓动脉后血管丛，它与肺的生成密切相关。周围肺动脉狭窄的发病机制尚不完全清楚，但可能与潜在的过程有所不同。多种因素和多种病理改变均可能导致肺动脉分支狭窄。当肺动脉狭窄与明显的心内异常相关时，发病机制可能是发育的起因。某些致畸剂可能会干扰任何肺动脉部分的发育，并可能导致闭锁、发育不全或狭窄。至少如风疹病毒，似乎通过干扰弹性组织的正常形成而发挥其致畸作用。相对局限的分支狭窄可在动脉导管关闭时，尤其是在发绀性心脏病中看到。

与孤立性周围肺动脉狭窄相关的许多症状的特异性遗传异常正在逐渐得到承认。在大多数Williams综合征患者中发现了染色体7的基因缺失，导致异常的弹性蛋白产生[109]。20号染色体上的缺失似乎是导致Alagille综合征的原因，但最终导致的生化异常还未被确认[110]。有几个亲缘关系的家族均有Noonan综合征，他们的基因突变被定位到12号染色体上，而超过50%的病例在这个染色体上存在一个特定基因错义突变[9,111]。这些基因异常可能是随机突变，也可能是常染色体显性遗传。由Gay等[104]提出了一种有用的周围肺动脉狭窄的分类方法。他们将这种狭窄分为四种类型：累及肺动脉总干及左右肺动脉，累及肺动脉分叉处并延伸至左右肺动脉，多发性周围肺动脉狭窄，以及肺动脉总干及周围肺动脉分支狭窄。在大约2/3的病例中，狭窄部分涉及肺动脉总干、分叉或其主要分支。当局部狭窄时，通常出现血管狭窄后的远端扩张。在长段狭窄的情况下，如果存在扩张，也只有较小的狭窄后扩张，甚至没有扩张而表现为发育不全。即使严重的狭窄涉及其远端部分分支和分支狭窄，肺动脉总干通常不扩张。偶尔可见轻微的狭窄前扩张，但在梗阻性肺动脉高压中未见报道。

（二）生理学

与周围肺动脉狭窄有关的生理机制是右心室和肺动脉近端的压力升高，这取决于狭窄的严重程度和部位。在大多数情况下，梗阻是中心性的，导致梗阻近端肺动脉总干的容量有限。当梗阻严重时，右心室射血时间延长，肺动脉总干近端梗阻表现为右心室流出道的延伸。梗阻的肺动脉近端压力与右心室相同，只要在右心室与远端肺动脉之间有收缩压梯度，肺动脉瓣仍可保持开放。这解释了尽管肺动脉干的收缩压很高但肺动脉瓣关闭延迟的原因。狭窄部的近端压力与右心室相似，收缩压高，舒张压低。在严重的多处周围肺动脉狭窄涉及许多小分支的病例中，肺动脉瓣关闭时间发生早，接近于主动脉瓣闭合时间。当狭窄为单侧时，无左向右分流，右心室压力保持正常。在这种情况下，正常的对侧肺动脉总干可以在不增加压力的情况下容纳心输出量。由于流向狭窄侧的血流低于正常，收缩压差往往低估梗阻的严重程度；然而，肺动脉主干与狭窄分支之间的舒张压差与梗阻的严重程度成正比。测量血流分布，而不是压力梯度，是评估肺动脉分支相对狭窄的最好方法。相对流动到肺的不同区域最容易通过定量放射性核素肺灌注扫描或 MRI 来测量。

（三）临床表现

1. 临床特点

轻度或中度双侧肺动脉狭窄患者，以及单侧狭窄患者，通常无症状。严重梗阻患者可能出现呼吸困难、易疲劳、右心衰竭等症状。听诊异常可区分肺动脉狭窄和其他右侧的阻塞性病变。第一心音通常是正常的，无肺动脉喷射音（喀喇音）。第二心音通常正常或轻微增强。在肺动脉瓣区可听到收缩期喷射性杂音，并放射到腋窝和背部。偶尔会有持续的杂音，提示在梗阻上存在明显的舒张压梯度。在存在多个周围肺动脉狭窄的患者中，肺动脉瓣的第二心音可能比较响亮，易误诊为肺动脉高压。周围肺动脉狭窄的杂音特点是在肺部和背部均能听到轻柔的吹风样连续性收缩期杂音。

2. 心电图特点

轻度狭窄患者心电图正常，中度至重度梗阻者右心室肥厚。在风疹综合征和周围肺动脉狭窄的婴儿和 Noonan 综合征的婴儿中，心电轴左轴偏离的频率相对较高。

3. 影像学特点

单侧或双侧肺动脉狭窄患者的胸部 X 线片几乎都是正常的。必须有严重的单侧狭窄，而且通常是一种相关的左向右分流病变，因为在两个肺野之间的血管分布程度上有明显的差异。当狭窄是双侧和严重时，可以看到右心房和右心室扩大。MRI 在详细描述肺动脉解剖时变得越来越有用。它优于超声心动图和辅助血管造影术检测肺动脉异常。放射性核素肺灌注扫描在外科或经导管治疗前后对肺的定量血流评估非常有用。

4. 超声特征

超声心动图可以很好地描述近端肺动脉的解剖结构，但远端肺动脉不能可靠地成像。胸骨短轴视图和胸骨上视图是最有用的（图 39-17）。彩色血流多普勒可通过在梗阻区出现湍流，做出对狭窄的定性评估。压力梯度可以用多普勒估计，但不一定准确。超声心动图可用于检测右心室肥厚、三尖瓣不全或右心室增大等右心室高压的继发表现。

5. 心导管术

临床上对可疑周围肺动脉狭窄患者可能需要行心导管检查以确诊，并可确定其严重程度和确切的解剖结构。谨慎地从远端分支中撤出时的收缩压力，将在狭窄段上显示出压力梯度（图 39-18）。在没有左向右分流和肺血流增加的情况下，收缩压梯度高于 10mmHg 应被认为是不正常的。当狭窄为单侧时，在梗阻部位可出现压力梯度，但近端肺动脉压正常。由于肺动脉分支和总干之间存在大小差异，在婴幼儿尤其是早产儿可记录到 > 10mmHg 生理性压力梯度。在小血管中使用一个过大的导管可能会造成人工压力梯度。

在双侧肺动脉狭窄的情况下，梗阻附近的压力梯度具有特征性（图 39-18）。追踪的收缩部分压力与右心室相同。双侧切口通常很低，下降缓慢，然后是较低的舒张压，类似于梗阻的远端压力。脉压较宽，并随着梗阻严重程度的增加而增加。这些特征是由于肺动脉总干的改变所致，也成为右心室流出道的延伸。肺动脉干的血管壁通常增厚及纤维化，并伴有弹性减低。只要肺动脉压低于比右心室压，肺动脉瓣仍然开放。在心室等长舒张的早期阶段，瓣膜关闭，导致肺动脉总干容量突然增加，出现相应的压力下降并形成重脉现象。远端阻塞和肺动脉总干弹性功能受损导致舒张压缓慢下降。当有相关的瓣膜狭窄时，周围肺动脉狭窄的严重程度可能很难通过压力测量来确定，但可以通过血管造影和血流扫描来评估。

6. 心血管造影术

心血管造影是评估周围肺动脉狭窄的解剖学特征的最佳工具。狭窄的确切位置、范围和分布可以很容易地选择性注射在梗阻部位进行观察（图 39-19）。颅侧角和直侧视图的前视图通常显示右肺动脉的解剖结构和周围分支的解剖图（图 39-20）。近端左主干可以在半轴左前斜视和有时侧视图中得到很好的可视化。肺动脉主干通常正常或发育不全。在严重的单侧梗阻中，可能会注意到各自肺静脉的延迟充血。

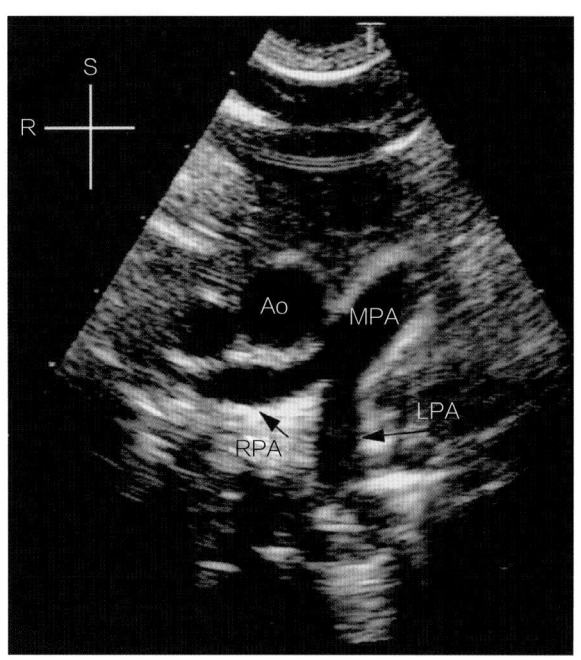

▲ 图 39-17 1 例 Williams 综合征婴儿胸骨上短轴切面
图示左右肺动脉近端轻度狭窄。左右肺动脉分支显示清楚，但次级分支不能显示
Ao. 主动脉；LPA. 左肺动脉；MPA. 主肺动脉；R. 右；RPA. 右肺动脉；S. 上

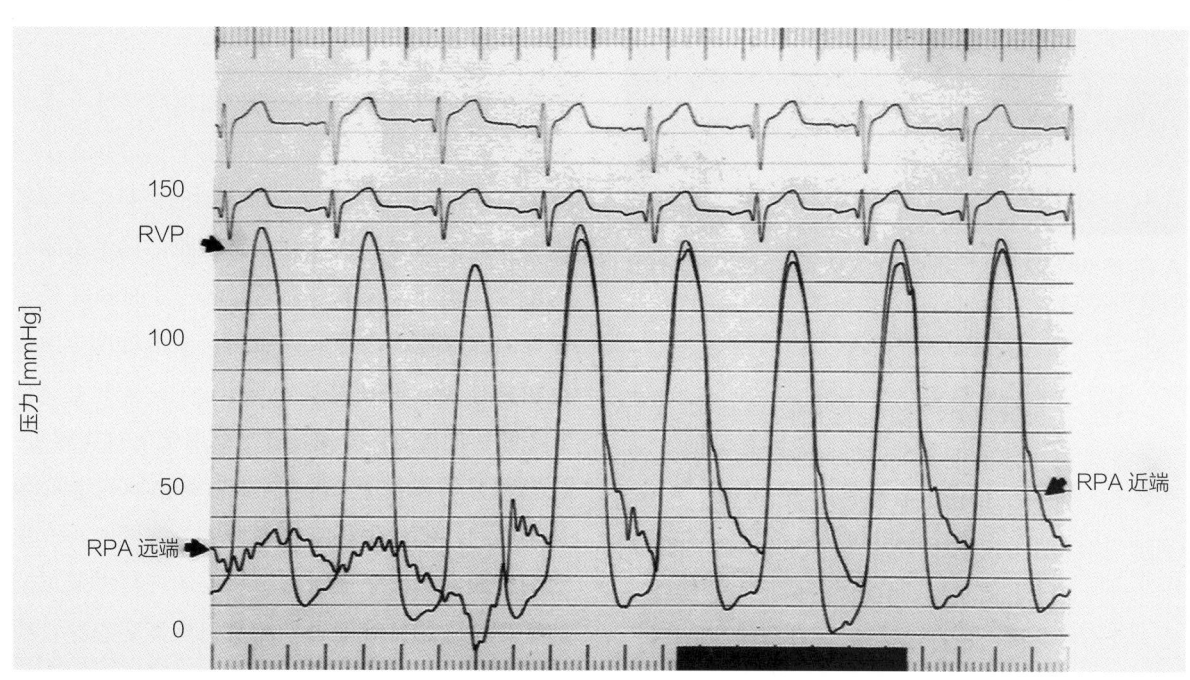

▲ 图 39-18 1 例严重右肺动脉（RPA）狭窄的压力曲线
图示压差存在（通过端孔导管测量），从狭窄段远端到近端

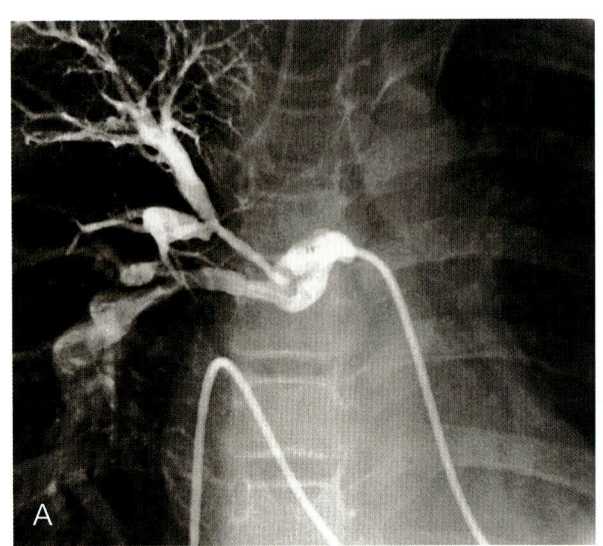 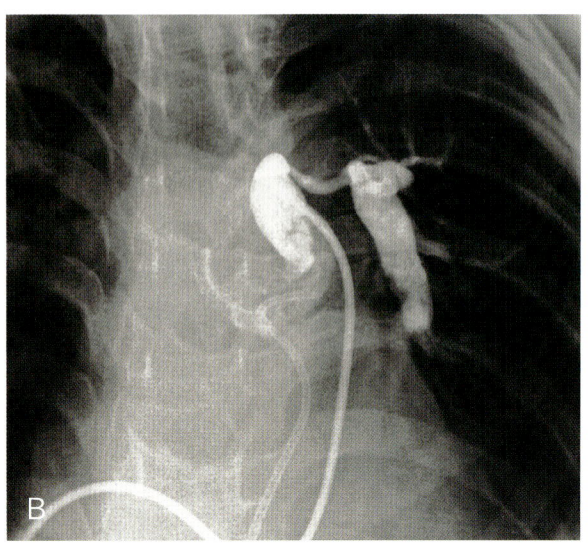

▲ 图 39-19　1 例 8 岁女孩左、右肺动脉造影
A. 右肺动脉的一级分支显示严重的发育不良和扭曲；B. 左肺动脉分支显示严重的发育不良和扭曲

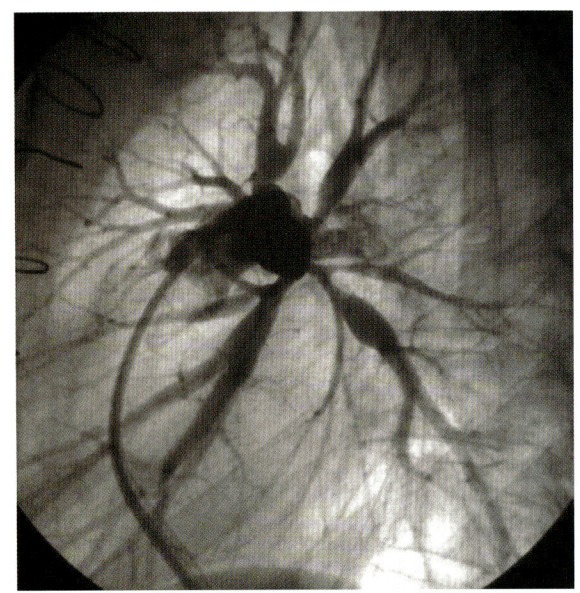

▲ 图 39-20　23 岁女性肺动脉分支狭窄及主动脉瓣上狭窄的侧位造影

无创成像：磁共振成像和计算机断层扫描

最近，旋转血管造影术在导管实验室中成为一种非常有价值的工具，可以形象化地观察心脏结构的三维解剖结构，尤其是分支肺动脉[112,113]。了解三维解剖在干预治疗中十分有用，比如在狭窄的肺动脉上放置支架。3D 数据集允许选择最佳的血管造影角度，最好地显示解剖以便干预。

7. 无创成像：磁共振成像和计算机断层扫描

在过去的 10 年中，非侵入性放射成像技术的进展使得这些技术能够很好地显示肺动脉的解剖结构，通常是作为辅助工具，有时是替代血管造影术。钆增强的三维 MRA 在评估肺动脉狭窄或发育不全、缺失或不连续的肺动脉[114]时，与血管造影术结合具有 100% 的敏感性和特异性。肺动脉直径的测量也显示出良好的相关性，两种方式之间的平均差异为 0.5。对于儿科患者来说，MRA 的局限性在于运动伪影，需要呼吸才能获得最佳的图像。在非常年轻的患者中，全身麻醉和暂停机械通气可能是必要的。周围肺动脉分支的解剖描述，通常超过第三代和第四代，MRA 不能充分实现。MRA 在血管造影方面的优势包括降低风险、避免辐射以及保存血管通路，以供将来介入治疗。电子束 CT 与血管造影[115]的相关性也很好。它对运动伪像不太敏感，通常可以单独进行镇静作用，即使是在小婴儿身上。CT 更适合于不稳定的患者，因为获取信息所需的时间较短，且空间分辨率优于 MRA。辐射暴露和对比给药是必要的，但如果仔细选择研究方案，两种方法的剂量通常都低于血管造影获得相同信息所需的剂量。精确的血流动力学测量仍然需要心导管检查。明智地使用这些不同的方式会提高的安全性和有效性。

(四) 鉴别诊断

孤立性周围动脉狭窄的鉴别诊断与肺动脉瓣狭窄相似。广泛传导至腋窝和背部的特征性收缩期杂音可提示该诊断。由于周围肺动脉狭窄通常与其他心内和心腔畸形相联系，主要病变特征决定临床表现。在一些病理性杂音患者中，存在母体风疹、家族性先天性心脏病、长时间新生儿黄疸病史，以及提示 Noonan 综合征或 Williams 综合征的相关特征表现发现，应提示诊断为周围肺动脉狭窄。在法洛四联症和其他复杂的发绀性先天性心脏病变患者中，应考虑肺动脉狭窄的存在。

(五) 治疗

轻度至中度孤立性单侧或双侧周围肺动脉狭窄通常不需要治疗，但严重的病例确实需要某种形式的治疗。在 1981 年之前，尝试了手术重建，但结果欠佳，从而促进了导管介入治疗的发展。尽管手术技术有了显著的进步，但维持远端血管的通路仍然困难，导管治疗有时是唯一的选择。

1. 球囊血管成形术

Martin 等[116]在 1980 年第一次使用经皮血管成形术治疗周围肺动脉狭窄。随后，Lock 等[117]用该技术在新生的小羊中实验产生分支肺动脉狭窄。这些研究人员在组织学上证实，肺动脉壁的内膜和内侧撕裂导致肺动脉扩张。这些实验引导了 20 世纪 80 年代早期的临床试验。

血管成形术技术包括将球囊扩张导管定位于肺动脉狭窄段。球囊直径通常必须是最窄的肺动脉段的 3~4 倍才能有效。最初，球囊充气至低压（1~2 个大气压），同时确认合适的位置，用一个代表球囊狭窄段的峡部（腰）表示。如果球囊峡部直径小于球囊标准直径的 70%，那么最初的扩张应该用一个不同、稍微小一点的球囊来完成。过度拉伸一个致密、依从性差的病变会增加球囊灾难性破裂的风险。在连续的透视监测下，适当的球囊会被膨胀到更高的压力（10~60s），直到球囊峡部消失或者达到最大的压力。扩张后的血管造影应该在扩张区域的近端进行，或者在扩张段的导丝上推进端孔行血管造影（图 39-21）。经皮球囊血管成形术治疗周围肺动脉狭窄的成功率明显低于肺动脉瓣膜成形术。成功的标准定义为血管直径增加 50% 以上，肺血流量增加 20% 以上，或收缩性右心室/主动脉压比率下降 20% 以上。有不同诊断的患者（最常见的合并有或无肺动脉闭锁的法洛四联症）的总体成功率被报道为 50%~60%，在室间隔完整的孤立性周围肺动脉狭窄小组患者中成功率似乎相似[118,119]。研究发现，低压球囊的实际临床影响率接近 35%~50%[119,120]。

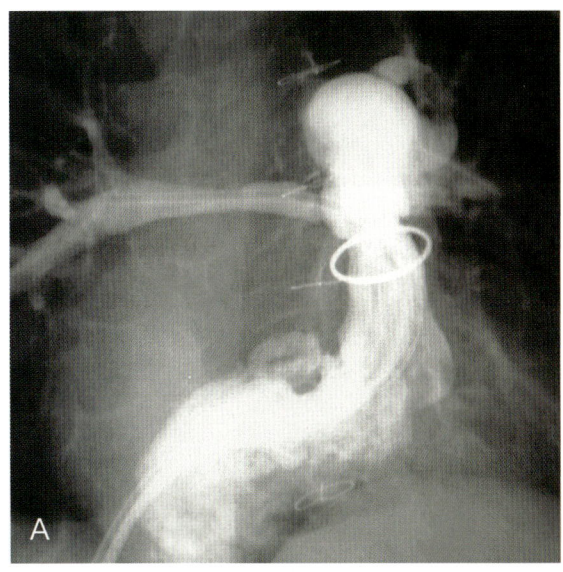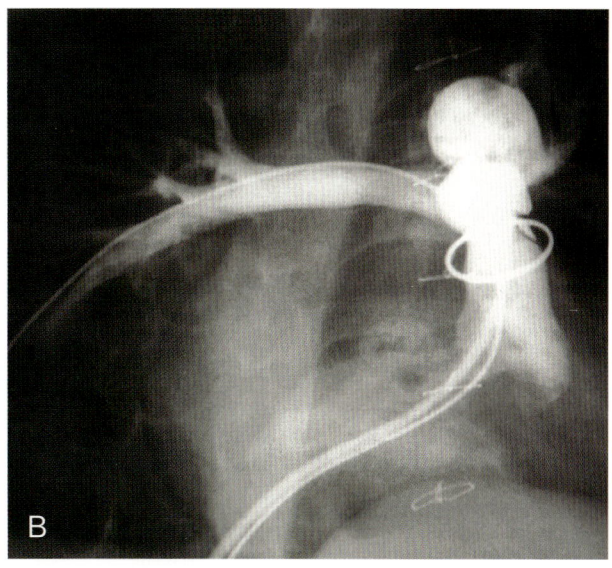

▲ 图 39-21 1 例永存动脉干合并肺动脉分支狭窄球囊扩张术前、后的造影
A. 术前见右肺动脉起始部明显狭窄；B. 术后右肺动脉起始部明显增宽

在中期随访[118,119]中，复发性狭窄的发生率为15%~20%；长期随访结果未知。由于低压球囊所获得的令人失望的结果，高压、超高压的球囊可以充气到20~25个大气压，被越来越多地用于扩张肺动脉（图39-14A、D和E）。整个急性期成功率为70%~80%，但对于孤立性周围肺动脉狭窄患者成功率只有50%[121,122]。关于血管成形术后再狭窄频率的数据有限。将再狭窄定义为在最初成功的血管成形术中获得的直径增加减少＞50%，在48例患者的血管造影随访中发现再狭窄率为35%[123]。持续致力于提高球囊血管成形术治疗难治性肺动脉狭窄的成功率，在这种情况下使得开始切割球囊的使用[124]。这些球囊有3个或4个显微手术刀片，切割深度为0.15mm，纵向与球囊成90°角。该技术最适合不可支架植入的小肺动脉分支狭窄。抗高压球囊血管成形术的血管已被证明对单独切开球囊血管成形术或高压球囊血管成形术有反应[125,126]。当进一步扩张时，刀片所做的纵向切口会在高压球囊中形成裂口。成功的扩张被定义为增加＞50%的血管直径，已在92%的血管中实现[126]。后续数据有限，但结果良好[127,128]。未来更有可能通过球囊血管成形术将基因转移到肺动脉血管壁，这可能导致血管生成因子和血管生长的表达[129]。在经皮球囊扩张周围肺动脉狭窄术后，5%~15%的患者出现了严重的并发症[118-121]。这些并发症包括由扩张的球囊或导丝导致肺动脉破裂的出血、咯血、异侧肺水肿、血管扩张、肺动脉栓塞、肺动脉瘤及髂静脉阻塞。由于球囊扩张近端的狭窄，故动脉瘤通常发生在小的远端血管中。因此，建议将球囊放置在最大可用的远端血管中。由于缺乏技术控制，动脉瘤的高发生率导致许多中心被迫放弃肺动脉扩张术[118]。这些动脉瘤有限的中期血管造影随访表明，随着时间的推移，它们的大小趋向于保持不变或略有减少，但晚期的扩大和致死性破裂却很少出现。在肺动脉成形术中也可能出现短暂的心律失常、发绀和低血压。应特别提到Williams综合征患者的球囊血管成形术的经验[122]。尽管＞50%的血管直径增加被定义为50%左右的成功率，但人们已经注意到，右心室与主动脉压比的降低效果欠佳。肺血管床的弥漫性发育不全，扩张节段的远端狭窄及肺动脉中央部分扩张困难这些仍然存在争议。在肺动脉狭窄患者的其他亚组中，并发症发生率明显高于其他患者，且动脉瘤发生率高达18%。在一个系列研究[122]中，死亡率为7.7%，是其他研究报道的2倍多。有趣的是，在本研究中，死亡的原因与肺动脉损伤无关，而是发生在有明显的冠状动脉狭窄或心室肥厚的患者，以及伴随短暂血流动力学异常的心内膜下缺血患者。这些发现，再加上Williams综合征患者和肺动脉狭窄患者的自发性改善的认识，使得大多数研究人员建议密切观察，尤其是在年幼的无症状儿童中，即使出现右心室压力显著升高。必要时，联合应用远端球囊血管成形术和近端手术重建可能是这一困难群体的最佳治疗方法。

2. 可扩张球囊血管内支架术

在大量患者由于球囊扩张治疗效果欠佳，导致寻求更有效的经导管治疗方法。由Palmaz等[130]开发的不锈钢球囊可膨胀支架[130]显著提高了一组患者[131,132]的球囊血管成形术的有效性。支架置入是通过定位支架，安装在适当大小的球囊血管成形术导管上，通过长鞘穿过狭窄段。鞘然后从支架球囊血管成形术导管装置中分离出来，球囊膨胀到它所推荐的压力，扩张支架并固定（图39-22）。预先安装的支架可以牢固地固定在球囊上，以通过保护性的长护套来防止其向前移动。然而，由于先天性心脏缺陷的患者往往会有曲折的过程，支架易发生移位，所以放置没有长鞘的球囊时必须小心谨慎。有几名研究人员已报道肺动脉狭窄患者的支架置入术中期随访提示效果良好[131-133]，在狭窄直径上增加了100%以上，压力梯度下降了75%。在这些研究中，大多数患者伴有先天性心脏病，如有或无肺动脉闭锁、永存动脉干的法洛四联症患者及少数单纯性先天性肺动脉狭窄患者。在患有先天性肺动脉狭窄的患者中，通常伴有Alagille综合征，在狭窄区域的压力梯度急剧下降，但右心室压力下降程度比其他组明显减少。支架植入术已经使狭窄直径得到了更好的即时改善，但是仅通过血管成形术

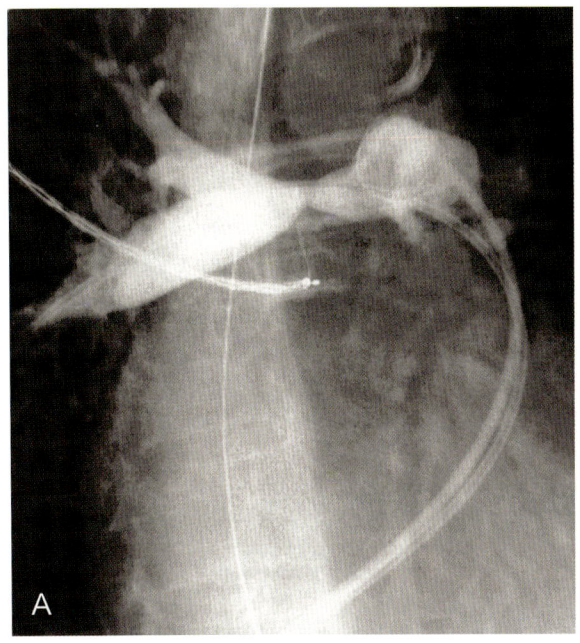 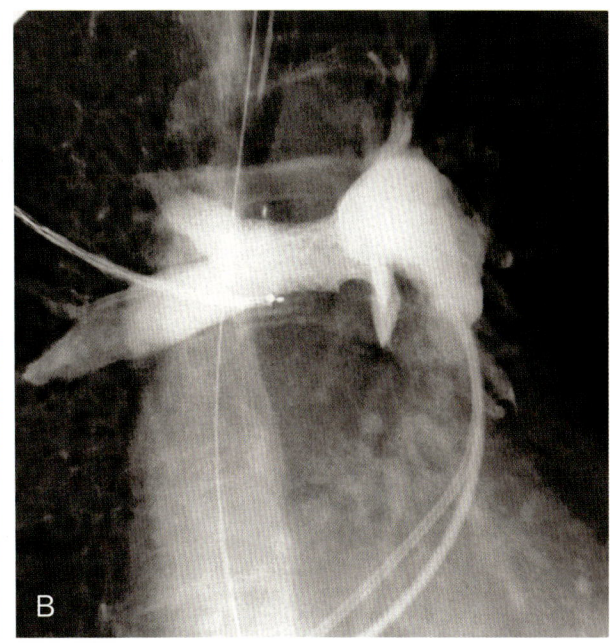

▲ 图 39-22　1 例右肺动脉局限性狭窄球囊支架扩张术前、后的造影
A. 支架扩张前，右肺动脉中部严重狭窄；B. 支架扩张术后，血管口径有明显改善

治疗的患者在随访中显示间隔增长[134]。迄今为止，对肺动脉狭窄支架置换术的直接和中期结果进行评估的最大的系列文献同时也记录了这个亚组的最优结果，以及平均随访 5.6 年效果评价[133]。在一组 61 例先天性肺动脉狭窄的患者中，有 115 个支架置入，狭窄的压力梯度从 50mmHg 下降到 8mmHg，与其他类型肺动脉狭窄患者的下降程度相当。右心室与主动脉压力比值也有明显下降，从 0.59 下降到 0.45。在随访中，梯度增加到 19mmHg，其他组观察到类似程度的增加。然而，右心室与主动脉压力比上升至 0.59（与支架植入前相同），而其他组则无显著增加。与此相反，338 例患者的随访数据，其中 664 个支架植入术后，右心室与主动脉压力比由支架植入前的 0.66，在支架植入后立即下降到 0.45，在平均随访时间为 5.6 年时右心室与主动脉压力比下降到 0.50。再狭窄的发生率和非生理新生内膜增殖的发生率（支架两侧＞ 1mm 内膜）仅为 2%。孤立性先天性肺动脉瓣狭窄患者与其他人（如法洛四联症患者）预后差异被认为与前者潜在的弹性蛋白动脉病变有关，反映血管对支架反应欠佳，导致早期的再狭窄[133]。这些患者也有较高并发症的风险，无论是球囊血管成形术或支肺动脉支架植入术。McMahon 等的研究中，338 例患者中 5 例死亡，其中 2 例发生在先天性肺动脉狭窄患者。1 名患者在左肺下叶放置两支支架后死于暴发性肺水肿，另 1 名患者则出现了严重的咯血（一种支气管胸膜瘘），在为控制出血而行肺叶切除过程中死亡。

支架植入的并发症包括不正确的支架定位或栓塞，有时需要手术切除；支架内肺动脉血栓形成（多见于肺动脉吻合的末梢动脉的患者）；所有与球囊血管成形术相关的并发症，包括肺水肿和肺出血。在过去的 20 年中，操作员的经验和技术进步已经被证明可以显著降低并发症的发生率[133]。经验教训导致实践的一些变化，包括避免过度扩张和孤立性先天性肺动脉狭窄患者保守性连续扩张，几个分支同时行支架植入，或右左肺动脉均适用，在那些体循环或超体循环的右心室压力患者避免血流流入单个血管中。技术进步包括短支架、改善球囊剖面，支架中央膨胀以预防支架杆突出进入血管壁，改进技术来保证支架稳定的定位以到达病变部位，而在最近引入了提前安装好的支架。这些新引入的支架甚至可以在没有长鞘保护的情况下通过金属丝植入，且不会使支架从球囊上脱落[135]。

在导管介入术的随访中，从明显的血管内膜增殖中可以看到，支架植入后的血管存在血流动力学不明显的微小的直径减小。在植入支架后的相对正常的血管中可发现远端血管的增生[136]。McMahon 等[133] 注意到支架置入后，狭窄的腔径从 5.4mm 增加到 11.2mm，在 5.6 年的平均随访后下降到 9.3mm。在支架和非支架血管之间的直径不匹配的区域，或在不重叠的连续支架之间，可导致更严重的狭窄。在大多数情况下，随访时测量的梯度是由于支架内血管壁的生长，尽管支架内没有明显的再狭窄[133]。在中期随访（137 例）中，支架重建已被证实安全有效；然而，对于支架置入术的长期效果和可能的再灌注的局限性的担忧，促使一些研究者建议在非常年幼的儿童[132]中保留支架置入。在非常小的患者中，支架应避免使用，除非支架能够在以后扩大到成人直径。对于年龄较大的儿童和成人患者，支架可以在最初的或随后的导管介入中扩张至所需的成人尺寸，支架置入已成为难治性分支肺动脉狭窄的首选治疗方法。未来的技术进步，如设计生物可降解支架，可进一步扩大肺动脉支架植入所有年龄组的适应证[138]。

3. 手术

早期缓解肺动脉狭窄的尝试局限于肺动脉主干或分支肺动脉的起源，并取得了不同程度的成功。由 McGoon 和 Kincaid[139] 首次利用奇静脉嫁接到狭窄肺动脉段以治疗多处周围肺动脉狭窄。进一步的肺动脉重建手术经验主要是在有肺动脉闭锁和肺动脉侧支动脉的法洛四联症患者中获得的。当原发性动脉成形术不充分时，狭窄段扩大，最好是自体心包，偶尔与奇静脉移植。孤立的先天性周围肺动脉狭窄，常伴有肺动脉长段发育不全，在球囊成形术或手术中很难成功治疗。在我们的机构中，使用各种技术来处理这一病变，包括狭窄段的切除，使用收缩血管成形术增加狭窄的分支点，以及在不能直接行吻合术时使用自体心包来恢复动脉的连续性。至少有一名严重双侧分支肺动脉狭窄的患者经手术治疗后，右心室压力接近正常（图 39-23）[140]。联合手术即经导管动脉介入后手术重建治疗，通常是最好的治疗方式。

（六）病程与预后

对于周围肺动脉狭窄患者，不推荐常规预防心内膜炎。大多数轻度或中度狭窄的患者病情稳定，早期记录的压力梯度通常随生长而逐渐降低。尤其是在 Williams 综合征、Noonan 综合征或先天性风疹等相关综合征患者中，这一点尤为明显；然而，严重程度的多发性周围肺动脉狭窄可能是渐进性的[108,141]，预后较差，除非能成功行血管成形术、支架植入或手术。并发症包括右心室衰竭、肺动脉血栓形成和狭窄后动脉瘤扩张伴肺动脉出血。已有儿童死亡病例的报道[141]。

八、青年人肺动脉狭窄

孤立性周围肺动脉狭窄很少出现在成人患者中，常被误诊为慢性肺血栓栓塞病[142]。这些患者通常表现为劳力性呼吸困难和疲劳，在行球囊血管成形术后症状可改善，应排除肺动脉相关的系统性血管炎。在这些儿童或青春期的患者中，许多患者出现与肺动脉狭窄一致的杂音，这表明这是一种进展缓慢的先天性病因。未完全修复的肺动脉分支狭窄可在儿童时期行病变修复的患者中出现，如法洛四联症、动脉干、大动脉转位。肺血流量异常分布与运动能力降低有关。

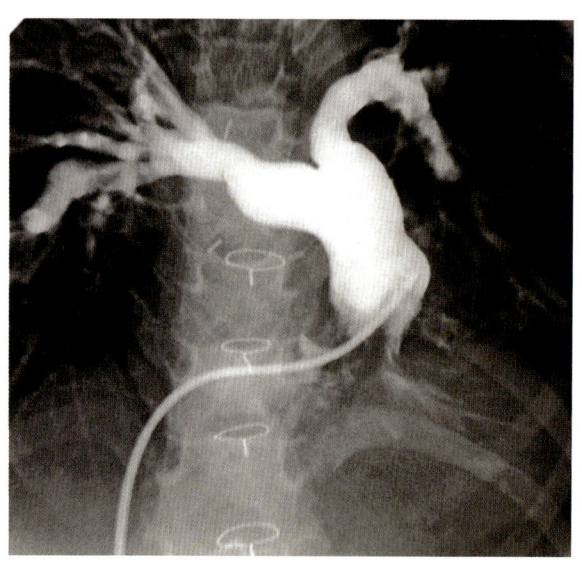

▲ 图 39-23　与图 39-20 同一患者的右心室流出道外科重建术后造影，右心室压力从 102/6mmHg 降至 40/5mmHg

第40章
室间隔完整型肺动脉闭锁
Pulmonary Atresia and Intact Ventricular Septum

David G. Nykanen 著

谢利剑 译

一、Robert Mark Freedom（1941—2005）

如果没有 Robert Mark Freedom 留下来的贡献，关于室间隔完整型肺动脉闭锁讨论将是不完整的。作为一名临床心脏形态学家，他的字母组合描述了这种畸形的多样性，强调了这种表面上看起来非常简单的疾病的复杂性[1]。他对这种疾病性质的认识经受了时间的考验，并且继续影响着我们今天的治疗策略。对于那些有幸认识他的人来说，他是一位充满激情、不知疲倦的老师，他致力于这一概念，即知识医学的实践是从文学理解和对累积经验价值的认识中获得的发现。在未来的几十年里，儿科心脏病学学者将继续认可 Dr. Robert Freedom 对室间隔完整型肺动脉闭锁的贡献。在接下来的章节介绍中可以看出他的许多见解是正确的。

室间隔完整型肺动脉闭锁首先在 1783 年由 Hunter 描述[2]，然后于 1869 年（86 年后）由 Peacock 重新描述[3]。虽然其名称主要集中在右心室流出道的膜性或肌肉闭锁，但这种疾病的特征是右心室的明显异质性，其流入道和功能心室的大小。此外，这些患者中的许多患者在右心室和心外膜下冠状动脉之间存在联系，并且存在异常冠状动脉循环的倾向。这些联系本来是一种病理上的特异性，然而，疾病管理可以根据其性质来决定。其预后似乎与高压右心室患者冠状动脉循环的性质有关，或者与低压右心室严重三尖瓣反流相关[4-6]。它确实是一个复杂而多样的疾病，它挑战了手术和基于导管的介入治疗策略。目前其治疗范围从通过不同腔肺循环改变实现双心室循环到心脏移植等。

二、流行病学

从新英格兰地区婴儿心脏病项目获得的数据确定了 75 名患有这种疾病的患者，占参加研究的所有婴儿的 3.1%。Baltimore-Washington 婴儿研究项目定义这种疾病新生儿的患病率为 0.083/1000[7]。尽管并不常见，但当纳入先天性心脏病的总体统计数据时，与大动脉换位和肺动脉闭锁伴室间隔缺损一起，室间隔完整型肺动脉闭锁是新生儿中较常见的发绀型先天性心脏病。联合国和 Eire 发表的一项研究公布室间隔完整型肺动脉闭锁的新生儿发病率为 4.1/100 000[8]。总体而言，根据最佳估计，室间隔完整型肺动脉闭锁新生儿发生率为 0.6/10 000。然而，如果包括胎龄超过 20 周的自然或选择性流产的孕妇，该病发病率则升高 10 倍，高达 0.6/1000。

胎儿超声心动图为研究胎儿心脏发育的后期阶段提供了一个独特的方法，认识到在妊娠 8 周左右心脏就完成发育。越来越多的证据表明，严重三尖瓣关闭不全的胎儿可能不好。据了解，这样的胎儿会发生右心衰竭伴胸腔和心包积液、腹水、肺发育不良和死亡。因此，这部分胎儿可能因为肺动脉闭锁、室间隔完整、极度严重的三尖瓣关闭不全和低压的右心室而出现死胎。联合国和 Eire 收集的数据也显示，一旦确诊该病立即终止妊娠会导致联合国大陆新生儿的该病发生率显著降低[8]。产前超声心动图正在成为该患者人群出生后管理的重要预测因子，并可能会发展为宫内干预的应用策略[9-13]。

三、定义

室间隔完整型肺动脉闭锁一般是左襻心室、正位心房结构、房室连接和心室动脉连接正常。顾名思义，右室流出道是无孔的，可以是膜性的，也可以是较长段的肌性闭锁。室间隔功能性的完整。通常通过开放的动脉导管为肺供血。起源于胸部降主动脉的多个直接的主动脉-肺动脉旁路是肺供血的唯一来源则很少见。无共汇的肺动脉，每一个由单独的动脉导管提供，也已被认识到，但这种情况也不常见[14]。

四、形态学

Kusche 和 Van Mierop[15] 认为肺动脉闭锁伴室间隔缺损的发生在心脏形态上早于室间隔完整型肺动脉闭锁。这一结论是基于对许多形态因素的分析，包括肺动脉直径、肺动脉瓣形态、动脉导管的形态。他们推测肺动脉闭锁和室间隔缺损发生在心脏形态发生早期，或紧接着心脏圆锥动脉干分隔之后，但在室间隔闭合之前不久发生。相反的是，他们认为室间隔完整型肺动脉闭锁可能发生在心脏分隔之后。对于某些形式的室间隔完整型肺动脉闭锁，可能他们关于成熟停滞时间的结论是正确的；特别适用于室间隔完整型肺闭锁的患者，拥有近似正常大小的右心室，以及无连接的"三叶瓣"肺动脉瓣，其接合处完全融合。

在胚胎学方面，这种缺陷必须发生在心室隔膜完整后，因为隔膜完整无缺。瓣膜闭锁可能导致心内血流异常，从而进一步改变血流和心室的发育。动物实验表明，即使在妊娠晚期，心脏血流量减少，也会对相关结构的发育产生破坏性影响[16,17]。目前（尚未证实）的妊娠期治疗实验胎儿介入治疗策略进一步证明了这一观点，即怀孕期间旨在恢复正常血流模式，以促进生长或防止心腔大小消退。尽管有室间隔完整型肺动脉闭锁

的胎儿被证实表现出心内流量异常，但流量异常的具体病因尚不清楚。

这种情况下的三尖瓣通常是异常的。这是非常直观的，因为任何进入胎儿右心室的血液都没有出口。因此它必须回流或发展一种替代的减压手段，例如通过与冠状动脉循环相连。瓣环可能发育不良，瓣膜异常和支撑瓣膜的弦会因心室高压畸形或损坏。一旦瓣膜开始泄漏，其结构会因湍流而进一步改变。

另一个非常重要的预后特征涉及心室冠状动脉循环和冠状动脉异常是否存在[18]。从概念上讲，如果右心室的压力非常高，血液无处可去，在胎儿期右心室可以通过发展这些连接以部分减压。一旦这些连接形成，它们还没有被证明可以消失。在这些连接内由血液从高压流动而产生的剪切力被认为加强冠状动脉的进行性狭窄和中断，其有效地使主要心肌循环依赖于来自右心室的血流。这在出生后被确认为"右心室依赖性冠状动脉循环"，并且其最严重的是通过手术或经导管方法对右心室减压的禁忌证。

肺动脉瓣来源于圆锥内的心内膜组织。肺动脉瓣形态异常可能是瓣膜本身正常发育失败的结果。在这种情况下，瓣膜由通常的三瓣组成，但它们是明显增厚了异常黏液组织的瓣膜。它通常伴有瓣膜环和窦管连接处的异常。这些类型的瓣膜异常与 Noonan 综合征和 Williams 综合征等遗传疾病以及风疹等环境暴露有关。在这里，由于瓣膜本身的异常形成，问题显然很早出现。这与瓣膜发育异常后的瓣膜形成了对比，瓣膜发育后瓣叶增厚并与近似正常的窦管交界处融合在一起。区分无孔瓣膜（膜性闭锁）和整个流出道闭锁（肌肉闭锁）是非常重要的，因为后者预示着更可能具有广泛心室冠状动脉连接，冠状动脉开口狭窄和较差结局[19]。

五、病理学和生理学

（一）总体外部检查

心脏可能只是轻度扩大或者大量扩大，右心房巨大扩张占据右半胸的大部分。在后一种情况

下，肺可能被扩大的心脏压缩，并可能表现出不同程度的发育不全。当心脏只轻度扩大时，前室间沟内冠状动脉前降支的走行轮廓比正常右心室小。心脏扩大时右心房通常有点扩大。右心室可能会极度变薄，这在心脏正位的情况下是明显的。

从外部检查心脏，可能有明显的线索显示冠状动脉循环显著异常。冠状动脉可能有明显增厚和结节，很少可见冠状动脉与肺动脉干连接。从心外膜看冠状动脉瘤样扩张可能很明显（图 40-1）。在心外膜表面可以观察到所谓的凹痕，通常但不仅限于与心外膜下冠状动脉相关联。这样的凹陷可以被认为是心室冠状动脉连接的外部标志，并且可以指示这种连接的部位。

（二）肺闭锁的本质

Braunlin 等[20]记录了肺动脉闭锁的形态学基础，将肺动脉瓣闭锁与右心室及其漏斗部的特征相关联。右室漏斗部形成良好的患者，无孔的肺动脉瓣显示 3 个半月瓣完全融合（图 40-2）。肺动脉瓣对于极小的右心室和漏斗部严重狭窄或闭锁的患者是原始粗糙的。正如前一节所述，漏斗部的肌肉性质已受到形态学，临床和心血管造影的重视，并描述了导致漏斗部闭锁的右心室肌束的性质。

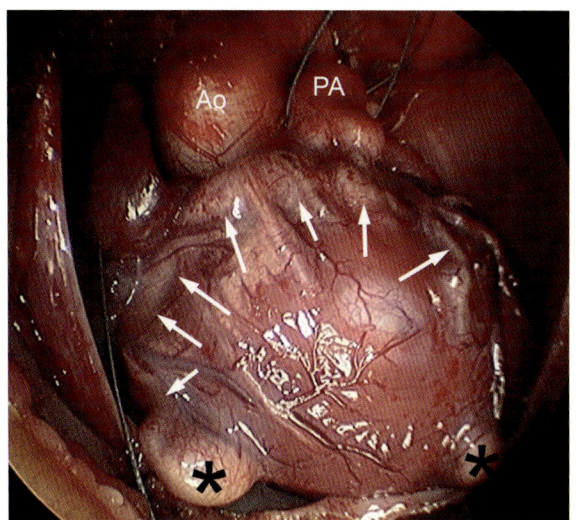

▲ 图 40-1　室间隔完整型肺动脉闭锁伴右心室冠状动脉循环开放患者的术中心脏外形照片
箭示扩张的冠状动脉，星号为瘤样扩张的冠状动脉
Ao. 主动脉；PA. 肺动脉

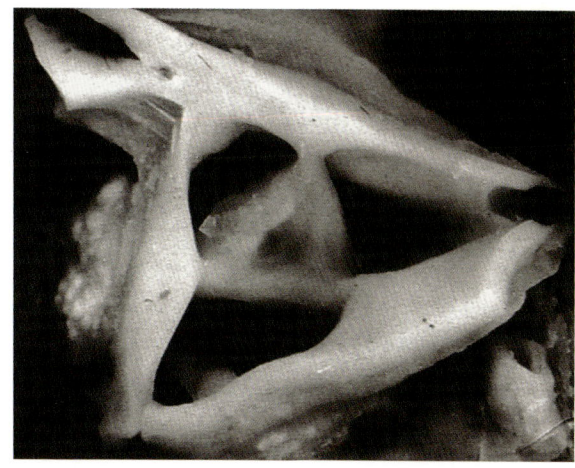

▲ 图 40-2　室间隔完整型肺动脉闭锁患者的 3 个肺动脉瓣瓣叶
大静脉、房间隔、冠状窦和静脉瓣膜

（三）大静脉、房间隔、冠状窦和静脉瓣膜

持续性右心静脉瓣膜、心室冠状动脉连接和室间隔完整型肺动脉闭锁之间存在特殊关系。如果推测持续性静脉瓣膜引起右心发育不全，这太简单，但实际上是不正确的。冠状窦通常终止于右心房。已经观察到冠状窦口的狭窄和闭锁，通过无张力冠状窦 - 左心房开窗减压。

由于在心房水平必须进行右向左分流，除罕见的例外情况外，卵圆孔未闭或真正的继发性房间隔缺损总是存在。在这种疾病中观察到过早关闭卵圆孔，通常伴有胎儿死亡。如果出现罕见的房间隔完整或几乎完整，则已经认识到全身静脉回流的替代途径，包括冠状窦 - 左心房开窗。在有限制性房间隔缺损的部分患者中，已经观察到原发隔可能出现瘤样凸出，并形成疝造成左心室流入道梗阻。

（四）三尖瓣

室间隔完整型肺动脉闭锁患者的三尖瓣很少是正常的。该房室瓣显示异常的连续性和功能性影响，范围从极度狭窄到重度反流[21]（图 40-3）。狭窄瓣膜可以表现为一种发育不良的阻塞性瓣环，可能是由非常异常的瓣膜装置肌化组成，瓣膜装置由增厚的游离瓣缘，缩短的发育不良腱索和乳头肌异常组成。严重反流的瓣膜可表现为扩张的

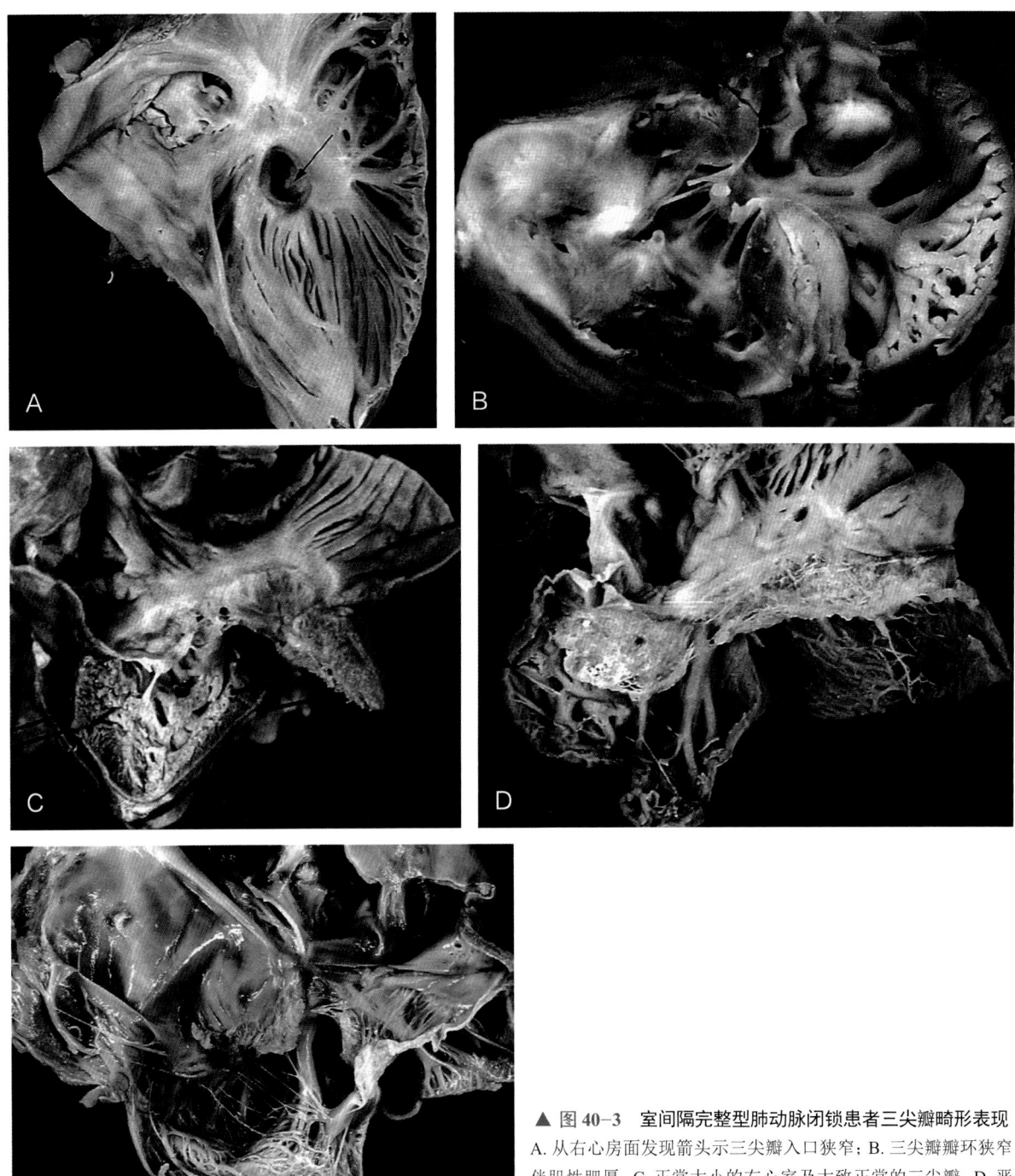

▲ 图 40-3 室间隔完整型肺动脉闭锁患者三尖瓣畸形表现
A. 从右心房面发现箭头示三尖瓣入口狭窄；B. 三尖瓣瓣环狭窄伴肌性肥厚；C. 正常大小的右心室及大致正常的三尖瓣；D. 严重发育不良的三尖瓣瓣叶及极薄的右心室；E.Ebstein 畸形

瓣环。在这种情况下，瓣膜表现出明显下移，如严重的 Ebstein 畸形和发育不良。在一些严重反流的瓣膜中，瓣膜没有移位，但极其发育不良。罕见的，瓣膜入孔可能实际上没有保护，这种情况类似于严重的 Ebstein 畸形[22]。在右心室最常发育不全的患者中可以观察到最严重的狭窄和阻塞性三尖瓣。相反，右心室大的患者通常有严重的三尖瓣反流，瓣膜呈现 Ebstein 畸形和发育不良的特征。后一种畸形也代表了预后差的总体主要管理挑战。

（五）右心室

几十年来，临床医生和病理学家一直试图描述这种疾病中右心室的大小。方法包括心血管造影容量分析，流入口/流出口轴线的多种测量以及 CHSS 倡导的公约；使用所谓的三尖瓣直径 Z 值[5]。这反映了瓣膜直径与体表面积的偏差，并基于对正常定量解剖的早期病理学研究。来自 CHSS 的数据显示三尖瓣的 Z 值与右心室腔的大小相关（r = 0.68，P < 0.0001），并且这种关系也在最近的研究中得到证实[23]。这种测量方法直到今天仍被引用。

其他人则主张对右心室采用半形态学方法。尽管关于形态学上右心室是胚胎学上是双侧还是三侧结构还没有达成共识，但有一些先天畸形心脏的例子可能支持右心室作为三侧结构。采用后一种方法，正常右心室可以被认为是由流入道、顶端小梁和流出道组成。这种方法已广泛用于室间隔完整型肺动脉闭锁患者的分类。因此，一些患者具有肺动脉闭锁和完整的心室膈膜，其中右心室特别良好的形成，并且所有三种组分都很好地表示。在其他情况下，右心室极不发达，似乎仅限于一个流入道[24]（图 40-3C 至 E 和图 40-4）。尝试描述右心室大小的困难在于评估心尖和心脏流出道部位肌层肥厚的作用[25]。这对临床治疗产生巨大影响，因为缓解流出道梗阻伴有肺动脉反流可能会导致右心室肥厚的消退而重塑，从而导致右心室的生长[25-32]。

（六）左心房、左心室和主动脉瓣

左心房通常以正常方式接收肺静脉，尽管一个或多个肺静脉可能异常连接到全身循环。左心室可能表现出不同程度的肥大，特别是在婴儿期存活的患者中。几年前，人们注意到在右心室小且极高压的患者中出现室间隔的流出道部分突出（图 40-5）。在这种情况下，当左心室质量和舒张末期容积之间的比值发生不利变化时，已观察到严重的左心室流出道阻塞导致手术创建腔静脉连接后发生死亡[33,34]。主动脉瓣狭窄已被描述为存在于室间隔完整型肺动脉闭锁的患者，包括新生儿危重主动脉瓣狭窄和稍大的儿童重度主动脉瓣狭窄[35]。除极少数情况外，主动脉弓是左位的。

（七）肺循环

汇合的肺动脉通常接受来自左侧动脉导管的血流。很少见的是，非汇合肺动脉由双侧动脉导管未闭或主动脉侧支循环支持[36]。主肺动脉干几乎总是存在。与肺动脉闭锁合并室间隔缺损的患者不同，完整室间隔肺动脉闭锁患者的肺动脉内径很少是结局的主要决定因素。这可能部分是由于观察到动脉导管在室间隔完整型肺动脉闭锁的患者中，比在肺动脉闭锁伴室间隔缺损患者中更早关闭[37]。最近经导管手段维持肺血流量，如动脉导管的支架置入，需要提高对动脉导管未闭的

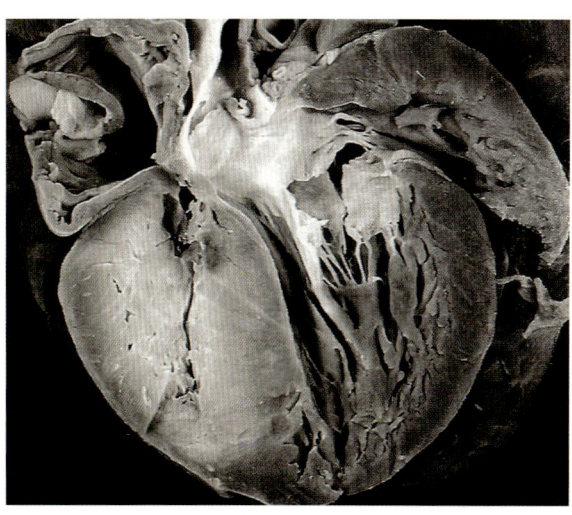

▲ 图 40-4 室间隔完整型肺动脉闭锁患者右心室标本
图示严重右心室发育不良，右心室游离壁及室间隔非常肥厚

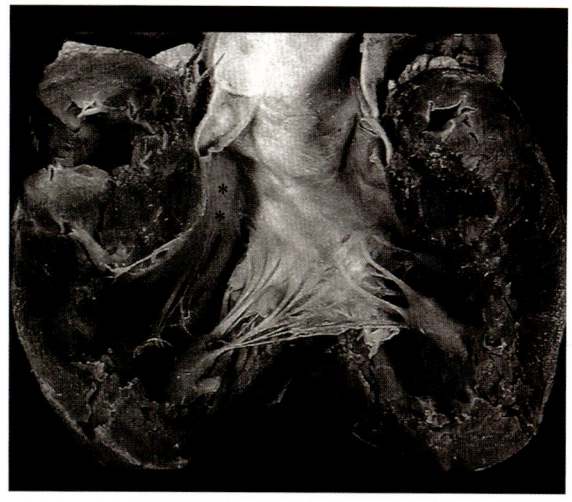

▲ 图 40-5 室间隔完整型肺动脉闭锁患者室间隔标本
室间隔肥厚（*），这可能导致 Fontan 术后左心室流出道梗阻

新生儿肺动脉的解剖细节的评估[38-41]。

（八）心肌异常

室间隔完整型肺动脉闭锁患者心肌可显示多种异常。在这些患者中已观察到心肌缺血、纤维化、梗死和心肌破裂[42-47]（图 40-6）。其他异常包括心肌排列混乱，所谓的海绵状心肌和心室心内膜弹力纤维增生症。在这方面，心室心内膜弹力纤维增生症和广泛的心室冠状动脉连接之间存在相反的关系。也许这一观察可能是频繁发现室间隔完整型肺动脉闭锁心室－冠状连接的基础：致密的"糖衣"右心室心内膜硬化是罕见的。相反，致密糖衣的左心室心内膜硬化在 HLHS 患者中是常见的，但二尖瓣穿孔并心室冠状动脉连接是罕见的。右心室心肌可能在严重三尖瓣反流的婴儿中变得特别薄。

（九）冠状动脉

在进行干预之前，了解室间隔完整型肺动脉闭锁患者的冠状动脉循环状况是很重要的，因为心肌缺血可能与这些心室冠状动脉连接的存在和程度有关。大量文献记录了一些室间隔完整型肺动脉闭锁患者冠状动脉的一连串变化[48-52]。几篇文章描述了所涉及的冠状动脉的组织病理学改变。这个过程并非像过去一样认为是炎症的特征，而是更适合作为具有丰富糖胺聚糖背景的肌内膜增生。冠状动脉外壁和壁内均有广泛的组织病理学损害。这些病变范围从轻度内膜和中膜增厚，其中存在连续的内部弹性层和正常内腔；到通过含有不规则、无序的弹性蛋白链，以及严重狭窄或动脉管腔闭塞的纤维细胞组织置换动脉壁而丧失正常的动脉壁形态。一些人已将这些变化指定为冠状动脉的纤维弹力纤维增生症，但重点更适合集中于肌内膜增生。糖胺聚糖的染色显示基质主要由活化的平滑肌细胞形成，而不是重复弹性和纤维弹性组织特有的胶原蛋白（图 40-7）。这种病理过程导致正常结构的严重扭曲，内皮不规则、狭窄或中断。这种冠状动脉受累仅在具有心室冠状动脉连接的患者中发生，并且推论与右心室高压相关。这些动脉病变的发病机制可能是由于存在心室冠状动脉连接，高压性右心室收缩期湍流对冠状动脉内膜的反复持续损伤引起的。远离心室冠状动脉连接的冠状动脉内壁或外壁冠状动脉，以及无心室冠脉连接的心脏冠状动脉未显示出这些动脉病变。这些病变发现存在于室间隔完整型肺动脉闭锁的胎儿及新生儿心脏中。心室－冠状动脉连接不发生在薄壁低压右心室。

室间隔完整型肺动脉闭锁患者的冠状动脉异常包括与其他结构正常的心脏病患者所见相同的异常疾病谱，包括起源异常、心外膜走行和数量异常。单个冠状动脉可能起源于主动脉，或者很少起源于肺动脉主干。先天性和获得性冠状动脉循环的几种情况特异于室间隔完整型肺动脉闭锁并影响手术治疗。这些情况包括一条或两条冠状动脉之间无冠状动脉主动脉近端连接，冠状动脉狭窄或中断，或者所谓的冠状

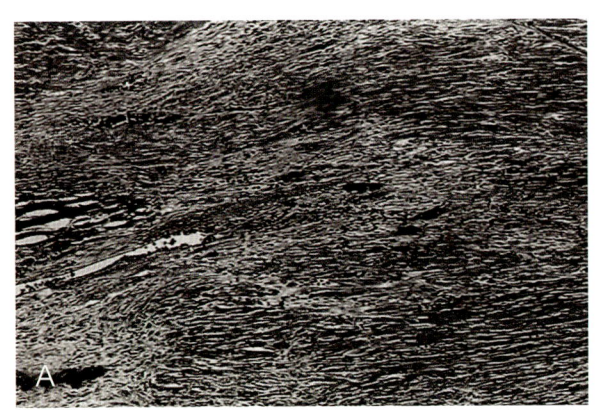 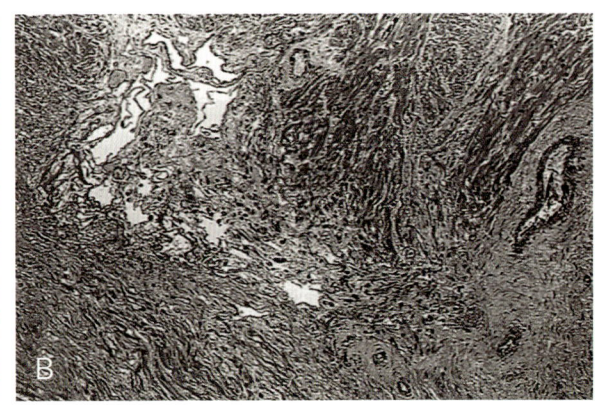

▲ 图 40-6　室间隔完整型肺动脉闭锁患者的心肌异常表现
A. 急性心肌梗死表现，心肌细胞基质受到破坏，大量炎症细胞渗入；B. 心肌呈海绵样

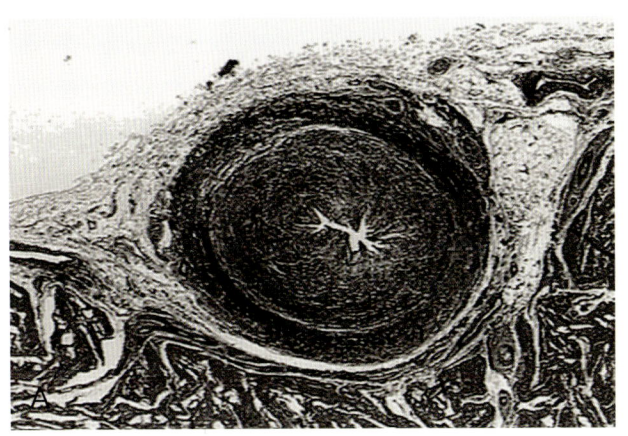
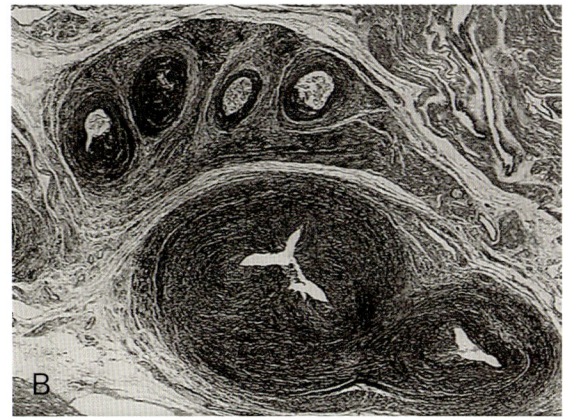

▲ 图 40-7 室间隔完整型肺动脉闭锁婴儿冠状动脉的病变

A. 冠状动脉内腔由于细胞增殖导致的动脉闭塞；B. 在心室 - 冠状动脉交通的患者中冠状动脉壁外压迫导致闭塞

动脉 - 冠状动脉瘘与右冠状动脉，或左冠状动脉与右心室之间的主要血管吻合。已经描述了特别罕见的动脉连接，例如从降主动脉或胃动脉到冠状动脉循环的动脉连接。

（十）右心室依赖性冠状动脉循环

对这种疾病的心室冠状动脉连接及其对心肌影响的本质认识是右心室依赖性冠状动脉循环的概念（表40-1）。在正常循环中，主动脉舒张压是冠状动脉血流的驱动压力。降低主动脉舒张压或缩短舒张期的因素将影响冠状动脉流量。心室冠状动脉连接的存在可能促进冠状动脉狭窄和中断，并且当冠状动脉循环中存在阻塞性病变时，主动脉舒张压可能不足以驱动冠状动脉血流。重要的是要记住，婴儿期血流动力学脆弱，心动过速，经常需要接受前列腺素或通过体 - 肺动脉分流术增加肺血。值得注意的是，这些治疗措施将降低主动脉舒张压，因此在收缩期通过心室冠状动脉连接，来自高压性右心室的冠状动脉流可能是维持充足的心肌灌注所必需的。在全部或部分依赖右心室的冠状动脉循环中，高于右心室收缩压进入右心室的血液以逆行方式为受依赖心肌供血。不幸的是，这个过程可能导致进一步的冠状动脉改变。对此的管理必然是明确的：在冠状动脉循环依赖于右心室的情况下，流入右心室的血流干扰或右心室收缩压的降低可能导致心肌缺血、梗死和死亡。

表 40-1 右心室 - 冠状动脉依赖性循环

冠状动脉不同病变
● 主动脉冠状动脉连接缺如
● 冠状动脉中断或狭窄
● 冠状动脉瘘导致窃血

毫无疑问，最小右心室的患者容易存在心室冠状动脉连接的倾向。因此，在正常大小的右心室或右心室几乎正常的患者中定义这种异常通路的可能性不大，但并不是不可能[53]。在心室被分为单分或双分的患者中，更有可能观察到心室冠状动脉连接。使用常用的三尖瓣 Z 值，来自 CHSS 的数据显示它与心室冠状动脉连接呈正相关。三尖瓣 Z 值与心室冠状动脉连接的存在呈负相关。本研究的数据支持最小的三尖瓣（即最负的 Z 值）在右心室最小的患者中观察到[5]。CHSS 提供的数据表明，在获得这些信息的 145 名患者中，45% 有心室冠状动脉连接。在 145 名患者中有 9% 的患者冠状动脉循环被认为是完全右心室依赖性的。成功的右心室减压术后（无论是通过肺动脉瓣膜切开术还是三尖瓣切除术或撕脱术），心室冠状动脉连接可能会消失。这种退化已经在新生儿和老年患者中得到证实。右心室压力下降后，极有可能发生从冠状动脉到右心室的血流量的增加或变得过大，这种现象已被认识到。

也许更值得关注的是确定冠状动脉阻塞性病

变，冠状动脉狭窄或中断的发生时机。这种冠状动脉阻塞性病变可发生在胎儿组织中，并且这些病变已在临床上通过血管造影术和组织病理学在生后几小时和几天内死亡的患者的心脏中鉴定。因此，这种改变不应该被解释为后来获得的出生后现象[49]。显然，一些变化可能会延迟获得，但明显阻塞性冠状动脉病变可能存在并在即刻新生儿中被鉴定。

六、临床表现

（一）体格检查

室间隔完整型肺动脉闭锁的新生儿会发生发绀和低氧血症，这与动脉导管的功能性和解剖性闭合一致。在少数患者中，心房间联通是真正限制性的，通过限制右向左分流，也可影响心输出量。

没有已知的性别偏倚，没有确定的遗传易感性，尽管家族病例已被描述以及在同卵双胞胎中的发生[54]。它至少在一个实例中被证实单一的基因理论[55]。婴儿通常在足月出生。发绀通常在出生后数小时内显现，并且是进行性的。没有明显的酸中毒、心输出量减少或肺发育不良，但呼吸急促可能显著，呼吸困难不明显。

在没有心脏扩大的情况下，左心前区不会隆起。左心室可能会扩大，心尖冲动可能是有力的。第一个和第二个心音是单一的。全收缩期杂音通常在胸骨左下缘听到，符合三尖瓣反流。在严重三尖瓣关闭不全的婴儿中，三尖瓣反流的杂音很明显，有时伴有震颤，三尖瓣舒张隆隆声可能会听到。胸骨左缘 2、3 肋间可以区分动脉导管的杂音，尤其是在给予前列腺素以促进导管通畅之后。除非有严重限制房间隔缺损，否则影响心输出量，动脉脉搏是正常的。除非有严重的三尖瓣关闭不全或限制性卵圆孔，否则肝脏不会特别扩大。

前列腺素给药前最显著和最一致的发现是低氧血症，难以提高吸入氧浓度和轻度程度的低碳酸血症，表现为呼吸急促。明显的代谢性酸中毒通常表明进行性缺氧性细胞损伤，若无干预将导致死亡。

（二）影像学特点

胸部 X 线片可显示仅轻度扩大或充满整个胸腔的心脏。前者肺血管影减少，可以在侧位片上证实，其中肺门动脉血管影是稀疏的。在后一种情况下，由于心脏巨大，很难有足够的肺实质来评估肺影。新生儿极端心脏扩大的影像学鉴别诊断如表 40-2 所示。

表 40-2　新生儿巨大心脏的鉴别诊断

- 肺闭锁和 Ebstein 畸形
- Ebstein 和功能性肺闭锁
- 主动脉闭锁、房室和室房不协调，以及严重的左心房室瓣膜反流
- 功能性主动脉闭锁、房室和室房不协调，严重左心房室瓣反流
- 心包内畸胎瘤

（三）心电图特征

经典的心电图显示窦性心律，额面的 QRS 电轴范围 +30º～+90º，右心室力量薄弱，左心室优势或左心室肥大，以及右心房扩大。ST-T 节段常出现异常，与一定程度的心内膜下缺血一致。基于心电图的鉴别诊断见表 40-3。

发绀型婴儿伴有轻度收缩期杂音，轻度心脏扩大和肺血减少的鉴别诊断相当广泛（表 40-4）。

表 40-3　右心室力量不足与左心室优势/左心室肥厚对标量心电图的鉴别诊断

- 肺动脉闭锁和完整的室间隔
- 三尖瓣闭锁
- 双入口左心室

表 40-4　柔和收缩期杂音、心脏轻度扩大及肺血量减少的青紫新生儿的鉴别诊断

- 室间隔完整型肺动脉闭锁
- 危重型肺动脉狭窄
- 法洛四联症
- 肺动脉闭锁伴室间隔缺损
- 三尖瓣和肺动脉闭锁
- 复杂单心室房室连接和肺动脉闭锁
- 右心房异构和肺动脉闭锁或狭窄

（四）超声心动图特征

尽管超声心动图被认为是许多新生儿先天性心脏病的诊断和治疗的影像学标准，但是通常同时需要超声心动图和心血管造影术来完全评估这种疾病。超声心动图并不是不能做出室间隔完整型肺动脉闭锁的诊断。相反，对室间隔完整型肺动脉闭锁的新生儿的治疗中需考虑的重要因素是右心室至冠状动脉连接以及右心室依赖性冠状动脉循环的存在，特别是如果考虑通过建立右心室和肺循环之间的连续性来使右心室减压。超声心动图很难识别心室冠状动脉连接的程度。超声心动图尚未能够可靠地确定新生儿的冠状动脉狭窄、中断。由于这些局限性，心血管造影术对于右心室严重发育不全的婴儿非常重要，因为这些患者的心室冠状动脉连接发生率高。在正常大小的右心室患者中观察到有心室冠状动脉连接，所有患者在心室减压之前都应该进行心血管造影成像。这并不是要低估超声心动图作为室间隔完整型肺动脉闭锁新生儿的主要诊断工具的重要性。实际上，最初的治疗计划通常由超声心动图检查结果决定（图40-8至图40-13）。

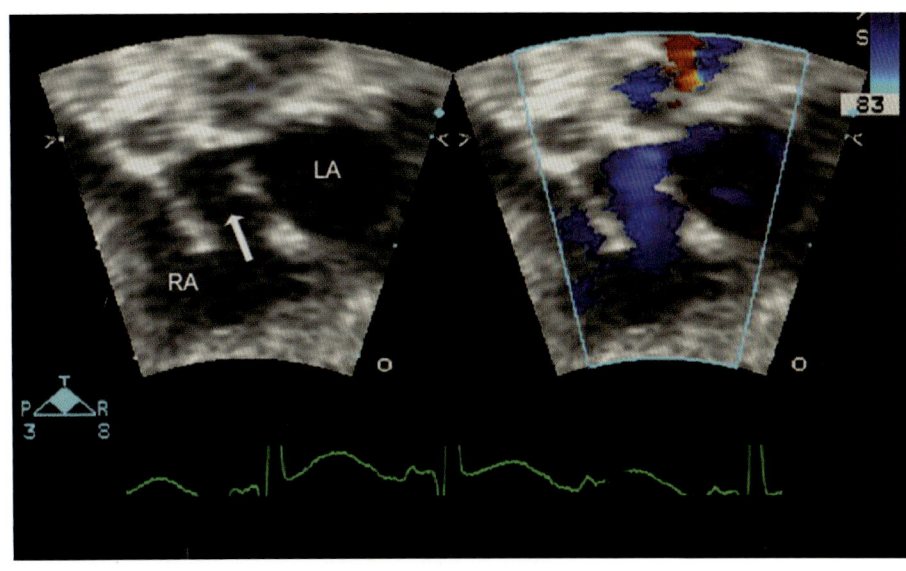

◀图40-8 室间隔完整型肺动脉闭锁超声心动图剑突下切面

二维提示房隔瘤形成，彩色多普勒提示右向左分流

LA. 左心室；RA. 右心室

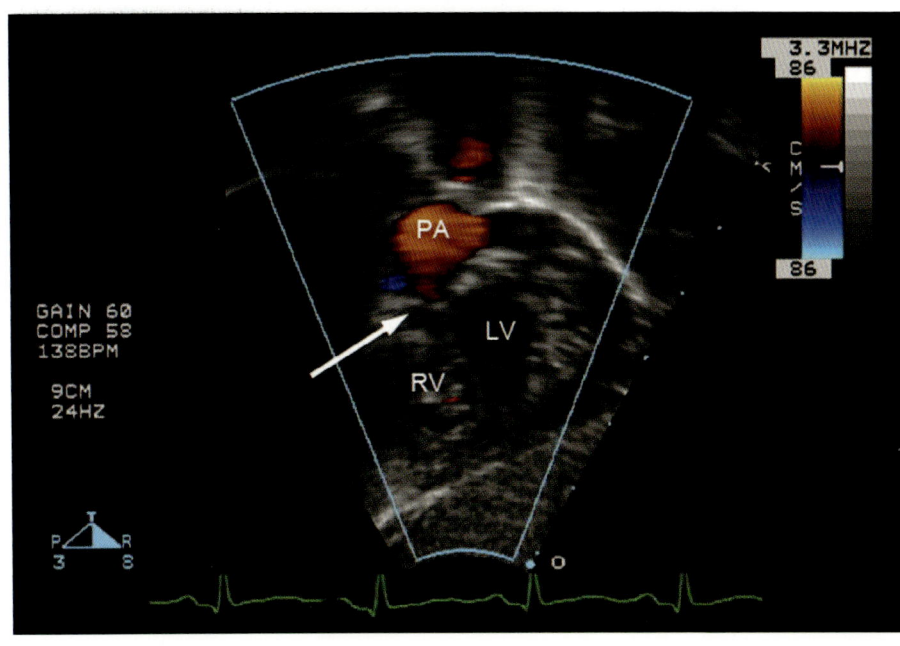

◀图40-9 室间隔完整型肺动脉闭锁超声心动图剑突下切面

图示肺动脉瓣闭锁，未见过瓣前向血流

LA. 左心室；PA. 肺动脉；RV. 右心室

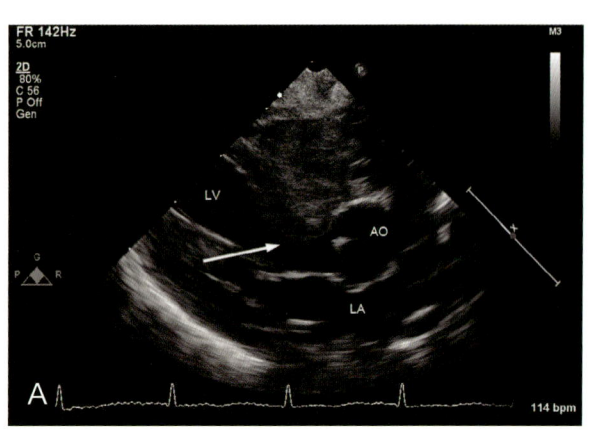 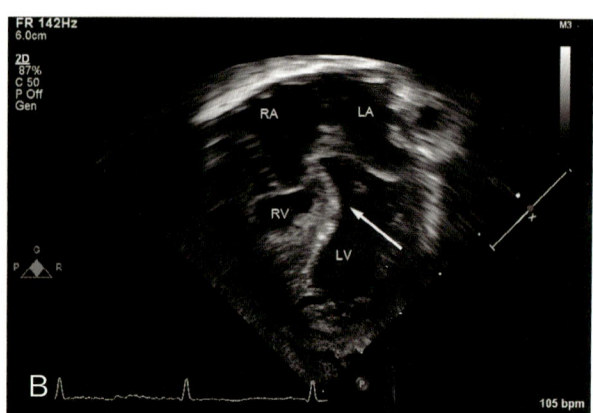

▲ 图 40-10 超声心动图显示室间隔突入左心室流出道
A. 左心室长轴切面；B. 心尖四腔切面
Ao. 主动脉；LA. 左心房；LV. 左心室；RA. 右心房；RV. 右心室

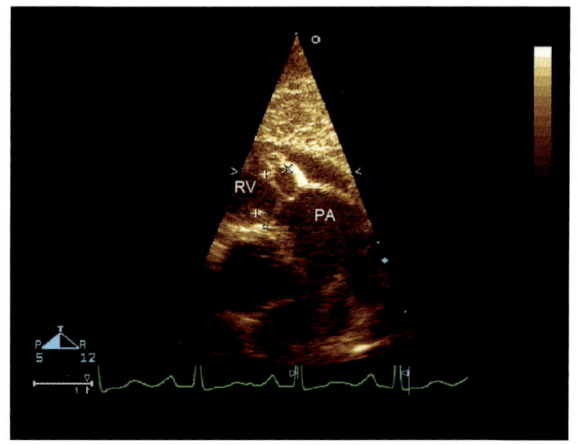

▲ 图 40-11 心前区短轴切面
图中提示肺动脉闭锁，右心室流出道轻度顺钟向旋转
RV. 右心室；PA. 肺动脉

确定房间隔的功能状态很重要，因为新生儿依赖于强制性的房间隔从右至左分流来维持心输出量。可以通过成像和多普勒结合从剑突下窗口评估房间隔的分流情况。房间隔可能很少呈现瘤样病变，而是表现从二尖瓣疝出原发隔。三尖瓣的大小和形态必须进行评估。可能难以检测穿过极度狭窄的前向血流，通过鉴别三尖瓣反流可以最好地确定三尖瓣阻塞及开发情况。在没有多普勒检测三尖瓣反流的情况下，畅通的问题不能得到解决。三尖瓣环的尺寸可以通过剑突下和心前区切面的来成像测量。目前心室绝对容积测量方法是有限的，但未来三维超声心动图可能提供进一步的见解。右心室发育不全可能涉及右心室的

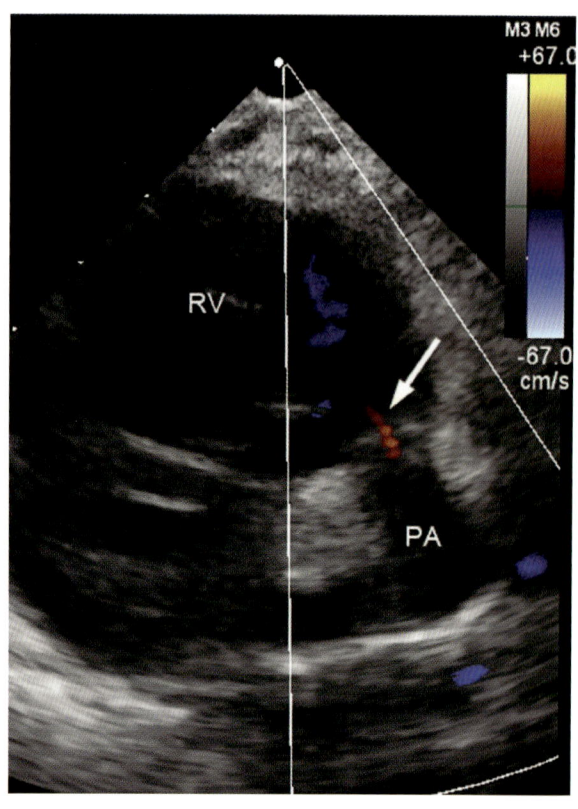

▲ 图 40-12 新生儿三尖瓣严重发育不良的心脏短轴切面
图示功能性肺动脉闭锁，收缩期无法见到肺动脉瓣前向血流，但舒张期可见肺动脉瓣反流（箭），证实肺动脉瓣没有闭锁
PA. 肺动脉；RV. 右心室

所有部分。虽然无创且很容易识别肺漏斗部和瓣膜闭锁（图 40-9 和图 40-11），但可能难以区分孤立性瓣膜闭锁和极度严重的狭窄。即使应用了多普勒超声心动图，这仍然是一个问题，因为动脉导管血流可能会掩盖一小阵前向血流。

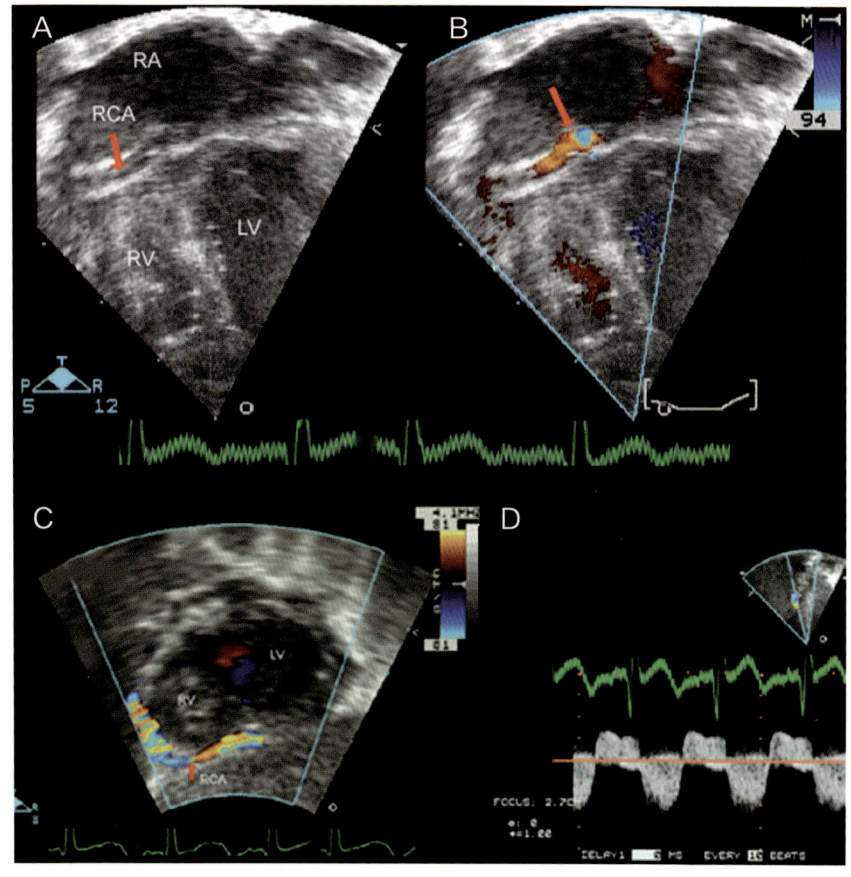

◀图40-13 心尖四腔切面及多普勒图

A.图示房室沟处右冠状动脉扩张；B.彩色多普勒进一步证实；C.剑突下切面于心外膜处见扩张的冠状动脉及其血流；D.脉冲多普勒显示心室收缩期冠状动脉内为血液回流，舒张期为前向血流，证实冠状动脉与高压右心室相连

RA.右心房；RCA.右冠状动脉；RV.右心室；LV.左心室

解剖与功能性肺动脉闭锁的区分很重要。在前者中，肺动脉瓣在解剖学上是无孔的；而后者缺乏前向流是由于肺动脉压高、右心室功能差或三尖瓣重度关闭不全。一般而言，肺动脉瓣在形态学上正常，但在功能上是封闭的。如前所述，解剖瓣膜闭锁伴有极度三尖瓣反流和右心室低压也是可能的，因此需要强调区分这两种情况的重要。可通过多普勒超声心动图检测肺动脉瓣收缩性反流，这是由动脉导管未闭的喷射效应引起的（图40-12）。这在解剖性肺动脉瓣闭锁患者中未被观察到。另一种技术是通过在正压通气期间使用多普勒超声心动图，其导致瞬时打开肺动脉瓣和前向多普勒血流。最后发现存在右心室冠状动脉连接，意识到这可能很困难（图40-13）。

（五）心导管术

对新生儿室间隔完整型肺动脉闭锁的干预，如果考虑右心室减压，充分血流动力学评估和心导管造影检查是需要的。虽然人们可以通过超声心动图发现大的心室冠状动脉连接或瘘管，但这种技术不能识别冠状动脉狭窄或中断，这两种情况都在新生儿中都有发生。通过评估三尖瓣相对于患者体积的大小，即Z评分小于−2.5，临床上预测心肌灌注异常及右心室依赖性的冠状动脉异常。此外，使用超声心动图，可能很难发现那些近端纤细的主动脉冠状动脉连接的患者[57]。

全身动脉血氧饱和度的水平反映了肺流量的大小。在常规给予前列腺素之前，这些婴儿逐渐发生低氧血症，与动脉导管的功能性和解剖性关闭相关。所有这些婴儿在心房水平会出现代偿性的从右向左分流。除非有肺部疾病，否则肺静脉饱和度是正常的，或者几乎都是正常的。前列腺素通过改变动脉导管和肺血管的阻力而增加了肺流量，并因此提高了动脉氧饱和度。

患有右心室高压患者的血流动力学评估判定右心室压力等于或高于体循环水平。对于心脏扩大的患者时，右心室压力可能远远低于系统水平。这些提高了肺前向血流梗阻的可能，往往提示功能性而非解剖性肺动脉瓣闭锁的可能。

在非限制性房内分流的情况下，心房平均压力相等，尽管从右到左分流时通常存在小的"a"波梯度。如果证明对心房血流的真正限制，考虑球囊房间隔造口术以避免低心输出量综合征是很重要的，特别是如果治疗中没有右心室的减压。右心室处于全身压力水平或更高，舒张末期压力可能异常高，与心室腔（大小）不协调。或者，右心室与左心室的压力比＜1，右心室压力低于系统水平的发现与右心室发育不全一致。右心室通常变薄，并且通常存在严重的三尖瓣反流。严重三尖瓣反流的功能障碍与伴有 Ebstein 畸形或严重三尖瓣发育异常有关。三尖瓣作为附属结构很少见，但几乎都如此。

心血管造影术仍然是室间隔完整型肺动脉闭锁患者的重要影像学检查手段（图 40-14 至图 40-18）。尽管大多数心脏解剖结构可以通过系统的超声心动图方法确定，但右心室心血管造影提供了关于三尖瓣的形态和功能，右心室的形态大小，心尖部小梁区的范围和右心室漏斗部的大小和扩张程度的信息。最重要的是，右心室血管造影可确定是否存在心室冠状动脉连接。选择性右心室流出道造影可区分严重的肺动脉瓣膜狭窄和膜性闭锁[58]。选择性左心室心血管造影术提供关

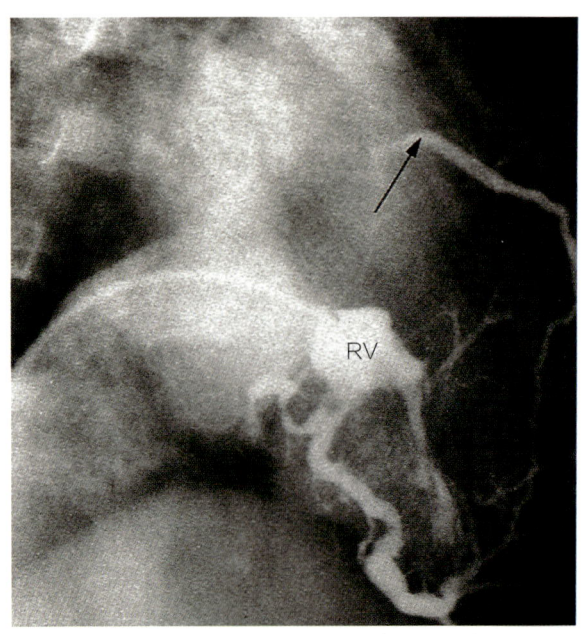

▲ 图 40-15　右心室造影

图示冠状动脉左前降支（箭）浑浊稠密，但却未见主动脉根部显影；提示冠状动脉可能中断，小的右心室是单心室
RV. 右心室

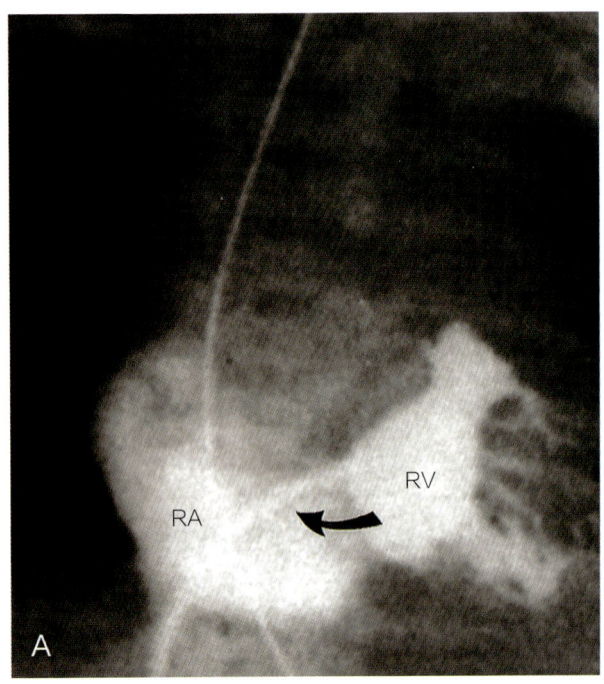

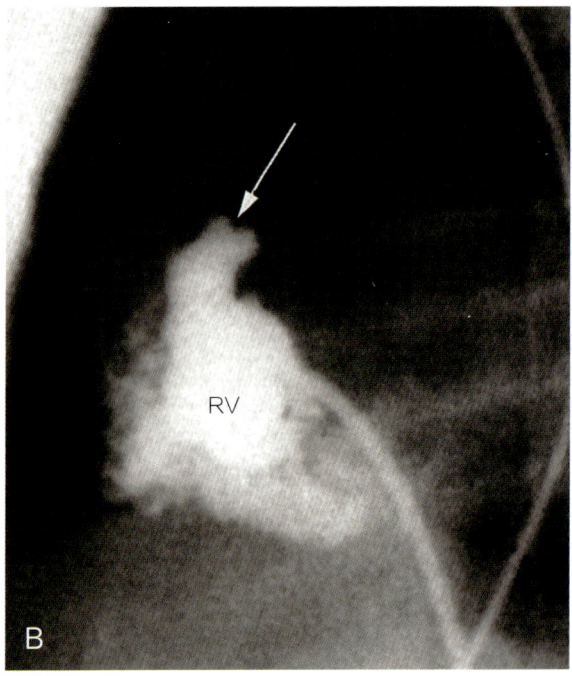

▲ 图 40-14　轻度右心室发育不良

包括右心室流入道、肌小梁及流出道均发育良好。黑箭示三尖瓣反流，白箭示肺动脉瓣闭锁
RA. 右心房；RV. 右心室

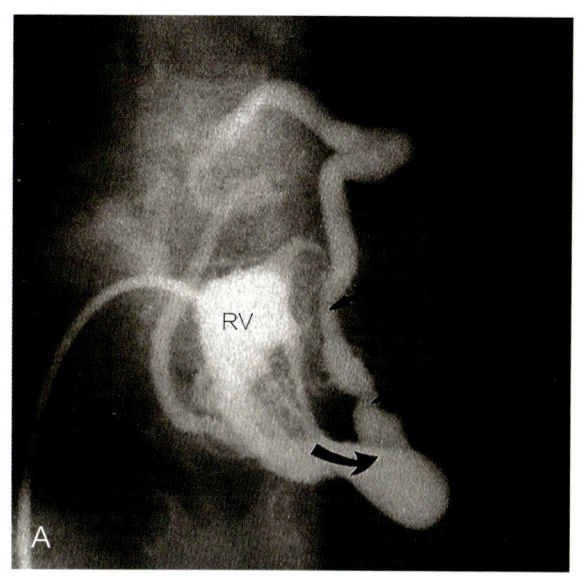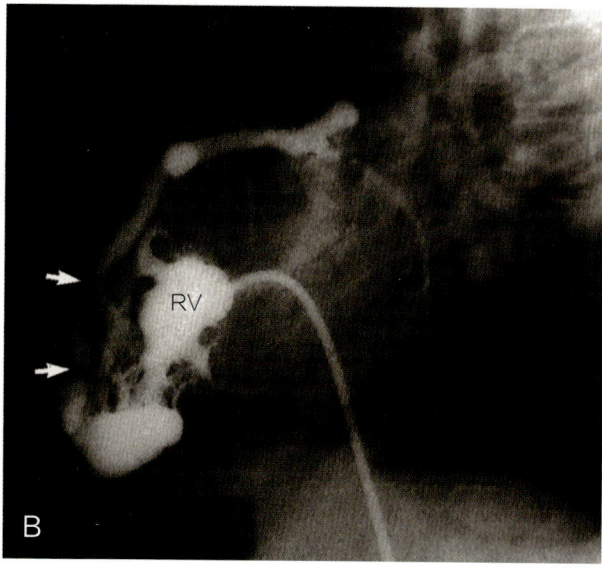

▲ 图 40-16 右心室造影

三尖瓣 Z 值为 -3.5 的右心室，见较多的右心室 - 冠状动脉循环建立，冠状动脉前降支示许多与动脉阻塞一致的口径变化。A. 后前位造影；B. 侧位造影

RV. 右心室

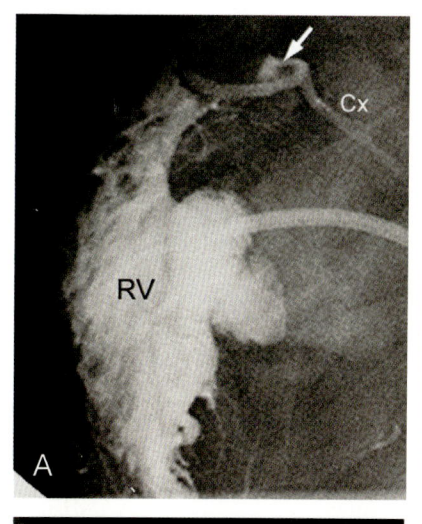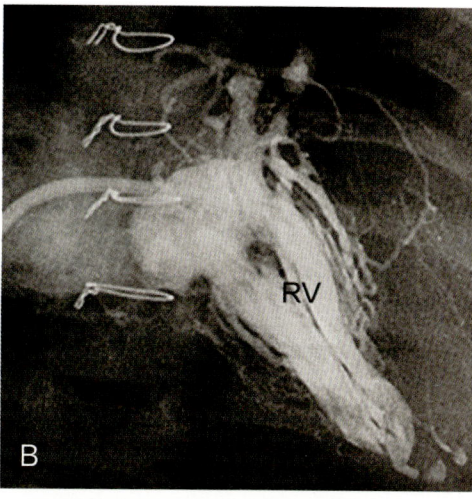

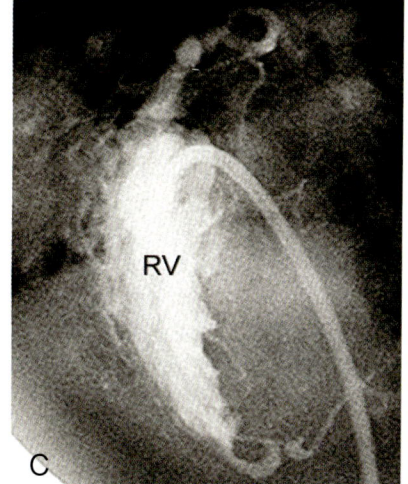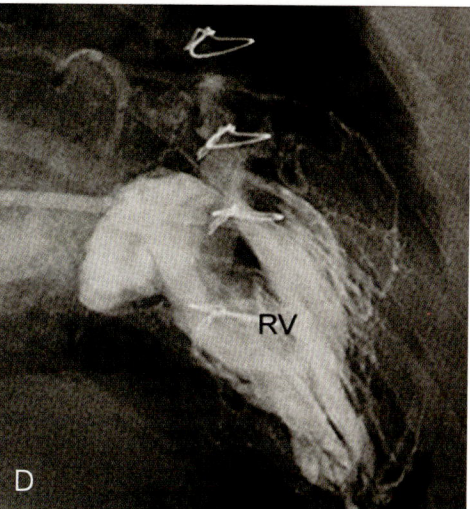

◀ 图 40-17 肺动脉闭锁合并冠状动脉前降支缺如的右心室造影

A. 侧位造影显示冠状动脉右室循环，左冠状动脉主干与回旋支相连；B. 前后位造影不能明确显示左冠状动脉发自于主动脉根部；C. 左侧造影；D. 右侧造影

RV. 右心室

国际心胸医学前沿经典译丛
Moss & Adams 心脏病学：从胎儿到青年（原书第9版）

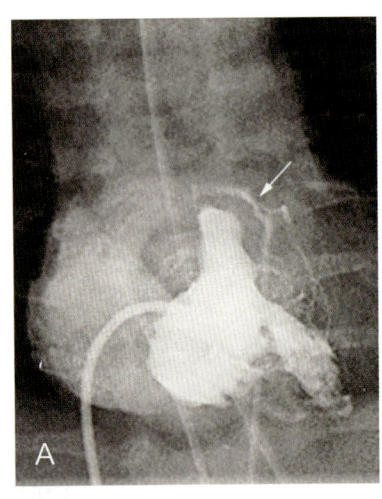
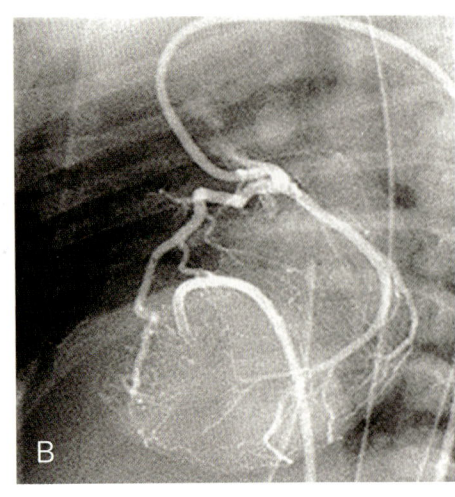

◀ 图 40-18　右心室及左冠状动脉造影
A. 右心室造影显示左冠状动脉瘘的存在；B. 左冠状动脉逆行造影发现冠状动脉无明显狭窄和中断

于左心室和主动脉瓣的形状和功能的信息，当然，这也是对超声心动图成像的补充。新生儿的主动脉造影定义了主动脉弓的侧向性、锁骨下动脉的口径、动脉导管的位置、肺动脉的口径，并且可以在置入动脉导管支架时排除肺动脉缩窄，或在处理体肺动脉分流时需要扩大补片。在新生儿升主动脉中进行的球囊闭塞技术可以对冠状动脉的起源、心外膜分布和狭窄或中断的口径变化进行成像。在包括新生儿在内的一些患者中，可能需要选择性冠状动脉造影来充分说明冠状动脉受累情况。当右心室血管造影未显示心室冠状动脉连接时，有理由认定冠状动脉狭窄或中断或具有冠状动脉血流的主要瘘管依据不足。在一些心室冠状动脉连接的患者中，在右心室充气的气囊导管或导管诱发的三尖瓣关闭不全并发心电图改变可能揭示右心室依赖性冠状动脉循环。

右心室高压患者的心血管造影检查需要在正面和侧面投影中进行右心室心血管造影（图 40-14 和图 40-16）。进一步的信息可以通过右心室造影图的角度观察，在心室造影的设置中获得（图 40-17）。高级成像技术（如三维旋转血管造影术）是否会增加冠状动脉病理评估能力（图 40-19）仍有待观察。

七、治疗

（一）药物

必须立即注意保持导管通畅，这可以通过

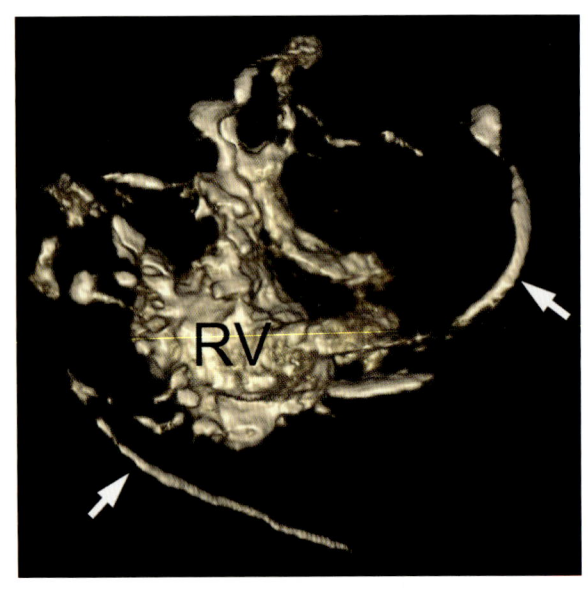

▲ 图 40-19　右心室造影的三维旋转
图示冠状动脉右心室循环，箭示冠状动脉中断
RV. 右心室

全身使用前列腺素完成。据报道，使用前列腺素前的手术存活率仅为 27%[59]。由于肺流量改善，对于限制性瓣膜可能需要紧急球囊房间隔造口术，因此任何新生儿均应考虑采用常规治疗方法显示持续低心输出量。对于早产儿或极小的胎龄儿，在进行手术前可能需要长时间的 PGE 治疗，尽管在目前的手术时代这种情况并不常见。一旦建立了肺血流量，重要的是要认识到全身血氧饱和度与进入肺循环的血流量有关。尽管有很高的氧饱和度，但肺血管阻力非常低，相反全身血管阻力较高，可能导致心输出量降低。患者在心房

水平具有强制性的右向左分流，因此非常高的饱和度通常反映了大量的肺血流，由此产生的低舒张压和低心排血量综合征可能导致内脏和肾脏流量不足，以及持续的酸中毒，甚至导致心源性休克。此外，这种生理机制可能会影响输送至主动脉冠状动脉循环的氧气，导致心肌缺血。

（二）外科

随着对这种疾病的异质性的理解，手术和其他基于导管的介入治疗不断改变。现在诊断和治疗方法非常多样化，取决于广泛的形态变量[5,60-64]。在一些中心中，当冠状动脉解剖结构复杂时，也特别考虑心脏移植。在评估患有这种疾病的个体患者，并且假定新生儿存在，针对具有巨大心脏并且右/左心室压力比低于 1.0 的患者采用不同手术策略，具有小的右心室和心室冠状动脉循环的新生儿，跟前者比会带来较差的结果。

绝大多数室间隔完整型肺闭锁的婴儿会出现一定程度的右心室发育不良和高压，因此最初的考虑应该包括以下几点。

1. 患者是否最终成为完全双心室（包括所谓的一个半心室）修复或单心室全腔肺（Fontan）姑息手术的候选人？

2. 患者是否有心室冠状动脉连接？如果是这样，多少心肌灌注是右心室依赖性的？

3. 患者是否有漏斗部位？是否存在与无孔肺动脉瓣连续的肺动脉干？

4. 左心室功能是否保留？

理想情况下，希望实现双心室修复，最初的方法应该允许右心室流出道重建某种形式的右心室减压，无论是手术肺动脉瓣膜切开术，流出道补片还是基于导管的肺穿孔和肺动脉瓣扩张。可以通过分析胎儿左右心室的相对大小来预测能否成功[65]。如果存在心室冠状动脉连接并且冠状动脉循环的大部分或全部是右心室依赖性的，则显然应该选择单心室姑息治疗方法[66-68]。然而，重要的是认识到右心室心肌肥厚、心肌纤维混乱和心内膜弹力纤维增生症可能导致限制性右心室生

理变化，即使在双心室修复的设置中也可能影响运动耐量和功能结果[69]。这种限制性生理学概念挑战了在设置"临界"右心室时追求双心室修复的判断力，其中患者可能在单心室治疗中更好地发挥功能[70]。

少数患者的数据表明，如果令人满意地减压，右心室可以扩大。然而，目前没有一家独立机构拥有足够数量的治疗患者，以提供一致的治疗建议。在评估文献时，重要的是要考虑增长是根据规模的绝对变化来衡量的，还是以个体的增长为标准。传统观点认为，如果右心室出口仍然闭锁，右心室的增长不太可能发生，因此不可能实现双心室修复[63]。

在一项前瞻性多机构调查中，1987 年 1 月 1 日至 1991 年 1 月 1 日，研究了 171 例新生儿室间隔完整型肺动脉闭锁。数据的多变量分析表明，三尖瓣直径小，严重依赖右心室的冠状动脉循环，出生体重以及初次手术的日期和类型是与时间相关的死亡危险因素。这项研究的数据表明，49 例患者进行了肺动脉瓣膜切开手术伴或不伴体肺动脉分流术作为初始手术，42 例有跨瓣环补片，71 例仅有全身性肺动脉分流。所有手术患者在首次干预后 1 个月时的生存率为 81%，4 年时的生存率为 64%。18% 的患者在 3 年内获得了单心室缓解，32% 获得了双心室修复。剩下的 50% 仍然不完全分离出肺和体循环。那么，最佳的初始介入策略是什么？体肺动脉分流可能具有较低的初始手术死亡率，但是该过程不会提高心室生长的可能性。理想情况下，希望单独进行瓣膜切开术，但许多患者尤其是右心室和三尖瓣小的患者，也需要全身分流术[71]。实际上，许多通过初次外科手术跨环肺流出道修复治疗的患者需要额外的分流。

为了生存，一些患者将需要跨环右心室流出道修补术与动脉分流术的联合应用作为初始手术方法。这些患者中的一部分将继续成功关闭心房间交通分流，从而形成双心室修复。在其他情况下，三尖瓣不能生长，修复必须与双向腔肺连接，或许与肺动脉瓣置换联合[72,73]。在后一组中，可能

有必要尝试暂时球囊堵塞房间隔缺损，测量封堵前、中、后的心输出量以及右心房压。这些患者中的一部分可能在心导管实验室中进行治疗，球囊堵塞房间隔缺损体肺分流。一些患者可能需要所谓的一个半心室修复，双向腔肺分流术有效地解决右心室小和潜在三尖瓣梗阻。切除三尖瓣或进行肺动脉瓣切开术可使高压右心室减压。虽然这两种手段通常都被认为是手术的范畴，但现在都可以在心导管实验室完成。

先天性心脏外科医师协会数据库对来自33个机构的408例新生儿室间隔完整型肺动脉闭锁进行了回顾性研究[74]。该队列的生存率为1个月时为77%，6个月时为70%，5年时为60%，15年时为58%。形态异质性表现为15年时所描述的终点流行率，33%达到双心室修复，20%为单心室Fontan，5%为一个半心室姑息手术，2%为移植。还有2%的人没有进行确切的修复或姑息手术，其余的38%在实现确定的修复或缓和之前死亡。毫不奇怪，疾病结果可以通过右侧结构的完整性，冠状循环的异常程度，低出生体重和三尖瓣反流程度来预测。一个重要的观察结果是手术时代的5年生存率提高，从1987年出生的49%增加到1992年的63%，1997年增加到79%。手术时代的这种进步也得到了单一机构的支持评论[75,76]。随着时间的推移，记录的结果改善很可能反映了对这些复杂患者术前和术后管理中新生儿和儿科生理学和重症监护的理解有所提高，在参考文献时考虑这一点很重要。

（三）冠状动脉循环在很大程度上依赖右心室的患者管理

在明显依赖心肌循环的情况下对右心室减压是不明智的，因为任何降低右心室收缩压或右心室的灌注都将导致依赖右心室的冠状循环出现大片的心肌缺血，即使不是致命的。这些操作包括肺动脉瓣切开术或右心室流出道重建、三尖瓣切除或球囊撕裂以及右心室血栓取出。这些患者应该接受动脉导管支架置入或体肺动脉分流术作为初始手术，在心导管检查实验室中考虑使用球囊房间隔造口术。这时候应该将患者采用单心室全腔肺动脉（Fontan）缓解的方案中。在一些中心，这些患者被考虑心脏移植，特别是如果冠状动脉异常严重。

全腔肺动脉（Fontan）原理的侧方隧道或心外矫正，肺静脉血通过三尖瓣、右心室，因此以逆行的方式通向冠状动脉，已应用于冠状动脉循环极度紊乱的患者[77,78]。这种方法很可能最终成为心脏移植的桥梁。实际上，一些患者表现出左心功能全面减少，这些功能无法通过各种医疗和手术操作得到改善，并且预定用于心脏移植。表40-5概述了一些治疗肺动脉闭锁和完整室间隔以及冠状动脉循环异常的方法。

表 40-5　基于冠状动脉异常前提下的手术策略

冠状动脉异常	手术策略
● 双侧近端冠状动脉主动脉连接缺如	心脏移植为佳
● 左冠脉主动脉连接缺如	心脏移植为佳
● 严重的冠状动脉窃血	冠状动脉瘘封堵并右心室减压
● 无狭窄及中断的冠状动脉右心室循环	右心室减压
● 轻度狭窄及无中断的冠状动脉右心室循环	右心室减压（风险高于无狭窄或中断的情况）
● 近端左前降支中断，近端右冠状动脉狭窄，明显的右心室依赖性心肌灌注	

（四）极度 Ebstein / 发育异常三尖瓣和器质性肺动脉闭锁

先前尝试修复或替换三尖瓣和肺动脉瓣切开术（伴有或没有外科分流术）的方法但预后不良。当前方法包括心脏移植或转换为三尖瓣闭锁，并建立体肺分流术，随后进行全腔肺手术缓解。在具有这种特定种类病变的婴儿心脏移植经历的相对较少，但是Starnes等[79]通过手术将这些患者转换为三尖瓣闭锁，建立了一种有趣的传统手术替代方案，并采用Fontan手术建立全身性体肺动脉吻合术。

（五）经导管技术治疗室间隔完整型肺动脉闭锁

室间隔完整型肺动脉闭锁患者的手术需注重避免全腔肺分流（Fontan）手术的可能性。许多中心提倡在患者病程早期采用扩大右心室流出道补片或瓣膜切开术建立右心室到肺动脉的连续性，以促进发育不良心室的生长，在精心挑选的患者中作为实现双心室或所谓的一个半心室修复的手段。这种方法要求先预测哪一个心室有生长的可能和排除具有依赖右心室冠状动脉循环的患者，这些患者在心室减压后存在缺血性心肌损伤的风险。初步结果令人鼓舞，但手术死亡率仍然较高。理想的患者可能会有一个接近正常大小 1/3 的右心室，并伴有瓣膜肺闭锁和肺动脉循环发育良好（图 40-20）。

尽管有几个因素可能影响手术死亡率，但是在心室切开术和再灌注损伤的手术中发生的心肌损伤在预先存在的心肌纤维混乱和弥漫性纤维化中可能发挥重要作用。这促使一些中心利用导管介入技术以实现右心室至肺动脉的连续性。闭锁肺动脉瓣膜的经导管穿孔以及随后的球囊扩张可以用作选择患者的瓣膜切除术的替代方案。导丝的尖端使用的激光能量，可以控制闭锁瓣膜组织的穿孔，并已在几位患者中取得了成功，短期随访结果良好[80]。然而，激光疗法使工作人员风险增加，需要护目镜，存在便携性有限以及相当大

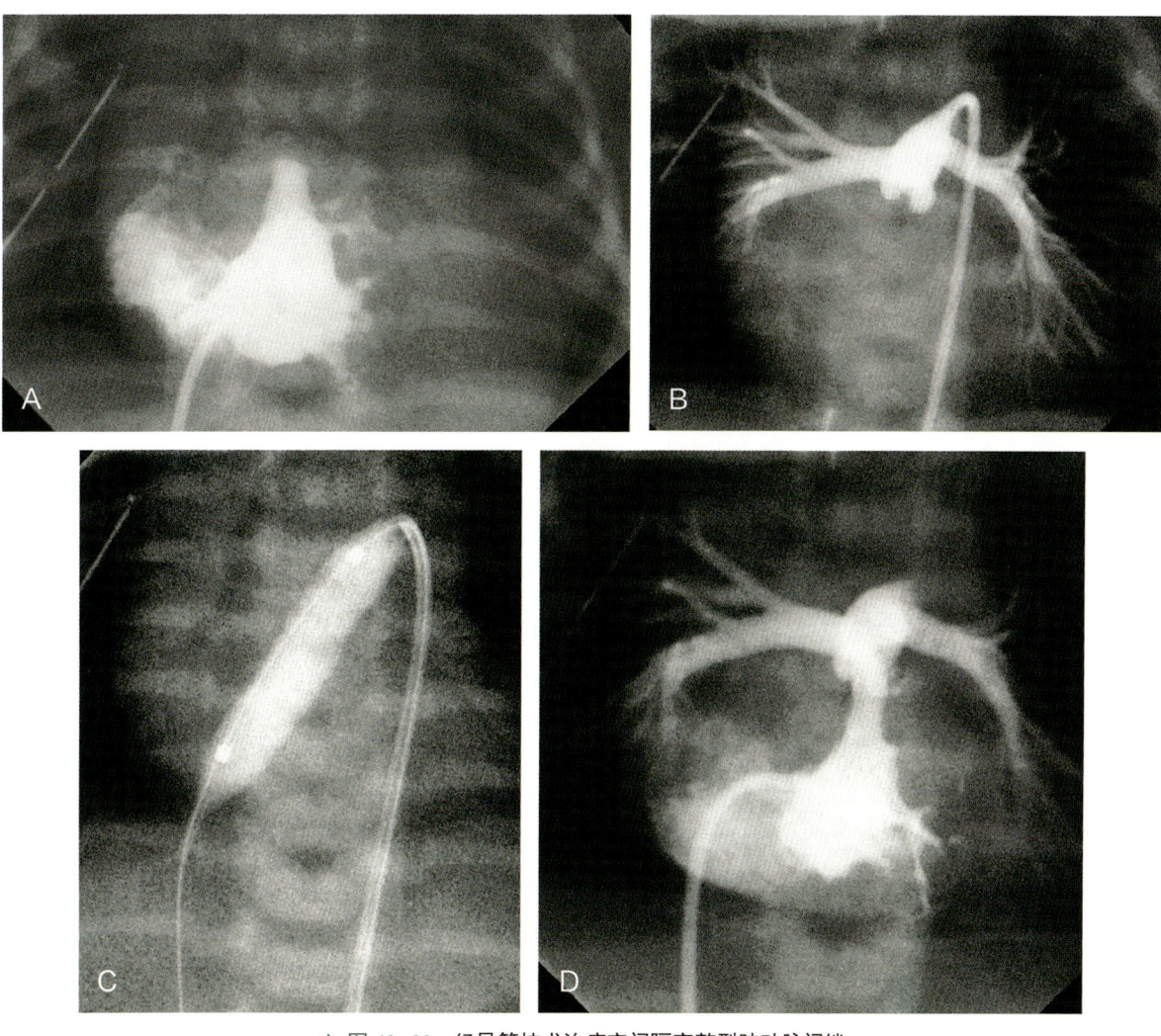

▲ 图 40-20　经导管技术治疗室间隔完整型肺动脉闭锁

A. 右心室造影明确右心室三部分存在但发育不良；B. 肺动脉逆行造影显示肺动脉瓣闭锁；C. 肺动脉瓣瓣膜打孔后行球囊扩张术；D. 术后再次造影

的成本等缺点。

射频能量可安全地明确凝固性坏死病灶，目前已广泛应用于治疗许多心脏节律失常。使用射频该穿孔闭锁的瓣膜组织具有相对便宜、更便携且对工作人员危害更小的优点。基于经证实再通的实用性，已经开发了能够将能量限制到尖端的射频线路，用于该病变动脉闭塞且结果令人鼓舞。在无法使用射频或激光导线的情况下，已经使用了其他获得穿孔的方法，包括机械导丝和标准电极导管。

所报道的文献证实，可以在导管实验室建立从右心室到肺动脉的连续性，从而避免许多患者体外循环需要[23,40,80-102]。在精心挑选的患者中，该治疗的长期结果令人鼓舞。对最初行经导管穿刺肺动脉瓣的患者进行的最近的分析显示，初始内侧三尖瓣Z评分为-5.1，中位时间为9.2年（范围为2.2~21年），35天后没有死亡，双心室循环83%[103]。随后或同时（建立）动脉导管支架可缩短最初的住院时间，避免长时间输注前列腺素引起的并发症，类似于进行右心室流出道使用补片合并分流的手术策略[103,104]。尽管报道了超过80%的患者能实现穿孔的早期成功，但随着时间的推移，关于右心室流出道的生长仍存在争议。在评估文献时，必须小心区分诸如三尖瓣解剖结构的大小的绝对增加值。比如随着时间的推移肺动脉瓣经导管穿孔[105]后三尖瓣可能会变大，但是，但Z值可能不会显著改变[23]。另外，需要长时间输注前列腺素，创造体肺动脉分流或在动脉导管中植入支架以达到相同目的，也是这类患者常见的，并且发生率为33%~58%。然而，值得注意的是，这些二级干预措施并不需要使用体外循环，考虑到心肌异常对预后的影响时可能很重要。让临床医师更失望的是，因为很难评估经导管瓣膜切开术后需要二次干预增加肺流量的时间点，可能需要几天到几周才能提高解压右心室顺应性。如果体肺分流过早产生，一旦心室顺应性得到改善，未来可能会出现阻塞同一分流的矛盾情况。更严重的是，在严重肺功能不全和三尖瓣关闭不全的情况下，体肺分流会导致无效的"循环"，即

体循环动脉血流经分流管流向右心室，通过三尖瓣反流至右心房，并通过房间隔到左心房重复该过程。这种现象在设置支架式导管的情况下可能更为常见，和 Blalock-Thomas-Taussig 分流术相比有更直接的反流右心室流出道的途径。有效的肺流量减少，左心室暴露于类似于大动静脉瘘的情况；心肌需氧量增加，舒张期主动脉压力处于临界状态，患者会发绀；所有这些都会逐渐导致心肌功能恶化。在选择的病例中，仍可考虑采用支架置入与瓣膜穿孔同时进行[104]。采用个体化合作创造性经导管手术方法，包括所谓的镶嵌干预[106-109]，似乎可以明显获得最佳结果。

经导管技术在这些患者的管理中的作用在进展，然而，至少在一类疾病中，它与手术流出道重建相比更有利[81]。重要的是要认识到，干预后时期的特点是生理变化，这可能包括出生后生活的调整，心房水平的右向左分流，心肌收缩功能障碍，潜在的无效循环血流，限制性右心室生理学，肺动脉狭窄及关闭不全和三尖瓣关闭不全，对于干预后管理来说是巨大的挑战，对重症监护病房来说心脏状况更为复杂的情况很少。在评估经验对结果的影响时，不能低估管理这个具有挑战性情况的专业知识的影响力。由于这种情况受到影响的患者人数相对较少，因此需要从多中心的方法中学到许多经验，这些方法可以通过结合经导管和手术方法收集纵向经验，以解决具有挑战性的临床问题。尽管经皮途径可能会避免或延迟在新生儿时期使用体外循环，但它是否会导致长期发病率或死亡率下降仍有待观察。

八、成人的治疗

经过前面的讨论应该清楚，室间隔完整型肺动脉闭锁成活的患者存在很大的解剖和生理差异。患者可能已经实现了双心室循环，以全腔肺动脉循环形式的单心室循环或永久缓解的分流状态。成年人口的结果数据很少，报道的结果甚至可能与实际相反。例如，目前还不清楚在评估运动耐受力时双心室循环是否比单心室循环更有优势，并且事实上可能更多地受肺部影响而不是心脏问

题，因为两组的有氧代谢能力均下降[70,110]。此外，与右心室病理相关的限制性生理学似乎起着重要作用[69]。心肌灌注异常持续远远超过明确的修复（姑息手术）[111]。在双心室修复的成人右心室限制可能有利于更好的生理状态，尽管许多患者将继续需要肺动脉瓣置换来恢复右心室流出道的功能[69,112]。在最近一项研究中[113]，20名生长到成年期（19—39岁）与Fontan（$n = 7$）、双心室（$n = 8$）和姑息分流（$n = 5$）的幸存者中，有5人死亡，平均32岁。所有患者在成年期都需要干预，三尖瓣和肺动脉瓣置换术在双心室组中很常见。房性心律失常经常发生（80%），但室性心律失常并不常见（15%）。虽然文献很少，但很明显，所有这些患者在成年后都需要继续进行专门的三级和四级随访，专业干预，心律失常治疗和辅助支持。收集到的数据用于指导护理不断增长的先天性心脏病成年人群的价值是不能被夸大的。

九、总结

先天性心脏畸形肺动脉闭锁伴室间隔完整显示临床上重要的异质性的右心结构、冠状动脉循环和心肌。由于选择性终止妊娠的影响，对这种疾病的认识将影响出生后流行病学[8,114,115]。由于动脉导管的持续开放或很少通过保存肺血流的相关条件（例如主动脉肺窗或肺动脉连接的冠状动脉），很少有记录新生儿期以后的生存。存在多种手术和经导管介入治疗，最终导致双心室修复或单心室全腔肺动脉循环。一种中等形式的缓解以所谓的一个半心室修复的形式存在，其中双向腔肺动脉连接使右心室有专门的流出道可以有效地缓解压力，尽管该循环的长期优势有待于观察[72,116-119]。有些人质疑是否有可能改善该疾病的预后，该文献支持谨慎的乐观，因为干预可以改善的生存。了解冠状动脉循环的性质，单心室或一个半心室修复的应用以及射频导管无孔瓣膜穿孔的应用都有助于增加这些婴儿的生存率，尽管还有很多事情要做。在血管供应和心肌结构中固有的确实先天存在的异常，可能最终会导致这些患者中至少一些患者的预后不良。突然的冠状动脉死亡仍然是令人担忧的长期问题，但确定风险尚不明确[120]。新生儿心脏移植的作用尚不清楚，但应关注严重Ebstein畸形和严重三尖瓣关闭不全的患者，因为这些患者继续代表最严重的手术后果。成年幸存者需要专门的随访和频繁的再次介入。很显然，以新生儿为代表的这类患者的解剖和生理多样性将继续挑战成年期的治疗策略。

第 41 章
法洛四联症伴肺动脉狭窄、肺动脉闭锁和肺动脉瓣缺如
Tetralogy of Fallot with Pulmonary Stenosis, Pulmonary Atresia, and Absent Pulmonary Valve

S. Lucy Roche　Steven C. Greenway　Andrew N. Redington　著
姜逊渭　译

法洛四联症（TOF）是一种疾病谱系，有着共同的解剖学基础，但根据右心室流出道的精确解剖，有不同的表现和手术管理。因此，一些婴儿几乎不会受到心脏疾病的影响，并且在几个月的时间内进行简单的选择性治疗，而另一些婴儿在新生儿时期则是严重的疾病，并且在治疗方面存在极大的挑战。在许多方面，TOF 可以被认为是先天性心脏病原型，为解剖学描述、手术管理、病理生理学理解和成人生活中晚期结果的评估设定模式。先天性心脏手术的起源可以追溯到 TOF 的早期手术过程，并且在其他条件下很快保证其手术矫正的成功率。在过去的 60 年中，TOF 患者的结果发生了明显变化，就现在而言（假设有机会接受手术），几乎所有出生的 TOF 婴儿都有望存活。通过长期对这些患者进行的仔细研究，将 TOF 作为一种先天性心脏病修复后的晚期病理生理学模型，随着我们对其更深入的了解，我们的手术矫正方法也随之适应和改变。TOF 纠治术后患者的晚期结局让我们了解了为先天性心脏病患者提供终身随访的重要性，而在另一方面，TOF 是阐明先天性心脏病遗传原因的途径。在这一章中，我们不仅回顾了 TOF 的流行病学、解剖和治疗，而且回顾了它的历史。我们希望强调的是，我们已经取得的进展以及许多人的贡献对这类患者有革命性的意义，并且我们对先天性心脏病的整体理解也有了长足的进步。

一、流行病学

TOF 是发绀型先天性心脏病最常见的表现形式。2002 年对先天性心脏病的发病率进行了 Meta 分析，其中包括 41 项与 TOF 有关的研究，提示发病率的估计为每百万活产婴儿有 577 例[1]。TOF 的患病率自从纠治手术成功以来显著增加（在任何给定的时间内存活的患者的数量）。2000 年度魁北克成人 TOF 患病率为 0.17/1000，魁北克儿童的 TOF 患病率为 0.49/1000[2]。因此，随着结果的不断改善，有人发现如今许多国家的成人 TOF 数量比儿童多。TOF 男女患者比例基本相同，在男性中可能稍多。在一项包含 2 500 000 个活胎和死胎的 10 年期研究中，加州出生缺陷监测计划报道了男性与女性相比，TOF 的相对危险度为 250 万（CI 为 0.9~1.3）[3]。母亲种族似乎对发病率影响不大[4]。还有一些对于兄弟姐妹和后代复发风险的研究。TOF 患者有 2%~3% 的概率有兄弟姐妹患先天性心脏病，虽然不是必然的 TOF[5,6]。TOF 患者的后代复发风险无疑受先证者是否具有 22q11.2 缺失的影响。在无 22q11.2 缺失的情况下，有 TOF 准父母的孩子可能会有 3%~4% 的风险患先天性心脏病[5,7]。

二、病因学（遗传因素和环境因素）

虽然家族性疾病仅占 TOF 总体发病率的一部

分，但其在有血缘关系人群中的频率增加[8]，并且在某些家系[9]中复发风险显著增加，暗示了遗传学在潜在病因中的中心作用。虽然在22q11.2位点的染色体复制或微缺失发生在TOF患者中约20%，而在其他患者中已经鉴定出单一基因突变，至少50%~60%的TOF患者的遗传因素影响仍然未知（图41-1）。然而，这是一个迅速发展的领域，随着基因组学和人类心脏组胚学的发展，这一比例很可能会降低。与TOF相关的大量不同的基因位点突出了心血管发育的复杂性和明显的遗传异质性。TOF在两大类患者中发现：有症状性TOF，其发生非心脏型先天性异常；以及更常见的无症状性TOF，它的发生更加孤立性，通常在没有先天性心脏病病史的家族中偶尔出现。即使在这两个不同的类中也有显著的基因重叠，已经发现了在有症状性和无症状性患者中有同一基因突变（图41-2）。

（一）有症状性法洛四联症

迄今为止，TOF在（Online Mendelian Inheritance in Man, OMIM；http://www.ncbi.nlm.nih.gov/omim）数据库中有121个相关联的词条，并有32个被列出包含TOF的作为一个特征的综合征。此外，有许多病例报道和一系列与TOF相关的其他综合征，其中心脏缺陷的存在更为易变。最常见的有症状性TOF的原因是22q11.2微缺失的结果。这种患病率在每1/10 000~1/6000，男性和女性同样受到影响[10-12]，然而在一些人群中，发病率可能高达1/6000~1/3000[13]。染色体22q11.2的半合子缺失或TBX1内很少的点突变本身引起转录因子Tbx1的单倍不足，并导致22q11.2微缺失综合征，也称为DigeRoGE综合征、心内膜综合征或几个其他名称[14-18]。目前，推荐使用分子术语，即22q11.2微缺失，术语"DigeRoGE综合征"保留给那些具有临床特征但没有明确基因突变的罕见患者[13]。22q11.2位点最常见的突变是3兆碱基（megabase, MB）缺失，占90%[19]。非典型缺失也已被描述，并增加使用SNP阵列作为FISH分子诊断的替代品，可以增强我们关于这些非典型突变的频率和效应的知识[13]。虽然大多数22q11.2缺失的病例都是间变性突变的结果，但该位点的遗传缺陷是常染色体显性遗传。目前，6%~10%的新病例是家族性的，由于先前致命的先天性心脏病患者的存活率导致[13]，这一比例很可能增加。由于表型是高度可变的，即使在家庭中这也是不常见的，先证者的家族微缺失在父母或兄弟姐妹，轻度或无临床证据的遗传筛查识别存在障碍。22q11.2微缺失综合征的特征是圆锥动脉畸形（TOF、肺动脉闭锁伴室间隔缺损、永存动脉干、主动脉弓中断、孤立性弓畸形以及室间隔缺损）、免疫缺陷、新生儿低钙血症、发育或精神异常、脑部畸形、面部畸形、腭裂[13]。然而，它的精确特征是高度可变的。在251例圆锥动脉病变患者中，16%的TOF患者中发现染色体22q11.2缺失，50%的主动脉弓中断B型，35%的永存动脉干，33%流出道对位不良型室间隔缺损[20]。在主动脉弓（右侧或高弓）、锁骨下动脉、肺动脉的异常（闭锁、中央部缺失、肺动脉瓣缺失或多发主肺动脉侧支形成，以及动脉导管缺失）的存在下，进一步增加22q11.2缺失

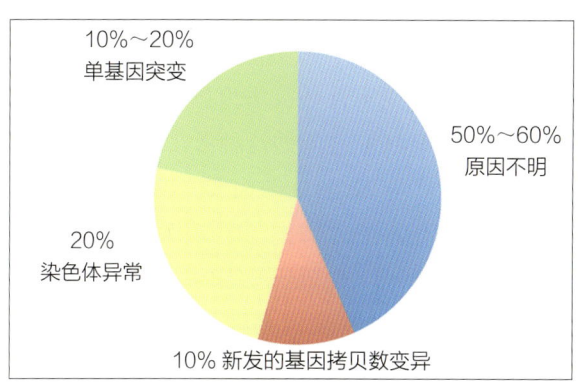

▲ 图 41-1 法洛四联症的遗传因素说明

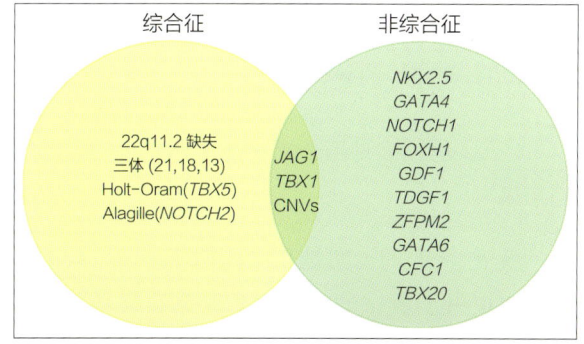

▲ 图 41-2 在有症状和非症状法洛四联症患者中鉴定出的基因突变

的可能性[14,21]。也许毫不奇怪，TOF和肺闭锁与22q11.2缺失相关的患者其临床结局更差[22]。令人感兴趣的是，22q11.2缺失与其他形式的先天性心脏病（如大动脉转位和HLHS）相比却很少发现[10]。

有症状性TOF的另一个最常见的原因是与主要染色体异常有关，包括唐氏综合征（21三体）、爱德华综合征（18三体）和Patau综合征（13三体）。这些三体综合征，尤其21三体征是导致5%～7%有症状性TOF的主要原因[23]。

较小的缺失和重复也被描述为有症状性TOF的原因。这些拷贝数变异大于1000碱基对，但由于是亚显微结构，因此没有在常规染色体核型中检测到。这些罕见的变异在人类疾病中的重要性近来得到了重视，这是由于技术上的进步使得全基因组分辨度能够比以前更清晰。这些拷贝数变异可用来鉴定已知或备选的TOF疾病基因[24,25]。现今这些拷贝数变异仅占有症状性TOF的一小部分，但是随着微阵列和高通量DNA测序的使用增加，我们期望可以在更高比例的TOF患者中识别遗传异常。有症状性TOF患者群体中拷贝数变异的微阵列测试可能具有相对较高的收益率，因为约25%的症状性先天性心脏病患者具有可识别的突变[25,26]。

单基因突变导致有症状性TOF也有报道，其中最常见的是TBX5基因突变导致Holt-Oram综合征，是前臂和拇指畸形合并房间隔缺损[27]。JAG1和Notch 2的突变导致Alagille-综合征，一种以胆汁淤积、先天性心脏病、骨骼和眼部异常为特征的疾病和特征性畸形特征[28-30]。

（二）无症状性法洛四联症

许多基因的突变与无症状性TOF相关（图41-2）。在某些情况下，综合征患者的基因发现有助于确定无症状性TOF的原因。例如，22q11.2缺失可能在高达6%的无症状性TOF患者中出现，并在肺动脉闭锁患者中更常见[31]。此外，最初在Alagille综合征中发现的JAG1突变也在孤立性TOF患者[32-35]中被发现了，还有如在22q11.2微缺失综合征[23,32]中被删除的TBX1基因，也被

发现是导致非综合征TOF的突变。很少有研究无症状性TOF遗传方面的因素，这些突变是从那些表型正常的父母处继承的。这一点可以从减少的外显子和（或）额外辅助因子的现象观察到，并可能建立起致无症状性TOF"多重打击"的病因模型[5,36]。已经发现了多种环境暴露，这增加了TOF或其他圆锥动脉畸形的风险，包括孕前妊娠糖尿病、发热或病毒性疾病、维生素A暴露和暴露于有机溶剂[37]。也许无症状性TOF的发展既需要遗传易感性，又需要一个或多个病毒感染。然而，迄今为止，支持这一假设的证据仍然薄弱。

还研究了拷贝数变异对无症状性TOF的影响[34,38]。类似于在有症状性TOF中识别的位点，这些拷贝数变异鉴定已知和假定的TOF疾病基因。在鉴定的12个拷贝数变异中，只有3个已知的疾病基因位点受到影响（JAG1、Notch1和TBX1）。此外，这些位点中的几个影响了不包含任何已知基因的DNA区域，这表明非蛋白质编码DNA的突变可能有助于疾病的发展。最常见的拷贝数变异影响1q21.1位点，占TOF病例的1%[34]。该位点已被其他组识别，并与精神和神经逻辑疾病以及TOF和其他先天性心脏病相关[39-48]。非结构神经系统疾病和TOF之间的这种潜在联系肯定是有趣的，因为它与22q11.2缺失和有症状性TOF的结果相似。

迄今为止，12个单一基因的突变与非综合征TOF相关，但每个突变似乎只占很小比例的病例。所识别的疾病基因主要由转录因子（NKX2.5[49,50]、GATA4[51,53]、ZFPM2[54,55]、GATA6[56,57]、TBX1[23,58]和TBX20[59]）和NOTCH（Notch1[60]和JAG1[23,33]）或NODAL（FOXH1[61]、TDGF1[61]、GDF1[62]和CFC1[61]）途径中的受体或配体组成。

（三）基因检测与咨询在法洛四联症中的作用与未来

无论TOF的诊断是在胎儿期还是出生后进行的，TOF基因测试的潜在遗传联系和意义都应该与每个新诊断的患者父母讨论。遗传咨询对于那些被诊断为TOF之前就有许多已知的潜在遗传病

因的年长患者一定的价值。在任何情况下，患者或父母应考虑是否遗传测试是适当的，再考虑潜在的好处和劣势。当与足够的咨询资源相结合时，基因测试可以为医生、TOF 患儿的父母以及患者自身提供有用的信息。

对于医生来说，TOF 患者的基因检测可能会发现其他异常相关的综合征，这有助于制订管理计划和讨论预后。例如，在一个 TOF 婴幼儿接受心脏手术之前，明确了患儿存在 22q11.2 缺失这一重要潜在遗传病因素[63]。首先，在手术时间和术后期间，预测和纠正低钙血症是有用的，这可能是由于超过 50% 的 22q11.2 缺失[64]的患者甲状旁腺功能减退所致。其次，22q11.2 缺失的婴儿中有一小部分有完全的 T 细胞缺失，被称之为完全型 Digeorge 综合征，这些患者有医源性移植物抗宿主病（graft-versus-host disease，GVHD）的危险，这可能是由于输注含淋巴细胞的血液成分而引起，可能是致命的，不过是可预防的并发症[65]。输血相关 GVHD 通常仅在 CD4 和 CD8 T 细胞计数低于 1000 和 800 细胞 $/mm^3$ 的情况下才有风险[66]。指南指出，已知或疑似 22q11.2 缺失的婴儿在心脏手术时应接受辐照的血液制品，除非 T 细胞淋巴细胞缺乏被排除在外[67]。

对于患有 TOF 孩子的父母自身来说，遗传咨询和测试的另一个可能的好处是提供可能告知未来生殖决策的信息。此外，基因测试还可以识别与学习困难相关的基因问题。在这样的情况下，获得基因诊断可以帮助 TOF 患者的家庭从早期获得额外的教育支持。随着年龄的增长，22q.11 微缺失的患者仍有症状性低钙血症和进行性精神障碍的风险，所以可以从早期的识别和治疗中获益[68]。

基因检测的建议对于 TOF 和其他类型的先天性心脏病中已经逐渐发展得很好了[21]。目前，这些指导原则只对有症状性 TOF[21] 的儿童进行基因检测。然而，许多中心已经对所有 TOF 患者采用常规的遗传筛查。虽然常规的临床基因检测目前仅限于通过染色体核型或通过 FISH 检测大的染色体异常，但在 DNA 测序中技术的进步和成本的降低可能导致这种方法的流行率以及诊断率的提高。如果诊断筛选只限于那些具有明显外部异常的患者，6%～10% 的没有其他特征异常的 22q11.2 缺失儿童将漏诊。

三、解剖学（形态学、超声心动图和血管造影的相关性）

对这种复杂心脏缺损的解剖学理解之旅早在 Etienne-Louis Arthur Fallot 时代之前就开始了，并一直持续到今天。Fallot 在 1888 年发表的关于"拉马拉地出血"的论文中，承认了早期关于同样病理患者的报道，包括丹麦解剖学家和主教 Niels Stenson 的论文，这被认为是最早的描述[69]。1671 年，Stenson 报道了他在一个有多种异常的胎儿身上的病理发现，包括我们现在认为 TOF[70] 的心脏特征。100 年后，莱顿大学的解剖学家 Eduard Sandifort 在描述一个 12 岁男孩的生活和随后的尸检结果时，发表了关于这种情况的第一篇临床解剖学相关文章，这个男孩患有进行性发绀和呼吸困难，尽管"在出生时是完全正常的"[71]。详细的解剖图随同他的报道，不像其他在场的尸检，Sandifort 意识到这种情况一定是先天性的[71]。在 19 世纪，还有其他的报道，包括发表在 John Farre 的心脏畸形教科书[72]中的 15 例和 Thomas Bevill Peacock[73] 引用的 64 例。Fallot 的重要贡献是明确将四个不同的解剖学特征的聚集定义为心脏发绀的常见病因，并引入术语"四联症"。当 Maude Abbott 博士给这种疾病取名时，这一定义性贡献永远得到承认。Fallot 也驱散了普遍认为这些患者的蓝色变色是由于卵圆窝[74]的通畅。Fallot 的四联症，如他所描述的，是肺动脉瓣狭窄，室间隔缺损，右心室肥大，以及主动脉起源向右偏离[69]；并且，120 多年来，一代又一代的医学生已经记住了这些基本特征。

最近，胚胎生长知识、心脏形态学的理解以及严格的命名系统的发展已经导致了对 TOF 诊断所特有的病理学特征的探索。在今天的观念中，TOF 通常被认为是"单论"，所有四个特征都由此产生。这两大心脏形态学流派对这一问题有不同的看法，但争议的领域相对较小。在 Anderson 看来，TOF 的特征性异常是由于在发育过程中正常结合形成右心室出口的组分保持分离。他坚持认为，限定的形态是流出道（漏斗）隔（有时仅是纤维性残余）相对于隔缘小梁（SMT）的前部头侧偏离，以及 SMT[75,76] 畸形。相比之下，Van Praaghs 认为肺下漏斗发育不全是主要病理，TOF 的所有特征（包括流出道隔的前头偏离）都是这一病理特征[77,78]的后遗症。无论最终证明哪种异常是确定的，漏斗隔的前头偏斜（在 TOF 中是比正常心脏中大得多的结构）肯定是基本特征。由于漏斗隔的偏离通常很容易通过超声心动图来识别，所以确定这种解剖结构对诊断是关键的（图 41-3）。无论哪种学派，本章所讨论的各种形式的疾病定义表示和管理的重要部分都可以在 TOF 的诊断下正确讨论，具有附加特征（例如，右心室流出道通畅或闭锁、无肺动脉瓣综合征、有或无双出口连接）所有相关特征，尽管很深刻。

（一）大型室间隔缺损

TOF 的大的非限制性的室间隔缺损总是由主动脉瓣"盖住"（图 41-4），但是其剩余的边界是可变的，有时难以确定，因为它们取决于所考虑的组织平面。一般来说，缺陷是从其右心室方面（这是外科医生在关闭时遇到的方面）描述的。室间隔的顶部通常以 SMT 前后肢的 Y 形分割结束。在大约 1/5 的高加索患者中，由 SMT 的分肢、心室漏斗褶（ventriculoinfundibular fold，VIF）和肌部流出道的隔形成的肌缘，在后下方包围室间隔缺损的右心室侧，从而保护传导轴免受损伤[75]。更常见的是，心室漏斗褶不能到达 SMT，在主动脉瓣尖和三尖瓣的隔瓣之间存在纤维连续区，以形成缺损的后下缘。在这些情况下，缺损合并膜间隔的残余物，并且是膜周型的[75]。其上缘通常由偏斜的肌部流出道（或漏斗）隔形成，当偏斜的肌部流出道（或漏斗）隔合并肺动脉闭锁，可与 SMT 前肢融合。在其他形式中，闭锁不是肌肉性的，狭窄的流出道终止于闭锁的肺动脉瓣（见下文）。

在一些患者中，存在或接近不存在漏斗隔，主动脉瓣和肺动脉瓣的尖端呈纤维状连续，共同形成室间隔缺损的上边界。在这些病例中，室间隔缺损被描述为双支和动脉下缘，虽然通常有肌肉的后下缘，但缺损也可能是膜周型的。这种变异在某些种群中是罕见的，但在南美或东南亚血统的种群中比较常见（图 41-5）。在过去，有人认为这些患者不应该被归类为 TOF，因为他们没有肌性漏斗隔。然而，有观点认为，出口隔存在，尽管是纤维残余物或中缝[79]的形式，并且由于出生后这些患者显示出所有四个经典特征，所以该实体现在被接受为 TOF[76,80] 的变体。术前超声心动图或血管造影[79,81]可诊断 TOF 合并双侧室间隔缺损。与大多数 TOF 患者相比，室间隔缺损患者在修复前和修复后都有发生主动脉反流的高风险，术后残余右心室流出道梗阻的发生率更高[82]。

在 TOF 中可见的大出口室间隔缺损可以延伸到心室的入口部分，有或没有相关的共同房室瓣膜，并且可能存在额外的肌部室间隔缺损，由于右心室和左心室压力的均衡，这些室间隔缺损很难通过超声心动图成像。在每种情况下，都应努力通过降低多普勒彩色标度成像室间隔来排除额外的肌部缺损。

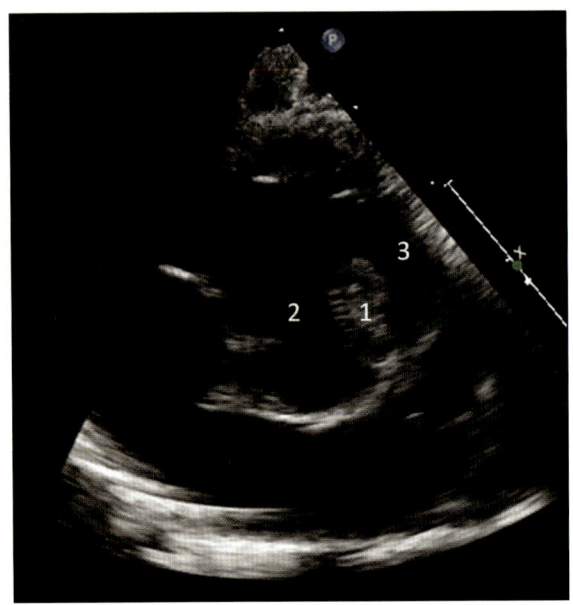

▲ 图 41-3 法洛四联症患儿胸骨旁短轴切面显示
1. 出口间隔向前方和头端偏移；2. 室间隔缺损；3. 肺下右心室流出道狭窄

第六篇 先天性心血管疾病
第41章 法洛四联症伴肺动脉狭窄、肺动脉闭锁和肺动脉瓣缺如

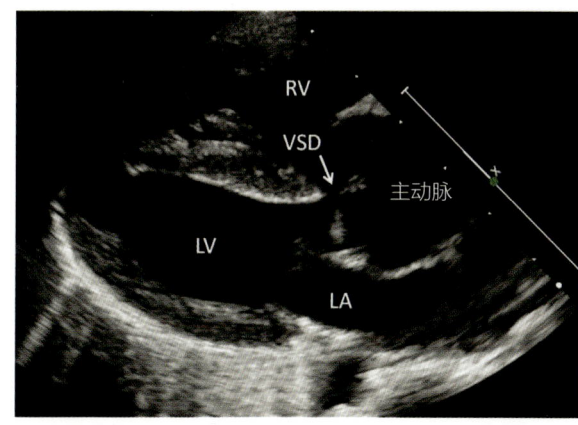

▲ 图 41-4 典型法洛四联症患者胸骨旁长轴切面
主动脉骑跨于室间隔的顶部
VSD. 室间隔缺损；LV. 左心室；RV. 右心室；LA. 左心房

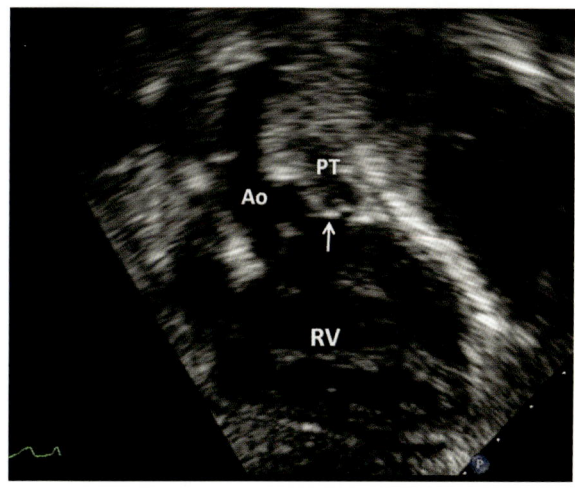

▲ 图 41-5 法洛四联症的肋下右斜切面
室间隔缺损为双动脉下。箭指向主动脉瓣和肺动脉瓣发育不良之间的纤维连续点
RV. 右心室；Ao. 主动脉；PT. 肺动脉总干

（二）主动脉位置

在 TOF 中，如果从室间隔的顶部向上画一条垂直于心脏长轴的假想线，它将横切关闭的主动脉瓣的尖端，并且当瓣膜打开时，这条线将向前延伸到主动脉根部。这就是术语"骑跨主动脉"的意思。对于 TOF 患者，主动脉骑跨室间隔缺损，这是从胸骨旁长轴角度超声心动图最能理解的关系（图 41-4）。主动脉覆盖的程度为 15%～95%[83] 有显著差异，这造成了一些混淆。关于有超过 50% 主动脉骑跨的心脏是否应归类为双出口右心

室，不论是否存在双侧漏斗，仍存在争议。TOF 中主动脉骑跨的准确机制尚不完全清楚。然而，大多数权威人士认为，与正常情况相比，主动脉根部存在向右错位和顺时针旋转[77,78,84-86]。

（三）右心室流出道梗阻

肺血流各种水平的阻塞是 TOF 的标志，尽管阻塞的严重程度因患者而异（图 41-6）。TOF 典型的肺动脉瓣膜增厚、阻塞，常为二叶瓣。漏斗区的长度与正常心脏相似[77,84]，但其直径通常显著减小。这种直径的减少是主要由于发育不良[77,78] 还是由出口隔的前部偏斜合并 SMT[75] 肥大引起，仍然是学术关注的问题，但从患者的角度来看，重要的是这种缩小的效果。肺下漏斗的狭窄程度在范围和时间上有所不同。从右心室流出道未闭到胎儿期闭锁的进展被很好地描述，导致肺动脉瓣 –TOF[87]。虽然后者经常被称为室间隔缺损肺动脉闭锁，但这并不符合描述四联症病变频谱或"家族"的共同基本解剖结构，也不精确。有许多病变的特征是肺动脉闭锁和室间隔缺损（例如功能性单心室心脏、先天性矫正转位）的结合，但它们的解剖学和处理非常不同。重要的是，TOF 患者远端肺动脉经常出现异常。瓣膜上狭窄是常见的，在右心室流出道未闭[88,89] 的患者中，高达 40% 的患者的主动脉及其分支具有高度可变的解剖结构，并伴有重要异常。在左侧肺动脉的起源处单独性狭窄的高发生率与动脉导管组织悬吊在插入部位的收缩有关[88]。

在流出道闭锁的患者中，肺动脉分支的异常更为常见，虽然主要主动脉 – 肺侧支动脉并不仅限于肺动脉闭锁患者，但它们更为常见，并且几乎总是与先天的肺动脉分支异常有关。肺动脉闭锁的程度变化很大，可累及中央肺动脉（即肺外动脉）近端和（或）远端。在约 75% 的病例中，闭锁动脉段可被识别为实心弹性索，但在其他的病例中则无法识别。最常见的是肺动脉瓣和肺干近端受累。识别不汇合的肺动脉与这种动脉导管供血的分布很重要，因为很少看到主动脉 – 肺侧支动脉和导管供应到同一肺（见下文）。

1089

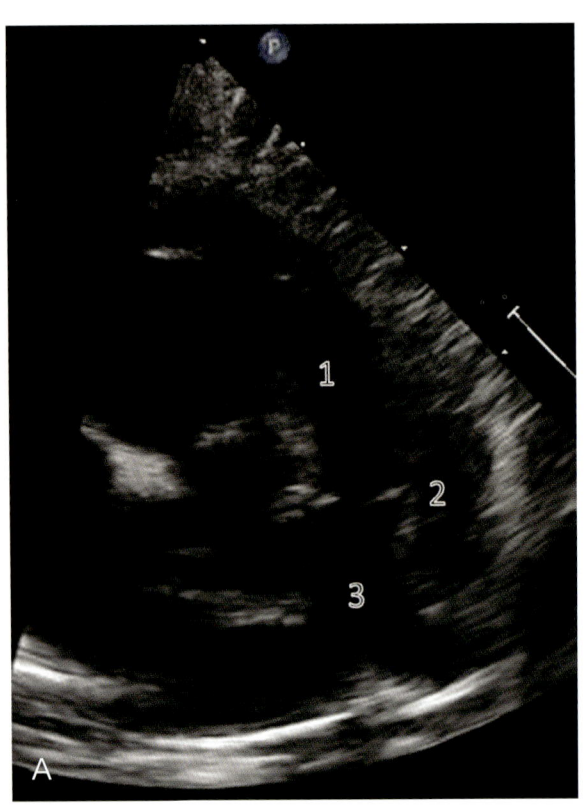
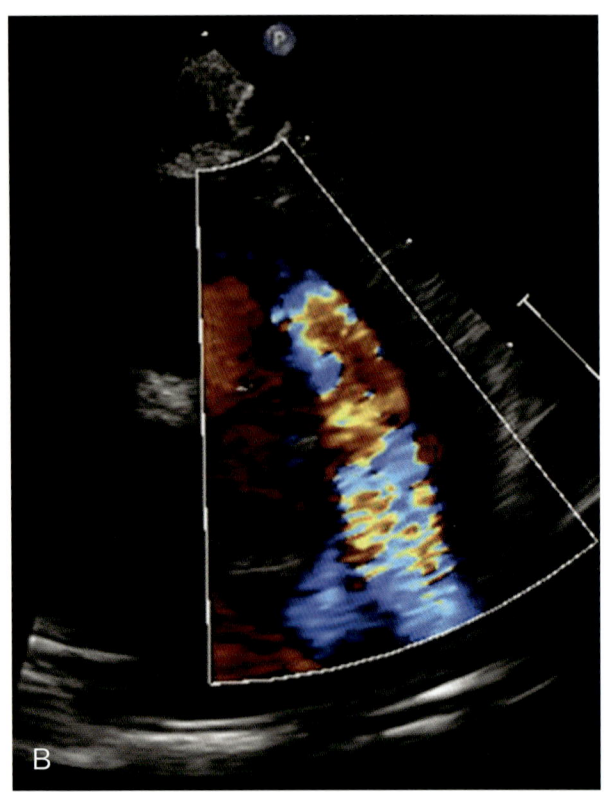

▲ 图 41-6 胸骨旁短轴切面

图示解剖学特征（A）和相应的彩色血流多普勒信号（B）。右心室流出道存在多层次阻塞的可能性。这可能是由于肺下漏斗状梗阻（1）、肺动脉瓣膜狭窄（2）、分支 PA 狭窄（3）。左心室流出道在胸骨旁短轴视图中成像最好。彩色多普勒可用于显示梗阻的部位和严重程度

（四）主动脉肺侧支

在没有肺动脉闭锁的情况下，从主动脉到肺动脉的侧支血管在 TOF 中是不常见的，但是大约 6% 的患者有动脉导管未闭[88,89]。右肺动脉和左肺动脉中心和（或）肺段动脉可以是汇合或不汇合。在肺动脉闭锁的四联症中，肺的血液供应完全来自全身动脉循环，尽管偶尔在右心室流出道中存在针孔时，肺动脉的解剖结构可以几乎相同。其来源是动脉导管、全身到肺侧支动脉（此后简称为侧支动脉），偶尔是冠状动脉以及支气管或胸膜动脉丛[90]。导管和侧支源可以共存于同一患者，但很少共存于同一肺[90]。肺的单一全身动脉源称为单灶血液供应，而多源称为多灶血液供应。

中央肺动脉的口径变化很大，并且似乎与流量[90]直接相关。当导管或侧支动脉与中央肺动脉或其肺叶支近端连接时，中央血管可能仅轻度发育不良或甚至大小正常。相比之下，当多支侧支在节段或亚节段水平更远侧吻合时，中央肺动脉往往发育不良。此外，先天性或后天性全身动脉通道狭窄可能与中央肺动脉发育不良有关[90]。

肺内动脉分布的模式可能相当复杂，并且主要由系统动脉供应类型[90]决定。当导管供应汇合的中央肺动脉时，两肺的肺内动脉是正常的。然而，当存在不汇合的中央肺动脉时，由导管供应的肺将具有单独血液供应和正常的动脉分布，但是对侧肺通常具有多重血液供应和可变的中央肺动脉分布[90]。当两肺由多个侧支通道供应时，肺内树突化异常是规则[90]，导管不存在。

当存在动脉导管，通常是单侧结构，并在 80% 以上的病例与汇合肺动脉有关[90]。少见的情况下，双侧导管可能出现肺动脉不汇合。与侧支动脉不同，导管在加入中央肺动脉之前不分支，并且它比侧支更不曲折。因为导管在胎儿生命中广泛开放，所以肺动脉在出生时可能具有正常大小。然而，正常产后导管狭窄通常发生在 35%～50% 的病例中[90]，并产生远端狭窄。结果，

流向肺部的血流减少，并且随着儿童成长，肺动脉的相对发育不良变得更严重。

当存在侧支动脉时，最常见于胸降主动脉，较少见于锁骨下动脉，很少见于腹主动脉或其分支或冠状动脉[90-92]。它们的数量为1~6，直径为1~20mm[90]。近60%的侧支动脉存在狭窄，且往往发生在主动脉或肺内吻合口附近。狭窄可以是单独的或节段的、先天性的或获得性的[90]。在大约40%的患者中观察到中央肺动脉（或其分支）与侧支动脉之间的吻合，并且可能发生在肺门或肺内[90,93]。余下的60%中，侧支动脉进入肺门，与支气管一起作为肺动脉行进，并提供不同数量的支气管肺段[90]。尽管大约2/3的病例中央肺动脉汇合，但由于多支侧支共存和树枝状异常，它们通常仅供应每个肺的一部分[90]。

超过一半的患者[90]在血管造影中可以看到沿着支气管或在胸膜表面散布的小动脉丛。它们可能来自主动脉及其胸廓分支或来自系统侧支动脉[90]。据认为，这些血管在产后随着局部血流减少而扩大和增殖。动脉导管是肺部血液供应的一个不稳定的唯一来源，其趋向于关闭需要手术干预的早期婴儿超过一半的病例。侧支动脉似乎是更稳定的肺血流源，可能是由于多个数目。然而，侧支狭窄可能逐渐发展，并且随着患者的成长，它们可能变得不足。此外，由于同一患者某些支气管肺段的过度灌注和其他肺段的低灌注，肺血管床可显示各种组织病理学病变，范围从高血压性肺血管疾病到血栓形成[90]。

（五）冠状动脉

TOF中冠状动脉异常的发生率在外科、病理和血管造影系列之间有所不同，为5%~7%[94]。其意义主要在于异常血管在外科修复过程中更容易受到损伤，特别是当它们穿过右心室流出道[95-97]时。在大约4%的TOF患者中，左前降支（left anterior descending artery，LAD）或副左前降支起源于右冠状动脉或右冠状动脉窦，并在其走向左心室[94]的过程中穿过右心室流出道。单个冠状动脉（更经常来自左冠状动脉窦）是第二最常见的

变异体，出现在1%的患者[94]中。孤立动脉通常较早地分为左支和右支，其中之一可能经过右心室流出道的后面或前面。当单个冠状动脉从左窦出现时，位于易受伤害位置的是右支，而当单个冠状动脉从右窦出现时，易受伤害的是左支[98]。在右心室显著肥大的患者中，右冠状动脉的漏斗支（或圆锥支）可能增大。严格地说，这不是异常的解剖结构，但是，由于这个分支提供肺下漏斗的肌肉组织，它的突出可能仍然对外科医生是种挑战。

在以前的时代，当心室切开和环形补片是TOF修复的常见组成部分时，横断异常冠状动脉血管的风险很高，并且具有异常冠状动脉解剖结构的患者增加了手术死亡率。术前冠状动脉造影成为常规，如果怀疑异常，则通过使用姑息性分流术[97]将矫正手术推迟到儿童中期。今天，有几种外科技术用于处理TOF患者的异常冠状动脉，很少需要延迟手术，甚至对于以前可能排除修复的异常。对于大多数具有合理大小的肺动脉瓣环的患者，即使存在冠状动脉异常[99]，现在标准的经心房-经肺入路（见下文）也可以成功地使用。对于既具有穿过右心室流出道的冠状动脉又具有严重肺环发育不良的婴儿，存在几种选择。这些包括用单个或分离的补片[100,101]进行右心室流出道重建，放置右心室-肺动脉导管[100]，以及使用天然肺动脉瓣，通过在低心室切开术和肺动脉[102]之间放置经戊二醛处理的补片来保护异常冠状动脉。所采用的技术通常取决于手术偏好。在外科手术时，并不总是能够直接识别异常冠状动脉，因此术前仔细的超声心动图描绘冠状动脉解剖结构非常重要。

（六）主动脉弓

在20%~25%的TOF患者中，主动脉弓右侧有镜像分支（即横跨右主支气管，第一分支为左侧头臂动脉，分为左锁骨下动脉和左颈动脉[77,103,104]）。在隔离状态下，TOF中的右侧主动脉弓不会引起额外的症状，因为它不会产生完整的血管环。右侧主动脉弓可以在胸部X线片上通过缺少预期的左侧

1091

主动脉关节来诊断。通过超声心动图，右主动脉弓最好从胸骨上切迹诊断。标准的胸骨上视图（其中扫描平面从右乳头延伸到左肩胛骨，探针的标志指向患者的背部）将仅显示右主动脉弓[105]的一部分。为了获得完整的弓形图像，探头必须从标准位置顺时针旋转，使得标记物面向远离患者，并且超声平面从胸骨的左边缘延伸到脊柱的右侧[105]。从这个位置，右主动脉弓的第一支在分叉之前可以向左（与左主动脉弓相反，左主动脉弓是血管向右行进的地方）延伸。右侧主动脉弓也可以通过胎儿超声心动图来诊断，当在横向视图中，"腊肠状"弓位于气管的右侧而不是通常的左侧位置[10]。

（七）其他相关心脏异常

TOF 的重要变型可能对患者的生理、临床表现和外科治疗有不同影响。

1. 法洛四联症—肺动脉起源于右心室，一肺动脉起源于升主动脉

在这个罕见的变型中，肺动脉分支不连续，其中有一支肺动脉（通常为左支）起源于升主动脉[107-111]。虽然通常不鼓励使用这个术语（因为它在目的论上是不正确的），但是这个解剖学有时

被称为"半共同动脉干"。识别出这种异常的患者（最初可能被忽略）并尽早进行外科修复是重要的，以防止左肺动脉高压的发生。

有时，在 TOF[112-114] 中可能明显完全没有左侧肺动脉，尽管这些病例（尤其在婴儿早期被识别的）应调查左侧肺动脉可能起源于左侧动脉导管（通常起源于左臂头动脉或锁骨下动脉），因为这样有时甚至在导管完全关闭之后也可以进行探查、扩张、支架置入和修复。

2. 法洛四联症伴肺动脉瓣缺失（小叶）

在 3%~6% 的 TOF 患者中，肺瓣叶缺失[104,115]或仅存在原始组织嵴。这种变异与明显动脉瘤样主肺动脉和分支肺动脉相关，这可能损害气道和呼吸功能（图 41-7）。对这种异常的第一次描述归因于 1847 年的 Chevers[116] 和 Kurtz 等在 1927 年发表的第一份详细的病例报道[117]，描述了一个 11 岁男孩的临床特征和尸检结果。尽管没有肺动脉瓣组织，这些患者通常表现出一定程度的右心室流出道梗阻。这几乎总是主要由肺动脉瓣叶水平处存在的组织环引起，而不是由漏斗状狭窄[118,119]。无肺动脉瓣的 TOF 的解剖学特征是几乎总是没有动脉导管[118,120]。在大约 50% 的

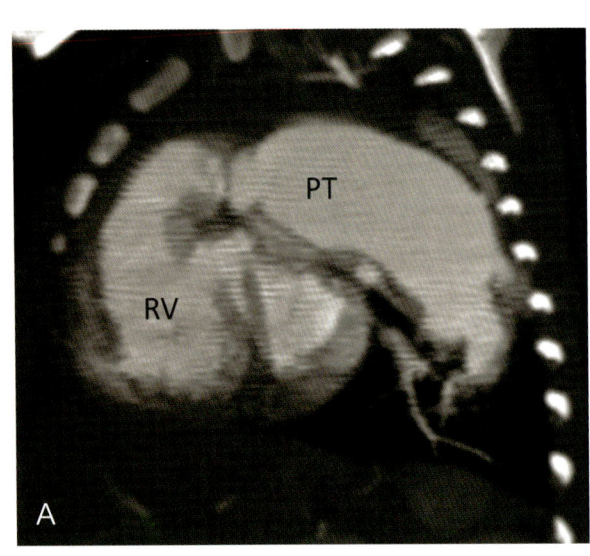 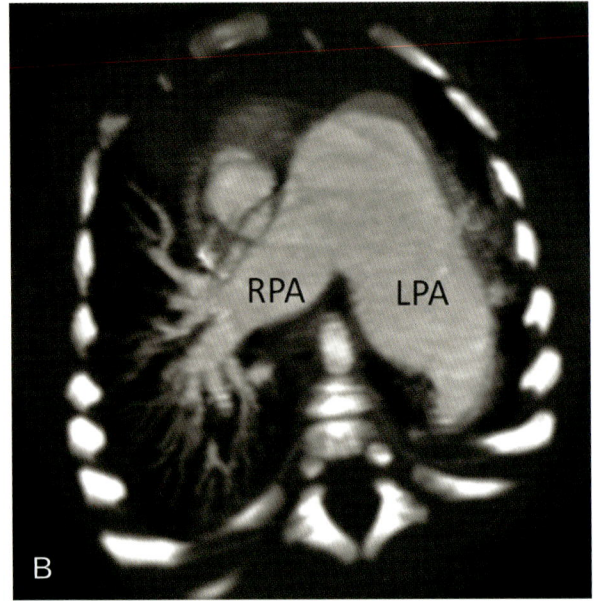

▲ 图 41-7 法洛四联症合并肺动脉瓣缺失的婴儿的 MRI

A. 右心室流出图；B. 矢状面上的远端肺动脉。注意肺动脉主干和分支的大量扩张（图片由 Shi-Joon Yoo at The Hospital for Sick Children, Toronto 提供）

RV. 右心室；PT. 肺动脉总干；LPA. 左肺动脉；RPA. 右肺动脉

TOF 和肺动脉瓣缺失的患者中，也有右位主动脉弓，并且这种情况可能与分支肺动脉的缺失或主动脉起源有关。

继续讨论到出生时已经存在的大量肺动脉扩张是否主要归因于肺血管组织的异常、肺下漏斗的定向或宫内肺反流的严重性（由于动脉导管和肺动脉瓣叶的缺失）[121]。游离的肺反流使动脉瘤样肺动脉高度搏动，经常引起气道外压，有时在收缩期完全阻塞支气管腔。这导致不同程度的气管支气管软化和空气潴留。Rabinovitch 等[122] 描述了 2 名 TOF 和肺动脉瓣缺失患者尸检时肺动脉的异常分支，其中有一簇动脉缠绕并压迫肺内支气管。作者建议他们的发现可以解释为什么尽管通过外科修复减轻了主干支气管的压迫，一些患者仍然会经历呼吸问题[119]。

经检查，TOF 和肺动脉瓣缺失的新生儿呈现"来回"收缩期和舒张期杂音和单一心音，而孤立的 TOF 患者很少有舒张期杂音。大多数起初是发绀的，但这在生命的第一周[119] 通常变得不明显。大约 40% 的患者在出生时有某种程度的呼吸窘迫[118]。由于右心室流出道梗阻常比其他形式的 TOF 少，随着肺血管阻力下降，婴儿通常出现肺血流增加的迹象。这些患者的胸部 X 线片是独特的，其特点是心脏轮廓中度扩大，在左上心交界处有一个突出的隆起，由大量扩张的近端肺动脉引起，并且通常是正常的外周血管标记。一些婴儿还表现出肺叶气肿[123]。MRI 或 CT 扫描可增加关于气道疾病的程度和严重程度的进一步信息[124]。

TOF 合并肺动脉瓣关闭不全的临床病程和预后各不相同。尽管可能存在多种疾病，但普遍的共识是将患者分为两组：那些在生命早期就表现出严重呼吸问题的患者和那些没有表现出严重呼吸问题的患者。在出生后或生命最初几周出现严重呼吸道损害的患者通常需要紧急干预，并且比那些因呼吸道相对轻微受累而逃避早期干预的患者有更差的结果。对于受严重影响的婴儿，通过俯卧位，可以使肺动脉向前和远离支气管，从而获得一些临床改善。否则，这些患者通常需要及时插管和气道正压通气来维持他们的气道。从早期手术系列中可以明显看出，出现严重呼吸窘迫并需要术前通气的婴儿具有最高的手术死亡率[125]。然而，现代外科策略和加护管理的改进可能已经改善了这一组的结果。2007 年出版物的作者报道在过去 12 年中[126] 手术修复的患有 TOF 和肺动脉瓣缺失的 61 个连续新生儿中，成功地从呼吸和存活断奶到最终出院。

对于没有肺动脉瓣的 TOF，已经提出了几种手术选择，迄今为止，尚无明确的一致意见认为哪一种最好。策略通常集中于心脏内 TOF 修复，必要时合并肺动脉的皱缩和缩小。肺动脉的大小可以通过从前壁或后壁上切除组织来缩小。一些外科医生在关闭胸腔时也把左肺动脉悬吊在前胸壁上，希望进一步释放支气管的压力[125,126]。另一种方法是执行 LeCompte 操作的变化，即在修复期间横断升主动脉，并将右侧肺动脉移到其前面，远离气管支气管树[127]。外科医生还必须决定在初次手术时是否植入肺瓣，这通常需要放置带瓣的右心室 - 肺动脉导管。一些团体也主张在手术修复时对气道进行支架置入。然而，对于最佳方法[128] 没有明确的共识。即使在完全外科修复并明显缓解了气道阻塞之后，患者也可能遭受长期问题，如反复呼吸道感染、喘息和反应性气道疾病；一些患者需要对这些症状进行再介入治疗[125]。

3. 法洛四联症合并房室间隔缺损

大约 2% 的 TOF 患者还伴有房室间隔缺损[129]。由于右心室流出道限制了肺过度循环并缺少心力衰竭的症状，因此这些患者通常更像孤立的 TOF 患者，而不是孤立的房室间隔缺损患者。此外，它们经常会在心电图上出现左轴偏离。唐氏综合征和明显孤立的 TOF 儿童应积极排除这种联系。在这方面，重要的是要记住，在这种情况下可能并不总是存在原始成分，并且相关房室间隔缺损的存在可能仅通过存在三叶瓣（"裂隙"）左心房室瓣膜组件的共同房室结分割（这应该在矫正时修复，以避免以后瓣膜反流）。肺血流的限制保护了肺动脉，并且这些患者通常比那些患有孤立性房室间隔缺损的患者稍晚一些进行修复。由于外科修复包括对入口瓣膜的分割、房间隔和室间隔缺损的闭合以及右心室流出道的重建，所以这种心脏缺损的组合是特殊的外科挑战。尽管如此，已经表明，房室间隔缺损和 TOF 均可在生命的最初几个月内进行初步修复，并且产生比完全修复延迟到 4—6 岁的初步姑息性方法更好的结果[129]。

四、临床特点及探讨

（一）产前诊断

胎儿超声心动图的进展、结构化筛选程序的发展以及超声造影师经验的增加已导致先天性心脏病的产前诊断增加，包括 TOF 及其变型[130,131]。在专家手中，TOF 的产前诊断率可高达 70%，诊断准确率可高达 90%[130,132]。诊断不准确的主要来源是诊断 TOF 合并胎儿肺动脉狭窄，然后出生后发现 TOF 合并肺动脉闭锁[130,132]。在某种程度上，这可能是不可避免的，因为有很好的证据表明，在 TOF 中看到的流出道梗阻可能在胎儿生命期间进展，并且一些在妊娠早期具有肺动脉瓣未闭的胎儿会在出生时发展成完全性肺动脉闭锁[87,133]。2008 年，Kaguelidou 等[134]检查了 238 例诊断为 TOF（n=153）或 TOF 并肺动脉闭锁（n=65）的胎儿的结果。诊断时的中位妊娠年龄为 24 周，其中 45% 的病例在 24 周之前被诊断。超声检查发现 70/153 例 TOF 胎儿同时存在心外膜异常。对 132/153 例 TOF 患者进行了胎儿核型分析，并对 106/153 例胎儿进行了 22q11.2 缺失筛查。其中 21 三体综合征诊断率为 4.5%，13 三体综合征诊断率为 0.8%，其他罕见（常为性染色体）异常率为 6%。在筛查的 106 例 TOF 胎儿中，有 15% 存在 22q11.2 缺失。通过产前筛查，24% 的被诊断为 TOF 的胎儿父母决定终止妊娠（比诊断为 TOF 并肺动脉闭锁的病例比例低）。作者报道相关染色体异常或严重心脏外异常的存在是决定父母选择的因素[134]。

（二）产后表现与自然史

在 TOF 出生的婴儿中，临床症状和体征通常根据右心室流出道梗阻的程度而变化，并且通常在新生儿检测到无症状的杂音后进行诊断。最严重梗阻的婴儿通过室间隔缺损从右向左分流，肺血流量减少。在生命的最初几天，他们经常出现发绀。发绀可在分娩时、在常规测量新生儿血氧饱和度期间或仅在哭泣期间被识别。右心室流出道梗阻最小的婴儿在出生后通常具有正常的或接近正常的血氧饱和度。这些婴儿（"粉红测试"）在 4—6 周龄的时候可能出现心力衰竭的症状（喂养不良、呼吸急促、发汗、不能发育），这是由于肺血管阻力下降时肺血流量增加，在室间隔缺损上从左向右分流。

TOF 新生儿的典型听诊发现包括正常的第一心音、单一的第二心音和向后辐射的左胸骨下缘最清晰可闻的收缩期射血杂音。这种杂音起源于穿过狭窄的右心室流出道的湍流血流，而不是来自穿过大的非限制性室间隔缺损的血流，它产生心室压力的均衡。一般来说，杂音的大小与右心室流出道梗阻的程度成正比，杂音的长度与右心室流出道梗阻的程度成反比（即大的短杂音表示显著的右心室流出道梗阻）。然而，在那些严重右心室流出道梗阻或拼写活跃的患者中，杂音可能既短又软，或者几乎听不见。主肺侧支动脉患者的特征是背部有局部或广泛的连续性杂音。

Fallot 的 3 名患者分别在 19 岁、26 岁和 36 岁时死亡。有趣的是，他们并非死于冠状动脉疾病，而是死于肺结核[69]。当时，TOF 的成年幸存者是不寻常的，因为没有外科干预，TOF 的结局很差。有两项回顾性研究考虑了在任何心脏手术可用之前的时间段内来自固定地理种群的尸检数据，并因此描述了 TOF 的自然史。第一个研究是在丹麦进行的，发现没有手术干预，只有 66% 的 TOF 婴儿存活到 1 岁，49% 到 3 岁，只有 24% 活到 10 岁[135]。在波希米亚中部的人口中也发现了类似的统计数字，其中 64% 的儿童在生命的第一年存活，但是仅有 14% 的 TOF 未婚或未修复的儿童存活超过 15 岁[136]。

不仅未治疗的 TOF 死亡率很高，而且儿童的生活质量也很差，给家庭造成的痛苦也很大。尽管 2/3 的 TOF 新生儿在出生时是无尿的，看起来很健康，但是到 6 月龄的时候，超过一半的新生儿在休息时就会变得不饱和[137]。这种临床进展是由于漏斗部狭窄加重和右心室肥大，进一步减少肺血流和增加横跨室间隔缺损的右向左分流。间歇性高发绀发作（"缺氧发作"）是 TOF 的特征之一，由于早期的识别和干预，现在很少见。在高发绀期，通常由哭声引起，但在可能由于骨骼肌疼痛和心肌缺血而导致的发作期间与相当不同的疯狂哭声有关，患者突然出现恶化的发绀和呼吸困难，最终可能导致意识丧失，甚至在未经治疗过的病例中最严重的情况——死亡。在轻度情况下，拼写后嗜睡是其特点。发绀性发作的机制尚不清楚，但先前认为它们与"漏斗痉挛"有关，这很难与肺下漏斗缺乏括约肌功能以及缺乏肺下漏斗（如四联症）患者对相同临床特征的认识相符。（例如，具有双动脉下的室间隔缺损）。相反，生理学更可能与肌萎缩的急性变化（内源性儿茶酚胺对疼痛的反应释放），全身耗氧量的增加（继发于疼痛和焦虑）导致混合静脉氧含量的减少，全身血管阻力的急剧降低（在发热性疾病期间更频繁）以及随着与心动过速相关的右心室前负荷的降低（它们可由房性心动过速引起），并且这种理解支持了它们的治疗（见下文）。

四联症和肺动脉闭锁的患者通常表现为新生儿发绀。只要动脉导管未闭时有大量血流，婴儿在一两天内可能表现良好，但随着导管收缩，其缺氧程度逐渐加重。如果系至肺动脉侧支血管不足，导管闭合将致命。在新生儿早期，使用 PGE₁ 是维持导管通畅和稳定患者手术前的关键。

一些患有肺动脉闭锁的新生儿并不严重缺氧，或者是因为导管保持通畅，或者是因为主肺侧支动脉已经充分发育以提供足够的肺血流。然而，随着时间推移，低氧血症和发绀症随着患者逐渐超过相对固定的肺血流源而增加。在极少数情况下，婴儿可能会有心力衰竭和肺血流量增加的迹象。这种情况最常见于肺小动脉阻力降低后的 4—6 周龄。肺血流量的增加可能是由于大的动脉导管未闭或大型主肺侧支动脉，或两者兼有。这在医学上可能难以控制，可能需要外科干预。在动脉导管未闭较大而合并肺动脉的患者中，肺动脉通常发育良好，早期完全修复是可行的。然而，在具有大侧支血管的患者组中，真正的肺动脉常常是发育不良的，并伴有树突化异常，使得确定矫正更加困难。

（三）心电图表现

术前 TOF 心电图特征性显示窦性心律伴正常或右心轴偏离和右心室肥厚。如前所述，与房室间隔缺损相关的 TOF 中可能存在左轴偏差。TOF 的外科修复经常会破坏传导通路，之后超过 90% 的患者出现右束支传导阻滞（图 41-8）[138-141]，虽然这种情况因经心房和肺动脉修补术变得不那么明显。如下面所讨论的，在残留 PR 的患者中，QRS 持续时间趋向于随时间增加并且可能具有预后意义[142,143]。

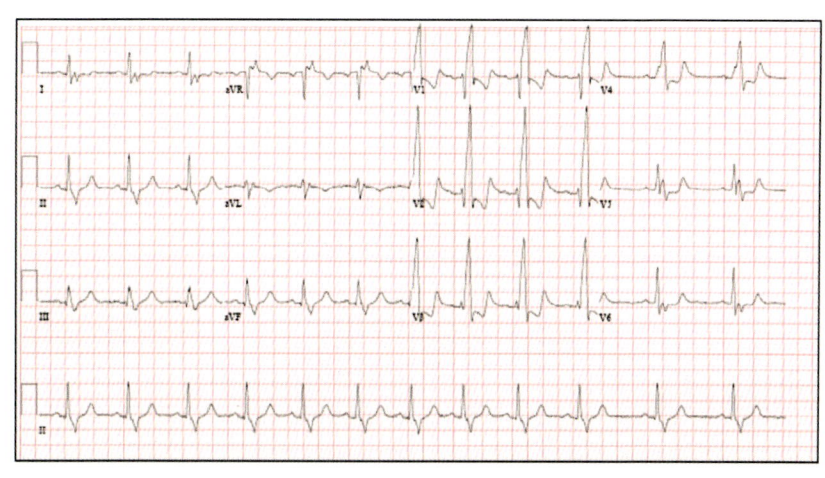

◀ 图 41-8 法洛四联症修复后的典型心电图

注意右束支传导阻滞的 QRS 持续时间为 180ms

（四）胸部 X 线表现

TOF 的典型胸部 X 线片表现是众所周知的，包括正常的心脏大小，但具有异常的形态，特征为与右心室肥厚有关的顶端（"靴形"心脏）、主肺动脉节段缺乏（"肺动脉段"在左上心边界处被视作切口）和肺血管减少[144]。然而，在历史上，实际上只有 2/3 的病例存在心尖上翻，并且更一致的右心室肥厚迹象据说是侧位片上心脏前缘到胸骨的距离增加[145]。今天，由于大多数患者在婴儿期进行手术，在发展成明显的右心室肥厚之前，典型的"靴形心脏"很少见。通常可以通过胸部 X 线诊断右侧主动脉弓，因为没有通常的左侧主动脉关节，上纵隔右侧隆起，气管右侧压迹[145]。

（五）超声心动图

超声心动图是 TOF 诊断和随访的重要手段之一。在大多数患者中，所有解剖学和生理学的显著特征都可以从经胸超声心动图获得，因此不需要其他成像方式。超声心动图（心外膜或经食管）在矫正手术时也发挥作用，特别是在检查室间隔缺损闭合的完整性和缓解右心室流出道梗阻方面。在术后即刻阶段，超声心动图常规用于评估左心室和右心室功能、房室瓣膜功能和右心室流出道状态。它在术后随访中的作用主要是监测晚期并发症，特别是对重要 PR 患者（见以下部分）。主肺侧支动脉的存在通常通过彩色血流超声心动图来检测，但是需要额外的成像来完全描绘其路径和分布。

（六）血管造影与磁共振成像

对于具有流出道未闭的 TOF，术前的心导管和侵入性血管造影几乎完全被其他成像方式，最常见的是超声心动图所取代。在极少数情况下，血管造影仍然可用于成像异常冠状动脉或外周肺动脉解剖，但即使在这种情况下，高分辨率 CT 扫描可能是优选的，因为它是无创的并且导致较少的辐射暴露。在伴有流出道闭锁的 TOF 和主肺侧支动脉的患者中，经常进行心脏导管插入术，在一些医院中，它被认为是术前评估的强制性部分。另一些则更多地依赖于轴位成像研究（CT/MRI），为那些需要血流动力学测量的患者保留心脏导管，或者在解剖学或手术入路存在不确定性的情况下保留心脏导管。

当作为主要诊断程序进行时，使用双平面心血管造影的大视野摄影格式是有利的。确定是否存在中心肺动脉汇合至关重要。此外，必须对肺动脉树的系统动脉侧支血液供应进行详细分析，包括识别各种血管通路之间的相互连通程度。如果存在肺动脉共汇，则体循环到肺侧支血管可以直接与其连通或通过与外周肺动脉的连接间接与其连接。此外，体循环侧支可能根本不与中央肺动脉通信，而是通过与由共汇发出的（非连通）单独的外周肺动脉分支的连接而终止[93]。

血管造影的评估应根据每个患者的体-肺侧支动脉解剖类型而定制。在历史上，需要做一次主动脉造影来显示全身肺侧支动脉的数量和位置（图 41-9）。然而，通过超声心动图或其他成像研究预先确定至少侧支血管起源允许在某些情况下直接进行选择性注射。这避免了在非选择性主动脉造影中使用的大容量对比剂注射。因此，如果肺段动脉解剖学尚未完全通过选择性注射来定义，那么现在在导管插入的后期更频繁地进行非选择性注射。在全身到肺侧支动脉中选择性注射的目的通常是描绘由每个侧支血管提供的肺动脉

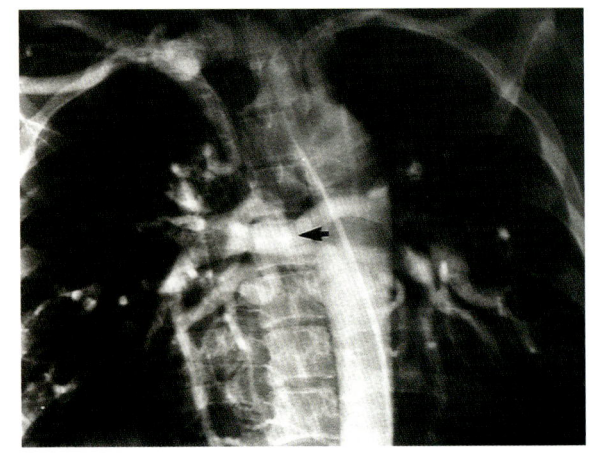

▲ 图 41-9 主动脉造影

图示相对较大的肺动脉共汇（箭），但未能确定单个、全身衍生的侧支动脉的连接

树的范围，并确定存在哪种类型的肺动脉连接（图41-10）。这种侧支注射可以通过选择性球囊闭塞技术来增强[146]。

必须同时显示中心动脉和外周肺动脉。这允许检测累及肺动脉的离散性狭窄或管状发育不全，以及中央和外周肺动脉的交通程度[147]。肺动脉的大小和外周分布对这些患者的外科治疗计划都很重要。

识别周围肺动脉分支相邻区域之间的通信特别重要，并且需要密切注意对比剂的流动顺序。偶尔，可以用短暂的负向冲刷模式来显示由来自连接肺动脉的未混合血液流入混合的肺动脉网的区域的图像。这可能是现有相通的唯一指示（图41-10）。如果最初的超声心动图或主动脉造影不能识别肺动脉共汇，并且选择性注射全身肺侧支动脉未能识别这种共汇，则逆行肺静脉楔形注射可能有助于识别发育不良的中心肺动脉（图41-11）。

在记录肺血管供应之前，一些具有复杂肺血供模式的患者可能需要多次注射对比剂。由于这些患者常常是低氧血症和多血红细胞增多症，理想情况下，在任何一次手术中不应超过每千克体重不超过 5~6ml 的对比剂总剂量。虽然 MRI 可以补充或甚至取代血管造影在初诊，它也已成为术后随访的重要组成部分，特别是在老年、青少年和成人修复的 TOF。一般在成人中发现的较差声窗不限制 MRI，并且除此之外，定量右心室容积和 PR 的能力是一个重要的优点。MRI 还可以用于定量右心室（和左心室）收缩功能，评估不同的肺血流量，定量 PR，并确定限制性右心室生理的存在。

MRI 在 TOF 患者的系列随访中可能特别重要，以监测慢性 PR 对右心室体积和功能的潜在有害影响，并且甚至在症状出现之前识别右心室补偿机制失败的患者[148]。已经积累了足够的数据，使得 MRI 测量在诸如肺动脉瓣置换术（pulmonary valve replacement，PVR）等干预措施的临床决策中得到常规应用（参见后面的部分）。避免电离辐射是 MRI 的另一个重要优点，特别是如果患者要经过几十年的定期随访。然而，MRI 对于有起搏器或除颤器的患者是禁忌的，并且可能受到心律失常、患者幽闭恐惧症和有效屏息需要的限制。根据我们的经验，7 岁或 8 岁以下的儿童通常需要为 MRI 镇静或全身麻醉，以便在可能需要 60~90min 的研究中防止运动伪影。

五、治疗

正如将要讨论的，在过去的几十年中，TOF 患者的外科治疗策略发生了显著的变化。在许多中心，更早的矫正手术已经消除了在这种情况下

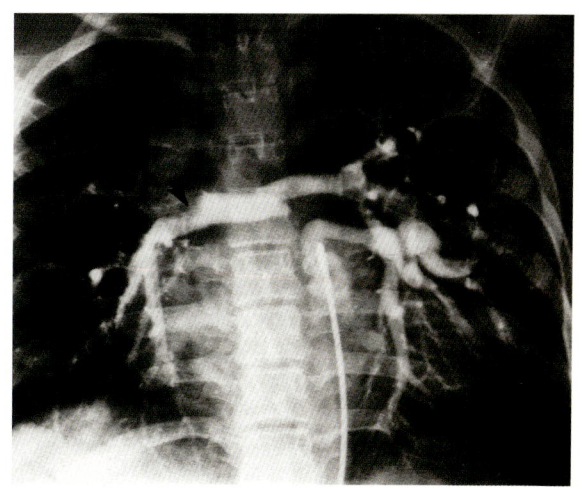

▲ 图 41-10　选择性注射
从胸降主动脉中段开始选择性注射侧支动脉（与图 41-9 中的患者相同）。用对比剂对肺动脉合流进行不透明化表明肺动脉合流与体循环侧支之间存在直接联系。注意未混浊的血流（箭）冲洗右肺动脉中的对比剂，这是连接血管的竞争性血流的指示

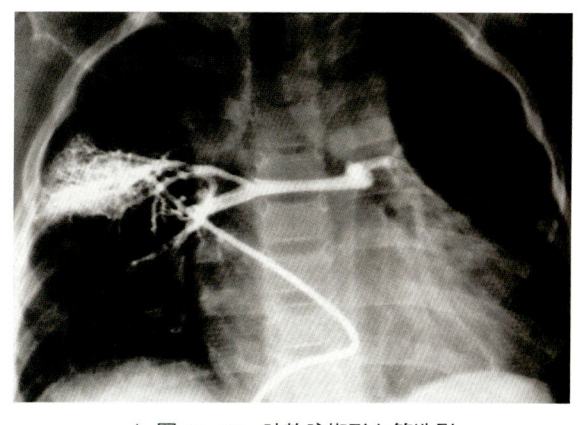

▲ 图 41-11　肺静脉楔形血管造影
图示发育不良的肺动脉共汇

医疗管理的需要。然而，在某些情况下，有限的医疗管理期可能仍然合适，并且在急性高发绀性发作的情况下，医疗管理可以挽救生命。根据流出道梗阻的性质，TOF 患儿可能出现与肺血流过少或过多有关的症状。那些发展成心力衰竭的人通常从药物治疗中得到一些益处[149-151]，并且用鼻胃管饲物补充热量允许持续的体重增加[152]。逐渐但持续性发绀恶化的婴儿通常由于右心室流出道梗阻增加而导致发绀恶化，并且不会从药物治疗中获益。相比之下，患高发绀症的婴儿通常对药物治疗有反应，无论是急性治疗还是预防，尽管许多人会认为即使是单一的高发绀症发作也是外科手术的指征。

如上所述，高发绀症发作的病理生理学应被认为是由于全身和肺血流之间的急性失衡和内源性儿茶酚胺释放肌力改变的恶性循环，增加全身耗氧量，降低全身血管阻力和由于心率增加引起的右心室预负荷减少。治疗的目的是通过减轻疼痛和焦虑（降低心率和全身耗氧量）、增加全身血管阻力和增加肺血流量来纠正这种病理生理不平衡和打破恶性循环。因为大多数高发绀症发作都是由哭闹引起的或者更糟，所以婴儿应该在一次发作开始时立即被抱起并被抚慰，最好是被抱在弯曲的膝盖和臀部的位置上，这会扭结或压缩股动脉并增加外周全身血管阻力。如果在几分钟内没有发现好转，应给予氧气并获得静脉通路。然后可以尝试以下措施（为了增加干预强度），其中任何措施都可以终止发作[153]。

1. 静脉注射胶体或晶体液体将增加血管内容积，最大限度地增加预负荷，并改善心输出量（从而增加混合静脉 O_2 含量），并且可以帮助预防以下其他治疗干预引起的低血压。

2. 静脉注射（或肌肉注射）吗啡（0.1～0.2mg/kg）可减轻疼痛和焦虑，从而逆转内源性儿茶酚胺释放，降低心率、呼吸频率。

3. 静脉注射普萘洛尔（0.015～0.02mg/kg）或短效艾司洛尔（0.5mg/kg 超过 1min，此后继续作为输液）。β 受体阻滞药降低心率，改善舒张期心室充盈，从而增加预负荷，并可能急速增加全身血管阻力。

4. 如果尽管采取了上述措施，但有证据表明酸中毒加重，可能需要静脉注射碳酸氢钠（1mEq/kg）。

5. 在不缓解的病例中，可能需要静脉注射全身血管收缩药，如去氧肾上腺素（0.005～0.001mg/kg 的剂量）或去甲肾上腺素 [0.05～1.0mg/（kg·min）]。

6. 最终可能需要麻醉、插管和通气来减少呼吸功，减少氧耗和改善混合静脉氧含量。

7. 非常偶尔严重的生命威胁期可能需要紧急手术干预或机械循环支持。

大多数发作都是自我限制的，不需要太多的医疗治疗。许多组认为发病是手术矫正的指征，但如果手术延迟[154]，使用 β 受体阻滞药（口服普萘洛尔 0.25～1mg/kg，每天 2～3 次）进行间隔预防可能有帮助。

六、经皮姑息术

几乎在所有婴儿期，甚至在新生儿时期，只要手术死亡率低[155]，就可以实现一次修复的时代，经皮姑息的作用尚未完全确定。然而，通过经皮在狭窄的右心室流出道上放置支架来缓解患有 TOF 的发绀新生儿和年幼婴儿是可能的，这改善了肺流动并允许天然肺动脉的生长[156,157]。然而，手术破坏了天然的肺动脉瓣；因此，这种技术应该留给数量有限的，通常是早产的或小的婴儿，在任何情况下几乎肯定需要环形补片，或者肺动脉很小并且会增加手术死亡率或发病率[158]。类似地，在选择的四联症合并肺动脉闭锁的病例中，可以选择介入性手术作为临时性操作。射频穿孔闭锁瓣膜与随后的支架右心室流出道已被描述，与中央肺动脉的成功增长。当肺动脉有共汇时，动脉导管的支架很少是必要的，但是当肺动脉无共汇时，例如供应左侧肺动脉的管道的支架可以保持通畅和生长，同时等待以后的选择性修复。在非常罕见的情况下，可以指示主肺侧支动脉本身的球囊扩张和支架置入，尽管这种情况倾向于保留给未进行外科修复的老年患者。

七、外科手术入口的进展

(一) 姑息治疗

1930 年，Helen Taussig 医生被派到 Johns Hopkins 医院负责新成立的儿科心脏病诊所，尽管风湿热是当时最大的问题，但她对"小发绀婴儿（指诊所）非常感兴趣，因为对他们无能为力"[159]。不久之后，Taussig 博士有了一个想法，这不仅改变了她对青紫病患者的看法，而且永远改变了冠状动脉疾病的面貌。正是由于 2 名患者的临床和尸检结果，Taussig 医生认识到患有严重肺动脉狭窄和右心发育不良的婴儿并非如人们普遍认为的那样死于心力衰竭，而是由于动脉导管关闭导致肺血流突然停止[159]。在认识到动脉导管未闭对肺血流有限的患者的重要性后，Taussig 认识到了创建人工导管可能带来的潜在好处。1939 年，当 Robert Gross 和 John Hubbard 成功地结扎了一条持续未闭的动脉导管时[160]，Taussig 跃跃欲试地想到"应该也可以建造一条"[159]。随后（在她没能使 Gross 对这个想法产生兴趣之后），她与巴尔的摩的外科同事 Alfred Blalock 博士和他的技术人员 Vivian Thomas 合作，开发了一种外科制造的分流器，它将血液从主动脉虹吸到肺动脉中[159]。最终确定在患者主动脉弓的对侧通过开胸进行手术，其中在无名动脉的锁骨下支和该侧的肺动脉之间形成直接吻合[159]。1945 年成功实施的第一个临床分流手术是先天性心脏病外科治疗的重大进展和真正开始[161]。当时在手术室实习的外科医师 Denton Cooley 博士在 2010 年的"先驱者的反思"文章[162] 中详细描述了第一种手术，并解释了其意义。为了表彰他们的重要贡献，这种动脉-肺动脉分流同时带有外科医生和心脏病学家的名字：Blalock-Taussig（BT）分流。认识到 Thomas 博士的贡献，本文称之为 Blalock-Thomas-Taussig 分流。以这种原始方式形成的分流（利用固有的锁骨下动脉）现在被称为"经典"B-T-T 分流；但在当今时代，当需要这种手术时，首选的是使用插在锁骨下动脉和肺动脉之间的人造管移植物形成"改良"B-T-T 分流。在短时间内，设计并成功地使用了其他体循环到肺动脉的分流：1946 年的 Potts 分流（降主动脉和左侧肺动脉之间的连接）和 1962 年的 Waterston 分流（升主动脉和右侧肺动脉之间的连接）。虽然这些手术在特定的解剖环境中被证明是有用的，但由于与技术问题和肺动脉高压相关的并发症，它们的使用从未超过 B-T-T 分流术。

体循环至肺动脉分流术显著地改善了患者的临床状况，并提供了合理的中长期缓解[165-167]，但是，由于心脏内缺损仍然存在，因此不能认为手术是确定的。对有分流的 TOF 患者的随访研究显示，最初的症状改善和晚期并发症如细菌性心内膜炎、脑脓肿和心力衰竭逐渐减弱[165-167]。1948 年，Russell Brock 博士发展了一种用刀直接在心内舒张瓣膜肺动脉瓣狭窄的技术，该刀穿过右心室流出道的切口，然后向前穿过狭窄的瓣膜以释放瓣叶[168,169]。Brock 博士的技术很快被应用于 TOF 中[170]，并且由于它被授予了一个解剖学的学位，所以一些组非常喜欢这项姑息性的分流术。然而，众所周知，Brock 手术未能完全矫正，并且并非没有并发症，如漏斗动脉瘤[171]、肺水肿[172] 和复发性右心室流出道梗阻[173]。

(二) 外科根治术

1954 年，C.Walton Lillehei 博士和他的同事用男孩父亲的循环来修复一个 11 岁男孩的室间隔缺损，以接管患者的心脏和肺部的泵血和氧合能力[174]。"交叉循环"为复杂先天性心脏病的矫正手术打开了大门，同年晚些时候，10 岁的 Michael Eugene Shaw 成为第一位成功进行外科修复的 TOF 患者[175]。邵先生活到成年，并有一个成功的职业音乐家[176]。然而，交叉循环对供体和患者都带来了相当大的风险，并且继续致力于开发一种在手术期间支持循环的完全人工方法；这项任务自 20 世纪 30 年代[177] 以来一直占据着 John H. Gibbon 和其他人。1955 年，梅奥医学中心的 John Kirklin 博士[178] 报道改良的吉本心脏搭桥机在修复包括 TOF 在内的复杂先天性心脏病中的应用。最初死亡率很高，但早在 1959 年，Kirklin 博士[179] 就设法在患有 TOF 的幼儿和成年人中实现高达 83% 的术后生存率。到 1964 年，这个数字已经达到了 93%[180]，克利夫兰诊所的结果显示出相似的进展速度[181]。Kirklin 博士[179-181] 发表了一系列详细的论文，解释促成这些改善结果的发展。他特别提到，有必要"积极追求"术后血气和容量状态的正常化，减少流出道补片的使用，心肌保护策略，并密切注意止血[179,180]。

在心脏手术的第一阶段，通过右心室的纵向或横向切口进行 TOF 修复。通过此手术，肺动脉下肥厚的肌肉被切除，任何瓣膜肺动脉狭窄被缓解。对于肺环尺寸不足的患者，通过将心室切开术穿过瓣膜延伸到主肺动脉，从而可以使用心包补片来扩大流出道，并在必要时扩大肺动脉。这些"跨环"补片提供了完全缓解流出道梗阻，但以破坏肺瓣叶的能力为代价。流出道重建后，通过心室切开术关闭室间隔缺损。在 20 世纪 60 年代，大多数中心保留这种类型的完全修复的 TOF 患者超过 4—6 岁。由于尝试在婴儿中完全修复已导致高死亡率[182,183]，心脏病学家和外科医生倾向于采用分阶段的方法，通过 B-T-T 分流术对那些发展为严重和早期发绀的患者进行初步缓解[182,184]。1962 年，伦敦盖伊医院的一个小组成功修复了一名 1 岁以下的 TOF[185]。然而，这个小组使用的技术与以前不成功的尝试以及整个 20 世纪 60 年代使用的技术差别不大；TOF 修复的婴儿幸存者仍然是一个罕见的奇迹。

在 20 世纪 60 年代末，来自日本的团体报道了他们在生命的第一年纠正先天性心脏病的尝试的显著结果；在 78 名婴儿中只有 6 人死亡，其中 9 人接受了 TOF 修复[186,187]。关键的变化是使用深低温循环阻滞，这是加拿大外科医生 Bigelow 博士[188] 在 20 世纪 50 年代开发的一种技术，在日本[186] 重新引入，然后由 Barratt-Boyes 博士[189] 在新西兰推广用于患有先天性心脏病的婴儿和新生儿。然而，值得一提的是，同时，Rees 和 Starr[190] 在婴儿 TOF 修复中也取得了良好的效果，仅采用适度的低温。到 1972 年，Barratt-Boyes 博士组[191] 已经完全纠正了 12 个 TOF 婴儿的心脏缺陷，其中 11 个存活到出院。根据他的结果，Barratt-Boyes 博士[189,192] 质疑有症状的 TOF 婴儿是否继续通过分期修复得到最好的服务，并建议完全的一次性修复可能是更好的选择。在婴儿期实施完全修复之前和之后的死亡率的比较加强了他的论点[193]。在新西兰，在分期姑息的时代，如果婴儿在 4 个月以下需要分流，TOF 完全修复后到医院出院的存活率小于 50％；如果 4 个月至 2 岁之间需要姑息治疗，存活率达 85％[193]。在改为完全一期修复而不是姑息性分流后，在修复时年龄在 2 岁以下的前 25 名儿童的死亡率仅为 4%[193]。令人印象深刻的是，Kirklin 博士和阿拉巴马大学医学中心的研究小组完全改变了他们对于心脏内 TOF 修复时机的看法，在 1971 年，他们几乎放弃了阶段性方法[194]。其他中心也纷纷效仿，包括波士顿儿童医院的研究小组，直到 1972 年，该小组一直坚信姑息性分流术是治疗有症状婴儿的首选方法，但后来在 Castañeda 博士到来后，成为所有 TOF 婴儿（不只是那些有症状的婴儿）的新生儿初级修复的坚定支持者[195-197]。当随访研究表明早期修复可能具有血流动力学和解剖学优势时，Castañeda 博士和波士顿儿童医院的其他人开始相信，对所有患者进行早期一次修复不仅可以避免与分流手术相关的风险，而且可以减少右心室肥大并促进肺血管的增长[198,199]。

今天，大多数中心对 3—12 月龄的无症状婴儿进行 TOF 的选择性修复（在许多大的中心有趋向于范围下端的趋势）。对于那些比这种实践更早出现症状的患者，情况继续不同。一些团体坚决主张对所有患者进行完全一期修复，不管症状出现的年龄如何，他们认为避免分流的好处包括促进肺动脉生长、消除慢性低氧血症以及减少广泛切除右心室肌肉的需要[155,200,201]。其他人仍然关注新生儿体外循环和低温循环阻滞的神经学影响，以及当对非常小的和年幼的婴儿进行手术时，可能增加经环形补片的使用率，并继续倾向于对非常年幼有症状的婴儿采用分期（外科手术或基于导管）的方法，随后根治。

与早期完全修复的举动是巧合的，但发生在

类似的时间过程中，外科医生也改变了他们的手术技术。在 TOF 修复的早期阶段，发现残余室间隔缺损和肺动脉狭窄是术后死亡率和再手术的主要原因。因此，外科医生认为完全消除右心室流出道梗阻是修复的主要目的之一[95,179,202]，他们宽松地应用环形补片来实现这一目的[179]。1963 年，Hudspeth 等[203] 是第一个提出经心房入路（在三尖瓣的隔瓣分离后，经房间隔切开并暴露室间隔缺损和肺动脉下漏斗）可允许完全矫正 TOF，而不存在冠状动脉分裂、需要开室手术或右心室流出道外部扩大的风险。最初，很少采用 Hudspeth 技术，但是 Edmunds[204] 在 1976 年重新引入了该方法，并在 20 世纪 80 年代随着对心室切开术和肺动脉瓣破坏的长期影响的理解而普及。到 20 世纪 90 年代初，大多数中心优先通过经心房和经肺途径进行 TOF 修复，尽可能避免经环形修补[99,194,205,206]。

（三）手术结果

自 B-T-T 分流术发展以来，在能够提供新生儿和婴儿先天性心脏手术和术后重症监护的国家，出生的 TOF 婴儿的预后已经发生了革命性的变化。患有 TOF 孩子的父母现在可以放心，他们的孩子的心脏缺损将在生命的最初 6 个月得到修复，并且有超过 96% 的存活机会出院[138,140,207-209]。此外，在存活的婴儿中，有超过 90% 的婴儿在修复后 30 年仍可存活[210]。在儿童时期，大约 5% 的患者需要再次手术，另外 6% 的患者需要导管介入[140]。后期的随访研究表明每年需要肺动脉瓣置换术的风险为 0.8%，其中 TOF 和肺动脉闭锁或 TOF 合并无肺动脉瓣的患者[211] 中再次介入的发生率最高。这种对自然历史令人印象深刻的颠覆意味着，有大量的成年 TOF 幸存者，并且不断增长，对于这些患者（许多有自己的家庭）及其护理提供者，焦点已经转向晚期结果。

值得注意的是，虽然 TOF 修复现在与很少的短期或中期死亡率相关，但长期存活率并不等于一般人群[205]。根据美国社会保障部 2006 年的精算定期生命表（www.ssa.gov），30 岁男性和女性的基线年死亡率分别为 0.15% 和 0.06%。因此，患有 TOF 的 30 岁男性每年面临比基线高 3 倍的死亡风险，而女性的风险大约高 8 倍。此外，这种增加的死亡风险随着年龄[212] 而增加。最新数据显示，TOF 患者的年死亡率每 10 年增加 0.1%[211]。TOF 患者经历随着年龄增长而增加的不良结局的原因是存在缓慢发展的术后病理生理学，尽管其仍不完全理解，但肯定已得到更好的认识。

（四）四联症合并肺动脉闭锁的外科治疗

虽然一些病例可以像没有闭锁的患者那样治疗，例如，对于向大尺寸肺动脉共汇供应的单支导管的患者，在生命的头几天内完成一次修复，但是许多患者将需要分阶段治疗，同时结合基于导管的干预和手术。

根据临床表现，可以通过设计成增加肺动脉血流量的术式（全身性肺动脉分流，单源性）或通过设计成减少肺血流量的术式（中断不必要的主肺侧支动脉，单源性）来实现缓解。相比之下，对于肺动脉的解剖结构看起来能够进行重建的患者，表示可进行完全修复的术式。这些手术包括右心室流出道的初始支架植入（见上文）或右心室流出道重建术，以诱导中央肺动脉生长。后者涉及使用管道将右心室连接到中央肺动脉。这种连接可以促进发育不良的中心肺动脉的生长，以便它们足以完成修复[213]。集合手术包括将主肺侧支动脉从主动脉原点断开，以便它们可以定位在心脏附近（或中心汇合处），最终连接到右心室（图 41-12）。在非连通节段之间建立连接，并且向未聚焦的肺提供单个血流源。这些集合手术用于在最终的右心室流出道重建中合并最大数量的肺动脉节段。这种重建的最终目标是完全修复，定义为关闭所有间隔缺损，中断所有心外肺动脉血流源，以及将至少 14 个肺动脉段与右心室相连接[214,215]。此外，中心肺动脉大小应至少为正常的 50%。手术结束时，右心室压力应小于左心室测量值的 70%（有证据表明，< 60% 的压力比可以提供更好的远景）。如果压力更高，则室间隔缺损是需要被开放的。

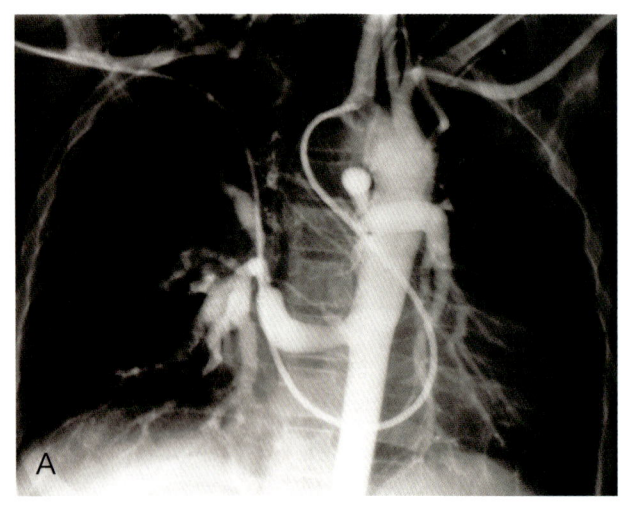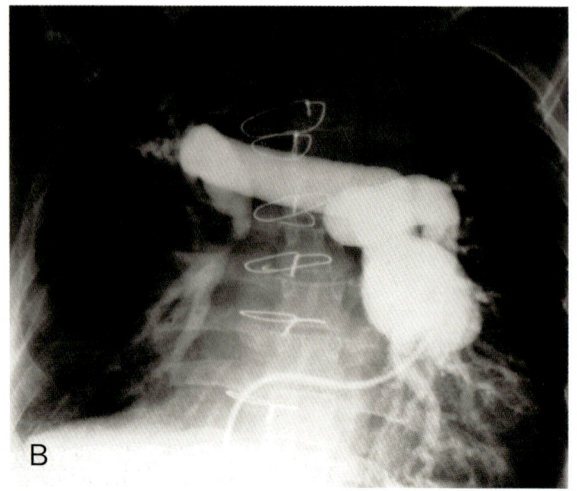

▲ 图 41-12 术前、术后心脏血管造影

A. 术前主动脉造影。注意两条大的体肺侧支动脉，没有肺动脉汇合，右肺动脉分支模式异常；B. 在右心室流出道注射对比剂的术后血管造影显示右肺动脉分支之间的连续性建立和肺动脉汇合

历史上，分期重建外科手术被应用于那些在临床表现上没有达到完全修复标准的患者[216]。这包括侧胸切开术用于"集合"手术，以处理肺动脉的显著树枝化异常，并为每个肺创建一个单一的中央动脉源。如果这些手术成功，两个重建的中心肺动脉相连。稍后再进行完全修复。

Cho 等[217] 报道了 495 例应用这种方法治疗的经验。160 例患者进行了初步的外科分期，包括全身性肺动脉分流、右心室流出道重建和（或）单灶手术。精算生存数据如图 41-13 所示。主肺侧支动脉的存在与晚期死亡率显著相关（P=0.0182）。大多数患者（68%，n=335）最终进行了完全修复。完全修复时的年龄从 1 天到 54.6 年（平均 11.3 年）。手术死亡率为 4.5%。24 例患者在生命的第一年进行了修复。本组手术死亡 2 例（8.3%）。手术结束时，右心室和左心室之间的收缩压比为 0.66（SD=0.180）。22 例右心室压力过高（右心室/左心室收缩压＞ 0.85）患者再次开放室间隔缺损。320 例患者随访 1 个月至 23 年，平均 11.4 年。52 例（16.3%）早期存活者在随访期间死亡，精算生存数据如图 41-14 所示。晚期死亡率的主要预测因素是需要重新开放室间隔缺损。其他研究人员也报道了与分阶段方法类似的结果[218,219]。我们目前只在选择的患者中使用这种方法。

McElhinney 等[220] 和 Reddy 等[221,222] 已经为先前未手术治疗的肺动脉-室间隔缺损患者，提出了一种替代的单阶段集合手术/完全根治术。使用正中胸骨切开术和体外循环，右肺动脉和左肺动脉及主肺侧支动脉均未直接聚焦到右心室流出道。采用带瓣管道重建闭锁性右心室流出道。Malhorta 和 Hanley[223] 报道用这种方式治疗的 464 名患者中，76% 可以达到"完全"单元化，56% 的患者可以立即关闭室间隔缺损。随着时间的推移，在 90% 的初始队列中进行室间隔缺损闭合（在中线 5 年内，"单阶段"集合手术），手术死亡率为 5.9%。室间隔缺损封堵后右心室/左心室收缩压比值超过 2/3 的患者＜ 50%，且在早期随访（平均 7 年）期间稳定。这种更积极的方法所固有的早期干预可以减少节段性肺血管疾病的发生和节段肺动脉的进展"丢失"。然而，需要更长的随访时间才能确定这些好处。重建肺动脉树和右心室流出导管的再狭窄对于这些患者继续造成晚期问题，而不是最初的手术入路。

八、术后病理生理学

虽然它显著改变了患者的预期寿命，但是 TOF 的外科修复不是治愈的方法，并且修复了 TOF 患者的心脏在解剖学、生理学和电学上保持异常。潜在的解剖学问题包括右心室流出道梗阻的不完全缓解、残余室间隔缺损、三尖瓣反流和

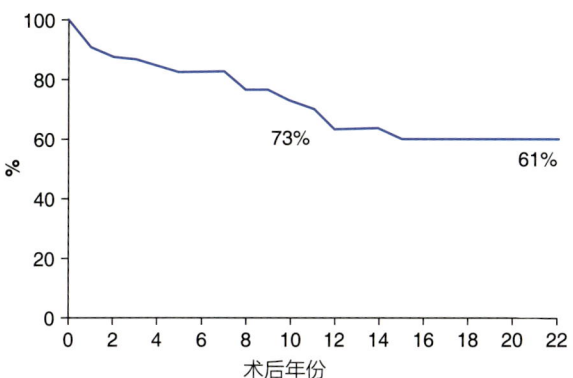

▲ 图 41-13　接受姑息性或重建手术但尚未接受或拒绝接受完全心内修复的患者的精算存活率

（引自 Cho JM, Puga FJ, Danielson GK, et al. Early and long-term results of the surgical treatment of tetralogy of Fallot with pulmonary atresia, with or without major aortopulmonary collateral arteries. *J Thorac Cardiovasc Surg*. 2002;124:70-81.）

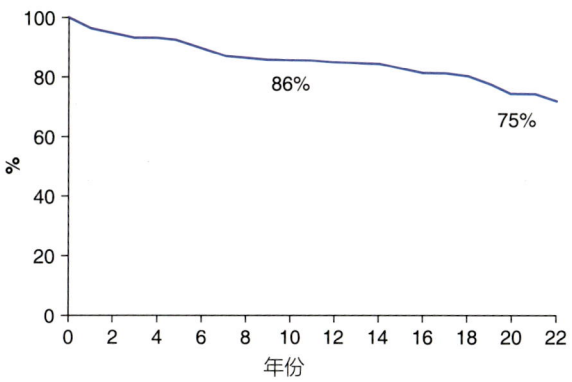

▲ 图 41-14　在单一环境下或在初步手术阶段之后接受根治术的患者的精算存活率

（引自 Cho JM, Puga FJ, Danielson GK, et al. Early and long-term results of the surgical treatment of tetralogy of Fallot with pulmonary atresia, with or without major aortopulmonary collateral arteries. *J Thorac Cardiovasc Surg*. 2002;124:70-81.）

右心室流出道动脉瘤。肺功能不全可能是最重要的生理障碍，而电学问题可能源于右束支传导阻滞或斑块状心室纤维化。这种异常在童年和成年早期通常被很好地容忍，但是对 TOF 修复的患者进行长期随访显示存在缓慢进展的术后病理生理学，这种病理生理学对晚期预后具有广泛影响，其影响在修复后几十年可见。TOF 修复的成年人表现出运动损伤的频率高，心律失常、双心室功能障碍和过早心脏死亡的风险小但增加；所有结果都可能与术后病理生理学的演变有关[136,140,206,208-212]。

（一）肺反流与右心室命运

尽管许多因素影响 TOF 修复后的晚期结果，慢性 PR 被广泛认为是关键的病理生理学驱动因素（图 41-15）[224-229]。作为 TOF 修复的一个常见后遗症，PR 尤其可能出现，而且在具有环形补片的患者中最严重。不幸的是，PR 倾向于随着时间增加[230,231]使右心室上的容积负荷加重，该容积负荷由于任何远端肺动脉狭窄[231,232]而加重。可以理解，右心室对慢性容积负荷具有适应性重塑的响应，虽然最初是补偿性的，但最终证明是有害的。面对慢性 PR，代偿性右心室扩张和肥厚维持向前流动和壁应力（图 41-16）。20 世纪 80 年代[233,234]首次发现 TOF 患者肺功能不全与右心室舒张末期容积之间的关系，并且随着 MRI 的出现，这种强阳性关系变得更容易显示。右心室扩张最初并不与右心室射血分数[233,235]和每搏输出量的减少相关，因此患者经历一个长期的代偿期，在此期间他们很少报道症状（见图 41-15）。然而，在这几十年的正式测试中经常发现运动能力受损[236]和与右心室体积[237-239]相关的神经激素激活。最终，右心室代偿适应变得不足，患有严重 PR 的 TOF 患者开始发展右心室收缩功能障碍[224,225,229]。病理生理学进展可通过共存异常而加重。例如，三尖瓣反流（约 30% 的患者[240]存在）产生右心室扩张、三尖瓣反流恶化的恶性循环[241]。一段时间以来，右心室功能障碍通过干预消除 PR[148,241-244]仍可逆转，但最终损害进展并造成永久性心肌损伤。这表现为即使在肺动脉瓣置换术[245]之后右心室也不能恢复正常尺寸，并且表现为明显的右心室衰竭、室性心律失常和心脏猝死的风险增加[211,212,246]。

（二）心室纤维化

许多研究证实了 TOF 修复后患者的心室纤维化，一些研究表明纤维化程度与晚期并发症有关，如心律失常、收缩功能障碍、运动不耐受和神经激素激活[247-250]。似乎几乎所有 TOF 修复的成年人都显示右心室流出道纤维化的标志（不管是否放置了环形补片），这与右心室功能的区域和全面

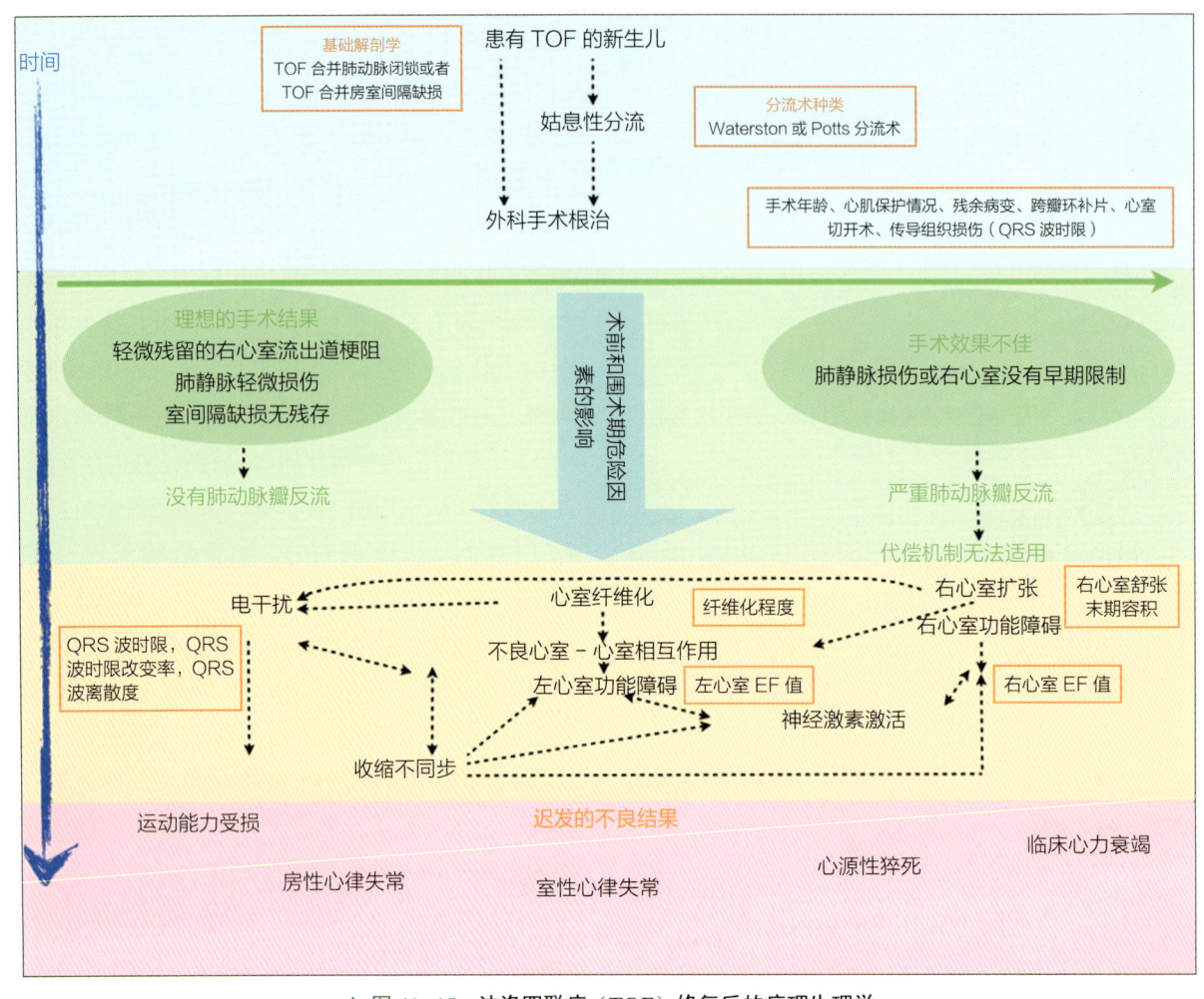

▲ 图 41-15 法洛四联症（TOF）修复后的病理生理学
红色方框表明已知晚期预后的危险因素

异常有关[247,249,250]。超过半数的患者也有斑片状左心室纤维化，有时与体外循环[247]时心尖部排气口位置相关。那些在年龄较大的时候修补的患者具有最多的纤维化，这表明术前和围术期因素是最重要的时期[247]。这些区域性瘢痕的研究已经扩展到通过 T_1 定位技术测量细胞外体积来检测间质纤维化。有趣的是，对于通常被认为是"右心病"的疾病，在最近的一项研究[251]中发现左心室纤维化显著增加。目前尚不清楚正在进行的病理生理过程（即严重 PI）在多大程度上影响术后纤维化的发展，以及它对治疗的适应性。

（三）机电相互作用

在理解 TOF 修复后的晚期结局方面有了一个飞跃，认识到慢性 PR 除了直接的机械作用外，还导致心脏的电退化，并且两者在病理生理上相关[142,252]。1995 年，Gatzoulis 等[252]表明右心室扩张与 QRS 延长相关，并证实 QRS 持续时间是 TOF 修复后晚期不良结局的重要预测因子。该组研究 41 名在修复 15 年或更长时间后随机选择的 TOF 患者，然后在第二组 178 名患者[252]中测试他们的发现。他们发现 ≥ 180ms 的 QRS 持续时间是迟发症状性室性心动过速和（或）心脏猝死的敏感和特异性预测因子[252]。QRS 持续时间 ≥ 180ms 的患者心胸比率（右心室大小的代用品）也增加，纵向右心室尺寸也增加，而没有 PR 的患者 QRS 持续时间 < 180ms[252]。几年后，该小组与其他人合作，对将近 800 名 TOF 患者进行了多中心调查，证实了不良机电相互作用的重要性[142]。心胸比率增加、QRS 持续时间延长和 TAP 需求均

第六篇 先天性心血管疾病
第 41 章 法洛四联症伴肺动脉狭窄、肺动脉闭锁和肺动脉瓣缺如

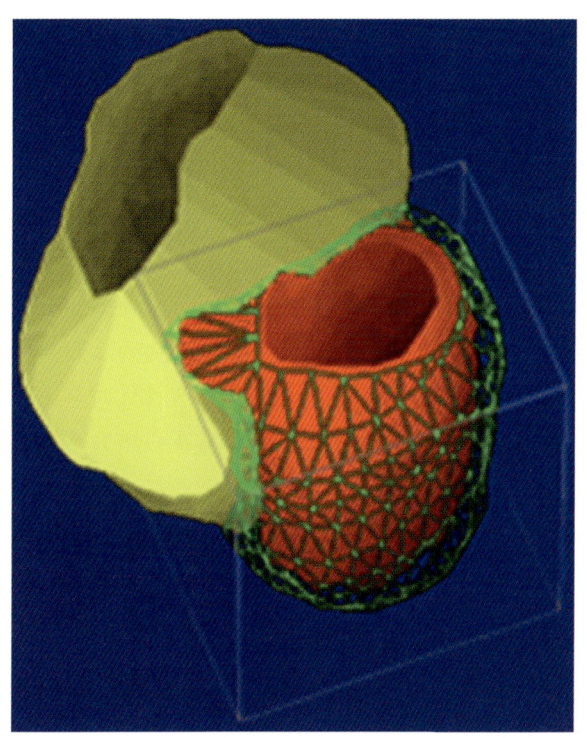

▲ 图 41-16 三维 MRI 显示法洛四联症修复后 8 年左右心室的图像

阴影黄色为右心室，阴影红色为左心室。注意严重的右心室扩张引起的心室大小不均衡（图片由 Dr. Shi-Joon Yoo of The Hospital for Sick Children, Toronto 提供）

与不良结局相关，QRS 持续时间≥ 180ms 和 QRS 持续时间进展率（10 年期间每年＞ 5ms）均可预测心脏猝死[142]。这些研究不仅改变了对 TOF 术后病理生理学的理解，而且改变了患者的管理，因为大多数中心在他们的肺动脉瓣置换术中考虑 QRS 延长的绝对或快速变化率。然而，在考虑这些研究的意义时，重要的是要注意，它跟踪了早期修复的患者（多中心研究中 91% 的患者是通过右心室切开术[142] 修复的），并且不包括右心室大小或 PR 的 MRI 定量。这几乎肯定会有所不同，值得进一步研究。

（四）右心室舒张功能障碍

虽然在外科修复期间肺动脉瓣的破裂通常引发上述病理生理学，但并非所有患者都受到这种影响。尽管近乎没有肺动脉瓣组织，仍有少数 TOF 患者肺反流容积仍然很低，其右心室在术后随访数年中没有扩张。这种差异是由一种叫做"限

制性右心室生理学"的现象来解释的，这种现象最初是在婴儿手术后立即被识别的，但在 TOF 修复[229] 后晚期的成年人和儿童中也观察到。在 20 世纪 90 年代中期，Cullen 等[253] 确定了一组婴儿术后右心室舒张功能障碍，由于他们较难的术后病程和一组特殊的超声心动图检查结果而有所不同。当用脉冲波多普勒超声心动图研究时，这些患者在肺动脉[253] 中显示顺行舒张期血流。肺动脉顺行流量的时机与心房收缩期相匹配，在正压通气呼气期[253] 肺动脉顺行流量增加。由于仍不完全理解但怀疑与术中右心室心肌保护不足有关的原因[254]，这些患者由于右心室顺应性降低[255] 而对右心室舒张末期充盈表现出限制。当心房收缩时，压力波和血流直接传递到肺动脉，因为对肺血流的阻力小于对右心室拉伸的阻力。在中期（修复后 2 年），术后限制预示着以后的限制性生理[256]，但缺乏具有连续随访的长期前瞻性研究。

僵硬的右心室不仅抵抗通过三尖瓣的充盈血流，而且抵抗来自 PR 的充盈血流，理论上限制右心室的体积负载及其后续的有害影响。为此，虽然限制性右心室生理学在术后早期是不利的，但是由于它导致低心输出量，所以在长期内可能是保护性的。Gatzoulis 等[252] 证实具有限制性生理功能的成人 TOF 患者比无右心室限制的成年 TOF 患者具有更小的心胸比、更好的运动能力和更短的 QRS 持续时间。有趣的是，使用 MRI 确定限制性生理学存在的小组发现结果与 Gatzoulis 等的结果有些不一致[155,257]。例如，Helbing 等[257] 发现具有限制性生理的患者运动耐量减少，而不是改善，尽管 Apitz 等[255] 首次证明 TOF 患者增加了右心室僵硬度，他们发现"限制"组和"非限制"组之间右心室体积的 MRI 测量值没有差异。他们的结果可以用以下事实来解释：研究儿童而不是成人（也许没有足够的时间来检测慢性容积负荷的右心室效应），但是 Gatzoulis 和 Helbing 的结果之间的差异更难解释。答案可能在于用于确定右心室限制的方法不同。的确，这可能有助于解释各种研究报道的限制性生理的广泛流行，因为所报道的 TOF 患者中限制性生理的患病率为

28%～67%[253,257-260]。

(五) 肺动脉瓣置换术的作用

肺动脉瓣置换术是成人冠状动脉疾病[261]最常见的手术步骤之一，手术死亡率一般在1%[147]左右。今天，根据合适的解剖结构，肺动脉瓣置换术甚至可以不用使用经皮技术[262,263]进行心脏直视手术，尽管这种技术目前主要保留给那些使用右心室－肺动脉导管或先前右心室流出道支架的人。考虑到慢性PR的长期负面影响，置入合适的肺动脉瓣显然是一个有吸引力的选择。然而，没有替代瓣膜具有无限的寿命，肺动脉瓣置换术通常使患者在其一生中至少进行一次额外的手术或操作。此外，肺动脉瓣置换术仍然是一个相对昂贵和具有侵袭性的手术，虽然手术并发症的风险很低，但并非为零。因此，在向个人推荐肺动脉瓣置换术之前，医生必须首先考虑收益是否大于风险，如果是，则确定手术的最佳时机。这些已成为那些照顾TOF修复患者的中心问题。不幸的是，到目前为止，文献中还没有明确的答案。

虽然有两项研究试图回顾性病例对照"匹配"[264,265]，但迄今为止，还没有任何随机对照试验检查肺动脉瓣置换术的影响。相当清楚的是，肺动脉瓣置换术可改善TOF修复术后PR患者的运动耐量和症状[244,245,264,266-268]，但是关于肺动脉瓣置换术是否也有利于改善晚期临床结局，尚无确切数据。因此，虽然大多数中心建议TOF患者使用肺动脉瓣置换术，但考虑到无症状患者的肺动脉瓣置换术标准差异很大，主要考虑因素通常是右心室大小、QRS持续时间、正式记录的运动能力和双心室功能。

有证据表明，右心室扩张达到阈值，超过该阈值，即使在肺动脉瓣置换术[242,269,270]之后也不可能进行反向重塑。因此，大多数中心考虑在右心室进行性扩张或右心室舒张末期容积接近160～180ms/m²的患者中的肺动脉瓣置换术，确切数目取决于当地政策。然而，这些阈值有些武断，因为用于测量右心室容积的MRI方法没有标准化，

从中得出截止值的研究包括少于100名患者，并且没有研究表明在肺动脉瓣置换术后右心室容积未能正常化的患者中临床结果更差。

鉴于延长QRS持续时间会增加TOF修复后晚期危及生命的心律失常和心脏猝死的风险，大多数中心认为QRS持续时间≥180ms或迅速增加，是肺动脉瓣置换术的指征。专门考虑肺动脉瓣置换术的电学含义的研究确实表明，肺动脉瓣置换术与右心室大小的减小降低了QRS持续时间，并且肺动脉瓣置换术降低了单个患者心律失常的发生率[270-272]。然而，大多数研究包括结合肺动脉瓣置换术进行电生理消融的一些患者，并且很难弄清楚哪种手术最有效[272,273]。当然，接受消融和肺动脉瓣置换术的患者似乎最有可能保持无心律失常，消融对室上性心动过速特别有效[272,273]。

(六) 心室相互作用与左心室命运

在有关TOF的数千篇论文中，数百篇讨论了右心室及其流出道和肺动脉。相比之下，只有不到40篇论文考虑TOF对左心室的影响。在许多人的心目中，TOF仍然是一种完全属于右心的疾病。这种看法需要改变，因为左心室与TOF术后的病理生理学密切相关，并在长期临床结果中发挥重要作用，这一点已日益明显。

除了在TOF修复的最早时期[274-276]和20世纪80年代和90年代[277-280]的一些相互矛盾的研究之外，直到2002年，当Ghai等[281]在TOF修复后晚期发现，左心室功能障碍是心脏猝死的危险因素[209]。几年后，同一组人利用MRI进行更定量的研究，试图揭示左心室功能障碍的机制[282]。研究人员发现，在75名成年TOF患者中，QRS持续时间延长与两心室的增大和射血分数降低有关[282]。QRS持续时间还与推测由右束支传导阻滞诱导的异质性左心室收缩有关，作者提出，结合右心室功能障碍、左心室不同步和不良左心室机制，可以解释QRS持续时间与不良临床结果之间的联系[282]。Geva等[283]当发现左心室射血分数是晚期临床状态的主要决定因素时，也强调了左心室在TOF修复患者中的重要性。该研究组的结果

似乎表明，尽管右心室力学与修复后晚期的功能状态有关，但中度或重度左心室损伤可能仍是临床症状的最强决定因素[283]。

由于右心室和左心室共用心肌束[284,285]，即室间隔和心包，因此可以预期影响右心室的过程也可能影响左心室，即所谓的心室-心室相互作用（见第 26 章）。除了解剖学上的考虑，还有一些生理因素与脑室有关。由右心室通过肺部移动的血液立即成为左心室预负荷，因此诸如肺动脉狭窄或反流之类的问题威胁左心室预负荷和心脏输出。此外，当右心室改变形状和（或）大小时，它改变左心室的形状和大小。即使在健康情况下，一个心室的充盈也会影响另一个心室的顺应性和充盈（舒张期心室-心室相互作用）。例如，右心室舒张末期压力的升高增加左心室舒张末期压力[286]，并将隔膜向左移动。1983 年，Kingma 等[287] 在动物模型中证明跨室间隔压力梯度决定舒张末期室间隔的位置。因此，如果右心室舒张末期压力高于左心室舒张末期压力（如右心室容积或压力过载），则隔膜在舒张末期变平，并向影响左心室充盈的左心室腔移动。在随后的收缩期，中隔的初始运动向中性位置（向右）返回，这就产生了矛盾的中隔运动。心室-心室相互作用（收缩期和舒张期）当然与修复 TOF 患者的术后病理生理学相关，一些研究表明，右心室射血分数和左心室射血分数之间呈强正相关[282,283,288]。然而，这种关系的临床意义及其机制尚不清楚。这是否意味着每个心室心肌的内在收缩功能是相互依赖的？或者更确切地说，考虑到已知射血分数的负荷相关性，它是否告诉我们更多关于扩张的右心室和反常的隔膜对左心室充盈的影响？在左心室射血分数受损和严重 PR 的患者中，肺动脉瓣置换术支持不良心室-心室相互作用可能是可逆的概念后，可以看到左心室射血分数明显改善[289]。

与潜在的不良心室-心室相互作用完全不同的是独特的解剖学和围术期因素，这些因素可能直接影响单个患者的左心室心肌。例如，可以想象，冠状动脉解剖异常、深发绀期延长（高发绀期）以及姑息性分流导致的左心室容积超载可能导致左心室缺氧或缺血损伤。Davlouros 等[288] 发现三个独立的左心室射血分数降低的预测因子，在完全 TOF 修复后平均 24 年通过 MRI 测量，包括右心室射血分数降低、修复前缓解期和主动脉反流。

如果我们要理解这种主要"右侧"先天性心脏病能够影响左心室，从而增加猝死和症状性心力衰竭风险的真正机制，研究者必须考虑围术期和患者特定因素的重要性以及不良心室-心室的作用和舒张-收缩期相互作用。

（七）主动脉根

在患有 TOF 的胎儿中，在诊断时升主动脉的直径对于胎龄通常是正常的，但是连续测量显示胎儿生命期间生长加速，尤其是那些具有最严重右心室流出道梗阻[87] 的胎儿。到出生时，TOF 患儿的升主动脉不仅相对于肺动脉增大，其绝对直径也增大[87]。据推测，这种增大是由于发育中的主动脉的体积负荷增加造成的，它必须携带从两个心室排出的血液比正常无梗阻右心室流出道的胎儿更多。然而，在这些患者中也存在主动脉根部组织学[290] 和弹性[291] 异常，并且这些似乎也起作用。虽然在儿童时期很少出现问题，但主动脉根部扩张可引起成人 TOF 的临床问题。最常见的问题是主动脉瓣关闭不全，据报道，在修补 15 年后[292]6.6% 的患者存在超过轻度主动脉瓣关闭不全，偶尔需要主动脉瓣置换术[293]。在 TOF 和严重主动脉扩张的患者中有主动脉夹层的病例报道[294,295]，但是这是极其罕见的并发症。在两篇已公布的解剖报道中，一位患者的主动脉根部直径为 6.5cm，他的升主动脉直径为 7.1cm[294]，另一位患者的升主动脉直径为 9.3cm×8.3cm[295]。2010 年，Francois 等[296] 报道了 88 例在 7 月龄接受 TOF 修补的儿童经身体表面积调整后的一系列主动脉根部测量。修复时所有主动脉根部测量均扩大，但在 7 年内，瓣环和窦管 Z 评分已恢复正常，主动脉窦测量显示显著回归[296]。这些回顾性数据是有趣的，因为它们表明早期修复可以防止主动脉扩张；然而，考虑到 TOF 患者已知主动脉组织异常，在得出明确结论之前需要进一步随访。

九、成人生活中的其他问题

（一）晚期并发症的监测

自 20 世纪 60 年代以来，经过外科手术干预，大多数 TOF 出生的婴儿已经存活到成年。因此，有大量的成年人患有这种疾病，并且由于一些项目已经报道了他们的长期结果数据，所以对于那些患有这种先天性心脏病的出生者，当他们度过成年生活时可能会面临什么情况已知很多。欧洲、美国和加拿大关于成人先天性心脏病患者护理的指导方针都建议，具有成人先天性心脏病专门知识的医生在专家中心对 TOF 患者进行终身随访。这些指导方针建议，对于大多数患者，复查的频率应该是每年一次，但是那些具有良好手术结果或保持稳定的患者可能较少被遵循。

常规随访的目的是预测和监测潜在的并发症，并在必要时进行干预，以免这些变成严重的临床并发症。定期的拜访也为患者提供关于保持健康生活方式的教育和建议。除了评估患者的总体健康状况外，常规随访应特别评估 PR 和残余右心室流出道梗阻的存在和影响，包括分支肺动脉、残余室间隔缺损、右心室功能障碍、主动脉根部扩张、主动脉瓣关闭不全和左心室功能障碍。每次访问时都应记录心电图，以便记录 QRS 持续时间，并随时间监测任何进展。常规 Holter 监测对预测临床上重要的心律失常没有帮助，但应询问患者心悸和晕厥的症状。每次探视时都应进行超声心动图，定期的心肺运动测试有助于正式记录运动能力的变化。心脏 MRI 应该定期进行，特别是对于 PR 严重的患者，以量化右心室容积和双心室功能。心脏 CT 是起搏器 / 除颤器患者的替代方法。心肺检查和 MRI/CT 的频率根据患者个体来确定。对于计划进行进一步干预的患者，有时需要心脏导管来评估血流动力学和解剖学，对于中年患者，排除动脉粥样硬化性冠状动脉疾病。

（二）肺动脉瓣置换术的时机

中度至重度 PR 患者显然需要监测可能的肺动脉瓣置换术。然而，如前所述，目前对于该手术的适应证和最佳时机尚未达成共识。关于肺动脉瓣置换术的决定仍然是这个人群中最大的挑战之一，每个成人先天性心脏病中心都有自己的政策。大多数中心会干预有 PR 症状的患者，而对无症状的患者，右心室大小、运动能力和 QRS 持续时间是决策的重要因素。

（三）肺动脉瓣置换术后的监护

由于没有人工瓣膜具有确定的寿命，肺动脉瓣置换术患者需要常规（每 1~2 年）超声心动图来监测其新的生物人工瓣膜或右心室 - 肺动脉导管的功能。如果瓣膜明显狭窄或反流，手术放置的瓣膜通常可以非手术地用先前经皮植入的瓣膜替换，为新瓣膜提供支持。很少选择金属瓣膜用于肺动脉瓣置换术，但如果是的话，患者将需要抗凝和适当的监测。

（四）心内膜炎

TOF 修复后很少发生心内膜炎，但肺动脉瓣置换术后频率增加。在临床诊疗时，应提醒患者心内膜炎的症状和维持良好的口腔卫生的重要性。应该参考当前的指南，但总的来说，抗生素预防只推荐给那些有导管和人工瓣膜的患者。

（五）法洛四联症修补术后避孕与妊娠

有关避孕和怀孕的问题应尽早向患有 TOF 的女性青少年介绍并定期讨论。有关遗传学、复发风险和胎儿筛查的问题也应与男性 TOF 患者讨论。大多数患有 TOF 修复的女性将能够从所有可用的避孕选择中选择。对于有明显心室功能障碍或房性心律失常的女性，由于雌激素相关的血栓栓塞风险，需要谨慎使用联合激素制剂[297,298]。一般来说，TOF 修补过的女性对怀孕有很好的耐受性。对于任何个体患者，妊娠的风险取决于任何残余病变的严重程度、任何心室功能障碍的程度以及发生心律失常的可能性。妊娠对 TOF 女性（如果有的话）的长期影响尚不清楚。理想情况下，所有考虑怀孕的冠状动脉疾病患者都应向具有管理此类患者的专门知识和经验的专家求助，以便讨论其个人风险，并通过怀孕和分娩优化其护理。要了解更多信息，请参阅本书关于先天性心脏病中怀孕的章节和其他专家资源，例如，www.heartdiseaseandpregnancy.com。

第 42 章
动脉干
Truncus Arteriosus

Allison K. Cabalka   William D. Edwards   Joseph A. Dearani   著
姜逊渭   译

永存动脉干是一种少见的先天性心血管畸形，尽管大多数系列包含的男性多于女性，在发病率上没有显著的性别差异。虽然它与其他系统的异常有关，动脉干通常作为孤立的心血管畸形发生，特别是 DiGeorge 或心包膜下综合征（微缺失染色体 22q11.2）[1-4]。母亲糖尿病是动脉干的危险因素。这种异常发生在双卵双胞胎[5]和兄弟姐妹中，并且在患有这种病变[6-8]的儿童的亲属中心脏畸形的发生率增加。因为对这种畸形的矫正手术是 30 多年前首次进行的[9]，越来越多的术后患者现在进入青春期和成年期。经动脉干矫正的患者需要终生持续随访护理。在过去 30 年中，婴儿期动脉干的外科矫正已成为常规[10,11]。

一、胚胎学

胚胎动脉干位于近侧心圆锥和远侧主动脉囊和主动脉弓系统之间。Van Mierop 等回顾了与圆锥动脉和主动脉肺动脉分隔密切相关的动脉干分离[12]。最近由 Bartelings 和 Gittenbergerde Groot[13]提出。主干肿胀，外观类似于心内膜垫，将主干腔分为两个通道：近端升主动脉和肺动脉。由于该动脉干内分隔的近侧部分与发育中的圆锥隔融合（源自于圆锥肿胀），因此建立了肺动脉的右心室起源和主动脉的左心室起源。瓣膜肿胀是在这条融合线上由动脉干的组织发展而来，这些肿胀的开凿导致主动脉瓣和肺动脉瓣在各自的窦内形成。沿着主动脉囊，成对的第六主动脉弓（原始肺动脉）向左移动，成对的第四主动脉弓向右移动。

因此，主动脉囊顶部的嵌顿形成主动脉肺动脉隔，最终与主干隔的远端范围融合。因此，左右肺动脉起源于肺动脉主干，主动脉弓起源于升主动脉。主干动脉分隔的螺旋状过程产生大动脉的正常缠绕。

当椎管或椎弓根分隔不能正常进行时，可能导致各种先天性心室动脉异常[12]。其中一个异常是动脉干，其中一条动脉干从心脏出来。另外，圆锥（漏斗）隔的缺乏或缺失都会产生大的室间隔缺损。由于锥隔也有助于三尖瓣前叶和三尖瓣内侧乳头肌的发育，这些结构可能畸形。单个主干瓣可能变形和功能不足，或者更不常见的是狭窄[14]。如果远端主干动脉分隔的痕迹发展，肺动脉可能从短肺动脉干一起出现；否则，它们从主干根分开出现。

二、病理

动脉干的特征是单个动脉血管从心脏底部升起，并产生冠状动脉、肺动脉和体循环动脉（图 42-1）。肺动脉起源于单条动脉，用于区分动脉干和肺动脉瓣闭锁，在这种情况下单条动脉血管也接收两个心室的全部输出，但是肺动脉并不直接从单条大动脉的上升部分产生。Collett 和 Edwards[15]根据肺动脉的解剖起源，识别出四种类型的动脉干。在 I 型中，起源于动脉干的短肺干产生两支肺动脉。当两支肺动脉与动脉干分离，没有主肺动脉的痕迹时,它们可能彼此靠近（Ⅱ型）或彼此相距一定距离（Ⅲ型）出现。Ⅳ型动脉干现在被认为是肺动脉闭锁的一种形式，并伴有室间隔缺损，在本章中没有进一步讨论。

Van Praagh 和 Van Praagh[16] 提出了一个扩展的分类系统，该分类系统还包括两个通常相关的大动脉异常。它们的 A_1 型对应于科莱特和爱德华兹的 I 型，A_2 型包括 II 型和 III 型（图 42-2）。A_3 型包括无一根肺动脉干起源的病例，该肺动脉由动脉导管或侧支动脉向该肺供血。最后，A_4 型与主动脉弓发育不良相关，包括管状发育不良、非连续缩窄或完全中断。

动脉干的室间隔缺损通常较大，由漏斗隔缺损或完全缺失引起。该缺损位于间隔带的两侧分支之间，由动脉干瓣尖所覆盖（图 42-1）。在大多数情况下，下分支和顶部分支的融合导致三尖瓣和主干瓣[15]之间的肌肉不连续。因此，隔膜完整，缺损是漏斗型。当这种融合失败时，三尖瓣 - 主干瓣的连续性存在，并且缺损（现在包括隔膜）是膜性和漏斗型结合的。罕见情况下，在动脉干的室间隔缺损可能是小的和限制性的甚至没有[17]。

Fuglestad 等从 4 篇文献中查阅了 400 例动脉干病变。其中三尖瓣 277 例（69%），四尖瓣 86 例（22%），二尖瓣 35 例（9%），五尖瓣 1 例（0.3%），单连合瓣 1 例（0.3%）。在所有患者中，半月瓣与二尖瓣呈纤维状连续，但只有少数患者与三尖瓣连续。通过覆盖室间隔，68%～83% 的患者[15,18]的动脉干起源于双心室。在 11%～29% 的患者中，主干瓣完全来自右心室，而在 4%～6% 的患者中，主干瓣完全来自左心室。

主干瓣关闭不全的解剖学原因多种多样，包括增厚和结节性发育不良的半月瓣、不匹配的半月瓣或仅有浅缝连接的半月瓣脱垂、半月瓣大小不均、小连合部异常和环形扩张[14,19]。当存在主干瓣狭窄，通常与结节性和发育不良的瓣叶尖端、动脉干根部频繁扩张以及动脉干窦部发育不良有关[19]。

具有镜像头臂分支的右主动脉弓发生于 21%～36% 的患者[19,20]，除了肺动脉闭锁合并室间隔缺损外，较动脉干更常见，很少有双主动脉弓持续存在。弓发育不良、主动脉缩窄或不缩窄发生在 3% 的患者[18]。主动脉弓中断的发生相对频繁（11%～19% 的患者）[19,21]，并伴有胸主动

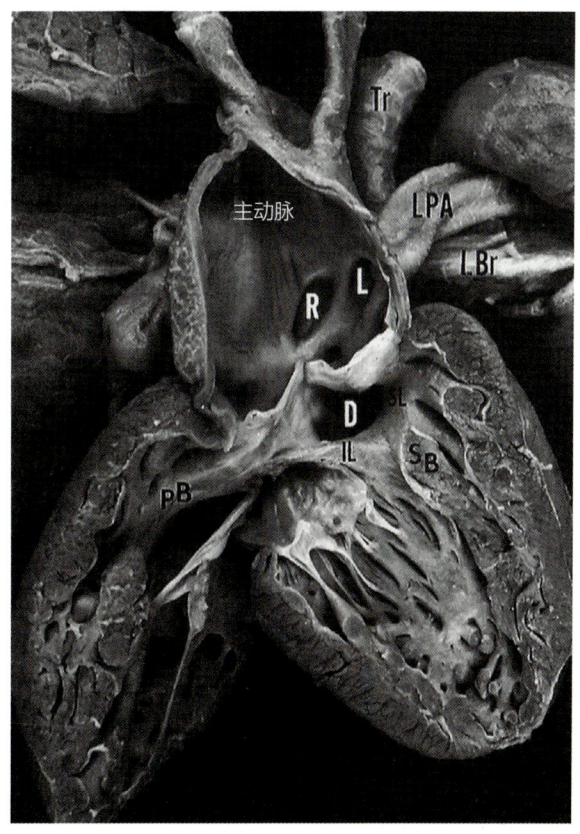

▲ 图 42-1 动脉干的病理学

右心室视图，显示主动脉干、右和左肺动脉（II 型）和冠状动脉的起源。室间隔缺损位于心室间隔带的上极（SL）和下极（IL）之间。下极间隔带将三尖瓣与二尖瓣区分开。漏斗隔和三尖瓣内侧乳头肌消失。右侧是主动脉弓。

LBr. 左支气管；LPA. 左肺动脉；Tr. 气管；R. 右；L. 左；D. 室间隔缺损；SB. 心室间隔带；PB. 下极间隔带

脉降支导管的连续性。它经常与 DiGeorge 综合征有关。

动脉导管在大约一半的动脉干患者中是缺失的，但在其存在的近 2/3 的患者中，它在出生后仍保持开放状态。主动脉和动脉导管的相对大小趋向于相反地变化，使得动脉导管在主动脉弓发育不良（A_4 型主干）的患者中特别粗大。

肺动脉最常见于动脉干的左后外侧，在动脉干瓣上方有一小段距离。动脉干 I 型占 48%～68%，II 型占 29%～48%[18]，III 型占 6%～10%[15,18]。在 II 型中，左肺动脉口通常略高于右肺动脉。在罕见的主动脉弓离断的情况下，该开口可能出现在右肺动脉开口的右侧，并引起动脉干后肺动脉的交叉[19]。

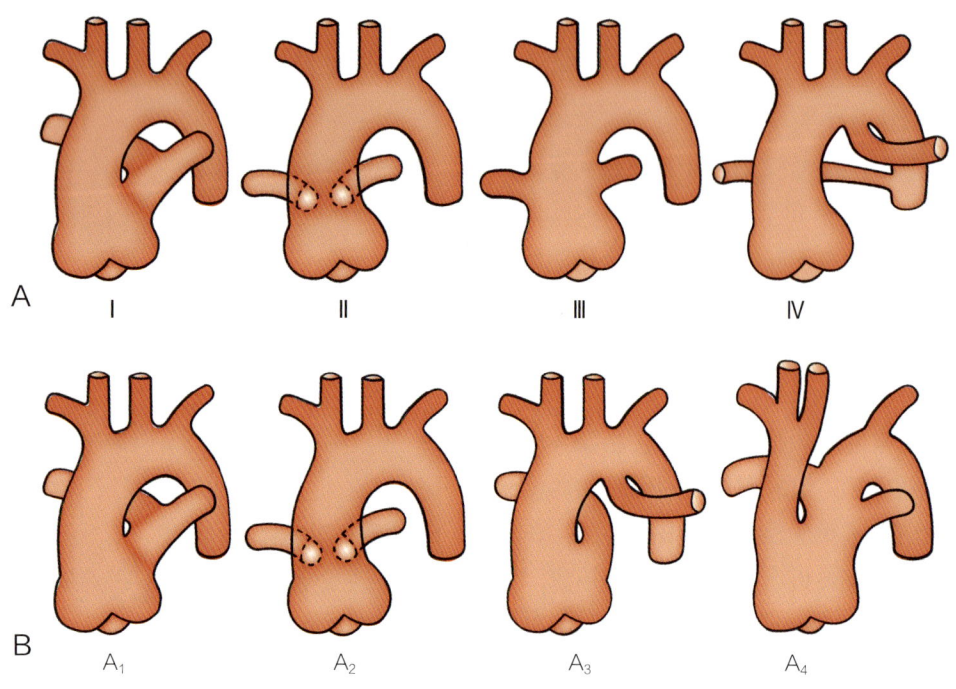

▲ 图 42-2 永久性动脉干的分类系统

A. Ⅰ～Ⅳ 型 B. A₁～A₄ 型［A 引自 Collett RW, Edwards JE. Persistent truncus arteriosus: a classification according to anatomic types. *Surg Clin North Am*. 1949;29:1245-1270. B 引自 Van Praagh R, Van Praagh S. The anatomy of common aorticopulmonary trunk（truncus arteriosus communis）and its embryologic implications: a study of 57 necropsy cases. *Am J Cardiol*. 1965;16:406-425.］
（有关每种类型的描述，请参阅正文）

肺动脉口或肺动脉狭窄并不常见。在极少数情况下，在心室收缩期间，变形的主干瓣膜组织可能阻塞肺开口。然而，一般来说，除非进行肺动脉环缩，否则肺血管床将暴露于全身动脉压力。

在动脉干中，可能缺少一条肺动脉。梅奥医学中心先前发表的一系列动脉干患者中，16%（70 例中的 11 例）只有一个肺动脉（22 例）。11 例患者中有 9 例主动脉弓侧无肺动脉。因此，在动脉干中，与法洛四联症相比，肺动脉最常在主动脉弓一侧缺失，法洛四联症中肺动脉更常在主动脉弓相反的一侧缺失。

本章既不考虑所谓的动脉假干，实际上是一种肺动脉瓣闭锁并室间隔缺损的形式，也不考虑"半支"，其中一条肺动脉起源于升主动脉，另一条从右心室发出，在其起源处明显具有发育良好的肺瓣。这些畸形的胚胎学基础似乎与真正的永存性动脉干不同。

对于外科医生来说，了解冠状动脉的起源和分布变异是很重要的，而这些变异在动脉干中很常见。因为左冠状动脉前降支通常较小，并且向左移位，所以右冠状动脉的圆锥支通常以代偿方式突出，并且向右心室流出道[23,24]提供若干大分支。在 25% 的动脉干患者中，后降支起源于左回旋支（左冠状动脉占优势），这大约是正常人群这种变异频率的 3 倍。冠状动脉开口起源的异常是常见的，涉及 37%～49% 的动脉干患者[25]，不论动脉干半月瓣的数量。然而一般来说，左冠状动脉倾向于从动脉干左后外侧面发出，而右冠状动脉倾向于从动脉干右前外侧面发出[18,25]。

在单独的冠状动脉开口中，通常与左冠状动脉优势相关，所有三个主要心外膜分支都起源于这个共同部位，或者右冠状动脉可能缺失[19]。当存在两个窦口时，两个窦口都可能来自同一主干窦；一个窦口可能来自非冠状窦的预期位置，或者两个窦口都可能正常出现。高位主干窦经常起源于主干窦管连接处，但当起源于或稍高于主干与瓣连合处时，受累的主干窦（最常见于左侧）可能呈狭缝状，功能狭窄。可以想象，发育不良的瓣膜组织也可能阻塞原本正常的冠状动脉口。左冠状动脉很少起源于肺动脉干[18,26]。上述冠状动脉异常的组合经常被观察到。

动脉干传导系统的位置在外科手术中也很重要。窦房结和房室结的位置和结构正常。房室束向中心纤维体的左侧行进，左束支沿着左心室间隔下心内膜发出，正好在膜周部的下方[27]。右束支在室间隔顶部的心肌内前行，在中间带的水平达到心内膜下过程。在大多数情况下，室间隔缺损是真正的漏斗状，膜周部隔膜完整，房室传导的组织与缺损边缘有一定距离。然而，在合并膜漏斗室间隔缺损的患者中，传导组织沿着缺损的后下缘的左侧方向传递。

最常见的与动脉干相关的异常是右主动脉弓、主动脉弓中断、动脉导管缺失、动脉导管未闭、单侧肺动脉缺失、冠状动脉口畸形及动脉干瓣功能不全。9%～20% 的患者有继发性房间隔缺损，4%～10% 的患者锁骨下动脉异常，4%～9% 的患者左上腔静脉持续流入冠状窦，6% 的患者轻度三尖瓣狭窄。还描述了与动脉干相关的完全或部分性肺静脉异位引流[22,28]。已报道的罕见相关异常包括三尖瓣闭锁、二尖瓣闭锁、心室倒置，以及与无脾综合征有关。我们曾遇到一位合并动脉干及完全性房室间隔缺损的患者。在动脉干的尸检病例中，21%～30% 的患者心外畸形包括骨骼畸形、输尿管积水、肠旋转不良和多种复杂的异常。

在动脉干继发并发症中，双心室肥厚是常见的，当存在动脉干瓣关闭不全时，心室扩大是显著的。如果存在大量心肌肥大，则可能发展为慢性心内膜下心肌缺血（即使心外膜冠状动脉正常）。由于肺血管系统长期暴露于全身动脉压，可能发展为高血压性肺血管疾病（多发性肺动脉病）。动脉干中的小动脉病变通常比单纯的室间隔缺损发展得更快，程度更严重。随着慢性动脉干瓣膜功能不全，肺静脉高压也可能发展。

随着外科修复的患者存活到成年，他们的主动脉（原始干动脉）经常发生渐进性扩张，但很少发生夹层以及破裂等并发症[29]。

三、表现

（一）临床特点

在大多数动脉干患者中，先天性心脏病在婴儿早期，经常在新生期被识别。在20世纪90年代，利用胎儿超声心动图进行宫内诊断成为可能[30]。临床特征主要取决于肺血流量和是否存在相关的明显的动脉干瓣膜功能不全。

在生命的最初几周，胎儿期持续增加的肺小动脉阻力可导致轻度发绀，几乎没有心脏失代偿的证据，除非也存在严重的主干瓣功能不全。随着肺阻力逐渐降低和通过肺部流动的增加，发绀可能消失。然而，可能出现呼吸急促、心动过速、出汗过多、喂养不良等肺过度循环的迹象。主干瓣膜功能严重不全，心力衰竭的症状和体征可能在出生后不久出现，随着肺血流量的增加，造成对心脏额外容量负荷的需求也在不断增加。

在婴儿合并少见的先天性肺动脉狭窄情况下，出生时可能出现发绀，并可能随着年龄的增长而加重。然而，这种狭窄保护儿童免受肺循环量过度，否则会发生肺阻力的下降。如果儿童有自然发生的肺动脉狭窄和严重的动脉干瓣膜功能不全，可能早期出现严重发绀和心力衰竭的征兆。

（二）体格检查

体格检查主要与肺血流量和有无主干瓣膜功能不全有关。肺血流量增加的患者很少或没有发绀。外围动脉水冲脉被加强，并且可能是有限的。脉搏脉冲在舒张期通常由于流入肺血管床而增加，在动脉干瓣关闭不全时加重。左胸骨前隆起可以观察到，沿着左胸骨边界可以感觉到收缩期震颤。心脏通常过于活跃。第一心音是正常的，并经常伴随有射血声，超声心动图研究显示，这与主干瓣的最大开口相一致。第二心音通常又大又单调。偶尔听诊或心音描记术观察这些患者单独半月瓣的瞬间声音，可能是由于异常主干瓣的一些尖端延迟闭合所致。经常出现心尖的第三心音。最常听到左胸骨下缘最大声的全收缩期杂音，并辐射到整个胸骨前方。可听到由正常二尖瓣血流增加引起的心尖舒张期低音杂音。

动脉干瓣膜功能不全的患者通常有舒张早期的高音调杂音，沿左胸骨边界听得最清楚。真正的连续性杂音在动脉干中并不常见，当出现时，通常提示肺动脉口狭窄。持续性杂音在肺动脉瓣闭锁/室间隔缺损患者中很常见，动脉导管未闭或全身侧支动脉提供肺血流。因为动脉干的鉴别诊断包括这种病变，连续的杂音强烈提示肺动脉闭锁，而不是动脉干。心力衰竭患者还可能出现呼吸急促、轻微啰音、肝肿大和颈静脉扩张等其他症状。

发绀是存在的，杵状指（趾）可能出现在由于原发的肺动脉狭窄、肺动脉吊带或肺血管疾病导致的肺血流量减少的患者中。如果没有相关的动脉干瓣膜功能不全，外周脉搏和脉压几乎正常，舒张末期杂音常消失。这些患者不太可能有心脏失代偿的症状和体征。

（三）心电图特征

心电图通常显示冠状面正常的 QRS 波或最小电轴右偏。一般来说，窦性心律正常，传导时间不延长。合并心室肥厚多见。在肺血流量增加的患者中，左心室高电压尤为突出。左心房扩大在这个疾病的患者中也很常见。肺血流正常或减少的患者可能仅表现为右心室肥大。

（四）放射学特征

典型的胸部放射线摄影显示中度心脏肥大和肺血管影增加（图 42-3）。大约 1/3 的患者主动脉弓位于右侧，而右主动脉弓与肺血管增多则强烈提示动脉干。Ⅰ型动脉干常与相对上位的左肺近端动脉相连，这通常可以通过胸部 X 线片加以区分。扩张的主动脉干是常见的。虽然肺血管影明显增加，但肺血管图样中可以看到变化。在单侧无肺动脉的动脉干中，在没有肺动脉的一侧（通常是左侧）肺血管影显著减少。此外，肺血管阻塞性疾病在动脉干患者中很常见，并且反映在胸部 X 线片上为通过与远端肺动脉分支逐渐变细相关的中心肺动脉不成比例地扩大。

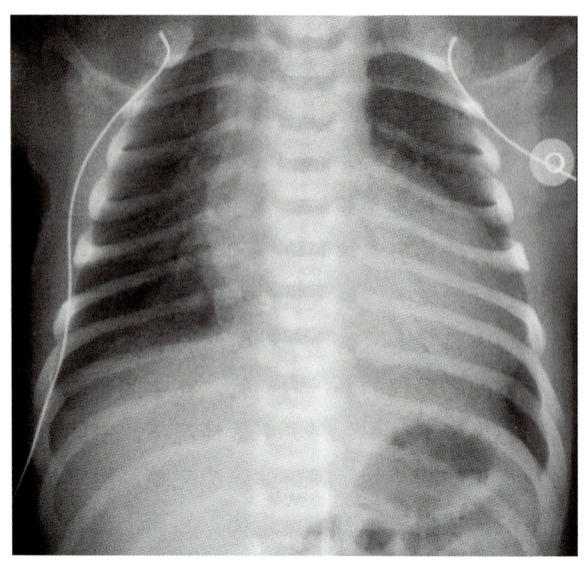

▲ 图 42-3　典型的胸部 X 线片
图示新生儿动脉干的典型特征，伴有明显的动脉干瓣膜功能不全。注意心脏肥大和肺血管充血

（五）超声心动图特征

二维、多普勒和彩色多普勒超声心动图的应用，大大提高了确定心脏解剖的准确性和大多数情况下动脉干血流动力学的能力[31,32]。肋下切面用于记录腹内脏和心房的位置以及心尖的位置。通常从肋下图像（图 42-4A）可以看到心脏发出的单个大血管，从这个位置评估房间隔也是最好的。肋下切面为评价主干瓣功能、主干根部和肺动脉分支解剖学提供了额外的视图。胸骨旁长轴位显示室间隔缺损、大动脉压低、主干瓣和二尖瓣之间连续。胸骨旁长轴视图中稍高的位置可用于显示肺干或分支的起源（图 42-4B）。进一步的影像学检查需要记录单个动脉干的存在和来自心室的肺动脉流出道的缺失。胸骨旁高位短轴视图将提供肺动脉的直接起源于干根的后外侧方面，通常分叉成右肺动脉和左肺动脉。在Ⅰ型动脉干（Van Praagh A$_1$ 型，图 42-5）可见短肺动脉主干段持续存在。肺分支的独立起源见于Ⅱ型（A$_2$ 型）。当只有一个肺动脉存在时，如在Ⅲ型干中（A$_3$ 型），必须记录剩余的肺动脉起源，通常起源于主动脉弓或动脉导管。短轴切面还可用于评价主干瓣叶的解剖结构（数量和形态），探明冠状动脉及其起源，以及室间隔缺损的位置和延伸。胸骨上窝切

第六篇 先天性心血管疾病
第 42 章 动脉干

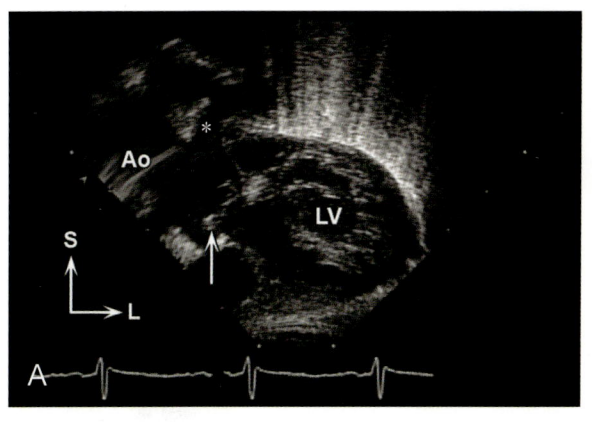
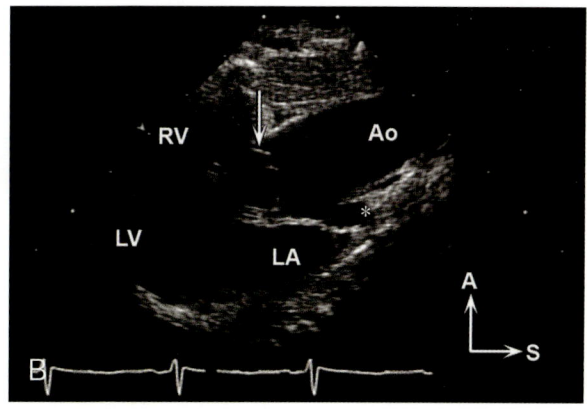

▲ 图 42-4 **A.** Ⅰ型动脉干和中重度动脉干反流的新生儿的肋下冠状切面向前探查图。箭示隆起、增厚的主干瓣；主动脉根向前 / 向上延续。*表示肺动脉干的起源；**B.** 高位胸骨旁长轴切面见于Ⅰ型动脉干的新生儿，有拱形动脉干瓣（箭）和肺动脉干后缘（*）

Ao. 主动脉根；L. 左；LV. 左心室；A. 前；LA. 左心房；LV. 左心室；RV. 右心室；S. 上

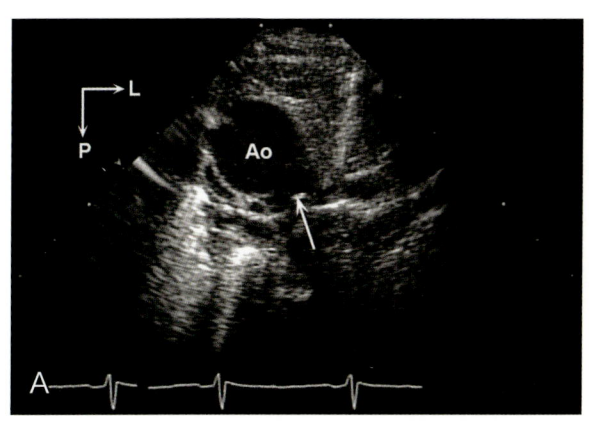
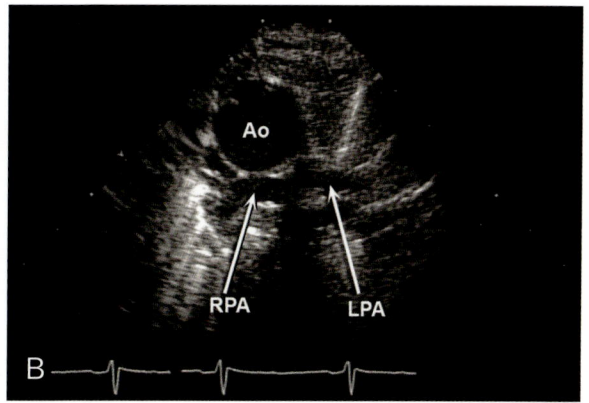

▲ 图 42-5 **A.** 胸骨旁短轴高位在动脉干瓣水平上方，显示肺分支的后起源，主肺动脉段非常短（短箭），左肺和右肺起源正常；**B.** 稍高一点的短轴视图，与（A）所示方向相同，说明中央肺动脉汇合

Ao. 主动脉；L. 左；P. 后；RPA. 右肺动脉，LPA. 左肺动脉

面对评估主动脉弓解剖结构至关重要，因为主动脉弓中断可能与动脉干（A₄型）有关。右侧主动脉弓在动脉干中也很常见，可以通过对弓分支模式的短轴成像来确定。此外，还可以从胸骨上窝切面看到肺动脉分支，以及重要的分支狭窄[33]。

主肺动脉窗是动脉干的鉴别诊断，心血管造影可能与动脉干混淆。然而，超声心动图可以容易区分这两个实体。主动脉 - 肺动脉窗通常不伴有室间隔缺损，右心室流出道和肺动脉瓣处于预期位置。这些特征通常通过二维超声心动图很容易识别。此外，在主脉肺窗，使用胸骨旁高短轴视图通常允许其直接显示。对于主干瓣狭窄的患者，多普勒超声心动图通常能够估计压差。在明显主干瓣关闭不全的患者中，收缩期多普勒测量压差可能高估了瓣膜狭窄的程度，这是由于瓣膜上的流速（二维形态学必须与多普勒结果相关）。动脉干瓣功能不全也可以用多普勒技术描述和定量，彩色血流多普勒检查对这种评估特别有帮助。腹部降主动脉的多普勒血流反转可能是由于肺动脉血流、主干瓣功能不全或两者兼而有之。在少见的肺动脉吊带患者中，多普勒评估还可以评估跨吊带的动脉干和肺动脉之间的压力梯度。

胎儿超声心动图可诊断宫内的动脉干。超声心动图检查者必须确定中央肺动脉主干起源或近端分支起源于升支根部，以区别于肺动脉闭锁 / 室间隔缺损。伴随主动脉弓中断的胎儿也可能与动脉干有关。子宫内严重的主干瓣功能障碍（狭窄通常合并反流）可导致胎儿水肿[30]。

1115

(六)心脏导管术与心血管造影

随着精确超声心动图诊断技术的引进和进步,以及在不可逆肺血管疾病之前的早期婴儿期外科矫正的出现,对于动脉干的患者,通常不需要诊断性心脏导管介入术和血管造影[32]。图 42-6 显示了一个动脉干血管造影的例子。由于对比剂流入肺动脉床内,因此很难对动脉干瓣功能不全进行准确的术前导管化验室评估,在初始外科干预之前,通常仅用超声心动图来评估动脉干瓣异常。

很少有动脉干合并主动脉弓或单支肺动脉中断的患者需要血管造影,来精确地描绘主动脉弓解剖结构或肺动脉分支的解剖结构。MRI、MRA或CT扫描可能足以描绘这种解剖结构(参见MRI部分)。

动脉干患者在早期有发生肺血管阻塞性疾病的危险,这是推动早期外科治疗的主要动力[10]。更不寻常的是,在这个时代,动脉干患者在婴儿早期出现以考虑手术矫正,并且心导管术可能是评估肺血管床的状态所必需的[22]。虽然不能直接测量肺阻力,但是通过将横跨肺床的平均楔压力(mmHg)除以总肺血流指数 [min/(L·m^2)],获得的计算间接值提供了对肺小动脉状态的可靠估计。

具有两条肺动脉且肺小动脉阻力 > 8U·m^2 的动脉干患者比阻力低于该水平的患者具有更高的手术风险[20,22]。在阻力 > 8 U·m^2 的组中,晚期死亡是由于肺血管阻塞性疾病的进展伴继发性严重肺动脉高压和右心衰竭。术前阻力 < 8 U·m^2 组的手术存活者中无进展性肺动脉高压继发晚期死亡。

幸运的是,早期的矫正手术已经减少了由于肺血管阻塞性疾病而不能手术的患者的数量。我们目前的政策是不给具有两条肺动脉且肺动脉阻力 > 8 U·m^2 的动脉干患者提供矫正手术。例外的是2岁以下的儿童,当 100% 的氧气被呼吸时,或在服用诸如吸入的 NO 之类的血管扩张药后,其抵抗力降至 < 8 U·m^2。对于这些年轻患者,如果父母愿意接受更高的手术风险,仍然可以提供手术,因为增加的阻力可能由小动脉或内侧平滑肌肥大和血管收缩而不是晚期内膜闭塞性疾病引起。这些变化可能潜在地是可逆的,并且在进行外科修复之后,这些患者可以采用肺血管扩张进行治疗。

对于单侧肺动脉缺如的患者[34],必须采用不同的标准来评估手术的可行性。严重的肺血管疾病在具有单一肺动脉的患者中特别可能在早期发展[22,35]。为了取得良好的手术效果,矫正手术应该在这个亚组新生儿期进行。即使在矫正手术存活的患者中,肺血管疾病在术后的发展也比具有两条肺动脉的矫正动脉干的患者更频繁[35]。这种差异可能与这样一个事实有关,即整个心输出量必须通过一个肺,以便通过每个小动脉的流速保持大约2倍。这可能是肺血管病变进展的潜在刺激因素。

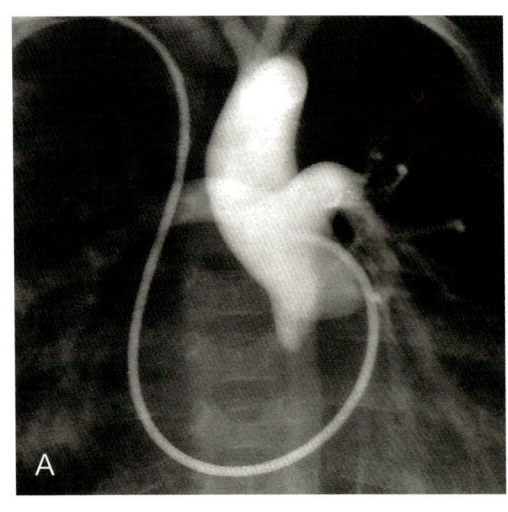
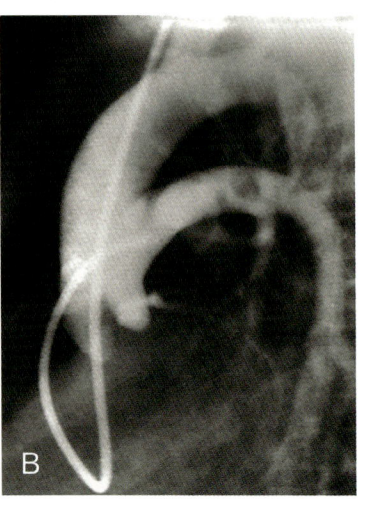

◀ 图 42-6 | 型动脉干的 10 月龄患者主干根部血管造影的后前位和侧位图

A. 后前位;B. 侧位。注意普通肺干起源于主干根部后外侧并分叉成右肺动脉和左肺动脉。主动脉干瓣膜功能正常

（七）磁共振成像

心脏 MRI 和 MRA 可以提供动脉干患者额外的无创解剖学和血流动力学信息[36,37]。通过多种技术，包括用门控的黑血和白血成像技术，以及使用钆造影增强 MRA，可以实现对圆锥体及肺动脉解剖结构的可视化（图 42-7 和图 42-8）。

四、鉴别诊断

对于动脉干和肺血流量增加的婴儿，鉴别诊断包括导致早期心力衰竭的其他先天性心脏病，并与轻度或无发绀有关。这些畸形包括室间隔缺损、动脉导管未闭、主动脉肺窗、肺动脉闭锁伴室间隔缺损、动脉导管未闭或大侧支动脉、右心室双出口、单心室和完全性肺静脉异位引流。在肺血流减少的动脉干中，需要考虑的其他条件包括肺动脉闭锁、三尖瓣闭锁、法洛四联症、单心室合并肺动脉狭窄和右心室双出口合并肺动脉狭窄。尽管某些物理表现、胸部 X 线证据和心电图特征可能提示特定病变的可能性增加，但超声心动图对确定诊断是必要的。

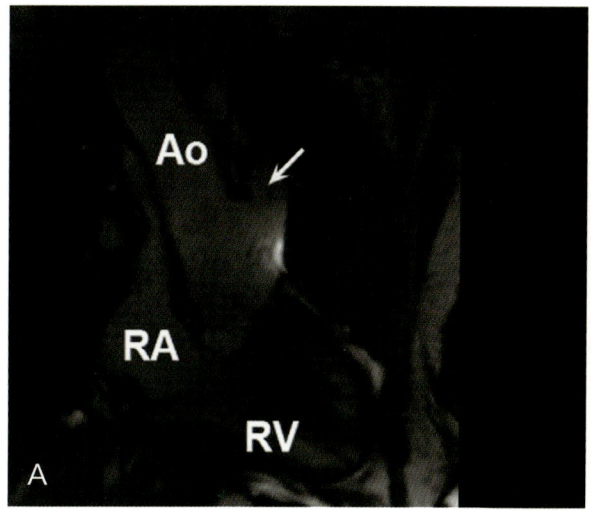 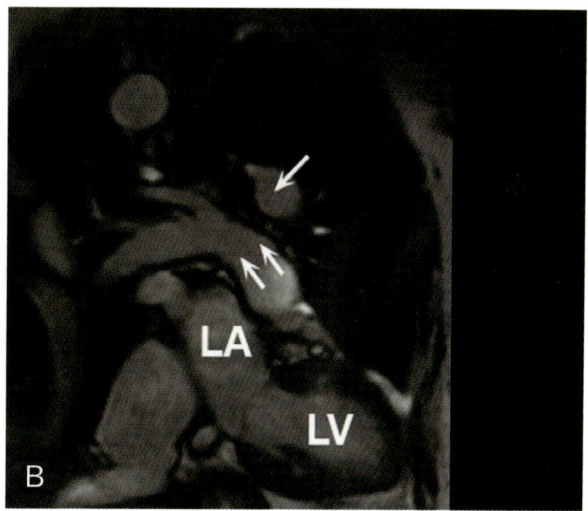

▲ 图 42-7 成人动脉干 II 型患者磁共振非造影（明亮血液）成像

图中肺动脉起源于动脉干。A. 前矢状位斜位影像显示左肺动脉起源于主干根部，由箭、左侧和上方描绘，右位主动脉弓延续；B. 稍微后角的视图，显示右肺动脉的起源（双箭）和左肺动脉的延续（单箭）
Ao. 主动脉弓；RA. 右心房；RV. 右心室；LA. 左心房；LV. 左心室

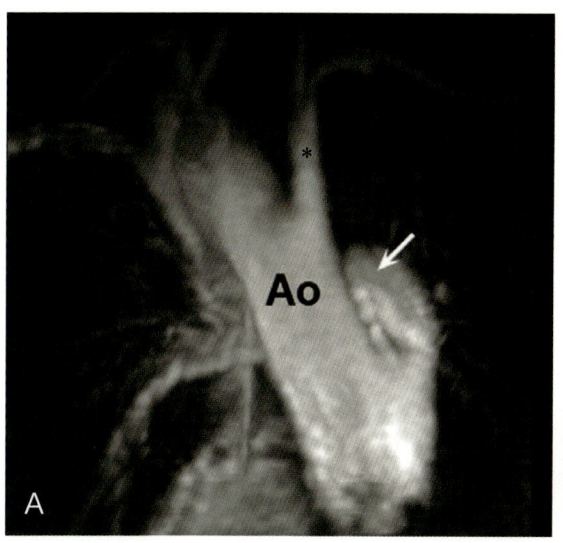 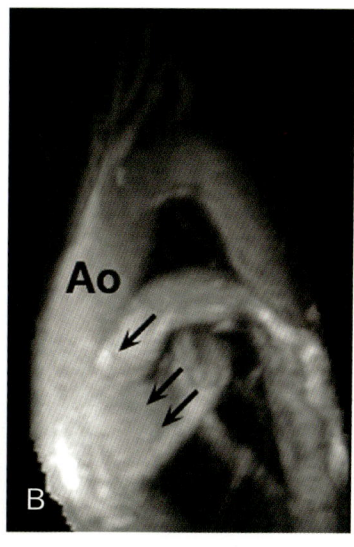

◀ 图 42-8 同一例 II 型动脉干未修补的成年患者的磁共振血管造影和钆造影
A. 后前位片，左肺动脉左近端起点（单白箭）和右主动脉弓延续。第一弓形分支向左（*）；B. 侧位片显示右肺动脉的后/下起源（双黑箭）和左肺动脉的左/上起源（单黑箭）
Ao. 主动脉弓

五、自然史

尽管动脉干患者偶尔不用手术就能存活到成年，但这种情况的自然病史通常很差。在一个尸检系列中，平均死亡年龄为5周。另一组报道显示，1岁以后存活率只有15%。婴儿期死亡最常见的原因是心力衰竭。在最初4年存活的患者中，死亡可能由心力衰竭引起，但更常见的是肺动脉高压和感染性心内膜炎的并发症。

一旦出现严重的肺血管疾病[38]，病情往往迅速恶化，严重的发病率和死亡往往发生在儿童晚期或青少年早期。这种令人沮丧的自然病史是导致现在提倡对这些患者早期外科修复方法的主要因素。

六、治疗

动脉干的诊断本身就是手术指征。理想的诊断是产前或出生后不久。在重症监护病房进行稳定治疗，在生命的第一周内进行根治手术是首选的。手术延迟导致肥厚心室的慢性缺血，该肥厚心室由低舒张灌注压下的不饱和血液灌注，该低舒张灌注压由肺动脉的窃流引起，并且当存在"主动脉"功能不全时。心室功能障碍的这种危险可以部分解释在6—12月龄的年龄段修补躯干与死亡率相关的观察，死亡率是6周至6月龄的年龄段修补死亡率的2倍[10]。肺血管阻塞性疾病也可能早期发展，这在生命的头几个月提供额外的动力进行矫正。毫无疑问，肺血管阻塞性疾病也是6个月后接受修复的婴儿手术死亡率增加的部分原因。首选的手术是在新生儿期完全修复。虽然肺动脉环缩术可以为年轻的动脉干患者提供缓解，但是对于这种情况，环缩的风险和潜在的并发症有充分的文献记载。此外，成功的环缩并不能保证这些患者将是以后矫正的良好候选者[39]。在过去的15年中，改良的外科技术和术后护理使得在婴儿期对动脉干进行矫正成为可能，其手术风险小于先前报道的环缩风险。

七、外科矫正

McGoon等于1967年首先成功地完成了动脉干患者的最终手术矫正[9]。在原有操作的基础上，根据Rastelli等的实验工作[40]，同种主动脉移植建立右心室与肺动脉的连接。冷冻保存的同种移植组织仍然是在婴儿早期修复这种缺损的管道选择[41]。

1977年报道了在梅奥医学中心进行矫正的初期92例患者的早期和晚期结果[20]。虽然总的医院死亡率为25%，但是在早期系列的最后2.5年的33例手术患者中，手术死亡率下降到9%。从那时起，在没有严重相关异常的患者中手术死亡率达到5%，这些患者随后接受了动脉干矫正。1984年，Ebert等[10]报道了100名6个月前修补的婴儿的结果，强调早期修补对预防肺血管阻塞性疾病发展的重要性。早期死亡率为11%。同时，强调了早期完全修复对预防肺血管阻塞性疾病发展的重要性。

在过去的30年中，婴儿的外科治疗取得了很大的进展[42]。在当今时代，在婴儿期[42-48]通过矫正手术已经取得了极好的结果。然而，联合修复主动脉干和主动脉弓中断具有更高的死亡率，并增加了术后干预的需要。在婴儿早期接受成功矫正的患者中，右心室至肺动脉的小导管最终必须被较大的导管替换，但单独再手术进行导管替换的风险很低[49-52]。1993年对梅奥医学中心在1967—1992年矫正的137例动脉干患者的晚期随访显示，39例接受再手术进行孤立性导管置换的患者围术期没有死亡。15例在别处行孤立性导管置换的患者中发生1例死亡[53]。

尽管已经描述了不包括心外导管的修复技术[54]，但是由于肺动脉高压的存在，当进行完全修复时，大多数外科医生更喜欢带瓣导管。导管更换技术在过去20年中发展迅速[49,55]。当需要更换导管时，我们目前倾向于采用自体组织重建（"剥离手术"）来重建右心室流出道（图42-9）。该技术包括将人工屋顶（通常是牛心包）放置在移植导管的纤维床上，并插入人工瓣膜（通常是生物瓣膜）。根据我们的经验，即使经过多次导管改进[49,55]，导管更换的早期死亡率也很低。早期死亡率为2%，但单独置管死亡率为0%。10年和

第六篇 先天性心血管疾病
第42章 动脉干

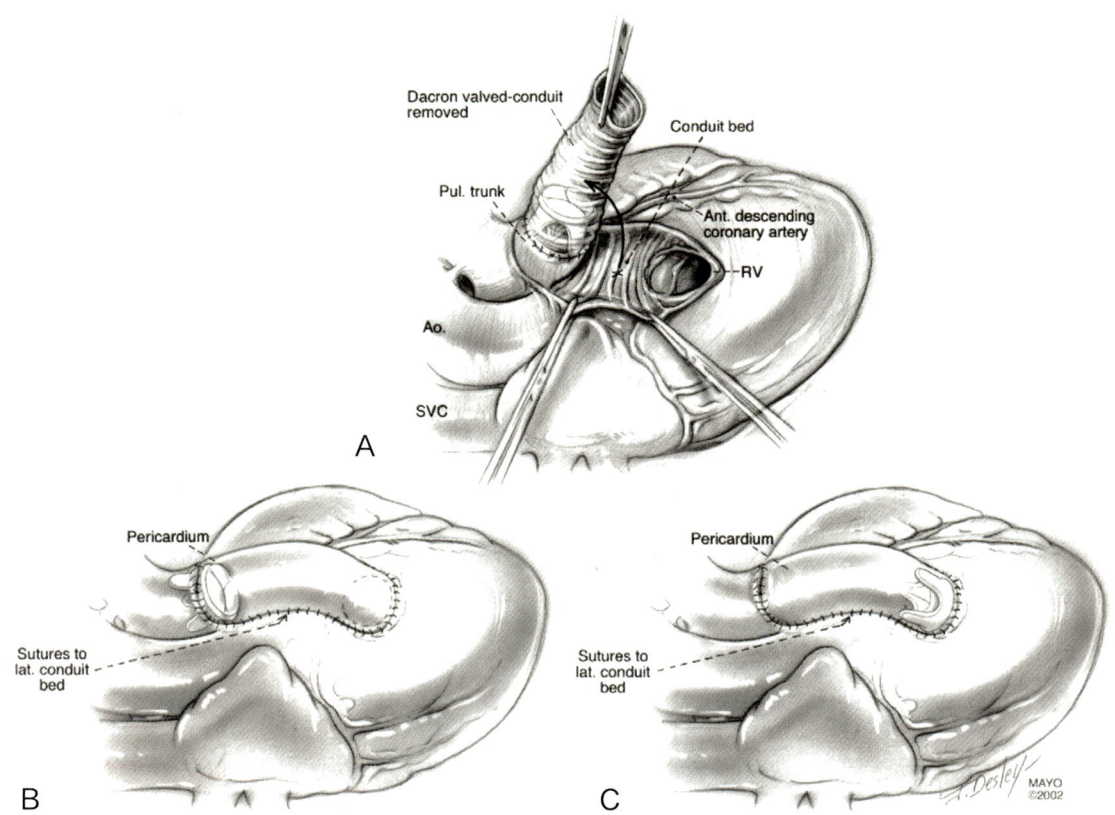

▲ 图 42-9 Technique of peel operation. A: Illustration depicting the obstructed extracardiac Dacron conduit being removed from the thick fibrous peel that surrounds it. Illustrations of the pericardial roof constructed and sewn to the lateral edges of the fibrous tissue bed. The routinely inserted porcine bioprosthesis is positioned either distally (B) or proximally (C), depending on the cardiac diagnosis, the anatomy, and the discretion of the operating surgeon (see text). Ant., anterior; Ao., aorta; lat., lateral; Pul., pulmonary; RV, right ventricle; SVC, superior vena cava. (From Dearani JA, Danielson GK, Puga FJ. Late follow-up of 1095 patients undergoing operation for complex congenital heart disease utilizing pulmonary ventricle to pulmonary artery conduits. *Ann Thorac Surg*. 2003;75:339–410, with permission from the Society of Thoracic Surgeons.)

15 年无再手术的皮瓣重建总生存率分别为 90.7% 和 82%。

存在动脉干瓣反流几乎总是能够适应各种修复技术，而且在新生期很少进行替换。许多作者描述了各种不同的动脉干瓣成形术[43,56-62]。常用的技术包括将脱垂的小叶缝合到相邻的小叶。脱垂的小叶通常加厚，相邻的小叶边缘也加厚，这便于缝合。连合部的顶部常因窦管连接部扩张而张开。这可以通过主动脉楔形切除来纠正。如果发生复发性动脉干瓣膜功能不全，我们的政策是在导管更换手术同时，修复或更换动脉干瓣膜。

完全修复后的晚期结果取决于动脉干瓣膜反流程度和导管更换的需要。在完全修复时需要对动脉干瓣膜进行修复，但可能与并发症和（或）死亡率增加的风险相关[63]。如果需要再次手术治疗动脉干瓣膜反流，中期结果利于动脉干瓣膜的修复[43,62]。连续超声心动图检查是必不可少的终身随访。复发性动脉干瓣膜反流可能需要在随后的手术中修复或更换（图 42-10）。在我们随访的 137 例动脉导管未闭患者中，在我们最初 25 年的经验中，没有一个患者在矫正时出现微小或没有动脉干瓣关闭不全的情况下进行了动脉干瓣膜置换。在有轻度、中度或重度动脉干功能不全的患者中，最终需要更换动脉干瓣膜。两组比较差异有显著性（$P < 0.001$，图 42-11）。

与心外导管手术有关的主要晚期问题是由于导管的体格生长或逐渐恶化和钙化，需要更换导管（图 42-12）。许多报道都集中在导管尺寸、瓣膜退化和导管退化的问题上[49-52,64-80]。同种异体移植物[41,49,81-84]和假体[49,85,86]导管的晚期结局已有报

1119

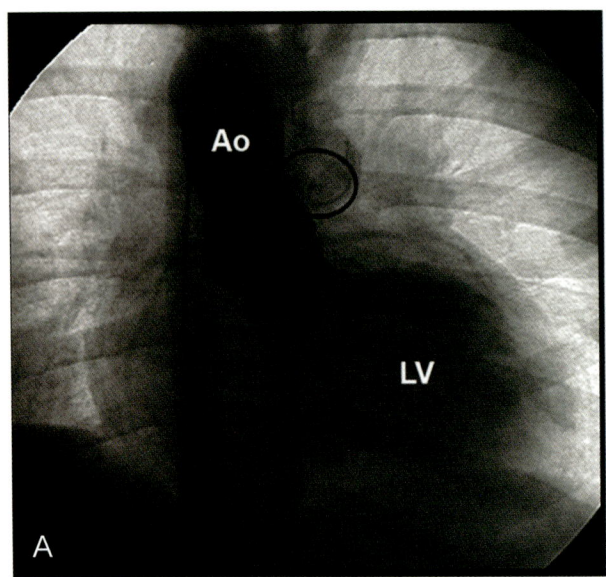 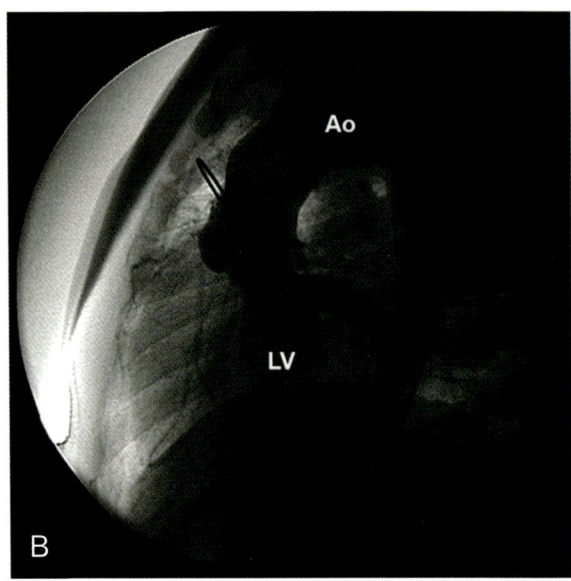

▲ 图 42-10 7 岁患者的术后主动脉根部血管造影

该患者在完全修复的婴儿期经（主动脉干）瓣膜成形术治疗后出现严重主动脉瓣反流（患者还进行了随后的异种肺动脉导管替换）。后前位（A）和侧位（B）显示升主动脉注射对比剂后左心室致密性混浊

Ao. 主动脉；LV. 左心室

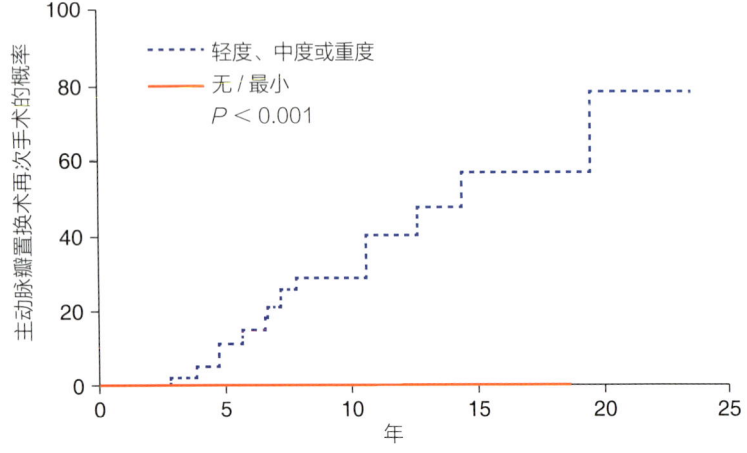

◀ 图 42-11 矫正手术后晚期主动脉（主干）瓣膜置换术的概率

根据矫正后立即评估的晚期存活者主动脉瓣功能不全的程度。所有瓣膜置换术的再手术均以轻度、中度或重度瓣膜功能不全的模式进行

道，但结果不一。我们试图减少晚期导管失效的发生率是构建一个自体组织导管，不管有没有瓣膜。该技术的优点包括具有不形成阻塞性剥离的心包顶的自体底板，并且通路的直径可以按照需要一样大，允许插入大型生物人工瓣膜。我们检查了一组接受 Hancock 导管、同种异体移植导管和带瓣的皮瓣重建术、年龄相匹配的患者，在导管失效后再手术的自由度（图 42-13）。同种异体骨移植相比，皮瓣移植术后再手术自由度明显提高（P=0.001）。虽然剥皮手术比 Hancock 导管具有更好的耐久性，但由于在晚期随访中剥皮手术组数量较少，所以没有达到统计学显著性（P=0.19）。经皮肺动脉瓣治疗对于导管失效的术后动脉干患者来说是一种替代和补充的治疗方法[87-90]。

继续寻找理想的心外管道。尽管对于大多数患者来说，再手术的需求是不可避免的，但再手术的风险很低，而且大多数患者享有良好的生活质量。目前，当我们需要再次手术更换导管的时候，剥离操作为我们提供了最有利的自由度。

八、成人动脉干修补术的护理

成年患者动脉干修复后需要经验丰富的成年

第六篇 先天性心血管疾病
第 42 章 动脉干

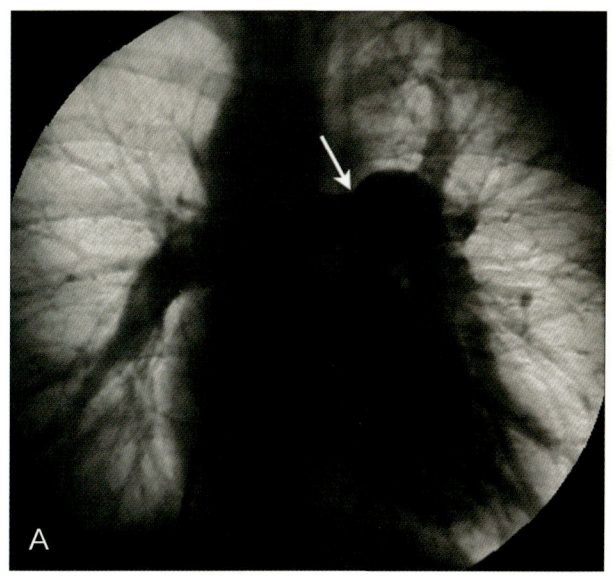
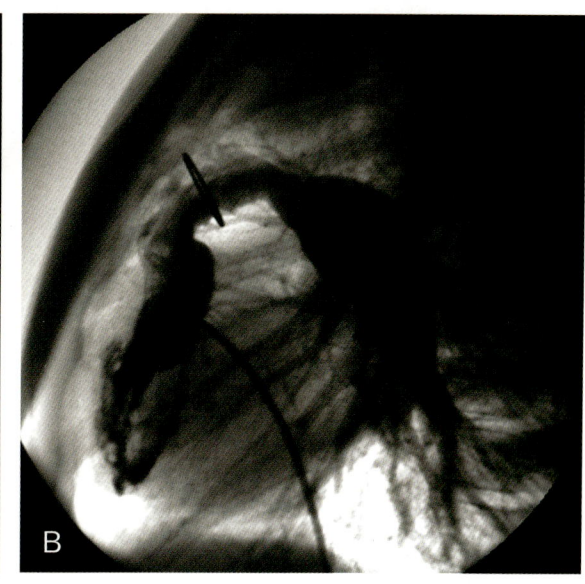

▲ 图 42-12 同一 7 岁患者的术后右心室造影

如图 44-10 所示，患者在新生儿时接受了动脉干修复，随后在生命的第 1 年再次更换了原来的同种肺移植物。后前位（A）和侧位（B）视图显示右心室严重小梁化，异种导管弥漫性狭窄。此外，前后投影（箭）显示右肺动脉近端轻度狭窄。未见明显的三尖瓣反流

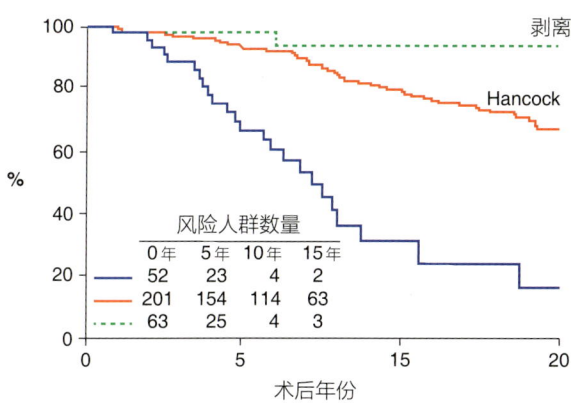

▲ 图 42-13 在年龄匹配的人群中，因导管失效而再次手术的生存自由

根据导管类型分层（剥离手术 vs. Hancock，$P=0.19$；剥离手术 vs. 同种移植，$P=0.0001$）

（引自 Bermudez CA, Dearani J, Puga FJ. Late results of the peel operation for replacement of failing extracardiac conduits. *Ann Thorac Surg*. 2004;77:881–888.）

先天性心脏病专家终生随访。动脉干被认为是先天性心脏病的复杂形式，因此在经验丰富的区域中心护理这些患者是首选[9]。这些患者的主要问题包括右心室 - 肺动脉导管和主干（主动脉）瓣的长期功能，分支肺动脉异常的可能性，明显的三尖瓣反流的发展以及主动脉根部扩张。此外，对于没有对 22q11 微缺失综合征进行评估的患者，应考虑进行基因检测[92]。

这类患者的随访一般每 1~2 年进行一次，并应包括彻底的临床检查、胸部 X 线片和心电图。建议使用超声心动图来评估右心室 - 肺动脉导管和瓣膜的功能，并密切注意狭窄和（或）反流。在肺导管中，超过 35mmHg 的平均压差或超过 50mmHg 的峰值压差通常被认为指示显著的狭窄，如超过 75mmHg[91] 的右心室收缩压。肺导管瓣膜功能不全应仔细评估，可能有证据显示右心室功能降低和（或）三尖瓣反流程度增加，同时导管瓣膜功能恶化。应该评估主干或主动脉瓣关闭不全的程度，如果严重不全，考虑更换该瓣膜。主动脉根部可能扩张。肺动脉分支异常可能难以用超声心动图成像，因此辅助成像技术，如心脏 CT 或 MRI 往往有助于这些患者的评估和管理[93]。

心导管术通常用于评估非侵入性成像技术检测到的异常，并可能涉及其他干预措施，如肺动脉分支狭窄的气囊血管成形术或肺动脉分支内血管内支架植入术。现在合适的患者可以使用经皮植入生物人工肺瓣[88,89,94]。任何外科手术都应该在一个专门为患有先天性心脏病的成人提供护理的机构中进行，并由受过先天性心脏病训练的外科医生来执行[91]。

1121

九、远期问题

总之，动脉干修复的患者需要终生心血管随访。感染性心内膜炎是值得预防的。在新生儿修复后需要注意、持续评估和可能进一步治疗的主要问题包括主干瓣功能障碍[狭窄和（或）不全]、右心室流出道内肺同种移植物/导管的功能以及分支肺动脉狭窄的发展。左心室和右心室功能，包括收缩和舒张功能，必须以持续的方式进行评估。超声心动图和心脏 MRI/MRA 是进行无创性评估修复的动脉干患者的有用工具[37]。随着患者年龄的增长，从儿科心脏病专家到成人先天性心脏病专家的无缝过渡是显而易见的。

PART E 左心室流入道与流出道异常
Left Ventricular Inflow and Outflow Abnormalities

第 43 章
儿童二尖瓣解剖和功能畸形
Anatomical and Functional Mitral Valve Abnormalities in the Pediatric Population

Andrew Mackie Jeffrey Smallhorn 著
韩 波 范右飞 译

一、概述

这一章节的内容为儿童二尖瓣畸形及其相关疾病。其中包括矫正型转位中的二尖瓣形态异常，但不包括单心室房室连接中的房室瓣畸形、房室间隔缺损中的左房室瓣畸形以及风湿性心脏病引起的二尖瓣畸形。另外，由于 HLHS 的患儿只有单一的心室流出道，该疾病也被排除在外。大多数二尖瓣畸形是左心发育异常的一部分，只有少数畸形是独立发病的。因为二尖瓣畸形的发生对评价患者预后具有深远的意义，因此，正确判断患者是否存在二尖瓣畸形至关重要。

虽然临床症状和体征对诊断二尖瓣畸形非常重要，然而无创影像学检查，尤其是超声心动图，仍为先天性二尖瓣疾病解剖和生理评估以及其后续治疗的基础。三维超声心动图提供重要的心脏解剖和功能信息，因此将在本章节着重讨论其重要作用。

二、二尖瓣的发育

大约在胚胎发育的第 25 天，原始心管向右侧扭曲，形成房室交界区[1,2]。在第 5 周末，房室管直径相对较大的部分发育为未来的左心室。在第 6 周，房室管背侧和腹侧的心内膜彼此相向生长，互相融合，将房室管分隔成左、右房室交界区。一部分融合的心内膜垫仍位于室间隔肌部（muscular septum）的左侧，形成二尖瓣前瓣（又称为二尖瓣主动脉瓣）。

当主动脉与左心室连接时，二尖瓣开始发育，表现为纤维组织将二尖瓣一个瓣叶与主动脉两个瓣叶连接。最初，位于左心室内的上侧和下侧的心内膜垫融合部位出现裂隙。房室心肌层生长入心室腔，随后其表面覆盖瓣膜间质，形成二尖瓣后瓣，最终心肌层细胞凋亡[3]。二尖瓣前瓣由房室心内膜垫腹侧和背侧的间质发育而来，除与心脏乳头肌连接以外，其发育过程并无其他心肌层的参与。随着左心室侧壁的生长，左侧房室交界区的下侧随之膨胀、扩张，形成侧方心内膜垫。正常状态下，二尖瓣前瓣占二尖瓣环周缘的2/3，因此，二尖瓣后瓣相对增大，在临床上属于病理状态。乳头肌由位于心室肌小梁的致密层（compacting columns）发育而来。随着三维超声心动图的出现，我们逐渐改变了二尖瓣是独立存在的这一陈旧观念。对于人类心脏疾病而言，二尖瓣的发育和功能是一个整体，二尖瓣前瓣、后瓣及左心室心肌之间存在着相互作用。

心内膜和心肌细胞层位于心内膜垫内，它们之间存在着许多信号通路。TGF-β 超家族通过调控上述部分信号通路，介导心内膜细胞向间充质细胞的转化。心内膜细胞经历间充质细胞转化过程中，Sox9 被激活；Sox9 缺陷的间充质细胞无法表达 ErbB3，而在心内膜融合的细胞增殖过程需要 ErbB3 的参与。间充质细胞迁移至融合的心内膜垫，并且分化为二尖瓣的纤维组织。二尖瓣瓣叶形成过程中有多种基因参与，而其信号通路及下游分子的激活需要 NF-AT 转录因子家族的参与。在这一过程中，任意基因的缺乏均可导致瓣膜发育的致命性缺陷 [4-6]。

三、二尖瓣畸形的发病率

先天性二尖瓣发育畸形相对罕见。在尸检过程中发现的先天性二尖瓣狭窄（mitral stenosis，MS）占所有先天性心脏病的 0.6%，而临床治疗过程中发现的占 0.21%~0.42% [7]。孤立的先天性二尖瓣反流（mitral regurgitation，MR）发病率更低。临床如果发现患者存在二尖瓣反流，必须排除继发于风湿热、左冠状动脉起源异常等疾病所引起的反流 [8]。该疾病男女比例为 1.5∶1。任何儿童时期的左侧流出道梗阻性疾病，例如主动脉缩窄或主动脉瓣狭窄，均要考虑是否同时存在二尖瓣异常。同样，二尖瓣狭窄也与其他许多先天性疾病相关。因此，对于所有先天性心脏病患者，需要同时评价二尖瓣形态与功能。

四、二尖瓣形态与功能

虽然，既往对二尖瓣形态和功能的评价由形态学家负责，随着超声心动图技术的发展，这部分工作逐渐被超声科医师所取代。

（一）二尖瓣环

大部分为肌性结构，由纤维组织与左心房相连接。三维影像显示其为马鞍形结构 [9]，有两个最高点和两个最低点（图 43-1A）。两个最高点分别位于主动脉 - 二尖瓣连接处和瓣膜后侧；而两个最低点分别位于瓣膜内外侧交界的连线处。二尖瓣环与主动脉 - 二尖瓣纤维连接的区域为非肌性结构。心脏收缩 - 舒张循环中二尖瓣环的变化具有多样性，有利于收缩过程中维持流出道的正常面积，防止流出道梗阻 [10,11]。

二尖瓣环的马鞍形结构对维持瓣叶压力至关重要。如果瓣环曲度降低，则承受收缩期左心室施加压力的能力降低，对二尖瓣功能产生不利的影响 [12,13]。这可以在一定程度上解释，为什么植入标准的圆形人工二尖瓣环容易失败，因为其能够降低二尖瓣环曲度（且无法解决潜在的病理学异常）。

在心室舒张末期，随着心房的收缩，二尖瓣瓣环开始收缩。在心室收缩之前，为帮助瓣叶关闭，瓣环收缩至最小面积。至心室收缩中期，为了瓣叶更好地关闭，瓣环由前至后移动以维持瓣口区域的椭圆形结构。至心室收缩期，瓣环逐渐下降，瓣环面积及曲度逐渐增大，直至收缩末期和等容舒张期达到最高峰。随着心室快速充盈，二尖瓣瓣口面积迅速缩小 [14-17]。由于儿童心室收缩速度快，其瓣口面积缩小较成人更为迅速 [14-17]。这些改变与左心室扭转运动高度相关，也进一步说明二尖瓣作为一个整体，与左心室有着密不可分的联系。

（二）二尖瓣瓣叶和支持装置（supporting apparatus）

正常二尖瓣有两个瓣叶，前瓣（主动脉瓣）和后瓣（附壁瓣），见图 43-1B。前瓣由纤维组织与主动脉瓣的非冠状瓣相连。前瓣附着于二尖瓣环，由前后两个乳头肌与二尖瓣环相连 [1,18]。为方便超声医师与心外科医师描述定位，前瓣被分为 3 部分，A_1~A_3 段，A_1 段与前联合相连，而 A_3 段与后联合相连。二尖瓣后瓣固定于左房室交界的顶部，也被分为 3 部分，P_1~P_3 段。与前瓣类似，后瓣也由乳头肌附着支持（图 43-1C）。

三维超声心动图不但能评价二尖瓣形态，而且能监测二尖瓣的动态改变。三维超声心动图提示，二尖瓣是一个非平面环，由腱索附着于瓣叶的游离缘，形成多个凸起 [13]（图 43-1A）。病理

第六篇 先天性心血管疾病
第43章 儿童二尖瓣解剖和功能畸形

学实验证明了多种腱索支持机制的存在[19]。通过超声心动图，通过左心房的角度可以看到，由于支撑腱索附着于二尖瓣前瓣下方，导致前瓣出现高低起伏（图43-2A）。支撑腱索（strut chordae）附着于瓣叶腹部，而粗糙带腱索（rough zone chordae）则与二尖瓣前瓣的尖端相连，起到预防二尖瓣脱垂的作用（图43-2A）。在缺血性二尖瓣反流中，支撑腱索出现移位，导致瓣叶受牵拉和反流[20]。另外，二尖瓣结构中还存在连合腱索（commissural chords），顾名思义，附着于前后瓣叶连合部位，以及附着于二尖瓣后瓣（壁瓣）扇形结构上的裂隙腱索。通过三维超声心动图由心脏上方观察，发现心脏收缩过程中瓣叶出现高低起伏，能够有效地预防二尖瓣反流[13]。前后瓣叶在接合区域相互翻动，使两者接触面积达到最大，以维持瓣叶的功能。在病理过程中上述关系被破

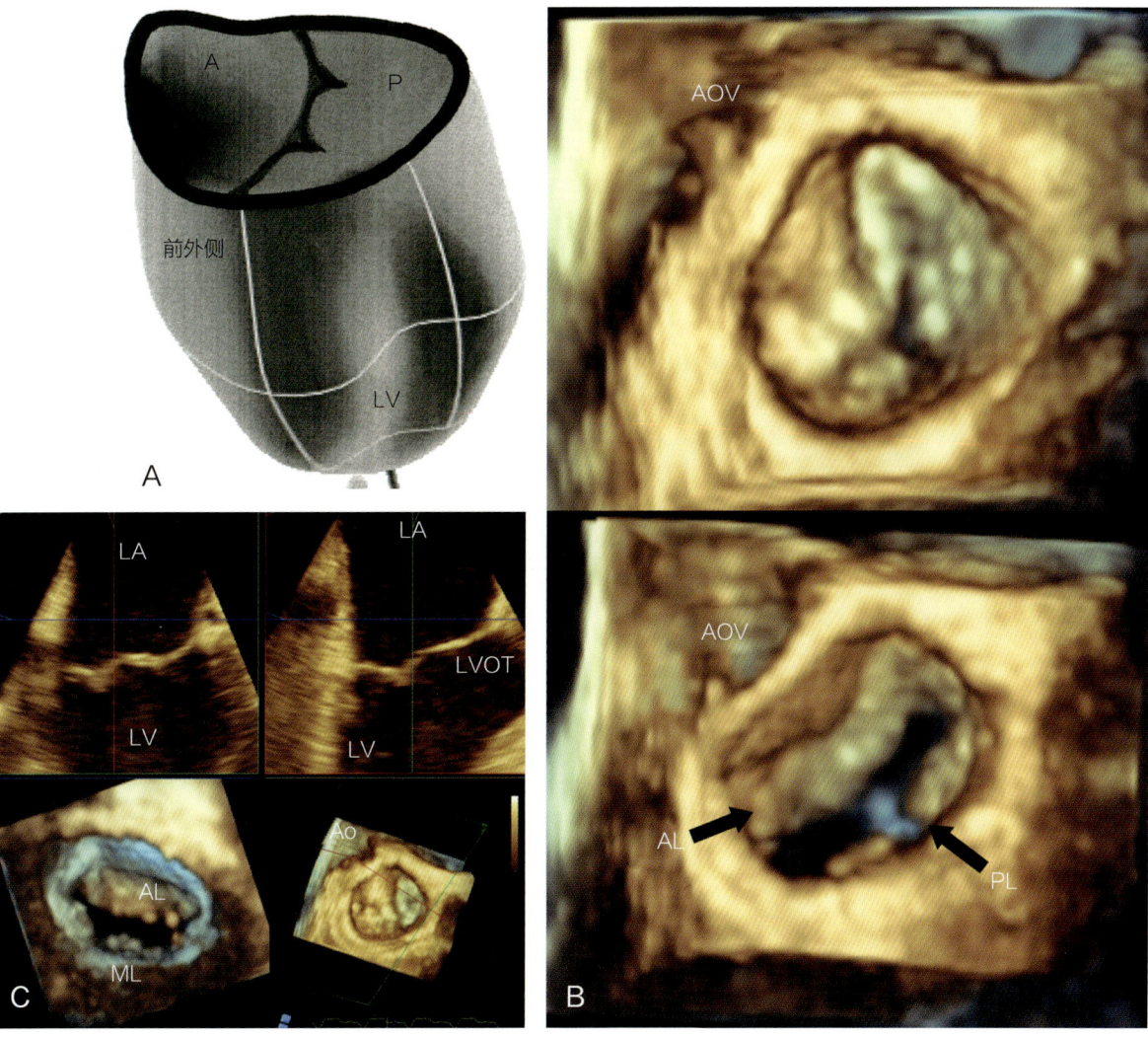

▲ 图43-1 二尖瓣的示意图及超声心动图

A. 示意图显示二尖瓣瓣环的马鞍形结构，瓣环有两个高点，一个位于主动脉-二尖瓣连接处，另一个位于瓣膜后侧，而两个最低点分别位于瓣膜内外侧交界的连线处。二尖瓣最大弯曲处位于连接区域连线上；B. 该示意图为三维超声心动图显示的二尖瓣正常形态。注意后叶或壁叶的贝壳状结构，图像中也可以看到结合区域。三维超声心动图显示二尖瓣出现高低起伏，上图为心脏收缩期，下图为心脏舒张期；C. 该图像为通过超声心动图显示的正常二尖瓣和MPR模式下显示的二尖瓣。上面两幅图像是二维超声心动图显示的二尖瓣，两幅图互成直角。右下方的图片显示的是二尖瓣的重建图像，可以看到两个平面（红色和绿色）。左下方图片自上而下显示二尖瓣的前后瓣叶，同时可以清楚地看到结合区域。注意三维超声心动图可以比二维超声显示更多的细节

A. 主动脉瓣；LV. 左心室；P. 后叶或壁叶；AL. 主动脉叶或前叶；AOV. 主动脉瓣；PL. 后叶或壁叶；AL. 主动脉叶或前叶；Ao. 主动脉；LA. 左心房；LV. 左心室；LVOT. 左心室流出道；ML. 壁叶

坏，则会出现二尖瓣反流。病理解剖、术中探查以及左心室注水实验（saline testing）能够评价二尖瓣功能，但均有一定的局限性，而三维超声心动图能够克服这些局限性[21]。

2 条乳头肌均匀分布，以维持收缩期瓣膜张力恒定（图 43-2B）。经三维超声心动图测量，乳头肌顶部与二尖瓣环的夹角为 70°~80°。整个心动周期中，心室收缩与左心室扭转运动均无法改变乳头肌与二尖瓣环的夹角。腱索附着于二尖瓣瓣叶并呈扇形散开，对瓣膜产生垂直的牵拉力，避免张力过大。乳头肌在形态学细节方面存在差异，特别是乳头肌的数量。乳头肌起源于左心室心肌层，与左心室壁相连，对维持正常左室功能具有重要作用（图 43-2B）。如果在二尖瓣置换术中，不保留瓣下乳头肌，则会导致左心室功能障碍[22]。

五、二尖瓣病理学：综合的形态学和血流动力学

我们人为地将二尖瓣畸形分为二尖瓣反流和二尖瓣狭窄，但实际上先天性二尖瓣疾病中上述两种畸形可以同时存在。这一章节将重点讨论二尖瓣畸形的病理生理特征以及超声心动图表现。

（一）二尖瓣发育不良和发育不全

二尖瓣发育不良疾病主要包括瓣叶增厚、腱索间空间狭小或闭锁伴乳头肌变形[7,23,24]。瓣叶常为球状，瓣口既有狭窄又常伴有反流。发育不良瓣叶的游离缘常增厚、卷曲。然而，增厚的瓣叶与闭锁的腱索之间，可导致二尖瓣受牵拉及接合区域缺陷。超声心动图可从左心房和左心室的角度，迅速对上述畸形进行诊断（图 43-3）。同时，

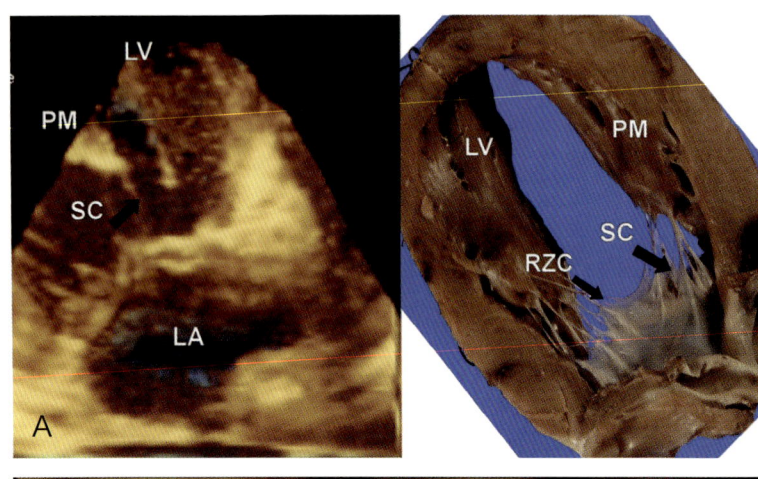

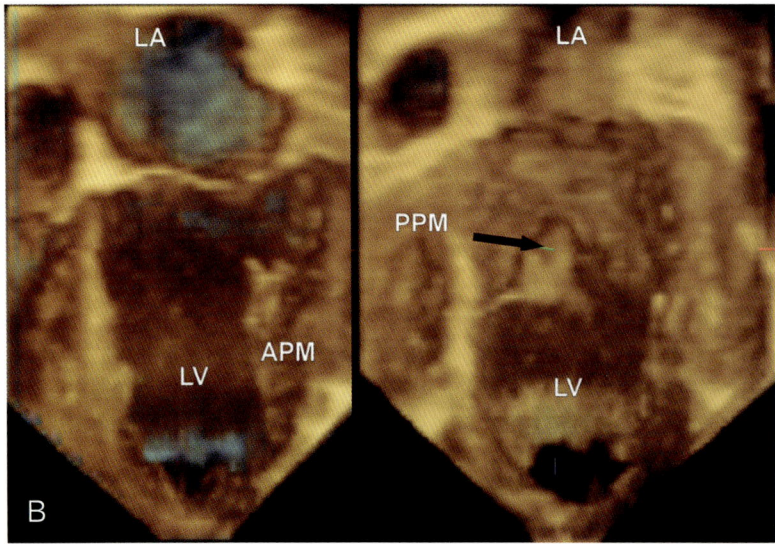

◀ 图 43-2　二尖瓣的人体解剖标本和三维超声心动图

A. 这些图片通过人体解剖标本和三维超声心动图分别显示二尖瓣腱索结构。注意黑箭指示的较粗的支撑腱索。这些腱索附着于二尖瓣主动脉叶的腹部。较细的粗糙带腱索附着于瓣叶边缘；B. 这幅图显示二尖瓣正常的乳头肌分布。左侧图像显示由二尖瓣腱索黏附的前乳头肌。右侧图像显示后乳头肌（黑箭），以及其是如何融入左心室后壁的

LA. 左心房；LV. 左心室；PM. 乳头肌；RZC. 粗糙带腱索；SC. 支撑腱索；APM. 前组乳头肌；LA. 左心房；LV. 左心室；PPM. 后组乳头肌

由经心脏上方角度可以评价二尖瓣及其支持装置，特别是对腱索有特殊价值。与经左心房角度相比，经左心室角度观察二尖瓣结合区域更加可靠，对评价该区域有着独特价值。原因是正常二尖瓣瓣叶开启时，朝左心房隆起，就像由天空看到的降落伞。

运用彩色多普勒技术，能够定位关闭不全的二尖瓣及相关瓣膜的异常状态（图43-3A）。由纵向切面观察，射流紧缩（vena contracta）部位能够代表反流束的面积，而这一面积与血液反流体积相关。通过上述原理，可以对二尖瓣的反流程度进行半定量（图43-4A）。三维彩色多普勒同样也可以准确定位反流位置，为心外科医师手术前评估提供重要信息。运用脉冲多普勒或连续多普勒技术，能测量血流动力学平均梯度。由于平均梯度与心输出量直接相关，因此在低心输出量的状态下容易被低估。针对成人，可以利用压力减半时间法（pressure half-time，PHT）来测定二尖瓣瓣口面积，但大多数儿童无法应用这一技术。

（二）二尖瓣后瓣（壁瓣）发育不良

一名因二尖瓣后瓣发育不良而导致明显反流的患儿[25]，后瓣瓣叶腱索缩短受持久牵拉，导致前后瓣闭合欠佳（图43-4），血流经瓣口反流入左心房。经二尖瓣修复术延长瓣叶后可以修复。三维超声心动图能够精确评估反流的严重程度。虽然后瓣受牵拉，但前瓣通常是增厚的（图43-4）。

（三）二尖瓣瓣上狭窄

二尖瓣瓣上狭窄（supravalve mitral stenosis）是一种独立的疾病（图43-5），但其往往与瓣叶和瓣下装置畸形共同存在[26,27]（图43-6）。但是，大部分病例不能通过手术治愈，外科手术只能简单地缓解狭窄。

三房心是指左房被一起源于二尖瓣瓣环的隔膜分成上下两腔，上腔又称为附腔。隔膜可向周围延伸，部分可与二尖瓣口相连，导致二尖瓣瓣下狭窄。三房心往往可导致二尖瓣狭窄。多普勒超声能够评价二尖瓣狭窄程度，同时评估三尖瓣反流和（或）肺动脉瓣关闭不全导致的肺动脉压

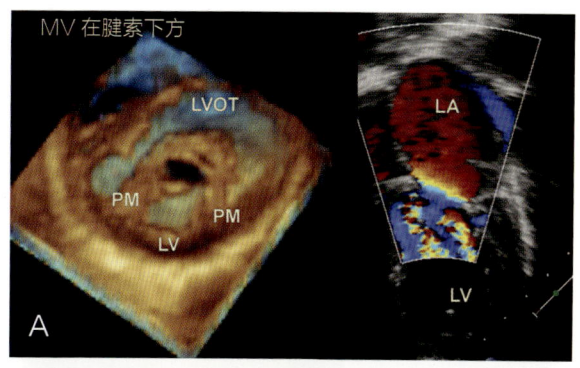

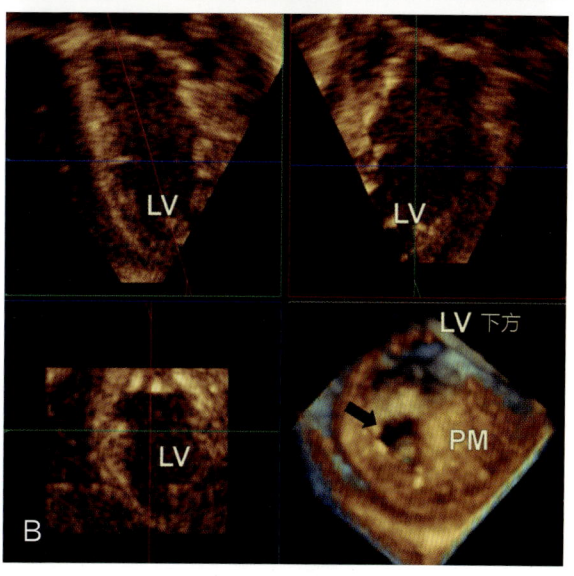

▲ 图43-3　二尖瓣狭窄

A. 这些图像来自于一个由于腱索缩短和瓣叶增厚导致二尖瓣狭窄的病例。三维超声心动图由上而下显示增厚的瓣叶和缩短的腱索，注意二尖瓣瓣口。右侧图像为通过二维超声多普勒显示经过二尖瓣的紊乱的反流束；B. 这幅图像来自于由于腱索增粗、前乳头肌与瓣叶融合导致二尖瓣狭窄的病例。右下为该病例的三维超声心动图。左上侧图像通过二维超声心动图显示前乳头肌和瓣叶。右下侧图像清楚显示限制性功能瓣口
LV. 左心室；LVOT. 左心室流出道；PM. 乳头肌；LV. 左心室；PM. 乳头肌；MV. 二尖瓣

力升高。这一疾病对二尖瓣环、瓣叶及瓣下装置均有影响。

（四）拱形二尖瓣（Mitral Arcade）

拱形二尖瓣（mitral arcade）是一类罕见但是预后不良的疾病。形态学和超声心动图表现为腱索肌化，导致瓣叶直接连接于乳头肌，两组乳头肌在前瓣缘相连，形成拱形结构（图43-7）。由于瓣叶连接处缺陷，导致瓣叶被牵拉，引起二尖瓣反流。拱形二尖瓣往往发病早且预后不良[28,29]。

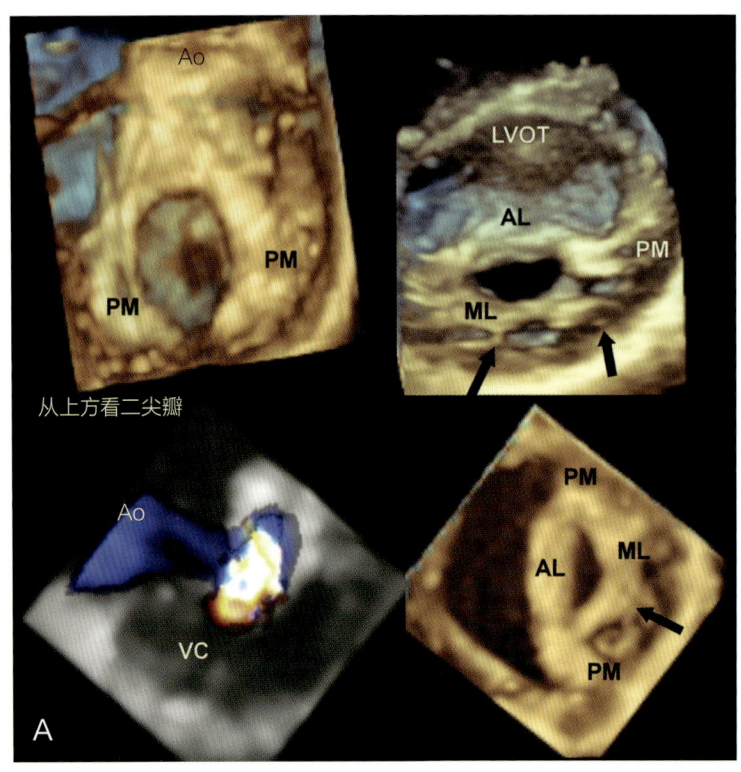

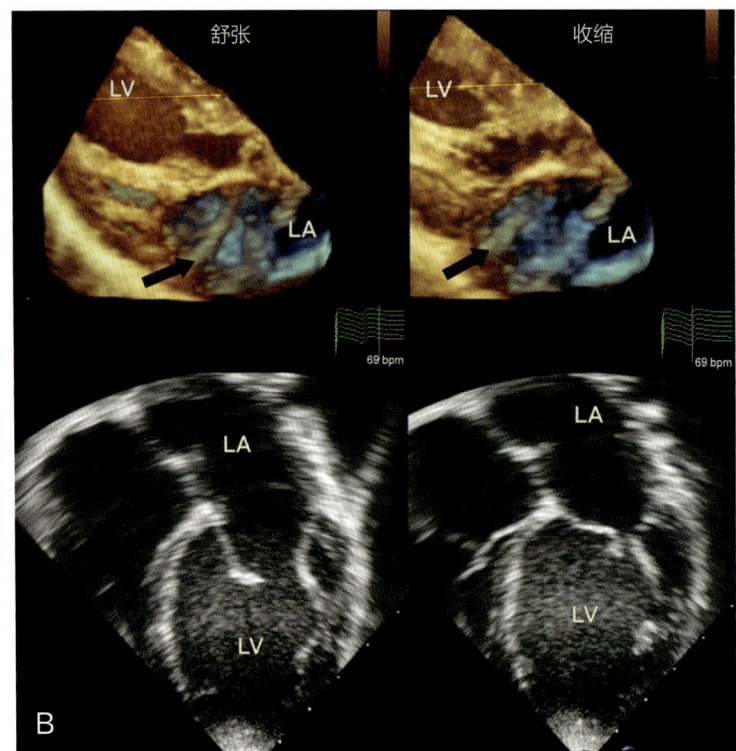

▲ 图 43-4　二尖瓣后瓣受牵拉且前后瓣增厚的超声心动图

A. 这幅图像来自于一个由于二尖瓣后瓣受牵拉且前瓣增厚的病例。左上侧图像来自于前房，由二尖瓣顶端向下观察。注意该角度难以看到分开的腱索。左下侧图像显示二尖瓣反流的颈缩宽度。注意通过这幅图像，我们可以看到其与二尖瓣的关系。右上侧图像由左心室角度观察二尖瓣并且显示受牵拉的瓣叶（黑箭）。B.这幅图与图 A 来自同一个病例，二维超声心动图显示受牵拉的瓣叶，三维超声心动图经左室长轴切面观察到的二尖瓣。左上侧图像摄于舒张期而右侧摄于收缩期。黑箭指示二尖瓣瓣环，且显示收缩过程中瓣叶在瓣环下受牵拉的过程。此过程无法通过二维超声心动图观察到

AL. 主动脉瓣；Ao. 主动脉；LVOT. 左心室流出道；ML. 壁叶；PM. 乳头肌；VC. 颈缩宽度；LA. 左心房；LV. 左心室

第六篇 先天性心血管疾病
第43章 儿童二尖瓣解剖和功能畸形

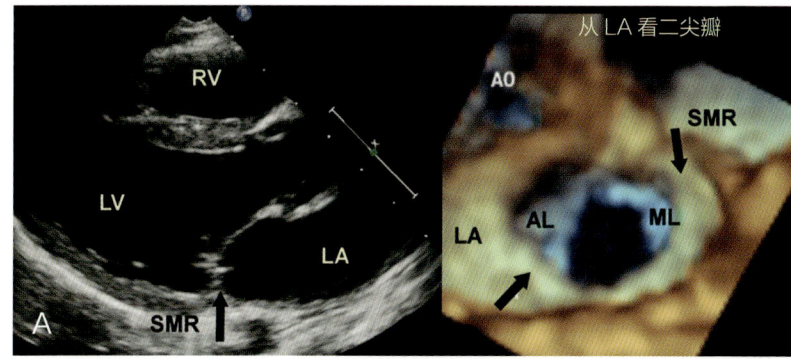

◀ 图 43-5 瓣上型狭窄
A. 这幅图像显示瓣上型狭窄（黑箭）。与二维超声心动图（左侧）相比，这一类狭窄应用三维超声心动图由左心房角度比较容易观察到；B. 右侧彩色多普勒超声显示血流加速起于瓣环上方，与瓣上狭窄的位置一致
LA. 左心房；LV. 左心室；SMR. 瓣上嵴

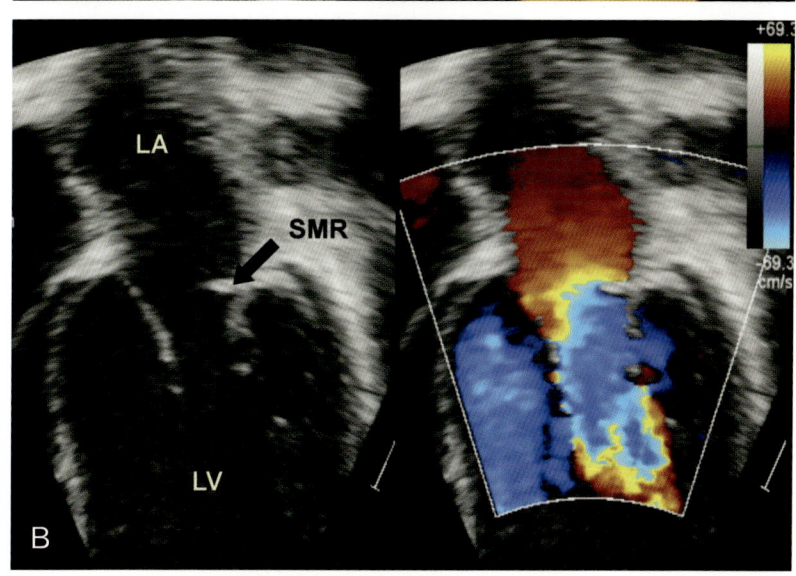

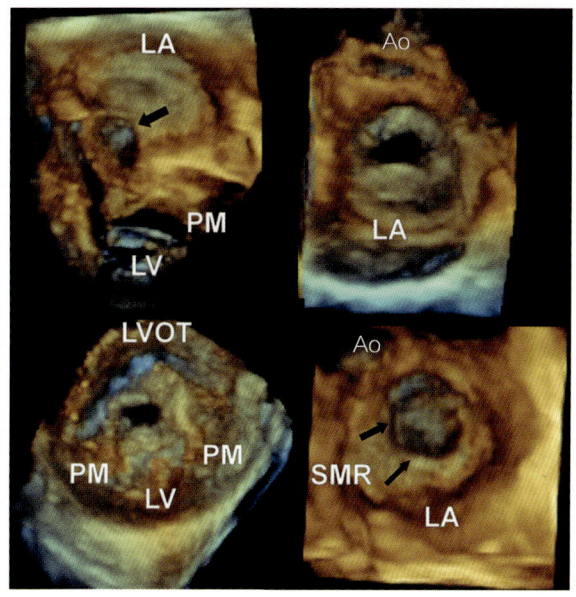

▲ 图 43-6 瓣上型二尖瓣狭窄
这幅图显示了一例瓣上型二尖瓣狭窄及相关的瓣叶、瓣下装置。左上侧和右下侧图片显示增厚的瓣叶和腱索。右上侧图像为由左心房角度显示二尖瓣瓣口
Ao. 主动脉；LA. 左心房；LV. 左心室；LVOT. 左室流出道；PM. 乳头肌；SMR. 瓣上嵴

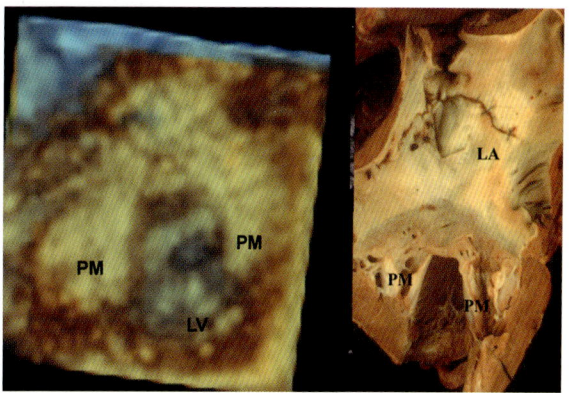

▲ 图 43-7 拱形二尖瓣
这幅图像显示二尖瓣拱形结构，伴有肌化的瓣下装置。三维超声心动图显示来自另一病例的类似特点
LA. 左心房；LV. 左心室；PM. 乳头肌

（五）二尖瓣裂隙

二尖瓣裂隙（cleft mitral valve）往往发生于二尖瓣前瓣，且表现多样。部分为完全性，部分则仅为瓣膜尖部裂隙。裂隙指向左心室流出道，

1129

这也是其与房室间隔缺损的区别[30-35]（图 43-8）。与二尖瓣裂隙相连的乳头肌位置正常，而房室间隔缺损的乳头肌则向后部旋转[36]。如果裂隙边缘没有腱索支撑，则会出现二尖瓣反流。在某些特殊病例里，如果裂隙边缘有腱索附着，则不会发生二尖瓣反流（图 43-9）。一部分病例腱索附着于室间隔顶端，而另一部分则跨于室间隔缺损的前侧。二尖瓣反流的程度与裂隙大小有关，当裂隙横贯二尖瓣前瓣全长时，反流程度最大。二维超声心动图能够帮助诊断，而三维超声心动图不但能诊断疾病，而且能评价裂隙的大小。从左心房或左心室角度，能够准确地评估裂隙的范围、支持装置情况以及结合区域。彩色多普勒可由纵向剖面观察反流的部位和反流程度。

（六）降落伞二尖瓣

1963 年，Shon 首先报道了这类疾病，患者虽有两组乳头肌，但其中一组明显退化，所有的腱索均附着于一个乳头肌上，宛如降落伞[26]。然而，大部分降落伞二尖瓣（parachute mitral valve）仅有一组乳头肌。目前文献提示降落伞二尖瓣并不会导致反流或狭窄，因此许多病例并不需要干预[37]。一般而言，若伴有二尖瓣发育不良和腱索牵拉，则可引起瓣膜异常。这一类疾病通过二维超声心动图即可诊断，但三维超声心动图能更为细致地评估瓣叶和腱索。

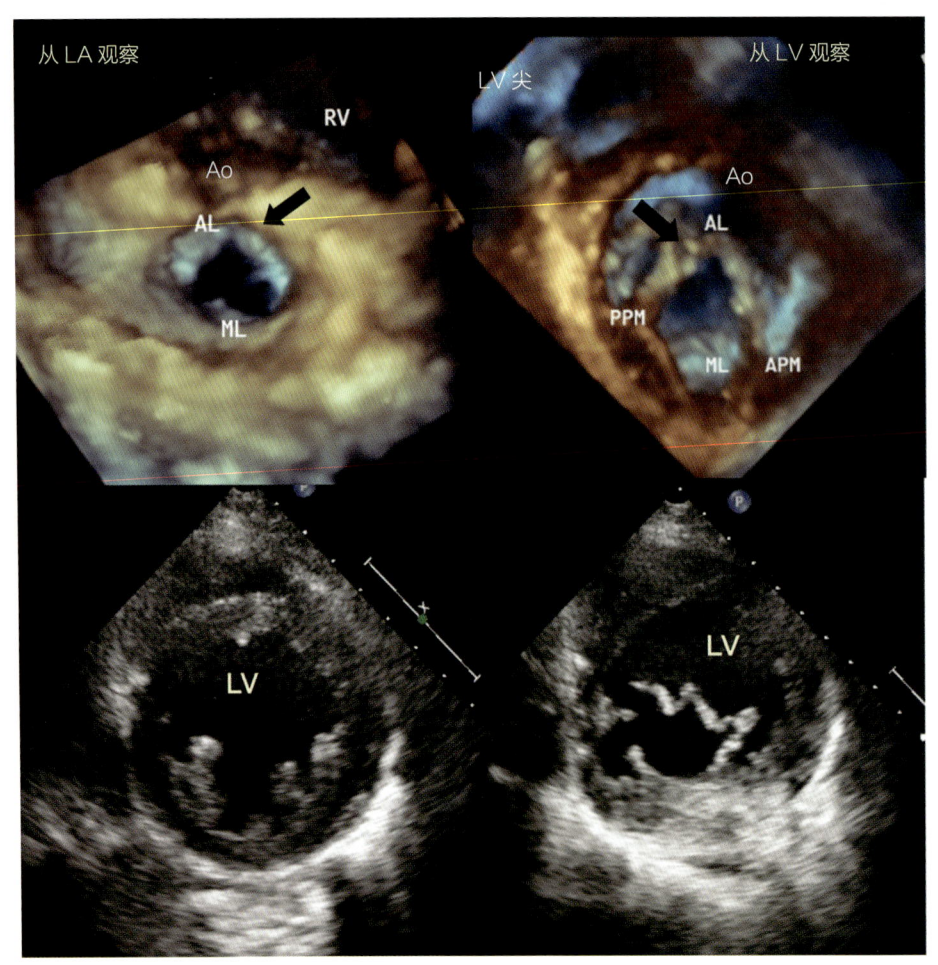

▲ 图 43-8 二尖瓣前叶裂

这些图像来自一例二尖瓣前叶裂的患者，裂隙指向左心室流出道。左上侧图像应用三维超声心动图由左心室角度观察前叶裂（黑色箭头）。右上侧图像来自同一患者，但是由左心室角度观察。下方的两幅图像也来自同一病例，左侧显示乳头肌分布，右侧应用二维超声心动图观察裂隙。三维超声心动图比较容易观察到裂隙大小

AL. 主动脉瓣叶；Ao. 主动脉；APM. 前组乳头肌；LA. 左心房；LV. 左心室；ML. 壁叶；PPM. 后组乳头肌；RV. 右心室

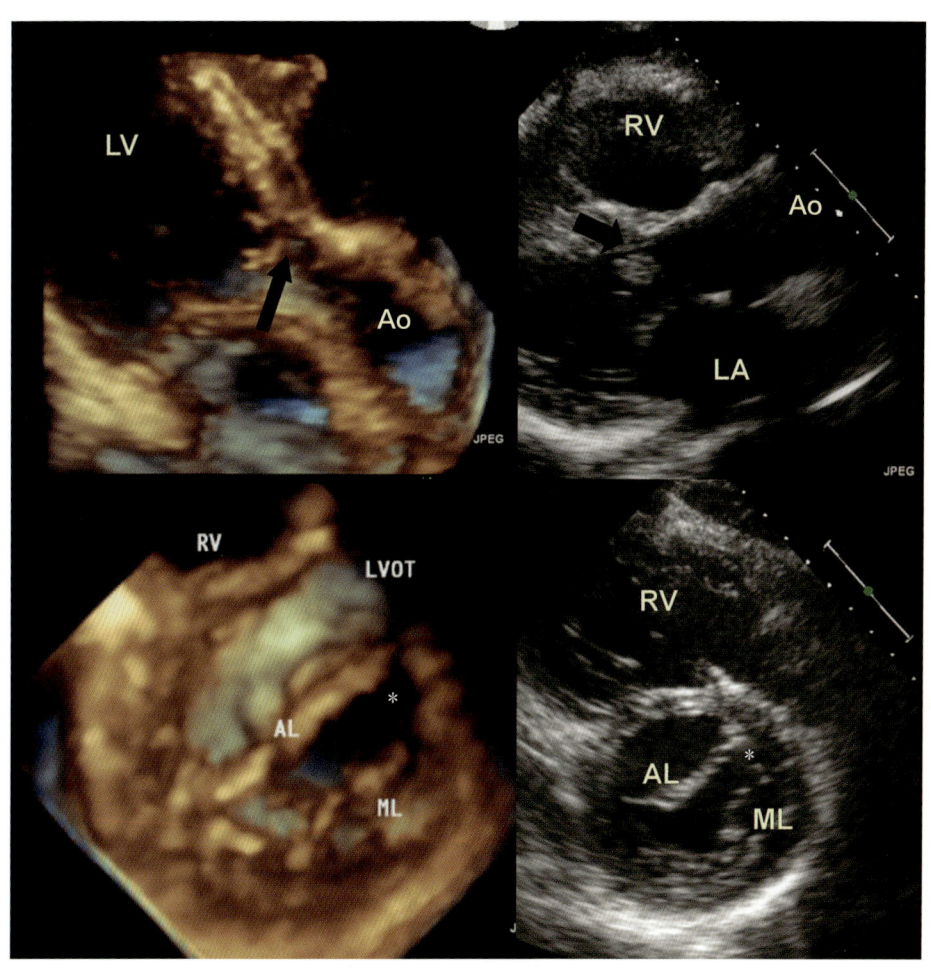

▲ 图 43-9 法洛四联症术后

这些图像来自一例手术后法洛四联症的病例，该患者异常的乳头肌及其附属腱索（黑箭）通过裂隙附着于室间隔。异常的裂隙由 * 标注

AL. 主动脉瓣叶；Ao. 主动脉；LA. 左心房；LVOT. 左心室流出道；ML. 壁叶；RV. 右心室

（七）双孔二尖瓣

双孔二尖瓣（double orifice mitral valve）多发生于房室间隔缺损，偶见于正常心脏[38,39]。每一个二尖瓣孔均有腱索和乳头肌附着（图 43-10A）。患者无明显症状，多于体检时偶然发现。部分病例伴有反流但很少有狭窄，大部分不需要临床干预。这一类疾病可由二维/三维超声心动图诊断。在部分病例中，双孔之一是闭合的，则需由左心室角度通过超声心动图评估支持装置（图 43-10B）。

（八）二尖瓣 Ebstein 样畸形

二尖瓣 Ebstein 样畸形（Ebstein's-like anomaly of the mitral valve）较为罕见，表现为二尖瓣后瓣（壁瓣）移位，但左心室心房化的部分不会缩小。该疾病于幼儿早期发病，死亡率高。当伴随主动脉弓发育不良和主动脉弓缩窄时，死亡率增加[40]。

（九）先天性矫正型大动脉转位中的二尖瓣畸形

尽管房室瓣异常主要涉及三尖瓣，但二尖瓣畸形也比较常见[41]。当拟行双调转术、心房内调转术及 Rastelli 手术时，正确认识二尖瓣畸形对判断预后意义深远。主要畸形包括二尖瓣瓣叶发育不良、多乳头肌畸形、二尖瓣裂缺或二尖瓣骑跨（图 43-11）。三维超声心动图能高效评价二尖瓣形态，能准确鉴别二尖瓣裂隙、短腱索及多乳头肌畸形。在某些病例中，当手术修复相关畸形后，由于二尖瓣本身存在异常，不能适应体循环压力，可出

1131

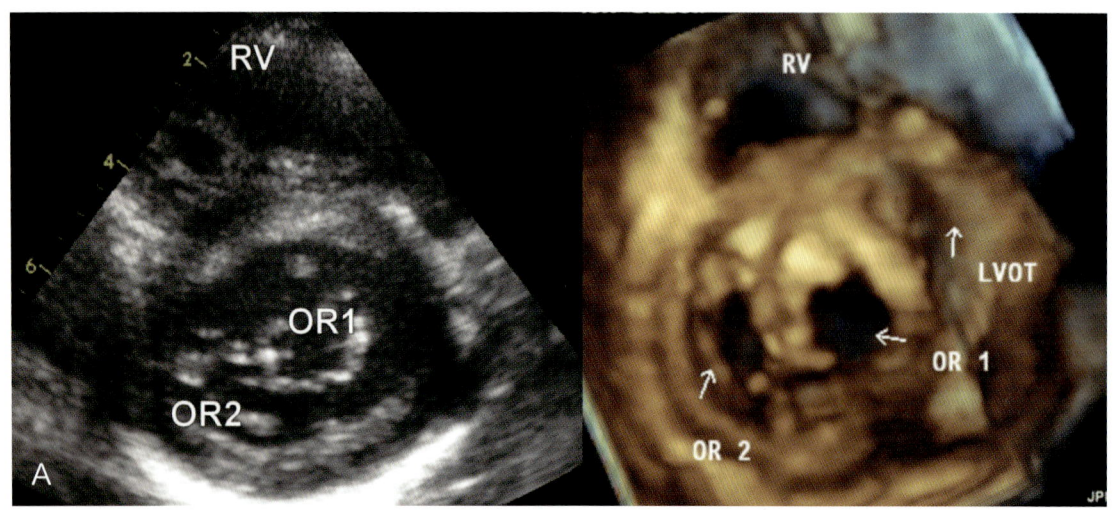

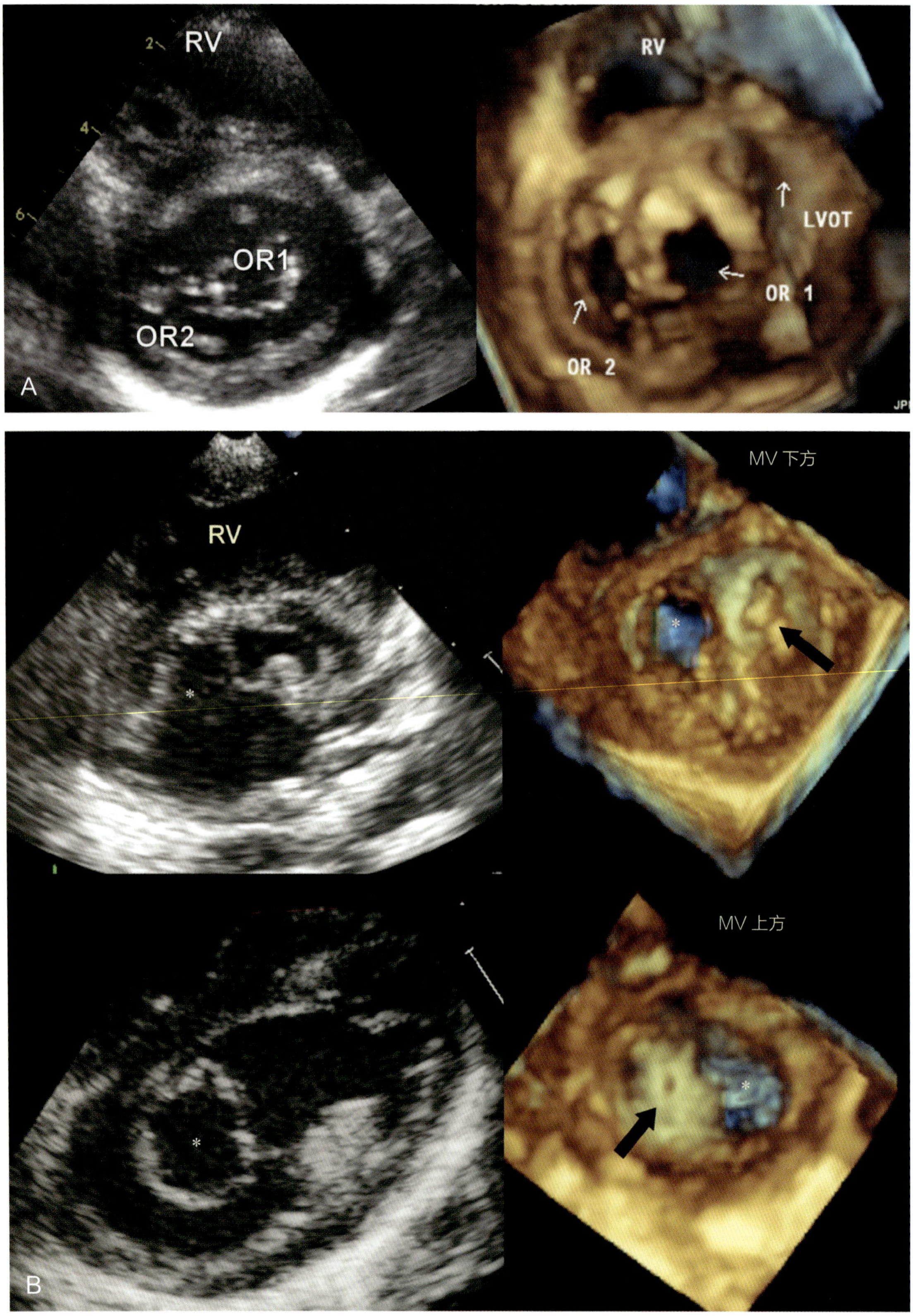

▲ 图 43-10 双孔左心房室瓣

A. 这两幅图像来自双孔左心房室瓣的患者，两个瓣口直径相似。三维超声心动图由左心室角度观察。B. 这些图像来自双孔二尖瓣且双孔之一闭合的病例。左侧二维超声心动图显示较大的后方瓣孔以及巨大且分开的前乳头肌。右上侧三维超声心动图自下而上显示主要的瓣孔（*）以及支持闭合前侧瓣孔的紧张的支持装置。右下侧图片自上而下显示闭合的前侧瓣孔（黑箭）

OR. 瓣孔；LVOT. 左心室流出道；RV. 右心室；MV. 二尖瓣；RV. 右心室

现二尖瓣功能不全。

（十）二尖瓣骑跨

二尖瓣骑跨（straddling of the mitral valve）发生于心室大动脉连接异常疾病，特别是心室大动脉连接不一致或主动脉位于肺动脉前侧的右心室双出口。二尖瓣前叶附着的腱索与右心室相连，部分病例中附着于室间隔顶端，而另一部分附着在起源于近端或远端的乳头肌上（图 43-12）。瓣叶伴有裂隙且指向室间隔缺损部位，同时伴有二尖瓣瓣口异常。由于腱索的支撑，二尖瓣尚能维持正常功能，但是矫正手术过程中需避免损伤腱索，否则可导致二尖瓣反流。二维超声心动图虽然有着较高的时间分辨率，能更好地评价腱索结构，但其空间分辨率较差，难以准确评估异常腱索的位置。三维超声心动图将多平面重建技术与容积再现（volume rendering）技术相结合，克服了这一缺陷。多平面重建技术将扫描范围内所有数据相叠加，更易确定腱索的位置（图 43-13）。二尖瓣及其骑跨腱索主要位于前部区域，三维超声心动图能由胸骨旁左室长轴切面判断其位置。骑跨的二尖瓣及其腱索附着位置对心外科医师选

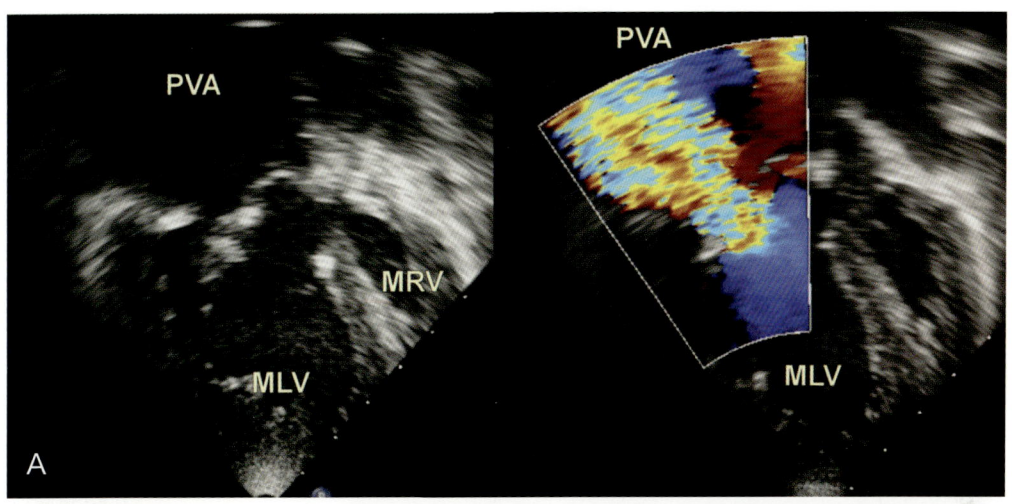

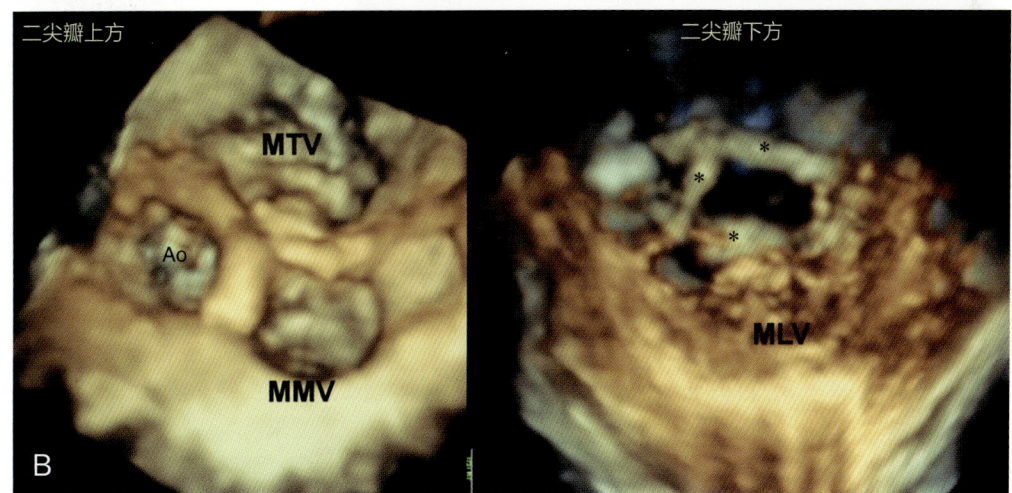

▲ 图 43-11　接受双调转术后的先天性矫正型大动脉转位

A. 这幅图像来自于一例接受双调转术后的先天性矫正型大动脉转位的病例。右侧彩色多普勒超声显示该患者存在显著的二尖瓣反流。左侧图片显示增厚的瓣叶但具体机制不明；B. 这幅图与图 A 来自于同一个患者。三维超声心动图显示形态学上的二尖瓣。左侧图片由上而下显示收缩期的两个房室瓣，而右侧图片由下而上显示二尖瓣。由于前瓣存在裂隙，二尖瓣呈三叶。黑色星号指示二尖瓣的三部分

MLV. 形态学上的左心室；MRV. 形态学上的右心室；PVA. 肺静脉窦；Ao. 主动脉；MLV. 形态学上的左心室；MMV. 形态学上的二尖瓣；MTV. 形态学上的三尖瓣

国际心胸医学前沿经典译丛
Moss & Adams 心脏病学：从胎儿到青年（原书第9版）

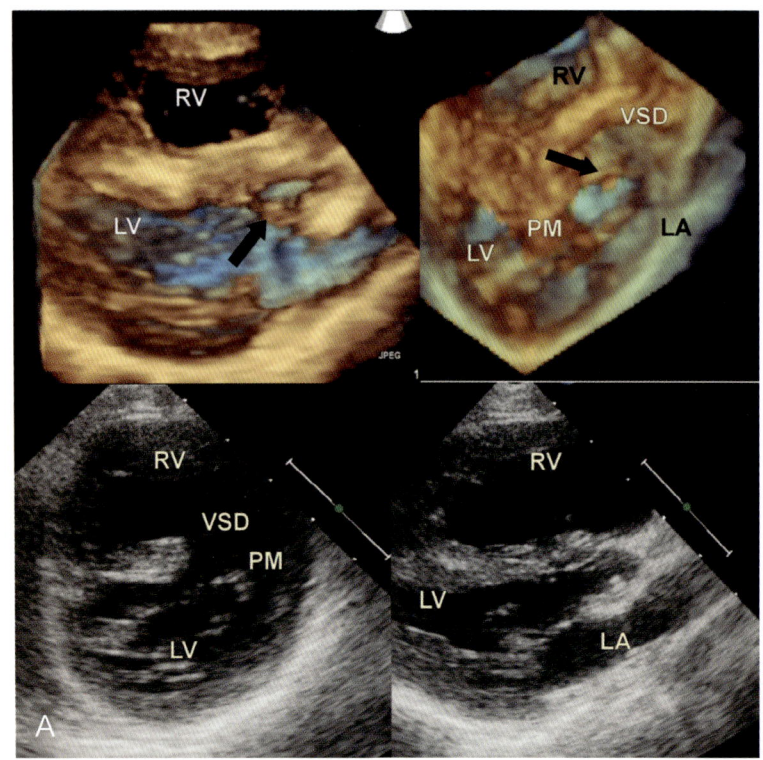

◀ 图 43-12 二尖瓣骑跨
A. 这幅图像经二维和三维超声心动图显示骑跨的二尖瓣。下方图片显示二尖瓣腱索附着于乳头肌，而精确定位尚不清楚。右上侧图与左上侧类似，有轻微角度显示起源于二尖瓣的腱索（箭）附着于前方肌性室间隔缺损处；B. 这幅图与图 A 来自于同一个患者，显示前侧肌性室间隔缺损及一个更小的膜周部缺损（箭）。左侧图显示心脏部分切除后，而右侧的图像是由右心室前方观察到的室间隔缺损，可以看到二尖瓣附着在右心室的乳头肌的准确位置
LA. 左心房；LV. 左心室；PM. 乳头肌；RV. 右心室；VSD. 室间隔缺损；MVSD. 肌性室间隔缺损；PM. 乳头肌；PMVSD. 膜周部室间隔缺损 TV. 三尖瓣

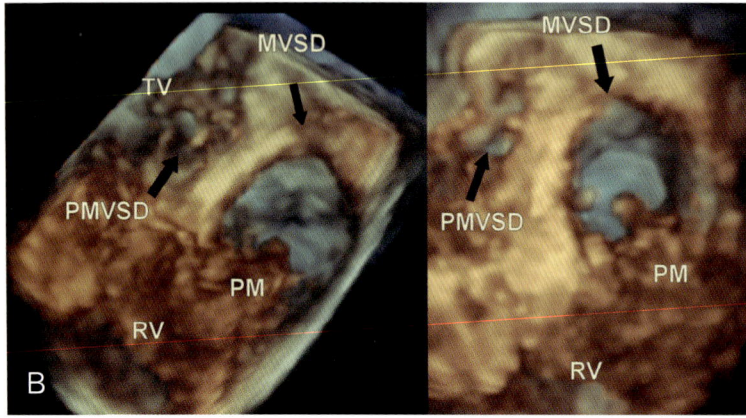

择双心室修补术或单心室循环术至关重要，因此需精确定位[42]。

六、二尖瓣的血流动力学评价

超声心动图技术为明确先天性心脏病的手术时机提供了可靠的血流动力学依据。许多二尖瓣畸形同时伴有狭窄和反流，会对平均压力阶差（mean gradient）评估产生影响。根据平均压力阶差估计瓣膜畸形时，需考虑心输出量的影响。尽管压力减半时间法对评估儿童瓣膜畸形具有很高的价值，但由于儿童心率过快，超声仪器难以准确估算压力减半时间[43]。压力减半时间法的优势在于（图 43-14A）评估过程不依赖于心输出量，但中度或重度主动脉反流可引起二尖瓣过早关闭，能影响压力减半时间结果[44]。超声心动图可以利用平面测量技术估算二尖瓣瓣口面积（mitral valve area，MVA），对评价成人患者二尖瓣瓣口面积有重要价值（图 43-14B）[45]。同样，左心房压力高可导致右心室和肺动脉压力的升高，可以通过超声测量三尖瓣或肺动脉瓣反流束来评估。

第六篇　先天性心血管疾病
第 43 章　儿童二尖瓣解剖和功能畸形

七、二尖瓣反流的评估

（一）射流紧缩面法

上面章节已经讨论过三维超声心动图在评估二尖瓣反流位置和反流程度的重要性。射流紧缩面法（vena contracta size）能够准确定位反流束，为心外科手术方式的选择提供可靠依据，其优势为能够将二尖瓣及其支持装置、结合区域及中心反流束看成一个整体（图 43-4A）。在成人患者中，二尖瓣反流束与二维彩色多普勒超声心动图测量的有效反流瓣口面积（effect regurgitant orifice area，EROA）高度相关。但对于偏心性反流，由于二维超声默认反流束的性质为圆形，则相关性相对较低[46,47]。对于三尖瓣，虽然二维超声测量的射流紧缩宽度和三维超声测量的射流紧缩面积相关性很高，但只有后者能够预测预后[48]。尽管如此，针对二尖瓣狭窄的容积测量和预后的关系，目前尚缺乏大规模的成人临床研究，因此射流紧

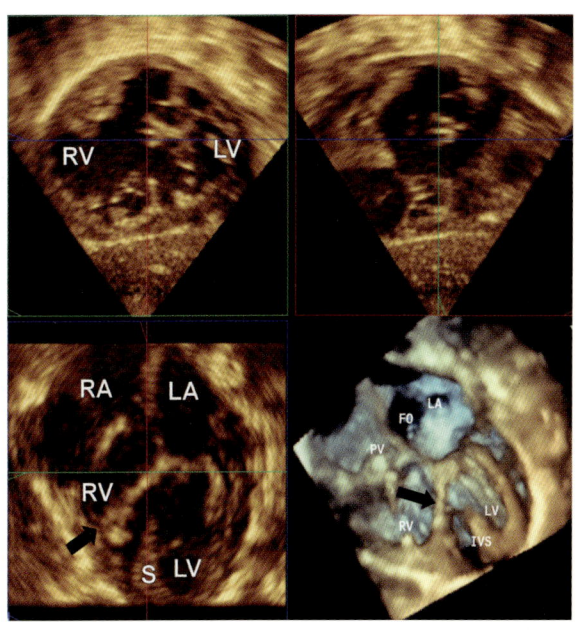

▲ 图 43-13　多平面重建模式显示二尖瓣骑跨

这幅图像为多平面重建模式下显示骑跨的二尖瓣及其细小的腱索。右下侧图显示附着于右心室的二尖瓣各部分（黑箭）。右下侧图为重组三维超声心动图显示的二尖瓣骑跨部分
FO. 卵圆孔；IVS. 室间隔；LA. 左心房；LV. 左心室；PV. 肺动脉瓣；RV. 右心室

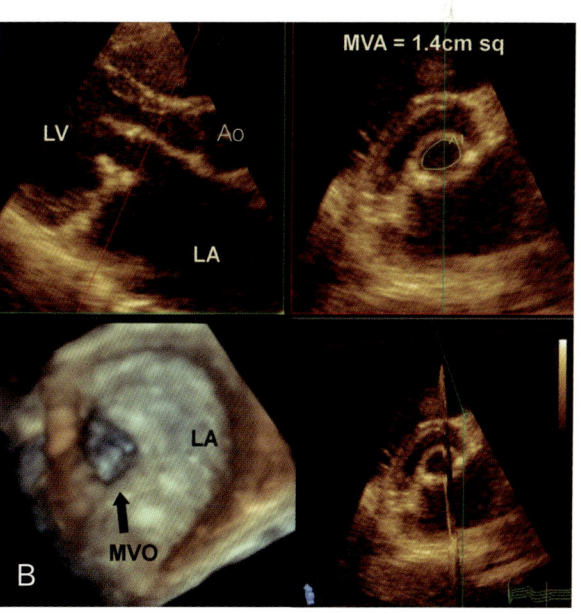

▲ 图 43-14　心率偏慢的青少年患者二尖瓣瓣口面积估算

A. 上方多普勒图像来自一例心率偏慢的青少年患者，所以可以应用压力减半时间计算二尖瓣面积（1.22cm²）。下方图片显示三尖瓣反流的右心室压力；B. 这幅图与图 A 来自同一个患者，应用三维超声心动图的多重平面重建模式计算二尖瓣面积为 1.4cm²，与压力减半时间计算结果差别不大。右下方三维超声心动图由左房角度显示真实的二尖瓣瓣孔（箭）
RVP. 右心室压力；Ao. 主动脉；LA. 左心房；LV. 左心室；MVA. 二尖瓣面积；MVO. 二尖瓣瓣孔

缩面积法尚未得到广泛推广，我们仍需要结合下面提到的方法来评估二尖瓣反流程度。

（二）左心房和左心室容积

对于原发性心脏瓣膜疾病患者，为合理选择外科手术时机，可以运用左心室收缩末期内径评价严重的二尖瓣狭窄[49]。该方法不适合用于左向右分流患者，例如室间隔缺损或动脉导管未闭，因为额外的分流可以影响房室体积和经过二尖瓣的血流。年轻人的原发性二尖瓣狭窄，需要与左冠状动脉起源异常相鉴别。左冠状动脉起源异常可导致心内膜下缺血和乳头肌功能障碍，超声心动图可见乳头肌僵硬萎缩以及来自异常起源冠状动脉的血流（图43-15）。

（三）肺静脉血流多普勒频谱分析

重度二尖瓣狭窄患者可以见到收缩期肺静脉血液反流。由于分流束可射入一条特定的肺静脉，因此这一方法需要取多条肺静脉进行测量[50]（图43-16）。这一方法受心脏舒张功能障碍、左心房压力升高及收缩期前向缓慢血流的影响，有一定的局限性。

（四）连续多普勒频谱监测反流束

对于严重的二尖瓣狭窄，可以应用连续多普勒频谱进行评估（图43-14A）。但该检测结果价值有限，提高其增益设置能增强多普勒信号。

（五）二尖瓣E峰优势

严重的二尖瓣狭窄中，脉冲多普勒超声分析显示E峰占优势。左心室舒张功能障碍可影响上述结果（图43-17）。

八、二尖瓣狭窄的多普勒定量评价

（一）脉冲多普勒评估二尖瓣反流分数、体积以及有效反流瓣口面积

测量二尖瓣和主动脉的每搏心输出量，两者差值可代表反流体积：$SV = CSA \times VTI = \pi d^2/4 \times VTI = 0.785 d^2 \times VTI$ [$CSA=$截面面积（cross-sectional area），$SV=$每搏心输出量，$VTI=$速度时间积分]。反流体积（regurgitant volume；mls）$=SV_{MV} - SV_{LVOT}$。反流分数$=(SV_{MR} - SV_{LVOT})/SV_{MV}$。这项技术广泛应用于成人患者，对选择合适的手术时机和手术术式具有重要作用[51]。儿童的CSA测量有一定局限性，因为公式中含有直径的平方，因此误差很容易被放大。同样也可以运用双平面辛普森法则（biplane Simpson's rule）计算左心室每搏心输出量减去由多普勒超声测定的左心室每搏心输出量测量儿童CSA，但是每搏心输出量测量的可重复性较差。

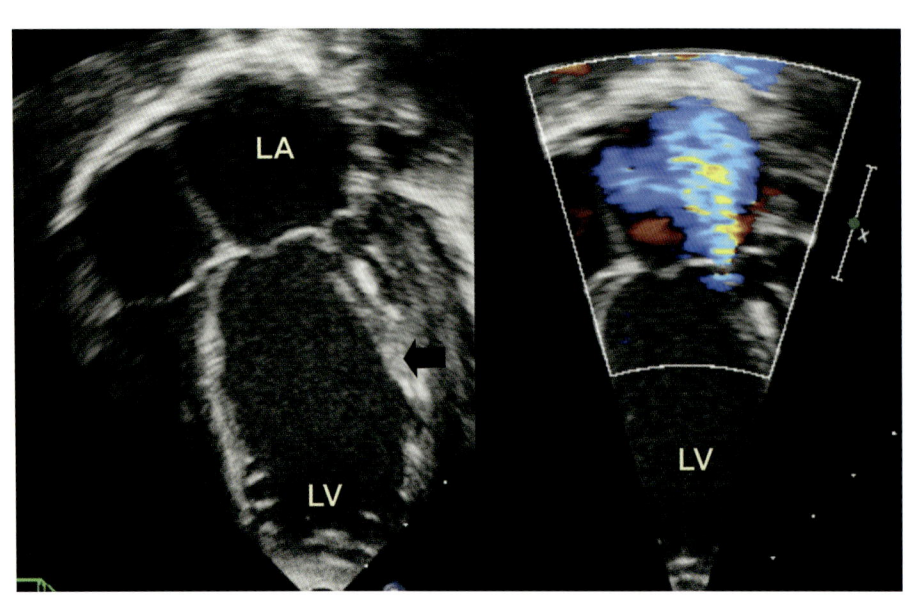

◀图43-15 左冠状动脉异常起源于肺动脉

这些图像来自于一个左冠状动脉异常起源于肺动脉的患儿，其乳头肌僵硬导致二尖瓣反流。左侧图显示僵硬的乳头肌（黑箭）。右侧图显示二尖瓣反流

LA. 左心房；LV. 左心室

第六篇 先天性心血管疾病
第 43 章 儿童二尖瓣解剖和功能畸形

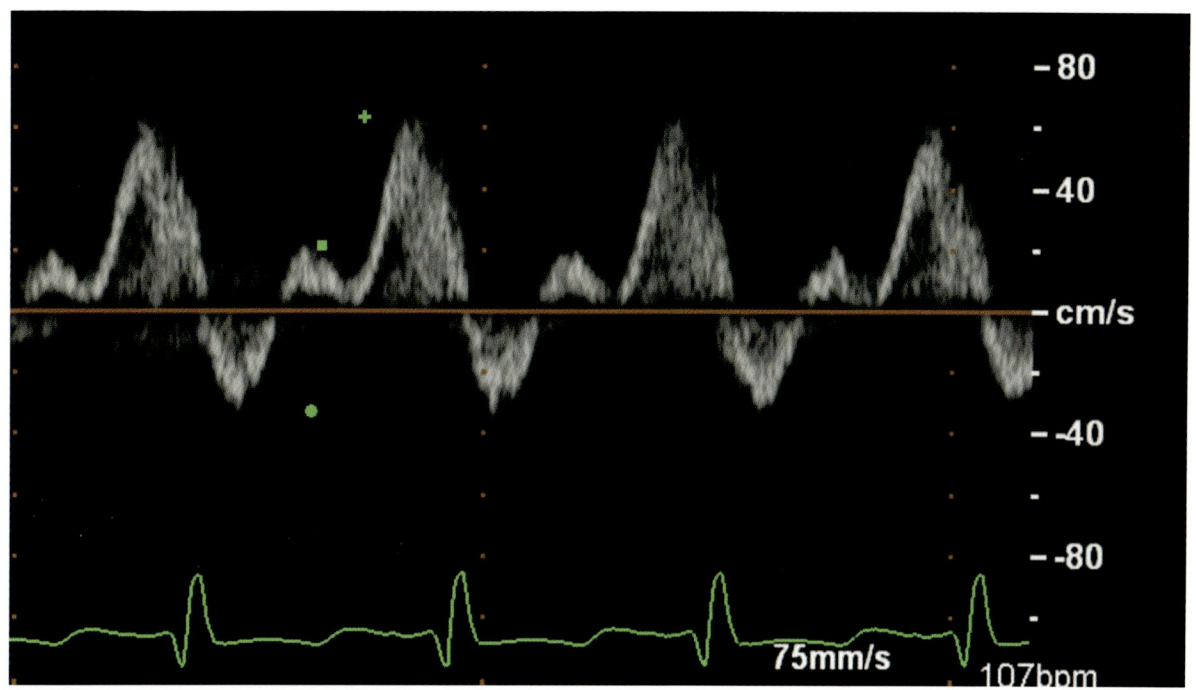

▲ 图 43-16 显著二尖瓣反流且左心室功能正常多普勒图像
上方多普勒图像来自于一例显著二尖瓣反流且左心室功能正常的患儿。注意心脏收缩过程中肺静脉的逆向血流

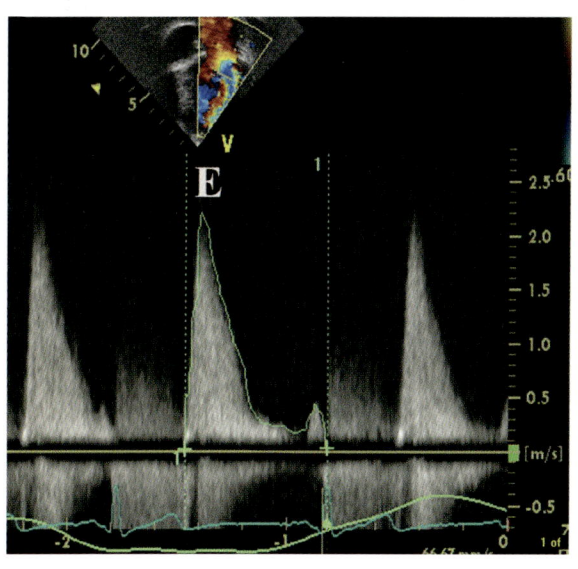

▲ 图 43-17 二尖瓣血流多普勒的 E 波
图片显示二尖瓣显著反流且不伴有狭窄的情况下二尖瓣血流多普勒的 E 波优势

（二）近端等速表面积法或血流汇聚法

近端等速表面积法的原理为当血流经过狭窄瓣口时，反流瓣膜上游的血液加速会导致血流通过反流口时流速显著加快，当流速超过机器设置和深度决定的值后会发生信号失真，可以见到围绕反流口的半圆形血流加速区。在彩色多普勒超声的实际操作中，将出现反流瓣口混叠现象时的数值设定为其 Nyquist 极限值。根据瓣口反流血流量计算公式如下：$2\pi r^2 \times Va$（r= 混叠速度半径，Va= 混叠产生速度）。有效反流瓣口面积计算公式如下：反流血流量 / 最大反流速度。该种测量方法的局限性为：血流加速区形状为非半圆形、存在多束反流、瓣叶粘连畸形难以准确判断边缘以及难以精确定位反流瓣口[52]。与实时三维超声心动图相比，近端等速表面积技术测量的数值是低于实际值的[47]。

九、二尖瓣脱垂

儿童二尖瓣脱垂（mitral valve prolapse，MVP）的发病率相对较低，主要见于结缔组织病患儿（如马方综合征等）。在三维超声心动图证实二尖瓣环为马鞍形结构以前，M 型超声心动图和部分二维超声心动图高估了二尖瓣脱垂的发病率[8]。胸骨左室长轴切面能够显示二尖瓣环及其两个高点，常用于二尖瓣脱垂的诊断（图 43-18）。另外，心尖区四腔切面仅显示二尖瓣环及其两个

1137

低点，一般不用于诊断[53]。根据这一诊断标准，Framinghan 等临床研究显示成人二尖瓣脱垂的发病率为 2.4%[54]。

二尖瓣脱垂主要发生于后瓣（壁瓣），可影响部分或全部瓣叶。二尖瓣反流导致瓣环扩张。组织学上可见瓣叶海绵层显著的黏液样变性伴黏多糖堆积。黏液样变性的瓣叶胶原组织和弹性纤维紊乱断裂[55,56]。腱索同样伴以硫酸软骨素/皮肤素、透明质酸为主的黏多糖堆积。增多的黏多糖导致组织结合水能力增强，肉眼见瓣叶和腱索呈胶冻状。

原发性二尖瓣脱垂为外显率可变的常染色体显性遗传疾病。连锁分析显示黏液性二尖瓣脱垂（myxomatous mitral valve prolapse，MMVP）为定

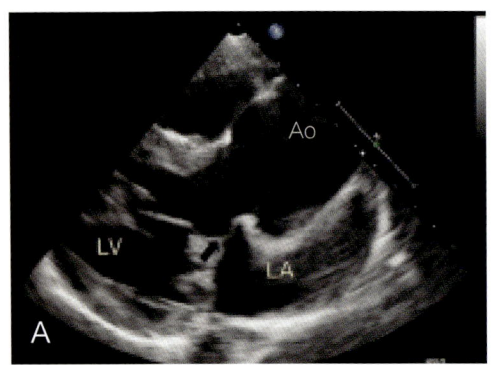
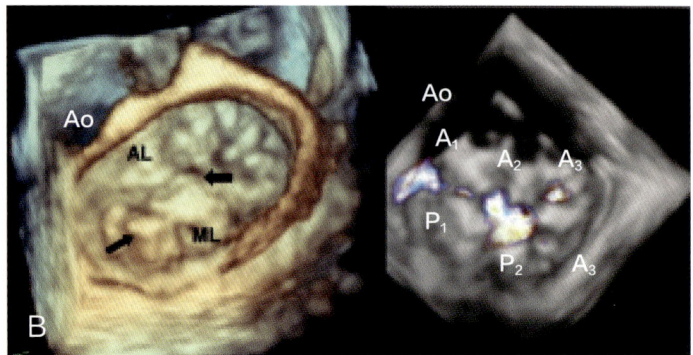
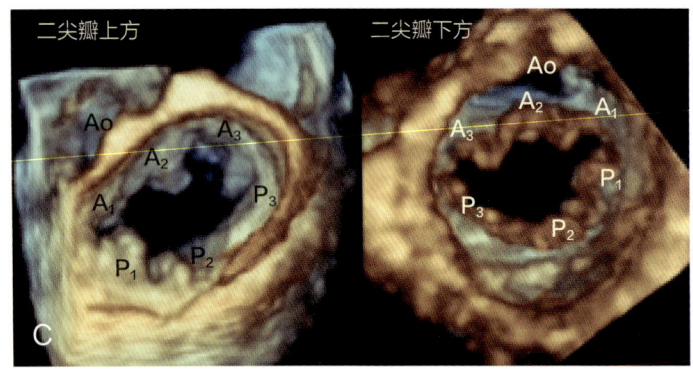
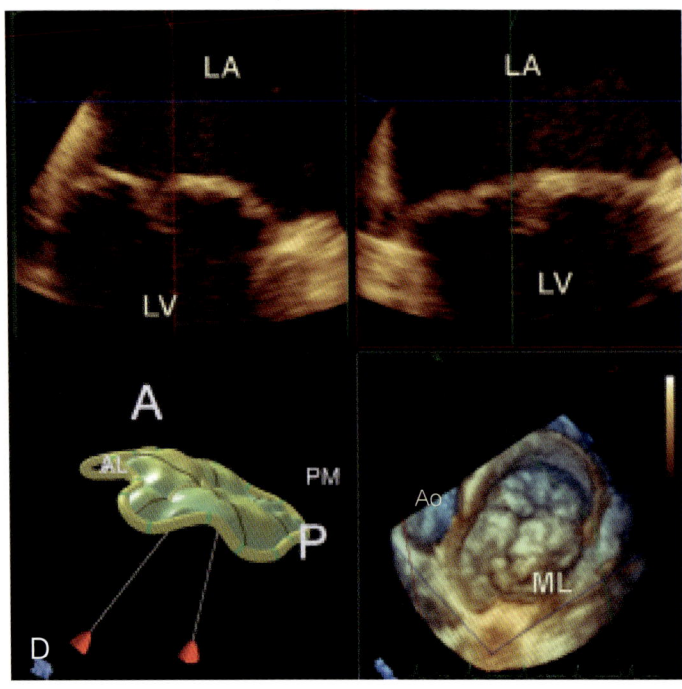

▲ 图 43-18 二尖瓣脱垂

A. 胸骨旁长轴切面显示二尖瓣脱垂的两个平面，以及位于二尖瓣瓣环高点之后的一部分前叶（黑箭）。B. 经食管三维超声心动图显示的二尖瓣脱垂。这幅图与图 A 来自于同一个患者，显示脱垂二尖瓣的细节（箭），右侧图显示反流的部位。彩色多普勒评价同样显示前后瓣叶被分割为 $A_1 \sim A_3$ 和 $P_1 \sim P_3$。二尖瓣由左心室角度观察。C. 这两幅图像自上而下和自下而上显示二尖瓣的分区，以及其发育不良和结合区域。$A_1 \sim A_3$ 和 $P_1 \sim P_3$ 代表二尖瓣前后叶的分区和为便于外科手术对其进行命名。D. 这一系列图像在多平面重建模式下，右下方三维超声心动图及上方两幅为二维超声心动图。左下方为一重构图片显示了如何应用 QLab 软件计算瓣环和脱垂部分的关系

LA. 左心房；LV. 左心室；AL. 主动脉瓣叶；Ao. 主动脉；ML. 壁叶；P. 后部；PM. 乳头肌

位于 16 号染色体的常染色体显性遗传疾病，而 MMVP2 则定位于 11 号染色体 p15.4 和 13 号染色体 q31.3～32.1[57,58]。二尖瓣脱垂的表现与多基因异常导致的肥厚型心肌病相似[6]。

二尖瓣脱垂的超声心动图评价：三维超声心动图不仅能够诊断二尖瓣脱垂，而且能显示其脱垂程度、瓣叶形态及瓣环大小等，是目前最具有决定性的诊断方法[59-61]。之前的研究中，二维经胸和经食管超声能提供二尖瓣的瞬时影像，然而无法观察全部，因此一般主张采用多个切面进行观察（在 20°，可见 A_3-P_1 脱垂；在 60°，可见 P_3-A_2-P_1 脱垂；在 90°，可见 P_3-A_1 脱垂；在 120°～160°，可见 A_2-P_2 脱垂）[62]。

经胸三维超声心动图能够准确诊断儿童二尖瓣脱垂，而青少年患者首选 TEE。TEE 能够应用变焦模式实时评估二尖瓣开启与闭合，克服了多切面造成的伪影问题（图 43-18B 和 C）。这项技术的缺点是帧数较低，然而二尖瓣一般处于近场，分辨率相对充足。重要的是，TEE 能准确显示二尖瓣脱垂的瓣叶形态、瓣叶位置以及反流程度（图 43-18B）。目前，最新的分析软件包可以量化二尖瓣脱垂的程度并将其与瓣环高度，接合区域以及环形和小叶面积相关联（图 43-18D）。这项技术可以用于心外科修复术前后评价治疗效果及其与持续二尖瓣反流的关系。

由四腔心切面可以获得二尖瓣瓣叶和瓣环的多角度视图。由于二尖瓣瓣叶成像于轴面，该视图可提供最佳的分辨率。如果四腔心切面无法准确显示脱垂的瓣叶，需由胸骨旁长轴切面进一步评估，然而在该角度二尖瓣于侧面成像，因此分辨率相对较低。

十、临床表现

儿童二尖瓣疾病的症状表现多样，不仅受狭窄和（或）反流程度的影响，而且与缺损的位置和严重性相关。一部分婴儿或儿童没有临床症状，仅在常规查体中因心脏杂音而发现二尖瓣疾病。另外一部分婴儿发病较早，主要症状包括喂养困难、生长发育迟缓、呼吸急促、多汗以及反复呼吸道感染，

一般没有明显的心功能改变。心源性休克主要是由伴随的其他畸形导致的（如主动脉缩窄）。

二尖瓣狭窄的体格检查包括舒张中期杂音和舒张末期由心房收缩引起的杂音。杂音的性质为柔和低调的隆隆样杂音，应用钟形面听诊更为清晰。杂音一般较为柔和且容易遗漏，除非临床上高度怀疑二尖瓣疾病。与成人风湿性二尖瓣狭窄不同，儿童听诊提示第一心音减低，发生肺动脉高压时肺动脉瓣区第二心音增强、分裂。合并左向右分流的室间隔缺损或动脉导管未闭的患儿，如果其房间隔完整，则导致瓣膜血流增加，这种情况下，很难判断二尖瓣狭窄对临床症状的影响。如果舒张期杂音比缺损形成的杂音响亮，则高度怀疑二尖瓣狭窄。

二尖瓣反流杂音特点为高调的与 S_1 一致的全收缩期杂音，难以区分第一心音和第二心音。该杂音多在胸骨左下缘和心尖部听到，向左侧腋下和背部传导。二尖瓣反流的杂音可能与第三心音或由舒张期血流入左心室引起隆隆样杂音。二尖瓣狭窄或二尖瓣反流的患儿均可以出现肝大和呼吸频率增快。

二尖瓣脱垂听诊可出现一个连续的收缩中期喀喇音，是由于瓣叶于收缩期脱垂入左心房或腱索突然绷紧所致。在胸骨左下缘或心尖区可闻及收缩中晚期高调杂音，始于喀喇音之后，由二尖瓣反流引起。喀喇音和随后反流杂音的发生时间取决于左心室负荷量。例如，站立姿势时左心室前负荷降低，听诊可闻及收缩早期接近于 S_1 的喀喇音；相反，蹲踞姿势时左心室前负荷升高延缓瓣叶脱垂，听诊可闻及接近于 S_2 的喀喇音。左心室收缩力降低或后负荷增加也可以延缓喀喇音出现时间。需要注意的是，并不是所有患者都存在上述心脏杂音。

十一、心电图

如果患儿的狭窄和（或）反流较轻微，则 ECG 可能无明显异常。而对于中度或重度二尖瓣畸形的患儿，ECG 并不能作为诊断依据，但可通过 ECG 早期观察到由于二尖瓣畸形导致的左心房

增大（left atrial enlargement，LAE）。左心房增大的诊断标准包括Ⅰ、Ⅱ、aVF、V₅及V₆导联上宽大的双向P波，V₁导联有P波后的较大负向波，终段负向波大于1mm，时限超过40ms（图43-19）。如果出现肺动脉高压，ECG可出现右心室肥大、电轴右偏及右心房扩大的表现。

十二、X线检查

胸部X线片对于诊断儿童心脏疾病的敏感度不高，因此不作为常规筛查手段。即使通过超声心动图确诊了二尖瓣疾病，由于胸部X线片对临床治疗影响不大，并不是必需的。然而，但是二尖瓣狭窄或反流患儿行心外科手术和心导管介入术前需常规进行胸部X线片检查，判断是否存在左心缘平直、肺动脉突出和肺静脉充血。

十三、磁共振检查

虽然MRI在评估部分先天性心脏畸形中有重要价值，但由于超声心动图具有良好空间分辨率，因此对二尖瓣瓣膜的评价优于MRI。MRI有助于部分患者的血流动力学评估。例如，MRI能够通过每搏输出量减去主动脉血流量相对精确地测量二尖瓣反流量。另外，通过MRI测量心室容积与二尖瓣反流量高度相关，且优于超声心动图[63]。虽然2008年AHA/ACC指南推荐通过依据线性参数确定左心室大小，评价成人瓣膜疾病。通过MRI测量的心室容积（儿童需要以单位体表面积计算）对于评价外科手术时机具有重要价值。MRI也能够应用面积法测量反流瓣口的解剖面积。在成人，反流瓣口的解剖面积与MRI测量的反流指数、心导管和超声心动图测量的反流严重程度有关[64]。

十四、血流动力学评价

对于二尖瓣疾病患儿，即使是接受手术治疗的严重病变患儿，由于超声心动图对二尖瓣成像优于血管造影，因此不常规行诊断性心导管检查。通过多普勒超声心动图测量的平均二尖瓣压力差与经心导管检查所测量的数值存在相关性[43]。然而对伴有其他心脏畸形的二尖瓣疾病患儿，血流动力学评价仍是有价值的。例如，一个同时存在左心房增大、二尖瓣狭窄及室间隔缺损的有症状患儿，可以通过心导管检查计算$Q_P:Q_S$值，从而能够区分左心房高压是由二尖瓣狭窄引起还是左向右分流导致的容量负荷引起的。

对单纯二尖瓣狭窄的患儿进行心导管检查，通过血氧饱和度测定可评价由于肺水肿导致的轻度氧饱和度减低，或明确是否存在左向右分流（例如卵圆孔未闭）。另外，血流动力学评价可以发现是否存在肺动脉高压。肺毛细血管楔压和左房压力升高，表现为"a"波抬高。但对于瓣上假性狭窄的患儿，"v"波大于"a"波且左心室收缩末期压力也经常升高[65]。同时测量肺动脉毛细血管楔压和左心室压力能得到心脏舒张压力差。肺动脉高压患者行血管造影的风险很高，如果不是计划行经皮球囊二尖瓣成形术，一般不进行该项检查。

对于拟行外科手术治疗的二尖瓣反流患儿，心导管检查也不是常规项目。但是对肺动脉高压患儿或狭窄和反流混合型的患儿，心导管检查能提供许多帮助。经心导管检查可发现左心室舒张末期压力、左心房压力（表现为宽大"v"波）和肺毛细血管楔压升高。通过血管造影能发现轻重不一的左心房浑浊化，Ⅰ级浑浊化见于轻度二尖瓣反流，而包括肺静脉延迟排空的完全性左心房浑浊化（Ⅳ级）见于重度二尖瓣反流。但是，血管造影有可能导致肺动脉高压危象，因此需要特

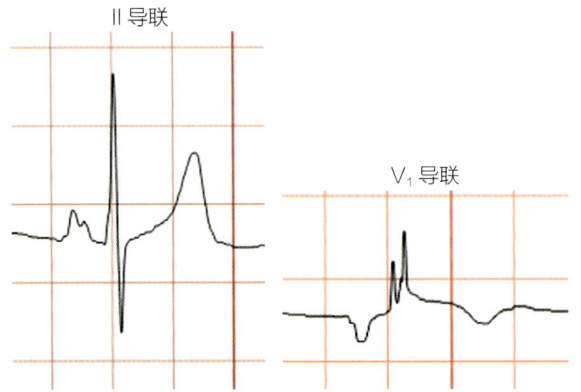

▲ 图43-19 1例12岁的二尖瓣狭窄患儿的心电图表现
图示Ⅱ导联和V₁导联的P波低于等电线，V₁导联的心右室支与临床肺动脉高压表现一致

别谨慎。

十五、先天性二尖瓣狭窄的治疗和预后

（一）药物治疗

对先天性二尖瓣狭窄患儿的治疗取决于狭窄的严重程度和是否存在其他畸形。轻度或中度二尖瓣狭窄患儿在不需要行外科手术或介入治疗时，推荐应用利尿药。严重者可以通过心导管行经皮球囊二尖瓣成形术、外科手术行二尖瓣成形术或二尖瓣置换术（mitral valve replacement，MVR）。所有的先天性二尖瓣狭窄患者需要终生定期随访，监测二尖瓣跨瓣压力阶差，判断是否存在二尖瓣反流和其他畸形及可能出现的并发症，包括生长发育迟缓、右心室与肺动脉压力升高、心房颤动、呼吸系统感染及感染性心内膜炎。小于 2 岁的患儿在一年中 RSV 流行期间，需每月接受帕利珠单抗（palivizumab）治疗预防 RSV 感染[66]。建议患儿每年接种流感疫苗。目前不推荐对未植入人工瓣膜的患儿常规预防感染性心内膜炎，然而建议其保持良好的口腔卫生，定期进行牙科检查[67]。

（二）经皮球囊瓣膜成形术与外科手术的比较

McElhinney 等[68] 对 1985—2003 年在波士顿儿童医院接受治疗的 108 名严重二尖瓣狭窄患儿进行研究，其中 64 名（59%）患儿接受了经皮球囊瓣膜成形术，包括标准的二尖瓣狭窄、双孔二尖瓣或降落伞二尖瓣。球囊扩张使跨瓣峰压和平均压分别降低 33% 和 38%，但是 28% 可出现二尖瓣反流并发症。33 名（31%）患儿接受了二尖瓣瓣膜成形手术，这一部分患儿多存在二尖瓣瓣上狭窄、同时伴有明显的二尖瓣反流或其他心脏畸形（如室间隔缺损）。有 11 人（10%）接受了 MVR。对于瓣膜成形手术或 MVR 的选择取决于术中对二尖瓣可修复性的评估。有 24 名患儿在经皮球囊瓣膜成形术（n=18）或外科手术（n=6）后再次接受 MVR。大约 3/4 接受 MVR 患儿的心脏瓣膜植入于瓣环上区域。由于以上三组患儿的基线资料差距较大，无法得出哪种方法预后最佳。

由于先天性二尖瓣狭窄种类多样、多伴随其他心脏畸形，因此该类疾病的外科手术治疗具有一定挑战性。如果存在瓣上狭窄，同时伴有其他心脏异常（如主动脉瓣下狭窄、主动脉缩窄等）或者伴有明显二尖瓣反流，则外科手术治疗优于经皮球囊瓣膜成形术。腱索间隙被瓣叶组织遮盖或腱索过粗致间隙狭小者，可行腱索修整开窗术，并将瓣环下组织切除或部分切开粗大的乳头肌。关于手术技术的详细讨论超出了本章的范围，但感兴趣的读者可以参考 del Nido 和 Baird 的综述进行更深入的研究[69]。

最近一项多中心回顾性队列研究显示经超声多普勒评价，外科手术可降低 60%～70% 的跨瓣压差，而死亡率不足 10%[68,70]。然而，中度或重度二尖瓣狭窄仍是治疗难点，10%～25% 的患者在手术后仍需重复行经皮球囊二尖瓣成形术或 MVR[68,70]。婴儿接受手术后可出现的问题是为了缓解狭窄与死亡率增加和后期选择减少有关。部分患儿由于肺动脉高压导致难以接受心脏移植，而由于瓣环直径过小也难以行 MVR。因此，对存在严重二尖瓣狭窄的患儿，早期诊断能改善其预后。如果在新生儿时期发现狭窄，可立即行 Norwood 或 Hybrid 手术，暂时靠单心室维持循环。同样，在肺血管发生改变之前，也可行心脏移植手术。相反，在没有其他二尖瓣异常的情况下，二尖瓣瓣上型狭窄预后良好，只有 10% 患者存在明显的术后二尖瓣反流，且很少需要再次治疗[68,71]。

（三）二尖瓣置换术

先天性二尖瓣狭窄的治疗一般不将 MVR 作为首选。对于年龄较小的患儿，由于部分患儿需要瓣环上植入瓣膜，且目前缺乏小型人工瓣膜，因此其接受 MVR 治疗有很多限制。即使没有显著的人工瓣膜梗阻，瓣环上瓣膜植入也可损伤左心房顺应性并导致肺动脉高压[65]。人工瓣膜，尤其是生物人工瓣膜的寿命较短，也是一个难以回避的问题[72,73]。小儿心脏病协会对 102 名年龄小于 5 岁且接受 MVR 的患儿进行研究，发现其中

29人（28%）在平均4.8年后再次接受MVR[73]。接受二次MVR最常见的原因是人工瓣膜狭窄（83%）。其中年龄小于2岁，首次人工瓣膜＜20mm是接受二次MVR最主要的危险因素。术后患儿（尤其是婴幼儿）需要华法林抗凝也是另一个难点。最后一点，即使婴幼儿患者的跨瓣压力得到改善，但术后死亡率仍然很高[72,74]。对118名小于5岁并接受MVR的儿童进行长达30年的随访发现，影响术后生存率的因素包括年龄小于1岁、早期需要再次MVR以及行MVR时同时合并其他修补术者。瓣上型瓣膜置换术后置入心脏起搏器的概率降低，但在该队列研究的后半部分时间（1991—2006）生存率降低[75]。目前有研究报道，儿童（包括婴儿）可接受牛颈静脉植入物支架置入术（例如Melody瓣膜），且短期内效果理想[76]。

儿童时期行MVR面对的主要问题是患儿与人工瓣膜匹配度降低。Eble等[77]对接受MVR后存活的患儿进行评估，发现其置入的人工瓣膜直径不超过超声心动图测量瓣环的1个Z值，提示人工瓣膜过大导致预后不良。Caldarone等[78]也进行相似的临床研究，发现人工瓣膜大小与患儿体重的比值是评价5岁内接受MVR患儿死亡率的独立预测因子。Alsoufi等[79]也发现人工瓣膜大小与体表面积的比值能够预测二尖瓣环比率，是预测死亡率的独立因子。过大的人工瓣膜能够导致左心室流出道狭窄或梗阻、人工瓣膜移动性损伤和传导系统功能障碍。以上数据表明，试图通过增大人工瓣膜来降低二次MVR收效甚微。瓣环发育不良的患儿不适合行MVR，建议接受二尖瓣瓣环扩大术。

与机械瓣膜相比，生物瓣膜由于直径过大、损坏速度快，导致再次手术概率增加，在应用与儿童患者过程中存在较多限制[80]。但生物瓣膜置换术后无须应用华法林抗凝，更适合女性青少年或口服抗凝血药依从性不佳的患儿。妊娠期接受生物瓣膜安全性较高，瓣膜相关并发症发生率较低，并且患者心功能良好，因此生物瓣膜在上述患者中仍然是一个很好的选择。生物瓣膜损坏后，可以接受经皮"瓣中瓣"法再次置入Melody瓣膜，但这项技术目前经验尚不足[81]。与其他生物瓣膜相比，同种移植在二尖瓣置换术中应用甚少且二次手术率高。

总之，严重二尖瓣狭窄的治疗具有一定挑战性，再次手术率和死亡率均较高。然而，轻度或中度二尖瓣狭窄患儿的预后相对较好。Tierney及其团队对生后6个月内诊断为二尖瓣狭窄并行置换术的患儿进行研究，二尖瓣治疗（介入治疗或手术）或死亡的独立预测因子为较高的二尖瓣平均压力差，Z值矫正后较低的左心室舒张期长度[82]。二尖瓣平均压力差小于2mmHg的患儿无须接受治疗也可长期生存，而二尖瓣平均压力差＞5.5mmHg的患儿，85%接受治疗或死亡，但二尖瓣瓣膜形态并不能预测预后，该研究并未纳入瓣上型狭窄这一类型。对于降落伞二尖瓣或降落伞样偏心型二尖瓣患儿，接近60%可维持双心室循环，但伴随其他心脏畸形的患儿90%以上需要接受心导管或手术治疗。在可维持双心室循环的患儿中，在随访时只有大约1/2的患儿存在二尖瓣狭窄，约1/3存在二尖瓣反流[83]。因此，需要治疗的降落伞二尖瓣患儿相对较少[37,83]。

十六、二尖瓣反流的治疗和预后

与先天性二尖瓣狭窄类似，先天性二尖瓣反流的婴儿和儿童首先考虑药物治疗。推迟至1岁之后行二尖瓣介入术可以避免由于瓣口过小导致的MVR并发症。而二尖瓣修复术（mitral valve repair，MVP）是不可行的。但是由于左心室和二尖瓣瓣环扩张可以导致反流加重，因此大型左向右分流需尽早矫正[84]。治疗原则包括科学摄入热量以保障体重增加，监测肺动脉压力的升高和是否存在心律失常，积极治疗呼吸道感染，按时接种流感疫苗，而且对于小于2岁的婴幼儿接种帕利珠单抗以预防RSV感染。虽然没有足够的临床证据支持，但降低后负荷和应用利尿药是有价值的。

手术治疗：先天性二尖瓣反流手术治疗的目标是维持正常的二尖瓣功能[84,85]。Carpentier等[86]描述了用于治疗二尖瓣反流的二尖瓣重建手术。Stellin等对48名接受二尖瓣反流手术的儿童进行研究。48 名患儿中仅有 2 名为婴儿，也间接反映了将外科手术推迟至 1 岁以后的趋势。主要应用的手术术式为裂隙缝合术（该研究排除了房室间隔缺损）、瓣环成形术、腱索缩短术、结合区成形术及瓣口闭合术。10 年再次手术的概率为 80%，15 年生存率接近 95% 及 20 年生存率接近 85%，这项研究证明了保守外科手术的可行性（例如，二尖瓣修复术而不是 MVR），同时避免了 MVR 的手术并发症。另外，研究发现对严重二尖瓣关闭不全的患儿延迟手术直至出现严重症状，与晚期左心室功能障碍无关[87]，这也进一步支持了尽可能延缓手术时间的做法是正确的。如果婴儿时期必须行外科手术治疗，人工腱索置换术是有效的[88,89]。术后残余二尖瓣反流是死亡或者二次手术的强有力的预测因子，然而，术后轻度二尖瓣狭窄是可以接受的[90]。对手术技术感兴趣的读者可以参考 Ohye 的综述[91]。

十七、二尖瓣脱垂的治疗和预后

对于严重二尖瓣反流患者，可以行二尖瓣修复手术治疗，例如，由于破裂或腱索严重伸长而导致连枷二尖瓣的患者。与 MVR 相比，由于二尖瓣脱垂的外科修复术并发症少而广受推荐，但上述手术需要在有经验的心脏中心进行[92]。与二尖瓣后叶修复相比，前叶修复术接受二次手术的风险较高。手术前需要考虑的因素包括反流严重程度、左心室收缩功能（二尖瓣脱垂患儿的左心室收缩功能一般正常）、左心室收缩末期和舒张末期容积、肺动脉压力、临床症状和是否存在心房颤动（房颤在青少年时期相对少见）。二尖瓣脱垂青少年患者接受二尖瓣手术的指征包括：①伴严重二尖瓣反流和 NYHA Ⅲ级或Ⅳ级的有明确症状的患者，②伴严重二尖瓣反流和左心室收缩功能障碍（射血分数＜0.60）但无症状的青少年患者[49]。在伴二尖瓣反流和严重左心室功能障碍的有症状患者中，首选心脏移植而不是二尖瓣修复术或置换术。

由于大多数二尖瓣脱垂患儿症状轻微无须干预，因此二尖瓣脱垂的医疗管理主要是心理安慰治疗（reassurance）。对于大多数患儿来说，推荐定期合理锻炼。对于中度或重度左心室扩大和主动脉根部扩张的患儿，需限制竞技性体育运动。建议所有二尖瓣脱垂患儿都排除结缔组织疾病，如马方综合征或 Ehlers-Danlos 综合征，也需要排除代谢性疾病。轻度二尖瓣脱垂且无症状的患儿很少见（每 2~5 年），而中度或重度二尖瓣反流且有症状或伴随主动脉根部扩张的患儿更为常见。考虑到部分二尖瓣脱垂为家族遗传性，推荐患儿的一级亲属行超声心电图筛查。

术后需要预防血栓形成并发症，幸运的是，儿童及青少年患者发生此类并发症的风险相对较低。推荐伴随短暂脑缺血或心房颤动的二尖瓣脱垂患者接受阿司匹林治疗（75~325mg/d）。有卒中病史、心房颤动或左心房血栓（Ⅰ级证据）的患者接受华法林治疗，口服华法林期间国际标准化比率（international normalized ratio，INR）保持在 2.0~3.0。

第 44 章 主动脉狭窄
Aortic Stenosis

Joshua M. Friedland-Little　Jeffrey D. Zampi　Robert J. Gajarski　著
韩　波　范右飞　译

一、概述

先天性左心室流出道梗阻包含许多疾病，梗阻可以发生于主动脉瓣、瓣上或瓣下水平。每种疾病的发生、进展及自然病程各不相同。同时，它们在病理生理学、临床表现及疾病评价上具有许多共同点。这一章节主要讲述双心室儿童的左心室流出道梗阻（left ventricular outflow tract obstruction，LVOTO）。HLHS 及其相关疾病在其他章节讨论（详见第 46 章）。

二、流行病学

左心室流出道梗阻最常见的类型是主动脉瓣狭窄（valvar aortic stenosis），占 80%~85%[1]。主动脉瓣结构异常从无症状的畸形（二叶式主动脉瓣）到严重的导管依赖性缺损（临界性主动脉瓣狭窄）。这些畸形构成了最常见的一类先天性心脏病。通过尸检[2,3]及超声心动图筛查[4]发现二叶式主动脉瓣约占总体人群的 1%。临床上严重的主动脉瓣狭窄较少见，报道发生率为每千例活产 0.2~0.4 例[5,6]。婴儿期严重的主动脉瓣狭窄约占该类疾病的 10%[7]。先天性主动脉疾病男性多见，二叶式主动脉瓣男性患者占 65%[8]，先天性主动脉瓣狭窄男性患者占 70%~80%[1,9]。主动脉瓣疾病发病风险与种族有关，与白种人相比，非洲裔美国人二叶式主动脉瓣[10]和严重主动脉瓣狭窄的发病率较低[11]。

儿童左心室流出道狭窄发病第二位为主动脉瓣下狭窄（subvalvar stenosis），约占 15%[1,12]。与主动脉瓣狭窄类似，瓣下狭窄也常见于男性，男女比例为（1.5~2.5）：1[13,14]。瓣上狭窄的发病率最低，大约每 20 000 例活产存在 1 例[15]。瓣上狭窄常见于 Williams-Beuren 综合征，包括家族性和散发性两种。虽然该综合征男女比例相似，但许多文献报道，瓣上狭窄男性发病率稍高，为 52%~55%[16,17]。男性 Williams-Beuren 综合征瓣上狭窄的发病率较高且病情更为严重，但机制不明[18]。

三、胚胎学和病理学

（一）主动脉瓣狭窄

人类主动脉瓣膜形态发育始于胚胎发育的大约第 30 天，在原始心管发生后不久[19]。主动脉瓣发育始于流出道的心肌细胞产生细胞外基质（主要为蛋白聚糖和透明质酸）。细胞外基质的沉积导致流出道内皮细胞"肿胀"，这些肿胀的内皮细胞亚群被诱导至内皮 - 间质转化过程，之后新的间质细胞迁移并定植在间质细胞聚集区域[19,20]。VEGF 在调节流出道心内膜垫内皮细胞增殖及其向间质转化过程中起重要作用。参与内皮 - 间质转化过程的其他因子包括 TGF-β、BMP2、WNT 及 Notch 信号通路[19]。神经嵴细胞也同样参与流出道心内膜垫的形成和半月瓣的形态发生[21,22]。

流出道心内膜垫形成后，它们继续融合并延长形成原始的主动脉和肺动脉瓣。当瓣膜间质细胞开始分化时，它们不再表达间充质标记物，转而开始表达结缔组织细胞标记物[19]。分化的细胞在胚胎发育阶段增殖逐渐减少，直至出生后瓣叶基本不再增殖。发育瓣叶中的细胞外基质同样经历重构过程，伴随着胶原蛋白和蛋白聚糖的沉积。直至出生后，瓣叶中的弹力蛋白（elastin，ELN）开始沉积[23]。

成熟的主动脉瓣由三个瓣叶构成，即三叶瓣和结合区域（图 44-1）。瓣膜由一个与三叶瓣相连的纤维环（即瓣环）围绕。每一个主动脉瓣传统上根据其相应的 Valsalva 窦命名，即右冠瓣、左冠瓣及无冠瓣（图 44-2）。经过尸检发现，三叶瓣的三个瓣叶大小相当。对于"正常"主动脉瓣，瓣叶直径变化很小[24]。每一个主动脉瓣叶由三层细胞外基质组成，外层被薄层内皮细胞包围[19]。主动脉瓣表面内皮下第一层为纤维层，由纤维细胞和周围排列的胶原纤维组成。瓣膜心室面内皮下为心室肌层（ventricularis），主要由放射状排列的弹力蛋白纤维组成。在纤维层和心室肌层之间的为海绵层（spongiosa），由成纤维细胞、蛋白聚糖及间充质细胞组成，具有可压缩性。

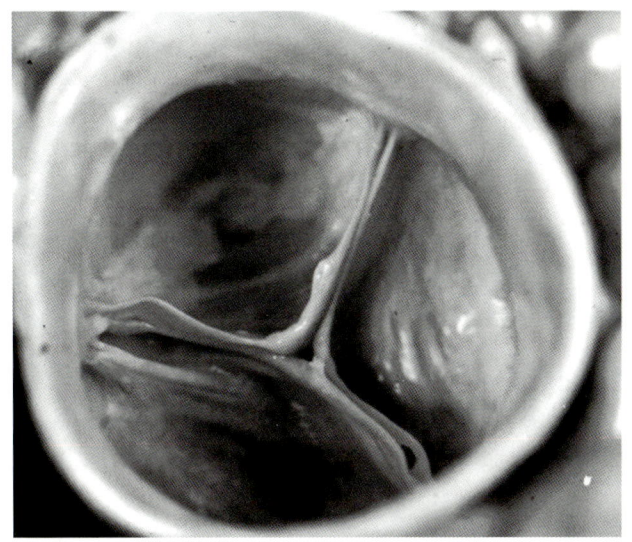
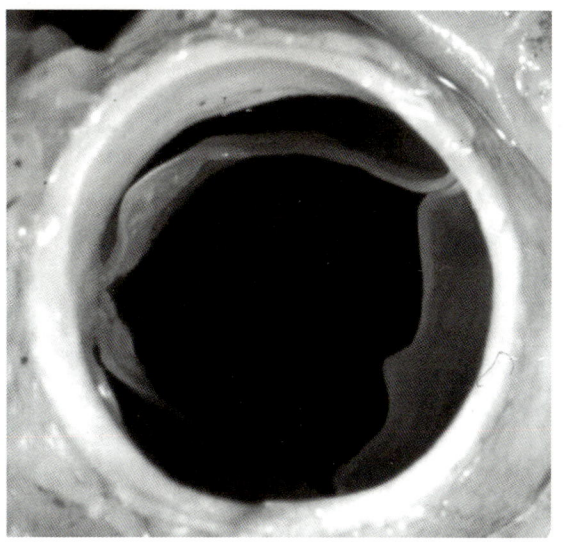

▲ 图 44-1　由主动脉角度观察到的正常主动脉瓣
A. 舒张期；B. 收缩期

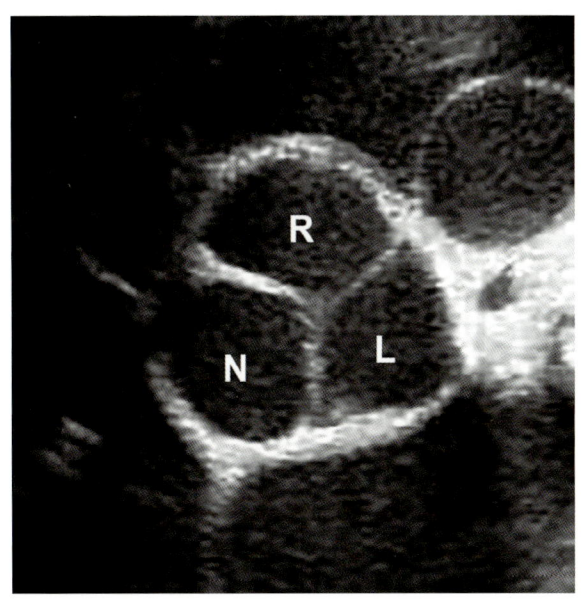

▲ 图 44-2　正常主动脉瓣
超声心动图胸骨旁短轴切面观察到的正常主动脉瓣。右冠瓣（R）、左冠瓣（L）和无冠瓣（N）如图所示

目前最常见的先天性主动脉瓣异常是两个瓣叶局灶性或完全性融合，形成二叶主动脉瓣。融合部分常常有纤维嵴或缝隙。大约 95% 的二叶主动脉瓣的瓣叶大小不等[25]，较大融合的瓣叶上常有缝隙（图 44-3）。70%～85% 的病例发生右冠瓣和左冠瓣融合[8,25,26]。而左冠瓣和无冠瓣的融合非常少见。二叶主动脉瓣的患儿，出生时血流动力学正常，仅有不足 2% 的病例在青少年时期发生狭窄或功能障碍[27]。疾病临床症状的发展与瓣叶形态有关，与其他瓣叶融合相比，右冠瓣与无冠瓣融合发生主动脉瓣狭窄或功能障碍的风险增加 2 倍以上[8]。

与二叶主动脉瓣相比，单叶主动脉瓣更少见。单叶主动脉瓣的特征为两个瓣叶部分或完全融合（单叶、单联合），或所有三个瓣叶的完全或部分

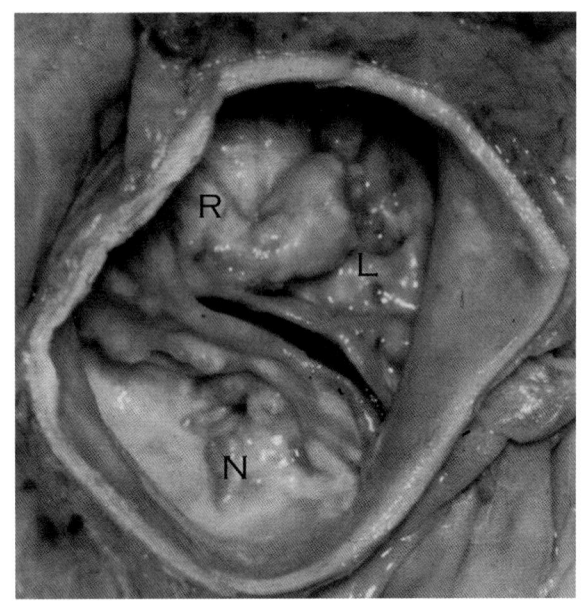

▲ 图 44-3 二叶主动脉瓣伴狭窄的病理标本

大部分病例中，右冠瓣左冠瓣在冠状动脉内联合区域相融合，融合处增厚
N. 无冠瓣；R. 右冠瓣；L. 左冠瓣

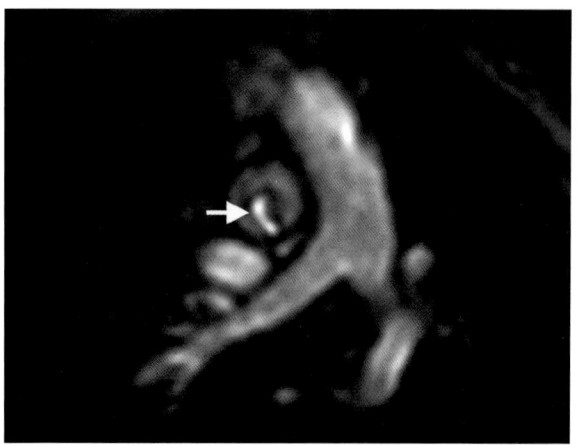

▲ 图 44-4 心脏斜矢状位磁共振图像

图示主动脉瓣（单叶、无联合）伴后侧位联合（由箭标记）。磁共振图像来自于一名主动脉缩窄修复术后的 3 岁 Turner 综合征女性患儿

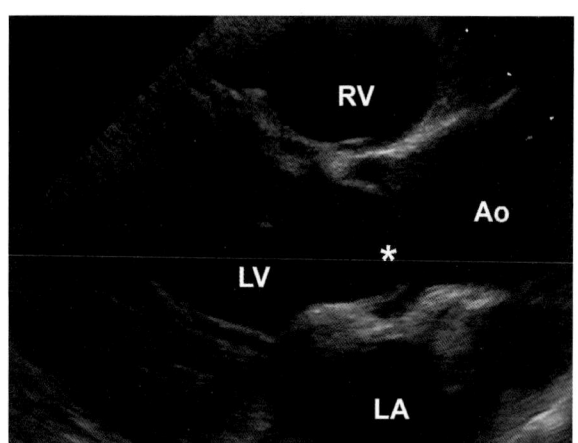

▲ 图 44-5 超声心动图胸骨旁长轴切面显示二叶式主动脉瓣伴狭窄

瓣叶的"隆起"部分由星号标记。这幅图像来自于即将接受球囊主动脉成形术的 11 岁男性患儿
RV. 右心室；LV. 左心室；Ao. 主动脉；LA. 左心房

融合（单叶、无联合）[28]。在单叶、单联合病例中，最常见的是单一的后侧位置联合（图 44-4）[29]。由于瓣膜形态更为异常，单叶主动脉瓣与二叶相比往往更早出现临床症状[30]，并且更容易在新生儿期出现严重的导管依赖性主动脉瓣狭窄。伴有瓣叶发育不良的三叶主动脉瓣，也会在幼年时期发生严重狭窄，但发生率低于二叶式或单叶式主动脉瓣。无论瓣叶数量多少，主动脉瓣狭窄往往是由于"隆起"瓣叶开放不全导致有效瓣口缩小（图 44-5）。瓣环发育不良导致的狭窄更少见，主要见于 HLHS。二叶或三叶主动脉瓣钙化并狭窄，常见于成人，儿童少见。二叶主动脉瓣钙化导致的狭窄往往出现于 40 岁之后，而其他无症状的瓣膜疾病在 20 岁之后即可出现狭窄[31]。

无论是否存在狭窄，二叶主动脉瓣往往伴有升主动脉或主动脉根部扩张（图 44-6）。至少 50% 的二叶主动脉瓣患儿（包括儿童和青少年）伴有升主动脉轻度扩张，而主动脉根部轻度扩张约占 22%[32]。中度或重度升主动脉或主动脉根部扩张的发生率分别为 16% 和 5%。明显的狭窄并不会增加主动脉扩张的风险，中度以上的主动脉瓣狭窄发生主动脉根部扩张的概率反而小于轻度狭窄的患者[32]。

主动脉瓣狭窄伴随其他畸形的比例在已发表的文献中大于 25%，较为常见的为主动脉缩窄（aortic coarctation，CoA）、动脉导管未闭及室间隔缺损[33]。有关主动脉缩窄和二叶主动脉瓣的相关性文献较多，20%~85% 的孤立性主动脉缩窄伴有二叶主动脉瓣[31]。左心室流出道梗阻可导致向心性左心室肥大，常见于血流动力学异常的严重狭窄患者。严重主动脉瓣狭窄的新生儿病例，由于胎儿期存在左心室流出道狭窄，常导致心内膜弹力纤维增生症，表现为左心室心内膜弥漫性增厚和瘢痕形成[34.35]。

第六篇 先天性心血管疾病
第 44 章 主动脉狭窄

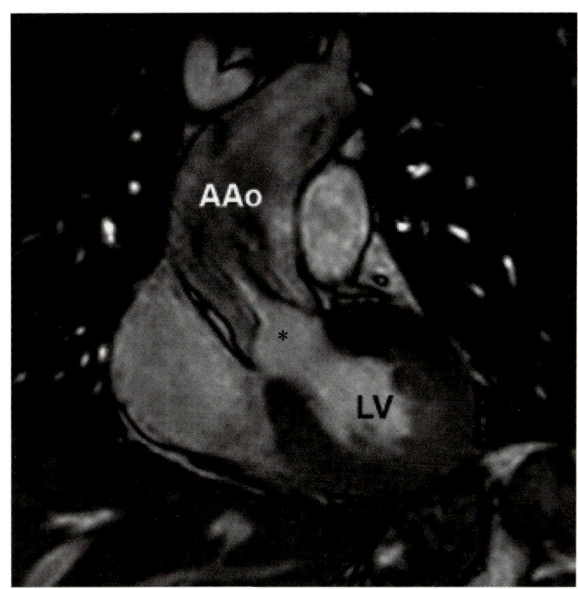

▲ 图 44-6 心脏斜冠状位磁共振图像显示隆起的主动脉瓣
由于湍流导致瓣叶尖部出现易位血流（*）。升主动脉明显扩张。这幅图来自于一名接受瓣膜切开术的 22 岁二叶主动脉瓣男性患者
AAo. 升主动脉；LV. 左心室

（二）主动脉瓣下狭窄

主动脉瓣下狭窄的病理生理学表现多样。最常见类型是隔膜样瓣下狭窄，占总发病人数的 70%～80%，主要表现为紧邻主动脉瓣的薄层纤维膜（图 44-7）[36]。隔膜一般比较薄（1～2mm）且通常为环形，位于主动脉瓣数毫米内，附着于二尖瓣前叶 [12,13,35]。第二常见的类型是纤维肌型瓣下狭窄，为弥漫增厚的纤维肌性嵴状结构，常位于主动脉瓣稍偏下位置（图 44-8）[12,13,37]。这两种局限性主动脉瓣下狭窄在婴儿期较为罕见，通常被认为是获得性疾病。虽然它们的发病机制尚未完全明确，但有证据表明某些解剖基质（anatomic substrates）在左心室流出道内产生异常的血流和剪切力，导致内皮损伤、细胞增殖及胶原沉积，形成纤维膜或纤维嵴。肌间隔和圆锥间隔形成异常角度可能是形成异常血流的重要因素，膜周部室间隔缺损也可导致隔膜的形成 [38-42]。纤维沉积可引起严重梗阻和左心室肥大，促使隔膜撞击左心室流出道，进一步导致流出道梗阻和左心室肥大，引起恶性循环。

主动脉瓣下狭窄最严重的是"隧道状"梗阻，出现在瓣下数厘米处，表现为肌性肥大和左心室流出道狭窄（图 44-9）[12,43]。隧道状梗阻可以独立出现 [12,13]，但在之前接受先天性心脏病手术的患者中最为常见 [44]。Jahangiri 等针对原发性瓣下型狭窄或术后隧道样梗阻进行了一系列的研究，发现最常见的原发诊断为右心室双流出道，其次为主动脉弓离断、隔膜样瓣下狭窄及 Shone 综合征。与隔膜样瓣下狭窄类似，即使轻微的术后残余瓣下狭窄也可引起异常血流和剪切力，导致增

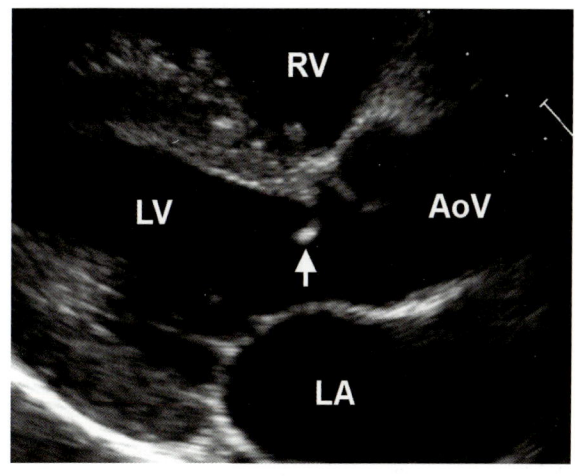

▲ 图 44-7 超声心动图胸骨旁长轴切面显示弥漫型隔膜样主动脉瓣下狭窄
隔膜（由箭标记）位于主动脉瓣下 3mm。这幅图像来自一名 14 岁的孤立的主动脉瓣下狭窄的男性患儿
RV. 右心室；LV. 左心室；Ao. 主动脉；LA. 左心房

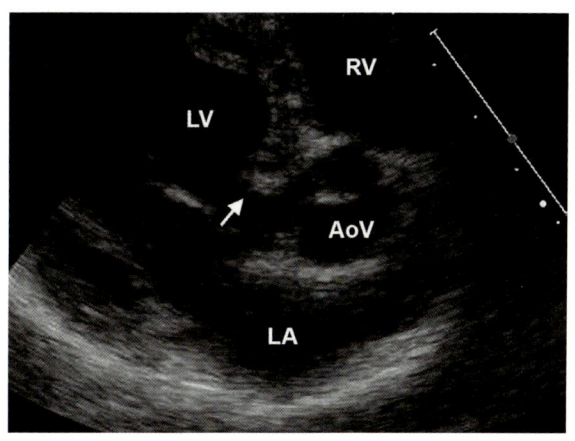

▲ 图 44-8 超声心动图胸骨旁长轴切面显示薄的纤维肌嵴状结构
薄的纤维肌嵴状结构（由箭标记）位于主动脉瓣下 5mm。这幅图像来自于一名 4 岁二叶主动脉瓣的男性患儿，他曾接受主动脉缩窄修复术，并即将接受瓣下隔膜切除术
RV. 右心室；LV. 左心室；AoV. 主动脉瓣；LA. 左心房

1147

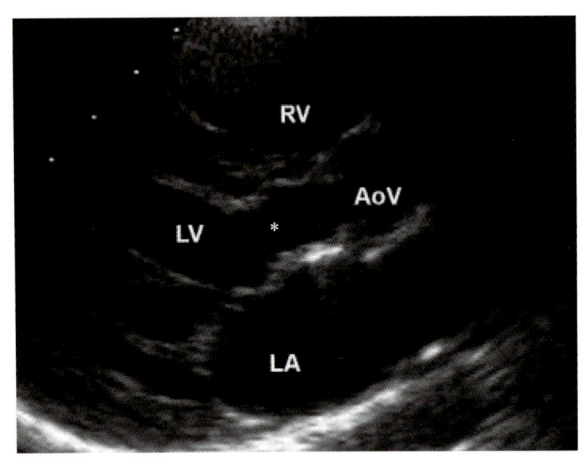

▲ 图 44-9 超声心动图胸骨旁长轴切面显示左心室流出道的"隧道状"梗阻

长约 1.5cm 狭窄区域（*）位于主动脉瓣环下方。这幅图来自一名曾接受主动脉瓣下狭窄切除术的 13 岁女性患儿
RV. 右心室；LV. 左心室；AoV. 主动脉瓣；LA. 左心房

殖和肥大，引起隧道样梗阻。与常见的局限型瓣下狭窄相反，左心室流出道的解剖狭窄（如后侧对位异常的漏斗部室间隔缺损伴主动脉弓离断）可能更为弥漫狭长。心室间隔收缩或纤维沉积导致室间隔缺损的有效内径减少，也是心内隧道补片连接左心室与主动脉术后导致左心室流出道梗阻的常见原因[45]。

瓣下狭窄的其他病因包括二尖瓣腱索或房室瓣膜组织的异常附着（常见于裂隙二尖瓣或完全性房室间隔缺损）、常见于完全性房室间隔缺损的左心室流出道"鹅颈样"狭窄、后侧对位异常的漏斗部室间隔缺损及肥厚型心肌病的亚型——不对称性室间隔肥厚[35,44,46,47]。

随着病情的发展，超过 70% 的主动脉瓣下狭窄患者会出现主动脉瓣关闭不全[36,48]。部分主动脉瓣关闭不全的患者之前接受过主动脉瓣球囊扩张或外科手术[37]，而另一部分患者伴随孤立的弥漫型瓣下狭窄[13,49]。在这些病例中，主动脉瓣长期暴露于高速反流状态下，损伤瓣膜，导致主动脉反流。与此假设一致，超声多普勒测量的峰值压力阶差是弥漫型瓣下狭窄患者发生主动脉瓣反流的独立危险因素[37]。大部分患者的主动脉瓣形态正常，仅有 10%~20% 的患者为二叶主动脉瓣[14,37]。患者常伴有其他心脏畸形，最常见的是室间隔缺损（见于 10%~48% 的患者）[50,51]，第二位为主动脉缩窄（见于 6%~20% 的患者）[13,37]。主动脉瓣下狭窄和主动脉缩窄有时伴随左心畸形，包括二尖瓣瓣上环形成和首先由 Shone 等报道的降落伞二尖瓣[52]。

（三）主动脉瓣上狭窄

主动脉瓣上狭窄是弹力蛋白主动脉病的临床表现之一。弹力蛋白主动脉病是一类影响全身血管的系统性疾病，主要好发于大动脉，尤其是主动脉。其病理表现为血管大量弹力蛋白的沉积。弹力蛋白由包括平滑肌细胞、内皮细胞及细胞外基质内的多种细胞产生，是构成动脉细胞外基质的主要物质[53]。弹力蛋白与其他多种细胞外蛋白结合形成弹力纤维，保持大动脉的弹性[54]。这些纤维蛋白呈同心圆状排列，围绕动脉腔，被称为弹力片层（elastic lamellae）。每一个弹性纤维板均伴随着一个平滑肌环，共同组成了一个层状单位（lamellar unit）[55]。弹力蛋白在维持动脉形态中起到重要作用，它调节血管平滑肌细胞增殖和结构[56]。ELN-/- 小鼠由于内皮下平滑肌增生，表现为主动脉壁增厚以及血管腔接近闭塞[56]。对弹力蛋白动脉病患者组织进行病理学评价，同样发现类似的平滑肌增生，伴随平滑肌肥大、纤维和胶原组织沉积以及狭窄区域的胶原纤维组织排列紊乱[57-60]。更重要的是，非闭塞动脉的形态也存在异常，表现为由于中膜层状单位数量增加导致显著的血管壁增厚[55,58]。目前研究认为，在弹性纤维功能紊乱的状态下，弹力蛋白基因突变患者的层状单位数量增加可以维持血管壁压力恒定，但层状单位持续增加最终超过血管的代偿能力，导致动脉中层坏死、纤维组织增加及病灶部位狭窄[55]。

主动脉瓣上狭窄最主要的表现为远离 Valsalva 窦的局限性狭窄（图 44-10）[59,61]。但弹力蛋白动脉病的表型多样，轻者表现为窦管交界处轻度狭窄，重者表现为主动脉全段严重的弥漫型狭窄[53,62]。疾病最严重的表现形式为中段主动脉综合征（middle aortic syndrome，MAS），表现为胸主动脉、腹主动脉、肠系膜动脉、肾动脉及其分支狭窄[63]。40%~80% 的主动脉瓣上狭窄

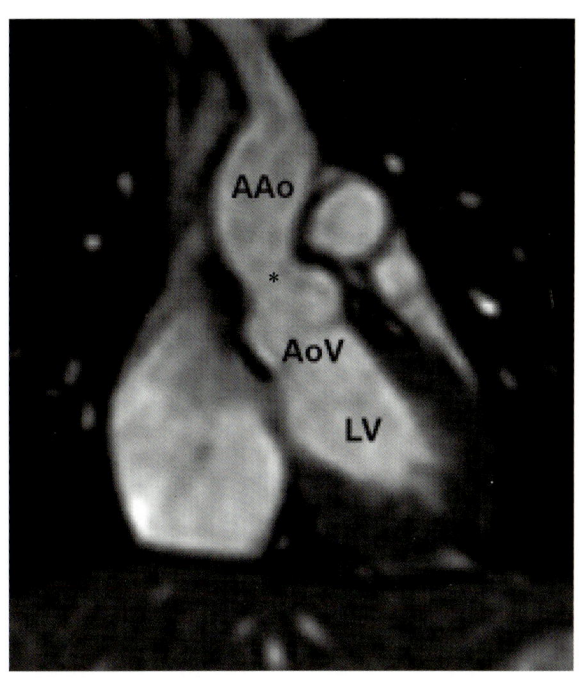

▲ 图 44-10 心脏斜冠状位显示窦管联合区域轻度狭窄（*）
这幅图来自于一名 16 岁 Williams-Beuren 综合征的女性患儿
AAo. 升主动脉；AoV. 主动脉瓣；LV. 左心室

患者表现为右心室流出道狭窄[16,58]。最常见的是肺动脉外周分支的狭窄，此外肺动脉近端分支阻塞和主动脉瓣上狭窄也比较常见[64-66]。除了肺动脉，动脉病患者的大脑内动脉也同样受影响，从而导致卒中风险增加[67,68]。

弹力蛋白动脉病患者也常出现冠状动脉损伤[69]。由于冠状动脉富含弹力蛋白，因此易于出现动脉壁增厚和弥漫性管腔狭窄[70,71]。主动脉瓣上狭窄患者出现冠状动脉灌注受损还存在其他机制[58]。最常见的冠状动脉畸形是开口部狭窄，超过 45% 存在手术指征的主动脉瓣上狭窄患者可出现上述畸形[16]。该疾病主要累及左冠状动脉，开口部狭窄可以由主动脉瓣顶端黏附于冠状动脉开口上方的瓣上嵴引起[71,72]，严重者开口部位可被瓣膜组织隔离出动脉管腔[73-76]。另外，靠近开口的主动脉或远端冠状动脉壁病理性增厚也可导致开口部位狭窄甚至畸形[71,77-79]。主动脉瓣上狭窄患者最主要的冠状动脉表现是狭窄或梗阻，但扩张也很常见[66,70,80]。一般来说，扩张的程度并不严重，但有个案报道瓣上狭窄患者可同时伴有巨大主动脉瘤，同时血栓形成的风险增加[81]。

主动脉瓣上狭窄常伴有主动脉瓣畸形，其中二叶主动脉瓣占 8%~28%[16,17,82,83]，大于 50% 的患者伴有狭窄或畸形的瓣膜[58,76]，10%~30% 的患者伴有主动脉关闭不全[76,83]。瓣上型狭窄患者最常见的主动脉瓣畸形是由于瓣叶和主动脉瓣上嵴粘连导致的瓣叶开启与闭合受限[69]。因此，与主动脉瓣上狭窄相关的大部分主动脉瓣疾病可能不是瓣膜本身畸形引起的，而是由于窦管连接处扩张性降低导致的黏附力增大以及生物力学改变，从而引起继发性退行性变[76]。其他相关的心脏畸形包括主动脉缩窄（10%~12%）、动脉导管未闭、卵圆孔未闭、房间隔缺损、室间隔缺损及二尖瓣畸形[16,17,82,84]。与其他类型的主动脉狭窄类似，严重的主动脉瓣上狭窄常继发向心性左室肥大。

四、分子遗传学

（一）主动脉瓣狭窄

通过流行病学观察，二叶主动脉瓣、主动脉狭窄及其他左心梗阻病变与遗传因素有关。二叶主动脉瓣[85-88]、主动脉瓣狭窄[89]、主动脉缩窄[90,91]和 HLHS[92,93] 均有大规模家系报道。同一家系出现多种类型的左心梗阻病变也有报道[94,95]，说明一系列疾病的表型异质性可能来源于同一常见基因。多种基因相互作用、多变的表现度、不完全外显率及环境与后天因素的影响均可导致家系的多样表现[96]。

最初，个案报道显示主动脉瓣和左心室流出道疾病具有高度遗传性和表型多样性。随后，大规模的遗传学研究也证实了上述结论。对先天性心脏病家系的早期研究表明，先证者的一级亲属患有左心室流出道梗阻（主动脉缩窄或 HLHS）的发病率比先证者的其他亲属更高（19.3% 及 9.4% vs. 2.7%）[97]。基于二叶主动脉瓣和 HLHS 的家系的统计分析模型显示，每种疾病均为高度遗传，两种异常的分离模式几乎完全归因于遗传因素（遗传度分别为 0.89 和 0.99）[98,99]。HLHS 患者先证者一级亲属存在先天性心脏畸形的概率为 18%，而且大多数心脏病为左心梗阻病变（78%）。McBride 等[100] 对左心梗阻病变（主动脉狭窄、主动脉缩窄和 HLHS）患者进行分析，证实这些患者具有相似的高遗传度（0.71～0.90）。在这项研究中，先证者的一级亲属左心梗阻病变的发病率为 7.3%。因为有 52 名亲属（12.3%）缺乏超声心动图数据，上述发病率可能被低估了。在这项研究中，左心梗阻病变先证者一级亲属的相对危险度为 36.9。非综合征性左心梗阻病变的一级亲属中存在无症状二叶式主动脉瓣的概率为 4.7%。若同一家系中患者超过 1 名，则一级亲属中无症状二叶主动脉瓣的发生率增加为 16.7%[101]。

先天性左心梗阻病变的遗传性已被广泛证实，但其分子遗传学机制目前尚不明确。许多综合征都包含主动脉瓣畸形，最常见的为 Turner 综合征，一种发生于女性的染色体异常疾病，主要特征为一条 X 染色体部分或完全缺乏。30% 的 Turner 综合征患者为二叶主动脉瓣，10% 的新生儿患者伴有主动脉疾病（主动脉缩窄或主动脉狭窄）并出现临床症状[102]。虽然目前尚未明确致病基因，但对部分 X 染色质缺失的患者进行分析发现相关的遗传物质位于染色体短臂 Xp[102]。其他与主动脉瓣疾病相关的染色体异常为 11q 末端缺失，也称为 Jacobsen 综合征。超过一半的 Jacobsen 综合征患者存在先天性心脏病，大约 18% 的患者存在左心梗阻病变[103]。与左心室流出道发育相关的区域在 11q 的位置以及该疾病中何种基因缺失导致心脏畸形，目前均未明确。

对遗传性二叶主动脉瓣家系进行连锁分析，发现多种致病基因，包括 *TGFBR1*、*TGFBR2*、*ACTA1*、*KCNJ2*、*FLNB*、*KMT2D* 及 *KDM6A*[96]。以上每种基因遗传均可导致一种综合征，二叶主动脉瓣是这些综合征的部分症状（表 44-1），但分子机制尚不明确。迄今为止，*NOTCH1* 是与孤立性主动脉瓣疾病相关的唯一一种基因[104]。Notch 信号通路，位于 VEGF 下游，是血管增殖和内皮细胞分化相关的主要调节因子之一，在心血管发育过程中扮演重要角色[105]。在最初发现 *NOTCH1* 突变的两个家系中，发病者无症状二叶主动脉瓣、主动脉狭窄及 HLHS 的发病率相对较高。有趣的是，这些家系中的成人还伴有影响三叶瓣功能的钙化狭窄，提示 *NOTCH1* 不仅参与瓣膜发育，还协助维持瓣膜功能。*NOTCH1* 突变如何影响主动脉瓣膜形态目前尚未明确。体外实验

表 44-1　二叶主动脉瓣和主动脉狭窄的遗传因素

基因缺陷	综合征	已报道的左心疾病谱
单 X 染色体	Turner 综合征	BAV（30%）、主动脉缩窄、主动脉瓣叶狭窄、主动脉瓣下狭窄、HLHS
TGFBR1/2 基因突变	Loeys-Dietz	BAV（20%），TAAD
22q11.2 片段缺失	DiGeorge	BAV（常为圆锥动脉干畸形）
ACTA2 基因突变	家族性 TAAD	BAV、TAAD
KCNJ2 基因突变	Anderson-Tawil	BAV（和长 QT 间期综合征）
FLNB 基因突变	Larsen	BAV、主动脉瓣下狭窄
KMT2D、*KDM6A* 基因突变	Kabuki	BAV、主动脉缩窄
11q.23 片段缺失	Jacobsen	18% 存在左心梗阻病变
NOTCH1 基因突变	N/A	BAV、主动脉瓣膜狭窄、主动脉缩窄、HLHS、TAAD
Elastin（*ELN*）基因突变	家族性 SVAS	SVAS、弥漫型动脉病、BAV
7q11.23 片段缺失（包括 ELN）	Williams-Beuren	SVAS、弥漫型动脉病、BAV

BAV. 二叶式主动脉瓣；HLHS. 左心发育不良综合征；TAAD. 胸主动脉瘤和夹层；SVAS. 主动脉瓣上狭窄（改编自 Prakash SK, Bossé Y2, Muehlschlegel JD, et al., A roadmap to investigate the genetic basis of bicuspid aortic valve and its complications.*J Am CollCardiol*. 2014;64:832–839.）

发现，来自于左心室流出道畸形患者的 NOTCH1 突变等位基因可引起上皮 – 间质转化损伤，导致内皮心内膜垫和半月瓣形成（胚胎学和病理学章节进一步讨论）[106]。NOTCH 信号通路缺陷的小鼠模型显示上皮 – 间质转化水平的抑制和神经嵴细胞的迁移紊乱，导致流出道发育异常[107]。小鼠模型还揭示 NOTCH 信号在主动脉瓣稳态中的作用，NOTCH1 通过抑制 BMP2 来预防瓣膜过早钙化[108]。这一结果与之前 NOTCH1 在人类主动脉瓣膜疾病中作用的研究相一致。在人类主动脉瓣膜疾病中，NOTCH1 抑制 RUNX2，而 RUNX2 是瓣膜组织内钙化沉积的另一重要调节因子[104]。

NOTCH1 和内皮起源一氧化氮合成酶（endothelium-derived nitricoxide synthase，eNOS）相互作用参与了主动脉瓣的形态改变和随后的瓣叶钙化过程。体外实验显示，补充 NO 可以预防主动脉瓣间质细胞的钙化，而 NO 缺乏可导致小鼠形成二叶主动脉瓣[109]。目前，通过对体外培养的主动脉瓣间质细胞进行研究，发现 NO 可以介导 NOTCH1 在细胞核内定位，同时调节 HEY1（NOTCH1 下游靶点之一）的表达。另外，在小鼠模型中进行 eNOS 和 NOTCH2 双敲除，导致主动脉瓣疾病的外显率增高，进一步证明两种信号通路在维持主动脉瓣形态中的相互作用[110]。

NO 与主动脉瓣发育的联系涉及机械因素（心脏发育中血流减少），可以导致主动脉瓣和左心室流出道畸形。卵圆孔在胚胎发育前三个月提前关闭，导致左心血流减少，与人类主动脉闭锁和 HLHS 的发生相关[111]，而鸡胚胎内左心血流紊乱也同样引起 HLHS[112]。剪切力能够上调 eNOS 的表达，也可能是内皮细胞随流体动力学变化导致 eNOS 改变[113,114]，这些可以解释血流动力学和心脏内血流对左心室流出道发育产生影响。与三叶主动脉瓣相比，二叶式主动脉瓣的独特几何结构能导致剪切力的变化[115]，从而促进主动脉瓣的早期钙化。NO 代谢在这一过程中具有重要作用。

（二）主动脉瓣下狭窄

尽管主动脉瓣下狭窄通常被认为是获得性疾病，但目前已报道了几种家族性弥漫型主动脉瓣下狭窄的家系，提示该类疾病具有遗传基础。主动脉瓣下狭窄为常染色体隐性遗传，但目前尚未明确致病基因。通过对遗传性弥漫型主动脉瓣下狭窄的 10 个家庭成员进行分析，发现 4 位未发病的父母和 6 位已发病的子女，证实为常染色体隐性遗传[116-118]。其他的文献也考虑常染色体隐性遗传可能性大，但因家系内发病者数量有限而难以明确[118]。虽然这些家系表明遗传因素参与主动脉瓣下狭窄的发病，但病例数目罕见，说明瓣下型狭窄的遗传性远低于主动脉瓣狭窄或主动脉瓣上狭窄。

瓣下狭窄患者同时伴有二叶主动脉瓣的发生率较高（大于25%），也是遗传因素参与主动脉瓣下狭窄发病的另一重要证据[37]。如前所述，二叶主动脉瓣是一种高度遗传性疾病，总体发病率大约为1%。在主动脉瓣下狭窄的患者中，二叶主动脉瓣发生率相对较高，也进一步支持遗传因素对疾病的作用。我们目前假设异常血流动力学和剪切力参与了瓣下隔膜的形成，然而，也可能仅仅因为左心室流出道畸形引起非层流血流而导致隔膜的形成。

（三）主动脉瓣上狭窄

目前针对主动脉瓣上狭窄的分子遗传学相关研究较为深入。主动脉疾病是系统性动脉病最重要的临床表现。主动脉瓣上狭窄与 Williams-Beuren 综合征（Williams-Beuren syndrome，WBS）相关[61,74,119]，该综合征的主要特征为动脉病伴认知障碍、精灵面容、低钙血症、身材矮小及过度友好的人格特质[69]。同样的血管病理学也见于其他遗传性疾病（包括遗传性和散发性两种）[120,121]。遗传学研究将综合征性和非综合征性主动脉瓣上狭窄与弹力蛋白基因的单倍剂量不足联系在一起。

ELN 基因位于 7q11.23 染色体。通过对两个遗传性主动脉瓣上狭窄家系进行连锁分析，ELN 基因被确定为候选基因，该致病基因定位于 7q[122]。之后，在另一个常染色体显性遗传的家系中发现了 ELN 基因的平衡异位，进一步明确了动脉病和 ELN 基因缺陷的关系[123]。随后,在 $ELN^{+/-}$ 基因敲除小鼠中发现了主动脉瓣上狭窄的表型[55],散发性和家族性瓣上型狭窄的患者中定位出多个 ELN 突变[15,124]。家族性主动脉瓣上狭窄患者通常为常染色体显性遗传。应用超声心动图对无症状的家族成员进行监测,发现该疾病外显率高且表型多样[125]。

WBS 的致病基因也为 ELN,因此进一步明确了综合征性和非综合征性主动脉瓣上狭窄患者表型的相似性。WBS 是由位于 7q11.23 上一段大约 1.55 碱基对的微缺失引起的,其中涉及 26~28 个包含 ELN 在内的基因[53,62,126,127]。非 ELN 基因缺失导致 WBS 心脏以外的临床表现,ELN 基因缺陷动脉病可存在于综合征性和非综合征性主动脉瓣上狭窄。

五、生理学

左心室流出道梗阻为主动脉狭窄及其各亚型最主要的生理学异常。虽然梗阻位置和机制可能影响疾病进程和治疗方案,但是无论狭窄是高于、低于还是在主动脉瓣水平,其病理生理学都是相同的,即血流阻塞增加左心室的后负荷,并带来各种后果。

为了维持左心室收缩功能和心输出量,左心室流出道梗阻升高左心室收缩压和心室壁应力,随后左心室心肌细胞开始肥大。心室壁应力与心室压力成正比,与心室壁厚度成反比。心肌肥大最初是代偿性反应,导致室壁厚度增加,从而在心室压力升高的情况下暂时维持恒定的室壁应力。血流动力学研究显示,在心动周期内,主动脉狭窄导致的心室向心性肥大可以在一定范围内维持室壁应力,并明显提高心室压力[128],最终导致静息状态下室壁应力降低[129]。然而,随着时间的推移,左心室持续的压力负荷导致病理性心室重塑,最终发展为心力衰竭。

代偿性心肌肥大发展为心力衰竭的机制尚未完全明确,但很明显,心肌在细胞水平上逐渐发生变化,导致血流动力学功能紊乱[130]。心肌细胞逐渐由肥大发展为纤维化和直至死亡,血流动力学从最初的轻度舒张功能异常发展到最终严重的收缩和舒张功能障碍[131,132]。心室肥大最初的负向生理学效应能改善心室舒张功能异常和舒张早期心室充盈能力[131,133]。舒张功能障碍与收缩功能障碍各自独立,并与心室肥大程度相关[133-135]。心室压力负荷持续升高,心肌逐渐肥大并伴随纤维化,这一过程由肾素-血管紧张素-醛固酮和 TGF-β 途径介导[130]。收缩功能尚存的患者可出现明显心肌纤维化[136],但进行性纤维化与心室僵硬度和最终的收缩功能障碍相关[130,137]。除了纤维化的影响之外,心肌细胞主要通过非凋亡细胞死亡途径,启动死亡程序[130]。随着时间的推移,心肌细胞逐渐被胶原蛋白替代,进行性心肌细胞损耗和降解导致收缩和舒张功能的持续恶化,最终出现心力衰竭。

左心室流出道梗阻中,造成心肌功能障碍的另一个原因是心内膜下缺血。由于心内膜下的压力升高限制了收缩期冠状动脉血流,所以大部分氧气运输在舒张期发生,主动脉舒张压与左心室舒张压之间的压力阶差驱动冠状动脉血流灌注[138,139]。在正常心脏中,可以通过增加冠状动脉血流量和冠状动脉血管舒张的氧气运输,增加心肌氧需求量。随着氧需求增加而增加的冠状动脉血流能力被称为冠状动脉血流储备。在严重主动脉狭窄患者中,冠状动脉在基线时扩张至最大,几乎没有额外血管舒张的能力,因此冠状动脉血流储备降至最小[140]。

因此,严重主动脉狭窄患者心内膜下氧气运输,在很大程度上取决于舒张期持续时间以及舒张期冠状动脉血流的驱动力。心脏舒张期主动脉和左心室压力曲线之间的面积能够代表(图 44-11)[139,141]。曲线下的面积,被称为舒张压时间指数(diastolic pressure time index,DPTI),乘以心率即可计算舒张期每分钟冠状动脉血流。假设冠状动脉血流储备可忽略不计,DPTI 可用于评估心内膜下心肌血供。DPTI 乘以动脉氧含量(C),可以估计氧气运输量。同样,收缩期左心室压力下面积,又称为收缩压时间指数(systolic pressure time index,SPTI),乘以心率可以用来评估心肌需氧量。以狗为实验模型发现,心肌氧气运输量(DPTI×C)与需求量(SPTI)比值<10 可导

致心内膜下缺血[141]。当公式中不包含氧含量时，DPTI/SPTI 比值的阈值为 0.4～0.5，低于该阈值心内膜下缺血的可能性增加[142]。以 80 位主动脉狭窄患儿为研究对象，检测其血流动力学指标，发现心肌供氧与需求之比主要受三个因素影响：主动脉瓣面积、舒张功能及心率[139]。虽然严重的主动脉狭窄（主动脉瓣口面积＜ 0.7cm^2/m^2）全部可能出现心内膜下氧运输不足，但这不是必然的。左心室末期舒张压及心率与心内膜下氧气运输量具有相关性。心率，也就是舒张期的持续时间，显得尤为重要；所有重度主动脉狭窄和心率＜ 100 次 / 分的患者氧气运输量充足，而只有一名严重狭窄且心率＞ 100 次 / 分的患者供需比＞ 10 次 / 分。这些数据说明严重主动脉瓣狭窄患者对心动过速耐受性差的原因。

主动脉瓣下狭窄患者中，心内膜下冠状动脉血流的生理学与主动脉瓣狭窄类似。在上述两种情况下，冠状动脉口都位于梗阻的压力较低侧。然而，在主动脉瓣上狭窄患者中，梗阻通常位于冠状动脉口的远侧，这意味着冠状动脉血流的驱动力增加，说明主动脉瓣上狭窄患者发生心内膜下缺血的风险降低。但有证据表明，无论梗阻部位如何，冠状动脉血流量减少对心内膜的危害程度都相似。虽然主动脉瓣上狭窄中，冠状动脉总血流量增加，但是大部分增加的血流量发生在收缩期，并且存在由心内膜到心外膜下的血流重新分布。在主动脉瓣或瓣下狭窄研究中，纳入病例数目相似，发现两种狭窄舒张期心内膜下血流灌注和 DPTI/SPTI 降低的程度相似[80]。

由于冠状动脉口梗阻发病率高，因此需要对主动脉瓣上狭窄患者心内膜下血流动力学和缺血的可能性进行详细评估。虽然严重主动脉瓣狭窄患者猝死的风险增加，但主动脉瓣上狭窄的患儿在接受手术时，猝死风险率增加更为明显[143-147]。在许多病例中，镇静引起的血流动力学变化与猝死有关[144]。对猝死患儿进行尸检[69]，并未发现冠状动脉梗阻的证据。左心和右心双流出道梗阻和冠状动脉口狭窄是瓣上型患者发生猝死的两个主要危险因素[143]。患者收缩期驱动力升高，DPTI 降低，且冠状动脉梗阻可进一步限制心内膜下血流灌注。麻醉药可以降低全身血管阻力和舒张压，诱发心律失常，而且能够进一步减少舒张期冠状动脉血流量。在低基础 DPTI/SPTI 比值的患者中，心内膜下缺血、心室心律失常及猝死的风险增加。

主动脉瓣上狭窄患者中，易发生心肌缺血的另一种原因与动脉病的全身效应有关，特别是与主动脉和其他大动脉内的扩张性缺失有关。在一种被称 Windkessel 效应的现象中[148]，主动脉在心脏收缩过程中扩张能够储备流体动力学能量，随后在心脏舒张过程中释放[53]。ELN 基因缺陷的瓣上型狭窄患者中，主动脉的顺应性和扩张性均降低，抑制 Windkessel 效应，引起收缩压升高、舒张压降低及脉压增宽[149]。脉压增宽既增加 SPTI，又降低 DPTI，从而增加心内膜下缺血的额外风险。另外，7%～59% 的 WBS 患者出现肾动脉狭窄导致收缩压升高[69]。

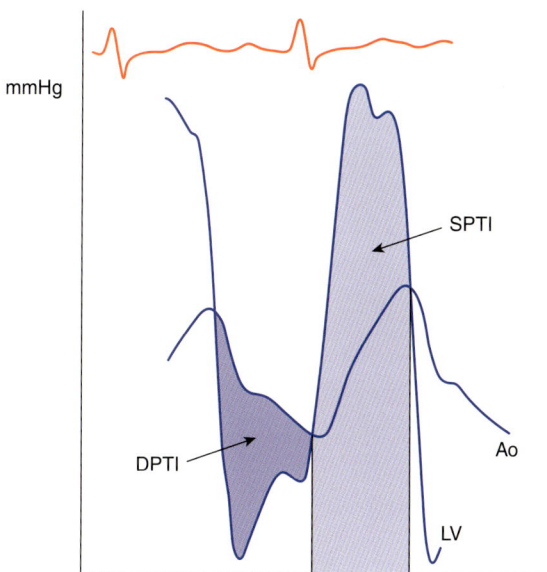

▲ 图 44-11　左心室和主动脉的同步压力测量

舒张压时间指数，定义为舒张期主动脉和左心室压力曲线面积（由深蓝色表示），代表舒张期冠状动脉血流的驱动压力。在严重主动脉狭窄患者中，舒张压时间指数可以有效评估心内膜下心肌灌注。收缩压时间指数，定义为收缩期左心室压力曲线下面积（由浅蓝色表示），用于估计心肌氧需求量。舒张压时间指数（代表供氧量）/ 收缩压时间指数（代表需氧量）＜ 10 与心内膜下心肌缺血存在相关性

LV. 左心室；Ao. 主动脉；DPTI. 舒张压时间指数；SPTI. 收缩压时间指数

六、临床表现和诊断方法

（一）临床症状

除了新生儿或婴儿时期重度主动脉瓣狭窄以外，左心室流出道梗阻属于进行性疾病，直到后期才出现症状。轻度或中度主动脉瓣狭窄一般没有明显症状。中度至重度狭窄最常见的临床症状包括乏力、劳力性呼吸困难、心绞痛及晕厥[33]。在一项大型研究中，当左心室流出道压差大于至少 70mmHg 时，患者会出现劳力性呼吸困难，然而，仍有不足 20% 的患者在压差小于 70mmHg 时即可出现上述症状[33]。心绞痛和晕厥发生率随疾病严重程度而增加。当确诊或高度怀疑二尖瓣狭窄的患者出现呼吸困难、心绞痛或晕厥时，需进一步检查。

与青少年和成人主动脉瓣狭窄逐渐进展的病程不同，新生儿的危重性（即导管依赖性）主动脉瓣狭窄在动脉导管接近闭合时出现心源性休克，症状包括喂养困难和嗜睡，最终导致心力衰竭。对于年龄较大婴儿的严重但非危急性主动脉瓣狭窄，心力衰竭症状可能比年长儿童或成人进展更快[9]。

（二）体格检查

患儿一般生命体征平稳，但病情严重的婴儿或进展为左心衰竭的老年患者可能出现心动过速及呼吸急促。主动脉瓣上狭窄的患者中，双上肢血压存在差异，右上肢收缩压比左上肢高 15~20mmHg，该表现与柯恩达效应（Coanda effect）有关，也就是流体动力学中血流离开本来的流动方向，存在随凸出物体表面流动的倾向[150]。主动脉瓣上狭窄患者也同样出现收缩压升高，且由于主动脉弹力降低导致脉压增宽[149]。

在中度以上狭窄的患者中，由于左心室侧方震动和心底部收缩期震颤，胸前区可触及震颤[33,48]。在轻度主动脉瓣狭窄患者中，胸骨上切迹可触及震颤。听诊 S_1 正常，由于主动脉瓣关闭延迟，超过 50% 的患者可闻及 S_2 轻度分裂[33]。而 S_2 的生理性分裂是排除严重主动脉瓣狭窄最可靠的体格检查[151]。严重的狭窄患者中，由于肺动脉瓣关闭提前于主动脉瓣，S_2 分裂在呼气末较明显，而深吸气末反而分裂不明显。这一现象称为"反常分裂（paradoxical splitting）"[33,152]。左心室流出道梗阻患儿，听诊常闻及 S_3 和 S_4 奔马律，但与狭窄程度无明显相关性。大于 12 岁的患儿，S_4 奔马律提示梗阻严重和左心室舒张功能障碍[33]。

左心室流出道梗阻最常见的杂音为粗糙的渐强 - 减弱收缩期喷射样杂音。在主动脉瓣狭窄和瓣上狭窄的患者中，杂音在胸骨右上缘最为响亮，而瓣下狭窄的患者杂音在胸骨左缘中部较易听到。杂音强度与狭窄严重程度呈正相关，严重的狭窄往往可闻及Ⅳ~Ⅴ/Ⅵ级杂音伴胸骨旁收缩期震颤（假设收缩功能和心输出量正常的情况下）。无论梗阻位置高低，主动脉瓣狭窄的喷射样杂音均向颈部放射。如果伴有主动脉瓣关闭不全，可于胸骨左缘下侧闻及舒张早期渐弱的杂音。主动脉瓣狭窄、瓣上狭窄或瓣下狭窄的重要区别是，是否存在收缩中期喷射样喀喇音。无论狭窄程度如何，大多数发育不良的主动脉瓣或二叶主动脉瓣患者可闻及主动脉喀喇音，在心尖部最常听到。与呼气时较为响亮的肺动脉喀喇音不同，主动脉喀喇音在整个呼吸周期内保持恒定。

严重左心室流出道梗阻患者，脉搏减弱并略微延迟于第二心音，这是主动脉瓣狭窄典型的"小慢脉"。在发展为心力衰竭的严重疾病中，幼儿患者可出现心动过速、呼吸急促及肝大，而青少年患者可出现体循环淤血（肝大和颈静脉怒张）和肺循环淤血（呼吸急促和肺部啰音）。

（三）心电图

EKG 结果与主动脉瓣狭窄程度之间存在相关性。严重狭窄与左心室肥厚高电压存在相关性，并且在心前区外侧导联中出现 T 波倒置或 ST 段改变[153-155]。然而，随后的儿童研究表明，EKG 结果无高度敏感性，对严重狭窄患儿也不存在高度特异性。对 95 例主动脉瓣或主动脉瓣下狭窄的患儿进行研究发现，只有 74% 的中度或重度狭窄患者 EKG 结果显示左心室肥厚，70% 显示 ST 段改变[156]。另外，24% 仅有轻度狭窄的患者显示左心室高电压，其中大于10%出现T波改变[33]。其他研究者随后证实，对于严重主动脉瓣狭窄患儿，常规EKG缺乏敏感性和特异性。相反，最近的成人研究表明，左心室肥大和ST段改变是无症状主动脉瓣狭窄患者发生心力衰竭的独立危险因素[157]，与MRI显示的心肌纤维化存在相关性，而且能够预测心血管死亡风险[158]。但是，在儿童患者中尚未证实EKG具有相同预测价值。

（四）X线检查

大部分主动脉瓣狭窄的患者胸部X线片中，心脏大小无明显异常[159]。如果存在异常[33]，则出现升主动脉扩张的可能性较大。唯一的例外是发生于新生儿期的危重性主动脉瓣狭窄和发生于婴儿期的严重主动脉瓣狭窄[9]。这些患儿的胸部X线片出现心脏显著扩大、左心房及左心室边界的扩大和（或）肺水肿。

（五）超声心动图

超声心动图可以显示主动脉瓣和左心室流出道的信息，为左心室流出道梗阻提供重要的解剖学和生理学依据[160-163]。2014年AHA/ACC发布有关心脏瓣膜病的指南，对可疑主动脉瓣狭窄患者，超声心动图是首选的诊断方法（Ⅰ类推荐）[151]。一旦做出诊断，超声心动图能够监测疾病进展。超声心动图不仅能够提供关于位置、发生机制及左心室流出道梗阻严重程度的精确信息，而且能够评估左心室对后负荷增加的反应，为评价收缩功能和舒张功能提供有力依据。

虽然对儿童超声心动图的概述超出了本章的范围（详见第12章），但在评估左心室流出道梗阻时需要进行完整的超声心动图检测，包括二维超声成像和彩色多普勒评估。由多平面对左心室流出道成像，可以提供关于梗阻部位的准确信息。推荐由胸骨旁长轴切面，对主动脉瓣环和主动脉根部尺寸进行测量，而胸骨旁短轴切面是评估主动脉瓣形态的最佳位置。胸骨旁、肋下和心尖部二维成像可以精确评价主动脉瓣和瓣下狭窄的位置及其机制[164]。经胸超声心动图无法完全评价主动脉瓣上狭窄[163]，但通过胸骨旁和胸骨上切面可以对主动脉根部和升主动脉进行全面评估[161]。

一旦确定了狭窄的部位和机制，即可评估梗阻的严重程度。尽管多普勒成像对此至关重要，但二维超声心动图的重要性也应得到重视。超声多普勒血流压力阶差可以对疾病严重程度进行准确评估，但有时会低估狭窄的严重程度。心输出量降低、多级梗阻或存在异常分流（房间隔缺损、室间隔缺损、动脉导管未闭等）均可影响多普勒超声的准确性。然而，若不存在上述情况，多普勒超声会高估弥漫型左心室流出道梗阻的严重程度。心尖长轴切面是多普勒超声心动图评价左心室流出道的最佳位置，而胸骨右上侧切面也可用于评估压力阶差[164]。多普勒超声心动图显像也能够精确评价是否存在主动脉反流及其严重程度。

经多普勒超声心动图评价主动脉瓣狭窄，包括运用连续方程对瓣口面积进行计算，具体将在第13章节讨论。需要重申的是，通过心导管检查直接获得的峰-峰压力阶差，与通过多普勒超声心动图获得的瞬时峰值压力阶差之间存在差异。正如第13章所讨论的内容，这两种测量方法反映了不同的生理参数，并且瞬时峰值压力阶差通常高于导管测量压力阶差[165,166]。与瞬时峰值压力阶差相比，超声多普勒测量的平均压力阶差可能更接近心导管测量的数值[167]，但由于压力恢复效应（phenomenon of pressure recovery），矫正的瞬时峰值压力阶差与导管测量的数值更为接近。压力恢复效应是指血流通过弥漫性狭窄区域后进入下游较宽区域，压力立即下降导致流体压力增加的现象[168]。在主动脉偏小的患儿中，压力恢复效应可能会放大。对患儿同时行心导管检查和多普勒超声检查，测量主动脉跨瓣压差，使用先前验证的公式校正由于压力恢复效应导致的瞬时峰值压力阶差，从而得到最佳的近似峰-峰压力阶差[169]。

基于心导管检查测量的压差，是传统确定的手术指征的方式，因此，以上研究的主要目的是，试图明确多普勒超声心动图测量的压力阶差与经心导管检查获得的峰-峰压力阶差的相关性，以帮助临床决策。多组研究结果显示，运用超声多普勒对疾病严重程度进行评估，是预测患儿是否需要干预的可靠手段[170,171]，而2014年ACC/AHA指南推荐使用多普勒超声心动图测量峰值速度和平均压力阶差，用于评估瓣膜疾病患者的严重程度[151]。在指南中，严重狭窄的定义是主动脉瓣上的峰值流速≥4.0m/s或跨瓣平均压力阶差≥40mmHg。在由于心输出量减少而导致压力降低的情况下，主动脉瓣口面积≤1.0cm²或瓣膜面积指数≤0.6cm²/m²与狭窄严重程度存在相关性。中度狭窄定义为峰值速度为3.0~3.9m/s或平均压力阶差为20~39mmHg。轻度狭窄定义为峰值速度在2.0~2.9m/s直接和平均压力阶差≤20mmHg。随着时间的推移，运用无创多普勒超声心动图评估狭窄严重程度可能会逐渐取代心导管检查。

在主动脉狭窄评估中，超声心动图具有很多作用，包括评价左心室收缩功能和舒张功能（详见第13章）。左心室能够适应后负荷增加而不发生病理性重构的程度可变性高，因此，在临床决策中超声心动图的敏感性及其能否识别微小的收缩和舒张功能障碍至关重要[172-174]。鉴于左心室流出道梗阻患者心脏畸形的发生率很高，详尽的解剖学检查必不可少。对于主动脉瓣严重狭窄婴儿，若需要行心室修复术，则需要对其左心室结构、二尖瓣及其附属装置进行详细评估。

在主动脉狭窄患儿中，TEE作用有限。在手术室中，TEE使用率高并且非常有价值。TEE可以提供高质量的影像，以便更好地在术前明确梗阻的机制，并且能够提供缓解梗阻的充分性以及是否出现术中并发症的宝贵数据。30%以上的儿童左心室流出道梗阻手术需要经体外循环，术后TEE能够发现残余病变[175]。

经胸三维超声心动图与标准二维超声心动图联用时，能有效地提供解剖信息，特别是针对复杂的主动脉瓣下狭窄患者[163]。

（六）MRI

心脏MRI在评价儿童主动脉狭窄中的主要作用是，在超声心动图无法明确的情况下，评价狭窄的程度和发生机制，以及确定是否存在主动脉扩张和主动脉瓣关闭不全。MRI的另一作用是通过晚期钆强化，量化心肌纤维化的程度。以晚期钆强化标记心肌纤维化是评价主动脉瓣狭窄患者死亡率的独立预测因素[176]。但儿童患者研究中并未发现相同的预测价值。

（七）运动试验

在主动脉狭窄的患儿中，虽然运动能力、运动后血流动力学变化和运动相关的ST段改变均与疾病严重程度存在相关性[177-179]，但是超声心动图的进步限制了运动试验在疾病诊断中的作用。目前运动试验主要用于对无症状严重瓣膜疾病患者进行危险度分层。在2014年ACC/AHA关于心脏瓣膜疾病的指南中，对无症状的严重疾病患者进行运动试验属于Ⅱa类推荐[151]。指南同样建议避免对任何有症状的患者进行运动测试。静息时无症状，但运动后出现症状的患者也属于有症状人群，此类患者推荐行经导管介入治疗。同样，对于峰-峰压力阶差＞40mmHg，静息时无症状，但运动后出现症状或EKG变化的患儿，AHA指南推荐其行经导管介入治疗（Ⅰ类推荐）[180]。

（八）心导管检查

尽管心导管检查是测量跨瓣压力阶差和确定是否需要干预的金标准，但其对于主动脉狭窄的诊断，在很大程度上被超声心动图和其他无创成像方法取代。心导管术目前更多的用于主动脉狭窄患者的治疗（参见"治疗性心脏导管介入术"章节）。也就是说，心导管检查能够评估疾病严重程度相关的血流动力学变化，并确定梗阻的解剖特点，在诊断主动脉狭窄方面继续发挥重要作用。当超声心动图图像不清晰或多次检查结果出现冲突时，心导管检查尤为重要。

当通过心导管检查诊断主动脉狭窄或评估疾病严重程度时，最佳的方法是使用清醒镇静药，尽可能模拟静息状态下的血流动力学特征。全身麻醉影响全身血管阻力，从而影响压力阶差的测量。此外，尽可能在使用碘化对比剂之前进行测量，因为碘化对比剂可能导致患者收缩期和舒张末期压力增高。通常，逆行的左心导管介入术能够通过导管撤回记录压力曲线（catheter pullback pressure recordings）直接测量左心室流出道梗阻。或者，使用经中隔方法（transseptal approach）同时测量左心室和主动脉压力。尽管可以使用多种类型的导管测量压力阶差，但是端孔导管可以区分主动脉瓣、瓣下及瓣上水平的狭窄（图 44-12）。更重要的是，在心输出量低或左心室没有完全充盈的情况下，跨瓣压力阶差可能被低估。例如，对于主动脉瓣严重狭窄的婴儿，由于其左心室功能异常，肺静

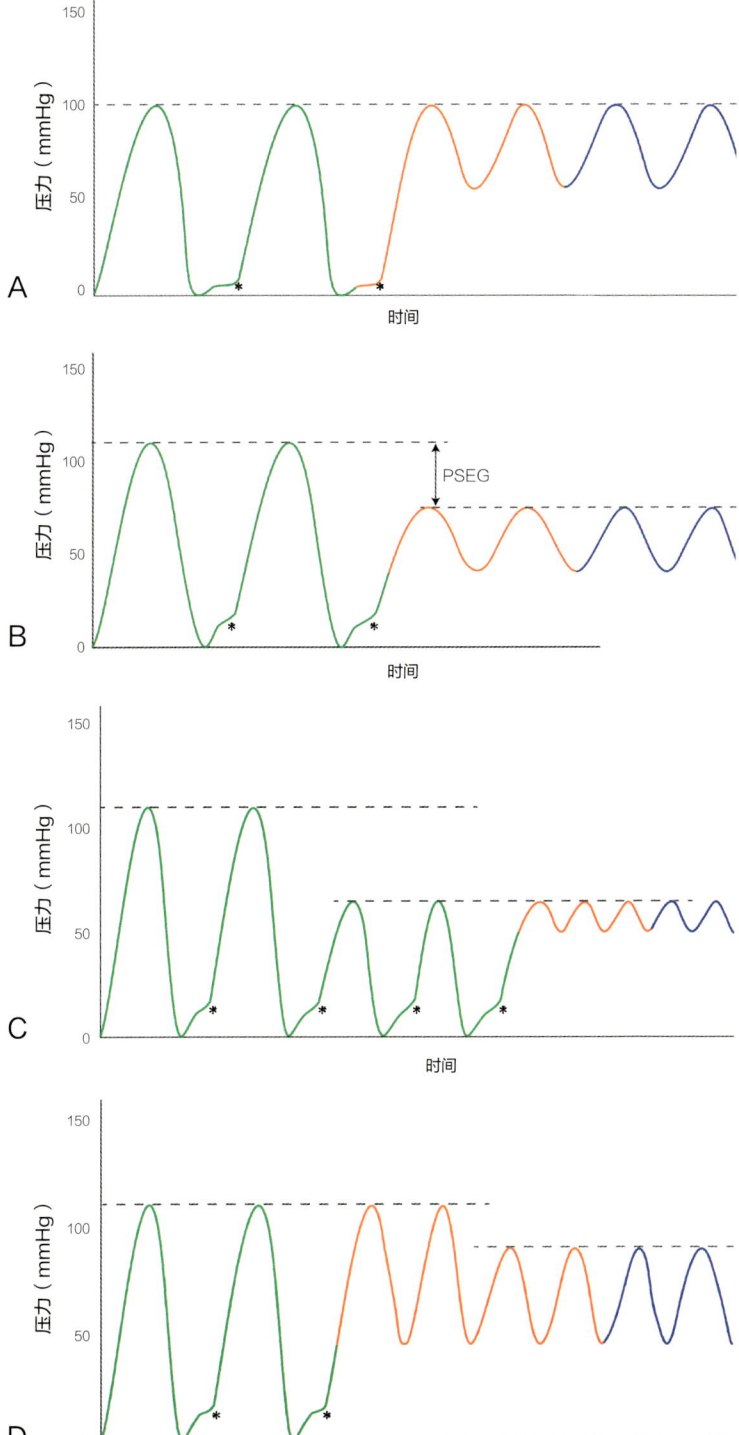

◀图 44-12 心导管测量左心室及降主动脉的压力曲线

图示由左心室回撤到降主动脉后压力曲线的变化。在各图中，左心室压力由绿色标记，升主动脉压力由红色标记，而降主动脉压力由蓝色标记。A. 正常人的回撤压力曲线。注意低左心室收缩末期压力（*）和一致的收缩期峰值压力（沿虚线）。B. 主动脉瓣膜狭窄患者的回撤压力曲线。左心室收缩末期压力升高，左心室和升主动脉收缩期峰值存在压力差，代表了收缩期峰值射血压差。C. 主动脉瓣下狭窄患者的回撤压力曲线。当导管牵拉通过狭窄部位后，收缩期峰值压力即刻下降，波形继续显示类似典型的左心室压力图，显示狭窄位于主动脉瓣下方。D. 主动脉瓣上狭窄患者的回撤压力曲线。由左心室至升主动脉压力波形转换正常，但之后主动脉收缩降低，说明狭窄在主动脉瓣之上。对于主动脉瓣上和瓣下狭窄，运用端孔导管缓慢回撤可以测得压力，但如果狭窄部位与主动脉瓣过于接近，则可能无法区分狭窄位于瓣膜上方还是瓣膜下方

LV. 左心室；AAo. 升主动脉；DAo. 降主动脉；LVEDP. 左心室收缩末期压力；PSEG. 收缩期峰值射血压差

脉血流可经缺损的房间隔流至右心，或通过未闭合的动脉导管维持心输出量，所以主动脉跨瓣压力阶差不能真实地反映流出道阻塞程度。除明确压力阶差外，心导管检查可以通过 Fick 法或热稀释法测量心输出量和左心室舒张末期压力，并且有助于明确疾病严重程度或随访预后。

应用血管造影可以明确主动脉瓣、瓣下及瓣上狭窄（图 44-13）。对于主动脉瓣下狭窄的患者，左心室造影可以明确狭窄的形态学特征（弥漫型主动脉瓣下狭窄或隧道样狭窄），并且还可以评估心室功能和左心室肥厚程度。对于主动脉瓣或瓣上狭窄的患者，升主动脉血管造影可以明确狭窄程度，测量主动脉瓣环直径（需要计算主动脉瓣面积，详见第 13 章）并评估主动脉瓣关闭不全的程度。它还可以测量主动脉根部直径，以评估患者是否存在主动脉根部扩张。值得注意的是，同一患者可以共存不同类型的主动脉狭窄，所以通常需要多次血管造影。

七、自然病程

（一）主动脉瓣狭窄

主动脉瓣狭窄是一种进行性疾病[1,9,181-184]。一般来说，诊断早和压力阶差高是疾病快速进展、需要干预和死亡率增加的危险因素[9,185-187]，其中婴儿期发病是最高的危险因素[7,188]。最近，一项针对儿童瓣膜狭窄疾病进展速度的分析显示，除婴儿组外，其他年龄组进展速度实际上非常缓慢，收缩期峰值速度每年增加 0.04m/s[189]。

未经治疗的主动脉狭窄婴儿的 1 年死亡率为 10%～36%[1,186]，而未经治疗的主动脉狭窄儿童的总体死亡率约为每年 1%。目前，除婴儿期外的主动脉狭窄儿童的死亡率非常低[189]。无须干预的主动脉瓣狭窄患者的长期预后受瓣膜形态和狭窄程度的影响。研究显示，单叶主动脉瓣和二叶主动脉瓣患者的平均死亡年龄分别为 52 岁和 63 岁。其中 24% 的患者发生心源性猝死[190]。尽管不太常见，但主动脉狭窄患儿也可能出现心源性猝死，且几乎全部发生在运动过程中。主动脉狭窄患儿发生心源性猝死的数量约占儿童猝死病例的 10%[191]。

（二）主动脉瓣下狭窄

与主动脉瓣狭窄相同，主动脉瓣下狭窄也是一种进行性疾病，但不同患者疾病进展速度差异较大。部分患儿梗阻迅速恶化[192,193]，而另一些狭窄在很多年内保持稳定[194]。决定疾病进展速度的独立预测因子包括诊断时高压力阶差、主动脉瓣下隔膜与二尖瓣粘连、诊断时主动脉瓣增厚以及主动脉瓣与主动脉瓣下膈膜之间的距离较短[4,195]。

除主动脉瓣下狭窄外，主动脉瓣关闭不全是与瓣下狭窄相关的另一个重要生理畸形。与狭窄类似，不同程度的主动脉瓣关闭不全也会随着时间而恶化。主动脉瓣关闭不全进展的危险因素包括诊断时平均压力阶差增高和明确诊断时间增加[14]。

（三）主动脉瓣上狭窄

与主动脉瓣狭窄和主动脉瓣下狭窄类似，主动脉瓣上狭窄会随着时间恶化[66,196]。有趣的是，伴有肺动脉狭窄的瓣上型狭窄患者，其肺动脉狭窄程度通常会随着时间推移而改善[66,196]，具体原因不明。

八、药物治疗

总体而言，药物治疗对左心室流出道梗阻患儿的作用有限。对于严重主动脉瓣狭窄的新生儿，必须在手术或介入治疗前维持其生命体征平稳，并且需要应用 PGE$_1$ 维持动脉导管的开放。但对于以上患儿和任何有症状的主动脉瓣狭窄患者，最终需要行手术或经皮介入治疗。二叶主动脉瓣或主动脉瓣狭窄同时伴高血压患者需要行药物治疗。高血压是主动脉根部扩张的重要危险因素[197]，狭窄导致左心室后负荷进一步增加。针对无症状主动脉狭窄成人，指南推荐给予药物降压治疗[151]（Ⅰ类推荐），通常选用 β 受体阻滞药和 AcE 抑制药。对于主动脉狭窄伴主动脉根部扩张的患者，推荐给予血管紧张素受体抑制药（angiotensin receptor blocker，ARB）。目前认为 ARB 可以抑制 TGF-β，而 TGF-β 与马方综合征和其他结缔组织疾病的主动脉根部扩张有关。然而，最近一项随机对照研究显示，与阿替洛尔相比，氯沙坦并不能更好地预防马方综合征患者主动脉根部扩张[198]，而 ARB 在改善二叶主动脉瓣患者主动脉根部扩张方面的相关作用目前尚不清楚。

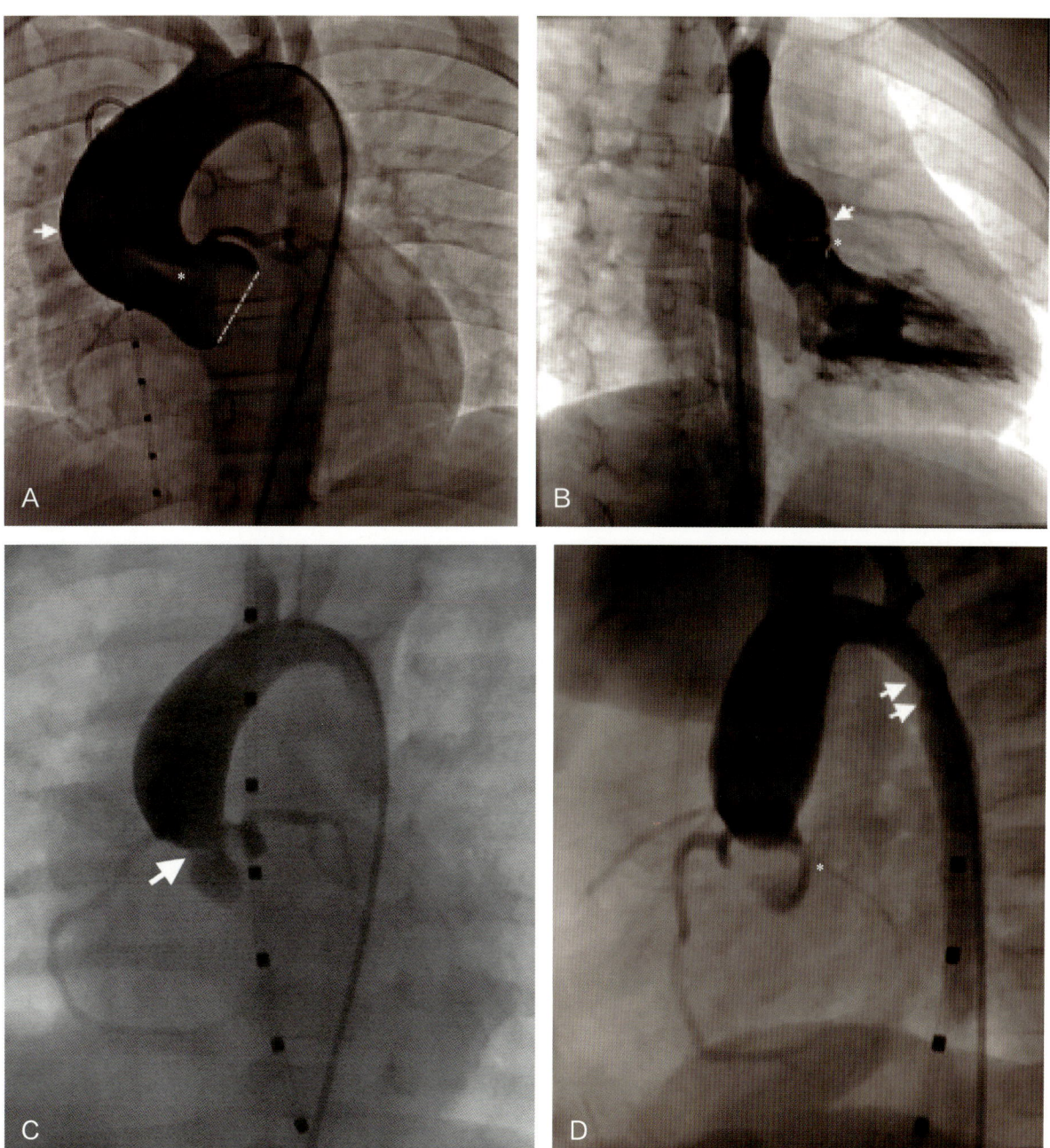

▲ 图 44-13　血管造影

图示主动脉瓣膜狭窄（A）、瓣下狭窄（B）和瓣上狭窄（C 和 D）。A. 为一名主动脉瓣狭窄患者，应用猪尾导管逆行进入升主动脉，注入对比剂后显示隆起的主动脉瓣叶和狭窄的有效瓣环，可见无对比剂的顺行血流跨过瓣叶（*）。该患者为二叶主动脉瓣（最佳视图方向为侧位，未提供图片）。可通过该视图测量主动脉瓣环宽度（虚线）以决定主动脉成形术中球囊的直径。注意该患者可见升主动脉狭窄后扩张（箭）；B. 为一名主动脉瓣下狭窄患者，导管逆行进入左心室。注入对比剂后可见弥漫型隔膜狭窄（*）位于主动脉瓣下方（箭）；C 和 D. 为一名 Shone 综合征患者，通过猪尾导管注入对比剂后进入主动脉根部，显示主动脉瓣上狭窄伴有窦管连接处梗阻 [由箭标记；最佳视图方向为正位（C）]。这位患者也是二叶主动脉瓣（*）伴轻度主动脉缩窄（双箭），最佳视图方向为侧位（D）

根据最新 AHA 感染性心内膜炎的预防指南，除接受主动脉瓣置换术患者或有感染性心内膜炎病史患者外，无论严重程度如何[199]，左心室流出道梗阻患者均不推荐预防性使用抗生素。

随访的频率取决于疾病的严重程度。AHA/ACC 主动脉狭窄治疗指南推荐，无症状严重狭窄患者每 6 个月至 1 年行 1 次经胸超声心动图检查，中度狭窄患者每 1～2 年 1 次，轻度狭窄患者每 3～5 年 1 次[151]。上述推荐对于青少年和年轻人来说具有合理性，但考虑到婴幼儿疾病进展更为迅速，需要重新评估后增加随访频率。即使仅有轻微主动脉狭窄的婴儿，也应每 4～8 周进行随访，直至疾病稳定。幼儿和学龄前儿童应每年接受超声心动图检查。如果狭窄严重或近期狭窄有进展，则应增加超声心动图检查的频率。任何近期出现新症状的患者均需要进行急症评估。

主动脉狭窄患儿是否能参与运动，也是大家较为关注的问题。根据第 36 届 Bethesda 会议关于竞技体育资格的建议[200]，无症状的轻度主动脉狭窄患者（定义为峰-峰值压力阶差＜ 30mmHg，多普勒超声测量平均压力阶差＜ 25mmHg，多普勒超声测量瞬时峰值压力阶差＜ 40mmHg）可以不受限制地参加所有运动。相反，对于严重主动脉狭窄患者（峰-峰值压力阶差＞ 50mmHg，多普勒超声测量平均压力阶差＞ 40mmHg，多普勒超声测量瞬时峰值压力阶差＞ 70mmHg），应避免所有竞技性运动。对于无症状的中度狭窄患者，建议更为复杂（峰-峰值压力阶差为 30～50mmHg，多普勒超声测量平均压力阶差为 25～40mmHg，多普勒超声测量瞬时峰值压力阶差为 40～70mmHg）。对于中度主动脉狭窄患者，如果仅有轻度左心室肥厚，运动试验正常，且在静息状态下 EKG 上显示无应变模式，则可以参与轻度静态运动和轻度至中度动态运动，包括高尔夫球、保龄球、棒球、垒球及排球等。如果这些患者没有心动过速病史，他们也可以参加中度静态和轻度至中度动态运动，包括潜水、射箭、骑马或骑摩托车等。

年轻女性主动脉狭窄患者怀孕时面临的潜在风险也是需要面对的问题[151]。严重主动脉狭窄的女性，孕期血流动力学变化包括前负荷增加、后负荷减少及心率增快，每种变化都可能产生负性生理学影响。主动脉根部扩张也是孕期出现并发症的危险因素之一。对于已确诊或可疑主动脉狭窄的女性，若已受孕或备孕，建议进行全面的超声心动图评估。任何严重主动脉狭窄的孕妇都应该接受该领域心脏病专家的孕期风险咨询，并且于拥有专业多学科联合治疗能力的三级医疗中心进行产检。对于妊娠前严重主动脉狭窄的患者，建议行经导管介入治疗。对于有严重狭窄的孕妇，如果出现血流动力学恶化或出现 NYHA Ⅲ 级或 Ⅳ 级心力衰竭症状，建议在妊娠期行经导管介入治疗[151]。

九、心导管介入治疗

对于主动脉狭窄的诊断，大部分心导管检查已经被超声心动图所替代。但心导管检查和主动脉瓣球囊成形术在主动脉狭窄患者的治疗中，仍然具有重要价值。主动脉瓣球囊成形术通常用于主动脉瓣狭窄的患者。尽管有证据表明，薄的弥漫型主动脉瓣下隔膜样狭窄也可以有效地接受球囊成形术治疗[201]。自 1984 年首次报道以来，经导管球囊介入治疗已成为大多数主动脉瓣狭窄患者的一线治疗[202,203]。多项研究表明，除新生儿期，主动脉瓣球囊成形术死亡率低，效果可与瓣膜修复手术相媲美[9,204-213]。

目前主动脉瓣球囊成形术的适应证源于 2011 年 AHA 的指南[180]。指南以心导管测量的收缩期峰值射血压力、临床症状及心电图变化为基础。对于无症状的儿童和青少年，收缩期峰值射血压力阶差≥ 50mmHg 是主动脉瓣球囊成形术的适应证。然而，对于有症状的患者（心绞痛或晕厥）、静息或运动诱发 EKG 改变的患者、备孕中或计划参加竞技运动的患者，通常收缩期峰值射血压力阶差≥ 40mmHg 即可行介入治疗。对伴有左心功能低下或需要未闭的动脉导管维持心输出量的主动脉瓣狭窄婴儿，治疗上需要区别对待。这一部分婴儿，无论跨瓣压力阶差高低，均需行主动脉瓣球囊成形术。最后，对于常见于老年人的钙化型主动脉瓣疾病，主动脉瓣球囊成形术的效果不明确[212,214-217]。因此，与非钙化型主动脉瓣狭窄的儿童和青年相反，老年患者推荐手术治疗。

有关主动脉瓣球囊成形术的详细内容见本书第 17 章。在大多数患者中，主动脉瓣球囊成形术可明显降低不伴有主动脉瓣关闭不全左心室流出道梗阻的狭窄程度。尽管跨瓣压力阶差降低明显，但由于进行性主动脉瓣关闭不全或再次狭窄，大多数接受主动脉瓣球囊成形术的患者将来需要行主动脉瓣置换术[218-225]。

胎儿介入治疗：由于胎儿超声心动图和先天性心脏病的产前诊断显著进展，因此，对于主动脉瓣狭窄产前干预的研究与日俱增。目前，干预治疗对象主要为妊娠中期、可能进展为 HLHS 的重度主动脉瓣狭窄胎儿。在手术过程中，球囊沿母体腹壁（有时需进行剖腹手术）→母体子宫→胎儿体壁→胎儿左心室途径进入胎儿体内。进入左心室后，导丝和球囊跨过主动脉瓣行瓣膜成形术。在过去的 20 年中，这一新兴领域取得了很多进展，有许多成功的案例，但对主动脉瓣狭窄的胎儿是否有益仍不明确。因此，与任何新的介入技术一样，优化技术手段并确定哪些患者最能从手术中受益至关重要，这也是目前研究的重点[226-233]。

十、手术治疗

（一）主动脉瓣狭窄

主动脉瓣狭窄的手术治疗涉及瓣膜修复术或瓣膜置换术。虽然成人钙化型主动脉瓣狭窄的修复手术预后通常不理想[234]，因此瓣膜发育不良但未钙化的患儿已更适合接受手术治疗。改善主动脉瓣狭窄的主要外科术式是瓣膜扩张术或瓣膜切开术，主要通过切开部分融合的瓣膜联合部位以改善瓣叶偏移的情况[235]。二叶主动脉瓣叶是否沿中缝切开，取决于是否可以在省略该步骤的情况下缓解狭窄。同时可以针对增厚瓣叶行清理术[235]。手术瓣膜修复术后最常见的残留病变是狭窄而不是关闭不全。在三项大型儿童临床研究中，10 年后避免再次介入治疗的比例为 80%~90%，早期死亡率为 2%（在非新生儿人群中）[236-238]。

瓣膜置换术是瓣膜修复术的替代手术，尽管在某些情况下它可能是最好的或唯一的选择，但这种方法有几个明显缺点。最耐用的置换瓣膜是机械瓣膜。虽然机械瓣膜具有优异的远期疗效（生存率高达 90%，20 年内无须再次行介入治疗）[239,240]，但患者需要终身服用华法林抗凝，存在血栓栓塞或出血的风险[241]，并且日常活动受限。考虑到华法林的致畸作用，对于有怀孕要求的女性患者而言，机械瓣膜不是良好选择。对于婴儿和儿童患者，机械瓣膜的另一个问题是缺乏合适直径的瓣膜，并且瓣膜无法与患儿一起生长。

除了机械瓣膜，患儿还可以选择组织瓣膜，包括主动脉同种移植物或生物假体。虽然这两种替代瓣膜都不需要华法林抗凝，但对一生中需要多次置换瓣膜的年轻患者来说，缺乏持久性是一个严重缺点。经皮瓣膜置换术降低了胸骨切开的次数，增加了生物瓣膜的使用率[242]，但生物瓣膜在儿童患者中的持久性仍需引起广泛关注。特别是最近研究报道，接受牛心包生物瓣膜的患儿，在数月内由轻度狭窄迅速进展至严重狭窄[243]。

主动脉瓣置换术的最终选择是 Ross 手术，即利用患者的肺动脉瓣行自体移植术。该手术对象通常为儿童患者，Ross 手术提供了高质量的替换瓣膜，这种瓣膜将随患者一起成长。随着时间的推移，患儿需要行二次手术重建右心室 - 肺动脉通道（或者经心导管植入瓣膜，如 Melody 瓣膜）。与再次心导管介入相比，通道重建的发病率和死亡率更低。Ross 手术的另一个严重长期并发症是自体移植物的扩张（图 44-14），导致新生儿主动脉瓣关闭不全。对新生儿和婴儿患者，Ross 手术中期预后良好，15 年生存率约为 75%[244]。早期死亡者往往接受伴有左心结构异常的复杂修复术，晚期死亡率很少。10 年后 50% 的患者需要再次手术，绝大多数接受经导管介入置换术。当研究对象为儿童患者时，存活率更高，早期死亡率为 2.5%，晚期死亡率低于 2%[245]。8 年时免于再次接受右心室和右心室流出道行介入治疗的比例分别

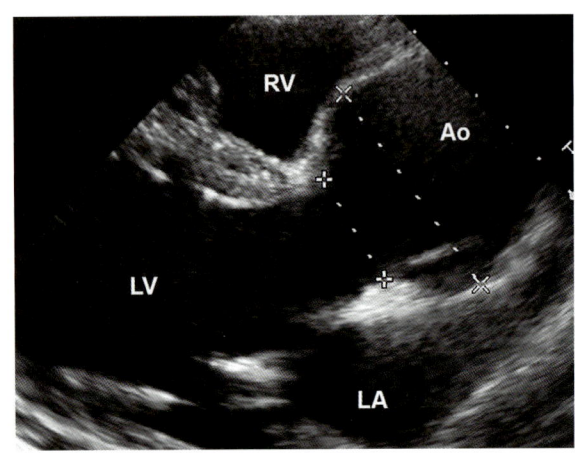

▲ 图 44-14 超声心动图胸骨旁长轴切面显示 1 名接受 ROSS 手术后出现新发主动脉根部严重扩张的患者

新主动脉瓣环宽度为 2.6cm（测量部位由 +-+ 标记），而位于 Valsalva 窦部位的新主动脉根部宽度为 5.0cm（测量部位由 ×-× 标记）

RV. 右心室；LV. 左心室；Ao. 主动脉；LA. 左心房

为 81% 和 83%。但是，新发的主动脉根部扩张和主动脉瓣关闭不全是渐进性的，40% 以上的患儿在 6 年后进展为中度的主动脉瓣关闭不全[246]。

对于严重主动脉狭窄的新生儿，需要单独讨论外科手术时机。对于上述病例必须首先判断左心结构是否足以维持双心室循环这是一个困难的决定。需要强调的是，为了确定最佳的治疗方案，必须综合评估左心结构，而不是侧重于任何一种解剖特征。Rhodes 等[247]利用超声心动图测量三个数值（主动脉根部直径、左心室长轴与心脏长轴的比值及二尖瓣瓣口面积指数），建立了一个方程。该方程能够在大约 90% 的严重主动脉狭窄新生儿中准确预测双心室手术能够成功。虽然该方程在后续验证研究中表现不佳，但仍能够成功预测 76% 的患者[248]。在验证研究中，作者建立了一个新方程，其中包括主动脉瓣环标准化 Z 值、左心室与心脏长轴的比值以及是否存在心内膜弹力纤维增生症。比方程更重要的是，左心室结构多样化及其复杂的相互作用，决定患儿是否适合行双心室修复术。

如果患者适合接受双心室修复术，则首先推荐行 I 期单心室姑息术（详见第 46 章）。如果能够行双心室修复术，那么可以选择瓣膜球囊成形术、瓣膜切开术或新生儿 Ross 手术。瓣膜切开术和瓣膜球囊成形术都可以取得良好的早期效果并降低死亡率[223,249,250]。虽然初次接受瓣膜球囊成形术的患者往往需要再次行介入治疗，但 20 年内约 50% 的患者无须再次行瓣膜置换术[223]。行经胸瓣膜切开术和瓣膜球囊成形术都是合理的选择，关键的决定因素是患儿是否接受双心室修复术。有证据表明，在边缘病例中不恰当地实施双心室修复术可能降低生存率[251]。

（二）主动脉瓣下狭窄

针对主动脉瓣下狭窄的手术方法，很大程度上取决于狭窄类型。如前所述，离散型隔膜样狭窄最为常见，占所有病例的 70%~80%[36]，这种情况一般行隔膜切除术。手术风险较低，早期死亡率为 1%~2%[252-254]。手术时机的选择较为复杂。有证据表明，使用 40mmHg 的峰值压力阶差作为手术指征，在疾病早期积极手术治疗，可能会避免主动脉瓣损伤和主动脉关闭不全的发生[255]。而其他研究表明，早期行切除术并不能预防随后发生的瓣膜渗漏情况[256]。主动脉瓣下隔膜样狭窄可能复发，大型临床研究报道，再次手术率为每年 0.6%~1.8%[253,257,258]。复发的危险因素包括诊断时压力阶差增加[51,255,257]、发病年龄小[255,257]及隔膜与主动脉瓣之间的距离 < 5 mm[259]。

针对复杂性或隧道样主动脉瓣下狭窄患者，需要多样的矫正手术，一般采用 Konno 或 Ross-Konno 手术，切除圆锥间隔，并修复阻挡物以完成手术[44,254]。尽管该类型的修复术较为复杂，但生存率仍然很高。然而，出现再发狭窄需要再次手术的现象更常见，发生率为 15%~50%[254,257,260]。最近的一项 Meta 分析显示，主动脉瓣下狭窄患者 10 年后再次手术的风险率为 20%[36]。

（三）主动脉瓣上狭窄

最初，修复主动脉瓣上狭窄是利用单个补片扩大无冠窦，以缓解狭窄[261]。虽然这种技术能成功地缓解狭窄，但也导致主动脉根部和瓣膜的扭曲。Doty 等[262]随后发明了一种"马裤"状补片，切口延伸至右冠窦和无冠窦。1978 年，Brom 等行三窦补片加宽主动脉成形术，对称地扩大三个窦[263]。多重窦加宽技术的目的是避免主动脉根部和瓣膜变形，并且有证据表明，与原始单补片技术相比，多重窦补片加宽主动脉降低死亡率，残余狭窄、显著主动脉瓣反流的发生率以及再次手术发生率[16]。总体而言，主动脉瓣上狭窄的生存率低于主动脉瓣狭窄和瓣下狭窄，早期死亡率为3%~9%，10年生存率为86%~96%，20年生存率为77%[16,17,263]。20年时再次手术率高达34%[16]。最常见的再次手术指征是主动脉瓣功能不全[76]。

如果存在弥漫型狭窄，可能需要将补片扩大至升主动脉和横主动脉[264]。必须通过术前影像学检查和术中检查来评估冠状动脉情况，并解决开口部狭窄[71,264]。正如前面讨论的内容，主动脉瓣上狭窄的患者常伴有主动脉瓣畸形，因此，术中同时修复或更换主动脉瓣的发生率高达40%[16,76,83,263]。最后，若患者伴有严重的中心或近端分支肺动脉狭窄，通常在主动脉瓣狭窄修复术时同时修补。而显著的远端分支肺动脉狭窄，可以在手术前行经导管球囊扩张术[265]。

第 45 章 主动脉缩窄
Coarctation of the Aorta

Robert H. Beekman III 著
韩 波 范右飞 译

主动脉缩窄（CoA）最常见的发病部位是近端胸主动脉，一般呈不连续性狭窄（图 45-1）。然而，CoA 的解剖学、病理生理学、临床表现、治疗及预后均存在很大差异。例如，缩窄部分可以是间断的，也可以是连续的，特别是在婴儿期，可能与主动脉横弓发育不良有关。CoA 的病理生理学取决于狭窄的严重程度，并且还受到相关疾病如动脉导管未闭、室间隔缺损或左心室流出道梗阻等的影响。CoA 的临床表现也不尽相同，部分在婴儿期即可出现心力衰竭，而部分至年长儿或成人期出现无症状性高血压。治疗包括手术修复和经皮球囊血管成形术或支架置入术。CoA 近期和远期预后差异很大，且部分预后不良。远期预后可能受到残余狭窄、主动脉弓发育不全及其他心脏畸形、主动脉病变及静息/运动性高血压的影响。总之，CoA 不仅仅是一种单纯的畸形，它的临床表现、预后等均较为复杂。

一、发病率和病因

先天性心脏病患者中 CoA 的发生率为 6%~8%。新英格兰地区婴儿心脏病项目（The New England RegionalInfant Cardiac Program，NERICP）指出 CoA 在生后 1 年内需接受心导管介入治疗或外科手术的儿童心脏病中排名第 4 位。1969—1974 年，患有 CoA 的婴儿占所有心脏病的 7.5%。因为 NERICP 项目只统计生后第 1 年内需要干预治疗的婴儿数量，因此实际患病率更高。与大多数左心梗阻性病变类似，男性 CoA 发病率高于女性，男女之比为（1.27~1.74）：1[1, 2]。

目前研究发现约 35% 的 Turner 综合征（45X）患者伴有 CoA，且受遗传因素影响。有趣的是，最近有文献报道，约 5% 出现 CoA 的女孩也同时伴有 Turner 综合征[3]。遗传因素对左心梗阻性病变发展的影响证据较多[4-9]。例如，连锁分析已经确定了包括 CoA 在内的左心梗阻病变的多个重叠基因位点，提示这些病变与基因突变有关[7,8]。其中，在二叶主动脉瓣、主动脉瓣狭窄、主动脉缩窄及 HLHS 患者中均发现 *NOTCH1* 基因突变[9]。最近在 CoA 和 HLHS 患者中明确了 *MCTP2* 基因突变[10]。一项针对季节变化的研究表明，环境因素对 CoA 也有影响，在秋末和冬季出生的婴儿，

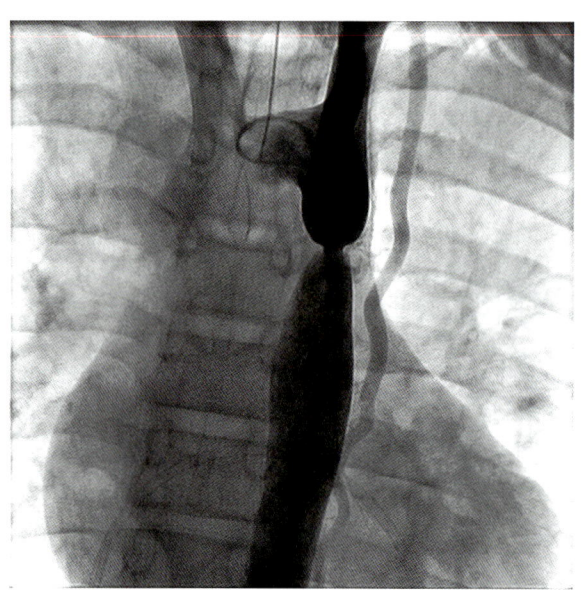

▲ 图 45-1 主动脉造影显示弥漫性胸主动脉缩窄
图上可见一弯曲的左内乳动脉

疾病发病率达到高峰[11]。

二、胚胎学

主动脉弓及其分支的发育发生在人类妊娠的第6～8周。胚胎第3主动脉弓最终发育为颈总动脉。左第4主动脉弓形成胸主动脉弓和主动脉峡部，而右第4主动脉弓通常消失。胚胎第6主动脉弓发育为近端肺动脉，左第6主动脉弓向远端部分发育为动脉导管。因此，胸主动脉缩窄是胚胎左第4和第6主动脉弓异常发育的表现[12]，具体原因不明。科学家提出了两个并不完善的概念，即导管组织理论和血流动力学理论。

CoA 通常发生在动脉导管部位，因此导管组织理论认为缩窄是由于动脉导管平滑肌细胞迁移至腹主动脉，导致主动脉管腔缩窄和变窄[13]。这一概念与临床观察结果一致，即 CoA 常常在动脉导管闭合后出现，接受 PGE$_1$ 治疗的新生儿则可能缓解。然而，导管组织理论不能充分解释远离导管部位的 CoA 的发生机制。

血流动力学理论认为，血流动力学紊乱会减少通过胚胎主动脉弓的血流量，导致 CoA[14]。在正常胎儿中，主动脉峡部只接收 10%的心室输出量，这也解释了为何正常新生儿峡部直径仅为升主动脉直径的 70%～80%[14]。根据血流动力学理论，心脏内异常结构可减少左心室流出量，随之使通过主动脉峡部血流减少，从而导致胎儿 CoA[15]。这个理论的确有助于解释主动脉缩窄与室间隔缺损、主动脉瓣狭窄及主动脉横弓发育不良的联系。这也与胎儿超声心动图研究一致，表明主动脉缩窄的胎儿常伴有主动脉横弓和峡部发育不良。应用血流动力学理论可以解释 Turner 综合征伴 CoA 的发生。淋巴阻塞可以导致 Turner 综合征胎儿颈蹼，也会导致胸导管扩张，从而压迫胎儿主动脉并促进主动脉缩窄的发生[16]。

三、形态学

CoA 最常见的发生部位是胸主动脉上端、动脉导管位置或靠近未闭的动脉导管（图 45-2）。大多数缩窄都位于导管旁。缩窄段内膜增厚畸形，围绕主动脉的整个管径延伸[17]，其近端相连接的主动脉弓远段渐渐变细，与缩窄段远端相连接的降主动脉外径可能扩大。最常见的为弥漫性狭窄（图 45-3），但也可以为节段性，可能与主动脉峡部和横弓发育不良有关（图 45-4）。婴儿常出现主动脉横弓发育不良（图 45-5）和主动脉峡部缩窄，特别是伴有左心室流出道梗阻或室间隔缺损的婴儿。少部分 CoA 可发生于腹主动脉，可能表现为复杂的弥漫性长段缩窄，也可能波及肾动脉（其中部分病例可能合并主动脉炎）。

导管旁 CoA 的组织学表现为内膜增厚和内侧嵴部向后方和侧方突出入主动脉腔（图 45-2）。伴有内膜增厚和增生的 CoA 更常见于老年患者[17]。动脉导管或动脉韧带向前内侧附着于同一水平面。内膜增生和弹性组织紊乱可能发生在缩窄的远端，原因可能为高速血流会影响主动脉壁。感染性动脉内膜炎、内膜剥离或动脉瘤也常常发生于远端部位。由中膜弹性组织功能紊乱导致的囊状动脉中层坏死[20]，通常发生于毗邻缩窄部位的主动脉以及升主动脉。在部分患者中，囊性动脉中层坏死的晚期将逐渐进展为主动脉瘤形成或内膜剥离。

联合缺损：在 CoA 某些患者中，CoA 可能与其他先天性心脏畸形有关。与年长儿或成人相比，婴儿更有可能患室间隔缺损和（或）左心室流出道梗阻。伴有 CoA 的室间隔缺损包括膜周部、肌部及对位不良型3种。对于对位不良型的室间隔缺损，圆锥间隔后侧错位可能导致显著的左心室流出道梗阻[21,22]。超过80%的 CoA 患者为二叶主动脉瓣，可伴随瓣膜狭窄或瓣环发育不良。CoA 患者也可能伴二尖瓣狭窄，可能由二尖瓣上环形成、二尖瓣瓣叶增厚及其发育不良、腱索发育不良或"降落伞"状乳头肌引起[23]。多种伴 CoA 的左心梗阻性病变被称为 Shone 综合征[24]，这一类疾病在婴儿期即需要干预，具有一定挑战性。CoA 相关的其他心脏畸形包括房室间隔缺损、伴或不伴三尖瓣闭锁的 D 转位、Taussig-Bing 型右心室双出口及先天性矫正型大动脉转位。CoA 也是 HLHS 的主要表现之一。

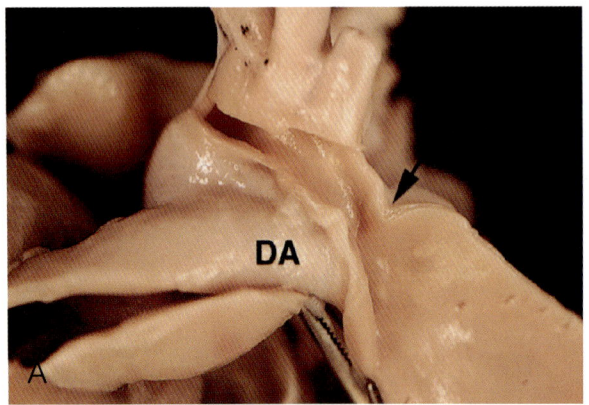
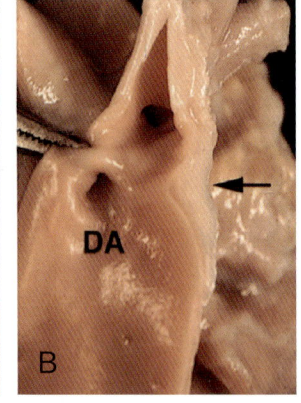
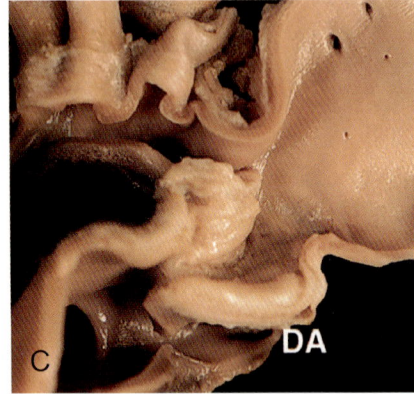
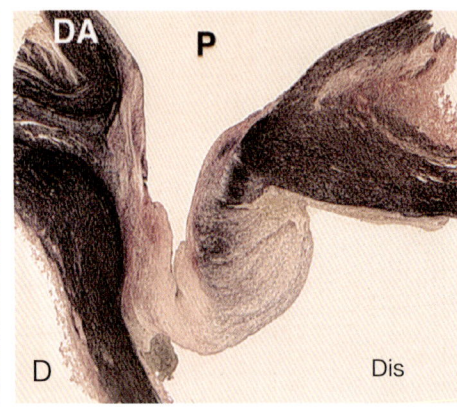

◀ 图 45-2 导管旁主动脉缩窄的组织学表现
A. 活检可见典型的导管前型缩窄。内凹的隔膜（箭）对面可见一动脉导管。B. 导管后型弥漫缩窄（箭）。C. 起源于发育不良主动脉横弓远端的动脉导管。主动脉远端可见狭窄后扩张。D. 弹力纤维染色可见位于 DA 对侧弥漫型内凹的隔膜（右侧）内紊乱的中膜和内膜增殖
DA. 动脉导管；P. 近端主动脉腔；Dis. 远端主动脉腔

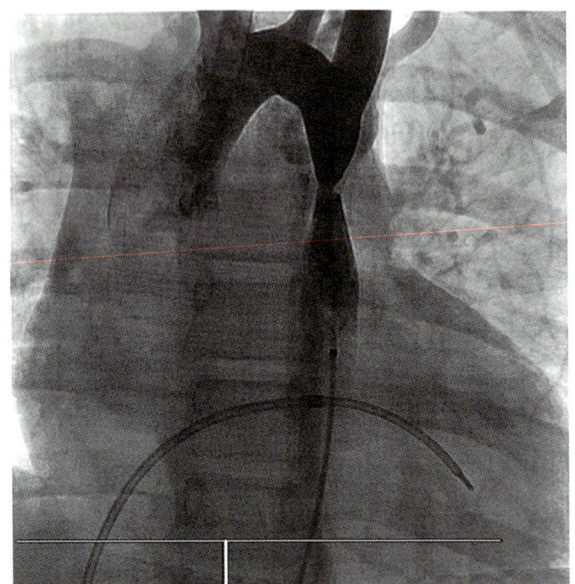

▲ 图 45-3 1 名 12 岁的胸主动脉离散型缩窄患儿的主动脉造影
患儿主动脉峡部和主动脉横弓发育良好，导管通过左房间隔穿刺进入左心室

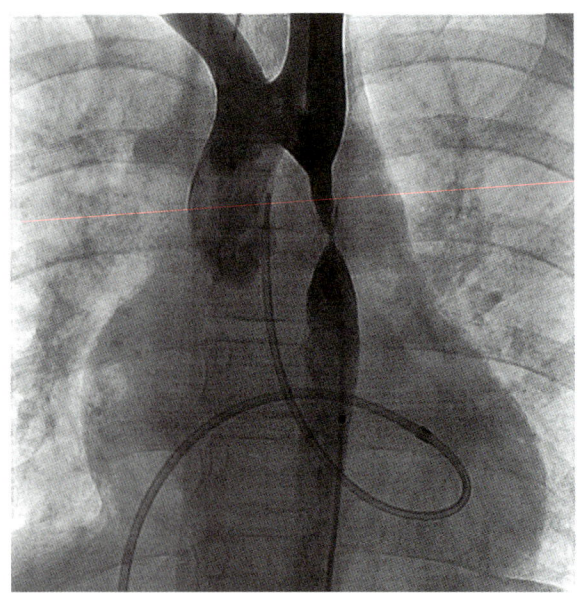

▲ 图 45-4 主动脉造影显示严重主动脉缩窄伴主动脉峡部发育不良
一个细小的动脉导管进入位于缩窄区域。导管通过做房间隔穿刺进入升主动脉

CoA 患者常伴随心外血管畸形，包括头臂干异常、侧支动脉循环及 Willis 环的动脉瘤。胸主动脉缩窄通常发生在左锁骨下动脉起源远端，但患者可能存在头臂干变异。左锁骨下动脉可能于缩窄部位发出，缩窄可能位于其起源部位。右锁骨下动脉作为头臂干分支在缩窄部位下方发出，

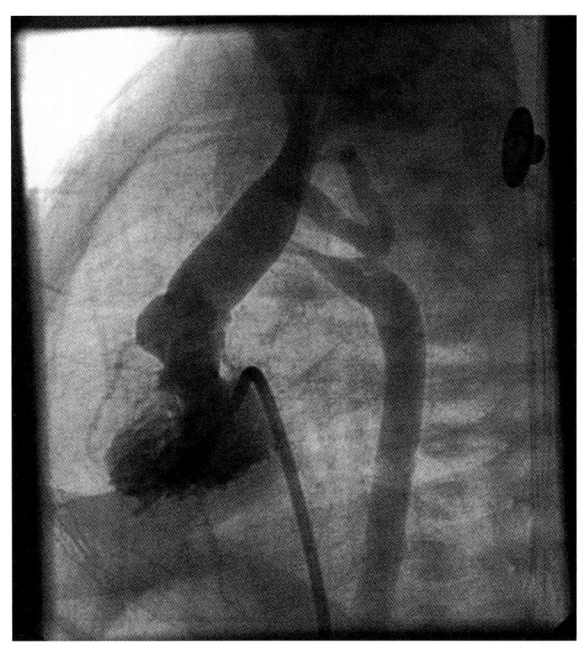

▲ 图 45-5 1 名主动脉缩窄伴主动脉横弓发育不良婴儿的左心室血管造影（侧位）
颈动脉和左锁骨下动脉段之间的主动脉横弓中度发育不良，未闭的动脉导管由缩窄远端侧发出

发生率为 4%~5%。在缩窄部位出现椎动脉血流逆行，流入锁骨下动脉远心端，产生锁骨下动脉窃血综合征。侧支动脉循环可能发生于儿童或青春期，但很少在婴儿期出现，它能够增加降主动脉的灌注血流。侧支循环由前循环和后循环组成。前循环通过胸廓内动脉和髂外动脉之间的腹壁动脉系统形成。后循环通过甲状腺颈动脉和降主动脉之间的肋间动脉逆行形成。肋间动脉逐渐扩张和迂曲，产生明显的胸部震颤和连续性杂音，胸部 X 线片可见肋骨切迹现象。3%~5% 的 CoA 患者出现 Willis 环囊状（"浆果状"）动脉瘤，这可能是高血压患者发生脑血管意外的原因之一。

CoA 患者也可能出现心外非血管性畸形。除 Turner 综合征外，尚有 25% 的 CoA 患儿可出现肌肉骨骼系统、泌尿生殖系统、胃肠系统或呼吸系统的畸形[1,25]。CoA 患者的头颈部畸形发生率也较高，神经嵴发育异常与 CoA 的胚胎发生机制有关[26]。

四、血流动力学

因为通常只有 10% 的胎儿血流经过心室流出道至主动脉峡部，因此胚胎期 CoA 患儿血流动力学很少受到影响。然而，在出生后，随着卵圆孔和动脉导管的关闭，大量血流必须通过狭窄的主动脉段，因此，血流动力学紊乱常于生后出现。血流动力学变化由轻度的收缩压升高，到严重心力衰竭和休克均可出现，取决于缩窄的严重程度。

CoA 使左心室流出道阻力增加，左心室、升主动脉及其分支的收缩压均升高。根据狭窄程度、心输出量及侧支循环的范围，静息时缩窄部位收缩压力阶差可高达 50~60mmHg。对于许多患者，整个收缩期和舒张期压力差持续存在（图 45-6）。各种代偿机制可帮助左心室对抗增加的流出道阻力。最主要的表现是左心室心肌肥厚，心肌肥厚能缓解心肌壁应力增大和心室后负荷的增加，并有助于维持正常的心室收缩功能[27]。对于单纯性 CoA 患者，左心室舒张末期容积相对正常，而收缩末期容积可能减小。因此，大多数无心力衰竭的 CoA 患儿左心室射血分数正常。

如果缩窄严重或发展迅速，如新生儿导管闭合时，可能会导致左心室收缩功能障碍和心力衰竭。血流动力学异常包括每搏输出量减少，左心室舒张末期压力升高，左心房压力升高，肺静脉淤血及肺动脉高压。如果心输出量严重受损，则可能发生心肌灌注减少和酸中毒，从而进一步抑制心肌收缩力。这种临床情况在生后的最初几个星期非常常见。代偿机制包括激活交感神经系统（增加心率和增强心肌收缩力）和 Frank-Starling 机制（增加左心室舒张末期容量以维持正常的每搏输出量）。然而不成熟的心肌代偿功能较差[28]。新生儿心肌交感神经发育不成熟，可导致 β 受体密度下调。此外，与成人心肌相比，新生儿左心室心肌发育不完全，启动 Frank-Starling 机制来维持每搏输出量较为困难。对于严重 CoA 的新生儿，左心室压力负荷迅速增加，动脉导管接近闭合时，心肌尚未发生代偿性肥大。因此，左心室后负荷和心室壁应力相对不完全地代偿性增加。很明显，许多因素使得未成熟心肌特别容易受到严重缩窄造成的血流动力学紊乱的影响，这也同时解释了为何心室收缩功能障碍和心力衰竭最先于出生后

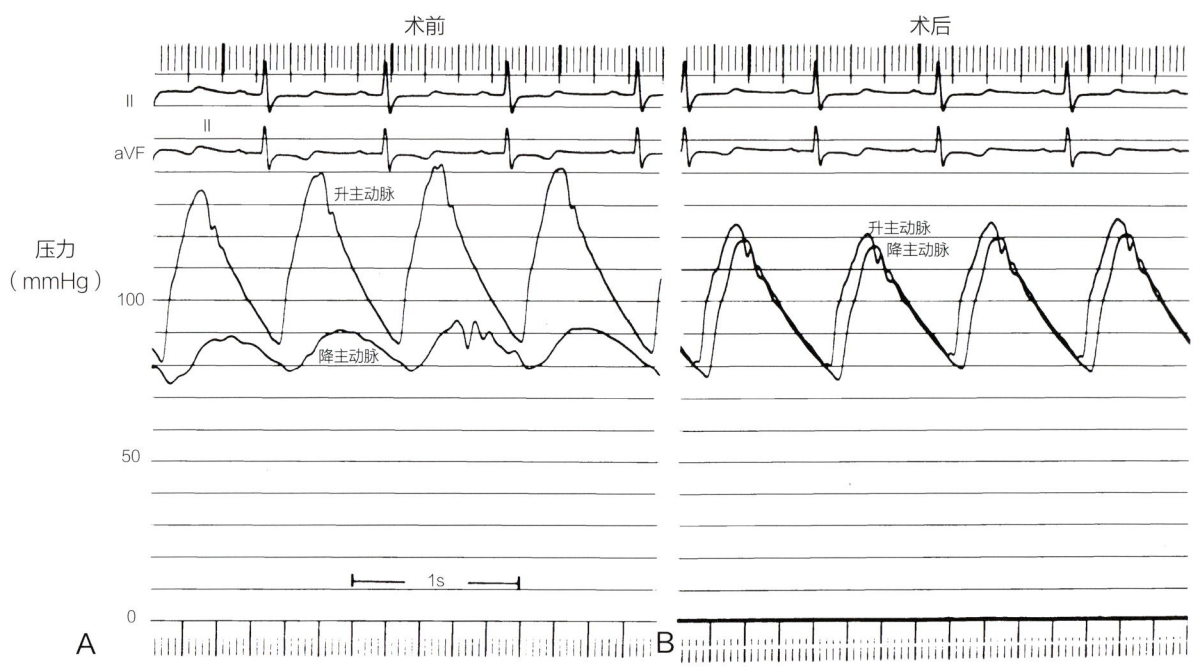

▲ 图 45-6 1 名主动脉缩窄患儿的升主动脉和降主动脉瞬时压力曲线

该患儿接受经皮球囊血管成形术前后的瞬时曲线见上图。血管成形术（A）前典型压力曲线显示如下：患儿收缩压和脉压在升主动脉升高，而在降主动脉降低。收缩期和舒张期均存在压差。血管成形术后（B）压力曲线趋于正常，收缩峰值压差由 50mmHg 降至 5mmHg

数周内出现。

CoA 还可能导致左心室舒张功能障碍。超声心动图研究显示，左心室舒张早期舒张功能下降，随后的舒张晚期出现充盈异常[29]。上述舒张功能异常被认为与心肌肥厚、心肌纤维化引起的左心室顺应性减弱有关，并且还可能与心肌变力状态增加有关。无论充盈量大小，上述异常均可以导致左心室舒张末期压力增加。因此，随后可发生左心房压力升高和肺静脉淤血。上述现象在左心室舒张末期容积增加的患者中尤为明显。

CoA 合并先天性心脏异常的患者血流动力学负担更为严重。主动脉瓣狭窄和主动脉瓣下狭窄将进一步增加左心室收缩压和心室后负荷。大型室间隔缺损、动脉导管未闭或二尖瓣反流会增加左心室舒张末期容积和心室前负荷。随着左心室顺应性的降低，增大的舒张末期容积导致左心室舒张末期压力增加。随后，出现左心房压力升高，最终可能出现肺静脉高压和肺动脉高压。因此，对于 CoA 合并相关主动脉瓣狭窄和（或）室间隔缺损的患儿，由于左心室前负荷、后负荷及舒张功能的紊乱，心力衰竭和肺动脉高压相对常见。

CoA 患者的外周血管生理也会发生异常。动脉收缩压升高是 CoA 血管缩窄的表现，但它也反映了血管反应性、动脉血管壁顺应性及压力感受器功能的改变[30-32]。研究显示，CoA 修复术后患者存在动脉血管功能异常，而某些持续性高血压患者的压力感受性反射出现重整[33]。在 CoA 修复术后，即使缩窄通过手术缓解仍可能存在动脉生理学异常，这一现象有助于解释为何部分患者在缩窄修复多年后会仍会出现收缩压升高。

五、临床表现

CoA 的临床表现通常遵循以下三种模式：婴儿期出现充血性心力衰竭，儿童期可闻及心脏杂音或青少年期患有体循环高血压。当 CoA 出现在婴儿期时，病情进展迅速。随着动脉导管闭合，可能突然出现充血性心力衰竭和休克。这些婴儿中有很大一部分伴有心脏结构异常，如室间隔缺损或主动脉瓣狭窄。对于严重 CoA 和伴有较大室间隔缺损的婴儿，常在生后 8～10 天内出现心功能不全、低心输出量、休克及酸中毒。患儿可出现多器官系统衰竭，特别是肾衰竭和（或）坏死性小肠结肠炎，除非迅速给予明确的药物和手术治疗，否则患儿会在短期内死亡[34]。

CoA患儿在儿童后期可表现为收缩期上肢高血压或心脏杂音。通过详细的体格检查，部分患儿在婴儿期后被诊断为CoA，而这些患儿大多数无明显临床症状。反复追问病史，部分患儿可有运动后下肢跛行或频繁头痛。哥伦比亚大学对1969—1978年的儿童CoA（不包括婴儿期）进行研究，发现疾病诊断的中位年龄为10岁，最常见的就诊原因是高血压或心脏杂音。基层医师仅对14%的病例做出CoA的正确诊断。

（一）体格检查

CoA患儿的体征差异很大。CoA婴儿由于心力衰竭、呼吸窘迫而出现苍白、易激惹。患儿出现心动过速、呼吸困难、多汗、肝大及低灌注，表明其存在充血性心力衰竭和心输出量降低。如果存在动脉导管右向左分流，则可能会出现差异性发绀（发绀局限于下肢）。相比之下，年龄较大的CoA患儿可能看起来完全健康。部分女孩可明显观察到Turner综合征的特征性表现，包括身材矮小、乳间隔增大以及颈蹼。

体格检查的特征性表现包括上肢高血压而下肢血压显著降低。与近端相比，缩窄以下部位动脉搏动减弱且延迟（"细迟脉"）。缩窄近端的收缩压升高，上肢和下肢之间压差增大。脉搏和上下肢压差测量困难见于以下几种情况。第一，由于缩窄程度轻、伴随心力衰竭和心输出量降低及伴随较大动脉导管未闭，压差过小导致测量困难。血液通过动脉导管右向左分流可维持降主动脉血流，在存在较大室间隔缺损的情况下，血流可以被充分氧合、动脉搏动减弱不明显。其次，是由于头臂干解剖结构的变化，在3%～4%的患者中，缩窄远端发出异常的右锁骨下动脉。在这些患者中，右侧上下肢动脉脉搏和血压是相同的，仅在左上肢能检测到差异。对于另一部分患者，其左侧锁骨下动脉起源于缩窄附近，孔口可能是狭窄的。在这类患者中，只有右上肢才能检测到脉搏搏动增强和收缩压升高。极少数患者可能会出现右侧锁骨下动脉起源异常和左锁骨下动脉狭窄。在罕见的情况下（如主动脉弓离断），尽管颈动脉搏动增强，但难以检测到四肢血压的差异。

心前区触诊时可能出现阳性体征。左心室压力升高和容量超负荷导致心尖冲动增强。如果伴随肺动脉高压，胸骨左下缘或剑突下会出现显著的右心室搏动。胸骨上切迹处可触及收缩期震颤，但在单纯性缩窄患者心前区震颤并不常见，如果出现，应高度警惕是否合并其他相关心脏病变。如果存在粗大的侧支循环，则可能在肋间和（或）肩胛后部触及明显的动脉搏动。

心脏听诊第一和第二心音正常。心尖部可闻及持续性的收缩期喀喇音，提示存在二叶主动脉瓣。根据缩窄的性质、是否伴随其他心脏畸形及是否存在动脉侧支循环，听诊可闻及多种杂音。缩窄本身可导致心底部和左肩胛间区2～3/6级持续性收缩期喀喇音。若杂音位于肩胛间区位置，则考虑缩窄部位位于胸主动脉上部。如果缩窄严重，收缩期杂音可能会延长并且会延续至舒张期。对于动脉侧支循环形成的患者，其胸前部、侧部和后部可闻及连续性杂音。若合并相关的心脏畸形可闻及相应杂音。伴主动脉瓣狭窄的患者胸骨右上缘可闻及收缩期喷射性喀喇音。伴室间隔缺损或二尖瓣反流的患者可闻及胸骨左下缘或心尖部全收缩期杂音。伴二尖瓣狭窄或大的左向右心室分流会产生心尖部舒张中期隆隆样杂音。最后，存在心室功能障碍的婴儿可闻及奔马律。如果患儿心输出量严重减少，则杂音可能不明显，心脏听诊可能仅闻及奔马律。

（二）心电图特征

CoA婴儿心电图一般正常[35]。若心电图提示左心室肥大，特别是ST段改变和T波低平或倒置，强烈提示伴有主动脉瓣狭窄或心肌病。年长儿和青少年的心电图主要反映长期左心室压力负荷增加，可能存在左心室肥大和左心房增大。若合并相关的心脏畸形也会对心电图产生影响。若伴有房室间隔缺损、右心室双出口或原发性心肌病，则额面 QRS 轴左偏，QRS 波群高电压。伴有心电图 ST-T 改变的左心室肥大表明存在严重的主动脉瓣膜或瓣下狭窄。婴儿期后出现持续性右心室肥大可能提示存在由相关心脏畸形（如室间隔缺损或二尖瓣狭窄）导致的肺动脉高压。

（三）X 线检查

CoA 伴充血性心力衰竭的婴儿胸部 X 射线改变无特异性。胸部 X 线片可见中重度心脏增大、肺血管改变。肺血管充血胸部 X 线片可显示肺纹理增粗模糊，与左心房压力升高、肺静脉高压或者大的左向右分流导致的肺血流增加有关。由于动脉侧支循环尚未建立，婴儿不会出现肋骨切迹现象。

对于年长儿和青少年患者，胸部 X 线典型表现为正常或仅有轻度增大的心脏。除非伴随其他心脏畸形，CoA 患者的肺血管纹理是正常的。胸部正位片常见主动脉弓轮廓异常，缩窄部位的主动脉局部凹陷形成典型的"3"字形影像。"3"字形影像之下可见降主动脉由于缩窄后扩张而变得突出。老年患者可能会发现由于扩张和迂曲的肋间动脉侵蚀肋骨表面导致的肋骨切迹（图 45-7）。如果一侧锁骨下动脉狭窄或者锁骨下动脉起源自缩窄的远端，肋骨切迹可能是单侧的。

（四）超声心动图

二维超声心动图和多普勒超声心动图可以对 CoA 解剖和生理进行准确评估。超声心动图可以在婴儿身上获得高质量的缩窄图像，但在年长儿和青少年中较为困难。由胸骨上长轴切面，典型的缩窄表现为左锁骨下动脉起源远侧的局限性的狭窄（图 45-8）。狭窄表现为由动脉后方突出并朝向动脉导管的纤维组织架（"后架"）。其他间接影像结果，如主动脉峡部和主动脉横弓发育不良、缩窄后扩张和降主动脉收缩期搏动减少，也可间接确认是否存在明显的缩窄。彩色多普勒血流显像可以协助确定梗阻部位，特别有助于二维超声心动图成像困难或无法明确情况下的诊断。

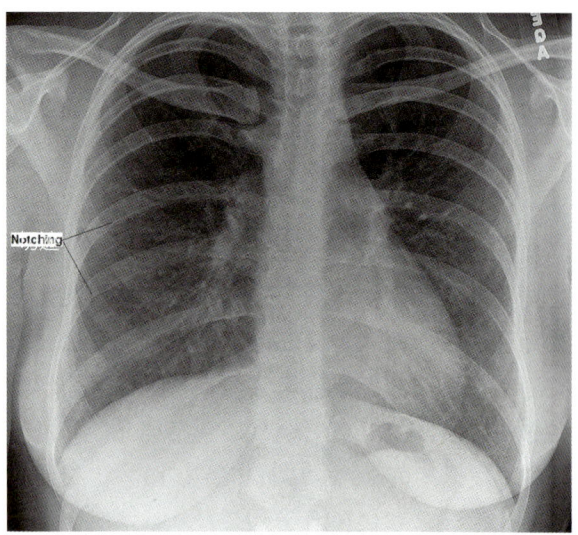

▲ 图 45-7　1 名未行修复术的主动脉缩窄女性患者胸部 X 线片

胸部 X 线片显示扩张和迂曲的肋间动脉导致的肋骨切迹

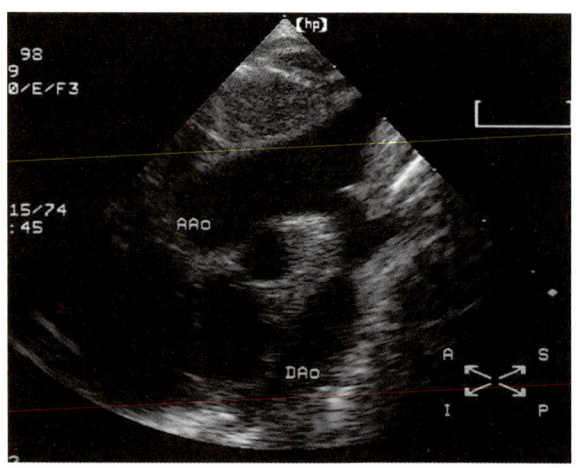

▲ 图 45-8　二维超声心动图经胸骨上窝长轴切面显示离散型主动脉缩窄

AAo. 升主动脉；DAo. 降主动脉

多普勒超声心动图可以协助明确缩窄的血流动力学严重程度。由胸骨上切面的连续多普勒超声检测穿过狭窄的血流速度（图 45-9）。应用改进的 Bernoulli 方程通过最大血流速度计算峰值瞬时压力差。多普勒超声显示通过缩窄部位的血流通常表现出类似舒张期血流的模式，特别是在严重狭窄或侧支循环形成的患者中。通过缩窄部位的连续多普勒血流显像由两个叠加信号组成，分别代表近端降主动脉（近缩窄处）的低速血流和通过缩窄部位后的高速血流。通过由缩窄部位

第六篇 先天性心血管疾病
第 45 章 主动脉缩窄

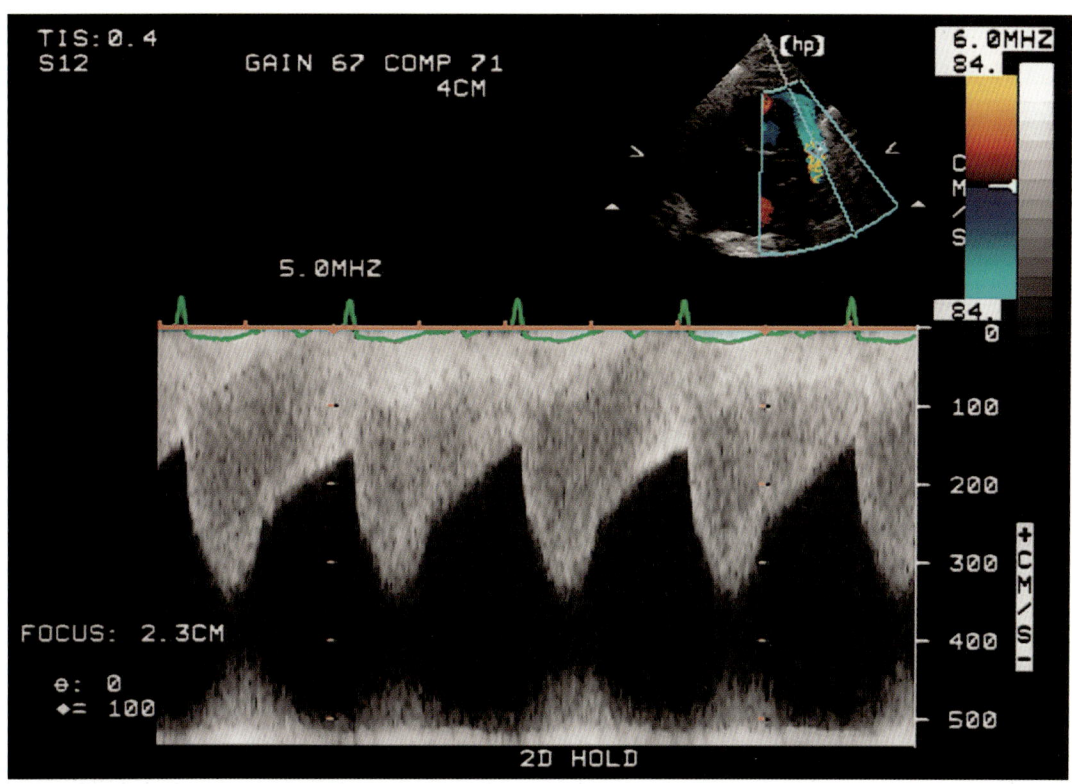

▲ 图 45-9 连续多普勒显示跨过严重主动脉缩窄的血流
峰速度为 3.4m/s。值得注意的是，舒张期径流模式与全收缩期压差相一致

的压力差减去近缩窄处压力差，从而获得校正的压力差[36]。

二维超声心动图和多普勒超声心动图在评估伴有 CoA 的心脏畸形时特别重要。高质量的超声心动图检查提供了足够的解剖和生理数据，使临床医生能够在大多数患者无须进一步做影像学诊断的情况下对病情进行全面评估。

（五）MRI 和 CT 血管造影

MRI 可以提供高质量的缩窄图像。矢状面和旁矢状面的 MRI 图像可以显示缩窄的位置和严重程度（图 45-10）以及主动脉弓的解剖结构，也可以获得关于动脉导管未闭和侧支动脉循环的信息。三维曲面图可以提供精确的解剖细节[37]，根据来自同一患者的 MRI，可以制作三维打印模型，从而为手术和经导管介入治疗提供依据（图 45-11）。MRI 特别适合需要高分辨率连续成像的患者，如进行手术修复术、血管成形术及支架置入术的前后[38]。MRI 也可以对主动脉血流进行评估，并

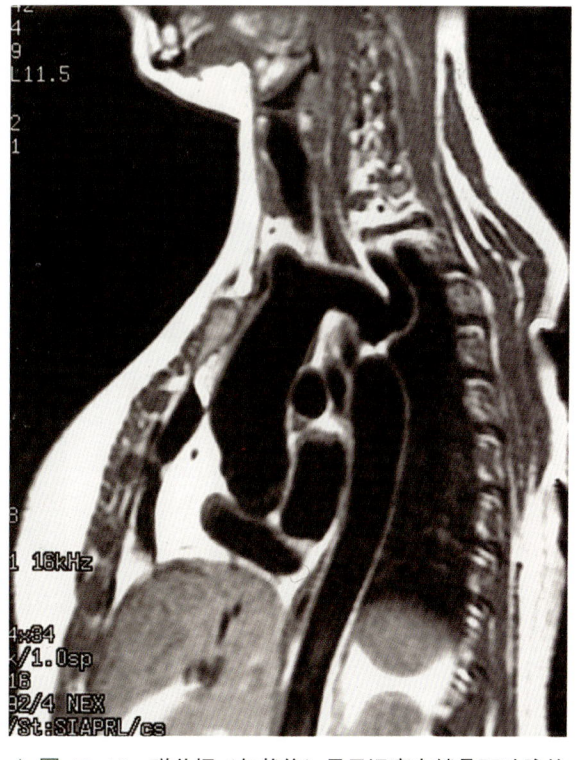

▲ 图 45-10 磁共振（矢状位）显示远离左锁骨下动脉的离散型主动脉缩窄
可见降主动脉狭窄后扩张

1171

可以估计压力差[39]。多探头 CT 血管造影术还可以对 CoA 和主动脉弓异常患者提供详细的解剖信息（图 45-12）。与 MRI 类似，由于不需要心电门控，因此 CT 血管造影数据采集非常迅速（通常在 4～5s 内）。然而，与 MRI 检查不同，CT 血管造影使患者过多暴露于电离辐射。

（六）心导管术和血管造影

心导管术可以用于 CoA 患者的诊断和治疗。如果无创检测能够准确评估病变，则不需行诊断性心导管检查。如果临床上关于缩窄或相关心脏畸形的性质和严重程度仍存在疑问，那么诊断性心导管检查是有价值的。对缩窄患者进行诊断性心导管检查的目的是确定缩窄的解剖和严重程度，评估主动脉弓解剖结构、动脉侧支循环、相关心脏畸形的存在与严重程度、左心室功能、肺动脉压力及阻力。

CoA 导致升主动脉收缩压升高，降主动脉收缩压和脉压降低（图 45-6）。对于单纯的 CoA 且心输出量正常的患儿，收缩压差低于 20mmHg 通常提示轻度缩窄。然而，通过压力差评估可能会低估缩窄的严重程度。左心室功能障碍和低心输出量、动脉导管未闭、伴随其他左心阻塞性病变，或者存在能减轻升主动脉压力的动脉侧支循环时，均可以降低压力差。因此，必须结合患者的整体解剖和生理学特点对其缩窄压力差的血流动力学变化进行评估。

血管造影仍然是评价缩窄和主动脉弓解剖结构的金标准。前后位和侧位角度是评估缩窄和侧支循环的最佳角度。在一些患者中，通过左前斜位可以观察升主动脉和降主动脉。如果导管无法进入升主动脉，那么对于部分 CoA 患者，能够只通过左心室进行血管造影，以观察理想的缩窄解剖结构图像。

六、自然病程和治疗

未经治疗的 CoA 患者的预后较差，主要表现为较高的发病率和早期死亡率。Campbell 在 1970

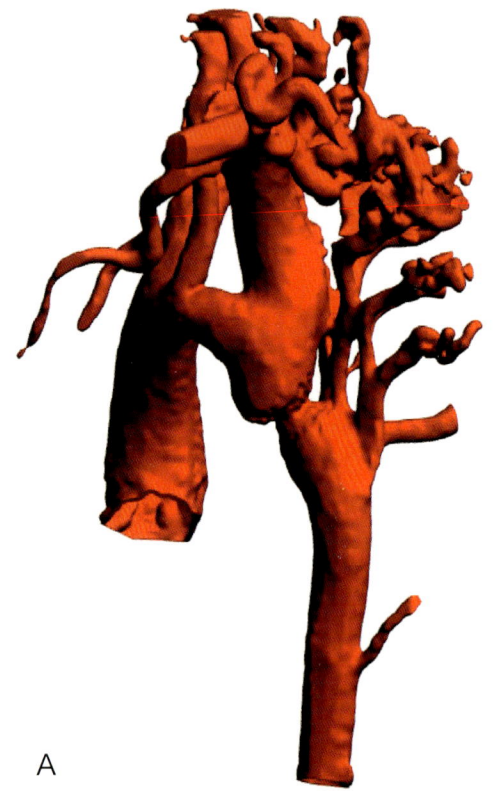
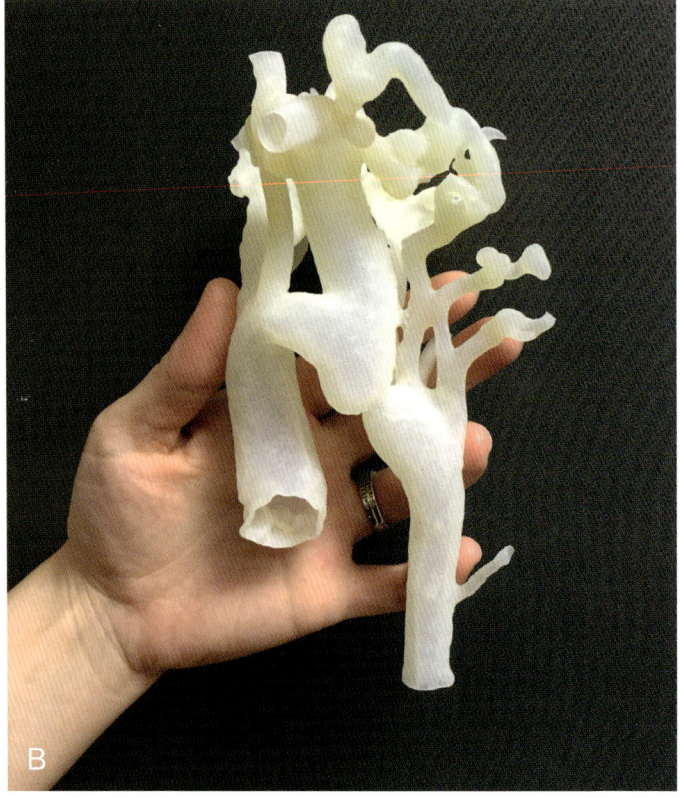

▲ 图 45-11　A. 通过主动脉缩窄磁共振血管造影重组的三维曲面图；B. 来自于同一磁共振影像的主动脉缩窄打印模型。三维模型可以用于评估是否存在手术和介入指征

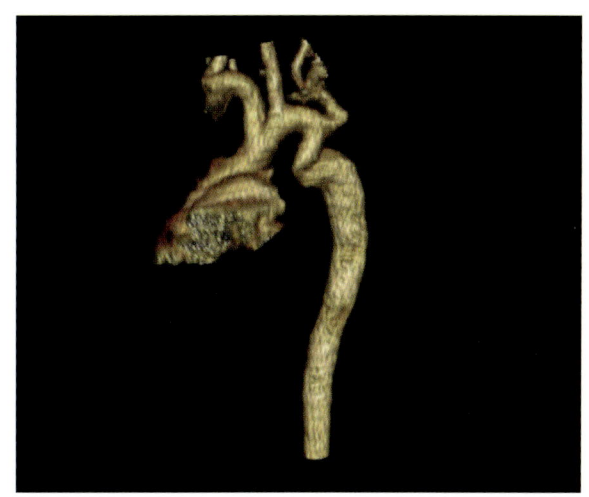

▲ 图 45-12 1 名 19 月龄的婴儿（左侧位）的三维重建计算机断层扫描血管造影

该患儿为弥漫性主动脉缩窄伴迂曲、部分发育不良的主动脉横弓和主动脉峡部

年报道了 465 例 CoA 患者尸检和临床记录中获得的自然病程资料[40]。该研究只纳入生后第一年存活的受试者，不包括严重缩窄的婴儿。尽管如此，Campbell 关于未治疗婴幼儿 CoA 的平均死亡年龄为 34 岁（中位数 31 岁），其中 75% 的患者在 46 岁前死亡。最常见的死亡原因是充血性心力衰竭（26%）、主动脉破裂（21%）、心内膜炎（18%）及颅内出血（12%）。鉴于未治疗 CoA 的预后很差，事实上几乎所有的患者都表示曾接受过干预。治疗的时机取决于患者的临床表现。

（一）婴儿期表现

在婴儿期出现心力衰竭的 CoA 需要立即治疗。最初给予正性肌力药物保持患者生命体征平稳。重症新生儿也可给予 PGE_1，以保持动脉导管通畅，并改善降主动脉、肾动脉及肠系膜动脉的灌注[41]。代谢紊乱如酸中毒、低体温、低血糖及贫血必须及时治疗。经过短暂的内科治疗保持患儿生命体征平稳后，应尽快进行手术矫正治疗[42]。在经验丰富的心血管中心，婴儿期单纯性 CoA 手术修复术的死亡率非常低[43-51]。

伴随主要心脏畸形的 CoA 婴儿，手术风险较高。尽管如此，经过一段时间的内科治疗后，这些儿童可早期行缩窄矫治术。患儿手术死亡率为 2%～10%，死亡率最高的是复杂心脏畸形的儿童[43-46,48,51]。在行缩窄矫治术时是否需要同时行其他心脏畸形矫治术（或肺动脉环缩术），并不总是明确的。在某些情况下，仅缩窄矫治术即可改善相关的病理生理学变化。例如，对 CoA 伴室间隔缺损的患儿行缩窄矫治术后，其左向右分流减少且心力衰竭改善。随后，一些患儿可能会出现室间隔缺损缺损面积减小，甚至将来不需要手术矫治。在新生儿 CoA 矫治术后随访期间，主动脉弓或主动脉瓣或二尖瓣的发育不全可能会有所改善[52]。CoA 修复时同时行其他心脏畸形矫治术，适用于大型室间隔缺损或更复杂的畸形，如 D 转位或右心室双出口畸形[53,54]。

（二）儿童期表现

儿童期或青春期患儿 CoA 通常表现为上肢高血压和（或）心脏杂音，没有明显症状，在这种情况下可择期行手术矫治术。对于无症状、无严重上肢高血压的儿童，通常推荐 6 月龄至 2 岁行缩窄矫治手术。这种做法是基于以下几个原因[43-45,55-59]：首先，对小于 6 月龄婴儿行矫治手术时，缩窄晚期复发的风险增加。年龄过小患儿进行矫治手术可导致术后再次狭窄，部分原因是患儿手术过程中吻合口直径较小[60]。其次，即使术后没有出现残余狭窄，如果矫治术延迟到年长儿和青春期后[61]，则持续性高血压和初期动脉粥样硬化的风险增加。在对 234 名患者进行的一项长期随访研究中，1—5 岁行缩窄矫治术的患者晚期高血压的发病率为 6%，而较大年龄行手术治疗的患者发病率高达 30%～50%[62]。一项回顾性研究使用多变量分析，以评估手术年龄对生存率、术后残余高血压及再狭窄的影响，得出的结论是，患儿在 1 岁半时行择期手术预后最佳。

（三）手术矫治术

目前用于矫治 CoA 的几种手术术式各有优缺点。CoA 手术术式包括切除术和血管端 - 端吻合术、锁骨下动脉垂片成形术、补片主动脉成形术及升主动脉 - 降主动脉侧支移植术。单纯性 CoA

矫治术通常通过左外侧胸部切口进行。如果有必要同时矫治其他心脏畸形，手术可以从前路进行。无论使用何种手术术式，大多数局限性缩窄的患儿在矫治术后仍残存小于 10mmHg 的静息收缩压差。

CoA 矫治术的死亡率取决于患者年龄和相关心脏畸形。婴儿和年长儿单纯性 CoA 矫治术的手术死亡率接近 0[48,49,59]，伴有大型室间隔缺损的婴儿死亡率升至 2%～10%，如果存在更多复杂心脏畸形死亡率更高[51]。手术并发症包括术后反常高血压、脊髓缺血与瘫痪、喉返神经或膈神经损伤、乳糜胸、出血及感染。反常高血压（主动脉缩窄切除术后综合征）可以发生在缩窄矫治术后的最初 2～5 天，收缩压和舒张压升高甚至超过术前水平[63]。严重者可出现肠系膜动脉炎和肠缺血，其机制与交感神经系统的反弹激活和肾素 – 血管紧张素系统激活导致肠系膜动脉血管收缩有关。术前给予 β 受体阻滞药，可以预防术后反常高血压[64]，并在术后即刻采用积极的抗高血压治疗，也能够有效控制血压。如果主动脉横断钳夹闭术严重影响对降主动脉和脊髓动脉的灌注，可能会发生脊髓损伤甚至瘫痪。这种罕见的并发症多见于动脉侧支循环不良的患者。当横断钳夹闭主动脉时，建议将总夹闭时间限制在 30min 以内，尽量减少肋间动脉的夹闭数量，避免过热，必要时使用低温[65]，以确保足够的降主动脉灌注。当横断钳夹闭主动脉时，部分患者可能需要左心旁路以保持降主动脉持续灌注。

1945 年，Crafoord 和 Nylin 首次报道了 CoA 的手术矫治术[66]，他们描述了切除术和血管端 – 端吻合术（图 45-13）。在大多数中心，局限性 CoA 患者选择上述手术术式。采用横贯近端主动脉的宽大纵向切口行延长的血管端 – 端吻合（图 45-14），可提高该术式对主动脉峡部或横弓发育不良婴儿的有效性[67]，并降低晚期再狭窄的风险[48,49,59]。切除术的优点为能够切除缩窄段和相邻区域的导管组织，避免植入假体，并在大多数情况下避免损伤左锁骨下动脉。切除术的缺点主要与周围缝合线的存在有关。早期研究表明缝合线可导致再狭窄的发生率增高。在最近的研究中，主动脉峡部或主动脉弓发育不良患者使用间断缝合和可吸收缝线，并行延长的吻合术可改善临床预后[48,49,53,59,67]。对于主动脉弓发育不良的婴儿，一种与主动脉弓离断矫治术相似的，被称为主动脉弓矫治术（aortic archadvancement）的技术，也可改善预后[68]。

1961 年，Vosschulte 等[69] 报道了补片式主动脉成形术，是第二种应用于缩窄矫治的手术术式。整个缩窄术采用纵向切口，应用补片（如 Dacron 或 Gore-Tex）进行扩大（图 45-15）。缩窄的后叶可能会也可能不会被切除。与切除术相比，补片式主动脉成形术的优点为不需要过多的损伤主动脉，能保留肋间动脉且避免周围缝线造成再狭窄。该术式也可以用于一些长段的缩窄。该技术的缺点为需使用假体材料以及晚期主动脉瘤形成的发生率相对较高[37,70,73]。

1966 年，Waldhausen 和 Nahrwold[74] 报道了锁骨下动脉垂片成形术，试图降低切除术后再狭窄发生率。结扎并分离左锁骨下动脉，纵向扩大切开超出缩窄区域的近侧锁骨下动脉。然后将近端的锁骨下动脉残端向下与动脉垂片缝合（图 45-16），同时结扎椎动脉以避免术后并发锁骨下动脉窃血综合征。锁骨下动脉垂片成形术优点为较少移动主动脉，避免周围缝线，避免假体材料，并使用理论上具有生长潜能的活体组织作

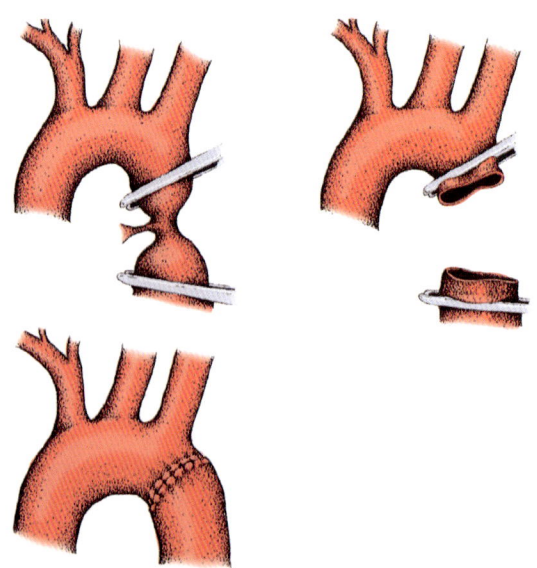

▲ 图 45-13 缩窄切除术和端 – 端吻合术
运用间断缝合法对血管行环状吻合术

第六篇 先天性心血管疾病
第 45 章 主动脉缩窄

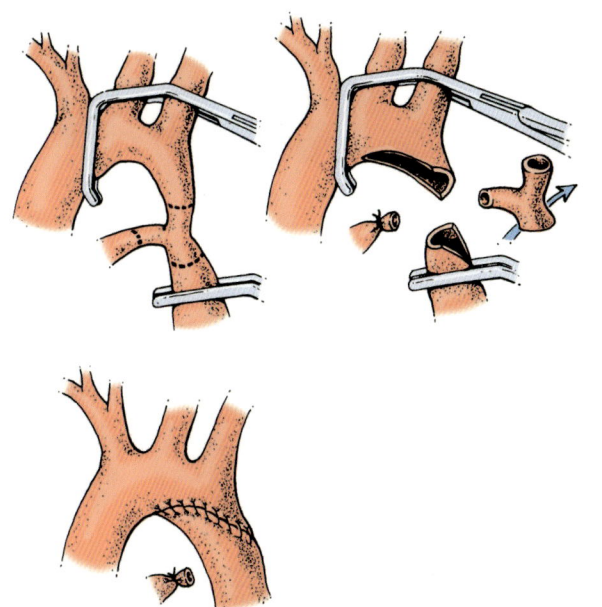

▲ 图 45-14 运用扩大的端 - 端吻合术进行切除，吻合口延伸到左颈总动脉下的横弓上

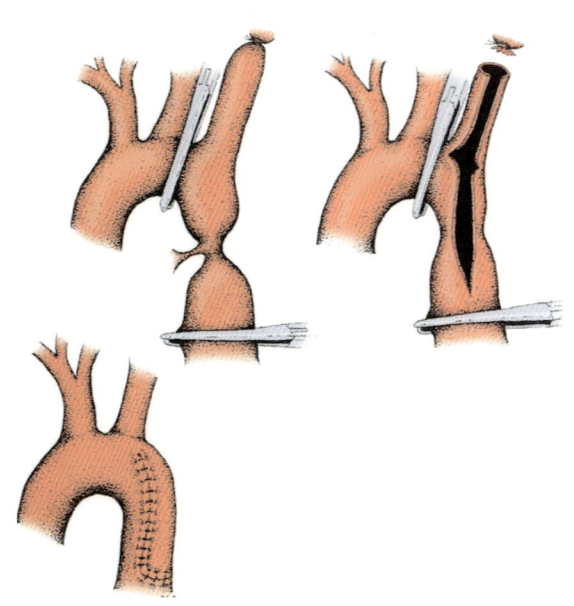

▲ 图 45-16 用于修复主动脉缩窄的锁骨下动脉垂片成形术

（四）介入治疗

经皮球囊血管成形术和支架植入术，为 CoA 患者提供了创伤较小的替代方法。自 1982 年以来，球囊血管成形术一直用于 CoA 患者，随后的文献证实了其治疗原发性缩窄[77-84]和术后再次缩窄患者[92-104]的安全性和有效性。支架植入术是一种新型的经皮介入手术，适用于原发性和再发性缩窄，越来越多的证据证实，大部分患者能够接受支架植入术。

近期部分尸检和实验研究，已经阐明球囊血管成形术减轻 CoA 狭窄的机制[105-108]。血管成形术通过扩张狭窄部位并在缩窄部位（以及在正常远端主动脉处）产生内膜和中膜线性撕裂来扩大缩窄腔。在大多数情况下，中膜撕裂很浅，但少部分延伸到外膜。动物模型中的组织病理学显示，血管成形术术后 8 周血管即可愈合[108]。

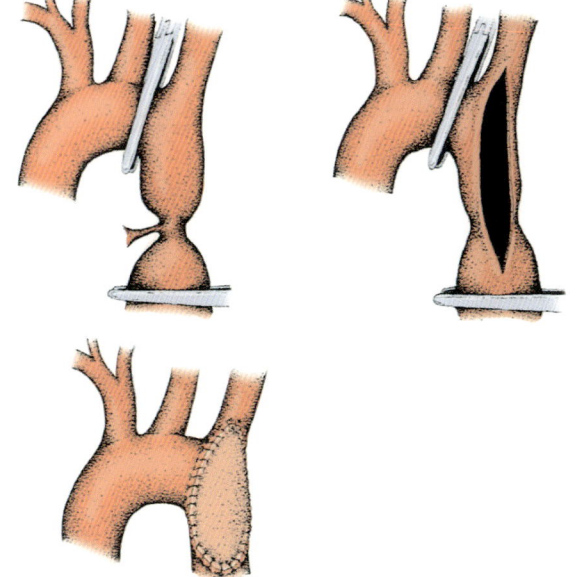

▲ 图 45-15 用于修复主动脉缩窄的补片主动脉成形术

为补片。一个明显的缺点是，手术需要牺牲左锁骨下动脉。早期研究提示，锁骨下动脉垂片成形术由于能显著降低晚期狭窄发生率而成为 CoA 婴儿的首选治疗方法。然而，最近的研究未能证实这一优势[43,44,57]。因此，由于该术式部分情况下会对上肢产生不良影响[75,76]，如果条件允许，许多中心都倾向于切除术[51]。

（五）血管成形术治疗原发性主动脉缩窄

许多研究已证明球囊血管成形术对弥漫性原发 CoA（未手术）的早期效果（图 45-17）。一项来自先天性异常瓣膜成形和血管成形机构（Valvuloplasty and Angioplasty of Congenital

1175

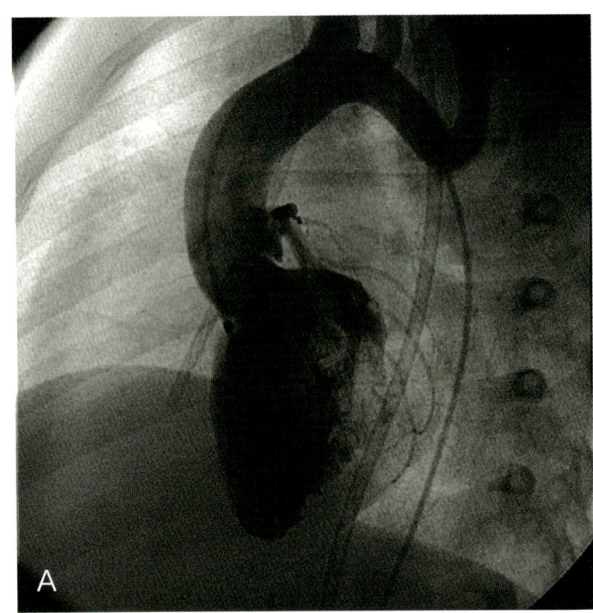 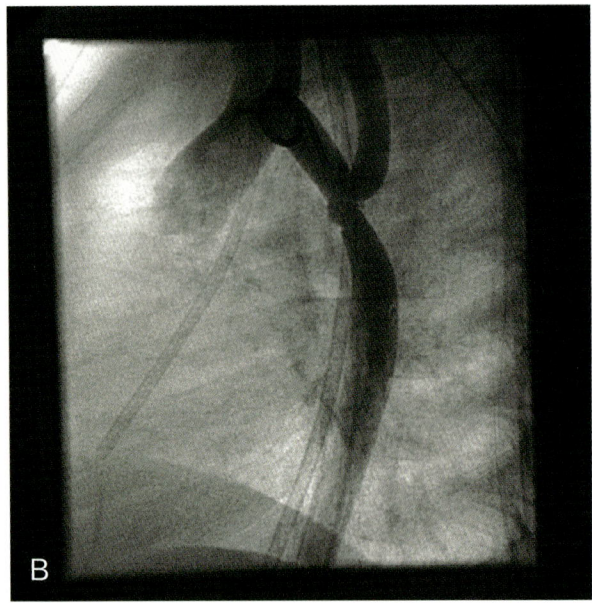

▲ 图 45-17　1 名 3 岁原发性主动脉弓缩窄的女性患儿的血管造影（侧位）

图示球囊扩张血管成形术前和术后即刻的变化。A. 球囊扩张血管成形术前，患儿存在可被导管完全闭塞的严重弥漫性缩窄；B. 球囊扩张血管成形术后即刻，动脉造影显示狭窄改善伴前侧内膜不规则改变。2 年后 CT 血管造影显示预后良好且无动脉瘤形成，随访过程中患儿未出现残余压差

Anomalies，VACA）的多中心注册研究[77]，纳入了 140 名 3 日龄至 29 岁的 CoA 患者，结果显示血管成形术后患者收缩压力阶差由 48mmHg 急剧下降至 12mmHg，且缩窄直径由 3.9mm 增加至 8.8mm，14% 的患者压力阶差大于 20mmHg。对 59 名 2 岁后接受血管成形术的原发性 CoA 患儿进行随访，经多次心导管检查发现 27% 的患者残余收缩压力阶差 ≥ 20mmHg；其余患者中，平均残余收缩压力阶差为 6mmHg（中值 8mmHg）。其他随访研究显示了类似的结果，且其中一些患者残余压力阶差随着时间推移而有所改善。在儿童和青少年中期随访研究中发现，首次血管成形术后再发狭窄并不常见，但在 6 月龄以下的婴儿中较常见[79-82,109]。

目前已发表的研究显示扩张部位动脉瘤形成的发生率差异很大，该差异可能由于对动脉瘤定义不同所致。大型随访研究表明，动脉瘤形成的发生率为 5%～16%[81-84]。在血管成形术后 ≥ 2 年的随访研究中，59 名儿童中有 3 名（5.1%）通过血管造影发现动脉瘤，在 2 年和 6 年随访期间，对 2 名儿童多次行血管造影显示动脉瘤大小无变化[81]。

目前已有文献报道，接受球囊血管扩张术的原发 CoA 可出现急性并发症，除新生儿期以外死亡率很低。在 VACA 注册研究中，140 例患者中仅有 1 例死亡（该死亡病例为新生儿），死亡率为 0.7%[77]。最常见的急性并发症是股动脉损伤，在 12 个月以下的婴儿中更为常见。随着更小型号导管的面世，其并发症发生率有所降低[110]。其他相对少见并发症包括股动脉出血导致急症输血和心脑血管意外。经皮球囊血管成形术后反常高血压是罕见的[111]。

（六）血管成形术治疗术后再发的主动脉狭窄

球囊血管成形术对术后再发狭窄的早期效果与原发性 CoA 相似。VACA 注册研究纳入了 200 例接受球囊血管成形术的再发缩窄患者[86]，发现其收缩期压差由 42mmHg 急剧下降至 13mmHg，并且再发缩窄的管腔直径由 5.2mm 增加至 8.9mm，20% 的患者存在超过 20mmHg 的残余压力差。其他几个中心也报道了类似的结果[84-91]。一般来说，首次手术术式的选择并未影响再次球囊血管成形术的效果。术后急性并发症与球囊成形术治疗原

发性 CoA 相同。

　　来自多个中心的随访研究已经明确显示球囊血管成形术对治疗再发缩窄的长期有效性[87-89,91]。Yetman 等[88] 报道了 74 名早期血管成形术患者的随访资料，随访时间为 3～144 个月（中位数 39 个月），其中 19 名（26%）患者需要再次行球囊血管成形术或手术。主动脉横弓发育不良提示晚期可能再次行介入治疗。再发缩窄行球囊扩张术后动脉瘤形成的发生率与原发性缩窄血管成形术后报道的相比，似乎相同[88,89,91] 或有所减少[84]。

（七）支架植入术

　　球囊支架植入术为许多 CoA 患者提供了有效的治疗方法（图 45-18）。与球囊同时植入的支架能够在血管内支撑已扩张的主动脉段，支架减少了因血管回缩引起的缩窄后再狭窄，并且降低动脉瘤形成的晚期发生率。覆膜支架可以增加严重或主动脉壁薄弱的 CoA 患者（如 Turner 综合征患者或老年患者）的附加安全性。

　　许多临床研究已证实经皮球囊支架置入术治疗原发性或再发性 CoA 的安全性和有效性[92-104]。对于弥漫性缩窄患者，支架置入可以非常有效地

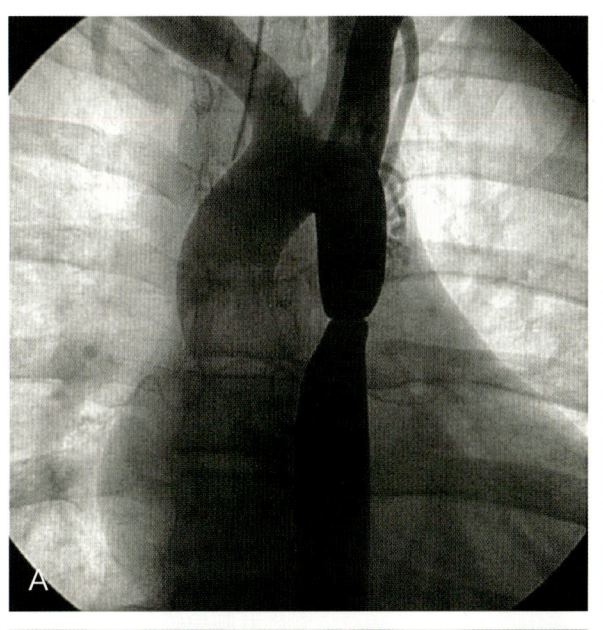
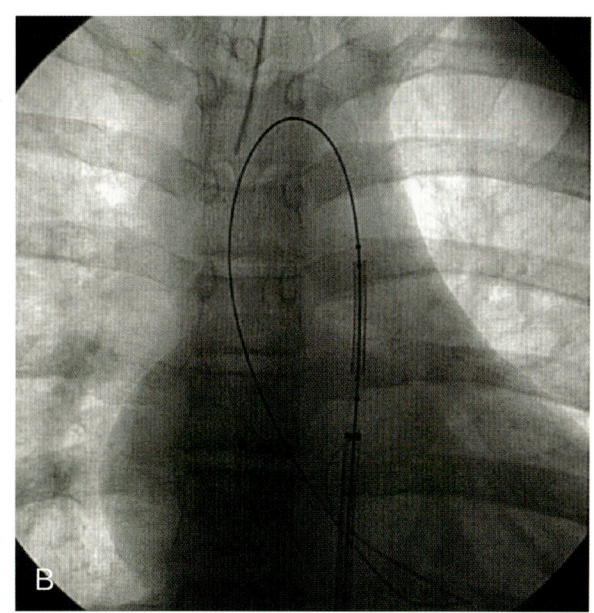
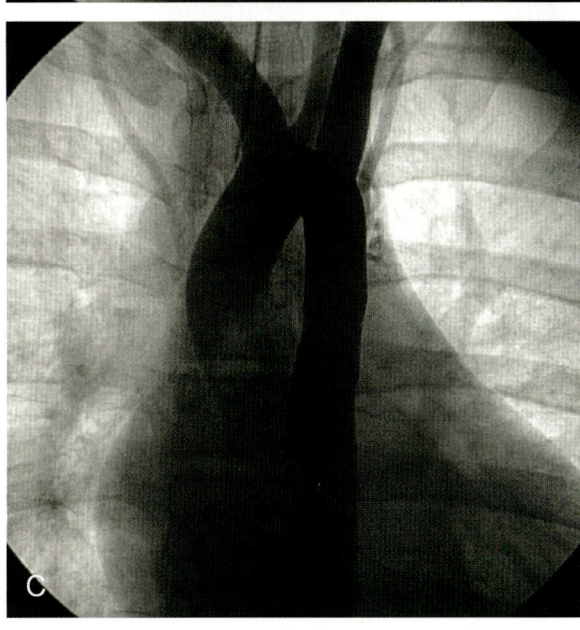

▲ 图 45-18　1 名 15 岁原发性主动脉缩窄女性患儿的血管造影（左前斜位）
支架置入术前（A）、术中（B）和术后即刻（C）的血管造影图像。经支架置入术后，收缩压差由 40mmHg 立即降至 0mmHg

缓解狭窄，并且通常使静息收缩压力阶差降至 5mmHg 以下。在一些伴主动脉横弓发育不良的患者中[112,113]，支架治疗可能是有益的，特别是开孔设计支架逐渐临床使用逐渐增多，可以在必要时应用挤压球囊技术（jailed balloon technique）保护分支动脉。一些中期随访研究表明，支架置入术后再狭窄并不常见。然而，植入支架的患儿在成长过程中可能需要更大直径的支架。因此，如果在儿童时期置入支架，则植入具有适合于成人主动脉直径潜能的支架是非常必要的。

支架置入术后缩窄部位晚期可形成动脉瘤，但发生率低于单纯球囊血管成形术[102,104]。覆膜支架可进一步降低动脉瘤形成风险，并且对于缩窄部位较为狭窄（管腔直径＜3mm）或主动脉壁脆性增加（如遗传综合征、高龄）的患者可能特别有价值[114]。

七、预后

我们希望成功接受 CoA 矫治术的儿童在成长过程中能有较好的生活质量。对于术后没有显著残余收缩压力阶差（静息时＜10mmHg）、静息和运动时上肢血压正常且不伴主动脉瘤或其他心脏畸形的患者，通常建议正常儿童的生活方式[115]。然而，由于临床表现和血流动力学状况影响长期预后，因此 CoA 患者需要终身随访，并且常常需要治疗（表 45-1）[116-118]。

表 45-1 动脉缩窄矫治术后可影响患者长期预后的临床和血流动力学因素

- 残余或再发缩窄
- 高血压（静息时和运动时）
- 主动脉瘤
- 主动脉夹层
- 颅内出血
- 左上肢生长受限/锁骨下动脉窃血综合征
- 心内膜炎/动脉内膜炎
- 相关心脏畸形

无论初始治疗选择手术还是球囊血管成形术，都可能发生残余或再发缩窄，特别是在婴儿期行矫治术的患儿。术后残余缩窄（residual coarctation）为矫治后立即出现持续性压力差，可能由主动脉峡部或主动脉横弓缩窄和（或）发育不良及缩窄矫治不完全引起的。有证据表明，在婴儿期行缩窄矫治术后，部分儿童的主动脉横弓可能继续生长[119]。术后再发缩窄（recurrent coarctation）为成功矫治后发生再次狭窄，最常见的原因是矫治部位生长不足。研究表明如果在儿童 1-2 岁后进行手术矫治，则再发缩窄并不常见[18,19]。在婴儿期使用延长的血管端-端吻合术，可以显著降低晚期再发缩窄的风险。在婴儿期行球囊血管成形术后的残余缩窄和再发缩窄更为常见。儿童期支架置入术后发生的再发缩窄可能与术后生长发育有关，因此通常需要置入较大直径的支架。

体循环高血压和早发性动脉粥样硬化，可以对缩窄矫治术后的长期预后产生不利影响[61,120]。即使没有残余缩窄压力差，患者也可能表现出晚期收缩期和舒张期高血压，这在缩窄矫治术延迟至儿童后期的患者中最为常见[117]。然而，即使在婴儿期行缩窄矫治术，晚期高血压的风险可能高达 10%~20%[56,121]。对于没有残余/再发缩窄的患者，术后发生晚期高血压可能与其动脉系统发生解剖和功能改变有关。动物实验证实，缩窄缓解后可出现近端主动脉弓内膜增厚和中膜过度增生[122]，这种形态学变化会降低动脉顺应性，并为缩窄矫治术出现血管反应性和压力感受器的功能异常提供解剖学基础[31,33,34,123]。即使在不伴静息高血压或静息缩窄压差的患者中，动力性运动（dynamic exercise）也可导致缩窄矫治术后收缩期高血压。运动过程中引起的上肢高血压往往与缩窄压差的增加有关，血管生理学的改变也可能发挥作用[124]。在动力性下肢练习中，通过主动脉矫治部位的血流增加，可能是缩窄矫治术后运动引起的缩窄压力差升高和上肢收缩压升高的主要原因。对于静息时无显著残余缩窄压力差，但运动时血压升高的患者，接受 β 受体阻滞药治疗是有益的[125]。

无论手术矫治术还是经皮球囊扩张术，都可

能在缩窄矫治部位形成主动脉瘤。虽然其他外科手术中也曾报道动脉瘤形成，且许多心外科手术均可发生主动脉瘤，但主动脉瘤的发生率（图 45-19 和图 45-20）在补片式主动脉成形术中最高[70-73]。

一项前瞻性研究报道，对接受补片式主动脉成形术后患者进行 1~19 年随访，发现 24% 患者存在主动脉瘤。一旦出现，动脉瘤可能会迅速进展，并可能导致主动脉瘤破裂和猝死[126]。接受球囊血

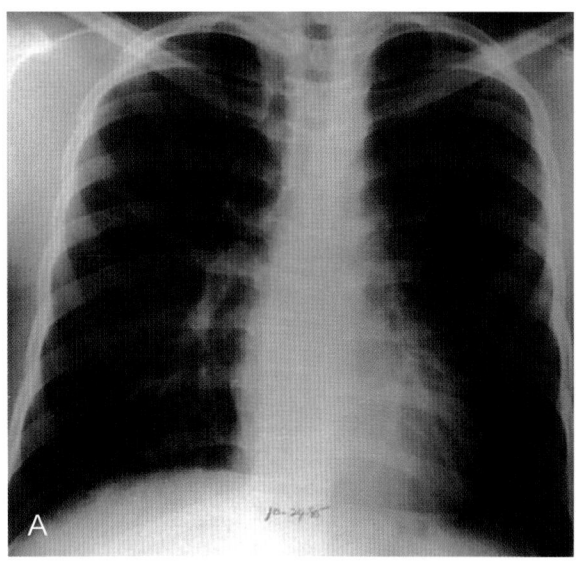 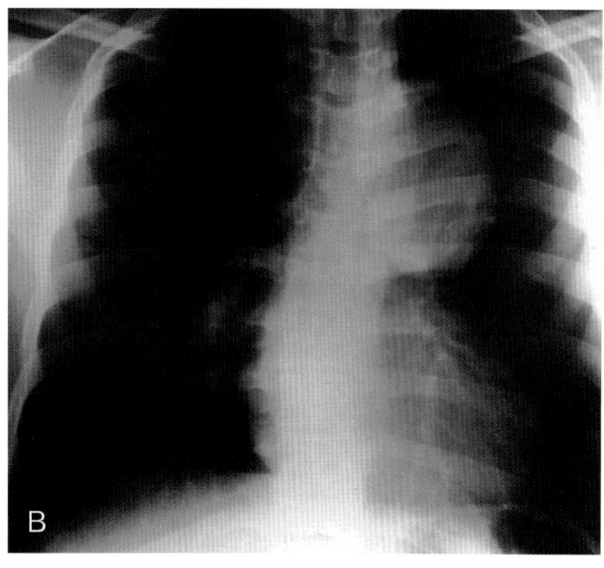

▲ 图 45-19　Chest radiograph 3 years (A) and 8 years (B) after prosthetic patch aortoplasty repair of coarctation, documenting progressive aneurysmal dilation at the repair site. (From Mendelsohn AM, Crowley DC, Lindauer A, Beekman RH 3rd. Rapid progression of aortic aneurysms after patch aortoplasty repair of coarctation of the aorta. *J Am Coll Cardiol*. 1992;20:381–385, with permission.)

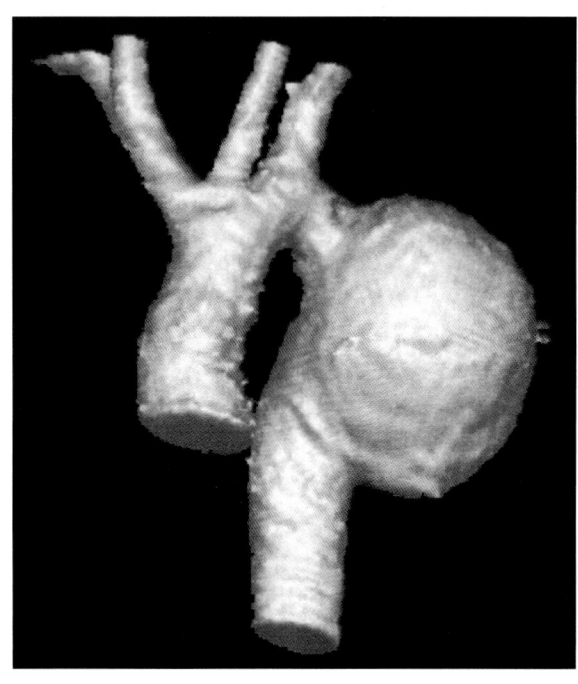

▲ 图 45-20　**1 名 28 岁患者的大型（65 mm×76mm）主动脉瘤**
该患者在 16 年前曾接受主动脉缩窄补片式成形术。通过磁共振血管造影重建的三维曲面图描绘了主动脉弓和动脉瘤的解剖结构

管成形术后原发性和再发性缩窄的患者也可能出现主动脉瘤。目前研究表明，CoA 血管成形术后主动脉瘤形成的风险差别很大，大型随访研究估计其发生率为 5%~16%[81-84]。CoA 支架置入术后发生晚期动脉瘤的可能性较低（图 45-21），尤其是使用覆膜支架，但需要进一步随访研究的支持。

在缩窄矫治术后，影响部分患者长期预后的其他血管异常包括主动脉夹层、颅内出血、左臂生长缓慢或锁骨下动脉窃血综合征。主动脉夹层可能发生于伴有或不伴有缩窄矫治部位的主动脉瘤的患者。对于缩窄矫治术后妊娠期女性，主动脉夹层属于严重并发症[118]。夹层的诱发因素包括主动脉壁中膜囊性坏死、动脉粥样硬化、持续性动脉高血压和升主动脉扩张，这在 Turner 综合征患者中尤为常见。颅内出血可能发生于在缩窄矫治术后伴有或不伴高血压的患者，可能与 Willis 环内"浆果状"动脉瘤的存在有关。在一项长期 CoA 预后研究中，研究者发现脑血管意

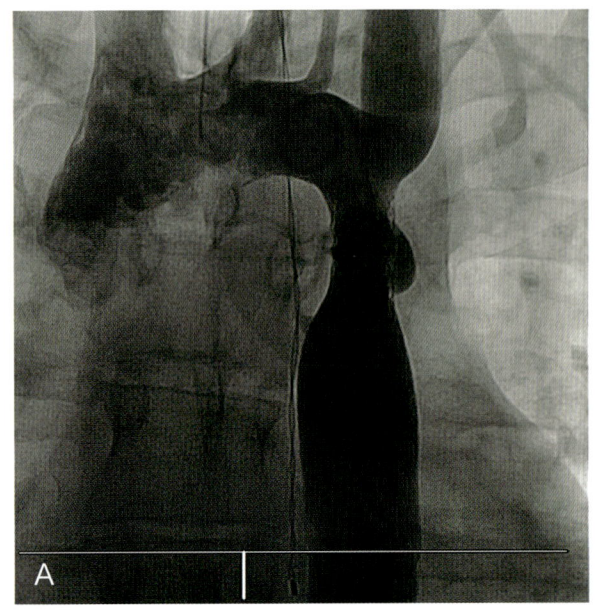 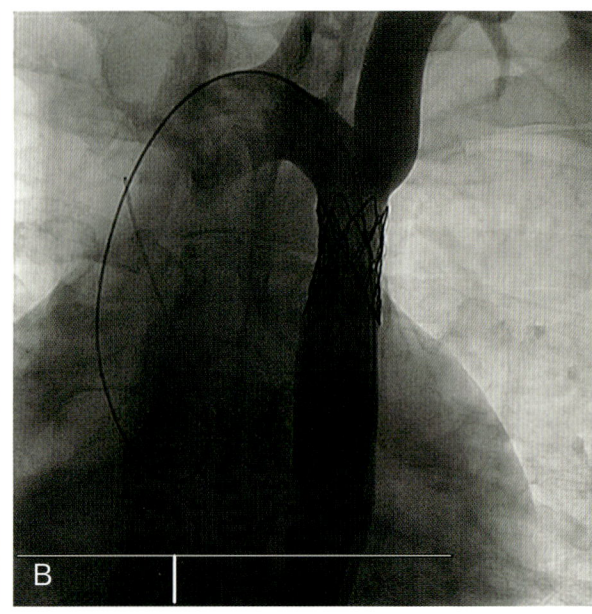

▲ 图 45-21 1 名 16 岁严重原发性主动脉缩窄男性患者的血管造影
该患者接受金属裸支架 8 个月后出现中度囊性动脉瘤（A）。在接受覆膜支架植入后（B），动脉瘤被完全排除于主动脉腔。该患者无残余缩窄压差

外已成为晚期发病的重要原因。锁骨下动脉垂片成形术等牺牲锁骨下动脉的手术可能长期预后不佳[61,127]。研究表明锁骨下动脉垂片成形术后，患者可出现左上肢动脉供血减少，反应性充血减弱。这些患者可能会出现上肢运动障碍和左臂生长缓慢[43,75,76]。如果椎动脉完整，则可能发生锁骨下窃血综合征。

部分 CoA 患者也可出现细菌性心内膜炎或动脉内膜炎。心内膜炎可能发生于二尖瓣、主动脉瓣或其他相关心脏畸形部位[120]。动脉内膜炎通常发生在缩窄矫治部位或其远端的湍流和内膜增厚区域，导致部分患者出现霉菌性动脉瘤。

最后，缩窄矫治术后的长期预后可能受到相关心脏畸形如主动脉瓣或二尖瓣病变的影响。早期需要矫治相关心脏畸形（例如室间隔缺损矫治术）的患者可能存在与术后残余室间隔缺损、术后传导阻滞或进行性左心室流出道梗阻有关的问题。这些患者均需要终生先天性心脏病随访并且对残留术后病变的进展进行检测，必要时进行后续治疗。

八、有关青少年患者的问题

接受缩窄矫治术的患者需要专家咨询和终生接受先天性心脏病关怀[116]。与再发性缩窄、主动脉瘤和夹层、静息和运动高血压、早期动脉粥样硬化和卒中、相关心脏畸形和心内膜炎（表 45-1）相关的解剖学和生理学风险将贯穿患者一生。因此，这些患者面临着巨大挑战，需要由专家提供专业医疗和护理支持。随着 CoA 患儿成长为成年人，为了预后更好，建议由儿童心脏病专家转为成人心脏病专家就诊[116-118]。

第46章
左心发育不良综合征
Hypoplastic Left Heart Syndrome

James S. Tweddell George M. Hoffman Nancy S. Ghanayem Michele A. Frommelt Kathleen A. Mussatto Stuart Berger 著

韩 波 范右飞 译

一、流行病学和病因学

左心发育不良综合征（HLHS）占先天性心脏病的 1.4%~3.8%，活产率为 0.016%~0.036%。尽管发病率低，但 HLHS 患儿生后第 1 周心源性死亡的发生率为 23%，生后第 1 个月为 15%。文献显示，HLHS 的发病中男性多于女性（55%~67%）[1,2,7-10]。

虽然 HLHS 没有特异性基因异常，但强有力的证据表明遗传因素参与了 HLHS 发病。在一例患病儿童的家系中，其再发风险率为 0.5%~2%。在另一例伴随其他形式先天性心脏病的 HLHS 患儿的家系中，其再发风险为 2.2%~13.5%[11-13]。家系分析显示，HLHS 患者的一级亲属中包括左心室流出道梗阻在内的心脏畸形发生率为 12%[14,15]。Lewin 等[16] 以 113 例不伴综合征的左心室流出道梗阻患者的 278 个一级亲属为研究对象，发现一级亲属中 4.6% 存在二叶主动脉瓣，另有 11.5% 存在主动脉、主动脉瓣、左心室或二尖瓣畸形。

15%~30% 的 HLHS 患者伴有心外畸形和遗传综合征[17-20]。HLHS 相关的遗传综合征包括 Kabuki 综合征、Noonan 综合征、Smith-Lemli-Opitz 综合征、Holt-Oram 综合征、Ellis-van Creveld 综合征、oral-digital-facial 综合征、CHARGE 综合征和 PAGOD 综合征[1,21-29]。与 HLHS 相关的染色体畸形包括 Turner 综合征、13 三体综合征、18 三体综合征和 21 三体综合征。与 HLHS 相关的其他染色体畸形包括 12 号染色体断臂复制、2q-、平衡的 3:7 易位、4q-、4p-、7q-、11q-（Jacobsen 综合征）、16q 的重复、16p12.1 微缺失、18p-、21q22.3 缺失[30] 和 22q11.21 微复制[1,26,31,32]。涉及 HLHS 的特定基因突变包括 GJA1（连接蛋白 43）、NKX2-5、NOTCH1、FOXP1 和 MCTP2[33-38] 等基因的突变。连锁分析显示染色体上存在更多的异常位点：2p23、10q21、16p12、2p15、10q22 和 6q23[39-41]。最近涉及的基因拷贝数变异包括 GATA4、MYH1、GJA5、SMC1A、MFAP4 和 CTHRC1[42-45] 基因。分子遗传学未来的研究目标为，通过人类组织信息数据库（population registry information tissue banking）和改进的基因组测序技术来明确 HLHS 的病因。

环境因素也参与 HLHS 的发病。Baltimore-Washington 研究明确了巴尔的摩地区的 HLHS 高发病率，与工业用地和多种化学溶剂、多氯联苯和二噁英被释放进入空气有关[46]。威斯康星州东南部出现的 HLHS 发病率增加也涉及环境因素[47]。农村和城市地区 HLHS 出生率高于郊区[48]。部分研究发现，HLHS 出生率随季节而变化，在春季和夏季较高[48,49]。感染也可能参与了 HLHS 的发病。有研究推测母体 A 组 β 溶血性链球菌咽部感染与 HLHS 发病存在联系[50]。感染链球菌后形成的抗体通过胎盘，并引起胎儿左心室流出道发育异常，导致 HLHS 发病。最近的一项研究再次表明，HLHS 发病率的季节性变化与感染—环境因素有关[51]。

二、发育中胎儿：超声心动图和干预

在胎儿超声心动图出现之前，HLHS 的胚胎发育并不清楚。然而，胎儿心脏成像的发展为整个妊娠期间发病的多种先天性心脏病提供了证据。1989 年，Allan[52] 观察到最初诊断为严重主动脉瓣狭窄的胎儿，在宫内逐渐进展为 HLHS。Danford[53] 也于 1992 年发表了类似的病例报告。此后，多个胎儿心脏中心合作进行了回顾性研究，发现连续测量左心生长并评估通过卵圆孔和远端主动脉弓的血流方向，可能筛查出存在严重左心发育不良（hypoplastic left heart，HLH）风险的胎儿[53-56]。目前认为，由于左心室流出道（主动脉瓣狭窄）畸形或左心室流入道畸形（二尖瓣狭窄/卵圆孔血流受限/房间隔解剖畸形）[57-59] 导致的 HLHS 病例，在妊娠期间的病理变化是动态和渐进性发展的。产前心脏介入治疗领域刚刚起步，但近期宫内胎儿主动脉瓣球囊扩张术的成功表明，未来 HLHS 的发生率可能会降低[60]。

（一）胎儿超声心动图

二维超声心动图和多普勒超声心动图能够诊断胎儿期绝大多数形式的先天性心脏病。由于产科超声检查可优先识别四腔心畸形，因此 HLHS 是产前诊断最常见的结构性病变之一[61-63]（图 46-1）。当超声检测出异常狭小、受心肌束缚的左心室腔时，更容易产前诊断出 HLHS。目前胎儿超声心动图医师面临的挑战是由于一部分胎儿可能接受产前干预，因此需要更准确地判断 HLHS 疾病的发展趋势。另一个挑战是，对于存在严重房间隔分流受限或完整房间隔的胎儿，在出生前诊断，使这一部分患儿尽早接受产前干预，能改善其预后。

胎儿左心室主要接受由胎盘返回并穿过卵圆孔的含氧血[64]。如果通过卵圆孔的血流减少或逆流，则血流被重新分配至右心室和肺动脉，导致右心增大，并且抑制左心的正常生长，最终演变为 HLHS。目前公认导致宫内跨卵圆孔血流量降低或逆流的机制，是胎儿存在严重的主动脉瓣疾病[52-56]。伴随明显的主动脉瓣狭窄，继发于左

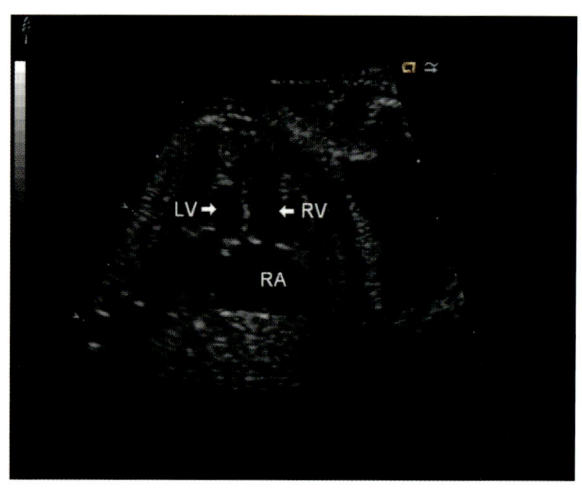

▲ 图 46-1 胎儿超声心动图显示左心发育不良

在四腔心切面中，产科超声筛查优先识别显著改变四腔心结构的缺损。与右心室相比，左心室室腔明显狭小。左心室内膜回声增强，提示心内膜弹力纤维增生症

LV. 左心室；RA. 右心房；RV. 右心室

心室肥大或左心室扩张引起的左心功能障碍，均可导致左心室顺应性改变。胎儿也可能存在心内膜弹力纤维增生症（endocardial fibroelastosis，EFE）。目前对 EFE 的研究较少。EFE 主要表现为左心室内层的心内膜逐渐纤维化。随着疾病的进展，左心房压力升高，通过卵圆孔的血流变为双向，最终进展为左向右分流，可导致左心室发育停止[65]。在 Hornberger 等[55] 的一项经典研究中，对 21 例有左心阻塞性病变胎儿的产前和产后超声心动图进行回顾性分析，以筛选能够预测生后疾病严重程度的产前诊断指标。与出生时 HLHS 相关的产前指标包括孕中期胎儿存在较小的二尖瓣和升主动脉，以及左心的生长发育速度减慢。其他产前指标包括通过卵圆孔的逆行血流和远端主动脉弓的导管逆行血流。在最近的一项研究中，Makikallio 等[66] 回顾了 43 名孕 30 周前主动脉瓣狭窄胎儿的自然病程。在初步检查时，LV∶RV 长度比＞ 0.8∶1，并且主动脉瓣狭窄为主要病变。中度左心功能不全、主动脉横弓逆向血流、心房水平左向右分流以及产前超声心动图明确的单相二尖瓣血流是 HLHS 发病的危险因素。这项研究再次证实，HLHS 患儿左心的生长发育速度降低。通过这两个研究，能够明确主动脉瓣狭窄胎儿有发生 HLHS 的风险。通过超声心动图对这些胎儿

进行随访，尤其关注左心的生长发育以及卵圆孔和主动脉横弓血流方向。运用以上解剖学和生理学特征能够可靠地评估胎儿是否需要进行产前干预。

尽管 HLHS 婴儿的手术生存率随着时间的推移而显著改善，但房间隔分流高度严重受限或存在完整房间隔的患者，死亡率仍很高[67,68]。这些婴儿在分娩时能发生严重发绀，并且往往对药物治疗反应较差。虽然生后迅速复苏并充分进行房间隔减压，但由于继发性肺部解剖畸形，这部分患儿仍然存在较高死亡率。这种情况下，部分研究报道了肺静脉的"动脉化"和淋巴管扩张。部分研究者则假设发病与肺动脉发育不全有关。出生前诊断房间隔分流受限，能够使产前咨询更为准确，并有利于规划随后的产后干预。理论上，对房间隔分流受限患儿行产前经导管介入治疗，可能会改变肺部的继发性解剖变化，从而改善长期预后。因此，应对所有 HLHS 胎儿常规进行房间隔评估。卵圆孔大小与出生时左心房高血压的程度并没有良好的相关性，这可能由于缺损往往位于左心房的上方和后方，导致超声心动图无法清楚显示缺损的情况[69]。针对肺静脉的超声多普勒检查相对简单，HLHS 患儿的肺静脉血流模式与左心房血流动力学存在良好的相关性[69,70]。正常胎儿的肺静脉血流模式包括收缩和舒张期的正向血流，伴有心房收缩时血流停止或微量逆流。在 Taketazu 等[69]的一项研究中，具有短暂的前向和逆向血流以及最小的早期心室舒张期血流的肺静脉血流模式，与生后即刻需要呼吸支持和紧急心房减压存在相关性。接受心脏移植后的 3 例新生儿中，有 2 例出现这种异常血流模式，死亡后对上述患儿进行尸检，发现患儿肺组织存在淋巴管扩张、肺静脉动脉化和肺动脉肌肉组织异常。

（二）胎儿干预

重要的是，大多数严重左心室流出道梗阻的胎儿生后能存活下来。因此在这种情况下进行胎儿心脏介入治疗的目的并不是拯救生命，而是改善出生后的手术选择。更具体地说，对左心室流出道梗阻胎儿进行干预，可以使其出生时存在双心室循环。必须对胎儿心脏介入治疗的益处与风险进行权衡，即使手术成功，也可能导致胎儿死亡或极度早熟。由于对严重左心室流出道梗阻胎儿行心脏介入治疗的风险—收益比目前尚不清楚，因此这些手术尚未普遍开展。在一些医疗中心，只有在该过程能够挽救生命时（例如在胎儿水肿导致严重主动脉瓣狭窄的情况下），医师才主张进行胎儿心脏介入治疗。

2000 年，Kohl 等报道世界第一例胎儿主动脉球囊瓣膜成形术的经验[71]。早期临床经验（n = 12）非常匮乏，只有一个"长期"幸存者。然而，来自波士顿儿童医院和布里格姆妇女医院的 McElhinney 等[72]，最近报道了更多令人鼓舞的案例。这些研究纳入了包括 2000 例在 2000 年 3 月至 2008 年 10 月期间接受主动脉瓣成形术治疗严重主动脉瓣狭窄并进行性恶化的 70 例 HLHS 胎儿，手术成功率显著提高（74%）。大多数（73%）介入治疗经母体腹壁皮肤进入胎儿心脏。有 8 例胎儿因手术死亡（11%）。虽然技术上成功的瓣膜成形术能够改善胎儿主动脉瓣和二尖瓣生长，但并不能有效促进左心室的发育。因此，左心室内径较大的胎儿在出生时更容易维持双心室循环（n = 15）。基于以上结果，研究者创建了一个多变量评分系统，以期待排除介入治疗效果不佳的胎儿。

目前研究也描述了对严重房间隔分流受限或完整房间隔的 HLHS 胎儿的宫内治疗。宫内左心房的成功减压可避免患儿出生时严重的低氧血症，理论上也可能减少产前肺损伤并改善不良预后[73-75]。在 Marshall 等最近发表的一篇文章，报道了 2001 年 10 月至 2007 年 11 月期间接受房间隔成形术的 21 例胎儿，其中有 19 例在技术上获得成功，2 例胎儿死亡[76]。作者认为术后房间隔缺损越大，胎儿出生后血氧饱和度越高。然而，是否能够提高生后生存率目前仍不明确。

（三）母体高氧合作用

在正常胎儿中，只有一小部分血流从心脏输出入肺部，大多数血流通过动脉导管流至降主动脉。研究表明，母亲妊娠后期的高氧合可以增加肺血流量，这也可以用于评估怀疑与膈疝和严重肾病相关肺发育不良的胎儿的肺反应性[77]。在 Szwast 等在最近的一项研究中，将母亲高氧合作用分别用于评估 HLHS、开放性房间隔或房间隔分流受限/完整房间隔胎儿的肺反应性[78]。母亲通过呼吸面罩吸入 100% 氧气 10min，观察吸入前与吸入后的即刻及恢复后的多普勒超声，评价胎儿肺动脉血流。用搏动指数作为血管阻抗的指标评估肺血流量。结果提示母体的高氧合导致了房间隔开放和胎儿肺血流量显著增加。然而，对于房间隔受限、在出生时需要立即对房间隔行介入治疗的胎儿，则肺血流量变化不大。胎儿对母体高氧合作用的反应预示着出生时是否需要紧急干预，这种诊断技术对择期分娩孕妇的评估价值很大。在 HLHS、房间隔分流受限或完整房间隔及缺乏肺反应性的胎儿中，我们建议行剖宫术，以便接受生后即刻心脏治疗（immediate postnatal access to cardiac therapy，IMPACT）。IMPACT 治疗旨在对高风险患儿进行管理，并为即将护理这些危重新生儿的医务工作者提供所需的多学科资源[79]。

部分研究还提出了母体高氧合的治疗用途；也有证据表明妊娠晚期的慢性间歇性母体高氧合作用可能改善心脏结构发育不良。Thomas Kohl 在妊娠 33—38 周的 15 名孕妇中进行了每日重复性高氧合干预[80]。15 名孕妇腹中胎儿患有不同心脏疾病，但 15 个胎儿中有 13 个存在至少一个左心结构的发育不全。Kohl 研究显示，大多数心室偏小胎儿的心血管维度增加（孕龄 Z 值矫正），且所有胎儿不存在流入/流出道梗阻。流入/流出道梗阻或大型室间隔缺损的存在似乎降低了高氧合作用。母体的高氧合作用对于特定的患病胎儿来说是一种新型、令人兴奋的治疗方法，尤其该方法操作简单且可用性强。但是，高氧合作用对患病胎儿的长期作用仍不清楚。

三、解剖学

多种以左心室腔发育不良为特征的心脏畸形被称为 HLHS。对于 HLHS 的定义，更广泛的可以理解为右心室占优势和不适用于双心室矫治术的体循环左心流出道梗阻。

（一）左心室流出道 - 主动脉复合体发育不良

左心室流出道 - 主动脉复合体发育不良，导致严重主动脉瓣狭窄或主动脉瓣闭锁且伴有完整的室间隔是 HLHS 最常见的形式[81-83]（图 46-2）。主要心脏畸形包括主动脉瓣闭锁合并二尖瓣闭锁、主动脉瓣闭锁合并二尖瓣关闭不全，主动脉瓣狭窄合并二尖瓣关闭不全。最后一组畸形，主动脉瓣狭窄和关闭不全的二尖瓣相融合，形成严重主动脉瓣狭窄。一般统一的病因学解释是，血管结构的生长和发育在一定程度上取决于胎儿发育过程中相对血流量。如前所述，胎儿超声心动图观察能够明确由主动脉瓣狭窄至 HLHS 的进展程度[52]。除了这些观察结果之外，支持左心室流出道 - 主动脉复合体发育不良的资料还证实，伴随完整的室间隔、额外的病变（特别是二尖瓣发育不良），与左心室流出道梗阻相比病变相对较轻[84]。在接受 HLHS 手术的患者中存在升主动脉发育不良，其主动脉平均直径为（3.3±1.7）m；40%～55% 的患者升主动脉 < 2mm[85,86]。主动脉弓血流逆行，并且在主动脉闭锁中，升主动脉仅用于血液逆行流入冠状动脉的导管。80% 的患者存在主动脉局限性缩窄。主动脉瓣狭窄合并二尖瓣狭窄占第一阶段缓解患者的 23%～26%，而主动脉闭锁合并二尖瓣闭锁占 36%～46%，二尖瓣闭锁合并主动脉闭锁占 20%～29%[88-90]。

当存在左心室发育不良时，右心也有相应的变化。所有右心结构均大于正常，包括右心房、三尖瓣、肺动脉和肺动脉瓣。右心室同时伴有心腔扩大和心肌肥大[8,9,81,83,87,91-93]。室间隔的解剖可能受到影响。右心室心尖部和发育不良的左心室心尖部距离很近，并且可以在外部通过冠状动脉前降支和冠状动脉后降支的交界处识别。由于右心室围绕发育不良的左心室生长[94]，因此右心室心尖部和左心室心尖部连接处并不是整个心室的顶点。这可能影响三尖瓣解剖结构和右心室的功能[95,96]。

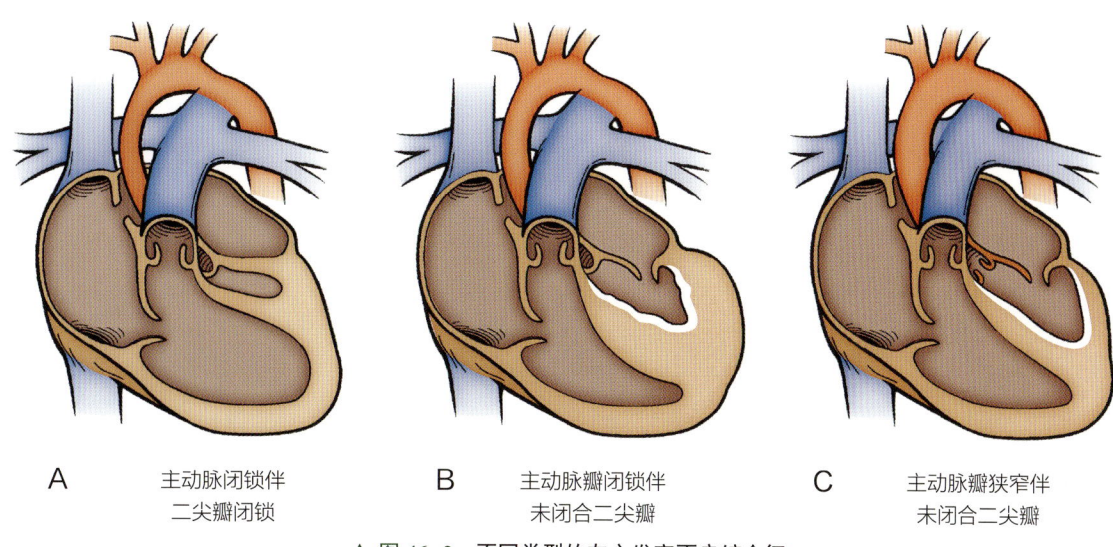

| A | 主动脉闭锁伴二尖瓣闭锁 | B | 主动脉瓣闭锁伴未闭合二尖瓣 | C | 主动脉瓣狭窄伴未闭合二尖瓣 |

▲ 图 46-2 不同类型的左心发育不良综合征

A. 主动脉瓣闭锁伴二尖瓣闭锁是左心发育不良综合征最严重的类型。患儿左心室狭小。升主动脉和主动脉弓严重发育不良，且血流逆行。循环血流依赖于动脉导管。B. 主动脉瓣闭锁伴未闭合二尖瓣。在主动脉瓣闭锁伴二尖瓣闭锁型左心发育不良综合征中，升主动脉和主动脉弓发育不良，所有循环血流依赖于动脉导管。左心室有血液流入但无血液流出。因此，左心室压力升高伴心室壁肥大及心内膜弹力纤维增生症。左心室质量超过正常值，并导致右心室流入道扭曲，从而引起三尖瓣闭合不全。C. 主动脉瓣狭窄伴未闭合二尖瓣。左心室发育不良，但顺行血流仍可通过主动脉瓣。升主动脉和主动脉弓发育不良的程度低于主动脉闭锁型。所有类型的左心发育不良综合征末端与严重狭窄的主动脉瓣相融合，决定何时行双心室修复术仍具有挑战性

超过 35% 的 HLHS 患者合并三尖瓣异常。在主动脉闭锁和二尖瓣关闭不全患者中，左心室有血液流入但无法流出，导致左心室明显大于主动脉瓣和二尖瓣闭锁患儿，实际上可能比正常婴儿心脏质量更大[97]。心室质量增大可能造成右心室基底流入道的扭曲。右室间隔表面存在较深的心尖窦（apical sinuses）或凹陷，这是右心室心尖部围绕发育不良但肥大的左心室折叠的结果。右心室的这种扭曲影响三尖瓣的瓣下装置。三尖瓣发育不良的发现在二尖瓣关闭不全患者中更常见，在该亚组患者中发生率为 50%[96,98]，并可以发现三尖瓣异常。单右心室过大的容量负荷将导致环形扩张和三尖瓣关闭不全。新生儿期发病时或一阶段缓解后出现的心室内膜下心肌缺血可能导致腱索过度延伸，伴有前叶脱垂和三尖瓣关闭不全。

据报道，主动脉闭锁合并二尖瓣关闭不全患者接受 Norwood 手术后死亡风险增加[99,100]。在该亚组患者中可以同时伴随冠状动脉畸形，特别是心外膜冠状动脉与左心室之间的瘘管连接[101]。EFE 常常同时存在，并且被认为是由于发育过程中左心室压力超过体循环压力导致的心内膜下缺血的结果[94,97,102,103]。在该亚组内，三尖瓣关闭不全的趋势增加，与 EFE 相关的心律失常也可能导致死亡率增加（图 46-3）[100]。

受影响最小的 HLHS 亚型是主动脉瓣狭窄合并二尖瓣关闭不全患者。该亚群被认为是在胎儿发育后期，左心室完全形成时形成的。左心室流出道梗阻患者的临床决策可能更具有挑战性。在具有左心室且伴有严重二尖瓣发育不良的患者中，由于左心室有助于心输出量稳定，选择一期姑息治疗可以改善其预后。

（二）左心发育不良综合征的变异型

严重的左心室发育不良可伴有主动脉弓离断、严重的左心室流出道梗阻伴大型室间隔缺损、不均衡的房室间隔缺损或右心室双流出道。出现大型室间隔缺损可能伴有严重的左心室流出道梗阻，并且由于室间隔缺损导致左心室压力降低，从而可能使左心室和二尖瓣发育正常，最终获得双心室矫治术的机会。左心室发育不良可能伴主动脉弓离断和室间隔缺损，但在血液循环依赖于未闭动脉导管的情况下，由于异常的负荷，可能难以

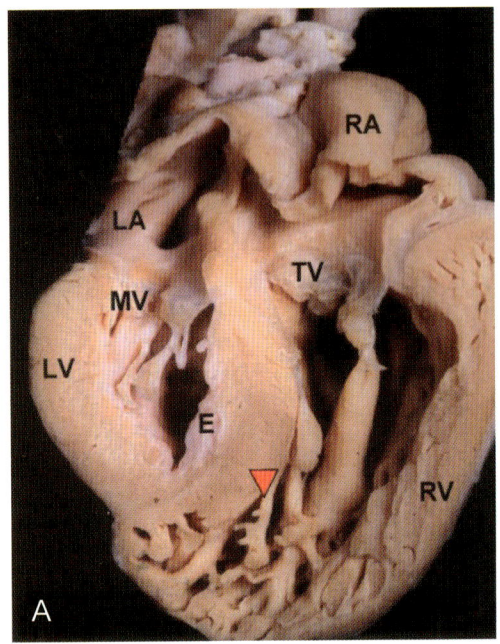
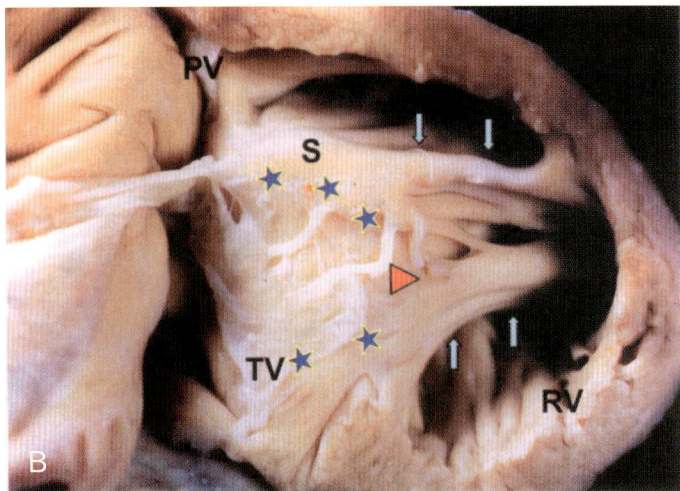
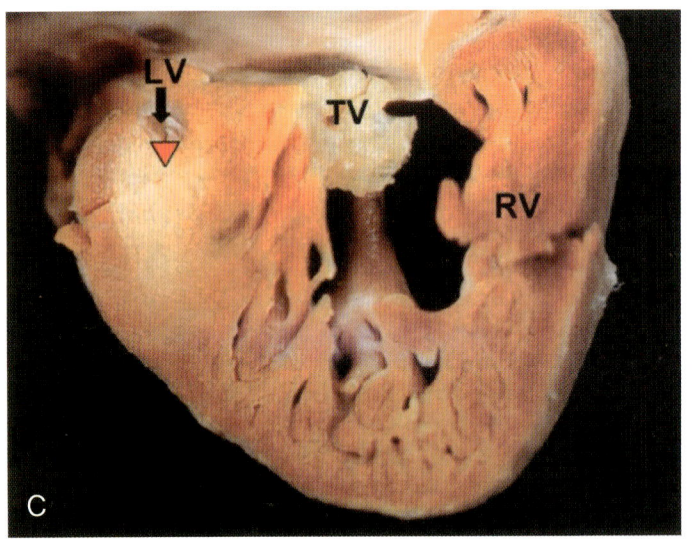

▲ 图46-3 A: A view from the diaphragmatic surface of a heart with aortic valve atresia and a patent mitral valve (MV). The left ventricular (LV) cavity is hypoplastic, but the left ventricle is hypertrophied. Septal anatomy is distorted, and the *triangle* marks the apex of the interventricular septum. The hypertrophied but hypoplastic left ventricle can distort the basilar septum and result in tricuspid valve insufficiency. B: The septal surface of a heart with aortic atresia and a patent mitral valve. The *triangle* indicates the apex of the left ventricle and the stars indicate the boundaries of the interventricular septum (S). The deep apical sinuses are the result of the remaining right ventricle wrapping around the hypoplastic but hypertrophied left ventricle. C: A view from the diaphragmatic surface of a heart with aortic and mitral atresia. The left ventricle can be identified but is extremely hypoplastic. There is less potential for distortion of the anatomy of the interventricular septum and the subvalvar apparatus of the tricuspid valve. E, endocardium; LA, left atrium; PV, pulmonary valve; RA, right atrium; RV, right ventricle; TV, tricuspid valve. (From Anderson RH, Pozzi M, and Hutchinson S. *Hypoplastic Left Heart Syndrome*; 2005. With kind permission of Springer Science and Business Media.)

评估伴主动脉弓离断时左心室最终发育的大小。当存在发育不均衡的房室间隔缺损时，可能会出现左心室过小，但由于异常负荷，左心室最终发育的大小同样难以评估。在右心室双出口伴二尖瓣闭锁的患者中，即使不存在主动脉流出道梗阻，也会出现左心室深部发育不良，这说明流入血量降低可导致HLHS的发生。

（三）其他解剖学因素

全身静脉回流异常在HLHS患者中并不常见。永存左位上腔静脉发生率约为15%。约5%的患者出现肺静脉异位引流，约1%的HLHS新生儿出现严重房间隔分流受限或完整房间隔，其中约一半的房间隔是闭锁的。偶可见持续性的左心房主静脉引流至无名静脉以利于心房减压。如前所述，房间隔完整可导致宫内肺血管发育畸形，尽管患儿出生后成功接受房间隔造口术，但由于存在异常的肺血管，宫内房间隔完整的胎儿生后死亡率比较高。胎儿期对其进行干预可能会减缓或逆转肺血管发育异常。异常肺静脉连接直接引流至右心房在 HLHS 中较为罕见。

冠状动脉合并二尖瓣关闭不全非常罕见。有文献报道了异常起源自右肺动脉的冠状动脉患者。主动脉闭锁合并二尖瓣关闭不全患者中可伴随冠状动脉瘘。此外，主动脉闭锁合并二尖瓣关闭不全患者中也可观察到迂曲的心外膜冠状动脉内中膜厚度增加的现象。尽管冠状动脉起源于较小的升主动脉，但冠状动脉开口和近端冠状动脉内径是正常的。

卵圆孔的过早关闭是 HLHS 发病的原因之一。由于胎儿血流经卵圆孔至左心室，因此卵圆孔闭合会使左心室的前负荷减少并导致左心室发育不良。卵圆孔过早关闭也可能继发于左心室流出道梗阻。如前所述，左心室流出道梗阻会导致左心房压力增加，而增加的左心房压力可使卵圆窝瓣附着于隔膜间隙。卵圆孔过早闭合或卵圆孔血流受限可与左心室流出道梗阻同时发生，并促进 HLHS 的疾病进展。在具有完整的室间隔的患者中，卵圆孔过早闭合与 EFE 相关，并提示可能存在左心室舒张末期压力升高和心内膜下缺血的左心室流出道梗阻。在同时存在卵圆孔过早闭合和室间隔缺损的患者中，可出现纤维弹性组织缺失，表明卵圆孔过早闭合可能是左心室发育不良的初始事件。

（四）临界左心室

临界左心室（borderline left ventricle）并不属于 HLHS 的特殊解剖亚型，而是一组具有二尖瓣关闭不全合并主动脉瓣的病变。该病变过去一般行分期单心室矫治术，目前该病变患者已广泛接受双心室矫治术。一般在新生儿期或新生儿期后行双心室矫治术。早期接受矫治术的患儿，会存在左心室流出道发育不良。在这一部分患儿中，EFE 是很常见的。EFE 的切除与二尖瓣矫治往往一起进行。虽然患儿可能存在二尖瓣狭窄，但二尖瓣瓣环直径通常在正常范围内。为延缓患儿接受矫治术的时间，可以通过手术改变血流动力学以升高左心房压力，从而促进左心室流入道和左心室腔的追赶生长。患儿通常早期接受 Norwood 手术扩大房间交通。随后进行二期手术，包括将双向 Glenn 分流与 EFE 切除术、二尖瓣成形术，房间隔分流受限以及重建合适的肺血流，以升高左心房压力，促进二尖瓣和左心室的发育。据统计，以上手术的成功率约为 1/3。但患儿解剖结构存在变异和预后评估困难（仅统计无移植生存率）使研究人员难以对该手术进行合理评价。

四、临床表现、诊断和超声心动图表现

（一）临床表现

由于产前胎儿超声心动图的普及，在妊娠中期即可筛查出许多 HLHS 病例。产前识别 HLHS 可以及时为父母提供合理咨询以获得最佳的分娩计划。建议 HLHS 胎儿在三级医疗机构进行分娩以避免产伤，并尽量避免产后母婴分离。大多数中心提倡经阴道分娩，但若孕妇无法于三级医疗机构分娩，则可能需要在孕中期行引产术。胎儿娩出后，立刻给予前列腺素防止导管闭合，并尽快行超声心动图检查以明确诊断。如果产前超声检查怀疑有严重的房间隔分流受限时，应立即对患儿行介入治疗和（或）心胸外科手术。

对于产前未诊断为 HLHS 的患儿，临床症状出现时间不尽相同，主要取决于心房水平分流限制的程度以及动脉导管是否通畅闭合。在孕晚期，胎儿肺血管阻力增高，肺血流量小于心输出量的 10%。出生时，由于肺的扩张、肺组织氧张力（oxygen tension）增加和剪切力增加，肺血管阻力急速下降。患儿肺血管阻力在出生后不久下降最快，但在出生后几天内仍持续降低。Abu-Harb 等回顾了梗阻型左心发育畸形患儿出现临床表现的时间，发现大约 1/4 的 HLHS 患儿在生后 24h 内出现症状。然而，大多数婴儿通常在出院后，也就是在出生 48h 后出现症状。当患儿存在房间

隔分流受限时，由此产生的左房压力升高引起肺充血，导致早期出现呼吸急促和发绀。当房间隔缺损较大时，HLHS 的患儿最初可能由于充足的氧合作用和全身灌注，没有明显的临床症状。而随着动脉导管的闭合，导致体循环灌注降低以及肺血流增多，这一部分患儿出现临床症状逐渐加重，在 2—3 日龄时出现喂养困难和呼吸窘迫，并迅速发展为充血性心力衰竭和休克。

产前诊断是否有益于 HLHS 术后生存率仍存在争议。单独进行产前诊断并未降低 HLHS 新生儿的术前死亡率。然而，距离心脏手术中心较远、肺静脉回流受阻或伴随严重的先天性心外畸形的患儿，产前诊断可以降低术前死亡率。重要的是，产前诊断可以预防脑白质损伤，可能与术前呼吸和循环支持的需求减少有关。

（二）诊断

对于严重房间隔分流限制的新生儿，体格检查最为显著的特征为严重发绀伴呼吸窘迫。相反，对于心房缺损分流较大的患儿可能看起来相对红润。动脉导管闭合的婴儿通常精神萎靡，并伴有呼吸窘迫、四肢末梢冰冷和苍白。与严重的临床症状相比，杂音听诊一般不明显。由于主动脉瓣缺失和肺动脉高压，听诊可闻及单一响亮的第二心音。部分患儿可闻及第三心音，特别是在存在心室功能障碍的情况下。通过肺动脉瓣血流增加可产生柔和的收缩期射血杂音，但并不常见。如果出现明显的三尖瓣反流，可闻及 S_1 增强。上肢和下肢脉搏早期可对称触及，但随着动脉导管的闭合后期逐渐减弱。临床症状延迟出现的患儿常伴有肝大。

胸部 X 线片无法诊断 HLHS，但通常能够反映心房水平分流限制的程度。对于严重房间隔分流受限的患儿，心脏大小可能相对正常，但通常存在明显的肺水肿，因此可能被误诊为肺部疾病。相反，如果房间隔水平存在异常分流，则存在心脏扩大以及肺循环血流增加，右心房边界可能突出，且升主动脉影缺失。

心电图能够反映潜在的病理学改变，但无法诊断疾病。电轴右偏和右心室肥大是常见的，但与新生儿的正常心电图没有明显差异。据报道，30%～40% 的患者存在 P 波高尖，提示存在右心房增大。

随着二维超声心动图的普及，对 HLHS 婴儿行诊断性心导管检查的需求急剧下降。只有需要进一步判断是否存在肺静脉异常或冠状动脉异常时，才将诊断性心导管检查作为辅助工具。此外，在严重房间隔分流限制的情况下，导管介入治疗可能会挽救生命。

（三）超声心动图

二维超声心动图能够轻松诊断 HLHS，而多普勒超声心动图提供重要的额外血流动力学信息[104,126-133]。应使用标准超声心动图方法研究心内解剖学和生理学，并应包括多切面成像（长轴、短轴、四腔心、剑突下冠状面、剑突下矢状面及胸骨上窝切面）并重复行超声多普勒评估。

1. 胸骨旁长轴切面

胸骨旁长轴切面即可诊断 HLHS，超声心动图通常表现为左心室狭小、心室萎缩，且心室腔不能延伸到心尖部（图 46-4）。左心室内膜表面回声增强，提示该区域存在 EFE。左心房通常很小，但在房间隔分流限制的患儿中可能会扩张。常伴有升主动脉缩窄（直径 2～3mm）；主动脉瓣可能

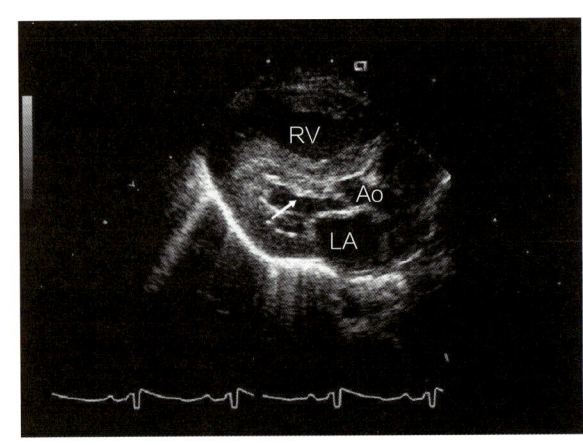

▲ 图 46-4 经超声心动图胸骨长轴切面观察到的左心发育不良综合征患者
患者左心室腔狭小，左心室心内膜表面回声增强，考虑心内膜弹力纤维增生症（箭）
Ao. 主动脉；LA. 左心房；RV. 右心室

闭合也可能未闭合，而二尖瓣通常是闭合的，即使二尖瓣未闭合，其也存在瓣叶变厚甚至伴有腱索、乳头肌短小及缺陷。在存在主动脉闭锁的情况下，室间隔缺损很少见，但彩色多普勒检查可显示心室 - 冠状动脉异常连接。尽管 HLHS 中这些异常冠状动脉连接的重要性尚不清楚，但在其他类型的冠状动脉疾病中，是否存在冠状动脉窦异常连接对判断预后具有重要意义[134,135]。

经胸骨旁长轴切面可以进行多项测量，在区分临界主动脉瓣狭窄和 HLHS 时可能会有所帮助。在大多数 HLHS 患儿的左心室横截面积 $< 1.5 cm^2$，且左心室舒张末期流入道直径 $< 25mm$（测量由二尖瓣后叶根部到心尖部）和二尖瓣环直径 $\leq 6mm$[126,127]。

2. 胸骨旁短轴切面

胸骨旁短轴切面可以再次评估左心室大小和功能（图 46-5A）。由这个切面可以很好地观察二尖瓣乳头肌是否存在异常，由心脏的底部可以有效观察到主动脉瓣内径和解剖结构。该切面也能够有效地通过多普勒超声心动图评估冠状动脉血流。双向冠状动脉血流提示左心室 - 冠状动脉异常连接。最后，从胸骨旁短轴切面可以很好地评估主肺动脉、肺动脉瓣及肺动脉分支。在该切面，三维超声扫描技术可以通过扫描降主动脉时观测到未闭的动脉导管（图 46-5B）。

3. 四腔心切面

心尖部四腔心切面对于评估左心室大小和功能至关重要。如果右心室增大占据大部分心尖部（图 46-6），则左心室不太可能支持体循环供血。四腔心切面可以有效地观察整个二尖瓣及其支持装置，包括二尖瓣瓣上和瓣下区域。在存在临界左心室的情况下，应重视对二尖瓣解剖和瓣环直径的评估。

四腔心切面是评估右心室功能和三尖瓣解剖和功能的最佳切面。患儿右心室收缩功能可能会下降，尤其是那些伴随闭合导管和酸中毒的新生儿。

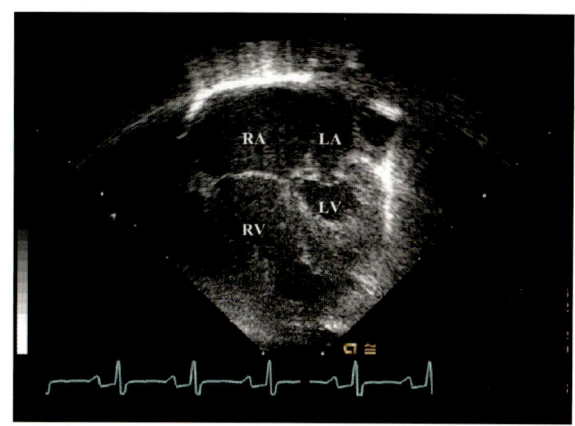

▲ 图 46-6 经超声心动图四腔心切面观察到的左心发育不良综合征患者

左心房和左心室明显小于右心房和右心室。右心室明显增大占据大部分心尖部

LA. 左心房；LV. 左心室；RA. 右心房；RV. 右心室

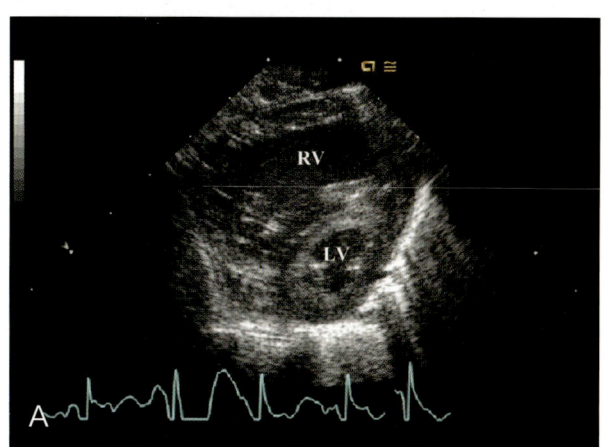 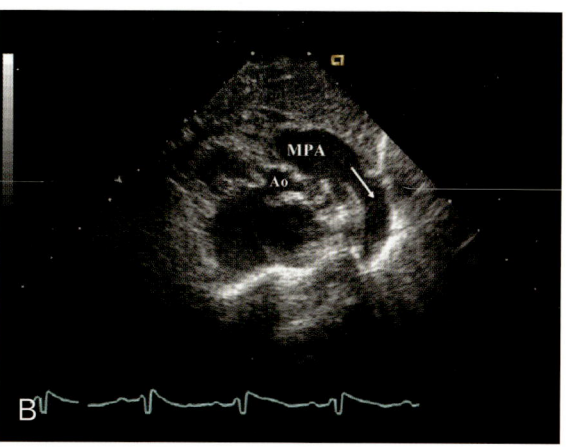

▲ 图 46-5 超声心动图经胸骨短轴切面观察到的左心发育不良综合征的患者

A. 右心室扩大且左心室狭小伴室壁肥厚。B. 经胸骨旁短轴切面能够更好地观察到增粗的主肺动脉和未闭的动脉导管（箭头）与降主动脉相连接。头臂干不由导管发出，这是区分动脉导管和真正主动脉弓的关键

Ao. 主动脉；RV. 右心室；LV. 左心室；MPA. 主肺动脉

HLHS 患儿中三尖瓣异常非常常见，包括双叶瓣膜、三尖瓣发育不良/脱垂和乳头肌异常排列[96]。

4. 剑突下切面

剑突下切面是评估房间隔解剖的最佳切面，隆起并进入右心房的大型房间隔瘤很常见（图 46-7）。有时可以看到房间隔存在异常附着物，特别是位于左房后上壁的异常附着（图 46-8）。这种异常附着与 HLHS 的发病机制有关[59]。如果房间隔缺损很小且存在分流限制，应该测量跨房间隔血流峰值和平均多普勒梯度以评估左心房压力。

剑突下切面也可评估肺静脉解剖和引流。更重要的是该切面能够识别肺静脉的连接（解剖学连接）以及肺静脉引流（肺静脉血流的终点）。肺静脉可以正常与左心房相连，但在房间隔完整的情况下，则可能存在起源于左心房的主静脉，其能够引流所有或部分肺静脉至不同区域。更重要的是，这种异常的静脉结构可能是狭窄的，因此该"减压"静脉的存在并不能保证左心房压力正常[74]。另一方面，部分或所有肺静脉可能不能与左心房相连，而是连接至左心房后面的汇合处，使血流异常引流至不同位置。5%～10% 的 HLHS 患者存在异常肺静脉解剖和（或）引流异常。

5. 胸骨上窝切面

胸骨上窝切面能较好地评估主动脉弓解剖结构（图 46-9）。虽然许多切面均可观察升主动脉情况，但胸骨上窝切面可以最好地评估主动脉横弓和降主动脉。主动脉缩窄在 HLHS 患者中很常见，部分患者还存在主动脉弓离断。对主动脉横弓行超声多普勒检查能够显示来自导管的逆行收缩血流；这一发现提示导管依赖性体循环并支持左心室发育不良，后期可行双心室矫治（图 46-10）。胸骨上窝切面还能对近端肺动脉和动脉导管进行评估。在迟发性出现症状的患者中，导管可

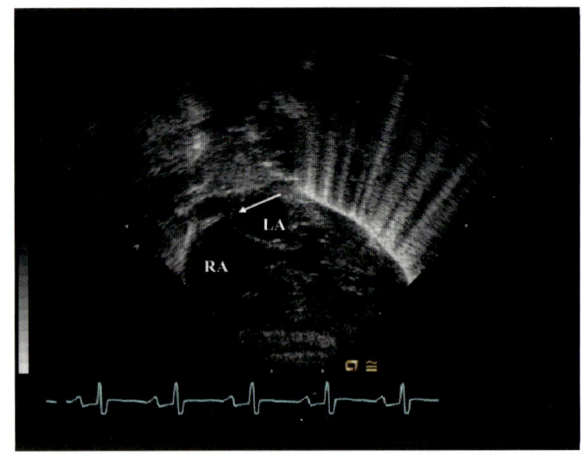

▲ 图 46-8 经超声心动图由肋缘下切面观察左心发育不良综合征患者

患者左心房狭小，隔膜异常附着于左后心房壁（箭），且向左偏离

RA. 右心房；LA. 左心房

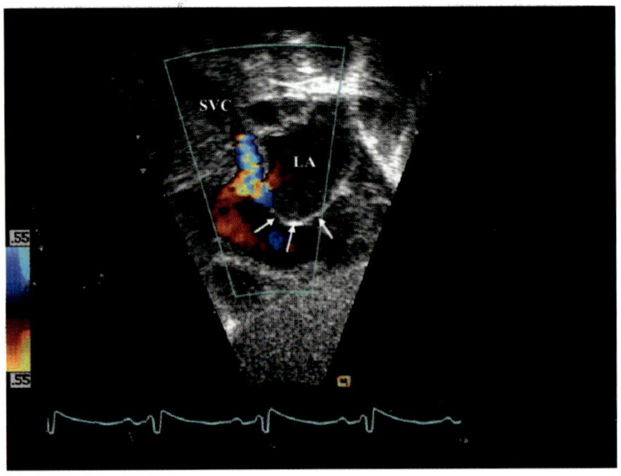

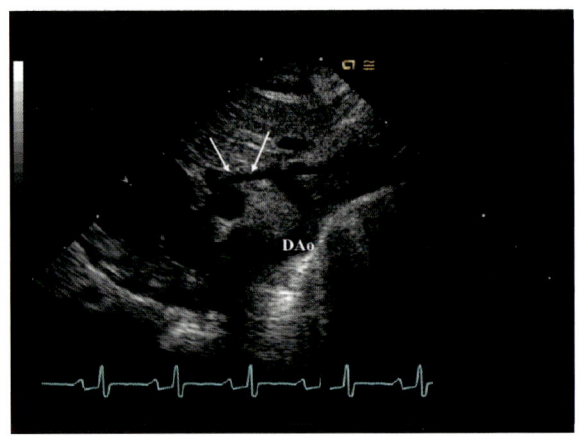

▲ 图 46-7 经超声心动图由剑突下切面观察左心发育不全综合征的患者

房间隔呈瘤状（箭）突出向右心房。彩色多普勒成像显示心房分流射血直接进入上腔静脉。彩色多普勒血流信号在房间隔的位置产生混叠，与分流受限的 ASD 一致，并且可导致左心房高压

LA. 左心房；SVC. 上腔静脉

▲ 图 46-9 经超声心动图由胸骨上窝长轴切面观察左心发育不良综合征伴主动脉闭锁

升主动脉（箭）显著发育不良，测量横径为 2mm。巨大的主动脉横弓与降主动脉相连接。从横向主动脉可以看到头臂干，确定其为真正的主动脉弓

DAo. 降主动脉

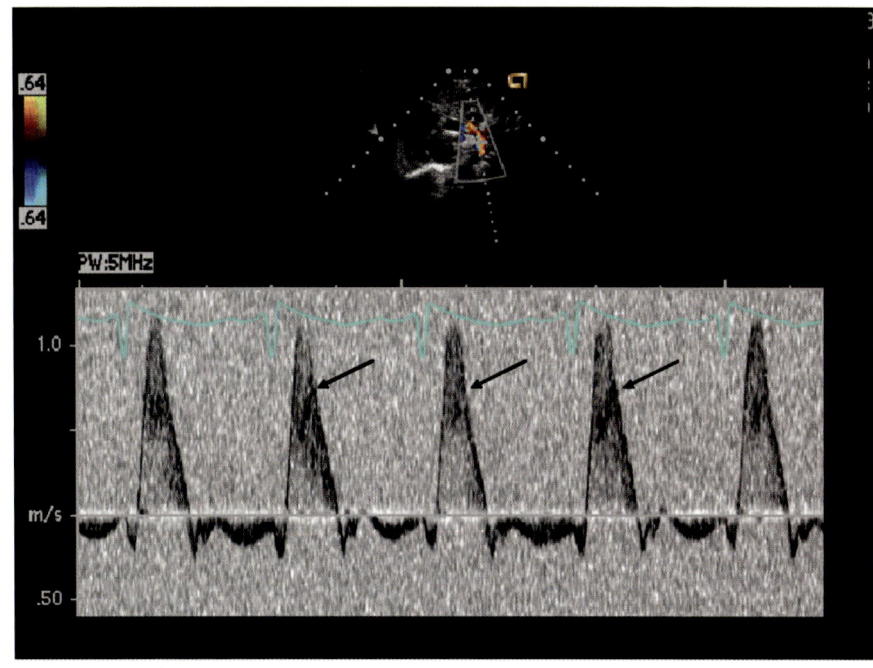

◀ 图 46-10 经脉冲多普勒检查由胸骨上窝观察左心发育不良综合征

当探头置于主动脉横弓时，可检测到由未闭的动脉导管到主动脉的收缩期逆向血流（箭），与导管依赖性体循环相一致

能为血流限制性的；应通过超声多普勒检查量化从肺动脉到主动脉的压力梯度，并可以用于前列腺素治疗后的随访研究。应从此切面再次评估肺静脉连接和引流是否存在异常。由胸骨上窝切面，可以较好地将永存左位上腔静脉或左主静脉成像至降主动脉的左侧。

五、生理学监测和稳定性

（一）并联循环

HLHS 患者在一期治疗前、治疗中及治疗后面临相似的生理学挑战。无效并联循环、发绀、心功能障碍，以及由压力和手术引起的自主神经和炎症反应叠加在一起，导致氧供（oxygen delivery，DO_2）严重受损，随后可能引起器官功能障碍或死亡。因此，需要为一期姑息治疗的患者提供具有血流动力学和氧气供应且经济实用的设施，这也是其手术成功的必要条件。

组织底物（氧气）输送不足可能导致多系统器官功能障碍，增加患者发病率和死亡率[136-142]，因此维持足够的氧气输送是逆转或预防缺血性损伤所必需的。对于严重 HLHS 患儿，早期给予全身或局部供氧/需求关系不足（休克）的干预治疗能够改善疾病预后；因此，及时发现 DO_2 不足对于预防或治疗疾病是非常重要的[136,137,143-148]。

（二）心血管反射和休克生理学

在患儿体内存在局灶性、局部性和全身性循环控制机制，以维持有效的 DO_2 并满足代谢需求。心输出量受前负荷、后负荷、心率、心脏节律、心肌收缩力及主肺动脉分流的影响。

局部阻力是由炎症和交感神经系统相关的神经体液因子和自身调节相关的局部因素相互作用决定的。而全身血管阻力主要是由局部阻力决定的。DO_2 可通过全身心输出量（Q_s）乘以动脉血氧浓度（arterial oxygen content，CaO_2）计算得到。而 CaO_2 则由血红蛋白（hemoglobin，Hb）浓度、氧饱和度（oxygen saturation，SaO_2）和动脉血氧饱和度（oxygen tension，PaO_2）决定的。

$$CaO_2 = 1.34 \times Hb \times SaO_2 + 0.003 \times PaO_2 \quad （公式 46-1）$$

$$DO_2 = CaO_2 \times Q_s \quad （公式 46-2）$$

在低血容量性休克[149-151]的情况下，患儿交感神经应激反应被激活，全身血流被重新分配，以保证脑和心脏[152-154]血液供应。因此，在休克状态下激活的交感神经反应将显著增加心输出量，但同时提高肠系膜和内脏循环缺血的风险。在非低血压休克代偿期，上述表现初期难以被临床工作者识别[155-158]。失血或低血压引起的循环反射会增加压力反射,从而提高心肌收缩力、心率和全身血管阻力,并降低静脉血容量[159-162]。在失血性休克过程中,上述反应能够对心脏产生保护作用,但在心肌功能障碍时也常常会降低循环血量[163,164]。这些反应也同样可以被冷刺激、疼痛和焦虑所激活,因此并不特异性见于血容量不足的情况[165-168]。应激反应的血管成分可以在患儿心输出量降低时升高血压[169]。儿童患者休克的主要表现是低心输出量和异常升高的全身血管阻力[170]。

由于内脏器官存在交感神经支配为主、α 肾上腺素能受体密度高[157,171-174]以及受血管紧张素的选择性作用[175,176]等特点,因此对于缺血性损伤非常敏感。如果局部血管阻力异常升高,即使存在正常的氧气输送,也可能发生缺血性器官损伤[155,156,177-179]。目前证据表明内脏/肠系膜缺血性损伤是多系统器官功能障碍和死亡的重要原因[180-183]。此外,局部性细胞氧缺乏的机制目前尚未被充分认识且存在治疗不足的情况[184]。因此早期发现和治疗休克可以改善疾病预后,尤其是对死亡风险较高的人群产生更大的影响[185]。即使采用现代疾病管理方法,HLHS 新生儿的死亡率仍高,这也足以证明氧气输送靶向治疗(oxygen-delivery goal-directed approaches)在预防、检测和管理休克方面的复杂性[186]。

(三)单心室并联循环中的氧流量

单心室混合循环患者的循环生理学的一个重要不足是全身氧耗(VO_2)增加导致 DO_2 的降低,因此通过增加摄取不能满足代谢需求,而仅能通过增加全身 DO_2[187]。通过比较串联和并联循环之间的氧级联示意图,可以很好地阐明这种不足(图 46-11)。

在具有正常串联循环的患者中,VO_2 的增加不直接改变动脉 DO_2,并且通过组织摄取量或 DO_2 的增加即可满足不断增长的氧需求。在心输出量恒定的情况下,增加 VO_2 将减少 SvO_2,但肺部氧气摄取将增加以匹配。在重症患者中,组织氧利用通常会持续到 SvO_2 降至 50% 以下;因此,

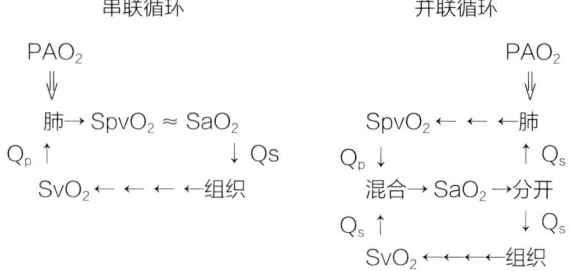

▲ 图 46-11　串联循环和并联循环中的氧级联示意图
与串联循环相反,并联循环中动脉血来自体静脉和肺静脉混合后的血流,并根据相对阻力分为体循环血流和肺循环血流

在不增加心输出量的情况下,可以双倍增加 VO_2。由于正常的肺组织可以完全氧化来自全身的静脉血,因此产生的 SaO_2 不变即可维持 DO_2,并且通过单独增加氧摄取即可增加 VO_2。类似地,通过增加摄取,在心输出量和 DO_2 降低期间可以维持细胞氧利用。因此,短期或中期增加 VO_2 并不需要增加心输出量。

在存在单心室并联循环的患者中,需氧量增加将导致氧气运输的迅速减少。任何氧气摄取的增加(由于 VO_2 增加或 DO_2 降低)均会减少 SvO_2,从而导致 SaO_2 降低。上述现象中,为了增加氧摄取,机体通过减少 SaO_2 来减少氧气运输。在肺-全身流量比(Q_p/Q_s)不变的情况下,仅通过增加心输出量即可满足组织氧需求量的增加。在心输出量下降的情况下,由于 SaO_2 下降,DO_2 和 SvO_2 将不成比例地减少。因此,VO_2 的变化与氧气供应呈负相关,而对于并行单心室患者而言,其代谢需求的增加本身就是不稳定的。

对于并行单心室解剖结构,肺循环和体循环内均为部分氧合的动脉血。由于 SaO_2 降低,并且由于 Q_s 可能因各种因素而降低,因此 HLHS 患儿 DO_2 通常降低,导致细胞对缺氧的耐受性降低。将 Fick 原理(全身 VO_2 与肺部氧摄取相等)应用于 HLHS 患者,得到 VO_2、肺血流量(Q_p)、全身血流量(Q_s)、SaO_2、SvO_2 和肺静脉氧饱和度(pulmonary venous saturation,$SpvO_2$),可以估算 Q_p/Q_s。

$$VO_2 = Q_s \times (SaO_2 - SvO_2) \quad (公式\ 46\text{-}3)$$

$$VO_2 = Q_p \times (SpvO_2 - SaO_2) \quad (公式\ 46\text{-}4)$$

$$Q_p/Q_s=(SaO_2-SvO_2)/(SpvO_2-SaO_2) \quad （公式46-5）$$

通过 Fick 方程，显示了 SvO_2 与 SaO_2 和氧气需求/供应比率的直观关系：

$$SvO_2= SaO_2-(VO_2/DO_2) \quad （公式46-6）$$

然而，在单心室并联循环患者中，SaO_2 取决于全身和肺部血流以及静脉氧饱和度：

$$SaO_2=(Q_p \times SpvO_2+Q_s \times SvO_2)/(Q_p+Q_s)$$
$$（公式46-7）$$

这些复杂的相互作用不仅需要估算 SaO_2，还需要估算 SvO_2 和 $SpvO_2$，以评价并联循环是否充分、有效。这些方程已被推广用于评价连续范围全身和肺部混合血流的患者，允许应用于部分保留左心室过渡循环的患者[188]。

当 Q_p/Q_s 接近于 1 时，单心室模型中在总心输出量最低的时刻可获得全身最佳氧输送量[189]。这种情况下，总心室输出量（ventricular output, Q_t）是串联心室患者正常输出量的 2 倍，以保证机体 Q_s 和 Q_p 在正常范围。当 Q_p/Q_s 为 1 且动脉-静脉饱和度差异（SaO_2-SvO_2）为 25%，同时肺毛细血管-动脉饱和度差异（$SpvO_2-SaO_2$）也等于 25% 时，氧气摄取/消耗保持平衡，导致 SaO_2 为 75%，SvO_2 为 50%（假设肺静脉血完全饱和）。如果 $SaO_2 > 75\%$，则需要更高的 Q_p 来维持相同的肺部 O_2 摄取量；相反，如果 Q_p 下降，SaO_2 也会下降。如果 SaO_2 降低，则需要更多的 Q_s 来维持全身 O_2 摄取；如果 Q_s 下降，那么 SaO_2 也会下降。SaO_2 的变化对肺循环和体循环氧环境的影响是相反的。反之，由于任何 Q_t 都存在 Q_s 和 Q_p 的相互平衡，因此并非由于增高的 Q_t 引起的 SaO_2 增加，可以被 Q_s 的减少所抵消。参考表 46-1 中的前三个例子，Q_p/Q_s 的中等变化且保持 Q_t 恒定 [假设血红蛋白为 15 g/dl，$SpvO_2$ 为 100%，VO_2 为 160ml/($m^2 \cdot min$)]，显示 SaO_2 为 63%~82%，而 SvO_2 范围相对较小，为 44%~50%。因此，Q_p/Q_s 比值的适度改变对 DO_2 的影响最小；其他 DO_2 的决定因素包括血红蛋白和 Q_t。表 46-1 说明了在较高或较低 Q_p/Q_s 比值以及不同 Q_t 状态下机体氧环境的变化。

当 Q_p/Q_s 在较高范围内时，Q_t 对 SvO_2 影响更大。因此，通过对总心输出量或血红蛋白浓度进行干预，将 DO_2 与 VO_2 变化相匹配比精确控制 Q_p/Q_s 比值更加有效。

（四）并联循环的监测

第一个用于监测和管理 HLHS 患者的成功方法，强调了 SaO_2 在检测和治疗肺循环-体循环血流不平衡，以及总心输出量方面的重要性[190]。该方法的应用基于一种循环模型的外推法则，该

表 46-1 并联循环中 Q_p/Q_s 和 Q_t 变化对动静脉血氧饱和度的影响

Q_p/Q_s	SvO_2（%）	Spv-aO_2（%）	Q_p	Sa-vO_2（%）	Q_s	Q_t	SaO_2（%）
1.0	50	25	3.2	25	3.2	6.4	75
2.0	44	18	4.3	38	2.1	6.4	82
0.5	44	37	2.1	19	4.3	6.4	63
1.0	67	17	4.8	16	4.8	9.6	83
2.0	63	12	6.4	25	3.2	9.6	88
0.5	63	25	3.2	12	6.4	9.6	75
1.0	33	33	2.4	34	2.4	4.8	67
2.0	25	25	3.2	50	1.6	4.8	75
0.5	25	50	1.6	25	3.2	4.8	50

假设血红蛋白 15g/dl，氧消耗 160ml/m^2，肺静脉血氧饱和度 100%

循环模型假设恒定的动静脉氧浓度差（通常为 25%）或恒定的混合 SvO_2（通常为 50%）。在任何一种模型中，将等量的体循环静脉血和（完全饱和的）肺静脉血相混合，由此可产生 75% 的 SaO_2；这些模型中，Q_p/Q_s 比值与 1 的偏差可导致 SaO_2 与 75% 的偏差在 Q_p/Q_s 最优化的条件下，这些方法还同时假设足够的总心输出量以满足氧气输送需求。在这些条件下，全身氧气输送通常随着 SaO_2 增加至 75%~80% 而增加，并且由于 Q_p/Q_s 不平衡增加而使较高的 SaO_2 下降。然而，在围术期，由于上述并联循环的固有不稳定性以及 Q_p/Q_s、Q_t 和 VO_2 的变化[191-193]，总心输出量和代谢需求往往不匹配。由表 46-1 可知，除非 SvO_2 或 VO_2 以及 Q_t 已知，否则单独测量 SaO_2 值对计算 Q_p/Q_s 是不可靠的。SaO_2 为 75% 的目标可以由机体 Q_p/Q_s 和 SvO_2 的状态造成，如果 Q_t 或 VO_2 可变，则可能由于体循环血流量不足引起。在允许总心输出量和 Q_p/Q_s 值变化的循环模型中，固定的 SaO_2 可以产生大范围波动的组织 / 静脉血氧饱和度（图 46-12）。当 SaO_2 维持在 75%~80% 范围内时，得到的 SvO_2 结果提示机体全身氧输送严重受损。

应用吸入 CO_2 提高临床稳定性的早期研究[187]，促使临床上广泛采用医用气体来控制肺血管阻力和 Q_p/Q_s。理论和实验模型均显示，吸入 CO_2 能够增加肺血管阻力，并适度降低全身血管阻力，同时增加全身 DO_2[194,195]。SaO_2 作为这种方法的一部分，成为检测肺循环过度的关键指标。随着 Q_p/Q_s 的上升，机体 SaO_2 逐渐升高。然而，只有当全身动静脉差异没有增加时才会出现上述情况，也就是只有在 Q_p 的增加是由于 Q_t 增加（同时 Q_s 恒定）的情况下才会发生。目前需考虑的主要问题是，为防止 Q_p/Q_s 螺旋状增加，使用低浓度或甚至低于大气压的氧气吸入（FiO_2），以进一步尝试提高肺血管阻力[196,197]。

由于肺血管阻力在出生后数小时和数天内下降，术前应用前列腺素保持导管通畅患儿的肺 - 体循环血流量不受限制，导致其生理脆弱性增加[125,198]。在术前，控制肺泡气体张力以调节肺血管阻力，能部分有效地限制肺过度循环。但只有在高碳酸血症增加全身和（或）脑氧输送的情况下上述情况才会发生[199]。在术前使用肺泡气体管理方法，可导致患儿较差的预后[200-202]。相反，在初始缓解治疗时制造分流，即将固定大型电阻放置于总肺阻力中，使其最佳幅度与全身血管阻力相似。这种安排降低了肺血管阻力控制对血流动力学的影响[203,204]。FiO_2 减少可能导致肺泡氧气张力不足以使肺毛细血管血液完全氧合，这种效应在 $FiO_2 < 0.3$ 时较为常见[205]。因此，限制 FiO_2 以减少 SaO_2，可能仅由肺毛细血管氧饱和度

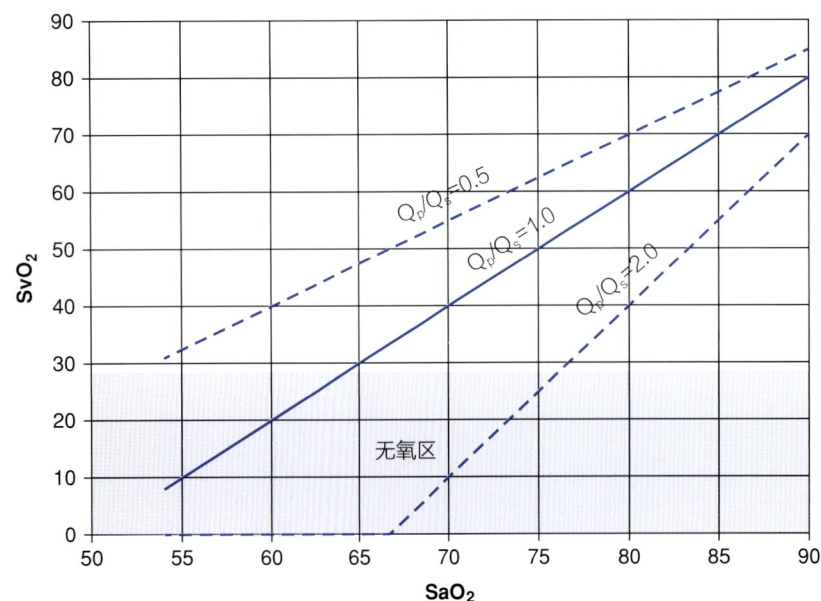

◀ 图 46-12 固定 SaO_2 及心输出量变量的情况下，机体静脉氧饱和度的变化范围模型

该模型的 Q_p/Q_s 最低为 0.5 且最高为 2，在 Q_p/Q_s 不同的情况下，任何固定静脉氧饱和度，可能对应不同的静脉氧饱和度。随着总心输出量的变化，SaO_2-SvO_2 关系的斜率由 Q_p/Q_s 比值决定（引自 Hoffman GM and Stuth EA. Hypoplastic left heart syndrome. In: Lake CL, Booker PD, eds. *Pediatric Cardiac Anesthesia*. 4th ed. Lippincott Williams & Wilkins; 2005.）

降低而不是减少 Q_p 引起。这将促使机体降低肺部的氧摄取，无法完全利用肺部血流，并减少可用于组织消耗的氧气。除非能够测量 $SpvO_2$ 或 FiO_2 足够高，使肺毛细血管无法完全去饱和，否则由于 $SpvO_2$ < 95%[205]，在 FiO_2 较低时计算的 Q_p/Q_s 比值可能过低。由于 $SpvO_2$ 和动静脉饱和度差异的变化，SaO_2 不能可靠地代表并联循环。

在模型研究中，强调了全身血管阻力和肺血管阻力在确定 Q_p/Q_s 比值中的重要性[203]。在这些研究中，Q_p/Q_s 的范围可能受到有阻性分流位置的限制，并且强调了分流大小的重要性。此外该模型还提示，低 Q_t 和高 Q_p/Q_s 的组合严重损害全身氧输送。即使在肺循环中存在有阻力的分流，控制全身血管阻力升高也将比控制肺血管阻力增加更有效地优化全身氧输送。

虽然脉搏血氧饱和度仪（pulse oximetry）具有无创、可用范围广等优点，但其仅能够估测 SaO_2，并不评价 DO_2 是否充分。可想而知，以 SaO_2 为基础的围术期管理与早期死亡率 > 20% 存在相关性。通过这种方法，许多急性血流动力学事件发生在术后血流动力学明显稳定的患者中，导致其发生心血管意外甚至死亡[88,206,207]。如果无法测量 SvO_2 或组织氧合作用，则必须通过体格检查和检测心率、血压和动脉饱和度等临床指标推测治疗、病理学或患者生理状态相关的变化对系统 DO_2 的影响。但上述这些都是非诊断性的。而在回顾性研究中对实验室指标进行阶段性评估，才是诊断性的[208]。

由于全身循环血量下降、交感神经血管紧张度和全身血管阻力增加，Q_p/Q_s 比值可迅速变化，导致机体全身 DO_2 的恶化。正是由于 Q_p/Q_s 的动态平衡，动脉压力或氧饱和度监测通常不易发现这些变化（图 46-13）。对于尽管 SaO_2 在目标范围内机体仍可能发生循环障碍，上述分析提供了合理解释。这些理论和实际限制促进了 SvO_2 测量的发展，以求更密切地评估 Q_p/Q_s 比值、DO_2 的充足性和全身氧环境。

目前获得 HLHS 患者的实际混合静脉血液样品尚有难度，但可以由其上腔静脉中抽取血样获得混合静脉氧合血红蛋白饱和度的近似值。为了准确对混合静脉血进行取样并指导围术期处理，可以在上腔静脉中放置导管。在接受 Norwood 矫治术的新生儿上腔静脉中放置小型（4Fr）导管，可以连续测量上腔静脉血氧饱和度。监测上腔静脉血氧饱和度（可看作 SvO_2 的近似值），可以及时进行血流动力学干预，以避免无氧代谢。当 HLHS 患儿 SvO_2 接近 30% 或更低时，无氧代谢明显提高[209]。连续 SvO_2 的监测可明显减少围术期循环衰竭的发生率[88,206,210]。然而，这种测量方法并没有在术前和术后获得广泛应用。

NIRS 作为围术期管理的辅助手段，可以用于监测组织氧气状态。具有 4cm 光源 – 探测器间距的 NIRS 装置，可测量皮肤下 2～3cm 组织中的平均氧合血红蛋白饱和度（average oxyhemoglobin saturation，rSO_2），目前已用于监测包括脑、肌肉、肾脏、肠道在内的一系列器官中氧合血红蛋白饱和度[211,212]。探针最常放置在前额以监测脑内氧合，也可放置在 T_{10}～L_2 季肋部以监测躯体氧合，可以在自动调节区域（脑）和自主神经调节区域（肾或内脏）进行循环血流监测。在线性模型中，应用 NIRS 测量来自这两个区域的 rSO_2，并将两者相结合，能够更好地代表体内 SvO_2；因此，以上技术能够提供部分区域和全身氧气环境，具有无创、连续性高等特点，成为优越的 SvO_2 测量替代品[213-216]（图 46-14）。由于氧气供应 / 需求关系的不稳定性以及对动脉血压和 SaO_2 的评估不足，早期发现和及时调整机体氧环境的不足能够有效改善预后。直接测量或替代测量 SvO_2 能够在术后患儿最脆弱的时间内连续评估全身 DO_2 是否充分，可以在生理上区分总心输出量降低和 Q_p/Q_s 不平衡的情况。干预可以以此为基础，并且可以对患者反应进行量化并进一步评估其趋势。我们发现连续对静脉血流进行检测（经上腔静脉行 SvO_2 监测或对大脑和躯干行 NIRS 监测）是维持第 1 期手术后高生存率的最重要因素[88]，我们目前主要依赖于运用 NIRS 对术前和术后循环进行无创性监测，以评估是否出现恶化[202,217,218]。

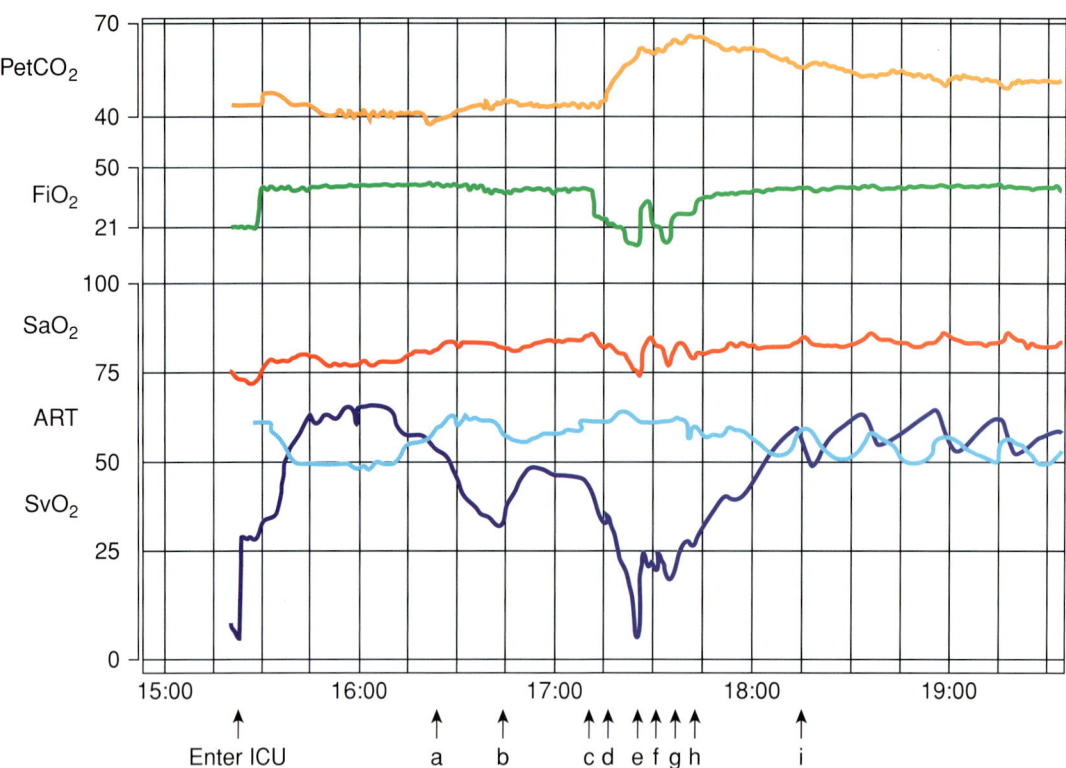

▲ 图 46-13 Multichannel recording of early intensive care unit (ICU) course after Norwood procedure without phenoxybenzamine, showing severe deterioration in systemic oxygen delivery without significant changes in other conventionally monitored parameters. Continuously recorded data are from a single neonate arriving in the ICU after the Norwood procedure, performed without phenoxybenzamine. A life-threatening hemodynamic deterioration is clearly shown with SvO$_2$ monitoring despite SaO$_2$ in the 75% to 80% range. An initial deterioration in SvO$_2$ (*arrow a*) was partially corrected with additional analgesia (*arrow b*) but did not prevent a subsequent critical deterioration in systemic oxygen delivery (*arrow e*), which was effectively treated with a combination of additional analgesia/anesthesia and increased inotropic and vasodilator infusions. Conventional parameters (arterial blood pressure and SaO$_2$) show only subtle changes that provide neither an early warning of the critical situation nor feedback about the effectiveness of corrective measures. ART, mean arterial blood pressure; FiO$_2$, fraction of inspired oxygen; PetCO$_2$, end-tidal carbon dioxide; SaO$_2$, arterial saturation; SvO$_2$, systemic venous saturation. (From Hoffman GM and Stuth EA. Hypoplastic left heart syndrome. In: Lake CL and Booker PD, eds. *Pediatric Cardiac Anesthesia*. 4th ed. Lippincott Williams & Wilkins; 2005.)

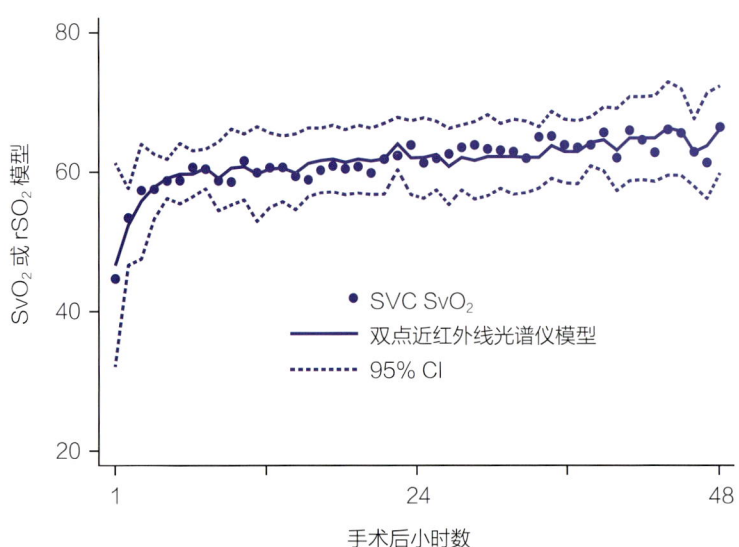

◀ 图 46-14 实际的静脉氧饱和度与运用双点近红外光谱仪模型的预测值

1 名进行 Norwood 手术并使用酚苄明的新生儿，同时接受上腔静脉 SvO$_2$ 监测及前额和躯干 T$_{10}$~L$_2$（肾）区域的近红外光谱仪监测。近红外光谱仪数据的线性模型与实际的 SvO$_2$ 数据密切相关。（模型 SvO$_2$ = 0.45× 脑部 rSO$_2$ + 0.45× 躯干 rSO$_2$）（引自 Hoffman GM, Stuth EA, Berens RJ, Robertson FA, Troshynski TJ. Two-site near-infrared transcutaneous oximetry as a non-invasive indicator of mixed venous oxygen saturation in cardiac neonates. *Anesthesiology*.2003;97:A1393.）

CI. 置信区间；rSO$_2$. 区域氧饱和度；SvO$_2$. 全身静脉氧饱和；SVC. 上腔静脉

（五）术前准备

1. PGE$_1$

在 HLHS 新生儿中，保持导管通畅对于术前管理是至关重要的。尽管生后动脉导管很少立即闭合，但几乎所有婴儿在生后第 4 天都会出现导管的生理性闭合。20% 的婴儿将在生后第 1 天出现动脉导管功能性闭合，而 > 80% 的婴儿在生后第 2 天出现。因此，当临床诊断或高度怀疑 HLHS 时，应立即给予 PGE$_1$[219-221]。根据患儿的生理状态调整初始 PGE$_1$ 给药剂量。对于怀疑有导管闭合或导管分流受限的患儿，初始剂量范围为 0.05~0.1μg/(kg·min)。在确定导管通畅的情况下，输注速率可降至 0.01μg/(kg·min)[222]。

在保证导管通畅的情况下，给予患儿最低有效 PGE$_1$ 剂量，可以尽量减少药物剂量依赖性不良反应，包括需要容量复苏的低血压和需要机械通气的呼吸抑制[222-224]。以 20mg/kg 的负荷量静脉给予咖啡因治疗，然后给予 5~10mg/(kg·d) 的维持量，可有效减少术前机械通气发生率。该方法基于一项以在低剂量 PGE$_1$ 治疗的基础上给予氨茶碱或安慰剂的新生儿研究。与安慰剂组相比，接受氨茶碱的患儿新生儿窒息发生率降低，并且不需要气管插管，而安慰剂组有 35% 新生儿需要插管[225]。

2. 呼吸支持和吸入气体

在肺血流解剖上无限制的术前患者中，运用机械通气和吸入医学气体控制肺小动脉阻力有时是有益的。恰当控制正压通气以避免过度通气导致的肺血流量限制。另外，使用 PEEP 可以增加超过功能残气量的肺容积并随后压缩肺血管床，从而增加肺血管阻力。

医疗气体可用于增加肺血管阻力并降低 Q_p/Q_s。在 20 世纪 90 年代早期，吸入 CO$_2$ 即用于限制肺血流和改善循环/代谢稳态[190]。随后的动物模型证实，吸入 CO$_2$ 能有效地降低 pH、提高 PVR，同时成功增加全身血流量[194,195,226]。动物模型同样证明了低于大气压的 FiO$_2$ 也能够有效增加肺血管阻力[195,226]。临床实验发现，缺氧能够缓解机体 Q_p/Q_s 的升高[196,227]。混合氮气和氧气可以获得低氧气体混合物，以获得低于大气压的 FiO$_2$（0.14~0.20）。Tabbutt 等对人体吸入气体后的急性反应进行研究[199]。他们对术前进行麻醉和神经肌肉阻滞的 HLHS 新生儿分别给予低氧气体混合物（FiO$_2$ 为 0.17）和 CO$_2$（FiCO$_2$ 为 0.03）通气。虽然这两种方法都能在急性期成功地减少 SaO$_2$ 和 Q_p/Q_s，但只有高碳酸血症才能改善全身氧运输[199]。此外，虽然高碳酸血症能改善了脑血流氧合，但缺氧对脑血流氧饱和度改善并没有益处[228]。

尽管患有呼吸窘迫综合征、肺炎、肺不张或其他原发性肺部疾病的患者可能会因补充强效肺血管扩张药——氧气而受益，但在 HLHS 术前管理中应避免过量使用。心房分流受限的患者也需要给予氧气。对于这些患者，可以通过补充氧气控制通气，但需要运用 NIRS 对动脉或静脉氧饱和度进行测量，以评估 FiO$_2$ 和 PCO$_2$ 对肺血流，全身血流和总氧气输送的复杂相互作用。氧气输送。对于房间隔分流严重受限或无房间隔缺损的患儿，补充氧气和其他药物治疗均无法改善其动脉血氧饱和度严重降低的状况，需尽快行经皮球囊房间隔造口术、房间隔球囊扩张术和（或）支架植入术、外科切除术或紧急一期姑息手术。

3. 血管活性药物

临床上需要通过患儿的临床表现和超声心动图变化明确是否需要术前应用正性肌力药物。我们近期应用 NIRS 技术进行无创且持续性监测，以促进患儿术前生命体征平稳[202]。心源性休克以及右心室功能不全的患儿接受正性肌力药物治疗是有益的。总之，在动物模型中正性肌力药物儿茶酚胺能够降低 Q_p/Q_s 比值或对其影响很小[195]，但逐渐增加药物剂量可能导致全身血管阻力增加，随后升高 Q_p/Q_s。对于 Q_p/Q_s 升高且低灌注的患者，可以使用米力农（一种磷酸二酯酶抑制剂）治疗。但因为它也可能降低肺血管阻力并导致 Q_p/Q_s 的异常增加，且过量可引起低血压，因此使用过程中需谨慎。对于全身血管阻力增加的新生儿，低剂量吗啡可抑制呼吸兴奋并减少呼吸做功，在没有机械通气的情况下维持全身氧平衡[202]。对于进行性代谢性酸中毒或大脑/躯体细胞缺氧的新生儿可能需要机械通气,并提倡早期手术干预[229,230]。

4. 其他辅助治疗

增加携氧能力有益于无效单心室的缺氧患儿。将血细胞比容增加至 50% 将有益于 Q_p 或 Q_t 受限的患者。改善全身灌注的其他方法包括降低交感神经血管张力,并且可以谨慎地给予低剂量右旋美托咪定。根据患儿孕龄、出生体重和年龄给予肠外营养。对于超过 2500g 的新生儿,我们推荐生后第 1 天给予 70~80ml/(kg·d) 的液体,并在生后第 3 天增加至 100ml/(kg·d),生后第 4 天增加至 120~140ml/(kg·d)。早产儿由于出生体重低和不显性失水多,需要更多的液体。对于因肺过度循环或限制性肺静脉回流引起间质性肺水肿,而导致呼吸功能不全的患儿,可给予利尿药治疗。

任何术前管理方法均可以单独或联合使用,以平衡肺循环-体循环血流,优化全身灌注并维持器官正常功能。但是,每一项治疗均应在充分监护的情况下进行,因为任何治疗都可能对等待 HLHS 分期姑息手术的新生儿形成潜在威胁。基于生理学的术前支持治疗与预后的改善密切相关[125,202],包括手术干预的时间[231]。当新生儿术前出现生命体征不稳定及器官灌注不足,特别是出现心源性休克时,应考虑支气管肺动脉结扎术以改善全身器官灌注,并在分期姑息手术之前进一步恢复器官功能[232,233]。

六、分期姑息治疗

如果没有充分的解剖学基础行双心室矫治术,则合理的手术必须解决新生儿相对升高且可变的肺血管阻力以及随后肺血管阻力的减少,使患儿最终能接受完全矫治,达到更稳定的串联循环。对这些生理必需过程的认识推动了手术方法的发展[234,235]。Norwood 等[236,237] 创建的分期姑息手术现已广泛使用。分期姑息治疗促使患者进入单心室串联循环状态,最终行 Fontan 手术,结果类似于三尖瓣闭锁和右心发育不良综合征的患者[238,239]。第一期手术包括将主动脉弓重建为右心室流出道,由右心室分离出肺动脉分支,以及从全身动脉或直接从单心室建立体-肺分流,调节肺动脉血流[237,240];第二期手术通过上腔静脉吻合术阻断体-肺分流[241];最后行 Fontan 手术完成分期姑息治疗,即将下腔静脉引流至肺动脉,具体方法包括外侧腔-肺折流术(lateral cavopulmonary baffle)和折流开窗术(baffle fenestration)[237,239,242]。

(一)第一期手术

1. 外科手术

第一期手术的目标包括缓解全身血流对导管的依赖,提供不受限制的冠状动脉血流,保证心房水平有足够血流交通以预防肺静脉高压,以及调节肺动脉血流(图 46-15)。手术方法多样,将 Litwin 和 Van Praagh 等的早期手术方法加以综合运用,以不使用体外循环的情况下实现第一期缓解的目标[243-246]。

第一期手术疗使用改良的 Blalock-Thomas-Taussig 分流术或右心室-肺动脉导管(Sano 分流术)连接术,术中应用体外循环、深低温并改变循环(完全停止循环或保持局部区域灌注)。在较小的升主动脉和肺动脉根部建立连接以提供冠状动脉血流。由肺动脉根部重建心脏流出道,同时缓解主动脉缩窄和主动脉弓发育不全。手术方式的变化包括由完全切除动脉导管或缩窄区域替代了补片修复导管末端区域。第一期手术的目标是建立稳定的解剖结构,维持肺血管床的生长发育,以使其可以适应随后的单心室姑息治疗。重要的是,成功的手术能够降低复发率或残留病变的发生率。而术后复发率和残留病变的发生能够增加患儿死亡率,并且可能限制后续的手术治疗。房间隔缺损分流受限很少使分期缓解各阶段间的过程复杂化[247]。有研究观察到升主动脉直径较小和存在主动脉闭锁是引起死亡增高的危险因素,这说明冠状动脉功能不全是第一期手术后死亡的主要原因,而且建立较大的升主动脉-肺动脉根部吻合口可能会改善预后[248-251],包括主动脉缩窄切除术在内的主动脉弓重建可以降低晚期主动脉弓阻塞的发生率[85,248]。

第六篇 先天性心血管疾病
第46章 左心发育不良综合征

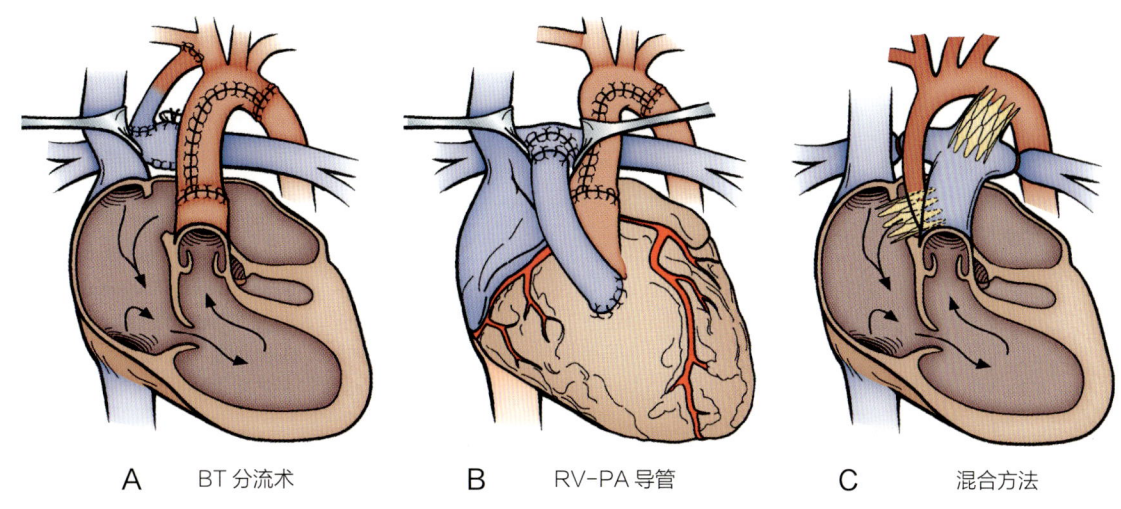

| A BT 分流术 | B RV-PA 导管 | C 混合方法 |

▲ 图 46-15 左心发育不全综合征的第一期手术治疗

A. 使用改良的 Blalock-Thomas-Taussig 分流术行第一期手术（Norwood 手术）以调节肺血流量。在无名动脉与中央肺动脉间建立分流；B. 应用右心室 - 肺动脉导管（Sano 改良分流术）行第一期手术以调节肺血流量。在右心室和中央肺动脉之间置入较大的（5mm 或 6mm）补片；C. 使用混合方法进行第 1 期手术治疗。肺动脉血流受支气管肺动脉结扎的限制，可通过置入支架保持导管通畅。应用支架置入术保证房间隔水平无分流限制

RV. 右心室；PA. 肺动脉

第一期手术治疗后，患儿肺血流主要来自于体 - 肺动脉分流术，该术式经由 Blalock、Thomas 和 Taussig 发明的分流术改良而成[252]。通常，这种分流术起源于无名动脉或主动脉。分流的直径和长度与其分流阻力相关[203]。由此产生的解剖结构足够抵抗肺血流，使术后肺血流保持稳定。生理上的局限性主要是由于并联循环和舒张期主动脉至肺循环的径流与固有 Q_p/Q_s 不匹配，导致主动脉冠状动脉血流受损的风险[253,254]。另外，如果分流源于无名动脉，则有可能在脑循环和肺循环血流之间形成竞争[211]。此外，由于血栓形成或血栓栓塞，体 - 肺动脉分流易于闭塞[247,255]。

最近，作为 Norwood 手术的一部分，研究者再次提出右心室 - 肺动脉导管可以作为肺血流的来源的概念[256,257]。在该术式中，肺血流通过导管（通常是 Gore-Tex 心血管补片）由右心室到肺动脉[256]。右心室 - 肺动脉分流的理论优势在于消除舒张期径流，并通过改善冠状动脉灌注压来增加舒张压[258-265]。潜在的缺点包括损伤右心室功能，由心室切开导致的室性心律失常，肺动脉生长受损以及需要更早的行第二期手术治疗[262,266-268]。单中心研究比较 Blalock-Thomas-Taussig（MBT）分流和右心室 - 肺动脉导管分流术的预后，结果却大相径庭[258-260,263,265,266,269-272]。小儿心脏网络单心室重建（PHN-SVR）这一多中心随机研究纳入 549 名患者，比较改良的 MBT 分流术和右心室 - 肺动脉导管分流术。在接受第一期手术的患者中，接受右心室 - 肺动脉导管分流术的患者 12 个月的无移植存活率高于接受 MBT 分流者（74% vs. 64%，P= 0.01）（图 46-16）。在 12 个月后，右心室 - 肺动脉导管组患者并没有生存优势，反而存在较多的意外干预（P= 0.003）和并发症（P= 0.002）[273]。具有主动脉闭锁的足月新生儿可由右心室 - 肺动脉导管分流术受益，随冠状动脉血流改善而升高的舒张压可能对较细升主动脉的患儿有益[274]。尽管如此，与 MBT 分流术[275] 相比，该研究的最新随访显示右心室 - 肺动脉分流对患者没有长期益处。

据报道，肺动脉分支结扎术能够成功减少过多的肺血流量，可以使肺血管阻力充分降低，以便于随后成功行第一期手术或在等待心脏移植供体时降低死亡率[276]。由于肺血流量过多而无法通过药物干预维持生命体征平稳的新生儿中，也有少量研究显示该方法可获得成功[232,277]。将外科肺动脉分支结扎术与经导管支架植入术相结合，也

1199

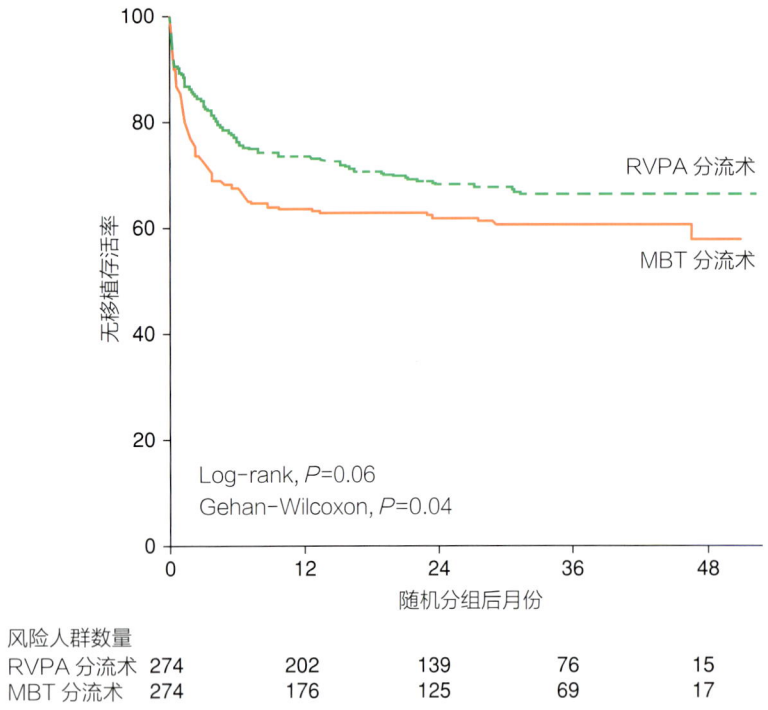

◀ 图 46-16 运用意向性分析，以接受 Norwood 手术的婴儿的无移植存活率为对象，绘制的 Kaplan-Meier 曲线

右心室 - 肺动脉分流术后 12 个月的无移植存活率高于 MBT 分流术后患儿（74% vs. 64%，P = 0.01）［引自 Ohye RG, Sleeper LA, Mahony L, et al. Comparison of shunt types in the Norwood procedure for single-ventricle lesions. N Engl J Med.;362（21）:1980–1992.］MBT. 改良 Blalock-Taussig 分流术；RVPA. 右心室 - 肺动脉导管

可达到暂时缓解[243-245,278]。应用球囊隔膜造口术和（或）在房间隔支架植入术，以保障心房间具有足够血液分流也是十分必要的[279]。结果是在解剖学上实现了第一期手术缓解的目标，而不需要体外循环和深度低温。第二期手术将主动脉弓重塑和良好的腔肺动脉连接相结合[218,243-245]，缺点主要包括可能导致逆行性主动脉弓阻塞引起脑和冠状动脉缺血[280,281]。在患有主动脉瓣闭锁的患者中上述风险最高，并且通常需要心导管介入治疗。单独或与导管支架植入术相结合的肺动脉分支结扎术也可用于体外循环相关并发症风险较高的患者，例如颅内出血的新生儿、早产儿和低出生体重儿[282]。

2. 麻醉管理

创伤和手术应激诱导神经体液和细胞因子反应，其程度与器官功能障碍和死亡相关[283]。降低应激标志物大小的麻醉技术能够降低死亡率[284]。因为手术创伤的程度和深度低温（使用或不使用循环停止），应用高剂量合成阿片类药物来减少应激反应和保持有限的新生儿心脏储备的麻醉技术是合理的，并且能够改善预后[168,285]。通常，在体外循环之前给予 30~60μg/kg 的芬太尼，且在整个手术期间连续泵入 10μg/（kg·h）的芬太尼

直至手术结束[168,286]，可以实现深度镇痛并充分减弱应激反应。通常使用 0.25~0.5 最小肺泡浓度（minimum alveolar concentration，MAC）的低剂量挥发性麻醉药（volatile anesthetic agents，VAA），如七氟醚、异氟醚和地氟醚，或苯二氮䓬类药物（劳拉西泮 100~200μg/kg）用于催眠和进一步限制自主反应，特别用于体外循环过程中。

尽管挥发性麻醉药可以通过前后处理机制诱导缺氧耐受[287]，并且可以改善缺氧缺血后的器官修复与存活[288,289]。但流行病学数据也表明，新生儿和婴儿长期接触挥发性麻醉药能影响脑发育或导致脑神经退化[290,291]。目前尚无确切挥发性麻醉药毒性的人类数据。但是越来越多的医疗机构使用右旋美托咪定和具有神经保护作用的 α_2 受体激动药[292]用于麻醉辅助剂，以维持自主神经稳定性，减少阿片类药物和挥发性麻醉药用药量，同时减少围术期伊诺托普的需求[293-296]。

麻醉状态被定义为交感神经活动减弱，并与之存在相关性，且一些麻醉药物存在直接的负性肌力作用，特别是挥发性麻醉药、异丙酚和氯胺酮。一些患者可能需要 2~5μg/（kg·min）的多巴胺，或 0.02~0.05μg/（kg·min）的肾上腺素或去甲肾

上腺素，以抵消因麻醉诱导的交感神经活动减弱，并且这种正性肌力作用通常会改善全身重要器官血流[297]。使用 NIRS 监测区域循环有助于评估这些患者手术和麻醉效应导致的复杂循环变化，并且可以在围术期内无创且持续性应用。在高风险患者中连续应用无创或有创监测，能够有的放矢地使用麻醉药和血管活性药物。

3. 降低后负荷

单纯的麻醉药物不能完全消除深度低温导致的应激反应[168]。作为应激反应的一部分，全身血管阻力增加会损害全身氧输送，因此控制 Q_p/Q_s 对于患儿管理是至关重要的。医疗气体吸入旨在通过吸入 CO_2 或缺氧气体混合物来提高肺血管阻力，从而不通过每分通气量控制肺血管阻力[190,196,204]。通过 SaO_2 调节的肺血管阻力可以作为 Q_p/Q_s 指标，但基于肺血管阻力的医疗管理不能改善早期血流动力学紊乱，并且自主神经对肺血管阻力的影响仍保持活跃。

作为获得 Q_p/Q_s 平衡的替代方法，Poirier 等推荐使用 α 肾上腺素阻滞剂抑制全身血管收缩反应[298]。这种方法能增加全身氧输送[206]，并且改善生存率[206,207]。该方法的基本生理学原理为运用药理学方法减轻全身血管阻力与通过分流阻力改善总肺血管阻力相结合的方法降低 Q_p/Q_s 的可变性，以减少全身氧输送的变化。目前已有电脑模型评估分流大小限制 Q_p/Q_s 极限值的重要性，较小的分流使肺过度循环的可能性降低[203]。然而，在应激的新生儿中，全身血管阻力可能升高 4 倍。如果药物无法减少或阻滞血管收缩的能力，则无法避免 Q_p/Q_s 变化。应用酚苄明（一种长效不可逆的 α 肾上腺素能受体阻滞剂）改善由 SvO_2 预示的全身氧输送[205,299]。术后早期发生 SvO_2 改变，通常与全身氧输送的严重减少相关[300,301]。接受酚苄明治疗的患者的血压与 SvO_2 之间的关系发生了根本性改变，提示全身血管阻力降低且可变性减小（图 46-17 和图 46-18）。通过减少自主神经影响有效地抑制全身血管阻力。我们发现与硝普钠相比，酚苄明在很大程度上消除了 SaO_2 增高状态下全身氧输送的恶化，从根本上改变了术后单心室并联循

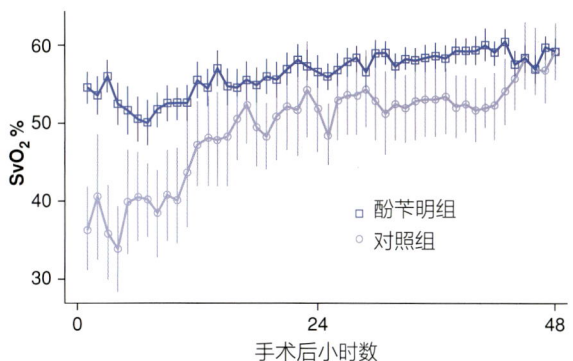

▲ 图 46-17　酚苄明对患者 48h 内静脉氧饱和度趋势的影响

Norwood 手术后，使用和不使用酚苄明的新生儿 SvO_2 平均值和 95% 置信区间。酚苄明增加 SvO_2 并降低其可变性（引自 Tweddell JS, Hoffman GM, Fedderly RT, et al. Phenoxybenzamine improves systemic oxygen delivery following the Norwood procedure. *Ann Thorac Surg*. 1999;67:161–168.）

SvO_2. 全身静脉氧饱和度

环中 SaO_2 和 SvO_2 之间的关系（图 46-19）[210]。可以通过降低 Q_p/Q_s 变化的极限值来简化管理：Q_p/Q_s 比值接近 1 时，满足系统氧需求的总心输出量较小，且导致氧运输下降的全身血管阻力循环增加被中断。我们一般在体外循环开始时使用 0.25mg/kg 酚苄明，术后仅在对芬太尼和苯二氮䓬类药物出现反应性全身血管阻力的婴儿中，选择性输注酚苄明 0.25mg/（kg·d）。该治疗的益处为不仅能够特异性阻断 α 肾上腺素能受体，而且能够延长其持续时间，增加患者全身血流量。由于目前已无商品化酚苄明的静脉注射制剂，我们最近改为在体外循环开始时给予酚妥拉明 250μg/kg 静脉推注，并在术后 24~48h 继续按照 1~2μg/（kg·min）的剂量持续输注[302]。与硝基血管扩张药相比，酚妥拉明和酚苄明均具有改善全身灌注指数的作用[303-305]，并且这种效应可能与 α 肾上腺素受体阻滞剂降低特定血管的阻力有关。

4. 心肺旁路管理

由 SvO_2 介导的高流量体外循环为组织器官提供良好的灌注并且无氧代谢最少。然而，重建主动脉弓需要间歇的中断血流，因此第 1 期手术的循环支持在一定程度上需要局部区域低灌注。除了常规的有创体外循环静脉血氧监测和静脉血氧饱和度测定外，双区域 NIRS 已成为指导管理体

1201

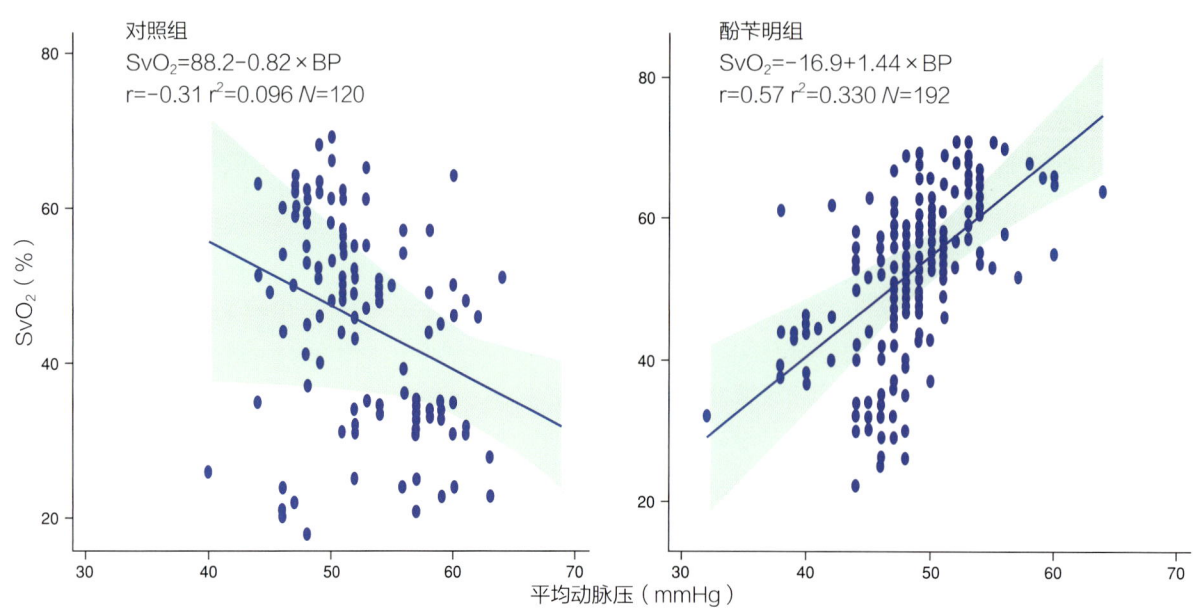

▲ 图 46-18 酚苄明对静脉氧饱和度 - 血压关系的影响

Norwood 手术后新生儿的 SvO_2 和平均动脉血压的实时（每小时）数值，以及线性拟合方程。在不接受酚苄明治疗的新生儿中，由于血压主要由全身血管阻力决定，因此血压和全身氧运输趋势相反。在接受酚苄明治疗的新生儿中，由于血压主要由心输出量决定，因此血压和氧运输正相关，全身血管阻力相对恒定（引自 Tweddell JS, Hoffman GM, Fedderly RT, et al. Phenoxybenzamine improves systemic oxygen delivery following the Norwood procedure. *Ann Thorac Surg*. 1999;67:161–168.）

SvO_2. 全身静脉氧饱和度；SVR. 全身血管阻力

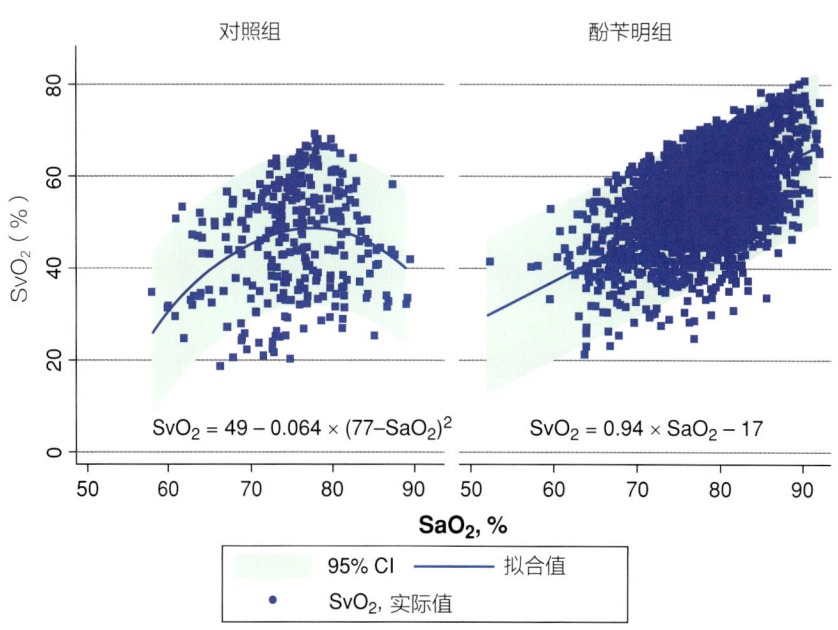

▲ 图 46-19 酚苄明对动脉氧饱和度 - 全身静脉氧饱和度关系的影响

在接受 Norwood 术后使用和不使用酚苄明的新生儿中，实时（每小时）SaO_2 和 SvO_2 数值以及最佳拟合多项式。正常对照组患者的 SaO_2–SvO_2 模式，揭示了变量 Q_p/Q_s 和 SaO_2 升高时体 - 肺血流的平衡；SvO_2 的临界峰值出现在平均 SaO_2 为 77% 时。相反，在患儿接受酚苄明治疗后，SaO_2–SvO_2 关系遵循总输出量可变和 Q_p/Q_s 相对恒定模式，没有证据表明体 - 肺循环流量均衡。然而，在任一组中均无法通过 SaO_2 预测个体的 SvO_2（引自 Hoffman GM, Tweddell JS, Ghanayem NS, et al. Relationship between arterial and venous saturation following the Norwood procedure: Sustained afterload reduction prevents hemodynamic deterioration at high arterial saturation. *J Thorac Cardiovasc Surg*. 2004;127:738–745.）

Q_p. 肺血流量；Q_s. 全身血流量；SaO_2. 动脉氧饱和度；SvO_2. 全身静脉氧饱和度

外循环氧输送和消耗的有效辅助手段。

体外循环管理因医疗机构、患者解剖学特异性以及手术术式而异。管道放置和灌注策略相互依赖。最常见的是使用单静脉插管。插管直接进入近端肺动脉干或动脉导管，建立高流量旁路。在循环停止前，人体体温逐渐冷却至18~20℃，然后将动脉插管重新定位于新生动脉干中[240,306]。或者，可以直接或通过人工合成移植物插管至无名动脉，而该移植物随后将成为肺血流的来源。这种方法可以保持脑循环持续灌注，足以进入主动脉弓以允许重建，并且能够提供可测量的降主动脉血流[211,212,306,307]。通过调节泵流量、温度和PCO_2，可以通过无名动脉保持全身血流量和足够的区域灌注[211,212,308]。通过分叉动脉导管分别进入无名动脉和胸主动脉，也可避免全身血流停滞和深低温[309]。

目前的研究重点在体外循环管理，包括循环停滞期间的血流量、血细胞比容、体温和PCO_2。有证据表明，保持深低温至颈静脉血氧饱和度接近100%时，脑电图为平坦波，在随后缺血时可以最大限度地维持脑部氧合作用。神经系统表现可能会随着深低温时间的延长而改变。深低温过程中需要pH统计管理。深低温循环停滞前后的血细胞比容越来越高[310]。目前存在的问题是高碳酸血症引起的代谢抑制是否有益。深低温循环停滞在患者中的绝对安全时间仍然未知，患者在18~22℃下30~40min后风险明显增加[311]。然而，尽管所有体外循环参数都在安全范围内，患儿仍可能会发生神经损伤。Anttila等[312]经研究发现，将血细胞比容、PCO_2、温度和血流速度形成特定组合可以产生缺血损伤，并可以运用NIRS通过较低的脑血氧饱和度将其识别。基于缺氧是围术期脑部损伤的前提，研究者假设提供连续或近似连续脑血流灌注[313]，可以避免由深低温循环停滞引起的并发症[314]。一项以单心室并接受主动脉弓重建患者为研究对象的随机前瞻性研究，将接受深低温循环停滞与低流量[10ml/(kg·min)]连续脑血流灌注的患儿相比较，发现其在1岁时神经发育并无显著差异[315]。该研究虽然精心设计，但不幸选择了低于人体所需脑血流速度[40~60ml/(kg·min)]的连续脑灌注的流速，而只有达到人体所需的脑血流速，才可以确保足够的脑血流量和氧气输送[316,317]；因此，研究结果无法概括其旨在研究的重要问题。目前研究者已经确定了体外循环后脑血流灌注风险增加的时期（图46-20），并

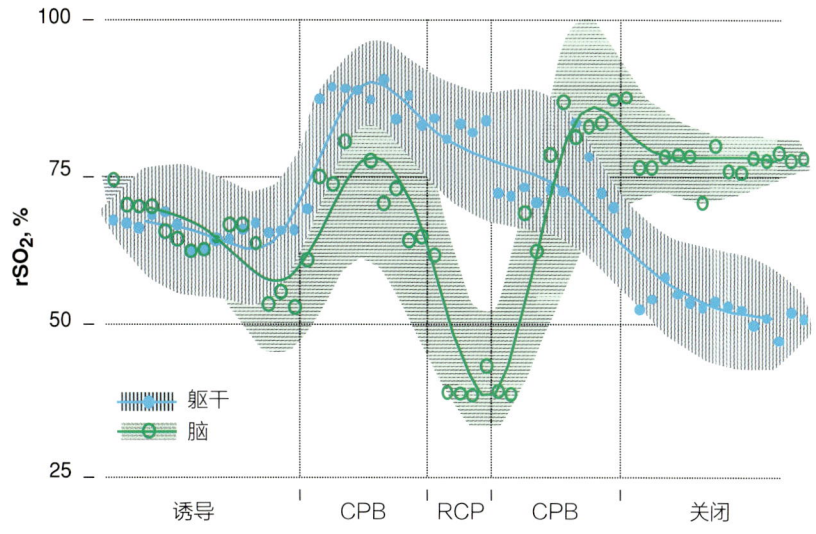

▲ 图46-20 Norwood手术期间持续脑血流灌注时，脑和躯干氧饱和度的变化

Norwood手术期间，通过连续近红外光谱监测前额和躯干T_{10}~L_2区域（肾-躯干）区域氧饱和度。通过无名动脉进行连续局部脑血流灌注期间，能很好地维持脑血管氧饱和度，但是躯体氧饱和度下降。与体外循环分离后，尽管保持了躯干氧饱和度正常，但脑氧饱和度呈下降趋势（引自Hoffman GM, Stuth EA, Jaquiss RD, et al. Changes in cerebral and somatic oxygenation during stage 1 palliation of hypoplastic left heart syndrome using continuous regional cerebral perfusion. *J Thorac Cardiovasc Surg*. 2004;127:223-233.）
rSO_2. 区域氧饱和度，RCP. 局部脑血流灌注，CPB. 体外循环

且术中某些策略可以影响术后脑血流动力学[317]。随着技术不断发展，最好在新生儿期手术若干年后进行神经系统发育评估，因此正式的结果研究不太可能影响目前的手术管理策略。神经保护策略的变化为单心室重建试验的一部分，神经系统发育的改善与接受α肾上腺素能阻滞，缩短深低温循环停滞时间和顺行脑血流灌注有关。

在复温和血流再灌注期间，氧气消耗增加并且可能需要根据生理参数重新调节血流量。患儿在此期间可能需要接受催眠药以限制氧消耗和血管反应。复温期间的超滤作用旨在将血细胞比容提高至40%。为了避免与体外循环分离后的体温调节代谢反应，必须将膀胱温度均匀复温至36℃。其他目标包括约12wood单位的体循环阻力指数以及稳定状态下的麻醉和正性肌力支持。与体外循环分离之前，通常使用0.5μg/（kg·min）的米力农促进心肌细胞舒张[319]。泵流量为3.2L/（m²·min）时，器官灌注压力为40mmHg[平均动脉压－中心静脉压（central venous pressure，CVP）]，而体－肺动脉分流仍然闭塞。这转化为12wood单位的体循环阻力指数。评估麻醉深度，但不撤回镇痛/催眠药来提高全身血管阻力。具体而言，在复温、与CPB分离和分离后，给予患儿低剂量吸入或静脉输注催眠药物。若全身血管阻力较低，尽管常规使用酚苄明，还可以给予0.03～0.3μg/（kg·min）去甲肾上腺素。作为额外的正性肌力药物，在0.03～0.3μg/（kg·min）范围内调节肾上腺素浓度，可以使心脏收缩功能和心率恢复正常[192,301]。由于无法抑制β肾上腺素能活性，肾上腺素与α受体阻滞药联用可降低全身血管阻力。如果全身血管阻力增高，则可应用额外的镇静/催眠药、米力农或α受体阻滞药。

一旦达到目标全身血管阻力并且恒定输注血管活性药物，肺组织再次充气并恢复机械通气。通常的初始呼吸机设置包括$FiO_2 > 0.5$、充气压力为25～28cmH_2O、吸气时间为0.6～0.8s，PEEP为3～4cm H_2O，以及每分钟10～20次呼吸，以实现正常肺泡通气且无肺不张发生。需避免长时间通气而无肺血流灌注，以减少肺血管阻力改变和急性肺损伤的可能性[320-322]。呼气末CO_2升高至30托范围，MAP降低＞10mmHg提示存在足够分流。可以在上腔静脉内放置导管用于体外循环的后续监测。从体外循环试分离时间需超过30～45s。当出现分流后，总心输出量必须加倍；患儿前负荷必须充足以避免局部缺血，并且通常初始中心静脉压为10～12mmHg时是最佳的。在此期间可能需要进一步调整正性肌力药物支持。随着泵血流减少，动脉和静脉饱和度下降。通常，40mmHg的器官灌注压是足够的。实时了解Q_p/Q_s，直接或通过NIRS检测SvO_2以促进机体SVR和心肌功能的调整。SvO_2或其他氧气供需指标成为主要的血流动力学检测目标，需适当注意冠状动脉灌注压和冠状动脉缺血的表现。

如果动静脉血氧饱和度差异仍然正常（20%～30%）且SvO_2仍高于30%～35%的无氧阈值，则提示患儿可能成功与体外循环分离。改良的超滤装置通常可增加SvO_2并改善心肌功能[323]。具有较高的SaO_2（＞80%）的较低的SvO_2（＜40%）提示高Q_p/Q_s，并且可以尝试降低全身血管阻力。增加$PaCO_2$可能会促使全身血流重新分配至脑部，但存在相对限制性体循环－肺循环分流的情况下，对患儿术后Q_p/Q_s几乎没有作用。低SvO_2和Q_p/Q_s比值平衡提示总氧运输不足。可以通过增加心肌收缩力、优化前负荷、增加血红蛋白浓度和抑制代谢来解决该问题。由于伴随的全身血液灌注减少，即使血压不高的情况下，也必须尽快处理全身血管阻力升高的问题。直接或通过NIRS测量SvO_2后，根据结果可以对患儿进行干预（表46-2）。通过NIRS得到脑组织（rSO_2C）和全身（rSO_2R）区域近似静脉血氧饱和度，可以连续评估脑和肾、肌肉或肠道的动静脉血氧饱和度差异，并应用反Fick方程得出区域血流变化，对肺组织、脑组织和全身血流进行适当的干预[324-326]。目前的目标包括$SaO_2 > 80\%$、$SvO_2 > 50\%$、脑动静脉血氧饱和度差值为20%～30%、$rSO_2C > 50\%$、全身动静脉血氧饱和度差值为10%～20%、$rSO_2R > 70\%$、中心静脉压为9～12mmHg、平均动脉压为48～52 mmHg[216,218,317,327]。

表 46-2 基于 SvO_2 的循环管理

SaO_2	SvO_2	Q_p/Q_s	建议干预措施
80	60	1.0	无；缓慢与体外循环分离
80	40	2.0	镇静/镇痛，保暖，血管扩张药
70	50	0.67	缓解肺不张，提高 SVR
70	40	1.0	提高心输出量，提高血红蛋白浓度，降低 VO_2
75	25	2.0	提高心输出量，降低 SVR
60	40	0.5	缓解肺不张，提高 SVR，考虑 iNO，考虑增加分流
87	70	1.5	与体外循环分离
87	40	3.6	镇静/镇痛，血管扩张，考虑分流限制

SaO_2. 动脉血氧饱和度；SvO_2. 系统静脉血氧饱和度；Q_p/Q_s. 肺-体血流比值；SVR. 系统血管阻力；VO_2. 氧消耗；iNO. 一氧化氮

当完成与体外循环分离及进行改良的超滤技术后，可取出患儿管道并给予肝素。由于体循环-肺动脉存在分流导致固定的阻力和全身血管阻力的潜在不稳定性，目前发现通过调节肺血管阻力改善 Q_p/Q_s 不如调节全身血管阻力有效。肺部管理的目标是维持功能残气量，避免肺不张和保持肺毛细血管血氧饱和度。存在限制性分流的情况下，调整 CO_2 对全身血管阻力的影响大于其对总肺阻力的影响[203]，并且增加 FiO_2 通常会增加氧气运输且不会对 Q_p/Q_s 产生不利影响[204]。在后负荷迅速降低的情况下，SaO_2 的增加并不是有害的[210]。由于全身血管阻力的变化，交感神经活动减弱、停止给予吸入性麻醉药时产生的氧气消耗可能会对这些患者造成危害，因此在转移到重症监护病房之前应该改为静脉麻醉并调整镇痛方式。

5．机械循环支持

在全身或局部性缺氧导致器官损伤或死亡之前，应尽早开始机械循环支持。rSO_2 值约为 40% 时，脑开始产生乳酸[328,329]，SvO_2 约为 30% 时，机体开始无氧代谢[209]。如果调控全身血管阻力、肺血管阻力和心肌收缩状态不能产生足够的全身氧运输，并且如果没有分流尺寸、分流是否通畅或其他可纠正的解剖学限制，应该积极地给予正性肌力药物支持。不同个体对正性肌力药物剂量的反应差异很大，最终的目标是促使机体产生足够的氧气运输[301]。如果无法通过持续的正性肌力药物支持实现充分的氧运输，应立即考虑机械支持。及时选择性应用机械支持优于无计划的循环衰竭和复苏[330]。最近以心搏骤停和心搏骤停前单心室患者为研究对象，对其治疗过程进行了回顾[331,332]，重点是 SvO_2 和 NIRS 监测，以评估患儿对干预措施的反应并给予相应指导。

如果无法确定分流是否通畅或肺功能是否异常，必须使用传统的动静脉 ECMO 支持，快速反应 ECMO 可以挽救一些严重缺氧和心源性休克的婴儿。早期，在 ECMO 支持期间，应用止血钳机械性阻断患儿分流[270]。使用该方法是希望限制 ECMO 流量并肺血流过度增加可导致肺功能障碍。由于缺血或肺灌注不足且长时间通气导致严重肺泡碱中毒，引起肺功能障碍，因此需要采用阻断分流的方法减少肺功能障碍的发生。持续分流允许逐渐过渡到肺部气体交换，同时血流支持分离[333]。机械支持的另一种方法是使用患儿的肺进行所有气体交换，并且使用滚压泵提供循环支持，而不在心房和主动脉之间插入氧合器[334]。无肺血流的 ECMO 可以损伤肺超微结构和功能，而这种方法简化了抗凝治疗，并且可以维持上述功能[322]。使用机械支持来保持终末器官功能可以改善预后[88,330,334]。ECMO 产生的问题包括出血、血液凝固、过量血液制品需求、"白肺"，获得性成人 ARDS 和颅内出血。虽然 ECMO 可以紧急挽救生命，但无论何种分流类型，在第一期手术后使用 ECMO 都是导致住院死亡率升高和 2 年无移植存活率降低的危险因素[335]。

我们更倾向于选择一种保持分流通畅的技术，允许患儿和机器之间的循环和气体交换的连续转换。如果要恢复肺功能和心肌功能，必须严格注意液体和胶体量以保持中心静脉压 < 10。需要继续调控全身血管阻力以维持足够的器官灌注压和局部血流量。在使用 ECMO 期间，CO_2 被添加到吸入气体中，以达到 40 托的呼气末 CO_2，以避免低碳酸血症导致的肺损伤[321,322]和肺再灌注引起

的肺血管阻力急剧增加[320]。

6. 术后管理

Q_p/Q_s 不平衡、总心输出量降低、需氧量增加以及心肌缺血导致发病率和死亡率增加。氧运输受到心肌水肿和伴随的舒张功能障碍以及心脏压塞的限制[336-338]。这种生理上的脆弱性在术后 6～12h 内达到顶峰，在此期间应维持手术室的所有监测[144,301]。术后管理目标是使各器官维持足够的氧合作用，包括稳定氧耗以降低发病率和死亡率。氧气运输的提高同时伴随着存活率[339]和神经系统预后[340,341]的改善。SvO_2 和 NIRS 检测数据作为全身氧运输的主要标志物，以达到 $SvO_2 > 50\%$、$rSO_2C > 50\%$ 和 $rSO_2R > 60\%$，使器官功能障碍和继发性多系统器官功能障碍的风险[122,209,327,342]最小化。目前已证实 SvO_2 接近 30% 时，器官启动无氧代谢，针对 $SvO_2 > 50\%$ 的管理策略降低了死亡率[88,122,209]。

延迟胸骨闭合直到术后第 2～4 天减少了早期血流动力学损害和机械循环支持的需要[343]，但这种做法的可行性可能存在差异[335]。在胸骨闭合后炎症反应增加（包括升高的温度设定点），可能需要额外的支持。

向自然通气过渡过程中，预期氧气消耗增加约 30%。在过渡期间应适度调整药物支持。由于机械支持改变而导致过度通气会促使循环失去稳定。持续给予低剂量阿片类药物或右旋美托咪定可以减少患儿呼吸做功，控制过度的体温调节反应和自主神经张力，从而改善全身氧运输，避免器官灌注不足或改善休克的生化指标。

（二）手术间期管理

从第一期手术恢复后，急性期护理转变为可以保持器官功能和机体细胞生长的慢性疗法。因此，手术间期管理应包括药物治疗，旨在优化第一期手术后 HLHS 固有的低效并联循环，检测生理学变化以识别病理生理过程，确保充分营养和促进生长发育。

1. 处方药治疗

第一期和第二期手术之间的药物治疗在各医疗机构之间仍然存在差异，涉及药物包括降低后负荷药物、利尿药和（或）地高辛以及抗凝血药物。对于术后早期 $Q_p/Q_s > 2$、轻度以上房室瓣功能不全、充血性心力衰竭或全身血管阻力升高的患者，应用 ACE 抑制药降低后负荷是有益的。如果使用 ACE 抑制药调节全身血管阻力，肠内或经皮给予可乐定可能有效。谨慎降低后负荷以避免由于 Q_p/Q_s 比值过度降低导致的缺氧恶化，以及冠状动脉血流受损导致的舒张期低血压。对于存在肺过度循环或心力衰竭的患者，可使用慢性利尿药——呋塞米治疗。注意避免血容量减少，这可能会降低总心输出量，并增加由于高黏血症引起的分流部位血栓形成的风险。除非有心房或静脉血栓的证据，我们中心的患者每天口服 20mg 的阿司匹林预防性抗血小板治疗，并皮下注射低分子肝素，治疗目标为抗 X a 活动度在 0.7～1.2 U/ml。最后，我们机构建议患者清醒和睡眠时保持 $SaO_2 > 78\%$，如果无法达到上述数值，则通过鼻导管补充氧气。

2. 手术间期死亡的危险因素

容量负荷单心室固有循环的 HLHS 婴儿，同时存在并联循环和发绀，则晚期发病率和死亡率风险升高。每篇研究论文都引用了 PHN-SVR 试验得出的死亡率结果，将第一期和第二期手术之间的时间确定为第二大死亡危险因素。研究报道的间期死亡率为 12%，这在 Blalock-Taussig 分流术（mBT）患者与右心室 - 肺动脉分流术患者中更为常见（18% vs. 6%，$P < 0.001$）[273,275,344]。该研究中手术间期死亡发生率与单中心系列报道相仿，尽管围术期手术、药物治疗和监测技术的联合应用大大提高了早期住院患者存活率，但似乎并没有降低手术间期死亡率[88,206,260,273,345-347]。

目前已经提出了多种危险因素与手术间期死亡率有关。手术间期死亡率增高与解剖学诊断和是否存在残留/复发病变有关。具体而言，主动脉闭锁伴升主动脉狭窄是 HLHS 的解剖亚型，其可能具有最低的生理储备，并且晚期死亡率高于其他亚型[251,298,348]。在 PHN-SVR 试验中，经多因素分析发现主动脉闭锁是与手术间期死亡率相关的唯一解剖学因素[344]。心房限制性分流、主动脉弓阻塞、分流部位阻塞、肺动脉扭曲、房室瓣功能不全和心律失常也与手术间期死亡率相关[247,249,260,264,346,347]。儿童常见的胃肠道或呼吸系统疾病，可引起血容量不足和（或）急性低氧血症，也是导致患儿手术间期死亡的原因[86,249]。成功进行第一期手术后，任何上述病理过程都可能导致代谢需求增加和氧气供需比失衡，使婴儿心肌储备降低，死亡风险增高，病程快速进展直至必须行腔静脉吻合术。因此，在第一期手术后，与术后早期阶段相比，出院后家庭护理显得更为重要，需要护理人员（包括父母）之间的持续合作。

3. 手术间期监测

为了改善晚期预后，我们开发了可供家庭使用的 SaO_2 和体重监测程序，以识别可能的危险因素。这些危险因素可能在第一期手术后进一步加重 HLHS 的低效循环[86]。患儿 SaO_2 降低、体重增加不足或体重减轻可能提示存在严重的解剖异常或出现并发症，并根据以上异常在手术间期及时干预，挽救患儿生命。我们的监测程序经过多次修改，包括注意喂养量、每周与家人进行电话联系，以及为接受多期矫治手术的婴儿提供多学科心脏专科门诊[349]。

在接受第一期手术的 HLHS 患儿中，动脉血氧饱和度降低可能提示贫血、呼吸系统疾病和由于心输出量下降导致的心肌功能障碍，或者由于分流狭窄导致的肺血流量受限。然而，导致全身血管阻力升高的急性疾病早期可能不会发生单纯的低氧血症，从而导致全身血流减少和 Q_p/Q_s 增加。具体而言，由于胃肠炎或摄入不足导致的体液丢失，可以引起脱水甚至低血容量性休克。而通过患儿未增加至预期体重甚至体重减轻能够反映这种临床情况。

为了检测第一期和第二期手术间期的急性低氧血症、脱水或生长障碍，监护人出院后使用数字婴儿秤和脉搏血氧仪获得患儿每日体重和氧饱和度。当患儿 $SaO_2 < 75\%$ 或 $> 90\%$、体重减轻 30g、3 天内体重增长不足 20g 或者肠内摄入量 $< 100ml/(kg \cdot d)$，提示监护人通知其心脏专科医师，以及时排除并发症或解剖异常。

2000 年 9 月起进行的手术间期监测是 HLHS 姑息治疗的另一个里程碑。在以 157 名接受第一期手术且早期生存为 95% 的患者为研究对象，发现其手术间期存活率由 84% 提高至 98%。其中近 60% 的患者违反了监测标准，大多数违反标准的患儿小于 100 天[349]。尽管 PHN-SVR 试验确定主动脉闭锁、分流类型、社会经济状况、种族和高危患者状态为手术间期死亡的危险因素，但考虑这些变量时，我们无法确定间期事件发生率的差异[344,349]。日益加重的低氧血症是父母最常见的就医原因。分流狭窄、分流增长和无名动脉狭窄导致手术间期低氧血症的发生。导致低氧血症的心外因素包括病毒感染、贫血和脱水。在 1/3 患者由于脓毒症、摄入减少需置入胃造口管、胃造口管喂养不足或进行性心力衰竭，导致体重增加不足[86,265,350-352]。

目前多个心脏中心采用了我们的手术间期监测计划，并逐渐发展成为由国家儿童心脏病学 - 质量改进协作组织（National Pediatric Cardiology-Quality Improvement Collaborative，NPCQIC）与 50 多个中心组成的儿童心脏病学质量控制计划。该计划报道的手术间期死亡率为 10%[353]，并突出了对患有复杂疾病的婴儿进行医疗家庭管理这一额外挑战。因此，将以家庭医疗为基础的专业护理协调小组、专业动态院内护理策略与高风险患者的生理学监测相结合，对患儿的预后有着深刻的影响[349]。

手术间期死亡风险较高的患者，建议在第一期和第二期手术之间住院治疗。在 Rudd 等的系列研究中，18% 接受第一期姑息手术的幸存者由于生命体征不平稳，需住院治疗至行第二期手术。在 PHN-SVR 试验中，这些住院患者存在可导致死亡的相关高危特征，包括早产、低出生体重、存在心外畸形以及术后需要 ECMO 支持[345]。手术间期在院治疗直至进行第二期手术的患儿中，1 年和 5 年生存率明显低于接受家庭监测的患者（1 年：75% vs. 98%；5 年：66% vs. 95%）[349]。

4. 营养支持和生长发育

对于单心室循环和计划接受手术矫治的患者，充足的营养支持和生长发育是至关重要的。具体而言，术前低蛋白血症与术后感染率增加、住院时间延长和死亡率增加有关[354]。在双向腔肺吻合术中，手术间期生长发育缓慢和较低的年龄别体重（lower weight-for-age Z-score）提示术后病程复杂以及住院时间延长[355,356]。目前的研究报道显示，50% 的 HLHS 患儿在婴儿期出现营养不良，年龄别体重小于均值减 2 个标准差或婴儿早期生长速度低于 20g/d[355-357]。这些患者生长发育缓慢的病因是多因素的，可能包括心力衰竭、存在心外异常、遗传综合征、胃肠动力障碍和（或）吸收不良，其中任何一种都可能引起肠内营养不足，导致能量利用障碍和生长发育迟缓。

作为我们的手术间期监测计划的一部分，监测体重变化为高危患者群体提供了宝贵的生长数据。患儿早期生长速度通常＜20g/d，而正常婴儿生长速度为 25g/d。这些数据促使人们更加关注喂养，以确保患儿在出院前摄入足够的热量，并更加关注门诊患者的生长和营养。为保证生长发育正常，婴儿每日需要 110～130kcal/kg 的热量，配方奶或母乳加强至 24～27cal/oz。因为经口喂养无法摄入足够的卡路里，大约 25% 的患者接受了开放性胃造口管。随着我们中心对营养摄入的关注度提高，监测患儿的生长发育状况得到改善，几乎与正常婴儿相似，生长速度＞25 g/d（图 46-21），年龄别体重增加从 Norwood 手术后出院时的 -1.3 到第二期手术时的 -0.9[358]。NPC-QIC 成功之处是增加了对患儿营养和生长发育的广泛关注。在整个手术间期，所有组均年龄别体重评分均有所改善。在这纳入研究的 465 名患者中，56% 的患者需要在第一期手术住院期间通过置管保证营养摄入，而第二期手术时减少了 37%。喂养方式不是生长失败的危险因素，而出院时低热量摄入伴声带麻痹和 HLHS 诊断是危险因素[359]。

（三）第二阶段治疗：腔肺吻合术

在 Fontan 术前行腔肺吻合术可提高最终生存

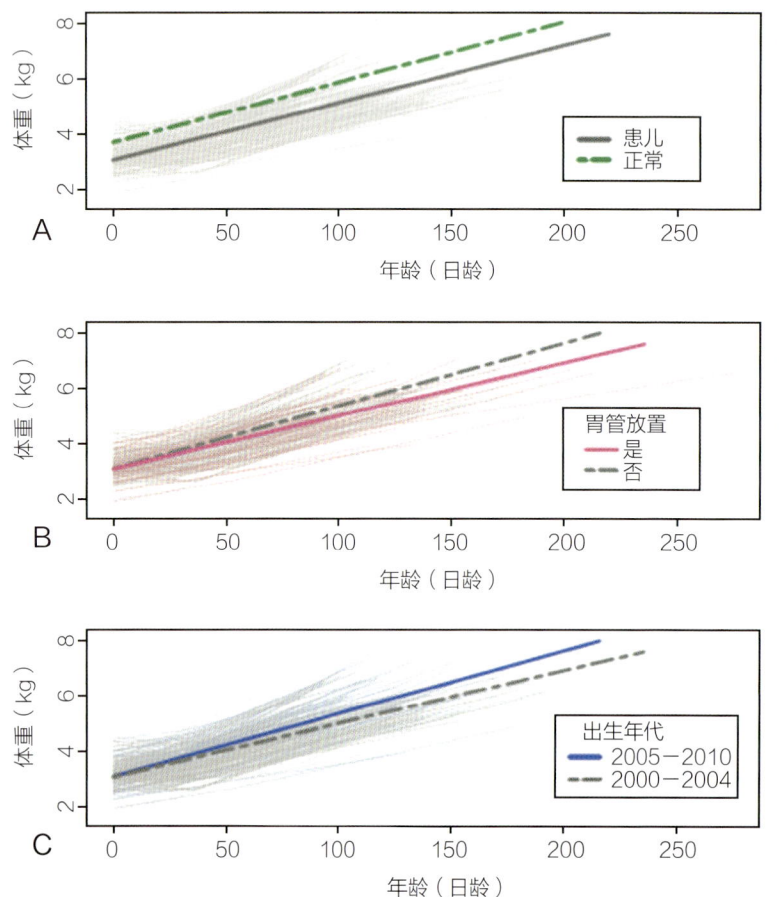

◀ 图 46-21 手术间期生长速度（来自 145 名家庭监测患儿的 6071 个体重数据）

该队列研究的年龄 - 体重 Z 值从第一期手术出院时的 -1.3±0.9 增加到第二期手术入院时的 -0.9±1.0。A. 该队列研究的增长模式与来自同一中心的正常婴儿相似；B. 患者使用和不使用胃造口管；C. 目前，改进手术间期营养护理过程后，患儿的生长速度较前增快（引自 Hehir D, Rudd N, Slicker J, et al. Normal interstage growth after the norwood operation associated with interstage home monitoring. *Pediatr Cardiol*. 2012;33:1315-1322.）

率，并且降低手术和晚期死亡率[251,360]。在该手术中，应用体外循环，将患儿的上腔静脉与近端同侧肺动脉相吻合并闭合分流，以提供足够肺血流（图46-22）。需要良好的麻醉技术以避免延长术后通气时间，经椎管给予阿片类药物可能有利于术后早期管理[361]。通过手术减轻单心室的容量负荷，随后进行腔肺吻合术，能够减少血管壁应力和房室瓣膜功能不全。它可以产生更有效的串联循环，并通过改善冠状动脉灌注来增加舒张压[241,253,345]。有报道显示，患儿早期行腔肺吻合术与低氧血症、胸腔积液引流时间延长、肺动脉血栓形成、肺动脉发育不良、肺动静脉畸形等风险和死亡率过高有关。因此上述报道建议将第二期手术时间延迟至患儿年龄大于 6 月龄[362-365]。然而，通过简单地缩短第一期手术后低效并联循环相关的风险期，可提高手术间期生存率。

在一系列接受家庭监测的患者中，与接受常规治疗的患者相比，违反监测标准的患儿更早接受第 2 期手术 [（3.6±1）个月 vs.（5.6±2.1）个月，$P<0.01$]（86）。尽管家庭监测患儿更早实施第二期手术，但与其他组相比，各组间的体重无明显差异 [（5.3±0.9）kg vs.（5.7±1.3）kg，P = ns]。这些手术间期存在高死亡风险的患儿，若早期成功接受腔肺吻合术，则不必在 4 月龄或者更早的时候接受第二期手术。

Jaquiss 等进一步概述了早期腔静脉吻合术的

意义[365,366]。将小于 4 月龄［平均（3.1±1.4）月龄］时接受腔肺吻合术的患儿与年龄较大的患儿［平均（5.5±1.5）月龄］进行比较，发现所有患者在 1 岁时的精确存活率为 96%。然而，年轻组需要长时间机械通气，且胸腔引流时间以及住院时间均延长。与年长组相比，年轻组患者术后血氧饱和度也较低。但出院时，各组的血氧饱和度相似[365]。该研究的随访数据显示，晚期并发症、Fontan 术前血流动力学或 Fontan 术后患者的状态无明显差异[366]。

根据目前研究，分流类型并不影响第二期手术的预后（包括死亡率和住院时间）。在 PHN-SVR 研究中，发现第一期手术住院时间较长患者的手术死亡率为 4%，且存在中度及以上的房室瓣膜功能不全、较低的年龄别体重以及无法选择第二期手术时机。第二期手术住院时间延长的危险因素，包括第一期手术后等待时间较长、存在肺动脉狭窄以及无法选择第二期手术时机[367]。

在第二期手术后，患者的运动能力和生理储备得到改善并能够持续数年。然而，在第二期手术后，由于下肢生长迅速、由下腔静脉回流的静脉血量增加，患儿可能出现发绀。患者还可能由压力高的上腔静脉形成侧支静脉，最终引流到下腔静脉或心房。此外，患者还可能存在动静脉畸形，可导致肺动静脉产生分流而没有气体交换。上述情况的产生可能是由于缺乏肝因子（hepatic

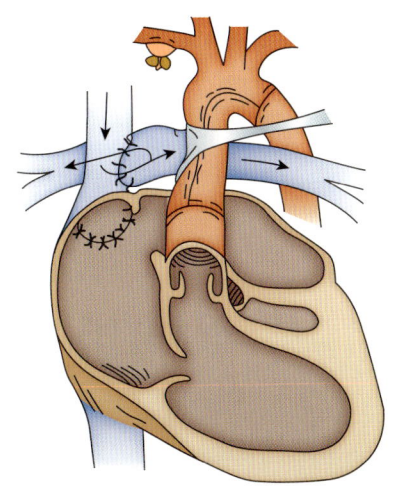
A　半 Fontan 术

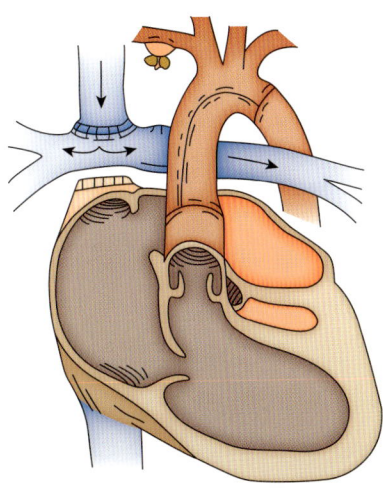
B　双向 Glenn 分流术

◀ 图 46-22　上腔静脉与肺动脉的连接和移除之前体 - 肺动脉分流构成了第二期手术的过程

通常使用两种手术术式。A. 在半 Fontan 术中，上腔静脉与肺动脉相连，而不与心房分离；上腔静脉的心房末端用补片封闭。与 Glenn 分流术相比，虽然半 Fontan 术操作范围广泛，但是可以快速完成；B. 双向 Glenn 分流术将上腔静脉直接吻合至中央肺动脉。双向 Glenn 分流术的主要优点是易于完成；部分病例术中甚至可以不使用体外循环

factor），从而阻止了分流形成[368]。完成 Fontan 手术可以逆转肺动静脉畸形，其机制可能是通过改善肺循环的肝因子水平。

（四）第三期治疗：Fontan 手术

Fontan 手术是治疗 HLHS 的最终手术，属于生理性根治。手术术式和适应证与其他单心室患者的术式及适应证没有差别。实际上在许多心血管中心，大多数 Fontan 手术的对象为 HLHS 患儿。对于经历过第二期手术的患者，无论接受双向 Glenn 分流术还是半 Fontan 术（hemi-Fontan），完成 Fontan 手术的时间并不重要；一般而言，手术在患儿 18 月龄至 4 岁之间进行，麻醉注意事项与第二期手术相似。手术目标是在尽可能减少能量损失的基础上，将血流由下腔静脉输送到肺动脉。尽管已经报道了使用涂层支架完成 Fontan 术的介入治疗；但更常见的是，应用心外隧道 Fontan 术和心外管道 Fontan 术进行手术治疗（图 46-23）。

心外隧道 Fontan 术作为半 Fontan 术的一部分，通常在其后进行。其手术方法为首先在肺动脉和右心房之间建造一座"大坝"。在 Fontan 术中，移除该坝并且使用补片材料将下腔静脉血流引流至肺动脉。隧道不是正圆形的，并且它的一部分由患者的心房构成，因此理论上保持了生长的潜力。其他优点包括经计算机流体动力学研究（computational fluid dynamic studies）确定其能量损失较低[369]。尽管存在争议，但一些研究表明，在心外隧道 Fontan 术[370-374]之后，窦房结功能障碍的发生率更高。心外隧道 Fontan 术的另一个潜在缺点为患儿体内补片材料暴露于心房的肺静脉部分，存在血栓形成和体循环栓塞的可能性。

心外管道 Fontan 术主要是将补片导管放置于下腔静脉和肺动脉之间，其优点包括操作简便，而且窦房结功能障碍的发生率较低[370-374]。此外，补片材料不放置于肺静脉和心房中，可以降低血栓栓塞等并发症的风险。主要缺点是补片材料无法随年龄增大。为此，需放置直径在 20～22mm 之间的导管以适应患儿生长。更大的导管可能使能量损失，导致后期可能再次行矫治术，从而影响心外管道 Fontan 术的持久性。

接受 Fontan 手术治疗的 HLHS 患儿，其术后病程与其他单心室患者相比没有实质性差异。HLHS 患儿常见收缩压降低和舒张功能的改变，且患儿术后并发症发生率增加。主要并发症包括心输出量减少、中心静脉压升高、胸腔积液、腹水、血栓形成和心律失常。我们通常应用开窗式改良 Fontan 术以增加右向左分流，这可以降低中心静脉压并改善单心室患儿前负荷和心输出量，但代价是血氧饱和度降低。使用开窗式改良 Fontan 术可以提高生存率并缩短住院时间[238]。减少术后住院时间的其他方法包括常规使用利尿药（包括醛

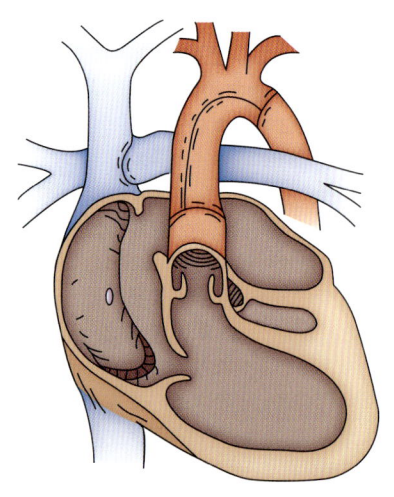
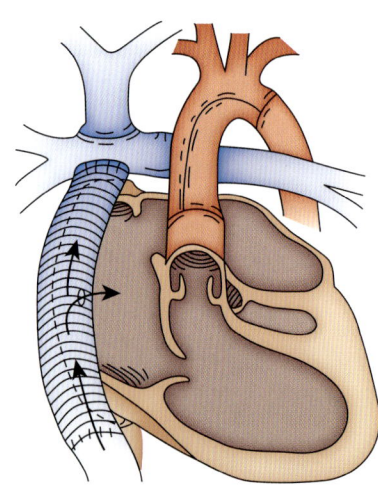

◀ 图 46-23 Fontan 术可以通过 2 种术式完成

A. 心外隧道 Fontan 术是使用补片材料连接下腔静脉和肺动脉；B. 心外管道 Fontan 术是将导管置于下腔静脉和中央肺动脉之间。在这两种情况下，除冠状窦之外的所有腔静脉血流都被引流至肺动脉，尽可能模拟正常的循环模式。为了改善血流动力学异常，特别是在术后早期阶段，通常在补片/导管与肺静脉心房之间行开窗术，从而降低中心静脉压并增加单心室前负荷。当开窗术可能导致全身血流血氧饱和度降低

A　　　侧通道　　　B　　　心外

固酮抑制药——螺内酯和呋塞米）。辅助供氧可用作肺血管扩张药，降低后负荷可改善心输出量并降低单心室充盈压[375]。

七、分期治疗的预后

分期手术中大多数死亡事件发生在第一期手术过程中和手术后，最近文献报道的早期和手术间期死亡率在 5%~30% 范围内[88,273,376,377]。早期诊断、术前状态稳定，早期行修复术，系统治疗以及加强住院和家庭监测均能够改善预后[86,88,345]。最近的多中心研究比较了改良的 Blalock-Thomas-Taussig 分流术（MBTS）与右心室 - 肺动脉导管术，结果显示接受右心室 - 肺动脉导管术的患儿早期死亡率较低；然而，各中心死亡率的变化相对分流类型更为重要。右心室 - 肺动脉连接的早期优势来自于分流部位血栓形成较少和相关死亡率较低，但患儿全身[265]或脑部[367]血流动力学几乎没有改善。

越来越多的研究报道，患儿存在部分相关特征可导致第一期手术后早期和中期死亡率升高。少量研究指出早产、低出生体重、心外畸形、遗传综合征和（或）其他心脏异常患者预后相对较差。由于具有这些特征患儿的早期手术死亡率为 30%~50%，因此为分期治疗的"高风险"人群。而不具有上述特征患儿的手术死亡率仅为 10%~15%，因此这些患儿属于"标准风险"人群[90,378]。我们最近报道了围术期严密监测、休克的早期目标导向治疗和更大的资源利用率降低了"高风险"患儿的脆弱性，导致"高风险"和"标准风险"患儿的手术生存率相似，分别为 87% 和 95%。在本研究中，在各风险组之间，接受第 2 期手术或疾病进展需移植治疗的比例是相似的。然而，与"标准风险"组相比，"高风险"组患儿的 1 年生存率（78% vs. 93%）和至今存活率（71% vs. 92%）均较低[218]（图 46-24）。总体而言，这 162 名患者的手术存活率为 91%，1 年生存率为 90%，最后一次随访时的存活率为 86%。

（一）心导管介入治疗

心导管术在 HLHS 患者的终身治疗中起着至

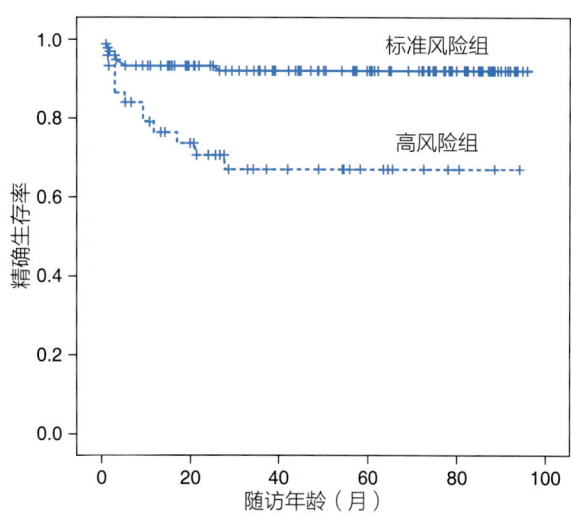

▲ 图 46-24　2000 年 9 月至 2008 年 9 月标准风险组和高风险组患者 Norwood 手术治疗后的精确生存率
各组之间的手术生存率和存活至行腔静脉吻合术的比率相当。与标准风险组患者相比，高风险组患者的 1 年生存率和存活率较低（分别为 $P = 0.01$ 和 $P = 0.001$）[引自 Ghanayem NS, Hoffman GM, Mussatto KA, et al. Perioperative monitoring in high-risk infants after stage 1 palliation of univentricular congenital heart disease. *J Thorac Cardiovasc Surg*. 2010;140（4）:857–863.]

关重要的作用，他们一生可能会接受多种心脏导管介入手术。这些介入治疗既可以作为诊断工具，也能够成为治疗手段。虽然心脏导管介入术通常在第二期和第三期手术之前进行，但也可以在新生儿期或作为 Fontan 术后管理的一部分进行介入治疗。

Ruiz 和 Gewillig 报道了在 HLHS 新生儿动脉导管内经导管置入支架[379,380]。这些 HLHS 新生儿将接受心脏移植手术，他们可能需要等待数周甚至数月以获得合格的心脏供体。在移植术前置入支架可以避免长期应用 PGE_1 治疗并降低其固有并发症，包括呼吸暂停、分泌物增加和慢性水肿。经导管动脉导管支架置入术也作为 HLHS 手术的一部分。房间隔完整或房间隔严重分流限制的 HLHS 患儿可以接受经导管房间隔造口术。尽管术后房间隔造口或扩大成功，但肺血管阻力可能发生不可逆性改变，导致该组胎儿接受介入术的可能性增加。在第一期手术后和第二期手术前行心导管检查可提示分流狭窄、房间隔缺损增大或主动脉弓再次梗阻。

在大多数心脏中心，尽管部分患者可以使用

其他替代方式评估解剖学特征（如心脏 MRI），在第二期手术前一般常规进行心导管检查。心导管检查能够测量肺动脉压、肺毛细血管楔压、右心室收缩压和舒张压、升主动脉和降主动脉的压力。此外，可以评估肺动脉解剖结构、房间隔缺损的分流程度，主动脉弓阻塞程度、房室瓣功能、右心室功能和上腔静脉解剖结构。操作者可以根据需要对肺动脉、房间隔和主动脉弓进行干预。根据病史、体格检查和超声心动图证实不存在临床或解剖学问题的患者，在第 2 期手术前可以不进行心导管检查[381]。

在第二期手术后可能需要心导管介入治疗，适应证包括静脉间侧支循环、腔肺连接狭窄或肺动脉分支狭窄导致的严重发绀。在第 2 期手术后的主动脉弓狭窄，也可行心导管介入治疗[249,360]。

许多心脏中心进行 Fontan 手术之前，常规行心导管检查。确定是否存在 Fontan 手术适应证指标包括肺动脉压、毛细血管楔压和心室舒张末期压力。此外，心导管检查还可以评估肺动脉解剖结构、主动脉弓解剖结构以及是否存在静脉 - 静脉或主动脉侧支。双向 Glenn 分流术后，主动脉侧支非常常见，且多达 50% 的单心室心输出量可以被引流至主动脉侧支[382-384]。Fontan 术后，存在大量主动脉侧支的患者病程更为复杂[385]。部分单中心研究建议 Fontan 手术前常规行经导管主动脉侧支栓塞术，并证明其对预后有益；然而，多中心研究对上述观点存在疑问[386-388]。Fontan 术前，心脏 MRI 和三维 CT 可以用于心导管检查的替代或补充检查，以明确解剖结构和主动脉侧支的血供[389]。Fontan 手术后，如果怀疑患儿存在解剖学或生理学问题，且无法通过非侵袭性检查明确，则需要进行心导管检查。一些中心在 Fontan 手术后 6~12 个月常规进行心导管检查，并考虑血流动力学评估后是否行开窗手术。

可以通过心导管介入治疗完成 Fontan 手术[390]。对于这一部分患者，可前期行改良的 hemi-Fontan 手术，在上腔静脉 - 右心房交界处进行结扎。随后经导管行房间隔穿刺术，将穿刺针穿过上腔静脉 - 右心房交界的结扎部位，之后将覆膜支架由下腔静脉置于肺动脉。有文献报道，应用该技术进行 Fontan 手术的 5 名患者，均于介入术后 24h 返回家中，但是有几名患者因补片破裂需要再次治疗[245]。

（二）Fontan 术后并发症

针对单心室患者生理学特点的分期治疗经历了一系列改良，使 Fontan 术后早期死亡率由 20% 降至 2% 以下[391,392]。在晚期随访研究中，11% 的 Fontan 幸存者存在显著的并发症，包括房性心律失常、蛋白丢失性肠病、肝功能障碍、充血性心力衰竭、进行性心室功能障碍或卒中（中位年龄 8 岁，范围 1—25 岁）。尽管与 Fontan 手术相关的并发症很多，但总体晚期死亡率（范围 4 个月至 18 岁）由早期的 25% 降至近期的 5%[392,393]。尽管孤立 HLHS 的长期预后不明，但与 Fontan 循环的其他单心室疾病相比，无论心室形态如何，晚期死亡率都是相似的[238,239,394]。

成功的 Fontan 手术适应证已经不局限于 Choussat 和 Fontan 最初提出 10 条标准。上述标准指出了 Fontan 手术失败的风险因素，主要与心室功能、房室和主动脉瓣功能以及肺循环有关[395]。小肺动脉尺寸、肺血管阻力 > 4 wood 单位、术前肺动脉动脉压 > 15 mmHg 或存在静脉 - 静脉侧支为手术失败的高危因素[393,396]。此外，解剖结构过于复杂，以至于需要主肺动脉 - 升主动脉吻合或室间隔缺损扩大术，这两个指标均提示心室流出道梗阻，是晚期发病的危险因素。

1. 心室功能障碍

通过分期手术能够减轻容量负荷，从而降低心室大小和室壁厚度，进而增加收缩能力和心室功能。然而，由于早期容量超负荷，一些患者的心室扩张可能持续存在，并且可能因单心室患者常伴随主动脉侧支的存在而恶化[397]。无论分期手术早期成功与否，Fontan 手术后的晚期心室功能障碍可能由于单心室的形态 / 结构特征、是否存在残余阻塞性病变和（或）房室瓣膜功能不全引起的。收缩期功能障碍，舒张期功能障碍或两者兼而有之，均可导致分期手术后心室功能衰竭[396,398-400]。收缩功能障碍的特征在于收缩能力降低和射血分数小于50%。舒张功能障碍更难以定义，可表现为心室舒张末期压力增加和心室舒张率提高[401,402]。因此，晚期心室功能障碍和Fontan循环失败的临床表现主要表现为心功能低的症状，如运动耐力下降、呼吸困难、疲劳和晕厥等[403,404]。

2. 低氧血症

在Fontan手术完成后，即使没有残余心房水平分流（开窗术后），也会出现轻度低氧血症（SaO_2 在90%左右）[380,395]。上述血氧饱和度降低是由冠状窦血流返回肺静脉心房和（或）肺内的通气/灌注不平衡引起的。血氧饱和度降低也常见于存在残余解剖分流的患者，例如持续性心房分流术（开窗术）或肺内存在获得性侧支循环。静脉-静脉侧支血流直接回流至左心房或肺静脉，导致Fontan术后动脉血氧饱和度降低。Fontan术后形成的侧支循环不参与气体交换，可产生从右到左的肺内分流，增加容量负荷，从而可能导致进行性心室功能障碍[405]。因此，肺内侧支循环对氧饱和度的影响程度是可变的，但在进行性心室功能障碍的存在的情况下，通常影响很大。

3. 蛋白丢失性肠病

蛋白丢失性肠病是一种通过肠道丢失蛋白质，从而引起低蛋白血症的疾病，在Fontan术后患者中发生率为3%~15%。根据报道，患者诊断蛋白丢失性肠病后2年死亡率为30%，5年死亡率为50%[406-408]。蛋白丢失性肠病可发生于Fontan术后1个月至近20年，但最常见于术后2~3年[409]。

蛋白丢失性肠病的发病机制目前尚不明确，长期升高的全身静脉/右心房压力以及随后增加的下腔静脉和门静脉压力可能是蛋白丢失性肠病的主要原因。腹部静脉压升高可能导致肠道充血、淋巴回流阻塞和肠道蛋白丢失[409]。如前所述，当舒张功能障碍导致静脉压升高时，或者甚至Fontan术后正常的静脉压力（<15 mmHg）时，患者心输出量降低，使其肠系膜动脉缺血和肠黏膜损伤，导致肠道蛋白质渗入肠腔丢失[395,409]。最后，由于感染或不明原因引起的炎症可导致上皮黏膜损伤，即使不伴有血流动力学紊乱，但可能导致蛋白丢失性肠病[410-413]。

在一项大型回顾性多中心研究中，纳入3000余名接受Fontan手术的患者，其中蛋白丢失性肠病的发生率为3.7%，除优势左心室外的心室异常和术前心室舒张末期压力升高是蛋白丢失性肠病发病的危险因素[409]。其他大型单中心研究也证实了这些发现，也明确了蛋白丢失性肠病发病的其他危险因素，包括了内脏移位、多脾综合征、全身静脉引流异常、肺动脉阻力增加以及Fontan术中体外循环时间延长[395,406,407]。

蛋白丢失性肠病可能发生于Fontan手术后数周至数年内，目前病因不明。Rychik和Spray[408]提出，Fontan手术后肠系膜动脉阻力增加，同时伴有肠系膜动脉血流减少，与蛋白丢失性肠病发病有关。蛋白丢失性肠病的临床表现差异很大，主要治疗包括应用利尿药（包括醛固酮和氢氯噻嗪）、补充蛋白质、使用类固醇类药物及肝素减少肠道蛋白质丢失，以及通过开窗术改善心血管生理学。如果上述治疗方法效果欠佳，可进行心脏移植。

Thacker和Rychik[414]报道了在Fontan手术后使用布地奈德（一种具有较高肠道抗炎作用的类固醇药物）治疗蛋白丢失性肠病，取得一定疗效。他们建议术后6个月内使用布地奈德，可以改善血清白蛋白水平。为了维持效果，建议持续低剂量给药。Johns等研究表明蛋白丢失性肠病的预后正在逐步改善，诊断后5年内存活率为88%。他们推荐联合应用包括药物、手术、介入导管治疗和非心脏疾病管理在内的多种措施，以进一步提高生存率[415]。

最后，Bernstein[416]在一项回顾性多中心研究中，报道了Fontan手术失败后接受心脏移植治疗的患者预后，发现许多患者存在蛋白丢失性肠病。虽然这组患者的生存率略低于冠状动脉疾病组和非冠状动脉疾病组患者（1年生存率76%，3年生存率70%，5年生存率68%），但长期预后良好，所有幸存者的蛋白丢失性肠病得以痊愈。在这项研究中，97名Fontan术后患者中有34名存在蛋白丢失性肠病；所有在移植后存活超过30天的患者，蛋白丢失性肠病均完全好转。

4. 血栓栓塞

Fontan 手术患者终生存在血栓栓塞的风险，特别是卒中和肺栓塞。在 Coon 的一个大型研究中，通过经胸超声心动图发现患者血栓形成率为 8.8%，其中大部分患者在 Fontan 术后的第 1 年内即可检测到血栓（平均年龄 2.3 月龄，范围 1 日龄至 163 月龄）[417]。在其他小型研究中，TEE 更容易发现血栓形成，发病率为 17%~30%[418]。血栓形成的高发病率主要继发于静脉血流淤滞和单心室循环导致的心输出量减低。接受心外隧道 Fontan 术或改良 Fontan 手术（Kreutzer 式）的患者的血栓栓塞发病率无明显差异[417]。一些研究报道了患者出现血栓栓塞时可伴有心律失常[417-420]。最后，在 Fontan 手术后患者中发现肝功能不全和凝血因子缺乏，特别是蛋白 C 缺乏，但随着时间推移可逐步改善[421,422]。目前研究热点主要集中于 Fontan 术后患者应接受何种抗凝方案，才能达到良好效果。

5. 心律失常

根据报道，接受 Fontan 手术的患者晚期房性心律失常发生率为 10%~45%[393,395,402,403,423]。窦房结功能障碍、心房缝合线的存在以及心房压力的增加都可能为晚期心律失常的病因。近年来，Fontan 的手术术式已从心外隧道 Fontan 术改良为心外管道 Fontan 术，目的是降低房性心律失常的发生率。心外管道 Fontan 术可以最大限度地减少心房缝合，并减少心外隧道 Fontan 术可能出现的心房高血压，在降低心律失常发生率上具有理论优势。几个相关研究结果显示，与接受心外隧道 Fontan 术的患者[371,424,425]相比，接受心外管道 Fontan 术患者的窦房结功能障碍导致的房性快速性心律失常或起搏器置入的发生率较低。相反，Cohen 等报道 Fontan 手术后任何手段都无法改善早期窦房结功能[373]。

（三）心脏移植

1. 初次移植

早期，一些中心选择心脏移植作为 HLHS 的首选治疗方法[426-437]。Bailey 报道了 HLHS 新生儿接受心脏移植的预后。1985—1996 年间，176 名 HLHS 婴儿被列入心脏移植手术计划，其中 19% 的患儿在等待供体过程中死亡。142 名患者在生后 1.5h 至 6 个月内进行移植（中位数为 29 天）。在生后 1 个月、1 年、5 年和 7 年接受心脏移植患者的精确存活率分别为 91%、84%、76% 和 70%。上述生存率没有纳入等待供体过程中死亡的一组患者。上述患者的中期随访结果显示其生长发育良好[428]。神经发育迟缓的发生率为 11%，精神运动正常的比率为 91%，正常发育指数为 96%[428,438]。

是否存在适合移植的供体仍然是初次移植的限制因素，供体短缺导致等待名单上患儿的死亡率为 25%~30%。新生儿 ABO 血型不相容移植（ABO incompatible neonatal transplantation）可降低移植前死亡率。West 等对接受 ABO 血型不相容移植的患儿进行研究，发现其预后较好，同时等待初次移植患儿的死亡率也随之下降[439,440]。

2. 手术失败后移植

心脏移植也适用于分期手术失败或者不适合手术的 HLHS 患者，适应证包括在分期手术期间出现严重的症状性右心室功能障碍和（或）三尖瓣反流。此外对于常规治疗反应差的蛋白质丢失性肠病患者，也应考虑心脏移植。由于先前的手术治疗和输血，导致患儿出现免疫致敏作用，使其在分期手术过程中进行心脏移植变得复杂。以往这种致敏作用需要对供体和受体进行交叉配型，以便找到合适的供体。目前，应用虚拟交叉配型技术（virtual cross-matching technique）[441]可以减少对预期交叉匹配的需要。该技术[442]能够获得较短的等待时间和更好的预后。此外，虽然致敏组患者抗体介导的移植后排斥风险增高，但也可以通过检测患者供体特异性抗体，早期及时对抗体介导排异反应进行干预，从而得以改善。

单中心针对手术失败后进行心脏移植的单心室患儿（特别是 HLHS 患儿）进行研究，显示出令人鼓舞的结果。无论分期手术至何阶段，患儿 5 年生存率均为 65%~88%[443-445]。确定的风险因素包括：移植年龄、移植时机和移植前是否存在肾衰竭。Simpson 等发现接受保留心室功能的 Fontan 手术患者，其手术失败后接受心脏移植的风险增加[446]。他们认为，失败的保留心室功能的 Fontan 手术，可能提示肺血管异常从而增加移植风险。

Bernstein 等在大型多中心研究中发现，蛋白质丢失性肠病是早期死亡的危险因素，但是移植后存活超过 30 天的蛋白质丢失性肠病患者，其条件生存率非常高[416]。等待心脏移植时死亡的风险因素包括年龄偏小、处于美国 UNOS 状态 1 列表内、自 Fontan 手术后间隔期较短及需要机械通气。

单心室患者的机械循环支持选择存在限制，特别是那些在第一期手术后和第二期手术前需要循环支持的患者。在双向 Glenn 分流术和 Fontan 手术之后，可以利用"柏林心（Berlin Heart）"（人工心室辅助装置）对 HLHS 患者进行长期支持，但它无法对分流依赖性新生儿提供支持[447,448]。ECMO 通常用于对新生儿和婴幼儿的循环支持，但持续时间仅为 2 周左右。成人连续流动装置（continuous flow devices，CFD）用于 Fontan 手术失败的成人，为其提供生命支持，以延长等待时间。心室辅助装置的并发症包括血栓形成和卒中，上述并发症在婴儿和青少年患者中发生率更高。针对婴儿和青少年患者的长期支持正在开发中。PumpKin 试验将考虑在儿童患者中使用较小规格的 Jarvik 心脏，新型人工心脏正在临床实验阶段[449,450]。

（四）神经发育预后和生活质量

相对于其他形式的先天性心脏病而言，无论选择何种治疗方法，HLHS 患儿发生神经发育和行为异常的风险很高。除术前、围术期和长期风险因素外，神经系统预后主要受患者相关因素的影响。HLHS 儿童面临的多重风险，对神经发育产生复杂、多方面的影响[318,451-454]。

影响神经发育的部分因素是难以改变的，如先天性脑发育异常或胎儿脑发育异常[17,455-458]、遗传综合征、基因多态性和其他共病状态[26,451,459,460]、产前诊断与产后诊断[120]、社会经济地位或父母智商[318,334]。在父母咨询时或明确神经发育迟滞原因时，必须考虑这些因素。

最近实施的有关 HLHS 婴儿和儿童护理方法包括改善术前、术中和术后的血流动力学稳定性[198,314,341,461]、围术期神经保护[202,462]、减少痫性发作和栓塞事件[463,464]，以及体外循环的影响[465]均会导致神经系统风险降低。HLHS 的治疗方式在较短的时间内发生了翻天覆地的变化，因此很难将既往研究的结论推广应用于现有患者。目前通过对 HLHS 生理学研究的渗入，选择最佳治疗方案和降低这些患者的整体风险状况将改善 HLHS 新生儿的长期神经发育预后。

研究表明，HLHS 患儿 IQ 常低于正常范围，他们在视觉 - 运动统合能力、执行功能和运动发育方面延迟于正常儿童，且他们行为异常发生率（特别是注意力缺陷）较高[451,466-471]。单凭 IQ 并不能完全代表该患者群体预后，需强调综合神经心理学和行为学随访的重要性。从 6 月龄开始，对患有复杂心脏病的婴儿进行常规发育筛查并进行早期干预治疗，能够改善患儿发育延迟[472-474]。

通过 Bayley 量表Ⅲ对 99 名先天性心脏病患儿进行了 3 年的认知、语言和运动发育的连续评估；其中 33 例为单心室患儿，且无已知遗传综合征。1/3 的单心室患儿（33%）至少存在一个小于 2 个标准差均值的评分（＜ 70），而双心室存在该评分的比率仅为 21%，已知遗传综合征患者比率为 74%[473]。单心室组患者的认知和语言评分在正常范围低值，并且不随时间变化。随着时间的推移，运动评分显著改善（P ＜ 0.01）。成功经口喂养与发育领域良好预后具有显著相关性[473]。

在儿童心脏网络横断面研究中，纳入 537 名年龄在 6—18 岁的 Fontan 幸存者，父母反馈 46% 患儿存在注意力障碍，43% 存在学习障碍，24% 存在发育异常，23% 存在行为问题[468]，证明复杂心脏病对神经系统产生广泛影响。目前研究最广泛的是手术因素，及时改善手术因素能够减少术中神经损伤。然而，手术因素通常仅影响一小部分预后[273,465,475-477]。对 88 名 HLHS 患儿进行队列研究，发现他们1岁时精神和运动发育明显低于正常儿童[451]。精神发展指数（mental development index，MDI）中位数为90，其中11%的患者得分低于2个标准均值（<70）。精神运动发育指数（psychomotor development index，PDI）的中位数为73%，48%的患儿得分<70。本研究中，与精神发育迟缓相比，HLHS患儿运动发育迟缓更为常见。遗传异常、较低的孕龄和术前需要气管插管，是评价1年预后的重要因素；术中不确定因素，包括深低温循环停滞的持续时间，不属于评价预后的因素。

与大动脉转位、法洛四联症或室间隔缺损的儿童相比，HLHS患儿4—5岁时的认知、精细运动能力、执行功能及数学技能评分明显降低；然而，平均分数均在正常范围内[452]。同样，对37名年龄在4—6岁的有HLHS患儿进行队列研究，发现其神经发育预后在该组1个标准偏差内；然而，视觉-运动统合发展测试和注意力相对较弱[478]。目前尚有多中心开展了围术期风险的探讨。Norwood手术后最初48h内上腔静脉SvO_2与HLHS患儿4.5岁时的发育和行为之间存在显著相关性（图46-25）[340]。Norwood手术后经NIRS测量的脑血管氧饱和度与HLHS学龄前儿童的发育结果也显著相关；因此NIRS提供了一种无创的脑血管血氧饱和度的测量方法（图46-26）[341]。术后脑血管血氧饱和度值小于45%与视觉-运动统合能力异常独立相关。通过NIRS评估的围术期脑血流氧饱和度可以检测损伤相关的缺氧缺血性病，并缓解神经发育减退。因此，避免早期脑缺氧，可能改善患儿神经发育预后。

这些研究评估了不同年龄和不同分期手术阶段的儿童。目前对接受HLHS治疗的孩子进行总结是很困难的。然而，这些数据强调需要对这一人群的发展进行全面的随访和评估。PHN-SVR试验是多中心研究的一个很好的例子，涉及针对HLHS儿童的纵向评估，之前已经对该试验进行了详细阐述[273]。Newburger等对321名儿童进行了队列研究，在他们约14月龄时使用Bayley婴儿发育量表Ⅱ进行了精神运动发育指数和精神发展指数评分[318]。队列中44%患儿的精神运动发育指数评分明显降低和36%患儿的精神发展指数降低（评分>2 SD均值）。与手术术式相比，总体损伤与患儿特征（如治疗中心、出生体重和发病率）的关联性更强。在患儿3岁时，出现并

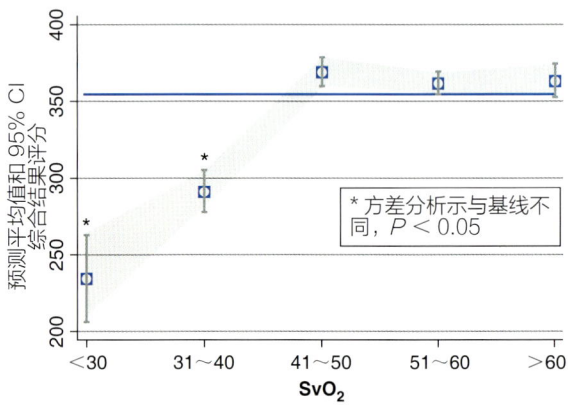

▲ 图46-25 神经发育预后，横坐标为Norwood手术后48h内上腔静脉内SvO_2值，纵坐标为患儿4岁时4次测试的综合评分。该研究中SvO_2小于40%与患儿神经发育评分降低呈相关性

[引自Hoffman GM, Mussatto KA, Brosig CS, et al. Systemic venous oxygen saturation after the Norwood procedure and childhood neurodevelopmental outcome. J Thorac Cardiovasc Surg. 2005;130(4):1094–1100.]

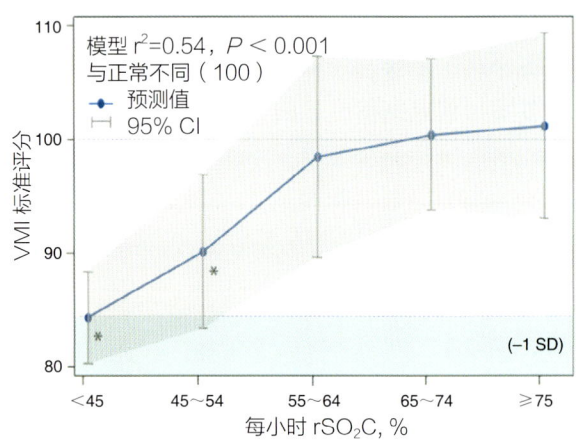

▲ 图46-26 通过每小时脑血流氧饱和度（rSO_2C）预测视觉-运动统合发展测试（VMI）评分的多变量模型

当每小时rSO_2C大于55%时，VMI预测值在正常范围（与100无明显差异），VMI预测值在正常范围且rSO_2C大于45%，并应用其他标准风险条件[引自Hoffman GM, Brosig CL, Mussatto KA, Tweddell JS, Ghanayem NS. Perioperative cerebral oxygen saturation in neonates with hypoplastic left heart syndrome and childhood neurodevelopmental outcome. J Thorac Cardiovasc Surg. 2013;145(5):1153–1164.]

发症、生长发育迟缓、喂养困难、视力或听力异常是父母反馈的年龄和阶段问卷（ASQ, $n = 203$）中出现精神发育延迟的最重要预测因素。在患儿 14 月龄时行 BSID-Ⅱ 评分具有阴性预测价值；14 月龄评分减低与 3 岁时的评分减低相关[453]。这一具有里程碑意义的队列研究目前仍在继续，将进一步阐明 HLHS 的心理社会学和神经发育后遗症。

为改善 HLHS 患儿预后，我们不仅致力于提高患儿生存率，并且进一步将研究重点置于复杂先天性心脏病对患儿长期社会心理学影响。2010 年，对 749 名儿科心脏病专家和外科医生进行的一项调查发现，99.7% 的医务工作者讨论过分期手术，67% 讨论过心脏移植，62% 讨论过无须手术的舒缓治疗。但只有 15% 的受访者表示能够向患儿家庭提供上述选择[479]。目前 HLHS 幸存者缺乏关于生活质量（quality of life，QOL）的长期预后数据，这也是关于"无治疗"策略的适用性和治疗决策选择受到持续争论的主要原因之一[479-482]。虽然还有很多东西需要我们学习，但人们对 HLHS 患儿的生活质量、功能性预后以及对家庭影响的认识在不断提高[454,483]。

HLHS 患儿和患儿家庭经历着身体和心理的双重挑战，包括长期预后的不确定性、长期慢性药物治疗、症状持续发展、发育迟缓以及需进行多次重复干预措施。上述因此叠加在一起对患儿生活质量产生持续影响。然而，部分观点认为预后不良是无法改善的，这些观点同样错误。生活质量是一个高度主观、多维度的概念，不仅包括疾病的影响，还包括个人认知、期望值、满意度和其他因素[484,485]。虽然 HLHS 的治疗和护理方法尚存在文化差异[479]，但医务工作者普遍希望患者实现生活的"质量"而不仅仅是"数量"。然而，质量的定义只能取决于经历过这种体验的患儿和家庭。在先天性心脏病和其他儿科慢性疾病中反复证明，疾病的严重程度不是生活质量的可靠预测因子[486-490]。我们无法假设 HLHS 患儿的生活质量一定很差。

获得大量 HLHS 术后幸存者的临床数据有限，因此，很少有针对这一人群的社会心理预后的专门研究。然而，一些研究已经在各类单心室心脏病幸存患者中获得与之预后相关的数据。在 PHN-SVR 试验中，研究对象及其父母完成了儿童健康问卷（Child Health Questionnaire，CHQ），儿童健康问卷是一类完善的功能健康状况衡量标准。理论上，生活质量可以代表身体功能的好坏。身体功能（平均 Z 值 -0.47 ± 1.19；$P < 0.001$）和社会心理功能（-0.28 ± 1.08；$P < 0.001$）[468,491] 的总分明显降低。家长提供的患儿医疗和心理健康状况解释了平均 Z- 值的变化。相对患儿自身行为而已，父母提供的信息更差，包括身体功能、对学校的影响或情绪和行为问题、身体健康的影响、一般行为、心理健康、自尊心和健康观念（所有 $P < 0.01$）[492]。积极的自我认知对患儿具有保护作用[490]；因此，旨在促进患儿心理健康和增强其自尊心的干预措施可能是有益的。

在一项小型研究中，比较了 HLHS（$n = 13$）和大动脉转位（$n = 13$）的 3—6 岁学龄前患儿的社会心理预后，父母提供的生活质量评分与健康对照组无明显差异。与大动脉转位患儿父母相比，HLHS 患儿父母提供了更多的压力和负面的家庭影响。HLHS 组合大动脉转位组父母的养育方式都比健康对照组更为宽松[470]。

大批 HLHS 患儿逐渐成长为青少年和年轻人。这一代儿童受益于优化的神经保护策略和众多的健康社会心理发展支持。目前需要关于患儿神经发育、生活质量以及他们决定因素的前瞻性纵向研究来了解该疾病对机体的影响。今天，HLHS 的幸存者正在不断突破自我。他们孕育胎儿[493]、制作新闻[494] 并参加我们的会议，让我们理解真正重要的究竟是什么[495]。帮助患有 HLHS 的青少年和年轻人实现其潜能的计划应纳入我们常规的临床监测和护理。我们从这些充满活力的年轻人那里学到了很多东西。

八、总结

心室存在于整个脊椎动物进化过程中，是循环的主要力量。虽然在过去 10 年内，患儿的早期和中期生存率均有所改善，但仍然存在巨大的挑战，包括循环异常的治疗，对长期神经发育预后的优化，以及将日益稀缺的医疗保健资源分配给病情复杂的患者。目前正在进行的研究为未来提供了希望。医疗工作者的短期目标包括明确 HLHS 病因以降低发病率，对 HLHS 胎儿进行干预以改善其出生后的预后，以及改进医疗、机械和移植策略以进一步对异常的循环进行干预，最终提高患者的生存率和生活质量。

致谢

作者衷心感谢 Mara Koffarnus 在准备本章时所做的不懈努力和提供的宝贵帮助。

PART F 大动脉起源异常
Abnormalities of the Origin of the Great Arteries

第 47 章
大动脉转位
Transposition of the Great Arteries

Athar M. Qureshi　Henri Justino　Jeffrey S. Heinle　著
简佩君 Kan Pui Kuan　译

一、概述

1797 年，苏格兰病理学家 Matthew Baillie 博士首先描述了大动脉转位[1]，几十年来，大动脉转位被认为是令人思考而又致命的疾病。随后新的治疗手段出现，包括 Rashkind 和 Miller[2] 引入的球囊房间隔造口术和 Jatene 报道的大动脉转位术[3]，使我们对大动脉转位的治疗方法进行了改革。以往这个被认为是致死的疾病，现今不仅可以存活，而且可以有优质的生活质量。事实上，对于大动脉转位创新性的治疗，成为日后很多心脏介入和心脏外科手术治疗的基本原则。

我们在这一章讨论心房心室连接正常和心室大血管连接异常的病变或称"简单转位"。这个模式的大动脉转位亦称为 D 大动脉转位（dextro transposition of the great arteries，D-TGA）或 D-襻血管转位。这些病变包括室间隔完整的大动脉转位、大动脉转位伴室间隔缺损和左心室流出道梗阻（图 47-1）。其他形式的大动脉转位，如先天性纠正型大动脉转位或伴有其他病变的大动脉转位，如右心室双出口，本书将在其他章节中讨论。

二、流行病学（发病率、患病率）

大动脉转位是新生儿期最常见的发绀型先天性心脏病，约占所有先天性心脏病的 5%[4]。早期新英格兰地区婴儿计划报告中报道大动脉转位的发生率为每 100 万名活产婴中有 218 人。近期一项 Meta 分析，共分析 41 个研究，估计大动脉转位的中位发生率为每 100 万活产婴儿有 303 人，平均值为 315 人[6]。国家出生畸形预防联网（National Birth Defects Prevention Network，NBDPN）的研究发现 1999—2001 年大动脉转位的发生率是每 10 000 个活产婴儿中有 4.73 人[7]。在 2004—2006 年，这些数字在一份更新的报告[8]中被修订为每 10 000 名活产婴儿中有 3 名，这主要是由于纳入标准的编码更加准确。

三、病因

（一）基因

大动脉转位多见于男婴（尤其是大胎龄足月儿）。虽然有少数报道有染色体基因综合征存在[10]，但和其他结构异常不同，大动脉转位罕见合并有染色体异常[9]。此外，与其他血管圆锥流出道异常的疾病相比，其合并心外畸形的发生率较低，为 10%，后者为 33%[11]。但大动脉转位与右位心和异构症，如内脏异位综合征，特别是无脾或右侧异构症有关[10,12]。大动脉转位与

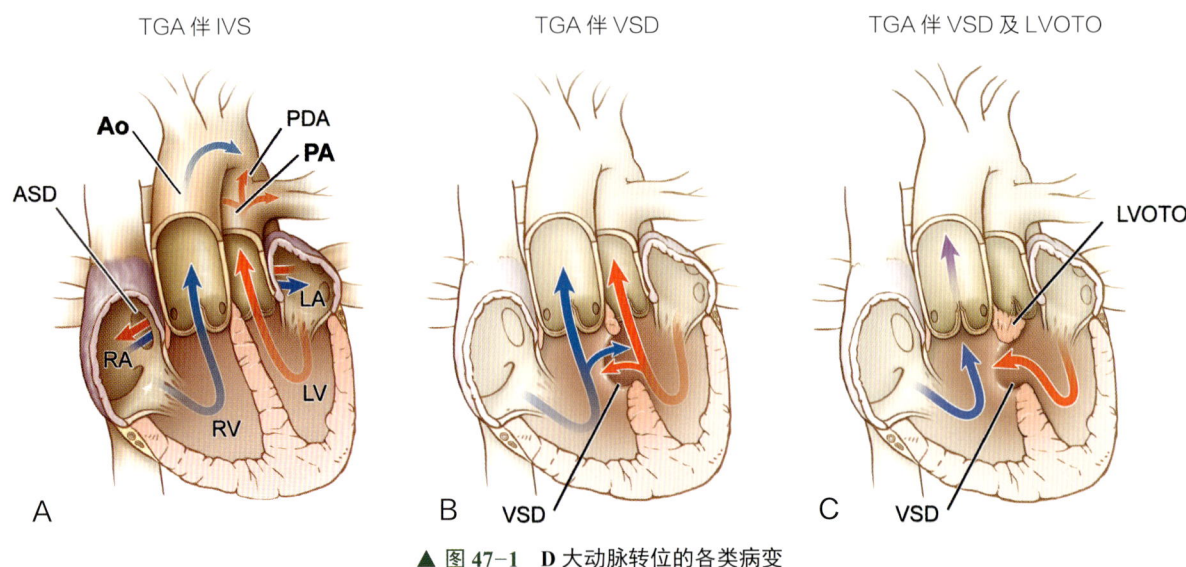

▲ 图 47-1 D 大动脉转位的各类病变

A. 室间隔完整的大动脉转位简图；B. 大动脉转位伴室间隔缺损；C. 大动脉转位伴室间隔缺损和左心室流出道梗阻，图中左心室流出道梗阻是由于室隔缺肌性流出部向后对位不良引起，但其他原因引起的左心室流出道梗阻也可发生（见正文）（经 Texas Children's Hospital 许可复制）

Ao. 主动脉；ASD. 房间隔缺损；LA. 左心房；LV. 左心室；PA. 肺动脉；PDA. 动脉导管未闭；RA. 右心房；RV. 右心室；VSD. 室间隔缺损；LVOTO. 左心室流出道梗阻

参与内脏左右轴排列的基因相关，这些基因与内脏异位综合征相关[10,12-15]，并有证据表明与基因 CFC1[13]、Nodal[14] 和 ZIC3[15] 突变相关。现在资料尚未发现家族大动脉转位。但意大利多中心研究发现大动脉转位在同胞中的再发生率为 1.7%[16]。

（二）非遗传因素和环境危险因素

糖尿病和维生素 A 为研究最多的参与大动脉转位形成的可修正的孕期因素。孕前糖尿病与大动脉转位呈正相关[17-20]。高血糖被发现是大动脉转位的主要致畸因素[21]，而这些结果可由维生素 E 治疗逆转[21,22]。母亲摄入高剂量维生素 A 可明显增加后代发生大动脉转位的风险[23]。母亲暴露于布洛芬[20]、流感[20]、有机溶剂[20] 和杀虫剂[24]，除了易合并其他先天性心脏缺陷，尤其会增加大动脉转位发生的风险。

（三）解剖起源

大动脉转位的胚胎学基础较其他圆锥动脉干结构异常仍不明确。与其他圆锥动脉干结构异常不同，神经脊切除不会形成大动脉转位[25]。胚胎发育中，主肺动脉隔呈螺旋式旋转从而导致肺动脉干环绕升主动脉扭转。关于大动脉转位的胚胎学基础，目前主要提出了两种理论。第一个为"直动脉隔"理论[26]，提出主肺动脉隔缺乏螺旋扭转。另一个理论首先由 Goor 和 Edwards[27] 提出，由 Anderson 等[28] 和 Van Praagh[29] 证实该研究，是我们较为倾向的"动脉分化发展"理论。在正常的胚胎发育中，肺动脉锥发育与主动脉锥重吸收同时发生，而发生大动脉转位的胚胎，主动脉锥发育而肺动脉锥重吸收同时发生[27-29]。故此，主动脉位于右前方而肺动脉位于左后方。高剂量维 A 酸引致动脉圆锥突起发育不良，可能是流出道远端顺时针旋转不良的起始原因，从而导致大动脉转位[30-32]。Perlecan 蛋白缺乏胚胎表现为大动脉转位，我们猜测是因为过多间质细胞所致动脉圆锥心内膜垫增生，导致心内膜脊螺旋排列异常[33]。

四、结构学

（一）病理解剖、变异和传导系统解剖

大动脉转位最恰当的结构学描述就是心室大动脉的连接异常。几乎所有大动脉转位患者都是内脏正位、左位心、心房心室连接一致心室襻（D

大动脉转位或 D-Loop）。最基本的异常涉及心室大动脉的连接异常。例如，大动脉干发自结构学上错误的心室，右心室与主动脉连接，左心室与肺动脉连接。这样的排列大部分出现典型的主动脉在前并向右侧发出同时肺动脉在后并向左侧发出，但必须指出并非这种空间排列定义为大动脉转位，而是大动脉分别从它们各自的心室发出。从组织学上说转位这个词广泛地用于很多不同的大动脉空间排列异常的先天性异常而不考虑大动脉的心室连接情况。再者，罕见的大动脉转位可出现大动脉空间排列正常的情况（例如，主动脉在后位并向右发出，肺动脉在前并向左发出），而大动脉发自结构学上不合适的心室。另外需指出的重要一点是，大动脉转位不应该用于合并其他房室连接异常的疾病，如心房心室连接不一致的患者、双流入道连接的患者。值得强调一点，相同异常基础的心室大动脉连接不一致可出现于正常的镜像排列，这就是内脏反位。

这章提及的"单纯"大动脉转位的传导系统通常是正常的。在大动脉转位伴室间隔缺损中存在三尖瓣和肺动脉瓣纤维连接，传导系统是在室间隔缺损的后下方[35]。如三尖瓣出现横跨或骑跨，则传导系统在三尖瓣入口的后外侧方向[35]。

（二）相关病变

大动脉转位最常见的合并病变是室间隔缺损，伴或不伴左心室流出道梗阻。在新生儿中，卵圆孔未闭和动脉导管未闭的存在是值得期待的，因此这两个并不考虑为合并病变。

大动脉转位合并的室间隔缺损有多种类型，所有可出现在正常心脏的室间隔缺损均可发生于大动脉转位[35]。其中一个常见的室间隔缺损类型是三尖瓣与肺动脉瓣有直接纤维联系的膜周部室间隔缺损。在大动脉转位病例中此类型室间隔缺损亦称圆锥隔心室型室间隔缺损。另一个在大动脉转位较常见的室间隔缺损类型就是对位不良型室间隔缺损，即室间隔流出部与肌部室间隔对位不良。室间隔流出部对位不良使其后移向肺动脉流出道，这是导致左心室流出道梗阻的常见机制。

然而室间隔流出部亦有前移变异发生，导致肺动脉瓣某程度上骑跨于右心室上。在极端情况下，室间隔流出道前移形成右心室双出口伴肺动脉瓣下室间隔缺损，亦即 Taussig-Bing 畸形。大动脉转位较少发生肌部室间隔缺损，可出现于流入道、流出道、心尖部或中部肌性室间隔，有时可为多发性。另外大动脉转位较少合并流入道"管型"室缺，包括房室连接和房室瓣异常，有时还会有三尖瓣骑跨。大动脉转位最少见合并的室间隔缺损类型为双动脉下型室间隔缺损，这类型室缺的两个半月瓣有直接纤维连接，特点为肌部室间隔流出部缺失。在大动脉转位合并的室间隔缺损中，只有肌部室缺和膜周部室缺有机会随时间缩小或闭合。

大动脉转位时左心室流出道梗阻的发生机制有多种，包括肺动脉瓣水平的梗阻和几个引起肺动脉瓣下梗阻的原因，包括室间隔流出部后移对位不良、附加组织（tissue tags）、肌嵴和二尖瓣组织的异常嵌入[35]。对肺动脉瓣下梗阻机制的准确描述是最重要的，因为解除该梗阻是进行大动脉转位手术的核心技术。

对于室间隔缺损与左心室流出道梗阻在大动脉转位中单独出现的情况，有 4 种可能，即室间隔完整的大动脉转位、室间隔缺损伴大动脉转位、大动脉转位伴室间隔缺损和左心室流出道梗阻，室间隔完整的大动脉转位伴左心室流出道梗阻（最罕见）。以上情况按照发生率顺序排列，室间隔完整的大动脉转位是最常见的类型，占全部大动脉转位的 50%[36]。

大动脉转位可能出现的其他病变包括主动脉弓缩窄或主动脉弓离断，最常见的是室间隔流出道前移变异（Taussig-Bing 畸形）。房室间隔缺损不常见。另一个罕见又值得特别提及的异常是并列心耳，大动脉转位时最常发生右心耳的左侧并列[37]。虽然此异常在大动脉转位的生理上不重要，而且对手术方案也没有影响（虽然可能对 Senning 手术有影响），但在应用超声心动图诊断大动脉转位时应进行识别（见超声心动图章节），且该异常在诊断大动脉转位进行球囊房间隔造口术时可能有意义（见球囊房间隔造口术章节）。

最后，冠状动脉异常在大动脉转位中是非常常见的，因此考虑其可能并不构成相关病变。冠状动脉的起源异常的高度变异性和心肌上的走行的变异是很多研究的主题。有多种描述冠状动脉分支变异的分类方法，其中 Leiden 公约[38] 及 Yacoub 和 Radley-Smith 分类法（图 47-2）[39] 是最常用的分类方法。A 型或正常冠状动脉分布是最常见的分支类型，但冠状动脉分支异常可在 1/3 的病例中见到[40]。

五、大动脉转位的生理

大动脉转位的生理明显比简单的左向右或右向左分流更复杂，而且因各种合并病变的存在和患者在新生儿期从胎儿向过渡型、成人型循环的演变过程中肺血管阻力的不同，其生理特点可有很大变化。

大动脉转位的循环本质是肺循环与体循环呈平行循环而不是连续循环。左心室从肺静脉接纳完全氧合的血并经由肺动脉瓣泵向肺，而完全氧合的血已经不能携带更多的氧。相似地，右心室从体静脉接纳低氧血经由主动脉瓣泵向全身，低氧血已经不能再运送给身体更多的氧。低氧血泵向全身后，更多的低氧血回流至右心室又再泵向全身。鉴于这种结构，我们可以见到，在短短几个心跳之后，右心室在泵出实质上缺乏氧的血而左心室不断循环着接纳肺的氧合血又再向肺泵氧合血。肺循环与体循环形成两个平行循环是明显不能生存的，需要有部分血液从肺循环出来进入体循环，同样需要部分血液从体循环出来进入肺循环。任何血液从一个循环出来将会形成另一个循环的血液流入另一个循环，因此必须有相同的血量回流至原本的循环。血液在两个循环中沟通的水平可发生在中央，在心房（房间隔缺损或卵圆孔未闭）、心室（室间隔缺损）或大动脉水平（动脉导管未闭），或发生在外周血管，支气管循环水平和心最小静脉（thebesian veins）自然存在的分流。

为了正确地描述这极其多变的生理机制的复杂之处，重温一些基础定义很重要，先用较简单的先天性心脏病来说明然后再应用于理解大动脉转位。首先，肺循环血流（Q_p）是全部进入肺血管床的血流，而体循环血流（Q_s）是进入体循环血管的血流。有效肺循环血流（Q_{EP}）进入肺循环的体静脉血流量，即是进入肺进行氧合的低氧血

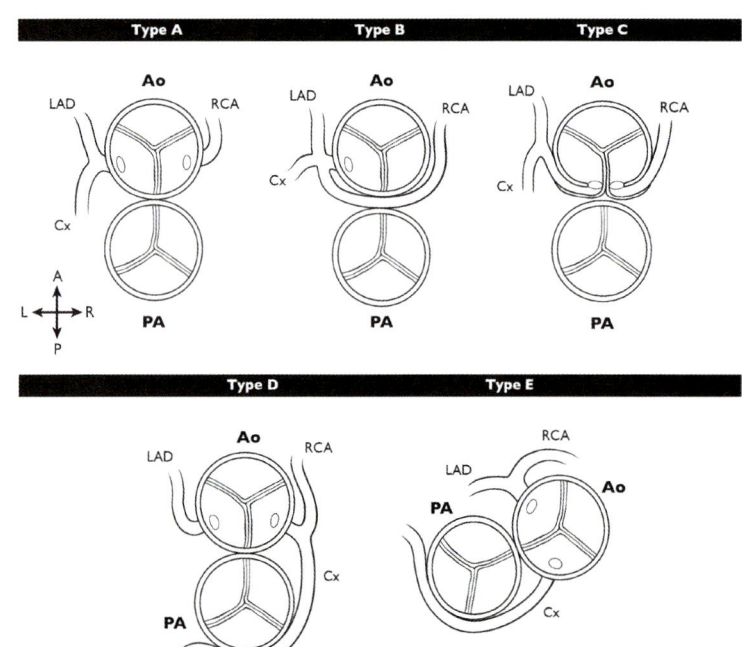

◀ 图 47-2 Coronary patterns in TGA. Yacoub and Radley-Smith classification. Type A, the most common coronary distribution, with the left circumflex coronary artery and left anterior descending coronary artery from the left posterior facing sinus and the right coronary artery from the right posterior facing sinus. Type B, single coronary ostium from a posterior facing sinus. Type C, separate close origins of the left and right coronary arteries from the posterior facing sinuses (often with intramural courses). Type D, circumflex coronary artery from the right coronary artery. Type E, circumflex coronary artery from right posterior sinus and left anterior descending and right coronary artery from the left posterior facing sinus. Ao, aorta; Cx, circumflex coronary artery; LAD, left anterior descending coronary artery; PA, pulmonary artery; RCA, right coronary artery. (Modified from Yacoub MH, Radley-Smith R. Anatomy of the coronary arteries in transposition of the great arteries and methods for their transfer in anatomical correction. *Thorax*. 1978;33:418–424. Printed with permission from Texas Children's Hospital.)

量。有效体循环血流（Q_{ES}）是进入体循环的肺静脉血流量，即是进入体循环运送氧的含氧血量。肺内循环的血吸收氧的量一定要与身体内循环的血所输送氧的量相等，因此 Q_{EP} 一定与 Q_{ES} 相等。在完全正常的心脏，$Q_p=Q_{EP}$，$Q_s = Q_{ES}$，$Q_p= Q_s$。左向右分流的定义是已完成肺循环的血流在未到达体循环时已再次被送回肺，而右向左分流定义是体循环血流已完成循环过程，在未到达肺循环之前再次被送到体循环。在简单的左向右分流（如单纯左向右分流的心房或心室间隔缺损），经缺损分流的血（$Q_{R\to L}$）正常从体静脉回流的血相加一同进入肺循环（Q_{EP}），因此 $Q_p=Q_{EP}+Q_{R\to L}$。与前相似在有简单右向左分流的心脏（如房间隔缺损单纯右向左分流），经房间隔缺损分流的血（$Q_{R\to L}$）与正常从肺静脉流入的血相加一同进入体循环（Q_{ES}），因此初送到身体的血量是这两个血流的总和，即 $Q_S = Q_{ES}+ QL \to RQ_S = Q_{ES} + Q_{R\to L}$。

在大动脉转位中"左向右分流"与"右向左分流"这两个说法都可能会令人混淆，有些作者尝试用"生理左向右分流"与"解剖左向右分流"来区分以避免混淆。我们倾向与其他心脏病变一样，用"左向右分流"也即"生理左向右分流"来描述。"生理性左向右分流"而不用"解剖分流"，相对"解剖分流"这个术语，我们更倾向描述血流在心腔或血管间的流动方向。这样我们讨论时会更清楚，并精确描述是什么构成了大动脉转位中的"分流血"。首先，最重要的是清楚大动脉转位时右心室泵出至主动脉由低氧血组成，事实上大动脉转位时存在符合上述定义所描述的大量右向左分流（$Q_{R\to L}$）（体静脉血在未到达肺循环之前被泵回体循环）。同样地，左心室泵向肺动脉的氧合血事实上是如上述定义的左向右分流（$Q_{L\to R}$）（肺静脉血在未到达体循环之前泵回肺循环）。因此，新生儿大动脉转位中少量从左心房通过卵圆孔未闭流至右心房的血并不是左向右分流，但是这些血流是仅有少量"正确的"流向身体的氧合血（因此，它确实是 Q_{ES}）。因此在大动脉转位中，把从左心房经卵圆孔流向右心房的血流当成左向右分流是不准确的。尽管有些作者仍会用"解剖左向右分流"这个词，因为它是源于从解剖左侧流向解剖右侧结构的分流（但可以肯定所有作者都会同意这不构成生理上的左向右分流）。同样地，任何从主动脉流向肺动脉的血液实际上都是经过动脉导管的低氧血被送往肺部以获取氧气，因此构成 Q_{EP}，可以肯定这不是生理性分流。此外，"解剖分流"这个词在形容主动脉与肺动脉之间的血流时会失效，正常心脏的主动脉是左心结构，而肺动脉是右心结构，但在大动脉转位时主动脉与右心室及右心的其他部位相连接。这样会令主动脉成为右心结构而肺动脉成为左心结构吗？这样很容易混淆，故此最好避免用"解剖左向右分流"和"解剖右向左分流"，我们更倾向于使用有利于描述血液在腔室和血管及这些结构之间的流通方式（例如，"从主动脉到肺动脉的血流"、"从肺动脉到主动脉的血流"、"从左心房至右心房的血流"等）。同样地，在阐明这类患者的心导管检查血流动力学数据时，重要的是明白这种情况下的局限性并且解释本章节所讨论的"血管转位生理"。

新生儿大动脉转位时，卵圆孔用于提供分流，正如生后头几分钟或几小时的动脉导管。因此，在大部分大动脉转位的新生儿中，肺循环与体循环这两个平行的循环之间预期有两个可能进行血液沟通的部位，除此之外，新生儿肺血管阻力趋于正常的演变。因此，在生后实时肺血管阻力升高，相应地令动脉导管出现双向的典型的在心室收缩期血流从肺动脉流向主动脉，而在舒张期血流从主动脉流向肺动脉。这是大动脉转位新生儿出现经典的"反向差异性青紫"的原因（例如，下半身相对红而上半身相对发绀）。这种现象很短暂，通常只会在生后数小时维持。"反向差异性青紫"必须要动脉导管开放和肺血管阻力上升两个条件同时符合才出现。收缩期肺动脉高度氧合的血流至降主动脉，从而导致下肢血氧饱和度比上肢高。然而，生后数小时肺血管阻力会突然下降，收缩期经动脉导管由肺动脉流向主动脉的血流突然停止，最后导致动脉导管的血流在整个心动周期都会完全从主动脉流向肺动脉。当上述情况发生，差异性青紫出现，这是发现大动脉转位的一个重要的临床线索。肺血管阻力下降致主动脉经动脉导管流向肺动脉的血流增加同时致肺静脉回流至左心房的血流增加。相对升高的左心房压力导致经卵圆孔出现左心房至右心房的血流。在这个生理过程中，任何从主动脉经动脉导管流向肺的净血流量（Q_{EP}）与左心房经卵圆孔到右心房的血流（Q_{ES}）是相对匹配的，因为以上两者是真正参与氧气交换的血流，以此维持新生儿存活。因此卵圆孔水平和（或）动脉导管水平的血流限制，可阻碍低氧血流向肺循环（Q_{EP}）和有氧血流向体循环（Q_{ES}）。这种生理状态是大动脉转位新生儿的两个重要治疗策略的理由，即滴注前列腺素维持动脉导管开放和球囊房间隔造口术扩大卵圆孔。在大动脉转位时，动脉导管和卵圆孔用以增加"混合"血是错误的概念。事实上在大动脉转位的生理状态时，并不是经过"动脉导管未闭"和"卵圆孔"来回反复的"混合"血，而是经过这两个结构的净血流（从主动脉到肺动脉，从左心房到右心房）才是必需的[41]。在球囊扩张术后，体循环动脉血氧明显升高因而前列腺素常可以停止使用。当动脉导管已关闭时，患者需依靠球囊房间隔造口术形成的房间隔缺损来维持足够的血氧饱和度。在这种生理状态，经过房间隔缺损的血流是双向分流的，因此在这种情况下房间隔缺损与增加血流混合有关。在球囊扩张术后是否停用前列腺素很大程度上视机构决定，有些机构倾向停用前列腺素，因为前列腺素在心脏手术时有软化心脏组织的作用，而有些机构则倾向开放动脉导管使病术前有更高的血氧饱和度。

相关病变如室间隔缺损和（或）肺动脉狭窄会令大动脉转位的生理更为复杂。当有室间隔缺损时，主要出现右向左分流，因此容许低氧血从右心室进入肺动脉，参加有效肺循环。相应地，大动脉转位合并室间隔缺损患者的血氧饱和度通常较高。在大动脉转位病合并室间隔缺损及肺动脉狭窄时，肺动脉狭窄尤其严重狭窄病例会明显限制肺血流令血氧饱和度降低。

六、临床特征和检查

（一）临床表现和体征

大动脉转位患儿的临床症状取决于病变的解剖细节（如室间隔完整、室间隔缺损或左心室流出道梗阻）。另外，其临床症状也取决于发病的年龄，大部分是新生儿期发病，但在发展中国家可能有晚期症状发生。

室间隔完整的大动脉转位新生儿表现为发绀。心房与动脉导管的血流沟通不足可导致更明显的发绀和疲乏。当出现大型室间隔缺损、"过渡肺循环"或肺血管阻力下降所导致的心力衰竭时，患儿会表现为呼吸增快。合并左心室流出道梗阻和室间隔缺损的患者，如左心室流出道梗阻严重会出现明显发绀和疲乏，如流出道梗阻较轻微，可出现心力衰竭。无症状的轻度发绀婴儿可能是合并"程度适宜"的左心室流出道梗阻。

（二）体格检查

发绀在一般体格检查时明显可见。差异性青紫通常不会出现。然而，例如"反向"差异性青紫下肢血氧饱和度高于上肢，会出现于新生儿大动脉转位和动脉导管未闭伴肺动脉高压、主动脉弓缩窄或主动脉弓离断。如血流混合少，体循环受累表现为四肢末梢冷和低血压。在室间隔完整大动脉转位的新生儿，当肺血管阻力相对高时，通常心脏杂音轻或无杂音，这些患者会有粗大的动脉导管。在合并大室间隔缺损时，当肺血管阻力在生后数周下降后，三凹征及肝大明显。胸骨左缘下段可听及粗糙的全收缩期杂音，当肺血管阻力下降时杂音会更明显，同时会出现心尖部舒张期隆隆样杂音。当合并左心室流出道梗阻时，在胸骨左缘可根据梗阻程度不同出现不同程度的粗糙的收缩期喷射性杂音。

（三）心电图（和心电向量图）

ECG 提示右心房增大，右心室肥厚。双心室肥厚出现于左心室流出道梗阻或明显左心室容量负荷增多。室间隔完整的患者出现心电轴顺钟向转位，通常向右和向前转位[42]。合并大室间隔缺损和（或）左心室流出道梗阻可出现心电轴逆时钟转[42]。

（四）影像学

室间隔完整的大动脉转位患儿肺血管影正常或增多。主动脉与肺动脉干呈直接（或大致直接）前-后位关系的病例中，纵隔影狭窄且没有正常时明显，导致心影呈典型的"吊蛋征（Egg on a string）"表现（图 47-3）。合并大室间隔缺损和肺循环多血的大动脉转位患者中肺血管影增加，且伴有明显的心脏增大。大动脉转位伴室间隔缺损和左心室流出道狭窄的患者，肺血管纹理与左心室流出道的狭窄程度成反比。

（五）超声心动图

目前，大动脉转位的诊断由经胸超声心动图确定。二维超声心动图的胸骨旁长轴切面可显示肺动脉起源于左心室，向后延伸并发出肺动脉分支，而在同一切面可见主动脉起源于右心室并向前延伸（图 47-4）。多普勒探查显示经动脉导管血流向后流入肺动脉而正常后位主动脉时看不到。肺动脉干起源于左心室而主动脉起源于右心室可在其他切面看到，例如剑突下切面和胸骨旁心尖心腔切面。胸骨旁短轴切面可用于确定主动脉（以

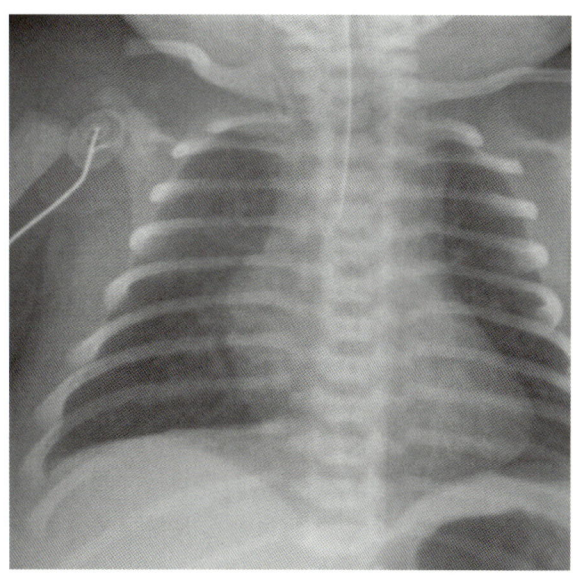

▲ 图 47-3 大动脉转位新生儿期典型的"吊蛋征"（Egg on a string）表现

注意因主动脉与肺动脉直接的前-后位关系而形成的狭窄纵隔。该病例中可看到明显的肺血管纹理（注意这个新生儿已气管插管，除非需要行球囊扩张术或者输注前列腺素 E 时持续存在呼吸暂停，否则气管插管并不是常规（图片由 Rajesh Krishnamurthy，MD. 提供）

冠状动脉起源的血管识别）与肺动脉（以有分支的大血管为识别）的确切关系（图 47-5）。

从经胸超声心动图中获得恰当的解剖学细节对用药、心导管介入治疗和外科处理均有重大意义。动脉导管的大小和血流方向对药物治疗意义重大，尤其是应用前列腺素滴注前或治疗时。例如，

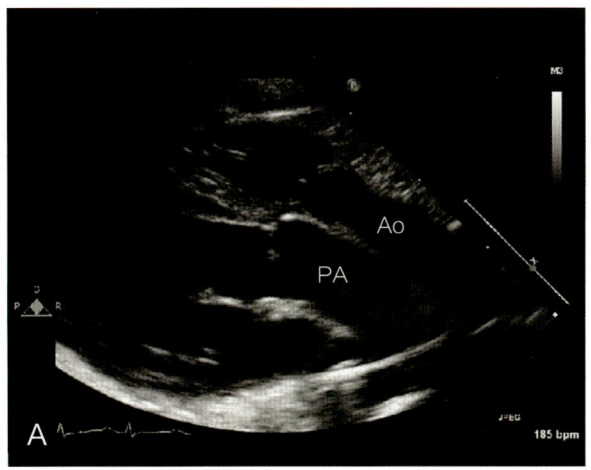
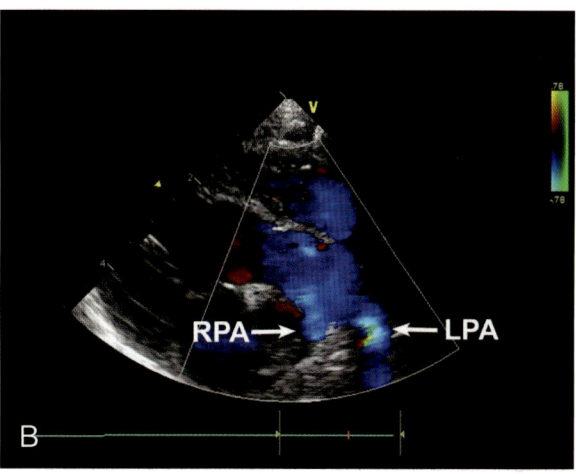

▲ 图 47-4 大动脉转位的经胸超声心动图
A. 经胸左心室长轴切面同一个切面可见肺动脉和主动脉分别起源于左心室和右心室；B. 经胸骨旁长轴切面显示肺动脉起源于左心室且在彩色多普勒显示右肺动脉和左肺动脉分支
Ao. 主动脉；PA. 肺动脉；RPA. 右肺动脉；LPA. 左肺动脉

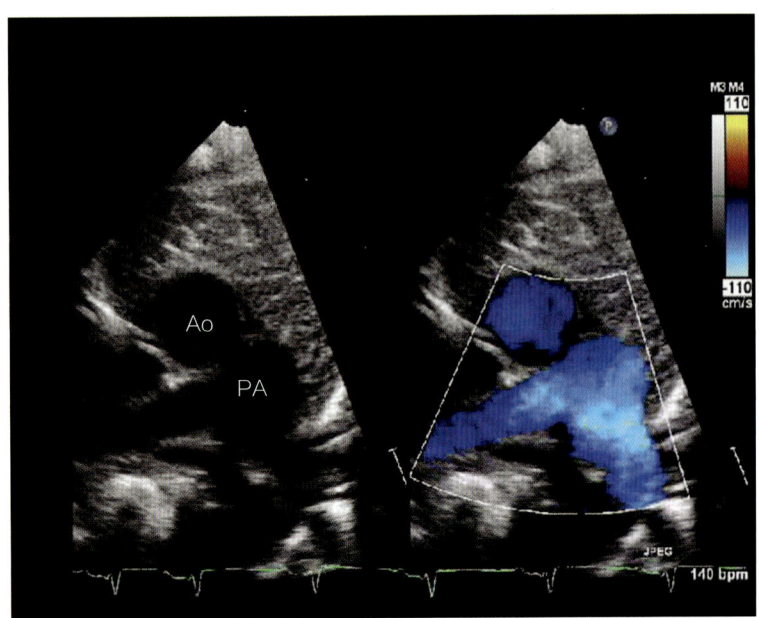

◀ 图 47-5　1 例大动脉转位新生儿的经胸胸骨旁短轴切面（与相应彩色多普勒血流）
图示主动脉在前方右侧，肺动脉在后方左侧。肺动脉被定义为大血管分支，如左右肺动脉
Ao. 主动脉；PA. 肺动脉

卵圆孔或继发孔房间隔缺损的心房水平分流尤其是其与总体解剖分流的大小和流速的相关性应该予以描述。并列心耳可见于大动脉转位[37]，左侧并列右心房耳较右侧并列左心房耳更常见。在并列的右心房耳入口可能被误认为是大房间隔缺损（在发绀的大动脉转位新生儿中会因为混淆而错误地延迟了球囊房间隔造口的治疗）。这些可能对最终的球囊房间隔造口术有重要影响（见球囊房间隔造口术的章节）。有一系列重要解剖及手术前细节需要确定，包括检测半月瓣环的相对大小和半月瓣的形态结构异常。冠状动脉的起源和分支（壁内血管走行的出现与否）可由超声心动图做出精确诊断及发现（图 47-6）[43, 44]。

在大动脉转位并伴室间隔缺损患者中，室间隔缺损通常是膜周部的，但室间隔的其他部位缺损也可发生故仍须探查。在大动脉转位伴室间隔缺损伴左心室流出道狭窄患者中，必须明确描述左心室流出道狭窄的机制，如瓣膜狭窄或瓣膜下狭窄。瓣膜下左心室流出道梗阻可发生肌部室间隔前移对位不良、室间隔肥厚、主动脉瓣附瓣或纤维组织或附加组织[35]，这些解剖结构会影响最终实施的手术时机及手术流程。

产前胎儿超声心动图检查通过明确大血管从心室的起源和主动脉、肺动脉的相对位置轻易发现大动脉转位胎儿。这样对家庭准备及疾病咨询和预后有益处。另一方面，可提前规划患儿生产或转运到有条件的地方生产并进行适当的出生后处理。

（六）磁共振成像和计算机断层成像

心脏 MRI 及 CT 并不是诊断所必需的检查，但对经大动脉调转术的术后患者的随访意义重大，尤其对其冠状动脉情况（图 47-7）、肺动脉分支（图 47-7 和图 47-8）、术后肺动脉瓣瓣上区域和半月瓣的功能等方面的评估（图 47-8）。心脏 MRI 及 CT 对于经历心房内调转术（后章节讨论）术后患者的随访也很重要。术前或术后头颅 MRI 也可以检测和随诊神经系统的病变。

（七）心导管术和血管造影术

目前诊断大动脉转位不需要心导管检查。在此之前，"后靠"位冠状动脉造影（编者按：laid-back position，即前 X 线前球管向尾位的投射角度）被用于评估冠状动脉[45]。心导管检查也会在下列情况作为术前检查，例如冠状动脉情况不能被超声心动图明确（虽然少见）而外科团队认为那是必要资料时（通常不是必要的）。前球管角度为最大的尾位投射角度，在升主动脉行球囊阻塞血管造影，在球囊附近放置侧孔管，如 Berman 血管造影管（Arrow International, Inc., Reading PA）行造

第六篇 先天性心血管疾病
第 47 章 大动脉转位

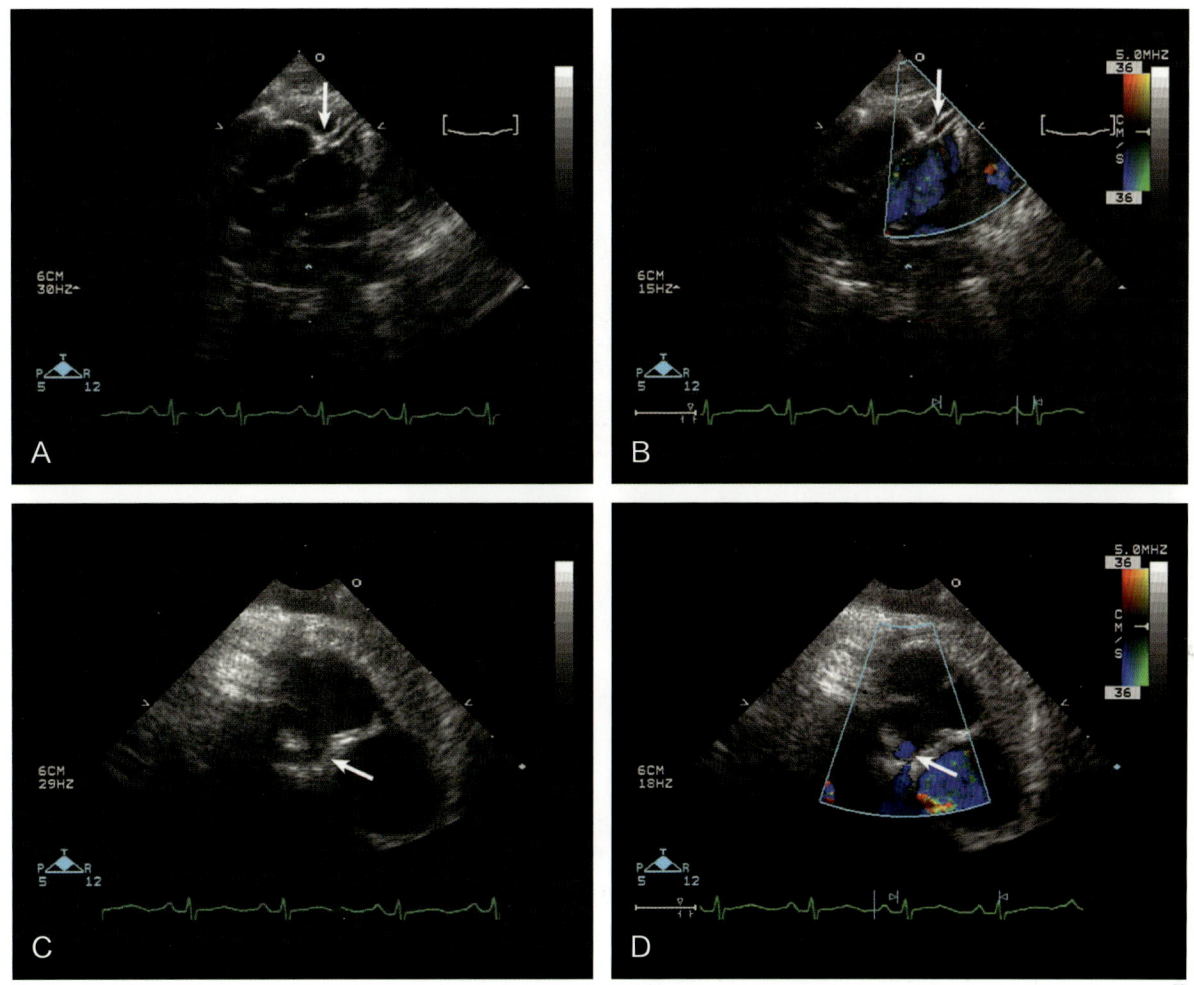

▲ 图 47-6　1 例大动脉转位新生儿经胸骨旁短轴视图显示冠状动脉起源于前方右侧的主动脉
A 和 B. 二维超声（箭）可见左冠状动脉，彩色多普勒见血流（B 图箭示）；C 和 D. 二维超声（箭）可见右冠状动脉，彩色多普勒可见血流（D 图箭示）。注意冠状动脉的前向血流可在舒张期探及，在心电图过程中可印证

影检查（图 47-9），可避免经股动脉的逆行造影检查。如有需要在大动脉转位术后检查冠状动脉情况，可用相同的投射方式用股动脉途径进行检查。选择性冠脉造影甚至在小婴儿中也可以安全地进行。

心导管术指征主要用于介入治疗（球囊房间造口术）和大动脉转位或心房改道手术后残余病变的随访、诊断及治疗（在"手术和导管介入术"一章中讨论）。

七、自然病史和预后

（一）自然病史和直接预后

未经治疗的大动脉转位是致死性的。唯一相关的一项 1957—1964 年由 Liebman 等[46]在加州进行的研究发现，未进行治疗，29% 的大动脉转位新生儿于生后 1 周死亡，至生后 1 个月，52% 死亡，接近 90% 于生后 1 年死亡。Blalock Hanlon 手术（房间隔造口术）[47]和各种部分静脉改道手术，如 Baffes 手术[47,48]，令许多婴儿可以短暂存活。此后，侵入性较小的球囊房间隔造口术[2]戏剧性地改变了这些婴儿的自然病史和早期存活率[50,51]。

随着心房内调转术的经验累积，例如 Senning 手术和 Mustard 手术（图 47-10 和图 47-11），大部分婴儿可望活到 1 岁。在有经验的中心，Senning 手术和 Mustard 手术的早期生存率一般可达 90%，而患者可达到正常血氧饱

1227

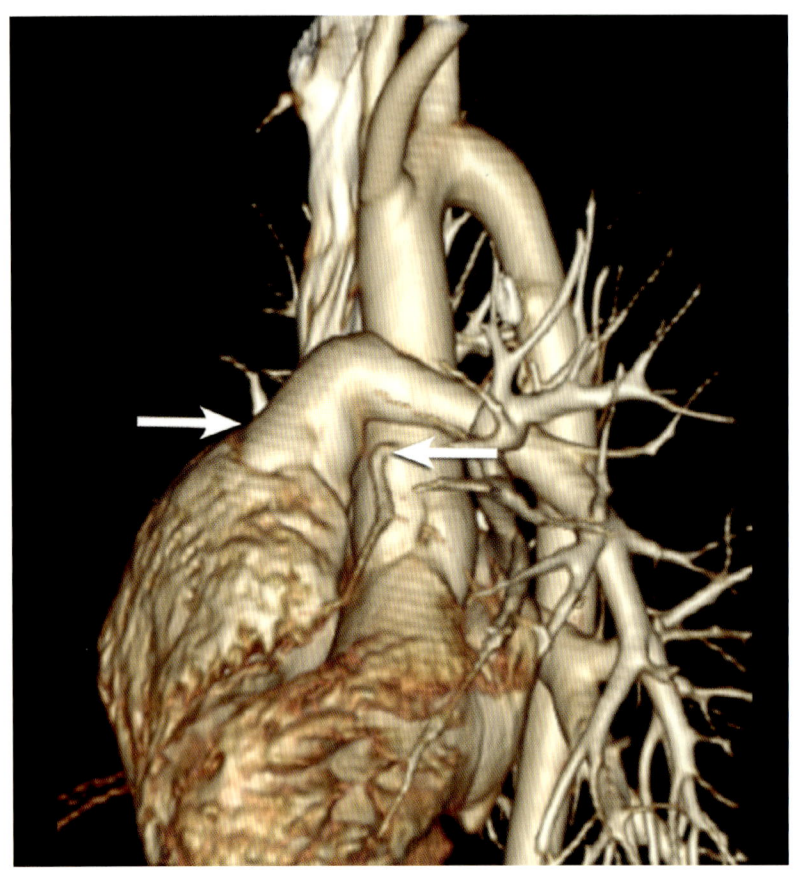

◀ 图 47-7 1 例大动脉转位术后患者的计算机断层成像

注意肺动脉（左箭）在主动脉前方（Lecompte 手法）和向前向左移位的左冠状动脉（右箭）（图片由 Rajesh Krishnamurthy, MD. 提供）

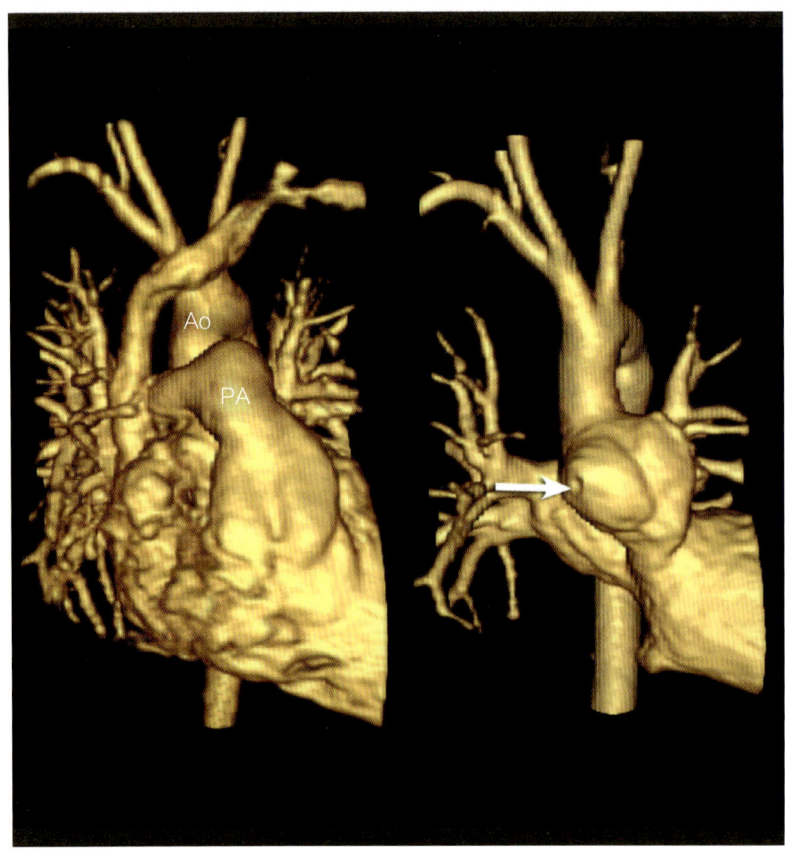

◀ 图 47-8 1 例大动脉转位术后患者的磁共振血管造影

左侧影像可见肺动脉位于主动脉的前方。右侧影像可见宽大的新主动脉根部，这是这些患者常见的远期发现（图片由 Rajesh Krishnamurthy，MD. 提供）

Ao. 主动脉；PA. 肺动脉

第六篇 先天性心血管疾病
第47章 大动脉转位

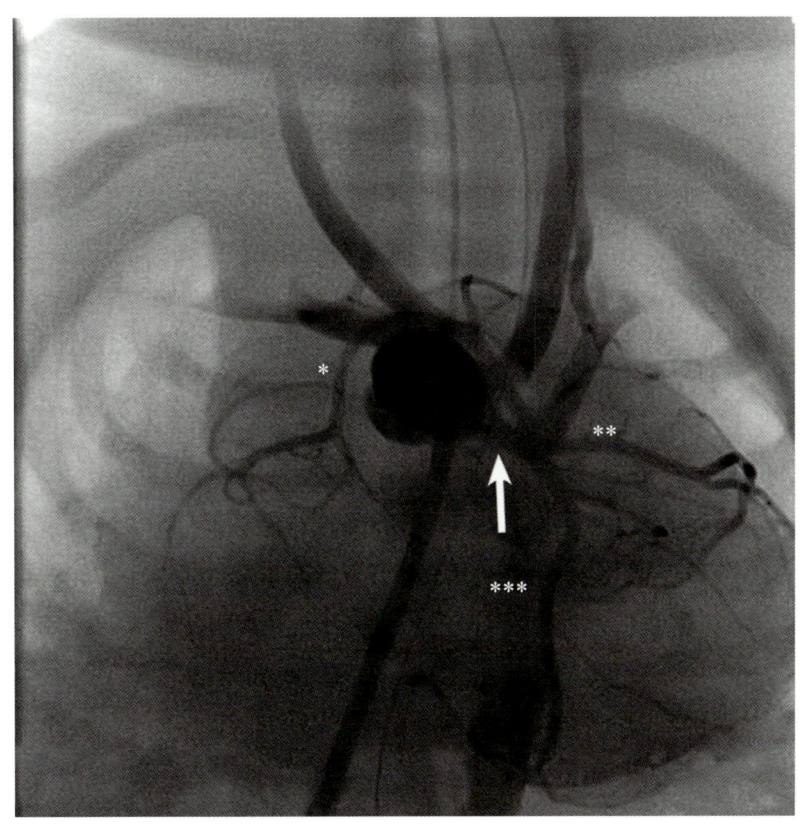

◀ 图47-9 1例大动脉转位新生儿"后靠位"主动脉造影

前-后位（45°）投射最大尾位角度，球囊阻塞血管造影。注意该新生儿只有单支冠脉出口（箭），分出右冠状动脉（*）、左前降支冠状动脉（**）和回旋支冠状动脉（***）

和度。先天性心脏病外科研究（Congenital Heart Surgeons Study）的资料显示Senning手术和Mustard手术早期死亡率分别是11%和0%[54]。远期随诊显示心房内调转术后1个月和5个月的生存率分别为90%和85%，Mustard手术组生存率会相对更高[55]。

目前大动脉转位术的效果良好（图47-12），术后总体生存率达到几近完美，死亡率为3.4%[56]，死亡率与外科医生本身经验和治疗中心大小有关[56]。在大的中心，早期生存率达到100%[56-60]。当然，冠状动脉的复杂程度（如单支冠状动脉或心肌内冠状动脉）赋予手术不同程度的复杂性，这可能会影响大动脉转位术的预后。因此，在很多中心，术前发现冠状动脉的解剖细节是重要的。但在有经验的外科医生手上，冠状动脉的复杂程度并不影响大动脉转位术的短期和长期预后[56-60]。

1969年，Rastelli在现代首先提出Rastelli手术[62,63]。目前应用Rastelli手术（补片做心内隧道修补室间隔缺损至主动脉、心内导管连接右心室及肺动脉）在大动脉转位伴室间隔缺损和左心室

流出道梗阻的手术死亡率接近0[64]（图47-13）。其他在这类患者中进行的手术包括心室分期修复（réparation à l'étage ventriculaire，REV）手术（漏斗部室间隔切除、室间隔缺损修补、直接右心室肺动脉扩大吻合术）和Nikaidoh手术[67,68]（主动脉调转术）。

（二）鉴别诊断

大动脉转位的鉴别诊断包括其他新生儿期发绀型先天性心脏病。然而体格检查、胸部X线片和超声心动图即可与其他表现为严重发绀的新生儿呼吸系统疾病区分。因为心脏病变有混合血，给予100%氧气行吸气试验可迅速地把肺部病变和心脏病变区分出来。给予100%氧后，少量或无血氧分压改变可见于大动脉转位和先天性发绀型先天性心脏病。

（三）药物治疗及球囊房间隔造口术和外科手术的时机

室间隔完整的大动脉转位可能因为心肺功能

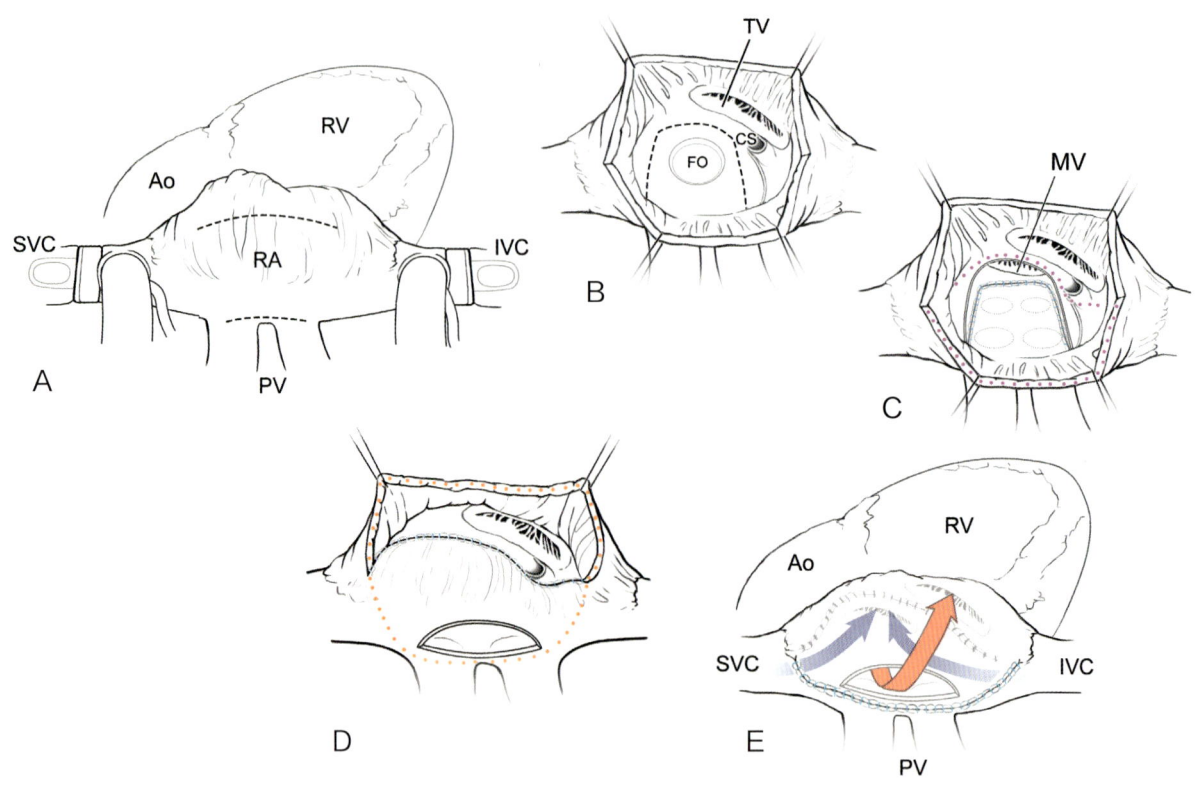

▲ 图 47-10 Senning 手术（大动脉转位修补的心房内调转术）

A. 手术进行以低温上腔及下腔静脉插管体外循环进行。主动脉钳夹，心肌以间断剂量给予冷冻心脏停搏液作保护。右心房切开口至界嵴前。B. 心房间隔于前方、下方及上方切开做成心房间隔瓣，左侧后方连接，修补房间隔缺损。注意心房心室连接正常，这样二尖瓣在左侧而三尖瓣在右侧。C. 心房间隔瓣着肺静脉入口的前方，下方及上方缝合（蓝色缝合线路）。心房间隔瓣把肺静脉从左心房分隔开，形成肺静脉腔室的顶部和体静脉腔室的底部。右心房后壁用作瓣建立腔静脉信道的前方结构引流血至二尖瓣。在上腔及下腔静脉入口周围缝合，并把房间隔边缘引至二尖瓣与三尖瓣之间（红虚线）。D. 房间沟（Waterston 沟）形成，左心房切开，从前方至右侧肺静脉形成切口。右心房前壁用作瓣建立肺静脉通道，由左心房切口至二尖瓣（橙色虚线）。E. 完成修补。肺静脉回流经三尖瓣至右心室再到主动脉（红箭），体静脉回流经二尖瓣至左心室再到肺动脉（蓝箭）。导致心房水平血流生理上正确。遗留形态学右心室成为体循环心室，三尖瓣成为体循环房室瓣（经 Texas Children's Hospital 许可复制）

Ao. 主动脉；CS. 冠状窦；FO. 卵圆孔；IVC. 下腔静脉；MV. 二尖瓣；PV. 肺静脉；RA. 右心房；RV. 右心室；SVC. 上腔静脉；TV. 三尖瓣

受累或严重低氧需要气管插管以保证呼吸（虽然通常是不需要的），应给予吸氧及纠正代谢紊乱和酸中毒。PGE₁ 滴注是使这些患者有足够氧合血所必不可少的，尤其对之前已行球囊房间隔造口术的患者。如情况许可，应从低剂量 PGE₁ 0.0125μg/（kg·min）开始维持静脉滴注，这可以维持大部分患者的动脉导管开放，同时维持自然通气而不发生呼吸暂停和因此导致的气管插管。Browning Carmo 等[69]发现用低剂量 PGE₁ 的大动脉转位新生儿，在转运至上级医院时大部分不需要呼吸机机械通气。如没有足够的血液混合，部分患者可能需要更高剂量的前列腺素。

大部分患者在诊断后最终将需要行球囊房间隔造口术以达到血液充分混合。在很多中心，球囊房间隔造口术需根据每个患者不同情况及混合血液量和手术时机审慎地进行。也有其他中心，大部分患者均进行球囊房间隔造口术，这也是我们较偏向的做法。进行房间隔造口术的优点是可令患者停用 PGE₁ 并且在外科手术前进食。部分新生儿尽管球囊房间隔造口术技术上的成功，但仍需继续使用 PGE₁ 以达到足够血液混合。在一些室间隔缺损合并大动脉转位或大动脉转位并室间隔缺损和左心室流出道梗阻患者，心室水平的血液混合不一定充分。在这些新生儿中，有些会需要房间隔造口术去获得合适的心房水平的混合血量。

外科手术时机亦是因不同医疗机构而异。动

脉转位术应延迟至少几天以使肺血管阻力在进行体外循环前下降。我们和其他医疗机构主张稍微延迟动脉转位术至生后 1~2 周内进行以达到最佳预后[58-60]。稍微延迟手术可令很多患儿增加进食，并容许肺血管阻力在进行体外循环前下降。其他研究发现早期动脉转位术有益而延迟至出生 3 天后行动脉转位术与高住院费用和并发症有关[57]。一部分延迟发病的患者在生后 60 天前仍可进行手术[59]。过了这个时期，进行大动脉转位术前需进行肺动脉环束（无论有没有体循环至肺循环分流）

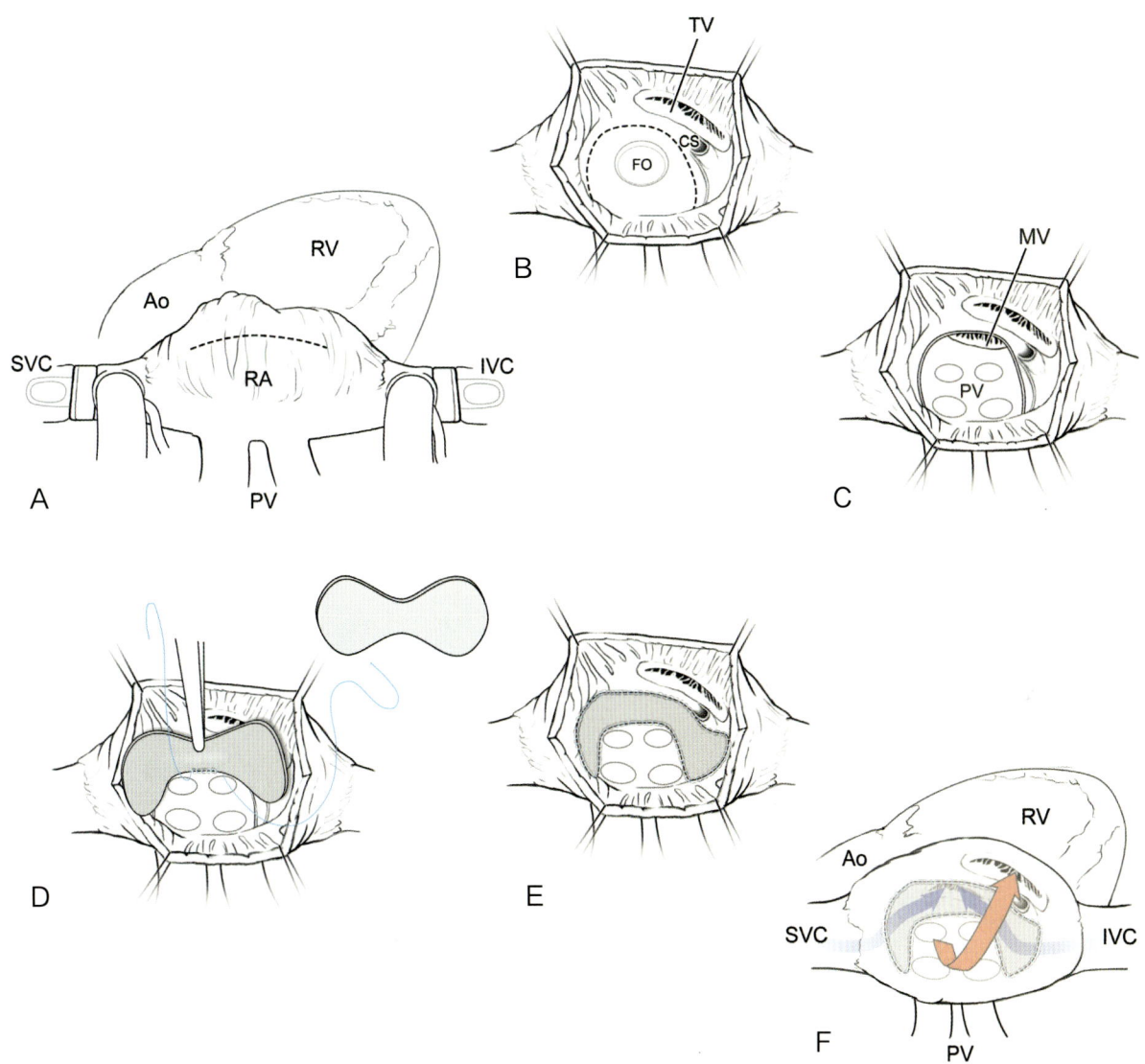

▲ 图 47-11 Mustard 手术（大动脉转位修补的心房内调转术）

A. 手术以低温下上腔及下腔静脉插管并在体外循环进行。主动脉钳夹，心肌以间断剂量给予冷冻心脏停搏液作保护。右心房切开开口至界嵴前；B. 房间隔和卵圆孔边缘大部分被切除使形成延伸至上腔及下腔静脉的大房间隔缺损，卵圆孔前缘组织位于二尖瓣和三尖瓣之间会被保留；C. 心房间形成大沟通并暴露肺静脉，注意心房心室连接正常，这样二尖瓣在左侧而三尖瓣在右侧；D. 心房内隧道（阴影部分），通常是心包补片，建立导引腔静脉血流至二尖瓣。缝合由前向左侧肺静脉，在肺静脉与左心耳入口之间；E. 挡板缝合在肺静脉下方，与右心房 - 下腔入口连接处相对，在下腔静脉入口前方围绕至保留的前部房间隔前方。用相似的方法，隧道的上方边缘缝合在肺静脉上方，与右心房 - 上腔静脉连接处相对，在上腔静脉入口前方围绕至房间隔前方之上以完成缝合。然后关闭右心房；F. 完成修补。肺静脉回流被挡板引流，经三尖瓣至右心室再到主动脉（红箭），体静脉回流在隧道下方被引流，经二尖瓣至左心室再到肺动脉（蓝箭），导致心房水平血流生理上正确。遗留形态学右心室成为体循环心室，三尖瓣成为体循环房室瓣（经 Texas Children's Hospital 许可复制）

Ao. 主动脉；CS. 冠状窦；FO. 卵圆孔；IVC. 下腔静脉；MV. 二尖瓣；PV. 肺静脉；RA. 右心房；RV. 右心室；SVC. 上腔静脉；TV. 三尖瓣

使左心室重建，或在术后使用左心室辅助装置[70]。对发病极晚的患儿（在发展中国家仍可见到），可能已不能再行左心室重建（12岁以后）[71]。对于这部分患者，心房内调转术是唯一可能选择的外科手术方式。

大动脉转位合并室间隔缺损病应在生后6周[58]至3月龄前进行手术[59]。在发展为肺血管阻塞性疾病前或更早手术，或药物治疗不能控制的心力衰竭时应行手术治疗。一些中心对这组患者行更早期手术治疗[57]。

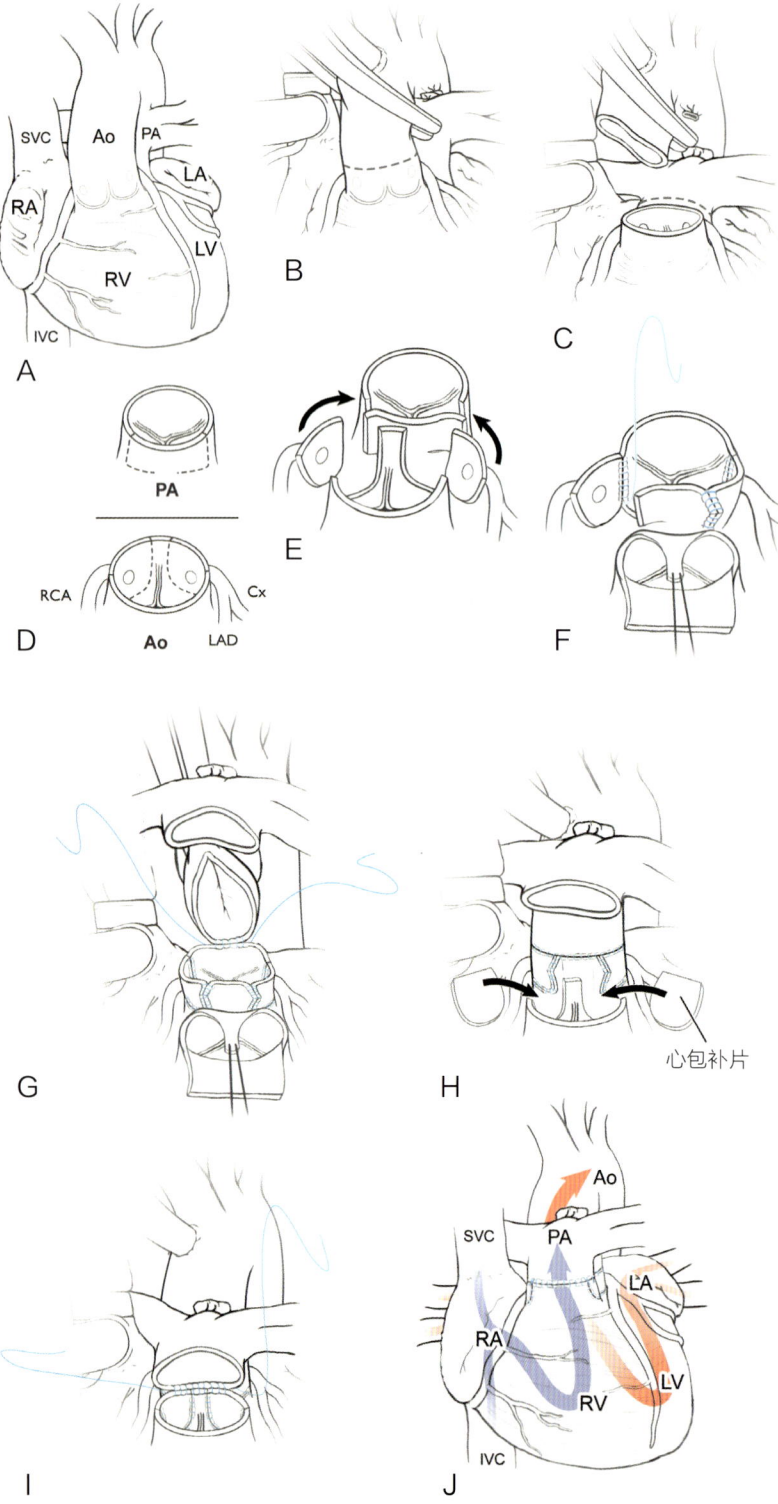

◀图47-12 D大动脉转位修补的大动脉转位术

A. 解剖外观为主动脉发自右心室（内脏正位，心房心室连接顺序正常，心室大血管连接顺序不正常）。主动脉从肺动脉的前方右侧上升。冠状动脉分别发自它们后位的主动脉窦；B. 手术进行以低温下主动脉及双腔静脉插管及体外循环下进行。主动脉插管于无名动脉的远端。建立体外循环后即结扎动脉导管，主动脉钳夹，心肌以间断剂量给予冷冻心脏停搏液作保护。如有室间隔缺损可在这时经右房切口修补。主动脉于主动脉瓣接合处之上几毫米横断；C. 主肺动脉与主动脉在相同水平分离。注意动脉导管已结扎并分离以容许之后肺动脉分叉被移向主动脉前方（Lecompte手法）；D. 冠状动脉在主动脉窦组织切下成冠状动脉纽扣并可移动，允许移植至肺动脉（新主动脉根部）。在肺动脉根部切开形成小窗作为移植之用。小窗切口要预防冠状动脉扭转，并令冠状动脉于移植后位于一个自然的起源；E和F. 冠状动脉纽扣已移植至肺动脉根部并缝合到位；G. 肺动脉分叉被移向升主动脉前方（Lecompte手法），新主动脉根部与升主动脉作端-端吻合。Lecompte手法令肺动脉直接吻合而避免使用假体导管作肺动脉流出道重建[61]；H. 冠状动脉切割的切口可用自体心包补片重建。这可以在松开主动脉钳夹复跳时完成。（没有显示室间隔缺损已经右心房切口修补）；I. 肺动脉以端-端吻合重建；J. 完成修补。肺静脉回流血经左心室（红箭）至主动脉，体静脉回流经右心室至肺动脉（蓝箭），导致血流在大动脉水平解剖学正确。这样留下左心室为体循环心室，二尖瓣成为体循环房室瓣（经Texas Children's Hospital许可复制）

Ao. 主动脉；CS. 冠状窦；Cx. 回旋冠状动脉；IVC. 下腔静脉；LA. 左心房；LAD. 左前降冠状动脉；LV. 左心室；PV. 肺静脉；RA. 右心房；RCA. 右冠状动脉；RV. 右心室；SVC. 上腔静脉

第六篇 先天性心血管疾病
第 47 章 大动脉转位

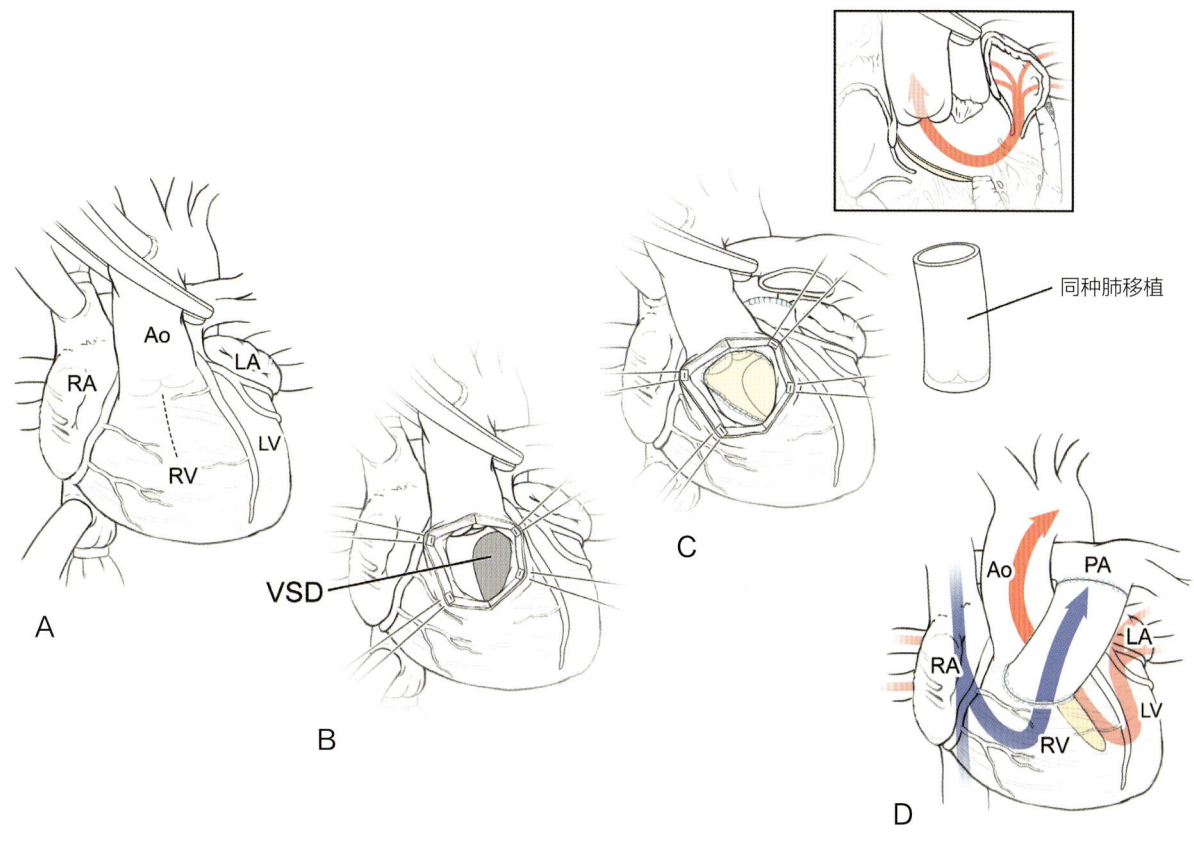

▲ 图 47-13 D 大动脉转位合并室间隔缺损和左心室流出道梗阻修补的 Rastelli 手术

A. 手术进行以低温主动脉及双腔静脉插管及体外循环进行。主动脉钳夹，心肌以间断剂量给予冷冻心脏停搏液作保护。图中虚线指示右心室切开的切口；B. 右心室切口用于暴露室间隔缺损（灰色阴影）和建立心内隧道。可见主动脉从右心室的前方发出。室间隔缺损可能需要扩大以提供无阻塞的通道至主动脉；C. 心室内隧道（黄色阴影）是用于从室间隔缺损至主动脉瓣打开通道把左心室的输出送至主动脉。分离肺动脉并关闭肺动脉瓣和近端主动脉残端。右心室 - 肺动脉连接由带瓣管道生成代替；D. 完成修补。肺静脉回流由左心室经室间隔缺损再经过心内挡板至主动脉（红箭）。体静脉回流由右心室经右心室 - 动脉瓣管道至肺动脉（蓝箭）。这样重新改变心室血流并绕过左心室流出道梗阻部位，使形态学左心室成为体循环心室，而二尖瓣成为体循环房室瓣（经 Texas Children's Hospital 许可复制）

Ao. 主动脉；LA. 左心房；PA. 肺动脉；RA. 右心房；RV. 右心室；VSD. 室间隔缺损

大动脉转位并室间隔缺损和左心室流出道梗阻的患者手术治疗的时机，应根据每个患者的生理和解剖细节来判断。根据左心室流出道梗阻的程度，很多患者可延迟至数月后手术。Rastelli 手术的优势在于可放置更大的右心室 - 肺动脉管道，令患者有更长时间自由，不用再行介入治疗或因右心室 - 肺动脉管道功能障碍而再次手术。如发绀严重，一些患者可能需要间歇放置体肺分流导管（如改良 Blalock-Thomas-Taussig 分流）。在一些有良好解剖结构的病例，可在早期行动脉转位术，包括室间隔缺损修补和左心室流出道梗阻解除术。

八、手术和心导管介入治疗方法

（一）球囊房间隔造口术

在 1966 年 Rashkind 和 Miller 报道球囊房间隔造口术时，是心导管介入领域中重要的里程碑[2]。在 1988 年[72] 其中一个心脏介入的先锋 Charles E. Mullins 医生（Texas Children's Hospital/Baylor College of Medicine）叙述对报道最初的反应，"对报道最初的反应褒贬不一，但无论是褒还是贬，这个操作激起了全球整个心血管界对'入侵性的'心脏科医生的想象，建立了所有未来心内介入操作的舞台，是儿童和成人心导

1233

管介入治疗真正的开始。"

球囊房间隔造口术应在所有血流混合不足致严重发绀的大动脉转位新生儿中进行，为了尝试停用PGE₁，在室间隔完整的大动脉转位新生儿亦应选择性进行。在进行手术前应进行详细的经胸超声心动图检查（图47-14A）。在房间隔的细节中，需要排除并列心耳，尤其是左侧并列右心耳。在该异常中，右心耳位置靠左后方，操作者可能会误以为球囊已进入左心房（特别是只行透视时），但事实上还在右心房[37]。如果没有认识到，可能会导致造口术操作失效或发生严重甚至是灾难性的并列右心耳损伤。

球囊房间隔造口术在有无气管插管情况下均可进行，视患儿当时的临床状况。如今最常见的是在床旁经胸超声介导下进行。罕见在X线透视下行该操作，如果通过缺损困难（病情晚发伴厚房间隔）和先前使用固定球囊扩张或其他复杂操作时可能会使用。如要使用透视应使用双层面透视，经胸超声心动图可作为辅助影像技术。

可以股静脉或脐静脉途径为入路，两个路径都有优点，可按每个操作者的意愿决定。与脐静脉相比，由于股静脉端到房间隔的距离较远，股静脉可容许更用力操作，因此可造成更大的缺损。经脐静脉路径时，静脉导管痉挛会导致穿刺困难，而经股静脉途径可避免。经脐静脉入路的好处是可以在极小的婴儿中放入较大的鞘管。

从技术有报道以来，曾经应用过几种不同球囊导管。现在最常用的球囊导管是Miller-Edwards（Miller）导管（Edwards Lifesciences, Irvine, CA）和NuMed Z-5 房间隔造口导管（NuMed, Inc., Hopkinton, NY）。Miller导管需要7Fr的鞘管，没有导丝连接口，球囊可以容纳4ml的液体。Z-5球囊有两类，一类球囊13.5mm需要6Fr鞘管，可容纳2ml液体，一类球囊9.5mm需要5Fr鞘管，可容纳1ml液体。两类Z-5导管均可容导丝通过，可以克服过房间隔缺损时的困难。细球囊在很小的早产儿身上用较为理想。较新的Z-5球囊导管显示可以达到相似理想的效果，安全且特别适合用于较小的婴儿。

首先，球囊在进入患者身体前首先要用生理盐水或对比剂对球囊进行充气和放气以确认球囊内没有空气。在经过鞘管放入导管时要注意防止空气栓塞，进入导管时冲洗鞘管侧孔可有效预防空气栓塞。然后球囊进入左心房并充气（图47-14B）。应小心确认球囊是否远离左侧房室瓣、左心耳和肺静脉。当球囊已完全充气，以可控的方式快速穿过房间隔回到右房。小心球囊导管在快速回缩时进入下腔静脉。然后球囊放气。如果有必要，该操作可以重复。在房间隔成功造口后，回拉球囊将感觉不到阻力。经胸超声心动图检查可证实操作成功（图47-14C）。

尽管球囊房间隔造口术的并发症罕见，但仍有可能发生包括心脏及血管结构损伤（例如房室瓣膜、左房耳、肺静脉、肝静脉、下腔静脉）、心包积液、穿刺部位损伤和空气栓塞等并发症，注意操作细节可减少并发症的发生。部分研究者发现，动脉转位手术前脑卒中与球囊房间隔造口术有关[74]，然而其他学者表示反对并认为这与氧合和手术时间有关。无论如何，球囊房间隔造口术是治疗大动脉转位婴儿关键和重要的部分。

(二) 其他介入操作

在手术后的随诊当中，可能需要使用几种心导管介入操作。Senning手术和Mustard手术的患者可能出现隧道内残余漏（通常导致低血氧），可经心导管术放置封堵器或支架堵闭[76-78]。球囊扩张和（或）上腔静脉支架置入术（图47-15）或下腔静脉甚至肺静脉隧道并不少见（图47-16）[77-80]。通常在这些患者中如能放置支架，可使疗效更持久。虽然有些人主张"镶嵌"方式治疗（即介入治疗和手术治疗合并应用的方法）肺静脉梗阻[80]，我们仍认为经皮支架治疗是可行的，尽管有尖锐的导管穿过肺静脉及心房。

经过动脉转位术的患者，新肺动脉瓣上狭窄可能需要用球囊扩张术[81,82]。球囊扩张术在这时有利有弊，可能更适合于不连续的狭窄部位出现。支架治疗在这种情况亦有用处，尤其在年长患者身上[83]，同时可在新肺动脉瓣功能失代偿时使用。

第六篇 先天性心血管疾病
第 47 章 大动脉转位

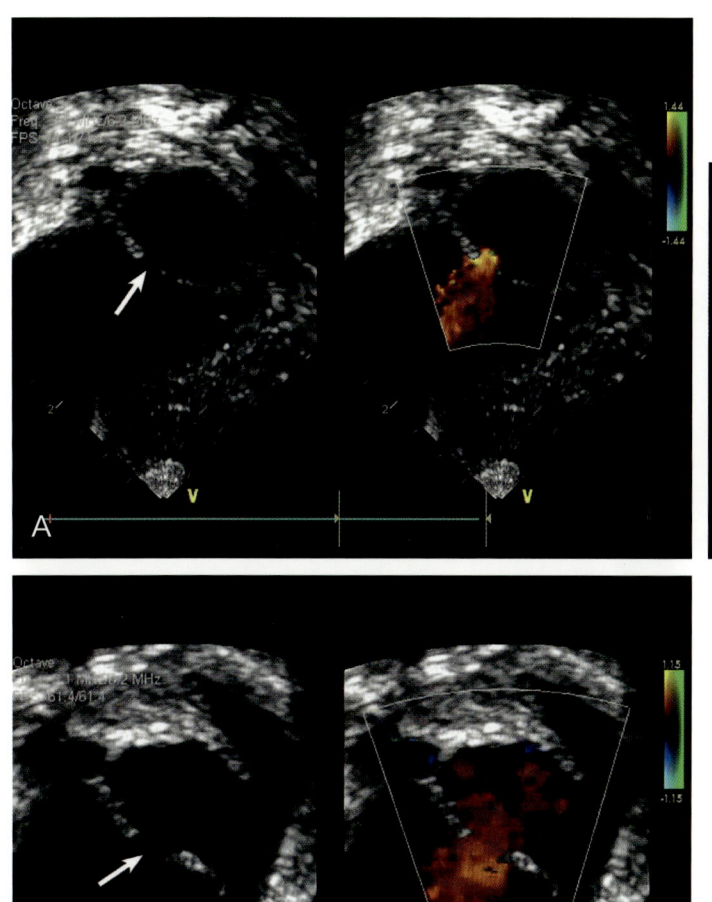

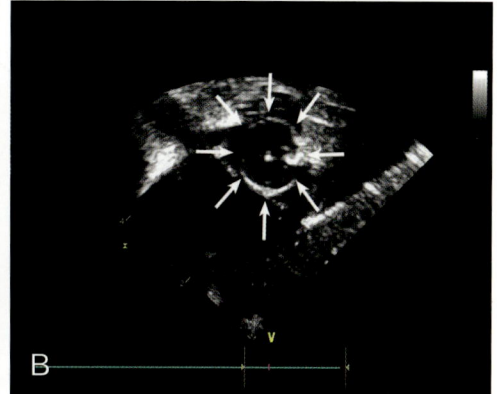

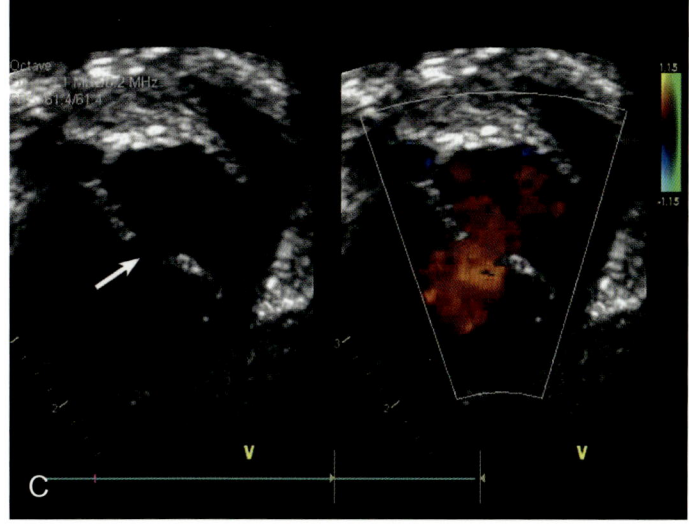

▲ 图 47-14 球囊房间隔造口术
A. 经胸超声心动图剑突下切面示 1 例大动脉转位新生儿心房水平限制性分流（箭示，有相应的彩色多普勒血流）；B. 一个球囊造口导管经过房间隔进入左心房，球囊已充气（箭）；C. 球囊房间隔造口术后，可见非限制的心房水平分流（箭示，有相应的彩色多普勒血流）

手术者应小心操作，因为在一些手术操作后（如大动脉转位术的 Lecompte 手法）肺动脉是直接悬挂在主动脉上的。因为新肺动脉和主动脉之间没有组织，在这个位置放置支架可形成医源性主肺动脉窗。在两大动脉很接近的情况下，支架治疗进一步需考虑支架折断[83]或新主动脉窦变形而导致的新主动脉窦反流等情况。在放置肺动脉支架之前应除外冠状动脉压迫的可能性。肺动脉分支血管造影 / 支架置入术可用于随诊大动脉转位术后患者。同样，在肺动脉分支放置支架或行球囊扩张术可能发生医源性的主肺动脉窗[84,85]。重要的是，球囊血管成形术和（或）支架置入术可用于动脉转位术后患者出现冠状动脉病变的心导管介入治疗[86]。

很多进行过 Rastelli 手术或其他右心室与肺动脉放置管道或连接的患者需要管道扩张和（或）放置支架。随着经皮肺动脉瓣置换术的出现，很多终身放置右心室与肺动脉管道的患者减少了肺动脉导管置换术的次数[87]。在管道中放置支架或经皮瓣膜置放前，都应检查其与冠状动脉的距离。大部分 Rastelli 手术后的残余室间隔缺损亦可以经皮心导管介入治疗方法进行封堵。

（三）手术治疗

大动脉转位从根本上需外科手术治疗。最初的药物治疗和介入治疗均只是提供足够的氧供，使患者在手术前的临床情况达到理想情况。早期的手术经验，修补术是心房水平的血流改道手术

1235

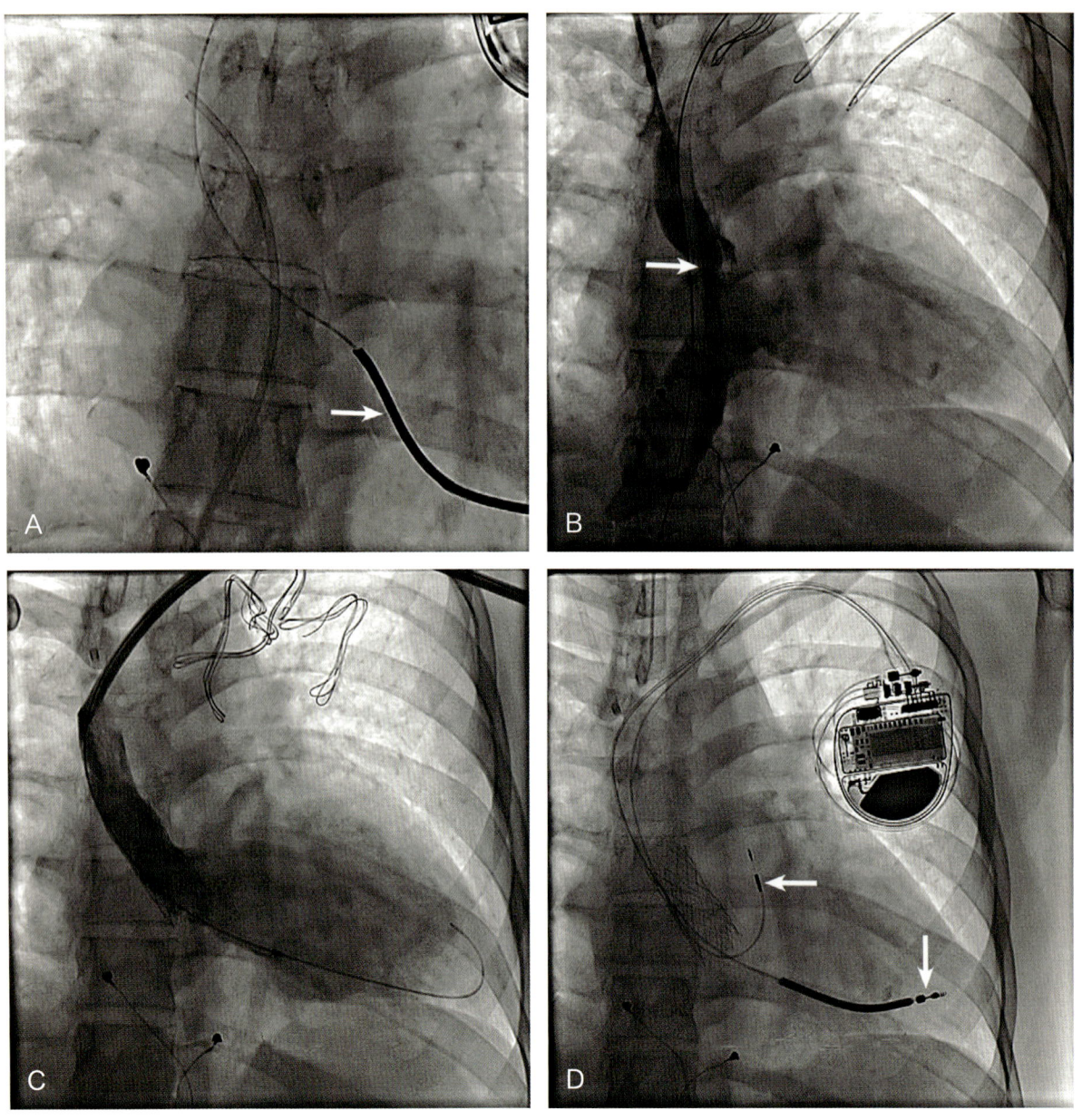

▲ 图 47-15 1 例 29 岁大动脉转位患者的心脏造影

患者曾行 Senning 手术，既往有窦房结功能障碍和室性心动过速病史，之后行经静脉单导联植入型心律转复除颤器，且并发上腔静脉综合征。患者的单导联植入型心律转复除颤器系统（图 A 箭）故障，在置入上腔静脉支架前把它用激光萃取法取出。可见上腔静脉狭窄（图 B 箭），用 18mm 球囊放置 Palmaz XL 5010 支架（Cordis, Johnson and Johnson, Miami Lakes, FL）（图 C）。一个新的双腔植入型心律转复除颤器（图 D 箭）已通过上腔静脉支架置入

（Senning 见图 47-10 和 Mustard 见图 47-11）。这在生理上纠正了血流但导致右心室和三尖瓣在体循环产生一系列潜在的长期并发症，包括右心室功能不全、三尖瓣反流和心律失常的高发生率。虽然早在 Senning 和 Mustard 手术之前，就有人尝试在动脉水平对大动脉转位进行解剖学矫正，但这些早期尝试无一存活[88]，故生理纠正 / 心房水

平的手术成为标准治疗方案。当时大动脉转位术的难点在冠状动脉移植。随着冠状动脉搭桥术和微血管外科技术经验的积累，包括冠状动脉移植在内的动脉水平的动脉转位手术已成为可能。

在 1975 年，Jatene 成功在一个 40 天大动脉转位伴室间隔缺损婴儿身上行首例大动脉转位手术，将冠状动脉移植至新的主动脉根部[3]。这项

第六篇　先天性心血管疾病
第 47 章　大动脉转位

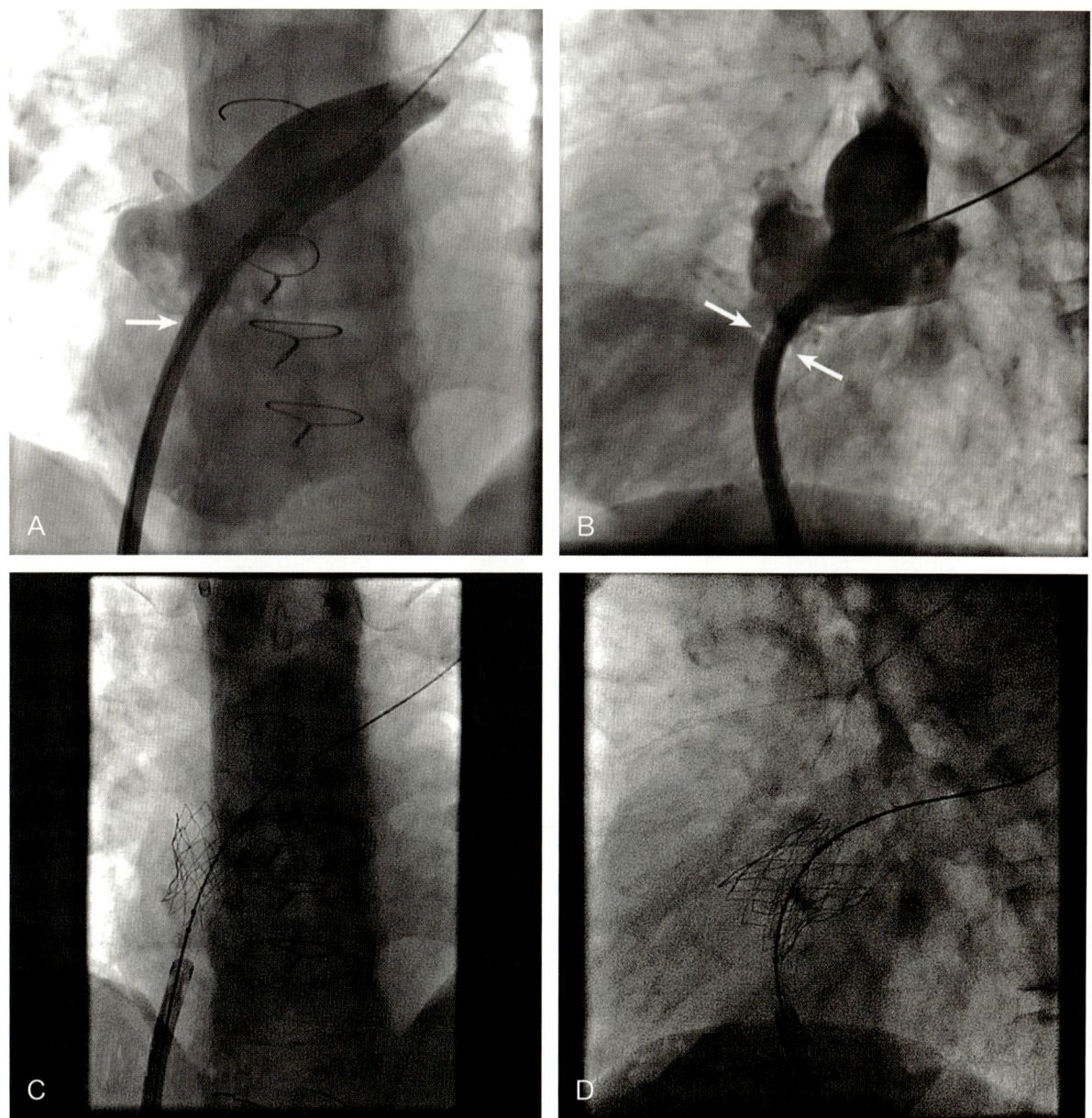

▲ 图 47-16　1 例 44 岁大动脉转位患者在婴儿期曾行 Mustard 手术，发生肺静脉梗阻
在后前位（向头倾斜角度）(A) 和侧位 (B) 可见肺静脉支架狭窄（箭）。肺静脉梗阻用 20mm 球囊放置 Palmaz XL 3110 支架（Cordis, Johnson and Johnson, Miami Lakes, FL）（图 C 和 D 为最初的造影相应投影角度）（注意经间隔穿刺进入肺静脉的过程是由体静脉的下方向前方和右方引导的）

手术被一些人认为是"现代儿科心脏手术中最有建树的一个"，是先天性心脏病治疗的里程碑，并且在复杂性先天性心脏病大动脉转位治疗上进行突破性变革，显著改善了大动脉转位患儿的长期预后[89]。虽然此后的 5 例患者均死亡，但 Jatene 示范了这技术的可行性，使大动脉转位行解剖学纠正。随着经验积累和术后监护技术的改进，围术期的死亡率急剧下降，如今大动脉转位手术在一些有经验的医疗中心生存率接近 100%[56-60]。然而，在 Jatene 成功的 20 多年后，动脉转位术才取代心房内调转术成为大动脉转位的手术必然选择。

因为大动脉转位合并室间隔缺损患者心房水平的手术效果差，长远问题包括右室功能障碍、三尖瓣反流和长期并发症，特别是心律失常。大动脉转位术成为室间隔完整的大动脉转位和大动脉转位并室间隔缺损而没有左心室流出道梗阻的

1237

患儿的标准治疗方法。在大动脉转位伴室间隔缺损及左心室流出道梗阻的患者，动脉转位术成为手术处理左心室流出道梗阻时的治疗选择。在那些流出道梗阻严重，不能直接处理时，利用 Rastelli 手术、REV 手术[66]或 Nikaidoh 大动脉转位术[67]进行解剖纠正是可选择的手术。

九、长期预后和年轻人面临的问题

虽然 Senning 术和 Mustard 术等心房内调转术短期可减轻发绀，但这种循环产生了将形态学右心室作为全身心室的问题，会产生一系列后遗症。在先天性心脏外科医师协会的随访数据中显示心房内调转术的 10 年生存率为 84%[55]。在比利时 6 间医院 339 例患者的队列研究当中[90]，Senning 手术和 Mustard 手术后 10 年、20 年及 30 年的早期准确生存率分别是 91.7%、88.6% 和 79.3%。在他们的研究中，Senning 手术的生存率稍高。Khairy 等[79]对包含 7 篇文章 885 例患者进行大型 Meta 分析，发现 8 年到 16 年的准确生存率从 78% 增至 84%，Mustard 手术组生存率更高。

曾经行心房内调转术的患者一定要随诊腔静脉或肺静脉梗阻、残余分流、体循环房室瓣反流、连接体循环的右心室衰竭、肺动脉高压、窦房结功能障碍伴心动过缓（很多患者需用起搏器）和房性及室性心律失常（特别是房性）[55,76-80,90]。房性心律失常在接受过心房内调转术的患者中是常见的（5%～29%）[79]。很多患者短期内可以用药物控制，导管消融术对于 IART 或 AVNRT 具有相对较高的成功率[91]。手术治疗如 MAZE 手术应在这种患者身上考虑进行，尤其同时合并其他病变需行术时。对于这些患者，尤其是合并其他病变时，应考虑外科手术，如 MAZE 手术。

心房内调转术后并发肺动脉高压的原因有多种，可能与体循环右心室衰竭和体循环房室瓣反流导致肺静脉淤血相关。手术年龄较晚和室间隔缺损亦很可能引起肺动脉高压进展。不幸的是，到成年时，许多患者出现体循环右心室功能障碍和体循环房室瓣反流。许多患者确实会因为心力衰竭接受治疗，需要体循环房室瓣修补或置换、

心力衰竭辅助仪器治疗（图 47-17）和（或）心脏移植。如肺血管阻力过高或无反应，可能需要心肺移植或移植后右心室辅助仪器。

在肺动脉环缩术"准备"锻炼左心室形态后拆卸 Senning 和 Mustard 循环既往进行过的[70,71,92,93]，而且大部分患者手术成功。然而肺动脉环缩术在较大年龄患者中是危险因素，除非左心室已有足够锻炼否则不应在较大年龄患者中进行[70,71,93]。在 12 岁之后进行左心室形态锻炼是不太可能成功的[71]。因为心房内调转术用于治疗简单大动脉转位是上一代的手术方式，故此目前已没有适合此手术的患者。有罕见的例外可能是大动脉转位并室间隔缺损及左心室流出道梗阻，发病较晚，左心室功能已自然得到锻炼而肺血管床已被保护。然而，大部分这些患者体循环相连的右心室已扩张而不是体循环心室（图 47-18）的理想形态，会导致体循环三尖瓣反流和体循环心室功能障碍。肺动脉环缩术（形成室间隔移位和改善体循环右心室形态），令体循环右心室功能好转和减少体循环房室瓣反流，可能是这类成人的姑息治疗选择[71]。

既往报道动脉转位术的长期预后类似，其生

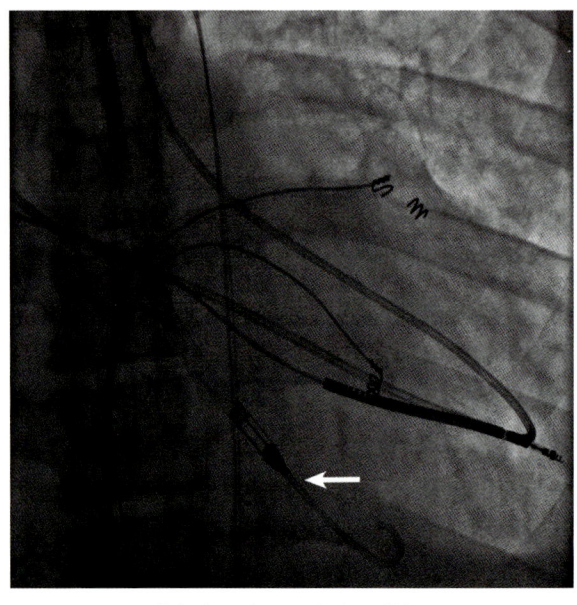

▲ 图 47-17　成年大动脉转位患者，曾行 Mustard 手术，目前等待心脏移植
这例患者已植入临时经皮辅助仪器 Impella CP（ABIOMED，Danvers，MA）（箭）。注意经静脉植入型心律转复除颤器导线和心外膜起搏导线（图片由 Dhaval R. Parekh, MD 提供）

第六篇 先天性心血管疾病
第 47 章 大动脉转位

存率和功能利益方面明确优于心房内调转术。在有经验的中心大样本研究报道 7 年精确生存率 96%（图 47-19）[58]，20 年是 95%～96%[94,95]。需终身随访监测新肺动脉的瓣上梗阻、肺动脉分支梗阻、半月瓣功能、新主动脉根部扩张（图 47-8)、心律失常和冠状动脉病变[81-86,94-96]。如今大动脉转位手术的再手术率低（图 47-20），最常见的是因为右心系统病变，例如新肺动脉瓣瓣上梗阻和肺动脉分支梗阻[58,96]。长期随访显示新主动脉瓣反流是常见的（轻度为 22%～26%，中度或以上为 1%～9%），但新主动脉瓣整形或置换不常见[94,95]。新肺动脉瓣反流同样可见，以目前的经验罕见需要处理。医生在大动脉转位手术患者随诊时应对冠状动脉病变有较高的警觉。法国一个大型研究显示 15 年无冠状动脉疾病事件生存率是 88%[40]，这可能需要在心导管室或者手术室治疗[40,86]。

在两个历史性的大型长期研究中显示，进行

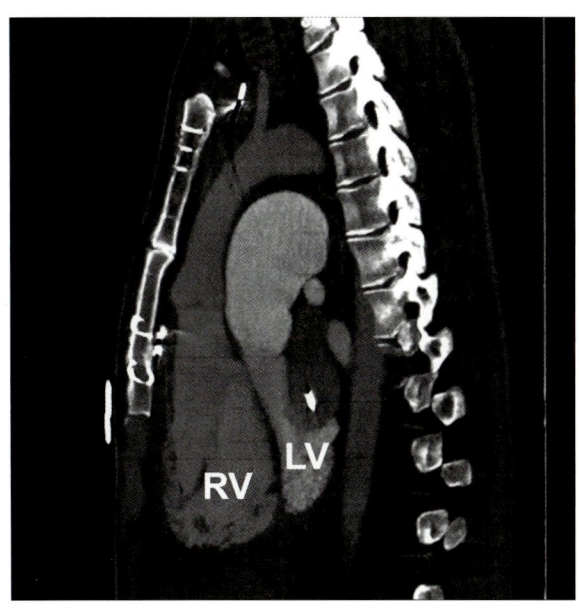

▲ 图 47-18　1 例曾进行 Mustard 手术的成年大动脉转位患者磁共振矢状位图
图中可见典型的左心室被扩张肥厚的体循环右心室压迫。主动脉在前方起源于体循环右心室而肺动脉在后方起源于左心室（图片由 Dhaval R. Parekh, MD 提供）
LV. 左心室；RV. 右心室

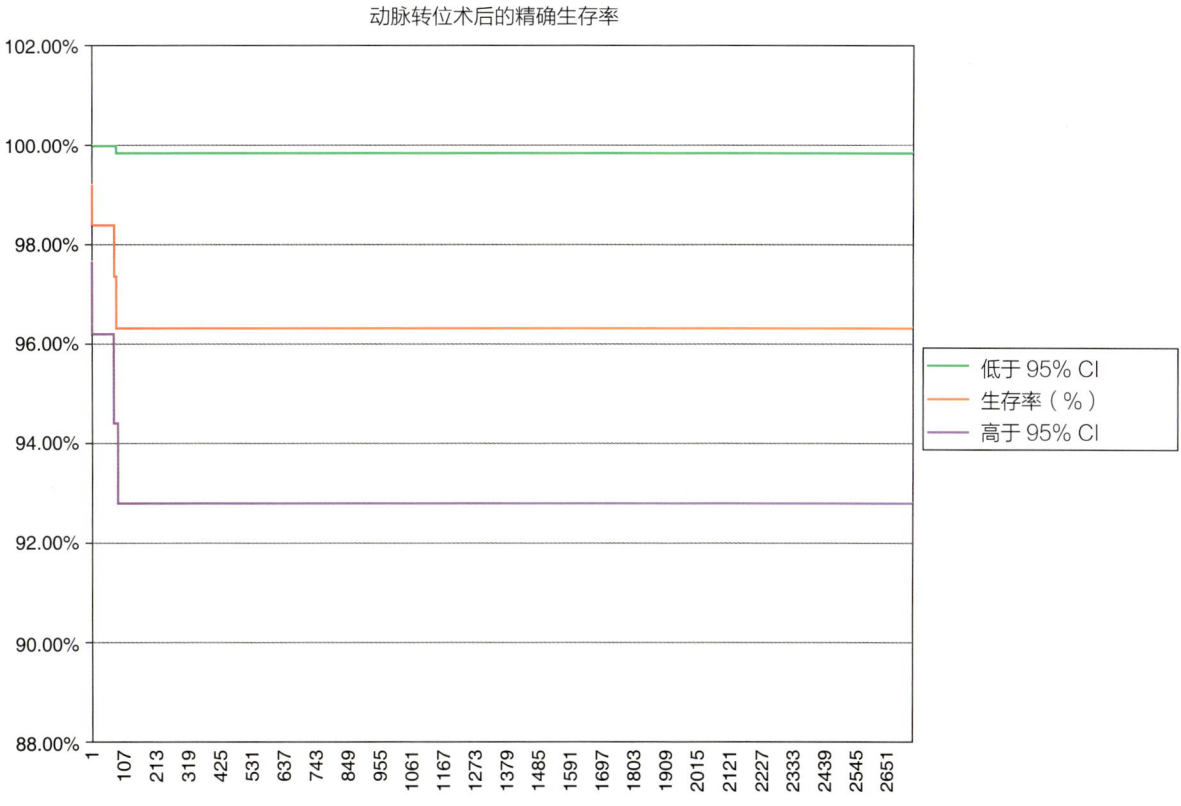

▲ 图 47-19　以 Kaplan-Meier 方法计算的精确生存率
3 年、5 年、7 年生存率为 96.3%。数据显示 95% 置信区间（引自 Dibardino DJ, Allision AE, Vaughn WK, McKenzie ED, Fraser CD Jr. Current expectations for newborns undergoing the arterial switch operation. *Ann Surg*. 2004;239:588-596; discussion 596-598.)

1239

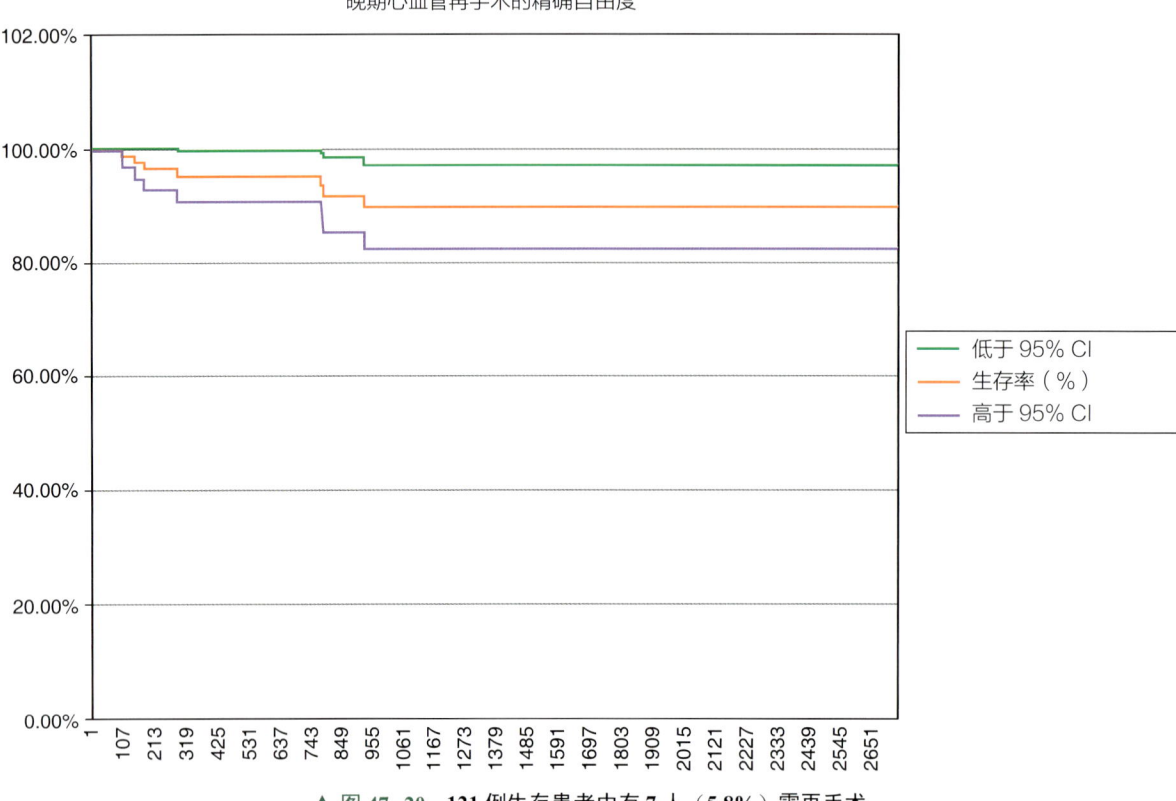

▲ 图 47-20 121 例生存患者中有 7 人（5.8%）需再手术

以 Kaplan-Meier 方法计算，心脏再手术者 7 年未再入院比例为 90%。数据显示 95% 置信区间（引自 Dibardino DJ, Allision AE, Vaughn WK, McKenzie ED, Fraser CD Jr. Current expectations for newborns undergoing the arterial switch operation. *Ann Surg*. 2004;239: 588-596; discussion 596-598.）

Rastelli 手术的患者 20 年无须心脏移植的发生率是 52%~58%[97,98]。因右心室和左心室流出道梗阻需再手术是常见的，右心室流出道梗阻 15 年无须介入治疗率是 21%[97]，20 年是 33%[98]。左心室流出道梗阻的 15 年无须介入治疗率是 84%[97]，20 年是 93%[98]。在法国一个大型研究（205 例）中显示行 REV 手术的患者 25 年总体生存率是 85%[65]。由于他们的经验是积极切除左心室流出道梗阻，故复发性左心室流出道梗阻并不常见（随访 25 年概率为 5%）。在他们的研究中，与 Rastelli 手术对比，在 REV 术后，右心室流出道梗阻介入治疗同时亦较少。

现在行大动脉转位手术的新生儿生存率非常高，目前主要考虑生存功能方面，例如神经系统发育至关重要。Boston 停循环试验 8 年后，示停循环组神经发育落后较低流量体外循环组多，而 16 年后，两组均出现神经发育落后[100]。重要需注明现在大多数中心在大动脉转位手术时已不用停循环方法。注意围术期可改变的因素，如局部大脑氧饱和度可能促进神经发育。应用以上策略，在 12 个月时，进行过大动脉转位术的患者神经系统发育在正常范围内[60]。

所有进行过大动脉转位术的成人应每年接受成人先天性心脏病的专家随诊[101-103]。对某些特定患者可能需要更经常复诊，应根据临床情况度身订制方案。药物治疗可在很多成年患者中减轻一些慢性症状，如心力衰竭和心律失常。所有大动脉转位术后的成年人均应当随诊，无论是采用何种术式，均应在有成人先天性心脏病专家的中心进行无创影像检查、电生理检查、诊断性心导管检查和（或）已在这章讨论的残余病变的介入性心血管治疗[101-103]。

在大动脉转位术后患者，应每 2 年在有成人先天性心脏病专家的中心进行经胸超声心动图检查[101-103]。所有行大动脉转位术后的成人，至少要有一个冠状动脉检查方式（无创或有创）。动脉转位术后的患者，建议每3～5年进行1次冠状动脉的非侵入式检查。如果检查结果为阳性，则需进行有创性心导管检查或基于外科手术基础治疗紧要的冠状动脉梗死[101-103]。

在怀孕前，育龄期妇女应在有成人先天性心脏病专家的中心进行完整的评估。在母亲怀孕期间，明显的残余分流存在更高风险。大部分心房内调转术术后的女性能很好耐受怀孕，但仍有可能出现心功能恶化、体循环右心室收缩功能恶化（一些可能不会恢复）和危及生命的事件发生[104-106]。同样，一般来说，在大动脉转位术后女性中，在没有事先存在的并发症也可能有更高的危险性[107]。同样，如果没有预先存在的会增加风险的后遗症，接受过动脉转位术的妇女也可能会怀孕[107]。

心房内调转术术后患者，轻度或无心室扩大，无心律失常，无心脏相关症状和运动测试正常者可参与低至中度活动或低活动性竞技性运动[108]。大动脉转位术后患者，心室功能正常，运动测试正常和无心律失常者可参加所有运动。如运动测试正常，但有轻度的血流动力异常或心室功能不全出现，可参与低至中度活动或低活动性竞技性运动。其他不在以上分类的患者可按个别情况给予建议[108]。

第 48 章
先天性矫正型大动脉转位（房室及心室大动脉连接不一致）
Congenitally Corrected Transposition of the Great Arteries (Atrioventricular and Ventriculoarterial Discordance)

Joseph Atallah　Jennifer M. Rutledge　John D. Dyck　著
简佩君 Kan Pui Kuan　译

矫正型转位的用语可以是困难的。孤立的心室转位，双重连接不一致，生理性纠正的血管转位和 l- 转位是所有用于先天性矫正型大血管转位（ccTGA）的词汇。在 ccTGA 患者，内脏正位和正常心房位置，体静脉回流连接形态学右心房，右心房连接二尖瓣及形态学左心室而被矫正，这相应地支持一个连接不一致，即肺动脉转位（图 48-1）。左心房接受肺静脉连接三尖瓣及形态学右心室，这相应支持一个连接不一致，即主动脉转位（图 48-1）。这些心房心室（房室）及心室大动脉连接亦会在内脏反位时发生。有其他内脏位置异常和其房室连接在这里被除外不作讨论[1,2]。

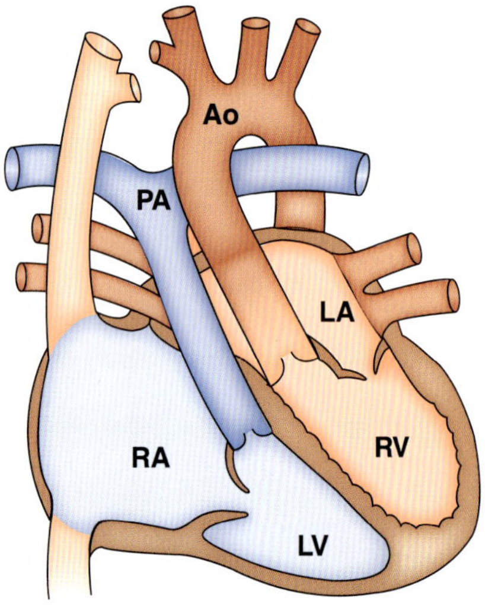

在 ccTGA 心室转位的血流效应被相应的大动脉转位生理性地"纠正"。这样就是体静脉回流至心脏再到肺动脉，而肺静脉回流血到主动脉。然而，甚至在没有相关异常，它的自然过程和血流动力学显然会与正常距离愈来愈远[3]。

一、发病率、病原学和形成

ccTGA 不是常见病变。几个不同来源的资料提示发病率为每 1000 名活产婴儿中有 0.03 例，接近先天性心脏畸形的 0.4% 和动脉圆锥病变的 4%[4-6]。这些病例大部分是内脏正位的，而约有 5% 是内脏反位。

以人群为基础的研究持续支持环境因素为这个情况的可能病原[8]。然而家族发生和分子生物学研究提示基因影响的重要性[9,10]。因此，提供这一个多因素病因的先天性心脏病一级亲属的再发风险接近 2%～5% 是明智的[4,9,11]。动脉圆锥病变，包括 d-TGA 和其他先天性心脏缺损发现是影响一级亲属的风险[4,9]。

形态学上，正常心脏的原始心管一端固定在静脉窦而另一端在动脉干，向左绕圈（l-Looped）而非向右绕圈（d-Looped）[12]。这不正常的绕圈使形态学左心室在右侧而形态学右心室在左侧。这不正常心管绕圈的起源一直是一个热烈研究的领域[13,14]。这种心室绕圈情况最常见的是与转位

▲ 图 48-1　先天性矫正型大动脉转位的示意图
图示心房心室连接和心室大动脉连接不一致
Ao. 主动脉；LA. 左心房；LV. 左心室；PA. 肺动脉；RA. 右心房；RV. 右心室

的心室大动脉连接有关。

二、形态学

虽然 ccTGA 相对罕见，但重要的研究和基本形态学的描述已被报道多年[15,18]。ccTGA 外科手术处理进展引起相关解剖的重新评估[19,20]。

先前提及，约 5% 的 ccTGA 患者有内脏反位情况[7]。另一方面，接近 25% 的患者会有右位心或中位心[17]。在 ccTGA 中心室的布局（心室相对定位）是右心室在形态学左心室的左边。不正常的心管绕圈结局是心室遵从左手模式[21]，即如把手掌对着室间隔的右心室面，拇指在流入道而手指在流出道，对比在正常用右手的 d-looped 心室，在 ccTGA 中，要用左手。更进一步扭转可导致右心室相对左心室的位置更像上-下位关系[22]。室间隔向一个矢向或水平方向的位置而导致房室连接不一致的中心特征，就是心房和心室对不上位。房间隔和室间隔在心脏十字交差汇合。然而，当房间隔向右前方发展，这会与室间隔形成不同程度的偏离，从而造成不同程度的间隙，在极端病例房间隔会向十字交差返回[16]。这个房间隔和室间隔对位不良的概念，可能影响室间隔缺损的大小和延伸，心室流出道和传导系统[23]。

在右侧的房室瓣具有二尖瓣的二组乳头肌和无插入至室间隔的特征。Penny 等[24]指出 10% 这类病例在超声心动图可显示出明显异常。在左侧的房室瓣具有三尖瓣的特征，这瓣膜通常是不正常的前位，并把隔瓣带入因房室间隔对位不良所形成的间隙，这瓣膜可能因此成为左心室流出道的一面[16]。

大部分情况下通常房室连接不一致与大动脉转位和主动脉瓣相对于肺动脉瓣位于左前位有关，但也不是绝对的[21]。Freedom 等[25]表示左前位的主动脉亦可发生于完全转位、右心室双出口、解剖矫正转位、房室交叉连接、上下位心室和单心室连接[26]。左心室流出道梗阻深度楔入左右房室瓣之间，因此更容易引致梗阻。肺动脉瓣最常见与二尖瓣有纤维连结。

向左前方向的主动脉由肌性漏斗部支撑而且与两个房室瓣没有纤维连接。过去对右心室流出道及主动脉的梗阻可能重视不足。几个报道显示这个问题在与严重左房室瓣反流相关时发生机会更高。体循环流出道梗阻可能以功能性和（或）真正主动脉瓣闭锁形式出现，同时也可以是主动脉弓梗阻病变[27-29]。

三、相关病变

事实上，在 ccTGA 患者中没有合并相关畸形的是例外，90% 的病例伴随并发症[3]。最常见的异常是室间隔缺损、左心室流出道梗阻和三尖瓣左侧位异常（图 48-2）。

四、室间隔缺损

室间隔缺损在约 80% 的 ccTGA 病例中发生[18]。缺损最常见是膜周部和房室间隔对位不良的结果[16]。这样它们的位置是肺动脉瓣下和接近左侧三尖瓣的隔瓣。这些缺损通常大而且向前延伸，因此适合行心室间隧道。其他缺损例如主动脉瓣下或肌部室间隔缺损会发生，但少见。

五、肺动脉流出道梗阻

在 ccTGA 和心房内脏正位的病例中，有 30%～50% 发现有形态学左心室流出道梗阻。这

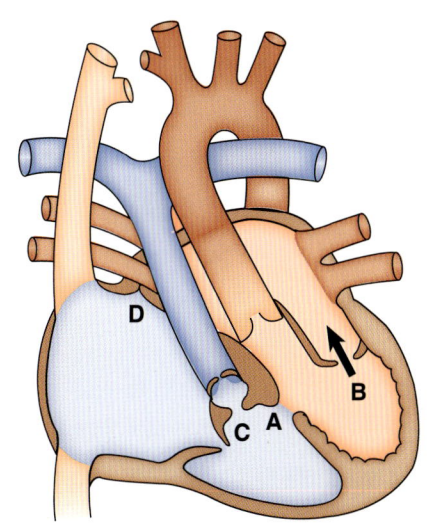

▲ 图 48-2　先天性矫正型大动脉转位的相关异常

A. 室间隔缺损；B.Ebstein 样三尖瓣畸形；C. 多水平的左心室流出道梗阻；D. 房间隔缺损

种肺动脉流出道梗阻，单独发生瓣膜或漏斗部梗阻很罕见，通常合并大室间隔缺损。可观察到约1/3有室间隔缺损和肺动脉流出道梗阻的患者形态学三尖瓣是有异常的。左心室流出道梗阻可能是肌性的，反映漏斗部室间隔和心室游离壁之间肺动脉流出道下的楔入，这与右侧心室漏斗部皱褶亦有关系。膜部室间隔起病的纤维组织亦参与左心室流出道梗阻。三尖瓣、二尖瓣起源的赘生组织或肺动脉瓣自身梗阻均可能阻碍血流流入肺动脉主干。这些赘生组织很可能是最常见的梗阻病变[30]。

六、形态学三尖瓣的病变

形态学三尖瓣的异常是 ccTGA 心脏的本质。虽然解剖发现约 90% 的形态学三尖瓣有一些异常，但在临床上，一生中能引起症状的功能受累是相对少见的。最常见的和重要的隐藏病变是瓣膜发育不良，伴或不伴有三尖瓣隔瓣或后瓣的移位。Anderson 等[31]描述了左侧三尖瓣 Ebstein 样畸形的相关特征，并提出与其他瓣膜一样，这些瓣膜都有很难行修补术的基础。形态学左心室和有时候连二尖瓣都会骑跨于室间隔之上。在手术前发现这异常当然是非常重要的[32]。

七、冠状动脉解剖

ccTGA 手术治疗的改变，包括所谓的双转位术，再把焦点放于冠状动脉解剖上。一般来说，冠状动脉起源于向后的主动脉冠状窦。在 ccTGA 心房内脏正位患者中，冠状动脉显示为镜像分布。右侧冠状动脉有形态左冠状动脉的心上分布。右侧冠脉主支分叉为回旋支和前降支，而左侧冠状动脉走行于房室沟内并发出漏斗支和终末支（图 48-3）。

虽然普遍的冠状动脉分布是"冠状动脉心室连接一致"[33]，但数个研究显示不同的冠状动脉异常。在 14 个标本研究中[34]，研究人员观察到窦房结动脉持续的起源于回旋支。在同一个报道中，观察到接合处对位不良和偏离正常走行的冠状动脉小孔是有关系的。Ismat 等分析 20 个标本[35]发现 8

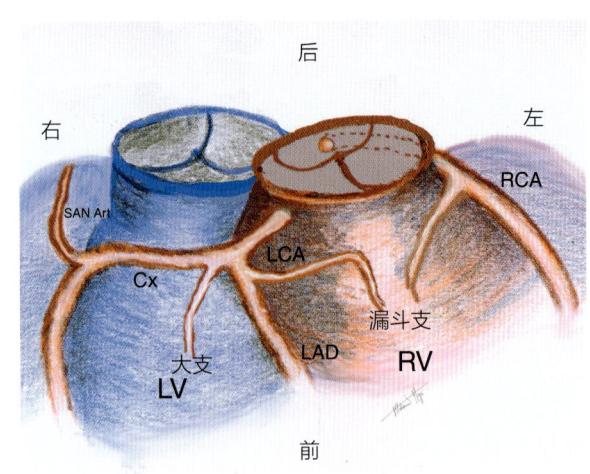

▲ 图 48-3 流出道上面观

图示冠状动脉的镜像，在 ccTGA 中起源于向后面的冠状窦。可见变异"漏斗部分支"从右冠状动脉或左前降支分出，一"大支"从左冠状动脉发出（图片由 Dr Mohamed Hirji 提供）
LAD. 左前降支；RCA. 右冠状动脉；SAN. 窦房结；LV. 左心室；RV. 右心室

个观察到接合处对位不良和偏离正常走行的冠状动脉小孔。罕见报道有单独从冠状动脉窦起源的窦房结动脉[36]。Uemare 等[36]最大的病理研究报道相对"正常"的冠状动脉分布，即右和左冠状动脉起源于左和右面向的冠状窦，可见于 76% 的病例。11 例有异常而最常见的单支冠状动脉有 4 例是最常见的（2 例起源于右侧和这例起源于左侧面向的冠状窦）。一支冠状动脉主支向前行至肺动脉干可见于 96% 病例，而大的漏斗部分支供应右心室流出道可见于 61% 的标本。这些发现在考虑行心室至肺动脉管道手术是最重要的。后降支在 59% 的标本中是由解剖右冠状动脉供应的。Chiu 等[37]描述一个冠状动脉的节段方法。在他们 62 个病例的研究中，总括在主动脉窦的近端冠状动脉分布决定于主肺动脉的转位，而外周冠状动脉分布决定于心房位置和心尖位置及心室襻的形成[37]。对冠状动脉的解剖和不同程度的变异良好的理解在计划 ccTGA 外科手术时是重要的。

八、特化传导系统

ccTGA 患者的传导系统是异常的且有潜在的不稳定性。几个学者已协助阐明正常和不正常传导组织的出现[17,38-41]。窦房结在相对心房位置而言藏于正常的部位，另一方面，房室传导组织是不正常的。经典的两个房室结描述有二：①一个正常的后位房室结在 Koch 三角的尖端但没有房室束；②一个右前房室结发出希氏束穿入部。后者在肺动脉二尖瓣连接旁边区域的前上方，右心房耳开口的中央下方。它的房室束走行路径表浅，沿着肺动脉下流出道和左室壁的前方走行。之后房室束在上部室间隔的解剖右侧上走行并在此下行及分支。房室束分支依然与形态学心室相关，左束支在右而右束支在室间隔的左边。如果有膜周部室间隔缺损，房室束前支沿室间隔缺损的前上缘走行。有趣的是，在更罕见的内脏反位 ccTGA 患者中，有小系列病例发现仅有一个正常后位的希氏束穿入部[42-44]。

尽管仍不清楚原因，传导系统异常可能与异常的心室环绕和室间隔对位不良有关。有假说认为，正常后位的房室结至室间隔顶端的房室束发育解剖学上受房间隔与室间隔对位不良阻碍[38,39]。最近有研究描述肺动脉主干大小和房室间隔对位不良的程度呈正相关，提示与 ccTGA 传导系统相关。如 Monckeberg[41] 描述，当患者的两个传导系统均骑跨于室间隔缺损的前上缘和后下缘时，可能在室间隔缺损的前缘存在一吊带样传导束并连接两个房室束。这电－解剖体系可介导一个房室结折返双房室结心动过速。

九、临床特点与体格检查

ccTGA 患者的起病形式与合并病变的出现高度相关，愈来愈多在产前被诊断[45]。患孤立 ccTGA 的患者在儿童期无症状而可能会因杂音被转介评估，第二心音响亮或心动过缓反映严重房室传导阻滞。其他可能在成人期表现为右心功能不全、传导阻滞或其他明显的心律失常[3]。另一方面，有合并病变的患者有不同的表现。婴儿可表现为房室传导阻滞、心动过速、发绀和（或）充血性心力衰竭。充血性心力衰竭可反映心律失常，但更可能提示大室间隔缺损、瓣膜发育不良的明显反流或左侧异位的形态学三尖瓣、主动脉弓梗阻性病变或以上病变的综合。

因 ccTGA 患者临床表现多变，体格检查反映相关病变的出现和严重程度[46]。患者有特征性的突出而通常是可触诊的单一第二心音，反映主动脉瓣的前移。除非有严重肺动脉狭窄和室间隔缺损，患者通常不会发绀。其他体检发现反映相关病变（如室间隔缺损、肺动脉狭窄或体循环房室瓣功能障碍）。在新生儿发现提示"二尖瓣反流"应考虑为 ccTGA 和异常体循环房室瓣。

十、心电图特点

在正常心房位置伴房室连接和心室大动脉连接不一致的患者中，P 波电轴方向是正常的因此在 I、II、III 和房室 F 是正向的，但在房室 R 是负向的。正常心脏心室的电激动开始于房室隔，由左向右并稍向前方。这最初的电活动在心前区导联引起正常 Q 波图形：V_6 中呈 qR 形，V_1 中呈 RS 形。正常儿童中，左心前导联 Q 波缺失是少见的，但在 25% 的正常新生儿可能在 V_6 中没有 Q 波。在 ccTGA 室间隔更多或更少为矢状位，而起源于左向至右前位。当心室反位，两位的表面及心室束支是反转的，因此电活动开始的顺序起始由右至左并通常向上向前方向。这导致正常心前区导联 Q 波图形反转：Q 波出现在右心前区导联但在左心前区导联缺失。这图形的反转在右位心和当有其他相关病变导致压力或容量超负荷而产生混淆时相对少见[15]。

如要概括 ccTGA 患者的心电图改变，包括 Q 波在心前导联位置的反转，QS 综合波在右侧心前区导联出现，III 及 avF 导联大 Q 波和电轴左偏。

如前所述，传导系统的不稳定本性，先天性和手术后完全性房室传导阻滞的发生率是明显的。完全性房室传导阻滞约 4% 在出生时发生，而终生发生率是 20%～30%[47,48]。最重要的特征是 ccTGA 患者随诊过程中逐渐增加的完全性房室传导阻滞发生率，估计在诊断后每年有 2% 的增长[47,48]。虽然手术技术的发展可减少完全性房室传导阻滞的发生，但这问题依然是明显且进展的[49]。单是这个原因，所有 ccTGA 患者必须进行长期随诊。

十一、影像学特点

虽然胸部 X 线片在诊断和评估 ccTGA 患者时被认为可提供有用的数据，但这在婴儿和儿童较新生儿更合适。胸部 X 线片可见患者有左位心，心房内脏位置正常和 ccTGA 可反映异常的心室大动脉连接。在 ccTGA 患者最常见的大动脉空间位置是两者并行或倾斜成角而主动脉在左侧。在前面投照的胸部 X 线片正位表现为左上纵隔边缘的畸形，特征为上中部的明显凸出而在肺动脉干部分轻度凸出（图 48-4）。这影像代表发自左侧的形态学右心室的，向左侧上升主动脉。左侧位主动脉并不能诊断房室连接不一致和心室大动脉连接不一致。其他的影像学发现反映相关病变的出现。左向右分流大室间隔缺损可导致心影增大和肺血管标记。相似地，心影增大可见于明显的体循环房室瓣功能不全。

十二、超声心动图

在检查复杂的房室及心室大动脉连接患者时，由位置的定义开始，充分达到这目的要在腹部超声横切面检查大血管。在内脏反位者，主动脉在脊柱的右侧而下腔静脉在左侧，形态学右心房在左侧。因有 5%ccTGA 患者会出现内脏反位情况，所以这是重要的。内脏位置不定时（situs ambiguous）会表现为下腔静脉中断或主动脉和下腔静脉在脊柱的同侧。根据定义，这些患者不能被证明是真正的 ccTGA，但在鉴别诊断中很重要。除了心房位置不确定外，一些患者的心房可能相对分布在两侧。

在腹血管横切面向上移动，可见心脏的剑突下切面，心脏位置可在这里准确判断。重要的是，在 25%ccTGA 患者中会显示为右位心或中位心。另一方面，这方法应明确其他腔室的相对空间位置的异常，如十字交叉心房心室连接和上下位心室。

剑突下切面在 ccTGA 的识别是重要的，因为可对所有腔室和大血管成像。在这个位置，心房心室连接不一致的第一个线索可能是在这个情况出现明显房间隔和室间隔对位不良（图 48-5）。

在所有病例中，需评估确定形态右心室和左心室的特征。这些特征包括右心室房室瓣相对的心尖移位（跨大的 Ebstein 样发育不良、不伴有房室间隔缺损或大膜周部流入道室间隔缺损）、三瓣叶（三尖瓣）相对二瓣叶（二尖瓣）的房室瓣、三尖瓣的室间隔附着、右心室的调节束、不规则的右心室内壁和相对平滑的左心室内壁、圆形或三角形的右心室腔和相对于细长或椭圆体形的左心室腔。剑突下四腔心切面在评估这些特征时是重要的（图 48-6）。

胸部的长轴切面倾向于比正常心脏更垂直的方向，两大动脉自心室平行发出，可确定大动脉

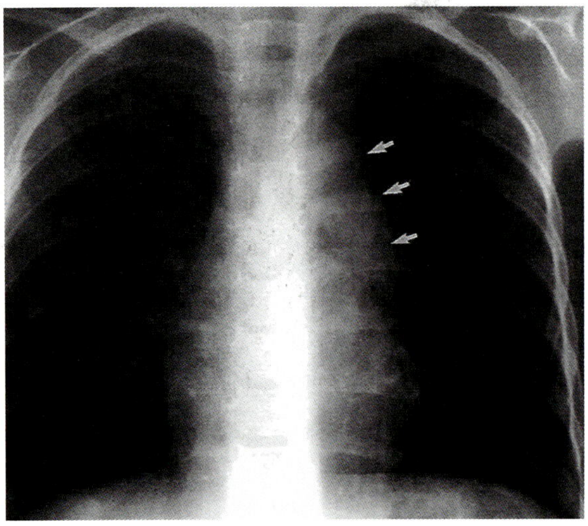

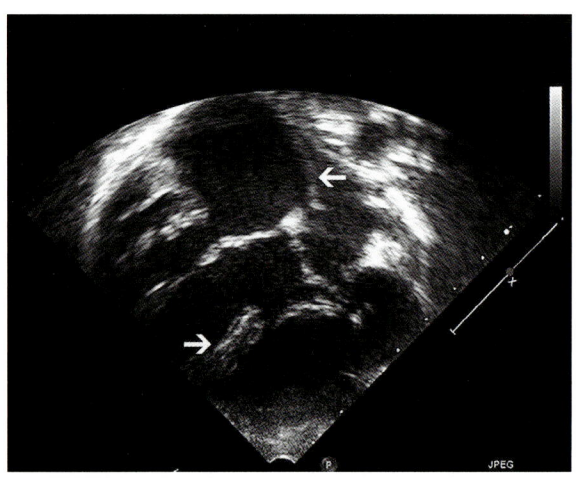

▲ 图 48-4　先天性矫正型大动脉转位的胸部 X 线片
图示无心内异常。注意左位主动脉（箭）

▲ 图 48-5　剑突下四腔心切面，先天性矫正型大动脉转位，右位心
图示房间隔与室间隔对位不良（箭）和流入道室间隔缺损

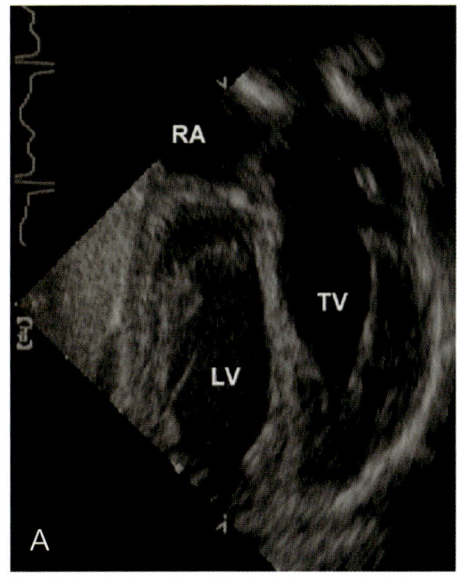
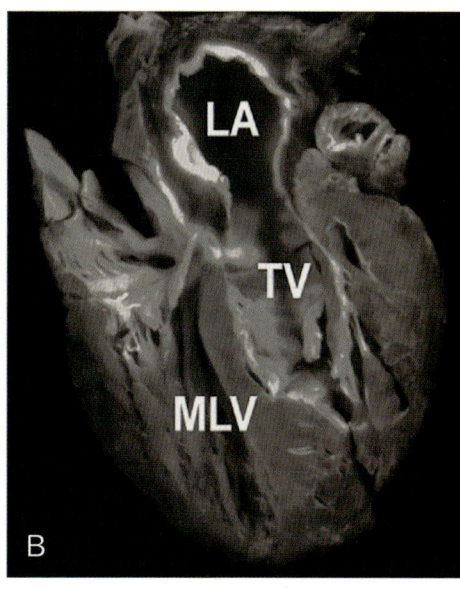

◀ 图 48-6　A. 四腔心切面；B. 病理标本示先天性矫正型大动脉转位的形态学特点

LA. 左心房；LV. 左心室；MLV. 形态学左心室；RA. 右心房；TV. 三尖瓣

转位的发生。因为 ccTGA 的室间隔通常是水平方向的，所以长轴切面可能会令人难以理解，特别是在有大膜周部流出道室间隔缺损时。虽然如此，长轴切面在确立是否有可能的流出道梗阻时，无论是主动脉或肺动脉梗阻都特别重要（图 48-7）。

另一方面，胸部的短轴切面证实是非常有用的。在主动脉瓣与肺动脉瓣水平，主动脉有冠状动脉发出而通常表现为 1 位（向左前），而相对应的肺动脉发出分支（图 48-8）。两条大动脉的关系虽然是典型的但不是绝对的。当剑突下切面怀疑心室大动脉连接异常，短轴的扫描确定心室与大动脉连接不一致，亦可显示室间隔的起源和房室瓣瓣膜的解剖结构和乳头肌的分布。

从四腔心切面把探头向上翘起，可见到由右侧左心室发出肺动脉流出道如何深入地楔入于两个房室瓣之间。事实上在正常心脏肺动脉流出道比主动脉更深入地楔入，并且不止在一个部位可以出现梗阻。心尖四腔心切面在探查房室瓣解剖如左侧房室瓣（三尖瓣）的 Estein 畸形时是特别有用的。彩色多普勒用于量化房室瓣反流。这切面亦可清晰显示普通膜周部流入道室间隔缺损。

高位左胸骨后矢状切面，亦称导管切面，不止可以显示动脉导管，因为 ccTGA 的主动脉向左前位，亦可把整个主动脉弓展开。事实上胸骨上窝切面通常显示主动脉比较不好。显示主动脉分支很重要，右位主动脉弓比之前确实更常见（18%）。

房间隔缺损可见于 12% 的病例，而最常见的是继发孔型。在超声心动图，正常心脏探查房间隔缺损最好在剑突下和短四腔心切面以彩色多普勒成像，确定左心房向右心房分流。另一方面，ccTGA 有时与房室隔缺损相关。如前所述，这样的异常令心房心室连接不一致的诊断复杂化，但用超声心动图作准确诊断是可行的。

左侧房室瓣可显示一系列多样的结构性异常，或者最常见的是三尖瓣不同程度的发育不良和移

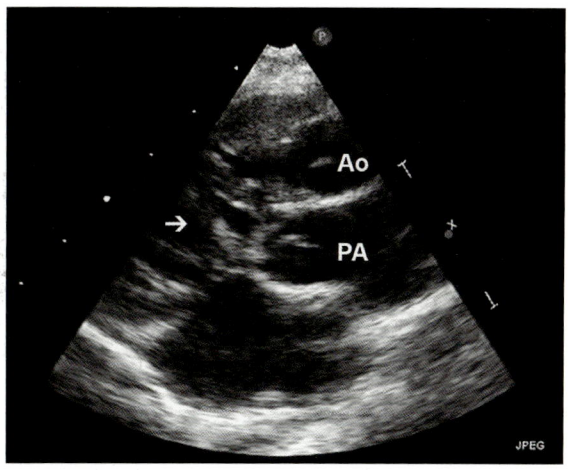

▲ 图 48-7　先天性矫正型大血管转位的长轴切面

注意后位的肺动脉。肺动脉瓣下狭窄伴右和左心室瓣来源的房室瓣附加组织

Ao. 主动脉；PA. 肺动脉

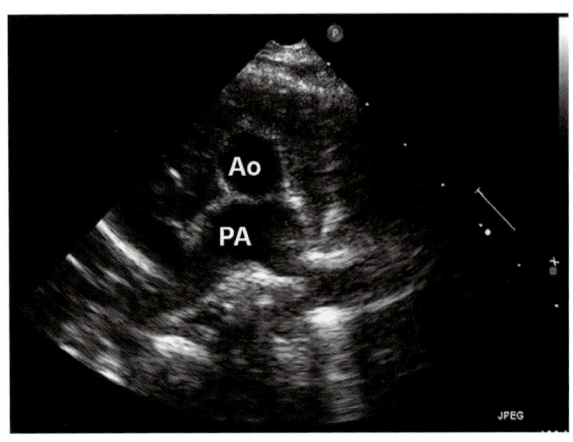

▲ 图 48-8 胸骨旁大血管短轴切面
左前位的主动脉和后位的肺动脉分支
Ao. 主动脉；PA. 肺动脉

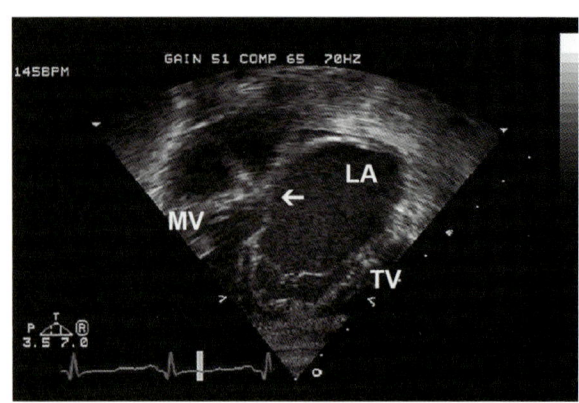

▲ 图 48-9 先天性矫正型大血管转位的心尖四腔心切面
左房扩张伴三尖瓣反流和 Ebstein 样隔瓣移位。箭示三尖瓣瓣环的水平
LA. 左心房；MV. 二尖瓣；TV. 三尖瓣

位，移位对比在心房心室连接一致的 Ebstein 畸形中程度较轻。这些特点在超声心动图最好在心尖四腔心（图 48-9）和改良的短轴切面显示。通常的功能问题是瓣膜反流，而梗阻是不常见的，然而流入道流速亦应评估。明显的左侧房室瓣 Ebstein 样畸形可能与右心室发育不良有关，有时亦与主动脉瓣下梗阻有关。应寻找这些可能的相关异常。其他可能影响左侧房室瓣的异常包括瓣上狭窄环和不同程度的房室瓣骑跨。如通常在 ccTGA 出现的膜周流入道室间隔缺损，左侧房室瓣的后位骑跨明显比右侧房室瓣骑跨更常见，后者需要一个前位室间隔缺损。对于显示是否存在骑跨，胸骨旁短轴切面和四腔心切面是特别有用的。

右侧房室瓣的畸形在 ccTGA 中通常不会被形容为常见异常。一系列尸解报道提示 55% 的病例显示很大变异程度的左侧房室瓣异常。右侧二尖瓣的降落伞样畸形被描述[50]。一般来说剑突下四腔心切面可良好显示右侧房室瓣。

室间隔缺损可在接近 80% 的 ccTGA 患者中见到。大部分这些缺损为膜周部缺损伴有流入道或向后延伸。因为这些缺损向后延伸的自然特性，通常会被原本就向心尖移位的三尖瓣隔瓣或骑跨的三尖瓣阻挡一部分（图 48-10）。这解剖结构在胸骨旁短轴切面和心尖或剑突下四腔心切面显示最好。流出道缺损和肌部缺损较少见而心尖肌部

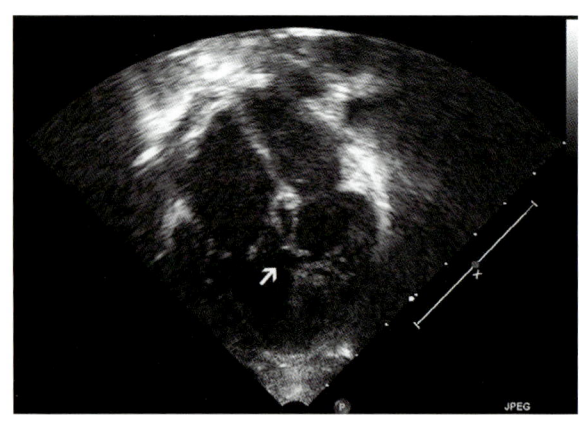

▲ 图 48-10 先天性矫正型大血管转位的心尖四腔心切面
图示三尖瓣的隔叶进入室间隔缺损型成疝。箭示三尖瓣的隔叶

室间隔缺损在心尖四腔心切面寻找最佳。

左心室流出道至肺动脉独特的解剖结构最好于剑突下四腔心切面通过探头导引向前方显示，亦可用脉冲或连续多普勒评估。如前述，肺动脉流出道深楔于左右两组房室瓣之间。梗阻可以是一个或多个可能机制形成：瓣膜自身异常，凸出的右侧心室漏斗部与肌性漏斗部室间隔折叠形成肺动脉瓣下梗阻，右侧或左侧房室瓣来源的附加组织或流入道室间隔缺损附近的瘤样组织形成左心室流出道梗阻（图 48-11）。

右心室流出道至主动脉梗阻的异常是不常见的，但也有几个有趣的特点。左侧房室瓣的梗阻或严重反流通常与流出道梗阻相关。事实上，在有严重左侧房室瓣梗阻的情况下，一定要确认主

第六篇 先天性心血管疾病
第48章 先天性矫正型大动脉转位（房室及心室大动脉连接不一致）

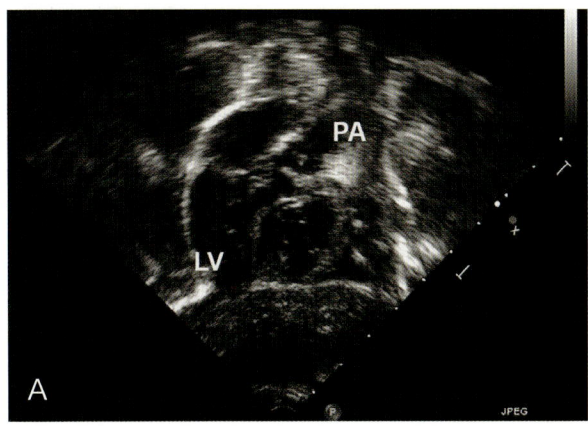

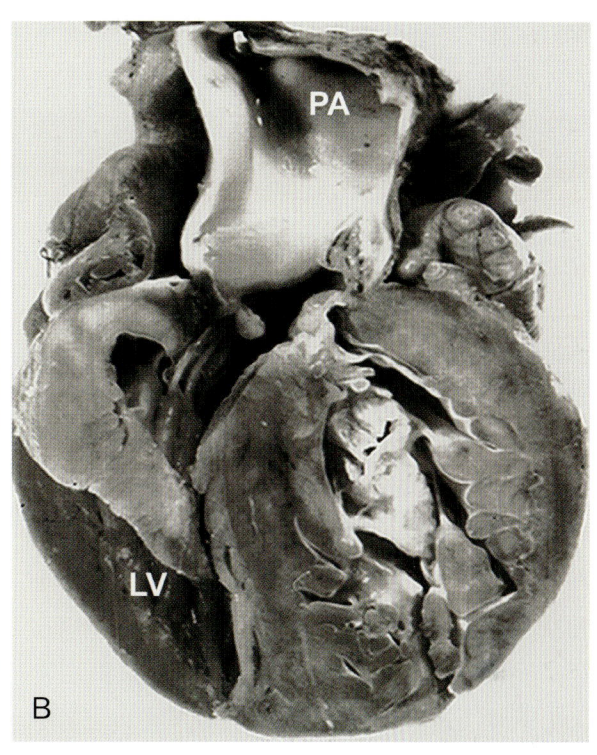

▲ 图 48-11 先天性矫正型大血管转位
A. 先天性矫正型大血管转位的剑突下切面和肺动脉瓣下梗阻，可见左和右房室瓣来源的附加组织；B. 与超声心动图切面相同病理标本切口
LV. 左心室；PA. 肺动脉

动脉的梗阻并非单纯是功能性的。主动脉瓣环与心室体部是被完整的肌性漏斗部分开的，因此肌性流出道梗阻似乎是动力性的。另外，梗阻可由主动脉瓣下隔膜、瓣膜阻梗和房室瓣附加组织引起[51]。主动脉瓣下区域，最佳显示为左胸骨旁长轴或有时剑下切面。当合并主动脉瓣下梗阻，主动脉弓缩窄通是与严重的左侧房室瓣反流、室间隔缺损或右心室发育不良有关。高位左胸骨切面可以做出诊断。

冠状动脉成像在合并主动脉前移是优良的（图 48-12）。76% 的患者冠状动脉分布与心室解剖连接一致[36]。然而单支冠状动脉和其他畸形亦有发生。

有几个原因会引起胎儿超声检查者注意胎儿有 ccTGA，包括动脉圆锥缺损以内的先天性心脏病家族史、产科超声检查发现心脏畸形和胎儿水肿。ccTGA 的胎儿水肿可能是严重房室瓣反流或完全性房室传导阻滞的结果。胎儿超声心动图可显示心脏解剖及心率。因房室传导阻滞出现而探查胎儿 ccTGA 并不常见。严重房室瓣反流的 ccTGA 胎儿，对预后评估十分有保留，可能会自然流产。一个 34 例胎儿的研究记录了诊断 ccTGA

最有价值的超声特征。

TEE 似乎很适合用于 ccTGA 患者检查。它为较年长已行手术治疗并且经胸超声检查有限制的患者提供一个可靠的窗口。TEE 的声窗口可以更进一步提供这种患者关键性的结构检查，包括房间隔、左右房室瓣和室间隔流入道。更早的研究记录了 TEE 的优点与缺点[52,53]。

三维超声心动图在 ccTGA 检查应用增多[54,55]。

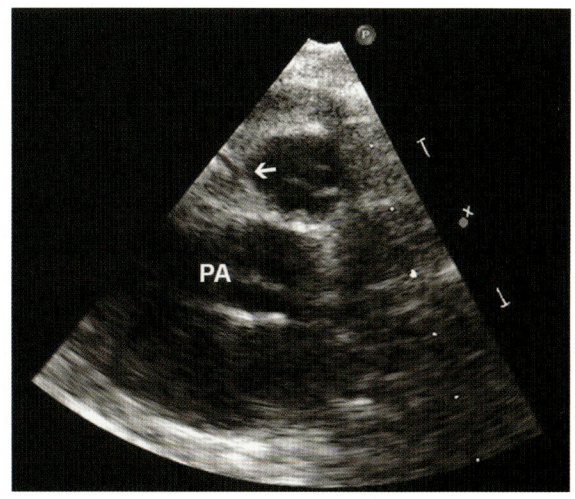

▲ 图 48-12 左位主动脉的横切面
图示一条冠状动脉（箭）
PA. 肺动脉

1249

我们用此方式评估体循环房室瓣并发现它是有用的（图 48-13）。在确定左心室流出道梗阻的本质和室间隔缺损与主动脉的关系是我们发现三维超声具有极大价值的方面。

十三、磁共振成像

MRI 可获得解剖和生理的诊断资料，特别是体循环右心室的评估，在预期会进行解剖学矫正术前（48-14 和图 48-15）和长期随访右心室功能的患者特别有用。现今的研究显示，MRI 在功能评估方面与其他方法对比有良好相关性，而且可确定体循环右心室功能方面的疑问[56-60]。MRI 在有限的研究中评估心肌瘢痕或纤维化，现今研究发现这不是体循环右心室常见的现象[61]。最后，在已行肺动脉环束术做左心锻炼的患者，解剖矫正手术前行 MRI 检查是其中一个重要部分。MRI 检查测量左心室质量指数和左心室质量/左心室容积比，可用于评估左心室锻炼的足够性的决定因素。

十四、心导管介入治疗

大部分 ccTGA 患者从二维和三维超声心动图和 MRI 获得详细的解剖和功能数据，可减少常规进行手术前心血管介入治疗的需求。诊断性导管在可考虑评估未行手术治疗肺血管阻力升高的患者（长期持续的室间隔缺损分流、严重左侧房室瓣反流），检查可疑主肺动脉侧支或不能解释的发绀的患者和较少见的用其他方法较难确定的冠状动脉解剖异常[63]。心导管检查是评价解剖矫正手术前左心室锻炼的左心室血流动力学其中一部分方法[64]。

因为房室结位于前方且 ccTGA 患者天生脆弱的传导系统，在进行导管操作时发生传导阻滞的风险很高，虽然不一定会发生，但特别是在尝试

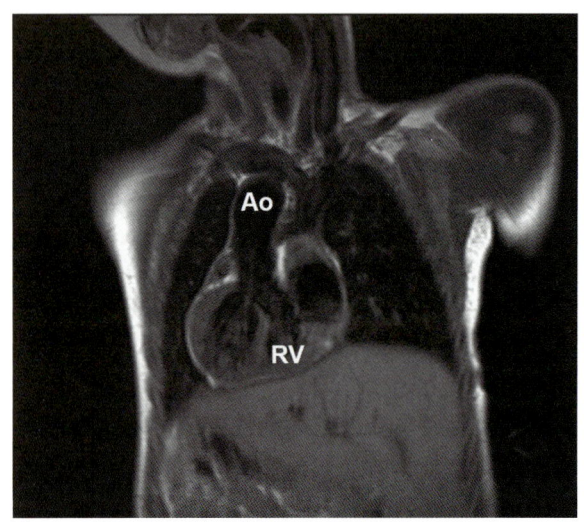

▲ 图 48-14　先天性矫正型大血管转位伴右位心、室间隔缺损和肺动脉闭锁的磁共振 T_1 加权成像，前面观
Ao. 主动脉；RV. 右心室

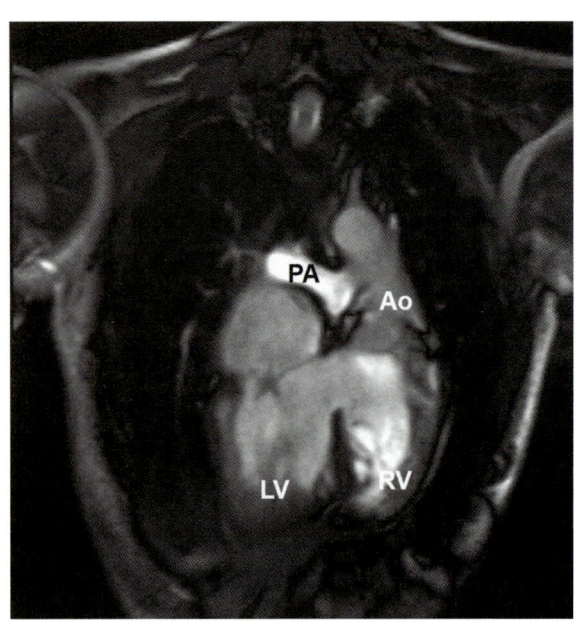

▲ 图 48-15　先天性矫正型大血管转位伴中位心、室间隔缺损和肺动脉闭锁的磁共振 T_2 加权成像，前面观
Ao. 主动脉；LV. 左心室；PA. 肺动脉；RV. 右心室

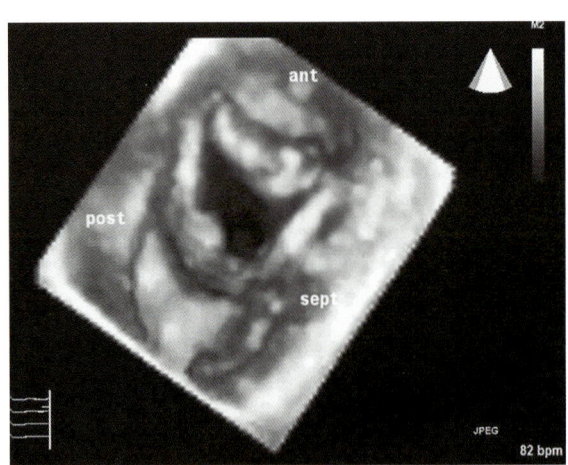

▲ 图 48-13　先天性矫正型大血管转位的三尖瓣三维切面
图示隔叶的发育不良
ant. 前瓣；post. 后瓣；sept. 隔瓣

进入肺动脉时容易发生，因此准备紧急经静脉起搏系统很重要。

心导管介入治疗很大程度上留待术后患者有严重梗阻或反流时放入支架或经导管肺动脉瓣植入或心房挡板梗阻或漏时应用[65]。

十五、心血管造影

现在没有行超声心动图和 MRI 之前不会行血管造影检查。这个形式的检查应提供诊断和指出心室间隔的相对局部解剖学。在大部分 ccTGA 患者中，心室与室间隔排列成一直线的情况较正常心脏更呈矢向（图 48-16）。在心房心室连接不一致的患者中水平室间隔亦有报道。这些观察在心血管造影决定投照轴向是重要的。

假定正常心脏室间隔位置时，用左前和左侧位行心室造影，或者用 20°～25° 右前斜位应可显示室间隔、左心室流出道和二尖瓣流入道（图 48-17）。相同的投照角度可以用于形态右心室造影。肺动脉瓣下梗阻在形态学左心室进行选择性造影可得到最好影像。在有室间隔缺损时，右前斜投照角度上加 20°～25° 可一并显示室间隔缺损和左心室流出道梗阻。左侧房室瓣反流最好用超声心动图和彩色多普勒评估，但右心室造影可增加数据（图 48-18）。

肺动脉和其分支最好在肺动脉注射对比剂以头尾成角位造影。右或左前斜角度会分别聚焦于右或左肺动脉。主动脉和冠状动脉可以在主动脉造影成像，以前和侧位投照拍摄。冠状动脉起源

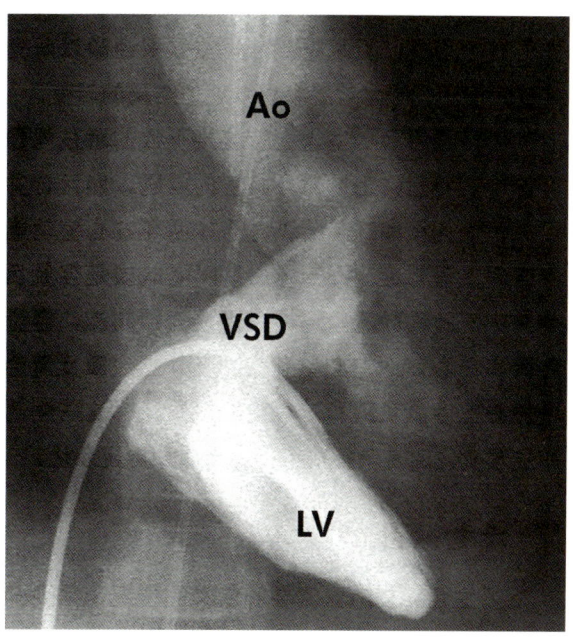

▲ 图 48-17　心房心室连接不一致的患者，单一流出道主动脉

此左心室显示一个大室间隔缺损

Ao. 主动脉；LV. 左心室；VSD. 室间隔缺损

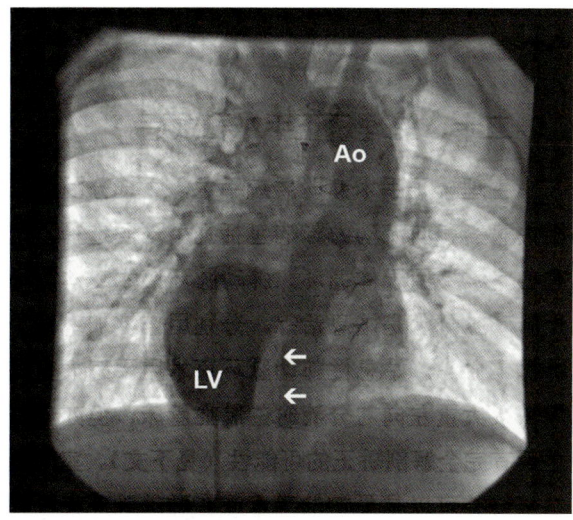

▲ 图 48-16　先天性矫正型大血管转位伴肺动脉闭锁和室间隔缺损（箭）的血管造影

前后位投影，左心室造影，注意室间隔的位置

Ao. 主动脉；LV. 左心室

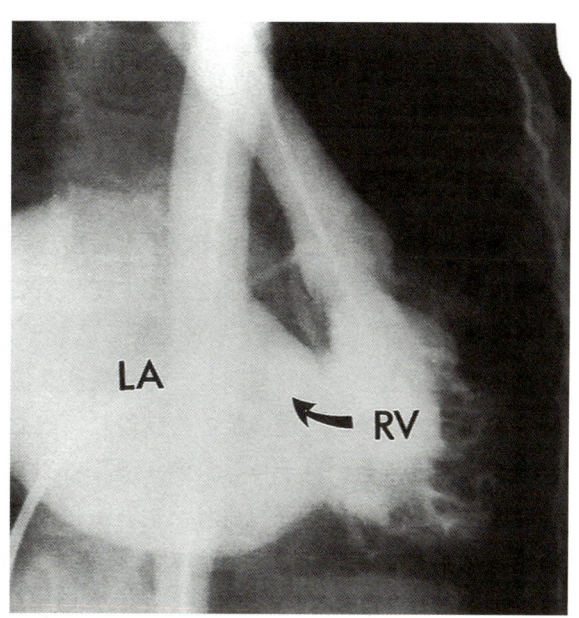

▲ 图 48-18　形态学右心室造影

从形态学右心室注射对比剂可显示严重的体循环房室瓣反流（箭）。左心房重度扩大

RV. 右心室；LA. 左心房

于向后的冠状窦，而为得到充分的解剖展示，选择性冠状动脉造影是必需的。

十六、自然病程和处理

先天性矫正型大血管转位是复杂而不常见的先天性心脏病。因此需要时间去累积经验以研究其自然病程、手术效果和手术处理结果的转变。

心房心室及心室大血管连接不致的潜在问题可能是右心室作为体循环心室的问题。然而合并相关病变的概率高，所以对于体循环右心室功能的病理生理效应亦不一样。室间隔缺损是容量负荷的。而肺动脉流出道梗阻可改变肺向流，容量负荷和右心室－左心室互相影响。三尖瓣反流会增加心室容量负荷和减少它的后负荷。这些解剖和生理变化的复杂相互作用使预后分析复杂化。

十七、药物处理

新生儿存在肺血流导管依赖的情况，需要马上给予前列腺素维持动脉导管开放直至手术建立稳定的肺血供来源。类似的处理在严重主动脉弓缩窄或主动脉弓离断的婴儿中也是需要的。相关病变的药物治疗在早期占主要地位。之后药物治疗最可能是聚焦于体循环房室瓣反流和心力衰竭。可能需要适当使用利尿药及减轻后负荷的药物和β受体阻滞药。

十八、起搏

很大一部分患者会自然发展或手术后出现完全性传导阻滞。房室传导阻滞经常发生在相关心脏畸形或导致明显心动过缓，可能需要永久起搏。根据患者体形大小、静脉解剖、心内病变和分流及手术类型，起搏器可经静脉心内膜途径、经心包膜或者两者混合。对于传导阻滞，选择右心室心尖或左心室心尖起搏分别适用于生理矫正或解剖矫正术后[66]。后者亦适用于肺动脉环束术后。在有明显心力衰竭和心室不同步的 ccTGA 患者中，双心室起搏和 CRT 的角色和指征已进行探索[67]。事实上，首例在先天性心脏病中应用 CRT 的就是 ccTGA 患者[68]。因为冠状动脉窦和心脏静脉解剖不正常，经静脉置入 CRT 系统是有挑战性的[36,39]。不能到达的冠状窦或未发育的心静脉分支血管可能是操作技术上的阻碍。然而，应经静脉放置一个心外膜心静脉导联和一个左室心室间隔导联，这可允许体循环形态学右心室的 CRT。在进行解剖矫正的患者（以下描述）冠状窦并不可能经静脉到达，镶嵌或心外膜方法在形态学左心室 CRT 是需要的。ccTGA 患者使用 CRT 的效果数据有限[70-73]。

十九、未经手术患者的自然病程

早期的自然病程受相关病变的严重程度和手术处理明显影响。虽然有重复的报道 ccTGA 病例长期生存率，这当然不是常见的[75,76]。

少数研究人员试图把相关病变和手术效果排除后提出一组不同的可能性。Beauchesne 等[76]随访 44 例未经手术患者至少 144 个月，发现大部分（59%）有三级或以上体循环房室瓣反流和很多患者呈现明显症状性的体循环右心室功能不全。Presbitere 等[3]报道 18 例病例，也是指出体循环房室瓣反流和心室功能不全为主要关注点。在一个大的多学院研究中，Graham 等[77]发现在一定年龄时，没有相关病变的患者与有相关病变的患者对比，心力衰竭和体循环房室瓣功能不全的发生率较低；随着年龄在两组中心力衰竭和体循环房室瓣功能不全的发生率均增加，最后影响大部分患者。

二十、生理矫正手术和预后

生理矫正手术亦即传统手术，大部分因潜在相关病变和向流动力影响包括几个不同选择，把右心室维持用于体循环。肺动脉环束术或体循环至肺动脉分流是姑息治疗，分别用作增加或减少肺循环血流。姑息性肺动脉环束术用于有大室间隔缺损大量左向右分流时的肺血管床，但亦容许之后有完全解剖矫正的可能性（见下文）。室间隔缺损修补可以是最初的手术或在肺动脉环束松解时进行。行手术减少并发传导阻滞，同时行室间隔缺损修补术也有报道[49]。左心室至肺动脉流出道梗阻可以原点切除或在左心室至肺动脉之间放置管道处理。三尖瓣反流可以修补或瓣膜置换处理。然而严重的瓣膜移位发生较多，而一系列手术效果表明术后再发或进行性反流加重，倾向建议在可能情况下选择瓣膜置换。当合并明显房室瓣骑跨或心室发育不良时，处理以上单心室姑息治疗途径是成功的。对于体循环心功能差，可能需要心脏移植或机械循环支持[78]。

很多系列研究评估和报道传统手术的长期预后和预想中决定预后的因素[48,79-85]。手术后实时结果有进步，手术死亡率为3%～10%。然而长期进行性右心室功能不全和三尖瓣反流是常见的。Hraska[81]报道了123例ccTGA患者，96例行生理矫正手术，5年生存率为75%，10年生存率为68%。1年无右心功能不全88%，10年跌至43%。心内修补手术后1年内无三尖瓣功能不全是91%，但10年降至52%。管道置换再手术和体循环房室瓣修补或置换大体上经常发生，10年是可达40%。分析得到预后不良的重要危险因素，反复发现是三尖瓣的Ebstein畸形、三尖瓣功能不全的程度、体循环右心室功能不全和完全性房室传导阻滞。

二十一、右心室功能不全和三尖瓣反流

进行性心室功能不全和房室瓣反流在生理矫正手术是常见的[82,86-88]，可与容量负荷的病理生理、心室与瓣环扩大及变形和右心室 - 左心室相互作用联系起来的。在ccTGA患者中，三尖瓣发育不良和其他相关病变使情况复杂化。右心室作为体循环心室可能是不利的，因为它的几何形状不佳，射血分数较低和冠脉血流储备较低[86,89]。

体循环右心室功能不全事件与三尖瓣反流有紧密联系，因此几个研究均把注意力特别放在三尖瓣反流的重要性上。Prieto等[90]在一个40例ccTGA病例研究中总结，三尖瓣功能不全是预后不良的单一重要因素，而体循环右心室功能不全的出现几乎总是与长期持续的三尖瓣反流有关。MayoClinic组[91]在最新的随访，评估进行三尖瓣置换时尚保存心室功能的患者可维持长期心室功能的假说。在回顾分析46例患者时，手术前超声心动图评估体循环心室射血分数是术后≥1年心室功能的独立预测因子。这个研究首先提出当体循环右心室功能尚可维持时就应考虑进行三尖瓣反流手术，在大部分患者长远可能阻止心室功能的变差。

几个研究聚焦于肺动脉环束术对体循环右心室功能和房室瓣反流的影响。在一系列肺动脉环束术用于大动脉转术前调节左心室的病例中，肺动脉环束是导致室间隔移位的机制，令右心室呈球形情况减轻，改善三尖瓣接合从而减少反流，最终改善右心室扩张和体循环心室功能[92,93]。在其他系列的研究，Winlaw等[64]并没有发现明显的房室瓣反流改善，但临床确实好转。一些作者提倡肺动脉环束术成为长期姑息治疗，因为它对比解剖矫正手术死亡率低，而且在心室功能、三尖瓣和NYHA功能状态上是满意的[93,94]。

二十二、解剖矫正手术和预后

传统手术相对不良的预后，亦考虑到潜在的进行性右心室功能不全和三尖瓣引导探索ccTGA患者的替代手术方法[65,93-98]。ccTGA的解剖矫正用心房内挡板（Mustard和Senning）把静脉向重新分布路线，令形态左心室重回到体循环。在没有左心室流出道梗阻的患者，亦进行大动脉转位。这两种手术治疗合并介入称为"双调转"手术。那些有室间隔缺损和左心室流出道梗阻的患者用Senning-Rastelli手术处理，即合并Senning心房内挡板重新分布室间隔缺损和左心室血流方向至主动脉和右心室 - 肺动脉管道置入（图48-19）。双调转手术相对或绝对禁忌证应包括限制性室间隔缺损、特殊冠状动脉解剖、50%以上的心室发育不良、房室瓣骑跨和二尖瓣畸形。

这些复杂程序的并发症，可以预计包含了心房调转（窦房结功能不全、室上性心律失常、挡板梗阻和挡板漏）、Rastelli手术（主动脉瓣下梗阻、主动脉瓣反流、管道梗阻或反流）和（或）大动脉转位（冠状动脉梗死、主动脉瓣反流、肺动脉梗阻或主动脉根部扩张）的并发症。手术的总体死亡率是0%～10%，是令人鼓舞的[65,73,97,98]。

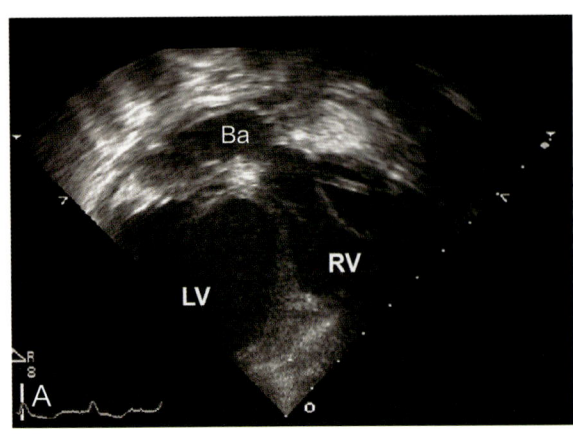 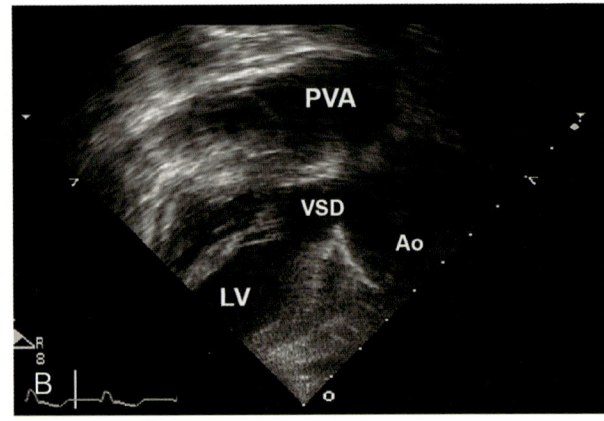

▲ 图 48-19 先天性矫正型大血管转行双调转矫正术后

A. 心房挡板的前支进入右心室；B. 室间隔缺损隧道从左心室到主动脉；Ba. 挡板；LV. 左心室；RV. 右心室；Ao. 主动脉；PVA. 肺静脉心房；VSD. 室间隔缺损

当患者的左心室压力低（肺动脉下）和左心室失去正常状态时，在进行双调转手术前需对左心室"再锻炼"（retraining）。肺动脉环束的策略是增加左心室的压力负荷，引发左心室心肌肥厚。环束的足够程度在术中可以以超声心动图监测或用传导导管评价压力 - 容量关系。术后以超声心动图、MRI 或心导管检查决定双调转手术的合适时机。建议进行双调转手术条件包括左心室压力≥ 70%~80% 的体循环压力，左心室质量/左心室容量比 > 1.5，体循环左心室有正常左心室壁的厚度和肺动脉环束术后正常的左心室功能[62,64]。左心室锻炼的肺动脉环束的效果研究报道，环束时间的中位数是 12~14 个月[64,92,99-101]。需重点提出，一部分患者不能耐受环束术而发生明显的左心功能不全。有几组报道指出，较年轻的患者在左心室锻炼和双调转手术有较好的效果[64]。Boston 组最近评价年龄和环束时间对左心室锻炼行肺动脉环束的 ccTGA 患者的影响。在早期环束，早期修补的患者中发生左心室功能不全的机会较低[100]。解剖矫正后发生明显的左心功能不全的患者相对常见，报道发生率至少 12%~14%[73,98]。

为了对比生理性和解剖矫正术，Alghamdi 等进行 11 个非随机研究的 Meta 分析，共 124 个患者。患者的手术年龄从 3 个月至 55 岁，41% 的患者在 1995 年以前行最后一次手术治疗。手术包括 33 例生理矫正手术，69 例 Rastelli 类解剖手术，25 例解剖矫正手术包括大动脉转位。那些进行 Rastelli 类解剖手术的患者入院死亡率明显下降，这可能与手术后传导阻滞发生率低和体循环房室瓣反流以及避免了大动脉转位冠状动脉移植潜在并发症有关。1995 年以前进行的手术亦与死亡率升高有关[102]。

二十三、生活质量

解剖矫正手术患者的生存质量对比生理矫正和体循环右心室患者的生存质量最近亦有报道[103]。报道中，解剖矫正的患者和父母、监护人的生活质量与非解剖矫正患者及家属生活质量相似。只在学校表现这个领域，解剖矫正的患者自行报道的分数明显较低。然而在父母和学校表现的排名评分，在两组中并无差异。在这项研究中，住院时间延长和起搏器使用是降低生活质量的可能危险因素。这个中心也评估对比了 25 例 ccTGA 和体循环右心室成人与 25 例症状不明显的轻微心脏病成人的自觉健康状态和生活质量[104]。大部分 ccTGA 患者在 NYHA 1 或 2 级（80%）和右心室功能正常或轻度减退（60%）。ccTGA 的成人健康状态和生活满意度较对照组低，而自觉健康状态随年龄增长下降。

二十四、妊娠

ccTGA 患者一般可以耐受妊娠，几个报道显示妊娠成功率为 60%～95%，经阴道产为 74%～88%[105-108]。NYHA 评级 3～4 级症状，中等或更严重的房室瓣功能不全或体循环心室功能差很可能是一个高危组别。Connolly 等[105]报道最大量的 22 例 ccTGA 女患者 60 次妊娠。有 50 个活产（83%）而无妊娠相关的母亲死亡。然而有一例患者在妊娠晚期体循环房室瓣反流加重发生充血性心力衰竭。剖宫产比例为 12%，较正常人群低。其他研究组报道 19 例女性 45 次妊娠中流产发生率为 27%，母亲发绀是高危因素[106]。心血管并发症在 5 个患者中发生（26% 的母亲），其中 3 例充血性心力衰竭，1 例发绀加重和 1 例脑血管意外。Gelson 等最近报道[107]显示 14 例有体循环右心室的女性与 76 例对照组相比，有更高的母亲及新生儿发病率和较低的出生体重。心血管并发症在 6 个患者孕期中发生，虽然所有均是 D- 大动脉转位 Mustard 手术术后第 3 孕期的女性。最后，Kowalik 等[108]报道了在 ccTGA 患者中妊娠对心血管的长期影响。在 13 个女性患者，妊娠成功率是 19/20（95%）例，有 3 个患者出现心血管并发症。

在怀孕后中位数（19±15）年的随诊中，心力衰竭住院、药物治疗、死亡或超声心动图指标与无妊娠的 ccTGA 女性相比并无差异。

二十五、总结

ccTGA 不是常见的先天性心脏病，特征是心房心室和心室大血管连接不一致。其病因、形态起源和形态学是复杂而吸引人去思考的。临床表现控制于相关心脏病变的病理生理。传统手术的长期随诊显示结果低于理想，因而导引发展新型的以维持正常心房心室及心室大动脉连接为目标的手术方式。中期预后是理想的但相关的迟发术后并发症亦有出现，而证据的最终评估需要进一步长期随访。

致谢

作者希望感谢 Dr. Jeffrey Smallhorn 在三维超声图像和二维超声的动态影像的贡献。Dr Michelle Noga 对 MRI 图像和视频的贡献。Dr Mohamed Hirji 在冠中的脉图像的贡献。我们亦感谢 Dr Robert Freedom's 在前期工作的贡献。

第 49 章
右心室双出口
Double-Outlet Right Ventricle

Gail E. Wright　Katsuhide Maeda　Norman H. Silverman　Frank L. Hanley　Stephen J. Roth　著
简佩君 Kan Pui Kuan　译

一、定义

右心室双出口（DORV）是一种心室大动脉连接异常，表现为两大动脉 50% 或以上自右心室发出。这一章重点为心房心室连接一致并且存在两个心室的 DORV。DORV 可发生于单心室的心脏，特别是各种内脏异位综合征，且伴有心房心室连接不一致。这些特殊类型的 DORV 变异将在其他章节中描述（详见第 50、51 章）。

首例 DORV 心脏的解剖报道于 1893 年，但"右心室双出口"这一定义为 1957 年梅奥医学中心在行一例手术修补时首次应用[1,2]。在此之前的描述，包括 1949 年最原始描述 DORV 的名词"Taussig-Bing 心脏"，将本病认为是一种变异型、部分性大动脉转位[3-5]，对于这一用词曾存在很多争议。此章的议题，把 DORV 归类为一系列动脉圆锥缺陷的病变，伴有大血管转位、肺动脉血氧饱和度高于主动脉血氧饱和度。然而 DORV 和大血管转位为独特的解剖结构，因为心室大动脉连接不一致是大血管转位的结构核心所在。1961 年，Neufeld 等将 DORV 分类为伴或不伴肺动脉狭窄[6-8]。1972 年，Lev 等把 DORV 的种类进一步加以归类[9]。不久之后，Sridaromont 等从血流动力学和心血管造影的角度报道了 DORV 的解剖学异常[10,11]。DORV 命名在更新的《先天性心脏外科命名（Congenital Heart Surgery Nomenclature）》及《数据库计划（Database Project）》中可能再次更新[12,13]。

二、疾病发生率

DORV 在所有先天性心脏病中比例低于 1%，每 1000 名活产婴中，约 0.06 例[14]，无明确的种族与性别差异，目前暂无特定的基因缺陷类型报道。

三、形态学异常

DORV 形态学上属于动脉圆锥缺陷异常。与大部分先天性心脏病类似，这些缺损的生理和治疗均源于胚胎学及形态学。

动脉干异常源于胚胎期分隔失败，而其他动脉圆锥缺陷的核心均是旋转缺陷，其中圆锥隔的逐渐形成被认为是旋转驱动力。圆锥隔的形成决定了两个半月瓣的相对位置关系，因而圆锥隔的发育异常决定了不同疾病个体中存在结构差异。半月瓣下的圆锥肌肉越多，瓣膜越容易被推向前上方向，相关大动脉就越有可能与右心室出现并列关系[15,16]。

在正常心脏中，肺动脉瓣位于前上方，为动脉圆锥上呈圆管状的肌肉[17]。主动脉、二尖瓣和三尖瓣均与心脏的中心纤维体相连。主动脉瓣下的动脉圆锥肌肉大部分被吸收，使主动脉位于后下方（图 49-1）。

在动脉圆锥缺陷中，部分心脏主动脉瓣下是没有圆锥的，如法洛四联症；部分肺动脉瓣下没有圆锥，如大动脉转位（图 49-1）。上述两种系列，圆锥结构是"全或无"的。而 DORV 则介于两者之间，不同数量的动脉圆锥结构分散地附着于半月瓣下[18]。

DORV 中常见的一种类型在解剖上和生理上均与法洛四联症相似[19]。它在肺动脉瓣下存在接近正常的圆锥结构，而主动脉瓣下有少量圆锥结构。因而，缺乏主动脉-二尖瓣延续区，肺动脉瓣位于前上方。DORV 另一种类型则是圆锥结构大部分在主动脉瓣下，肺动脉瓣下只有少许圆锥结构，导致肺动脉-二尖瓣延续区缺失，这一类型与大动脉转位的生理类似。在这两者中间的类型两侧有较均等的圆锥结构，这样两大动脉并列，没有任何血管位于后方。在"法洛四联症"型和"大动脉转位"型之间，有很多"灰色地带"，此部分 DORV 既没有主动脉-二尖瓣延续区，也没有肺动脉-二尖瓣延续区，而是存在双动脉下圆锥隔数量差异（图 49-1）。这些变异在解剖学和生理上存在不定性，实际处理中，应按不同病例制订

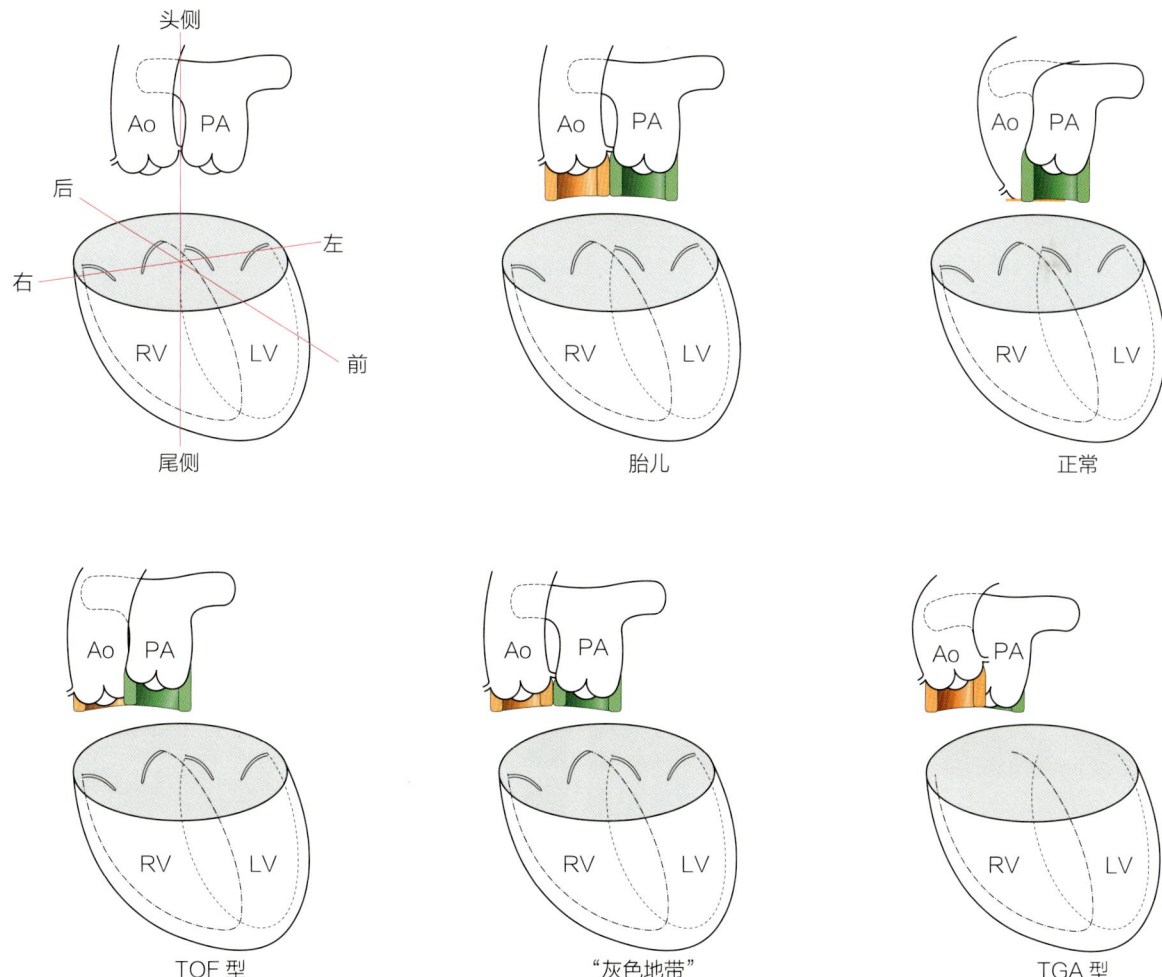

▲ 图 49-1 正常心脏与不同种类的右心室双出口中，胎儿的圆锥隔发育情况

在胎儿期，每条大动脉下均有一个圆管状肌肉组织，即圆锥。圆锥肌肉的分布在主动脉下及肺动脉下是相等的。在正常心脏中，肺动脉瓣立于圆锥之上，位于相对前上方，主动脉瓣下的圆锥肌肉大部分吸收，主动脉位于后下方位置。在右心室双出口变异中，圆锥肌肉在每条大动脉下分布的不同，决定了这一系列疾病两个半月瓣与心室的相对关系。圆锥肌肉更多，则相对应的半月瓣下方一瓣膜就更被推向前上位置。"法洛四联症"类型：分类中的一种极端类型，即圆锥在肺动脉瓣下长度接近正常而圆锥在主动脉瓣下极少，肺动脉瓣在前上方，无主动脉-二尖瓣延续区。"灰色地带"在"法洛四联症"型与"大动脉转位"型之间。"灰色地带"有很多变异类型——此部分右心室双出口既没有主动脉-二尖瓣延续区，也没有肺动脉-二尖瓣延续区，而是圆锥隔存在数量异常，两大动脉均不会被推向后侧。"大动脉转位"型：分类中另外一种极端类型——大量的圆锥肌肉在主动脉瓣下而肺动脉瓣下相对少。主动脉被推到前上方因而导致主动脉位于肺动脉右侧，同时缺失肺动脉-二尖瓣连接。注意：二维图像和影像中，圆锥显示为"泪滴形"，但在三维图像中，为圆管状肌肉。黄色部分：主动脉瓣下圆锥

Ao. 主动脉；PA. 肺动脉；RV. 右心室；LV. 左心室；TGA. 大动脉转位；TOF. 法洛四联症

个体化方案。

DORV 种类的一般命名如 DORV 伴主动脉瓣下室间隔缺损、DORV 伴肺动脉瓣下室间隔缺损和 DORV 伴双动脉瓣下室间隔缺损，这一命名造成了 DORV 分类与大动脉关系无关，而与室间隔缺损位置差异有关的印象[9,11]。然而事实上，DORV 的不同类型是动脉圆锥发展差异引发的大动脉转位，并非与室间隔缺损的位置相关。室间隔缺损是不变的，通常为一个典型的圆锥心室型室间隔缺损、位于膜周部区域并延伸至室间隔小梁部，室间隔缺损的上缘为圆锥的下缘。强调漏斗部发育的重要性，有助于统一关于 DORV 构成的概念方法。故而在对不同 DORV 患者进行描述时，基于其形态学的不同表现，需要包括大动脉位置及室间隔缺损两方面。

DORV 的伴发畸形中，肺动脉狭窄是最常见的，其中约 50% 的患者可出现瓣膜或瓣膜下的狭窄；继发孔房间隔缺损可见于约 25% 的 DORV 患者；而 DORV 合并房室隔缺损的患者中，8% 伴有原发孔缺损。其他伴发畸形如动脉导管未闭、右位主动脉弓、主动脉瓣下狭窄、合并肌部室间隔缺损、左上腔静脉回流至冠状窦或左心房、室间隔完整、二尖瓣异常（包括二尖瓣闭锁）等，则较少被报道[9,10,20-22]。伴发冠状动脉异常的病例中，最常见为前降支冠状动脉起源于右冠状动脉窦，发生率约为 10%。冠状动脉异常有非常重要的地位，因冠状动脉内置管或冠状动脉移植是否可行，将进一步决定外科修复手术的可行性[23]（图 49-2）。此外，主动脉弓缩窄、发育不良或中断亦可在约 10% 的 DORV 患者中发生，一旦存在，将明显增加手术复杂性。

四、临床特点：常见变异类型

DORV 的临床特点与病理生理是由形态学决定的[22]，即使是同一个亚型，临床表现亦表现不同。既往在诊断评估时，常规应用心导管术行血管造影和血流动力学评估。而现在，经胸超声心动图可在大部分病例中，明确各个重要的解剖学特点；联合超声心动图与床边血氧饱和度监测，可提供无创的病理生理诊断[26]。对于合并复杂主动脉弓解剖异常病例，需进一步行血管造影[27,28]。部分病例行手术纠治、难以决定室间隔缺损修补面时，

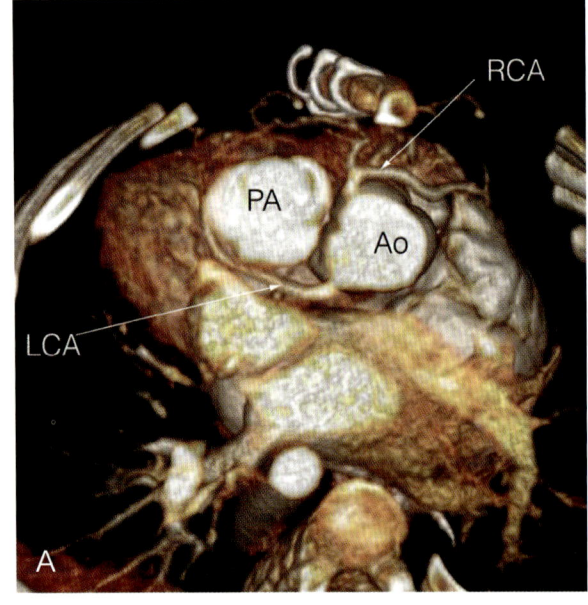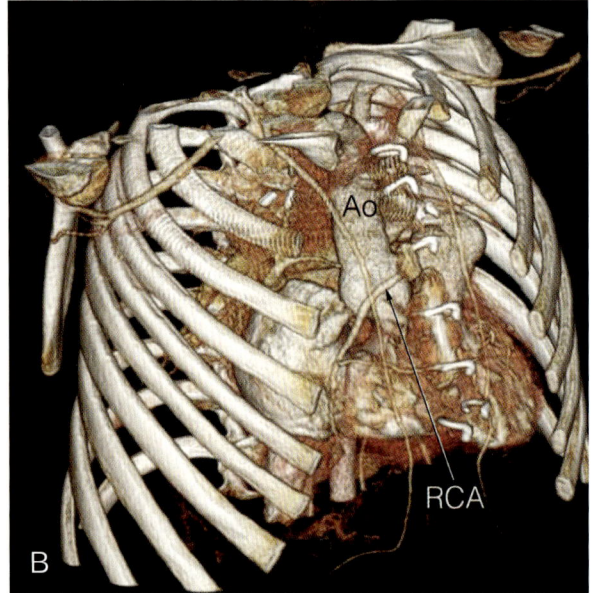

▲ 图 49-2 冠状动脉异常起源及冠状动脉与胸骨之间的关系

冠状动脉异常有非常重要的地位，因冠状动脉内置管或冠状动脉移植是否可行，将进一步决定外科修复手术的可行性。CT 血管造影可显示冠脉异常起源及冠状动脉与胸骨之间的关系。A.CT 血管造影，三维重建：右冠状动脉向前发出、在胸骨下走行；B.CT 血管造影，三维重建：右冠状动脉异常起源并跨过主动脉前侧（图片由 Frandics Chan, MD, PhD, Stanford University 提供）

LCA. 左冠状动脉；PA. 肺动脉；Ao. 主动脉；RCA. 右冠状动脉

MRI 可助进一步明确室间隔缺损与半月瓣之间的关系[29-32]。在少数病例，如暂不确定技术上是否可行双心室修补时，心导管检查可用于测量肺血管阻力，从而进一步确定 Fontan 手术是否可行。另外，在部分心内血流是可变而可能产生不同影响的亚型中，需要行经心导管检查以评估血流动力学。

（一）法洛四联症型

最常见的是法洛四联症型，肺动脉瓣下有大量圆锥而主动脉瓣下极少（图 49-1）。这种类型又称为 DORV 合并主动脉瓣下室间隔缺损及肺动脉狭窄，可见于约 40% 病例[9,11]。肺动脉瓣位于前上方，而主动脉骑跨于室间隔上，血流从左心室通过室间隔缺损入主动脉。心血管病理生理主要取决于肺动脉狭窄的程度，一般自婴儿早期逐渐加重。肺动脉瓣下通常出现进行性动力性肺血流梗阻，使血氧饱和度基础水平在 80%～90%，运动时会进一步下降，与法洛四联症相似，本类型亦存在潜在的缺氧发作可能。心脏体格检查可闻及明显、长而粗糙的收缩期喷射性杂音，在胸骨左缘上方最响亮，杂音特点与肺动脉瓣下狭窄相关。因室间隔缺损常无明显压差，故无附加室间隔缺损杂音。有此解剖组构的新生儿，如果有严重肺动脉狭窄，可能以发绀起病，但更常见的就诊原因为体检发现心脏杂音；近期的病例，则由常规新生儿血氧饱和度检测被发现。生后数周内，发绀常不明显，其后，常呈进行性加重。胸部 X 线片显示正常或轻度肺血管影减少。心电图可见显著的电轴右偏和右心室肥厚，rR'、qR 或 rsR 型，然而这些均为非特异性表现。而超声心动图可以确定重要的解剖学结构（图 49-3）。在胸骨旁长轴切面，可见二尖瓣－主动脉延续区缺失、大型室间隔缺损；剑突下切面可见肺动脉下狭窄；心尖四腔心切面显示主动脉在室间隔嵴上不同程度的骑跨，同时可显示修补室间隔缺损至主动脉通道的范围；同时必须要注意每个房室瓣的脊索连接情况及其与室间隔缺损的位置关系。CT、MRI 及 3D 打印技术有助于增加对心脏三维关系的理解（图 49-4 和图 49-5）。部分病例在胎儿期，即可由超声心动图做出诊断，胎儿超声心电图可准确地描述大血管与室间隔缺损的位置关系，在大部分法洛四联症类型的患儿中，超声可助于制订详细的手术计划[33-35]。

手术的主要目的是解除肺动脉梗阻及分隔体肺循环。对于这类 DORV，新生儿及较年长儿手术效果均优良。在新生儿期有严重肺血不足的患者，需早期行手术修补或姑息改良 Blalock-Thomas-Taussig 分流术。而大部分患者，手术时机为 2—4 月龄、发绀加重前或出现缺氧发作后。

（二）大动脉转位型

DORV 第二种最常见的类型是"大动脉转位"型，主动脉下有大量的圆锥组织，而肺动脉下相对较少（图 49-1）。约 20% 的病例，将这一类型记载为"Taussig-Bing 畸形"或"DORV 伴干下型室间隔缺损"[9,11,36-38]。在这类型中，主动脉被推向前上方，导致主动脉位于肺动脉右方，通常没有肺动脉二尖瓣延续区。病理生理决定于来自左心室高氧合血流通过室间隔缺损进入肺动脉，同时来自右心室的大部分低氧合血直接流向主动脉。因此，存在着大动脉转位生理，即肺动脉血氧饱和度高于主动脉血氧饱和度。

这类患者在新生儿期表现出发绀，动脉血氧程度取决于血流量，是否存在心房缺损及缺损大小，是否有动脉导管及导管的大小。胸部 X 线片显示心影大小正常、肺血管影轻度增多。超声心动图在这类型通常可提供全面解剖形态（图 49-6），特别在剑突下切面可显示准确的两大血管关系和主动脉瓣下圆锥的长度和延伸方向。当有明显的主动脉瓣下狭窄时，会伴有主动脉弓发育不良，通过胸骨上窝切面可获得相关影像。在新生儿有重度主动脉瓣下狭窄时，需高度怀疑伴主动脉弓发育不良或主动脉弓离断（图 49-7 和图 49-8）。在超声心动图不能完全看到主动脉弓结构时，需行血管造影，经 CT、MRI 或心导管术，特别注意动脉导管层面（图 49-9）。

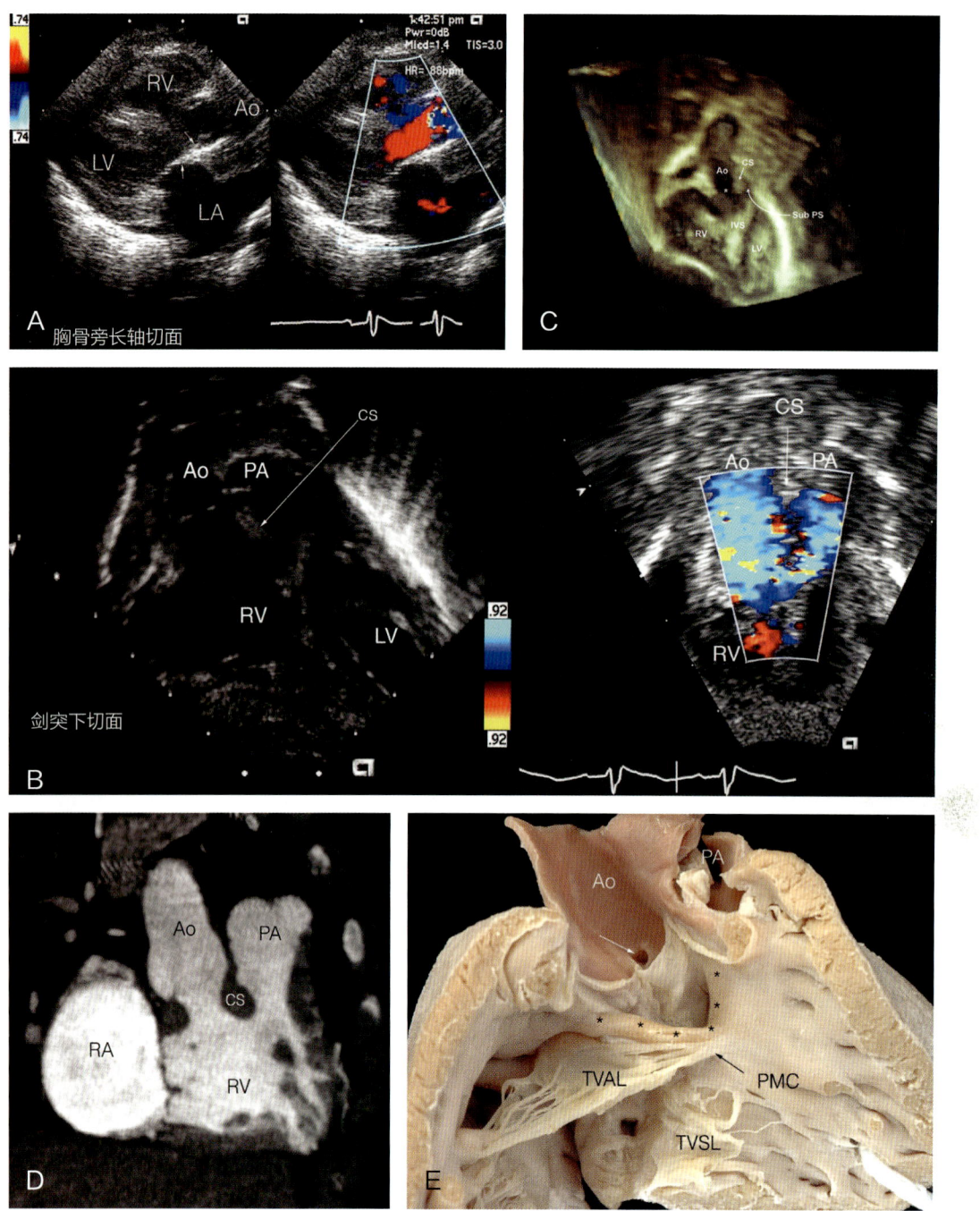

▲ 图 49-3 超声心动图切面、CT 血管造影成像及"法洛四联症"型的病理解剖标本

A. 超声心动图，胸骨旁长轴切面：（左图）因主动脉瓣下圆锥隔减少引起的二尖瓣-主动脉延续区缺如（箭示圆锥隔）（右图为同一切面增加彩色血流图）。室间隔缺损较大、无显著压差，故缺损处未见明显分流；B. 超声心动图，剑突下切面（左图）影像显示两大动脉自右心室发出，有圆锥部分隔主动脉和肺动脉。（右图，同一切面）彩色血流图显示因圆锥肌肉引起的轻度肺动脉瓣下梗阻；C. 三维超声心动图，主动脉瓣下室间隔缺损（星号）、肺动脉瓣下狭窄及肺动脉瓣狭窄。两大动脉完全发自右心室，主动脉位于肺动脉的右后方。室间隔缺损以主动脉瓣下缘为界，下缘被室间隔小梁部环抱。注意圆锥隔连接着间隔带（septal band）的左前部分；D.CT 血管造影，侧位影像：与三维超声心动图剑突下切面相似，CT 血管造影显示两大动脉均发自右心室，圆锥隔将主动脉与肺动脉分隔；E. 病理标本：室间隔缺损以主动脉瓣下缘为界，被室间隔小梁部环抱。肺动脉被漏斗部肌肉隔开。星号：室间隔缺损界限；白箭：冠状动脉开口；黑箭：圆锥的肌乳头（C 由 Pierre Wong, MD, Children's Hospital of Los Angeles 提供；D 由 Frandics Chan, MD, PhD, Stanford University 提供；E 由 Diane Spicer, BS, University of Florida. 提供）

RV. 右心室；LV. 左心室；LA. 左心房；Ao. 主动脉；PA. 肺动脉；CS. 圆锥隔；IVS. 下腔静脉；Sub PS. 肺动脉瓣下狭窄；RA. 右心房；TVAL. 三尖瓣前瓣；TVSL. 三尖瓣隔瓣；PMC. 肌乳头

第六篇 先天性心血管疾病
第 49 章 右心室双出口

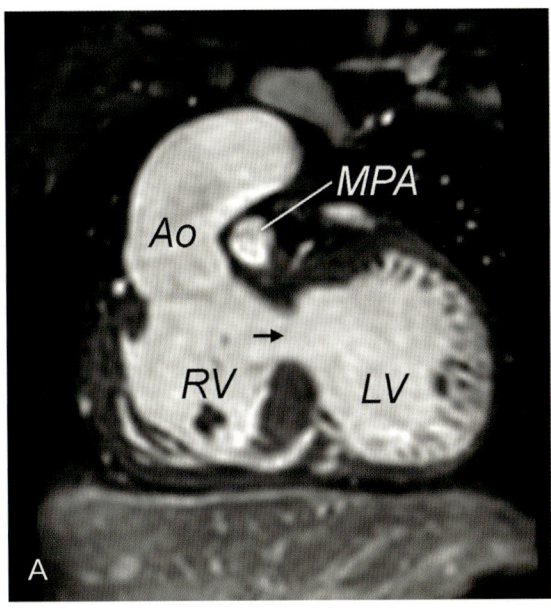
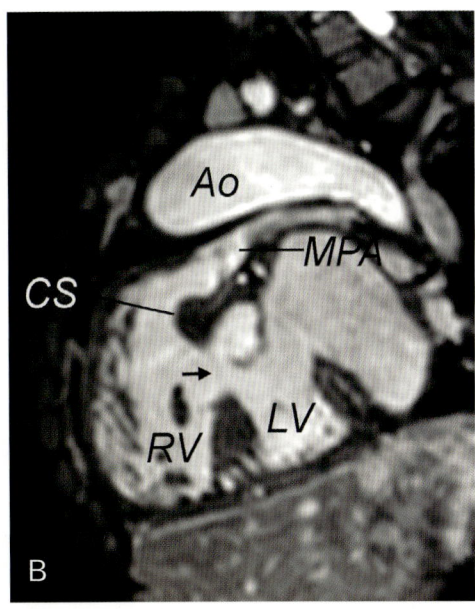

▲ 图 49-4 "法洛四联症"型磁共振成像

A. 由左心室至主动脉的通道无梗阻，此类右心室双出口将会行板障形成修补手术；B. 矢状切面显示凸出的肺动脉瓣下圆锥肌肉。瓣下水平的梗阻程度决定发绀程度。黑箭：室间隔缺损（图片由 Tal Geva, MD, Children's Hospital Boston. 提供）

Ao. 主动脉；CS. 圆锥隔；MPA. 主肺动脉；RV. 右心室；LV. 左心室

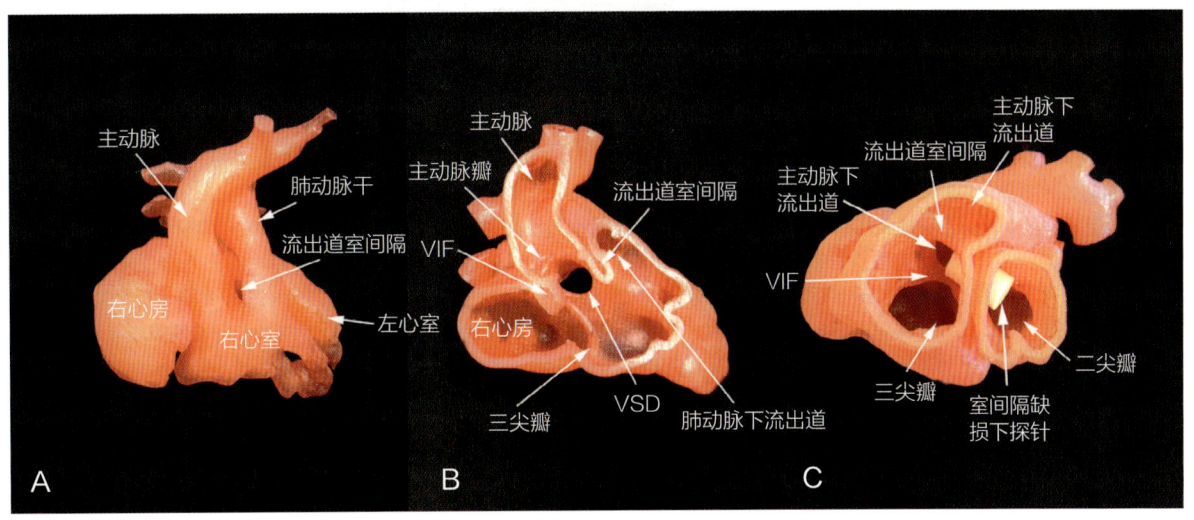

▲ 图 49-5 "法洛四联症"型三维打印成像

A. 两条大动脉均发出自右心室。B. 清楚地显示主动脉骑跨于室间隔与室间隔缺损上。C. 一个探针放置于室间隔缺损，显示血流自左心室行至主动脉的路径（图片由 Shi-Joon Yoo, MD, PhD, The Hospital for Sick Children, Toronto. 提供）

VSD. 室间隔缺损；VIF. 心室漏斗褶

手术目的是改善体循环血氧且需在新生儿期进行。手术修补还可以保持左心室与主动脉之间的连续性。当有严重低氧而心房缺损较小时，处理与室间隔完整的大血管转位新生儿患者常用方法类似，即行房间隔球囊造口术以改善心房血液混合，使其得以在生后 1 周内行非紧急手术修补。

（三）室间隔缺损型

第三常见的 DORV 类型是室间隔缺损型，即是"DORV 伴主动脉瓣下室间隔缺损、不伴肺动脉瓣狭窄"，可见于约 15% 的患者[9,11]。这类型患者肺动脉瓣下的圆锥组织稍多于主动脉瓣下，故肺动脉瓣仍为前位，但主动脉下圆锥仍足够多，

1261

国际心胸医学前沿经典译丛
Moss & Adams 心脏病学：从胎儿到青年（原书第 9 版）

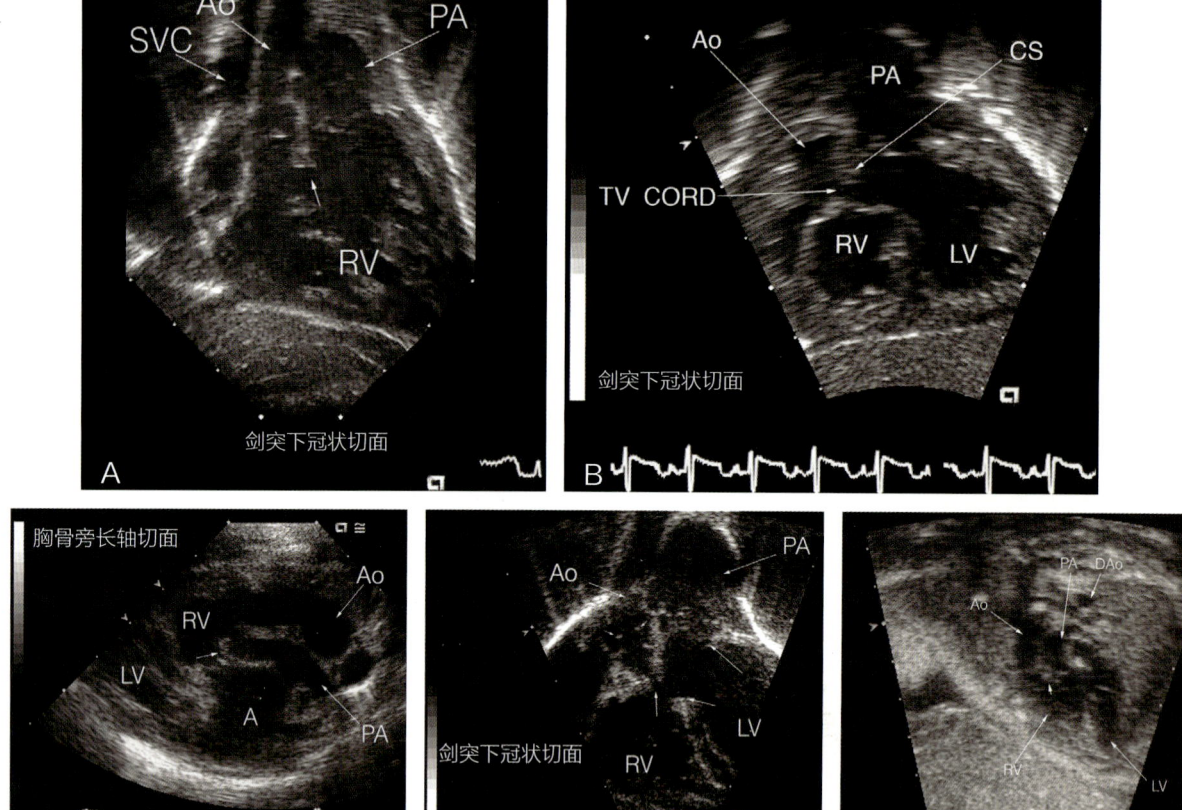

▲ 图 49-6 "大动脉转位"型中的超声心动图

A. 剑突下冠状切面：主动脉和肺动脉均自右心室发出，而且在同一个切面并排、主动脉在右侧。相对大的主动脉瓣下圆锥（箭）分隔主动脉和肺动脉。主动脉瓣和升主动脉发育不良；B. 剑突下冠状切面：主动脉与肺动脉均自右心室发出，主动脉向右并稍向前。大的主动脉瓣下圆锥隔把主动脉和肺动脉分隔开，并因圆锥隔和三尖瓣腱索样连接而使左心室出口狭窄；C. 胸骨旁长轴切面：主动脉和肺动脉均发自右心室而主动脉位于前右方。小箭所指为肺动脉瓣下组织，因为这一瓣下梗阻，所以肺动脉与主动脉相比，直径较小；D. 剑突下冠状切面：主动脉和肺动脉均发自右心室，在同一切面两者并行排列而主动脉位于右侧。主动脉叶尖端以小箭标记。因主动脉瓣下圆锥较大而引起的主动脉瓣梗阻（垂直箭）。因主动脉瓣下梗阻，而导致主动脉瓣和升主动脉相对发育不良。箭所指为室间隔缺损的室间隔嵴上界限及另一小边肺动脉瓣下圆锥下；E.Taussig-Bing 心脏的胎儿超声心动图胸骨旁长轴切面：主动脉和肺动脉均发自右心室而主动脉于前右方，小箭示圆锥隔

SVC. 上腔静脉；Ao. 主动脉；PA. 肺动脉；RV. 右心室；LV. 左心室；CS. 圆锥隔；TV CORD. 三尖瓣腱索样连接；A. 心房

故主动脉转向右（图 49-1）。因为两大动脉下均有圆锥，故没有二尖瓣 – 主动脉延续区，但主动脉下圆锥不如"大动脉转位"型大，而肺动脉瓣下圆锥没有"法洛四联症"型大。病理生理与大型室间隔缺损类似，伴有明显左向右分流和肺循环充血。超声心动图亦可明确心内解剖的重要特征。婴儿典型症状为：当 4～8 周肺血管阻力下降时，出现充血性心力衰竭。与其他肺充血疾病类似，会渐渐出现生长发育落后的情况。

手术目的是降低左向右分流、相关的肺充血及左心室的容量负荷，可选择择期手术。然而这类型婴儿期手术效果较好，利尿治疗及营养支持均为暂时性地缓解治疗，一旦出现肺循环多血症状时应及时手术。

（四）其他较少见类型的临床特点

DORV 包括一系列多种多样的动脉圆锥发育异常，所有类型的两动脉瓣下均有圆锥组织，但两个半月瓣下圆锥组织分布的量是不同的（图 49-1）。因此有很多不同的"灰色地带"亚型。在这些亚型中，两动脉圆锥下的圆锥组织分布接近 50∶50。

第六篇 先天性心血管疾病
第 49 章 右心室双出口

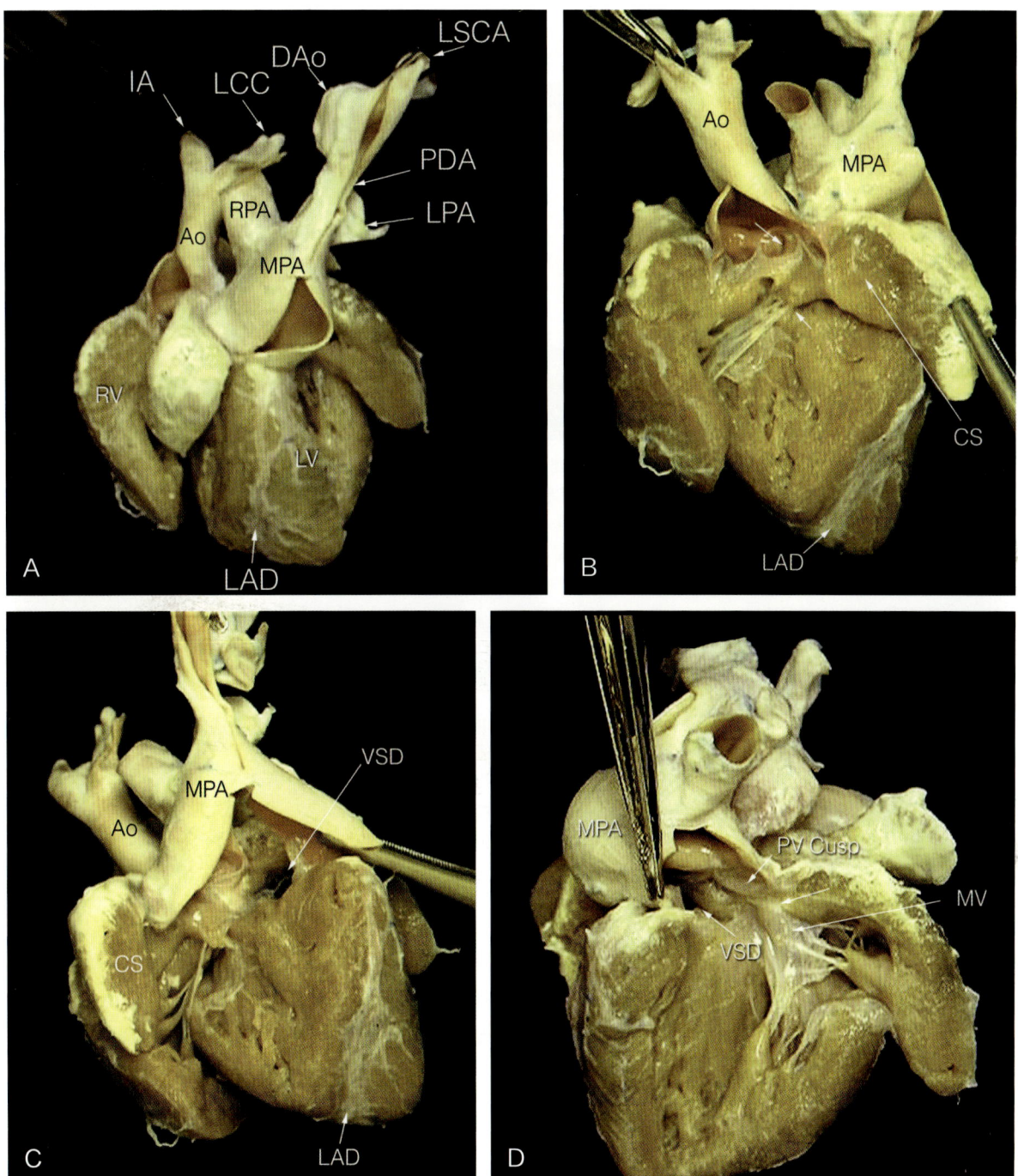

▲ 图 49-7 Taussig-Bing 畸形伴主动脉弓中断的病理标本

这些图来自同一个标本，从不同角度切开，以展示不同解剖要点。A. 从右心室切开，可见冠状动脉界限和左前降支。主动脉和肺动脉均自右心室发出，主动脉较小，在右侧。无名动脉及左颈总动脉发自升主动脉，动脉导管发自肺动脉，动脉导管供应降主动脉及左锁骨下动脉血流；B. 该标本的同一切面，大的圆管状圆锥隔被从中切开，可见主动脉、冠状动脉（小箭）和圆锥的乳头肌（小箭）；C. 圆锥隔被移向右心室。在这一切面，可注意到，室间隔缺损在肺动脉下方。圆锥的乳头肌连接于对位不良的圆锥隔；D. 左心室的切面显示左心室的唯一出口是紧靠在肺动脉瓣下的室间隔缺损。注意室间隔缺损邻近肺动脉瓣窦和二尖瓣前瓣和肺动脉瓣交点之间的纤维连接

RV. 右心室；LV. 左心室；LAD. 左前降支；MPA. 主肺动脉；LPA. 左肺动脉；RPA. 右肺动脉；Ao. 主动脉；PDA. 动脉导管未闭；IA. 无名动脉；LCC. 左颈总动脉；DAo. 降主动脉；LSCA. 左锁骨下动脉；CS. 圆锥隔；VSD. 室间隔缺损；MV：二尖瓣；PV Cusp. 肺动脉瓣窦

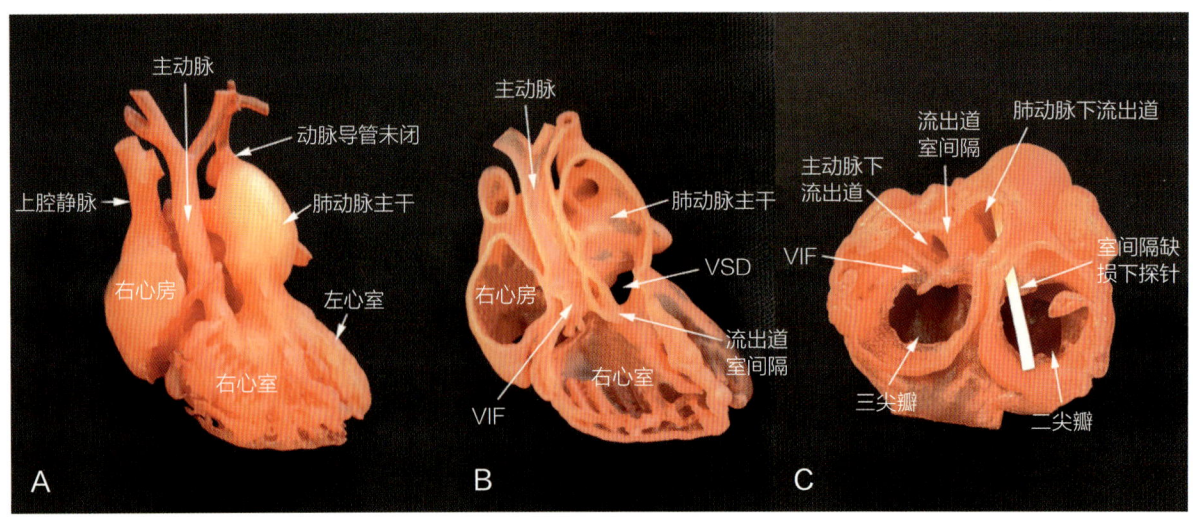

▲ 图 49-8 "大动脉转位"型的三维打印成像：Taussig-Bing 畸形伴主动脉弓离断

A.2 条大动脉均发自右心室。在这类型中，大量的主动脉下圆锥把主动脉推向前上方，导致主动脉位于肺动脉的右方。如模型所见，主动脉瓣下圆锥梗阻导致主动脉发育不良。B. 两大血管均移位，肺动脉瓣骑跨于室间隔缺损之上。室间隔缺损的非限制性血流导致肺动脉继发性扩张。C. 心尖部横切面上面观：探头置于室间隔缺损上，可见血流由左心室流入肺动脉的直接路径（图片由 Shi-Joon Yoo, MD, PhD, The Hospital for Sick Children, Toronto. 提供）

VSD. 室间隔缺损；VIF. 心室漏斗褶

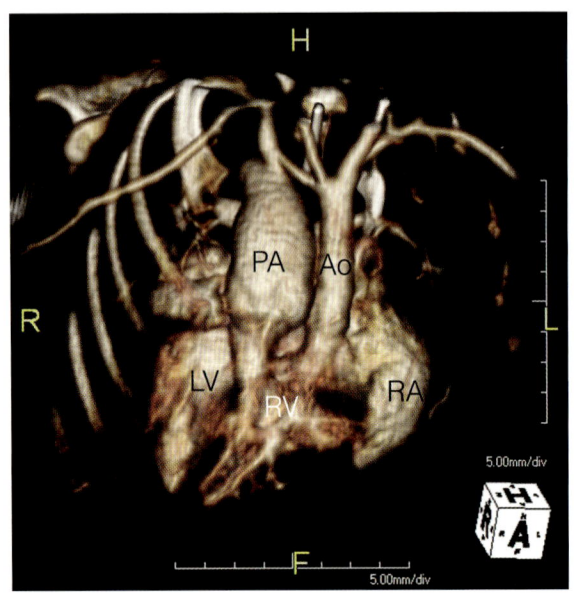

▲ 图 49-9 存在复杂主动脉弓解剖结构的患者的血管造影

血管造影可进一步明确主动脉弓缩窄、发育不良或主动脉弓离断。CT 血管造影：升主动脉发育不良、主动脉弓发育不良，与右侧的肺动脉并行排列（图片由 Frandics Chan, MD, PhD, Stanford University. 提供）

PA. 肺动脉；Ao. 主动脉；LV. 左心室；RV. 右心室；RA. 右心房；H. 头；R. 右；F. 前；L. 左

这些类型中解剖结构更加模棱两可，故诊断评估应尽可能详尽。而患者的理想手术方法和手术时机需要通过长期随访的影像学检查来评估。

虽然通常手术前已行明确诊断评估，最终的处理仍取决于外科医生在手术中对解剖结构的观察及可行的室间隔缺损修补方案。

有经验的心血管医生和外科医生，讨论这些 DORV 可能的形态学异常时常常充满激情，因为所有这些病例都是独特的；而对于那些正在累积经验的医生，则可能充满压力。其中一个较少的类型为 DORV 伴远离大动脉的室间隔缺损，因此类型临床上较难处理，为高危亚群，所以要保持特别的警觉性。另外，这类患者在婴儿期行姑息治疗或被认为无法手术，而现在，部分生存至青少年或年轻成人，故将面临手术治疗技术上的更大挑战。

（五）DORV 伴远离大动脉的室间隔缺损

DORV 伴远离大动脉的室间隔缺损发生略低于 10%[9,10]。在这个类型，每条大血管之下均有较多的圆锥组织，所以没有一条大血管是真正后位的，而心室之间连接亦没有与哪一条大血管相关。因为两大动脉均转位向上，典型的室间隔缺损基本开口于右心室的体部。又或者，有肌部室缺连接于右心室的流入道或心尖部，这些类型的病理生理是完全混合多变的。肺循环或体循环血流无梗阻或轻度梗阻，可能会有一定程度的瓣膜或瓣膜下梗阻、致循环双侧血流平衡或肺血流量不足。在婴儿早期行完全修补在技术上很难实施，生后早期一般无手术指征，但如出现肺动脉狭窄所致的低氧血症，则可行主-肺动脉分流姑息手术，使体循环血氧含量升高。

与其他类型的 DORV 一样，超声心动图可用于明确大血管的关系、室间隔缺损与大血管的相对位置、瓣下区的解剖及半月瓣和两个心室的容量（图 49-10）。特别要注意房室瓣的附着点，尤其是三尖瓣叶，其可能处于室间隔缺损和大动脉之间而影响缺损修补。超声心动图、血管造影和 MRI 可用于辅助判断是否可行外科修补室间隔缺损。MRI 的三维影像可见潜在的室间隔缺损至主动脉途径，而且在体型较大的大龄儿童上，超声心动图无法获得良好成像时，MRI 可获得较优质的影像（图 49-11）。心导管介入术可明确室间隔缺损的大小、形状以及室间隔缺损与大动脉的相对位置，并可评估肺血管阻力。当难以确定是否应修补室间隔缺损以引导血流流至相应大血管时，心导管介入造影术可提供有力的选择依据。而对这些患者，一般来说，Fontan 手术可作为备用手术。

因为这些手术技术上是复杂的，这些亚型的手术修补通常延迟至至少几岁大小。虽然有术前详细的计划，但室间隔缺损修补补片会占据右心室腔，而潜在的连接至主动脉瓣下区域的通道会发生梗阻。对于没有既往处理详细数据的年轻成年人需尤其注意。因未能与既往的超声心动图作解剖结构比较，所以需获取多种补充影像学检查。虽然手术中观察解剖结构通常是需要的，但术前详细的解剖细节可减少因决定理想手术方式而增加的体外循环时间，这类患者因手术复杂，已延长体外循环时间，故而这亦是重要考虑的因素。

（六）其他较少见的类型

DORV 伴双动脉瓣下的室间隔缺损发生于约 10% 的病例 [9,11]。在这一类型中，只有纤维体与肌性圆锥隔相对，分隔开肺动脉瓣和主动脉瓣（图 49-12）。两大血管均骑跨于室间隔上方。室间隔缺损在典型位置，被室间隔小梁部的边缘包绕。病理生理主要是左向右分流致肺循环血流增加，

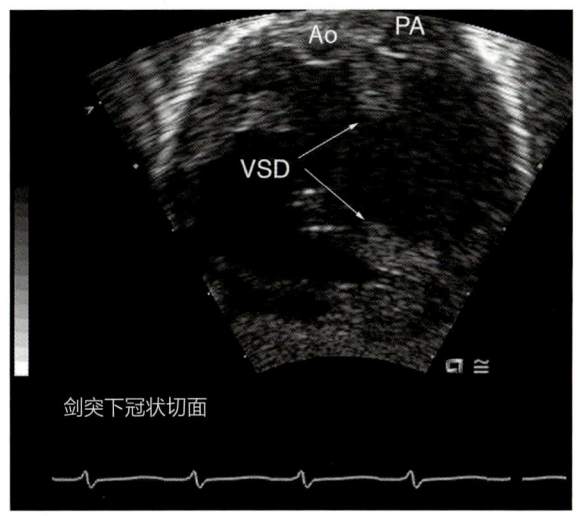

▲ 图 49-10 右心室双出口伴远离大动脉室间隔缺损的超声心动图

剑突下冠状切面显示室间隔缺损（箭示室间隔嵴和圆锥隔的尖端），因双侧的圆锥、室间隔缺损远离两大动脉
VSD. 室间隔缺损；Ao. 主动脉；PA. 肺动脉

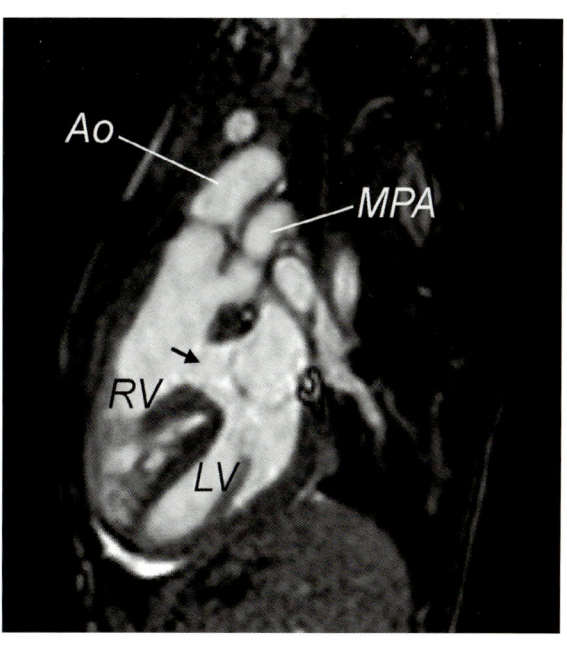

▲ 图 49-11 右心室双出口伴远离大动脉室间隔缺损的磁共振成像矢状切面

主动脉与肺动脉同时发自右心室。两大血管下可见较多的圆锥组织，室间隔缺损是远离两大血管的。因为两大动脉均向上部转位，室间隔缺损的典型位置基本位于右心室体部。黑箭示室间隔缺损（图片由 Tal Geva, MD, Children's Hospital Boston. 提供）
Ao. 主动脉；MPA. 主肺动脉；RV. 右心室；LV. 左心室

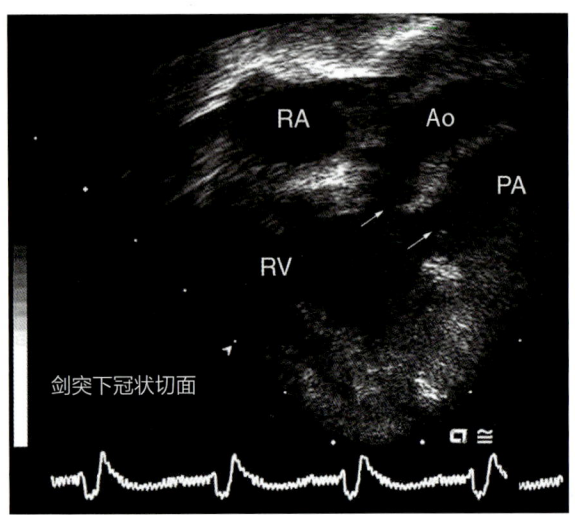

▲ 图 49-12　右心室双出口伴双动脉下室间隔缺损的超声心动图

剑突下冠状切面显示室间隔缺损与两大动脉的连接（箭示主动脉与肺动脉的出口）

RV. 右心室；Ao. 主动脉；PA. 肺动脉；RA. 右心房

除非有肺动脉瓣狭窄出现。手术主要为修补室间隔缺损、引导左心室血流至向右后方的主动脉。

DORV 在内脏异位病例中常伴随二尖瓣闭锁和房室瓣缺损发生，DORV 亦会与心房心室连接不一致同时发生。这些 DORV 类型将在其他章节描述（见第 50 章和第 51 章）。

五、右心室双出口手术的历史

Kirklin 等在 1957 年首先对 DORV 成功行手术矫正[39]，随后 Barrat-Boyes 等在 1958 年亦成功行手术矫正[40]。虽然首先是行"室间隔缺损"型 DORV 的修补，从那时起，不同的手术团队报道大量的手术，包括"法洛四联症"型、"大血管转位"型和"远离大血管室间隔缺损"型[41-45]。因为病变和相关畸形的复杂性，历史上报道过多种多样的手术治疗。因为多样的手术方式被描述，所以手术方计划需按个别患者心脏解剖特异性为基础。

六、手术治疗的决定因素及手术时机

确定 DORV 手术，可以说是现有复杂性先天性心脏病手术中最难的。手术的决定不只是按其特有的解剖特点，还要综合评估患者年龄、体重、临床情况及外科医生的手术技术。因为每个患者都是独特的，有个体化、针对性的手术方法，并需要重复的影像学检查，如经胸或经食管超声、血管造影、CT 或 MRI 检查以确定解剖结构、路径。早年进行的 DORV 手术效果相对欠佳，部分原因是缺少理想的解剖结构数据和对相关病变、体征的认识。

一定要明确、知悉几个解剖特点才能确定良好的手术方式（表 49-1）。室间隔缺损精确的位置、大小和数量对修补类型的手术是决定性的。另外，传导系统与室间隔缺损的关系较为重要，因为一些室间隔缺损需要扩大以形成足够大的心内挡板。其次，三尖瓣与肺动脉瓣的距离，应足够用于左心室至主动脉挡板修补，如乳头肌组织若位于左心室至主动脉通路上，则可能需要考虑乳头肌或瓣膜移植术，否则可能出现房室瓣坐跨或重度骑跨[46]。如不能有足够的通路位置，则需要行 Fontan 手术。现今冠状动脉异常是相对难度较小的手术，但冠状动脉的精确走行对计划行冠状动脉移植和（或）右心室切开（如有需要）是至关重要的。

手术介入的时机取决于 DORV 的类型和手术分期（表 49-2）。一般来说，DORV "室间隔缺损"型在小婴儿期因非限制性室间隔缺损肺血流增加而出现临床症状，通常需要心内修补手术。"大动脉转位"型 DORV 患者发生进行性发绀，需在新生儿期、左心室仍能承受体循环后负荷时，行手术修补治疗。"法洛四联症"型 DORV 表现为发绀，需要在生后数月行手术治疗。但是，因为心内挡板及右心室流出道重建的复杂性，一些外科医生会选择首先行体循环至肺动脉分流的姑息手术操

表 49-1　DORV 确定矫治手术方式的决定因素

- 室间隔缺损精确的位置、大小和数量及其与传导系统的关系
- 三尖瓣与肺动脉瓣的距离
- 房室瓣的骑跨或坐跨情况
- 两大动脉的关系
- 肺动脉（右心室流出道）狭窄
- 主动脉（左心室流出道）狭窄
- 冠状动脉解剖

表 49-2　DORV 的常规手术时机

室间隔缺损型	因肺血多，常在新生儿期或小婴儿期行一期完全修补
大动脉转位型	新生儿期在左心室仍能适应时行一期完全修补
法洛四联症型	生后数月行一期修补或分二期手术，先行姑息分流手术，随后于6个月或以上行完全修补手术
远离两大动脉的室间隔缺损型	因为板障手术的复杂性，完全性双心室手术通常推迟至6个月以后。初期的姑息手术，可行主肺动脉分流或肺动脉环缩术

作，把纠正手术推迟到 6 个月以后。"远离两大动脉室间隔缺损"型 DORV 通常需要复杂的心内挡板，因为心内修补的复杂性，很多外科医生倾向于推迟矫正手术而对那些有症状的 12 岁内婴幼儿先行姑息手术。

七、手术类型及手术策略

历史上治疗 DORV 是从"室间隔缺损"型 DORV 的缺损 VSD 修补术开始，之后对多种不同的 DORV 出现了不同种类的手术方式（表 49-3）。于是手术方式就横跨"简单"室间隔缺损修补术，到大动脉转位术，到高度复杂的手术如主动脉移位术[47]。一些技术因为效果欠佳已不再使用，其他一些因为过程复杂亦不倾向使用。为了理解 DORV 手术治疗的策略，应遵循以下原则：①如果可行，应进行双心室手术；②一定要形成足够大的左心室流出道，即使右心室流出道已足够（右心室流出道可用漏斗部切开、瓣膜球囊成形、棱形瓣膜补片扩张或外管道重建）。制订多种手术方法的首要因素是：在任何一种类型中，左心室流出道均需形成并无梗阻。另外，很多类型被提出需要右心室流出道重建。

在制订手术策略时，重点须了解患者的心血管生理，手术矫正亦应该是生理矫正。对"室间隔缺损"型 DORV，手术在生理学上的目的是阻断左向右分流，可由"室间隔缺损修补"达成。在"大血管转位"型 DORV，两个心室的流出道一定要调转以获得正常的双心室生理。在"法洛四联症"型 DORV，需要把血由左心室引导至主动脉，同时行右心室流出道扩大术。在决定手术操作前，应了解每个患者的生理，确认其解剖特点，而后确定手术方式（图 49-13 和图 49-14）。

第一，要测量每个心室和房室瓣的大小，如心室大小和房室瓣均足够大，可计划双心室手术。如三尖瓣或右心室小，可选择"一个半心室"修补手术。这种方法，体循环和肺循环是完全分开的，但右心室只把来自下腔静脉的体静脉血泵向肺循环；上腔静脉的血由腔肺吻合术（通常是双向 Glenn 分流术）进入肺部。因此，右心室只需要泵入来自下腔静脉的血，因为上腔静脉已被直接引流到肺动脉。

第二，要确定行左心室 - 主动脉挡板形成操作，但挡板不会引起任何左心室流出道的梗阻。故而，三尖瓣到肺动脉瓣的距离应大于正常。如可以的话，部分室间隔缺损需要扩大，或切开流出道室间隔，部分乳头肌应重新连接。大部分"室

表 49-3　DORV 可行的手术方法

- 姑息手术（肺动脉环缩术或体 – 肺分流术）
- 左心室至主动脉挡板修补（心内重新引导）
  - 单纯室间隔缺损修补（主动脉瓣下室间隔缺损型）
  - Patrick-McGoohan 术
  - Kawashima 术（针对原发 Taussig-Bing 畸形）
- 心室内修补联合右心室流出道重建
  - Rastelli 术
  - REV 术（Lecompte）
- 转位术
  - 心房调转术（Jatene）
  - 大动脉转位术（Senning，Mustard）
- 转位术联合右心室流出道重建
  - 转位术 + Rastelli（或 REV 术）
  - 主动脉移位（Nikaidoh，双根部移位术，动脉干转位手术）
- 单心室方法
  - 双向 Glenn 分流术
  - Fontan 手术
- 以 DKS 行双心室修补
  - Yasui 手术

DKS. Damus-Kaye-Stansel

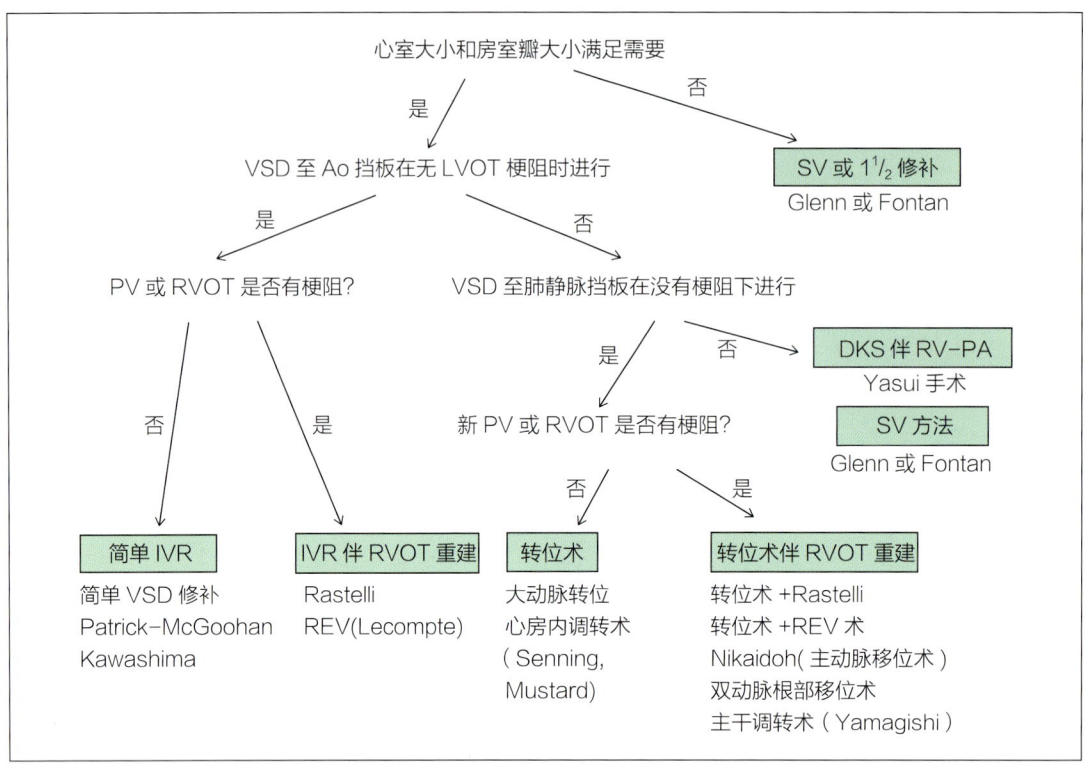

▲ 图 49-13 不同右心室双出口解剖亚型决定手术方法的步骤

Ao. 主动脉；SV. 单心室；PV. 肺动脉瓣；RVOT. 左心室流出道；VSD. 室间隔缺损；LVOT. 左心室流出道；DKS.Damus-Kaye-Stansel；RV-PA. 右心室至肺动脉；IVR. 心室内修补

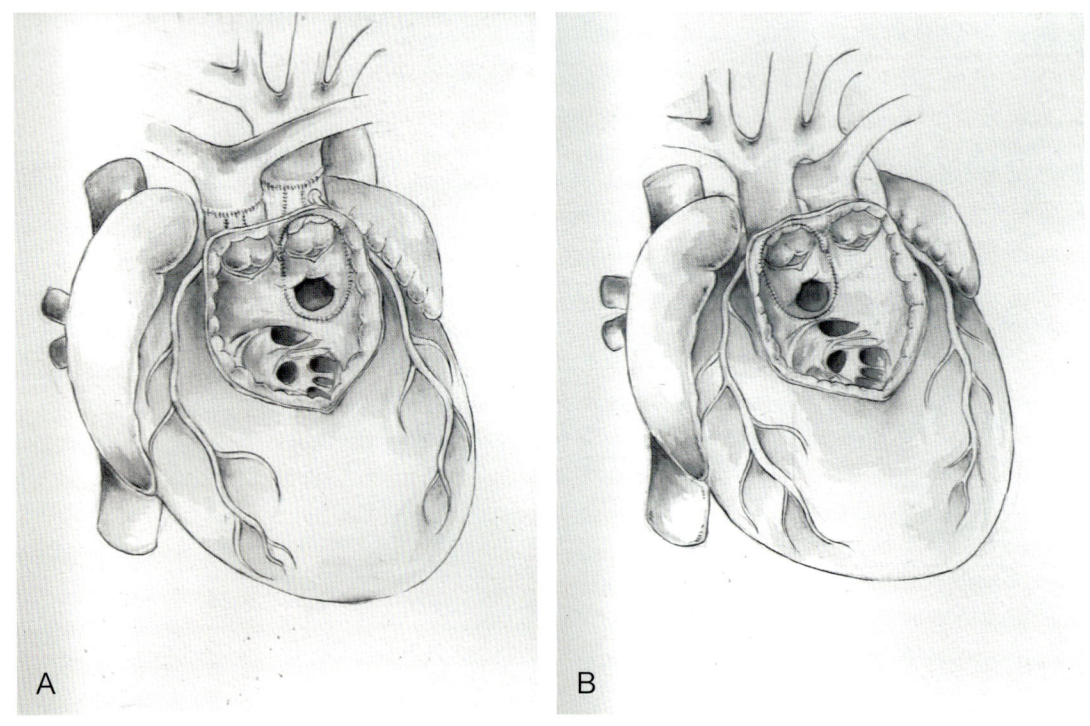

▲ 图 49-14 右心室双出口手术治疗

A."室间隔缺损"型；B."大动脉转位"型。两图中，经右心室切开显示 VSD 室间隔缺损位置（卵圆型阴影）、两大动脉与室间隔缺损相对位置。已置入挡板故左心室与主动脉是连续的（在一些病例，室间隔缺损需要扩大以形成足够的通路）。B 图为"大动脉转位"型 DORV 图示。大动脉已被手术调转，冠脉移植和 Lecompte 步骤已完成

间隔缺损"型 DORV 患者可以行简单的室间隔缺损补片修补术，在部分"大血管转位"型患者，这种修补术技术上也可行并可获得成功。"大血管转位"型 DORV 的其他治疗方法包括 Patrick-McGoohan 手术（如两大血管关系是前-后位或 l-位伴大型 VSD）或 Kawashima 手术（Taussig-Bing 解剖型且三尖瓣与肺动脉瓣之间距离较大）[41,42]。目前，因为心内挡板手术的复杂性，在可能情况下一般倾向于行大动脉转位术[48,49]。如果存在狭窄而需要右心室流出道重建，选择 Rastelli 手术（右心室至肺动脉通道）或 REV 手术（Lecompte）[50,51]。

第三，当不能行左心室至主动脉瓣挡板手术但左心室至肺动脉瓣通道可建立并不伴狭窄时，可行大动脉转位术。在过去，曾经采用心房转位术加心室通道修补术。然而这个手术总体预后欠佳，住院死亡率高达 30%～40%[52,53]，因此之后不再应用。如有右心室至肺动脉路径中出现狭窄，则行大动脉转位术加 Rastelli 外管道或 REV 手术。对于这类患者，大动脉转位加右心室流出道重建以外的其他选择，如更为复杂的 Nikaidoh 手术（主动脉移位术）、双根部移位术或动脉干部转位手术曾被应用[47,54,55]。

如果左心室-主动脉瓣或肺动脉瓣通路均不能无梗阻形成，可进行 Damus-Kaye-Stansel（DKS）吻合术联合右心室至肺动脉外管道术（Yasui 手术）以形成双心室，或相反地，选择 Fontan 手术。对于那些存在左或右房室瓣骑跨，而使得室间隔缺损解剖结构进一步复杂化的患者，可能需要置换瓣膜后方能达到分开骑跨瓣膜的目的。另一选择是，如肺动脉压力和阻力较低，可逐步进行可靠的姑息治疗，由最初的双向 Glenn 分流接着进行 Fontan 手术。

八、手术效果

DORV 修补手术的死亡率由解剖学异常及其他相关畸形的发生决定。总体而言，DORV 修补手术报道的早期死亡率是 2%～9%，最新系列报道的 15 年总体生存率为 56%～90%[57-61]。

Kleinert 等在 1997 年报道了在 1978－1993 年间墨尔本皇家儿童医院接受治疗的 193 例 DORV 手术患者情况[24]。他们把患者分成两组，其中第一组的患者心房心室连接一致，单一室间隔缺损，两心室大小平衡，房室瓣组织无骑跨，无显著的肺动脉异常。第二组的患者为复杂病例，有多发室间隔缺损、房室瓣组织骑跨及心室发育不良。在 193 例患者中，148 例行双心室修补术。第一组的早期死亡率为 3.6% 而第二组是 22%。死亡危险因子为：多发室间隔缺损、1985 年前接受手术及主动脉弓狭窄。

Masuda 等在 1999 年报道了 27 例 DORV 伴肺动脉瓣下室间隔缺损的患者[62]。有 1 例手术中死亡（3.7%）、3 例迟发死亡。9 年后的精确死亡率是 83%。Brown 等在 2001 年对 1980－2000 年间 124 例 DORV 患者进行了统计综述[57]，其中早期死亡率为 4.8%；在非复杂患者中，15 年生存率是 95.8%，肺动脉瓣下室间隔缺损患者中是 89.7%，房室瓣骑跨或心室发育不良的患者中为 89.5%。

Takeuchi 等在 2001 年报道了 1992－1999 年间在波士顿儿童医院治疗 DORV 伴肺动脉瓣下室间隔缺损的经验[58]。在 34 例患者中，20 例进行大动脉转位术，12 例行双向 Glenn 手术后进行改良 Fontan 手术。在 Glenn/Fontan 组中无死亡病例。4 例行大动脉转位术患者在术后 33 天内死亡。全组 5 年精确生存率是 87%。

Lacour-Gayet 等在 2002 年报道 10 例 DORV 伴远离大动脉室间隔缺损型，行心内重引导血流至肺动脉术和大动脉转位术[63]。20 个月中位随访，有一例非心脏原因死亡，其他 9 例生存病例为正常窦性心律且主动脉瓣下压差低于 15mmHg。

Bradley 等发表了一篇关于在多伦多接受住院治疗的 393 例 DORV 儿童患者的综述[64]。这些患者分类如下：主动脉瓣下室间隔缺损伴或不伴肺动脉狭窄有 47%，肺动脉瓣下室间隔缺损占 23%，远离大动脉室间隔缺损占 26%，双动脉下室间隔缺损占 4%。双心室修补术在 55% 患者中进行，而手术年龄中位数是 10 个月，Fontan 手术在 23% 患者中进行，而手术时年龄中位数是 3.7 岁。15 年总体生存率是 56%。有趣的是，对于复杂 DORV，Rastelli 类修补术增加了早期须再行手术介入的风险（$P=0.04$）和手术后远期死亡率（$P=0.02$）；而大动脉转位术增加手术早期死亡风险（$P=0.02$），但也提高了手术远期生存率。他们总结，对左心室发育不良或非主动脉瓣下型室间隔缺损患者行双心室扩展的手术方法值得再探讨。

九、再介入或再手术治疗

对于"室间隔缺损"型或"法洛四联症"型等较为简单的 DORV 患者，手术效果较好，一般无须再次手术，与单纯室间隔缺损和法洛四联症患者的疗效相当[57,64,65]。然而，行 Rastelli 类修补的患者需要一次或多次行右心室-肺动脉外管道置换。

患者行复杂的心内挡板手术，持续存在左心室流出道梗阻的风险。再手术风险报道由 5%~50% 不等，而这一风险在肺动脉瓣下型室间隔缺损的患者中特别高[66]。

在"大动脉转位"型 DORV 患者中，其生存率可与非复杂性大动脉转位患者相比[67]。但在这类患者中，新主动脉瓣反流较非复杂性大动脉转位患者更常见，意味着他们可能需要在将来行主动脉瓣修补或置换[67]。

十、成人右心室双出口的处理

DORV 患者的手术方式差异较大，因此后期的随访取决于多种因素，包括患者情况、修补手术类型和残余病变（如存在）。ACC/AHA 和加拿大心血管学会分别对成人的室间隔缺损、右旋型大动脉转位、法洛四联症和行 Fontan 手术的单心室患者治疗制订了共识指南，而这类 DORV 患者应参照指南，根据诊断特异性进行适合的处理[68,69]。所有 DORV 患者，不管手术与否，应在有处理成人先天性心脏病经验的心脏专家处进行定期随访。心脏医生需注意，运动耐量下降和功能不良可能是残余病变或心室功能衰退的表现。DORV 患者无论手术与否，均有发生房性和室性心律失常的风险。在这些患者当中，心律失常通常是因为进行性的不正常血流动力学变化引起心腔扩张和（或）肥厚而导致心室功能不全。右束支传导阻滞和 QRS 间期延长在术后比较常见的，可提示持续室性心律失常和心源性猝死的发生风险[70]。以上以及其他成人 DORV 患者并发症在表 49-4 列出。

有报道患者在接受 DORV 的双心室手术后成功妊娠和分娩的[71]。如有并发症发生，基本上是非心源性的，心脏并发症较不常见且通常较轻。但不孕和月经周期紊乱更为普遍。因为缺乏 DORV 患者的大型随访和统计数据，难以展开妊娠等患者的指导，故建议"法洛四联症"型伴主动脉瓣下室间隔缺损并已行心内双心室手术的患者，妊娠期间进行密切追踪随访。一般而言，对于双心室手术的患者来说，如果两个心室功能良好、血氧正常和没有明显的引起血流动力改变的残余病变，妊娠则是低风险的[72,73]。对于行 Fontan 姑息手术的患者，亦有报道术后成功妊娠和分娩的[74]。

DORV 手术后随访患者不需要常规预防心内膜炎，除以下情况：心瓣膜假体或器械、既往心内膜炎病史、治疗后 6 个月内及置入补片或器械部位或接合点有残余分流[75]。

表 49-4　与成人 DORV 相关的并发症

- 左心室流出道梗阻
- 右心室流出道梗阻和肺动脉瓣反流
- 右心室至肺动脉外管道功能不全（狭窄或反流）
- 主动脉瓣反流（大动脉转位术后）
- 冠状动脉狭窄（冠状动脉移植后）
- 右心室衰竭
- 心律失常（房性或室性）和猝死
- 心内膜炎
- 血栓栓塞事件

致谢

作者希望感谢 Frandics Chan, MD, PhD (Department of Radiology) of the Stanford University School of Medicine, Palo Alto, California.

PART G 复杂心脏畸形
Complex Cardiac Abnormalities

第50章
单侧房室连接
Univentricular Atrioventricular Connection

Michael G. Earing　Donald J. Hagler　William D. Edwards 著
周开宇　王　川　余　莉 译

一、命名

关于各种类型的复杂性先天性心脏病的定义、分类和命名存在较大的争议，因此，不同机构之间对其仍存在困惑和误解。尤其是对于有一个大的主心室和小的残余心室的心脏畸形命名更是如此。各种术语包括单心室、单心室心脏、共同心室以及功能单心室等，均曾被用于描述此类心脏畸形。

Van Praagh 等[1]曾强调，鉴于哺乳动物的心脏常存在两个心室腔，因此，将此类心脏畸形命名为"单心室"是不准确的。在 20 世纪 70 年代末和 80 年代初，Anderson 等[2,3]试图根据不同的心室形态结构来对此类畸形进行新的定义和分类。这种定义和分类方法是基于以下几点重要的依据。首先，正常心室包含流入道、小梁部和流出道三部分。流入道自房室环延伸至乳头肌起始部，不需要贯穿房室瓣环。小梁部位存在于流入道和流出道之间，包括心尖部。而流出道是指半月瓣下的非小梁区域。其次，正常形态学左心室的流入道和流出道存在纤维连接，而形态学右心室的流入道和流出道是通过室上嵴相互隔开的。最后，左右心室的小梁部均与自己对应的流入道相连。基于这些依据，Anderson 等提出，心室是指必须

存在一半或一半以上流入道部分的心腔，而流出道为非必需。对于仅存在少于一半流入道部分的心腔称为残余腔。包含流出道部分的残余腔被进一步命名为"流出道心腔"。那些仅包含小梁区域的心腔被称为"小梁袋"。基于这些命名规则，Anderson 等使用"左心室型单心室心脏"来描述主心腔为形态学左心室而残余腔小梁部符合右心室特点的心脏。对于主心腔为形态学右心室而残余腔小梁部符合左心室特点的心脏，被他们命名为"右心室型单心室心脏"。

虽然他们的定义已被广泛接受，但是部分研究者认为这些定义模糊不清，用"单心室心脏"这一术语具有误导性，因为所有正常心脏均有两个心室腔。因此，在 20 世纪 70 年代末和 80 年代初，许多其他的研究者以异常的房室连接为判断标准，以"双入口左心室"和"三尖瓣闭锁"等术语来描述此类畸形。在 1984 年，Anderson 等[2]对驳斥他们"单心室心脏"定义的争论做出回应，提出采用"单心室房室连接"这一术语来描述心房仅连接一个心室的心脏，不管是因为心房和心室之间缺乏一个连接（右侧或者左侧房室连接缺乏），抑或是因为两个心房连接同一个心室（双入口心室）。在本系统，重点将采用连续节段法的方

法来定义主心室的形态学表现、残余心室的位置和形态、房室连接的类型和半月瓣的位置。

房室连接存在 6 种可能；2 种是双心室的（一致的和不一致的），1 种是不明确的（比如心房异构），还有 3 种是单心室的（双入口左心室或右心室，以及左 / 右房室连接缺乏）。我们倾向于将一个心室定义为心室内的心内膜内衬层，无论心室成分是否存在。"功能单心室"包括：存在小的非功能心室的心脏；单心室房室连接的心脏以及室间隔完整且半月瓣闭锁的心脏（左右心发育不良综合征）。任何类型的功能单心室均可通过改良 Fontan 手术进行修复。

在本章节，我们将使用连续节段法来讨论单心室房室连接。对于每一种类型，我们将描述主心室的形态是左心室还是右心室，房室连接的类型，发育不良心室的位置和形态以及与大动脉的位置关系。我们会使用"功能单心室"这一术语来避免"单心室心脏"和"单心室"等术语可能造成的概念混淆。

二、病理解剖学
（一）心室形态

单心室房室连接最常见的类型是双入口左心室伴房室发育不良[1]，残余右心室位于左心室前上方。左心室主腔常常与肺动脉主干相连，而残余右心室与主动脉相连（不一致的心室、血管连接）。如果发育不良的右心室位于心脏的右肩部，则左心室的心尖指向往往正常；而如果发育不良的右心室位于心脏的左肩部位，则左心室呈镜面（心室左襻，L-loop）。对于起主要功能的腔室，其中的一个或两个房室瓣和半月瓣之间形成了如左心室一样的形态。在短轴上，室间隔平面成一定角度并上移，而不是与心室壁垂直。

双入口右心室是极为罕见的畸形。对于这种情况，发育不良的左心室腔沿着心脏的下侧（膈面）位于中线的右侧或左侧。极少数情况下，发育不良的左心室与大动脉相连。因此，心室动脉连接绝大多数为右心室连接，常见类型为右心室双出口、右心室共同出口（动脉单干）、右心室单出口（伴肺动脉闭锁或主动脉闭锁）等。房室瓣与半月瓣通过圆锥、漏斗部及流出道的心肌进行分隔，形成具有右心室结构和形态的功能主心室。

更为罕见的类型，即不管功能主腔还是残余腔室均分辨不清属左心室或右心室结构。此类畸形通常被划分为未分化型或不定型功能单心室。

（二）房室连接

双入口房室连接的功能主心室通常为形态学左心室。对于这种情况，两个心房通常经两个不同的房室瓣与功能主心室相连，这两个房室瓣通常是呈镜像的二尖瓣。这也符合胚胎学中认为的房室瓣形态往往与它们连接的心室形态一致（图 50-1）。当其中一个瓣膜骑跨到发育不良的右心室时，瓣膜形态为二、三尖瓣膜形态的杂合。在这种心脏畸形中，房室瓣应该被标注为"右"和"左"，而不是含糊地命名为"三尖瓣"和"二尖瓣"。

对于有些心脏，常常见于功能主心室为形态学右心室时，两个心房可能通过共同房室瓣与主

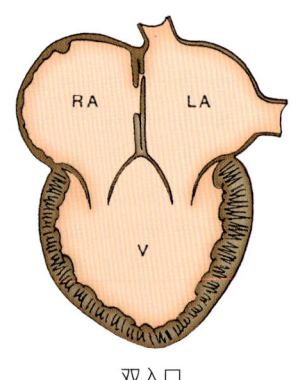
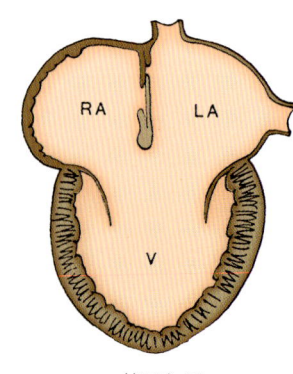

◀ 图 50-1 单心室房室连接

3 种基本的单心室房室连接类型的示意图：2 个瓣膜的双入口心室，缺乏右房室瓣连接和共同房室瓣的双入口心室

LA. 左心房；RA. 右心房；V. 心室

双入口　　　单入口　　　共同入口

腔相连形成双入口，而非两个不同的房室瓣。这类心脏畸形被归类为"双入口"，其中50%以上病例的两个心房均与同一心室相连。由此更加说明"双入口"指的是房室连接，而并非瓣膜与心室的连接。需要强调的是，经共同房室瓣连接的双入口心室（常常为右心室），其发生率远低于双入口左心室（12% vs. 88%）[4]。

单侧房室连接的第三种类型为缺少一个房室连接，如三尖瓣闭锁和二尖瓣闭锁（在第38章和46章有详细讨论）。这类畸形需与存在两个房室瓣，但其中一个瓣膜孔闭锁的心脏相鉴别（图50-2和图50-3）。

房室连接关系取决于其呈环状的特点，而非腱索。房室瓣坐跨（overriding）是指房室瓣环骑跨在室间隔上，同时与两个心室相连，而其腱索未与另外一侧心室相连，多由房间隔、室间隔对位不良所致。房室瓣环与心室的关系决定心房与心室的连接类型（单心室连接还是双心室连接），一般以50%为界限，坐跨率≤50%为双心室连接，如果坐跨率＞50%（共同房室瓣则以大于75%为标准），则为单心室连接，不论其心室的形态如何（图50-4）。

与房室瓣坐跨不同的是，房室瓣骑跨（straddling）用于描述腱索和乳头肌的特征，指的是房室瓣腱索和乳头肌通过室间隔缺损附着于对侧心室。对于双入口左心室，房室瓣可能骑跨于对侧发育不良的右心室腔。骑跨的瓣膜常常位于发育不良心腔的一侧。因此，如果发育不良的右心室位于右侧，发生骑跨的常常为右侧房室瓣。图50-5系统地描绘了房室连接逐渐变化的发生过程，包括从双入口、坐跨到正常连接。这些情况在心室右襻（d-loop）及左襻（l-loop）均可发生。骑跨的房室瓣常常大而冗长，因此可发生明显的反流。

房室瓣狭窄偶尔也可发生。Shiraishi和Silverman[4]的一项研究显示，在其纳入的双入口心室患者中，30%病例至少存在轻度的房室瓣狭窄，其中左侧房室瓣更容易受累，最常见于左侧瓣膜。降落伞样二尖瓣也可有一定的发生率（图50-6）。

（三）心室动脉连接

对于单心室心脏而言，任何心室动脉连接的类型均可能发生，包括一致的心室动脉连接（如主动脉起源于形态学上的左心室而肺动脉起源于右心室），不一致的心室动脉连接（如主动脉起源于形态学右心室的残余流出道），源于功能主心室或发育不良残余心室的双出口，以及源于功能主心室的单出口。与正常的双心室心脏相似，半月瓣环骑跨的比例（以50%为界）决定心室与动脉间的连接类型。

虽然单心室心脏可存在多种心室动脉连接方式，但仍有一些较为常见的特定类型。对于形态呈左心室型的单心室，大部分患者房室连接不一致，主动脉起源于残余右心室，而肺动脉起源于左心室主腔。在Shiraishi和Silverman[4]的病例报

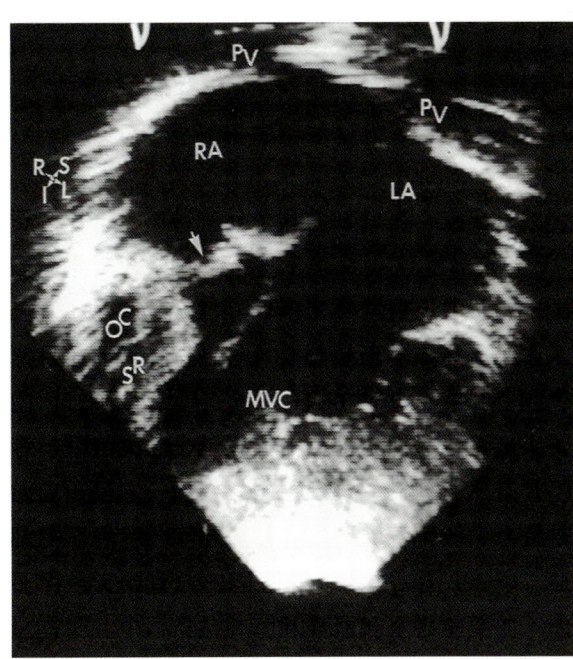

▲ 图 50-2 Double-inlet ventricle with an imperforate right AV valve. Echocardiogram demonstrating an apical four-chamber view. Note that the imperforate right AV valve (*arrow*) is directed to the main ventricular chamber (MVC) of left ventricular morphology with malalignment of the atrial and ventricular septa. I, inferior; L, left; LA, left atrium; OC, outlet chamber of right ventricular morphology; PV, pulmonary vein; R, right; RA, right atrium; S, superior; SR, ventricular septal remnant. (From Seward JB, Tajik AJ, Hagler DJ, et al. *Two-Dimensional Echocardiographic Atlas: Volume 1 Congenital Heart Disease. New York*, NY: Springer-Verlag; 1987:250, with permission.)

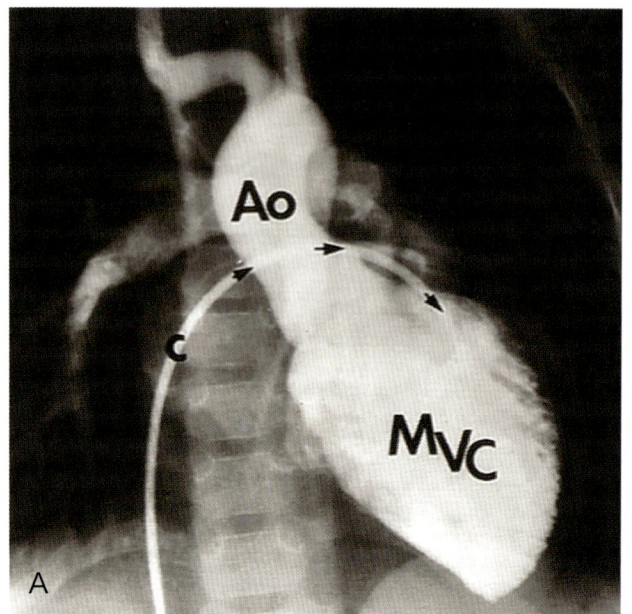
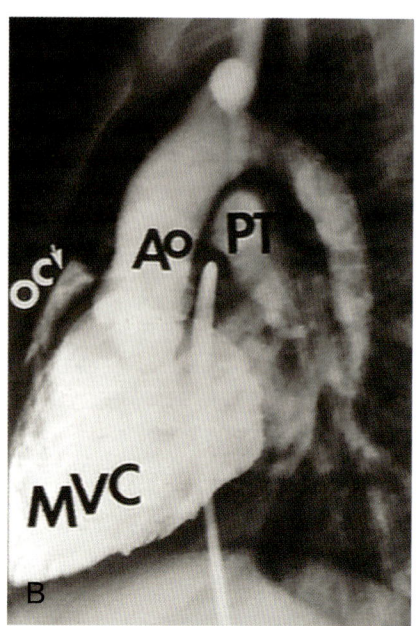
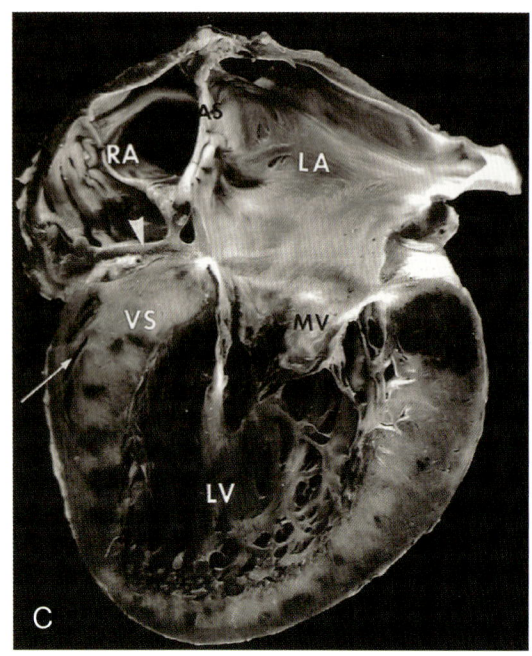
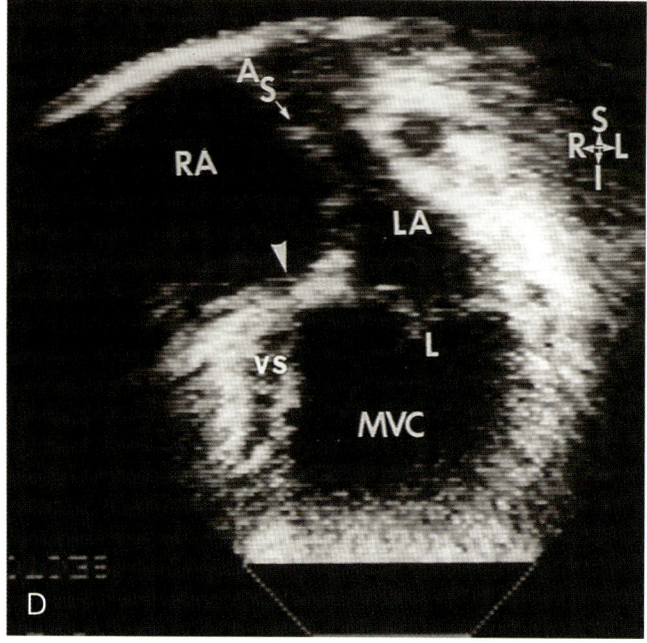

▲ 图 50-3 右房室瓣缺乏而心室动脉连接正常的心脏（典型的三尖瓣闭锁）造影、病理及超声图

A 和 B. 右房室瓣缺乏或三尖瓣闭锁的左心室或主心腔选择性造影正侧位片；前面观可见一发育不良的右心室输出腔与肺动脉相连；大动脉正常，主动脉弓起源于左心室；C 和 D. 右房室瓣缺乏的病理组织及超声图示。心脏组织标本的切面与超声四腔心切面类似。小箭头示一个微小的狭缝样的右心室残余腔；主要心室腔为形态学左心室。箭示房间隔与室间隔连接处。仅有左侧房室瓣（二尖瓣）（L）与左心室相连。右心房扩大，且房间隔向左心房内膨出

C. 导管；MV. 二尖瓣；Ao. 主动脉；MVC. 心室主腔；PT. 肺动脉；LA. 左心房；VS. 室间隔；LV. 左心室；RA. 右心房；AS. 房间隔；S. 上；R. 右；L. 左

道中，86% 的双入口左心室患者存在大动脉转位。与 Van Praagh 等报道相似，在他们的病例报道中，大部分存在大动脉转位的患者有心室左襻（发生率为 63%）。在这种情况下，主动脉起源于房室瓣左前方的形态学右心室残余腔，而肺动脉起源于形态学左心室。剩余的患者中，23% 的患者被发现有心室右襻的大动脉转位（主动脉起源于房室瓣右前方的形态学右心室残余腔），14% 的患者大血管相互位置关系一致（Holmes 心脏）。文献中还报道了一些其他的常见心室动脉连接类型，如

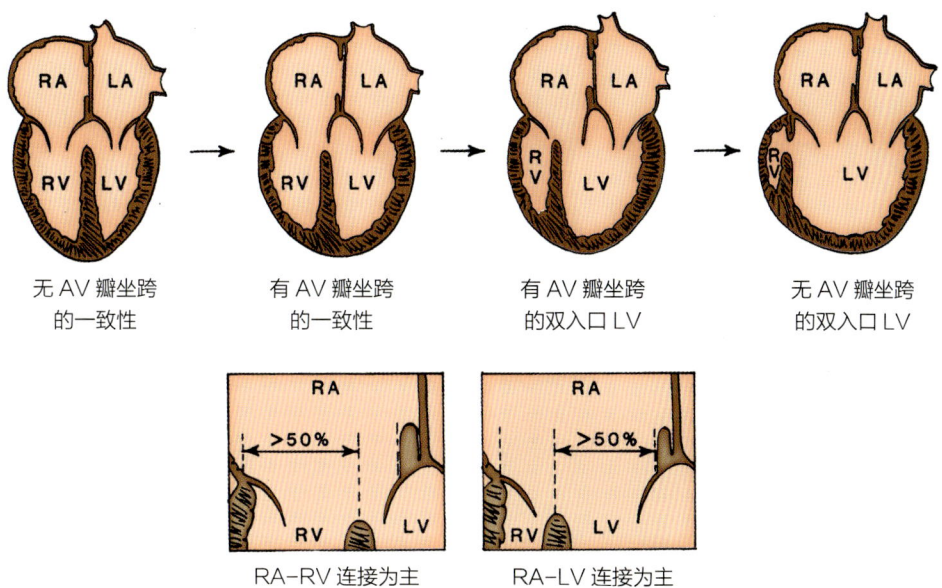

▲ 图 50-4 房室连接

房室瓣坐跨率 50% 原则决定房室连接的原理示意图。房间隔与室间隔对位不良的程度与房室瓣环坐跨率之间的关系。当右房室瓣坐跨率＞50%，右心房则主要与左心室相连接

LA. 左心房；RV. 右心室；RA. 右心房；LV. 左心室

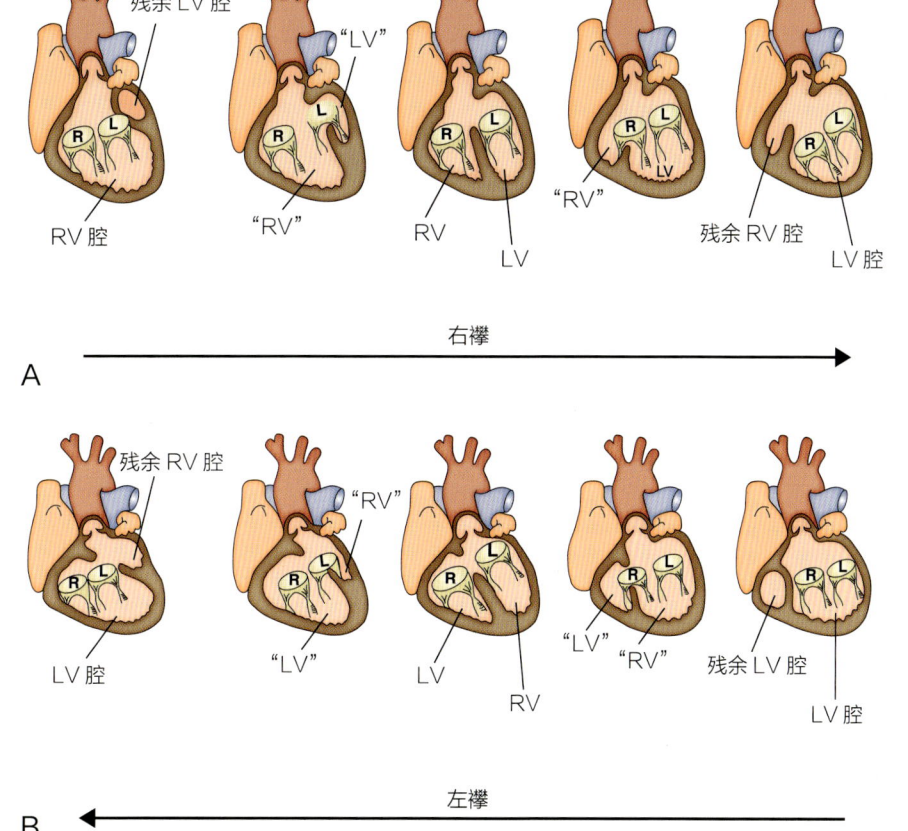

▲ 图 50-5 房室连接的胚胎学

A. 心室右襻时，一系列双入口心室畸形图示；B. 心室左襻时，相对应的一系列双入口心室畸形图示

L. 左侧；R. 右侧；LV. 左心室；RV. 右心室

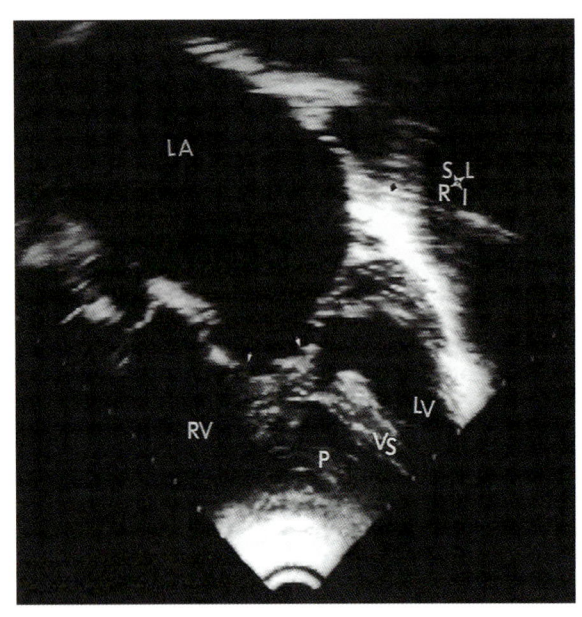

▲ 图 50-6 房室瓣畸形

超声心动图显示：合并严重左侧房室瓣狭窄的双入口右心室。左侧房室瓣的所有腱索与单个乳头肌相连，呈降落伞样。如箭头指示，左侧房室瓣瓣叶严重增厚。因左侧房室瓣存在明显梗阻，左心房显著扩大。发育不良的左心室位于心脏左后方

I. 下方；R. 右侧；S. 上方；VS. 室间隔

形态学右心室单心室心脏中的心室动脉连接类型。在这种畸形中，心室动脉连接常为起源于右心室主腔的双出口或合并肺动脉闭锁的单出口。在不定型单心室心脏中，心室动脉连接类型可为双出口也可为单出口。

肺动脉流出道梗阻常常发生于单心室心脏中，它在心室动脉连接一致或不一致时均可能发生。肺动脉瓣下梗阻常常见于形态学左心室，其形成主要与室间隔漏斗部向后方偏移有关。肺动脉流出道梗阻的其他原因还包括右侧房室瓣与肺动脉流出道异常邻近，或右侧房室瓣瓣膜组织疝入肺动脉流出道。而由于瓣叶畸形或者瓣环发育不良所导致的肺动脉瓣严重狭窄则比较罕见。

（四）心室间连接

文献中关于主心室和残余心室之间的连接曾使用不同的术语来表示，包括室间隔缺损、球室孔和出口孔。在双入口左心室中，缺损在大多数病例中位于室间隔肌小梁部，与半月瓣分离而被周围肌肉完全围绕。但是，当漏斗部发育不良时，缺损可延伸至室间隔流出道而刚好位于半月瓣下（干下型室间隔缺损）。单心室心室间分流常常为限制性的，在 Bevilacqua 等[5] 的报道中，47% 的病例属于这种情况。即使在出生时心室间分流为非限制性，随着时间推移，心室间缺损也常常变为限制性分流。他们亦发现，双入口左心室合并大动脉转位及肺动脉狭窄的患者，心室间分流极少是限制性的。然而，当大动脉转位未合并肺动脉狭窄时，分流量受限的出口孔更为常见。

三、单心室房室连接的常见类型

（一）双入口左心室

双入口左心室是最常见的单心室类型，在 Van Praagh 等[1] 关于单心室的病例报道中，78% 属于这种类型。基于大动脉之间的关系，Van Praagh 等将双入口左心室分为了四个亚型：Ⅰ型：主动脉与肺动脉关系正常；Ⅱ型：大动脉右转位，即主动脉瓣膜口位于肺动脉瓣口的右前方；Ⅲ型：大动脉左转位，即主动脉瓣膜口位于肺动脉瓣口的左前方；Ⅳ型：大动脉左转位（反位），即主动脉瓣膜口位于肺动脉瓣口的左后方。结合双入口左心室的分型标准，临床上可观察到的为 A-Ⅰ、A-Ⅱ 和 A-Ⅲ 三种类型。每一种临床亚型均常合并其他畸形，包括主动脉下梗阻、肺动脉流出道梗阻和传导系统异常等[6]。

主动脉下梗阻可发生于心室动脉连接不一致时，梗阻部位主要位于室间隔缺损处，也可继发于发育不良右心室内严重的心室肌肥厚（图 50-7）。主动脉下梗阻更多发生于合并右侧房室瓣闭锁或者接受过肺动脉环扎术的患者。肺动脉环扎术可导致心室进行性肥厚，如果室间隔缺损分流量较大时可出现主动脉下梗阻，常见于合并主动脉弓狭窄的婴儿。

肺动脉流出道梗阻常见于双入口左心室，不管心室动脉连接是否一致均有可能发生。当肺动脉下梗阻发生于左心室腔时，它常常与室间隔漏斗部向后方偏移有关，亦可能与右侧房室瓣与肺动脉流出道异常邻近，以及右侧房室瓣瓣膜组织疝入肺动脉流出道有关。严重的肺动脉瓣狭窄和

第六篇 先天性心血管疾病
第 50 章 单侧房室连接

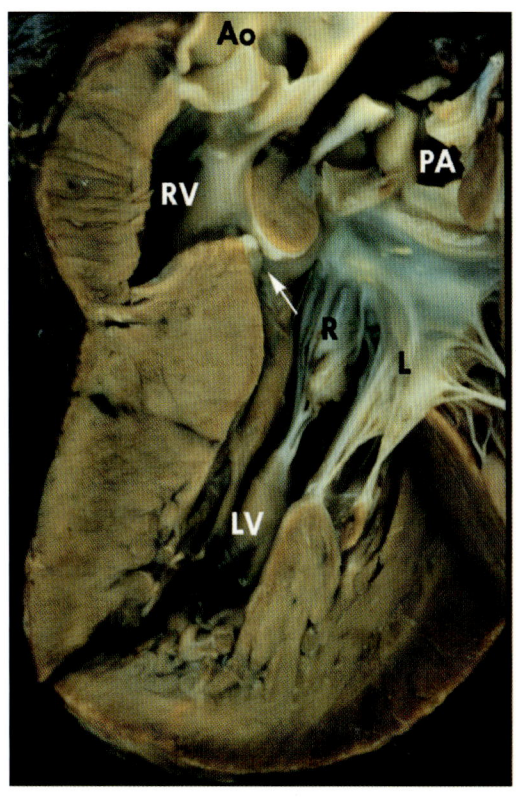

▲ 图 50-7 主动脉下梗阻
病理学组织显示双入口左心室主动脉下狭窄的解剖结构。严重的室间隔缺损或胚胎学上球室孔的严重狭窄（箭），室间隔缺损与主动脉下发育不良的右心室相通。在梗阻部位有继发性的心内膜纤维化。室间隔、右心室（RV）及左心室（LV）游离壁严重肥厚。之前存在的肺动脉（PA）结扎环已摘除
Ao. 主动脉; R. 右侧房室瓣; L. 左侧房室瓣

瓣膜发育不良可发生，肺动脉瓣常常呈二叶式且瓣叶增厚。

与那些存在房室连接或心室动脉连接不一致的先天性心脏病（如先天性矫正型大动脉转位）类似，单心室同样存在传导系统异常。当房室连接是双入口时，房室结往往位于右侧房室口前缘的侧面[7,8]。房室束由此结穿越右侧房室瓣环进入左心室主腔（图 50-8）。未分束支的房室束随后沿室间隔缺损右缘进入室间隔小梁部。房室束的走向由右心室残腔的位置而定。如果右心室残腔位于右侧，室间隔缺损的右缘与前侧缘的房室结邻近，房室束可直接沿室间隔缺损右缘往下进入左心室。然而，当右心室残腔位于左侧时，大动脉将室间隔缺损的右缘与房室结分隔开来。此时，房室束必须沿着半月瓣环走行更长的路径才能到达室间隔小梁部（图 50-8）。不管哪种情况，房室束总是先位于室间隔小梁部的左室面，随后向下进入室间隔右缘，最后在室上嵴下方进行分支。虽然房室束与室间隔右缘总是保持相同的关系，但当右心室残腔位置不同时，房室束的位置看起来仍有些不同。当右心室残腔位于左侧时，从心室主腔的角度看时，传导束似乎在室间隔缺损的上部走行。如果右心室残腔位于右侧时，传导束

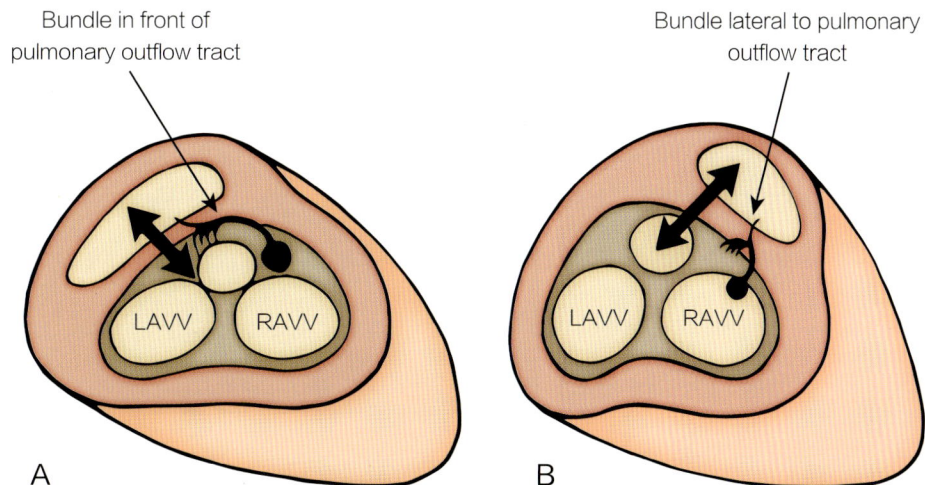

▲ 图 50-8 Conduction tissue. Schematic illustration of the course of the nonbranching bundle of the conduction tissue along the right rim of the VSD in DILV. A: The findings in DILV with a left anterior subaortic right ventricle. B: The conduction tissue in DILV with a right anterior subaortic right ventricle. LAVV, left atrioventricular valve; RAVV, right atrioventricular valve. (From Davies MJ, Anderson RH, Becker AE. Atrioventricular conduction tissues in congenital heart disease. In: Davies MJ, Anderson RH, Becker AE, eds. *The Conduction System of the Heart*. London: Butterworths; 1983:137.)

似乎又走行于室间隔缺损的下方。

1. 大动脉关系正常的双入口左心室（A-Ⅰ单心室，"Holmes 心脏"）

大动脉关系正常的双入口左心室相对少见，在 Van Praagh 等关于单心室的系列报道中，这种类型仅占 15%（图 50-9）[7]。在胚胎学上，左心室与发育不良的右心室通过室间隔缺损，也就是球室孔相连接。室间隔缺损常常造成较为严重的肺动脉下梗阻，从而使得这部分患者能够在部分低氧血症与较低的肺动脉压力之间形成较为平衡的循环。

2. 大动脉关系不一致伴发育不良右心室位于右侧的双入口左心室（A-Ⅱ单心室）

发育不良右心室位于右侧的双入口左心室，与完全性大动脉转位合并右心室发育不良且右侧房室瓣存在严重骑跨畸形，在结构上类似（图 50-10）。在 Van Praagh 等关于单心室的系列报道中，这种类型占 25%。

不同类型的双入口左心室的胚胎发育过程代表了房室瓣骑跨的极端形式，而房室瓣骑跨的类型也与双入口左心室的特征一致。在某些情况下，房室瓣的形态也可能遵循这种模式，左侧房室瓣往往有着二尖瓣的形态，而右侧房室瓣形态与三尖瓣一致。心室动脉连接不一致时，主动脉常位于右前方。主动脉及肺动脉下狭窄可能发生。传导系统通过位于前缘侧面的房室结发出进入室间隔小梁[7]。房室束沿室间隔缺损的右缘走行，随后沿室间隔嵴部分布。Cook 和 Anderson 报道过一例双入口左心室，其左心室为双出口，位于右侧的右心室残余腔同时缺乏流入道及流出道。

3. 大动脉关系不一致同时发育不良右心室位于左侧的双入口左心室（A-Ⅲ单心室）

发育不良右心室位于左侧的双入口左心室是单心室最为常见的类型[9,10]。在 Van Praagh 等关于单心室的系列报道中，这种类型占 38%[9]。在早期关于这种类型的报道中，大多数认为它是心室左襻的一种类型，形态学左心室位于右侧，从而导致形态学二尖瓣同样位于形态学三尖瓣右侧。从发育学的角度，我们可以认为这种类型双入口左心室与同时存在房室连接和心室动脉连接不一致（先天性矫正型大动脉转位）的解剖特点类似，只是它左侧三尖瓣坐跨和骑跨严重，从而导致左侧房室瓣主要与形态学左心室和双入口左心室相连接（图 50-11）。因此，不同程度的左侧房

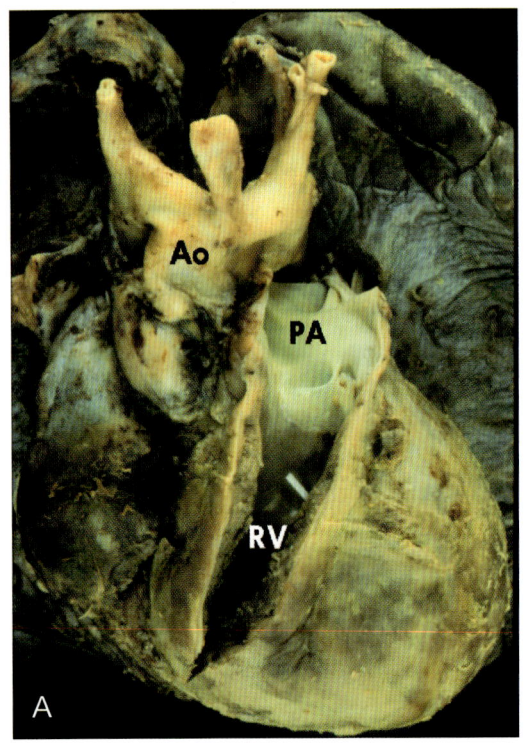
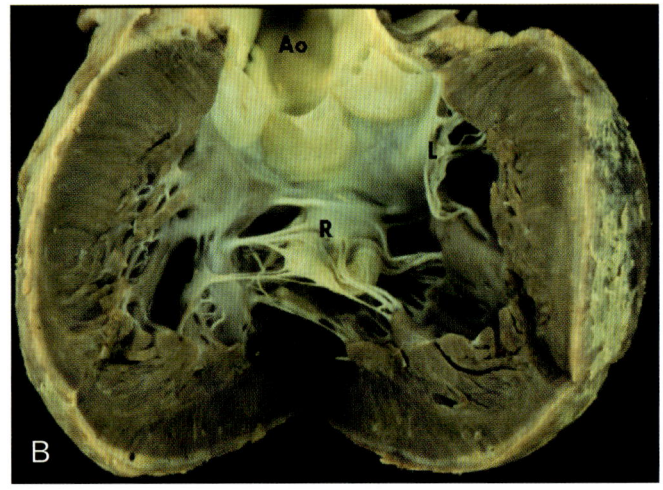

▲ 图 50-9 Holmes 心脏。心室－动脉连接一致且大动脉关系一致的 DILV 病理样本
A. 外面观显示切开的发育不良右心室，与肺动脉相连；B. 主动脉弓位于右后方，切开左心室可见右侧和左侧房室瓣均汇入左心室。主动脉起源于左心室
PA. 肺动脉；Ao. 主动脉；R. 右侧；L. 左侧；RV. 右心室

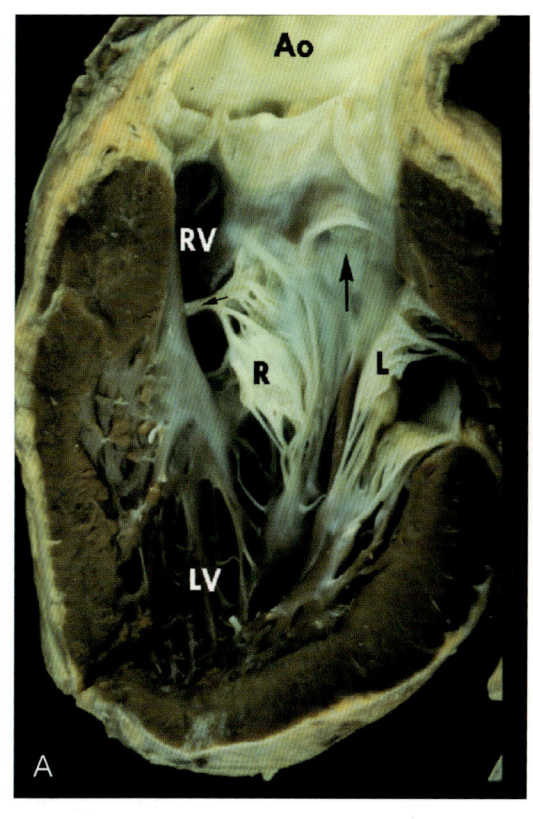
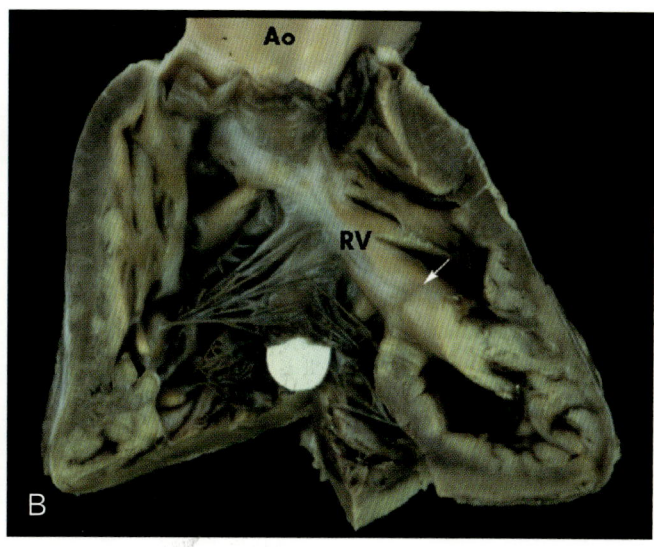

▲ 图 50-10　心室肌形态学特征

A. 病理样本显示双入口左心室室壁及心肌肌小梁的典型特征。右侧房室瓣（R）骑跨入发育不良右心室（小箭）。大箭指的是狭窄的肺动脉流出道。主动脉骑跨于室间隔上，产生了一个管道样的纤维肌性狭窄；B. 病理样本显示共同入口右心室主腔心肌的典型特征，心室壁粗糙不规则，肌小梁丰富且粗壮。白色探针经共同房室瓣进入心室

L. 左侧房室瓣；R. 右侧房室瓣；Ao. 主动脉；RV. 右心室；LV. 左心室

室瓣骑跨于形态学右心室在这种类型双入口左心室并不常见。从发育角度这似乎是一个合理的解释。但是，在许多情况下，我们并不能能够根据房室瓣的结构形态区分其是形态学二尖瓣或三尖瓣。此外，形态学右心室腔的大小同样差别较大。它可能严重发育不良，像一个微小的裂缝样腔隙，也可能是正常右心室心腔大小的 75%～80%，尤其是当左侧房室瓣骑跨于右心室时。

各种房室瓣、半月瓣和流出道畸形均可能发生。当考虑实施改良 Fontan 术时，需重点评估主动脉下梗阻的情况。主动脉下梗阻可继发严重的心室肥厚，可导致心室舒张功能受限，增加左心室舒张压，从而显著增加 Fontan 手术的手术风险。

双入口左心室传导组织异常与那些房室连接和心室动脉连接不一致的畸形类似[7]。房室结节位于前外侧，房室束沿肺动脉流出道前方进入心室，随后沿室间隔缺损的右（前）缘走行。双入口左心室典型的心电图特征为间隔初始去极化异常，QRS 初始向量向左前偏移，心前区导联 Q 波缺失。

（二）双入口右心室

在 Van Praagh 等关于单心室的系列报道中，仅有 2 例患者（5%）为双入口右心室。这些研究者认为这是一种左心室窦部缺乏。其心室肌有与右心室形态相一致、粗糙连续的肌小梁。然而，在许多最近的综述[6]中，研究者们认为，通过仔细的心血管造影或者心脏超声检查分析，可发现发育不良残余左心室的存在。两个房室瓣瓣环的 75% 以上甚至全部均与形态学右心室相连接。发育不良的左心室常常位于形态学右心室的左后方。这种左右心室间的关系与胚胎发育中心室右襻一致。发育不良的左心室位于形态学右心室右前方较为少见，这与心室左襻一致。发育不良左心室心腔大小变异较大，但大多数为严重发育不良。心室动脉连接可能是一致的也可能是不一致的，但常表现为右心室双出口。肺动脉狭窄或闭锁合并漏斗部或肺动脉瓣环发育不良较为常见。如果房室瓣骑跨较为严重，左心室就可能较大。

传导组织的走行与发育不良左心室的位置相关，当发育不良左心室位于右心室左后方时，其

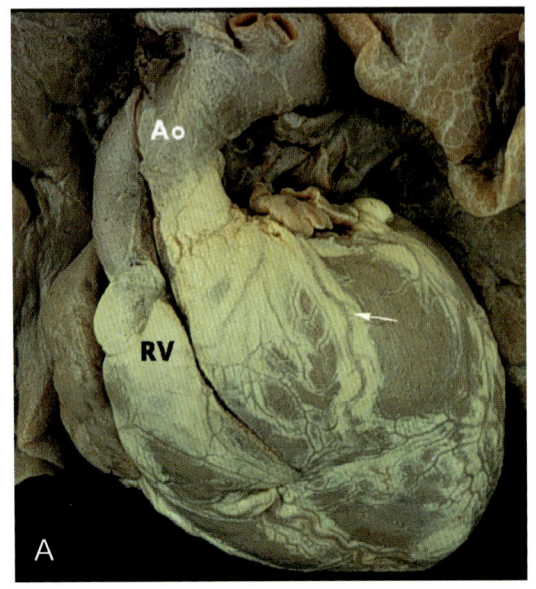
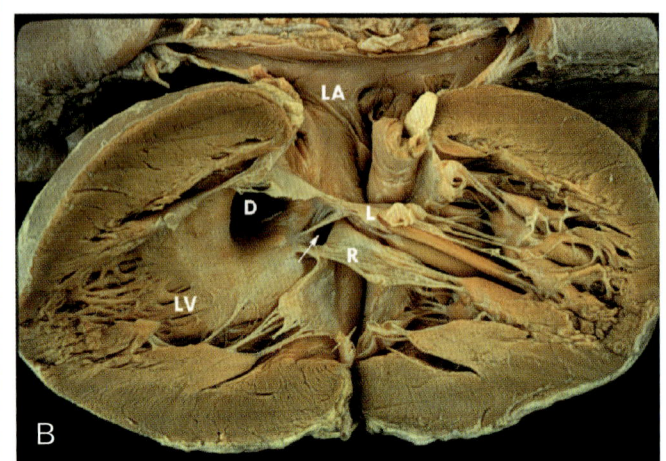
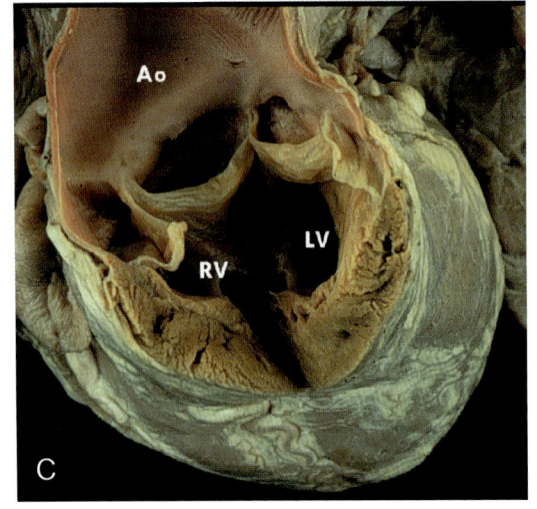
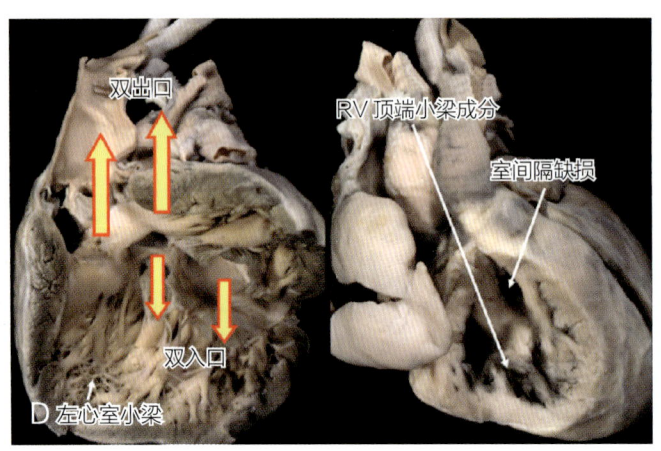

▲ 图 50-11 最常见双入口左心室类型（A-Ⅲ单心室）的病理标本

A. 发育不良右心室位于左侧，主动脉位于左前方；B. 左心房正位，右侧及左侧房室瓣均完全汇入左心室，无房室瓣膜骑跨；C. 显示了在短轴切面上观察到的室间隔缺损、与发育不良右心室和左心室的关系以及主动脉；D. 可见到流出道（大箭）和双入口房室瓣（小箭）的关系，室间隔缺损和心室的关系，以及左心室肌小梁和右心室顶端的小梁成分

LA. 左心房；LV. 左心室；R. 右侧；L. 左侧

走行是正常的[7]。当左心室位于右侧时，房室束走行与那些存在房室连接或心室动脉连接不一致的先天性心脏病（先天性矫正型大动脉转位）类似。Essed 等[11]发现当房室连接和心室动脉连接不一致时，位于后方与前外侧的房室结之间存在一束传导组织。

（三）双入口混合形态单心室

在 Van Praagh 等关于单心室的系列报道中，双入口混合形态单心室仅占 5%。这种类型有被称为共同心室，Van Praagh 等将它认定为单心室 C 型。双入口混合形态单心室无室间隔或者仅残余一点室间隔。室间隔残余的顶端可能将左心室区、右心室区分隔开来。心室位置和正常心脏或心室右襻一致。主肺动脉关系正常，但是，主动脉也可能位于左前或右前方。肺动脉瓣或瓣下狭窄可能发生。

传导系统正常，房室结位于后方[7]。在一些情况下，可能存在两个房室结，它们之间通过一束传导组织相连。房室束仍向下进入将左右心室区分隔开的室间隔残余部。

(四)双入口不定型或未分化单心室

这种类型被认为是单侧方式连接的原始形式,没有残余心腔。它与双入口右心室和双入口混合形态单心室有许多共有的病理特征(图 50-12)。当心室肌分化不全无法分辨左右心室时,可诊断为双入口不定型或未分化单心室。房室瓣畸形包括瓣膜狭窄或发育不良。大的畸形房室瓣常会引起反流。主肺动脉关系可能是正常的,然而最为常见的是主动脉位于肺动脉右前或左前方,肺动脉瓣或瓣下狭窄、肺动脉闭锁均可发生。

传导系统存在各种变异,存在两个房室结,分别位于前外侧和后方[7]。房室束或直接进入心室腔的右侧壁,或向下通过肌小梁进入心尖。

(五)房室连接缺乏

房室连接缺乏是因右侧或左侧房室瓣闭锁或缺乏而引起。它可能是形态学右心室合并二尖瓣闭锁或形态学左心室合并三尖瓣闭锁。任何一种心室均可能发育不良。图 50-3 阐释了左心室主腔合并右侧房室瓣(三尖瓣)闭锁的病理、造影和超声结果之间的相互关系。心室动脉连接可能是一致的也可能是不一致的,主肺动脉关系可能正常、转位或出现主动脉位于肺动脉左前或右前方。无论心室动脉连接是否一致,均可能发生肺动脉瓣或瓣下狭窄。主动脉下梗阻主要发生于房室连接不一致时。

当右侧房室连接缺乏时,房室瓣与左心室主腔相连接(即所谓传统意义的三尖瓣闭锁),传导系统特征与孤立性室间隔缺损的类似[12]。从发育不良的右心室角度看,房室束位于室间隔缺损右缘的左心室侧。当右侧房室瓣缺如,主心腔为形态学右心室时,位于后方的房室结不能与心室肌连接。相反的,位于前方的房室结发出房室束,房室束围绕肺动脉瓣环而到达室间隔的右缘,随后进行分支。在单入口右心室中,室间隔上房室束可与位于后方的房室结相连接。在一些情况下,传导组织可能经过大的独立的肌小梁下行至心尖。

(六)经共同房室瓣的双入口心室

这是单心室房室连接的一种特殊形式,心房通过一组共同房室瓣与单心室相连接。它是房室间隔缺损的一种类型,常常与心房未定位或无脾综合征相关(图 50-13)。在 Van Praagh 等[1,9]关于"共同心室"的系列报道中,约有 33% 的病例存在共同房室瓣,其中 40% 脾脏缺如。由于存在不同程度的房室间隔缺损,根据共同房室瓣主要连接心腔的不同,主心室腔可能是形态学左心室(Van Praagh 等命名的 A 型)、形态学右室(B 型)

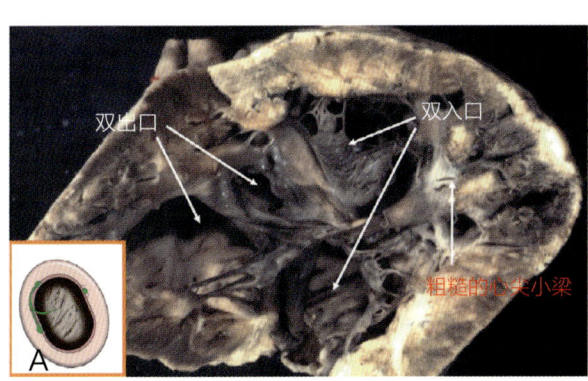

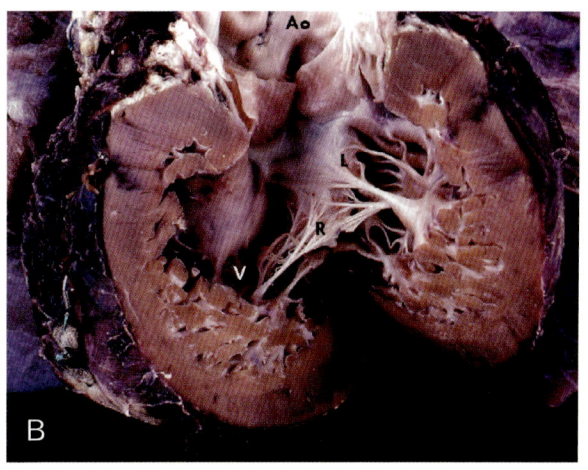

▲ 图 50-12 双入口混合形态和不定型单心室

这些双入口心室类型有着类似的病理特征。A. 混合形态和不定型单心室,右侧肌小梁粗糙,而左侧心肌平滑(箭);B. 双入口不定型单心室的病理组织。该样本的一些特征提示双入口左心室、伴有左心室心肌致密化不全。右侧和左侧房室瓣的腱索相互交错,在共同心室内与同一乳头肌相连。主动脉起源于心室腔

R. 右侧;L 左侧;Ao. 主动脉

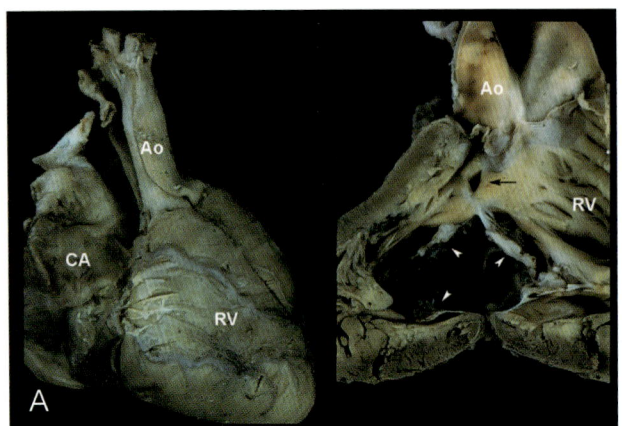
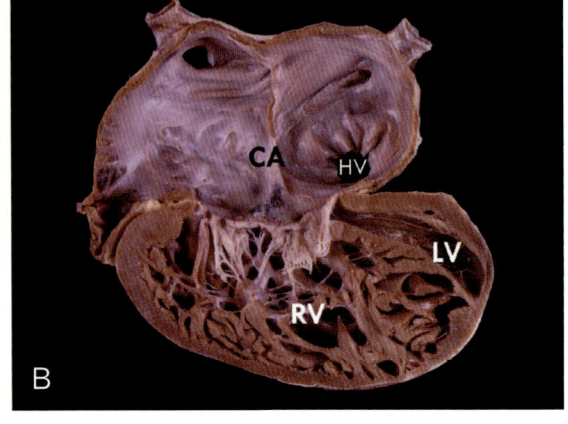
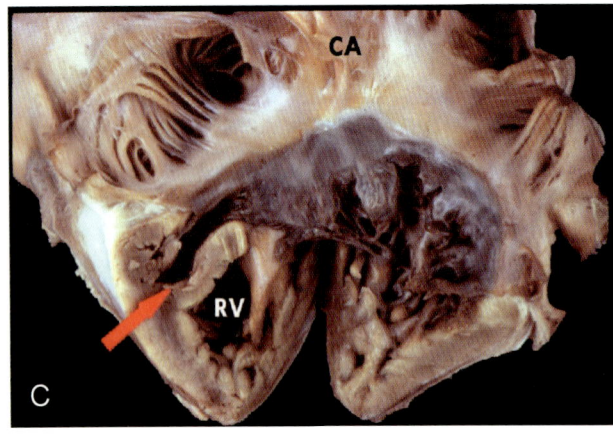

▲ 图 50-13 经共同房室瓣的双入口心室

A.1 名 2 日龄婴儿的共同心房合并双入口右心室的病例标本。内脏心房位不定位，左位心，无脾（右侧异构）。共同心房经共同房室瓣汇入右心室。剖开右心室可见共同入口（白箭）。闭锁的肺动脉流出道（黑箭）位于主动脉右侧偏后，未见左心室存在；B.1 例 14 岁患儿的心脏病理标本，双入口右心室，共同房室瓣，左位心，多脾（左侧异构）。肝静脉汇入共同心房的左侧平面，而肺静脉汇入心房同侧。共同房室瓣与细小的裂缝样左心室不存在连接；C.1 例 7 岁患儿的心脏病理标本，双入口右心室，共同房室瓣，右侧异构。共同房室瓣几乎全部与形态学右心室主腔相连。心室左襻，一狭小的形态学左心室位于右侧（探针所示）

RV. 右心室；Ao. 主动脉；HV. 肝静脉；CA. 心房

或未分化心室（D 型）。通常为右心室双出口或心室动脉连接不一致，主动脉位于肺动脉右前或左前方，但主、肺动脉关系也可能正常，而肺动脉狭窄或闭锁较为常见。当主心腔为左室时，共同房室瓣的右心室部分可能狭窄或部分闭锁，从而导致共同房室瓣主要与形态学左心室相连。同样地，当主心腔为右心室时，共同房室瓣左心室部分可能狭窄或部分闭锁，从而导致共同房室瓣主要与形态学右心室相连。

房室传导组织的走行主要由房室间隔缺损的解剖结构决定。位于后方和前外侧的房室结均会发出房室束。当主心腔为形态学右心室或不定型心室时，房室束沿主心腔的侧后方下行。在心室左襻时，与矫正型大动脉转位类似，某些心脏中的房室结有主次之分，主要由位于前外侧的房室结发出传导束与室间隔相连。

（七）临床症状

单心室的临床症状主要取决于是否存在肺循环或体循环梗阻。肺循环无梗阻时，其临床症状和体征与大型室间隔缺损的症状和体征类似。在出生后 3 个月以内即可出现呼吸急促、心动过速、多汗、肝脏增大及发育迟滞等严重充血性心力衰竭的症状。如合并房室瓣畸形、主动脉流出道梗阻及主动脉缩窄等畸形时，可在新生儿时期即出现充血性心力衰竭的症状。由于肺血增多，发绀可不明显。部分双入口左心室患者，在合并心室动脉连接不一致且左右心室反位时，心内血液分流良好，体循环静脉血可直接进入肺动脉，而肺静脉血回流进入主动脉。同样地，当同时合并右心室位于右侧和右侧房室瓣骑跨严重时，其血液分流与大动脉转位类似，可导致严重体循环缺氧和发绀。由于肺动脉流出道血流增加可出现相对梗阻或者室间隔缺损存在左向右分流，心脏查体可闻及柔和收缩期喷射样杂音。此外，由于肺血流明显增加，可闻及房室瓣反流的杂音。临床可出现肺充血和肺炎的表现。

如果存在中度的肺动脉流出道梗阻或闭锁，

在新生儿期即可出现低氧血症和发绀。当合并肺动脉或主动脉流出道梗阻时，可扪及收缩期震颤，同时可闻及收缩期喷射性杂音或单一第二心音。当肺动脉梗阻程度较轻时，可闻及肺动脉瓣关闭的声音。当肺动脉闭锁合并动脉导管未闭或体肺侧支时，可闻及柔和的连续性杂音，也可能不存在杂音。如果肺动脉高压持续存在，部分患儿可在 2 岁左右出现严重梗阻性肺血管病变，进而导致肺血逐渐减少并出现发绀。此时第二心音可明显增强且变得单一，可能出现肺动脉瓣反流引起的舒张期杂音。

（八）超声心动图的特征

通过超声来准确诊断单心室房室连接需要采用连续节段法，首先评估腹部脏器位置、心房结构与排列，随后查看房室连接和心室动脉连接。

超声心尖界面最能够详细清晰地显示与单心室房室连接诊断相关的特征性表现。如在心尖四腔心界面，可显示房室连接以及房室瓣的形态和连接情况[13-15]。图 50-14 呈现的是单心室房室连接中最常见类型的超声心尖切面图示，包括经两个房室瓣和共同房室瓣连接的双入口心室。除此之外，胸骨旁短轴和四腔切面对于明确心室腔内乳头肌和腱索附着的详细情况，发育不良残余腔室的位置，房室瓣叶的形态以及房室口的大小，大动脉的位置、连接和相互关系尤为重要。

图 50-15 显示了一位左心室双入口伴发育不良右心室位于左前方的患儿的胸骨旁短轴切面图。在心尖区（图 50-15A），形态学左心室主腔位于后方。两个房室瓣几乎全部与左心室相连接，左侧房室瓣以条腱索附着于发育不良右心室流出道靠近室间隔缺损处。在心底部（图 50-15D），主

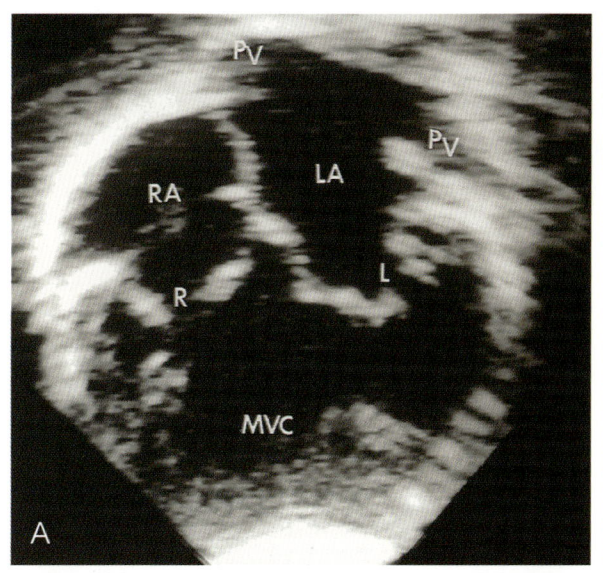

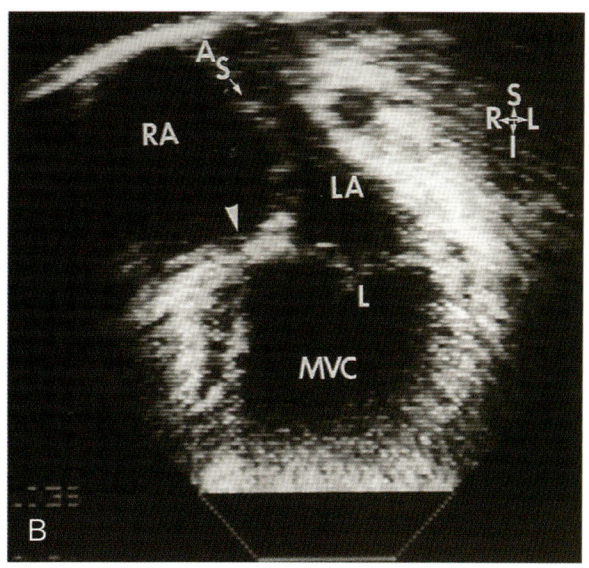

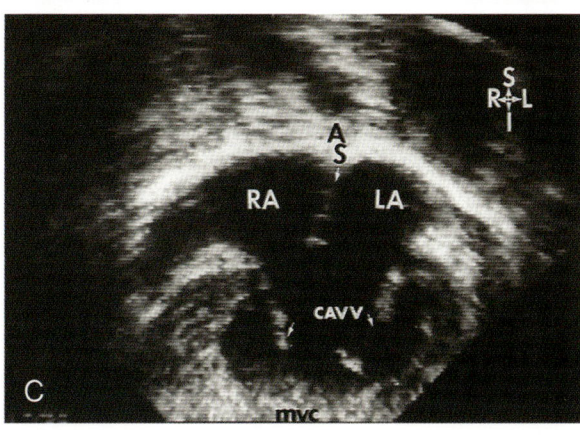

▲ 图 50-14　单侧房室连接

二维超声心动图心尖四腔心切面显示存在两个房室瓣的双入口心室（A），右侧房室连接缺如（B），共同房室瓣（CAVV）的双入口心室（C）。在图 B 中，右侧房室连接缺如（箭头所示）；无房间隔及室间隔的错位；仅左侧房室瓣与心室主腔相连。在图 C 中，左右心房经共同房室瓣汇入共同心室

AS. 房间隔；L. 左侧房室瓣；LA. 左心房；PV. 肺静脉；R. 右侧房室瓣；RA. 右心房；MVC. 心室主腔

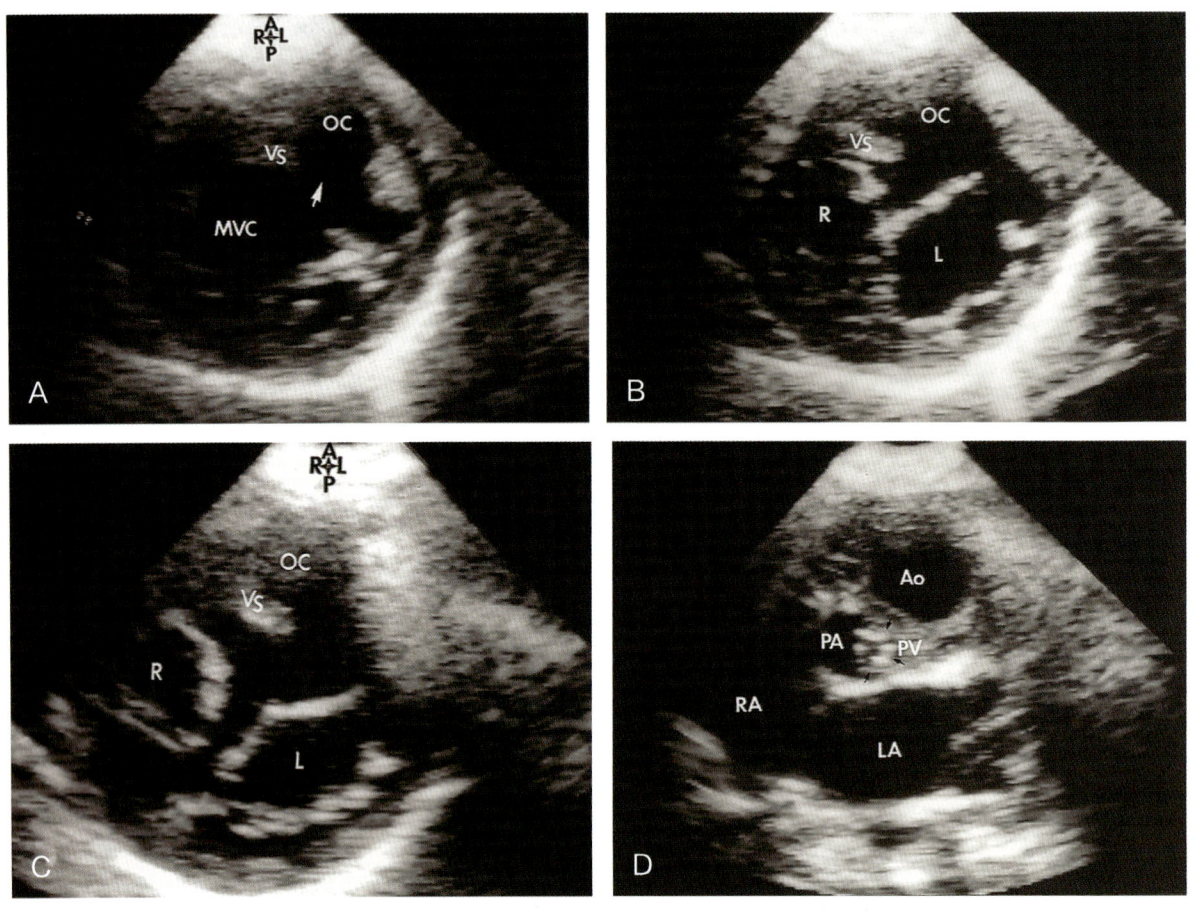

▲ 图 50-15 1 例双入口左心室从心尖至心底的胸骨旁短轴连续切面

右心室位于左前方，主动脉下。形态学左心室的心室主腔与发育不良形态学右心室输出腔之间存在大型室间隔缺损（白箭）。肺动脉瓣狭窄伴瓣叶增厚（黑箭）

Ao. 主动脉；LA. 左心房；PA. 肺动脉；R. 右侧房室瓣；RA. 右心房；VS. 室间隔；MVC. 心室主腔；OC. 输出腔；PV. 肺动脉瓣

动脉位于肺动脉左前方，肺动脉瓣呈二叶式，瓣膜增厚，存在严重狭窄。短轴切面可显示心室腔直径和室壁厚度，同时可粗略评估心室整体收缩功能。图 50-16 显示的是双入口左心室合并和右心室发育不良患者的胸骨旁短轴和长轴切面。短轴和长轴切面均可以评估室间隔缺损的大小，同时可观察到室间隔有肥厚，从而继发右心室流出道梗阻。此外，我们还可以发现该患者已行肺动脉环扎，主肺动脉梗阻较为严重。双入口左心室肺动脉环扎术和 Fontan 术后常继发主动脉下梗阻[16]。但仍然不明确的是，有轻度主动脉下梗阻时，肺动脉环扎术是否仅仅导致进行性的心室肥厚，或者在术前没有主动脉下梗阻的情况下，肺动脉环扎术又是否可导致主动脉下梗阻的发生。

取左侧胸骨旁高位（邻近锁骨中线第二肋间隙）的升主动脉连续组织多普勒，通过测量升主动脉加速血流速度，并应用改良 Bernoulli 公式（压差 $=4V^2$），计算出主动脉下梗阻两侧压差，从而评估主动脉下梗阻的程度。由于超声最大瞬时压差往往高于导管测量压差，故超声使用平均压差来评估主动脉下梗阻的程度[17]。当存在严重主动脉下梗阻时，主动脉瓣环或升主动脉往往发育不良，且容易合并主动脉缩窄。评估主动脉和主动脉弓的情况须采用胸骨旁和胸骨上窝切面。图 50-17 显示了 2 例双入口右心室而残余左心室位于后方患者的胸骨旁短轴切面。胸骨旁短轴切面可通过显示房室瓣叶的形态（三尖瓣或二尖瓣）及乳头肌的排列（多个或两个）来评估心室形态。图 50-18 从短轴切面显示了混合形态的双入口心室，粗糙和平滑的肌小梁均存在，解剖形态符合

第六篇 先天性心血管疾病
第 50 章 单侧房室连接

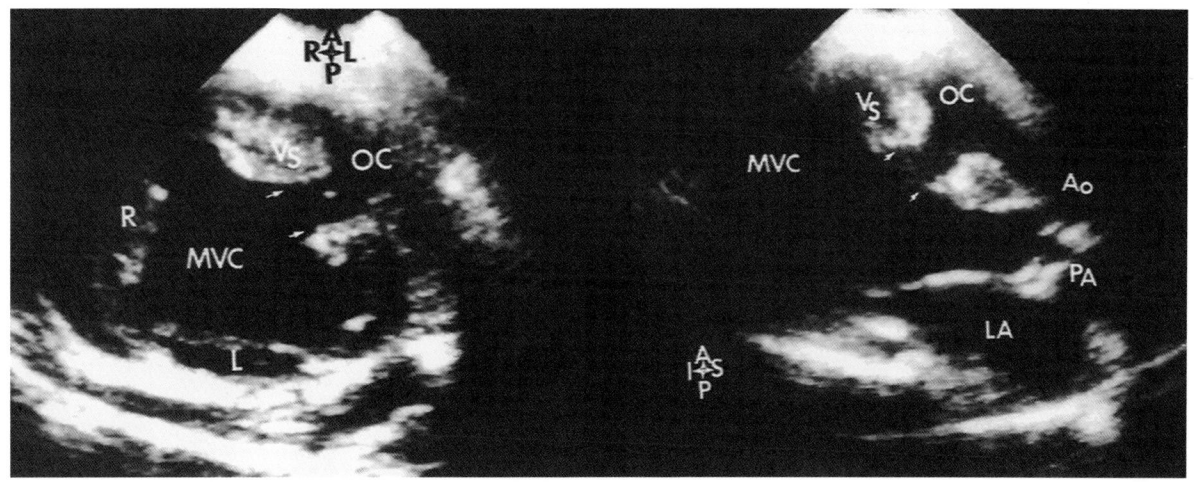

▲ 图 50-16 Parasternal short-axis (left panel) and long-axis (right panel) scans in a patient with DILV with previously placed pulmonary artery (PA) band. Parasternal short-axis (left panel) and long-axis (right panel) scans in a patient with DILV with previously placed pulmonary artery (PA) band. The VSD (*arrows*) is a moderately restrictive communication between the main ventricular chamber (MVC) and the outlet chamber (OC) of right ventricular morphology. In addition, the ventricular septum (VS) is moderately hypertrophied. Ao, aorta; L, left atrioventricular valve; LA, left atrium; R, right atrioventricular valve; RA, right atrium; VS, ventricular septum. (From Seward JB, Tajik AJ, Hagler DJ, et al. *Two-Dimensional Echocardiographic Atlas: Volume 1 Congenital Heart Disease*. New York, NY: Springer-Verlag; 1987:240, with permission.)

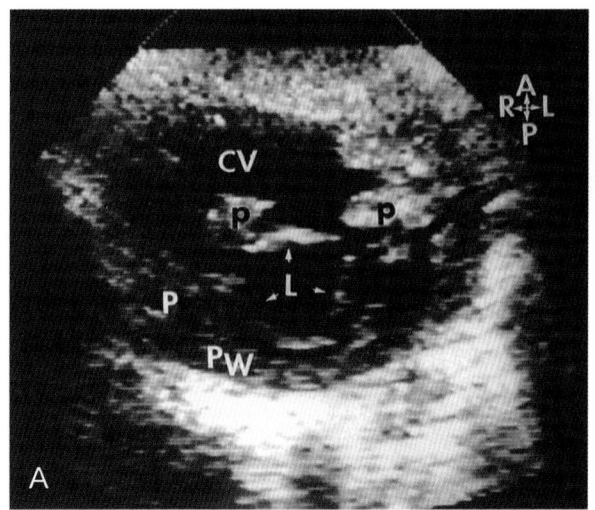 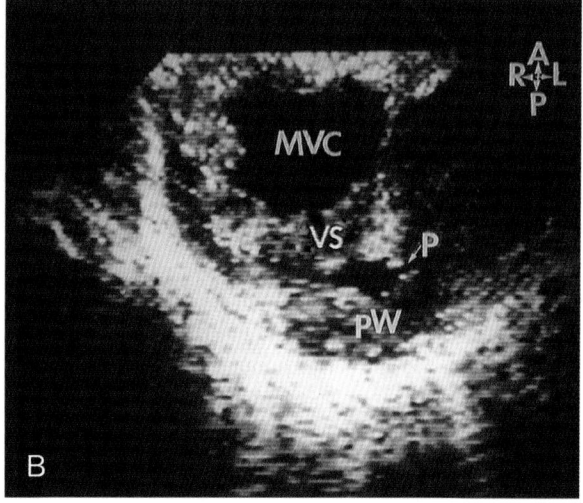

▲ 图 50-17 2 例双入口右心室胸骨旁短轴切面
发育不良左心室位于后方。A. 发育不良左心室（白色 P）位于右后方；B. 发育不良左心室（P）位于左后方。位于右侧发育不良左心室提示心室左襻，而发育不良左心室位于左侧提示为心室右襻。在这 2 个例子中，房室瓣均完全与心室主腔（MVC）相连
L. 左侧房室瓣；P. 乳头肌（箭）；PW. 后室壁；VS. 室间隔

Van Praagh 等[1,9] 定义的 C 型共同心室或未分化心室（形态学右心室位于右侧，形态学左心室位于左侧）。

心尖四腔心切面可用于显示房室瓣畸形，包括闭锁、狭窄，以及瓣环横跨及瓣膜骑跨情况。图 50-19 显示的是一位双入口左心室患者的四腔心切面，右侧房室瓣存在横跨及骑跨；50% 以上的右侧房室瓣与左心室相连，但仍有部分右侧房室瓣及腱索与形态学右心室相连。图 50-2 为双入口左心室合并右侧房室瓣闭锁的心尖四腔心切面；房室间隔向左侧移位，导致闭锁的右侧房室瓣与形态学左心室相连；在右侧肺动脉下可见一小型的右心室流出道。心尖切面可评估房室间隔平面及房室连接的情况。联合彩色多普勒可进一步评

1285

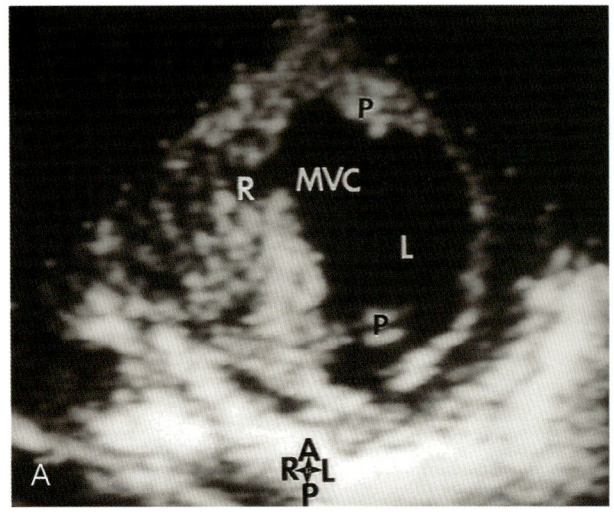
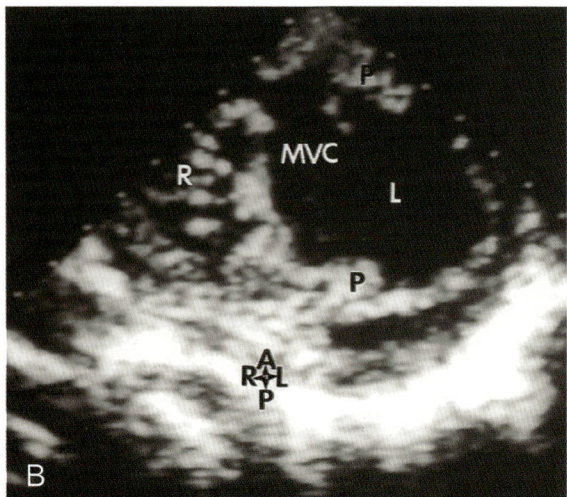
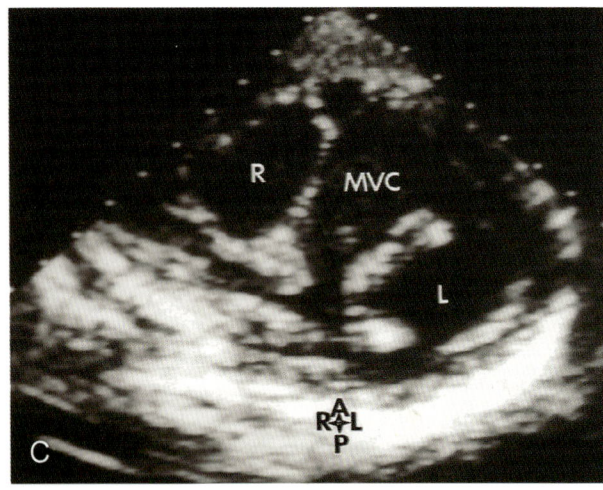

▲ 图 50-18 从心尖至心室中部的胸骨旁短轴连续性切面
图示混合心室形态的双入口心室的特征。位于右侧的心室主腔为形态学右心室，其内可见粗糙密集的肌小梁；左侧的心室腔心室壁光滑，且可见 2 个乳头肌（P）。在心室中部，右（R）房室瓣呈三尖样（三尖瓣），左（L）侧呈椭圆形（二尖瓣），未见室间隔残余
L. 左；R. 右；MVC. 心室主腔；A. 前

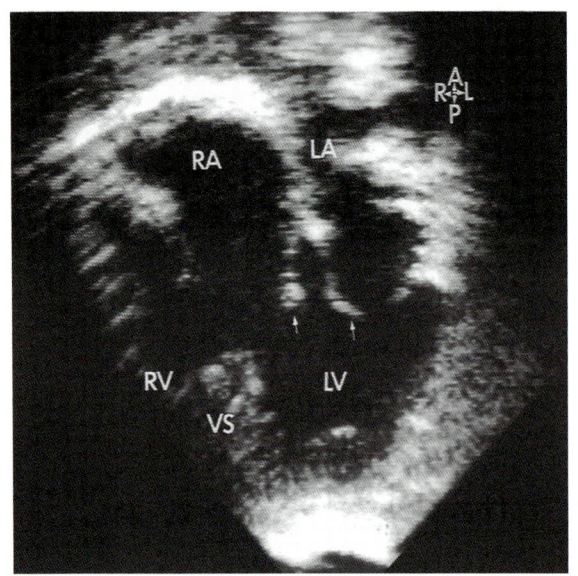

▲ 图 50-19 双入口左心室合并右侧房室瓣骑跨四腔心切面
超过 50% 的右侧房室瓣环与位于左侧的形态学左心室相连。箭示左心房室瓣的瓣叶
LA. 左心房；RA. 右心房；RV. 右心室；VS. 室间隔

估房室瓣狭窄及反流的程度。此外，剑突下切面也可用于显示房室连接的情况（包括两个房室瓣、单个房室瓣或共同房室瓣）；甚至可获得矢状旁及长轴切面，以显示主动脉及肺动脉流出道的情况。图 50-6 的四腔心切面显示的是双入口右心室合并严重左侧房室瓣狭窄；瓣叶明显增厚，右心室内腱索变短增粗，与一组乳头肌相连；由于存在左侧房室瓣梗阻，左心室明显增大；发育不良左心室残腔位于右心室左侧。图 50-20 为右心室单心室合并左侧房室瓣闭锁的病理组织样本及超声剑突下切面图示；发育不良的左心室残腔位于闭锁瓣膜下方；主肺动脉均起源于形态学右心室。

（九）影像学特征

心室动脉连接不一致伴发育不良右心室位于左前方的双入口左心室，其影像学具有一些典型

的征象[18]。和先天性矫正型大动脉转位类似，胸部正位片可见由右心室漏斗部、主动脉根部和升主动脉构成的左心缘上部明显突出（图50-21）。肺动脉主干和右肺动脉可能扩张，影像学可见右心缘上部明显突出，右侧肺门呈瀑布样改变。

在合并中度肺动脉狭窄的病例中，肺血管影可能正常或稍减少，心脏大小可能正常或仅轻度扩大。合并肺动脉闭锁时，由于体肺动脉侧支形成，肺血管影可能减少或不对称。

MRI 在显示体肺静脉的心外异常连接、主动脉弓以及中央和近端肺动脉分支异常方面有着极为重要的价值。MRI 已成为先天性心血管畸形节段评估的一种有效手段，查看心房与脏器的位置关系、房室及心室动脉连接的类型等。与 CT 断层摄影技术类似，心电门控横向磁共振成像（ECG-MRI）可对心室进行更为精确的评估。在探讨双入口心室改良 Fontan 手术前后主动脉下狭窄发生情况的几项研究中，已认识到心室质量的增加对手术相关并发症及致死率的影响[16,19]。最近的研究显示，对于术前评估不同类型单侧房室连接中的不规则心室腔的心室质量、容量和功能，MRI 是一种非常好的无创检查手段。

（十）心导管术和心血管造影

心导管术的意义主要为：①明确体肺静脉连接的位置及其完整性（包括心房连接情况）；②查看房室及心室动脉连接和瓣膜的形态与功能；③查看心室形态与功能，包括心腔大小、肥厚程度及收缩舒张功能；④计算肺血管床的大小、分布和阻力；⑤明确主动脉和主动脉弓的位置和结构完整性，排除主动脉下梗阻、主动脉缩窄等，并评估体肺侧支的情况。

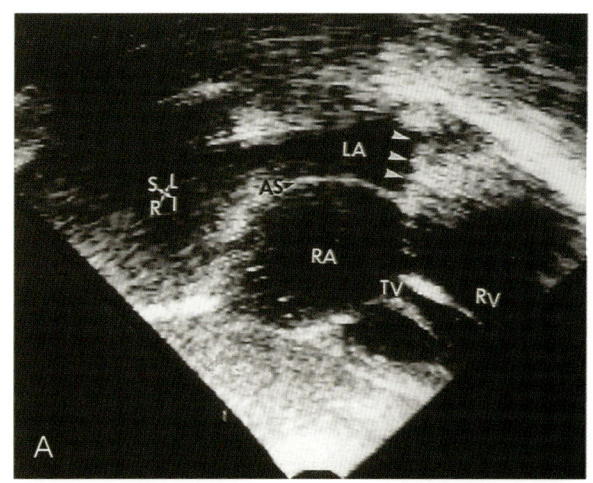

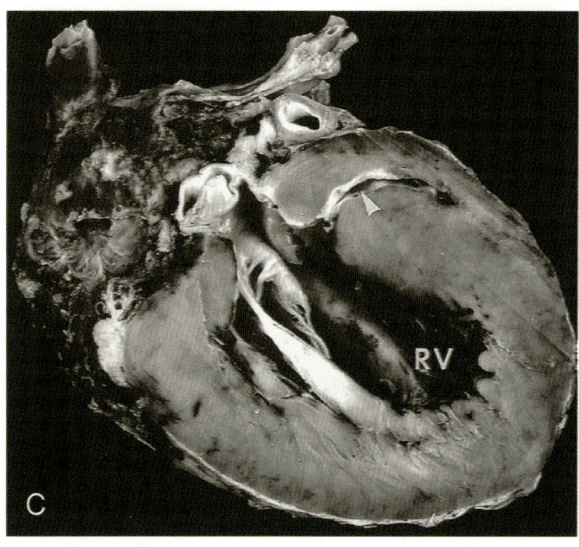

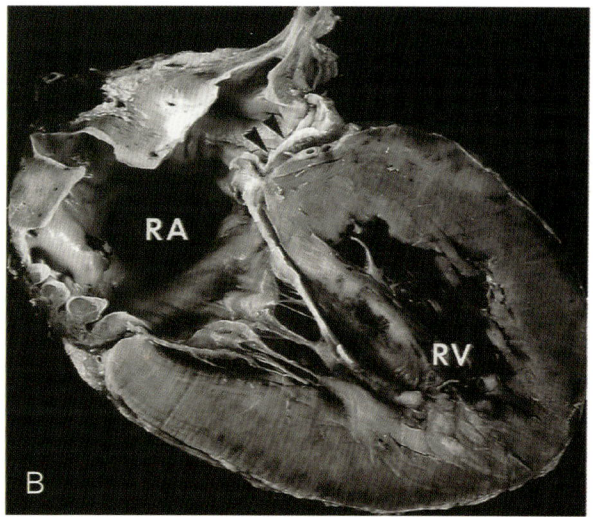

▲ 图 50-20 Subcostal 2-D echocardiogram demonstrating features of absent left AV connection (mitral atresia). A: The scan also demonstrates a dense echo (*arrowheads*) at the anticipated site of the absent connection overlying a small muscular chamber suggestive of the LV. The atrial and ventricular septa are aligned, and only the tricuspid valve (TV) is committed to the right ventricle. B: Pathologic specimen cut to conform to the subcostal echo view also demonstrates absent left AV connection to a dominant right ventricle. *Arrowheads* point to the anticipated site of the mitral valve, which is absent. C: The same specimen cut in a longaxis plane to demonstrate the main right ventricular chamber and a slit-like hypoplastic posterior LV (*arrowhead*). LA, left atrium; RA, right atrium; RV, right ventricle. (A: Seward JB, Tajik AJ, Hagler DJ, et al. *Two-Dimensional Echocardiographic Atlas: Volume 1 Congenital Heart Disease*. New York, NY: Springer-Verlag; 1987:240, with permission.)

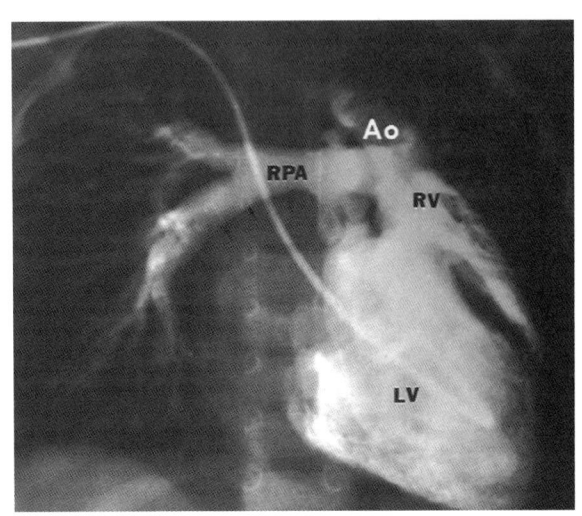

▲ 图 50-21 双入口左心室，主动脉位于左前方的左心室正位造影图

可见下行的右下叶肺动脉，右肺门处呈瀑布样改变
Ao. 主动脉；LV. 左心室；RPA. 右肺动脉；RV. 右心室

1. 静脉连接

对体静脉连接的评估，同时应包括超声心动图或血管造影下的肝静脉和下腔静脉连接。此外，还需通过血管造影明确无名静脉是否回流入右上腔静脉，排除残存左上腔静脉是否存在。如果存在左上腔静脉，则需评估其大小以及回流方向（入右心房或左心房）。手术结扎残存左上腔静脉存在指征：使用带球囊的端孔导管分别堵闭每一支上腔静脉，并测量球囊远端静脉压力上升情况，如上腔静脉压力上升超过 20mmHg，提示没有足够的静脉侧支循环，左上腔静脉则没有手术结扎指征。肺静脉连接的情况需通过直接肺静脉导管测压、肺静脉或肺动脉造影和肺静脉楔压测量来判断。需排除异常的肺静脉连接和肺静脉狭窄。如果存在房室单入口或一侧房室连接闭锁，需通过超声心动图彩色多普勒、心导管直接测量心房间压差来判断心房之间的连接情况。如果存在体静脉或肺静脉回流受阻，应行房间隔造瘘术。

2. 房室和心室大动脉连接

二维超声心动图可较好的显示房室连接的状态。心血管造影也可清晰地显示房室瓣连接情况、瓣环大小、瓣叶畸形，以及准确评估瓣膜反流存在与否及其严重程度。严重的房室瓣反流可导致心室容量超负荷及充盈压升高。在对相当于单心室的病例行改良 Fontan 术进行姑息手术前，必须精确评估瓣膜连接、瓣膜反流等情况对手术的影响[19,20]。在正位和侧位行心室造影可很好地显示房室瓣的形态和功能。同时行超声四腔心切面检测，可更好地显示房室瓣连接情况及瓣环大小。心室造影标准正位和正侧位可较好地显示心室动脉连接及大动脉之间的关系。图 50-22 显示的是发育不良右心室位于前方的三种类型双入口左心室的正侧位造影图；其中包括心室动脉连接一致、心室动脉连接不一致及心室双出口。对于大多数双入口左心室而言，心室造影正位可清晰显示室间隔缺损大小、位于室间隔缺损或发育不良右心

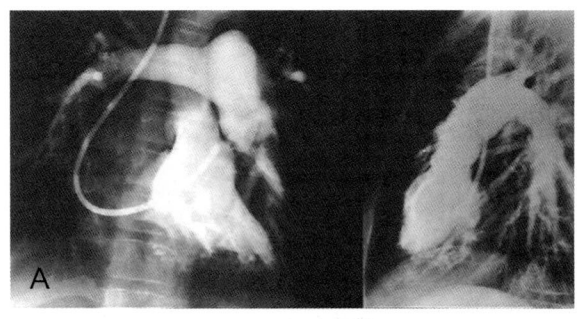

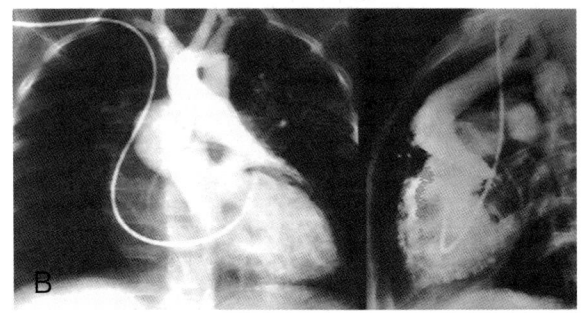

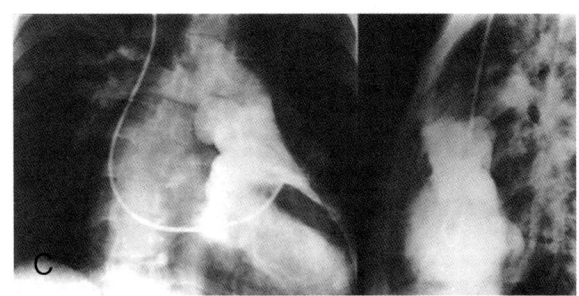

▲ 图 50-22 DILV 选择性 LV 造影的正位和侧位观显示大动脉关系的 3 种类型

A.（A-Ⅰ）显示心室动脉连接一致，与大动脉关系正常。B.（A-Ⅲ）显示心室动脉连接不一致，主动脉位于左前方，此外，存在主动脉弓缩窄。主动脉下存在轻度狭窄。Fontan 术后，主动脉下狭窄程度加重，需要进一步干预。C.（右心室双出口）显示了"流出腔"双出口，或右心室双出口

室内主动脉下梗阻的情况（图 50-23）。当造影或超声提示存在主动脉下梗阻或限制性室间隔缺损时，有必要进一步经导管仔细测量心室和主动脉的压力，以评估主动脉下梗阻是否存在极其严重的情况。同时测量左心室和主动脉的压力，可精确计算主动脉下压力梯度。对于轻度或潜在的主动脉下梗阻，如在静息状态下两侧压差不明显，建议输注异丙肾上腺素后，再次同时测量左心室和主动脉的压力[16,21]。静息状态下主动脉下压差超过 40mmHg 可增加改良 Fontan 术术后死亡率。二维彩色多普勒超声可很好地显示主动脉瓣分流的情况，但是，当存在严重反流、行主动脉瓣置换术前，仍须行主动脉根部造影以评估瓣膜反流的程度。

3. 心室形态和功能

通常在正侧位选择性行主心腔造影，可确定基本的心内解剖和心室形态。图 50-23 是三种类型的双入口心室正侧位观；包括双入口左心室、双入口右心室和双入口不定型心室。在正侧位同样可区分左心室腔及发育不良的残余右心室。一些研究者更倾向于使用轴位造影来显示心室解剖结构。图 50-24 显示的是一个混合形态双入口心室的正位造影。在这个病例中，形态学右心室位于左侧，右心室为双出口。尽管心室形态不规则，通过心室容量变化，估算心室射血分数仍可从整体上评估心室的收缩功能。二维及三维超声均可以可靠地评估心室容量、心室质量及收缩功能。MRI 对单侧房室连接心室功能的评估效果与三维超声类似。

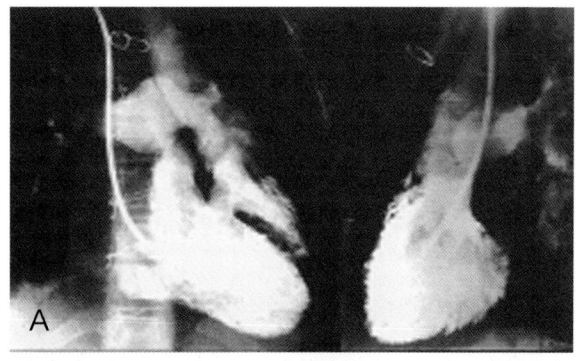
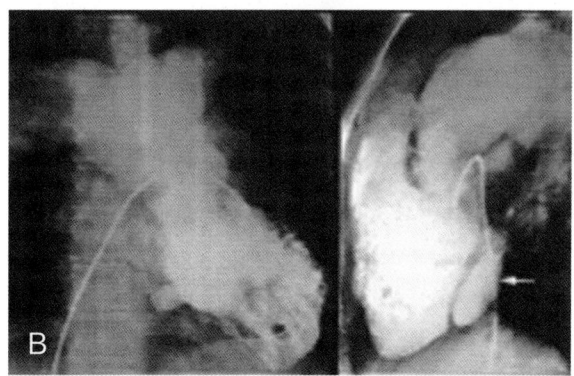
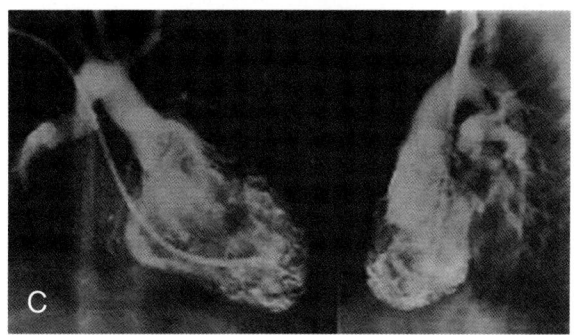

▲ 图 50-23　3 种双入口心室类型选择性心室造影的正位及侧位观

A. 显示了双入口左心室的典型特征。可见肺动脉环扎及室间隔缺损处主动脉下狭窄的解剖征象。B.1 例合并双入口左心室及右心室双出口的造影图像，主动脉位于前方，在后侧可见一发育不良的残余左心室（箭）。C.1 例合并肺动脉闭锁的双入口不定型心室的造影图。该心室有粗糙的小梁形成但不规则，无法确认是否存在发育不良左心室

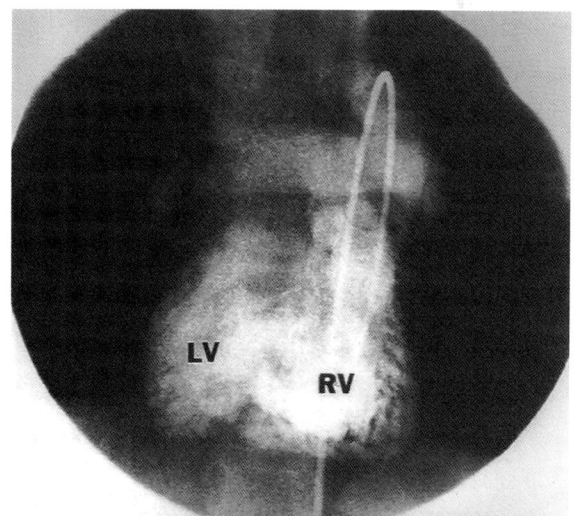

▲ 图 50-24　内脏正位、中位心及混合心室形态的双入口心室患者选择性心室造影的正观

主动脉是位于前侧，略靠近肺动脉左侧。造影结果显示，心室可分为位于右侧室壁较平滑的左心室区和左侧小梁较丰富的右心室区，符合胚胎学上的心室左襻。两个大动脉均起于右心室区。该患者接受了改良 Fontan 术治疗

LV. 左心室；RV. 右心室

通过二维及超声多普勒检测肺静脉和房室瓣血流频谱可评估心室舒张功能；关于限制性疾病及心室肥厚时的舒张功能评估已有报道，通过心导管造影测量心室舒张末容积、心室质量、心室质量与舒张末容积的比值、心房充盈压及心室舒张末压可进一步评估心室舒张功能。平均心房压和心室舒张末压超过 14mmHg 可能提示心室容量负荷过重和（或）心室顺应性降低。充盈压升高可相应地导致平均肺动脉压升高，但肺小动脉血管阻力也取决于肺血流量。有几组研究团队研究结果显示，在不符合 Choussat 等[22] 最初制订的 Fontan 术手术指征的情况下，Fontan 术仍可成功。

4．肺循环

单心室行姑息手术前，需充分评估肺动脉的状况，包括中央肺动脉的大小，是否存在中央动脉扭曲或狭窄以及远端肺动脉的分布；这要求在正侧位行选择性肺动脉造影，必要时需在左斜或右斜位及头位显示中央及远端肺动脉。

Nakata 等[12] 提出了一种正常肺动脉横断面积的标准定量方法；他们定义了正常肺动脉横断面积指数为 $330mm^2/m^2$。然而，Girod 等[23] 发现部分单心室患者，其术前肺动脉横断面积指数低至 $188mm^2/m^2$，行 Fontan 术后仍可存活。此外，在行 Fontan 术前，需通过造影充分显示先前安置的体肺动脉连接管道及行 Glenn 手术放置的腔静脉肺动脉连接管道情况，以排除肺动脉扭曲及狭窄。

肺动静脉瘘是经典 Glenn 术（腔静脉连接右肺动脉）的常见并发症。需常规行 Glenn 术放置的管道造影以评估是否存在静脉侧支、肺动脉狭窄及肺动静脉瘘。在肺动脉内注入对比剂后，通过超声观察右肺静脉内出现对比剂仍是诊断肺动静脉瘘最为敏感的方法。此外，当右下肺静脉氧饱和度低于左肺静脉时，则提示右肺动静脉瘘的可能。

5．体循环

术前需行心室造影或主动脉选择性造影，以充分评估主动脉弓的解剖结构，包括主动脉弓的位置、头臂干分支情况、有无严重的主动脉缩窄等。合并主动脉缩窄时，心室后负荷增加，心室可继发肥厚、顺应性下降，这种情况往往不能耐受改良 Fontan 术。因此，术前应通过造影或导管测压排除主动脉缩窄可能。此外，术前还需通过主动脉或选择性动脉造影评估安置的体肺连接外管道是否通畅，动脉导管是否存在，以及体肺侧支血管的情况。

（十一）治疗

罕见的是，体肺循环平衡的单心室患者，即使未行手术治疗，也可存活 60 余年[24]。外科姑息手术对保护肺血管床和心肌的顺应性非常重要。如单心室无肺动脉狭窄时，常推荐行肺动脉环扎术。如果在婴儿早期（6 个月以内）即并发反复充血性心力衰竭、肺血流显著增多及严重的肺动脉高压，需早期行肺动脉环扎术，以避免发生肺血管重构及梗阻性肺动脉高压。肺动脉环扎术后继续仔细监测肺血流是否下降、肺动脉压力是否降至正常水平。若存在肺血管阻力轻微升高（$3U/m^2$），Fontan 手术可能失败。另外，已有报道发现，一些行肺动脉环扎术的单心室患者，术后可继发主动脉下狭窄[24]，因此需警惕主动脉下狭窄发生的可能及其后果。对于无肺动脉狭窄，而存在主动脉下狭窄的患者，可能需其他方法来保护肺血管，其中一种选择为截断肺动脉流出道，同时安置一足够宽的体肺连接管道以保证足够的肺血流。而如果已发生严重的主动脉下狭窄，则推荐行主动脉开窗同时结扎一支远端肺动脉。

对于单心室合并肺动脉狭窄的患者，当发生进行性发绀及继发性红细胞增多症时，需安置体肺动脉连接外管道。改良 B-T 分流是指利用 Goretex 人工血管连接锁骨下动脉及肺动脉，以增加肺血流，以改善发绀。这种方法的优点在于它不需要结扎锁骨下动脉，且人工血管的长度不受限制。对于年龄大于 4—6 月龄的单心室患儿，需在中期行双向腔静脉 - 肺动脉分流术（双向 Glenn 分流），即将上腔静脉切断，缝闭近心端，远心端与右肺动脉做断 - 侧吻合术，而左右肺动脉仍正常连接。双向 Glenn 分流可直接将上腔静脉内未氧合的血引入肺动脉，增加肺血流，但不会像体肺分流一样增加心室容量负荷。

既往更倾向于行经典的 Glenn 分流术，即将右肺动脉横断，近端缝闭，远段与上腔静脉结扎，使上腔静脉的血完全进入右肺动脉，下腔静脉则经正常径路进行左肺动脉。然而，随后发现该方法存在一些严重并发症及弊端，所以经典的 Glenn 分流术不再作为常规方法开展[25]。其中最严重的并发症是肺动静脉瘘的形成，常常在放置 Glenn 分流人工血管后 5 年左右发生。其他严重的弊端包括左右肺动脉无汇合、上腔静脉或右肺动脉的变形或狭窄、右肺动脉血栓形成、右肺血流分布异常及右肺动脉发育异常等。

虽然双向腔静脉-肺动脉分流术在最初 2~3 年内可维持较好的体肺循环，但随后出现的进行性发绀及继发性红细胞增多症，促使我们行进一步姑息手术以增加肺血流。如果此时肺动脉仍发育不良，则需行额外的体肺分流术以增加肺血、缓解发绀，并促进肺血管床的发育。整体而言，单独的双向腔静脉-肺动脉分流术不能为单心室患儿提供足够的肺血流至儿童期。

单心室患者的三种外科根治手术包括心室分隔术、改良 Fontan 术和心脏移植[19-26]。1956 年，Kirklin 为一位 12 岁的单心室患儿进行了心室分隔术。基于这些早期成功的案例，单心室的外科矫治在早期更多的是直接将心室分隔，或者在主腔内两个房室瓣之间植入补片，将其分为左、右两心室。McGoon 等[27]发现心室分隔术对于双入口左心室合并右心室位于左前者（A-Ⅲ单心室）手术成功率最高，然而，早期死亡率也同样高达 38%~40%，后续的报道结果与此类似[27,28]。此外，该手术后期也可能导致心力衰竭、房室瓣反流、左向右残余分流、完全性房室传导阻滞等并发症的发生，从而显著增加患者的死亡率。因此，该术式也逐渐被弃用。

改良 Fontan 术，即心房-肺动脉直接连接或右心房侧面行心外管道双向或全腔静脉-肺动脉吻合术，已成为单心室患者更为常用的外科根治手术。此外，双向腔静脉-肺动脉吻合同时使用外管道或内管道连接上腔静脉及右肺动脉也同样可行。虽然在 1973—1980 年的相关报道显示单心室行改良 Fontan 术的死亡率（21%）稍高于三尖瓣闭锁（17%），但是最近的研究结果（1988—1992 年）提示改良 Fontan 术可明显降低三尖瓣闭锁及双入口左心室患者的早期死亡率至 4% 左右[29]。如果严格掌握手术指征，对患者进行合适的筛选，即使对于更为复杂的共同房室入口且心脏位置异常的患者，改良 Fontan 术的早期死亡率也只有 11% 左右。目前推荐在 2—3 岁早期行改良 Fontan 术，以避免长期心室容量负荷过重、缺氧、发绀、房室瓣反流、肺动脉变形及肺动脉高压相关并发症的发生。随着外科手术技术水平的提高，通过安置外管道或直接进行吻合，如双向腔静脉或完全性腔静脉-肺动脉连接，可更加直接有效地将腔静脉的血引入肺动脉，以降低心房增大而导致的心房内血液黏稠度增高、血栓形成及房性心律失常等风险。侧面通道、心房内或心外管道的使用为更为复杂的房室连接患者行 Fontan 手术提供了更灵活的选择，并避免了在双入口连接时使用补片关闭一侧房室瓣的必要性。早期的研究（1973—1983）报道提示，对于年龄大且一般情况较差者，其手术效果往往较差，死亡率较高；即使目前内科及外科技术水平的逐步提高，其手术成功率仍无明显增长。

目前关于单侧房室连接改良 Fontan 术后长期随访的研究结果提示，其整体预后较好[29,30]。大多数术后存活者表示其生活质量及活动耐量均较术前显著提高；但是在晚期同样可能会发生一些并发症，比如血流动力学异常、心律失常及蛋白丢失性肠病等。而导致临床预后不佳以及右心房压力增高的原因包括：腔静脉或心房肺动脉连接阻塞、肺动脉变形或发育不良、肺血管阻塞性疾病、肺静脉阻塞、心室功能不良、严重房室瓣或半月瓣瓣膜反流以及左向右残余分流。右心房压升高可导致右心房扩张和右心房壁伸展。改良 Fontan 术后可发生严重的心律失常，但大部分为室上性来源，包括心房扑动、房性心动过速、心房颤动和加速性交界性心动过速。这些心律失常均可通过药物或抗快速性心律失常器械得以控制。

原位心脏移植已被成功用于合并各种先天性

心脏病包括单侧房室连接终末期患者的治疗。改良 Fontan 术后如合并严重心功能不全，机体功能进行性恶化，则需行心脏移植才能得以生存。虽然单侧房室连接心脏移植术后早期手术效果令人鼓舞，但是远期死亡率仍较高。因此，心脏移植仍不能作为单侧房室连接患者手术治疗的一线方案。尽管改良 Fontan 术在单侧房室连接的治疗中成效显著，但近 40 年的研究结果逐渐发现它仍存在一些不足。Fontan 术后，肺动脉中血流会发生改变，加之肺动脉自身发育的异常，随着时间推移，可发生包括心律失常、血栓形成、蛋白丢失性肠病、心功能不全及心力衰竭等并发症，从而导致循环衰竭[31-33]。心脏外的晚期并发症同样较常见，包括限制性肺病、肾功能不全和肝功能不全[34-36]。肝脏并发症包括凝血功能异常、肝硬化和肝癌[36]。但这些并发症的临床意义，目前仍知之甚少[36]。

因此，对于 6 个月以内的单侧方式连接患儿，我们目前推荐姑息手术治疗，包括肺动脉环束术及体肺分流术。如果存在严重的主动脉下狭窄，应尽早行主肺动脉开窗术，以防止心室肥厚和保护肺血管。在 6 个月之后，可以考虑双向腔静脉 - 肺动脉分流术以增加肺血流和降低心室容量负荷。加之经原有肺动脉流出道的血流或小的体肺分流，可维持较足够的肺血流量，减轻发绀，促进肺动脉的发育，同时不显著增加心室容量负荷。如果通过上述姑息手术治疗后，患者循环好、症状减轻，则可考虑在 2—3 岁行改良 Fontan 术。

第51章
心脏异位及心房和内脏异位
Cardiac Malpositions and Abnormalities of Atrial and Visceral Situs

Patrick W. O'Leary　Muhammad Yasir Qureshi　Donald J. Hagler　著
周开宇　王　川　余　莉　译

心脏异位（cardiac malposition）指心脏的正常解剖位置发生异常。在分析心脏异位时，除需分析心脏位置类型 [如右位心（dextrocardia）、中位心（mesocardia）、孤立性左位心（levocardia, isolated）] 外，还需注意患者是否合并有内脏异位综合征（heterotaxy syndromes），心包缺损（pericardial defects）及异位心脏（ectopia cordis）[1,2]等异常。心脏异位为一种包括内脏及心房位置异常的复杂性心脏畸形。鉴于此类畸形的复杂性，病理学家和临床医生提倡采用一种具有逻辑性、系统性及连续性的方法来分析与之相关的各种解剖结构的情况，即节段分析法（sequential segmental approach）。在着手分析患者各器官脏器的各种复杂畸形时，可考虑采用此法。节段分析法最开始用于分析胸腹部器官的不对称排列（确定各器官的位置），后来逐渐被用于分析心脏在胸腔内的位置与方向及静脉、心脏、动脉各节段的解剖情况，同时描述其彼此间及其与周围组织的关系。本章节我们将采用节段分析法，将我们在临床中曾遇到的部分患者做一回顾性分析，并讨论各种复杂的心血管畸形与其中可能面临的问题。

一、定义

明确专业术语的定义有利于充分理解与心脏异位相关的各种复杂性畸形。

心脏异位的分类取决于心脏基底部至心尖连线（即心长轴）的方向，如图51-1。右位心通常是指心脏大部分位于右侧胸腔且心长轴指向右下方，可同时伴有心房正位、心房转位或心房不定位，其中右位心伴心房正位者又称为孤立性右位心。一些心脏外的因素也可导致心脏"移向"右侧胸腔（如膈疝、肿瘤、张力性气胸），但在这些情况下，心长轴仍指向左侧，所以此类患者只能称为"心脏右移"而非右位心。

中位心是指心脏位于机体中线，且心长轴直接指向下方（既不偏向左侧，也不偏向右侧）。心尖在剑突附近被等分为两部分，分别位于胸骨左侧和右侧。由于此类患者十分罕见且多不典型，所以常被忽略；临床上大部分中位心患者易被误诊为右位心。此型患者大多为心房正位，也有少数为心房转位或不定位。

左位心指心脏位于胸腔内正常位置，只有当其合并心房转位或心房不定位时，才能被称为心脏异位，亦可称之为"孤立性左位心"。因此，左位心是指患者存在心房或内脏位异常，而心脏（心室）大部分仍位于左侧胸腔且心长轴指向左下方。

内脏 - 心房位（situs）用于描述机体内不对称器官或结构间的空间关系。在本章节中，我们所讨论的内脏位主要为腹部器官（胃、肝脏、肠、脾）位与心房位。正位（situs solitus）是指腹部器官或心房位于正常的空间位置。此时，我们仍需使用节段分析法单独对每个节段进行精确的描述。转位（situs inversus）指内脏或心房与正常空间位置左右相反，即正常解剖结构的镜影像。即在

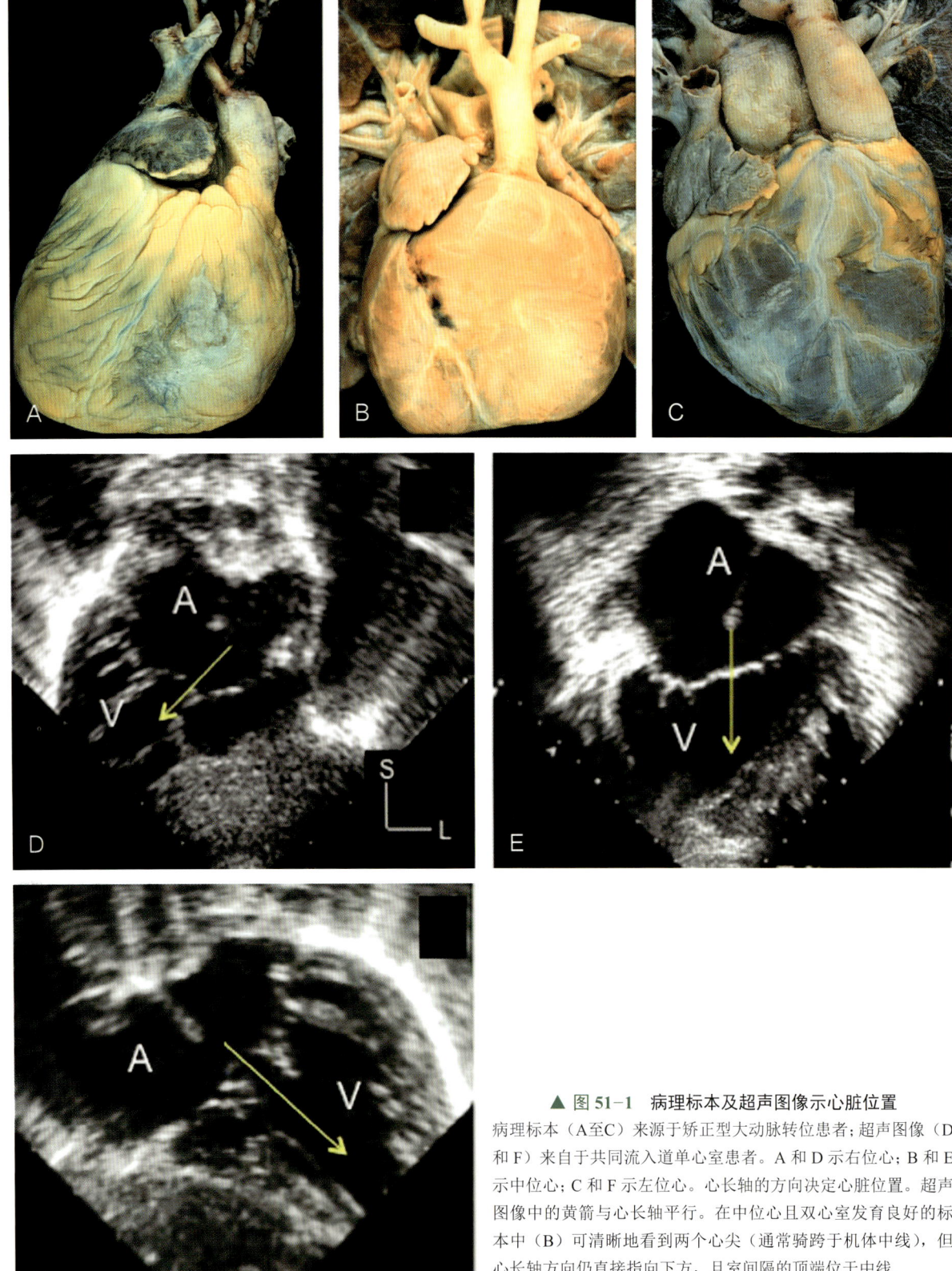

▲ 图 51-1 病理标本及超声图像示心脏位置

病理标本（A 至 C）来源于矫正型大动脉转位患者；超声图像（D 和 F）来自于共同流入道单心室患者。A 和 D 示右位心；B 和 E 示中位心；C 和 F 示左位心。心长轴的方向决定心脏位置。超声图像中的黄箭与心长轴平行。在中位心且双心室发育良好的标本中（B）可清晰地看到两个心尖（通常骑跨于机体中线），但心长轴方向仍直接指向下方，且室间隔的顶端位于中线

A. 心房；V. 心室；S. 上；L. 左

心房转位的病例中，形态学右心房位于左侧，而形态学左心房位于右侧；在腹部器官转位中，胃与脾位于右侧，而肝脏位于左侧。不定位（situs ambiguus）指由于内脏器官或心房的解剖结构双侧对称或不确定，而不能明确其内脏位或心房位。常见的内脏不定位患者多为腹部器官不定位，此类患者的肝脏为"双侧的"（对称性位于左上及右上腹），且位于机体中线上，其肝小叶均可表现为"正常的"肝右叶形态；且常合并脾脏缺失。图 51-2 为正常的内脏位及三种异常的内脏位。

内脏异位综合征是指各种机体内脏器官位置的异常及与之相关的各种复杂性心血管畸形。此类"综合征"主要表现为机体脏器沿身体左右轴异常排列，多见于腹部器官、肺、心脏。相对于

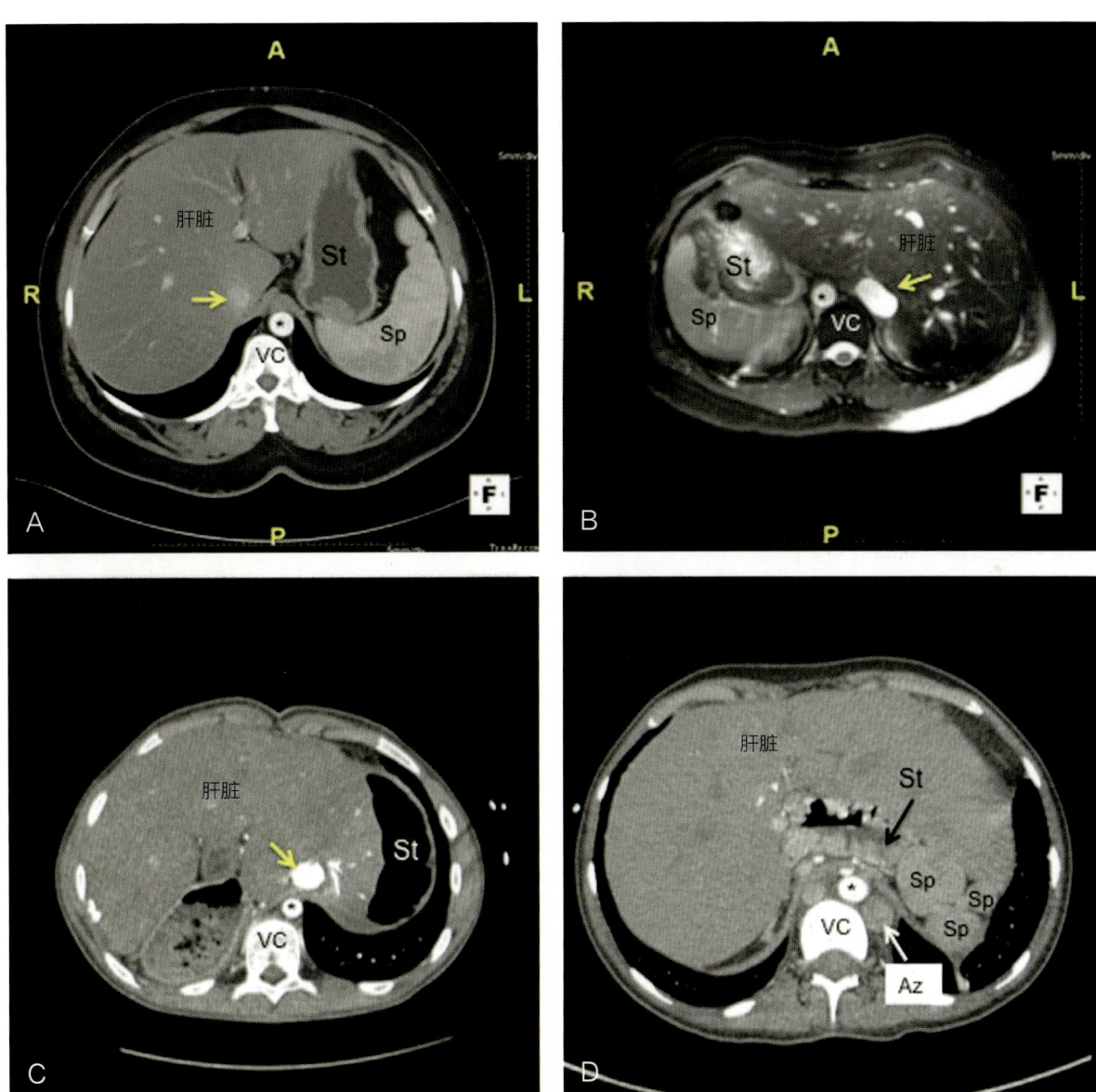

▲ 图 51-2　上腹部 CT 断层图像示各种内脏位及与之相关的各种血管解剖结构变化

图示层面与超声肋下短轴切面所获得的层面相似。几种基本的内脏位：正位（A）、转位（B）、不定位伴脾缺失（C）、不定位伴多脾（D）。利用脊柱及膈肌的解剖特征可明确内脏器官及血管在各个断层间的关系。生理情况下，下腔静脉会穿过膈肌的腔静脉孔，且其上段大部分位于肝实质内（图 C 中黄箭示下腔静脉）。奇静脉位于腹膜后（图 D 中 Az 示）。在下腔静脉离断伴奇静脉延续中，可见奇静脉扩张且位于腹主动脉后方（D）。在内脏正位或内脏转位中，下腔静脉及腹主动脉均分别位于脊柱两侧（A 和 B）。在内脏不定位伴脾缺失中，下腔静脉及腹主动脉位于脊柱同侧（C）。星号（*）示腹主动脉

A. 前方；Az. 奇静脉（白箭）；L. 左侧；St. 胃（黑箭）；Sp. 脾；VC. 脊柱；IVC. 下腔静脉

内脏器官正位，内脏异位可分为未定型类型（不定位）、双侧对称性异位（镜像型）、完全性内脏转位（转位型）。Casey[1,2] 于 1993 年发现了家族性内脏异位与遗传缺陷相关，他们发现 X- 连锁隐性遗传与患者胚胎期侧分化异常相关，可导致胎儿无法形成生理性左右侧的内脏解剖关系；随后发现相关基因位于 X q26.2；进一步的研究表明，家族性内脏异位与常染色体显性、隐形及 X- 连锁遗传均相关。Kato[3] 和 Peeters[4] 等发现在内脏异位伴左侧异构（left isomeriom）患者的 6 号染色体 q21 带有 de novo 平衡异位。随着基因测序技术的发展，学者们发现内脏异位与 Zic3、LefyA、Cryptic、Acvr2B 等异常相关[5]；此外，不定位型与转位型异位均可能出现家族聚集现象。

二、先天性心脏病与节段分析法

节段分析法是指通过一种系统的、节段性的方法分析与先天性心血管畸形相关的各节段解剖特点。通过该方法可明确内脏、心房、房室连接、心室、心室大动脉（ventriculoarterial，VA）连接和大动脉的解剖特点。Van Praagh 认为从胚胎学角度，心脏可分为 10 个节段：静脉窦、原始心房、共同肺静脉干、房室管、原始心室、心球、圆锥动脉干、动脉干、动脉囊、动脉弓[6]。但从临床实用角度出发，胎儿期的部分节段几乎与心血管畸形的病理解剖特点无关。

因此，可通过使用一更具临床实用性及更能突出各节段病理特点的节段分类来描述机体器官的位置情况（内脏位、心房位、心脏位置），即通过对心脏的四个节段及其三个连接部位的分析来确定。这七个节段包括：①静脉部分（腔静脉、肺静脉、冠状窦）；②静脉心房连接部分；③心房及房间隔；④房室连接部分；⑤心室及室间隔；⑥心室大动脉连接部分；⑦动脉部分（主动脉、肺动脉、冠状动脉及动脉导管）。表 51-1 为节段分析法在复杂性先天性心脏畸形中的应用。表 51-2 概括了各节段特有的解剖特点。该方法的应用可基于任何一种检查结果（临床影像学检查或病理检查）。

三、内脏位及心房位

（一）腹部器官

如表 51-1 所述，节段分析法一般从内脏器官的位置开始分析。腹部器官内脏位由肝脏和胃的位置决定（图 51-1）。通常，胰腺和脾脏位于脊柱一侧，均与胃同侧。由于内脏位与心房位具有一致性，所以一般当内脏位确定时，心房位亦可确定；而在少数情况下，内脏位与心房位并不一致，主要见于不定位患者。不定位主要是指内脏器官或心房的位置既不满足正位也不满足转位的诊断标准，即位置不确定或未定。在不定位患者中，内脏或心房左侧结构与右侧结构彼此相似，互为镜像结构，亦可称为"同形异构"、右侧异构或左侧异构。

在内脏不定位右侧异构患者中，脾脏通常缺失（asplenia），肝脏通常水平位于正中线，且左右形态对称（图 51-1）；左侧肝小叶通常为肝右叶的镜影像。下腔静脉与腹主动脉通常位于脊柱的同侧。此外，此类患者可能同时合并肠道畸形。

内脏不定位左侧异构患者多伴有多个脾脏（polysplenia）[5-12]。然而，相对于右侧异构伴脾缺失者，左侧异构伴多个脾脏者的左右对称度相对较低。事实上，多脾症更多见于内脏反位者。使用"同形异构"概念主要是为了简化各种共同存在的复杂性先天畸形。无脾综合征（ivemark syndrome）是一组具有右侧异构支气管、右侧异构肺（三叶肺）、右侧异构心房、对称性水平肝等病理特点组成的综合征。Ivemark 于 1955 年发现圆锥动脉干（conotruncal）畸形患者常合并有脾缺失；Van Mierop 等[12] 认为无脾综合征患者通常伴有肺动脉狭窄或闭锁，而在多脾症患者中形态学单心室与肺动脉梗阻则相对少见。此外，下腔静脉离断伴奇静脉延续及肺静脉连于同侧心房多见于多脾症患者，而在脾缺如的患者中则相对少见。表 51-3 和表 51-4 说明了在内脏异位综合征患者中，心脏及心脏外的各种畸形发生的频率；其中，数据源于多位学者的报道[13-16]。

表 51-1 复杂性心脏畸形的节段分析

内脏 – 心房位，心脏位置 / 方向	– 心室位置（心室间的排列关系，相对于室间隔、大动脉）
静脉部分	– 心室游离壁（肥大、薄、运动障碍等）
● 上、下腔静脉的位置、数量及其与周围组织器官间的连接	– 室间隔（完整、缺损、排列异常等）
● 肝静脉	– 房室瓣附属结构（相对于流出道，室间隔缺损）
● 冠状窦	– 功能评估（收缩及舒张功能）
● 肺静脉连接	心室 – 动脉连接节段
房室连接部分（形态 / 功能）	● 数目，通畅或闭锁，连接部位是否正确
● 瓣膜数目、形态、连接类型与方式（排列异常——坐跨、交错）	● 在各种类型室间隔缺损中半月瓣的相对位置（骑跨型、分离型等）其他类型（正常、并列、主动脉右前位、主动脉左前位）
● 腱索（附着部位、心腔内或室间隔、骑跨）	
● 瓣叶异常（增厚、断裂、穿孔等）	
● 乳头肌（位置、数目、异常 – 断裂）	● 功能（狭窄、反流）
● 瓣膜功能（狭窄、关闭不全）	大动脉节段（主动脉、肺动脉、冠状动脉及动脉导管）
● 功能状态（关闭不全、狭窄）	● 明确血管的有无、是否缺如或闭锁及大小
心室节段	● 明确两两血管间相对的空间关系
● 心室形态	● 明确各血管在心脏外的走行及分支
– 以房室瓣为基点(左心室——具有更多基底部，右心室——具有更多心尖部)	● 明确主动脉弓的位置（左右）及头臂干形态
– 乳头肌（左心室——大、连续、位于心腔中部；右心室——小、不规则、多样）	● 主动脉弓是否异常（发育不良、缩窄、动脉导管未闭）
– 心内膜（左心室——小梁小且平滑；右心室——多且粗糙）	

虽然脾脏异常通常伴有复杂性先天性心脏畸形或其他内脏位异常，但这些异常并非是造成脾脏异常的原因。在胚胎发育期，胸腹部大多数脏器均以中线结构开始发育，而脾脏的原基一开始便位于机体左侧。因此，在右侧异构的病例中，多伴有脾脏缺失；而在左侧异构的病例中则可存在多个脾脏，且多个脾脏均在脊柱同侧（胃后方）。

（二）心房

在利用节段分析法确定心房位时，首先需明确形态学右心房。由于左心房起源于胚胎期的共同肺静脉干，所以左心房的壁相对较平滑且缺乏一些可被临床成像技术区分出来的特殊结构；而右心房起源于原始心房，所以具有一些标志性的肌性结构，其中最可靠的标志性结构为较厚的卵圆窝上缘，该结构可在手术或尸检时直接观察到，也可通过成像技术观察到（心脏超声、CT 或心脏 MRI）。在房间隔缺损、歪曲或不可见的病例中，可通过游离心房壁的大体形态来区分出左右心房。相对于左心房，形态学右心房具有基底较宽且呈三角形的心耳（appendage）、界嵴（crista terminalis）和梳状肌（pectinate muscles）[14]。在心房不定位或其他复杂性畸形中，房间隔可完全缺损而形成一个共同心房腔。在这些病例中，想要仅靠上述解剖结构便准确区分出"正确的"形态学右心房是十分困难的。此时，通常还需结合另外的一些结构来辅助分析。在病理标本中，梳状肌及界嵴可以帮助区分出形态学右心房，但目前的心脏成像技术常不能有效区分出这两种结构。此外，冠状窦及下腔静脉肝上段也可作为区分形

1297

表 51-2　心脏各节段的解剖特点

右心房	左心房
• 卵圆窝较厚上缘	• 卵圆窝浅凹
• 基底部较宽的三角形心耳	• 继发孔开口
• 界嵴	• 基底部较窄的指状心耳
• 梳状肌	• 无界嵴
• 接受下腔静脉肝上段血流，冠状窦	• 无梳状肌

三尖瓣	二尖瓣
• 腱索附着于间隔	• 无腱索附着
• 心尖间隔环形附着/连接	• 基底隔环形附着或连接
• 瓣叶间成三角形开口	• 瓣叶间成椭圆形开口
• 由3个瓣小叶组成	• 由2个瓣小叶组成
• 乳头肌小且多	• 前、后乳头肌（粗大）
• 开口于右心室	• 开口于左心室

右心室	左心室
• 心尖部小梁粗大	• 心尖部小梁小
• 间隔面粗糙	• 间隔面光滑
• 调节束、隔束和壁束	• 无调节束、隔束或壁束
• 三尖瓣开口于此	• 二尖瓣开口于此
• 血流由三尖瓣—右心室—肺动脉	• 血流由二尖瓣—左心室—主动脉
• 横截面为新月形	• 横截面为圆形

肺动脉瓣	主动脉瓣
• 向肺动脉干输送血流	• 向主动脉输送血流

表 51-3　内脏异位时心脏外畸形发生率

	无脾综合征（%）	多脾症（%）
水平肝	80	57
双侧上腔静脉	45	60
下腔静脉离断	0	64
肝静脉分离	42	73
肺静脉异位引流	74	51
完全性肺静脉异位引流	64	26
部分性肺静脉异位引流	10	25
主动脉缩窄	0	18

表 51-4　内脏异位时心内畸形发生率

	无脾综合征（%）	多脾症（%）
右位心	45	44
共同房室连接	89	53
主动脉起源于右心室	89	43
形态学右心室	49	55
形态学左心室	22	14
混合形态心室	29	32
肺动脉闭锁（严重狭窄）	85	38

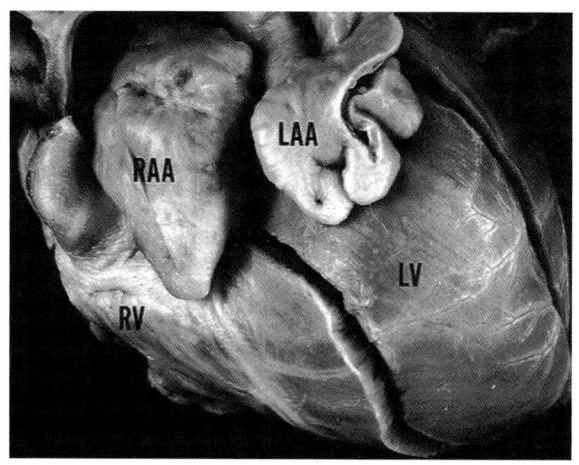

▲ 图 51-3　病理标本示心耳解剖结构
左右心耳左右并列。右心耳呈三角形，与右心房连接处的耳根部面积较大；左心耳呈钩状或指状，与左心房连接处的耳根部面积窄小（经 Dr. W.D. Edwards and Mayo Foundation 许可）
LV. 左心室；RV. 右心室；RAA. 右心耳；LAA. 左心耳

态学左右心房的依据[16,17]。表 51-2 同时也总结了心脏其他各节段的部分解剖学标志。

临床上可遇见真正的右心房异构患者，此类患者的两个心耳及游离心房壁均具有右心房的特征；其冠状窦常缺失且下腔静脉的连接多具不确定性（2 条或 1 条位于机体中线的肝静脉）。左心房异构伴多脾症的患者较为罕见，其双侧的心耳及游离心房壁均具有左心房的特征，左心耳基底部较窄且呈指状屈曲（图 51-3）[18]。然而，在大多数的无脾综合征或多脾症患者中，由于房间隔只剩少量残余，形成较大的共同心房，同时多存在腔静脉及肺静脉连接的异常，只剩下形态相似的心耳结构，导致很难正确地区分出形态学左右心房。

Van Praagh[16] 认为从解剖学的角度来区分右心房异构或左心房异构是不切实际的。但 De la Cruz 和 Nadal-Ginard 等[17] 学者认为，下腔静脉肝上段可作为辨认形态学右心房的重要解剖结构。在胚胎发育过程中，静脉窦被纳入右心房，所以即使在一些内脏异位的病例中，下腔静脉也总是与右心房相连的；同时，冠状窦也可作为辨认形态学右心房的标志。综上，形态学右心房可通过以下解剖结构进行区分，冠状窦、基底部较大的三角形心耳及下腔静脉肝上段的连接。临床上，大多患者的心房位可通过以上解剖特点明确。心脏异位患者的临床表现主要取决于心室及动脉的位置及其间的连接情况，而非心房本身的解剖特点，但心房位的确定是对后续节段进行分析的基础。

（三）肺脏

肺脏位由形态学右肺与形态学左肺的位置决定。临床工作者应通过肺动脉与其邻近支气管的解剖关系，而非每侧肺的肺叶数来确定形态学左、右肺。在形态学右肺，可见右肺动脉经中叶支气管跨至上叶支气管的前方；而在形态学左肺，左肺动脉跨左主支气管且位于左上叶支气管的后方。形态学左上叶支气管起始部到气管粗隆的距离为形态学右上叶支气管的 1.5~2 倍[19]。临床上可通过胸部平片比较该相对距离，以辅助临床医生判断肺脏位，且该方法不用考虑主动脉弓的方向（即气管上方主动脉弓的走行方向）（图 51-4）。但是在同形异构的肺脏（双肺具有相同的形态）中，由于两侧上叶支气管到气管粗隆的距离相似，所以经该法所测得的距离亦是一致的。此时，可通过肺叶数来判断该患者为右肺异构还是左肺异构。若双侧均为三肺叶，则表明为右肺异构且多伴脾缺失；若双侧为两肺叶，则表明为左肺异构且多存在多脾。然而，并非所有的心脏异构患者都合并有肺脏异构，同时也有部分肺脏异构者并没有心脏异位的表现。

心脏节段分析法不仅需要明确各个节段的形态学结构，还需要明确各节段相对的空间方向。例如，对于心房和心室的分析不仅需要明确其为形态学左心房（室）还是右心房（室），还需定位其位于机体左侧还是右侧。通常，可通过室间隔的位置和方向来确定心室腔的位置和方向。在左位心心室正位者，其形态学右心室位于室间隔右

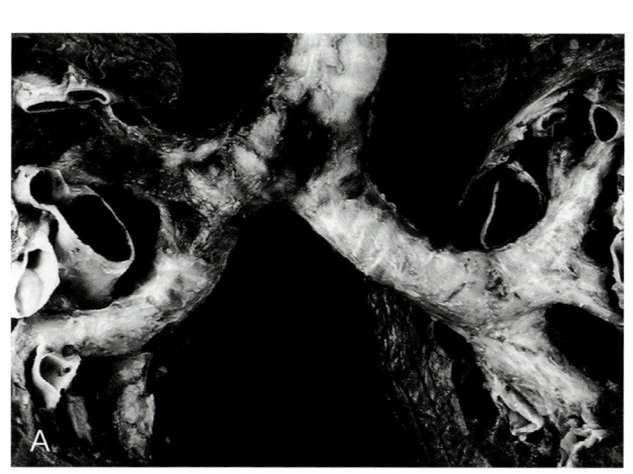 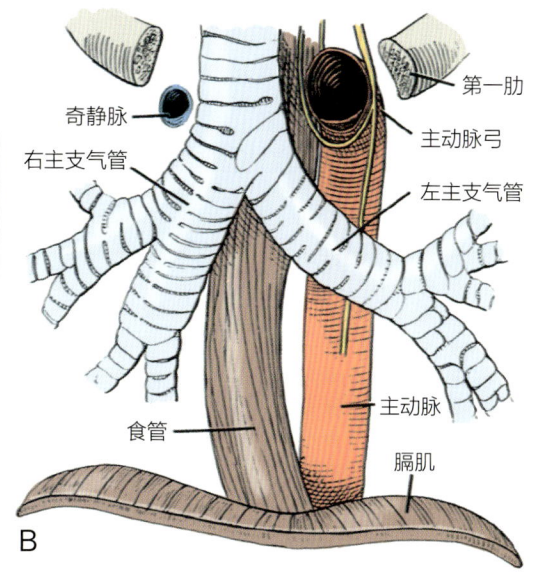

▲ 图 51-4 正常的支气管解剖结构

A. 病理标本；B. 示意图。左肺及左主支气管位于每张图的右侧。左主支气管的第一分支分支到气管粗隆的距离为右主支气管的 1.5~2 倍，表明可通过测量主支气管的长度来分析肺脏的位置（经 Dr. W.D. Edwards and Mayo Foundation 许可）

前方，而形态学左心室位于室间隔左后方；相反地，在完全性内脏转位者，其形态学左心室位于室间隔右后方，而形态学右心室位于室间隔左前方；中位心的典型特征为室间隔位于机体中线，且心室对称位于中线两侧；在一些罕见病例中，室间隔可为水平位即垂直于机体中线，致心室的空间关系变为上侧与下侧。

对于主动脉位置的描述一般需结合肺动脉干的位置。生理情况下，主动脉起源于心脏的右后方。在经节段分析法明确了心脏各节段的形态及空间定位后，便可开始分析各个节段间的连接情况，包括静脉与心房、心房与心室及心室与动脉的连接类型及方式。

有时仅凭心房的解剖结构特点来确定心房的形态及空间定位十分困难，所以明确腔静脉及肺静脉与心房的连接情况对于心房位的确定也很重要，如表51-1和表51-2。无论心房的形态与空间定位情况如何，依旧需要明确上腔静脉、下腔静脉、肝静脉、冠状窦及肺静脉与心房的连接类型及方式，并确定其是单侧连接还是双侧连接。明确上述情况可为影像学检查及后续外科手术的选择提供重要依据。

四、房室连接及瓣膜形态

房室连接类型是指某侧心房与左（右）心室间的连接关系。房室连接一致是指形态学右心房与形态学右心室相连，而形态学左心房与形态学左心室相连；房室连接不一致是指形态学右心房与形态学左心室相连，而形态学左心房与形态学右心室相连。在一些复杂性心脏畸形中，可发生单一房室连接（即共同房室瓣连于双侧心房），但十分罕见。事实上，在内脏异位综合征合并房室连接异常的患者中，大多为共同房室瓣连接。

五、心室形态及空间定位

如前所述，在分析心室节段前，需通过心长轴方向明确心脏为左位心、右位心还是中位心。在分析心室节段时，需明确心室的位置，心室间的排列关系、功能、形态及房室瓣的情况（是否有间隔缺损）。

六、大动脉

表51-1描述了大动脉与心室的连接类型，动脉间的空间关系及其分支走行。以主动脉为例，基于半月瓣的位置可将主动脉与肺动脉间的空间关系分为以下8类。

1. 主动脉位于右后方（正常的位置关系）。
2. 主动脉位于右侧方（并排）。
3. 主动脉位于右前方（d型异位）。
4. 主动脉位于正前方。
5. 主动脉位于左前方（l型异位）。
6. 主动脉位于左侧方（左侧并列）。
7. 主动脉位于左后方（转位）。
8. 主动脉位于正后方。

节段分析法可帮助临床医生分析临床上可能遇见的各种复杂性先天性心脏畸形。该方法通过分别分析心脏各节段的形态学特点及连接情况，而使其灵活多变，可用于分析由各种心房、心室及大动脉异常形成的复杂性畸形。图51-5为在心房正位及心房反位中常见的4种异常连接。

七、心脏影像技术与节段分析法

经胸超声为临床常用的一种方便且无创的检查手段，可为临床医生提供可靠的心血管结构信息，尤其适用于年轻患者。对于不适于行经胸超声的患者（如经胸成像效果差、体型较大、胸部术后包扎等）或不能行胸超声检查的患者（术中患者），可选择心脏MR、CT或TEE检查。我们通常首选超声结果作为节段分析的依据，但节段分析法也可基于其他的各种心血管成像技术结果来进行分析。

对心脏异位患者的影像学分析也应按照上述或大部分文献所报道[20-23]的节段分析法，分析各个节段的解剖结构及生理功能。在接下来的章节中，我们将围绕影像学断层成像或三维成像技术来分析正常或异位的心脏，以帮助读者将复杂性心脏畸形的解剖特点与影像学检查结果有效地联系起来。

第六篇　先天性心血管疾病
第 51 章　心脏异位及心房和内脏异位

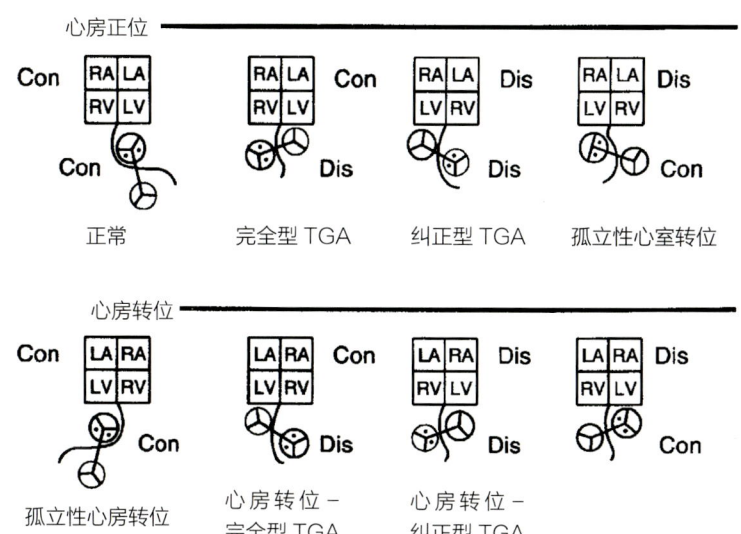

◀ 图 51-5　在心房正位或心房转位患者中 4 种基本的房室及心室与动脉间的连接关系
该图虽未罗列出所有可能出现的心室与动脉连接关系，但此 4 类为最基本的房室及心室与动脉连接情况
TGA. 大动脉转位；Con. 连接一致；Dis. 连接不一致；LA. 左心房；LV. 左心室；RA. 右心房；RV. 右心室

（一）内脏位

肋下超声可探及腹部肝脏、肝静脉、下腔静脉、胃、脾脏和腹主动脉的图像。图 51-6 为腹部脏器正位；图 51-7 为腹部脏器转位，图中示为肝脏位于机体左侧，下腔静脉、胃、脾脏及腹主动脉均位于机体右侧。

如前所述，内脏不定位用于描述各种异常，包括无脾综合征和多脾症患者内脏位置的异常（图 51-8）。内脏不定位是指内脏器官的空间排列关系既不满足内脏正位也不满足内脏转位的标准。在内脏不定位患者中，各种器官及大血管间的空间排列关系均有报道 [19,22]。内脏不定位并非

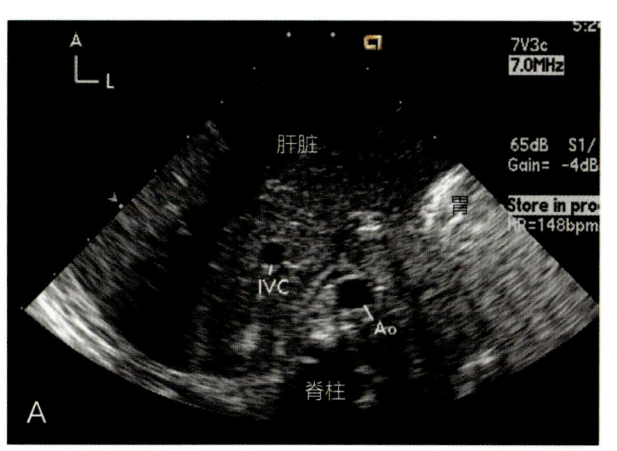

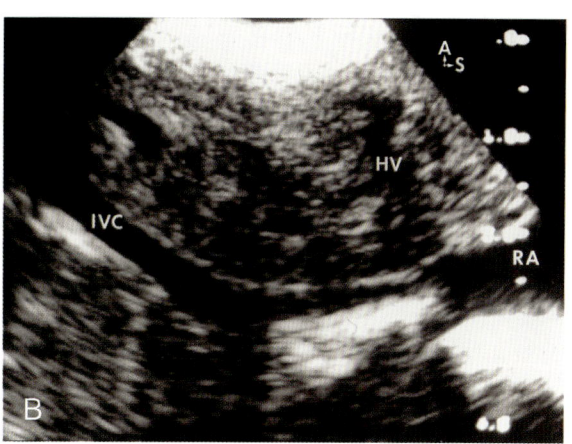

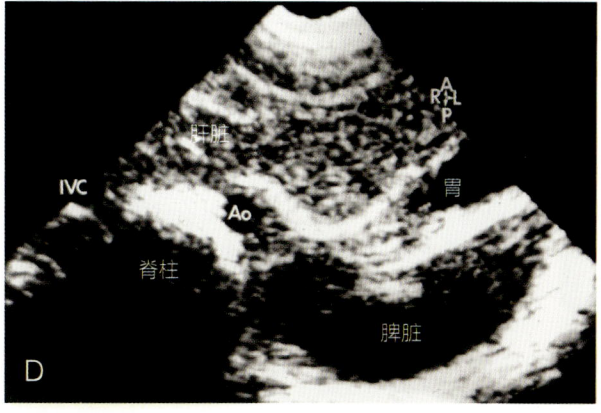

▲ 图 51-6　内脏 - 心房正位
A. 肋下短轴切面示腹部脏器位为正常的右侧 - 左侧排列。脊柱可作为机体背侧中线结构标志。肝脏组织回声信号主要位于机体右侧；在肝脏组织内可发现下腔静脉位于右侧；腹主动脉位于机体左侧；胃位于左侧。B. 长轴切面可见下腔静脉连续且与处于正位的形态学右心房相连，肝静脉于靠近下腔静脉与心房连接处注入下腔静脉。C. 探头位于左侧时可显示出胃和脾脏的结构
IVC. 下腔静脉；Ao. 腹主动脉；RA. 右心房；HV. 肝静脉

1301

意味着内脏的位置不能被确定,反而在此类患者行手术前必须明确其内脏位置及其与周围血管的连接情况。

无脾综合征最典型的特征为其在超声下无法探及脾脏组织信号。生理情况下,脾脏总是位于胃的后外侧[7,11,19,24]。经胸超声可通过胃的位置及其后外侧组织来确定脾脏位置(图 51-6)。脾脏组织较肝脏组织回声信号强,并可结合呈"逗号"形态的脾静脉来确定其位置。若在胃后外侧无法探及脾脏组织信号,则需在机体双侧仔细探查,以确定确实无脾脏组织存在。若超声结果结合外周血涂片发现 Howell-Jolly 小体,则可 100% 确诊其为无脾综合征。此类患者通常具有位于机体中线的水平肝(超声显示肝脏对称位于机体右上腹及左上腹)(图 51-8);水平肝通常具有两叶大小相同且形态与形态学右肝叶相似的肝小叶;部分患者的肝静脉直接与心房相连而不注入下腔静脉。虽然胃、下腔静脉及腹主动脉的位置较肝脏多变,但下腔静脉与腹主动脉多以前后的空间关系并列于脊柱的右侧(图 51-2 与图 51-8)。

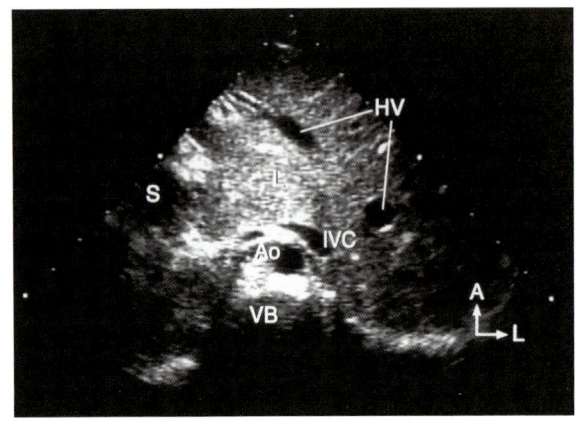

▲ 图 51-7 内脏-心房反位
肋下短轴切面超声图像显示腹部右侧器官与左侧器官的空间排列关系。肝脏、下腔静脉、肝静脉均位于机体左侧;而胃位于机体右侧。降主动脉位于脊柱正前方
L. 肝脏;IVC. 下腔静脉;HV. 肝静脉;S. 胃;Ao. 降主动脉;VB. 脊柱

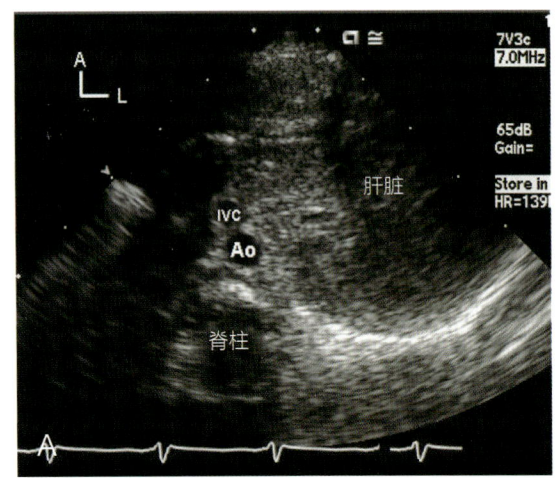

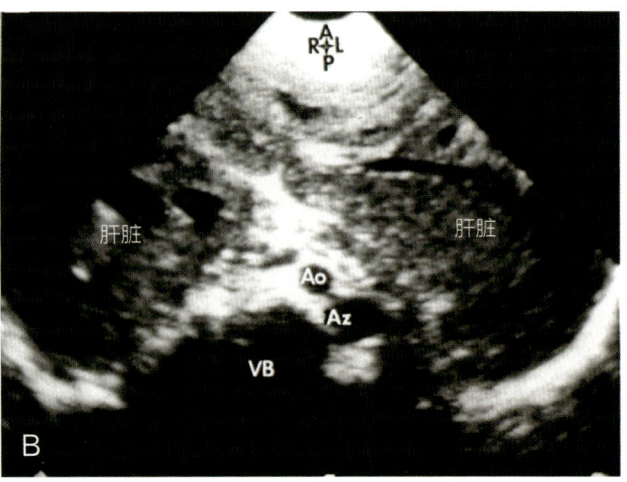

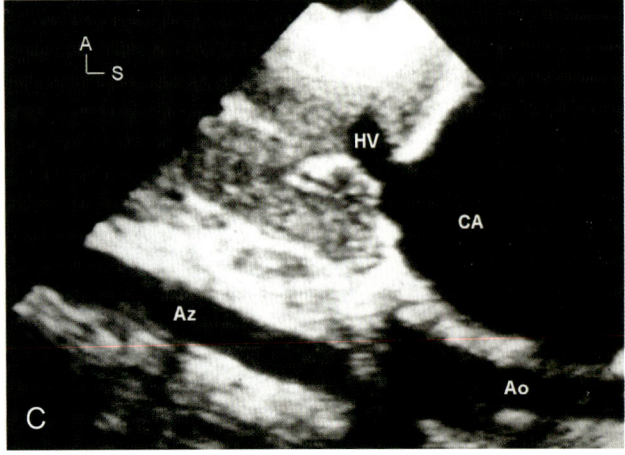

▲ 图 51-8 内脏不定位
A. 无脾综合征:内脏不定位合并脾缺失者的上腹部肋下水平面短轴切面超声图像。水平肝位于右上腹及左上腹(尤其是左上腹);胃位于右腹部;下腔静脉与腹主动脉均位于脊柱前方且主动脉位于下腔静脉后方;B. 多脾症:内脏不定位伴多脾脏者的上腹部肋下水平面短轴切面超声图像。肝脏较大且位于中线;腹主动脉及延续的奇静脉位于脊柱左侧,延续的奇静脉位于腹膜后间隙的后方;C. 同一患者的主动脉与奇静脉的长轴窗超声图像。肝静脉注入一共同心房
IVC. 下腔静脉;Ao. 主动脉;Az. 奇静脉;HV. 肝静脉;CA. 心房

多脾通常具有多个且相对分离的脾脏位于胃的后侧（图 51-9）。相对无脾综合征患者，多脾症患者在超声下可发现多个或多叶脾脏[24]。多脾常合并存在下腔静脉离断伴奇静脉延续及腹主动脉位于机体中线。由于下腔静脉肝上段的离断，肝静脉通常直接与心房相连；偶可发现两根或多根肝静脉与右侧或左侧心房相连。虽然多脾患者的肝脏和胃位置多变，但当其合并心脏异位时，其肝脏和胃多为转位，即胃及多个脾脏均位于腹部右侧。

（二）静脉

心脏异位者常伴静脉畸形。其中常见的静脉异常包括双侧上腔静脉直接与同侧心房相连（冠状窦缺失），下腔静脉离断伴奇静脉或半奇静脉延续且延续的静脉与同侧上腔静脉相连，前面章节所述的各种肺静脉连接异常。心脏超声尤其是新生儿期心脏超声，可发现肺静脉与同侧心房直接相连或其全部或部分与右侧或左侧上腔静脉相连[20,25]。部分患者若经胸超声结果不明确，可行 TEE 以辅助分析肺静脉的连接情况。

（三）心房位

一旦内脏位，静脉结构及其连接情况确定，

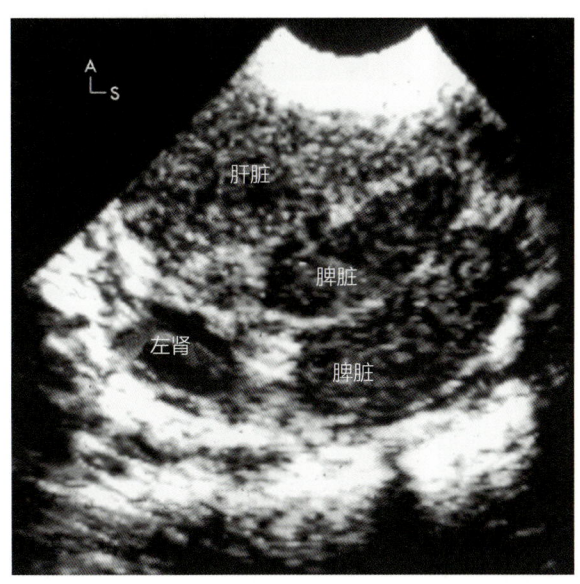

▲ 图 51-9 多脾症
左侧长轴超声图示 2 个大小相似的脾脏与肝脏相邻且位于左肾的上方。该结果与内脏不定位伴左侧异构诊断一致

则可大概确定心房位。机体内部各部分的结构及连接相互关联，所以在分析心房位时，需通过节段分析法明确大静脉（上腔静脉、下腔静脉、肝静脉及各肺静脉）与心房的连接情况。冠状窦通常可作为形态学右心房的标志，所以在分析心房位时，可重点关注冠状窦的有无及其形态。通常，扩张的冠状窦意味着静脉连接异常，并可排除无顶冠状窦发生的可能。

虽然静脉与心房的连接可辅助分析心房位，但决定心房位最可靠的依据为第一房间隔与第二房间隔的情况[7]。第二房间隔残留部分所形成的较厚卵圆窝上缘可被心脏超声探及（图 51-10），而卵圆窝上缘通常可作为形态学右心房的标志；第一房间隔残留部分所形成的较薄的卵圆窝浅凹部分与形态学左心房相关。然而，部分先天性心脏病患者可缺失这些结构，此时需借助其他解剖标志以准确分析出正确的心房位。Van Praagh 等[22]认为分析心房位第二可靠的结构为下腔静脉的肝上段；他们发现下腔静脉肝上段总是与形态学右心房相连。心耳的形态也可用于明确心房位[14]。通常，右心耳基底面较宽且呈三角形（图 51-11）；而左心耳基底面则相对较窄且呈手指状。图 51-12 为右心室双出口合并左侧双心耳患者的心脏超声图，该患者的短轴切面图像显示双心耳位置及其解剖特点。而上腔静脉及肺静脉与心房的连接关系通常不用于心房位的分析。

（四）房室连接

明确心脏异位患者房室连接类型及方式，不仅有利于确定该节段是否存在异常，更有利于临床医生对患者行进一步的管理。目前，对于心脏异位合并复杂性房室连接患者，几乎无确定的房室连接类型，每个患者均具有其独特的房室连接类型。超声心动图的胸骨旁短轴、剑突下及心尖四腔切面均可为分析房室连接类型及方式提供依据。如表 51-1 所述，在使用节段分析法分析房室连接情况时，需明确房室连接类型及瓣膜的解剖结构与功能。具有双心室的心脏异位患者可存在房室连接不一致（图 51-13），尤其是孤立性右

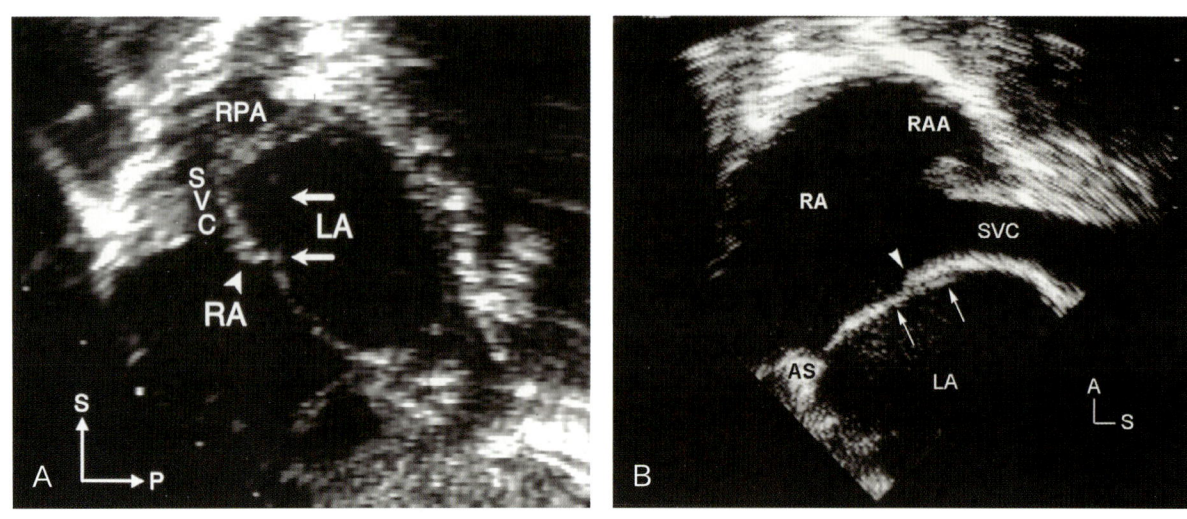

▲ 图 51-10 心房位

A. 新生儿肋下超声示左右心房矢状位图像。右心房侧可探及卵圆窝上缘（第二房间隔）（箭头），左心房可见卵圆窝浅凹（第一房间隔）（箭）；B. 经食管超声长轴窗显示相似的解剖结构形态。箭头指向卵圆窝上缘代表该侧为形态学右心房，箭指向第一房间隔代表形态学左心房。右心耳位于前方且邻近上腔静脉，右心耳具有较宽的基底部且呈三角形

A. 前方；LA. 左心房；P. 后方；RPA. 右肺动脉；S. 上方；RA. 右心房；RAA. 右心耳；SVC. 上腔静脉

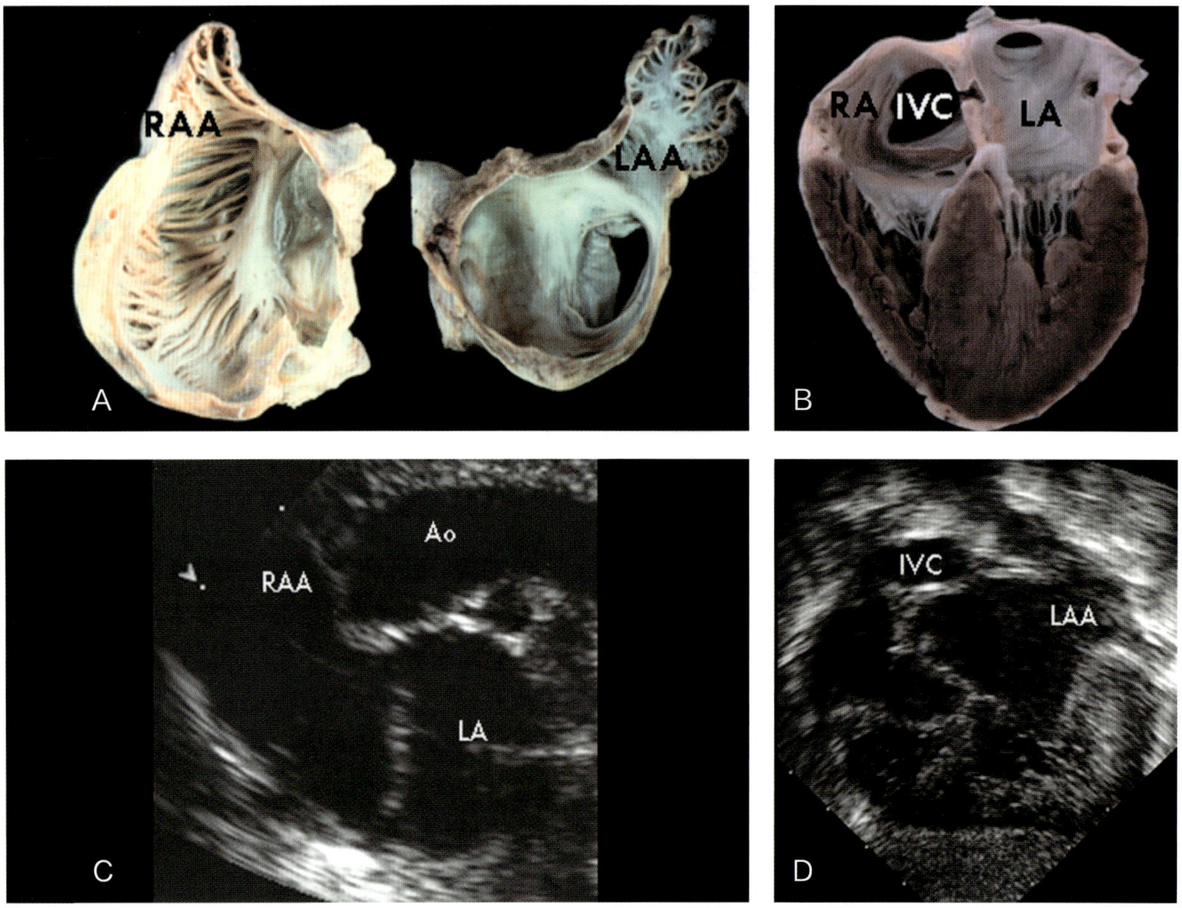

▲ 图 51-11 心房位

病理标本及超声图示与心房形态相关的解剖结构。A. 典型的右心耳与左心耳解剖图；B. 胸骨旁右侧标本示右心耳具有较宽的基底部且呈三角形；C. 下腔静脉汇入形态学右心房；D. 肋下超声图像示下腔静脉与右心房相连，呈指状的基底较窄的左心耳位于左心房

Ao. 主动脉；RAA. 右心耳；LAA. 左心耳；IVC. 下腔静脉；RA. 右心房；LA. 左心房

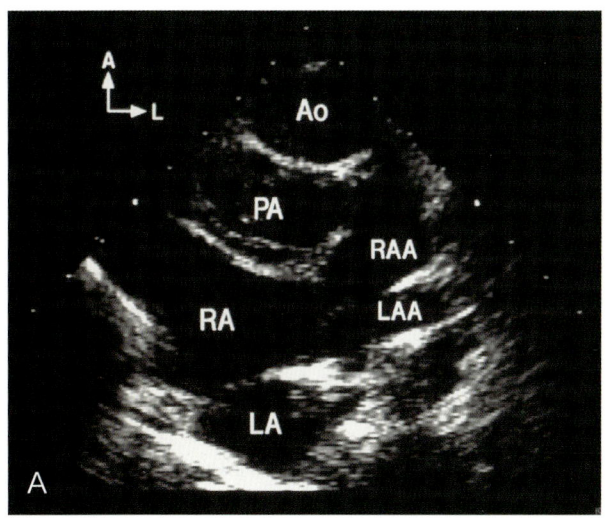
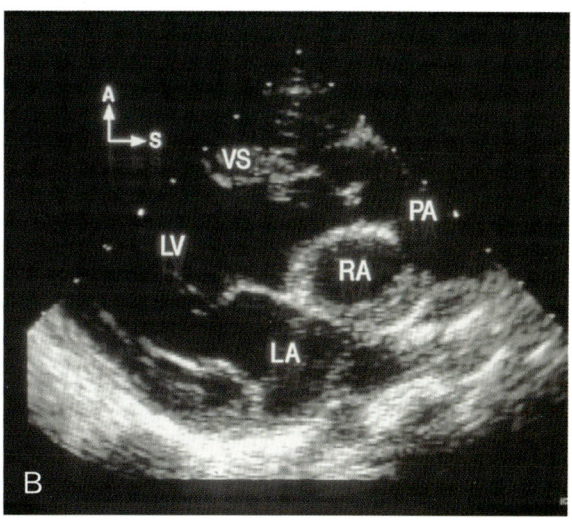

▲ 图 51-12 右心室双流出道伴左心房双心耳

A. 高位胸骨旁左侧短轴超声图示，左心房双心耳结构且右心室具有双流出道。基底较宽且呈球状的右心耳位于前上方；其后为基底较窄且呈指状的左心耳；B. 该患者胸骨旁长轴切面图像示肺动脉起源于右心室前方，后逐渐转至其后方。由于右心房在左侧心耳处位于肺动脉后方，因此它通过二尖瓣将肺动脉分隔开

A. 前方；Ao. 主动脉；L. 左侧；LA. 左心房；S. 上方；VS. 室间隔；RA. 右心房；RAA. 右心耳；LAA. 左心耳；LV. 左心室；PA. 肺动脉

位或左位心患者。单心室的各种房室连接类型及方式在心脏异位患者中均可存在，其中最常见的为共同流入道连接。图 51-14 为右位心，房室连接不一致患者合并严重的三尖瓣骑跨（straddling）或坐跨（overriding）（C 型），说明复杂性先天性心脏畸形患者可具有任何一种基本结构的异常。

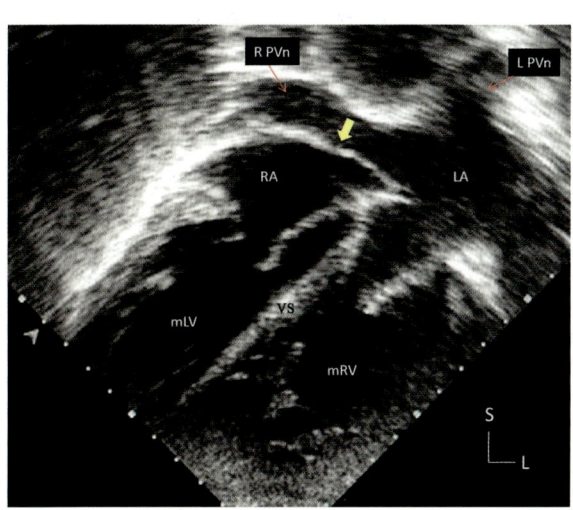

▲ 图 51-13 孤立性右位心，心房正位，房室连接不一致。通过剑突下中线位置获得四腔心超声图像

室间隔与心尖均指向右下方（右位心）；心房正位，即形态学右心房位于右侧，形态学左心房位于左后方；房间隔回声信号示其异常位置接近于水平位（黄箭）；房间隔从其上缘起至房室连接部位形成一凹面朝向心尖的弧形结构，此类畸形常伴房室连接不一致

L. 左侧；LA. 左心房；L PVn. 左肺静脉；mLV. 形态学左心室；mRV. 形态学右心室；RA. 右心房；R PVn. 右肺静脉；S. 上方；VS. 室间隔

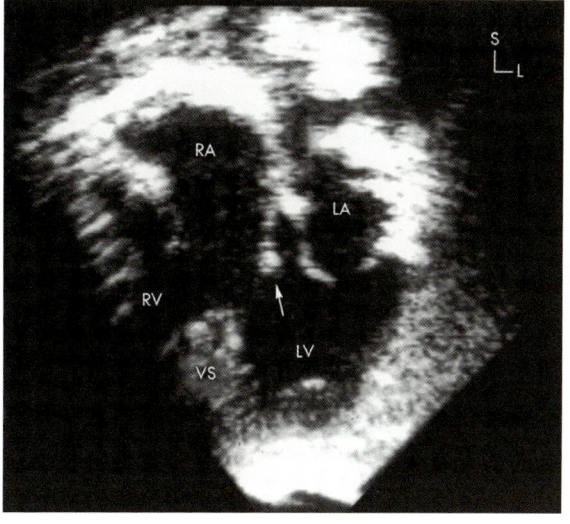

▲ 图 51-14 房室瓣坐跨与骑跨

四腔心超声图示孤立性右位心，心房正位，房室连接一致患者合并严重的三尖瓣骑跨（C 型）。箭示三尖瓣小叶跨过室间隔且与左心室靠心尖处腱索相连。三尖瓣瓣环也跨过室间隔部分与左心室相连

L. 左侧；LA. 左心房；RA. 右心房；RV. 右心室；S. 上方；LV. 左心室；VS. 室间隔

（五）心长轴

根据心长轴的方向可将心脏异位分为右位心（dextrocardia）、中位心（mesocardia）、左位心（levocardia）三种类型。肋骨下超声是最常用的分析手段，其扫描平面位于上腹部中线且可获得心脏冠状面的图像。因此，经胸超声便可轻易获得心脏位于胸腔内的位置。当心脏大部分位于机体中线左侧时，为左位心；当心脏大部分位于机体中线右侧时，为右位心；当心脏对称位于机体中线两侧时，为中位心。另外，也可通过心长轴的方向来确定心脏的解剖位置。当心长轴指向左侧时，为左位心（图51-1）；当心长轴指向右侧时，为右位心；当心长轴直接指向下方时，为中位心（图51-1）。

孤立性左位心或孤立性右位心患者可合并各种复杂的先天性畸形。由于房间隔的歪曲可致心房位与心长轴之间具有不一致性。歪曲的房间隔可致房间隔不平行于心长轴及室间隔，甚至部分孤立性右位心或左位心患者的房间隔可垂直于心长轴（图51-13）。在心房位与心长轴不平行的患者中，一典型特征为房间隔形成的曲线结构。

（六）心室、心室与大动脉之间的连接及大动脉

早期的心脏超声检查便可明确心室的解剖结构，心室与大动脉间的连接情况及大动脉本身的解剖特点[20,21]。心脏异位患者可存在各种心室与大动脉连接异常及大动脉间的排列异常。检查者需在胸骨旁两侧及肋下不断调整扫描位置，以便准确地获得复杂性心脏畸形患者心室与大动脉连接的情况及大动脉间的空间关系。胸骨旁长轴窗有利于明确心室与大动脉连接类型为适应性连接、不适应性连接或双流出道连接。图51-12B为右心室双流出道患者的胸骨旁长轴超声图像；肺动脉起于右心室的前方，后逐渐转至其后侧；短轴窗超声窗图像示主动脉位于肺动脉左前方。此外，胸骨上扫描窗可获得肺动脉近端及主动脉弓的情况。大动脉节段部分的分析还应明确主动脉弓位于左侧还是右侧及头臂干的起源位置。

八、右位心

（一）右位心心房正位

1. 孤立性右位心，房室及心室与大动脉连接一致

孤立性右位心，房室及心室与大动脉连接一致者，其心长轴指向右下方。曾用孤立右位心或心脏右转等术语来描述这种异常。所有术语均在于表达此类患者仅存在心长轴指向右侧胸腔而无其他异常。图51-15和图51-16为右位心患者不伴有心内结构缺损，心脏扭曲偏向右侧且心长轴指亦向右侧，心室与大动脉自身及其连接均正常。在Van Praagh等[8]的一系列报道中，此类患者多合并心脏外或心脏内的多种畸形，包括室间隔缺损、左侧上腔静脉、主动脉缩窄、继发孔型房间隔缺损、肺静脉异位引流、房室间隔缺损。

右位心患者的临床表现取决于其合并的其他心脏畸形，而非右位心自身。右位心不同的形态使其临床诊断与管理变得复杂。胸部平片可发现右位心患者心脏位于右侧胸腔，以及容量超负荷造成的肺动脉高压；支气管的分支及走行一般正常；腹部器官正位，即胃泡位于机体左侧，而肝脏位于机体右侧。孤立性右位心患者的心电图结果具有一些典型特征，心房极化正常，P波额面电轴呈70°～80°；由于心室指向右侧，QRS波电轴右偏；其中最显著的特征为，R波向量环从典型的水平方向转为指向右侧；在左侧心前区导联中，QRS复合波中的R波电压逐渐降低。因此，为了准确分析出右位心患者心电图的特征，除一般的十二导联外还需要增加右侧心前区导联（V_{3R}～V_{6R}）。其他波形的电压变化情况需结合具体的异常进行分析。

2. 孤立性右位心，心房正位，房室及心室与动脉连接不一致，主动脉左前位（孤立性右位心合并矫正型大动脉转位）

孤立性右位心，心房正位，房室及心室与动脉连接不一致，主动脉左前位是一种常见的复杂性先天性心脏空间位置异常，亦称为先天性矫正

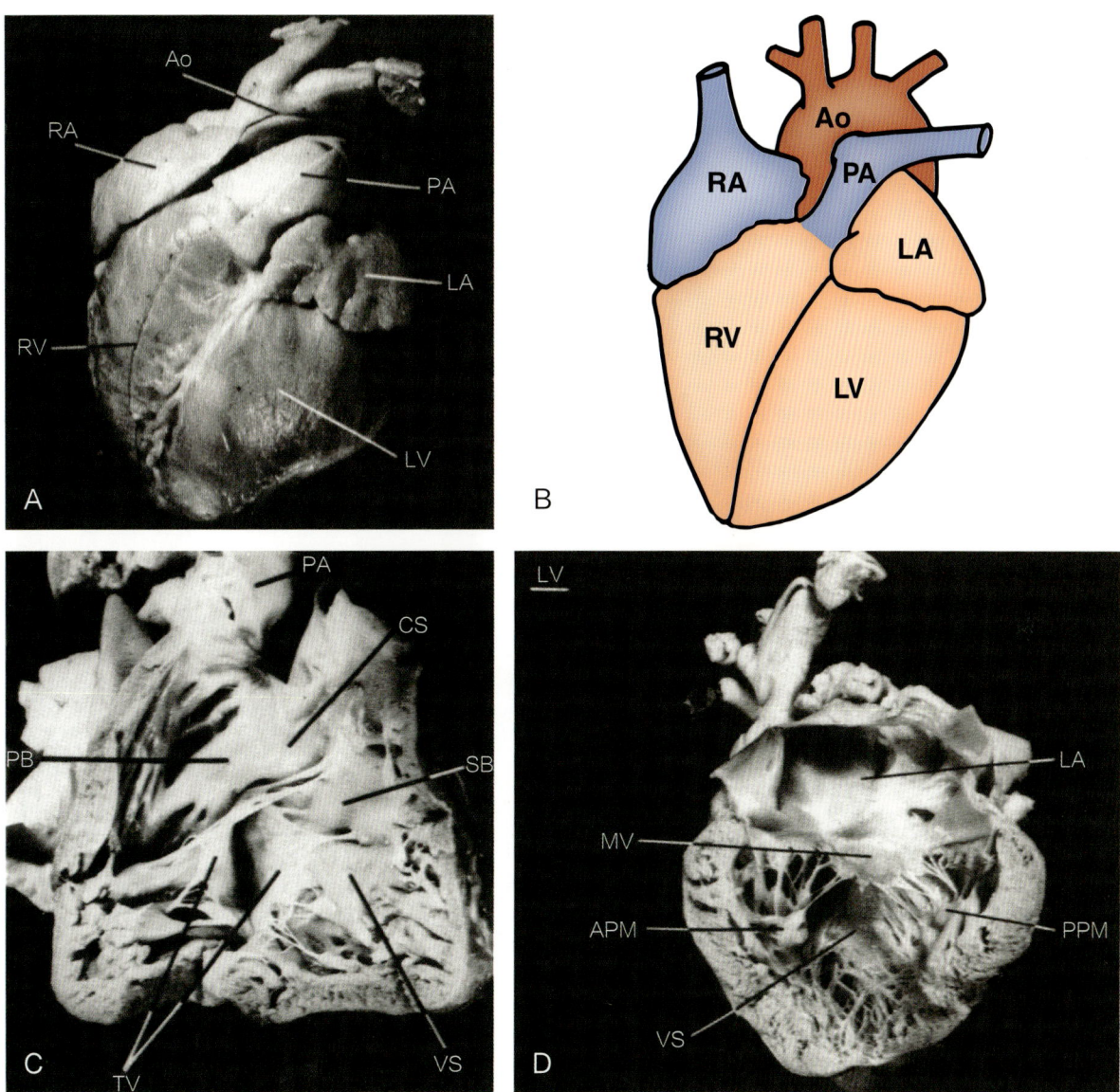

▲ 图 51-15　A: Situs solitus, dextrocardia with normally related great arteries. The schematic drawing in (B) depicts normal atrioventricular and ventricle–great artery relationships. The opened pathologic specimen (C, D) illustrates normal internal morphologic characteristics of both ventricles. Ao, aorta; APM, anterolateral papillary muscle; CS, crista supraventricularis; LA, left atrium; LV, left ventricle; MV, mitral valve; PA, pulmonary artery; PB, parietal bond; PPM, posteromedial papillary muscle; RA, right atrium; RV, right ventricle; SB, septal band; TV, tricuspid valve; VS, ventricular septum. (From Van Praagh R, Van Praagh S, Vlad P, et al. Anatomic types of congenital dextrocardia: diagnostic and embryologic implications. *Am J Cardiol*. 1964;13:510–531, with permission.)

型大动脉转位。先天性矫正型大动脉转位是右位心伴心房正位者中最常见的一种先天性心脏畸形。虽然此类患者的心脏位置满足所有右位心的诊断标准，但部分患者的心脏位置接近于机体中线且只有轻度的右侧优势，与中位心类似（图 51-17 至图 51-19）。右位心常合并有各种心脏畸形，其中发生率较高的包括室间隔缺损与肺动脉狭窄；右心室双出口与大动脉转位患者类似；左心室双

出口伴主动脉下发育不良右心室。其他的一些伴发畸形，如肺动脉闭锁、完全性心内膜垫缺损、二尖瓣闭锁、三尖瓣反流伴三尖瓣下移畸形、腔静脉及肺静脉连接异常（左上腔静脉与右心房相连或左上腔静脉与左心房相连伴无顶冠状窦）[6,8,9]也有报道。

此类患者的胸部平片及心电图检查结果与孤立性右位心，房室及心室与动脉连接一致者相似。其中，

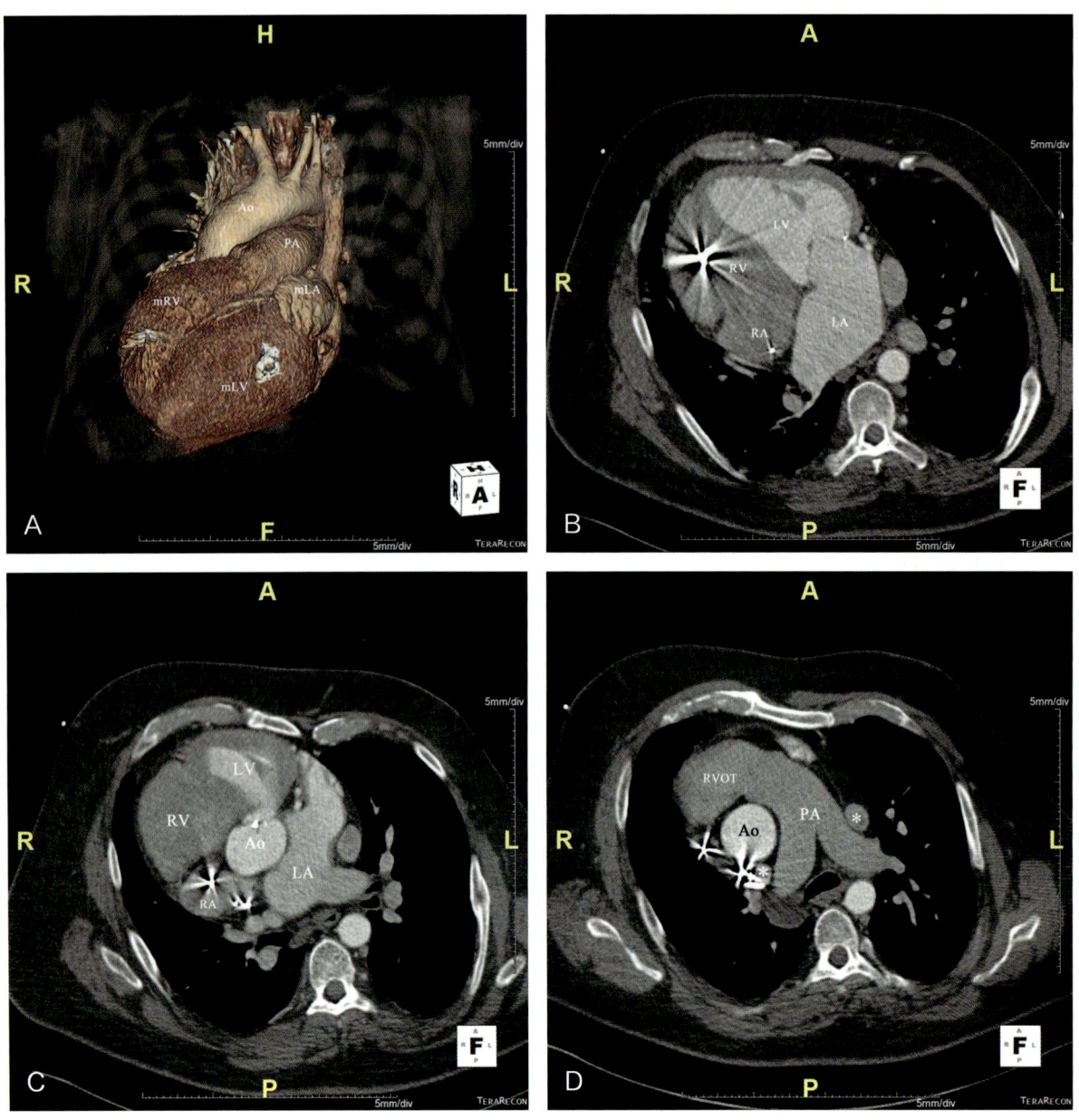

▲ 图 51-16 孤立性右位心，心房正位，房室及心室与动脉连接

CT 图像示该患者的心脏解剖结构与图 51-15 相似。A. 胸腔内心脏及大血管的三维重建图像，可显示其空间位置及方向；B. 四腔心的水平面 CT 图像，可见孤立性右位心的典型表现，即房间隔与室间隔不成一条直线。右心室内可见一起搏器；C. 左心室与主动脉相连；D. 为正常的右心室流出道与肺动脉干间的关系。双侧上腔静脉 (*) 及两个起搏器位于右侧上腔静脉与右心房的连接处；A. 前方；F. 足侧；H. 头侧；P. 后方；PA. 肺动脉；R. 右侧；RA. 右心房；RV. 右心室；RVOT. 右心室流出道；LV. 左心室；Ao. 主动脉

ECG 结果示 P 波电轴正常，QRS 波电轴右偏。由于房室连接不一致致室间隔去极化异常，心电图表现为 QRS 波中 qR 波起始向量方向直接指向左侧。

（二）右位心心房转位

1. 右位心、心房及内脏转位（完全性内脏转位）
完全性内脏转位指机体胸腹腔内各脏器位置为正常情况的镜像位。虽然心脏主要位于右侧胸腔，但是左右心腔仍具有自己的特征结构，只是位置为生理性的镜像位。在此类患者中，心房、心室及大动脉均位于生理情况的对侧且具有相反的空间排列关系，且房室及心室与动脉为连接一致。该类型患者通常具有正常的生理功能而无明显的症状及体征，因此不易被临床工作者发现。

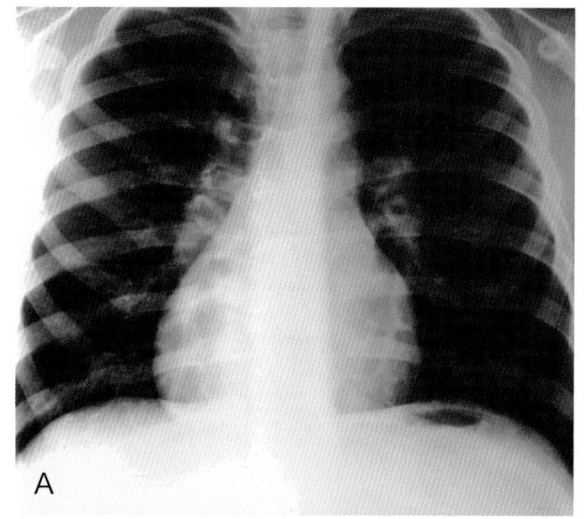
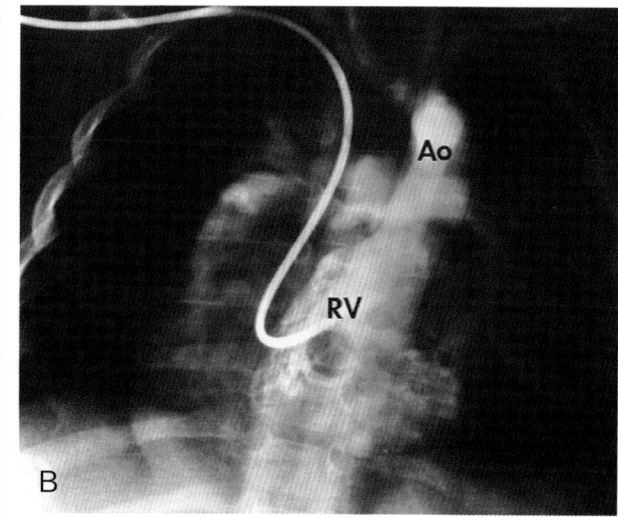
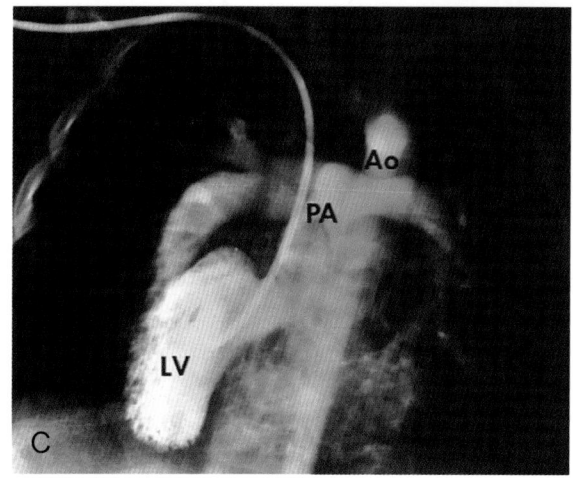

▲ 图 51-17 孤立性右位心
A. 后前位胸部 X 线片示心脏位置及心长轴满足右位心诊断标准，但只是轻度偏右，表明该患者心脏位置介于中位心与右位心之间；B、C. 心血管造影结果示该右位心患者房室及心室与动脉连接不一致，且可见较大的室间隔缺损及轻度的肺动脉骑跨
Ao. 主动脉；LV. 左心室；PA. 肺动脉；RV. 右心室

Van Praagh 等[22]报道，在 24 例完全性转位患者中 7 例有临床表现，其中仅 2 例有心脏异常的表现。对于仅存在心脏异位而未合并其他严重心血管畸形的患者，通常具有正常的生存率。此类患者常合并有其他心脏畸形，如室间隔缺损、法洛四联症、肺动脉闭锁、完全性心内膜垫缺损、继发孔型房间隔缺损。放射检查结果与内脏转位及右位心诊断标准一致。心电图检查结果示心房与心室的电压变化与生理情况相反；由于心房转位，致 P 波电轴指向右下方。其他一些异常表现取决于合并的心脏畸形。

当内脏转位合并慢性鼻窦炎及支气管扩张时，可诊断为 Kanagener 综合征（Kartagener syndrome）。该综合征中呼吸道的表现继发于原发性纤毛运动障碍，由于呼吸道纤毛的清除功能障碍致此类患者易反复发生呼吸道感染。临床上接近一半的原发性呼吸道纤毛运动障碍者均合并有完全性内脏转位，提示纤毛运动功能发育是胚胎发育侧分化期的重要组成部分。

2. 右位心，心房转位，房室连接一致，心室与动脉连接不一致伴主动脉左前位

右位心，心房转位，房室连接一致，心室与动脉连接不一致伴主动脉左前位为完全型大动脉转位的心房转位形式（图 51-20）。该类型为右位心伴心房转位者中最常见的形式，在 Van Praagh 等[22]报道的 24 例病例中有 7 例为此类型。此类患者的血流动力学及生理功能与左位心伴完全型大动脉转位一致。由于心房转位，心电图表现为 P 波电轴逆转及左右心室肥厚。

3. 右位心，心房转位，房室及心室与动脉连接不一致伴主动脉位右前位

右位心，心房转位，房室及心室与动脉连接

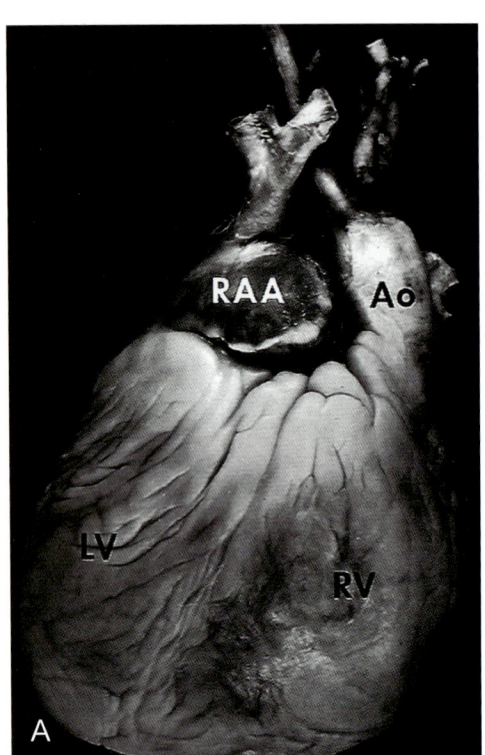
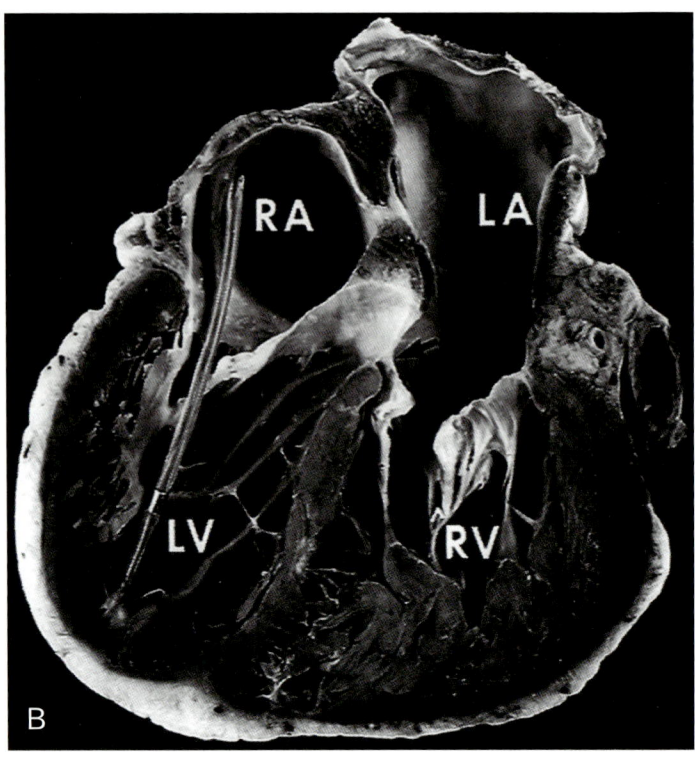

▲ 图 51-18 孤立性右位心

病理标本示右位心心房正位者中较常见的类型，即合并有房室及心室与动脉连接不一致伴主动脉左前位，其血流动力学特点多与矫正型大动脉转位一致。A. 心脏的表面形态；B. 心脏的四腔切面示房室连接不一致。左心房与形态学右心室在左侧相连；箭头方向示形态学右心室的解剖特点，即三尖瓣在室间隔的附着点低于二尖瓣（经 Dr. W.D. Edwards and Mayo Foundation. 许可）

LV. 形态学左心室；RA. 右心房；RAA. 右心耳；LA. 左心房；RV. 右心室

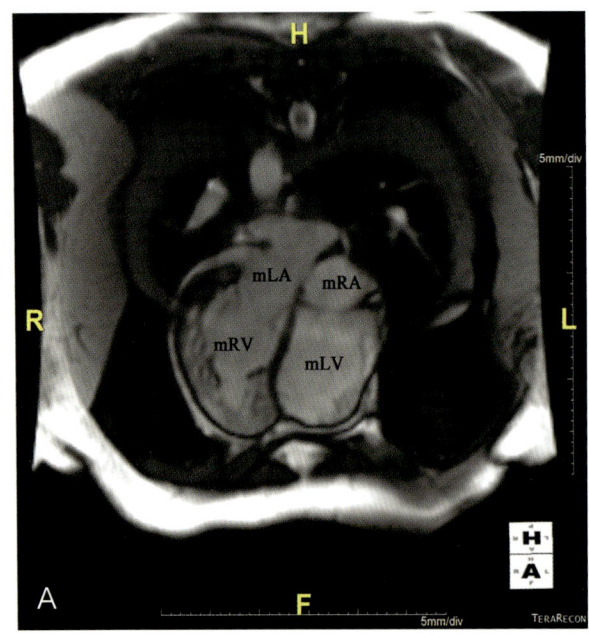
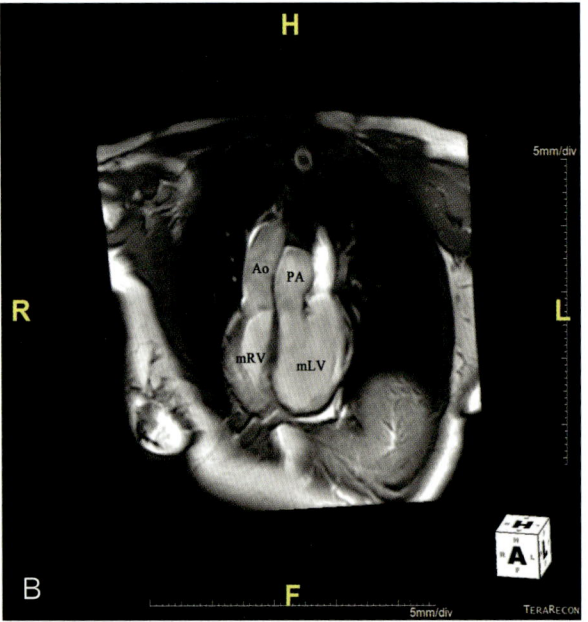

▲ 图 51-19 中位心，心房转位，房室及心室与动脉连接不一致（矫正型转位）

MR 图像示中位心患者房室（A）及心室与动脉（B）连接类型。双侧心尖位于机体中线（胸骨）两侧

A. 前方；Ao. 主动脉；F. 足侧；H. 头侧；L. 左侧；LA. 左心房；LV. 左心室；m. 形态学；PA. 肺动脉；R. 右侧；RA. 右心房；RV. 右心室

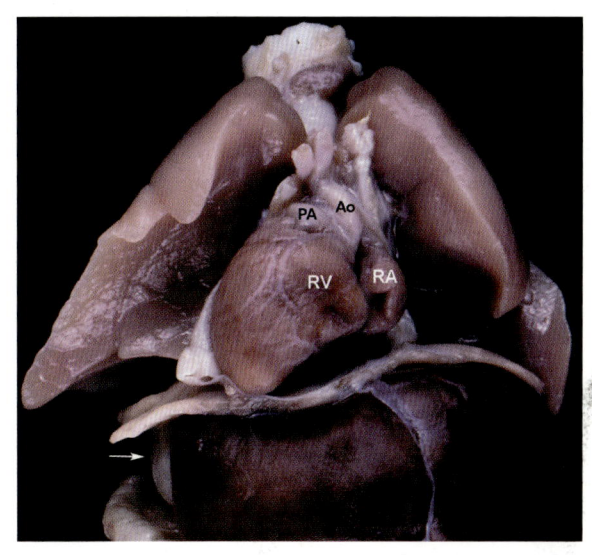

▲ 图 51-20 右位心，心房转位，房室连接一致，心室与动脉连接不一致伴主动脉左前位

病理标本源自 1 例 26 周胎龄儿。该患者为完全型 TGA 的心房转位型。在胎儿左侧可见形态学右心房的解剖标志（腔静脉，右心耳（RA）及升主动脉（Ao）。箭示胃位于胎儿右侧（经 Dr. W.D. Edwards and Mayo Foundation. 许可）

PA. 肺动脉干；RV. 右心室

不一致伴主动脉位右前位为矫正型大动脉转位的心房转位形式。此型心脏异位十分罕见，在已报道的 136 例右位心患者中仅 3 例为该类畸形[22]（图 51-21）。理论上，此类畸形的异常节段连接可保证正常的血液循环，但此类型常合并的其他畸形多可致血流动力学异常，如室间隔缺损和肺动脉下狭窄。由于心脏转向胸腔右侧，所以主动脉位于肺动脉瓣及肺动脉干的右前方。

4. 右位心，心房转位，房室连接不一致，心室与动脉连接一致伴主动脉左后位

右位心，心房转位，房室连接不一致，心室与动脉连接一致伴主动脉左后位的特点与孤立性心室转位相似，且血流动力学特点类似于完全型大动脉转位。此型右位心极其罕见，在 Van Praagh 等[22]的报道中仅 2 例，其中 1 例患者合并有多种心脏畸形，包括单心心房，共同房室瓣和严重的右心室发育不全。理论上，图 51-5 中所述的 8 种房室及心室与动脉连接类型均可见于右位心患者。

九、左位心（孤立性左位心）

当心脏在胸腔内位置及心长轴方向正常时，无论心房为正位还是不定位，该患者均可被诊断为孤立性左位心。在 Van Praagh[8] 和 Stanger 等[11]的一系列报道中，孤立性左位心伴心房转位者十分罕见，其发病率仅 3%～14%。大部分此类患者具有房室不适应性连接，心室与动脉不适应性连接或右心室双流出道伴主动脉右前位，即与矫正型大动脉转位相似（伴或不伴室间隔缺损或肺动脉狭窄）。

十、中位心

中位心是指心脏位于机体中线且心长轴直接指向下方。一系列尸检结果[6,8,9]表明中位心发病率较低。Stanger 等[11] 报道的中位心患者中仅 1 例合并脾脏缺失（内脏不定位）；而在 Lev 等[9] 报道的病例中，其中 17 例患者分别为内脏正位，内脏反位或内脏不定位。大部分内脏正位患者的心脏正常，或为心室与动脉连接不一致伴或不伴房室连接不一致（完全型或矫正型大动脉转位）。Lev 等[9] 将中位心定义为心长轴平行于机体矢状面，且心尖无明显的左右偏向。目前关于中位心的病例报道较少，可能是因为部分中位心患者被误诊为右位心或孤立性左位心。中位心患者的临床表现及血流动力学情况与右位心相似，其房室及心室与动脉连接类型如图 51-1（内脏正位）及图 51-19（内脏反位）所述。

十一、心房不定位

心房不定位在内脏异位综合征中十分常见，可表现为右心房异构（无脾综合征）或左心房异构（多脾症）。在 Van Praagh 等[22] 报道的右位心患者中，心房不定位者最常见，在 136 例患者中约有 46 例为心房不定位患者。在 Lev 等[9] 报道的 41 例右位心患者中，12 例患者心房具有"不确定"或"未定型"的特点，且其中 8 例合并有脾脏缺失。

内脏异位综合征（左侧异构或右侧异构）为由各种畸形所形成的不同类型的异常（表 51-3 和表 51-4），临床工作者可通过这些异常概括出一些有用的临床经验。如合并有脾脏缺失者通常具

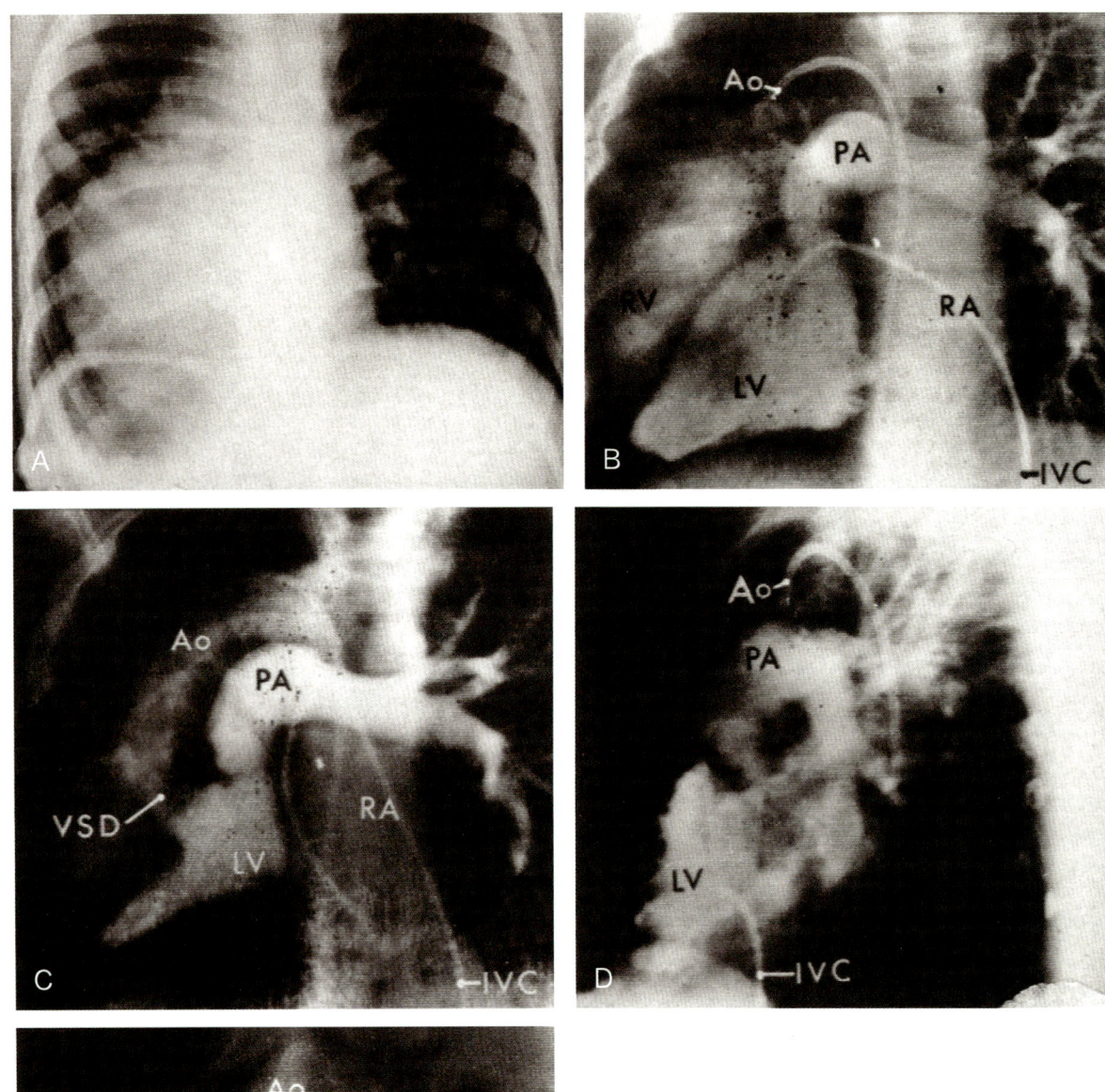

▲ 图 51-21 Dextrocardia with situs inversus and atrioventricular and ventriculoarterial discordance (congenitally corrected transposition). A: The posteroanterior chest radiograph demonstrates dextrocardia with a right-sided stomach bubble consistent with situs inversus and dextrocardia. The angiocardiograms (B–E) demonstrate a catheter in a left-sided inferior vena cava (IVC) joining a left-sided systemic venous atrium (RA), which connects with a morphologic left ventricle (LV) and a left-sided pulmonary artery (PA). Note that the ascending aorta (Ao) is right posterior in relation to the pulmonary valve because of marked cardiac rotation to the right. VSD, ventricular septal defect. (From Van Praagh R, Van Praagh S, Vlad P, et al. Diagnosis of anatomic types of dextrocardia. *Am J Cardiol*. 1965;15:234–243, with permission.)

有一双侧对称的水平肝、单心房、共同房室瓣连于形态学右心室，肺静脉异位引流（通常为完全型）；而合并有多个脾脏的患者则具有更广的心血管疾病谱，包括各种可能造成双心室重建的异常。下腔静脉离断伴奇静脉或半奇静脉延续，60%以上的多脾症患者合并有此类型的静脉畸形。

十二、无脾综合征

在 Van Praagh 和 Vlad[6] 报道的 6 例右位心心房不定位合并脾缺失的患者中，3 例患者合并有单一心房、共同房室瓣、右心室共同流入道、左心室发育不良、心室与动脉连接不一致或者右心室双出口伴肺动脉闭锁或严重狭窄；所有患者心室排列关系均为右心室位于右侧，即心室右襻（D-loop），且主动脉均位于右前方。剩下的 3 例患者仅存在心室排列异常，表现为形态学右心室位于左侧，即心室左襻（L-loop）且主动脉位于左前方（图 51-22）。与典型的无脾综合征患者类似，6 例患者的腔静脉及肺静脉连接均存在多种畸形，如双侧上腔静脉均直接与同侧心房相连，双侧肺静脉连接异常（左侧及右侧肺静脉直接与同侧心房相连），心房上段肺静脉连接异常，冠状窦缺失，双侧肝静脉连于同侧心房，以及心房不定位中常见的下腔静脉离断伴奇静脉或半奇静脉延续，且其直接与上腔静脉相连。不论心房不定位右房异构者的心脏位置如何（左位、中位或右位），均可合并上述各种畸形且以其为该类患者的典型特征。Stanger 等[11] 报道的 11 例右位心合并脾缺失患者均具有房室间隔缺损；其中，7 例为心室左襻（L-loop）且心室与动脉连接不一致伴主动脉左前位；2 例为心室右襻（D-loop）且心室与动脉不适应性连接伴主动脉右前位；2 例为单一左心室伴主动脉左前位。虽然此类患者常合并有各种心脏畸形，但其中较房室瓣畸形最为常见，如共同房室瓣、右侧或左侧房室瓣闭锁，且大多为不对称性房室瓣缺损，常合并左心室发育不良，或三尖瓣闭锁与右心室发育不全；也有少数患者只存在一未定型的共同流入道且合并单一心室腔。大多数无脾综合征患者合并有肺动脉狭窄或闭锁，而合并主动脉闭锁者则较少见。

十三、多脾症

右位心合并多个脾脏者的基本特点与上述合并脾缺失者相似，包括双入口右心室、右心室双出口。然而，多脾症患者的合并畸形常具其独自的特征，如肺动脉狭窄的发病率较低，而双侧

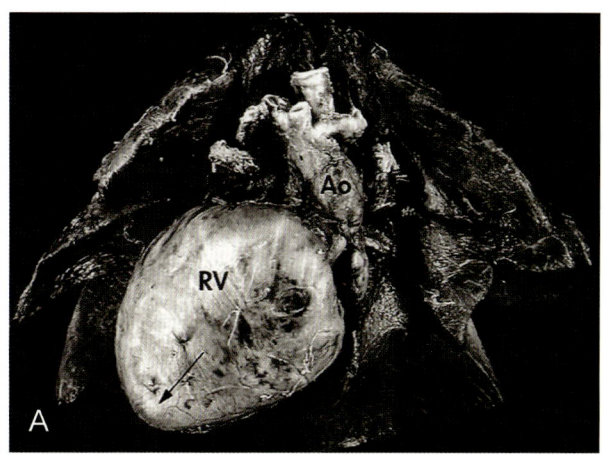 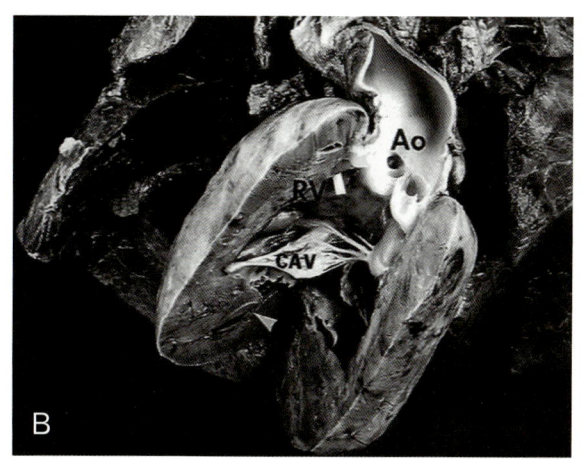

▲ 图 51-22 右位心，心房不定位合并脾缺失者的病理标本特点
A. 心脏及肺脏标本的前面观。心长轴（箭）指向右侧与右位心诊断一致。双侧肺叶均为三叶。主动脉位于左前方，主动脉弓向右后走行。B. 形态学右心室切面观。右心室单一流入道伴左心室双出口，合并肺动脉严重狭窄。一白色探针置于肺动脉流出道狭窄处。白箭头示发育不良的左心室位于右后方。心室间的排列关系与心室转位，与心室左襻（L-loop）一致（经 Dr. W.D. Edwards 和 Mayo Foundation 许可）
Ao. 主动脉；RV. 右心室；CAV. 单一流入道

肺静脉与同侧心房相连的发病率则相对较高；此外，多脾症患者伴发的心脏畸形疾病谱也相对较广，且此类患者多具典型的完全性内脏转位者的特征。

在 Van Praagh 等[22]的回顾性分析中，多脾症患者最常见的先天性心脏畸形为右位心、心房不定位、心室转位、心室与动脉连接一致伴主动脉左后位；其次为右位心、心房不定位、心室转位、心室与动脉连接不一致伴主动脉左前位。在 Stanger 等[11]报道的 9 例右位心患者中，4 例为房室连接不一致，心室与动脉连接一致（心室转位）或右心室双出口。这些回顾性分析结果表明，内脏转位与多脾症合并右位心在病因学及胚胎学具有相关性；同时，虽然多脾脏患者合并的心血管畸形与无脾综合征患者类似，但其危险程度低于后者。如完全性房室间隔缺损仅在无脾综合征患者中发现，而部分性房室间隔缺损在两类患者中均可存在；在 18 例多脾脏患者中仅 5 例合并有肺动脉流出道梗阻（狭窄或闭锁），而在 18 例无脾综合征患者中有 16 例合并有肺动脉流出道梗阻。多脾脏患者的典型特征还包括，下腔静脉离断伴奇静脉延续，且延续的静脉与上腔静脉和同侧的肺静脉相连。

十四、治疗策略

（一）心脏异位的常规治疗

心脏异位伴复杂性先天性心脏畸形的治疗方式应视个体具体情况而定，应尽可能使用外科手术进行双心室重建，如大动脉转位术（Jatene 术、Kaye-Damus-Stansel 术或者 Aubert 术）、室间隔缺损关闭术（interventricular bafe）、离断肺动脉利用心外管道连接肺动脉及右心室（Rastelli 术）。在术前应用节段分析法明确各节段的位置及空间关系，心室的功能及肺循环的血流情况对手术方式的选择及成功与否至关重要。

双心室重建很难成功应用于心房不定位合并多种复杂畸形的患者，如共同心房伴单心室或不对称心室，十字交叉心合并的复杂畸形及严重的房室瓣骑跨。此类患者大多只能通过 Fontan 术恢复生理性血流循环，即腔静脉-肺动脉分流，腔肺动脉双侧分流。

任何一种手术治疗均会增加心房不定位合并复杂性心脏畸形者的死亡率。当患者存在腔静脉与肺静脉异常时，行外科手术以恢复合适的血管连接或缓解静脉狭窄的状态十分重要。目前，心脏移植在心脏异位伴复杂性心脏畸形患者中的应用具有一定的挑战性。由于此类患者易出现进行性的低氧血症、红细胞增多症及进行性心室纤维化、心功能衰竭、休克、颅内脓肿等并发症[5,11,22]，故单纯行药物治疗（不伴手术干预）的患者远期生存率并不乐观。

（二）感染与无脾综合征

Waldman 等[26]的研究结果表明，无脾综合征患者相对其他患者更易发生革兰阴性菌感染而致其发生爆发性甚至致死性的败血症。因此，临床医生建议先天性脾缺失患者应每日预防性服用抗生素。在小于 6 月龄组，克雷伯菌与大肠杆菌为最常见的致病菌；而在大于 6 月龄组，肺炎链球菌与嗜血杆菌为最常见的致病菌。美国儿科感染性疾病委员会建议，无脾综合征患者在婴儿期、儿童期及成年期均应每日预防性服用抗生素，如青霉素（5 岁以内，125mg，2 次 / 日；5 岁及以上，250mg，2 次 / 日）；也有专家认为阿莫西林 20 mg/（kg·d）也可用于此类患者的预防性治疗[27]。无脾综合征患者在婴儿期应常规注射流感嗜血杆菌疫苗及乙肝疫苗；此外，建议所有患儿均接种 4 剂肺炎链球菌结合疫苗，即患儿在 23 月龄或更小龄时接种第一剂（PCV7），24 月龄时接种 PS23，在接种第一剂疫苗后 3～5 年内完成接种；建议在患儿 2 月龄或更年长时接种 4 价脑膜炎链球菌疫苗；同时每年应接种一次流感疫苗。

十五、先天性心包缺损

先天性心包缺损（congenital pericardial defects）为一组包括不同程度的心包缺损的畸形，其范围可从较小的部分性缺损至完全性心包缺如[28]。

Van Praagh 等[22]认为，Columbus 在 1559 年第一次报道了先天性心包缺损的病例。先天性心包缺损十分罕见且临床上难以诊断，大多在尸检时发现。心包缺损类型可分为胸膜心包膜缺损或横膈转位造成的心包隔部缺损[29]。其中，左侧先天性心包缺损最为常见[28]。Ellis 等[30]研究结果表明，56% 的心包缺损患者为左侧心包完全性缺如；而右侧、隔部及完全性心包缺损则较为罕见。1/3 的完全性心包缺如患者合并有心肺异常，如支气管囊肿、肺隔离症、法洛四联症。

（一）临床表现

心包缺损患者的临床表现与合并畸形相关，如膈疝或先天性心脏畸形。大多数心包缺如患者通常无症状，少数可出现某些非特异性症状，如持续的胸部不适、反复的肺部感染、心悸、头晕或晕厥。部分左侧心包缺损者心室可通过心包缺损部位突出而形成室疝，进而导致心室绞窄，甚至死亡；左心耳亦可形成嵌顿疝或发生绞窄。右侧心包缺损者可因右肺组织突入心包缺损部位而形成肺疝，导致上腔静脉梗阻。心包隔部缺损可致大网膜突入胸腔而形成膈疝，患者可出现胸部疼痛等症状，且胸部 X 线片示心脏长大。

（二）诊断

心包缺损患者的体格检查结果通常只能发现部分异常体征，如胸骨左缘可闻及收缩期杂音，此杂音可能与易变的心脏产生湍流有关；心尖冲动明显且向左移位。

胸部平片通常可为心包缺损的诊断提供主要线索。完全性左侧心包缺损者的胸部平片示，心脏轮廓向左移位，且左心轮廓在主动脉结、肺动脉及左心室处有凸起，以及少部分肺脏组织突入主动脉与肺动脉干间或左侧膈肌与心底部间；在部分性左侧心包缺损中，左心耳可出现嵌顿，影像学表现为肺动脉段或心耳处高密度影。

心包缺损患者的影像学评估在本书的其他章节也有详细介绍（见第 61 章）。超声心动图在诊断心包缺损时具有一定的困难；而 CT 及 MRI 则可直观地分析心包是否存在缺损及缺损部位是否有疝嵌顿。当心包缺损患者位于正常仰卧位时，CT 检查示心脏整体向左后方移位（图 51-23）。

（三）治疗

完全性心包缺损患者通常无临床表现，所以无须治疗；而部分性心包缺损（左侧、右侧或隔部）则需外科手术治疗。外科手术一般通过扩大缺损部位以避免发生绞窄疝，或者利用纵隔胸膜将缺损缝合，临床上更倾向于选择后者；其中在治疗隔部心包缺损时，需注意将嵌顿的腹部脏器降入腹腔并修复横膈的缺损。

十六、异位心

异位心指心包缺损合并心脏部分或全部位于胸腔外。"异位"意指机体器官移位至生理性解剖位置外。对于"异位心"更严谨的理解应包括心脏异位，如右位心，而对于其基本的理解可仅包括心脏先天移位至胸腔外。Kanagasuntheram 和 Verzin[31]认为，异位心包括 5 种类型，即颈型、

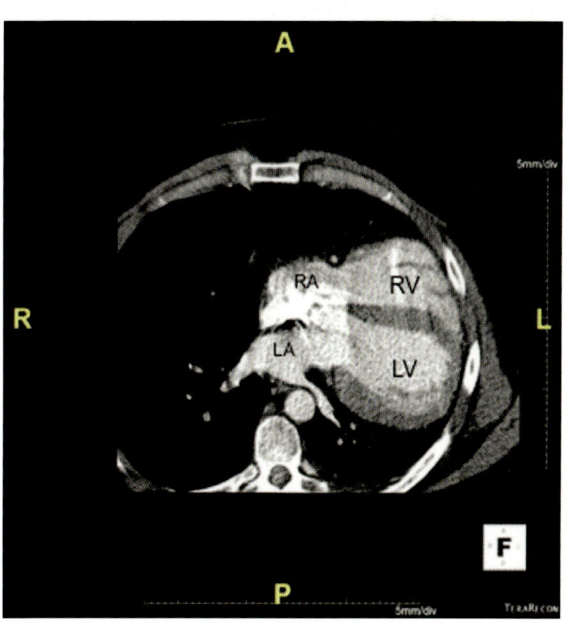

▲ 图 51-23 完全性心包缺损
先天性完全性心包缺损者的水平面 CT 图像示，心脏表面无心包结构，且心脏在纵隔内向左后方移位。由于心包缺损至心脏位置不能固定，使患者在俯卧位（而非仰卧位）时心脏向右前方移位
A. 前方；L. 左侧；LA. 左心房；LV. 左心室；P. 后方；R. 右侧；RA. 右心房；RV. 右心室

胸颈型、胸型、胸腹型及腹型；Van Praagh 等[22]则认为只需分为 4 种类型，即颈型、胸型、胸腹型及腹型。临床上胸型及胸腹型异位心者最为常见，其中可见胸腹型异位心合并法洛四联症者。

颈型异位心患者的胸骨通常是完整的，此型十分罕见。心脏位于颈部与胚胎期心脏的位置相同。在 Leca 等[27]报道的异位心患者中，18例（8.5%）为颈型，其中包括胸骨部分性缺损者。

胸颈型异位心是指心脏部分位于颈部且伴胸骨上段缺损，可见心脏完全异位于胸腔外。在 Van Praagh 的异位心分类中并不包括此型[27]（图51-24）。对于此类患者，心脏完全位于胸腔外，壁层胸膜完全缺损且心长轴指向头部；但无脐膨出或腹直肌分离等异常。

胸型为异位心中最常见的类型[22]，其特点如下：胸骨裂开伴心脏突出胸腔外，心包壁层完全缺损，心长轴指向头部，脐膨出或腹直肌分离及小胸腔（图 51-25）。在 Leca 等报道的异位心病例中，有 80 例（37%）为胸型；其中 30 例具有小胸腔的特征，该特征可能与异位心的发生有关且预示外科治疗效果较好。胸型异位心最常合并的先天性心脏病为法洛四联症，但也可合并心室发育不良、大动脉转位、右心室双出口等畸形（图 51-26）。Van Praagh 等[22]猜测，羊膜带综合征可能与胸型异位心的发生相关，由于羊水量减少导致发育期的心脏承受过度的挤压，致其最终被挤出至胸腔外；虽然该猜想可解释其发病机制，但其他的一些异常也证明与此型异位心相关，包括染色体异常与多种心脏外畸形，如脑疝、脑脊髓膜突出、唇裂、腭裂；原始间隔缺损可能也与异位心的发生相关。

胸腹型异位心（图 51-27）的典型特征如下，胸骨下段部分性缺损或裂开，横膈膜正前方新月形缺损，横膈膜伴心包壁层缺损致心包与腹膜相连，脐膨出或腹直肌分离伴部分心室经横膈膜缺

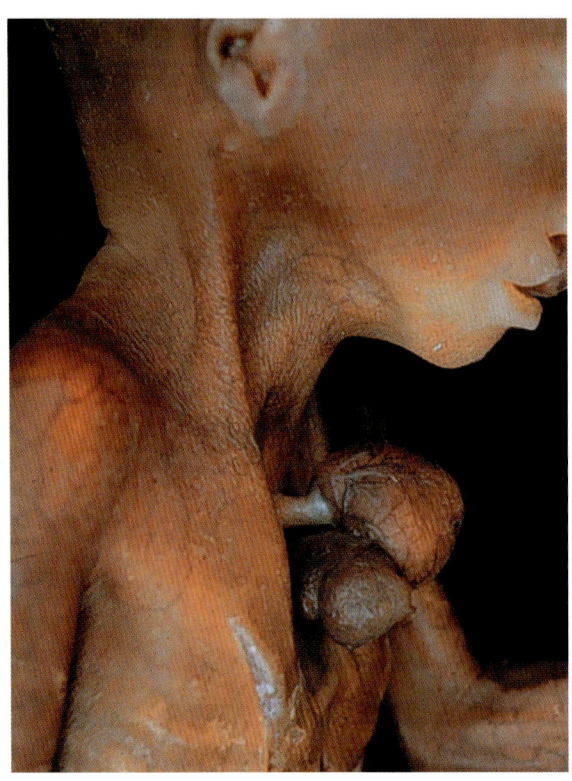

▲ 图 51-24 颈型异位心

20 周患胎，胸骨上段有一缺损；心长轴指向头侧且心包壁层完全缺失。无脐膨出及腹部脏器异常；右心室双出口及左心室发育不良，双侧唇腭裂，染色体分析正常（经 Dr. W.D. Edwards and Mayo Foundation 许可）

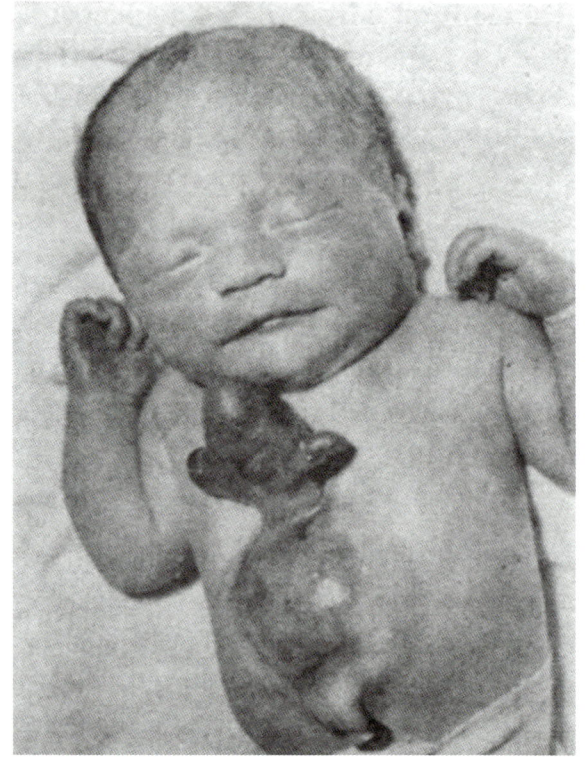

▲ 图 51-25 胸型异位心新生儿

胸骨缺损伴完全性异位心；心长轴指向头侧且心包壁层完全缺失，上腹部脐膨出（经许可，引自 Bryon F. Ectopia cordis: report of a case with attempted operative correction. *J Thorac Surg*. 1948;17:717.）

第六篇 先天性心血管疾病
第 51 章 心脏异位及心房和内脏异位

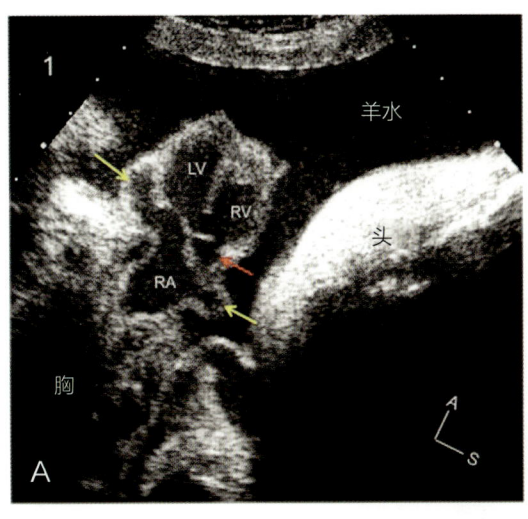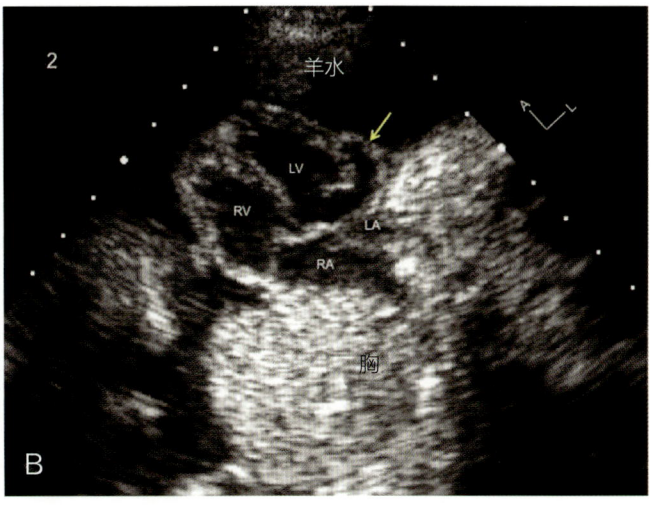

▲ 图 51-26 胸型异位心胎儿合并法洛四联症、肺动脉闭锁
A. 为患胎上胸部及头部的矢状面超声图。心脏通过胸骨缺损部位突出至羊膜腔。大动脉还有部分位于胸腔内，而心耳（黄箭）全部位于胸腔外。与图 51-24 一致，心长轴朝上，指向头侧；B. 为该患者水平面超声图，示胸腔体积减小。红箭示主动脉根部骑跨于室间隔缺损部位
A. 前方；L. 左侧；LA. 左心房；LV. 左心室；RA. 右心房；RV. 右心室；S. 上方

损部位进入上腹部及心内畸形。据报道，约 37% 的异位心患者为此型[22]。胸腹型异位心可合并各种类型的先天性心脏畸形，如法洛四联症、右心室双出口、室间隔缺损、房间隔缺损、三尖瓣闭锁、Ebstein 畸形、共同心房、共同房室间隔缺损、肺静脉异位引流、单心室伴肺动脉狭窄或闭锁、主动脉狭窄、主动脉缩窄、大动脉转位、心室憩室。在 Toyama[32] 报道的胸腹型异位心患者中，仅 5 例未合并先天性心脏畸形。

腹型异位心十分罕见，其以横膈膜缺损伴心脏迁移至腹腔为特点。部分未合并心脏畸形的患者可健康地存活至成年期。在 Leca 等[27] 报道的异位心患者中，有 24 例（11%）为该类型。

治疗：Saxena 在 1975 年报道了第一例经外科手术治疗成功的颈型异位心患者；Scott[33] 报道了第一例在 1950 年由 Brock 手术治疗成功的胸腹型异位心患者，该患者的手术治疗包括修补横膈膜缺损及回纳上腹部疝。虽然，大部分的报道均表明异位心患者经手术治疗后预后较差，但是考虑到该畸形的复杂性与其易发生感染等情况，大多数学者仍建议患儿在生后应立即行手术治疗，以纠正其先天性心脏畸形及修补前胸壁的缺损。学者建议可通过皮肤形成假胸壁以保护心脏；Dobel 等[34] 认为，需先通过不断分离心包后与肋缘相附着的组织以扩大心包后方的空间，为进一步的手术治疗做准备；Van Praagh 等[22] 认为异位心患者需注意避免感染，警惕心脏发生挤压或扭转，因此一般不需要积极纠正心长轴的方向。

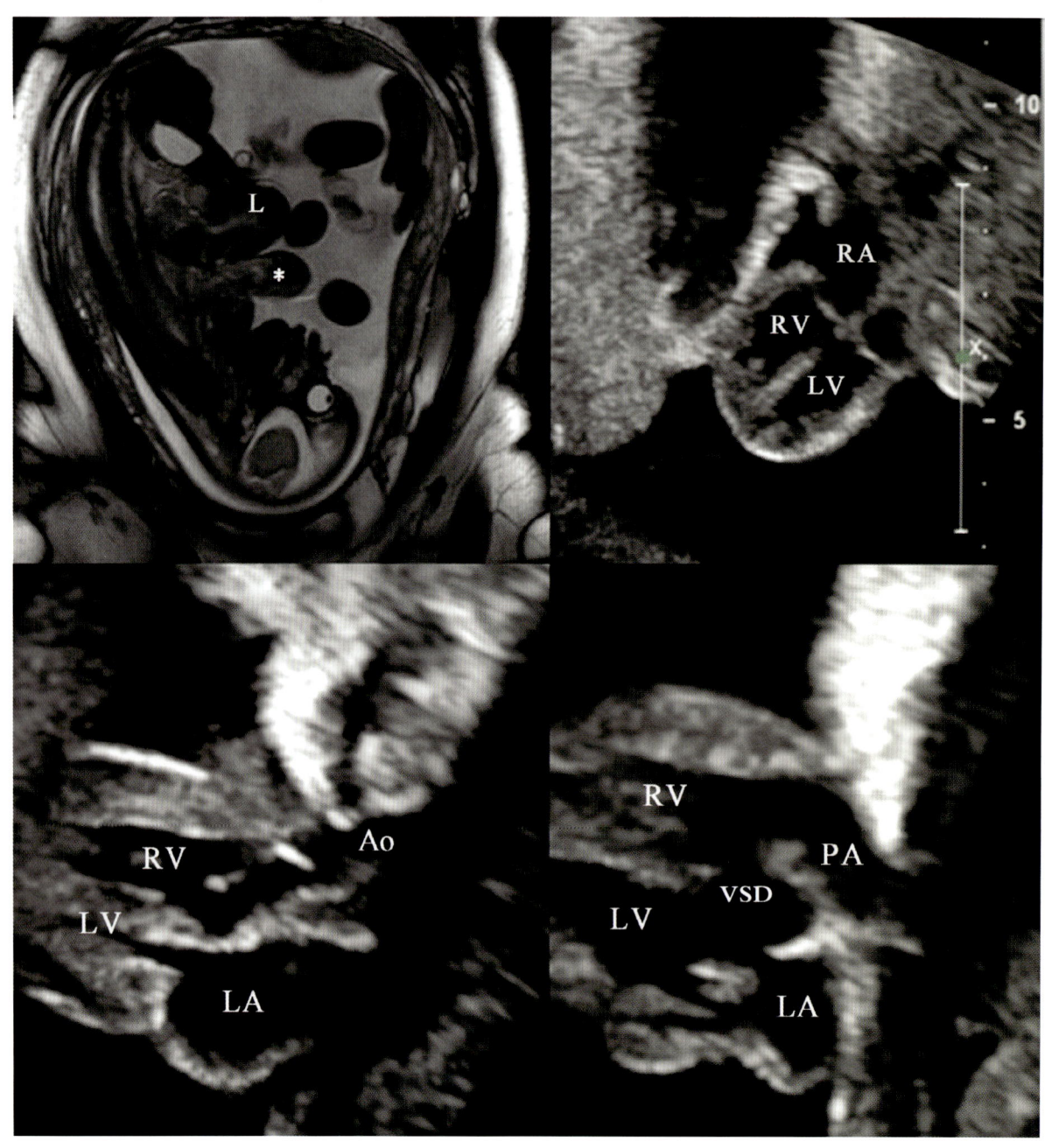

▲ 图 51-27 胸腹型异位心胎儿合并右心室双出口

上胸部左侧磁共振图像示胎儿位于子宫顶端。肝脏（L）及心脏（*）通过前腹壁及胸壁的缺损而部分突入羊膜腔内。其他图片源于该患儿的心脏超声检查。四腔心超声图（右上）示心脏大部分位于胸腔外。左下及右下超声图示心室流出道。主动脉（左下）及肺动脉（右下）均起源于右心室

Ao. 主动脉；PA. 肺动脉；RV. 右心室；VSD. 室间隔缺损

第七篇　心内膜、心肌、心包疾病

Diseases of the Endocardium, Myocardium, and Pericardium

第 52 章	肥厚型心肌病	/ 1320
第 53 章	扩张型心肌病	/ 1340
第 54 章	左心室非致密型心肌病	/ 1352
第 55 章	心肌炎	/ 1365
第 56 章	限制型心肌病	/ 1383
第 57 章	肌营养不良性心脏病	/ 1396
第 58 章	川崎病（皮肤黏膜淋巴结综合征）	/ 1408
第 59 章	风湿热和风湿性心脏病	/ 1425
第 60 章	非传染性炎症性心血管疾病	/ 1456
第 61 章	心包疾病	/ 1477
第 62 章	感染性心内膜炎及预防	/ 1491
第 63 章	儿童心肌缺血	/ 1507
第 64 章	小儿心脏移植	/ 1516

第52章
肥厚型心肌病
Hypertrophic Cardiomyopathy

Barry J. Maron 著
周开宇 王 川 余 莉 译

心肌病，即心肌的原发性疾病，在婴儿和儿童中并不罕见。虽然近年来我们对心肌病已开展了广泛深入的研究，但关于其临床表现、遗传模式、自然病史及治疗的认识仍在不断进展中。目前主要依据 AHA 指南[1]对心肌病，包括年轻患者的心肌病，进行诊断分类。其中，肥厚型心肌病（HCM）是其中一种最重要的心肌病。

HCM 是由编码心肌肌小节蛋白的 11 个或更多的基因突变引起的一种遗传性心脏病，临床表现多样，有独特的病理生理特点及多样的自然病史[1-38]。

HCM 可在任何年龄段（包括婴幼儿）被确诊，具有较高的致残及致死率，是包括运动员在内的青年人群中最常见的心源性猝死原因[4,5,39,40]。另一方面，部分 HCM 患者也可无明显的自觉症状，在不需要干预支持的情况下同样能达到正常的预期寿命[2,4,5,9]。

自 50 多年前被首次描述以来[8]，我们对 HCM 复杂性的认识越来越多。或许没有其他的儿童心血管疾病能像 HCM 一样，能够在诊断、临床病程和疾病管理方面，存在如此持久的挑战和争议。

一、定义和命名

HCM 以不伴心腔增大的左心室室壁不对称性肥厚为特征，同时需除外其他能引起心室肥厚的心脏或系统性疾病（如主动脉瓣狭窄、系统性高血压或运动员的生理性心脏肥大）[2,4-6,9]。1958 年，伦敦验尸官 Donald Teare 发布了 HCM 的第一份现代病理学报告[8]，在这个报道中，他描述了 8 个青年因类似心脏肿瘤样的非对称室间隔肥厚而猝死。随后的研究使我们对 HCM 临床表现的认识有了大幅进展。在这个过程中，这一类疾病获得了许多令人费解的名称，以试图描述这一临床综合征。这些名称大多数在描述 HCM 时都强调了左心室流出道梗阻，例如曾被广泛使用的"特发性肥厚性主动脉瓣下狭窄（idiopathic hypertrophic subaortic stenosis，IHSS）""肥厚性梗阻性心肌病（hypertrophic obstructive cardiomyopathy，HOCM）"和"肌性主动脉瓣下狭窄（muscular subaortic stenosis，MSS）"。然而，有大约 1/3 的 HCM 患者没有或只在休息或运动时有轻微左心室流出道梗阻[2-5,23]。因此，"肥厚型心肌病（伴或不伴梗阻）"成了描述这类疾病的首选名称。然而，该名称用来描述婴儿和儿童中其他能增加左室壁厚度的疾病（如系统性疾病、代谢性疾病或多器官综合征）时，就可能存在混淆[21]。

二、患病率

几项流行病学研究表明 HCM 在普通人群中的患病率至少为 1/500，是最常见的遗传性心脏病[2,24,25]。但是，在临床实践中我们发现 HCM 的整体患病率与流行病学调查结果并不相符，特别是儿科。HCM 是一种全球性疾病，目前已被超过 50 个国家报道[27]，其中报道最多的国家有北美、西欧、亚洲（日本和中国）和澳大利亚。

三、形态学

（一）左心室肥厚

多个超声心动图研究已明确了 HCM 的大体形态学特征，左心室肥厚形态多样（图 52-1 至图 52-3）[2-7,16-18,41]。HCM 没有单一或经典的形态学特征，几乎所有可能的左心室肥厚形态都已被观察到。除了同卵双胞外，即使对于具有相同遗传背景的近亲，他们也通常有不同的左心室肥厚形态。尽管真正对称的左心室肥厚可偶然发生[6]（见图 52-2），但典型 HCM 的左心室肥厚往往是不对称的，表现为至少一个室壁节段比其他区域肥厚，其中包括左心室室壁厚度连续不一致的情况[7]。

HCM 通常可通过二维超声心动图[6]或心脏 CMR[7]做出临床诊断。CMR 优势在于可将病变区域可视化，特别是前外侧游离壁和左心室心尖病变区域，而超声心动图（图 52-3）可能会导致漏诊[7,28,29]。

肥厚可能是弥漫性的，可累及室间隔和左心室游离壁任何部分，其肥厚程度可达 5～6cm[6,7,41]，为正常厚度的 3～5 倍（图 52-2）。然而，值得注意的是，大约有 1/3HCM 患者的左心室肥厚相对轻微[6,7]，可局限于左心室室壁的某一区域，通常是室间隔前侧基底段（图 52-1 至图 52-3）[6,7]。

左心室心尖部室壁节段性增厚可致左心室远端呈瘤样突起（图 52-2），这种类型 HCM 在日本更为常见，其心电图前侧壁导联可见 T 波倒置和 R 波波幅增高[16,17,31]。值得注意的是，HCM 家系基因型 - 表型研究结果发现，基因型阳性的患者，其左心室壁厚度可能是正常的（称为"基因型阳性 - 表型阴性"）[32]，但仍存在发展为 HCM 表型（即左心室肥厚）的风险。

多项关于 HCM 的超声研究结果表明，HCM 患者出生时通常不伴有左心室肥厚，在经过长时间潜伏后可出现动态变化[33-36]。HCM 表型在成年之前通常是不断进展的；在青春期，机体生长加速，携带阳性基因的患者，其室壁厚度往往显著增加（平均增厚 100%），肥厚累及部位更广（图 52-4）[33]。左心室肥厚在青春期的这些变化可能与基因印迹有关，而与其相关症状或心脏事件的发生及发展无关。如果在儿童期左心室肥厚逐渐进展，或合并流出道先天性狭窄时，也可能发生二尖瓣前叶收缩期前向运动（mitral valve systolic anterior motion, SAM）和流出道梗阻[35]。值得注意的是，对于携带 HCM 基因突变的患儿，十二导联心电图异常可能是其首发表现，甚至早于通过二维超声心动图或 CMR 发现的左心室肥厚（图 52-4）[34,36]。此外，左心室肥厚在 30—50 岁偶尔也有出现进展的情况发生（晚发型肥厚）。

（二）二尖瓣

许多有左心室流出道梗阻者同时伴有二尖瓣结构异常，这可视为 HCM 的基本特征[37,38]。大多数患者进行尸检[37]或 CMR 检查时[38]可发现二尖瓣大小与形状都有重大改变，主要包括瓣叶延长所致的整个二尖瓣叶区增大（达到正常 2 倍）以及前后叶大小和形状的多样化改变。与室间隔频繁接触可能导致二尖瓣前叶继发性增厚，与邻近前叶的左心室流出道局部心内膜增厚有关。心内膜斑块最常见于左心室流出道梗阻（由于二尖瓣膜与中隔收缩接触所致），但也可以在非梗阻型 HCM 中由于舒张期二尖瓣膜与中隔接触而产生。

（三）组织病理学

室间隔和左心室游离壁的心肌细胞横径增加且形状多变，经常保持与几个相邻细胞的细胞间连接[39,41-43]。值得注意的是，许多肌细胞并非显示正常的平行排列，而是呈倾斜或垂直排列的紊乱结构；肌原纤维内心肌细胞也可能出现排列紊乱。约 95% 的 HCM 死亡病例中存在心肌细胞排列紊乱，通常占据大部分左心室心肌，即约 33% 室中隔和 25% 左心室游离壁[39,43]。排列紊乱的心肌细胞并不仅存在左心室室壁明显增厚部分，也可存在于非肥大区域，且室壁厚度大小与心肌紊乱程度之间没有明显关系[41]。在一些有症状的 HCM 婴儿中标记心肌细胞排列紊乱，提示这种组织学异常在出生时即可出现[42]。

国际心胸医学前沿经典译丛
Moss & Adams 心脏病学：从胎儿到青年（原书第9版）

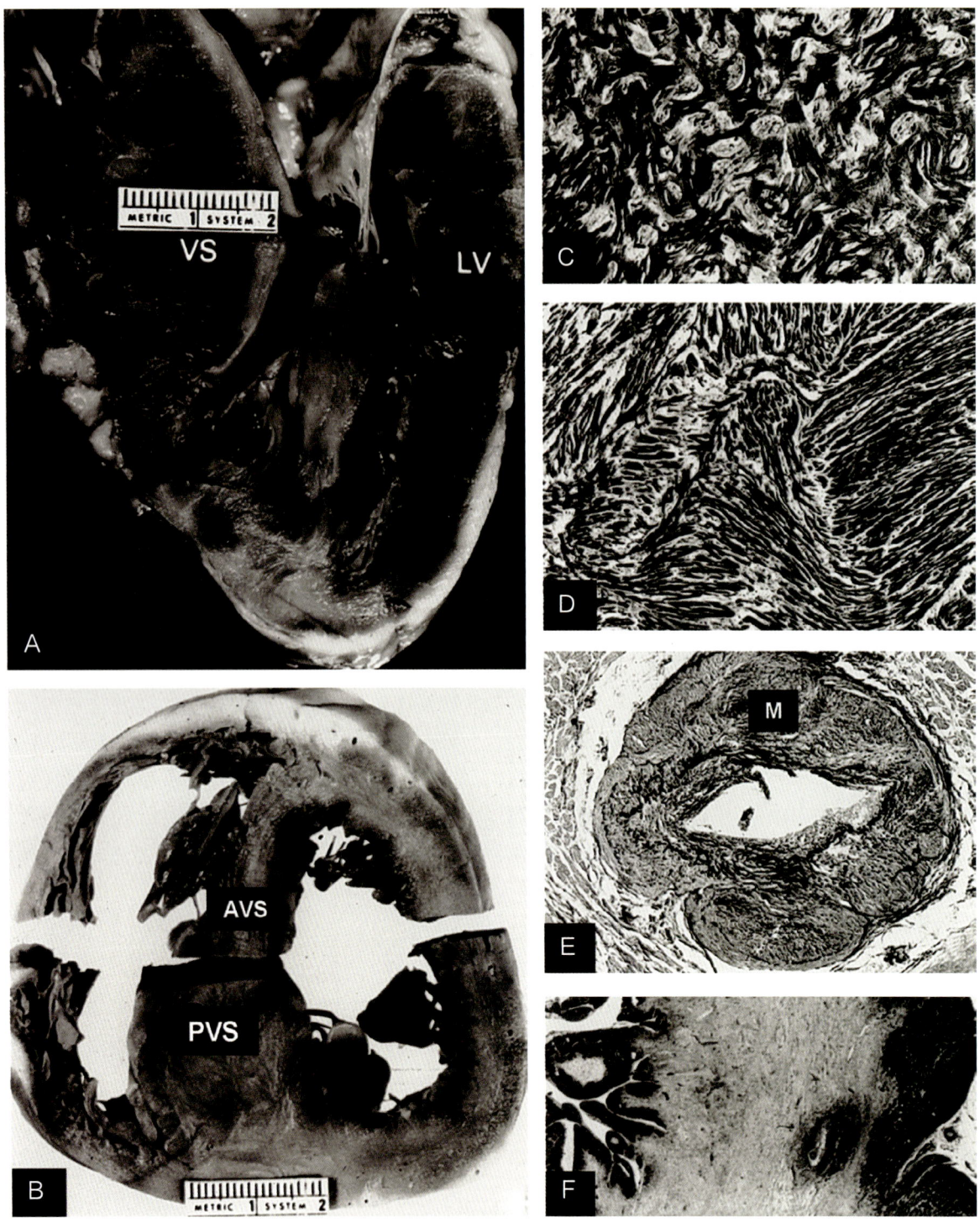

▲ 图 52-1 肥厚型心肌病疾病过程中的形态学变化

A. 心脏标本解剖横断面，类似于超声心动图（胸骨旁的）的长轴显示出一个常见的非对称左心室肥厚表现，主要局限于前侧室间隔，向左侧心室流出道显著凸起，左心室表示左心室游离壁；B. 一个心脏标本的横断面上具有不同的肥厚模式；标志的左心室壁呈不对称增厚，主要是在后侧室间隔中，前侧室间隔只是轻微增厚；C 和 D. 为 HCM 中左心室的组织学特征；C. 隔膜心肌表现出明显的结构紊乱，与邻近肥大心肌细胞呈垂直和斜角排列；D. 成束的肥大细胞呈紊乱、交织排列；E. 由于内侧肥厚，一条肌内冠状动脉出现明显的管腔狭窄，血管壁增厚；F. 疾病晚期的特征性表现，大面积的室间隔瘢痕呈透壁性分布（经 Massachusetts Medical Society 许可，引自 Maron BJ, Bonow RO, Cannon RO 3rd, Leon MB, Epstein SE.Hypertrophic cardiomyopathy. Interrelations of clinical manifestations, pathophysiology, and therapy (1). *N Engl J Med*. 1987;316:780–789.）

LV. 左心室；AVS. 室间隔前侧；PVS. 室间隔后侧；VS. 室间隔

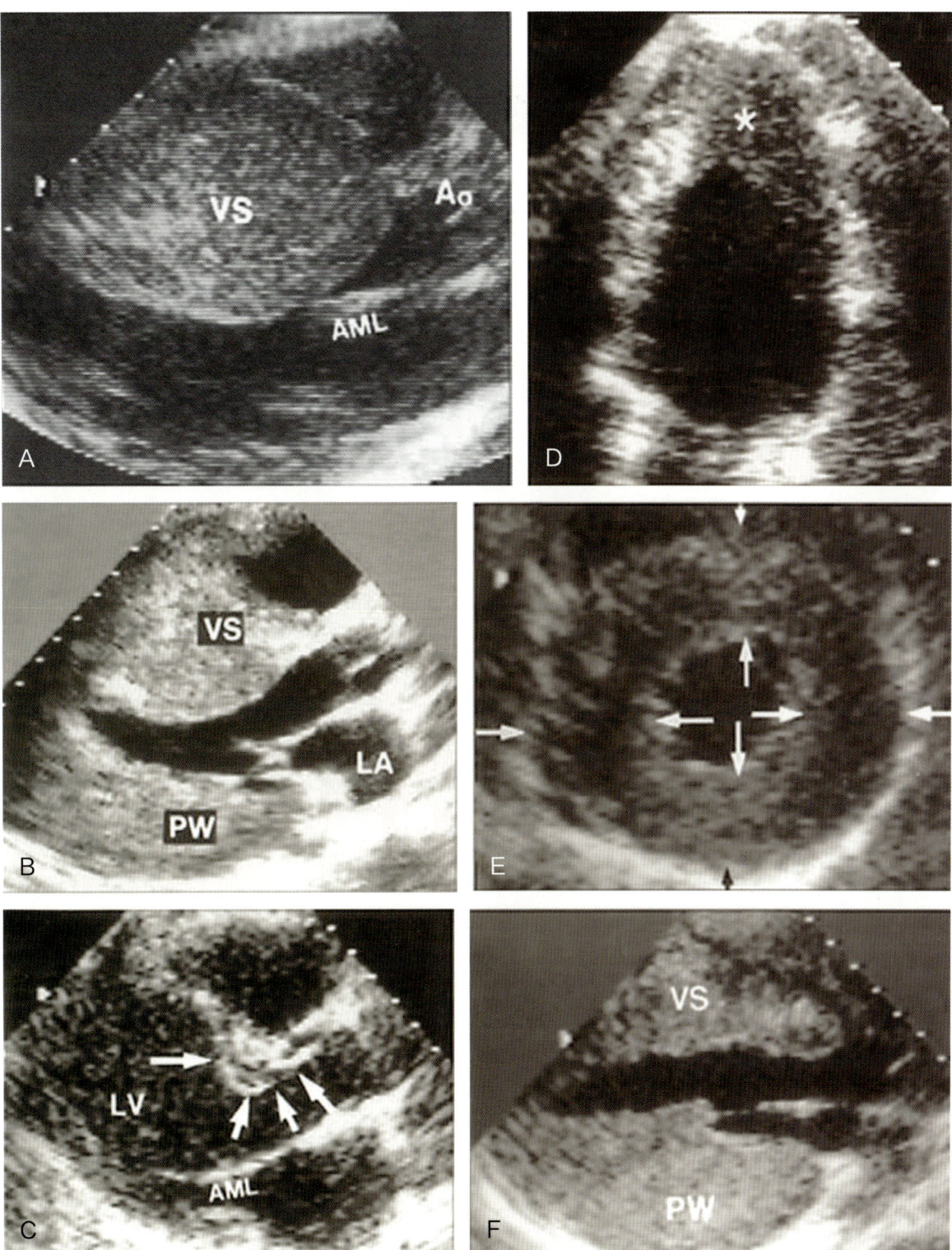

▲ 图 52-2 Patterns of LVH in HCM. Heterogeneous distribution and extent of LV wall thickening by echocardiography. A: Massive asymmetrical hypertrophy of VS with thickness >50 mm. B: Septal hypertrophy with distal portion considerably thicker than proximal region. C: Hypertrophy confined to proximal septum just below aortic valve (*arrows*). D: Hypertrophy localized to LV apex (*asterisk*)—that is, "apical HCM." E: Relatively mild hypertrophy in symmetrical pattern showing similar or identical thicknesses within each segment (*paired arrows*). F: Inverted pattern with posterior free wall (PW) thicker (40 mm) than anterior VS. Calibration marks = 1 cm. Ao, aorta; AML, anterior mitral leaflet; LA, left atrium. (Reproduced from Maron MS, Maron BJ, Harrigan C, et al. Hypertrophic cardiomyopathy phenotype revisited after 50 years with cardiovascular magnetic resonance. *J Am Coll Cardiol*. 2009;54:220–228, with permission of Elsevier.)

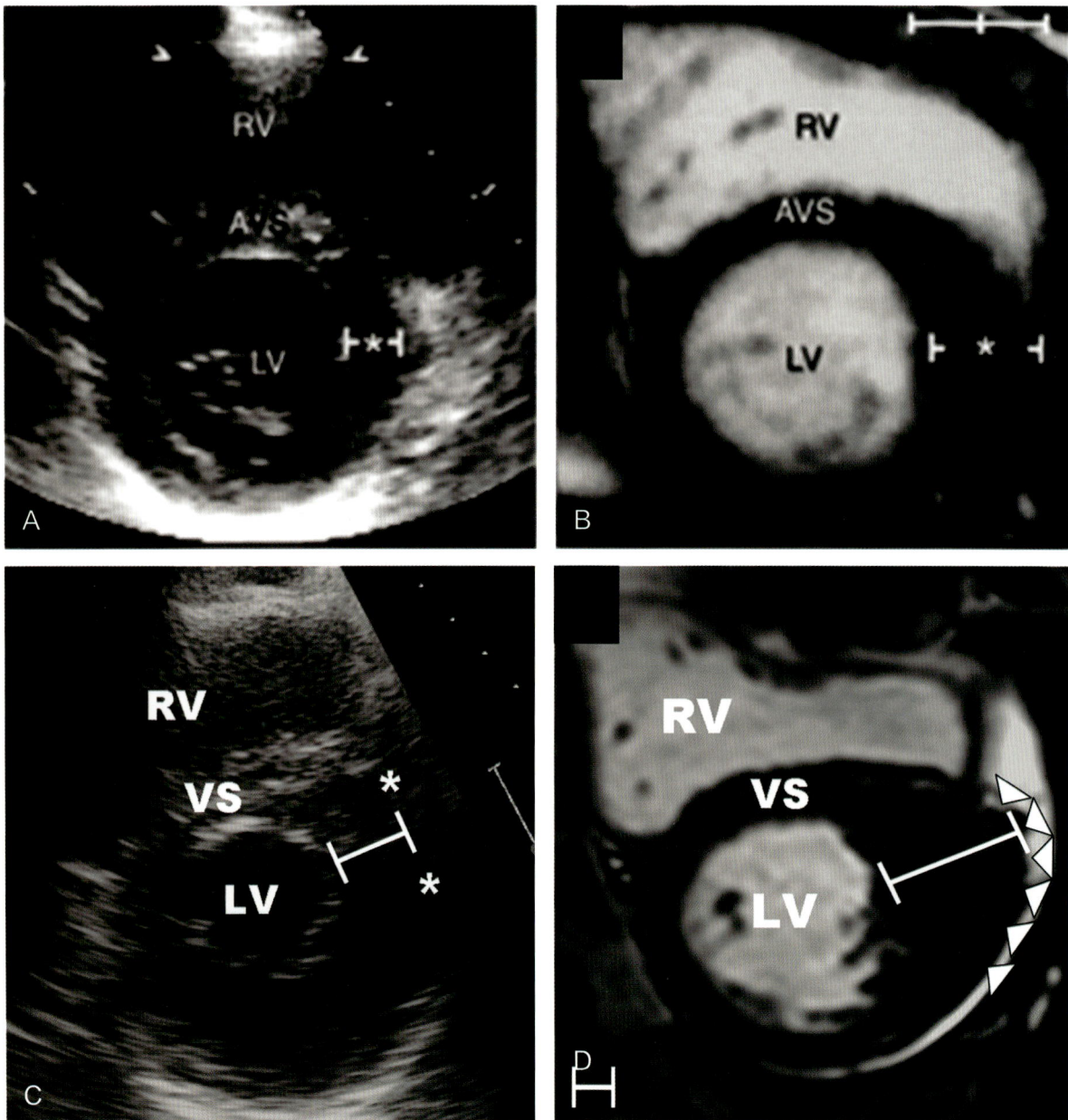

▲ 图 52-3 CMR identification of segmental LV wall thickening in HCM. Diagnosis. Two-dimensional echocardiogram (A) and comparative CMR (B) images acquired in short-axis plane at end diastole at the same level from 13-year-old asymptomatic identical twin. A: Echocardiogram shows normal anterolateral free wall thickness (asterisks). B: CMR shows segmental area of hypertrophy confined to anterolateral LV free wall (20 mm) and small portion of contiguous anterior septum. Calibration marks are 1 cm apart. (Reproduced from Maron MS, Maron BJ, Harrigan C, et al. Hypertrophic cardiomyopathy phenotype revisited after 50 years with cardiovascular magnetic resonance. *J Am Coll Cardiol*. 2009;54:220–228, with permission of AHA). Echocardiogram (C) and comparative CMR (D) from 46-year-old man with HCM. C: Echocardiographic short axis shows anterolateral free wall thickness of 18 mm. D: CMR shows focal area of massive LVH (wall thickness, 35 mm) in the same region of LV, significantly underestimated by 2-D echocardiography. CMR finding defined high-risk status, prompting altered management strategy with an ICD recommendation for primary prevention of SD. Calibration markers are 1 cm apart. RV, right ventricle. (Reproduced from Maron MS, Maron BJ, Harrigan C, et al. Hypertrophic cardiomyopathy phenotype revisited after 50 years with cardiovascular magnetic resonance. *J Am Coll Cardiol*. 2009;54:220–228, with permission of Elsevier.)

第七篇　心内膜、心肌、心包疾病
第52章　肥厚型心肌病

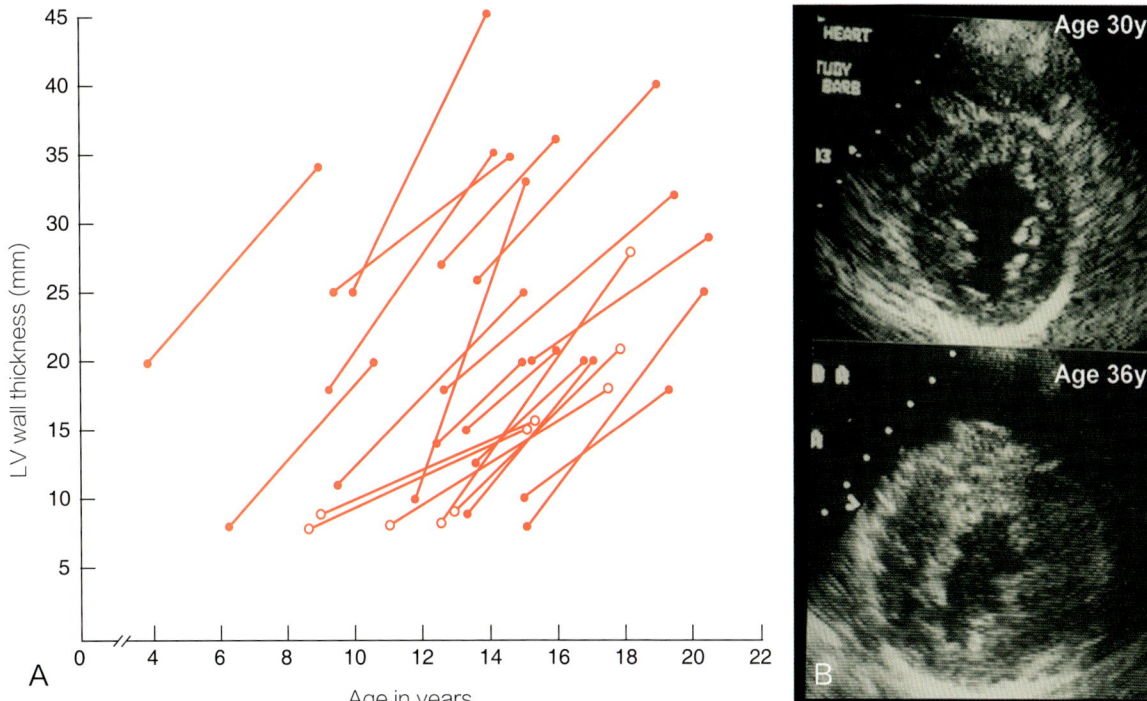

▲ 图 52-4　LV remodeling with development or progression of HCM phenotype. A: Childhood/adolescence. Increased echocardiographic LV wall thickness in patients with familial HCM, unassociated with changes in clinical course. Open symbols denote those without initial evidence of hypertrophy in any LV segment. B: Adulthood. Woman with myosin-binding protein C mutation shown at age 30 years with normal LV thickness (≤ 12 mm) in all segments of the wall (Top); 6 years later, at age 36, wall thickness has increased to 20 mm in both anterior ventricular septum and posterior septum, as well as anterolateral free wall. Bottom: LV wall thickness eventually increased to >30 mm, and the patient was prophylactically implanted with a defibrillator for primary prevention of SD. Calibration marks are 10 mm apart. VS, ventricular septum. (A: Reproduced from Maron BJ, Spirito P, Wesley Y, Arce J. Development and progression of left ventricular hypertrophy in children with hypertrophic cardiomyopathy. *N Engl J Med*. 1986;315:610–614. B: Reproduced from Maron BJ, Niimura H, Casey SA, et al. Development of left ventricular hypertrophy in adults with hypertrophic cardiomyopathy caused by cardiac myosin-binding protein C mutations. *J Am Coll Cardiol*. 2001;38:315–321, with permission of Elsevier.)

　　分散在左心室室壁的紊乱细胞可能损害正常电生理信号传递，使无序电信号被预先处理，增加了分散性的去极化和复极化。因此，这种紊乱结构可能是 HCM 心律失常甚至是致死性室性心律失常的病理基础，或者是左心室舒张或收缩功能障碍的决定因素。

　　约 80% 的患者尸检中可发现肌内冠状动脉异常（即"小血管疾病"），通常位于室间隔（图 52-1）[44,45]。这些病变血管以增厚的动脉壁与内膜以及管腔狭窄为特征。异常小动脉常被发现位于心肌纤维化区域或其邻近区域，可能是导致无症状性心肌缺血的原因。HCM 患者在左心室肌内纤维组织形成中可出现不同严重程度和范围，包括片状纤维化和肉眼可见的瘢痕，范围可能较广泛甚至跨壁，代表心肌细胞死亡后的修复过程（见图 52-1）[44-49]。既往需要通过尸体解剖才能发现的心肌纤维化[48]，现在可通过 CMR 识别[50]。此外，构成左心室结构框架的间质（基质）胶原蛋白也显著增加，其构成成分（肌束膜管、细胞外基质和支柱结构）在数量上增加，在形态上也经常出现异常紊乱排列[49]。

　　总之，这些发现表明 HCM 小血管病变可能导致无症状心肌缺血、坏死，最终出现纤维化[51-55]。心肌纤维化和瘢痕区域可导致左心室收缩功能障碍（即晚期 HCM）[56]，可能是临床上严重室性心动过速的病理基础[57-60]。

1325

四、病理生理学

（一）左心室流出道梗阻

多年来，左心室流出道梗阻（流出道压差≥30mmHg）被认为是HCM进展为心力衰竭和心源性死亡的决定性因素（图52-5）[61]。较低的梗阻阳性预测值意味着其与心源性猝死的关系较小[61]。在HCM中，梗阻意味着左心室流出道受到真正的机械阻抗，可使心室负荷显著增加，进而使心肌壁应力和氧需量增加，致左心室功能受损。

HCM中的主动脉瓣下梗阻通常由SAM产生[62]。SAM在HCM年轻患者的特征表现是拉长的二尖瓣叶在收缩期早期朝向隔膜的一个突然前

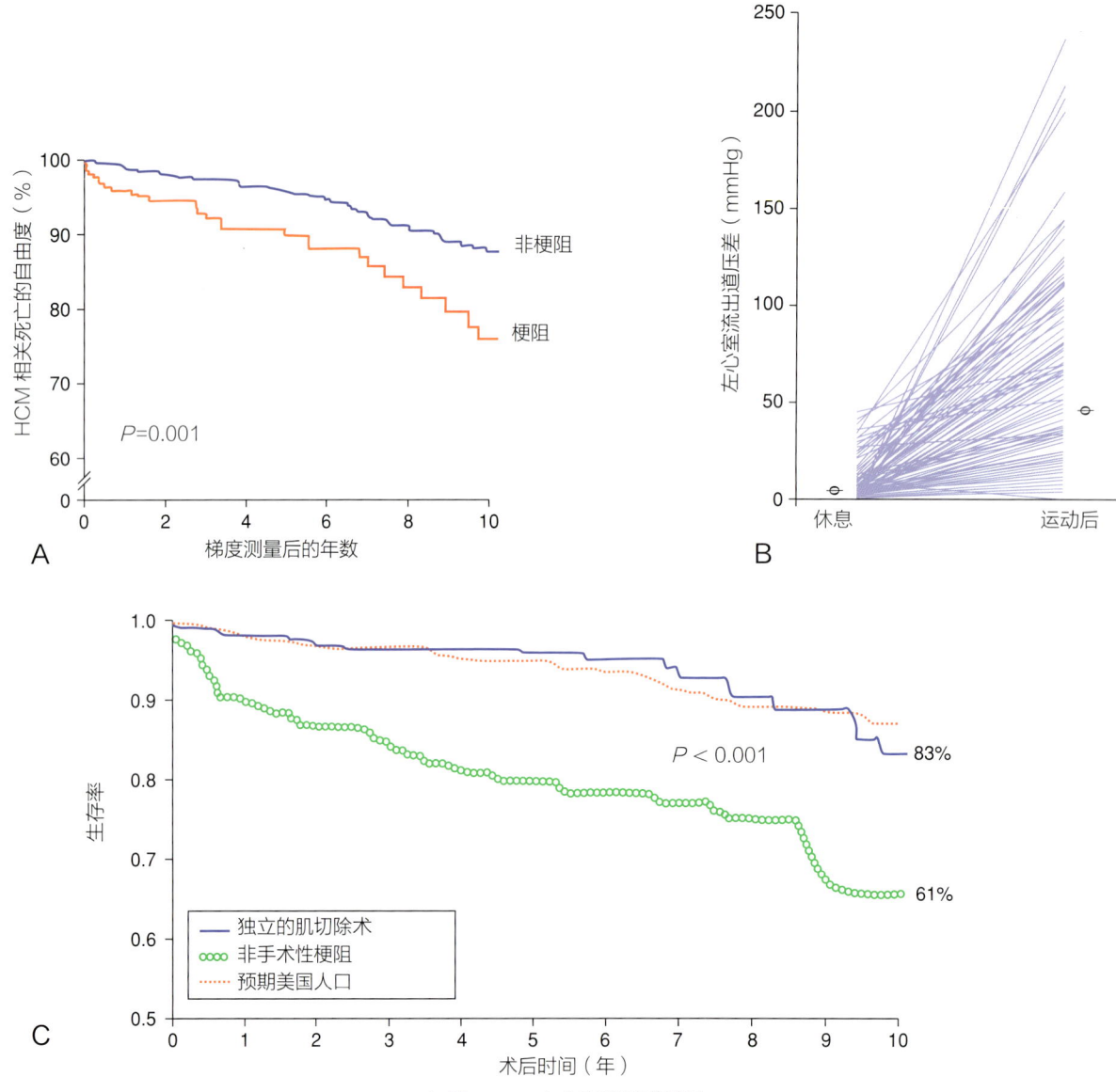

▲ 图52-5 左心室流出道梗阻

A. 左心室流出道梗阻患者发生严重渐进性心力衰竭（NYHA分级Ⅲ级或Ⅳ级）、心力衰竭死亡或脑卒中的概率皆超过非梗阻患者（相对风险4.4；$P < 0.001$）。B. 左心室流出道压差从休息（基础条件）到刚结束平板运动实验时的变化；C. 随访采用了心肌切除术解除左心室流出道梗阻的患者,全因死亡率与年龄性别匹配的美国居民和非手术的梗阻患者的生存率比较（$P < 0.001$）（A 引自 Maron MS, Olivotto I, Betocchi S, et al. Effect of left ventricular outflow tract obstruction on clinical outcome in hypertrophic cardiomyopathy. *N Engl J Med*. 2003;348:295–303. B 引自 Maron MS, Olivotto I, Zenovich AG, et al. Hypertrophic cardiomyopathy is predominantly a disease of left ventricular outflow tract obstruction. *Circulation*. 2006;114:2232–2239. C 引自 Ommen SR, Maron BJ, Olivotto I, et al. Long-term effects of surgical septal myectomy on survival in patients with obstructive hypertrophic cardiomyopathy. *J Am Coll Cardiol*. 2005;46:470–476.）

向运动（或接触）（成 90° 弯曲）。流出道压差大小直接关系到二尖瓣与隔膜接触的持续时间，若整个收缩期都有接触则提示有明显梗阻。通常用连续波多普勒超声评估流出道梗阻程度[62]，而不需要采用心导管检查。

SAM 和主动脉瓣下梗阻是由多种因素决定的，包括流出道大小、左心室肥厚分布和二尖瓣叶长度[37,63,64]，以及射血速度。SAM 是由高速血流通过狭窄流出道和将二尖瓣拉向隔膜的 Venturi 力或者血流动力学对瓣叶产生的推动力所引起的[65]。SAM 通常可导致轻到中度二尖瓣反流；HCM 患者中严重二尖瓣反流通常是由于二尖瓣本身存在异常所致，如二尖瓣黏液退行性变[66]。

HCM 中主动脉瓣下流出道压差（以及心脏收缩期杂音）是动态变化的[67]，并且具有相当大的自发变异性，即可通过降低心肌收缩力（如 β 受体阻滞药），增加心室容量或动脉压（如蹲踞等长运动或使用去氧肾上腺素）等干预措施来减少或消除主动脉瓣下压差。反之，流出道压差和杂音可通过降低动脉压和心室容量（如 Valsalva 动作、给予硝化甘油）或增加收缩力（如室性期前收缩、站立、亚硝酸盐吸入、给予异丙肾上腺素、运动）而增强[2-5,67]。日常活动如进食量过多，也会短暂增加主动脉瓣下流出道压差[2,3]。大部分在休息时不伴 SAM 的 HCM 患者，可在运动时产生流出道梗阻。事实上，70% 的 HCM 患者不论休息还是运动都可能发生梗阻（流出道压差≥ 30mmHg）（图 52-5）[23]。

右心室流出道梗阻在婴幼儿 HCM 患者中并不少见，其发生通常与主动脉瓣下梗阻有关。肺动脉干下梗阻型代表一种固定梗阻类型，是由增大的右心室心肌肥厚（例如室上嵴、乳头肌、节制索、骨小梁）与较小的流出道之间匹配不对称所致[68]。在成人 HCM 人群中罕见肺动脉干下梗阻型，提示它可能随着身体的生长和心肌重塑而消失。

（二）心肌缺血

局部心肌缺血（不伴冠状动脉粥样硬化）在 HCM 中常见[51-54,69]，已在心房起搏、可逆转运动诱导的心肌灌注缺损、给予双嘧达莫后的心电图、坏死及尸检或 CMR 影像检查（如增强延迟）发现的心肌纤维化中被证实，此外，正电子发射断层扫描（positron emission tomography，PET）也可发现局部心肌缺血[54,69]。HCM 中出现心肌缺血的原因可能是由于毛细血管量相较于显著增加的左心室肌群而显得不足，另外还可能是肌内小冠状动脉血管内壁狭窄所致。尽管 PET 检查提示心肌缺血是 HCM 心力衰竭的一个决定因素，但临床上很难定量测定 HCM 患者心肌缺血程度或位置，也很难通过持续监测心肌缺血而得出其与 HCM 进展的相关性。

（三）舒张功能障碍

许多 HCM 患者的超声心动图多普勒检查发现左心室扩张和充盈异常可能造成患者疲劳、运动困难和心绞痛症状[2-5,70-76]，包括一小部分保留收缩功能的终末期心力衰竭患者。舒张期的快速充盈期明显延长可使心率和心脏容积较正常下降，最终可引起心房收缩在整个左心室充盈期代偿性增加。相反，舒张功能障碍在无症状与无流出道梗阻的情况下可通过超声心动图检查发现，心室肥厚的严重程度与分布范围无明显相关[70]。心室舒张功能障碍很大程度上是由能决定左心室室腔被动弹性的因素所引起的，如肥大与心肌纤维化的严重程度及肌细胞结构的异常。

五、遗传学

HCM 是一种符合孟德尔遗传法则的常染色体显性遗传病（图 52-6）[1-5,10,19,20,77-83]。与临床基因型表型相关的分子生物学研究为 HCM 遗传学提供了重要见解，可基于实验室的诊断，通过检测致病肌节基因突变情况，发现无明显临床症状的疾病。

HCM 是由 11 个或更多基因的显性突变引起的，这些基因主要编码肌小节和相邻 z 圆盘的收缩肌丝蛋白成分的厚薄[10,19,77-83]。另外还发现了几个相关突变，但没有确凿证据表明它们的致病性。约 70% 被发现的 HCM 突变集中在 2 个常见基因，

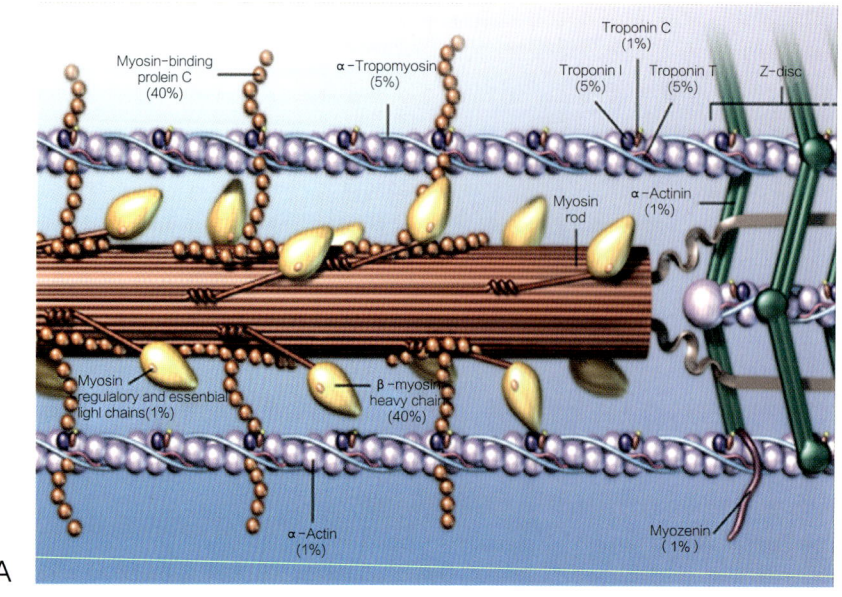

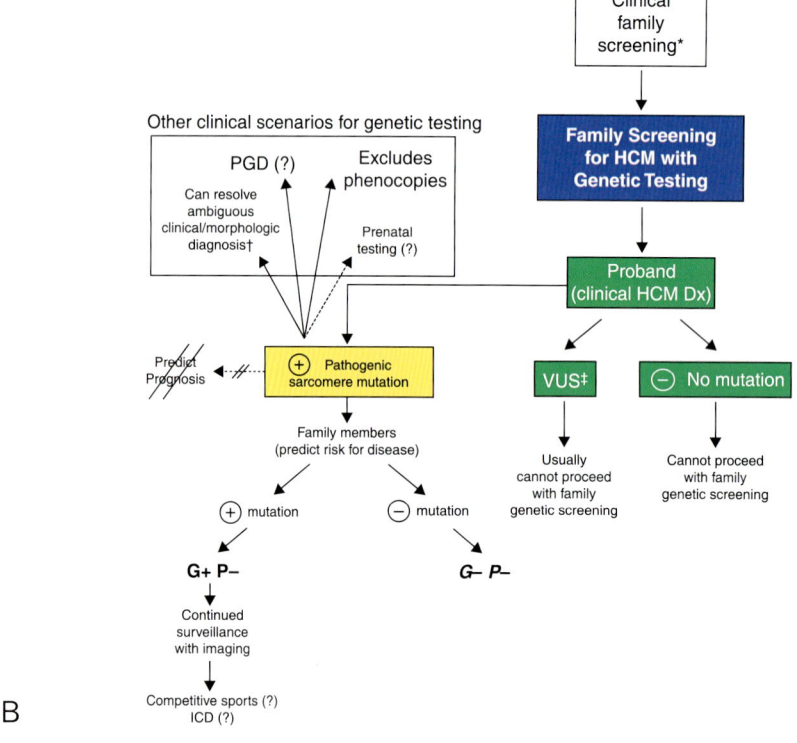

▲ 图 52-6 A: Cardiac sarcomere showing the location of known HCM disease-causing genes. Prevalence for each of the 11 genes derived from studies in unrelated HCM probands with positive genotyping are shown in parentheses. Not shown are genes previously linked to HCM, but with lesser evidence for pathogenicity: α-myosin heavy chain, titin, muscle LIM protein, telethonin, vinculin/metavinculin, junctophilin. B: First option for assessment of family members for HCM would be a clinical screening evaluation with imaging tests and ECG*; the option of genetic testing is triggered largely for those relatives with negative or indeterminate clinical testing for the HCM phenotype. †Genetic testing may potentially lead to definitive diagnosis of HCM in patients with coexisting conditions (e.g., systemic hypertension or physiologic athlete's heart). ‡Genetic screening is often not productive; cosegregation, while an option, has practical obstacles including limited family size or patient compliance. ECG, electrocardiography; ICD, implantable cardioverter-defibrillator; PGD, preimplantation genetic diagnosis; VUS, variant of uncertain significance. (Adapted with permission from Maron BJ, Maron MS. Hypertrophic cardiomyopathy. *Lancet*. 2013;381:242–255. B: Reproduced from Maron BJ, Maron MS, Semsarian C. Genetics of hypertrophic cardiomyopathy after 20 years: clinical perspectives. *J Am Coll Cardiol*. 2012;60:705–715, with permission of Elsevier.)

分别编码 β 肌球蛋白重链和肌球蛋白结合蛋白 C，少见突变基因包括编码肌钙蛋白 T 或 I、α 肌动蛋白和其他几个基因。需要强调的是，在 HCM 中存在大量遗传异质性，目前已经识别出了超过 1500 个的个体突变（大部分是错义突变，但也包括插入、删除、拼接和截断），其中约 2/3 的基因突变为首次发现，既往在其家族中没有阳性发现（即"私人基因"）（图 52-6）。

绝大多数遗传了致病性基因突变的患者在成年早期组织结构上可出现 HCM 特征性改变（如左心室肥厚）。通常在青少年加速成长期出现可识别的组织结构改变，这种改变在身体发育成熟时基本完成(17—20 岁)。这种形态学过程是普遍的，与症状发作或疾病进展无关[33]。然而，可变因素和年龄相关外显率有时会导致 HCM 表型延迟到成年期才能完全表达[79]。

当前已商品化的 DNA 测序技术因其服务快速、自动化的优点为进行全面基因检测提供了机会，基因检测可鉴定 HCM 致病性突变，使分子学诊断可能成为家族筛查的一部分（图 52-6）[10,77-83]。基因筛查这一过程首先要从对有临床表现的家族成员进行基因型分型开始，然而，HCM 致病性突变只能在约 1/3 原发病患中明确，约 2/3 的测试结果要么是阴性的，要么是模棱两可的（即意义不明确的突变），即该突变是否致病尚属未知。这也再次强调了目前能引起 HCM 致病的全部基因突变尚不明确。因此，对于大部分患者来说，仍不能确定其具体的 HCM 致病性突变，故基因二代测序用于大多数家族的 HCM 致病突变检测是不可能的。

此外，基因检测可以用来明确 HCM 拟表型的左心室肥厚患者的诊断，例如某些代谢蓄积性疾病拟表型，如 PRKAG2（调节腺苷酸活化蛋白激酶亚基）、Fabry 病（α- 半乳糖苷酶缺乏）和 LAMP2（Danon 病；溶酶体相关膜蛋白 -2）（图 52-7）[84,85]。Fabry 病诊断后可以采用酶替代疗法，故其基因诊断是非常有用的[86]。LAMP2 心肌病与其严重程度和致命的自然病史有关。25 岁以上的患者存活并不常见（ICD 植入效果欠佳），需要通过基因检测早期识别，及时考虑心脏移植（图 52-6）[85]。

然而，经过 20 多年 HCM 的分子遗传学研究发现，单一肌节的突变与整个 HCM 预后或临床结局之间的相关性不大，关于特定突变与预后相关的早期概念（例如"恶性的""良性的"突变）仍有争议（图 52-6）[10,82,83,87,88]。因此，由于 HCM 中存在大量遗传异质性，表明基于致病突变来预测临床病程和猝死风险的个体患者管理策略并不可靠[10]。尽管最初乐观地认为分子生物学将创造一个新的预测 HCM 预后和指导管理的策略，但现在看来这可能是个不切实际的愿望。初期数据表明多重或复合的肌小节突变（现约 5%HCM 患者）可能与更严重的疾病和不良事件有关，但具有真正临床意义的基因图谱仍未明确[89]。

目前尚不清楚基因突变携带者（基因型阳性 - 表型阴性的无肥大家族成员）最终进展为左心室肥厚的概率，但是这部分人群发生猝死、疾病恶化或形态学改变风险特别低[32]。在贝塞斯达会议的 36 条指南里，年轻基因型阳性 - 表型阴性 HCM 家族成员并没有被取消竞技比赛资格[40]，但对于那些有 HCM 相关猝死的家族成员，是否具有比赛资格要视个体情况而定[32]。这个新兴的患者亚群需要更长的随访时间来制订更系统的管理指导方针。

六、家族临床筛查策略

在临床实践中，经常通过对 HCM 家族成员进行非基因检测的预防性筛查来确定疾病状态。这些筛查方式包括二维超声心动图、CMR、ECG 以及自然病史和体格检查[20]。

传统筛查策略建议大多数 HCM 家族成员间隔 12～18 个月进行一次评估，通常从 12 岁开始[20]。如果这些筛查结果在疾病充分全面发展时期（18—21 岁）仍没有显示出左心室肥厚，则通常提示 HCM 突变基因可能缺失，家族成员可以消除患病疑虑，且不需要再随访超声心动图变化。然而，当认识到 HCM 表型的形态学变化在年轻人和中年人有延迟发生的可能性后，学者们制订

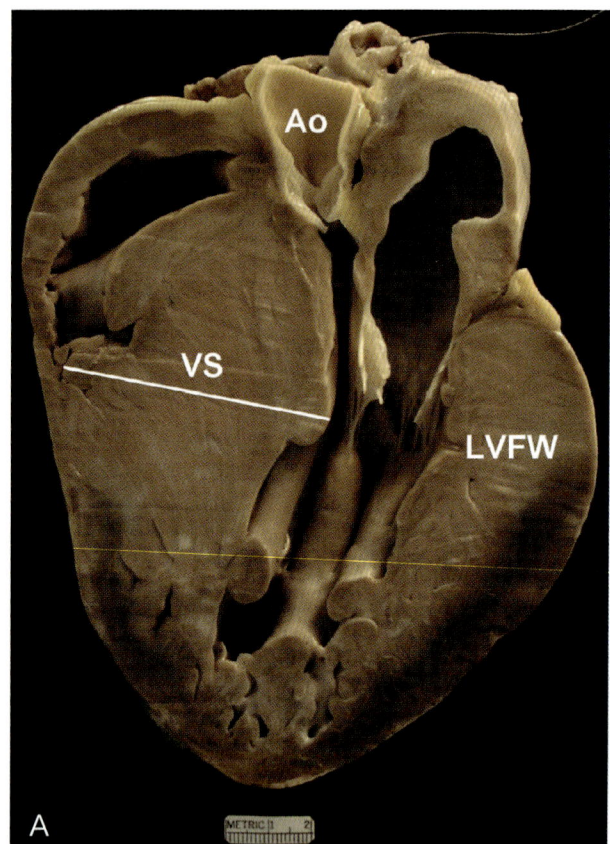
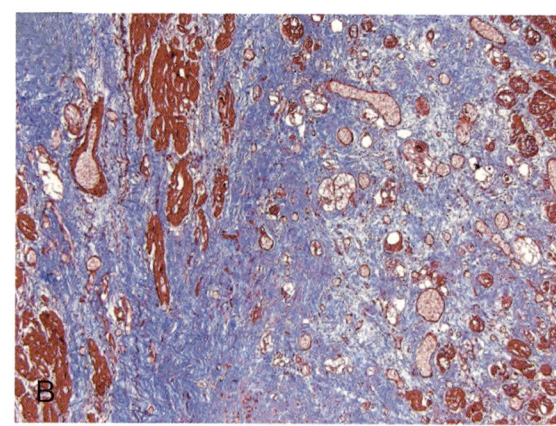
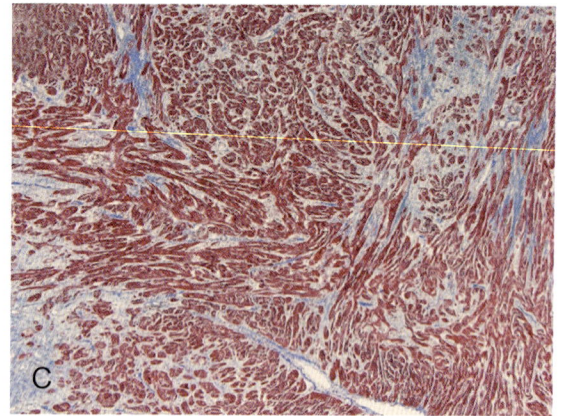
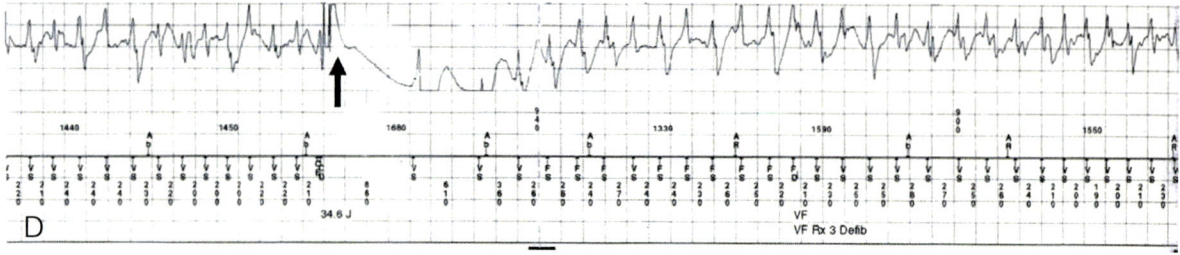

▲ 图 52-7　LAMP2 cardiomyopathy. A: From a 14-year-old boy with SD and septal thickness of 65 mm (heart weight 1,425 g). B: Clusters of myocytes with vacuolated sarcoplasm (*stained red*) embedded in area of scar (*stained blue; Masson trichrome*). C: Disorganized arrangement of myocytes most typical of sarcomeric HCM. D: Intracardiac electrogram. ICD elicited five defibrillation shocks that failed to interrupt VF (280 beats/min). (Reproduced from Maron BJ, Roberts WC, Arad M, et al. Clinical outcome and phenotypic expression in LAMP2 cardiomyopathy. *JAMA*. 2009;301:1253–1259, with permission. Copyright © 2009 American Medical Association. All rights reserved.)

了新的家族筛查和遗传咨询策略（表 52-1）[2,9,20]，建议对成年期临床表现阴性的人群可适当延长随访时间，每隔 5 年随访二维超声心动图、CMR 和 ECG[20]。

虽然这一建议是根据对潜在成人发病型肥大的认识所提出的，且其所指情况在当前临床实践中不可避免，但是这个策略仍潜在有负面影响，例如它几乎无限延长了监测形态学改变（即超声心动图）的时间，暗示不能及时给出家族成员是否患有 HCM 的诊断，有诱发年轻健康个体在心理上对其潜在可能的心脏疾病产生耻辱感的风险，而实际上绝大多数人并没有受到突变基因的影响。因此，如果家族中有成员通过基因检测发现了家族的 HCM 致病基因，要尽可能排除受影响亲属，减少或消除其对连续性临床筛查和长期监测的需要。

表 52-1 通过超声心动图、心脏磁共振（和 12 导联心电图）检测有左心室肥厚表现的肥厚型心肌病表型的家族筛查策略的临床建议

- 年龄 ≤ 12 岁
- 除以下情况外可选
  - 恶性家族史，因肥厚型心肌病早逝，或合并其他不良并发症
  - 进行高强度训练方案的竞技运动员
  - 初始症状
  - 临床怀疑其他疾病或早期的左心室肥厚
- 年龄 12 岁至 18—21 岁 a
  - 每 12～18 个月 1 次
- 年龄 ≥ 21 岁
  - 出现症状或疑似症状者每 5 年 1 次，有恶性临床病程或迟发性肥厚型心肌病家族病史者建议筛查间隔时间更短

a. 年龄范围考虑到生理成熟的个体差异，一些患者可能在更早时进行筛查，初次评价不应迟于青春期

七、临床表现

（一）体格检查

HCM 患者体格检查阳性结果很大程度上与血流动力学有关 [67]，例如梗阻患者的中等收缩期射血性杂音在强度上与主动脉瓣压差不同有关。响亮的收缩期杂音沿着左下方的胸骨边缘，通常在顶点处至少有 3/6 强度与收缩峰值压差 > 50mmHg 有关。动脉搏动异常尖锐快速上升，具有明显的双峰轮廓。HCM 婴儿和儿童最初表现是心脏杂音或剧烈的心前区震颤，随后的影像学检查可证实诊断 [90-95]。

相反，HCM 患者体格检查中若没有发现流出道梗阻表现，则提示疾病程度轻微或并不存在潜在的心脏疾病。典型的收缩期杂音特点是轻柔的或是听不见的，尽管左心室的心尖搏动可能是强有力的。另外，一些患者可能由于站立或者 Valsalva 动作而引起杂音，提示可能存在动态流出道梗阻。

（二）症状

心力衰竭症状在幼儿到老人的任何年龄阶段都可能出现 [2]。对儿童和青少年来说相对少见的是逐渐进展为相当于 NYHA Ⅲ 级心功能障碍，然而这种早期发生的进行性心功能障碍是疾病预后不良的征兆。患者主要主诉是劳力性呼吸困难和（或）疲惫，可能与胸部不适、典型或非典型心绞痛有关。HCM 胸痛病因尚不完全明确，可能是由于微血管结构异常导致心肌缺血所致 [44,45]。无论患者是否合并左心室流出道梗阻，这些症状的严重程度和特征可能都是相似的。发生过意识障碍（晕厥/近乎晕厥）事件的患者，猝死风险可能会增加。

（三）心电图

90%～95%HCM 先证者存在 12 导联心电图异常，其 ECG 表现多样化，其中一些心电图表现可能有特异性 [31,96-98]。正常 ECG 在无症状家族成员中更常见，在谱系筛选时出现概率高达 25%。最常见的心电图异常为提示左心室肥厚电压增加，ST-T 段改变，包括心脏侧前缘导联上的 T 波倒置、左心房扩大、深而窄的 Q 波以及心前区侧导联上 R 波减小。

然而，没有特定心电图表现为 HCM 的特征或可以用来预测未来心血管事件风险 [97]，尽管正常 ECG 通常与良性临床病程有关 [98]。电压升高（高 R 波或深 S 波）与通过超声心动图检查左心室肥厚量级程度呈弱相关，且不能用来辨别休息时有无流出道梗阻 [97]。矛盾的是，HCM 婴儿 ECG 常有右心室肥厚表现，而这仅可能在某些情况下提示右心室流出道梗阻 [68,90]。

八、肥厚型心肌病和运动员心脏

运动员体能训练可能增加左心室舒张期容量、室壁厚度和计算质量，通常称之为"运动员心脏" [22,99-101]。通常来说，运动员左心室室壁为适度增厚，但有些运动员可出现大幅度增厚，特别是赛艇及单车运动员 [100]。这导致良性运动员生理性心脏肥厚与 HCM（合并相对温和的左心室肥厚）的临床鉴别诊断可能出现困难 [22,99]。有一些临床指标已经被用来帮助鉴别诊断（图 52-8）。诊断 HCM 患者的心肌肥大与经过训练的运动员生理性肥大标准之间有一个重叠的"灰色区域"，此区域

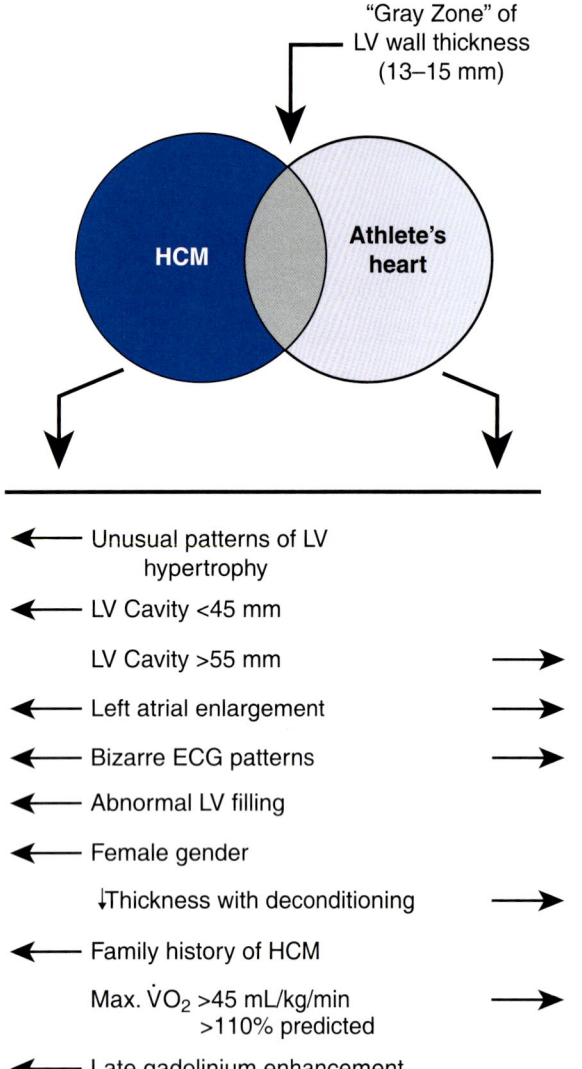

▲ 图 52-8 Differential diagnosis of HCM versus physiologic athlete's heart. Clinical criteria used to distinguish nonobstructive HCM from athlete's heart when maximal LV wall thickness is within the shaded gray area of overlap, consistent with both diagnoses. ↓, decreased. (Reproduced from Maron BJ, Pelliccia A. The heart of trained athletes: cardiac remodeling and the risks of sports, including sudden death. *Circulation*. 2006;114:1633–1644, with permission of AHA.)

最大左心室室壁厚度为13～15mm[22,99]，当左心室室壁厚度位于此区域时，通过以下方法可帮助诊断HCM：通过基因检测来证明HCM致病突变，或收集HCM亲属的资料；异常二尖瓣口的多普勒波形与左心室扩张和灌注变化一致；或左心室舒张末期腔内尺寸＜45mm。存在以下情况提示为生理性肥大：左心室室壁厚度在短期（4～8周）心脏功能失调情况下（最好有连续CMR记录证明），变化数值的回归分析和左心室末端舒张压腔尺寸大于55mm。

九、运动员群体中肥厚型心肌病的赛前筛查

为高中和大学运动员们进行的参赛前筛查的一个主要目的是发现已存在的心血管异常，例如HCM，其发病率与激烈的体能训练和竞赛有关，有潜在猝死风险[102-104]。在美国，常规筛查内容包括获取个人与家族病史以及进行体格检查。虽然HCM可以通过这些筛查过程被识别，但在某些情况下，仍然会漏诊，因为许多受到影响的个体并没有流出道梗阻所致的诊断性杂音或病史线索（例如晕厥或HCM家族史）。

既往认为可常规联合12导联心电图检查（或超声心动图）而提高HCM筛查率[105]。然而，AHA不再主张这种措施。因为从成本效益考虑，大量资源消耗和实际障碍使常规应用ECG或超声心动图作为一项国家监管的大规模、强制性的运动员筛查项目显得不切实际[102,103]。日常筛查中出现的边缘性和假阳性（或假阴性）及不确定性测试结果和随之产生的患者焦虑，是限制ECG作为高中或大学常规筛选项目的重要原因[102,103]。

十、临床表现

（一）整体患者人群

HCM是一种能对婴儿到年长患者（包括八九十岁的老人）都产生影响的特殊疾病。HCM临床病程存在显著异质性，潜伏期长（可大于50年），所以预测儿童HCM患者的临床过程和预后十分困难。已有报道认为HCM年死亡率为3%～6%，其中在关于HCM的早期研究中，儿童的年死亡率最高[95,106-112]。然而，现在认为这些数据与实际情况并不符合，因为这些研究均来自于HCM三级转诊中心，存在明显选择偏倚，HCM患者更偏向高危患者，并不能代表整体人群[108]。

由于受到选择偏倚的影响，既往研究数据错误描述或高估了HCM整体人群的早逝风险。近

15 年的一些调查数据，由于不受选择偏倚的影响，更能反映 HCM 的真实年死亡率，其结果显示为 1.5% 左右，其中儿童年死亡率稍高一些（约 2%）[2,3,95,109,112]。大型注册研究已将儿童 HCM 死亡率定为 1%，尽管还不清楚这些年轻患者是否都是真的 HCM 还是只是临床表现与 HCM 类似的其他疾病[12,14]。值得注意的是，随着 ICD 的应用及其他心力衰竭治疗手段的进步，儿童、青少年和年轻人中 HCM 的死亡率已显著降低[113]。

HCM 患者年龄偏小，预测远期预后困难，疾病具有异质性，所以在儿童心血管疾病中的关于 HCM 的临床难题具有特殊性。大多数发生猝死的 HCM 患儿以前是无症状的（或只有轻微症状），猝死可作为 HCM 患者的突发症状[2-5,95,114-116]。另一方面，不能笼统地认为在婴儿期或儿童期诊断的 HCM 预后较差，因为大多数此类临床病例只是偶然被发现而诊断的。

HCM 应该被视为一类复杂性疾病，部分患者可以出现严重的临床症状甚至在疾病早期死亡，同时大多数患者可正常生活，甚至可以在没有额外治疗手段干预的情况下健康地存活至预期寿命。因此，我们应该告知 HCM 患者，HCM 是一类无法预测其预后的疾病，大部分患者预后良好，但是也有少部分患者可能出现严重并发症，所以应该加强长期规律的随访监测。

（二）婴幼儿患者

目前对 2 岁以内被发现的 HCM 患者临床病程及预后评估经验仍然有限，尽管在该年龄阶段出现早发心力衰竭的临床表现无疑是不利的[95]。目前 HCM 较少在婴幼儿时期被发现[90,91,93-95]，大部分该年龄阶段的左心室肥厚患者可能并非真正是编码肌小节蛋白的基因突变所致的家族性 HCM[1]。类似 HCM 改变可见于多种疾病，例如 Noonan 综合征、糖原累积症、胰岛素依赖糖尿病合并器官肥大母亲所生患儿的短暂性、非家族性心肌病[1]。已有报道指出胎儿期超声心动图可诊断出多种心肌病，包括 HCM。

这些类似 HCM 改变的其他疾病主要是线粒体肌病，其病因包括编码线粒体 DNA 的基因突变（例如 Kearns-Sayre 综合征），或是线粒体相关蛋白的 ATP 电子传递链酶缺陷[1]，也包括 ATP 产生和利用障碍相关的脂肪酸氧化异常（酰基辅酶 A 脱氢酶缺陷）和肉碱缺乏所致的代谢性肌病，以及浸润性肌病（如 Hunter 和 Hurler 病）[1]。

HCM 是婴幼儿时期猝死的一种少见病因，被排除在婴儿猝死综合征的原因之外[117]。尽管如此，在婴幼儿期出现症状和心力衰竭可能是一种不利征兆[90,91,95,106]，预示着随后几个月或数年里，尽管采取了外科和（或）药物治疗，也可能有较高死亡率。

（三）儿童期患者

经过标准儿科就医流程而明确诊断的 HCM 患者很少，且目前这些患者的随访时间较短（相对于他们一生而言），所以 HCM 患儿预后评估工作受到限制[95]。大多数 HCM 患者在儿童和青少年时期是无症状的，且此时严重的功能性残疾并不常见。然而，据报道 HCM 相关的死亡率在儿童或青少年时期是最高的，大多数是突发和意外的死亡[41,95,112,114,115,118]。

Noonan 综合征，是一种常染色体显性遗传的心面综合征，临床表现与 HCM 肌小节病变相似，发病率约为 1/1000，约 80% 的患者与心血管疾病有关[119,120]。Noonan 综合征是由于一种编码非受体蛋白酪氨酸磷酸酶 SHP-2 的基因 PTPN11 突变所致[1]，因为其左心室肥厚发生率较高（患者群中发病率为 15%～25%），表现与 HCM 肌小节病变相似，所以值得在本章中特别强调。Noonan 综合征发生猝死的风险很低，合并左心室肥厚的患者发生了 RAF1 突变[120]。Noonan 综合征也经常与其他先天性心脏畸形有关，其中肺动脉瓣狭窄和房间隔缺损最常见。

以左心室室壁增厚为特征的儿童期心肌病在其他系统性疾病中也偶有报道，例如神经外胚层异常、嗜铬细胞瘤、结节性硬化、神经纤维瘤病、着色斑病、遗传性共济失调、Turner 综合征和甲状腺功能亢进症[1]。这些疾病罕见并发心肌病，可能只是一种偶然现象，与心肌病可能无直接因果关系。

十一、危险分层和心源性猝死

HCM 所致猝死可发生在任何年龄段，但在青春期和成年早期（通常指 12—35 岁）最常见，10 岁以前罕见（图 52-9）[2-5,9,11,41,106-112,118,121]。事实上，HCM 被认为是年轻人中最常见的非创伤性猝死病因。尽管大多数猝死事件在久坐或正常 / 适度的体力活动时发生，但值得注意的是，在剧烈活动期间或刚结束时猝死事件也可发生。HCM 是年轻竞技运动员猝死的最常见独立致病因素（图 52-9）[3,115]，正因如此，在第 36 届贝塞斯达会议指南中，取消了 HCM 患者参加激烈竞技体育运动的资格，以减少他们的猝死风险[40]。

目前，HCM 儿童发生猝死最大风险因素与下列临床指标相关（图 52-10）[4,5,59,60,95,116,121]：心脏骤停或持续性室性心动过速，属于二级预防。一级预防适用于以下情况：①家族中有 ≥ 1 例早期发生 HCM 相关猝死的患者；②不能解释的晕厥；③极度左心室肥厚（不受年龄与身材大小影响的任意切面最大室壁厚度 ≥ 30mm）（图 52-10）。其他多样化的风险因素更适用于 HCM 成人患者，如门诊持续动态心电图监测（Holter）中反复出现的（或延长的）非持续性室性心动过速，运动后的血压减低或低血压，以及与 CMR 对照出现的广泛钆剂延迟增强显影。

虽然左心室流出道梗阻是进行性心力衰竭和心血管死亡的一个重要决定因素（图 52-5）[61]，但它同时也是一种预测能力较弱的指标，特别是预测猝死。因此，主动脉瓣压差作为判断是否使用 ICD 进行初级预防猝死的效能欠佳[9,61]。猝死风险与心肌内冠状动脉分支（即心肌桥接；隧道冠状动脉）之间的关系尚不明确[122]。程序电生理检查不再作为年轻 HCM 患者危险分层的依据[2,9]。

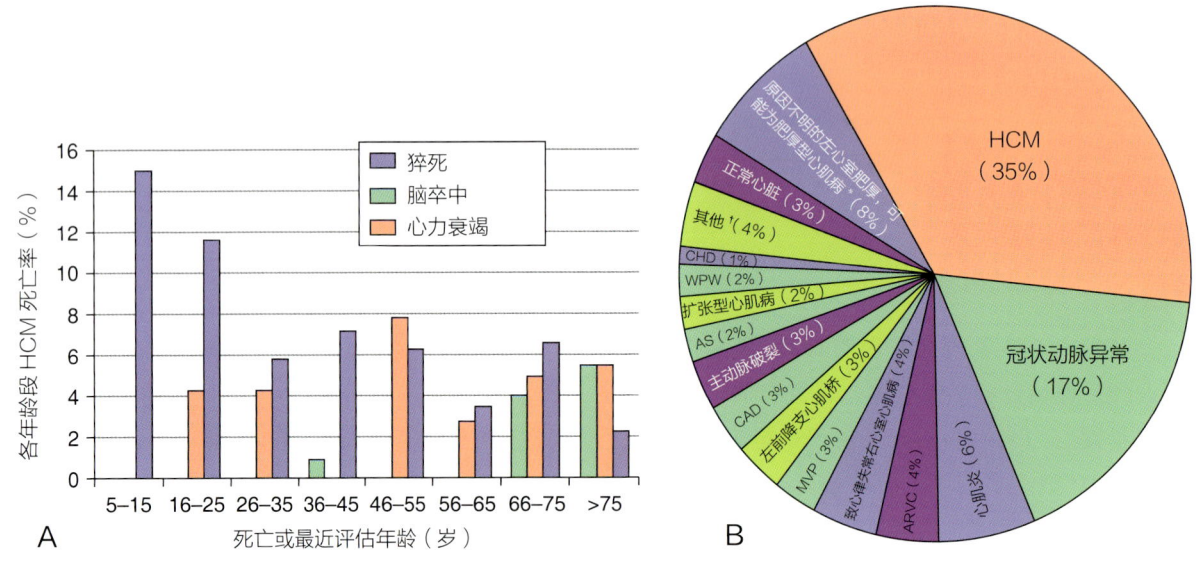

▲ 图 52-9　猝死的临床表现

A. 猝死最常见于儿童和小于 25 岁的年轻人，卒中常发生于 25 岁以后的年龄；B. 肥厚型心肌病是美国竞技性青年运动员中最常见的猝死独立致病因素。*. 尸检时发现的轻度增加的左心室室壁厚度（18±4）mm 和心脏重量（447±76）g 被认为是疑似肥厚型心肌病（但不确定）的证据。†. 包括大多数常见的川崎病、镰状细胞性贫血及结节病（A 引自 Maron BJ, Olivotto I, Spirito P, et al. Epidemiology of hypertrophic cardiomyopathy-related death. Revisited in a large non-referral-based patient population. Circulation. 2000;102:858–864. B 引自 Maron BJ, Doerer JJ, Haas TS, Tierney DM, Mueller FO. Sudden deaths in young competitive athletes: analysis of 1866 deaths in the United States, 1980-2006. Circulation. 2009;119:1085–1092.）

ARVC. 心律失常性右心室心肌病；AS. 主动脉瓣狭窄；CAD. 冠状动脉疾病；CHD. 先天性心脏病；HCM. 肥厚型心肌病；MVP. 二尖瓣脱垂；WPW. 预激综合征

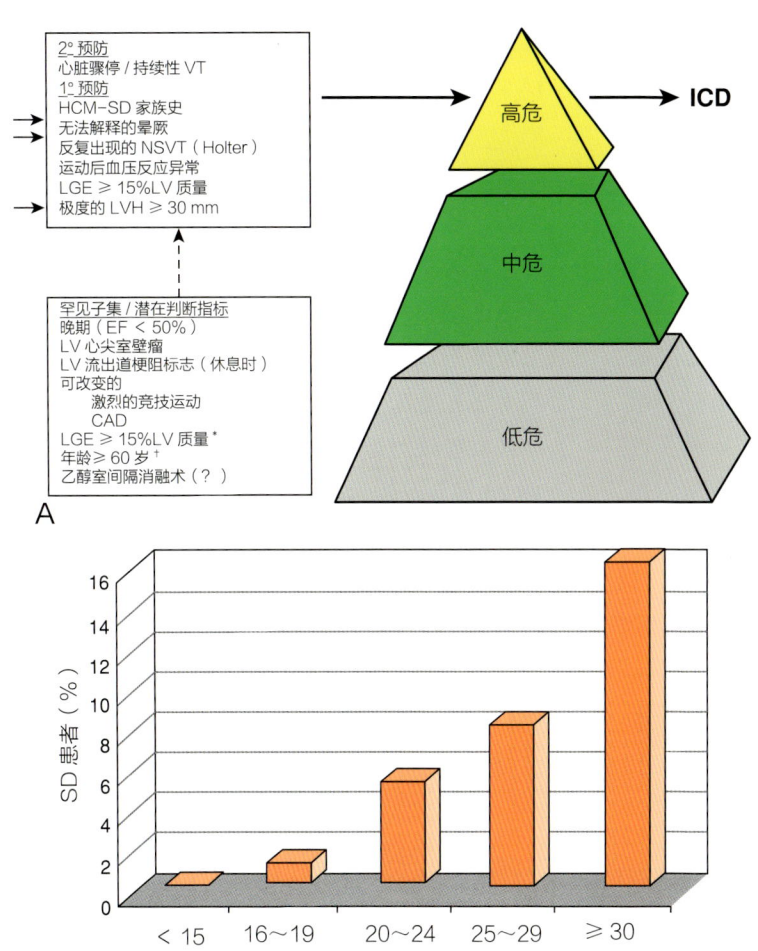

◀图 52-10 猝死危险分层

A. 金字塔风险分层模型目前用于识别可能需要采用植入式心律转复除颤器和猝死预防措施的患者最高的猝死风险。主要和次要风险标记在左边框中。箭头显示与儿童相关的风险标记。* 广泛 LGE 是一种新型的主要风险标记，当传统风险评估结果模棱两可时，它可以作为仲裁指标。B. 未经选择的肥厚型心肌病组群的左心室肥厚大小（最大壁厚超声心动图）和猝死风险的关系。一般轻度肥大提示低风险，极度肥大（室壁厚度≥ 30mm）提示高风险。*. 持续的室性快速型心律失常在乙醇消融治疗后的短期随访中少见。†.60 岁或以上的患者很少发生肥厚型心肌病相关的突发事件或其他不良事件（引自 Spirito P, Bellone P, Harris KM, et al. Magnitude of left ventricular hypertrophy predicts the risk of sudden death in hypertrophic cardiomyopathy. N Engl J Med. 2000;342:1778–1785.）

BP. 血压；CAD. 冠状动脉疾病；EF. 射血分数；ICD. 植入式心律转复除颤器；LV. 左心室；LGE. 钆剂延迟增强显影；LVH. 左心室肥大；NSVT. 非持续性室性心动过速；SD. 猝死；VT / VF. 室性心动过速 / 心室颤动

十二、治疗

（一）内科治疗

心力衰竭症状对药物治疗反应差异较大，需根据患者情况进行个体化治疗（图 52-10）[2-5,9]。自 20 世纪 60 年代中期开始，各种 β 肾上腺素受体阻滞药被广泛用于缓解和控制梗阻型或非梗阻型 HCM 患者的心力衰竭症状[2-5,9]，现在最常用的是普萘洛尔、阿替洛尔、美托洛尔或纳多洛尔。β受体阻滞药可通过减慢心率和降低左心室心肌收缩力来改善症状，增加心室充盈和舒张，减少心肌耗氧量，并抑制交感神经，降低运动和交感神经兴奋时的流出道压差。

尽管一些儿童使用维拉帕米也能改善症状[75,124]，但大多数使用维拉帕米的经验仍来自成人 HCM 患者 [每日剂量 ≤ 480mg；5mg/（kg·d）][123]。短期与长期研究皆表明口服维拉帕米能改善症状和运动能力，且由于它能增加左心室充盈和扩张，所以其主要受益人群是非梗阻型患者[74,75,123]。没有证据表明同时服用 β 受体阻滞药和维拉帕米是有利的，尽管两种药物都是一线药物。肺静脉压力升高的患者，特别是合并明显流出道梗阻时，口服维拉帕米可能增加其肺水肿或猝死风险。

当患者使用 β 受体阻滞药和维拉帕米仍不能控制症状时，据报道经验性试用丙吡胺可降低流出道压差和改善症状[125]，但在儿童中缺乏该药物的使用经验。利尿药被推荐用于有症状的患者，可单独或联合 β 受体阻滞药或维拉帕米使用，减少肺充血并改善症状。上述药物可能有降低左心室充盈压的作用，但需要强调的是，它们用于治疗严重左心室流出道梗阻造成的劳力性呼吸困难时，几乎无效，因为该情况是因左心室流出道机械性梗阻所致，这类患者有效的治疗方式是进行外科手术治疗。

HCM 患者可能出现两种临床表现不同的心力衰竭，分别需要不同的治疗方法[2-5,9]。儿童或有劳力性呼吸困难的成年人通常发生收缩功能正常或高动力性的心力衰竭。

此外，约 3%HCM 患者可进展到收缩功能障碍的终末期（射血分数 < 50%），常伴慢性进行性心力衰竭合并左心室重塑，包括室壁变薄和室腔扩张[56]。对这类患者的治疗方法与治疗其他心脏病所致的充血性心力衰竭的方法相似，包括 β 受体阻滞药、ACE 抑制药、ARB、利尿药，以及选择性使用地高辛、螺内酯和华法林。HCM 患者常出现心房颤动（发生率高达 25%）[126]，然而在儿童患者中却很少发生，因此不在本章讨论范围之内。

细菌性心内膜炎一般只发生于梗阻型 HCM 患者中，并不常见，发生率 < 1%[127]。疣状赘生物常发生于二尖瓣前叶，主动脉瓣较少受累。本书作者建议梗阻型 HCM 儿童患者在所有牙科手术之前都应接受标准的预防性抗生素治疗，尽管 AHA 近期已修改了这条建议[128]。

（二）猝死预防

对于猝死高风险的 HCM 患者预防性使用 ICD，是目前已知的唯一能改变 HCM 疾病过程、延长患者寿命的治疗方法[57-60,129,130,131]。目前已经不再使用胺碘酮或其他药物进行长期预防性治疗[131]。尤其对于儿童来说，长期用药的不良反应风险很大，且目前缺乏证据证实长期用药能有效预防年轻 HCM 患者发生猝死。

ICD 在高危 HCM 患者中可靠有效，能敏锐检测室性心动过速 / 心室颤动，并能通过适当的电击除颤或抗心动过速起搏而恢复正常心率（图 52-11）[57-60,129,130]。大规模多中心数据研究表明，224 名高危患者在 20 岁之前植入 ICD 后，不论是对心脏骤停后的二级预防（14%/ 年），还是对

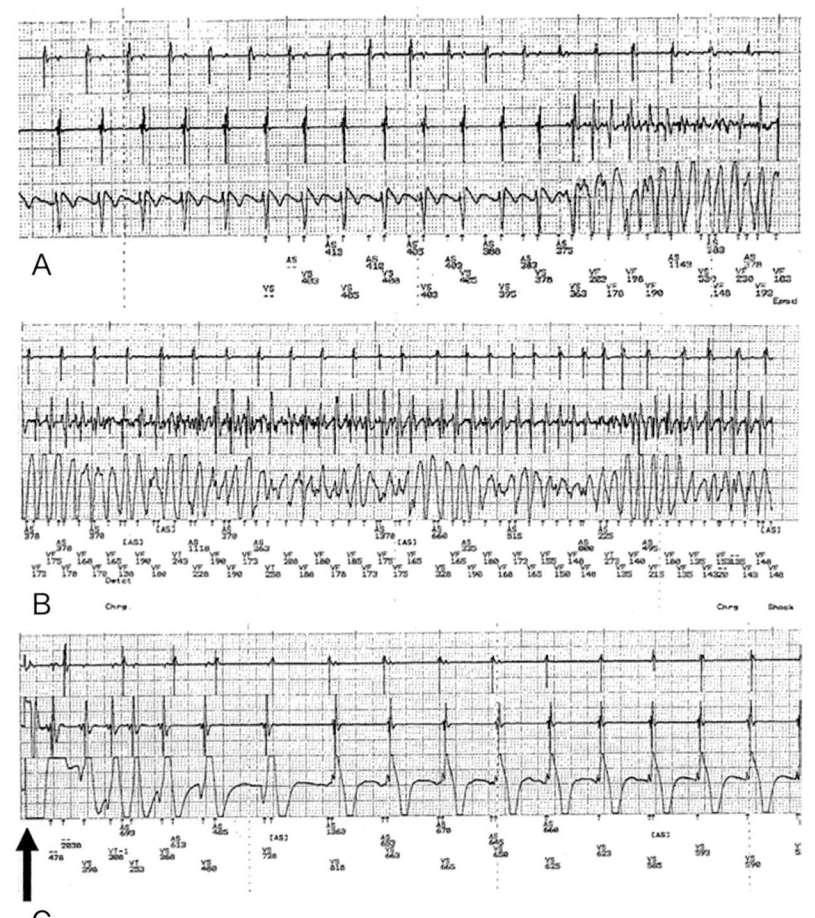

◀ 图 52-11 1 例年轻肥厚型心肌病患者体内的植入式复律除颤器一次放电复律过程

1 例因猝死一级预防而植入植入式复律除颤器的 16 岁男性无症状患者的心室内储存心电图，图中心律失常发生于植入后 10 个月的机体应激阶段。A. 窦性节律后，心室颤动（VF）突然发生；B. 心室颤动继续发生中；C. 除颤器以 31J 的电击适当放电，恢复窦性心律。从左至右连续跟踪记录每个面板

第七篇 心内膜、心肌、心包疾病
第 52 章 肥厚型心肌病

一个或多个危险因素存在的高危患者的一级预防（3%/ 年），都能起到挽救生命的作用（图 52-12）[60]。

由于对存在猝死危险因素的 HCM 患者都采取了适当干预措施，极度左心室肥厚反而最常见于儿童。需要注意的是，植入设备终止室性心动过速 / 心室颤动的能力在植入体内 5～10 年后可能会消失（图 52-11 至图 52-13），故在该人群中

不可预测的心律失常风险可能增加 [4,5,57-60,131]。

尽管预防性使用 ICD 是延长年轻 HCM 患者预期寿命的关键措施，但植入前必须考虑到设备相关并发症。ICD 潜在并发症是年轻 HCM 患者需考虑的主要因素。一个大型注册研究发现，HCM 患儿中 ICD 并发症发生率较高，约 40% 患者在（17±5）岁时可出现不恰当电击和引线故障 [60,132]。

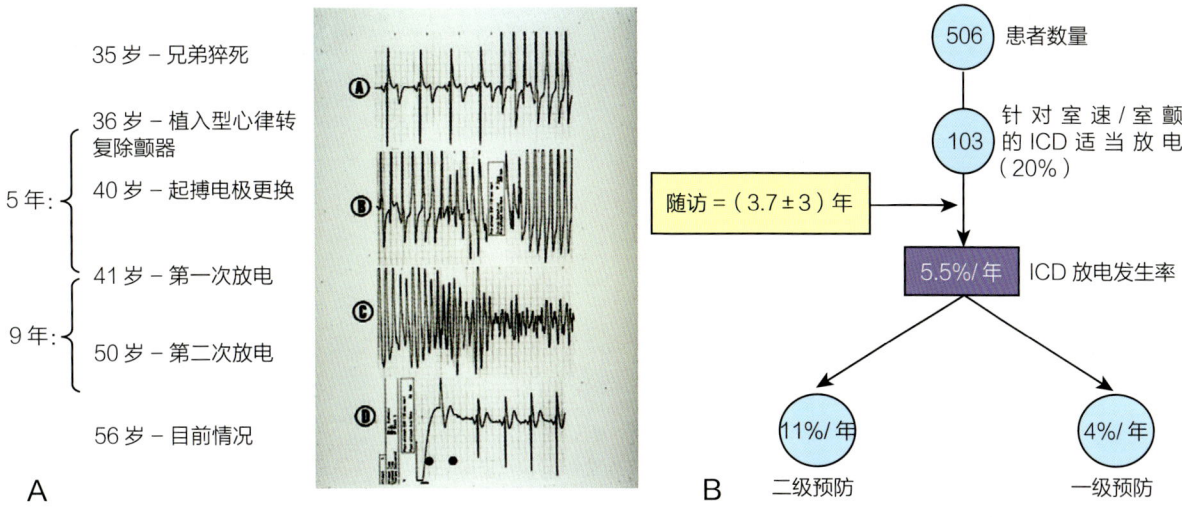

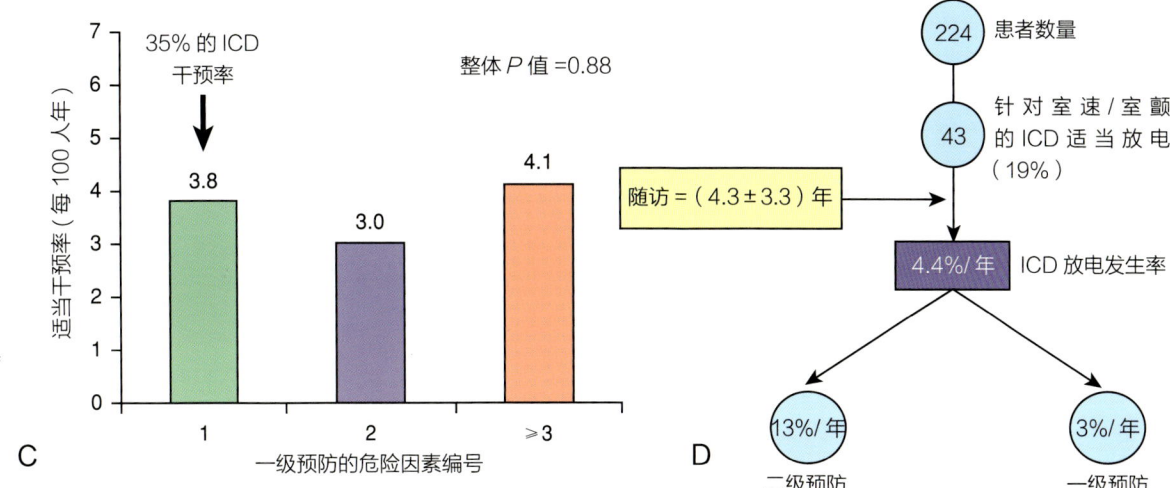

▲ 图 52-12 猝死预防

A. 一级预防。心脏内的心电图，于凌晨 1 点 20 分患者入睡后获得，植入植入式心律转复除颤器后 5 年。患者因猝死家族史和室间隔极度增厚（32mm）而进行了预防性植入植入式心律转复除颤器。Ⓐ无明显诱因突发的室性心动过速，200 次 / 分钟。Ⓑ除颤器感知 VT 并充电。Ⓒ室性心动过速恶化成心室颤动。Ⓓ除颤器以 20J 电击后立即恢复窦性心律。该患者 9 年后在睡眠中发生了几乎相同的心电图变化，现已 53 岁，无明显症状；B. 总结国际多中心的植入式心律转复除颤器注册中心的 506 例高危肥厚型心肌病患者 ICD 相关的干预率图 [57,126]；C. 植入式心律转复除颤器只针对一个风险因素的干预率；D. 总结 224 例 20 岁前植入植入式心律转复除颤器的高危肥厚型心肌病患者植入式心律转复除颤器相关的干预率图（A 经马萨诸塞州医学会许可引自 Maron BJ, Shen W-K, Link MS, et al. Efficacy of implantable cardioverter-defibrillators for the prevention of sudden death in patients with hypertrophic cardiomyopathy. *N Engl J Med*.2000;342:365–373.）

1337

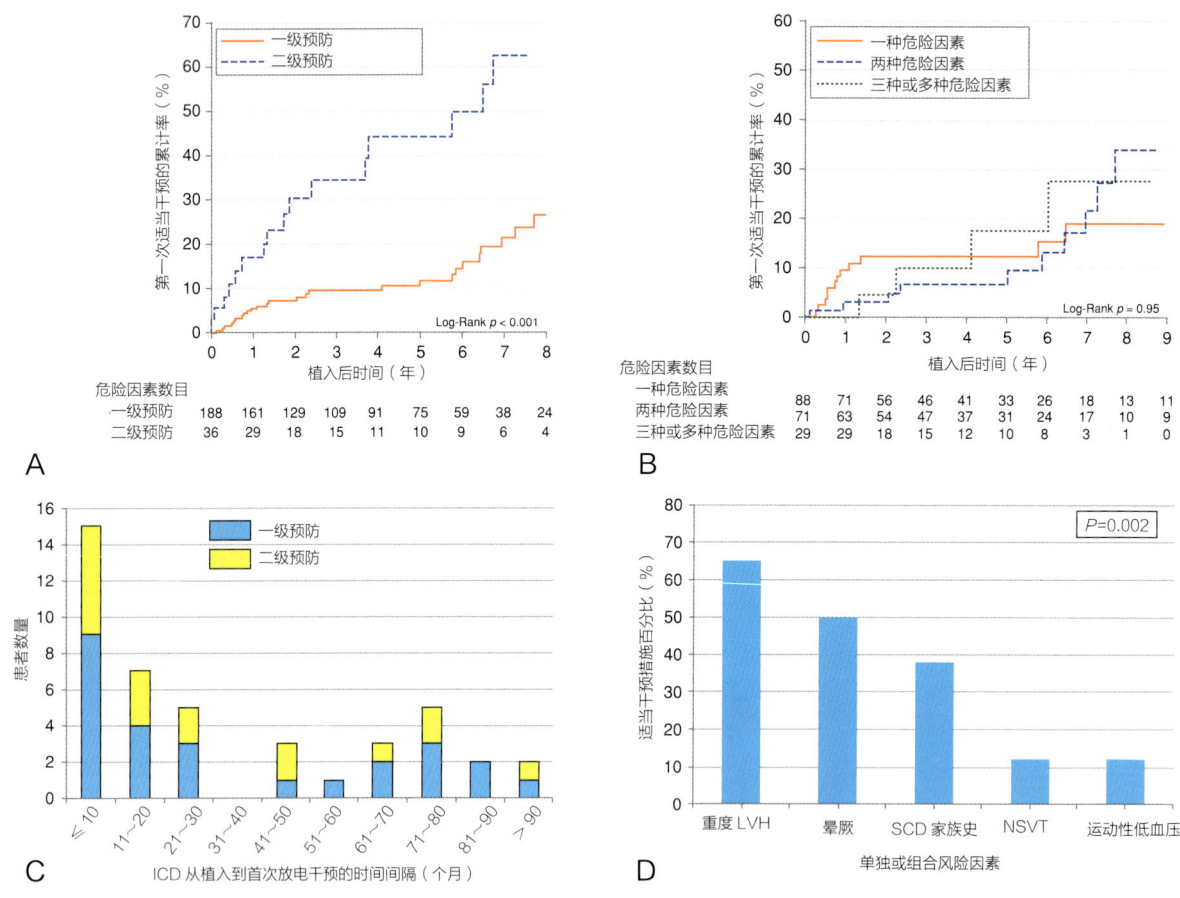

▲ 图 52-13 植入式心律转复除颤器治疗儿童和青少年肥厚型心肌病

A. 一级预防和二级预防的累积干预率；B. 猝死风险标记数目与适当的植入式心律转复除颤器干预措施之间的关系。相对于危险因素的数量，干预率的差异不明显（即 1、2、≥3）；C. 从设备植入到植入式心律转复除颤器初次干预的时间间隔；D. 采用植入式心律转复除颤器干预的患者的一级预防危险因素分布

NSVT. 非持续性室性心动过速；LVH. 左心室肥大；SCD. 心源性猝死

（三）室间隔肥厚心肌切除术

基于超过 40 年的大量数据研究表明，对大多数药物治疗无效且存在心功能不全和基础生理活动也会出现左心室流出道机械性梗阻（流出道压差≥ 50mmHg）的患者，室间隔肥厚心肌切除术是首选治疗方法 [2-5,9,133-139]。传统手术方式是经主动脉的室间隔肥厚心肌切除术（Morrow 手术）。最近，一些外科医生开始采用范围更大的改良 Morrow 法，包括扩大的肥厚心肌切除＋二尖瓣前瓣叶折叠＋二尖瓣前乳头肌游离。少数情况，需同时切除左右心室流出道心肌组织以缓解梗阻。

在过去 45 年里，几家医疗机构的室间隔肥厚心肌切除术都取得了很好的效果 [2-5,9,133-139]。现在有经验的医学中心的手术相关死亡率已很低（＜ 1%）。据报道，2 例在梅奥医学中心进行了手术的 HCM 患儿术后存活时间已超过 20 年 [136,137]，且 95% 症状得到改善。

超过 90% 室间隔肥厚心肌切除术后患者，在基础生理活动下的流出道压差有降低或大幅度降低（由于 SAM 的减少）。外科手术中心的长期随访研究已经证实，室间隔肥厚心肌切除术后，流出道梗阻不再复发，心力衰竭在很大程度上发生了逆转，约 90% 患者的症状得到长期缓解 [138]。梅奥医学中心最新数据显示，除了生活质量的提高，术后患者的预期寿命与一般人群也相同，经手术治疗的流出道梗阻型患者存活率显著高于非手术治疗者（图 52-5）[134]。偶有患者的流出道梗阻发生机制并非源于 SAM，例如先天异常的乳头肌直接插入二尖瓣前叶（不干涉腱索）造成心室中部梗阻[135,139,140]，该情况需扩大心肌切除术范围来缓解梗阻[140,141]。

室间隔乙醇消融术和诱导透壁性心肌梗死术已被作为替代手术，可减少症状严重 HCM 成人患者的流出道压差[142]。但是，HCM 年轻患者不应采用（甚至不需要考虑）这些替代手术，因为从长远来看，它们可能影响患者潜在寿命，且术后愈合的瘢痕可增加心律失常发生率，并最终增加猝死风险[143]。

（四）儿童、青少年肥厚型心肌病患者的预后

近年来，通过有效的疾病管理策略可降低 HCM 相关死亡率，且有可能评估儿童及青少年 HCM 患者的自然病史和临床病程[113]。年龄（20±5）岁的患者群中，直接由 HCM 导致的年死亡率为 0.5%。另外，通过 ICD 植入、心脏移植及院外心脏停搏时及时除颤能够使超过 2 倍以上 HCM 患者免于恶性心血管事件的发生。

第 53 章
扩张型心肌病
Dilated Cardiomyopathy

Kimberly Y. Lin Joseph W. Rossano 著
霍开明 译

一、概述

扩张型心肌病（dilated cardiomyopathy，DCM）是一种以左心室扩张和收缩功能障碍为特征的心肌疾病，通常导致低心输出量性心力衰竭。DCM是儿童最常见的心肌病，估计发病率约为每年0.57/10 万儿童[1]。虽然一些 DCM 患儿随着时间的推移心脏的大小和功能可趋于正常，但该疾病的发病率和死亡率很高，许多患儿晚期出现心力衰竭时需要包括机械循环支持和心脏移植等治疗措施。

二、病因

有多种基础疾病可导致伴有心室功能减退的左心室扩张（表 53-1）。Towbin 和 Belmont 在 20世纪 90 年代后期提出了"最终共同途径"的概念，并假设细胞骨架异常和肌膜肌节连结的中断是导致 DCM 的各种疾病过程的基本发病机制[2,3]。这种多种不同病因导致相同疾病表型的最终共同途径的概念已经扩展到其他疾病，包括肥厚型心肌病、限制型心肌病、致心律失常型心室心肌病、左室心肌致密化不全和致心律失常性疾病等（图53-1）[4-7]。按照这个假说进行的有针对性的研究，发现多个基因可引起相似的临床表型，并且有时引起一种心肌病表型的基因可能与其他心肌病的重叠。与 DCM 相关的基因异常列于表 53-2 中。

三、病理生理学

在心力衰竭的神经激素模型中，心肌的特

表 53-1 扩张型心肌病的病因

- 细胞骨架 – 肌节连接中断
  - 基因突变
  - 感染
  - 毒物（如蒽环类药物、酒精）
- 自身免疫性疾病
- 代谢贮积病
- 线粒体疾病
- 离子通道病
- 围产期
- 浸润性疾病
- 心动过速性心肌病
- 心内膜疾病
- 内分泌失调（例如甲状腺功能减退症）
- 营养不良
- 电解质紊乱

（引自 Jefferies JL, Towbin JA. Dilated cardiomyopathy. Lancet. 2010; 375:752–762.）

定性损伤，导致心肌细胞的损失和左心室功能障碍[8]。这导致肾素 – 血管紧张素 – 醛固酮系统、肾上腺素能神经系统及各种炎性细胞因子的激活。由于心力衰竭是一种全身性综合征，其他多种生化异常包括血管功能障碍、肾功能不全和氧化应激等也会发生[9]。虽然许多这些反应最初是代偿性的，但在慢性状态下就会失代偿，并导致心肌应力增加，左心室扩张，并最终导致终末

第七篇　心内膜、心肌、心包疾病
第53章　扩张型心肌病

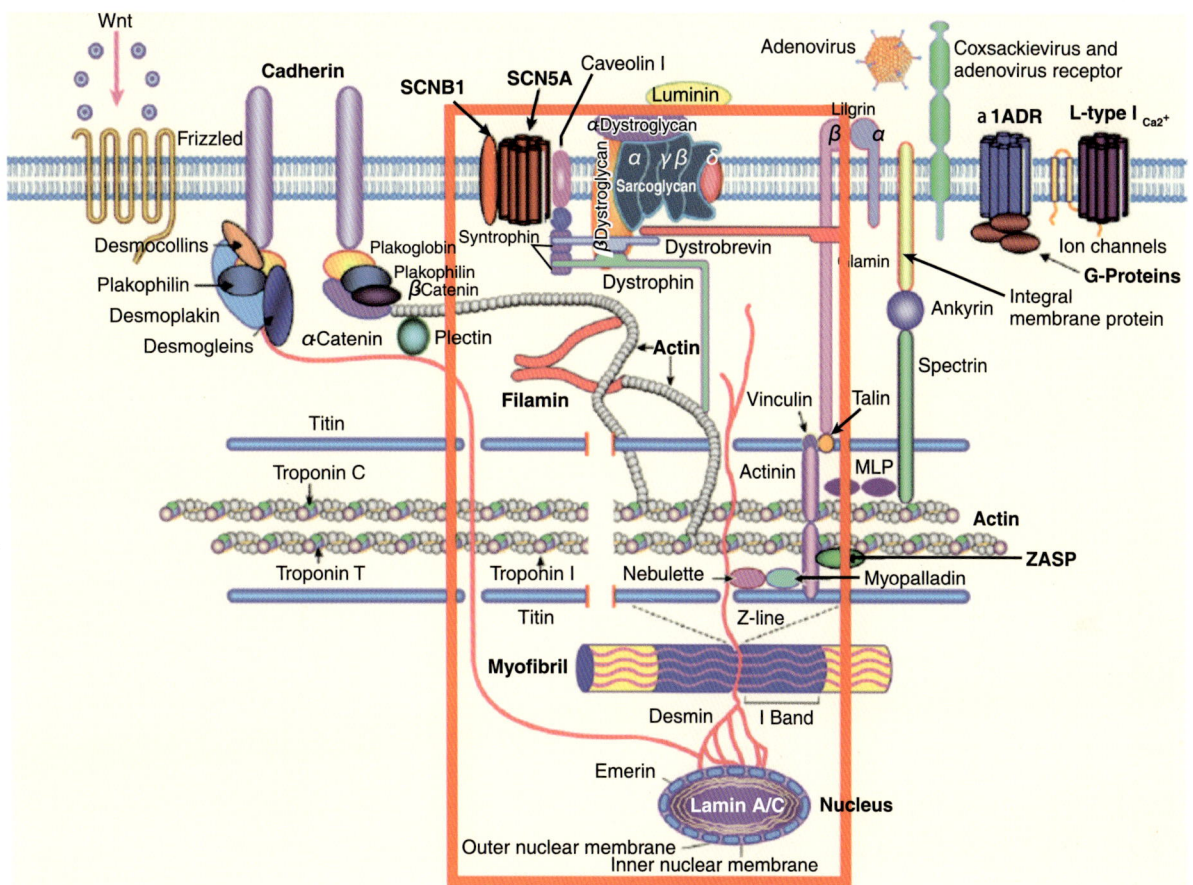

▲ 图 53-1　Cardiomyocyte demonstrating abnormalities that can lead to cardiomyopathy. In this illustration of the cardiomyocyte, the extracellular matrix (in which laminin is shown), sarcolemma (in which SCN5A is shown), sarcomere (in which the troponins are shown), and nucleus (in which lamin A/C is shown) are shown along with a variety of interactive proteins within each area of the cardiomyocyte. The cardiac sodium channel, SCN5A, is shown in the sarcolemma and interacts with its subunit SCNB1 in the sarcolemma, as well as dystrophin, syntrophin, and caveolin, among other proteins (note *red rectangular box* denoting this pathway). As can be seen, disturbance of any of these interacting proteins can disrupt the function of the others that interact directly or downstream, thereby resulting in dysfunction and a clinical cardiac phenotype such as dilated cardiomyopathy or arrhythmias, or both. (From Towbin JA, Lorts A. Arrhythmias and dilated cardiomyopathy common pathogenetic pathways? *J Am Coll Cardiol*. 2011;57:2169–2171.)

期心力衰竭（图 53-2）[8]。事实上，阻断肾素－血管紧张素－醛固酮系统和肾上腺素能神经系统失代偿的药物已经大大提高了成年人心力衰竭的生存率[10]。

在成年人中，DCM 最常见的原因是缺血和高血压，而小儿大多数病例是特发性的。然而，对左心室扩张和功能障碍的潜在原因进行研究是有必要的，因为一些潜在的病因可能是可治疗的，或可能是多系统器官共同参与的。20%～35%患有 DCM 的儿童和成人目前可证实有肌节或细胞骨架基因突变[11-13]。儿童 DCM 的其他潜在原因包括炎症性疾病如心肌炎、毒性暴露如蒽环类药物治疗、局部缺血、先天性心脏病的容量超负荷或压力超负荷。DCM 也可能是包括各种代谢性疾病、线粒体疾病和神经肌肉疾病在内的全身性疾病的一个部分。

在组织学上，发生晚期心力衰竭的 DCM 患者常有不同程度的肌纤维损失，并有替代性纤维化、肌细胞肥大和正常细胞骨架结构的破坏[14-18]。即使没有原发性线粒体疾病，也会经常出现线粒体异常[14,17,18]。用心室辅助装置减少心室负荷可以至少暂时改善其中一些异常[15,16]。此外，在那些潜在的心肌炎患者中可确定有炎症的证据。

在细胞水平上，肌细胞的损伤、肥大、死亡

1341

表 53-2 导致扩张型心肌病的基因

基　因	基因名称	基　因	基因名称
ABCC9	ATP 结合盒，亚家族 C，成员 9	MYH7	β- 肌球蛋白重链 7
ACTC	α- 心肌肌动蛋白	MYPN	肌钯蛋白
ACTN2	α- 辅肌动蛋白 2	NEBL	Nebulette
ANKRD1	心脏锚蛋白复制重复序列，结构域 1	NEXN	结合蛋白（F 肌动蛋白结合蛋白）
BAG3	BCL2 相关基因 3	PLN	受磷蛋白
CSRP3	半胱氨酸和富含甘氨酸的蛋白质 3	PSEN1	早老素 1
CTF1	心肌营养素 1	PSEN2	早老素 2
DES	结合蛋白	RBM20	RNA 结合基序蛋白 20
DYS	肌营养不良蛋白	SCN5A	电压门控钠离子通道，α 亚基
DNAJC 19	DnaJ（Hsp40）同源，亚家族 C，成员 19	SDHA	琥珀酸脱氢酶复合物，A 亚基，黄素蛋白
DSC2	桥粒糖蛋白 2	SGCD	δ- 肌聚糖
DSG2	桥粒核心糖蛋白 2	SYNE1	含有核蛋白的膜收缩蛋白重复序列 1
DSP	桥粒斑蛋白	SYNE2	含有核蛋白的膜收缩蛋白重复序列 2
EMD	伊默菌素	TAZ	Tafazzin 蛋白基因
EYA4	眼睛缺失同源基因 4	TCAP	肌联蛋白帽（视松蛋白）
FHL2	4.5 LIM 蛋白区域 2	TMPO	胸腺生成素
FKTN	Fukutin 基因	TNNC1	心肌肌钙蛋白 C，1 型
FOXD4	叉头框因子 D4	TNNI3	心肌肌钙蛋白 I，3 型
LAMA4	α₄- 层粘连蛋白	TNNT2	心肌肌钙蛋白 T，2 型
LAMP2	溶酶体关联膜蛋白 3	TPM1	α 原肌球蛋白 1
LDB3	LIM 结合域 3	TTN	肌联蛋白
LMNA	核纤层蛋白 A/C	TTR	转甲状腺素蛋白
MYBPC3	肌球蛋白结合蛋白 C	VCL	纽蛋白
MYH6	β 肌球蛋白重链 6		

（引自 Towbin JA. Inherited cardiomyopathies. Circ J. 2014;78:2347–2356.）

和纤维化可导致心肌收缩功能的损失。无论 DCM 的病因如何，受损的心肌功能均可刺激神经激素代偿机制，试图在收缩功能下降的情况下维持心输出量。这种反应起初是代偿性的，但随着心肌重塑的病理级联延续会导致心室扩张、纤维化和进一步功能障碍。伴随的房性或室性心律失常、二尖瓣和（或）三尖瓣反流、腔内血栓形成和低灌注等导致末端器官损伤。

四、临床评估

DCM 患儿的早期临床表现无特异性。有些患儿早期完全无症状，正如那些有神经肌肉疾患或有已知的家族性心肌病史的患者进行筛查时经常发生的情况一样。其他人可能会出现充血性心力衰竭，可由发热性疾病、运动或呼吸道感染等应激情况诱发。

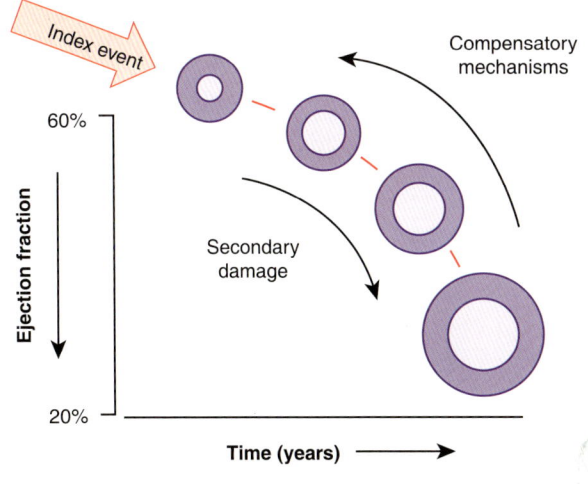

▲ 图 53-2 Pathogenesis of heart failure. Heart failure begins after an index event produces an initial decline in pumping capacity of the heart. After this initial decline in pumping capacity of the heart, a variety of compensatory mechanisms are activated, including the adrenergic nervous system, the renin–angiotensin system, and the cytokine system. In the short term these systems are able to restore cardiovascular function to a normal homeostatic range, with the result that the patient remains asymptomatic. However, with time the sustained activation of these systems can lead to secondary end-organ damage within the ventricle, with worsening LV remodeling and subsequent cardiac decompensation. As a result of resultant worsening LV remodeling and cardiac decompensation, patients undergo the transition from asymptomatic to symptomatic heart failure. (From Mann DL, Bristow MR. Mechanisms and models in heart failure: the biomechanical model and beyond. *Circulation*. 2005;111:1837–2894.)

当给出一个新的 DCM 诊断时，必须先排除任何潜在的可矫正的心脏结构性缺损，然后才能将该患儿诊断为原发性心肌病。先天性冠状动脉畸形，例如起源于肺动脉的左冠状动脉起源异常（anomalous origin of the left coronary artery from the pulmonary，ALCAPA），通常在婴儿期表现为严重的心力衰竭，必须作为诊断评估的一部分，因为该病手术矫正后有良好的长期生存结果。还应该尝试确定是否存在急性炎症过程（如心肌炎）及任何相关的全身性疾病的可能性，因为这些可能会影响治疗方案和预后。

（一）病史和体格检查

DCM 患者的病史是多种多样的。婴幼儿可能有生长发育不良。多器官系统受累并不罕见，特别是线粒体疾病或代谢紊乱。患有神经肌肉疾病的患者，如杜氏肌营养不良，表现出其全身肌肉病变的特征。那些仍然没有症状的患者通常在异常的心电图、胸部 X 线检查或心肌病家族史的筛查中被诊断。然而，许多 DCM 患者会出现心力衰竭的症状，需要复苏和住院治疗 [1,19,20]。

充血和（或）灌注不良是导致急性心力衰竭患者出现症状的原因。出现的症状可以从轻度的呼吸道或胃肠道症状到严重的心源性休克等 [19,21]。其他常见症状包括疲劳、恶心、呕吐、腹痛、胸痛和出汗等。在一项研究中，超过 80% 的儿童至少有一种明显的胃肠道症状 [21]。严重的灌注不良和心源性休克的症状也并不少见 [19]。

体格检查的体征差异也很大。在心力衰竭患者的代偿期，体检可能没有明显的异常体征，可闻及正常心音，肺部检查正常，无外周水肿或器官肿大。在有症状的心力衰竭患者中，异常的心音如奔马律、二尖瓣反流杂音、呼吸急促伴肺部啰音和心动过速是常见的特征性体征。对于症状严重的患者，灌注不良可能很明显。与成人不同，婴幼儿很少有周围性水肿。由于 DCM 可能是全身性疾病的一部分，如甲状腺功能减退症，所以应评估基础疾病的体征。

（二）诊断性测试

用于 DCM 患者诊断和初始管理的影像学检查包括胸部 X 线片、心电图和超声心动图。CMR 成像的使用越来越频繁，并且可能具有额外的诊断和预后价值。胸部 X 线片一般显示心脏肥大伴有不同程度的肺水肿。左主支气管可能被扩大的左心房压迫，导致左肺下叶不张 [22]。DCM 患者的心电图通常是异常的，尤其是在严重患者中（图 53-3）。DCM 患者心电图异常的特征性改变包括左心室肥厚和 ST 段和 T 波改变 [23,24]。这些心电图检查结果并不是 DCM 患者的特异性改变；然而，某些异常如 DCM 中的传导系统疾病与 LMNA 基因突变相关 [25]。心肌炎患者可能出现 ECG 异常，如快速性心律失常、传导异常、低电压、ST 段改变、

T 波异常和病理性 Q 波等 [26-28]。

在大多数医疗机构中，超声心动图仍然是确诊 DCM 的首选影像学手段，在儿科患者中普遍接受的诊断标准是左心室舒张末期容积大于相应体表面积的正常值的 2 个标准差，同时有收缩功能减弱（例如短轴缩短率 / 射血分数低于该年龄正常值的 2 个标准差）（图 53-4）[29]。超声心动图除了能够定量测定左心室扩张和收缩功能障碍的程度外，其他重要的超声心动图检查还可检测二尖瓣反流程度、舒张功能障碍程度、右心室受累程度和估计肺动脉压力。这些可能对 DCM 患者具有预后评估的价值 [30-34]。

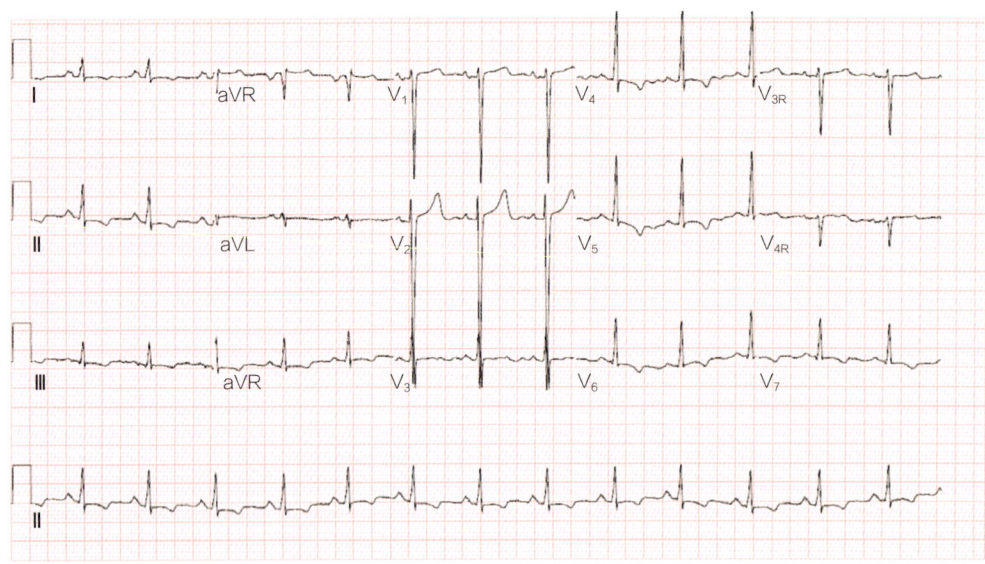

◀ 图 53-3 扩张型心肌病患儿的典型心电图

注意多导联中的 T 波倒置，以及 V_1 中的深 S 波符合左心室肥大特征

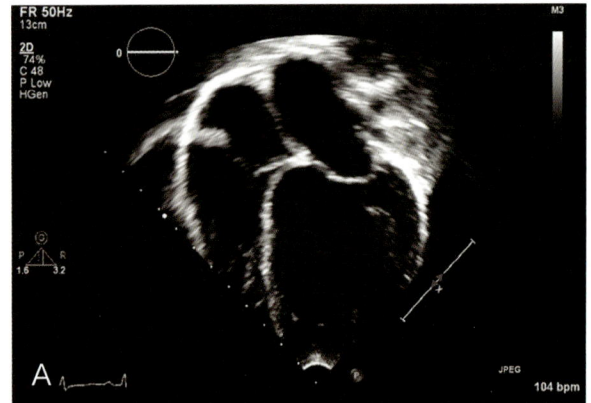

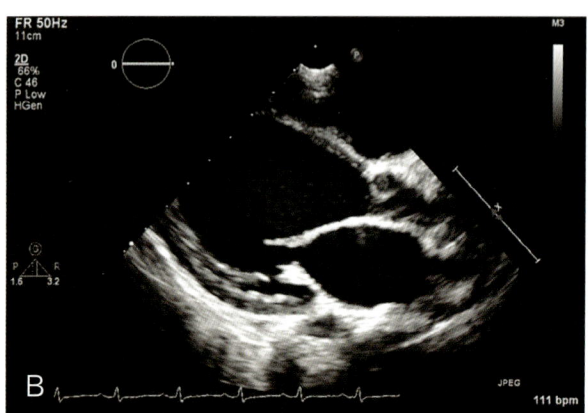

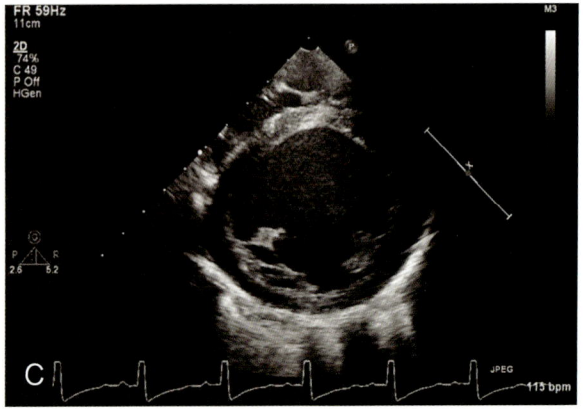

▲ 图 53-4 1 例扩张型心肌病患儿的典型超声心动图图像

图示左心室舒张末期容积大于相应体表面积的正常值的 2 个标准差。A. 心尖四腔切面视图；B. 胸骨旁长轴视图；C. 胸骨旁短轴视图

CMR 正越来越多地用于 DCM 患者的诊断和处理，为评估心室容积和功能提供了一种替代方法（图 53-5A 至 C）[31,35,36]。CMR 还可以帮助识别导致 DCM 的潜在疾病过程。Lake Louise 的标准是常被用于诊断心肌炎（表 53-3）[36]。然而，尽管 CMR 有助于将心肌炎与 DCM 的其他病因区分开来[37,38]，但心肌活检仍是诊断的金标准，并有助于病因不明的心力衰竭患者的诊断[36,39]。CMR 可获得的其他信息包括迟发性钆增强显示的局灶性纤维化（图 53-5D 至 G）或 T_1 像显示的弥漫性纤维化[35,40-42]的证据。尽管需要进一步研究，但这些发现可能具有重要的评估预后意义。CMR 也有助于鉴别浸润性疾病，如血色素沉着症、结节病和韦格纳肉芽肿病[36,43]。

实验室评估对于确定基础诊断，评估心力衰竭和多器官功能障碍的严重程度以及疗效的监测非常重要。对于有心力衰竭症状的患者，初步实验室检查利钠肽有助于确定心力衰竭患者。B 型利钠肽和 N-末端前 B 型利钠肽（N-terminal pro-B-type natriuretic peptide，NT-BNP）在患急性非心脏疾病如脓毒症、脱水和呼吸系统疾病的儿童患者中与健康对照组相比常升高[44-49]；然而，心力衰竭患者的升高程度更大[44-46,49]。利钠肽在入院时的水平对预后的价值尚不清楚。在成人中，入院时较高的水平与较差的预后相关；然而，在儿童中，入院时 B 型利钠肽或 NT-BNP 水平可能与住院结果无关[50]。一些研究发现 B 型利钠肽升高的程度可预测不良事件[51]，而另一些研究则没有[50,52]。一系列连续测定的值可能更有价值，一项研究发现一系列连续测定的 NT-BNP 值与需要机械循环支持具有一定的相关性[50]。另一项研究发现，在入住 ICU 的心力衰竭患者中，出院时的 B 型利钠肽具有更高的预后价值[52]。此外，超过 80% 的 B 型利钠肽水平随治疗而升高的患者死亡或在 60 天内重新入院[52]。根据失代偿的严重程度，其他急性心力衰竭早期表现的检测可能会有所不同。在成人急性心力衰竭患者中，不良后果与肾功能恶化、低钠血症、贫血和胆红素水平升高有关[53]。尽管肾功能恶化肯定与心力衰竭住院患儿短期预后不良有关[54]，但这些标记物对儿童是否具有相同的预后价值还不清楚。

对这些患者的基础病因进行全面评估具有重要价值。由于 DCM 的病因不同（表 53-1），测试可以针对患者个人和呈现的症状进行量身定制。例如，一名有嗜中性粒细胞减少症的男性患者应评估 Barth 综合征[55]。评估有无代谢和线粒体异常的存在应该是 DCM 患儿标准评估的一部分。对于没有明确病因的患者也经常进行基因检测，包括国际心脏和肺移植协会和美国心力衰竭协会在内的许多组织都推荐在特定情况下进行基因检测[56,57]。尽管 DCM 的总体报道诊断率较低，但执行全面检测的中心（包括使用商业上可用的基因检测）已报道 DCM 的诊断率超过 50%[13]。

对于新发急性心力衰竭的 DCM 患者，应仔细考虑心导管检查和心内膜心肌活检术[39,56,58]。血流动力学测量通常有助于患者管理，对于正在考虑心脏移植的 DCM 患者，应考虑进行标准的有创血流动力学测量，包括肺动脉压和肺血管阻力[59]。心内膜心肌活检可以帮助确定潜在的基础疾病，且对疑难病例特别有帮助。在一项对成人新发心力衰竭患者行心内膜心肌活检的一项研究中，活检结果显示 25% 的病例存在潜在性疾病（如果症

表 53-3　Proposed Cardiac Magnetic Resonance (CMR) Imaging Criteria for the Diagnosis of Myocarditis

In the setting of clinically suspected myocarditis, identification of at least two of the following CMR findings would be consistent with myocardial inflammation:

- Edema: Regional or global myocardial signal intensity increase in T_2-weighted images

- Hyperemia or increased capillary leak: Increased global myocardial early gadolinium enhancement ratio between myocardium and skeletal muscle in gadolinium-enhanced T_1-weighted images

- Late gadolinium enhancement: At least one focal lesion with nonischemic regional distribution of inversion recovery-prepared gadolinium-enhanced T_1-weighted images

Adapted from Friedrich MG, Sechtem U, Schulz-Menger J, et al. Cardiovascular magnetic resonance in myocarditis: a JACC white paper. J Am Coll Cardiol. 2009;53(17):1475-1487.

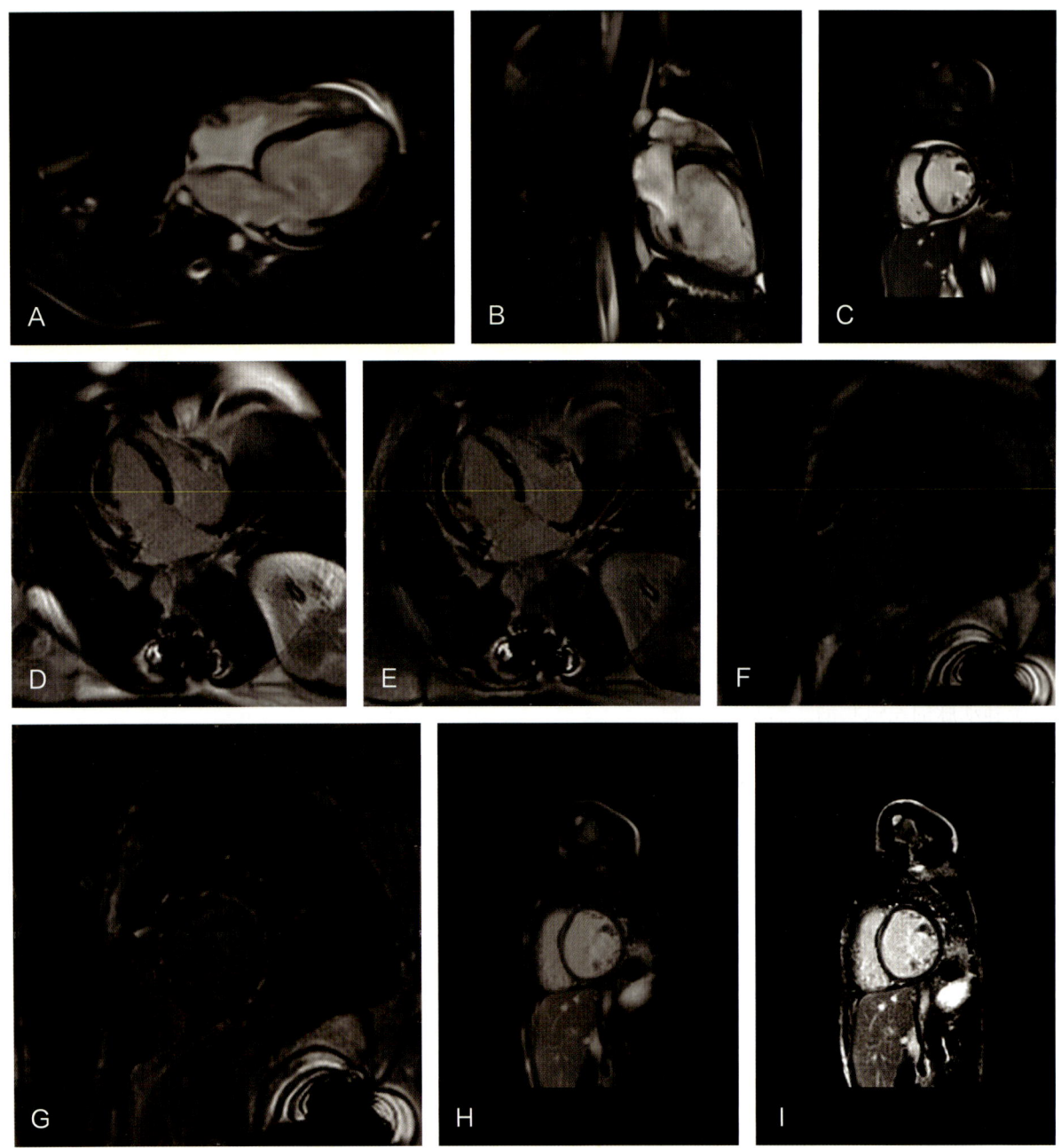

▲ 图 53-5 扩张型心肌病患儿的心脏磁共振成像

稳态自由进动电影成像显示的左心室扩张在四室（A）、长轴（B）和短轴（C）视图。在杜氏肌营养不良患儿的整个心肌中可见通过迟发性钆增强显示的斑片状局灶性纤维化的证据：通过幅度反转恢复序列（D）和相位敏感成像在四腔心切面的成像（E），以及通过幅度反转恢复序列（F）和相位敏感图像在短轴视图中的成像（G）。一个特发性扩张型心肌病患儿通过迟发性钆增强显示的室间隔中肌肉条带：通过幅度反转恢复序列（H）和相位敏感图像在短轴视图中的成像（I）

状持续时间＜2周，则为35%），并且23%的患者的临床治疗根据活检结果进行了调整[39]。显然必须权衡任何类型有创手术的风险与研究的潜在价值，但在经验丰富的医疗中心，即使小的危重症患儿，心内膜心肌活检也可以安全地进行[60-62]。

DCM患者检测的一个重要部分是家庭筛查。美国心力衰竭协会建议对DCM患者的一级亲属进行包括病史、体格检查、心电图、超声心动图和肌酸激酶（creatine kinase，CK-MM亚型）测定在内的临床筛查[57]。如果家庭成员没有疾病证据，建议临床筛查以间歇性间隔继续进行，其频率取决于是否发现潜在的致病突变（表53-4）。

表53-4 扩张型心肌病患者一级亲属的筛查间隔建议

● 如果基因检测是阴性的和（或）如果临床家族筛查阴性	● 从儿童期开始每3~5年1次
● 如果基因检测显示有致病突变	● 在儿童期每年筛查 ● 在成人期每1~3年筛查

（改编自 Heart Failure Society of America, Lindenfeld J, Albert NM, et al. Executive summary: HFSA 2010 comprehensive heart failure practice guideline. *J Card Fail*. 2010;16:e1-e194.）

五、治疗

（一）疾病特异性治疗

对于许多 DCM 患者而言，其病因或是特发性的或是已知的时候，但通常没有特效的疾病特异性治疗方法。当患有 DCM 的儿童出现心力衰竭时，治疗的近期目标必须是症状管理。但是，应该同时寻找可能有疾病特异性治疗方法的导致 DCM 的继发性原因。例如，一个先前未确诊的起源于肺动脉的左冠状动脉起源异常的儿童需要进行冠状动脉畸形的外科修复，并且一些罕见的先天性代谢缺陷可以用肉碱补充来纠正。心律失常与 DCM 相关，但偶尔也可能是心肌病的潜在基本病因，在这种情况下，对潜在的心律失常的治疗对心脏康复至关重要。有趣的是，在疑似心肌炎的病例中，免疫调节剂的应用存在很大争议[63-71]。尽管支持使用静脉注射免疫球蛋白（intravenous immunoglobulin, IVIG）的数据有限，但 IVIG 在美国大多数儿科急性心肌炎患者中使用[72]。然而，国际心脏和肺移植学会最近的小儿心力衰竭指南并不建议常规应用皮质类固醇激素或 IVIG 治疗心肌炎[56]。

（二）伴有急性心力衰竭的扩张型心肌病的治疗

急性心力衰竭是 DCM 患儿的一种相对常见且严重的并发症。与成人心肌病患者相比，小儿心肌病患者因心力衰竭住院时死亡率更高，住院时间更长，住院费用更高[73]。值得注意的是，每个年龄段的儿童患者比每个年龄段的成年患者，包括 70 岁以上的成年人，都有更长的住院时间和更高的住院费用（图 53-6）。此外，与每个年龄段的成年患者（包括 70 岁以上的患者）相比，年龄≤10 岁的儿科患者死亡率更高[73]。

Grady 等根据充血和灌注充分性的症状，描述了一种有用的有心力衰竭症状患者的分类方法（图 53-7）[74]，这种分类不仅在决定药物治疗方面很有用，而且至少在成年人中具有预测价值[75]。理想的患者具有足够的灌注（温暖），并且没有充血的症状（干燥）。有症状的患者可以有灌注减少（冷）和（或）充血（湿）的证据。

（三）充血但灌注充分的患者："温暖而湿润"

呈现充血征的患者心房压力升高引起相应的症状，但通常都具有足够的灌注。利尿药和血管扩张药是重要的一线药物，可迅速改善症状[76]。呋塞米是常用的一线利尿药，可以连续输注或快速注射[77-79]。这两种治疗方案看来同样有效[77,78]。奈西立肽、重组 B 型利钠肽已应用于急性心力衰竭患者。有限的儿科数据表明，选择该药物对急性心力衰竭的儿童是安全的，并且可能有效；然而，一项大规模的成人心力衰竭患者的随机试验并未证实奈西立肽比标准心力衰竭疗法有效[80-83]。这种情况下通常不需要正性肌力药物，甚至可能有害。来自成人心力衰竭患者的数据包括随机对照试验和大型注册研究的多项研究中，这些研究显示正性肌力药物的使用与心力衰竭患者死亡率的增加和其他不良事件有关联[84-87]。尽管正性肌力药物在一些研究中可能导致更差的预后，但儿科心衰患者的使用资料有限[54,88]，可在住院期间使用或调整慢性心力衰竭药物。

（四）灌注不良的患者："寒冷而湿润"和"寒冷而干燥"

充血和灌注不良的患者代表了一组重要的有心力衰竭的儿童[19,88]。这些患者通常入住重症监护室，其管理取决于循环受损的程度。一些患者可以使用正性肌力药物稳定病情，而其他患者可能需要急诊或紧急的机械循环支持。常用的正性肌力药物包括米力农、多巴胺和肾上腺素[72,88]。

有多种短期和持久的心室辅助装置已成功

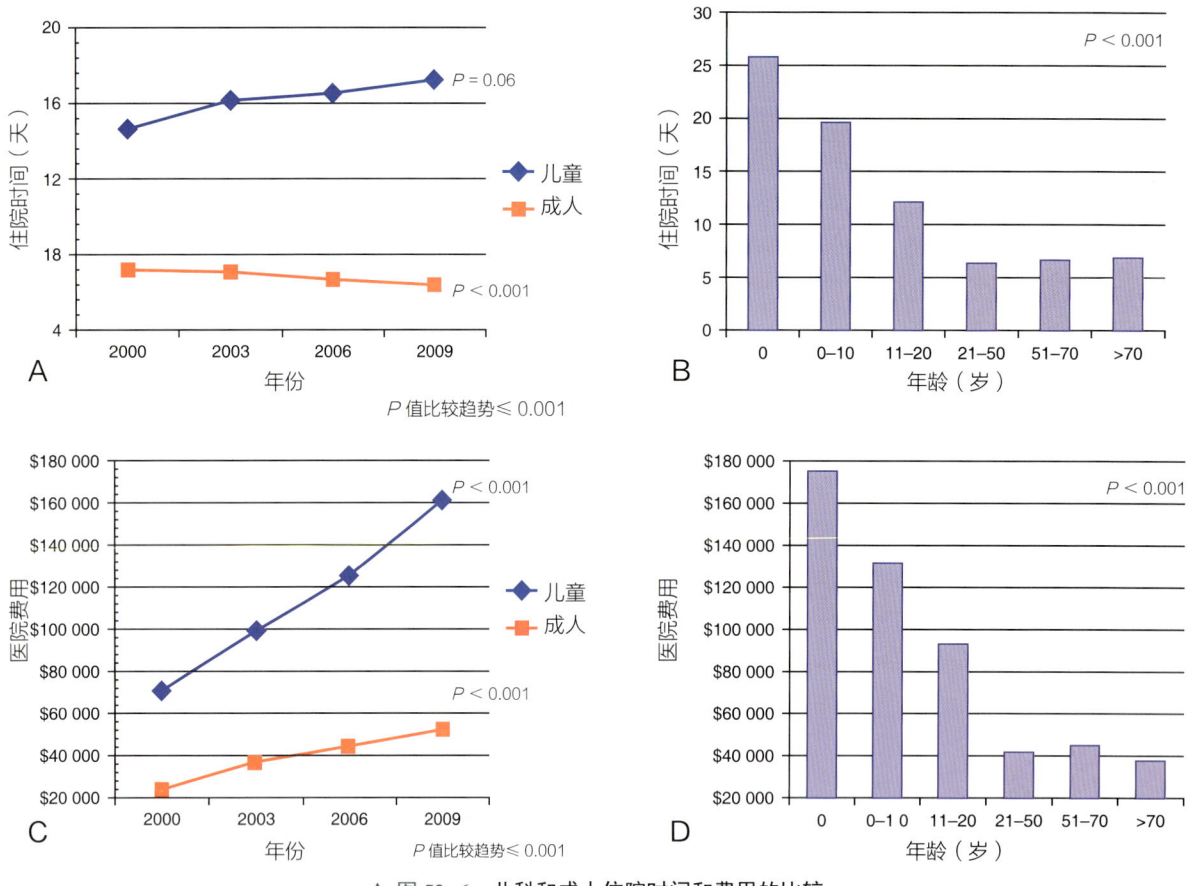

▲ 图 53-6 儿科和成人住院时间和费用的比较

住院时间按年份（A）和按年龄（B）；住院费用按年份（C）和按年龄（D）分列［引自 Wittlieb-Weber CA, Lin KY, Zaoutis TE, et al. Pediatric versus adult cardiomyopathy and heart failure-related hospitalizations: a value-based analysis. J Card Fail. 2015;21(1):76-82.］

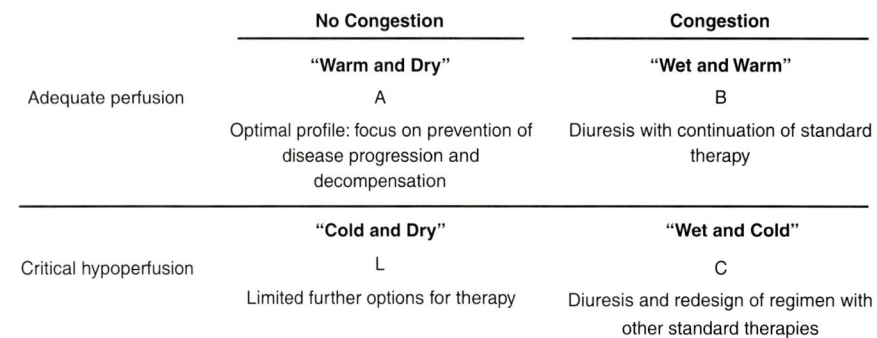

▲ 图 53-7 Model for categorizing patients with acute heart failure. The letter L represents the group with low output without congestion. Patients frequently progress from profile A to B. When that occurs, profile C commonly occurs after profile B. For the less common profile of low output without congestion, the letter L was chosen rather than the letter D to avoid the implication that this profile necessarily follows profile C or is a less desirable profile than C. In fact, the prognosis of profile C may be worse than that of profile L. (From Grady KL, Dracup K, Kennedy G, et al. Team management of patients with heart failure: a statement for healthcare professionals from The Cardiovascular Nursing Council of the American Heart Association. *Circulation*. 2000;102:2443-2456.)

应用于儿童难治性心力衰竭患者[89-92]。DCM 患儿在作为心脏移植桥梁的搏动或连续心室辅助装置的支持下结局相当不错[91,93-95]。然而，小婴儿（如< 5.0kg）、复杂先天性心脏病和某些心肌病（如限制型心肌病）的机械循环支持仍然存在困难[96-99]。可植入式连续流动装置的使用

已经允许一些儿科患者在使用装置后出院。尽管在特定的患者（如那些患有神经肌肉疾病的患者）中已经将这些设备用作替代治疗（植入没有心脏移植计划的设备），这些患者中的大多数将使用心脏移植[91,100-104]。一些患者在设备支持下将恢复心室功能，然而，很少有儿科 DCM 患者能够在心肌恢复后成功摘除他们的装置[91,103,105]。

（五）扩张型心肌病的长期管理

DCM 是一种慢性疾病，可能导致严重并发症，包括进展性心力衰竭、猝死和需要心脏移植[1,106-109]。然而，许多患者通过医学干预可以保持无症状，并且一些患者的收缩功能可以显著改善甚至完全恢复[29,106,110]。由于这种慢性疾病的复杂性以及多种并发症，我们和其他人主张采用多学科团队方法治疗[111]。对症治疗充血和低灌注的症状对急性心力衰竭和慢性心力衰竭的医疗管理至关重要[85]。最近国际心脏和肺移植学会[56]和加拿大心血管学会（图53-8）[112]发表了关于儿童患者心力衰竭治疗指南，主要基于成人患者研究数据的推断。

抑制肾素-血管紧张素-醛固酮系统，否则在心力衰竭中是不受调控的，是心力衰竭管理的基石。ACE 抑制药是第一种与成人症状性心力衰竭患者生存率提高相关的药物。多个前瞻性随机试验表明该类别中多个不同药物除了降低死亡率以外，还可改善症状，减缓心力衰竭进展，减少住院治疗[113-118]。ARB 是 ACE 抑制药的替代品，主要用于不耐受 ACE 抑制药的成人。几项关于心力衰竭成年患者 ARB 的研究表明，在提高生存率方面至少与 ACE 抑制药一样好[119]。ACE 抑制药和 ARB 的联合应用可能会进一步改善左心室结构、射血分数和运动能力[120,121]；然而，由于包括高钾血症在内的不良反应，不推荐常规联合使用 ACE 抑制药、ARB 和醛固酮抑制药[10]。

除了肾素-血管紧张素-醛固酮系统的上调外，交感神经系统在心力衰竭中也被激活，从而对心脏的结构和功能产生了不利影响[122-124]。因此，β 肾上腺素能受体（β 受体）阻滞剂已在成年心力衰竭患者中得到了广泛的研究，多个随机对照试验显示了其在症状、心功能、住院和生存中的益

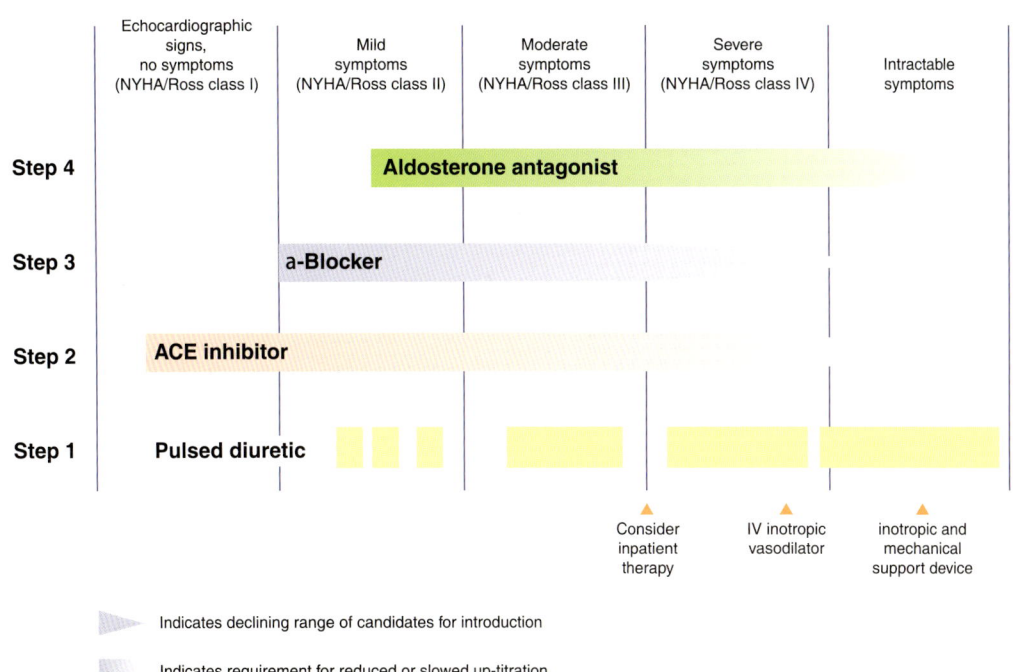

▲ 图 53-8　Chronic medical therapy in pediatric heart failure. (From Kantor PF, Lougheed J, Dancea A, et al. Presentation, diagnosis, and medical management of heart failure in children: Canadian Cardiovascular Society guidelines. *Can J of Cardiol*. 2013;29(12):1535–1552.)

处[123-128]。有关β受体阻滞药在小儿心力衰竭中应用的数据有限，尽管一项大型、多中心随机对照试验未发现卡维地洛对心肌病和先天性心脏病混合发病患者的心室功能的益处[129]。

由于心力衰竭患者的肾素－血管紧张素－醛固酮系统可能继续上调，多种试验研究了在ACE抑制药/ARB和β受体阻滞药基础上添加盐皮质激素受体抑制药[130-133]。螺内酯最初的随机试验是随机化的Aldactone评估研究（RALES），仅包括近期NYHA Ⅳ级心力衰竭患者且相对较少的患者在使用β受体阻滞药[131]。然而，随机接受螺内酯治疗的患者在24个月时的死亡率下降了30%。依普利酮是一种选择性盐皮质激素受体抑制药，在心肌梗死后心力衰竭的成年患者中进行了研究，并显示死亡率有所改善，心血管死亡率下降的主要原因是由于猝死的减少[130]。依普利酮也用于有轻度症状心力衰竭的患者（NYHA Ⅱ级，射血分数＜35%），其中大多数患者在使用ACE抑制药/ARB和β受体阻滞药，其使用与死亡风险降低和心力衰竭住院治疗减少有关[132]。高钾血症，特别是在肾功能不全的情况下，在用盐皮质激素受体抑制药治疗的患者中更常见，需要密切关注[130-133]。儿童DCM患者中盐皮质激素受体抑制剂应用的数据有限，但仍包括在最新的共识指南中[56,112]。

利尿药是治疗DCM患者充血的重要药物。虽然这些是心力衰竭患者长期管理中最常用的药物，但缺乏长期益处的研究，而且高剂量与肾素－血管紧张素－醛固酮系统活化增加和成人死亡率增加有关[134,135]。地高辛是用于治疗心力衰竭症状的最古老的药物之一，目前仍然普遍使用。地高辛抑制心肌细胞中的Na-K通道，导致收缩力增加[136]。虽然地高辛在减轻心力衰竭症状方面有效[137]，但并未显示可改善死亡率[138]，且较高剂量与死亡率增加有关[139]。有关儿童的数据已从成人研究中推断出来，国际心脏和肺移植协会最近提出，地高辛是可推荐用于射血分数低的症状性心力衰竭患者的Ⅱa类药物[56]。

值得注意的是，虽然β受体阻滞药、ACE抑制药、ARB和盐皮质激素受体抑制药可降低成年患者的死亡率，但目前尚不清楚这些药物能否改变儿童DCM患者的自然病程。多伦多儿童医院的回顾性数据并没有发现使用这些药物治疗后的预后有所改善[107]。此外，来自儿科心肌病注册研究的数据也发现，随着ACE抑制药和β受体阻滞药的普遍使用，DCM患者的无移植生存期随着时间的推移没有任何改善[1]。造成心肌病和心力衰竭的儿童和成人患者之间存在这些差异的可能原因包括儿科疾病研究设计中的挑战、药物代谢动力学和药效学差异以及不同的潜在疾病和对心力衰竭的反应[140-143]。DCM患者的某些亚组，如Duchenne型肌营养不良患者，似乎对ACE抑制药/ARB和β受体阻滞药的联合使用反应良好，最近的一些数据表明，DCM患者总体的短期和长期预后可能会随着时间的推移而有所改善[1,73,144-149]。

（六）心脏再同步治疗和植入式心脏复律除颤器

在成人心力衰竭患者中，室性传导异常很常见，并可导致心室不同步收缩[150]。这种模式通常是成人的左束支传导阻滞，这种模式在儿童中较少见。通过ICD进行的CRT来恢复心室同步性，在所挑选的成人心力衰竭患者中与逆转心脏重塑、心力衰竭症状的改善、生活质量的改善以及生存率的提高有关[150-152]。有关儿童使用CRT的数据有限[153]。尽管儿童DCM患者猝死的频率似乎低于成人患者[154]，但CRT并不能防止室性心律失常和心源性猝死。

对于缺血性和非缺血性心肌病，已经证实ICD为成人心室功能不全患者心源性猝死的一级预防方法[155,156]。了解哪些患有DCM的儿科患者可能受益于ICD安置作为一级预防方法，这是具有挑战性的。然而，最近一项来自儿科心肌病登记处的研究确定了DCM患者心源性猝死的危险因素为：左心室舒张末期容积Z值＞2.6，诊断时年龄＜14岁，左心室后壁厚度/舒张末期直径比值＜0.14[108]。

（七）长期预后

DCM的长期预后取决于其潜在的病因，但整体仍然很差。小儿心肌病登记处资料，5 年的无移植生存率仅为 50%（图 53-9）[1]。其他基于单中心和人群研究也报告了类似的结果 [107,157,158]。一些已经确认的可导致不良预后的危险因素包括确诊时年龄较大、存在心力衰竭症状、潜在的病因和心室功能不全的严重程度 [1,107]。虽然，该疾病确实具有发病率高和死亡率高的风险，但是极少数的患者随着时间的推移心室功能将有显著改善。在对儿科心肌病登记数据进行单独分析后，近 1/4 的患者在诊断后 2 年内心室功能恢复正常 [29]。但是，重要的是要注意 9% 的功能恢复正常的儿童会进展至死亡或进行心脏移植。这突出显示需要长期跟踪随访患有 DCM 的儿童。

（八）治疗新进展

一个以前的外科手术，肺动脉束带术，已被用于有 DCM 的婴幼儿 [159,160]。在矫正先天性大动脉转位的患者中放置肺动脉带，可减少三尖瓣反流量，并可维持体循环心室功能 [161,162]。此外，左心室后负荷增加可以改善右心室衰竭时的右心室功能，因此在患 DCM 和左心室衰竭患者中使用肺动脉束带术，可能会改善心室相互作用具有一些理论依据 [163]。迄今为止，该技术可公布的经验有限，但已成功实施。需要进一步研究以确定肺动脉束带术在 DCM 儿童中的作用。

有几种新的药物在 DCM 患者中是有希望的。伊伐布雷定是一种窦房结 I_f 电流的特异性抑制药，在 I_f 抑制药伊伐布雷定治疗收缩性心力衰竭试验（SHIFT）中，显示伊伐布雷定与心血管死亡或心力衰竭入院的复合终点降低有关 [164]。该药物的儿科使用数据有限 [165]。儿科 DCM 患者的 II/III 期研究最近完成，但结果尚未公布。针对脑啡肽酶的靶向治疗是另一个有前景的新的研究领域。脑啡肽酶催化心力衰竭中多种重要的物质的降解，包括利钠肽、血管紧张素 II 和缓激肽；较高水平的脑啡肽酶与心血管发病率和死亡率的增加有关 [166]。脑啡肽酶的抑制不仅增加利钠肽水平，而且增加血管紧张素 II 和缓激肽的水平 [167]。因此，它与 ARB 结合在一起。最近在成人心力衰竭患者中发现 ARB- 脑啡肽酶抑制药，与 ACE 抑制药相比，总体死亡率降低，心血管死亡率降低和心力衰竭住院率降低相关 [168]。对于急性心力衰竭，一项前瞻性随机试验发现用重组人松弛素 -2 治疗与呼吸困难改善和 6 个月的死亡率降低相关 [169]。但该药未能获得美国 FDA 的批准，将计划进一步研究。

综上所述，DCM 是儿童严重疾病中预后良好的一种。虽然有些儿童随着时间和药物治疗能得到改善，但这种情况的死亡率仍然高得令人无法接受。晚期心力衰竭疗法（包括持续的心室辅助装置疗法）应用到年轻和更小的患者已经被证实，在儿童 DCM 治疗的改进是可以实现的。需要继续进行研究以继续推进 DCM 儿童的治疗。

致谢

作者要感谢 Dr.Jyoti K. Patel 在本章中对非侵入性影像实例的帮助。

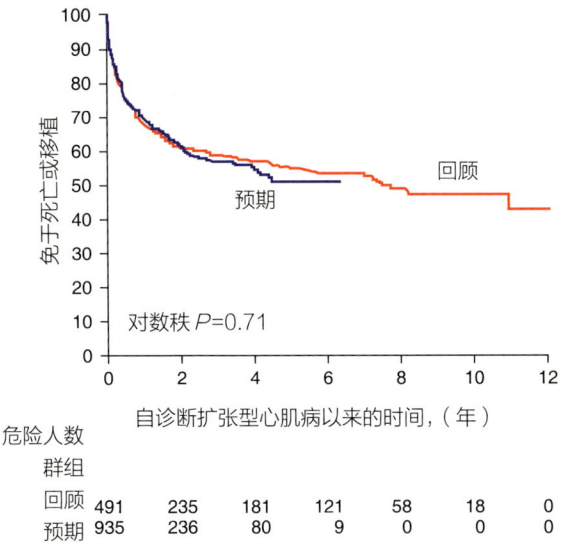

▲ 图 53-9　单纯扩张型心肌病患者免于死亡或移植
（引自 Towbin JA, Lowe AM, Colan SD, et al. Incidence, causes, and outcomes of dilated cardiomyopathy in children. *JAMA*. 2006;296（15）:1867–1876.）

第 54 章
左心室非致密型心肌病
Left Ventricular Noncompaction Cardiomyopathy

Colin J. McMahon，Ricardo H. Pignatelli 著
霍开明 译

一、概述

左心室非致密型心肌病（left ventricular noncompaction cardiomyopathy，LVNC）是一种遗传性异质性独特型心肌病，近年来已广泛报道[1-6]。一些研究小组报道其占所有儿科心肌病的 9%[7]。这种心肌病是否存在、分类和自然病史仍存在争议[8]。这是由于缺乏诊断试验和疾病分类中各组之间的差异造成的。而越来越多关于 LVNC 的报道让大家开始思考，这种疾病实际上存在过度诊断[9]。

二、定义

LVNC 一般定义如下[10]。
1. 左心室有粗大的肌小梁（图 54-1）。
2. 粗大的肌小梁间深陷的隐窝和薄的致密层（图 54-2）。
3. 超声心动图收缩末期非致密层与致密层比值 > 2。

前两项发现为本章后面讨论的 LVNC 诊断的实际影像标准奠定了基础。

三、历史

尽管 Lewis 在 1904 年首先报道了左心室深部血窦的存在[11]，但是 Grant 在 1926 年描述了左心室心肌中存在多个胚胎血窦[12,13]。还有其他多个早期报道海绵状心肌和有血窦的异常心肌（窦状心肌），大部分都是以病理标本为基础的[14-21]。随着探头成像质量的进一步提高（即超声探头中更好的横向分辨率），以及对这个问题的医学认识，

NCLV 的诊断已经显著增加。来自成人的研究估计其发病率为（4～26）/10 000[22,23]。儿科研究报道 LVNC 是继扩张型和肥厚型心肌病后第三种最

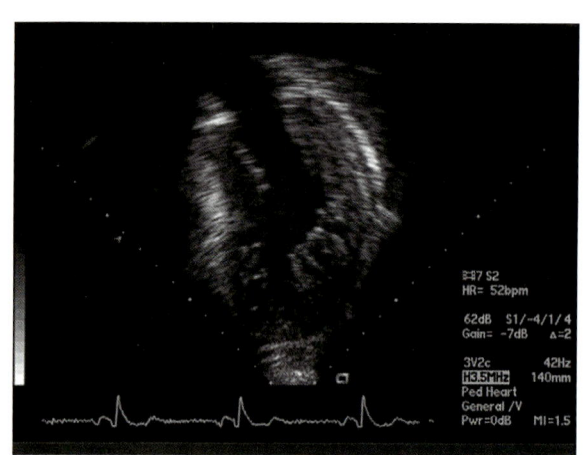

▲ 图 54-1 诊断左心室非致密型心肌病的典型超声心动图图像
在左心室和心尖的外侧壁中存在未致密节段的顶端视图。NC/C 收缩期比值 > 2

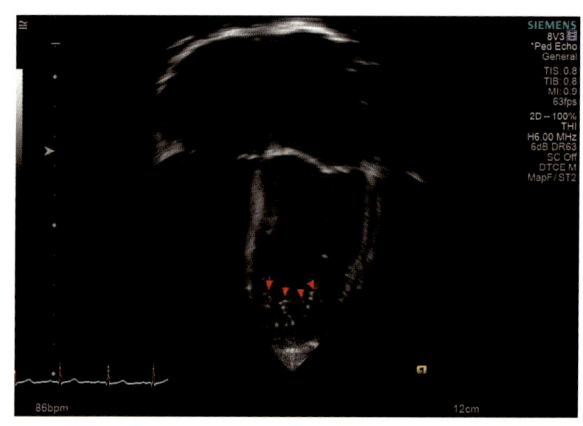

▲ 图 54-2 粗大的肌小梁间深陷的隐窝
红箭头描绘了小梁的尖端。绿星号显示深陷的凹陷

常见的心肌病[5,24,25]。由于遗传异质性、对心肌小梁形成和致密化调节的了解有限，LVNC 的病因仍然知晓较少。

在评估正常早期心肌发育之前，必须认识到增加的挑战传统观念的新的和开放性数据。有关可能的非胚胎假说作为 NCLV 病因的连续数据证明了这一点。其中的一个假设，获得性 NCLV，即小梁的增加可能发生在以后的生活中，在青少年运动员身上已获得证实，这就促使我们接受这个概念。年轻的运动员代表了一个明显的例子，即由于心肌重塑而导致的小梁形成增加[26]（图54-3 和图 54-4），但致密层发育是良好的。在妊娠期也观察到的重新出现的小梁形成[27]，这可能是增加的负荷条件的适应性机制。Gati 报道怀孕期间可有＞25％的新生小梁出现（图 54-5）[28]。最后，在儿科临床中，我们经常遇到的镰状细胞性贫血患者，其超声心动图特征与 NCLV 相似[29]。这可能表示心肌对心脏前负荷增加的强烈反应（图54-6）。

最近有新的有价值的观点，强调了一些正常和异常心室小梁形成和致密化的基本分子机制（图54-7）[30]。

四、正常心室肌发育

功能性心肌的产生需要心室心肌小梁形成和随后的致密化来实现。一个关于形态发生步骤的特定序列出现在正常心室肌的发育中[30]。这个发育过程有四个阶段。

1. 形成单层心室肌。早期的管状心脏由外侧中胚层形成，分为三层，一层心肌、一层心内膜，一层心胶质或细胞外基质将两者分开。

2. 在第二阶段，心肌变厚，心内膜细胞内陷，沿着内壁的心肌细胞形成片状突起进入内腔，形成心肌小梁。心肌外层将形成致密心肌的基底。有人提出，小梁允许心肌内的营养和氧气交换，并增加发育中的胚胎的心肌肌力产生[31]。

3. 心肌致密化发生在妊娠中期。小梁压向心肌壁的基部。这是在小鼠胚胎阶段 E14.5 完成的。

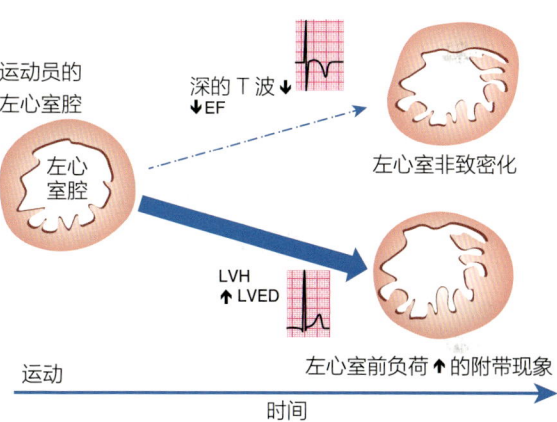

▲ 图 54-3 年轻运动员中"获得性"左心室非致密型心肌病
（引自 Gati S, Chandra N, Bennett RL, et al. Increased left ventricular trabeculation in highly trained athletes: do we need more stringent criteria for the diagnosis of left ventricular non-compaction in athletes? *Heart*. 2013;99: 401–408.）

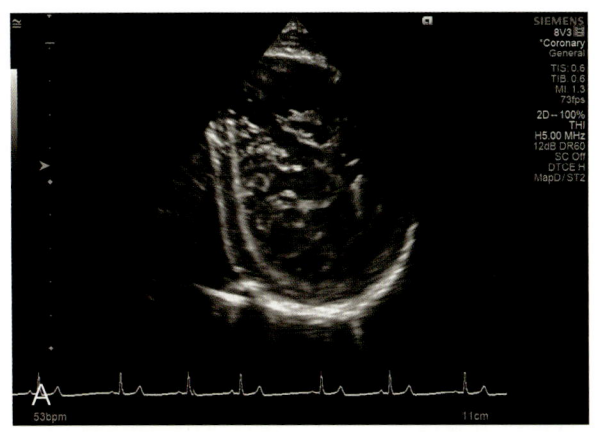
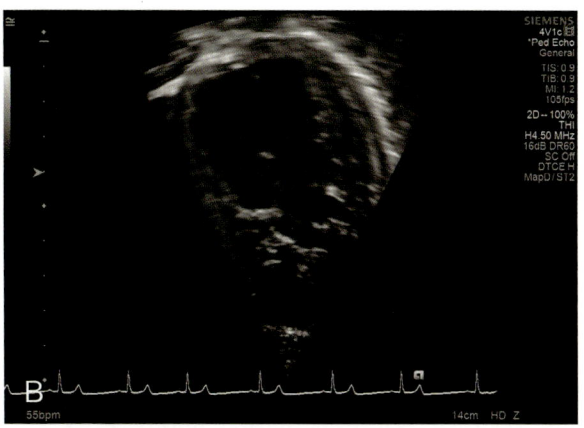

▲ 图 54-4 无症状左心室非致密型心肌病
无症状的非洲裔美国高中男生，其病史上唯一值得注意的信息是开始举重（11 个月）以获得高中足球队的资格。A. 左室短轴切面；B. 显示其相对应的四腔心切面

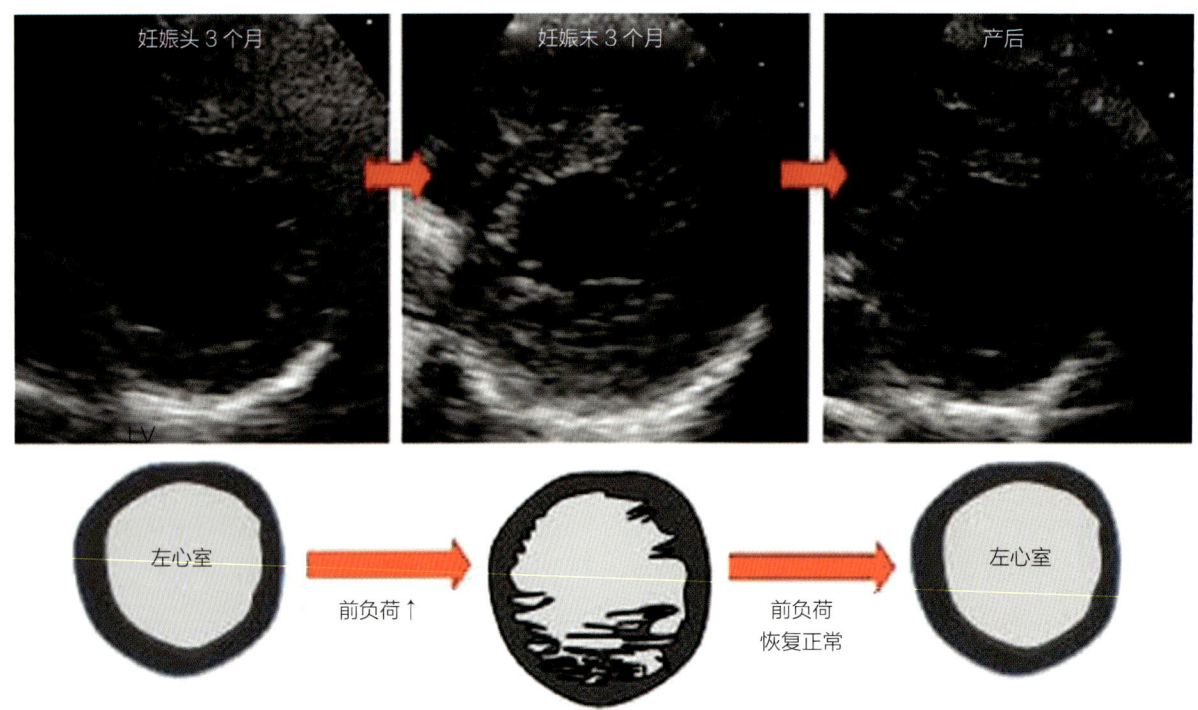

▲ 图 54-5 妊娠期提出的"新的"小梁形成图解

（引自 Gati S, Papadakis M, Papamichael ND, et al. Reversible de novo left ventricular trabeculations in pregnant women: implications for the diagnosis of left ventricular noncompaction in low-risk populations. *Circulation*. 2014;130: 475–483.）

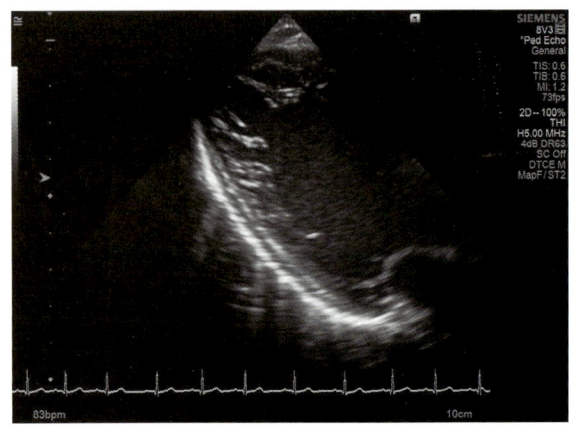

▲ 图 54-6 1 例镰状细胞病的中年女性的左心长轴切面
长轴视图高度怀疑左心室侧壁中的小梁形成数目增加

4. 第四阶段是在胎儿阶段后期进一步发育为螺旋多层成熟心肌[32]。Anderson 等证明在心内膜下和心外膜下层的肌细胞形成螺旋片，而中间夹层形成圆形片[33]。这些特征性的心肌细胞排列对于正常收缩过程来说是重要的。

在心脏的超小梁化、致密化和成熟这一系列连续的过程中，心脏内膜中的多种生长因子和信号传导通路的作用是很重要的。P57kip2 是 p21 家族的细胞周期蛋白依赖性激酶抑制剂，是心肌及其小梁所特有的，是抑制小梁形成的关键酶[34]。其他生长因子包括在心内膜细胞中产生，并通过心肌受体 Erb2 和 4 介导的神经调节蛋白 1[35]。最近在斑马鱼中进行的一项研究表明，神经调节蛋白 1 还调节心肌细胞分层，以开始形成小梁结构以及促进细胞增殖[36]。BMP10、VEGF、透明质酸合成酶 -2（Has-2）和多功能蛋白聚糖也调节心室小梁形成和心肌细胞的成熟[37,38]。目前已经清楚地认识到，心肌细胞的正常发育还需要由染色质重塑因子 Brg1 调节的心胶质的正确适量表达[39]。Brg1 或 ADAMTS1 的异常表达可能导致心胶质过早变性和小梁形成停止[40]。

心外膜也产生几种对肌细胞发育重要的促有丝分裂因子，包括 TGFB / BMP、PDGF-A、Wnts、Hh 和 FGF，它们在心外膜和冠状动脉循环的发育中有重要的作用[41]。FGF9 或 16，或 FGFR1 和 2 因子缺乏的小鼠心肌发育变薄[42,43]。在心肌细胞成熟的调节中，心外膜、心肌和心内膜信号传导之间存在相互作用。VCAM1 在暴露

第七篇 心内膜、心肌、心包疾病
第 54 章 左心室非致密型心肌病

过度小梁形成和致密化不全

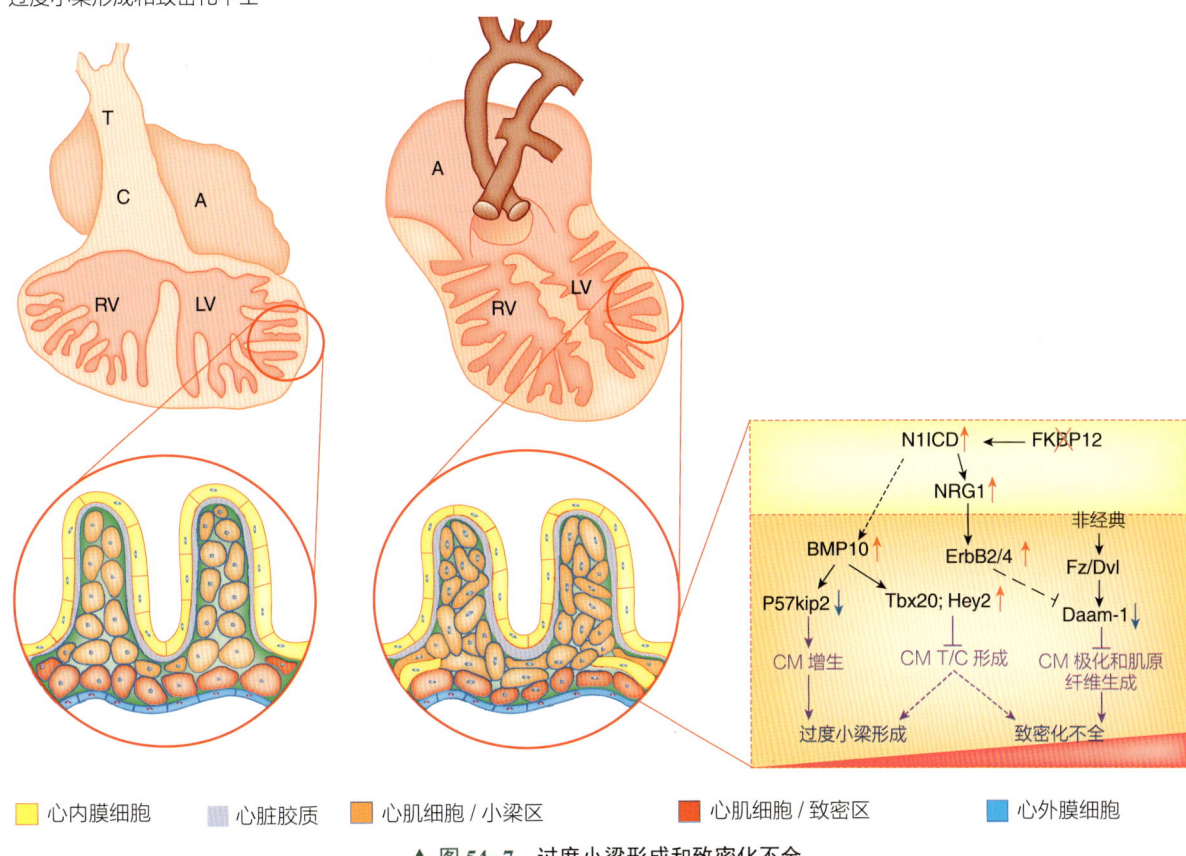

■ 心内膜细胞　■ 心脏胶质　■ 心肌细胞/小梁区　■ 心肌细胞/致密区　■ 心外膜细胞

▲ 图 54-7　过度小梁形成和致密化不全

[引自 Zhang W, Chen H, Qu X, Chang CP, Shou W. Molecular mechanisms of ventricular trabeculation/compaction and the pathogenesis of the left ventricular noncompaction cardiomyopathy（LVNC）. Am J Med Genet C Semin Med Genet. 2013;163:144–156.]

于心外膜生长因子的细胞中有特异性的上调，而 BMP10 和 ANF 仅在心内膜中由神经调节蛋白 1 上调 [44-46]。

五、心室小梁形成过度

FKBP12 是一种与 BMP/活化素/TGFB1 受体、三磷酸肌醇受体和兰尼碱受体相关的细胞质蛋白 [47,48]。FKBP12 缺乏的小鼠可发生严重的心脏缺陷，包括心室小梁数目和厚度、凹陷的增加，缺乏致密化和室间隔缺损等许多在 LVNC 中可看到的特征 [49]。BMP10 是 FKBP12 缺陷心脏中上调的基因之一，其上调与心肌小梁形成和致密化的调节缺陷有关 [37]。Pashmforoush 等研究显示，在小鼠心脏中仅 BMP10 的上调足以导致小梁畸形 [38]。相反，BMP10 缺陷的小鼠死于严重的心肌壁发育不全、小梁形成缺陷和心力衰竭 [37]。

FKBP12 缺陷心脏和 Nkx2.5 突变心脏中的心肌细胞增殖显著增加 [37,38]。P57kip2 是一种负性细胞周期调节因子，FKBP12 缺陷小鼠 p57kip2 的表达水平显著降低 [34,50]。

Watanabe 等的研究显示，活化的 Notch1 在早期细胞系中的过度表达会导致异常的心室致密化不全 [51]。Notch1 活化蛋白是在小梁底部的心内膜细胞中发现的 [52]。BMP10 是 Notch1 介导的心肌细胞调节所必需的 [53]。BMP10 还可调节 Tbx20 心肌的表达 [54]。因此，Notch 信号似乎是正常小梁/致密化发育中的关键因子。

包括 Wnt/PCP 在内的其他信号成分通过 Vangl2 和 Scrib 分子介导正常的小梁形成和心肌致密化 [55,56]。正常的肌细胞极化在心肌发育过程中起重要作用。DAMAM-1 在 FKBP12 缺陷小鼠中也下调，这对正常心肌细胞构型是至关重要的 [57]。

1355

Arbustini 提出了两种可能的胚胎形态发生假说[26]。

一种假说是在心脏发育过程中，由于心肌细胞不能从海绵状阶段发展到致密阶段而发生的一种心肌形态发生停止或异常心肌形成，导致 NCLV。

Cayre 推测，NCLV 不仅仅是由于心肌致密化的停止，而是这一过程的改变启动的形态发生谱，促使致密化过程从延迟到过度，并决定这种疾病的不同发展类型[58]。

Arbustini 的第二个理论提出，NCLV 是由于抑制了胚胎结构的退化，导致细胞或细胞束松散而产生海绵状心肌[26]。

六、与左心室非致密型心肌病相关的基因

多种基因与 LVNC 的发展有关（表 54-1）[59-79]，主要涉及肌节蛋白，通常与心肌收缩力相关，而不是小梁形成和致密化之间的胚胎发育的关键阶段。Phoon 等研究了 tafazzin（G4.5）在心肌病发展中的作用[68]。Tafazzin 敲除小鼠发生心磷脂和线粒体微观结构改变，心脏呈 LVNC 的一种表型。这提供了一些 Barth 综合征的 LVNC 证据。

同样，在 LVNC 家族病例中也报道了肌钙蛋白 T 基因突变（TNNT2）[78]。TNNT2 基因突变导致不同心肌病表型的可能性，提示了遗传修饰因子在 LVNC 发病机制中的作用。一种这样的修饰因子 Mib1 在敲除小鼠中导致 LVNC 表型[79]。有趣的是，Mib1 调节 Notch1 配体 Jagged 和 Delta，再次突出显示了 notch 信号在调节正常心室壁心肌发育中的作用。最近在 LVNC 和心动过缓患者中发现了 HCN4 突变[74,75]。Hoedemaekers 等报道当 67% 的患者结合心脏家庭测试和分子测试时，LVNC 成为遗传病[80]。Probst 等报道 29% 的孤立性 LVNC 患者存在肌节基因突变，但基因突变与临床表型之间无相关性[81]。

七、左心室非致密型心肌病与染色体

除了与 LVNC 相关的一些基因突变之外，该心肌病中还描述了几种染色体病症和临床诊断[82-94]。

表 54-1　与 LVNC 相关的基因

- β 肌球蛋白重链
- α 心肌肌动蛋白
- 心肌肌钙蛋白 T
- *Tafazzin*
- α 肌养蛋白
- 核纤层蛋白 A/C
- ZASP/LDB3
- 抗肌萎缩蛋白
- HCN4
- MYH7

八、临床表现

LVNC 可能无症状，或可伴发心力衰竭、心律失常（特别是室性心律失常）和（或）血栓栓塞事件[95-123]。家族性疾病发生在 18%~50% 的孤立性 LVNC 成人患者[7,124,125]。包括肥厚型心肌病、扩张型心肌病和 LVNC 在内的家族内表型变异性进一步证明了心肌病终末共同通路的概念[126-128]。

Brescia 等回顾性分析了 242 例孤立性 LVNC 儿童患者，其中 87% 报道了 ECG 异常，最常见的是心肌肥厚和复极[129]。死亡率为 12.8%；5.4% 的患者接受了移植。心脏猝死发生率为 6.2%，最常见的死因是室性心律失常和心功能不全。心脏大小正常、功能正常和心律正常的患者中无死亡病例。

九、起伏型表型

LVNC 可随时间改变其表型，从正常表型改变为扩张型或肥厚型表型[7]。同样，心室收缩功能最初可能会恶化然后改善，接着在以后的生活中再次恶化[7]。这种起伏的表型和功能似乎是 LVNC 特有的。Saleeb 等在 52 例患者队列中观察到相同的起伏表型（图 54-8）[130]。

十、产前诊断

一些作者报道了 LVNC 的产前诊断[131-135]。

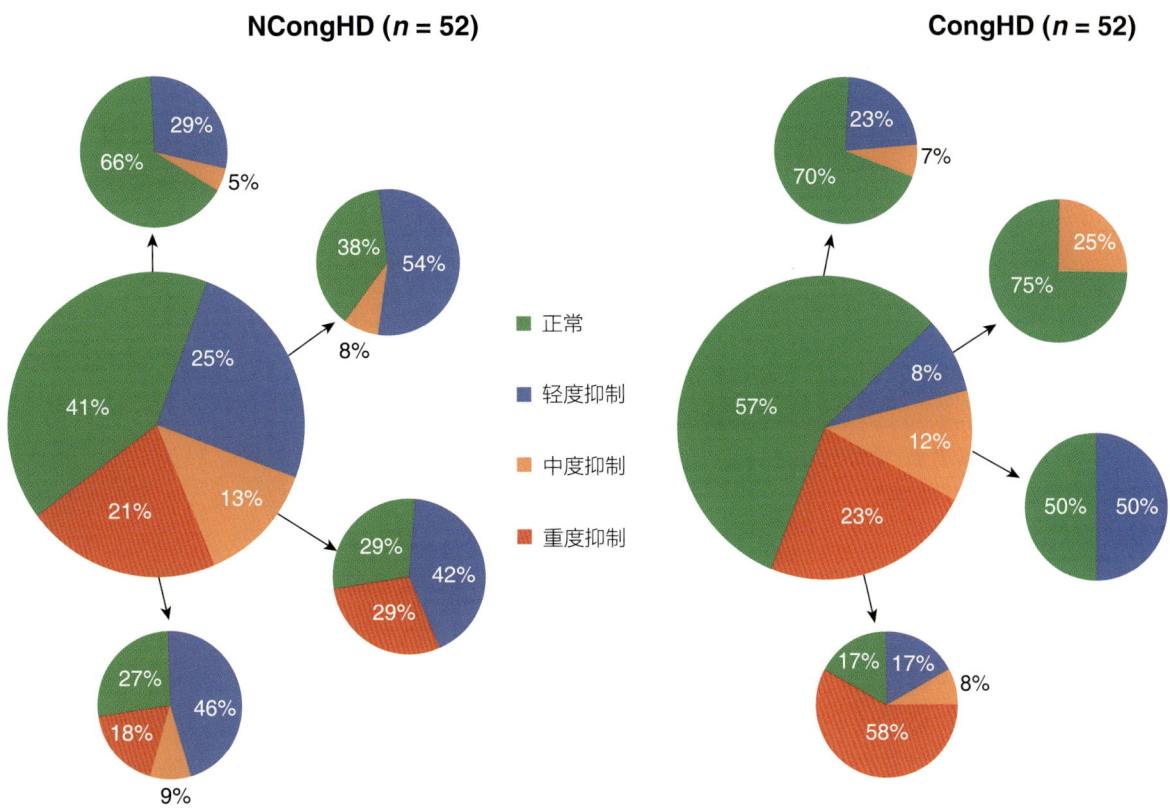

▲ 图 54-8　自第一次超声心动图后左心室功能的变化

（引自 Saleeb SF, Margossian R, Spencer CT, et al. Reproducibility of echocardiographic diagnosis of left ventricular noncompaction. *J Am Soc Echocardiogr*. 2012;25:194–202.）

最常通过心尖四腔切面视图做出诊断。产前诊断的病例中可能存在不同程度的心室功能障碍，包括可能存在良好的收缩功能。LVNC 可能单独发生或合并先天性心脏缺陷[135]。

十一、射血分数正常的左心室非致密型心肌病

一些有明确过度小梁形成证据的患者可有正常的心肌收缩和舒张功能[136]。这与有超过三个小梁形成，但表型正常、左心室收缩和舒张功能正常的儿童有一些重叠。在这种情况下需要注意不要过度诊断 LVNC，因为可能有一些左心室小梁形成的患者，实际上是正常的。在有广泛小梁形成的人群中使用 Simpson 方法对射血分数进行超声心动图评估可能具有挑战性[137]。根据包含或排除小梁的标准，在测量心室射血分数方面的一致性也可能存在挑战性。

十二、左心室非致密型心肌病的非心脏表现

一些研究者强调了评估 LVNC 患者心外表现的重要性[138-140]。Stöllberger 等提出了骨骼肌病的神经系统评估[141]。其他涉及的器官系统包括甲状腺和听觉异常。同样，Pignatelli 等和 Scaglia 等强调了一些 LVNC 患儿与线粒体疾病的关系，并提倡对这些患者进行骨骼肌活检[7,142]。我们主张在存在可疑潜在线粒体异常和发育迟缓的情况下考虑做脑 MRI 和骨骼肌活检。

Duchenne 和其他形式的肌营养不良症常伴有左心室收缩功能逐渐下降（图 54-9）[138,143-147]。

十三、心电图表现

心电图表现通常包括巨大的双心室肥大，应与庞贝病区分开来[7]。其他心电图表现包括一度、二度和三度房室传导阻滞和心动过缓；后者

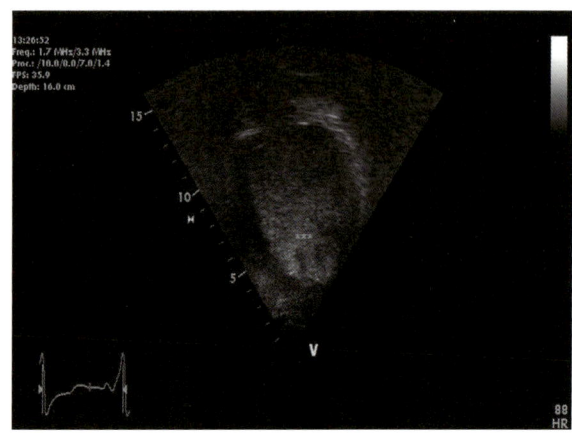

▲ 图 54-9 1 名 10 岁男童，诊断为 Duchenne、左心室非致密型心肌病和严重肺动脉高压
造影阴性可排除心尖血栓形成。可看见多个小梁

十四、左心室非致密型心肌病的超声心动图评估

超声心动图是诊断 LVNC 的首选工具[7,10,159-166]。标准二维成像显示左心室中的小梁形成和小梁之间的深凹陷或"谷"（图 54-10）[7,10]。

应明确定义致密层以便准确测量其尺寸。小梁最常见的位置是位于左心室心尖，但也可能位于左心室后壁（图 54-10B）。胸骨旁短轴和心尖四腔切面提供了识别小梁和凹陷的最佳平面（图 54-10C 至 E）。Punn 等表明，致密化不全累及的心脏节段越多，死亡的概率越大，原位心脏移植的效果越差（图 54-11）[165]。

在测量接近或低于乳头肌水平的 NC / C 比率时，必须谨慎对待。Axel 提醒我们，乳头肌连接衬在心室腔内的小梁网，其外观与非致密区相似，并可能导致误诊（图 54-12）[166]。此外，左心室心尖部的假腱索和条带是正常的表现，可能导致过度诊断（图 54-13）。

虽然仍然存在一些关于满足诊断的特异性标

与 HCN4 突变相关[76,77,148-151]。Holter 或遥测监测也报道存在室上性和心室性心动过速[152-156]。已有文章描述了交替的左束支传导阻滞和右束支传导阻滞与室间隔性心动过速有关联[157]。有报道称，在 LVNC 情况下放置心脏复律除颤器可用于治疗心室颤动[158,159]。

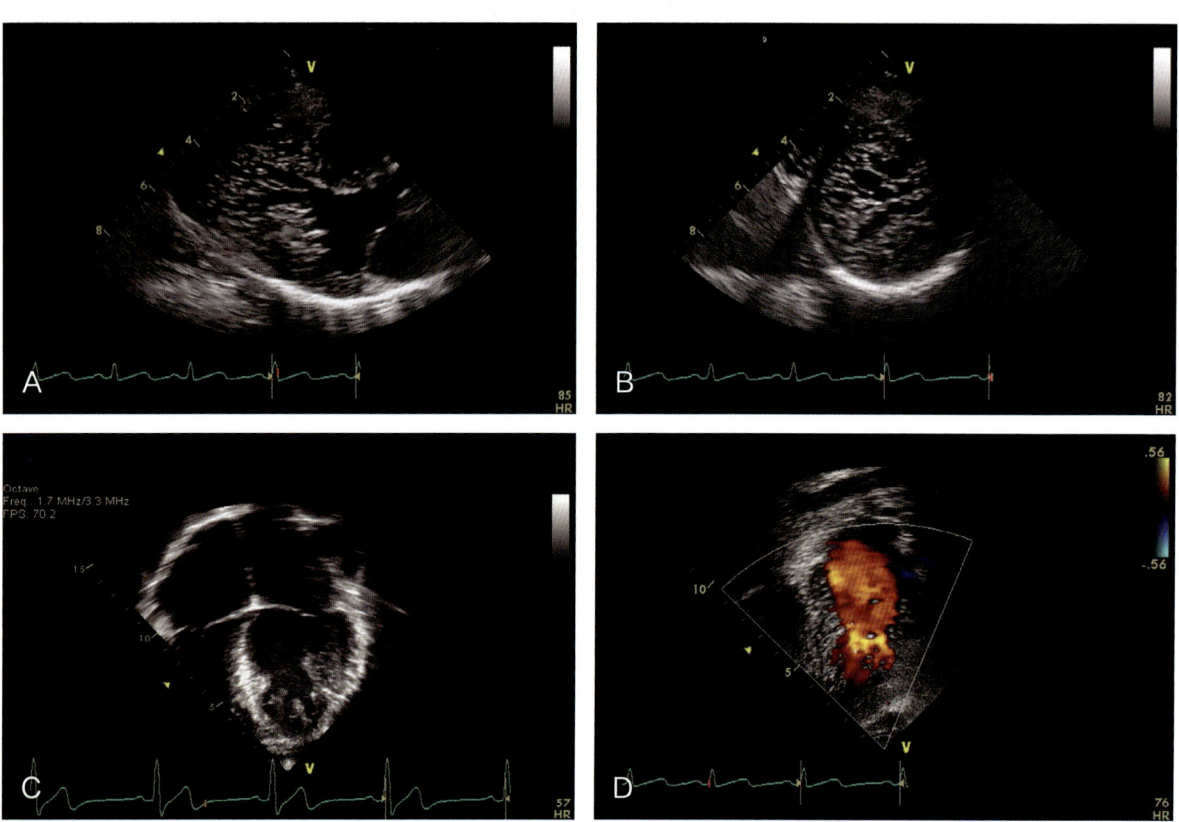

▲ 图 54-10 一系列回声图像和投影高度提示左心室非致密型心肌病

第七篇 心内膜、心肌、心包疾病
第 54 章 左心室非致密型心肌病

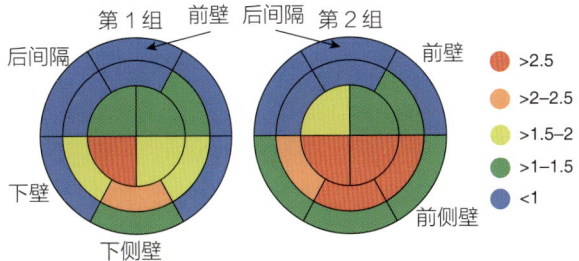

▲ 图 54-11 左心室非致密型心肌病累及的心脏节段及其临床影响

多个心脏节段受累预示较差的临床结局

（引自 Punn R, Silverman NH. Cardiac segmental analysis in left ventricular noncompaction: experience in a pediatric population. *J Am Soc Echocardiogr*. 2010;23:46–53.）

准的争论，但 Jenni 等报道了识别该疾病的特异性标准（图 54-14 至图 54-16）[10]。其他的特异性标准包括左心室有 3 个以上的小梁（Stöllberger），这些小梁之间有深的凹陷（Chin），以及左心室收缩末期非致密化心肌厚度与致密化心肌厚度比值 > 2∶1（Jenni）。但这些标准和其他最近的标准（图 54-17 和表 54-2）都不是金标准，他们只评估形态测量参数。此外，测量结果的变异性是公认的困惑和受挫折的一部分，这迫使我们接受今天所制订的标准。此外，致密化比是否是诊断 LVNC 的一个有用的参数也存在争议 [167]。

我们的结论是，如果遵循适当的标准，Jenni

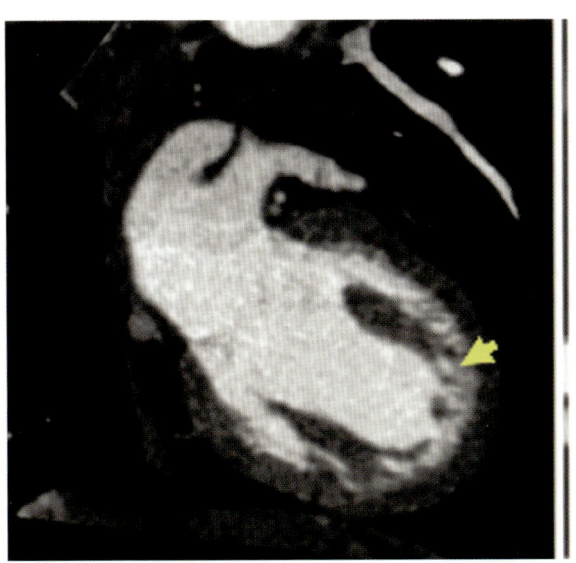

▲ 图 54-12 由于存在心肉柱网（箭），NC / C 的短轴测量应谨慎进行

（引自 Axel L. Papillary muscles do not attach directly to the solid heart wall. Circulation. 2004; 109: 3145–3148.）

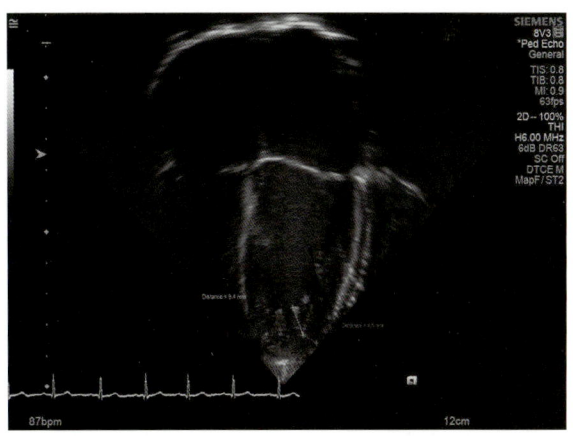

▲ 图 54-14 左心室非致密型心肌病的超声心动图诊断

测量收缩期的 NC / C 比值以确定可能的诊断是必要的。比值 > 2 高度提示 NCLV 的超声心动图诊断。肉眼评估可能会引起误导

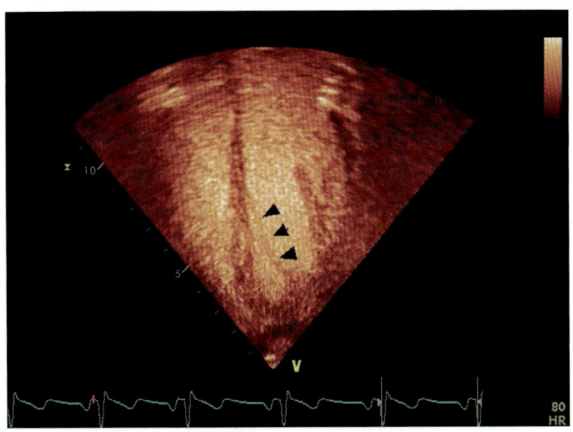

▲ 图 54-13 1 名有可疑图像的 15 岁女性患者

心腔造影诊断左心室中的假腱索

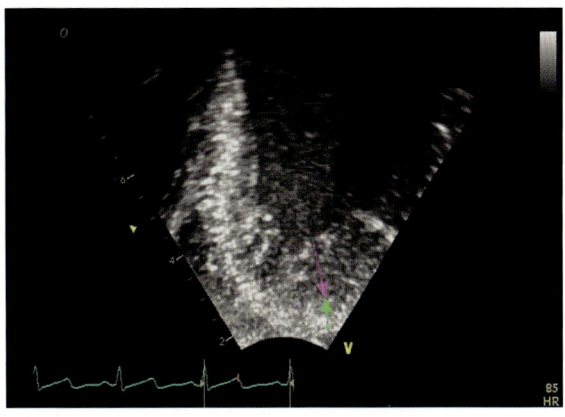

▲ 图 54-15 心尖超声探查

详细的心尖探查是有益的，并且如果怀疑左心室非致密型心肌病，更建议使用。缩放可能区域的视图以进一步确定 NC / C 比值。紫箭显示致密化不全区域。绿箭表示致密化区域

1359

标准将会是最合适的标准[10]。除了心电图异常外，心室功能障碍在临床评估中也起着重要作用[129]。可以使用 Simpson 方法来计算 LVEF。如前所述（图54-18）[137]，测量中小梁的纳入或排除仍然存在争议。在 LVNC 中也观察到异常舒张或舒张功能障碍。二尖瓣血流模式表现为典型地限制性充盈模式，其中 E：A 比值增高并且二尖瓣 E 波减速时间缩短。组织多普勒速度通常表现出 Ea、Aa 和 Sa 速度的减低[137]。E / Ea 比率可能会升高。应变率成像和扭转的最新进展已在 LVNC 中得到证实，并且一些作者主张刚体旋转的概念，符合条件可能会增加一些诊断价值[168,169]。

其他作者通过研究 LVNC 成人患者建议分析多向应变：纵向收缩应变、平均左心室心尖旋转或左心室扭转均有助于在 LVEF 正常情况下识别左心室功能的早期亚临床恶化[170]。在 LVNC（射血分数 > 50%）和对照之间的最高识别能力是 6 个顶端节段纵向 sS 平均值 [曲线下面积（area under the curve，AUC）=0.94]、sS 总体平均值（AUC=0.94），左心室旋转心尖平均值（AUC =0.94）、左心室扭转（AUC =0.93）和左心室扭转率（AUC = 0.94）（图 54-19）。

虽然大多数患者都有左心室致密化不全，但双心室受累已有详细记载[171,172]。

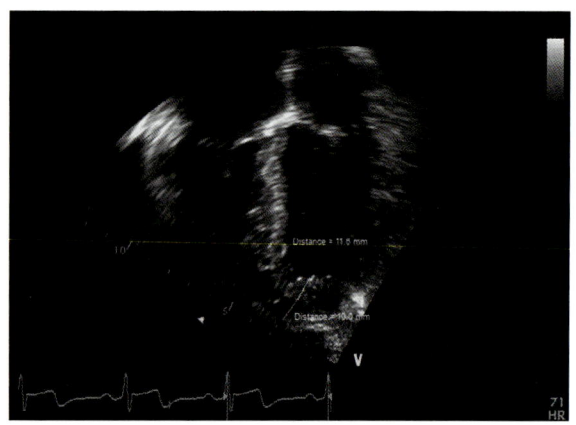

▲ 图 54-16 患者不符合 Jenni 诊断左心室非致密型心肌病的标准（NC / C 比值小于 2）

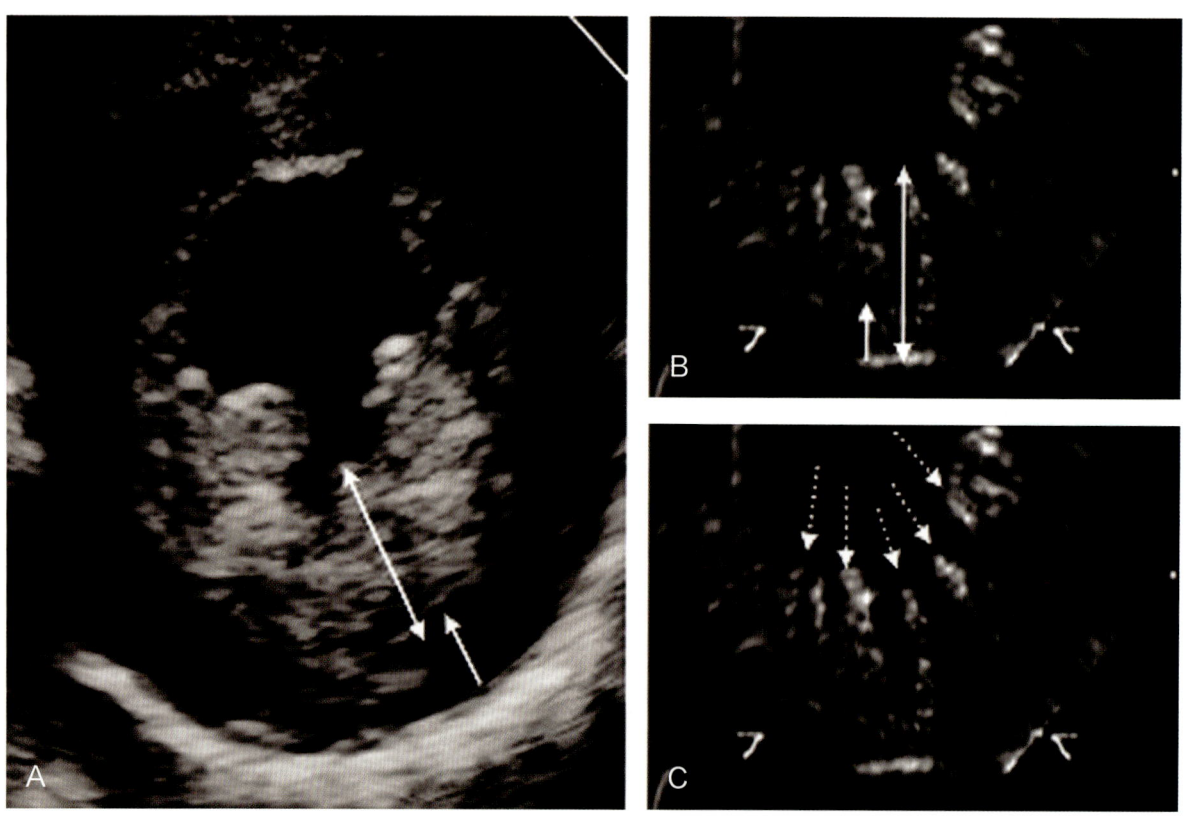

▲ 图 54-17 Saleeb 等提出的最常见的诊断标准的图像

A.Jenni；B.Chin；C.Stöllberger。实线箭表示致密化不全：致密化比率，虚线箭表示小梁（引自 Saleeb SF, Margossian R, Spencer CT, et al. Reproducibility of echocardiographic diagnosis of left ventricular noncompaction. *J Am Soc Echocardiogr*. 2012;25:194–202.）

表 54-2 左心室致密化不全诊断标准（建议）

标准	Chin	Jenni 等	Stöllberger 等	Petersen 等	Jacquier 等	Captur 等	Melendez-Ramirez 等
成像技术	超声心动图	超声心动图	超声心动图	CMRI	CMRI	CMRI	MDCT
LVNC 患者的数量	8	7	—	7	16	30	10
标准	粗大的肌小梁以及其形成的深陷隐窝。递减的心外膜至小梁槽的距离/TWT 的比率以及递增的从二尖瓣至心尖的 TWT	最大的 NC/C 壁厚比例。由直接血流填充小梁间隙。不合并其他心脏畸形、孤立性 NVM	在舒张末期的一个图像平面上可见到与致密的心肌同步运动的 3 个以上的粗大肌小梁。收缩末期可见两层心肌	最大的 NC/C 壁厚比（真正的顶点除外）	小梁质量：总 LV 质量 - 致密化的心肌质量（包括乳头肌）	最大心尖分形维数	在 16 个节段最大 NC/C 壁厚比（真正的顶点除外）
心动周期相位	舒张末期	收缩末期	舒张末期和收缩末期	舒张期	舒张末期	舒张末期	舒张末期
切面	长轴和四腔	短轴	短轴	长轴	短轴	短轴	短轴
NC/C 比值或其他	—	NC/C > 2	—	NC/C > 2.3	小梁质量 > 总 LV 质量的 20%	分形维数 > 1.30	在 ≥ 2 个节段中 NC/C > 2.2
灵敏度	—	—	—	86%	94%	100%	100%
特异性	—	—	—	99%	94%	100%	95%

C. 压缩；CMRI. 心脏磁共振成像；LV. 左心室；MDCT. 多探测器计算机断层扫描；NC. 未压缩；TWT. 总壁厚

[引自 Garcia-Pavia P, de la Pompa JL. Left ventricular noncompaction: a genetic cardiomyopathy looking for diagnostic criteria. *J Am Coll Cardiol*. 2014;64(19):1981–1983.]

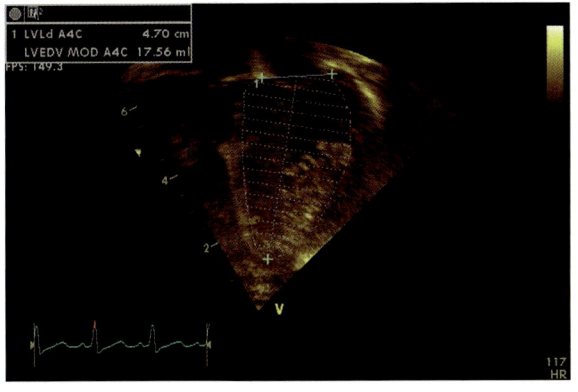

▲ 图 54-18 通过常规方法如 Simpson 法评估左心室功能有其问题：在何处追踪心内膜？小梁的基底可能是一种选择。其一致性得到认可

然而，右心室心尖部的结构通常非常突出，并且凸出的节制索的共存可能使得该诊断具有争议。此外，没有确定 RVNC 诊断的明确标准，应谨慎做出此诊断。

最后，为了避免该疾病的过度诊断，使用心脏超声造影作诊断的辅助手段可能是非常有用的 [173,174]。这可能在年龄较大的青少年患者、肥胖患者或机械通气患者中尤为明显（图 54-20 和图 54-21）。心脏超声造影还可确定突出的假腱索或心尖带（图 54-13）。更好地确定内膜边界及心尖部更好地显示，可以提高这些区域的测量精度。

十五、CT 检查

据报道，CT 可清晰显示左心室小梁和深隐窝，可用于一些患者的 LVNC 诊断 [175-178]。

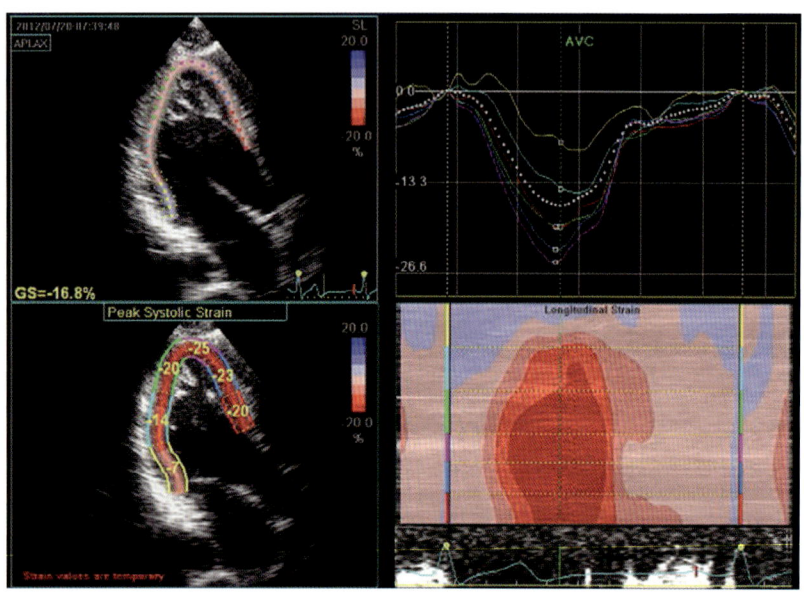

◀ 图 54-19　纵向应变分析
一些具有致密化不全区域的心脏节段可通过斑点追踪成像来评价纵向应变

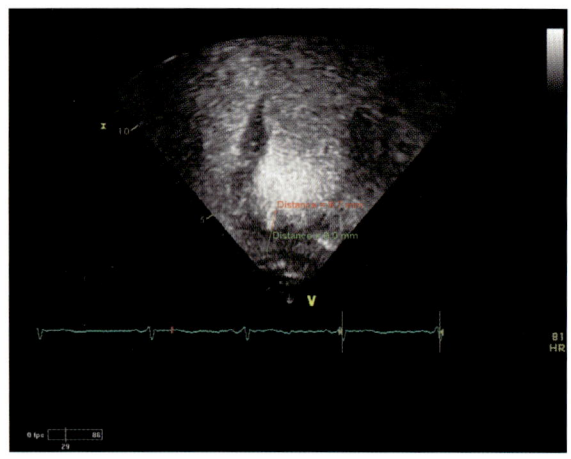

▲ 图 54-20　肥胖的青少年怀疑存在心尖小梁
普通二维成像不能清楚地描绘出该区域。某些患者使用造影可能有益

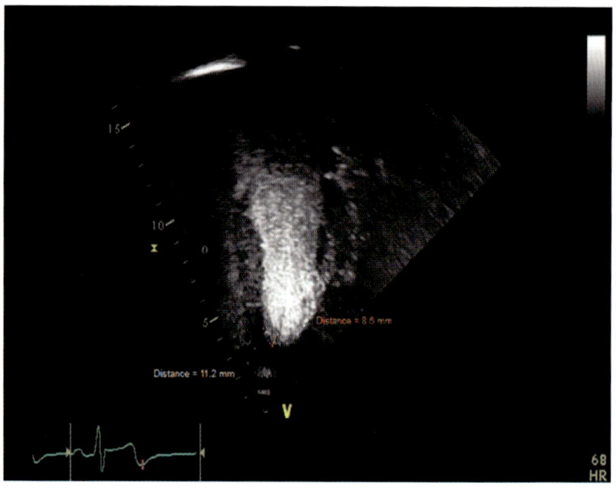

▲ 图 54-21　有左心室非致密型心肌病家族史的造影图
左心室非致密型心肌病造影阴性。收缩期 NC/C 比值小于 2

十六、心脏磁共振成像

心脏 MRI 已被广泛报道为一种有帮助的诊断方法，可用稳态自由进动成像来确定左心室小梁过度形成的分布和范围（图 54-22）[179-185]。还可以从心脏 MR 评估小梁形成的程度 [186]。除了使用 CSPAMM 标记评估局部室壁运动异常之外，还可以使用 MRI 测量 LVEF。对比过增强延迟也可用于评估灌注缺陷和心肌纤维化的存在 [187-192]。

十七、医疗管理

医疗管理是由疾病的临床表型决定的。射血分数正常的患者可能不需要药物治疗或仅需阿司匹林治疗。扩张型心肌病表型可能需要利尿药、ACE 抑制药或血管紧张素受体阻滞药。肥厚型心肌病表型可能需要 β 受体阻滞药或钙通道阻滞药治疗。许多患者接受抗血小板药物治疗，如阿司匹林，以预防由于隐窝内发生的血栓而引起的血栓栓塞事件。

伴有代谢性疾病的患者可以使用肉碱、辅酶 Q 和核黄素 / 硫胺素联合治疗 [7]。在这种情况下，强烈建议与代谢性疾病专家进行合作和多学科评估。神经系统评估对于发现轻度骨骼肌病和认知

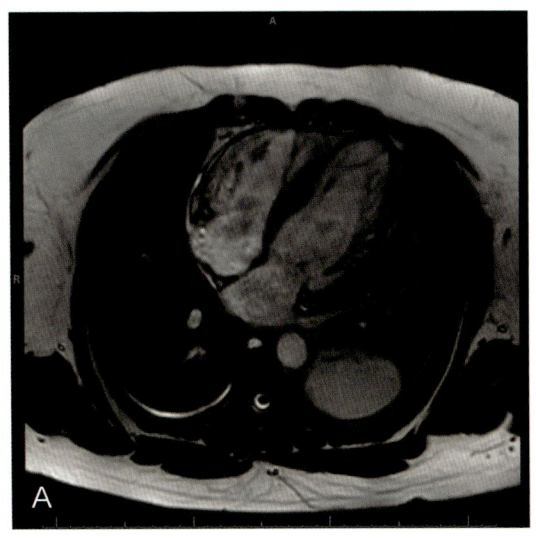
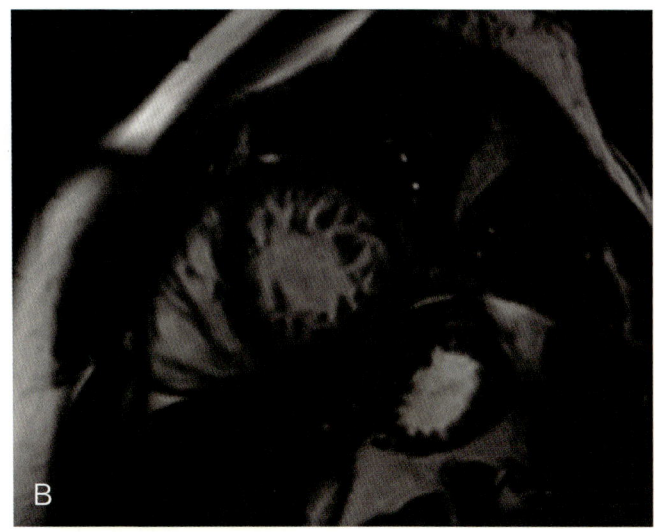

▲ 图 54-22　左心室非致密型心肌病的磁共振成像诊断

障碍是非常有用的。

一些患者会出现药物治疗失败，并且表现出需要心脏移植的多系统器官衰竭。这些患者可能需要长期静脉内正性肌力药物支持治疗，甚至机械支持作为移植的桥梁。

十八、左心室非致密型心肌病和先天性心脏病

虽然许多 LVNC 病例单独发生，但有一些关于先天性心脏病患者 LVNC 的报道[193-197]。室间隔和房间隔缺损、法洛四联症、Ebstein 综合征和单心室循环与 LVNC 有关。一些单心室循环患者甚至可以减缓全腔静脉肺动脉交流[198]。Ebstein 综合征患者患 LVNC 的诊断似乎越来越多，目前正在研究中[193,194]。

有几个关于冠状动脉异常的报道，包括与 LVNC 有关的冠状动脉瘤[199-203]。Jenni 等报道部分 LVNC 患者有冠状动脉微循环异常[204]。一些作者主张冠状动脉功能不全可能导致心肌的超小梁化表现[205]。

十九、妊娠与左心室非致密型心肌病

最近的一份报道强调了以前健康的女性在怀孕期间可发生 LVNC。Reimold 描述了一些在妊娠期间发生的新生左心室小梁，后来可出现退化[206]。Stöllberger 等也描述了孕期的这种现象[27]。一些作者强调了在这种生理状态下不要过度诊断 LVNC 的重要性[29]。

二十、左心室非致密型心肌病的栓塞事件

鉴于 LVNC 深部隐窝内发生微血栓的倾向，口服阿司匹林治疗患者看来是合理的。已有 LVNC 患者发生心肌缺血、心肌梗死和卒中的文献报道[7,207,208]。

二十一、左心室非致密型心肌病与扩张型心肌病的鉴别

一些扩张型心肌病患者可能同时存在 LVNC。Niemann 等证实扩张型心肌病患者的各节段应变和应变速率均匀减少，而 LVNC 患者表现出特殊的局部变形模式，并保留了基底段的变形模式[209]。他们报道这对鉴别 LVNC 和扩张型心肌病有重要的诊断帮助。

二十二、运动性心肌小梁过度形成

有些运动员可表现出与 LVNC 相似的特征，有明显的小梁形成[210-212]。在此情况下，在诊断此情况之前，建议使用超声心动图或其他成像模式进行去复位和复查。

二十三、预后

鉴于病情的不可预测性，LVNC 的预后是可变的[1-123,146-213]。起伏表型和射血分数的变化可能意味着患者早期发病后恢复，但没想到会在儿童后期或成年期恶化。许多成年患者可能只会出现在成年后期，突出他们早年的良性病程[214,215]。一些研究报道了室性心动过速，LVEF 和外侧二尖瓣组织多普勒速度降低，预示着不良的临床结果[129,137]。Greutmann 等报道，在青少年或成人患者 NYHA 分级≥Ⅲ或出现心脏并发症的患者，预测其预后不良的结局要比左心室扩张或收缩功能障碍差[216]。鉴于不同的基因突变会导致不同的表型，这些信息可能无法提供明确的预后信息。它也可能是表观遗传因素影响疾病临床表型的特定基因突变[6,217]。

总之，LVNC 是一种独特但高度异质的心肌病。病因学从特发性到特异性基因突变到代谢障碍。临床表现取决于临床表型。临床评估应包括神经系统和代谢评估。一级亲属需要密切评估。

缺乏统一的诊断标准可能是造成不同环境条件漏诊和过度诊断的原因。虽然在这个令人着迷的状况下进行研究的未来是有希望的，但单一的可重复的成像和诊断策略对于消除对这种疾病实体的混淆至关重要。

二十四、争议性问题

在处理 LVNC 患者时有几个方面仍然存在争议。以下一些方面达成共识将是有益的并具有启发性的。

我们需要就 LVNC 的构成达成一致。由 Jenni 等提供的超声心动图标准看来是目前最好的标准。一些患有小梁形成但左心室收缩功能正常的患者可能是正常的，除非他们确实符合诊断标准，否则不应诊断为 LVNC。这一点很重要，因为人们可能因误诊为严重疾病而给工作保险带来影响。

小梁可能会随着时间的推移而进展，并可能在不同的生理条件下（如怀孕）发生变化。除非过度小梁形成的特征远远超过产后期，否则需要注意不要在怀孕时诊断 LVNC。系列评估是必要的。

运动员可以表现出与运动心脏类似的生理反应的过度小梁形成的特征。

在不同种族背景之间，左心室质量和小梁特征可能存在差异，在做出明确诊断之前需要小心。

对 LVNC 患者的评估必须延伸到心脏之外，特别要关注神经发育评估、骨骼肌病的表现以及可能的遗传和代谢病因。

鉴于报道的家族性病例，对一级亲属，尤其是兄弟姐妹和父母进行筛查是至关重要的。

心脏再同步化治疗等未来的发展可能会规避对药物治疗失败的患者进行原位心脏移植的必要性[218]。

第 55 章 心肌炎
Myocarditis

Kathleen E. Simpson　Shafkat Anwar　Charles E. Canter　著
霍开明　黄旭芳　译

一、概述

WHO/国际心脏学会联盟定义心肌炎是心肌的炎症性疾病，其诊断需要结合组织学、免疫学和免疫组织化学标准[1]。然而，尽管过去的几十年中我们对心肌炎的认识有所进展，但心肌炎的诊断仍具有挑战性。这部分是由于所观察到的儿童和成人的不同的临床表现类型，从亚临床疾病到明显的心源性休克。临床医生不仅要对诊断心肌炎有一定程度的怀疑，而且还要了解不同诊断工具和潜在疗法的效用。

二、流行病学

心肌炎的实际发病率很可能被低估了，因为有些患者可能患有亚临床疾病而另一些患者仅是表现突然死亡。早些时候解剖研究报道，心肌炎在一般人群中发病率为 0.05%~0.1%[2,3]，儿童和年轻人则高达 0.6%~1.8%[3-6]。

年龄也可能是一个因素，因为最近对国家数据的回顾发现了心肌炎的双峰分布，在婴儿和青少年时期有显著的峰值[7]。心肌炎发生的性别差异也有报道。年轻成年男性与女性和老年男性相比，心肌炎的发病率较高，尤其是 16—20 岁男性。据报道，与女性和老年患者相比，CMR 显示患急性心肌炎的年轻男性心肌纤维化更常见和更严重[9]。年龄和性别差异的确切原因尚不完全清楚，但可能与在急性和慢性疾病中的基因表达、细胞激活和信号传导方面的相关差异有关[10]。

三、病因学

(一) 病原体

急性心肌炎与多种病因有关（表 55-1）。一般来说，儿童和成人心肌炎的大多数病例都与继发于常见病毒的感染有关。在过去的 10 年中，据报道，在心肌炎中检测到的最主要的致病病毒有一个显著的改变。从历史上看，肠道病毒（尤其是柯萨奇病毒 A 和 B）和腺病毒是主要致病因子，但最近，人类疱疹病毒 6 型（human herpes virus 6，HHV6）和细小病毒 B19 已被越来越多地认为是急性心肌炎的主要原因[11-13]。这种变化可能部分是由于病毒检测的进步和聚合酶链反应（polymerase chain reaction，PCR）技术的可用性的提高。据报道，柯萨奇 B 病毒感染在死亡率较高的婴儿中尤其严重，可能部分是由于柯萨奇病毒和腺病毒受体（coxsackievirus and adenovirus receptor，CAR）在未成熟心肌中的更广泛表达有关。其他报道的病毒包括巨细胞病毒（cytomegalovirus，CMV）、EB 病毒（Epstein-Barr virus，EBV）、丙型肝炎病毒、流感病毒 A 和人类免疫缺陷病毒（human immunodeficiency virus，HIV）[15,16]。在 2009 年的疫情暴发期间，还报道了几例与甲型 H1N1 流感病毒相关的心肌炎病例[17]，且发现相关心肌炎的存在是死亡率的一个重要独立预测因子。

继发于细菌或寄生虫感染的心肌炎是罕见的。各种各样的微生物与心肌炎有关，包括支原体肺炎、衣原体肺炎、单核细胞增多性李斯特菌属、

表 55-1 已知儿童和成人心肌炎的原因

感染性		毒素和暴露	
病毒		• 氨茶碱	• 可卡因
• 腺病毒	• 假性狂犬病	• 蒽环类抗生素	• 乙醇
• 肠病毒	• 人类疱疹病毒 6 型	• 氯霉素	• 砷
• 柯萨奇病毒 A 和 B	• EB 病毒	• 环磷酰胺	• 一氧化碳
• 伊科病毒	• 巨细胞病毒	• 阿霉素	• 铜
• 细小病毒 B19	• 人类免疫缺陷病毒	• 齐多夫定	• 铁
• 甲型和乙型流感病毒	• 乙型肝炎病毒和丙型肝炎病毒	• 二甲麦角新碱	• 铅
• 呼吸道合胞病毒		• 苯妥英	• 放射疗法
• 水痘-带状疱疹病毒		• 曲妥珠单抗	• 甲状腺毒症
细菌	**真菌**	**超敏反应**	
• 衣原体	• 念珠菌属	• 青霉素	• 三环抗抑郁剂
• 单核细胞增生李斯特菌	• 放线菌属	• 氨苄西林	• 非甾体抗炎药
• 葡萄球菌属	• 曲霉属	• 四环素类药物	• 利尿药（髓襻和噻嗪类利尿药）
• 链球菌 A	• 隐球菌属	• 磺胺类药物	• 疫苗（天花）
• 肺炎链球菌	• 组织胞浆菌	• 头孢菌素类	• 破伤风类毒素
• 白喉杆菌	• 芽生菌属	• 氯氮平	• 毒液（蜜蜂、黄蜂、蝎子、蛇、黑寡妇蜘蛛）
• 结核分枝杆菌	• 诺卡菌属	• 苯二氮䓬类药物	
• 支原体肺炎		• 甲基多巴	
原生动物	**蠕虫**	**自身免疫与全身性疾病**	
• 溶组织内阿米巴	• 血吸虫	• 系统性红斑狼疮	• 胶原血管病
• 利什曼原虫	• 粪类圆线虫	• Churg-Strauss 综合征（嗜酸性肉芽肿）	• 韦格纳肉芽肿病
• 克鲁斯锥虫	• 旋毛虫		• 大动脉炎
• 弓浆虫	• 蛔虫	• 嗜酸性粒细胞增多综合征	• 皮肌炎
		• 炎症性肠病	• 结节病
立克次体属微生物	**螺旋体**		• 乳糜泻
• 贝纳特立克次体	• 伯氏疏螺旋体		• 川崎病
• 普氏立克次体	• 钩端螺旋体		• 类风湿关节炎
• 立克立克次体	• 梅毒螺旋体		

[引自 Nussinovitch U, Shoenfeld Y. The clinical and diagnostic significance of anti-myosin autoantibodies in cardiac disease. Clin Rev Allergy Immunol. 2013;44（1）:98–108; Mahfoud F, Gartner B, Kindermann M, et al. Virus serology in patients with suspected myocarditis: utility or futility? Eur Heart J. 2011;32（7）:897–903; Kindermann I, Barth C, Mahfoud F, et al. Update on myocarditis. J Am Coll Cardiol. 2012;59（9）:779–792; Cooper LT Jr. Myocarditis. N Engl J Med. 2009;360（15）:1526–1538.]

葡萄球菌、链球菌、博氏疏螺旋体、结核分枝杆菌和白喉杆菌[19-23]。寄生虫感染很少导致在组织学上有显著的嗜酸性粒细胞优势的嗜酸性粒细胞性心肌炎。恰加斯病在克鲁兹特有的锥虫区，如南美洲和非洲的部分地区，不仅与嗜酸性粒细胞性心肌炎有关，而且还会增加受感染患者发生心尖部室壁瘤的风险[24,25]。恰加斯病在拉丁美洲越来越多，现在美国出现同样病例，尤其是在南部边境州。

嗜酸性粒细胞性心肌炎也与超敏反应、自身免疫系统紊乱和暴露于某些毒素有关。超敏性心肌炎在儿童中很少见，但可能是由于接触了疫苗或药物，如抗生素和抗癫痫药物[26-30]。一些自身免疫性疾病有显著的心脏受累，包括心肌炎、炎症性肠病、嗜酸性粒细胞增多综合征（hypereosinophilic syndrome，HES）、结节病、系统性红斑狼疮和丘斯综合征[31-33]。HES 的特点是心内膜纤维化，心肌嗜酸性粒细胞性炎症，右心室壁血栓，如不治疗预后差[34]。丘斯综合征也称为嗜酸性肉芽肿性多血管炎，在一些患者中，较高的死亡率与明显的血管炎症和心肌炎的发生有关[35]。

巨细胞性心肌炎（giant cell myocarditis，GCM）是一种罕见的疾病，它常表现为严重难治的心力衰竭。心内膜心肌活检（endomyocardial biopsy，EMB）可确定多核巨细胞炎性浸润和心肌细胞损伤情况[36]。据报道，在国际 GCM 注册中心的一份报道中显示，多达 89% 的患者死亡或移植，即使使用免疫抑制疗法，从症状出现到死亡或移植的平均存活时间为 5.5 个月[37]。GCM 的治疗包括免疫抑制治疗和对难治性疾病的移植治疗，然而登记的患者中有 29% 已经接受移植治疗的患者也有复发。

（二）疾病机制——宿主反应

观察到心肌炎患者的临床病程与疾病不同阶段的感染因子与宿主免疫相互作用的平衡有关（图 55-1）[38,39]。最初的急性期以病毒感染和随后的播散为特征。病毒会直接损害心肌细胞，并通过与细胞受体结合，比如 Toll 样受体（Toll like receptors，TLR）或柯萨奇病毒和腺病毒受体，从而导致宿主免疫激活。这些相互作用触发炎症细胞因子的释放，包括白细胞介素（interleukin，IL）1 和 2、TNF-α 和干扰素 -γ（interferon gamma，IFN-γ）[40]。随后，炎症细胞、巨噬细胞和自然杀伤细胞迁移到受影响的组织，并在亚急性期进一步释放细胞因子。其他的炎症细胞，包括 B 细胞和 T 细胞，迁移到心肌细胞受累区域，并通过感染的心肌细胞裂解而导致持续的炎症和直接的组织损伤。B 细胞受刺激产生了病毒特异性抗体和心脏蛋白自身抗体。在最后的慢性期，宿主免疫炎症反应减轻伴病毒清除，临床症状缓解。在一些患者中，有持续性的炎症反应，持续的组织损伤、重塑和瘢痕形成，不管是否有持续性的病毒感染，都导致慢性扩张型心肌病和心力衰竭。

（三）自身免疫

在患有心肌炎和其他心脏疾病的患者中，如川崎病，已经描述了自身免疫激活和抗心肌蛋白自身抗体的产生[41-43]。心肌炎时心肌细胞的破坏导致了心肌蛋白的释放，其中一些与病毒蛋白有相似的抗原决定基，通过分子模拟从而导致自身抗体的产生[44,45]。这些抗体被认为可能通过与细胞受体的相互作用和释放炎性细胞因子来促进炎症和细胞损伤[45]。鼠类心肌炎模型已经证明了高水平的抗肌凝蛋白抗体，以及与心肌细胞的 β 肾上腺素受体的交叉反应[42,44]。已知 $β_1$ 肾上腺素受体激活将导致蛋白激酶 A 活化增加，这与细胞凋亡的增加有关[46,47]。发现心肌肌凝蛋白同样能刺激心肌细胞的 TLR，这在抑制病毒复制的同时也参与了炎症介导的细胞损伤[48]。

其他注意到的自身抗体包括毒蕈碱 -2 受体的抗体，其在大鼠身上表现为引起类似于心肌炎的心脏组织中有淋巴细胞浸润的炎症，随后发展为扩张型心肌病表现型，即使在没有检测肌浆球蛋白或 β 肾上腺素受体的抗体情况下[49]。抗毒蕈碱 -2 抗体已被证明可以改变心肌细胞的运动电位，有负性变时效应并诱发房性心律失常，这有可能是心肌炎时传导疾病的一种可能机制[49-52]。其他自身免疫性疾病，如 Grave 病，β 肾上腺素受体和毒蕈碱 -2 受体的抗体被发现可以促进心房颤动[50]。β 肾上腺素受体抗体也同样被发现与患有原发性心律失常和扩张型心肌病的成人的室性心律失常有关，虽然不是明确的心肌炎[52]。在心肌炎患者中发现了腺苷核苷酸转运体抗体（抗 -ANT），该抗体是心脏线粒体膜的一种成分，似乎在小鼠模型中引起心脏功能障碍[53]，但其水平与成人患心肌炎引起左心室功能紊乱或扩张的程度没有关系[54]。

四、临床特征和调查

（一）临床表型

1. 扩张型心肌病

心肌炎的典型表现包括在病毒感染前驱症状后的急性发作性心力衰竭，随后左心室扩张并收

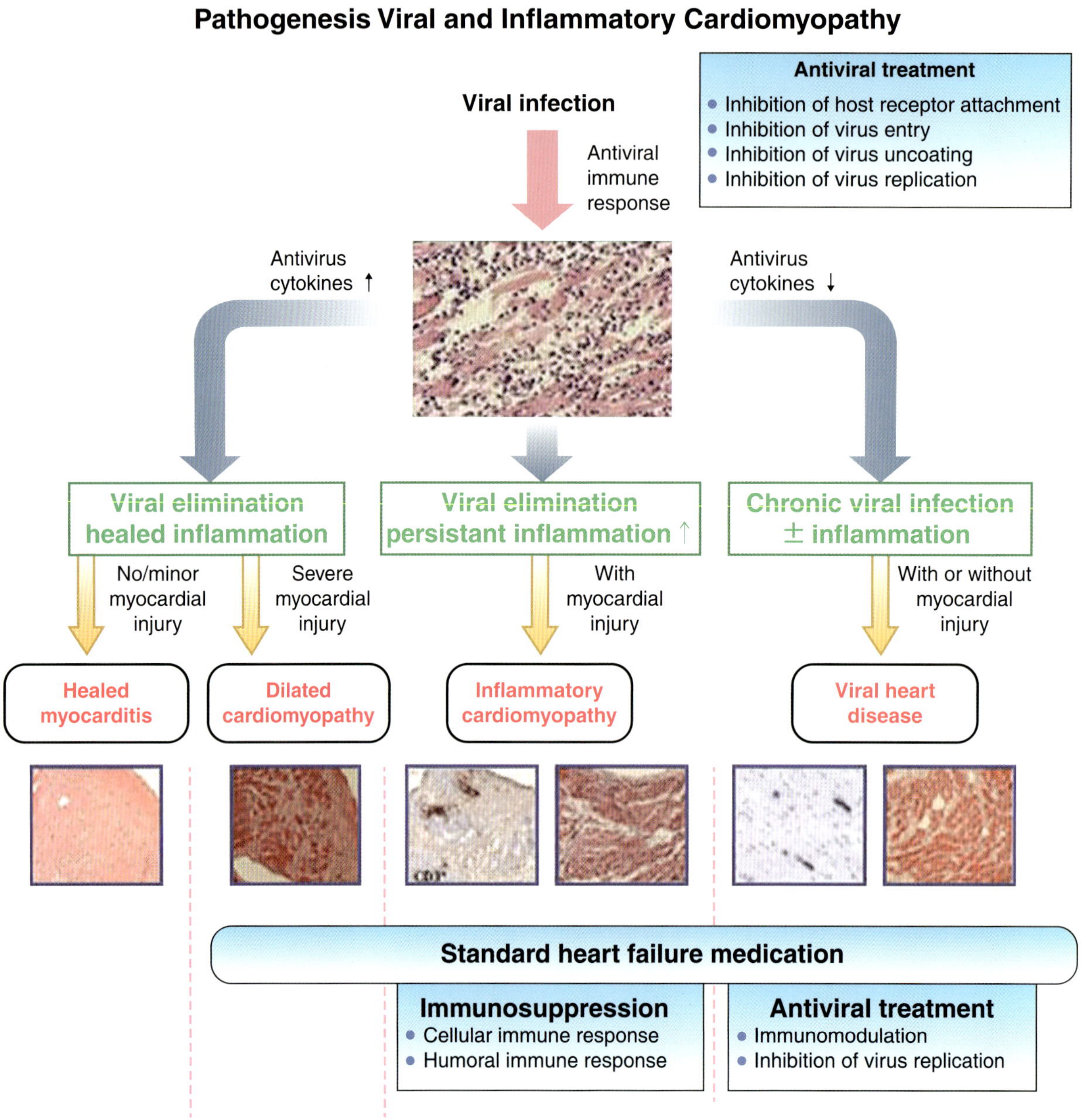

Pathogenesis Viral and Inflammatory Cardiomyopathy

图 55-1 Illustration of the potential outcomes of viral infection of cardiac endothelial cells and/or cardiac myocytes in patients with myocarditis. (From Schultheiss HP, Kuhl U, Cooper LT. The management of myocarditis. *Eur Heart* J. 2011;32(21):2616–2625.)

缩功能障碍。在诊断之前，患者出现心力衰竭的典型症状和体征会持续数天至数周。心肌炎被认为是儿童和成人心肌病的一个主要原因，在英国一篇对心力衰竭儿童的回顾性分析中占新发生的左心室功能不全 22% 的比例[55]。同样，美国和澳大利亚以前的心肌病登记报告发现心肌炎占新发小儿扩张型心肌病的 27%~46%[56-58]。

2. 爆发性心肌炎

被描述为一种更严重的心肌炎类型，同样，爆发性心肌炎有新近的病毒性疾病的病史，通常在 2~4 周内发生突发性心力衰竭[59,60]。在大多数患者中，心室功能障碍和心力衰竭的严重程度比典型的心肌炎要严重[61]。患者可能出现心源性休克、多器官衰竭和（或）危及生命的心率失常，需要进行积极的复苏、静脉注射正性肌力药物和机械心脏支持[62,63]。特征性的超声心动图包括严重的左心室收缩功能障碍，室间隔厚度增加和左心室大小正常[59]。尽管疾病的急性期很严重，在长期随访中，其生存率似乎优于典型的心肌炎患者，据报道，有70%～90%的患者未进行移植[63,64]。

3．急性冠状动脉综合征

心肌炎的表现越来越被认为和急性冠状动脉综合征（acute coronary syndrome，ACS）的表现非常相似，尤其在青少年和年轻的成年男性中。患者通常表现为胸痛和短时间的呼吸困难，ECG改变和心肌酶的升高，提示心肌缺血[65]。超声心动图常显示心功能正常或射血分数轻度下降但左心室大小正常[11]。在这些患者中，有70.9%的人表现出血管痉挛，并且很大一部分的人可能存在胸痛和ECG的变化[66]。细小病毒B19经常与ACS表现相关[67]，与细小病毒介导的心脏病中的心肌内皮细胞表观靶向一致[68]。

4．猝死

长期以来，心肌炎一直被认为是儿童和成人猝死的原因之一。一份儿科病理学的尸检报道，超过半数（57%）的心肌炎患者发生猝死[5]，而成人尸检发现，有8.6%的心肌炎患者出现了非动脉粥样硬化性猝死[69]。对运动员进行的尸检的研究表明，大约3%猝死的原因是心肌炎，心脏性猝死中有5%～8%是心肌炎引起的[70-72]。心肌炎也被认为是SIDS的一个可能的死因，在一项尸检研究中发现9%的婴儿是死于心肌炎[73]。在另一组的SIDS患者中，有43%的SIDS与阳性病毒PCR和（或）心肌炎症有关[74]。

（二）临床表现和体格检查

大多数的儿科患者，心肌炎的典型表现为急性心力衰竭的症状，持续的时间相对较短，通常数天至数周的时间，并且有最近的病毒感染的前驱症状，通常包括呼吸道、胃肠道症状和发热[11,75,76]。呼吸系统症状是高达80%的患者的主诉[75-77]。临床体检将提示潜在的心脏功能障碍，包括呼吸急促、心动过速、低血压、嗜睡、低灌注、肝大、苍白和（或）端坐呼吸[15,78]。心肌炎患儿的评估经常出现在急诊部门，由于症状的非特异性和临床表现的多样性，初诊时误诊并不罕见[15,75]。

（三）实验室评价

在大多数情况下最初的评估通常涉及广泛的实验室调查。患者可能有白细胞计数、炎症标志物和肝酶的升高，但没有一个对心肌炎的诊断是特异性的[75]。作为心肌损伤的标记肌钙蛋白T和I的水平也可能升高，但是肌钙蛋白没有升高并不能排除心肌炎[79,80]。建议使用肌钙蛋白水平来鉴别心源性和非心源性小儿胸痛，有近半数的肌钙蛋白水平升高的患者最终被诊断为心脏病，包括27%的心肌炎[81]。然而，另一项研究发现，在没有心脏症状的患者初始感染性检查期间，使用筛查确定心脏疾病的识别率较低[82]。对于病因不明的心功能障碍的儿科患者，建议将诊断急性心肌炎的肌钙蛋白T的临界值设定为0.052～0.088ng/ml[80]。另一项研究发现，与对照组相比，心肌炎患者较高水平的肌钙蛋白T和I，与更严重的疾病和死亡率相关[79]，尽管其他研究未能发现与更高死亡率相同的相关性[62,83]。在成人中，高敏肌钙蛋白T在心内膜心肌组织中组织学阳性和具有病毒基因组证据的心肌炎患者中较高，并且在心内膜心肌组织中具有病毒基因组的证据，但并不能预测死亡或移植[84]。

B型利钠肽和NT-proBNP在成人和小儿心脏疾病中的应用越来越多，B型利钠肽水平越高可能有助于区分心力衰竭和呼吸窘迫患儿的肺部疾病[85]。在患有心肌炎和特发性扩张型心肌病的儿童中，NT-proBNP可能会升高，尽管有报道称与那些患特发性扩张型心肌病的患者相比，心肌炎患者在就诊时NT-proBNP有更高的水平，但其更可能出现下降趋势[86]。此外，也报道了疑似心肌炎的成人患者中的NT-proBNP水平增高，心脏死亡或移植的预测值更高[84]。在心肌炎的动物模型中已经证实了心肌蛋白的抗体，如肌凝蛋白和β肾上腺素受体抗体的存在，且在患有心肌炎的成人中发现心肌蛋白抗体水平升高[42,43]。然而，心脏抗体在儿童中的预后作用尚不清楚，抗体检测的可用性仍然主要是实验性的[87]。

来自心内膜心肌活检的组织分析是研究心肌炎中可能的相关感染因子的金标准，许多中心用PCR取代了旧的细胞培养技术或血清学技术[88]。

然而，并非所有怀疑心肌炎的患者都接受了心内膜心肌活检，因此，也建议用其他外周来源标本识别致病病毒，如血清、呼吸道抽吸物、尿液或粪便。一项对患有心肌炎或最近发作的扩张型心肌病临床诊断的儿童进行的小型研究发现，43%的患者血液病毒 PCR 对已知的心性病毒检测阳性，而健康对照组只有 3% 阳性，尽管心内膜心肌活检 PCR 没有在大多数患者中进行[89]。然而，对怀疑心肌炎的成人进行的另一项研究发现，血液病毒血清学与心内膜心肌活检病毒 PCR 之间缺乏相关性[90]。虽然在初步评估过程中获得了外周病毒 PCR，但是与心内膜心肌活检病原体之间的相关性尚未得到很好的确定，而且由于普通人群中常见的相关病毒的流行程度相对较高，使评估也变得复杂起来。

（四）心电图

所有疑似患有心肌炎的患者均应进行心电图检查，且发现大部分患者均存在异常[15]（图 55-2）。最常见的异常包括窦性心动过速、房性和室性快速性心律失常、QRS 电压降低、非特异性 ST 段和 T 波异常，以及传导延迟或阻滞[15,76,77]。ECG 的检查结果在某些患者中可能会与 ACS 相似，尤其是青少年和年轻人[65,75]。传导异常范围从一度心脏传导阻滞到完全性心脏传导阻滞，在难治性疾病患者中需要植入永久性的心脏起搏器。

（五）影像学评估

由于就诊时呼吸症状的频率高，通常会做胸部 X 线片检查。心肌炎患者大多数胸部 X 线片异常（＞ 90%），心脏扩大是最常见的发现[15]（图 55-3）。其他发现包括肺水肿、肺浸润或胸腔积液[75]。然而，在出现急性冠状动脉症状的心肌炎患者中可能看不到心脏肥大[65]。

（六）超声心动图检查

虽然心肌炎没有特定的超声心动图特征，但

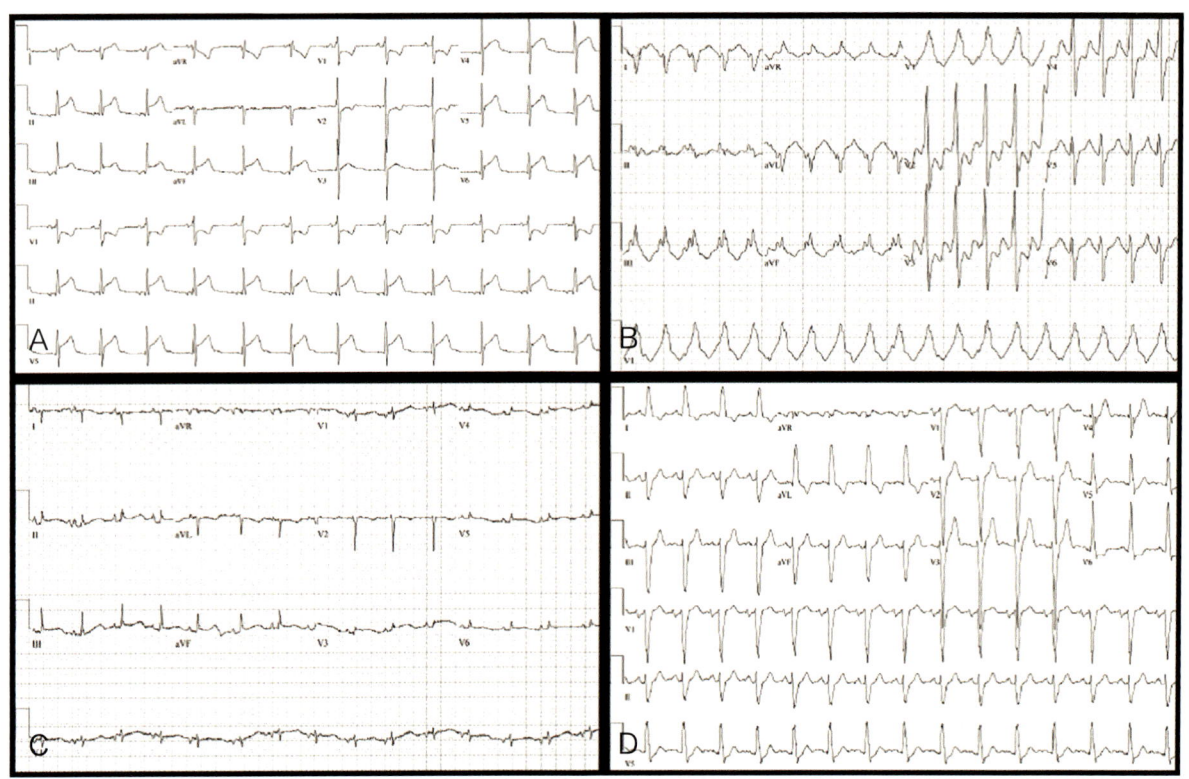

▲ 图 55-2　急性心肌炎心电图心律失常示例

A.1 例 16 岁的心肌炎患者下侧导联 ST 段抬高，酷似心肌梗死；B.9 岁心肌炎儿童出现室性心动过速的节律；C.15 月龄时患有细小病毒性心肌炎和扩张型心肌病表型的患儿心电图表现为 QRS 波低电压和非特异性 T 波异常；D.16 岁患儿心肌炎导致心脏扩张、心功能严重下降，心电图表现为电轴左偏和左束支传导阻滞

通常通过超声心动图来评估心室功能和左心室扩张，因为这些参数中的每一个都具有预后价值[91,92]。超声心动图还可以显示伴随的心包积液或腔内血栓，这在一些心肌炎患者中已有报道[93]。

常见的超声心动图检查发现包括心室功能障碍、扩张，以及室壁厚度或室壁运动异常的变化。超声心动图成像能协助区分爆发性心肌炎和急性（非爆发性）心肌炎[94]。急性心肌炎的患者通常有正常的室壁厚度，并可能有左心室扩张。相反，那些患有爆发性心肌炎的患者通常收缩功能明显下降，心室大小正常，并可能由于心肌水肿而室间隔厚度增加[94]。心室功能障碍不是均匀存在的，但可能是全心性的或局部性的[95]。超声心动图也有助于区分急性和爆发性心肌炎与心肌炎伴有扩张型心肌病，后者表现出明显异常的心室扩张和功能障碍（图55-4）。

急性心肌炎的左心室功能评估尤其重要，因为心室功能障碍的严重程度与死亡风险的增加或者心脏移植需求有关[96]。一项对心肌炎患儿的回顾分析发现72%的患者的射血分数是降低的，64%有节段性室壁异常，初始射血分数<15%与更持久的严重心力衰竭有关[76]。右心室功能障碍也被认为是活检证实的心肌炎患者不良结局的独立预测因子[97]。即使在收缩功能正常的情况下，也报道了急性心肌炎患儿中存在舒张功能障碍，包括收缩速度和张力异常[98]。在有心力衰竭症状的成年人中，也已发现心肌炎后随访中发生舒张功能障碍的情况，即使在相同的时间内左心室收缩功能有所改善[99]。然而，长期随访的儿童和成人舒张功能障碍的模式和重要性尚未得到很好的描述。

急性心肌炎可能类似于ACS，通常具有正常的左心室功能[100]，并且通过血管造影无明显的冠状动脉疾病[67,96,101]。可能会注意到区域性室壁运动异常，主要是在非冠状动脉分布区，但这些患者的心肌炎诊断通常通过使用CMR的额外成像来确认。

（七）心脏磁共振成像

CMR是评估心室容积和功能的公认无创性黄

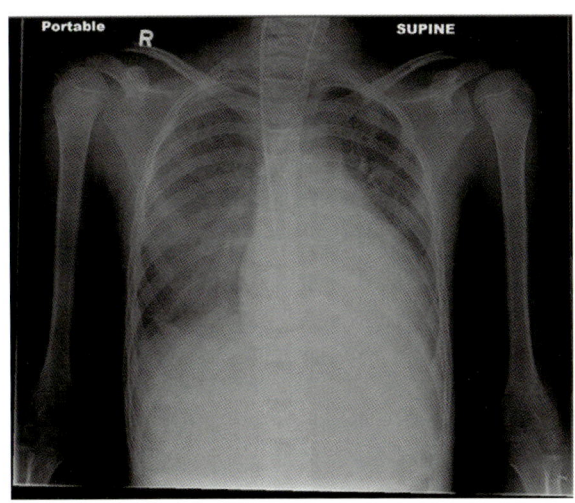

▲ 图55-3 1例16岁男性心肌炎和心力衰竭患者的胸部X线片
注意有心脏扩大并肺水肿及胸膜腔积液

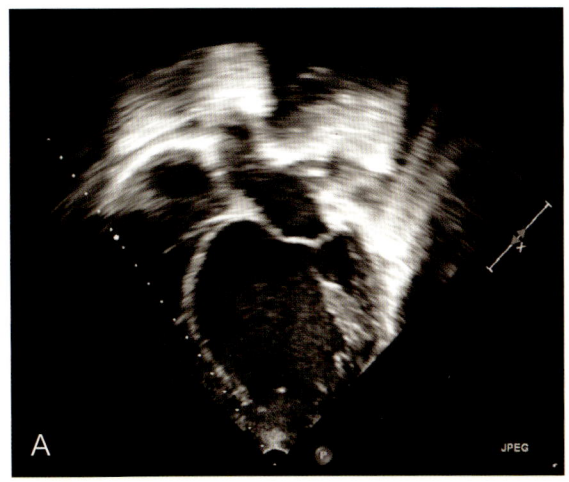 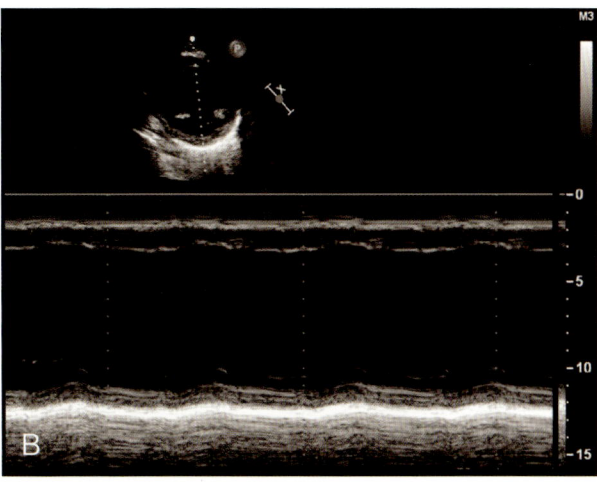

▲ 图55-4 心肌炎和扩张型心肌病患者的超声心动图
顶端四腔视图（A）M型胸骨旁短轴切面（B）显示显著的左心室扩张

1371

金标准[102]。它提供了有关对心肌炎具有预后价值的因素的重要信息。然而，CMR 在心肌炎中的显著特征是能够进行组织鉴定以评估心肌炎的特征：水肿、充血、心室肌纤维化或瘢痕形成。

各种脉冲序列已被验证用于评估心肌炎的特征性发现。T_2 加权成像用于评估心肌水肿的存在[103,104]。虽然不属于诊断标准的一部分，但 CMR 的 T_2 加权序列也可以显示心包炎并发心包积液。在给予二乙三胺五乙酸钆（gadolinium-diethylene-triaminepentaacetate，Gd-DTPA）对比剂之前和之后不久获得的 ECG- 触发的 T_1 加权图像显示早期心肌增强[105]，与心肌充血或炎症一致。尽管一些研究证实了它的诊断价值，但这个序列在某种程度上倾向于可能减少特异性的假象[103]。最后，T_1 加权的分段反演恢复梯度 - 回波序列[106]可应用于一种称为晚期钆增强成像的方法中。钆增强显示了以坏死和纤维化为标志的不可逆性心肌损伤，并且已被确定为无创性检测与心肌梗死相关的不可逆损伤的金标准。心肌有纤维化或瘢痕的区域保留钆对比药，因此钆积累增加的区域显示为明亮的区域。识别与 CMR 有关的显著区域也可以帮助确定更具针对性的活检区域。这些 MRI 序列中的每一个都具有独特的优点和缺点，那么这些方法的组合使心肌炎的 CMR 诊断达到最高的灵敏度（67%）和特异性（91%）[105]。心肌炎 CMR 诊断国际共识小组的建议，称为"Lake Louise"标准，详细说明了使用 T_2 加权、T_1 加权和钆增强成像诊断心肌炎的方法[105]（表 55-2）。在临床怀疑心肌炎的情况下，这些标准规定了 T_2 加权图像对水肿（图 55-5）、T_1 加权图像对充血/炎症（图 55-6）的定量评估，以及钆增强图像对纤维化或瘢痕的评估（图 55-7）。值得注意的是，钆增强显示了心肌受损，但不提供区分急性和慢性炎症。如果 3 个标准中至少有 2 个是存在的，CMR 结果与心肌炎是一致的。当 Lake Louise 三项标准中的两项为阳性时，诊断准确性和阳性预测值分别从单独使用钆增强的 70% 和 68% 上升至 78% 和 91%[105]。

在类似于 ACS 的心肌炎的情况下，CMR 可用于区分心肌炎和由于冠状动脉疾病引起的心肌梗死。在心肌炎中，钆增强模式的特征性表现为心外膜下在一些情况下是透壁的，并且通常是分布不均的[67]。这与冠状动脉疾病所致的心肌梗死的钆增强模式相反，其钆增强是心内膜下或透壁的，并且分布在冠状动脉灌注区域。

CMR 在心肌炎中的评估时间似乎对准确诊断有重要意义。早期的报道显示，应在 14 天内获得 CMR 成像，因为在发病后的前 2 周内更常检测到异常[107]。其他人则认为，如果在疾病发生后过早进行 CMR，CMR 可能不会那么敏感。在怀疑心肌炎的成年人中，在 2~4 周内连续 CMR 改变与心肌炎的一致性更为明显[108]。根据现有数据，Lake Louise 共识小组建议对在疾病早期 CMR 无诊断性改变，但临床高度怀疑心肌炎的病例，应

表 55-2 应用心脏磁共振成像和 Lake Louise 标准诊断心肌炎的诊断标准

A.	在临床疑似心肌炎的情况下，如果出现以下两种或多种情况，心脏磁共振结果与心肌炎症（心肌炎）的诊断一致
	1. T_2 加权像中局部或全部心肌信号强度增加（表明心肌水肿）
	2. 钆增强的 T_1 加权像显示，与骨骼肌相比，全部心肌早期钆增强比率增加（表示充血/毛细血管渗漏）
	3. 在反转恢复中制备的钆增强 T_1 加权像中，至少有一个晚期钆增强强化的局灶性病变出现在非缺血性分布区［表示肌细胞损伤和（或）纤维化］
B.	如果在心脏磁共振评估中存在标准 3，则心脏磁共振发现与心肌炎症引起的心肌细胞损伤和（或）瘢痕一致
C.	初次做心脏磁共振后 1~2 周内应重复做心脏磁共振，如果
	1. 在初次做心脏磁共振时没有上述标准存在，但是有非常近期的症状发作并且有强烈的心肌炎临床证据
	2. 只有上述标准存在
D.	心脏磁共振中存在左心室功能障碍或心包积液可为心肌炎的诊断提供额外的、支持性证据

[引自 Friedrich MG, Sechtem U, Schulz-Menger J, et al. Cardiovascular magnetic resonance in myocarditis: A JACC White Paper. J Am Coll Cardiol. 2009 28;53（17）:1475–1487.]

第七篇 心内膜、心肌、心包疾病
第 55 章 心肌炎

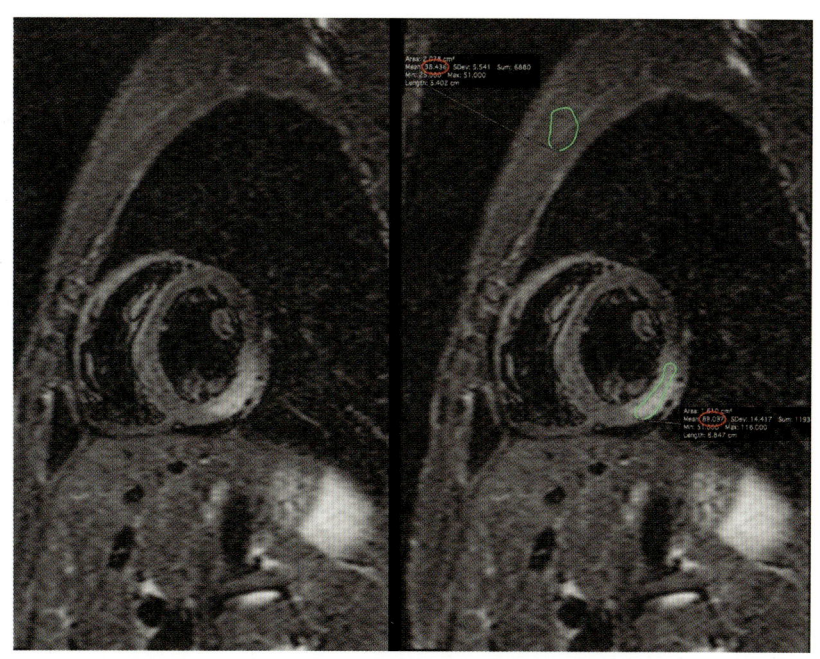

▲ 图 55-5 1 例心肌炎患者心脏磁共振的 T_2 加权序列图像
心肌平均信号强度参考骨骼肌增加 > 2 倍，提示心肌水肿

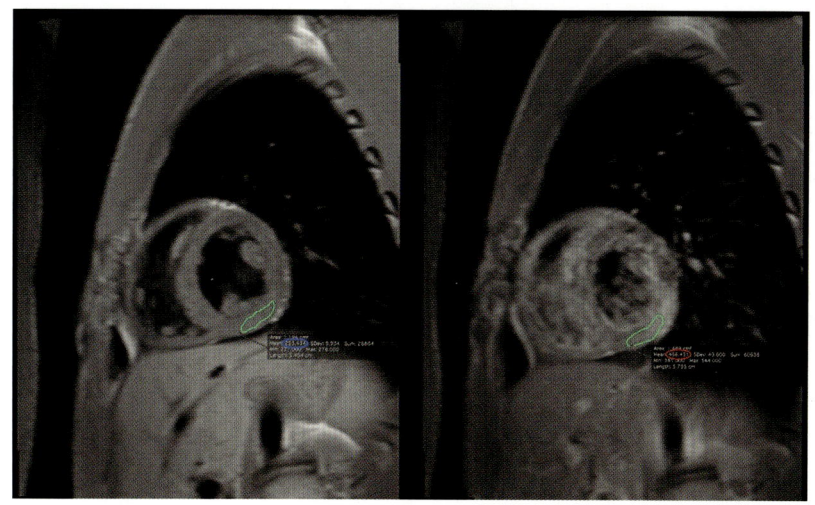

▲ 图 55-6 1 例心肌炎患者的心脏磁共振增强前后 T_1 加权序列图像
Gd-DTPA 造影后心肌平均信号强度增加 > 45%，提示充血或毛细血管渗漏

在疾病发作后 1~2 周内进行重复 CMR 检查[105]。在一些患者发病后数月的 CMR 随访中观察到，钆增强的持续时间与不可逆的肌细胞损伤证据一致，但是随着时间的推移，钆增强的范围似乎逐渐减小，可能是由于瘢痕的收缩[109,110]。重复 CMR 持续心肌强化可能对远期预后具有预测价值[108]，但进一步的研究是必要的，以阐明 CMR 序列在心肌炎患者中的作用。

心肌炎被认为是扩张型心肌病的前体[111,112]。

图 55-8 至图 55-10 显示一个扩张型心肌病患者的活动性心肌炎。当心肌炎出现扩张型心肌病的情况时，困境在于确定扩张型心肌病是否继发于心肌炎或者临床恶化和扩张型心肌病是否被急性心肌炎"暴露出来"。应用上述 CMR 标准可能有助于区分急性和慢性心肌炎。然而，Lake Louise 共识小组的作者警告反对仅仅依据 CMR 标准将心肌炎表述为"急性，慢性或复发性表型"。相反，这些分类是基于临床病程而不是影像（或活检）结果[105]。

1373

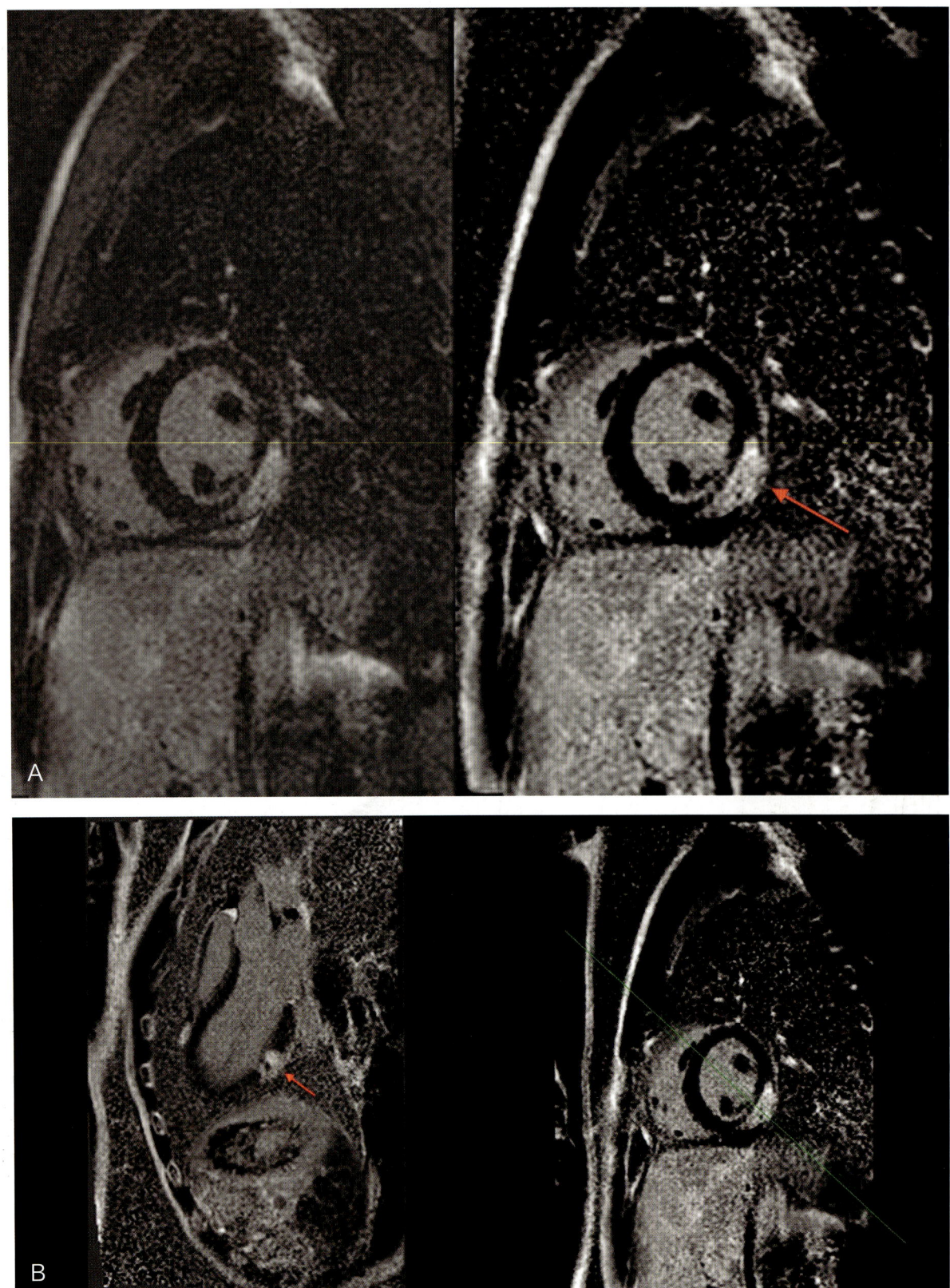

▲ 图 55-7 钆增强图像对纤维化或瘢痕的评估

增强后相敏反转恢复（PSIR）序列显示心外膜下晚期钆增强（LGE）的斑片区域，提示心肌炎患者中的纤维化或瘢痕（红箭）（A）。通过正交平面的附加图像（绿色参考线）确认 LGE（B）。在电影成像中，该区域显示局灶性运动减弱

第七篇 心内膜、心肌、心包疾病
第 55 章 心肌炎

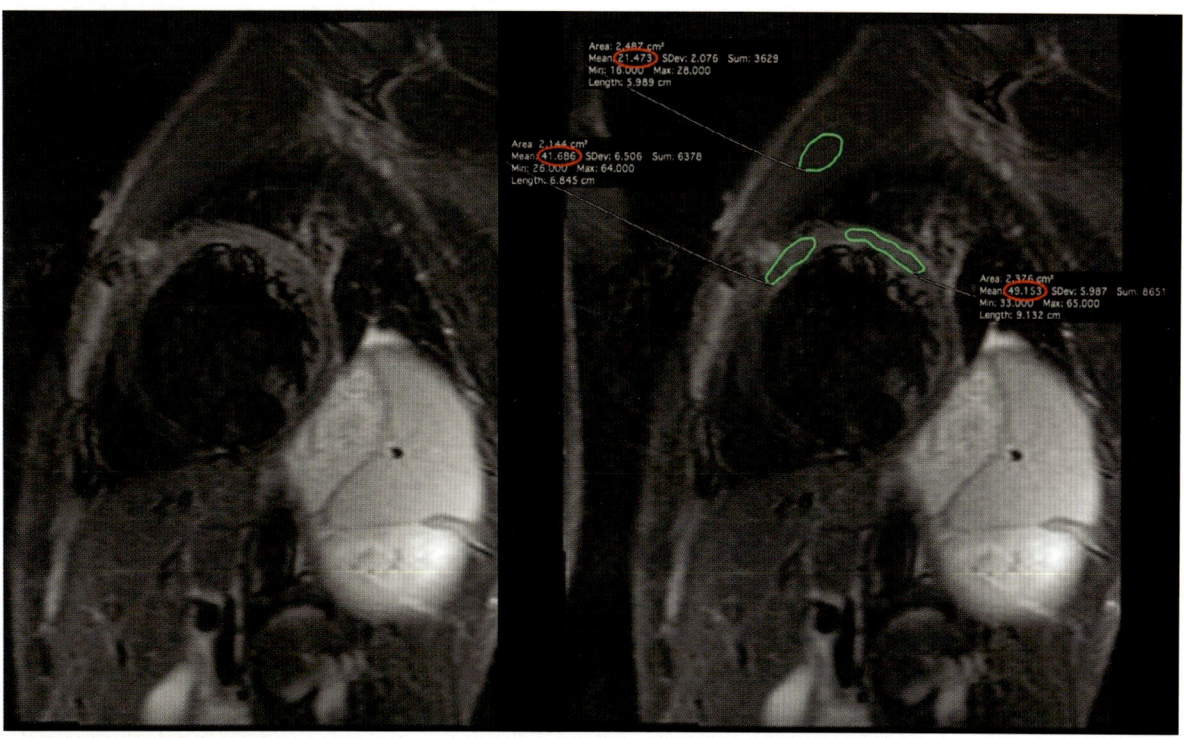

▲ 图 55-8 患心肌炎和扩张型心肌病患者的磁共振成像
心脏磁共振的 T_2 加权序列显示心肌的平均信号强度参照骨骼肌增加 > 2 倍，提示心肌水肿

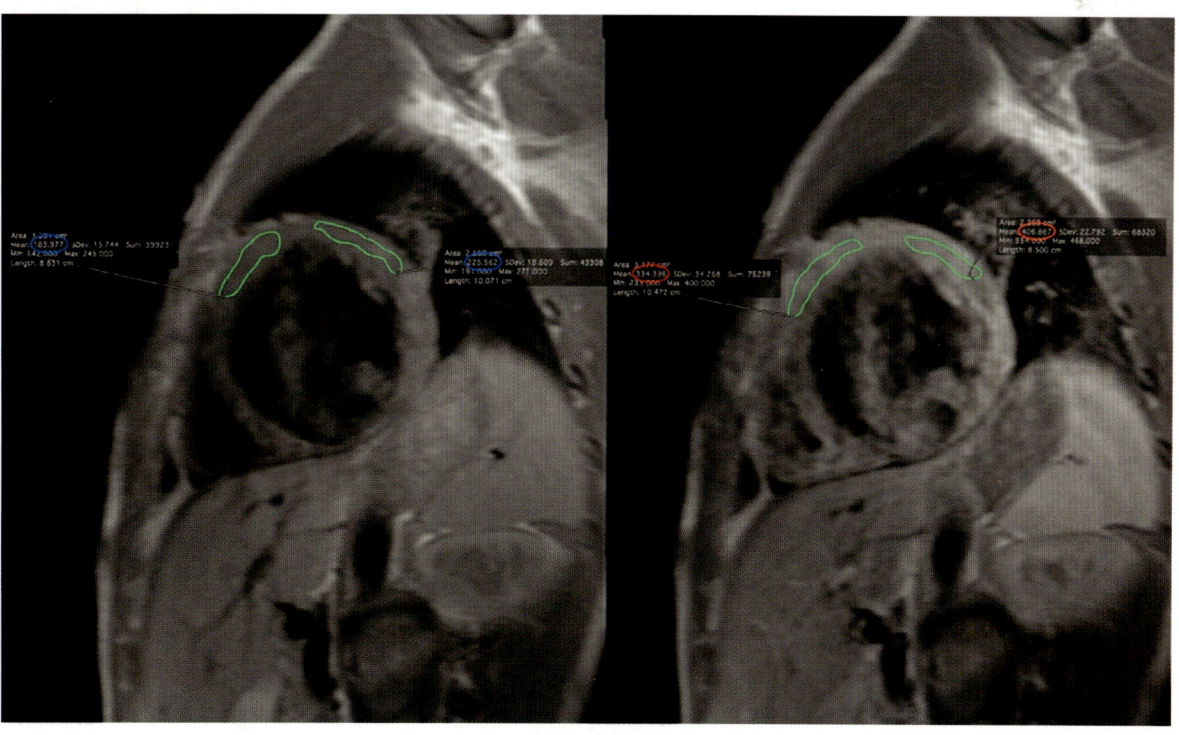

▲ 图 55-9 患心肌炎和扩张型心肌病患者的磁共振成像
增强前后的心脏磁共振 T_2 加权序列显示 Gd-DTPA 对比药给药后心肌平均信号强度增加 > 45%，提示充血或毛细血管渗漏

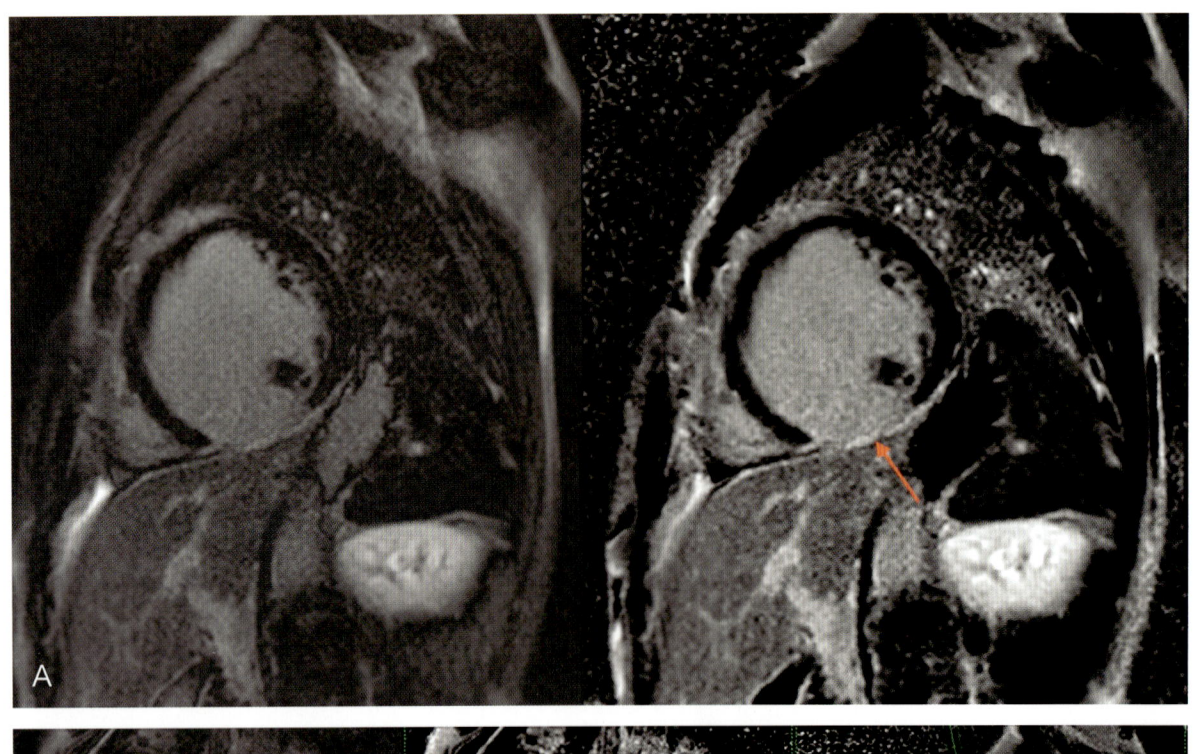
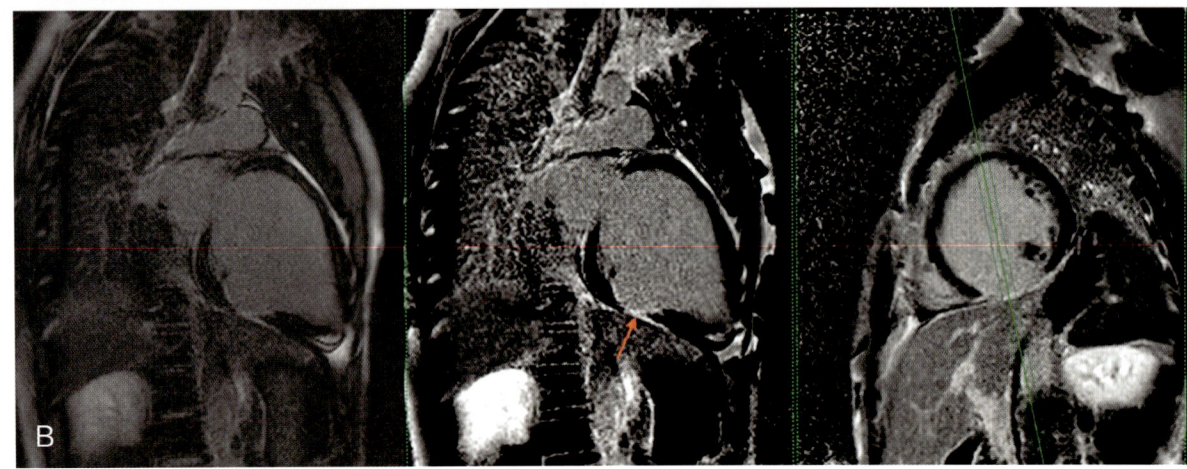

▲ 图 55-10 患心肌炎和扩张型心肌病患者的磁共振成像及钆增强确认
A. 患心肌炎和扩张型心肌病患者的磁共振成像。PSIR 序列显示心外膜钆增强的斑片状区域，提示纤维化或瘢痕（红箭）；B. 通过正交平面的图像（绿色参考线）确认钆增强

五、心内膜心肌活检

心肌炎诊断的金标准仍然是来自于心内膜心肌活检的组织评估。1987 年，"Dallas 标准"被描述，并且仍然是心肌炎的标准组织学标准，包括炎性细胞浸润和非典型冠状动脉疾病或其他病因的心肌细胞坏死和（或）变性[113]（图 55-11）。组织学发现被描述为：①具有炎症和肌细胞损伤的急性心肌炎；②有炎症但没有相关细胞损伤的临界性心肌炎；③没有心肌炎，但慢性心肌炎伴有持续炎症和瘢痕组织形成的证据也可以被观察到[38]。

然而，随着自从引入后，过去几十年来 Dallas 标准的局限性已被公认，临床实践已经发生了转变，同时，CMR 检测心肌炎的技术已经提高。回顾对心肌炎的管理趋势发现，在过去的 20 年中，临床医生心内膜心肌活检的使用显著减少，CMR 的应用有所增加[7]。已知心肌炎具有斑片状组织受累，如尸检和 CMR 所见，并且主要影响左心室。因为右心室是常规心肌活检的区域，所以主

第七篇 心内膜、心肌、心包疾病
第 55 章 心肌炎

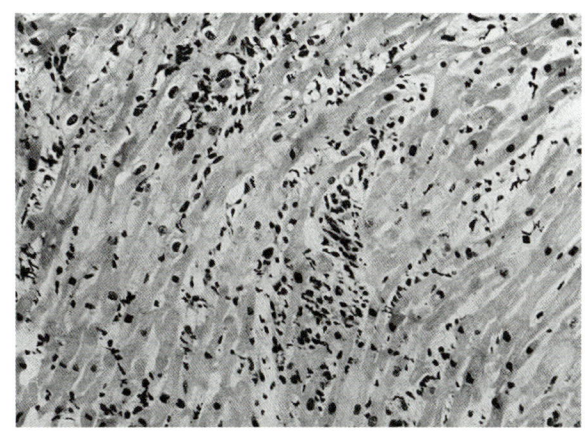

▲ 图 55-11 心内膜心肌活检组织学显示淋巴细胞浸润，心肌水肿和坏死

要是左心室的受累可能会限制诊断率[114]。观察者间组织病理学标本专家解释的差异以及明显与结果或治疗反应缺乏相关性也已被公认[115,116]。因此，2007 年美国心脏协会，美国心脏病学院和欧洲心脏病学会发表的联合科学声明并不推荐对可疑心肌炎进行常规心内膜心肌活检[117]。该报道描述了心内膜心肌活检指征的具体临床情况：①伴有正常大小或扩张的左心室并血流动力学改变＜2 周的新发心力衰竭；②＞2 周的新发心力衰竭伴有左心室扩张和室性心律失常或心脏传导阻滞，或在 1~2 周内对常规治疗没有反应。如上所述，这些情形特定于潜在 GCM 患者，对此，识别和及时治疗是至关重要的。

鉴于可用的诊断工具和其相关的局限性，Sagar 等[96] 提出了一种诊断心肌炎的三级临床分类。在可能的亚临床急性心肌炎中，患者没有症状，但表现出或者生物标志物升高、心脏损伤的心电图异常，或者心脏超声或 CMR 显示的心脏功能异常。除了之前在亚临床疾病中的任何发现之外，可能的急性心肌炎与心血管症状相关。最后，通过 EMB 的组织学或免疫组织学的心肌炎证据来确定心肌炎。

六、治疗

（一）限制活动

根据 2005 年 Bethesda 指南，心肌炎患者在诊断后应限制所有竞技性运动 6 个月[118]。运动员只有在左心室功能和大小正常化、动态心电图和运动试验无心律失常、心脏生物标志物正常化，以及除了相对较小的心电图改变外的所有正常化后，那么运动员在此期间后可以返回。这些建议主要基于上述猝死运动员发现的心肌炎发生率[70,71]。与野生型小鼠相比，柯萨奇病毒性心肌炎的小鼠模型也显示运动会增加死亡率[119]，尽管尚未进行类似的人体研究。

（二）医疗管理

心肌炎以支持和对症治疗为主。对于有症状的心力衰竭患者，治疗应遵循美国心脏病学会和美国心脏协会指南所述的标准治疗[120]。对于严重的症状性功能障碍患者，包括心源性休克，使用正性肌力支持，甚至机械循环支持可能是必要的。最近的一项全国性数据回顾报告称，80% 的患者需要入住重症监护病房[7]，另一项针对 216 名诊断为心肌炎的儿科患者的研究发现，45% 的患者使用米力农，35% 的患者使用肾上腺素[121]。据报道，儿童的机械呼吸机支持的使用范围从 37%~54%[76,77,121]。

对于更稳定的有功能障碍症状的患者，治疗包括利尿药、ACEI 或 ARB（如果不耐受 ACEI）和 β 受体阻滞药。在小鼠模型中，ACEI 和 ARB 的使用与心肌纤维化、炎症和自身抗体产生减少相关[122-124]。

同样，在实验性心肌炎小鼠中使用醛固酮 - 受体抑制剂可减少纤维化，特别是在早期开始治疗时使用[125]。钙通道阻滞药与炎症细胞因子的减少有关[126]，并可能是通过影响一氧化氮的产生而增加了小鼠的存活率[127,128]。尽管卡维地洛在小鼠心肌炎模型中与抗炎和抗病毒作用呈正相关[129,130]，但在一些研究中，美托洛尔与较弱的反应和较差的结果相关[131-133]。在一项针对疑似心肌炎的成年患者的研究中，缺乏 β 受体阻滞药治疗与死亡或移植的风险更高有关[134]。在最近对成人心肌炎和急性心肌病（IMAC-2）干预的研究中，有＞90% 的患者接受了 ACEI/ARB 和 β 受体阻滞药治疗，在 1 年的随访中，其无移植存活率为 94%，非

1377

住院心力衰竭存活率为88%。不幸的是，在儿科人群中的类似数据有限，但是一项小型的回顾性儿科研究并没有发现基于使用ACEI的生存率差异[76]。

由于有几项关于柯萨奇病毒性心肌炎的小鼠动物模型实验研究中发现与安慰剂相比，显示心肌炎症、坏死和死亡率是恶化的[135]，因此不推荐在心肌炎的急性或亚急性期使用非甾体抗炎药（nonsteroidal anti-inflammatory drugs，NSAID）。

控制房性和室性心律失常的节律对于急性期和慢性期的稳定是很重要的。然而，不推荐使用地高辛，因为先前的证据表明，在小鼠模型中，地高辛治疗组尤其是在较高剂量时，病毒性心肌炎恶化，死亡率和炎性细胞因子增加[136]。相反，胺碘酮可抑制细胞因子IL-6的产生，且治疗组心肌炎小鼠的存活率更高[137]。对于临床上持续存在明显传导疾病的患者，永久性起搏器置放可能是必要的。在对40例继发于心肌炎的完全性心脏传导阻滞患儿进行的回顾性分析中，27%的患儿因为延长的心脏传导阻滞需放置永久性起搏器，67%的患儿平均在3.3天就有了缓解（138天）。一小组患有爆发性心肌炎的患儿在疾病急性期频繁出现相关的心律失常，但存活者在随访期间节律异常完全消除，包括完全性心脏传导阻滞[139]。

（三）免疫调制剂、免疫抑制药和抗病毒治疗

1. 抗病毒治疗

由于病毒感染被认为是造成大多数心肌炎的原因，因此抗病毒药物已被提议作为具有确定病因的患者的治疗选择。这受限于心肌炎中心内膜心肌活检使用的减少，并因此使明确病毒的直接证据减少。患者也经常被认为在疾病过程中就诊太晚，无法进行抗病毒治疗，从而影响炎症过程和心脏损害。然而，与在随访中病毒消除的患者相比，左心室功能障碍患者心内膜心肌活检的病毒持续存在与左心室功能恶化相关，提示使用抗病毒治疗的窗口可能会超出疾病的急性期[140]。

已经提出了几种具有抗病毒特性的药物和化合物，尽管有效性的数据，特别是在人类研究方面的数据是有限的。据报道，利巴韦林和IFN-α可抑制受感染的培养的人心肌细胞中的柯萨奇病毒[141]。随后报道的成人肠道病毒性心肌炎病例中成功使用IFN-α，并在随访中发现心脏功能改善和病毒清除率提高[142]。在6个月随访中，经心内膜心肌活检PCR检测的肠道病毒或腺病毒感染的成人扩张型心肌病患者使用IFN-β与可检测到的病毒消除和左心室收缩功能的改善相关[143]。普来可那立，可阻止柯萨奇病毒与细胞受体CAR的结合，发现其对小鼠肠道病毒感染有效[144]，并且已经成功应用于人类心肌炎患者，尽管患者数量较少[145,146]。在感染了巨细胞病毒的小鼠中，使用更昔洛韦和西多福韦可以减少心肌炎的发生，但只有在感染的第一天给药才行[147]。尽管如此，在一些病例报道中已报道成功使用更昔洛韦治疗巨细胞病毒相关性心肌炎[148,149]。

2. 免疫调制剂和免疫抑制药

由于已知心肌炎涉及炎症和自身免疫介导的细胞损伤，因此各种免疫调节剂疗法已用于儿童和成人心肌炎的治疗。最近一项对2006—2011年儿科心肌炎患者的国家数据进行的回顾性分析发现，大约70%的患者接受了IVIG，27%接受了激素治疗[7]。然而，尽管它们被广泛使用，但疗效的证据是相互矛盾的，并且治疗方案因机构而异。不幸的是，大多数的研究都局限于患者数量少、回顾性的数据、缺乏对照组以及不一致或不受控制的治疗方案。

IVIG是用于心肌炎的更常用疗法之一。已知IVIG通过多种但未完全了解的机制发挥抗炎和免疫调节作用，适用于各种自身免疫性和炎症性疾病[150]。在心肌炎中最常用的一种治疗方法是IVIG，在多种自体免疫和炎症性疾病中使用的适应证表明，它已经通过多种但不完全了解的机制起到消炎和免疫调节的作用[150]。在柯萨奇病毒性心肌炎的小鼠模型中，IVIG的应用与心肌炎组织学证据的显著改善有关[151]。几项儿科研究报道了用IVIG治疗急性心肌炎有改善的结果，典型剂量为2 g/kg静脉注射。Drucker等[152]描述了接受IVIG治疗的21名儿童与25名既往对照者的比较，报道显示心脏功能和大小在12个月随访

期间显著改善，并且存在生存率提高的趋势。另外 13 例接受 IVIG 治疗的患儿的随访报告显示随访时生存率显著改善，但左心室功能与 12 例对照组相比无差异[153]。相反，其他的小型回顾性研究未发现 IVIG 治疗的患有心肌炎的儿童随访中有左心室功能恢复或生存的优势[77,121]。同样，对儿科心肌病登记处（pediatric cardiomyopathy registry，PCMR）数据的综述发现，IVIG 和类固醇激素常用于确诊或临界性小儿心肌炎，但该治疗与随访时存活率或功能正常化无关[154]。然而，作者承认，这项研究并不是专门分析的。唯一一项前瞻性随机安慰剂对照的研究，观察了使用 IVIG 的 62 位近期发作的成人扩张型心肌病患者（16% 心内膜心肌活检有细胞炎症），发现 12 个月后对左心室功能无明显影响，尽管两组患者随访中左心室功能均有显著改善[155]。为此，系统回顾现有证据发现证据不足以支持常规使用 IVIG 治疗心肌炎[156]。

皮质类固醇激素，通常单独或与其他免疫抑制药联合，已广泛应用于成人和儿科心肌炎患者，其结果不尽相同。一项早期的小型非对照的研究表明，类固醇激素治疗活检确诊的小儿心肌炎在随访中心内膜心肌活检的炎症有所改善，尽管有些患者在停止治疗后有症状复发[157]。随后，Camargo 等[158] 在 68 名患有心肌炎的儿童中对比了常规治疗和单用泼尼松治疗或联用环孢素或联用硫唑嘌呤。经过平均 8 个月的随访后，泼尼松联合另一种药物治疗的患者与对照组或单用泼尼松组相比有显著改善。另一项小型儿科研究报道了应用泼尼松和环孢素的类似疗效改善作用，尽管结果与活检阴性扩张型心肌病患者的对照组相比是有限的[159]，这是已知随着时间的推移功能恢复较少的一组[154]。Gagliardi 等[160] 比较了泼尼松和环孢素治疗有心肌炎的扩张型心肌病患者和非炎性扩张型心肌病患者的结果，报道显示 13 年的随访中心肌炎患儿无事件生存率较高。最近对泼尼松治疗持续性心肌炎 > 3 个月的儿童的前瞻性随机试验发现，治疗组在 1 年时功能得到改善[161]。然而，一项关于泼尼松联合环孢素或硫唑嘌呤与常规疗法治疗成人心肌炎患者的前瞻性随机研究显示，在随访中未发现生存率或左心室功能的差异，两组患者随着时间推移均有类似的显著改善[162]。一篇关于免疫抑制药治疗心肌炎数据的综述得出结论，治疗并不能显著改善预后，但也承认大多数儿童研究尚有待于进一步研究[163]。

在慢性心肌炎和炎症性扩张型心肌病患者中，持续存在或不存在病毒的进行性心内膜炎已被认为是进行性心功能障碍和扩张型心肌病的原因。由于这种关系，免疫抑制药已经在慢性扩张型心肌病表型的患者中进行了评估。20 多年前，Parrillo 等[164] 在一项随机安慰剂对照的研究中报道，泼尼松可使成人扩张型心肌病患者左心室功能改善，尽管如此，作者不建议常规使用类固醇激素治疗，因为左心室的射血分数仅有小幅改善，且并没有随着时间的推移而持续。然而，最近的成人研究表明，针对患有病毒阴性的炎性扩张型心肌病患者可能会带来更大的益处并改善预后。一项关于成人扩张型心肌病中泼尼松和硫唑嘌呤的随机安慰剂对照研究发现，如果病毒呈阴性并伴有心脏自身抗体阳性证据，患者更有可能获得治疗改善[165]。

在此发现的基础上，炎症性心肌病的特异性免疫抑制（Tailored Immunosuppression in Inflammatory Cardiomyopathy，TIMIC）研究评估了病毒阴性的扩张型心肌病成人，与对照组观察到的功能恶化相比，泼尼松/硫唑嘌呤治疗组的 LVEF 明显增加和左心室内径明显减小[166]。类似的研究在儿童中是有限的，但 10 名患有慢性心肌炎和扩张型心肌病的儿童在接受泼尼松和硫唑嘌呤治疗后随访 9 个月的心功能明显改善，没有因心内膜心肌活检上存在病毒而有差异[16]。治疗不是没有药物不良反应，在一项成人泼尼松/硫唑嘌呤安慰剂对照试验中有 39% 的患者报道有药物不良反应[167]。同样的研究还发现，虽然随访时功能有所改善，但在 2 年随访中死亡、心脏移植或心力衰竭入院的复合终点事件没有差异。

认识到抗体的产生和抗体介导的细胞信号传导参与肌细胞损伤，对去除抗体的免疫吸附疗法已经在患有 DCM 的成人的几项试验中进行了研究。免疫吸附疗法与随访中 LVEF 和心脏指数的增加有关[168-170]，尽管这些结果在所有研究中都不一致[171]。IgG-3 亚类抗体被认为在补体激活中发挥作用，这是细胞损伤的一种重要机制，而对扩张型心肌病患者特异性地减少 IgG-3 的治疗，与去除其他 IgG 亚类相比，在 LVEF 和心脏指数方面有更大的改善[172]。临床疗效所需的治疗频率尚不清楚，但接受一次治疗的患者与每月免疫吸附相比，在 6 个月时 LVEF 或心脏指数的改善没有明显差异[173]。

尽管在治疗心肌炎方面存在其他相互矛盾的数据，但在巨细胞和嗜酸性粒细胞性心肌炎中使用免疫抑制药治疗已得到充分证实。嗜酸性粒细胞性心肌炎的治疗包括减少暴露于甾体激素外的刺激性接触或毒素[30]。GCM 的典型疗法包括类固醇加环孢素或硫唑嘌呤，治疗患者的平均无移植存活期为 12.3 个月，而未治疗患者仅为 3 个月[37]。

未来免疫调节治疗心肌炎的潜在靶点包括 TLR。TLR 是在免疫和心血管细胞上表达的跨膜受体。某些 TLR 可能在急性心肌炎期间对病毒抑制和心肌细胞的炎症损害具有有益或有害的作用[40]。在小鼠模型中，发现 TLR 被心肌肌球蛋白刺激[48]，并且 TLR 刺激已被证明是自身免疫性心肌炎发展中一个不可缺少的组成部分[174]。动物研究已经证明，当 TLR 的特定亚型例如 TLR-4 被抑制或敲除时，治疗的对象具有不太严重的心脏炎症和减少的促炎细胞因子[175,176]。目前正在对一些 TLR-4 抑制剂在心肌缺血和心力衰竭的小鼠模型中进行研究，包括实验性病毒性心肌炎[177]。需要进一步的研究来确定特定的 TLR 是否是人类心肌炎中可行的治疗靶点。

（四）机械循环支持

针对急性重度心源性休克或进行性心力衰竭的心肌炎患者，尽管进行了最优的药物治疗，但仍可采用机械循环支持。这可能包括临时支持，如 ECMO 和更持久的支持，如心室辅助装置。来自 2006—2011 年儿科健康信息系统（Pediatric Health Information System，PHIS）数据库的一项最新儿科心肌炎分析报道指出，18.9% 的患者需要 ECMO 支持，这与死亡率增加有关（比值比 8.2）[7]。根据 2012 年体外生命支持组织（Extracorporeal Life Support Organization，ELSO）注册中心的报道，心肌炎占需要 ECMO 支持的心脏病患者的 4%[178]。在 ECMO 的心脏适应证中，心肌炎患者的生存率最高；然而，对于＞1 个月的患者，生存率为 66%~74%，30 天或更小的患儿的生存率仅为 49%。与之前对 ELSO 登记的 1995—2006 年需 ECMO 支持的心肌炎的回顾性分析相比，这些结果有所改善，之前报道显示需 ECMO 的心肌炎患者占 ECMO 患者的 1.3%，生存出院率为 61%[179]。在该系列中，有 73% 的人拔管，3% 的人进行了心脏移植。支持＞2 周的患者中，只有 47% 存活到出院。较差的生存率与心律失常的病史（比值比 2.7）和透析的需要相关（优势比 5.1）。另一个系列病例报道显示没有血液或心内膜心肌活检病毒感染的证据与生存率的提高相关[180]。

如前所述，患有暴发性心肌炎的患者更可能出现严重的功能障碍和心源性休克，但在幸存者中具有预期的高心肌恢复率和更好的长期结果。对于这些患者来说，ECMO 的短期心脏支持可能是促进恢复，或者在需要的时候提供更长期的持久的机械支持的最佳选择。几项儿科病例报道显示，在 ECMO 支持的爆发性心肌炎患者中，出院存活率约为 80%，60%~80% 的患者能够摆脱支持[181,182]。在成人中，报道的出院存活率在 60%~70%[64,183,184]。大多数非移植的幸存者在随访中发现能恢复正常的功能，无论是儿童还是成人。

在成人和儿童中使用心室辅助装置支持治疗心力衰竭的人数大幅增加，为难治性心力衰竭提供了一种长期持久的支持手段，为心脏恢复或心脏移植提供了桥梁。与成人一样，心室辅助装置支持已经从双心室装置转变为左心室装置，因为认识到双心室装置支持的死亡风险更高[185]。在较大的儿童和年轻人中，选择包括持续流量心室辅助装置，如 Heartware HVAD，据报道与成人相比有相似的 6 个月结果[186]。在较小的儿童中，所使用的主要设备是脉冲 Berlin Heart EXCOR，它有各种尺寸的泵可以支持从婴儿（>3.5kg）到成人的患者。一项研究性和体恤使用群体的组合分析显示，Berlin EXCOR 支持治疗的生存率在心力衰竭儿童中显示出优于 ECMO，12 个月的生存率为 75%，并且 64% 的患者持续到心脏移植[187]。在这项研究中，患有心肌炎的患者占 13.7%，死亡率为 14%，主要是植入后前 2 个月的早期死亡率。死亡率的增加与较低的体重（<5kg）、双心室装置支持、较高的血清总胆红素和较低的估计肾小球滤过率有关[187]。不幸的是，在 Berlin EXCOR 的支持下，这些设备也不是没有重大的并发症，包括 42%~50% 的大出血、50%~63% 的感染和 29% 的患者卒中[188]。已报道心室辅助装置支持的恢复率为 6%~16%，在没有心脏移植的情况下，只有相对较小部分的心肌炎患者允许移植装置[187-189]。

（五）生存和心脏移植

相当一部分心肌炎患儿的心脏功能将恢复正常，正如 PCMR 数据库分析所报道的那样，随着随访时间延长心功能正常的概率越高，该数据库报道 53% 的患者在诊断后 3 年心功能达到正常化[154]（图 55-12）。在小儿心肌炎中观察到 1 年无移植生存率为 80%~90%[76,77,121]。PHIS 评估的心肌炎患者也报道了整体无移植存活率为 88%[7]。直观地说，死亡或移植与使用 ECMO、心室辅助装置或血管活性药物有关。PCMR 登记处的患者 3 年无移植存活率为 75%[154]。

然而，尽管大多数患者有良好的预后，但心肌炎也伴有很高的发病率和死亡率。患者可能发展为内科治疗无效、需要心脏移植的难治性心力衰竭。在 PHIS 数据库中，4.1% 的心肌炎患者进行了移植[7]，这比在 PCMR 注册处 3 年时的 18% 的移植率低一些[154]。然而，最近 PCMR 和 PHTS 的合并数据分析发现，尽管 97% 的儿童在移植后存活下来，但与其他扩张型心肌病相比，心肌炎患者的移植后存活率明显更差，死亡风险显著增

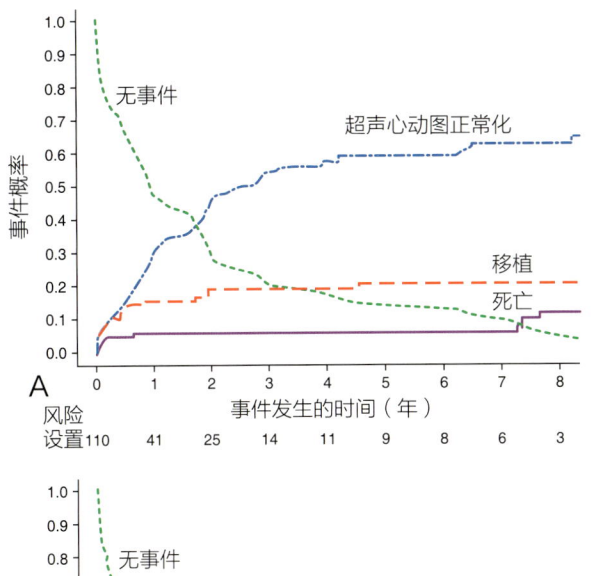

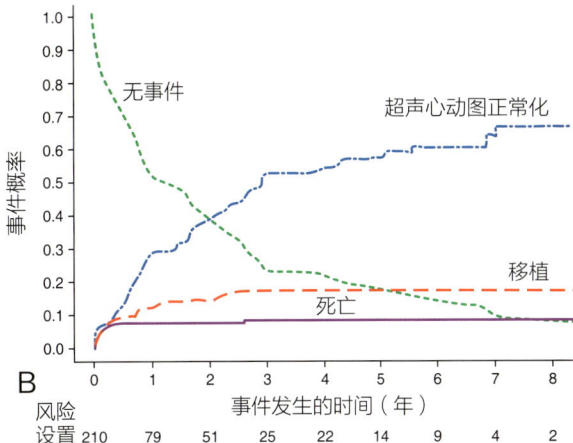

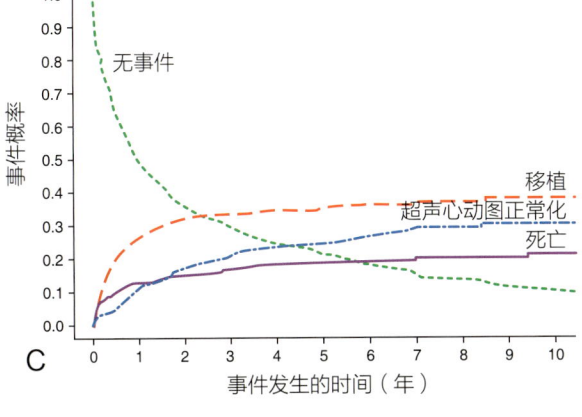

▲ 图 55-12 超声心动图正常化、心脏移植和诊断后死亡儿童患者的粗累积发生率

A. 活检确诊为心肌炎；B. 临床诊断为心肌炎；C. 来自儿科心肌病登记处的特发性扩张型心肌病。活检证实与临床诊断为心肌炎的发生率无差异（$P \geq 0.05$），但两组均与扩张型心肌病患者有显著差异（$P < 0.01$）

[引自 Foerster SR, Canter CE, Cinar A, et al. Ventricular remodeling and survival are more favorable for myocarditis than for idiopathic dilated cardiomyopathy in childhood: an outcomes study from the Pediatric Cardiomyopathy Registry. *Circ Heart Fail*. 2010;3（6）:689–697.]

加 2.7 倍[190]（图 55-13）。死亡更常见于有心肌炎病史的患者的排斥反应（17%）。作者猜测这些与移植后感染和（或）免疫机制的持续有关。

七、总结

我们对心肌炎的认识以及一些患者恢复正常功能或发展为慢性心肌病的机制仍在继续进展。临床医生必须了解心肌炎的各种临床表现，以便进行准确的诊断。先进的成像技术，特别是 CMR，来协助诊断已经变得非常普遍，同时，心内膜心肌活检的使用在减少。尽管在使用免疫抑制药和抗病毒治疗方面存在争议，但心肌炎的主要治疗仍然是支持性的。然而，针对慢性病患者的特定亚群，特别是病毒阴性的炎性心肌病的免疫靶向治疗已经显示出一定的前景。我们支持儿童使用心室辅助装置的能力也在提升，但在最小的患者中仍然有限，且随着长时间支持，存在很多相关并发症的发病率。随着尺寸、耐久性和心室辅助装置效果的改善，更多的儿童可能会通过支持治疗而得到康复，甚至在几年的过程中，避免移植。目前，儿童的长期预后结果缺乏，儿童心肌炎的晚期心脏影响也知之甚少。

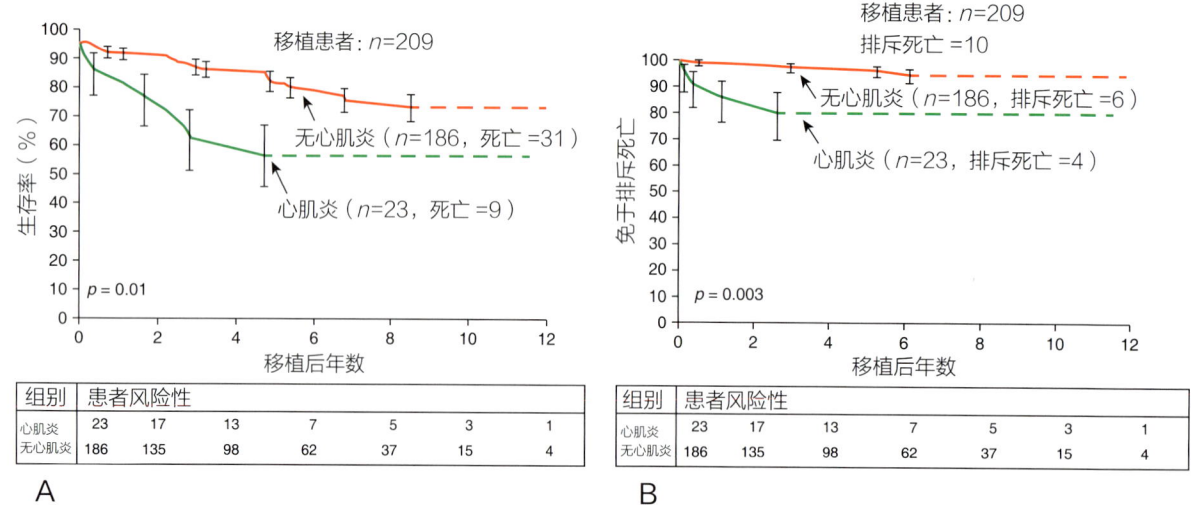

▲ 图 55-13　移植后存活和免于移植后排斥死亡的 Kaplan-Meier 曲线

基于移植前扩张型心肌病患儿的心肌炎诊断。A. 移植后存活；B. 免于移植后排斥死亡。误差条代表 70% CI。与没有心肌炎病史的患者相比，心肌炎患者移植后存活率明显更差，较低的免于移植后排斥死亡 [引自 Pietra BA，Kantor PF, Bartlett HL, et al. Early predictors of survival to and after heart transplantation in children with dilated cardiomyopathy. *Circulation*. 2012;126（9）:1079–1086.]

第56章 限制型心肌病
Restrictive Cardiomyopathy

Susan W. Denfield 著
安彩霞 强 毅 译

心肌病定义为与心功能不全相关的心肌疾病[1]。依据 WHO 的说法，限制型心肌病（restrictive cardiomyopathy，RCM）的特征在于充盈受限和一个或两个心室的舒张功能减弱，而具有正常或接近正常的收缩功能和心室壁增厚，可能伴有加重的间质纤维化。它可能是特发性疾病或与另一种疾病有关。

AHA 组织的一个共识小组提出了"心肌病的当代定义和分类"，以提请注意关注心脏病学中分子遗传学的快速发展[2]。AHA 共识声明将原发性 RCM 定义为一种罕见的心脏病，其特征是"两个心室的体积正常或减少，左心室壁厚度和房室瓣正常，心室充盈受限，生理受限，正常（或接近正常）的收缩功能"[2]。当时该小组将 RCM 置于"混合"型心肌病类别中，因为导致 RCM 的疾病的原因被认为主要是非遗传性的。

本章回顾了 RCM 的流行病学、病因学，包括已知基因和相关综合征、病理学、病理生理学、临床表现、诊断评估、鉴别诊断以及 RCM 儿科患者的预后和管理。

一、流行病学

在由 WHO 分类的扩张型、肥厚型、限制型和致心律失常性右心室心肌病的 4 种类型的心肌病中，限制型心肌病是最不常见的[1]。在儿童中，RCM 占已确诊心肌病的 2.5%~5%[3-7]。在 Nugent 等的澳大利亚研究中，RCM 占小于 10 岁儿童诊断的心肌病的 2.5%[6]。这类似于 Lipshultz 等在美国进行的两项研究，他们报道 RCM 或其他特定类型（未扩张或肥大）占未成年心肌病的 3%[7]。而其他三项不同的单一机构研究报道为 5%，可能是由于更大的转诊偏倚[3-5]。

总体而言，1 岁以下儿童的心肌病发病率较高[6,7]。虽然，RCM 可能是个例外。Nugent 等研究发现，除了 RCM 外，所有类型心肌病的发病率在婴儿期后迅速下降，其最大研究年龄 10 岁[6]。在儿童 RCM 的研究中，诊断时的平均年龄为 6 岁，中位数为 5 岁，年龄基线范围为 0.1—19 岁[3-5,8,9-33]。诊断时只有 2 名患者为 19 岁，其余患者均不到 18 岁。诊断时，8% 为 1 岁或以下，12% 为 12—19 岁。通常发病年龄的显著差异是由于个体差异和诊断水平差异引起。

在心肌病中也报道了男女性别差异。Lipshultz 等的研究中，婴儿期男孩的心肌病发病率高于女孩[7]。在 Nugent 等的研究中，只有肥厚性和非特异性心肌病男孩发生率更高，而 RCM 在男孩和女孩中发生率相同[31]。在报道性别的 RCM 的 205 名受试者中，54% 是女性[3-37]。

散发和家族集中发病的 RCM 均有记载。据报道，患者中约有 30% 有阳性家族史[3-37]。

二、遗传学

至少 10 个基因突变与 RCM 表型相关，包括肌原纤维节和非肌原纤维节基因缺陷（表 56-1）[38-53]。遗传方式包括常染色体显性遗传、常染色体隐性遗传和 X 连锁。当然，也会有其他新生突变。

表 56-1　与限制型心肌病相关联的基因突变

肌原纤维节突变	非肌原纤维节突变
● 肌钙蛋白 I	● 结蛋白
● 肌钙蛋白 T	● RSK2（Coffin–Lowry）
● 心脏 α- 肌钙蛋白	● 核纤层蛋白 A/C（Emery-Dreifuss）
● 肌凝蛋白结合 C	● 甲状腺素运载蛋白（淀粉样变性）
● 肌球蛋白重链	● BAG3
● 肌球蛋白轻链	
● 肌联蛋白	

（一）肌节蛋白基因缺陷

目前已经在 RCM 和肥厚型心肌病患者中发现了肌钙蛋白 I 突变[39]。RCM 表型和 HCM 表型均可在同一家族中表达。这表明特发性 RCM 可能是肌节收缩蛋白疾病临床表现的一部分。家族中肌钙蛋白突变的表型的多样性表明，遗传因素、环境因素或两者都在疾病发生中起一定作用。RCM 患者及其亲属的新生突变和常染色体显性遗传均见诸报道[39]。

Kaski 报道过患有 RCM 的 12 例儿科患者中，4 例具有心肌病的阳性家族史，但他们表型不同，包括限制型、扩张型和左心室非致密型[44]。在肌钙蛋白 I（TNNI3）、肌钙蛋白 T（TNNT2）和 α 心肌肌动蛋白（ACTC）中发现了基因突变。Peddy 等报道，一名婴儿患有恶性心律失常和 RCM，并且心肌肌钙蛋白 T 新生突变[45]。

Ware 描述了 RCM 婴儿中 β 肌球蛋白重链基因的突变[46]。β- 肌球蛋白重链的突变约占成人肥厚型心肌病中突变的 40%[47]。在 Olson 的报道中，基因型与表型之间的重叠关系也很明显[48]。先证者是一名由肌球蛋白轻链突变导致心肌病的儿童，伴有中腔增宽肥大和限制生理学，以常染色体隐性遗传模式遗传。他的 2 个哥哥患有伴有扩张性心房的心肌病，两者均死于血栓性并发症。临床上未受影响的家庭成员是杂合子，或者缺乏突变等位基因。

肌联蛋白是一种巨大蛋白质，在肌小节结构和静息张力调节中起着重要作用。Peled 报道了在两个世代 RCM 家族中发现了一个突变体[52]。正在进行的遗传学研究可能会发现其他基因突变。

（二）非肌节蛋白基因缺陷

儿童型 RCM 的结蛋白，BAG3 和 RSK2 突变已见报道，而成人型 RCM 则多有核纤维素 A/C 和甲状腺素运载蛋白突变。一项丹麦儿童研究已被证实，所有被确定为家族性甲状腺素运载蛋氨酸 111 突变的携带者，没有一个是在儿童时期表现出淀粉样蛋白相关的 RCM[49]，但是该家族的成人已经发展为 RCM。122 突变导致 RCM 伴有淀粉样变性被报道仅在成人期间表现为 RCM[40]。

结蛋白是一种肌原纤维蛋白，是骨骼肌和心肌的主要中间丝[41]。它维持肌原纤维的结构和功能完整性，并作为细胞骨架蛋白将 Z 带连接到质膜上。结蛋白基因的突变可能导致 RCM 伴有或不伴有骨骼肌病和传导系统疾病[41,42,50,51]。遗传模式通常是常染色体显性遗传，也有确定的散发性突变[41]。

BAG3 是一种具有抗细胞凋亡特性的 Z- 盘相关蛋白。该基因的突变与进行性肢体和轴肌无力、心肌病（包括限制性）、严重的呼吸功能不全、脊柱强直和周围神经病变有关[53]。

Coffin-Lowry 综合征是由染色体 Xp22.2 上的 RSK2 基因突变引起的 X 连锁病[43]。它的特点是发育迟缓，身材矮小，面部畸形和进行性骨骼发育障碍。大约 14% 的男性患者心脏结构异常，心肌病是比较罕见的心脏异常，其中一名患者具有限制性表型[33]。

Emery-Dreifuss 肌营养不良症最初被描述为由 Xq28 染色体上编码 emerin 的基因突变引起的 X 连锁病症[38]。然而，它也可能是由染色体 1q21.2-q21.3 上编码 lamin A 和 lamin C（LMNA）的基因突变引起的自身紊乱[38]。这两种变异都可引起心脏异常，包括扩张型心肌病、房性和室性心律失常、传导异常和猝死。Sanna 报道了由 A/C 基因突变引起的 Emery-Dreifuss 的心脏特征，包括一名具有限制性表型的成年患者[38]。迄今为止，暂无儿童型 RCM 伴有 Emery-Dreifuss 的报道。

Alström 综合征的特征是锥体营养不良导致进行性视力损害、畏光和眼球震颤、肥胖、进行性感觉神经性听力损伤、扩张或限制型心肌病、胰岛素抵抗和多器官功能衰竭[54]。ALMS1是目前已知与该综合征相关的唯一基因，估计在25%～40%的患者中能检测到。

Mulibrey nanism 是一种常染色体隐性遗传疾病，由染色体 17q22～q23 上的 *TRIM37* 基因突变引起，编码未知功能的过氧化物酶体 TRIM37 蛋白[55]。在 Karlberg 等的报道中，分别在 12% 和 6% 的患者中诊断出充血性心力衰竭和心包缩窄[55]。特征性颅面特征包括头颅畸形、面部三角形、前额高宽及鼻梁低平（90%）。其他发现包括特殊的高音调（96%）、眼底黄点（79%）、皮肤痣（65%）、肝大（45%）和长骨纤维异常增生（25%）。轻度肌张力低下（68%）是唯一的神经系统异常。虽然缩窄性心包炎更典型，但缩窄性/限制性混合表型已被描述，且并非所有患者在心包切除术后都有所改善，心肌肥厚和纤维化已被报道[56,57]。

三、病因

RCM 有多种原因，可能由心肌疾病引起，包括非浸润性或浸润性过程、贮积症、心内膜心肌病、心肌炎和心脏移植后综合征[58]（表 56-2）。病理学和组织学随着潜在的疾病过程而变化。全球 RCM 最常见的病因是继发于心内膜心肌纤维化（endomyocardial fibrosis，EMF）。心内膜心肌纤维化估计影响全球 1000 万人，最常见于儿童和青少年[59,60]。在非热带地区的成年人中，淀粉样变性是 RCM 最常见的原因[61]。在儿科患者中报道了 1 例心脏淀粉样变性病例[5]。在热带地区以外的儿科人群中，基于文献报道的病例，特发性 RCM 可能是 RCM 最常见的原因[3-37]。

（一）心内膜心肌病

心内膜心肌纤维化最初由 Davies 于 1948 年描述[62]。它最常发生在热带和亚热带非洲，特别是乌干达和尼日利亚。然而，现在发现它存在于

表 56-2 儿童和（或）成人限制型心肌病的起因

心肌	心内膜心肌
• 特发性	• 心内膜心肌纤维化
• 家族性/遗传	• 嗜酸性粒细胞增多综合征（Löffler's）
• 硬皮病	• 心内膜弹力纤维增生症
• 心肌炎	• 良性肿瘤
• 心脏移植	• 转移癌
• 弹性纤维假黄瘤	• 辐射
• 糖尿病心肌病	• 药物-蒽环类抗生素
• 淀粉样变性	• 5-羟色胺
• 肉状瘤病	• 二甲麦角新碱
• 戈射病	• 麦角胺
• 赫尔勒症	• 汞制剂
• 脂肪浸润	• 白消安
• 血色沉着病	
• 法布瑞症	
• 糖原贮积病	
• 胱氨酸病（有可能）	
• Emery-Dreifuss 症	
• Coffin-Lowry 综合征	

世界各地的热带和亚热带地区。偶尔会出现在温带气候中，不过这些温带气候的患者以前多生活在热带地区。其病因仍然不确定，一些患者出现了可能与寄生虫感染有关的嗜酸性粒细胞增多症。然而，心内膜心肌纤维化患者的寄生虫感染率似乎没有增加。自发免疫、遗传、饮食和环境化学因素都在心内膜心肌纤维化的发展中起到了重要作用[60]。

这种疾病最常发生在儿童和年轻人中[59,60,63]。家族发病，在一些国家中某些种族群体的发病率很高，这表明可能存在遗传倾向[59,60]。在莫桑比克的一个农村地区，心内膜心肌纤维化的总患病率在人口中为 20%，但是当有 2 个家庭成员受到影响时，EMF 的患病率上升到 28%，而有 3 个或更多家庭成员受到影响时则上升到 39%[59]。

1385

这种疾病最常见于双心室，纯左心室受累（40%）次之，纯右心室受累（10%）再次之[64]。症状复杂程度因影响的部位而异。肺静脉淤血的症状由左心室疾病引起，而右心室疾病导致全身静脉淤血的体征和症状。累及二尖瓣或三尖瓣可导致显著的瓣膜反流，药物和外科治疗手段都是姑息性的。

心内膜心肌纤维化的组织学特征在于可变厚度的心内膜的纤维化。组织学变化主要发生在三个区域，即左心室尖端、二尖瓣和右心室尖端，其可以延伸到三尖瓣的支撑结构。在严重的情况下，该病变可以延伸到流出道。在流出道中可能发生小的成纤维细胞增多症，而弹性蛋白成分被认为是次要的因素，并且心内膜心肌纤维化的病理特征中细胞浸润不明显。与Löffler心内膜炎相比，嗜酸性粒细胞浸润通常不是一个突出的特征。

（二）嗜酸性粒细胞增多症/Löffler心内膜炎

Löffler心内膜炎或HES在很多方面与EMF相似。人们一直在争论它们是否是同一种疾病的变种。尽管存在病理学和临床相似性，但也存在重要的不同。HES通常见于温带气候，它在成年男性中更常见，并且伴有嗜酸性粒细胞增多症。HES包括持续性嗜酸粒细胞增多症，伴嗜酸性粒细胞1500/mm³持续至少6个月或直至受累器官死亡。通常，在HES中，其他心外器官如肺、骨髓和大脑也可能受累[65]。嗜酸性粒细胞增多的原因通常是未知的，但可能是白血病引起或继发于寄生虫、肉芽肿、过敏症或肿瘤性疾病[66]。

心脏组织学检查结果包括不同程度的嗜酸性粒细胞性心肌炎（心内膜心肌纤维化中未见此特征），小冠状血管内壁炎症反应伴血栓形成和纤维蛋白样变性，心内膜壁血栓形成和纤维化增厚[64]。

临床表现可能包括体重减轻、发热、咳嗽、皮疹和心力衰竭，系统性栓塞亦很常见。死亡通常是继发于该疾病的心脏表现。嗜酸性粒细胞增多症的治疗可能包括皮质类固醇、羟基脲或长春新碱，但这一治疗领域通常不是由心脏病专家指导的。心脏对症治疗包括使用地高辛、利尿药、减少后负荷和抗凝。手术方法包括二尖瓣和（或）三尖瓣修复或置换和切除纤维化心内膜，可能对顽固性心力衰竭的症状缓解有用。然而，HES和心内膜心肌纤维化患者相关病案报道了继发于机械或生物瓣膜功能障碍相对较高的再手术率，尽管有抗凝治疗，仍有复发性血栓形成、纤维化或撕裂[67,68]。严重的心脏症状可能持续存在（Ⅱ～Ⅳ级）[68]。

（三）浸润性和贮积病

许多具有特定酶缺陷的代谢紊乱可导致RCM，包括溶酶体病症如Hurler综合征、戈谢病和法布里病以及糖原贮积病，其可以是溶酶体疾病或由细胞质酶缺乏引起的。

血色素沉着症可能是由铁超负荷引起的原发性或继发性疾病，伴随包括心脏在内的多种器官功能障碍。RCM或更常见的扩张型心肌病均可能由血色素沉着症引起。

肾病性胱氨酸症是一种常染色体隐性遗传疾病，可导致细胞内胱氨酸积聚引起多器官衰竭[69]。Dixit和Greifer报道，1例患者从婴儿时期患有心肌病，在成年期表现为限制型心肌病，心肌中胱氨酸水平非常高。由于患者肾衰竭、肾移植和高血压病史，限制型心肌病的确切病因尚不确定。

结节病是一种非干酪性肉芽肿病，在成人中比在儿童中更常见。肉芽肿性炎症过程会影响心脏并导致RCM。也可能发生收缩功能障碍、心包炎、传导系统疾病和猝死。尽管淀粉样变是成人RCM的常见原因，但淀粉样变作为儿科RCM的原因只有1例报道[5]。

（四）药物和治疗药物

据报道，蒽环类抗生素、血清素、甲基麦角酰胺、麦角胺、汞剂、白消安和氯喹会引起RCM[70-74]。纵隔放射也导致RCM[75]。

（五）特发性

在热带地区之外，RCM的特发性可能是儿童最常见的表现形式。尽管仅约30%的人家族史为阳性，但很可能存在遗传基础或易感性。

四、病理

图 56-1 显示了患有特发性 RCM 的患者心脏的典型外观。左心室相对于左心房小。左心室腔大小正常，没有明显的左心室肥大。在绝大多数情况下，心脏的结构在其他方面都是正常的，但偶有报道存在房间隔缺损或血流动力学上无意义的小室间隔缺损[11,30]。特发性 RCM 的组织学是非特异性的，揭示了不同程度的纤维化和心肌细胞肥大[3,34,37]。组织学可能随潜在的疾病过程而变化。

五、病理生理学

舒张功能主要受心室顺应性的影响。在正常心脏中，快速充盈期或早期充盈期发生在二尖瓣打开后左心室压力下降到低于左心房压时，并且占心室充盈的大部分[76,77]。下一段持续时间，称为心脏舒张期，是可变的，与心率有关，允许不到 5% 的充盈。正常心室充盈的心脏的最后阶段是心房收缩，约占正常心室充盈的 15%。在 RCM 的经典描述中，心室充盈在舒张早期完成，在舒张晚期很少或没有充盈。在该模型中，心肌舒张不能由心肌硬度增加和顺应性降低引起，引起明显的心室压力增高，心室体积变化很小。

临床心脏舒张的最早阶段是等容舒张，这是一种需要消耗钙离子内流至肌质网的能量做功。心肌缺血和肥大都会由于钙摄入量的变化而导致

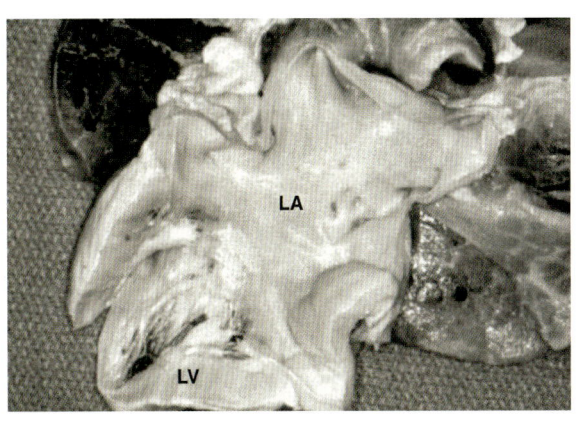

▲ 图 56-1 限制型心肌病患者的尸检标本
图示左心房的扩张明显，左心室体积缩小
LA. 左心房；LV. 左心室

异常舒张。Gewillig 报道，6 例患有 RCM 的儿童通过导管介入术和超声心动图检查显示，延迟舒张及限制性充盈是 RCM 的机制。在这些患者中，早期充盈大约占总心室充盈比例的 56%，心脏舒张中期充盈占 28%，心房充盈占 16%。他们提出，限制性血流动力学是由心室功能障碍和主动舒张延迟引起的，而不是心室壁的内在僵硬度增加[12]。

随着人们对舒张性疾病认识的日益加深，RCM 可能由异常僵硬或异常舒张引起，或两者兼而有之，这取决于发病原因和疾病进展程度。为此，对肌钙蛋白突变体重建的皮肤肌纤维的功能研究正在建立与临床发现一致的表型，这将进一步了解舒张功能及其在这些疾病中的改变方式[78,79]。

六、临床表现

在儿童中，RCM 的心力衰竭症状和体征常常与其他疾病相混淆。常见的症状通常与肺部相关。患有 RCM 的儿童经常在运动时出现呼吸困难，年龄较大的儿童可能会抱怨运动不耐受。反复"下呼吸道感染"或"哮喘"的病史很常见。当在胸部 X 线检查中发现心脏扩大时，他们最终会转诊给心脏病专家。

转诊的其他常见原因是体格检查异常。患有腹水、肝大和水肿的患者通常首先就诊于胃肠专科。当出现其他心脏症状或体征、胸部 X 线检查异常或没有发现与水肿和肝大相关的胃肠道病因时，转诊至心脏病专科。当发现异常心音（如杂音、奔马律或亢进的 P_2）时，会更早转诊给心脏病专家。

10% 的患者主诉"晕厥"。晕厥可能与缺血、心律失常或血栓栓塞有关[11,12]。在该患者群体中，缺血和（或）心律失常可能是晕厥和突然死亡的最常见原因[7,37]。有 1 例患者，排除了心律失常和缺血性外，没有发现与晕厥发作有关的原因[4]。

2 名儿童在 6 岁和 16 岁时出现心源性猝死，可能是继发于家族性 RCM，因为在 5 代中另有 13 名受影响的家庭成员[14]。在已发表的报道中，阳性家族史是转诊的罕见原因。

七、体格检查

常见的发现包括奔马律和亢进的 P_2。肝脏增大，腹水和水肿亦常见。

八、诊断

（一）心电图

心电图在筛查 RCM 方面非常有用。大约 98% 是异常的 [3-12,14-27,30,32,37]。图 56-2 是一个代表性的例子。最常见的异常是右心房扩大和（或）左心房扩大，但 ST 段压低和 ST-T 波异常也经常出现，也能看到右心室和（或）左心室肥大以及传导异常。

（二）动态心电图

Holter 评估不仅可用于节律评估，也可用于 ST 段分析。Rivenes 等报道 12 例患者的 Holter 结果中，8 例患者出现缺血性改变，ST 段压低 3~12.7mm，最明显的是心率增快 [11]。在一名患者中，室性心动过速的发作之前表现为胸痛和 ST 段压低 8.2mm。由于经常胸痛，患者会即时住院治疗。病例报道还显示心电图和尸检的缺血或梗死一致，并且在一些儿童中发现了与缺血相关的胸痛，表明心肌缺血是该患者群体中发病率和死亡率的重要原因 [8,11,17,18]。

Greenway 等报道，1 例患有 RCM 的婴儿在 Holter 上发生了与心率相关性的 ST 段压低和心绞痛，美托洛尔治疗后仍然猝死 [80]。在尸体解剖时，由于内膜增厚，患者有左前降冠状动脉的肌桥及狭窄的左前降血管；收缩带存在多个坏死病灶，还存在一些早期营养不良性钙化，表明持续性缺血性损伤。Hayashi 等报道，在 ST 段压低的 RCM 患者中，通过导管介入术没有发现冠状动脉异常，也没有在大多数患者的运动试验中发现灌注缺陷，因此得出结论，心律失常是比缺血事件更常见的猝死原因 [37]。然而，众所周知，缺血事件却会导致心律失常。由于高舒张期充盈压力损害冠状动脉灌注，而非冠状动脉本身，因此该患者群体中缺血的最常见原因可能是心内膜下心肌的低灌注。通过进行心肌灌注研究，这种类型的低灌注（如果是稀释的）也将更难以检测。具有延迟增强的心脏 MRI 可能是进一步研究这种机制的更好工具。

在报道 RCM 人群心律失常的儿科研究中，大约 15% 的患者出现心律失常和（或）传导障

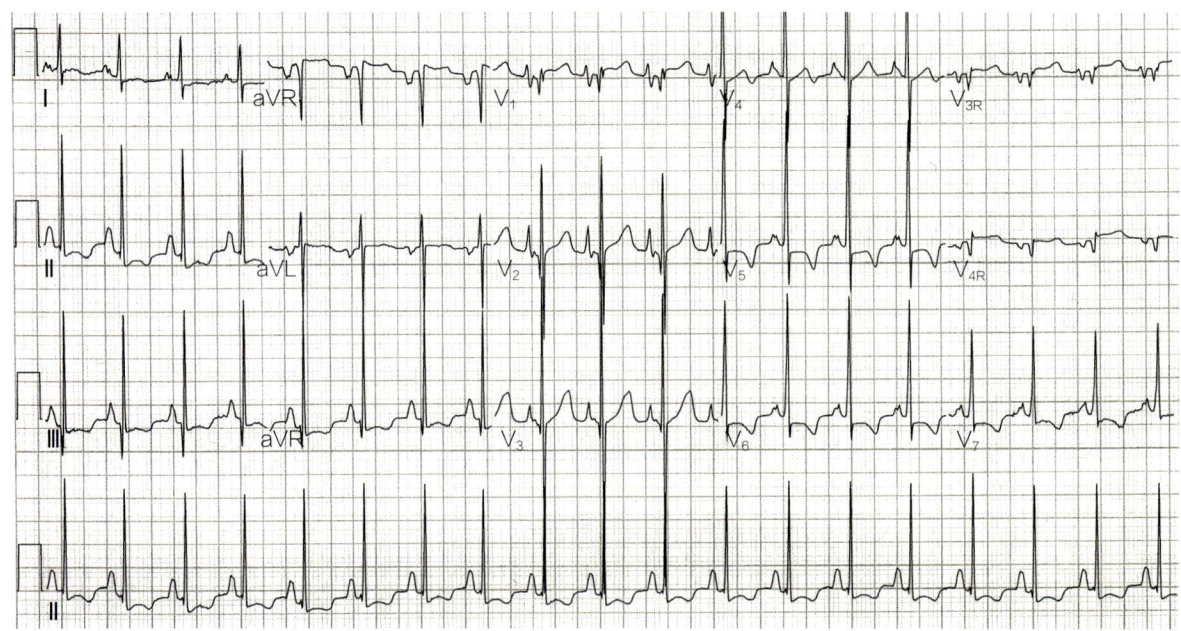

▲ 图 56-2　1 例患有限制型心肌病 2 岁儿童的心电图
图示窦性节律，双心房肥大，右胸导联出现 qr 模式，下外侧导联中的 ST 段压低、T 波倒置

碍[3,4,9-11,21,25,27,30,34,37]。心房扑动是最常见的心律失常，也有心房颤动和房性心动过速的报道。预激综合征伴有室上性心动过速、需要起搏的症状性窦性心动过缓、室性心动过速和尖端扭转也有报道。二度和三度房室传导阻滞是另一种最常见的心律失常。在一个单中心研究中，Walsh 等报道了 5 例心脏事件，其中 16 例患儿中死亡了 4 例[81]。2 例死亡是由急性房室传导阻滞引起的，另外 1 例患者患有间歇性房室传导阻滞，但由于植入除颤起搏功能的起搏器而生存。长 PR 间期和 QRS 间期与急性心脏事件相关。

（三）胸部 X 线片

胸部 X 线是一个有意义的筛查试验，因为约 90% 的病例 X 线表现异常[3-12,14-24,30,37]，X 线上主要表现为心脏扩大和肺静脉淤血。

（四）超声心动图

超声心动图通常是诊断性检查（图 56-3）。在二维成像中，经典病例表现出明显扩张的心房，通常使心室明显大小不一。左心室收缩功能正常或接近正常，没有明显的肥大或扩张。然而，根据收缩功能参数的研究，多达 30% 可能出现或存在潜在受限的左心室短轴缩短率或射血分数[3,10,12,30]。报道的左心室短轴缩短率可低至 20%，射血分数低至 30%。据组织多普勒成像评估，

RCM 患儿的亚临床收缩功能障碍有正常的射血分数（55%），最明显的是室间隔 S' 异常描绘[82]。

多达 40% 患有或发展为轻度，有时甚至是进展性的左心室肥大[3,4,10,12,30]。已经报道了多样的肥大模式，包括向心柱、"中间隔隆起"、顶端肥大和 "非典型肥大"。肥大患可能具有肌钙蛋白 I 突变。"混合限制性 / 肥大性表型" 在诊断 RCM 与肥厚型心肌病，以及确定最佳治疗方法方面可导致令人困惑的临床情况。

二维成像期间，应特别注意血栓和栓塞，这并不罕见[3,4,9,10,12,26, 30,83-85]。在 HES 和心内膜心肌纤维化中，血栓可能会导致顶点消失。在 HES 和心内膜心肌纤维化中，房室瓣膜经常参与病理过程，瓣膜小叶增厚，偏移减少，特别是二尖瓣。在特发性 RCM 中，瓣膜通常在外观上是正常的。二维评估的心包增厚将提示缩窄性心包炎而不是 RCM。

舒张功能障碍的多普勒诊断已在成人中得到很好的应用，并且还报告了儿科数据[86,87]。虽然有几项研究已经描述了成人 RCM 的多普勒研究结果，但只有少数儿科研究描述了 RCM 患儿的多普勒结果[9,10,12,27,88]。这些研究中的一些儿童没有完整的多普勒数据，因为所有的儿科研究都是回顾性的。在描述的患者中，与限制性充盈和左心室舒张末期压力增加一致的发现包括升高的 E / A 比率，短的二尖瓣减速时间，增加的肺静脉心房反流速度和持续时间，以及肺静脉心房反流持续时间大于二尖瓣 A 持续时间（图 56-4）[9,10,27,88]。但是，在 Sasaki 等的研究中，二尖瓣 E / A 比值在大多数患者中是正常的，并且与对照没有差异[88]。限制性血流动力学通常被认为是由增加的心室壁僵硬引起的，然而，特发性 RCM 也可能由延迟舒张功能的紊乱引起。Gewillig 等研究描述了 6 名患有特发性 RCM 的患儿，其多普勒血流曲线与限制性充盈一致，E / A 比值升高，减速时间缩短，但是也有参数表明心室功能障碍和延迟主动舒张[12]。在他们的患者中，二尖瓣流入模式显示突出的二尖瓣 L 波（图 56-5），中期舒张期充盈占总心室充盈约 28%。左心室压力曲线在心脏导管介入术

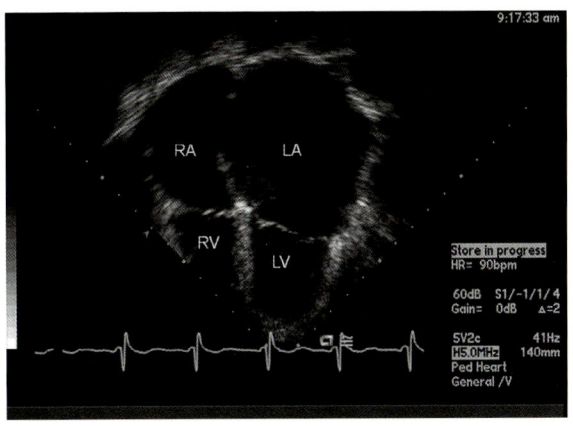

▲ 图 56-3　二维超声波心动图影像，使用的是限制型心肌病儿童四腔视图

左、右心房严重扩张，左、右心室体积变小。心室壁厚度正常
LA. 左心房；LV. 左心室；RA. 右心房；RV. 右心室

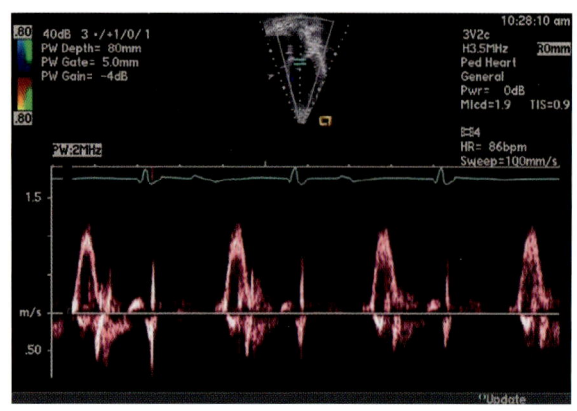

▲ 图 56-4 二尖瓣流入，增加了 E：A 比率，缩短了减速时间

A 波呈现微小变化，可观察到 A 波先于 QRS 波群开始之前

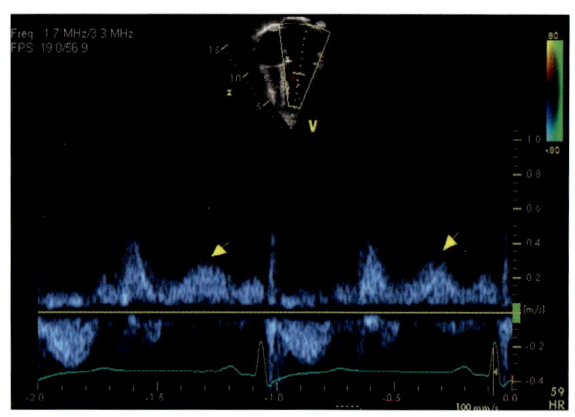

▲ 图 56-5 箭示二尖瓣流入的 L 波。V，瓣膜，用于二尖瓣流入

中心脏舒张期间显示小而稳定的下降，这意味着充盈的驱动力是"心室吸引"而不是增加左心房压力。在有 RCM 的 17 岁患者的 CMR 的时间速度曲线中也描述了这种三相模式[89]。Friedberg 和 Silverman 报道了继发于 RCM 的心力衰竭患儿的收缩压（S）- 舒张期（D）持续时间比[90]。与对照组相比，RCM 患儿的 S/D 比值升高，原因是收缩期延长，舒张期缩短。然而，这并不是 RCM 心力衰竭所特有的，因为他们在患有扩张型心肌病的儿童中发现了相似的结果。

在成人中，多普勒组织成像已被用于帮助区分 RCM 和缩窄性心包炎[91,92]。二尖瓣 E' 等于或大于 8cm/s 对于区分缩窄性心包炎与 RCM 具有高度敏感性和特异性[92]。这个临界值需要在儿童中进一步评估。在一项比较儿科 RCM 患者和对照组的研究中，RCM 患者的二尖瓣 E' 低于对照组，平均为 12.5cm/s，而对照组为 21.7cm/s[88]。因此，使用 8cm/s 的二尖瓣 E' 来区分缩窄性心包炎与 RCM 的成人临界值不太可能适用。他们确实发现平均室间隔隔壁 E' 为 8.2cm/s 而对照组为 15.5cm/s。Sasaki 报道称在 9 名 RCM 患者中的 7 名患者中证实了 DTI 的 L' 波，尽管他们没有在流入多普勒上看到 L 波[88]。所有对照中都没有 L' 波。他们计算了侧壁或隔壁 L' 的敏感性为 78%，特异性为 100%。

最近的两项研究提供了儿童超声心动图诊断舒张功能障碍时的注意事项[88,93]。存在由成人数据推断儿童舒张功能障碍的多普勒模式的趋势。Sasaki 等研究发现，多普勒指数的个别临界值在识别儿童的限制性生理学方面具有很差的敏感性[88]。他们发现左心房大小，隔壁 E/E' 增加，A 波缺乏以及中期舒张 L' 波的存在是 RCM 患者最显著的异常。Dragulescu 发现评估舒张功能的关键超声心动图参数在儿科人群中没有充分的特异性，个体内标准之间的差异阻止了舒张功能障碍的一致分类[93]。在他们评估的参数中，发现 E' 减速时间和相对于体表面积的左心房容积可能是评估心肌病患儿舒张功能障碍的最有用标准（并非所有患者都是限制性的）。他们得出结论，儿童需要新的舒张功能障碍诊断标准。Sasaki 和 Dragulescu 研究最一致的发现是寻找扩张的左心房，这实际上是 RCM 的超声心动图标志。欧洲心脏病学会 2012 年关于心力衰竭保留射血分数的声明，可能最好地总结了舒张功能障碍和 RCM 超声心动图标准，其中他们声明没有单一的超声心动图参数足够准确单独用于诊断左心室舒张功能障碍[94]。然而，关于儿科 RCM，超声心动图上最一致的发现是显著扩张的心房。

（五）心导管检查和心内膜心肌活检

心导管检查是 RCM 患者评估的重要部分，在诊断时应予以强烈推荐。导管可以帮助区分 RCM 和缩窄性心包炎，尽管两者几乎所有血流动力学特征都可以重叠[95]。

这两种疾病通常都有舒张早期下降和随后的平台模式，也称为平方根征（图56-6）[64,95]。在"经典"RCM中，左心室舒张末期压力，左心房压力和肺毛细血管楔压显著升高，并且至少比右心房压力和右心室末期高4～5mmHg（优选10mmHg）轴向压力。在压力基本相等的情况下，体积负荷可以引起左右心室之间的压力差。

除了升高的左心室和（或）右心室内舒张末期压力外，在初次导管测压时经常出现肺动脉高压[3,10,27,29-31,34-36]。初始肺血管阻力指数（pulmonary vascular resistance index，PVRI）可能从正常至24 $U·m^2$ [3,10,27,29-31,34-36]。在提供随访数据0.3～8年后的研究中，PVRI范围从正常到30 $U·m$ [23,30,31]。然而，肺血管系统经常保持反应性[31,35,36]。Kimberling等研究表明对NO的反应最好[31]。然而，在Weller等的研究中，40%被排除在原位心脏移植适应证之外，因为在评估心脏移植时肺血管阻力必须升高且无反应[30]。没有研究预测何人或何时会发生固定的肺血管阻力。

在接受心内膜心肌活检的患者中，大多数是非诊断性的，表现出不同程度的纤维化和高血压[3,34,37]。一些患者的线粒体数量增加，糖原增加[3,5,10]。据报道，1例儿科患者发生了心脏淀粉样变性病例，但是胸腔镜活检很少能诊断特定的病因[3,5,10,12,34,37]。在骨骼肌活检和心肌组织中观察到结蛋白肌病，得出病因诊断[26,41]。这可能意味着即将发生的骨骼肌病和（或）传导系统疾病，应该在获得的任何活检组织中进行评估。然而，通过心内膜心肌活检找到特定的病因并不常见，并且这些患者的手术并非无风险[3,19,34]。

九、鉴别诊断

缩窄性心包炎是最常与RCM混淆的疾病。RCM和缩窄性心包炎患者的临床表现与用于区分两者的测试结果非常相似。

表56-3总结了2种疾病过程的典型检测结果，但可能会出现相当大的重叠。在大多数情况下，非侵入性研究和没有心内膜心肌活检的血流动力学导管可以区分RCM和缩窄性心包炎。然而，在有限的情况下，心内膜心肌活检可能是帮助区分缩窄性心包炎和RCM的必要条件。缩窄性心包炎中的发现是非特异性的。没有肌病的发现为缩窄性心包炎的诊断提供支持，而肌病的变化表明RCM，但很少在RCM中确定具体的诊断[3,10,12,34,37]。患有RCM或缩窄性心包炎的儿童血流动力学脆弱。RCM患儿的系列病例报道在导管介入术和活检期间或之后不久出现恶化和死亡[4,19,34]。因此，在术前应仔细考虑活检可能获得信息的风险-效益比。罕见的开胸探查术对于区分缩窄性心包炎和RCM是必要的，因为仍然存在很多血流动力学特征重叠的情况，因此开胸探查术对于诊断是必要的。Henein建议在发现心包疾病的情况下使用限制性心包炎一词[96]。Wang等报道了一例具有混合缩窄性心包炎和RCM特征的儿童[97]。与缩

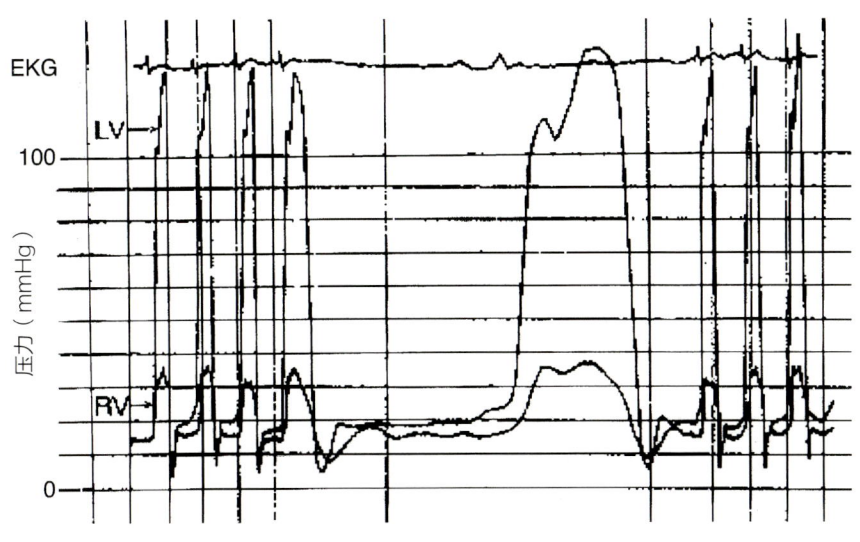

◀图56-6 **限制型心肌病患者的心导管插入期间的压力追踪**
表现为限制型心肌病或狭窄性心包炎，可能出现倾斜或平台模式（或平方根）
LV. 左心室；RV. 右心室

表 56-3 限制型心肌病和收缩性心包炎的比较

	RCM	CP
心电图检查结果		
• 心房肥大	几乎普遍	可能存在
• 左心室肥大和（或）右心室肥大	正常	一般情况下无
• 低电压 QRS 波群	异常	正常
• ST-T 波异常	正常	正常
胸部 X 线片		
• 钙化	无	≤ 21%
超声波心动图		
• 心包厚度	无	可能增厚
• 心房扩张	显著	可能扩大
• 壁厚	正常到轻微肥大	一般情况下正常
• 收缩功能	正常到减缓	正常
• 隔膜反弹	无	通常存在
• 多普勒	偶尔	一般情况下显著
• 呼吸量变化		
门控成像技术（MRI）/CT	正常心包膜	
心导管插入术	• RWP 和 LVEDP 可能超过 RAP 和 RVEDP > 4mmHg • RVSP 通常 > 50mmHg	• RAP = PWP，RVEDP = LVEDP 通常在 4mmHg 之内 • RVSP 通常 < 50mmHg
RV 心内膜心肌活检	一般情况下异常（非特异性频繁发生）	一般情况下正常
开胸探查术	正常心包膜	一般情况下呈现异常心包膜

CP. 缩窄性心包炎；LVH. 左心室肥大；RVH. 右心室肥大；PWP. 肺毛细血管楔压；LVEDP. 左心室舒张压；RAP. 右心房压；RVEDP. 右心室舒张压；RVSP. 右心室收缩压；RV. 右心室

窄性心包炎一致的特征包括心包钙化和二尖瓣环外侧组织多普勒速度 18cm/s，然而，心内膜心肌活检显示肌细胞肥大和纤维化，被认为更符合心肌病过程。即使钙化心包不能完全切除，心包切除术仍能改善症状，尽管心内膜活检有肌病特征。如果确定缩窄性心包炎，心包切除术可能是治愈性的，是选择的治疗方法。然而，在 RCM 患者中，开胸探查术不是一种良性手术，也没有治疗效益，可能导致死亡[30]。因此，应尽一切努力在没有开胸探查术的情况下建立 RCM 的诊断。

B 型利钠肽已被用于协助区分成人缩窄性心包炎与 RCM[98,99]。在 Leya 等的一小部分成人病例中，所有缩窄性心包炎患者的 B 型利钠肽均小于 200pg/ml，并且在统计学上显著低于 RCM 患者[86]。RCM 组中最低的 B 型利钠肽为 639pg/ml。随后的成人研究发现，缩窄性心包炎患者和 RCM 患者的 B 型利钠肽水平存在统计学差异，但两组间 B 型利钠肽的重叠程度明显增加，特别是如果缩窄性心包炎继发于既往心脏手术或放射治疗而不是原发性心脏病。B 型利钠肽不太明确区分缩窄性心包炎和 RCM[98,99]。

心肌病可能难以分类，因为重叠表型发生[3,10,12,30]。因为一些患有 RCM 的儿童可能有一定程度的左心室肥大[3,4,10,12,30]，可能会出现患者是否患有 RCM 与肥厚型心肌病的混淆，即"混合限制性/肥大性表型"。肥厚型心肌病患者可能有非常扩张的心房，并且生理受限。由于在具有相同基因缺陷的同一家族中可以看到多种表型，因此表型有时会重叠并不奇怪。这不仅仅是语义上的重要性，因为具有限制生理学的肥厚型心肌病儿童比具有"单纯"RCM 的儿童具有更好的预后，但不如具有"单纯"肥厚型心肌病的儿童那样预后良好[100]。此外，Maskatia 研究表明，患有肥厚型心肌病和限制性生理学的儿童的长期存活率相当于儿童的平均心脏移植后存活率，因此这些患者的移植名单上的排队时间可能比"单纯"RCM 的时间更长[101]。RCM 和非致密性心肌病之间也存在表型重叠的证据[102-104]。扩张型心肌病患者也可能出现限制性生理学特征[29]。当在其他形式的心肌病存在下发生混合生理学表现时，预后更差[105]。

十、结果

RCM 患儿的预后仍然很差[3-5,8,9,11,12,29,34,37]。大约一半的儿童在诊断后 2~3 年内死亡或需要移植。RCM 的预后似乎明显差于肥厚型心肌病或扩张型心肌病患者，其中 2 年死亡率分别为 12.7%和 13.6%[7]。在 RCM 中，与心力衰竭相关的死亡是最常见的。据报道，心脏猝死也是 RCM 患儿死亡的常见原因[11,37]。在 Rivenes 等的研究中，28%的儿童发生心源性猝死，年死亡率为 7%[11]。与 Maron 报道的肥厚型心肌病儿童猝死发生率为 31%相当[106]。Russo 和 Webber[34] 报道的患者中有 14%发生猝死，Hayashi 等报道的发生率为 33%[37]。

与预后不良相关的因素在研究之间并不一致。一些研究表明，在胸部 X 线检查，年龄小于 5 岁、血栓栓塞和 PVRI 升高的情况下，心脏扩大和肺静脉淤血导致心力衰竭死亡的风险增加[9,10,30]。患有心力衰竭的儿童也有患缺血性并发症的风险[11]。然而，Russo 和 Webber 没有发现年龄有无心力衰竭症状的预后[34]。他们发现舒张末期压力升高和左心房：主动脉比率增大与生存率呈负相关。相反，Walsh 发现年龄较大与突发性心脏事件有关，这些事件被定义为死亡或急性血流动力学损害或晕厥相关的心律失常[81]。此外，他们发现患有急性心脏事件的儿童的心电图中位数和 QRS 间期较长。当比较 RCM 的存活率与移植后的存活率时，显然移植导致大多数病例存活时间更长[30]。

十一、治疗

在所回顾的研究中，没有一致的治疗方法。各种药物以多种组合形式给药，包括利尿药、地高辛、减轻心脏负荷制剂、钙通道阻滞药和 β 受体阻滞药。由于每项研究中患者数量较少且研究中缺乏统一的治疗，因此无法确定这些疗法的益处或风险。Bengur 等报道，当心导管检查期间给予 4 名患有 RCM 的儿科患者卡托普利时，主动脉压降低了 24%而没有增加心输出量[107]。他们认为卡托普利不应用于 RCM 患者。然而，在使用 ACE 抑制药的研究中没有报道急性失代偿，也没有报道治疗或症状获益[3,4,10,27,30,31,37]。ACE 抑制药对神经体液活化的调节可以影响成纤维细胞活性、间质纤维化、细胞内钙处理和心肌硬度。在舒张性心力衰竭的成人中，已经提出使用 ACE 抑制药，但成人数据也有限[108]。ACE 抑制药在儿科 RCM 中的风险和益处仍有待确定，目前不推荐，除非有其他因素，如高血压[109]。

在患有舒张功能障碍的成人中，心动过速耐受性差，因此 β 受体阻滞药或一些钙通道阻滞药被认为是治疗方案的一部分[108]。在 Rivenes 等的儿童研究中，发现较高的心率引起明显的 ST 段压低，建议使用 β 受体阻滞药治疗，以降低患者人群的快速型心律[11]。随后报道了 3 名 5 岁以下的儿童开始使用普萘洛尔（n=2）或美托洛尔（n=1），发现他们不能耐受 β 受体阻滞药治疗[110]。在第 1 例出现苍白、虚弱和无精打采的患者中，远期评估者，并没有记录到心律失常，也没有出现神经系统后遗症。当停用普萘洛尔时，这些事件就停止了。第 2 例患者出现了凝视、乱语和大汗。一次发作发生在住院期间，通过高浓度葡萄糖输注（D50）后发作停止。停止使用普萘洛尔后发作停止。接受美托洛尔治疗的患者在服药 2~3 天后变得易怒和烦躁不安，停药后有所改善。需要进一步的研究来确定 β 受体阻滞药治疗在这种疾病中的作用。目前不推荐使用，除非有其他指征[109]。

目前，由于这些患者的脆弱性，药物治疗仍是推荐的，应从住院患者开始治疗。利尿药对伴全身充血或肺静脉充血体征和症状的患者有用。应避免过度利尿，因为这些患者对前负荷的改变很敏感。

在儿科 RCM 中，血栓形成的发生率为

0%~40%，而栓塞的发生率为12%~33%，约50%是脑血管事件[85]。在9项研究的汇编中，大约20%的特发性RCM儿科患者描述了血栓和栓塞事件[3,4,9,10,12,26,30,83,84]。因此，在诊断时建议采用某种形式的抗血栓/抗凝治疗。由于患者人数较少，没有研究比较阿司匹林与华法林或依诺肝素的疗效。在没有血栓形成证据的患者中，阿司匹林通常被用作单一药物，但对已诊断的血栓患者中，需要更积极的抗凝治疗。

与成人射血分数保留型心力衰竭一样，由于舒张功能障碍导致的肺动脉高压发展是RCM儿童的重要问题。在成人中，左心系统疾病是肺动脉高压的最常见原因[111]。因此，人们越来越关注这种类型的肺动脉高压。除由于舒张压升高而发生的肺动脉压的"固定"升高程度外，肺血管反应性也会随着时间的推移而发展。在心脏导管介入术中，通过给予100%氧气或吸入一氧化氮，可导致明显的阻力下降。大多数用于治疗肺动脉高压的药物尚未被发现对成人有用，有些被认为是有害的，因此不推荐使用[111]。一些较小的成人研究表明磷酸二酯酶5抑制药（如西地那非）是有益的，然而，RELAX试验招募了113例患有射血分数保留型心力衰竭的成人治疗组和103例安慰剂组，患者在24周内没有获益。

值得注意的是，成人收缩性心力衰竭的标准疗法均未显示可改善成人射血分数保留型心力衰竭的生存率。通过推断，由于儿童单纯舒张性心力衰竭患者数量非常少，因此没有一项儿科研究发现有效的治疗方法并不奇怪。国际心肺移植学会于2014年发布了关于儿科心力衰竭管理的ISHLT指南专著[109]。小儿舒张性心力衰竭中推荐的唯一一线治疗方法是使用利尿药建立血容量，并密切监测肾功能和血压。除非另有指征，否则Ⅲ类（不推荐）药物包括钙通道阻滞药和地高辛、正性肌力药（如多巴胺、多巴酚丁胺和肾上腺素），以及前列腺素和内皮素受体拮抗药等治疗肺动脉高压药物。

由于目前的药物疗法似乎无效，肺动脉高压的发展很常见，死亡率很高，心脏移植是最终的治疗方法。移植用于RCM儿童的结果与移植用于其他类型心脏病的儿童相当[31,35,36,113-115]。虽然一些未移植的患者可能保持相对较好的状态超过10年[34]，但这是一个不可预测的少数。大多数患者应该"早期"进行评估和列入移植名单，然而，文献中关于多早尚存争议[11,34,35,113]。如果PVRI＞6U·m²或者经肺压差＞14~15mmHg，患者在诊断时应进行心脏导管检查，检测肺血管反应性。在许多患者中，只要他们表现出肺血管床的反应性，就可以降低阻力，并且对PVRI超过9U·m²的儿童进行成功的原位移植[35,36]。最近的一份报道表明，在儿童中使用PVRI＞6可能过于严格，这表明9是原位心脏移植后死亡率增加的阈值[116]。尽管有最新的ISHLT儿科心力衰竭指南，但较早的报道发现，在等待确定最佳移植策略（原位或异位心肺移植）时，有些儿童可能因持续输注前列环素而受益[35]。原位心脏移植是首选的移植手术，因为存活率优于心肺移植，并且比小儿童的异位移植更可行，尽管RCM儿童已经进行了异位心脏移植[35,117]。如果使用肺血管扩张药治疗，必须仔细监测肺水肿的发展，因为左心房压力可能上升，从而抵消肺动脉压力下降的益处。此外，一些药物还会导致全身性低血压，RCM患者可能无法进行代偿。在需要这些治疗策略之前，最好是已被列入移植名单的患者。如果是在诊断时未被列入移植名单的患者，则必须进行密切随访，定期重新评估肺动脉高压的发生。

Dipchand报道，患有RCM的儿童不太可能被列入状态1，因为未接受通气治疗、正性肌力药治疗时心律失常少于扩张型心肌病患者[118]。然而他们在等待时死亡的可能性相似，这表明这些排名较后的患者与患有扩张型心肌病的儿童一样脆弱[118]。Zangwill回顾了145例RCM儿童心脏移植的结果，其中44%被列为UNOS状态1[113]。他们发现需要机械支持的儿童和婴儿在等待时死亡的风险显著高于RCM列出的其他儿童。Singh报道，排入等候名单的机械通气的非扩张型心肌病（限制性或肥厚性）的儿童的等待期死亡率增加[114]。这些研究强调了不要等待"太久"

将这些患者列入心脏移植的重要性。患有 RCM 的儿童更难以受益于左心室辅助装置，因为心室腔大小的限制，右心室也会受到影响。有报道称柏林 EXCOR 左心室辅助装置[119,120]使用者成功地进行了心脏移植手术。其中报道的一名儿童需要双心室支持并且所有患者都留有心房插管，因为左心室腔尺寸太小而无法进行通常的左心室心尖插管。

移植名单上的患者应该定期进行心电图和动态心电图监测，并且要求评估缺血、室性心律失常或发生传导紊乱的征象。起搏器适用于有明显传导紊乱的患者。对于有缺血和室性心律失常证据的患者，应考虑植入式除颤器，避免剧烈的体力活动。

由于目前唯一对 RCM 的最终治疗方法是心脏移植，因此需要更好的医学手段来治疗 RCM。RCM 患者需要改进风险分层方法，以筛查出血栓栓塞、肺血管阻力急剧升高和猝死的高风险患者。

第 57 章
肌营养不良性心脏病
The Heart in Muscular Dystrophies

Philip T. Thrush   Jerry R. Mendell   Kevin M. Flanigan   Timothy M. Hoffman   Hugh D. Allen   著
安彩霞 强 毅 译

肌营养不良症（muscular dystrophy，MD）可能与心肌病（有时为扩张型）、传导障碍或两者都有一定的关系。肌营养不良的类型不同，也可能是基因异常的位点不同，表现形式多样。随着基因检测的出现，人们对这些疾病的研究更系统化、更深化。研究获得了每种类型及其子类型更多的特殊信息。对疾病及其细微差别的这些新认识终将提高诊断结果，并有可能出现不同的分类和治疗方法。

一、肌营养不良症和临床心脏疾病

强直性肌营养不良症是最常见的肌营养不良症（包括成人、儿童）。根据新的分子观点，必须考虑至少两个类型[1,2]。典型的病变被称为 1 型肌强直性肌营养不良症（dystrophic myotonia type 1，DM1）。它与肌强直性营养不良-蛋白质激酶基因的 3′ 非转译区的 CTG 重复相关。重复大小不稳定性导致了疾病从一代延续到下一代发作，而患有 DM1 母亲的孩子可能患有先天性肌营养不良症，这是一种非常严重的疾病，CTG 重复的范围要大很多。在这些婴儿中，心脏表现非常严重（扩张型心肌病、心律失常和猝死）。另一种肌营养不良症被称为 2 型肌强直性肌营养不良症（dystrophic myotonia type 2，DM2）。来自经典失调的几个值得注意的差异始于分子缺陷，其特征在于锌指蛋白 9（zinc finger protein 9，ZNF9）基因的内含子 1 中的 CCTG 扩展。心脏表现也包括 DM1 中的传导系统疾病。在 DM2 中看不到这种疾病的先天性形式。

抗肌萎缩蛋白缺乏引起心脏受累为第二大营养不良组（并且在儿童时期最常见）。骨骼肌疾病的严重程度与抗肌萎缩蛋白的质量和数量有关，X 连锁 DMD 基因的产物杜氏肌营养不良症（Duchenne muscular dystrophy，DMD）是最严重的变异，通常与骨骼肌中的抗肌萎缩蛋白小于正常水平 5% 有关。贝克型肌营养不良症（Becker muscular dystrophy，BMD）是一种较温和的肌营养不良症，在肌肉中存在大量的抗肌萎缩蛋白。这些肌营养不良症的不同表现是由于不同的 DMD 突变造成的，既可以截断蛋白质表达，也可允许蛋白质表达的体积减小或数量减少。另一种具有显著心脏症状的独特疾病是 Emery-Dreifuss 型肌营养不良症（EDMD）。EDMD 指的是由不止一个基因缺陷引起的综合征。典型的 X-连锁 EDMD（xl-EDMD）的疾病特点是以挛缩为特征（特别是在肘部），并且在大多数情况下是由编码 emerin（内核膜蛋白）的 STA 基因突变引起的。最近，另一个 X 连锁基因 FHL1 被证明是大约 10% XL-EDMD 的原因[3]。LMNA 基因突变是导致肌营养不良症（EDMD）常染色体形式的原因，这种形式最常见的是常染色体显性，偶尔也会出现常染色体隐性特征。两者在体征和症状上几乎与 X 连锁形式相同。LMNA 基因编码 A 型核纤层蛋白和 lamin C[4] 的可变剪接同种型。在内核膜上发现了 Lamins，它们与其他蛋白质（包括 emerin）直接相互作用，似乎可以解释重叠的临床描述。也许增加困惑的是在没有 MD 的情况下发生的 DCM 也与 LMNA 突变相关。另外，增加 LMNA 表型复杂性的，是一种弱化骨盆和肩部肌肉，被称为肢带肌营养不良症 1B（limb-girdle muscular dystrophy 1B，LGMD1B）的一般表现形式。由于缺乏肢体挛缩，它在临床上与肌营养不良症（EDMD）不同。特别重要的是，LMNA 突变导致 LGMD1B、EDMD 和扩张型心肌病，它们都有可能导致房性心律失常、心力衰竭的心肌病以及猝死（可能是由于快速性心律失常所致）[5]。

LGMD 是一种临床和基因上的异质人群。基于遗传模式对 LGMD 进行分类，包括常染色体显性（1 型 LGMD）和常染色体隐性（2 型 LGMD）两种形式。以链接结构分析为基础，根据建立链接的顺序，使用字母表中的字母顺序给这些病变按顺序分配。到目前为止，已经识别出 8 种 LGMD1A-1 H 类型和 23 种 LGMD2A-2 W 类型，并对其进行了分类[6,7]。患者通常有骨盆带缺陷，并伴有肩带肌肉无力。通过 LGMD 观察到轻度挛缩，但这都不是 LGMD 中所见到的主要临床特征。后面描述了患有心肌病的 LGMD 表型，该术语称为 X 连锁心肌病，在这里有必要对其进行评论和描述。这是一个分子遗传学时代有价值的临床术语，但是限于目前我们对特殊基因缺陷的了解程度，最好将主要的 X 连锁心肌病单独考虑。在 X 染色体上发现了四种与心脏和骨骼肌动蛋白有关的遗传疾病。已经讨论了 DMD 和 BMD。这些疾病是由相同的基因突变引起，不同程度的营养不良，与 X 染色体的短臂 Xp21 有关。X 染色体上的另一个主要的心肌病——EDMD[8]，在 STA 基因中有一个突变，与 X 染色体 Xq28 长臂相连。X 染色体上的第三个心肌病是溶酶体储积症[9]，也被称为 X 染色体空泡心肌病和肌病，这是由 Xq24 的关联膜蛋白 2（LAMP2）基因编码突变引起的。这种营养不良的形式有肥厚性心肌病。这一组的最终病变便是巴思综合征[10]。这是一种线粒体疾病，由 *Tafazzin* 基因突变引起，与数量减少和心磷脂改变的结构有关，这是线粒体内膜的主要磷脂。该基因映射到 X 染色体的长臂 Xq28 上。患者具有不同的临床症状，通常包括心力衰竭、心肌病、嗜中性白细胞减少症以及生长迟缓等。

二、评估工具

（一）心电图

由于许多营养不良会影响心脏传导，ECG 提供了关于心率、速率、轴线和模式变化（s）异常的重要信息。下面针对特定病变的发现讨论具体的异常。

（二）Holter 心电动态检测仪

24h 的动态心电图可以深入了解可能无症状的患者的心律失常和传导障碍。它还可以测量心脏自律性紊乱患者的心率变异性。

（三）多普勒超声研究

与各种形式的营养不良相关的躯体畸形包括胸壁畸形和脊柱侧凸畸形，这些症状使得肺和心脏之间的关系紊乱，给超声评估带来了挑战。重要的是记录和测量舒张期和收缩期的左心室内径、运动障碍及其区域、二尖瓣前叶最高点 E 点与室间隔的距离、缩短分数、射血分数以及室壁收缩和舒张率等。二维图像的平面化可以精准预测左心室容积和球度指数，即通过比较左心室长轴从二尖瓣到心尖部的舒张期和收缩期的面积，已经被用来量化评价心肌病，量化值应 < 0.66。关于超声和多普勒技术测试功能的说明，参阅第 9 章。使用多普勒分析，解释二尖瓣和主动脉瓣的反流。对三尖瓣反流量化，可以使右心室和肺动脉收缩压得到控制。评估肺动脉瓣反流可以预估肺动脉舒张压，也可以通过对脉冲调制式多普勒主动脉波形在空间和时间上的调整预估心脏输出。较新的研究表明，特别是成人患者以及一些儿童人群，使用多普勒组织分析可以评估壁收缩功能和舒张功能。开始使用这些方法对肌营养不良症人群的心肌病评估具有一定的实用性。

由于许多患者不能进行身体锻炼，多巴酚丁胺负荷超声研究可能提供心肌衰弱性能的相关信息，特别是对那些边缘性静息状态下正常患者的研究。这些研究应仔细进行，在压力测试过程中，能够观察到心房和心室快速性心律失常。

（四）其他影像学方法

当患者不能进行充分的超声研究时，可以使用其他工具测量左心室容积和射血分数；这些方法包括 MRI、CT、放射性核素成像和正电子发射测试等。每一种方法都有各自的优点和缺点，包括成本、可及性和局限性等，例如，之前经受过脊柱侧弯手术患者的金属棒可能会干扰 MRI 分析。根据最新设备的可用性和用于分析的软件复杂程度，源于其他成像方法而获得的信息具有一定的可变性。但是，使用这些模式有可能会提供无法从超声心动图中获得的额外信息，例如通过使用 MRI 延迟增强辨识心肌纤维化。

三、心肌营养不良症

（一）肌营养不良性疾病

DMD 和 BMD 是相关疾病[16-18]，由于所表达的抗肌萎缩蛋白的数量或质量不同，它们的严重程度各不相同。在几乎所有的病例中，DMD 患者在骨骼肌组织切片中呈现出的抗肌萎缩蛋白低于5%，该数量无法维持 12 岁以上患儿行走。与此相反，在 BMD 中，基因突变允许不同程度的抗肌萎缩蛋白表达，其可以在骨骼肌活检中被量化。大多数情况下，数量和大小都有所减小。也可以通过心脏活组织检查确定抗肌萎缩蛋白的表达数量，但这并不是一种常见或实用的方法。需要明白的重要一点，BMD 涵盖了从轻微到严重的各种各样的残疾，这一切均取决于特定的基因突变。

同样重要的是骨骼和心脏肌肉可能表现出矛盾的临床反应。DMD 疾病早期，骨骼肌损失严重，这与几乎完全的抗肌萎缩蛋白缺乏症相关，患者在 10—12 岁失去了行走功能，并且久坐不动依靠轮椅生活。在这种环境下，日常生活中可能很少有心脏压力。这可能是临床心力衰竭症状和体征之所以罕见的原因，而这些症状往往在没有灾难性事件的情况下表现不明显，例如，危及生命的肺部感染。与此相反，患有心肌病的 BMD 患者，其大部分骨骼肌保持活动状态，将会出现更多的心脏需求，从而导致需要治疗的心力衰竭症状出现。

（二）肌营养不良性疾病：杜氏营养不良症

患有 DMD 的男孩在新生儿期没有任何问题。有些孩子独立行走会延迟，有些孩子爬行会比平均年龄水平的孩子更晚。这种疾病通常 3 岁左右才会被发现，因为受疾病影响的男孩跑步和跳跃功能很差，在正常的玩耍活动中无法跟上其他孩子的步伐。但是，DMD 能够通过新生儿筛查进行识别，尽管这不是目前的标准做法[19]。如果有已知的家族病史，例如，患有 DMD 的兄弟姐妹，则新生男婴会被认为可能患有肌酸激酶和遗传基因的 DMD。到了学龄，肌肉功能的差异变得非常明显。爬楼梯通常需要扶手，他们通常爬楼梯时每次只走一步，而不是一步一步地左右交替爬楼梯。摔跤成为一个日益严重的问题。面部受伤可能是由于身体前倾，因为手臂无力无法撑住身体而摔伤。为了从地板上爬起来，男孩们滚到俯卧位置，伸展双腿保持平衡，首先抬起臀部，然后用手"走路"（高乐斯征，Gower 征）。6—7 岁的时，大多数男孩会摆出一种弓背蹒跚的步态。10 岁左右，走路变得越来越困难，并且在没有干预的情况下，大多数患者将在大约 12 岁时变成轮椅依赖者。对于大多数的 DMD 患者人群，IQ 与常人相比大约减少了一个标准偏差，认知困难，有选择性地影响了语言和记忆能力。

进行体格检查时，某些特征很容易被识别，包括以下特征：增大（过度肥大，而不是"假肥大"）的小腿肌肉，触诊感觉似橡皮；颈部肌肉无力，无法仰卧抬头，尤其是在颈部过度扩张的情况下以及不同程度的近端肌肉无力，总是表现出比远端肌肉更差的情况。这个过程后期，所有的肌肉功能受到损害，但最小的手部运动除外。膈肌和肋间肌受损，因咳嗽困难、误吸和肺炎易感，导致气道清理受损。典型的状态便是肺炎发作，增加了心脏需求而导致了心力衰竭。有些患者在此之前可能有过快速性心律失常。虽然早期的夜间呼吸支持可能对延长预期寿命产生了明显的影响[20]，但是在二十几岁早期仍然会在任意时刻发生死亡。

1. 心肌病理学

心脏受累常见，估计在6岁的时候，心肌病的发病率高达25%，而10岁时的发病率是59%[21,22]。但最近的研究表明，这些男孩诊断为心肌病的年龄中值为14～15年[23,24]。从二尖瓣环后部的左心室后壁靠近心外膜处的心肌开始出现脂肪化和纤维化。组织学研究表明，纤维化始于心外膜，并向心内膜发展[25]。很有可能进展成心肌瘢痕，最终侵入隔膜[26]。右心室和心房很少受累。纤维化导致了功能障碍和偶尔性扩张，尤其是严重的功能障碍，最初变薄，甚至在二尖瓣环的左心室后壁的突出部分变成了严重的无明显特征的心肌病。如果心脏壁严重纤维化，就有可能使左心室无法扩张，从而产生一种限制性肌病。如果出现了扩张，患者就会出现二尖瓣返流，有时还会出现主动脉瓣反流。由于左心室衰竭，可能有继发性肺动脉高压及与肺和三尖瓣反流相关的右心室衰竭。此外，心肌病的另一种症状便是左心室致密化不全，这种症状在大多数患者的左心室心肌内可以看到较深的小梁形成[27,28]，这有可能预示着预后较差[28]。纤维化和脂肪浸润也可能损害传导系统，包括窦房结和房室结[29,30]。

2. 心脏病史和体检

DMD患者很少有心脏方面的主诉，主要是因为身体不活动。即使是严重的心肌病患者，除了呼吸急促之外，几乎也没有任何症状，这有可能是因为他们的胸部和膈肌屡弱导致的呼吸系统损害。有些患者会有突发性夜间呼吸困难。另一些患者可能会出现心悸，如果他们有过心室或心房性心律失常。重要的是，要认识到DMD和BMD患者可能会出现严重的麻醉并发症，包括心脏骤停。大多数并发症似乎与琥珀胆碱的使用有关，琥珀胆碱是一种肌肉松弛剂，可能引发高钾血症[31]。还有一些并发症被认为是使用挥发性麻醉药。患者也可能有类似恶性高热的反应[31]，发展为横纹肌溶解，并有咬肌痉挛。很明显，对于患有营养不良的患者[31,32]，必须谨慎使用麻醉药。心脏检查很少出现不正常现象，即使已知患有心肌病的患者也是如此。偶尔可能会出现第三或第四种心音。根据Perloff等[33]的说法，大多数患者都有肺动脉流出道杂音，但这不是我们的经验所得。有些患者会有二尖瓣脱垂的喀喇音和杂音；我们已经在患有严重胸壁畸形的患者中听诊到过这种情况。可能有颈静脉扩张、外周水肿或骶部水肿。胸壁畸形使得整体检查显得有点紊乱，特别是在有脊柱侧凸的年长儿中尤为明显。

3. 心电图特征

从以往观点来看，DMD典型ECG描述，具有缩短的PR间期，Ⅰ、aVL、V_5和V_6的深度Q波，偶尔出现在Ⅱ、Ⅲ和aVF波形上。通常有一个高的R波和一个增大的R/S比率[30,34]（图57-1）。有报道指出，QT间期延长[21,35]、QT间期异常[36]。最近的一项关于115例DMD男患者（40位患有心肌病）前瞻性研究证实，最常见的发现：①短的PR间期（43%）；②右心室肥大（37%）；③V_5导联上的显著Q波（34%）、导联V_6上的Q波（33%）；④下侧壁的Q波只出现在9导联；⑤导联3上仅有的Ⅰ，aVL，V_5和V_6的Q波。没有一个有延长的QTc间期，两个有ST-T压低（1位患有心肌病），38个有低平双向T波（15位患有心肌病）。ECG并没有区分心肌病组和射血分数＞55%的DMD组的男孩[37]。最近对154例DMD男孩（91例患有心肌病）进行了一系列的连续研究分析，历时9.4年，总计805张心电图（心肌病组中有367张）均没有显示右心室肥大的振幅，也未发现与超声心动图、最高点E点与室间隔的距离、缩短分数或射血分数的相关性。因此，右心室肥大与心肌病[38]没有相关性。另一项针对150例肌营养不良症的回顾性研究，包括86例DMD男孩患者（51例患有心肌病，确定射血分数＜55%或左心室舒张期内径=59%）显示出异常（主要是复极标志，ST-T段变化，右心室肥大或双侧心室肥大），以及与之前确诊患有心肌病的营养不良症患

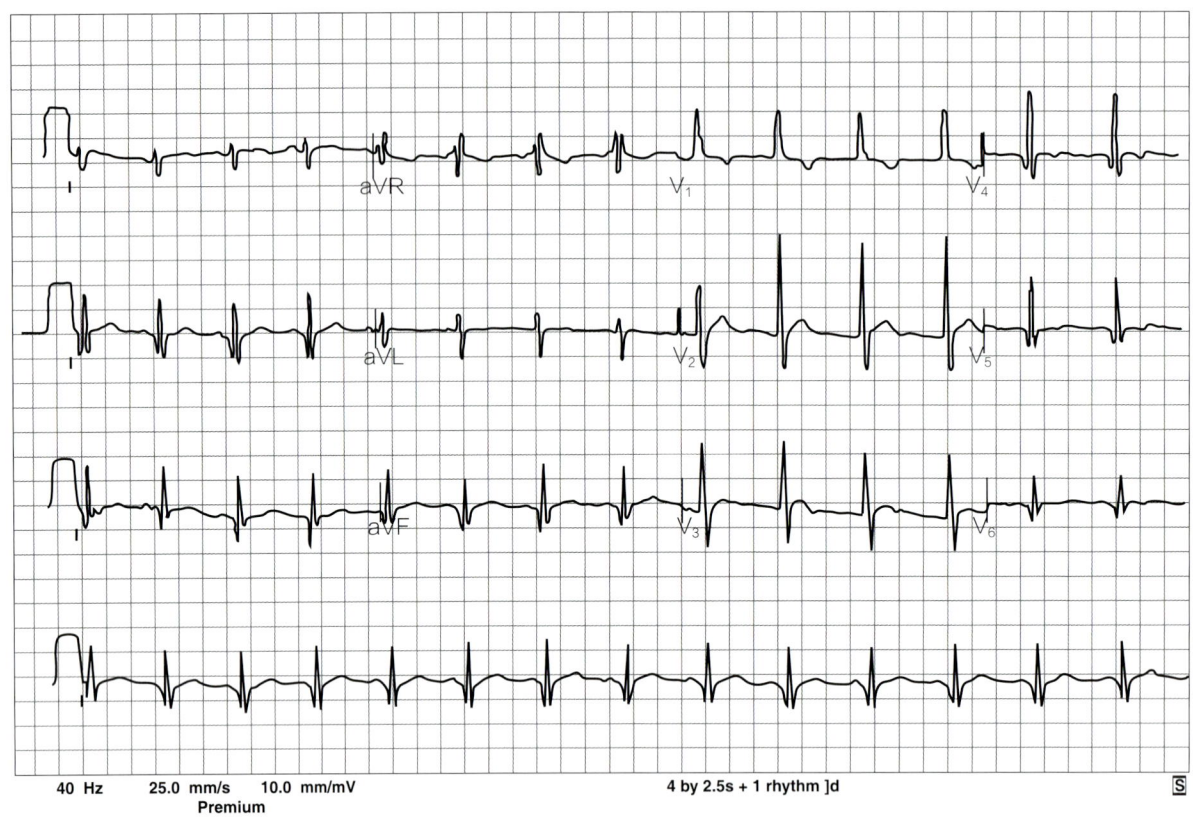

▲ 图 57-1 20 岁杜氏肌营养不良症患者的心电图
注意缩短的 PR 间期；Ⅱ、Ⅲ、aVF、V_5 和 V_6 中的 Q 波；心室传导延迟；右心室肥大。QTc 为 430 ms

者有一定的相关性。在回顾性报道的纸质数据分析中，DMD 人群并没有单独区分开，但是接受分析的 DMD ECG 中只有 63/213（29.5%）出现异常。数据分析并没有提示缩短的 PR 间期，也没有提到 DMD 分组人群中心肌病的相关性[39]。

Holter 分析表明，自律性也会受到影响，即在许多患有 DMD[40-44] 患者中，有静息性窦性心动过速，丧失昼夜节律，并降低了心率变异性。这些发现通常被称为无序的自律性。较年长患者中经常出现心律失常，包括房性心动过速、心房颤动、短暂性的二度和三度房室传导阻滞以及更为危险的室性心动过速[40]。一份出版物显示，晚期 DMD 有一种 ECG 前兆模式，主要由 $RV_1 < 0.6mV$、$RV_5 < 1.1mV$ 和 $RV_6 < 1.0mV$；Ⅱ、Ⅲ、aVF、V_5 和 V_6 中的异常 T 波组成；传导异常；室性）期前收缩；窦性心动过速[45]。Holter 监测中存在多形式的室性期前收缩和室性心动过速，预示着可能因心室颤动而突然死亡[46-48]。

4. 多普勒超声心动图和其他成像研究

患有 DMD 的男孩超声心动图与后壁心外膜变薄后的尸检结果相关，从而导致了最终的扩张型心肌病。第一个描述的是 Goldberg 等的[48-51]，在一系列研究中表明，这些患者显示出更薄的左心室后壁，特别是在二尖瓣后叶下方，舒张功能障碍，收缩异常逐渐恶化，以及渐进的室壁变薄。其他一系列研究显示，出现了左心室直径变化[21]（图 57-2）、收缩期间隔变化[49-51] 和二尖瓣脱垂[47] 症状，从而导致左心室扩张、功能障碍逐渐恶化。

心肌病的一些发现并不一定与进行性骨骼肌变化[52,53] 类似。增加的左心室舒张期和收缩末容积，减少的短轴缩短率和射血分数，增加的球形指数[11,54]（图 57-3）均表明心肌病恶化[54-56]。多普勒超声心动图研究显示，即使 DMD 患者具有正常的超声心动图[55,56]，但是他们的收缩和舒张压已经降低。有必要使用这种技术对这些发现进行进一步研究，对这些人群的评估似乎有一定的希望。

第七篇 心内膜、心肌、心包疾病
第 57 章 肌营养不良性心脏病

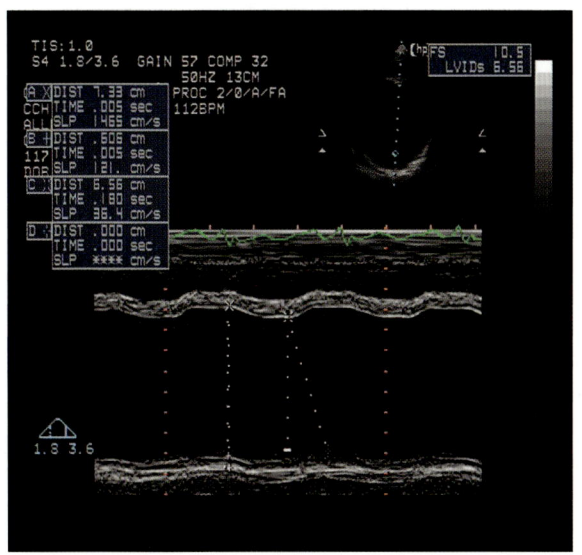

▲ 图 57-2 1 例 24 岁的杜氏营养不良症患者的 M 模式追查其 E 点隔膜间隔距离接近 2 cm（正常＜ 5 mm）

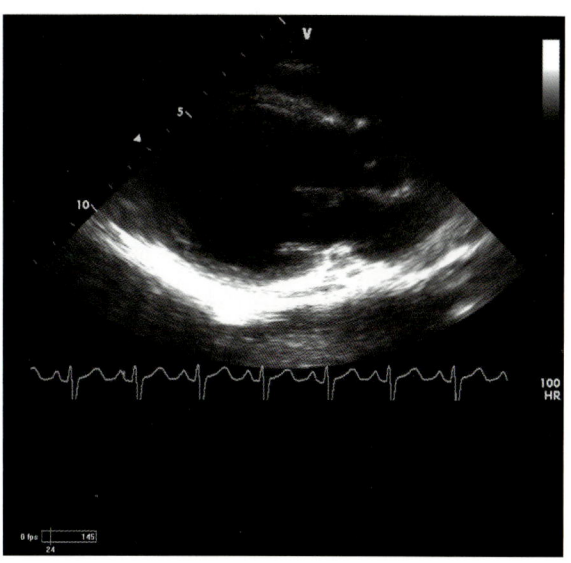

▲ 图 57-3 与图 60-2 同一患者的二维长轴位超声
注意左心室在 4.6 Z 分数的扩张。减重和阻滞药治疗中，其射血分数为 39%，而缩短分数为 19%。球度指数为 0.8（正常值是＜ 0.66）。其后壁变薄，该区域几乎无法运动

一项使用平衡放射性核素血管造影的研究显示，在 9—18 岁的 DMD 患者中，79% 的患者静息射血分数（＞ 50%）正常和 95% 的患者右心室射血分数（＞ 45%）正常。但是，使用多巴胺灌注时，左右心室的射血分数[57]下降趋势明显与年龄有关。另一项为期 5 年的后续放射性同位素研究显示，隔膜静态变化预示着会出现致命结果[58]。磁共振成像（MRI）和血管造影术对发现肌肉内[59-61]（图 57-4）的瘢痕和纤维化[59-64]的希望很大，利用周向应变分析，对左心室功能进行量化[59-61]（图 57-4）（参见第 10 章）。通过晚期钆增强（也称为延迟心肌增强）检测心肌纤维化已被证明可以识别室性心律失常、射血分数较低、左心室重构不良和可能死亡的高风险患者[65]。非钢的 Harrington 棒并

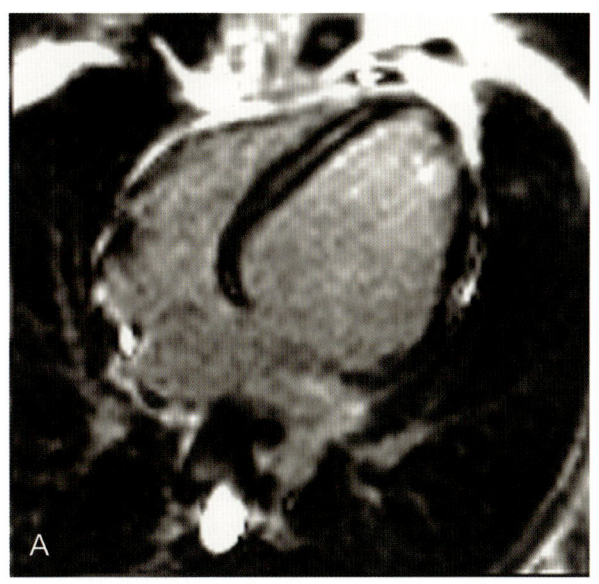
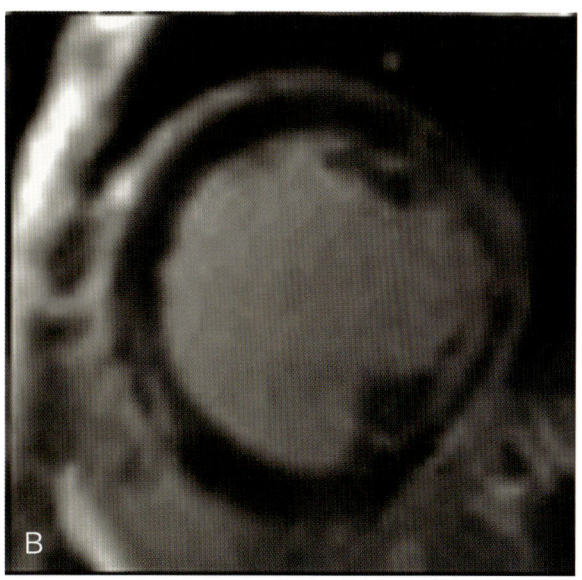

▲ 图 57-4 与图 58-2 和图 58-3 同一患者的磁共振成像
A. 注意，二尖瓣后部的纤维化（外观呈白色）几乎完全替代了肌肉；B. 纤维化贯穿于心肌。功能信息类似于超声结果（图片由 Stephen Cook，MD 提供）

1401

不是 MRI 评估的禁忌证。这些研究表明，早在超声发现射血分数异常之前，其他检查就已经注意到了纤维化和异常环向应变。

5. 神经内分泌异常

充血性心力衰竭患者血浆 α- 心房钠尿肽和脑钠肽 / NT-proBNP 水平升高。针对 DMD 患者的一些研究表明，超声心动图显示左心室功能障碍（射血分数≤ 15%）或终末期心血管衰竭[66,67]患者该数值会有所升高。但是，最新一项研究表明，NT-proBNP 水平和 DMD 以及 BMD 患者或携带者的扩张型心肌病无任何相关性。需要更多的研究来澄清这些发现的意义，但是心房钠尿肽和脑钠肽水平似乎是评估这些患者和评估患者治疗反应的一种很有希望的方法（见第 73 章）。

6. 治疗

治疗方法包括对症治疗、预防性治疗和药品治疗。大多数强调的是对症治疗，但在 DMD 男孩中很少应用。以前，标准治疗的经验是使用洋地黄和利尿药。许多治疗 DMD 的心脏病学家已经放弃了使用洋地黄进行治疗，因为这种药物存在着药物性心律失常的潜在威胁。

最近的一份达成的共识建议，应对 6 岁以上的患者进行超声检查，并且至少 2 年重复检查一次，直到 10 岁，然后每年检查一次。同时也推荐了"使用功能退化的标准心力衰竭干预措施，即使无任何症状"[69]。

最近，使用 ACE 抑制药使后负荷减少，取得了一些成功[53]。一些人主张给予射血分数＜ 55%，左心室扩张（＞ 2Z 分值 / 体表面积），球度指数（＞ 0.66）和（或）异常组织多普勒心肌表现指数（＜ 0.35）[53,57,58,70]的患者，使用 ACE 抑制药。Jefferies 等[53]在报道中指出，ACE 抑制药（如果重构的超声心动图指标在 3 个月内没有改善症状，则有时会另外使用 β 受体阻滞药继续治疗）使得 29 例男孩患者中的 2 例病得到稳定，8 例症状有所改善，19 例归于正常化（其中 1 例 DMD，3 例 BMD）。另外一些人评估了与射血分数＜ 55% 的相似患者人群，他们接受了 ACE 抑制药的治疗，结果各不相同[70]。这些研究存在一些争议，从一封写给编辑的信中可以看出，许多重要的问题是关于药物的真正作用、偏差选择以及疾病的变量表达[71]等。

Viollet 等[24]在一项前瞻性研究中评估了 65 例患有 DMD 和心肌病男孩患者的自然病史和治疗反应。24 例患者心肌病发作之前所获得的自然病史信息有助于研究，在平均 40 个月的时间里，平均射血分数从 53%± 8.5% 下降到 44.3%±8.3%，患者年龄为 6—50 月龄。ACE 抑制药（赖诺普利）是在射血分数＜ 55% 的情况下开始发生作用的。β 受体阻滞药治疗（美托洛尔）可以用来治疗心律失常（平均 24 小时心率＞ 100 次 / 分）。心肌病患者人群分为两组，仅接受 ACE 抑制药治疗（平均年龄 14 岁）组和接受 ACE 抑制药加 β 受体阻滞药（平均年龄 16.1 岁）组。两组患者的治疗反应相似（$P=0.947$），ACE 抑制药组平均射血分数范围为 48%～54%（$P<0.0001$），ACE 抑制药 +β 受体阻滞药组平均射血分数范围为 45%～50%（$P<0.001$）。

也提倡 ARB 疗法，他们认为这种疗法不太容易出现咳嗽并发症，也不容易受到 TGF-β 信号的抑制，并且与 DMD 和马方综合征[72,73]中 MDX 小鼠模型的骨骼和心脏肌肉再生有一定的关系。最近的一项多中心前瞻性研究表明，研究中比较了 ACE 抑制药（赖诺普利）和 ARB（氯沙坦）的有效性，用于治疗患有 DMD 男孩新诊断出的心肌病[74]后，两种药物之间的治疗反应无任何差异。

其他的研究人员使用神经内分泌参数和超声心动图对左心室功能进行评估，以确定是否给予治疗[75,76]。他们以低于 40% 的左心室射血分数、小于 20% 的短轴缩短率和左心室标准尺寸大于 2 标准差为基础确定左心室衰竭。心房钠尿肽和脑钠肽的升高与超声结果相关，许多患者都有症状出现。经 ACE 抑制药和 β 受体阻滞药治疗后，神经内分泌水平正常，超声指标得到改善。对于一些正常后又恶化的患者来说，这种改善是暂时的。不断增加的神经内分泌水平预示着死亡即将来临。显然，对这些患者进行治疗的前瞻性研究表明，应该使用哪些参数表达治疗的必要性、评估的连续性以及结果的清晰测量非常有必要。

室性心动过速是一种不良的预兆，需要使用适当的药物进行治疗。通常情况下，β受体阻滞药是首选药物，其次是索他洛尔（Ⅲ类）或氟丙胺（Ⅰc类），可以考虑为室性心动过速者使用AICD，同时也可以考虑使用AICD治疗射血分数<35%的患者，这种方法类似于成人充血性心力衰竭[77]所使用的治疗方法。预防性治疗是一个备受争议的话题。一旦射血分数<50%，通常患有充血性心力衰竭的普通成人患者就需要治疗。何种数值应该用于DMD患者，以确定使用ACE抑制药的正确时间？会有什么不同吗？Jefferies等[53]做了或许有益的工作。同样，要回答这些问题，必须进行双盲对照试验。Duboc等[70]在多中心试验中对ACE抑制药——培哚普利做了一个前瞻性双盲试验，有57名患有DMD且有放射性同位素评估正常的射血分数（>55%）的男孩患者参与了这个试验，在3年的评估中，分组服用了ACE抑制药或安慰剂后，所有人连续服用24个月ACE抑制药。对3年和5年治疗组进行检查，左心室射血分数在基线水平。尽管3年或5年的治疗组之间没有明显区别，但是治疗组的一名患者与安慰剂组的8名患者在试验结束时的情况是射血分数<45%（P=0.02）。研究小组成员对一项为期10年的跟踪研究显示，治疗组患者和安慰剂组患者存活数量分别26/28和19/29，而Kaplan-Meier存活率在安慰剂组中明显较低（P=0.13）[78]。由此，他得出结论，使用ACE抑制药早期（9.5岁）治疗能够降低死亡率。虽然死亡原因并无详细说明，但这项研究具有挑战性，并导致许多中心采用"预防"的方法，将所有患有DMD的男孩进行治疗，就像Duboc建议的那样，使用ACE抑制药的年龄为9.5岁以后。

心力衰竭治疗的启动时间存在一定的争议，而且这种治疗通常是在有明显心脏功能下降的迹象或症状的状况下完成。但是，最近对患有DMD小鼠模型进行的一项研究发现，早期结合使用醛固酮抑制药（螺内酯）与ACE抑制药（赖诺普利）可以保护骨骼肌和心肌。考虑机制为这种组合治疗的形式与该类药物联合治疗的抗纤维化效果有一定的关系。在这种治疗方案中，心脏和骨骼肌功能的评估仍然保持在80%的正常水平，而未接受治疗的小鼠则下降到正常值的40%[79]。

有人注意到，青少年男孩服用依普利酮，另一种醛固酮抑制药时，并未像服用螺内酯时，影响到男性乳房发育，因此，该类药物可能是一个有效的替代品。充血性心力衰竭患者的成人队列研究显示，患者人群中死亡风险降低，住院治疗减少[80]。此外，该药物在患有高血压的儿科人群中已经安全使用[81]。最近的一项研究评估了将依普利酮添加到ACE抑制药或ARB疗法的益处，这些男孩患有DMD，他们有CMR的心肌纤维化的依据，但保留了左心室功能[82]。这种情况表明，经过12个月的治疗之后，与安慰剂相比，周向应变的下降有所减少，但这项研究却无法确定对心脏功能或无事件生存的长期影响[82]。

启动治疗时机处于争论状态，对早期心脏变化的检测也在进一步评估中。超声心动图和CMR技术的进步，使得在许多疾病状态下，心肌功能改变的早期检测已经取得了一定的进展。最近的DMD的研究表明，使用先进的心脏MRI技术评估左心室心肌峰值周向应变，发现正常的射血分数患者，其峰值周向应变降低，超声射血分数显示异常的平均年龄为15.8岁[60,61]。年龄<10岁的患者出现了异常应变，而年长的男孩在应变分析中有进一步下降。因此，假设使用多普勒和对DMD患者进行应变分析，即使正常的射血分数，也可能会有心肌变化的早期发现[60]。此项研究并没有对患者进行纵向跟踪，因此，对于DMD患者心脏变化的自然病史以及早期检测和治疗干预的管理方案的适用性，并没有得出强有力的结论。

普通治疗方法已得到了优化，症状仍持续存在的晚期心力衰竭患者，已有使用强心药支持门诊治疗的报道[83]。在家里使用米力农，即磷酸二酯酶Ⅲ抑制药，并不是没有潜在的不良事件，开始使用之前必须先与家人详细讨论这种疗法的作用和风险，包括感染在内的固有风险会长期存在，强心剂与许多不良反应有一定的关系，其中心律失常的潜在恶化是最重要的。尽管如此，强心剂仍可能会让患者待在家或学校的时间更多，并可能使症状得到缓解[83]。

在患者人群中会偶尔进行一些临床试验，以评估新的治疗方法。最近，出现一种具有抗氧化特性的艾地苯醌，它能够改善呼吸链功能和细胞能量的产生，在21例DMD患者的双盲对照试验中，对其进行了评估，患者参与年龄为8—16岁[84]。人们发现，艾地苯醌比较安全，而且耐受性良好，它的使用与左心室下侧壁的张力增加有关。此外，从呼吸的角度来看，呼气流量峰值[84,85]明显增加。人们认为，这种药物可能适合患有DMD的患者，因为它能促进线粒体呼吸链上的电子通量增长和减少氧化应激[84]。虽然在MDX小鼠研究中发现这种治疗有希望的可能性较大，但是这些益处有可能不会转化为人类的研究方向。例如，在MDX小鼠模型[86,87]试验中，西地那非似乎改善了心脏和呼吸功能，但它并没有被证明可以改善如DMD或BMD的心肌病[88]。另外还有一项研究卡维地洛在DMD患者中预防性治疗的试验。

显而易见的希望是治疗这种基因疾病的方法很快会到来。这种研究存在广泛的前景，包括增加肌肉再生和延缓纤维化的生长调节剂，具有跳过外显子能力的反义寡核苷酸（2'-O-甲基硫代磷酸酯骨架或吗啉代）和旨在抑制或阻止密码子突变的试剂，基因治疗方法包括替代或修复基因或使用基因替代缺陷基因的策略，以及干细胞治疗，特别是使用成血管干细胞。这些方法对心肌有什么影响？未来的研究应该有助于回答这个问题。如果这些治疗方法不能改善心肌，那么儿科心脏病学团体就有责任评估和使用最有效的心脏疗法，这样骨骼肌的改善就不会被充血性心力衰竭所限制。还存在另外一个问题，我们是否应该重新评估对这一患者人群的治疗理念，以改善肺部护理、延长寿命，并通过基因治疗或外显子跳读治疗而改善骨骼肌。如果在年轻的时候发生了严重的心力衰竭，同步起搏器、AICD或目标治疗的作用是什么？是机械辅助（见第21章）或移植（见第65章）？近年来，使用心室辅助设备进行目标治疗已有先例，这可能会变得更加普遍，特别是对于那些已不能选择接受移植的患者而言[89,90]。

7. 杜氏营养不良症携带者

很少有调查人员对通过DNA证实的DMD和BMD的女性携带者（母亲和姐妹们）进行评估。早期评估显示了ECG异常[91,92]。Hooger waard等[93]研究了129例女性DMD（$n=85$）和BMD（$n=44$）的携带者之后发现，47%的女性ECG发生了改变（50%DMD，40.9%BMD），类似于在肌营养不良患者中所见的症状。通过超声心动图检测，有7例DMD携带者（其中一例有疑似症状）出现了扩张型心肌病，而所有的BMD患者中均未发现扩张型心肌病。整个研究组中，36%患者（38%DMD，34%BMD）的超声心动图均有微细的变化。只有38%的患者有正常的超声和心电图。最近的一项研究表明，DMD携带者（杂合子母亲）静息射血分数值和对照组比（55% vs. 62%）有轻微的下降，运动后，平均射血分数下降到53%，而对照组为73%[94]。24例中21例的异常静息射血分数，射血分数对运动的反应或者运动引起的左心室壁异常中有一项或多项异常。这些研究表明，即使无任何症状，但也需要对已证实的女性携带者进行评估。

（三）营养不良性疾病：贝克型肌营养不良症

据严格的标准，BMD患者在15岁以上的年龄仍然呈不稳定状态。DMD和BMD之间的分界不确定，因为这些疾病表现呈现出与抗肌萎缩蛋白的数量和质量相关联的连续变化。大多数情况下，抗肌萎缩蛋白的数量和大小同时都有所减少[95,96]。此外，临床疾病表现从非常轻微到非常严重不等，这意味着患者可能在15岁以后就会失去行走功能，或者在几十年的时间里保持行动能力[76]。血清CK的水平非常高，与DMD患者的水平相同（通常是正常的20～75倍）。同样，心脏的表现并不一定与骨骼肌的发展有关，可能与骨骼肌问题[96,97]相比，症状出现或早或晚。

BMD患者的ECG与DMD患者相似，在Ⅰ、aVL和V_6中有显著的Q波，或者在Ⅱ、Ⅲ和

aVF 上有显著的 Q 波；V$_1$ 上的高 R 波；还有延长的 QT 间期[91]。会有室上性心律失常，包括心房颤动，也会有室性心律失常，特别是晚期心功能障碍者[98-102]。也可能有 ST 变化和长时间的 QTc 间隔，但没有 DMD 患者的心脏自律性问题[42,43]。

心脏受累表现为扩张型心肌病，有时从右心室扩张[101,103]开始，发展为普通的扩张型心肌病。根据 Melacini 等[101]的一项研究，心脏损害的 BMD 的存在与外显子 49 缺失有关，而且大多数与外显子 48 缺失有关，尽管其他研究并没有对这一观察进行分析，包括同组[104,105]的后续研究也未分析。如果需要，在等待移植的过程中可以使用机械支持设备（见第 21 章）。

对 DMD 和 BMD 患者提供多学科护理可以提高生活质量和预期寿命。除了神经和心脏后遗症外，肌无力引起的呼吸衰竭是这些患者的一个突出问题。一些数据主张，在夜间出现低通气的第一个迹象时，则使用非侵入式正压通气进行早期干预。正压通气从生理上来讲减少了左心室的后负荷，并能缓解成人和青少年充血性心力衰竭的呼吸道症状。非侵入性正压通气，即使是在一段时间内，也可能会对左心室产生有利的血流动力学效应。但是，从理论上讲，这种干预可能会引起血流动力学的长期增加[111]。

（四）营养不良性疾病：X 连锁心肌病

患有肌萎缩症的男孩们主诉肌肉疲劳、疼痛和痉挛，但并没有表现出 BMD 和 DMD[112]患者的肌无力状态。Towbin 等[113]对一个家庭进行了分析，发现了抗肌萎缩蛋白基因的外显子 9 上的一种错义突变。他们的腓肠肌肥大，并且血清肌酸激酶水平升高[103]。有些患者没有骨骼肌萎缩异常，但是存在心脏营养不良异常[18,113-115]。其他的研究表明，正常分布的骨骼肌抗肌萎缩蛋白会轻微减少，但在心肌中却没有发现抗肌萎缩蛋白[116]。在青少年晚期到成年早期，他们会患有一种充血性心肌病，通常在肌病诊断出之后的 2 年内死亡。他们也可能有心律失常和房室传导阻滞，其频率比 DMD 或 BMD 的患者要大很多。值得注意的是，

女性携带者可以表现出渐进和致命的心衰[22]。

四、肌强直性肌营养不良症

肌强直性肌营养不良症，有两种成人形式，DM1 和 DM2 是一种遗传性常染色体显性病变，是成人中最常见的心肌病[117]代表形式。出现肌肉无力之前，患者可能会抱怨睡眠障碍和肠胃问题，包括便秘和腹泻。进行性面部肌肉、颞肌、胸锁乳突肌和四肢无力和白内障一同出现[98]。在常见的肌肉萎缩中，肌肉无力是唯一的症状，因为它会影响远端肌肉，其影响程度等同或超过近端肌肉。患者也可能出现秃顶、糖尿病，并且通常是不育患者[118]。Steinert 陈述这种疾病时，注意到了患者的脉搏频率较慢[119]。很少有成年患者患扩张型心肌病，病理研究很少显示心肌损害[120]。传导问题常见，包括心动过缓、延长的 PR 间期、房室阻滞、增宽的 QRS 和 QT 间期、尖端扭转型室速、室性心动过速和纤维化，以及因房室传导受损而导致的心房颤动[115,121-123]。在 75% 的肌营养不良患者中都会出现这种症状，并会随着时间的推移而恶化[17,99,117,121,124]。报道中指出了心源性晕厥和猝死,这表明患者植入心脏起搏器[117]会受益匪浅。最近的一项 MRI 研究发现，右心室脂肪浸润和肌强直性营养不良患者[122]的室性快速心律失常有一定的关系。

受 DM1 患者母亲影响的孩子比他们的母亲和前几代患者预期现象更早、更积极地表达了这种异常。此外，在他们的婴儿时期将会出现一种进行性的扩张型心肌病[17,121-123]。

五、Emery-Dreifuss 肌营养不良症

1966 年，Emery 和 Dreifuss[8,125]陈述了 X 连锁心肌病，其独特的临床特征为出现于肱骨肌 - 腓肌无力之前（包括进展的二头肌、三头肌、胫前肌和腓肌）的肘、跟腱和后颈肌挛缩，最终发展为胸肌、膝关节及髋关节伸肌无力及完全心脏传导阻滞。最初的 X 连锁形式除外，另一种与 X 染色体相关的形式是 FHL1 基因突变，已经发现的 Emery-Dreifuss 疾病是常染色体显性和隐性核

纤层蛋白 A/C（LMNA）基因异常[5,126-132]。进行性纤维化和脂肪沉积主要损害心房，最终引起机械性和电性心房麻痹。

患者会有延长的 PR 间期、心房颤动、心动过缓和心动过速、心房血栓引起的栓塞和死亡。有些患者会有晚期心室扩张、严重的充血性心力衰竭和心律失常。心脏起搏器的植入可以挽救生命，但是，即使是已植入心脏起搏器的患者也会出现晚期死亡的现象[8,126-136]。心脏移植有时能挽救生命。

六、面肩肱型肌营养不良症

这种疾病是最常见的心肌病表现形式之一。它是一种常染色体显性障碍，定位于染色体 4q35，与 3.3 kb 重复序列 D4Z4 重复序列的一个完整缺失有关。这一特性多年来一直支持可靠的诊断测试，但直到最近才提出了一个统一的病机模型，其中删除的重复导致 D4Z4 位点的结构改变，允许 DUX 4 基因的多腺苷化转录的表达[137]。DUX 4 编码一种转录因子，目前正在进行大量研究，以了解可能在疾病发病机制中起核心作用的下游靶点。临床上，患者的面部、肩胛骨肌和远端下肢肌肉均呈现无力状态。进行性肌无力包括远侧和骨盆带的肌肉无力。这种肌无力的分布通常是不对称的。这种疾病的严重程度可变，大约有 20% 的患者在发病过程中依赖轮椅。心脏受累在基因证实的面部肩胛骨肌营养不良症中已经有报道，但它是极罕见的，包括心房和心室传导缺陷[136]。

七、肢带型肌营养不良症

LGMD 代表了一整组的疾病障碍，它们共同的特征是在生命的第二个 10 年里，肩膀和骨盆带无力；超过 20—30 岁时，则发展成严重残疾。该疾病有几个遗传原因，到目前为止，已经描述了 8 种（LGMD 1A～1H）AD 和 23 种（LGMD 2A～2W）常染色体隐性类型[7]。隐性形式的一个子集是由肌蛋白聚糖缺失引起 [有四种异构体，包括 α（LGMD2D）、β（LGMD2E）、γ（LGMD2C）和 δ LGMD2F]。非特异性心肌病和扩张型心肌病很少在报道中提出，这种疾病与肌蛋白聚糖的缺陷有一定的关系（这种疾病发生在印第安纳的 Amish 家庭中）[98,137-140]。但是，当以 LGMD2C、2D 和 2E 的形式出现时，其病程将快速进展而且病情严重[7]。在 LGMD 的常见形式中，心肌病仅常见于 LGMD1B（因核纤层蛋白 A/C 突变引起）、LGMD1C（因小窝蛋白 3 发生突变）、LGMD1E（因肌间线蛋白突变）和 LGMD2I（因相关蛋白（FKRP）中的基因突变引起，是 Fukutin 相关的编码蛋白）；在多达 60% 的患者中，可以检测到射血分数改变，并报道了一个单独的扩张型心肌病病例[7,141]。一些 LGMD1B 患者已有进行性房室传导障碍，需要植入心脏起搏器[142,143]。

八、Friedreichi 共济失调

Friedreichi 共济失调是一种常染色体遗传性疾病，由德国神经学家和病理学家 Nikolaus Friedreich 于 1876 年[144]首次发现。这是因为染色体 9 上的共济蛋白基因的三核苷酸（GAA）重复产生了扩展，三核苷酸（GAA）重复的大小与依赖轮椅的年龄成反比，与心肌病[145,146]的发病率成正比，也和心肌病[147]的发病年龄相关。受这种疾病影响的儿童通常在青春期出现不协调、共济失调以及构音障碍，随后发展成下肢反射消失和进行性共济失调，最终导致轮椅依赖。在 Friedreichi 共济失调中，心肌病的发生率是可变的（取决于左心室肥大或心肌病的确诊），诊断出有遗传疾病患者[148-153]的发病率范围为 40%～75%不等。无左心室流出道障碍的向心性左心室肥大是住院患者中所见的特征心肌病，但其中一小部分患者可能也出现了离心性肥大（图 57-5）。除了向心性左心室肥大外，心肌通常在超声心动图[154]（图 57-6）上有一个"闪闪发光"的颗粒样外观。

左心室收缩功能通常在疾病的早期阶段能够保持。但是，在晚期心肌病中能够看到总体的运动减退、射血分数减少以及左心室扩张[153,155]。最近，已利用心脏 MRI 评估与 Friedreichi 共济失调相关的心肌病。心脏 MRI 可能有助于确定这一患者人群中是否存在一种典型的替代型纤维化模式，

第七篇　心内膜、心肌、心包疾病
第57章　肌营养不良性心脏病

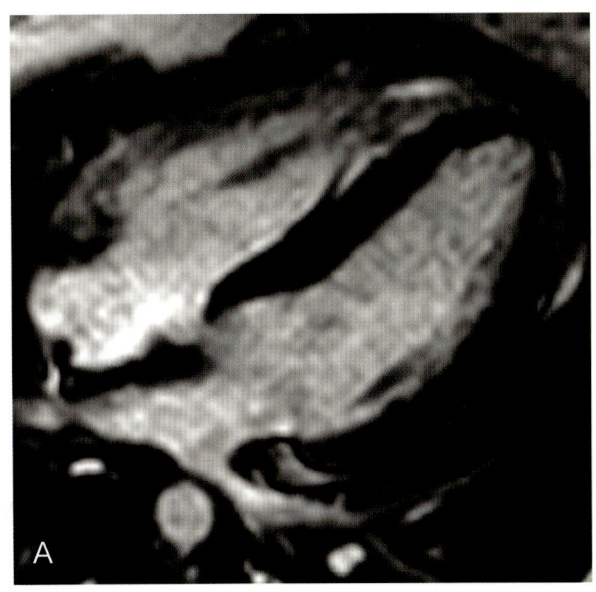
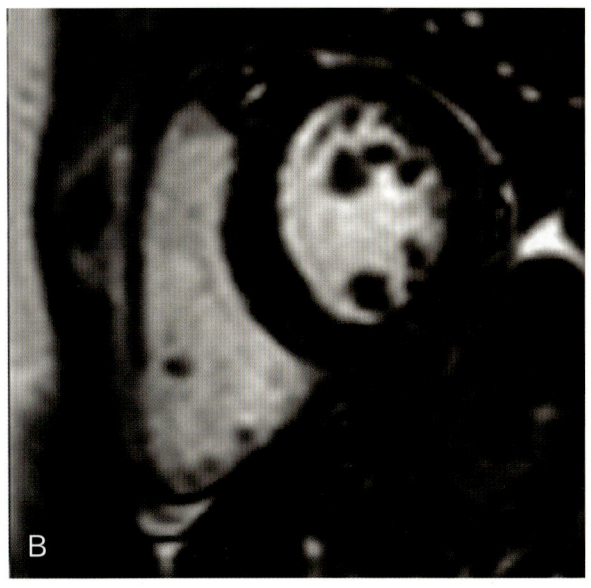

▲ 图 57-5　心脏磁共振成像的轻微肥厚

A. 四腔图；B. 短轴图。1 例 16 岁女孩的超声检查中，该病症第一次出现在与 Friedreich 共济失调研究中。延迟增强并未显示出心肌层纤维化

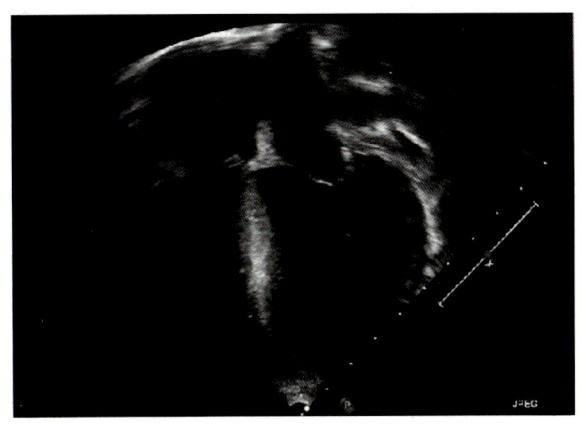

▲ 图 57-6　Friedreich 共济失调中，心肌超声心动图外观呈现出明亮、"闪闪发光"的颗粒状外观

但是，迄今为止，还没有研究过这种模式。然而，心脏 MRI 显示，因长期疾病[147]使得心脏变薄，腺苷负荷心脏 MRI 显示这些患者的心肌灌注储备指数下降[156]。在 Friedreichi 共济失调患者中，心电图变化比较常见。左心室肥大和 T 波异常，包括倒置或低平，是这一患者人群中常见的表现[155,157,158]。这一患者人群的心律失常真实发生率尚不清楚，但有可能是晚期心肌病患者经历过了室上性心动过速，诸如心房颤动以及折返性快速心律失常[159]。

1407

第 58 章
川崎病（皮肤黏膜淋巴结综合征）
Kawasaki Disease (Mucocutaneous Lymph Node Syndrome)

Sarah D. de Ferranti　Jane C. Burns　Jane W. Newburger　著
吕海涛　陈　烨　译

川崎病（Kawasaki disease）于 1967 年由日本的川崎富作医生首次描述，现在全世界均有病例发生[1,2]。Melish 等于 1976 年首次报道了来自夏威夷的第一批美国人的病例[3]。尽管研究很多，目前川崎病病因仍不明。川崎病急性期主要症状及特点见表 58-1 和表 58-2[4,5]。尽管最初并不了解川崎病的心血管表现，但到了 20 世纪 70 年代中期，研究报道约 2% 的川崎病儿童在亚急性期或恢复期突然死亡，原因是冠状动脉瘤内急性血栓形成引起的心肌梗死，很少有患儿死于动脉瘤破裂[6]。最近在日本进行的一项研究显示，对 1982 年 7 月至 1992 年 12 月期间的 6576 名川崎病患者进行随访，根据日本重要数据统计数据标准化死亡率显示，直到 2009 年 12 月，无冠状动脉瘤患者的存活率与正常人群相似。但是在有心脏后遗症的病人中，标准化死亡率为 1.86（95% CI 1.02～3.13）[7]。

一、流行病学特点

川崎病是儿童获得性心脏病最常见的原因之一（风湿热见第 59 和 80 章），发病率逐年增高。日本两年一次的全国性监测显示，5 岁以下儿童川崎病发病率逐渐从 1987 年的 74/10 万，增加到 2000 年的 140/10 万，2009—2010 年为 239/10 万[8-10]。美国根据 2006 年出院数据的估计显示，在 5 岁以下的儿童中，年发病率为 20/10 万[11]。典型的川崎病更多见于男性（男女比例 1.5∶1）和 5 岁以下儿童（占 80%）。美国 5 岁以下的儿童中，亚洲人和太平洋岛民川崎病的患病率最高（32.5/10 万），

表 58-1　Principal Symptoms in Kawasaki Disease

Fever of at least 5 days' duration

Presence of at least four[a] of the following principal features:

　Changes in the extremities, including erythema and/or indurated edema and later (2nd wk of illness) membranous desquamation starting in the subungual regions

　Polymorphous exanthema (but not including bullous or vesicular lesions)

　Bilateral nonexudative conjunctival injection

　Changes in lips and oral cavity (but not including discrete oral lesions)

　Cervical lymphadenopathy, usually unilateral and large (≥ 1.5 cm)

Exclusion of other diseases with similar findings

[a]Patients with fever and fewer than four principal clinical features can be diagnosed as having Kawasaki disease when coronary artery disease is detected by 2-D echocardiography or coronary angiography.

From Newburger JW, Takahashi M, Gerber MA, et al. Diagnosis, treatment, and long-term management of Kawasaki disease: a statement for health professionals from the Committee on Rheumatic Fever, Endocarditis, and Kawasaki Disease, Council on Cardiovascular Disease in the Young, American Heart Association. Circulation. 2004;110:2747–2771, with permission.

白人患病率最低（9.1/10 万），非西班牙裔黑人（16.9/10 万）和西班牙裔人群患病率（11.1/10 万）介于两者中间[11]。

冠状动脉瘤是川崎病最重要的并发症。小婴儿冠状动脉瘤发生率最高，且常表现为不完全川崎病[12,13]。8 岁以上儿童冠状动脉瘤发生率也

表 58-2　急性期川崎病的特点

临床发现	实验室发现
● 心肌炎	● 急性期指标增高：C 反应蛋白、血沉、α_1- 抗胰蛋白酶
● 心包炎	● 血小板增多（病程 2~3 周）
● 无菌性脑膜炎	● 无菌性脓尿及蛋白尿
● 腹泻	● 肝酶增高
● 胆囊积液	● 血清蛋白及白蛋白降低
● 梗阻性黄疸	● 贫血（正细胞正色素的，自限性的）
● 葡萄膜炎	● 抗链 O 阴性或低度很低
● 尿道炎	

增高[14,15]。美国根据人种/种族划分，用管理数据估算冠状动脉瘤发生率显示：西班牙裔美国人的比例最高（5.9%），其次是非西班牙裔美国人（3.4%），黑人比例较低（1.8%）[16]。该研究设计的方法无法分析人种/民族之间动脉瘤发生率的差异是否与治疗较晚或治疗不足有关，还是与本身较高的风险有关。对日本和美国主要学术中心使用 IVIG 治疗的川崎病儿童进行回顾性分析，并使用 Z 值（根据冠脉内径及体表面积计算）来计算冠状动脉扩张程度[17]，发现 568 例美国患者，包括 62 例（11.5%）发热 10 天以上接受治疗的患者，其中 24.3% 患者右冠状动脉或左前降支冠状动脉的 Z 值在 2.5~5.0，5.8% 患者的 Z 值 > 5.0。

复发率在各种族中均不同，日本报道的复发率最高为 3.6%[8]。在加拿大安大略省的欧裔人口中，川崎病复发率为 2.9 次 /（1000 人·年）[18]。2009—2010 年日本的调查显示，1.6% 川崎病患者中至少有一名兄弟姐妹患过川崎病，0.7% 患者父母亲中，至少有一位曾患过川崎病[8]。这些观察结果支持遗传因素在川崎病易感性中的作用。

二、病因及发病机制

尽管对感染、免疫和遗传因素进行了广泛的研究，但目前川崎病的病因尚不明确。川崎病的流行病学特征，特别是它好发于幼儿，病例在时间和空间上聚集以及冬春季好发这些特征提示了它由感染触发[19,20]，尚无人与人之间传播的记录。在支气管上皮细胞中发现胞质内包涵体驱使研究者寻找新的病毒[21,22]。对流层风场模式与日本、夏威夷和西海岸川崎病发病峰值有关，这一研究集中在这些风携带的气溶胶颗粒上[23]。简单地说，川崎病的环境触发因素仍然未知。

由于冬春季也是呼吸道病毒流行的季节，川崎病患者也常伴有呼吸道病毒感染[24,25]。其中，人类腺病毒感染是最需要与川崎病鉴别的，因为腺病毒感染也会发热时间延长，白细胞计数增高，血沉增快。基因表达谱分析的研究表明，腺病毒的标记与川崎病差异很大，但由于病毒潜伏感染可能被重新激活，导致腺病毒 PCR 可能是阳性的[26,27]。川崎病的临床特征与毒素相关性疾病相似，如猩红热或中毒性休克综合征[28]。此外，一些其他疾病过程也与川崎病表现相仿，如药物反应（表 58-3）。

急性期川崎病患者的免疫应答反应一直是研究热点，但迄今为止大部分工作仍然是描述性

表 58-3　Diseases and Disorders with Clinical Findings Similar to Kawasaki Disease

Viral infections (e.g., measles, adenovirus, enterovirus, Epstein–Barr virus)

Scarlet fever

Staphylococcal scalded skin syndrome

Toxic shock syndrome

Bacterial cervical lymphadenitis

Drug hypersensitivity reactions

Stevens–Johnson syndrome

Juvenile rheumatoid arthritis

Rocky Mountain spotted fever

Leptospirosis

Mercury hypersensitivity reaction (acrodynia)

From Newburger JW, Takahashi M, Gerber MA, et al. Diagnosis, treatment, and long-term management of Kawasaki disease: a statement for health professionals from the Committee on Rheumatic Fever, Endocarditis, and Kawasaki Disease, Council on Cardiovascular Disease in the Young, American Heart Association. *Circulation*. 2004;110:2747–2771.

的。目前最被广泛接受观点是环境因素触发基因易感或其他易感宿主的有害免疫反应。在疾病急性期固有免疫和适应性免疫系统的激活,细胞毒性$CD8^+T$细胞的浸润和分泌IgA的浆细胞入侵动脉壁的过程均有报道[29-32]。包括IL-1、IL-2、IL-6、IL-10和TNF-α在内的促炎因子和抗炎因子均上调[33]。促炎因子使血管内皮容易被抗体裂解[34]。活化的血管内皮表达炎性抗原如选择素和黏附分子[35]。基因表达研究证实IL-1信号通路中基因的高水平转录[36]。然而,迄今为止没有特异的炎症标志物能可靠区别川崎病与其他炎症过程。T细胞的调控作用正成为疾病发病机制、对IVIG反应和疾病自限性的一个重要主题[37]。

宿主复杂的遗传倾向似乎在川崎病的发病机制中很重要。全基因组关联研究和家族连锁研究均探讨了单核苷酸多态性与川崎病易感性或动脉瘤发生的关联[38,39],最近发现DNA甲基化模式也是川崎病的危险因素[40]。钙信号通路和Fcγ受体基因变异已经成为川崎病易感性的重要影响因素[41-43]。而且对IVIG的反应与抑制性Fcγ受体的多态性有关[44]。冠状动脉瘤的易感性与TGF-β通路中基因的遗传变异有关[45]。这些不同途径中细微变化产生的影响说明这些途径在疾病发病机制中的重要性,因此新的临床试验也应运而生。特异性靶向钙信号通路的环孢素和靶向TGF-β信号传导的阿托伐他汀均正在试用于川崎病患者中[46,47]。

总之,经过40多年的研究,研究人员仍在寻找这种神秘的儿童疾病的病因。遗传易感性可能影响疾病易感性和冠状动脉瘤的发生。遗传学和基因组学的发展将可能进一步确定具有风险的人群,而蛋白质组学、代谢组学和基因表达谱的发展对发病机制和改进分子诊断方法可能提出新的见解。

三、病理学

我们对川崎病心血管病理阶段的理解来自于死亡标本和心内膜心肌活检标本[48,49](表58-4)。目前已经描述了三种血管病变过程,包括:①急性自限性的坏死性动脉炎伴中性粒细胞浸润;②主要由T细胞介导的亚急性血管炎;③管腔内肌纤维母细胞增殖伴中膜和外膜由平滑肌细胞转变为肌成纤维细胞,增殖并导致管腔狭窄(图58-1)。导致动脉瘤形成的破坏性变化在冠状动脉近端节段和分支中最为常见,这表明血流动力学压力在动脉瘤发生中的作用。除了动脉壁的显著变化外,组织学发现急性期普遍存在心肌炎。心内膜活检显示心肌内单核细胞浸润和水肿[50,51]。瓣膜炎可能影响二尖瓣和主动脉瓣。非冠状动脉如髂动脉、股动脉、腋动脉和肾动脉也可能受到影响,尽管发生率较低,且仅发生于有冠状动脉瘤的患者。颅内动脉或腹腔脏器内实质性血管受累极为罕见。

表58-4 川崎病心血管病理改变阶段

第一阶段(0~9天)
- 微血管性血管炎
- 主要冠状动脉急性动脉内膜炎和血管周围炎
- 心包炎、瓣膜炎和心内膜炎
- 心肌炎包括房室传导系统
- 死因:心力衰竭和心律失常

第二阶段(12~25天)
- 主要冠状动脉的血管炎伴动脉瘤和血栓形成
- 冠状动脉内膜增生
- 心肌炎、心内膜炎和心包炎
- 死因:与第1阶段相同,还有心肌梗死、动脉瘤破裂

第三阶段(28~31天)
- 冠状动脉粗糙
- 内膜增厚
- 微血管性血管炎消失
- 死因:心肌梗死

第四阶段(40天至4年)
- 主要冠状动脉的瘢痕、狭窄、钙化和再通
- 心肌和心内膜的纤维化
- 死因:心肌梗死

(引自 Fujiwara H, Hamashima Y. Pathology of the heart in Kawasaki disease. *Pediatrics*. 1978;61:100.)

四、系统的临床特点

川崎病的急性期通常伴有前驱上呼吸道或胃肠道症状[52]。川崎病发病的特点是突发高热、皮疹、双侧结膜非渗出性的充血、唇红干裂、颊黏膜红斑、杨梅舌、非化脓性的颈部淋巴结炎,通常是单个淋巴结肿大(≥1.5cm),手足红斑和硬肿[1]。皮疹为多形性的,但大疱和囊泡很少见。皮疹经常

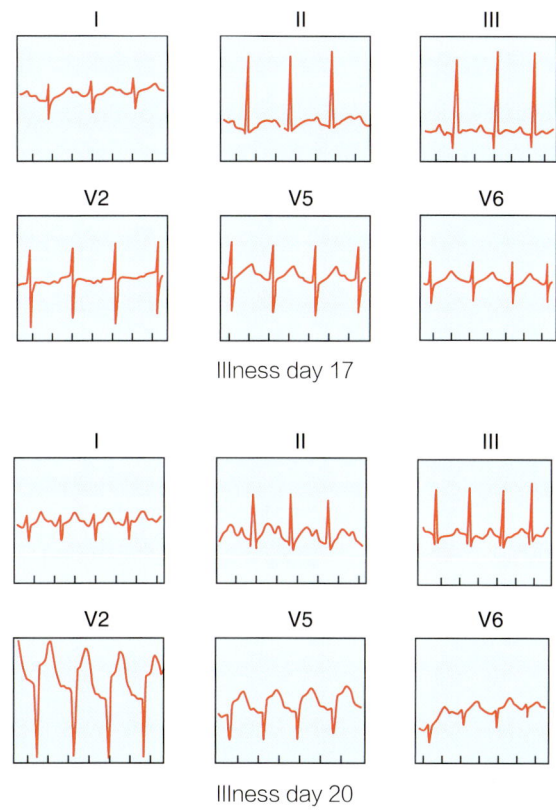

▲ 图 58-1　Representative electrocardiogram leads in a 4-month-old girl with Kawasaki disease recorded on illness days 17 and 20. The latter tracings show marked decrease in R-wave voltage (V2 to V5), indicative of acute anterior wall infarction, which was proven at autopsy and ST elevations.

在尿布区域开始蔓延到躯干和四肢。皮疹可能是一过性的，在小婴儿中尤为突出（表 58-1）。手足的红斑和硬肿可能伴随着手的近端指间关节的梭形肿胀。患者可能会不愿移动他们的双手或者不愿让双脚承受重量。在常规卡介苗接种的地区，有 50% 的患者在卡介苗疫苗接种部位出现雷诺现象和炎症[53,54]。最严重的肢体症状是手指和脚趾坏疽，很少发生在小婴儿身上，大部分发生在非亚洲背景人中[55]。

发病时普遍可见急性期反应物即红细胞沉降率（erythrocyte sedimentation rate，ESR）或 C 反应蛋白（C-reactive protein，CRP）中度以上增高。ESR 和 CRP 都应检测，因为这些值在发病时可能有差异[56]，并且因为 ESR 增快与使用丙种球蛋白有关，而 CRP 不受丙种球蛋白影响。肝功能检测指标的升高也很常见，包括血浆 γ - 谷氨酰转肽

酶、转氨酶和胆红素[28,57]。急性期白蛋白合成减少，低白蛋白血症常见。患者可以有尿道炎和包茎（在未割包皮的男性中），有时伴有排尿困难和无菌性脓尿。男孩可发生睾丸炎。尿液分析显示所谓的无菌性脓尿，是在显微镜下发现白细胞 [通常 10～50 个白细胞 / 高倍镜视野（high -power field，HPF）]，而不是通过试纸发现的。无菌性脑膜炎的临床症状和脑脊液改变可能存在于急性期。腰椎穿刺结果可能与无菌性脑膜炎改变一致，以单核细胞为主，但血糖和蛋白水平正常[58]。

急性期之后是亚急性期，发生于疾病的第 2～4 周。在这段时间内，大多数患者从趾 / 指甲下开始脱屑并蔓延至手掌和脚掌。除了主要的症状，还可能有肝大、胆囊积液[59]、一过性黄疸和肝功能异常。一些患者可出现短暂的腹泻和腹部不适症状。有些患者在急性期后期或亚急性期出现关节痛或关节炎，极少可持续 4 个月[3]。还可能会有一过性的和孤立的周围神经损伤，如面瘫、膈神经麻痹或感觉神经性听力损失[60,61]。表 58-2 总结了相关的临床和实验室结果。

如果患者未经治疗或仅用阿司匹林治疗，发热通常会持续 1～3 周。伴有中性粒细胞和杆状核粒细胞数量增加的短暂性贫血和白细胞增多症很常见，但出现显著的贫血应判断是否存在 IVIG 相关的免疫介导的溶血[62,63]。病程 2～3 周血小板计数增加。病程 6～8 周，增多的血小板、升高的 ESR 或 CRP 将逐渐降低。

五、再燃和复发

川崎病已完全恢复的患者很少可再次发生川崎病（在日本报道高达 3%）。复发的患者出现冠状动脉并发症的风险增加[64]。川崎病复发必须与再燃相鉴别。后者指急性期发生短暂热退和症状缓解，随后再次出现发热。目前再燃的发热最常见于 IVIG 治疗的最初反应后，表现为再燃发热的患者与疾病复发的患者类似，冠状动脉并发症的风险较高。指导家属在出院后每天监测患者体温直至体温平稳一周，以便如果再次发热可以进行额外的抗炎治疗，这是非常重要的。

六、诊断和鉴别诊断

2004 年 AHA 定义川崎病需要发热≥ 4 天，并且至少有 4 个主要临床特征，包括双侧非渗出性结膜炎、唇部和口腔黏膜红斑、四肢改变、皮疹和颈部淋巴结肿大（表 58-1）[4]。当冠状动脉有异常时，少于四个主要特征也可诊断为川崎病（不完全川崎病）。所有的临床特征很少会同时出现，因此诊断需要详细记录每天的病史并对患者进行连续性评估。

川崎病的诊断没有特异性的检查，而且许多疾病与川崎病的表现相仿（表 58-3），例如病毒性或立克次体样的皮疹（麻疹、EB 病毒感染和洛基山斑疹热）、猩红热、钩端螺旋体病、中毒性休克综合征，伴有或不伴有巨噬细胞活化综合征的幼年特发性关节炎[65]，Stevens-Johnson 综合征、药物反应以及对汞的超敏反应[28]。需要仔细地询问病史、体格检查结合适当的实验室检查来排除这些疾病。

尽管大多数病例符合表 58-1 中列出的主要诊断标准，但约 15% 的病例临床表现不全并伴有冠状动脉并发症[66]。对于不明原因的发热持续超过 5～7 天同时伴有上述异常实验室检查结果的患者，应考虑不完全川崎病的诊断，并完善超声心动图（图 58-2）。小婴儿易表现为不完全川崎病，对于有些小婴儿发热是唯一的临床表现。因此，对于小于 6 月龄的小婴儿发热持续时间超过 7 天，CRP 和（或）ESR 升高，并且无法用其他原因解释来发热，应完善超声心动图。

七、疑似川崎病的患者临床评估与治疗方法

当 1970 年日本卫生部委员会首次定义川崎病时，其没有与冠状动脉后遗症联系起来[67]。确实在那个时候，既没有有效的治疗方法，也没有无创评估冠状动脉异常的方法。原始的定义特异性很高（即假阳性率很低），但其灵敏度低，且没有将超声心动图结果作为诊断标准的一部分。由于冠状动脉瘤现在已被公认不仅发生在典型的川崎病患者中，还发生于不完全川崎病或其他发热性疾病的儿童中[68,69]，并且因为必须在 7～10 天的时间内给予 IVIG 以最有效地预防冠状动脉瘤，所以由 AHA 风湿热、心内膜炎、川崎病委

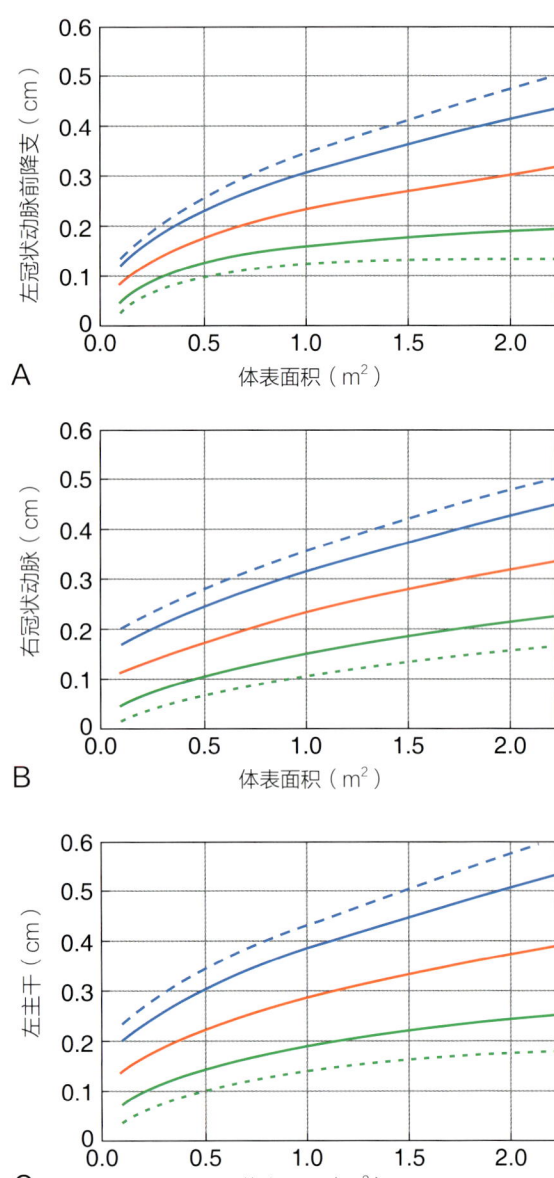

▲ 图 58-2 18 岁以下儿童体表面积相对应的冠状动脉各分支的平均值和 ±2SD，±3SD 的曲线

A. 左冠状动脉前降支；B. 近端右冠状动脉；C. 左主干。左主干的 Z 值不应用开口处或邻近节段的尺寸计算，继发于川崎病的左主干扩张通常与左前降支、左回旋支或两者同时扩张相关（引自 Newburger JW, Takahashi M, Gerber MA, et al. Diagnosis, treatment, and long-term management of Kawasaki disease: a statement for health professionals from the Committee on Rheumatic Fever, Endocarditis and Kawasaki Disease, Council on Cardiovascular Disease in the Young, American Heart Association. Circulation. 2004;110:2747–2771.）

员会的成员建立了用于评估和治疗可疑川崎病儿童的评估和治疗方法，该方法纳入了超声心动图和实验室检查结果（图58-3）[4]。最初公布的这种方法不基于证据，而是专家共识。不完全川崎病患者显著的特征包括实验室检查提示炎症（例如ESR、CRP和白细胞计数升高）、贫血、丙氨酸转氨酶（alanine aminotransferase，ALT）升高，白蛋白降低以及无菌性脓尿。冠状动脉扩张和（或）冠状动脉失去逐渐变细的形态，左心室功能障碍以及明确的动脉瘤支持不完全川崎病诊断。用2004年AHA关于可疑或明确川崎病治疗建议的方法来回顾性分析明确有冠状动脉瘤的患者[70]。在动脉瘤患者中，运用经典诊断标准和可疑不完全川崎病的诊断方法，其中97%的患者接受了IVIG治疗[67]。

（一）心血管方面的临床特点

在急性期，患者可能表现出心肌炎的迹象，如与发热不成比例的窦性心动过速、奔马律，并且有时会出现心音低钝。这些通常是自限性的，并且随着IVIG治疗症状改善，但偶尔可发生明显的心力衰竭。急性期pro-B型尿钠肽和肌钙蛋白I（troponin I，TnI）水平可升高[71,72]，尽管尚未确定这些生物学标志物在临床治疗中有更多的价值[73-75]。超声心动图检查发现心包积液并不少见，但通常积液量＜1mm[72]。心脏压塞非常罕见[76]。收缩期杂音通常与心输出量增加和贫血有关，大约1/4的患者有二尖瓣关闭不全[77]。儿童偶尔会出现低心输出量性休克，尽管有一项研究表明与胃肠道症状相关，但对于它的危险因素知之甚少[78]。

川崎病急性期有30%～50%的患者出现冠状动脉扩张和血管周围亮度增高。如果没有接受IVIG治疗，这些病变在病程1～3周（平均10天）可能会发展成动脉瘤（图58-1）。各动脉瘤发生率的报道因动脉瘤的定义不同而有所差异。日本国家川崎病监测数据估计冠状动脉扩张的发生率为7.26%，动脉瘤发生率为1.04%，巨大动脉瘤发生率为0.24%[5]。与儿童医院数据库独立的行政管理系统：儿科健康信息系统的分析估计动脉瘤发生率为1.8%～5.9%[79]。冠状动脉瘤最常发生在左前降支和右冠状动脉的近端，左主干相对少见，左回旋支是最少见的。远端动脉瘤通常伴有同一动脉的近端动脉瘤，但不总是如此。内径＞8mm或Z值≥10（所谓的巨大冠状动脉瘤）的动脉瘤与内径较小的动脉瘤相比，发生心肌梗死的风险明显增高[80,81]。已有一些根据临床和实验室数据来计算并预测冠状动脉瘤形成的危险评分[82-86]。独立预测因素包括持久的发热，它反映出更剧烈的血管炎、贫血、白细胞计数增高、低白蛋白、CRP升高、男性、年龄小于1岁或大于9岁，以及最大的冠状动脉内径基础值Z值[87]。

极少数川崎病患者可发生梗死。儿童期的心肌梗死与成年人有不同的表现，最常见的症状是休克、胸痛、呕吐、哭闹不休以及腹痛。笔者知道有一例幼儿川崎病患者心肌梗死表现为左耳疼痛。4岁以下儿童胸痛的发生率较低。大约1/3的患者在梗死时无症状，这通常发生在休息或睡眠期间而在运动期间很少发生[88]。据报道，与第一次心肌梗死相关的死亡率为22%相比，随后心肌梗死的发作使死亡率大幅度增高。巨大冠状动脉瘤与高死亡率相关。动脉瘤在少数情况下可能会破裂并导致猝死。一般来说，川崎病后遗症主要是心血管疾病，并且仅发生在有冠状动脉病变的患者中。幸运的是，川崎病发病后10年、20年和30年的总生存率较高，分别为95%、88%和88%[89]。

（二）心电图特征

在川崎病急性期，ECG可能表现为窦性心动过速、PR间期延长和校正的QT间期延长，QRS波电压降低和T波平坦[90]。大冠状动脉瘤可能导致急性心肌梗死，表现为ST段抬高和T波倒置（图58-1）。左冠状动脉动脉瘤血栓形成可能导致无症状性后壁心肌梗死，表现为导联Ⅱ、Ⅲ和aVF导联异常Q波。

（三）放射学特征

尽管在急性期有20%的病例出现一过性的心

国际心胸医学前沿经典译丛
Moss & Adams 心脏病学：从胎儿到青年（原书第 9 版）

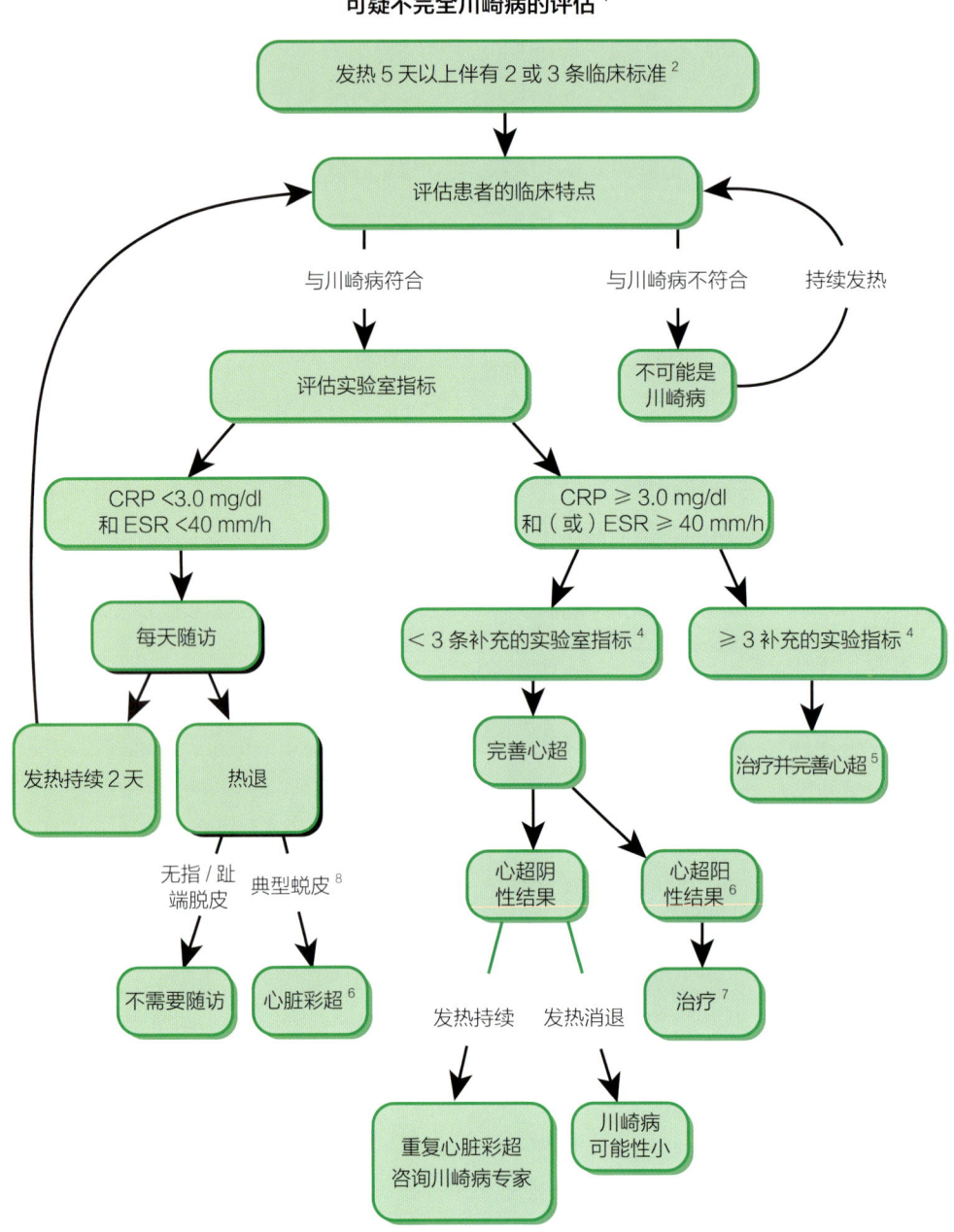

▲ 图 58-3 评估疑似不完全川崎病患者的方法流程

1. 在缺乏诊断金标准的情况下，该方法不基于证据，而是代表专家委员会的共识。如需要应随时寻求专家咨询。2. 6 月龄以下婴儿在不明原因发热大于 7 天时应进行实验室检查，如果有全身炎症的证据，即使不满足川崎病诊断标准，也应该进行超声心动图检查。3. 提示川崎病诊断的特征列于表 58-2 中。提示不是川崎病疾病特点包括渗出性结膜炎、渗出性咽炎、口腔内单处病变、大疱或水疱样皮疹，或全身性腺病。对于这些患者，应该考虑其他诊断（见诊断和鉴别诊断，表 58-3）。4. 补充实验室标准包括白蛋白 < 3g/dl，与年龄不符的贫血，丙氨酸氨基转移酶升高，7 天后的血小板计数 > 450 000/mm³，白细胞计数 ≥ 15 000/mm³，尿液白细胞 ≥ 10/HPF。5. 这些患者可以在完善超声心动图之前就进行治疗。6. 如果三种情况中的任何一种情况存在，在这种方法中超声心动图判断为阳性：左前降支或右冠状动脉的 Z 值 ≥ 2.5，符合日本卫生部的冠状动脉瘤标准，或存在以下 3 种以上提示性的特征，包括血管周围亮度增高、冠状动脉失去逐渐变细的形态，左心室功能下降、二尖瓣反流、心包积液或左前降支或右冠状动脉的 Z 值在 2～2.5。7. 如果超声心动图为阳性结果，应在发热 10 天内给予治疗，那些病程虽然超过 10 天但临床和实验室指标（CRP、ESR）提示仍有炎症的患者也应给予治疗。8. 典型的脱皮从手指甲床开始，然后是足趾（经许可，引自 Newburger JW, Takahashi M, Gerber MA, et al. Diagnosis, treatment, and long-term management of Kawasaki disease: a statement for health professionals from the Committee on Rheumatic Fever, Endocarditis and Kawasaki Disease, Council on Cardiovascular Disease in the Young, American Heart Association. *Circulation*. 2004;110:2747–2771.）CRP. C- 反应蛋白；ESR. 红细胞沉降率

脏扩大，但胸部X线片变化通常不明显。胸部X线片偶尔可能会显示局部肺浸润或胸腔积液。在患病后冠状动脉瘤持续存在1年以上的患者中，动脉瘤可能会显示为薄薄的蛋壳状钙化的轮廓。

（四）超声特点

超声心动图在川崎病的评估和管理中至关重要。它对急性期冠状动脉瘤的检测是非常有价值的。应在诊断时进行超声心动图检查以建立基线水平，并且在某些情况下超声心动图有助于诊断（图58-3），对于诊断明确并获得超声结果的患者应及早治疗。川崎病急性期常可见到血管周围亮度增加，轻微的冠状动脉扩张和冠状动脉失去逐渐变细的形态[91]。心脏超声亦可见到左心室收缩力降低（20%的急性期川崎病患者），舒张功能障碍，轻度瓣膜反流（最常见的是二尖瓣关闭不全，发生于25%的急性川崎病患者）和微量心包积液[77,92]。心肌功能障碍与冠状动脉扩张的风险相关[77]。主动脉在慢性阶段很少发生反流[93]。虽然在基线和病程第2周冠状动脉正常的患者中不太可能在病程第6周时检测到新发的病变，超声心动图在病程第2周及第6周仍需重复检查，以获得冠状动脉受累的程度并指导治疗[94]。对于临床诊疗过程比较复杂的患者应更频繁地进行心脏超声检查以帮助指导治疗。对于巨大冠状动脉瘤患者，在疾病早期每周2次进行超声心动图检查，然后每周1次直到病程45天，每月1次直到第3个月，然后每3个月1次直到1年来评估血栓形成情况。超声心动图在长期心脏随访过程中对于评估总体的左心室功能，局部室壁运动特征以及二尖瓣和主动脉瓣的功能是非常有用的。几乎所有患者用超声心动图均可见右冠状动脉和左冠状动脉的近端节段。要看见冠状动脉远端节段在技术上要求苛刻，需要患者镇静，使用特殊视图[95]及仔细优化机器设置。

Capannari等[96]研究表明与冠状动脉血管造影相比，横断面超声心动图用于检测冠状动脉瘤具有更出色的灵敏度和可接受的特异性。日本川崎病研究委员会公布的对冠状动脉异常定义的标准来源于经验[97]。冠状动脉被定义为异常，如果①5岁以下儿童的内径＞3mm；②5岁以上儿童的内径＞4mm；③如果一节段内径是相邻节段内径的1.5倍以上；或④如果冠状动脉管腔是粗糙不规则的。Nakano等[80]首先注意到用血管造影测量得到的左右冠状动脉直径与体表面积相关。对于体表面积＜0.5m^{2}的儿童，测量冠状动脉直径≤2.5mm。对于体表面积介于0.5~1m^{2}的儿童，冠状动脉直径大多数情况下在2.5~3mm。对于体表面积＞1m^{2}的儿童，冠状动脉直径≥3mm。已发表的通过超声心动图获得的标准冠状动脉直径涵盖的数据非常广泛，以至于正常和异常的动脉之间有着明显的重叠部分[98-100]。使用超声心动图测量冠状动脉，de Zorzi等[98]报道了川崎病患者根据体表面积调整后的冠状动脉内径明显大于正常对照组，用日本研究委员会的标准定义为正常冠状动脉的患者再用他们的新标准来定义，其中有27%的患者有一根或一根以上冠状动脉扩张，即Z值≥2.5（图58-2）。因此，这种替代性的动脉瘤分类方法考虑了冠状动脉直径与患者的体表面积的关系[4]。当使用Z值时，有以下节点：小动脉瘤的Z值≥2.5且＜5.0，大动脉瘤的Z值≥5.0且＜10.0，巨大动脉瘤Z值≥10.0[99]。

（五）负荷试验

在冠状动脉瘤患儿中应进行可逆性缺血的心脏负荷试验。负荷试验如果运用地合适，其结果可以指导患者进行有创评估（如心导管检查）以及导管或手术干预。负荷形式的选择应该由有特定技术的机构专家指导，并且取决于孩子的年龄（例如，药物性的负荷试验应用于无法配合那些传统运动方案的年幼孩子中）。在较大的孩子中，运动负荷试验最能模拟日常的活动暴露且应该用一些成像技术来提高缺血检测的敏感性。

几乎所有检测成人缺血性心脏病的负荷试验类型均已应用于儿科人群。包括有运动的核灌注扫描[101,102]，运动超声心动图[101]，使用药物试剂的负荷超声心动图，如多巴酚丁胺[103,104]、双嘧达莫或腺苷[105]，磁共振应力成像、量化区域灌注[106]

和压力心肌造影超声心动图[107-109]。使用 ^{201}Tl 或 ^{99m}Tc- 化合物的静息和应激心肌灌注成像组合在检测冠状动脉阻塞时具有高敏感性，但特异性为中低度[110]。SPECT 灌注成像也被用来显示心肌灌注，特别是有经验的人员，并能显示对冷加压试验的不同反应[111]。在一项对川崎病冠状动脉病变患者超过 15 年随访中，多巴酚丁胺负荷试验被证明可预测心血管后果包括心肌梗死、冠状动脉旁路移植术和经皮冠状动脉介入治疗[112]。一般来说，负荷试验不建议用于有正常冠状动脉变异的川崎病患者。

（六）心导管和血管造影

心导管检查和血管造影有助于为超声心动图有大的或多个冠状动脉瘤证据，或临床、心电图或负荷试验有心肌缺血证据的患儿判断预后和决定治疗策略。导管是冠状动脉阻塞患者长期随访的一种传统的重要辅助手段。然而，冠状动脉可视化的新方法和更多关注功能的测试使进行有创检查的频率正逐渐减少。如果超声心动图在无症状患者中清楚地显示一个小的孤立性动脉瘤，且其近端和远端均正常，那么血管造影几乎没有额外的价值。在急性期不推荐选择性心导管术，部分原因是无法获得更多的信息，且由于急性期川崎病患者动脉并发症的风险较高[113]。但是在疑似冠状动脉血栓形成的病例中，紧急导管术能提供必要的治疗决策。左心室舒张末期压力在急性心肌梗死或严重慢性缺血的情况下可能会升高。

如果需要进行导管术，选择性冠状动脉造影术在婴儿和儿童中的安全性和有效性已经建立。选择性冠状动脉造影术优于主动脉根部造影，因为动脉瘤、梗阻和侧支动脉可以被精确地显示出来。这些信息有助于冠状动脉搭桥手术或溶栓治疗和治疗后评估。介入心导管术可用于川崎病患者的血管重建（见下文治疗部分）。

目前我们一贯的做法是对复杂或大冠状动脉瘤患者在病程 1 年时进行 CT 血管造影或心导管检查，这些患者往往无法用其他方法成像，有缺血症状或需要这些检查指导治疗决策。由于可能发生外周动脉瘤，特别在巨大动脉瘤患儿中，所以在行冠状动脉造影时应进行外周动脉造影，包括锁骨下动脉、内乳动脉、肾动脉和髂/股动脉。

（七）磁共振成像、磁共振血管造影和计算机断层扫描

MRI 和 CT 成像模式可替代传统有创性血管造影，越来越多地用于诊断川崎病冠状动脉病变，特别是用于在临床过程中晚期评估冠状动脉狭窄。MRI 已被证实能准确地对冠状动脉的近端节段包括动脉瘤进行成像，但不包括狭窄节段[114,115]。在急性期，MRI 能显示冠状动脉血管壁明显强化，这可能反映了血管炎[116]。前一代 MRI 的主要缺点是需要患者长时间屏住呼吸，使年幼儿童的检查变得困难。MRI 可以结合多巴酚丁胺或腺苷负荷试验进行功能测试，这对于尚不能进行跑步机或自行车运动测试的幼儿是非常有用的。多层螺旋 CT 可以识别冠状动脉瘤和狭窄节段，其灵敏度接近 90%[117-119]。一项研究表明 CT 与传统血管造影结果完全一致，而 MRI 未能识别 7% 的动脉瘤且漏诊一处狭窄[120]。但是与 MRI/MRA 不同，CT 具有电离辐射，虽然暴露量低于传统血管造影，但对于需要多次冠状动脉成像的儿科患者来说仍然是他们关心的问题。

（八）长期心血管效应

在日本[9]和美国[121]，从未有过冠状动脉瘤的川崎病患者预后良好，与普通人群相仿。对日本川崎病患者，包括病程 1 年时进行导管术的那些患者随访 10～21 年，结果显示，冠状动脉早期正常患者[88]没有发现任何心脏异常，晚期 CT 显像没有发现冠状动脉钙化[122]。然而，对于晚期发生病症和亚临床异常的持续关注，促使研究者们对从未有冠状动脉异常的川崎病患者全身动脉的血管功能障碍进行相关研究。一些研究报道了包括肱动脉反应性试验[123]、endoPAT 充血指数[124]和脉搏波速度[125-127]在内的无创血管检查异常，而其他研究则未报道检查结果异常[128-130]。一些研究表明患有川崎病并且已经康复的孩子容易引起轻中度低密度脂蛋白血症，这可以在多年后恢复[131]，

这种脂蛋白异常可能与体力活动差有关[132]。一项研究发现川崎病患者脂蛋白颗粒水平与年龄匹配的对照组无差异[133]。无论如何，对于从未发生过冠状动脉异常的患者来说，应咨询以后发生动脉粥样硬化性心血管疾病的危险因素。

中小型冠状动脉瘤往往预后良好，至少在儿童时期是这样的，因为他们的冠状动脉通常会恢复到正常的管径。大约50%的动脉瘤在1~2年内管径恢复正常[88,134,135]。图58-4列举了一个复杂的动脉瘤在相对较短的时间内恢复的例子。有利于动脉瘤恢复的因素包括发病年龄＞1岁、女性、动脉瘤形状为梭形、动脉瘤直径＜8mm。动脉瘤恢复正常的过程似乎是新生内膜增厚所致，新生内膜是中膜的平滑肌细胞迁移、转化和增殖[134]以及成纤维细胞和细胞外基质替代炎症所致。在动脉瘤已逐渐消退、管径恢复正常的血管中，用冠状动脉血管内超声[136]以及尸体解剖之前患过川崎病、多年后因川崎病不相关原因死亡的儿童[137]，发现冠状动脉内膜中层异常增厚，之前冠状动脉内径较大的血管内膜更厚[138]。当输注硝酸盐（非内皮依赖性血管扩张药）时，这些血管的舒张能力降低，在乙酰胆碱（一种内皮依赖性血管扩张药）作用时，血管产生反常收缩[139-141]。有冠状动脉瘤的川崎病患者颈动脉超声显示的内膜中膜厚度（intimal-medial thickness，IMT）增加，这是川崎病多年后发生动脉粥样硬化的征兆[142]。其他有数据显示川崎病患者在疾病发生10年后动脉会更僵硬[143]。因此，即使血管造影提示冠动脉瘤管径已经恢复正常，它也已经不是正常的冠状动脉了。

大的或复杂的动脉瘤不大可能恢复正常，并且有发生缺血性心脏病的风险。青壮年出现心绞痛或心肌梗死并且发现有大的冠状动脉瘤时，首先考虑儿童时期有川崎病病史[144,145]，川崎病被认为是青壮年心肌梗死的病因[146]。与没有动脉瘤的川崎病患者及正常对照相比，持续性冠状动脉瘤患者的CRP水平增高[126,127]。

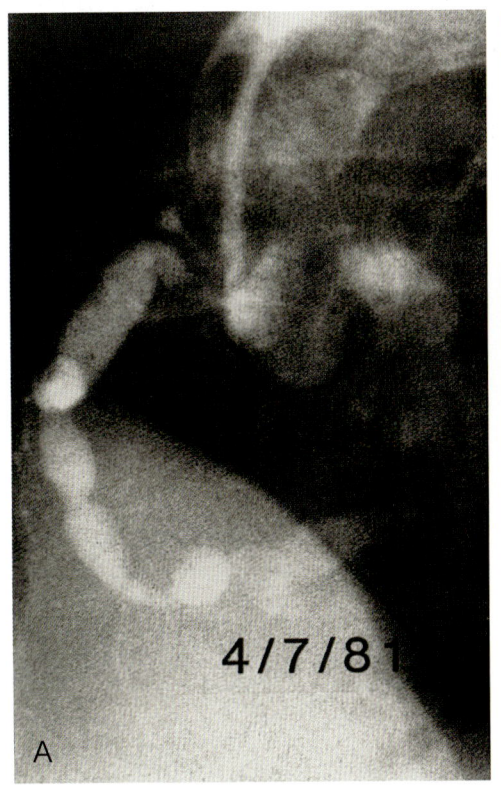
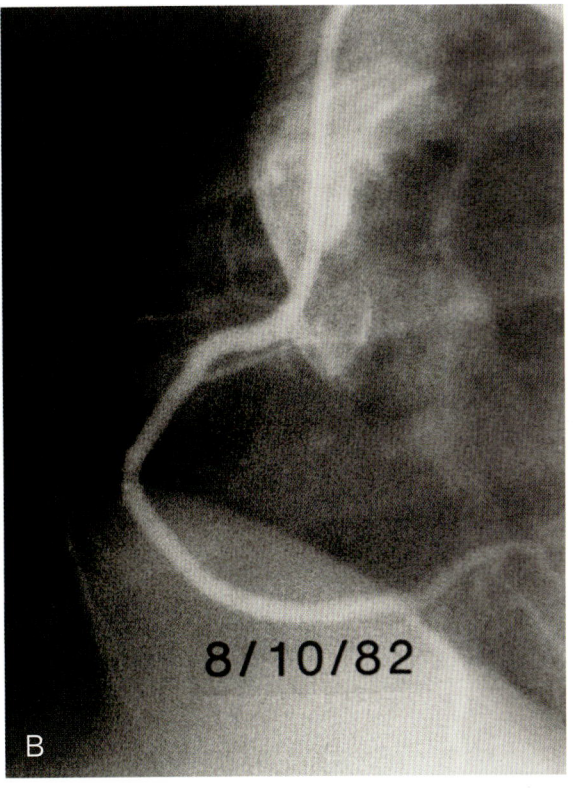

▲ 图 58-4 Serial right coronary arteriograms in a boy who developed Kawasaki disease at 3 months of age. A: Right coronary arteriogram performed 3 months after the onset shows an extensive segmented aneurysm involving the entire right coronary artery. B: Follow-up study obtained 16 months later shows near-complete regression of the aneurysm. (From Takahashi M, Mason W, Lewis AB. Regression of coronary aneurysms in patients with Kawasaki syndrome. *Circulation*. 1987;75:387-394, with permission.)

形成冠状动脉瘤的儿童死亡风险增加，在病程第15～45天继发于冠状动脉血栓的死亡风险最高[147]。在疾病急性期，血小板数量及活性增加，促凝的血管内皮细胞活化，动脉瘤内血流淤滞以及动脉瘤入口处血管壁剪切应力异常促使冠状动脉血栓形成。晚发的心肌缺血或梗死更可能是由于冠状动脉进行性狭窄的部位急性血栓形成，严重时可导致心肌梗死或缺血性心肌病。日本一项对全国医院川崎病患者进行调查结果显示，73%的心肌梗死在第1年内发生[147]。但致命的梗死可以发生在发病很多年以后甚至几十年以后。在对245名巨大冠状动脉瘤的日本成人患者进行20年的随访中，发现6%的患者死亡，23%的患者发生急性心肌梗死，37%的患者做了冠状动脉搭桥手术（coronary artery bypass grafting，CABG）。Quebec的一系列病例报道了类似的结果[149]。幸运的是，通过形成侧支动脉和血管再通，自发性心肌血运重建很常见（图58-5）。右冠状动脉中的大动脉瘤比左冠状动脉系统中的大动脉瘤更易形成血栓，随后以网状小血管的形式再通，产生的这种独特病理现象，称为动脉中的动脉。但是无论是左冠状动脉系统还是右冠状动脉系统的动脉瘤都可能进展为局灶性的狭窄[137]。左冠状动脉和右冠状动脉系统同时有巨大动脉瘤与仅有左冠状动脉或右冠状动脉系统有巨大冠脉瘤相比，预后要差很多[148]。

有冠状动脉瘤病史的患儿，无论动脉瘤有没有恢复，都被AHA认为有早期动脉粥样硬化的风险[150]。与一般人群相比，AHA建议川崎病动脉瘤患者其他传统心血管危险因素如高血压或高脂血症需要用药物治疗的阈值较低[150]。这些指南基于专家共识，因为目前尚无严谨的试验数据，但上述临床前试验的数据，川崎病患者中他汀类药物的小型介入试验[151]以及回顾性图表分析[152]都支持这些建议。

八、急性期的治疗

（一）静脉丙种球蛋白

急性期川崎病的治疗标准是大剂量IVIG和

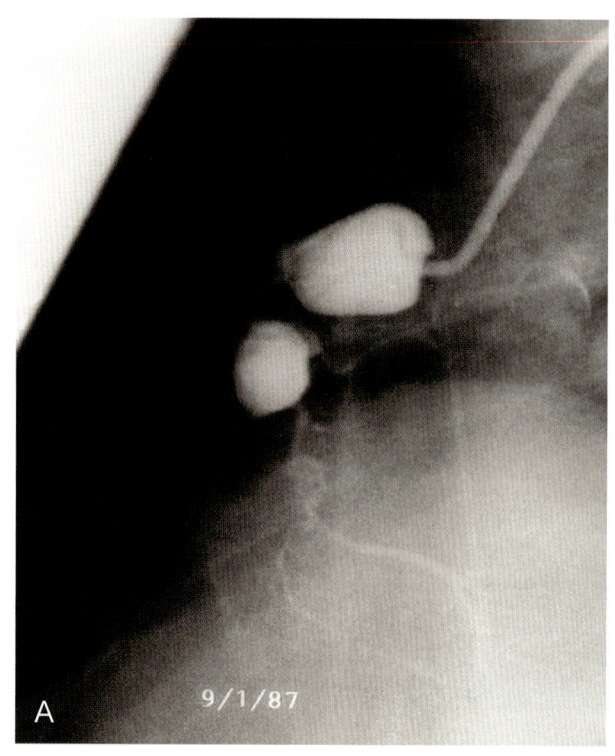 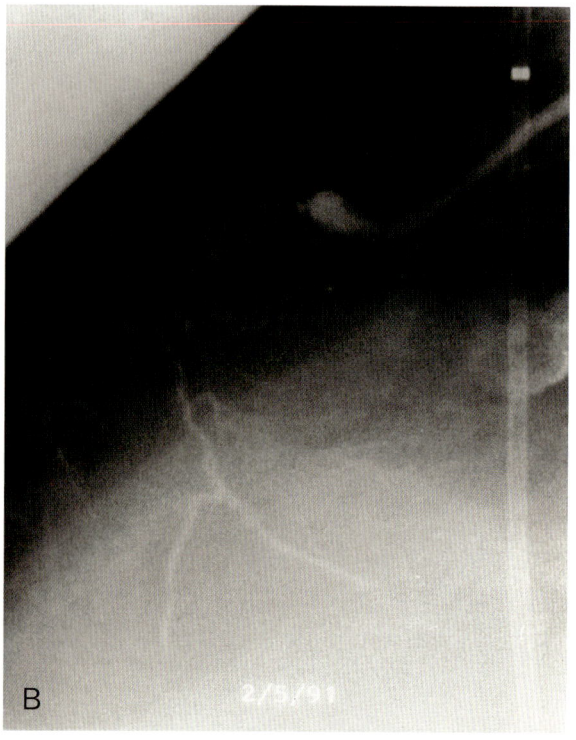

▲ 图58-5　1例在2月龄时诊断为川崎病的女孩的右冠状动脉造影系列图

A. 发病8个月后右冠状动脉造影显示2个大的囊状动脉瘤；B. 3.5年后随访右冠状动脉造影显示2个动脉瘤都有血栓阻塞。右冠状动脉远端由于存在扭曲的再通的动脉而呈乳白色

阿司匹林。大量临床试验表明，在疾病 7~10 天内使用大剂量 IVIG 可将冠状动脉瘤的发病率从 25% 降至 <5%[129]。Meta 分析显示了 IVIG 的剂量 - 反应效应，低剂量相对效果不好，而单剂 2g/kg 是最有效的剂量[153,154]。由于川崎病患者左心室收缩力通常较低，为避免超负荷，减少超敏反应或高热反应的发生，IVIG 应缓慢地在 8~12h 内用完。5% 的 IVIG 溶液的渗透压相当于生理盐水。IVIG 介导的溶血也有报道[62,63]，这似乎是由 A 型或 B 型血的抗体介导的，并可能需要输血，对于冠状动脉异常的患者更是需要输血，因为贫血相关的心动过速和剪切应力可加重冠状动脉扩张。

所有川崎病患儿在病程 10 天内均应接受 IVIG 治疗，理想的是在病程 7 天内（表 58-5）。那些病程超过 10 天但仍有发热或冠状动脉异常伴有临床和实验室证据表明存在持续性炎症的患者也应该用 IVIG。IVIG 治疗后持续性发热是形成冠状动脉瘤的高危因素，因此尽管缺乏随机试验，但大多数专家仍认为在第一次 IVIG 输注完成后仍有不能用其他原因解释的发热超过 36h 以上的儿童应该再次单次输注 2g/kg IVIG。根据随机对照试验评估免疫球蛋白加类固醇疗效（RAISE）研究的结果，也应考虑使用类固醇（参见"其他抗炎治疗"一节）[155]。一项对二次使用 IVIG 的川崎病患者发生冠状动脉瘤的危险因素回顾性研究发现，二次使用 IVIG 前的发热时间是发生冠状动脉瘤的独立危险因素[156]。病程 10 天内治疗使冠状动脉瘤的发生率降低 5 倍。免疫球蛋白降低冠状动脉瘤发生的确切机制仍不清楚。

IVIG 的不良反应包括过敏反应、低血压、寒战、头痛和溶血性贫血。许多内科医生在 IVIG 输注前给予静脉注射苯海拉明 1mg/kg，最大剂量为 50mg，来减少发生过敏反应。除非认为暴露风险很高，否则 IVIG 治疗后 11 个月内不应给予麻疹和水痘疫苗接种，因为免疫反应不充分。如果患者早些时候已经接种了这些疫苗，则应该评估血清学反应，如果反应不充分，应该在 IVIG 给药 11 月后再次免疫。

表 58-5 川崎病急性期的治疗

初始的抗炎治疗：IVIG 加大剂量阿司匹林
- IVIG 剂量：单次输注 2g/kg，在 8~12h 内输注完成
- 阿司匹林剂量：80~100mg/（kg·d）的总量分成 4 次口服，每 6 小时一次，直到患者热退后 48h

注意：IVIG 后，患者活疫苗的免疫接种如麻疹、流行性腮腺炎、风疹必须推迟到 11 个月以后，直到体内抗体的浓度恢复到非常低的水平

首剂 IVIG 后仍有持续或反复的发热超过 36h 的患者
- 再次单次输注 2g/kg IVIG
- 也可以考虑 RAISE 方案，静脉甲泼尼龙 2mg/（kg·d），分为 1 天 2 次使用，当 C 反应蛋白下降至 0.5mg/dl 后，逐渐减药，总疗程 15 天以上

在实际工作中，静脉甲泼尼龙可以在出院时改为口服泼尼松龙，并在门诊减量

补救治疗方案
- 英夫利昔
- 静脉使用甲泼尼龙
- 阿昔单抗
- 甲氨蝶呤
- 环孢素
- 环磷酰胺
- 阿那白滞素

抗血小板治疗
- 阿司匹林 3~5mg/kg 口服，每天 1 次
- 氯吡格雷
  <15kg 或 <2 岁：0.2mg/（kg·d），每天 1 次
  ≥15kg 或 ≥2 岁：1mg/（kg·d），每天 1 次

抗血小板治疗的疗程：如果超声心动图提示冠状动脉正常，抗血小板治疗直到病程 6 周或直到血小板恢复正常。如果冠状动脉有异常，抗血小板治疗直到冠状动脉恢复正常

如有伴或不伴有血栓形成的大动脉瘤
- 开始静脉用肝素或皮下注射低分子肝素
- 开始使用华法林并调整剂量（目标 INR 2.0~2.5）；低分子肝素经常用于婴幼儿
- 抗凝的同时继续使用小剂量阿司匹林

IVIG. 静脉注射免疫球蛋白；INR. 国际标准化比率

第二次输注 IVIG 后热退（使用或没有使用类固醇），再次出现发热或冠状动脉病变进展的患者必须考虑其他疗法（见下文"其他抗炎疗法"）。回顾性数据表明，尽管用了 IVIG 治疗，但男性、白蛋白水平低、AST 水平较高和 IVIG 输注后 CRP 仍 ≥8 mg/dl 的患者更易出现持续性

的发热[157,158]。目前已经提出了几种预测对 IVIG 不敏感的方法[159]；但目前这些方法在北美人群中的敏感性太低，在临床上无法应用[157]。

（二）阿司匹林和其他抗血栓治疗

大剂量的阿司匹林在疾病早期使用［80～100mg/（kg·d）的总量分成四次口服］，发挥它抗炎和退热作用[160]。需要注意的是阿司匹林不会影响冠状动脉瘤的发生率[153]。相对于其他退热药或抗炎药，它在疾病急性期的安全性和有效性尚无前瞻性研究，回顾性数据表明，大剂量使用阿司匹林相对于其他药物可能并没有优势[153]。但已证明布洛芬可以拮抗阿司匹林诱导的不可逆的血小板抑制作用[161]。因此短期使用大剂量阿司匹林利用其抗炎、镇痛和解热作用仍然是一种合理的治疗策略。如果患者大剂量阿司匹林治疗 3 天以上，为避免水杨酸盐中毒，应检测血水杨酸水平和肝功能，尽管在急性期胃肠道对阿司匹林的吸收通常会降低。在热退 48h 后，阿司匹林剂量可以减到 3～5mg/（kg·d）来发挥其抗血小板作用。小剂量阿司匹林在没有冠状动脉瘤的患者中大约用药 6 周然后停药。

对于小冠状动脉瘤患儿（≤4mm 或 Z 值＜5），单用小剂量阿司匹林通常足以预防血栓形成。最大冠状动脉内径介于 5～7mm 或 Z 值介于 7～9 的中等或大动脉瘤，通常采用双重抗血小板治疗，例如小剂量阿司匹林联合氯吡格雷治疗；没有临床试验证据支持这种治疗方法，护理是个体化的。对于包括巨大动脉瘤（≥8mm 或 Z 值≥10）在内的高危冠状动脉病变，除抗血小板治疗外，常建议使用华法林。在这方面使用华法林与单独使用阿司匹林相比，冠状动脉堵塞/心肌梗死和死亡率更低[163]。在婴儿中低分子肝素通常替代华法林以减少监测所需的抽血次数，治疗结果低分子量肝素似乎至少与华法林一样好，或可能比华法林更好[164]。

有服用大剂量阿司匹林的川崎病患儿发生 Reye 综合征的报道[165]。尽管 Reye 综合征与使用小剂量阿司匹林无关，但推荐长期阿司匹林治疗的儿童应每年接种一次流感疫苗，且患者得了类似流感的疾病，应立即停用阿司匹林，必要时应用另一种抗血小板药物（如双嘧达莫或氯吡格雷）替代治疗直至疾病缓解。

（三）支持治疗

由于摄入不足和丢失增加，静脉输液治疗通常是必要的。由于畏光和烦躁，患者应该安置在安静昏暗的舒适房间中。应给予局部皮肤和口腔护理以减轻嘴唇和口腔黏膜的瘙痒和疼痛。如上所述，由于一些证据证明在川崎病急性期布洛芬可抑制阿司匹林的抗血小板作用，因此不建议在冠状动脉瘤患者中应用布洛芬[166]。

（四）其他抗炎治疗

那些初始治疗后仍有发热或冠状动脉病变进展的患者可能需要其他抗炎治疗。有不同的证据表明皮质类固醇在川崎病患儿中可作为主要治疗和补救治疗。早期日本一项研究表明，类固醇作为主要治疗增加冠状动脉瘤的发生率。一项多中心双盲、随机对照研究将类固醇冲击治疗联合大剂量 IVIG 和阿司匹林作为主要治疗方案，发现有或无类固醇治疗的两组之间冠状动脉结果无差异[167]，其他研究中已证实激素冲击治疗与 ESR 和 CRP 恢复较快以及初始住院时间较短相关[168]。对包含了 1011 名患者在内的 9 项临床研究进行 Meta 分析显示，同时接受类固醇和 IVIG 治疗的患者冠状动脉异常的发生率低于单用 IVIG 治疗的患者[169]。由于 IVIG 疗效确切，单一使用类固醇不再被认为是合理治疗方法。然而日本一项 RAISE 研究中，通过 Kobayasi 评分系统[155]计算得到的形成冠状动脉瘤的高危患者，给予常规剂量（非冲击给药）的类固醇是有益的，这个结果支持他们在某些患者中使用类固醇的做法，例如初次 IVIG 治疗后又出现发热或发病时冠状动脉异常的患者。但是有许多回顾性研究和病例分析中评估了类固醇在 IVIG 不敏感的川崎病患者中作为补救疗法的效果，结论不一。根据目前可用的文献，应在需要补救治疗的儿童中用静脉注射甲泼尼龙 30mg/kg 来治疗[170]。

对于顽固的川崎病患者，例如持续性发热和持续存在的炎症和（或）大的或不断扩大的冠状动脉瘤，可以考虑用多种抗炎疗法来治疗，这些治疗方法目前有一些证据支持但没有明确的治疗策略。可选的疗法包括第三次 IVIG 输注、阿昔单抗、甲氨蝶呤、己酮可可碱、英夫利昔单抗和其他从风湿病治疗中借鉴的药物[171]。阿昔单抗是作用于血小板糖蛋白Ⅱb/Ⅲa受体的嵌合人-鼠单克隆抗体。它已被用于川崎病急性期冠状动脉瘤不断扩大的患者，也用于疾病晚期或早期血栓的治疗。与历史对照组相比的单中心研究表明，在急性或亚急性期接受阿昔单抗治疗的冠状动脉瘤患者动脉瘤直径恢复得更快[172]，在 3～5 年的随访中也是如此[173]。甲氨蝶呤也用于顽固性川崎病的治疗，回顾性资料显示甲氨蝶呤可更快退热并降低 CRP，但对冠状动脉无差异[174]。

因为川崎病患儿体内 TNF-α 水平升高，目前已提出针对 TNF-α 的药物。英夫利昔单抗是 TNF-α 的嵌合单克隆抗体，可以减少循环中的细胞因子。在一些病例报道中报道了它在川崎病中的应用[175,176]，在用过一次 IVIG 但仍有反复发热的儿童用英夫利昔单抗治疗的病例中也报道了它的应用[177-179]。96 名接受 IVIG 和阿司匹林治疗的川崎病患儿，同时接受英夫利昔单抗或安慰剂治疗的Ⅲ期随机双盲对照试验表明，接受英夫利昔单抗治疗的患者发热天数较少，炎症标志物较早改善，早期对冠状动脉大小有益，但急性期后无益[180]。依那西普是甲氨蝶呤无效时用于青少年类风湿关节炎的 TNF-α 受体阻滞药[181]。一项小型Ⅰ期开放性研究显示，依那西普在接受 IVIG 和大剂量阿司匹林治疗的患者中通常是安全的[182]。在这项研究中，一名脑膜炎球菌血症患者被误诊为川崎病，因此警告临床医师强烈的免疫抑制药治疗只能用于确诊的川崎病患者。目前一项依那西普作为主要治疗药物的随机双盲对照实验正在研究中[183]。与标准治疗相比较，联合大剂量己酮可可碱治疗可降低冠状动脉瘤的发生率[184]。

最后，非对照研究结果表明，血浆置换可降低冠状动脉瘤的发生率[185-187]。由于该疗法技术复杂，只有在其他治疗方法失败时才应使用该方法。细胞毒性药物很少被用于治疗难治性急性川崎病患者[188,189]，但这种方法对于大多数患者来说，害处超过了益处。

九、慢性期的治疗

（一）冠状动脉危险分层

伴有冠状动脉瘤的川崎病患者长期管理应根据每位患者缺血性心脏病风险的评估水平来调整。尽管无精确数据，但目前仍尝试用超声心动图或血管造影结果来进行冠状动脉风险分层。AHA 委员会发布的经验性风险分层[4]可以作为患者管理问题的临时指南，例如，如何抗血小板或抗凝治疗，是否需要且如何限制活动量，多久需评估心脏情况和进行何种诊断测试，包括冠状动脉血管造影（表 58-6）。根据冠状动脉瘤是否消退或发展为阻塞性病变，患者的总体风险可能随时间而减少或增加。

（二）巨大冠状动脉瘤的抗凝治疗

巨大动脉瘤容易形成血栓性闭塞，对于仅用阿司匹林治疗的巨大动脉瘤患者，血管完全性血栓闭塞、需要手术的严重狭窄或心肌梗死引起的死亡的总体发生率约为 7.5%。一项回顾性图表分析显示使用华法林可能会改善无病生存率（图 58-6）[162]。但是同时接受华法林和阿司匹林治疗的儿童发生不良事件的概率高，如需要输血或血肿清除的出血[190]，尽管专门儿科抗凝团队进行严密的监测[191]。我们建议巨大动脉瘤患者应用华法林（控制 INR 为 2～2.5）或低分子量肝素抗凝联合低剂量阿司匹林治疗。对于动脉瘤非常大的儿童，抗血栓治疗可以与机械人工二尖瓣的治疗类似，即将阿司匹林与华法林联合治疗，控制 INR 为 2.5～3.5。既往有冠状动脉血栓病史的儿童有时可接受华法林，阿司匹林和氯吡格雷的三联治疗。

表 58-6 Coronary Risk Stratification

Risk Level	Pharmacologic Therapy	Physical Activity	Follow-up and Diagnostic Testing	Invasive Testing
I (No coronary artery changes at any stage of illness)	None beyond first 6–8 wks	No restrictions beyond first 6–8 wks	Cardiovascular risk assessment, counseling at 5-yr intervals	None recommended
II (Transient coronary artery ectasia disappears within first 6–8 wks)	None beyond first 6–8 wks	No restrictions beyond first 6–8 wks	Cardiovascular risk assessment, counseling at 3–5-yr intervals	None recommended
III (One small–medium coronary artery aneurysm/major coronary artery)	Low-dose aspirin (3–5 mg/kg aspirin/day), at least until aneurysm regression documented	For patients <11 yr old, no restriction beyond first 6–8 wks; patients 11–20 yr old, physical activity guided by biennial stress test, evaluation of myocardial perfusion scan; contact or high-impact sports discouraged for patients taking antiplatelet agents	Annual cardiology follow-up with echocardiogram + ECG, combined with cardiovascular risk assessment, counseling; biennial stress test/evaluation of myocardial perfusion scan	Angiography[a] if noninvasive test suggests ischemia
IV (≥ 1 large or giant coronary artery aneurysm, or multiple or complex aneurysms in same coronary artery, without obstruction)	Long-term antiplatelet therapy and warfarin (target INR 2.0–2.5) or low–molecular-weight heparin (target: antifactor Xa level 0.5–1.0 U/mL) should be combined in giant aneurysms	Contact or high-impact sports should be avoided because of risk of bleeding; other physical activity recommendations guided by stress test/evaluation of myocardial perfusion scan outcome	Biannual follow-up with echocardiogram + ECG; annual stress test/evaluation of myocardial perfusion scan	First angiography[a] at 6–12 mo or sooner if clinically indicated; repeated angiography if noninvasive test, clinical, or laboratory findings suggest ischemia; elective repeat angiography under some circumstances (see text)
V (Coronary artery obstruction)	Long-term low-dose aspirin; warfarin or low–molecular-weight heparin if giant aneurysm persists; consider use of b-blockers to reduce myocardial O_2 consumption	Contact or high-impact sports should be avoided because of risk of bleeding; other physical activity recommendations guided by stress test/evaluation of myocardial perfusion scan outcome	Biannual follow-up with echocardiogram and ECG; annual stress test/evaluation of myocardial perfusion scan	Angiography[a] recommended to address therapeutic options

[a]Some practitioners substitute CT angiography for cine angiography in patients in whom a coronary artery intervention is unlikely at the time of the evaluation.

From Newburger JW, Takahashi M, Gerber MA, et al. Diagnosis, treatment, and long-term management of Kawasaki disease: a statement for health professionals from the Committee on Rheumatic Fever, Endocarditis, and Kawasaki Disease, Council on Cardiovascular Disease in the Young, American Heart Association. *Circulation.* 2004;110:2747–2771.

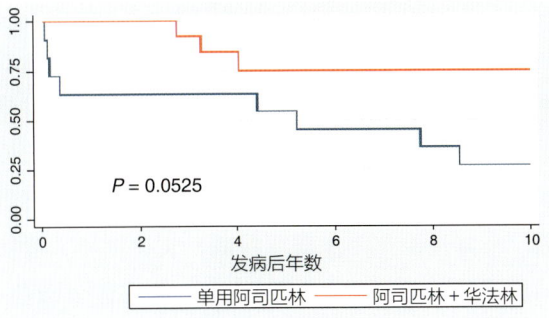

▲ 图58-6 两组巨大冠状动脉瘤患者的Kaplan-Meier无病生存率评估

一组患者（历史对照组，$n=11$）仅用阿司匹林（蓝色）治疗，另一组患者（$n=18$）用华法林和阿司匹林（红色）联合治疗。华法林组似乎具有更长的存活时间，可以改善完全血栓性闭塞，需要外科手术干预的严重冠状动脉狭窄或心肌梗死导致死亡的最终结局

（三）冠状动脉血栓的管理

当急性冠状动脉血栓导致心肌梗死，并通过心电图检查结果证实并且TnT或TnI升高，则应选择导管治疗以恢复冠状动脉灌注。如果不能立即获得专业的导管介入治疗或患者太小无法接受导管恢复冠状动脉血流，则应用阿替普酶（一种重组组织纤溶酶原激活剂）0.5mg/（kg·h）静脉注射6h，低剂量阿司匹林3～5mg/kg，治疗量肝素输注以使部分凝血活酶时间在50～70s范围内[192]。即使没有梗死的临床症状，动脉瘤腔内短时间内形成大的血栓也是溶栓的指征。根据对血栓和临床情况的重新评估，应在6h后再评估治疗方案。必须监测血纤维蛋白原、活化部分凝血活酶时间和纤维蛋白降解产物水平。血栓负荷特别大的患者可能要静脉使用半剂量[0.25mg/（kg·h）]的阿替普酶，联合阿昔单抗（血小板糖蛋白Ⅱb/Ⅱa抑制药）治疗，阿昔单抗初始剂量为0.25mg/kg，在30min内用完，随后以0.125mg/（kg·min）的剂量维持12h输注。阿昔单抗可与低剂量肝素[10U/（kg·h）]一起使用以治疗附壁血栓，可防止川崎病急性期的血栓扩展。应用溶栓药物或阿昔单抗治疗时应多次完善超声心动图，必要时进行冠状动脉造影，并且所有决定都取决于具体的临床情况。

（四）手术及经导管血运重建

原则上，行冠状动脉搭桥手术或经导管血运重建的目的是缓解心绞痛症状，有时用来改善负荷试验证明的可逆性心肌缺血，和（或）降低心肌梗死或猝死的风险[193-195]。日本指南建议对那些有两条主要冠状动脉以上或左冠状动脉主干高度梗阻的患者进行手术血管重建，因为这些患者发生致命或致残的心肌梗死的风险很高[196]。这些指南还建议左前降支高度狭窄的患者也应接受手术治疗。川崎病患者冠状动脉血运重建很罕见，因此无法用随机试验来获得有力的证据，所以川崎病冠状动脉瘤患者手术和经皮血运重建的建议都是来自于专家共识、回顾性分析和成人动脉粥样硬化性的经验。是否行血运重建的决定应始终与成人介入心脏病学和心血管外科专家一起根据具体情况进行。值得注意的是，与成人冠状动脉粥样硬化一样，有竞争性血流通过的病变血管很有可能引起移植血管狭窄或形成"珠线征"，并不能从CABG中受益[197]。事实上，日本的经验表明，在没有发现缺血情况下进行干预的患者再介入率更高[197]。

幸运的是，CABG死亡率和伤残率较低，并且CABG并发症常可以通过经皮介入治疗。据报道CABG手术后25年存活率为95%，无病存活率约为60%[198]。Tsuda等的单中心经验表明[194]，胸廓内动脉移植后1年通畅率接近100%，并且随着时间延长与体细胞生长匹配。相反，隐静脉移植的1年通畅率仅为50%。患者的年龄也影响移植物通畅率，12岁以上儿童的移植物通畅率高于12岁以下儿童（分别为95%和91% vs. 93%和63%）。

经皮介入治疗正逐渐在替代CABG。成人冠状动脉粥样硬化性血管成形术的适应证可考虑用在川崎病患者的管理中。日本卫生部建议对经皮介入治疗用于以下患者：①有缺血症状的；②负荷试验显示可逆性缺血；③左冠状动脉狭窄75%。如果有显著左心室功能障碍或长节段的，复杂的或开口处的冠状动脉病变（前提是堵塞远端有存活心肌），应考虑手术血运重建[196]。经皮血运重建在短期内似乎与手术方法一样有效，但需要再介入的可能性大[196-201]。川崎病患者心肌梗死后的长期结局与梗死后左心室射血分数有关，室性心律失常在射血分数降低的患者中发生率更高[199]。最后，对于一些不适合经皮或手术血运重建的缺血性心肌病患者来说，心脏移植也是一个选择。

十、总结

川崎病是一种急性自限性血管炎，其病因尚不清楚，25%未经治疗的患者可发生冠状动脉并发症。幸运的是，及时大剂量IVIG的治疗将冠状动脉并发症发生率降至2%~4%。随着日本最早的川崎病患者已到中年，到目前为止，对没有急性冠状动脉表现的川崎病患者的随访并未显示长期的健康问题。冠状动脉瘤患者需要长期频繁监测，个体化治疗可能需要抗凝、负荷试验、冠状动脉成像血管造影、CT或MRI、β受体阻滞药，偶尔也需要冠状动脉血运重建。未来的研究需要优化这些高危患者的监测、管理和干预策略。

第 59 章
风湿热和风湿性心脏病
Rheumatic Fever and Rheumatic Heart Disease

Lloyd Y. Tani 著
吕海涛 陈 烨 译

急性风湿热（rheumatic fever，RF）是由于 A 组链球菌（group A streptococcus，GAS）、宿主易感性和环境因素之间复杂的相互作用的结果。A 组链球菌感染导致的异常免疫反应引起急性炎症，常影响关节、脑、心脏和（或）皮肤。虽然其他症状是自限性的，不留后遗症，但心脏炎可能导致慢性风湿性心脏病（rheumatic heart disease，RHD）发病率和死亡率均高。心脏受累程度差异很大，可以表现为非常轻微的亚临床瓣膜炎到重度的二尖瓣和（或）主动脉瓣反流的严重心脏炎，导致心力衰竭。急性风湿性心脏受累可恢复，或持续进展演变成慢性风湿性瓣膜病，在最初发作后数年内出现心脏症状。

一、流行病学

（一）发病范围

风湿热仍是发展中国家的一个主要公共卫生问题，在发展中国家，超过 80% 的儿童小于 15 岁，而风湿热是儿童及青年人获得性心脏疾病的最常见原因[1-7]。据估计，全世界每年至少有 470 000 例风湿热发生，其中约有 340 000 例发生在 5—14 岁的儿童中。大多数病例发生在发展中国家和土著居民中，其报道的发病率高达 2‰～3‰[3,4,8,9]。在这些区域人群中获得数据困难，可能真实发病率更高；社区疾病监测表明在某些区域的真实发病率可能高达 5‰[10,11]。在这些地区目前的发病情况类似于发达国家在 20 世纪初所经历的情况。

与此形成鲜明对比的是，在过去 50 年中，世界上大多数发达国家的风湿热和风湿性心脏病的发病率已经显著下降（图 59-1）。发病率最初下降开始于青霉素应用之前，部分归因于社会经济条件的改善。随着青霉素的开始应用，风湿热的发病率大幅度下降[12,13]。A 组链球菌菌株的变化和毒力的降低也可能是这些国家风湿热下降的原因[14]。这些变化导致急性风湿性心脏病在发达国家中的发病率从 8%～30% 下降到几乎接近 0%[12,13]。事实上，发达国家的 RF 发病率下降如此显著，以至于人们认为该疾病在 20 世纪 80 年代早期就已经"几乎消失"[13]。

在 20 世纪 80 年代中期，美国的几个网站报道了风湿热的集中爆发或复苏[15-20]，儿科心脏病专家 1988 年的调查显示，在美国 24 个州风湿热发病率增加了 5～12 倍[21]。这一次风湿热复苏的特征包括：①许多病例来自郊区或农村；②绝大多数患者是高加索人，来自中产阶级家庭，有医疗保险，可随时获得医疗服务；③没有明确的聚集现象；④因前驱咽喉痛驱使患者和家属寻求医疗帮助的情况相对少见。虽然这些复苏的原因尚不清楚，但在社区中出现的某些 A 组链球菌菌株（特别是重包裹菌株或黏液菌株）与犹太州报道的复苏一致，支持了"风湿性"的概念[22]。尽管如此，发达国家的风湿热发病率据估计为 0.005‰～0.03‰[5,13,23]，仍远低于发展中国家。

风湿性心脏病的患病率与报道的风湿热发生率相似。世界上许多发展中国家风湿热和风湿性心脏病的发病率都没有减少，风湿性心脏病仍然

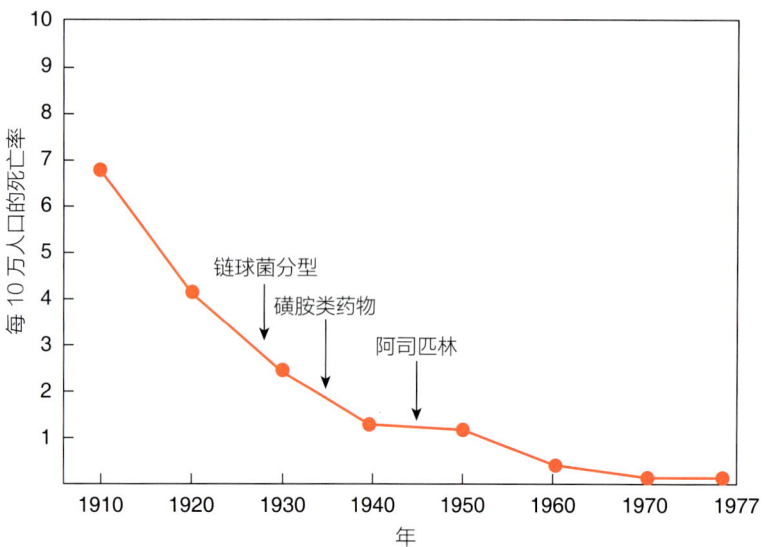

◀ 图59-1 美国 1910—1977 年风湿热的粗略统计死亡率

（引自 Gordis L. The virtual disappearance of rheumatic fever in the United States: lessons in the rise and fall of disease. T. Duckett Jones memorial lecture. *Circulation*. 1985;72:1155–1162.）

是发展中国家疾病发病和死亡的一个重要的原因（图59-2）。在世界范围内，估计有1500万~2000万人患有风湿性心脏病[5]，其中约240万是5—14岁的儿童[9]。基于目前的风湿热发病率及其发生风湿性心脏病的比例估计，每年至少有282 000人发展成风湿性心脏病[9]。风湿性心脏病的患病率在各国之间差异很大，在发达国家仅0.5‰[9]，而萨摩亚群岛达78‰[24]，随着年龄的增长，在25—34岁的年轻人中发病率达到高峰[11]。之前基于临床风湿性心脏病得到的患病率数据，可能显著低估了疾病真正的负荷。最近超声心动图的研究报道显示的患病率比临床发现的患病率高10倍，这一研究表明90%的风湿性心脏病病例是亚临床的（见下面关于风湿性心脏病筛查的部分）[25,26]。

与工业化国家的发病情况相比，在发展中国家风湿热发病年龄更小，并且常常被忽视。在这些人群中，许多患者没有意识到患病，故而没有接受二级预防[4,27]。与发达国家的自然病程相比，

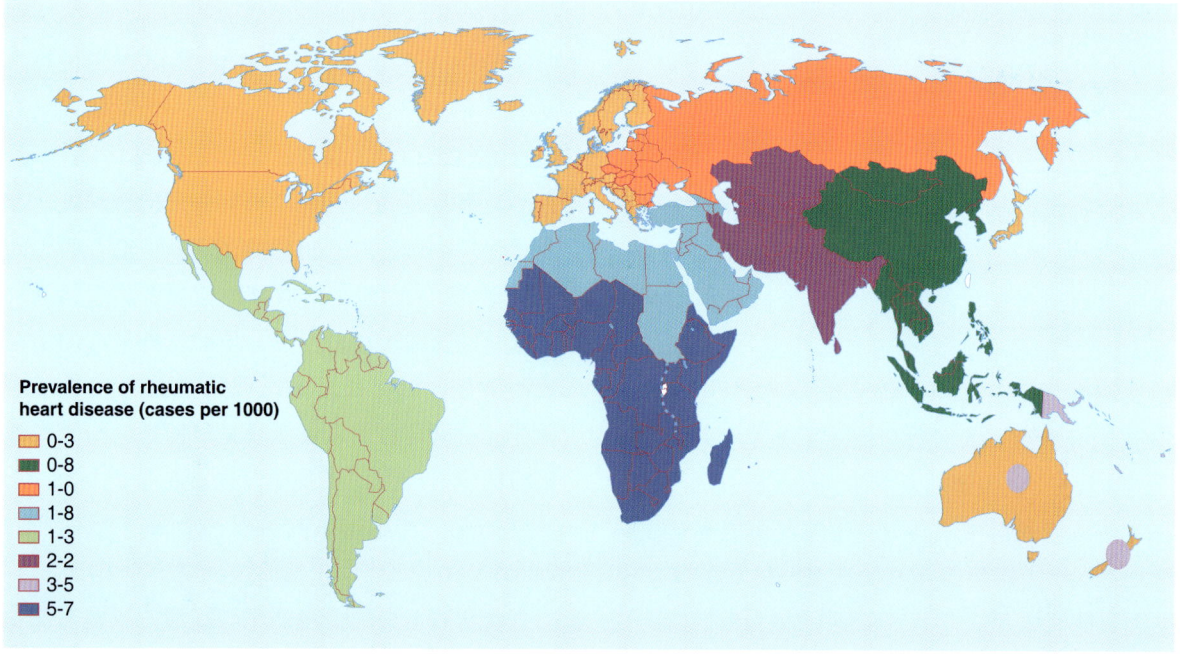

▲ 图59-2 Prevalence of rheumatic heart disease in children aged 5 to 14 years. (From Carapetis JR, Steer AC, Mulholland EK, Weber M. The global burden of group A streptococcal diseases. *Lancet Infect Dis*. 2005;5:685–694, with permission.)

发展中国家的慢性风湿性心脏病发生较早,发展更迅速,严重程度更高,心力衰竭的发生率和死亡率更高[28-36]。一旦发生了严重的风湿性心脏病,许多发展中国家对这类患者的治疗手段也是有限的。据估计,1994年至少有300万人因患风湿性心脏病引起心力衰竭而反复住院[4]。在发展中国家中,诊断的心脏病中很大比例是风湿性心脏病,平均住院时间为3~4周,导致缺勤和生产力下降[37]。2001年,估计有660万人因风湿性心脏病而损失伤残调整寿命年(DALY)。风湿性心脏病的死亡率估计为0.009‰~0.08‰ [4,5,38,39]。保守估计,因二级预防少,且患者又难以获得内科和外科治疗,每年至少1.5%的风湿性心脏病患者死亡。据估计,世界范围每年有23.3万~49.2万人因风湿性心脏病死亡,而其中95%的死亡发生在发展中国家[9]。此外,风湿性心脏病患者患感染性心内膜炎和脑卒中的风险增加,而并发症的发生又增加了RHD的发病率和死亡率[9,27,34]。相比之下,对2000年美国27个州2784家机构250多万出院病例资料分析显示,只有503例风湿热住院患者是<21岁的青少年和儿童[40]。美国最近的一项研究报道显示,来自发展中国家的移民患风湿性心脏病的人数众多[41]。

(二)环境因素

A组链球菌咽炎和风湿热之间存在流行病学联系,但其他因素也明显影响风湿热的发病率。目前的数据表明,在大多数国家,A组链球菌咽炎的发病率或多或少仍然是稳定的,并且A组链球菌的人群易感性没有变化。因此,发展中国家和发达国家的风湿热发病率和风湿性心脏病患病率的显著差异可能是由于其他因素所致。几十年来环境和社会经济因素在风湿热的流行病学和发病机制中的重要性已经得到公认。在发展中国家,往往存在人口过多、贫穷、营养不良、卫生状况差和医疗保健的缺乏等不良影响,这些影响都有助于病菌快速扩散(飞沫传播)和增加A组链球菌的毒力[42,43]。特别是人口密度高可能是一个导致风湿热在世界上许多国家高发的主要因素。由于缺乏医疗保健,A组链球菌咽炎不易被诊断和治疗,从而得不到有效的风湿热一级预防。此外,由于风湿热病例更容易被忽视,没有实施二级预防,风湿热容易复发。

在温带地区,风湿热的季节流行与A组链球菌咽炎的季节流行相一致。在温带地区,A组链球菌咽炎和风湿热在冬季和春季更为常见,但在热带地区却没有季节性发病规律。在地理上,风湿热在所有纬度和海拔高度地区均有发病[42]。

(三)宿主因素

5—15岁的儿童最容易感染。小于5岁的孩子很少患风湿热,2岁以前几乎没有孩子发病,35岁以后患病很少[3]。小于5岁的儿童风湿热通常表现为关节炎,很少有舞蹈症;当出现心脏受累时往往表现比年长儿童更严重,常表现为持续性风湿性心脏病[44,45]。成年人原发性风湿热关节表现比心脏受累更常见[46]。在青春期和成年早期患病复发率最高。女孩更容易出现舞蹈症表现,除此之外,其余表现无性别差异[47-50]。

有证据证明宿主易感性在风湿热发病中的重要作用。首先,只有一小部分患有链球菌咽炎的患者发展为风湿热,即使在链球菌感染流行期间也是如此(约3%)。其次,在有心脏受累的风湿热患者中,A组链球菌咽炎相关的风湿热复发率高达50%[51-53]。最后,研究表明存在家族聚集性[54,55],同卵双胞胎共同发病率高于异卵双胞胎(44% vs. 12%)[56-58]。据报道,某些族裔群体,特别是新西兰的毛利人和太平洋岛民、萨摩亚和夏威夷的萨摩亚人以及澳大利亚的土著人[59-62],风湿热和风湿性心脏病发病率也较高(见发病机制关于易感宿主的章节)。

(四)链球菌感染

大多数儿童每年至少有一次咽炎发作,10%~30%是A组链球菌感染,A组链球菌是咽喉炎最常见的细菌[63,64]。链球菌咽炎最常见于5—15岁的儿童,在2岁以前发病较少。尽管A组链球菌可能存在于咽部,引起感染和咽炎,或是带菌状态，但只有感染才会导致免疫反应，并有发展为风湿热的风险[65]。A组链球菌的携带率在不同地区有很大差异（5%~30%），这取决于种族和关联因素[66,67]。大约0.3%（在非流行病期间）至3%~5%（在链球菌感染流行期）没有风湿热患病史的个体，在未经治疗的有症状或无症状链球菌咽炎后，发展成风湿热。早前的研究报道了咽炎的临床严重程度与发展成风湿热可能性之的关系，但许多报道强调，2/3的风湿热继发于非常轻微或无症状咽炎[15,68-70]。

链球菌的菌株和毒力影响风湿热的发病。在20世纪30年代，研究认为引起风湿热复发的A组链球菌菌株与普通菌株不同[71]。其他研究者随后发现一些菌株与咽炎相关，而其他菌株与皮肤感染相关[72]。此外，某些A组链球菌菌株与风湿热相关，而其他毒株与链球菌感染后肾小球肾炎相关[73]。基于流行病学资料，某些A组链球菌菌株感染较其他菌株（"非风湿性"）更容易导致风湿热（"风湿性"）[47,72,74]。M蛋白被认为是一个主要的毒力因子，因为它影响宿主细胞吞噬能力。在大于130种M蛋白类型中，1、3、5、6、14、18、19、24、27和29型与风湿热的爆发有关，而2、4、12、22和28型很少导致风湿热[5,14,75,76]。研究发现M蛋白分子的表位与人类心脏和脑组织产生抗原交叉反应，这进一步证实了M蛋白的重要性。有学者报道了在社区获得性严重包裹（黏液）菌株和风湿热病例数增加之间的关联[22,77-81]。最后，有证据表明发达国家的风湿热发病率的下降部分是由于A组链球菌菌株的改变（M蛋白表达的改变），由风湿病毒株引起的A组链球菌咽炎的发病率降低[14]。

尽管有证据表明A组链球菌咽炎是风湿热的触发因素，而脓疱病不是，但有一些最近的流行病学证据表明，皮肤菌株可能在一些人群中发挥作用。在澳大利亚的土著居民中，风湿热是地方性的，在这些区域，A组链球菌脓疱病较常见，而A组链球菌咽炎较罕见。虽然有相关假说从直接因果关系、免疫启动，并从皮肤菌株到咽部菌株的变异方面阐述，但A组链球菌皮肤感染在风湿热的发病机制中的确切作用仍有待阐明[82-84]。

二、发病机制

（一）微生物

风湿热是A组链球菌微生物、宿主和环境之间复杂的相互作用的结果。虽然前驱链球菌咽炎与风湿热的关系被广泛接受，但风湿热的发病机制仍不完全清楚。最初认为是由于A组链球菌病菌或其毒素的直接伤害而产生的，但A组链球菌尚未从受侵犯个体的器官系统中分离出来。目前强有力的证据表明，易感个体感染风湿病毒株咽炎，引起迟发性自身免疫反应，导致风湿热发病。链球菌抗原组分触发异常自身免疫反应，包括体液免疫和细胞免疫，从而导致风湿热的各种表现。一些证据指向并支持A组链球菌咽炎后风湿热概念：① A组链球菌咽炎流行与风湿热发病之间的关系[12,42]；② 检测发现抗体滴度升高为链球菌感染提供了免疫学证据[85]；③ 合理的治疗链球菌咽炎可预防风湿热[86,87]；④ 抗生素预防治疗可预防风湿热复发[88-90]；⑤ 在军队和平民中预防应用青霉素可以终止风湿热流行[91-93]。

（二）宿主易感性

大多数风湿热易感宿主临床表现出现在A组链球菌咽炎后10天至5周（平均18天）[94]。许多证据支持宿主易感性在风湿热发病机制中的重要性（见流行病学部分），研究表明机体对A组链球菌感染的异常免疫反应是基因介导的[58,95,96]。风湿热/风湿性心脏病自身免疫反应的主要影响基因是位于人类6号染色体上的主要组织相容性复合体HLA 2类等位基因（DR，DQ）。一些HLA Ⅱ类等位基因与不同国家风湿热/风湿性心脏病发病有很大的相关性。在表达抗原的细胞表面上，这些HLA分子被认为参与了对某些链球菌抗原的体液免疫和细胞免疫介导的免疫应答，导致免疫炎症，最终引起风湿热的各种表现[97-102]。

一些研究表明，单克隆抗体（D8/17）检测到的特异性B细胞同种抗原在风湿热/风湿性心脏病患者和对照患者之间的表达不同。在大多数研究中，D8/17可以在85%的RF患者中检测到，而对照组为15%。此外，D8／17在风湿热患者的一级亲属中的表达也高于对照组。但在另一些研究中未发现这种关联，这可能与人群差异有关。目前，同种异体抗原B细胞在A组链球菌免疫反应中的作用尚不清楚，其表达与临床结果无相关性[103-06]。

免疫反应其他成分的遗传学也被进行了研究。越来越多的证据表明，遗传多态性（TNF-α、血管紧张素转换酶、IL及其他）对风湿热的易感性和风湿性心脏病的发展具有重要作用[96,107-113]。

（三）免疫发病机制

虽然我们对风湿热和风湿性心脏病的发病机制不完全了解，但对前驱A组链球菌感染的宿主免疫应答的重要性是显而易见的。相同的，分子拟态的长期影响也是一种免疫应答作用，其观点提出如下：①遗传性易感宿主患A组链球菌咽炎，感染分解产物和链球菌抗原与心脏蛋白（分子拟态）产生交叉免疫[114,115]；②感染产生的免疫应答导致抗体和细胞因子产生交叉免疫[116,117]；③抗体与内皮瓣膜表面结合，导致损伤、炎症细胞浸润和血管黏附分子1（vascular adhesion molecule 1，VCAM-1）的上调，有助于T细胞和巨噬细胞的募集和浸润，导致进一步的炎症和损伤[118]；④内皮损伤使内皮下结构和蛋白质暴露，包括波形蛋白（存在于心脏成纤维细胞中）和层粘连蛋白（胞外基质蛋白，存在于瓣膜基底膜和内皮周围）；⑤炎症导致新生血管形成，进一步导致T细胞募集和肉芽肿性炎症反应，在许多慢性风湿性心脏病中可见到此类改变；⑥细胞浸润形成Aschoff体；⑦Aschoff内的活化B淋巴细胞和巨噬细胞在其表面表达大量HLA Ⅱ类分子，并在T细胞抗原呈递中起重要作用，这一过程被认为是慢性风湿性瓣膜病的重要影响因素[101]；⑧浸润T细胞与链球菌M蛋白、心肌肌球蛋白及层粘连蛋白（分子拟态）产生交叉免疫；CD4+T细胞被认为是导致慢性风湿性心脏病的主要影响因素[119-122]；⑨炎性细胞因子TNF-α和IFN-γ增加，IL-4减少在易感宿主风湿性心脏瓣膜病变的持续和进展中起重要作用；⑩通过表位扩散，T细胞可能对其他心脏α螺旋蛋白，包括原肌球蛋白和波形蛋白产生免疫应答[101,102,123-125]（图59-3）。

然而，其他研究者最近提出了一种不涉及分子拟态的不同发病学说：①风湿性链球菌表面成分在内皮下基底膜中与人Ⅳ型胶原形成复合物；②该复合物引发人体对胶原的免疫反应，导致风湿热患者的自身免疫反应和胶原／内皮细胞活化和炎症反应；③内皮损伤后内皮下结构和蛋白质暴露，导致新生血管形成，进一步导致T细胞募集，形成肉芽肿性炎症，同时激活B细胞和巨噬细胞，导致一系列细胞因子的变化，有时持续的炎症反应导致风湿性瓣膜瘢痕环（与在前一段提出的第一个发病模型一致）[126]。

（四）自然病程

风湿性心脏炎和风湿性心脏病的预后和自然病程受初始心脏炎的严重程度和风湿热反复发作的强烈影响[127-132]。轻度心脏炎并且没有反复发作治愈可能性比严重的初始心脏炎及反复发作风湿热治愈可能性高。只有30%～40%的急性二尖瓣反流患者在随访中有持续性杂音，大多数患者在急性发病后的6个月内临床症状改善。严重的心脏炎（心力衰竭、心脏肥大）患者更容易发生持续性风湿性心脏病，主动脉瓣反流较二尖瓣反流更不易减轻或消失[133-135]。自从青霉素应用后，风湿热患者患慢性风湿性心脏病的比例从60%～90%下降到35%～65%[127-129,136,137]。年龄和性别因素也影响预后，因为男孩风湿热急性期更容易发生心脏受累[128,129]，而在5岁前患风湿热的儿童更容易发生严重的心脏受累，慢性持续性风湿性心脏病更常见[44,45]。

三、病理特征

风湿热的病理改变表现为心脏、关节和皮下组织出现特征性的炎症改变。风湿性心脏病的病理改变主要出现在血管周围和间质，没有心肌细胞坏死。两个病理改变阶段已被发现。"渗出期"发生于发病后的第2~3周，其特征为间质水肿、

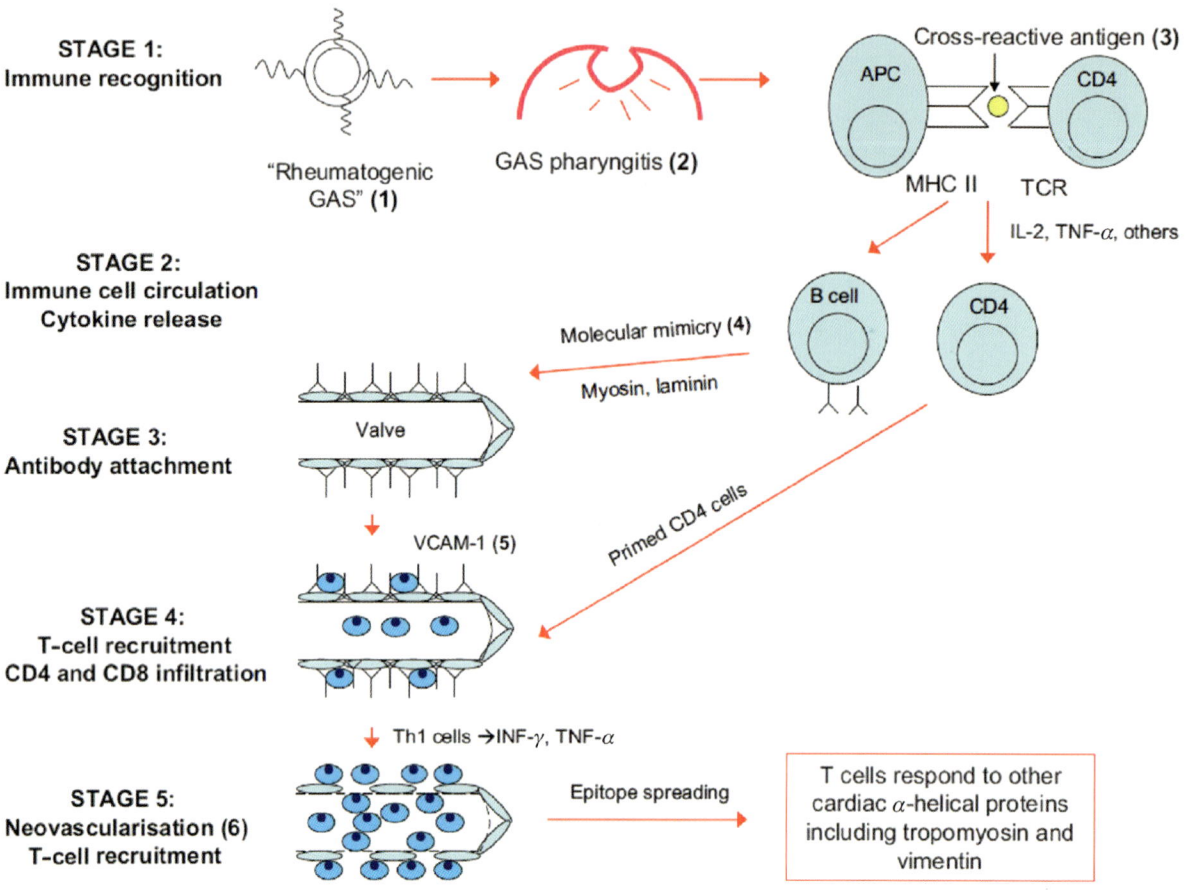

▲ 图 59-3 Immunopathogenesis or rheumatic fever and rheumatic heart disease. (1) and (2) Rheumatogenic group A streptococcal (GAS) pharyngitis. (3) Cross-reactive antigen on GAS. (4) Molecular mimicry between GAS antigens and human host tissue is believed to be the basis of pathogen–host cross-reactivity, best documented with α-helical cardiac proteins such as myosin, laminin, and vimentin. (5) Vascular cell adhesion molecule 1 (VCAM-1) is upregulated at the valve and aids in recruitment and infiltration of T cells. (6) Inflammation leads to neovascularization, which allows further recruitment of T cells, leading to granulomatous inflammation and the establishment of chronic rheumatic heart disease. (Adapted from Steer AC and Carapetis JR. Acute rheumatic fever and rheumatic heart disease in indigenous populations. *Pediatr Clin N Am*. 2009;56:1401–1419, with permission.)

细胞浸润（T细胞、B细胞、巨噬细胞）、胶原碎裂和纤维蛋白样物质（嗜酸性粒状物质）分散沉积。第二个阶段为"增殖期"或"肉芽肿期"，此阶段持续数月至数年[138]，心内膜、心内膜下或心肌间质出现Aschoff小体是风湿性心脏病的病理特征和形态学标志[139]。Aschoff多出现在血管周围，其特征为由大多核细胞（"枭眼状"）包围或浸润着中间的纤维蛋白样坏死（改变的胶原）区域。风湿热发病第1周死亡的患者尸检并未发现Aschoff小体，而风湿热发病几年后的患者体内可发现Aschoff小体，并且与疾病活动无关[138-140]。最近的研究表明，位于活化的瓣膜内皮下的Aschoff小体内的细胞在浸润性T细胞抗原提呈中起着重要

的作用，这在慢性风湿性心脏病进展中起关键性作用[101]（参见免疫发病机制部分）。

（一）心包炎

大体结构上，心包表面可有白色、纤维状、细长的绒毛状渗出物，所有病例均表现为心包淋巴细胞和单核细胞浸润。Aschoff小体可出现在心包中。心包炎愈合后无明显粘连，很少出现缩窄性心包炎。

（二）心肌炎

风湿性心脏病常累及心室和心房。组织学上心肌可水肿，表现为非特异性炎症。然而，不同

于其他形式的心肌炎，风湿热累及心肌通常没有细胞损伤。据报道，不同程度的间质纤维素样变性伴淋巴细胞、巨噬细胞和其他炎症细胞为基础的炎症病灶较为常见[141]。在心肌间质的位置也可见到Aschoff小体。尽管心电图上常表现为一度房室传导阻滞，但传导系统的病理变化少见[142,43]。

（三）心内膜炎

心内膜炎症改变可导致瓣膜炎症，因此心内膜炎是最具临床意义的。在二尖瓣的心房面或主动脉瓣关闭部位的心室侧，可能出现1~2mm的细小、易碎、纤维素性疣状赘生物[144]。潜在的组织细胞和淋巴细胞参与炎症反应。

二尖瓣瓣叶可能出现水肿、新生血管形成。随着时间的推移，可能出现肉芽组织，并伴随瓣膜的增厚和最终瓣膜纤维化。腱索炎症可伴随出现，随着肉芽组织形成、纤维变性，最终腱索融合。这些变化可能导致慢性风湿性心脏病患者发生二尖瓣狭窄和反流。

从宏观上看，急性风湿性二尖瓣瓣膜炎导致二尖瓣前瓣腱索延长（甚至断裂）、二尖瓣环扩张，引起二尖瓣对合改变，可能导致前瓣脱垂和二尖瓣反流[145,146]。这种接合改变最常见的结果是导致后外侧定向的二尖瓣射流，朝向左心房后壁，导致该区域纤维化增厚，称为"MacCallum斑"。主动脉瓣脱垂是引起急性风湿性主动脉瓣反流的机制之一[147]。

（四）血管炎

广义血管炎，特别是涉及冠状动脉和主动脉的部分已有报道[148]。它类似于过敏性血管炎的改变，但很少导致组织损伤或临床表现。

四、临床表现

（一）诊断和评估

由于缺乏特异性的检查，对风湿热首次发作的诊断使用的是改良Jones诊断标准或其他诊断标准。Jones诊断标准是T. Duckett Jones[149]在1944年首次提出，经过了四次修改，最后一次是在1992年[150-154]。修改后特异性增加了，但灵敏度降低了，可以避免过度诊断。这在风湿热发病率低的发达国家中是有意义的，但严格遵守最新的Jones标准在风湿热仍常见的地区可能导致漏诊[155-157]。最新的Jones标准发表于1992年，目的是用于建立新的初发急性风湿热诊断方案（表59-1）[154]。风湿热的诊断需要两个主要表现，或一个主要和两个次要表现，并有前驱链球菌感染的证据。主要表现是多发性关节炎、心脏炎、舞蹈病、特征性皮疹（环形红斑）和皮下结节。表59-2显示了几组已发表的风湿热病例主要表现出的频率。次要指标为发热、关节痛、急性期炎症指标升高、心电图PR间期延长。表59-3列出了疑似风湿热患者推荐进行的检查。A组链球菌感染的证据在后面实验室检查部分中讨论。最新的诊断标准允许在不符合上述标准的情况下进行风湿热诊断：①患有孤立性舞蹈病的患者；②出现隐匿性或潜伏发作性心脏炎（在急性疾病后数月至数年）的患者；③具有早期风湿热/风湿性心脏病病史的患者[154]。

Jones诊断标准的修订版已经在世界上部分地区发表，这些地区风湿热发病率和风湿性心脏病的患病率仍然很高，包括澳大利亚、新西兰和印度[169-171]。印度的指南类似于1992年更新的Jones诊断标准。澳大利亚指南定义了高危地区诊断的不同标准（表59-1）：①亚临床（超声心动图检查）发现为心脏炎可作为主要表现；②单个关节炎或多关节痛可作为主要表现；③单关节疼痛可作为次要表现[171]。在新西兰，亚临床心脏炎是公认的一个主要表现[169]。据最近的分析报道，使用新西兰指南较1992年Jones诊断标准下的风湿热病例增加了16%[172]。诊断标准修改的目的是提高风湿热和风湿性心脏病常见地区疾病诊断灵敏性，更多的关注于漏诊及其相关后果。这些修改列于表59-1中。

虽然Jones标准和其他诊断标准可用于诊断复发风湿热不伴有风湿性心脏病的患者，但诊断风湿性心脏病患者风湿热复发较难。在这种情况

表 59-1 风湿热诊断标准

Jones 诊断标准	澳大利亚诊断标准		新西兰诊断标准
	高风险人群[a]	低风险人群	
主要表现			
心脏炎	心脏炎（包含亚临床心脏炎）	心脏炎	心脏炎（包含亚临床心脏炎）
舞蹈症	舞蹈症	舞蹈症	舞蹈症
多发性关节炎	多发性关节炎，单个关节炎或多关节痛	多发性关节炎	多发性关节炎
环形红斑	环形红斑	环形红斑	环形红斑
皮下结节	皮下结节	皮下结节	皮下结节
次要表现			
发热	发热	发热	发热
关节痛	单个关节痛	单个关节炎或多关节痛	多关节痛
急性期炎症指标升高	急性期炎症指标升高	急性期炎症指标升高	急性期炎症指标升高
心电图 PR 间期延长	心电图 PR 间期延长	心电图 PR 间期延长	心电图 PR 间期延长
初发诊断标准			
2 项主要表现或 1 项主要表现＋2 项次要表现＋前驱链球菌感染证据			
复发诊断标准			
一项主要表现或几项次要表现＋前驱链球菌感染证据	2 项主要表现或 1 项主要表现＋1 项次要表现或 3 项次要表现＋前驱链球菌感染证据		2 项主要表现或 1 项主要表现＋2 项次要表现或几项次要表现＋前驱链球菌感染证据
支持前驱 A 组链球菌感染的证据			
	咽试纸培养链球菌阳性或快速链球菌检测阳性		
	抗链球菌抗体滴度升高		

a. 高危人群是指 5—14 岁儿童风湿热年发病率大于 0.3‰ 和所有人群风湿性心脏病发病率大于 2‰

[引自 Guidelines for the diagnosis of rheumatic fever. Jones Criteria, 1992 update. Special Writing Group of the Committee on Rheumatic Fever, Endocarditis, and Kawasaki Disease of the Council on Cardiovascular Disease in the Young of the American Heart Association. JAMA 1992; 268:2069–2073; Atatoa-Carr P, Lennon D, Wilson N. Rheumatic fever diagnosis, management, and secondary prevention: a New Zealand guideline. N Z Med J. 2008;121:59–69; RHD Australia（ARF/RHD writing group）, National Heart Foundation of Australia and the Cardiac Society of Australia and New Zealand. Australian Guideline for Prevention, Diagnosis, and Management of Acute Rheumatic Fever and Rheumatic Heart Disease. 2nd ed. 2012.]

下，往往难以区分急性心脏炎是由于风湿热复发还是现有的风湿性心脏病疾病进展。这种鉴别至少有两个重要意义：①风湿热复发较慢性风湿性心脏病更容易在短时间引起心脏的相关变化；②一些人认为类固醇激素治疗可能是有效的，尤其对于严重的活动性心脏病患者，类固醇激素可以挽救生命。但类固醇激素对慢性风湿性心脏瓣膜病患者无效，还可能会延误治疗。Jones 标准的最新版指出：有可靠的风湿热或风湿性心脏病史的患者，有近期 A 组链球菌感染史，出现一个主要表现或几个次要表现，即可推定诊断风湿热复发[154]。澳大利亚诊断风湿热复发的标准是 2 个主要表现，或 1 个主要表现加 1 个次要表现，或 3 个次要表现加前驱链球菌感染的证据[171]。新西兰

表 59-2 风湿热主要临床表现

研究（参考文献）	地点	年份	RF 病例数	心脏炎（%）	关节炎（%）	舞蹈症（%）	环形红斑（%）	皮下小结（%）	心脏炎伴 CHF 的比例（%）	是否包含复发病例
Bland 和 Jones[127]	波士顿	1921—1931	1000	65	41	52	7.1（皮疹）	8.8	32	NS
Feinstein 和 Spagnuolo[50]	纽约	1958—1960	275	42	76	4	4	1.1	14	无
Giannoulia-Karantana 等[158]	希腊	1980—1997	66	70	68	4.5	1.5	0	15	无
Sanyal 等[159]	北印度	1967—1971	102	33	67	21	2	2	35	无
Ravisha 等[160]	印度	1971—2001	250	42	68	19	1.6	1.2	12	无
Veasy 等[70]	美国犹他州	1985—1992	274	68	36	37	4	2.6	19	10%
Bitar 等[161]	黎巴嫩	1980—1995	91	93	38	2	4.4	1	44	45%
Arora 等[162]	新德里	1968—1977	450	42	30	3	0.2	6	NS	NS
Chagani 和 Aziz[163]	巴基斯坦	1991—1994	57	61	61	16	3.5	7	5	无
Chockalingam 等[164]	印度	1992—2002	163	67	72	8	0	6.1	50	NS
Griffiths 和 Gersony[165]	纽约	1969—1988	115	51	69	4.3	1.7	0	29	10%
Khriesat 等[166]	约旦	1999—2002	50	48	88	6	0	0	4	NS
Carapetis 和 Currie[155]	澳大利亚	1976—1996	555	55	55	28	0.5	0.5	20	39%
Steer 等[167]	斐济	2005—2007	33	79	52	15	3	0	12	39%
Cann 等[168]	澳大利亚（北昆士兰州）	1997—2007	98	47	38	16	1	1	NS	32%

RF. 风湿热；SQ. 皮下的；CHF. 充血性心力衰竭；NS. 没有提及

诊断复发的标准是 2 个主要表现，或 1 个主要表现加 2 个次要表现，或几个次要表现加前驱链球菌感染证据[169]（表 59-1）。

表 59-3 疑似风湿热患者检查

- 白细胞计数、红细胞沉降率、C-反应蛋白
- 心电图
- 胸部 X 线片（如果临床心肌炎）
- 超声心动图
- 喉拭子
- 血清链球菌抗体
- 血液培养

（二）关节炎

A 组链球菌感染与风湿热出现临床表现之间的潜伏期范围从 10 天到 5 周（A 组链球菌感染和舞蹈症之间的潜伏期为 1～6 个月）[94]。在 Jones 主要标准中，游走性多关节炎最为常见，出现在 40%～70% 的病例（表 59-2）。典型的风湿热的关节炎常常从一个大关节转移到另一个大关节，最常见的是影响膝盖、脚踝、肘和手腕。重要的是，临床症状和病情进展可能受到抗炎药物（阿司匹林或其他非甾体抗炎药）的影响。值得注意的是，在世界某些地区，单关节炎是一种常见的表现形式[155,173]。受风湿热影响的关节发红、肿胀，极度压痛，疼痛往往与客观表现不符。在某些情况下，关节可能连续或同时受累，而不是以游走模式受累，一个新关节受累，而另一个关节正处于不同的炎症阶段或炎症消退阶段。即使未经治疗，风湿热的关节炎通常在 3～4 周内消退，并且无残留异常。虽然心脏炎和关节炎通常一起发生，但关节和心脏受累的严重程度往往呈负相关[129]。这种相反关系的原因尚不清楚；有人推测关节受累导致早期的医疗护理和早期开始抗炎治疗，从而防止更严重的心脏受累。由于前驱链球菌性咽炎和症状发作之间的潜伏期不同，多发性关节炎和舞蹈病很少同时发生[174]。风湿热的关节炎通常在阿司匹林治疗 48～72h 内见效。故而，在 2～3 天内临床无改善应考虑其他诊断[154,175]。值得注意的是，一小部分患者在抗风湿治疗 6 周疗程后出现一次或两次复发[176,177]。不幸的是，虽然关节炎是风湿热最常见的主要表现，但它也是最不特异的，因此是与误诊有关的最常见的表现。Jones 标准通常不能排除其他导致发热的多关节炎[48]，只有当更慢性的表现出现时（如自身免疫病或胶原血管疾病）才可能做出另一种诊断。表 59-4[178] 列出了多发性关节炎和发热的鉴别诊断。

一些患者在链球菌性咽炎后发展为关节炎，这与典型的链球菌相关性急性风湿热不同。这种本质上归类为链球菌后反应性关节炎，通常发生在较短的潜伏期（7～10 天）后，无转移性关节炎且持续时间更久，在一些情况下涉及小关节或脊柱，并且对抗炎药物没有显著的反应[179-181]。诊断链球菌后反应性关节炎的重要意义在于随后的瓣膜性心脏病风险和需要抗链球菌的预防治疗。特别重要的是，一些患有链球菌感染后反应性关节炎的患者已经显示心脏受累的证据[179,180,182,183]。相反，最近的一项研究显示，一系列有链球菌感染后反应性关节炎的成年人心脏瓣膜病风险并没有增加[184]。鉴于患链球菌后反应性关节炎的儿童患心脏瓣膜病的风险存在不确定性，一些专家建议此类患者进行超声心动图评估，在发病后长达 1 年内接受二级预防，并可能 1 年后进行超声心动图随访[185]，但这显然是需要进一步研究的领域。如果发现心脏瓣膜病，应考虑将此类患者视为患有风湿热，并应予以相应治疗（包括二级预防）[180,182,184,186-188]。

（三）舞蹈病

舞蹈症和风湿病的关联在 17 世纪末首次被描述，但直到 19 世纪才得到公认。现在已知 Sydenham 舞蹈症的临床表现是由于基底节，大脑皮层和小脑的神经病理改变和炎症而发生的[48,189]。

有 10%～30% 的病例发生 Sydenham 舞蹈病（表 59-2）。在年龄较小的儿童中，性别分布相同；但在 10 岁以后，女性更常受到影响，并且在青春期后男性舞蹈症不常见[48]。不自主、无目的运动、肌肉不协调和（或）虚弱以及情绪不稳定是 Sydenham 舞蹈病的特征[48,49,190-192]。运动是突然而不稳定的，通常会影响面部和四肢的肌肉，表现

表 59-4 多发性关节炎和发热的原因

诊 断	确诊实验
感染性关节炎	
● 细菌感染	
— 化脓性关节炎	滑膜液和血液培养
— 细菌性心内膜炎	血培养
— 莱姆病	血清学研究
— 分枝杆菌和真菌关节炎	血培养或活组织检查
● 病毒性关节炎	血清学研究
感染后或反应性关节炎	
● 肠道感染	血培养或血清学研究
● 泌尿生殖道感染（Reiter综合征）	血培养
● 风湿热	临床表现
● 炎症性肠病	临床表现
类风湿关节炎与 Still 病	临床表现
系统性风湿性疾病	
● 系统性血管炎	组织检查或血管造影
● 系统性红斑狼疮	血清学研究
晶体性关节炎	
● 痛风和假性痛风	滑膜液和痛风石的偏振显微术
其他疾病	
● 家族性地中海热	临床表现
● 癌症	活检
● 结节病	活检
● 皮肤黏膜疾病	活检或临床表现
— 皮肌炎	
— 白塞病	
— 过敏性紫癜	
— 川崎病	
— 结节性红斑	
— 多形红斑	
— 坏疽性脓皮病	
— 脓疱性银屑病	

（引自 Pinals RS. Polyarthritis and fever. *N Engl J Med.* 1994;330:769-774.）

包括"坐立不安"、面部愁眉苦脸，舌头的动作被描述成"一袋虫子"，吞吞吐吐言语激烈，当手臂伸展到头部以上时，手部旋前（"旋前征"），当被要求挤压一个物体时，双手会有规律的收缩（"挤奶女工"），闭上眼睛手向前伸时手指过度伸展（"勺状"），以及行动笨拙。患者常常因学校表现变差而引起关注，伴随舞蹈病出现的神经行为症状包括易怒、注意力不集中、缺乏合作及强迫症状，但不伴感觉障碍。神经系统表现通常是双侧的，但也可能是单侧（偏侧舞蹈症）的。神经系统症状往往随着休息和镇静而减少，并随着努力或兴奋而增加。舞蹈病的持续时间不定，为1～2周至2～3年。中位持续时间约为15周，75%的患者在6个月后症状消失[5,169,193]。舞蹈病的反复发作并不罕见[194]。舞蹈病的鉴别诊断见表59-5。

表 59-5 舞蹈病的鉴别诊断

- 遗传性（亨廷顿病，舞蹈性棘细胞症，神经棘皮细胞增多症，良性遗传性舞蹈病，脊髓小脑共济失调，线粒体疾病，威尔逊病，弗里德里希共济失调，共济失调毛细血管扩张症，溶酶体贮积症，Lesch-Nyhan综合征，先天性代谢异常）

- 获得性
  - 局灶性异常/病理（脑血管意外、肿瘤、创伤后）
  - 自身免疫（系统性红斑狼疮、抗磷脂抗体综合征）
  - 内分泌（甲状腺功能亢进、甲状旁腺功能低下、妊娠性尿道炎）
  - 代谢性（低钙血症、高血钠和低钠血症、低镁血症、肾或肝性脑病）
  - 感染和感染后（Sydenham舞蹈症、脑炎、莱姆病、单纯疱疹性脑炎、神经梅毒、HIV）
  - 药物：抗精神病药、左旋多巴、拟交感神经药/兴奋药（可卡因、苯丙胺、哌甲酯），含雌激素的避孕药，锂，鞘内注射甲氨蝶呤，一些抗惊厥药
  - 毒素（汞、一氧化碳）

- 其他：非典型癫痫发作，脑瘫，体外循环（"泵后"舞蹈病），抽动障碍

链球菌咽炎和舞蹈病发作之间的潜伏期比关节炎或心肌炎长，范围从1～6个月[48,195]。如前所述，由于潜伏期较长，关节炎和舞蹈病很少同时发生。也与舞蹈症患者的潜伏期较长有关，急性期反应物通常是正常的，抗链球菌抗体可能不会升高。当同一患者中发现心脏炎和舞蹈症时，通常是患者因舞蹈症就医，在此时检测到风湿性心脏受累。虽然舞蹈症和心脏炎的组合很常见，最近一系列研究显示47%的风湿热患者两者同时发生[70]，但心脏受累往往相对较轻，心力衰竭并不常见[50]。然而，随着时间的推移，这些患者的风湿性心脏病可能会进展，一些患者在风湿热疾病后多年出现慢性风湿性心脏病。然而，即使是"纯粹"舞

蹈病患者也存在风险，20%～44%的此类患者会发展为慢性风湿性心脏病[127,174,190,196]。

一些Sydenham舞蹈症患者已被报道存在神经影像学（MRI或CT）异常[192,197]。然而，报道的结果各不相同，许多患者影像学检查是正常的。因此，神经影像学检查应该用于非典型病例以排除其他原因引起的舞蹈病。同样，虽然描述了异常[198]，但EEG检查应该用于非典型病例。

1998年，Swedo及其同事提出，在一些患者中，儿童强迫症状和抽搐是由于前驱链球菌感染导致自身免疫反应而发生的，称为实体PANDAS（与链球菌感染相关的儿童自身免疫性神经精神病）[199,200]。因为所提出的链球菌抗原和脑组织之间的交叉反应有关的自身免疫机制与Sydenham舞蹈病引起的机制类似，所以已经提出二级预防可能可预防复发性神经症状[201,202]。在一些患者中，可能难以区分舞蹈病样动作和抽搐[190,203]。区分PANDAS和Sydenham舞蹈症很重要，因为治疗和预后不同，特别是与慢性风湿性心脏病的风险有关。PANDAS患者可能对血浆置换或静脉注射丙种球蛋白治疗有效[204]。风湿热的其他表现（包括心脏炎和风湿性心脏病）在PANDAS患者中尚无报道[200]。目前关于链球菌感染与神经精神疾病（PANDAS）的关联仍然存在争议，有人认为这是未经证实的假说[187,205,206]。

（四）心肌炎

风湿热与长期发病率和死亡率相关的表现为心脏炎，发生率为30%～70%（表59-2）。风湿性心脏炎仍然是发展中国家儿童和青少年后天性心脏病的最常见原因。尽管传统上被描述为全心炎，但急性风湿性心脏受累的主要和最重要的异常是瓣膜炎，特别是二尖瓣和（或）主动脉瓣反流。临床表现可能相当多变，从具有特征性心脏杂音的无症状患者到表现为心力衰竭的危重患者。风湿热病例中有13%～64%发生严重心脏炎和心力衰竭，占心脏炎病人的15%～50%（表59-2）[70,127,129,155,158-166]。一些变异可能与以下事实有关：一些患者仅在一次以上的风湿热和心脏炎发作后出现，这种情况更

可能与显著的瓣膜病和心力衰竭相关。大约80%患有心脏炎的患者在风湿热病程的前2周内发作；如果在前2周内未检测到心脏受累，则急性期继发心脏受累的可能性很低[207]。随着炎症消退，心脏炎和瓣膜反流的严重程度往往降低。如果心脏受累较轻，患者的心脏症状可能完全消失，但中度至重度心脏炎患者更可能出现持续性和（或）进展性风湿性心脏病[127,129]。表59-6列出了心脏炎的鉴别诊断。

表59-6 风湿性心脏病的鉴别诊断

- 生理性杂音
- 二尖瓣脱垂
- 先天性二尖瓣疾病（伴有反流）
- 先天性主动脉瓣疾病（反流）
- 感染性心内膜炎
- 非感染性心内膜炎（自身免疫，其他）
- 心肌炎
- 心包炎

二尖瓣反流是风湿热患者的主要心脏异常，约95%的急性风湿性心脏炎患者发生二尖瓣反流。术中发现均证实，二尖瓣反流的机制是环形扩张和腱索拉伸的共同作用，导致瓣膜对合异常，在某些病例中，存在二尖瓣前叶尖端脱垂（图59-4和图59-5）[208-210]。很少情况下，二尖瓣腱索断裂，

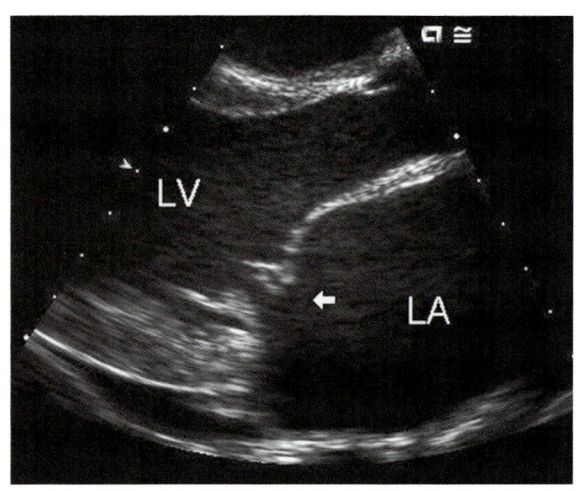

▲ 图59-4 急性风湿性心脏炎二维超声心动图
胸骨旁长轴图像显示二尖瓣前瓣的脱垂，导致反流（箭）和左心扩张。并可见少量心包积液
LA. 左心房；LV. 左心室

导致连枷状二尖瓣瓣叶和严重的二尖瓣反流（图 59-5）[190,211-213]。

大多数急性轻度二尖瓣关闭不全患者无症状。对于急性中度至重度二尖瓣反流，左心室心肌可能无法承受显著的急性容量超负荷，导致左心充盈压升高，肺静脉充血和肺水肿。此类患者通常表现为左心衰竭，包括呼吸困难、端坐呼吸、阵发性夜间呼吸困难、咳嗽，甚至咯血。可能导致继发性肺动脉高压、右心功能不全、三尖瓣反流和右心衰竭。5岁以下患有风湿热和心脏炎的儿童可能症状更不典型，表现为发热、食欲下降、嗜睡、疲劳和模糊疼痛。由于这些细微和非特异性的症状，诊断可能会延误，心力衰竭的表现比年长儿童更常见[44,45]。在体格检查中，心动过速往往是心脏炎的最早征兆之一。显著的二尖瓣反流可能导致心前区搏动增强，呼吸急促和呼吸做功增加。心尖可听到一尖锐的二尖瓣反流的全收缩期杂音，通常传导至左腋窝。杂音在患者左侧卧位呼气末时最明显。值得注意的是，有时收缩期杂音相当柔和，但仍有可能存在急性重度二尖瓣反流[214]。虽然急性风湿热和心脏炎最初发作时不会发生二尖瓣狭窄，但在二尖瓣反流严重的时，会导致舒张期经过二尖瓣的血流增加，因此在心尖区可听到柔和的舒张中期杂音（Carey Coombs 杂音）[215]。

与一些报道[154]相反，这种杂音从不单独出现。

20%～25%的急性风湿性心脏炎患者发生主动脉瓣反流，通常伴有二尖瓣反流。大约5%的急性风湿性心脏炎患者出现孤立性主动脉瓣反流[70,162]。据报道，瓣叶脱垂是这种急性瓣膜功能障碍的机制之一[147,210]。急性轻度主动脉瓣反流的患者通常无症状。中度至重度急性主动脉瓣反流的耐受性较差，并可能导致心力衰竭。主动脉反流引起左心室容量负荷增加、失代偿，导致左心充盈压的显著升高，前向心搏量减少，最终引起低心排和肺水肿。急性严重主动脉瓣反流的患者有心动过速和呼吸急促。与严重慢性主动脉反流的临床表现不同，此类患者脉压窄，并且脉搏没有增加。心前区搏动增加，但心尖冲动没有明显移位。在听诊时，舒张期逐渐减弱的杂音比慢性反流时听到的杂音更柔和、音调更低、更短。因此，这种杂音很容易被忽略，特别是在疾病急性期通常存在心动过速时杂音更不明显。由于左心室血流量增加，在左心室流出道可能会听到短的收缩期喷射样杂音。即使二尖瓣无狭窄，心尖区也可以听到低流速舒张期中晚期隆隆杂音，称"Austin-Flint"杂音，与慢性严重主动脉瓣关闭不全杂音比较，这种杂音更柔和更短促。急性风湿性主动脉瓣反流与二尖瓣反流相比，随着疾病急性期炎症的消

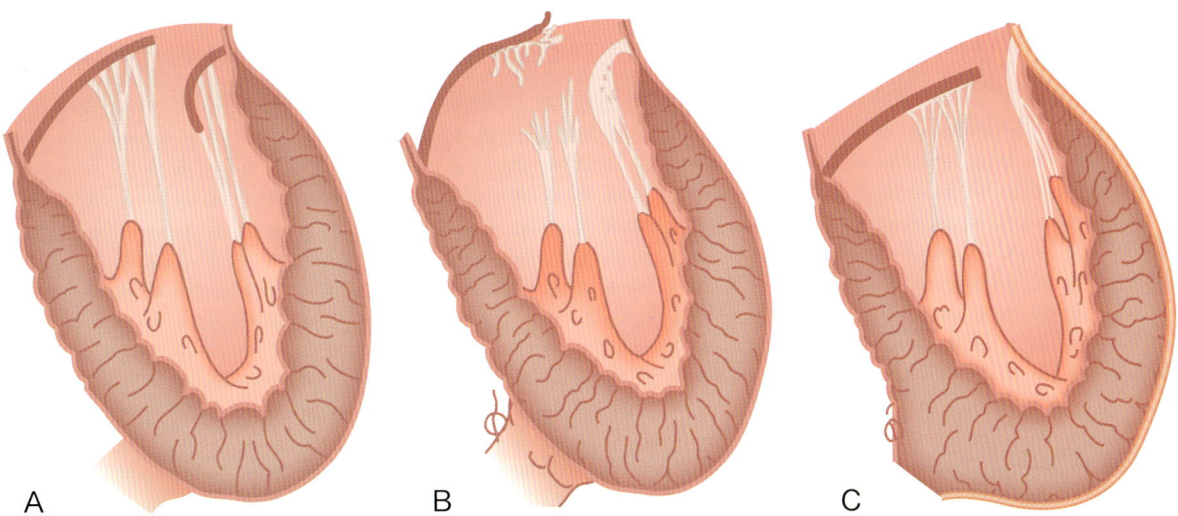

▲ 图 59-5 Mechanisms of anterior mitral leaflet prolapse in rheumatic heart disease. A: Prolapse owing to chordal elongation to anterior leaflet. B: Prolapse (flail leaflet) owing to ruptured primary chordae. C: Leaflet pseudoprolapse owing to immobile posterior leaflet while the anterior leaflet remains at the annular plane in systole. (From Kalangos A, Beghetti M, Vala D, et al. Anterior mitral leaflet prolapse as a primary cause of pure rheumatic mitral insufficiency. *Ann Thorac Surg*. 2000;69:755–761, with permission.)

退而消失的可能性更小[127,129,133]。

4%~11% 的急性风湿性心脏炎患者发生心包炎[70,161-163]。当它发生时，它总是与严重的左心瓣膜疾病相关。在没有明显的二尖瓣和（或）主动脉瓣反流的情况下，心包炎不太可能与风湿热有关，应考虑其他病因。临床上，患者可出现典型胸痛和肩痛的心包炎症状。在听诊时，心包摩擦音可能会掩盖瓣膜反流的杂音。在其他情况下，心包摩擦音可能是短暂和间歇性的。超声心动图可检测和半定量心包积液，评估瓣膜功能。不同于其他疾病相关的心包炎，心脏压塞[212]和缩窄性心包炎[216]很少发生。

尽管急性风湿性心脏病一直被认为是一种全心炎炎症[217,218]，但严重临床表现常与瓣膜病变和反流有关，而不是心肌炎和心肌功能障碍相关[219]。活检和尸检病理标本显示有心肌受累的证据（包括特征性的 Aschoff 小体），但与其他类型的心肌炎不同，没有发生与淋巴细胞浸润相关的心肌细胞坏死[141]，而肌钙蛋白水平没有升高[220-223]。可能存在收缩功能轻微异常的证据[224]，但一些研究表明，这些患者的左室射血分数（缩短率和射血分数）是正常的[219,225,226]。因此，重要的是强调在没有明显瓣膜反流的情况下，急性或慢性风湿性心脏病不会发生心力衰竭[28,209,219,227]。

亚临床的超声心动图检测到的心肌炎，将在超声心动图部分进行讨论。

（五）环形红斑

环形红斑是一种相对少见的表现，风湿热患者的发生率 < 5%（表 59-2）[70,228,229]。皮疹表现为粉红色斑疹或丘疹，波浪形边界，皮疹中间皮肤正常。病变无痛、无瘙痒、按压后褪色，斑疹比丘疹常见。皮疹最常见于躯干和四肢近端，皮疹可消退，病灶的外观可迅速改变。热水澡或淋浴可能诱发和加重皮疹。由于皮疹出现短暂且无相关症状，容易漏诊。虽然环形红斑通常见于风湿热病程早期，但也有报道其持续或反复出现数月或数年。环形红斑通常与心脏炎相关，并且几乎不会作为唯一的主要表现出现[48,229,230]。

（六）皮下结节

风湿热中的皮下结节相对罕见，据报道出现在 0%~10% 的病例（表 59-2）。它们不是风湿热的特异性表现，可发生于系统性红斑狼疮或类风湿关节炎。结节直径为 0.5~2.0cm，圆形、坚实，可自由移动，无压痛，无炎症表现。它们往往位于关节的伸肌表面或肘、腕、膝、踝、头皮和背部棘突的骨头突出处[231]（图 59-6）。

这些结节持续数天至 1~2 周，并且不会消失。但是，由于它们可能很小并且无症状，因此可能很容易被忽略。类似于环形红斑，皮下结节几乎总是与心脏炎相关，并且很少作为唯一的主要表现[48,230,232]。

（七）次要表现和其他临床表现

次要表现的诊断特异性不如主要表现，包括发热、关节痛、急性期反应物升高，以及心电图上一度房室传导阻滞（PR 间期延长）（表 59-1）。在大多数情况下，风湿热发病时发生发热，温度通常为华氏 101~104 ℉。有些患者有发热病史，但在初始临床评估时无发热，值得注意的是，表现为舞蹈症的患者通常无发热。关节痛通常累及大关节，是一种没有客观体征的关节疼痛。与前述多发性关节炎类似，关节疼痛程度不等，从轻微到剧烈疼痛，并且呈典型的游走性疼痛。当多关节炎被用作主要的诊断标准时，关节痛不能作为次要标准来使用。实验室和心电图异常将在接下来的"实验室检查"和"心电图"两部分中进行讨论。

风湿热鼻出血和腹痛（典型的是上腹部和脐周痛）这 2 个临床症状并未被纳入最新的 Jones 标准中。这 2 种症状出现在约 5% 的病例中，可在任何主要症状出现前数小时至数天发生。在最初的 Jones 标准中，这 2 种症状被作为次要标准，但由于缺乏特异性而被剔除了。其他非特异性指标包括厌食、不适、贫血和风湿热或风湿性心脏病家族史。

（八）实验室检查

风湿热的实验室检查没有金标准。表 59-3 列出了疑似风湿热时需要做的检查项目。除少数

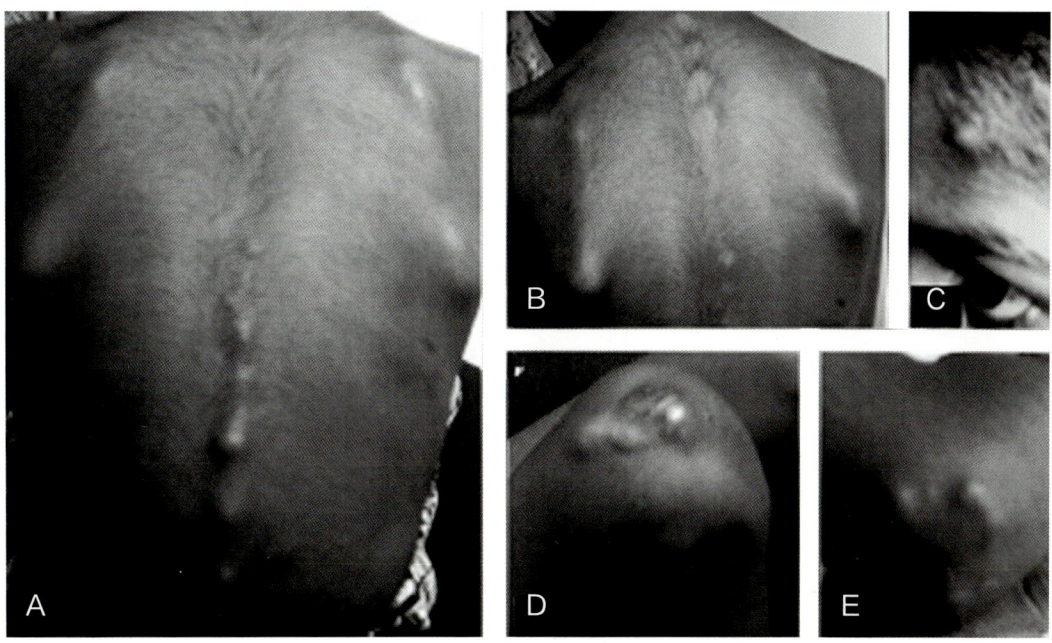

▲ 图 59-6 **A,B:** Multiple subcutaneous nodules on bony prominences of the spine and scapulae. **C:** Nodule on the bony prominence of the left temple. **D,E:** Subcutaneous nodules on the bony prominences and tendons around the right knee joint and right elbow joint, respectively. (From Singhi AK, Bobhate P, Kappanayil M. Acute rheumatic fever: Subcutaneous nodules and carditis. *Circulation.* 2010;121:946–947.)

情况（舞蹈病和隐匿发作性心脏炎）外，诊断急性风湿热除了需要 Jones 标准的主要标准和（或）次要标准外，还需要 A 组链球菌前驱感染的证据。尽管咽部 A 组链球菌培养或快速抗原检测阳性可作为一项有利的证据，但是风湿热患儿咽部 A 组链球菌检出率较低。此外，一些患者检测出阳性结果可能是带菌状态而非感染状态，因此，抗体滴度升高是更可靠的前驱 A 组链球菌感染的证据。最常见的是测量抗链球菌溶血素 O（ASO）和抗脱氧核糖核酸酶 B（anti-DNase b）。当检测单个抗体时，80%~85% 的风湿热患者滴度升高。当检测 2 个抗体的滴度时，超过 90% 的风湿热患者将至少有 1 个抗体滴度升高[233,234]。

通常首先测量 ASO 效价，如果它不升高的话，可以测量 anti-DNase b。ASO 滴度在感染 1 周左右升高，感染后 3~6 周达到峰值。anti-DNase b 的滴度在感染后 1~2 周升高，6~8 周达到峰值。必须强调的是，抗链球菌抗体滴度必须结合临床表现来分析，滴度高和（或）进行性升高只提供了前驱链球菌感染的证据，而不能以此诊断风湿热。

急性期反应物如 CRP 和 ESR 升高，是 Jones 标准的次要表现[154]。其在患有风湿热、关节炎和急性心脏炎的患者中均升高。因此，急性期反应物的检测有助于区分急性心脏炎和慢性风湿性心脏病（急性炎症消退后出现），可以指导抗炎治疗。虽然急性期反应物的升高程度是连续性的，但澳大利亚和新西兰的指南都建议 CRP 的临界值设为 30mg/L。关于 ESR，澳大利亚指南的临界值为 30mm/h，新西兰指南的临界值位 50mm/h[169,171]。因急性心肌炎随着时间的推移较慢性风湿性心脏病更容易恢复，所以疾病初发时炎症的程度对预后有重要意义。如前所述，舞蹈病患者通常不伴有急性期反应物的升高。

值得注意的是，尽管在可能的情况下需记录 A 组链球菌前驱感染的抗体滴度和急性期炎症指标，但在许多风湿热流行的地区，由于公共卫生资源有限，如指南所述，患者可能在没有实验室检查的情况下做出诊断。

（九）心电图

由于传导异常并不罕见，怀疑风湿热的患者应该行 ECG 检查。虽然一度房室传导阻滞是次要标准，但应该注意的是，无论是否发生风湿热，多达 1/3 的 A 组链球菌感染患者发生 PR 间期延长[230]。虽然可作为风湿热诊断的次要表现，但一度房室传导阻滞与初始心脏受累的严重程度或慢性风湿性心脏病发生的可能性无关[129,232]。心电图出现更严重的房室传导阻滞或其他异常并不常见[236-238]。

（十）超声心动图

二维及多普勒心脏超声是诊断和明确瓣膜疾病的最重要的方法，所有疑似和确诊的风湿热患者，以及已知或疑似慢性风湿性心脏病的患者均应行心脏超声检查[169,171]。超声心动图在评价瓣膜反流、狭窄，瓣隔叶和腱索的形态，瓣环大小，房室腔大小和功能，心包积液及肺动脉压力中非常有价值[147,225,239-241]。超声心动图在鉴别风湿性心脏炎、风湿性心脏病与其他疾病如生理性杂音、先天性心脏病、心肌病等方面也很有价值，也可避免约 20% 的病例对风湿热的过度诊断[242-245]。轻度急性风湿性二尖瓣反流患者的二尖瓣在二维超声心动图上多表现正常。另一些研究者则描述了瓣叶有局灶性结节样增厚（被认为是死于急性心脏炎患者尸检中可见到的疣状物，其在随访中可消失）[225]。在严重致心力衰竭的病例中，可以看到腱索拉伸和瓣环扩张，导致二尖瓣前瓣脱垂（图 59-4 和图 59-5）[208,219]。风湿热患者的二尖瓣脱垂与 Barlow 综合征的二尖瓣冗长、黏液样变性和脱垂不同。在风湿性心脏炎中，只有二尖瓣前瓣连接部分脱垂，瓣膜内侧及瓣膜体没有改变[246]。这导致瓣膜对合异常，形成反流口，使二尖瓣反流的方向指向典型的后外侧[247,248]。极少见的腱索的断裂造成连枷状瓣叶及严重的二尖瓣功能异常（图 59-5）[211-213,249-251]。在急性风湿性主动脉反流中，主动脉瓣在二维超声心动图像上可表现正常或者轻度脱垂。二尖瓣和（或）主动脉瓣反流的严重程度需要一个综合的方法评估。

超声心动图也许可以检测到无明显心脏炎临床体征（没有杂音）的风湿热患者的二尖瓣和（或）主动脉瓣反流。一篇报道显示，在没有临床表现的情况下心脏超声没有发现心脏受累[225]，但是更多报道显示，在患者出现孤立性多关节炎或"单纯"舞蹈病时，可发现亚临床或无症状心脏受累[244,248,252,253]。一些风湿热患者心脏受累的亚临床证据并不奇怪。众所周知，心脏受影响的程度，从非常轻微到非常严重都有。即使在被誉为临床听诊黄金时代的 20 世纪 50 年代，一些没有临床心脏炎表现的风湿热患者也是在随访中发现患有风湿性心脏病[127,129]。在听诊技能逐渐减退的现代，这种情况就更容易发生了。初始没有亚临床心脏炎表现证据而随后逐渐出现二尖瓣和主动脉瓣反流杂音的那群患者的事实，更加支持了用超声心动图证明心脏受影响的存在[253,255]。支持"无症状"亚临床心脏炎的间接证据来自疾病自然病程的研究。许多慢性风湿性心脏病患者不能回忆起之前有风湿热样疾病，这提示急性风湿热对心脏的影响是非常轻微的，或者是亚临床损害[27,256]。

据报道，高达 20%~44% 的单纯舞蹈病患者发展为慢性风湿性心脏病[174,190,196,256]。尽管有证据支持这些发现，但由于相当大比例的正常人都有非常少量的"生理性"反流（主要是三尖瓣、肺动脉瓣和二尖瓣），尤其是随着超声技术的进步，因此对"医源性"疾病的关注是合理的。为了避免将这些正常的表现误认为异常，我们需要严格的标准来区分病理性二尖瓣和主动脉瓣反流与正常人多普勒信号。表 59-7 列出了世界卫生组织、新西兰风湿热诊断指南、澳大利亚风湿热诊断指南提出的标准。图 59-7 中举例了没有杂音的二尖瓣反流，但是超声心动图在一些易发风湿热的发展中国家并没有那么容易做到[257]，花费更低的手提式超声系统在逐渐普及，并且在世界卫生组织、澳大利亚指南和新西兰指南中都推荐，如果设备可得，对所有怀疑或确诊风湿热的患者进行超声心动图的评估。世界卫生组织提出，根据标准诊断的亚临床心脏炎很可能出现风湿性心脏病，并且这些患者需要进行二级预防，以及更久的心脏疾病的评估。新西兰和澳大利亚的诊断指南更进了一步，新西兰诊断指南提出了亚临床心脏炎的主要诊断性标准，澳大利亚指南提出了在高危患者中亚临床心脏炎症的标准[171]。值得注意的是，如果在疾病初期的初步评估中没有发现心脏炎，它也可能会在之后2~4周内出现。因此，阴性或可疑的超声心动图表现需要在2~4周内复查。超声心动图还应该在评估和随访已经被确诊为慢性风湿性心脏病的患者中实行。超声心动图在风湿性心脏病筛查中的作用将在下面二级预防部分进行讨论。

（十一）心导管术

导管术及血管造影在急性风湿性瓣膜病患者管理中很少需要，包括最终需要手术的患者。心内膜心肌活检不能帮助诊断和治疗[141]。心导管术用于当患者的症状、临床表现与无创检查不符合时；需要测量肺动脉压力和肺血管阻力时；或者二尖瓣狭窄考虑行瓣膜球囊成形术时[241,258]。在成人风湿性心脏病患者中，心导管和心血管造影术可在行风湿性心脏病瓣膜手术前用于评估冠状动脉情况。

（十二）其他心脏图像

胸部X线片通过心影大小、外形和肺血管影

表 59-7 心脏炎的超声心动图诊断标准（亚临床）

WHO（2004）	新西兰	澳大利亚
病理性二尖瓣反流		
● 2处反流口	● 2处反流口	● 2处反流口
● 反流长度 > 1cm	● 反流长度 > 2cm	● 反流长度 > 2cm
● 全收缩期	● 全收缩期	● 全收缩期
● 峰流速 > 2.5m/s		● 峰流速 > 2.5m/s
病理性主动脉瓣反流		
● 2处反流口	● 2处反流口	● 2处反流口
● 反流长度 > 1cm	● 反流长度 ≥ 1cm	● 反流长度 ≥ 1cm
● 全舒张期	● 全舒张期	● 全舒张期
● 峰流速 > 2.5m/s		● 峰流速 > 3m/s

如果结果是可疑的，以下几点支持风湿性瓣膜炎可能：①二尖瓣及主动脉瓣反流同时存在；②二尖瓣反流方向指向后方；③二维形态学改变符合慢性风湿性心脏病（提示该病例可能复发）（图 59-12）

[引自 Rheumatic fever and rheumatic heart disease. World Health Organ Tech Rep Ser. 2004;923:1–122, back cover; Atatoa-Carr P, Lennon D, Wilson N. Rheumatic fever diagnosis, management, and secondary prevention: a New Zealand guideline. *N Z Med J*. 2008;121:59–69; RHD Australia（ARF/RHD writing group），National Heart Foundation of Australia and the Cardiac Society of Australia and New Zealand. Australian Guideline for Prevention, Diagnosis, and Management of Acute Rheumatic Fever and Rheumatic *Heart Disease*. 2nd ed. 2012.]

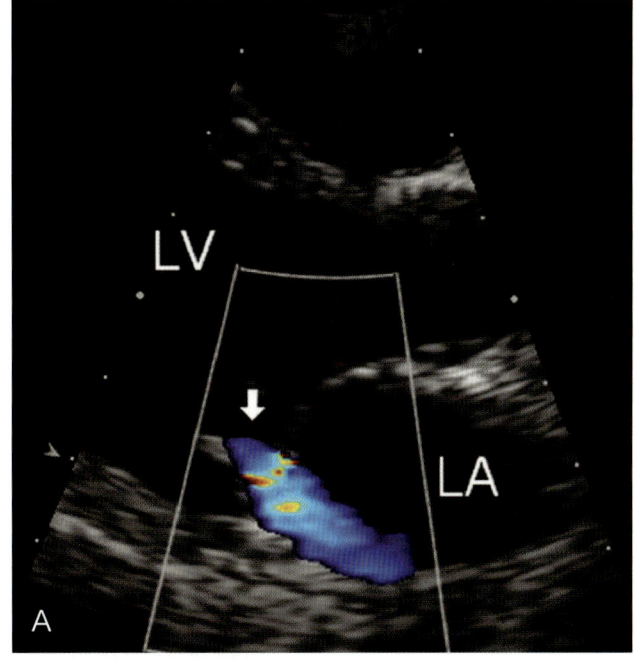 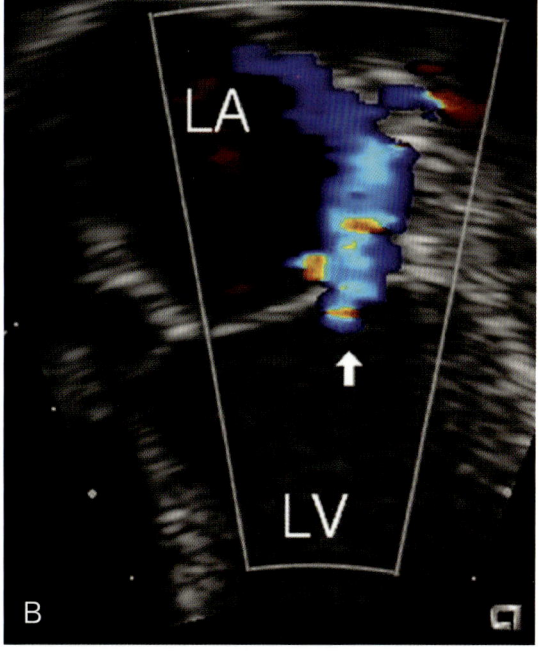

▲ 图 59-7 无杂音型风湿性二尖瓣关闭不全
A. 胸骨旁线长轴；B. 心尖四腔的二维超声心动图。二尖瓣关闭不全的反流方向指向左心房后外侧
LV. 左心室；LA. 左心房

对急性或慢性风湿性心脏病患者的评估有一些价值。心影的扩大可能是由于瓣膜反流、室腔扩大和（或）心包积液引起。

虽然研究显示白细胞扫描和抗肌球蛋白扫描可检测到一些风湿热患者的心脏受累，但没有足够的数据支持可以常规应用它们来评价。

五、慢性风湿性心脏病

（一）二尖瓣关闭不全

慢性二尖瓣关闭不全是儿童及年轻人风湿性心脏病中最常见的表现[128,130,135]，二尖瓣狭窄在40—60岁患者中逐渐增加。与急性风湿性二尖瓣炎和反流的腱索拉伸和瓣环扩张不同，瓣叶缩小、僵硬、变性和回缩常与腱索的融合和缩短有关，造成异常的瓣膜对合和慢性风湿性二尖瓣关闭不全。此外，左心室扩大可能改变二尖瓣乳头肌的位置和方向，更进一步影响瓣膜的对合，造成更大的反流口和更多的反流量[261]。慢性二尖瓣关闭不全造成代偿性左心室扩大来增加每搏输出量维持正向血流。左心房、左心室的代偿性扩张最初可以减轻左心室充盈压，减轻左心房和肺静脉压力。尽管患者通过代偿可以持续多年的无症状期，但二尖瓣关闭不全会随着时间进展[262]。严重的慢性二尖瓣关闭不全最终可能因射血分数下降、收缩末期容积增加、左心充盈压升高造成左心室功能障碍[27]。最常见的症状劳力性呼吸困难或运动耐量下降，可能出现在心室功能障碍前或与之同时出现[241,263,264]。

在慢性二尖瓣关闭不全的情况下，因为心室扩张，心前区搏动增强，心尖冲动移位。第一心音比正常心音轻柔，第二心音可能因为左心室射血时间缩短和主动脉瓣提前关闭而出现心音分裂。如果合并肺动脉高压，第二心音的肺动脉瓣部分（P_2）会亢进。收缩期反流性杂音在心尖最易听见，更轻微的二尖瓣关闭不全性杂音易在患者左侧卧位呼气末听见。当反流口在后外侧时，杂音传导至左侧腋窝。中部的反流口可能造成传导至心底部。对于慢性二尖瓣关闭不全，杂音强度与二尖瓣关闭不全严重程度相符。当分流量较大时，在无二尖瓣狭窄情况下，可以听见心尖舒张期隆隆样血流声音。

轻微二尖瓣关闭不全的患者胸部 X 线片通常正常。中重度二尖瓣关闭不全时，左心室和左心房出现扩大，造成左心缘变直和心脏扩大。左主支气管位置抬高会很明显。肺静脉充血和间质水肿可能是严重失代偿性二尖瓣关闭不全和心力衰竭导致的。

慢性风湿性心脏病患者的心电图检查对显示节律最为重要。轻微二尖瓣关闭不全患者的心电图是正常的，但在中重度二尖瓣关闭不全患者中可能出现左心房肥大和（或）左心室肥厚。心电图改变与二尖瓣反流的严重程度无关。右心室肥厚在继发性肺动脉高压中显著。心房颤动在儿童慢性风湿性二尖瓣病中少见，而在成人中多见。

在超声心动图上，二尖瓣瓣膜增厚往往伴回声不均及活动度减弱。瓣膜活动度在舒张期和收缩期均减少。异常的瓣膜对合会造成反流。在某些病例中，急性心脏炎前瓣瓣尖脱垂在慢性风湿性二尖瓣反流时仍持续存在。在其他情况下，即使二尖瓣前瓣游离缘在收缩期仍位于瓣环水平，由于挛缩、相对固定的后瓣对合活动度好的前瓣，造成了前瓣脱垂的假象。这种现象成为"假脱垂"，也会造成瓣叶对合不良和显著反流。

（二）主动脉瓣关闭不全

慢性风湿性主动脉瓣关闭不全是由于瓣膜增厚、纤维化和瓣膜挛缩造成异常的瓣膜对合和反流口。这种反流同时造成了左心室容量及压力的超负荷，在代偿期，心室通过扩张维持心脏每搏输出量和心输出量来保持射血分数正常。与慢性二尖瓣关闭不全类似，慢性重度主动脉瓣关闭不全的患者也可以持续多年无症状[241,265]。随着时间推移，会出现失代偿，造成左心室功能下降和（或）症状，通常表现为劳力性呼吸困难及运动耐量下降。

在检查时，显著的慢性主动脉瓣关闭不全会造成脉压的增大（收缩压升高和舒张压下降）和水冲脉。由于左心室扩张，心前区搏动增强，心尖冲动向外侧移位。典型主动脉瓣关闭不全的杂音为音调较高、逐渐减弱的舒张期杂音，在患者呼气末前倾体位时沿胸骨左缘听诊最明显。杂音持续的时间而不是杂音的强度与主动脉关闭不全的严重程度相关。由于通过左心室流出道的血流增加或主动脉瓣相对狭窄，在胸骨左缘中部或右缘上部可以听到短暂的收缩期喷射性杂音。在中重度主动脉瓣关闭不全患者中，无器质性二尖瓣狭窄时，在心尖可以听到低沉的舒张中晚期隆隆样杂音（Austin Flint 杂音）。

胸部 X 线片在轻度主动脉瓣关闭不全中通常表现正常，并且随着主动脉瓣关闭不全程度的增加表现为心脏的进行性扩大。严重主动脉关闭不全时，升主动脉可能会明显扩张。

轻度主动脉瓣关闭不全的心电图通常表现正常，中重度主动脉瓣关闭不全可能会表现为左心室肥厚。

在超声心动图中，主动脉瓣叶可表现为增厚、挛缩和不同程度的粘连。三维超声心动图可以提供图像来更好地理解主动脉瓣关闭不全的机制[266]。应评估主动脉瓣关闭不全的严重程度[240]并记录相关病变，尤其是二尖瓣狭窄或反流。所有患有主动脉瓣反流的患者都应评估左心室大小和功能。

（三）二尖瓣狭窄

风湿热导致的慢性风湿性心脏病是二尖瓣狭窄最常见的原因。二尖瓣狭窄不会发生在急性心脏炎初期。在发达国家中，风湿热的发生与出现二尖瓣狭窄症状之间通常间隔 15～40 年，导致患者 20—50 岁时出现症状[97]。相反，在发展中国家中，风湿性二尖瓣狭窄的症状可能在患者 10—20 岁时就出现[27,29,32,38,267]。虽然心脏初期受累越重及风湿热反复发作可能促进这种更具有侵袭性的慢性心脏病发展，也有可能是因为在发展中国家中疾病本身的进展是不同的[29]。二尖瓣狭窄可能表现为主要病变，伴有轻度的二尖瓣关闭不全（单纯二尖瓣狭窄），或者伴有明显的二尖瓣关闭不全[268]。女性通常比男性更容易发生风湿性二尖瓣狭窄[27,76,128]。

瓣膜增厚、粘连，瓣尖和腱索融合，以及腱索挛缩导致二尖瓣口呈漏斗状狭窄。随着时间的推移，瓣膜会钙化，进一步影响瓣膜的活动。这个过程通常是连续的并且缓慢进展的（至少在发达国家）。最后造成左心室流入道梗阻及左心房 - 左心室间的舒张梯度。轻度二尖瓣狭窄通常症状很轻微。然而，随着狭窄的进展，左心房肺静脉压力升高，造成肺静脉淤血，最后造成肺动脉高压[27]。多数患者随着缓慢发展的症状出现耐受，没有意识到其功能严重受限。最常见的早期症状是由于心输出量的减少造成的乏力及运动耐量下降。劳力性呼吸困难、咳嗽、喘息、呼吸短促、端坐呼吸和夜间阵发性呼吸困难会随着患者病情恶化和肺水肿而出现。虽然心房颤动在儿童中罕见，但心房颤动可导致心房血栓和全身栓塞。伴有严重的二尖瓣流入梗阻和肺动脉高压时，咯血和右心衰竭的症状（包括水肿、腹胀）是很明显的。

体征取决于狭窄的严重程度及相关病变。心前区搏动可能是异常的，表现为明显的第一心音，但是心尖冲动点一般不会移位，除非伴有二尖瓣和（或）主动脉瓣关闭不全。在听诊时，二尖瓣狭窄的特征性表现为 S_1 亢进、舒张早期的喀拉音，以及患者左侧卧位时最易听到的心尖部低沉的隆隆样杂音。杂音持续时间而不是杂音的强度与梗阻的严重程度相一致。此外，S_1 与瓣膜开瓣音之间的间隔随着狭窄的加重而减短（左心房压力升高引起的提前开放）。对于窦性心律的患者，与心房收缩强度增强有关的舒张晚期和收缩早期突然加重的杂音可能听得见。二尖瓣严重狭窄，瓣膜僵硬钙化时，开瓣音与 S_1 可能听不见。当继发肺动脉高压时，P_2 亢进，可能出现右心室抬举样搏动。风湿性三尖瓣受累与肺动脉高压共同导致的三尖瓣关闭不全在临床上表现为胸骨左下缘收缩期反流性杂音、肝脏搏动和颈静脉异常搏动。

在胸部 X 线片上，轻度二尖瓣狭窄通常正常，伴有明显二尖瓣狭窄的患者可能表现为左心房扩大。除非伴有二尖瓣或主动脉瓣关闭不全，否则心室不会增大。当伴有肺动脉高压时，肺动脉和右心室可能会扩大。

心电图对于确定节律最重要，因为心房颤动是二尖瓣狭窄主要的并发症。轻度二尖瓣狭窄时心电图正常，严重狭窄时可表现为左心房扩大。继发肺动脉高压时可出现电轴右偏、右心房扩大或右心室肥厚。需要注意的是，心电图表现与二尖瓣狭窄严重程度无关。

超声心电图显示风湿性二尖瓣狭窄患者的瓣膜及瓣下结构的改变包括增厚的回声致密的瓣膜、连接融合、舒张期异常运动（隆起）和钙化，腱索的融合、缩短、纤维化和钙化。二尖瓣关闭不全和狭窄可能在这些患者中同时存在。舒张期瓣膜开始打开，尽管瓣膜体继续移动，但异常的粘连融合限制了瓣尖的运动，出现风湿性二尖瓣狭窄前瓣"屈膝""曲棍球棒样"的典型表现（图59-8）。后叶可表现为非常有限的活动度，表现为"冻结"。

随着时间的推移，瓣膜可能先在瓣叶顶端开始钙化，逐渐向瓣环延伸。随着厚度和钙化的增加，瓣膜变得更加僵硬并且活动度进一步被限制。尽管在显著的狭窄时左心房扩大，但左心室内径大小是正常的，除非伴有二尖瓣和（或）主动脉瓣关闭不全。二尖瓣狭窄的严重程度可以通过多普勒峰值和平均梯度、瓣口开放面积、压力减半时间或近端多普勒血流束来评估[269,270]。瓣膜活动度、增厚、钙化和瓣膜下增厚已经证实，有用的超声指标可用于判断患者是否合适行二尖瓣狭窄球囊瓣膜成形术[271-273]。如果可能的话，应根据三尖瓣及肺动脉瓣反流的速度来评估肺动脉压力，因为肺动脉高压可见于严重的二尖瓣狭窄。所有二尖瓣狭窄患者都要评估左右心室功能。如果条件允许，三维超声心动图比二维图像能更好地评估瓣口面积和瓣膜融合。因此三维超声有助于评估是否适合球囊瓣膜成形术，有助于瓣膜修补术前制订手术计划[274-277]。

运动或其他形式的压力测试对于评估症状不明显的患者，或症状比静息超声心动图预判严重的患者有价值。在一些患者中，运动时跨二尖瓣压差和肺动脉压力明显升高。对于无症状的重度二尖瓣狭窄的患者，如果运动耐力差，或进行压力测试时肺动脉收缩压明显升高（≥60mmHg），可以考虑心导管术或手术干预[241,278]。

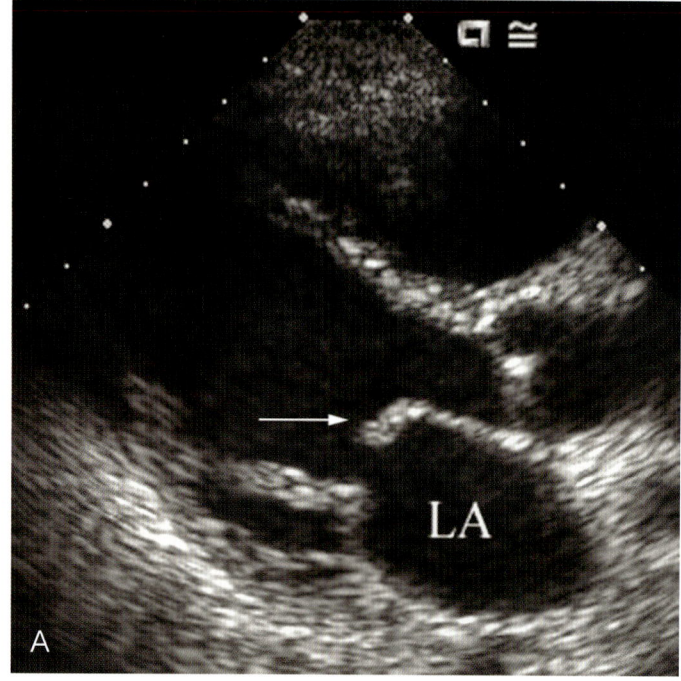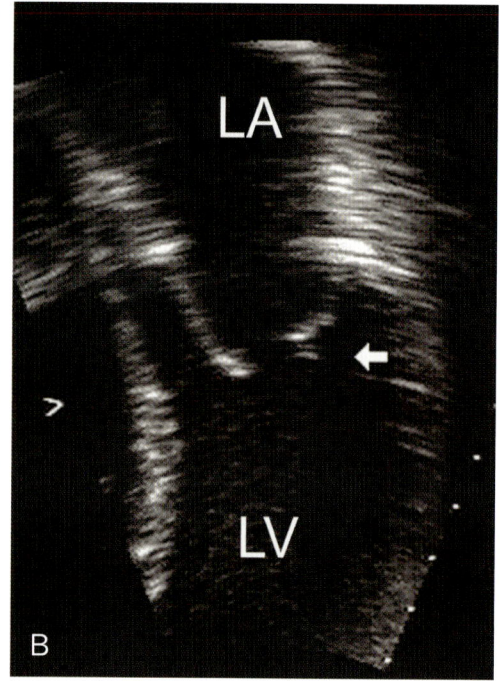

▲ 图 59-8 慢性风湿性二尖瓣狭窄

A. 二维超声心动图胸骨旁长轴图像显示二尖瓣前瓣增厚，呈屈膝或曲棍球样改变（箭）；B. 心尖四腔图像显示瓣叶增厚回声增强和舒张期开放受限（箭）
LA. 左心房；LV. 左心室

（四）主动脉瓣狭窄

与二尖瓣狭窄类似，主动脉瓣狭窄是慢性风湿性心脏病的一种表现，而不是急性风湿性心脏病的表现，并且在急性起病后 20～40 年出现，随着时间的推移会出现瓣膜粘连、增厚、纤维化、融合和钙化。这些改变造成瓣叶活动度下降、主动脉瓣口缩小、血流受限。风湿性主动脉瓣狭窄和关闭不全通常同时发生，并且通常伴随风湿性二尖瓣疾病。狭窄的加重是渐进性的，给了心室代偿期而无症状。随着时间推移，出现失代偿和症状加重（包括心绞痛、晕厥、劳累性呼吸困难和心力衰竭），通常发生在 50－60 岁时[279]。

严重狭窄时，动脉搏动减弱。相反，主动脉瓣关闭不全时，动脉搏动会增强。类似于先天性主动脉瓣狭窄，在胸骨右上缘或胸骨上凹可能会触及震颤。最易在胸骨右上缘听到收缩期喷射样杂音，但不同于先天性主动脉瓣疾病，在风湿性主动脉瓣狭窄中喷射性喀喇音是不常见的。如果伴有主动脉瓣关闭不全，可能会听到舒张期逐渐减弱的杂音。

在超声心动图中，二维超声常常显示瓣膜增厚，伴随不同程度的瓣膜瓣口融合和瓣叶挛缩，这与主动脉瓣关闭不全和狭窄的程度有关。随着狭窄的进展，瓣膜隆起、钙化引起的回声增强、运动受限逐渐加重。主动脉瓣狭窄的严重程度可以通过测量瞬时峰值和平均多普勒梯度，或使用连续性方程测量瓣口面积来评估。左心室大小、容积、室壁厚度、质量和功能都应该测量，因为其对临床管理决策起着重要作用。二尖瓣应当在所有慢性风湿性主动脉瓣疾病患者中仔细检查，因为合并二尖瓣受累是很常见的。

（五）对右心的影响

在慢性风湿性心脏病患者中，三尖瓣和（或）肺动脉瓣受累可能是功能性的（继发于严重左心病变的肺动脉高压）或者是器质性的（慢性风湿性改变）[280]。比起肺动脉瓣，风湿更易影响三尖瓣，但任一瓣的临床显著受累都不常见。风湿性三尖瓣疾病（关闭不全或者狭窄）几乎总是伴有显著的二尖瓣或主动脉瓣疾病。尽管风湿性三尖瓣受累的组织学证据可以在高达 15%～40% 的风湿性心脏病患者中发现[280-284]，显著的三尖瓣疾病在心脏彩超中仅 7% 被发现[283-285]。风湿性三尖瓣狭窄是由于瓣膜的增厚、瓣口融合，腱索粘连挛缩限制了舒张期三尖瓣的运动，导致狭窄。瓣膜挛缩和瓣环扩张可能影响瓣膜的对合，引起三尖瓣关闭不全。

在某些情况下，可能很难确定患者的症状（疲劳、运动不耐、外周水肿）是由于三尖瓣狭窄还是二尖瓣狭窄引起的。典型的三尖瓣狭窄特征包括明显的颈静脉搏动、瓣口开放的喀喇音、胸骨左下缘或右下缘低沉的舒张期隆隆样杂音，而二尖瓣狭窄的特征性杂音出现在心尖处[286]。在疾病晚期，右心衰可伴有外周水肿、肝大、右上腹压痛和腹水。

超声心动图显示，三尖瓣反流患者可能有右心室扩大和（或）肥厚，右心房扩大和三尖瓣环扩张。与风湿性二尖瓣狭窄类似，风湿性三尖瓣狭窄的特征为瓣叶增厚、隆起和活动度下降[287,288]。多普勒可以评估三尖瓣关闭不全[240,289,290]和狭窄[287]的严重程度。

虽然在急性或慢性风湿性心脏病患者中并不常见，但在 Ross 手术（自体肺动脉瓣移植至主动脉）后，肺动脉瓣可能会出现风湿性改变[291]，导致严重的主动脉瓣反流，并且在某些情况下，需要行主动脉瓣置换术[292,293]。

六、治疗

自 20 世纪 50 年代中期以来，急性风湿性心脏炎的医疗管理并没有大的改变。治疗仍然是支持为主，防止复发和并发症，并确定慢性瓣膜病的最佳干预时间。虽然抗炎治疗已被广泛接受为急性风湿热治疗方案的重要部分，并可缓解症状，但几乎没有证据表明这种治疗改变了急性风湿性心脏病的自然病史[38,128,294,295]。虽然差异很大，但未经治疗的风湿热病程大约为 3 个月，心脏炎患者的病情从完全康复无后遗症到发生需要手术干预的顽固性心力衰竭。表 59-8 和表 59-9 总结了急性风湿性心脏炎和慢性风湿性心脏病的各种治疗方案。

（一）急性风湿热的临床管理

除了仔细的病史和体格检查外，怀疑风湿热的患者应进行咽拭子培养，实验室检查包括 ASO 和（或）anti-DNase b 滴度，白细胞计数和急性期反应物（ESR 和 C 反应蛋白），心电图和超声心动图（表 59-3）。传统上，许多风湿热患者住院是为了进行评估，诊断并开始适当的治疗。根据我们的经验，许多患者可以作为门诊患者进行评估和管理，并进行密切随访。

治疗急性风湿性心脏炎的方法包括抗生素治疗抗咽部链球菌，卧床休息[296,297]（表59-8）[76,217,298-303]。虽然没有证据表明它改变了风湿热的病程，但即使咽拭子培养结果是阴性的，仍建议使用抗生素治疗。在 20 世纪 40 年代，不限制活动的风湿热患者比卧床休息患者病程更长和心脏炎表现更严重（胸部 X 线片上的心脏更大），复发更频繁。急性期限制部分活动量是有必要的，但在 20 世纪 40—50 年代实施的长时间严格的卧床休息可能是不必要的[303]。一些专家建议在 4~6 周后可以逐渐步行，而其他活动则要等到急性期反应物有所改善以后[169,170]。虽然疗效未经证实，仍推荐对风湿性心脏炎患者使用阿司匹林或类固醇进行抗炎治疗，因为部分急性风湿性二尖瓣和（或）主动脉瓣反流患者的病情会随着急性炎症的消退而好转[304]。没有明确的证据表明类固醇在对远期预后方面优于阿司匹林[295,305]。然而，与阿司匹林相比，类固醇可能有更快速的抗炎作用[306,307]，更少的新发杂音[308]以及已有杂音更快速地消失[309]。许多专家推荐阿司匹林的剂量为80~100mg/（kg·d）（成人的剂量高达 4~6g/d），用于轻度至中度心脏炎。使用时应检查水杨酸盐的浓度，血清浓度达到 20~30mg/dl。对于中重度心脏炎和心力衰竭患者，推荐持续 2 周类固醇[泼尼松 2mg/（kg·d）或同等剂量]，然后逐渐减量（每周减少 20%~25%）[170,251]。水杨酸盐类

表 59-8 急性心脏炎的治疗

一般管理
- 活动限制：推荐卧床休息 4~6 周
- 一级预防（表 59-10）
- 开始二级预防（表 59-11）

抗炎疗法（见正文讨论）
- 轻度至中度心脏炎
- 阿司匹林：儿童用，80~100mg/（kg·d），分 4 次服用（目标水杨酸盐水平 20~30mg/dl）
- 阿司匹林：青少年和成人用，4~8g/d（目标水杨酸盐水平 20~30mg/dl）

严重心脏炎（一些专家推荐的治疗方法）
- 初始类固醇[泼尼松 2mg/（kg·d）]约 2 周，然后逐渐减量
- 在停用类固醇之前约 1 周开始服用阿司匹林以防止反弹
- 跟踪急性期反应物（红细胞沉降率、C 反应蛋白）

其他治疗取决于病情的严重程度和症状
- 中度至重度：考虑限制盐和液体，利尿药，减轻后负荷作为临时治疗措施
- 难治性心力衰竭：手术

药物在停用类固醇前约 1 周开始应用，以防止疾病反复。水杨酸盐和（或）类固醇的抗炎治疗的最佳持续时间是未知的。一些人建议治疗 4~6 周，而另一些人建议治疗至实验室证据表明急性炎症反应消失[红细胞沉降率和（或）C- 反应蛋白的恢复正常]。虽然在停用抗炎药物后可能会出现实验室和临床反跳，但这通常会自发缓解，而不需要重新治疗[5,176,300]。尽管一些心力衰竭患者有所改善，但值得强调的是对药物治疗无效的严重瓣膜反流和心力衰竭的患者，手术恢复瓣膜功能（修复或置换）可能会挽救生命[28]。静脉注射丙种球蛋白[310]或己酮可可碱[311]均无益处。

如前所述，风湿热关节炎一般在 48~72h 内对阿司匹林非常敏感。据报道，在多发性关节炎中，非甾体抗炎药是阿司匹林的有效替代药物，但尚未评估其对心脏炎的疗效[312,313]。风湿性关节炎的抗炎疗程通常可以通过症状和疗效来指导。

大多数舞蹈症患者不需要药物治疗就可控制病情。在症状严重的情况下，经报道的治疗方法包括苯巴比妥、氟哌啶醇、丙戊酸、皮质类固醇、血浆置换和静脉注射免疫球蛋白[314-319]。

（二）急性风湿性心脏炎和心力衰竭的医疗管理

许多在风湿热和急性心脏炎治疗方面经验丰富的临床医生建议，急性心力衰竭患者使用类固醇（参见"急性风湿热治疗"一节）。虽然一些较老的文献提出地高辛也有作用[56,300,320]，但这可能是由于认为心肌功能障碍在风湿性心脏炎中处于重要地位。我们目前对风湿性心脏炎的病理生理学方面的理解表明，地高辛除了可控制心房扑动或心房颤动患者的心率外，可能并不有效。应该强调的是，原发性血流动力学异常是瓣膜的功能不全，而不是心肌功能障碍。对于有明显反流和症状的患者而言，利尿药和减轻后负荷的姑息治疗可能是有价值的。然而，对于顽固性心力衰竭，手术恢复瓣膜功能（修复或替换）可能会挽救生命[213,321]。特别是腱索断裂后发生二尖瓣连枷的患者对药物治疗无效，需要手术[211,249]（表59-8）。

（三）慢性风湿性心脏炎的医疗管理

表59-9给出了慢性风湿性心脏炎的治疗指南。由于缺乏儿童慢性瓣膜病的自然病程和影响治疗的相关数据，许多医者从成人的文献和指南中推断数据[241,322]。无症状的风湿性瓣膜病患者通常可以保守地进行随访，因为大多数患者病情多年保持稳定。在没有症状的情况下，医疗管理应包括连续评估以发现病情的间断变化和（或）症状的出现，预防并

表59-9　慢性风湿性心脏病的治疗

一般医疗管理
- 系列评估
  - 对进展、症状的识别
  - 超声心动图：瓣膜功能、房室大小、心室功能、肺动脉压力
- 教育：早期识别症状，预防并发症
- 二级预防
- 特定时期的感染性心内膜炎预防（见正文）
- 基于瓣膜疾病严重程度限制活动

二尖瓣关闭不全（重度）
- 特定的医疗管理：无、减轻后负荷没有明确作用
- 手术适应证：症状、左心室功能不全、新发心房颤动、肺动脉高压（如果瓣膜修复是在专业中心进行，则应尽可能对重度二尖瓣关闭不全但无症状且左心室功能保留的患者进行瓣膜修复）、接受其他心脏手术的患者（冠状动脉、其他瓣膜等）

主动脉瓣关闭不全（重度）
- 特定的医疗管理：治疗全身性高血压；血管扩张药用于有症状或左心室功能不全的不能进行手术的患者（心脏或非心脏原因）；血管扩张药也可用于短期内改善主动脉瓣手术前的血流动力学
- 手术适应证：症状、心室功能障碍、明显的左心室肥大及接受其他心脏手术的患者（冠状动脉、其他瓣膜等）

二尖瓣狭窄（重度）
- 特定的医疗管理：建议在以下情况进行抗凝治疗。①既往有血栓栓塞；②心房颤动；③左心房血栓。在特定病例中，心率控制可能有益，在心房颤动伴快速心室反应的情况下，心率控制可能有益
- 机械干预的适应证（导管或手术）：症状、肺动脉高压
- 经皮球囊瓣膜成形术：最适合于超声心动图显示瓣膜无钙化可活动，没有明显增厚和瓣膜下病变，没有左心房血栓或严重二尖瓣反流的患者；无症状且解剖良好的患者可考虑
- 不适于经皮介入治疗的患者（缺乏介入的专业能力、左心房血栓、显著的二尖瓣关闭不全，二尖瓣形态不良）进行手术（尽可能行瓣膜修复，瓣膜置换）、接受其他心脏手术的患者（冠状动脉、其他瓣膜等）

主动脉瓣狭窄（重度）
- 特定的医疗管理：无
- 经皮治疗（经导管球囊瓣膜成形术或经心尖主动脉瓣植入术）只适用于那些不适合外科手术的患者
- 手术适应证：有症状、左心室功能不全、需接受其他心脏手术的患者、运动试验异常，低风险无症状的患者可能有用

发症（即复发性风湿热、心内膜炎或栓塞），并监测瓣膜功能、腔室大小和心室功能变化[27,322]。

对于既往有栓塞病史的二尖瓣狭窄患者、心房颤动患者或左心房血栓患者，推荐使用华法林抗凝治疗[27,241]。此外，有人建议对有窦性心律的重度二尖瓣狭窄伴有明显心房扩大的患者进行抗凝治疗[27,323]。对于那些接受华法林抗凝治疗的患者，监测可能在某些情况下具有挑战性，但对预防并发症仍然至关重要[27]。控制心率可能对心房颤动和快速心室反应的患者有益[241]。

减轻后负荷的治疗在慢性重度二尖瓣反流但左心室功能保留的无症状患者中的作用仍不清楚。虽然有些研究证实血管扩张药对血流动力学有改善[324-326]，但其他研究认为血管扩张药可能导致血流动力学恶化[327,328]。目前还没有长期研究显示这种情况下减少后负荷可以延缓症状、延缓心室功能障碍或改善预后。因此，不推荐通过减轻后负荷来治疗保留了左心室功能的无症状的慢性二尖瓣关闭不全患者[241,329,330]。一旦出现症状，则需要外科治疗，药物对二尖瓣反流或主动脉瓣反流的作用很小，除非是作为临时性的治疗[241]。

重度主动脉瓣狭窄没有特定的医疗管理[241]。最近，研究报道显示，使用他汀类药物可能对减缓慢性风湿性心脏病的进展有利。回顾性研究表明，他汀类药物可能会延缓风湿性二尖瓣和主动脉瓣狭窄的进展。机制尚不清楚，可能是他汀类药物的抗炎特性起作用。然而，对成人主动脉瓣狭窄的前瞻性研究的结果与之矛盾。虽然药物治疗在改变慢性风湿性心脏病自然病程中可能有很大的潜力，但他汀类药物在慢性风湿性心脏病管理中的作用仍不清楚[331-335]。

（四）慢性 RHD 心力衰竭

表 59-9 列出了对风湿性心脏病和心力衰竭患者的治疗指南。有症状的慢性二尖瓣和（或）主动脉瓣关闭不全患者的长期药物治疗没有任何作用。除非有手术禁忌，否则这类患者应进行手术治疗[241,322]。

负性变时药物对风湿性二尖瓣狭窄伴有与心率增快相关的轻微症状（如劳力性呼吸困难）的患者可能有用，如 β 受体阻滞药或钙通道阻滞药。使用利尿药和（或）限制钠盐对肺静脉淤血的病例可能有益[322]。伴有明显的狭窄和症状时，经皮球囊瓣膜成形术[337,338] 和手术均有效[241,339]。对于青少年风湿性二尖瓣狭窄（年龄≤ 20 岁）的患者，球囊二尖瓣成形术不仅安全有效，而且与成人相比可以提供立竿见影的效果[267]。超声心动图确定二尖瓣形态评分结合对瓣膜活动性、瓣下厚度、瓣膜厚度和瓣膜钙化的评估已被认为是二尖瓣狭窄球囊成形术预后的预测指标[271,273,340]。如果条件允许，三维超声心动图可以更好地对瓣膜、瓣口融合、瓣膜钙化和二尖瓣瓣口面积进行评估[276,341]。不适合经皮球囊瓣膜成形术的有症状患者应手术治疗。

有症状的风湿性主动脉瓣狭窄目前尚无有效的药物治疗。与儿童先天性主动脉瓣狭窄不同，球囊瓣膜成形术对有症状的钙化性主动脉瓣狭窄治疗效果不明显，作用有限，它可用于不能接受手术的患者[342,343]。

同样，有症状的风湿性三尖瓣疾病的药物治疗效果也不太理想。利尿药对有症状的患者的临时治疗有效，但最佳治疗方法是外科手术，尤其是同时伴有二尖瓣手术时[344]。

（五）妊娠和风湿性心脏病

妊娠时心输出量和血容量增加 30%～50%，心率增加 10～20 次 / 分，并且全身血管阻力下降。在分娩及生产过程中，心输出量、心率、血压和全身血管阻力均增加[345]。另外，妊娠增加血管栓塞的风险。在风湿热和风湿性心脏病仍然常见的世界部分地区，许多育龄女性患有风湿性心脏病，这可能增加了孕妇和胎儿的风险，严重二尖瓣或主动脉瓣狭窄、心室功能不全、症状性风湿性心脏病（包括心力衰竭）或肺动脉高压的风险尤其高。理想情况下，这些患者应该在妊娠前进行识别，充分评估、治疗和咨询[241,322,345,346]。

七、手术和心导管介入治疗

见表 59-8 和表 59-9。

(一)急性心脏炎

一些患有明显急性二尖瓣或主动脉瓣关闭不全的患者会随着时间的推移炎症逐渐消退而改善,而另一些有顽固性或进行性心力衰竭的患者对药物治疗无效。在急性疾病期间采用瓣膜成形术或瓣膜置换手术可以挽救生命,因为根本问题是瓣膜反流而不是心肌功能障碍,并且瓣膜能力的恢复可以明显改善临床症状[219]。尽管早期有报道称急性期修复手术的再手术率和手术死亡率较高[347,348],但最近的研究者表明与风湿活动无关,死亡率小于5%[219,298,348,349]。由于急性风湿性二尖瓣关闭不全的主要异常是瓣环扩张和腱索延长导致瓣叶对合不良,所以手术瓣环成形术和(或)腱索缩短手术取得了良好效果[208,213,219,350,351]。

(二)慢性风湿性心脏病

风湿性瓣膜病通常是渐进性的,逐渐造成需要手术干预的慢性血流动力负荷[235]。确定慢性风湿性心脏病儿童手术干预的最佳时间通常很困难。显著症状的出现是合理和可接受的指征,但对于无症状儿童的最佳干预时机尚不清楚。由于没有足够的数据来指导儿童风湿性心脏瓣膜病的干预时机,大多数通过对成人心脏瓣膜病干预的指南进行推断[241]。

对于慢性重度二尖瓣关闭不全的成人,手术干预的主要适应证为症状和(或)左心室功能不全。其他适应证包括心房颤动和肺动脉高压[241,264,336]。随着效果的改善,现在对无症状的重度二尖瓣关闭不全并保留心室功能的患者可以考虑手术治疗(瓣膜修复而不是瓣膜置换术),其可以降低发病率和死亡率[241,352]。何时对这些患者进行手术干预仍然存在争议[355],反流口的有效面积≥40mm²[353]或B型钠尿肽的值[354]升高也需要仔细评估和考虑。风湿性二尖瓣修复技术包括瓣口成形术、清创术、前瓣减薄术,通常与二尖瓣瓣环成形术联合[350,351,356,357]。在某些情况下,二尖瓣不能修复,必须用人工瓣膜[161,358]代替。

慢性主动脉瓣关闭不全的外科干预指征包括症状[359]、心室功能不全和明显的心室扩大[241]。当达到手术指征时,可以行瓣膜修复或瓣膜置换。既往绝大多数的主动脉瓣手术是瓣膜置换术,现在瓣膜修复手术的经验越来越多,包括瓣口成形术、瓣叶缩短术和主动脉瓣尖扩展术[321,360-363]。与二尖瓣的情况类似,一些主动脉瓣不适合修复,必须更换。虽然对一些风湿性主动脉瓣疾病患者进行了自体肺动脉瓣移植术(Ross手术),但是自体移植物易受风湿热的影响,导致瓣膜功能不全和再次手术。

不幸的是,指导二尖瓣关闭不全合并主动脉瓣关闭不全患者的治疗方法的数据更少。虽然有症状是手术干预的指征,但有证据表明,在这些患者出现症状时,左心室功能和(或)右心室功能受损的可能性大于单独二尖瓣关闭不全或主动脉瓣关闭不全的患者。由于右心室功能是对合并左心瓣膜关闭不全患者术后死亡率的有意义的预测指标,因此右心功能下降时应及时转诊至外科进行干预[368]。

慢性风湿性二尖瓣狭窄干预治疗的主要指征是有症状[241]。尽管在20世纪60年代和70年代,开放式二尖瓣分离术和二尖瓣置换术是首选手术方式,但经皮球囊成形术已成为包括青少年二尖瓣狭窄在内的需要手术患者的一种可选择的手术方式[267]。瞬时效果与外科手术瓣口切开相似,成功率为80%~95%,瓣膜面积增加1倍,并且瓣口压差降低50%~60%。除了依赖于操作者之外,经皮瓣膜成形术的效果主要受患者和二尖瓣形态的影响。二尖瓣未钙化则活动度可,没有严重的瓣叶增厚和瓣下病变的患者最适合行经皮球囊瓣膜成形术,其即刻效果和远期效果好,并发症少[269,271,369]。经皮介入治疗二尖瓣狭窄的相对禁忌证包括左心房血栓和显著的二尖瓣关闭不全。当需要手术治疗风湿性二尖瓣狭窄时,应尽可能进行开放性二尖瓣瓣口切开术而不是瓣膜置换术。结果与经皮球囊瓣膜成形术报道的结果类似。当瓣膜不适合修复时,在没有肺动脉高压或其他并发症[336,370]的情况下进行二尖瓣置换的手术风险低于5%。对于那些适合经皮球囊瓣膜成形术的二尖瓣狭窄患者，许多心脏病专家会考虑在病程早期进行一些干预措施而不是手术干预。相反，如果二尖瓣置换似乎比修复可能性更高，则需要更严格的适应证，患者在二尖瓣病变的后期往往需要进行手术[241,269,336]。

与以跨瓣压差为干预指征的先天性主动脉瓣狭窄患者不同，风湿性主动脉瓣狭窄治疗指征为临床症状（心绞痛、晕厥、心力衰竭）、左心功能不全或运动后异常反应（临床症状、低血压、室性心律失常、运动耐量受损、新的 ST 段压低）[241]。同样与先天性主动脉瓣狭窄不同，经皮球囊瓣膜成形术治疗风湿性主动脉瓣狭窄的作用有限，研究显示，在这种情况下，瓣口面积改善不理想而严重的并发症发生率高[336]。因此，符合干预指征的患者应接受主动脉瓣置换术（参见上文有关主动脉瓣关闭不全的 Ross 手术）。

风湿性三尖瓣疾病的手术方法主要基于潜在的异常。由于三尖瓣环扩张导致的三尖瓣反流可行三尖瓣环成形术。三尖瓣瓣口切开术是治疗风湿性三尖瓣狭窄的首选方法[280,282,285,344]。

八、预防

努力减少风湿热的发病率、减少流行、减轻风湿性心脏病的严重程度、预防并发症的措施主要集中在初级预防、二级预防、改善生活条件和开发疫苗（初级预防），以及风湿性心脏病患者的医疗管理（图 59-9）。

（一）初级预防

已经确定的是，如果在症状出现后 9 天内开始治疗链球菌性咽炎，可以显著降低发生风湿热的风险[12,23,187,371,372]。不幸的是，对于多达 1/3～2/3 的患者，链球菌性咽炎属于亚临床[69,70,373]，无法进行有效的一级预防。即使咽拭子培养阴性，所有诊断为急性风湿热的患者也应该接受根除咽部链球菌的治疗，防止反复抗原刺激[187]。单次肌内注射苄星青霉素是最有效的治疗方法，口服青霉素是一种替代方法，需要用满 10 天的疗程（表 59-10）。青霉素过敏患者应使用窄谱头孢菌素、克林霉素、克拉霉素或阿奇霉素，尽管一些对青霉素过敏的患者也可能对头孢菌素过敏[187]。尚未报道对青霉素耐药的 A 组链球菌菌株[300]，并且不需要后续培养。虽然有人建议用其他抗生素治疗 A 组链球菌咽炎[145]，但青霉素仍然是 A 组链球菌咽炎的首选治疗方法。美国心脏协会、美国传染病协会、美国医师协会 - 美国内科学会、美国家庭医师学会和美国疾病控制中心都建议，使用口服青霉素或长效苄星青霉素治疗 A 组链球菌咽炎 10 天[63,187,374]。风湿热的高发病率除了因缺乏咽喉痛的病史以外，发展中国家有效的一级

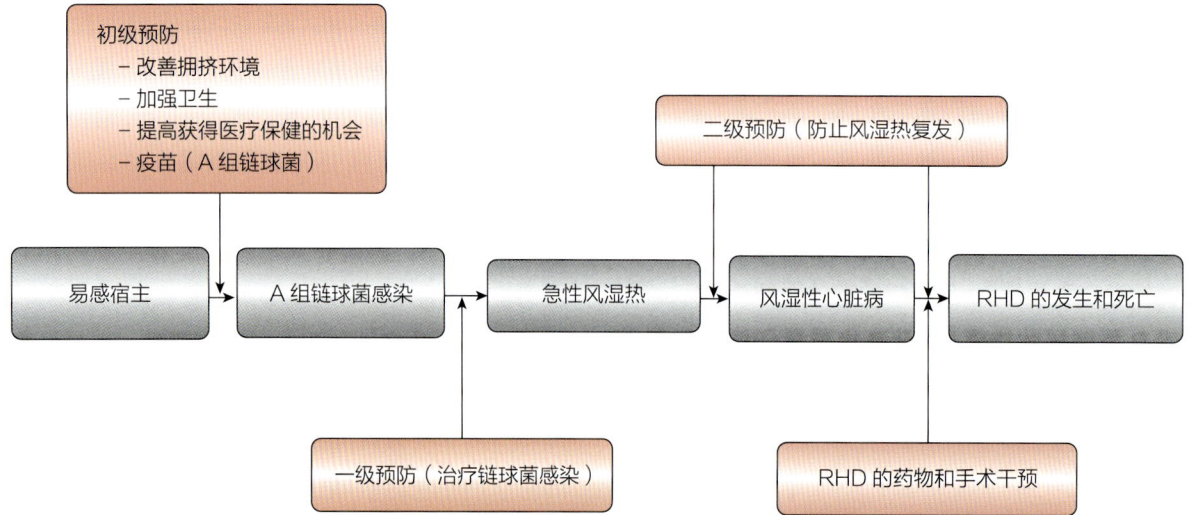

▲ 图 59-9　急性风湿热和风湿性心脏病的预防（和管理）
RF. 风湿热；RHD. 风湿性心脏病

表 59-10 治疗链球菌性咽炎（一级预防）

苄星青霉素 G
  儿童≤27kg，肌肉注射1次60万U
  患者>27kg，肌肉注射1次120万U
  或
苯氧基甲基青霉素（青霉素V）
  儿童≤27kg，250mg 口服每天2次或每天3次，10天
  患者>27kg，500mg 口服每天2次或每天3次，10天
  或
阿莫西林 50mg/kg，口服，每天1次，持续10天（最大 1g/剂）
青霉素过敏患者
  头孢菌素（窄谱）：剂量方案取决于不同制剂[a]，口服，10天
  克林霉素：20mg/(kg·d)，口服，分成3次使用，10天（最大 1.8g/d）
  阿奇霉素：12mg/(kg·d)，口服，每天1次，连续10天（最大 500mg）
  克拉霉素：15mg/(kg·d)，口服，分2次使用，10天（最大 250mg/剂）

a. 高达10%的青霉素过敏个体也对头孢菌素过敏（引自 Gerber MA, Baltimore RS, Eaton CB, et al. Prevention of rheumatic fever and diagnosis and treatment of acute Streptococcal pharyngitis : a scientific statement from the American Heart Association Rheumatic Fever, Endocarditis, and Kawasaki Disease Committee of the Council on Cardiovascular Disease in the Young, the Interdisciplinary Council on Functional Genomics and Translational Biology, and the Interdisciplinary Council on Quality of Care and Outcomes Research: endorsed by the American Academy of Pediatrics. *Circulation*. 2009;119:1541–1551.）

预防面临的挑战包括医疗保健的获得、卫生保健人员的短缺、微生物诊断的成本，以及公众对疑似链球菌咽炎的诊断和及时治疗的重要性认识不足[375,376]。尽管存在这些挑战，但最近的一项关于链球菌咽喉炎治疗计划的数据分析报道指出，使用学校或社区诊所治疗A组链球菌咽炎会使风湿热病例减少60%[68]。在风湿热发作期间应用抗生素不会改变心脏受累的过程或严重程度[133]。没有研究表明扁桃体切除术能有效降低风湿热的发生率。

（二）二级预防

在没有特异有效的风湿热治疗的情况下，预防风湿热复发（即二级预防）是降低长期慢性风湿性心脏病可能性和严重程度的最有效手段[5,377]。所有患有风湿热的患者，尤其是心脏受累者，都有复发的风险。一些研究报道，心脏受累患者复发率高达40%~60%[53,298,378]。复发的风险在风湿热发生后的头几年最大，然后随着时间而降低。这类复发临床受损的表现通常是类似的，遵循最初发作的模式。因此，风湿热首次发生心脏炎的患者可能会在风湿热复发中出现心脏受损。复发往往导致更严重的风湿性心脏瓣膜功能障碍和更大的可能性出现显著的慢性风湿性心脏病[50,132,379]。不幸的是，复发时相似的临床表现并不是绝对的，少数患者（6%~14%）仅在复发后出现临床心脏炎和随后的慢性风湿性心脏病[131,379,380]。因此，所有患有风湿热的患者都应该接受二级预防以防止复发（表 59-11）。肌内注射苄星青霉素（120万U）是最有效的二级预防方案[381,382]。在许多地区，是每4周进行一次。但有药物动力学证据显示，在相当大比例的患者中，青霉素水平在给药后21~28天降低[383]。因此，在风湿热流行的地区和（或）在每4周预防一次发生风湿热复发的病例，每3周肌内注射青霉素可能更可取（印度儿科学会推荐一些患者每2周注射一次）[170,382,384]。口服青霉素可作为替代治疗，尤其是在风湿热不常见的部分地区或低风险病例，尽管可能部分因依从性差而效果不佳[187,385]。值得注意的是，大多数被标记为对青霉素过敏的人实则并不过敏，这样的标记导致使用抗生素的成本和（或）不良反应更大，并且可能导致治疗失败。对于有青霉素非过敏性变态反应的患者，应强烈考虑进行正规药物过敏试验（如果可能的话）[386]。磺胺嘧啶推荐用于对青霉素过敏的患者。最近的报道强调了不按疗程治疗在高危人群心脏病发展和充血性心力衰竭发展中的重要性[26,27,377,381]。

推荐的二级预防持续时间与急性和慢性心脏受累的存在以及风湿热最后一次发作以来的时间有关（表 59-11）[187]。曾患有心脏炎的患者复发心脏受累的风险更高，因此该患者的二级预防的推荐持续时间更长。低风险患者（如无心脏炎或风湿性心脏病的患者）无风湿热发作5年以上，

表 59-11　风湿热后的二级预防

苄星青霉素 G
　≤ 27kg（60 磅），每 3～4 周肌肉注射 60 万 U
　＞ 27kg（60 磅），每 3～4 周肌肉注射 120 万 U

或

苯氧基甲基青霉素（青霉素 V）
　250mg，口服，每天 2 次

或

磺胺嘧啶
　≤ 27kg，0.5g，口服，每天 1 次
　＞ 27kg，1g，口服，每天 1 次

青霉素和磺胺嘧啶过敏患者
　大环内酯类或红霉素（剂量取决于药剂和患者体型）

类　别	持续时间
● 风湿热伴心脏炎和残留的风湿性心脏病（临床表现或超声心动图）	末次发作后持续 10 年或到 40 岁 [a]，可能终身
● 风湿热伴心脏炎，但无残留的风湿性心脏病	10 年或到 21 岁 [a]
● 风湿热无心脏炎	5 年或到 21 岁 [a]

a. 以时间长者为准（引自 Gerber MA, Baltimore RS, Eaton CB, et al. Prevention of rheumatic fever and diagnosis and treatment of acute Streptococcal pharyngitis: a scientific statement from the American Heart Association Rheumatic Fever, Endocarditis, and Kawasaki Disease Committee of the Council on Cardiovascular Disease in the Young, the Interdisciplinary Council on Functional Genomics and Translational Biology, and the Interdisciplinary Council on Quality of Care and Outcomes Research: endorsed by the American Academy of Pediatrics. *Circulation*. 2009;119:1541–1551.）

比表 59-11 指南建议提早停止预防治疗可能是合理的[387]。有人建议持续性风湿性心脏病的患者需接受终身二次预防[187,301]，而另一些人则建议 20 岁以上的患者预防是不必要的[321]。即使瓣膜置换术后患者仍应继续接受二级预防，因为复发可能导致其他心脏瓣膜受损[388]。每月苄星青霉素使用的变态反应（3%）和过敏性反应（0.2%）并不常见，且与预防持续时间无关[5,381]。

不幸的是，许多风湿性心脏病患者没有接受二级预防，原因至少有两个。首先，为了使二级预防有效地减少慢性风湿性心脏病的患病率和进展，必须筛选出对预防方案有效的患者。许多风湿性心脏病患者不记得曾有过风湿热并且不知道自己的心脏疾病，直到他们出现症状或偶然发现到瓣膜异常[10,26,389]。其次，一旦筛选出对二级预防有效的患者，依从性必须优化。

（三）风湿性心脏病的筛查

自 2004 年以来，WHO 推荐在高风险地区以学校为基础进行校园筛查，以确定风湿性心脏病患者[5]。超声心动图已被证实比听诊更敏感和特异。在莫桑比克和柬埔寨使用超声心动图进行校园样本筛查的报道发现，使用超声心动图检测风湿性心脏病的患病率比仅仅临床听诊高 10～13 倍[390]。因此，90% 的风湿性心脏病病例只通过超声心动图检测。在汤加的研究及新西兰的毛利和太平洋岛民儿童中进行的研究中报道了类似的患病率[245,391]。重要的是，这种筛查研究除风湿性心脏病外还可检测到生理性反流（正常）或先天性二尖瓣异常[245]。关于亚临床风湿性心脏病的诊断和意义仍有争议。众所周知，许多患有风湿性心脏病的患者无法回忆到之前有过风湿热，并且有相当比例的"单纯"舞蹈病患者（无临床心脏炎）会发展为慢性风湿性心脏病（提示其临床受累非常轻微或亚临床）。另外，正常人可以看到少量瓣膜反流（"生理性"），因此轻度病理性和生理性反流之间的区别可能很困难，这可能造成过度诊断。为了尽量减少这种过度诊断，世界心脏联合会提出并发表了标准[392]。这些标准（表 59-12 至表 59-14）包括二维超声形态学变化和瓣膜功能异常的多普勒证据，并将患者分类为"确诊风湿性心脏病""临界风湿性心脏病"或正常。在没有诊断（金标准）的情况下，基于平衡敏感性和特异性的标准，亚临床风湿性心脏病的诊断仍不完善。如果标准设置得太低，就有过度诊断的风险，造成资源紧张。然而，如果标准设置得太高，那么风险就是漏诊，造成不能预防某些个体风湿热复发和风湿性心脏病的发展[393]。在亚临床风湿性心脏病患者相对短期的随访研究中，超过 50% 的亚临床病变保持不变，约 1/3 的病变改善或消失，在三项研究的两项中，一小部分患者（3～27 个月内

表 59-12　2012 World Heart Federation Criteria for Echocardiographic Diagnosis of RHD

Echocardiographic Criteria for Individuals Aged ≤ 20 yrs

Definite RHD (either A, B, C, or D):
A. Pathologic MR and at least two morphologic features of RHD of the MV
B. MS mean gradient ≥ 4 mm Hg[a]
C. Pathologic AR and at least two morphologic features of RHD of the AV[b]
D. Borderline disease of both the AV and MV[c]

Borderline RHD (either A, B, or C):
A. At least two morphologic features of RHD of the MV without pathologic MR or MS
B. Pathologic MR
C. Pathologic AR

Normal echocardiographic findings (all of A, B, C, and D):
A. MR that does not meet all four Doppler echocardiographic criteria (physiologic MR)
B. AR that does not meet all four Doppler echocardiographic criteria (physiologic AR)
C. An isolated morphologic feature of RHD of the MV (e.g., valvular thickening) without any associated pathologic stenosis or regurgitation
D. Morphologic feature of RHD of the AV (e.g., valvular thickening) without any associated pathologic stenosis or regurgitation

Echocardiographic Criteria for Individuals Aged > 20 yrs

Definite RHD (either A, B, C, or D):
A. Pathologic MR and at least two morphologic features of RHD of the MV
B. MS mean gradient ≥ 4 mm Hg[a]
C. Pathologic AR and at least two morphologic features of RHD of the AV, only in individuals aged <35 years[b]
D. Pathologic AR and at least two morphologic features of RHD of the MV

a. Congenital MV anomalies must be excluded. Furthermore, inflow obstruction due to nonrheumatic mitral annular calcification must be excluded in adults.
b. Bicuspid AV, dilated aortic root, and hypertension must be excluded.
c. Combined AR and MR in high prevalence regions and in the absence of congenital heart disease is regarded as rheumatic.
AR, aortic regurgitation; AV, aortic valve; MR, mitral regurgitation; MS, mitral stenosis; MV, mitral valve; RHD, rheumatic heart disease.
From Remenyi B, Wilson N, Steer A, et al. World Heart Federation criteria for echocardiographic diagnosis of rheumatic heart disease—an evidence-based guideline. Nat Rev Cardiol. 2012;9:297–309, with permission.

4%～9%）进展至临床风湿性心脏病[26,394,395]。目前，亚临床、超声心动图检测到瓣膜异常的风湿性心脏病的患儿，其疾病的长期自然病程及其是否受益于二级预防尚不清楚[393,396]。

为了改善对已知风湿性心脏病患者的医疗保健，WHO[5]和世界卫生联合会[377]建议以登记为基础的控制计划，以促进对风湿热和风湿性心脏病的教育、培训和早期识别，并优化和协调在风湿性心脏病高发人群中进行二级预防。虽然建立和维持此类计划具有挑战性，特别是在发展中国家中，但这些计划的潜在益处是重要的，并构成风湿热/风湿性心脏病联合预防和推广的全球项目的基础[4,5,125,377,396]。

（四）心内膜炎预防

心内膜炎是风湿性心脏病的另一重要并发症[9,27,400]。AHA心内膜炎预防指南于2007年进行了修订，目前推荐对进行牙科治疗的心脏病患者进行心内膜炎的预防，因为这些患者有很高的发生心内膜炎的风险。这包括了使用人工心脏瓣膜或使用人工材料修复瓣膜的患者，以及有心内膜炎病史的患者。对于这些患者，推荐在"涉及关于牙龈组织或牙根尖周部区域的牙科手术或口腔黏膜手术时"进行预防，但不再推荐用于胃肠道或泌尿生殖系统手术[401]。虽然新的指南声明不再建议对其他病症患者（包括许多风湿性心脏

表 59-13　病理性反流的标准

病理性二尖瓣反流
（必须满足所有 4 个多普勒超声心动图标准）
- 在两个切面位置看到
- 在至少一个切面位置中，血流束 ≥ 2cm[a]
- 在舒张早期流速 ≥ 3m/s
- 全收缩期血流至少有一个异常

病理性主动脉瓣反流
（必须满足所有 4 个多普勒超声心动图标准）
- 在两个切面位置看到
- 在至少一个切面中，血流束 ≥ 1cm[a]
- 在舒张早期流速 ≥ 3m/s
- 全收缩期血流至少有一个异常

a. 反流的血流长度应该从静脉压迫端到反流颜色的最后一个像素（蓝色或红色）进行测量（经许可，引自 Remenyi B, Wilson N, Steer A, et al. World Heart Federation criteria for echocardiographic diagnosis of rheumatic heart disease — an evidence-based guideline. Nat Rev Cardiol. 2012;9:297–309.）

病患者）进行预防性治疗，但感染性心内膜炎合并风湿性心脏病仍然是世界许多地区的重大问题[6,389]。因此，这些指南是否适用于这些情况尚不清楚。关于患者选择和抗生素治疗的详细信息，请参阅指南声明。值得注意的是，由于接受慢性青霉素预防治疗的患者可能会产生阿莫西林耐药菌，因此推荐使用克林霉素、克拉霉素或阿奇霉素进行治疗[401]。

（五）初级预防

事实上，多达 1/3~2/3 的风湿热病例出现很轻微的症状或无症状的 A 组乙型溶血性链球菌咽炎，这使得在许多情况下无法进行有效的一级预防。在风湿热发病率高的发展中国家，获得卫生保健的机会不足进一步降低了有效初级预防的可能性。如果风湿热的初始发作未被识别，则二次预防（以防止复发）无法实施。即使最初的发作被诊断了，对长期二级预防的依从性差也可能进一步限制了其预防风湿热复发的有效性，可能导致风湿性心脏病的进展[4]。一旦患者已知患有风湿热/风湿性心脏病，二级预防是预防风湿性心脏病的最具成本效益的方法，但减少发展中国家风湿热和风湿性心脏病负担的最有效方法可能是

表 59-14　风湿性心脏病的形态学特征

MV 的特征
- AMVL 厚度[a] ≥ 3mm（根据年龄有差异）[b]
- 腱索增厚
- 瓣膜活动受限[c]
- 收缩期瓣尖过度运动[d]

AV 的特征
- 不规则或局灶性增厚[e]
- 错误对合
- 瓣膜运动受限
- 脱垂

a. AMVL 厚度应在舒张期瓣膜完全打开时测量。测量瓣膜最厚的部分，包括局灶性增厚、成珠状和结节状。测量应在腱索与瓣膜组织最大分离的时候进行。只有在没有谐波且频率 ≥ 2.0MHz 的最佳增益设置下获取图像才能评估瓣膜厚度

b. AMVL 异常增厚是年龄特异性的，定义如下：年龄 ≤ 20 岁，≥ 3mm；21—40 岁，≥ 4mm；> 40 岁，≥ 5mm。使用谐波成像获得的瓣膜厚度测量结果应该谨慎评估，在 ≤ 20 岁的人群中厚度不超过 4mm 应视为正常

c. MV 前后瓣膜活动受限通常是腱索缩短或融合、瓣口融合或瓣膜增厚造成的

d. 瓣尖运动过度主要是腱索拉伸的结果，并且瓣膜的尖端或边缘朝向左心房位移，导致异常对合和反流。瓣尖的过度运动不需要达到 MV 脱垂的超声心动图诊断标准，因为这是不同的疾病过程。此特点仅适用于年龄 < 35 岁的人群。年轻人（≤ 20 岁）存在融合 MC 瓣膜的情况，这种单一形态学特征足以满足 RHD 的形态学标准（例如，标准的"RHD 的 MV 至少 2 种形态学特征"，年龄 ≤ 20 岁的人发生瓣膜融合就足够了）

e. 在胸骨旁短轴切面上，右冠瓣和无冠瓣闭合处在健康个体中经常出现回声（增厚），这应该被认为是正常的

（经许可，引自 Remenyi B, Wilson N, Steer A, et al. World Heart Federation criteria for echocardiographic diagnosis of rheumatic heart disease — an evidence-based guideline. Nat Rev Cardiol. 2012;9:297–309.）

AMVL. 二尖瓣前叶小叶；AV. 主动脉瓣；MV. 二尖瓣；RHD. 风湿性心脏病

减少 A 组乙型溶血性链球菌的暴露，即有些人所说的"初级预防"。这种初级预防至少可以通过两种方式进行：改善社会经济条件和有效的 A 组乙型溶血性链球菌疫苗。由于工业化国家社会经济状况的改善明显降低风湿热的发病率和风湿性心脏病的患病率，因此有理由认为发展中国家的类似改善可能会带来类似的好处。目前也正在开发一种有效的 A 组乙型溶血性链球菌疫苗。开发这种疫苗的挑战包括它必须是多价的、安全

的（交叉反应抗体有可能产生显著的不良反应），并且是亲黏膜性的（鼻内或口服而不是通过注射给药）[5,125,377,397-399]。

九、总结

1．风湿热和风湿性心脏病仍然是发展中国家的主要问题，导致严重的发病率和死亡率。

2．链球菌、环境和宿主易感性相关的因素与个体发生风湿热的可能相关。

3．风湿热的发病机制可能与前驱A组乙型溶血性链球菌感染的异常免疫反应有关；体液和细胞介导的免疫应答均引起临床表现，包括急性心脏炎和慢性风湿性心脏病。

4．风湿热最常见的临床表现是关节炎、心脏炎和舞蹈病；心脏炎和继发的风湿性心脏病是造成长期患病率和死亡率的重要原因。

5．诊断标准应作为指导，以协助诊断风湿热的初发和复发。在风湿热/风湿性心脏病常见地区，修改诊断标准（接受无症状心脏炎、多关节痛、单关节炎作为主要标准）可能会提高敏感性，减少漏诊。

6．瓣膜功能障碍（而非心肌炎或心包炎）是急性风湿性心脏炎和慢性风湿性心脏病的重要异常表现。

7．所有风湿热患者均应进行超声心动图检查（如果条件允许的话）。在确认和量化瓣膜反流，鉴别急性风湿性心脏病与生理学杂音或先天性心脏病，对已知风湿性心脏病患者进行系列评估以及确定亚临床风湿性心脏受累方面有意义。

8．影响慢性风湿性心脏病可能性和严重程度的最重要因素是初发的心脏炎的严重程度和风湿热复发。

9．一级预防（治疗A组乙型溶血性链球菌性咽炎）可有效预防风湿热，但许多病例未经治疗（由于症状非常轻微、亚临床咽炎或资源不足）。

10．预防风湿热复发（二级预防）是降低远期风湿性心脏病可能性和严重程度的最有效手段；在风湿热和风湿性心脏病持续致病和死亡的世界部分地区推荐进行风湿性心脏病的筛查。

11．减少发展中国家风湿热和风湿性心脏病负担的最有效方法可能是通过改善生活条件（拥挤、卫生、医疗保健）和开发针对A组乙型溶血性链球菌安全有效的疫苗（初级预防）；这些方面的努力正在进行。

12．风湿性心脏病的机械干预技术正在继续改进。经皮球囊瓣膜成形术和外科手术对许多风湿性二尖瓣狭窄患者是有效的，二尖瓣和主动脉瓣修复术（相对于置换术）正更常规地开展，且疗效更好。

第 60 章
非传染性炎症性心血管疾病
Inflammatory Noninfectious Cardiovascular Diseases

Carolyn A. Altman   William B. Kyle   Kristen Sexson Tejtel   Marietta M. DeGuzman   Santiago Valdes   Andrea Ramirez   著
吕海涛   陈　烨   译

一、概述

血管炎是一组以血管内皮炎症进展导致组织损伤的异质性系统性疾病。血管损伤的位置、受影响的血管大小、血管损伤的程度以及潜在的病理改变决定了疾病的表现及严重程度。本章节仅回顾在儿科群体中常累及心脏的非传染性炎症性疾病。（川崎病已在第58章单独讨论）

二、幼年特发性关节炎

幼年特发性关节炎（juvenile idiopathic arthritis，JIA），以前被称为幼年类风湿关节炎（juvenile rheumatoid Arthritis，JRA）和青少年慢性关节炎（juvenile chronic arthritis，JCA），是国际风湿病协会联盟（International League of Associations for Rheumatology，ILAR）使用的涵盖性术语，来定义那些16岁以下儿童病因不明的持续6周以上的关节炎[1-5]。这是目前最广泛使用的分类系统。

根据临床、实验室、遗传和人口统计学特征，JIA分为六种不同的疾病亚型[3,5]。这些疾病亚型包括：①系统型关节炎；②多关节型关节炎；③少关节型关节炎；④与附着点炎症相关的关节炎；⑤银屑病型关节炎。

ILAR对JIA分类的局限性在于，大多数关于青少年JIA的研究和文献均早于ILAR的标准。之前的术语JRA在许多研究中使用，定义了三个亚型，包括系统型JRA、少关节型JRA和多关节型JRA。其他研究可能参考了欧洲风湿病防治联合会（European League Against Rheumatism，EULAR）的JCA的分类方案[6,7]。

ILAR分类的另一个局限性是多种疾病可能会被认为是同一种疾病的不同亚型[8]，同样，尽管这些疾病在理论上是没有重叠的，可仍有部分儿童可能会同时符合多个标准或被多个标准排除在外。有些儿童可能在年龄增长后，再与初始诊断对比，更适合另一个诊断[9]。每种疾病的基因及病理生理学定义都在进展，儿童关节炎的分类也可能会进一步细化和改进。

（一）流行病学

JIA是最常见的结缔组织疾病，在美国患病儿童约30万[10,11]，因命名不同，该病的发病率和患病率有很大变化，为（6.6~15）/10万至（7~401）/10万[12]。

（二）病因/病理生理/诊断

JIA可能是一种多因素的异质性疾病，其确切病因仍然未知的。JIA患者的免疫紊乱被认为受到基因和环境因素的影响，也可能受性别影响，因为JIA往往在女性中更普遍。

与心脏损害相关的两种亚型是系统型关节炎和多关节型关节炎。我们将更深入地描述这两种亚型。

1. 全身型关节炎

全身型JIA特征是关节炎症状、每日间歇

性发热至少持续2周时间（其中连续每日弛张发热时间至少3天以上），伴有至少有下列特征之一：间断出现非固定性的红斑样皮疹，全身淋巴结肿大、肝大、脾大或浆膜炎。全身型关节炎占JIA儿童5%~15%[13]。男女性别比例相近。最近一项多中心研究表明，1-5岁是该病的高峰年龄，但其他研究均没有提到明确的发病高峰年龄[14-21]。其他的特别表现可能包括心脏病变、胸膜病变和非特异性腹痛。约40%全身型JIA患者会出现严重及进展的关节病变。典型实验室检查发现包括贫血、白细胞增多以及血沉增快。抗核抗体（antinuclear antibodies，ANA）、类风湿因子（rheumatoid factor，RF）、HLA-B27通常是阴性的。该病有从活动期进展为巨噬细胞活化综合征（macrophage activation syndrome，MAS）的风险，可能会引起血常规两系下降、铁蛋白升高、高三酰甘油血症、低纤维蛋白原血症、D二聚体升高、凝血酶原时间和部分凝血活酶时间延长、肝酶升高、乳酸脱氢酶升高以及ESR下降。骨穿检查可提示噬血。MAS可能发生在疾病出现或爆发的时候，并增加死亡的风险[22,23]。

2. 多关节型关节炎

多关节型关节炎的特点是五个及以上关节受累，15%~25%的患儿为此型[24,25]。疾病出现的年龄主要取决于类风湿因子阳性与否。类风湿因子阴性多关节型JIA存在年龄双峰分布的现象，主要累及1-3岁及9-14岁儿童。而类风湿因子阳性多关节型JIA主要累及10-13岁儿童[1,26]。约3% JIA患儿类风湿因子阳性[13,27-29]。类风湿因子阳性多关节型JIA更易进展为严重的慢性关节炎伴糜烂，并且，相对于类风湿因子阴性患儿其预后更差。类风湿因子阳性多关节型JIA与成人经典类风湿关节炎类似。抗环瓜氨酸抗体（anticyclic citrullinated peptide，CCP）及ANA均可能出现在两组患儿中。高达57%类风湿因子阴性和80%类风湿因子阳性多关节型JIA患者中存在一种ANA阳性[30]。多关节型关节炎患儿可能会存在其他临床表现，包括疲劳、生长发育问题或眼葡萄膜炎。少部分患儿会存在低热、皮下结节（典型的是结节位于四肢的伸肌表面）、心血管或肺部疾病。值得注意的是，相对于全身型JIA而言，其肺部及心脏受累相对少见。

（三）一般治疗策略

根据儿科风湿病专家指南，JIA的一般治疗主要根据JIA的亚型及疾病进程制订治疗方案。一般来说，在传统的改善病情的抗风湿药中，甲氨蝶呤是治疗外周关节炎安全有效的一线治疗药物[3,27,31,32]。柳氮磺胺吡啶也可以使用。非甾体抗炎药不建议作为病程2个月以上关节炎治疗的单一用药。糖皮质激素包括口服和关节腔内的，可以作为辅助或桥梁疗法继续使用[3,33-35]。已经有报道各种生物治疗对JIA安全有效。目前常规使用的是肿瘤坏死因子（tumor necrosis factor，TNF）抑制药如依那西普，TNF单抗例如阿达木单抗、英利昔单抗和IL-1或IL-6抑制药[3,5]。

（四）引起心脏病变

心脏病变是导致JIA患者死亡的第二个主要原因。因此，更需要仔细地评估和随访[6,7]。JIA可能会影响心包、心肌、心内膜和（或）心率与血压的自主调节功能。肥胖和脂质代谢异常也会影响心血管健康。

1. 心包

心包炎是JIA中最常见的心脏病变[8,14]。临床研究表明心包炎发生于7%~36%的JIA患者，最常见于全身型JIA[9,16,36,37]。然而，大多数患者只有轻度症状或没有症状。缺乏症状使总发病率很难确定。尸检发现，30%~50%的JIA患者存在心包病变[10,11]。任何病因引起的心包炎，症状都是典型的，主要包括急性胸痛，可放射至背部、肩部或颈部。坐位或前倾位可能会更舒适，仰卧位时疼痛和呼吸困难会加剧。心包炎的发作可能会和全身型JIA的症状同时出现，例如发热、皮疹和关节炎。相对来说，全身型JIA可能有更多浆膜腔积液[12,38]。中到大量浆膜腔积液的患者更有可能是全身型患者。心包炎最常见的阳性体征是心动过速和心包摩擦音。

心包炎的诊断评估包括胸部 X 线片来评估心脏扩大（一般大量心包积液时可见）。其心电图表现包括 PR 段压低、广泛性 ST 段抬高和 T 波倒置（图 60-1）。在大量积液时可以看到低电压和电压交替。超声心动图在评估积液量及心脏血流动力学方面起重要作用（图 60-2）。然而，微量或没有心包积液的心包炎患者也可能有胸痛和心电图表现。幸运的是，大多数 JIA 患者合并心包炎属于隐匿并缓慢进展的过程。因此，在儿童 JIA 中，心脏压塞是一种罕见的现象[10,13,39]。如存在持续窦性心动过速、颈静脉窦怒张、奇脉，需考虑心脏压塞，最终会导致继发于低心排的低血压（见关于心包疾病的第 61 章）。

2. 心肌病变

据报道，JIA 住院患儿心肌炎的发生率为 1.2%～10%。患者可表现为孤立心肌炎或心包心肌炎[14-21]。其临床表现取决于心肌炎的严重程度，症状可能包括心动过速和呼吸困难。如果心脏输出量显著减少，低血压、肺水肿、腹水和下肢水肿都可能会进展。胸部 X 线片检查可以明确心脏扩大。ECG 可能显示非特异性 ST 段和 T 波改变，PR 间期延长和新出现的束支阻滞等传导异常。心律失常（房性或室性心律失常）也可能发生。心肌炎患者可能出现肌钙蛋白轻度升高。超声心动图是诊断心功能低下的关键。心脏 MRI 检查可以显示心功能不全心肌纤维化区域的延迟强化。心导管检查现在极少使用，仅用于获取活组织进行组织病理学检查或病毒 PCR 检测。除了急性心肌心包炎外，超声心动图在评估 JIA 患者心肌功能中的研究结果是混乱的。一些研究显示，与对照组相比，JIA 患者射血分数和短轴缩短分数相对较低（尽管数值仍在正常范围内），然而其他的研究没有报道两组间有这些差异[14,22,40,41]。也有报道显示，JIA 患者左心室舒张末期和收缩期心室扩大。检查舒张期参数时发现，JIA 的患者有较低的 E 波和更高的 A 波，因此，存在更低的 E/A 比和更长的等容舒张期[14,24,36,41,42]。这些舒张期的变化与心肌病、高血压和缺血性心脏病的患者相似。据报道，JIA 患者患病时间越长，其舒张功能不全也会有所增加，但其功能障碍的病因尚不清楚[25,41,43]。

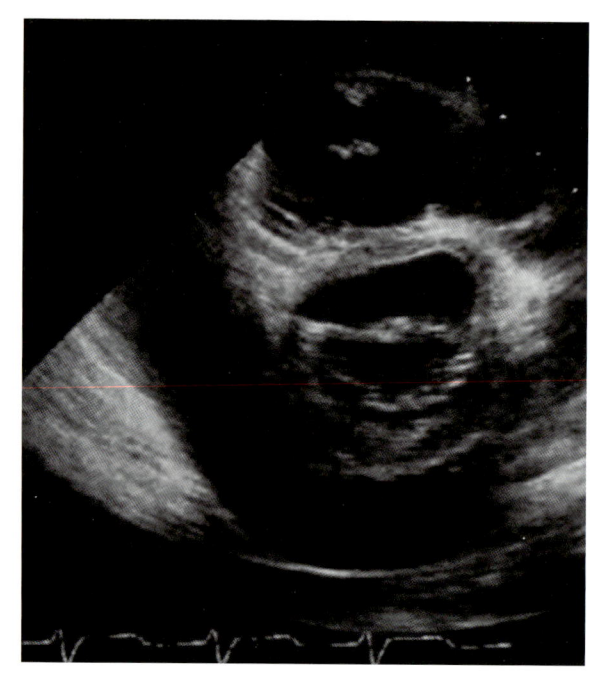

▲ 图 60-2　幼年特发性关节炎患者心包积液
胸骨短轴切面显示中等量心包积液

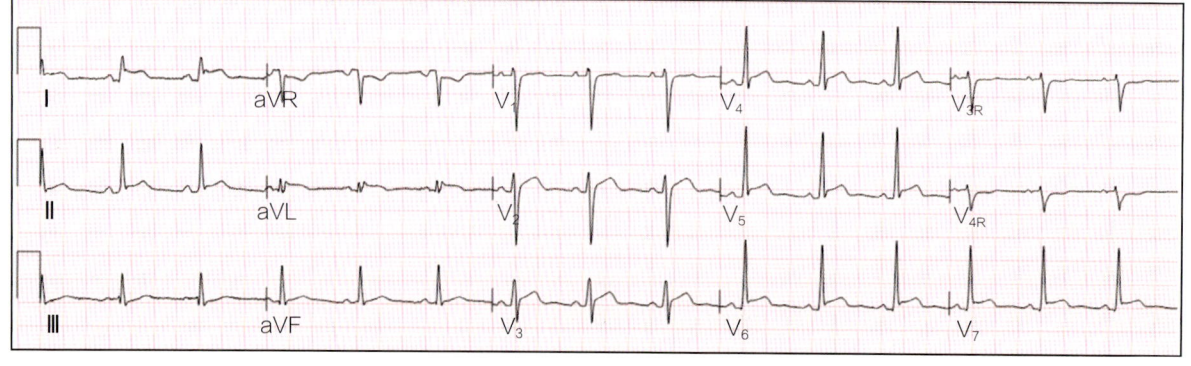

▲ 图 60-1　幼年特发性关节炎合并心包炎的患者心电图
图示广泛性 ST 段抬高

3. 心内膜病变

JIA 患者很少出现心内膜病变。相对来讲，主动脉瓣及二尖瓣瓣膜最常累及[18,36,37,44,45]。多达 25% 的患者可能存在二尖瓣增厚和关闭不全的证据。5%～10% 的患者发生主动脉瓣病变，通常是在没有主动脉瓣狭窄或明显的反流的情况下出现不典型瓣尖增厚[18,36,37,44,45]。

4. 心肌或心内膜病变的治疗

根据儿科风湿病学专家共识，通常需对合并心脏病变的 JIA 患者潜在的全身炎症进行针对性治疗。心包炎发生心脏压塞时的治疗为静脉输液并紧急行心包穿刺术。心力衰竭的治疗方案是经典的，包括 ACE 抑制药、β 受体阻滞药、液体限制、利尿药和必要时的正性肌力药。

5. 心率、血压和自主神经功能

与对照组相比，JIA 的患儿心率更快，休息时的收缩压及舒张压也更高（尽管仍然在正常范围内）[14,36]。由于高血压是成人 JIA 患者的常见死亡原因，因此密切监测 JIA 儿童的血压很重要。炎症性疾病患者如 JIA 可能发生心脏自主功能障碍。症状包括心悸、直立不耐受（体位性虚弱、眩晕、头晕和晕厥）以及运动不耐受。一项对 JIA 患者的研究显示，约 30%JIA 患者出现心脏自主功能障碍的症状[46]。

非侵入性心血管反射自主功能测试（autonomic function tests，AFT）对自主功能障碍的评估包括评估静息心率、心率变异性、Valsalva 动作后的心率反应及直立后的心率和血压反应。在一项自主功能测试评估的研究中，40% 的 JIA 患者存在心脏自主功能障碍的证据[46]。自主神经功能障碍分为轻度和重度，分别占 10% 和 15%。有趣的是，通过自主功能测试评估诊断的心脏自主功能障碍患者，14.3% 没有任何症状。

通过测量参与心血管自主神经功能调控的神经肽水平可能会提供更多有用的信息。与对照组相比，JIA 患者神经肽 Y（neuropeptide Y，NPY）和血管活性肽（vasoactive intestinal peptide，VIP）水平显著降低[46]。同样，存在临床表现的 JIA 合并心脏自主功能障碍的患者，其神经肽 Y 和血管活性肽的水平相对于不具有临床表现的患者更低。血清血管活性肽对于心脏自主功能障碍的敏感度和特异度较神经肽 Y 更高。

JIA 患者应该定期评估自主神经功能障碍的症状。进行自主功能测试检查并监测自主神经肽，会发现部分患者存在亚临床疾病。患者的治疗包括增加水和盐的摄入，穿着下肢弹力袜和运动训练。有症状性心动过速的患者可以加用 β 受体阻滞药。目前仍然需要进行研究以评估上述疗法在 JIA 患者中的长期治疗效果[34,35,46]。

6. 动脉粥样硬化

与同年龄组相比，JIA 患者通常具有较高的体重指数、体脂率及躯干脂肪[47]。尸体解剖研究表明，30%JIA 儿童存在动脉粥样硬化的证据[48]。典型的血脂谱尚未被发现[49]。有三个主要血管标记用于识别早期动脉粥样硬化：血流介导扩张（flow-mediated dilation，FMD）、颈动脉内－中膜厚度（carotid intima-media thickness，CIMT）和脉搏波速度（pulse wave velocity，PWV）[49]。然而，目前各种小型的研究，在对 JIA 患者进行这些项目评估时，其结果是混杂的、矛盾的。进一步扩大样本量的研究是必要的，特别是对全身型 JIA 的患者，由于这部分患者炎症更剧烈并长期使用皮质类固醇，可能面临更高的动脉粥样硬化风险[49]。

三、系统性红斑狼疮

系统性红斑狼疮是一种具有多种临床表现的慢性的累及多脏器的疾病。拉丁名"狼疮"，在英语中翻译成"狼"，是因为皮肤的表现类似于动物咬伤[50]。威廉奥斯勒爵士认识到系统性红斑狼疮伴有其他器官系统包括心脏的损害，因此将其改成了现在的名字。利曼和萨克斯在 20 世纪早期首先描述了以其名字命名的"疣"状心内膜炎（即 Libman-Sacks 心内膜炎）[51]。心脏病变是系统性红斑狼疮患者的第三大死亡原因，仅次于肾脏病变及感染，病程较长者心脏病变发生率升高[52]。

（一）流行病学

系统性红斑狼疮发病率为（0.36～0.9）/10 万

名儿童，约15%于18岁前起病[53,54]。大多数患病儿童年龄为12—16岁，5岁前起病少见[53]。早期（特别是青春期前）发病的患儿起病症状更严重，会增加终生疾病负担，预后更差[55]。总体来说，女性与男性的发病比率高于8∶1，但年龄越小，性别差异越小。

（二）病因

系统性红斑狼疮通常被认为是典型的系统性自身免疫性疾病。其表型很可能受遗传易感性和环境因素共同影响。固有免疫及获得性免疫系统功能障碍（包括B细胞和T细胞调节失调、免疫复合物沉积、补体激活及其他因素）导致机体对自身抗原的耐受性丧失[56,57]。ANA（例如抗双链DNA）通常存在于系统性红斑狼疮患者。抗磷脂抗体阳性增加了血栓形成的风险，因此其在临床上非常重要。日光、感染、药物和化学物质等均已证明在疾病的临床表现和进展中起重要作用。

（三）临床特点及研究

青少年系统性红斑狼疮的诊断是基于临床表现、实验室检查以及免疫学特征。目前最广泛使用的且适用于所有年龄段的诊断标准是美国风湿病协会（American College of Rheumatology，ACR）1982年提出，并于1997年修改的诊断标准（表60-1）[58-60]。该临床标准强调了系统性红斑狼疮多脏器的损害。在任何观察期内，同时或连续出现11条诊断标准中4条或4条以上，可诊断为系统性红斑狼疮。然而，这些标准主要用于成人患者，儿科患者中只有少量验证[61,62]。诊断SLE的替代标准包括波士顿加权（Boston weighted，BW）标准和系统性红斑狼疮国际协作组标准（Systemic Lupus International Collaborating Clinics criteria，SLICC）[60,63-66]。SLICC标准修改并扩展了ACR标准的各种项目，需要满足17项诊断标准中的4项，包括1个临床和1个免疫学标准。Fonseca等最近在81个青少年系统性红斑狼疮患者中比较这3个诊断标准发现[62,67]，第一次就诊和第1年随访的患者，使用SLICC标准的灵敏度和准确性最高[62,68]。

表 60-1　系统性红斑狼疮的简要临床标准

临床表现	简要描述
● 皮肤和黏膜改变	颧部红斑，盘状红斑，感光性皮疹，口腔溃疡
● 关节炎和浆膜腔炎	涉及2个或2个以上的周围关节，胸膜腔或心包积液，或其他胸膜炎症的标志
● 肾脏疾病	蛋白尿或管型尿
● 神经系统异常	非药物或代谢紊乱导致的抽搐或精神错乱
● 血液学异常	溶血性贫血、白细胞减少或血小板减少
● 免疫学异常	抗dsDNA抗体阳性，或抗Sm抗体阳性或抗心磷脂抗体阳性或抗核抗体（ANA）

1982年提出1997年修订的SLE标准：满足11个标准中的4条及以上可诊断为系统性红斑狼疮

[引自Hochberg MC. Updating the American College of Rheumatology revised criteria for the classification of systemic lupus erythematosus. *Arthritis Rheum*. 1997;40（9）:1725.]

在青少年系统性红斑狼疮患者中，非特异性症状比如疲劳、发热和体重减轻等更常见。其他发现包括消化系统表现（肝脾大、胰腺炎和腹痛）、神经系统表现、胸膜疾病、结膜炎及淋巴结肿大，还有下文会详述的心血管系统表现。儿童和青少年最常见的症状主要由胸膜、心包、关节、肾脏、皮肤等病变引起。

（四）心脏损害

系统性红斑狼疮全身广泛累及，因此心血管系统中的多部位都可能会受到损害，包括心包、心肌、心内膜、传导组织和冠状动脉。全身性高血压与肺动脉高压的危害，以及治疗炎症时的不良反应两者都会造成心脏损害。

据报道，23%～≥50%系统性红斑狼疮合并心脏病变。比例变化如此之大部分是因为在分类时，部分症状（如全身性高血压）和亚临床表现（相对于那些引起症状的表现）是否归为心脏病变仍不确定，并且，诊断的敏感性也不一致（影像学检查对比解剖学）。一项回顾性研究发现，50名系统性红斑狼疮儿童中，68%在超声心动图上有异常，大部分都是常规检查发现的，只有10个患儿是因临床症状提示而发现超声心动图异常。仅有6%的异常是严重的，超声心动图的敏感性与疾病的严重程度没有相关性[69-72]。

1. 心包

心包是系统性红斑狼疮最常见的心脏累及部位。心包炎大约占系统性红斑狼疮儿童的16%～38%[53,73-76]。在尸检中，心包病变的真实发病率远远高于临床诊断（分别为64%、约25%）[69,77]。组织病理学上，心包表现为慢性纤维性心包炎。心包内免疫复合物聚集沉积引起心包疾病，与临床或组织病理学表现相关[78,79]。免疫复合物主要见于心包的血管周围和其他心脏组织，以细颗粒状沉积。毫不奇怪，在其他受影响的器官中疾病的机制是相似的。心包积液并非常规检查，不过分析显示心包渗出物蛋白质浓度高，葡萄糖水平正常[81,82]，白细胞计数升高，且以中性粒细胞升高为主，还有抗DNA和ANA等自体抗体阳性[68,83]。

心包病变的临床表现比较典型。患者诉有尖锐的胸痛和呼吸困难。疼痛可能是胸膜炎自身引起或全身性浆膜炎累及胸膜的表现。前倾位可缓解疼痛。体征包括心动过速、发热和心包摩擦音。大量心包积液可有心音遥远和端坐呼吸的表现。心脏压塞可发生颈静脉怒张和奇脉。然而，从尸检的诊断来看，系统性红斑狼疮累及心包通常缺乏临床表现。

ECG发现包括窦性心动过速，不遵循典型冠状动脉病变分布的弥漫性ST段抬高和PR段压低（图60-1，心电图发现心包炎）。大量心包积液可能导致QRS低电压和电压交替。胸部X线检查发现心脏扩大支持大心包积液的存在，但是心脏大小正常也不能排除心包炎。常见的超声心动图发现包括心包增厚和积液。心脏压塞是一种罕见的现象，一项大于1300名系统性红斑狼疮患者进行回顾性分析发现，存在心脏压塞的患者不足1%。尽管在尸检中有组织病理学变化，但限制性心包疾病仍被认为是系统性红斑狼疮罕见的并发症，数据也仅限于病例报道。

心包病变的治疗取决于疾病的严重程度。非甾体抗炎药通常是心包炎及大量心包积液的一线治疗，少量的心包积液偶尔可以被监测到，疾病严重或对初始治疗没有反应时，通常使用静脉用大剂量激素冲击。心包疾病严重或复发的时候，需优化系统性红斑狼疮的系统治疗方案。心包穿刺术不用于常规诊断，虽然较少使用，在心脏压塞时仍很有必要。

2. 心内膜

心脏瓣膜病变是系统性红斑狼疮的重要心脏表现。据报道，超声心动图发现系统性红斑狼疮的瓣膜病变患病率为18%～60%，在尸检标本中更高[81,84,86-90]。左室瓣膜常受影响，因此二尖瓣比主动脉更易被累及。多瓣膜累及时可累及右心室瓣膜。最常见的临床表现依次包括瓣膜增厚、疣状心内膜炎（经典Libman-Sacks病变）、瓣膜反流及瓣膜狭窄[72,91]。瓣膜增厚通常是弥漫的环状累及，且瓣膜下累及的情况并不少见（图60-3）。可能出现腱索纤维化和瘢痕，但是腱索断裂罕见。儿科尚缺乏对评估瓣膜功能的随访研究。然而，在一项对69名系统性红斑狼疮成年患者的研究中发现，在超声心动图上有25%出现瓣膜反流，其中65%存在有中度以上反流，平均每两年随访监测发现，大部分的瓣膜病变保持稳定。然而，该研究对瓣膜病变的随访监测显示，一部分瓣膜病变会消失或者进展（发生率分别为17%和12%），可能是由于炎症进展的动态性决定的[72,92]。

显微镜下，系统性红斑狼疮相关的瓣膜病变表现包括抗心磷脂抗体和补体沉积、瓣膜增厚、钙化和表面不规则水肿和细胞浸润[93,94]。抗磷脂抗体和瓣膜损害之间的关系仍然在积极研究中，部分研究表明抗磷脂抗体阳性患者的瓣膜病变发生率更高[95,96]。血栓沉积导致瓣间连合区融合是瓣膜功能障碍的另一种机制[79,87]。

Libman及Sacks描述的疣状非细菌性心内膜炎显然是最受认可和了解的瓣膜病变，尽管在临床上可能没有上文描述的瓣膜损伤重要。其病变

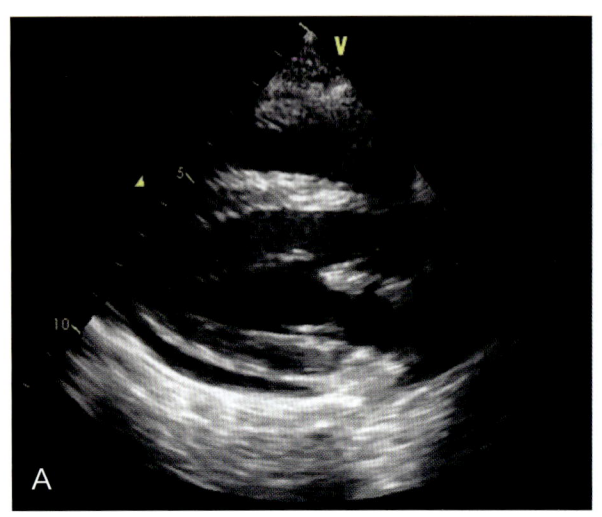 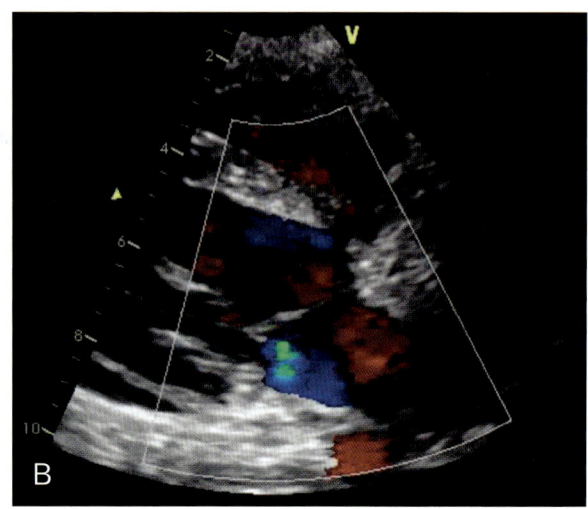

▲ 图 60-3　超声心动图胸骨长轴切面
图示 1 例 15 岁女性二尖瓣前叶增厚，伴轻度反流和少量心包积液

通常很小（1~4mm），多由增生的纤维蛋白及炎症细胞退化构成[69,97]。在大约50%的尸检中发现了 Libman-Sacks 结节，因病变通常太小而无法在超声上可靠地显示。它们通常位于瓣膜与周围结构交汇形成的囊袋内，沿着瓣环排列，或者位于瓣叶边缘。"疣"也可以在瓣膜的表面（或瓣膜上）、在瓣间连合区、在腱索或乳头肌上，甚至在心内膜心房或心室面。心脏彩色超声很难将 Libman-Sacks 结节与细菌性赘生物区别。临床上，血培养和其他感染标志物的检测是必要的，系统性红斑狼疮需要慢性免疫抑制药来控制疾病，因此感染性心内膜炎也是系统性红斑狼疮一种已知的并发症[69,72,98]。Libman-Sacks 结节通常是良性的，但可能会导致瓣膜功能不全或狭窄。一个罕见但需要关注的并发症是栓塞事件，在血液高凝倾向的人群中可能出现缺血性卒中或外周赘生物栓塞或其他相关血栓[61,99,100]。

3. 瓣膜疾病的治疗

应确保系统性红斑狼疮患者常规行超声心动图检查，尤其是合并抗磷脂抗体综合征、间质性肺疾病及肺动脉高压的患者。

然而，需要超声心电图监测的频率还没有明确定义，主要取决于疾病的临床表现和进展情况。大多数系统性红斑狼疮的瓣膜病变都有希望治疗。超声心动图新的发现并不一定需要改变治疗方案，因为瓣膜疾病并不总是与疾病活动中的改变直接相关。然而，优化抗炎、免疫治疗和抗凝治疗方案需要谨慎[72,101]。瓣膜病变严重出现血流动力学变化，对药物治疗没有反应时需要手术干预。手术经验表明，系统性红斑狼疮患者修复后的瓣膜可能并不耐用[63,65,102]。当生物瓣膜替换病变瓣膜时，需要当心瓣膜炎症加速生物瓣膜的退化[66,103]。机械瓣膜的使用减少了这种可能性，但是存在抗凝管理困难的问题。经导管主动脉瓣置换术在成人系统性红斑狼疮患者合并瓣膜功能障碍中的作用仍有待确定，尽管近期有一例成功的案例报道[67,99]。随着系统性红斑狼疮治疗方案的改进和患者的寿命延长，瓣膜病变损害将依然是一个需考虑的重要因素。

4. 冠状动脉疾病

系统性红斑狼疮的冠状动脉疾病影响儿科和青少年群体的发病率和死亡率，特别是年轻女性群体[68,104]。研究发现，35—44岁系统性红斑狼疮女性患心肌梗死的风险是非系统性红斑狼疮的对照组50倍以上[105,106]。儿童期发病的系统性红斑狼疮已被发现是远期心肌梗死的一个独立危险因素。一项研究发现，首次诊断心肌梗死的平均年龄是32岁[107,108]。有报道在系统性红斑狼疮患者中有仅5岁的患儿发生心肌梗死[106,109]。

对已出版的文献进行回顾研究发现，对于35

岁及以下的冠状动脉疾病的患者，心肌梗死是最常见的初始心脏表现（91%），其次是充血性心力衰竭（27%），最后是猝死（12%）[69,110]。基于血管造影或尸检的发现，动脉粥样硬化是系统性红斑狼疮最常见的冠状动脉病变，其次是动脉炎[69,111]。左前降支冠状动脉是最常见的受影响的血管，大约一半的患者在评估时发现冠状动脉有血栓形成。红斑狼疮动脉炎可导致冠状动脉动脉瘤或冠状动脉痉挛进展。

抗磷脂抗体综合征（antiphospholipid syndrome，APS）是系统性红斑狼疮等风湿性疾病中可能发生的重要情况。所谓的"灾难性的APS（CAPS）"是APS最严重的临床表现，引起多脏器缺血，通常是致命的。Miller等报道了一个8岁的非裔美国女孩患心肌梗死死亡，她有5个月的系统性红斑狼疮和CAPS病史[74,112]，在尸检中发现与冠状动脉病变相关的透壁性心肌缺血和急性血栓。作者注意到其冠状动脉中缺乏炎症或动脉粥样硬化改变，据此推测APS的血栓形成倾向导致了冠状动脉内血栓。

在系统性红斑狼疮患者中，心肌灌注可能是不正常的，甚至没有心脏症状的系统性红斑狼疮患者也如此。在一项针对40个系统性红斑狼疮儿童的研究中（10－20岁），16%患儿存在心肌铊灌注缺陷[75,113]。

类似于系统性红斑狼疮其他的表型表达，免疫复合物沉积与冠状动脉疾病的发展有关系。冠状动脉内膜损伤加速了动脉粥样硬化的发展。抗磷脂抗体包括抗心磷脂抗体对冠状动脉疾病的作用也一直在讨论。有研究报道这些抗体和冠状动脉疾病有关系，但也有报道认为两者无关。一项研究报道认为，与健康对照组相比，青少年系统性红斑狼疮合并CIMT更严重，并且，在CIMT患者中，该发现与肾源性蛋白尿有关[40,77]。这也同样支持了疾病的严重程度可能比持续时间更重要的观点。与治疗无关，系统性红斑狼疮患者基础高密度脂蛋白水平低[42,78]。系统性红斑狼疮患者中，高三酰甘油血症和高凝状态是导致冠状动脉疾病的其他危险因素。危险因素增加了系统性红斑狼疮儿童颈动脉内膜厚度，包括传统的危险因素如体重指数增加、男性、年龄增长以及使用硫唑嘌呤、泼尼松[43,80]。类固醇在这个过程中的作用很有趣。一方面，类固醇作为治疗的主要手段，可以延长生存时间，然而，另一方面，这种药物的不良反应对冠状动脉非常有害。熟知的不良反应包括高血压、高脂血症、体重增加和类固醇诱导糖尿病[82,114]。

5. 冠状动脉疾病的管理

根据AHA降低儿科高风险患者心血管风险指南，高脂血症的筛查应该是常规疾病管理的一部分，系统性红斑狼疮被认为是二级或中度风险的疾病[68,115]。运动测试，核灌注扫描和颈动脉超声也可用于心脏和血管功能的评估。

在系统性红斑狼疮患者中出现胸痛或胸闷、呼吸困难、乏力、多汗及恶心和呕吐等类似症状时，应怀疑心肌梗死。然而，因缺乏典型表现，系统性红斑狼疮儿童表现出胸痛时，常使诊断陷入困境。在儿科年龄组及普通系统性红斑狼疮人群，心包炎显然是更常见引起胸痛的病因，在考虑到梗死等其他原因前，应该避免直接将疼痛归因于心包炎。考虑到在没有传统危险因素的情况下也会发生心血管事件，医生应提高警惕[28,84,109,116-119]。心电图及心肌酶定量检测应随时可用于胸痛或其他任何考虑到心肌缺血的时刻。超声心动图可帮助评估室壁运动异常、全心室功能障碍或心包积液。根据临床情况和前述的检查，更深入的检查包括CT和心导管检查在内的侵入性血管造影术可能被认为是必要的。心脏MRI检查可能显示与心肌梗死有关的瘢痕（图60-4）。急性心肌梗死的治疗包括增加心肌供氧减少需氧，可予吸氧、抗血小板药、抗凝血药、抗心绞痛药（包括β受体阻滞药和硝酸盐）、镇痛药和抗炎药，如HMG-CoA阻滞药（他汀类药物）等治疗。在某些情况下，包括ST抬高的心肌梗死，导管及支架置入可能是必要的，并建议咨询缺血性心脑病专家（见第63章）。

冠状动脉炎作为系统性红斑狼疮加剧的表现，需要儿科风湿病专家进行会诊，治疗可能包

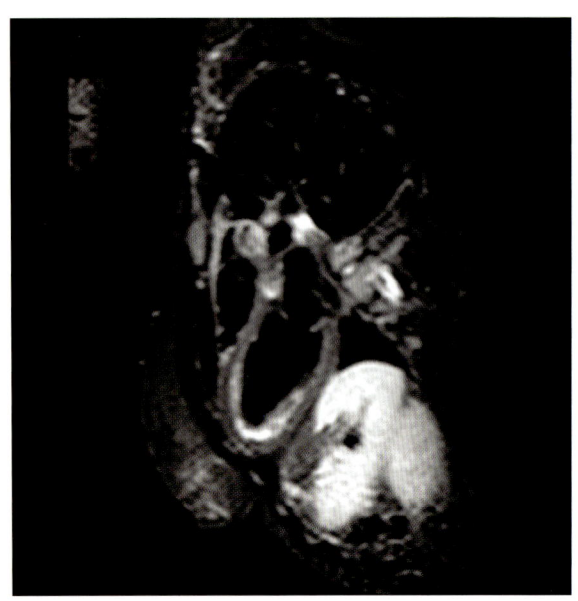

▲ 图 60-4 心脏磁共振延迟增强扫描
图中示儿童狼疮患者左心室心尖瘢痕

括类固醇治疗的升级或增加以及更高级别的免疫调节治疗（如利妥昔单抗、环磷酰胺、霉酚酸酯），IVIG 和其他生物制剂也可能需要。预防或尽量减少动脉粥样硬化疾病的影响需要在儿童早期采取适当的预防措施。最重要的是审慎地使用类固醇来达到治疗目标，同时尽量减少其不良反应。系统性红斑狼疮的另一个基本治疗药物羟氯喹，已被证明可以改善系统性红斑狼疮患者的血脂状况[27-29,86]。对可改变的危险因素的积极管理包括适当的饮食、锻炼（儿童和青少年每日 60min 的有氧运动）和避免吸烟[84,120]。在大多数血脂异常患者，6～12 个月的饮食和运动治疗是必要的。用他汀类药物积极治疗高脂血症是一种直观有吸引力的治疗方法，然而，在一项随机的安慰剂对照下的临床试验（平均年龄 45 岁）中，无临床心血管疾病的成人，每天 40mg 的阿托伐他汀对冠状动脉钙化（通过 CT）、CIMT 或颈动脉斑块没有产生显著的影响[3,27,31,32,88]。炎症标志物、内皮细胞活性及疾病的活动度同样不受影响。疗效数据的缺乏导致一些人提倡对符合常规治疗指征者使用他汀类药物，而无症状者缺乏使用经验。还有其他不易耐受的（烟酸、纤维蛋白酸、胆酸结合剂）和辅助（鱼油、大蒜、抗氧化维生素）疗法在治疗中也发挥了小部分作用[3,33,86]。

6. 心肌

系统性红斑狼疮的心肌病变包括心肌炎或冠状动脉病变、心肌炎症和（或）羟氯喹治疗的不良反应引起的心肌病变的进展。

心肌炎通常无临床表现，有 5%～10% 系统性红斑狼疮患者出现临床症状[28,34,35,91,92,121-123]。在尸检中诊断率更高，达 40%～70%[93,95,118,124,125]。尸检标本显示免疫复合物呈弥漫性颗粒状沉积，尤其是在供应心肌的血管壁上[27,28,31,79,118]。免疫复合物沉积的严重程度与疾病严重程度的临床和血清学证据呈正相关。

心肌炎临床症状表现为典型的发热、心动过速及呼吸短促。患者可能会感到胸痛、心悸或运动不耐受。在查体时，可能会发现奔马律或新的杂音、颈静脉怒张或周围性水肿。虽然发病率低，心肌炎可能危及生命。除了心室功能障碍（急性或慢性），心脏传导阻滞以及致命的心律失常如室性心动过速和心室颤动时有发生。考虑到系统性红斑狼疮潜在的广泛性心脏损害，心肌炎引起心力衰竭必须与系统性红斑狼疮合并其他表现区分，包括冠状动脉疾病、高血压性心脏病和原发性心律失常[27,28,32,97]。

心肌炎的诊断评估包括胸部 X 线检查，结果可能是正常或者显示心脏扩大或肺静脉淤血。心肌炎患者的心电图表现通常是非特异性的，包括窦性心动过速、QRS 电压下降。T 波可以是低平的，也可以是倒置的，有或无 ST 段变化。应仔细检查心电图有无缺血迹象，如有缺血提示冠状动脉病变，如为弥漫性缺血则为更严重的全心炎。考虑心肌炎应该行超声心动图检查来评估心室功能、瓣膜反流情况及心包积液。心肌炎患者中，可存在心肌梗死、局部室壁运动异常和血清心肌酶升高，尽管这些表现通常不那么显著。炎症标记物（白细胞计数、ESR、CRP）和 B 型钠尿肽是很有帮助的指标，尤其在评估治疗反应的趋势时。MRI 在对比增强评估时可能是有帮助的。心肌活检并不敏感也很少使用。

7. 系统性红斑狼疮心肌炎的管理

由儿科风湿病学专家指南推荐的大剂量糖皮

质激素冲击治疗是系统性红斑狼疮合并心肌炎病变的主要疗法，然后遵循优化的慢性治疗方案。心力衰竭的治疗包括血管紧张性转化酶抑制剂、β受体阻滞药、液体限制和利尿药。增强心肌收缩力和抗心律失常的药物可能是必要的。及时诊断和治疗可获得最佳治疗结果。

8. 新生儿红斑狼疮、心律失常、传导系统疾病

先天性完全房室传导阻滞（congenital complete atrioventricular block，CCAVB）是儿科心脏病专家最熟悉的一种新生儿红斑狼疮（neonatal lupus erythematosus，NLE）的表现形式。CCAVB通常发生在妊娠胚胎16—28周时[31,98]（见第5章关于胎儿诊断和治疗的讨论）。在怀孕时已知SSA/SSB抗体阳性的母亲，既往没有生育CCAVB儿童病史，1%~5%的胎儿发展成房室传导阻滞[99,102,122,123,126,127]。之前有一个房室传导阻滞或新生儿狼疮孩子的母亲，二胎患病风险显著增加到11%~19%。新生儿狼疮心电图的其他发现包括窦性心动过缓和QT间期延长。

心室功能障碍和扩张型心肌病也可能在子宫内、生命的最初几周或几年后进行性发展[33,103]。据估计，CCAVB患者心室功能障碍的发生率为5%~11%。合并或不合并传导系统疾病的胎儿或新生儿，其心内膜心肌的病变可能包括二尖瓣或三尖瓣瓣膜炎、心包炎、心功能不全或EFE[28,29,53,54,99,104,117-119,128]。

CCAVB的病因并不是完全已知的。母体IgG SS-A/Ro 和 SS-B/La 抗体由胎盘传给胎儿[106,108,127,129,130]。一种可能的机制是，抗体与心肌细胞结合导致其凋亡，促发抑制凋亡细胞清除的分子机制，抑制细胞的保护性反应，促进瘢痕形成[29,106]。这将导致心脏组织，特别是房室结和远端传导系统的炎症、钙化、纤维化和传导阻滞。另一个假设是来自母亲的抗体作用于L型钙通道，使其无法调节体内钙平衡导致下游传导缺陷[56,57,110,130]。由于并不是每个母亲携带这种抗体的胎儿均发生CCAVB，因而遗传因素可能也发挥作用，包括胎儿主要组织相融性复合物的变异。妊娠期间蛋白质表达的差异假设可以解释当母亲完全没有症状时，新生

儿可能出现心脏传导阻滞。

胎儿和新生儿红斑狼疮的心脏表现导致显著的发病率和死亡率。欧洲一项针对二度和三度房室传导阻滞的胎儿和儿童的多国回顾性研究发现，诊断时胎龄越小、积液、左心室功能下降、心室率小于50次/分的胎儿宫内死亡率更高[111,127]。在一项对325例患有心脏病变的新生儿红斑狼疮的胎儿和新生儿的研究中，总死亡率为17.5%，6%死于子宫内[28,131]，在出生的婴儿中，绝大多数死亡发生在生命的第1年，累积生存率在10岁时是86%。50%的患儿在第1年需要心脏起搏器治疗，大约70%的患儿在10岁之前需要起搏器治疗。

如在胎儿期、新生儿期和年幼儿童期没有出现上述并发症的系统性红斑狼疮个体，心律失常和传导障碍的发生率不高。窦性心动过速在成人中很常见，但其他心律失常的发生率可能还不到10%[112,116]。心房心律失常（房性期前收缩、心房扑动）比室性心律失常和传导障碍更多见。房室传导阻滞（一度、二度，少部分三度）、室内传导阻滞和束支传导阻滞在成人中发病率只有5%~18%[28,34,40,58,113,122,132,133]。循环自身抗体阳性的患者可见校正QT延长。心律失常通常是短暂的，可能是由活动性炎症（心包炎、心肌炎）及急性缺血或持续缺血引起，当疾病急性发作时，更应高度怀疑心律失常。传导障碍的机制可能与炎症、退变及传导组织纤维化有关[42,127]。系统性红斑狼疮患者长期使用羟氯喹很常见，这与心肌病相关，并与房室传导阻滞有关，但这种不良反应尚存在争议[28,43,114,115,134]。当病史中出现心动过速、心悸或晕厥时，可能需要适当的后续诊断检查，如ECG、红细胞比容、电解质和甲状腺激素水平。便携式心律监测或运动测试在高度怀疑时可以选择。

四、大动脉炎

（一）概述

大动脉炎（takayasu arteritis，TA）是最常见的大血管的慢性肉芽肿性炎性疾病，主要累及主

动脉、主动脉主要分支和肺动脉[28,109,116-119,122]。历史上，大动脉炎被称为"无脉性疾病"，是渐进性节段性血管狭窄和阻塞随着时间的推移逐渐发展引起的[27-29,120,135]。

（二）诊断

EULAR/国际儿科风湿病研究组织（The Paediatric Rheumatology International Trials Organisation，PRINTO）/欧洲儿童风湿病学会（Paediatric Rheumatology European Society，PRES）提出了大动脉炎的诊断标准[3,27,29,31,32]。一个必要的依据是心导管、CT或MR检查显示主动脉或其分支病变或肺动脉病变（没有其他明显的病因）包括：①动脉瘤，扩张；②狭窄或闭塞；③动脉内膜增厚。

此外，诊断需要以下五个标准之一。

1．脉搏微弱或跛行：外周动脉搏动缺失、减弱或不对称，活动引起局部肌肉疼痛。

2．血压差异：四肢血压差异大于10mmHg。

3．杂音：可听到血管杂音或大动脉触及震颤。

4．高血压：收缩期或舒张期血压大于第95百分位数。

5．急性时相反应产物：ESR大于20，CRP大于正常。

（三）流行病学（患病率、发病率）

据估计，大动脉炎的发病率为0.00026%，在东南亚、中部和南部美洲以及非洲发病率较高[3,33-35,136,137]。

大动脉炎更偏向于发生在年轻的成年女性，也可以发生在所有年龄组。大动脉炎是很少被报道的疾病，因此真正的儿童群体发病率是未知的，在文献中对儿科病例进行了数量最大的Meta分析是由241个病例组成的[28,43,45-48,122-123]。75%儿科患者年龄在10－20岁，也有报道最小1.5月龄的大动脉炎婴儿[7,27,28,31,32,60,62-68,73,105,107,118,124,125,138]。

（四）病因及病理

大动脉炎的病因尚不清楚。怀疑是T细胞介导的自身免疫过程作用于具有遗传易感性和受环境因素影响的人群[69,81,109,122,123,126,127,136,137,139]。大动脉炎被报道与其他多种自身免疫疾病共存比如炎症性肠病、狼疮和类风湿关节炎[33,69,70]。据报道，在结核病流行的地区，大动脉炎患者中有29%～90%PPD阳性[28,29,53,54,71-76,117-119,128-130]。这是巧合还是感染性或免疫原性引起还不清楚。

大动脉炎是从动脉外膜进展到动脉内膜的动脉炎。未知的应激使热休克蛋白-65表达，促发了炎症级联反应，导致CD4和CD淋巴细胞、浆细胞和巨噬细胞的血管炎症性渗透[28,29,56,57,69,77,122,123,126,127,130]。随后出现巨细胞肉芽肿反应和层状坏死。随着时间的推移，内膜发生反应性纤维化，在内膜和中膜交界处形成新生血管。血管病理改变演变为各层的纤维化和增厚，导致血管腔狭窄和闭塞[122,123,126,127,129,130]。跳跃性病灶（在病变的血管段之间有更多正常的血管）是大动脉炎的特点。

当严重或快速的炎症导致血管弹性介质和平滑肌破坏，释放金属基质蛋白和其他氧化剂，就会发生动脉扩张和动脉瘤[28,140]。长期而言，高血压导致的血管壁压力增加或主动脉瓣关闭不全引起的容量负荷增加，也可能在疾病病程中导致动脉瘤的发生[28,29,34,58,116,122,132,133,141]。

（五）临床特征

大动脉炎通常分活动性或系统性血管炎症阶段，和随后的动脉狭窄和闭塞的慢性阶段。然而这些阶段在一个患者身上并不是那么容易区分。活动阶段可能在3个月后自发缓解，或隐匿性进展至数月到数年[127,129]。炎症活动和血管闭塞两阶段可以在同一血管的不同部分共存[28,142,143]。

动脉累及的部位和程度是大动脉炎的几个分类方案的基础，包括Numano1996年提出的以下分类方案[134,142]。

1．Ⅰ型：主动脉弓及其分支。

2．Ⅱ型A：升主动脉、主动脉弓及其分支。

3．Ⅱ型B：升主动脉、主动脉弓及其分支，胸降主动脉。

4．Ⅲ型：胸主动脉和腹主动脉。

5. Ⅳ型：腹主动脉。

6. Ⅴ型：同时存在ⅡB型和Ⅳ型。

7. C+：合并冠状动脉损害。

8. P+：合并肺动脉损害。

儿科患者常侵犯的位置为胸主动脉和腹主动脉（包括肾动脉）（图 60-5 和图 60-6）[69,72,109,120,122,135,144]。在儿童大动脉炎患者中，除了炎症的证据外，影像学上的狭窄是最常见的表现[29,31,63,65,136,137,145,146]。儿科患者动脉瘤发生率的报道差异较大，从 19%~65%[147]。常发生动脉瘤的部位是腹主动脉，但有报道锁骨下动脉和胸主动脉也可发生[81,139,145,146,148-150]。

（六）心脏受累

从心脏角度看，大动脉炎可累及主动脉瓣与升主动脉、肺动脉、冠状动脉和（或）心功能。

据报道在大动脉炎患者中，主动脉瓣关闭不全的发生率为 13%~44%[109,151-153]。主动脉炎可导致瓣叶纤维性增厚和收缩，甚至导致瓣叶黏附于升主动脉[32,153,154]。主动脉根部或升主动脉扩张可能影响瓣叶闭合。即使主动脉瓣膜没有受累，高血压和主动脉梗阻使后负荷增高，也会加重或恶化主动脉瓣关闭不全[140,153]。

在所有大动脉炎患者中，冠状动脉病变的发生率为 10%~30%，但在儿童患者中很少有报道[29,32,73,76,124,128,129,155-159]。冠状动脉疾病的表现包括心绞痛、心肌梗死、猝死或心功能障碍。

1. Ⅰ型冠状动脉口或近端的狭窄或闭塞（通常为左主干）。这是最常见的冠状动脉异常，它是大动脉炎的进展，是升主动脉内膜炎症和中膜、外膜纤维化收缩的累及。

2. Ⅱ型冠状动脉弥漫性或局灶炎症：可能扩展到所有的分支，或在更多正常的冠状动脉间出现"跳跃"的活动性血管炎病变。

3. Ⅲ型冠状动脉瘤。

心功能障碍：在大动脉炎患者中，充血性心力衰竭的发生率多达 50%。严重的全身性高血压造成的高后负荷是最常见的原因。大血管狭窄（如中主动脉综合征）造成的高后负荷也可能导致心功能障碍[135,160]。其他因素包括主动脉瓣关闭不全

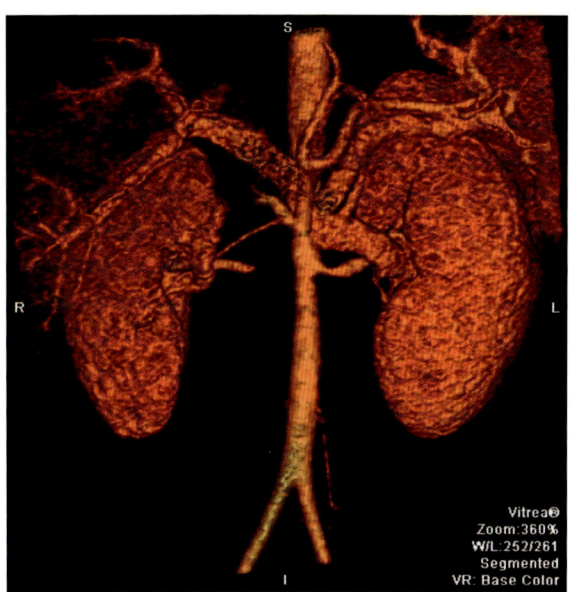

▲ 图 60-5 大动脉炎患者左肾动脉近端严重狭窄和右肾动脉闭塞

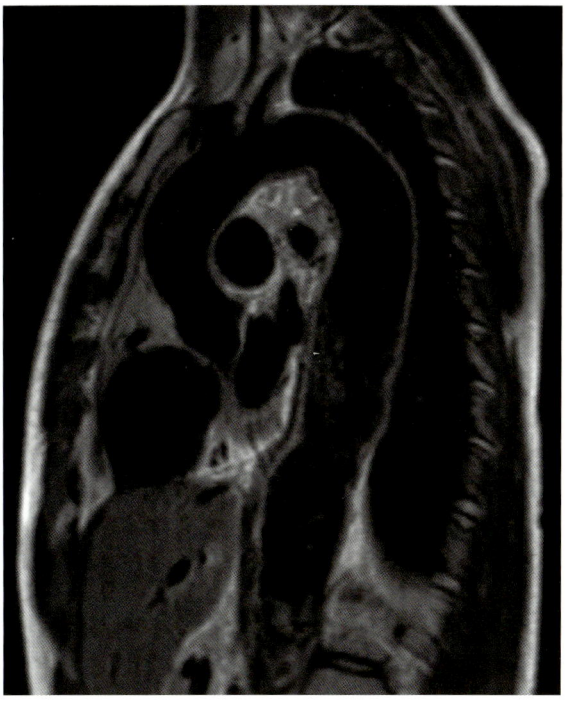

▲ 图 60-6 磁共振显示大动脉炎患者发生弥漫性主动脉扩张和管壁增厚

导致的容量负荷增加和冠状动脉缺血。

大动脉炎虽然通常被认为是一种局限于大血管的疾病，但也可能会影响心肌和心脏小血管[161,162]。

周围肺动脉受累通常由血管造影发现，一般病变较轻。但是可发生分支肺动脉狭窄和肺动脉

高压，导致右心室高压和右心衰竭[122,163]。肺动脉受累常伴发广泛的主动脉病变[163,164]。

心律失常：有室性心律失常和完全性心脏传导阻滞的报道[129,165,166]。

动脉粥样硬化：大动脉炎患者动脉粥样硬化发生率增加 25%，与其他存在慢性炎症的自身免疫性疾病类似[167]。

（七）表现

儿童的临床表现差异很大，从无症状到严重的神经系统症状和充血性心力衰竭[28,168]。据报道认为体重减轻、疲劳、厌食、发热和呼吸困难是儿童最常见的临床症状[122,123,126]。然而，儿童也可出现血管功能不全的症状（从狭窄到闭塞），如感觉异常、跛行、腹痛、头痛、头晕、心悸、胸痛和晕厥等。

（八）阳性体征

儿童最常见的症状是高血压[29,140-143,168]；约 63% 可能存在无脉[141]。13%～61.9% 患者单侧脉搏消失或减弱[122,142]。在颈动脉、肾动脉或主动脉处都可能听到血管杂音。主动脉瓣关闭不全舒张期递减杂音也可能被听到。心功能障碍时可出现奔马律。继发于颈总动脉或椎动脉狭窄的眼底变化在儿童中较成人少见[129,144]。

（九）实验室检查

血液检查：对大动脉炎没有特异性。急性时相蛋白 CRP、ESR 在大动脉炎患者中可能升高，但敏感性和特异性较差[142,143,169,170]。生物标志物 pentraxin-3，是一种由内皮细胞和其他细胞在对炎症信号做出反应时产生的蛋白质。已证明在监测疾病活动，尤其是类固醇治疗后，它的敏感性和特异性较其他生物标记物更好[2,32,34,69,72,109,120,142,144,171]。

影像学对评估管腔及管壁的变化，监测疾病的活动和对治疗的反应至关重要[31,172-174]。在不同个体，应根据临床需要并平衡麻醉与辐射的风险，进行不同的影像检查。

MRA 在大动脉炎中可很好地显示大血管的狭窄和扩张（图 60-6）。然而，MRA 可能无法区分严重狭窄与完全闭塞。对比增强 MR 钆延迟强化检查血管壁厚度可提示血管炎活动性[63,65,145-147,175]。目前，无放射性的 MR 成为随访检查的良好选择，但多数儿童需要在麻醉下进行。

CT 血管造影对追踪血管壁变化和管腔变化也有用[145,146,148,153,176]。分辨率为 0.25mm 的 CT 可较 MR 能更好地区分严重狭窄与完全闭塞。检查可在 0.5s 内完成，所以不需要麻醉。虽然放射暴露有所改善，但仍需关注。

18F-氟脱氧葡萄糖（18F-fluorodeoxyglucose，FDG）-PET/CT 通过 CT 或 PET 扫描可发现炎性组织中放射标记的葡萄糖吸收增加。报道认为在成人，PET 成像在评估疾病活动性时具有敏感性和准确性[109,149,152,176]。

导管：数字减影动脉造影在大动脉炎患者中仍然是一个金标准，特别是用于术前对手术必要性和血管重建方式的评估[32,151]。

超声心动图在评估主动脉瓣增厚、主动脉瓣关闭不全、升主动脉或主动脉根部扩张、肺动脉狭窄、心室肥厚和心室功能中起重要作用[140,153]。近端冠状动脉也应通过超声评估。超声可以作为 CT 和 MR 评估颈动脉和锁骨下动脉扩张和狭窄的辅助工具。"通心粉现象"是指血管壁内膜中膜弥漫性、均匀、高回声环形增厚伴管腔狭窄。这种现象在大动脉炎具有特异性和敏感性[78,79,155]。目前，超声评分系统已经成为评估大动脉炎严重程度的客观指标[79,80,156]。

（十）鉴别诊断

诊断大动脉炎前须排除其他诊断。大动脉炎罕见，而且急性期症状非特异性，所以儿科患者的确诊时间往往比成人长 4 倍。从症状出现到确诊的时间平均为（1.3±1.6）年，而约 1/3 患儿直到出现血管狭窄或闭塞的证据时才确诊[29,32,68,81-89,122,128,135,161,164]。2014 年报道的美国 21 例患者，从症状出现到确诊的时间为 1 个月至 14 年，平均为 19 个月[86,90]。

儿科患者有全身症状伴高血压，或高血压伴差异的脉搏或血压时，需怀疑大动脉炎。不典型川崎病伴有全身动脉扩张，或出现主动脉根部或升主动脉扩张伴主动脉瓣关闭不全时需怀疑大动脉炎[72,91,129]。如果存在主动脉病理改变而没有获得性或先天性主动脉瓣膜疾病，大动脉炎也需要考虑。大动脉炎与其他血管性疾病、风湿病的区分具有挑战性，且至关重要。

（十一）治疗

目前儿童大动脉炎管理法案中没有治疗建议的报道[72,92]。2009年出版了EULAR关于成人大动脉炎管理的共识[93,94,168]，其中的建议包括大剂量糖皮质激素对疾病活动期的诱导缓解和甲氨蝶呤的辅助免疫抑制治疗。近期，对常规使用TNF抑制药（如英夫利昔单抗或依那西普）有了更多的描述[95,96]。环磷酰胺、阿那白滞素或麦考酚酯已被用于具有挑战性的病例[79,87]。

小剂量阿司匹林用于抗血小板治疗在大动脉炎患者中应该被考虑[69,72,97,98,142,143,168]。大动脉炎患者处于高凝状态，有多项凝血标志物升高以及炎症介导的血小板、白细胞和内皮细胞的活化[61,72,99-101,142]。同时，长期使用类固醇导致肥胖、高血压和血脂异常的患者出现动脉缺血的风险更高[63,65,102,144]。

许多患者需要药物治疗高血压。高血压会很难控制，并且可能发生高血压危象，需要密切监护和静脉注射药物，并可能需要紧急血管介入治疗。

干预：如果患者缺血症状进展或担心终末器官受损，可以进行血管重塑手术，如血管成型术、支架植入或血管旁路移植。干预治疗应尽可能避免疾病活动期，以降低发病率和死亡率，提高疗效，取得更持久的效果[2,32,34,66-68,99,103-109,169-174]。然而，严重主动脉瓣关闭不全、冠状动脉缺血或药物无反应的高血压等临床情况可能需要紧急干预治疗。在无名动脉或锁骨下动脉累及或复发时，通常使用大隐静脉而不是内乳动脉进行移植。一处血管的严重扩张伴附近血管的狭窄或闭塞可能需要外科手术治疗。对整个升主动脉、主动脉弓和降主动脉的置换已经有报道[69,110]。在美国最大的儿童中心，最多的是对严重狭窄的肾动脉的干预。干预措施包括血管成形术、支架植入、搭桥手术或肾切除术[69,111]。

主动脉根部联合主动脉瓣膜置换术（Bentall术）可能是大动脉炎患者主动脉瓣关闭不全的首选治疗，因为脆弱的主动脉壁和瓣环可能导致人工瓣膜脱落，缝合处假性动脉瘤和瓣膜旁渗漏[71,74,112,131,153,175,176]。主动脉瓣和根部的同种异体置换术以及Ross手术（自体肺动脉瓣移植）在儿童Takayasu动脉炎病例报道中已有描述[40-43,75,77,78,80,82,113,114,151,153,176,177]。冠状动脉重建和狭窄冠状动脉口补片成形术也是必要的[28,68,84,109,115-119,166,174]。

（十二）长期监测疾病活动

随着时间推移，评估疾病活动具有挑战性，需要仔细考虑既往史、体格检查、实验室和影像学发现。已有一些疾病活动综合评分被开发出来，近期已用于儿童[27-29,86,141]。大血管炎疾病程度指数（DEI.TAK），包含11个系统59个项目[84,120,178]。ITAS 2010和ITAS-A的44个评分项目来自DEI.TAK，记录近3个月的新症状。项目记作1或2分，最高分为51分。ESR或CRP加入ITAS-A中[3,27,31,32,88,179]。大动脉炎损伤评分（Takayasu Arteritis Damage Score，TADS）只包含了在近6个月内持续存在的症状[3,33,86,180]。在一项将这些标准应用于儿童的研究中，疾病活动性被定义为ITAS > 2，或者没有感染情况下ESR或CRP升高伴ITAS > 1，或者血管造影发现新发血管病变、支架内狭窄 > 70%或支架周围弥漫性狭窄[34,35,91,141]。随访中的高ITAS 2010与损害加重，TADS > 4相关[28,92,122-123,141]。1年的持续缓解率为79%，5年时下降到29%[93,124,141]。中位持续缓解时间为22.5个月。高TADS评分患者疾病复发率与持续损害率均高，强调在持续损害发生之前，必须尽早发现有疾病活动的患者。

（十三）预后

既往报道，经过类固醇和血管重建术治疗的儿童大动脉炎的死亡率在15年22%到5年以上35%之间[27,28,31,79,95,117,118,123,125]。然而疾病缓解治疗和生物医药似乎正在改善预后。美国的21例患者的治疗策略为甲氨蝶呤和泼尼松诱导缓解，然后加用英夫利昔单抗作为二线治疗，但 8 年内均死亡[27,28,31,32,97,98,119]。近期报道显示，印度 40 名小于 16 岁患者的 5 年生存率为 95%，其中 85% 的患者使用了类固醇和免疫抑制药，麦考酚酸吗乙酯、咪唑硫嘌呤或甲氨蝶呤。

五、幼年特发性炎性肌病

（一）概述

幼年特发性炎性肌病（juvenile idiopathicnflammatory myopathies，JIIM）是一组罕见的自身免疫性炎性肌肉疾病，其特点是近端肌无力、皮疹和潜在的多系统损害。幼年性皮肌炎（juvenile dermatomyositis，JDMS）、幼年性结缔组织病性肌炎（juvenile connective tissue disease myositis，JCTM）和幼年性多发性肌炎（juvenile polymyositis，JPM）是 JIIM 的主要临床表型[99,100,181]。

JDMS 在 JIIM 中最常见，大约占 85%。其特征性表现包括皮肤改变（如向阳性皮疹——眶周水肿伴暗紫红皮疹，Gottron 斑丘疹），对称性近端肌无力，以及免疫介导的血管病变证据（指甲周围毛细血管扩张与痉挛）。多系统损害可能包括关节（关节炎）、胃肠道（吞咽困难或胃肠道溃疡）和（或）肺（肺间质疾病）。心血管系统损害罕见。

JPM 在 JIIM 中占 4%～8%，最常见于黑人青少年患者[101,122,123,126,182,183]。临床特征包括近端和远端肌无力、更高的肌酶和更频繁的心脏事件[102,127,184]。

（二）诊断/病理生理学

JIIM 的诊断是基于 Bohan 和 Peter 诊断标准，该标准的诊断依据为出现典型的皮疹（向阳性皮疹和 Gottron 斑丘疹）合并以下三条中至少一条：肌无力，骨骼肌肌酶升高，肌电图提示炎性肌病或肌肉活检提示典型的病理改变。然而这个标准主要的局限是儿科患者通常不接受肌电图和肌肉活检检查。对受累肌肉（通常是下腰带肌）的 MRI 检查可以帮助诊断[33,103,185]。肌炎相关抗体检测同样是一种有用的非侵入性的方法，可以提供 JIIM 血清学分类，对有相似临床特征者提供分类依据和帮助预测预后[29,53,54,99,128,182,186]。

（三）治疗

JIIM 的一线药物治疗包括糖皮质激素和甲氨蝶呤，羟化氯喹作为辅助治疗。对于难治性或重症患者，或者不能耐受药物不良反应和毒性的患者，可以用 IVIG、环孢霉素、麦考酚酸吗乙酯、他克莫司、利妥昔单抗、抗 TNF-α 药物[28,29,104,117-119,187,188]。

（四）心脏受累

虽然成人对皮肌炎和多发性肌炎患者的研究显示心脏受累占 9%～72%，但 JIIM 心脏累及是罕见的。最常见累及心血管系统的是 JDMS 亚型[106,129,130]。关于死亡率，Huber 等报道在 405 例青少年 JIIM 患者中，只有 3 例是心脏因素导致的死亡，虽然成人的研究中这是重要因素[29,106,108,127,185,189,190]。

JDMS 的心脏表现可能包括非特异性心电图改变、传导异常（束支阻滞、窦性心动过缓），心包炎、心肌炎和心室功能障碍。高血压也可能发生[56,57,106,110,130,191]。儿科研究仅限于一小部分患者。Shehata 等对 25 名患者的研究显示，心脏累及占为 12%，其中 8% 有传导异常，4% 为心肌炎[111,127,191]。然而，匈牙利一项国家级的关于 44 名 JDMS 患者的研究，没有发现心脏累及的证据[28,131,192]。Schwartz 等报道了 59 名 JDMS 患者，发现了舒张功能障碍的证据是 22% 的患者 E/e' 比值异常（> 9.5）[193]。心电图异常占 17%，为各种非特异性改变，包括左心室肥厚、右束支阻滞、心房扩大和 Q-Tc 延长。一位患者出现病理性 Q 波。疾病持续时间与升高的 E/e' 比值或心电图异常之间存在关联[112,116,193]。20% 的 JDMS 患者出现高血压。在同一组的第二项研究中，虽然射血分数是正常的，但与对照组相比，JDMS 患者的长轴应变率降低。那些应变率异常的患者，有较高的肌炎损伤指数（长期的器官损伤）和更早发生的皮肤损害[28,58,113,122,132,133,194]。JDMS 患者中心包炎的发生率在各报道中不同。在 2009 年的一项研究中，134 名 JDMS 患者均无心包炎[34,40,195]。其他，如 2011 年一项研究报道 59 名 JDMS 患者中 12% 患有心包炎，而 2008 年的一项研究报道 54 名患者中 14% 患有心包炎[42,127,196]。

六、白塞病

（一）概述

Behçet 综合征（Behçet disease，BD）又称白塞病，是一种慢性复发性全身性疾病，其典型的三个症状是反复口腔溃疡、生殖器溃疡和虹膜炎。多系统损害包括皮肤黏膜、关节、神经、泌尿生殖系统、血管、肠道和肺部[28,43,197,198]。

（二）病因/病理

白塞病的病因尚不清楚。普遍的假设是，有遗传倾向的个体在病毒、细菌、环境因素和（或）自身抗原等作用下，诱导了自身免疫反应，自身免疫反应促发了血管炎[114,134,197]。

（三）心脏受累

白塞病患者心脏受累差异较大，从 1%～46%，并且成人的患病率增加[115,198-200]。白塞病患者可能有多种心脏受累表现，包括心包、冠状动脉、大血管、心肌和心内膜[28,109,116-119,122,201]。心脏受累患者的发病率和死亡率增加[27-29,135,198]。

1. 心包

白塞病患者中心包受累是心脏受累的常见表现（占 35%），可表现为偶发心包积液、急性心包炎、出血性心脏压塞或缩窄性心包炎[120,199,202-206]。治疗包括免疫抑制、秋水仙碱、心包穿刺术和（或）心包切除术，这取决于临床情况和对治疗的反应[3,27,29,31,32,199,202-206]。

2. 血管炎

血管炎导致血管扩张可能涉及任何血管床，包括肺血管、冠状动脉和大动脉，尽管在儿科很少见。肺血管扩张可能与血栓形成有关[3,33,136,137,207-209]。冠状动脉瘤可能会进展，并可能成为巨大冠脉瘤[34,35,210-212]。与川崎病相似，随着时间的推移有动脉瘤的冠状动脉可能出现狭窄[28,121-123,213,214]。心肌梗死可能继发于炎症性冠状动脉疾病[215,216]、血栓[217]、动脉炎[216]和（或）血管痉挛[218]。动脉炎可能导致主动脉乏氏窦瘤和 AI[219-227]。一个令人担忧的并发症是乏氏窦瘤破裂，导致急性主动脉瓣关闭不全、容量负荷增加和心力衰竭。超声心动图是评估近端冠状动脉和主动脉根部的主要影像学方法。MR 或 CT 血管造影在评估远端冠状动脉时更有用，也可以是观察主动脉受累的辅助检查。乏氏窦瘤的治疗常常需要行主动脉根部置换术[222,223,226-228]。血管炎的治疗应由小儿风湿病专家进行，并通常主要使用免疫抑制合并类固醇。

3. 心内膜、心肌

25%～50% 的白塞病患者发现有二尖瓣脱垂，反映了心内膜受累[229]。多瓣膜脱垂也有报道[230]。心肌纤维化在白塞病中已被很好地描述，可能是血管炎累及心内膜/心肌的结果[231]。在有活动性病变的患者中，使用导管介入术评估发现冠状动脉微血管功能受损[232]。毫不奇怪，在白塞病患者中已发现冠状动脉炎、心肌炎、心肌缺血、心室收缩和舒张功能障碍的风险增加[217,218,232-238]。除了标准的心力衰竭治疗外，治疗心肌炎通常使用大剂量类固醇。

4. 心室内血栓形成

心室内血栓形成是白塞病患者一个众所周知且令人担忧的并发症，尤其在心室功能障碍的情况下，它可能反映了高凝状态伴血管内皮功能障碍[231]。在一些患者中，尤其是地中海或中东的年轻男性，心内血栓形成实际上是疾病的第一个表现[239,240]。在超声心动图中，血栓通常表现为弥漫性、回声增强、增厚的心内膜肿块，临床上必须与赘生物或肿瘤区分[241]。最大限度地识别心内血栓是非常重要的，因为血栓的出现是白塞病患者死亡的一个强有力预测因素[198,241]。心内血栓最常见的是右心室；然而，左心室和双心室也已被报道[28,29,242-246]。肺栓塞或脑栓塞可能发生，取决于血栓的位置和是否存在卵圆孔[56,57,121-123,126,130,240,242,243]。治疗顽固性心内血栓包括阿司匹林、华法林、糖皮质激素和免疫抑制药。可活动的血栓的治疗采用溶栓或

手术切除 [122,123,126,127,129,130,240,242-246]。

5. 传导系统疾病和心律失常

白塞病患者的复极离散度、房室阻滞、期前收缩、室性心动过速的发生率均有所增加 [28,140,247,248]。这些可能是心肌炎症、传导系统炎症或传导组织血管炎症的结果 [29,116,141,235,247,249]。

七、硬皮病

（一）概述

硬皮病是一种罕见的自身免疫性胶原血管病，其特点是皮肤纤维性增厚和硬化。硬皮病分为两类：系统性硬皮病（systemic scleroderma，SSc）和局限性硬皮病（localized scleroderma，LS）。顾名思义，局限性硬皮病主要影响皮肤和皮下组织 [10]。系统性硬皮病是一种多器官（包括皮肤、血管、肌肉、关节、食管、胃肠道、肺、肾脏和心脏）累及的异质性疾病。

（二）流行病学

硬皮病在儿童时期极为罕见；例如在 2005—2007 年英国和爱尔兰的一项调查中，每年的发病率仅为每百万儿童 0.27 例 [28,58,122,132,133,141,250]。儿童局限性硬皮病远较系统性硬皮病常见，而成人以系统性硬皮病为主 [56,62,250]。

在最大的国际性（包括美国）回顾性研究中，儿童期硬皮病发病的平均年龄为 8.1 岁（0.4—15.6 岁），从发病到确诊的平均时间为 1.9 年（0～12.2 年）[34,122,251]。幼年性硬皮病在女性中更常见，局限性硬皮病男女比例为 2∶1，系统性硬皮病男女比例为 4∶1 [127,129,251-253]。虽然在儿童期没有局限性硬皮病或系统性硬皮病种族倾向性的报道，但成人的研究表明，系统性硬皮病的非裔美国人与白人相比，其发病率高，确诊年龄小，疾病活动更重，预后差 [28,142,143,254-257]。

（三）病因/病理

系统性硬皮病和局限性硬皮病病理生理特点是炎症阶段产生的自身抗体导致的小血管炎，以及随后皮肤硬化的纤维化阶段的胶原蛋白沉积 [134,142,258]。心脏病理检查显示传导系统受累，以及从心内膜到心包的心脏各层特殊的斑片状纤维化 [69,72,144,259,260]。虽然初始的诱发因素不明，但性别、种族、遗传倾向和环境因素可能在疾病发展中起作用。

（四）临床特点和诊断

2007 年出版的 16 岁以下幼年性硬皮病的诊断标准是基于皮肤损害的严重程度和伴随的内脏损害类型 [120,122,252]。幼年性系统性硬皮病的诊断主要依靠临床表现：主要标准近端硬化，同时合并 20 项次要标准中的 2 项。幼年性系统性硬皮病的特点是雷诺现象，其在患者中的发生率高达 70%，并可能较其他症状早几年出现 [109,135,251]。其他临床标准包括：指端硬化、指端溃疡、胃食管反流或吞咽困难、高血压、心律失常或心力衰竭、肺纤维化或肺动脉高压，肌肉骨骼改变如关节炎、肌炎或肌腱摩擦音，神经病变或腕管综合征。血清学检查可能发现其他次要标准，包括 ANA 或系统性硬化症特异性自身抗体。

（五）鉴别诊断

系统性硬皮病须与其他具有交叉临床症状的风湿性疾病区分开来，包括系统性红斑狼疮和混合性结缔组织病。酷似系统性硬皮病的疾病包括：慢性移植物抗宿主病、肾源性系统纤维化、化学性硬皮病样疾病、苯丙酮尿症、早衰综合征和糖尿病性骨关节病（皮肤增厚伴关节活动受限）。

（六）硬皮病累及心脏

幼年性系统性硬皮病，儿童时期心脏受累占 15% [31,261]。其表现包括传导系统、心肌和（或）心包纤维化。二尖瓣或三尖瓣的心内膜炎也有报道 [29,262]。继发性心脏受累可能是肺动脉高压的结果，肺动脉高压可使 80% 的患者心脏受累 [63,65,136,137,145,146,260,263-269]。

1. 节律和传导异常

在各年龄段的系统性硬皮病患者中，心脏受

累最常见的表现是节律和传导异常。所有患者中，心悸和心律失常的发生率分别为23%和35%，这是由于传导系统和心肌纤维化所致[147,270-273]。传导阻滞也有报道[145,146,148,271]。大多数系统性硬皮病患者静息心电图正常；但是多达62%的患者24h心电图监测存在异常[81,139,149,150,274-276]。Holter监测中的异常发现包括32%～42%发生室上性心动过速，20%发生室性期前收缩，14%发生传导延迟/阻滞，10%～28%发生室性心动过速[109,151-153,275,276,277]。因此，建议有症状的患者以及常规检查时进行Holter监测[32,153,154,276,277]。事件监测对于那些症状不持续的患者可能有用。

2．心肌

成人的研究显示系统性硬皮病常影响心肌功能。超声心动图显示，高达40%的成人系统性硬皮病患者存在心脏舒张功能异常[140,153,270,271]。根据射血分数结果，仅2%～5%的患者存在左心室收缩功能下降，但是通过组织多普勒技术检查发现心室功能存在更多的细微异常[124,155,278-282]。各年龄段的系统性硬皮病患者，75%的MRI存在异常改变[156,157,283-285]。这些异常包括左心室变薄和舒张功能障碍，左心室和右心室收缩功能下降[29,73,76,128,129,158,285]。通过运动负荷超声心动图检查，可能有助于评估亚临床或轻微左心室收缩功能下降者的心脏储备能力[32,159,282,286]。除了ECG、Holter、Echo、MR和运动试验外，炎症或心脏牵张的实验室标志物检测对这些患者的管理也有帮助，包括B型利钠肽、白蛋白、高敏感性CRP和ESR[135,160,287]。系统性硬皮病患者心肌受累的治疗方法包括钙通道阻滞药和ACE抑制药，已被证明可改善心肌灌注和功能[161,162,288-291]。这些药物最终可能在患者的微血管并发症的初级预防中发挥作用，尽管仍需进一步的研究。

3．心包

据报道，所有系统性硬皮病患者中心包受累的发生率为5%～15%[122,163,260,292]，包括纤维性心包炎、心包粘连或心包积液[163,164,260]。心包受累通常对类固醇治疗无效，可能需要外科或导管的干预来缓解积液[165,260,293]。

4．冠状动脉病变

通常在系统性硬皮病晚期患者，心脏受累可进展导致冠状动脉纤维化。系统性硬皮病患者CT显示冠状动脉异常钙化的发生率高于对照组（分别为56%和19%）[130,167,295]。铊扫描发现70%以上的系统性硬皮病患者存在灌注缺陷，并可反映冠状动脉和心肌病变程度[167,295]。这些患者发生动脉粥样硬化的风险更高[28,168,296-298]。区别于动脉粥样硬化性冠心病，系统性硬皮病的特征包括更弥散的病变（多血管受累，而不是单一的冠脉），心内膜下层受累，以及没有含铁血黄素沉积[122,123,126,259,299,300]。64%的系统性硬皮病患者发生颈动脉内膜中膜增厚，其提示颈动脉疾病，对照组仅为35%[122,123,126,129,130,264]。

5．肺动脉高压

系统性硬皮病已被证实会发生肺动脉高血压，通常发生在晚期患者，其发生率高达80%，但只有约30%的患者出现症状[140,142,143,168,264,265,285]。肺动脉高压可能继发于肺泡、间质、支气管周围和胸膜的纤维化[29,141,267]。肺动脉高压也可能是平滑肌肥大、内膜增生、血管炎症和血栓形成的结果[141,301,302]。治疗包括钙通道阻滞药、前列腺素、吸入前列腺素、PDE抑制剂和联合治疗[122,142,303-305]。肺动脉高压患者预后不良，1年生存率为45%～78%[129,144,264,306-308]。

八、结节病

（一）概述

结节病是一种多系统疾病，病因不明，特点为非干酪样坏死性上皮细胞肉芽肿。1899年挪威的一位皮肤科医生将其命名为"肉样瘤病"，因为结节性皮损的病理学表现类似肉瘤细胞[142,143,169,170,309]。结节病全身广泛受累。患者最常见的表现是双侧肺门腺病[2,142,310]。其他受累的器官和系统包括心脏、眼、肺、皮肤、内分泌、肌肉和神经系统。

（二）流行病学

结节病在成人少见，在儿童更少见。据报道，在美国成人发病率为（4～50）/10万[69,72,144,311]。

儿童的数据很少，丹麦儿童的发病率低于1/10万[32,120,312]。结节病在非裔美国人和日本人中更为常见[31,34,109,172-174,311,313]。儿童患者常在青春前期至青春期时被诊断，除了4岁前就出现症状的早发性结节病（early-onset sarcoidosis, EOS）患儿[314]。

（三）临床特征

儿童结节病的表现有两种类型：早发性结节病和儿童期发病的成人结节病，又称幼年性结节病。早发性结节病表现为典型的三联征：多关节炎、皮炎和葡萄膜炎，并与NOD2基因的突变有关[60,62,64,311,315]。而幼年性结节病主要表现为全身性症状，包括肺浸润和淋巴结累及，而非关节疾病。

（四）心脏病变

儿科患者心脏的表现非常罕见。成人尸检报告显示，27%的结节病患者在心外膜或心肌（尤其是左心室游离壁）中存在非干酪性肉芽肿病变。然而，只有不到5%的成年患者有临床症状[63,65,145-148,153,175,176,313,316,317]。在全身多系统结节病的患者中，心脏的症状和体征更需要关注。但孤立的心脏结节病也可发生[149,176,310]。临床表现包括传导障碍、房性或室性心律失常、猝死、心肌病和心力衰竭[62,73,109,138,152,313,314,317]。成人患者心脏受累是一种预后不良的征兆，在美国，结节病因心肌受累导致死亡者多达13%~25%[32,70,81,136,137,139,151,309,310,313]。在日本，85%的结节病患者死于心脏受累，为此日本卫生劳动福利部发布了心脏结节病诊断意见[53,72,73,76,318,319]。诊断是基于组织学活检的发现（尽管敏感性较低），或临床上心电图、超声心动图、核医学和导管等一系列检查[69,79,317,318]。当临床怀疑有心律失常时，便携式Holter监测可能会有帮助。磁共振成像对心肌的评估比超声心动图更敏感。

（五）治疗

无论临床表现如何，类固醇都是治疗结节病所致心脏症状的一线用药[140,153,317]。免疫抑制药和免疫调节药可以提供有效的治疗，并可使患者避免一部分皮质类固醇的暴露。这些药物包括甲氨蝶呤和英夫利昔单抗（一种抗TNF-α制剂）[320]。当有心力衰竭表现时，需要对患者进行医学管理。抗心律失常可能是必要的，有时有植入起搏器或ICD的指征。

九、结节性多动脉炎

（一）概述

结节性多动脉炎（polyarteritis nodosa, PAN）是一种罕见的全身性中型血管坏死性血管炎，最早于1866年由Kussmaul和Maier报道[321]。这种血管炎的特点是微动脉瘤形成和易反复的疾病过程，包括发作、缓解和复发。婴儿PAN可能与川崎病存在交叉（第58章中讨论）。

（二）流行病学

PAN是一种儿童期少见的疾病，在儿童血管炎病因中虽处于第三位，但发生率远低于过敏性紫癜和川崎病[81,83,85,322,323]。1996年的一项报道估计，PAN在儿童血管炎中占3%[323]。儿童期本病的好发年龄段是8.5—10岁[81,87,324-326]。成人PAN每年的发病率为（0~1.6）/100万[327-329]。发病的平均年龄约为50岁。

（三）病因/病理生理学

儿童PAN通常是特发性的，虽然有报道认为其与病毒感染如乙型肝炎以及家族性地中海热有关[322]。血管炎通常是节段性的，其特点是内皮细胞增生、纤维素样坏死，血管损伤与微动脉瘤导致的微血栓形成。微动脉瘤的破裂或血栓形成可导致脏器缺血与损伤、腹腔出血和肾内血肿[330,331]。在疾病后期，新生血管形成明显[330-332]。在疾病晚期，血管重构导致血管内膜增生和血管壁弥漫性纤维化[330-332]。血管的急性坏死性病变常常与血管纤维化及愈合共存[330-332]。

（四）诊断/临床表现

儿童PAN的诊断标准，已由EULAR/PRINTO/PRES制订[27,72,89]。诊断需要全身性炎症伴有坏死性血管炎证据或血管造影有中小动脉异常证据，加上以下一项血管功能不全相关的表现。

1. 皮肤损害（网状青斑、结节、梗死）。
2. 肌痛。
3. 高血压。
4. 周围神经病变。
5. 肾损害（蛋白尿、血尿或肾功能受损）。

Gunal 等的一项小型的儿科研究显示，临床表现为关节炎（100%）、腹痛（47%）、发热（47%）、皮肤损害（20%）、高血压（20%）和肾损害（13%）[333]。在一项单中心 69 名 PAN 儿童的研究中，临床表现为发热（87%）、肌痛（83%）、皮肤损害（88%）、肾损害（19%）、严重胃肠道损害 10%）和神经损害（10%）。

除此之外，儿童较少发生睾丸疼痛和感觉或运动神经损害[322]。全身炎症反应的实验室指标往往是升高的。动脉造影术和 CT 血管造影对全身血管进行成像，是最常见的显示血管病变的方法（图 60-7）。

（五）心脏受累

儿童研究报道心脏出现表现的概率是 0%～86%[334]。尸检报告显示，包括儿童和成人，原发性冠状动脉血管炎的发生率超过 50%。少数儿童出现心脏增大[335]。PAN 其他心脏表现包括：与肾动脉累及相关的高血压，心电图异常，心包炎，与高血压或缺血相关的心肌病，心力衰竭和心肌梗死[327,328,336-338]。超声可显示近端冠状动脉扩张（图 60-8）。

（六）治疗 / 预后

治疗取决于累及的器官系统和疾病的进程，并应由儿童风湿病专家指导。

目前还没有儿童 PAN 治疗的随机临床实验。皮质类固醇是主要的治疗药物[322,335]。冠状动脉炎需要使用类固醇和（或）免疫抑制药如环磷酰胺进行积极的免疫抑制治疗[339]。在出现危及生命和器官的情况下，可以行血浆置换术[322]。维持药物包括硫唑嘌呤、甲氨蝶呤、IVIG 和麦考酚酸吗乙酯[322]。生物制剂和利妥昔单抗也可能有用[325]。如果出现缺血、出血、穿孔或破裂等并发症，可能需要手术[338]。一项单中心 69 名儿童患者的研究显示，PAN 复发率为 35%，死亡率为 4%[326]。

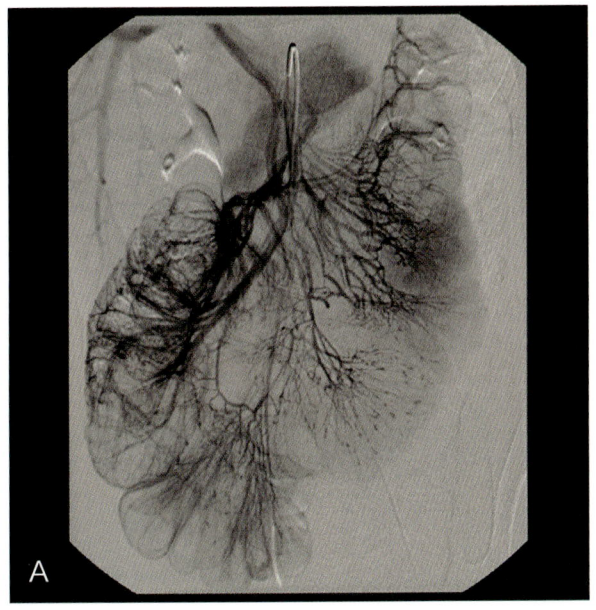
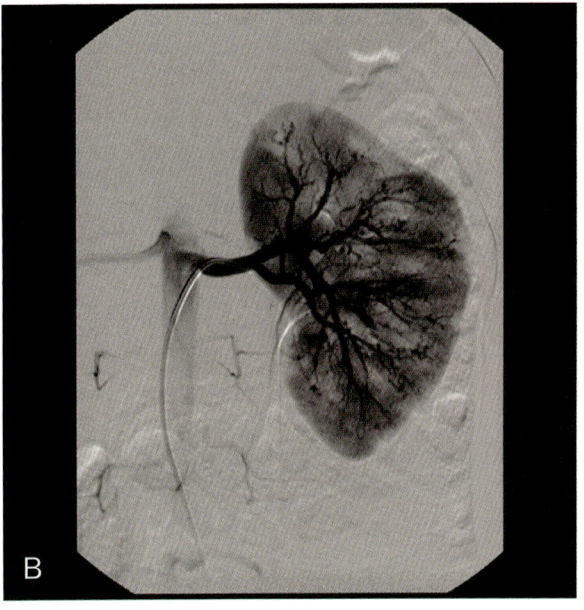

▲ 图 60-7　1 例 11 岁女性患儿血管造影
并发多发性肠系膜（A）和肾（B）微动脉瘤，符合 PAN。肠系膜动脉循环中存在微小的狭窄区域也与 PAN 符合

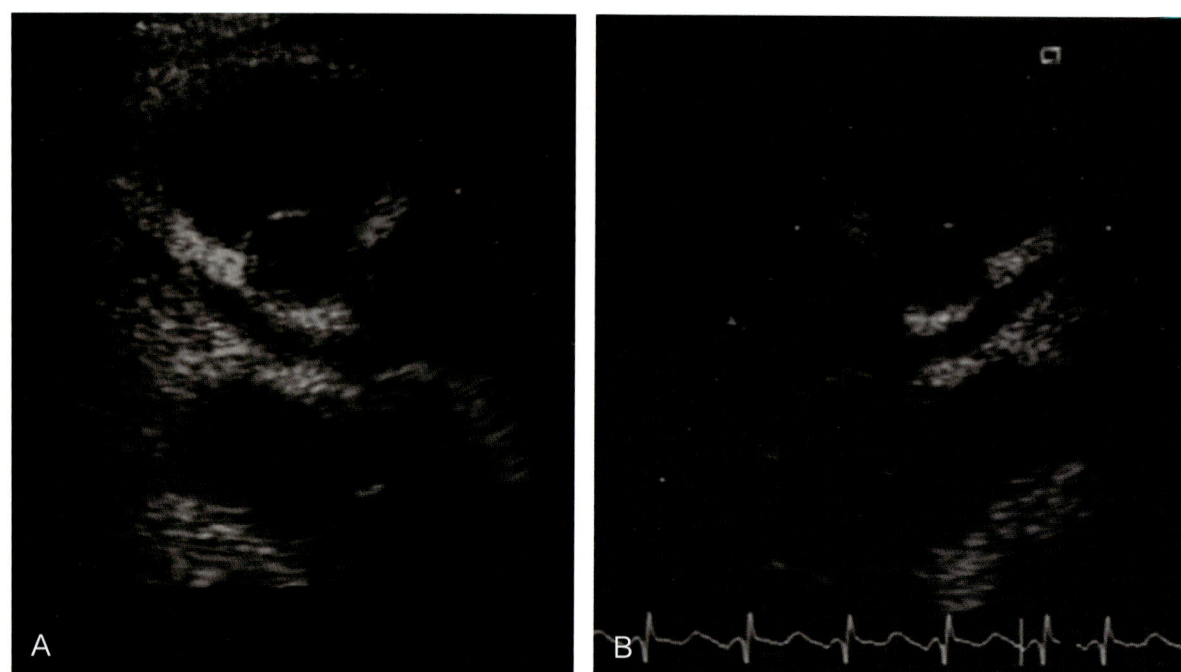

▲ 图 60-8 结节性多动脉炎
胸骨旁长轴和短轴切面显示左主干和前降支扩张

第 61 章
心包疾病
Pericardial Diseases

Jonathan N. Johnson Frank Cetta 著
薄 涛 里 健 译

一、解剖和生理

心包由脏层心包和壁层心包两层结构组成。脏层心包又称为心外膜，是一层覆盖在心脏和大血管近端的浆膜（图 61-1）。壁层心包包含三层结构，最内层是和脏层心包相连续的浆膜层，两者之间的空间称为心包腔，其内含有少量浆液起到润滑作用（成人＜ 20～30ml，儿童更少）；中层是纤维素样结缔组织，而外层为胶原性结缔组织。心包接受来自于降主动脉和乳内动脉供血，有膈神经和迷走神经分布其上。在胸腔内，前界为胸骨，下界为膈肌和下腔静脉，后面与食管、主动脉、肺静脉和胸椎相邻 [1,2]。

心包为心脏提供机械性保护，以抵抗来自于邻近组织器官的肿瘤、感染和炎症性疾病的扩散。在心包腔内少量液体的存在能确保心脏在整个心动周期中都自由运动。心包限制心脏急性扩张，因此限制舒张末期容积。通过一侧心室充盈压异常影响另一侧心室，允许两侧心室舒张性耦联。通过壁层心包的拉伸和生长，机体能耐受心包腔内缓慢进行性液体的聚集，但是如果心包液迅速增加，即使液体量少，机体也难以耐受 [3]。

二、急性心包炎

（一）症状

急性心包炎主要表现为心前区或胸骨后区域疼痛。疼痛往往被描述为压榨性刺痛或钝痛，尤其在仰卧位时疼痛加重为其特点，因此患者采取坐位前倾以减轻疼痛，而在体检时拒绝平卧。在

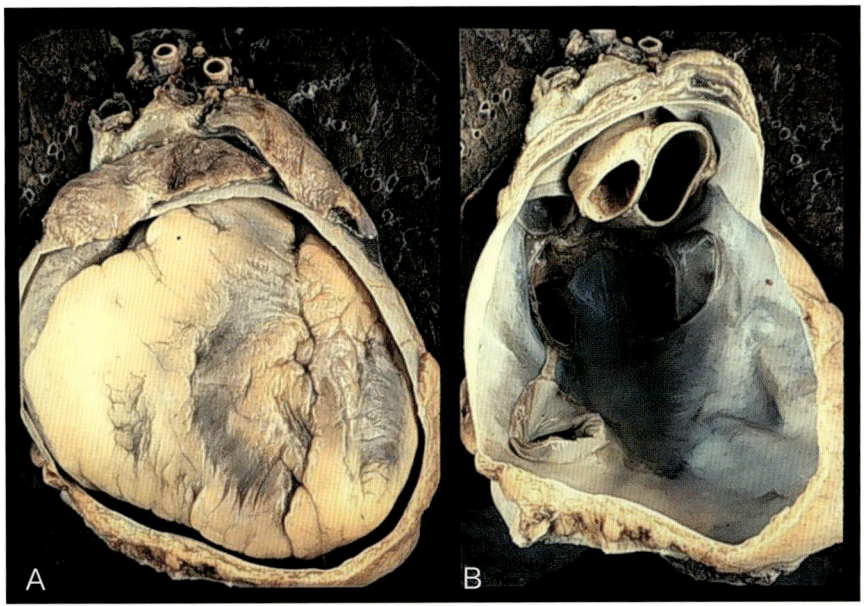

◀ 图 61-1 心脏病理标本
病理标本显示心包腔内的心脏（A）和移除心脏后的双层心包（B）（图片由 William D. Edwards, Mayo Clinic, Rochester, MN. 提供）

吸气、咳嗽和运动时疼痛也加重[4,5]。婴幼儿症状往往不典型。除非在心脏压塞或合并肺部疾患，呼吸窘迫的症状并不常见。在极少数心包积液迅速增加的患者中，由于肝淤血肿大表现出腹痛。也可能有发热。

（二）体格检查

急性心包炎患者特异性体征是心包摩擦音。心包摩擦音是一种高频刮擦声或用砂纸摩擦的声音，它是由于发炎的脏层心包和壁层心包互相摩擦产生的。心包摩擦音在整个心动周期都可以闻及，但是也可能是间断出现的。在胸骨左缘和心尖部最为明显。心脏越接近胸壁，心包摩擦音越为明显，例如患者身体前倾、跪位和（或）吸气时[6,7]。未闻及心包摩擦音不能除外心包炎，尤其是在有大量心包积液时。在大量心包积液或心脏压塞时，心音明显减弱。

（三）心脏压塞

当心包腔内充满液体时，对心脏产生压迫，导致心脏压塞。此时心房和心室充盈受限，减少心输出量[8]。心包内液体量突然增加或者进行性增加超过潜在心包扩张平衡点时导致心脏压塞。体格检查表现为 Beck 三联征：心音遥远，低血压和伴有颈静脉怒张的中心静脉压增高[9]。患者表现为心动过速、气促、脉压缩小及奇脉。在心脏压塞的初期，通过增加射血分数和心率维持心输出量。当这些生理机制不能维持心输出量后，将通过增加体循环血管阻力维持体循环血压，此时病情开始恶化。最终，冠状动脉灌注压下降导致心肌功能障碍、心输出量减少、血压降低[8,9]。

吸气时收缩压降低超过 10 mmHg 称之为奇脉。正常情况下，吸气时收缩压下降 4～6 mmHg，这归因于胸腔内压降低，肺静脉血管床容纳血液的能力增高有关。而在心脏压塞时，由于心包腔压力增高、肺静脉回流减少及室间隔偏移，限制了左心室舒张期容积。临床上，为确定是否存在奇脉，患者应采取仰卧位。将测量血压的袖带充气至桡动脉搏动消失。然后缓慢放气降低压力，听诊 Korotkoff 音的出现。随着吸气，Korotkoff 音消失，尤其存在奇脉时。袖带压力继续缓慢降低，直到在整个呼吸周期都能听到 Korotkoff 音。两者的压力差超过 10mmHg，提示存在奇脉。

正常人在吸气过程中，胸腔内压降低，回流入右心房的血液增加。而在心脏压塞的患者，因心包腔压力增高，右心房扩张受限。因此，在吸气过程中可能使中心静脉压力反常增高。这是典型的 Kussmaul 征，在吸气过程中观察到颈静脉压力增高。

（四）胸部 X 线片

胸部 X 线片检查未发现心脏扩大并不能排除心包炎或心包积液。心脏压塞能发生在心脏轮廓正常的患者中。随着进行性增加的心包积液，心脏轮廓可能呈现三角形或"烧瓶"状外观，而肺血管影分布正常（图 61-2）。慢性心包炎的患者可能有心包钙化（图 61-3）。胸部 X 线片的其他可能提示引起心包炎的潜在原因，包括结核、肺炎或肿瘤[4,5]。

（五）心电图

心包炎患者心电图的改变是继发于心包/心肌的炎症或者心包腔液体对心包的压力。在儿童中，急性心包炎是引起 ST 段升高最常见的原因。在大量心包积液或慢性心包炎时，所有导联都表现为低电压。QRS 波幅周期性变化，又被称为电交替，可能继发于大量心包积液时心脏呈现钟摆样运动。

心包炎患者的心电图改变可被分为四期[11]。1 期包括侧/下导联（Ⅰ、Ⅱ、aVF、aVL、V_4～V_6）ST 段抬高（图 61-4）。而在与之相对应的 aVR 和 V_1 导联 ST 段下移。如果心房组织有炎症存在时，可能出现 PR 段下移。2 期表现为 ST 段恢复正常，T 波低平。3 期表现为 ST 段正常，但在侧/下导联（aVF、aVL、V_4～V_6）T 波倒置。4 期以相对正常的心电图为特点，某些 T 波改变仍持续存在[5,12]。

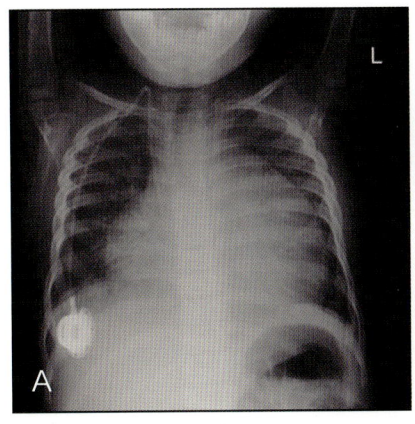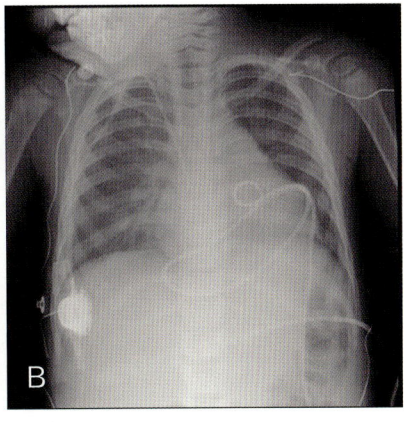

◀ 图 61-2 2 岁白血病女孩心脏压塞后心包积液

A. 有中心静脉置管，出现气促，需要紧急心包穿刺；B. 穿刺放液后，心影明显缩小

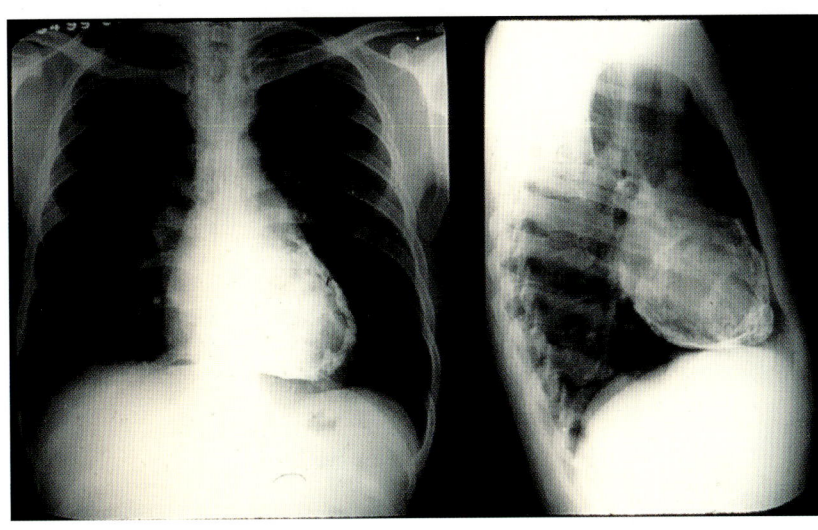

◀ 图 61-3 1 例慢性心包炎成人的胸部 X 线片

图示有心包钙化

（图片由 Dr. William D. Edwards, Mayo Clinic, Rochester, MN. 提供）

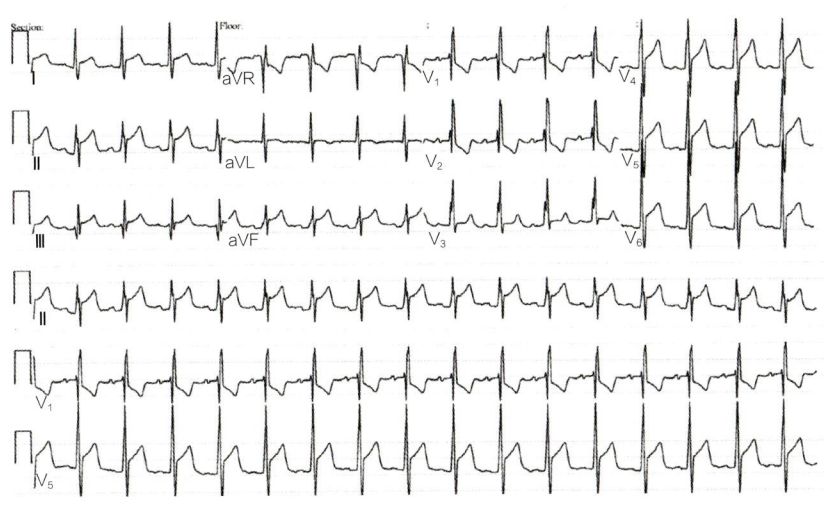

◀ 图 61-4 17 岁患者房间隔缺损修补术后 2 天的心电图

包括侧 / 下导联 ST 段抬高在内的弥漫性 ST 段改变

（六）超声心动图

超声心动图是诊断心包积液的首选影像学检查。心包积液表现为心脏周围无回声区[13]，在积液中可能发现纤维素索条（图 61-5）、血栓、粘连或转移瘤。超声心电图对于发现引起心脏扩大的其他结构和心肌的原因有帮助[14]。

当患者处于仰卧位时，少量积液最容易在后侧发现，并可能仅在收缩期被探及。正常情况下，在收缩期，而非舒张期，可以发现极少量积液。收缩期和舒张期均能发现积液则被认为异常[15]。随着积液量的增加，在心脏的前后都能发现液体的存在（图61-6）。当大量积液时，心脏可能在心包腔内来回摆动，通过M型超声心动图也能看到这种摆动运动（图61-7）。心脏压塞时血流动力学损害的最早征象是在舒张早到中期右心室游离壁的塌陷（图61-8）[16]。右心房游离壁出现舒张期塌陷较晚（图61-9）。同时也可能出现下腔静脉扩张，并不随着吸气而变化，以及异常室间隔运动。心包腔内出现血栓提示存在心包积血。

在正常吸气过程中，心包腔内和胸腔内压力同等降低。因此，左心房和左心室舒张压及肺毛

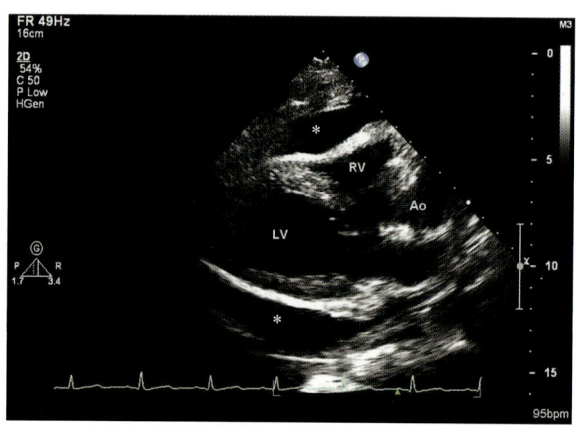

▲ 图61-6　胸骨旁长轴超声影像
图示大量胸腔积液（*）
LV. 左心室；RV. 右心室；Ao. 主动脉

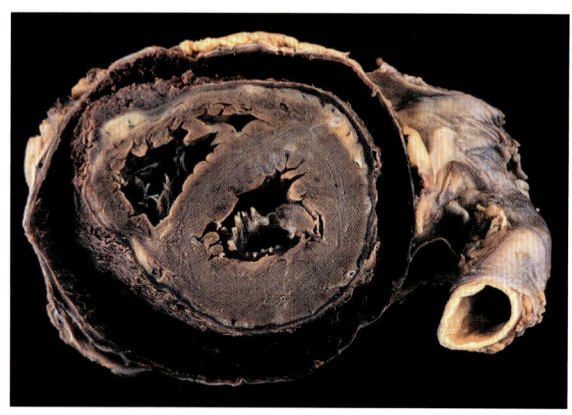

▲ 图61-5　心脏病理标本
图示在心包腔内有大量积液的心脏。在心包腔内能看到纤维素索条（图片由 Dr. William D. Edwards, Mayo Clinic, Rochester, MN. 提供）

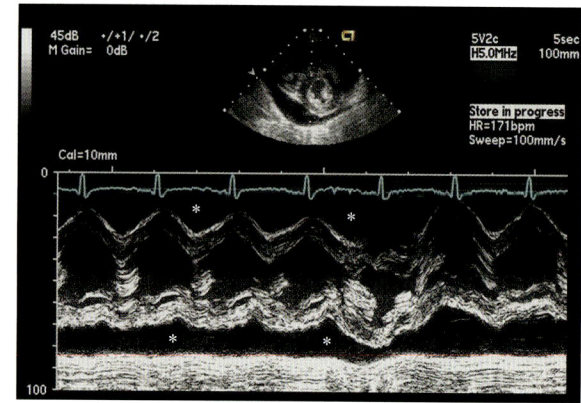

▲ 图61-7　心脏M型超声影像
图示在心脏前后有大量心包积液（*）。注意在M型超声信号显示心脏呈摆动运动

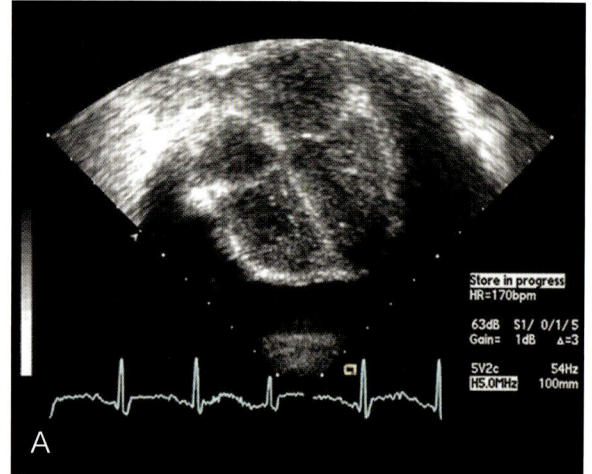
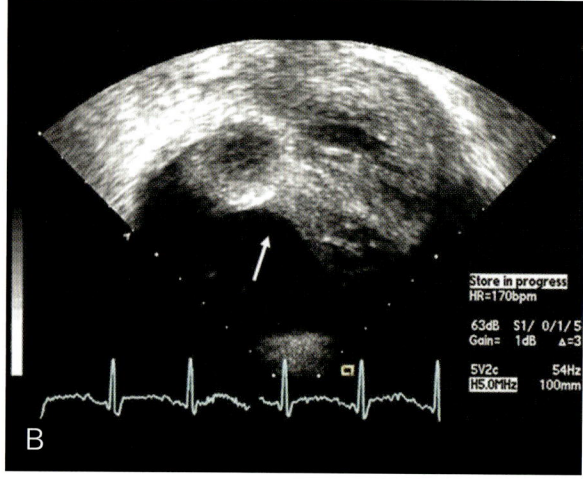

▲ 图61-8　1例心脏压塞患者收缩早期右心室塌陷
A. 收缩期四腔心切面；B. 舒张期右心室游离壁受压（箭）

第七篇 心内膜、心肌、心包疾病
第61章 心包疾病

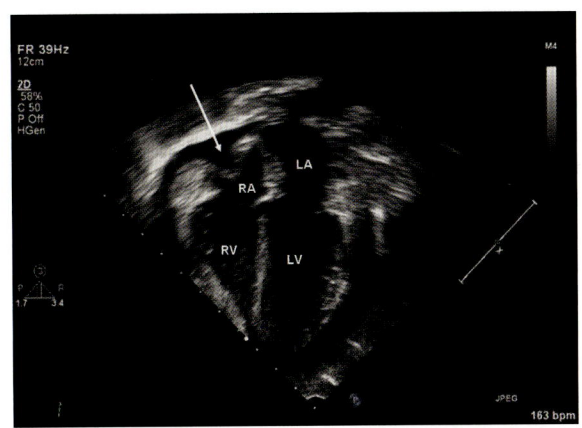

▲ 图 61-9 心脏压塞的患者舒张末期右心房塌陷（箭）
RA. 右心房；LA. 左心房；RV. 右心室；LV. 左心室
（图片由 Dr. Malek El-Yaman, West Virginia University Children's Hospital, Morgantown, WV. 提供）

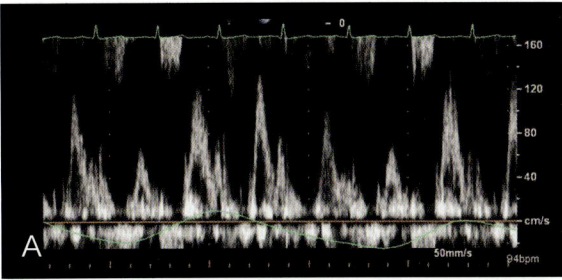

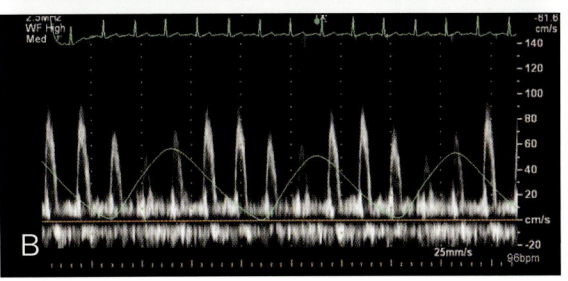

▲ 图 61-10 1例有大量心包积液伴心脏压塞症状的青年患者多普勒超声心动图
A. 二尖瓣血流脉搏波多普勒；B. 腹主动脉脉搏波多普勒信号。左心室充盈和主动脉血流的峰流速明显受到呼吸影响（多普勒轨迹下方为呼吸描记图）

细血管楔压在吸气时同等降低。然而，在心脏压塞时，整个吸气过程中胸腔内压明显低于心包腔内压力。因此，吸气时肺毛细血管楔压和左心室舒张压之间压力阶差减小，从而在心脏压塞时，二尖瓣血流速度（E 峰）和速度 – 时间积分减少至少 30%，而相应地舒张晚期充盈速度（A 峰）增加（图 61-10A）。与之相反，吸气过程中三尖瓣血流速度（三尖瓣 E 峰）和速度 – 时间积分增加 70%[17,18]。主动脉和肺动脉血流变化反映相对应的房室瓣血流的变化（图 61-10B）。

（七）心导管检查

随着心包内液体大量聚集，四个心腔的舒张压增加，并最终相等[19]。右心室和肺动脉压力可能升高。在股动脉压力描记上可以发现奇脉[10]。在缩窄性心包炎时，因为左心室和右心室舒张末期压力相等，在左心室压力描记时可出现特征性的"平方根"征（图 61-11）。

（八）其他影像学检查

如果怀疑缩窄性心包炎，MRI 或 CT 是有用的。MRI 可能提供活动性心包炎症（一种可治疗的引起缩窄的原因）和缩窄的血流动力学证据（图 61-12）。MRI 有助于确定心包肿物的特点及心包先天性畸形，如心包缺如及心包囊肿[20]。

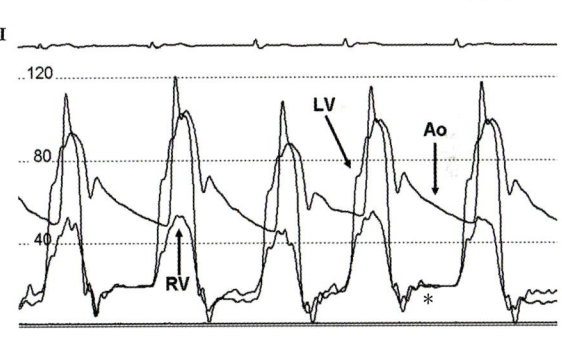

▲ 图 61-11 心导管描记
图示继发于左心室舒张末期压力和右心室舒张末期压力相等的"平方根"征（*）
LV. 左心室；RV. 右心室；Ao. 主动脉

（九）心脏压塞管理

诊断心脏压塞后，应该立刻给予静脉输液，暂时提高舒张期充盈压，以稳定患者[21]。应该避免降低体循环动脉压的治疗，如使用血管扩张药和利尿药。心包穿刺的适应证包括低心排、低血压、奇脉 > 10mmHg、可疑细菌性心包炎、免疫排斥所致的心包积液，或者因病因不清以诊断目的而进行穿刺[22,23]。

心包穿刺应该在监护下进行。患者呈 30° 半卧

1481

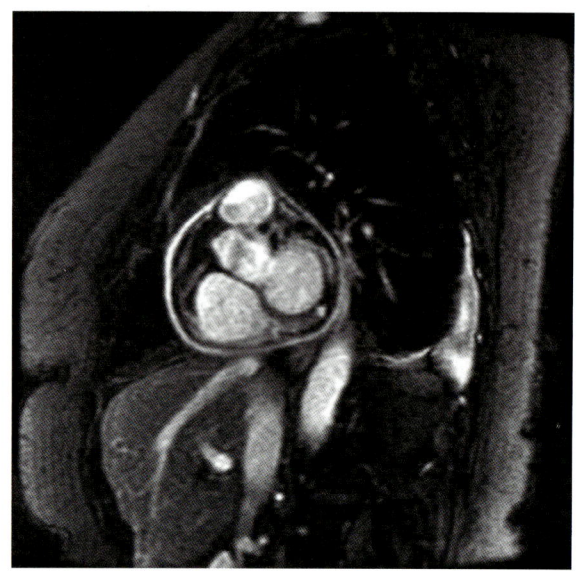

▲ 图 61-12 1例射频消融术后发生心包炎的青年患者心脏磁共振
心包强化提示炎症存在

位，充分镇静。持续监测心率、血压和脉氧。在急诊情况下，由剑突下进针，进针方向指向左肩部。在非急诊情况时，在超声引导下精确进入心包腔，减少并发症的发生[23]。超声心动图对于存在局限性积液时尤为有用，同时有助于在不同穿刺点（胸骨旁或心尖部以及心包腔内积液量最多的区域）进行心包腔置管。注射生理盐水确定穿刺针已经进入到心包腔。反复超声心动图检查能监测心包液是否充分引流，是否解决心脏压塞的生理学改变。在大部分患者中，引流管应该放置至少48h以发现和引流反复出现的渗出液[22]。心包穿刺的潜在并发症包括死亡、心包积血、气胸、心律失常、刺伤心肌、冠状动脉、主动脉或乳内动脉[23,24]。

心包积液应该化验检查细胞数、葡萄糖和蛋白浓度、革兰染色、抗酸染色、培养（细菌、病毒和真菌）和显微镜检查[25]。使用PCR和乳胶凝集法评估特异性细菌或病毒抗原。高三酰甘油水平提示乳糜心包。测定腺苷脱氨酶活性有助于诊断结核性心包炎。腺苷脱氨酶活性增高（> 40U/L）能准确地诊断结核性胸腔积液[26]。

如果渗出液是脓性的，可能过于黏稠而难以通过经皮置管充分引流或者在心包腔里形成分隔。此时需要外科引流，给予心包次全切除或心包开窗[27,29]。

三、病因

（一）病毒性心包炎

儿童心包炎最常见的病因是病毒。最常见引起心包炎的病毒见表61-1。柯萨奇病毒是引起儿童心包炎最常见的病毒[30]。在上呼吸道感染或胃肠道感染10~14天后出现心前区疼痛、发热和心包摩擦音。某些患者，尤其是婴幼儿，可能表现为腹痛。病毒性心包炎的患者较细菌性心包炎患者缺乏感染中毒症状。但是，病毒性心包炎患者合并心肌炎时表现出中毒症状。病毒性心包炎患者很少发生心脏压塞，但是应密切监测心脏压塞的发生。

表 61-1 心包炎：可能的病毒原因

● 肠病毒（主要为柯萨奇病毒B）	● 麻疹
● 腺病毒	● 巨细胞病毒
● 流感病毒A和B	● 呼吸道合胞病毒
● 风疹	● 单纯疱疹
● 腮腺炎	● 乙型肝炎
● EB病毒	● 人类免疫缺陷病毒

病毒性心包炎的心包积液通常是浆液性的，一般以淋巴细胞为主，但是在疾病早期常见中性粒细胞。从心包液、鼻咽部或粪便获取标本进行病毒培养。PCR检测有助于确定特殊病毒感染[31,32]。

病毒性心包炎的治疗以对症治疗为主，包括卧床休息、口服NSAID。如果NSAID无效，在除外细菌感染后，可考虑糖皮质激素治疗。在成人，使用阿司匹林联合秋水仙碱作为一线治疗方案，能减少复发的可能性。秋水仙碱在儿童中研究较少，但是在许多中心有成功应用的病例[33]。通常在数天到数周后临床好转，6周内症状完全消失。在少部分患者中可能复发，再次应用NSAID或糖皮质激素仍有效。病毒性心包炎后期很少并发缩窄性心包炎。

（二）细菌性心包炎

细菌性心包炎是一种严重威胁生命的疾病，

最常发生在2岁以下的婴幼儿[34]。患者通常表现发热、胸痛、呼吸困难、心包摩擦音和心音遥远。患儿也可能病情危重，出现低血压。另外，患儿可能心率增快的程度与发热不相匹配。血源性感染到直接接触均可导致细菌性心包炎。肺脏是最常见的感染来源，尤其是感染金黄色葡萄球菌、流感嗜血杆菌和肺炎链球菌后。化脓性关节炎、骨髓炎、脑膜炎或软组织感染都是血行感染的来源[34-37]。

在细菌性心包炎，心包液中中性粒细胞比例明显增高，可以培养出致病菌。如果在获得心包液标本之前应用了抗生素，心包液、血清或尿液的乳胶凝集实验是有帮助的。可能引起细菌性心包炎的病原体见表61-2。在一半病例中可分离出金黄色葡萄球菌，是最常见的致病菌[34]。金黄色葡萄球菌也是最常见的引起术后细菌性心包炎（心脏手术后3个月内发生）的致病菌[38]。厌氧菌通常见于肺脓肿、腹腔感染或有闭合性胸部创伤史的患者。

重要的是，单独应用抗生素对于治疗细菌性心包炎是不够的。所有的患者都需要经皮置管或外科手术行心包腔引流。如果脓性心包液不能经皮肤穿刺抽出，则需要外科心包切开或心包开窗

表61-2 心包炎：可能的细菌原因

● 金黄色葡萄球菌	● 鹦鹉热衣原体
● 流感嗜血杆菌	● 星状诺卡菌
● 肺炎链球菌	● 布鲁菌
● 其他种类链球菌	● 耶尔森菌
● 脑膜炎球菌	● 沙门菌
● 淋球菌	● 放线菌属
● 胎儿弯曲菌	● 结核杆菌
● 铜绿假单胞菌	● 大肠埃希菌
● 肺炎支原体	● 李斯特菌
● 人型支原体	● 多杀巴斯德菌
● 军团菌	● 克雷伯菌
● 土拉弗朗西斯菌	● 厌氧菌

治疗[29]。心包内应用链激酶有助于改善引流[39,40]。首选广谱抗生素，治疗开始时应该选择针对最常见的致病菌（金黄色葡萄球菌和流感嗜血杆菌）的抗生素。开始治疗时可静脉使用耐青霉素酶的青霉素类抗生素（萘夫西林或苯唑西林），如果怀疑为耐甲氧西林金黄色葡萄球菌感染使用万古霉素，也可使用三代头孢类抗生素（头孢曲松、头孢噻肟）[34,38,41]。在免疫功能低下患者可加用氨基糖苷类抗生素。一旦明确病原菌，则根据药物敏感实验结果选择敏感抗生素。细菌性心包炎患者至少应用3～4周静脉抗生素治疗。

细菌性心肌炎患者的存活率超过90%[39,41]。预后不良的危险因素包括小年龄、败血症、心脏压塞、延迟确诊、不充分引流、复发性心肌炎、致病菌为葡萄球菌[37,39,42]。缩窄性心包炎是一种晚期并发症，最常见于金黄色葡萄球菌、流感嗜血杆菌或肺炎链球菌的感染。

（三）结核性心包炎

结核杆菌所致的心包炎曾经一度在全世界普遍发生，现今仍然在发展中国家肆虐。起病隐匿，表现为低热、盗汗、消瘦、萎靡不振、呼吸困难和胸痛。当合并亚急性心脏压塞时，临床表现变得复杂。结核性心包炎经常发生于粟粒性结核直接扩散或通过淋巴途径扩散入心包。在没有肺部渗出证据时，可能通过血行播散进入心包。绝大多数患者Mantoux皮试为阳性。

心包液呈浆液性或血性，其内以淋巴细胞为主。抗酸染色可发现抗酸杆菌[43]。心包活检能提供更为确定的组织学证据。心包液中腺苷脱氨酶水平如果＞50U/L对结核性心包炎是有诊断意义的[26,43,44]。结核杆菌培养可能需要至少6周，因此应该在确定诊断前就开始治疗。

因为存在耐药结核菌的危险，所以应该多种药物联合应用。一种治疗方案是利福平、异烟肼、吡嗪酰胺和乙胺丁醇联合应用至少2个月，然后利福平和异烟肼联合应用4个月。这个治疗方案是高效的[43]。可能需要使用1～2个月的糖皮质激素治疗，有助于减轻炎症反应，促进心包积液的

吸收[45]。在病程早期，由于心包存在弥漫性炎症和干酪样物质，难以行心包切除术。一些研究者推荐至少病程6周后才考虑心包切除术，但这仍存在争议[43,46]。结核是引起慢性心包积液的常见原因之一，康复后常发生缩窄性心包炎。在世界范围内，结核性心包炎是引起缩窄性心包炎的首要原因[4]。

（四）HIV和其他感染

心包积液在HIV患者中常见，近25%HIV感染的儿童存在心包积液[47-49]。HIV的儿童很少发生心脏压塞。心包积液培养是阴性的。很多少见的原因都可以引起包括HIV患者在内的免疫抑制患者发生心包炎，包括寄生虫和真菌感染（表61-3）。在发展中国家，同时发生HIV和结核感染很常见。HIV感染是发生结核性心包炎的一个高危因素[43]。

表61-3 心包炎：其他原因

● 真菌	念珠菌、曲霉菌、芽生菌属、球孢子菌、组织胞浆菌、隐球菌
● 寄生虫	溶组织内阿米巴、棘球绦虫
● 原虫	弓形虫
● 立克次体	斑疹伤寒、Q热
● 螺旋体	梅毒、细螺旋体病

（五）其他引起心包炎和心包积液的原因

1. 肾衰竭

10%的慢性肾衰竭患者发生心包炎[50,51]。在合并有系统性红斑狼疮或口服肼屈嗪的患者中更易发生。通过有效地透析能解决绝大部分心包积液[51]。心包液通常呈浆液性。对于应用抗凝血药的患者应注意因心包内出血导致心脏压塞。NSAID可以缓解胸痛，但是不能减少渗出量。心包穿刺的适应证包括细菌性心包炎和血流动力学发生改变。如果透析不能解决心包积液，或者发生缩窄，则需要心包切除[51]。

2. 川崎病

在川崎病急性期，1/3的患者发生心包积液，通常在2周内消失。与炎症过程相关的积液很少进展到心脏压塞[52,53]。

3. 药物诱发的心包炎

可能诱发心包炎的药物见表61-4。最常诱发心包炎的药物包括肼屈嗪、异烟肼、普鲁卡因胺和苯妥英。这些患者的抗核抗体往往升高。心包积液通常归因于狼疮样反应，并很少发生心脏压塞[54]。治疗包括停用相关药物，给予NSAID。对青霉素和克罗莫林钠过敏的患者也可发生心包积液[55,56]。

表61-4 药物诱发的心包炎

● 克罗莫林钠	● 异烟肼
● 环磷酰胺	● 甲基赛尔
● 环孢霉素	● 青霉素
● 放线菌素	● 苯妥英
● 阿霉素	● 普鲁卡因胺
● 肼屈嗪	

4. 甲状腺功能减退症

甲状腺功能减退症患者发生心包积液时往往无明显症状。在伴有黏液水肿的患者常常合并心包积液，但是在轻症患者中很少发生[57]。因为积液发展缓慢，所以很少发生心脏压塞[57]。在合并心包积液的甲状腺功能减退症患者中，患者常常表现出矛盾性心动过缓，而非心动过速。如果需要心包穿刺，积液中蛋白和黏多糖含量增高[58]。随着甲状腺素替代治疗，绝大多数心包积液逐渐消失。

5. 乳糜心包

乳糜性心包积液通常发生在先天性心脏病术后，尤其是损伤到胸导管或中心静脉压升高的患者[59,60]，常常并发乳糜胸。乳糜心包也可见于纵隔肿物阻塞淋巴回流的患者，还与囊性水瘤、放射治疗或胰腺炎相关联。此时心包积液呈现乳白色，三酰甘油和蛋白含量增高。治疗开始时，开始暂时禁食，给予一段时间静脉营养，然后给予低脂或中链脂肪酸饮食。如果持续有乳糜渗出，则考虑行胸导管结扎。某些患者则需要行心包开窗、心包切除、心包-腹腔或胸膜腹腔引流术缓解症状[59,60]。现有报道静脉应用奥曲肽治疗某些慢性乳糜胸的患者有效[61]。

6. 创伤

心脏闭合性和开放性创伤（见27章）可以导致出血性心包积液。在创伤病例中，Beck三联征（心音遥远、低血压和颈静脉怒张）很少出现，超声心动图具有诊断意义[9]。所有有症状的患者均需紧急行心包穿刺。医源性心包积血可能发生在中心静脉置管和其他心脏侵入性操作过程中。心包积气可能发生在食管破裂后（图61-13）。

7. 肿瘤性疾病

心包原发性肿瘤很罕见，更常见的是转移瘤。原发性肿瘤包括淋巴瘤、恶性畸胎瘤、间皮瘤和血管肉瘤。转移性肿瘤包括霍奇金病、非霍奇金淋巴瘤、白血病、恶性黑色素瘤、Wilms瘤、神经母细胞瘤、Kaposi肉瘤和骨/软组织肉瘤[62-65]。也可能发生非恶性先天性心包内损害，包括心包内囊肿、肺段外肺隔离症、囊性淋巴管瘤、支气管源性囊肿和心包畸胎瘤[66-70]。畸胎瘤可以生长巨大，引起胎儿水肿[71]。如果可能，可通过外科切除巨大肿瘤进行治疗[67]。

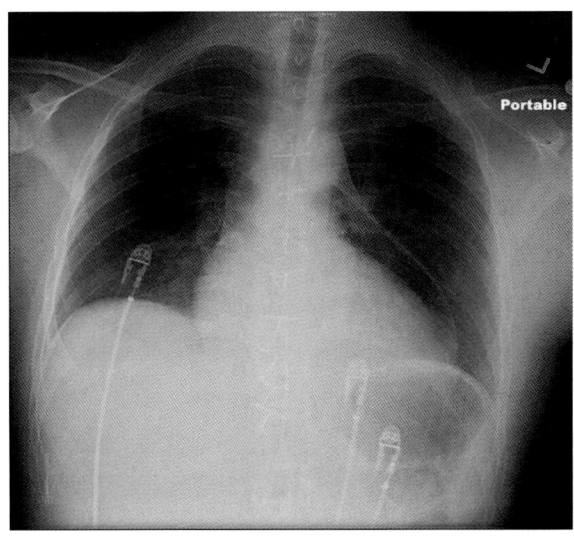

▲图61-13 1例青年患者行食管胃十二指肠镜检术后出现胸痛

患者发生食管穿孔，胸部X线片示心包积气（图片由Dr. Malek El-Yaman, West Virginia University Children's Hospital, Morgantown, WV. 提供）

心包积液常发生在恶性肿瘤患者中，与感染或转移瘤侵入心包淋巴系统相关。心包炎也可能与化疗药物有关，见表61-4。对心包积液应用细胞学分析和培养有助于对肿瘤的诊断[72]。

接受纵隔放射治疗的患者在应用化疗后有增加心包受累的危险。近5%接受纵隔放射治疗的患者在治疗后2个月至2年发生心包炎[73]。临床表现从症状轻微到恶性缩窄性心包炎各不相同[74]。绝大多数病例应用NSAID或糖皮质激素后好转，但是对于反复发生积液的病例则可能需要心包切除术[75,76]。

8. 心包切开术后综合征

心包切开术后综合征（postpericardiotomy syndrome，PPS）通常发生在心内手术或心包手术后至少1周。由于存在心包和胸膜炎症，因此这些患者通常有胸膜炎样胸痛。接受相关手术的患者中约有超过30%病例发生PPS[77,78]。PPS通常仅发生一次，但也有在数周到数年时复发。小于2岁的婴幼儿很少发生PPS[79]。PPS可能表现为烦躁、萎靡不振、食欲减退和关节痛。体格检查显示心包摩擦音、心动过速和液体潴留体征。心脏压塞很少见[80]。

PPS的原因尚不清楚。最可能的原因可能与自身免疫反应相关[81,82]。PPS也能发生于闭合性心脏创伤、起搏器导联的放置后和Dressler综合征（心肌梗死后综合征）[83]。虽然PPS能发生在任何心脏手术后，但是最常发生在房间隔缺损、室间隔缺损和法洛四联症修补术后[77,84]。近50%心脏移植的儿童发生PPS[85]。血清实验室检查可能显示包括ESR、CRP等非特异性炎症标志物增高，血白细胞计数也增高。超声心动图显示典型的PPS在术后第十天积液量达到最大[77]。

PPS是良性自限性疾病，治疗包括应用利尿药和NSAID。心包穿刺用于有症状的心包积液[86]。阿司匹林作为基础抗炎药物被推荐使用，剂量为30～75mg/（kg·d），分4次口服，共4～6周。当症状好转后，阿司匹林逐渐减量[86,87]。在对NSAID耐药或者有大量积液的病例，口服泼尼松[2mg/（kg·d），最大量60mg/d，共1周，后4周减量]可能有效[88]。积液复发的患者可能需要心包穿刺或心包切除[89,90]。

9. 自身免疫和结缔组织病

在许多自身免疫和结缔组织病均可发生心包炎和心包积液，这些疾病包括系统性红斑狼疮、幼年型类风湿关节炎、皮肌炎、结节性动脉周围炎、混合性结缔组织病、Wegener 肉芽肿、Takayasu 动脉炎和脊椎关节病。约 25% 系统性红斑狼疮儿童患者发生心包炎[91]。通常口服 NSAID 进行治疗，如果影响到血流动力学则需要心包穿刺[92]。幼年型类风湿关节炎患者在诊断时，有 10% 的患者发生心包炎。口服 NSAID 治疗有效，但是短程糖皮质激素加速症状缓解[93]。急性风湿热的患者很少发生心包炎[50]。急性风湿热患者发生心包积液对 NSAID 反应良好。

10. 复发和慢性心包炎

基础疾病复发时心包炎同时复发，或者中断既往有效的治疗后心包积液再次出现[4,94]。最常发生在 PPS、幼年型类风湿关节炎或系统性红斑狼疮患者[95,96]。治疗策略包括再次应用 NSAID、秋水仙碱或口服糖皮质激素[97]。也有应用免疫调节剂治疗成功的病例，免疫调节剂包括硫唑嘌呤、环磷酰胺和静脉用丙种球蛋白[96,98]。心包切除用于伴或不伴胸痛的多次复发的患者。

慢性心包炎定义为心包炎症持续超过 3 个月。对有症状的患者，给予 NSAID、糖皮质激素和经皮或外科引流积液[95,99]。也有报道静脉用丙种球蛋白对某些慢性心包炎患者有效[100]。

（六）心包的先天畸形

1. 心包缺如

完全性或部分性心包缺如少见。绝大多数病例在活检或手术时偶然发现。最常见的部分心包缺如位于左侧[101,102]。超过 1/3 患者有心脏或肺异常，包括二瓣型主动脉瓣、房间隔缺损、动脉导管未闭、法洛四联症、肺隔离症或支气管囊肿[101]。患者通常无症状，但是某些患者可能出现非特异性症状，如果呼吸困难、头晕或胸痛。偶有发生因心房疝入缺如部位导致猝死[102]，也可能发生冠状动脉受压和大血管扭转。

心尖冲动可能向左侧偏移。胸部 X 线片显示心影向左侧偏移。超声心动图通常不能探及缺如区域，但是可能发现心脏过度活动和异常心室运动[103]。整个心脏结构都移向左侧，因此可能从标准胸骨旁窗探及右心室腔增大[15]。CT 和 MRI 检查是具有诊断意义的（图 61-14）[20]。外科修补适用于发生心腔疝入缺如区域的患者，或有发生疝入可能小缺损的患者[102]。既可通过补片修补缺损，也可以将缺损

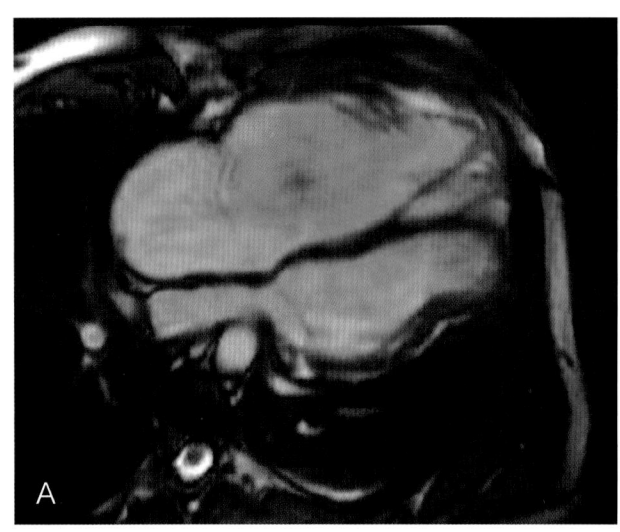 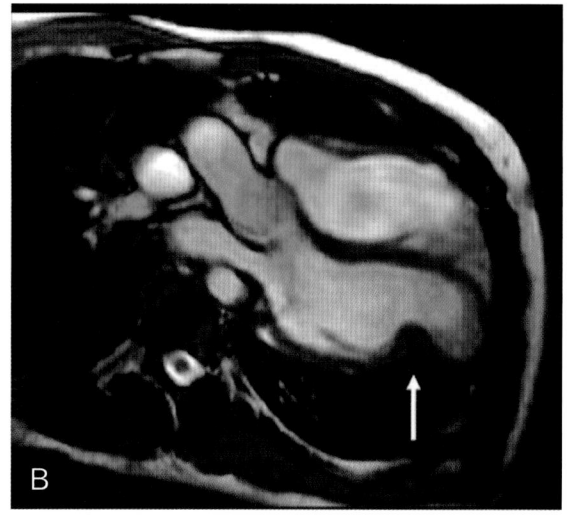

▲ 图 61-14 1 例部分心包缺如的青年患者心脏磁共振

图像显示心脏明显移位入左半侧胸腔。四腔心层面收缩期左心室壁尖端疝入很少（A），左心室流出道层面舒张晚期疝入明显（B）（图片由 Dr. Malek El-Yaman, West Virginia University Children's Hospital, Morgantown, WV. 提供）

区域扩大避免疝入组织发生嵌顿。完全心包缺如的患者往往无症状，不需要干预[101]。

2. 心包囊肿

心包囊肿是良性先天畸形，来源于胎儿聚结陷窝未能发育成心包腔[104]。患者通常无症状，无须治疗。囊肿通常是在胸部X线片上偶然发现（图61-15A）。囊肿可能发生感染或压迫支气管，此时患者出现胸痛、呼吸困难或咳嗽[105,106]。囊肿可能像胸腔内"新"的肿物，必须除外感染或肿瘤[107]。囊肿可能表现为邻近心脏的无回声区域。结合无特殊病史和体格检查无异常发现，CT或MRI能确定诊断（图61-15B和C）[20]。

四、缩窄性心包炎

缩窄性心包炎以增厚的纤维素样心包限制心室充盈为特点（图61-16）。虽然也有报道可发生局限性缩窄，但是通常缩窄累及全心包。缩窄性心包炎的发生可能是特发性过程，但是更常见于各种类型心包炎的终末期[108,109]。世界范围内，结核性心包炎是引起缩窄性心包炎最常见的原因[43]。

随着缩窄的发生，心室舒张期扩张受限，引起血流动力学改变。舒张早期充盈正常，但限制舒张中末期充盈。心室收缩功能通常正常。因为心室充盈压增高，导致肺楔压和中心静脉压增加[110]。患者表现为呼吸困难、疲劳、运动耐力差或晕厥。查体可发现肝脾大、颈静脉怒张、水肿或腹水。听诊发现因心室充盈突然停止导致的舒张期充盈音（心包叩击音）[108,111]。胸部X线片可能正常，约25%的患者表现心包钙化（图61-3）[15]。心电图无特异性表现，但是可能出现QRS波低电压及

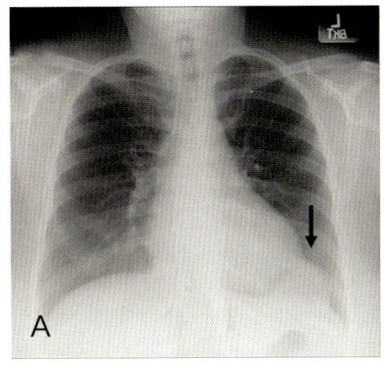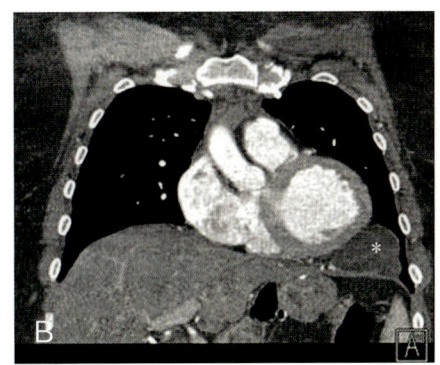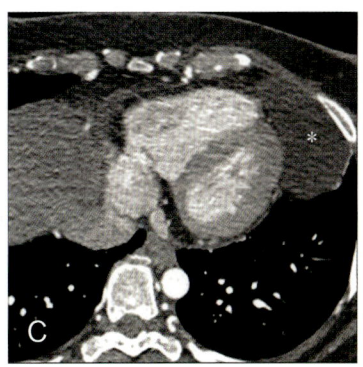

▲ 图 61-15 1例主动脉缩窄患者行胸部X线和计算机断层扫描检查
A. 胸部X线片；B、C. 计算机断层扫描。偶然发现心包囊肿（A图中箭，B和C图中*所示）

T波和ST段异常。

超声心动图显示伴有室间隔"反弹"的室间隔矛盾运动。"反弹"指在吸气时随着右心室充盈，室间隔向左侧移动，当呼气时因为左心室充盈改善，室间隔移回到右侧。因为右心室充盈压和中心静脉压增高导致上下腔静脉扩张。肋骨下切面可能发现"膈肌拴系"，表现为每次心室收缩时膈肌被拉向心脏。多普勒超声心动图显示左右侧流入道血流明显受呼吸影响（图61-17）[112]。吸气时，二尖瓣血流速度（二尖瓣E峰）明显减低，而三尖瓣血流速度（三尖瓣E峰）明显增高[112]。与之相反，呼气时，二尖瓣血流速度明显增高，而三尖瓣血流速度明显减低。

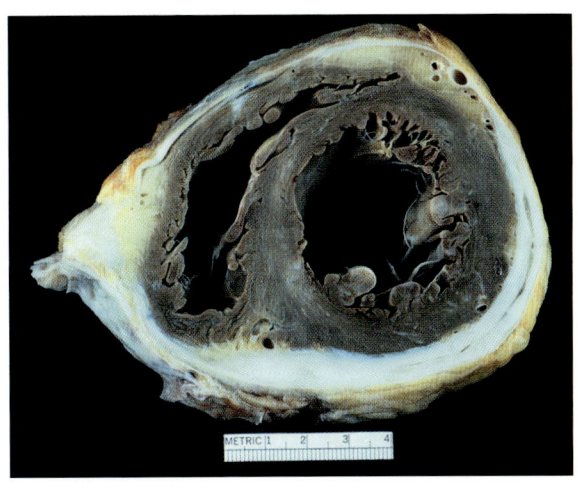

▲ 图 61-16 严重缩窄性心包炎的病理标本
在心室短轴切面可见明显心包增厚（图片由 Dr. William D. Edwards, Mayo Clinic, Rochester, MN. 提供）

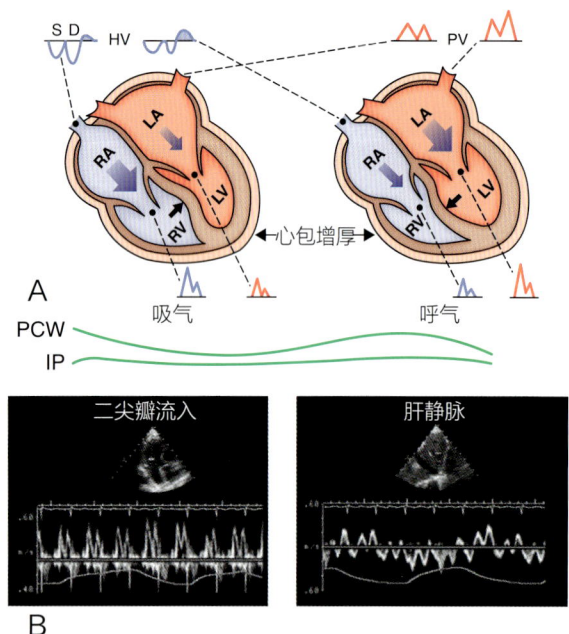

▲ 图 61-17 缩窄时血流动力学充盈模式

A. 显示 1 名缩窄性心包炎患者吸气和呼气时相对应的多普勒超声心动图的变化。呼吸对心室充盈的影响及相应的二尖瓣/三尖瓣血流和肺静脉/肝静脉血流多普勒特点；B. 缩窄时多普勒记录的典型的二尖瓣血流和肝静脉脉搏波。吸气开始时，呼吸记录轨迹向上描记，而呼气开始时轨迹向下描记。吸气时二尖瓣 E 峰降低，而呼气开始时增高（左）。在肝静脉血流，呼气时有一个突出的舒张期反流（引自 Oh JK, Seward Jb, Tajik AJ. The Echo Manual. Lippincott Williams & Wilkins; 2006.）

PCW. 肺毛细血管楔压；IP. 心包内压力；RA. 右心房；LA. 左心房；RV. 右心室；LV. 左心室；PV. 肺静脉；HV. 肝静脉

CT 和 MRI 能显示心包增厚和（或）钙化[20]。通过 MRI 能看到典型的室间隔"反弹"。心导管显示左右心室舒张末期压力、左右心室平均压和平均肺毛细血管楔压相等。"平方根征"指收缩早期压力降低，继之左右心室压力轨迹呈现一个平台，这是由于收缩早期快速充盈突然停止所致（见图 61-11）。完全性心包切除是治疗缩窄性心包炎的有效方法[99,111]。

（一）鉴别缩窄性心包炎和限制型心肌病

限制型心肌病（见第 56 章）是一个浸润性过程，包括淀粉样变、血色素沉着病、心内膜纤维化和嗜酸性粒细胞增多性心肌病。也可能是特发性的[113,114]，以明显的舒张功能异常，而收缩功能相对正常为特点。

区别限制型心肌病和缩窄性心包炎经常是困难的[110,115-117]。在儿童，通过超声心动图测量心脏舒张功能受到许多因素干扰，包括前负荷、心率、年龄和体格发育指标[118]。区分缩窄性心包炎和限制型心肌病是重要的，因为治疗方案各不相同（心包切除与心脏移植）（表 61-5）。

表 61-5 区别缩窄性心包炎和限制型心肌病

表现	缩窄性心包炎	限制型心肌病
心脏外科手术史	常有	不常有
超声：室间隔"反弹"	常有	无
超声：心房增大	正常或轻度增大	明显增大
超声：收缩功能	一般正常	正常或轻度减低
超声：心脏壁厚度	正常	正常或增厚
超声：吸气/呼气时多普勒改变	明显而且常见	很少改变
CT：心包增厚	有	无
心导管：RVSP	< 50mmHg	> 50mmHg
心导管：LVEDP-RVEDP	< 4mmHg	> 4mmHg
心导管：楔压 -RA 压	< 4mmHg	> 4mmHg
心导管：RVEDP/RVSP	> 0.33	< 0.3
心导管：收缩面积指数	> 1.1	< 1.1

RVSP. 右心室收缩末压；RVEDP. 右心室舒张末压；LVEDP. 左心室舒张末压；RA. 右心房

在区分缩窄性心包炎与限制型心肌病过程中心导管是有一定作用的（图 61-18）[110]。在缩窄性心包炎，吸气与呼气相比右心室压力曲线面积增加，而左心室压力曲线面积减少。与之相反，在限制型心肌病，吸气与呼气相比右心室压力曲线面积减少，而左心室压力曲线面积增加。Talreja 等描述一个建立在导管基础上、称之为收缩面积指数的计算公式：吸气与呼气右心室压力曲线面积与左心室压力曲线面积比相比较（[RVinsp/LVinsp]/[RVexp/LVexp]）（图 61-18）。收缩面积指数 > 1.1 时，诊断缩窄性心包炎的敏感度为 97%，特异度为 100%[110]。该研究评价了成年患者，在儿童中需要进一步证明。

表 61-5 和图 61-19 列出了区分缩窄性心包炎和限制型心肌病的超声心动图的相关指标。特征性室间隔"反弹"在缩窄性心包炎中很常见。而严重的心房扩大则在限制型心肌病中更为典型。二尖瓣、肝静脉、三尖瓣和肺静脉的血流速度在缩窄性心包炎中受呼吸影响。两者在呼气时二尖瓣 E 峰峰值相对正常,在缩窄性心包炎时,随着呼吸二尖瓣信号有差异性变化(在呼气过程中 E 峰增加),在限制型心肌病中减速时间缩短。正常情况下,肝静脉多普勒波形是大的收缩/舒张前向血流波形,细小的收缩期/舒张期血流逆向波形。在缩窄性心包炎时,吸气时左心室充盈减少导致右心室充盈增加,从而引起肝静脉舒张期前向血流增加;呼气时肝静脉舒张期前向血流减少,出现明显的舒张期反流。因此,缩窄性心包炎患者,血流可能在吸气时表现是正常的,但是在呼气时出现明显的收缩期反流(图 61-19)。与之相反,在限制型心肌病中,吸气时收缩期和舒张期均能发生肝静脉反流。在限制型心肌病的患者中,二尖瓣、三尖瓣和肺静脉血流速度很少受到影响。重要的是,在缩窄性心包炎患者有心动过速或心房颤动时,呼气时舒张期反流不能作为鉴别依据。在这些情况下,在呼气时能见到收缩期逆转增加。

组织多普勒超声检查有助于区分缩窄性心包炎和限制型心肌病(图 61-20)。在正常幼儿中,舒张早期二尖瓣环间隔流速（e′）应该在 9~16cm/s。在缩窄性心包炎,间隔 e′可能增快;在限制型心肌病,间隔 e′经常低于 8cm/s（与

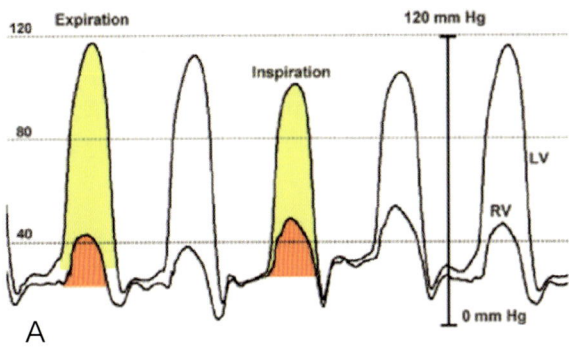
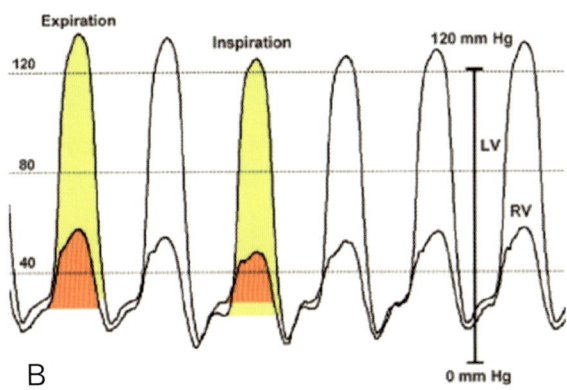

▲ 图 61-18 Catheterization tracings in constrictive physiology (A) and restrictive cardiomyopathy (B). Note that both patients have early rapid filling with elevation and equalization of the left ventricular (LV) and right ventricular (RV) pressures at end expiration. In constrictive pericarditis, there is an inspiratory increase in the area of the RV pressure curve (orange shaded area) compared with expiration. The area of the LV pressure curve (yellow shaded area) decreases during inspiration as compared with expiration. Conversely, in restrictive cardiomyopathy, there is an inspiratory decrease in the area of the RV pressure curve (orange shaded area) as compared with expiration. The area of the LV pressure curve (yellow shaded area) is unchanged during inspiration as compared with expiration. (Reprinted from Talreja DR, Nishimura RA, Oh JK, Holmes DR. Constrictive pericarditis in the modern era: novel criteria for diagnosis in the cardiac catheterization laboratory. *J Am Coll Cardiol*. 2008;51(3):317, Copyright (2008) with permission from Elsevier.)

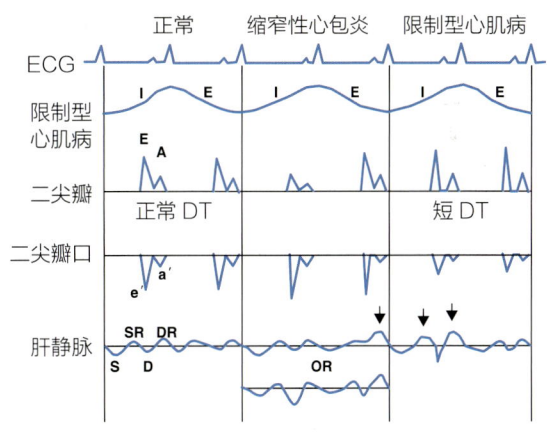

▲ 图 61-19　二尖瓣、二尖瓣口、肝静脉的多普勒速度图、心电图和呼吸描记

图示吸气和呼气。在正常、缩窄性心包炎和限制型心肌病中,呼气时二尖瓣 E 峰峰值相似。在缩窄性心包炎时,能表现出明显随呼吸变化而变化,在呼气过程中 E 峰增加,而在限制型心肌病时表现出短期减速。正常人,肝静脉多普勒波形是大的收缩和舒张前向血流波形,细小的收缩反流波和舒张反流波。在缩窄性心包炎患者,呼气时出现明显的舒张期反流（箭）,而在吸气时血流可能正常。与之相反,在限制型心肌病中,吸气时收缩期和舒张期均能发生肝静脉反流（箭）（引自 Oh JK, Seward JB, Tajik AJ. *The Echo Manual*. Lippincott Williams & Wilkins; 2006.)

DT. 减速时间; SR. 收缩反流; DR. 舒张反流; I. 吸气; E. 呼气; S. 收缩; D. 舒张

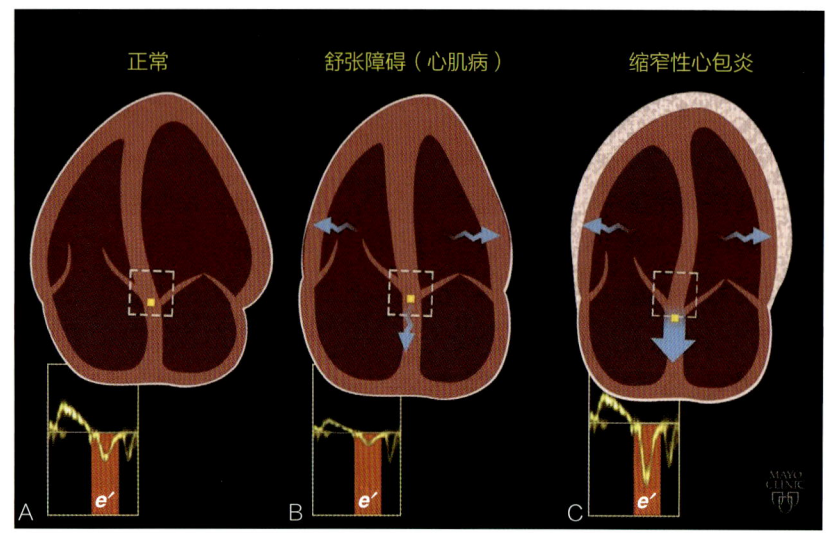

◀ 图 61-20 二尖瓣环组织结构模式图

A. 正常心脏；B. 限制型心肌病；C. 缩窄性心包炎。组织多普勒舒张早期二尖瓣环速度（e′）在限制型心肌病患者明显减低（< 8cm/s），而在缩窄性心包炎的患者则正常或增高（图片由 Dr. Raul Espinosa, Mayo Clinic, Rochester, MN 提供.）

其他类型心肌病相似）[15,119]。在正常心脏，二尖瓣环侧壁 e′大于间隔 e′。在缩窄性心包炎，二尖瓣环间隔 e′大于或等于侧壁 e′，这种现象被称为二尖瓣环回声[120]。在限制型心肌病的患者中则不能发现该现象。

在 2014 年，Welch 等报道比较经手术证实为缩窄性心包炎成年患者和限制型心肌病或严重三尖瓣反流患者的超声心动图。结果发现：①呼吸相关性室间隔偏移；②组织多普勒中间 e′≥ 9cm/s；③肝静脉呼气相舒张期反流比≥ 0.79，均是与缩窄性心包炎相关的独立因素。使用"梅奥医学中心标准"，结合其他两种标准室间隔偏移在诊断缩窄性心包炎时有最高的敏感性（87%）和特异性（91%）[121]。

（二）特殊情况

1. 机械通气患者

在正常呼吸过程中，吸气时胸腔内压降低，呼气时增高。在正压机械通气是，胸腔内压的变化和在自主呼吸时相反。肺机械性充气使胸腔内压增高[122]。因此，在正压通气时，缩窄性心包炎患者中典型的多普勒呼吸变异模式将反转，二尖瓣和肺静脉血流速度在吸气过程中增高，在呼气时降低[123]。

2. 单心室患者

单心室患者诊断缩窄性心包炎是困难的。传统基于超声心动图和心导管的诊断方法有赖于评估心室间血流动力学。而在单心室，存在呼吸困难、疲乏、运动耐力差、肝脾肿大、颈静脉怒张和水肿，这些症状在缩窄性心包炎的患者中是不存在的。通过 CT 或 MRI 评价心包厚度，能提供唯一的特异性缩窄性心包炎的表现。Fontan 手术后，缩窄性心包炎可能导致蛋白丢失性肠病[124]。在这种情况下，可通过心包切除治疗蛋白丢失性肠病[125]。

第 62 章 感染性心内膜炎及预防
Infective Endocarditis and Prevention

Michael Gewitz　Kathryn A. Taubert　著
薄　涛　里　健　译

感染性心内膜炎（infective endocarditis，IE）是一种有着很高发病率和病死率的疾病，仍然是结构性心脏病的一种可怕的并发症。虽然在儿童中相对罕见，但是这种心脏感染有着多种多样的临床表现，对临床实践产生着与发生率不相称的持续影响。现今所报道的死亡率比没有抗生素的年代低得多；但是，总体发病率和长期刚性的内外科治疗费用仍令人生畏。

近些年来，对该疾病过程的认识取得了重大进展。此外，超声心动图技术的发展和完善有助于更好地诊断和管理心内膜炎。现在已经建立起越来越精准的诊断标准[1,2]，这有助于医生对该疾病过程的多种临床表现做出更客观的评价。

一、定义

感染性心内膜炎是心内膜（内皮）的微生物感染。原生或人工心脏瓣膜是最常受累的部位。心内膜炎也可以累及缺损的间隔、壁层心内膜或血管内的外来装置，如心脏内补片、外科手术构建的分流、静脉置管。感染性动脉内膜炎是累及包括动脉导管、大血管、动脉瘤和动静脉分流等动脉的类似的临床疾病。

过去将感染性心内膜炎分成急性或亚急性，但最近趋于避免应用这个术语。基于所涉及的病原体来描述本病更可取。低毒力的微生物，比如 α 溶血性链球菌、肠球菌或凝固酶阴性的葡萄球菌，常使本病呈现持续很久的亚急性形式。另一方面，金黄色葡萄球菌和其他化脓菌，如肺炎链球菌或 b 溶血性链球菌，常常表现中毒症状更严重或急性起病。

二、流行病学

在过去的几十年，儿童心脏疾病的流行病学发生了变化，感染性心内膜炎的流行病学亦发生了变化。因为感染性心内膜炎并不是法定报告的疾病，所以很难得到准确的发病率，但是人们相信自从 20 世纪中期开始，感染性心内膜炎的发病率已经增加。20 世纪 80 年代早期报道美国的感染性心内膜炎发病率大约是 1/1280[3]。在一项对 1986—1995 年发表的研究进行综述，儿童总体估计发病率是 0.3 /100 000，死亡率是 11.6%[4]。近年来，一项 2003—2010 年对因患感染性心内膜炎住院的 18 岁以下儿童所进行的多中心研究发现，美国每年 1000 名住院儿童中患感染性心内膜炎的比率为 0.05~0.12[5]。

当前儿童感染性心内膜炎的发病率反映心血管疾病患者存活率的增加，这与过去几十年先天性心脏病内外科治疗手段进步相平行，同时也与新生儿和儿童重症监护室积极的治疗方案相平行。在 20 世纪 70 年代之前，风湿性心脏病是美国患心内膜炎儿童主要的基础心脏病，但是近些年风湿性心脏病并不是常见的基础心脏病。然而，在发展中国家，情况并非如此。在这些国家，心内膜炎仍然是患风湿性心脏病患者的一个重要并发症。

通常来说，如室间隔缺损、动脉导管未闭、

主动脉瓣畸形、法洛四联症等先天性心脏病是现今更常见的基础疾病。越来越多的感染性心内膜炎儿童既往做过先天性心脏病矫正性或姑息性手术，他们有或没有植入的血管移植物、补片或人工心脏瓣膜[6]。各种报道显示50%~70%罹患先天性心脏病和感染性心内膜炎的儿童既往有先天性心脏病手术史[3,7-10]。

相反，在大多数新生儿感染性心内膜炎病例心脏结构正常。尽管相对少见，但是自20世纪80年代以来，关于患感染性心内膜炎的新生儿病例报道日益增多。这反映新生儿和小婴儿中心血管介入治疗（手术和非手术性）明显增加，伴随着人工血管内装置和长期中心静脉置管使用的增加[6]。

总之，有着基础心血管疾病的患者在任何年龄，即儿童期、青年期或成年期，都可能发展成心内膜炎。在723名先天性心脏病伴发心内膜炎的儿童中，与感染性心内膜炎有关的先天性心脏病包括室间隔缺损、法洛四联症和主动脉缩窄[7]。有两篇重要的综述已经简明地指出这些流行性病学变化的特点。Yoshinaga等[11]指出小于1岁患先天性心脏病的婴儿，感染性心内膜炎的发病率和死亡率增高。Rosenthal等[12]也发现与早年的医疗保健相比，先天性心脏病的幼儿，尤其是进行过手术治疗的患儿，患感染性心内膜炎的患者越来越多。

三、微生物

绝大多数心内膜炎的病例是由相对少种类的病原微生物引起（表62-1）。实验室数据和临床观察表明一些细菌比其他细菌更易发生心内膜炎。最符合逻辑、最有趣的解释之一是与细菌的黏附性有关。Gould等[30]通过仔细的体外实验，发现最常导致心内膜炎的细菌（如草绿色溶血性链球菌）更倾向黏附于犬科或人类瓣膜。与之相反，革兰阴性菌很少引起心内膜炎，它们在体外实验体系中黏附性相当差。

在成人，革兰阳性球菌占可培养出细菌的90%。草绿色链球菌一直是发展中国家各年龄段心内膜炎病例的最主要病原体，作为一种易感情

表62-1 引起婴儿和儿童感染性心内膜炎的病原微生物

病原体	概 率
链球菌	
• α溶血性链球菌	最常见
• β溶血性链球菌	不常见
• 肠球菌	少见
• 肺炎链球菌	少见
• 其他	不常见
葡萄球菌	
• 金黄色葡萄球菌	第二常见
• 凝固酶阴性葡萄球菌	不常见，但是有增加趋势
革兰阴性菌	
• 肠道革兰阴性菌	少见
• 假单胞菌属	少见
• HACEK	少见
• 奈瑟菌属	少见
真菌	
• 念珠菌属	不常见
• 其他	少见

HACEK. 嗜血杆菌、不动杆菌、心脏杆菌属、艾肯菌属、金氏菌属

况，在这些国家风湿性心脏病很普遍。在发达国家，葡萄球菌（金黄色葡萄球菌和凝固酶阴性的葡萄球菌）心内膜炎的患者比草绿色链球菌心内膜炎的患者要多，在这些国家与医疗保健相关性感染更为普遍[13]。

在儿童中也发现类似趋势的存在[6,7,10,14]。一项研究调查了在金黄色葡萄球菌菌血症儿童中感染性心内膜炎的流行程度。约12%的病例确诊为感染性心内膜炎，20%的病例确诊或疑诊感染性心内膜炎。大多数患儿是由感染的血管内装置发展成菌血症[15]。总体来说，儿童肠球菌心内膜炎比成人更为少见。

在儿童，少于10%的心内膜炎病例是由革兰阴性菌引起的。但是，新生儿、免疫功能低下者

和注射吸毒者感染革兰阴性菌性心内膜炎的风险增加。在需要复杂营养的HACEK组革兰阴性菌（副流感嗜血杆菌、嗜沫嗜血杆菌、副嗜沫嗜血杆菌、流感嗜血杆菌、放线共生放线杆菌、人心杆菌、侵蚀艾肯菌、金氏菌和K.单胞菌），嗜血杆菌属比其他种类在儿童中更常见，它常影响既往受损的瓣膜，引起的心内膜炎呈现亚急性病程。淋病奈瑟菌所致的心内膜炎更为少见，表现为急性起病，累及正常的瓣膜。通常，该致病菌导致瓣膜破坏。在注射吸毒者，可分离出包括金黄色葡萄球菌在内的其他微生物，偶尔分离出念珠菌或其他真菌。

在人工瓣膜心内膜炎的病例中，感染的微生物种类取决于心内膜炎发生的早（手术后<2~3个月）或晚些。人工瓣膜心内膜炎常常是由金黄色葡萄球菌或凝固酶阴性葡萄球菌引起。这些细菌常在手术过程中定植，常于心脏手术后约60天出现临床症状，但是凝固酶阴性葡萄球菌最晚可能在术后1年出现。

厌氧性微生物极少引起儿童心内膜炎。当某些患者具有心内膜炎的临床表现，但是常规血培养为无菌生长时，应注意这些患者可能是厌氧菌感染，这些细菌不易被临床实验室的常规培养方法培养出来。

尽管真菌性心内膜炎是心内膜炎中最可怕的一种，但是在儿童中相对少见。最常发生并发症，尤其是栓塞。念珠菌属是最常见被分离出的真菌；曲霉菌属、光滑球拟酵母菌和一些其他种类的真菌（组织胞浆菌、球孢子菌、隐球菌）也有报道。真菌性心内膜炎常见于吸毒成瘾者或心脏病术后，但也发生于免疫功能低下者和新生儿。在新生儿，这种感染可能是现代重症监护措施的并发症，包括静脉营养的输注、长期使用广谱抗生素和静脉置管的长期使用。即使给予强有力的药物和手术治疗，真菌性心内膜炎的死亡率仍然居高不下[6,14]。

5%~10%心内膜炎患者的血培养呈阴性。当患者有感染性心内膜炎的临床和（或）超声心动图证据而反复血培养阴性时，诊断为血培养阴性的心内膜炎。培养阴性的感染性心内膜炎最常见的原因是正在或近期曾应用抗生素治疗，或在体外需要复杂营养的微生物所感染[6]。许多这样的患者往往在手术或尸检中找到心内膜炎的证据。咨询临床微生物学家在寻找少见、需要复杂营养的微生物是非常有价值的，除了标准的血培养外，可能还需要分子生物学方法[16]。临床医生应该仔细地评估其他疾病的可能性。例如，感染性心内膜炎可能与其他引起术后发热的原因相混淆（如心包切开综合征），相应的鉴别诊断可能包括儿童胶原血管病，甚至某些肿瘤性疾病。

四、发病机制

一些独立的因素和事件是感染性心内膜炎发展的必要因素。尽管在一些病例中，例如注射吸毒者、静脉置管的患者，心内膜炎可以发生在心血管结构正常的患者中，但是往往心脏或大血管存在先天性或获得性病变者更易发生心内膜炎。导致心内膜炎的病变过程依次包括内皮细胞的损伤、受损的内皮细胞表面形成非细菌性血栓性心内膜炎（nonbacterial thrombotic endocarditis，NBTE）、出现一过性菌血症、细菌黏附于NBTE，最终细菌在赘生物中繁殖。

通过对心内膜炎的临床和病理进行的细致研究发现，固有的结构性心脏或大血管畸形是最常见的感染部位。基本情况不同，心内膜炎的发病风险也不同（表62-2）。Steckelberg和Wilson[17]对现有的报道进行总结后，发现心内膜炎在普通人群中发病率是每年约5/10万。而在高危人群中，发病率明显增高 [每年为（300~2160）/10万]，中度风险的人群发病率是每年（50~440）/10万。

几乎所有赘生物都发生在因压力梯度造成血流发生湍流的部位。由某些先天性或获得性心脏病造成的血流湍流，例如血流从高压房室流向低压房室或通过狭窄的孔道（如血液通过室间隔小缺损冲击到右心室壁）造成内皮的损伤。高速喷射的部位是感染性心内膜炎赘生物最常发生的部位，即房室瓣的心房侧和半月瓣的心室侧。完整的心脏内皮不易刺激血液凝固，难以使细菌附着，而损伤或剥脱的内皮是血栓形成的潜在诱

表 62-2　各种心血管和基础疾病引起心内膜炎的相对危险因素

高危因素
- 人工瓣膜
- 既往发生过心内膜炎
- 复杂青紫型先天性心脏病（如单心室、大动脉转位、法洛四联症）
- 建立体肺动脉分流的手术
- 注射毒品
- 中心静脉置管

中危因素
- 未治疗的动脉导管未闭
- 未治疗的室间隔缺损
- 未治疗的房间隔缺损（除外继发孔型房间隔缺损）
- 二瓣型主动脉瓣
- 二尖瓣脱垂伴反流
- 风湿性二尖瓣或主动脉瓣病变
- 其他获得性瓣膜病
- 肥厚型心肌病

因。在这样部位形成血栓后，无菌性血小板凝块和纤维蛋白沉积于此，偶尔也可见红细胞在此聚集，形成NBTE。这提供细菌黏附的环境，最终形成感染性赘生物。在儿童，NBTE也能产生于置入右心的留置静脉导管。这样的导管可能损伤心内膜或瓣膜的内皮，暴露内皮下的胶原。通过在NBTE实验动物的研究，已经了解了许多有关感染部位发生发展的病理机制。例如，在家兔模型中应用聚乙烯导管，获得了很多重要的信息。当导管损伤血管内皮后很短时间，血小板和纤维蛋白即黏附于损伤部位，所形成的网状结构随着血小板和纤维蛋白的进一步沉积持续增大。伴随着血小板和纤维蛋白的沉积，血栓开始形成。某些常与心内膜炎有关细菌，如葡萄球菌和链球菌，是血小板聚集的强有力刺激因素。此外，血小板的溶酶体颗粒能释放水解酶或其他活性蛋白，加速这一过程。

试验研究已经显示被这个网状结构捕获的循环微生物成为感染的来源。它常发生在远离压力阶差的部位。但是主动脉瓣狭窄是例外，赘生物常位于主动脉瓣的心室侧。这一发现可能的解释是几乎所有主动脉瓣狭窄的病例都有一定程度的主动脉关闭不全。各种微生物黏附特定部位的能力决定了感染的部位。在感染性心内膜炎发病机制中，细菌黏附介质作为一种毒力因素而存在。心内膜炎的动物模型显示，存在于葡萄球菌、链球菌、肠球菌的许多细菌表面成分在黏附作用中起关键作用。黏附于赘生物的细菌进一步刺激纤维蛋白和血小板沉积在其表面。在这个隐蔽的中心里，所埋藏的微生物成倍地繁殖。对于金黄色葡萄球菌而言，这些黏附因子被命名为微生物表面组分识别黏附基质分子（microbial surface components recognizing adhesive matrix molecules，MSCRAMM）[18]。

最终，原始感染部位在性质上发生了改变。这种改变取决于包括所感染的微生物在内的几个因素。在α溶血性链球菌引起的心内膜炎中，大量的细菌菌落包裹在纤维蛋白团块中。纤维蛋白屏障对两个重要抵御感染的因素产生直接影响：阻止吞噬性白细胞的侵入和使抗微生物制剂难以渗透进赘生物中。由于某些尚未充分认识的原因，这种赘生物的形成并不常发生在某些毒力强的细菌，如金黄色葡萄球菌，随着之后脓肿的形成，这类感染迅速破坏瓣膜或侵袭心肌。

近几年，随着新出现的分子生物学技术应用，对心内膜炎发病机制的认识获得了实质性进展。这些技术可以检测革兰阳性球菌的独立毒力因子，研究重要的宿主细胞与微生物的相互作用。已经鉴定出葡萄球菌、链球菌和肠球菌的一些特异性表面结构作为毒力标志物[19]。内源性细菌定居于黏膜表面。在各种牙齿、口腔和外科手术操作过程中，对膜表面的创伤可以引起一过性菌血症；但是，也可能发生自发性菌血症[17]。包括齿科和外科手术在内的各种组织操作所致的菌血症已经得到细致的研究。人们发现自发性菌血症也发生在刷牙、咀嚼坚硬的食物或其他日常生活事件后。许多齿科手术与菌血症的发生有关，尤其是引起牙龈或黏膜出血的手术。拔牙后由草绿色链球菌和其他口腔微生物菌落引起的菌血症可能达到80%。在动物实验中，一般需要大剂量的细菌才能诱导心内膜炎。在人类，可能自发的一过性菌血症的剂量太小而不能导致感染性心内膜炎细菌的定植[20]。

在成功的药物治疗后，尽管可能遗留下重要的损害，但是心内膜炎的心脏损伤通常得以治愈。家兔的实验性研究表明，恢复过程包括损伤表面的内皮化，对细菌碎片的吞噬，有时伴有钙化以及随后的组织纤维化。所导致的血流动力学的异常取决于感染的部位、活动性赘生物引起的特异性损伤，以及脓肿的大小和部位。

心内膜炎的直接后果包括赘生物的形成、血流动力学的改变和临床综合征，但这仅仅是一种进展的复杂疾病的一部分。过去认为本病的远端症状是栓塞现象的结果。现在认识到引起心内膜炎周围症状的原因还涉及其他机制。许多重要的心内膜炎的心外表现与免疫机制有关。在约半数的心内膜炎患者的血清中，类风湿因子存在6周或更久。这被认为应归因于一种宿主逐渐出现的超免疫过程。与金黄色葡萄球菌（毒力更强的微生物）所致的心内膜炎相比，类风湿因子更常见于α溶血性链球菌或凝固酶阴性葡萄球菌（低毒力的微生物）所致的心内膜炎。感染的持续时间也与这种抗球蛋白的存在相关联。随着感染的成功治愈，血清中类风湿因子趋于消失。免疫机制也构成了本病的其他临床表现的基础，包括下面提到的皮肤、皮下组织和眼部症状（临床特点）。

心内膜炎的另一个免疫后果是患者血清中循环免疫复合物的发展。这归因于长期接触外来抗原，这些免疫复合物在成功抗菌治疗后消失。尽管这些免疫复合物可以沉积在肾实质，但是它们在发病机制中的准确作用并未完全阐明。心内膜炎患者的肾脏在显微镜下表现为局灶或广泛的肾小球肾炎。在局灶病变中，常见肾小球孤立小叶的节段纤维素性坏死。在弥漫性病变中，可见明显的细胞增殖伴间质圆形细胞浸润。免疫荧光显示肾小球基底膜和系膜区颗粒沉积，尽管可见IgA、IgM和纤维蛋白原的沉积，但通常认为与补体和IgG沉积有关。尿常规结果可能是正常的，但是也有报道血尿、管型尿和脓尿。心内膜炎可能出现肾功能损害，这在成人比儿童更为常见。

除了免疫机制外，由于产生病理损害的镜下或肉眼可见的栓子存在，肾脏成为心内膜炎患者最常受累的心外器官。尽管据报道许多栓子是无菌的，但是也有报道感染性栓子到达肾脏后形成脓肿。在其他重要器官也发现脓肿形成（参见下面的"临床特点"），导致活动性感染性心内膜炎危及生命的后遗症发生。

五、临床特点

心内膜炎最主要的临床表现和并发症与局部感染引起的血流动力学和结构的改变、源于赘生物的栓塞或宿主的免疫反应直接相关。菌血症本身也可以引起如发热和全身中毒症状等临床表现。心内膜炎的症状与多种疾病相类似，包括其他感染性疾病、恶性肿瘤和结缔组织疾病。在患有基础心脏疾病的患者中，应该与任何少见的或发热性疾病进行鉴别诊断。如果不能迅速做出诊断，心内膜炎可能逃出掌控，最终产生无法弥补的损伤。

临床特点的差异部分取决于原发感染部位。儿童的临床表现不同于成人。大部分成人的心内膜炎病例累及瓣膜，而先天性心脏病儿童常累及其他结构，例如，心腔壁的内膜、开放的动脉导管、动脉或像手术建立的分流或通道等的其他血管部位。

累及左心心内膜炎常发生周围性栓塞，导致缺氧、梗死或霉菌性动脉瘤。在这些病例中，特异性临床表现取决于栓塞的部位。在儿童，来自右心的血栓并不少见，但是这样的血栓如果很小，由于肺的过滤作用，在临床上不容易被发现。而大的肺栓子可能并发于累及三尖瓣的心内膜炎。

表62-3列举了心内膜炎患者的临床表现和常见的实验室结果。除新生儿外，发热是所有心内膜炎患者最常见的表现，而且其特点因感染的微生物不同而变化。例如，当病原体是溶血性链球菌时，往往表现为低到中度发热，体温最高不超过39℃。与之相反，由金黄色葡萄球菌引起的心内膜炎更常表现为高热，最高体温往往超过40℃。

表 62-3 心内膜炎患者的临床表现和实验室检查

发　现	出现概率
● 临床表现	
- 发热	++++
- 非特异症状（肌痛、关节痛、头痛、乏力）	+++
- 心脏杂音（新出现或性质改变）	++
- 心力衰竭	++
- 淤斑	++
- 栓塞现象	++
- 脾大	++
- 神经系统异常	++
- Osler 结节、Janeway 损害、Roth 斑、裂片状出血	+
● 实验室检查	
- 血培养阳性（未用抗生素时）	++++
- 急相性蛋白升高	++++
- 贫血	+++
- 血尿	+++
- 类风湿因子阳性	++
- 白细胞增高	++

++++：非常常见；+++：较常见；++：较少见；+：很少见

患"亚急性"心内膜炎的儿童一般表现出缓慢进展的非特异性症状，包括肌痛、关节痛、头痛和全身不适，伴有反复低热，明显的食欲减退。与之相反，急性心内膜炎的患者中毒症状重，常出现高热、全身乏力、更明显的血流动力学的改变。

通过精准的听诊，常能听到新出现的杂音或原有杂音性质发生变化。因为发现杂音性质的变化往往比较困难，所以系列听诊是必需的。这不仅有助于诊断，而且有助于管理。例如，主动脉关闭不全时舒张期杂音强度增加，提醒检查者应注意可能主动脉瓣损伤在进展，而这可以导致左心室功能障碍加重、心力衰竭，提示可能需要早期瓣膜置换。与之相似，在带有人工体肺循环分流的发绀儿童，当发现心脏连续性杂音消失时，可能是心内膜炎累及移植物的体征。心脏外的表现包括脾肿大，常见于患本病数周或数月之久的患者。20% 罹患心内膜炎的儿童存在神经系统症状，类似脓肿、梗死或无菌性脑膜炎的症状。肾脏异常包括蛋白尿、血尿和白细胞尿，常与栓塞或如上文所提及的心内膜炎相关性免疫复合物的沉积相关。所描述的典型体征包括指腹和足趾掌侧面有压痛的隆起小结节（Osler 结节，图 62-1A）；手掌或足底无痛性小的扁平红斑（Janeway 损害，图 62-1B）；视网膜出血，伴中央有白色斑点（Roth 斑，图 62-1C）；也可发生裂片状出血，但在儿童中相对罕见。

新生儿作为一个独特的群体，许多患儿表现出一些相对特异性症状。在有症状的全身低血压新生儿，表现出与全身脓毒症一致的临床症状，而中枢神经系统栓塞引起的局灶性神经系统异常往往是心内膜炎发展的证据。新生儿特别容易出现周围感染性栓塞，以及发生包括脑膜炎和骨髓炎在内的卫星感染灶。

六、实验室诊断

血培养是诊断心内膜炎最有价值的辅助检查。虽然存在基础的心脏病或既往有感染性心内膜炎病史的患者，血培养阳性并不一定意味心内膜炎，但是在这样的患者考虑心内膜炎的诊断是必要的。

规定在各种情况下应该获取确切的培养数量是不可能的。在 24h 内，不同的静脉穿刺点采集三套独立的血培养标本，对于大多数病例是足够的。对高度怀疑心内膜炎的患者，其临床状况不断地变化时，在适当的时间已经采集血培养后，要考虑进行经验性治疗。然而在某些情况下，开始抗生素治疗前，细致的观察及获得更多的血培养是恰当的。

因为在感染性心内膜炎患者体内菌血症一般是持续存在的，没必要只在体温升高时采集血培养。采集的血液标本量是需要考虑的另一个问题，尤其是在可能存在低数量级的菌血症患者。通常在成年患者采集 20～30ml 的血液，但是这在小年龄儿童中是不可能的。因此，根据血培养监测系统，婴幼儿采集 1～3ml，大龄儿童采集 5～7ml 是足够的[6]。厌氧菌引起的感染性心内膜炎非常少见；因此，通常重点进行需氧菌的培养。通常，第一天在不同的静脉穿刺点采集 3 管血培养标本，如

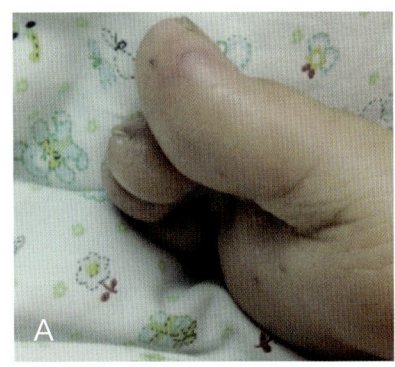 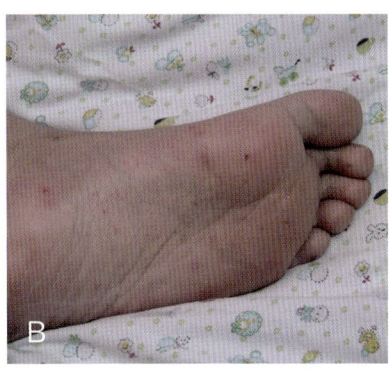 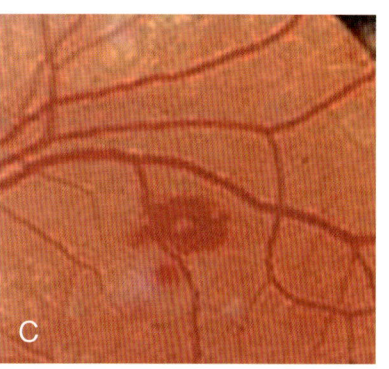

▲ 图 62-1 典型体征

A.1 名患草绿色链球菌心内膜炎的患儿出现 Osler 结节；B.1 名患草绿色链球菌心内膜炎的患儿足掌出现 Janeway 损害；C.1 名患金黄色葡萄球菌心内膜炎的患儿出现视网膜出血伴 Roth 点（经许可，A 和 B 引自北京大学第一医院儿科张春雨医生，C 引自中南大学湘雅三医院儿科孔敏医生）

果孵育的第二天没有生长细菌，则还需要至少采集两份血培养。如果患者既往未接受抗生素治疗，那么一般没必要在 2 天内采集多于 5 份的血培养。

其他的实验室检查对于确定心内膜炎的诊断没有特异性（表 62-3），但是可能有助于患者的管理和随访。急相性反应蛋白一般升高。初期，可能发现 ESR 只是轻度升高。随着疾病的进展，ESR 往往增快。在已证明细菌学治愈后的一段时间，ESR 可能保持升高的状态。在大约半数感染性心内膜炎患者的血清中，可发现类风湿因子或免疫复合物的存在。患者通常存在贫血，可能是溶血或代表慢性疾病所致的贫血。应该指出的是，慢性轻度溶血可能是人工瓣膜引起，而非感染性心内膜炎所致。镜下或肉眼血尿既可能意味着肾脏栓塞，也可能提示免疫复合物相关性肾炎的存在。并不是所有病例的白细胞均明显升高，这更常见于急性感染性心内膜炎患者。在某些情况下，检测针对特殊细菌抗原的抗体的存在是有助于诊断的。例如，抗磷壁酸和抗细胞胞壁酸的抗体存在于严重葡萄球菌的感染。

七、超声心动图

二维超声心动图已成为疑诊感染性心内膜炎患者的主要诊断方法，有报道其在儿童的敏感性大于 80%[21]。超声心动图的敏感性和特异性都不是 100%。因此，超声心动图阴性并不能排除心内膜炎。总的来说，经胸超声心动图对心脏解剖正常的儿童、孤立的瓣膜异常或室间隔缺损儿童的帮助大于患复杂性先天性心脏病的儿童[8]。在最终需要手术的患者，超声心动图检查经常具有决定性意义。

虽然来自成人的数据显示 TEE 在诊断赘生物方面优于经胸超声心动图[22]，但在儿童尚未获得类似的信息。然而，与较大年龄的患者一样，在儿童中，TEE 在诊断瓣膜旁漏和诸如在心内膜炎时人工瓣膜裂开等并发症时更有优势[23]。同时，TEE 也可用于评价左心室流出道感染性心内膜炎并发症的发生进展，而且，特别有助于那些经过多次手术的复杂先天性心脏病儿童或受到经胸超声心动图超声窗限制的其他患者，例如慢性肺疾病或先天胸壁畸形的儿童。

对最初诊断为感染性心内膜炎的患者，超声心动图作为之后的系列评价的一部分尤为重要。选择超声心动图的发现可以显示并发症发生进展的可能性，例如是否需要手术干预（表 62-4）[24]。通过超声进行心血管的功能评估对于指导做出临床决定也是非常重要的。图 62-2 显示左、右心感染性心内膜炎二维超声心动图的示例。

八、诊断标准

具有典型临床表现的患者，包括菌血症（或真菌血症）、活动的瓣膜炎、周围栓塞和免疫性血管现象，诊断感染性心内膜炎可能很简单。但是许多患者，典型的周围症状很少或缺如，特别

1497

是新生儿、小婴儿、急性初起的感染性心内膜炎以及右心心内膜炎的患者。急性感染性心内膜炎可能进展太快，以致不会出现免疫性血管症状，而免疫性血管症状在亚急性感染性心内膜炎更为典型。

表 62-4　可能需要外科干预治疗的超声心动图特点

- 赘生物
  - 持续存在赘生物，伴全身栓塞表现
  - 二尖瓣前叶赘生物，尤其是直径＞10mm[a]
  - 抗菌治疗头 2 周出现 1 次或 1 次以上的栓塞事件[a]
  - 抗菌治疗后出现 2 次或 2 次以上的栓塞事件[a]
  - 抗菌治疗后 4 周，赘生物仍增大[a,b]
- 瓣膜功能障碍
  - 急性主动脉瓣或二尖瓣关闭不全，伴有心室功能衰竭的症状[b]
  - 对药物治疗无反应的心力衰竭[b]
  - 瓣膜穿孔或撕裂[b]
- 瓣膜周围扩散
  - 瓣膜破裂、撕裂或窦道形成[b]
  - 新出现的心脏阻滞[b]
  - 尽管给予恰当的抗菌药物治疗，但是仍形成大的脓肿或脓肿扩散[b]

a. 因为存在栓塞的风险，需要外科手术治疗；b. 因为心力衰竭或药物治疗失败，需要外科手术治疗（引自 Bayer AS, Bolger AF, Taubert KA, et al. Diagnosis and management of infective endocarditis and its complications. Circulation. 1998;98: 2936–2948.）

感染性心内膜炎临床表现的多样性要求诊断标准既能具有发现疾病的敏感性，又要具有排除其他疾病的特异性。结合临床、微生物、病理学和超声心动图的发现，发展起一种诊断策略（Duke 标准）[1]。这些标准将怀疑感染性心内膜炎的患者分为三类：经过临床或病理证实的"确诊"病例（手术或尸检证实感染性心内膜炎）、"疑似"病例（不满足确诊感染性心内膜炎的诊断标准）和"排除"病例（尸检或手术未发现感染性心内膜炎的病理证据；未经或仅短期抗生素治疗，临床症状迅速消失或确诊其他疾病）。在 20 世纪 90 年代中后期，这一标准在不同地域和包括儿童在内的不同临床人群中得到了验证[25,26]。Duke 标准在主要诊断标准和次要诊断标准已经做了几处修改[2]。这些被称为修订的 Duke 标准在诊断儿童感染性心内膜炎比最初的 Duke 标准显示出更高敏感性[27]。表 62-5 为修订的 Duke 标准。

九、抗微生物治疗

（一）基本原则

完全根除赘生物中的病原微生物通常需要抗生素治疗数周。在某些因素存在的情况下，需要延长疗程。在赘生物中，病原微生物埋藏于纤维

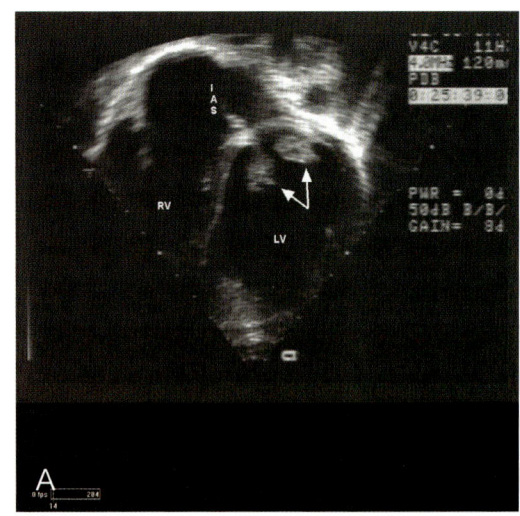
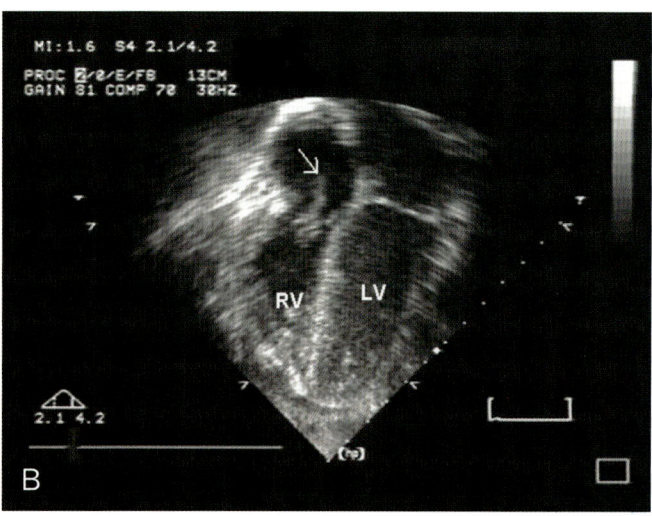

▲ 图 62-2　左、右心感染性心内膜炎二维超声心动图

A. 1 例青春期前的患者持续低热、体重减轻、精神萎靡，超声心动图显示二尖瓣的赘生物。血培养为 α 溶血性链球菌。既往有二尖瓣异常病史；B. 新生儿的右心心内膜炎，三尖瓣赘生物（箭）。血培养凝固酶阴性葡萄球菌

IAS. 房间隔；LV. 左心室；RV. 右心室

表 62-5 感染性心内膜炎相关定义（修订 Duke 标准）

确诊的感染性心内膜炎
1. 病理标准
   A. 通过对赘生物培养或组织学检查发现微生物，有栓子的赘生物，或由心内脓肿
   B. 病理损害：通过组织学检查确定赘生物或心内脓肿表现出活动性心内膜炎
2. 临床标准（见定义）
   A. 1 条主要标准
   B. 1 条主要标准和 3 条次要标准
   C. 5 条次要标准

可疑感染性心内膜炎
1. **1 条主要标准和 1 条次要标准**
2. **3 条次要标准**

排除感染性心内膜炎
1. 能确定其他诊断解释表现出的感染性心内膜炎相关症状
2. 应用抗生素治疗 ≤ 4 天，感染性心内膜炎综合征表现
3. 当抗生素治疗 ≤ 4 天，外科手术或活检时未发现感染性心内膜炎的病理学证据
4. 不能满足上述可疑感染性心内膜炎标准

满足修订诊断感染性心内膜炎的 Duke 标准中的定义
主要标准
1. 血培养阳性
   A. 来源于两份独立血标本培养出相同的常见于感染性心内膜炎的微生物
      i. 草绿色链球菌，牛链球菌，HACEK，金黄色葡萄球菌
      ii. 在无原发病灶时培养出社区获得性肠球菌
   B. 常见于感染性心内膜炎的微生物所致的持续血培养阳性定义
      i. 至少 2 份间隔 12h 采集的血标本培养呈阳性
      ii. 在所有 3 份或 ≥ 4 份血标本中的绝大部分培养呈阳性（第一份和最后一份标本采集间隔 ≥ 1h）
   C. 单份血培养培养出**贝纳特立克次体或抗 1 相 IgG 抗体滴度 > 1：800**
2. 心内膜受累的证据
   A. 超声心动图呈现感染性心内膜炎表现 [**对有人工瓣膜、按临床标准评级至少为"可疑感染性心内膜炎"或有感染性心内膜炎并发症者（如瓣膜旁脓肿）推荐行经食管超声心动图；其他患者经胸超声心动图作为首选**]，定义如下
      i. 在瓣膜或其支持结构上、在反流血流路径上或者在移植材料上有活动的心内肿物，不能用其他解剖结构解释
      ii. 脓肿
      iii. 人工瓣膜部分新的开裂
   B. 新出现瓣膜反流（恶化或者改变，或者原有杂音性质改变）

次要标准
1. 存在全身易感因素，心脏本身存在易发生感染性心内膜炎的情况，或注射毒品
2. 发热，体温 > 38℃
3. 血管现象、主要动脉发生栓塞、感染性肺梗死、霉菌性动脉瘤、颅内出血、结膜出血和 Janeway 损害
4. 免疫现象：肾小球肾炎，Osler 结节，Roth 斑和类风湿因子阳性
5. 微生物证据：血培养阳性，但是不符合上述主要标准[a]，或有感染性心内膜炎常见微生物活动性感染的血清学证据
6. **除外超声心动图次要标准**

a. 排除单次凝固酶阴性葡萄球菌和其他不能引起心内膜炎的微生物单次培养阳性的情况
字体加粗的部分为有修订的部分
（经许可，引自 Li JS, Sexton DJ, Mick N, et al. Proposed modifications to the Duke criteria for the diagnosis of infective endocarditis. *Clin Infect Dis*. 2000;30: 633–638.）
HACEK. 嗜血副流感杆菌、嗜泡沫嗜血杆菌、副嗜泡沫嗜血杆菌、流感嗜血杆菌、放线共生放线杆菌、心脏杆菌属、埃肯菌属、志贺菌属

素-血小板基质中，并且以很高的浓度存在。另外，其表现出相对低的代谢率和分裂能力，这导致对β内酰胺类抗生素或其他针对细胞壁的抗生素敏感性降低。

在可能的情况下，应该选择杀菌性抗生素，而非抑菌性抗生素，减少治疗失败或反复的可能性。为获得高水平血药浓度，不推荐口服给药。在婴儿和儿童，因为肌肉体量小，静脉应用抗生素优于肌肉注射。在大龄儿童和成人使用肝素锁定装置或静脉置管用于静脉给药，这有助于患者行走和活动。在一些选定的患者，可以考虑院外（居家）治疗，这些患者在院期间开始治疗，确认其血流动力学稳定、无发热、血培养阴性，并且无发生并发症的高危因素。患者和父母对治疗计划高依从性是重要的，主要通过家庭医生经常监测患者。并且易于就诊医院由有经验的医生评价并发症的发展。当联合使用抗生素时，应该通过实验室检测协同杀菌活性，如联合应用青霉素G和庆大霉素针对肠球菌或α溶血性链球菌。

治疗过程中尽早发现菌血症消失，作为评价抗生素方案达到疗程的一种方法。当所使用的抗生素（如氨基糖苷类抗生素）有潜在毒性时，应监测抗生素血清峰浓度和谷浓度。应确保药物浓度在有效范围内，而未达到中毒浓度。临床医师仍旧应该警惕中毒症状，即使血清药物水平保持在通常可接受范围内。所有心内膜炎患者需要密切随访。在停止治疗后6~8周内随机进行血培养是很重要的，因为这段时间是最容易复发的。

心血管外科手术在治疗心内膜炎的作用是由感染部位和临床病程所决定的，尤其由患者的血流动力学状态所决定的。外科手术干预的决定必须个体化。外科手术的适应证通常包括严重或复发的栓塞事件、持续感染、进行性心力衰竭[24,28]，尤其主动脉瓣或二尖瓣受累时需要手术干预。进行性瓣膜损害，并导致心力衰竭时，单独应用内科治疗是危险的。基于血流动力学恶化所做的手术决定不应该仅因为未完成抗生素疗程而被拖延。在2014年，来自于2014 AHA/ACC指南关于管理瓣膜性心脏病患者的一个重要推荐是，鼓励多学科团队参与，包括心内科医师、心胸外科医师和感染科医师，由其决定外科干预时机[29]。

AHA制订了针对儿科患者抗生素治疗感染性心内膜炎的一系列详细推荐内容[6]。根据这些推荐的修订内容见表62-6和表62-7。

（二）链球菌心内膜炎

表62-6含有由于链球菌所致的心内膜炎的推荐治疗方案。在对青霉素高度敏感的链球菌中，青霉素最低抑菌浓度（minimal inhibitory concentration，MIC）≤0.1μg/ml。导致感染的链球菌绝大部分属于草绿色链球菌（α溶血性链球菌），其他的包括牛链球菌（一种非肠球菌类青霉素敏感的D族链球菌）或β溶血性链球菌。对无青霉素过敏的患者，静脉内应用水溶性晶体青霉素G治疗4周，有很高的治愈率。这个方案对于肾功能损害的患者或有发生氨基糖苷类药物毒性风险的人群优先选择。当青霉素由于供应不足而不能获得时，氨苄西林是另一种选择，静脉内或肌肉内应用头孢曲松钠4周也是一种可以接受的方案，现今更多用于院外治疗的患者。如果单用青霉素治疗2周，高复发率往往难以接受。

在成人患者中，应用青霉素或头孢曲松2周同时联合氨基糖苷类药物的治疗方案越来越被广泛使用，有很高的治愈率[13]。然而，这个2周方案在儿童中是有局限的，因此不作为常规推荐[6]。

如果青霉素MIC>0.1μg/ml而≤0.5μg/ml时，草绿色链球菌和牛链球菌的相关菌株被认为是相对耐药菌株。感染这些菌株的儿童，心内膜炎偶尔会复发。这些患者最佳治疗是4周青霉素或头孢曲松联合庆大霉素2周。

由青霉素MIC>0.5μg/ml链球菌所致感染性心内膜炎的患者应该给予氨苄西林或水溶性晶体青霉素G联合庆大霉素4~6周。这个方案也可以用于治疗软弱贫养菌、颗粒链菌属（既往称之为营养变异链球菌）和杰米拉菌属。也经常用于由对青霉素、庆大霉素和万古霉素敏感的肠球菌心内膜炎。在儿科患者中肠球菌不是一种常见的引起心内膜炎的因素。

表 62-6　链球菌所致原生瓣膜的心内膜炎的治疗

青霉素高度敏感的草绿色链球菌和牛链球菌菌株（MIC ≤ 0.1μ/ml）

药物	剂量[a,b]	用法	疗程（周）
水溶性晶体青霉素 G 钠	20 万～30 万 U/（kg·24h）	每 4 小时 1 次静脉用，＞1200 万～2400 万 U/d	4 周
或者			
头孢曲松钠	100mg/（kg·d），每 12 小时 1 次；或者 80mg/（kg·d），1 天 1 次	每 12 小时 1 次静脉用	4 周

对青霉素相对耐药的草绿色链球菌和牛链球菌菌株（MIC ＞ 0.1～＞ 0.5μ/ml）

药物	剂量[a,b]	用法	疗程（周）
水溶性晶体青霉素 G 钠	20 万～30 万 U/（kg·24h）	每 4 小时 1 次静脉用，＞1200 万～2400 万 U/d	4 周
或者			
氨苄西林	200～300mg/（kg·d）	每 4～6 小时 1 次静脉用，＞12g/d	4 周
或者			
头孢曲松钠	100mg/（kg·d），每 12 小时 1 次；或者 80mg/（kg·d），1 天 1 次（＞4g/d）	静脉用	4 周
加用			
硫酸庆大霉素[c]	3～6mg/（kg·d）	每 8 小时 1 次静脉用	2 周

MIC ＞ 0.5μ/ml 的链球菌和由对青霉素、庆大霉素和万古霉素敏感菌株所致的肠球菌心内膜炎

药物	剂量[a,b]	用法	疗程（周）
青霉素 G	20 万～30 万 U/（kg·24h），＞1200 万～2400 万 U/d	每 4～6 小时 1 次静脉用	4～6 周
或			
氨苄西林钠	300mg/（kg·d）	每 4～6 小时 1 次静脉用，	4～6 周
加用			
硫酸庆大霉素[c]	3mg/（kg·d）	每 8 小时 1 次静脉用或肌注	2 周（肠球菌 4～6 周）
或（针对肠球菌）			
盐酸万古霉素[d]	40mg/（kg·d），＞2g/d	分成 2～3 次静脉用	6 周
加用			
硫酸庆大霉素[c]	3mg/（kg·d）	每 8 小时 1 次静脉用或肌注	6 周

a. 所推荐剂量是针对肝肾功能正常患者。未包括针对新生儿和婴儿剂量。在新生儿和婴儿发生相关感染时应请临床药理医生、感染科专科医生和新生儿专科医生医生会诊；b. 儿童剂量不应该超出正常成人剂量；c. 如果无青霉素，则使用氨苄西林。庆大霉素的剂量应该根据应用 3 次后，血清峰浓度 3～4Lg/ml，谷浓度 1Lg/ml 调节。肌酐清除率＜50ml/min 的患者应该请感染科专科医生会诊。在应用庆大霉素的患者中注意其他潜在肾毒性药物的应用；d. 万古霉素仅用于不能耐受青霉素、氨苄西林或头孢曲松的患者。剂量应该根据峰浓度（完全输注完毕后 1h）30～45g/ml，谷浓度 10～15g/ml 去调节。万古霉素输注时间不少于 1h，以减少发生由组胺释放导致的"红人综合征"

MIC. 最低抑菌浓度

表 62-7 在不存在人工材料时葡萄球菌所致心内膜炎的治疗

药 物	剂量[a]	用 法	疗程（周）
青霉素高度敏感的菌株（MIC ≤ 1μg/ml）（很少）			
萘夫西林或苯唑西林[b]	200mg/（kg·24h）	每 4~6 小时 1 次静脉用	6 周
和			
可选择加用硫酸庆大霉素[c]	3mg/（kg·d）	每 8 小时 1 次静脉用或肌注	3~5 天
青霉素过敏（非急性严重类型）者			
头孢唑林	100mg/（kg·24h）	每 8 小时 1 次静脉用	6 周
和			
可选择加用硫酸庆大霉素	3mg/（kg·d）	每 8 小时 1 次静脉用或肌注	3~5 天
苯唑西林耐药菌株			
万古霉素[d]	40 mg/（kg·d）	每 8~12 小时 1 次静脉用	6 周
万古霉素耐药菌株或对万古霉素不耐受			
达托霉素	6 mg/(kg·d)[6 岁以下，10mg/(kg·d)]	静脉用	不定，根据相关会诊意见

a. 所推荐剂量是针对肾功能正常患者。儿童剂量不应该超过正常成人剂量；b. 如果菌株对青霉素敏感（最小抑菌浓度 ≤ 0.1mg/ml）并未产生 β 内酰胺酶，可以使用青霉素 G 30 万 U/（kg·d），分成 4~6 次静脉应用，替代萘夫西林或苯唑西林；c. 庆大霉素与万古霉素、萘夫西林或苯唑西林应用间隔时间应该短；d. 与万古霉素特殊剂量调整或其他相关问题，见表 62-6 的表注

对青霉素（或氨苄西林）过敏的患者经常能通过脱敏疗法应用这些药物治疗。对不能耐受 β 内酰胺类药物的儿童，一种有效的方案是静脉用万古霉素。对于大多数耐药链球菌（青霉素 MIC 大于 0.5mg/ml），推荐应用万古霉素 6 周（可以联合庆大霉素）。接受这些方案的患者应该密切监测肾毒性和耳毒性。

由肺炎链球菌、化脓性链球菌和 B、C、G 族链球菌引起的感染性心内膜炎相对少见。很少有相关的大样本病例报道评价治疗方案对由这些病原菌引起的感染性心内膜炎在各年龄组中的效果。最近 AHA 推荐更详细地综述了这方面的相关问题[6]。

（三）葡萄球菌心内膜炎

表 62-7 含有由于葡萄球菌所致的心内膜炎的推荐治疗方案。葡萄球菌现今是引起儿童感染性心内膜炎的常见原因。葡萄球菌包括凝固酶阳性葡萄球菌（金黄色葡萄球菌）和凝固酶阴性葡萄球菌（表皮葡萄球菌和其他菌属）。因为产生 β 内酰胺酶，所以仅有少量的金黄色葡萄球菌对青霉素敏感。除了少量的对青霉素敏感菌株外，抗生素治疗必须包括耐青霉素酶的青霉素类药物（如萘夫西林或苯唑西林），静脉用药 6 周。在治疗前 3~5 天，可选择加用庆大霉素。然而，庆大霉素的临床优势既往未明确，而且具有潜在药物毒性，因此应谨慎使用。在对非表现出速发型超敏反应的青霉素过敏患儿，可以使用头孢唑林替代萘夫西林或苯唑西林。

在医院和社区机构，苯唑西林、甲氧西林或萘夫西林耐药（ORSA、MRSA、NRSA）率逐年增加。另外，临床分离出对万古霉素高度耐药的金黄色葡萄球菌使治疗因之所致的心内膜炎更为复杂[31]。环形脂肽类抗生素多帕托霉素已经被允许用于金黄色葡萄球菌菌血症及右心感染性心内膜炎。在儿童中用于治疗心内膜炎的数据仍然有限。读者可参考美国感染性疾病协会的指南获得更多信息[32]。

在无使用毒品的情况下，金黄色葡萄球菌心内膜炎主要累及左心，死亡率高达 25%～40%。注射吸毒者的金黄色葡萄球菌心内膜炎经常累及三尖瓣，其右心金黄色葡萄球菌心内膜炎治愈率很高（>85%），可能相对短的治疗疗程治愈[29]。

利福平对绝大多数金黄色葡萄球菌菌株有效，但是当单独使用利福平时，短时间内出现耐药。不推荐常规使用利福平治疗原生瓣膜的金黄色葡萄球菌心内膜炎。

一些凝固酶阴性葡萄球菌和金黄色葡萄球菌菌株对青霉素 G 和耐青霉素酶青霉素类药物耐药。虽然体外评价可能建议头孢菌素是有效的，事实上这些病原体对头孢菌素耐药。不应该在治疗中使用这些药物。耐苯唑西林的葡萄球菌应该使用万古霉素治疗。在青霉素过敏而又不能脱敏治疗的患者，可以选择静脉用万古霉素 6 周。

（四）革兰阴性细菌心内膜炎

最常引起儿童感染性心内膜炎的革兰阴性细菌是 HACEK。HACEK 包括嗜血杆菌属 [包括嗜沫嗜血杆菌（现在称为嗜沫凝聚杆菌）和嗜沫付嗜血杆菌]、凝聚杆菌属（先前称为放线杆菌）、共生放线菌、人心源杆菌、艾肯菌属及金氏菌。这些微生物在标准血培养基中生长缓慢，需要延长培养时间。在 HACEK 心内膜炎患者中，仅少部分血培养显示细菌生长。在怀疑感染性心内膜炎的所有患者，如果血培养初期阴性，应该要求微生物实验室保留血培养至少 2 周。在 HACEK 引起的菌血症时，如果未发现明确的感染病灶时，即使不存在典型的相关临床表现，也高度提示心内膜炎。

这些病原体感染时应给予 4 周头孢曲松、头孢噻肟或氨苄西林 / 舒巴坦。在成人，如果不能耐受头孢菌素或氨苄西林者推荐应用环丙沙星。小于 18 岁的患者不广泛推荐使用氟喹诺酮类药物，如果考虑使用这类药物，应该请感染科医师会诊。

需氧肠道细菌，如大肠埃希菌、绿脓假单胞菌或黏质沙雷菌，很少导致感染性心内膜炎。偶尔见于心脏病术后患者、免疫抑制患者或新生儿患者发生上述细菌导致的感染性心内膜炎，但许多这样的患者是注射吸毒者。治疗必须个体化，根据体外药敏实验结果选择药物。绝大多数临床实践中使用广谱青霉素类或广谱头孢菌素类药物，如头孢噻肟或头孢他啶联合一种氨基糖苷类抗生素，如庆大霉素或阿米卡星，推荐至少治疗 6 周。经常需要心脏外科手术联合长程抗生素治疗[13,33]。

（五）真菌性心内膜炎

真菌性心内膜炎是一种相对较新的综合征，经常是随着内外科进步出现的并发症之一。据报道，近些年来在儿童中的发生率有明显增加的趋势[14]。因其高发病率和死亡率，真菌性心内膜炎的预后不良。真菌性心内膜炎经常发生于免疫功能低下的患者（包括早产儿）、注射吸毒者、长期应用广谱抗生素的患者及有心脏装置的患者，如人工心脏瓣膜或中心静脉置管等。约 2/3 的病例是由念珠菌属所致[34]。虽然积极地内外科联合治疗，但是真菌性心内膜炎的死亡率仍居高不下。真菌相关的心内膜炎患者的存活率低于 20%。单独应用抗真菌药物治疗真菌性心内膜炎几乎难以成功，尤其在较大年龄的患者。两性霉素 B 伴或不伴氟胞嘧啶是最常推荐使用的药物[6]。通常需要通过外科手术切除感染组织，置换感染的瓣膜，同时应用抗真菌药物。如果患者血流动力学许可，外科手术通常在抗真菌内科治疗 1～2 周后进行。但是如果有栓塞的证据，应早些外科干预。抗真菌治疗通常 6 周。口服唑类药物用于长期维持治疗，甚至需要终生服药。如需获取更细致的治疗选择，读者可以参阅参考文献[34]。

（六）培养阴性的心内膜炎

在许多心内膜炎的病例中，血培养呈现阴性。培养病原微生物的失败可能是微生物技术的缺陷所致，也可能与感染了对培养环境要求极其苛刻的细菌或非细菌类病原体感染有关。血培养前应用了抗微生物制剂也明显降低血培养阳性率，这是在美国最常见的原因。血培养前应用抗生素降低治愈率35%～40%[13]。结合微生物对抗微生物制剂的敏感性和既往应用抗微生物治疗的疗程和特点，决定了血培养保持阴性的时长。在部分应用过抗生素开始血培养阴性的患者中，在停用抗生素后一段时间后仍然可能出现血培养阳性。接受长疗程大剂量杀菌性抗生素的患者的血培养阴性可能持续数周。培养阴性心内膜炎患者最恰当的药物治疗的选择是困难的。AHA 指南讨论了培养阴性感染性心内膜炎时不同治疗推荐[6]，当经验性选择治疗方案时，应进行感染性疾病会诊。

（七）人工瓣膜心内膜炎

人工心脏瓣膜感染的患者抗生素治疗必须针对特殊病原体选择恰当的药物。治疗疗程通常 6 周以上。有对青霉素高度敏感的链球菌（MIC ≤ 0.1μg/ml）所致的人工瓣膜感染应选择青霉素、氨苄西林或头孢曲松 6 周，见表 62-6 中原生瓣膜项，但是加用庆大霉素 2 周。由相对或高度耐药链球菌或肠球菌所致的感染，庆大霉素与青霉素或头孢曲松联合治疗 6 周。对不能脱敏治疗的青霉素过敏患者，万古霉素推荐使用。

存在外来物体（如人工瓣膜或移植物）的金黄色葡萄球菌心内膜炎，应该使用萘夫西林或苯唑西林（对苯唑西林敏感的菌株）加青霉素和利福平或万古霉素（耐甲氧西林菌株）的治疗方案。2 周后停用氨基糖苷类抗生素，但是其他抗生素应用满 6 周。在这种情况下，经常需要心脏手术，因为瓣膜旁脓肿的形成和从人工材料根除感染很困难。

其他原因所致的人工瓣膜心内膜炎的治疗基于体外 MIC 和最小杀菌浓度（minimal bactericidal concentration，MBC）的结果，同时评价体内抗生素的协同作用。AHA 总结了与多种可能性相关的不同方案[6]。

在成人，临床实践中强调发生人工瓣膜心内膜炎后早期外科替换受感染的瓣膜，可能减少与这种感染相关联的极高死亡率。外科手术去除和替换感染瓣膜的实际选择强调个体化。一些专业人士推荐绝大多数或所有的金葡菌感染或移植后人工瓣膜发生感染的患者应该进行瓣膜置换。手术干预的并发症包括明显的瓣膜梗阻、继发于瓣膜关闭不全或开裂出现进行性心力衰竭、真菌性心内膜炎、经恰当的抗生素治疗 10～14 天后血培养仍阳性、完成恰当的疗程后血培养转阳、反复出现明显栓子。不确定的外科手术适应证包括单一出现的大栓子、超声心动图显示大型赘生物、感染扩散形成环状脓肿或心肌脓肿。

感染性心内膜炎治疗过程中抗凝治疗尚有争议。鉴于这些患者有发生脑出血的风险，尤其是左心损害者，既往 AHA 建议指出治疗原生瓣膜感染性心内膜炎是抗凝治疗的相对禁忌证。与之相反，绝大多数权威机构认可在人工瓣膜心内膜炎时，或已经因为其他原因应用抗凝治疗的感染性心内膜炎患者继续抗凝治疗是恰当的。在 2005 年由心脏病学专家和感染科专家发表的一项大规模调查中，这个观念作为首选方法被确认[35]。

十、预防

因为感染性心内膜炎相关的高发病率和死亡率，所以期待任何能阻止感染性心内膜炎发生的评估。经常通过修复固有的心脏畸形或减少菌血症的可能性以阻止心内膜炎的发生。虽然自 20 世纪 50 年代中期，AHA 颁布针对牙科和外科手术前抗生素使用推荐方案以预防感染性心内膜炎发生[36]，但是尚无关于在存在固有结构性心脏病患者中是否预防性使用抗生素能在诱发菌血症的操作过程中阻止感染性心内膜炎的发生的前瞻性研究。另外，绝大多数感染性心内膜炎的发生不能归因于以前的侵入性操作，而更多的可能是日常的活动（咀嚼、刷牙等）。在过去的几年，包括 AHA 在 2007 年[36]、英国国家健康与临床规范研究所（NICE）在 2008 年[37]在内一些组织，再次评价了基于抗生素预防性应用的推荐建议的相关证据。这些组织或者明显限制应该常规预防使用抗生素的人群（AHA），或者完全停止常规预防（NICE）。他们认识到独特的群体存在增加发生感染性心内膜炎的风险，包括未治疗的青紫型先天性心脏病、使用人工瓣膜或其他人工材料和（或）

既往感染性心内膜炎的病史者。

总之，最新AHA指南限制了对有"与感染性心内膜炎不良预后高度风险相关联的心脏问题"者的预防性推荐（表62-8）。

表62-8 推荐通过牙科手术预防与心内膜炎不良预后高度风险相关联的心脏问题[a]

- 人工瓣膜
- 既往感染性心内膜炎
- 包括姑息性分流在内的未矫正的青紫型先天性心脏病
- 用人工瓣膜或装置完全修复的先天性心脏病，无论通过外科手术还是导管介入术，术后6个月以内[b]
- 修复的先天性心脏病在人工补片或人工装置部位及其附近有残留缺损
- 发生心脏瓣膜病的心脏移植受体

a. 除表中情况，抗生素预防不再在任何其他类型先天性心脏病中推荐应用；b.因为人造材料内皮化在术后6个月内完成，所以预防限制在6个月内

对有上述人群，预防被局限在涉及牙髓、根尖区或口腔黏膜穿孔的牙科手术过程中。像通过非感染组织的常规麻醉注射、牙齿摄片、置入可移除的口腔修复或正畸装置、调整正畸装置、放置正畸托槽、乳牙脱落和唇部及口腔黏膜因创伤出血等情况不适用预防。对于绝大多数涉及上下呼吸道、上下消化道或泌尿生殖道的操作过程，常规推荐预防。青紫型先天性心脏病患者进行文身或人体穿孔应该被劝阻，并且如果进行也应该在无菌情况下操作，但是并不推荐预防性应用抗生素以阻止感染性心内膜炎的发生。

所推荐的预防方案见表62-9，其来自于AHA[36]。应该在操作前30～60min给予单一剂量的抗生素。在儿童，当对青霉素不过敏时，阿莫西林作为口服预防用药的选择。如果患者已经在服用一种抗生素，将要进行某些操作，有应用抗生素预防感染性心内膜炎发生的指征时，应该选择其他种类的抗生素作为预防，而非将原来抗生素增加剂量。

如果有表62-8所提及的相关患者进行呼吸道操作以治疗已存在的感染时，所选择的抗生素治疗方案应含有能覆盖引起感染性心内膜炎病原体的药物。与之类似，如果一个患者进行胃肠道或泌尿生殖道操作，而相关部位已存在感染时，或者接受抗微生物治疗与胃肠或泌尿生殖道操作相关的组织伤口感染或败血症时，患者应该接受包括能有效治疗肠球菌的抗生素治疗方案。

当进行了外科或其他补偿性处置后，获得性心内膜炎的危险性可能发生变化。这种危险性可能降低（如成功关闭房间隔缺损或室间隔缺损）、

表62-9 牙科、口腔或呼吸道手术时预防方案

	药物	方案（术前30～60min用药1次）
标准口服预防	阿莫西林	50mg/kg 口服（最大2g）
不能口服用药	阿莫西林 或 头孢唑林或头孢曲松	50mg/kg 肌注或静脉（最大2g） 50mg/kg 肌注或静脉（最大1g）
青霉素过敏-口服方案	克林霉素 或 头孢氨苄[a] 或 阿奇霉素或克拉红霉素	20mg/kg 口服（最大600mg） 50mg/kg 口服（最大2g） 15mg/kg 口服（最大500mg）
青霉素过敏且不能口服	克林霉素 或 头孢唑林[a]	20mg/kg 静脉（最大600mg） 50mg/kg 肌注或静脉（最大1g）

a. 头孢菌素不应该用于对青霉素发生速发型超敏反应（荨麻疹、血管性水肿或过敏反应）者

无改变（如姑息性的分流／通道建立）或增高（如用人工瓣膜替代原生瓣膜）。患者／父母应该记住当一名儿童患者经历了不同的治疗，他对抗生素预防的需求可能发生改变。

2007年AHA推荐也提出即使无牙齿或口腔的操作，不良牙齿卫生和牙周或牙尖部感染就可以产生菌血症，指南强调保持良好的口腔健康的重要性，因为这是阻止易感个体发生心内膜炎的重要措施。临床医生也应该在这方面积极教育患者／父母，并经常在这方面提醒他们。

自从AHA和NICE指南限制预防使用抗生素被付诸实施以来，已经有发表了关于感染性心内膜炎发生率后续改变的研究，尤其是草绿色链球菌所致的感染性心内膜炎。绝大多数研究显示自从指南改变后，感染性心内膜炎的发生率未发生变化[5,38-40]。然而，一项发表于2014年来自于英国的研究[41]显示，感染性心内膜炎发生率自从2008年NICE指南颁布后逐年升高，但作者承认他们的数据尚不能建立起合理的相关性，因此需要通过对照临床研究确定。

第 63 章
儿童心肌缺血
Myocardial Ischemia in the Pediatric Population

Ali N. Zaidi　Curt J. Daniels　著
薄　涛　里　健　译

一、概述

先天性心脏病的患者由于诊断、医疗管理、外科修补和术后治疗可以存活到成年[1,2]。现今临床工作中遇到越来越多的先天性心脏病患者，因此对于这类人群，要及时、正确地开始处理曾经受到忽视的心肌缺血的问题。尽管胸痛在儿科心脏专科门诊中很常见，但是很少把心肌缺血作为胸痛的病因而关注。导致心肌缺血的病因很复杂，但是绝大部分患者很少诊断心肌缺血。任何有胸痛的患者都必须考虑到心肌缺血的可能，或者导致心肌缺血的已知诊断也就是儿童的川崎病。

忽视心肌缺血诊断的后果可能是灾难性的。不幸的是，许多患者直到发生心肌损伤或梗死时才发现存在心肌缺血。这些患者常常进行快速评估最终获得治疗。本章将重点关注在发生心肌损伤或梗死之前或发生中存在胸痛综合征的患者。详细的病史、临床检查、适当的诊断性检测会产生正确的诊断，并能提供与心肌缺血相关的鉴别诊断。基于本章的目的，本章节不涉及冠状动脉粥样硬化相关内容，该内容见第 71 章。

二、定义

心肌缺血是心肌氧供给和需求之间的不平衡造成的。如果不处理，心肌缺血将导致心绞痛、心力衰竭、心肌休眠，最严重时发生急性冠状动脉综合征，如心肌梗死等。心肌缺血是由多种机制造成的，包括存在严重固定狭窄时心肌需氧增加，由于局部血管活性物质释放引起的冠状动脉收缩，暂时性血栓形成。在不稳定冠状动脉综合征患者中，心肌缺血的决定因素可能不同，因为其基础病理因素通常是斑块破裂，伴不同程度冠状动脉内血栓的形成[1,3,4]。

正常情况下，富含氧的血液在心肌中不间断地流动，对于心肌的正常功能至关重要。在收缩期，这一流动可终止，甚至逆转流向心外膜血管。为满足每层心肌代谢的需求，血液必须从心肌内低压区向高压区流动。心肌血流的调节方式必须适应能为高需求区域迅速增加其血供。心肌从流经它的血液中摄取 60%~75% 的氧气。由于这种高比例的摄氧，流经冠状窦的血液氧张力较低，一般在 25~35mmHg。这种低水平的氧张力要求任何对氧需求的增加都要通过增加血流来满足，而不是通过增加摄氧[5,6]。

心肌缺血有两种主要机制：①心肌供氧减少；②心肌耗氧增加。前者发生在冠状动脉血流减少或者尽管有正常的冠状动脉血流，但是血中氧含量降低时。冠状动脉血流减少可能是由于冠状动脉先天畸形、获得性冠状动脉疾病、心脏手术后，尤其是冠状动脉再植术后。引起冠状动脉血氧含量降低的疾病包括发绀型先天性心脏病、严重贫血和血红蛋白病等[4,7]。

在需求侧，正常情况或稳定状态下心脏供血充足，但是心肌需氧增加时，例如锻炼，将因不能满足相应的需要，而导致心肌缺血的发生。尽管这种缺血机制会导致急性冠状动脉综合征，但更为常见的是在需求增加时患者出现持续性胸痛。

这种机制也发生在肥厚性心肌病或剧烈运动时[8]。

因此，在患有先天性心脏病的儿童和成人，胸痛常常来自良性病因，但在极少数情况下可能预示着灾难的迫近。

三、病史

对于存在胸痛的患者，详细的病史可提供有关心肌缺血鉴别诊断的最重要信息。心肌缺血引起的胸痛具有的典型发作时间特点，需要深入研究。当胸痛与下列情况相关时，胸痛更可能由心肌缺血引起：①体力劳动比休息时更易发作；②呼吸困难；③出汗；④晕厥。这些症状并伴有以下特点：①胸骨下压榨感或烧灼感而不是疼痛；②放射到颈部或手臂的压榨感；③相似的活动可诱发相同的胸痛表现；④持续2～10min，非数小时。

其他重要的病史包括疼痛如何缓解。如果患者能够继续奔跑、玩耍，而且尽管继续活动这种疼痛消失，心肌缺血的可能性不大。高血压、糖尿病、吸烟、高脂血症是冠状动脉粥样硬化的重要危险因素，在排除该病后，除川崎病外，既往史可能无助于评价其他病因。对诊断川崎病的患者，应该广泛地从既往病历记录中获取治疗经过、超声结果及随访资料。既往因发热性疾病可能被误诊为川崎病的患者，也应该被筛选出来。应注意发现马方综合征、其他主动脉疾病和肥厚性心肌病的家族史。

对于有典型胸痛或缺血表现的患者，既往的冠状动脉操作或再植手术史是重要的病史。关于如何进行冠状动脉再植或操作的外科手术记录可能对患者当前的护理及将来相关检查的选择都是重要的。

四、鉴别诊断

除粥样硬化所致的冠状动脉病和心肌缺血外，引起心肌缺血的病因很少，而且绝大部分难以诊断，需要高度警惕，为此常常涉及进一步影像学检查。绝大多数诊断都包含在本书的其他部分，并且在相关章节中有详述。这组诊断分为直接与冠状动脉有关的疾病和导致心肌缺血的心肌疾病。

（一）与冠状动脉相关的疾病

1. 异常冠状动脉。
（1）左主冠状动脉起源于肺动脉。
（2）左主冠状动脉起源于右冠状窦。
（3）右冠状动脉起源于左冠状窦。
2. 冠状动脉瘘。
3. 冠状动脉痉挛。
4. 血栓栓塞或栓塞性冠状动脉病。
5. 川崎病。
6. 冠状动脉夹层。
7. 冠状动脉口病变 s/p 再植术。
（1）完全型大动脉转位大动脉调转术。
（2）主动脉根部置换术。
（3）Ross 手术。
8. 心肌内搭桥术。

（二）与心肌有关的（供/求不匹配）

1. 肥厚型心肌病。
2. 严重的主动脉瓣狭窄。
3. 扩张型心肌病。
4. 面对冠状动脉血流受限的心动过速。

（三）其他

严重的缺氧或发绀：许多先天性心脏病往往存在其他异常，以至于这样的儿童即使在无并发症的分娩后，并且血流动力学平稳时，也容易发生心肌缺血。这包括先天性冠状动脉异常和肥厚性心肌病。其他引起心肌缺血的疾病可能在生命早期发生充血性心力衰竭、心源性休克或严重的低氧血症。所有这些疾病能损害冠状动脉循环，导致心肌缺血。

五、先天性冠状动脉异常

所有流向心肌的血流均来源于两条主要的冠状动脉，它们起源于左右主动脉窦，又称 Valsalva 窦。69% 的人群中，右冠状动脉占优势。尽管存在冠状动脉解剖的正常变异，但是本章不对其做详细讨论，本章只关注有临床意义的异常。最常见的异常是冠状动脉左旋支起源于右冠状动脉主干，它占所有常见的冠状动脉异常的 1/3，但这种异常临床意义不大。而虽然左冠状动脉起源于右主动脉窦少见，但有更重要的临床意义。它与儿童剧烈运动期间或剧烈运动刚结束时的猝死有关[9]。

在常见的冠状动脉异常中，单一冠状动脉占 5%～20%。约 40% 的病例合并其他心脏畸形，包括完全型大动脉转位、法洛四联症、矫正型大动脉转位、左心室双入口、右心室双出口、永存动脉干、冠状动脉瘘、两叶主动脉瓣[9]。只有少量报道早产儿死亡与这种畸形有关。当冠状动脉（左侧或右侧）起源于不恰当的主动脉窦时，运动期间心肌耗氧的增加导致缺氧和死亡。运动相应地引起收缩压升高、主动脉根扩张。如果异常动脉部分走行在主动脉壁内（壁内部分）或邻近主动脉壁走行，异常动脉可以被拉伸、挤压或两者兼而有之，导致冠状动脉供血不足。

其他罕见的冠状动脉异常包括冠状动脉闭锁、冠状口狭窄或闭锁、所有的冠状动脉起源于肺动脉、左冠状动脉前降支起源于肺动脉、冠状动脉左旋支来源于肺动脉或其分支、右冠状动脉来源于肺动脉、心肌桥等。

六、左冠状动脉异常起源于肺动脉

在这种畸形中，左冠状动脉来源于肺动脉。因此，生后是由含氧量低的血供应左心室。因此左心室缺氧，促进侧支循环的建立。左心室血管扩张，减少血管阻力，增加血流量，但是这并不总是足以阻止心肌缺血导致的左心室功能损害，尤其在肺血管阻力生理性下降并存时。这会导致充血性心力衰竭，并且由于二尖瓣反流而恶化。随着时间的推移，左右冠状动脉之间的侧支循环扩大，直到侧枝血流在左冠状动脉中反流，并最终流入肺动脉。通常左向右的分流并不明显。这种异常往往是孤立存在的，但也可以合并动脉导管未闭、室间隔缺损法洛四联症或主动脉缩窄[7,9]。

七、法洛四联症

在该病中，总是存在右心室肥厚，这将消耗大量的氧以克服流出道的梗阻来保证肺血流。面对严重的发绀和血流动力学损害，将不可能满足右心室对氧的高需求，继而导致心肌缺血[7]。

八、其他心脏缺陷

在伴左向右分流的大型动脉导管未闭、严重主动脉瓣反流或 HLHS 的儿童中，发生心肌缺血的风险很高，尤其在严重的低氧血症或低血压的时候。伴明显左向右分流的大型动脉导管未闭能够使主动脉舒张压降低，由于左心室舒张末期压力的增加导致前负荷增加，这将明显地减少冠状动脉血流。严重的主动脉瓣反流伴随舒张末压力的增加，可以导致同样的有害后果。在 HLHS 的患者中，升主动脉接受来自经开放的动脉导管右向左分流来的低氧合血液。因此，这些患者对低血压、严重低氧血症、肺循环与体循环血流失衡、动脉导管开放尤其敏感[7]。

在矫正型大动脉转位的患者，右心室由于支持体循环而逐渐扩大肥厚。一旦出现心室扩大肥厚，经正常的右冠状动脉供给的血液不能满足供应体循环的右心室增长的代谢需求，进而加重右心室功能不全[5,10]。后者对左心室灌注也产生不良影响，最终导致左心室功能不全[5,11]。心肌肥厚可以在许多其他的情况下发生，尤其存在主动脉缩窄和慢性高血压时更易发生[7]。

九、检查

考虑存在心肌缺血的患者，他们的心血管检查可能完全正常。在特定的疾病状态下重要的心血管发现包括以下方面。

1. 动力型收缩期喷射性杂音与 HOCM 相一致。非 HOCM 的患者可能不伴有左心室流出道杂音，但同样存在缺血的风险。

2. 左或右胸骨下缘连续性杂音与冠状动脉瘘或起源于肺动脉的左冠状动脉起源异常相一致。

3. 扩张型心肌病和心力衰竭的患者可以有颈静脉压升高的症状、第三或第四心音、二尖瓣反流全收缩期杂音、周围性水肿和肝大。

4. 在血流动力学上有意义的主动脉缩窄产生

的粗糙的收缩期喷射性杂音。

十、心电图

ECG 仍然是评估心肌缺血的最重要诊断性试验。许多因素影响到 ECG 的解读：年龄、自主神经张力、心率、种族、性别、身体状态。站立、过度通气、进行 Valsalva 动作可能影响所有 ST 段，伴随 ST 段轻度下移，仅仅体位改变或 Valsalva 动作也可引起 T 波倒置。Pelliccia 等[12]描述 40% 奥林匹克运动员心脏结构正常而 ECG 异常。

ECG 用于评估心肌缺血时，应该在胸痛期间、可能发生胸痛时或胸痛发生后不久行 ECG 检查。在试图确定是否存在与心肌缺血相一致的动态 ST 改变时，对比以往的 ECG 或没有胸痛时 ECG 是至关重要的。ECG 变化依赖于以下几个主要因素。

1. 心肌缺血持续的时间。
2. 存在前束支传导阻滞或预激综合征，起搏节律可能改变心肌缺血的 ECG 表现。
3. 心肌缺血的范围——心内膜下缺血、透壁的缺血。
4. 心肌缺血的部位：前壁、后壁。

心肌缺血持续的时间、部位和范围决定了 ECG 上所见的改变。无论是心内膜下还是透壁缺血都会影响 ST 段的变化和 ECG 的解读（图 63-1）。急性透壁心肌缺血发生时，伴随 ST 段改变的高尖 T 波是由心外膜损伤产生，代表缺血区存在心肌损伤的高风险。ECG 表面电极的位置代表缺血区的位置。

- 下壁——Ⅱ、Ⅲ、aVF 导联。
- 前壁——V_2~V_6 导联。
- 前间壁——V_1~V_3 导联。
- 侧壁——Ⅰ、aVL 导联。
- 后壁——V_1 和 V_2 导联 R 波抬高、ST 段下移，通常伴有下壁导联缺血改变。

心内膜下缺血，缺血区朝向内层心肌（心内膜），覆盖在心前区的导联显示 ST 段下移。对于正在经历继发于缺血的慢性胸痛的患者，心内膜下缺血是常见类型。如果既往存在 ST 段或 T 波改变、先前的束支传导阻滞或存在预激综合征证据时，将影响典型心肌缺血的判定（图 63-2 和图 63-3），而且如果没有其他诊断工具，使得对心肌缺血的解读更为困难。

特别是儿童和青少年，正常变异和其他疾病状态可能类似的缺血 ST 段改变，需要与真正的缺血 ST 段改变相鉴别。复极化改变、心包疾病、洋地黄效应、电解质异常也与 ST 段改变有关（图 63-4 至图 63-7）。

在胸痛发作同时，ECG 完全正常，基本上可认为是非缺血性胸痛。在胸痛时 ECG 正常的冠状动脉疾病，急性心肌事件发生的风险 < 2%[13,14]，所以鉴别缺血和非缺血时 ST 段改变在评估胸痛时至关重要[15]。

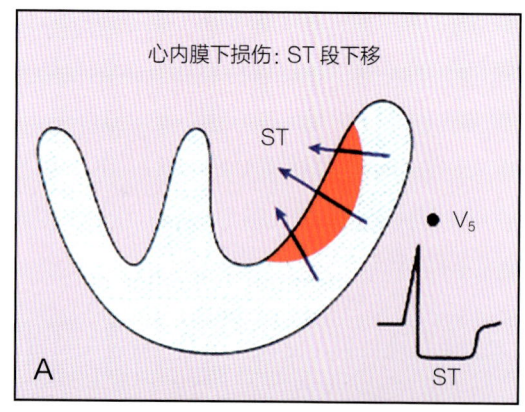 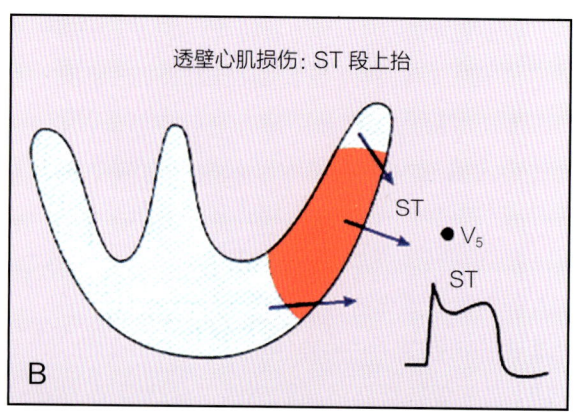

▲ 图 63-1　A. 心内膜下缺血，损伤方向朝向心脏内面，因此远离表面的胸导联。损伤电流导致 ST 段下移。B. 透壁心肌损伤或心外膜损伤，损伤电流朝胸导联流动，因此 ST 段上抬

（引自 Mirvis DM, Goldberger AL. Electrocardiography. In: Zipes DP, Libby P, Bonow RO, et al., eds. *Braunwald's Heart Disease: A Textbook of Cardiovascular Medicine*. 7th ed. Philadelphia, PA: Elsevier Saunders; 2005:107–148.）

第七篇 心内膜、心肌、心包疾病
第63章 儿童心肌缺血

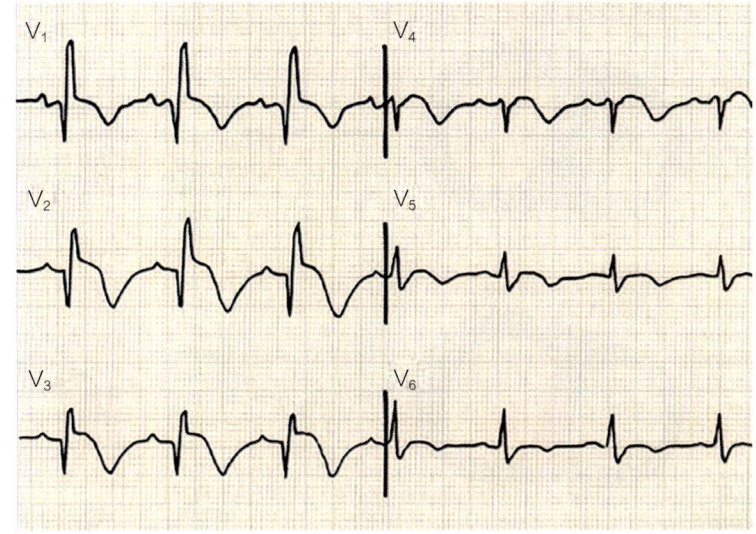

◀图 63-2 伴急性前壁心肌梗死的右束支传导阻滞

右侧心前区导联出现 Q 波和 V_1~V_6 导联 ST 抬高（引自 Mirvis DM, Goldberger AL. Electrocardiography. In: Zipes DP, Libby P, Bonow RO, et al., eds. *Braunwald's Heart Disease: A Textbook of Cardiovascular Medicine.* 7th ed. Philadelphia, PA: Elsevier Saunders; 2005:107–148.）

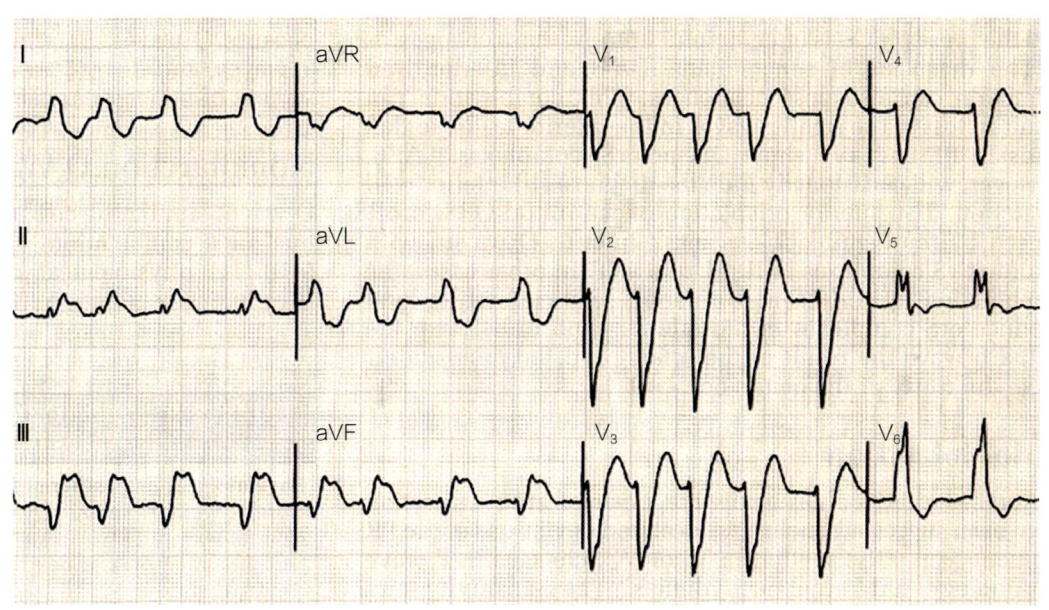

▲ 图 63-3 伴急性下壁心肌梗死的左束支传导阻滞

下壁导联Ⅱ、Ⅲ、aVF 导联 ST 段抬高，患者有心房颤动（引自 Mirvis DM, Goldberger AL. Electrocardiography. In: Zipes DP, Libby P, Bonow RO, et al., eds. *Braunwald's Heart Disease: A Textbook of Cardiovascular Medicine.* 7th ed. Philadelphia, PA: Elsevier Saunders; 2005:107–148.）

十一、心肌损伤的生物标志物

当心肌损伤发生时，大约 2h 后酶从心肌细胞释放出来，可以通过各种试验检测出来。心肌 TnT 和 TnI、CK-MB 均是心肌损伤重要的生物标志物，升高时意味着心肌损伤，并且它们具有良好的敏感性和特异性[16-18]。损伤发生 2h 内，这些酶上升，可以持续升高数小时。到 12h，CK-MB 开始下降；到 24h，肌钙蛋白的敏感性仍然很高而 CK-MB 的敏感性下降[17-20]（图 63-8）。由于骨骼肌中含有微量 CK-MB，所以可能存在 CK-MB 的假阳性。因此，骨骼肌的大范围损伤可引起血流中 CK-MB 的增加。此外，由于心肌炎性改变，心包心肌炎时心肌酶也会升高。

对于心肌损伤，TnI 和 TnT 比 CK-MB 更具有特异性。但是，一般情况下，轻微心肌损伤都能通过肌钙蛋白分析检测出来；这种情况可能并不是冠状动脉疾病。心肌炎、心包疾病、创伤都

1511

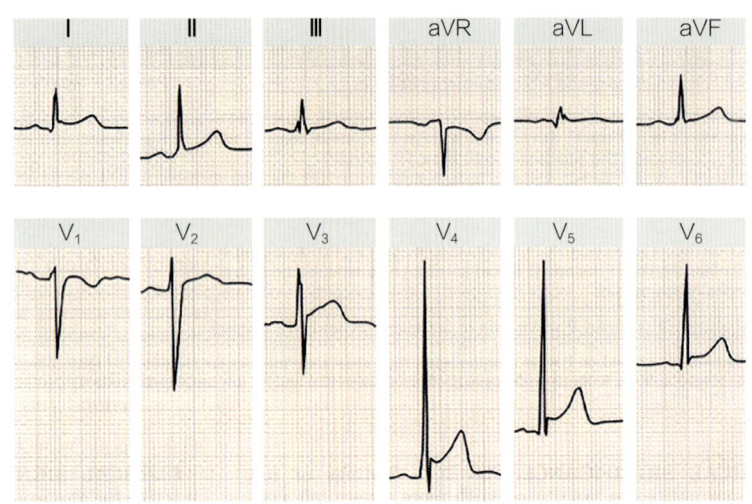

◀ 图 63-4　正常变异的复极化异常

在 V_4 导联最易见 J 点升高。没有对应导联 ST 段下移，无 PR 下移，这分别区别于急性心肌梗死和心包炎（引自 Goldberger AL. *Myocardial Infarction: Electrocardiographic Differential Diagnosis*. 4th ed. St Louis, Mosby–Year Book; 1991.）

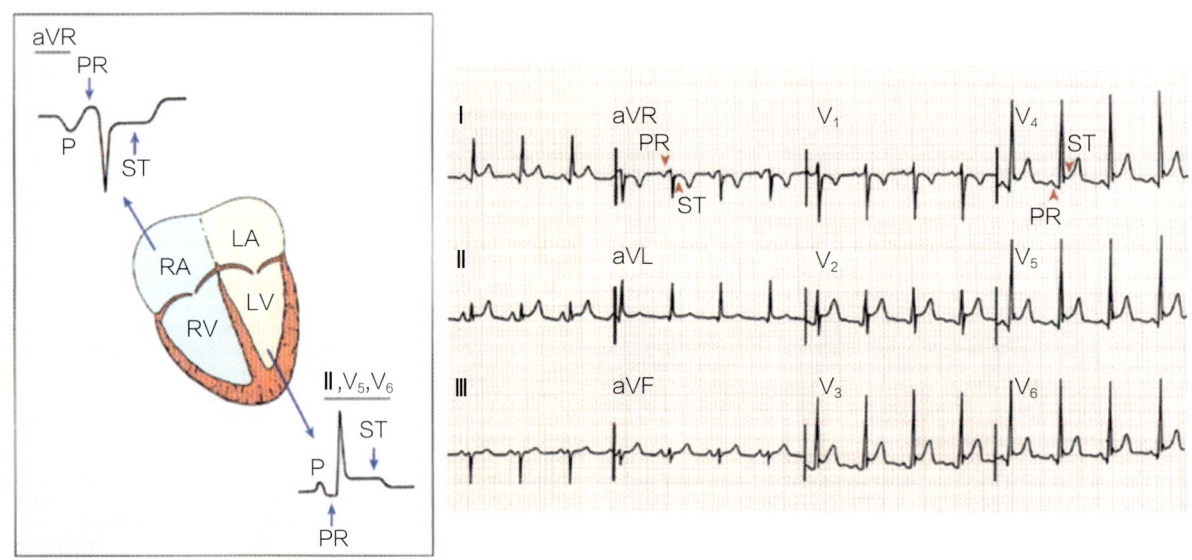

▲ 图 63-5　急性心包炎

PR 下移表示除了 aVR 导联外的所有导联对应的心包炎症改变，而 aVR 导联在损伤矢量向上和向右时，PR 抬高。心室损伤电流向下、向左时，导致除了 aVR 大多数导联 ST 段抬高（引自 Goldberger AL. *Myocardial Infarction: Electrocardiographic Differential Diagnosis*. 4th ed. St Louis, Mosby–Year Book; 1991.）

会出现肌钙蛋白阳性的结果。因此，结合病情的分析对于结果的解读同样重要。

进行动态检测以及在胸痛开始数小时后进行检测，这些生物标志物对于心肌损伤或心肌梗死诊断的敏感性和特异性都有提高。依据检测的时间，在胸痛开始的早期单次 CK-MB 和肌钙蛋白检测敏感性分别只有 34% 和 40%，而动态检测及胸痛开始超过 12h 后检测，敏感性接近 90%[21]。

对于存在胸痛并考虑其与心肌损伤相关的患者，标准的处理方法是立即行 CK-MB 和肌钙蛋白的检查。如果结果呈阳性，心肌损伤的可能性非常高，并且如果尚未根据其他数据进行治疗的话，应该开始恰当的治疗。如果最初结果呈阴性，但仍存在很大的可能性是心肌缺血所致的胸痛，那么，应该在接下来的 24h 持续进行连续的酶学检查。使用心肌生物学标志物时应注意，在心肌缺血可能性非常低的患者不必行心肌酶学检查，因为存在假阳性结果的可能性，而导致进行不必要检查[22-24]。

十二、心脏影像学和应激试验

因为超声心动图具有广泛使用、易于操作、

第七篇 心内膜、心肌、心包疾病
第63章 儿童心肌缺血

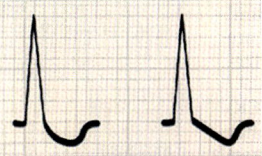
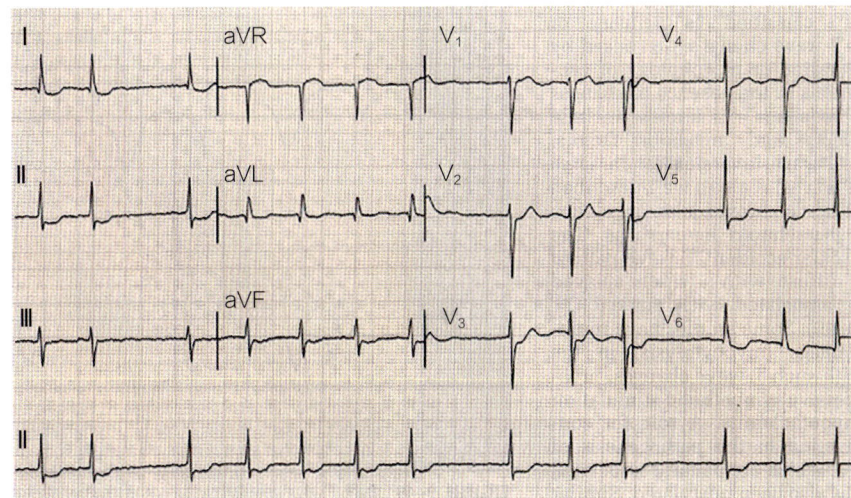

◀ 图 63-6 洋地黄效应（上图）和洋地黄中毒（下图）典型的 ST 段呈现铲形表现。洋地黄中毒（下图）时常见心律失常。本病例的基本节律是心房颤动。这组心律与典型洋地黄中毒时交界性心动过速一致

（引自 Goldberger AL. *Clinical Electrocardiography. A Simplified Approach*. 4th ed. St Louis, Mosby–Year Book; 1991.）

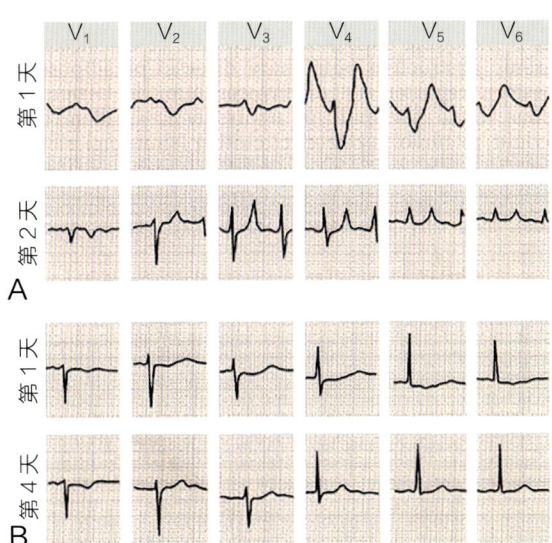
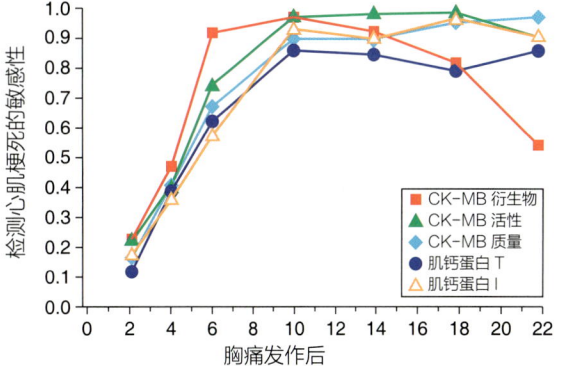

▲ 图 63-7 与高钾血症和低钾血症相关的 ECG 改变

A. 第 1 天表示血清钾水平增高，没有可识别的 P 波和 QRS 波增宽。第 2 天血钾降低，P 波恢复 QRS 波变窄。高钾血症时 T 波高尖，必须与缺血性 T 波相鉴别；B. 第 1 天血清低钾时，T 波消失，U 波出现。第 4 天血钾正常，心电图正常（引自 Mirvis DM, Goldberger AL. Electrocardiography. In: Zipes DP, Libby P, Bonow RO, et al., eds. *Braunwald's Heart Disease: A Textbook of Cardiovascular Medicine*. 7th ed. Philadelphia, PA: Elsevier Saunders; 2005:107–148.）

▲ 图 63-8 胸痛持续时间与心肌缺血标志物敏感性的关系

（引自 Zimmerman J, Fromm R, Meyer D, et al. Diagnostic marker cooperative study for the diagnosis of myocardial infarction. *Circulation*. 1999; 99:1671–1677.）

CK-MB. 肌酸激酶同工酶 MB

实时成像和经济性等优点，现今是诊断和管理先天性心脏病首选的影像检测方法。超声心动图在检测先天性心脏病人群发生心肌缺血中的作用尚不清楚。此外，其他新的超声技术在发现这些患者心肌缺血中的适应证和临床应用需要确定，如组织多普勒成像、应变和应变率成像、对比和实时三维超声心动图等[15]。超声心动图有助于发现下列疾病：肥厚型心肌病、严重主动脉瓣狭窄、扩张型心肌病，以及所有潜在的与冠状动脉血流异常和心肌缺血相关的疾病。在某些情况下，超声心动图对怀疑起源于肺动脉的左冠状动脉起源异常和其他冠状动脉异常提供线索。

1513

在一些病例中，经胸心脏超声（TTE）可能为诊断提供证据，但是在这些诊断中，许多病例的超声心动图显示完全正常。

1．异常的左冠状动脉来源于肺动脉

（1）心脏舒张期室间隔内的彩色血流代表冠状动脉的侧支循环。

（2）左冠状动脉反流。

（3）具有正常结构的二尖瓣的反流（继发于乳头肌功能障碍的缺血性二尖瓣反流）。

（4）左心室局部收缩障碍。

2．冠状动脉瘘

（1）右心房接受冠状动脉瘘会出现彩色血流。

（2）如果存在左向右分流，就会表现出右心房或右心室扩大。

3．川崎病

冠状动脉瘤。

心脏的 MRI 和 CT 是诊断异常冠状动脉、冠状动脉瘘、冠状动脉瘤及冠状动脉再植术后冠状动脉口疾病的重要选择。

心肌缺血应激试验的主要目的是揭示心肌耗氧量和心肌灌注之间不匹配。休息时，心肌血流的供给同心肌耗氧量相比是充足的。但是，随着运动和需求的增加，供给量，也就是心肌灌注可能不足以满足需要，因此诱发缺血的发生。通过以下途径发现应激诱发的缺血：① ECG 改变（ST 下移）；②通过超声心动图或 CMR 检测到节段性心肌运动异常；③通过核素成像或 CMR 检测到灌注缺失。

在这类人群中应激实验的作用不太明确。大多数情况下，当在休息时心脏是正常的，即正常的 ECG 和正常的左室心肌灌注/室壁运动，此时应激试验是最敏感、最特异的。因此，心肌灌注随着应激而改变，将更明确正常和异常之间的差异。当存在心脏结构异常（肥厚性心肌病）或 ECG 异常（左束支传导阻滞）时，应激实验发现真正心肌缺血的准确性降低。

另外，当诊断非动脉粥样硬化性固有的冠状动脉疾病时，应激试验阴性不能清晰地明确缺血的风险。患有异常冠状动脉疾病的患者在运动和参与高竞技性体育运动时，没有缺血的症状，但是可能一直存在间歇性缺氧。这意味着，他们存在猝死的风险，而且不可预测。在这类人群中，应激试验往往是正常的。Basso 等综述了发生心源性猝死的年轻竞技性运动员的临床资料，尸检发现有起源于异常主动脉窦口的异常冠状动脉。他们发现 27 例患者中 6 例进行了先兆性应激试验，所有病例中，应激实验结果正常[25]。因此，下列患者从应激试验中获益最大：①在最初诊断后仍然高度怀疑存在心肌缺血的人群；②心脏结构正常的人群；③能够配合应激试验的人群。

有许多不同的应激试验检测心肌缺血。每种试验都有优点和缺点，这不仅依赖于试验本身和影像技术，还依赖于检测机构的经验。有一些机构相对于超声心动图更喜欢核素应激试验，反之亦然；因此，一种技术相比较另一种技术将更熟练。表 63-1 显示各种检测心肌缺血的技术及它们的优缺点。

十三、治疗

当患者存在非动脉粥样硬化性冠状动脉疾病和因之引起的胸痛时，应立即给予治疗，应用 β 受体阻滞药降低心肌耗氧量，给予抗血小板药物，同时通过诊断性试验去寻找病因，最终形成明确的治疗。有川崎病病史、目前存在胸痛并有缺血性 ECG 改变的患者，要像治疗典型的急性心肌梗死那样，立即经心导管溶栓和经皮冠状动脉介入治疗。其他诊断例如冠状动脉畸形，外科手术是有效的治疗方法（表 63-2）。

十四、总结

总之，儿童因为先天性心脏病而行的心脏手术引起的心肌缺血，是一个重要的问题，但是诊断不足。诊断不足可以导致手术后不久或术后很长一段时间的灾难性后果。

心肌缺血在儿童人群和患有先天性心脏病的成人是罕见的。详细阐明心肌缺血的病史特点很重要。有着缺血性胸痛的典型症状，高度怀疑就应该进行更进一步检查。应用超声心动

表 63-1　不同应激试验技术在发现心肌缺血的优势和劣势

项目	优势	局限性
运动 ECG	• 价廉，花费时间短 • 三血管和左主冠状动脉病变高敏感 • 提供有用的预后信息（如在低负荷时缺血）	• 灵敏性欠佳 • 单血管病变发现率低 • 伴基础异常心电图时无诊断意义 • 达到 85% 最大心率时精确性最高
运动药物性核素灌注影像	• 比运动心电图更敏感和特异 • 在绝大多数患者中都能进行检测 • 定量影像分析	• 因为存在伪影，特异性欠佳 • 当静息状态和应激状态都进行检查时，检查时间过长 • 较运动心电图花费多 • 放射性暴露 • 在肥胖患者中图像质量欠佳
磁共振	• 高空间分辨率的磁共振冠状动脉血管成像 • 将心内膜下灌注形象化 • 能进行心肌应激灌注成像 • 无放射性	• 带有金属装置的患者不能检查 • 在心脏节律不规则时难以检查 • 不能控制好呼吸时有运动伪影 • 冠状动脉运动 • 缺乏已发表的大规模临床研究
运动或药物应激超声心动图	• 较运动心电图更为敏感和特异 • 与多巴酚丁胺应激有可比较价值 • 可以短时间完成复杂的检查 • 可以区分同时存在的心脏结构异常（如瓣膜病） • 比其他技术相对低的价格 • 无放射性	• 对于发现单支血管病敏感性不高 • 在一些患者不能显示左心室全部影像 • 高度依赖操作者进行影像分析 • 无定量影像分析 • 在某些患者声窗小（如慢性阻塞性肺病） • 不易发现梗死区缺血
心脏计算机断层扫描	• 无创冠状动脉血管成像，可除外明显的冠状动脉狭窄	• 放射性暴露 • 心脏运动伪影 • 经常需要 β 受体阻滞药减慢心率 < 60 次 / 分 • 由冠状动脉运动引起伪影 • < 16 排 CT 扫描时需要长时间屏气 • 不能实时产生影像

表 63-2　非粥样硬化型冠状动脉病中引起心肌缺血的原因

诊断	治疗
• 冠状动脉畸形	通过再植或冠状动脉搭桥进行外科修复
• 冠状动脉痉挛	应用 CCB、β 受体阻滞药、硝酸甘油治疗
• 川崎病	应用 β 受体阻滞药、抗血小板药物、抗凝血药、PCI
• 肥厚型心肌病	应用 β 受体阻滞药，心肌内搭桥或冠状动脉搭桥
• 主动脉缩窄	主动脉瓣置换，某些患者行球囊瓣膜成形术
• 冠状动脉瘘	介入手术行瘘口封堵或外科手术结扎
• 血栓栓塞性冠状动脉病	抗凝
• 冠状动脉口病变 s/p 再植术	外科修复或冠状动脉搭桥

CCB. 钙通道阻滞药；PCI. 经皮冠状动脉介入

图、CMR 和 CT 这些明确的诊断性检查应该能确定引起心肌缺血绝大多数病因。当胸痛 c/w 缺血持续并且其他诊断性检查没能发现致心肌缺血的病因时，应该行心导管检查。一般性治疗包括抗血小板药物和 β 受体阻滞药以减少心肌耗氧量。针对性治疗要以导致心肌缺血的结构和功能异常为基础，可能涉及额外的医学治疗、介入治疗或外科修复。

第 64 章
小儿心脏移植
Pediatric Heart Transplantation

Robert E. Shaddy　Francesco Parisi　著
张明明　译

小儿心脏移植已经有 30 多年的历史了。随着钙依赖磷酸酶抑制剂如环孢霉素的出现，儿童及成人心脏移植的成功率得到改善，适应证有了很大的扩展。婴儿心脏移植手术已经进行了 25 年有余[1]，患有复杂心脏解剖病变的婴儿、儿童和青少年现在已经能够常规成功移植心脏[2-4]。继环孢霉素之后，又发现了许多新的免疫抑制药，这些新药正在研究阶段。越来越多的经验和新的药物有望带来更好的长期效果。目前，接受心脏移植的儿童的中位（50%）生存时间为 11～18 年，生存时间取决于移植时的年龄[4]。对于接受心脏移植手术的患者来说，数十年的生存成为现实[5]。在美国，每年有超过 300 例的儿童心脏移植患者。每年有更多的婴儿、儿童和青少年可以从移植中获益。由于供体的原因限制了心脏移植的更广泛应用的发展速度。在儿科中，合适的捐献者和接受者的匹配是一个更复杂的问题，在任何特定的时间等待移植的儿童患者比成年患者要少。因此，组织匹配合适的大小、血型、供体和受体的位置，这些组织管理都非常复杂。美国的器官移植是通过 1984 年的"国家器官移植法（National Organ Transplant Act，NOTA）"得到国会授权的。

NOTA 为器官获取和移植网络（Organ Procurement and Transplant Network，OPTN）建立了框架。OPTN 的负责机构是 UNOS。所有医院都需要对器官捐献者进行鉴定，而器官捐献者的管理则由政府监管的地方机构器官采购组织（Organ Procurement Organizations，OPOS）负责。

决定是否捐赠器官是一个涉及捐助者和家庭愿望的自愿过程。目前 UNOS 分配算法根据医疗紧急情况分为三种情况，为 I A、I B 和 II 级。I A 级是最需要紧急移植生存的患者。I 级患者等待的死亡率很高，在各个年龄组均存在着显著的问题[6-8]，即使都是列在最严重的儿童等待名单里（I A 级），结果也有很大的差异，对于那些需要 ECMO 的患者来说，等待名单上的死亡率是最高的[7,9]。器官移植是一个现代医学奇迹，它代表着人类共享的终极目标。

目前，儿童心脏移植后 1 年生存率超过 85%，5 年生存率超过 70%（图 64-1）。追赶生长和血流动力学恢复到正常儿童的功能状态标准，生活质量通常可以正常。心脏移植仍然是致命心肌病儿童、某些复杂先天性心脏病和一些手术治疗失败的婴儿和儿童的唯一希望。本章讨论心脏移植的适应证、移植过程的各个阶段（术前、术后早期和晚期）、免疫抑制药、心肺移植和再移植的问题。

一、移植前评估

在决定儿童是否适合心脏移植前，需要大量的病史、解剖、血流动力学、代谢、免疫和心理社会信息资料[10]（表 64-1）。必须进行全面的病史采集和体格检查，包括年龄、身高、体重和体表面积。由于儿童心脏捐献者需要与受体大小相匹配，因此准确测量受体至关重要，对于那些等待很长时间并接受治疗的患者来说，需要不断更新身高或体重的变化。

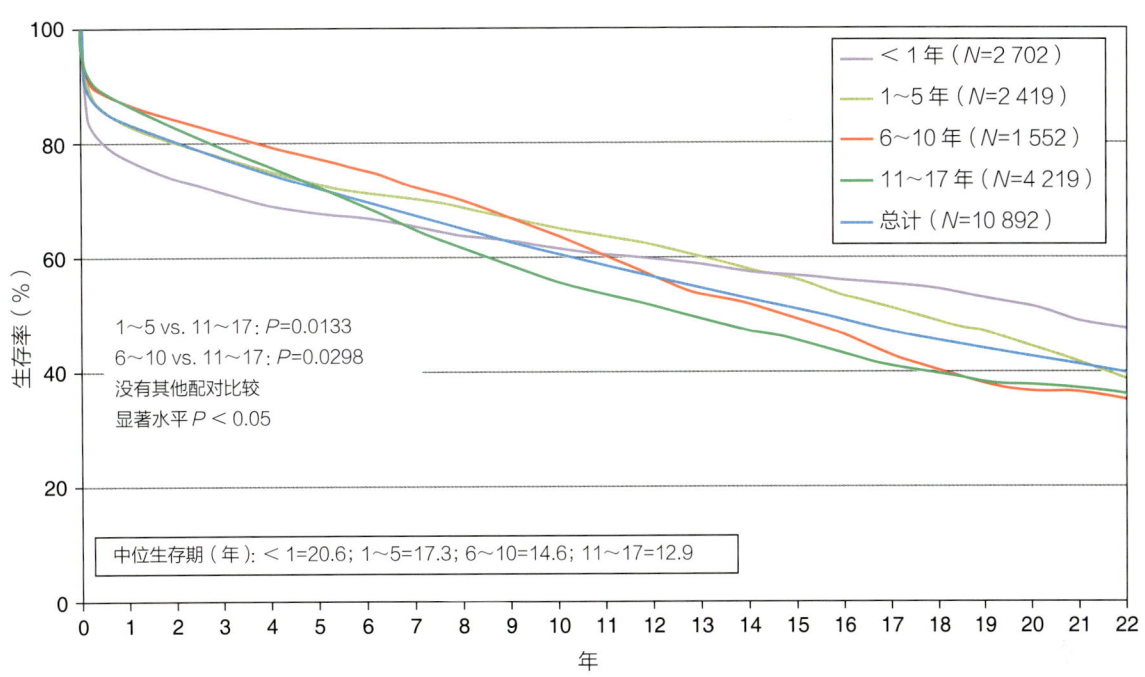

▲ 图 64-1　儿童心脏移植患者的 Kaplan-Meier 生存曲线图（1982 年 1 月至 2012 年 6 月移植）

1～5 与 11～17 比较：$P=0.0133$；6～10 与 11～17 比较：$P=0.0298$。其他组间差异无统计学意义 $P < 0.05$

（引自 Dipchand AI, Edwards LB, Kucheryavaya AY, et al. The registry of the International Society for Heart and Lung Transplantation: seventeenth official pediatric heart transplantation report–2014; focus theme: retransplantation. *J Heart Lung Transplant*. 2014;33:985–995.）

心脏诊断，包括以前的所有手术，必须仔细描述，特别要注意静脉和动脉的连接，因为外科医生将需要这些信息，以便为那些有异常连接的复杂先天性心脏病患者制订手术计划。利用扩大供心及血管重建以及术中创新技术，可以提高严重的体肺静脉异常儿童原位心脏移植的成功率[2,11]。应确定免疫接种情况，如果在列入移植名单之前的免疫接种不完整，则可按年龄进行免疫接种[12,13]。恶性肿瘤史，一旦被认为是移植的绝对禁忌，可能并不排除在选定的患者中移植[14,15]。为了确定肝肾功能，需要进行彻底的实验室评估，因为尽管一些中心可能考虑多器官移植，但是对于严重不可逆的肝肾功能障碍的儿童通常不考虑进行心脏移植。广泛的感染性疾病的评估同样重要，以排除活动性感染并确定是否存在潜伏感染，如巨细胞病毒或 EB 病毒，并为移植后的动态随访提供基线数据。准确记录血型至关重要，因为这是供 / 受体匹配的主要兼容性因素。

免疫系统评价是移植前评估的重要组成部分。虽然现在检查受赠者和供者人类白细胞抗原（human leukocyte antigen，HLA）仍是标准，但在确定合适的供者时，这些信息通常并不是决定因素。回顾性研究表明，HLA 的相容是罕见的，但可减少排斥反应，提高心脏移植的存活率[16]。部分由于冷却血时间的限制（最佳时间少于 4h）和器官供体持续短缺，在心脏移植中没有进行预期的 HLA 匹配。群体反应性抗体（panel reactive antibodies，PRA）测定移植前预形成的抗 HLA 抗体，以确定移植前是否存在循环抗 HLA 抗体。移植前接受供体循环特异性抗 HLA 抗体的受者与没有这些抗体的受者相比，移植物存活率降低[17,18]。在移植前 PRA 显著升高的患者，在接受供体器官之前，传统上会在供体和受体之间进行预期的交叉匹配[19-21]。然而，这会严重限制可供接受者使用的捐献者数目，并增加等待移植的患者的死亡率[17,21]。由于 PRA 升高患者在寻找相容交叉匹配方面存在重大困难，多种治疗方式包括静脉用免疫球蛋白（intravenous immunoglobulin，IVIg）、血浆去除法等。利妥昔单抗、环磷酰胺、利妥昔单抗和最近的蛋白酶体抑制药硼替佐米已被不同

表 64-1　移植前评估常规

病史和体格检查
- 年龄、身高、体重、体表面积
- 诊断
- 既往病史
- 药物史
- 过敏史
- 免疫接种记录

实验室数据
- 肝肾功能检查
- 尿常规
- 肾小球滤过率
- 凝血酶原时间 / 部分凝血活酶时间
- 全血细胞计数
- PPD 试验
- 人类免疫缺陷病毒、肝炎、巨细胞病毒、EB 病毒、弓形虫病、梅毒血清学检查
- ABO 血型
- 群体反应性抗体
- 咨询牙科医生

心肺数据
- 心导管级血管造影
- 超声心动图检查
- 心脏磁共振检查
- 放射性核素检查
- 心肌内膜活检
- 心电图
- 胸部 X 线
- 肺功能试验
- 最大摄氧量

心理社会评估
- 搬迁可能
- 长期支持治疗
- 父母滥用药物
- 被忽视或被虐待的历史

程度的成功应用于降低移植前致敏患者升高的 PRA[22-29]。

除了一些没有手术的先天性心脏病的婴儿 [如左心发育不良综合征（hypoplastic letf heart syndrome, HLHS）]，大多数儿童在心脏移植前都需要做心导管。心导管和血管造影应作为移植前评估的一部分，由具有诊断和治疗小儿心血管疾病和心脏移植经验的人进行。尤其是对于复杂的先天性心脏病患者，血流动力学和解剖学评估是正确评估移植前评估的关键。除了确定精确的解剖和血流动力学外，还必须确定是否需要其他药理学、导管介入性或外科治疗方案。单心室患者，尤其是那些经历过多次姑息手术的患者，是一组独特的患者，其移植前评估可能非常复杂。例如，Fontan 手术后的儿童可能有许多并发症，如心律失常、蛋白质丢失的肠病、肝硬化和（或）低心输出量，可能会导致他们接受移植手术。

评估肺动脉解剖、压力和肺血管阻力是大多数儿童心脏移植前评估的关键。因为会出现移植后急性右心衰竭，肺血管阻力严重的持续上升是心脏移植禁忌证。肺动脉压力升高和肺血管阻力升高都是心脏移植术后早期死亡的危险因素[30]。然而，先前对大于 1 岁心脏移植死亡危险因素的多中心研究并未发现肺血管阻力升高是死亡的危险因素[31]。目前那些肺血管阻力显著升高且无反应的患者不选择作为儿童原位心脏移植受者[3,10]。对于这些不能进行原位心脏移植的患者，可考虑异位心脏移植、心肺移植或修复心脏缺损后进行肺移植[32-34]。最近，一些中心的数据支持在肺血管阻力远高于 6 个 Wood 单位时儿童接受单独进行心脏移植的可能性[35]。肺动脉不连续、肺血流多源、多支肺动脉狭窄的患者可能无法准确评估肺动脉高压的程度。有几种药物在急慢性降低成人和儿童肺动脉压力方面具有有益的作用。对这些药物的反应，包括静脉注射硝酸甘油、硝普钠、PGE_1、多巴酚丁胺、依诺西蒙、米力农以及吸入 NO，可以预测心脏移植预后[36-41]。难治性病例也可考虑机械循环支持[42,43]。患有限制型心肌病的儿童似乎更容易和更快发展为严重的肺动脉高压，因此需要更仔细的监测，而且可能会更早考虑心脏移植[44-46]（见第 56 章）。

完整的多普勒超声心动图评估心脏解剖和功能是移植前评估的必要组成部分。心脏 MRI 对患者也可能是有益的选择。心内膜心肌活检可在排除活动性心肌炎或心肌浸润性疾病这些情况下进行。心电图和 24h 连续动态心电图检查可能在确定基础节律、缺血或有无先前梗死的证据，以及有无异常节律或间期方面具有重要意义。胸部 X

线片可以测量受赠者心脏的大小，以帮助确定选择潜在捐献者。在年龄较大的儿童，特别要关注是否有任何慢性肺部疾病的情况，因此肺功能测试非常重要。在能够配合的患者中，最大氧消耗的测量对于量化患者心脏呼吸损害的程度可能非常有用。最大氧耗量显著降低，如果低于同年龄预测值的50%，心脏移植可作为一种治疗方案[10,47,48]。这种诊断测试不适用于接受Fontan手术的心力衰竭儿童，因为这些儿童中有相当多的患者无法达到最大程度的有氧运动[49]。

心理社会评价是移植前评估的重要组成部分。一个稳定的家庭支持系统，在情志上能够提供药物和移植后的护理，是心脏移植成功的关键。许多情况下，在移植前的整个等待期内和移植后3～6个月，家庭必须搬迁到离移植中心很近的地方。这通常会给家庭带来额外的压力。小儿心脏移植的绝对心理禁忌证是不常见的。然而，不遵守规定、滥用药物、虐待或忽视儿童的家族史可能是移植的相对禁忌。在某些情况下，如果患者的父母确定不能在移植之前和之后担负照顾儿童的责任，有必要确定好接过这些责任的亲属[12]，财政需要和资源可能有很大的差异，应予以彻底评价。

二、移植前管理

一旦患者考虑心脏移植，必须尽一切努力稳定或改善患者的临床状态。由于等待捐献者的时间是不可预测的，患者可能会等待很长时间，在此期间，正在进行的药物、导管介入和偶尔外科治疗都按需要继续进行。患者在等待合适的供体时病情可能会迅速恶化，在这种情况下，可能需要更多的侵入性治疗措施。优化移植前的营养状况是降低这一年龄范围内等待死亡的一种策略[50]。早期干预可能是改善患者移植前后营养状况和预后的关键[51]。

随着复杂的先天性心脏病的分期修复改善，供体资源仍然停滞，婴儿心脏移植的流行病学发生了变化。由于供体的限制，心脏移植通常是治疗少数几个患有先天HLHS等不适合分期重建的婴儿先天性心脏病的主要治疗方法（见第46章）。

在一些中心，移植是对患有严重心肌病和某些无法手术治疗的复杂先天性心脏病和某些肿瘤的婴儿的唯一解决办法。存在动脉导管依赖病变（如先天HLHS或其他没有良好的手术选择的导管依赖性病变）的婴儿等待心脏移植，往往病情危重，长期使用器械装置，通常在重症监护病房等待移植[52,53]。由于大多数机构等待捐赠者的时间都在增加，因此使这些婴儿在等待合适的捐赠者出现之前，保持数个月的稳定状态的挑战和问题也逐渐增多[54,55]。最初的努力是必须通过持续输注PGE_1来开放和维持动脉导管通畅。一旦导管持续开放，治疗就必须维持足够的体循环血流量，有时是通过药物调控肺血流[56,57]。一些患有HLHS和其他导管依赖性病变的婴儿，为了保持导管开放，已经进行了动脉导管的经皮或外科支架置入术[58,59]。杂交手术技术的发展使外科双侧分支肺动脉结扎术和经导管动脉导管支架术取代了一期手术[60]。如果需要，心脏移植后的也可以进行杂交手术[61]。随着时间推移，50%的先天HLHS的婴儿会在房间隔水平血流受限，这些婴儿有过度发绀和血流动力学不稳定，是一组高风险的婴儿，可以通过介入导管使其稳定[62]。

对于单心室分阶段姑息策略中行高危Fontan手术的患儿，心脏移植已经成为一种可能的替代方法。

在决定进行高危Fontan术的候选者中，心脏移植是Fontan术的一种替代方法，因为在Fontan术后失败早期行挽救性的心脏移植与不良预后相关[63-68]。许多Fontan术后失败的患者行心脏移植评估时往往存在肝功能异常，半数患者行CT扫描可以发现肝硬化。然而，在这组人群中，CT所确认的肝硬化并不是心脏移植的绝对禁忌证[69-71]。

终末期双心室先天性心脏病患者是一组复杂的心脏移植患者，需要仔细的评估和处理，以确保最佳的围术期和手术期。绝大多数双心室先天性心脏病患者都曾接受过心脏手术治疗。移植的适应证主要是心脏外科重建手术后出现的顽固进展性的心力衰竭。其他类型的终末期心脏病为移植的禁忌证[10,72,73]。

先天性心脏病患儿手术矫正和姑息治疗的预后有所改善，越来越多这样的孩子可以长至成年，他们可能会具有心脏移植适应证也已出现相关并发症。成人先天性心脏病发病和死亡的最常见原因是晚期心肌功能障碍。因此，估计有10%~20%的先天性心脏病患者最终可能需要心脏或心肺移植。这些患者具有特殊性，使得心脏移植的临床管理和评估面临挑战。成人先天性心脏病患者的心脏移植如果在高容量的心脏中心，尤其是那些能够完成小儿心脏移植手术的中心进行，那么移植后先天性心脏病患者的存活率会得到改善。在为患有先天性心脏病的成人安排移植时，应考虑到在高容量移植中心是否有儿童心脏移植小组[74]。

虽然 HLA 敏感的心肌病患者并不常见，但是往往容易出现于那些曾做过手术的先天性心脏病患者。使用冷冻保存的同种异体移植材料，随着Ⅰ类和Ⅱ类抗 HLA 抗体的升高和 PRA 的升高，都会引起免疫反应[75,76]。PRA > 10% 考虑为高度致敏。除了异体移植暴露外，输血、机械循环支持、妊娠和先前的心脏移植也被证明是产生抗 HLA 抗体的危险因素[24]。在异基因致敏的背景下移植具有更高的风险和死亡率。因此，一些中心可能不为 PRA 升高的患者提供心脏移植。另外，脱敏（降低循环抗 HLA 抗体）或预期 / 虚拟交叉匹配可能是改善预后的选择。许多研究报道了对患者进行脱敏的方法，包括 IVIg、血浆置换和使用环磷酰胺或霉酚酸酯[22-24]。此外，新的药物，包括利妥昔单抗（一种抗 CD 20 的单克隆抗体）和硼替佐米（一种针对浆细胞的蛋白酶体抑制药）已被证明可以减少循环的抗体[25-29]。不幸的是，预期的交叉匹配可能会耗费时间，并且需要有受体血清和供体细胞来对供体受体交叉匹配进行直接评估。这可能受到地理位置的限制。或者，许多人主张使用虚拟交叉匹配，在虚拟交叉匹配中，将受者抗 HLA 抗体配置文件与供者 HLA 分型进行比较，以预测可能的交叉匹配，从而缓解直接的预期的交叉匹配的地理限制[77,78]。

在儿童，心脏移植的患儿主要是继发于心室功能障碍的心力衰竭。小儿扩张型心肌病的自然病程变化较大，因此，这些儿童的最佳治疗方法和移植时机尚不清楚。对慢性心力衰竭患者大型、多中心、随机的研究表明，接受 ACEI 和 β 肾上腺素能受体阻滞剂（如卡维地洛或美托洛尔）的患者与安慰剂对照组比较，左心室功能、症状和存活率都有明显改善[79-82]。在一些慢性心力衰竭（特别是左心室的系统）儿童的治疗中加入 β 受体阻滞药可能会改善心室功能、心力衰竭症状和存活时间，从而延缓或甚至排除了移植的需要[83-86]。ECMO 已成功地应用于儿童移植，但由于感染、出血和神经损伤等并发症，仍存在问题[9,87-91]。儿童机械支持的选择包括：微型主动脉内球囊泵、ECMO、离心泵，以及心室辅助装置和轴向流装置（见第 25 章）。ECMO 仍然是最常见的机械支持形式，也是急性失代偿的最佳选择。ECMO 提供全心肺支持，可以较快完成，并允许周边和中央插管的灵活性[89,90]。然而，ECMO 泵不是搏动性血流，并且电路复杂。出血和感染的发生率很高，并且延长使用后的神经功能缺损也很常见。ECMO 还限制了行动能力，不利于身体康复。心室辅助装置作为一种机械桥，比 ECMO 具有潜在的优势[92]。除了改善患者的血流动力学状态和逆转终末器官功能障碍外，还可以部分或完全植入，并允许患者活动，有助于身体康复，利于移植成功。双心室辅助装置支架可有效地用于儿童作为心脏移植的桥梁，死亡率和发病率均较低。双心室辅助装置支持可能提供一种额外的手段来逆转极高的肺血管阻力[43,93-97]。然而，高发病率强调了优化决策过程的重要性，特别是植入时机的重要性。Berlin Heart 允许增加患有终末期心力衰竭儿童获得移植的机会并给予长期的支持，但是移植的总数并没有增加[98]。此外，许多患者在心室辅助装置支持时可以产生新的抗 HLA 抗体，但这些抗体的即刻影响似乎有限[99]。只有很有限的一部分先天性心脏病和终末期心力衰竭患者选择长期机械循环支持。

三、捐助者问题

由于目前用于小儿心脏移植的供体短缺，移

植心脏病专家做出了巨大的努力,以最大限度地利用供体。虽然最佳供体的标准是心脏解剖和功能正常,体型和血型匹配理想,缺血时间最小,但许多成功移植的儿童心脏并不能满足这些理想要求[1]。已经证明脑死亡对心室功能有害,特别是右心室非常敏感。因此,脑死亡后的治疗目标是保持心室功能,防止进一步的心肌损伤。重症监护管理通常着眼于优化血管内容积状态,以最少的正性肌力支持维持心输出量,并增加心脏移植的适用性。最后,捐献者激素治疗在儿科人群可以对移植后存活有积极的影响。捐献者如果有许多常见的危险因素,这样的心脏通常被拒绝,但并不会对移植后患者的整体生存产生不利影响。这些数据强调了解捐赠者和受赠者之间相互作用的因素在儿童年龄范围内的重要性[100]。特殊情况下,在儿科患者中可以考虑使用心室功能降低和(或)肌钙蛋白水平升高的供体心脏[101,102]。

经过一段时间,供体心脏的收缩和舒张功能是可以耐受的[1,102,103]。研究表明,供体心脏缺血时间长达 8h 后,小儿心脏移植也可以成功,供体心脏缺血时间>8h 与缺血时间≤90min 者比较,预后无显著性差异[104]。使用年龄较长但是大小尺寸合适的捐献者心脏移植给青少年,和使用青少年捐献者的心脏比较,使用年龄较长的捐献者的心脏移植后 1 年的死亡率显著升高,目前机制不清[105]。

婴儿猝死综合征(SIDS)的发病率在过去 20 年中有所下降。与死于其他原因的婴儿捐赠者相比,死于 SIDS 的捐赠者心脏移植后的临床结果并无差异[1,106]。婴儿心脏移植供体,因 SIDS 死亡的比例由 2000—2002 年的 4% 升高至 2006—2008 年的接近 9%。这可能是由于对于 SIDS 供体的使用越来越有信心。使用心血管循环死亡后不跳动的心脏捐献者作为成人和儿童捐献者的额外来源的调查已经展开[107,108]。最近也有报道称,接受在 ECMO 支持下的捐赠者心脏也取得了令人满意的结果[109]。

四、ABO 血型不合的心脏移植

传统上,血型匹配是心脏移植的关键。由于婴儿通常缺乏预先形成的血型抗体(血凝素),因此 ABO 不相容心脏移植已成功地在<1 岁的婴儿和极少的老年患者中进行[110-113]。在婴儿时期使用 ABO 血型不合的供体在适当的环境下进行心脏移植,现在已成为许多中心的既定方案。接受 ABO 血型不合移植的婴儿通常(但并不总是)不能从供者那里产生针对血型抗原不相容的抗体,而正常情况下,抗体是针对其他不相容的血型的[111,114]。例如,受赠者血型为 O,并从 B 型捐献者那里接受心脏,受赠者以后会对 A 血型产生抗体,但通常不会对 B 血型产生抗体。这个发现已经被用作 B 细胞耐受性的一个例子[115]。这种 ABO 不相容的方法在一些研究中提高了婴儿等待时间的存活率,但并非所有研究都是如此[116,117]。这种差异反映了一个事实,即在美国 UNOS 系统中,捐献者心脏仍先提供给 ABO 兼容的受赠者,而其他系统则不然。接受 ABO 血型不合心脏移植的婴儿观察 10 年的结果实际上与 ABO 兼容的心脏移植完全相同[114]。因此,列出为 ABO 血型不合心脏移植的所有婴儿的低异血凝素滴度,可以发现似乎没有禁忌证。

五、术后管理

(一)总则

心脏移植术后的管理流程应该比较完整。潜在的并发症与供者和受赠者有关。心肌损伤和死亡原因、供者和受赠者的大小、供者心脏缺血时间、血液和组织相容性、供者和受赠者的感染状况、受赠者疾病诊断、受赠者的临床和心理社会状况都可能影响心肌和术后病程。捐献者和受赠者遗传学对这一过程的影响仍有待进一步阐明。随着可使用的移植免疫抑制药越来越多,药物遗传效应对临床结果的影响可能对未来的药物选择有重要意义[118]。

有研究证明脑损伤和死亡对心肌功能的影响[103,119]。脑死亡的过程会导致心肌功能障碍,通常是由多种因素造成的:脑死亡本身可能导致心肌功能障碍;死亡原因(脓毒症、创伤等)可直接显著降低心肌收缩力,而且高儿茶酚胺应激环境或供者的药物支持均可导致受体下调。虽然没有证实与存活有特定的关系,但许多中心通常都会接受某种程度的心脏收缩和(或)舒张功能障碍,这些在移植后通常是可逆的。许多中心报道儿童和成人心脏移植供者心脏缺血时间增加术后增强心肌收缩力的支持治疗,但不是术后1年死亡率的危险因素[104,120-122]。

如上所述,ABO血型不合的心脏移植被利用得越来越多。这种做法需要特别注意术后的处理,包括特定的免疫抑制和输血规程[110,111]。在青少年龄组,先天性心脏病手术后和输血史后候选心脏移植的患者的数量越来越多。这些患者代表着越来越多HLA敏感的心脏移植人群,他们需要特殊的考虑,并且经常需要术前和术后的免疫调节治疗[17,24,123]。移植前循环中抗HLA抗体与移植后排异、冠状动脉血管病变、移植物功能障碍和死亡风险增加有关[17,124-128]。移植物损伤可能是急性血流动力学障碍或更多地表现为慢性排异反应或冠状动脉血管病变。供体特异性抗HLA抗体可能是由于移植前的异基因致敏而产生的,或在移植后的任何时候产生。心脏移植后抗HLA抗体与远期生存率下降相关[129]。移植后1年以上出现新抗体的患者的生存率最差[130]。

先天性心脏病患者出现额外的围术期问题,这些问题与其特殊的结构异常、先前的外科手术和重建手术有关。解剖或生理单肺的心脏移植已经成功实施,但肺动脉重建增加了死亡率的风险[131-133]。单心室血流动力学的结构性心脏病的心脏移植与早期死亡有关,急性Fontan手术失败后的心脏移植可能非常危险[64]。Fontan状态尤其是那些有肺血管疾病证据的患者,或者心室功能受损的Fontan状态,仍然是心脏移植后死亡的一个危险因素,预计5年生存率仅接近70%[67,134,135]。在这些患者中,调整免疫抑制疗法是一个关键的问题,因为他们经常因为失败的Fontan生理学改变导致蛋白质丢失、肝功能障碍和低钙血症而免疫受损。Fontan手术后的心脏移植结果,要好于因心室功能不全和无明显并发症如肝硬化或慢性营养不良的人而需要心脏移植的患者[67]。蛋白质丢失肠病是Fontan生理的一种严重并发症,通常可以通过心脏移植而改善[65,67,136]。

(二)实际问题

对心脏移植术后患者进行充分的监测是非常必要的。国际心肺移植协会(International Society for Heart and Lung Transplantation,ISHLT)对成人和儿童心脏移植受者的围术期监测指南作了详细说明[137](表64-2)。

表64-2 心脏移植后监护的ISHLT指南

● 术后12导联心电图	● 侵入性动脉血压监测
● 右心房或中心静脉压力监测	● 左心房肺动脉楔压监测
● 心输出量的间歇性测量	● 动脉血氧饱和度监测
● 术中经食管超声心动图	● 尿量连续评估

其中,标准的儿科监测除评估肺动脉楔压和通过有创导管操作测量心输出量外还包括所有的其他指标,尤其对于小的受赠者更是如此。然而,在一些儿科患者尤其是肺动脉高压患者中,移植前应进行直接连续的肺动脉压力监测。围术期血流动力学不稳定可能是多种原因造成的,包括移植物再灌注损伤、体外循环后的炎症反应、肺血管阻力升高、不稳定的液体状态。大多数患者可以在移植后接受儿茶酚胺药物的注射,还可使用临时起搏,心率的提高常常可以使患者受益。米力农常用于降低肺和全身血管阻力,并可提供非肾上腺素受体依赖的正性肌力作用。供体心脏右心室对肺血管阻力升高没有充分准备,因此,一定程度的右心室衰竭很常见,而且通常持续数天。许多药物,如前列腺素、前列环素、硝普钠、吸入NO等已被证明对这些患者有效[40,41]。在罕见的情况下,右心衰竭可能严重到需要ECMO支持。血流动力学参数,如右心室充盈压和功能性右心室的超声心动图评价,可用于右心室的恢复和转复过程,并直接停止支持措施。选择性血管扩张药的预防性治疗,以及心脏移植期间和术后机械

辅助装置的使用，可以减少移植性肺动脉高压和移植失败[122,138]。

移植术后早期（30天）是最危险的时期。原发的移植物失败和早期发病很大程度上是受赠者的问题增加了围术期危险[112]。ISHLT 总结了导致1年死亡的几个主要危险因素[4]：① ECMO，年龄＜1岁（HR=3.24）；②再移植（HR=2.15）；③透析治疗（HR=2.06）；④先天性疾病（HR=1.82）；⑤ ECMO 年龄＞1岁（HR=1.66）；⑥使用呼吸机（HR=1.55）；⑦捐赠者的死亡原因为脑血管意外与头部外伤（HR=1.54）；⑧ 2004－2005 年移植 vs. 2002－2003 年移植（HR=1.50）。

心脏移植术后儿童有显著的出血倾向，其原因是多因素的，包括前期的先天性心脏病手术需要广泛的解剖、心肺转流术、多部位缝合、心室辅助装置或 ECMO 前的肝素化治疗、肝功能不全和术前营养不良状态。有必要输注血小板和新鲜冷冻血浆，以控制出血，对于难治性出血可使用重组因子Ⅶ。

容量复苏可以使用浓缩红细胞（减少白细胞的预处理和巨细胞病毒阴性），但因为输血的白细胞有可能增加异基因致敏的风险，应谨慎使用。顽固性出血或有心脏压塞临床证据的患者应接受手术治疗。

移植受者术后急性肾衰竭的发病率为 3%～10%[139]。在血清肌酐升高的情况下，血液透析可能是难治性液体超载和少尿的必要条件。在这种情况下，包括肾病咨询在内的多学科团队管理往往是有用的。患者常在术后即刻出现系统性高血压。这可能是继发于压力感受器介导的高血压，移植前低输出量导致儿茶酚胺失调、先前存在的严重的肾损伤，以及开始免疫抑制如皮质类固醇激素和钙调神经磷酸酶抑制药治疗。硝普钠、钙通道阻滞药、ACE 抑制药、肼屈嗪或复合制剂通常能够控制血压。受体/供体大小不匹配也会影响术后病程。当供体的大小明显大于受体时，就会出现"心脏大综合征"。在移植早期，供者/受体体重比不匹配，当大于2时可能导致系统性高血压综合征，并伴有惊厥和昏迷等中枢神经系统

症状。治疗包括使用降压药，以达到相应年龄别的正常血压。相反，一个不适当的偏小的捐赠者的心脏与死亡率升高有关，捐赠者/受赠者体重比＜1是术后心力衰竭死亡的重要预测因子[140]。术后 9%～21% 的成人受赠者出现心包积液[141,142]。儿童患者的发病率尚不清楚，但很可能与成人相似，部分原因与扩大的心脏被正常大小的心脏替代后，随之产生的心包体积增大有关。除非渗出是血流动力学异常所致，或强烈怀疑感染的病因，一般情况下渗出不需要手术或经皮引流术，可进行连续超声心动图检查监测。窦房结功能障碍比较常见，报道的发病率高达 44%[143]，很可能与心肌缺血和手术操作有关。ISHLT 指南推荐药物治疗或起搏来保持心率正常稳定。在围术期开始免疫抑制治疗。一些机构在移植手术前开始使用钙调神经磷酸酶抑制药（环孢霉素或他克莫司）。术中给予大剂量皮质类固醇，并持续一小段时间，之后可停用或降至低剂量维持治疗。术后可采用针对多个T细胞表位（抗胸腺细胞球蛋白）的多克隆抗体的形式补充免疫抑制药物，或者是针对 IL-2 激活途径（CD25）的嵌合或人源化单克隆抗体[144,145]。诱导疗法未得到普遍使用，因为有各种报道称，它可能增加了感染和移植后淋巴增生性疾病（posttransplant lymphoproliferative disease, PTLD）的风险且没有一致的证据表明它能改善预后。最近的注册表数据表明，可以在不增加早期感染或 PTLD 风险的情况下实施诱导策略[146]。维持性免疫抑制也影响了排斥反应的发生。在最近的 ISHLT 登记报告中，与环孢素相比，不管是否有诱导性免疫抑制，他克莫司与较低的排斥发生率有关（同时评估任何一次排斥和仅治疗的事件）[78]。其他的维持免疫抑制药包括硫唑嘌呤和霉酚酸酯。此外，西罗莫司和常诺利莫在术后不久之后的使用也有所增加[147,148]。

在过去的 15 年里，儿童心脏移植后第一年的排斥反应发生率从大约 60% 下降到略高于 40%[149]。移植后 1～2 个月是排斥反应的最大危险期[150]。移植时年龄大的人有发生第一次排斥的风险，也有可能在移植后的头 6 个月内发生更多的

排斥反应。

25% 的儿科患者在术后早期感染，其中 60% 是细菌感染[151]。据报道，最常见的细菌病原体是葡萄球菌、假单胞菌和阴沟肠杆菌[152]。最常见的是血液和肺部感染，其次是泌尿道和手术部位感染[153,154]。ISHLT 指南推荐围术期抗生素预防皮肤菌群，尤其是金黄色葡萄球菌，如果供体确实存在感染，应大力考虑针对可能传染的供体进行额外的靶向治疗。

（三）排异反应：诊断和治疗

机构的偏好通常决定是使用心内膜心肌活检还是超声心动图作为主要的排斥反应监测工具。由于不方便、技术挑战大和儿童心肌活检的并发症可能会增加，超声心动图评价在儿童移植中的作用一直是人们感兴趣的问题[155-161]。已经研究出一些定量的超声心动图参数，包括测量收缩和舒张功能，左心室壁厚度和左心室质量的变化，以及二尖瓣反流进展情况或心包积液情况。尽管多普勒可以评估组织学特征，但是超声心动图在诊断排斥反应方面的预测能力还远未得到解决。即使心内膜心肌活检是诊断心脏移植术后排斥反应的金标准[162-165]，在孩子们身上常规监测活检的价值仍有争议。事实上，许多中心在移植的第一年或第二年后停止了常规的监测活组织检查。许多中心很少或几乎不对婴儿进行常规的心内膜心肌活检，而是依靠体格检查和超声心动图来帮助诊断，心肌活检仅用于有明确临床适应证的患儿[166]。术后早期临床状况的恶化，应考虑评估排斥反应并进行治疗。

通过非侵入性操作诊断排异反应的需求，激发了对于寻找体液标志物如 B 型利钠肽的不断探索。尽管生物标志物与排斥反应之间似乎有一定的相关性，但所有生物标志物的敏感性和特异性都与超声心动图参数有着相同的问题。因此，这些标记物的临床作用仍有待确定[167-171]。

对排斥反应的临床评估很重要，但可能会产生误导，尤其是儿科患者存在感染的问题可以类似排斥反应的表现。心内膜活检见淋巴细胞浸润供体心脏的特异性表现可诊断排异反应[172]。组织学上，移植心脏排斥反应和淋巴细胞性心肌炎是非常相似的。有报道称，心脏移植心内膜心肌活检标本中病毒基因组呈阳性，提示病毒性心肌炎，此外，这些患者如果接受 IVIg 治疗心肌炎症，其预后也会有所改善[173,174]。心律失常也可能是排斥反应的标志。体表心电图可提示心房扑动或房室分离，但这一表现可能是由于受体心房组织的收缩独立于供体心房组织，体表心电图可能出现两个不同步的 P 波。在过去的 25 年里，抗体介导的心脏移植排斥反应（antibody-mediated rejection，AMR）已经从一个相对模糊的概念演变为心脏移植的一个公认的临床并发症。到目前为止，几乎所有的研究都是在成人进行的，儿童心脏移植排斥反应的组织病理学和免疫病理特征的资料有限。治疗干预的指证仍不清楚，特别是在"无症状心脏移植排斥反应"的情况下[175]。这是由于抗体介导的对供体心肌和血管内皮细胞中 HLA 不匹配的反应，错配的次数可能会影响排斥的速度和程度[176]。病理学表现方面的特点是在心内膜心肌活检中缺乏具有特征性组织学和（或）免疫组化表现的细胞排斥反应[177,178]。受体血清中具有供体特异性抗体，常伴有左心室功能不全。

大剂量糖皮质激素单独或联合抗 T 细胞抗体治疗可以成功地逆转绝大多数的初次排斥反应。静脉滴注糖皮质激素甲泼尼龙（每 12 小时 10～30mg/kg）或口服泼尼松是抗排异治疗的首先治疗。心脏移植后排斥反应的特异性治疗主要集中在清除循环抗体、抑制 B 细胞、血浆细胞耗竭和（或）补体抑制，支持由于免疫介导而受损的移植物功能[179,180]。清除抗体的尝试最常见的是血浆置换。置管可能需要镇静药，如果患者正处于因心脏移植排斥反应的血流动力学障碍就会有风险。体液转移、钙和其他电解质转移以及对用于血浆置换的血液产品的系统性反应是与血浆置换和（或）换血有关的其他风险。免疫吸附是另一种专门去除循环抗体和免疫复合物的方法。血浆置换通常伴随着使用高剂量的 IVIg 进行免疫调节，以阻断抗 HLA 抗体活性和抑制补体，以及糖皮质激素进一步减弱循环抗体的负效应。专门针对B细胞的治疗常常被纳入心脏移植排斥反应的治疗中。利妥昔单抗是一种嵌合鼠/人抗CD20单克隆抗体，用于消耗B细胞，干扰抗原提呈细胞活性，以降低复发心脏移植排斥反应的风险。虽然大多数报道都显示了治疗心脏移植排斥反应的效用，但是这些报道都是小病例数，使用不同剂量的利妥昔单抗与IVIg、糖皮质激素和血浆置换的治疗方案和治疗反应不同，利妥昔单抗治疗的显著不良反应是严重感染，环磷酰胺和霉酚酸酯也直接抑制B细胞的数量。因为目前的方法不是普遍成功的，一直在寻求包括硼替佐米在内的新治疗方法[181-183]。

（四）免疫抑制药

抑制T细胞活化的药物，特别是钙调神经酸酶抑制药，仍然是免疫抑制治疗的主要药物。环孢素是20世纪80年代初第一类用于临床的药物，并迎来了现代器官移植的新时代。可以耐受口服药物后，儿童通常开始的口服剂量为静脉剂量的3倍，分为每12h一次，新生儿往往需要更高的剂量。必须监测环孢霉素的血药浓度，以确保疗效和避免不良反应。治疗量的活性环孢素A的血药浓度为100～350ng/ml。较高的血药浓度水平通常维持在移植后早期，然后逐渐降低，这取决于临床过程。尽管微乳制剂提高了生物利用度，环孢素的生物利用度仍然是多变的，特别是在儿童中[184]。另一种钙调神经酸酶抑制药他克莫司作用于淋巴细胞IL-2活化途径的不同部位，就像环孢素一样可以静脉注射，必须监测血药谷浓度。通常的治疗范围是5～15ng/ml。比较环孢素和他克莫司的研究表明，他克莫司可能比环孢素更有利于减少排斥反应的发生率或改善预后，目前他克莫司在小儿心脏移植中的应用比环孢素更广泛[4,78,185,186]。

最新的T细胞活化抑制药是哺乳动物靶向的雷帕霉素（mammalian target of rapamycin，mTOR）抑制药，包括西罗莫司和常春藤。mTOR抑制药也能抑制平滑肌的增殖，因此具有抑制冠状动脉血管病变过程的额外优势[187-195]。西罗莫司在儿科患者中的剂量和监测还仍在确定中。心脏移植时的谷浓度是5～15ng/ml[148,192]。mTOR抑制药最常与钙调神经磷酸酶抑制药结合使用[147]。然而，mTOR抑制药比钙调神经磷酸酶抑制药的肾毒性小，并已成功地作为唯一的T细胞抑制药，用于后期的肝脏、肾脏、心脏移植受者[147,190,193]。对减少钙调神经磷酸酶的用量以及稳定和（或）改善肾功能具有积极的作用，在小儿心脏移植中的应用日益增多[147,154,156]。药物和食物之间的相互作用在免疫抑制药中很常见，在开始使用新药时，应该仔细评估它们，甚至包括抗生素或西柚等食品。

（五）抗增殖药

在过去，最常用的阻止免疫细胞增殖的药物是硫唑嘌呤。它是一种非选择性抑制药，可引起非特异性骨髓抑制。硫唑嘌呤已被霉酚酸酯形式的麦克酚酸取代[4]，霉酚酸酯抑制嘌呤从头合成途径。由于淋巴细胞缺乏挽救途径，霉酚酸酯可以选择性地阻断淋巴细胞增殖，理论上非特异性骨髓抑制的不良反应较少。与硫唑嘌呤相比，选择性的提高可能提供更有效的免疫抑制[196]。对于成人心脏移植的比较研究表明霉酚酸酯优于硫唑嘌呤的疗效[197]。血药浓度的价值存在争议，在许多中心已经放弃了对低谷血药浓度的监测，甲氨蝶呤和环磷酰胺用于心脏移植受者慢性或复发性排斥反应的辅助治疗[198,199]。

（六）非特异性免疫抑制药

糖皮质激素是一种有效的免疫抑制药，是排异治疗的一线药物。尽管大多数机构试图停止常规口服糖皮质激素，但是一些中心仍继续使用糖皮质类激素作为常规免疫抑制的一部分[200,201]。儿童心脏移植使用不含糖皮质激素的良好经验导致该方案也用于其他儿童实体器官移植的受者。对于明显的排斥反应，甲泼尼龙通常每12小时静脉注射10～30mg/kg，持续6～8次。然后，根据患者的情况逐渐缩减剂量至口服的维持剂量或停用。尽管在实验模型可以出现耐药情况，但是目前，所有的免疫抑制药物在患者中都没有出现耐受。

移植物需要在儿科受者身体中工作几十年，为了减轻免疫抑制药的负担，迫切需要为婴儿和儿童制订可以承受的方案。

（七）跟踪随访

20世纪80年代末，世界范围内施行的小儿心脏移植手术的数量明显增加而且自此增速平缓[4]。尽管移植后需要长期治疗，长期关注慢性免疫排斥、感染、冠状动脉血管病变和慢性免疫抑制的并发症，包括恶性肿瘤、高血压和肾功能不全，但移植后可存活5～10年，而且可以获得良好的生活质量[202]。自1982年以来，世界各地已成功完成了10800多个小儿心脏移植手术[4]。接受心脏移植的青少年的中位生存期为12.9年，婴儿心脏移植的中位生存期为20.6岁。这些数据表明，大部分心脏移植患者可存活到青春期晚期和成年早期。

鉴于儿童移植受者健康状况的改善，最近的注意力开始集中在生长、发展（认知和心理社会）和生活质量上。来自ISHLT登记处的数据还显示，幼儿和青少年心脏移植患者的晚期存活情况不同；观察移植后至少存活1年的心脏移植患者，婴儿（<1岁）和儿童（1—10岁）的晚期死亡率明显低于青少年（11—17岁）。儿童心脏移植患者存活的中位数年龄＞20岁，青少年是16.1岁。免疫因素可能在生命的第一年里提供了有利的条件[203]，青少年患者对治疗的依从性降低可能在决定这些结果方面发挥关键作用。许多中心报道，不完全坚持免疫抑制疗法是导致青少年晚期死亡的主要原因[204,205]。由于多种原因，青少年移植患者似乎依从性特别不好。第一，青春期本身是一个风险因素，因为在这段时间里，任何使他们显得与众不同的品质受到压制，而且个体对群体的需求增加，所以青少年本身是一个危险因素[206]。第二，由于个体形象与是否被同龄人接受有关，因此变得十分重要，而免疫抑制药治疗对外表的负面影响可能会导致青少年，尤其是女孩，停止使用药物[206]。第三，父母可能期望青少年对自己的医疗管理更负责任，与年幼的孩子相比，监管的较少[207]。

第四，来自儿科癌症和成人移植文献的数据表明，随着时间的推移，患者对医疗方案的依从程度越来越低，而许多儿科移植患者是在婴幼儿期就进行了移植，这部分患者增加了青少年的比例[208,209]。最后，青春期时的正常压力和慢性疾病导致的心理压力相互影响，都会增加不能坚持治疗的风险。鉴于能否坚持使用免疫抑制药物是实体器官移植后生存的主要挑战，因此有必要制订更有效的管理策略以降低高危移植受者药物不依从率[210]。需要将注意力集中在改变依从性的研究上[211]。

儿童心脏移植患者从童年过渡到快乐和富有成效的成人生活的能力，会受认知能力、学习经历、自我意识和情感的显著影响。总的来说，文献表明移植患者在认知、学术和神经心理功能方面存在缺陷。虽然关于儿童移植患者神经功能发育的一些信息是有价值的，但是由于基于儿童的相关研究较少，目前的理解仍然有局限性。

（八）医疗保健

在器官移植患者中，疫苗接种是减少因疫苗可预防的病原体引起的传染性并发症的一种重要治疗方法[212,213]。然而，疫苗的使用普遍不足，而且关于其在移植患者中的疗效的前瞻性随机研究很少。临床医生应在移植前对患者和家庭接触者尽可能早地进行全面疫苗接种。此外，还应特别注意保健工作人员的全面免疫接种。所有灭活疫苗都可以在移植患者中安全使用，而大多数活疫苗都是严格禁忌，或仅在经过仔细的风险/效益评估后才予以接种[213]（表64-3）。对于在移植前未完全接种疫苗或未接种疫苗的患者，建议咨询传染病专家。虽然关于移植后疫苗接种时间的数据尚未得到充分评估，但大多数中心在移植后3～6个月即基线免疫抑制起效后重新接种疫苗。

由于疫苗特异性保护性免疫在开始免疫抑制药物治疗后可能会迅速减弱，对特定免疫的监测可能有助于识别失去保护性免疫的患者，并可能使这些患者在增强免疫中获益。如果在移植后进行增强免疫或一次接种，则应在移植后大约6个月开始进行，这样可以提高疗效。

表64-3 Suggested Accelerated Schedule for Vaccination of Solid Organ Transplant Candidates[a]

Vaccine	Minimum Age for Vaccination	Minimum Interval Between Doses
Hepatitis B[b]	Birth	1st and 2nd, 4 wks
		2nd and 3rd, 8 wks and after 24 wks of age
IPV	6wks	1st and 2nd, 4 wks
		2nd and 3rd, 4 wks, and after age 6 mo
		3rd and 4th, after age 4 yrs
Hepatitis A[c,d]	6mo	1st and 2nd, 4 wks
Hib	6wks	1st and 2nd, 4 wks
		2nd and 3rd, 4 wks
		3rd and 4th, 8 wks, and after age 12 mo
Rotavirus (live vaccine—do not give if <1mo anticipated to transplant)	6wks	1st and 2nd, 4 wks
		2nd and 3rd, 4 wks
Influenza[e,f]	6mo	1st and 2nd, 4 wks
MCV[g]	9mo	1st and 2nd, 12 wks[h]
MMR[i] (live vaccine—do not give if <1mo anticipated to transplant)	6mo	1st and 2nd, 4 wks
Varicella[j] (live vaccine—do not give if <1 mo anticipated to transplant)	6mo	1st and 2nd, 4 wks
PCV 13[k]	6wks	1st and 2nd, 4 wks
		2nd and 3rd, 4 wks
		3rd and 4th, 8 wks
		If between 12 and 23 mo and unvaccinated, give 3 doses, 8 wks apart
		If between 24 mo and 5 yrs and unvaccinated, give 1 dose
PPSV 23[l]	2yrs	
Tdap[m]	7yrs	
HPV[n]	9yrs	1st and 2nd, 4 wks
		2nd and 3rd, 12 wks

TdaP, diphtheria and tetanus toxins and acellular pertussis vaccine; IPV, inactivated polio vaccine; Hib, Haemophilus influenzae type b conjugate vaccine.

a. This table reflects the practice of the Pediatric Infectious Disease group at Mount Sinai School of Medicine. Some of the recommendations differ from those outlined by the ACIP but are supported by safety and immunogenicity data, specifically varicella and hepatitis A, which we give as early as 6 months of age.
b. The intervals recommended are for a priming vaccination as part of an accelerated schedule and may not produce a memory response. Serology should be checked post transplantation as booster doses may be necessary.
c. Routinely administer to liver transplant candidates and, per ACIP guidelines, to all children between the ages of 12 and 23 months. Also consider for all household contacts of liver transplant candidates.
d. The interval recommended is for a priming vaccination as part of an accelerated schedule and may not produce a memory response. Serology should be checked post transplantation as booster doses may be necessary.
e. Inactivated trivalent influenza vaccine (Fluzone and Fluvirin).
f. Use of the LAIV (FluMist) is not recommended until safety and efficacy data are available in this population.
g. Meningococcal conjugate vaccine (Menactra).
h. Currently ACIP recommends an 8-week interval between the two doses, while the FDA recommends 12 weeks.
i. Live viral vaccines should be administered at least 1 month before transplantation. If possible, would delay live viral vaccination to 12 months. However, live viral vaccines can be given as early as 6 months if transplant imminent.
j. Recommend two doses administered at least 4 weeks apart for all transplant candidates with no history of varicella disease.
k. PCV (Prevnar).
l. PPSV (Pneumovax 23).
m. Tetanus, diphtheria, and acellular pertussis (Adacel and Boostrix). Licensed in 2005 for use in adolescents and adults. Liver transplant candidates and recipients should receive this vaccine instead of Td (tetanus and diphtheria booster).
n. HPV vaccine (Gardasil and Cervarix are both licensed for use in females, while Gardasil is also licensed for use in males).

From Abuali MM, Arnon R, Posada R. An update on immunizations before and after transplantation in the pediatric solid organ transplant recipient. Pediatr Transplant. 2011;15:770–777.

一般来说，为了降低这些可预防疾病的发病率和死亡率，照顾儿科移植患者的医生也必须更新他们的免疫接种状况。与所有儿童一样，心脏移植的儿童也可能发热，需要及时评估。幸运的是，这些患者中大多数急性发热性疾病都并不严重，可以在门诊进行安全的管理[214]。

（九）生活质量和康复

儿童心脏移植后通常有很好的生活质量和康复能力。移植后的关键问题包括在学校、成长、发展和未来的期望方面为患者和家庭提供心理社会支持[215]。5—18岁心脏移植的儿童似乎持续缺乏父母对孩子身体状况的了解[216]。大多数心脏移植的儿童在移植后以正常的速度生长，青春期可以正常开始和发展。然而，可能观察不到追赶增长。这些与心脏病的类型、移植的年龄以及免疫抑制方案有关[217-219]。大多数患者在心脏移植后具有健康的认知和心理功能。然而，有大约20%的心脏移植患者神经学相关检查存在异常，25%的儿童有情绪调节障碍[220]。晚期免疫排斥导致不良预后，往往与青春期不能坚持治疗有关[205]。年龄较大的儿童在心脏移植后返回学校，他们的生活质量有所改善，并过上更加正常的生活。儿童心脏移植患者的康复取决于患者的年龄和移植前后的疾病程度。与成人心脏移植患者相比，儿童心脏移植患者通常享有低耗氧和略有减少的工作负荷的几近正常的运动能力。移植时年龄相对较小可获得更大的运动能力（氧耗量）。持续存在的变时机能不全与运动能力不足有关[221]。心脏移植后，心率、收缩压反应和耗氧量都有明显的改善，这些支持同种异体移植的神经支配。在系列研究中，预测最大耗氧量百分比的下降与冠状动脉血管疾病引起的再移植有关。常规分级运动试验在小儿心脏移植患者中的应用特别是其在冠状动脉血管疾病检测中的作用值得进一步研究[222]。应该鼓励这些人进行锻炼，好处在于改善血糖控制，增加骨密度和潜在的心理充实。大多数患者可在移植后的头6个月内恢复适当的活动，包括上体育课[223]。有神经功能缺陷的患者可能需要特殊的治疗方案。

（十）心律失常和心率反应

移植后严重的心律失常相对罕见，但是一旦发生，往往可能是移植排斥等问题的征兆。尽管儿童心脏移植患者似乎比成年心脏移植患者更容易出现快速心律失常，而且他们通常与排斥反应无关[225]，但是室上性和室性快速性心律失常的发生总是引起人们对排斥反应的关注[224]。室性心律失常也可提示冠状动脉血管疾病。有症状的窦性心动过缓和心脏移植后需要置入心脏起搏器的儿童比例很小[226]。小儿心脏移植患者运动后心率反应及心率恢复与移植后自主神经功能丧失相一致，提示移植的心脏后期有自主神经再支配[227]。在成人先前的研究表明，心脏移植后副交感神经的再支配相当罕见，只有5%~10%移植后的心脏会出现副交感神经支配[228]。而交感神经再支配的发生频率要高得多，并已在成人中通过侵入性和非侵入性方法都进行了描述[229]。这些包括：①冠状动脉内注射酪胺后测定冠状窦去甲肾上腺素水平及心率反应；②静脉内滴注放射标记的去甲肾上腺素，冠状窦导管测定血流动力学；③心肌活检组织中神经末梢的特殊染色组织学证据；④诸如SPECT或利用放射性同位素的正电子发射断层成像等摄影技术；⑤心率变异性研究[230-233]。一项对曾于新生儿期进行心脏移植的患者的随访研究，在移植后9.5年时，与其他儿童（非新生儿）心脏移植患者相比，他们的心率峰值更高，运动能力也更好[221]。

（十一）晚期排斥

减少排斥反应的风险和发病率的最重要因素之一是保持对所有患者的定期和频繁随访。婴幼儿排斥反应的临床表现从没有症状到各种各样的非特异性症状，包括心动过速、呼吸急促、嗜睡、易怒和喂养不良等。体征与成人相似，包括颈静脉扩张、脏器扩大、新杂音和奔马律。移植后第一年没有排斥反应的儿童与出现排斥反应的儿童相比较，发生血流动力学问题的风险要低。此外，"活检阴性"排斥反应有时表现为严重的左心室功能障碍，而且活检阴性或免疫组织化学异常可在移植后晚期发生。可以通过增强免疫抑制来改善，包括血浆置换、环磷酰胺、抗淋巴细胞治疗，以及抑制抗体产生的药物，但是要留意他们的远期预后[234]。细胞排斥反应和心脏移植排斥反应都可能是复发和难治性的。治疗策略包括多种免疫抑制药的联合应用，甚至包括全淋巴放射治疗[235]。虽然如今早期排斥和晚期排斥的发生率有所下降，但那些有晚期排斥反应的患者仍然有更高的死亡风险，发展为中、重度冠状动脉血管疾病，需要再移植。这是一个复杂、多因素的问题，需要进一步深入分析，以确定导致晚期排斥的危险因素，包括社会/行为环境、可能的遗传多态性，随着时间的推移，会对特定的患者造成更高的风险和药理学上的变化[236]。一般情况下，晚期排斥反应可能是一个不祥的征兆，并可能预示移植失败。有或没有血流动力学障碍的晚期排斥反应事件总是引起对依从性不好的关注。

（十二）感染

儿童心脏移植患者面临严重的和机会性感染的风险，包括细菌、病毒（特别是巨细胞病毒）和原生动物（肺孢子虫）感染，特别是在移植后6个月里免疫抑制最强的时候。由于术后感染的风险很大，许多中心采取了预防措施，预防性使用抗真菌（制霉菌素）、巨细胞病毒（阿昔洛韦或更昔洛韦）和（或）原虫（甲氧苄啶/磺胺甲噁唑）感染，尽管确切的预防适应证尚不清楚[137]。儿童心脏移植研究报道了来自美国22个参与中心的大量儿童心脏移植人群"严重"感染和死亡的时间相关风险[151]，以细菌感染最多（占60%），其次是巨细胞病毒（18%），其他病毒感染（13%）、真菌（7%）和原虫（2%）。细菌和真菌感染的高峰发生在移植后的第一个月，而病毒感染的高峰出现在移植后的第二个月，常见病毒为巨细胞病毒。更昔洛韦和伐昔洛韦的使用以及快速诊断活动性感染的方法的发展，如病毒基因组的PCR检测，已经减少了巨细胞病毒感染的风险。与以往巨细胞病毒阳性在成人非常普遍相比，儿童供者和受者血清巨细胞病毒阳性者较少，从而增加了移植后儿童感染巨细胞病毒的风险。这种感染通常由良性病毒血症组成，不会导致临床相关疾病。由于巨细胞病毒可在移植后早期发生，而且围术期的发病率可能很高，因此制订了减少或预防巨细胞病毒感染/疾病的策略。预防措施包括术后早期静脉注射更昔洛韦或口服缬昔洛韦，目的是预防巨细胞病毒感染。预防治疗包括通过定量PCR或巨细胞病毒抗原血症密切监测受者的巨细胞病毒状态，并在以前巨细胞病毒阴性成为巨细胞病毒阳性时开始治疗，从而将严重的巨细胞病毒感染降至最低。静脉注射更昔洛韦、口服伐昔洛韦或巨细胞病毒免疫球蛋白是儿童移植中心对不匹配患者的常用预防方法，指南建议口服或静脉注射更昔洛韦或伐昔洛韦治疗巨细胞病毒阳性或巨细胞病毒阴性的不匹配的儿童受者[137]。

小儿移植患者特异心肌病毒基因组的鉴定，特别是在未予IVIG治疗的情况下，似乎可以预测包括冠状动脉血管疾病和移植失败在内的不良临床事件[173,174]。移植后6个月内，所有类型的感染风险都很低，但这种低风险长期存在。是否接触宠物存在争议，但是大多数中心因为考虑到弓形体病，建议避免接触猫的粪便，因为担心沙门菌的风险而建议避免接触爬行动物。虽然感染性心内膜炎是心脏移植后罕见的并发症，但大多数中心建议心脏移植后在牙科、上呼吸道、胃肠道和泌尿生殖道手术前，可能会引起的菌血症要长期预防心内膜炎。修订后的AHA指南建议对有瓣膜病的移植患者进行预防（见第62章）。

（十三）恶性肿瘤、EB病毒感染和移植后淋巴增生性疾病

恶性肿瘤风险增加是器官移植后公认的并发症。在儿科，绝大多数是PTLD，常与EB病毒的原发感染有关[237,238]。与成人比较，PTLD是小儿实体器官移植后的主要恶性肿瘤，而其他肿瘤少见。PTLD的发生率在移植后1年内增加，不同类型器官移植的发生率不同；胸部器官和肠道的发病率高（5%~40%），而肾和肝移植患者的发病

率较低（1%～10%）[239]。早发型疾病的病理通常是多形性的，而晚期表达（通常超过3年）通常是单一型和淋巴瘤性的[150,237]。一线治疗仍然是减少免疫抑制后的多种临床反应[238]。单纯性疾病可能需要用常规化疗药物治疗。由于绝大多数淋巴增生性疾病都是心脏移植后的受体B细胞来源，因此使用嵌合抗CD 20单克隆抗体利妥昔单抗已经取得了成功[238]。外周血EB病毒定量PCR技术的发展，为病毒载量的诊断和监测提供了一种有用的技术，但是，还不清楚如何利用这些信息来指导患者的管理[240,241]。另一种方法是细胞免疫疗法，即给患者注射EB变电特异性的细胞毒性T细胞[238]。在移植儿童中，除淋巴瘤外，其他恶性肿瘤的报道罕见，但其他的恶性肿瘤包括鳞状细胞癌和其他皮肤癌，因此，应建议儿童避免过度晒太阳，并使用防晒霜。

（十四）慢性排斥反应与心脏移植物血管病变

心脏移植物血管病是儿童心脏移植后晚期存活者死亡和移植失败的主要原因之一，影响了34%的儿童心脏移植后10年内的死亡和移植失败。心脏移植物血管病主要表现为心外膜血管狭窄和（或）冠状动脉远端血管通过内膜和内侧增生丧失，并导致心室功能障碍和移植失败[78]。因此，心脏移植物血管病是限制小儿心脏移植后长期存活的主要因素。心脏移植物血管病的病理表现为弥漫性和加速型的冠心病，由肌内膜增生组成，该增生是同心圆的，涉及血管的整个长度，包括心肌内分支，也可能有明显的炎症参与[242]，最终发生管腔闭塞。几十年来一直在研究心脏移植物血管病的病因，至今仍未得到理想的确定。大多数人同意心脏移植物血管病主要是一种免疫缺陷性疾病，因此可以被认为是慢性排斥的主要表现[243]。免疫因素与非免疫危险因素，如供体年龄、高血压、移植物缺血/再灌注损伤，以及受体高血压、高脂血症、肥胖、糖尿病、吸烟、种族和性别等相互作用[244]，移植后巨细胞病毒感染也与心脏移植物血管病的发生发展有关。这些机制的最后共同途径似乎是内皮激活，血栓前环境，内皮损伤和随后的弥漫性内膜增生。影响儿童疾病发展的主要危险因素是年龄较大的受者和捐献者，以及第一年有两次或两次以上的排斥反应[245]，此外还有晚期的排斥事件和晚期安装起搏器的需求[246]。严重的晚期排斥反应或出现高度房室传导阻滞症状的患者必须积极监测，并应密切评估其是否存在心脏移植物血管病或进一步发展。

儿童心脏移植物血管病的发生率低于成人（66%的患儿移植后10年无心脏移植物血管病）。此外，婴儿和年轻受者（10岁）的心脏移植物血管病风险较青少年低[4]。儿童心脏移植患者发生心脏移植物血管病的可能性低于成人，是因为持续存在的捐献者因素较少或非免疫性的危险因素较少。然而，因为缺乏可靠的诊断和监测方法，儿童心脏移植物血管病的实际发病率可能被低估。因为同种心脏移植没有神经支配，心绞痛是心脏移植物血管病的罕见症状。

临床症状多仅表现为移植心脏的充血性心力衰竭、无症状的心肌梗死或猝死。尽管人们已经认识到这种方法低估了疾病的发病率和严重程度，但是冠状动脉造影仍然是诊断心脏移植物血管病的首选方法。多巴酚丁胺负荷超声心动图是一种安全、无创的技术，可用于儿童心脏移植物血管病的诊断和随访[247]。血管内超声也为小儿心脏移植患者提供了一种检测心脏移植物血管病的额外方法，但并不总是能预测结果[248-250]（图64-2）。冠状动脉内多普勒血流检测是一项显示内皮依赖性血管舒张功能的指标，应用腺苷检测冠状动脉血流储备是一项安全的指标，在小儿心脏移植患者中是比较安全的[251]。心脏MRI和CT尚未在儿童中得到验证[78,252]。

尚没有心脏移植物血管病的理想管理，干预或外科管理的效用有限，而医疗管理却令人失望。如本章前文所述，西罗莫司和依洛莫司都有预防和（或）治疗心脏移植物血管病的潜力[189-191,194,253]。冠状动脉介入治疗可缓解小儿心脏移植术后心脏移植物血管病[254,255]。医学治疗的主要目的是试图通过采取预防措施和控制免疫抑制来减少疾病的进展[243]。成年患者经他汀类药物治疗后，心脏

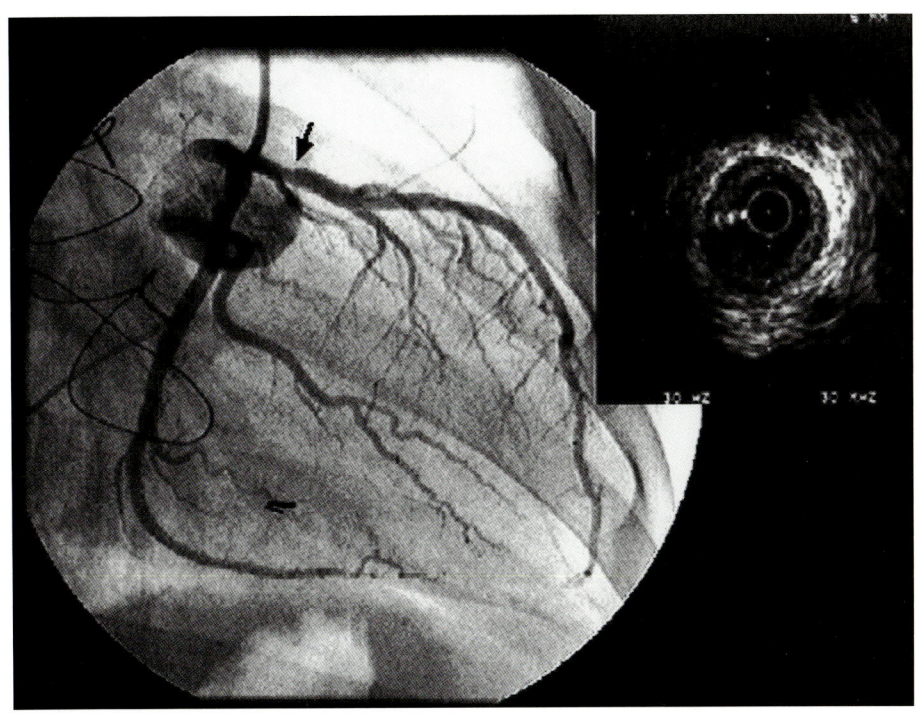

◀ 图 64-2 移植后选择性经左冠状动脉造影
造影证实左冠状动脉前降支近端病变最小，但血管内超声显示明显内膜增厚（插图）

移植物血管病发生率降低[256]。在儿科患者中，普伐他汀和阿托伐他汀已被发现安全有效地降低总胆固醇和低密度脂蛋白，并且回顾性研究表明其可减少儿童心脏移植物血管病的发病[257-259]。尽量减少类固醇的使用和使用他克莫司制订免疫抑制治疗方案，可能比环孢素或西罗莫司更有利于维持更好的血脂结构。他汀类药物，特别是普伐他汀，是否会影响心脏移植物血管病的进展，或是否有助于儿童心脏移植血管病的预防，还没有得到确切的证实[260]。尽管如此，他汀类药物在大多数儿童心脏移植中心的临床应用仍然很普遍。不幸的是，再次移植仍然是治疗严重心脏移植物血管病的唯一有效方法。

1. 免疫抑制并发症

由于免疫系统的两个主要功能是对抗感染和提供肿瘤监测，所有的免疫抑制药均使患者处于感染和恶性肿瘤的危险之中。此外，即使适当地使用剂量，单独的免疫抑制药药物仍有显著的不良反应。高血压是移植后常见的并发症，可能部分代表钙调神经磷酸酶抑制药的不良反应，特别是与皮质类固醇联合使用时。这个群体高血压的病因是多因素的，意味着控制血压比较困难，如果我们要优化管理，限制并发症的影响，进一步的研究必不可少[261]。严重的术后高血压导致了灾难性的神经并发症，需要紧急治疗。慢性高血压在儿童心脏移植患者中的发病率似乎低于成人，但仍是一个需要治疗的问题，即使是使用类固醇，维持免疫抑制的方案。这些儿童的抗高血压治疗应与成人类似，包括钙通道阻滞药、ACE 抑制药和（或）血管紧张素受体阻滞药[137]。

神经毒性是环孢素另一个公认的并发症，发生在多达 10%~25% 的患者，并在术后早期达到高峰。症状包括震颤、躁动、手心和脚底疼痛、癫痫发作和精神状态的改变。环孢素和他克莫司可引起急慢性肾功能不全，对儿童肾功能不全的监测应终身进行。儿童心脏移植患者肾功能不全随着时间的推移而增加。非裔美国人、移植年龄较小、等待时间长、高水平的钙调神经磷酸酶抑制药，以及移植后 6 个月的肾功能不全是影响肾移植的重要危险因素[262]。应仔细观察这些患者，并可能需要早期转给儿科肾病医生。个别易感性，包括 TGF-β₁ 基因多态性，可能对钙调磷酸酶抑制药免疫患者肾功能的长期预后起一定作用[263]。

减少长期接触钙调神经磷酸酶抑制药可能会降低这一人群中肾功能不全的发生率[264,265]。这些策略包括减少钙调神经磷酸酶抑制药的用量，以及使用 mTOR 抑制药，如西罗莫司和依维莫司[189,190,266,267]。

在儿童心脏移植患者中，脂蛋白异常的患病率很高[268]。同样，钙调神经磷酸酶抑制药和类固醇的使用也与这种疾病有关。因此，在儿童患者中增加降脂药物的使用似乎是合理的。在以环孢素为基础的免疫抑制的儿童心脏移植患者中，约有 2% 存在糖尿病，而在以他克莫司为基础的免疫抑制的儿童患者中，有 8% 存在糖尿病[269,270]。糖尿病可能与可逆性胰岛素抵抗有关。他克莫司水平，HLA-DR 错配，移植时年龄较大的人易患移植后糖尿病。在小儿心脏移植患者随访过程中，也可能发生胃肠道并发症，包括胆石症、肠壁囊样积气症和结肠炎[271-273]。mTOR 抑制药的肾毒性比环孢素或他克莫司小，但与严重的口腔炎和胆固醇和血脂的频繁升高有关[274]。mTOR 抑制药也会影响伤口愈合，这也是为什么移植患者术后通常不立即使用 mTOR 抑制药的原因。

2．其他

HLHS 的新生儿接受心脏移植后需要延长重建主动脉弓。其中，多达 20% 将发展为主动脉缩窄，可能需要治疗。虽然复杂的梗阻性病变可能需要手术修复，但在大多数情况下球囊血管成形术是一种安全有效的治疗方法[275]（见第 17 章）。继发于心内膜活检损伤的严重的三尖瓣反流非常罕见，但是有潜在的血流动力学意义的严重并发症。尽量减少活检次数、仔细放置活检导管或使用长鞘可能会减少这种并发症的发生[276]。贫血在心脏移植的儿童中非常普遍。其病因尚不清楚，但通常不是因为铁缺乏症[277]。

3．再移植

小儿心脏再移植的经验有限。来自最新的 ISHLT 的登记总结，11—17 岁的患者接受再移植的人数增加到 9%[4]。再次移植最常见的原因是心脏移植物血管病，其次是急性排斥反应、慢性排斥反应和术中器官衰竭。在可接受的死亡率范围内选择再移植，结果与首次接受心脏移植的儿童相似[278,279]。然而，在早期移植失败的情况下进行再移植时，效果相当差，许多研究者认为在这种情况下再移植是不合适的[280]。令人鼓舞的是，距离首次移植较长间隔的再移植的结果与初次移植的结果相当[4]。再移植后的医学和药理学问题与初次移植后的问题类似。

4．异位移植和心肺移植

小儿异位心脏移植的经验有限，这个手术的主要指征是肺血管阻力持续升高，阻碍了原位心脏移植，虽然有些人认为指征是获得的捐赠者较小或者期望受者自身心脏一定程度的恢复，但这些都是额外的指征[281]。据报道，1 年和 5 年的生存率分别高达 83% 和 66%。因此，在某些患者中，特别是当肺血管阻力对于原位心脏移植过高时，异位心脏移植可作为另一种选择。

在这种情况下，另一种选择是心肺移植。在 19 世纪，儿童心肺移植的频率和存活率都显著下降[282]。因此，这一方法在管理儿科不可逆的心肺疾病的病人中仍不确定。一般情况下，心肺移植后的晚期存活和单纯肺移植后的晚期存活都很差[283]。另外，也有一些肺血管阻力持续升高的先天性心脏病患者可以在修复心脏病后行单纯肺移植而获益[30]。

第八篇 肺血管疾病
Pulmonary Vascular Disease

第 65 章　肺高压的病理生理　　　　　　　　　　　　　　/ 1534
第 66 章　儿童肺高压　　　　　　　　　　　　　　　　　/ 1568

第 65 章
肺高压的病理生理
Pathophysiology of Pulmonary Hypertension

Marlene Rabinovitch　Rachel K. Hopper　著
刘瀚旻　李一飞　余　莉　译

一、概述

本章主要介绍先天性心脏病等相关疾病所致肺高压以及特发性肺高压的病理生理机制。最新的肺高压分类标准由第五次世界肺高压论坛讨论制订（表 65-1）[1]。对该类疾病基本机制的深入认识将改进现有治疗方案，并促使全新治疗策略的出现。

二、致肺循环多血的先天性心脏病

（一）快速分流先天性心脏病与肺高压

早在 1935 年，Brenner[2] 就发现先天性心脏病患者可表现出不同的肺血管病变类型。先天性心脏病患者肺血管病变的严重程度及进展速度同多种生理因素相关（表 65-2）。1958 年，Heath 与 Edwards[3] 描述了肺高压患者肺血管病变的渐进过程，并根据形态分为 6 级（Ⅰ～Ⅵ级）（图 65-1）。Ⅰ、Ⅱ级表现为血管中膜肥厚及内膜增生，这些表现均认为是肺高压的早期、可逆性病变。Ⅲ、Ⅳ级分别表现为内膜增生导致的管腔闭塞及轻重度动脉扩张。Ⅲ级病变仅部分可逆，而Ⅳ级病变则为不可逆改变。Ⅴ、Ⅵ级为终末期病变，Ⅴ级为血管丛样病变，Ⅵ级为纤维素样坏死。学者们采用丛样肺动脉病或丛状病变等术语，描述终末期疾病状态下平滑肌及内皮样细胞延伸引起的血管闭塞及扩张性病变。Ⅰ～Ⅲ级以上的病变最常见于大年龄组儿童。而对于婴儿期及小年龄组患儿，肺血管床病变对严重、持续性增高的肺血管阻力预测价值较小，例如大动脉转位伴室间隔完整。即便如此，大动脉转位伴大型室间隔缺损或伴动脉导管未闭仍属于发展为早期严重、持续性肺动脉高压的高危人群。有趣的是，有报道表明，即便在婴儿期对大动脉转位的婴儿进行了成功及时的外科矫正，仍有部分病例进展为晚期肺血管病变。大型室间隔缺损，尤其是房室隔缺损的患儿，也可在婴儿早期即出现肺血管疾病；而后者在生后 6 个月内即可出现梗阻性病变。发绀型先天性心脏病患者，在通过外科建立大量体 - 肺动脉分流后，亦是肺血管疾病高危人群。有些学者试图对中膜肥厚程度进行量化。但是，这些测定结果与术前肺血管阻力及术后改变并不具有明确的相关性[4]。

（二）肺血管床重塑及生长

自 1965 年开始，根据婴儿及小年龄组儿童肺循环随年龄增长不断变化的特点，通过对大样本尸肺进行动脉注射放射不透性钡 - 凝胶研究，学者们发明了一种新的肺血管床定量分析方法。结果显示新生儿血管显影明显；而成年人由于大量微小腺泡内动脉显影所产生的浓密雾状背景，使得肺血管模糊不清[5]。显微镜观察发现，正常肺血管床重塑及生长存在三种特征。随着年龄增长，动脉内肌层更多地分布于外周的肺腺泡内，非肌性动脉由起初的部分肌化逐渐发展为完全肌化。出生时，肌化动脉管壁肥厚；出生后数天内，内径最小的动脉逐渐扩张，管壁厚度缩减至成人水

表 65-1 肺高压最新分类

1. 肺动脉高压
   (1) 特发性肺动脉高压
   (2) 遗传性肺动脉高压
      ① BMPR2
      ② ALK-1、ENG、SMAD9、CAV1、KCNK3
      ③ 病因不明
   (3) 药物或毒物诱导的肺动脉高压
   (4) 疾病相关肺动脉高压
      ① 结缔组织疾病
      ② 人类免疫缺陷病毒感染
      ③ 门静脉高压
      ④ 先天性心脏病
      ⑤ 血吸虫病
   (5) 肺静脉闭塞性疾病或肺毛细血管血管瘤
   (6) **新生儿持续性肺动脉高压**

2. 左心疾病相关的肺高压
   (1) 左心室收缩功能障碍
   (2) 左心室舒张功能障碍
   (3) 瓣膜疾病
   (4) **先天性或获得性左心流入道或流出道梗阻与先天性心肌病**

3. 与肺部疾病或低氧血症相关的肺高压
   (1) 慢性阻塞性肺疾病
   (2) 间质性肺疾病
   (3) 其他限制性和阻塞性肺疾病
   (4) 睡眠呼吸障碍
   (5) 低肺泡通气综合征
   (6) 长期高海拔地区居住
   (7) 肺发育性疾病

4. 慢性血栓栓塞性肺高压

5. 多种未知因素相关肺高压
   (1) 血液系统疾病：**慢性溶血性贫血**、骨髓增生紊乱综合征、脾切除术
   (2) 全身性疾病：结节病、肺组织细胞增生症、淋巴管肌瘤病
   (3) 代谢性疾病：糖原累积症、戈谢病、甲状腺疾病
   (4) 其他：肿瘤梗阻、纤维纵隔炎、慢性肾功能不全、**节段性肺动脉高压**

对先前 Dana Point 分类的主要修改以粗体显示
BMPR2. 骨形态发生蛋白受体 Ⅱ 型；CAV1.caveolin-1；ENG.endoglin；HIV. 人类免疫缺陷病毒；PAH. 肺动脉高压
该表为2013年在法国尼斯召开的第五届世界肺动脉高压研讨会上更新的肺动脉高压分类（改编自 Simonneau G, Gatzoulis MA, Adatia I, et al. Updated clinical classification of pulmonary hypertension. *J am Coll Cardiol*. 2013;62:D34–D41.）

平；生后4个月，内径最大的肌性肺动脉亦逐渐完成上述过程。动脉的数量和大小均有增加，且在婴儿期最为迅速。虽然肺泡也在增殖，然而肺泡-动脉比值却由出生时的20∶1，逐渐下降至早期儿童阶段的8∶1，并仍在日后呈进行性下降（图65-2）。

先天性心脏病患者肺部形态学分析显示肺血管床生长及重塑存在障碍（表65-3）[7]。婴儿室间隔缺损患者尸检证实，肺门部大血管扩张，而外周血管狭窄；显微镜下观察肺血管床发现，肌层向非肌性外周动脉延伸，围生期肌层退化受阻，并伴有血管中膜肥厚。此外，周围动脉发育不良，表现为细小而稀疏；然而肺泡分化增殖正常。由于肺部为非局灶性病变，因此该形态学手段适用于基于肺活检组织的血管异常肌化及数目、大小评估[8]。

（三）肺活检

肺活检研究显示，肺血管床生长、发育病变的严重程度与血流动力学状态相关。随疾病进展，肺血管组织将出现三期病理改变。A级为肌肉组织异常地向外周血管延伸，同时伴有正常肌性血管管壁轻度增厚（<正常的1.5倍）。这部分患者虽肺血流量增多且压力增高，但肺动脉平均压保持正常。Meyrick 和 Reid[9]通过肺组织进行超微结构研究发现，以上改变是由血管非肌性区域的周边细胞、部分肌性区的中间细胞，向成熟平滑肌细胞过度分化所致。在长期高流量、高压力性血流动力学状态下，我们有理由推测，这种"牵拉"刺激将促使前体细胞向平滑肌细胞分化，最终导致上述细胞体积增大、血管显著肌化。

B级除以上改变外，肌性动脉中层平滑肌更为肥厚。当中层厚度达到正常值的1.5~2倍时（B级轻度），此时肺动脉压常已增高；当厚度超过正常2倍时（B级重度），肺高压已不可避免，并已达到体循环压力的一半以上。已有平滑肌细胞的肥厚增生及细胞间结缔组织蛋白增生都将导致肺血管中层厚度增加。

C级除有B级重度改变外，肺动脉的数量

表 65-2 影响先天性心脏病患者发生肺血管疾病的危险因素

	主要危险因素					次要危险因素		
	↑ P_{PA}	↑ P_{PV}	↑ Q_{PA}	↑ PO_{2PA}	↓ PO_{2SA}	↓ pH_{SA}	血细胞比容↑	PVD
房间隔缺损，继发孔型	−	−	+	+	−	−	−	不是
房间隔缺损，原发孔型	−	±	+	+	−	−	−	可能
完全性肺静脉异位引流	+	+	+	+	±	±	±	高度可能
大型室间隔缺损	+	±	±	+	−	−	−	可能
二尖瓣疾病	+	+	+	+	−	−	−	非常明确
法洛四联症	−	−	−	−	+	+	+	目前不是
Potts 分流术后	+	±	+	+	±	−	±	可能
大动脉转位	±	±	+	+	+	±	+	十分明确
室间隔缺损	+	+	+	+	+	±	+	明确

PVD. 肺血管疾病；P_{PA}. 平均肺动脉压；P_{PV}. 平均肺静脉压；PO_{2PA}. 肺动脉中的氧分压；PO_{2SA}. 全身动脉中的氧分压；pH_{SA}. 全身动脉 pH；Q_{PA}. 肺动脉血流；+. 存在；−. 不存在；±. 可能存在也可能不存在

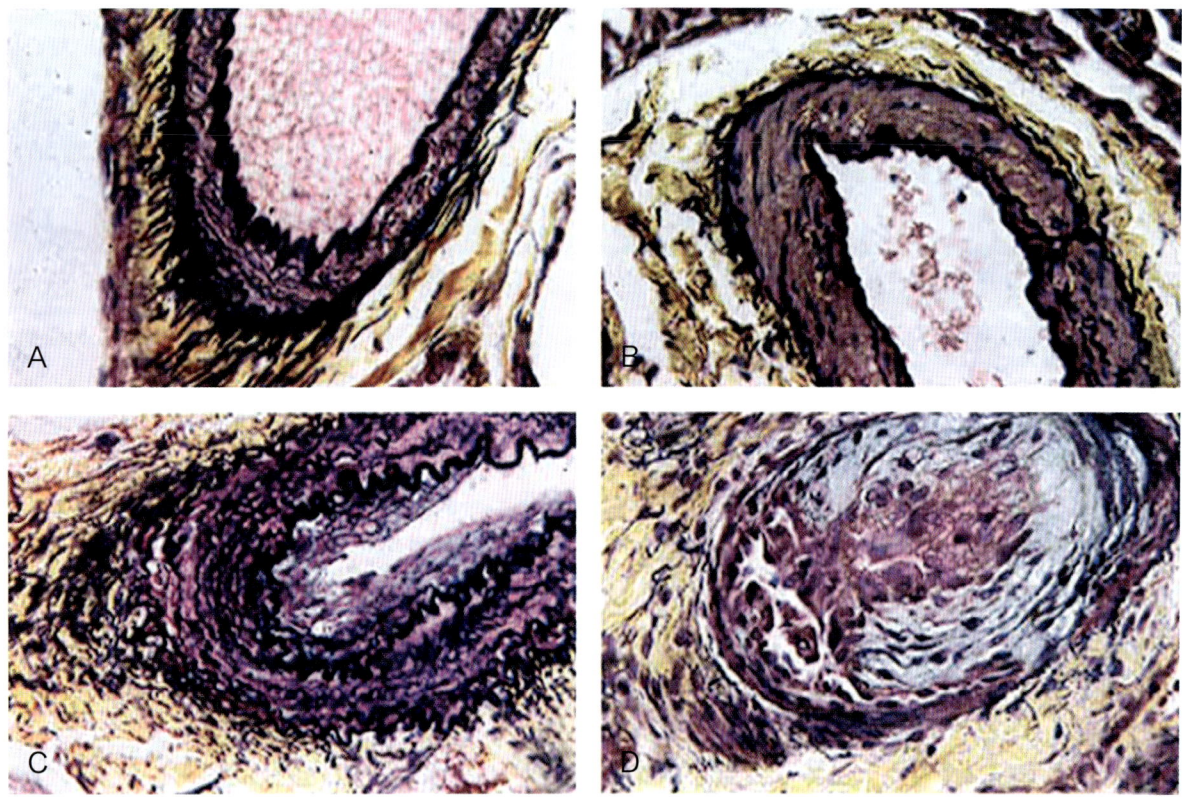

▲ 图 65-1 Heath 和 edwards 描述的进展性病变

源于肺动脉病变者肺组织切片的 Movat 染色。A. 示肺动脉中膜轻度肥厚；B. 示中膜肥厚进一步加重（Heath-Edwards Ⅰ级）；C. 示增生的内膜侵入血管腔内（Heath-Edwards Ⅱ级）；D. 示增生的内膜导致管腔闭塞，中膜变薄并丧失弹性，其中可见新生血管生成（Ⅳ级）。图中未列出Ⅲ级病变，其与 D 图相似，但中膜尚完整且无新生血管形成 [引自 Jones PL, Cowan KN, Rabinovitch M. Tenascin-C, proliferation and subendothelial fibronectin in progressive pulmonary vascular disease. *Am J Pathol*. 1997;150（4）:1349–1360.]

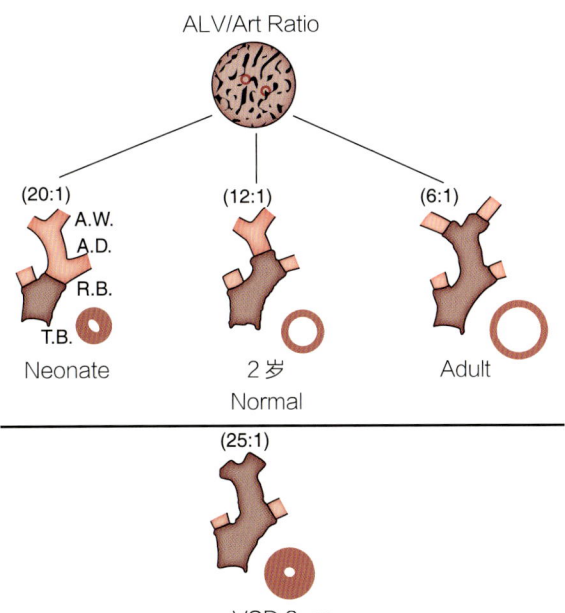

▲ 图 65-2 Schema showing peripheral pulmonary arterial development through morphometric changes: extension of muscle into peripheral arteries, percent wall thickness, and artery number (alveolar–arterial ratio) as they relate to age. **Upper panel:** Normal development. **Bottom panel:** Abnormalities in all three features in a 2-year-old child with a hypertensive VSD. T.B., artery accompanying a terminal bronchiolus; R.B., artery accompanying a respiratory bronchiolus; A.D., artery accompanying an alveolar duct; A.W., artery accompanying an alveolar wall; ALV/Art, alveolar–arterial ratio. (From Rabinovitch M, Haworth SG, Castaneda AR, Nadas AS, Reid LM. Lung biopsy in congenital heart disease: a morphometric approach to pulmonary vascular disease. *Circulation*. 1978;58:1107–1122, with permission.)

减少，管腔直径变小；此时肺血管阻力往往超过 3.5U·m²。当动脉数量少于正常一半时（C级重度），肺血管阻力常常超过 6U·m²。C级的病变基础虽然与动脉数量减少有关，但血管生成障碍也可能参与其中，A 和 B 级属于 Heath-Edwards 分类的Ⅰ级之内，而 C 级被描述为一种新的形态结构，对于评估血管功能具有重要意义。C 级可能出现 Heath-Edwards Ⅰ级的病变表达，但常已达Ⅱ级，并均具有Ⅲ级的表现。实际上，当达到Ⅲ级时，血管密度仅只有正常的一半或更少。

通过与术后血流动力学变化进行相关性分析，研究者们明确了何种程度的肺血管床异常生长及结构重塑为不可逆病变，且术后仍将表现为

表 65-3 先天性心脏病患儿肺血管床量化特点

先天性心脏病	动脉大小	动脉数量	肌化程度	中膜厚度
● 室间隔缺损	↓	↓	↑	↑
● 左心发育不全	正常	↑	↑	↑
● 共同房室腔	正常	正常	↑	↑
● 完全性肺静脉异位引流	正常	正常	↑	↑
● 法洛四联症	↓	正常或↑	正常	↓或↑
● 肺动脉闭锁	↓	↓	正常	↓

↑：增加，高于正常；↓：下降，低于正常

持续性肺高压。Heath 和 Edwards 对肺血管生长障碍、重塑的定量特征及定性改变表现进行了描述，相关结果与外科修补术后重症监护室第 1 天及术后 1 年心导管常规检查所监测到的肺循环血流动力变化情况相一致[10]。A 级或轻度 B 级患者术后早期肺动脉压力正常或仅轻度升高。大部分中膜显著肥厚者（如重度 B 级和 Heath-Edwards Ⅰ级）肺动脉压升高，但肺高压常可控制及逆转。肺高压发生机制及治疗将在下一章节讨论。如肺活检提示病变程度更高，即肺动脉数量减少（C 级），以及内膜增生（Heath-Edwards Ⅰ、Ⅱ级），即术后早期出现并发生严重肺高压的可能性更大（图 65-3）。

手术修复后一年对患者进行评估发现，在生后 8 个月内修复的患儿，无论活检时肺血管病变严重程度如何，术后肺血流动力学均可恢复正常，且 8 个月内患儿无论手术时的具体年龄大小，重度 B 级（Heath-Edwards Ⅰ级）亦是如此。C 级或 Heath-Edwards Ⅱ、Ⅲ级者，如在生后 9 个月至 2 岁行外科修复，术后仍可能出现肺血管阻力持续升高，如在 2 岁后修复，以上改变将不可避免（图 65-3）。

尽管如今定量分级法已很少用于临床，然而当患者术前血流动力学参数处于临界状态抑或是难于获得并难以解释时，该方法仍能通过肺活检冰冻切片分析，以很好地帮助术者决断采用姑息或根治手术方式。此外，该分级方法对术后患者

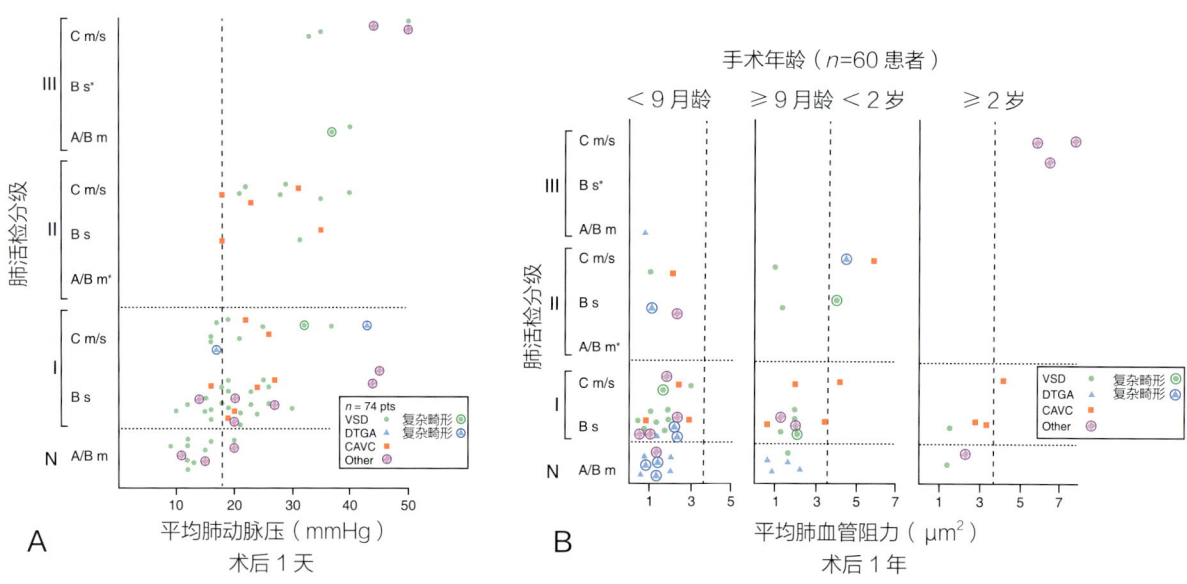

▲ 图 65-3 肺活检分级与术后平均动脉压、肺血管阻力的关系

A. 肺活检分级与术后第 1 天平均肺动脉压。垂直虚线为肺动脉高压的正常值与异常值的界限，水平虚线为肺活检分级。表明肺动脉高压患者比例越多且值越高者，肺活检 Heath-Edwards 级别越高。B. 肺活检与术后 1 年肺血管阻力。在 8 月龄行修补术者，无论其肺血管结构病变严重程度如何，其肺血管阻力均为正常（引自 Rabinovitch M, Keane JP, Norwood WI, Castaneda AR, Reid L. Vascular structure in lung biopsy tissue correlated with pulmonary hemodynamic findings after repair of congenital heart defects. *Circulation*. 1984;69:655–667.）

A、B、C. 形态分级；m. 轻度；s. 重度；N、Ⅰ、Ⅱ、Ⅲ.Heath-Edwards 分级；n. 正常；*. 该组无患者；VSD. 室间隔缺损；DTGA.d-型大动脉转位；CAVC. 共同房室腔

是否出现轻微的肺血管阻力升高亦有良好的预测作用，而这对接受 Fontan 手术的患者极其重要[11]。三尖瓣闭锁已行体 - 肺动脉分流术、单心室以及既往行肺动脉环缩术的患者均是术后发生肺血管压力进一步升高的高危人群。我们建议：当肺活检证实为重度 C 级（肺小动脉数量小于正常的 50%）、Heath-Edwards Ⅲ 级或者显著受累血管 > 20% 者，为重度血管病变，这类患者术后肺阻力极可能不会降低，故手术关闭室间隔缺损后结局差；重度 B 级、中膜厚度 > 2 倍正常值或 Heath-Edwards Ⅱ 级者，Fontan 术后结局不良。即便是轻微的肺血管病变（轻度 B 级）亦可导致 Fontan 术后患者并发症增加，表现为住院日、呼吸机支持时间、胸腔引流导管留置时间等延长（未发表的数据）。这类患者面临的临床窘境，使得临床医生迫切需要更为敏感、非侵入性的肺血管病变检查手段。

（四）肺小动脉楔入造影

肺小动脉楔入造影技术适用于术前对于肺血管床结构状态的评估。该技术可量化评测血管变化，例如肺血管分支减少、突然终止、末梢血管扭曲、狭窄，毛血管充盈度减少等反映至少为 Heath-Edwards Ⅲ 级腺泡前血管病变严重程度。通过肺楔入造影，将球囊导管推送至右肺下叶后基底段的轴动脉起始部，注射对比药，并利用双向电影采集造影图像，可以定量分析肺血管病变的严重程度[12]。通过测量血管内径由 2.5mm 缩小至 1.5mm 时的节段长度可获得肺动脉变细率。参照形态学分级及 Heath-Edwards 分级标准，肺动脉突然变细提示腺泡内动脉病变严重（表 65-4 和图 65-4）。

然而，进一步研究表明，肺小动脉楔入造影结果判读存在一定的缺陷及局限性。由肺动脉狭窄或既往肺动脉环缩术而导致的狭窄后扩张，造影结果将呈现肺血管快速变细的假象。部分重度肺血管病变患者，由于内膜增生病变范围广泛，导致血管狭窄从肺门部即开始显现，故肺动脉突然变细在造影显示中可能并不显著。但是，这种

表 65-4　肺血管病变的病理生理及血管造影间的关系

分级	病理	生理 Q_P	生理 P_PA	生理 R_P	肺小动脉楔入造影
A	小动脉过度肌化；	↑	正常	正常	血管逐渐变细
	± 中膜轻度肥厚	↑	正常	正常	
B	A+ 中膜重度肥厚	↑	↑	正常	突然变细
C	B+ 动脉数目及大小	±↑	↑	↑	突然变细更明显

Q_P. 肺血流量；P_{PA}. 平均肺动脉压；R_P. 肺血管阻力；N. 正常；↑. 增加；±. 增加或未增加；↓. 降低

情况下的雾状背景消失，肺循环时间延长。此外操作失误也可能导致结果难以获得合理解释。例如当对比药注射未能使肺门 - 胸膜的所有血管充盈时，将导致背景颜色加深；如果球囊未能完全堵闭血管导致肺毛细血管及静脉充盈，也可导致背景浓密的假象。此外，评估肺循环时间需排除肺静脉狭窄及肺内分流。

血管内超声可通过观察近端的肺血管状态，以评估肺血管病变严重程度。光学相干层析成像是一种能早期发现微小血管新生内膜病变的新兴技术，具有一定应用前景，但是目前临床上仍主要应用于冠状动脉支架植入后狭窄的观察[13]。光学相干层析成像在肺血管领域的应用的早期研究显示，该技术在判断肺动脉重塑严重程度与组织学改变具有一致性[14]。

（五）反应性肺循环

反应性肺循环是在术后早期出现、临床医生需要面对的重大难题，也是儿童心脏病学中需要深入认识、早期治疗的危象之一。因此，该疾病

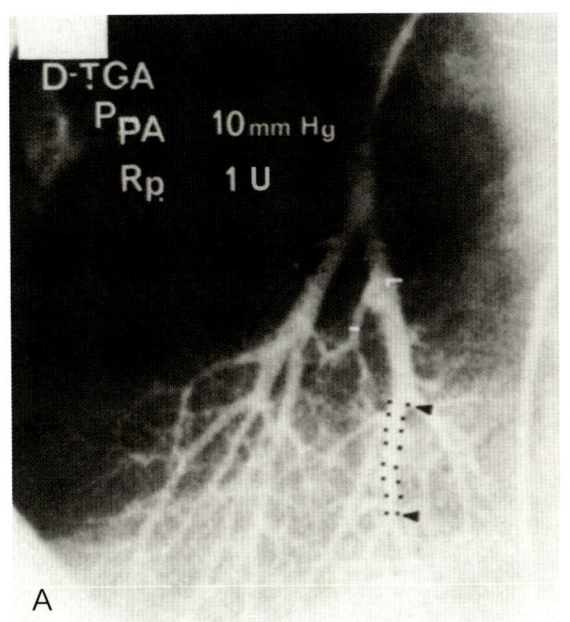 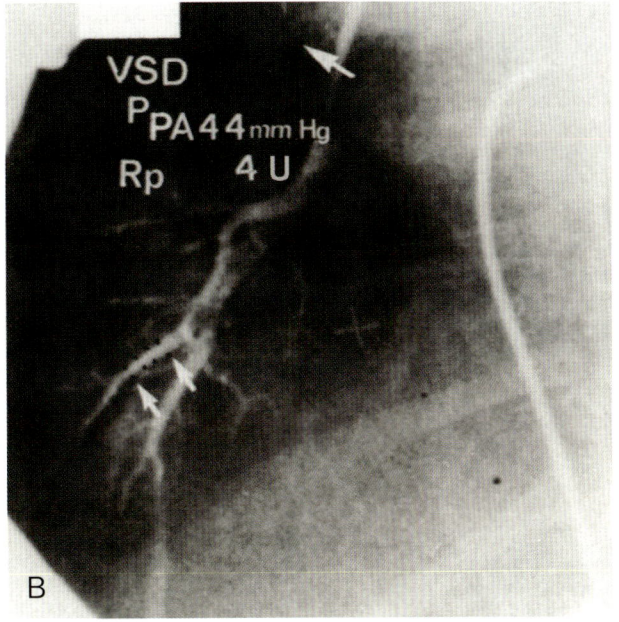

▲ 图 65-4　A: A wedge angiogram shows slow tapering of the axial artery in a child with TGA and normal pulmonary artery pressure (PPA) and resistance (Rp). Approximate segment length between 2.5 and 1.5 mm internal diameter is marked off (*arrowheads*). B: A wedge angiogram in a child with a VSD shows rapid tapering of the artery when there is increased PPA and Rp. An approximate segment length between 2.5 and 1.5 mm internal diameter is marked off (*arrows*). Large arrow denotes takeoff to the right pulmonary artery. (From Rabinovitch M, Reid L. Quantitative structural analysis of the pulmonary vascular bed in congenital heart defects. In: Engle MA, ed. *Cardiovascular Clinics: Pediatric Cardiovascular Disease*. Philadelphia, PA: FA Davis; 1981, with permission.)

状态亦被称为肺高压危象。它是由于血管内皮损伤或深低温、体外循环暴露后，血小板、白细胞脱颗粒并释放缩血管化学介质（尤其是血栓素、白三烯）等多种因素共同导致的肺血管肥厚、过度痉挛产生的异常循环状态。近期研究显示，气道中神经上皮小体密度增加的患者发生该并发症的风险较高[15]。神经内分泌细胞是一种氧浓度感受器，可分泌铃蟾肽、5-羟色胺等潜在缩血管物质。这些患者常常也有过多的能分泌血管收缩神经多肽的神经纤维[16]（图65-5）。由于大多数肺高压危象发生于撤除呼吸器时，因此我们有理由推断气道压力的改变是导致神经上皮细胞脱颗粒并释放缩血管物质的重要因素。此外，肺高压发生时，肺顺应性显著降低。

先天性心脏病及肺高压患者肺活检超微结构观察发现，内皮细胞的改变可导致内皮功能障碍，促发肺血管高反应性；同时亦与进展性肺血管疾病的发生密切相关。扫描电镜观察发现，正常肺动脉的壁薄，且内皮层表面可见由内皮细胞构成的窄纹，甚至嵴状突起，呈"灯芯绒"状；与之相反，肺高压者动脉壁肥厚，内皮细胞形成深而扭曲的沟壑，呈"缆绳"状；这些异常的内皮细胞同废弃的血液成分（如血小板、白细胞）相作用并发生沉积，并分泌肺血管收缩素及平滑肌有丝分裂原[17]。

透射电镜观察发现，肺高压患者内皮中内质网粗糙、增生，呈高代谢状态。内皮下层亦不正常，可见内弹力层新生及降解异常。该现象提示，

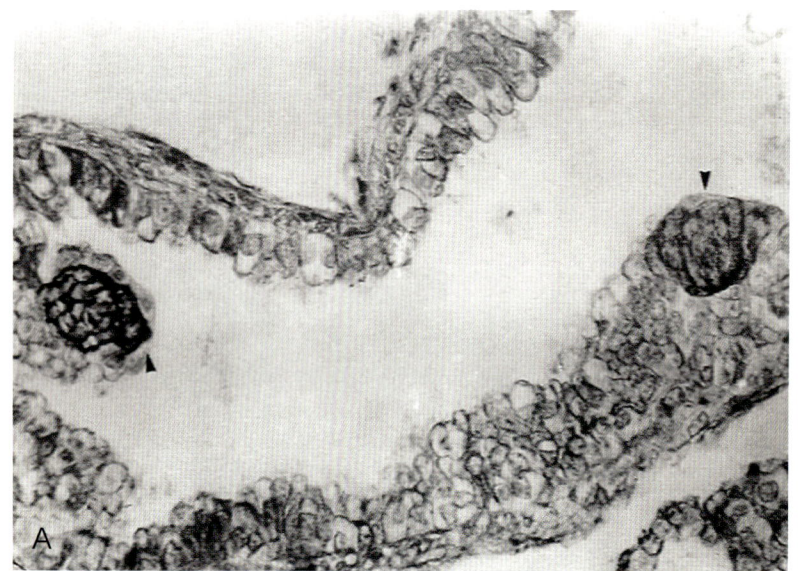
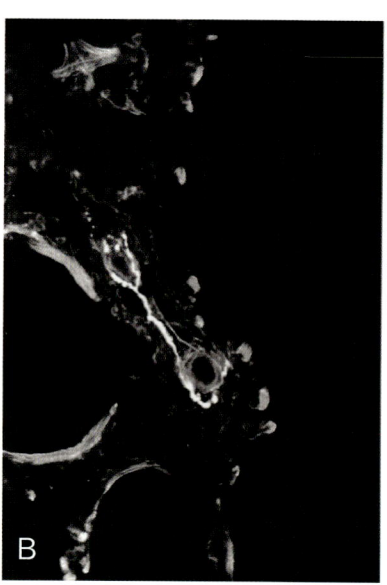
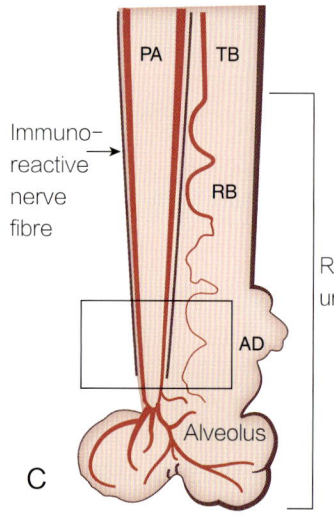

▲ 图 65-5 A: Neuroepithelial bodies (arrowheads) are seen as dark-staining regions (immunoreactive for serotonin) in airway of a newborn infant (Kindly supplied by E. Cutz). B: Tyrosine hydroxylase immunoreactive perivascular nerve fibers at the advential–medial border of an alveolar duct artery in a child aged 2 1/2. Scale bar = 50 mm. C: Shows terminal bronchiolus (TB) and airways of respiratory unit accompanied by an innervated pulmonary artery (PA). RB, respiratory bronchiolus; AD, alveolar duct. Square indicates area shown in B. (From Allen KM, Wharton J, Polak JM, Haworth SG. A study of nerves containing peptides in the pulmonary vasculature of healthy infants and children and of those with pulmonary hypertension. *Br Heart J*. 1989;62:353–360, with permission.)

血管壁高弹力状态是肺血管病变的始动及进展因素。进一步研究试图明确内皮代谢活跃所产生的代谢产物。由于内皮细胞分泌产生血管假性血友病因子（von Willebrand factor，vWF，凝血因子Ⅷ），则该蛋白合成增加将导致血小板黏附、微血栓形成，并释放肺血管收缩物质及平滑肌有丝分裂原。肺高压血管免疫过氧化物酶染色显示凝血因子Ⅷ颜色加深。利用瑞斯托霉素诱导的血小板凝集（Ⅷ：rist）检测其生物学功能，并测定循环中凝血因子Ⅷ抗原成分（Ⅷ：Ag）发现，虽然先天性心脏病及肺动脉压升高组较正常对照组Ⅷ：Ag显著升高，但是仅极少数患者表现出与之对应的生物学活性增加。该结果提示被分泌分子不具有生物学活性；进一步的凝血因子Ⅷ生化检测证实，该分子缺乏重要的大分子量成分[18]。但是，在内皮功能障碍进一步加剧后（如体外循环），vWF的生物活性显著增高[19]。这将导致术后血小板-纤维蛋白微血栓形成，并过度释放血管活性化合物，引起血管反应性增加。各种手段被用于预测及治疗术后异常增高的肺血管反应，包括监测肺动脉及左心房压力、NO治疗，以及不限于重症监护单元的如西地那非等磷酸二酯酶抑制药的使用。

目前已有充分的证据证实，先天性心脏病患者在疾病早期即出现内源性NO生成障碍[20]。另有证据显示，肺高压及先天性心脏病患者血管收缩物质，即内皮素的分泌增加[21]。

很多高流量性先天性心脏病患者在接受早期手术矫正后，肺动脉压力逐渐下降至正常静息血流动力状态，这表明肺高压所致的血管结构改变是可纠正及可逆转的。相关实验也支持以上结论，即当行单侧肺移植后，残留肺的严重肺血管病变可被逆转。然而，即便能够得到早期诊断并及时干预，也有一些患者虽然光镜下仅表现为轻度肺血管病变（中膜肥厚），但是术后肺血管阻力居高不下，部分病例甚至发展至进展性肺血管病变。这类型患者的预后与不明原因肺高压者一样堪忧[22]。近期关于现代治疗对先天性心脏病（体-肺分流型）及肺高压患者结局影响的研究证实，缺损封堵后仍残留肺血管病变的患者术后20年存活率，较Eisenmenger综合征或未手术修补体-肺分流的非Eisenmenger综合征的患者显著降低（36% VS. 87% VS. 86%）。虽然外科修复组术前血流动力学情况尚不得而知，但是手术平均年龄过晚意味着干预时已经进展为晚期肺血管病变以及右心室已无法胜任过度增加的负荷[23]。手术时机选择相关问题将在第66章进一步讨论。

Eisenmenger综合征患者的治疗包括长期氧疗、抗凝血药物及姑息手术（包括房间隔造口术以及静脉、近期出现的皮下、吸入或者口服前列环素类似物）。通过上述治疗，部分病例的生活治疗明显改善，同时也为等待心肺联合移植或肺移植联合心脏外科矫正术的患者提供了宝贵的过渡时间。近年来，磷酸二酯酶抑制药及内皮素受体抑制药被应用于该类患者的治疗，但是具体疗效仍需通过临床实验进一步明确，这部分内容将在本章节后续部分进行讨论。下一章节，特发性肺高压的相关问题将在下一章进行讨论。

（六）基于病理标本检测的病理生理机制

近年来，免疫组织化学技术被应用于先天性心脏病患者肺活检组织检测，以阐释新生内膜细胞及平滑肌细胞过度增殖、迁移，以及平滑肌相关特性在疾病发生发展中的相关机制。研究发现两种基质糖蛋白、腱生蛋白、纤维连接蛋白在中膜及新生内膜中过度沉积是重要因素之一（图65-6）。我们既往认为腱生蛋白过度表达与血管平滑肌细胞及成纤维细胞相关；纤维连接蛋白过度表达与新生内膜形成中平滑肌样细胞过度迁移相关。其他学者的研究发现，除纤维连接蛋白以外，新生内膜病变还与TGF-β以及前胶原蛋白过度表达密切相关[24]。此外，学者们也在丛样病变中观察到内皮细胞增殖及新生血管形成。先天性心脏病引发肺高压导致丛样病变似乎源于内皮细胞多个克隆细胞群，这与特发性肺高压表现出的单个克隆细胞群截然不同[25]。最近有学者报道，先天性心脏病所致肺动脉高压导致的晚期病变与钙结合蛋白S100A4/Mts1过度表达有关[26]（图65-7）。S100A4/Mts1蛋白可刺激血管平滑肌细

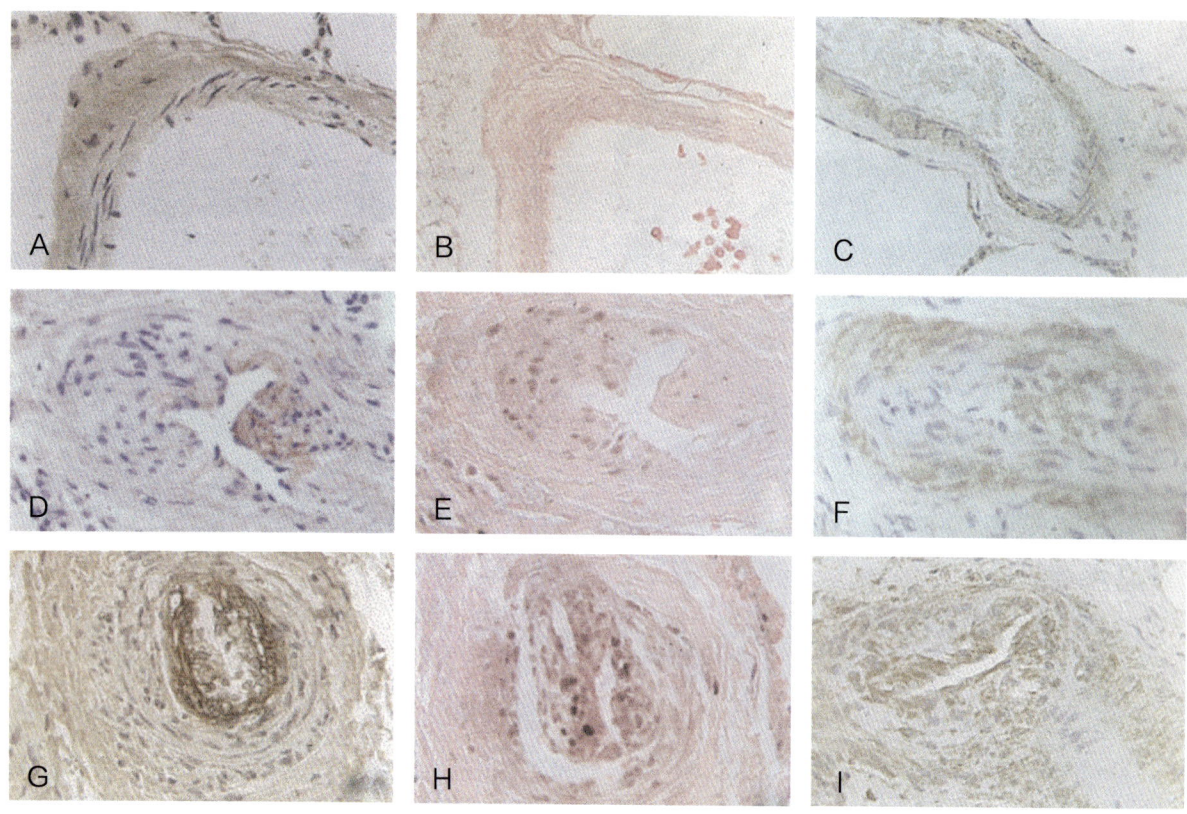

▲ 图 65-6 Representative photomicrographs showing immunoperoxidase staining for tenascin-C (TN) (**A, D, G**), proliferating cell nuclear antigen (PCNA) (**B, E, H**), and epidermal growth factor (EGF) (**C, F, I**) in graded lung biopsy tissue sections. A, B, C: Vessel showing a typical grade IA lesion; D, E, F: Vessel showing a typical grade IC lesion; G, H, I: Vessel showing a typical grade IIIC lesion. In low-grade lesions (**A**), modest TN immunostaining was evident in the adventitia. With medial hypertrophy, TN immunoreactivity became more prominent in the periendothelium (**D**), with the most intense immunostaining being apparent within the neointima of high-grade lesions showing occlusive neointimal formation (**G**). In the lowest grade of lesion, PCNA was negative (**B**), despite foci of EGF in the media. With medial hypertrophy, PCNA was expressed in the media (**E**), together with foci of EGF (**F**). With the development of higher-grade occlusive lesions, TN (**G**), PCNA (**H**), and EGF (**I**) colocalized to the neointimal cell layers. Note that TN and PCNA staining was performed on serial sections, whereas EGF detection was carried out on similar vessels within the same biopsy. Original magnification, ×40. (From Jones PL, Cowan KN, Rabinovitch. Tenascin-C, proliferation and subendothelial fibronectin in progressive pulmonary vascular disease. *Am J Pathol*. 1997;150:1349-1360, with permission.)

胞迁移、增殖，而 5- 羟色胺转运蛋白（serotonin transporter，SERT）活性增加可诱导 5- 羟色胺激活 S100A4/Mts1 蛋白的并导致其合成增加[27]。相关的后续研究也证实，在肺动脉高压患者中普遍存在的基因多态性可导致 SERT 活性增加[28]。

（七）高流量、高压力模拟实验研究

在实验研究方面，成长期小猪经体 - 肺分流外科手术模型发现，肺动脉压力进行性升高及与之伴随的肺血管结构改变同人类临床表现一致。犬行体 - 肺分流手术模型，特别是吻合汇入单侧肺动脉后，将导致更为严重、迅速的肺血管病变。此外，羊、小牛体 - 肺分流术也用于高流量先天性心脏病动物模型的构建。宫内体 - 肺分流术是模拟新生儿期肺血管阻力逐渐下降时，左向右分流先天性心脏病所致病变的最可靠动物模型。该研究模型发现，出生时，高流量导致的最初反应为血管源性的，并伴有 VEGF 及其受体高表达；然而，随着 VEFG 逐渐降低及血管数目逐渐减少，肺阻力逐步升高[29]。

在肺快速生长阶段解除分流可逆转肺血管结构重构及肺高压[30]。相关实验也证实，当压力负荷解除后，肺远端血管的中膜肥厚及肌化可被逆转[31]。此外，多种病因学所导致的肺血管病变在

第八篇 肺血管疾病
第65章 肺高压的病理生理

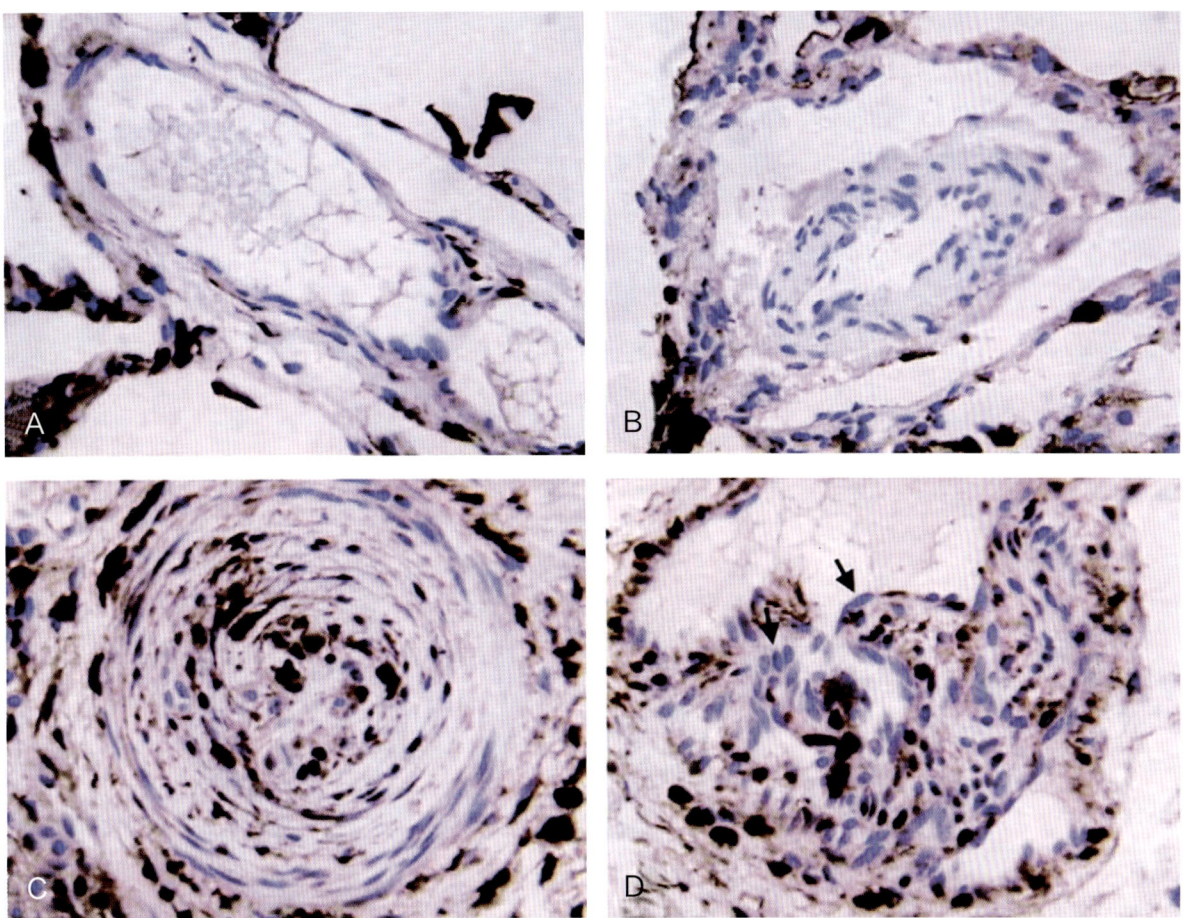

▲ 图 65-7 Representative photomicrographs of human lung biopsy tissue after immunoperoxidase staining for S100A4/Mts1. **A:** Vessel from patient graded 0-IB showing normal pulmonary artery with no immunodetectable S100A4/Mts1. **B:** Vessel showing a typical grade IB lesion with severe medial hypertrophy but without immunoreactivity for S100A4/Mts1. **C:** An artery from a patient with grade IVC disease with occlusive neointimal proliferation and strong positive staining for S100A4/Mts1 particularly in the intima compared to the media of the vessel. S100A4/Mts1 was not detected in all cells and appears to be localized in a subpopulation of intimal cells. **D:** A plexogenic lesion from a patient with grade IVC disease with staining of the smooth muscle cells and sparing of the endothelial cells (*arrows*). Immunoreactivity for S100A4/Mts1 was present in the lung parenchyma at a similar level in all grades of pulmonary vascular disease. Original magnification, ×40. (From Greenway S, van Suylen RJ, Du Marchie Sarvaas G, et al. S100A4/Mts1 produces murine pulmonary artery changes resembling plexogenic arteriopathy and is increased in human plexogenic arteriopathy. *Am J Pathol*. 2004;164:253–262, with permission.)

细胞及分子病理生理学方面具有很多共同的特征，例如弹性蛋白酶活性增高。这方面相关问题将在本章末尾进行讨论。

三、致肺静脉压升高的先天性心脏病

（一）血管病变

虽然肺静脉压升高性先天性心脏病所导致的晚期肺血管疾病不太可能在小年龄组出现，但是Collins-Nakai[32]等报道了罹患先天性二尖瓣狭窄的大多数较大年龄组儿童已出现了超过Heath-Edwards Ⅲ级病变。完全性肺静脉异位引流的患者，在出生时即可观察到小动脉及静脉异常肌化，而在生后1个月时即可出现严重的血管病变（如Heath-Edwards Ⅲ级）。HLHS的婴儿在疾病早期即表现出严重的肺小动脉及静脉中膜肥厚，提示在宫内时肺血管病变已经发生[33]。Wagenvoort和Wagenvoort[34]发现，罹患风湿性二尖瓣狭窄的成年人及儿童，肺动脉内侧壁增厚。

罹患先天性心脏病及肺静脉压增高的婴儿及儿童死后尸检发现，轴心肺动脉全程内径变窄。显微镜下观察肺组织发现，平滑肌向正常非肌性

1543

动脉显著延伸，并至外周腺泡间动脉，同时正常肌性动脉中的胎儿肌肉组织退化受阻；然而这些血管往往大小正常，血管数目正常或轻度增加。由于 HLHS 治疗选用的 Norwood 及其他外科分期手术的成败关键最终取决于腔－肺分流成功与否，因此伴肺静脉高压先天性心脏病的肺血管病变情况与其外科矫正异常血流动力学状态后患者的恢复情况密切相关。近期的临床经验提示，肺血管病变可导致该类患者出现明显的临床症状，而谨慎使用肺血管扩张药物后可有效改善这些临床症状。

（二）实验研究

肺静脉高压模型可通过肺静脉环缩或增加左心房压力的实验方法进行构建[35]。LaBourene 等[35]通过环缩新生猪的肺静脉研究进展性肺静脉回流受阻的病理生理过程。环缩术后 1 周，肺血流动力学无变化，但是肺静脉顺应性显著下降。3 周后，肺动脉压升高，而肺静脉压测值不变。6 周时，肺动脉压进行性升高，同时伴有肺静脉压升高（图 65-8）。1 周时，肺静脉超微结构发生改变，表现为弹力蛋白断裂；中层平滑肌细胞表型转换，肌肉组织合成增加并向内膜下迁移（图 65-8）。3 周时，肺静脉高压进一步进展，并出现内膜增生；6 周时，肺静脉壁胶原增加。这项研究提示，肺静脉回流受阻最初表现为肺动脉压增高，并逐渐出现显著的血管结构重塑。

四、肺血流减少型先天性心脏病

（一）结构特征

肺血流减少型先天性心脏病患者，肺动脉肌壁发育不良；红细胞压积显著增高时，可出现血栓栓塞。体－肺动脉分流术可改善肺血管发育不良；然而当肺循环血量及压力异常增高时，可随即出现中膜肥厚和内膜增生。相关研究发现，中心肺动脉的生长潜能与中膜弹力蛋白比例相关，肺内血管亦是如此[36]。

肺少血患者死后尸检行动脉造影显示，肺血流减少并伴有轴心动脉管腔直径狭窄[37]，同时造影后雾状背景减少，与肺动脉闭锁伴室间隔完整的病例造影结果相似。显微镜下观察肺动脉闭锁伴室间隔完整患者的肺组织发现，腺泡内肺动脉直径变小、数量减少，血管壁菲薄；法洛四联症患者，管壁厚度正常或肌层变薄，血管数目正常，血管体积变小[38]。此外肺血流减少可影响肺泡发育，表现为肺泡数目减少。法洛四联症伴肺动脉闭锁是另一特殊亚群，中心肺动脉的相对分布及体－肺侧支决定了远端肺血管结构。三尖瓣闭锁患者，肺血管床结构状态各异，这取决于肺循环血量是增加抑或减少。

（二）实验研究

Levin 等[39]发现：在胎羊实施主肺动脉环缩术构建肺少血动物模型中，远端肺血管肌层普遍发育不良，表现为管径变小及数目减少。Haworth 等[40]对新生猪实施左肺动脉结扎术并发现：由于肺泡间动脉与支气管动脉存在广泛吻合支，肺泡间动脉发育正常；但肺泡周围血管管腔呈闭锁性纤维化改变。

五、低氧所致肺血管病变

（一）低氧与肺血管收缩

急性低氧损伤所致肺高压往往病变较轻，并可迅速逆转。Hultgren 等[41]证实，男性由海平面迅速升至高海拔地区（7800 英尺）后将导致肺动脉压力升高 18%。人体对低氧的反应具有显著个体差异：部分人群因过度通气出现轻微碱中毒，并不会导致肺动脉压升高；然而其他人群将发生严重肺高压，表现为高海拔相关肺水肿。目前有多种理论用于解释这类肺高压的成因。有研究者认为肺组织部分区域小动脉内皮肿胀可引起肺阻力增高，导致过多的血流经小血管，最终导致肺水肿。有报道显示，当利尿作用不足将导致纤维蛋白溶解障碍及微血栓形成[42]。相关研究也发现，部分患者存在凝血因子Ⅷ代谢异常；循环中具有抗原性而无生物活性凝血因子Ⅷ异常增加提示，该分子的大分子量成分与血小板微团粒相关[43]。也有

第八篇 肺血管疾病
第65章 肺高压的病理生理

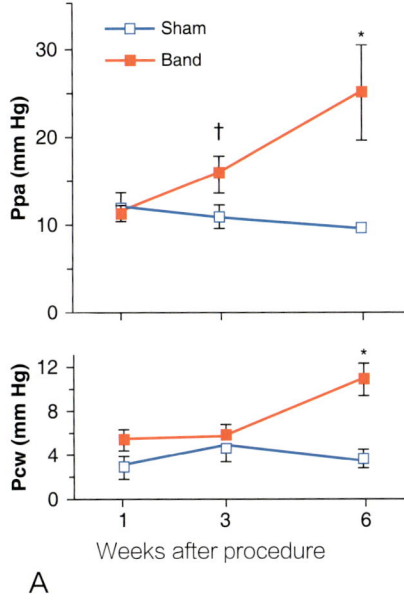

◀ 图 65-8 **A:** Pulmonary artery pressure (Ppa, upper panel) and pulmonary capillary wedge pressure (Pcw, lower panel) in banded and sham-operated piglets at 1, 3, and 6 weeks after banding. Values are averages of mean ± SEM (n = six piglets per group at each time point). At 1 week, there was no change. At 3 weeks, there was a significant increase in Ppa, which preceded the further rise in Ppa, at 6 weeks (*p <0.01; †p <0.05.).
B, C: Transmission electron photomicrographs of representative pulmonary veins (PVs) from banded (**C**) and sham-operated (**B**) piglets at 3 weeks after banding (original magnification, ×14,131) (inset original magnification, ×28,263). Both pulmonary veins show apparent injury and lifting of endothelial cells and subendothelial spaces as a result of poor preservation during handling. Sham-operated PV displays on intact internal elastic lamina (IEL) and predominantly contractile-appearing smooth muscle cells (c) in media. In contrast, PV from banded piglet depicts complete breakdown of IEL into elastin fragments (Efg), a thickened subendothelium composed of collagen, extracellular matrix (ECM), and smooth muscle cells that appear to have migrated in from media, many of which have a synthetic-appearing phenotype (S) exemplified by a large amount of endoplasmic reticulum and a corresponding paucity of contractile filaments. C and S smooth muscle cells are better appreciated in insets. (Bar = 1 μm). (From LaBourene JI, Coles JG, Johnson DJ, Mehra A, Keeley FW, Rabinovitch M. Alterations in elastin and collagen related to the mechanism of progressive pulmonary venous obstruction in a piglet model. A hemodynamic, ultrastructural, and biochemical study. *Circ Res*. 1990;66:438–456, with permission.)

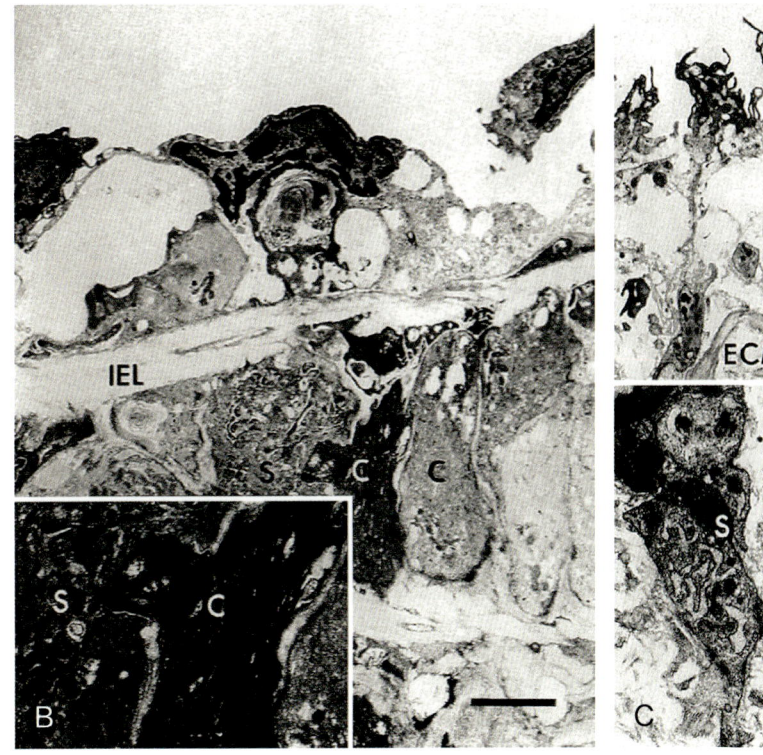
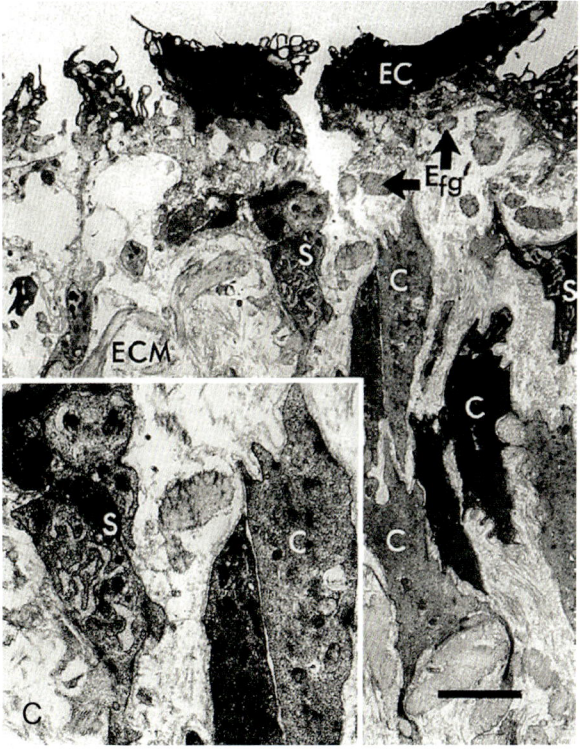

研究显示，主要组织相容性复合物 HLA-DR6 及 HLA-DQ4 与高海拔肺水肿存在关联性，提示高海拔肺水肿与免疫相关[44]。乙酰唑胺、一氧化氮及氧疗联合应用可明显缓解高海拔肺水肿症状，此外，乙酰唑胺还具有预防该并发症的作用。

（二）急性缺氧的实验室研究

显微穿刺检测发现，小动脉及小静脉均参与急性缺氧性血管收缩反应的发生。Hales 等[45] 的研究提示，前列腺素可减轻急性缺氧反应，内皮源性舒张因子治疗反应不佳。近期的研究显示，

1545

低氧性血管收缩可导致钙依赖钾通道被抑制。慢性缺氧时，该离子通道通过舒张机制被激活。

急性缺氧性血管收缩、持续性肺高压及慢性缺氧导致的肺血管床结构病变三者之间的关系尚不得而知。通过单侧肺动脉环缩术构建缺氧大鼠模型的实验研究支持如下假说，即部分病例的肺血管结构改变是由肺循环血流动力学状态异常所致，而其余病例则是低氧本身直接作用引起[46]。低氧直接导致的肺血管结构重塑与鸟氨酸脱羧酶的活性增加有关[47]。

六、慢性缺氧

（一）慢性缺氧的临床特征

在高海拔地区居住的人群，肺动脉压力升高是缓慢的，通过休息、氧疗或者返回海平面生活后，这类患者的肺动脉高压是可逆转的[48]。Arias-Stella 及 Saldana[49]通过尸检比较了高海拔居民及海平面居民肺组织的结构差异；相关结果发现，高海拔者肺组织存在结构改变，表现为周围动脉肌肉组织更多管腔变窄。

居住在丹佛的儿童（海拔 5200 英尺）肺动脉平均压较海平面居住者轻度增高，而居住于秘鲁莫罗科查（海拔 14 900 英尺）的居民肺动脉平均压较正常高两倍。高海拔居民运动后肺动脉压力升高两倍以上，而海平面居民仅升高 50%。

（二）实验研究

在动物实验中，Tucker 等[50]通过观察肺血管床中平滑肌数量发现，不同物种对低氧的反应程度及肺高压发生的严重情况各不相同。慢性缺氧时，他们对大鼠肺血管床的血流动力学及结构变化进行了观察，结果发现，即使在正常氧浓度环境中放置数小时，慢性缺氧 3 天后的大鼠肺动脉压力及血管阻力仍呈持续性增高。这与肺血管床发生结构改变时间相符，尤其是发生平滑肌向外周非肌性动脉延伸的时间。慢性缺氧 2 周后，实验组肺动脉压力进行性升高至正常对照组的两倍[51]，并且伴有右心室肥厚、平滑肌向外周动脉进一步延伸、正常肌性动脉中膜肥厚以及单位肺泡密度下肺血管数量减少。与此同时，在较大的腺泡周围肺动脉中，成纤维细胞及胶原增多引起血管外膜增厚；由于平滑肌细胞发生肥大，胶原、弹力蛋白及其他细胞外基质（如腱生蛋白等）沉积，血管中膜也发生肥厚。

在很多物种中，雌性动物对缺氧耐受性较好。低氧暴露解除后的恢复能力也同年龄相关，成年期低氧暴露后，平均肺动脉压可恢复至接近正常水平，而婴儿期暴露后，由于残留有病变更为严重的血管，即使低氧解除，肺动脉压力仍较正常组高出 50%。超微结构及生物化学领域的研究显示，低氧暴露后回到正常氧浓度饲养的大鼠，在平滑肌肥厚逐渐逆转的同时亦伴随血管壁中弹力蛋白及胶原的聚集[52]。因此，低氧所致的肺血管结构改变虽然可随着平滑肌的减少逐渐被逆转，但是血管的顺应性及生长能力已受到了不同程度的影响。Kerr 等[53]的研究证实，通过抑制胶原合成可减轻慢性缺氧所致的肺高压及血管病变。

Stenmark 等[54]发现，将新生牛犊快速由正常环境转移至 4300 米海拔高度时，肺血管压力可快速升至同体循环相似的水平，并出现右向左分流。同时，血管中膜明显肥厚、外膜鞘显著增生，部分大血管出现新生血管（图 65-9）。进一步的研究发现，这些新生牛犊的肺动脉中弹力蛋白合成显著增加。近期的研究显示，纤维细胞是引起肺血管床重塑的关键因素，这类具有分化潜能的细胞兼具成纤维细胞及白细胞特性[55]，可通过血管外膜中的血管丛向血管壁内迁移[56]（图 65-10）；此外在缺氧情况下，血管外膜中部分固有干细胞群可以发生分化[57]。成纤维细胞在调控炎症反应及肺血管重构方面也具有一定作用。近期在低氧诱导肺高压的牛和大鼠动物模型以及患者组织标本中均发现，肺高压动脉血管外膜的成纤维细胞被证实可通过旁分泌 IL-6、STAT3、HIF1α 及 C/EBP β 分子，以激活巨噬细胞，诱导炎症反应及重塑基因的表达[58]。此外，也有证据表明，在肺高压疾病进程中，表观遗传调控因子（尤其是 microRNA-124）可调控激活状态下的成纤维细胞中促炎症细胞因子的表达，而这种炎症反应在疾病发展中具有极其重要的作用，并且组蛋白去乙酰化酶对该途径亦具有调控作用[59,60]。

转基因小鼠相关研究表明，部分基因参与机体对慢性缺氧的调节反应。例如，血红素氧合酶-1（heme oxygenase 1）缺乏可导致具有血管扩张作用的 NO 合成减少[61]。促前列环素合成酶过表达可抵抗肺高压相关的异常血流动力学及肺血管改变[62]。5-羟色胺与 Fawn-hooded 大鼠的血管高反应性相关[63]，而 SERT 基因敲除的小鼠肺血管病变的严重程度减轻[64]。SERT 基因过表达、骨形态发生蛋白受体（bone morphogenetic protein receptor 2，BMPR2）单倍剂量不足[66]或显性抑制[67]均可导致低氧诱发的肺高压更为严重[65]，但并不会引起严重的肺血管重构。体外培养 BMPR2 单倍剂量不足的平滑肌细胞及转基因小鼠发现其平滑肌细胞中 5-羟色胺的促增殖作用敏感性增加[68]。在 Fawn-hooded 大鼠肺高压模型中，表观遗传因子可通过 BMPR2 及抑制自由基清除剂超氧化物歧化酶的表达等途径介导该通路的调控[70]。

我们已证实，在正常氧气条件下，过表达钙结合蛋白 S100A4/Mts1 可诱发小鼠发生轻度肺高压；低氧情况下，实验组肺动脉压力值也较对照组小鼠升高，但血管重塑反应并不显著，这可能与 fibulin-5 合成增加及弹力层增厚有关[71]。这些基因高表达可加剧低氧诱发的肺高压，但也可激活抗重构的代偿机制。进一步探究这些代偿机制无法起到作用的原因，对深入理解部分患者快速发生进展性肺高压的原因极其重要。

为了探明急性血管收缩或低氧直接损伤是如何引起肺动脉血管结构改变的，研究者进行了大量的实验。相关研究证实，内皮素高水平表达也与低氧性血管收缩相关，进而促发血管病理改变。某些研究也显示慢性低氧可导致 eNOS 降低。利用大鼠模型研究者证明了对慢性低氧性肺高压有效的治疗策略，包括抑制 5-脂肪氧合酶活化蛋白（5-lipoxygenase activating protein，FLAP）、环 3'-5'鸟嘌呤核苷单磷酸特异性磷酸二酯酶及持

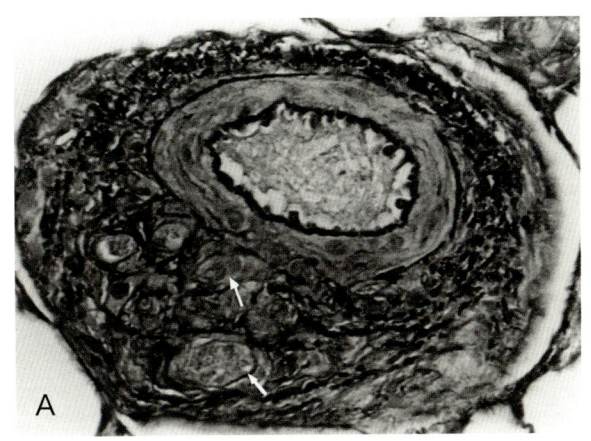

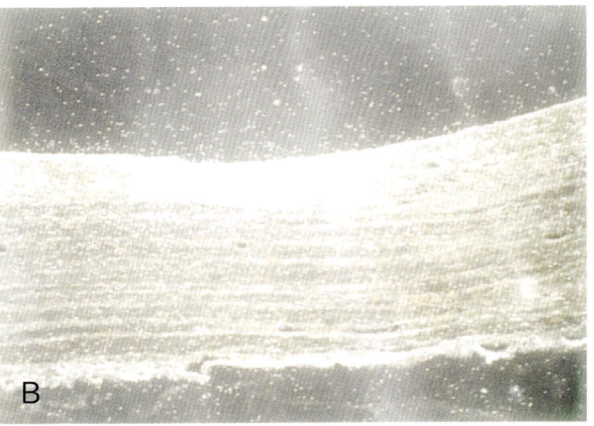

▲ 图 65-9 源于经 4300m 高海拔刺激的 2 周龄的新生牛犊肺动脉标本

肺动脉收缩压为 100 mmHg。A. 动脉中膜肥厚且外膜增厚并伴新生血管形成（箭头示）。弹力蛋白沉着（400×；图片源于 K. Stenmark）。新生牛犊正常血管及高压血管的弹力蛋白 mRNA 原位杂交。染为白色的为弹力蛋白 mRNA 层。B. 在血压正常组，染色阳性的细胞（35S-labeledT66-T7）仅限于中膜内部。血管壁的染色信号较弱。C. 在肺动脉高压动物的血管中（经 14 天低氧刺激），具有放射信号的细胞虽然分布不规则，但依旧主要位于中膜内（经许可，引自 Prosser IW, Stenmark KR, Suthar M, Crouch EC, MechamRP, Parks WC. Regional heterogeneity of elastin and collagengene expression in intralobar arteries in response to hypoxic pulmonary hypertension as demonstrated by in situ hybridization.*Am J Pathol*. 1989;135:1073–1088.）

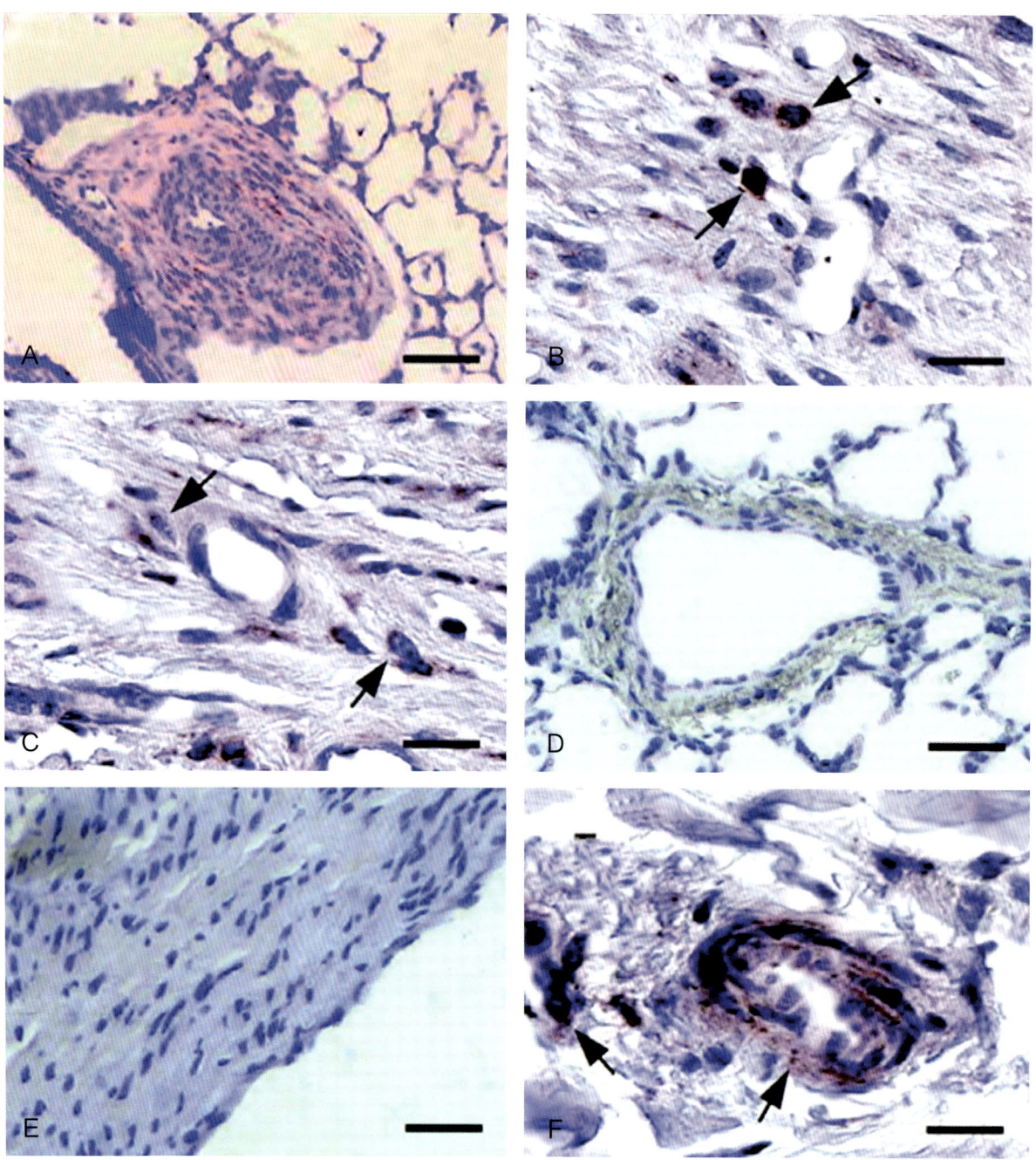

▲ 图 65-10 Immunohistochemistry (brown peroxidase signal) revealed a greater number of c-kit+ cells (arrows) in the vessel wall of distal (A) and proximal (B, C) arteries from control animals. The c-kit+ cells (arrows) are localized contiguous to vasa vasorum in proximal vessels (B, C). Scale bar represents 100 μm in A, D, and E, and 50 μm in B, C, and F. (From Davie NJ, Crossno JT Jr, Frid MG, et al. Hypoxia-induced pulmonary artery adventitial remodeling and neovascularization: contribution of progenitor cells. *Am J Physiol Lung Cell Mol Physiol.* 2004;286:L668–L678, with permission.)

续 NO 吸入。此外，还有研究表明，利用基因导入或代谢活化因子激活电压门控钾离子通道，可抑制慢性低氧性肺高压[72, 73]。丝氨酸弹力蛋白酶抑制药可有效缓解慢性低氧诱导的肺高压及相关肺血管重塑[74]。此外，研究还提示，血管平滑肌生长因子抑制药对预防肺血管病变可能有效。输注肝素可通过减轻平滑肌增生而缓解低氧诱导的肺血管改变。最新研究表明，即使通过吸入的方式给药，Rho 激酶抑制药也能有效预防慢性缺氧导致的肺高压及结构病变[75-78]。

七、肺部疾病

除了肺实质病变外，其他的肺部病变也可能导致肺高压，包括低氧与红细胞增多症、血管内皮损伤及与之伴随的血管活化介质和血管反应变化程度、继发于左心室功能不良的肺静脉压力增高、肺血管结构破坏的性质与严重程度。治疗肺部疾病可通过消除病因、改善肺血管结构病变程度以降低肺动脉高压，而肺血管结构的病变将最终决定肺高压的严重程度及右心衰竭（肺源性心脏病）的发展速度。

阻塞性肺病：与成人不同，儿童期阻塞性肺部疾病（如哮喘）极少导致肺高压发生。然而，囊性纤维化患者发生肺源性心脏病则较为常见。右心室肥厚及功能状态可大体反映肺血管床结构重塑的严重程度。肺动脉病变严重程度常呈斑块分布（反映肺部疾病的本质），而静脉病变程度均一（反映左心室功能不良引发左心房高压所致）。

限制性肺部疾病可由儿童期的各种原因所致，而肺高压是一种常见并发症。该类疾病的典型病种包括弥漫性间质性纤维化（Hamman-Rich 综合征）、支气管肺发育不良、射线相关肺纤维化及化疗毒性作用、浸润性肺肿瘤、胶原血管病变。肺血管炎也是很重要的病因，随后将单独讨论。肺高压能否逆转很大程度取决于对间质性肺疾病的干预效果。限制性肺病患者相关肺血管结构病变的研究甚少，仅有的相关结果提示，肺泡间隔纤维化将引起继发性肺泡小动脉减少，导致肺血管阻力增加；随之而来的继发性的肌性动脉肥厚。Rendas 等[79] 对早产儿严重呼吸窘迫综合征并发支气管肺发育不良病例的研究发现，尽管腺泡周围动脉已充分扩张，但肌肉组织向远端正常非肌性动脉延伸，这可能是导致这些患者发生持续性肺高压的原因。此外，虽然肺泡周围动脉数量可保持正常，但肺血管床横断面的肺泡绝对数量显著减少也将促使肺高压的发生。近年来，支气管肺发育不良的临床定义已经有了全新的诠释，由传统的 Northway 等定义的纤维增生性病变[80]，转变为肺发育极度不成熟及肺血管发育不良；因此肺高压与肺部病变严重程度的相关性差，而更可能与肺血管发育不良直接相关[81]。

八、上呼吸道梗阻

各种病因引起的上呼吸道梗阻（图 65-11 和表 65-5）均可导致肺高压发生。这类患者肺高压发生的严重程度并非均是气道梗阻直接所致，而似乎还取决于患者是否存在其他重要并发症，如通气动力减低或神经肌肉咽功能失调。很多上呼吸道梗阻患者在睡眠时症状加重；导致症状加重的原因可能是机械性的，如头部位置，抑或有中枢神经系统调控机制参与。虽然解除气道阻塞常可使肺动脉压迅速恢复正常、纠正心力衰竭，但是患者症状常常将持续一段时间，这可能与逆转低氧诱导的肺血管床结构改变所需时间较长或持续性的通气动力受损等因素有关。

成人以嗜睡、肥胖及肺动脉高压为主要表现的 Pickwickian 综合征（Pickwickian syndrome）在儿科患者中也有报道（表 65-5）。肥胖可引起呼吸做功增加进而导致呼吸控制系统产生应激，由于其固有的敏感性将可能导致低通气状态，进而引起二氧化碳潴留及低氧状态，最终导致疲乏及肺源性心脏病发生（图 65-11）。精神发育迟滞常常发生于该综合征患者，但并非绝对如此。呼吸中枢受损可能是原发性功能障碍（即 Ondine curse）抑或继发于创伤或神经系统疾患，可引起慢性间歇性低氧及高碳酸血症，并最终导致肺源性心脏病的发生。尽管成人患者睡眠呼吸暂停所致的肺高压大部分归因于呼吸道梗阻，但是儿童患者常常表现为中枢调控机制异常。随着代谢综合征及全身性血管疾病越来越被重视，研究发现肥胖患者常伴发胰岛素抵抗，而这也与肺高压的发生发展密切相关[82]。

通过尸检人们对呼吸中枢受损所致低通气状态及婴儿猝死综合征的患儿的肺部结构进行了相关研究；结果发现，前者病例中血管中膜肥厚情况可反映低氧所致肺高压病变的严重程度；在 1/3 的婴儿猝死综合征病例中，人们发现了广泛的肌

1549

肉组织向外周肺动脉延伸，而该现象在所有濒临死亡婴儿（指出现呼吸暂停，之后突然死亡的婴儿）均被证实。

厚、肌层向远端肺血管延伸以及血管数量减少，这些改变与慢性缺氧所致肺高压病变相似。同时研究也证实无论肺叶中肺泡数量减少有否，血管数量减少均可出现。

九、胸壁异常

影响胸壁的神经肌肉疾病（如杜氏肌营养不良、脊髓灰质炎、Werdnig-Hoffmann 综合征）以及影响脊柱、胸廓的疾病（如脊柱侧弯），都可导致通气功能障碍而引发肺高压。利用形态分析技术对脊柱侧弯患者的心脏及肺部进行尸检发现，右心室轻度肥厚者往往伴有正常肌性动脉中膜肥

十、新生儿持续肺高压

新生儿持续肺高压（persistent pulmonary hypertension of the newborn，PPHN）可由三种情况所致：肺及肺血管床发育不良（如先天性膈疝），生后应激导致肺血管床宫外适应不良与肺血管（肺泡毛细血管）发育不良（图 65-12 和图 65-13）。

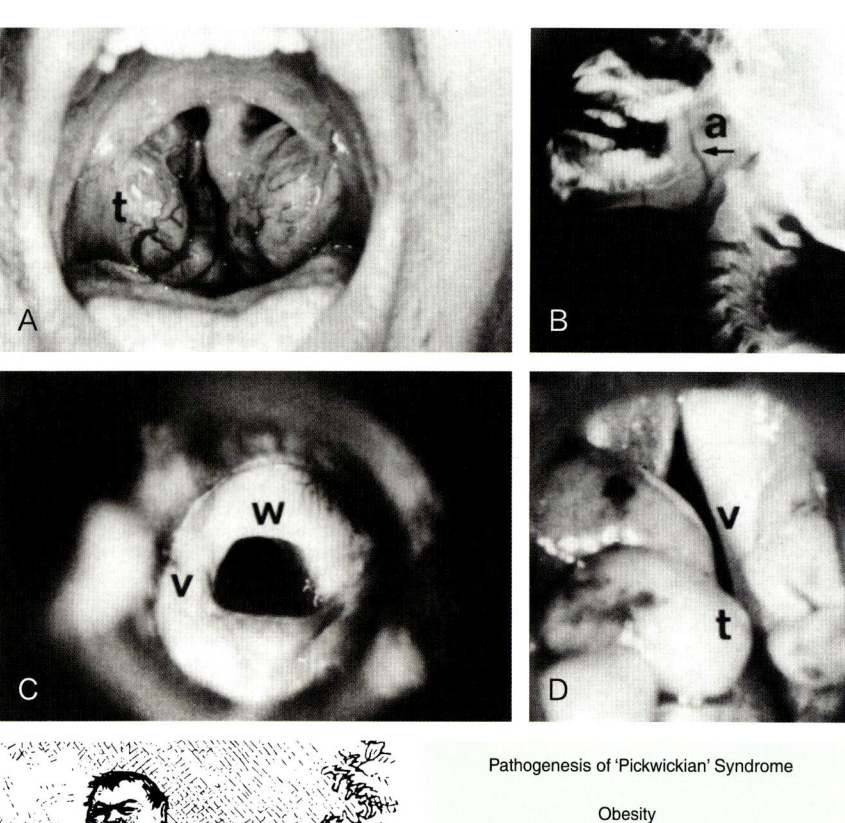

◀ 图 65-11 A–D: Four different causes of upper airway obstruction. A: Hypertrophied tonsils (t). B: X-ray of head and neck demonstrating compression of nasopharynx (*arrow*) by hypertrophied adenoids (a). C: Glottic web (w) adjacent to vocal cord (v). D: Lingual tonsils (t). E: Thomas Nast's drawing of the fat boy in "The Pickwick Papers" from an American edition of the Posthumous Papers of the Pickwick Club, London, 1837; New York, 1873. F: A schema of the pathogenesis of the pulmonary hypertension in the Pickwickian syndrome. (Modified from Auchincloss JH Jr, Gilbert R. The cardiorespiratory syndrome related to obesity: clinical manifestations and pathologic physiology. *Prog Cardiovasc Dis*. 1959;1:423–434.)

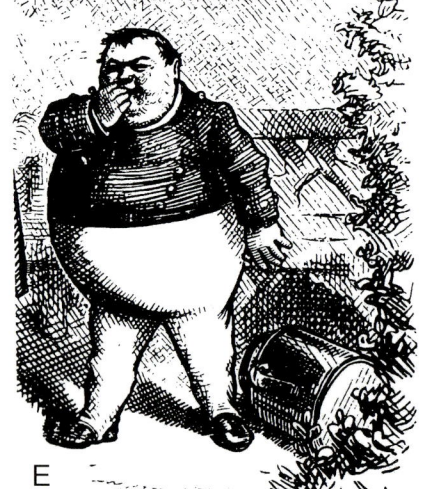

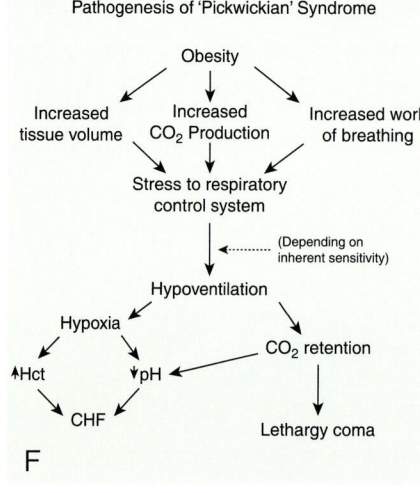

（一）围产期正常肺血管发育

近期研究聚焦于胎儿肺血管生长发育的调控因子，如基质分子（例如纤维连接蛋白、腱生蛋白）、生长因子（包括 VEGF、FGF、TGF、BMP 及 Wnt）。蛋白酶（如弹力蛋白酶与基质金属蛋白酶）以及抗蛋白酶之间的动态平衡通过两条途径控制其对生长因子的反应；蛋白水解酶可从细胞外基质中释放生长因子，影响基质分子的生成，并促进或抑制生长因子受体激活。

血管活性分子也可以调控肺血管发育，例如内皮素与细胞增殖相关；而 NO、前列环素可抑制细胞生长。转录因子被证实可调控血管平滑肌细胞分化，以及参与肺血管形态发生相关的一系列基因表达的程序化进程。

在实验室及临床研究方面，某些介质成为研究的热点，这些介质被认为与胎儿循环期肺血管高阻力状态以及新生儿期肺血管阻力正常下降过程密切相关。Wang 和 Coceani[83] 通过分离胎羊及新生羊周围肺动脉进行研究发现，内皮素具有强烈的缩血管作用，并可能与胎儿期肺血管高阻力

表 65-5　与儿童上呼吸道梗阻相关的原因

- 扁桃体或腺样体肥大
- 喉－气管软化
- 先天性或外伤后声门下蹼所致的声门下狭窄
- 小颌畸形伴舌后坠（如 Pierre Robin）
- 颅面骨发育不全综合征
- Hurler 病（巨舌）
- 颞颌关节强直
- 颈椎联接异常
- 喉肿瘤或囊肿
- 腭裂修复后

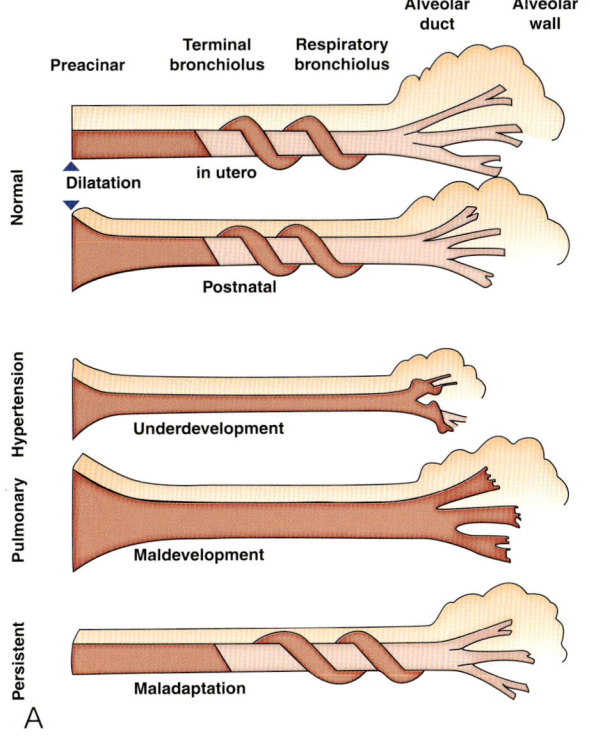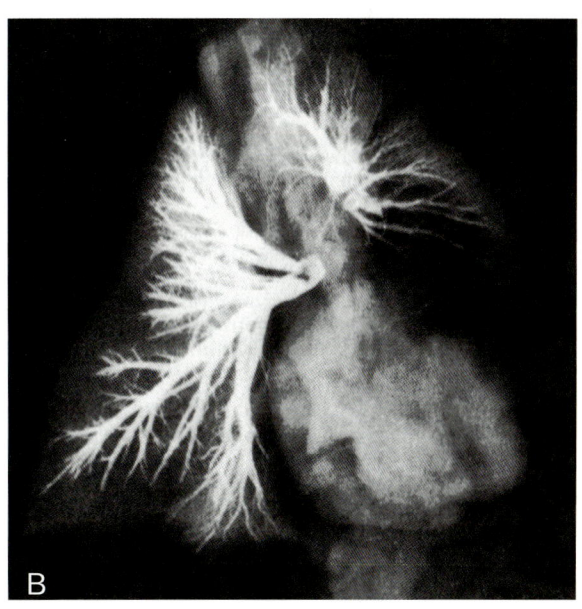

▲ 图 65-12　A: Schema showing normal arterial dilation during transition from fetal to neonatal circulation. When the lung is underdeveloped, the vascular bed is hypoplastic and abnormally muscular. When it is maldeveloped, the vascular bed is abnormally muscular; when it is maladapted, it has not dilated appropriately at birth. B: Arteriogram showing a small right lung with a distorted and even smaller left lung. Arteries in both lungs are reduced in size and number. (From Kitagawa M, Hislop A, Boyden EA, Reid L. Lung hypoplasia in congenital diaphragmatic hernia: a quantitative study of airway, artery, and alveolar development. *Br J Surg*. 1971;58:342–346, with permission.)

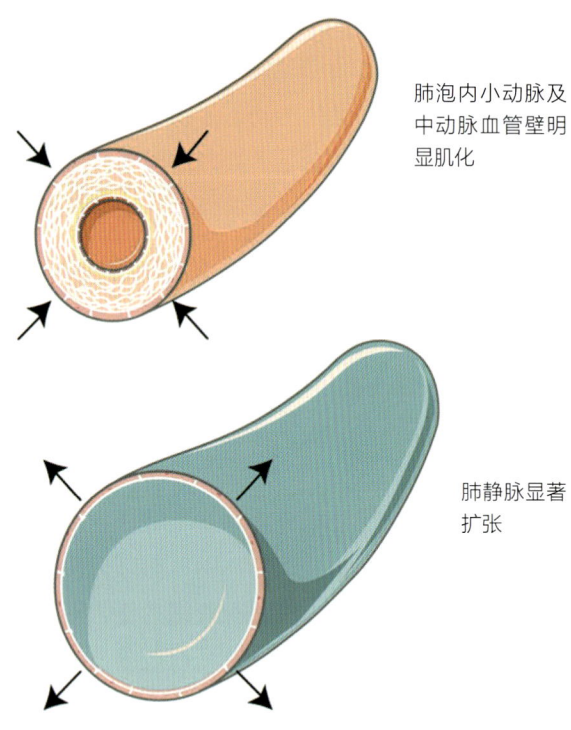

▲ 图 65-13　肺血管发育不良模式图

肺泡内小动脉及中动脉血管壁明显肌化

肺静脉显著扩张

状态相关；但是其发挥作用有赖于与特异性受体结合及基础血管张力。体外培养的内皮细胞在低氧环境下可释放内皮素；由于吲哚美辛干预只能延缓但不能阻断氧气对肺血管阻力的下调作用，因此血管扩张因子前列腺素只能部分影响肺血管阻力降低。目前的观念认为，新生儿期肺循环血管扩张可能是一氧化氮产生增加[84]以及钾通道被抑制[85]所致。Belik 等研究也提示，胎儿肺血管平滑肌细胞的物理特征也有别于新生儿。

（二）肺发育不良

肺实质及相应肺血管发育不良可伴发先天性膈疝、肺发育不良或肺发育异常、弯刀综合征、继发于肾发育不良或肾发育异常的羊水过少。肺发育不良也可伴发于早产、膈神经缺如、窒息性胸廓发育不良、Rh 溶血症、羊膜腔穿刺等实验性操作及吸烟。

肺血管床发育不良将导致出生后肺高压及右向左分流（图 65-12）。肺血管阻力增高将引起血氧交换障碍（低氧血症、高碳酸血症），并导致肺血管结构病变。罹患先天性膈疝的婴儿，采用血管扩张药、ECMO 或高频震荡通气、单独使用 NO 或联合磷酸二酯酶抑制药应用可逆转肺高压。部分肺发育不良的婴儿在使用 ECMO 前通过 NO 治疗效果不佳，而使用 ECMO 后再给予 NO 治疗却可使这类患者受益。研究者期望通过降低肺动脉阻力逆转肺血管病变，并促进肺动脉生长、成熟。近期的证据显示，内皮素受体抑制药可能是先天性膈疝相关肺高压的有效治疗策略之一[87]。然而，某些病例由于广泛性的肺发育不良，仅仅刺激远端肺动脉及肺泡生长发育可能不足。例如肺泡毛细血管发育异常导致的肺发育异常合并新生儿持续肺高压（图 65-13），往往具有家族聚集性且治疗效果不佳；因此，对这类病例应进行活检以指导临床治疗。

新生羊及新生兔相关实验研究发现，肝素可刺激肺循环重构。肝素可诱导远端肺动脉/肺泡相对比值增加，从而加速肺循环成熟。临床资料显示这种治疗策略可通过诱导远端肺动脉生长以减低肺血管阻力[88]。NO 被证实可诱导血管生成并刺激远端血管及肺泡生长[89,90]。此外，VEGF 及可溶性鸟苷酸环化酶激动剂，也被证实具有同样功效[91,92]。骨髓祖细胞、间充质祖细胞以及特定条件培养基均被应用于刺激血管及肺泡生长[93-95]（图 65-14）。

（三）肺血管床发育不良

那些无明显诱因却出现新生儿持续肺高压的病例十分令人困惑。临床研究提示，母体妊娠期服用前列腺素合成酶抑制药可能是某些病例出生后发生新生儿持续肺高压的原因。一项对罹患新生儿持续肺高压的婴儿进行的研究显示，该类患者存在内皮 NO 合成酶编码基因表达减少[96]。

慢性缺氧的妊娠豚鼠及大鼠将导致新生后代出现肺血管床结构改变。对妊娠羊予以 TNF-α 干预羊诱发炎症反应，并发生相应肺血管重构的临床综合征。短期低氧暴露可导致胎羊肺动脉压力持续升高及肺动脉结构病变，而宫内结扎动脉导管将迅速引起肺血管结构改变，并形成持续肺动脉高压的血流动力学特征。同时前内皮素原表达

第八篇 肺血管疾病
第65章 肺高压的病理生理

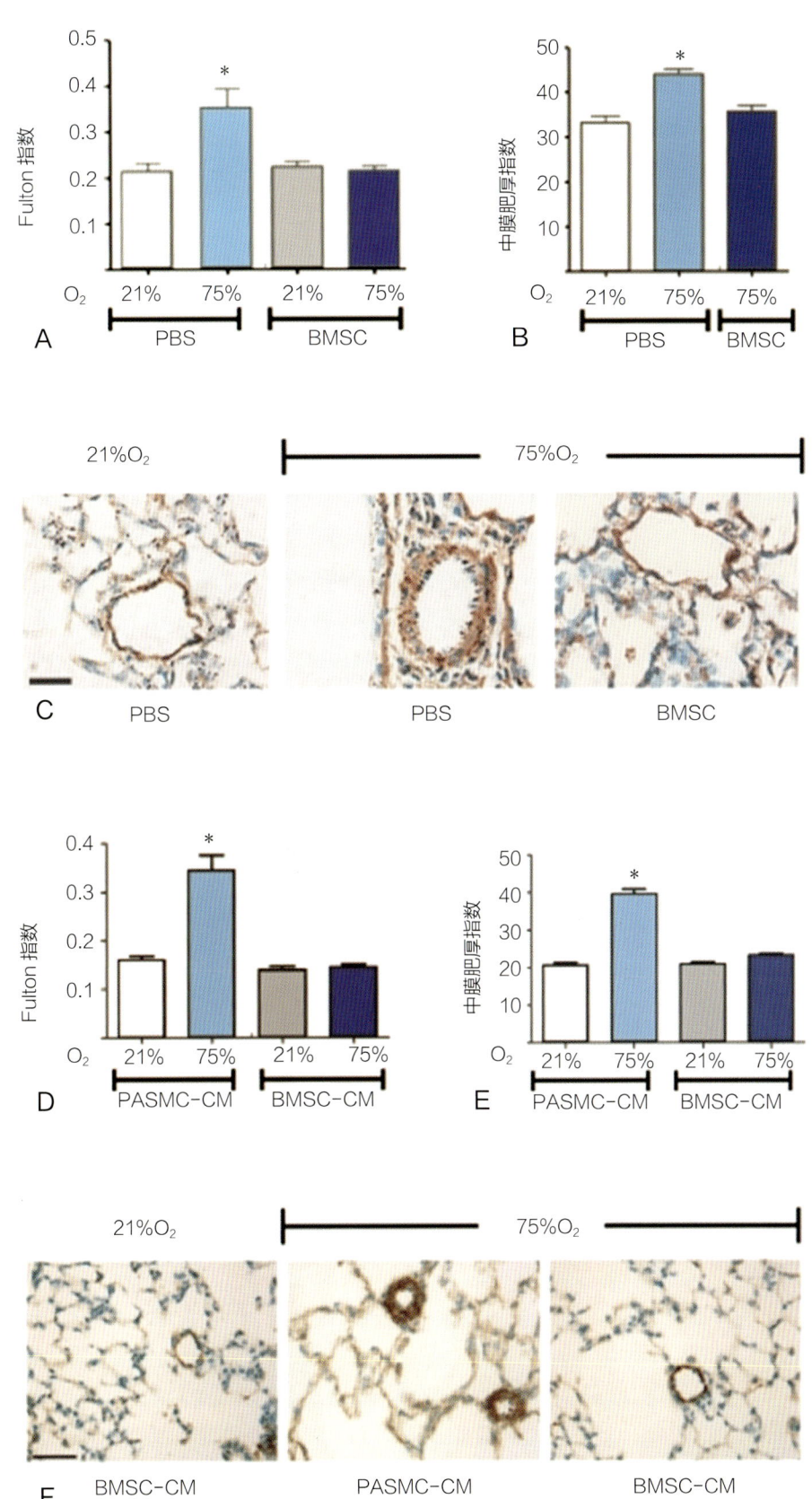

◀ 图 65-14 骨髓基质细胞或骨髓基质细胞的培养基均可阻止经低氧诱导的肺高压的血管病变

A. 暴露于高氧环境且经磷酸盐缓冲液治疗的新生小鼠组的右心室明显肥厚，而经骨髓基质细胞治疗组右心室肥厚明显缓解。数值以平均值 ± 标准差表示（n= 每组 10～12 只新生小鼠）。*$P < 0.001$，较两组常氧对照组和经骨髓基质细胞治疗的高氧组；B. 在 2 组暴露于高氧环境的新生小鼠中，经骨髓基质细胞治疗组较磷酸盐缓冲液组的中膜肥厚明显缓解。数值以平均值 ± 标准差表示。*$P < 0.001$，较两组常氧对照组和经骨髓基质细胞治疗的高氧组；C. 典型肺动脉 α 平滑肌肌动蛋白的免疫组化染色图，表明在暴露于高氧环境组的平滑肌细胞层较暴露于常氧组明显增厚，而在经骨髓基质细胞治疗的高氧组动脉壁无明显肌化；D. 与骨髓基质细胞治疗结果相似，骨髓基质细胞培养基相较于肺动脉平滑肌细胞的培养基，也可明显缓解暴露于高氧环境后发生的右心室肥厚和动脉中膜肥厚（E）。数值以平均值 ± 标准差表示（n= 每组 16～18 只新生小鼠）。*$P < 0.0001$，较两组常氧对照组或经骨髓基质细胞培养基治疗的高氧组；F. 肺小动脉的典型免疫组化染色图，如图 C。比例尺为 100μm，且所有图片均源于同一放大倍数（引自 Aslam M, Baveja R, Liang OD, et al. Bone marrow stromal cells attenuate lung injury in amurine model of neonatal chroniclung disease. *Am J Respir Crit CareMed*. 2009;180:1122-1130，获得许可）
BMSC. 骨髓基质细胞；CM. 培养基；PBS. 磷酸盐缓冲液；PASMC-CM. 肺动脉平滑肌细胞培养基

1553

增高，而内皮素 B 受体显著下降[97]。上述病理改变也在 NO 合成酶表达降低的动物模型中得到证实。此外，环鸟苷磷酸二酯酶活性上调，协同增强 NO 下调所产生的效应。在该模型中磷酸二酯酶抑制剂被证实可有效降低肺高压。L- 精氨酸（L-arginine）/一氧化氮前体 L- 瓜氨酸（L-citrulline）被证实可在体外激活一氧化氮信号通路，并在动物模型中有效改善肺高压。上述结果都凸显了 NO 在治疗新生儿肺血管疾病中的重要性[98]。

内皮素受体抑制剂被成功应用于早产相关肺高压实验模型的干预[99]。肺动脉压力增高可导致血管收缩结构特征改变，如肌球蛋白轻链磷酸酶减少，而这将减弱其对血管扩张药的反应。相关研究也表明抗氧化剂（超氧化物歧化酶）联合一氧化氮治疗新生羊持续肺高压极具应用前景[100]。

几宗大样本队列研究表明，妊娠 20 周后使用 SSRI 将导致新生儿持续肺高压发生率显著增高，但依然为小概率事件[101,102]；这可能与胎儿肺循环中 5- 羟色胺水平增高有关。动物实验提示，5- 羟色胺及 SSRI 增高将直接导致新生儿肺血管阻力增加[103]。

十一、血栓栓塞性疾病

具有某些高危因素的患者（表 65-6 和图 65-15）发生肺高压时，需高度怀疑血栓栓塞性疾病是导致肺高压的病因。例如，因脑积水行分流术的患儿易发生血栓栓塞，这可由引流管尖端栓子脱落或者脑脊液在肺部引发的异常纤溶反应所致。镰状细胞贫血患儿可发生肺栓塞及肺梗死；而血吸虫病患儿可能发生虫卵栓塞。脂肪栓塞多在创伤后发生，亦可继发于胶原血管病。肺部癌栓可能源于肾脏或其他腹腔脏器的病灶转移，也可能为浸润性肺部肿瘤性疾病所产生，而血栓栓塞性肺高压也可能由肿瘤化疗引起。深静脉血栓、右心感染性心内膜炎及右心房黏液瘤可引起儿童肺栓塞。新生儿及小婴儿中，肺栓塞可能继发于败血症、脱水及门静脉或肾静脉血栓，亦可见于肾病综合征。此外，血栓栓塞性肺高压亦可能与类固醇激素使用有关。

表 65-6 与儿童血栓栓塞性疾病相关的因素

- 脑积水患儿腹腔分流术后
- 脂肪栓塞（创伤后或胶原血管病）
- 镰状细胞性贫血
- 肿瘤栓塞
- 虫卵栓塞（血吸虫病）
- 其他血管形成的血栓（继发于血管固定）
- 脓毒症和（或）脱水
- 右心心内膜炎
- 右心房黏液瘤

血栓栓塞疾病所致肺高压可能与以下两个因素有关：一是肺部大动脉及小动脉结构破坏及闭塞性改变；二是与之伴随的血管活性物质释放，这些活性物质主要源于血小板、5- 羟色胺及血栓素的降解。尽管儿童期血栓栓塞性疾病引起肺血管病变的特征尚未被完全阐明，但相关研究提示其

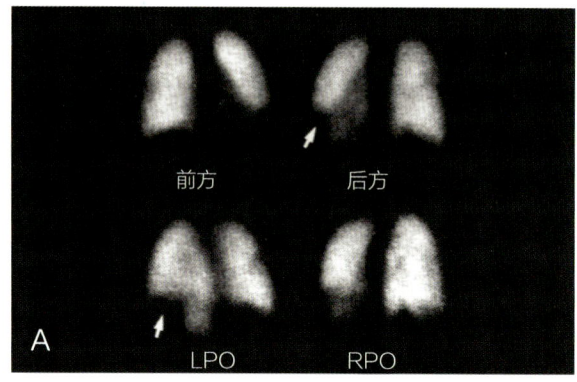
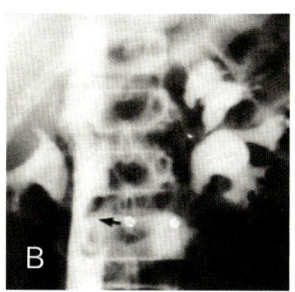
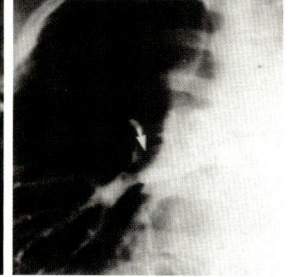

▲ 图 65-15　A.1 例青少年行骨科手术后发生深静脉血栓，其 ^{99}Tc- 核素肺灌注显像示肺动脉栓塞。其延迟显像示充盈缺损（箭）；B. 静脉血管造影示下腔静脉肿瘤（浸润性网状细胞肉瘤）；C. 右心室电影脉搏描记图示右肺动脉处有一来自同一肿瘤的癌栓

LPO. 左后斜位；RPO. 右后斜位

与成人期病变具有诸多相似之处。成人患者死后尸检肺血管造影发现，部分血管具有栓塞征象（充盈缺损），远端血管显影淡薄，而肺组织其他区域近乎正常。病变区域显微镜检查发现，腺泡前及腺泡内周围动脉纤维内膜离心性增生；部分血管完全闭塞后再通。对造影大体正常的区域镜检发现，腺泡内肺动脉大小及密度均较病变组织增加，提示代偿性扩张及增生。全肺组织均可见肌性动脉中膜肥厚，但病变范围及程度取决于疾病病程及肺高压严重程度。

慢性血栓栓塞性肺高压（chronic thromboembolic pulmonary hypertension，CTEPH）是由反复或慢性肺栓塞引起，多发于成年人，但青少年亦有报道[104]。CTEPH 相关血管重塑可由血管损伤或血栓破坏引起的异常反应引起。肺动脉内膜切除后行组织细胞分离检测发现，内皮细胞及肌成纤维样细胞均表现为高度增生，伴有贴壁非依赖性、浸润性生长，这与其他类型肺高压病理表现相似[105-107]。

虽然 CT 血管显影常用于急性血栓栓塞的诊断，而通气/灌注扫描是筛查 CTEPH 优先考虑的检查手段，然后肺部栓塞的诊断及严重程度评估仍有赖于胸部 X 线片及肺扫描[108]。通过快速发展，血栓动脉内膜外科切除术已经成为可供选择的治疗方式之一[109]。此外，可溶性鸟苷酸环化酶激动药——利奥西呱（riociguat）近期被证实可显著改善成年 CETPH 患者步行距离。

十二、镰状细胞性贫血及其他血红蛋白病

近年来，镰状细胞性贫血导致的肺高压越来越受到关注[111]，而其他血红蛋白病如地中海贫血也是如此。肺高压已经被证实是导致该类疾病患者死亡的独立危险因素[112]。血红蛋白病导致肺高压不仅局限于血栓栓塞，而更与溶血相关性内皮功能障碍及其引发的精氨酸代谢失调、NO 生物利用度降低密切相关。此外，该类疾病相关性心肌病可引起左心室舒张功能障碍，导致左心房压力增高，这也是引起肺高压的另一因素。早期研究表明，利用西地拉非治疗慢性肺高压可改善患者血流动力学状态[113]，但由于该药物有增加患者疼痛的风险，近期的双盲、安慰剂对照研究被终止[114]。此外近期研究也提示，由于亚硝酸盐可酶促或非酶促地转化为一氧化氮[116]，因此吸入该药物治疗可能使该类患者受益[115]，并对其他类型肺高压患者同样有效。

十三、门静脉高压

严重肝脏疾病所致肝硬化及肝内门静脉高压，以及门静脉血栓所致肝外门静脉高压均被证实与肺高压发生相关[117]。该类疾病患者可出现远端肺动脉的严重血管结构病变，包括血管中膜肥厚、闭塞性细胞性内膜增生、丛状病变及瘤样扩张。因此，人们推测由于肝脏功能障碍，使得高浓度的某些未被降解物质随血液循环到达肺部，引起肺血管结构破坏。但是，部分肝病患者肺血管均处于扩张状态[118]；另一部分患者发生了肺-肝动脉交通[119]。因此，肝病患者的肺血管反应（包括结构及血流动力学）存在显著个体差异。由于肝移植可改善患者血流动力学状态，因此重度肺高压并非肝移植的禁忌证。有报道称，门静脉相关性肺高压与已由实验证实参与肺高压发生的基因 S100A4 的多态性有关[120]，相关内容我们将在后续章节进行讨论。

十四、肉芽肿与胶原血管性疾病以及免疫/感染性疾病

炎症及免疫状态改变是许多肺动脉高压发生的共同基础，尤其是那些自身免疫性疾病患者。虽然在儿童中少见，但是无论是成人还是儿童结节病患者都可能出现肺高压。该疾病导致肺高压机制可能与肺动脉内梗阻性肉芽肿形成相关；此外，肺实质纤维化所致肺血管结构毁损及低氧性血管收缩亦参与其中。胶原性血管病患者同样可出现肺高压，例如硬皮病、CREST 综合征（钙质沉着、雷诺现象、食管功能失调、指端硬化及毛细管扩张）及其他相对罕见的疾病（系统性红斑狼疮、类风湿关节炎、幼年特发性关节炎、多

发性大动脉炎、多发性肌炎及皮肌炎等）。虽然该类疾病患者肺动脉高压的病理特征包含血栓栓塞，但是抗磷脂综合征相关的免疫性/炎症性血管炎才是其始动因素[121]。目前，广泛接受的假说为：免疫缺陷引起血管内皮损伤，导致血管周围/血管内炎症反应，进而引起血管损伤并导致进展性的肺动脉高压发生。除了循环中高水平内皮素1（内皮损伤的标志）以外，自身抗体产生增加也反映了免疫功能代偿。针对血小板源性生长因子（platelet-derived growth factor，PDFG）受体的抗体被激活，可解释导致血管损伤的血管平滑肌异常增殖反应[122]。在一种肺动脉高压的变态反应模型中发现，IL-13介导的抵抗素样分子增加将诱导平滑肌细胞增殖[123]。儿童幼年型特发性关节患者如出现肺高压，则致残率及死亡率显著升高，这可能与疾病难于控制而进展相关，进而影响生物治疗的结局[124]。目前系统性硬化伴发肺动脉高压的成人患者，在接受静脉前列环素等药物治疗的情况下，长期生存率也并未得到显著改善。这类患者虽肺动脉压力及阻力升高不显著，但病情仍持续恶化，这可能与右心室本身病变或者肺血管管壁硬化有关[125]。

由于研究证据显示肺动脉高压患者中肺组织血管周围免疫细胞异常聚集及血管内浸润，因此目前广泛接受的肺动脉高压发生的基础为炎症反应持续存在及免疫反应异常。虽然确切机制尚未明晰，但相关证据表明肺动脉高压患者存在固有免疫改变，表现为循环中某些细胞因子及趋化因子表达变化，包括 IL-1β、IL-6、IL-8、单核细胞趋化蛋白-1、fractalkine、CCL5/RANTES 及 TNF-α，而这些因子参与募集白细胞[126]。此外，获得性免疫也亦有改变，这在系统性硬化患者中检测出针对血管的自身抗体而得以证实。无自身免疫性疾病的肺动脉高压患者也可能存在自身免疫异常，如特发性肺动脉高压患者检测到循环自身抗体及三级淋巴滤泡[127, 128]。免疫反应失调与自身免疫性疾病之间存在联系，由此可推断出感染性疾病相关的肺动脉高压与特发性肺动脉高压也存在某种关联性，该部分将在后面详述。目前，已有针对硬皮病治疗的实验开始进行，该研究将靶向去除始动免疫-炎症反应的B淋巴细胞已达到治疗目的。

肺动脉高压的发生与炎症反应相关，可伴有趋化因子 CCL2/单核细胞趋化蛋白-1[129]、CCL5/RANTES[130]、CXCL1/曲动蛋白、趋化因子受体 CX3CR1[131] 等升高。在获得性免疫缺陷综合征伴发肺动脉高压中上述因子同样发挥作用[132]，并且可不伴有肺实质的病变，同时该结论也在实验模型上得到了证实[133]。在特发性肺动脉高压患者中，CCR5在肺动脉平滑肌细胞表达增高，而CCR5是HIV-1进入细胞所结合的核心受体；下调CCR5可抑制平滑肌细胞增殖，进而阻断小鼠由缺氧引发的肺高压[134]。此外，HIV感染者肺动脉高压的发生可能存在免疫遗传背景（如HLA II 类）[135] 及调节性T细胞（Treg）利用度降低。据报道，卡波斯肉瘤患者中人类疱疹病毒-8表达与特发性肺动脉高压存在关联性[136]，虽然该相关性未在不同人群中得到一致证实。

卡波斯肉瘤病毒可诱导溶酶体途径介导 BMPR2 降解[137]，而该受体突变及功能失调可导致特发性肺高压。在正常情况下，该受体对肺血管具有保护作用，相关内容我们将后续讨论。在HIV感染伴肺动脉高压患者及类人猿免疫缺陷病毒感染的非人类灵长类动物中，HIV-nef基因与肺血管丛样病变相关[138]。

小鼠过表达 S100A4/Mts1 基因并注射 γ 鼠疱疹病毒-68（人类疱疹病毒-8的鼠类似物）将导致广泛而严重的新生内膜病变。该现象与肺动脉平滑肌细胞产生嗜中性弹力蛋白酶，导致弹力蛋白酶活性增加有关。在该模型下，我们证实了平滑肌细胞中嗜中性弹力蛋白酶高水平表达，同时也发现肺高压患者肺血管中该酶表达异常升高（图 65-16）[139]。

世界范围内地方性血吸虫病所致肺动脉高压比例增高，使得大量实验研究致力于明确该并发症的发病机制及病理生物学过程。约10%的血吸虫病患者发展为门静脉高压，而这其中的10%（总数的1%）则会出现肺动脉高压。大量尾蚴所致的慢性感染最终导致广泛的肺血管重塑及肺动脉高压（图65-17）[140]。

小鼠对于卵清蛋白或曲霉菌的变态反应[141]仍可导致广泛的血管重塑，但与感染病毒使小鼠S100A4基因过表达的模型一样，都未观察到右心室收缩压升高。慢性Th2免疫应答具有卵清蛋

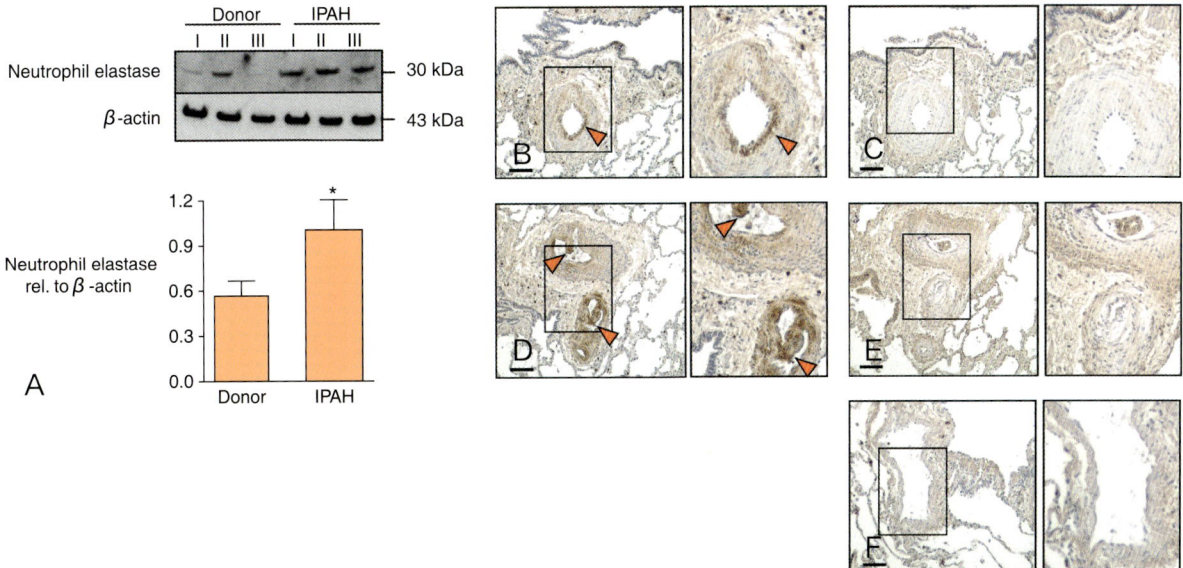

▲ 图片 65-16　Heightened neutrophil elastase expression in cultured pulmonary artery smooth muscle cells is localized to neointimal lesions in lungs from patients with idiopathic pulmonary artery hypertension (IPAH). **A:** Western immunoblots on top and relative densitometry on the bottom comparing neutrophil elastase relative to β-actin in cultured pulmonary artery smooth muscle cells isolated from three IPAH patients versus three unused donor lungs as controls. Bars represent mean of $n = 3$ per group, with $*P < 0.05$ determined by t-test. Representative immunohistochemistry from one of five IPAH and one of four control lungs. Cells strongly expressing neutrophil elastase are apparent in the subendothelium and media of pulmonary arteries with neointimal or plexiform lesions in the IPAH lung (**B** and **D**). Little immunoreactivity for neutrophil elastase was apparent in the pulmonary arteries in the control donor lung (**F**). Background immunoreactivity is apparent using IgG as a control (**C** and **E**). *Arrowheads point* to regions of intense immunoreactivity. Marked areas are shown with twofold higher magnification, on the right. Scale bars, 100 μm (**B–F**). (From Kim YM, Haghighat L, Spiekerkoetter E, et al. Neutrophil elastase is produced by pulmonary artery smooth muscle cells and is linked to neointimal lesions. *Am J Pathol*. 2011;179:1560–1572, with permission.)

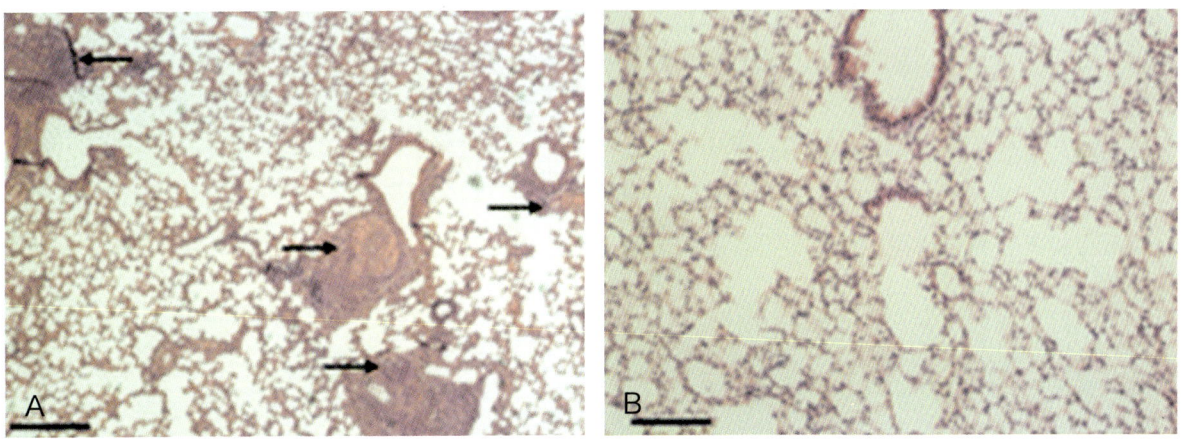

▲ 图 65-17　典型肺活检标本的显微镜下图（100×）
A. 经血吸虫感染25周后的小鼠可见虫卵位于肺脏内，且大量的肺血管发生重构（箭示重构的血管）；B. 经血吸虫感染25周且在后8周内经吡喹酮治疗的小鼠，其肺血管未发生重构。活检标本经HE染色（比例尺为10μm）（经许可，引自Crosby A, Jones FM, Kolosionek E, et al. Praziquantel reverses pulmonary hypertension and vascular remodeling in murine schistosomiasis. *Am J Respir Crit Care Med*. 2011;184:467–473.）

白及尾蚴模型的肺血管重塑特征，而不具有病毒感染所致肺高压的模型特征。血吸虫引起的慢性Th炎症可通过激活经典TGF-β信号通路促使肺血管重塑，而这可能成为日后治疗的新靶点[142]。

在利用注射VEGF联合低氧诱导（SU5416）所建立的肺动脉高压模型中，T细胞亚型缺失可显著加重肺动脉高压的病理进程[143]，该现象是由调节性T细胞生成受阻所致的B细胞活性失衡引起[144]。近期的研究显示，利用SU5416干预因胸腺缺失而无调节性T细胞活性的大鼠，可引起巨噬细胞异常募集，并引发肺高压。活化的巨噬细胞可分泌白三烯B_4（leukot-riene B_4，LTB_4），进而诱导肺动脉内皮细胞损伤及肺动脉平滑肌细胞增殖；封闭巨噬细胞LTB_4或抑制$CD68^+$巨噬细胞均可阻断该模型肺高压的发生[145]。

如前所述，特发性肺动脉高压患者常常伴有显著的炎症反应，且循环血液中细胞因子及其受体呈高水平，包括基质衍生因子（stromal-derived factor，SDF-1）、单核细胞趋化蛋白（monocyte chemoattractant protein，MCP）-1及曲动蛋白及其受体[131]，而这些均与平滑肌细胞异常增殖相关。我们近期研究证实，与供者相比较，特发性肺动脉高压患者肺动脉中粒细胞-巨噬细胞集落刺激因子（granulocyte-macrophage colony-stimulating factor，GM-CSF）表达升高，并且肺动脉内皮细胞中BMPR2表达缺失将导致GM-CSF在TNF-α作用后分泌显著增加，而这可能与应急颗粒组装异常有关。同样地，以GM-CSF干预大鼠将加重低氧诱导产生的肺高压，而给予CM-CSF中和抗体可抑制该作用[146]。旁细胞亚群延伸也被认为在炎症反应中具有一定作用，而这将导致肺动脉病变加重[147]。

十五、药物及毒物

（一）临床研究

与肺动脉高压发生相关的物质包括阿米雷司及芬氟拉明复合物，例如5-羟色胺抑制药右芬氟拉明[148]。这些物质化学结构与肾上腺素相似，抑制食欲，10%的患者在服药6~12个月后将出现右心功能衰竭的症状。这部分患者的肺组织显微镜检查发现其病理改变与其他病因所致的终末期肺血管病相似（例如中膜肥厚及内膜纤维弹力增生，包括丛样病变及扩张性病损）。病理生理学研究提示，这类肺高压患者与特发性肺动脉高压患者具有相似之处，即也可见内皮细胞群单核样浸润[149]。如前所述，我们既往研究证实5-羟色胺与S100A4/Mts1合成及分泌增加具有关联性，而多种临床及基础研究均表明S100A4/Mts1基因与严重肺动脉高压有关[26,27]。由于安非他明及甲基苯丙胺的药理性质与芬氟拉明相类似，因此其也被认为是肺动脉高压发生的高危因素[1]。

毒性油类，例如菜籽油，可引发恶性肺动脉高压[150]。服用双稠吡咯啶类生物碱，例如草茶，可导致肝静脉闭塞病变；而动物食用与之相似的化合物野百合碱将导致严重肺血管病[151]。

据报道，用于治疗慢性髓系白血病的酪氨酸激酶抑制药——达沙替尼（dasatinib）可导致肺动脉高压，因此目前的研究致力于研究更具选择性的酪氨酸激酶抑制药以减少其毒性反应[152]。

（二）实验室研究

大鼠服用野百合碱后可导致肺动脉病变、肺血管阻力增高，这与进展性肺高压的血流动力学改变相似[153-158]。病变初期，心输出量增加，并伴有肌细胞向远端非肌性动脉延伸。数周后，可见肺动脉压力增高并伴有正常肌性动脉中膜肥厚显现。3周后，随着肺动脉压进一步增高及心输出量下降，肺血管阻力进一步增加，同时远端肺血管数量减少，并可见到"鬼影"或消失的血管。

超微结构研究发现，野百合碱注射后数小时即可出现血管内皮损伤，1周后炎症细胞浸润及水肿愈加明显。本实验室关于新生大鼠、乳鼠及成年大鼠对野百合碱作用反应的相关研究提示，一过性炎症反应可致新生鼠肺泡数目显著减少，血管病变情况与其余两组相似；然而，乳鼠肺血管病变可于野百合碱注射后2~4周缓解，而成年鼠则出现进展性病变[153]。进一步的研究证实，弹力蛋白酶活性增高不仅是肺血管病变的始动因素，并可促使疾病进一步进展。与慢性低氧继发肺高压相似，尽管在注射毒素后仅 2 天即可出现弹力蛋白酶活性增高，但是成年大鼠的弹力蛋白酶活性将进一步显著升高则是在疾病恶性进展后。使用弹力蛋白酶抑制药不仅可有效缓解野百合碱所致肺高压水平及血管病变[156]，并可有效逆转肺高压病理学改变，使其肺压水平恢复至与未接受毒素的对照组大鼠相似水平（图 65-18 和图 65-19）[159]。疾病的可逆性与内皮细胞凋亡程度、半胱天冬酶介导的细胞外基质降解及正常内皮管道、毛细血管周围血管再生有关[160]。

由于弹力蛋白酶在维持细胞存活方面具有重要功能，其中表皮生长因子受体（epidermal growth factor receptors，EGFR）参与其中[161]，故在肺高压疾病进程中 EGFR 表达被抑制[162]。相关研究表明，进展性肺动脉高压在治疗停止 1 个月后仍可能发生。近期，有学者对使用伊马替尼成功治疗晚期肺血管病变的病案进行了报道[164]，这证实使用 PDGF 受体阻滞药可有效逆转肺高压[163]。该报道促使开展了多个伊马替尼治疗肺动脉高压的临床实验；相关数据显示，该药物对那些疾病已处于最为严重阶段的患者具有潜在疗效[165]，然而不幸的是，在使用伊马替尼联合抗凝治疗的患者中出现了硬膜下血肿的不良反应[166]。

此外，也有学者报道了针对肺高压其他治疗方法的尝试，例如内皮 NO 合成酶联合内皮前体细胞治疗（图 65-20）[167,168]、生存素基因治疗（图 65-21）[169]、血管生成素 -1[170]、SERT 抑制治疗[171]、肾上腺髓质素[172] 以及 rho 激酶抑制药——法舒地尔[173] 等。利用基于 BMPR2 基因替代治疗野百合碱注射大鼠可得到同其干预低氧模型相似效果[174]。钾通道功能失调在肺血管疾病发病机制中具有一定作用[175]，而利用基因治疗重塑钾通道功能可有效遏制肺血管疾病进展[72]，然而是否逆转疾病尚未被证实。

十六、特发性及遗传性肺高压

当其他导致肺高压的病因被排除后，特发性肺动脉高压（idiopathic pulmonary arterial hypertension，IPAH）才能诊断成立。这种不明原因的疾病可出现肺动脉及肺静脉结构异常，在儿童及成年人中均可出现，并且有时可呈现家族聚集倾向 [遗传性肺动脉高压（heredity pulmonary arterial hypertension，HPAH）][176-178]。一旦患者出现症状，疾病往往已处于终末期；虽然有自然缓解的罕见病例报道，但是绝大多数患者如不治疗，病情常常迅速进展且不可避免地发生死亡。成人的相关研究报道，女性常更易患病，女性较男性比例为 2∶1～4∶1。儿童发生 IPAH 及 HPAH 的发病率及流行率较成人低，但是在儿童肺动脉高压患者中仍占相当重要的比例[179]。

病理学研究提示，小年龄组患者存在新生血管不能有效开放及血管数量显著减少[180]；较大儿童，肺血管可出现内膜增生及闭塞性改变，同时也可出现丛样病变；而成年患者除出现丛样病变外，"鬼影"血管也有报道。成年患者肺部活检组织电镜扫面结果显示存在严重的内皮损伤[181]，而这很可能是病变的初始部位。部分患者同时表现为血管性血友病因子及纤维蛋白溶解缺陷[183]。其余的病理特征包括肺血管外膜增厚、静脉壁肥厚及内皮细胞增生[184]。免疫组织化学发现，TGF-β、基质蛋白及巨噬细胞表达增加[185]，还可观察到先天性心脏缺损患者晚期肺血管病变时相似的分子改变，即纤维连接蛋白、腱生蛋白及 S100A4/Mts1。

肺静脉病变所致难以解释的肺高压亦被认为是静脉闭塞性疾病，其临床表现与肺动脉高压有所不同，主要特征性表现为肺水肿所致的端坐呼吸；尽管肺动脉楔压可能正常，胸部 X 线片仍可见明显的肺水肿表现。肺部结构异常在大、小静脉均最为显著，表现为松弛的纤维内膜增生伴淋巴管扩张。有证据显示，肺静脉闭塞疾病可在宫内发生。很多因素均可影响特发性肺高压患者预后，例如女性患者胰岛素抵抗[82] 以及铁缺乏伴铁调素水平升高（图 65-22）[186]。

近期，人们把关注点逐渐转移至肺高压的遗传因素以进一步明确其发病机制（表 65-7）。

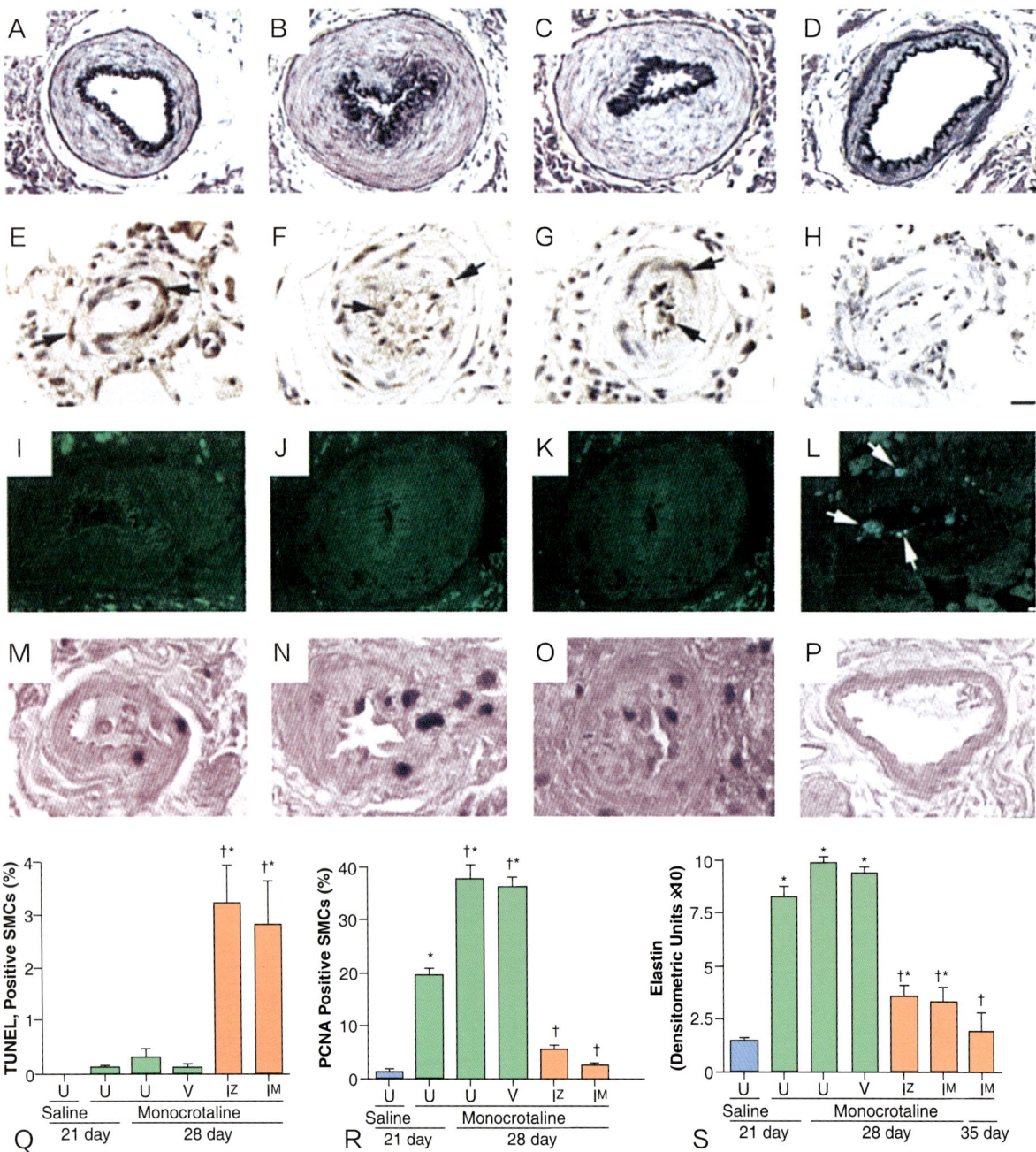

▲ 图 65-18 Cellular mechanism responsible for reversal of pulmonary artery muscularity. Elastase inhibition arrests tenascin-C accumulation and proliferation and induces apoptosis and loss of extracellular matrix (such as elastin). **A–P:** Days refer to time after injection of monocrotaline: **A,E,I,M,** day 21; **B,F,J,N,** day 28; **C,G,K,O,** day 28; **D,H,L,P,** day 28. **A–D:** Saline-perfused pulmonary arteries stained with Movat pentachrome stain. **E–H:** Pulmonary arteries after tenascin-C immunohistochemistry. Arrows indicate positive brown peroxidase staining. **I–L:** In situ TUNEL assays identifying apoptosis. *Arrows* indicate TUNEL-positive vascular cells. **M–P:** Proliferating vascular cells, shown by immunohistochemistry for proliferating cell nuclear antigen (PCNA); dark nuclei are PCNA-positive cells. **Q, R:** Percent of smooth muscles cells (SMCs) that are TUNEL-positive (**Q**) or PCNA-positive (**R**). S: Densitometric quantification of elastin. l, inhibitor-treated (lZ, ZD0892; lM M249314); TUNEL, in situ DNA nick end labeling; u, untreated; v, vehicle-treated. Graphed data represent mean ± standard error of the mean of $n = 4$; scale bars represent 5μm; *, $p < 0.05$, compared with †, $p < 0.05$, compared with results on day 21 in rats treated with monocrotaline. (From Cowan KN, Heilbut A, Humpl T, Lam C, Ito S, Rabinovitch M. Complete reversal of fatal pulmonary hypertension in rats by a serine elastase inhibitor. *Nat Med*. 2000;6:698–702, with permission.)

BMPR2 基因突变被证实与 60% 的家族性肺动脉高压相关[176-178]，但是基于外显率仅约 20%；这意味着 80% 携带该基因突变的家族成员并不发生肺动脉高压。此外，在散发病例中 BMPR2 突变比例达 20%[187,188]。加之 BMP-TGF-β 受体家族成员，如 ALK1（ACVRL1）及内皮因子等的偶发突变在肺动脉高压患者中也有报道，而这些基因突变最初是在出血性毛细血管扩张症患者中被首次证实[189,190]。进一步的研究证实，在特发性肺动脉高压患者中，TGF-β 受体 II 微卫星不稳定性可导致其表达及功能下调[191]。近期研究关注家系中肺高压外显率与正常等位基因 BMPR2 表达的关联性[192]。大量最新研究也显示，雌激素代谢[193]及

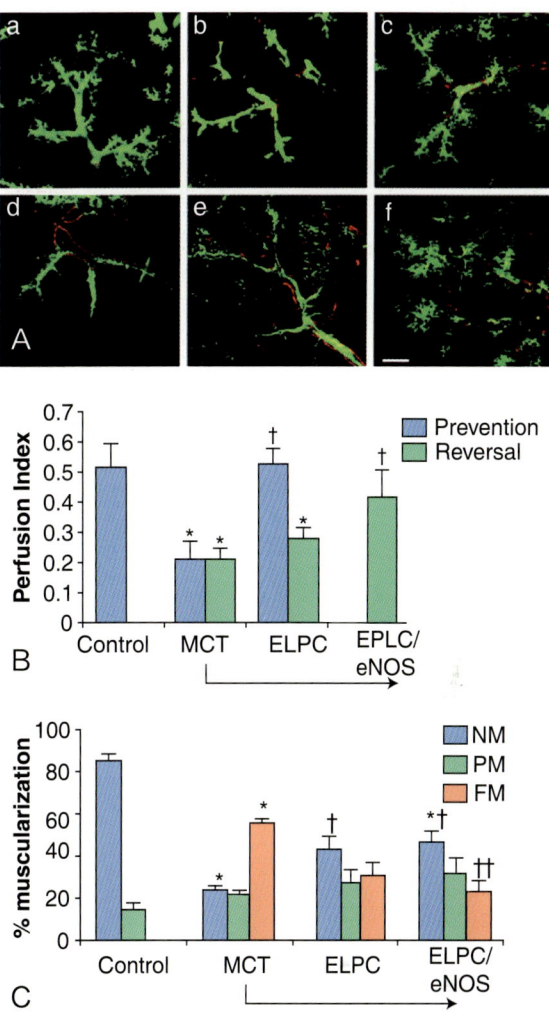

▲ 图 65-20 Representative confocal projection images of lung sections perfused with fluorescent microspheres (*green*) suspended in agarose (ie, fluorescent microangiography) and immunostained for α-smooth muscle actin (*red*). **A:** Normal filling of the microvasculature was observed in control rats (a), whereas rats treated with monocrotaline (MCT) showed a marked loss of microvascular perfusion and widespread precapillary occlusion 21 days (b) and 35 (d) days after MCT injection. In the prevention model, animals receiving endothelial-like progenitor cells (ELPCs) displayed improved microvascular perfusion and preserved continuity of the distal vasculature (c). In the reversal model, endothelial nitric oxide synthase (eNOS)-transduced ELPCs dramatically improved the appearance of the pulmonary microvasculature (f), whereas progenitor cells alone resulted in more modest increases in perfusion and little noticeable reduction in arteriolar muscularization (e), calibration bars = 100μm. In the prevention model, animals receiving ELPCs displayed improved microvascular perfusion (**B**) and preserved continuity of the distal vasculature (**C**), and similar findings were observed in the reversal model. NM, nonmuscular; PM, partially muscular; FM, fully muscular. (From Zhao YD, Courtman DW, Deng Y, Kugathasan L, Zhang Q, Stewart DJ. Rescue of monocrotaline- induced pulmonary arterial hypertension using bone marrow-derived endothelial-like progenitor cells: efficacy of combined cell and eNOS gene therapy in established disease. *Circ Res*. 2005;96:442–450, with permission.)

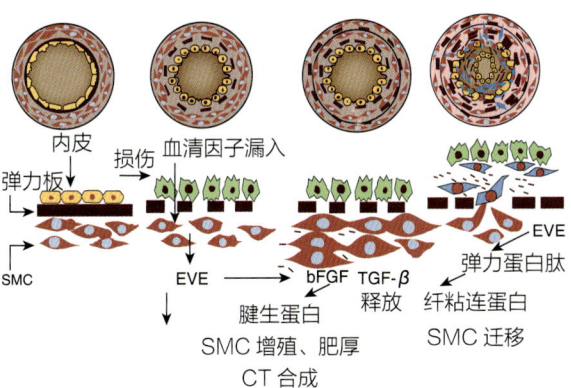

▲ 图 65-19 我们猜测血管壁通过图中机制活化弹力蛋白酶并导致血管发生重塑

肺高压病变发生进行性进展与血管平滑肌表型的一系列转变相关（如非肌性前体细胞分化为肌性细胞，平滑肌细胞肥厚、增殖并导致血管壁中膜肥厚，平滑肌细胞迁移导致新生内膜形成）。首先对外来刺激发生"急性"反应的为血管内皮细胞，如高血流量或高压。由于内皮细胞的结构和功能发生改变，导致血管壁失去屏障保护功能，导致血清中的一些因子漏入内膜下。这些漏入的血清因子会导致内源性血管弹性蛋白酶（EVE）的活化。这些由前体 - 血管平滑肌细胞或成熟血管平滑肌细胞释放的酶将导致储存于细胞外基质并处于失活状态的生长因子活化，如成纤维细胞生长因子（bFGF）和转移生长因子（TGF）-β。这些生长因子具有促进平滑肌细胞肥厚和增殖及增加结缔组织蛋白（CT）（如胶原蛋白和弹力蛋白）合成的作用。生长因子也具有文中所述的致腱生蛋白（一种基质糖蛋白）表达增加的作用。前体 - 平滑肌细胞分化为成熟平滑肌细胞将导致外周非肌性小动脉发生肌化。在肌化的动脉中，不断释放的生长因子将导致血管壁肥厚。弹力蛋白酶的持续活化将导致平滑肌细胞通过各种方式发生迁移。弹力蛋白肽或弹力蛋白降解产物将刺激纤粘连蛋白（一种糖蛋白）的活化，其将促使平滑肌细胞由收缩表型转化为运动表型。

国际心胸医学前沿经典译丛
Moss & Adams 心脏病学：从胎儿到青年（原书第 9 版）

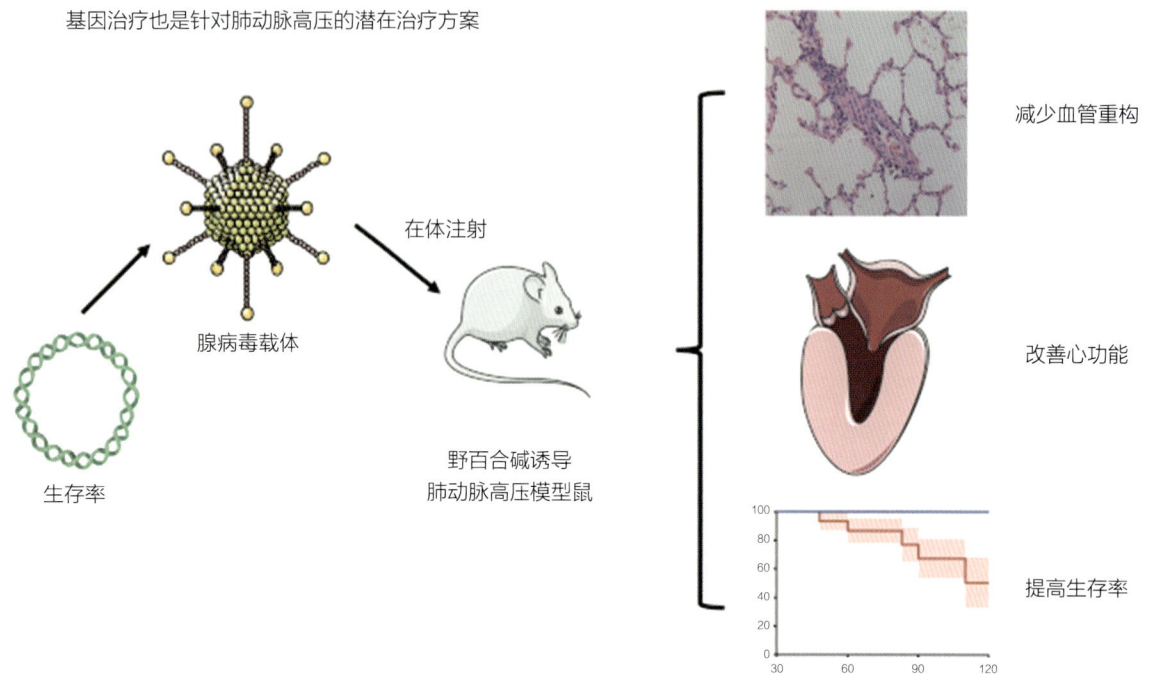

▲ 图 65-21　通过对野百合碱诱导的肺动脉高压模型鼠注射腺病毒 - 绿色荧光 - 生存素基因，可明显改善小鼠的血流动力学情况，减少血管重构的发生，并延长小鼠的生存时间

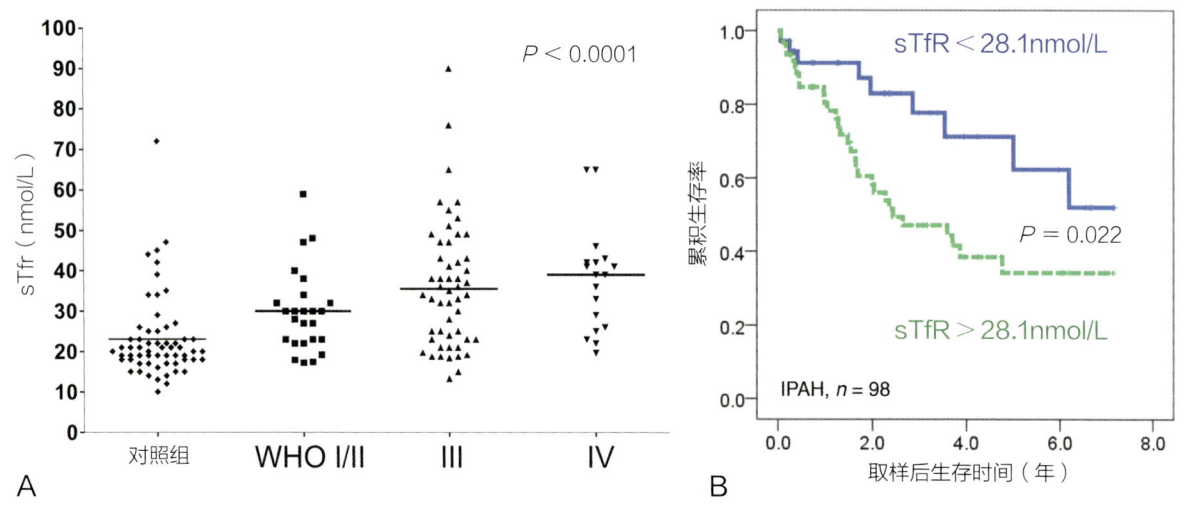

▲ 图 65-22　血清转铁蛋白受体水平与特发性肺动脉高压

A. 不同 WHO 级别的特发性肺动脉高压患者与健康者的可溶性血清转铁蛋白受体（sTfR）水平。P 值经 Kruskal-Wallis ANOVA 分析得到；B. 根据 sTfR < 28.1nmol/L（绿色）或 sTfR > 28.1nmol/L（蓝色）分组所得到的 Kaplan-Meier 生存曲线图（引自 Rhodes CJ, Howard lS, Busbridge M, et al. Iron deficiency and raised hepcidin in idiopathic pulmonary arterial hypertension: clinical prevalence, outcomes, and mechanistic insights. *J Am Coll Cardiol*. 2011;58:300-309.）

雌激素受体表达[194] 与女性肺高压易感性相关。

尽管外显率低，但特发性肺动脉高压患者 BMPR2 蛋白表达水平降低，这与其他类型肺动脉高压结果一致，这亦证实 BMPR2 突变与肺动脉高压存在功能关联性。功能测试结果表明，内皮细胞或平滑肌细胞中 BMPR2 蛋白表达降低或缺失可表现出与肺动脉高压相似病理特征。BMPR2 的多种突变将导致下游信号通路异常[195,196]，并与 BMP 信号途径中多个基因突变相关，其中以 SMAD8 最值得注意[197]。

1562

表 65-7 与肺动脉高压相关的基因突变

基 因	生物学信息
BMPR2	• TGF-β 受体超家族 • ≥ 80% 的家族成员为携带者 • 15%～25% IPAH 患者该基因发生突变
ALK1	• TGF-β 受体超家族 • 家族 HHT 相关的 PAH • 在 HHT 以外的 PAH 类型中尚未发现
内皮糖蛋白	• TGF-β 受体超家族 • 家族 HHT 相关的 PAH • 在 HHT 以外的 PAH 类型中尚未发现
SMAD9	• TGF-β 受体下游信号分子（标准信号通路） • 编码 SMAD8
CAV1	• 编小凹蛋白 -1，与小凹蛋白结构和一氧化氮信号通路相关 • 在 PAH 患者间的流行情况需进一步明确
KCNK3	• 编码 TASK-1，一种对 pH 敏感的钾离子通道 • 在 PAH 患者间的流行情况需进一步明确
EIF2AK4（GCN2）	• 与隐匿性及散发性 PVOD 和 PCH 相关 • 编码一种翻译起始因子 • 在 PVOD 和 PCH 患者间的流行情况需进一步明确

除 EIF2AK4 为与 PVOD 和 PCH 相关的常染色体隐性遗传外，表中所列的其他基因突变均为常染色体显性遗传（外显率存在差异）[引自 Austin ED, Loyd JE. The genetics of pulmonary arterial hypertension.*Circ Res*. 2014;115（1）:189–202.]

HHT. 遗传性出血性毛细血管扩张症；IPAH. 特发性肺动脉高压；PCH. 肺毛细血管瘤；PVOD. 肺静脉闭塞病；TGF-β. 转移生长因子 -β

只有少量研究对 BMPR2 信号通路异常所致转录因子及相关基因表达变化进行了研究。例如，在平滑肌细胞中，BMP 可活化过氧化物体增殖物激活受体 -γ（peroxisome proliferator-activated receptor-gamma，PPAR-γ）转录活性，进而激活平滑肌细胞增殖抑制因子 apoE[198]。这些研究显示，BMPR2 信号通路的主要功能为：在血管损伤所产生的生长因子刺激下，抑制平滑肌细胞增殖反应。与平滑肌细胞相反，在内皮细胞中，BMP 可诱导 PPAR-γ 与 β 连环蛋白（β-catenin）产生复合物，而该复合物对旁分泌及自分泌具有重要保护作用的基因具有调控作用[199]。BMP 可抑制内皮细胞由损伤产生的凋亡反应，并具有促血管形成作用，这提示它们除在修复受损微血管方面具有重要作用外，爱帕琳肽（apelin）可促进内皮细胞存活，也可抑制平滑肌细胞增殖，并诱导血管扩张及改善心脏功能[200]。当爱帕琳肽缺乏时，靶向作用于 FGF-2 的微小 RNA 表达减少，这也部分解释了爱帕琳肽在抑制平滑肌细胞增殖的旁分泌作用[201]。微小 RNA（microRNA，miRNA）-130/131 位于爱帕琳肽及 PPAR-γ 编码基因附近，参与该网络中细胞增殖的调控[202]。

参与肺动脉高压调控的多种 miRNA 被陆续发现，其中多种 miRNA，如 miR-15 被证实是不良结局的独立风险因素[203]。下调 miR-204 可通过异常激活 NFAT 及 HIF-1α 信号通路[204]影响平滑肌细胞增殖。其他的 miRNA，包括 miR-17/92[205] 及 miR-21[206,207]，也被证实与 BMPR 信号通路、低氧及炎症反应相关。此外，FoxO1 被证实对包括 BMPR2 在内的多种信号通路具有广泛作用，在肺动脉高压患者中该因子活性降低，并导致过度增殖及炎症反应[208]。

BMPR2 及 Notch 信号通路相互作用引领研究者们发现，在肺动脉高压患者中 Notch 通路活性增加。Notch 从与之结合的平滑肌细胞表面的受体解离将导致 Notch 细胞间结合域内陷，从而作为转录因子调控与平滑肌细胞增殖相关基因高表达[209]。研究表明，阻断 γ 分泌酶可抑制 Notch 解离，从而阻断及逆转肺动脉高压。

由于 BMPR2 在肺动脉高压发病机制中具有重要作用，BMPR2 信号通路修复的相关治疗越来越受到关注。最近，3500 种 FDA 批准的药物被进行筛选，以明确它们对 BMPR2 信号通路是否具有激活作用。最值得关注的当属 FK506（他克莫司）。小剂量 FK506 可抑制并逆转啮齿类动物疾病模型的肺高压[210]（图 65-23），并且目前已处于成人肺动脉高压治疗临床实验阶段。通过体外分离的肺动脉内皮细胞发现，抗疟疾药物氯喹可阻断细胞表面蛋白流动，增加 BMPR2 细胞表面分布。在 BMPR2 及 SMAD9 基因突变的患者中，ataluren 可诱导核糖体阅读无意义突变，修复 BMP 信号通路活性；对于存在这些突变的肺高压患者，该药物是可能的治疗选择之一[211]。

随着技术的进展，越来越多地与肺动脉高压

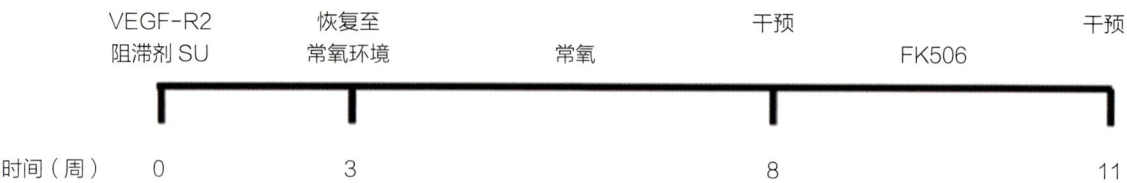
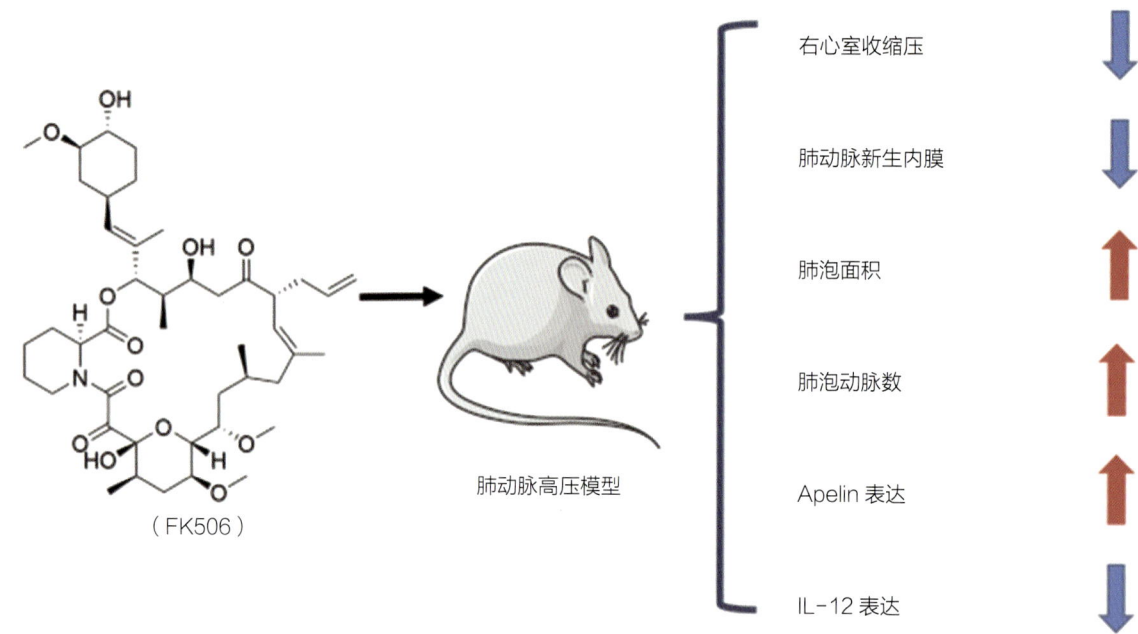

▲ 图 65-23 小剂量 FK506 可在小鼠体内逆转已经发生的肺动脉高压及已经形成的新生内膜

相关的基因被发现。肺动脉家系全外显子测序发现 CAV1 基因突变，而 CAV1 基因可编码小窝蛋白 -1（caveolin-1），该蛋白参与细胞膜表面信号转导及信号通路[212]，并与 BMPR2 及内源性一氧化氮酶相关。此外，三个无 BMPR2 基因突变的家系被报道携带 KCNK3 基因突变（钾通道亚家族 3 号成员），该基因突变可导致人类 TASK-1 蛋白（pH 敏感性钾通道）功能失活。这些发现证实了离子通道在肺动脉高压发病机制中的重要性，同时离子通道功能降低可被磷酸酯酶抑制剂逆转[213]，说明离子通道修复是肺动脉高压治疗的潜在靶点。通过对肺静脉闭塞疾病家族成员的研究发现 EIF2AK4 基因隐形突变，而该基因编码丝氨酸苏氨酸激酶，并通过氨基酸缺失引起基因表达改变[214]。

此外，也有学者对特发性肺动脉高压不伴 BMPR2 基因突变的非相关性患者人群进行研究，以鉴定出可能与肺动脉高压发病机制相关的新型基因突变体。全基因组相关研究（genome wide association study，GWAS）证实了 CBLN2 的 18q22.3 位点是肺动脉高压易感位点；该基因是小脑肽基因家族成员，可编码分泌性神经元糖蛋白，并在肺组织中高表达[215]。全基因组测序研究发现了 TOPBP1 基因突变，该基因参与 DNA 损伤反应；血管损伤时该基因表达下调，导致 DNA 更易被损伤及内皮细胞凋亡增加[216]。

越来越多的证据显示，由于低氧、慢性炎症及内源性修复机制受损引起的 DNA 损伤在肺动脉高压中具有一定作用。超过半数的肺动脉高压患者肺组织中发现了常染色体异常，提示血管损伤中细胞异常增殖所占比例高[217]。人类肺动脉高压患者中肺动脉平滑肌细胞表现出 DNA 损伤标志物升高及 DNA 修复酶 PARP-1 异常激活，而 PARP-1 异常激活使得 DNA 损伤时细胞增殖异常活跃[218]。针对特发性肺动脉高压患者中肺动脉内皮细胞相关研究显示，BMPR2缺失与DNA损伤相关，BMPR2下调使得DNA损伤易感性显著增加，并导致BMPR2进一步下调。此外，BMPR2信号通路可通过自身与其他基因相互作用（如breast cancer 1，BRCA1）以调节基因完整性[219]。

近期研究发现，代谢异常与肺高压中炎症反应相关，逆转脂肪酸氧化缺陷可能成为肺高压治疗的重要新靶点[220]。代谢状态改变与炎症反应的相关性为肺高压的机制探索提供了新思路[221, 222]。研究证实，线粒体功能失调对肺高压病理改变至关重要（图65-24）[223]。Fawn-hooded转基因大鼠存在5-羟色胺代谢缺陷，在低氧下可发生肺动脉高压，利用该模型人们发现其平滑肌细胞线粒体存在氧感知异常，这导致了电压门控钾通道功能降低[224]。此外，在肺血管平滑肌细胞中，BMP2介导的BMPR2信号通路与电压门控钾通道表达直接相关[225]。线粒体超极化引起正常氧暴露情况下HIF-1α被异常激

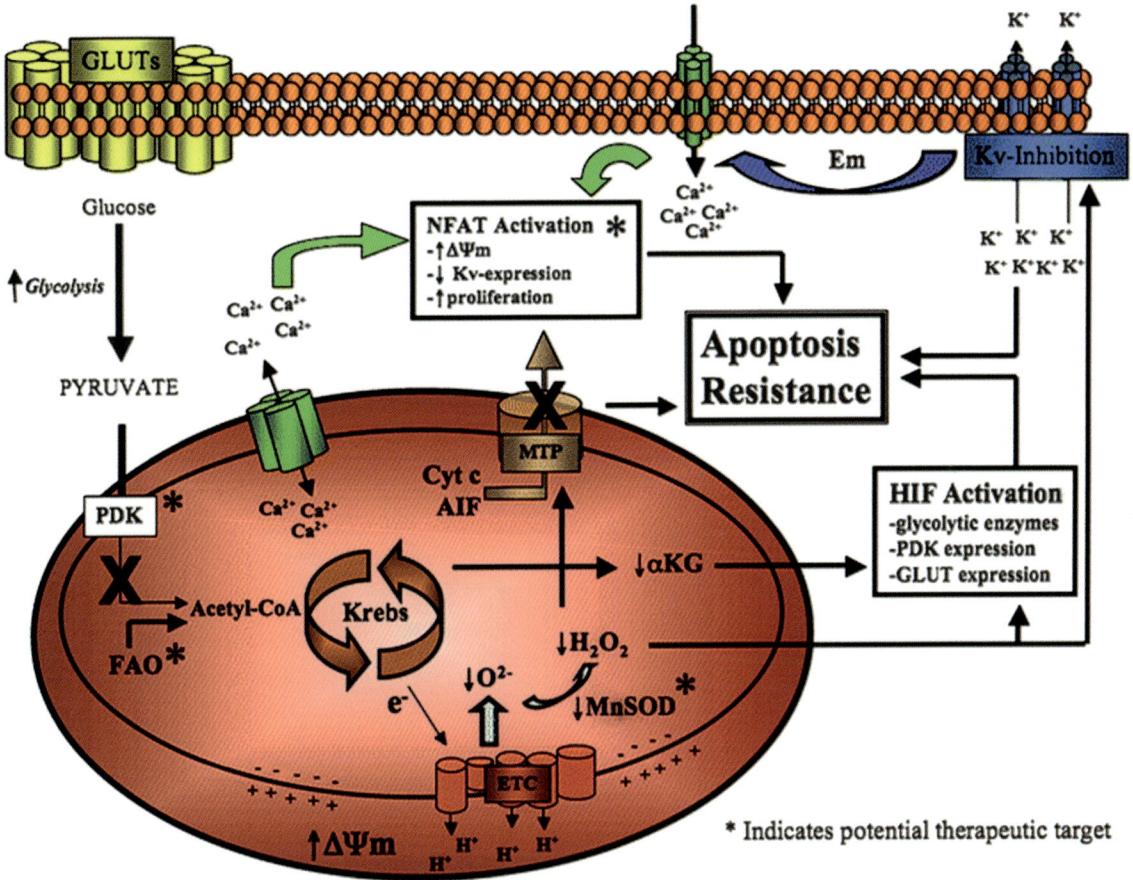

▲ 图 65-24 Metabolic hypothesis of pulmonary arterial hypertension (PAH). PAH pulmonary artery smooth muscle cell mitochondria have decreased pyruvate influx, hyperpolarized mitochondria and reduced Krebs cycle activity and mitochondrial reactive oxygen species (ROS) (free radical) production. Hyperpolarized mitochondria and suppressed mROS close the mitochondrial transport pore (MTP), "trapping" cytochrome c, and apoptosis-inducing factor (*AIF*) in the matrix, resulting in resistance to apoptosis. This also results in closure of redox-sensitive Kv channels, and influx of intracellular Ca_i^{2+}, resulting in contraction and proliferation. Increased Ca_i^{2+} activates transcription factors (HIF and NFAT) that further suppress apoptosis and potentiate proliferative response. This whole mechanism initiated by hyperpolarization of mitochondria can be reversed by the inhibition of pyruvate dehydrogenase kinase (PDK), by dichloroacetate (DCA) thereby activating pyruvate dehydrogenase (PDH). In addition, inhibition of fatty acid oxidation (*FAO*) indirectly activates PDH (via the Randle cycle), thus mimicking DCA, also reversing PAH. *Denotes potential additional targets for therapy predicted by this mitochondria-centric model of PAH pathogenesis. (From Dromparis P, Sutendra G, Michelakis ED. The role of mitochondria in pulmonary vascular remodeling. *J Mol Med* (Berl). 2010;88:1003–1010, with permission.)

活，这与肿瘤细胞中糖酵解表型相似（Warburg现象）；而这将导致细胞色素 c 氧化酶下调，进而损伤电压门控钾通道的表达及功能。这些代谢改变至少部分可被丙酮酸脱氢酶激酶（pyruvate dehydrogenase kinase，PDK）所调控；抑制丙酮酸脱氢反应将下调三羧酸循环对葡萄糖的氧化作用，进而上调糖酵解。上述改变已在肺高压及右心功能衰竭的啮齿类动物模型的肺血管组织中被成功证实，而利用 PDK 抑制药二氯乙酸盐治疗可成功逆转以上改变[73,226]。

线粒体超极化及电压门控钾通道下调均可抑制凋亡，并可引起肺动脉高压患者血管过度增殖。发生线粒体超极化的 Fawn-hooded 转基因大鼠肺血管将出现超氧化物歧化酶 -2 启动子区高度甲基化，而在主动脉平滑肌细胞却并未观察到该现象。去甲基化药物可逆转平滑肌细胞抗凋亡表型，最终逆转肺高压，而这可能成为人类肺高压治疗新的潜在靶点[70]。同样地，在糖酵解途径中，通过抑制丙二酰辅酶 A 脱羧酶可抑制脂肪酸氧化，促进葡萄糖氧化并抑制糖酵解，逆转动物模型肺高压[220]。

细胞自噬功能丧失可引起氧化应激增强、HIF-1α 异常表达、上调细胞内钙离子对电压门控钾通道功能的抑制作用，最终加剧低氧所致肺高压[227]。爱帕琳肽可通过抑制低氧诱导的细胞自噬阻断肺血管平滑肌细胞增殖[228]。

胰岛素抵抗的小鼠可发展为肺高压[229]，而在特发性肺高压的女性患者中患有代谢综合征的比例较高[82]。内皮细胞[230] 或平滑肌细胞[198] 中 PPAR-γ 缺失将导致小鼠发生自发性肺高压，而给予 PPAR-γ 下游靶点 - 爱帕琳肽可逆转该表型[199]。

其他慢性炎症相关实验模型（如多次注射内皮素、TNF）也可引起肺血管病变的发生。在慢性空气栓塞及胸腔射线照射模型中同样发现了肺高压的发生及相应的血管病变，并且观察到广泛的内皮损伤，这与野百合碱干预模型中病变相似。

总而言之，以上研究均提示：炎症、代谢状态改变及基因易感性均与肺动脉高压相关。

BMPR2 突变、感染或自身免疫性疾病所致的免疫反应改变可能导致慢性、难以控制的炎症反应，影响免疫细胞募集及功能进而引起代谢活性改变，最终导致肺血管病理性重塑的发生[126]。

十七、总结

实验研究指出，肺动脉高压的病理生物学基础存在相交或高度相关的通路（图 65-25），相关结果将为其治疗提供全新的治疗手段，并且部分研究成果已经成功用于临床（表 65-8）。

表 65-8 肺高压的治疗

- 血管扩张药
- 血管活性肠肽
- 肾上腺髓质素
- 鸟苷酸环化酶激动药（利奥西呱）
- 环前列腺素受激动药
- 亚硝酸盐
- Rho- 激酶抑制药（法舒地尔）
- 抗炎症 /DNA 损伤 / 增殖
- 弹性蛋白酶抑制药
- B 细胞抑制药
- HDAC1 抑制药
- 免疫抑制药（西罗莫司）
- NFATc 抑制药（环孢素）
- PARP1 抑制药
- MicroRNA
- 紫杉醇
- 影响代谢的药物
- PPAR-γ 受体激动药
- 二氯乙酸盐（PDK 抑制药）
- 抗氧化药
- 抗糖酵解药物
- 血清素抑制药
- SM 样 - 诱导凋亡细胞
- 酪氨酸激酶抑制药
- 弹力蛋白酶抑制药
- 促进血管再生
- Apelin
- BMPR2（他克莫司、阿塔鲁伦、氯喹）
- EC- 或干细胞治疗

基于目前实验室研究及早期临床试验的新的肺动脉高压治疗手段及分子靶点

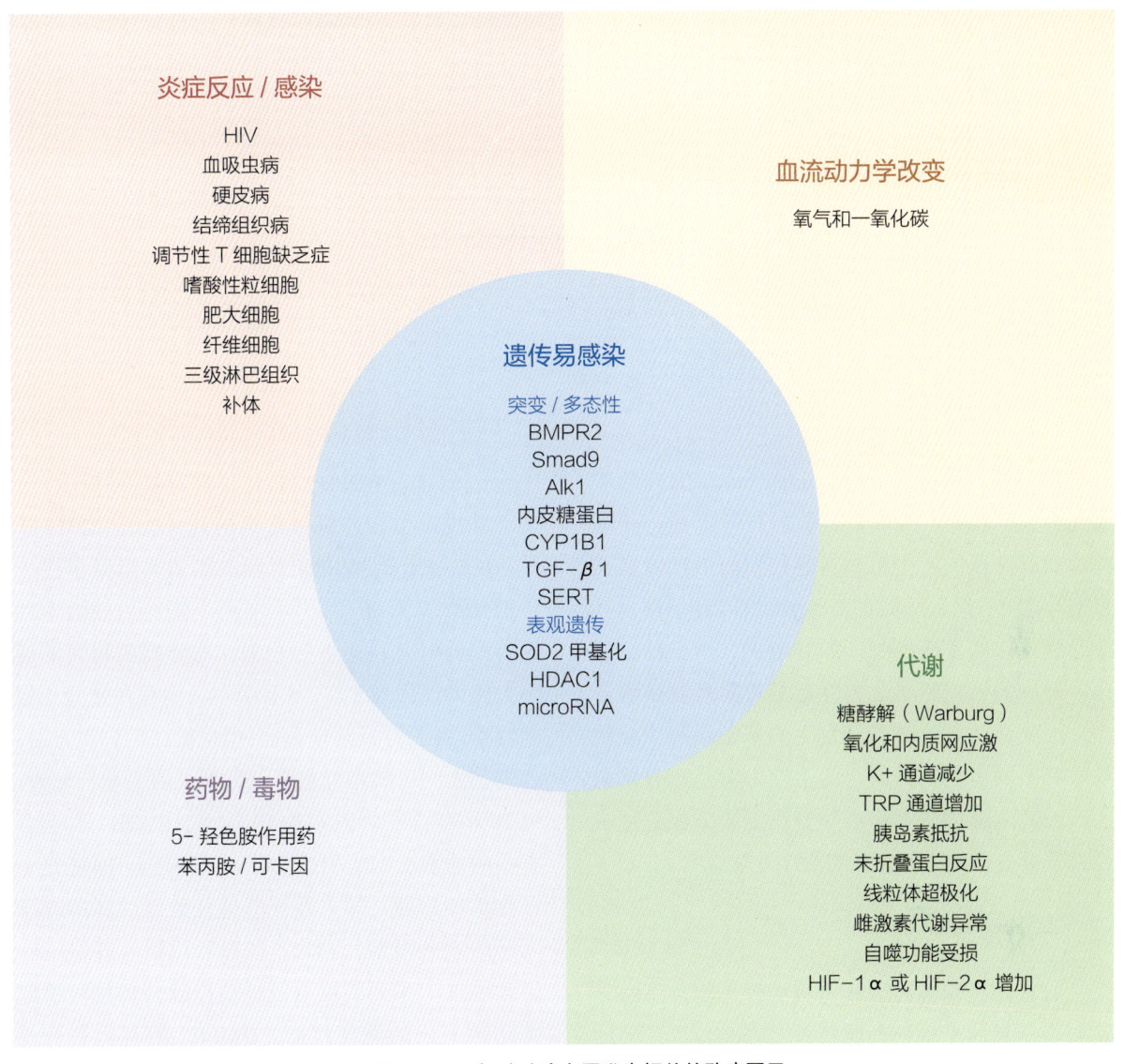

▲ 图 65-25　与肺动脉高压发生相关的致病因子

明确炎症、细胞代谢异常及基因或表观遗传异常之间的联系可能将提高对肺动脉高压的进一步认识（修改自 Rabinovitch M. Molecular pathogenesisof pulmonary arterial hypertension. *J Clin Invest*. 2012;122:4306–4313.）

十八、未来的方向

进一步探究肺动脉高压的病理生理过程有赖于基因组学手段，通过海量测序将有可能揭示与该疾病相关的基因突变。表观遗传研究有助于通过染色质结构改变解释为什么肺部是靶器官，以及环境因素如何干扰基因进行表达和导致突变基因或与罕见突变体相结合。此外通过肺高压实验模型，研究还希望明确甲基化对相关基因的沉默作用（如内皮 NO 合成酶[232]或超氧物歧化酶[64]），抑或鉴定发生肺高压时促炎症印记对成纤维细胞的作用。此外，表观遗传调控也对 BMPR2 通路具有调控作用[69]。

高通量基因表达及蛋白质组学研究也有利于揭示特异性通路被干扰时将导致怎样的变化，以及环境暴露或免疫缺陷是如何作用于易感血管。关注 T 细胞亚群干扰及自身抗体生成是如何导致免疫机制异常，对理解各种类型肺动脉高压发生机制至关重要。更好的阐明肺高压相关特异性通路将有助于更多针对肺高压的新型治疗手段的产生。

第 66 章
儿童肺高压
Pediatric Pulmonary Hypertension

Dunbar Ivy 著

刘瀚旻 李一飞 余 莉 译

肺高压（pulmonary hypertension，PH）是造成儿童残疾和死亡的重要因素之一[1-3]。进一步理解肺动脉高压的发生机制对寻找新的治疗方案具有指导意义；但目前仍有多种形式的 PH 仍然没有搜寻到特定的发病机制，如 IPAH[4]。对于肺高压患者最好的治疗策略应为针对导致的潜在疾病治疗，因此评估导致肺高压发生的基础疾病十分重要。对不同患者选择适合的治疗方案是十分复杂的，因此应根据病因和心导管测定的肺血管顺应性来谨慎选择最适合患者的治疗方案。

一、定义及分类

肺高压是指各种因素造成的静息状态下心导管检查测量的平均肺动脉压≥ 25mmHg[5,6]。肺动脉高压是肺高压中的一种亚类，主要指毛细血管前肺高压，其血流动力学特点包括呼气末肺动脉楔压（pulmonary artery wedge pressure，PAWP）≤ 15mmHg 及肺血管阻力＞ 3Wood 单位[7]（表 66-1）。

表 66-1 定义

肺高压	平均肺动脉压≥ 25mmHg
肺动脉高压	平均肺动脉压≥ 25mmHg 且平均肺动脉楔压≤ 15mmHg
肺高压血流动力学特点	肺血管阻力＞ 3Wood 单位·m²

肺高压不再只是简单地分为原发性肺高压或继发性肺高压。2008 年在 Dana 举行的世界肺高压研讨会（World Symposium of Pulmonary Hypertension，WSPH）修订了肺高压的 WHO 分类，并提出了在儿童中常见的几种类型；2013 年在 NICE 举行的 WSPH 对肺高压的类型做了进一步的修订（表 66-2）[1]；然而，修订后的版本并无特别针对儿科患者的分类。与肺高压相关的病因大致可以分为 5 类，5 种类型之间存在某些相似的特点，如治疗及病理方面；但根据此种分类方法，各类型之间可能相互重合。类型 1 的主要特征为，包含无明显致病因素的 IPAH 和 HPAH，也包含有明确的潜在疾病相关的肺动脉高压。IPAH 是一种排除性诊断，即未发现其他任何可解释肺动脉高压的致病因素。因此，在患者诊断为 IPAH 前，必须经过一系列的检查及评估以除外各种可引起肺动脉高压的潜在疾病。BMPR2 的基因突变是目前已知最常见的导致 HPAH 发生的一种基因突变[8]。大多数关于儿童期肺动脉高压的研究主要集中于先天性心脏病相关肺动脉高压（表 66-3 和表 66-4）及 IPAH[9-11]。肺动脉高压合并先天性心脏病患儿具有的心血管疾病种类差异很大，有些患儿可表现为严重肺动脉梗阻（Eisenmenger 综合征）而导致的右向左分流；一些患儿左向右分流并合并严重的肺动脉高压，但尚无发绀表现；部分具有较小分流但出现严重肺动脉高压者，其病理生理学特征与 IPAH 更为相似，此类患者即使在外科手术纠正心脏畸形后，其肺动脉高压仍将持续存在且持续进展。PPHN 是新生儿期最常见的肺高压类型，也是最常见的可自行恢复的类型[12,13]。第 1 型肺动脉高压中还包括肺静脉闭塞性疾病（pulmonary

表 66-2　Updated Classification of Pulmonary Hypertension

1. Pulmonary arterial hypertension
    1.1 Idiopathic PAH
    1.2 Heritable PAH
        1.2.1 BMPR2
        1.2.2 ALK-1, ENG, SMAD9, CAV1, KCNK3
        1.2.3 Unknown
    1.3 Drug and toxin induced
    1.4 Associated with:
        1.4.1 Connective tissue disease
        1.4.2 HIV infection
        1.4.3 Portal hypertension
        1.4.4 Congenital heart diseases
        1.4.5 Schistosomiasis
        1′ Pulmonary veno-occlusive disease and/or pulmonary capillary hemangiomatosis
        1′′.Persistent pulmonary hypertension of the newborn (PPHN)
2. Pulmonary hypertension due to left heart disease
    2.1 Left ventricular systolic dysfunction
    2.2 Left ventricular diastolic dysfunction
    2.3 Valvular disease
    2.4 Congenital/acquired left heart inflow/outflow tract obstruction and congenital cardiomyopathies
3. Pulmonary hypertension due to lung diseases and/or hypoxia
    3.1 Chronic obstructive pulmonary disease
    3.2 Interstitial lung disease
    3.3 Other pulmonary diseases with mixed restrictive and obstructive pattern
    3.4 Sleep-disordered breathing
    3.5 Alveolar hypoventilation disorders
    3.6 Chronic exposure to high altitude
    3.7 Developmental lung diseases
4. Chronic thromboembolic pulmonary hypertension (CTEPH)
5. Pulmonary hypertension with unclear multifactorial mechanisms
    5.1 Hematologic disorders: chronic hemolytic anemia, myeloproliferative disorders, splenectomy
    5.2 Systemic disorders: sarcoidosis, pulmonary histiocytosis, lymphangioleiomyomatosis
    5.3 Metabolic disorders: glycogen storage disease, Gaucher disease, thyroid disorders
    5.4 Others: tumoral obstruction, fibrosing mediastinitis, chronic renal failure, segmental PH

BMPR, bone morphogenic protein receptor type II; CAV1, caveolin-1; ENG, endoglin; HIV, human immunodeficiency virus; PAH, pulmonary arterial hypertension. Simonneau, Gatzoulis MA, Adatia I, et al. Updated clinical classification of pulmonary hypertension. *J Am Coll Cardiol*. 2013;62:D34–D41.

表 66-3　与先天性心脏病相关的肺动脉高压

A．艾森曼格综合征
包括所有大型体－肺分流导致最终肺血管阻力显著升高，临床出现持续双向或肺－体分流的临床疾病状态。临床表现通常包括持续性发绀、继发红细胞增多症和多器官受累

B．左向右分流型
- 可矫正
- 不可矫正

中至大型缺损、肺血管阻力轻至中度增高、体向肺分流持续存在、无持续发绀

C．与先天性心脏病小型缺损相关的肺动脉高压
小型缺损出现肺血管阻力的明显增加，两者存在相关的可能性很小。该类别临床与特发性肺动脉高压相似，关闭缺损通常是禁忌证

D．手术后肺动脉高压
先天性心脏病外科手术后立即或逐渐出现或再发的肺动脉高压，手术未造成明显血流动力学损害。该类别的临床表现通常呈进行性加重

引自 Simonneau G, Gatzoulis MA, Adatia I, et al. Updated clinical classification of pulmonary hypertension. *J Am Coll Cardiol*. 2013;62:D34–D41.

veno-occlusive disease，PVOD）[14-16]和肺毛细血管血管瘤病（pulmonary capillary hemangiomatosis，PCH）[16-18]。在 PVOD 与 PCH 患者中均可发现 EIF2AK4 基因的突变，该基因参与调节细胞在应激状态下的血管生成，表明两者可能存在相同的发病机制。肺高压合并左心疾病（"肺静脉高压"）为分类中的第 2 种类型。此类患者主要是由于左心的舒张功能受损而导致左心压力升高，或者由于解剖结构的异常而导致左心房压力升高（如二尖瓣狭窄），从而导致肺高压的发生。在 2013 的 Nice 分型中，增加了与左心流入道或流出道畸形相关的肺高压，如三房心或主动脉瓣下狭窄。由于肺血管扩张药可导致肺水肿，因此对于此类患者的主要治疗手段为手术解除解剖结构的梗阻。值得注意的是，Nice 分型并未将腔－肺吻合术纳入其中。第 3 类肺高压为与肺部疾病或低氧血症相关的肺高压，由于此类患者通过治疗肺部疾病可恢复至正常，因而将其与第 1 类分开。近几年逐渐意识到肺部慢性疾病为造成婴儿及儿童期肺

表 66-4　与心脏发育异常相关的肺高压

左向右分流	• 室间隔缺损 • 房室瓣缺损 • 动脉导管未闭 • 房间隔缺损 • 主－肺动脉隔缺损
肺静脉压增加	• 心肌病 • 主动脉缩窄（左心室舒张功能不全） • 左心发育不全综合征 • Shone 综合征 • 二尖瓣狭窄 • 二尖瓣环上移 • 三房心 • 肺静脉狭窄或阻塞性疾病 • 全肺静脉回流异常 • 左心流出道梗阻
共同心室	• Norwood/Damus Stansel Kaye • 腔肺吻合术（Glenn） • Fontan 术
发绀型心脏病	• 大动脉转位 • 永存动脉干 • 法洛四联症 • 单一心室（伴或不伴房间隔的高血流动力学状态）
肺动脉或肺静脉畸形	• 肺动脉起源于主动脉 • 一侧肺动脉缺失（一侧管型肺动脉） • 弯刀综合征
缓解分流的手术	• Waterston 吻合术 • Potts 吻合术 • Blalock-Taussig 吻合术

[引自 Ivy DD, Saji BT. A new era in medical management of severe pediatric pulmonary arterial hypertension. *Nihon Shoni Junkanki Gakkai Zasshi*. 2010;26(3):206–218.]

高压的主要原因，如支气管肺发育不良[19-21]或先天性膈疝（congenital diaphragmatic hernia，CDH）等[22-25]。Nice 分型罗列出了一系列与肺高压相关的肺部发育异常（表 66-5）[1]。第 4 类为与血栓栓塞性疾病相关的肺高压，虽然此类型在儿童患者中十分罕见，但其经治疗后可痊愈，因此也应被重视[26]。第 5 类主要是由多种不易分类的病因导致的肺高压，如心源性猝死[27,28]或室间隔缺损合并肺动脉闭锁患者中可见的节段性肺高压。

由于 Dana 及 Nice 分型较难应用于儿童患儿分类，因此肺血管研究学会（Pulmonary Vascular Research Institute）提出了一种针对儿童患者特征的分型（表 66-6）[29]。在此类分型中，学者们提出了围产期异常（图 66-1），发育异常及肺发育

表 66-5　肺发育性疾病相关的肺高压

• 先天性膈疝
• 支气管肺发育不良
• 肺泡毛细血管发育不良
• 肺泡毛细血管发育不良合并肺静脉异位
• 原发性或继发性肺发育不良
• 肺表面活性物质异常
　- 肺表面活性蛋白 B 缺乏
　- 肺表面活性蛋白 C 缺乏
　- ATP- 结合盒 A3 突变
　- 甲状腺转录因子 1/Nkx2.1 同源性突变
• 肺间质糖原病
• 肺泡蛋白沉着症
• 肺淋巴管扩张

（引自 Ivy DD, Abman SH, Barst RJ, et al. Pediatric pulmonary hypertension. *J Am Coll Cardiol*. 2013;62:D117–D126.）

表 66-6　与儿童肺血管高压相关的 10 类疾病

1	与肺血管高压相关的产前或发育性疾病
2	围产期肺血管异常
3	儿童心血管疾病
4	支气管肺发育不良
5	儿童孤立性肺动脉高压
6	与先天性综合征相关的肺血管高压
7	儿童肺部疾病
8	儿童血栓栓塞性疾病
9	儿童暴露于低比重低氧
10	儿童与其他系统相关的肺血管疾病

[引自 Cerro MJ, Abman S, Diaz G, et al. A consensus approach to the classification of pediatric pulmonary hypertensive vascular disease: Report from the PVRI Pediatric Taskforce, Panama 2011. *Pulm Circ*. 2011;1(2):286–298.]

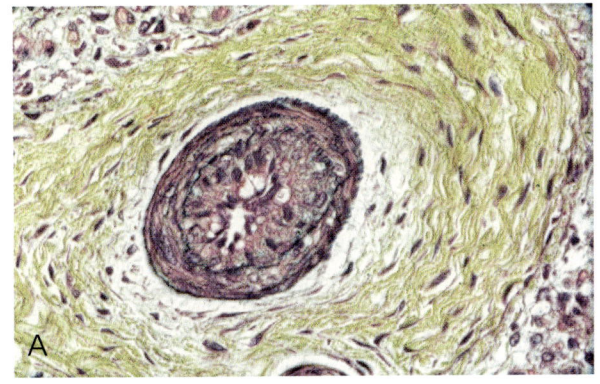
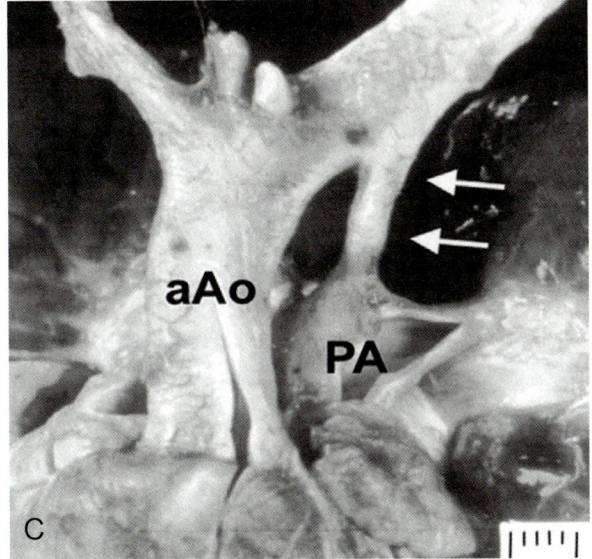
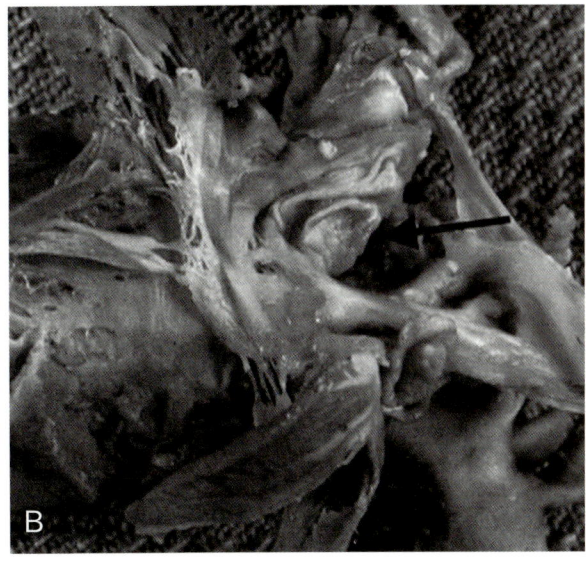

▲ 图 66-1 Photomicrograph of a neonate who died immediately after birth before arterial switch showing severe intimal proliferation (A) with constriction of the foramen ovale (B) (*black arrow*) and ductus arteriosus (C) (white arrows). aAO, ascending aorta; PA, pulmonary artery. (From Maeno YV, Kamenir SA, Sinclair B, van der Velde ME, Smallhorn JF, Hornberger LK. Prenatal features of ductus arteriosus constriction and restrictive foramen ovale in d-transposition of the great arteries. *Circulation*. 1999;99(9):1209–1214.)

不良均为造成儿童肺高压的重要因素（图 66-2）。大部分肺高压患儿均表现为复杂的异质性疾病，包括早产、染色体或基因异常、先天性心脏疾病、慢性呼吸系统疾病、睡眠呼吸紊乱等。在此分型中，对于存在完整双心室循环的患儿，肺高压的诊断标准与成人相同；而对单心室循环的患儿，诊断肺高压的标准为肺血管阻力指数 > 3.0U·m^2 或跨肺动脉压差 > 6mmHg[29]。

二、病因

在过去的几年中，研究者开始通过注册研究的方式探索成人与儿童肺高压患者间不同的致病因素[30,31]。在儿童中，IPAH、HPAH 及与先天性心脏病相关的肺高压最为常见；而与结缔组织疾病及血栓栓塞性疾病相关的肺高压则较

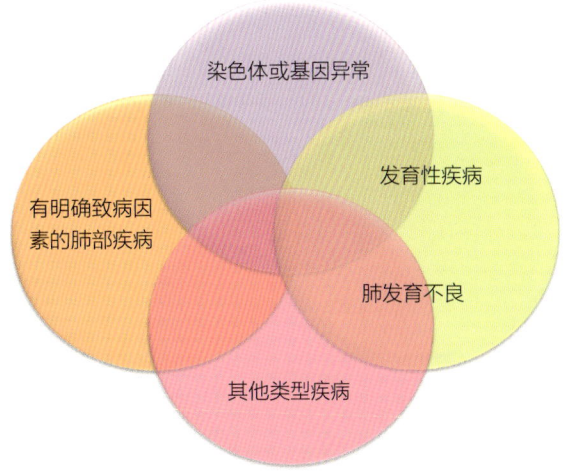

▲ 图 66-2 Venn 图阐明了与儿童肺高压的异质性及与其相关的多种因素

[引自 Cerro MJ, Abman S, Diaz G, et al. A consensus approach to the classification of pediatric pulmonary hypertensive vascular disease: report from the PVRI Pediatric Taskforce, Panama 2011. *Pulm Circ*. 2011;1（2）:286–298.]

为罕见[10,32-34]。儿童肺高压随访研究（Tracking Outcomes and Practice in Pediatric Pulmonary Hypertension, TOPP）注册了 362 例确诊为肺动脉高压的患者[33]，这群患者中，182 例（57%）为 IPAH 或者家族性肺动脉高压；115 例（36%）为与先天性心脏病相关的肺动脉高压。在 362 例患者中，42 例（12%）为与呼吸系统疾病或低氧血症相关，其中支气管肺发育不良最为常见。仅 3 例患者为与慢性血栓栓塞疾病或未知原因的肺高压。而这类患者中 47 例（13%）患者被确诊为染色体异常，其中 21 三体综合征最为常见。在荷兰肺高压注册中心中的 3263 例肺高压患儿中，2845 例为肺动脉高压（NICE 1 型），其中包括了暂时性肺动脉高压（82%）、进展性肺动脉高压（5%）或肺高压危象（1%）[35]。其他的一些类型还包括与呼吸系统疾病和（或）低氧血症相关的肺高压（8%）、与左心疾病相关的肺高压（5%）和与慢性血栓栓塞性疾病相关的肺高压（＜1%）。PPHN 和与先天性心脏病修补术后相关的肺动脉高压（42%）是造成暂时性肺高压最常见的类型；先天性心脏病修补术后（72%）和 IPAH（23%）是造成进展性肺动脉高压最常见的类型。唐氏综合征是 TOPP 注册研究中最常见的染色体异常（12%）。西班牙注册研究将肺高压患者分为以下几类：肺动脉高压（n=142，61%）、与左心疾病相关的肺高压（n=31，14%）、与呼吸系统疾病相关的肺高压（n=41，18%）、与血栓栓塞性疾病相关的肺高压（n=2，1%）、与多种因素相关的肺高压（n=10，4.5%，多为遗传代谢性疾病）。在这部分患者中，31% 的病例为多种因素相关肺高压，这类患儿与 NICE 分型中的 WSPH 分型相类似[36]。

三、流行病学及生存率

目前，关于肺高压在儿童中的发病率及患病率并不明确。荷兰的注册研究显示，儿童肺高压的年发病率为 63.7/10^6（图 66-3）。其中，IPAH 和与先天性心脏病相关的肺动脉高压年发病率分别为 0.7/10 万和 2.2/10 万。先天性心脏病相关的

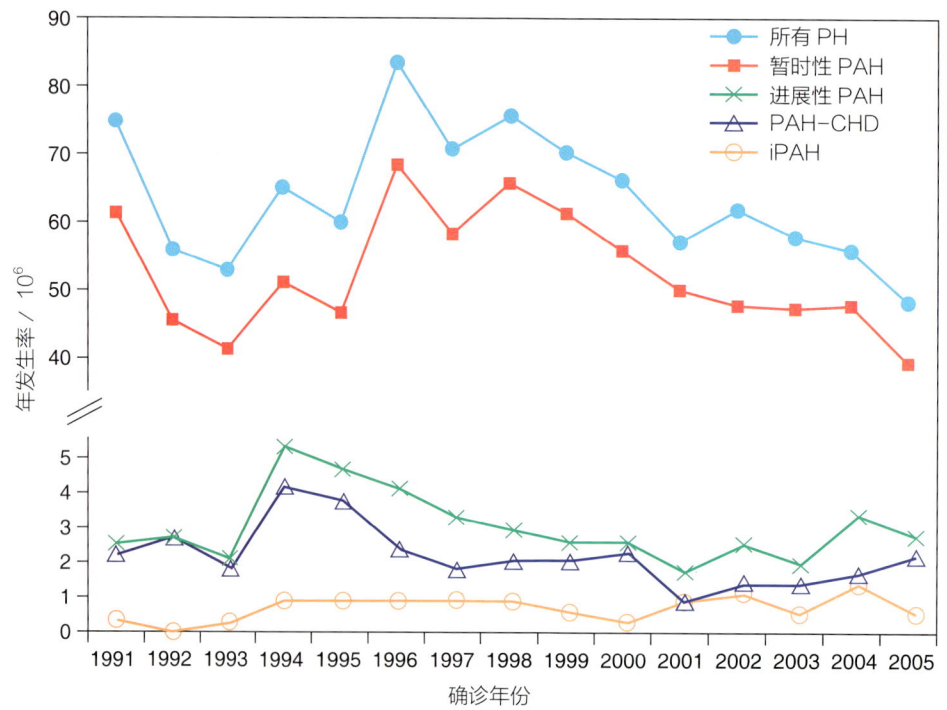

▲ 图 66-3　儿童肺高压的年发病率

[引自 van loon Rl, Roofthooft MT, Hillege Hl, et al. Pediatric pulmonary hypertension in the Netherlands:epidemiology and characterization during the period 1991 to 2005. *Circulation*. 2011;124（16）:1755–1764.]

PH. 肺高压；PAH. 肺动脉高压；PAH－CHD. 与先天性心脏病相关的 PAH；IPaH. 特发性 PAH

肺动脉高压的现患病率为15.6/10万。PPHN和先天性心脏病相关的暂时性肺高压的发病率分别为30.1/10万和21.9/10万[35]。同时，英国注册库显示儿童IPAH的年发病率为0.48/10万，患病率为2.1/10万[37]。在法国的注册库中，慢性肺动脉高压的患病率大约为3.7/10万[34]。

由于对儿童IPAH缺乏有效的治疗手段，因此其在诊断后的中期生存率较成人差，在NIH注册库中显示，IPAH患儿较成年患者中位生存时间减少约10个月[38]。在肺动脉高压的靶向治疗应用于临床前，一个单中心在1995年的队列研究表明儿童与成人IPAH患者的中期生存率无明显差异（分别为4.12年和3.12年）[39]。目前，由于靶向性肺血管扩张药的应用，儿童肺动脉高压患者的生存时间正在不断延长。REVEAL（Registry to Evaluate Early and Long-Term PAH Disease Management）研究表明在经心导管确诊肺动脉高压后，儿童患者的1、3、5年的生存率分别为96%±4%、84%±5%、74%±6%[32]。IPAH/家族性肺动脉高压与先天性心脏病相关性肺动脉高压患者间的5年生存率无显著性差异，分别为75%±7%和71%±13%。此外，英国一项回顾性研究研究了216例IPAH和相关性肺动脉高压患儿的5年生存率[10]。其结果表明IPAH患儿的1年、3年、5年生存率分别为85.6%、79.9%和71.9%；而继发性肺动脉高压患儿的1年、3年、5年生存率分别为92.3%、83.8%和56.9%。英国一项关于IPAH的独立研究表明，其1年、3年、5年生存率分别为89%、84%和75%；并且未进行心肺移植者的1年、3年、5年生存率分别为89%、76%和57%[37]。来自荷兰的研究结果表明，进展性肺动脉高压患者（不包括PPHN或在先天性心脏病修补术后肺动脉高压恢复为正常者）的生存率较差，其1年、3年、5年生存率分别为73%、63%和60%[35]。患者在修复先天性心脏病后，若肺动脉高压仍持续存在，则其预后较其他类型肺高压差[10]。

针对2000-2006年来自3个研究中心（丹佛、纽约、荷兰）的275例肺动脉高压患儿的研究表

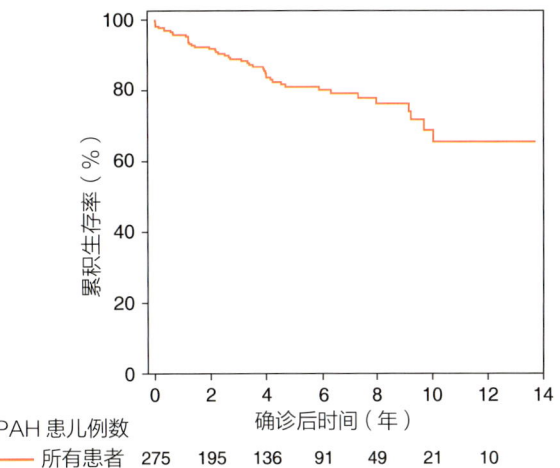

▲ 图66-4 来自于3个注册中心的PAH患儿的Kaplan-Meier生存曲线

图示1年、3年、5年、7年非肺移植生存率分别为96%、89%、81%和79%

[引自 Zijlstra WM, Douwes JM1, Rosenzweig EB, et al. Survival differences in pediatric pulmonary arterial hypertension: clues to a better understanding of outcome and optimal treatment strategies. J Am Coll Cardiol. 2014;63（20）:2159–2169.]

PAH.肺动脉高压

明，其未经心肺移植者1年、3年、5年、7年生存率分别为96%、89%、81%和79%（图66-4）[40]。各中心未校正的生存率间的差异具有统计学意义（1年、3年、5年生存率分别如下：纽约为100%、96%和90%；丹佛为95%、87%和78%；荷兰为84%、71%和62%；$P<0.001$）。以WHO心功能分级及血流动力学参数为标准，不同中心确诊的肺高压病理的严重程度具有明显差异。通过针对WHO心功能分级、肺血管阻力指数、肺血管与体循环动脉压力比值进行校正后，不同中心间生存率比较结果差异无统计学意义。

四、临床表现

由于肺高压患者的临床症状常不典型或处于亚临床状态，因此大部分患者不能及时被确诊。当患儿有过度的呼吸短促、疲乏、晕厥等表现时，临床上应高度怀疑为肺高压，并安排检查进行排除。晕厥为IPAH患儿最常见的表现[32,33]。哮喘患者在经合理的药物治疗后无缓解时，肺高压可作为鉴别诊断之一。其他一些临床表现还包括咯

血[41]、胸痛、眩晕、心律失常等，而在一些发生进展后病例可表现出右心衰竭，如颜面部水肿等。在 IPAH 或先天性心脏病相关肺动脉高压而未经手术治疗者，可出现肺血管阻力升高、晕厥或癫痫等表现。因此，部分患者在诊断为肺高压前可能被误诊为癫痫。然而，晕厥在艾森曼格综合征患者中较为少见[33]。

五、症状和体征

肺动脉高压患者的主要体征为第二心音增强且固定分离，右心室增大；在右心衰竭者还可出现肝大及肢端水肿。在病情严重的患者中，第二心音异常明显。心脏听诊时，可闻及肺动脉瓣关闭不全所致的舒张期杂音，三尖瓣反流所致的全收缩期杂音或奔马律。在婴儿期，肺高压的症状更不典型，可仅表现为奶量下降、生长发育落后、昏睡、易出汗、气促、心动过速和易激惹[42-44]。

六、评估

由于许多疾病均可合并肺高压，因此需要一种全面而有效的方法来评估肺高压患者的状况（图 66-5）[45]。对于肺高压患者最有效的方法为纠正潜在的基础疾病，而非单纯使用血管扩张药。一些特殊的状况可能预示着患者发生肺动脉高压的危险性较高：居住于高原地区的儿童若发生了高原性肺水肿（high-altitude pulmonary edema，HAPE），则可常规筛查是否合并有肺高压[46]；此外，胆道闭锁、门静脉海绵样变性、原发性硬化性胆管炎或隐源性肝硬化的患儿发生门肺高压（portopulmonary hypertension，PPHTN）的概率较高，且多具有较高的死亡率[47-49]；若患儿的肺水肿继发于肺血管扩张药，提示患儿可能存在 PCH、PVOD 或者婴儿期的非酮症高甘氨酸血症[50]；维生素 C[51] 和钴胺素 C[52-54] 的缺乏亦与肺高压的发生相关。

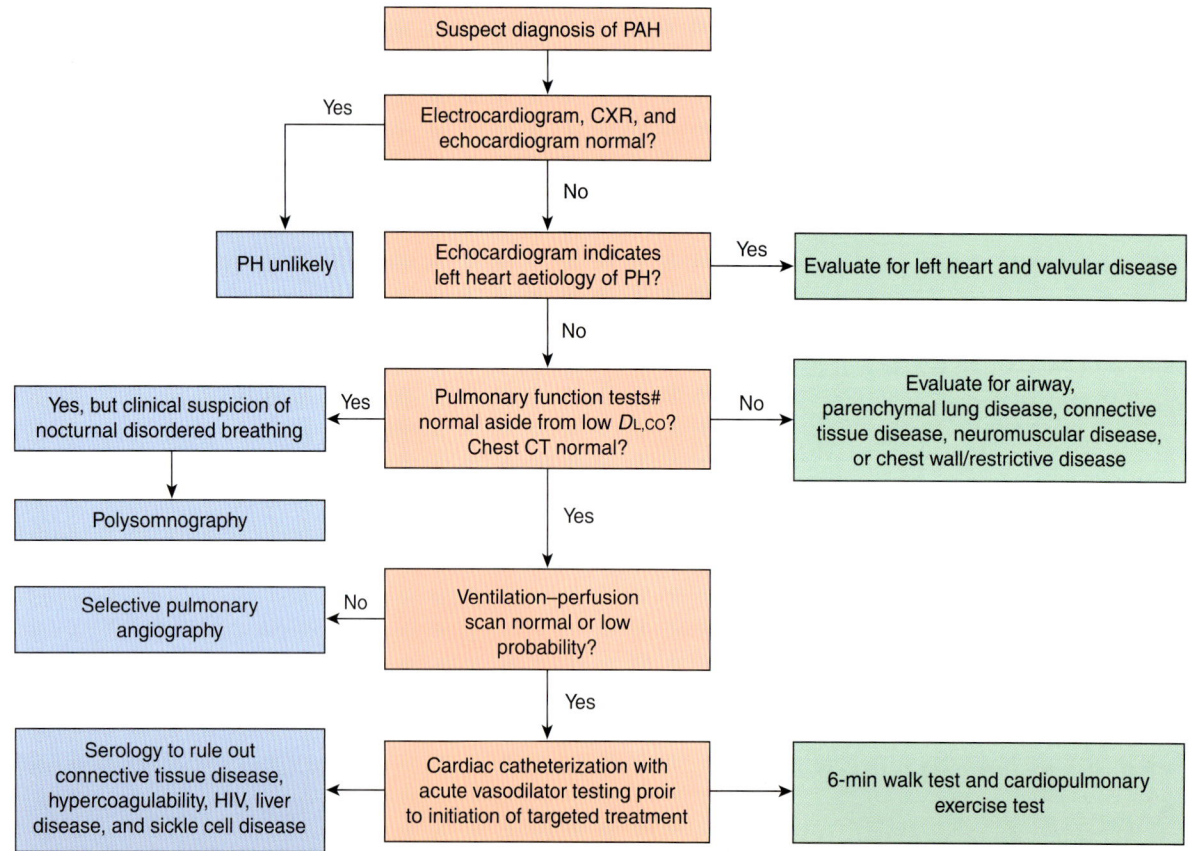

▲ 图 66-5 Pediatric pulmonary arterial hypertension diagnostic workup. (Adapted from Rosenzweig EB, Feinstein JA, Humpl T, Ivy DD. Pulmonary arterial hypertension in children: diagnostic work-up and challenges. *Prog Pediatr Cardiol*. 2009;27:4–11.)

七、胸部 X 线片

中心肺动脉扩张或右心室增大均可提示患者存在肺动脉高压。肺动脉段突出在 IPAH 或门静脉高压患者均较明显。胸部 X 线片可示周围肺纹理随肺血流的变化。由于肺血管阻力增加，致肺血流减少而形成残根征。胸部 X 线片还可辅助鉴别引起肺高压的继发因素。肺静脉充血提示患者可能存在 PVOD 或者 PCH；肺过度充气或脊柱后凸提示患者可能存在限制性肺部疾病；不对称性肺动脉扩张表明患者可能存在慢性血栓栓塞性疾病或 PPHTN [44,55-57]；双侧肺容积不对称提示肺动脉或肺静脉异常。一侧小肺畸形可见于该侧肺动脉导管起源（也可称为"单侧肺动脉缺失"）[58]、弯刀综合征（Scimitar syndrome）[59,60] 或一侧肺静脉先天性缺失。

八、心电图

通常患者心电图提示右心室肥厚及右心房增大时，表明其可能存在肺高压。但并非所有心电图提示右心室肥厚者均为肺高压。其他的一些心电图的表现还包括 V_1 或 V_3R 导联出现与电压无关的 qR 融合波。在 7 日龄至 7 岁年龄组，V_1 导联 T 波高抬提示右心室肥厚。但有研究表明，心电图在诊断儿童肺高压时其特异性（69%）与阳性预测值（67%）均较超声心动图差 [61]；而其敏感性相对较高，尤其当结合全面的体格检查时。

九、超声心动图

超声心动图是目前评估肺动脉高压最常用的无创检查方法 [62]。超声心动图可显示心脏的解剖结构、右心室的大小和功能、左心室的收缩和舒张功能、瓣膜的形态和功能及心包积液或动脉导管未闭。多普勒超声可对肺动脉收缩压（pulmonary artery systolic pressure, PASP）进行无创评估。多普勒超声可通过测量右心室至右心房收缩压峰值的梯度变化，并通过伯努利方程来计算 PASP（$4v^2$，v 是指通过多普勒超声测得的三尖瓣反流峰值流速）（图 66-6）。三尖瓣反流峰值流速在评估 PASP 时，可能会高估或低估肺动脉压，因此还需要一些其他的超声指标来辅助诊断肺高压 [63,64]。当患者合并有右心室流出道梗阻时，三尖瓣反流峰值流速不能作为评估 PASP 的指标。定性评估右心室功能对于肺动脉高压者也十分重要，但由于右心室的几何结构较左心室复杂，从而使右心室的功能评估具有一定的难度。目前可用于评估右心室功能的超声指标主要有以下几个，Tei 指数（心肌做功指数）、右心室射血分数、右心室面积变化分数和 TAPSE [65-72]。有研究报道了 TAPSE 在儿童中的正常值，且其可作为诊断儿童肺高压的参考依据（图 66-7）[68]。右心室与左心室收缩末期的容积比值可用于预测患者的临床结局（图 66-8）[73]。其中右心室/左心室收缩末期的容积比值增加与临床不良事件风险正相关（RR 2.49, 95%CI 1.92～3.24）。肺动脉瓣关闭不全也较为常见，其中肺动脉瓣的反流速度或者收缩期血流流经肺动脉瓣时的速度变化，均可用于评估舒张期的肺动脉压力和平均肺动脉压（图 66-6）[74]。心包积液在儿童患者中较为罕见，但一旦出现则预示着患儿预后较差 [69,75]。肺高压持续加重及右心室功能受损可致心室收缩时间在整个心动周期中延长，导致收缩：舒张时间（S：D）比增加。肺高压患者 S：D 比值通常较对照组高（1.38 ± 0.61 VS. 0.72 ± 0.16，$P < 0.001$），且通常与以下指标具有相关性：右心室面积变化分数降低、心导管下测得的更差血流动力学、6min 步行距离变短；上述这些均为预测临床不良事件发生的独立于肺血管阻力及压力的危险因素（图 66-9）[72,76,77]。TDI 可直接测量心肌的收缩速度，也可精确测量左、右心室的收缩与舒张功能。最新的儿童方面研究表明，肺动脉高压患儿的心肌收缩速度较健康组儿童低 [78,79]。另外，三尖瓣的舒张速度（E'）与右心室舒张末期压力及平均肺动脉压呈负相关，且当 E' ≤ 8 cm/s 时，累积无事件生存率明显降低（$P < 0.001$，图 66-10）[79]。由于左右心室相互关联，因此肺高压也可造成左心室功能不全。由于基底部及室

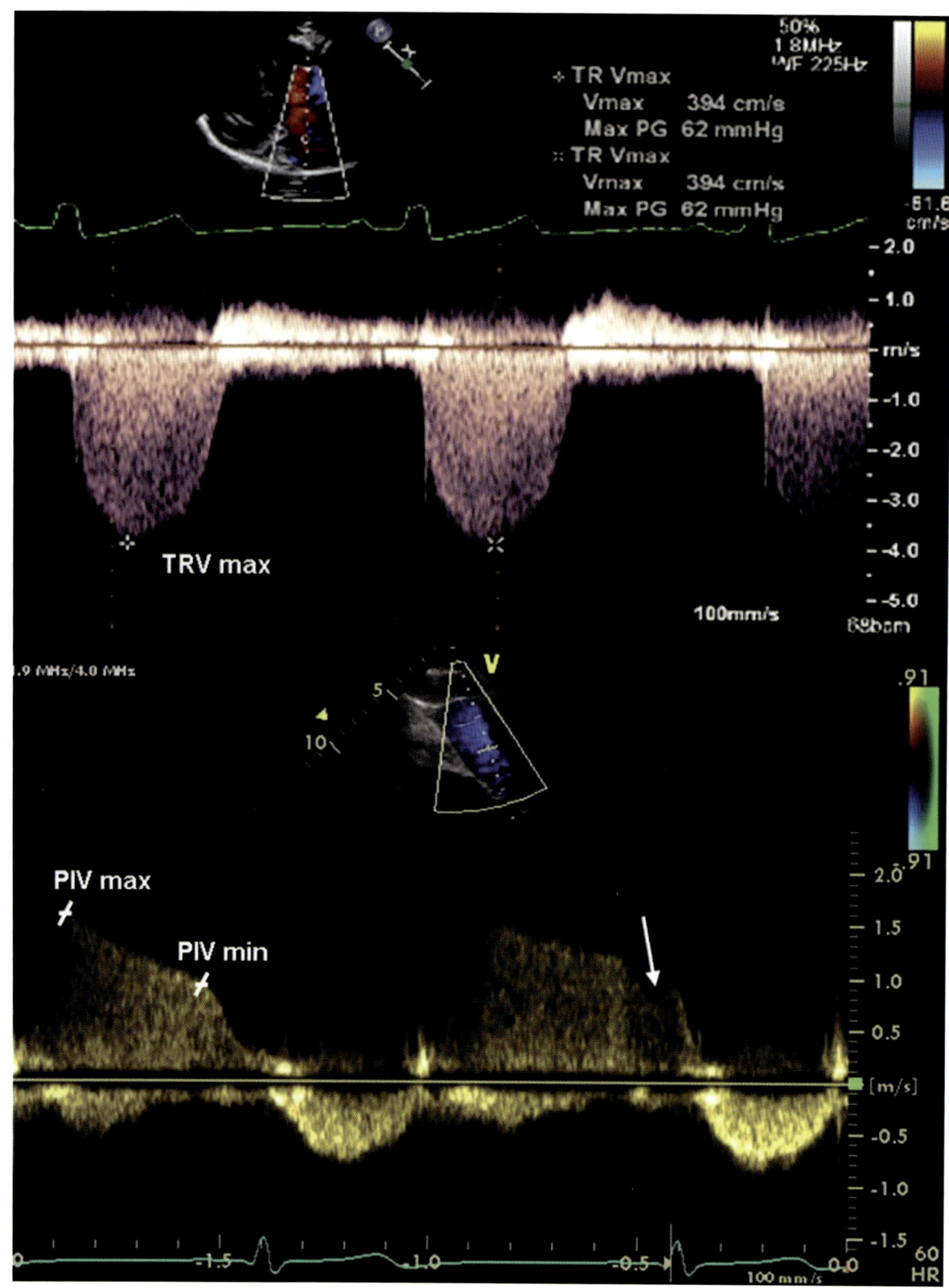

▲ 图 66-6 肺高压患者多普勒超声心动图

光标示三尖瓣反流，上图示三尖瓣反流最大速度，下图示肺动脉关闭不全。左侧标记示舒张早期肺动脉瓣关闭最大反流速度，右侧标记示舒张末期肺动脉瓣最大反流速度。箭头示肺动脉瓣关闭不全舒张末期"肩部"

（引自 Tissot C, Ivy DD.In: Beghetti M, ed. Pediatric Pulmonary Hypertension. Munich: *Elsevier Urban & Fischer*; 2011.）

TRV max. 三尖瓣反流最大速度；PIV max. 肺动脉瓣关闭不全反流最大速度；PIV min. 肺动脉瓣舒张末期速度

第八篇 肺血管疾病
第 66 章 儿童肺高压

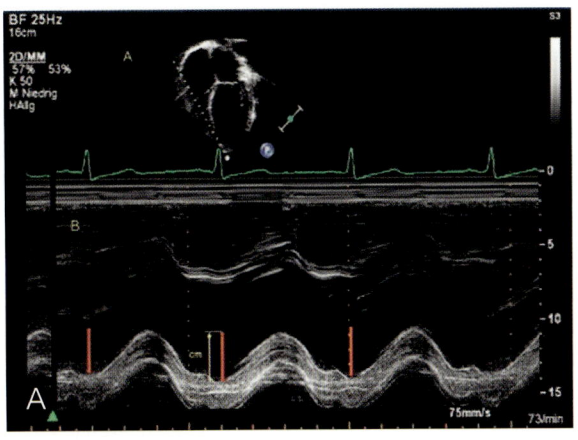

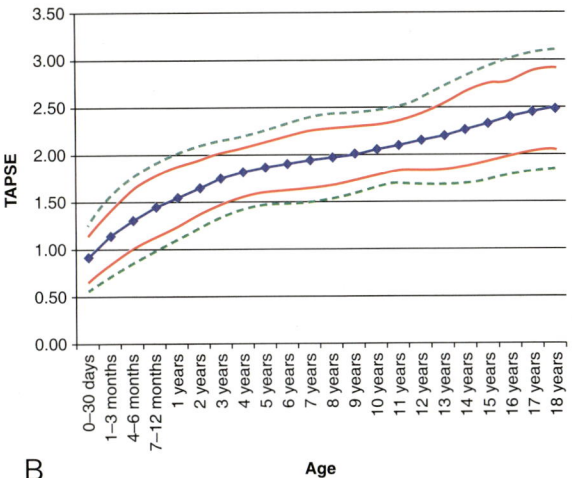

▲ 图 66-7 Measurement (**A**) and normal values for tricuspid annular plane systolic excursion (**B**) (TAPSE). (From Koestenberger M, Ravekes W, Everett AD, et al. Right ventricular function in infants, children and adolescents: reference values of the tricuspid annular plane systolic excursion (TAPSE) in 640 healthy patients and calculation of z score values. *J Am Soc Echocardiogr*. 2009;22(6):715–719.)

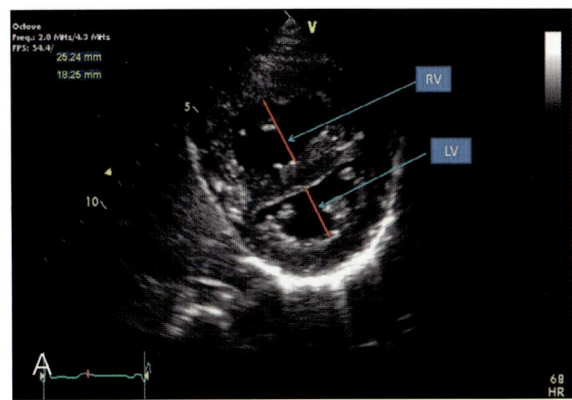

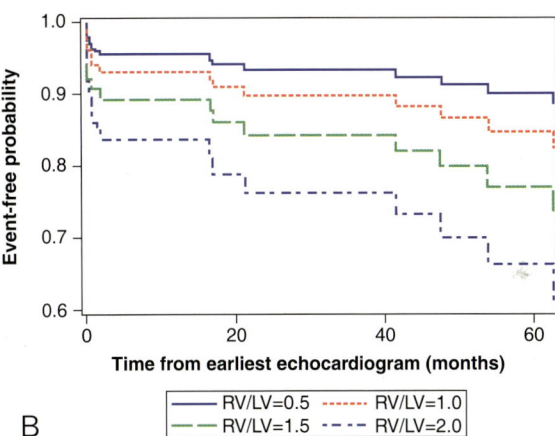

▲ 图 66-8 Parasternal short-axis view of the right and left ventricles at the level of the papillary muscles (**A**). The RV/LV ratio is derived from RV diameter and LV diameter at end-systole. RV/LV end-systole ratio is predictive of outcome. Estimated survival curves for four possible RV/LV ratios estimated from the Cox varying coefficients regression corresponding to a hazard ratio of 2.49 for RV/LV ratio (**B**). (From Jone PN, Hinzman J, Wagner BD, Ivy DD, Younoszai A. Right ventricular to left ventricular diameter ratio at end-systole in evaluating outcomes in children with pulmonary hypertension. *J Am Soc Echocardiogr*. 2014;27:172–178.)

间隔的影响，主要导致左心室纵行肌肉功能受损[80]。右心室的收缩方向主要是朝向心尖的长轴方向，因此测量右心室长轴应力变化对于评估右心室功能也十分重要。右心室长轴压力对于预测成人肺高压患者的临床结局具有重要意义[81]。最后，三维超声心动图在诊断先天性心脏病时同心脏 MRI 检查的一致性较好[82]，且逐渐开始被用于肺高压患儿的评估。

十、心脏磁共振成像

心脏 MRI 因其可准确测量心脏功能和血流情况，越来越广泛地被应用于肺动脉高压患者的评估中[83-90]。心脏 MRI 对患者无放射性伤害且数据较为准确可靠，其可显示右心室腔大小、右心室质量、左心室间隔活动、心脏指数和延迟增强扫描成像。但是需要指出的是大多数患儿在行 MRI 检查时需要使用麻醉药镇静。一项关于 100 例肺高压患儿的心脏 MRI 参数分析表明，通过右心室射血分数与左心室每搏指数的单因素分析，发现上述两项指标均可较好地预测患者的生存率（每减少 1 个标准差，其死亡率分别增加 2.6 和 2.5 倍）[91]。此外心脏 MRI 在基础水平和血管舒张试

1577

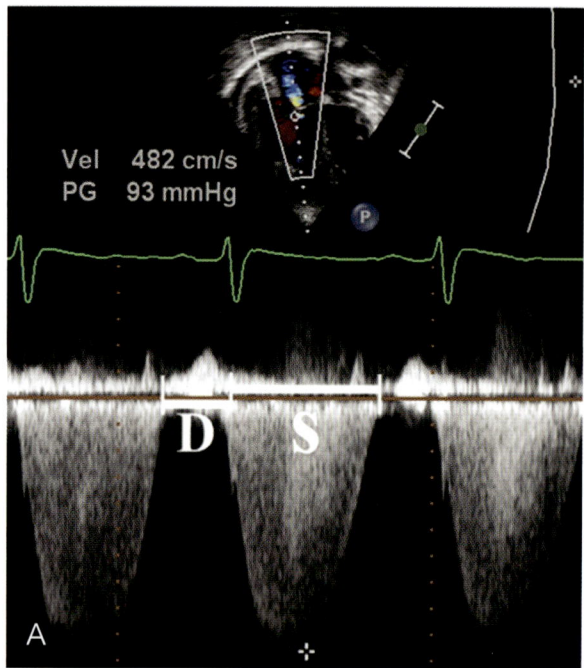
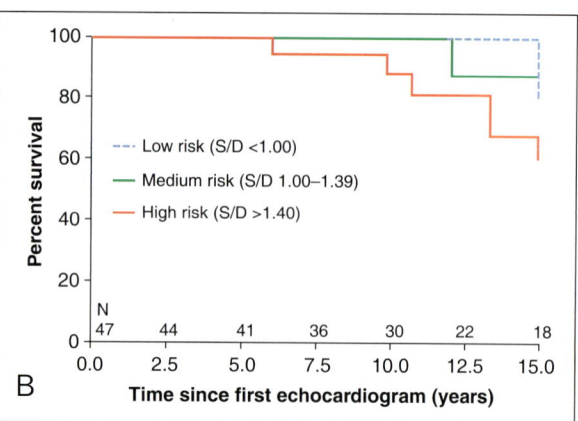

▲ 图 66-9 The systolic (S) to diastolic (D) time ratio from tricuspid regurgitation velocity (**A**) can be measured as a measure of right ventricular function. An increase in the S/D ratio predicts worse outcome in children with PH (**B**). (From Alkon J, Humpl T, Manlhiot C, McCrindle BW, Reyes JT, Friedberg MK. Usefulness of the right ventricular systolic to diastolic duration ratio to predict functional capacity and survival in children with pulmonary arterial hypertension. *Am J Cardiol*. 2010;106:430–436.)

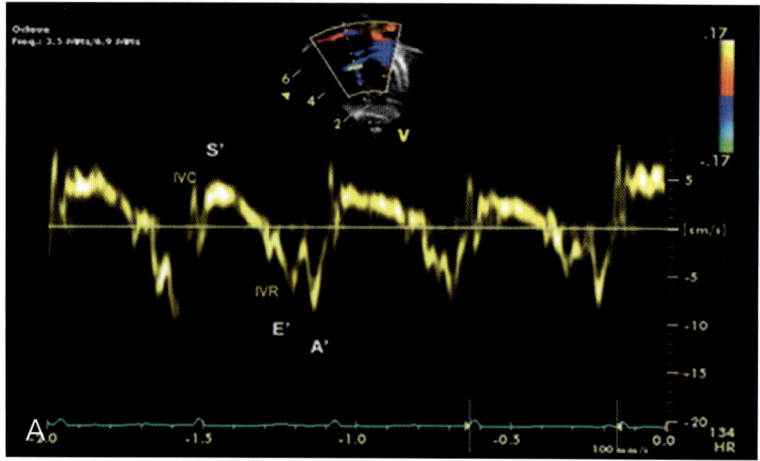
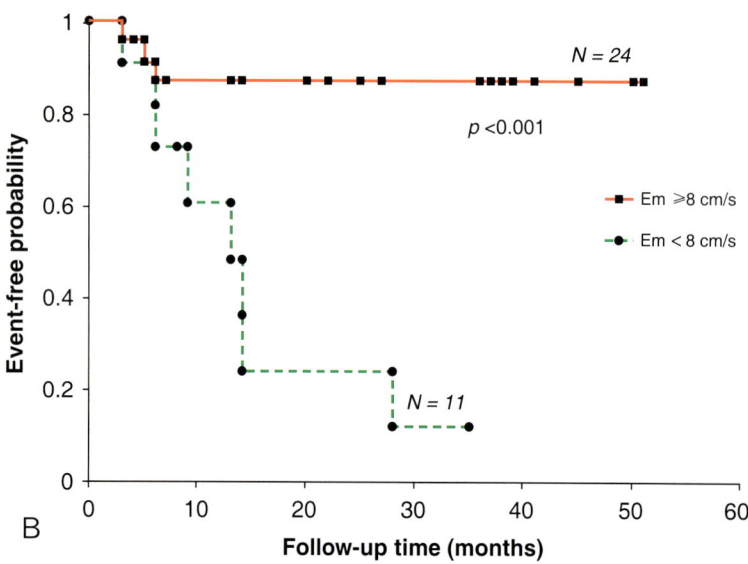

◀ 图 66-10 Tissue Doppler imaging of the right ventricle at the lateral annulus of the tricuspid valve measures the myocardial systolic wave (S') which measures the systolic longitudinal function of the RV and two diastolic waves: early diastolic (E') and late diastolic (A'), which denote the diastolic function of the ventricles(**A**). Low E' velocity less than 8 cm/s is predictive of poor outcome in pediatric IPAH (**B**). (From Takatsuki S, Nakayama T, Jone PN, et al. Tissue Doppler imaging predicts adverse outcome in children with idiopathic pulmonary arterial hypertension. *J Pediatr*. 2012;161(6):1126–1131.)

验中测量的瓣膜曲线参数与平均肺动脉压相关性较好[92]。

十一、运动负荷实验

心肺运动试验（cardiopulmonary exercise testing，CPET）或 6min 步行试验可评估患者病情的严重程度及预后，且可提示患者对临床治疗的反应性。近几年的研究表明，CPET 在儿童患者中的安全性较好且其最大氧耗量与疾病严重程度的相关性较好[93-95]。目前在一项关于 CPET 的研究中，研究者纳入安全性较好的肺高压患儿行踏车试验，而排除在运动试验过程中风险较大的患儿。其结果发现，心电图 ST 段出现轻度（19%）或中度（1.5%）压低；且试验中均无明显的不良事件发生，如晕厥、胸痛或眩晕，而试验过程中终止的患儿中，53% 出现了疲乏，23% 为腿部疲乏，21% 为呼吸困难，3% 为多方面的因素[95]。其他一些实验参数，如二氧化碳通气有效性（VE/VCO$_2$）与侵入性检查的参数相关性较好且能很好地用于预测患者的预后（比值大于 51.1 示预后较差，比值小于 37.9 示预后较好，$P < 0.001$）[96]。

6min 步行试验是一种亚极限运动实验，其为成人 IPAH 者发生死亡的独立预测因素[97-102]。然而，肺动脉压增加的患儿在进行 6min 步行试验时较少发生右心衰竭，并能完成较长的步行距离。在一项关于 CPET 与 6min 步行试验的比较研究中，VO$_2$ 峰值与无氧阈值时最大氧耗量与 6min 步行试验具有相关性（相关系数分别为 r = 0.49，P = 0.001；r = 0.40，P = 0.01）；而无氧阈值时 VE/VCO$_2$ 与 6min 步行试验距离中具有负相关（r = –0.43；P = 0.005）。当患儿 6min 步行试验试验的步行距离小于 300m 时，可反映患儿最大运动负荷；而当步行距离大于 300m 时，其与患儿最大运动负荷的相关性则较差[101]。目前已发表了儿童 6min 步行试验的正常参考值（图 66-11）[98-100,102]。然而，6min 步行试验的基础值不论是具体的数值，还是 Z 值或者百分值，均不能用于预测患者生存率[37,103]。

十二、右心导管检查与生物力学评估

右心导管检查在肺高压患者中的评估中十分重要，其可准确测量肺动脉压和肺血管阻力，评估患者是否存在先天性心脏病及其严重性，为评估患者预后提供依据。同时也可以评估先天性心脏病患者行手术治疗的可能性与肺动脉高压患者是否应使用血管扩张药。右心导管检查对于血管舒张试验"阳性－有反应"的标准与评估先天性

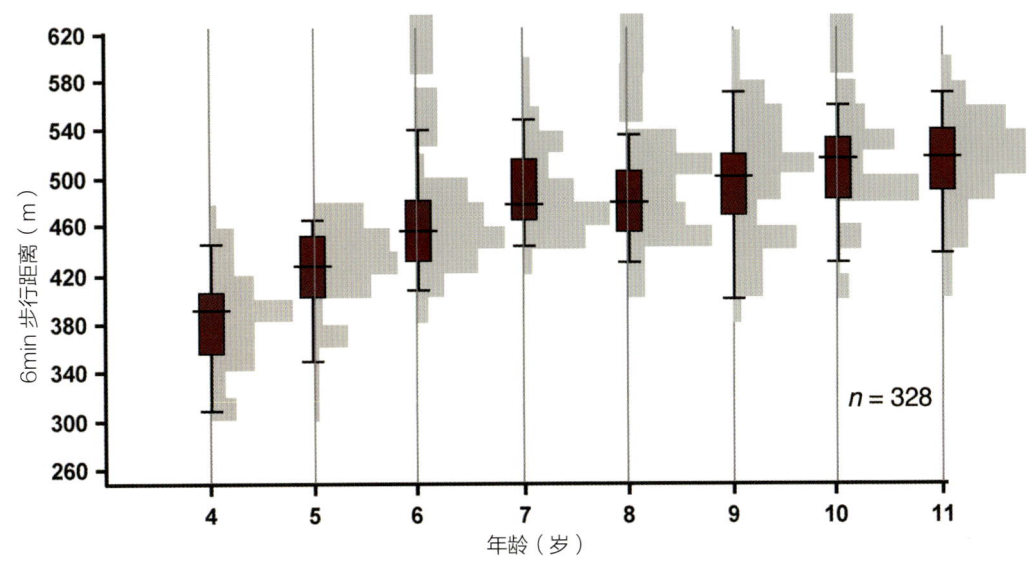

▲ 图 66-11 不同年龄组健康儿童的 6min 步行距离

以柱状图、盒式图及须状图的形式来表示平均数，第 25 及第 75 位百分位数（灰色盒子）与第 5 及第 95 位百分位数（引自 Lammers AE, Hislop AA, Flynn Y, Haworth SG. The 6-minute walk test: normal values for children of 4–11 years of age. *Arch Dis Child*. 2008;93:464–468.）

心脏病治疗的指征和是否开始使用血管扩张药标准不同。在肺高压患者的治疗中，目前尚不确定儿童与成人对于血管舒张试验反应阳性的判断是否应使用相同的标准。在对肺动脉高压患者行右心导管检查时，由于镇静时患者发生临床不良事件的风险较高，因此需有经验的麻醉医生在场[104-107]；且对肺动脉高压患儿行右心导管检查者应为临床经验丰富的专家。而肺动脉压力高于体循环压力的肺高压患者则是一类危险更高的群体[106,108]。TOPP注册研究分析了908例与心导管检查相关的并发症，其中554例在进行操作时出现了并发症；354例在后期随访中出现了并发症。并发症的发生率约为5.9%，其中5例患者的死因与行心导管检查相关，这表明儿童心导管检查的并发症发生率较成人显著增高[107]。在行心导管检查中，需常规测量并计算右心房压力、肺动脉压力、体循环动脉压、混合静脉血及体循环动脉血氧饱和度、心指数、肺毛细血管楔压（pulmonary capillary wedge pressure，PCWP）、肺血管阻力、全身血管阻力及肺血管阻力/全身血管阻力比值；此外，当患者可疑存在体-肺分流时，还应评估分流的情况[109]。心导管检查需在患者处于平时日常血流动力学与代谢水平时进行，并维持正常的pH，以获得患者准确的数据。心导管检查时需排除患者是否存在其他的心内或心外的缺损，且需测量左心室充盈压以了解肺毛细血管后压力。在行心导管检查时，需行急性肺血管扩张试验以辅助临床诊疗，并指导后续治疗中对药物进行选择的病例，对此将在后续部分行进一步描述。对于患有严重肺血管疾病的患儿，应待患儿病情稳定后再行心导管检查。

目前众多学者正致力于研究通过测量流入血管阻抗以间接评估右心室后负荷[110-113]。血管阻抗由血管床的阻力（压力）和容量（流量）组成[113-117]。然而目前除多普勒超声外其他测量血管阻抗的手段均为有创性，这在一定程度上限制了其发展。针对成人肺高压患者的研究表明，容量（心搏量/脉压）较肺血管阻力在预测患者生存率方面具有更好的意义[118,119]。在儿童中，右心室后负荷血管阻抗由肺动脉阻抗与肺血管搏出量指数组成，其较常规的血流动力学参数可更好地预测患儿预后[120,121]。在肺动脉高压患儿中，肺动脉血管输入阻抗较肺血管阻力更易于获得且在临床结局的预测方面也更具意义[122]。

针对右心室病变的患者，心室血管耦合（ventricular vascular coupling，VVC）可反映右心室功能对于后负荷的适应性[123]。心室血管耦合可预测成人肺高压患者的临床结局[124]。右心室每搏功（RV stroke work，RVSW）与平均肺动脉压及心搏出量相关，其由右心室收缩力、后负荷与心室血管耦合决定。在肺动脉高压患儿，可通过心脏超声或心导管检查测量RVSW，根据检查结果可进行WHO心功能分级，判断是否需行房隔造口术及预测死亡风险[125]。

十三、实验室检查

对肺动脉高压患者需行全面的血清学检查，以排除可导致肺动脉高压的其他系统的疾病，且为患者是否需要进一步治疗提供依据（表66-7）。5%～20%的IPAH患儿血清抗核抗体水平较高，且与自身抗体相关的甲状腺功能减退或甲状腺功能亢进发生率增高[126-129]。另外，由于一些自身免疫性疾病可导致患者出现凝血障碍，如抗磷脂抗体综合征或狼疮抗凝物，因此还应评估患者是否处于高凝状态。对于可疑为门肺高压者，还应行肝脏超声检查。对于可疑的IPAH患者，应常规行胸部CT以排除间质性肺疾病。此外，胸部CT还有助于鉴别PCH与静脉闭塞性疾病。对于具有高危因素的患者，还应常规行HIV及镰状细胞检查。对具有肺高压家族史，家族中有儿童猝死，或家族中有患有严重疾病的小年龄患者，可行遗传咨询或基因检测。

十四、核素肺通气-灌注显像

核素肺通气-灌注显像在鉴别IPAH与慢性血栓栓塞性疾病引起的肺动脉压升高具有重要意义。虽然血栓栓塞性疾病在儿童患者中较为少见，但其是少数经适宜治疗可痊愈的类型，如肺栓塞动脉切除术[26]。正常或低风险者可通过该检查排

表 66-7　肺动脉高压患者的实验室筛查

CBC，尿液分析，Chem-20 包括肝功能检查，BNP/NT-proBNP

凝血功能
- AT Ⅲ
- 蛋白 C
- 蛋白 S
- Leiden Ⅴ 因子
- 凝血酶原基因突变
- 抗心磷脂抗体
- 狼疮抗凝物

HIV 检查

甲状腺功能检查

结缔组织疾病筛查
- ESR/CRP
- ANA
- 特异性 ANA
- 补体 CH50
- 抗着丝点抗体
- 类风湿因子

基因筛查

[引自 Rosenzweig EB, Feinstein JA, Humpl T, Ivy DD. Pulmonary arterial hypertension in children: diagnostic work-up and challenges.Prog Pediatr Cardiol. 2009;27（1-2）:4-11]
ANA. 抗核抗体；BNP. 脑钠肽；CBC. 全血细胞计数；CRP.C 反应蛋白；CH50. 总血清溶血成分；ESR. 红细胞沉降速度；HIV. 人类免疫缺陷病毒

除血栓栓塞性疾病造成的肺高压。对于 IPAH 患者，在灌注窗可出现补丁样表现。

十五、肺功能／夜间血氧饱和度检查

对于肺高压患者，鉴别阻塞性肺疾病与限制性肺疾病也是其检查过程中重要的一部分。在肺动脉高压者中，尤其是当其处于疾病进展期时，其肺功能可出现异常。IPAH 患者中，20%～50% 的肺功能检查结果为轻度限制性通气障碍。若患者出现中重度的限制性或阻塞性通气障碍，则表明其可能存在其他的疾病。在大部分 IPAH 者中可见肺弥散功能轻度降低。若患者存在严重的低氧血症，则表明其可能合并存在由动脉导管未闭或先天性心脏缺损所形成的 Eisenmenger 综合征，或心输出量严重降低，并造成混合性低氧血症。对于可疑为阻塞性睡眠呼吸暂停（obstructive sleep apnea，OSA）或睡眠障碍性呼吸者，如患儿具有扁桃体或腺样体肥大及打鼾史，可行夜间血氧饱和度检测。睡眠障碍性呼吸者可造成肺血压轻度增高，但夜间持续正压通气可缓解相应症状。

十六、胃食管反流与吸入性异物

对于小婴儿，胃食管反流与异物吸入可加重肺高压。在基因综合征的患儿中，尤其是唐氏综合征，更易发生异物吸入。但由于这类患儿在发生异物吸入时通常无呛咳表现，所以易被忽略。因此，钡餐试验与 pH 的监测对此类患儿十分重要。通常，反流与异物吸入的治疗需在使用肺血管舒张药物之前完成。

十七、生物学指标与治疗目标

近几年的研究越来越关注各种生物学指标。对于成人 B 型利钠肽可用于评估肺高压患者发生死亡的风险、疾病的进展与对治疗的反应性[130]。而 B 型利钠肽或者 NT-proBNP 在儿童患者中的应用正在研究中[131-133]。B 型利钠肽与儿童肺动脉高压者的心功能水平相关性较好，且当其超过 130pg/ml 时预示着患者发生死亡的风险增加或表明患者需行心肺移植[132]。另外，在不同时间段测量的 B 型利钠肽值的变化同肺动脉高压者的血流动力学及心脏超声指数的变化具有一致性；当 B 型利钠肽值 > 180pg/ml 时，预示着患者的生存率显著降低（图 66-12）。在儿童肺动脉高压患者中，不同特定患者在不同时间段 B 型利钠肽水平的变化对于预测患者死亡风险及治疗后血流动力学的变化，较仅仅比较 B 型利钠肽的绝对值更有意义[131]。此外 NT-proBNP、尿酸及去甲肾上腺素水平均与肺动脉高压患儿的临床结局相关。一项关于儿童肺动脉高压患者的 Meta 分析结果表明，除 NT-proBNP 外，WHO 心功能分级、右心房平均压、心指数、肺血管阻力指数和急性肺血管扩张指数均与患儿预后具有相关性[133]。

一些生物学指标可作为临床治疗的目标，这类生物学指标治疗前后的变化需要同患者生存率

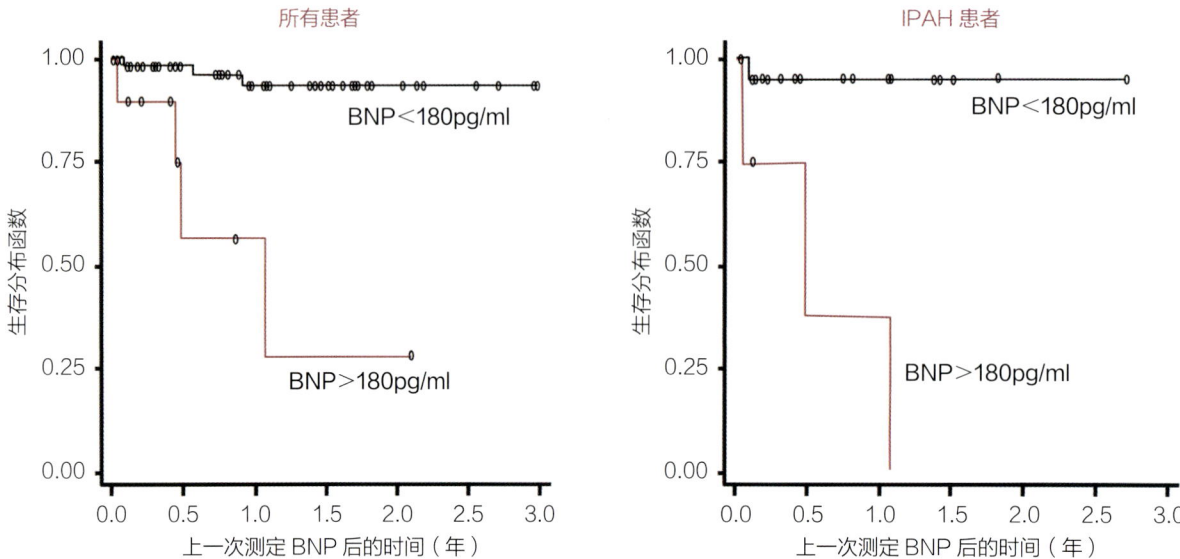

▲ 图 66-12 与先天性心脏病相关的 IPAH 及肺动脉高压患儿的 Kaplan-Meier 生存曲线图

所有患儿（左侧）与 IPAH 患儿根据 B 型利钠肽 > 180 pg/ml 或 < 180 pg/ml 分类的生存曲线图（右侧）（引自 Bernus A, Wagner BD, Accurso F, Doran a, Kaess H, Ivy DD. brain natriuretic peptide levels in managing pediatric patients with pulmonary arterial hypertension. Chest. 2009;135:745–751.）

的改善相关联。在荷兰的注册研究中，仅 WHO 心功能分级、NT-proBNP、TAPSE 可作为随访指标，用于评估治疗后改善的指标，并用于预测患儿的生存率；在经有效治疗后上述指标改善的患者往往具有较好的存活率（$P < 0.002$）[134]。

新型手段被用于寻找新的生物学指标[135]，目前已经发现了可用于诊断肺高压患者中炎症反应的标志物。通过使用凝胶电泳蛋白质分析技术，发现在经长期治疗后预后较好和预后较差的两组患儿中，其血浆中与炎症反应相关的蛋白表达量存在差异[136]。在治疗前后，预后较差组（死亡、静脉输注环前列腺素）的血清淀粉样蛋白 A-4（一种由炎症反应刺激产生的急相蛋白）为预后较好组（存活，停止静脉输注环前列腺素）的 4 倍[136]。前炎症细胞因子 IL-6 与儿童肺高压者出现临床不良事件相关[137]。炎症细胞可被募集至损伤部位参与炎症修复且释放促进新生血管生成信号，如纤维细胞（表达 CD45 并生成胶原）。同样，骨髓起源的抑制性细胞（myeloid-derived suppressor cells，MDSC）在炎症性疾病中增加且参与炎症反应的调节。有研究报道，在 26 例肺动脉高压患儿的血液中纤维细胞与 MDSC 较对照

组显著增加[138,139]。前炎症细胞因子介导高表达的组织抑制性金属蛋白酶-1（tissue inhibitors of metalloproteinases-1，TIMP-1）和低表达的载脂蛋白 A1 均与肺高压患儿的临床结局相关[140]，这与脂质氧化水平降低和改善血管疾病相关（图 66-13）[141]。

十八、肺活检与楔形血管造影

由于肺组织活检对肺高压患儿具有较高的危险性，因此一般不作为常规检查手段。但是肺组织活检在与先天性心脏病相关的肺高压患儿中具有重要意义（如第 65 章所述），且可为外科手术的管理提供可靠依据[142-146]。Rabinovitch 等随访了肺高压合并先天性心脏病术后 1 年肺血流动力学与形态学的情况。研究结果表明，小于 9 月龄的患儿无论其术前 Heath-Edwards 分级、形态学及血流动力学如何，其术后肺动脉血流动力学均可恢复正常。相反地，术前行肺组织活检示形态学严重病变者（形态学 C 级，Heath-Edwards 分级Ⅲ级），手术年龄超过 2 岁时，其术后肺动脉压和肺血管阻力仍然较高[146]。因此 Heath-Edwards 分级可协助判断患者是否可行手术治疗

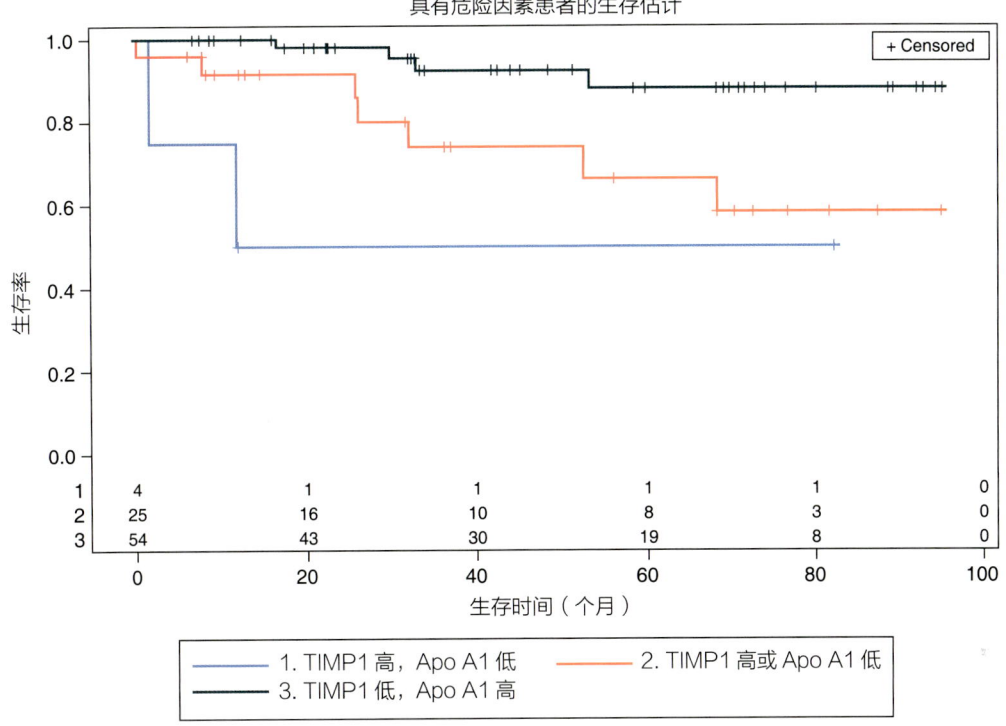

▲ 图 66-13 组织抑制性金属蛋白酶 -1 与肺高压预后的关系

前炎症细胞因子高表达的高水平组织抑制性金属蛋白酶 -1 及可以降低脂质过氧化并对血管保护作用的低水平的 Apo A1，两者均与肺高压患儿预后相关。具有高组织抑制性金属蛋白酶 -1 及低 Apo A1 的患儿生存率较低（对数秩检验，$P<0.01$）。X 轴为具有危险因素的患者 [引自 Wagner BD, Takatsuki S, Accurso FJ, Ivy DD. Evaluation of circulating proteins and hemodynamics towards predicting mortality in children with pulmonary arterial hypertension. *PLoS One*.8（11）:e80235.]

相关及预后[147]。

肺组织活检可用于鉴别需要不同治疗策略的肺高压，如 PVOD 或 PCH。同时，依赖肺组织活检越来越多的患者被诊断为与间质性疾病相关的肺高压，其中包括肺表面活性蛋白缺乏，如 ATP 结合盒转运子 A3（TP-binding cassette transporter A3，ABCA3）缺失或者毛细血管炎[148-151]。此类患者通常对目前肺动脉高压的治疗方式无反应，需要通过肺活检以明确诊断并为肺移植提供依据。

楔形肺血管造影可为严重肺血管疾病的诊断提供依据[145,152,153]。毛细血管炎可表现为肺血管阻力轻度升高且随着病情进展出现"残根征"。

十九、常见儿童肺高压的发病机制

（一）特发性肺动脉高压

Dresdale 在 1951 年第一次提出了肺动脉高压为一种散发性疾病，亦称为原发性肺高压（primary PH，PPH）。随后，Dresdale 又在 1954 年提出原发性肺动脉高压具有家族遗传性。后来将具有肺动脉血压持续存在并进行性升高，又无明确的病因可用于解释患者病情的原发性肺动脉高压称为 IPAH。IPAH 为一种多见于青年女性的罕见疾病[154]。除成人外，IPAH 也可见于儿童患者且在 NIH 的一项对列研究中发现，明确诊断 IPAH 的患儿多处于疾病的终末期，其平均生存期在小于 16 岁患儿中仅为 10 个月[38]。对于儿童组 IPAH 患者也应像成人一样仔细筛查以排除其他疾病，且在儿童患者中应更仔细筛查患儿是否存在先天性心脏病或者肺发育性疾病，且急性肺血管扩张试验在儿童患者中更常用[37,155-157]。在儿童 IPAH 患者中常出现一些并发症，如甲状腺疾病、ANA 升高及下呼吸道梗阻等[127,129,158]。

1. 家族遗传性肺动脉高压

近 5 年在基因与肺动脉高压方面的研究取得

了较大进展，目前已发现 7 个基因与该疾病相关（图 66-14）[159-161]。6%～12% 的 IPAH 患者具有家族遗传性，且多为染色体显性遗传[160,161]。其中，BMPR2 突变为成人及儿童 IPAH 或家族性肺动脉高压中最为常见的基因突变[162-166]。TGF-β 受体突变可存在于家族性肺动脉高压（50%～0%）及散发性肺动脉高压（15%～26%）中[165]。目前的研究发现了 BMPR2 的 300 种突变类型[167]。BMPR2 突变的遗传方式在成人与儿童相同，均为染色体显性遗传但其外显率较低。外显率低意味着该基因突变的携带者可无肺高压的临床表现。因此，仅 20% 的 BMPR2 突变者会出现肺动脉高压的临床表现。随着基因测序技术的进步，其他的一些基因突变也在家族性肺动脉高压或非家族性肺动脉高压中被发现，如 SMAD9、CAV1、KCNK3、EIF2AK4、TBX4[159-161,168]。但由于肺动脉高压的外显率降低、表现形式多样及女性聚集等现象均表明除基因、基因组外，其他一些因素也参与疾病的发生[160,161]。

骨形成蛋白（bone morphogenetic proteins，BMP）为 TGF-β 膜受体家族中的一种。BMP 在肺、骨及软骨的发育中扮演着重要的角色。BMP 结合于 BMPR2 受体时导致 BMPR1 受体形成异源二聚体。该受体的活化导致胞质中一系列介质发生磷酸化，如 SMAD 蛋白。在 BMP 引起的级联反应中，SMAD 蛋白 1/5/8 复合物与 SMAD4 结合，并穿梭进入细胞核内，激活靶基因表达，进而抑制细胞的生长并诱导凋亡（图 66-14）[162,169-176]。TGF-β 信号通路也具有相似的级联反应。该调控方式具有正反馈作用，可进一步促进 BMP 的表达下调，从而导致 TGF-β 信号通路失衡或增加。

目前已有一系列研究致力于 BMPR2 基因的

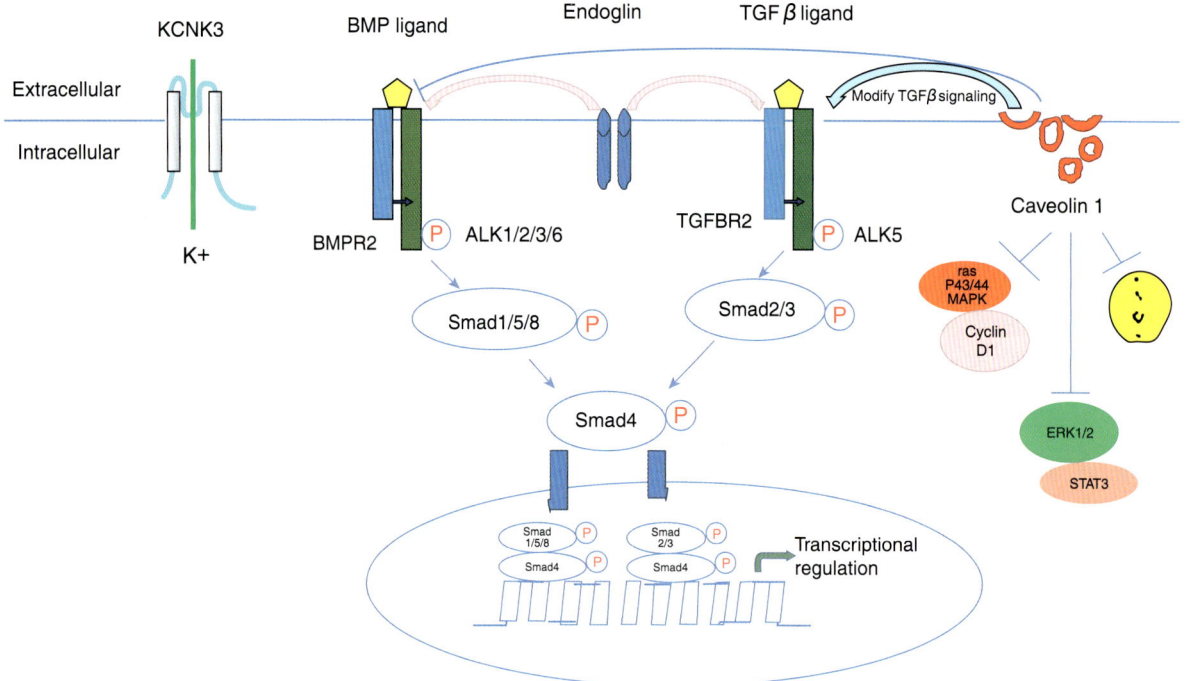

▲ 图 66-14 Molecular pathogenesis of hereditary PAH. BMP binds to BMPR2. Upon ligand binding, the type II receptor phosphorylates a type I receptor, including ALK1. This leads to phosphorylation of SMAD1/5/8 and phosphorylation of SMAD4 with translocation of the phosphorylated Smads to the nucleus to modulate the expression of target genes. Upon TGFβ ligand binding, the TGFβ type II receptor phosphorylates a type I receptor, ALK5. This leads to phosphorylation of SMAD2/3 which phosphorylate SMAD4 and translocate to the nucleus. Endoglin is an accessory membrane glycoprotein that interacts with signaling receptor complexes for the BMP and TGFβ superfamily. Caveolin-1 functions as a tonic inhibitor of eNOS to facilitate NO-mediated relaxation. Caveolin-1 modifies TGFβ signaling at the plasma membrane which may provide a mechanistic link between *CAV1* and *BMPR2* mutations. KCNK3 is a potassium channel protein in pulmonary artery smooth muscle cells. Activation of K^+ channel causes vasodilatation. (Modified from Ma L, Chung WK. The genetic basis of pulmonary arterial hypertension. *Hum Genet*. 2014;133:471–479.)

突变，但这些研究的结果大多相互矛盾。Grunig 发现在 13 例 IPAH 患儿中并无 BMPR2 突变或缺失[163]。然而，Harrison 等认为约 22% 的 IPAH 或先天性心脏病相关的肺高压患儿具有激活素样激酶 -1（activin-like kinase type-1，ALK-1）或 BMPR2 突变[177]。一项关于儿童及成人肺动脉高压或先天性心脏病患者的研究表明，仅 6% 的患者存在 BMPR2 突变[178]。Rosenzweig 近期的一项研究表明，无论成人还是儿童肺动脉高压患者，其急性肺血管舒张试验均为阳性，并且在 BMPR2 突变阳性组患儿其对急性肺血管舒张试验的反应较突变阴性组患儿差[179]；此外，BMPR2 突变阳性组患者的混合静脉血氧饱和度及心指数较突变阴性组低；需要指出的是，该研究的局限性主要为其纳入的患儿中 BMPR2 突变阳性者较少。Elliott 等的研究结果也支持上述研究，他们也发现在 BMPR2 突变阳性的 IPAH 及 FPAH 成人患者对急性肺血管舒张试验的反应性较突变阴性组低[180]。Sztrymf 最近的一项研究表明，BMPR2 突变者出现临床表现的年龄较小，病情较严重且易在早期发生死亡[181]。目前已发现 TGF-β 家族中其他的一些突变也可导致儿童发生肺高压，如 ALK-1 或内皮素[167,172,182,183]。

由于临床表现的多变性及其外显率较低导致遗传咨询具有一定的难度。较低的外显率导致仅 20% 的携带者会发展为肺动脉高压。BMPR2 突变检测阴性结果对于家族中存在该基因阳性突变者有重要意义。若 BMPR2 突变阴性，则家族成员发生该疾病的风险从 1/10 降至一般人群的 1/1 000 000。对于这类患者在进行基因检测前与获得结果后都应当征询经验丰富的遗传咨询医师的意见[162]。

其他一些基因位点的在 PAH 的发生中也具有重要意义。有研究表明羟色胺转运体基因在成人 PAH 中扮演着重要的角色[184,185]；在儿童肺动脉高压的研究表明，羟色胺转运体基因的纯合突变在儿童 IPAH 中也具有重要意义[186]。

2．结缔组织疾病

肺动脉高压可与结缔组织疾病同时存在。目前 WHO 将合并有结缔组织疾病的肺动脉高压归为第一类，且该类型为成人中最为常见的类型。约 30% 的成人肺高压患者合并有结缔组织疾病，且在这其中有 10%～15% 的患者为系统性硬化症[187]。在这部分患者中，肺动脉高压的形成与多种因素相关，包括与结缔组织疾病相关的肺组织纤维化及与血管炎或体内高凝状态相关的血栓栓塞。肺动脉高压合并结缔组织疾病也是这类患者发生死亡的独立危险因素。目前，由于各种血管扩张性药物的应用，肺动脉高压合并结缔组织疾病患者的预后较之前已有了明显的改善。之前一些研究表明，依前列醇较传统的治疗可增加与系统性硬化症相关肺动脉高压的运动负荷[188]及改善与系统性红斑狼疮相关肺动脉高压者的血流动力学情况并增加其运动负荷[189]。肺血管扩张药物在这类患者的疗效较好。在儿童肺动脉高压者中，针对结缔组织疾病的治疗在这类肺动脉高压的治疗中具有决定性作用[190]。

3．先天性心脏病

各种类型的先天性心脏病均可导致肺高压（表 66-4）[42]。患者年龄、病变类型同发生不可逆性肺血管病变的危险性相关。早期手术干预可明显减少晚发型肺动脉高压的发生并降低术后肺动脉高压发生的风险。通常，室间隔缺损与动脉导管未闭患者在 2 岁前一般不会发生不可逆的肺血管病变。但是，对于缺损较大的室间隔缺损若未进行恰当的手术干预，约 50% 的患儿会发展为 Eisenmenger 综合征[191]。一般房间隔缺损患者不会出现严重的肺动脉高压，即使存在，一般也在 30—50 岁以后才出现症状。若室间隔缺损或房间隔缺损婴儿长期伴有肺部感染，则其发生严重肺血管疾病的风险增加。在一项关于支气管肺发育不良患儿合并先天性心脏病并完成心脏矫正手术的研究中显示，25% 的死亡患儿患有肺动脉高压[192]。一项关于欧洲成人心脏疾病的调查结果显示，在 882 例继发孔型房间隔缺损中，未经手术治疗者的血流动力学情况较经手术修复缺损者差。未经手术治疗的中到大型缺损病例中，临床指标随患者年龄增长越来越差；在小型缺损中，未经手术治疗者的一般情况较好，且数据表明小型缺损者并不需要行手术治疗[193]。Eisenmenger 综合征在成人房间隔缺损病例中仍较为罕见，且不同的研究数据表明其发生率约为 15/896[194]；其中冠状静脉窦型房间隔缺损较继发孔型发生肺动脉高压的风险高[195,196]。在一项关于先天性心脏病的研究中包含了 1877 例患者，其中 710 例患者为室间隔缺损；这些患者中 275 例经手术关闭了缺损；而在未经手术关闭缺损的患者中，352 例未发生 Eisenmenger 综合征，而仅仅有 83 例发生了 Eisenmenger 综合征。发绀型先天性心脏病如大动脉转位、永存动脉干、单心室等由于肺循环的高血流循环，因此更易发生不可逆性肺血管病变。此外为增加肺血流而进行的姑息性手术也可能在后期引起肺高压。

4. 手术的可操作性

在先天性心脏病合并肺血管疾病患儿中，明确患儿的血流动力学情况及其对血管扩张药的反应性对评估患儿短期与长期预后十分重要[144,146,197-206]。最近一项研究对此进行了深入分析[198]，结果显示，手术治疗时间的选择在对患儿长期生存率及避免发生肺血管疾病中具有重要作用。Rabinovitch 在 1984 年提出，早期手术治疗是避免患儿肺血管床发生持续性或进展性结构病变的重要因素[146]。在他们的病例中，无论患儿术前 Heath-Edwards 分级、大体形态或血流动力学情况如何，在 9 月龄前行手术治疗者，其在术后 1 年的肺动脉压均维持正常。Rabinovitch 和 Haworth 认为，一些类型心脏病变较其他类型的损伤更易在早期发生严重的肺血管病变，如 d 型大动脉转位、完全型房间隔缺损及永存动脉干[144,146,203]。通常建议先天性心脏病患儿在 2 岁前行手术治疗[207-209]，但大多医学中心可在患儿 1 个月内完全修复其存在的主要缺损。

右心导管检查有助于评估患者的肺血管阻力、肺血管与体循环血管阻力比及肺循环与体循环血流速度比。然而，部分学者对肺高压患者经心导管行血流动力学评估的准确性提出了质疑。Viswanathan 和 Kumar 认为在术前评估患者的肺血管阻力与肺血管反应十分困难且容易出错[200]，患者"某一时刻"的血流动力学情况并不代表其一般状态下的血流动力学特点。进行心导管检查一般患者需要处于麻醉状态下，此时患者的全身血压均较检查前低[109]。另外，氧耗量的评估在先天性心脏病患儿中也存在问题[210,211]；由于目前缺少 FDA 批准的设备，以致无法对插管患者进行氧耗量的评估。LaFarge 方程明显高估了各年龄段先天性心脏病患儿的氧耗量，尤其是 3 岁以下患儿[210,211]。对肺静脉 PaO_2 的估计而非准确测量，导致高估了患儿的肺血流量及后续肺血管阻力的分析。单一心室患者可能还存在其他的生理问题；对行双向腔肺吻合手术的患者，其所测得的肺动脉压并非完全来自心输出量；同样，在经 Fontan 术者也存在这样的问题。单一心室者常见的主肺动脉侧枝可导致在经心导管检查时低估患者的肺血流量。先天性心脏病患者通常也合并有各种肺静脉病变，从而导致不能准确测量肺血管阻力。由于心肺移植术前心排量降低，也可使移植前评估肺血管阻力存在困难[212]。

虽然大部分研究在术前均对患者的血流动力学进行了评估，但目前关于血流动力学指标的具体数值同患者短期及长期预后间的相关性并不清楚。由于不同研究所使用的镇静药及测量或计算氧耗量的方法不同，导致不同研究间的数据不能直接进行比较。NHS-1 这项关于室间隔缺损的研究表明，无论患儿术前 Rp：Rs（Rp，肺血管阻力指数；Rs，体循环阻力指数）如何，未在 2 岁前行手术治疗者，其术后 4～8 年的 Rp:Rs 值均有所增加[209]。并且 Haneda 等的研究中发现了相同的现象[208]。Lock 在 1982 年发现，25 例具有较大室间隔缺损合并肺血管阻力升高的患者肺血管对氧的反应性增加（肺血管对氧反应阳性判定标准为 Rp/Rs 下降 30%，且与其他的操作及后期的 Rp/Rs 无关）[213]。Steele 对成人孤立性房间隔缺损伴完全性肺血管阻力（total pulmonary resistance, TPR）超过 $7U \cdot m^2$ 的病例进行了回顾性分析发现 TPR（平均肺动脉压 / 肺血流指数）与患者生存率紧密相关。在 18 例先天性心脏病术后患者的 10

年随访中，14例TPR＜15U·m²患者中仅1例死亡；而4例TPR＞15U·m²患者中有3例死亡[195]。Bush在1988年对14例肺动脉高压合并先天性心脏病患者进行了肺血管阻力测量及肺组织活检，研究发现对于肺血管阻力最小值超过6U·m²，无论其肺组织活检及Heath-Edwards分级如何，这类患者预后均较差。一项关于室间隔缺损患者的研究显示血管扩张药（异丙肾上腺素）应用的87例儿童或青年患者中，21例患者休息状态下的血管阻力≤7.9U·m²时，手术后异丙肾上腺素可减量且术后无明显并发症[214]。Moller于1991年评估了290例在1954—1960年行室间隔缺损关闭术的患者。其中59例患者死亡，当患者年龄大于5岁，肺血管阻力＞7U·m²或合并有完全性房室传导阻滞时，其死亡风险显著增加（图66-15）[215]。最近Berner研究了6月龄至16岁在吸入NO麻醉下进行心导管测量的血管阻力＞6U·m²及Rp/Rs＞0.3的13例患者；在7例肺血管阻力和Rp:Rs下降了10%且Rp：Rs＜0.3的患者中，6例存活[216]。Atz的一项关于吸入性NO（80mg/L）联合吸氧的研究表明，在25例吸入NO+O_2患者中，22例患者的肺血管阻力至少降低20%；而在25例单纯吸O_2的患者中仅16例患者出现上述情况。在一项包含10例手术矫正患者总共71例病例的研究中，通过NO的吸入，在正常氧气条件下其肺血管阻力指数从（12.9±1.9）U·m²降至（4.1±1.9）U·m²[217]。来自10个机构的共同研究结果124例先天性心脏病患者在常氧、吸氧及吸入NO下可表现出不同状态[218]；其中74例患者经手术治疗，但12例患者死亡或发展为右心衰竭。当Rp/Rs＜0.33为可进行手术治疗的纳入标准时，吸入NO+O_2组较单独吸O_2组患儿的敏感度（64% vs. 97%）与准确度（68% vs. 90%）均有所增加（图66-16）。当吸入NO+O_2时，与患儿预后不良相关的Rp/Rs最低值为0.16；与预后较好相关的Rp/Rs最高值为0.41（图66-16）[218]。Kannan在2003年报道了关于38例在1985—1996年于印度行手术的非限制性室间隔缺损且肺血管阻力＞69U·m²的患者的长期随访情况，这部分患者手术时的平均年

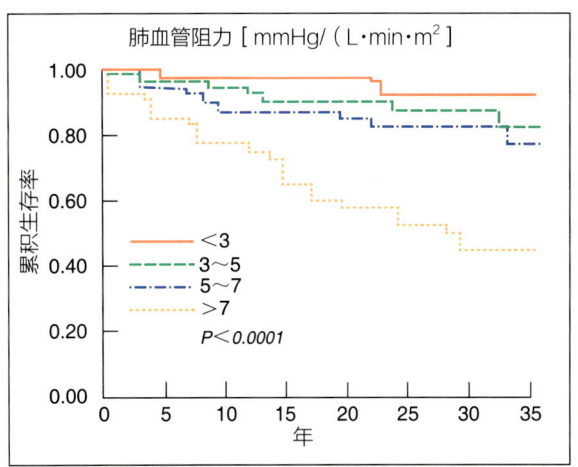

▲ 图66-15 室间隔缺损术后

将168例患儿按照术前肺血管阻力分组并用寿命表法对其生存率进行分析

[引自Moller JH, Patton C, Varco Rl, lillehei CW. late results（30 to 35 years）after operative closure of isolated ventricular septal defect from 1954 to 1960. *Am J Cardiol*.1991;68:1491–1497.]

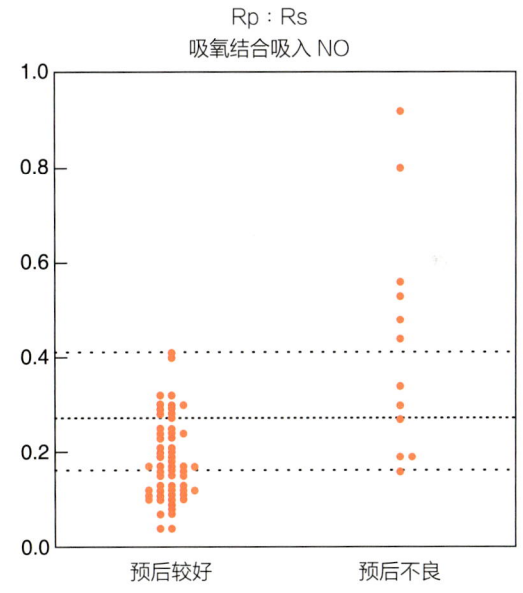

▲ 图66-16 术前Rp:Rs检测与患儿术后预后

在结合吸氧与吸入NO时，与肺高压相关的不良预后的Rp：Rs最低值为0.16，而预后较好的Rp：Rs最高值为0.41。在结合吸氧与吸入NO时，可用于评估患儿手术可操作性且敏感度与特异度均较好的Rp：Rs为其比值小于0.27。Rp，肺血管阻力指数；Rs. 体循环阻力指数 [引自Balzer DT, Kort HW, Day RW, et al. Inhaled Nitric Oxide as a Preoperative Test（INOP Test I）: the INOP Test Study Group. *Circulation*. 2002;106: 176–181.]

龄为7.5岁（6月龄至27岁），其术前的肺血管阻力、肺循环血流与体循环血流比、肺血管阻力与体循环阻力比分别为（7.63±1.8）Wood单位、

（1.9±0.48）和（0.41±0.12）；其中 30 例（79%）患者的肺动脉压明显降低且预后较好，并在平均为 8.7 年的随访期间内无临床表现；另外 8 例（21%）患者的预后较差，但其与预后较好组的血流动力学参数并无明显差异[219]。Kumar 等建议对于存在心内分流和肺血管阻力升高的患者，可通过采用一种整体分析的方法评估手术的可操作性；即结合患者的临床表现、非侵入性检查结果及侵入性检查结果对患者进行全面评估[200,220]。Lopes 提出了一种评估及管理流程（图 66-17）[220]。对于有肺循环充血表现而心脏超声又排除了除左向右分流不存在其余心脏畸形的 2 岁以内的患儿，在术前可不必行心导管检查。对于血氧饱和度低或存在双向分流的年长儿，可通过血管舒张试验对其进行危险因素分层[221]。虽然有关这类患者长期随访的数据仍不足，但目前的数据表明，通过肺血管舒张试验可明确手术的可操作性；对于肺血管阻力指数在 6～9 Wood 单位·m² 之间和 PVR∶SVR 为 0.3～0.5 的患儿，若其后续随访中肺血管阻力指数和肺血管阻力∶全身血管阻力可降低 20%，且其最终值分别小于 6Wood 单位·m² 和 0.3 的病例，则其预后较好[198,206,214,215,222-224]。其他一些生物学指标将来可能也可以用于评估患者对手术治疗的反应，如循环中的内皮细胞[225,226]和 micro-RNA[227,228]。

随着肺高压治疗相关研究的进展，目前学者

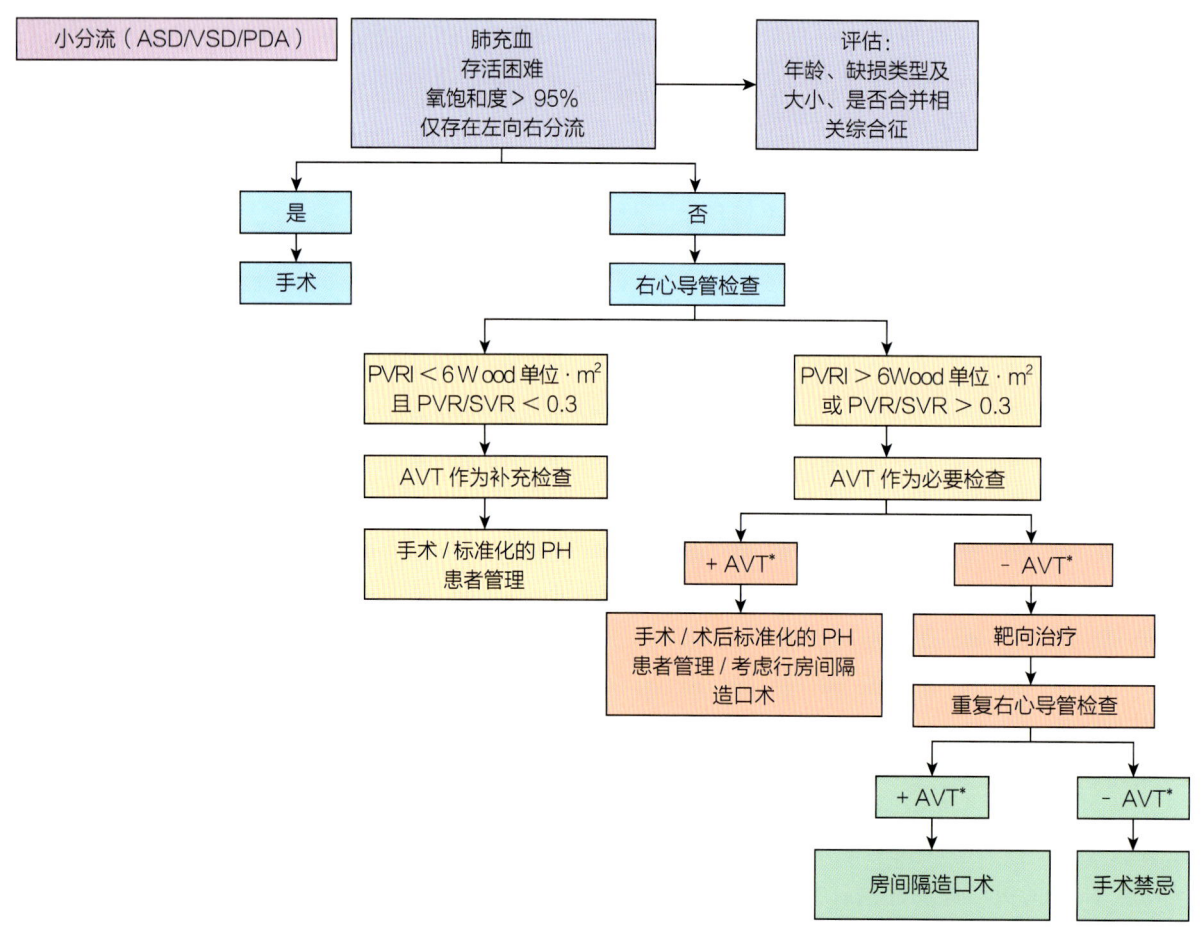

▲ 图 66-17 对合并有先天性心内分流的肺高压患儿的术前评估及管理流程

建议以下情况考虑急性肺血管舒张实验为阳性：PVRI 及 Rp/Rs 比值较基础值降低 ≥ 20%，同时其各自的最小值应满足 PVRI < 6 Wood 单位·m² 及 Rp/Rs < 0.3（*）。该标准不适用于合并有复杂性心脏畸形的患儿，如肺动脉瓣下室间隔缺损（择期行腔肺吻合术）（引自 rom Lopes A. Pre-operative pulmonary hypertension in congenital heart disease and aspects of Eisenmenger's syndrome in children. In: beghetti M, ed. Pediatric Pulmonary Hypertension. *Munich, Germany*:Elsevier Urban & Fischer；2011, with permission）

AVT. 急性肺血管舒张试验；PVRI. 肺血管阻力指数

对与先天性心脏病相关的肺高压手术治疗顺序也开始进行深入探讨，即患者采用"药物-手术"模式还是"手术-药物"模式。先适应肺血管舒张药物治疗肺动脉高压可提高患者术后结局及短期生存率；然而，这样可能会增加患儿的分流量并增加患儿肺血管的损伤。而"手术-药物"模式主要在于，通过术后的一些治疗以实现短期较好的结局及后期，以长期针对肺高压进行靶向治疗的方式对肺血管进行重建[222,223,229]。这种模式的缺点主要在于目前关于其长期预后的情况并不清楚，并且术后持续或反复肺动脉高压的预后较Eisenmenger综合征或未经手术治疗者差（图66-18）[10,35,230]。

5．Eisenmenger综合征

Viktor Eisenmenger在1897年报道了一例32岁死于大量咯血且发绀的患者，死后尸检发现其患有室间隔缺损。随后，Paul Wood在1958年用Eisenmenger这一术语来描述由于肺动脉压和肺血管阻力升高而造成的室间隔缺损缺损处双向分流或反向分流（右向左分流）及体循环血氧饱和度降低的现象[231]。现在，"Eisenmenger综合征"被广泛地形容于肺高压合并心内反向分流的病例[231-235]。

通常，Eisenmenger综合征主要是指三尖瓣远端出现指向远端的反流，但是一些研究发现部分房间隔大缺损者也可出现这种情况。Eisenmenger综合征的主要特点为患者肺血管阻力增加及在体-肺循环连接处出现双向或右向左分流，如室间隔缺损、动脉导管未闭、单心室或者永存动脉干。一系列研究发现，Eisenmenger综合征在室间隔缺损（33%）、房间隔缺损D（30%）、动脉导管未闭（14%）中最为常见[236]。通常心内分流最开始为左向右分流，但随着患者肺血管阻力的增加，分流方向逆转为右向左，最终导致患儿出现发绀和红细胞增多症。一些病例在诊断为Eisenmenger综合征前并未出现心功能不全，其肺血管阻力在整个围产期可能均超过正常值且在生后持续处于高水平状态。通常Eisenmenger综合征患者的预后较IPAH者好，但当患者出现晕厥、右心衰竭及严重的低氧血症时，其预后同样较差；即患者的右心室功能在决定其预后中扮演着重要的角色。Eisenmenger综合征患者在发展至疾病晚期前其右心室功能通常较好；但对于行先天性心脏病修补术较晚者，当其合并肺动脉高压时，其右心功能相对较差。Eisenmenger综合征患者具有较高的死

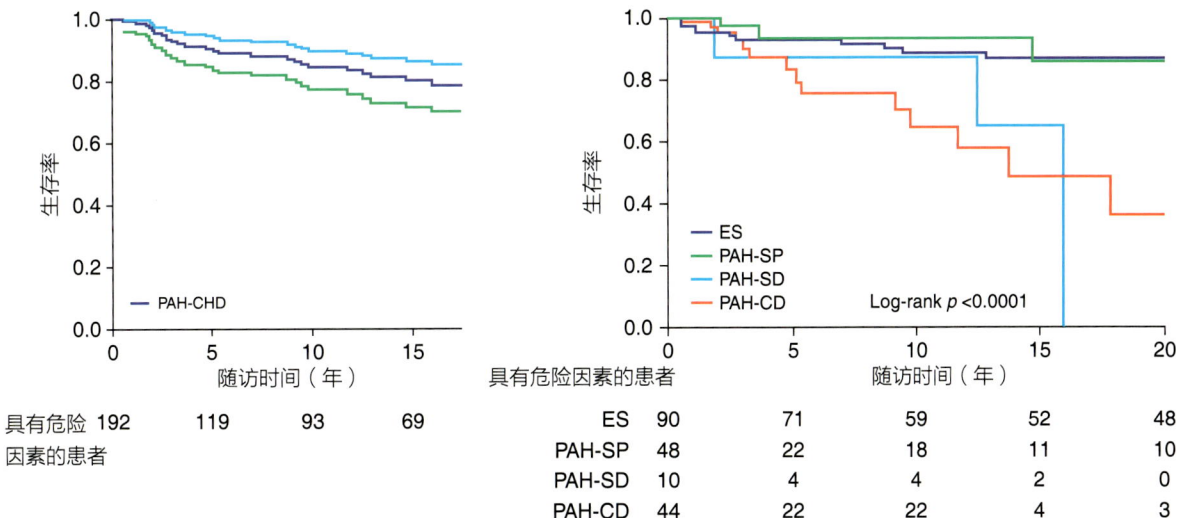

▲ 图66-18　A.192例成人肺动脉高压合并先天性心脏病患者的Kaplan-Meier生存曲线图；B.按照先天性心脏病类型将患者分为4组。心脏修补术后肺动脉高压生存率最差（引自 Manes A, Palazzini M, leci E, Bacchi Reggiani Ml, branzi A, Galiè N. Current era survival of patients with pulmonary arterial hypertension associated with congenital heart disease: a comparison between clinical subgroups. *Eur Heart J*. 2014;35:716–724.）

ES.Eisenmenger综合征；PAH-SP.肺动脉高压合并体-肺分流；PAH-SD.肺动脉高压合并小缺损；PAH-CD.心脏修补术后肺动脉高压

亡率，主要死亡原因为咯血、肺栓塞、休克及颅内脓肿等。另外，非心脏手术麻醉及妊娠也可导致死亡风险增加。Eisenmenger 综合征合并复杂性心脏疾病者较单纯房间隔缺损、室间隔缺损或动脉导管未闭者更易在疾病早期发生恶化[237-239]。Eisenmenger 综合征患者 B 型利钠肽持续升高及心脏超声 TAPSE 降低均提示预后不良[240,241]。虽然可通过减少 Eisenmenger 综合征者的红细胞数以缓解由血液高黏滞度引起的症状，以及可提高患者围术期的止血功能，但由于其可增加红细胞的脆性而不建议常规使用[242]。Eisenmenger 综合征患者容易出现缺铁，且与临床不良事件的发生相关[243]。针对缺铁的治疗可增加患者的运动负荷，但应在治疗过程中监测患者血红蛋白的情况[244]。未行手术治疗的 Eisenmenger 综合征患者死亡率极高，此类患者应由多个学科且具有丰富临床经验的医生共同管理。此外夜间氧疗并不能改善患者的长期预后[245]。另外需要指出的是 Eisenmenger 综合征患者容易发生致命性血栓栓塞，但积极抗凝治疗并不能明显改善患者的预后[246]。

近 10 年来，关于 Eisenmenger 综合征的治疗逐渐形成体系[247-249]。一项多中心、随机、双盲、安慰剂对照研究评估了内皮素受体抑制药波生坦治疗 WHO 心功能Ⅲ级 Eisenmenger 综合征患者的疗效及安全性。初级安全终点为患者体循环血氧饱和度；初级有效终点为肺血管阻力。经安慰剂矫正后，波生坦对体循环血氧饱和度的相关性为 1.0%（95%CI 为 −0.7～−2.8），表明其不会明显降低患者的血氧饱和度。相较于安慰剂组，波生坦可明显降低患者的肺血管阻力和平均肺动脉压，并提高患者的运动负荷（53.1m）[248]。在房间隔缺损或室间隔缺损造成的 Eisenmenger 综合征者，波生坦治疗的效果大致相似[250]。在一项独立研究中，经波生坦治疗的患儿在 1 年后的随访中运动负荷会逐渐降低；而在成人患者中，波生坦的疗效会持续更长时间[251]。最近一项研究回顾性分析了 229 例患者 [年龄（34.5±12.6）岁] 使用新型药物治疗的情况，包括 5 型磷酸二酯酶抑制药（phosphodiesterase-5，PDE-5）、前列环素类药物或内皮素受体抑制药。这些患者大多数具有复杂性心脏畸形，且 53.7% 患者的 NYHAN 心功能分级≥Ⅲ级。其中 68 例患者一开始便使用 AT 治疗，或在随访期间接受 AT 治疗。而在为期为 4 年的中期生存率分析中死亡的 52 例患者，仅 2 例接受过 AT 治疗。经 AT 治疗者的死亡风险的倾向性回归系数明显降低（C=0.80；RR 0.16；95%CI 0.04～0.71；P=0.015）（图 66-19）[249]。因此推荐在纠正其他与心功能受限的因素后（如缺铁等），

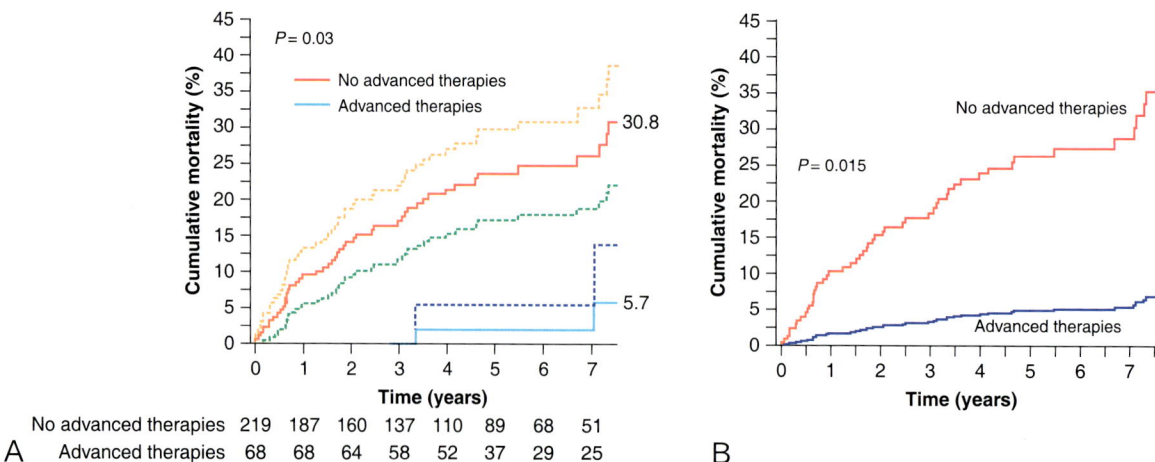

▲ 图 66-19 A: Unadjusted survival rate curves (with 95% CIs) by treatment with advanced therapies (ATs) in adults with Eisenmenger syndrome (n = 287). P value refers to Cox model. B: Adjusted survival rate curves, based on the propensity score–adjusted Cox model, of patients within the third propensity score quartile, with and without advanced therapy. (Dimopoulos K, Inuzuka R, Goletto S, et al. Improved survival among patients with Eisenmenger syndrome receiving advanced therapy for pulmonary arterial hypertension. *Circulation*. 2010;121:20–25.)

可考虑采用新型的药物进行治疗[252]。

6. 单心室

肺血管阻力大小在单一心室腔患者临床结局中扮演重要角色。较低的肺血管阻力与Fontan术成功与否及患者长期预后密切相关[253]。增高的肺动脉压及肺血管阻力可导致患者体循环及肺循环发生紊乱。较高的肺血管阻力会导致心输出量减少，并导致Fontan术失败及一系列相关并发症的发生，如蛋白丢失性肠病[254]和纤维素性支气管炎[255]。术后不能达到缓解目的的危险因素包括肺动脉压 > 15 mmHg、TPG > 8mmHg 及肺血管阻力指数 > 2.5Wood 单位·m²[256]。对于术前存在较高肺血管阻力者，其术后可能会长期存在胸腔积液。对于Fontan术失败者，其肺血管病变可能存在肺动脉肌层增厚及NO合成酶表达增加[257]。对于Fontan术失败但完成心脏移植的患者，其肺血管阻力在移植后1年仍然会增加[258]。尽管海拔轻度升高对Fontan术后患儿的预后无明显影响[259]；但几项研究表明，若经Fontan术后的患儿去高海拔地区旅行或长期居住可能不利于其长期预后[260,261]。

基于上述研究，对接受Fontan手术的患者治疗应以肺血管扩张以改善其血流动力学状态及血氧饱和度，增加运动负荷及减少如蛋白丢失性肠病和纤维素性支气管炎等并发症的发生为主要目标[254,262-273]。Fontan术后患者体内血管收缩肽内皮素 −1 水平增加[274]。几项研究表明，内皮素受体抑制药的应用可增加患者的运动负荷[275-277]。一项关于75例青少年及成年接受Fontan手术患者的随机试验表明，波生坦可增加患者的运动负荷、运动时间及改善心功能分级，同时无严重的不良反应及肝脏毒性[278]。

（二）肝肺综合征与门肺高压

肝肺综合征（hepatopulmonary syndrome，HPS）与门肺高压均为由肝性或肝外性门脉高压而引起的肺血管病变[279-282]。HPS是指由肝脏疾病或门脉高压引起的肺内毛细血管扩张及动静脉侧支而导致的肺内分流，出现通气/血流比失调及长期低氧血症。门肺高压是指由门脉高压引起的平均肺动脉压及肺血管阻力增高，并排除可能的其余心肺疾病[279]。在成人肝硬化患者中，2%～10% 及 4%～29% 的患者可能会发生门肺高压或HPS[283]。门肺高压和HPS均会增加患者的致残率和死亡率，且其为需要进行原位肝移植（orthotopic liver transplantation，OLT）的高危因素[282,284]；而在成功进行原位肝移植后，患者的门肺高压和HPS均可缓解[282,284]。此外肝硬化及先天性或获得性门静脉畸形患儿均可造成由门脉高压造成的门肺高压和HPS。然而门肺高压和HPS在儿童中的发病率目前并不清楚[47,48]。门脉高压患儿的肺组织尸检发现，其中约5.2%的患儿具有肺高压，且患有特发性门脉高压的年长儿或青少年均为女性[285]。

门肺高压和HPS的发生机制目前尚不清楚。但大多数理论认为，其与高血流动力状态、心输出量增加、剪切力造成的血管壁损伤及循环中血管活性肽失调相关[286,287]。肝合成血管活性肽功能异常，如内皮素 −1 或肝灭活来自肠道的内皮素、细胞因子及神经激素功能受损，导致这些物质通过门体分流而到达肺血管床，从而改变肺血管张力或导致肺血管发生炎症及重构。近期的一些研究表明，血管内皮素生长因子和低氧诱导因子在肺血管扩张或动静脉畸形的发生中具有重要作用[288-292]。但两者最终的致病机制不同，其中肺小动脉与毛细血管扩张是造成HPS患者肺血管动静脉分流的原因；而内皮细胞与平滑肌细胞增殖造成的血管内膜纤维化是导致门肺高压患者肺血管阻力上升的主要原因。

心脏超声提示右心室收缩压增加的患者，应进一步行右心导管检查以明确诊断[282,284]。对于胸部平片显示肺动脉扩张且心脏听诊闻及 P_2 亢进而心电图无明显异常的患儿，应高度怀疑肺高压[47]。患儿在疾病初期可无明显的临床症状，而部分患儿也可能在疾病早期便因肺高压快速进展而出现死亡[293]。

门肺高压患者通常对目前的一线药物治疗无反应。若在患者发生不可逆性肺血管病变前确诊为门肺高压，如成功进行肝移植术，则肺部病变可逆转为正常。与成人患者类似，门肺高压患儿也对钙通道阻滞药几乎无反应。对于一些重症患者，除常规的肺动脉高压靶向药物外，也可应用依前列醇治疗[47,282,283]。

（三）人类免疫缺陷病毒

Kim[294]第一次提出肺动脉高压与感染HIV相关，目前两者间的联系已得到了普遍的认识。在成人已有数项关于此类患者的研究[295-297]，但关于其在儿童患者中的发病率、临床结局及术式选择等方面的了解甚少[298,299]。大多数HIV患儿感染发生在围产期[300]；Pongprot发现在经高度筛选并明确为HIV感染的患儿中，41%的患儿合并有肺高压[299]。目前关于HIV相关肺动脉高压的致病机制尚不清楚。有学者猜测，HIV感染可能会损伤宿主细胞并刺激机体释放前炎症因子、生长因子或内皮素-1，而这些物质可能与该类型肺动脉高压的发生相关[301]。HIV相关肺动脉高压者经高效抗逆转录病毒治疗（highly active antiretroviral therapy，HAART）后，预后可得到改善。然而高效抗逆转录病毒治疗在普通人群尤其是儿童患者中的疗效尚不清楚[296,302]。

（四）血红蛋白病

肺动脉高压为大多数遗传性溶血性贫血疾病的并发症，如镰状细胞病（sickle cell disease，SS）、地中海贫血和球形红细胞症[28]。心脏超声研究发现，心源性猝死患者合并肺动脉高压的发病率为20%~30%[303,304]。进一步的研究发现，心源性猝死患者在死亡时存在肺高压的表现者增至75%。Gladwin研究了195例肺动脉高压患者，其中肺高压的患病率为75%[303]。在这类疾病45月龄患儿中，出现肺动脉高压者的死亡率为40%，而未出现肺动脉高压者的死亡率仅为2%。以三尖瓣反流速度＞2.5m/s为肺高压的诊断标准，则三尖瓣反流速度＞2.5m/s患儿的死亡风险为成人肺高压患者的10倍。虽然目前关于儿童肺高压患者的数据较少，但致力于儿童患病率及其高危因素的研究越来越多[28,305-309]。据估计，约10%的成人心源性猝死患者满足肺高压的诊断标准，即平均肺动脉高压＞25mmHg且肺血管阻力＞3Wood单位，其中大部分为毛细血管后肺高压[310]。

在Pashankar的一项研究中对大于6岁的纯合性镰状细胞病或地中海贫血患者常规行超声心动图检查发现[304]：当诊断肺高压的标准为PASP＞30mmHg，且TRV峰值≥2.5m/s时，其中约30%的患者的TRV峰值≥2.5m/s；进一步的分析表明，约1/3的患者的TRV峰值可≥3m/s，其中大部分TRV峰值升高者均为纯合型镰状细胞病。与患者肺动脉压升高的因素有网织红细胞计数增加、血氧饱和度低、血小板计数升高。而急性胸痛综合征、羟基脲治疗、血浆置换、休克发生率及血红蛋白、胆红素水平在肺动脉压增高或正常者间无明显差异。更进一步发现TRV增高者的经颅超声结果通常正常[304]。Pashankar等[311]进一步随访了肺动脉高压患者的心脏超声结果，发现其中19例TRV峰值≥3m/s的患者，其中8例经羟基脲治疗后TRV可恢复正常。

在心源性猝死的成人及儿童患者中，其肺高压可能由多种因素造成，如左心室舒张功能障碍或高凝状态所导致的血栓栓塞性疾病[312,313]。通常TRV增高者在行心导管检查时，其心输出量会增加而肺血管阻力通常为正常。值得注意的是，血液黏滞度（血红蛋白含量）会影响肺血管阻力值；但在计算肺血管阻力时，往往并不会考虑血液黏滞度的影响[314]。血管内溶血会导致血红蛋白释放入血，且其会与NO发生反应并产生破坏（图66-20）[315]。同时，红细胞释放的精氨酸酶会降解精氨酸，从而使精氨酸来源的NO进一步减少[305,315]。此外黄嘌呤氧化酶也可导致NO减少。NO生物活性的减少导致一系列级联反应的发生并使肺高压进一步加重，这其中包含内皮素表达上调、黏附分子的活性增强及血小板活性增加[316]。

美国胸科协会制订了一项危险因素分级指南[27]。其中TRV峰值≥2.5m/s、NT-proBNP≥160pg/ml或右心导管检查证实肺高压存在均为患者发生死亡的危险因素。对于合并有高危因素的肺高压患

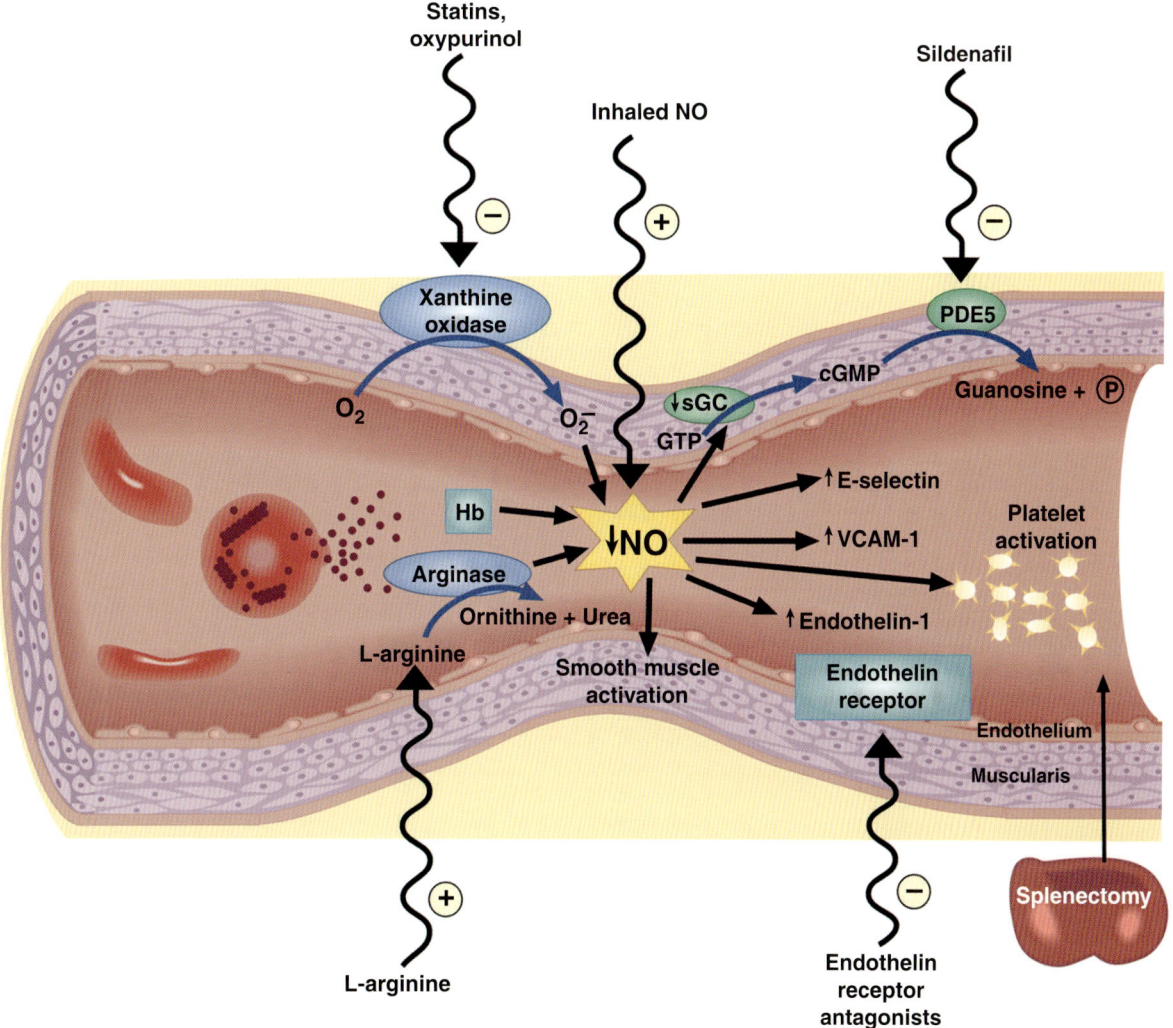

▲ 图 66-20 Mechanisms of pulmonary vascular dysfunction in hemoglobinopathies. (From Gladwin MT, Kato GJ. Cardiopulmonary complications of sickle cell disease: role of nitric oxide and hemolytic anemia. *Hematology Am Soc Hematol Educ Program*. 2005:51–57.)

者，羟基脲为强力推荐的一线治疗方案，而长期输血为二线方案。对于心源性猝死单独合并 TRV 或 NT-proBNP 升高者，或心源性猝死经右心导管证实肺高压且 PAWP 升高而肺血管阻力正常者，不推荐使用针对肺动脉高压的靶向治疗。然而，对于心源性猝死经右心导管证实肺高压且肺血管阻力升高而 PCWP 正常者，PGI₂ 激动药或内皮素受体抑制药可作为治疗选择，而抗 PDE-5 抑制药则强烈推荐使用。国际健康协会心肺血管研究中心出于安全角度，终止了西地那非治疗成人心源性猝死合并肺高压患者的临床试验。相较于使用安慰剂组，服用西地那非组更容易发生严重的不良反应，如镰状细胞危象[317]。

（五）肺毛细血管血管瘤与肺静脉闭塞性疾病

PCH 和 PVOD 均为毛细血管前肺动脉高压，且在 WHO 分型中归为第一类[15,16,318-321]。在 PCH 和 PVOD 患者中，均可发现与细胞应激状态下调节血管生成相关的基因 EIF2AK4 突变，表明两者可能存在相同的发病机制[14,17]。PCH 和 PVOD 在治疗上与 WHO 分型第一类的其他疾病不同。因此，在新的 WHO 分型中被单独归为一种类型。常规使用的肺血管扩张药会加重 PCH 和 PVOD 患者的肺水肿[319,322]。另外，PCH 和 PVOD 诊断十分困难，通常只能在尸检中发现[323]。PCH 和 PVOD 均具有肺血管弥漫性阻塞的特点；PCH 患者主要发生在毛细血管床，而 PVOD 患者主要发生在肺小静脉[16,321]。PCH 或 PVOD 均无有效的治疗手段，大多数患者都需要进行肺或心肺移植；且往往需要外科活检才能明确 PCH 或 PVOD 诊断。当患者胸部平片提示肺水肿，且在经吸氧或吸入 NO 时病情加重，可疑诊为 PCH 或 PVOD。PVOD 患者胸部 CT 示中央肺动脉及小叶间动脉突出且出现毛玻璃影。PCH 患者中央肺动脉及小叶间动脉突出影或微结节影在胸部平片上较胸部 CT 明显[16]。然而，PCH 和 PVOD 患者的肺动脉造影结果通常正常，尤其是当 PVOD 患者病变发生在微血管且未合并肺静脉大血管病变时。PVOD 在儿童肺血管疾病谱中较为罕见。在 PCH 和 PVOD 患者中肺动脉压均明显升高，而两者的 PCWP 通常正常。此外 PVOD 可能合并有全身性疾病。

临床治疗 PCH 或 PVOD 的经验表明，强效的血管扩张治疗（包括静脉输注 PGI₂ 和钙通道阻滞药）可诱导患者出现明显的临床症状加重甚至发生致死性肺水肿。对疑诊为 IPAH 患者，除常规行非放射性检查，在使用血管扩张药治疗前还应行高分辨率 CT 以排除 PCH 或 PVOD。目前关于治疗 PCH 或 PVOD 的研究结果具有一定的局限性且研究结果并不一致。肺移植是目前治愈的唯一选择。抗凝及激素治疗逐渐被用于治疗 PVOD 患儿，但其有效性尚不清楚。由于在肺血管异常患者中常常发现心肌细胞纤维化，因此化疗药物也被尝试用于此类患者但是否有效仍不清楚[324]。由于常规的肺血管扩张药的疗效差、禁忌证多且可能会加重患者的病情[181]。目前用于 PCH 患者的经验性药物有干扰素[325]、多西环素[326]和 PDGF 抑制药。

（六）左心疾病

肺静脉高压可由增高的毛细血管末端压力及左心室压力引起。Adatia、Kulik 和 Mullen 分析了儿童左心疾病[327]，发现左心疾病在成人多见，尤其是年老者且多由左心室舒张功能障碍引起，而在儿童中多为结构性心脏病，如 Shone 综合征或临界左心室生理学状态（borderline left ventricular physiology）。此外，先天性或获得性心肌病也是造成左心疾病并发生肺高压的常见原因。由于肺血管扩张药可导致或加重肺水肿，因此左心疾病合并严重肺高压患者的治疗十分复杂。有学者提出，Potts 分流及房间隔造口术可用于严重肺高压合并左心疾病者的治疗[328,329]。20 世纪 50 年代，Paul Wood 医生提出了 3 种继发于二尖瓣狭窄的肺高压相关的发病机制，且该机制可用于解释大部分左心疾病相关肺高压的发生[330-333]。第一，在肺血管下游阻力增加的情况下，为了维持左心的前负荷和心输出量，肺动脉压力被动性增加。在存在二尖瓣病变的情况下，肺动脉的舒张压与左心房压和左心室舒张末期压力相等；因此，此类患者的跨肺压差梯度（transpulmonary gradient，TPG）和肺血管阻力指数均较低（跨肺压差梯度 < 10mmHg，肺血管阻力指数 < 2.5~5Wood 单位·m²）。第二，肺动脉、肺静脉或两者均发生反应性血管收缩，从而肺血管舒张期肺动脉压会高于左心房或左心室舒张末期压力。此时，使用肺血管扩张药，如 NO，会使肺动脉压力降低且趋于左心室舒张末期压力（图 66-21），导致跨肺压差梯度 > 10 mmHg 且肺血管阻力指数 > 2.5~5 Wood 单位·m²。一般认为在肺血管疾病、二尖瓣狭窄或左心室舒张末期压力升高者中使用肺血管扩张药可导致肺水肿[201,334-336]。而 Wood 医生发现，在二尖瓣狭窄合并肺血管阻力指数升高的患者中较少发生肺水肿。因此，他认为在一些情况下，血管反应性收缩对机体具有保护作用[330]。第三，肺血管床可能存在肺动脉硬化或肺静脉梗阻。若患者已经存在肺动脉硬化，则肺动脉血流动力学在吸入 NO 后几乎无变化。这三种机制结合在一起最终可解释肺高压的发生[327]。

肺血管疾病的治疗目前仍处于困境中。尽管外科、药物及导管等多种方式均被用于肺血管疾病的治疗，但这些治疗结果通常因患者复发或不能治愈而效果不佳[57,337-345]。在修复 TAPVR 后，"无缝合"修复肺静脉狭窄的成功率较单纯治疗肺静脉疾病高[346-349]。Jenkins 等发现在肺静脉狭窄患儿循环中可检测到内皮细胞和平滑肌细胞的标志物质。他们发现患儿体内平滑肌细胞标志物的染色及酪氨酸激酶受体（receptor tyrosine kinases，

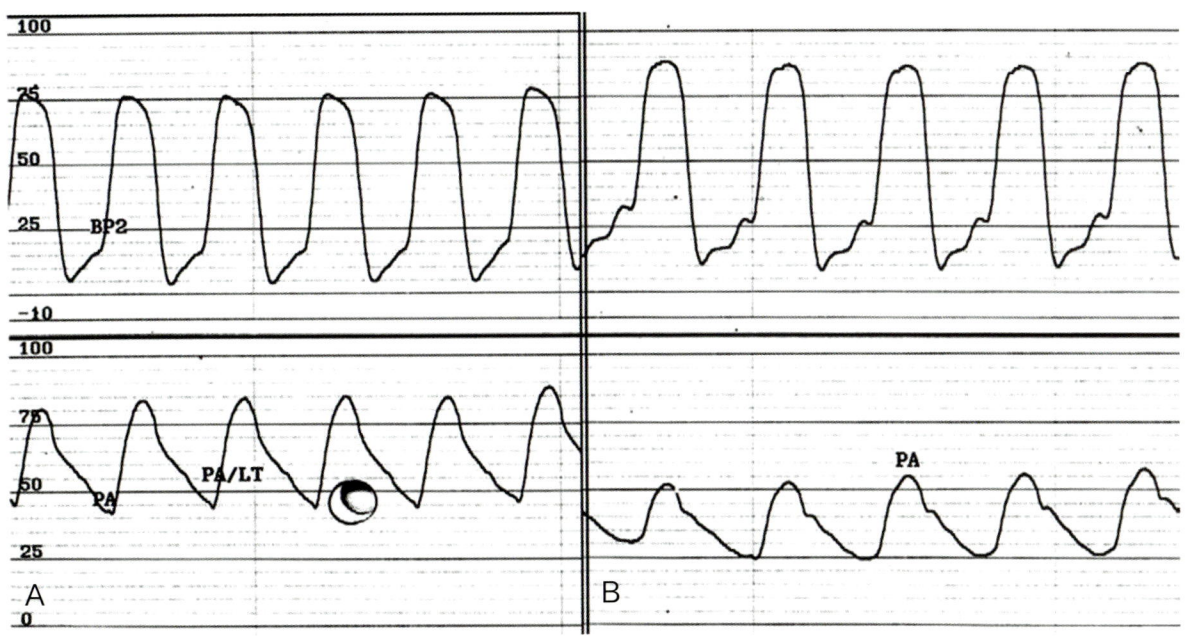

▲ 图 66-21　1 例 5 岁限制性心肌病患儿的肺血管收缩图

A. 基础状态下同时测得肺动脉压（85/45mmHg）及左心室舒张末期压值（23mmHg）；B. 在吸入 NO 后，其肺动脉压（55/25mmHg）降低而左心室舒张末期压值增加（25mmHg）（引自 Adatia I, Kulik, T, Mullen, M. Pulmonary venous hypertension or pulmonary hypertension due to left heart disease. *Prog Pediat Cardiol*. 2009;27:35–42.）

RTK）表达水平较高，包括 PDGFR-α、DGFR-β、FGFR 和 VEGFR-2，提示这类细胞具有成肌样转化。对肺静脉狭窄患者采用多种方式综合治疗可提高患者的早期生存率，包括外科修复、导管干预及辅助化疗等[342]。

（七）呼吸系统疾病

肺实质疾病是造成大多患者肺高压的主要原因。这类肺高压的主要并发症包括低氧刺激肺血管发生反应性收缩，从而导致肺动脉压升高，病情进一步进展可导致右心室肥厚和通常于疾病的晚期才会出现右心室功能的损害。大多数患者通过纠正低氧血症可逆转肺高压至正常。但当患者发展为肺源性心脏病（cor pulmonale）时，肺高压则不再可逆转且预后较差。

肺心病的治疗取决于造成肺部疾病的病因及严重程度。夜间吸氧可缓解患者的低氧血症，尤其当患者未合并有高碳酸血症时。呼吸运动的异常也可导致患者发生低氧血症并发展为肺高压，如支气管肺发育不良[350]。最近的一些研究表明，支气管肺发育不良患者肺血管异常可能为原发性而非继发于肺泡化异常[21,351]。

与儿童肺高压相关的慢性肺部疾病中，支气管肺发育不良最为常见[19-21,352,353]。支气管肺发育不良是指婴儿尤其是早产儿存在的慢性肺部疾病，往往由急性呼吸衰竭而实施机械通气和氧疗引起。Northway 等在 1967 年将支气管肺发育不良定义为，患儿在 36 周胎龄时持续存在肺部症状和体征，并且需要予以氧疗以纠正低氧血症并伴有胸部平片检查异常。通过产前使用激素、肺表面活性物质和新型辅助通气及主动开放动脉导管等方式，可改变这类早产儿的临床转归和预后。"新的支气管肺发育不良"患儿大多为极低胎龄早产儿在生后经最小量的或未经机械辅助通气、抑或是吸入的氧浓度太低所引起。尽管目前的治疗手段已可明显改善支气管肺发育不良患儿的预后，但肺高压仍是造成此类患者残疾和死亡的主要原因。Khemani 等发现极早产儿（胎龄< 32 周）合并支气管肺发育不良者，诊断为肺动脉高压的平均年龄为 4.8 月龄；其平均肺动脉压为（43±8）mmHg，肺血管阻力指数为（9.9±2.8）Wood 单位。其在诊断为肺动脉高压 6 个月后的

生存率为（64±8）%，确诊 2 年后的生存率为（53±11）%。此外肺动脉高压合并小于胎龄儿的生存率较低。在 26 例存活患儿中，89% 的肺动脉压进一步升高[354]。在一项大样本、单中心的前瞻性队列研究中，145 例极低出生体重儿（出生体重＜1000g）在生后平均 31 天时行心脏超声检查发现，6%（9/145）的患儿出现肺高压，另外 12%（17/145）的患儿在后续的心脏超声检查中发现肺高压[355]。这些研究均表明，婴儿的支气管肺发育不良越严重，其发生肺高压的可能性越高，并通常具有较长的住院时间和较高的死亡率（图 66-22）[353,356,357]。此外早期出现的肺高压（RR 1.12，95% CI 1.03～1.23）较晚期出现的肺高压（RR 2.85，95% CI 1.28～6.33）[356] 更易加重患儿的支气管肺发育不良。

在使用血管扩张药前，应先对患儿的整体情况做一全面的评估，尤其是各种造成肺部疾病的原因及与其相关的并发症[358]，如胃食管反流和误吸、气道结构异常（如扁桃体和腺样体肥大、声带麻痹、声门下狭窄及气管软化）及气管活力[352]。当支气管肺发育不良患儿出现以下情况时建议行右心导管检查：①持续存在严重心肺疾病的症状和体征或出现与呼吸道无关的病情恶化；②采取了针对肺部疾病的治疗但仍可疑存在明显的肺高压或出现相关的并发症；③需长期服用治疗肺高压的药物；④出现无法解释的且反复出现的肺水肿。右心导管检查的目的为：评估肺高压的严重程度；除外或确定与之相关的心脏解剖结构的病变及其严重程度；检查是否存在体－肺循环侧支；评估有无肺静脉梗阻或左心功能障碍[359]；并评估对单独氧疗无反应者的肺血管活性[352]。肺静脉狭窄在支气管肺发育不良合并肺高压者中较为常见[338]。对肺静脉狭窄患者的治疗目前仍存在困难。经导管干预或外科手术者的长期预后均较差且其在诊断后 2 年的生存率仅为 43%[338]。支气管肺发育不良患者可出现左心舒张功能障碍，此时需行心导管检查以明确；对于此类患者可通过使用利尿药以降低后负荷[359]。

先天性膈疝患者容易在疾病的任何时期发生肺高压[22,24,25,360-362]。除肺发育不良外，也可发生肺动脉或肺静脉狭窄[362]。这类患者中内皮素 -1 表达增高或肺高压病变严重的先天性膈疝的患儿预后较差[24]。

（八）血栓栓塞性疾病

慢性血栓栓塞性疾病在儿童肺高压患者中较为少见。虽然这种情况较为少见，但应明确诊断以在患儿后期治疗中采取针对性手段[26,363,364]。患儿

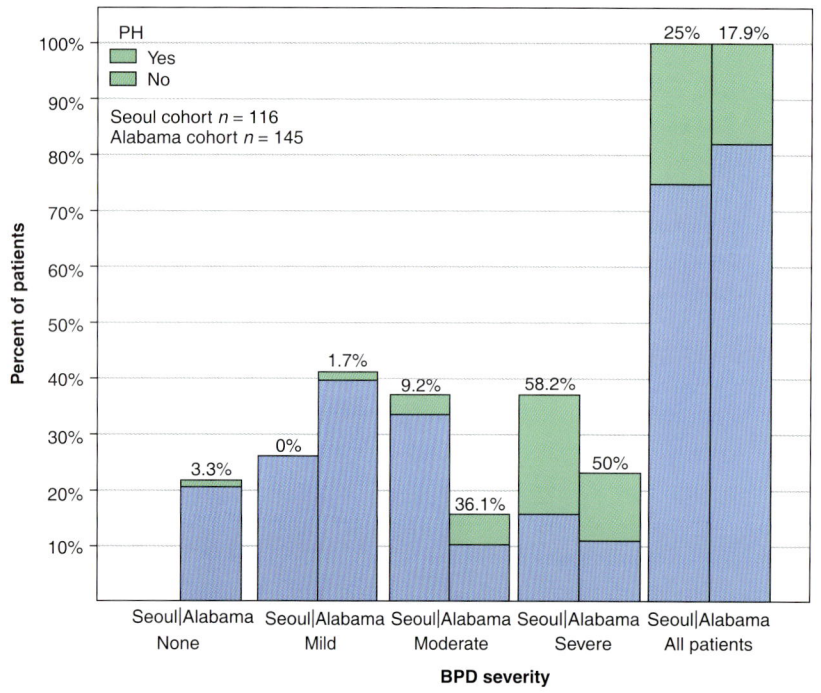

◀图 66-22 The incidence of pulmonary hypertension according to the degree of bronchopulmonary dysplasia severity. Numbers above the bars indicate the percentage of patients with pulmonary hypertension. (From Mourani PM, Abman SH. Pulmonary vascular disease in bronchopulmonary dysplasia: pulmonary hypertension and beyond. Curr Opin Pediatr. 2013;25:329–337; An HS, Bae EJ, Kim GB, et al. Pulmonary hypertension in preterm infants with bronchopulmonary dysplasia. Korean Circ J 2010;40:131–136; and Bhat R, Salas AA, Foster C, Carlo WA, Ambalavanan N. Prospective analysis of pulmonary hypertension in extremely low birth weight infants. Pediatrics. 2012;129:e682–e689.)

发生血栓性疾病的高危因素包括中央静脉置管、结缔组织疾病、血栓形成、细菌性心内膜炎和以治疗脑积水为目的的脑室-腹腔分流术。同时，服用避孕药也可造成高凝状态，导致患者发生肺栓塞。

对高度疑诊为慢性血栓栓塞性疾病相关的肺高压患儿，需仔细评估患者通气血流比值、CT及血管造影等检查结果。与肺血管栓塞相关的肺高压患者，若其存在外科性疾病且无严重的并发症时，通过切除栓塞血管可明显提高患者的生存率和生活质量[365]。尽管在儿童组此类患者还相对缺少临床证据，但仍建议采用此种方式对其进行治疗。

二十、肺动脉高压的药物治疗

基于目前已知的肺动脉高压的致病机制，三类药物被用于治疗肺动脉高压患者：刺激 cAMP 生成的前列腺素类药物（依前列醇、曲前列环素、伊洛前列素、贝前列素）；阻断内皮素信号的内皮素受体抑制药（波生坦、安贝生坦、马西替坦）；激活 NO-cGMP 信号通路的药物（PDE 阻滞药、西地那非、他达拉非；鸟苷酸环化酶激动药：利奥西呱）（图 66-23 和表 66-8）。尽管一些患者经合适的外科手术修补了先天性心脏畸形，但患者的肺动脉高压若未经治疗，在手术修复后仍可有不同程度的恶化。由于血管收缩是造成肺动脉高压发病因素中重要的一环，因此，肺血管扩张药可用于降低肺动脉压，增加心输出量，甚至可使部分已经存在的肺血管病变发生逆转。2013年的 WSPH NICE 会议提出了关于肺高压患儿的长期治疗方案（图 66-24 和图 66-25）[1]。并且 AHA 和 ATS 目前致力于制订肺高压患儿的诊断和治疗指南（表 66-9）[366]。目前关于儿童的治疗方案主要是基于在成人患者治疗上的经验形成。针对肺高压患者的靶向治疗可提高大多数类型肺动脉高压患者的生存率（图 66-4），但对于经先天性心脏病修补术后仍持续存在严重肺高压患儿，靶向治疗也无法有效改善其预后（图 66-26）。

在对慢性肺动脉高压患者开始使用肺血管扩张药之前，应先对患者行右心导管检查以评估患者对肺血管扩张药的反应。血管扩张反应阳性是指患者在使用血管扩张药后，其血流动力学发生改变。年龄越小的患者，其急性肺血管舒张试验的阳性率越高[155,367,368]。目前有多种口服或吸入性血管扩张药被用于肺血管舒张试验[202,216,367-375]。

（一）传统药物

右心衰竭治疗药物常被用于肺动脉高压患儿。地高辛常被用于右心衰竭的患儿，但目前并无明确的数据证明其在肺动脉高压治疗中的有效性[376]。当患儿出现与右心衰竭相关的周围性水肿或腹水时，可使用利尿药；但应避免过度利尿。由于其可造成肺泡源性低氧，所以应注意避免呼吸道感染并建议患儿常规接种流感疫苗。同时应避免使用可造成肺动脉高压的小众药物，如伪麻黄碱或其他刺激型药物[377]。对于需口服避孕药以避孕或调节月经者，建议使用不含雌激素的药物。对于脉搏血氧仪和多导睡眠图示慢性低氧血症或夜间血氧饱和度低的患者，建议予其吸氧治疗；但对于白天血氧饱和度正常者并不建议其接受氧疗。

（二）抗凝治疗

对成人 IPAH 患者的回顾性研究表明，华法林可提高患者的生存率[378]。在 COM-PERA 注册中心，连续纳入了 1283 例初诊为肺动脉高压的成人患者并对其进行随访[379]。在 800 例 IPAH 患者中，66% 的患者接受了抗凝治疗；在 483 例其他类型的肺动脉高压患者中，43% 的患者也接受了抗凝治疗。在 IPAH 患者中，经抗凝治疗病例的 3 年生存率较未经抗凝治疗者显著升高（$P=0.006$），需要指出的是通常接受抗凝治疗者在初诊时具有病情更严重，因此这两组患者的基线情况可能存在差异。虽然目前关于抗凝血药在儿童患者中并无深入研究，但通常建议常规进行抗凝治疗。在 IPAH 患者行抗凝治疗过程中，需维持 INR 在 1.5～2.0。对病情严重的 IPAH 患儿，尤其是当其存在深静脉置管或处于高凝状态时建议使用华法林[53]。是否对合并 Eisenmenger 综合征患者行抗凝治疗仍存在争议，此时需仔细衡量抗凝治疗存在的利弊[246]。

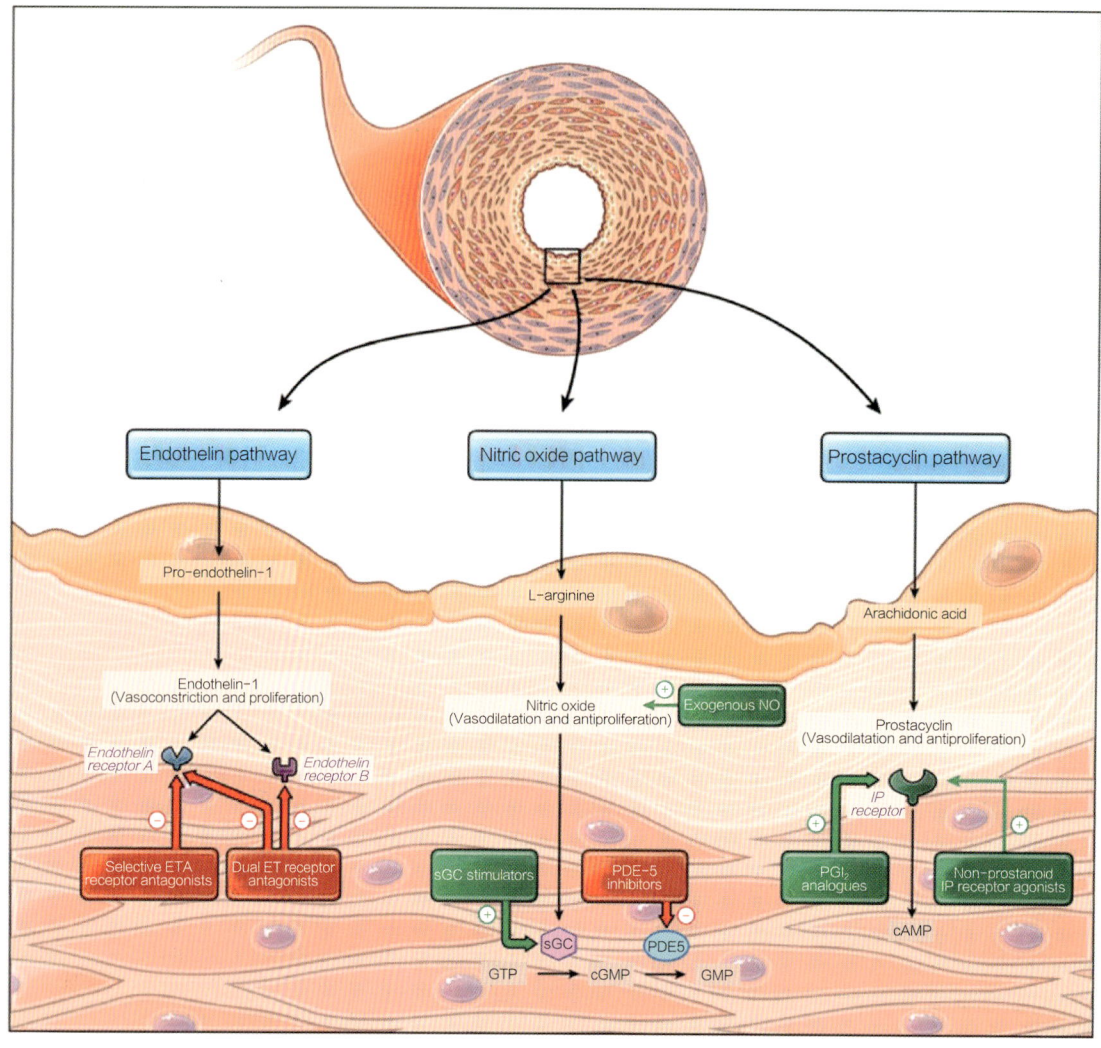

▲ 图 66-23 Established vasomotor pathways targeted by current and emerging therapies in PAH. The three major pathways (endothelin-1, nitric oxide, and prostacyclin) involved in the regulation of pulmonary vasomotor tone are shown. These pathways represent the targets of all currently approved PAH therapies. Endothelial dysfunction results in decreased production of endogenous vasodilatory mediators (nitric oxide and prostacyclin) and the upregulation of endothelin-1, which promotes vasoconstriction and smooth muscle cell proliferation. The endothelin-1 pathway can be blocked by either selective or nonselective endothelin-1 receptor antagonists; the nitric oxide pathway can be manipulated by direct administration of exogenous nitric oxide, inhibition of phosphodiesterase type-5, or stimulation of soluble guanylate cyclase; and the prostacyclin pathway can be enhanced by the administration of prostanoid analogues or nonprostanoid IP receptor agonists. ET, endothelin; ETA, endothelin type A; IP, prostaglandin I2; NO, nitric oxide; PAH, pulmonary arterial hypertension; PDE-5, phosphodiesterase type 5; and sGC, soluble guanylate cyclase. Humbert M, Lau EM, Montani D, et al. Advances in therapeutic interventions for patients with pulmonary arterial hypertension. *Circulation*. 2014;130:2189–2208.)

表 66-8 急性肺血管舒张试验阴性成人患者的靶向治疗

口服类药物				吸入类药物	连续静脉用药
内皮素受体抑制药	PDE-5 抑制药	sGC 激动药	前列环素	前列腺环素	前列腺环素
安倍生坦	西地那非	利奥西呱	曲前列环素	伊洛前列素	依前列醇
波生坦 马西替坦	他达那非		Selexipag	曲前列环素	RTS 依前列醇 曲前列环素（SC 或 IV）

没有 PAH 特异性药物被 FDA 批准用于儿童人群。儿科中所有 PAH 特异性药物的使用都属于超说明书用药

Lower risk	Determinants of risk	Higher risk
NO	Clinical evidence of RV failure	Yes
NO	Progression of symptoms	Yes
NO	Syncope	Yes
	Growth	Failure to thrive
I, II	WHO functional class	III, IV
Minimally elevated	BNP/NT-proBNP	Significantly elevated Rising level
	Echocardiography	Severe RV enlargement/dysfunction Pericardial effusion
Systemic CI >3.0 L/min/m² mPAP/mSAP <0.75 Acute vasoreactivity	Hemodynamics	Systemic CI <2.5 L/min/m² mPAP/mSAP >0.75 RAP >10 mm Hg PVRI >20 WU × m²

▲ 图 66-24 Risk factors that should be considered when planning therapeutic management options in pulmonary hypertension. CI, cardiac index; mPAp, mean pulmonary artery pressure; mSAp, mean systemic aortic pressure; NT-proBNP, N-terminal pro-brain natriuretic peptide; PVRI, indexed pulmonary vascular resistance; RAP, right atrial pressure; RV, right ventricle; SBNP, serum brain natriuretic peptide. (From Ivy DD, Abman SH, Barst RJ, et al. Pediatric pulmonary hypertension. *J Am Coll Cardiol.* 2013;62:D117–D126.)

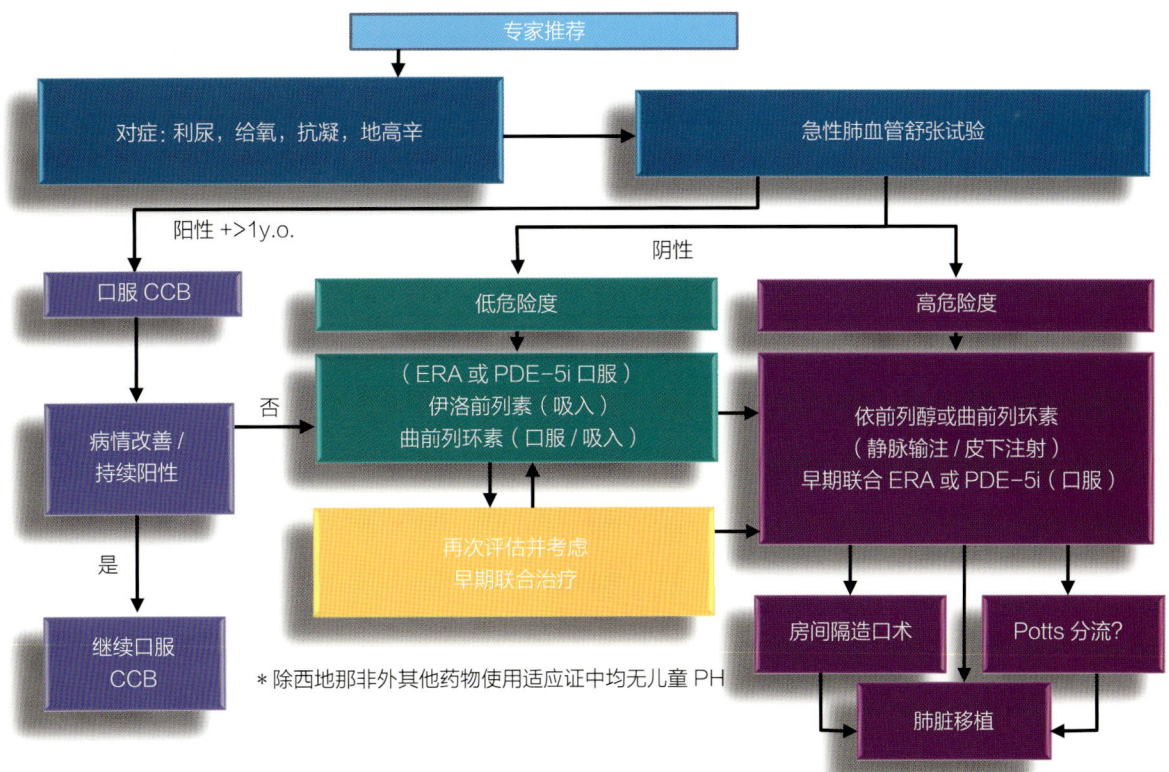

▲ 图 66-25 儿童特发性肺动脉高压或遗传性肺动脉高压治疗策略建议

该策略也可用于其他类型的肺高压患者（引自 Ivy DD, Abman SH, Barst RJ, et al. Pediatric pulmonary hypertension. *J Am Coll Cardiol.* 2013;62:D117–D126.）

CCB. 钙通道阻滞药；ERA. 内皮素受体抑制药；PDE-5i.5- 型磷酸二酯酶抑制药

表 66-9　摘自美国心脏学会和美国胸腔学会的指南

诊断、评估、监测

1. 右心导管检查应包含急性肺血管舒张试验，除非患者存在明确的禁忌证（ⅠA级）
2. 急性肺血管舒张试验阳性（决定患儿是否可开始使用药物治疗）是指其肺动脉压或肺血管阻力/体循环阻力至少降低≥20%且心输出量无明显减少（ⅠB）
3. 在开始治疗后，应在3~12个月内再次行心导管检查以评估治疗效果或病情变化（ⅠB级）
4. 在诊断肺高压或后期随访中，应测定患者体内脑钠肽或N-端脑钠肽前体的浓度（ⅠB级）
5. 家族中存在一级亲属具有单基因突变的遗传性肺动脉高压者建议行基因检测
   a. 基因检测结果与患者危险度分层相关（ⅠB级）
   b. 家族中遗传性肺动脉高压患者出现新的心肺方面的临床症状时，应立即行与肺动脉高压相关的评估（ⅠB级）

支气管肺发育不良

1. 对已诊断为支气管肺发育不良的婴儿建议常规行心脏超声检查以监测肺高压（ⅠB级）
2. 对合并支气管肺发育不良的肺高压婴儿，在开始靶向治疗前建议先评估和治疗肺部疾病，包括低氧血症、吸入性疾病、气道结构异常或必要时进行呼吸支持治疗（ⅠB级）
3. 对合并支气管肺发育不良的肺高压患儿开始长期治疗前，建议与其他类型肺高压患者一样先进行右心导管检查，以评估疾病的严重程度及其影响因素，如左心室舒张功能障碍、心内分流、肺静脉狭窄或体肺侧支循环形成（systemic collaterals）（ⅠB级）

药物治疗

1. 可用于低危险度肺动脉高压患儿的口服靶向治疗药物包括5-型磷酸二酯酶（PDE5）抑制药或内皮素受体抑制药（ⅠB级）
2. 对高危险度PAH患儿应早期予静脉输注前列环素或其类似物（ⅠB级）
3. 经治疗后WHO心功能分级仍为Ⅲ或Ⅳ级者或进行性加重者，建议行肺脏移植（ⅠA级）

儿童心脏疾病

1. 对于合并先天性心脏病（如房间隔缺损、室间隔缺损、动脉导管未闭）且未在早期行心脏修补者（通常为1~2岁，具体时间取决于缺损的大小和患儿的临床状态），建议对其进行以下评估
   a. 行心导管检查以测量肺血管阻力指数并评估手术的可操作性（ⅡB级）
   b. 若肺血管阻力指数<6WU·m²或PVR/SVR<0.3，可考虑行手术修补缺损（ⅠB级）
2. 对存在右向左分流的肺动脉高压患儿，若心导管检查示肺血管阻力指数≥6WU·m²或肺血管阻力/全身血管阻力≥0.3，手术修补缺损对其有利；对急性肺血管舒张试验阳性的肺动脉高压患儿也建议行手术修补（尤其是肺血管阻力指数<6WU·m²和肺血管阻力/全身血管阻力<0.3）（ⅡaC级）

肺高压患儿的门诊诊疗

对肺高压患儿建议行以下预防保健护理

1. 接种呼吸道合胞病毒疫苗（条件允许的情况下）
2. 接种流感病毒和肺炎链球菌疫苗
3. 严格检测生长发育情况
4. 增强呼吸道感染性疾病的认知并积极采取治疗措施
5. 对发绀型先天性心脏病患者或中央置管患者应预防性使用抗生素以避免发生亚急性细菌性心内膜炎（ⅠC级）

[引自 Abman SH, Hansmann G, Archer SL, et al. Pediatric pulmonary hypertension: Guidelines from the American Heart Association and American Thoracic Society. *Circulation*. 2015;132（21）:2037-2099.]

（三）血管舒张试验

与成人一样，在儿童开始靶向治疗前也应先经心导管检查行急性肺血管舒张试验。肺动脉压基础值较高的患儿在行心导管检查时具有较高的风险（RR=8.1，P=0.02）[106,108]。成人患者通常选用短效型肺血管扩张药，如吸入性NO[217,380,381]。对于儿童急性肺血管舒张试验阳性且可选用钙通道阻滞药治疗的判定标准为患儿在使用肺血管扩

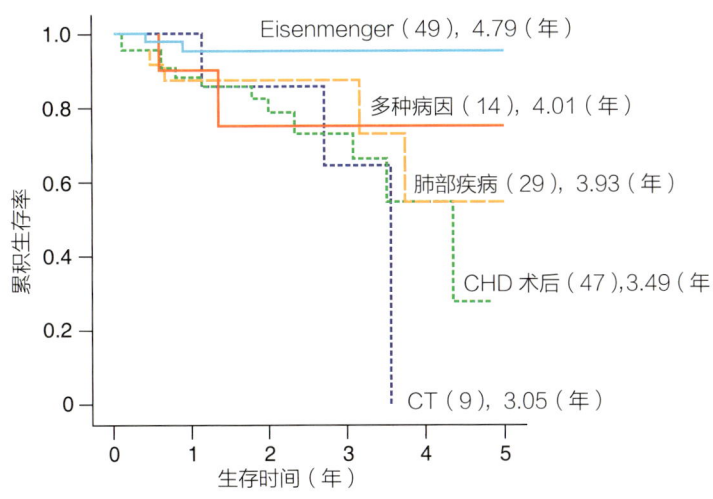

图 66-26 来自英国肺高压注册中心的相关性肺动脉高压中各亚组患者的生存曲线

括号中的数字为每组患者的人数和 5 年预测生存比例。与先天性心脏病患者术后相关的肺动脉高压者的预测生存时间最短（引自 Haworth SG, Hislop AA. Treatment and survival in children with pulmonary arterial hypertension: the UK Pulmonary Hypertension Service for Children 2001–2006. *Heart*. 2009;95:312–317.）

张药后其平均肺动脉压下降 20%，且心输出量无增加或无变化[156]。需注意的是该指征并不适用于评估手术的可行性（见上述相关章节）。由于钙通道阻滞药在成人患者中的治疗效果并不理想，因此 Sitbon 提出了更严格的关于急性肺血管舒张试验在成人阳性的标准。他们认为平均肺动脉压至少降低 10mmHg 且不超过 40mmHg 者，表明其对钙通道阻滞药治疗反应较好[382]。虽然目前在儿童患者中也使用了更严格的标准，但目前尚无关于此类患儿的研究。基于目前的研究表明 7%～30% 的 IPAH 患儿和 6% 的 APAH 患儿对急性肺血管舒张试验为阳性反应[383]。虽然对阳性患儿的定义多采用过去的标准，但阳性比例在成人和儿童 IPAH/HPAH 患者中并无明显差别[384]。这些标准均不适用于三尖瓣瓣后分流的患者。对于未合并三尖瓣瓣后分流的成人与儿童患者，急性肺血管舒张试验阳性患者预后较好[32,156,384]。

（四）钙通道阻滞药

由于钙通道阻滞药可明显降低心输出量或导致体循环血压急剧下降，因此用其评估患者肺血管舒张反应十分危险[363]。半衰期较长的钙通道阻滞药可导致这些不良反应持续的时间更长。因此，右心房压力升高或心输出量减少是短期或长期使用钙通道阻滞药的禁忌证。目前使用钙通道阻滞药治疗的患者持续减少。通常临床只对急性 NO 或 PGI_2 反应阳性的患者短期应用钙通道阻滞药。

钙通道阻滞药对于急性肺血管舒张试验阴性的患者的治疗效果不佳[156]。80% 的重症肺高压患者的急性肺血管舒张试验为阴性，这部分患者均需要除钙通道阻滞药以外的其他治疗手段。钙通道阻滞药中常选用氨氯地平、硝苯地平和地尔硫䓬用于肺高压的治疗[31]。

（五）前列环素

前列环素是花生四烯酸的代谢产物，其可激活血管平滑肌细胞的腺苷酸环化酶并导致细胞内 cAMP 升高，cAMP 进一步刺激体循环和肺循环的血管扩张。成人 IPAH 和儿童先天性心脏病患者体内的生物活性物质血栓素 A_2 和 PGI_2 处于不平衡状态[385]；同样地在重症肺高压的成人及儿童患者体内，PGI_2 合成酶在肺血管的表达明显降低[386]。在 20 世纪 80 年代第一次开始对患者进行静脉输注 PGI_2，其后 PGI_2 一直为患有重症疾病合并右心衰竭者的首选治疗药物。依前列醇在 1995 年被 FDA 批准用于临床；通过静脉输注依前列醇以长期提高患者体内前列环素的水平，可明显提高成人和儿童 IPAH 患者（图 66-27）[156,387-390]或婴儿及儿童期其他类型肺动脉高压者[391]的生存率和生活质量。Barst 等的研究表明，在长期静脉输注依前列醇的肺动脉高压患儿中，其 4 年生存率可达到 94%[156]；Yung 报道了静脉输注依前列醇的 10 年有效率为 37%（未发生死亡、未行心肺移植或房间隔开口术）[157]。然而，PGI_2 的治疗过程十分烦琐。

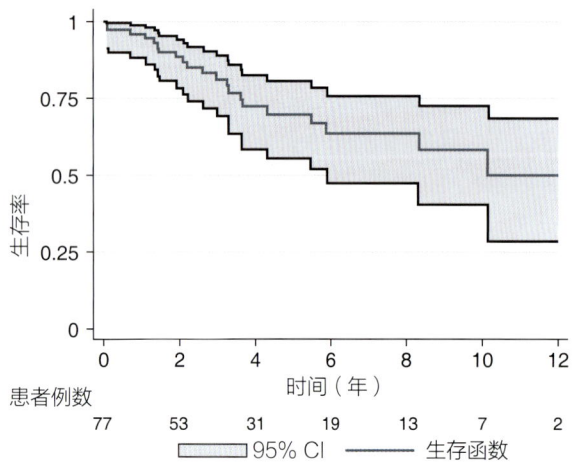

▲ 图 66-27 77 例肺高压患儿经静脉输注依前列醇、曲前列环素或经依前列醇治疗一段时间后又调整为曲前列环素者的 Kaplan-Meier 生存曲线及 95% 置信区间

患者 5 年免于肺脏移植的发生率约为 70%（95%CI 56%～80%）（引自 Siehr, Ivy DD, Miller-Reed K, Ogawa M, Rosenthal DN, Feinstein JA. Children with pulmonary arterial hypertension and prostanoid therapy: long-term hemodynamics. *J Heart Lung Transplant*. 2013; 32: 546-552.）

静脉输注依前列醇必须通过深静脉置管连续输注 24h，且需通过使用冰袋维持低温。由于依前列醇的半衰期仅 2～5min，因此非连续性给药可导致患者发生急性肺高压危象。此外，该药物的不良反应包括恶心、腹泻、关节痛、骨痛或头痛；并发症包括脓毒症，局部感染及导管异位，虽然导管异位较罕见但可威胁患者生命[392,393]。近几年，通过使用可关闭的中心静脉置管可降低患儿发生与置管相关的感染风险[394]。对于对静脉输注依前列醇有异常反应的患者可改用口服药物[93,39]。此外 PGI_2 吸入性治疗也是一种重要的治疗手段[396]。

曲前列环素为一种前列环素类似物，亦被 FDA 批准应用于临床。其可通过皮下（2002）、静脉（2004）、吸入（2009）和口服（2013）等途径给药。通过皮下给药可使患者免于行中心静脉置管，且最新的研究表明其对成人 IPAH 患者的长期疗效较好[397]。曲前列环素也可经静脉输注给药，同样需要中心静脉置管且需连续给药，但由于其半衰期为 4h，因此家属在配制时相对简单。静脉输注曲前列环素的不良反应较依前列醇相对较少，但目前无关于比较两者疗效的研究[398]。在皮下给药时，注射部位的不适感较为常见并成为限制采用该途径给药的一重要因素。然而，最近一项研究表明对小年龄儿童经皮下注射曲前列环素，由于其不良反应可耐受而具有较好的前景[399,400]。曲前列环素也可通过吸入给药[401-403]。单独口服曲前列环素在成人肺动脉高压[404]中也具有较好的疗效[405]。

伊洛前列素为一种吸入性前列环素类似物，其于 2004 年在美国被应用于 PAH 的治疗。该药物可通过雾化吸入 6～9 次 / 天。在给药时需患者持续吸入 10～15min，因而在对小年龄儿童给药时非常困难[367,406,407]。吸入性 PGI_2 主要的优势为其可选择性舒张肺血管而不影响体循环血压。此外，吸入 PGI_2 类似物可增加肺内气体交换，从而可改善通气 / 血流比例失调者的情况，即将血液从未通气部位重新分配至通气部位或气溶胶可到达的部位[407,408]。在肺动脉高压合并先天性心脏病患儿，吸入伊洛前列素在降低肺动脉压和肺血管阻力方面具有与吸入 NO 相似的效果，因此其也可用于急性肺血管舒张试验的评估[407]。吸入伊洛前列素也可与波生坦、西地那非或其他药物联合使用[409-411]。

贝前列素为具有口服活性的 PGI_2 类似物，其半衰期为 35～40min。其在短期治疗中效果较好，而长期疗效则相关较弱[412,413]。关于贝前列素研究的数据较少，其在美国和欧洲均未被批准用于临床，而在日本则可以[414]。最近贝前列素在日本被用于成人肺动脉高压患者的长期治疗[415]。

色利西帕（Selexipag）可通过口服给药，其具有选择性前列环素受体激动剂活性（图 66-23）。单独激活前列环素受体可减少由内皮素受体激活而导致的体循环不良反应。GRIPHON [Prostacyclin（PGI_2）Receptor agonist In Pulmonaryarterial HypertensiON] 作为一个随机多中心、双盲安慰剂对照试验用以评估口服色利西帕对肺动脉高压患者的长期疗效及安全性。色利西帕相对安慰剂组可降低死亡或致残事件的发生率约 40%（$P < 0.0001$）。色利西帕于 2015 年被 FDA 批准用于 WSPH 第一类分型中的成人患者。

（六）内皮素

血管收缩肽内皮素也是肺高压治疗的一个靶点[416]。内皮素家族包括 ET-1、ET-2 和 ET-3。ET-1 是由血管内皮细胞和平滑肌细胞产生的强有力的血管活性物质。ET-1 可与 ETA 和 ETB 两种亚型的受体结合而产生活性。ET-1 与位于血管平滑肌表面的 ETA 和 ETB 受体结合可介导血管收缩，而其与位于内皮细胞表面的 ETB 受体结合可介导 NO 和 PGI_2 的释放，后者可阻止循环中的 ET-1 进一步与受体结合。肺高压患者肺动脉中 ET-1 的表达增加[417-420]。ERA 可导致转氨酶升高、胎儿畸形、男性生殖力下降、外周水肿和血红蛋白减少等不良反应。波生坦为一种内皮素受体抑制药，其可降低肺动脉压和肺血管阻力并增加成人肺动脉高压者的运动耐受力[421]，这些结果也可外推于儿童[11,93,380,412,422,423]。对于与先天性心脏病相关的肺动脉高压或 IPAH 患儿，波生坦可降低肺血压及肺血管阻力，且患者耐受力很好[412,424]。在经波生坦治疗的患者中，约 11% 的成人患者会出现肝转氨酶升高而在儿童患者中约为 3%。在一项为期 12 周的研究中，波生坦在 IPAH 或先天性心脏病相关肺动脉高压患儿的耐受性好，且可明显降低患者的肺动脉压及肺血管阻力[412]。最近一项回顾性研究分析了使用波生坦同时结合或未结合其他治疗手段的 86 例患者，平均疗程为 14 个月，其结果表明，波生坦可持续改善患者临床症状和血流动力学情况，且患儿对药物的耐受性均较好，其 2 年生存率约为 91%[11]。Kaplan-Meier 生存率分析结果表明，在经波生坦治疗的患儿中，54% 的患儿出现疾病进展，4 年生存率为 82%[425]。然而，在一项成人及儿童体肺分流术后出现肺动脉高压的研究中发现，波生坦可在短期改善患者的 WHO 心功能分级和 6min 步行试验[251]。对于这类患者，波生坦的疗效在 1 年后进行性下降，其在重症儿童患者中降低得更明显[251]。最近 Beghetti 等报道了波生坦在肺动脉高压患儿中的安全性[9]。在≥ 12 岁年龄组的患儿中，2.7% 的患儿出现肝转氨酶升高，7.8% 的成人患者出现肝转氨酶升高；在该年龄组，约 14% 的儿童患者终止了波生坦的治疗，28% 的成人患者终止了该药物的治疗。在日本的一项队列研究中，西地那非并不会改变波生坦的药物代谢动力学[426]。一项安慰剂对照试验研究了波生坦在 Eisenmenger 综合征患者中的疗效。波生坦在此类患者中耐受性较好，并可明显改善患者的运动负荷及血流动力学情况，且不会影响外周血氧饱和度[248]。最近欧洲研发了一项新的治疗药物[427]，马西替坦为一种新型的内皮素受体抑制药，被研究用于具有症状的肺动脉高压患者。首个研究的初始终止点为从开始治疗至患者发生死亡、实施房隔造口术、进行肺移植、开始使用静脉输注或皮下注射前列腺素，或肺动脉高压加重，结果显示马西替坦可明显减低患者的致残率和死亡率[428]。

安贝生坦为 ETA 受体的选择性阻滞剂，该药物具有较高的口服活性和较长的半衰期。选择性拮抗 ETA 受体可阻断肺动脉高压患者 ETA 受体活化后形成的血管收缩反应，同时可维持 ETB 受体活化后的血管舒张反应。安贝生坦在 2007 年 6 月被美国 FDA 正式批准用于临床。经安贝生坦治疗的成人患者，其 6min 步行试验明显提高且其病情明显得到改善；同时肝转氨酶升高的发生率仅为 2.8%，与安慰剂组无明显差异[429]。最近 FDA 已不再要求对使用安贝生坦者每月常规行一次肝功能检查，但大部分中心仍在坚持对该类患者常规行肝功能监测。安贝生坦在儿童患者中的经验表明，其安全性与成人相似，且可改善部分肺动脉高压患儿的病情[430,431]。

（七）5-型磷酸二酯酶抑制药

5-型磷酸二酯酶（PDE-5）可降解 cGMP，其蛋白活性在肺高压患者中明显升高[432,433]。特异性 PDE-5 抑制药西地那非[434-443]可增加患者体内 cGMP 水平，从而扩张肺血管并改善肺血管重构。西地那非可用于肺动脉高压患儿的治疗[10,262,264,265,435,436,442,444-456]。口服西地那非能够减少肺高压术后患者[460]iNO 撤药过程中的反跳反应[457-459]或者用于慢性肺部疾病相关的肺高压者[410,434,437]。PDE-5 抑制药也可用于暂时性视力或听力受损的患者。

一项为期 16 周的随机双盲实验（STARTS-1）研究了口服西地那非在儿童肺动脉高压者中的疗效[461]。一共有 235 例患儿（年龄 1－17 岁，体重≥8kg）接受了 1 天 3 次次的小剂量、中等剂量、大剂量的西地那非或安慰剂进行治疗。结合患儿疾病的基础情况比较三组不同剂量西地那非治疗 16 周后治疗效果的首要判定指标为患儿的氧耗量峰值（pVO$_2$）。此外仅对运动实验可靠的患者行运动负荷评估。对所有纳入患者无论其是否进行运动负荷实验均需评估其平均肺动脉压、肺血管阻力指数及心功能分级。由于低剂量、中等剂量及大剂量西地那非组患儿的 pVO$_2$ 相较安慰剂组的变化为 7.7%±4.0%（95%CI－0.2%～－15.6%；P=0.056），因此该试验并未触发试验终止条件。PVO$_2$、FC、mPAP 及肺血管阻力指数在中等剂量及大剂量组相较安慰剂组的变化均具有统计学意义；而在小剂量组无统计学意义。西地那非组较安慰剂组患儿易发生上呼吸道感染、发热及呕吐（图 66-18）[447]。在完成初始的 16 周治疗后，接受小剂量、中等剂量及大剂量西地那非的治疗的患者仍维持原有方案继续治疗[436]。而安慰剂组患儿则被随机分配至小剂量，中等剂量或大剂量组。该研究继续对纳入患儿进行随访。至第三年，大剂量组较小剂量组患儿的死亡率为 3.95（95% CI 1.46～10.65）。大部分死亡患者为 IPAH 或遗传性肺动脉高压（高剂量为 76%，低剂量为 33%），心功能分级多为 Ⅲ/Ⅳ 级（高剂量为 38%，低剂量为 15%）。同时死亡患者的基础血流动力学也较差。Kaplan-Meier 结果表明小剂量、中等剂量及大剂量组患者的 3 年生存率分别为 94%、93% 及 88%（图 66-28）。基于以上数据，数据监测委员会建议所有经大剂量西地那非治疗的患者均应调小剂量。FDA 的 STARTS-1 和 -2 研究结果与欧洲药品管理局（EMA）的建议不一致。西地那非在 2011 年被 EMA 批准用于临床，随后发现应避免使用大剂量西地那非。在 2012 年 8 月，FDA 声明儿童 PAH 者（1－17 岁）应避免长期使用西地那非（http://www.fda.gov/Safety/MedWatch/SafetyInformation/SafetyAlertsforHumanMedicalProducts/ucm317743.htm）。2014 年 FDA 再一次说明了西地那非的禁忌证，表明不同患儿个体可能存在不同的风险－收益，并指出西地那非仍不推荐用于肺高压患儿（http://www.

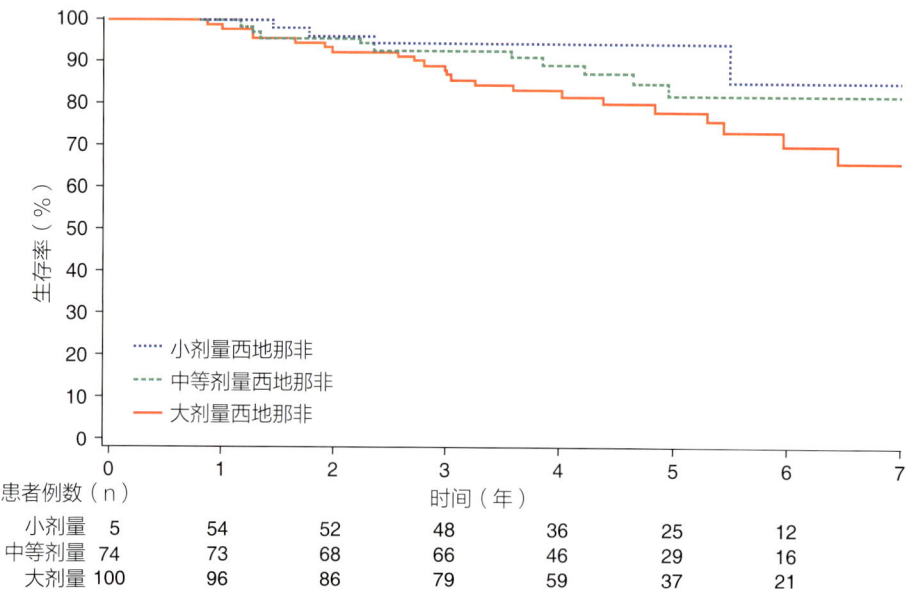

▲ 图 66-28　1－17 岁首次经西地那非治疗的肺动脉高压患儿的 Kaplan-Meier 生存曲线图（STARTS-1）和 STARTS-2

当患者存在以下情况时将删失其数据：①患者死亡，随访至其存活的前一天；②患者进行肺脏移植，随访至其接受移植的前一天。具有危险因素的患儿均为在该时间点仍处于研究队列中且存活（如未发生死亡事件、未失访或在研究终点也未出现事件终点）（引自 Barst RJ, Beghetti M, Pulido T, et al. STARTS-2:long-term survival with oral sildenafil monotherapy in treatment-naive pediatric pulmonary arterial hypertension. Circulation. 2014;129:1914–1923.）

fda.gov/Drugs/DrugSafety/ ucm390876.htm）。

静脉输注西地那非可增强先天性心脏病或术后患儿在吸入 NO 后的疗效，即进一步增加患儿体内的 cGMP 以降低肺血管阻力。然而，西地那非同时可能增加先天性心脏病术后患儿的肺内分流及加重与 V/Q 失调相关的低氧血症[462,463]。然而，最近一项研究结果表明，静脉输注西地那非可改善新生儿持续肺高压患者的氧合指数，且无论其是否接受 iNO 治疗[464]。

他达拉非也是一种选择性 PDE-5 抑制药，且已经于 2009 年被美国 FDA 批准用于临床，但目前缺乏其在儿童患者中应用的研究数据。他达拉非的半衰期较长。在成人重症肺动脉高压患者中，他达拉非来联合 PGI$_2$ 可改善患者病情[247,465-468]。在较大年龄组儿童中，他达拉非的不良反应与西地那非相似[469]。伐地那非尚未被 FDA 批准用于临床，但一项在成人患者的随机、安慰剂对照实验结果表明其可增加患者 6min 步行距离[470]。

（八）可溶性鸟苷酸环化酶激动药

NO-cGMP 通路的激动剂已经完全颠覆了以前对肺高压患者的治疗观念。利奥西呱为一种口服可溶性鸟苷酸环化酶（soluble guanylate cyclase, sGC）激动药，其可不依赖 NO 而直接增加 cGMP 水平，并增加可溶性鸟苷酸环化酶对 NO 的敏感性[471-474]。利奥西呱在 2013 年被 FDA 批准用于成人 PAH 患者的治疗[475]，并成为第一个经 FDA 批准的可用于与慢性血栓栓塞性疾病相关的肺高压治疗的药物[476]。

二十一、联合治疗

联合治疗由于可同时作用于多个与肺动脉高压相关的致病通路，而具有较好的临床前景。通过作用于三条通路而产生相加作用或协同作用较作用于单一通路具有更好的疗效。在成人肺动脉高压患者，通过比较依前列醇和波生坦联合用药和依前列醇单一给药，发现联合用药能更好地改善患者的血流动力学状态[477]。一项随机、安慰剂对照试验结果表明，在西地那非联合长期静脉输注依前列醇组与安慰剂联合依前列醇组的比较中，前者运动负荷、血流动力学状态、疾病进展及生活质量均较后者理想[478]。通过使用波生坦、西地那非和吸入伊洛前列素从而作用于三条致病通路，其结果表明成人重症肺动脉高压患者的长存率、肺移植的需求率及静脉输注伊洛前列素的需求率均有明显的改善[479]。另外一项成人的临床试验，比较了安贝生坦和他达拉非联合用药及其各自单一用药的疗效（图 66-29），至试验终止的数据表明，单一用药的疗效较联合用药好。另一项研究比较了 2000－2010 年的三个医学中心的儿童肺动脉高压患者采用不同治疗方案间的差异，研究结果表明联合靶向治疗为生存率增加的一项独立有利因素（图 66-30）[40]。

二十二、房间隔造口术

房间隔造口术可改善反复发生晕厥或难治性右心衰竭的重症肺动脉高压患者的病情。通过房间隔造口部分的右向左分流可增加心输出量而代偿低氧血症，且可通过降低右心压力而缓解患者右心衰竭的症状和体征[480,481]。有研究表明，房间造口术可缓解患者的临床症状和体征并提高患者的生存率，但是目前对房间隔造口术的疗效仍存在争议。一项纳入 20 例病情进行性加重的肺动脉高压患儿的研究显示，在经房间隔造口术后其临床症状和生活质量得到了明显的改善[480]。对于重症肺高压合并右心衰竭及肺血管阻力明显增加的患儿，由于术后心内大量的右向左分流及严重的低氧血症可能使该类患儿不能耐受房间隔造口术。

二十三、Potts 分流

Potts 分流术（左肺动脉-降主动脉吻合术，图 66-31）可减轻右心室后负荷从而改善右心室功能[328,239,482-484]。Potts 分流术为患者建立了"收缩期"的安全通道，而房间隔造口术则为患者建立了"舒张期"的安全通道。Potts 分流术的一显著优势为有效维持了机体上半身的血氧饱和度，而下半身的血氧饱和度则较低。当右心衰竭患儿对其他治疗无反应时，可考虑行 Potts 分流术。

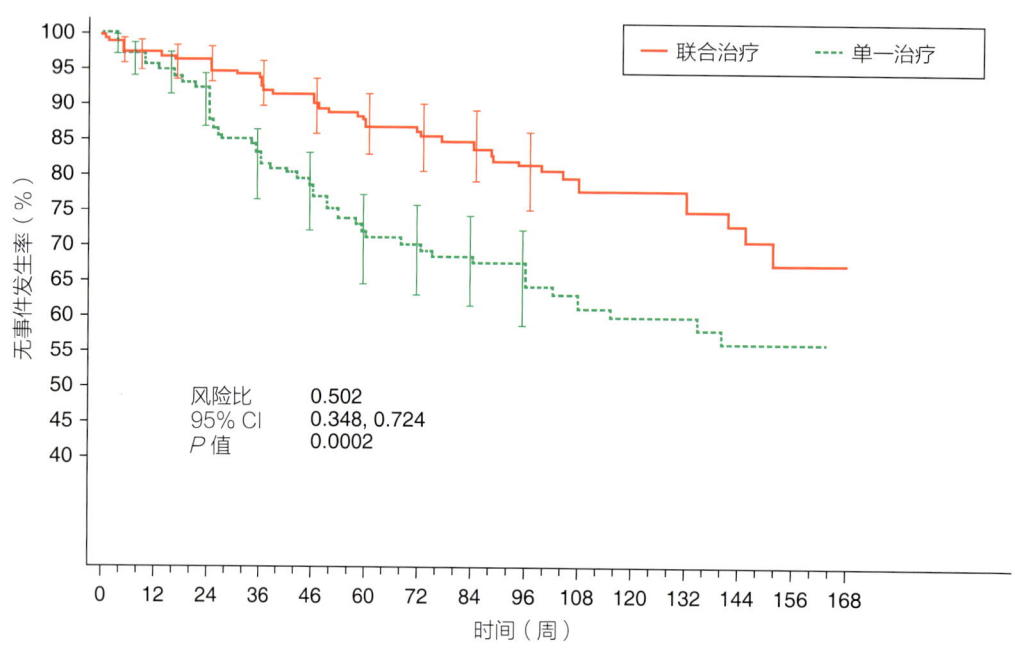

▲ 图 66-29 在 AMBITION 研究中（一项关于安贝生坦和他达拉非联合应用于 PAH 患者的随机、双盲、多中心研究），安贝生坦和他达拉非联合应用于肺动脉高压患者可明显降低临床治疗无效的发生率，相比其各自单一治疗，临床无效率约降低 50%（OR= 0.502；95% CI 0.348～0.724；P = 0.0002）

[引自 Galiè N, Barberà JA, Frost AE, et al. Initial use of ambrisentan plus tadalafil in pulmonary arterial hypertension. *N Engl J Med*. 2015; 373（9）:834–844.]

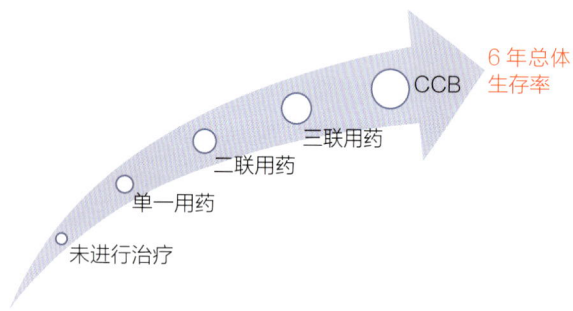

▲ 图 66-30 肺高压患儿的生存分析
经联合治疗患儿的生存率明显高于经单一药物治疗者

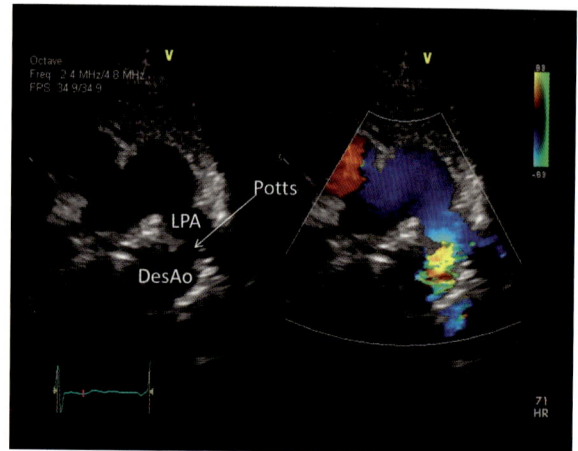

▲ 图 66-31 1 例 5 岁特发性肺动脉高压患儿经 Potts 分流术后的超声心动图
箭示分流从左肺动脉（LPA）至降主动脉（DesAo）

二十四、肺或心肺移植术

肺或心肺移植可用于对其他肺血管扩张治疗无反应或合并有明确的病变的肺高压，如肺血管梗阻[485]。但由于供体缺乏及移植后易发生闭塞性细支气管炎而限制了移植率；术后的闭塞性细支气管炎会限制患者移植后的长期生存率[486-488]。肺动脉高压患儿在经合理的药物治疗后病情仍进行性进展者，和未经移植其 2 年生存率≤50% 者，均应列入肺脏移植名单[489]。IPAH 患者处于肺血管疾病的晚期为儿童肺或心肺移植的第二常见指征[486,490-493]。在 26 例移植术后的 IPAH 患儿中，其平均生存时间为 5.8 年，1 年和 5 年生存率分别为 95% 和 61%[492]。在 81 例婴儿期行肺脏移植的患者中，其临床结局与其他年龄组患儿相似[490]。

二十五、新型治疗

关于肺动脉高压的新型治疗主要集中于可逆转血管重构的抗增殖药物。BMPR2 通路信号在大多肺高压患者体内均为异常。Rabinovitch 通过高通量测序以寻找是否有药物可刺激 BMPR2 通路信号。FK506（他克莫司）在治疗肺动脉高压小鼠时有效且可逆转重症肺动脉高压[494]；但目前还没有该类药物在人类方面的研究。

骨髓内皮祖细胞（bone-derived endothelial progenitor cells，EPC）具有较好的临床应用前景[495]。EPC 具有修复和重建血管的功能。通过对肺动脉高压模型小鼠注射 EPC 可明显提高小鼠的生存率，且在经 eNOS 转导细胞中的疗效最好[496]。因此通过注射 EPC 从而刺激肺血管床的再生成为肺动脉高压患者新型治疗方式的实例[497]。

强有力的血管扩张药具有较好的临床前景。研究表明新型药物可明显降低肺血管阻力，从而具有较好的治疗潜力，如 Rho-激酶抑制药、法舒地尔[498-503]。Rho/Rho-激酶通路包括了多种具有收缩血管活性的物质。目前研究表明，吸入法舒地尔在降低成人患者平均肺动脉压及肺血管阻力/全身血管阻力方面具有与 NO 相似的疗效[499]。同时，在与先天性心脏病相关的肺动脉高压患儿，静脉输注 30mg/kg 法舒地尔可降低患儿的平均肺动脉压和肺血管阻力，但其无选择性作用[500]。

对顽固性体循环高血压的患者，切除其交感神经具有潜在疗效。基于此，Chen 等对 13 例肺动脉高压患者经导管切除与肺动脉压相关的神经可缓解肺高压[504]。

第九篇　先天性心脏病年轻患者的特殊问题
Unique Issues Regarding the Young Adult with Congenital Heart Disease

第 67 章　青少年和成人先天性心脏病　　　／ 1610
第 68 章　过渡到成人期的护理　　　／ 1657
第 69 章　年轻先天性心脏病女性的妊娠　　　／ 1667

第 67 章
青少年和成人先天性心脏病
The Adolescent and Adult with Congenital Heart Disease

Ali N. Zaidi　Curt J. Daniels　著
田执梁　译

一、成人先天性心脏病的发病率

大多数 1950 年以前出生、患有中度或重度先天性心脏病的患者在成年前死亡，以生后第一周死亡率为最高[1]。诊断方法、医学管理、介入技术，先天性心脏病手术和围术期护理方面的显著进步已导致人口统计特征的历史性变化，造成先天性心脏病的成年人数超过儿童，比例为 2∶1[2-4]。在美国，每年有超过 20 000 名新患者存活到青春期（图 67-1）。随着护理水平的提高，目前预计超过 90% 先天性心脏病患者可存活至成年，因此，成人先天性心脏病患者数量将继续增加（图 67-2）。成人中复杂先天性心脏病的患病率一直在稳步上升（如 1985—2000 年增加了 85%），这与儿童中复杂的先天性心脏病的相对稳定发病率不同。到 2010 年，成人复杂先天性心脏病患者占 60% 以上，超过了先天性心脏病患儿（图 67-3）[5]。

在加拿大魁北克进行的一项以人口为基础的研究估计，在 2010 年，成人（18 岁及以上）的先天性心脏病患病率为 6.1‰[4]。这与 Mulder 等在荷兰进行的系统评价结果相当[6]。将这些统计数据类推于一般人群，可以估计加拿大有 100 000 多名先天性心脏病成人，美国超过 100 万，欧洲超过 180 万[7,8]。

Marelli 等估计 1985—2000 年儿童和成人先天性心脏病的患病率，并发现先天性心脏病患者的人口向 18 岁以上的人群转变（图 67-4）[5]。

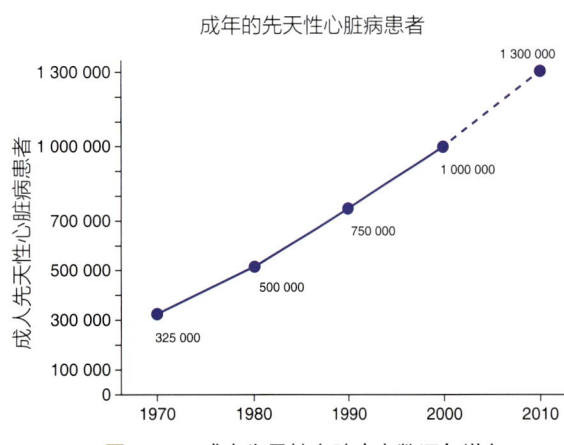

▲ 图 67-1　成人先天性心脏病人数逐年增多

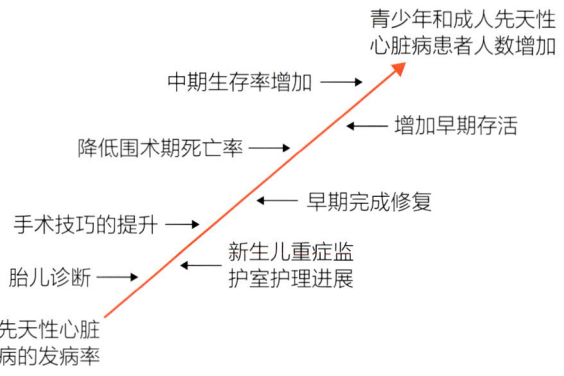

▲ 图 67-2　导致成人先天性心脏病人数增加的因素

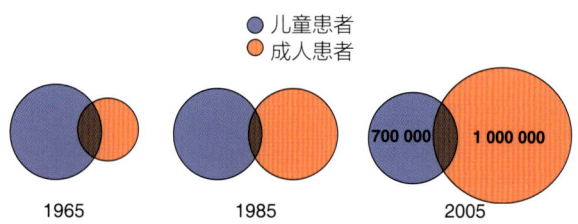

▲ 图 67-3　儿童与成人先天性心脏病患者比例估计

第九篇　先天性心脏病年轻患者的特殊问题
第 67 章　青少年和成人先天性心脏病

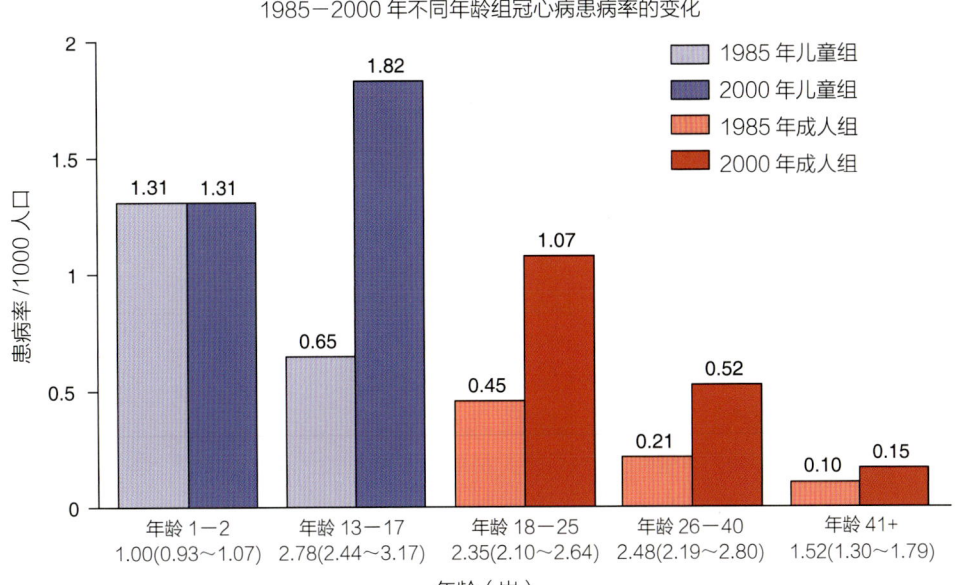

◀ 图 67-4　1985—2000 年不同年龄组先天性心脏病患病率的变化

13—17 岁年龄组患病率增幅最高，其次是 18—40 岁年龄组

儿科心脏病学和先天性心脏病手术的成功使成年患者的长期并发症得到缓解，这可能涉及心脏病领域的每一个子专科（图 67-5）。造成先天性心脏病成年人数增多的常见并发症包括心律失常、心力衰竭、肺动脉高压、心内膜炎、妊娠相关问题和心脏介入治疗[9]。到目前为止，对这些长期并发症最关心的是心源性猝死（图 67-6）[10]。

二、成人先天性心脏疾病项目

多数先天性心脏缺陷不可治愈，因此需要终身专门护理。心脏缺陷儿童治疗中的医疗和外科技术的突破促使成年人幸存者数量不断增加，并产生了新的心脏病专科：成人先天性心脏病科[9]。

由于成人先天性心脏病患者快速增长，为满足这一日益复杂的患者群体的独特需求，全球医疗保健系统面临着挑战，包括发展成人先天性心脏病诊所和优质管理中心，以提供全面的多学科专业护理。

尽管在发达国家为先天性心脏病儿童提供护理服务已经很成熟，但对于成人先天性心脏病的临床服务仍然相对较少[11]。为了应对先天性心脏病成年人数量逐渐增加和病理复杂性增加的问题，几个国家已经成立专门的成人先天性心脏病诊所，活动负担日益加重[9]。

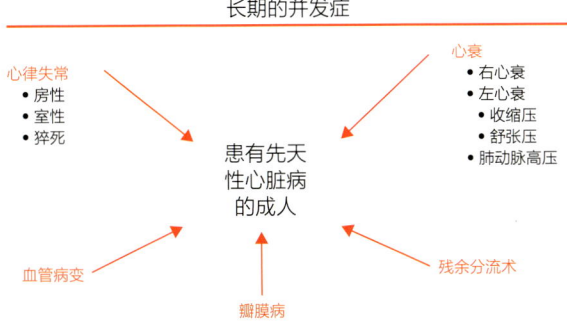

▲ 图 67-5　成人先天性心脏病的长期并发症和残余心脏异常问题

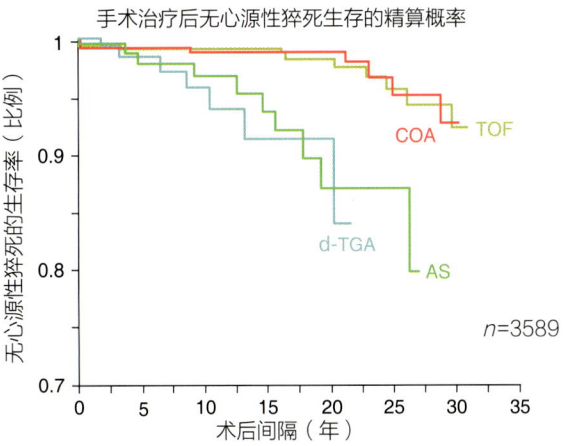

▲ 图 67-6　心源性猝死风险与先天性心脏病手术修复后的年数的关系

TOF. 法洛四联症；COA. 主动脉缩窄；AS. 主动脉瓣狭窄；d-TGA. 完全性型大动脉转位

1611

因此，处理这些患者的成人先天性心脏病专家必须熟悉在先天性心脏病变无并发症时进行适合的测试和随访。最重要的是，他们还必须为自然和非自然（手术）后提供专业护理，并且有资格评估和治疗这些不断增长的人群中的残留病变、心律失常、心衰和管理高危妊娠。目前的管理指南表明，大约一半的先天性心脏病成人患者从成人先天性心脏病中心的专门护理中获益。许多经过全面矫正手术的简单病变（如房间隔缺损、室间隔缺损、动脉导管未闭和轻度肺动脉狭窄）几乎没有血流动力学改变，基本不需要再次评估和治疗。患有多种病变或单一病变出现并发症的患者，如残余分流、心内膜炎、瓣膜病、心室功能不全、主动脉病变和心律失常等，可能需要更频繁的评估、医学治疗以及进一步的基于手术或导管的干预措施。

随着我们对先天性心脏病术式变化的不断了解，一些"常规"患者将会出现以前未被发现的问题。对于其他成年人，过去的手术方法及其长期并发症（例如 TGA s/p Mustard 术或 Senning 心房修补术）最终会过时，并被当今出现新并发症的手术所取代。

这种专业化护理通常建议用于对已知或疑似先天性心脏病成人进行初步评估、对中度和重度病变患者的随访、心脏手术和非手术干预以及对妊娠和非心脏手术的风险评估和支持[12,13]。目前众所周知，区域性成人先天性心脏病中心的集中治疗应由多学科小组提供，这些小组由具有成人先天性心脏病专业知识的心脏病专家组成，包括影像学、心律失常管理、介入心脏病学和高危产科、先天性心脏病外科医生、围术期护理和社会心理支持[12,13]。随着成人先天性心脏病诊所/中心有更多患者的生存率提高，美国各地仍然需要更多专业的成人先天性心脏病专家和中心。在全国最大的成人先天性心脏病中心之一，全国儿童医院和俄亥俄州立大学的俄亥俄哥伦布成人先天性心脏病项目（Columbus Ohio Adult Congenital Heart Disease Program，COACH）在临床护理的所有领域都呈指数级增长，证明人口不断增加并需要持续适当护理这一人群（图67-7）。

然而，专门的成人先天性中心的适当比例并不能保证患者获得最佳护理。一个困扰先天性心脏病领域的较大问题是，实际接受专业成人护理的合格患者比例相对较小，因为大多数是从儿科心脏病领域转变为成人医学领域。有几个因素与"护理差距"和长期随访的障碍有关。

从儿科向成人导向的医疗保健转移的共同障碍包括对需要这种护理的认识不足、缺乏可接近的主管成人护理提供者，以及患者和家属对儿科护理人员的情感依恋，反之亦然[14]。更令人不安的是，每年由儿科心脏病专家评估的患者，在21岁之后每10年才能看见一名心脏病专家[15]。这表明必须为这些患者提供更好和更易于就诊的途径。

由于缺乏培训和兴趣，一些经过最好的培训来了解这一群体中遇到的大多数缺陷的小儿科心脏病专家不会参与这些患者长期护理，除此之外，许多内科心脏病专家在他们的培训或经验期间已经很少接触先天性心脏病，然而，他们却被期待能够处理这些最复杂的患者。

在专门的成人先天性心脏病诊所/中心，新生儿和幼儿先天性心脏病的人员配备、环境和评估方式不同。诊所应该将年轻患者分开，并应该适应患者人群的年龄。根据患者的年龄和成熟程度，父母可能会或不会陪同患者就医。有些患者会与配偶一起就医，有些患者甚至会带自己的孩子一起就医。由于很多人都是年轻人，除非个人病情不能自述，否则，医生应该私下与患者以及陪伴患者的人沟通。青少年和成人应该明白，心脏病专家愿意私下讨论某些问题，并且这些讨论是保密的。在这个年龄段，这些患者应该分享或主要决定他们的治疗和行为疗程，从父母的决定中"断奶"是成年患者面临的主要挑战之一。在患有多种身体和（或）智力障碍的成人先天性心脏病患者亚组中，对这种复杂患者群体的持续管理往往是具有挑战性的。有先天性心脏病的成人与父母共同生活并且有着复杂的社会心理需求的情况并不少见。在症状最轻或没有症状的情况下，或者在青春期常见的叛逆阶段，不遵守护理的情

第九篇　先天性心脏病年轻患者的特殊问题
第67章　青少年和成人先天性心脏病

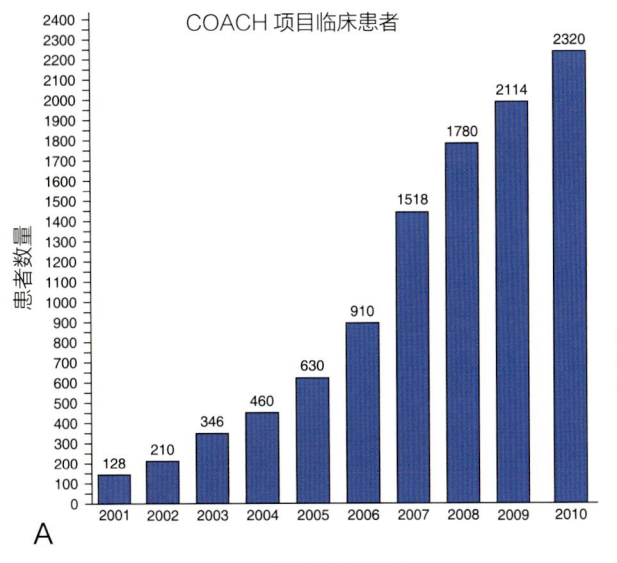

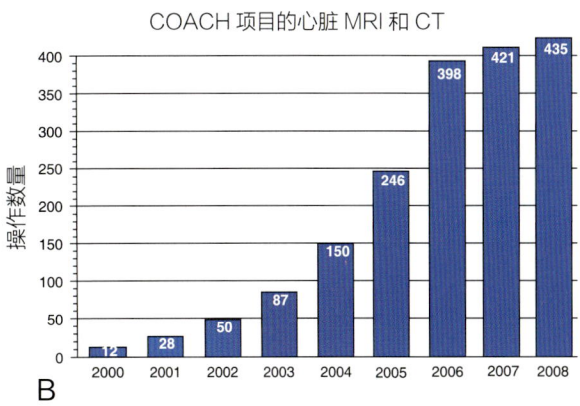

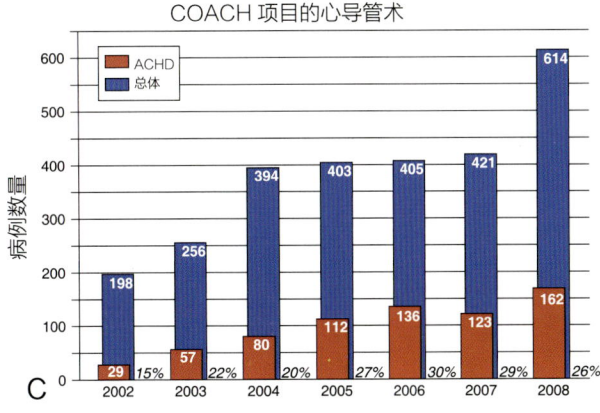

▲ 图 67-7　2000—2008 年美国儿童医院和俄亥俄州立大学的俄亥俄州哥伦布成人先天性心脏病项目（COACH）记录
A. 成人先天性心脏病（ACHD）诊所患者；B. 心脏磁共振/计算机断层扫描；C. 心导管术数量

况也可能会影响护理的连续性。最后，患者因为教育或工作有关原因而地理位置发生变化时可能会失去随访资料[16]。

不同机构的青少年和成人心脏诊所的人员配置不同。这些团队可能包括经验丰富的儿科心脏病专家、内科心脏病专家、处理先天性心脏病经验丰富的心脏外科医生、护士医师、心理学家和社会工作者。人员配置应该包括来自儿科和内科学科的学员，以便确保未来的努力更加协调一致。现实情况是，与内科心脏病专家相比，儿科心脏病专家很少，而且大多数患者向成人心脏病专家求助是不可避免的。提供护理的人员必须接受培训，并有能力照顾这一独特的人群。这些成人先天性心脏病中心应该有产科和妇科医生、精神科医生、内分泌科医师、肾脏科医师、血液科医师等，并且都对先天性心脏病对这一人群的影响有所了解。

除了通过对他们的心脏问题的深入了解来协助他们的父母之外，成人先天性心脏病诊所的从业人员还有希望帮助患者管理生活方式问题。这包括性行为（包括避孕、怀孕和后代评估）、教育和就业能力、可保性以及运动和竞技[16]。目前的管理指南表明，大约一半的先天性心脏病成人患者受益于成人先天性心脏病中心的专门护理。这种护理通常建议用于对已知或疑似先天性心脏病成人进行初步评估、对中度和重度病变患者的随访、心脏手术和非手术干预以及对妊娠和非心脏手术的风险评估和支持[12,13]。

虽然在加拿大已经实现了推荐的专业中心数量（即 17 个中心在 CACH 网络内注册），但发达国家的大多数国家都达不到这一目标。例如，在美国，美国先天性心脏病协会（www.achaheart.org）上列出了 108 个自行宣布的成年人先天性心脏病中心，这些中心的活动量和资源可获得性有

1613

所不同。尽管成人先天性心脏病中心数量不断增加，但在这些中心只能见到一小部分成人先天性心脏病患者。加拿大的一项研究发现，＜25%的先天性心脏病成年患者由专业中心跟踪，获得服务的等待时间超过了所公布的指南建议[17]。

三、成人先天性心脏病训练

使预后最佳的一个重要因素是制订培训计划以满足人员需求并提供合格的、一致的和全面的护理。成人心脏病学受训者接触成人先天性心脏病的教学和临床经验差异很大，这反映了很少有项目在心脏病学这一部分提供专门的高级培训这一事实[18]。先前的调查表明，只有25%的心脏病专家护理成年先天性心脏病患者，并接受过正规的心脏病学专业培训[17]。事实上，内科心脏病培训只需要6h的先天性心脏病讲座就可以获得内科心脏病学委员的资格。

由于需要先天性心脏病经验和成人医学培训，目前只有少数专门的成人先天性心脏病专家。这是制订培训计划以满足人员需求并提供合格、一致和全面的护理而使预后最佳的一个重要因素。美国是第一个正式承认成人先天性心脏病作为独立心脏病学专业合法性的国家。2012年9月，美国医学分专业委员会通过美国内科委员会批准了专业认证考试。第一次考试计划于2015年进行。小儿或成人心脏病专家需要在公认的成人先天性心脏病培训中心获得至少2年的研究生资格[9]。ESC及其成人先天性心脏病工作组已准备好效仿[13]。加拿大心脏协会（Canadian Cardiac Society, CCS）根据1992年成立的加拿大成人先天性心脏病网络的工作，构建了一个由1996年成人先天性心脏病共识会议确定的国际专家构成的小组。该论坛提出的最重要的建议是将所有成人先天性心脏病患者转诊到专门的成人先天性心脏病中心进行持续护理[19]。其临床指南在1998年出版的1996年CCS会议上提出[12]，随后在2001年第32届Bethesda会议上也提出类似的提案[20]。

Gurvitz等表示，在美国，这一比例预计会大大减少，并且护理差距和分散性已被记录在案[14,21]。

在一项以人口为基础的大型研究中，Marelli等指出，与国家共识指导方针相一致的是，转诊至专科成人先天性心脏病中心的人数显著增加。重要的是，死亡率的显著降低与转诊至成人先天性心脏病中心有关，并且在严重先天性心脏病患者中最为显著。他们还进行病例对照和队列研究表明，专门的成人先天性心脏病护理与降低成人先天性心脏病患者死亡率独立相关。

尽管在成人先天性心脏病转诊中心接受治疗的患者中严重先天性心脏病的发生率较高，但这一观察结果仍然可信。预计先天性心脏病诊断和手术治疗方面的进展会影响生存率，尽管这些进展对于成人先天性心脏病转诊和非转诊中心都是可行的，但专业成人先天性心脏病护理人员对专业知识的可及性和应用的三级和四级护理的增加，可以解释成人先天性心脏病转诊中心的有益作用[22]。事实上，这使所有成人先天性心脏病患者至少一次在专业成人先天性心脏病中心进行评估，并且患有中度或复杂先天性心脏病患者在专业成人先天性心脏病中心定期随访或遵循其建议[12,13]。

尽管进行了手术修复，但大多数类型的先天性心脏病与后遗症和长期并发症相关，这就造成医疗资源利用率较高[23]。成人先天性心脏病的急诊就诊率、住院率和心脏介入率比一般人群高出数倍。在先天性心脏病患者的健康相关费用和结果模型中，生活质量提高寿命增加的显著效益使昂贵的干预措施具有经济上的合理性[24]。

2005年，超过3/4的成人先天性心脏病患者没有进行门诊心脏病学评估[4]。据观察，只有少于1/3的成人先天性心脏病患者在专门的中心积极接受护理，这表明向成人先天性心脏病患者提供适当的医疗保健的需求在很大程度上仍未得到满足[17]。

成人先天性心脏病专业中心应提供一系列专业服务以满足该类患者的需求。医生的专业知识是为成人先天性心脏病患者提供高质量护理的关键，因此成人先天性心脏病分专业培训计划已经出现，以解决这一新兴心脏病领域的人力短缺问题[25]。

以下章节将讨论先天性心脏病在成年期有或

没有进行修复手术时最常见的长期后遗症，以及长期并发症及认为必要进行的诊断检查和治疗选择。

四、二叶主动脉瓣

先天性二叶主动脉瓣是大约2%的普通人群中最常见的先天性畸形[26]。这是成人孤立性主动脉瓣狭窄的最常见原因，男女比例为3:1[27]。二叶主动脉瓣可能在功能上正常，瓣膜上没有显著的压力梯度，不超过微量主动脉瓣反流。然而，二尖瓣增厚和局灶性钙化早在生命的第20年就可以检测出来[28]。在年轻人中最常见的表现或症状是收缩期喷射杂音，通常是喷射性咔嗒声。然而，根据瓣膜病的严重程度不同，主动脉瓣狭窄或主动脉瓣关闭不全的患者可能会出现运动不耐受、劳力性呼吸困难或非典型胸痛，随着年龄的增长，这些症状（心绞痛、晕厥或心力衰竭）可达到高峰期。

无显著主动脉瓣狭窄（通常定义为压力梯度低于25mmHg）和轻度主动脉瓣关闭不全的患者只需要定期随访。然而，随着时间的推移，由于纤维化钙化狭窄病变往往会进展，几乎75%的患者最终都需要手术[29]。对先天性心脏缺陷自然史的联合研究表明共有473名主动脉瓣疾病患者平均随访20年。只有在导管插入时出现初始峰值-峰值梯度<25mmHg中的20%的患者进行了随后的干预措施。但是，对于梯度>50mmHg的患者，其心律失常、猝死、心内膜炎、晕厥和心绞痛每年的发生率为1.2%[15]。

导致二叶主动脉瓣患者发生主动脉瓣狭窄的危险因素多变，并且界定不清，常与瓣膜特征有关。Beppu等对75例（15—76岁）二叶主动脉瓣患者进行了超声心动图评估研究，发现主动脉瓣硬化开始于生命的第二个10年左右，主动脉钙化开始于第四个10年。主动脉瓣压力梯度每10年增加大约18mmHg，伴随着瓣膜硬化。具有前向后（而不是从右到左）和偏心（与对称）瓣膜小叶的患者病情进展更快，平均每10年主动脉瓣压力梯度增加27mmHg[30]。

应监测二叶主动脉瓣患者的进行性主动脉瓣功能障碍[狭窄和（或）反流]以及主动脉扩张伴动脉瘤形成和主动脉夹层的风险。超声心动图应根据主动脉瓣狭窄、主动脉瓣反流和主动脉扩张频率最高的病变间隔进行。二叶主动脉瓣患者的主动脉生长速度为每年0.2～0.9mm，具有个体差异[31]。显著主动脉瓣狭窄的发生比显著主动脉瓣反流更常见。

基于2014年AHA/ACC瓣膜指南和2008 ACC/AHA成人先天性心脏病指南，并且符合2011年超声心动图的使用标准，指南提出对主动脉瓣狭窄和二叶主动脉瓣患者的主动脉扩张建议进行监测[12,32,33]。

应评估二叶主动脉瓣患者的一级亲属是否存在二叶主动脉瓣和胸主动脉疾病。主动脉瓣疾病监测通常由经胸超声心动图进行。通过二维经胸超声心动图使用垂直于主动脉流量最大直径测量主动脉根部和升主动脉的大小。虽然2010ACC/AHA胸主动脉疾病指南建议使用内部升主动脉直径[34,35]，但超声心动图指南建议使用内边缘到内边缘测量主动脉瓣叶交点处的主动脉瓣环直径大小。

如果超声心动图无法充分显示主动脉根部和升主动脉窦管连接处，则推荐使用非增强MRI或增强CT。在MRI或增强CT图像上，使用外径。在需要连续成像的患者中，MRI可能是首选，以避免重复射线暴露。肾功能受损或有贝类过敏史的患者，应谨慎静脉应用CT对比剂碘油造影。

由于缺乏疗效证据，药物治疗对二叶主动脉瓣患者的作用有限[32]。没有发现确切的药物治疗可改变二叶主动脉瓣疾病或主动脉瓣狭窄的自然病史。

已确定二叶主动脉瓣和主动脉瓣狭窄患者的治疗方式。虽然不推荐经皮主动脉瓣成形术治疗老年人钙化性主动脉瓣狭窄，但在有些青少年和主动脉瓣狭窄（最常见的是由于二尖瓣联合融合）的年轻成年人瓣膜成形术中，无明显瓣膜钙化或反流。应该考虑选择有明显主动脉瓣狭窄的人群——通常定义为峰值梯度≥60mmHg或有症状患者≥50mmHg。这些是2008 ACC/AHA成人先天性心脏病指南提出的建议[12]。

在一个涉及606例患者的大型合作注册研究中，球囊瓣膜成形术后峰值平均降低60%[36]。然而，这种手术应该被视为姑息治疗，患者需要连续随访[37]。

自体肺动脉瓣置换术（Ross手术）有一定的作用，对于某些患者，特别是在患有明显主动脉瓣疾病的青少年和年轻成人来说，是可选择的手术方式。手术成功后，不需要长期抗凝治疗，因此患者可能不需要限制大部分活动。这种人群的长期随访是有希望的，但特别注意的是必须包括评估新主动脉瓣膜、主动脉和新的肺同种异体移植物，因为它们可能会逐渐变窄[38,39]。Ross手术的中长期随访显示出良好的结果，但随访时间较长的患者可出现主动脉瓣膜反流和主动脉根部扩张[40,41]。新出现主动脉瓣反流和（或）主动脉根部扩张的患者需要做超声心动图、CMR或CT进行连续成像的常规随访。Ross手术后的患者是否可以安全地进行竞争激烈的运动项目尚未确定。

虽然二叶主动脉瓣患者存在发生心内膜炎的风险，但不建议对单纯二叶主动脉瓣患者应用抗生素预防。对于二叶主动脉瓣患者，推荐使用良好的牙科护理和口腔保健措施[42,43]。

二叶主动脉瓣经常与其他先天性心血管缺陷有关，包括主动脉缩窄、主动脉瓣上狭窄、主动脉瓣下狭窄、室间隔缺损和主动脉窦动脉瘤。二叶主动脉瓣并发主动脉缩窄与主动脉并发症的高风险相关。少见但以前经常被治疗的病变包括房间隔缺损或室间隔缺损和动脉导管未闭。

一些研究支持二叶主动脉瓣是影响主动脉根部的单一发育异常部分并最终导致主动脉根部扩张的理论。两种证据支持这一理论。首先，尸检研究显示与三叶主动脉瓣的患者相比，主动脉夹层发病率增加5～10倍。无主动脉瓣狭窄、主动脉缩窄和高血压[41]。其次，Warren等在儿童和Hahn等在成人研究中表明，与年龄和性别相匹配的对照组相比，无主动脉瓣狭窄的二叶主动脉瓣患者主动脉根部扩大[43,44]。这些关联导致主动脉瓣和主动脉的先天性异常可能反映出共同发育缺陷的理论。假设二叶主动脉瓣患者（包括那些功能正常的患者）主动脉疾病风险增加的主要原因是主动脉中膜弹性断裂、平滑肌细胞缺失和胶原增加等共存缺陷[45-47]。因此，那些患有二叶主动脉瓣但无明显主动脉瓣狭窄或反流的患者需要对主动脉根部扩大进行常规评估。超声心动图可用于筛查和观察主动脉根部，但无法观察到超过主动脉窦数厘米以上的病变，因此可能会使远端升主动脉的显著扩张不能发现。CMR作为一种筛查工具，通常需要评估从瓣环到整个大血管起搏的整个主动脉根部（图67-8）。根据目前的指导原则，建议每年根据超声心动图，CMR或MRI对患有二叶主动脉瓣和扩张升主动脉（＞4cm）的患者进行连续评估。所有二叶主动脉瓣患者的一级亲属应使用超声心动图进行筛查[47]。

预防性主动脉根部或升主动脉置换术治疗二叶主动脉瓣疾病的时机很复杂。各种主要社会指南建议对于二叶主动脉瓣患者规定了不同的主动脉直径阈值（通常范围为5.0～5.5cm）。这些建议主要基于协商一致的专家意见，因为只有有限的数据可用。

当主动脉根部或升主动脉直径＞5.5cm时，除非存在主动脉并发症的其他危险因素，一般建议手术修复或置换二叶主动脉瓣患者的升主动脉。这一建议与2014 AHA/ACC瓣膜指南一致[32]。相比之下，2010年胸主动脉疾病指南推荐手术修复或置换升主动脉直径≥5.0cm（或生长速度＞5mm/年）二叶主动脉瓣患者的升主动脉[34]。实践指南提示，β受体阻滞药用于主动脉扩张（＞4cm）和二叶主动脉瓣（无显著主动脉瓣反流）的非手术患者是合理的，但该建议以共识而非临床试验为基础[34,48]。

2014年ESC主动脉疾病指南和2012 ESC的瓣膜指南还建议，主动脉直径阈值≥5.5cm或直径增加速率超过0.5cm/年的患者进行主动脉手术，或者如果患者是因主动脉根部直径或升主动脉直径大于4.5cm而出现严重动脉粥样硬化（atherosclerosis，AS）或主动脉瓣反流的患者进行

第九篇 先天性心脏病年轻患者的特殊问题
第 67 章 青少年和成人先天性心脏病

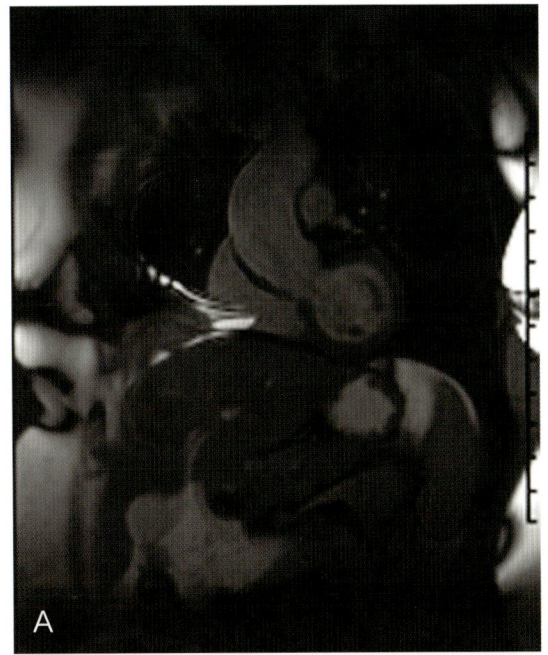
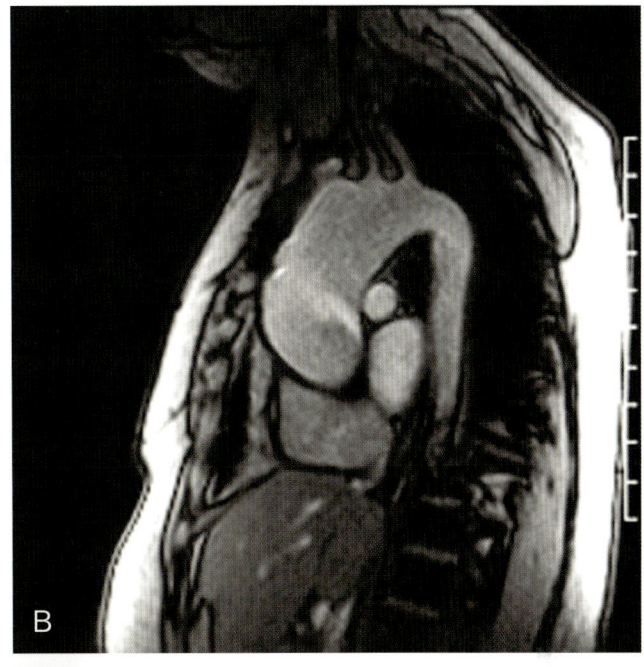
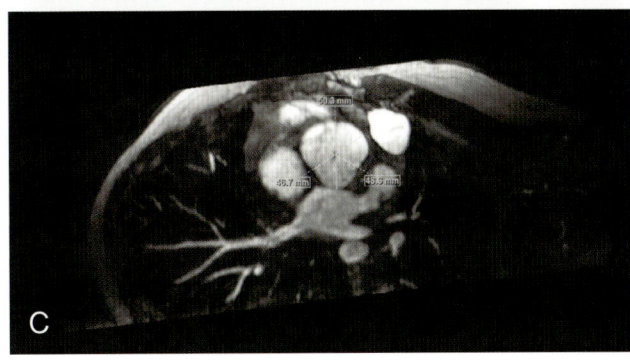

▲ 图 67-8　A.26 岁无主动脉狭窄 / 主动脉瓣关闭不全的二叶主动脉瓣患者，心脏磁共振显示主动脉根部扩大，在升主动脉中部测得最大直径为 50.3cm；B.1 例 32 岁的二叶主动脉瓣患者，伴有轻度主动脉狭窄和大型升主动脉瘤，测量最大直径为 5.2cm，其接近右无名动脉起点。超声心动图测得升主动脉最大直径超过主动脉窦 4.0cm 以上，因此我们低估了升主动脉的最大直径；C.MRA 显示 32 岁二叶主动脉瓣患者的主动脉根部扩张（图 C 由俄亥俄州哥伦布市国际儿童医院 Kan Hor 博士提供）

AVR[49]。主动脉夹层累及升主动脉或有胸腔动脉瘤扩张症状的患者应紧急进行手术或血管内介入治疗评估。

接受单纯主动脉瓣置换术的二叶主动脉瓣患者在手术后应继续进行主动脉根部和升主动脉的监测。Borger 等发现主动脉瓣膜置换术后 15 年无主动脉根部并发症（置换、扩张），主动脉直径 < 40mm、41～44mm 和 > 45mm 患者的置换率分别为 86%、81% 和 43%[48]。

五、主动脉瓣反流

主动脉瓣先天性异常通常表现为主动脉瓣反流、主动脉瓣下阻塞、室间隔缺损主动脉瓣脱垂或结缔组织病导致主动脉根部扩张。单纯主动脉瓣反流在青年患者中更常见，在老年患者中一般与主动脉瓣狭窄并存。二叶主动脉瓣是发达国家原发性主动脉瓣反流最常见原因[50]。

对大多数人来说，多年来主动脉瓣反流耐受性良好，进展缓慢，但最终会导致左心室扩张和功能障碍。这些患者通常几十年来都无症状，直到有左心衰竭时才出现症状（劳力性呼吸困难、心绞痛或晕厥）。影响左心室的容量负荷导致一系列代偿性心肌重塑，引起左心室扩张。通常这些改变可以通过适当的药物治疗来逆转，然而显著的主动脉瓣反流和左心室扩张的患者最终可能需要主动脉瓣置换。

严重主动脉瓣反流患者可以使用血管舒张治疗来缓解左心室容量负荷（当不推荐 AVR 时），或者改善血流动力学特征并使严重心力衰竭和严重左心室功能不全患者症状缓解[47]。

1617

慢性主动脉瓣反流患者的临床检查、运动耐量和左心室大小及功能均得到密切监测，但尚未接受手术。在没有症状的情况下，治疗决策主要基于对左心室大小和功能的连续测量。所有患有临床明显主动脉瓣反流的患者均应进行每年一次的超声心动图检查。如果随访数年之后患者左心室大小和功能保持稳定，可酌情减少超声心动图的检查次数。

基于 2014 年 AHA/ACC 瓣膜指南，2008 年 ACC/AHA 成人先天性心脏病指南，并且符合 2011 年超声心动图的使用标准，建议对伴有主动脉瓣反流的二叶主动脉瓣患者进行监测。

伴有重度主动脉瓣反流，每 6～12 个月进行一次多普勒超声心动图检查（如果左心室扩张则更频繁）。

伴有中度主动脉瓣反流，每 1～2 年进行一次多普勒超声心动图检查。

伴有轻度主动脉瓣反流，每 3～5 年进行一次多普勒超声心动图检查[12,32,51]。

血管舒张剂治疗（ACE 抑制药或硝苯地平）对无症状重度主动脉瓣反流，左心室扩张和左心室收缩功能正常的患者是否有益的随机试验结果尚存争议。相比之下，没有证据支持血管舒张剂可用于无症状重度主动脉瓣反流、无左心室扩张或轻度至中度主动脉瓣反流患者的治疗。

有症状的慢性主动脉瓣反流患者需要主动脉瓣置换或修复。伴有主动脉瓣反流的患者进行主动脉瓣置换的适当时机部分取决于症状的发展。有慢性重度主动脉瓣反流症状（伴有心绞痛、晕厥或劳力性呼吸困难）的成人应接受 AVR。无症状的慢性重度主动脉瓣反流患者进行主动脉瓣置换或修复术时，证实存在左心室收缩功能不全（左室射血分数 < 50%）。另外，如果左心室射血分数大于 50%，左心室收缩末期内径 > 55mm，或左心室舒张末期内径 > 75mm，即使无症状患者也建议进行主动脉瓣置换术。

对于无症状的左心室进行性增大患者，应考虑手术，特别是舒张末期内径超过 70mm，收缩期内径接近 50mm，或射血分数接近 50% 时。对于接受其他心脏手术的中度主动脉瓣反流（B 级）患者，AVR 是合理的[32]。

应该强调的是左心室收缩功能障碍的存在（LVEF < 0.5）表明患者可能进入失代偿期，这类患者不仅要进行药物治疗包括血管扩张药和利尿药的应用，以消除充血状态还应进行 AVR 彻底的评估。提示主动脉瓣反流严重程度及其左心室容量超负荷的新型标记物正在研究中。这些标记物包括反流分数、反流量、有效反流口面积、三维超声心动图评估左心室容积，左心室收缩末期应力和收缩和舒张应变率的非侵入性测量，以及生物标志物如脑利钠肽。

六、主动脉瓣狭窄

瓣膜下动脉粥样硬化包括单一或组合发生的各种病变，包括薄膜（最常见的损伤）、粗纤维肌嵴、弥漫性隧道状梗阻、异常二尖瓣附着物，偶尔有心内膜垫组织。

在大多数患者中，梗阻是由离散的膜或附着于室间隔或完全包围左心室流出道的厚纤维肌嵴引起的。弥漫性、"隧道样"狭窄的左心室流出道很少见，其特征为明显的心肌肥厚和主动脉瓣环发育不良。

轻度至中度阻塞的患者常常持续数年无症状，而且直到生命后期才会被发现。有人提出，由于由左心室流出道结构的潜在异常引起湍流导致的进行性左心室流出道增厚和瘢痕形成导致了瓣膜下主动脉瓣狭窄。轻度或中度阻塞的患者通常无症状。往往在评估其他相关心脏缺陷的过程中发现病变。无并发症时，通常在超声心动图评估杂音时进行鉴别。超过半数的受累患者在胸骨左缘中部有最强的收缩期喷射性杂音。许多患者也有相关的主动脉瓣反流。显著的主动脉瓣下阻塞与左心室肥大有关，并且通常伴有主动脉瓣反流需要进行手术修复。

与瓣膜性主动脉瓣狭窄相反，瓣膜下主动脉瓣狭窄球囊扩张无效。明确的治疗包括使用简单的膜剥离手术矫正，伴或不伴肌瘤切除的广泛切除术或 Konno 手术。

由于复发率很高，特别是在生命的前10年，手术的时机是有争议的。建议手术时机范围从早期手术到较长观察期之后手术，随患者的特点而不同[52]。显著主动脉瓣反流的出现被认为是手术的适应证，因为它是一种获得性病变，尽管在幼儿中主动脉瓣反流很少进展或超过中度。

根据单中心小序列的有限数据，成人手术后复发风险一直被认为是低的。然而，在一项大型（313例）多中心研究中，中位随访时间为12.9年，26%的患者在随访期间需要再次手术。在该队列中，几乎所有患者都进行了彻底的手术治疗（术前平均76mmHg至术后15mmHg），每年总体增加1.3mmHg。大多数患者存在轻度主动脉瓣反流（68%），但一般不会随时间进展。再次手术的预测因素包括女性（HR 1.5）和左心室流出道梯度进展（HR 1.5）[53]。

进行剥离膜或纤维肌性嵴手术的患者通常在成年后，病变有重新增长并出现主动脉瓣疾病的趋势[54]。一项对75例瓣膜切除术的大型回顾性研究发现，5年复发率为16%，10年复发率为30%。术前压力梯度较高（>40mmHg），术后梯度较高（>10mmHg）且手术年龄较小是复发的预测因素[55]。此外，对于术前压力梯度较低的患者，主动脉瓣修复术后进行性主动脉瓣关闭不全的发生率较低。因此有些人建议在压力梯度升高之前或出现主动脉瓣疾病之前早期修复主动脉瓣下狭窄[55]。

Lupinetti等证明，当瓣膜联合切除术与单纯肌部切除术相比，需要再次手术的主动脉瓣下狭窄复发率明显较低（分别为4%和25%，需要再次手术的平均时间为4.5年和5.2年）。然而，单纯肌部切除术后心脏病的发生率较高[56]。

压力梯度<30mmHg的较大儿童需要接受治疗，直至超声心动图或导管检查证实狭窄明显进展或主动脉瓣反流至少达到轻度。对于压力梯度低于50mmHg，无明显左心室肥厚的未手术的成年人也必须密切关注，因为这些患者最终可能需要手术治疗。

单纯AR的"预防"不是手术的标准，但是反流的出现和恶化经常作为手术标准。在2007年美国心脏协会指南中，不再推荐应用预防细菌性心内膜炎的抗生素预防瓣膜下主动脉瓣狭窄[42]。

七、主动脉缩窄

主动脉缩窄是指降主动脉缩窄，其通常位于左锁骨下动脉远端的动脉导管入口处。主动脉缩窄通常是成人术后需要关注的问题。未确诊的先天性缩窄的成人是罕见的。大多数成人患者无症状，除非他们有严重的高血压导致头痛、鼻出血、心力衰竭和（或）主动脉夹层。不幸的是，尽管儿童进行了彻底的手术，仍有发生长期并发症的风险，包括系统性高血压、再缩窄、主动脉瘤/夹层或心源性猝死。

所有患者的主动脉缩窄（修复或不修复）都应进行监测，先天性心脏病需要终身随访和影像学检查。因为与正常人相比主动脉缩窄患者长期生存率降低，有可能需要再次手术。对进行修复术后的儿童或青少年患者的长期随访研究表明，其长期存活率显著降低，平均死亡年龄为38岁[57]。

患者死于以下疾病的概率依次降低，顺序为冠状动脉疾病、充血性心力衰竭、猝死、脑血管意外和主动脉瘤破裂。Silka等发现主动脉瓣缩窄修复后发生心源性猝死的风险比修复后存活20年的预期高25倍[10]。最大的单中心系列研究证明包括819名患者在1946—2005年接受了梅奥医学中心的主动脉缩窄修复术［平均修复年龄（17.2±13.6）年］的长期预后。初次修复后10、20和30年的存活率分别为93%、86%和74%[58]。在该中心以前的一份报道中表明晚期死亡最常见的原因是冠状动脉疾病，其次是猝死、心力衰竭、脑血管意外和破裂的主动脉瘤[57]。

八、系统性高血压

系统性高血压是主动脉缩窄修复术后的主要长期问题之一。虽然成功修复后血压通常下降，但患者通常表现为持续性或复发性高血压和收缩期高血压与运动不相称，特别是在晚期进行修复的患者更是如此。尽管成功修复后血压通常下降，但持续性或复发性高血压和收缩期高血压与运动不相称的情况并不少见。高血压和左心室肥厚是导致外科手术修复缩窄患者过早死于冠状动脉和脑血管疾病的原因之一[57]。

缩窄修复后持续高血压的危险因素尚不清楚。可能的因素之一是结构和功能异常，导致缩窄动脉壁的顺应性降低。此外，心室僵硬度增加、左心室肥厚和术后患者的高收缩状态下可能起着辅助作用[59]。

多项研究发现静息或运动后出现明显系统性高血压[60-63]。结合静息血压、动态血压和运动试验监测，缩窄修复术后有多达70%的患者出现系统性高血压[64]。

无论手术年龄还是存在残余梯度，都可能发生高血压。尽管延迟初始修复的患者有手术或经导管介入治疗，往往也有高血压。静息出现高血压时，必须通过体格检查（臂/股脉冲延迟，手臂/下肢血压梯度），多普勒超声心动图和（或）CMR或心脏CT成像解除再缩窄。对于经导管治疗（支架、血管成形术）——见成人先天性心脏病介入治疗部分，应重新评估再缩窄情况。

如果没有证据证明再缩窄的存在，则需要进行高血压的医疗管理。控制血压升高很重要。正如2008年ACC/AHA成人先天性心脏病指南所指出的，高血压应用β受体阻滞药、ACE抑制药或血管紧张素受体阻滞剂控制[12]。如果静息血压正常，则需使用24h动态血压监测仪评估活动相关性高血压或对运动员进行运动研究，以确定最大程度运动时的收缩压峰值。

九、再缩窄

复发性再缩窄是指最初成功介入治疗后再狭窄。主要的研究结果表明，患者出现静息高血压和头痛提示发生再缩窄，有些患者可以无症状。术后再缩窄手术率约为5%～14%[65,66]。主要见于儿童，通常是由于在主动脉达到成人大小前进行手术时修复部位的主动脉壁发育不良。与成人相比，儿童球囊血管成形术后再缩窄风险更高。

再缩窄可以基于解剖狭窄、手臂/下肢血压梯度、高血压证据或这些因素的组合（图67-9）。大部分再手术患者将接受经导管介入评估以减轻主动脉梗阻（见关于成人先天性心脏病介入治疗的部分）。

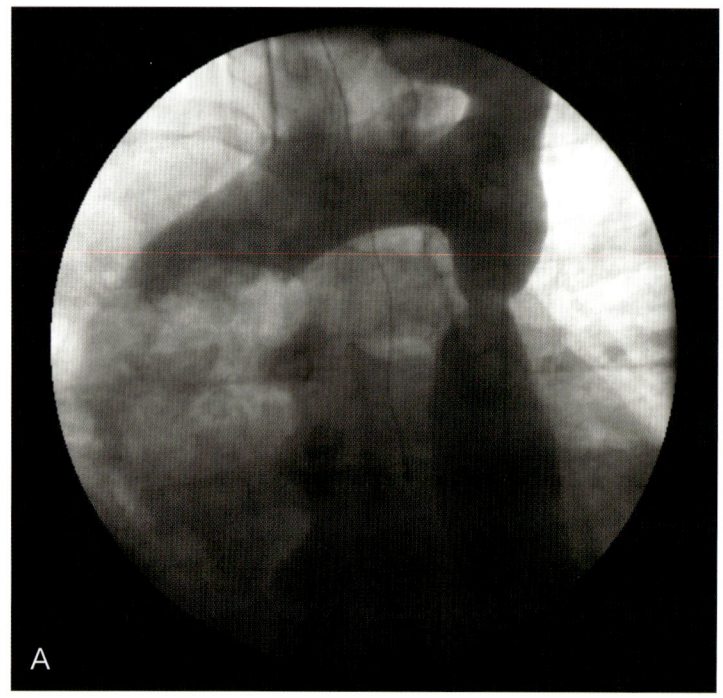 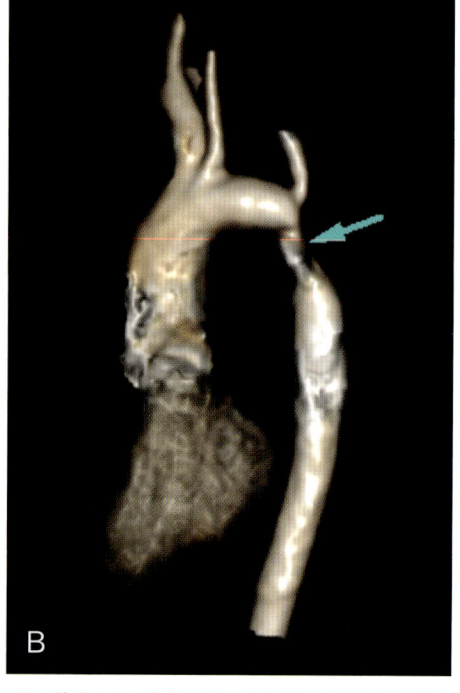

▲ 图67-9 A.1例39岁主动脉瓣缩窄患者进行s/p端-端吻合术后伴有高血压，并出现再缩窄，最后经导管支架治疗缓解；B. 三维磁共振血管造影显示再缩窄部分（图B由俄亥俄州哥伦布市国际儿童医院Kan Hor博士提供）

对再缩窄进行介入治疗的适应证包括高血压、缩窄峰值瞬时压力梯度≥20mmHg和（或）侧支循环成像证据[67]。

大龄儿童和成人解除缩窄采用经皮球囊血管成形术治疗，通常采用支架治疗[12,68,69]。Eiken报道，尽管支架治疗成功，患者仍可能出现需要药物治疗的系统性高血压，再次证明存在与主动脉缩窄相关的内在异常[70]。

十、主动脉瘤/假性动脉瘤

主动脉动脉瘤可在主动脉缩窄术前（特别是修补血管成形术）、球囊扩张术或先天性缩窄支架植入术后出现[71]。主动脉瘤破裂可能在主动脉缩窄修补成功后数年发生[39-42]。

动脉瘤修复术后的危险因素是进行修复术时的年龄（≥13.5岁）和使用贴片血管成形术[72]。在妊娠期间动脉扩张的风险增加，这与血流动力学、生理和激素变化和已有的主动脉壁中层改变有关。这一发现似乎发生于无复发性缩窄和全身性高血压已缓解的情况（图67-10）。对于大多数患者，动脉瘤修复需要手术切除动脉瘤和安置移植物。另外，血管内支架移植物被用于修复主动

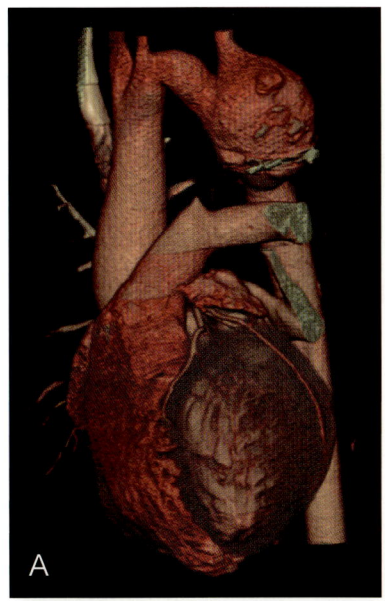
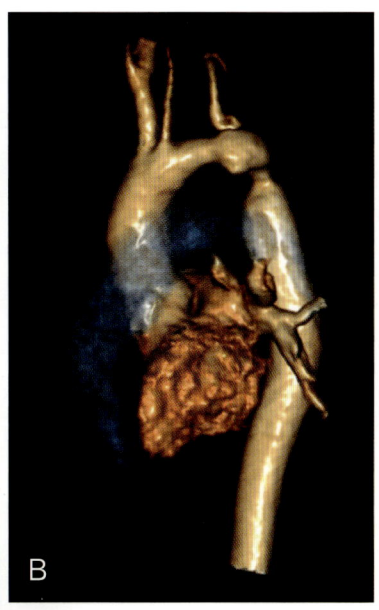
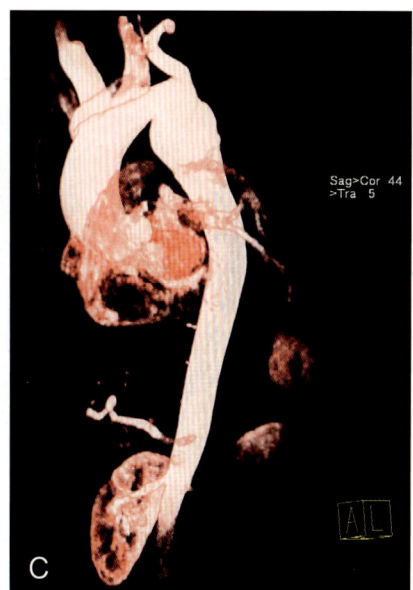
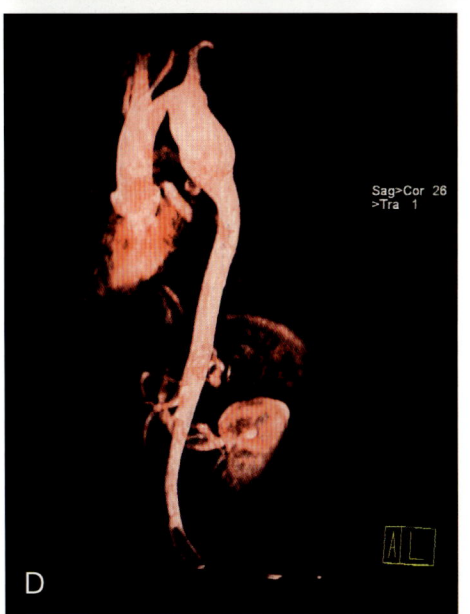

▲ 图67-10 A.1例28岁的无症状主动脉瓣缩窄患者进行s/p补片主动脉成形术后的常规筛查。心脏MRI显示修复部位附近有大的主动脉瘤；B.1例35岁主动脉瓣缩窄患者进行s/p端-端吻合术后出现高血压和背部疼痛。心脏磁共振显示在修复部位有一个小动脉瘤发生再缩窄；C.1例38岁的端-端吻合术后主动脉瓣缩窄患者，常规筛查发现在修复部位有一个**4.2cm**的动脉瘤；D.1例48岁的主动脉瓣缩窄患者，在应用补片进行主动脉成形术后，常规筛查发现有**5.2cm**大的动脉瘤（图B由俄亥俄州哥伦布市国际儿童医院**Kan Hor**博士提供）

脉缩窄之前狭窄部位的动脉瘤。目前还没有标准来指导该人群主动脉瘤修复的时机。

在主动脉瓣缩窄修复部位的假性动脉瘤通常沿着缝合线可以表现出主动脉的外膜薄层渗出的弱化区域。假性动脉瘤破裂的风险较高，在诊断时应考虑修复。无论是手术修复还是选择病例，除有覆膜支架的动脉瘤，都应去除假性动脉瘤破裂的风险（图 67-11）。

虽然已经确定了修复后动脉瘤的危险因素，包括最初修复后的年龄和补片血管成形术的使用情况，但没有明确的风险因素，因为缩窄修复后高血压和主动脉夹层的发生率较高。然而，越来越多的证据表明，尽管有充分的修复，主动脉功能的内在异常仍然存在[43]。缩窄修复术后的患者通常很少发生与二叶主动脉瓣相关的升主动脉动脉瘤[73-75]。僵硬或较少扩张的主动脉可见于原发性高血压、冠状动脉疾病和马方综合征，并且可能是导致主动脉修复缩窄的晚期异常的潜在机制[76]。

记录所进行的修复类型对评估这一人群非常重要。大多数患者接受了补片主动脉成形术，采用端端吻合或锁骨下皮瓣修复术切除缩窄。然而，少数患者在缩窄周围进行了旁路管植入术。清楚了解修复类型将有助于并发症的诊断以及何时需要进行随访研究（图 67-12）。Therrien 等证明对成年人主动脉瓣缩窄修复的最具成本效益的评价包括临床随访（全面的病史和体格检查）和心脏 MRI 排除主动脉瘤及再狭窄[77]。

缩窄修复术后的成人患者，应连续跟踪证实有静息和动态监测的高血压，应仔细评估再狭窄，主动脉瘤和进行性瓣膜病，特别是伴有主动脉瓣或二尖瓣异常的患者。

十一、左向右分流疾病

进行修复或未进行修复术的成人可出现血流动力学显著分流的病变，包括室间隔缺损、房室间隔缺损、房间隔缺损、动脉导管未闭，以及罕见病例的主动脉肺窗和动静脉（包括冠状动脉）瘘。

在年龄＜1岁时就进行手术的分流病变（室间隔缺损、房室间隔缺损、动脉导管未闭）将不可能进展为肺血管疾病。儿童时期未进行修复术或在成人偶然发现的大量分流不可避免地导致肺血管阻力升高和 Eisenmenger 综合征。

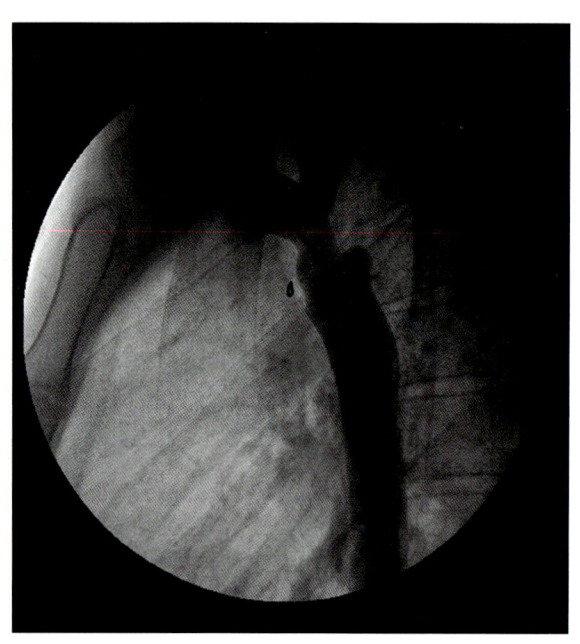

▲ 图 67-11 26 岁的主动脉瓣缩窄患者进行 s/p 端-端吻合术后常规筛查时发现小的假性动脉瘤并在修复部位出现再缩窄。排除动脉瘤并用覆膜支架缓解梗阻

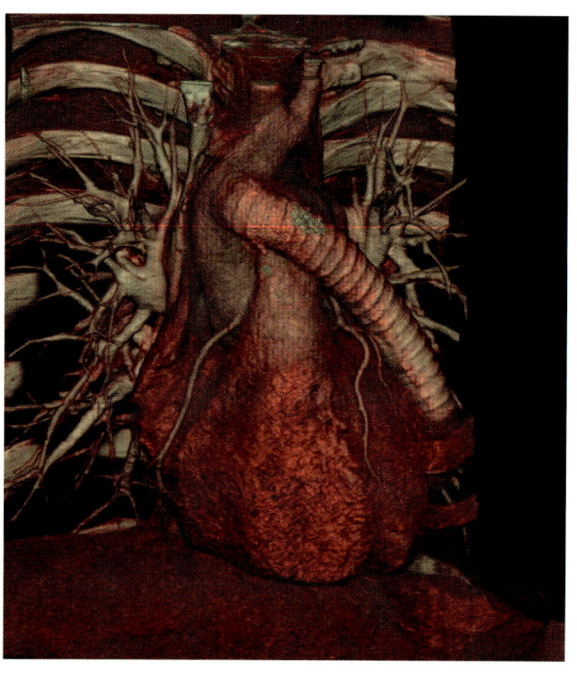

▲ 图 67-12 26 岁 s/p 升主动脉至降主动脉管移植主动脉瓣缩窄患者的心脏磁共振

十二、室间隔缺损

室间隔缺损是出生时最常见的先天性心脏缺陷，但在成人先天性心脏缺陷中仅占10%，因为大多数可自行闭合[78]。患有与高肺血管阻力相关的室间隔缺损或房室间隔缺损成人患者（特别是手术年龄晚于1岁）可发展为进行性肺血管阻塞性疾病（progressive pulmonary vascular obstructive disease，PVOD）[79-82]。

单纯左向右分流的小型限制性室间隔缺损患者（通常称为"Roger"病）通常在成年后仍无症状，但主动脉瓣反流可能发展。患有中度室间隔缺损的患者在儿童时期可能无症状或出现轻度心力衰竭的症状。心力衰竭通常通过药物治疗，并且随着时间的增长室间隔缺损在绝对和（或）相对条件下变小。大部分患有大型室间隔缺损的患者在婴儿期出现伴有心力衰竭的大量左向右分流。在极少数情况下，肺血管阻力在出生后不会降低，从左到右分流不明显，并且Eisenmenger综合征可出现在儿童晚期至成年早期的任一时间。右向左分流导致发绀。

许多患有室间隔缺损的患者不需要修复，因为在解剖学上缺损较小，可自行关闭或血流动力学改变不明显。手术特别适用于隔膜动脉瘤组织，可以部分堵塞缺损的膜周部缺损和一些较小的肌部缺损。另一方面，当肺动脉瓣下缺损越来越小时，可能误以为很安全。在这些患者中，主动脉瓣尖可以脱垂并部分或完全堵塞缺损。对于这些患者，早期手术对于保护主动脉瓣吻合的完整性是必要的。

虽然很少有成年患者从孤立的室间隔缺损封堵术中受益，但是彻底的临床检查、超声心动图检查和侵入性血流动力学评估对于确定经皮肤室间隔缺损修复手术的最适合时机是重要的，以防止发生不可逆PVOD，并保留主动脉瓣的完整性和左心室的大小和功能。在未进行修复术的成年人中，室间隔缺损是小的和限制性的，因此不应闭合，或者室间隔缺损足够大以引起PVOD，所以闭合被认为是有害的。双腔右心室（double-chambered right ventricle，DCRV）仅与膜性室间隔缺损相关，并且如果阻塞严重，则需要手术。

室间隔缺损患者的治疗取决于缺损类型、大小、分流严重程度、肺动脉压力、血管阻力以及相关并发症，包括双腔右心室、主动脉瓣反流和门肺高压。因此，所有有症状或有左心室容量超负荷征象而无不可逆性肺血管疾病的成人患者均应考虑进行室间隔缺损修复。

2008年ACC/AHA成人先天性心脏病指南中包括了成人室间隔缺损闭合的指征[67]。ESC和加拿大心脏病学会指南中包含了类似的建议[19]。

1. 当肺-全身血流比值（Q_p/Q_s）≥2和存在左心室容量超负荷的临床证据时，需要进行室间隔缺损闭合。

2. 当患者有感染性心内膜炎病史时，需要进行室间隔缺损闭合。

3. 当左向右分流净压力从Q_p/Q_s≥1.5开始，肺动脉压力低于全身压力的2/3，肺血管阻力低于2/3全身血管阻力时，进行室间隔缺损闭合是合理的。

4. 当左心室收缩或舒张功能障碍或衰竭时存在Q_p/Q_s≥1.5的净左向右分流时，关闭室间隔缺损是合理的。

对无左心室容量超负荷的无症状患者保留观察结果。对于不适合修复大型缺损和严重不可逆PVOD的症状和（或）左心室容量超负荷患者同时患有复杂性艾森曼格综合征，建议给予医疗管理[67]。VSD患者的生存率以小型限制性室间隔缺损，心室功能正常和PA压力正常最高，而发生Eisenmenger综合征的患者生存率下降。

虽然以前通过心室切开术进行孤立性室间隔缺损的主要手术修复，但现在大多数都是通过右心房切开术作为大多数室间隔缺损的一线治疗手段，经导管室间隔缺损封堵术对无并发症的肌部室间隔缺损患者是一种治疗选择，对于某些膜部室间隔缺损，仅在具有合适解剖学的患者中选择。选择性肌部和膜部室间隔缺损经导管封堵术的成功率高，死亡率低[83]。

Hijazi等报道了在成人先天性和获得性（Nonpost梗死）室间隔缺损中使用不同类型的封

堵器经皮封堵术后的10年预后结果。患者年龄介于18—84岁，中位年龄为34岁。封堵术指征包括与显著分流相关的症状（劳力性呼吸困难），左心室功能不明原因恶化和（或）左心室扩张、复发性心内膜炎以及门肺高压。他们不仅证明手术过程很安全（只有两种轻微的手术并发症），而且在消除心内分流和封堵后改善左心室大小方面也非常有效[84]。

限制性小型、心室功能和肺动脉压正常的室间隔缺损患者的长期生存率较高，而Eisenmenger综合征患者的长期生存率较低。

十三、房室间隔缺损

房室间隔缺损是由胚胎心内膜垫发育不良引起的解剖缺陷。这一疾病范围从原发孔型和二尖瓣裂型房间隔缺损（称为局部房室间隔缺损）到原发性房间隔和室间隔入口缺陷及共同的房室瓣缺损（称为完全房室间隔缺损）。房室通道缺损和心内膜垫缺损这一术语被用于特指这一组缺损；然而，房室间隔缺损现在是专业术语。这些解剖异常组合形成完全（包括房间隔缺损和室间隔缺损）和局部（只有房间隔缺损）的形式，临床表现各异。

房室间隔缺损通常需要进行手术矫正，因为未矫正的病变的发病率和死亡率显著增加。治疗方法依房室间隔缺损的类型而不同，取决于是否存在其他相关的解剖和血流动力学异常（例如相对心室大小、房室瓣反流和右心室流出道梗阻或左心室流出道梗阻），以及是否存在其他心脏疾病（例如动脉导管未闭）[85]。

完全房室间隔缺损的治疗应包括心力衰竭的初始治疗，以及初始彻底修复或姑息治疗任选其一。患有局部和过渡性房室间隔缺损的患者在儿童时期通常无症状，但到成年期可能会出现右心超负荷症状。左房室瓣反流明显的患者存在左心衰竭和心房颤动的风险。因此，我们建议对局部和过渡性房室间隔缺损患者进行手术矫正。房室间隔缺损手术修复的总体死亡率约为3%，10年生存率超过90%。与手术修复相关的并发症包括手术后门肺高压和心律失常以及房室瓣膜并发症，包括反流和较少见的狭窄。术前存在瓣膜反流的患者术后也很可能有反流，因此需要再次手术。由于肺血管阻力在整个婴儿期持续下降，因此肺循环过度和充血性心力衰竭症状在生命的头几个月中很常见。相反，未手术的房室间隔缺损成人，肺血管血流量和血压增高，最终发展为不可逆PVOD（ES）。

对1岁以前进行房室间隔缺损原发性手术修复的小儿心脏网络数据的回顾显示，其死亡率较低（3%）和20年生存率约为95%[86,87]。最常见的残余病变是左房室瓣反流。在术后6个月即有约25%的患者存在左心房室瓣反流。这些患者可能需要再次手术。目前有关再次手术的建议包括：

1. 左房室瓣修复/置换引起反流或狭窄症状，如心律失常、左心室扩张或左心室功能不全。

2. 左心室流出道梗阻（主动脉瓣下狭窄），平均压力梯度大于50mmHg或峰值大于70mmHg。在二尖瓣反流的情况下；压力梯度大于50mmHg，应考虑手术干预。

3. 符合进行闭合手术标准的残余房间隔缺损或室间隔缺损[12]。

具有未修复缺损的成年患者应接受PVOD评估。如果肺血管阻力在可控范围之内，患者应该彻底修复缺损。如果PVOD严重（ES），患者应该由成人先天性心脏病学和门肺高压专家进行密切随访。肺血管扩张药治疗的进展为功能性能力的改善提供了巨大益处。

ACC/AHA 2008成人先天性心脏病管理指南建议，所有房室间隔缺损患者都应该由成人先天性心脏病专家进行常规随访。大多数患者通常应该每年进行评估[12]。这些指南可以在出现后遗症的情况下进行适当调整，如房室瓣反流、主动脉阻塞、心律失常以及手术修复后出现的心室功能下降或门肺高压，以保证更密切的监测。常规评估应集中于经胸超声心动图，包括评估房室瓣功能、左心室流出道梗阻和心室功能。常规心电图和定期动态心电图监测应考虑评估房室传导阻滞（2%），因为在手术修复过程中存在增加后方房室瓣结节损伤的风险。

在修复和未修复的患者中，常见房性心律失常。在 Garson 等对 380 名儿科患者的研究中，出现房性心律失常的平均年龄为 10.3 岁，其中 5% 患有房室间隔缺损。在这些患者中，80% 曾接受过手术修复[88]。由于房性心律失常是导致成人先天性心脏病发病率和死亡率增加的重要原因，因此出现房性心律失常的房室间隔缺损（修复或未修复）患者都需要进行详细的评估血流动力学，特别是房室瓣反流、功能评估和残余缺损（房间隔缺损/室间隔缺损）。相关的问题包括残余分流、主动脉瓣反流、心律失常，包括需要安装起搏器的完全性心脏传导阻滞，肺动脉畸形或置换的肺动脉瓣引起的获得性肺动脉瓣狭窄（pulmonary valve stenosis，PVS）以及房室间隔缺损的残余房室瓣反流。症状的多样性常常使患者的临床表现、自然病史和治疗相当多变，治疗方案有时也具有挑战性。

十四、房间隔缺损

房间隔缺损是成人二叶主动脉瓣后最常见的先天性病变。虽然缺损在成年之前通常无症状，但房间隔缺损的潜在并发症包括右心衰竭、房性心律失常，导致脑血管意外或短暂性脑缺血发作的异常栓塞、脑脓肿和不可逆门肺高压导致右向左分流（ES）。

婴儿期的房间隔缺损有自愈可能，然而，大龄儿童和成人自愈是罕见的。患有房间隔缺损的患者通常在成年之前进行手术。极少数患者直到高中体育考试时或胸部 X 线片异常时才会被发现。运动不耐受、乏力、呼吸困难、明显的心力衰竭和异常栓塞是成人症状性房间隔缺损的表现，因此必须保证缺损闭合。尽管罕见的房性心律失常或病态窦房结综合征可能发生，但大多数患者在手术闭合成功后仍能长期保持良好状态并无症状[89]。

超声心动图是诊断房间隔缺损的首选影像学方法。经胸超声心动图通常用于明确诊断继发孔型和原发孔型房间隔缺损（后者通常伴有二尖瓣裂），TEE 可能有助于评估缺损的大小、上腔静脉或下腔静脉类型的静脉窦缺损的诊断，以及相关的先天性异常（如异常肺静脉连接）的评估。CMR 成像可以确定房间隔缺损的位置和大小，估计分流量，并发现异常肺静脉连接。心脏 CT 也可用于确定房间隔缺损的位置和大小，并发现异常肺静脉连接。

一旦确诊房间隔缺损，应该评估右心房以确定是否存在右心房扩大和右心室容量超负荷，因为右心室超负荷是房间隔缺损患者进行手术闭合的主要指征[12,13]。门肺高压的证据应该在所有房间隔缺损患者中进行评估。侵入性心导管检查很少用于诊断，因为通常使用非侵入性手段进行评估。如果存在显著的门肺高压以确定肺血管阻力和血管舒张剂治疗的可逆性，则需要进行心脏导管插入术。

Murphy 等证明，手术时间和肺动脉压力影响房间隔缺损修复后的生存率[90]。< 25 岁的患者进行手术修复后的长期生存率与对照组相似。然而，≥ 25 岁患者和肺动脉收缩压 ≥ 40mmHg 修复术后患者的长期生存率明显降低由于出现晚期心力衰竭、卒中和心房颤动（图 67-13）。虽然术后房间隔缺损患者很少，但也应进行随访、定期检查心电图和必要时 24h 心电图动态监测。

对于具有适当解剖学特征的继发型孔房间隔缺损患者，经皮封堵是外科手术闭合的替代治疗方案。美国 FDA 设备和放射卫生中心批准了两种经皮房间隔缺损封堵器[57,58]。这两种是 Amplatzer 封堵器和 CardioSEAL 间隔闭塞系统。经导管装置关闭的适应证与手术关闭相同（见第 17 章），带有 Amplatzer ASO 的装置关闭仅适用于最大装置尺寸为 38mm 的继发孔型房间隔缺损。静脉窦或原发孔型房间隔缺损患者以及任何房间隔缺损和肺静脉回流异常的患者都需要手术修复。

十五、成人先天性心脏病肺高压

肺动脉高压的定义为在 PCWP 正常（即 ≤ 15mmHg）且静息状态下肺动脉压 ≥ 25mmHg，其在先天性心脏病患者中较常见[91-94]。由于肺血容量或压力负荷增加，在左向右心室内分流

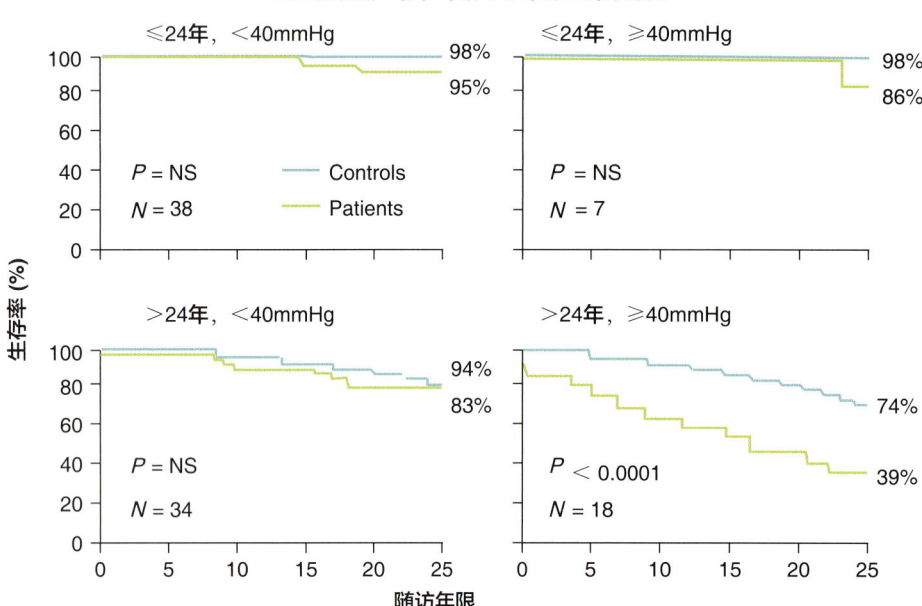

图 67-13 根据房间隔缺损患者的手术修复年龄（≤24岁或＞24岁）和修复时肺动脉收缩压（＜40mmHg 或 ≥40mmHg）而描记的生存曲线

只有年龄＞24岁，肺动脉收缩压＞40mmHg生存率才会显著降低 [引 自 Kouchoukos NT, Dávila-Román VG, Spray TL, Murphy SF, Perrillo JB. Replacement of the aortic root with a pulmonary autograft in children and young adults with aortic-valve disease. *N Engl J Med*. 1994;330（1）:1-6]

（房间隔缺损和室间隔缺损）的患者中可发生肺动脉高压，特别是缺损很大且为非限制性者。Eisenmenger 综合征是分流相关肺动脉高压最严重和终末期的表现形式（见下文）。该组疾病还包括肺动脉高压伴有小型缺损的患者，以及缺损已闭合出现肺动脉高压持续或恶化的患者。

未修复的明显左向右分流或在较晚年龄修复患者可能会进展为 PHTN。具有进展为肺高压风险的复杂先天性心脏病包括以下几种。

1．间隔缺损，即室间隔缺损、房间隔缺损、房室间隔缺损、动脉导管未闭。

2．单心室复合体，即右心室双出口、左心室双入口。

3．大动脉转位。

在来自荷兰的超过 5000 名成人先天性心脏病患者的大型注册研究中，肺高压总体发生率为 4.2%，6% 的患者仅有一个间隔缺损，10% 的患者存在肺高压高风险（以上种类）（图 67-14）[95,96]。在只有一个间隔缺损和 PH 的患者中，有 58% 的患者符合 ES 定义。室间隔缺损是间隔缺损和肺压组中最常见的诊断，但房室间隔缺损患病率最高，为 41%（图 67-15）。

多种缺损常与肺动脉高压相关，而肺动脉高压伴先天性心脏病患者表现多种样。Gatzoulis 等将这些缺损概括为以下四类。

1．Eisenmenger 综合征：由于大型缺损（心房、心室或动脉，例如动脉导管未闭）而出现左向右分流的患者，导致严重的肺动脉高压并且随着时间的推移逆转分流。在这些患者中慢性发绀伴继发性红细胞增多症和多器官受累通常比较典型。目前有证据支持这类患者心功能Ⅲ级需要进行肺动脉高压特异性治疗。

2．左向右分流相关肺动脉高压：具有大型缺损和轻中度肺动脉高压的患者，其主要为左向右分流，并且在静息时无发绀（即没有发生逆转分流的患者）。随着时间的推移这些患者有可能进展为 Eisenmenger 综合征。如果患者肺血管阻力升高（因为血流动力学干预似乎不能逆转已形成的肺血管疾病），那么在这种情况下治疗血流动力学障碍的外科或导管干预措施是有争议的，并且不可能获得长期益处。是否进行介入治疗不应该以手术可行性为基础。尽管目前缺乏对照数据，但 PAH 特异性治疗对该类患者组有一定作用。

3．伴有小型缺损的肺动脉高压：具有小型缺损的患者发生肺动脉高压的原因不能单独归因于先天性心脏病。这些患者应该接受肺动脉高压特异性治疗，并且不需要闭合小型心脏缺损。

4．手术或经皮矫正术后的肺动脉高压：在初

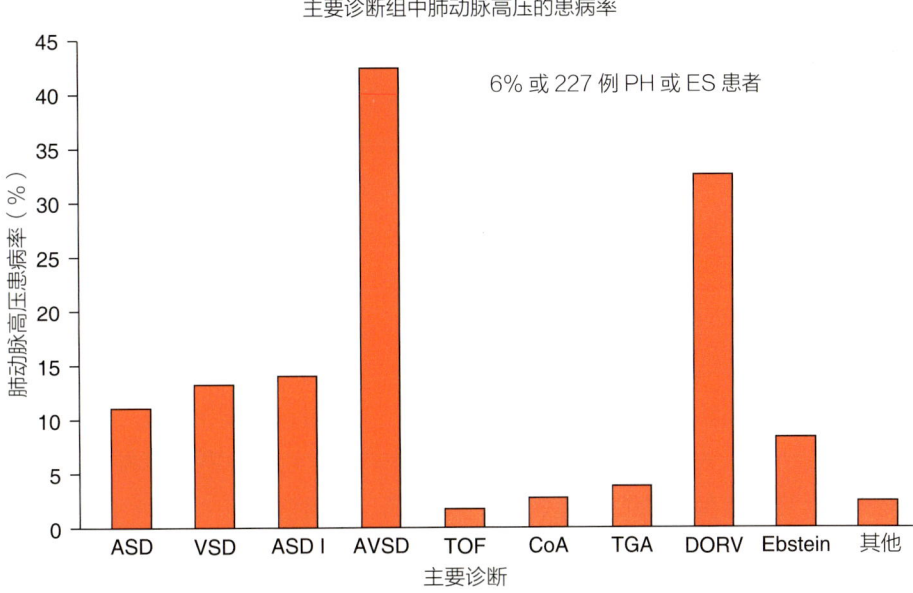

▲ 图 67-14　来自 CONCOR 项目的主要诊断类别中肺高压的患病率

（引自 Vander Velde, Vriend JW, Mannens MM, Uiterwaal CS, Brand R, Mulder BJ et al., CONCOR, an initiative towards a national registry and DNA-bank of patients with congenital heart disease in the Netherlands: rationale, design, and first results. *Eur J Epidemiol*. 2005;20: 549–557.）

ASD. 房间隔缺损；VSD. 室间隔缺损；AVSD. 房室间隔缺损；TOF. 法洛四联症；CoA. 主动脉缩窄；TGA. 大动脉转位；DORV. 右心室双出口；PH. 肺高压；ES. Eisenmenger 综合征

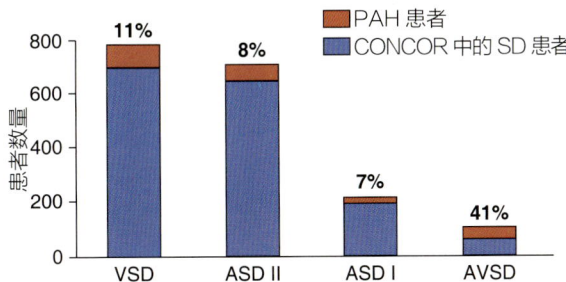

▲ 图 67-15　CONCOR 项目伴室间隔缺损和 PH 患者总数。VSD 是 PH 最常见的室间隔缺损，AVSD 患病率最高

［引自 Duffels MG, Engelfriet PM, Berger RM, et al. Pulmonary arterial hypertension in congenital heart disease: an epidemiologic perspective from a Dutch registry. *Int J Cardiol*.2007;120（2）:198–204.］

PH. 肺高压；VSD. 室间隔缺损；AVSD. 房室间隔损伤

始手术没有大量残余血流动力学障碍的情况下，在先天性心脏病修复后早期或晚期出现进行性肺动脉高压的患者。这类患者的生存率似乎与特发性肺动脉高压患者相似，并且比肺动脉高压患者和开放性缺损患者，甚至 Eisenmenger 综合征患者生存率更低 [10]。因此，这些先天性心脏病手术后的肺动脉高压患者应该接受肺动脉高压特异性治疗 [97]。

十六、Eisenmenger 综合征

Eisenmenger 综合征患者表现为慢性发绀，典型的多器官、多系统受累。慢性发绀对运动能力有不利影响，但它也是继发性红细胞增多的有力刺激，这反过来又增加了携氧能力，增强了组织的氧合作用，并至少部分防止了低氧性末梢器官损伤 [98]。

随着先天性心脏病手术治疗的出现和随后的进展，Eisenmenger 综合征的发病率在下降，但是不容忽视。Eisenmenger 综合征的总体发病率尚不清楚。诊断需要以先天性心脏病为基础，尽管在某些情况下直到成年才能确诊。

在荷兰的研究中，所有患者中有 1% 的患者通过成人先天性心脏病门诊登记，而有 58% 的患者有室间隔缺损和肺高压并进展为 Eisenmenger 综合征 [90]。Eisenmenger 综合征的发展基于左向右分流的分流量和位置。从室间隔缺损患者的第二次

自然病史研究中，3%的中小缺损（直径≤1.5cm）的患者将发生Eisenmenger综合征。然而，在室间隔缺损较大（>1.5cm）的情况下，近50%的患者将发展为Eisenmenger综合征[79]。从肺高压诊断开始算起，Eisenmenger综合征的存活时间要长于特发性肺高压患者，并且患者通常能够存活至出现Eisenmenger综合征后的20年或30年。Eisenmenger综合征患者10年生存率为80%，15年生存率为77%，25年生存率为42%。生存质量差与晕厥、右心充盈压升高和全身血氧饱和度<85%有关[99,100]。

Eisenmenger综合征患者存在出现多种医学问题的风险，包括红细胞增多症、凝血障碍，特别是血小板消耗、脑脓肿、脑微小栓子、咯血、痛风和肾功能不全[100]。这些患者应该由先天性心脏病伴肺动脉高压训练有素的医师定期评估。评估应包括对其功能耐力的综合评估，测定血红蛋白、血小板计数、铁、肌酐和尿酸水平。数字式血氧饱和度测定法，无论是否有吸氧和氧反应性低氧血症都应该进行调查，并且需要尽快对潜在的心律失常进行评估和治疗[101]。

与Eisenmenger综合征患者风险显著增加相关的其他情况包括妊娠、血容量不足、等长运动、高海拔和心内膜起搏。需要精心护理静脉输液血管以避免出现空气或血栓栓塞的风险。Eisenmenger综合征患者妊娠后发病率和死亡率显著增高，因此Eisenmenger综合征患者禁忌妊娠。如果患者肺血管阻力升高（因为血流动力学干预妊娠）。据报道Eisenmenger综合征孕产妇患者的死亡率在30%~50%，尽管在医疗治疗方面取得进展，但这类患者的妊娠仍然是禁止的[67]。Gatzoulis等报道，孕产妇总体死亡率与以前相比较低（25% vs. 38%），特发性肺动脉高压患者死亡率为17%，先天性心脏病伴肺动脉高压患者死亡率为28%，其他原因所致门肺高压的死亡率为33%[102]。

有PVOD症状的患者可能受益于放血和非红细胞胶体置换术。这个手术可出现重复周期性的低血压甚至死亡的风险，尤其是在放血过程中的液体变化是突然的。因此，当出现由红细胞增多症和高黏滞血症引起的明显症状时，静脉切开术可作为其治疗措施，而单纯红细胞增多症时，静脉切开术不能作为其治疗措施。在此过程中进行监测至关重要。症状包括严重呼吸困难和咯血。在特定的患者中，采用静脉切开术可能有利于降低出血风险[100]。

必须特别注意不要让这些患者的铁储备耗尽。有一个Eisenmenger综合征患者在经历几次抽血后，血红蛋白降至18g/dl，但有小红细胞缺铁性红细胞增多症。这些患者发生脑血管意外的风险较高。梅奥医学中心回顾了162例年龄≥18岁的发绀型先天性心脏病患者的病程，超过8年的时间发现22例患者发生了29例脑血管事件（13.6%）[103]。发生脑血管事件的危险因素包括高血压、心房颤动、放血史和小红细胞症。小细胞症是脑血管事件的最强预测指标。需要频繁监测血红蛋白水平和平均红细胞体积以进行铁替代治疗。正如2008 ACC/AHA指南所指出的，治疗性放血适用于血红蛋白大20g/dl且血细胞比容>65%，伴有头痛、明显乏力或其他无脱水或贫血症的高黏滞度症状。由于存在铁耗竭、携氧能力下降和卒中的风险，不建议重复进行常规放血治疗。发绀型患者由于止血功能异常而出血风险增加。因此，除非出现明确指征，一般应避免使用抗凝血药和抗血小板药物[12]。

在过去的10年中，Eisenmenger综合征的药物治疗已成为提高运动能力和连接肺或心脏/肺移植桥梁的重要考虑因素。最近在有限数量的Eisenmenger综合征患者中进行了波生坦（一种双重内皮素受体抑制药）、依前列醇（一种前列环素）和西地那非（一种磷酸二酯酶-5抑制药）的评估。在唯一专门用于终末期肺动脉高压伴先天性心脏病的随机对照试验中，波生坦显著降低肺血管阻力，显著增加6min步行距离，但不会影响Eisenmenger综合征患者的外周血氧饱和度。这些数据表明，靶向治疗对肺动脉高压伴先天性心脏病人群有益，并需要进一步研究[104]。最近，Zuckerman等指出，在一小部分Eisenmenger综合征患者中，安立生坦（内皮素受体抑制药）安全且与运动能力增加有关[105]。

在一项短期研究中，Fernandes 等证明静脉注射前列环素可显著改善运动能力和血流动力学。对 Eisenmenger 综合征患者（$n=8$，平均年龄 37 岁）进行血流动力学和 6min 步行基线评估并在静脉注射前列环素开始后进行 3 个月的随访。该组患者的平均肺血管阻力从 41 降至 $21U·m^2$，$Q_p:Q_s$ 比率从 0.55 左右偏移至 0.75∶1，系统饱和度从 69% 增至 85%，6min 步行从 68 码增加至 375 码（图 67-16）[106]。

Galie 等将 54 名 Eisenmenger 综合征患者随机分为安慰剂组（$n=17$）或内皮素受体抑制药波生坦组（$n=37$）。在 16 周后，波生坦组患者的肺血管阻力和平均肺动脉压显著降低，并且与安慰剂组患者相比，运动能力有所提高[107]。Adriaenssens 等发现，与未使用肺高压特异性药物治疗的患者相比，用先进药物（静脉注射前列环素或内皮素受体抑制药）治疗患者的移植需求显著延迟，分别为（7.8±1.0）岁和（3.4±0.9）岁（图 67-17）[108]。

ESC/ERS 指南推荐联合治疗，特别是当治疗目标未得到满足并且现在也越来越多地推荐应给予 Eisenmenger 综合征患者联合治疗[107]。在关于

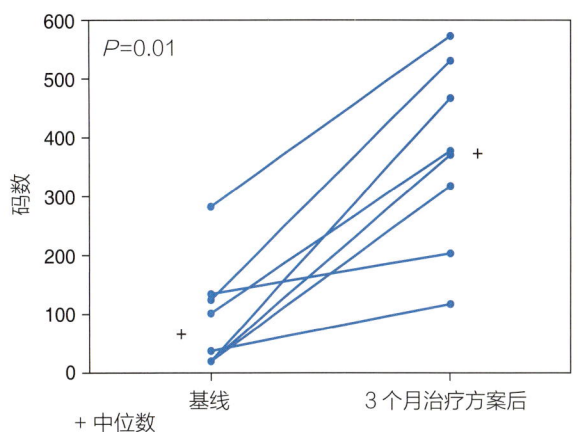

▲ 图 67-16 接受基础评估和 3 个月随访的 Eisenmenger 综合征患者，并在开始静脉应用前列环素治疗后进行 6min 步行试验。运动能力在 6min 步行试验中有显著改善

Eisenmenger 综合征患者波生坦和西地那非的联合治疗有两项主要研究[109,110]。

应用稳定剂量的波生坦治疗 9 个月的 Eisenmenger 综合征患者被随机分配到安慰剂组或西地那非治疗 3 个月，再加上 3 个月的交叉期；波生坦治疗使 6min 步行距离得到改善，当再加入西地那非时没有进一步改善。但因为增加西地那非治疗，休息时氧饱和度有所改善。西地那非改善了 6min 步行距离、血氧饱和度，并使接受波生坦治疗的 Eisenmenger 综合征或肺动脉高压伴先天性心脏病患者的第二次研究中的血流动力学改善。在两

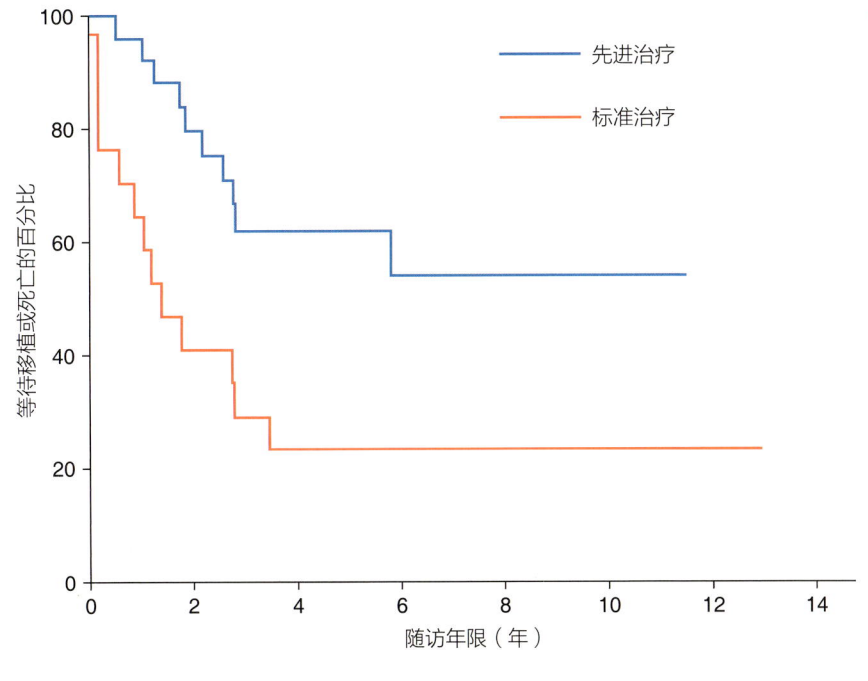

◀ 图 67-17 Kaplan-Meier 曲线描述在标准药物治疗或前列环素和内皮素受体抑制药治疗中等待移植人数或死亡与时间的关系
采用对数秩检验，$P=0.0062$

项研究中，联合治疗似乎都有良好的耐受性[109,110]。

因此，Eisenmenger综合征患者应考虑应用肺高压特异性药物，以改善运动耐量或作为移植的桥梁。应用肺高压特异性药物治疗是否会提高生存率将难以确定。心肺移植或心脏内修复肺移植是Eisenmenger综合征患者的治疗选择。移植应该留给严重症状的患者[111,112]。在一些研究中，接受肺或心脏/肺移植的Eisenmenger综合征患者的存活率低于特发性肺高压，但在其他研究中，存活率与特发性肺高压或肺纤维化相似。一般来说，5年生存率约为55%，10年为35%和15年为20%[113]。

对Eisenmenger综合征患者以前没有或很容易考虑的选择。一般准则包括以下几方面。

1. 确认解剖结构并确定不需要手术干预。例如，成人法洛四联症被误诊为伴有三尖瓣反流的Eisenmenger综合征，完全无右心室流出道梗阻，可能被完全修复。

2. 保持足够的水合作用。

3. 夜间氧疗特别是如果能记录夜间全身血氧饱和度减低情况更好。

4. 静脉放血只适用于高黏滞血症引起症状的特定病例。用适当的静脉胶体溶液更换血容量并在放血过程中密切监测。

5. 讨论并建议Eisenmenger综合征女性患者永久性绝育。

6. 考虑应用肺高压特异性药物（如内皮素受体抑制药，静脉注射前列环素疗法），特别是对那些功能衰退的患者。

7. 在选定的患者中考虑肺或心脏/肺移植。

可以考虑抗凝治疗，但目前对Eisenmenger综合征患者常规使用抗凝治疗尚无共识。成人Eisenmenger综合征患者可能有其他抗凝治疗的适应证，如临床心律失常和（或）心室功能不全。考虑到在这些患者中存在出血与血栓形成可能，开始抗凝治疗时，将血液学专业知识用于滴定治疗似乎是谨慎的。

十七、动脉导管未闭

动脉导管未闭是最常见的先天性心脏病之一，由于动脉导管未发生生理闭合而致降主动脉和肺动脉之间持续沟通。动脉导管未闭患者的临床表现大相径庭。通常在婴儿期中诊断出动脉导管未闭，但也可能会延迟到儿童期甚至成年期才能诊断出。在孤立的动脉导管未闭中，症状和体征与左向右分流一致。分流量由开放大小和肺动脉阻力决定。动脉导管未闭也可能存在其他心脏异常，在诊断时必须考虑。

肺血流过多的程度取决于相对较少的因素。动脉导管最狭窄部分的内径越大，从左向右分流就越大。如果动脉导管受到限制，则狭窄区域的长度也会影响分流的幅度。较长的导管与较小的分流相关。最后，左到右分流量的多少部分受肺动脉阻力与全身血管阻力关系的控制。

如果全身血管阻力高和（或）肺血管阻力低，动脉导管分流的可能性很大。通过动脉导管未闭左向右大量分流导致左心房和左心室扩大。肺静脉和升主动脉也可能伴有动脉导管未闭大型扩张。另外，如果对于动脉导管未闭不采取任何治疗，则可发生门肺高压。

动脉导管未闭是少数可以通过手术治愈的病变之一，除非发生罕见的"再通"并发症，否则这些患者进行进一步心脏评估后可出院。对于有明显左向右分流症状，并且有证据支持左心容量超负荷（即左心房或左心室扩大）或有可逆性肺动脉高压患者，推荐动脉导管未闭封堵术[12,114]。不建议对严重和（或）不可逆肺动脉高压患者进行动脉导管未闭封堵术，因为这类患者封堵后不会提高存活率，并且通常需要从右向左分流以维持足够的心输出量，尤其是在肺血管阻力增加的情况下更是如此[78]。大多数临床相关的动脉导管未闭在婴儿期或童年早期都是通过药物、手术或经皮介入治疗封闭的。极少患者在成年之前才被诊断为动脉导管未闭，应考虑封堵术前进行血流动力学心导管检查。有些患者可能因为PVOD而具有少量分流，并且这必须在治疗之前建立。

在成年患者中，如果导管关闭之前出现充血性心肌病，预后取决于肺血管状况和心肌状态。具有最小或反应性门肺高压和有限的心肌变化的患者可能具有正常的预期寿命。在持续动脉导管未闭的老年患者中，可能存在显著的肺血管疾病和肺动脉高压。然而，哪些肺动脉高压患者将从动脉导管未闭封堵中获益尚不清楚。对于成人肺动脉高压患者应谨慎考虑动脉导管未闭封堵。对于肺血管阻力＞6Wood 单位·m^2 时，需要呼吸 100％氧气的动脉导管未闭患者通常不是合适的分流术矫正对象[114]。

动脉导管未闭未被诊断的成年人可能出现心力衰竭的症状和体征，房性心律失常，甚至是局限于下肢的差异性发绀，这表明未氧合的血液从肺 - 体循环分流。超声心动图检查结果通常可诊断为动脉导管未闭。

彩色血流多普勒成像可以可靠地检测肺动脉中湍流的高速射流；这种技术对检测小型动脉导管未闭也很敏感。MRI 和心脏 CT 是新的成像技术，很少使用。如果没有其他异常情况出现，多普勒超声心动图可显示出主动脉血流连续注入肺动脉。如果左向右分流的幅度很大，则可以明显看到主动脉弓在舒张期持续流入动脉导管并在降主动脉中反流。此外，还观察到肺动脉分支持续血流水平不同与分流量大小相关。随着分流量的增加，肺静脉血流量增加明显，左心房扩大。对于小或中等大小的动脉导管未闭，左心室大小通常是正常的，但随着分流量增加，左心室舒张期容积也增加。可使用多普勒速度和左心室 / 右心室流出道尺寸来计算 Q_p/Q_s。

成年人动脉导管未闭解剖结构在主动脉峡部和肺动脉区域存在钙化和组织脆性高，这使得成人的手术操作比儿童更危险。因此，即使对于成年人中的小型动脉导管未闭，手术也存在严重风险，因为钙化血管壁在结扎时可能会撕裂[67,115]。使用经皮穿刺途径关闭动脉导管未闭变得越来越普遍。经导管封堵术是外科手术干预的有效替代方法，正在成为大多数儿童和成人动脉导管未闭患者的治疗选择。在过去的 40 年中，许多技术和设备已被用于动脉导管未闭封堵，虽然其封堵成功率并不及手术高。基于导管闭合的禁忌证与患者体型有关。因此，这些手术应该在由经验丰富的外科医生和可以处理此类患者组成的团队中心进行。成人动脉导管未闭更适合经皮闭合器或线圈经皮闭合，成功率高，并发症少。现在认为经皮封堵是一种治疗选择，尤其是对出现并发症的患者[80]。经皮封堵术的主要禁忌是严重的肺血管疾病。如果术中瞬时（或导管插入过程中）动脉导管未闭闭塞并未降低肺动脉压力并伴随主动脉压力升高，则必须重新考虑是否继续关闭并可能禁忌关闭。动脉导管未闭关闭不能逆转已存在的肺血管疾病。

十八、二尖瓣脱垂

二尖瓣脱垂是最常见的瓣膜异常，占美国人的 2％～6％。这是发达国家原发性二尖瓣反流最常见的原因。由于症状是非特异性的，通常在物理检查中怀疑二尖瓣脱垂的诊断，需经超声心动图确诊。二尖瓣脱垂经常在青春期或成年早期首次出现。因为这是一种经多普勒超声心动图（如果有必要）确诊的临床诊断，所以在各种位置，尤其是下蹲后站立时进行仔细动态听诊者很重要。

二尖瓣脱垂有很多名字，包括点击 / 杂音综合征、黏液瘤二尖瓣疾病、瓣膜松弛综合征、Barlow 综合征。根据导致小叶运动异常的解剖或生理缺陷，将其分为原发性、继发性或功能性。如果二尖瓣脱垂不是由于与结缔组织疾病相关的瓣膜松弛引起的，脱垂程度通常不会进展，直到患者年龄较大才进展，而大多数患者仍然无症状。二尖瓣脱垂可伴有胸痛、心悸、头晕、麻木或刺痛，但这些症状通常是良性的，只需要仔细的询问病史、查体、心电图和适时的 24h 动态心电监测[116]。

通过加强询问病史可以使患者比所需要的更具症状性。然而，即使无症状的患者，尤其是年轻女性，当没有发现其他病理证实的原因时，也可能猝死[117,118]。二尖瓣脱垂造成猝死的确切发生率尚不清楚。此外，由于房性和室性心律失常在普通人群中很常见，所以尚不清楚二尖瓣脱垂患者心律失常和心源性猝死的发病率实际上增加了。据推测，二尖瓣脱垂患者和至少中度二尖瓣反流患者的心律失常发生率可能更高[119]。

在多普勒超声心动图评估的同时，始终在选定的人群中进行动态听诊是非常重要的。听诊可闻及典型的收缩中晚期杂音。它可能伴或不伴心尖部高调收缩中晚期杂音。这随着以下动作而变化。

1. Valsalva 动作或让患者站立，可产生早期喀喇音，接近第一心音，是一种持续的杂音。

2. 仰卧位，尤其是双腿抬高时，会在收缩晚期出现喀喇音，且杂音时间缩短。

3. 二尖瓣脱垂的经典杂音通过站立和 Valsalva 动作而加重（收缩早期喀喇音和较长的杂音），并在下蹲时减轻（收缩晚期喀喇音和较短的杂音）。

大多数患者无症状。有症状的二尖瓣脱垂患者分为三类。

1. 与自主神经功能障碍有关的症状。
2. 与二尖瓣反流进展有关的症状。
3. 由于相关并发症（即卒中、心内膜炎或心律失常）而发生的症状。

对于无症状的轻微患者，应该对其良性预后给予充分保证。对于有自主神经功能障碍症状的患者，可推荐使用 β 受体阻滞药治疗症状缓解。建议禁用诸如咖啡因、酒精和香烟之类的兴奋剂。定期有氧运动可能有益。24h 动态心电监测可能有助于监测室上性和（或）室性心律失常。有进展为严重二尖瓣反流的患者需要密切随访和转诊手术治疗，转诊应尽早，最好在左心室扩张和收缩功能障碍发生之前。中度至重度二尖瓣反流和左心室扩大的无症状患者，尤其是心房颤动和（或）肺动脉高压患者，应该在左心室功能恶化前接受手术治疗。二尖瓣脱垂和神经系统查体的患者（如果排除了心房颤动和左心房血栓），这些患者应该每天服用阿司匹林 81～325mg/d。当 65 岁以上的患者患有心房颤动时，尤其是既往有脑卒中病史或短暂性脑缺血发作的相关危险因素，临床显著的心脏瓣膜病、高血压、糖尿病、左心房扩大或心力衰竭病史和（或）心力衰竭症状时需要应用华法林。β 受体阻滞药可能有助于治疗二尖瓣脱垂患者表现为交感神经兴奋状态，包括心动过速、心悸或神经紧张，但尚未有大规模随机试验证明其在患者中的益处[120]。

大多数二尖瓣脱垂患者无症状，预后良好，生存率与一般人群相似。但是，高危患者（即中重度二尖瓣反流患者）的心脏病发病率和死亡率增加，特别是左心室收缩功能降低的患者。

尽管大多数患者不需要手术治疗，但与严重二尖瓣反流相关的二尖瓣脱垂可以通过修复或二尖瓣置换术治疗。二尖瓣修复始终优于二尖瓣置换手术，应由熟悉手术的外科医生进行。

十九、肺动脉瓣狭窄

肺动脉瓣狭窄是指从右心室流向肺动脉的动态或固定解剖阻塞。复杂先天性心脏病和更严重形式的孤立性肺动脉瓣狭窄患者尽管在儿科人群中最常诊断和治疗，但仍能存活到成年期[12]。PS 可能是由于孤立瓣膜（90%）、瓣下或周围（瓣上）阻塞，或者可能与更复杂的先天性心脏病有关。

瓣膜狭窄是一种最常见的孤立病变。在少数病例中，它与其他病症有关，包括法洛四联症、先天性风疹综合征、Noonan 综合征或最常见于类癌综合征的获得性肺动脉瓣膜狭窄。几乎所有瓣膜狭窄病例都是先天性的，大多数病例以孤立病变的形式存在，孤立瓣膜狭窄约占所有先天性心脏病的 10%。通常，瓣膜连合部分是融合的，并且由 3 个薄且柔韧的瓣叶组成，从而形成具有狭窄中心孔的圆锥形或圆顶形结构。可能是由于血流动力学"喷射"效应发生狭窄后肺动脉扩张。

10%～15% 的肺动脉瓣狭窄患者有肺动脉瓣瓣膜发育不良。这些瓣膜形状不规则，瓣叶增厚，联合部分几乎没有融合，并且它们具有不同程度的活动性降低。

瓣下狭窄为一个缩小的漏斗形或近漏斗形狭窄部分，通常有正常的肺动脉瓣。这种情况存在于法洛四联症患者中，也可能与室间隔缺损有关。双腔右心室是一种罕见的与伴有右心室流出道瓣膜下梗阻的右心室流出道狭窄相关的疾病。

获得性病例不常见，但可能由类癌综合征、风湿热（在这种情况下，肺动脉瓣狭窄总是与其他瓣膜异常相关）或生物瓣膜或带瓣导管的狭窄引起。轻度或中度的肺动脉瓣狭窄往往不是渐进性阻塞性病变。大多数有严重肺动脉瓣狭窄的患者都会接受球囊瓣膜成形术或手术，到青春期时几乎没有流出道梗阻。

Earing 等在梅奥医学中心记录了肺动脉瓣狭窄手术修复术后的长期结果[121]。从1951－1982年接受肺动脉瓣狭窄手术治疗的53例患者［平均随访年龄（43±15）岁］接受了33年（18～51年）的随访。在随访的患者中，有53%的患者需要重新肺动脉瓣置换术治疗肺功能不全，这是最常见的手术干预措施。房性和室性心律失常多见，占38%[121]。

即使在没有手术矫正或瓣膜切开术的情况下，肺动脉瓣狭窄患者存活至成年期很常见。然而，随着年龄的增长，纤维增厚和钙化可能导致瓣膜活动性下降和阻塞增加。因此，最初无症状的患者可能开始出现轻度劳力性呼吸困难，右心衰竭的症状，这取决于梗阻的严重程度和心肌代偿的程度。中度至重度阻塞可能导致在运动过程中无法增加肺血流量，导致运动引起的疲劳、晕厥或胸痛。

二维和三维超声心动图是评价肺动脉瓣解剖、狭窄定位和评估右心室大小和功能的最优选择。由于超声心动图显示出瓣膜结构的广泛特征、狭窄的严重程度以及右心室大小和功能，因此肺动脉瓣狭窄患者很少需要心脏导管检查[12]。

罕见的未发现或未治疗的青少年或成人孤立性显著的肺动脉瓣狭窄可能仍然需要干预。最初的诊断方法仍然是经胸超声心动图。通常不需要心导管检查来验证无创检查的结果，除非临床表现和超声心动图检查结果之间存在显著差异。心导管插入术可以通过肺动脉导管的"撤回"测出从肺动脉到右心室的压力梯度来诊断肺动脉瓣狭窄。诊断性心导管术现在很少应用，更多地用于治疗。成功率高，并发症发生率低，并伴有良好的长期血流动力学和临床预后，使肺动脉球囊成形术成为中重度肺动脉瓣狭窄患者的首选治疗方法。肺动脉球囊瓣膜成形术对中期手术效果良好，类似于手术瓣膜切开术（见第17章）。无论是否治疗，那些右心室流出道梯度（和正常心输出量）低于50mmHg的患者可以达到预期寿命并且没有症状[122,123]。

大多数轻度至中度严重肺动脉瓣狭窄的儿童和成人无症状。严重肺动脉瓣狭窄患者可能会出现劳力性呼吸困难和疲劳。极少数情况下，患者会出现劳累型心绞痛、晕厥或猝死。外周水肿和其他右心衰的典型症状也会出现。卵圆孔未闭、房间隔缺损或室间隔缺损明显右向左分流的患者很少表现为发绀。在肺动脉瓣狭窄中，听诊S_1正常，伴有S_2广泛分裂的随呼气而收缩期喷射喀喇音更响，以及柔和且延迟的P_2。肺动脉瓣狭窄造成胸骨左上缘收缩期渐强－渐弱的喷射性杂音，随吸气而移动。

轻度肺动脉瓣狭窄患者的长期病程与未受影响人群的长期病程无显著差异。轻度肺动脉瓣狭窄病情并不易于进展，相反，肺动脉瓣口的大小通常随着身体的发育而增加。严重的肺动脉瓣狭窄可能会导致流出道梗阻，尽管身体在生长发育，但一段时间内仍会进展（60%的患者需要在诊断后10年内进行干预）。通过适当的干预，中重度肺动脉瓣狭窄患者预后良好。

2008年ACC/AHA成人先天性心脏病对肺动脉瓣狭窄患者介入治疗的建议如下。

1. 对于无症状的肺动脉瓣膜病患者，多普勒瞬时峰值梯度＞60mmHg或多普勒平均梯度＞40mmHg（与中度以下肺动脉瓣反流相关），推荐使用球囊瓣膜成形术。

2. 对于有球囊瓣膜并且多普勒瞬时峰值梯度＞50mmHg或多普勒平均梯度＞30mmHg（与中度以下肺动脉瓣反流相关）的症状患者，建议使用球囊瓣膜成形术。

3. 球囊瓣膜成形术在发生瓣膜增生的患者(有或无Noonan综合征)中疗效较差,通常首选手术。

4. 手术治疗推荐用于治疗重度肺动脉瓣狭窄和相关肺动脉瓣环发育不良、严重的肺动脉瓣反流瓣、瓣下肺动脉瓣狭窄或瓣上肺动脉瓣狭窄。对于大多数瓣膜发育异常的患者，首选手术治疗，当伴有严重的三尖瓣反流（tricuspid regurgitation, TR）时，需要Maze手术或另一种需要手术干预的心脏外科手术[12]。

成人患者更容易出现瓣下肥厚肺动脉瓣狭窄或瓣膜纤维钙化增厚。继发性瓣下肥厚性狭窄在原发性瓣膜异常矫正后会消失，并且临床上肺动脉主干的残余扩张也不显著。

对于无症状扩张型肺动脉是否进行干预治疗没有明确的适应证，因为其是低压动脉瘤，尚未报道患者出现动脉夹层或破裂。瓣下肥厚的识别很重要，因为它可能在瓣膜狭窄矫正急性期出现动态流出道梗阻。除极少数轻中度肺动脉反流需要进行瓣膜后瓣膜置换术。

二十、发绀型先天性缺陷

与发绀相关的冠状动脉疾病患者几乎都有过某种类型的早期手术。这些手术可能是姑息治疗，如全身动脉–肺动脉分流术或全身静脉–肺动脉分流术，或者他们可能已经接受了特定手术，如室间隔缺损封堵术和法洛四联症的右心室流出道开放术。

虽然许多进行全身肺动脉吻合术的患者肺血流量足以使全身动脉血氧饱和度达到正常，但一些姑息治疗分流的患者可出现 PVOD，这可能与高流量高压刺激有关。这特别适用于那些很少使用 Potts 或 Waterston 中央分流器的患者。后者经常与吻合部位右侧肺动脉扭曲甚至阻塞以及对侧 PVOD 相关（图 67-18）。这些患者仍然有强制性的心内右向左分流，静脉放置的血管中的空气或血块可能会造成栓塞，导致脑、肾或心脏梗死。

二十一、法洛四联症

大多数法洛四联症青年患者将接受完全修复。在患者评估过程中，获取以前手术操作的详细记录很重要。

根据肺动脉流出道阻塞程度、肺动脉的大小、分支肺动脉狭窄的存在和冠状动脉解剖，已使用各种技术来完成修复。以前的全身至肺动脉分流术（即 Blalock-Thomas-Taussig, Waterston, Potts）有可能引起肺血管阻力升高和肺动脉分支变形（图 67-18）。对于以前使用 Waterston 分流器或进行 Potts 手术的患者来说，情况更是如此。

Murphy 等发现，与 Blalock-Thomas-Taussig 分流相比，以前进行 Waterston 分流术或 Potts 手术完全修复后的患者生存率显著降低[124]。这大概是由于从较大尺寸分流引起的高肺血流量导致的进行性 PVOD。在大多数的中心，改进外科技术已经做了一个单一的心内修补手术，而不是采用分期的方法。

法洛四联症和肺动脉瓣闭锁患者，或右冠状动脉左前降支冠状动脉异常的患者将进行假体或同种导管移植，在右心室和肺动脉之间放置或不放置瓣膜。这些导管可以在内皮过度生长，且瓣膜可以变硬，造成新右心室流出道逐渐阻塞[125,126]。这些患者应定期重新评估阻塞进展情况，可通过球囊扩张或导管置换手术来治疗。

最典型的成人法洛四联症患者将进行完全修复，包括室间隔缺损补片闭合，肺动脉瓣切除术，跨瓣补片以及可能肺动脉漏斗部切除术。法洛四联症手术修复患者的长期并发症包括以下方面。

1. 慢性肺动脉瓣反流导致右心室增大，残余右心室流出道阻塞，右心室室壁运动异常伴进行性右心室功能障碍。

2. 室上性和室性心律失常包括室性心动过速

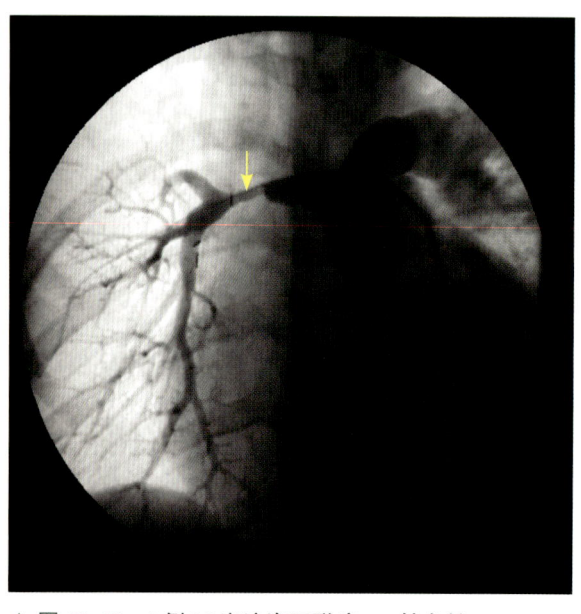

▲ 图 67-18　1 例 26 岁法洛四联症 s/p 姑息性 Waterston 分流患者的右肺动脉造影
血管造影显示离散的右肺动脉狭窄（箭）和发育不全的二级和三级分支血管。患者接受了血管成形术和支架治疗

第九篇 先天性心脏病年轻患者的特殊问题
第67章 青少年和成人先天性心脏病

（通常是单源性）。

3. 主动脉夹层。

4. 心源性猝死的风险。

在接受法洛四联症手术矫正的患者中，长期生存率很高，但存在心脏并发症的风险。在法洛四联症修复后，房性和室性快速心律失常很常见。有几项研究已经证实心内修复术后数年持续发作的快速性心律失常的发生率。在老年修复的法洛四联症患者中，34%为有症状的房性或室上性室速，8.5%发展为高级室速，由于估计每10年猝死率为2%，植入式除颤器的应用不断增加。因此，估计有50000名接受法洛四联症修复的成人需要电生理随访，全国每年有100人猝死[127]。在242例患者中，29例（12%）在修复后的平均16年内出现房性快速性心律失常的持续性发作，而在另一队列中，793例中有29例（4%）在修复后平均21年内发生持续心房扑动或心房颤动[128]。

法洛四联症心脏内修复后的患者需要长期随访，因为他们有发生慢性术后并发症的风险，包括伴有右心室扩大的肺动脉反流、右心室流出道残留阻塞、右心室功能不全、主动脉根部扩张和主动脉瓣关闭不全，心律失常包括房性心动过速和室速和心源性猝死[129,130]。因此，危及生命的室性心律失常仍然是修复的法洛四联症成人最关心的问题。室性心律失常发病率可高达10%，而且在过去的10年中，没有一致可识别的危险因素来确认哪些患者处于风险中[131,132]。

Gatzoulis等在1995年提出了有关修复的法洛四联症室性心律失常潜在病因的第一个线索。他们回顾了178名修复的法洛四联症成人幸存者的临床资料（平均随访年龄21.4岁）。发现其中9例患者发生持续室性心律失常，4例患者术后发生心源性猝死。将其与无持续性室性心律失常/心源性猝死进行Holter监测、心电图、胸部X线和多普勒超声心动图数据分析比较。他们发现QRS持续时间≥180ms对预测持续性室性心律失常和心源性猝死敏感性为100%，且QRS持续时间与RV右心室大小相关[133]（图67-19）。

在接下来的几年中，有数据显示，修复的法洛四联症中的心源性猝死是时间相关危险因素，在手术修复后20～25年内病情进展迅速。Silka等表明修复的法洛四联症发生心源性猝死的风险超过一般人群将近100倍，在修复20年后风险增加（图67-20）[3]。发现在修复后的头25年中，心脏性猝死的风险每年为0.27%，但在25年后每年加速到0.94%（$P = 0.003$）（图67-21）[134]。

长期的术后肺功能不全并伴有进行性右心室扩大和功能障碍，是心源性猝死的时间相关风险及右心室大小与QRS间期的解剖和生理相关因

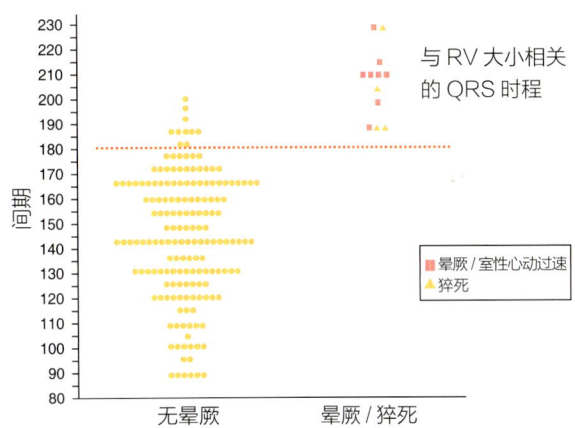

▲ 图67-19 182例患者的QRS时程图

晕厥和室性心动过速（正方形），猝死（三角形）患者。QRS时程>180ms对预测持续性室性心动过速和晕厥的敏感性为100%

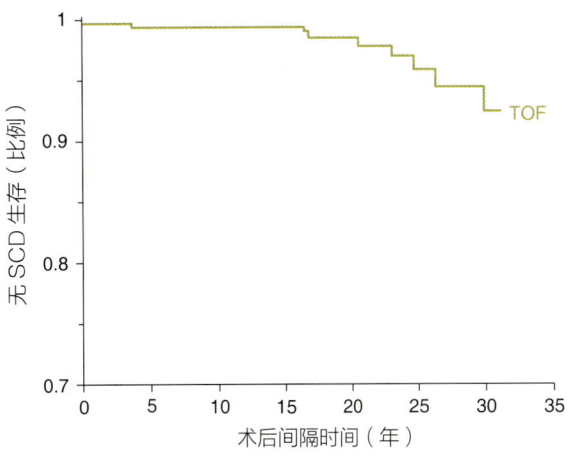

▲ 图67-20 法洛四联症手术治疗后无心源性猝死（SCD）生存的精算概率

（引自 Silka, Hardy BG, Menashe VD, Morris CD. A population-based prospective evaluation of risk of sudden cardiac death after operation for common congenital heart defects. *JACC*. 1998;32:245–251.）

素。用一个跨环右心室流出道贴片进行心内修复造成慢性重度肺反流。肺功能不全导致进展性右心室扩大,最终导致右心室收缩功能障碍。心电图呈右束支传导阻滞模式修复后 QRS 间期延长,随时间的延长,最终达到持续 180ms 与心源性猝死的风险相关(图 67-22)。

室性心律失常,包括持续性单形性室性心动过速和心源性猝死,可在法洛四联症心内修补术后早期或数年后发生。法洛四联症修补后的患者成年期死亡率和发病率增加。

Valente 等设计指标队列,识别大批当代法洛四联症修复后患者的死亡和室性心动过速的危险因素。右心室肥厚、心室功能障碍与房性心律失常是预测成人法洛四联症术后死亡和持续性室速先兆[135]。与室性心律失常和心源性猝死相关的危险因素起源于多种因素,包括老年人、男性、纽约心脏协会分类评估严重心力衰竭、经右心室切开术修复等,心脏手术次数多,左心室舒张功能不全,肺动脉瓣反流和心电图示 QRS 间期延长[128]。

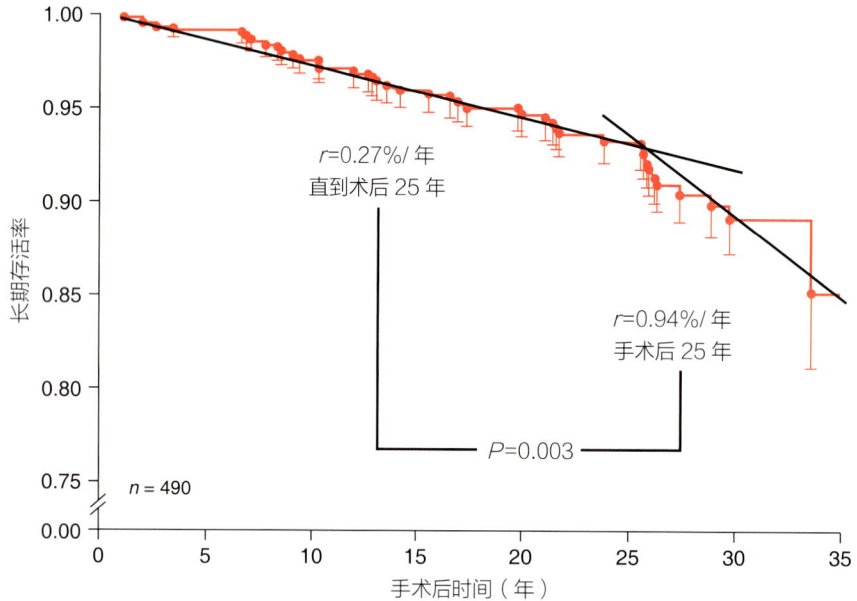

◀ 图 67-21 法洛四联症矫正后的长期存活率

矫正后所有患者在 1 年内死亡,排除长期存活率的计算。曲线显示了两个不同的相位:早期、低危期持续 25 年,此后,风险显著增加。计算每个阶段的死亡风险(r),作为线性数(引自 Nollert G,Fischlein T, Bouterwek S, Böhmer C, Klinner W, Reichart B. Long-term survival in patients with repair of tetralogy of Fallot:36-year follow-up of 490 survivors of the first year after surgical repair.JACC.1997; 30:1374–1383.)

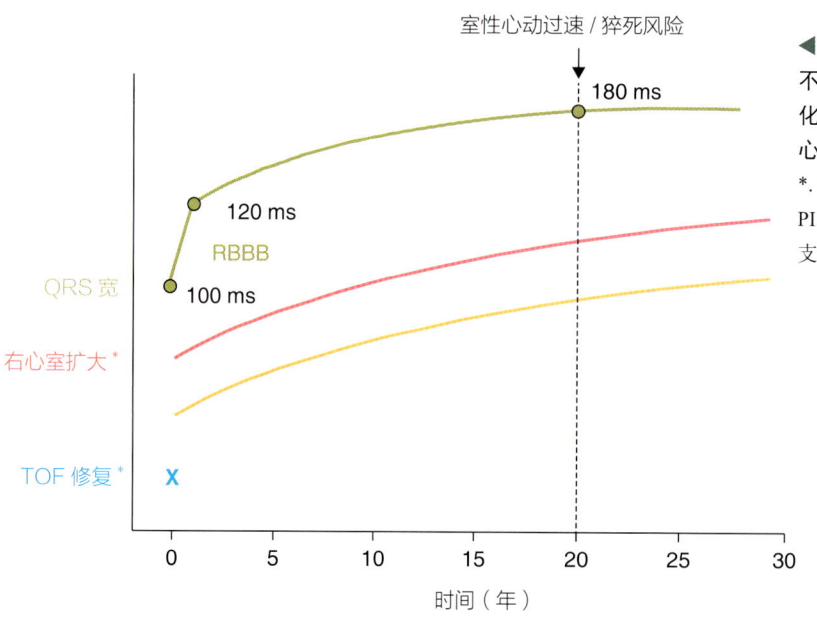

◀ 图 67-22 法洛四联症修复后肺功能不全、右心室大小和 QRS 时程随时间变化之间的关系。与 180ms 的间期相关的心源性猝死风险

*. 跨环贴片
PI. 肺功能不全;RV. 右心室;RBBB. 右束支传导阻滞

在一项多中心横断面研究中，对566名成人患者进行了研究［平均年龄（36.8±12）岁］，43%有持续性心律失常或心律失常的干预。45岁以后发生心律失常的比例显著增加。本组患者心动过速的患病率为20%，室性心律失常的发生率为15%[136]。

法洛四联症修复后的患者可有多种形式的房性心律失常。风险因素包括心脏手术次数增多和修复龄期。具体风险因素如下。

1. 心房颤动/扑动：危险因素包括左心房扩张、左心室射血分数降低和三尖瓣反流。

2. IART：右心房增大和长期高血压[136]。

心源性猝死是法洛四联症心内修补术后重要死因。在3组大范围的患者中随访21～36年，心源性猝死发生率分别为2%、2.7%和9%[128,134]。在法洛四联症完整修复后的患者中将肺功能不全作为血流动力学损害的罪魁祸首，许多研究已经评估了肺动脉瓣置换术后的结果，研究了心功能分级、右心室大小和功能的改变以及室性心动过速和心脏性猝死的风险。先前的研究表明随后的肺循环阻力，NYHA心功能分级得到改善（图67-23）[137,138]。

多年来，超声心动图在法洛四联症完整修复后患者的诊断和长期管理中提供了有用的信息。然而，心脏MRI的进展提供了精确、可重复地测量右心室大小和功能的，现在可以用来预测法洛四联症术后晚期的主要不良临床后果。心脏MRI已经显示右心室扩张有一个阈值，超过了这个阈值，肺动脉瓣置换术不能恢复正常的右心室收缩功能，导致适当的危险分层和治疗干预。Knauth等为法洛四联症完整修复的患者确定了主要不良临床后果（死亡、持续性室性心动过速、心功能Ⅲ级或Ⅳ级的恶化）确定的独立预测因素。他们发现20.5%不良结果发生在随访期中位数为4.7年。预后不良的预测因素包括后期修复（≥6岁），增加右心室舒张末期容积，降低右心室和左心室射血分数和QRS时限延长。此外，当右心室收缩末期容积≥45ml/m² 时，对不良临床后果的敏感性为100%，当右心室射血分数＜30%时，特异性为96%[139]。

对于重度的肺动脉关闭不全的患者，右心室容积减少使肺循环阻力增高。Vliegen等采用心脏MRI证实右心室舒张末期容积和收缩期指数随肺循环阻力增高而减少[140]。然而，右心室射血分数变化不明显（图67-24）。Therrien等同时也评价了法洛四联症完整修复后肺动脉关闭不全的右心

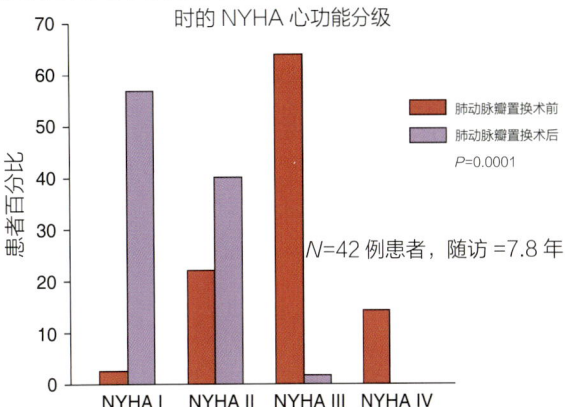

▲ 图 67-23 条形图显示在法洛四联症完整修补术后患者中肺动脉关闭不全的肺循环前后阻力与NYHA心功能分级的临床观察

患者的心功能有明显提高；术前76%的患者NYHA心功能Ⅲ～Ⅳ级，肺动脉瓣置换术后，存活的患者中有97%在Ⅰ～Ⅱ级（$P = 0.0001$）（引自 Discigil B, Dearani JA, Puga FJ, et al. Late pulmonary valve replacement after repair of tetralogy of Fallot. JTCVS.2001;121:344–351.）

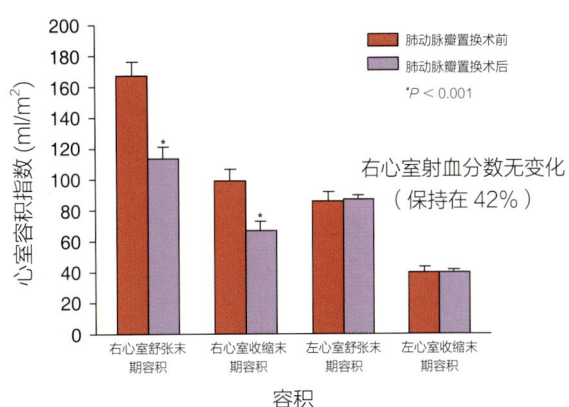

▲ 图 67-24 26例患者肺动脉瓣置换术前后心室容积变化

注意右心室容积明显减少，而左心室容积变化不明显（引自 Viegen HW, van Straten A, de Roos A, et al. Magnetic resonance imaging to assess the hemodynamic effects of pulmonary valve replacement in adults late after repair of tetralogy of fallot. Circulation. 2002;106:1703–1707.）

室大小和功能后的肺循环压力。她和她的同事证明，当术前右心室射血分数≥40%时，与术前射血分数＜40%相比，后期随访只有50%的患者保持右心室射血分数≥40%，只有13%的人能够在后续实现射血分数＞40%[141]。

因此，在成人法洛四联症完全修补术患者中出现肺血管阻力的确切时间正在演变。时机是除去反流以提高右心室容积，也是有可能改善或维持收缩功能和肺循环高压出现瓣膜损坏和在此手术之间的平衡。Geva建议在无症状的患者中，当反流系数≥25%（中度至重度关闭不全）并且以下客观标准中存在至少两种视为肺循环高压。

1. 右心室舒张末期容积指数＞150ml/m^{2}或Z值＞4。
2. 右心室收缩末期容积指数＞80ml/m^2。
3. 右心室射血分数＜47%。
4. 左心室射血分数＜55%。
5. 右心室流出道大动脉瘤。
6. QRS时程＞140ms。
7. 持续性与右心容量负荷有关的心律失常。
8. 右心室流出道梗阻与右心室收缩压≥2/3收缩压。
9. 重度分支血管狭窄不宜经导管治疗。
10. ≥中度三尖瓣反流。
11. 残余的左向右分流与肺系统的流动比率≥1.5。
12. 重度主动脉瓣反流。
13. 严重的主动脉扩张（直径≥5cm）。

在法洛四联症完全修复后有症状的患者中以上详细的定量标准至少具备1项，提示肺循环高压[142]。

虽然选择外科手术治疗肺循环高压已经维持了数年，Bonhoeffer等于2000年在一个患者首次成功的经皮肺移植瓣膜植入[143]。此后，针对肺循环高压的经导管治疗取得了显著进展，并取得了令人鼓舞的成功率。初步研究显示显著改善右心室压力、右心室流出道梗阻程度、肺动脉瓣反流，以及MRI定义心指数和肺动脉瓣反流，并改善主观和客观的运动能力[144]。

最后，室性心动过速/心源性猝死的风险是否随着肺循环高压的增加而增加？Therrien等评估了在法洛四联症完全修补后重度肺动脉瓣关闭不全的患者中心电图改变与室性心动过速和心源性猝死的危险性。平均年龄为28.2岁的70名患者接受了肺循环阻力高压随访平均4.7年。他们发现，QRS时间稳定但没有减少，和单形性室速发病率从22%下降到9%。9例患者行术中冷冻治疗室性心动过速和随访5年时有100%的患者未复发室性心动过速而非消融性一组68%未复发[145]。

不过，尽管心脏MRI的进展，以更好地定义右心室的大小，并与肺动脉瓣关闭不全的严重程度以及QRS持续时间的数据，肺循环高压取得的成功，临床医生评估和治疗那些继续与法洛四联症完全修补后的心源性猝死危险做斗争的患者。Khairy等通过一项多中心试验发现，程序性心室刺激可预测随后出现室性心动过速和心源性猝死的患者。诱导型单形性室速相对危险度5，多形性室速相对危险度12.9，预测未来的临床室性心动过速和心源性猝死（图67-25和表67-1）[146]。程序刺激也可能有助于区分这些风险和肺血管阻力随着室性心动过速映射和术中冷冻，似乎为心源性猝死提供了最好的风险降低的方法。作为在法洛四联症完全修复的患者中心源性猝死的危险因素具有可复制性和一致性，将来将评估心脏复律除颤器在初级预防中的好处。

虽然肺动脉瓣置换的最佳时机仍不确定，但有症状的患者应仔细考虑时机的选择，以及中、重度右心室容积超负荷的患者、右心室功能障碍患者、三尖瓣反流患者，以及右心扩大引起的临床心律失常/肺动脉瓣反流功能障碍的患者。基于应用MRI的研究数据，扩张阈值似乎是舒张末期容积超过160～170ml/m^{2}或收缩末期容积超过80～85ml/m^2，超过这个阈值恢复正常右心室容量不能进行后续瓣膜置换术[147,148]。

自21世纪初以来经皮肺动脉瓣植入术（percut-aneous pulmonic valve implantation，PPVI）已经发展为右心室流出道功能障碍患者的非手术治疗方案。PPVI对患有或先天性的右心室流出道

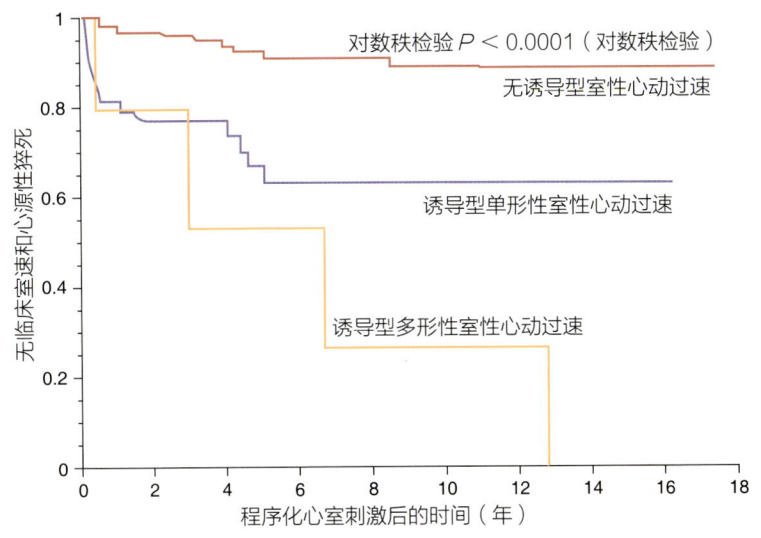

图 67-25 根据程序化心室刺激结果计算的无事件生存 Kaplana-Meier 曲线

表 67-1 诱导性室性心动过速的预后意义

电生理检测	RR（95% CI）	P	无 VT 和 SCD 的精算（%）			
			1 年	5 年	10 年	15 年
阳性	1.00	—	97.9	92.8	89.3	89.3
SMVT	5.0（2.1～11.9）	0.0002	79.4	67.1	63.6	63.6
SPVT	12.9（3.9～43.2）	< 0.0001	80.0	53.3	26.7	0.0
SMVT 或 SPVT	5.8（2.5～13.2）	< 0.0001	79.4	62.6	58.7	50.3

SMVT. 持续性单形性室性心动过速；SPVT. 持续性多形性室性心动过速

狭窄或反流的特定患者是一种有效的治疗方法。短期和中期的结果是令人满意的，而长期与传统外科手术的直接比较的结果还没有。PPVI 设备是用于在一个不正常的（狭窄或反流）右心室到肺动脉导管。PPVI 旨在延长右心室肺动脉导管的寿命，因此，减少患者一生所需的开放式心脏手术的总数。在 PPVI 大多数情况下，牛颈静脉阀安装在球囊扩张血管内支架已被用于植入。因为牛颈静脉瓣的大小限制在 22mm 以下，它不能用于扩张及动脉瘤流出道解剖的患者，多发性环形修补术后出现这种情况。在某些情况下与右心室流出道梗阻，牛颈静脉阀用于混合外科手术。

目前正在进行的研究工作集中在使用自膨胀支架以减少流出道的大小，以便阀门可以成功地部署在大的流出道。此外，通过将牛心瓣安装到一个开槽的不锈钢支架上，研制出了一种经皮瓣膜，具有良好的早期疗效。这种阀门有 23mm 和 26mm 直径 [144,149]。一些中心延伸了 PPVI 应用治疗无导管的法洛四联症 [150] 和没有肺动脉瓣生物瓣膜的法洛四联症，目前认为这些迹象尚未得到普遍承认 [151]。PPVI 应考虑患者的右心室到肺动脉导管、右心室流出道或失败的生物瓣膜在肺的位置，符合以下严重右心室流出道梗阻或严重肺动脉瓣关闭不全的标准 [152]。

虽然室性心动过速和心源性猝死继续作为修复的法洛四联症患者最令人担忧的长期问题，其他的问题可能包括以下方面。

1. 房性心律失常：几乎 1/3 的修复的法洛四联症患者发展心房颤动、心房扑动（IART），或其他室上性心动过速 [153-155]。

2. 肺动脉分支狭窄。在修复的法洛四联症患者分支狭窄的介入治疗指征没有达成共识的指导方针。当右心室压力大于全身水平的50%或有右心室功能不全较低压力时，可考虑对分支肺动脉进行球囊血管成形术。当不平衡肺血流量大于75%、25%，或其他原因不明的严重血管狭窄呼吸困难时，也可考虑经导管介入治疗[67]。肺动脉解剖学狭窄是常见的（图67-26）。然而，在这种患者人群中，进行经导管或外科修复的适应证目前尚不清楚。

3. 主动脉根部扩张。最近发现了修复的法洛四联症的成年患者有明显的主动脉根部扩张与主动脉壁结构异常有关。Tan等发现主动脉根部直径大于预期，婴儿期至成年期主动脉固有壁异常。因此，这意味着潜在的导致主动脉根部扩张因果关系（图67-27）[156]。最近，病例报告首次描述了修复的法洛四联症的成年患者主动脉根部切除术和重度主动脉根部扩大[157]。

4. 右心室增大、右心室功能正常者无症状。然而，他们的右心室功能障碍的风险与运动耐量下降、右心衰竭、心律失常（即室性心动过速、心房扑动、心房颤动）相关。右心室功能下降也可导致室间隔移位和室-室相互作用导致的左心室功能不全[158]。

总之，修复的法洛四联症的病理生理是复杂的，患者在成年后会有一些心血管问题，这些问题在他们的解剖和手术修复中是独特的。尽管总体而言，法洛四联症修补术后患者的长期预后非常好，估计20年生存率超过90%，但随着时间的推移，心室扩张和功能障碍、运动不耐受、心力衰竭、心律失常和猝死的风险增加。患者应常规随访心脏MRI，检查右心室大小和功能、PI程度、肺动脉分支狭窄和主动脉根部大小。常规的动态监测和心电图也应进行。最终，随着诊断和经皮介入能力的提高，需要肺血管阻力且右心室流出道形态不同的患者可能成为经导管肺血管阻力的候选者[159]。

二十二、大动脉转位

大动脉转位的特点是心室动脉不一致，其中主动脉起源于右心室，而肺动脉来自于左心室。心房开关修复术是1959由Senning首次描述后1964由Mustard提出，其引导全身静脉血流量二尖瓣和"肺"左心室肺静脉血流被传送到三尖瓣和"系统性"右心室。心房开关手术包括Mustard和Senning手术将大动脉转位的并行循环转换为串联循环，从而纠正发绀。然而他们不纠正主动脉起始于右心室和肺动脉起始于左心室底层的心室动脉不一致。这些年出现了经历了心房转化手术的大动脉转化患者的术后人群。大多数患者在数年内都会好起来，但随着时间的推移，患者会面临一些有关问题的风险[160-162]。

1. 心律失常——心房和心室性心动过速，心脏传导阻滞。

2. 隔板阻塞——全身和肺静脉阻塞。

3. 隔板泄漏。

4. 系统性右心室衰竭。

5. 系统性（三尖瓣）房室瓣关闭不全。

二十三、心律失常

心律失常是心房开关手术常见并发症，这可能会导致成年后发病率和死亡率较显著。在一些长期随访研究中，1/2~2/3的患者可维持窦性心律[162]。其余患者有各种心律失常，包括窦房结功能不全、心房扑动和颤动及室性心动过速。

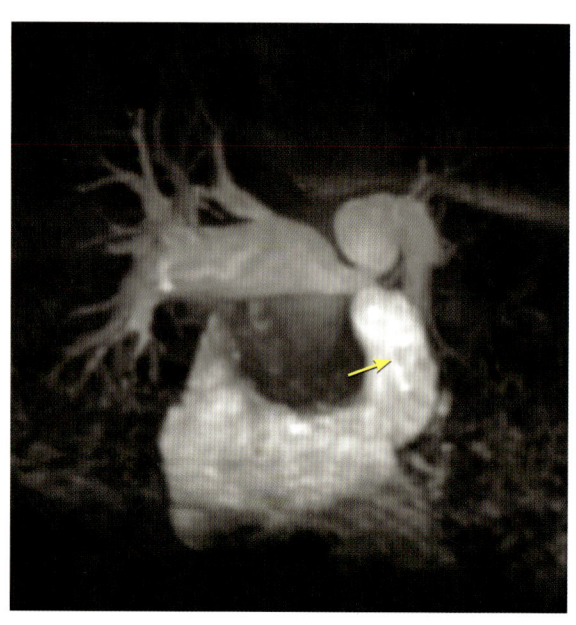

▲ 图 67-26　心脏 MRI 显示严重左近端肺动脉狭窄（箭）

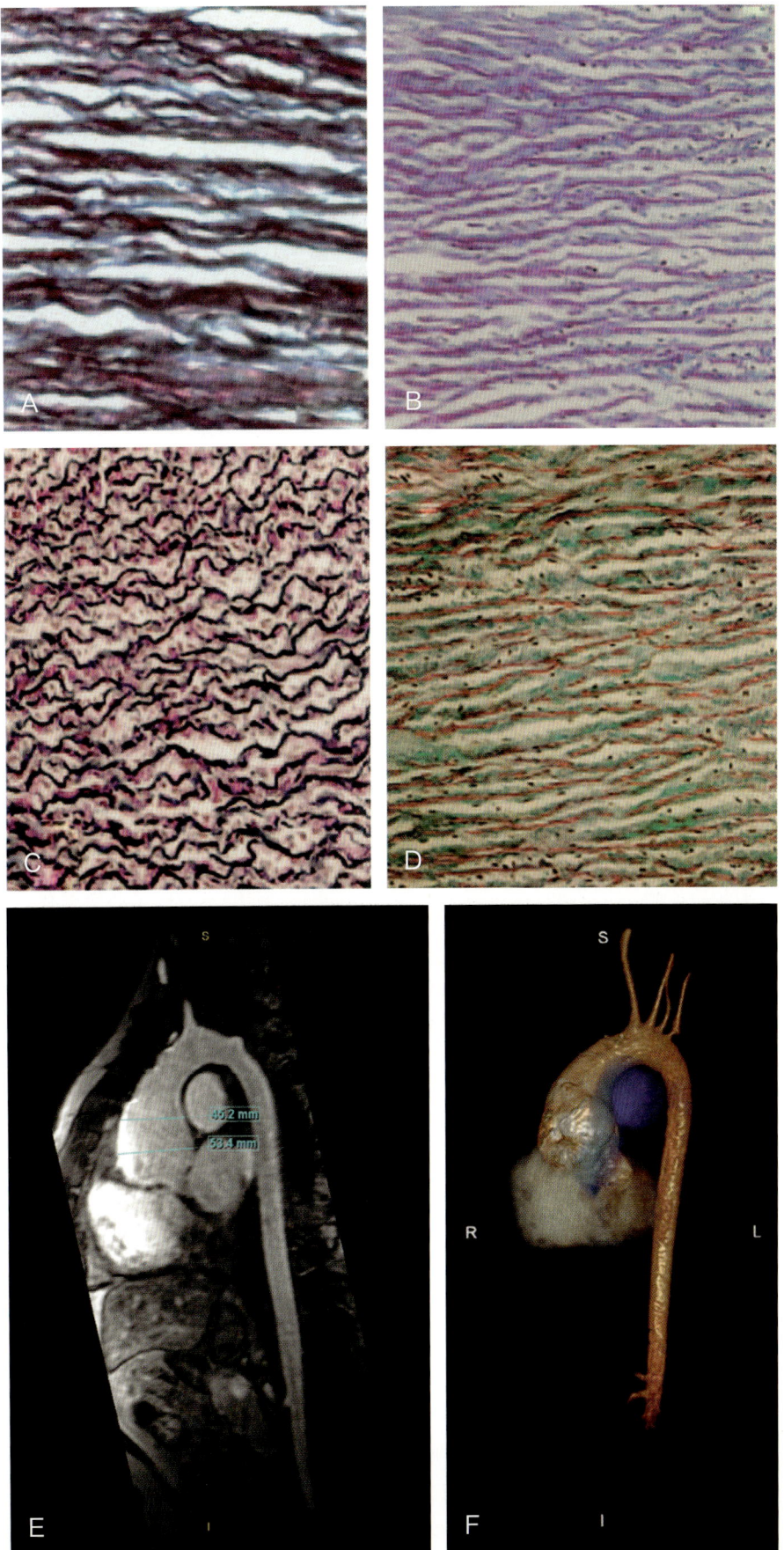

图 67-27 A 和 B 来自正常儿童。C 和 D 来自于 1 例 20 月龄的患者。C. 弹性片层破坏；D. 纤维组织增多（绿色）。A 和 C 都是染在弹性纤维和三色的 B 和 D。E. 1 例 26 岁法洛四联症的心脏磁共振患者主动脉根部和升主动脉分别为 5.3cm 和 4.5cm 广义扩大示范；F. 同一例 26 岁的患者三维磁共振血管造影显示扩张的升主动脉（E 和 F 经 Kan Hor, MD, Nationwide Children's Hospital, Columbus, Ohio. 许可）

窦性心律失常被认为会导致系统性右心室功能进一步紊乱，也可能是导致心力衰竭恶化和猝死的原因。

进行心房转换手术的患者（如 Mustard 和 Senning 手术）修复后 10 年内很少出现窦性心律失常，无论是房性还是室性心律失常。毫无疑问，这些心律失常与由于房腔阻塞而导致的广泛缝合线有直接关系，因为在后来的动脉调转手术患者中，这个问题已经基本消失了[163]。心律失常患者心房心律转换的总体发生率尚不清楚，但在大多数研究中都显示为导致临床显著心律失常的最高风险病变/修复之一。在一个大的荷兰注册超过 5000 ACHD 患者中，大动脉转位/心房开关患者房性心律失常 35% 患病率（仅次于单心室患者），7% 室性心律失常发病率（仅次于法洛四联症）[89]。Gelatt 等发现心房扑动发生率为 14%，20 年后窦性心律仅为 40%，而 wilson 等发现随着时间的推移，窦性心律消失的概率更高，术后 15 年窦性心律的发生率仅为 18%（图 67-28）[164-166]。

心源性猝死是导致晚期患者死亡的最常见原因。大动脉转位和心房开关（Mustard 和 Senning）精算发病率手术后 20 年接近 10%[3]。不幸的是，心源性猝死仍然是心房后转换的大动脉转位患者最不可预知的事件，但是识别一个高危人群一直是困难的，主要的相关特征是全身重度心功能不全和房性快速心律失常的病史[163-165]。重要的是，室上性心律失常常先于或与室性心动过速共存，提示它们是致死的重要触发因素[166]。多项研究已经证明，心源性猝死的发病率高于预期，没有一致的危险因素，一些研究表明房性心律失常是导致心源性猝死的罪魁祸首[10,164]。Silka 发现，大动脉转位/心房开关手术的心源性猝死的危险因素相对于其他先天性心脏病病变在心房开关修复后不久就出现了，例如法洛四联症的风险，直到修复后 15～20 年才显示出来（图 67-29）[10]。

最终，许多患者的结局是需要起搏器治疗窦房结功能障碍或症状性心动过缓。然而，在起搏器置入之前，应该对残余挡板渗漏和（或）阻塞

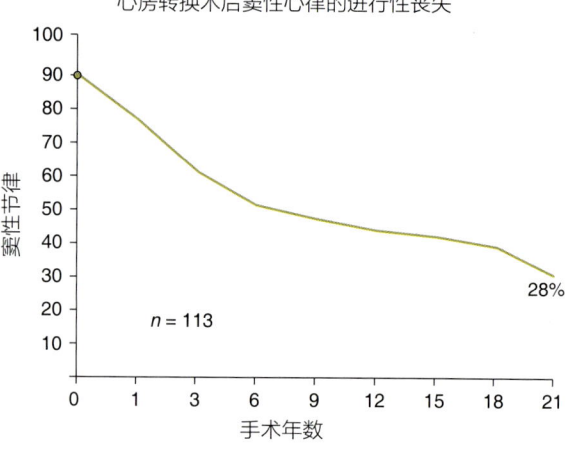

▲ 图 67-28 窦性心律消失的累积精算曲线

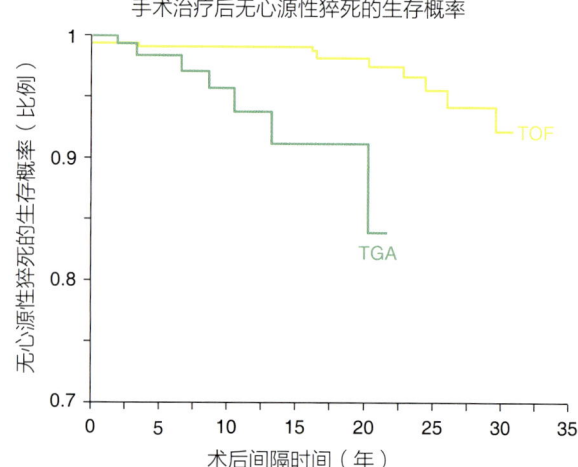

▲ 图 67-29 法洛四联症和大动脉转位术后无心源性猝死的生存概率
注意大动脉转位修复后心源性猝死的早期风险与法洛四联症修复后 20～25 年的风险相比较

进行彻底的解剖学评估。在这些患者中经静脉心内放置导线和获得足够的阈值并且需要"修复"型复杂冠状动脉疾病的解剖学研究的知识（图 67-30）。快速性心律失常可采用射频消融治疗或抗心律失常药物治疗。由于与此病变相关的明显病态窦房结综合征，在使用抗心律失常药物时必须谨慎。射频消融在这一人群中具有挑战性，其次是复杂的解剖结构，多处瘢痕区域和大片的修补材料。快速性心律失常消融成功约为 70%，因此低于正常解剖患者的预期值[167]。ICD 治疗的指征仍然是二级预防。

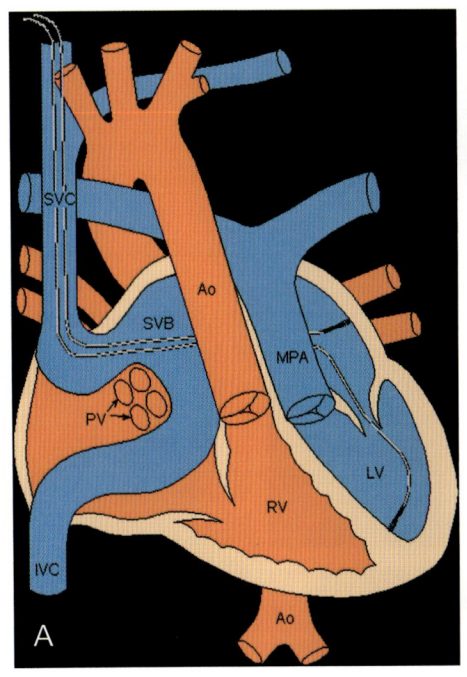
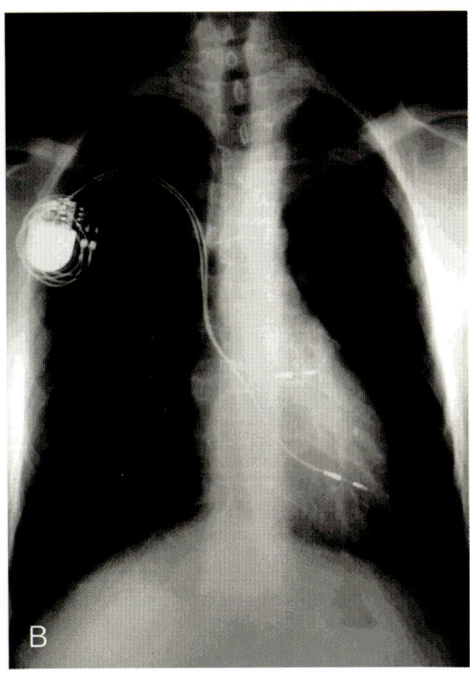

◀ 图 67-30 心脏起搏器/心房开关的起搏器治疗
A. 心房电极必须从上腔静脉穿过全身静脉挡板（SVB）到达残余的左心房/心耳。心室电极持续穿过二尖瓣并固定在左心室内；B. 胸部 X 线片显示心房和心室导联的最终位置
Ao. 主动脉；SVC. 上腔静脉；PV. 肺静脉；MPA. 主肺动脉；IVC. 下腔静脉；RV. 右心室；LV. 左心室

二十四、挡板阻塞和泄漏

在右心房与上腔静脉交界处梗阻是公认的 Mustard 手术并发症，临床表现包括乳糜胸、上肢水肿，或颜面水肿。肺静脉梗阻是 Senning 手术更常见的并发症。肺静脉淤血可能是早期表现。进展性梗阻可在稍后出现，并可能伴有反应性气道疾病的症状。修复手术后的板障渗漏不常见，可发生在右心房的上部。

当发生全身性静脉阻塞时，通常是涉及上腔静脉，而不是下腔静脉，虽然两者在临床表现上不明显，但在重度狭窄时可出现临床症状，早期是上腔静脉症候群，晚期为肝淤血或肝硬化水肿。Wilson 等在 6/113 例（5%）患者中发现板障梗阻需要再次手术，另外 5% 术后突然死亡与术后挡板阻塞有关。在这项为期 28 年的长期研究中，共有 19 人死亡，50% 的人与板障梗阻有关[166]。其他研究还没有发现这种联系。然而如何界定板障梗阻是开放的辩论。在上腔静脉和全身静脉板障之间的交界处最易缩窄，因为它向前向左弯曲（图 67-31）。

多普勒超声心动图，特别是 TEE，可能发现梗阻，但是仍然存在局限性。心脏 MRI 已成为评价挡板梗阻的金标准（见第 14 章）。梗阻缓解的指征尚不明确。定向干预是否应该基于一个或多个因素尚不清楚。在干预这些病变包括与正常上腔静脉相比较缩小的百分比，通过狭窄段的压力，临床症状（非常罕见）之前，应考虑到有计划的干预措施，例如把起搏导线穿过狭窄部分。显然，在狭窄的部分放置起搏导线会增加完全阻塞的可能性（图 67-32）。球囊扩张支架已经被有效地用于经皮治疗系统性静脉阻塞，已发现在以后有限时间内的随访中是安全有效的[168,169]。

肺静脉屏障阻塞也可能发生，但频率较低。它在 Senning 和 Mustard 两种手术中非常罕见，但是是一个严重的并发症，可能会导致肺动脉高压需要及时关注。TEE 或心脏 MRI 证实诊断（图 67-33）。虽然可以进行球囊血管成形术，但手术后可获得长期完全缓解。

二十五、挡板泄漏

通过挡板的小泄漏是常见的，但在我们的经验中通过经胸超声心动图是很少看到的（图 67-34）。TEE 与气泡对比通常会发现从上腔静脉分支泄漏到全身静脉挡板，但可能漏在下肢周围。这些都比阻塞更常见，在 Mustard 手术患者群体中频率增加。这些通常很小并且血流动力学微不足

国际心胸医学前沿经典译丛
Moss & Adams 心脏病学：从胎儿到青年（原书第9版）

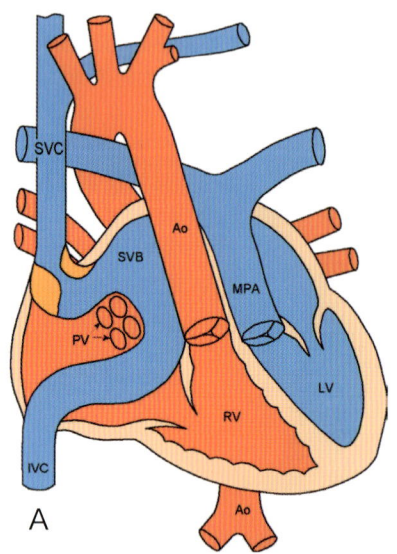

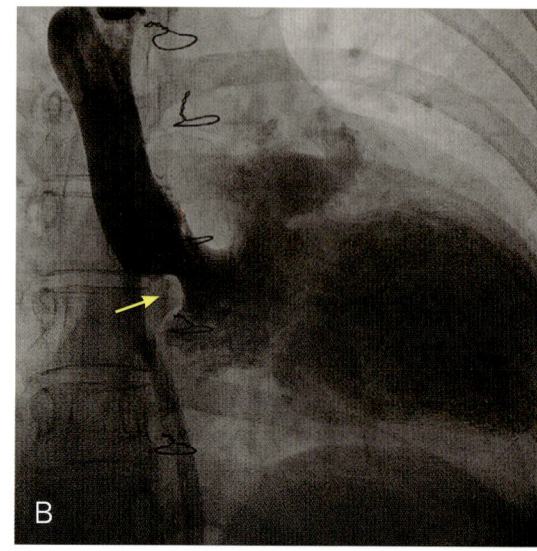

◀ 图 67-31 大动脉转位/心房开关中的体静脉阻塞

A. 全身静脉板障阻塞典型位置示意图；B. 典型的中度狭窄（箭）；C. 当上腔静脉进入全身静脉板障时严重阻塞（箭）；D. 磁共振血管成像显示上腔静脉肢体进入全身静脉板障时严重阻塞，测量 5.2mm（D经 Kan Hor, MD, Nationwide Children's Hospital, Columbus, Ohio. 许可）

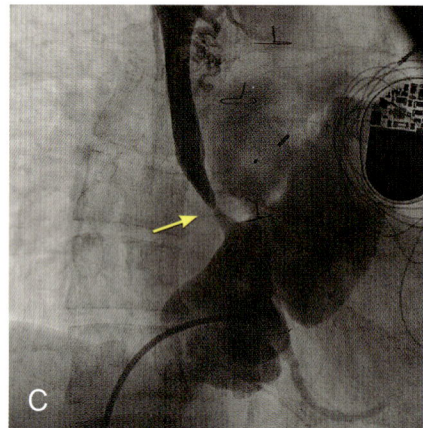

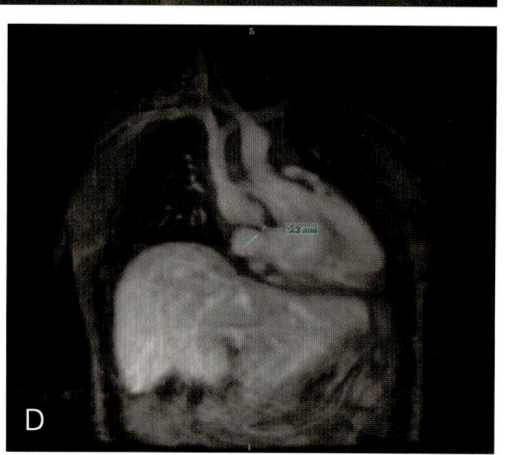

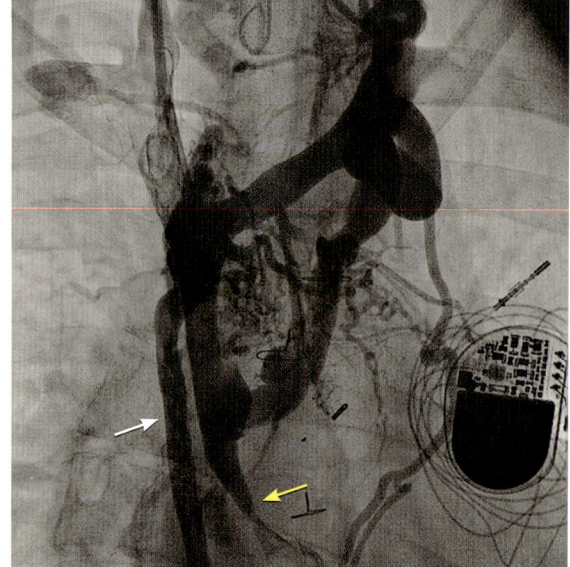

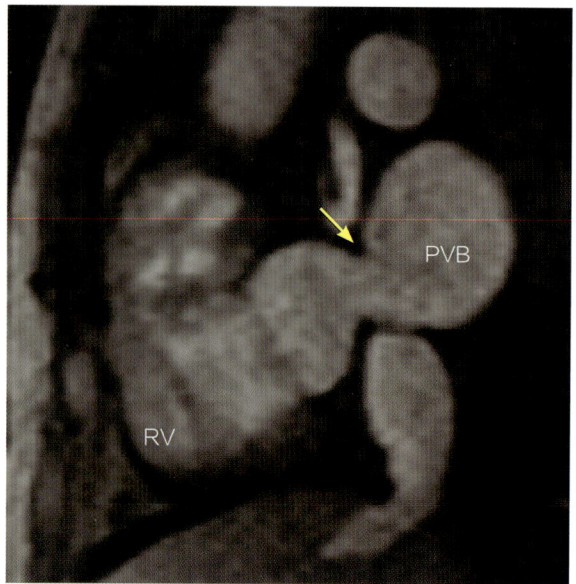

▲ 图 67-32 1 例 28 岁的大动脉转位/心房转换患者起搏器安置现在基本完全挡板梗阻（黄箭）。奇静脉脱落（白箭）和多个静脉侧支存在。导线已被取出，患者已成功置入支架，并更换了起搏器导线

▲ 图 67-33 1 例 34 岁的大动脉转位/心房转换患者呼吸困难

心脏磁共振成像显示肺静脉挡板（PVB）梗阻（黄箭） RV. 右心室

道，但是存在产生反常栓子的风险并可导致快速性心律失常患者或经静脉设置了起搏器的患者发生脑血管意外。

从上腔静脉和下腔静脉造影是最敏感的检测小挡板泄漏的成像方式。小泄漏的血流动力学的影响并不显著，并且只会造成穿过隔板的起搏导线血栓栓塞，房性心律失常与心房扩大风险增加。在一项多中心研究，Khairy 等发现经静脉起搏导线引起心内分流栓塞性神经事件增加 2 倍的风险，而阿司匹林和华法林没有提供保护[170]。

经皮关闭挡板泄漏装置优于心脏直视手术和体外循环[169]（图 67-35）（第 17 章）。当有显著的左分流与血流动力学障碍，在休息或运动时出现全身乏氧（与肺动脉高压无关），或经静脉起搏导线已经或未来将要安装时应考虑经皮闭合。

二十六、三尖瓣反流

系统性房室瓣（三尖瓣）反流在大多数成年患者中存在。有时，三尖瓣可能本质上是不正常的，但更常见的反流是继发于右心室扩大的环形扩张。轻度至中度三尖瓣反流通常耐受性良好。然而，那些严重的反流应考虑三尖瓣修复和（或）更换，以防止右心室功能恶化。在一个单一的机构研究

58 例患者中，Mustard 手术平均 14 年后，通过多普勒超声心动图确定 60% 有中度和 2% 有严重的三尖瓣反流[171]。虽然右心室心肌功能和三尖瓣反

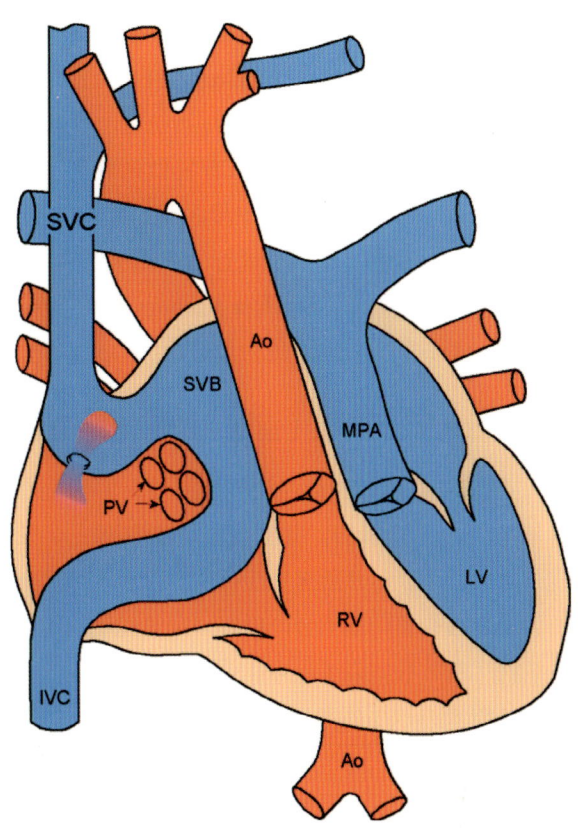

▲ 图 67-34 带有挡板泄漏的大动脉转位 / 心房开关手术

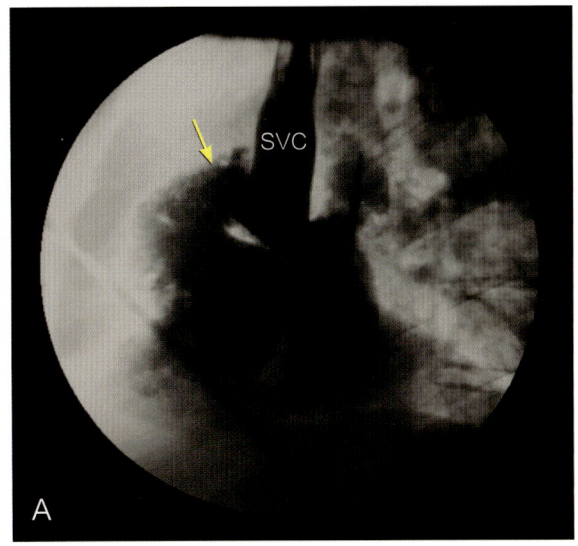
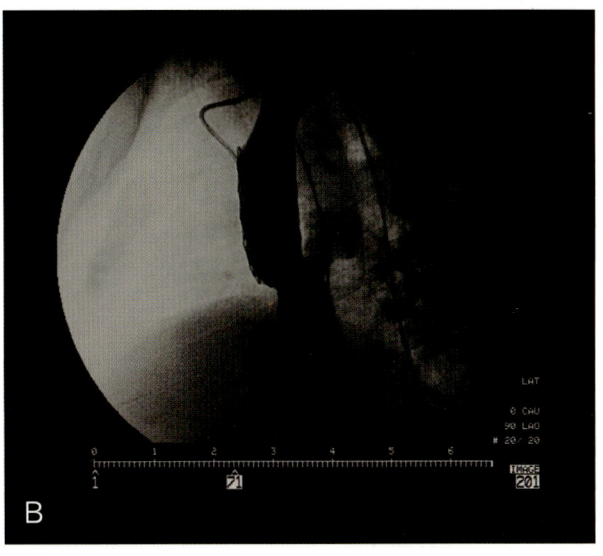

▲ 图 67-35 在 1 例 32 岁的 Mustard 手术大动脉转位患者中侧位投影显示了发绀

A. 演示了一个大的挡板泄漏（箭）作为对比进入肺静脉室。B. 目前采用 S/P NuMed 覆盖 CP 支架，排除大挡板渗漏，缓解轻度反流狭窄。取出起搏器导线，然后在支架置入后更换

流之间的关系没有明确定义，但显著的三尖瓣反流会加重已经受损的心室功能，并可能导致与运动相关的症状。在进行其他心脏手术或严重三尖瓣反流伴右心室收缩功能不全的情况下，应考虑瓣膜修补术。在比利时，Moons 等描述了 339 例患者接受 Mustard 手术或 Senning 术修复大动脉转位远期疗效分析。三尖瓣反流与系统性心室功能恶化呈正相关，大多数患者只有轻微到轻度三尖瓣反流（65.2%），27.5% 有中度反流，7.4% 的患者出现严重的反流。4 例患者行手术三尖瓣替代，一个三尖瓣成形。重度反流在 Senning 术（9.2%）比 Mustard 手术（3.2%）更为普遍[172]。

二十七、系统性（室性）心室功能障碍

心房转位手术提供生理矫正；然而，它们在解剖学上是不正确的，并且放置右心室和三尖瓣进入了体循环。尽管所有接受心房转位手术的患者都会发生右心室功能不全，但有一定的进展的晚期系统性（右）心室衰竭，可能导致死亡或严重的并发症，需要再次手术和可能的心脏移植[173]。心房转位术后的右心室扩大和收缩功能恶化，往往是由于系统性负荷对右心室的影响。右心室功能障碍将发生在约 15% 的患者在第 20～30 年的生命中[166,174]。相反，临床右心室衰竭是不寻常的。只有 2% 的患者生存至 20—30 岁。Ross-Hesselink 等进行前瞻性研究评估年轻成年人修复后 25 年系统右心室功能。最初，患者表现出良好的右心室功能。然而，随访 25 年后超过一半（61%）表现出中度至重度功能障碍[174]。尽管运用高频药物治疗系统性右心室收缩功能障碍似乎是合理、直观的，但没有令人信服的数据来支持。大多数患者通常应用 ACE 抑制药降低后负荷，这种做法似乎更有益。然而，研究还没有证明 ACE 抑制药实际上对运动能力或右心室指数[175] 有益处。在这一人群中必须谨慎使用 β 受体阻滞药，因为在传导系统疾病中有心脏传导阻滞的风险。

超声心动图提供右心室功能的评估，但缺乏准确的评估细节和长期随访患者的右心室射血分数。组织多普勒评价可提供关于右心室收缩性重要信息。心脏 MRI 现在已成为评估右心室大小和

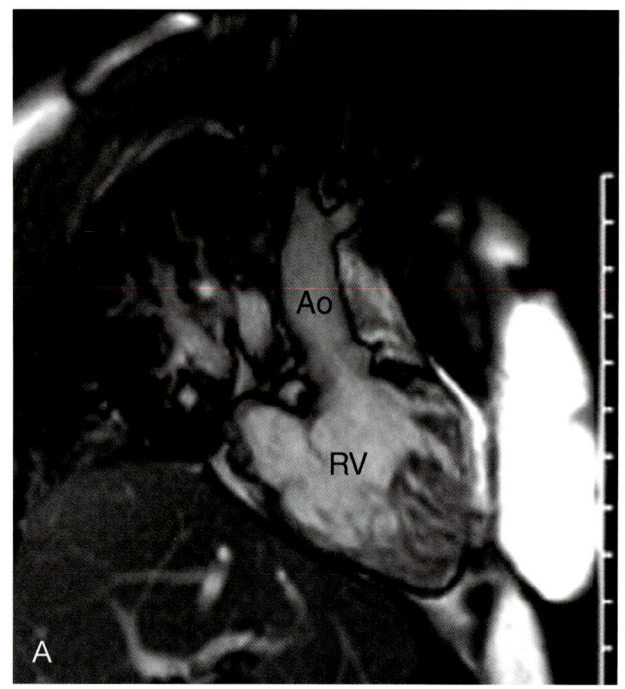
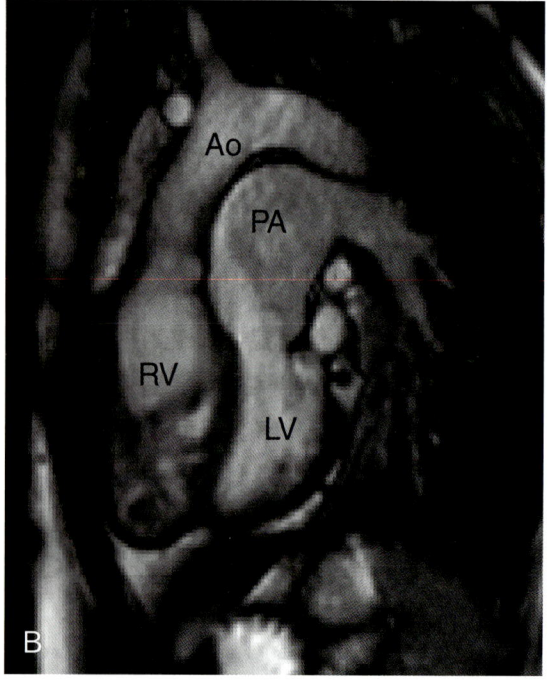

▲ 图 67-36 1 例 32 岁的患者大动脉转位 /Mustard 手术心脏磁共振成像
心脏磁共振已成为评估右心室大小和功能的金标准
Ao. 主动脉；RV. 右心室；PA. 肺动脉；LV. 左心室

功能的金标准（图 67-36）[176]。

二十八、晚期心室衰竭

心房开关术后的大动脉转位患者发生迟发性全身性室性衰竭，应考虑心房移植与心脏移植的外科干预或解剖矫正（动脉开关）。要达到动脉调转术成功，需要对左心室进行"培训"。在动脉转位之前，进行肺动脉环扎以训练左心室并产生左心室肥厚。肺动脉环扎、室间隔可能转向的右心室和改善小叶接三尖瓣反流量减少[177]。虽然这个分期手术已经成功地在少数中心进行了[178,179]，成人患者在环扎后第二阶段有明显的问题。Poirier 等发现 35 例患者中，10 例左心室训练失败，最常见的是 12 岁以上[180]。

二十九、大动脉转位

动脉调转术最初执行于 1975，已经成为没有左心室流出道梗阻的大动脉转位患者标准矫正程序[140,181]。从多个中心[182,183]报道了动脉调转术长期预后在出院后 20 年生存率大于 95%。

在接下来的 10 年里，许多存活于新生儿动脉转换的成年人将到达青春期和成年期。从理论上讲，患者应该做了成功的手术，但是，这种手术的长期效果尚不清楚。前肺动脉瓣或新主动脉瓣，在转位中不是对称地形成的，它的长期能力将需要持续的评估[184]。在婴儿体内重新种植的冠状动脉，后期可能正常或不正常。

运动心电图（随后确认心导管检查）已确定阻塞性冠状动脉开口疾病在患者中占较小比例[185]。动脉转流后心肌缺血患者由于去神经心脏大动脉被切断可能出现不典型心绞痛[185]，尚不知冠状动脉疾病患者的冠状动脉病变将来是否会加速，是否应该接受抗血小板或降脂药治疗。此外，我们仍然不知道这些患者的最佳成像方式。这些患者将很可能需要冠状动脉阻塞性疾病和缺血的应力成像（超声心动图、核或心脏 MRI）的系列评价。已有报道动脉调转术后心肌缺血甚至梗死的病例[186,187]。

Hutter 等从荷兰回顾长期结果对接受动脉转位的儿童进行大动脉转位检查，结果显示 151 例肺动脉瓣狭窄介入治疗的最常见原因，有两个晚期死亡病例（肺动脉高压与冠心病室颤）。冠状动脉造影 61 例，冠状动脉病变 4 例，冠状动脉左前降支闭塞 2 例，右冠状动脉闭塞 1 例，右冠状动脉狭窄 1 例[182]。Pedra 等应用 IVUS 对 20 例无症状动脉转流患者进行冠状动脉造影检查。几乎 90% 的血管成像有一定程度的冠状动脉粥样硬化，其中 30% 是严重的（图 67-37）[188]。

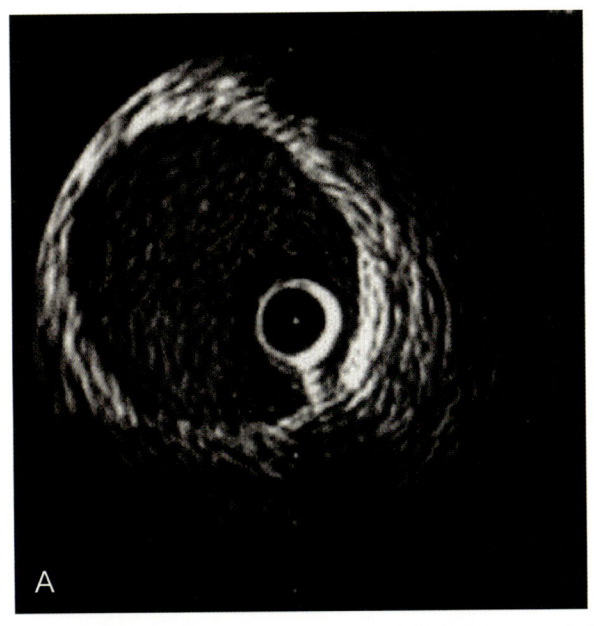
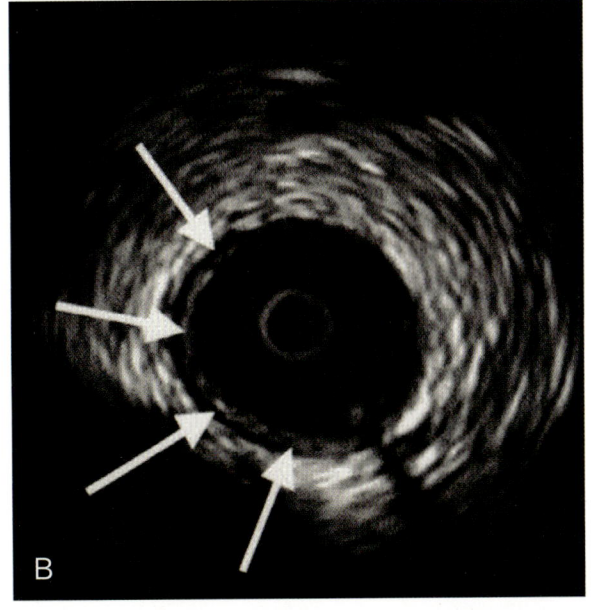

▲ 图 67-37　正常冠状动脉内超声图像动脉段（A）和前降支（B），内膜增生包括血管周围 180°（箭示内膜增厚）

总之，尽管有密切的医疗和心脏检测，大动脉转位患者动脉调转术后约有 7% 发生猝死[165,166]。迄今为止，在这些人群中还没有明确的危险因素一致预测猝死的较高发生率。对心律失常的特别关注，无论是室上性还是室性，起搏器治疗、右心室功能、三尖瓣反流、挡板阻塞的需要是必要的最佳随访。因此，手术后修复的大动脉转位年轻成年人状态需要过去医学、外科和介入治疗的详细知识，仔细和全面的评估。常规测试应包括详细的病史和检查、心电图、动态心电图、心肺运动试验，并结合心脏 MRI 计算机细胞扫描分析系统或超声心动图的无创成像（如果心脏 MRI 不可用或禁用）。

三十、三尖瓣 Ebstein 综合征

Ebstein 畸形（三尖瓣 Ebstein 综合征）是一种先天性畸形的特点，主要是由于三尖瓣和右心室的异常。估计 Ebstein 畸形在人群中活产婴儿患病风险为 1/20 000，没有性别差异[189]。Ebstein 畸形的准确分类是具有挑战性的。然而，简单的分类系统是存在的，包括轻度、中度、重度基于对瓣膜导致三尖瓣反流顶端位移的程度，和右侧心腔扩张和功能障碍的程度[190]。其他心脏畸形常与 Ebstein 畸形有关。最常见的是卵圆孔未闭或房间隔缺损、室间隔缺损、肺动脉流出道梗阻可能是由于解剖或功能性肺动脉闭锁、肺动脉瓣狭窄结构，动脉导管未闭和罕见的主动脉缩窄所致。一个或多个附件传导通路存在于 20% 的 Ebstein 畸形患者，患者易心律失常[190]。

许多例 Ebstein 畸形症状较少，可能活得比较长和积极的生活，并且只需要医学治疗；其他更多症状的患者需要手术。Ebstein 畸形患者由于心房颤动或矛盾栓塞有血栓栓塞风险（通过卵圆孔未闭或房缺）。虽然有限的证据可用于指导治疗，我们建议华法林抗凝治疗有心房颤动或有反常栓子伴未修复心房分流病史的患者[12]。

超声心动图是诊断 Ebstein 畸形的主要检查方法。发现包括隔瓣叶的顶端位移（由 ≥ 8mm/m² 体表面积相对于二尖瓣的位置），增大的右心室容积，低速三尖瓣反流。正如 2008 ACC/AHA 成人先天性心脏病指南所指出的，婴儿期 Ebstein 畸形的手术适应证包括以下方面[12]。

1. 症状或运动能力下降。
2. 发绀（氧饱和度小于 90%）。
3. 矛盾栓塞。
4. 胸部 X 线片示进行性心肌肥大。
5. 进行性右心室扩张或右心室收缩功能降低。

外科修复包括三尖瓣成形术或置换术，房化右心室选择性应用，关闭心内分流，降低右心房成形术，以及任何指示心律失常的程序。当有症状的新生儿进行双心室修补时，首选房间隔缺损的次全封闭。建议以下症状时三尖瓣手术再修复或更换。

1. 症状，运动能力下降，或纽约心脏协会心功能 III 级或 IV 级。
2. 用改良右心室扩张术修复严重三尖瓣反流，右心室收缩功能降低或心房和（或）室性心律失常的出现 / 进展。
3. 伴有严重混合反流与狭窄的三尖瓣生物功能障碍。
4. 生物瓣膜狭窄（平均梯度 > 12～15mmHg）。功能不全生物瓣膜患者在三尖瓣位置可能经历经皮植入 Melody 或 Edwards Sapien 瓣。
5. 症状或运动耐量降低和生物瓣狭窄（不符合上述标准）[12]。

射频消融烧蚀或房室旁道手术切除与药物治疗房性心律失常。心律失常的外科治疗包括消融旁路或 Maze 手术治疗房性心律失常。

各种方法可用于治疗结构异常。三尖瓣修复优于瓣膜置换术，生物瓣优于机械瓣。右心室的心房化部分可以手术切除并且明显扩张的薄壁右心房切除。相关的间隔缺损可以关闭。姑息性手术包括房间隔缺损的建立、右心房折叠的三尖瓣关闭以及通过主动脉 - 肺动脉分流术维持肺血流量。姑息性手术通常是为患有严重疾病的婴儿保留的。

左心室功能不全不应被认为是三尖瓣手术的禁忌证。在这些患者中，虽然早期死亡率随着三

尖瓣手术的增加而增加，但晚期结果是有利的并且术后左心室功能明显改善[191]。

预后随病情轻重而变化。在儿童晚期或成年后表现较轻的患者的预后更好。存活率可能随着诊断和手术技术的进步和术后护理而增加导致手术结果的改善。

三十一、先天性大动脉转位矫正术

先天性矫正型大动脉转位患者的自然史很大程度上取决于系统性右心室的功能和存在或不存在相关异常。特别是，左侧房室瓣（三尖瓣）反流是成人心力衰竭和死亡率的共同危险因素，因为形态学上右心室的容量负荷增加[192]。先天性矫正型大动脉转位患者可能直到青春期或成年期才能诊断。然而，大多数患者将有相关畸形，如室间隔缺损（70%）、肺和肺下动脉狭窄（40%）、系统性三尖瓣畸形（90%）和完全性心脏传导阻滞（2%/年）的异常，这可能有利于早期诊断。Connelly等在迄今为止最大的单一研究机构中，报道52例成人先天性矫正型大动脉转位患者的临床表现。13例（25%）患者的平均死亡年龄为38岁。最常见的死亡原因是渐进性心力衰竭和猝死，占本系列死亡的70%。心律失常是常见的，近50%的患者需要心脏起搏器治疗完全性心脏传导阻滞，38%的患者表现为房性心律失常（心房颤动、心房扑动和室上性心动过速）。

中度和重度系统性（三尖瓣）瓣膜反流发生在26%的幸存者。70%的患者需要手术治疗。系统（右）心室功能减退与对照组相比（43% vs. 58%）并没有增加运动[193]。心室功能不良综合征和系统性房室瓣反流似乎是不良预后的标志物。

先天性矫正型大动脉转位患者每年有2%的完全性心脏传导阻滞发展风险。也有快速性心律失常的风险，无论是再入型心律失常与异常传导系统解剖或旁路，以及心房和室性心动过速，这可能都有促进系统性心室功能恶化。在系统性右心室的情况下，慢性心室起搏可能进一步对远期心室功能造成负面影响[194]。

许多系统性不复杂先天性矫正型大动脉转位患者进入成年早期右心室功能很好，然而，这种情况的稀有性限制了在一个中心的经验。Graham等的多中心回顾性研究说明系统性心室功能的时间相关递减。进展的危险因素包括相关缺陷和开胸手术。在这项研究中，当出现相关缺陷时1/3的没有相关病变的患者在第50年内发展为心力衰竭，2/3的患者在45岁时出现心力衰竭[195]。

这样的患者，虽然通常无症状，需要对其功能容量进行客观评价。来自多伦多的Fredriksen等强调的他们在41名成人先天性矫正型大动脉转位患者中公布了他们的心肺运动试验结果。它们表现出显著减少的最大摄氧量。19—29岁年龄组22ml/（kg·min），在30—39岁年龄组中，21ml/（kg·min）（均为正常对照的一半）。在40—55岁年龄组，摄氧量明显下降到11ml/（kg·min）。原因是多方面的，但重要的因素包括心室功能受损，运动的有限时变反应与肺功能异常，特别是在有先前手术的患者中[196]。

系统性主动脉瓣反流在系统性心室功能恶化中起重要作用[197]。类似于二尖瓣反流与左心室收缩功能不全的探讨，当中度或重度反流时心室功能恶化时应考虑三尖瓣修复或更换，而不是等待功能状态下降。晚期转诊可能预示较差的手术结果。三尖瓣置换术的晚期转诊可预测较差的手术结果。Beauchesne等证明术前右心室射血分数是生存不良的唯一标志物。因此，当早期有严重的反流或右心室收缩功能障碍和（或）心力衰竭症状必须考虑三尖瓣置换术[198]。

系统性主动脉瓣瓣膜置换并非没有风险，可以以可接受的结果进行。在Mayo诊所，40例患者接受了严重的反流的主动脉瓣瓣膜置换术。术前右心室射血分数为20%～60%（平均48%）。住院死亡率为10%，随访期间死亡8例。5年总生存率为78%，10年生存率为61%。系统性室性衰竭是本组所有患者死亡原因。生存率与术前右心室射血分数＞44%相关，因此强调在这个人群中需要早期的系统性瓣膜置换[199]。

这在大型多中心182例成人先天性矫正型大动脉转位患者病例系列中得到了最好的说明。心力衰竭伴心脏病变的患者比伴有孤立病变的患者更常见（51% vs. 34%）。到 45 岁时，2/3 的相关病变患者和 1/4 的患者没有额外的心脏缺损已经出现心力衰竭症状。在总体队列中，随着年龄的增长，全身性心室功能障碍、系统性主动脉瓣膜反流和持续性心律失常的风险增加。心力衰竭的危险因素包括三尖瓣反流、三尖瓣手术、显著心律失常、心脏开胸手术史和起搏器治疗。

在一个由 44 个第三级中心的非手术先天性矫正型大动脉转位患者组成的病例系列中，发现在 26 例（59%）患者系统性主动脉瓣膜反流与显著的右（全身）心室功能障碍之间的相似性。4 例患者最终需要心脏移植[198]。

被诊断为先天性矫正型大动脉转位的患者最终出现全身性心室功能障碍或衰竭、系统性三尖瓣反流或心律失常。当系统性三尖瓣反流存在时，这些成人应在有形态性右心室衰竭或进行性功能障碍（全身性右心室射血分数小于 40%）前进行系统性房室传导（主动脉）瓣膜置换。在特定的患者中，已发现肺动脉环扎改善系统主动脉瓣膜反流。对持续性心衰患者应考虑采取心脏移植或心室辅助装置放置这些措施和医疗管理。

在先天性矫正型大动脉转位患者中左心室功能不完善，在肺动脉上放置环扎带用于增加形态学上左心室的后负荷。暴露于接近全身压力增加左心室后壁厚度（即左心室训练）。先天性矫正型大动脉转位双开关程序需要通过肺动脉扎训练的形态学左心室有迟发功能障碍的风险[200]。通常情况下，肺动脉环扎带在年轻患者中似乎更为成功，患者越年轻，左心室训练所需的时间越短[201]。双开关操作包括心房开关程序，其创建心房内挡板（Mustard 或 Senning 术）和动脉调转术（图 67-38）。心房内折流器将脱氧的全身静脉回流转移到肺室并且氧合肺静脉回流至系统心室。

动脉调转术涉及两个大动脉的横断，然后将血管移位到相反的根上，类似于需要冠状动脉转移的大动脉转位所执行的动脉调转术程序。在双开关程序之后，正常的一致性建立全身静脉血通过三尖瓣进入右心室流入肺动脉。此外，氧合肺

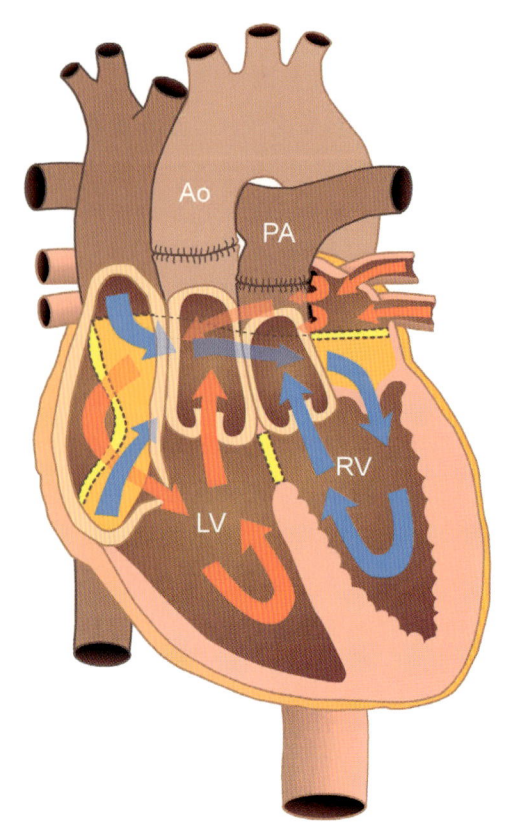

▲ 图 67-38　先天性矫正型大动脉转位心脏图双开关操作
未显示初始肺动脉环扎带。这是通过心房开关和动脉开关来实现的，因此生理学是正确的，而系统循环是由形态的左心室支持的。RV. 右心室；LV. 左心室；Ao. 主动脉；PA. 肺动脉

静脉回流从左心房穿过二尖瓣进入左心室，然后泵入主动脉至全身循环。

Langley 等描述 54 名儿童和成人（平均年龄 3.2 岁）先天性矫正型大动脉转位接受双开关程序的队列研究结果。手术死亡率 5.6%，晚期死亡 2 例。在术前晚期三尖瓣反流患者中，有 2 例早期死亡，2 例晚期死亡，另一例继续移植[202]。尽管有这些结果，左心室功能障碍在老年患者中更为常见，并且房性心律失常的发生率随心房折返率的增加而有统计学意义。在成年患者与积极的心力衰竭的管理、心脏移植和双开关手术之间的长期数据的整体比较将是必要的，以确定最佳的方法。

总之，先天性矫正型大动脉转位患者是一个罕见且复杂的患者，传统上很大程度上依赖系统性右心室的功能。虽然在成人无症状患者中，这种病变似乎是良性的，但显然生存是有限的，并且可能发生多个相关的异常，需要密切的医学监

督。先天性矫正型大动脉转位患者由于系统性右心室与三尖瓣反流进行性功能障碍而存在心力衰竭的风险。先天性矫正型大动脉转位和相关心脏损害（例如室间隔缺损、肺流出道和三尖瓣反流）与孤立先天性矫正型大动脉转位患者相比，心力衰竭的风险更大。后续护理包括集中的病史和体征检查来检测系统性心室功能障碍和（或）心脏传导阻滞的症状和体征，以及包括心电图和超声心动图成像。成人患者应进行常规检查、心电图、24h 动态监测和瓣膜病的评估。由于右心室的几何形状，系统性心室功能的评估可能是困难的。与大动脉转位相似，超声心动图可以提供右心室大小和功能的定性评估，然而，右心室体积和射血分数的精确评估最好用心脏 MRI 来完成（图 67-39）[203]。起搏器将需要放射性核素血管造影或心脏 CT[204]。

三十二、单心室

许多复杂的心脏畸形的特征是只有一个功能心室维持系统和肺循环（见第 46、50、51 章）。

未修复的青年人单心室心脏预后差。在一系列未手术的患者中有不同类型的单心室解剖结构（n =83），70% 例在左心室解剖前的 16 岁死亡，50% 例在右心室为系统性心室后 4 年死亡。在这项研究中，最常见的死亡原因是心律失常、心力衰竭和心源性猝死[205]。支持非手术单心室心脏存活的解剖学和生理因素如下[206]。

1. 转置大血管的双入口左心室。
2. 肺动脉狭窄。
3. 正常左心室收缩功能。
4. 轻度房室瓣反流。

三十三、手术患者

1971，Francis Fontan 博士出版了一个新的手术方法用于三尖瓣闭锁患者，完全分离了肺循环和全身循环[207]。Fontan 手术继续发展在过去的 40 年里，改善早期和中期预后。然而，它仍然是一个缓和的程序，其完全消除心搏出量生理学相关的问题的能力有限。随着早期 Fontan 手术患者进入成年期，仍然有一个稳定的死亡率归因于几个已知的并发症，其中三个最常见的死因是心室功能障碍引起的心力衰竭、血栓栓塞和猝死[208]。一些晚期并发症包括心律失常、心力衰竭、运动不耐受，心室功能障碍，血栓栓塞并发症、肝功能异常、蛋白丢失性肠病（PLE）和加重的发绀[209]。

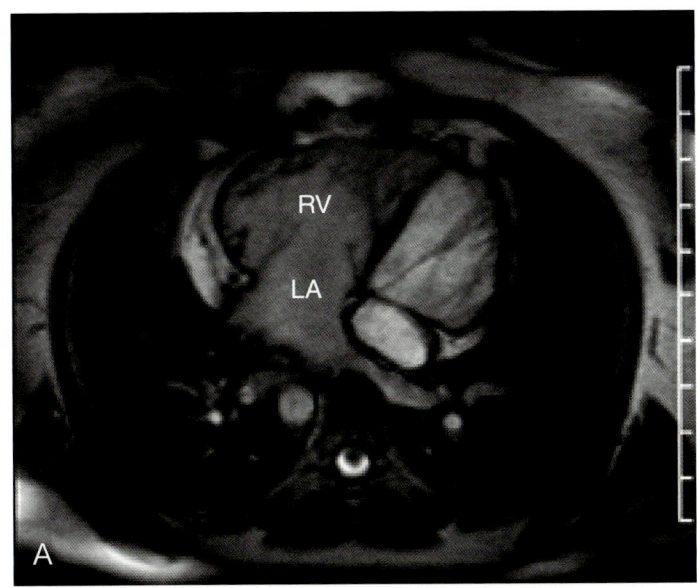
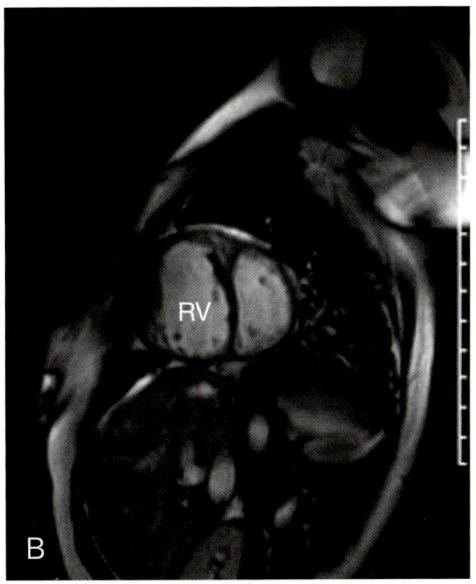

▲ 图 67-39 1 例 36 岁先天性大动脉转位矫正术患者的心脏磁共振成像
A. 四腔视图，注意左心房扩大的右心室支持全身循环。右心室明显增大。B. 短轴矢状视图，显示扩大的右心室
LA. 左心房；RV. 右心室

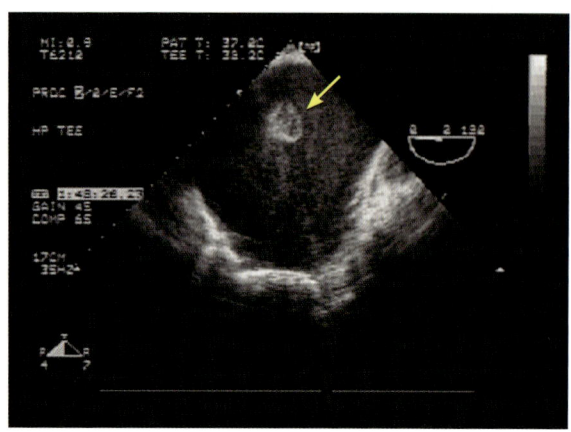

▲ 图 67-40　1 例 23 岁经过 Fontan 手术的三尖瓣闭锁患者的心房经食管超声心动图

图示一个扩大的右心房与血块（箭）附着在右心房的壁上。注意重度自发对比。患者有持续性房性心律失常和心力衰竭症状，随后进行心脏外 Fontan 手术

Fontan 手术将全身循环和肺循环串联起来，是治疗单心室患者的首选方法。导致动脉饱和度接近正常化并去除慢性容量超载。经过 Fontan 手术的患者现在进入了他们的 40 岁。在这些患者中，经常见到这种姑息疗法的益处和长期后遗症。

Fontan 手术依赖于以肺灌注不足为代价的某种程度的全身性静脉高血压。这种血流动力学紊乱以及多个先前的手术、广泛的缝合线，以及心内瘢痕形成慢性发绀，这都会促成成人患者的潜在并发症。

1. 心律不齐。
2. 经典 Fontan 手术来源于右房收缩不足的血栓栓子（图 67-40）。可能与剩余右向左分流有关的反常栓子。
3. 蛋白质丢失性肠病。
4. 肝功能不全与肝细胞癌。
5. 肺静脉压迫。
6. 发绀。
7. 全身静脉络脉。
8. 肺动静脉畸形。

三十四、发绀

通常，Fontan 手术患者的全身血氧饱和度应该超过 94%。发绀的病因如下。

1. 残余手术开窗术。
2. 肺动静脉畸形。
3. 全身静脉络脉。
4. 挡板泄漏区域是 Fontan 手术缝合在天然组织上的地方。

在 20 世纪 90 年代，即使在完全修复和关闭心房水平分流之后，Fontan 手术患者轻度缺氧和血氧饱和度下降[210]。这种轻微的低氧合可以继发于冠状窦引流到左心房、肺动静脉畸形，以及静脉侧支引流到肺静脉或直接到左心房[211]。更显著的低氧可能是由于手术造成的开窗或挡板泄漏。这些分流可以通过导管技术或超声心动图来识别，并用导管装置治疗来管理[208]。肺动静脉畸形，全身静脉结扎，大多数挡板泄漏需要血管造影来做出准确的诊断。对于每个肺动脉的直接搅拌盐水对照以及 TEE，可以检测小血管肺动静脉畸形。大多数发绀的原因可以通过导管装置来治疗（图 67-41）。现在大多数中心推荐，任何 Fontan 手术的患者并进行性发绀的患者都应该接受诊断性（通常导致治疗）心导管术。发绀不仅要在休息时进行评估，而且要在用力的情况下进行评估。

三十五、心律不齐

往往早在手术后 5 年房性心律失常是 Fontan 手术相关影响 50% 以上患者最常见的并发症之一[212]。这种并发症已被归因于心房扩张和肥大、心房切开和缝合线，以及术中扰乱正常心房血流量。在过去的 30 年中，随着外科技术从肺动脉侧移到侧向隧道和心外导管，发病率降低，两者均排除房腔循环[213]。

Fontan 手术完成后，心律失常可由多种病因引起，包括窦房结功能障碍、心房压力增大，以及缝线和瘢痕的存在，随着时间的推移，房性心动过速和缓慢性心律失常的发生率增加。来自荷兰的数据发现 50% 的成人 Fontan 患者出现房性心律失常[214]。在这一人群中，房性心律失常常常是抗药性的。大多数的机制是一个大折返性电路的形式，其中多个是复杂的。射频消融技术成功率

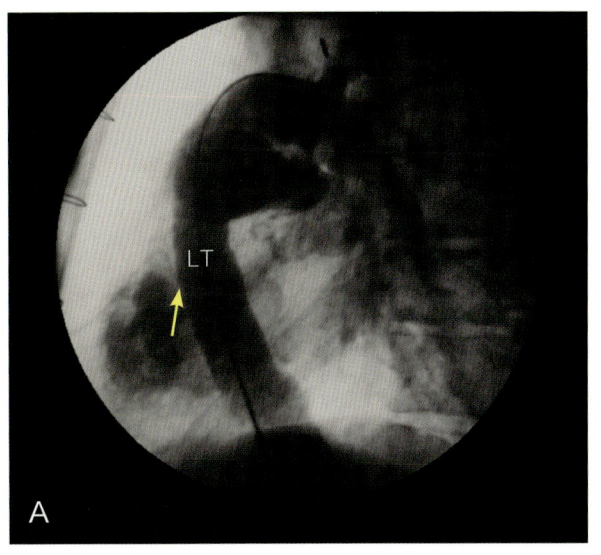 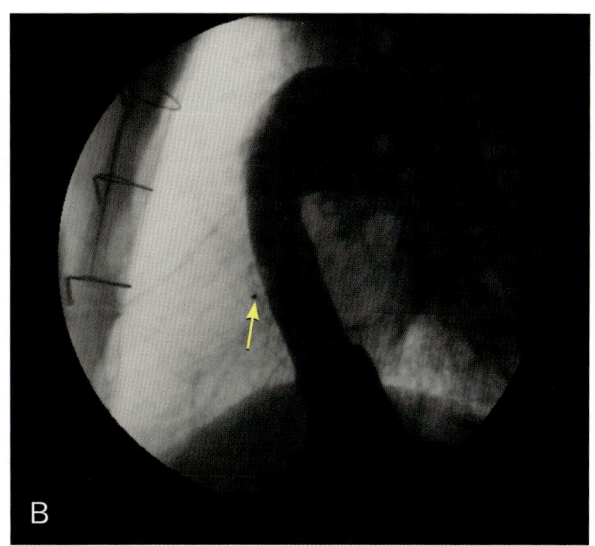

▲ 图 67-41　33 岁患者三尖瓣闭锁 s/p 侧隧道 Fontan 手术开窗侧断面血管造影

患者的全身饱和度为 83%。A. 通过开窗显示大的残余分流（箭）；B. 用 18mm Amplatzer 隔膜封堵器封闭侧隧道血管造影（箭）。饱和度提高到 93%

在 80% 以上，但复发是常见的，并在随后的 6～12 个月可能高达 30%～45%[215]。

迄今为止，最常见的心律失常是 IART，它被认为是术后心房瘢痕形成引起的[209,216]。心房颤动是一种较少见的并发症，更常与左心房有关。经常使用保守治疗难以控制房性心律失常，并可导致进行性心室功能障碍。

当检测到房性心律失常时，应当对 Fontan 患者环路内的梗阻进行完整的血流动力学评估。"失败 Fontan"经典 Fontan 患者右心房明显增大，有助于抗药性的房性心律失常，并经常是 Fontan 修订的指征。

以前，在 Fontan 术的患者中心源性猝死的发病率或推测的危险因素没有明确的定义。Khair 等评估 261 例 Fontan 术患者，以更好地确定单心室患者死亡率的决定因素[217]。虽然病因是多方面的，当没有其他可供选择的原因时心律失常可能导致大多数的猝死（9.2%）。导致该人群晚期死亡的其他因素包括心力衰竭和血栓栓塞性并发症。

最后，完成单心室的心外 Fontan 手术（例如全腔静脉肺连接）避免了右心房中的广泛缝合线，从而减少了瘢痕和更高的压力和导致 IART 和窦房结功能障碍。心外导管和隧道、Fontan 是首选的，并且可以执行 Fontan 转换程序（将先前的心房肺动脉 Fontan 转换为心外导管或隧道型）以减少心律失常和血栓栓塞事件[127]。

三十六、血栓栓塞并发症

血栓栓塞症是一种常见的并发症。在 Fontan 循环早期和中晚期发生率高达 20%[208]。增加的风险是继发于多种因素，包括低血流状态和静脉淤滞，由于肺循环和房性心律失常的搏动性血流丧失[218]。Fontan 环流也会产生高凝状态。由于蛋白 C、蛋白 S 和抗凝血酶Ⅲ的不足[219]。血小板反应性的增加也在心搏出量生理学患者中被认识到。最近，血栓栓塞死亡的临床预测因素包括缺乏抗血小板治疗或抗凝治疗和临床诊断的心内血栓。

虽然目前还不清楚是否所有的 Fontan 姑息治疗单心室患者应接受抗血小板或抗凝治疗，现在推荐给有房性分流、心房血栓、房性心律失常或血栓栓塞的患者服用华法林[36]。尚未达成以降低血栓栓塞的风险的最佳医疗管理的共识。多项研究已经评估了抗凝和抗血小板药物用于预防血栓栓塞事件没有明显改善发病率和死亡率，且肝素或华法林没有明显优于阿司匹林[220]。目前指南推荐阿司匹林或治疗性普通肝素，其次是维生素 K 抑制药治疗。大多数认为提供抗血小板或抗凝治疗的患者的风险增加了[217]。

三十七、蛋白丢失性肠病

蛋白丢失性肠病是 Fontan 手术最不被了解的并发症之一，但它也是对死亡率影响最重要的。它被定义为由于肠梗阻而导致的血清蛋白的丧失，这发生在 3.7% 的 Fontan 型手术患者中，其临床特征是疲劳、周围水肿、胸膜和心包积液、腹水和慢性腹泻[221]。

蛋白丢失性肠病发生在 3.7% 的 Fontan 手术患者。蛋白丢失性肠病的病因尚未证实，但认为与低 CO，全身静脉压力（特别是肠系膜）的增加导致扩张的淋巴管和肠内的蛋白质损失相关[222]。通过胃肠道损失大量蛋白质导致周围水肿、疲劳、胸膜和心包积液、腹水和慢性腹泻的症状[221]。导致蛋白丢失性肠病的其他危险因素包括较长的体外循环次数、异位综合征和心室形态以外的形态解剖[223,224]。不幸的是，蛋白丢失性肠病预示预后不良，5 年生存率仅为 50%[221]。其治疗往往是令人沮丧的，没有几个方案被证明对减少症状或提高死亡率有显著的好处。通过心导管插入术的血流动力学评估被推荐用于评估 Fontan 手术的结构性并发症，其可能适合于定向介入或可通过药物优化的心室衰竭[208]。没有金标准疗法，多个病例报道和小的研究已经描述不同程度的成功。目前的治疗策略有不同的成功包括高蛋白饮食的蛋白丢失性肠病管理、减负荷治疗、肌力药、肝素、白蛋白输注、奥曲肽、泼尼松，并创建心房开窗术[221,224]。治疗蛋白丢失性肠病的手术包括在肺动脉连接，开窗创造，心脏移植的患者选择 Fontan 手术。心脏移植是唯一被证明是"治愈"蛋白丢失性肠病的手术，移植后的复发率非常低[225]。

三十八、纤维素性支气管炎

Fontan 手术的一个非常罕见但严重的并发症是塑性支气管炎，黏液性支气管铸型的形成是由淋巴液进入气道黏膜引起的。重塑的大小多样化，从小栓子到填充气管支气管树的大分支结构[226]。在 Fontan 患者的生理学，塑性支气管炎致病机制似乎与蛋白丢失性肠病相似，具有遗传因素、炎症和全身静脉压力升高等多因素都有助于发病机制和最终结果的形成。塑性支气管炎的发病率仍然很低，尚未建立有效的治疗策略。

许多治疗方法都取得了成功，包括西地那非或波生坦的血管舒张作用，气雾化纤维蛋白溶解剂对铸型的破坏用黏液溶解剂溶解咳痰，用吸入或全身类固醇进行免疫抑制[227,228]。类似于蛋白丢失性肠病，优化 Fontan 血流动力学的尝试，有针对性的干预措施，手术 Fontan 修正术或心脏移植也可用于治疗塑性支气管炎。

三十九、Fontan 术后肝脏并发症

Fontan 手术除了心脏和血流动力学的缺点，有越来越多的文章证明在 Fontan 手术患者可能发生肝脏异常。从肝功能异常和凝血因子到纤维化甚至肝衰竭的普遍范围[229,230]。这些包括凝血紊乱、胆汁淤积、肝纤维化、肝大伴有腹水或无腹水[231,232]。Baek 等对 139 例 Fontan 手术患者进行了横断面研究，其中 204 例患者在 1986—2003 年接受了 Fontan 手术，共进行了心脏 CT 扫描。平均年龄（19±6.3）岁，Fontan 术后时间平均为（11.5±4.7）年。57 例肝脏并发症，包括肝硬化（25.9%）、血小板减少症（7.2%）、高胆红素血症（20.9%）和肝脏肿块（肝细胞癌）（2.9%）。肝脏并发症与心室功能不全、开窗不全、血栓、窦房结功能障碍和快速心律失常有关。此外，肝并发症与 Fontan 循环的持续时间相关。因此，Fontan 患者的肝脏状况应定期评估包括非侵袭性肝纤维化标志物和成像方式[233]。虽然大多数患者无症状，但与肝病相关的主诉可能包括不固定右上腹疼痛、恶心呕吐或与腹水相关的肿胀。由于其与肝脏充血的关系，需要对任何正在进行的肝功能不全的患者进行血流动力学评估[208]。鉴于与肝病相关的发病率越来越高，早期进行适当的持续监测已成为许多先天性心脏病学家应用的目标。虽然肝活检是评估纤维化的金标准，但其侵袭性和显著并发症的风险使它成为不太理想的筛查和监视工具。影像学已被证明能准确地识别结构性肝病，但不一定能确定其程度或严重性，并且血清生物标志物的

实验室评价已经显示出与各种类型肝病的纤维化程度相关[234]。然而，迄今没有研究准确地将影像学和实验室检查结果与肝活检标本的病理组织学相关联。

更复杂，需要 EC 电路和跨挡板穿刺。运动耐力提高了，改善 NYHA 分级，降低晚期心律失常和窦房结功能障碍的发生率，并避免与心内假体材料相关的血栓栓塞风险[238-240]。

四十、Fontan 修订术

Fontan 修订术应予在那些失败的 Fontan 患者中考虑。这将包括充血性心力衰竭（劳累性呼吸困难）、复发性和顽固性房性心律失常、持续性血栓栓塞和低流量状态，通过 Fontan 电路的动能差（图 67-42）。Fontan 修订的优势包括房性心律失常和血栓形成的发生率较低，与心房扩张和血流动力学改善有关[209]。手术包括扩张右心房、去除任何心房血栓、切除右心房瘢痕组织、心外膜起搏器植入、从下腔静脉到右肺动脉和上腔静脉交界处放置 EC Gortex 导管（心外 Fontan）改良右房迷宫手术，并记录心房颤动，然后左心房 Maze。这一修订的优点是改善心输出量，减少房性心律失常和血栓形成（图 67-43）[235]。Fontan 修订的围术期死亡率为 2.4%~6.7%，短期随访显示复发性房性心律失常发病率为 13%~30%[235-237]。如果房性心律失常复发，射频消融的血管通路现在

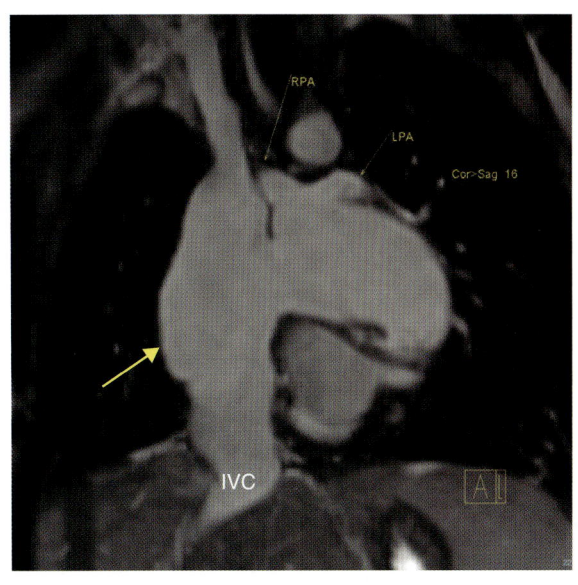

▲ 图 67-42 1 例 23 岁经典 Fontan 气短及持续性房性心律失常患者的心脏磁共振

右心房扩大（箭），在 Fontan 中向前流动很差。患者接受 Fontan 修订

RPA. 右肺动脉；LPA. 左肺动脉；IVC. 下腔静脉

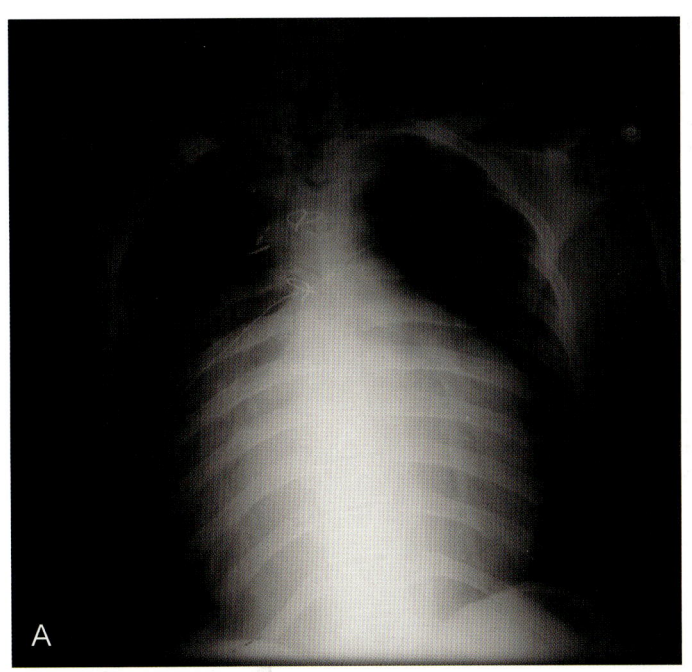
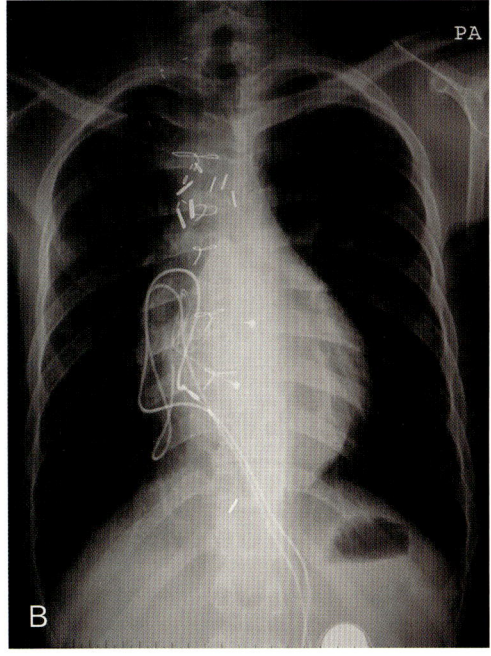

▲ 图 67-43 A.28 岁患者的胸部 X 线透视，经典的 Fontan 治疗三尖瓣闭锁，其中一个严重扩张的心脏轮廓主要来自扩大的右心房；B.Fontan 修订后心脏大小明显降低。注意心外膜起搏导线

罕见的未手术单心室患者仍然很复杂，他们仅经历过姑息治疗，失败的 Fontan 手术应考虑 Fontan 修订。最终，Fontan 手术是一种姑息性手术，具有独特的单心室生理学，长期并发症的发生率很高。成人单心室心脏和 Fontan 生理学需要仔细、密切、常规的随访。尽管移植仍然是当传统的医疗和外科治疗失败时改善生存与生活质量的护理标准，它仍然受限于捐献器官可用性的稀缺性和不可预测性。因此，使用心室辅助装置作为移植的桥梁越来越受欢迎[241,242]。

应重视成人先天性心脏病专科门诊检查包括详细的病史和体格检查，特别强调先前手术修复的类型、ECG、彻底的非侵入性成像（CMR、超声心动图、心脏 CT）和动态动态心电图监测。

四十一、发绀型先天性心脏病患者

慢性发绀会导致多种医学问题。这是器官慢性缺氧和高黏度血症的一个重要因素。血液学表现包括血小板减少症，红细胞增多、血栓栓塞性、缺铁和出血并发症。发绀患者不仅可能发生血栓栓塞，而且会引发出血问题，这似乎是自相矛盾的。栓塞事件是由凝血通路紊乱引起的，反之出血主要为血小板功能异常和血小板减少引起的[103]。因此，对于发绀患者是否应该接受抗血小板药物或全身抗凝治疗，目前尚无一致意见。发起阿司匹林或香豆素治疗取决于个人基础，出现多次血栓栓塞性病变或在临床上显著的出血症状后停止，例如咯血。

患者可因吸收减少而发展高尿酸血症，尿酸可能导致痛风、尿酸肾病、肾结石。肾脏疾病也常见于低灌注和慢性缺氧。神经系统病变包括脑脓肿、出血和右向左分流心内血栓栓塞。因此，空气过滤器应该始终放置在静脉内，防止异物空气栓塞。红细胞增多症的高黏滞症状发生在不同的血细胞比容水平，没有确切的水平是一个症状的截止点。症状可能包括头痛、头晕、疲劳、呼吸困难、精神状态改变和感觉异常。当存在铁缺乏时，在较低的红细胞压积状态下症状可能加重。在这种情况下，建议更换铁剂[243]。

第 68 章 过渡到成人期的护理
Transition to Adult Care

Peter R. Ermis　Wayne J. Franklin　著
田执梁　译

一、概述

在过去的 70 年里，自从 Blalock，Tomas 和 Taussig 医生首次手术缓解了法洛四联症后，被修复的先天性心脏病幸存者的数量显著增加。由于此次手术的成功开展，以及其他多种手术和治疗进展的出现，先天性心脏病患者成年后的存活率有所增加，由过去 50 年的 60% 增加到 85% 以上。更为显著的是，复杂型先天性心脏病患者的存活率从仅仅 3% 增加到近 50%[1]。截至 2001 年的第 32 届 Bethesda 会议，估计步入成年的先天性心脏病患儿数量将多于儿童先天性心脏病患者[2]。据估计，美国有超过 130 万成年人患有先天性心脏病，而这个数值每年还会增加约 5%[2,3]。这种成人先天性心脏病人群的增长是通过发达国家见到的。在加拿大，严重先天性心脏病患者的中位年龄从 1985 年的 11 岁增加到 2000 年的 17 岁。此外，成人先天性心脏病疾病的复杂性，以及目前尚未发现的与先天性心脏病相关的病态和并发症，在未来几年预计会增加[3]（见第 67 章）。

成人先天性心脏病患者继续面临着来自儿科和成人护理的挑战。对于哪里能更好地护理这些复杂患者仍然存在争议。虽然这些成年人逻辑上讲可以在成人医疗保健机构中接受大部分护理，并认为在此可以得到最好的照顾，但这些复杂的先天性心脏损害的专业知识却存在于儿科医疗机构中。然而，那些接受过护理成人先天性心脏病患者培训的儿科和成人科心脏病专家却显著短缺。美国心脏协会指出，只有不到 30% 的成年先天性心脏病患者被合适的专业服务提供者照看[4]。成人先天性心脏病患者经常会出现护理失误。在 2013 年的一项调查中，成人先天性心脏病患者受访自我报告中，42% 的报告有超过 3 年的护理失误，8% 的报告有超过 10 年的护理失误[5]。

鉴于这些问题，过去 10 年来许多组织开始将目光放在将这些慢性儿童疾病幸存者转型和转移的问题上。这一章将讨论转型和转移护理的原因，并提出一些具体的方法。必须强调的是，这个过程没有"一刀切"的方法。每个提供商和（或）中心都必须配合现有的资源（和法规）来制定最适合当地情况的方法。

二、什么是转型和转移？

在 1993 年青少年医学学会的一份立场文件中，转型被定义为"有目的、有计划地将患有慢性疾病青少年和青年人以及医疗条件从儿童卫生保健系统向成人卫生保健系统中移动[6]"。然而，在本章中，我们将把类似于 Meadow 定义的转型称为"患者为自己的医疗保健负责的一个教育和体验过程"[7]。在此定义中，转移（与转型分开定义）是"一种事件或一系列事件，通过这些事件或一系列事件，青少年和患有慢性病的青年人将其护理从小儿科转移到成人医疗保健环境。"简单地说，正如 Saidi 和 Kovacs[8] 总结的那样，转移是一个事件，转型是一个过程。

三、为什么要转移？

（一）建议转移

ACC 和 AHA 发布的 2008 年 ACHD 指南认识到了根据 I 级推荐进行过渡的重要性，指出了"转型并最终将患者转入成人护理机构"的目标[9]。值得注意的是，某些国家或健康护理系统可能会要求在某个年龄转移护理。除了这些要求之外，还有几个原因推荐转移，这与患者达到成年后的身体和精神发育有关。

（二）儿科和成人心内科医务人员的数量

ACC、美国儿科委员会和美国内科医学委员会估计，成人心脏病专家与儿科心脏病专家数量比值约为 23∶1。2009 年由 ACC 资助的一项劳动力分析记录了超过 20000 名实践成人心脏病专家（或心脏病亚专科医生），然而其中只有 2000 名儿科专业的心内科专家。此外，相较于大约 2000 个成人心脏病学研究员职位[10]，每年只可获得大约 150 个儿科心脏病学研究金职位。受过儿科训练的心脏病学工作者（心内科医生）不能为迅速扩大的成人先天性心脏病人群提供护理，并且还需要来自成人心脏病学提供者（心内科医生）的帮助。此外，许多年轻的儿科心脏病专家可能对护理比例不断增加的成年患者不太感兴趣。

（三）成人中心的医疗益处

儿科医生通常无法（有时也不愿意）关心直到成年后才会遇到的问题。而成人科医生更习惯于（并可能更好地配备）为患有这些问题的患者提供护理。此外，尽管先天性心脏病的诊断可能是成人先天性心脏病患者的医疗记录的重点，但健康维护和成人好发疾病也不应忽视。患有先天性心脏病的成人常常表现出终身患有获得性心血管疾病、系统性高血压和糖尿病的重大风险[11]。然而，这些患者通常报告妊娠和避孕咨询、健康护理和肥胖预防的频率较低[12]。此外，常规推荐的癌症筛查也往往被忽视[13]。

这些患者除了在成人护理机构获得身体健康的益处外，通过护理的转移还可以为患者带来精神和情感上的益处，这些可能与成熟的过程有关[8,14]。如果选择（如果可以）不将患者转移至成人护理机构，患者仍应该经历转型过程，这对患者的教育、成长和自主性至关重要[14]。

四、转型时间

将儿科先天性心脏病患者转型到成人医疗保健系统中，是一个需要几年时间的动态过程。全世界范围内转型开始的年龄变化很大。在一项来自美国和欧洲的研究中，51% 的转型计划被政府授权，27% 由医院政策规定[15]。如之前所定义的，转型为青少年或青年人转移护理做准备的过程，这种教育和体验过程必须经过一段漫长的时间才能让患者走向成熟，理解能力和自主性得到提升。鉴于此，通常建议转型过程在青春期早期正式开始。一般来说，大多数指南建议在 12—14 岁[8,9,16-18] 开始正式转型过程。这使转型过程在 18—21 岁年龄范围内的某段时间达到高潮。

五、转型的组成部分

2001 年，美国儿科学会（American Academy of Pediatrics，AAP）在一份声明中声称，临床医生应该提供"在患者从青春期到成年期不间断的医疗服务"[19]。表 68-1 显示了在转换时间表中必须解决的众多问题[4]。

（一）正式转型

在观念上，患者应参与正式的转型计划，使患者获得以患者为中心，全面、灵活、有年龄和发育特异性的不间断医疗保健。此外，灵活的转型和转移应被视为治疗过程中不可避免的另一阶段[4,9,16]。转型政策观念上应是在机构范围内合理并可预测的，以使患者和护理人员明白转型是一个协调、有计划的进程[4,7]。转型过程（和转移年龄）还应足够灵活以适应患者的发育状态[4,7,8]。该计划应包括与年龄相关的健康状况教育，以及协助培养沟通、决策、自我照顾和自立能力，这些无疑都是需要数年的时间才能完成，且应在青少年

表68-1　Transition Timeline for Adolescents With Special Healthcare Needs: Chronic Illnesses/Physical Disabilities

Birth to 3–5 yrs, or According to Your Child's Developmental Ability	By Ages 6–11 yrs, or According to Your Child's Developmental Ability	By Ages 12–18 yrs, or According to Your Child's Developmental Ability	By Ages 18–21 yrs, or According to Your Child's Developmental Ability
• Begin keeping a record of your child's early intervention, educational, and medical history, including immunizations. • Attend support groups and get to know other parents who have children with a chronic illness. Learn from their experiences, be encouraged, and find out about helpful resources. • Assign your child chores appropriate for his/her ability level. • Encourage decisionmaking skills by offering choices. • Teach natural consequences of your child's behaviors and choices. • Continue involvement in community and recreational activities that include children with and without special healthcare need. • Begin helping your child interact directly with doctors, nurses, therapists, and teachers. • Begin teaching child about relationships, personal space, and their body (including their heart condition).	• Assess your child's perception and basic knowledge of his/her heart condition. Build on their understanding. • Continue to teach your child general self-care and health skills, as well as skills related to his/her special healthcare need. • Discuss relationships and personal safety with your child. • Determine whether reasonable accommodations are needed to ensure equal access to school programs; if so, ask if your child qualifies for a 504 plan. • Encourage hobbies and leisure activities; include exploring community and recreational activities, clubs, 4-H, Scouts, Campfire, YMCA, sports, and so on. • Continue to encourage decision-making skills by offering choices. • Continue assigning your child chores appropriate for his/her ability level. • Take your child shopping whenever possible so that he/she can help in choices. • Let your child choose how to spend some or all of his/her allowance. • Teach your child the consequences of his/her behaviors and choices. • Allow your child to experience the consequences of a poor choice as well as a good choice. • Begin teaching your child self-advocacy skills. • Begin asking "What do you want to do when you grow up?"	• Assess your teen's perception and basic knowledge of his/her heart condition. Fill in gaps in understanding. • Continue teaching your teen general self-help and health skills, as well as skills related to his/her special healthcare need. • Begin helping your teen keep a record of his/her medical history, including conditions, operations, treatments (dates, doctors, recommendations) and 504 plan if he/she has one. • Encourage your teen to meet with the doctor alone for at least part of the visit and ask questions. • Begin helping your teen take responsibility for making and keeping his/her own medical appointments, ordering his/her own supplies, etc. • Begin exploring future healthcare coverage at age 17 yrs. Check eligibility for SSI. At age 18 yrs, the teen's financial resources are evaluated, not the parents'/guardians', and medical criteria differ. • If your teen has a 504 plan, encourage him/her to participate in any 504 meetings. • Discuss relationships, sexuality, and personal safety with your teen. • If your teen is interested, introduce him/her to age-appropriate support groups. • Explore possible career interest with your teen. • Help your teen find work and volunteer activities. • Continue to encourage hobbies and leisure activities. • Help your teen identify and be involved with adult or older teen role models. • With your teen, begin looking for an adult healthcare provider. • Encourage your teen to contact campus services to request accommodations, if needed, if he/she will be attending college.	• Act as a resource and support to your young adult. • Encourage your young adult to participate in support groups and/or organizations relevant to his/her special healthcare need. • Finalize healthcare coverage with your young adults. • With your young adult, finalize transfer of medical care to an adult provider. • If your young adult is attending college, encourage continued contact with disabled student services as needed for accommodations. • Encourage your young adult to investigate services provided by the Department of Vocational Rehabilitation if he/she has not already done so.

From Sable C, Foster E, Uzark K, et al. Best practices in managing transition to adulthood for adolescents with congenital heart disease: the transition process and medical and psychosocial issues: a scientific statement from the American Heart Association. *Circulation*. 2011;123:1454–1485.

初期就开始进行。该项计划最终目标则是最大化的提高成人先天性心脏病患者的生活质量、生存率和未来的生产能力。

转型第一步有时被称为"构想未来",包括给孩子和他的家人提供一次将孩子看作成人的机会。这是为终身随访做准备,也是对未来独立的期待[8,16]。由于第一步建立在儿童早期访问期间,故可以被视为是"转型前"或准备转型。这包括讨论未来的期望和独立生活的能力,并着重考虑患者对健康、积极的生活方式的需求以及终身心脏随访的需要[4,7]。

总体来说,转型过程涉及很多组成部分,这些都是为了确保成功且适当的转型和最终的护理转移。

(二)持续关怀

2001年AAP共识声明指出,在青少年成长为成年人期间提供不间断护理的重要性[19]。转型过程最重要的目标之一是确保对患者及其家人的持续关怀。如前所述,在儿童早期阶段就可以启动相关终身关怀的教育。对患者的调查数据显示,持续关怀的最大障碍之一便是不了解这种随访的必要性[5,20-22]。

(三)患者自主权

如前所述,转型过程使患者"为自己的医疗保健承担责任"。患者成熟并对自己的健康负责是转型和转移过程的核心[7]。在整个过程中,父母对患者的责任逐渐转移。Kieckhefer等认为,这个过程类似于不断变化的业务关系。在转型过程的早期,孩子成为他或她自己的供应商,而父母则担任管理者(如果需要,可以提供支持并拥有控制权)。继而逐渐演变为孩子作为管理者,而父母则转而担任监督人,最终担任顾问的角色。最后,如果达到适当的教育水平和成熟水平,孩子将成为他或她的医疗保健的首席执行官[23]。在这种情况下,最终将护理转移给成人护理机构,这也可以被看作是获得了儿科系统的"毕业证书"并实现了自治[16]。

(四)患者教育

转型过程中最重要的步骤之一就是患者教育。多项研究发现青少年和年轻成人患者常常缺乏对自身心脏情况的了解[12,21,24]。这包括缺乏有关自身疾病的初步诊断、手术史、治疗方案及预后的相关知识。鉴于此,建议过渡过程应包括与患者自身特定心脏畸形和病史有关的教育。表68-2列出了在转型访问期应该涵盖的具体教育条目[7]。在观念上,这个教育过程的许多方面都应有患者家庭的参与,但该过程的最终目标是让患者获得所需的知识,以便他们全面掌握所有的医疗保健责任。

表68-2 转型教育信息

心脏信息	● 正常心脏(解剖学/生理学) ● 他们的心脏在出生时的情况 ● 他们的心脏与正常心脏的差异 ● 之前做过何种治疗/手术 ● 为什么要接受之前的治疗/手术 ● 他们心脏现在如何 ● 发生血流动力学问题的风险 ● 发生节律问题的风险 ● 重要和相关的体征/症状 ● 预后 ● 治疗/风险的可能性 ● 药物治疗
后勤信息	● 如何导航医疗保健系统 ● 找谁补充处方 ● 如何补充处方 ● 如何预约挂号 ● 在某些需要医疗的情况下找谁或去哪
医学相关信息	● 心内膜炎 ● 避孕 ● 妊娠 ● 参与体育活动 ● 非心脏手术问题 ● 其他适用的非心脏疾病
其他信息	● 职业/职业保险 ● 生活方式的选择 ● 沟通技巧 ● 决策技能 ● 解决问题的能力

(引自 Knauth Meadows A, Bosco V, Tong E, Fernandes S, Saidi A. Transition and transfer from pediatric to adult care of young adults with complex congenital heart disease. *Curr Cardiol Rep.* 2009;11:291–307.)

教育计划应该个体化，以考虑到患者的复杂性以及他们的发展能力和成熟度。一般在转型过程早期（12-15岁）引入有关正常心脏的基本概念，并且只有在理解这一基本概念后，才能将个体心脏畸形作为重点讨论对象。通过研究表明，通常到15岁时，患者方可以开始掌握更复杂的概念[24]。

（五）护理组织

与教育有关的一个主要附加组成部分便是组织参与患者转型和转移的人员和机构。鉴于许多先天性心脏病患者可能伴有多个非心脏问题，这个过程必须个体化。转移的部分包括基础医疗保健人员，非心脏专科保健人员以及辅助服务的不同机构。而在儿科，患者可以在单一儿科三级中心或多学科诊所获得所有必需的护理，而成人则需要通过多个机构提供护理才能获得[16]。为了保持护理的连续性并解决这个分散的体系，建立一个医疗保健中心成为转型和转移过程中的一个关键步骤。新建的医疗中心通常是只有基础医疗保健人员。然而，成人基础医疗保健人员几乎没有照顾成年转型患者的经验。他们缺乏相关的复杂的"儿科"医疗教育，并且可能不熟悉护理患有慢性疾病的青年人所需的资源[25]。因此，理想的基础医疗保健人员应该在护理幼年患有慢性疾病的成年人方面有专业的经验。如果上述情况能够得以解决，那么任何医疗保健人员，包括专科医生在内，都有时间和资源来协调多学科护理成立医疗保健中心[4,8]。

除了成立一个医疗保健中心外，青少年和年轻成人患者还应接受相关教育，并为患者能够在某些确定情况下寻找到正确的治疗制订相应的计划[4,7]。如果没有一个明确的计划，患者在需要就医时会不知道将电话打给谁或是去哪里寻求治疗。尽管作为医疗看门人可以为医疗机构提供者制定计划，但最好是针对某些情况对患者进行特定的指导（例如，遇到心脏相关问题可呼叫心脏病专家，胸痛要去最近的急诊室等）。

（六）心理问题

患有慢性疾病的青少年和年轻成人，虽然还未成熟或达到某个年龄，但已开始出现"成人"行为时，通常要被转移到成人护理机构。这些行为可能包括怀孕，药物滥用，叛逆和犯罪活动[16,25]。这表明心理社会问题在该人群中存在的程度以及在转型计划中发挥的重要作用。

患有先天性心脏病的青少年和青年人表现出高度的社会心理并发症患病倾向，其中包括抑郁症、焦虑症、创伤后应激障碍、注意力缺陷和多动症以及适应性紊乱[26-28]。研究表明，成人先天性心脏病患者中有20%~33%的患者合并精神疾病，随着先天性心脏病的复杂性不断增高，这些并发症也会增加[26,27]。这些诊断经常被忽略或被认为是"青少年"行为。心理社会疾病的基本筛查必须成为转型过程的一部分。表68-3显示了优化筛选的一些基本组成部分[28]，这些应该有一个低标准来获得心理转诊。表68-4显示了心理学转诊的一些常见表现象[29]。调查数据显示，尽管只有少数青少年和青年先天性心脏病患者向心理健康服务人员回报了访问，但其中绝大多数人都是对该访问表现出有极大兴趣[30]。

大约有50%的先天性心脏病患者回报有滥用药物与香烟/大麻或醉酒经历。虽然这些数据与该年龄段的控制数据没有差异，但仍能说明这些行为在危险的青少年和青年人中的流行率。因此过渡计划应着重就有关药物滥用和其他高风险行为的危害对患者进行的教育[31]。

（七）预留治疗指示和临终计划

尽管转型过程的基础之一是让青少年或年轻人设想一个独立的未来，但事实上，这些患者中

表68-3　心理社会筛查

- 询问所面临的具体挑战
- 就面临的共同挑战提出建议
- 协助解决眼前的问题并使挑战正常化
- 安排心理健康咨询（如果需要或期望的话）

（引自 Kovacs AH, Sears SF, Saidi A. Biopsychosocial experiences of adults with congenital heart disease: review of the literature. Am Heart J. 2005;150:193–201.）

表 68-4 转诊心理学的原因

心理困扰	• 面临的困难 • 心理焦虑 • 死亡率问题
医疗问题	• 手术决定 • 术前准备 • 适应性紊乱
心理问题	• 家庭/同辈关注 • 难以完成儿科到成人科转型
健康的生活方式关切	• 矫正不良行为 • 最大程度地顺从
发展/神经认知问题	

（引自 Kovacs AH, Silversides C, Saidi A, Sears SF. The role of the psychologist in adult congenital heart disease. *Cardiol Clin*. 2006;24:607–618, vi.）

的大多数人经常面临着临床恶化的风险，出现严重的代偿失调甚至死亡[32]。虽然这些事件具有可预测性，但有时并非都是如此。因此，具有任何增加风险的突发事件或改变生命的医疗事件的患者，都应鼓励完成预留治疗指示[4,7,9]。多数情况下，预留治疗指示应该在转移之前由儿科医生参与进行[7,33]。这使得预留治疗指示的观念可以被逐步认识，并且可以让患者及其家属做好充分的准备面对这一困难的决定。此外，当此观念允许被介绍，并由与患者及其家人建立关系的护理提供者开始进行讨论。如果这个讨论首次由一个新的成人护理提供者引入，最好经过几次访问后正式进行，以便建立新的患者 - 提供者关系。

Tobler 等调查了患者和护理提供者有关的临终计划。绝大多数患者需要关于临终计划问题的讨论，但只有 1% 的患者报告与他们的提供者进行了临终计划讨论。患者希望早期开展临终计划讨论的百分率是医疗保健提供者所期望的 2 倍[34]。

（八）非心脏护理

初级保健提供者可以处理常规医疗问题，如戒烟、减肥/体重管理、高血压/血脂筛查、口腔护理和药物滥用咨询等健康维护问题。对于所有成人先天性心脏病患者，还应定期进行心脏维护，包括预防心内膜炎，按医嘱运动，更重要的是接种流感和肺炎疫苗以及确保适当的心脏病学随访。此外，发绀型先天性心脏病患者的一些特殊问题需要额外的监测。如红细胞增多症、胆石症、凝血异常、肾功能不全、高尿酸血症、肥厚性骨关节病和脊柱侧凸。成人先天性心脏病专家还应该参与接受非心脏手术的患者的危险分层。在许多情况下，这个建议是为了手术能够在先天性心脏病中心进行。这是由于有心脏手术病史的年轻人（大多数成人先天性心脏病患者）在非心脏手术中的有较高围手术期发病率和死亡率[35]。2014 年 Maxwell 等[36] 的一项研究表明，只有约 25% 的先天性心脏病成年人在先天性心脏病中心接受手术，目前这似乎与研究结果并不相符。

（九）生殖健康

过渡过程中至关重要的一部分涉及生殖健康方面的教育，所有青少年及青年人先天性心脏病患者都应接受有关未来家庭计划的信息。这些信息应包括遗传咨询以及自身并发症和预期寿命对未来计划生育决策的影响。

对于女性患者，关于生殖健康方面的教育应该更多的包括有关避孕和怀孕的讨论[4,7,9,37]（见第69章）。在 Brown 等最近的一项研究中[12]，年轻成人先天性心脏病患者中只有 22% 有过避孕咨询，只有 26% 的人有过妊娠咨询。Hinze 等[38] 也做了与以上缺乏咨询相关的报道，63% 的成人先天性心脏病患者不知道是否有避孕方法是他们不应该使用的。另外，Van Deyk 等进行的一项研究表明[21]，仅有 35% 和 12% 的患者分别正确回答了有关避孕和妊娠的问题。

（十）就业、保险、残疾和政府援助

就业和保险的重要性不能低估。Simko 等已经表明，71% 的成人先天性心脏病患者具有全职或兼职工作，而健康人为 84%。另外，就轻度和非发绀型先天性心脏病患者而言，就业率往往较高[39]。关于职业选择，先天性心脏病患者应该被建议将他们的精神、身体和社交能力纳入青少年的教育和职业规划中。与未接受咨询或建议的人（46%）相比，有组织的职业咨询和就业建议有较高的就业率（73%）[40]。

由于保险是通过自己的雇主实现的，有偿就业仍然是一些成人先天性心脏病患者的主要挑战。在工作场所歧视是非法的，并且有三项主要法令保护残疾患者。

1. 1973年的"康复法"。该法禁止任何获得联邦资助的联邦雇主对残疾的职业歧视[41]。

2. 工伤补偿中的第二次受伤部分。这使得残疾进展可以由特殊的二次伤害基金支付，以确保雇主免受未来的损失。

3. 美国残疾人法案。禁止任何拥有≥20个工作周且≥15名雇员的雇主实施对残疾的歧视[42]。

对于大多数患有先天性心脏病的儿童，保险覆盖是通过父母的保单或政府计划。如果患者是学生，可以继续通过父母的保单保险，或者21岁前通过医疗补助或国家资助的儿童健康保险计划保险。最近通过的平价医疗法案还将父母保单保险范围扩大到26岁。这可能会对美国医疗保健体系产生重大影响，因为在一般人群中，从19-26岁的保险缺乏最高：该年龄组中将近33%没有健康保险，只有28%的人通过其雇主或配偶获得私人保险，在这个年龄范围内只有13%的未投保的成年人有资格获得医疗补助或其他公共保险[43]。也有研究表明，患有慢性疾病的年轻人的健康护理需求未得到满足的可能性是满足需求的8倍，而不能获得日常护理的可能性是投保年轻人的6倍[44]。在向成人医疗保健系统过渡的这个脆弱时期，残疾、失业和有限的保险选择会对年轻成人先天性心脏病患者的医疗保险覆盖产生负面影响。因此，临床医师应该在先天性心脏病患者离开父母的保单或丧失儿童服务资格之前就投保问题进行讨论。

六、转型时间线

在得克萨斯儿童医院和贝勒医学院，我们有一个从儿科心脏病学家开始的转型过程，最终以将先天性心脏病年轻患者传递给成人先天性心脏病专家，或者以先天性心脏病患者的普通成人心脏病专家为终点。以下是我们过渡过程的总结。

（一）年龄12-14岁

- 开始处理患者并将其纳入与家长/监护人的对话中。
- 告知患者他们的心脏缺陷以及如何治疗。

（二）年龄14-16岁

- 与患者沟通，他们的意见很重要。
- 请患者描述他们的心脏缺陷以及如何治疗。
- 检查患者与他们的药物，服用它们的原因和潜在的不良反应。

（三）年龄16-18岁

要求患者记住药物，服用药物的原因和潜在的不良反应。

- 检查药物混合酒精或其他药物的危害。
- 确保患者知道在紧急情况给谁打电话（家长/监护人，医生，EMS）。
- 讨论计划生育和避孕。
- 回顾药物治疗的方式。
- 审查患者预约门诊的过程。
- 解决患者和家长/监护人的保险问题。
- 考虑转介给社会工作者为家人提供保险信息和选择。
- 介绍过渡到成人医疗机构的观点。
- 考虑与患者单独谈话并让患者提问。

（四）年龄18-22岁

- 确认患者可以预约一个门诊。
- 确认患者可以服用药物。
- 确保患者知道他们的医疗和保险公司，保险识别号码和保险电话号码。
- 询问患者/家属是否选择了新的成人心脏病护理提供者。

一般来说，最好将转型过程作为患者、家长/监护人、儿科心脏病专家和成人心脏病专家之间的一种综合治疗方法。图68-1说明了这种联系。

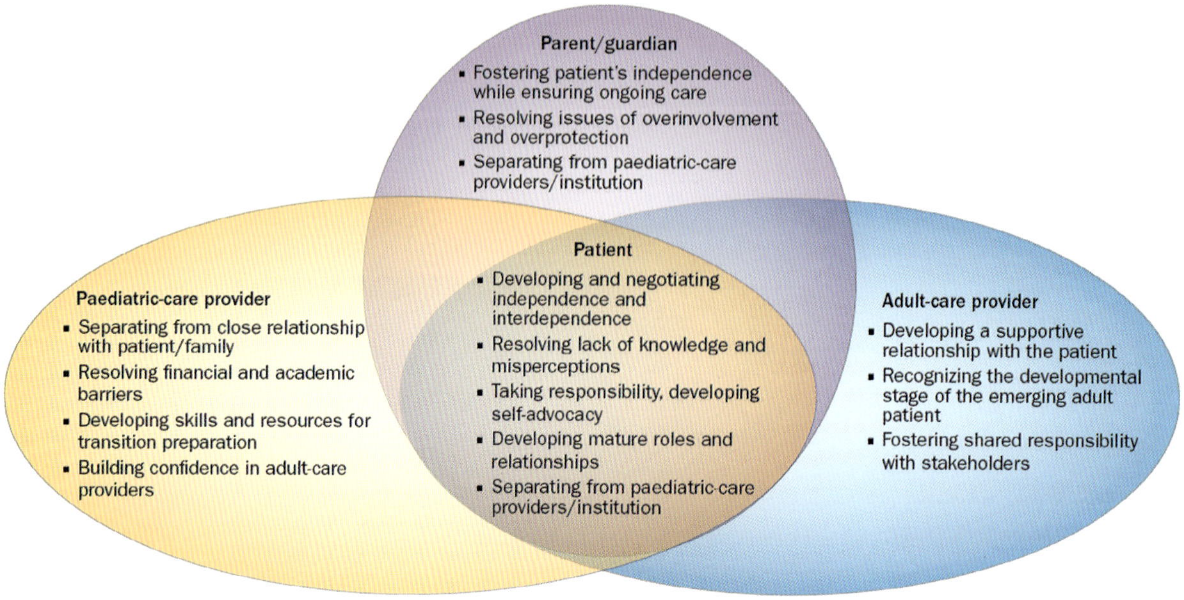

▲ 图 68-1 The transition process should be a combined effort between the patient, the parent/guardian, the pediatric cardiologist, and the adult cardiologist. (From Kovacs AH, McCrindle B. So hard to say goodbye: transition from paediatric to adult cardiology care. *Nat Rev Cardiol*. 2014:11;51–62.)

七、转型所需的人员

（一）"给"提供者

任何关心青少年慢性疾病的儿科医生都会自动成为转型过程的关键，确保成功转型和转移过程的主要责任在于儿科医生。其主要原因是，大部分过渡过程（教育、咨询等）发生时，护理仍然存在于儿科环境中。儿科医生的第一个主要作用是让患者和他们的家庭随着患者逐渐成为成年患者而自发地进行准备。儿科服务提供者的另一个重要作用是确定可进行转型护理的适当成人提供者。同样，每个儿科医疗机构都会对应有一定数量的成人医疗机构参与到这个转型过程中，以优化沟通的发展。

（二）"接收"提供者

转型过程中最重要的时刻之一就是将护理转移到经过适当培训的成人提供者，确定这些提供者的第一步是如前所述确定患者医疗护理中心的位置。在大多数情况下，这应该是一个基础保健提供者，他在照顾慢性小儿疾病的成年幸存者方面有经验。理想情况下，提供者应有丰富的正规培训经验（即医学－儿科综合培训）。

对于先天性心脏病患者来说，找到合适的心脏病专家可能比找到医疗中心更加重要（并且可能会取而代之）。目前，大多数成人先天性心脏病患者接受经过成年训练的心脏病专家的心脏护理。在 2013 年对成人心脏病专家的调查中，几乎所有（95.4%）的专家都报道了治疗先天性心脏病患者。虽然大部分患者仅有单纯先天性心脏病，但超过 15% 的患者患有中度或重度疾病，因此建议成人先天性心脏病专家进行随访[9,46]。这些成人心脏病专家中将近 40% 报道没有接触过成人先天性心脏病专家，几乎所有的受访者都希望获得更多有关先天性心脏病的信息[46]。

虽然可能有足够数量的成人心脏病学提供者，但主要挑战在于增加可以并将会照顾这些患者的提供者人数。这种教育的一个关键组成部分是扩大现有的成人心脏病学研究基金的核心课程。目前，成人心脏病学奖学金计划必须有一个专用于成人先天性心脏病的月份。将此核心课程扩大到包括更多在整个培训计划中的纵向经验将是有益的。此外，还应该改善奖学金培训后的教育，如区域培训[如继续医学教育（CME）课程]，这些培训说明了这些患者的护理原则。

除了最简单的先天性心脏病患者外，其他所有人都应该接受专门从事成人先天性心脏病的心脏病专家的护理。实际上，这些专家中几乎没有人能够为数十万需要治疗的患者提供护理。为了解决这个护理提供者的短缺问题，一些成人先天性心脏病中心开展了一个为期2年的奖学金培训，专门研究该人群的独特需求。我们的目标是创造更多在成人先天性心脏病中获得董事会资格/董事会认证的专家，并能够成功地指导这些患者以及与患者有关的整个范围的护理。这些特殊的医疗专家可以与普通成人心脏病专家形成转诊网络，以便获得适当和持续的护理。该转诊网络将寻求把更复杂的患者引导至先天性心脏病中心，并由成人先天性心脏病专家跟踪。这也可以让成年心脏病专家继续关注更简单的先天性心脏病患者，并为他们提供成人先天性心脏病专家的"安全网"以寻求帮助[9]。

（三）支持人员

除了医生提供者外，还有其他许多人需要确保成功的转型和转移过程。通常，儿科医生可能没有足够的时间或资源来提供适当的教育和转型支持。因此，ACC/AHA成人先天性心脏病护理指南特别提到了高级护师、医师助理、心理学家和社会工作者在帮助转型过程中的重要性[9]。

高级护师（护士执业医师或助理医师）或护士专家担任"转型协调员"，负责监督整个转型过程[4]。该人员参与多次患者就诊过程（甚至有时只是安排转诊就诊），为患者及其家属提供有关转诊过程的信息（教育，社会心理和后勤）。最近，Mackie等[47]表明，一名致力于转型过程的护士可以显著改善转型的准备过程。每个转型计划都应该有一个确定的转诊关系（或直接雇用）有经验的临床心理学家为青少年和慢性病患者提供服务。所有过渡计划都应该有机会接触到有转型经验的社会工作者。而这些提供者应该具有将患者平稳地从青少年保险转移到成人计划的经验。此外，他们应该知道哪些社会和政府资源可用于慢性医疗保健患者[4,9,16,48]。在将护理转移给成人提供者之后，应该为患者提供类似的"转型"社会工作者，因为许多这些"经济"转变直到成年才会发生。

八、转型障碍

即使在有组织的医疗保健系统中，成功转型和转移护理的次数也不到一半[49]。这可能与认为成功转型的多重障碍有关。以下将讨论有关几种障碍以及防止它们发生的潜在方式。

（一）问题：失去了后续行动

与先天性心脏病患者转型和转移有关的最大和最关心的问题之一是患者失访。在美国，在成人先天性心脏病中心首次就诊的患者中，将近一半的患者的医疗保健随访中断超过3年。这种护理中断的主要原因包括患者感觉良好或不知道需要随访[5]。其他重要的原因包括：移居、失去保险或离先天性心脏病中心很远[5,49]。此外，儿童时期丢失了心脏病学就诊的病史预示着作为一名年轻成人后续失访[50]。

解决办法：为了减少转院期间失访患者的数量，向患者及其家庭强调终身随访的重要性非常重要。在整个童年和转型过程中应重点强调这一点。在转院时，儿科医生应向患者提供包括特定地点（提供者）、日期和原因的医学随访[4]。理想情况下，在高度复杂的案例中，儿科医生和新的成人提供者都应该出现在成人提供者的首次访问中。应该有一个系统来让儿科医生跟进，并确保他们的患者与成人心脏护理提供者[4,51]达成首次约定。

（二）问题：沟通问题

良好的沟通是成功转型和转移的基础，沟通不畅可能会导致失败。文献中经常出现的主题便是希望改善沟通，尤其是在将护理从儿科转移到成人提供者期间[4,5,7,13,17,25,51,52]。护理提供者和患者都希望在此过程中进行更彻底的沟通。成人提供者往往只能得到部分信息，难以概括这些患者复杂的病史。这些总结缺乏当前治疗计划的基本原理，并且忽略了对病人护理至关重要的关键事件（包括不良事件，对以前治疗的效果或无效的治疗）。当成人专家不知道这些关键的病史时，使已与成人护理提供者建立关系的患者的怀疑态度加深。

解决办法：为了改善沟通，儿科医生必须向新的成人护理提供者提供详尽的书面过渡说明[4,7,16,51,52]。这种说明应该由患者/家长/提供者进行个性化开发，并且包括关于他们的诊断、手术史、治疗史和当前治疗方案基本原则的重要信息[8,9]。对于更复杂的患者，通过电话直接沟通或面对面的讨论可能会进一步强化转移过程。

（三）问题：医疗保健提供商

整体先天性心脏病知识库的延续主要存在于儿科心脏病学社区内。除了少数成人先天性心脏病专家外，成人心脏病专家经常缺乏照顾中度或复杂先天性心脏病年轻人的经验和意向。这一事实导致儿科医生和年轻人难以找到他们认为有资格照顾成人先天性心脏病患者的成人护理提供者[16,25]。由于地理位置或保险要求，潜在的合格成人护理提供者可能会进一步减少[53]。在某些情况下，如果儿科心脏病专家不觉得合格的成人护理提供者可用，那他们可能会选择不转移患者[7]。

解决办法：护理转移应被视为患者成长为成年的关键一步，应尽一切努力确保提供合格的成人心脏护理提供者，并加强提供者对护理能力的信心。儿科专家应尽量不要对成人专业知识表示怀疑。此外，儿科医生（或地区性成人先天性心脏病专家）应该尽可能提供任何可能需要的帮助。成人心脏病专家，至少在建立充分的医生/患者关系之前，在没有首次介入患者治疗的儿科医生参与的情况下，应避免推荐有重大改变的治疗计划[7,8]。

此外，儿科医生应认识到转诊的必要性及其对患者承担其医疗需求责任的重要性。它不应被视为放弃，而应视为成年的毕业。

（四）问题：失去保险

如前所述，转型过程的关键组成部分之一是确保持续保险（或其他财务）覆盖[4,25]。总的来说，美国超过25%的年轻人缺乏健康保险[54]。特别是对于成人先天性心脏病患者，缺乏保险是有问题的[5]。在许多地区，除了特殊安排的慈善医疗服务外，专业的成人先天性心脏病护理不提供保险覆盖。这导致患者得不到适当的照顾或失去随访。

解决办法：在整个青春期和成年期保持保险覆盖非常重要。在转型过程中，转型社会工作者应与家人一起工作，以确保计划到位和持续的保险覆盖。如果有需要的话，申请政府医疗保健和（或）残疾的过程应该在需要这些计划之前就开始。应该向患者及其家属强调持续保险覆盖的重要性，以便在做出任何改变或与就业有关的决定时考虑到这一点[4]。

（五）问题：地理问题

由于成人冠状动脉疾病专家人数有限，患者常常需要长途跋涉才能进行后续护理。与转诊不成功有关的最重要的因素之一便包括患者与成人先天性心脏病中心的距离[49]。

解决办法：应该在最近的成人先天性心脏病中心和当地成人心脏护理提供者之间建立转诊网络，以优化护理。也许这包括提供更多常规护理的当地成人心脏病专家定期与区域先天性心脏病专家进行检查。

九、总结

鉴于成人先天性心脏病人口的持续快速增长，与转型和转移医疗相关的问题将继续成为心脏病学界的一个主要焦点。新的指导方针和培训途径希望为当前不平衡的体系提供一些一致性。所属同一地区的儿科和成人护理提供者应该继续协同合作，以认识到转型的重要性，并共同努力开发一个最佳服务系统，服务于其社区内所有成人先天性心脏病患者和护理提供者。

第 69 章
年轻先天性心脏病女性的妊娠
Pregnancy in Young Women with Congenital Heart Disease

Candice K. Silversides　Jack M. Colman　Samuel C. Siu　著

田执梁　译

一般来说，先天性心脏病患者的妊娠耐受性良好。然而，被误解也是常见的。有关避孕和妊娠的讨论应该在青春期女性达到性生活的年龄时开始。优化管理包括在受孕前进行完整的心脏评估，这项评估应该包括全面回顾潜在的心脏病变和之前的手术程序，确定妊娠风险以及妊娠前制订的心脏干预计划。由于低风险病情的严重程度可能会被误解或给予过度的重视，因此即使患有低风险心脏病的女性也常常从孕前咨询中受益。所有女性都需要了解何种类型的避孕方法是最合适和安全的。然而不幸的是，大多数有先天性心脏病的女性都未接受过孕前咨询，所了解的避孕和妊娠风险的知识也不理想[1-3]。

在考虑妊娠和在孕期的女性心脏病患者中存在许多需要解决的问题，包括母婴的风险问题、妊娠期间使用药物的不良反应、产妇的长期预后以及后代患有心脏疾病的风险（表 69-1）。心脏病专家必须发挥关键作用，确保和（或）提供患者和她的伴侣以及她的照顾者的知情教育，因为其他护理人员不太可能这样做。

一、妊娠期间的生理变化

妊娠期间通过母体循环血量、红细胞总量、外周血管顺应性和抵抗力、心率和心输出量的变化实现对母体自身外组织和胎儿充足氧气输送（图 69-1）[4]。正常女性对这些适应性变化通常可以很好地耐受，然而，在一些患有心脏病的女性中，这改变可能导致心脏代偿失调。同样，很多女性

表 69-1　育龄期心脏病女性避孕或妊娠的管理

避孕
- 进行与选择避孕有关的患者教育

孕前
- 在青少年时期开始进行孕前咨询
- 所有患有心脏病的女性都应接受孕前咨询，包括单纯性心脏病女性在内，咨询适用于确保这些女性孕期的安全性。
- 评估母亲妊娠的心脏风险
- 考虑母亲的长期预后
- 评估妊娠期间胎儿和新生儿的风险
- 确保孕期药物使用的安全性
- 确定先天性心脏病遗传给子女的风险（适时进行正式的临床遗传学评估）

妊娠
- 对于中危和高危患者，应在妊娠早期由包括心脏病专家和产科医生在内的多学科小组进行评估
- 告知患者产前随访的要求
- 解决个体化的产期管理问题
- 先天性心脏病女性和先天性心脏病男性配偶应提供胎儿的超声心动图
- 制订围产期计划，并将其传达给所有合适的照顾者
- 针对每一个人解决产时和产后问题

在妊娠期间因心脏受到血流动力学负荷增加，而首次发现已有的心脏疾病。

妊娠期间血容量增加；这种增加最早开始于妊娠第六周，并且在妊娠中期结束时比妊娠前状态平均高出50%[5,6]，由于个体差异，血容量增加幅度波动在孕前血容量的20%~100%[7]。血容量在妊娠晚期达到高峰[8]。妊娠期间红细胞总量增加至妊娠前水平的40%以上[6,9]。由于血浆容量的增加比例高于红细胞总量的比例，因此可出现"妊

1667

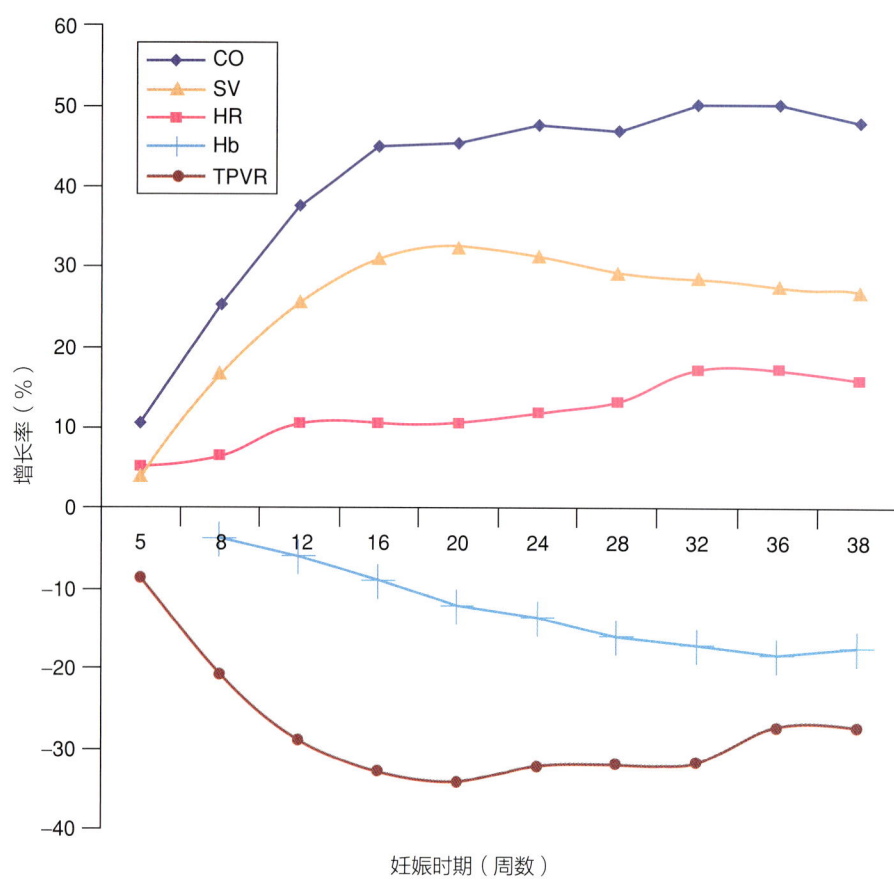

◀ 图69-1 妊娠期血流动力学变化

妊娠期间心输出量（CO）、每搏输出量（SV）、外周血管阻力（TPVR）、心率（HR）和血红蛋白浓度（Hb）的变化

[引自 Karamermer Y, Roos-Hesselink JW. Pregnancy and adult congenital heart disease. Expert Rev Cardiovasc Ther. 2007; 5 (5): 859-869.]

娠期生理性贫血"。另外，凝血因子水平升高和纤溶活性降低使血液呈高凝状态[10]，促使妊娠期间血栓栓塞风险增加。

在妊娠第五周，周身（外周）血管阻力开始下降，介导体内动脉压的下降，该过程始于妊娠早期，并在妊娠中期达到最低点，随后血压也逐步稳定[11,12]。妊娠第32周后直至足月，外周血管阻力缓慢增加，动脉压逐渐恢复，最终达到或超过妊娠前水平。妊娠期肾血流量增多，肾小球滤过率增加50%[13]。手和脚、鼻腔和乳房的血液流量增加分别导致四肢末端充血、鼻塞和乳房充血。目前尚未对妊娠期冠状动脉血流变化的研究。

由于心率和每搏输出量的增加，妊娠期间心输出量增加。妊娠早期心输出量增加主要与每搏输出量增加有关，而在妊娠后期，每搏输出量稳定而心率继续增加，因此心输出量受心率影响较大[11,14]。在孕后期平均心率较孕前增快约10~20次/分。心脏输出量的增加早在妊娠第5周就开始，在妊娠中期末达到高峰，通常血压在妊娠第24周后达到顶峰，较妊娠前水平高30%~50%[11,15-17]。患有心脏疾病的孕妇心输出量低于心脏功能正常的孕妇[18]。孕妇取仰卧位时下腔静脉被妊娠子宫压迫，可使心输出量急剧下降，这种现象可通过左侧卧位进行恢复。尽管有一些研究报道了妊娠期左心室射血分数增加[11,16]，但其他研究并未证实这一发现[17,19,20]。

在分娩期，分娩疼痛、焦虑和子宫收缩导致心动过速，血压和心输出量进一步增加，有时会引发心脏病女性心脏代偿失调。在分娩过程中，由于心率和每搏输出量的增加，心输出量超出分娩前水平的10%，由于每次子宫收缩还会进一步增加7%~15%，在第二产程可达到最大心输出量[21]。分娩后的瞬时心输出量可能短暂地增加至分娩前水平的80%，这是由于下腔静脉压迫和胎盘自体输血消失所致，产后约1h左右恢复至分娩前水平。此后，妊娠期间发生的血流动力学变化逐渐返回基线值；尽管完全恢复所有妊娠期的相关变化可能需要6个月的时间[22]，但大部分变化都应在分娩后尽早解决。

二、正常妊娠的心脏检查结果

乏力、呼吸困难、头晕和心悸都是正常妊娠的常见症状，与心脏代偿失调时的症状相同。妊娠的血流动力学变化的相应查体体征与心脏疾病相似，包括心尖冲动位置的移位，颈静脉怒张，第一和第二心音固定分裂，收缩期和连续杂音。正常妊娠期间可出现窦性心动过速和房性期前收缩或室性期前收缩使心率增快，并不一定反映心脏代偿失调或患有心脏疾病。这种相同的症状和体征可能会增加怀孕期间心脏失代偿的诊断难度；当诊断不明确时，脑利钠肽检查有助于诊断[23]。正常妊娠期，12导联心电图可见电轴左偏，Ⅱ导联T波倒置和ST段压低。超声心动图可见心房和心室腔均增大，左心室壁增厚[16,22,24,25]，瓣膜口血流速度增加，二尖瓣环、三尖瓣环和肺动脉环直径增加，导致二尖瓣、三尖瓣和肺动脉瓣反流[26]。

三、先天性心脏病妇女妊娠风险评估：一般概念和全球评估

患有心脏病的女性在妊娠期间发生产妇不良心脏事件的风险增加[27]。产妇可通过完善心血管病史、体格检查、12导联心电图、经胸壁超声心动图和动脉血氧饱和度等检查后，系统评估心脏风险。超声心动图检查在怀孕期间是安全的。通过孕前运动测试，观察心率对测量结果的影响，有助于风险分层[28]。通过孕前压力测试评估心脏功能及血压对运动的反应，可以帮助重度主动脉瓣狭窄女性进行危险分层。负荷超声心动图可用于评估冠状动脉异常患者的心肌缺血情况。患有马方综合征和其他遗传性主动脉病变的女性应在孕前通过MRI或CT[29]检查完成主动脉成像。

早期研究表明，母体功能不良和发绀可能与母亲心脏病变相关[30,31]。随后，一项前瞻性多中心研究针对先天性和获得性心脏病孕妇进行了全球风险评估，并发现心功能不全（NYHAⅡ）或发绀，系统性（主动脉下、左）心室舒缩功能障碍，左心梗阻和孕前心脏病史（心律失常、卒中或肺

水肿）可作为孕期风险评估的独立预测因子。基于这些预测因子，可将孕期女性分为低（0个预测变量）、中（1个预测变量）、高（>1个预测变量）三级。该研究表明，低、中、高风险分类的女性在怀孕期间分别有5%、25%或75%的机会发生不良心脏事件（图69-2和表69-2）[32]。这种风险评分，有时被称为CAR-PREG评分，该评分已被其他研究小组验证[33]。其他风险预测因子也已被确定，在一项单中心回顾性研究中，验证了CAR-PREG指数仅限于在先天性心脏病人群中使用，心室功能异常和（或）严重肺动脉瓣反流是影响母体结局的另外独立危险因素。ZAHARA研究人员对先天性心脏病孕妇的结局进行了大型多中心回顾性研究（714名女性中 $n = 1302$ 次怀孕），并推导出加权风险评分项，包括机械瓣膜置换和中、重度主动脉下（系统性）或肺动脉下房室瓣反流[34]（表69-2）。在一项单中心回顾性研究中，调查1741名女性结果显示母亲心脏事件发生率为9.5%，这是迄今为止最大的数据。除了之前描述的风险预测因子（妊娠前心脏事件，NYHAⅡ级，血氧饱和度<90%，无手术干预的发绀型心脏病和左心室收缩功能降低）之外，肺动脉高压也是已被确定的预测因子。2011年，ESC准则提议使用经过修改的WHO分类，将已公布的危险因素和专家意见纳入相应的四个风险等级，使心血管并发症风险可忽略不计（WHO Ⅰ），导致产

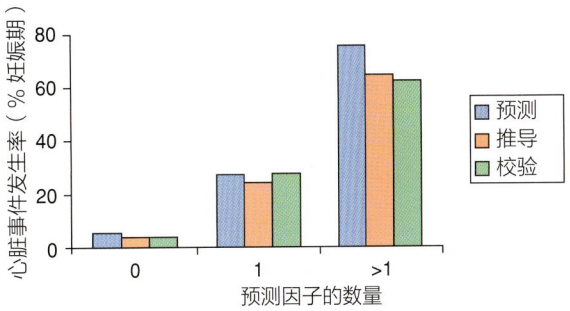

▲ 图 69-2 根据 CARPREG 风险指数预测的妊娠期不良母体心脏事件频率。根据 CARPREG 风险指数[32]预测的主要母体心脏事件的频率，以及在推导和验证组中观察到的频率，x轴表示为预测因子的数量

[引自 Siu SC, Sermer M, Colman JM, et al. Prospective multicenter study of pregnancy outcomes in women with heart disease. *Circulation*. 2001;104（5）:515–521.]

表 69-2　妊娠期心脏病女性不良心脏和胎儿/新生儿事件的危险因素

不良事件	危险因素
孕妇不良心脏事件 [a]	• 心功能不全（NYHA Ⅲ或Ⅳ）或发绀 • 系统性心室射血分数＜40% • 左心流出道梗阻（二尖瓣口面积＜2cm^2，主动脉瓣口面积＜1.5cm^2，或左心室压力阶差峰值＞30mmHg） • 孕前心脏事件（需要治疗的持续性或症状性心律失常、中风、肺水肿） • 肺动脉下心室功能不全 • 显著的肺动脉瓣反流 • 机械瓣膜 • 中度或重度房室瓣反流 • 已知的特殊病变的风险
胎儿/新生儿不良事件 [b]	• 母体心功能不全（NYHA Ⅲ或Ⅳ）或发绀 • 母体左心流出道梗阻（定义如上） • 母亲年龄＜20 岁或＞35 岁 • 产科危险因素 [c] • 多胎妊娠 • 孕期吸烟 • 抗凝治疗 • 已知特殊病变的风险

斜体标注的风险因素是 CARPREG 风险指数的组成部分：不存在风险因素的母体发生心脏不良事件的风险＜5%，存在 1 个风险因素的风险为 25%，存在 1 个以上风险因素的风险为 75%[32]
从后续妊娠风险研究中发现的其他风险因素 [33,34]
a. 母体心脏不良事件包括肺水肿、心律失常、脑卒中或死亡
b. 胎儿/新生儿不良事件包括早产、小于胎龄出生体重、呼吸窘迫综合征、脑室内出血或胎儿或新生儿死亡
c. 存在早产或胎膜破裂、宫颈功能不全或剖腹产史，或当前妊娠期间宫内发育迟缓、产前出血＞12 周、发热性疾病或子宫/胎盘异常

妇死亡率或严重并发症的风险极高（WHO Ⅳ）（表 69-3）[29]。

任何全球风险指数应与特异性损伤风险评估合用，因为某些中等或高风险病变可能并未包含在全球风险指数的调查人群中。例如，患有马方综合征和主动脉根部扩张、Eisenmenger 综合征或 Fontan 循环的女性在调查组中的代表性不足，因此她们与妊娠相关的风险将不能由全球风险评分可靠地预测。各种风险指数有助于将患者纳入风险群体，但需要临床判断和专业知识来优化风险的分层。此外，当应用于不同病变组合，医疗环境或早期时代的人群时，预测规则的区分（区分那些会发生并发症和不会发生并发症的人）和校准（每个风险级别中预测和观察到的并发症发生率之间应保持一致性）的准确性可能不同 [36-38]。在我们的研究中心，我们使用全球风险评分将患者分为低风险组、中等风险组和高风险组，从而避免了前面提到的限制，从数值角度对风险进行量化。

图 69-3 主要来自回顾性单中心研究，显示了先天性心脏病女性自身和胎儿和（或）新生儿风险根据病变分层进行的汇总评估。额外描述的增加妊娠风险的因素包括心脏存在假体瓣膜或导管（特别是与异常人工瓣膜功能相关），产科并发症如先兆子痫的发生，以及抗凝血剂或致畸药物的使用。其中一些问题在下文关于假体心脏瓣膜，抗凝治疗和先入为主的问题中进一步阐述。在对产妇风险进行全面评估时，将全球风险指数与当代特异性病变和其他风险标记以及专家意见相结合是对评估有帮助的。当全球风险和特异性病变评估之间存在不一致时，较高的风险评估应推动护理计划，以避免虚假的保证。

表 69-3 改良后的 WHO 先天性心脏病女性心血管风险分类

世界卫生组织分类 I
- 无并发症的轻度肺动脉瓣狭窄，动脉导管未闭，二尖瓣脱垂
- 成功修复后的单纯病变（心房或室间隔缺损，动脉导管未闭，肺静脉异常连接）

世界卫生组织分类 II（如果不是很好也很简单）
- 未修复的心房或室间隔缺损
- 未修复的法洛四联症

世界卫生组织分类 II-III（取决于个人）
- 轻度左心室功能障碍
- 未被视为 WHO I 或 IV 的原发性或瓣膜组织性心脏病未被视为 WHO I 或 IV
- 无主动脉扩张的马方综合征
- 主动脉 < 45mm 的二尖瓣主动脉瓣疾病
- 已修复的缩窄

世界卫生组织分类 III
- 机械瓣膜
- 系统性右心室
- Fontan 循环
- 未修复的发绀型心脏病
- 其他复杂的先天性心脏病
- 主动脉扩张 40~45mm 的马方综合征
- 主动脉扩张 45~50mm 的二尖瓣主动脉瓣疾病

世界卫生组织分类 IV（孕妇禁忌）
- 各种原因所致的肺动脉高压
- 严重的系统性心室功能不全（左室射血分数 < 30%，NYHA III~IV 级）
- 严重的二尖瓣狭窄；严重症状性主动脉瓣狭窄
- 主动脉扩张 > 45mm 的马方综合征
- 主动脉扩张 > 50mm 的二尖瓣主动脉瓣疾病
- 严重的原发性主动脉缩窄

世界卫生组织分类 I. 未检测到孕产妇死亡风险增加和发病率没有 / 轻度增加。世界卫生组织分类 II. 母亲风险死亡率小幅增加或发病率适度增加。世界卫生组织分类 III. 孕产妇死亡率或严重发病率的风险显著增加。需要专家咨询。如果决定怀孕，需要在整个妊娠期、分娩和产褥期间进行密切的专科心脏和产科监护。世界卫生组织分类 IV. 产妇死亡率或严重发病率极高的风险；妊娠禁忌。如果妊娠应考虑终止妊娠。如果继续妊娠，按第三类护理

[引自 European Society of Gynecology (ESG); Association for European Paediatric Cardiology (AEPC); German Society for Gender Medicine (DGesGM), Regitz-Zagrosek V, Blomstrom Lundqvist C, Borghi C, et al. ESC Guidelines on the management of cardiovascular diseases during pregnancy: the Task Force on the Management of Cardiovascular Diseases during Pregnancy of the European Society of Cardiology (ESC). *Eur Heart J.* 2011;32 (24):3147–3197.]

除了不良的母体心脏事件风险增加之外，心脏病患者的胎儿和新生儿并发症的风险也会增加，包括胎儿死亡、新生儿死亡、早产及其相关并发症（呼吸窘迫综合征、脑室内出血、小于胎龄儿）[27,39]。导致胎儿和新生儿不良结局的母体危险因素已经确定（表 69-2）[32]。如果伴随产妇非心脏（产科和其他）风险因素（表 69-2 和图 69-4），那么新生儿并发症的风险将进一步增加。最后，妊娠期间产科不良结局的风险存在心脏病变特异性变异（图 69-3）[39]。

妊娠期间患有不良心脏事件的中高风险女性，或增加胎儿和新生儿并发症风险的女性，应考虑加强心脏和产科专科的多学科监测[29]。同时，在评估是否需要增加产科妊娠监护强度时，应考虑孕产妇心脏病对出现产科不良结局的影响。母亲心脏状态与胎儿结局之间的关系可通过子宫和脐带多普勒血流模式的变化来表现[40]。

妊娠后的血流动力学和激素变化可能会继续影响妊娠后期的母亲结局[41-45]。例如，妊娠后晚期发生不良心脏事件的妇女较其他时期发生不良心脏事件的妇女者更常见（图 69-5）[43]。妊娠后中度或重度主动脉瓣狭窄患者妊娠晚期需要瓣膜介入的可能性更高[45]。目前，心脏充分的扩展以及妊娠后期对心脏的影响和机制尚不清楚。

四、病变的风险和结局

图 69-3 给出了根据先天性心脏病类型分层的不良妊娠结局频率（母体心脏、胎儿、新生儿和产科）的汇总估计[39]。妊娠结果仅通过诊断进行分层可能会有所帮助，但更重要的是要考虑具体的手术史、既往心脏病史、妇女心脏的功能状况以及心室和瓣膜功能，由于这些因素个体差异的影响，可能会使不良妊娠结局的风险值超过仅靠诊断分层的风险。

（一）心脏分流

未纠正的左向右分流的女性，包括房间隔缺损、限制性（中型）室间隔缺损和动脉导管未闭，妊娠期间发生不良母体心脏事件的风险较低[30,32,46-49]。潜

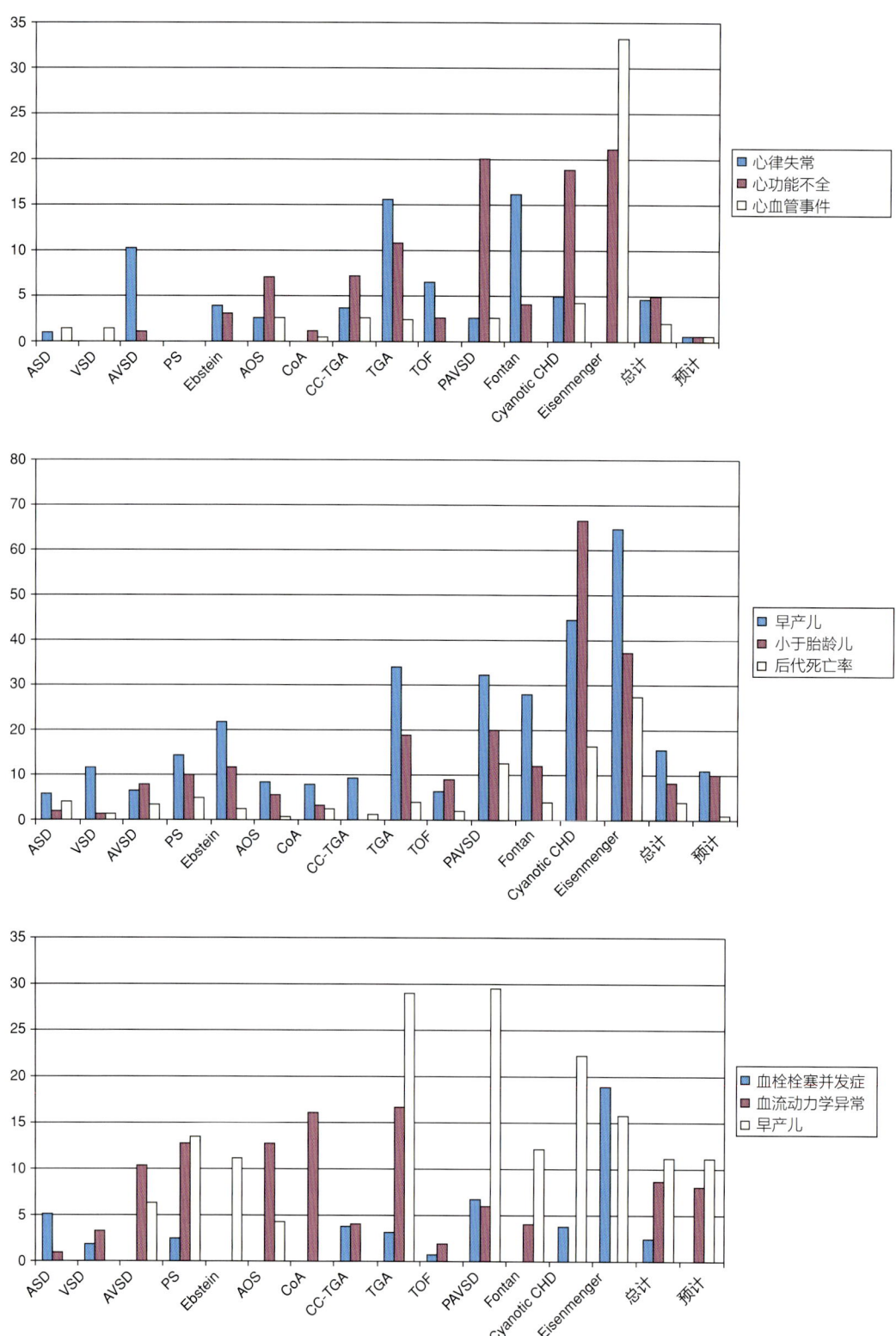

▲ 图 69-3 估计先天性心脏病女性在妊娠期间产妇的心脏、胎儿和新生儿及产科结局

[引自 Drenthen W, Pieper PG, Roos-Hesselink JW, et al. Outcome of pregnancy in women with congenital heart disease:a literature review. *J Am Coll Cardiol*. 2007;49（24）:2303–2311.]

AOS. 主动脉瓣狭窄；ASD. 房间隔缺损；AVSD. 房室间隔缺损；ccTGA. 先天矫正大动脉转位；CoA. 主动脉缩窄；Ebstein. Ebstein 异常；Eisenmenger. 艾森曼格综合征；Fontan. Fontan 修复后的患者；PAVSD. 伴有室间隔缺损的肺闭锁；PS. 肺动脉瓣狭窄；TGA. 完全大动脉的转位；TOF. 法洛四联症；VSD. 室间隔缺损；TEC. 血栓栓塞并发症；SGA. 小于胎龄

在的并发症包括房性心律失常和心力衰竭，特别是在分流较大时更易出现。在房间隔缺损或卵圆孔未闭的女性中，如果全身血管舒张和（或）肺阻力升高导致短暂的右向左分流，则可能出现反常栓塞。房室间隔缺损病变更为复杂，且妊娠耐受性较差。据报道，在一项针对房室间隔缺损女性患者的 62 次妊娠（29 名女性）研究中，包括持续性 NYHA 功能分级恶化、心律失常和心力衰竭在内的心脏并发症分别占 23%、19% 和 2%[50]。如果心脏分流与肺动脉高压相关，那么出现妊娠心脏事件的风险主要受肺血管阻力升高的影响，本章其他部分将对此进行讨论。

（二）右心室流出道梗阻

轻微肺动脉瓣狭窄或先前已通过手术或瓣膜成形术矫正，通常可以很好地耐受妊娠[32,46,51]。在严重的肺动脉瓣狭窄中，妊娠期间便不可耐受前负荷的增加，并可能导致房性心律失常或右心衰竭。因此，妊娠前应考虑纠正严重的肺动脉瓣狭窄。如果在妊娠期间发生代偿失调，最初的药物治疗效果不明显，可以进行慢性瓣膜成形术[52]。尽管有一组研究者报道肺动脉狭窄女性患者的产科和胎儿并发症发生率很高[53]，但这与其他地方的报道并不相符[32,46,51]。

（三）法洛四联症

大多数法洛四联症女性都要接受手术矫正，关闭室间隔缺损并缓解右心室流出道阻塞。修复后，患者可能会留有肺反流，右心室流出道阻塞，残余分流，右心室扩张或功能障碍以及房性或室性心律失常。一般而言，妊娠耐受性良好，但出现这种残留和手术后遗症，会增加并发症的风险。

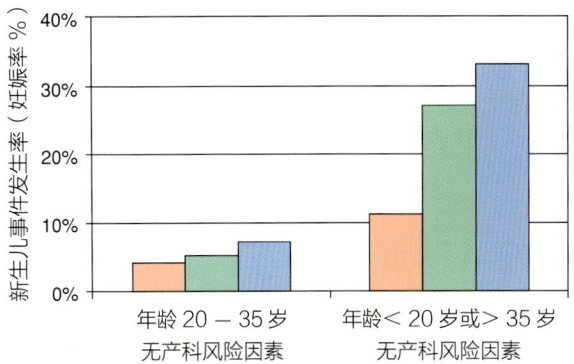

▲ 图 69-4 根据是否存在心脏病变及其风险特征，以及存在母亲高危产科因素记录胎儿和（或）新生儿并发症的频率

高风险的产科特征包括吸烟、使用抗凝血药、多胎妊娠和孕产妇的年龄。控制组由空白条表示。灰色条代表既没有左心梗阻也没有较差功能分类 / 发绀的心脏病组。黑色条代表左心功能不全 / 发绀的心脏病组

[引自 Siu SC, Colman JM, Sorensen S,et al. Adverse neonatal and cardiac outcomes are more common in pregnant women with cardiac disease. *Circulation*. 2002;105（18）:2179–2184.]

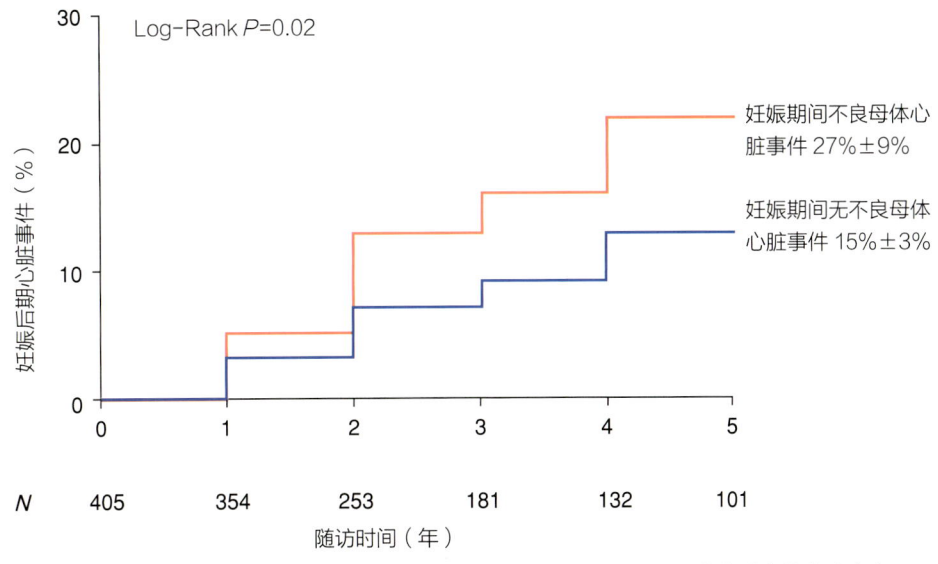

▲ 图 69-5 根据是否存在妊娠期不良心脏事件，记录妊娠后期不良心脏事件的发生率

分娩日期计作 0 [引自 Balint OH, Siu SC, Mason J, et al. Cardiac outcomes after pregnancy in women with congenital heart disease. *Heart*. 2010;96（20）:1656–1661.]

在一个系列研究中，包括症状性右心衰竭、心律失常或两者在内的母体并发症发生率为12%[54]，尽管其他研究报道的不良事件发生率较低[55-57]。有报道称母体心脏不良事件与母亲心脏因素（左心室功能不全、严重肺动脉高压，伴右心功能不全或右心室流出道梗阻的严重肺动脉瓣关闭不全）和产科危险因素（双胎妊娠）有关[55,56]。右心室双出口的双心室修复术后，在一项19例妊娠女性的调查报道中母体心脏并发症的风险较低；然而，胎儿和新生儿风险增加[58]。

（四）左心室流出道梗阻

显著的左心室流出道阻塞最常见于与二叶主动脉瓣疾病相关的主动脉瓣狭窄，并且限制了心脏增加心输出量的能力，也导致左心室充盈压异常升高。肥厚的，顺应性降低的心室对前负荷下降更敏感。在妊娠期间，以上的所有因素均可增加心力衰竭、缺血或低血压的倾向。二叶主动脉疾病有时与升主动脉疾病或主动脉缩窄有关，这会增加妊娠期间的风险。目前产妇死亡率没有以前所描述的那么高[59,39]，然而，严重主动脉瓣狭窄的女性仍存在心力衰竭、心律失常和心绞痛的风险[49,51,59-61]。有症状的主动脉瓣狭窄女性在妊娠前应进行手术矫正[62]。轻度或中度主动脉瓣狭窄的无症状女性一般状况良好。对无症状的严重主动脉瓣狭窄女性进行治疗很具争议性，需要在妊娠前仔细危险分层。在选定的女性中，主动脉球囊瓣膜成形术可以在计划妊娠前提供短期缓解。一般而言，无症状性主动脉瓣狭窄患者不推荐预防性手术，如果不考虑妊娠，则不适合进行瓣膜手术。如果有必要，当解剖结构允许时，通过气囊瓣膜成形术可以在妊娠期间完成缓解[63]。妊娠后可能会增加心脏事件发生的风险；有主动脉瓣狭窄妊娠女性与没有妊娠的女性对照组相比，更有可能需要主动脉瓣置换[45,60]。主动脉夹层在有二叶主动脉瓣和主动脉病变的女性中有报道，尽管总体风险低于马方综合征相关的主动脉病变患者[64]。在一些中心处理二叶主动脉瓣相关的主动脉病变的方法是进行经验性β受体阻滞和妊娠期间的连续超声心动图评估。

（五）主动脉狭窄

在当今时代，大多数主动脉狭窄的女性在妊娠前都会做修复手术。即使没有残留狭窄，修复后也可能会出现持续性或反复性全身性高血压。主动脉的显著狭窄阻碍血液输送至狭窄部位远端的分支动脉；在妊娠期间影响胎盘循环。上肢高血压和伴随的主动脉瓣疾病构成额外的风险。虽有孕产妇死亡率报道，但在当代此系列疾病中罕见[65,66]。修复狭窄的女性妊娠期高血压和先兆子痫的风险增加[32,46,67]。未修复狭窄的患者高血压风险最高[65,66]，与狭窄残余梯度的程度成正比。但流产很常见[66]。妊娠期间上肢高血压的过度治疗可能会导致狭窄部位远端低血压，并对胎儿输送氧气产生不利影响。宫内生长受限和早产在未修复狭窄的女性中更为常见。

Turner综合征通常与性腺衰竭有关，尽管女性可以在生殖技术的帮助下偶尔自发产生妊娠。然而，这些女性在妊娠期间心脏并发症的风险很高[68]，因此大多数专家反对在存在主动脉病变（主动脉大小指数＞2.0cm/m²）或任何其他显著心脏异常（如缩窄或二尖瓣主动脉瓣）的情况下妊娠[69]。有些专家建议，即使在Turner综合征患者主动脉正常的情况下也不要妊娠。

（六）马方综合征

在马方综合征中，心输出量的增多，血容量过多和妊娠激素环境导致主动脉扩张和夹层的风险增加。主动脉根部较小的女性主动脉并发症的风险低于主动脉根部扩张的患者（＞40mm）或主动脉根部手术患者[70]。有报道妊娠前主动脉根部尺寸小于45mm的女性有利于妊娠结局[41,71]。另一方面，一份欧洲共识文件估计，1%的主动脉直径小于40mm且无明显主动脉瓣或二尖瓣反流的女性，会发生夹层或其他严重的母体心脏并发症，10%的主动脉直径大于40mm的女性将发展为主动脉夹层[72]。不幸的是，妊娠前预防性主动脉根部置换或主动脉根部大小正常，也并不能保证安全妊娠，因为主动脉扩张和夹层可能发生在"正常"的主动脉或远处修复后的区段中。主动脉根部扩张明显的患者应接受孕前咨询。如果妊娠初期便出现并发症，则应该终止妊娠。对于主动脉大小正常的马方综合征的女性，咨询应该包括随着孕妇年龄增加而增加风险的讨论。马方综合征女性有50%的可能将这种综合征遗传给后代。此外，他们的胎儿、新生儿和产科并发症的风险也会增加，其中最常见的是由于胎膜早破和宫颈功能不全导致的早产。已有报道7%的胎儿和新生儿的死亡率[74]。

（七）Ebstein畸形

Ebstein综合征的表型存在很大的变异性，并且心脏耐受妊娠的能力根据疾病的严重程度也有很大差异。具有轻微解剖变异的非发绀性畸形的女性，有希望在孕期不出现并发症，而具有严重畸形的女性可能不能耐受妊娠期间前负荷和心输出量的增加，出现心功能恶化、右心衰竭和心律失常[75,76]。在已发表的最大的111例妊娠（85例活产）样本中，未报道有严重的母体心脏并发症；然而，后代的胎儿流产、早产和先天性心脏病的风险增加[76]。有房间分流的妇女可能会出现右向左分流，因此在妊娠期间会增加发绀，并且有并发症的高风险。

（八）大动脉转位

完全性大动脉转位的女性需进行心房内调转术（Mustard or Senning手术）、大动脉转换术（Jatene手术），或者更少见的Rastelli修复手术。心房内调转术后的晚期并发症包括窦房结功能不全、房性心律失常、系统性心室功能不全、系统性房室瓣反流，所有这些都可能导致妊娠期并发症的发生，包括导致极少数孕产妇死亡[32,78-79]。心律失常是妊娠期最常见的心脏并发症；在一个大型样本中，在妊娠女性中发生的概率为22%[78]，且更常见于既往有心律失常病史的女性。同一系列报道，产科并发症和后代死亡率很高。妊娠期间发现的其他并发症包括心力衰竭和心功能恶化[76,77]。妊娠与进行性主动脉下右心室扩张和主动脉下右心室功能恶化有关[79,80]。在妊娠期间接受大动脉转换术治疗的经验仍然有限。已有成功妊娠结局的案例被描述；然而，并发症包括具有机械瓣膜血栓形成和室性心律失常[81,82]。

（九）先天性矫正型大动脉转位

先天性矫正型大动脉转位可能与系统性心室功能不全和系统性房室瓣反流有关。肺动脉狭窄或完全心脏传导阻滞等相关病变很常见，特别是室间隔缺损。妊娠中潜在的问题包括由于主动脉下（系统性）右心室功能障碍和（或）主动脉下（三尖瓣）房室瓣反流增加所致的心力衰竭、房性心律失常、房室传导阻滞和以前手术干预后遗症（例如右心室-肺动脉导管功能障碍）。尚未有孕产妇死亡率报道；然而，有妊娠期间出现心力衰竭、心内膜炎、卒中或心肌梗死的报道[83-85]。

（十）Fontan循环

功能性单心室的Fontan手术通过将右心房或腔静脉血液引入肺动脉能缓解病情，通常在回路中没有肺动脉下心室参与循环。尽管手术可改善发绀和主动脉下（系统性）心室的容量超负荷，但心脏增加心输出量的能力有限。另外，心房的瘢痕和重塑会导致房性心律失常和心房血栓的发生。在一组有33位Fontan手术后高心脏功能孕产妇的大样本中，报道了无孕产妇死亡的良好结局[86]。也出现过室上性心动过速、心房颤动和NYHA功能分级恶化[86,87]。由于绝大多数报道的患者具有良好的临床表现，合理良好的孕产妇心脏转归可能是孕前咨询和谨慎选择患者的结果。胎儿和新生儿不良结局仍然很常见，在一组样本中，只有45%的孕妇存在活产[86]，且头3个月流产的发生率很高。

（十一）发绀型心脏病

发绀型先天性心脏病的女性患有妊娠相关不良事件的风险很大，且与母亲低氧血症和发绀程度成正比。在一组足够大的样本中（n=96次怀孕），有32%的妊娠女性发生不良孕产妇心脏事件，并且包括1例分娩后心内膜炎死亡病例。其他不良心脏事件包括心力衰竭、心律失常、肺动脉血栓形成和脑梗死。早产很常见，有 37% 的妊娠会出现早产现象。活产率低，占总体的 43%；如果母亲血氧饱和度≤ 85%，活产率只有 12%[88]。

在 Eisenmenger 综合征患者中，妊娠相关的后负荷减少促进右向左分流的增加，加重低氧血症和发绀。患有 Eisenmenger 综合征的产妇死亡率很高（每次妊娠约 30%）[89-91]。Eisenmenger 综合征患者对分娩和分娩期间可能发生的心室容积减少和低血压特别敏感，但可能会产生产后体积超负荷的不利影响。孕前咨询应劝告患者不要妊娠。如果在妊娠早期接受咨询，应该向这些患者提供终止妊娠的建议。在其他原因导致肺动脉高压的妇女，孕期产妇死亡率高，有关孕前咨询和终止妊娠的建议与 Eisenmenger 综合征相似。对于继续妊娠使用肺血管扩张药的报道越来越多，肺血管扩张药的使用可能会减少孕产妇不利事件的发生[91-93]。不良胎儿事件也很常见。据报道 28% 的围产期死亡率主要与早产有关[89]。

（十二）假体心脏瓣膜

带有人工瓣膜的女性妊娠并发症的风险取决于瓣膜的类型及其位置，假体的基线功能，以及使用的抗凝血药类型。生物瓣膜功能正常的女性通常可以很好地耐受妊娠。尽管人们担心妊娠可能加速生物瓣膜或同种移植瓣膜的变性，但并未在全部研究中证实[94-96]。据报道，自体肺动脉瓣移植术（Ross 手术）的女性在妊娠期间表现良好[97,98]。尽管机械瓣膜具有优异的耐久性，但假体心脏瓣膜会在妊娠期间增加血栓栓塞并发症的风险（主要是瓣膜血栓形成），这些风险可在 3%~33% 的妊娠女性中被看到，且取决于研究方案及抗凝治疗方案，继发于抗凝治疗的孕产妇出血发生率为 2.5%[99-103]。据报道华法林导致胚胎病变的发生率较低，孕妇每天可以接受≤ 5mg 的华法林治疗[104,105]。

五、心脏疾病的遗传

如果存在遗传的情况，那么在妊娠前就应该讨论后代先天性心脏病的发病风险。估计发病风险很复杂，不仅要考虑父母心脏缺陷的类型，还要考虑其他患者的特征以及其他家庭成员的先天性心脏病情况[106]。正规的临床遗传咨询往往是有益的且需要被提供的。没有特殊基因型的先天性心脏病患者，其后代的发病率为 3%~5%[107,108]。有研究表明，如果父母中表现为母亲患病，则遗传率会更高[108,109]，尚未有其他人发现这一差异[110]。父母左心室梗阻病变伴有较高的遗传率（13%~18%）[108]。Noonan 综合征[111]、Williams 综合征[112]、Holt-ram 综合征[113]、马方综合征或 22q11.2 缺失综合征等常染色体显性遗传疾病，其后代子女的发病风险为 50%。母亲或父亲的家庭成员中存在先天性心脏病会提高家族性或常染色体显性遗传的可能性。已经研究表明孕前使用含有叶酸的多种维生素可以降低先天性缺陷的发生率，因此应该多加鼓励孕妇使用[114]。当父母有先天性心脏病时，可通过胎儿超声心动图评估胎儿的先天性心脏情况。分娩后应提供儿科心脏评估，因为它具有增量诊断功能，可用于检测先天性心脏病女性后代的先天性心脏病[115]。

六、妊娠期间的管理问题

妊娠期先天性心脏病女性的风险评估及管理在美国心脏协会/美国心脏病学院，加拿大心血管学会[117-122] 和欧洲心脏病学会[123] 成人先天性心脏病综合指南中被指出[116]。欧洲心脏病学会还在 2011 年发表了关于妊娠期心血管疾病管理的专家共识文件[29]。

（一）孕前咨询

所有妊娠的心脏病女性都应该接受孕前咨询。咨询应包括评估母亲妊娠的风险以及母亲心脏状况对胎儿结局的影响。药物治疗的风险和好处需要从母亲和胎儿的健康和安全考虑。后代心血管缺陷与接触致畸剂如乙醇、乙内酰脲、锂、视黄酸、丙戊酸、ACE 抑制药、血管紧张素受体阻滞剂和华法林有关；因此，应在受孕前尽可能的停止使用这些药物。由于分布容积，肾小球滤过率和肝脏代谢的变化，孕期继续用药方案的剂量和频率需要进行调整。

在产妇预期寿命有限的情况下，解决长期预后问题，以便让女性及其家属就怀孕做出明智的决定。妊娠对孕妇心脏病进展的影响以及早期进行心脏介入治疗的问题还需进行讨论。但是，有关妊娠对母亲晚期预后的影响的相关研究还很少见，尚需进一步研究认知。

（二）产前问题

低心脏病并发症风险的女性通常可以在当地产科进行管理。相反，处于中、高并发症风险的女性，应该接受包括产科医生、心脏病专家、麻醉师以及儿科医生等多学科团队在内的高风险产科照护。无论风险水平如何，所有先前未评估过心脏疾病的孕妇都应该向有经验的心脏病专家和产科医生咨询，在一个理想的多专业合作的项目中，母亲的心脏、产科和胎儿问题可以有合适的专家去解决。心脏病患者妊娠期间最佳的心脏随访频率需要个体化。

一般来说，早期评估（妊娠早期）对建立基线和启动计划很有用。心输出量峰值出现在妊娠中期末，所以可以在此时最大血流动力学应力明显的时期进行心脏评估。在第 8 个月结束时进行第三次妊娠检查，以确保患者在分娩前的稳定状态。有症状和高风险的女性需要更加频繁地去评估。

超声心动图是怀孕期间可选择的心脏成像检查。作为风险分层的一部分，我们在基线产前检查期间进行经胸超声心动图检查。我们经常在孕晚期评估中重复超声心动图检查，特别是由于与妊娠进展相关的血流动力学负担而处于恶化风险中的患者。中危和高危心脏病患者的超声心动图表现更频繁。必要时可在妊娠期间使用心脏 MRI。如果可能的话，MRI 应该在妊娠早期之后进行，因为 MRI 对早期胎儿发育的影响尚未得到充分研究。钆是常用的 MRI 对比药，可穿过胎盘并在妊娠期间禁忌使用。MRI 潜在的风险包括热量、噪音和磁场对发育中胎儿的影响[124]。除非没有其他选择，否则在妊娠期间应避免电离辐射检查（CT、心导管检查、核成像）。但是，当明确指出时，不应保留冠状动脉造影等射线照相技术。改进技术（例如经桡动脉冠状动脉造影、腹部屏障）可以使胎儿辐射暴露最小化[125]。

动态心电监护通常用于有症状心悸的女性，以诊断心律失常，确定心律失常的负担，并监测治疗效果。由于良性心悸较常见，动态监测症状节律相关性可能会减轻不必要的担忧，以及避免不适当的治疗。

（三）心力衰竭的管理

由于妊娠血流动力学负担增加，心脏储备不足的患者有发展为心力衰竭的风险[126]。虽然许多临床医生都认识到妊娠晚期或阵痛和分娩等血流动力学的峰值期是风险增加的时期，但需要注意的是，心力衰竭可能在产后晚期出现。心力衰竭发生率有两个高峰，分别为孕龄 23—26 周和产后 4 周，这对护理人员对患者评估的时间有重要影响[126]。心脏状况恶化的其他原因，如妊娠高血压、甲状腺功能亢进和贫血也应予以考虑。有症状的心力衰竭女性，限制其活动可能会对病情有帮助。急性心力衰竭应使用氧气、利尿药和降压剂如肼屈嗪[127]治疗。硝普钠对胎儿有毒性作用，应避免使用。对于既往存在系统性心室功能障碍的女性，妊娠期可使用 β 受体阻滞药，但需要告知孕妇对胎儿和新生儿有潜在风险。地高辛在妊娠期间是安全的。ACE 抑制药和血管紧张素受体阻滞药可能导致婴儿先天性缺陷，应避免使用。

（四）心律失常的管理

妊娠的血流动力学和激素变化可能导致或加剧心律失常。有心律失常病史的女性在妊娠期间发生心律失常及不良母体心脏事件的风险增加[46]。妊娠期间心律失常复发与胎儿和新生儿不良事件的增加有关[128]。然而，药物治疗可能对发育中的胎儿或新生儿产生不良影响，因此药物治疗适用于有明显症状的患者或持续发作导致血流动力学损害或难以容忍的症状时。有显著血流动力学变化的心律失常应尽快使用药物治疗，但要尽可能避免使用致畸药物。

在阵发性室上性心动过速的女性中，包括房室结折返性心动过速和房室折返性心动过速，β受体阻滞药可用于预防心律失常。孕妇的心动过速急性加重期的治疗一般与非妊娠患者相似。静脉注射腺苷或β受体阻滞药可用于紧急处理室上性心律失常[129,130]。胺碘酮是FDA D类药物，相对禁忌使用，因为它可能影响新生儿甲状腺功能[131,132]。虽然理论上存在诱发胎儿快速性心律失常的风险，但是复律普遍认为是安全的[133]。

导致室性心动过速的原因很多。室性心动过速常会发生在有器质性心脏病的背景中。在怀孕期间，应根据基础状况量身定制针对室性心动过速的预防性治疗。例如，对儿茶酚胺敏感的室性心动过速患者最好用β受体阻滞药治疗。在先天性心脏病患者中患有室性心动过速的女性可能需要抗心律失常治疗，但药物的选择需要个体化。静脉注射普鲁卡因胺、索他洛尔、胺碘酮或β受体阻滞药可用于急性期处理[133]。妊娠期间慢性心律失常不太常见。起搏器和植入式心脏复律除颤器在妊娠期间使用是安全的[134]。

（五）抗凝管理

妊娠与凝血因子和纤维蛋白溶解的变化有关，这增加了血栓形成和血栓栓塞的风险。因此，优化的抗凝治疗尤为重要，特别是对于装置机械心脏瓣膜的女性。妊娠期间必须小心使用特定类型的抗凝血药且要具有个体化。可选择的药物包括华法林、普通肝素、低分子量肝素和辅助性阿司匹林。应告知患者各种抗凝治疗方案的风险和益处。具有早期机械心脏瓣膜的高风险女性（例如Starr-Edwards和Björk-Shiley瓣膜），血栓栓塞事件的风险较高，因此抗凝治疗方案需要更加积极[135]。在对人工心脏瓣膜女性抗凝治疗和妊娠结局进行研究的较早的系统综述中，汇集的孕产妇死亡率为2.9%[99]。在整个妊娠期间使用口服维生素K抑制药（如华法林）与最低血栓率相关，为3.9%。在胎龄第6周和第12周之间替代普通肝素治疗，仅有9.2%的瓣膜血栓形成的风险，而在整个妊娠期间使用普通肝素的瓣膜血栓形成风险高达33.3%。使用华法林的主要问题是其潜在的胚胎病变风险；然而，有证据表明华法林每日剂量≤5mg（假设用这样的剂量可以达到治疗性抗凝）可能会减少致畸[104]。当母亲服用华法林时，在整个孕期都有胎儿颅内出血的风险，尤其是在阴道分娩过程中。因此，至少在分娩前2周用肝素替代华法林治疗。皮下注射普通肝素不会穿过胎盘并且没有致畸作用，但调整后的剂量难以维持抗凝的治疗。肝素的使用可能导致母体血小板减少症和骨质疏松症。低分子量肝素更容易给药，虽然并不是无风险的，但似乎是调整剂量普通肝素替代治疗的一种最令人满意的方法[100-103]。

妊娠期间建议使用辅助性阿司匹林。美国心脏病协会/美国心脏病学会[62]、美国胸科医师学会[136]和欧洲心脏病学会[29]提供了机械瓣膜女性妊娠期间抗凝血药的使用指南。指南也存在差异。由于没有随机对照试验提供的数据，目前的所有建议均在病例研究和专家意见基础上。孕期抗凝治疗最好在专门的血栓形成诊所中进行。在一些中心，女性被血液科门诊的医生发现，并就各种治疗方案的优势和风险提出建议。很明显，没有具体的策略可以完全缓解需要抗凝治疗的女性怀孕的风险，特别是那些具有机械瓣膜的患者。2014 ACC/AHA瓣膜性心脏病指南强烈建议：①具有机械假体瓣膜的女性需接受拥有孕期瓣膜性心脏病管理专业知识的心脏病专家的评估；②在三级医疗中心，由专门从事高危心脏病患者管理的心脏病专家、外科医生、麻醉医生和产科医生监测具有机械假体的孕妇[62]。

（六）高风险状态

如果可能的话，妊娠前发生发绀型心脏病变或症状性梗阻性病变的女性应进行修复。如果Eisenmenger综合征患者不接受终止妊娠的建议或妊娠晚期出现症状，可能需要尽早住院以及补充氧气和可能的经验性抗凝治疗。Ⅳ型前列环素和磷酸二酯酶-5抑制药等肺血管扩张药已被用于伴有肺高血压的孕妇，包括Eisenmenger综合征[90-92]的患者。然而，内皮素受体阻滞剂有致畸作用。马方综合征的风险与主动脉根部大小成比例增加，当主动脉在妊娠前已有扩大时，其风险非常高。妊娠期间应每6~8周直至产后6个月进行超声心动图检查监测主动脉根部的大小。马方综合征患者表现出预防性β受体阻滞。建议在妊娠期间和妊娠后继续使用β受体阻滞药。

（七）孕期心脏手术

妊娠期间的心血管手术与母体和胎儿死亡率显著相关，分别约为6%和14%~30%，故应尽可能避免[137,138]。胎儿风险增加部分是由于与体外循环有关的子宫收缩引起。母亲低血压和随之出现的胎盘灌注不足导致胎儿灌注不足、缺氧和心动过缓。据报道，孕产妇在心脏手术期间的胎儿死亡率随孕产妇年龄≥35岁，产妇心脏功能分级、重复手术、急诊手术、心肌保护类型和缺氧时间等因素而变化[139]。为了尽量减少胎儿风险，可在心脏手术中使用量身定制的麻醉和旁路技术[140]。在一些情况下，心脏手术可以在开始体外循环之前立即与选择性剖腹产相结合。

七、分娩和阵痛的管理问题

在许多中心，剖腹产仅适用于主动脉夹层、主动脉根部扩张的马方综合征，或至少在分娩前2周内无法使用肝素替代疗法的妇女。除以上三种以外的情况，如果没有产科禁忌证，首选阴道分娩[141]。心脏病女性剖腹产率与没有心脏病的女性相同。早产引产很少出现。产前不良心脏事件与早产和分娩有关[46]。对于心脏病患者，分娩通常是安全的[142]。如果有自发分娩，应当在主动分娩前停止皮下注射肝素或者使用鱼精蛋白逆转。低分子量肝素不能被鱼精蛋白逆转，需要在早期停止使用或在妊娠的最后阶段转用普通肝素。麻醉方式选择有足够容量预载的硬膜外麻醉[143]。硬膜外芬太尼不会降低外周血管阻力，在患有分流病变的发绀患者或主动脉瓣狭窄患者中特别有利。空气和微粒过滤器应放置在心内分流女性的全部静脉注射管中。在分娩和阵痛过程中使用有创血流动力学监测必须个体化。例如，动脉内监测和中心静脉压监测可用于解释系统性血压突然下降和其有害影响（例如患者患有严重主动脉瓣狭窄、肺动脉高压、严重全身性心室收缩功能障碍或依赖于前负荷的疾病，如Fontan综合征）。肺动脉导管仅在极少数情况下使用，如果找不到确切的使用指征，会有手术风险。可以采取左侧卧位进行分娩，以减轻仰卧位时与子宫收缩相关的血流动力学波动。镊子或真空抽吸将减少在第二产程后期对产妇娩出力需求。2007年美国心脏协会感染性心内膜炎预防指南并不建议心内膜炎预防用于单纯阴道分娩[144]。

阵痛和分娩所致的血流动力学变化在分娩后几天内可能不会恢复到基线水平；因此高风险妇女需要延长产后监测时间。患有Eisenmenger综合征的女性产后仍存在高死亡率风险。因此需要延长对她们的产后观察时间。

八、避孕

避孕计划很重要，适合年龄的咨询应该在青少年早期开始。避孕方法的选择需要个体化，并应考虑患者的安全性，血栓栓塞风险，患者偏好，疗效和避孕失败的后果[145,146]。有关先天性心脏病女性避孕风险的研究尚无法提供，因此避孕安全性是从正常女性确定的安全性概况中推断出来的。关于在患有先天性心脏病的女性中使用含雌激素避孕药物的建议见表69-4[145]。口服低雌激素避孕药非常有效，但只能用于低至中等血栓风险的女性。含雌激素的避孕疗法禁用于患有血栓栓塞性疾病，未确诊的异常生殖器出血、急性肝病、肝肿瘤或已知或疑似乳腺癌的患者。对于血栓栓塞风险较高的患者，适合选择仅含有孕激素的避孕药（微丸）或其他含黄体酮的避孕药，如长效醋酸甲羟孕酮注射液（Depo-Provera）或左炔诺孕酮注射液（Norplant，Implanon）。尽管屏障避孕方法的并发症很少，但与其他形式的避孕相比，它们的失败率很高，因此它们不适合作为避免妊娠的唯一方法。妊娠风险过高或已完成生育的患者可考虑绝育。由于没有系统的数据审核女性先天性心脏病的避孕方法，上述建议和表 69-4 可以作为讨论的起点。如果不是低风险群体中的女性，建议咨询具有护理心脏病女性专业知识的妇科医生。

表 69-4　Modified WHO Risk Classification for the Use of Combined Hormonal Contraceptive in Women with Congenital Heart Disease

WHO I Always Useable Condition with no restriction for the Use of the Contraceptive Method	WHO I II Broadly Useable Condition Where the Advantages of the Method Generally Outweigh the Theoretical or Proven Risks	WHO III Caution in Use Condition Where the Theoretical or Proven Risks Usually Outweigh the Advantages of Using the Method	WHO IV Do not Use Condition Which Represents an Unacceptable Health Risk if the Contraceptive Method is Used
■ Mitral valve prolapse with trivial mitral regurgitation ■ Bicuspid aortic valve with normal function ■ Mild pulmonary stenosis ■ Repaired coarctation with no hypertension or aneurysm ■ Simple congenital lesions successfully repaired in childhood and with no sequelae（atrial or ventricular septal defect，patent ductus arteriosus，or total anomalous pulmonary venous drainage）	■ Most arrhythmias other than atrial fibrillation or flutter ■ Uncomplicated mild native mitral and aortic valve disease ■ Tissue prosthetic valve lacking any of the features noted in WHO III or IV columns ■ Surgically corrected congenital heart disease lacking any of the features noted in WHO III or IV columns ■ Small left-to-right shunts not reversible with physiologic maneuvers(i.e, small ventricular septaldefect, small patent ductus arteriosus) ■ Hypertrophic cardiomyopathy lacking any WHO III or IV features ■ Past cardiomyopathy, fully recovered, including peri-partum cardiomyopathy ■ Uncomplicated Marfan syndrome	■ Atrial fibrillation or flutter on warfarin ■ Bileaflet mechanical valves in the mitral or aortic position taking warfarin ■ Atrial septal defect with left-to-right shunt that may reverse with physiologic stress(i.e., Valsalva maneuver) ■ Repaired coarctation with aneurysm and/or hypertension ■ Marfan syndrome with aortic dilation unoperated ■ Previous thromboembolism	■ Atrial fibrillation or flutter, if not anticoagulated ■ Bjork-Shiley or Starr-Ed-wards valves even taking warfarin ■ Dilated left atrium >4cm ■ Fontan heart even taking warfarin ■ Cyanotic heart disease even taking warfarin ■ Pulmonary arteriovenous malformation ■ Past thromboembolic event (venous or arterial)not taking warfarin ■ Prior left ventricular dysfunction any cause(i.e., dilated cardiomyopathy)(LVEF<30%) ■ Coronary artery disease ■ Coronary arteritis(i.e., Kawasaki disease with coronary involvement)

WHO, World Health Organization.
From Thorne S, MacGregor A, Nelson-Piercy C. Risks of contraception and pregnancy in heart lisease. Heart2006:92(10):1520-1525.

第十篇 其他特殊问题与热点

Other Special Problems and Issues

第 70 章	儿童青少年胸痛	/ 1682
第 71 章	儿童冠状动脉危险因素	/ 1687
第 72 章	心脏肿瘤	/ 1722
第 73 章	儿童慢性心力衰竭	/ 1737
第 74 章	儿童心脏术后神经发育预后	/ 1755
第 75 章	儿童和青少年心脏疾病时的血液系统问题：出血、血栓及血液成分异常	/ 1764
第 76 章	心脏疾病对其他器官系统的影响	/ 1789
第 77 章	对患有先天性和获得性心脏病儿童及青少年的生活质量评估	/ 1800
第 78 章	心脏设备之外：对植入植入式心脏设备儿童及青少年的全方位呵护	/ 1815
第 79 章	心脏中心的安全和质量	/ 1827
第 80 章	心脏病的全球挑战	/ 1843
第 81 章	临床试验的设计、执行和评价	/ 1856
第 82 章	药理学	/ 1882

第 70 章
儿童青少年胸痛
Chest Pain in Children and Adolescents

Jonathan N. Johnson　David J. Driscoll　著
张明明　译

胸痛在儿童青少年中十分常见。前瞻性研究发现,胸痛患者占门急诊就诊患者的 0.25%～0.6%[1-3]。每年经医生访视的 10—21 岁的胸痛患者高达 650 000 人[4],媒体和国家教育系统日益关注心血管疾病和心脏猝死的风险。因此,有超过半数的曾有过胸痛史的青少年都非常担忧心脏疾病[5]。幸运的是,本质上,儿童青少年胸痛鲜有因为心脏疾病者。在导致胸痛的病因中,心脏疾病不到 5%(表 70-1)[1-3]。儿童青少年主诉胸痛的平均年龄为 11—14 岁,但是 4 岁就可以有胸痛的表现[1,6]。尽管某些胸痛好发于男性,但是总的来说无性别差异。

研究者们总结了各种胸痛发生的原因,见表 70-2。儿童青少年胸痛最常见的原因为源于胸壁肌肉骨骼结构[1,2,4-9]。

一、肌肉骨骼/胸壁疼痛

（一）肋软骨炎

肋软骨炎是肌肉骨骼胸壁疼痛的常见原因[12],尤其多见于青少年患者。尽管确切的病因不清,疼痛可以始于一次呼吸系统疾病,典型的疼痛常发生在第二到第五肋软骨之间的 2～4 个连续的肋软骨或肋胸骨连接处,关节没有炎症,没有肿胀。最常见的为单侧疼痛,且左侧疼痛较右侧常见。患者的主诉主要为持续数秒至数分钟的刺痛,于深呼吸时加重,直接触诊受累关节可使疼痛重复出现。深触诊后,患者述可出现持续数分钟的烧灼感。轻触诊可不出现疼痛,因此在触诊时施加一定的压力非常重要。固定的横向摇摆运动可诱发疼痛。肋软骨炎具有自限性[13]。治疗主要包括减轻思想负担、避免体育运动或紧张的活动,可于急性期使用非甾体抗炎药。

（二）Tietze 综合征

Tietze 综合征为单一肋骨软骨连接处的炎症[14]。本病在儿童乃至新生儿中均有报道,但仍相对较

表 70-1　儿童青少年胸痛的鉴别诊断

心脏	胃肠系统
● 冠状动脉异常	● 胃食管反流
● 川崎病	● 食管炎
● 冠状动脉痉挛/受压	● 胃炎
● 滥用可卡因	● 消化系统异物
● 室上性心动过速	**肌肉骨骼系统**
● 室性心律失常	● 胸壁创伤
● 心包炎	● 肋骨骨折
● 心肌炎	● 肌肉拉伤
● 肥厚型心肌病	● 肋软骨炎
● 主动脉或肺动脉狭窄	● 心前区不适综合征
● 主动脉夹层	● 肋骨滑脱综合征
肺脏	● 剑突软骨高敏综合征
● 哮喘/气道反应性疾病	● Tietze 综合征
● 肺炎	**其他**
● 气胸	● 带状疱疹
● 纵隔气肿	● 镰状细胞病
● 肺栓塞	● 胸膜痛
● 慢性咳嗽	● 胸腔积液
心理因素	● 胸部肿瘤/包块
● 过度换气	● 乳房压痛
● 焦虑	● 先天性胸壁疼痛

表 70-2　儿童青少年胸痛的病因分布（%）

疼痛原因	[1]	[2]	[3]	[5]	[6]	[8]	[9]	[10]	[11]
先天性	45	28	12	46	21	55	13		52
肌肉骨骼系统	10	15	28	13	15		16		36
肋软骨炎	23	10		16	9	2	9		
肺部	12	12	19		21	3	31	64	7
心理因素			5		9		9		1
外伤		4	15	3	9		7		
过度换气				23					
心脏疾病		3	1	1	4	6	4		1
胃肠系统		7		3	4	2	3		3
镰状细胞贫血					2		3		
乳腺相关				6					
其他	10	21	20	2	9	31	6		

为罕见[14]。本病病因未明，常表现为受累关节肿胀，触诊软，喜按，疼痛可自限，可发生于任何地方，常持续数周至数月，必要时可使用非甾体抗炎药。

（三）特发性胸壁疼痛

非特异性（特发性）胸壁疼痛是儿童青少年胸痛中最常见的类型（表 70-2）。疼痛为持续数秒至数分钟的刺痛，于深呼吸时加重，而且可以在体育运动或休息时出现。疼痛多集中在胸部中心或乳房下方。有时，挤压胸廓或轻压胸骨可使疼痛复现，但肋软骨、胸骨关节及胸部触诊通常无疼痛。没有其余相关联的症状，但是患者在疼痛时会感到紧张[15]。尽管疼痛，多数患者仍然能够继续活动。与其他原因所导致的胸痛的儿童相比较，特发性胸痛的儿童病程更长，而且可以间断持续数月[1,6,16]。对于特发性胸壁疼痛的患儿，可以通过详细的解释该病的病因和良性本质来消除患者的疑虑。

（四）心前区不适综合征

心前区不适综合征是出现于健康儿童的一种简短（数秒）、尖锐、针刺样疼痛，6－12 岁儿童中最为常见[17]。典型的疼痛多局限于左侧乳房下方或在胸骨的左下方[17,18]。本病的本质为胸膜炎，于深呼吸或身体前倾时加重。疼痛可导致患者数秒只能很浅地呼吸，可以在休息时或运动时出现。如果是在运动中出现，患者有可能会停止运动并且在疼痛缓解前保持较浅的呼吸。患者可于疼痛缓解后立即继续活动。查体无典型的体征。本病病因未明，疼痛发作无规律，没有有效的治疗方法也无须治疗[17]，消除焦虑情绪往往有效。

（五）肋骨滑脱综合征

肋骨滑脱综合征包括那些不与胸骨直接相连接的第 8～10 肋骨[19,20]，它们通过致密的纤维组织互相连接。许多病例都有导致肋间连接区域断裂的外伤史，导致肋骨松弛，压迫肋间神经，有"凸出的"感觉[21]。此后，任何可导致这些组织移动的活动（咳嗽、体育运动、伸展运动）都会产生或加剧疼痛[19]。肋骨滑脱综合征的特征性体检方法是"挂钩法"，检查者将手指放在肋缘下方并向前方拉，出现疼痛和产生嘀嗒音或爆破音为阳性[19]。治疗主要包括休息和NSAID，对于较严重的病例，可以采用局部神经阻滞的方法。特定肋骨的外科手术切除仅适用于严重的病例[19,20]。

（六）剑突软骨高敏综合征

剑突软骨高敏综合征（或剑突痛）在儿童胸痛中比较罕见[22]，胸痛可放射至肩部、背部、上肢或心前区，手指轻压剑突可产生疼痛。无特异性治疗，可口服非甾体抗炎药或局部冷/热敷。对于严重病例，可局部注射麻醉药物/类固醇激素[23]。有报道，对于使用了药物和局部注射治疗后仍反复疼痛的极端病例，可以采取剑突切除术[24]。

（七）外伤和肌肉拉伤

胸壁的外伤可导致胸痛，这在运动员中尤为常见。有前驱外伤史，受累胸部有典型的触痛。有具体定位的肌肉和骨组织活动后疼痛加剧[15]。对于单纯肌肉拉伤，非甾体抗炎药往往有效。检查者必须注意到严重外伤有可能导致心肌损伤和可能的心包积血所导致的胸痛。对于严重外伤应全面评估潜在的骨和内脏损伤。

二、其他非心脏原因所导致的胸痛

尽管肌肉骨骼胸壁疼痛是儿童青少年胸痛最常见的原因，但是仍有一些其他的不是非常常见的导致胸痛的病因，依赖于所涉及系统的临床表现，这些病例可以是首诊医师，也可以是心内科医师或者其他的亚专科医师发现。

（一）肺脏

哮喘或运动诱发哮喘是常见的导致儿童青少年胸痛的病因。许多研究的实验室证据发现73%的儿童有胸痛[10]。另有研究发现临床诊断哮喘的儿童青少年中有5%~20%有胸痛[2,6,8,9]。胸痛应注意考虑气道高反应疾病，尤其是有湿疹、过敏症、运动时气短、运动相关的胸痛、运动性咳嗽、喘息或家族哮喘史的患者。哮喘导致的胸痛仅次于咳嗽、胸壁肌肉拉伤或呼吸困难[21]。运动诱发的哮喘可以在运动开始时吸入支气管扩张药。

肺炎可导致胸痛，尤其是存在肋膈胸膜刺激时[21]。而且，胸膜渗出和局部积脓也可以导致局部的胸痛。大气道的感染，包括气管炎、支气管炎可导致胸痛。肺炎、胸膜渗出、气管支气管炎常常合并有典型的症状而有助于诊断。

因为气道异物会引发呼吸困难和胸痛，因此病史采集非常重要。儿童肺栓塞非常罕见[25]，但是有凝血功能障碍、静脉血栓形成、K-T综合征、恶性肿瘤、新近手术、正在口服某些避孕药物的患者出现胸痛仍应注意考虑本病。

合并有先天性心脏病、心脏手术后的患者要注意哮喘/气道高反应性。一项关于肺动脉闭锁/室间隔缺损的研究发现，33名患者中有22人（66%）有哮喘，23人进行乙酰胆碱试验，其中有19人（83%）呈阳性[26]，阳性率显著高于正常人群。

（二）带状疱疹

带状疱疹可引发局部强烈的刺痛，疼痛由肋间神经痛引发，可以出现在皮损出现之前，运动和深呼吸可加剧疼痛，随皮肤病变好转，疼痛可缓解，但是有些可以在带状疱疹后持续较长时间，而且疼痛较为剧烈，神经调节性止痛药如加巴喷丁可能有效，对于严重病例可使用局部麻醉药物阻滞。

（三）镰状细胞病

镰状细胞病患者可进展为血管阻塞危象包括胸痛（"急性胸腔综合征"）和胸部X线可见肺部浸润，接下来的很多病变过程中包括骨组织、肋间肌肉组织、肺组织小血管闭塞所致的梗死都可出现胸痛，急性胸腔综合征的患者需要立即进行病情评估[27]。

（四）心包炎

感染性心包炎和非感染性心包炎都可引起胸痛，心包炎引起的胸痛较各种类型的胸壁疼痛均严重。患病儿童描述胸痛为压榨性的锐痛或钝痛，仰卧位会加剧疼痛，为了缓解疼痛，患者喜前倾坐位，吸气、咳嗽、运动可加剧疼痛[28]。

有助于诊断的阳性体征是心包摩擦音：一个

高频的类似于摩擦砂纸的沙沙声。心包摩擦音是由两层发炎的心包表面摩擦产生，在胸骨左缘和心尖部最易听到并且在心脏贴近胸壁（患者采取前倾位、跪位和吸气）时最响，心音低钝提示大量的心包积液[28]。

心包炎的典型心电图改变是 ST 段普遍抬高和 PR 间期延长，这些心电图改变与青少年中普遍存在的早期复极化心电图改变类似，超声心动图有助于诊断（见第 61 章）。

（五）胃肠道

胃肠道功能紊乱是导致胸痛的常见原因，尤其在青少年和成人中。最常见的原因是食管炎（反流性、药物相关、嗜酸细胞性）和胃炎。通过心脏或胸壁的疼痛症状不易识别本病，与进食或吞咽相关的疼痛可提示胃肠系统的原因[21]。

（六）气胸 / 纵隔气肿

气胸和纵隔气肿可导致胸痛，然而本病因并不常见[29]，轻症临床检查不易发现，对于突然出现的严重胸痛应注意本病，尤其是在马方综合征患者中突然出现胸痛或呼吸困难应注意本病，胸部 X 线检查可以明确诊断。

（七）精神因素

精神因素所致的胸痛是除外诊断，需要全面评估所有潜在的可能病因后方可诊断。好发于青少年人群，尤其是女性。疼痛的发生经常有某个触发机制包括近期的心理压力或近期诊断了其他系统的疾病。精神因素胸痛好发于有心脏病家族史的患者[30]，体格检查均正常，治疗困难，包括心理疏导和精神病学方面的关注。

焦虑相关的过度换气也可导致胸痛，原因为呼吸性碱中毒引发的冠状动脉痉挛[31]，治疗需要专业的理疗医师帮助患者掌握呼吸技巧改变呼吸功能紊乱。

三、心脏原因所致的胸痛

儿童青少年人群中，因心脏器质性疾病所导致胸痛的比例较低。一些心脏疾病与胸痛相关，包括阻塞性肥厚型心肌病、主动脉瓣狭窄、心包炎、心律失常、冠状动脉供血不足、主动脉夹层（特别是马方综合征）和二尖瓣脱垂。川崎病、Williams 综合征、冠状动脉起源异常、冠状动静脉瘘和冠状动脉外瘘等可导致冠状动脉供血不足，这些疾病在其他章节均有详细讲解，另外，要注意询问患者近期服药史，尤其是有无服用可导致冠状动脉痉挛的药物。

即使是心源性疾病，胸痛仍不常见，通过询问病史和疼痛的特点甄别高危患者，才能制订合理的诊断和治疗方案。波士顿儿童医院报道他们的经验[11,32,33]，2000—2009 年年龄为 7—21 岁的儿童青少年胸痛患者超过 3700 例，只有 41 例为心源性疾病[32]，其中 32 例为严重心脏疾病。冠状动脉异常和胸痛的患者在门诊更多。继发于心肌炎、心包炎或肺栓塞的胸痛患者在急诊或病房更多[32]，门诊诊断非心源性胸痛的患者平均随访 4.4 年，无一例死亡[11]。

儿童青少年心肌梗死非常罕见，然而，心肌梗死和男性、吸烟、药物滥用有关[34]。有报道冠状动脉栓塞参与肾病综合征的发病机制[35,36]。儿童急性心肌梗死经常很难诊断。幸运的是，院内青少年急性心肌梗死的死亡率低于 1%[34]。

四、医学评估

胸痛患者的评估需要全面的病史询问和体格检查[1,15]。家族史应询问有无过早发生心肺疾病者或过早死亡，包括有无不明原因的溺水、车祸、晕厥和婴儿猝死综合征史都要详细询问，询问其他家族成员有无胸痛，如父母或祖父母有无心绞痛的病史也或许有帮助。

通过体格检查，大多数病例疼痛的原因都可以明确，多数患者可能没有严重的潜在医学问题，但是患者和患者的家属可能不认同[5]，这时全面的病史询问和体格检查就非常重要，可以帮助患者和患者家属相信没有严重的问题。体格检查应包括全面的心脏、肺、颈部、手足和腹部的查体。触诊肋软骨连接处和胸部其他区域尝试能否诱发压痛。

只有很少一部分患者是心绞痛，然而，需要进行诱发心绞痛的试验，伴随有晕厥先兆、晕厥、出汗、恶心、心悸、发绀、呼吸困难的胸痛应高度怀疑与胸痛相关的一些潜在的恶性病因。体育运动后的胸痛应进一步评估，尽管个人病史不确定，但是家族中有猝死史、主动脉夹层、心肌病者，需要进一步评估。

对于大多数胸痛的儿童，病史询问和体格检查是必需的，而额外的检查并不一定使患儿受益[1,2,32]。一些高度怀疑心脏疾病的情况，需要进行一些相关的检查，心电图用于评估遗传性心律失常或预激；胸部X线用于评估心脏大小、积液和肺部病变情况；超声心动图用于评估心脏结构性病变、心肌病和冠状动脉异常；运动平板试验用于评估运动诱发的ST段改变、运动诱发的心律失常或异位搏动和综合评价心脏情况。对于某些超声心动图不能诊断的疑诊患者，可行进一步的心脏影像学检查（CT/MR）。

儿科患者首次经胸超声心动图的适用标准最近被多家心脏病学会认可[37]。与儿童胸痛有关的具体标准见表70-3。

五、治疗

胸痛主要是针对病因的治疗，对于大多数肌肉骨骼所导致的胸痛，向患者及其家属充分解释疼痛的原因，使其消除疑虑，治疗的目标是缓解患者疼痛时的焦虑，使其不再害怕。报道[38]显示，与心源性胸痛患儿比较，非心源性胸痛患儿往往有更多的症状。对于多数胸壁疼痛的患者，药物治疗通常没有必要，必要时可以使用NSAID。如果病史和体格检查提示是心源性因素，应对患者进行评估，对于突发的严重疼痛，应寻求专业医师探讨可能的潜在因素。

六、预后

胸痛患儿的长期预后一般较好。Driscoll等[1]

表70-3 2014儿科门诊胸痛患者经胸超声心动图首次检查适用标准

分 类	指 征
适用	● 用力后胸痛 ● 心电图不正常的非用力后胸痛 ● 有家族猝死史和心肌病史的胸痛
可能适用	● 胸痛有心脏疾病的症状，无家族史，心电图正常 ● 胸痛，家族中有过早发生冠状动脉疾病者 ● 胸痛，近期有发热 ● 胸痛，近期有不正当用药
较少使用	● 胸痛没有心脏疾病的症状或体征，无家族史，心电图正常 ● 非用力后胸痛，心电图正常或没有近期心电图 ● 触诊或深呼吸可出现胸痛

[引自 Campbell RM, Douglas PS, Eidem BW, Lai WW, Lopez L,Sachdeva R. ACC/AAP/AHA/ASE/HRS/SCAI/SCCT/SCMR/SOPE 2014 appropriate use criteria for initial transthoracic echocardiography in outpatient pediatric cardiology: a report of the American College of Cardiology Appropriate Use Criteria Task Force, American Academy of Pediatrics, American Heart Association, American Society of Echocardiography, Heart Rhythm Society, Society for Cardiovascular Angiography and Interventions, Society of Cardiovascular Computed Tomography, Society for Cardiovascular Magnetic Resonance, and Society of Pediatric Echocardiography. *J Am Coll Cardiol*. 2014;64（19）:2039–2060.]

学者发现，约58%的首次评估的胸痛患儿可于4周到2年内得以解决。Lam[39]等学者报道，49%的胸痛患者会有复发，而其中有半数为偶然复发。Selbst等[9]学者随访149例胸痛患者6个月，首诊胸痛，特别是非器质性原因所致胸痛的患者，有34%的诊断发生了变化。149例患者中，12例（8%）发现器质性疾病，仅有1名儿童诊断二尖瓣脱垂。该研究中，57%的患者胸痛得到缓解[1,2]。Saleeb[11]等学者报道了3700例儿童胸痛，平均随访4.4年，其中25%的患儿因为急性胸痛就诊于急诊或门诊，因此，对于非心源性胸痛的患者，应告知胸痛有复发的可能。

第 71 章
儿童冠状动脉危险因素
Coronary Risk Factors in Children

Stephen R. Daniels 著
张明明 译

一、动脉粥样硬化

冠状动脉疾病和卒中是发展中国家发病率和死亡率最高的疾病，图 71-1 列出了美国不同心血管疾病患病率的构成情况。美国 2010 年，大约每 6 名死者中就有 1 名死于冠状动脉疾病。在 2010 年，有 379 559 名美国人死于心脏病。每年，估计有 62 万美国人新发冠状动脉疾病发作（定义为首次心肌梗死住院或冠状动脉疾病死亡）并且有 29.5 万人为复发。2000—2010 年，脑卒中死亡率下降了 35.8%，实际脑卒中死亡人数下降了 22.8%。每年约有 79.5 万人经历新的或复发的脑卒中（缺血性或出血性）。

总体上，自 1970 年以来，心血管疾病的死亡呈现下降趋势。值得注意的是，男性心血管疾病死亡率下降的速度快于女性。这意味着目前每年死于动脉粥样硬化性心脏病的女性人数多于男性[1]。显然，这是一个重要的公共卫生问题。过去，动脉粥样硬化一直被认为是成人的问题，在儿童年龄范围内还没有成为关注的焦点。这是因为动脉粥样硬化的临床表现往往要到中年才能观察到。然而，越来越多的证据表明动脉粥样硬化的过程始于儿童时期并逐渐进展到成年。

动脉粥样硬化是由动脉壁内膜中脂质和胆固醇的沉积引起的。血管内膜内脂质巨噬细胞的积聚[2]形成脂肪条纹是最早的病变（图 71-2）。起初这些病变是扁平的，不会阻塞动脉血管腔，病变进展，持续的脂质积聚、巨噬细胞和平滑肌细胞的增殖，平滑肌型细胞在坏死碎片、胆固醇晶体的沉积上形成纤维帽，最终在动脉壁内钙化，形成斑块[3]。斑块增大堵塞血管腔或斑块坏死破裂形成血栓均可导致心肌梗死。儿童中也可看到在脂肪条纹形成的解剖部位有纤维斑块[4]。通常冠状动脉斑块的形成早于大脑动脉。

动脉粥样硬化过程的早期阶段是无症状的。一系列的病理学研究可以更好地理解动脉粥样的过程。最早的病理学研究是在朝鲜战争和越南战争期间进行的[5,6]。这些研究的结果有些令人惊讶，因为年轻健康的男性中发现同时有脂肪条纹和更严重的隆起性病变。虽然这些早期的病理学研究证实了动脉粥样硬化的存在，但他们并没有确定早期阶段的危险因素。危险因素的确定来自于后续的研究。

关于成人心血管疾病发展的危险因素，已有大量的流行病学研究，队列研究，如弗拉明翰研究，检测了潜在的危险因素，并随访受试者的心脑血管疾病的进展。事实上，研究人员已经提出了超过 200 个潜在的冠状动脉疾病危险因素。多数危险因素的确定来自于横断面研究，很难建立因果关系，这需要多项研究，包括设计队列研究并跟踪心血管疾病终点。因为危险因素之间往往存在关联，还很难确定某一特定危险因素为独立危险因素。经过几十年的研究，形成了一组通常被称为传统危险因素的危险因素。这些危险因素列于表 71-1。可以看到，有些危险因素可以避免，有些却不能。表 71-2 列举了一些具有很强相关性的危险因素，但尚未被确立为独立危险因素。

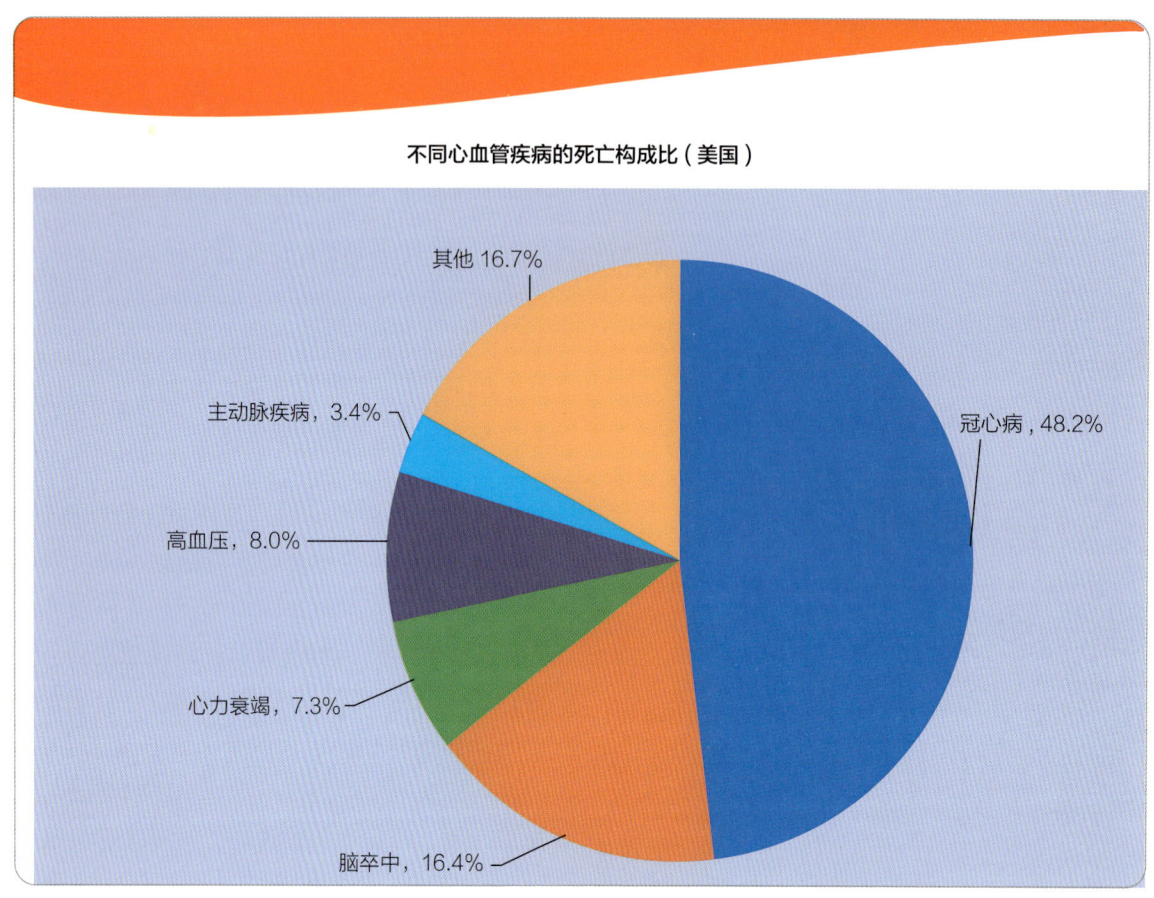

▲ 图 71-1 心脏病和脑卒中统计

2014 年最新资料：美国心脏协会的报告。2013 年美国心脏协会

（引自 Go AS, Mozaffarian D, Roger VL, et al. *Circulation*. 2014: published online December 18, 2013.）

表 71-1 冠状动脉疾病危险因素

不能更改
- 年龄
- 性别（男性早于女性）
- 家族史

可更改
- 血脂异常
- 血压升高
- 糖尿病
- 吸烟
- 肥胖 / 代谢综合征
- 凝血因子

表 71-2 动脉粥样硬化和冠状动脉疾病可能的危险因素

- 炎症
- C 反应蛋白升高
- 社会经济地位
- 种族
- 体育活动 / 体能
- 饮食

Bogalusa 研究和青年动脉粥样硬化（PDAY）研究，这两个病理学研究确定了动脉粥样硬化早期发病的危险因素。PDAY 研究是一项多中心调查，调查对象为年龄在 15—34 岁的年轻人，死于与已知心血管疾病无关的意外原因和自杀[7,8]。

研究人员进行了尸检，以评估动脉粥样硬化在主动脉和冠状动脉的程度。研究人员使用尸检时可获得的各种危险因素状况指标来界定风险，发现传统的危险因素，包括血脂异常、血压升高以及肥胖与脂肪条纹和纤维斑块的存在有关。

Bogalusa 研究人员能够对参与学校风险因素研究的个人进行随访，对死于意外原因的调查对象进行尸检[9,10]。Bogalusa 研究的研究人员发

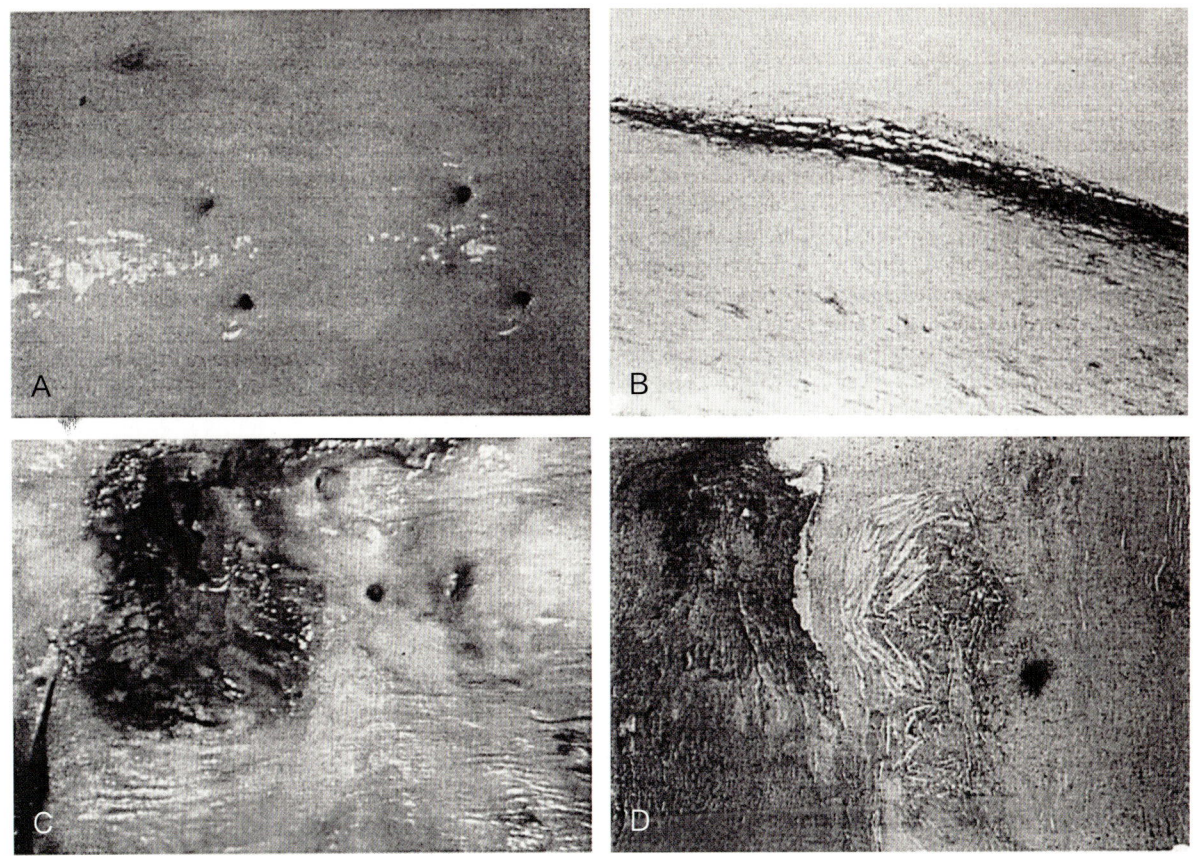

▲ 图 71-2　A. 腹主动脉大体解剖标本，看到的穿过组织的白色线条为脂肪条纹，是动脉粥样硬化的最早证据；B. 显微镜下（10×）苏丹黑染色脂肪条纹是脂肪颗粒引起的病变部位的空泡变性；C. 左冠状动脉起源部位的大体解剖标本，由钙、纤维组织和脂肪组成的复杂病变（斑块）；D. 显微镜下（100×）用苏木精和伊红染色检测冠状动脉斑块，这个复杂的隆起的病变显示内皮、凝块和胆固醇断裂的侵蚀

（图片由 Margaret Grimes, MD, Medical College of Virginia/Virginia Com-monwealth University 提供）

现，被脂肪条纹和纤维斑块覆盖的动脉内膜表面的百分比随着年龄的增长而增加，还与总胆固醇、低密度脂蛋白胆固醇（low-density lipoprotein cholesterol，LDL-C）、三酰甘油、血压和体重指数（body mass index，BMI）升高有关。

高密度脂蛋白胆固醇（high-density lipoprotein cholesterol，HDL-C）减低也可使脂肪条纹和纤维斑块覆盖范围更广。另一个重要的发现是危险因素越多，动脉粥样硬化的患病率越高，3~4 个危险因素大约有 7% 的动脉血管发生动脉粥样硬化，1~2 个危险因素有 1%~2% 的动脉血管发生动脉粥样硬化[10]。

（一）影像学

研究动脉粥样硬化的一个难点是缺乏无创性的检查方法来明确早期的动脉粥样硬化病变。在成人中，可以使用 CT 来检测冠状动脉中钙沉积。钙沉积的存在增加心血管疾病不良后果的风险[11]。关于年轻受试者的相关研究比较少，Muscatine 研究的研究人员进行了儿童至成人的队列流行病学调查，对参与的受试者通过电子束 CT 评估心血管危险因素[12]。研究对象均低于 35 岁，冠状动脉钙沉积的患病率男性为 31%，女性为 10%。

研究人员还评估了与冠状动脉钙沉积相关的危险因素的程度。他们研究发现，收缩压、BMI、LDL-C、HDL-C 是最强的危险因素预测指标。然而，儿童期体重，成年期的 BMI、舒张压、胆固醇也与冠状动脉钙沉积的风险增加有关[12]。

Gidding 等学者[13] 研究了一组杂合的家族性高胆固醇血症的年轻人，年龄 11—23 岁，发现 29

人中有 7 人存在冠状动脉钙沉积。在肥胖和高胆固醇同时存在时，更易出现钙沉积。

MRI 也可用于评价动脉粥样硬化过程。MRI 已用于在纯合的家族性高胆固醇血症的年轻患者中，评估动脉粥样硬化斑块和主动脉瓣上狭窄[14]。成人研究表明，高分辨率多对比度的 MRI 可以用来评估动脉斑块是否稳定和易破裂[15]。由于没有其他的非侵入性检查来明确动脉粥样硬化的进展情况，因此这种方法非常重要，它能够将纤维帽与脂核区分开来，但是目前尚不清楚 MRI 是否能在脂肪条纹向纤维斑块的演化过程中发挥作用。

超声也可以用来评估动脉粥样硬化。在成人中，颈动脉 IMT 的测量已被认为是一种在流行病学研究中评估动脉粥样硬化的有用方法。在成人中，颈动脉 IMT 升高与心血管危险因素[15]、心肌梗死[16,17]和卒中[18]有关。然而，在对 41 个随机临床试验的 Meta 分析中，Costanzo 等学者发现，心血管药物治疗引起的颈动脉 IMT 的消退或减慢并不能反映心血管事件的减少。儿童青少年中很少有研究采用超声测量颈动脉 IMT。Davis 等[20]研究了 33—42 岁的成年 Muscatine 青年群体。这些人是年轻时参加学校调查的人。不论男性还是女性，儿童期总胆固醇和三酰甘油较高者，颈动脉 IMT 升高。在女性，儿童期体重、BMI、总胆固醇和三酰甘油较高者，颈动脉 IMT 也较高。年轻芬兰人的研究也有类似的设计[21]，在调整年龄和性别的多变量模型中，他们发现儿童的 LDL-C、收缩压、BMI 和吸烟与年轻成年人颈动脉 IMT 升高有关。Sanchez 等学者[22]在高中生中进行了研究，他们发现了 LDL-C、HDL-C、收缩压、舒张压和 BMI 与颈动脉 IMT 之间的关系。其他研究还发现，胆固醇水平升高的儿童颈动脉 IMT 明显高于对照组[23]。Sorof 等学者[24]评估了 32 名高血压儿童，他们发现，在调整年龄、性别和 BMI 后，颈动脉 IMT 与左心室质量之间存在显著的关联。在高血压和颈动脉 IMT 增高的患者中，颈动脉 IMT 正常组左心室肥厚发生率为 89%，对照组为 25%。Jarvisalo 等[25]报道了炎症因子 CRP 与颈动脉 IMT 之间的显著关联。他们还发现，CRP 升高与肱动脉受损血流介导的扩张之间存在关联，而肱动脉血流介导的扩张是衡量内皮功能的一种手段。

Juonala 等[26]在青年芬兰人的心血管风险研究、儿童成人健康影响因素研究、Bogalusa 心脏研究和 Muscatine 研究这四项大型队列研究中，研究了儿童心血管危险因素与成人颈动脉 IMT 的关系，发现儿童危险因素与成人颈动脉 IMT 之间存在显著的关系，这取决于开始测量儿童危险因素的年龄。这些数据证明在 9 岁以后获得的危险因素测量结果可以预测成年期亚临床动脉粥样硬化的发生。

因此，超声评估颈动脉是儿童和青少年临床前动脉粥样硬化的有用指标[27]。目前这种方法用于研究试验，但随着研究进一步深入，它也可能最终作为一种有用的临床检查方法。同时也在研究有无其他形式的好的检测方法。

（二）动脉粥样硬化的危险因素

动脉粥样硬化的进一步发展并最终导致心肌梗死和脑血管病的进程中，已经确定了几个重要的危险因素。最近的研究集中于风险因素的终生暴露及其对临床心血管结局的影响。越来越明显的是，建立和维持低风险的行为因素（如吸烟、饮食和体力运动）和生物危险因素（如高胆固醇、血压、空腹血糖）对于心血管疾病进展具有非常强的影响。例如，Berry 等发现保持较低的危险因素水平，如果按 80 岁记，4.7% 的男性与心血管疾病死亡风险相关，6.4% 的女性与心血管疾病死亡风险相关；而当危险因素持续存在时，有 29.6% 的男性与心血管疾病死亡风险相关，有 20.5% 的女性与心血管疾病死亡风险相关[28]。这表明，应从儿童青少年即开始危险因素的预防。多数儿童青少年出生时处于最佳的危险因素状态，通过健康的行为方式来维持这种低风险状态是非常重要的，但是很困难。Shay 等检查了成人[29]和青少年[30]中低、中、最佳危险因素的情况，发现仍然保持最佳危险因素状态的成人不足 1%[29]，不幸的是，青少年的状况也与此类似[30]。只有 16.4% 的男性和11.3%的女性在7个危险因素中有6个符合最佳标准，并且基本上青少年中没有人所有7个风险成分上均处于理想状态。这意味着，出生时非常低的心血管风险因素随着时间的推移不断丢失，始于儿童青少年时期的不健康的行为习惯的逐渐积累。血脂和高血压病在"脂类和脂蛋白"和"高血压"部分作了详细的综述。这里简要讨论了其他危险因素。

1. 糖尿病

糖尿病是成人心血管疾病的主要危险因素[31]。在过去，与成人主要为2型糖尿病的情况不同，大多数儿童糖尿病患者为1型糖尿病。然而，随着儿童肥胖症的发病率和严重程度的增加，2型糖尿病在儿童中的患病率急剧上升[32]。从心血管疾病的发展与没有糖尿病的个体相比，糖尿病患者的心血管疾病风险增加了多达5倍[33]。在成人中，糖尿病导致的肾功能衰竭和周围血管疾病的病例是非糖尿病患者的5倍[33]。据估计，70%的成人2型糖尿病患者死于心血管疾病[34]，而且2型糖尿病的10年死亡率是非糖尿病对照组的10倍，多数的死因是冠状动脉疾病[35,36]。糖尿病患者易患心血管疾病的倾向怎么强调也不为过。美国糖尿病协会[36]和国家胆固醇教育计划（the National Cholesterol Education Program，NCEP）[37,38]的建议强调将糖尿病的存在视为冠状动脉疾病的风险。

这意味着糖尿病患者应该像已患有冠状动脉疾病或心肌梗死的患者所推荐的那样，采取同样积极的方法来管理危险因素。青少年患有2型糖尿病的心血管疾病的危险因素尚不清楚。然而，如果动脉粥样硬化的进展与成年人相似，则可以预见这些患者在三四十岁就会发展为临床上明显的心血管疾病。不幸的是，由于对2型糖尿病的年轻患者心血管疾病的进展知之甚少，因此很难做出基于证据的预防心血管疾病的最佳临床策略。Maahs等对患有1型和2型糖尿病的青年心血管疾病风险的相关进展进行了综述[39]。澳大利亚的一项研究表明，有2型糖尿病的年轻患者与1型糖尿病患者相比早期死亡的风险更大[40]。已有一些结果证明糖尿病与心血管异常之间的关系。Shah等[41]评价2型糖尿病青少年和单纯肥胖青少年的心脏结构和功能，发现肥胖青少年和与肥胖相关的2型糖尿病患者心脏重塑的结构改变相一致，与体型较瘦的对照组相比，两组患者的舒张功能也有所下降，其中2型糖尿病患者的舒张功能下降最明显。Urbina等[42]报道，肥胖青少年和2型糖尿病青少年在控制了其他危险因素后，动脉僵硬度增加，这是动脉粥样硬化发展的标志。Wadwa等[43]研究1型和2型糖尿病的青少年。他们发现，与1型糖尿病相比，患有2型糖尿病的年轻人动脉僵硬度增加。在他们的研究中，中心脂肪和血压的增加与动脉僵硬程度的增加有关，这与糖尿病的类型无关。Urbina等[44]研究肥胖和2型糖尿病患者颈动脉IMT和颈动脉僵硬度，发现颈动脉厚度和僵硬度的异常仅部分能由传统心血管危险因素解释。这表明需要更多的研究来理解可能与这一过程相关的其他因素。Shah等[45]报道，病程长和血糖控制差的2型糖尿病青少年都与颈动脉IMT有独立关联。这些结果强调需要改善血糖控制，以防止2型糖尿病患者心血管疾病的进展。还需要进行更多的研究，以更好地确定年轻患者2型糖尿病的最佳临床途径。然而，用适当的体重管理和血糖控制方法来管理糖尿病是很重要的。评估糖尿病患者的心血管危险因素，并在存在这些危险因素的情况下进行治疗，也是非常重要的。

2. 吸烟

吸烟是心血管疾病的主要独立危险因素[46]。虽然防止吸烟是最重要的，但也有证据表明，对于吸烟者，戒烟也可以减少患心血管和肺病的风险。多危险因素干预试验（MRFiT）的研究人员报道说，戒烟将降低心血管疾病的风险[47]，这种风险的减少从停止吸烟后的第一年开始，并在停止后的3年内继续进一步减少。在青少年，随着吸烟人数的增加，动脉粥样硬化病变早在15岁即可显现。

此外，青少年吸烟者的LDL-C比不吸烟者增加，HDL-C比不吸烟者降低[48]。慢性吸烟可导致内皮细胞损伤，内皮细胞损伤是动脉粥样硬化形成的主要原因之一。在与吸烟有关的死亡中，心血管疾病占 1/3 以上，而这一过程往往始于生命的早期[49]。大多数经常吸烟的人在童年和青春期即开始吸烟。总的来说，5 名高中生中大约有一个是经常吸烟的。许多青少年在尝试吸烟的时候，相信他们可以自己控制吸烟。不幸的是，情况并非如此，因为许多人不能戒烟，而是继续经常吸烟。1997—2003 年，中学生吸烟率从高于 27% 下降到 22%[50]。不幸的是，女孩吸烟率随着时间的推移而增加，因此现在男女吸烟率已接近相等[51]。2009 年，青少年中学生吸烟的比例总体为 17.2%，男孩为 19.6%，女孩为 14.8%[51]。影响开始吸烟的主要因素似乎是父母和同龄人经常吸烟[52,53]。研究表明，家长讨论吸烟、禁烟规则和对吸烟的处罚都对减少青少年吸烟有好处[54,55]。最重要的是当父母戒烟时，青少年吸烟的可能性要小得多[56]。研究还表明，体育活动与吸烟之间存在反比关系，表明增加体育活动水平可以防止吸烟[57]。这些流行病学研究结果为预防吸烟提供了重要的途径。预防工作应从小学生和中学生开始，因为许多儿童在 10 岁[58]之前就已经在尝试吸烟。

暴露在环境中的烟草烟雾也可能与心血管疾病的风险增加有关。Moskowitz 等[59]与未接触者相比，暴露在环境烟草烟雾中的男童 HDL-C 水平较低。Weitzman 等[60]在第三次健康和营养检查调查（NHANES Ⅲ）中报道，在全国范围内 12—19 岁的人群中，血清可替宁测定的烟草烟雾暴露与代谢综合征的存在之间存在剂量 – 反应关系。在这个以此人群为基础的队列研究中，未接触者的代谢综合征患病率为 1.2%，接触环境烟草烟雾者为 5.4%，经常吸烟者为 8.7%[60]。接触环境烟草烟雾者的超重青少年中代谢综合征患病率为 19.6，而吸烟者为 23.6。这些结果强调，在家庭中消除吸烟可能有双重好处：直接降低心血管风险和降低主动吸烟的风险。最引人注目的公共卫生结果之一来自于一些研究，这些研究表明：在公共场所，如餐馆和酒吧，禁止吸烟使心血管疾病死亡率急剧下降[61,62]。这些结果表明，暴露在环境烟草烟雾中有很大的有害影响。我们现在

看到电子香烟的出现，这些是电池供电的设备。吸入时，启动一个压力敏感电路，加热雾化器并将包括尼古丁在内的液体转化为被吸入的气溶胶。总的来说，电子香烟对健康的影响还没有得到很好的研究。丙二醇是电子烟所用液体的主要成分。它一般被认为是无毒的，但有些产品可能含有二甘醇和其他污染物。当尼古丁被长期使用时，人们仍然担心它对心血管系统的影响。尼古丁会增加心率、血压，并导致冠状动脉和其他血管床的血管收缩[63]。尼古丁的使用也与内皮功能障碍有关[63]。

美国心脏协会发布了一份关于电子烟的政策声明，这有助于考虑这种对心血管疾病结果的潜在影响[64]。显然，这个领域未来需要更多的研究。

3. 肥胖 / 代谢综合征

1980—2006 年，儿童肥胖症的患病率增加了 2 倍多。自那时以来，患病率似乎已经稳定下来，甚至可能在某些地区略有下降。全国儿童和青少年的患病率约为 17%[65]，但在某些性别 / 族裔群体中更高，全世界范围超重或肥胖的比例都在增加。Muscatine 和 Bogalusa 的研究表明，儿童和青少年肥胖与心血管疾病的几个危险因素有关，包括动脉粥样硬化、血脂异常（三酰甘油升高和低 HDL-C）、高血压、左心室肥厚、动脉粥样硬化、阻塞性睡眠呼吸暂停[10,66,67]。对于超重的儿童青少年的评估，心血管危险因素的评估应作为非常重要的一部分。应通过计算 BMI 来评估儿童和青少年的超重情况，然后，将其与相应的年龄和性别的百分位数进行比较。BMI 在第 95 百分位以上为肥胖，在第 85~95 百分位之间为超重[68]。治疗超重比较困难，但可以通过行为管理、药理学和外科的方法[69-72]。美国预防医学工作组对儿童体重管理计划进行了系统综述[73]。

他们的结论是，现有的研究至少支持对肥胖儿童和青少年实施全面中、高强度行为干预，可获得短期效益，他们还发现，全面的体重管理计划并没有产生不良影响。Barlow 等[74]提出了预防、评估和治疗儿童和青少年肥胖的建议。这些建议包括根据体重指数水平和是否存在糖尿病、高血

压、血脂异常、阻塞性睡眠呼吸暂停和非酒精性脂肪肝等共患病情况，对体重进行分级管理。肥胖的一个重要考虑因素是代谢综合征。糖尿病和心血管疾病的危险因素经常聚集于超重患者中，特别是随着脂肪中心分布的增加[75]。表71-3列出了常被纳入代谢综合征的因素。

71-3 代谢综合征的可能因素

- 肥胖（特别是中心性肥胖）
- 致动脉粥样硬化性血脂异常
  - 高三酰甘油
  - 低高密度脂蛋白胆固醇
- 高血压
- 高胰岛素血症
- 糖耐量受损
- 炎症
- 凝血因子

成人已经提出许多关于代谢综合征的定义。多数研究人员采用类似于成人的年龄、性别百分位法来定义临床切点[76-78]。然而，调查人员选择了宽范围的切点，这往往导致儿童/青少年定义与成人定义之间的不连续性。正如可以预期的那样，选择不同的危险因素和不同的切点会导致对代谢综合征患病率的评估不同。一种方法是使用代谢综合征中的连续变量，而不是定义切点[79]。应该特别关注代谢综合征，它不是一个稳定的诊断，在整个青春期，有时可以诊断，但随着时间推移，有时又不能诊断[80]。因此，要做到对于代谢综合征的最佳诊断尚需要进一步的研究[81]。尽管如此，临床医生应该清楚地意识到肥胖所导致的心血管危险因素的聚集。肥胖儿童应评估这些因素，当发现异常时应给予相应的处理。儿童青少年的肥胖会使心血管风险降低吗？Juonala 等[82]研究了四个前瞻性队列研究的数据，分为四组，第一组，从童年到成年保持正常体重指数；第二组，在儿童时期肥胖，成年后肥胖；第三组，童年时瘦弱，成年时变得肥胖；第四组，儿童肥胖，但成年时体重

指数正常。他们发现，成年时肥胖的人群患2型糖尿病、高血压、高LDL-C、低HDL-C、三酰甘油水平升高和颈动脉IMT升高的风险增加。然而，那些在童年时肥胖，成年后不肥胖的人，危险因素类似于那些从童年到成年保持正常体重指数的人。这些结果充分说明儿童青少年时期治疗超重和肥胖的重要性。

4．体育运动

Strong 等[83]评价了体育活动对学龄儿童健康的影响。他们发现了一些与体育运动减低有关的心血管健康问题。心血管适应性已被确认为成人心血管疾病的危险因素[84]。身体健康可能有遗传和环境的影响。Strong 等[83]确定了几项相关研究，表明低水平的体力活动和低水平的心血管健康相关。试验研究表明，运动训练能提高8岁及以上儿童的心血管健康水平。一般来说，成功的锻炼包括每次30min持续剧烈锻炼，每周至少3天。儿童的流行病学研究表明，体力活动水平与血脂和脂蛋白之间的相关性很弱[85]。评价心血管适应度与血脂和脂蛋白关系的研究结果大多没有显示出显著的相关性。干预性研究表明，改善BMI，可在改善三酰甘油和HDL-C浓度方面有微弱但有益的效果。结果不一致的原因之一是不同的研究使用不同的体力活动强度和不同频率的锻炼和不同的治疗持续时间。从现有数据来看，似乎每天至少40min的活动，每周5天坚持4个月，才能降低三酰甘油并提高HDL-C水平[85]。

等距运动或阻力运动也可能有助于提高HDL-C水平。Goldberg 等[85]发现接受为期9周的阻力运动训练的青少年，LDL-C降低，HDL-C升高。这些改变与体重和肥胖的变化无关。在血压正常的儿童[86]中，运动与否不会导致血压降低，在患有高血压的青少年中，12~32周的有氧活动可使血压下降。力量训练对高血压儿童血压影响不大。这些结果表明，应鼓励患有原发性高血压的儿童和青少年定期进行有氧运动。体育活动另一个重要影响是管理超重，由于许多心血管危险因素与超重有关，BMI的改善是增加体力活动的重要作用机制。研究表明，儿童和青少年

进行中等强度的体育锻炼，每次坚持 30～60min，每周 3～7 次，可以减少全身和内脏脂肪[87]。因此，提高儿童的体育活动水平有许多有益的影响，同时可以建立更好的锻炼习惯，并持续到成年。

（三）总结

人们越来越重视改善心血管健康[88]。有证据表明，从童年、青少年、成年至 50 岁，始终保持心血管危险因素的最佳水平，一生中可能患心血管疾病的风险很低[87]。这就把重点放在了最初的预防上，即首先是预防风险因素的发展。不幸的是，目前理想心血管健康的流行情况相当低。Bambs 等[88] 对 1933 人进行心血管健康评估（平均年龄 59 岁，44% 为非裔美国人，66% 为女性），他们发现只有 0.1% 的人符合 7 个危险因素行为要素的标准。因此，目前以社区为基础的中年成年人群中，理想心血管健康的流行情况相当低。虽然有遗传因素参与，但行为和生活方式的因素是显然相当重要的。越来越明显的是，儿科医生、家庭医生和儿科心脏病专家必须在发展和维持心血管健康方面发挥关键作用，并可以获得较好的社会经济效益。动脉粥样硬化始于儿童期，经历青春期，并缓慢进展至成年。儿童动脉粥样硬化的危险因素很多，与成人的危险因素大致相同。儿科医生和儿科心脏病专家应该采取综合的方法来应对这一问题，预防心血管疾病和动脉粥样硬化[89,90]。这种方法对于减少心血管疾病的死亡和残疾这一美国的主要死因是必要的。

二、脂类和脂蛋白

脂类是不溶于水但溶于有机溶剂的有机化合物。血浆脂质由脂蛋白转运。脂质（包括胆固醇、甘油三酯和磷脂）和蛋白质（称为载脂蛋白）的结合使脂质组分在水和血液中变得可溶。脂质是细胞膜的重要组成部分，也是某些激素的组成部分。

载脂蛋白具有多种功能。首先，它们与细胞中特定的受体位点结合。它们也是参与脂质代谢的酶的辅因子，例如卵磷脂胆固醇酰基转移酶和脂蛋白脂酶。它们在血浆脂蛋白的生物合成和分泌中起着结构蛋白的作用。例如，载脂蛋白 A-1 被认为是 HDL 生物合成的重要结构蛋白。主要有四类脂蛋白，包括乳糜微粒、极低密度脂蛋白（very low-density lipoproteins，VLDL）、LDL 和 HDL（表 71-4）。

乳糜是由肠道产生的富含三酰甘油的微粒。它们是最大的脂蛋白。它们的主要功能是将胆固醇和三酰甘油从饮食转移到代谢或储存场所。乳糜微粒通常在禁食期间不存在，在餐后迅速清除。这种清除是脂蛋白脂肪酶的结果，而脂蛋白脂肪酶会产生乳糜微粒的残留。这些残留物会导致动脉粥样硬化，可被肝脏清除。

VLDL 颗粒也是相对较大的颗粒。VLDL 是由肝脏产生的。VLDL 将内源性合成的三酰甘油和胆固醇转运到外周[92]。LDL 是胆固醇在外周组织中的主要载体。低密度脂蛋白的 45% 的成分是胆固醇。低密度脂蛋白颗粒存在于动脉粥样硬化斑块中，并与心血管疾病的风险增加有关[93]。低密度脂蛋白小颗粒特别容易导致动脉粥样硬化。LDL 颗粒被细胞壁上的特定受体识别并结合，然后它们被转运到细胞里。据估计，约 75% 的 LDL 颗粒是通过与受体结合的方式去除的，而其余的部分则由巨噬细胞去除（图 71-3）。HDL 可以通过多种方式产生。它们可以由肝脏和胃肠道产生。HDL 颗粒也可由乳糜微粒和 VLDL 的分解代谢产生。HDL 颗粒也有多种形式。HDL 2 是对动脉粥样硬化最具保护作用的亚组分[94]。

（一）血脂和脂蛋白正常水平

美国儿童的血脂和脂蛋白正常值和分布情况已经发表[95]。这些数值通常被作为指南用于从临床的角度来描述儿童的特征。具体数值见表 71-5。总体而言，大多数年龄阶段男性的总胆固醇和 LDL-C 低于女性。在 5—10 岁的儿童中，女孩的 HDL-C 低于男孩。可见，HDL 水平在女孩中逐渐升高，而男孩中则逐渐下降。从临床的角度来看，青春期期间血脂和脂蛋白浓度的变化是非常重要的[96]，LDL-C 在此期间经常下降

表 71-4 脂质、脂蛋白和载脂蛋白

脂蛋白	载脂蛋白	来源	脂质成分	影响水平的因素
乳糜微粒	• 载脂蛋白 B-48 • 载脂蛋白 A-1 • 载脂蛋白 Ⅱ • 载脂蛋白 Ⅳ	肠道	外源三酰甘油	• 遗传 • 雌激素使用、糖尿病、酒精、高三酰甘油血症
极低密度脂蛋白	• 载脂蛋白 B-100 • 载脂蛋白 C-Ⅰ • 载脂蛋白 C-Ⅱ • 载脂蛋白 C-Ⅲ	肝脏	外源三酰甘油、磷脂	• 遗传 • 过量的碳水化合物、酒精或热量
低密度脂蛋白	• 载脂蛋白 B-100	极低密度脂蛋白分解	酯化胆固醇、三酰甘油	• 遗传 • 男性、糖尿病、低密度脂蛋白受体缺陷、饱和脂肪摄入、胆固醇
高密度脂蛋白	• 载脂蛋白 A-Ⅰ • 载脂蛋白 A-Ⅱ • 载脂蛋白 C-Ⅱ • 载脂蛋白 E	肝脏、肠道、极低密度脂蛋白分解	胆固醇、磷脂	• 遗传 • 低水平：男性、糖尿病、肥胖症、女性、雄激素或孕激素的使用、吸烟；高水平：体力活动、酒精摄入

10%～20%，这意味着一些青少年可能会在一段时间内经历从异常值到正常值的下降。然而，在青春期的后期，LDL-C 开始上升，并且经常持续上升直到成年。男性，HDL-C 水平的下降从青春期持续至成年。在年轻人中，女性的 HDL-C 水平比男性高约 10 mg/dl [38]。

（二）流行病学

Framingham 研究和 MRFiT 研究这样的队列研究表明，血液中胆固醇水平是冠状动脉疾病的一个重要和独立的预测因素 [97,98]。据估计，每增加 1% 的胆固醇，患心脏病的风险就增加约 3% [99]。

研究还一致表明，较高水平的 HDL-C 与较低的心血管疾病风险 [100] 有关。

血浆胆固醇水平存在国际之间的差异。一般来说，基因和环境对血浆胆固醇水平有影响。与这些差异最相关的营养成分似乎是饱和脂肪的摄入量。在饮食中饱和脂肪摄入量较低的国家，血液总胆固醇水平也较低，冠状动脉粥样硬化性心脏病发病率较低 [101]。血脂和脂蛋白随时间推移而变。轨迹现象是一种流行病学概念，在这个概念中，随着时间的推移，个体仍保持其相对于同龄人百分位状态不变，就胆固醇而言，LDL-C 升高的儿童将更有可能成为高 LDL-C 的成人，而水平较

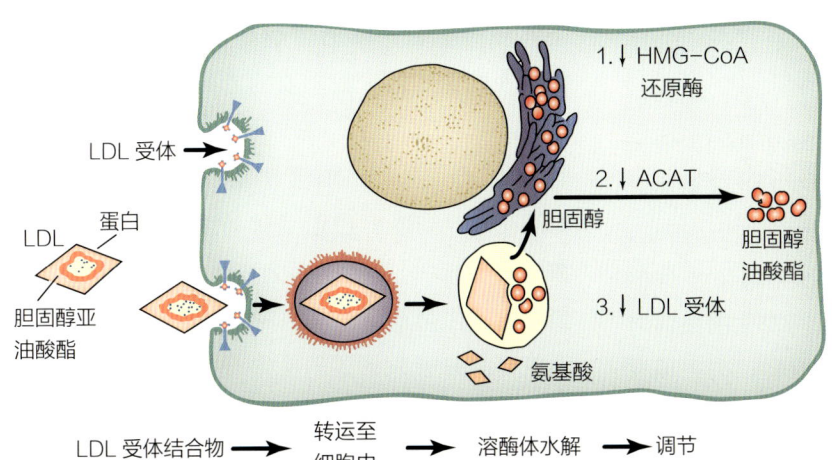

◀ 图 71-3 体外培养的哺乳动物细胞低密度脂蛋白途径
垂直箭示调控效果
（经许可，引自 Brown MS, Goldstein JL. Receptor-mediated endocytosis: insights from the lipoprotein receptor system. *Proc Natl Acad Sci USA*. 1979;76:3330-3337.）
HMG-CoA.β-羟基-β-甲基戊二酰辅酶 A；ACAT. 酰基辅酶 A 胆固醇酰基转移酶

表 71-5 5—19 岁儿童血脂和脂蛋白分布情况

年龄（岁）	男 总胆固醇（百分位）							女 总胆固醇（百分位）						
	5	10	25	50	75	90	95	5	10	25	50	75	90	95
5—9	125	131	141	153	168	183	189	131	135	150	164	177	189	197
10—14	124	132	144	161	173	191	204	125	131	142	159	171	191	205
15—19	118	123	135	152	168	183	191	119	126	140	157	176	198	208
	三酰甘油							三酰甘油						
5—9	28	34	39	48	58	70	85	32	37	45	57	74	103	120
10—14	33	37	46	58	74	94	111	39	44	53	68	85	104	120
15—19	38	43	53	68	88	125	143	36	40	52	64	85	112	126
	低密度脂蛋白胆固醇							低密度脂蛋白胆固醇						
5—9	63	69	80	90	103	117	129	68	73	88	98	115	125	140
10—14	64	73	82	94	109	123	133	68	73	81	94	110	126	136
15—19	62	68	80	93	109	123	130	59	73	78	93	110	129	137
	高密度脂蛋白胆固醇							高密度脂蛋白胆固醇						
5—9	38	43	49	55	64	70	75	36	38	48	52	60	67	73
10—14	37	40	46	55	61	71	74	37	40	45	52	58	64	70
15—19	30	34	39	46	52	59	63	35	38	43	51	61	68	74

（引自 Tamir I, Heiss G, Glueck CJ, Christensen B, Kwiterovich P, Rifkind BM. Lipid and lipoprotein distributions in white children ages 6–19 yr. The Lipid Research Clinics Program Prevalence Study. *J Chronic Dis*. 1981;34:27–39.）

低的儿童至成人仍将保持低水平。流行病学研究证明儿童血胆固醇存在轨迹现象，但是这种轨迹现象不像身高、体重的轨迹现象那样具有良好的一致性[102,103]。

Lauer 等[66] 分析 Muscatine 的研究数据，评估影响儿童和成年期胆固醇水平之间关系的因素，他们发现儿童时期的胆固醇水平很重要，但是肥胖的发展、吸烟和口服避孕药对成年期胆固醇的水平有不良影响。Magnussen 等[104] 对"儿童成人健康决定因素研究"的队列研究数据进行了评估，该研究对澳大利亚的儿童从 1985 年随访至 2004 年，他们发现，在青年和成年之间发生的生活方式改变会影响个体是否在成年后保持、失去或发展成高风险的血脂和脂蛋白水平，其中最重要的因素是超重、不运动和吸烟。

（三）导致血脂异常的因素

1. 遗传

脂质的合成和代谢是相当复杂的。因为在这个过程中有很多步骤，它们很容易受到导致血脂异常的基因异常的影响。家族性高胆固醇血症是人们熟知的、最重要的遗传异常。Brown 和 Goldstein[105] 描述了与家族性高胆固醇血症相关的 LDL-C 受体。LDL 受体是一种膜糖蛋白，他们现在已经描述了 LDL 受体基因的许多突变。最常见的 LDL-C 受体基因突变通常导致 LDL 受体蛋白的产生量很小，其他突变导致未被转化为复合糖苷酶 H 抗性形式的受体前体的合成，在这些突变中，受体留在内质网中，在细胞表面看不到。第三种突变导致受体在细胞表面表达，但无法与LDL-C有效结合。第四种突变导致受体出现在细胞表面，可以与LDL-C结合，但不能进行受体介导的内吞[106]。PCSK 9中也有较少常见的功能突变，导致受体的快速灭活，使它们无法与LDL-C[107]结合。这些突变都会导致血浆LDL-C的表型升高。

引起血脂异常的基因异常很重要，因为它们增加了对潜在机制的理解，而且这些疾病的发病率相对较高。家族性高胆固醇血症纯合子型的患病率为1/1000000。家族性高胆固醇血症杂合型患病率为1/500[108]。在某些人群中，杂合子的形式多达1/300。杂合子状态一般在儿童年龄范围内完全表达，其特征是总胆固醇和低密度脂蛋白胆固醇分别约为300 mg/dl和240mg/dl。

在青春期成熟时，这些水平可能会有所下降。纯合子型家族性高胆固醇血症的儿童和青少年的总胆固醇和低密度脂蛋白胆固醇分别为600～1000mg/dl和450～850mg/dl。纯合子患者在5岁时发展为平面黄素瘤（在伸肌表面发现橙色皮肤病变），并在10-20岁发展为冠状动脉疾病。纯合子家族性高胆固醇血症的患者也常发展为主动脉瓣狭窄[109]。

杂合子型的患者在青春期很少有黄素瘤。然而，他们有30-50岁冠状动脉疾病的风险。在60岁前有心肌梗死的个体中，家族性高胆固醇血症杂合子型者约占5%[110]。

也有导致低HDL-C的基因异常。这可能是由于HDL及其主要载脂蛋白Apo A-1代谢异常所致，多种异常因素导致HDL-C减低，或许导致早发冠状动脉疾病[111]。

也有导致三酰甘油升高的基因异常。家族性高三酰甘油血症是一种常染色体显性疾病，但通常在成年后才表达[112]。然而，肥胖的发展可以加速它的表达。脂蛋白脂酶缺乏症是一种罕见的疾病，可导致高三酰甘油血症，并可导致胰腺炎和神经科疾病[113]。治疗三酰甘油升高的最重要的方法是非常积极地限制饮食脂肪[114]。这是因为乳糜微粒的含量非常依赖于饮食中的脂肪的摄入总量。

家族性合并高脂血症包括血浆LDL-C和三酰甘油水平升高的表型。它有一个占主导地位的遗传模式，在1%的成年人和10%的早发冠状动脉粥样硬化性心脏病幸存者中发现了这种情况。父母有家族性合并高脂血症的儿童可能有升高的三酰甘油和低密度脂蛋白-C[115]。然而，LDL-C水平通常低于杂合子家庭高胆固醇血症儿童，尚未发现家族性合并高脂血症的特异性基因异常，但可以肯定的是目前认为这是由多个基因造成的。

脂蛋白A是一种与纤溶酶原同源的蛋白质。它由一个低密度脂蛋白分子组成，其APOB-100与APO（A）上的二硫键连接。Lp（A）的亚型是由遗传决定的。这意味着LP（A）水平较高与成人患心血管疾病的风险增加有关[116]。血浆Lp（A）水平与Apo（A）组分的分子量成反比关系[117]。在血浆中也很大程度上是遗传的。一般来说，LP（A）>30mg/dl水平与冠状动脉粥样硬化性心脏病和卒中的风险增加有关。由于Lp（A）与纤溶酶原的同源性，一直存在一个问题。Lp（A）水平的升高也可能与血栓形成增加有关。一项针对儿童的研究显示，LP（A）增加，相关的血栓形成风险增加[118]。儿童和青少年时期LP（A）可以高水平表达[119]。从临床的角度来看，很难降低LP（A）。唯一有效的药物治疗是烟酸，但是大多数儿童和青少年难以耐受。然而，由于LP（A）浓度增加导致动脉粥样硬化性心血管疾病的风险增加，因此当Lp（A）浓度升高时，应当采用更积极的方法降低LDL-C。

2. 饮食

影响血浆胆固醇的另一个主要因素是饮食。在成人中比在儿童中研究的更为广泛，但似乎在不同年龄有类似的影响。影响血浆胆固醇水平的主要饮食成分是脂肪和胆固醇，尤其是与血浆胆固醇水平相关的饮食中饱和脂肪的量，饱和脂肪和胆固醇主要来自动物食品。此外，还有一些植物性油脂，如棕榈油，其饱和脂肪含量很高。因此，胆固醇升高可以通过非药物进行治疗。在动物模型中，那些摄入饱和脂肪和胆固醇的人血浆胆固醇水平升高，动脉粥样硬化风险增加[120]。此外，减少饮食脂肪和胆固醇可保持较低的血浆胆固醇浓度和降低动脉粥样硬化斑块形成[121]。

3. 继发性胆固醇升高的原因

表71-6列出了一些导致继发性血脂异常的原因及其潜在机制。除列出的疾病外，还有肝脏疾病和梗阻性黄疸，感染和肥胖是胆固醇异常的重要原因。血脂和脂蛋白的异常在1型糖尿病和2型糖尿病中都有。当糖尿病控制不良时，三酰甘油和LDL-C经常升高，HDL-C降低。加强血糖管理，改善糖尿病控制，可以改善血脂和脂蛋白[122-124]。

表71-6 继发性异常脂蛋白血症的病因

疾病	升高的脂蛋白	机制
1型糖尿病	● 三酰甘油	VLDL降解缺陷对脂肪酶和肝脂肪酶的抑制作用
2型糖尿病	● 三酰甘油	VLDL甘油三酯产生过多和降解缺陷
甲状腺功能减低	● LDL ● 三酰甘油	LDL受体活性受抑制，VLDL产生过多
肾病综合征	● LDL ● 三酰甘油	VLDL产生过多

VLDL. 极低密度脂蛋白；LDL. 低密度脂蛋白

甲状腺功能减退与三酰甘油和LDL-C升高有关。HDL-C也可能随甲状腺功能减退而降低。虽然通常可以通过临床症状和体征来诊断甲状腺功能减退症，但偶尔也会因为发现异常的空腹血脂而做出诊断。适当处理甲状腺功能减退导致血脂和脂蛋白异常改善。

肾病综合征是儿童高脂血症的常见原因。肾病综合征的特点是蛋白尿、低蛋白血症、水肿和高胆固醇血症。一般情况下，LDL-C升高，也可能有高三酰甘油血症。在这种情况下，肝脏通过增加蛋白质的合成升高血液中的白蛋白，包括增加载脂蛋白的合成。肝胆固醇合成的增加导致肝内LDL受体的下调，进而导致循环中LDL-C的降解率降低[125]。通常，因为肾病综合征很容易识别、治疗，LDL-C增加的暴露时间很短，这可能意味着对动脉粥样硬化风险的影响比较低；无论怎样，在肾病综合征治疗前的LDL-C水平可能相当高[126]。

慢性肾功能不全患者发生心血管疾病的风险较高[127]，最常见的血脂异常是三酰甘油升高和低HDL-C，这种情况可能高达30%[128]。这些异常可能与慢性肾功能不全患者心血管疾病风险增加有关，尿毒症的高三酰甘油血症是由于脂蛋白脂酶或肝脂肪酶缺乏所致。慢性肾功能不全患者的治疗应包括改变饮食，降低饱和脂肪、胆固醇和单糖的摄入量。增加体力活动也可能对增加HDL-C有帮助。

继发性血脂异常可由服用某些药物引起。例如，含有雌激素和孕激素的避孕药会导致三酰甘油升高。维A酸导致一些患者三酰甘油升高。促进合成代谢的类固醇可引起LDL-C升高，HDL-C降低[129]。

急性和慢性感染可导致血脂异常。致病菌和慢性感染决定了脂质或脂蛋白改变的程度[130]。Gidding等[131]最近报道，在一次学龄儿童病毒感染后，HDL-C和载脂蛋白A-1显著降低，一般急性感染后2周内不测量血脂水平。

4. 代谢综合征

肥胖与一组心血管疾病的危险因素有关，被称为代谢综合征[81,132]。代谢综合征包括腰围增加和动脉粥样硬化性血脂异常，包括三酰甘油升高和低HDL-C，也经常有胰岛素抵抗，其特点是空腹时的胰岛素循环水平较高。临床上，有许多定义用于诊断儿童和成人代谢综合征。随着肥胖的患病率和严重程度的增加，儿童和青少年中代谢综合征的患病率也在增加[133]。治疗代谢综合征的主要临床方法是通过改变饮食和体力活动来改善体重。已经证明，通过体重管理，代谢综合征相关症候包括动脉粥样硬化性疾病、血脂异常均可改善[70]。

(四) 临床建议

国家儿童和青少年胆固醇教育计划的指南于

1992年首次公布[134]。此后经历多次更新[90,135]。然而，指南最初提出的总体原则仍然是有用的，适用于人群和个体。对于人群所建议的饮食和体育活动水平，利于所有儿童养成健康的生活方式。对于高风险的儿童和青少年，建议个体进行检查和治疗。这种方法提供了更为积极的饮食改变策略，国家心肺和血液研究所在基于一系列证据的基础上对指南进行了更新[90]。

1. 人群方法

这一方法的总体目标是改善儿童人口的健康状况。如果推荐的饮食被广泛采用，将减低肥胖的患病率，并降低总人口的低密度脂蛋白胆固醇平均值。Rose[136]已经提出，在风险因素中人口的微小转移将导致高风险范围内的个体显著减少。此外，如果低水平的LDL-C从儿童时期一直维持到青春期和成年期，那么随着时间的推移，这很可能会降低这些儿童人群的风险。

2. 饮食

美国农业部为所有儿童提供饮食建议[137,138]。建议中的幼儿饮食有些不同，因为婴儿和幼儿在饮食中需要更高水平的饱和脂肪和胆固醇，以支持中枢神经系统的发育。生命的头两年是神经髓鞘形成的时期。这一过程需要增加饮食脂肪的摄入量。然而，对于那些担心肥胖或心血管疾病风险增加的儿童来说，应该在12月龄开始考虑低饱和脂肪饮食，这个时期可以从低脂牛奶开始[139,140]。这项建议得到了特图尔库冠状动脉危险因素干预项目结果的支持[141]。

在这个随机对照临床试验中，儿童在6月龄或在断奶时，被随机分为低饱和脂肪饮食或常规高脂肪饮食组，随访至青少年时期，低饱和脂肪饮食无不良影响，且对血液胆固醇有有益的影响[142]。对于年龄较大的儿童，美国农业部建议低饱和脂肪和胆固醇饮食（表71-7）。有证据表明，这类饮食将降低儿童和青少年的胆固醇水平，而不会对生长和发育产生不利影响[143,144]。

目前尚不清楚膳食中最大限度地降低LDL-C和支持正常生长发育的膳食营养素摄入的最佳比例。还应该强调的是，脂肪摄入25%~30%的热

表71-7 儿童和青少年膳食建议

- 应通过食用各种低饱和脂肪和胆固醇的食物来获得足够的营养
- 应通过食用各种低饱和脂肪和胆固醇的食物来获得足够的营养
- 热量摄入应足以支持正常的生长和发育，并保持理想的体重。饱和脂肪酸应提供总热量的10%以下
- 总脂肪平均不应提供>30%和<20%的总热量
- 多不饱和脂肪酸应提供总热量的10%
- 儿童每天的胆固醇摄入量应低于300mg
- 儿童每天应该吃5份水果和蔬菜
- 儿童应该每天吃6~11份全谷物和其他谷物制品
- 儿童应摄取足够的膳食纤维（儿童年龄＋5g/d）

（引自 NCEP, USDA Dietary Guidelines, and The American Heart Recommendations. Expert Panel on Integrated Guidelines for Cardiovascular Health and Risk Reduction in Children and Adolescents; National Heart, Lung, and Blood Institute. Expert panel on integrated guidelines for cardiovascular health and risk reduction in children and adolescents: summary report. *Pediatrics*. 2011;128:S213–S256.）

量并不一定是每日推荐的，而是几天内的平均推荐。儿童的每日摄入量可能因他们是否在学校以及在何处和何时进食而有很大差异[135]。儿童和青少年一般不应低于20%卡路里的脂肪摄入量。过度限制摄入脂肪可能导致无法生长和茁壮成长，这样做的目的是避免父母过度限制摄入脂肪[145]。

以人群为基础的饮食对LDL-C水平升高的儿童也是有效的。人群饮食可使LDL-C降低3%~10%[146]。通常情况下，患者需要节食3~6个月，以充分评估其效果。为了达到饮食建议，推荐5~6盎司/天瘦肉和24~32盎司/天低脂乳制品。瘦肉包括磨碎的肉或瘦肉，这些肉都被切掉了脂肪。家禽产品中的皮肤应去除。所有类型的新鲜或冷冻解冻的鱼都是可以接受的。乳制品的选择包括低脂或脱脂奶、酸奶和干酪。含有6g脂肪/盎司（更严格的饮食限制2g/盎司的奶酪，7%的热卡来自于饱和脂肪酸），鸡蛋应限制在每周2~4个[139,140]。

谷物和果汁的一个问题是摄入更多的单糖。

这可能导致血浆三酰甘油[147]水平升高。单糖的其他明显来源是软饮料和零食。低脂和低糖的零食包括椒盐卷饼、全麦饼干和香草威化饼干，也应该推荐水果作为健康的零食。

儿童饮食的另一个问题是他们在学校吃的食物。对于那些参加学校午餐计划的人来说，据估计，近60%的美国儿童在这顿饭中吃了25%～30%的饱和脂肪和胆固醇[134]。然而，学校越来越多地提供更多有竞争力的食品，作为学校午餐计划的一部分。这些食物通常含有较高的脂肪、饱和脂肪、胆固醇和糖，可能对儿童更有吸引力，从而增加了儿童的选择，减少了对营养更缜密的食物的选择。

促进人群心血管健康的方法还包括体育活动的建议[148,149]。虽然尚未明确最佳的强度水平，但是增加体力活动的强度和频率，减少久坐时间可以使儿童饮食选择更为灵活。例如，美国农业部已经制订了儿童自由摄入卡路里的建议。这些都是"额外的"卡路里，一旦已经采用了健康的饮食，而仍然能够保持可接受的能量平衡[150,151]，就可以把这些热量包括在饮食中。随意摄取卡路里的数量随着年龄的增长和体力活动的水平而增加。很可能许多孩子花太多时间在久坐上，而没有得到最佳的体力活动。美国儿科学会建议每天不超过2h用于久坐活动，包括看电视、电脑时间和玩电子游戏[145]。这意味着许多孩子每天应该只有150～300卡路里的随意热量。在实施饮食和体育活动的流行方法时必须考虑的一个因素是社会经济地位的作用[149]。低收入家庭在购买健康食品方面可能有更多的障碍。可能市中心的超市新鲜水果和蔬菜的供应较少，也不太方便。此外，邻居的安全以及缺乏体育活动包括有组织的或自由的运动的机会也应被关注。

实施以人口为基础的降低胆固醇方法需要若干类型机构的投入和合作。政府必须参与改进食品标签和监督食品援助计划。学校必须参与，为饮食和体育活动创造更好的环境。卫生专业人员应为其社区和学校制订教育和其他减少风险方案。

（五）个体的方法

个体方法旨在查明未来心血管疾病风险较高的儿童和青少年，并对他们进行治疗以降低其风险。从儿科医生和儿科心脏病专家的角度来看，这种方法可能是最重要的，在医生中得到关注。

1. 鉴别

早期识别那些患心血管疾病风险较高的儿童，并进行风险管理，非常重要。这一方法的目的是确定那些有可能患上遗传性血脂异常的儿童，这些儿童是风险最高的儿童。在成人中，AHA/ACC风险评分已被用于分层风险（L）。这一分数的使用取决于所有成年人的危险因素，包括定期测量的胆固醇。这个数值可以用在一个方程式中来估计未来10年心血管事件的风险。

令人遗憾的是，这些数据不适用于儿童。要为儿童建立类似的风险评分，就需要进行大规模的纵向研究，并进行完整的随访，在儿童时期测量危险因素水平，并跟踪研究对象，直到成年时出现心血管终点。事实上，在儿童中这种方法不现实，这就需要采用不同的方法来确定高危儿童。儿童NCEP小组最初推荐了一种有针对性的筛查方法，使用心血管疾病或胆固醇升高的家族史作为评估指标[134]。自从最初的"国家环境保护计划指南"公布以来，已经进行了若干项研究来评估这一方法[150-154]。总的来说，这些调查发现，35%～46%的青少年会根据他们的家族史进行胆固醇测量。这些研究还表明，利用基于其家族史的筛选方法，许多胆固醇升高的儿童有可能漏诊，漏诊率高达30%～60%[155-157]。因为家族史可能是不完整的或不准确的，是使用家族史作为是否筛选的因素的困难所在，如果所有的父母和祖父母都知道他们的胆固醇水平，家族史筛查就有用，但不幸的是，情况往往并非如此。此外，年幼的孩子的父母（有时还有祖父母）往往太年轻，尚未达到心肌梗死和卒中风险最大的年龄[157]。

由于这些问题的存在，导致建议对9—11岁的所有儿童进行普遍筛查[158]。此外，2岁或以上的儿童如果他们有早发心血管疾病（55岁以前男性或65岁以前女性）或血脂异常或其他心血管疾病（如糖尿病、高血压或肥胖）风险的家族史，就应该进行血脂检查[90]。

对于普遍筛查，可以接受使用空腹血脂或非空腹非 HDL-C（总胆固醇 -HDL-C）。如果非 HDL-C 升高，应再以空腹血脂情况确认。普遍筛查的重点是鉴别低密度脂蛋白 C（LDL-C）显著升高的儿童，这通常是遗传性血脂异常。然而，识别三酰甘油升高或低 HDL-C 的儿童也很重要。表 71-8 列出了总胆固醇、低密度脂蛋白和非高密度脂蛋白胆固醇的推荐切点见表 71-8，这些切点适用于 2—18 岁的儿童和青少年，尽管在生长发育过程中，随着年龄的增长，胆固醇有相当大的变化，在青春期[158-160]期间尤其如此。在青春期，总胆固醇和低密度脂蛋白胆固醇趋于下降，这意味着一些青少年在青春期后可能会正常，然而，事实是青春期后仍然升高。事实表明，所提议的切点在实践中应用良好[161]。

NHLBI 建议三酰甘油高于 150mg/dl 和 HDL-C 低于 40mg/dl 视为儿童和青少年的异常[90]。

2．切点的使用

NHLBI 建议，若儿童和青少年的总胆固醇和低密度脂蛋白胆固醇水平升高，即应考虑治疗[90]。最初，这种治疗集中于降低饱和脂肪和胆固醇来改善饮食。对于药物治疗，他们建议患者年龄在 10 岁或以上，遗传性的更高水平 LDL-C 的血脂异常。表 71-9 列出了使用药物治疗的推荐水平。采用逐步的治疗方法：初始目标为 190mg/dl，随后的目标为 160mg/dl，最终目的是将 LDL-C 降低到 130mg/dl，即儿童患者的 95 百分位数以下的水平。

（六）治疗

所有治疗血脂异常的主要方法是改变生活方式，包括饮食和体力活动水平。最初的方法是使用以人口为基础的饮食建议，但要在营养师的帮助下更积极地这样做。营养师可以帮助提供有关食物中脂肪和胆固醇含量的教育，也可以帮助提供行为策略，改善推荐的饮食，以提高家庭和儿科患者接受的可能性。

营养师可以提供食物中脂肪和胆固醇含量的教育，也可以帮助提供被家庭和儿科患者接纳的行为策略，以改善饮食。父母可以通过在家中提供有益健康的食物和限制高能量密度、脂肪、饱和脂肪、胆固醇、单糖等食物的供应来促进饮食的改善[162]。儿童将选择食用现有的食物[163,164]，对于孩子们来说，多次尝试新的食物来提高他们对这些食物的熟悉程度，并最终对这些食物有更多的偏好是很重要的。生命的早期接触这些食物也是有帮助的。可能通过至少 8～10 次接触新食物，可以增加和确定对这些食物的偏好[165,166]。

表 71-9　10 岁及以上儿童及青少年推荐药物治疗界值

患者特征	推荐界值
1. 没有其他心血管饮食治疗后疾病危险因素	LDL-C > 190mg/dl
2. 其他危险因素包括：肥胖、高血压、糖尿病、吸烟、早发心血管疾病的阳性家族史	饮食治疗后 LDL-C > 160mg/dl

LDL-C. 低密度脂蛋白胆固醇

表 71-8　儿童和青少年总胆固醇和低密度脂蛋白胆固醇水平

分　类	百分位	总胆固醇（mg/dl)	LDL-C（mg/dl)	Non-HDL-C（mg/dl)
正常	<75	<170	<110	<120
边缘	75～95	170～199	110～129	120～144
升高	>95	>200	>130	>130

（引自 Expert Panel on Integrated Guidelines for Cardiovascular Health and Risk Reduction in Children and Adolescents; National Heart, Lung, and Blood Institute. Expert panel on integrated guidelines for cardiovascular health and risk reduction in children and adolescents: summary report. *Pediatrics*. 2011;128:S213–S256.）

对于低密度脂蛋白-C水平升高的儿童，需要采取比人口方法更积极的饮食方式。对于这些儿童和青少年，NHLBI建议饱和脂肪提供7%的总热卡和200mg/天胆固醇。这种更严格的饮食往往需要营养师的支持才能完成，并可能导致LDL-C 4%～14%的额外降低[167,168]。

研究表明，饮食疗法是安全和有效的。儿童膳食干预研究（Dietary Intervention Study in Children, DISC）可能是关于这个概念的最好的研究。在这项研究中，8-10岁年龄段的LDL-C升高的儿童被随机分为干预组或常规护理组。

干预组接受行为干预，重点是坚持第二步饮食，这包括在3年期间每年与家庭进行4～12次会面[169]。LDL-C在干预组降低15.4mg/dl，对照组降低11.9mg/dl。令人鼓舞的是，经过7年的随访表明，干预效果得到了维持，在生长发育过程中，LDL-C仍保持正常。其他的一项临床研究中也支持了DISC的研究结果[170,171]。这就强调了这样一个概念，即这些改变可以在安全和有效的实践中产生。

增加膳食纤维也可降低胆固醇[172]，还使用了植物甾烷醇和甾醇酯。这些化合物减少了胃肠道对胆固醇的吸收。已报道使用这些化合物可使血浆胆固醇降低7%～15%[17,174]。

药物治疗：有三种主要的药物用于治疗儿童LDL-C升高[175]，见表71-10。

（1）胆汁酸螯合剂：此类药物已经使用了较长时间，在胃肠道起作用，而且不被系统吸收，不良反应仅限于胃肠道不适。可以通过增加水和纤维的摄入量来减轻这些不良反应。不幸的是，因为儿童难以接受，所以使用起来受到限制。粉末制剂是多沙的，而且必须混于果汁或水中。即使如此，喂养起来仍较困难。片剂更容易接受，但是这些药片很大，有些孩子很难下咽[176-178]。

表71-10 儿童血脂异常的药理学干预

分 类	剂 量	不良反应
胆汁酸螯合剂		
降脂宁 颗粒或片剂	1包或1勺调味颗粒中含有5g盐酸克雷替波尔。也可作为片剂，1～4片/天	仅限于胃肠道症状：便秘、腹胀、腹痛。可能与其他药物结合
考来烯胺 粉剂；1包含量为4g	剂量与儿童体重无关，而与总胆固醇和低密度脂蛋白胆固醇水平有关。应从最低剂量开始，逐渐增加至每天1包（4g），严重者可增加至4包/天	胃肠道症状
考来维仑	胶囊：每天375mg；	胃肠道症状
胆固醇吸收抑制药		
伊泽替米 尚无儿童和青少年的长期安全和有效性依据	10mg片剂。推荐剂量为每天1片	胃肠道症状、肝酶升高、骨骼肌效应（包括肌病和横纹肌溶解）
HMG-coA还原酶抑制药		
阿托伐他汀	有10mg、20mg、40mg和80mg片剂	
辛伐他汀 儿童尚无长期的安全性和有效性依据。用于男性青少年，是安全和有效的	有5mg、10mg、20mg、40mg和80mg片剂，从小剂量开始，逐渐增加剂量使低密度脂蛋白胆固醇水平降低	服用他汀类药物的患者应注意患肌病的风险。如果出现肌肉疼痛，应测量肌酸激酶。增加剂量，可能会出现肝功能障碍。用药前检测肝功能，初始治疗后6～12周或使用大剂量时都要检测肝功能并定期监测（每3个月）。可能会致畸；青春期女性为限制类建议

如果使用得当，胆汁酸螯合剂可将 LDL-C 降低 13%~20%[176-178]，可以看到饮食中的胆固醇降低的效果。

考来维仑是一种新的胆汁酸结合类药物，在具有杂合家族性高胆固醇血症的儿科患者的临床试验中评价了考来维仑的安全性和有效性[179]。与安慰剂相比，考来维仑可将 LDL-C 降低 6.3%~12.5%，无严重不良反应，用药依从性良好。

胆固醇吸收抑制药：依泽替米贝通过阻止胆固醇在胃肠道的吸收而起作用。FDA 批准用于成人，但尚未广泛用于儿科患者。已经证明，依泽替米贝在成年人中，可使 LDL-C 水平降低大约 20%[180]。依泽替米贝主要是与他汀类药物联合使用，以达到降低胆固醇的目的。因为它是单次使用，而且不良反应较小，在用于降低儿科患者的胆固醇方面较胆汁酸螯合剂更具有吸引力。最近的研究表明，依泽替米贝在降低家族高胆固醇血症青少年的低密度脂蛋白 -C 是安全有效的[181-183]。

（2）HMG-CoA 还原酶抑制药：羟基 -b 甲基戊二酰辅酶 A（β-hydroxy β-methylglutaryl coenzyme A，HMG-CoA）还原酶抑制药主要指的是他汀类药物。这些药物竞争性地抑制 HMG-CoA 还原酶合成甲丙戊酸。这一过程对于肝脏胆固醇的生物合成至关重要。在成人的研究中，这些药物在降低血浆 LDL-C 和预防心血管终点事件方面都是有效的。通过心肌梗死的一级预防和二级预防来实现[184-186]。

关于他汀类药物在心血管疾病一级预防中的应用的综述已有发表[187]。他们评估了 14 项随机对照临床试验，包括 34000 多名参与者。他汀类药物的使用降低了所有原因的死亡率，同时也降低了致命和非致命性心血管疾病的终点事件，包括血管的再形成。没有严重不良反应的证据。然而，可能是有选择性的报道结果，对于他汀类药物在心血管疾病一级预防方面的成本效益也有一些担忧，这可以通过提供更便宜的非专利形式的他汀类药物而得到改善。

已经进行了几项研究，来评估他汀类药物在儿童和青少年中的安全性和有效性[175,188-194]。这些研究，尽管不是长期的调查，但已经显示出其可使低密度脂蛋白 -C 有效降低，不良反应最小，对生长和发育没有不良影响。

有一些关于他汀类药物的研究以评估血管结构和功能作为终点，De Jongh 等学者[192]研究发现 40 mg 辛伐他汀治疗组肱动脉血管超声评价血流介导的血管扩张改善到正常水平，而安慰剂组无明显改善。Wiegman 等学者[194]在临床实验中使用颈动脉 IMT 来评估使用普伐他汀治疗的家族性高胆固醇血症的儿童，2 年后，安慰剂组的颈动脉 IMT 有提示动脉粥样硬化的进展，治疗组颈动脉 IMT 有改善。

接受高胆固醇血症药物治疗的儿童和青少年应从低剂量的药物开始，并根据 LDL-C 的浓度向上调整药物。增加剂量可以进一步降低胆固醇，但也可能增加相关不良反应的风险。他汀类药物的不良反应是肝转氨酶增加和肌酸激酶升高。他汀类药物还与肌炎有关，并可进展为横纹肌溶解。如果出现异常肌肉疼痛或抽筋症状，则应测量肌酸激酶，并停止用药。

另一个有关他汀类药物在青春期女性中使用的问题是，这些药物有可能致畸。服用他汀类药物的女性如果性生活活跃，应使用可靠的避孕措施。妊娠应该计划好，药物应该在妊娠前、分娩和母乳喂养期间停止使用。这些药物在青春期女性中应谨慎使用。

最近对服用他汀类药物的成年患者进行的一项 Meta 分析显示，服用他汀类药物，特别是在高剂量应用的人中患 2 型糖尿病的风险增加很小，而且可测量[195]。虽然他汀类药物有潜在的不良反应，但它们是相对罕见的，总的来说，减少 LDL-C、减少炎症[196]、降低心血管疾病终末不良事件的风险的益处大于风险。

（七）总结

很明显，胆固醇升高促使动脉粥样硬化的心血管疾病的发展。因此，检出那些由于 LDL-C 升高而处于高风险的儿童和青少年非常重要。一旦确定这些儿童，即应该实施适当的饮食治疗。

当饮食治疗不足时，对于那些 LDL-C 水平持续显著升高的患者，应考虑药物治疗。

三、高血压

（一）流行病学

血压升高是成人心血管疾病发展的重要危险因素。在弗莱明翰研究中，高血压与心肌梗死、外周血管疾病、左心室肥厚、充血性心力衰竭的发生密切相关[197]。对于 35—64 岁的成年人，收缩压每升高 10mmHg，心血管事件的发生风险升高 20%[198]。

导致高血压的原因很多，儿童和成人最常见的高血压为原发性高血压。原发性高血压的机制未明，呈家庭聚集性，很可能存在遗传因素。原发性高血压可能有不同的病因，因为有些高血压患者在饮食中对盐的敏感性增加，而另一些人则可能增加肾素-血管紧张素-醛固酮系统的活性，还有其他系统增加了交感神经系统的活动。继发性高血压原因也不尽相同，可能是由于肾实质疾病、主动脉缩窄、肾动脉狭窄和其他潜在疾病引起的。在成人中，估计 92%～95% 的高血压病例是由原发性高血压引起的[199]。儿童青少年高血压也以原发性高血压最为常见，在初级保健诊所和以人群为基础的研究中，无明确病因的高血压占 90%～95%[200,201]。

儿童和青少年的高血压是根据百分位数计算的，而不是成人使用的单一切点。对于儿科患者，根据先前的大型流行病学研究，第 95 个百分位数被用来定义高血压。对于高血压者，随着时间推移，血压持续升高。以前估计儿童和青少年高血压的患病率为 1%～3%[202]。最近的评估表明患病率约为 5%[203-205]。随着时间的推移，儿童的平均血压可能会上升。Muntner 等学者[206]进行的最近的全国性调查表明，平均血压比以前有升高，多因素分析发现，血压的升高部分归因于 BMI 的升高。

在儿童中，体重或体重指数是血压的最强决定因素。Rosner 等学者[207]发现 BMI 在 90 百分位数以上的儿童，血压升高的概率明显高于 BMI 在低于 10 个百分位数的儿童。Paradis 等学者[208]发现收缩压升高的受试者的平均 BMI 值比收缩压在第 25 百分位数的受试者高 4～6kg/m²。Sorof 等[209]在一项对学龄儿童的研究中发现，影响高血压的最强因素是 BMI，他们发现 BMI 处于第 95 百分位的儿童经三次连续血压测量后，高血压的检出率为 11%，而 BMI 处于第 5 百分位的儿童高血压的检出率仅为 2%。这些结果强调，体重异常增加和肥胖是儿童和青少年血压升高的关键因素[209]。

1. 出生体重和血压

Barker[210]曾提出，出生体重是影响日后血压升高的重要因素。他推测，低出生体重儿因胎儿营养不良会导致肾脏质量下降以及血管结构和功能的改变，这些会导致将来易患高血压。Law 等[211]在年轻人中评估这种关系，他们发现，出生时体重降低和 1—5 岁的追赶生长，与 22 岁时血压升高有关。然而，并非所有的研究都发现这样的联系，Matthes 等[212]比较低出生体重青少年收缩压与正常出生体重青少年收缩压无显著性差异。

2. 轨迹现象

一般来说，从婴儿到青春期，血压会持续上升。然而，对人群来说，在任何年龄段，收缩压和舒张压的血压分布都比较广泛。轨迹现象的概念是指个人在同龄人中，随着时间的推移，其血压仍保持在同样的分布等级的倾向。这意味着那些在同一年龄时血压较高的人在以后的生活中也倾向于偏高的血压。这也表明这些人日后心血管疾病的发病率和死亡率风险更高。

纵向研究表明，儿童和青少年的血压确实会随着年龄增长而变化[67,213]。尽管从流行病学的角度来看，血压的轨迹现象是相当好的，但是随着时间的推移，血压也会有变化。儿童期对成年后血压的预测不像儿童期对身高的预测那样准确[104]。然而，Cook 等学者[214]已经表明，通过在儿童期几年里多次测量血压可以改善预测血压的能力。研究表明，血压的变化很大程度上是由于生长过程中体重和体重指数的变化引起的[215]。Muscatine 研究表明，除了目前的血压水平，体重和肥胖的变化是未来血压最重要的预测因素[216]。

与胆固醇一样，血压的轨迹现象并不能保证那些成年后注定成为高血压的儿童能够很容易地被识别出来。Bogalusa 研究结果表明，在患有高血压的成年人中有 40% 的人在儿童时期血压排在 80 百分位水平以上[213]。长期保持较高血压水平的儿童与同龄儿童比较往往更高、更胖、高骨龄和更早的青春期发育[215,216]。Muscatine 研究的数据表明，有 45% 的收缩压升高的年轻人在儿童时期测量血压至少有一次收缩压在第 90 百分位，有 40% 舒张压升高的成年人在儿童期舒张压升高[67]。

这就对儿童和青少年血压筛查的效用提出了一些疑问。Wang 等学者[217]评估了三种治疗青少年高血压方法的长期效果和成本效益。这些方法是：①不干预；②筛选和治疗；③降低整体血压分布的全人口战略。他们发现常规的血压筛查是有效的，但是以人口为基础的策略对于早期心血管疾病的预防具有成本效益。他们建议同时执行这两项战略。

（二）靶器官影响

高血压增加成人患心血管疾病的风险，治疗高血压可降低风险[75,218]。血压升高也是代谢综合征的一个组成部分，它与成人患心血管疾病的风险增加有关[81,219]。儿童高血压是否与心血管疾病的发展有关尚不清楚。众所周知，继发性高血压所导致的严重的血压升高会导致脑血管疾病、高血压脑病、充血性心力衰竭甚至死亡[218-222]，而轻度高血压，包括原发性高血压是否与心血管疾病有关目前尚不清楚[223,224]。

Bogalusa 研究和 PDAY 研究显示血压升高与主动脉和冠状动脉内脂肪条纹和纤维斑块形成有关[8,10]。这意味着全身性血压升高在动脉粥样硬化的早期发展中起着重要的作用。

血压升高也与儿童和青少年左心室质量增加有关[24,225,226]。这一点很重要，因为左心室肥厚已被确定为成人心血管疾病的独立危险因素[227,228]。Daniels 等学者[225]报道 55% 的原发性高血压的儿童患者左心室质量指数在第 90 百分位，8% 的原发性高血压儿童左心室质量指数超过 $51g/m^{2.7}$，

而这个界点已经明确会使成人原发性高血压患者中发生心血管事件的风险增加 4 倍[228]。已有研究表明，超声评价颈动脉 IMT 是动脉粥样硬化的无创检查[27]，而其他检查则不能[20]。这是一个需要进一步研究的领域。目前已有一些有关治疗高血压对左室质量和其他靶器官异常的影响的数据。Litwin 等评估了 12 个月非药物及药物干预对左心室质量指数、左心室肥厚及颈动脉 IMT 的影响[229]，他们发现平均左心室质量指数由原来的（38.5±10.7）$g/m^{2.7}$ 降低至（35.2±7.5）$g/m^{2.7}$，左心室肥厚的发生率由原来的 46.5% 降低至 31.4%，颈动脉 IMT 由原来的（0.44±0.05）mm 降低至（0.42±0.04）mm，这些差异均具有统计学意义（$P < 0.001$）。这些令人鼓舞的结果表明儿童高血压的标准管理可以逆转靶器官损害。

在成人中，即使在没有主观症状的情况下，高血压也与生理和认知功能下降有关[230]。这些关系的基本机制尚不明确。Hajjar 等学者[231]研究高血压与身体运动能力、认知和情感的损害之间的关系，他们同时进行颅脑核磁检查，发现高血压增加了身体运动能力下降、认知和情绪障碍的风险，而这些障碍与残疾和死亡率的增加有关。这些关联有一部分原因与脑微血管损伤（脑白质高信号）有关。也有研究表明，血压升高与儿童神经认知异常之间的潜在联系。Lande 等[232]根据 NHANES Ⅲ 的数据，发现学龄儿童和青少年血压升高与认知功能下降之间存在关联。收缩压升高的儿童在数字广度、积木搭建和数学方面的平均分低于血压正常的儿童。Adams 等[233]报道说患有原发性高血压的儿童学习障碍的患病率高于非高血压儿童。Lande 等[234]报道说经过 12 个月的抗高血压治疗后，父母对孩子执行功能的评分有所提高。总之，这些结果强调了广泛的靶器官异常，可能与儿童和青少年高血压有关。他们还强调，治疗高血压可以改善神经认知和心血管功能。

对大多数儿童来说，血压升高没有明显的不适症状，不易被发现。因此，推荐在儿科临床工作中应进行血压测量，对于确定高血压的儿童应进行超声心动图检测，以确定是否存在靶器官

损害。

（三）正常血压

结合儿童血压的大规模流行病学研究的数据制订了血压正常值的表格，见表71-11和表71-12。这些血压均为坐位测量。从这些表格可以看出血压随年龄和身高的增长而增长，因此对血压升高进行分类时应包含身高百分位数。BMI和血压之间也具有很强的相关性，但这是一种病理关系，因此对于正常血压者不考虑体重和BMI，而且超重的儿童血压升高也是异常的。由于男性血压高于女性，因此分别列出了男性和女性的血压表，性别差异随年龄升高而升高。研究表明，在考虑了体格大小与血压的相关因素后，儿童和青少年血压的种族差异很小。图71-4列出了1岁以内婴儿的血压正常值，均为仰卧位示波法测量。

动态血压：血压的传统测量方法为取安静坐位下测量。这种测量方法在儿童和成人的科研和临床工作中都是非常有用的。然而，很明显，这并不能反映正常的昼夜血压变化。临床测量的血压也可能受到白大衣效应的影响。白大衣效应即在医生诊室时血压升高，在其他环境中血压正常，已为大家所公认。

动态血压监测是指患者在24h内佩戴便携式血压测量装置[235,236]。这种方法已越来越多地应用于成人和儿科患者，可以提供更好的血压特征，可以计算白天的平均血压和夜间的平均血压以及血压超过正常上限的频率。已公布可供临床使用的动态血压正常值标准[237,238]。动态血压测量可以反映靶器官损害，而且较偶测血压更为敏感[235,239]。

动态血压监测也可以用来评估白大衣高血压。白大衣高血压在诊室测量血压升高，而24h动态血压测量是正常的。当出现白大衣高血压时，使用动态监测可以使患者避免接受更强的治疗。儿童白大衣高血压不应被认为完全正常，血压对压力刺激的反应性可能是未来高血压的一个标志[236]。

24h动态血压监测的另一个可能有用的方面是在睡眠期间血压的正常下降[240]，正常情况下，夜间血压下降约10%，夜间血压不下降与未来血压升高、靶器官损害的风险增加、继发性高血压有关[241-243]。24h动态血压监测可用于患有高血压的儿科患者[236]，然而，需要适当的专门设备和能够使用设备及对结果进行解释的训练有素的工作人员。

（四）高血压定义

成人高血压的诊断在任何年龄段可以使用同一界值[218,243]。对儿童来说，因为血压会随着孩子年龄的增加而增长，不能使用同一个界值，因此由国家高血压教育项目提出了基于百分位数的高血压定义[242]。表71-13列出了血压定义标准。需要在3个不同的场合持续升高血压（第95百分位数）才可以确定高血压的诊断。第一次测量时的血压水平决定了患者何时应该返回复查血压。因为高血压往往会在随后的访问中下降，而且严重的血压升高需要更多的尽快诊治，因此复查高血压很重要。

（五）血压测量

为了评估血压，首先要进行正确的血压测量，不幸的是，在许多临床情况下，可能根本不进行血压测量，即使测量血压，所使用的技术也可能是不合适的。即使适当测量血压，也往往不能正确解释。Hansen等[244]评估了在有电子病历的大型学术城市医疗系统中未诊断的高血压前期和高血压的发生频率。他们发现高血压前期和高血压通常都没有被诊断出来。对于没有肥胖或其他心血管危险因素的较年轻的儿童来说，这尤其如此。更多的2期高血压患者能够被诊断与认识和诊断的提高有关。通常很少对护士和医生进行血压测量和结果解释方面的培训。

1. 新生儿

测量血压的最佳方法是留置动脉导管[245]。在患病的新生儿中，通常有脐动脉或桡动脉导管[246]。另一种方法是示波法监测仪。已经证实，在控制环境因素如麻醉的情况下，这些装置与动脉内测量血压有相当好的一致性[246]。然而，在诊室环境中，这些装置和听诊法测量血压有很大差异[247]。此外，示波法装置彼此之间也可能不同[248]。

表 71-11　女孩不同年龄身高的血压百分位水平

年龄（岁）	血压百分位	收缩压（mmHg） 身高百分位							舒张压（mmHg） 身高百分位						
		5th	10th	25th	50th	75th	90th	95th	5th	10th	25th	50th	75th	90th	95th
1	50th	80	81	83	85	87	88	89	34	35	36	37	38	39	39
	90th	94	95	97	99	100	102	103	49	50	51	52	53	53	54
	95th	98	99	101	103	104	106	106	54	54	55	56	57	58	58
	99th	105	106	108	110	112	113	114	61	62	63	64	65	66	66
2	50th	84	85	87	88	90	92	92	39	40	41	42	43	44	44
	90th	97	99	100	102	104	105	106	54	55	56	57	58	58	59
	95th	101	102	104	106	108	109	110	59	59	60	61	62	63	63
	99th	109	110	111	113	115	117	117	66	67	68	69	70	71	71
3	50th	86	87	89	91	93	94	95	44	44	45	46	47	48	48
	90th	100	101	103	105	107	108	109	59	59	60	61	62	63	68
	95th	104	105	107	109	110	112	113	63	63	64	65	66	67	67
	99th	111	112	114	116	118	119	120	71	71	72	73	74	75	75
4	50th	88	89	91	93	95	96	97	47	48	49	50	51	51	52
	90th	102	103	105	107	109	110	111	62	63	64	65	66	66	67
	95th	106	107	109	111	112	114	115	66	67	68	69	70	71	71
	99th	113	114	116	118	120	121	122	74	75	76	77	78	78	79
5	50th	90	91	93	95	96	98	98	50	51	52	53	54	55	55
	90th	104	105	106	108	110	111	112	65	66	67	68	69	69	70
	95th	108	109	110	112	114	115	116	69	70	71	72	73	74	74
	99th	115	116	118	120	121	123	123	77	78	79	80	81	81	82
6	50th	91	92	94	96	98	99	100	53	53	54	55	56	57	57
	90th	105	106	108	110	111	113	113	68	68	69	70	71	72	72
	95th	109	110	112	114	115	117	117	72	72	73	74	75	76	76
	99th	116	117	119	121	123	124	125	80	80	81	82	83	84	84
7	50th	92	94	95	97	99	100	101	55	55	56	57	58	59	59
	90th	106	107	109	111	113	114	115	70	70	71	72	73	74	74
	95th	110	111	113	115	117	118	119	74	74	75	76	77	78	78
	99th	117	118	120	122	124	125	126	82	82	83	84	85	86	86
8	50th	94	95	97	99	100	102	102	56	57	58	59	60	60	61
	90th	107	109	110	112	114	115	116	71	72	72	73	74	75	76

(续 表)

年龄（岁）	血压百分位	收缩压（mmHg） 身高百分位							舒张压（mmHg） 身高百分位						
		5th	10th	25th	50th	75th	90th	95th	5th	10th	25th	50th	75th	90th	95th
	95th	111	112	114	116	118	119	120	75	76	77	78	79	79	80
	99th	119	120	122	123	125	127	127	83	84	85	86	87	87	88
9	50th	95	96	98	100	102	103	104	57	58	59	60	61	61	62
	90th	109	110	112	114	115	117	118	72	73	74	75	76	76	77
	95th	113	114	116	118	119	121	121	76	77	78	79	80	81	81
	99th	120	121	123	125	127	128	129	84	85	86	87	88	88	89
10	50th	97	98	100	102	103	105	106	58	59	60	61	61	62	63
	90th	111	112	114	115	117	119	119	73	73	74	75	76	77	78
	95th	115	116	117	119	121	122	123	77	78	79	80	81	81	82
	99th	122	123	125	127	128	130	130	85	86	86	88	88	89	90
11	50th	99	100	102	104	105	107	107	59	59	60	61	62	63	63
	90th	113	114	115	117	119	120	121	74	74	75	76	77	78	78
	95th	117	118	119	121	123	124	125	78	78	79	80	81	82	82
	99th	124	125	127	129	130	132	132	86	86	87	88	89	90	90
12	50th	101	102	104	106	108	109	110	59	60	61	62	63	63	64
	90th	115	116	118	120	121	123	123	74	75	75	76	77	78	79
	95th	119	120	122	123	125	127	127	78	79	80	81	82	82	83
	99th	126	127	129	131	133	134	135	86	87	88	89	90	90	91
13	50th	104	105	106	108	110	111	112	60	60	61	62	63	64	64
	90th	117	118	120	122	124	125	126	75	75	76	77	78	79	79
	95th	121	122	124	126	128	129	130	79	79	80	81	82	83	83
	99th	128	130	131	133	135	136	137	87	87	88	89	90	91	91
14	50th	106	107	109	111	113	114	115	60	61	62	63	64	65	65
	90th	120	121	123	125	126	128	128	75	76	77	78	79	79	80
	95th	124	125	127	128	130	132	132	80	80	81	82	83	84	84
	99th	131	132	134	136	138	139	140	87	88	89	90	91	92	92
15	50th	109	110	112	113	115	117	117	61	62	63	64	65	66	66
	90th	122	124	125	127	129	130	131	76	77	78	79	80	80	81
	95th	126	127	129	131	133	134	135	81	81	82	83	84	85	85
	99th	134	135	136	138	140	142	142	88	89	90	91	92	93	93

（续　表）

年龄（岁）	血压百分位	收缩压（mmHg） 身高百分位							舒张压（mmHg） 身高百分位						
		5th	10th	25th	50th	75th	90th	95th	5th	10th	25th	50th	75th	90th	95th
16	50th	111	112	114	116	118	119	120	63	63	64	65	66	67	67
	90th	125	126	128	130	131	133	134	78	78	79	80	81	82	82
	95th	129	130	132	134	135	137	137	82	83	83	84	85	86	87
	99th	136	137	139	141	143	144	145	90	90	91	92	93	94	94
17	50th	114	115	116	118	120	121	122	65	66	66	67	68	69	70
	90th	127	128	130	132	134	135	136	80	80	81	82	83	84	84
	95th	131	132	134	136	138	139	140	84	85	86	87	87	88	89
	99th	139	140	141	143	145	146	147	92	93	93	94	95	96	97

（引自 National High Blood Pressure Education Program Working Group on High Blood Pressure in Children and Adolescents. The fourth report on the diagnosis, evaluation and treatment of high blood pressure in children and adolescents. *Pediatrics*. 2004;114:555–576.）

表 71-12　男孩不同年龄身高的血压百分位水平

年龄（岁）	血压百分位	收缩压（mmHg） 身高百分位							舒张压（mmHg） 身高百分位						
		5th	10th	25th	50th	75th	90th	95th	5th	10th	25th	50th	75th	90th	95th
1	50th	80	81	83	85	87	88	89	34	35	36	37	38	39	39
	90th	94	95	97	99	100	102	103	49	50	51	52	53	53	54
	95th	98	99	101	103	104	106	106	54	54	55	56	57	58	58
	99th	105	106	108	110	112	113	114	61	62	63	64	65	66	66
2	50th	84	85	87	88	90	92	92	39	40	41	42	43	44	44
	90th	97	99	100	102	104	105	106	54	55	56	57	58	58	59
	95th	101	102	104	106	108	109	110	59	59	60	61	62	63	63
	99th	109	110	111	113	115	117	117	66	67	68	69	70	71	71
3	50th	86	87	89	91	93	94	95	44	44	45	46	47	48	48
	90th	100	101	103	105	107	108	109	59	59	60	61	62	63	63
	95th	104	105	107	109	110	112	113	63	63	64	65	66	67	67
	99th	111	112	114	116	118	119	120	71	71	72	73	74	75	75
4	50th	88	89	91	93	95	96	97	47	48	49	50	51	51	52
	90th	102	103	105	107	109	110	111	62	63	64	65	66	66	67
	95th	106	107	109	111	112	114	115	66	67	68	69	70	71	71
	99th	113	114	116	118	120	121	122	74	75	76	77	78	78	79

（续表）

年龄（岁）	血压百分位	收缩压（mmHg） 身高百分位							舒张压（mmHg） 身高百分位						
		5th	10th	25th	50th	75th	90th	95th	5th	10th	25th	50th	75th	90th	95th
5	50th	90	91	93	95	96	98	98	50	51	52	53	54	55	55
	90th	104	105	106	108	110	111	112	65	66	67	68	69	69	70
	95th	108	109	110	112	114	115	116	69	70	71	72	73	74	74
	99th	115	116	118	120	121	123	123	77	78	79	80	81	81	82
6	50th	91	92	94	96	98	99	100	53	53	54	55	56	57	57
	90th	105	106	108	110	111	113	113	68	68	69	70	71	72	72
	95th	109	110	112	114	115	117	117	72	72	73	74	75	76	76
	99th	116	117	119	121	123	124	125	80	80	81	82	83	84	84
7	50th	92	94	95	97	99	100	101	55	55	56	57	58	59	59
	90th	106	107	109	111	113	114	115	70	70	71	72	73	74	74
	95th	110	111	113	115	117	118	119	74	74	75	76	77	78	78
	99th	117	118	120	122	124	125	126	82	82	83	84	85	86	86
8	50th	94	95	97	99	100	102	102	56	57	58	59	60	60	61
	90th	107	109	110	112	114	115	116	71	72	72	73	74	75	76
	95th	111	112	114	116	118	119	120	75	76	77	78	79	79	80
	99th	119	120	122	123	125	127	127	83	84	85	86	87	87	88
9	50th	95	96	98	100	102	103	104	57	58	59	60	61	61	62
	90th	109	110	112	114	115	117	118	72	73	74	75	76	76	77
	95th	113	114	116	118	119	121	121	76	77	78	79	80	81	81
	99th	120	121	123	125	127	128	129	84	85	86	87	88	88	89
10	50th	97	98	100	102	103	105	106	58	59	60	61	61	62	63
	90th	111	112	114	115	117	119	119	73	73	74	75	76	77	78
	95th	115	116	117	119	121	122	123	77	78	79	80	81	81	82
	99th	122	123	125	127	128	130	130	85	86	86	88	88	89	90
11	50th	99	100	102	104	105	107	107	59	59	60	61	62	63	63
	90th	113	114	115	117	119	120	121	74	74	75	76	77	78	78
	95th	117	118	119	121	123	124	125	78	78	79	80	81	82	82
	99th	124	125	127	129	130	132	132	86	86	87	88	89	90	90
12	50th	101	102	104	106	108	109	110	59	60	61	62	63	63	64
	90th	115	116	118	120	121	123	123	74	75	75	76	77	78	79

（续 表）

年龄（岁）	血压百分位	收缩压（mmHg）							舒张压（mmHg）						
		身高百分位							身高百分位						
		5th	10th	25th	50th	75th	90th	95th	5th	10th	25th	50th	75th	90th	95th
	95th	119	120	122	123	125	127	127	78	79	80	81	82	82	83
	99th	126	127	129	131	133	134	135	86	87	88	89	90	90	91
13	50th	104	105	106	108	110	111	112	60	60	61	62	63	64	64
	90th	117	118	120	122	124	125	126	75	75	76	77	78	79	79
	95th	121	122	124	126	128	129	130	79	79	80	81	82	83	83
	99th	128	130	131	133	135	136	137	87	87	88	89	90	91	91
14	50th	106	107	109	111	113	114	115	60	61	62	63	64	65	65
	90th	120	121	123	125	126	128	128	75	76	77	78	79	79	80
	95th	124	125	127	128	130	132	132	80	80	81	82	83	84	84
	99th	131	132	134	136	138	139	140	87	88	89	90	91	92	92
15	50th	109	110	112	113	115	117	117	61	62	63	64	65	66	66
	90th	122	124	125	127	129	130	131	76	77	78	79	80	80	81
	95th	126	127	129	131	133	134	135	81	81	82	83	84	85	85
	99th	134	135	136	138	140	142	142	88	89	90	91	92	93	93
16	50th	111	112	114	116	118	119	120	63	63	64	65	66	67	67
	90th	125	126	128	130	131	133	134	78	78	79	80	81	82	82
	95th	129	130	132	134	135	137	137	82	83	83	84	85	86	87
	99th	136	137	139	141	143	144	145	90	90	91	92	93	94	94
17	50th	114	115	116	118	120	121	122	65	66	66	67	68	69	70
	90th	127	128	130	132	134	135	136	80	80	81	82	83	84	84
	95th	131	132	134	136	138	139	140	84	85	86	87	87	88	89
	99th	139	140	141	143	145	146	147	92	93	93	94	95	96	97

第90百分位是 超过均值1.28 标准差；第95百分位是超过均值1.645 标准差；第99百分位是 超过均值2.326 标准差（引自 National High Blood Pressure Education Program Working Group on High Blood Pressure in Children and Adolescents. The fourth report on the diagnosis, evaluation and treatment of high blood pressure in children and adolescents. *Pediatrics*. 2004;114:555-576.）

当监测血压随时间的变化趋势时，可以采用示波法装置。腿部的血压可能高于手臂的血压，因此应该测量手臂的血压[249]。在腿部测量血压时，没有正常的标准。常规血压测量的方法不推荐使用于正常新生儿或婴儿[250]。应在其他可能会出现高血压的内科疾病是测量血压，例如肾脏疾病或先天性心脏病的情况[251]（表71-14）。

2. 儿童和青少年血压

3岁及以上的儿童应至少每年去医院测量血压。建议用听诊法测量血压，首选右臂测量血压，患者安静地坐着，手臂处于心脏水平[242]。3岁及以上的儿童至青少年时期因生病就诊时都能够很

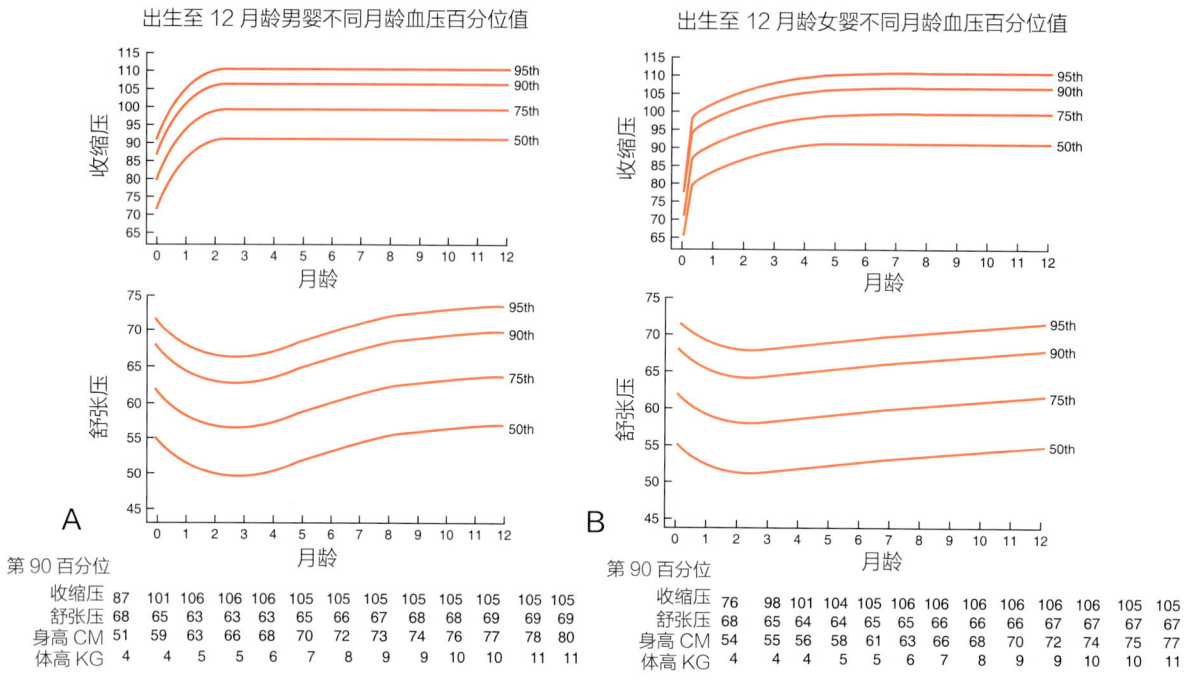

▲ 图 71-4 出生至 12 月龄男婴（A）、女婴（B）不同月龄血压百分位值

（引自 Task Force on blood Pressure Control in Children. National Heart, Lung, and Blood Institute, Bethesda, Maryland. Report of the Second Task Force on Blood Pressure Control in Children–1987. *Pediatrics*. 1987;79:1–25.）

表 71-13 儿童青少年高血压分期

	收缩压或舒张压百分位 [a]	血压测量频率
正常	<第 90 百分位	下次体检时复查
高血压前期	第 90~95 百分位或血压在第 90~<第 95 百分位以下但超过 120/80mmHg[b]	6 个月复查
高血压 1 期	第 95~99 百分位 +5mmHg	如果有症状，在 1~2 周或更早的时间内复查；如果在另外两次持续升高，则在 1 个月内评估或参考护理来源
高血压 2 期	超过第 99 百分位 +5mmHg	1 周内评估或参考护理来源，如果有症状则立即评估

a. 至少 3 次非同日测量，依据年龄、性别、身高的血压值；如果收缩压和舒张压分期不在一个级别，以高者记；b.12 岁儿童的血压情况比较典型

好地进行血压测量。

袖带的宽度对于血压的准确测量非常重要。使用偏窄的袖带会使测量的血压偏高。袖带应放在鹰嘴与肩峰之间的中点处，宽度至少为上臂周长的 40%。袖带的长度应在上臂周长的 80%~100%，这样才能适当地环绕上臂[250]。因此，袖带的宽度与长度的比例应至少为 1∶2。在临床实践中，如果袖带太小，则应选择更大的袖带，直到确定最合适的袖带尺寸为止。

采用听诊 Korotkoff 音用于测定收缩压和舒张压。开始出现敲击音（Korotkoff 第 1 音）用于确定收缩压，而声音的消失（Korotkoff 第 5 音）用来确

表 71-14 新生儿和婴儿应该进行血压测量的情况

- 早产儿并发症
- 先天性心脏病
- 肾脏疾病或泌尿系畸形
- 有颅内压升高的证据
- 使用了会升高血压的药物

定舒张压。当降至 0mmHg 仍可听到声音时，那么则以第 4 音的开始，或声音突然变钝来确定舒张压。水银血压计是测量血压的最佳装置。然而，由于担忧汞对环境的影响，许多医院已经不再使用水银压力计。一种根据汞柱校准的非液体机械装置可作为适当的替代方法。一般来说，儿童和青少年的血压规测量不推荐使用自动示波血压计。如果使用自动示波血压计测量血压升高，应使用水银血压计或非液体机械装置进行确认[236]。

（六）高血压病因学

高血压有许多潜在的原因。发现继发性高血压的可能性随儿童的年龄、血压升高的程度和高血压家族史不同而不同。这意味着，对于血压较高、高血压家族史较少或没有家族史的年幼儿童，应考虑可能的继发性原因。对于血压轻度升高、体重过重、有高血压家族史的青少年，最有可能是原发性高血压。

1. 新生儿高血压

新生儿高血压通常应该评价继发性原因，包括肾实质疾病和肾血管性疾病、心血管、内分泌、药物和新生儿疾病。其他原因包括支气管肺发育不良和颅内压增高[252,253]。

这一年龄组潜在的继发性原因的评估包括测量所有四肢的血压，以排除主动脉缩窄。脐动脉插管史可提示血管损伤和肾动脉狭窄。通常，仔细的病史询问和身体检查可为可能的高血压原因提供线索。

对大多数患者来说，只需要很少的实验室检查。血尿素氮（blood urea nitrogen，BUN）和肌酐检查评价肾功能，尿液标本检查对肾实质疾病的评估有重要意义。

如果出现充血性心力衰竭的体征和症状，需要进行胸部 X 线片和超声心动图检查。如果怀疑肾脏或泌尿系统异常，泌尿生殖道超声检查很重要。对于血压很高的婴儿，如果不能很容易的确定病因，可以对可能的肾动脉狭窄进行评估。

2. 儿童和青少年

对于年长儿童，继发性高血压的可能性降低，但仍可能存在。一般而言，病史和体格检查在查明可能的继发性原因方面是最有用的。儿童持续血压升高的标准评估见表 71-15。表 71-16 列出了可能提示高血压病因的相关病史。表 71-17 列出了可能提示继发性高血压的体检结果。根据病史和体检结果，结合实验室检查，可以评估血压升高的可能的潜在原因。

（七）靶器官异常的评估

超声心动图是评价靶器官异常的主要工具。左心室质量可根据标准超声心动图测量值计算，包括左心室舒张末期内径、心室间隔厚度和左心室后壁厚度，得到这些测量值，根据 Devereux 等的方法可以计算出左心室质量[254]。

左心室质量（g）=0.80 [1.04（心室间隔厚度＋左心室舒张末期内径＋左心室后壁厚度）^{3} －（左心室舒张末期内径）^{3}] +0.6

左心室的大小与身材大小，特别是瘦组织质量密切相关[255]，这意味着左心室质量的测定应该进行标准化，以便进行比较。推荐的方法是使用身高的 2.7 次方，这种方法考虑到了患者的瘦组

表 71-15　儿童青少年高血压临床评估标准

研究经过	目标
病史包括睡眠史、家族史、危险因素、饮食；生活习惯：吸烟、饮酒、体育运动	病史和体检有助于后续评估
血尿素氮肌酐、电解质、尿液分析和尿培养	排除肾脏疾病和慢性肾盂肾炎
全血细胞计数	除外贫血，符合慢性肾脏疾病
肾脏超声	除外瘢痕、先天畸形或肾脏大小不一

（引自 National High Blood Pressure Education Program Working Group on High Blood Pressure in Children and Adolescents. The fourth report on the diagnosis, evaluation and treatment of high blood pressure in children and adolescents. *Pediatrics*. 2004；114:555–576.）

71-16 鉴别原发性或继发性高血压的病史信息

信 息	关 联
高血压、子痫前期、毒血症、肾脏疾病、肿瘤疾病家族史	在原发性高血压、遗传性肾脏疾病和某些内分泌疾病非常重要（例如，具有家族性嗜铬细胞瘤的多发性内分泌腺病Ⅱ型）
新生儿期病史	使用脐动脉导管，提示需要评估肾血管和肾脏
头痛、头晕、鼻出血、视力问题	非特异性症状，通常对病因诊断无帮助
腹痛、排尿困难、夜尿频次、遗尿症	可能暗示潜在的肾脏疾病
关节疼痛/肿胀、面部或周围水肿	提示结缔组织病和（或）其他形式的肾炎
体重减轻、食欲好但体重不增、出汗、脸红、发热、心悸	综合来看，症状提示嗜铬细胞瘤
肌肉痉挛、虚弱、便秘	可能提示低钾血症和醛固酮增多症
初潮年龄、性发育	可能有助于提示内分泌原因
服用处方药和非处方药、避孕药、非法药物	药物性高血压

（引自 National High Blood Pressure Education Program Working Group on High Blood Pressure in Children and Adolescents. The fourth report on the diagnosis, evaluation and treatment of high blood pressure in children and adolescents. *Pediatrics*. 2004; 114:555–576.）

织质量，可除外肥胖对血压的影响。肥胖可能会导致左心室质量增加[256]。确定左室质量指数升高的切点是 $51g/m^{2.7}$。高于正常儿童和青少年的第 99 百分位数，与成人高血压的心血管发病率和死亡率增加有关[228]。

其他评估靶器官损害的方法，如超声评估颈动脉和尿液评估微量白蛋白尿，目前不推荐用于儿童青少年。视网膜血管的眼科检查可能有助于鉴别有视网膜血管改变的儿童青少年，可以反映其他血管床的异常变化。

检查空腹血脂和血糖，可以确定潜在的代谢异常，这可能是代谢综合征的一部分，对于评估儿童是否患有与高血压有关的可能增加心血管疾病风险的并存的疾病往往是有用的。在有打鼾史、睡眠期间呼吸不规律和白天睡眠状态的儿童中，可以通过多导睡眠图来评估阻塞性睡眠呼吸暂停的可能性。在年龄较大的儿童和青少年中，要询问是否存在乙醇或药物滥用史。

（八）高血压治疗

图 71-5 列出了国家心肺和血液研究所推荐的儿童和青少年高血压评估和治疗的总体方法。一般来说，最初的治疗方法包括改变生活方式。如果患者超重，这应该包括积极的体重管理。当改变生活方式的方法治疗无效时，才开始用药物进行更积极的治疗。

1. 改变生活方式

在成人，有很好的证据表明，改变饮食和体育活动可以对血压产生有益的影响，越来越多的证据表明，儿童也是如此。

（1）饮食：从饮食的角度来看，超重、过量摄入盐和酒精以及低钾摄入量都与血压升高有关[257]。然而，改变这些饮食因素是否可以为治疗提供良好的目标，目前尚不清楚。

许多评估减轻体重与血压关系的临床试验已经进行。在成人，几乎所有的人都表明体重减轻或体重指数的改善与血压降低有关。在一项 Meta 分析中，体重减轻 5.1kg，收缩压平均下降 4.4mmHg，舒张压平均下降 3.6mmHg[258]。在儿童和青少年中，大部分原发性高血压与超重有关。随着儿童肥胖患病率和严重程度的增加，体重管理成为高血压非药物管理的一个越来越重要的方面[242]。对血压升高儿童体重减轻的干预研究已经证明了有益的结果[259-261]。这也适用于基于临床的减肥研究[70]，此外，减肥后的血脂水平和胰岛素敏感性也有所改善[70,262]。这意味着代谢综合

表 71-17　体格检查结果提示继发性高血压的例子

	发　现	可能病因
生命体征	• 心动过速、下肢脉搏减弱 • 下肢血压低于上肢	• 甲状腺功能亢进、嗜铬细胞瘤、神经母细胞瘤、原发性高血压 • 主动脉缩窄
眼	• 视网膜病变	• 严重高血压，继发性高血压可能性大
耳鼻喉	• 扁桃体肿大	• 提示睡眠呼吸暂停综合征，打呼噜
身高/体重	• 生长停滞 • 肥胖（高体重指数） • 中心性肥胖	• 慢性肾衰竭 • 原发性高血压 • 库欣综合征、胰岛素抵抗综合征
头颈部	• 满月脸 • 小精灵面容 • 颈蹼 • 甲状腺肿大	• 库欣综合征 • Williams 综合征 • Turner 综合征（主动脉缩窄） • 甲状腺功能亢进
皮肤	• 间断苍白、脸红、出汗 • 痤疮、多毛症、皮肤紫纹 • 牛奶咖啡斑 • 皮脂腺瘤 • 颧面部皮疹 • 黑棘皮	• 嗜铬细胞瘤 • 库欣综合征、大量使用糖皮质激素 • 神经纤维瘤病 • 结节性硬化 • 系统性红斑狼疮 • 2 型糖尿病
胸部	• 乳头间距宽 • 收缩期心脏杂音 • 摩擦音 • 抬举样心尖冲动	• Turner 综合征 • 主动脉缩窄 • 系统性红斑狼疮（心包炎）、胶原-血管病、终末期肾病尿毒症 • 左心室肥厚/慢性高血压
腹部	• 肿块 • 上腹部/侧腹部杂音 • 肾脏易被触及	• Wilms 肿瘤、神经母细胞瘤、嗜铬细胞瘤 • 肾动脉狭窄 • 多囊性肾病、肾积水、多囊-增生异常肾
生殖器	• 不明确/男性化	• 肾上腺增生
四肢	• 关节肿胀 • 肌肉无力	• 系统性红斑狼疮、胶原血管病 • 醛固酮增多症、Liddle 综合征

（引自 National High Blood Pressure Education Program Working Group on High Blood Pressure in Children and Adolescents. The fourth report on the diagnosis, evaluation and treatment of high blood pressure in children and adolescents. *Pediatrics*. 2004；114:555–576.）

征的主要成分也有改善，在儿童研究中，体重指数降低 8%～10%，血压下降 8～16mmHg[70,259-261]。一个重要的问题是，保持体重稳定，这些益处能否稳定。这是未来研究的一个重要领域，由于肥胖症的治疗和减肥的维持是很困难的，因此把预防儿童体重异常增长作为重点是非常重要的。很明显，无论基线血压是多少，体重指数在儿童年龄范围内的增加都会对未来的血压产生有害的影响[68]。食盐的摄入也一直是人们关注的问题，减少盐摄入是一种重要的治疗方法。已经在成人中进行了许多随机对照临床试验。在一项 Meta 分析中，尿钠的中位数减少大约 1.8g/d，高血压患者收缩压平均降低 5.0mmHg，舒张压平均降低 2.7mmHg[262]。已经证明限制钠摄入可以降低血压，可用作降压药物的辅助治疗[263]。此外，限制钠摄入还能防止高血压进展[264]。Bibbins-

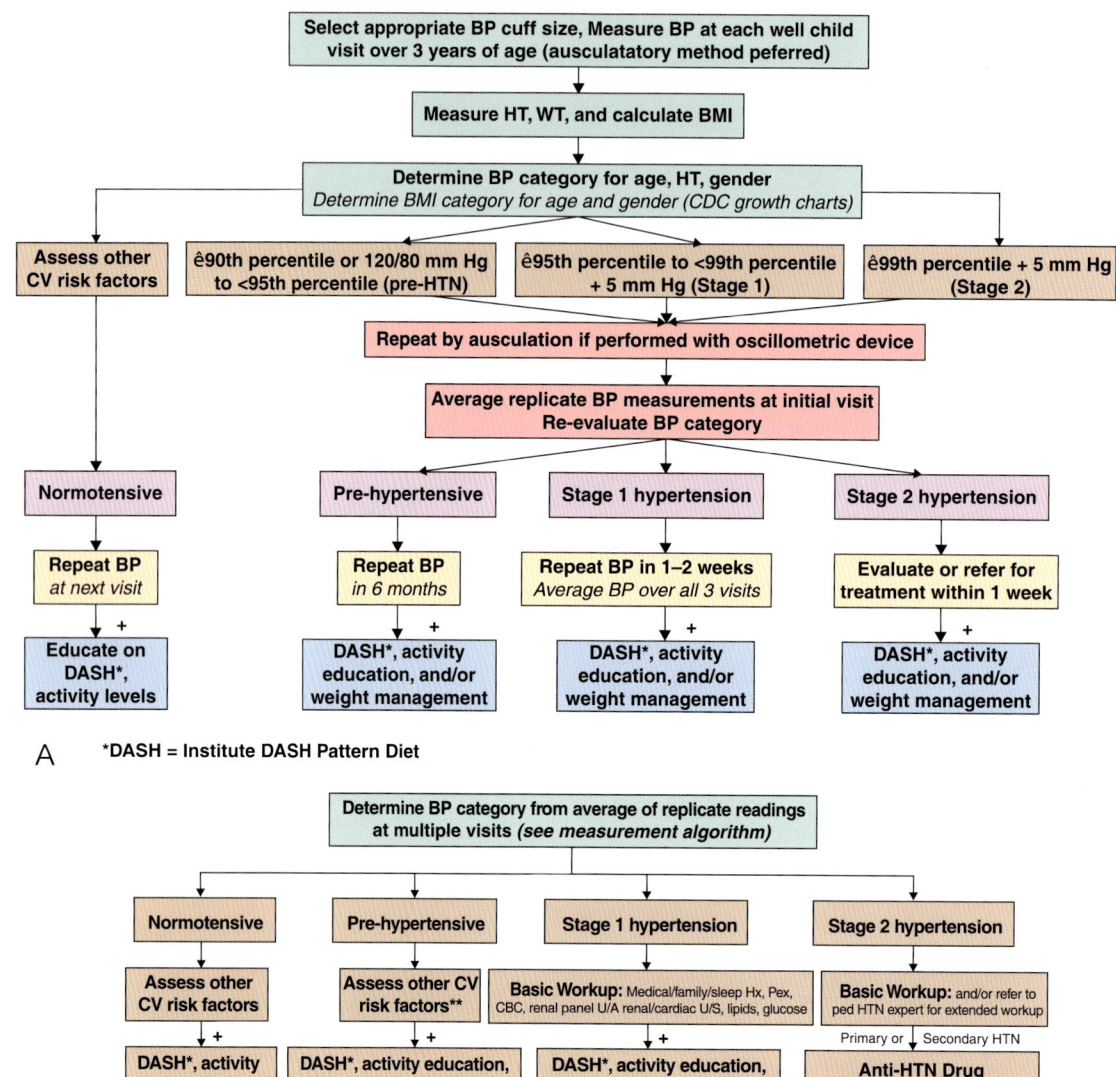

▲ 图 71-5 A: Blood pressure measurement and categorization. B: Blood pressure management by category. Evaluation and management of children and adolescents with hypertension. BMI, body mass index; BP, blood pressure; Rx, prescription; Q, every. (Adapted from Expert Panel on Integrated Guidelines for Cardiovascular Health and Risk Reduction in Children and Adolescents; National Heart, Lung, and Blood Institute. Expert panel on integrated guidelines for cardiovascular health and risk reduction in children and adolescents: summary report. *Pediatrics*. 2011;128:S213–S256.)

Domingo 等[265,266] 使用冠状动脉粥样硬化性心脏病策略模型量化效果，人群减少食盐摄入为每日 3g（含钠 1200mg）。他们发现，适量减少食盐摄入会节省 194 000～392 000 个质量调整寿命年，每年节省 100 亿～240 亿美元的医疗费用。这些减少与减少烟草使用、降低肥胖、降低胆固醇水平的好处相似。

描述食盐摄入与血压关系的难点是存在个体差异。有些人对饮食中的盐更敏感，摄入食盐，血压比其他人增加得更多[266,267]。然而，这种敏感性不是有或无的反应，而是分级的，在饮食中对盐有不同程度的敏感性[267,268]。总体来说，在非裔美国患者中，饮食中钠降低的效果似乎更为明显[267]。不幸的是，没有一种简单的方法来评估钠的敏感程度，无法在临床中使用。

婴儿期可能是与饮食钠有关的一个重要时期。Hofman 等[269] 对婴儿进行了减钠的随机试验。他们发现在 6 月龄的时候血压有很小但具有统计学意义的下降。停止干预，这种差异在 1 岁后消失。在受试者年满 15 岁时进行了随访研究，尽管这种干预在儿童时期没有持续进行，低钠组的血压明显低于正常钠组[270]。

目前关于限制儿童高血压患者饮食钠摄入的研究很少[271-274]。这些研究的结果也相互矛盾，有的认为有效果，有的则认为没有效果。一部分原因可能是因为对饮食钠敏感程度的个体差异，而且也无法识别对钠更敏感的个体，也可能是由于难以坚持低盐饮食。

其他微量元素，如钾和钙，已在儿童中进行了研究。然而，这些研究的结果并没有显示出强大而且一致的效果，不足以推荐它们作为治疗干预的目标。研究表明乙醇摄入对血压有剂量依赖性的影响[275]。对成年人进行的一项 Meta 分析表明，酒精消费的中位数减少 76%，收缩压可降低 3.3mmHg，舒张压降低 2.0mmHg[276]。虽然乙醇摄入在青少年中还没有得到广泛的研究，但它是高血压的一个潜在原因。在酗酒的患者中，停止摄入乙醇，血压可显著改善。

最近，对成年人的研究侧重于饮食模式，而不是特定的微量营养素。成人最好的研究饮食是 DASH（dietary approaches to stop hypertension，饮食方法来阻止高血压）饮食。这种饮食包括增加水果和蔬菜、低脂奶制品、全谷物、家禽、鱼类和坚果的摄入量。该饮食减少了红肉、糖果和含糖饮料的摄入。研究证明这种饮食能显著降低男性、女性、白色人种和非裔美国人高血压患者的血压[277-280]。令人感兴趣的是，它也可以降低没有高血压的成年人的血压[280]。在高血压患者中，饮食可使收缩压降低 11.6mmHg，舒张压降低 5.3mmHg。

在成人中，DASH 饮食安全、有效，可广泛适用于不同人群。已对高血压儿童和青少年的 DASH 饮食进行了一些研究。Couch 等[281] 发现经过 3 个月的饮食管理，DASH 饮食组较标准饮食控制组可显著降低与基线收缩压的 z 评分。随机分配给 DASH 饮食组的高血压青少年的舒张压 z 评分也有下降的趋势。国家高血压教育计划和国家心肺血液研究所建议，对于儿童青少年高血压患者使用 DASH 饮食计划是合适的[242]。

（2）体育运动：规律的体育运动也可能是通过生活方式改变来治疗儿童高血压的有益组成部分。体育运动包括它对体重管理的效用，有许多有益的作用[83]。尚不清楚体育运动是否对血压有独立影响。对 12 项儿童和青少年随机试验的 Meta 分析表明，增加体力活动会使血压略有下降[282]，但是缺乏统计学意义。然而，增加体育运动和减少久坐时间的好处超过了任何风险。国家高血压教育计划建议增加并且进行规律的体育运动（每天 30～60min 的中等体力活动）作为儿童和青少年最有效的改变生活方式治疗方法的一部分[242]。

一个可能出现的临床问题是竞技运动员患有高血压。一般情况下，轻度至中度血压升高（高血压前期及 1 期高血压）的运动员，如无靶器官异常的证据，应获准继续参加比赛[283]。对于这些患者来说，持续监测血压（每 1～3 个月）非常重要。2 期高血压运动员或有靶器官损害证据的运动员应进行全面评估。对于这些患者，应当停止竞技运动，直到血压得到更好的控制。

运动测试在高血压运动员评价中的作用是有

争议的。测试期间记录的血压可能与实际比赛中的血压不同[284]。此外，不同的运动需要不同的有氧和等长运动。一般来说，举重等阻力运动与血压的急性升高有关。当高血压和其他心血管疾病同时出现时，参加竞技运动的资格将取决于心脏病的类型和严重程度以及血压的水平。在训练/竞技实战两种情况下仔细评估运动类型，会让我们对限制的程度做出更理性的决定。

2. 高血压的药理学治疗

众所周知，在成人治疗高血压与降低心血管疾病的发病率和死亡率有关[285,286]。支持儿童青少年高血压药物治疗的相关证据进展较慢[286]。然而，在儿科患者中临床试验的数量越来越多。这些主要是短期研究，重点放在药物降血压的能力以及安全性评价上。

抗高血压药物的使用指征见表71-18。是否使用抗高血压药物，最好以患者为基础，综合考虑多种因素，包括临床特点和家属对于抗高血压药物的接受程度。然而，血压升高越严重，愈迫切使用药物降低血压。

表71-18 抗高血压药物治疗适应证

- 有症状的高血压
- 继发性高血压
- 2期高血压
- 高血压（1期或2期）合并靶器官损害
- 高血压（1期或2期）合并其他心血管疾病危险因素
- 尽管改善生活方式，仍持续高血压（1期或2期）

对患有高血压的儿童和青少年的降压目标是低于相应年龄身高的第95th百分位数。然而，对于患有糖尿病或慢性肾脏疾病的高血压儿童，需要更积极的降压目标。因为随着时间的推移，这些患者被认为是心血管疾病的最高风险，他们的血压应该降低到相应年龄、性别和身高的第90th百分位以下。

表71-19列出了儿童高血压的常规治疗药物。可以使用几种抗高血压药物。在成人中，抗高血压和降低血脂心脏病试验（ALLHAT）研究比较了不同类别的降压药物[287]。该研究结果支持首选利尿药和β-肾上腺素能阻滞剂作为一线药物。

然而，接下来的研究提出质疑。在治疗高血压上，儿科的实验研究没有集中在比较不同类别抗高血压药物上。这意味着关于儿童高血压的首选药物治疗几乎没有或根本没有证据支持。然而，对于某些类型的高血压是适合某类药物的，例如AECI或ARB类药物推荐用于糖尿病或蛋白尿肾病。有一项研究发现，这些药物在妊娠的前三个月使用时会致畸[288]。最近的一项基于大量人群的病例对照研究发现，在妊娠期间服用任何抗高血压药物的女性，胎儿患上心血管畸形风险更高。因为这种关联并不是ACEI或妊娠前三个月所特异的，这提示高血压本身可能是先天性心血管系统异常的一个重要因素。无论如何，孕中晚期接触ACEI类药物与胎儿疾病有关[289]。因此，青春期女性使用此类药物应警惕可能的怀孕风险。β受体阻滞药可能对合并偏头痛的患者有益。

对儿童和青少年的治疗方法包括低剂量的初始药物治疗，应监测血压，并增加剂量，直到达到目标血压或出现无法忍受的副作用为止。如果第一选择的药物没有达到预期的效果，则可以替换另一类药物，推荐的方法是从低剂量开始，并逐渐上调，直到血压达标。为达到降压目的，有时有必要联合使用另一类抗高血压药物。将具有补充作用机制的药物联合使用是很有用的[243]。在成年人中，越来越多地推荐使用多种降压药物联合使用以达到目标血压，有时甚至作为一线治疗[290]。

在临床上，除了对血压进行动态随访外，还必须随访患者使用的药物所带来的不良反应。对于靶器官损害的监测也非常重要。

（九）严重高血压的治疗

儿童青少年可能发生严重高血压。这些患者为2期高血压而且有些为血压持续位于相应年龄、身高、性别的第99th百分位，可能存在继发性高血压的病因。需要进行迅速评估和治疗。表71-20中列出了可用于治疗严重高血压的药物。

表 71-19 1－17岁高血压患儿院外抗高血压药物管理[a]

分 类	药 物	剂 量[b]	给药间隔	备 注[c]
血管紧张素转换酶（ACE）抑制药	贝那普利	初始：0.2mg/（kg·d）增至10mg/d 最大量：0.6mg/（kg·d）增至40mg/d	qd	1. 所有ACEI类药物在怀孕期间都是禁用的；育龄女性应使用可靠的避孕措施 2. 定期检查血清钾、肌酐，以监测高钾血症和氮质血症 3. 据报道，咳嗽和血管水肿比卡托普利更常见。 4. 贝那普利、依那普利和赖诺普利标签包含有关制备悬浮液的信息；卡托普利也可合成悬浮液 5. 美国食品药品管理局批准的ACEI药物仅限于6岁以上的儿童，肌酐清除率高于30ml/（min·1.73m^2）儿童
	卡托普利	起始：0.3~0.5 mg/（kg·d） 最大量：6 mg/（kg·d）	tid	
	依那普利	起始：0.08mg/（kg·d）增至5mg/d 最大量：0.6 mg/（kg·d）至40mg/d	qd~bid	
	福辛普利	儿童＞50kg，起始：5~10mg/d 最大：40mg/d	qd	
	赖诺普利	起始：0.07mg/（kg·d），增至5mg/d 最大量：0.6mg/（kg·d）至40mg/d	qd	
	喹那普利	起始：5~10mg/d 最大量：80mg/d	qd	
血管紧张素受体拮抗药	依贝沙坦	6—12岁：75~150mg/d ≥13岁：150~300mg/d	qd	1. 所有的血管紧张素受体拮抗药在怀孕期间都不可以使用；育龄女性应该使用可靠的避孕方法 2. 定期检查血钾、肌酐，以监测高钾血症和氮质血症 3. 氯沙坦的标签上有关于如何停药的信息 4. 美国食品药品管理局仅允许肌酐清除率≥30 ml/（min·1.73m^2）的儿童使用ARB
	氯沙坦	起始：0.7mg/（kg·d）增至50mg/d 最大量：1.4mg/（kg·d）增至100mg/d	qd	
α和β受体阻滞药	拉贝洛尔	起始：1~3mg/（kg·d） 最大量：10~12mg/（kg·d）增至1200 mg/d	bid	1. 哮喘和非常严重的心力衰竭是禁忌证 2. 心率依赖于剂量 3. 可能会影响运动成绩 4. 不用于胰岛素依赖的糖尿病患者

（续表）

分 类	药 物	剂 量[b]	给药间隔	备 注[c]
β受体阻滞药	阿替洛尔	起始：0.5～1mg/（kg·d） 最大量：2mg/（kg·d），增至100mg/d	qd～bid	1. 非心脏选择性药物（普萘洛尔）在哮喘和心力衰竭中是禁忌的 2. 心率依赖于剂量 3. 可能会影响运动成绩 4. 不应用于胰岛素依赖型糖尿病患者 5. 普萘洛尔缓释剂 1 次 / 天
	比索洛尔 / HCTZ	起始：2.5/6.25mg/d 最大量：10/6.25mg/d	qd	
	美托洛尔	起始：1～2mg/（kg·d） 最大量：6mg/（kg·d）增加至200mg/d	bid	
	普萘洛尔	起始：1～2mg/（kg·d） 最大量：4mg/（kg·d），增加至640mg/d	bid～tid	
钙通道阻滞药	氨氯地平	6-17 岁儿童：2.5～5mg/d	qd	1. 氨氯地平可以临时混合成稳定混悬液 2. 可能导致心动过速
中枢α受体兴奋药	可乐定	≥12 岁儿童：起始：0.2mg/d 最大量：2.4mg/d	bid	1. 可能导致口干，还有镇静作用 2. 还提供经皮制剂 3. 突然停药会导致严重的反跳性高血压
利尿药	HCTZ	起始：1mg/（kg·d） 最大量：3mg/（kg·d）至50mg/d	qd	1. 所有使用利尿药治疗的患者在开始治疗后应立即进行电解质监测，此后应定期进行监测 2. 在接受其他药物治疗的患者中，可作为辅助治疗 3. 保钾利尿药（螺内酯、三安特烯、阿米洛利）可能导致严重的高钾血症，特别是服用 ACEI 或 ARB 时 4. 呋塞米主要用于治疗水肿，也可用于治疗儿童高血压，特别是在儿童肾脏疾病 5. 氯噻酮可诱发肾脏疾病患者产生氮质血症，严重肾损害患者应谨慎使用
	氯噻酮	起始：0.3mg/（kg·d） 最大量：2mg/（kg·d），增加至50mg/d	qd	
	呋塞米	起始：0.5～2.0mg/（kg·d） 最大量：6mg/（kg·d）	qd～bid	
	螺内酯	起始：1mg/（kg·d） 最大量：3.3mg/（kg·d），增至100mg/d	qd～bid	
	氨苯喋啶	起始：1～2mg/（kg·d） 最大量：3～4mg/（kg·d）增至300mg/d	bid	
	阿米洛利	起始：0.4～0.625mg/（kg·d） 最大量：20mg/d	qd	

（续表）

分 类	药 物	剂 量[b]	给药间隔	备 注[c]
血管扩张药	肼屈嗪	起始：0.75 mg/（kg·d）， 最大量：0.75 mg/（kg·d）	qid	1. 可能会发生心动过速和液体潴留 2. 肼屈嗪的慢乙酰化反应可引起狼疮综合征 3. 长时间使用米诺地尔会导致多毛症 4. 米诺地尔通常是为那些对多种药物有耐药性的高血压患者保留的
	米诺地尔	<12岁儿童：起始：0.2mg/（kg·d）； 最大量：50mg/（kg·d） ≥12岁儿童：起始：5mg/d； 最大量：100mg/d	qd～tid	

a. 包括有儿科经验或最近完成临床试验的药物；b. 在常规的临床实践中，不应超过成人推荐的最大剂量；c. 除非另有说明外，通常均适用

ACE. 血管紧张素转换酶；qd. 每天1次；bid. 每天2次；FDA. 美国食品药品管理局；ARB. 血管紧张素受体抑制药；HCTZ. 氢氯噻嗪；tid. 每天3次；qid. 每天4次

71-20　儿童严重高血压的抗高血压药物治疗

药 物	分 类	推荐剂量	给药途径	备 注
Esmolol	β受体阻滞药	100～500μg/（kg·min）	静脉滴注	作用时间短，需要持续输注，可出现心动过缓和轻度血压下降
肼屈嗪	血管扩张药	每次0.2～0.6mg/kg	静脉用，肌内注射	每隔4h静脉输注1次，推荐剂量低于FDA说明书
拉贝洛尔	α和β受体阻滞药	每次0.2～1.0mg/kg 增至40mg	静脉注射或滴注	哮喘和严重心力衰竭为相对禁忌证
尼卡地平	钙通道抑制药	1～3μg/（kg·min）	静脉滴注	反射性心动过速
硝普钠	血管扩张药	0.53～10μg/（kg·min）	静脉滴注	使用时间超过72h、肾衰竭患者或与硫酸钠联合使用时需要监测氰化物水平

儿科患者也可能出现高血压急症。在这种情况下，高血压常伴有高血压脑病和出现抽搐可能。这种紧急情况应该通过静脉输液有控制地降低血压。推荐血压在8h内使血压降低25%，在24～48h将血压降至正常[291,292]。

血压升高较少、症状较轻的高血压急症的症状可能包括严重头痛和呕吐。这种高血压急症的儿童，可以视血压水平和症状而决定口服或静脉注射降压药物。

（十）总结

高血压是儿童和动脉粥样硬化的重要临床表现，可能与早期动脉粥样硬化和其他靶器官损害有关。认识高血压通常需要在健康和就诊时定期测量血压。血压升高往往伴随着肥胖和其他心血管疾病的危险因素。高血压的治疗需要循序渐进，通常从治疗性的生活方式的改变开始，并根据需要进行药物治疗。对大多数患者来说，目标应该是将血压降低在相应年龄、性别和身高的95百分位数以下。

第 72 章
心脏肿瘤
Cardiac Tumors

Gerald Ross Marx Adrian M. Moran 著
苏丹艳 译

一、心脏肿瘤的历史

著名的病理学家哥伦布在 1562 年首次提出了心脏肿瘤[1]。随后在 1934 年，某位患有代谢性疾病且 ECG 异常的患者被推断有心肌损害，首例活人心脏肿瘤诊断报告由此诞生[2]。在 1942 年报道的 2 例心脏肿瘤外科切除手术均以围术期死亡告终[3,4]。直至 1955 年，以心房黏液瘤形式出现的心脏肿瘤首次被成功切除[5]。

虽然有相当长的历史，原发性心脏肿瘤至今仍非常罕见，特别在儿童时期。在尸检中发现，原发性心脏肿瘤的不典型临床表现常常导致未能及时诊断[6-9]。近期无创性诊断及手术治疗所取得的进展使得该疾病的识别、生存率和远期预后都有显著提高。

儿童年龄组的大多数原发性心脏肿瘤都是良性的，根据肿瘤位置的不同存在严重致病的潜在危险。此外，某些原发性的心脏肿瘤可能与全身系统性疾病或周围性栓塞相关。少于 10% 的原发肿瘤是恶性的[6,7,9]。继发性肿瘤也不常见[7,9]。继发性相关肿瘤在儿童年龄组中依旧比较少见，尽管其在成人中比原发肿瘤更常见。继发性肿瘤通常包括心肌和心包肿瘤。心包肿瘤虽然不常见，但是同样很重要，其早期诊断和手术干预甚至可挽救生命。

二、发病率

心脏肿瘤的发病率一直难以确定。以前的数据仅限于尸检报告、病例报告和大型儿科中心的回顾性研究。根据所有年龄段的患者尸检结果，心脏肿瘤的发病率在 0.002%~0.03%[9,10]。儿童尸检报告得出的发生率为 0.027%~0.08%[6]。随着超声心动图的出现，最早期的报道显示原发性心脏肿瘤的发生率为 0.0017%~0.003%，均以住院人数为分母[11,12]。参考近年来类似的数据库，1980—1995 年一家大型儿科中心的报道显示 18 岁以下儿童原发性心脏肿瘤发病率增加至 0.2%[13]。以一个儿童医院从 1981—1997 年的超声波心动图数据为标本，原发性心脏肿瘤的发病率为 0.08%[14]。在一个对 14 000 例胎儿超声心动图进行的七中心协作研究中，原发性心脏肿瘤发病率为 0.05%[15]。

为了评估儿科患者中原发性心脏肿瘤的发病率，对一个波士顿儿童医院 1980—1998 年的心脏病患儿使用计算机心脏病数据库进行了回顾性分析。该发病率基于第一次超声心动图被诊断为原发性心脏肿瘤的儿科患儿，其中包括胎儿研究、新生儿、婴儿、儿童和青少年。发病率的分母均取同一时期进行的首次超声心动图患者数。由选择超声心动图数据库基本原理可见，大多数儿童患者有明显的杂音、血流动力学改变、心律失常和相关的全身性栓塞或原因不明的系统性疾病，在波士顿医院均可以通过超声心动图来进行评估。通过搜索同一时间间隔内记录的计算机化病理注册表数据库，来确定患者是否做过手术或是否做过原发性心脏肿瘤手术后突然死亡或偶然发现，这些并不记录在超声心动图数据库里，只有一位额外的患者被发现。因此，通过超声心动图数据库，在对 38 952 个研究的回顾中发现了 67 个原发性心脏肿瘤，即发病率 0.17%。同一时期在多伦多安大略省的医院使用相同的方法得出相近的 0.2% 的发病率[13]。0.17% 也与多中心超声心动图的分析获得的 0.14%[15] 的发病率相近。尽管这些计算存在误差，但这种发病率呈现出有趣和重要的新信息。原发性心脏肿瘤的发病率在儿童年龄组似乎增加了近 10 倍。此外，这种增加的发病率是基于超声心动图识别的存活的肿瘤患者，而不是尸检结果。这个新发病率表明每 1000 名初次做超声心动图的儿童中将会有 1 个或 2 个新的原发性心脏肿瘤被发现。

先前的尸检报告报道，最常见的原发性心脏肿瘤是横纹肌瘤（45%）、纤维瘤（25%）、黏液瘤（10%）、心包内的畸胎瘤（10%）和血管瘤（5%）[7,9]。在新生儿和婴儿中最常见的肿瘤是横纹肌瘤、纤维瘤、心包内畸胎瘤。在年长的儿童和青少年中，常见黏液瘤、横纹肌瘤、纤维瘤。使用近期的超声心动图、手术、病理、导管介入术、MR、CT 的计算机数据库，对 1980 — 2005 年在波士顿儿童医院原发性心脏肿瘤的发病率进行了评估（表 72-1）。共发现以下 129 个肿瘤发病率：横纹肌瘤（60.5%）、黏液瘤（13.9%）、纤维瘤（7.8%）、心包畸胎瘤（1.6%）、其他（7.0%）、非特异性肿瘤（5.4%）和转移性肿瘤（3.9%）（表 72-1）。"其他"包括 3 种血管瘤、腔静脉瓣组织增生、心脏钙化、三尖瓣的血囊肿、神经纤维瘤、Loeffler 综合征所致的嗜酸性粒细胞增多症和一种浦肯野细胞瘤。有 5 个患者的肿瘤是其他地方肿瘤转移到心脏。主要诊断包括横纹肌肉瘤、肝母细胞癌、尤因肉瘤、睾丸癌、恶性黑色素瘤。5 个患者中有 3 个出现与肿瘤肺栓塞有关的症状。横纹肌瘤发病率相对增加似乎与三级医疗机构诊断结节性硬化症次数增多和加强监测相关已知或疑似结节性硬化症患者的超声心动图有关。

在这次波士顿儿童医院的经验中，年龄小于 1 个月的患者（包括胎儿研究），横纹肌瘤是最常见的诊断（80%），其次是黏液瘤（5%）、心包畸胎瘤（5.0%）、纤维瘤（2.5%）、其他（5.0%）和非特异性肿瘤（2.5%）（表 72-1）。7 个患者在子宫内被诊断出横纹肌瘤，其中有 6 个患者随后被诊断为结节性硬化症。在某中心对 14000 例胎儿超声心动图的回顾性分析中发现 19 名胎儿患肿瘤，即胎儿发病率 0.14%[15]；该 19 名患者中有 17 位（89%）患横纹肌瘤和 10 位（54%）患结节性硬化症；其余的肿瘤包括纤维瘤和心房血管瘤。在类似对宫内或在年龄小于 1 个月的心脏肿瘤患儿进行多中心回顾性研究中，发现 94 位心脏肿瘤患儿中有 84 位是横纹肌瘤（89%），其中 80% 的横

表 72-1　1980—2005 年波士顿儿童医院心脏肿瘤发病率

肿瘤	诊断年龄			
	＜ 1 月龄	＜ 1 岁	＞ 1 岁	合计
横纹肌瘤	32	17	29	78（60.5%）
黏液瘤	2	1	15	18（13.9%）
纤维瘤	1	4	5	10（7.8%）
心包畸胎瘤	2	0	0	2（1.6%）
其他	2	1	6	9（7.0%）
未指定	1	1	5	7（5.4%）
心脏转移瘤	0	0	5	5（3.9%）
合计	40[a]	24	65	129

a. 在子宫内诊断的病例数

（引自 Steven Colan，MD, Department of Cardiology, Children's Hospital, Harvard Medical School, unpublished data.）

纹肌瘤有结节性硬化症[16]。

在波士顿儿童医院诊断为肿瘤的年龄大于 1 岁患儿中，被诊断出横纹肌瘤的占 45%，黏液瘤占 23%，纤维瘤占 8%，其他占 9%，非特异性肿瘤占 7%，转移性肿瘤占 7%（表 72-1），诊断为转移性肿瘤的患儿年龄为 6—15 岁。黏液瘤的平均年龄是 7 岁。近年来相对增加的黏液瘤发病率在一定程度上归因于早期转诊和随后的超声心动图诊断。在儿童年龄组中，转移性肿瘤检出率相对增高最有可能与对该病认识的增加及早期超声心动图评估有关。

三、诊断程序

（一）心电图和胸部 X 线检查

早期的研究报道 80% 的心脏肿瘤患儿在胸部 X 线片上有异常表现[17]，包括心脏肥大，异常心影，非特异性钙化，只有 47% 的原发性心脏肿瘤患者有异常心电图。然而，对于已知患有肿瘤的患者，心电图可以显示 ST 段异常和心室肥大。另外，心律失常可能出现在所有年龄段的儿童心脏肿瘤患者中，部分患儿心电图有预激综合征表现。

（二）心脏彩超

拥有超过 20 多年的经验的二维多普勒超声心动图，已经作为评估儿科心脏肿瘤的主要诊断手段[11-44]。二维多普勒超声心动图的优点在于方便、无创、准确，可以快速确定解剖和血流动力学异常，对危重患者及时送去手术治疗。病情稳定的患者可以使用这种非侵入性技术进行连续监控。超声心动图对于已手术切除肿瘤的患儿的随访来说十分有用[45]，二维超声心动图有助于肿瘤分型[46,47]。基于肿瘤组织变形的固有属性，应变和应变率多普勒组织成像技术已被应用于鉴别肿瘤[48]。经食管超声心动图（TEE）能精确描述心脏肿瘤，可以用于指导手术治疗[49-55]。在成人中，TEE 能为肿瘤附着部位及心肌 / 心包受累的程度提供更好的依据[55]。

最近发展起来的矩阵阵列三维超声心动图能够及时分析肿瘤大小（图 72-1）。肿瘤与其他心脏结构的空间关系，包括房室瓣和半月瓣，流入道和流出道血流随时可以用三维超声心动图观察到[56,57]。

（三）磁共振成像

MRI 同样能显示儿童心脏肿瘤的位置、数量和大小[29,58-73]。MRI 对转移瘤的临床管理也很重要，因为它可以将纵隔和其他胸廓内的结构可视化[65]。自旋回波 MR 图像提供高分辨率图像，提高特异性病变的描述，包括瓣膜、心肌、心包、心旁包块（图 72-2A）。高流速影像 MRI 提供了动态成像技术来提供额外的血流动力学信息[66]。

MRI 有助于对肿瘤包块与冠状动脉的空间关系可视化，可用于指导手术治疗。在对比研究中，二维超声心动图对心壁内和心包内肿瘤的敏感性大于 MRI；然而，MRI 对识别心尖肿瘤更有优势[60]。MRI 视野更广，可忽略骨或肺组织的干扰[58]，比超声更具有先天优势，同时其可区分组织类型[74]。MRI 的局限性包括对小年龄患儿的镇静要求，需经常使用全身麻醉来限制患者的活动及控制其呼吸[29,59]。肿瘤所致的心律失常可以限制心电门控，这会导致数据错误配准，从而造成图像质量差[29]。

MRI 评估可将肿瘤与心肌区分开来，并区分肿瘤类型（图 72-2B）[69-73]。在最近一项来自多个儿科中心的研究中，97% 肿瘤病例可通过全面 MRI 检查诊断出来，包括 42% 的鉴别诊断。采用多种成像技术，MRI 可以帮助区分肿瘤类型（表 72-2）。快速梯度电影成像（通常是白血成像序列使用 SSFP）提供解剖和生理信息[66]。自旋回波黑血成像提供高分辨率的解剖和组织特征的信息（例如，脂肪是明亮的高信号在 T_1 加权，而流体 / 水肿 T_2 加权是亮的）。使用钆造影序列（初步的灌注成像和心肌延迟增强序列，可以评估肿瘤血管和纤维化。例如，纤维瘤由于肿瘤纤维化在增强钆成像显示高信号（与心肌相比）（表 72-2）。肝血管瘤由于多血管初步的造影增强，随后造影没有或轻微的增强。横纹肌瘤在典型 T_1 和 T_2 加权图像中信号相同，在第一或第二钆造影成像中信

第十篇 其他特殊问题与热点
第 72 章 心脏肿瘤

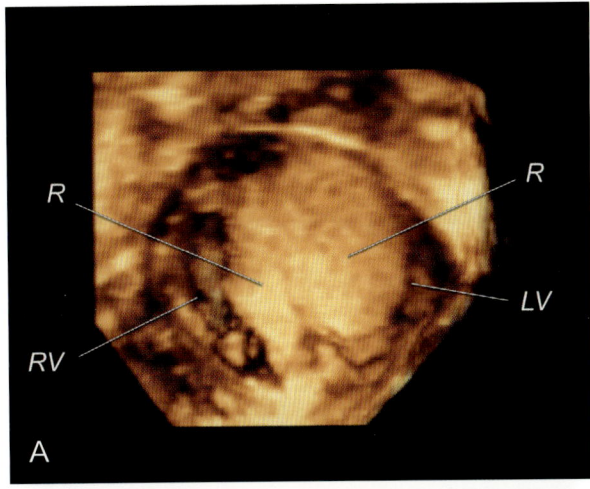

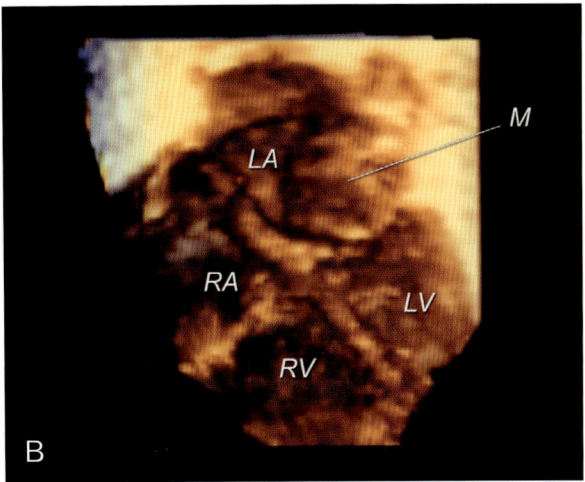

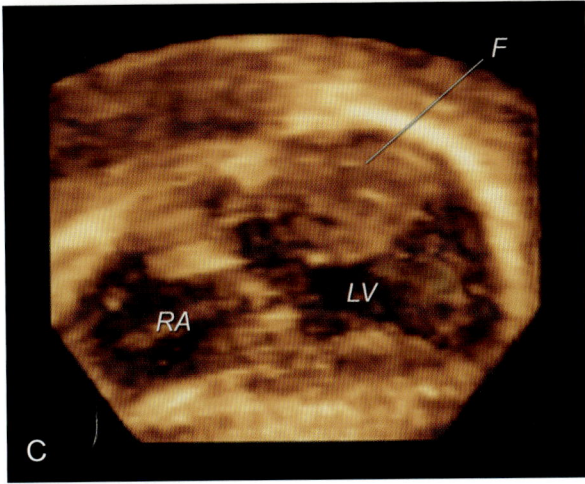

▲ 图 72-1 使用矩阵阵列传感器的三维超声心动图
A.1 例新生儿左、右心室巨大的横纹肌瘤（R）；B.1 例 2 岁的儿童，圆形、有分叶的左心房黏液瘤（M）；C.1 例 4 岁的男童巨大的左心室纤维瘤（F）
LA. 左心房；LV. 左心室；RA. 右心房；RV. 右心室

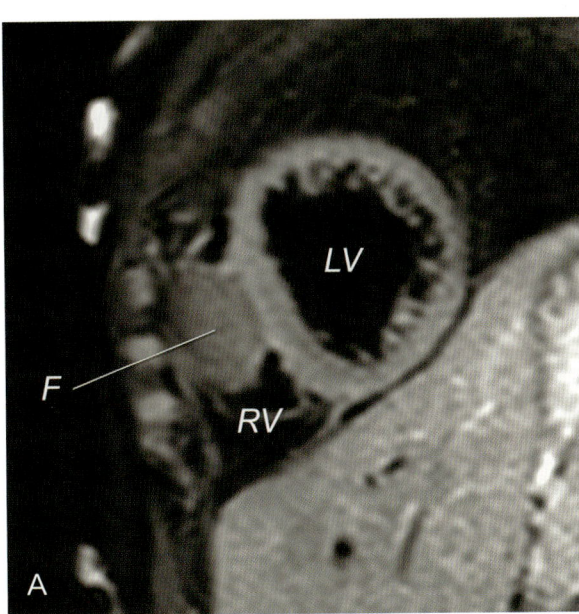

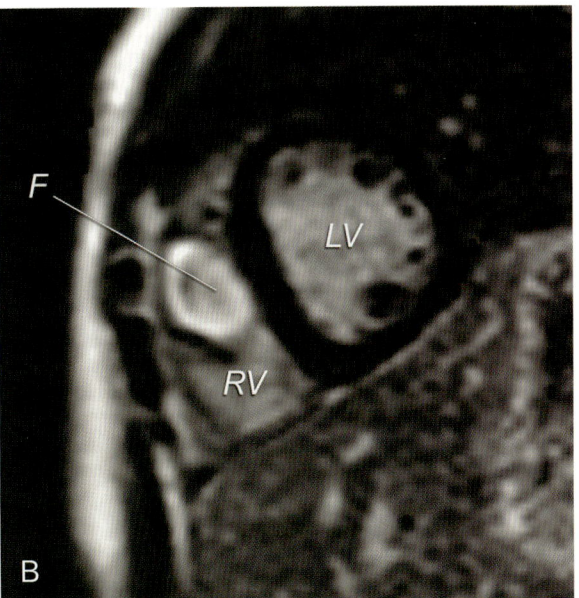

▲ 图 72-2　A.1 例年长儿右心室纤维瘤回旋 MRI 图（F）；B. 同一患儿的 MRI 增强图，显示肿瘤内吸收。这表明纤维组织被吸收，符合心脏纤维瘤（由波士顿哈佛医学院儿童医院心内科学士 Tal Geva 博士提供）
LV. 左心室；RV. 右心室

1725

表 72-2 磁共振成像能区别肿瘤的类型

MRI 序列	横纹肌瘤	纤维瘤	畸胎瘤	黏液瘤	脑膜瘤
SSFP（一般表现）	均匀的心包或心内，与心肌连接	异质性孤立，明确的边界，钙化信号空隙	异型，包囊多囊性，心外心包附大血管	异种蒂，移动质量，不规则边界	可变位点
T_1 加权序列	等信号	低或超高信号	低或超高信号	等信号	低信号
T_2 加权序列	轻度高信号	低或高强度	某些信号强度	非常高的区域	超高强度
首次通过钆灌注序列	低信号	低信号	低信号	低信号	
晚期钆序列	等强度	高信号伴或不增强核低强化核		高强度区域，有时边缘增强	等－轻度高强度（异质性）

号没有明显的增强[75]。

区分肿瘤类型在护理患者方面至关重要。例如，横纹肌瘤可能在没有干预的情况下体积缩小，或对细胞生长和分化的特异性抑制药治疗有反应，纤维瘤可能扩大，最近的证据表明，肝血管瘤或许能使用类固醇或干扰素治疗。

（四）血管造影

侵入性血管造影也已经被用于诊断心脏肿瘤。这个模式提供了充盈缺损或壁内大个肿瘤腔闭塞的间接和非特异性征象。压力测量数据可以通过心导管检查获得，其固有的风险是将导管放置在易破裂的肿瘤附近或穿过肿瘤。组织诊断可以通过活检技术实现，具有栓塞肿瘤碎片的风险[44]。

四、横纹肌瘤

横纹肌瘤在儿童年龄组中占原发性心脏肿瘤的 45%～80%[7,9-14]（表 72-1）。横纹肌瘤在这个年龄段被认为是最常见的原发性心脏肿瘤[7,9-14]。这些肿瘤可在胎儿期诊断出，但最常在新生儿期诊断出来[74,76-81]。包括死胎在内的所有年龄段猝死的儿科患者中，心脏横纹肌引发的猝死占最大比例[8,76-82]。

总的来说，横纹肌瘤是多种多样、边界清楚、无包膜、白色或灰白色壁内或腔内结节，可以出现在心脏任何部位[8,9,21,22,25,76,79-81]，最常见于心室[83]。尽管位于壁内，这些大的肿瘤仍可以侵占腔内空间。其他肿瘤以腔内有蒂的肿块形式出现，或通过附着较宽的基底与心内膜表面相连[8,82-84]。10%

心脏横纹肌瘤发生在单一的心壁内或心包腔内[8,9,85]。从组织结构上看，横纹肌瘤含有大量充满糖原的空泡细胞（图 72-3）。典型星型细胞具有偏心细胞核、细胞质颗粒和少胞质[8]。横纹肌瘤通常被归类为错构瘤，无法进行有丝分裂[8,86,87]。

横纹肌溶解症为罕见的心肌病，其肿瘤结节不是非常明显；然而，显微镜下心肌纤维和传导系统广泛地参与横纹肌瘤组织学变化[88,89]。横纹肌溶解症可导致复发的房性心动过速和因难治性的室性心动过速而猝死[88,89]。

临床发现心脏横纹肌瘤与它的肿瘤数量、位置、大小有关。巨大壁内或腔内横纹肌瘤可能使心腔狭窄或者影响到房室瓣或半月瓣的功能[22,74,76-79]。

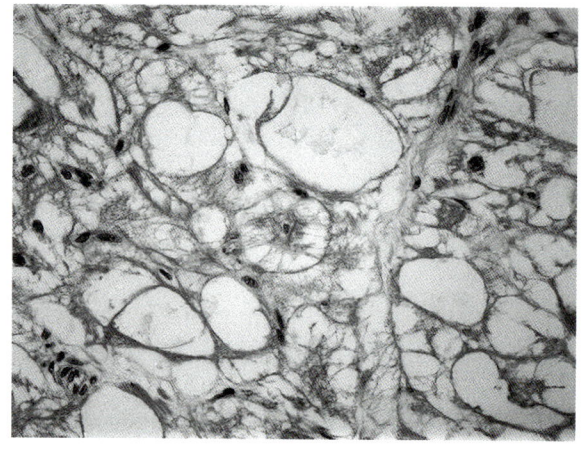

▲ 图 72-3 横纹肌瘤

显微照片显示清晰的细胞质，细胞气球样变，偶尔多形细胞（中心）（HE 染色）

（图片由 Peter Faul, MB, BCh, Department of Pathology, Children's Hospital, Harvard Medical School, Boston, MA. 提供）

心肌功能下降与广泛的心脏浸润有关[8,19,42,74,78]。直接压迫的传导系统会导致严重心律失常[8,28,38,65,74,76-85]。横纹肌瘤在胎儿时期已经能用二维超声心动图诊断出来（图72-4）[28,77,90-96]。此类产前检查在筛查心律失常、多发积水、胎儿生长迟缓和家族性结节性硬化症时已进行[28,77-81,90-96]。对于后天性心脏肿瘤，除严重的心脏损害外，患儿可能没有其他明显的临床表现[6,7,41,74,85]，其他人可能只有瓣膜阻塞产生的心脏杂音[42,76,79]。

患巨大横纹肌瘤的新生儿和婴儿往往垂危，表现为呼吸窘迫、充血性心力衰竭和低心排出量[8,19,74,76-82]。当肿瘤压迫左心室腔和二尖瓣或主动脉瓣时严重阻碍血液流动，其与HLHS临床表现相似[74,97-99]。心肌病在新生儿和婴儿时期发生严重的心肌损害时可被诊断出来[19,42,79]。单发带蒂肿瘤与主动脉下狭窄有关[40,42,98-100]。

右心房和右心室横纹肌瘤可引起低心排出量和右心衰竭的症状和体征[76]。肿瘤影响三尖瓣或右心室流出道导致从右到左心房分流，可导致严重发绀[21,40,42,76,79]。单个的有蒂横纹肌瘤可能出现三尖瓣闭锁、法洛四联症或新生儿完全性肺动脉狭窄的临床表现[84]，而横纹肌瘤与严重的先天性心脏病共存时，临床表现更让人困惑[101,102]。

异常心电图结果包括电轴左偏、心房扩大、心室肥大、ST-T段异常符合缺血和（或）损害[19,74,76,79]。

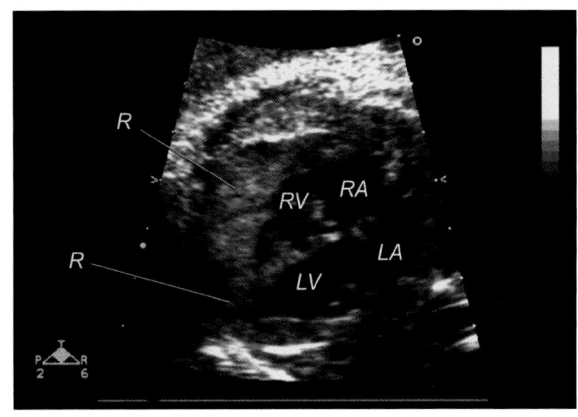

▲ 图72-4 胎儿二维超声心动图（在妊娠22周），显示左、右心室横纹肌瘤（R）
患儿在子宫内的大脑磁共振扫描显示颅内肿物，出生时就被诊断为结节性硬化症
LA. 左心房；LV. 左心室；RA. 右心房；RV. 右心室

这些异常心电图结果同时显示广泛的壁内渗透。传导系统的参与可以由基线ECG表现如束支传导阻滞[74,76,79]、预激[26,38,40,74,79]或一过性三度房室传导阻滞推断出[6,28,74,76,77,79,82]。各年龄段儿童患者的心律失常可导致猝死[8,19,20,28,76-82]。这些心律失常可由严重的血流动力学改变或肿瘤在传导系统的连续位置导致。所有经报道的主要心律失常，包括窦性心动过缓、房性和室性心动过速、一过性三度房室传导阻滞。最近对106例横纹肌瘤进行的大量回顾分析中发现，17例（16%）有严重心律失常[103]，6%的患儿有室性心动过速，10%表现为预激综合征。在大多数情况下，心律失常似乎决定肿瘤复发。必要时，手术切除和（或）射频导管消融手术是有效的[103]。

患心脏横纹肌瘤的年长儿的胸部X线片看起来可能较为正常。有时候，唯一的异常发现可能是心脏轮廓的变形，尤其是当横纹肌瘤侵犯到心外膜时。然而，胸部X线在危重新生儿和婴中儿中经常表现为心脏肥大和肺水肿[7,19,40,74,76-79]。

心脏横纹肌瘤的二维和三维超声心动图特点为高度回声、多发，且边界良好及壁内或腔内结节，可见于心脏内任何部位（图72-1A和图72-5）[22,38,41,47,85,89-92,103]。横纹肌瘤也可以被视为单个带蒂腔内壁内的肿物[23,40-42,78,85,97,103]。横纹肌瘤呈均匀、高回声、细斑点的特点[103]。相反，心脏内的血栓、黏液瘤、血管瘤表现为局限性无回声区域，主要由出血形成。此外，横纹肌瘤并无与钙化或纤维化一致的分散和边界清楚的回声区。横纹肌瘤很少产生心包积液[21]。胎儿的横纹肌瘤很容易诊断（图72-4），最近的多中心研究发现，胎儿时期横纹肌瘤的发生率分别高达88%[15]和89%[16]。胎儿和新生儿时期的多个肿瘤很可能为患横纹肌瘤的征兆[15,16,80,81]。曾报道胎儿横纹肌瘤在怀孕≤32周的子宫内生长，然后缩小[81]。

心脏横纹肌瘤与结节性硬化症密切相关。结节性硬化症是一种复杂的疾病，为常染色体显性遗传[104-113]。据报道，结节性硬化症的发病率为1/6000，其中2/3由点突变造成[81]。在尸检系列中，

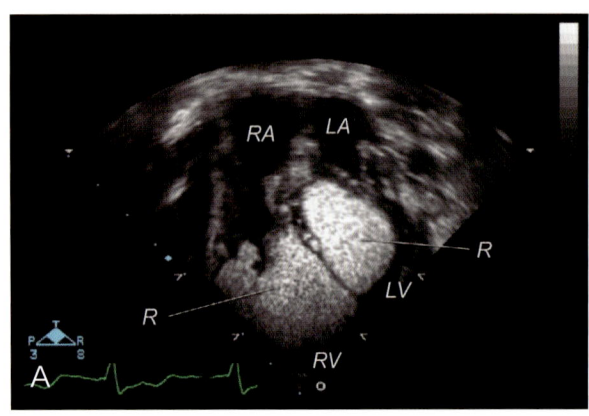
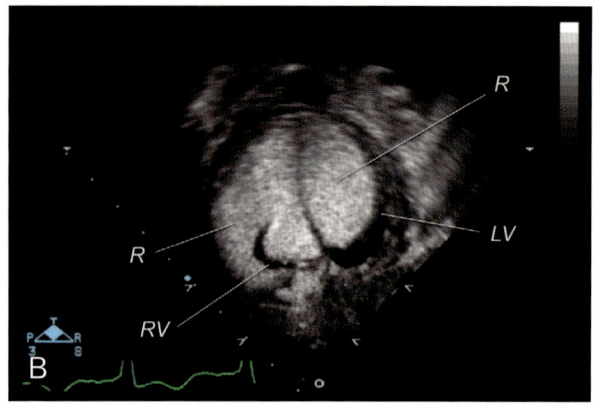

▲ 图 72-5 1例新生儿二维超声心动图显示巨大的左、右心室横纹肌瘤（R），诊断为结节性硬化症。肿瘤生长了2年，虽然大，但不能手术。四腔心切面显示巨大的左、右心室肿瘤。B. 横切面显示了巨大肿瘤

Ao. 主动脉；LA. 左心房；LV. 左心室；RA. 右心房；RV. 右心室

31%的结节性硬化症伴有横纹肌瘤[8]。50%的结节性硬化症患儿超声心动图有肿瘤浸润迹象[15,85]。

更近的研究显示横纹肌瘤患者更加容易发生结节性硬化症。针对胎儿的研究表明，52%～79%患有心脏肿瘤的胎儿出现结节性硬化症[15,16,80]。高达59%～80%确诊横纹肌瘤的胎儿患有结节性硬化症。某份报道显示在患有多发脑室肿瘤的胎儿或新生儿中，高达95%伴有结节性硬化症。虽然不达100%，比起单一肿瘤，结节性硬化症更常与多发横纹肌瘤的诊断相关[16]。然而，在后续报道中，23%患有单个肿瘤的胎儿或新生儿同样患有结节性硬化症。针对胎儿和新生儿，MRI成像可以显示脑结间的联系，对这些结节性硬化症进行诊断。结节硬化症和心脏横纹肌瘤间的联系的临床重要性在一份报道中被证实，该报道中表明40名结节性硬化症患者中有1名可能直接死于心脏横纹肌瘤[106]。

除了心脏侵犯，结节性硬化症几乎影响所有的组织系统，包括大脑、肾、胰腺、视网膜和皮肤[104,105,107-109]。因此，结节性硬化症的临床表现可能在症状轻微的患者中并不明显[107,108,112]。即使在严重患者中，其临床表现，如粗糙的斑片状皮肤、皮质腺瘤、癫痫和精神发育迟滞等，均有可能在疾病后期才逐渐明显[105,107-112]。最近在患有结节性硬化症的成人中发现带有病变的心脏脂肪，其横纹肌瘤大不相同且出现在1/3的青少年或成人患者中。此类患者的腹部血管平滑肌脂肪瘤患病率似乎更高。这些病变的临床意义有待进一步研究[114]。尽管临床表现具有多样性，结节性硬化症家族史或其他器官系统损坏的迹象有助于进行诊断，这与带有心内肿块的新生儿尤其密切相关。然而，患有结节性硬化症的新生儿除了心脏肿瘤[79,90,94,95,108]，可能没有这种综合征的表现。然而，无家族史并不能排除结节性硬化症，因为不少于50%的病例可能自发突变。基因检测的最新进展可以更全面地阐明结节性硬化症的遗传。到目前为止，与结节性硬化症相关的两个位点已在9q34（TSC1-错构瘤蛋白）和16p13.3（TSC2-马铃薯球蛋白基因）号染色体上确认[111,112]，这些蛋白、错构瘤蛋白和马铃薯球蛋白的位点编码具有肿瘤抑制功能[113]。

前列腺素E_1（PGE_1）通过维持动脉导管的开放，能有助于稳定患有心脏横纹肌瘤且其引起严重的左或右心室阻塞的危重新生儿的病情。危及生命的血流动力学改变或心律失常[38,39,76,79]应立即手术切除，且不少于23%的患者均采取该做法[97]。当完全切除可能会造成剩下的心肌严重损害时，可以局部切除减轻显著流入或流出道梗阻[19,21,42]；当主动脉瓣严重受损时，建议采取ROSS手术（或自体肺移植）[115]。在不影响心肌或瓣膜功能的条件下，对单腔内横纹肌瘤患者进行手术治疗可能非常成功[40,84,100]。严重心律失常的医学治疗已取得进展，尤其在肿瘤治疗方面。另外对横纹肌瘤和室上性心动过速患者通过射频消融术治疗也颇

显成效[116]。然而，即使非常大的横纹肌瘤在没有干预的条件下也可能萎缩或完全消失[22,38,39,90,100]。未进行手术的患者数年后的心脏症状或体征可能最小[90]。因此，单纯的横纹肌瘤，没有合并危及生命的不稳定血流动力学异常或心律失常，不应该作为手术判断的绝对指征[18,19,38,39,90,100]。最近的案例研究中记录有通过 mTOR 抑制药成功治疗患有危及生命的心脏横纹肌瘤的新生儿[117-120]。错构瘤和马铃薯球蛋白基因点 TSC1 和 TSC2 形成抑制蛋白（丝氨酸/苏氨酸激酶）激酶 mTOR 的肿瘤抑制异质二聚体，当被上调时，mTOR 导致异常的细胞增殖和生长[120]及肉瘤的形成。据报道，mTOR 抑制药已成功使与左、右心室流出道梗阻相关的多个肿瘤消退[117-119]，并治疗由多个非梗阻性壁内肿瘤造成的危及生命的心律失常[120]。

五、纤维瘤

纤维瘤常被认为是在儿童年龄组中第二最常见的原发性心脏肿瘤[1,7,9,13]。然而，在对波士顿儿童医院 1980—2005 年数据库的最新回顾研究中，纤维瘤是第三常见肿瘤（8%）（表 72-1）。虽然目前有报道在子宫内和小于 1 月龄的患儿[34-37,121-124]中发现纤维瘤[14,15]，但是与这个年龄段的横纹肌瘤发生率对比依旧较为少见。在这次对波士顿医院的回顾研究中，纤维瘤在 1 月龄至 1 岁年龄段（表 72-1）中是第二大常见肿瘤（17%），而这些原发性肿瘤很少出现在年龄较大的儿童、青少年或年轻成人中。各个年龄段儿童患者的纤维瘤可造成猝死[31,124,125]。到目前为止，无明确的遗传基因或家族性倾向与心脏纤维瘤相关。这些肿瘤与症候群有关，其中包括多个母基底细胞癌、下巴囊肿和弥漫骨骼畸形[126]。心脏纤维瘤与家族性腺瘤息肉病及其亚型加德纳综合征亦具有罕见关联[127,128]。

心脏纤维瘤主要是单发、白色、结实、无包膜的壁内肿瘤，涉及游离的左心室壁或室间隔[32,37-129]。这些肿瘤通常位于左心室顶点。少数情况下，纤维瘤可以有多个，并侵犯右心室、房间隔或心房壁[32,35-37,123,124]。广泛的壁内纤维瘤可以侵犯和占满腔内空间[35-37,123,124,129]。虽然罕见，腔内纤维瘤[35-37,123,124,129]曾有记载，其可以带蒂瘤的形式出现[37]或附着在心内膜的宽阔基底上[34]。二尖瓣叶和三尖瓣叶可在肿瘤块内缠绕，引起严重瓣膜反流[34,35]。与横纹肌瘤相似，纤维瘤同样与先天性心脏病相关[91]。心脏纤维瘤增大可发生在先天或后天[13,14]。从组织结构上说，心脏纤维瘤由成纤维细胞、胶原纤维和弹力纤维组成（图 72-6）[32,33,35,121,124,129]。某些情况下，肿瘤内可见钙化点[33,113]。

心脏纤维瘤的临床表现与肿瘤的大小和位置相关。特别大的壁内肿瘤可以侵犯腔内空间，造成主动脉下和肺动脉下阻塞[129]。据记载，带蒂的纤维瘤可形成动脉下狭窄[124]。新生儿和婴儿可伴有严重的充血性心力衰竭和低心排出量[13,34,35,130]，形成 HLHS[32]。右侧纤维瘤新生儿可呈现发绀和右心衰竭，类似于重度肺动脉瓣狭窄或肺动脉闭锁表现[37]。年长患儿有特异性的杂音而无明显临床症状[32,33,78,123,131-133]。在该较为年长的儿童患者中，心脏纤维瘤在胸部 X 线片中的偶然异常评估中被诊断出。

在横纹肌瘤中，心电图对心脏纤维瘤患儿的评估颇为重要。基线研究该异常与广泛的壁内浸润相一致，包括部分至全部束支和终末 R 波的延迟阻滞[123,125,129]，心电图有可能显示 QRS 轴

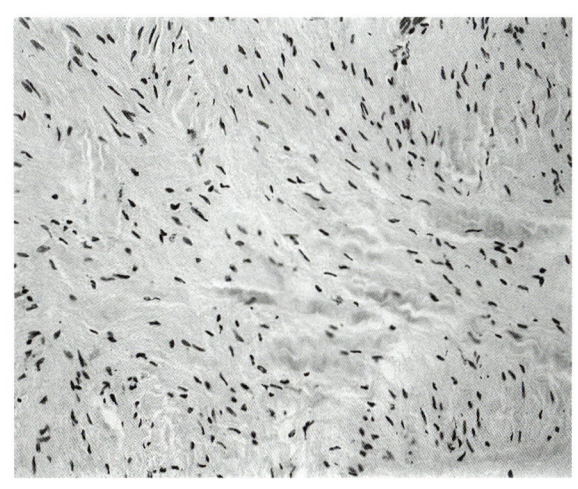

▲ 图 72-6 纤维瘤
显微照片显示梭形成纤维细胞和波浪形胶原蛋白沉积（HE 染色）
（图片由 Peter Faul, MB, BCh, Department of Pathology, Children's Hospital, Harvard Medical School, Boston, MA. 提供）

偏差、心房扩大或心室肥大[32-121,125,129]。类似于横纹肌瘤，心脏纤维瘤总是带有与心肌劳损或缺血表现[32-36,125,129-132,134]一致的 ST-T 波异常。这些变化可在手术成功后恢复正常[32,36]。严重的主要表现为致命性心律失常[32,33,124,130]。这些心律失常包括完全性房室传导阻滞、室性心动过速及少数情况下室上性心动过速。心脏纤维瘤往往在死后才确诊，推测心律失常可能是其死因[125]。最近单个机构对 25 例纤维瘤患儿进行了回顾分析，其中 16 例（64%）有室性心动过速，2 例出现心室颤动和心脏骤停[103]，16 例中的 13 例经完全或部分肿瘤切除后室性心动过速消除[103]。

胸部 X 线片可能显示轻微[33,35]或严重的心脏肥大和肺水肿[34-37,125,126,129]。无症状年长儿可能有非特异性的表现，如不规则心界或心脏内钙化[32,33,36,121,125,132,134]。

在二维和三维超声心动图（图 72-1C 和图 72-7）中，心脏纤维瘤显示为一个单一、透亮的壁内回声肿块，位于室间隔或左心室游离壁[19,32-34,134]，右心室纤维瘤同样可通过这种技术观察到[36,37]。多发纤维瘤[33,35,124]和肿瘤内钙化[33,124]同样出现在病理报告上。类似于横纹肌瘤，纤维瘤很少出现大量心包积液。纤维瘤与横纹肌瘤可通过钙化、囊性变性进行区分，也可通过纤维瘤在心动周期中未被压缩的情况下通过超声心动图进行区分[48]，或借助多重序列的 MRI（图 72-2）[69,70]。纤维瘤在自旋回波序列中带有不均匀低信号。通过延迟

钆对比磁共振血管造影术，中央信号再次表现为低信号，肿块周围为高信号[69,70]。MRI 也可指导外科手术，描述肿瘤与冠状动脉解剖的关系。纤维瘤和某些横纹肌瘤可能有类似的表现。当手术不是迫在眉睫时，全面评估结节性硬化症是十分必要的。横纹肌瘤可能在减小或消失，而心脏纤维瘤并不会变得更小。

PGE_1 可用于缓解严重右心室或左心室阻塞的新生儿患者的病情[37]。患有严重血流动力学改变或危及生命的心律失常的患者应立即进行手术切除。壁内[32,36,37,121,125,131,133-136]和腔内大块带蒂肿瘤[122]的成功摘除在各年龄段儿童患者中均有记录，且摘除后几年均无疾病复发[133-136]。在严重肿瘤患者中，小范围切除肿瘤在很大程度上增长带瘤生存率[135]。然而，对于广泛的肿瘤侵犯患者，则需采取心脏移植[136]。

六、黏液瘤

黏液瘤在所有年龄段的原发性心脏肿瘤患者中约占 50%[9,87,137,138]。大多数时候，这些肿瘤在第 30～60 年才被诊断出。前期对儿科患者的尸检研究显示，黏液瘤在原发性心脏肿瘤中占 6%[2]。在更近时间内，由单个机构对 1981—1997 年基于心脏超声的调查中，1/22（4.5%）的原发性肿瘤为黏液瘤[18]。在 1980—1995 年，单个中心对 27 640 例年龄在胎儿至 18 岁的心脏肿瘤患者进行评估，56 例为原发肿瘤，而无一例心脏黏液瘤[13]。这与

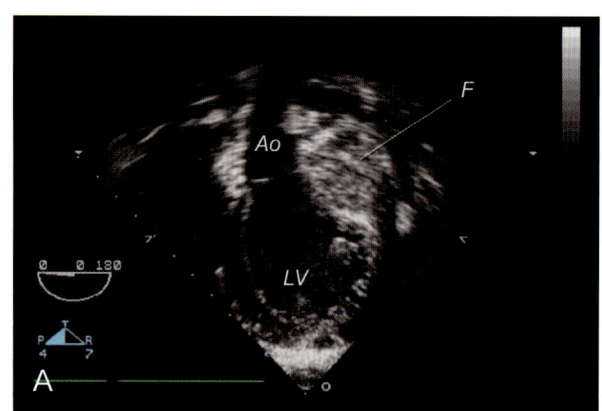
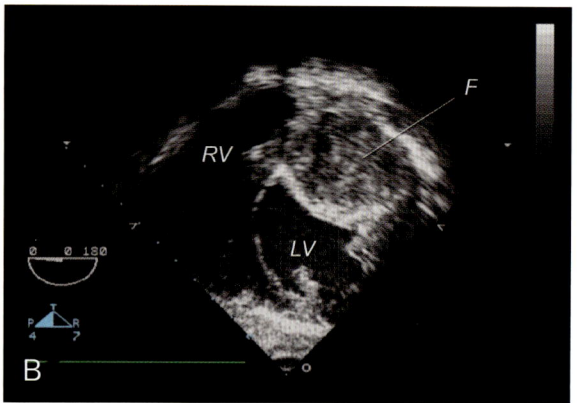

▲ 图 72-7　二维超声心动图显示 1 例患有左心室纤维瘤（F）的 2 岁患儿
A. 长轴平面显示均匀壁内肿物从左心室后壁凸出腔内；B. 同一患者横切面图
Ao. 主动脉；LV. 左心室；RV. 右心室

对波士顿儿童医院计算机数据库的回顾研究大不相同，其 129 例原发性心脏肿瘤中有 18 例（14%）黏液瘤（表 72-1）；1 岁以上的患儿，65 例原发性心脏肿瘤中有 15 例（23%）为黏液瘤。

当这些肿瘤发生在新生儿和婴幼儿中时，他们的表现与先天性心脏病相似[139-142]。在年龄较大的儿童和青少年中，黏液瘤有着可以导致危重症及意外死亡的临床表现，这类表现由于诊断依据不明确，往往难以捉摸[137,138,143,144]。早期诊断和及时手术治疗可以避免这些患者的病情加重和死亡。

心脏黏液瘤患者中约 75% 是单侧左心房肿瘤，大约 25% 是单右心房肿瘤[131,138,143]。黏液瘤通常呈粉碎性、带蒂、胶质状，颜色为黄棕色到红色的分叶肿瘤[137,138]。这些肿瘤可能会钙化[137,138,143,145]，且右侧肿瘤钙化的发生率更高[137,139,140,143,145]。肿瘤蒂通常附着于卵圆窝。少数情况下，肿瘤蒂亦附着在其他部位，如房间隔、心房游离壁或二尖瓣[138,141,144,146,147]。黏液瘤可以附着在卵圆孔中的双房肿瘤[145,148,149]或通过未闭的卵圆孔凸向右心房的左心房肿瘤[150]形式出现。这些肿瘤可以为单侧的左或右心室黏液瘤[137,138,142,151,152]，或者少数情况下，为占据同一心腔不同区域的多发黏液瘤[137,143,152]。

从组织结构上看，在一个白茫茫少细胞黏液背景下这些良性肿瘤细胞呈绳或几缕线状排列（图72-8）。可见多个小血管、淋巴细胞和组织细胞[137,138]。恶性黏液瘤罕见，可通过增生活跃和多形性的细胞区分开[146,153-155]。然而，恶性倾向不能单纯通过组织学检查被发现[153,154,156]。其他恶性倾向特征包括原发灶的局部感染，肿瘤在原发灶或其他部位的增殖和周边动脉瘤形成[146,153,154]。在 ≤ 40% 的复发患者中，肿瘤表现出 DNA 异常倍数增长[157]；然而一些病理学家质疑恶性心脏黏液瘤的存在[2]，认为它们代表了对肉瘤的误解[158-161]。

黏瘤表现出典型的三联征，包括心脏阻塞、栓塞、系统性疾病[137,138,143,144,149]。患儿很少无症状[162,163]。心脏黏液瘤的不典型和不常见的症状和体征往往导致儿童和青少年延迟诊断或误诊[144]。

大约 80% 的儿童患者出现瓣膜阻塞的症状[144]。心房肿瘤在瓣口往复运动造成二尖瓣或三尖瓣狭窄[137,138]。通常，这些大型带蒂的肿瘤在心脏舒张时会通过和阻碍房室瓣膜，当收缩时会逆行进入心房。大的左心房黏液瘤阻碍肺部静脉流入和通过二尖瓣，导致出现肺水肿、肺动脉高压和低心排出量的症状和体征[137,138,162]。当心输出量显著减少时心室缺血和功能障碍可能进一步恶化[144]。当右心房肿瘤妨碍静脉血流入和阻碍通过三尖瓣时会出现右心衰竭和低心排出量[137-141]。右侧阻塞性黏液瘤引起心房右向左分流可以出现类似于新生儿发绀型心脏病[139-142]。曾被报道当大肿瘤完全阻碍二尖瓣或三尖瓣时会猝死[139,140]。心房肿瘤也可引起房室瓣关闭不全[162]。大肿瘤钙化与瓣口完全破坏有关[143]。

当大黏液瘤在心房的不利位置并通过长的蒂与心房连接时半月瓣可能发生阻塞[163]。心房肿瘤可以通过脱垂的房室瓣膜和心室流出道，导致舒张期半月瓣狭窄。带蒂的心室黏液瘤[164]也能引起收缩期主动脉瓣或肺动脉流出道梗阻[29,142,143,163,165]。

左心房黏液瘤听诊可听到房室瓣膜狭窄和关闭不全时产生的杂音[137,138,143]。舒张期杂音和低沉的肿瘤扑落声是特征性表现[137,138,166]；然而，发生在严重阻塞时可能没有杂音[124]。右心房肿瘤非特异性收缩期和舒张期杂音类似于原发性三尖瓣畸

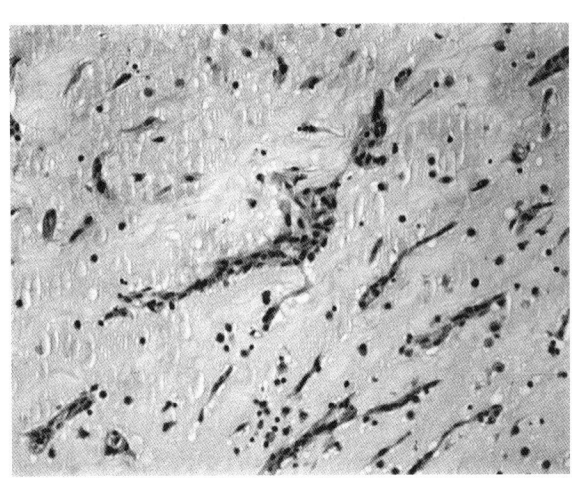

▲ 图 72-8 心房黏液瘤

细胞的显微镜下显示在白色少细胞黏液状的背景下可见成串的细胞（HE 染色）

（图片由 Peter Faul, MB, BCh, Department of Pathology, Children's Hospital, Harvard Medical School, Boston, MA. 提供）

形或三尖瓣狭窄和反流的杂音[137-141]。症状和体格检查常能定位[137,138,143,144]。当心房黏液瘤阻碍房室瓣时，患者会感觉呼吸困难、头晕、坐或站的时候出现晕厥，躺下时症状缓解。在新生儿中，定位性症状包括喂养困难和坐时易怒[141]。肿瘤阻塞半月瓣时，患者向前弯曲或躺着出现症状，站立时症状缓解[164]。

大于70%的黏液瘤儿童患者出现血栓[144]，据报道其中包括新生儿在子宫内已有栓塞发生[139]。血栓与肿瘤或附着在肿瘤外表面的栓子脱落有关[138,167]。正如所料，左侧的肿瘤与脏器栓塞有关[168]，右侧肿瘤与肺动脉栓塞相关[139,141]。已报道双侧心房黏液瘤引起肺循环和体循环动脉栓子[149]，和右侧肿瘤与对侧的栓子与房间隔缺损有关[139,141]。系统性栓塞可以栓塞冠状动脉、胰、甲状腺、肾上腺、肾、脾、脑和肢体动脉，导致相应的组织梗死[87,149,162,167]。

清除原发性黏液瘤后的数月至数年后外周栓子引起的症状才可能表现出来[146,149,153,167]。这个时间延迟是由于在同一部位或不同心脏部位良性黏液瘤复发造成的[146]。复发可能与切除不足[169-172]或多发病灶有关[173]。外周动脉瘤在首次栓塞事件发生数年后被诊断出来。小的黏液瘤碎片栓子可能会继续增长，发生恶变，侵犯和取代内侧动脉壁，导致动脉瘤的形成[137,149,153,167]。≤ 65%的小儿患者黏液瘤出现特征性的三联症[144]。持续发热、精神萎靡、体重减轻、关节痛、肌痛可能在诊断肿瘤几个月前出现[137,138,143,144,147,168,174]。实验室检查可见贫血、血小板减少、血沉增快、γ球蛋白升高。

这些患儿被诊断为急性风湿热，慢性风湿性心脏炎、亚急性细菌性心内膜炎、败血症、心肌炎和其他胶原血管疾病[141-147,166,168,174-176]。这些表现是原发肿瘤或肿瘤栓子引起广泛免疫应答造成的[137,141]。最近的报道表明，这些系统异常表现可能是IL-6分泌和频繁的肿瘤切除引起[176-178]。IL-6与一些蛋白质的合成有关并引起急性期反应和相应的特征性症状和体征[179]。

根据心脏黏液瘤的大小和位置，心电图可能出现心房扩大或心室肥大表现[137,138,143,144]。右心室肥大可能是由于肺动脉阻塞引起的肺动脉高血压，或左心房肿瘤引起的肺动脉高压造成[138]。肿瘤栓塞冠状动脉[167]或严重的阻塞造成心排出量减少心电图上会出现缺血性改变[144,166,167]。房室传导阻滞，复极化异常，或严重传导异常常见于室内的横纹肌瘤、纤维瘤，黏液瘤则较少见。

胸部X线照片可以是正常的[141,151]或显示心脏肥大和肺水肿[137,138,141,143]。右侧黏液瘤显示右心房和右心室扩大[151,163]。肿瘤钙化也可以看到[137,138,143]。与横纹肌瘤、纤维瘤不同，心影改变很少可以看见。

心脏黏液瘤的诊断主要依靠二维多普勒超声心动图[137,145,151,163,165,168,180,181]。在回顾性研究中，37%的患者确诊黏液瘤前，90%的患者确诊黏液瘤后，肿瘤会在超声心动图[182]显示。心房黏液瘤的非特征性表现是一个大的带蒂肿瘤在房室瓣处往复运动（图72-1B和图72-9）。然而，一些患者由于蒂短或体积大，肿瘤可以不垂入脑室[165,180]。单侧心室[165]、双侧[145]、同时出现在心房和心室的黏液瘤[151]，已经可以通过超声准确的诊断。多普勒技术看出半月瓣阻塞[142,165]。类似于横纹肌瘤、纤维瘤，目前无报道心包积液合并心房黏液瘤。

心脏黏液瘤确诊后应该切除。手术可以很好地治疗[137,138,143,144]黏液瘤引起的相关症状[137,143,183]。手术包括广泛在肉蒂和心脏的附着处进行切除。由于此类附着最常发生在卵圆窝，所以经常切除房间隔的大节段。必须细致检查整个心脏以切除并发的黏液瘤组织。建议使用超声心动图在术前确定肿瘤大小、位置、附着点及并发侵害部位，

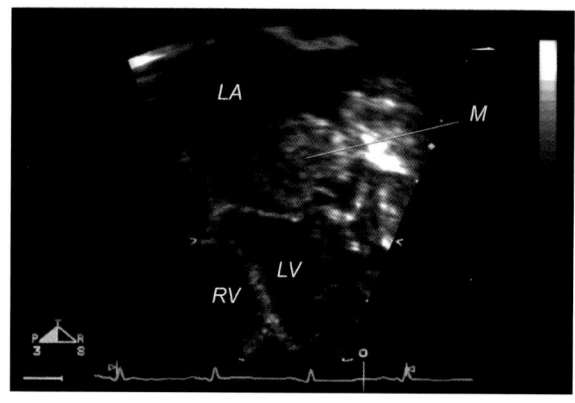

▲ 图72-9 二维超声心动图下2岁患儿的左心房黏液瘤（M）
LA. 左心房；LV. 左心室；RV. 右心室

以提高手术治疗效果[184]。患者需要不断监测疾病复发和外周动脉瘤的预后[137,143,146,149,153,167,182]。大多数患儿复发率在 4%～7%[169,171,185,186]。

家族性心脏黏液瘤的发病率已较为准确[137,138,143,144,187,188]，占所有黏液瘤的 7%。心脏黏液瘤通常出现在患有多发雀斑综合征的儿童和青少年[164]中，这可能与非肿瘤的内分泌异常有关（图 72-10）。该病的英文缩写被提议为 LAMB（雀斑、心房黏液瘤、黏膜与皮肤的黏液瘤和蓝痣）和 NAME（痣、心房黏液瘤、黏液样纤维瘤和雀斑）症状。最近疾病分类学将这些名称以综合征的广义分类进行汇总，包括：①其他位置的黏液瘤（乳房或皮肤）；②多斑色素沉着（雀斑、色素痣或两者都有）；③内分泌过度活跃（垂体腺瘤、主要色素结节性肾上腺皮质疾病或睾丸肿瘤）。具体的基因缺陷仍未明确[189]；然而，某些研究者已经将这些综合征确定两个位点上，即染色体 2p[190]和染色体 17q[191]。后者来自 PRKAR1 基因的突变，该基因可能起到肿瘤抑制基因的作用。蛋白质为蛋白激酶 A[192]的调节亚基 1 型[192]。

七、心包内畸胎瘤

尽管罕见，心包内畸胎瘤构成儿科心脏肿瘤的另一个重要组成部分（表 72-1）[15,74,190]，在胎儿和新生儿时期能被诊断出。这些罕见的肿瘤在以往有着较高的死亡率[193-197]。最近，由于早期诊断和外科治疗的改善，其生存率有所提高[136,193]。心包肿瘤很少为恶性或复发，因此，可通过手术根治这种危及生命的疾病。

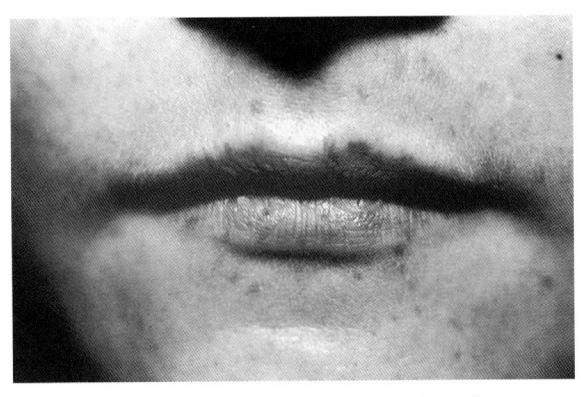

▲ 图 72-10 多发雀斑患儿的面部图片

心包畸胎瘤为单发、带荚膜、灰褐色的圆凸肿瘤，附着于心脏基底[197-199]。这些肿瘤在黄色黏液状基质内含有多个囊肿[200]，通常由宽基蒂或狭窄的肉茎与主动脉或肺动脉的根部紧紧相连[193,196,197]。肿瘤囊本身可以牢牢地附着在主动脉[194-208]或肺动脉外膜[195,197,199,205,208]。该肿瘤可与上腔静脉[199]、右心房[195,197,199]、右心室、左心房、左心室[197]相邻。肿瘤的血液供应通常随着主动脉的血管滋养管发散分布[195,197,205,206]。来至冠状动脉血管的单血管[198]或上纵隔的多条小血管也可能对肿瘤进行供血[199]。

心包内畸胎瘤大小可能为新生儿或婴儿心脏的 3～4 倍[194,197,207]；然而，在无症状的大龄儿童和青少年中可能会相对较小。危重新生儿和婴儿几乎总有大量的心包积液[196,197,205]。当实心瘤块包在受限的纤维性心包中时，心脏的生长将受到限制和压迫[196,197,206]。对于新生儿和婴儿，肿瘤最常见于右侧，与升主动脉相连，并夹在主动脉和上腔静脉中[195,196,203,204-208]。这些右侧的肿瘤沿垂直轴使心脏向左后方扭转[197,200,206]。它们具有严重阻碍上腔静脉、肺动脉和升主动脉的倾向，也可能压迫右心房和右心室[86,194-197,208-210]。少数情况下，肿瘤会位于左侧，连接在主动脉上，覆盖左心房和左心室[197,200,206]。左侧心包畸胎瘤向前旋转心脏至右前方[197,200,206]。也有少数情况下，肿瘤位于主动脉后方[200]。心包畸胎瘤也可与其他先天性心脏病并发[197,198]。

心脏内的畸胎瘤甚至比心包内畸胎瘤的发生率低[209]。到目前为止，发现的心脏类畸胎瘤主要出现在右边心脏。此类心脏内畸胎瘤与上述的心包内和腔内肿瘤成因相似。婴幼儿和儿童的心脏内的畸胎瘤极少为恶性[86,209]。

心包畸胎瘤组织由来自三个胚胎生发层的组织构成（图 72-11）[193-207]，这使血清中的甲胎蛋白可被用于检测复发情况[211]。中胚层组织包括平滑肌和横纹肌、玻璃质及弹性软骨。内胚层的组织由呼吸道支气管、胰腺、肠道、唾液腺组成。外胚层神经上皮结构包括脉络丛和眼睛。心包畸胎瘤极少为恶性，特别是婴儿和新生儿[193,196,200,203]。

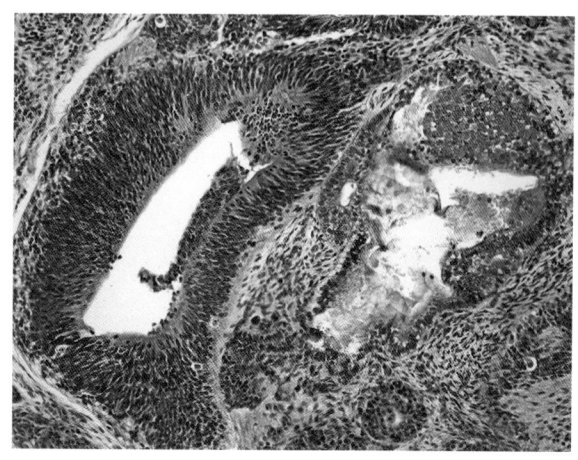

▲ 图 72-11 心包畸胎瘤的显微图片示原始神经组织
包括玫瑰花结样排列的室管膜（左侧）和不成熟的腺体及基质，内胚层窦状瘤（HE 染色）
（图片由 Harry Kozakewich, MD, Department of Pathology, Children's Hospital, Harvard Medical School, Boston, MA. 提供）

心包内支气管囊肿与心包内畸胎瘤有相同的外观和临床表现[195,200,202,203,207]。这两个心包肿瘤仅能通过组织学检查区分开来。心包支气管囊肿主要由呼吸道和胃肠道组织组成，没有心包畸胎瘤的神经组织[195,200,202]。心包内畸胎瘤的实际发病率仍不清楚，因为先前的报道可能同时涉及心包内支气管囊肿[195,200]。

一半的心包畸胎瘤在新生儿和未满 1 个月的婴儿时期诊断出，2/3 在 1 岁前发现[200,206]。最近波士顿儿童医院（表 72-1）和其他中心的回顾性研究[14,15]显示，所有心包畸胎瘤均在 1 岁以下婴儿时期被诊断出。危重新生儿和婴儿具有明显的临床表现，包括呼吸窘迫、心包积液、心脏肿瘤直接压迫以及心脏压塞[193,194,207]。非免疫性胎儿水肿被归因为心包畸胎瘤[194]。肺实质的直接压迫可能导致新生儿或婴儿的严重呼吸窘迫[195,199,206,207]。有 2/3 心包畸胎瘤患儿发生猝死[196]，该猝死是由于急性囊肿破裂导致突然心脏压塞[210]，肿瘤严重侵犯心脏和大血管[196,199]，并引发感染性心包炎[199]。

在一个婴儿没有明显心包积液的罕见的情况下，即使其病情严重也可能无明显症状和体征[197,200,206]。年龄超过 3 月龄的患者通常无症状或有慢性心包积液[197,200,206]。无症状的大龄心包畸胎瘤患儿可通过评估异常胸部 X 线片诊断，或在尸检时意外发现[197,200,206]。

新生儿或婴儿心包积液即将压塞时，其心音将遥远或低钝，杂音不清，心前区搏动消失[193,197,200,204,207]。患者可能有肝肿大和脉搏减弱迹象[193,200,206]。当肿瘤肿块压迫心腔或大血管时可以听到狭窄的杂音[203,206]。新生儿可能因肺实质受压迫[193,207]或从右至左的心房分流而出现发绀[203]。

心电图常出现低压 QRS 波[193,194,197,200,206]。无明显心律失常、ST-T 段异常和房室传导延迟表现。在危重患儿中，胸部 X 线片看到明显增大心影[193-207]。胸部 X 线片上可以看到钙化[197,207,208]。在年长无症状的患儿中不规则的心影可能是唯一表现[200]。

除非有血性积液，否则心包穿刺术常无诊断性价值[197]，血性积液几乎全与恶性心脏或心包肿瘤有关[197]。如果没有切除肿瘤，心包积液总会反复出现[197,199]。

胎儿、新生儿和婴儿心包畸胎瘤已能在二维超声心动图中看到（图 72-12 和图 72-13）[141,193-195,200,201,204-206,208]。该肿瘤表现为单发、不均匀、分叶心包内肿物（图 72-11）[193,195,199,204-206,208]。心包积液几乎总出现在新生儿和婴儿时期。囊性结构表现为回声区，钙化表现为回声点[193,195,204]。肉茎与主动脉间黏附可以通过超声看出，且可能出现大血管和心室压迫[195,201,204-208]。新生儿和婴儿已经能单独通过超声心动图诊断[86,193,195,204]。MRI

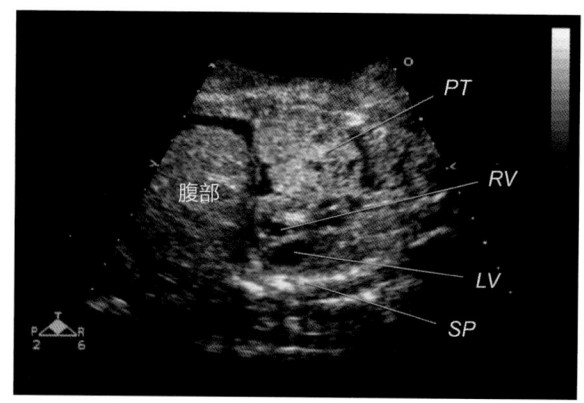

▲ 图 72-12 胎儿超声心动图显示大的、不均匀的心包内肿物附在右心房和主动脉上
组织学证实这个肿物是心包畸胎瘤（PT）（图 72-11）
LV. 左心室；RV. 右心室；SP. 脊柱

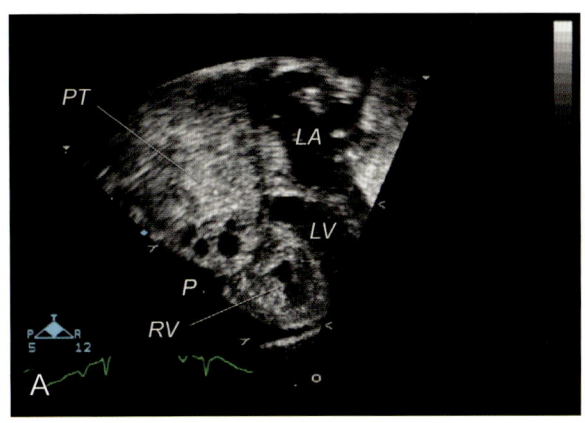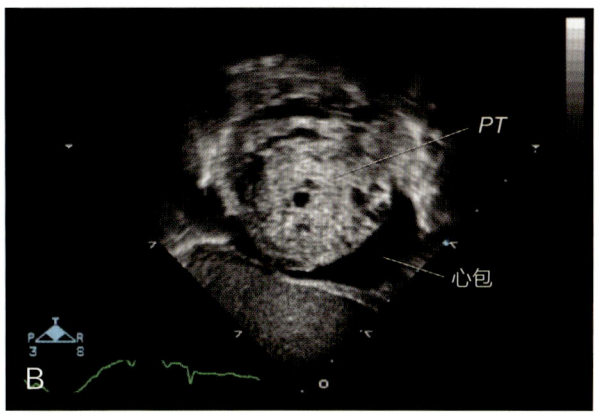

▲ 图 72-13 1 例新生儿巨大心包内畸胎瘤（P）
A. 四腔心切面显示心包内不均质肿物与右心房区的多个液泡；B. 横切面显示心包大肿瘤包块
LA. 左心房；LV. 左心室；PT. 心包畸胎瘤；RV. 右心室

已应用于区分心包畸胎瘤和支气管囊肿[209]。

早期无创性诊断、心包畸胎瘤手术切除及减少心包积液有助于提高存活率，特别对危重新生儿和婴儿而言。子宫内识别有助于在发生严重心肺疾病前立即进行产后手术治疗[205]。由于这些肿瘤可导致猝死[193,195-197,199,203]或出现罕见但已知的恶性病变[193,206]，建议对无症状患者采取外科手术。细致解剖对于那些附着于心脏或冠状动脉的外表面肿瘤[195,197,199]，或附着在椎弓根主动脉和肺动脉的肿瘤[195,199,200,206,207]，切除是很有必要的，已有手术后成功的长期随访记录[136,193-195,200,206,207]。

八、其他原发性良性心肌肿瘤

心脏的血管瘤是儿童时期[7,212-214]的另一个较为常见的良性肿瘤。波士顿儿童医院的 129 例原发性心脏肿瘤中有 3 例（2.3%）为血管瘤。这些肿瘤几乎都是单发，可以侵犯心外膜、心包内或腔内空间[214]。血管瘤呈息肉状或无蒂，中央区域通常有坏死和钙化现象[18,63,213]，且常与非血性心包积液相关。这些肿瘤包括大血管和小血管心肌内交错[18,213]。在超声心动图中，这些血管通道出现大无回声区[182,122,213]。血管造影术曾用来显示这些肿瘤的丰富的血管[18,63,212]。最近，MRI 也被用于区分心脏血管肿瘤的丰富血管特质[69,71,72]，特别是使用初步的钆增强快速扫描。组织分化的重要性一直被强调，先天性血管瘤可能受干扰素或类固醇治疗的影响而缩小[72]。临床过程的变化可能与组织学相关[72]。部分患者在诊断后 4 年均无大碍[212]，但亦有猝死情况[1,87,214]。外科手术已经能成功地去除单发腔内肿瘤[18,212,213]。在一些严重侵犯心肌患儿中，可以考虑心脏移植[18]。

其他罕见的原发性心脏肿瘤良性包括乳头状肿瘤[215]、心内膜垫组织肿瘤[216]、心脏脂肪瘤[73,217-219]和纤维母细胞瘤[220]。与这些肿瘤相关的很多心脏症状和体征涵盖微小的疾病到系统性栓塞至濒死期。MRI 能够将心脏脂肪瘤与其他肿瘤区分开来[69,73]。

九、原发性恶性心肌肿瘤

主要恶性心肌肿瘤在儿科患者原发性心脏肿瘤中所占比例 < 10%[7,9,64]。在 33 年的时间内，25 种小儿原发性心脏恶性肿瘤在 SEER（美国癌症研究所监测、流行病学及最终结果项目）上记录报道，该疾病按年龄调整为每 100 000 个美国人中发病率为 0.007（年龄在 0—14 岁的发病率为 0.005；15—19 岁为 0.015）。最常见的组织学是软组织肉瘤（40%），其次为非霍奇金淋巴瘤和畸胎瘤（12%）[221]。这些恶性肿瘤包括纤维肉瘤、血管肉瘤、淋巴肉瘤、巨型细胞肉瘤、纤维黏液瘤、平滑肌肉瘤、神经源性肉瘤、横纹肌肉瘤、未分化肉瘤[44]。从病理上说，他们的组织学类型共分为三类，即原发性心肌肉瘤（血管肉瘤）、心内膜

心肌瘤（由平滑肌或成纤维细胞分化）和横纹肌瘤（横纹肌肉瘤）[222]。一些病理学家认为，用于这些肿瘤的不精确术语导致其分类混乱[155]。此外，良性与恶性肿瘤的组织学区别可能较为微小[153]。

血管肉瘤是最常见的原发性恶性心脏肿瘤[223-226]。这些肿瘤通常侵犯右心房和心包。患者表现为心脏压塞、右心衰竭、上腔静脉阻塞。伴随出血，常常转移到肝脏、肺和中枢神经系统。尽管早期无创性诊断和手术及化疗干预措施，其预后依然很差。

在所有年龄段中心脏肉瘤都较为罕见。在国家肉瘤注册表数据库中，有0.4%的胸肉瘤案例，但只有一个为心脏肉瘤[227]。其在儿科虽然罕见，原发的心脏肉瘤在3月龄的婴儿已能被诊断出[44]。这些肿瘤常常侵犯右心[44,228-231]，主要位于肺动脉[229]。低分化肉瘤可以侵犯右心房和右心室，扩展到心包，侵占心房和心室腔[44]。这些肿瘤的手术切除[44,229]存活率低，局部及远处复发[44,229,232]。通常，肿瘤具有浸润性，因此无法通过手术切除。其经常转移到肺和纵隔，预后差[44,228,229]。某些无远处转移征且不能切除的肉瘤，可以通过心脏移植治疗[44,233-240]。这类患者的移植治疗疗效尚不清楚。

回顾SEER注册的成人患者，原发性恶性肿瘤的生存率低，尤其非淋巴性恶性肿瘤，存活率仅（36±66）个月和（108±66）个月[221]。由于该肿瘤罕见，其最佳治疗方法仍不清楚[241,242]。

十、转移性心脏肿瘤

转移性心脏肿瘤比原发性肿瘤更常见。在儿科患者最常见的转移性肿瘤为非霍奇金淋巴瘤、白血病和神经母细胞瘤[7,64]。

非霍奇金淋巴瘤越来越多，患者多数有免疫抑制并感染EB病毒[243]。其在肾和心脏移植的第1年发生率为0.2%和1.2%，后每年分别增加0.04%和0.30%[244]。对于具有非霍奇金淋巴瘤的心脏移植患者，其直接心脏损害的发病率是18%[245]。与非霍奇金淋巴瘤相关的心脏损害可出现心包积液、心律失常和充血性心力衰竭[246,247]，并带有显著的ST-T波改变、QRS波低平和梗死表现[246,247]；其二维超声心动图显示明显的心室壁增厚和反向呼吸[246]；心肌高回声区与无回声区交替。这与解剖后发现大面积坏死和心肌和实体瘤间出血等现象一致[246,247]。与其他心脏肿瘤不同，继发性肿瘤治疗手段并不是手术，而是蒽环类化疗和抗CD-20治疗。放射治疗也被用作其辅助治疗，而姑息性手术可用于缩小肿瘤[222]。

从下腔静脉右心房直接蔓延的肿瘤为肾母细胞瘤、平滑肌瘤和平滑肌肉瘤[247-250]。肾母细胞瘤患者在出现腹部肿块或血尿的体征和症状之前可能有右心阻塞或右心衰竭的症状[249]。超声波可以显示肿瘤近端延伸到髂动脉，进而延续至下腔静脉右心房[248,249]。大的心房肿瘤可以通过房间隔缺损进入左心房[250]。心房霍奇金病肿瘤可通过在房室瓣的往复运动而类似于心房黏液瘤[250]。

恶性心包肿瘤通常具有转移性[9,87,164]。少数情况下，有可能发生原发性心包肿瘤[247]。转移性肿瘤直接侵犯心包，且通常与血性渗漏液相关。这些肿瘤可侵入心肌，但是很少侵犯入心腔[247]。

第 73 章 儿童慢性心力衰竭
Chronic Heart Failure in Children

Matthew J. O'Connor　Robert E. Shaddy　著

苏丹艳　译

一、概述

慢性心力衰竭是一种由心室充盈不足或心排出量不足引起的临床表现多样的综合征[1]。传统上，慢性心力衰竭被认为是一种因心输出量不足而不能维持器官灌注的症候群，并且被认为与左心室射血分数降低相同。成人慢性心力衰竭的新定义内容更广泛，包括心室充盈障碍，即心室舒张功能不全和保留射血分数的心力衰竭（heart failure with preserved ejection fraction，HFpEF）[2,3]。在本章中，将描述儿童慢性心力衰竭的病因、治疗以及预后。胎儿、儿童和青少年急性心力衰竭包括心肌炎、机械循环支持和心脏移植，将在本书其他部分详细讨论。

成人慢性心力衰竭的研究对公共卫生具有重要意义，因为它对发达国家的医疗资源利用造成巨大的负担，并且预计在未来还会继续增加[4]。虽然儿童慢性心力衰竭的影响相对于成人有限[5,6]，但它相对于成年人有更高的发病率及死亡率[7]。现在，成人和儿童慢性心衰的治疗受到社会专业人士全面的循证评估和推荐[1,8-11]。

二、命名和分类

"心力衰竭"这个词在医学文献中被广泛使用，并且可能对新医生造成一些困惑。在临床实践中，心力衰竭通常被定义为是个人运动耐力受限，结合影像学（常为超声心动图，但越来越多的使用心脏 MRI）结果来证明的心室功能减退。这被认为是射血分数减少的心力衰竭（heart failure with reduced ejection fraction，HFrEF）。在婴幼儿中，客观的评估活动受限是比较困难的，因此，通常用患儿生长发育不良来代替观察指标。然而，"心力衰竭"也可用于描述心室功能障碍的一系列急性症状和体征：左心房高压、肺水肿、肝大、心动过速和奔马律等，而不考虑心输血量或心室功能的评估。心力衰竭的另一层不明确的定义，常用于心脏大量左向右分流病变的婴幼儿，他们通常会表现出上述多种症状，但没有明显的心功能障碍。他们的症状类似于心功能障碍患者，如左心房肥大、肺淤血和全身血管阻塞（肝大和周围水肿）。在本章中，"慢性心力衰竭"指的是心输出量不足以满足代谢需求的临床综合征，即 HFrEF，除非另有详细说明。

根据儿童和成人慢性心力衰竭的临床严重程度，现有几种分类方案，类似于各种恶性肿瘤的分期标准。其中，NYHA 提出的心功能分级标准被广泛使用，但对儿童的应用有限。ROSS 儿童心功能分级是为了使 NYHA 的标准更适用于儿童。最近对 ROSS 分级的修正，包括生物标志物和将孩子纳入 5 个不同的年龄组[12]。最近，美国心脏病学会和美国心脏协会（American College of Cardiology Foundation，ACCF/AHA）已经提出了心力衰竭的分期标准，包括功能和风险因素标准（表 73-1）。最后，根据心室功能不同，心力衰竭分为 HFrEF 和 HFpEF。虽然 HFpEF 综合征在成人中越来越常见，但在儿童中，只有在限制性或肥厚性心肌疾病中才会观察到，这将在本书其他部分进行讨论。

三、病因

学习儿童慢性心力衰竭是从对病因的研究开始的（表 73-2）。虽然没有理想的分类方案（见上文），但儿童慢性心力衰竭的病因可以从 2 个因素入手，即儿童的年龄、有无结构性心脏病。在本章中，"结构心脏疾病"包括先天性心脏病、瓣膜狭窄和（或）由先天畸形引起的反流以及冠状动脉疾病等原发性心脏解剖异常。这与主要影响心肌和心包的心肌病和心包疾病不同。从广义上讲，根据年龄可将儿童分为两大类：新生儿/婴儿（＜1岁）和儿童/青少年；在这些人群中，慢性心力衰竭的病因往往是不同的，尽管确实存在相同的部分。

四、新生儿和婴儿

患有心力衰竭的新生儿或婴儿通常在急性疾病发作后，已经出现血流动力学改变和稳定的症状，被诊断心力衰竭后才开始药物治疗。在某些情况下，诊断是明确的，尽管在很大一部分病例中，诊断仍然不明确，而儿童被诊断为"特发性扩张型心肌病"。较少见的是，症状出现较缓慢而导致没有急性症状发作，患儿只能通过一些偶然的机会或是通过一些看似无关的症状引起临床关注。

无论哪种情况，合理且全面的评估能确保不遗漏重要诊断的同时，避免不必要的风险。从广义上讲，新生儿和婴儿慢性心力衰竭的潜在病因可分为感染性、炎症性、中毒性、结构性/先天性、代谢性、心律失常和特发性。在出生时异常表现心力衰竭的鉴别诊断包括：低氧血症、低血糖、低钙血症、败血症、贫血或红细胞增多症、心肌炎、心律失常（先天性完全性心脏传导阻滞、室性心动过速）、大动静脉畸形、严重的房室瓣膜反流或三尖瓣下移畸形[13]。

本质上，任何一种先天性心脏病都可能导致心室功能障碍，引起心室功能障碍和心输出量减低的疾病类型多为：①阻塞性病变，如严重的主动脉瓣狭窄、HLHS；②大量的左向右分流，如室间隔缺损、动脉导管未闭、主肺动脉窗、常见房室间隔缺损；③反流性病变，如严重的主动脉反流、三尖瓣下移畸形。梗阻性病变被称为"关键"的先天性心脏病，其中包括严重的左心结构发育不全和主动脉闭锁，导致了动脉导管闭合时心脏输出的不足。在没有前列腺素 E_1 维持导管通畅的

表 73-1 慢性心力衰竭分类

儿童心力衰竭 ROSS 分类	Ⅱ级心力衰竭
Ⅰ级心力衰竭	心力衰竭症状在日常活动水平时，安静休息时无症状
无临床症状	Ⅲ级心力衰竭
Ⅱ级心力衰竭	心力衰竭症状在低于日常活动水平时，安静休息时无症状
婴儿喂养时有轻度呼吸急促及多汗，年龄较大儿童活动时呼吸费力	Ⅳ级心力衰竭
Ⅲ级心力衰竭	安静休息时即出现心力衰竭症状
婴儿喂养时明显气促及大汗，喂养时间长及生长发育落后，年龄较大儿童活动时明显气促	**ACCF/AHA 心力衰竭分级**
Ⅳ级心力衰竭	A 级
安静状态时气促、呼吸困难、心率增快、多汗等	有较高风险，但没有结构性心脏病级心力衰竭表现
NYHA 成人心衰分级	B 级
Ⅰ级心力衰竭	有心脏疾病，但没有心力衰竭表现
心衰症状只出现在剧烈运动时，日常活动不受限	C 级
	有心力衰竭疾病，并且目前有心力衰竭表现
	D 级
	难治性心力衰竭，需要特殊干预

（引自 Yancy CW, Jessup M, et al. 2013 ACCF/AHA guideline for the management of heart failure: a report of the American College of Cardiology Foundation/American Heart Association Task Force on Practice Guidelines. Circulation. 2013；128:e240–e327; Ross RD. The Ross classification for heart failure in children after 25 years: a review and an age-stratified revision. Pediatr Cardiol. 2012；33:1295–1300.）
NYHA. 纽约心脏协会；ACCF. 美国心脏病学会；AHA. 美国心脏协会

表 73-2 慢性心力衰竭病因

新生儿和婴儿	儿童和青少年
结构性心脏疾病	未手术的结构性心脏病
● 压力负荷过高	● 左心衰竭
－ 严重的/危险的主动脉瓣狭窄	－ 二尖瓣反流增多
－ 主动脉弓阻塞（缩窄或中断）	－ 主动脉瓣反流增多
● 容量负荷过高	－ 主动脉流出障碍加重
－ 左向右分流	● 右心衰竭
－ 室间隔缺损	－ 三尖瓣下移畸形
－ 房间隔缺损	－ Eisenmenger 综合征
－ 动脉导管未闭	● 心律失常
－ 动脉单干	术后结构性心脏病
－ 主肺动脉窗	● 左心衰
－ 大型主肺动脉瓣膜功能障碍	－ 心肌功能障碍（缺血、纤维化、全心或右心室）
● 瓣膜功能障碍	－ 容量负荷（残余分流、瓣膜反流）
－ 房室瓣功能不全（术后房室交通，Ebstein 畸形）	－ 压力负荷 [残余和（或）渐进性主动脉流出道梗阻]
－ 半月瓣关闭不全	● 右心衰竭
－ 瓣膜切开术后主动脉瓣闭不全	－ 心室功能障碍
－ 动脉干瓣膜反流	－ 压力负荷（残余流出道梗阻，肺动脉高压）
－ 肺动脉瓣闭锁的法洛四联症	－ 容量负荷（肺动脉瓣或三尖瓣关闭不全）
● 复杂	● 心律失常
－ 单心室（系统性心室流出梗阻、心室流入或肺静脉回流障碍）	心脏结构正常
	● 心肌病（原发性）
● 心肌功能障碍	－ 扩张型
－ 缺血性	－ 肥厚型
－ 左冠状动脉异常起源于肺动脉	－ 限制型
－ 窒息相关的心室功能障碍	● 心肌病（继发性）
● 心肌病	－ 感染性或炎症性（心肌炎、心内膜炎）
－ 心肌炎	－ 缺血（川崎病、其他类型的冠状动脉异常）
－ 原发性	－ 慢性容量超负荷（获得性瓣膜功能障碍、风湿性心脏病）
－ 继发性（心律失常、肾脏、甲状腺功能减退、低血糖、脓毒症等）	－ 慢性心律失常
	－ 毒素（炭疽杆菌、辐射）
● 术后心室功能障碍	－ 肌营养不良
	－ 代谢

情况下，受累的婴儿通常在出生后 1～2 周内出现低心输出量的体征和症状，包括苍白、营养不良、哭声弱、酸中毒、休克，以及由于心内动静脉血混合引起的不同程度的发绀。脉搏血氧饱和度筛查的出现使人们能够很容易地识别出患有导管依赖性发绀型先天性心脏病的婴儿，而这种先天性心脏病新生儿在出院之前可能会漏诊[14]；在全国范围内实施这一做法对婴儿预后的影响尚不清楚，但至少看起来是有成本效益的[15-17]。

容量负荷引起临床表现取决于缺损的大小及肺循环与体循环血管阻力的比值。在新生儿期，这一比例几乎是相等的，这导致了一个良好的循环平衡和极小的完全的左向右分流。然而，肺血管阻力随着年龄的增长而下降，肺动脉血流量增加，与体循环血量比值降低，逐渐加重的左向右分流可能导致心输出量受损[18]，并且这可能会被代谢需求的增加（发热）及血红蛋白的生理性下降所加重[19]。

在新生儿/婴儿中引起心输出量降低及心力衰竭的典型反流性病变是三尖瓣下移畸形，这一疾病的解剖和生理学详见本书第 38 章。当严重时，明显的三尖瓣反流和右心室发育不全导致右心室不能产生足够的远期输出。如果没有动脉导管，就会发生严重的发绀。然而，通常情况下，肺动脉瓣在三尖瓣下移畸形中的功能是不正常的，这导致了低效率的循环，在这种循环中，缺氧的血液在心内循环，甚至在导管开放[20]的情况下，也导致了青紫的恶化。这引发了一个恶性循环，有时被称为"循环分流"，在这种循环中，发绀和心输出量降低是相互交织的。

许多复杂的先天性异常都与梗阻和容量负荷过高有关，这可能导致心力衰竭和发绀。单心室的患者，经常被归入这一类。心力衰竭和发绀的具体表现及其严重程度，取决于主动脉和肺动脉血管阻力的平衡以及缺损的具体解剖特征。例如三尖瓣闭锁伴相关大血管正常、肌型大室间隔缺损，不伴肺动脉狭窄，患者在新生儿期时可能不需要干预，但在婴儿期后期，由于室间隔缺损处出现限制，导致进行性发绀，最终需要额外的肺血流来源。本书在其他的章节中详细讨论了能够引起压力负荷和容量负荷的先天性心脏病复杂畸形的众多种类和变化。

左冠状动脉异常起源于肺动脉[21,22]是一种重要的先天性心脏缺陷，类似于新生儿的扩张型心肌病[21,22]。在第32章中详细描述了该病变的解剖、生理学和治疗。其临床表现依赖于肺血管阻力的正常下降，随着肺血管阻力和压力的下降，左冠状动脉灌注压降低。这就导致了由左冠状动脉供血区域心肌缺血的逐渐发展，症状通常在1周到6个月之间显现出来。这一缺陷是导致心室功能障碍的根本原因，认识这一点是至关重要的，因为由此产生的心力衰竭综合征可以通过对正常左冠状动脉分布提供的缺血心肌进行及时的外科血运重建，而可能在很大程度上逆转[23-25]。长期医疗管理的错误尝试可能会恶化潜在的生理学，失去重要的缺血心肌恢复时间，最终不会给患者带来长期益处。

心肌炎和所有的心肌病（扩张性、肥厚性、限制性、致密化不全、致心律失常性右心室发育不良、心动过速诱发）可在新生儿期或婴儿期出现心力衰竭症状，与心室功能障碍直接相关。随着血流动力学的稳定，治疗和预后往往由潜在的诊断指导。在新生儿和婴儿中，对于与先天性代谢异常相关的心肌疾病，包括线粒体疾病，应保持低水平的怀疑，直到获得代谢性疾病专家咨询[26-28]。一些医生提倡对所有可疑的代谢型心肌病进行经验性的肉碱补充，或者至少在排除肉碱缺乏的诊断之前，尽管这种做法的益处是不确定的[29]。

五、儿童和青少年

（一）心脏结构异常

在发达国家，在生后的几个月里，由于没有手术治疗而导致心力衰竭是很少见的，但在发展中国家却较为常见，因为他们无法获得医疗保障[30,31]。在这个年龄组中，将心力衰竭分为左心衰竭和右心衰竭。

左心衰竭可能发生在有结构性心脏疾病和严重房室瓣膜功能不全的患者中（如房室室间隔缺损或先天矫治性三尖瓣移位）[32,33]或主动脉瓣关闭不全（即室间隔缺损相关的主动脉瓣脱垂）[34,35]。虽然瓣膜反流的进展可能会随着时间的推移而发生，但感染性心内膜炎是这组患者瓣膜功能改变的重要病因[36]。较少见的是，有进行性或未诊断的严重左心室流出道梗阻的患者可能因心室功能障碍而出现心力衰竭[37]。

在这组患者中，右心衰竭的一个重要原因是三尖瓣下移畸形，其增加的三尖瓣反流的程度，伴或不伴相关的心律失常[38,39]。与心内分流或大血管分流相关的肺血管阻力严重升高（即Eisenmenger综合征）可能与右心室功能障碍、三尖瓣和（或）肺动脉瓣反流、右心衰竭相关[40,41]。

（二）术后结构性心脏病

更常见的是经历过早期干预（经导管或外科手术）的患者。这类患者可能因心室功能障碍、瓣膜病、残余分流和（或）心律失常而产生左或右心衰竭[32,42]。

左心衰竭可能发生在术后患者的心功能不全、

残余的左向右分流、流出道梗阻或瓣膜反流（在不同患者中可能存在多种组合）。例如，①主动脉瓣狭窄和（或）在先前的外科瓣膜切开术[43-45]或球囊瓣膜成形术[46-48]；②动脉干瓣膜狭窄和（或）反流[45,49-51]；③房室间隔缺损修补后[52-54]的严重瓣膜反流[52-54]。有体循环化右心室的患者（即大动脉转位患者在行 Mustard 或 Senning 心房内血流改道手术后）有可能发生心室功能障碍、三尖瓣（全身房室瓣膜）反流和心律失常，可能导致心力衰竭[55-64]。

因肺动脉高压[65]或残留的肺流出道梗阻（本源）[66-68]引起的右心室高压可能在初次干预后发生进展，并导致右心衰竭。右心衰竭可能发生在早期的干预后，例如，法洛四联症[69-71]手术后可能会发生。在治疗残余右心室流出道疾病的治疗中，一种新的治疗方法是经导管肺动脉瓣置换术，这种方法可以使患者恢复肺动脉瓣的能力，减少梗阻，而不会使患者暴露于体外循环[72-74]。这种新的治疗方案对法洛四联症和右心功能障碍相关疾病进展的长期影响尚待观察。

接受 Fontan 手术的患者是另一组心室功能障碍、心律失常和心力衰竭[63,75-78]的高危患者。心脏移植可能会为发生心力衰竭的 Fontan 患者的长期生存提供最好的机会，因为他们往往对心力衰竭的常规治疗和器械治疗反应不佳。然而，他们移植后的结果似乎比没有先天性 Fontan 循环或先天性心脏病[79]的患者更差。

如前所述，经导管或外科干预治疗结构心脏病的患者可能出现急性或慢性心律失常，可能导致心力衰竭[77,80-82]。心脏收缩不同步性，心电图表现为传导阻滞，也可能导致症状性心室功能障碍。本章稍后将讨论通过双心室起搏恢复心室电生理和心室收缩同步。

（三）结构正常心脏和后天性心脏病

在发展中国家，风湿性心脏病是在儿童和青少年最常见的获得性心脏病，在疾病的急性期表现为心脏炎[83,84]。虽然急性风湿热在人群中间歇爆发，但在美国是不常见的[85]。在风湿性心脏病中发生的心脏炎更恰当的应称为瓣膜炎，因为没有心肌受累[86-88]。典型表现为二尖瓣和（或）主动脉瓣受到影响。其中一种或多种瓣膜的急性功能不全可能导致急性心室扩张，心室负荷条件的急性变化引起的心力衰竭症状可在 15%～47% 的患者中出现[89-91]。瓣膜狭窄和（或）关闭不全随着慢性风湿性心脏病而发展，三尖瓣和（或）肺动脉瓣[92]受累的发生率较低。心力衰竭可能是由进行性瓣膜功能障碍引起的[83,92-94]。如果有明显的二尖瓣和（或）主动脉瓣反流，左心室功能障碍可能继发于慢性严重容量超负荷。严重的风湿性二尖瓣狭窄到足以导致有症状的心力衰竭，这多发生于 20 年前的发展中国家[95]，在美国有二尖瓣狭窄的慢性风湿性心脏病的患者通常在起病后 4～5 年出现[83]。

在发达国家中，川崎病是引起获得性心脏病的一个重要原因，也是美国儿童获得性心脏病的最常见原因[96]。5 岁以下儿童最常见，诊断平均年龄为 2 岁。未经治疗的患儿中约有 25% 会出现冠状动脉瘤或扩张，静脉注射免疫球蛋白治疗可将该风险降低到 < 5%[97,98]。川崎病的另一个标志性特征是几乎所有受影响的个体都发展成心肌炎，该心肌炎的超声心动图可表现为心室功能障碍和（或）症状性心力衰竭[99]。长期随访中，川崎病患者患冠状动脉粥样硬化性心脏病、心肌梗死、心瓣膜病的风险较高[98]。然而，在较近的时期，大部分患者通常在疾病早期即接受 IVIG 和抗血小板治疗，根据最近的流行病学[100]和高级影像学[101]研究，这些并发症的风险可能较低。最近一项针对英夫利昔单抗（TNF-α 单克隆抗体）在川崎病中的随机对照试验表明，其是否显著降低随机分组后 2 周左前降支直径 Z 评分，是否会改善川崎病患者冠状动脉长期预后，尚不明确[102]。

感染性心内膜炎也可能会导致年龄较大的心脏结构正常的儿童出现心力衰竭，正常儿童心内膜炎的发生率明显低于未经手术或术后仍存在残余分流的先天性心脏病患者，也就是患心内膜炎风险最高的人群[103,104]。与年幼的儿童相比，在青少年时期的儿童因静脉注射毒品、文身等因素造成了额外的风险。然而，对于患有慢性疾病和医学上一些复杂疾病的儿童来说，留置的中心导管、脑室腹腔分流器以及其他类似的设备，都有可能导致心内膜炎的菌血症。急性感染性心内膜炎导致急性瓣膜功能障碍，典型的表现为瓣膜反流，由于急性反流引起的不利负荷条件，导致心室扩张，并使心脏输出量受损。在菌血症的情况下，可能会出现败血症性休克情况，释放细胞因子和其他血管活性肽，从而进一步抑制心脏收缩。

除了上述情况，在心脏结构正常的人群中，心肌功能障碍可能是由于各种各样的病因，但通常的临床表现为心力衰竭，但病因不明。心肌炎和扩张型心肌病患者的心力衰竭临床表现有明显的重叠。在许多情况下，被标记为"特发性"的扩张型心肌病可能是急性心肌炎的残留并发症[105]。传染性病原体是心肌炎的常见诱因，有病毒、细菌、原生动物和真菌等[106,107]。在美国，病毒为主要病因，在心肌病活检标本中常检测出腺病毒、柯萨奇病毒、肠病毒和细小病毒等病毒基因组。引起心肌炎的其他重要原因包括毒素、乙醇、巨细胞病毒及全身炎症，如川崎病和结缔组织疾病，特别是全身性红斑狼疮[108,109]。在原发性扩张性心肌疾病的病例中，获得广泛的家族史是很重要的，因为许多（20%～35%）的病例可能是家族性的[110]。其他不太可能但并不能产生临床心力衰竭综合征的心肌病包括肥厚性[111,112]、限制性[113]、心肌致密化不全[114]和心律失常性右心室发育不良[115]。最后，心动过速引起的心肌炎可能表现为临床心力衰竭[116]，尽管这比在婴儿时期的情况要少见，因为在心肌功能障碍的发展之前，心动过速症状可能会引起注意。持续性室上性心动过速，如永久性交界性异位性心动过速（PJRT）就是这种心动过速的一个例子[117]。

用蒽环类化疗药（阿霉素、柔红霉素）治疗各种恶性肿瘤的儿童一生都有发生心脏毒性的风险，其最普遍地表现为扩张型心肌病[118]。心脏毒性发展的风险因素包括接受化疗的年龄、累积总剂量以及对胸部的放射治疗。多年来人们已经知道蒽环类化疗的心脏毒性，因此，在一段时间内，人们已经努力将蒽环素的暴露最小化。一般来说，在儿童时期，从蒽环类药物化疗中发展出任何程度的心脏毒性造成生命危险大约为10%。对大多数患者来说，心肌功能障碍的程度是轻微的，并且大多数患者都没有症状。尽管如此，患者在完成化疗并宣布治愈其恶性肿瘤后仍有多年的风险，因此持续的监测和保持警惕是有利的。对于那些已经发展出心脏毒性的人，通常是按照标准的心力衰竭管理来治疗，尽管没有证据表明特定的药物在这个特定的实体上优于另一种药物（参见"血管紧张素转换酶抑制药和血管紧张素受体阻滞药"）。

其他导致儿童和青少年心力衰竭的原因，值得注意是，有二尖瓣脱垂的马方综合征患者，可能会因为主动脉扩张，而出现二尖瓣闭合不全或主动脉瓣反流加重，并导致心力衰竭[119]。马方综合征的新疗法包括β受体阻滞药和ARB，这可能会消除这种疾病进展中的主动脉病病变[120,121]。镰状细胞病可能与心肌缺血或梗死有关[122]，尽管明显的收缩功能障碍在儿童中并不常见[123,124]。原发性高血压和液体超负荷的肾功能障碍可能导致左心室功能障碍[125,126]。与成人相比，"肺心病"或经典的右心衰竭在儿童中相对少见。然而，在肺动脉高压[65,127,128]或慢性肺部疾病[129-131]中，可见右心衰竭或右心衰竭的先兆，如右心室舒张功能异常。

六、慢性心力衰竭的生物标志物

心脏生物标志物可以定义为在血液中可检测到的能提供与心血管系统相关的信息的任何物质（除了传统实验室的测试）[132]。生物标志物在慢性心力衰竭的诊断和治疗中起着重要的作用。理想的生物标志物具有以下性质：①心肌的特异性；②有足够的敏感性和特异性，并能检测到足够的数量以区分健康和疾病状态；③生物标志物的血清水平与疾病严重程度之间存在确定关系；④可提供诊断和预后信息。已经确定了的慢性心力衰竭的生物标记物，它们能满足一些或所有这些标准，包括与血流动力学异常、心肌炎症、心肌纤维化、心肌坏死和重塑[1]有关的标准，心力衰竭的理想生物标志物将提供诊断和预后信息。然而，迄今为止，尽管在过去的10年的文献中有大量潜在的生物标记物，但没有任何一种生物标记物能够具有足够的敏感性和特异性[133]。

典型的也是最有用的心脏生物标志物是B型利钠肽，也被称为脑利钠肽。B型利钠肽是四种钠肽中的一种：A型利钠肽、B型利钠肽、C型利钠肽和D型利钠肽。A型利钠肽主要由心房释放，B型利钠肽主要由心室心肌释放，C型利钠肽主要由血管内皮释放，D型利钠肽主要由心室肌释放[134,135]。B型利钠肽和它的无活性产物NT-proBNP，在心肌纤维伸展增加的情况下，从心室肌中释放出来。B型利钠肽和NT-proBNP有不同的生化性质，用不同的测定方法来测量并且无意识地进行比较，可能会引起治疗混淆。NT-proBNP在血浆中的半衰期比B型利钠肽长；因此NT-proBNP水平通常比B型利钠肽高，显示的变异性更小。NT-proBNP似乎也比B型利钠肽[134]更容易受到肾功能的影响。B型利钠肽的主要作用是对血管内容积的扩张做出反应。B型利钠肽作用于肾脏的远端小管，分泌钠离子，导致游离水进入远端小管排泄。然而，在慢性心力衰竭治疗中，B型利钠肽也有重要的治疗靶点，它能改善心肌松弛和血管扩张，包括全身、肺和冠状动脉血管舒张。此外，在肾脏中，B型利钠肽和其他利尿肽抑制肾素-血管紧张素-醛固酮系统发挥作用，抑制交感神经系统，抑制内皮素释放，从而促进血管舒张、利尿和排钠[135,136]。它们似乎也具有抗纤维性的特征，以及有助于减轻慢性心力衰竭[137]中发生的不利于心肌重塑过程的其他性质。B型利钠肽和NT-proBNP的正常值随着年龄和性别的变化而变化，随着年龄的增长而增长，其在女性的水平高于男性。在新生儿中，B型利钠肽的水平非常高，在1~2天达到高峰，之后下降[138]。众所周知，肥胖会抑制B型利钠肽的水平[134]，这种关系在儿童中似乎也适用[139]。B型利钠肽和NT-proBNP的参考值是极有价值的[140-142]。

在成人中广泛被验证，B型利钠肽在急性和慢性心力衰竭中异常升高。B型利钠肽与心力衰竭的严重程度和预后相关[143,144]。B型利钠肽在急诊科常用于区分心源性和非心源性呼吸困难的原因（即肺炎、哮喘）[145]。关于B型利钠肽鉴别能力的类似数据也存在于儿童身上，尽管规模较小[146,147]。B型利钠肽的价值也被用作对婴儿[148]的严重先天性心脏病和非心脏疾病的鉴别。在儿童中，B型利钠肽和（或）NT-proBNP的升高与心内左向右分流病变[149-151]，预后不良的左心室功能障碍[152-154]、心肌炎尚未恢复[155]、蒽环类药物化疗、伴或不伴心室功能障碍[156-160]、严重的肥厚性心肌病[161]、心脏抑制[162,163]、肺动脉高压[164,165]，对IVIG疗法反应不良的川崎病[166,167]（表73-3）有关。B型利钠肽和NT-proBNP也已经在单心室[168,169]的患者中进行了研究，其中NT-proBNP的升高程度可以在预测具有右心室形态的单个心室的患者的临床心力衰竭的发展中具有特定的效用[169]。在前瞻性儿科Carvedilol试验[170]的事后分析（见下文）中，在中度症状性心力衰竭的儿童中，BNP≥140pg/ml确定了预后不良的风险较高的患者[152]。BNP和NT-proBNP阈值与提示心脏疾病与其他病因的类型见表73-4。

表73-3 血清B型利钠肽和氨基末端B型脑利钠肽前体的浓度提示儿童心脏疾病

年 龄	NT-proBNP[a]（pg/ml）	年 龄	BNP[b]（pg/ml）
0—2日龄	12 000	0—2日龄	750
3—11日龄	6000	3—7日龄	480
1月龄至1岁	650	2周龄至10岁	45
1—2岁	400		
2—6岁	300		
6—18岁	160		

a. 在健康婴儿和儿童第95百分位以上[142]；b. 在健康婴儿和儿童第97.5百分位以上[140]

（引自Lenz AM. Natriuretic peptides in children: physiology and clinical utility. *Curr Opin Pediatr*. 2011；23:452–459.）

BNP.B型利钠肽；NT-proBNP. 氨基末端B型脑利钠肽前体

B型利钠肽水平异常升高可作为一种用于排

表 73-4　儿童利钠肽水平的临床应用

- 鉴别肺部疾病和心脏病
- 识别儿童心脏病
- 患有心力衰竭的儿童
- 用于新生儿
  - 新生儿持续性肺动脉高压
  - 先天性膈疝
  - 动脉导管未闭（早产儿）
- 有已知的先天性心脏病的儿童
- 先天性心脏病术后
- 用蒽环类药物治疗的孩子
- 儿童心脏移植后
- 儿童肺动脉高压
- 其他情况：川崎病、肥厚型心肌病、终末期肾病、脓毒症、严重神经损伤

除心脏疾病的广泛应用的条件，而不是作为心脏疾病的诊断条件。使用 B 型利钠肽作为生物标志物已被应用到儿童心脏手术领域，作为急性肾损伤[171,172]和心脏手术后的其他不良结果，以及混合结果[173,174]的预测工具。其他常见的是终末期肾病[175]、败血症[176]和脑死亡[177]等可能导致 B 型利钠肽和（或）NT-proBNP 水平升高。

在成人中，人们试图用 B 型利钠肽作为直接治疗心力衰竭的指征。目前尚不清楚 B 型利钠肽是否是有效的心力衰竭管理的可靠指征。当前心力衰竭指南不推荐根据连续 BNP 测量指导心力衰竭治疗[1]。目前进行的前瞻性指导循证医学研究正在用生物标志物评估中度心力衰竭患者（射血分数≤ 40%）是否需要调整强化治疗心力衰竭（GUIDE-IT），来达到一个目标，即 NT-proBNP < 1000pg/ml。这优于心血管死亡或首次住院治疗心力衰竭的药物治疗现行指南达到的主要目标[178]。

B 型利钠肽作为生物标志物的最大价值可能在于它能连续测量，随着时间的变化，在成人研究中其预测价值比单次测量值更大[179]。在儿童中，连续的 B 型利钠肽测量值的预测值尚不明确，但在一些研究中是有说明的。例如，在一项对住院儿童的急性心力衰竭的研究中，NT-proBNP 在入院时未提示严重心力衰竭，或最终需要机械循环支持。但与那些需要机械循环支持的患者相比，不需要机械循环支持的患者 NT-proBNP 下降更快[180]。

ST2 和半乳糖凝集素 -3，以及其他[181]一些生物标志物也是可用的，但在临床实践中不像钠尿肽那样广泛使用。一些生物标志物通常被认为是炎症的指标，但是也可以被适当地用于心脏生物标志物。其中肌钙蛋白和 CRP 作为心脏损伤和炎症的生物标志物。肌钙蛋白作为小儿心力衰竭的生物标志物的研究，一般局限于使用该生物标志物来检测蒽环霉素的心脏毒性，结果好坏不一[160,182]。高灵敏度的 CRP 检测在成人中已被广泛研究，主要是作为与冠状动脉疾病相关的低水平炎症指标；他们对儿童心力衰竭的效用评估仅限于探索性研究[183,184]。

七、慢性心力衰竭的管理

对于婴儿和儿童来说，心力衰竭的症状继发于先天性心脏缺损，并增加了左向右分流的血液，在诊断后的管理主要是针对该缺损进行外科修复。在大多数情况下，如果可能的话，应该努力实现缺损的完全修复，也有某些解剖缺陷不能完全纠正。此外，患者特异性因素和并发症，例如，极低出生体重或多发心脏畸形，可能导致一次手术不能完全修复心脏缺陷。

有心力衰竭症状的婴儿和儿童的医疗管理通常包括药物和喂养，以在手术前优化心血管状况和营养状况。药物治疗方案可能有所不同，但几乎所有方案都包括利尿药，可能包括地高辛、受体阻滞药和（或）ACE 抑制药，单独或联合使用。利尿药能迅速缓解肺动脉和全身静脉阻塞，改善呼吸急促、心动过速和肝大。地高辛、受体阻滞药和 ACE 抑制药的好处不太明显，但它们往往是至关重要的，甚至是治疗的关键。一项对 19 例大型室间隔缺损婴儿的研究表明，地高辛联合利尿药改善了心脏收缩性，但对症状没有影响[185]。对 β 受体阻滞药普萘洛尔已被证实可以降低心率、呼吸频率、心力衰竭症状，并能改善左向右分流

性心脏病婴儿的心衰[186-190]。在这种情况下，使用 ACE 抑制药也很有说服力，因为它能降低肺血管阻力，更多的是降低全身血管阻力，从而使肺与全身血流比率降低[191-193]。

作者认为，儿童慢性心力衰竭的管理是由一种以团队为导向、多学科的方法来优化的，理想的组织方式是将其组织成护理模式，使患者能够接触到在心力衰竭管理方面获得有特殊训练和专门知识的提供者。心力衰竭患者是否应完全由心力衰竭专家管理仍有争议；在成人心力衰竭领域[194]几乎没有确凿的数据，也没有关于这一重要问题的儿科文献。然而，从 20 世纪 80 年代使用 ACE 抑制药开始到心室辅助装置的目的治疗的 30 年中，新的靶向性心力衰竭治疗方法的迅速扩散，导致了一个新兴的知识领域，它拥有自己的术语、技能和能力。这导致了对在高级心力衰竭管理中具有专业技能的从业者的需求。成人心力衰竭培训项目最近已经对毕业生提供正式的证书[195]。虽然有几个儿科心脏病学培训项目在晚期心力衰竭和心脏移植方面提供"4 年"奖学金，但目前还没有可用的儿科心脏病学学员。

慢性心力衰竭管理的一个重要方面是建立了可靠的证据基础，在此基础上建立了许多成人的心力衰竭疗法。在成人中，大多数治疗方式都经过了在成千上万的患者中进行的严格的试验。这种试验的时代开始于 20 世纪 80 年代使用血管紧张素抑制剂，并将心室辅助装置作为终末期慢性心力衰竭的替代治疗。在儿童中，有几个因素使得对心力衰竭疗法的严格研究更具挑战性。值得注意的是，在成人慢性心力衰竭患者中，没有任何一种药物能使其存活下来，这一点在儿童身上也有类似的效果[196]。其原因是多方面的、复杂的，包括儿童心力衰竭的相对罕见，以及难以招募受试者进行充分的临床试验,使用替代终点（即：心动图参数），而非心血管或全死因、异质性疾病等[197]。因此，儿童慢性心力衰竭治疗的证据基础来自于成人文献的经验，再加上有限的随机研究、不受控制的研究、一致意见和积累的经验。

慢性心力衰竭的症状持续存在，可以根据疾病的严重程度在个体基础上制订治疗方案。图 73-1 中显示了一种治疗心力衰竭医疗管理的模式，其疾病严重程度不断上升。对于无症状的门诊患者，只有对心室功能障碍的成像证据，或者对有轻微症状的慢性心力衰竭患者，单独使用口服药物治疗可能是合适的。用于慢性心力衰竭的口服药物治疗的基础包括单独或联合使用利尿药、

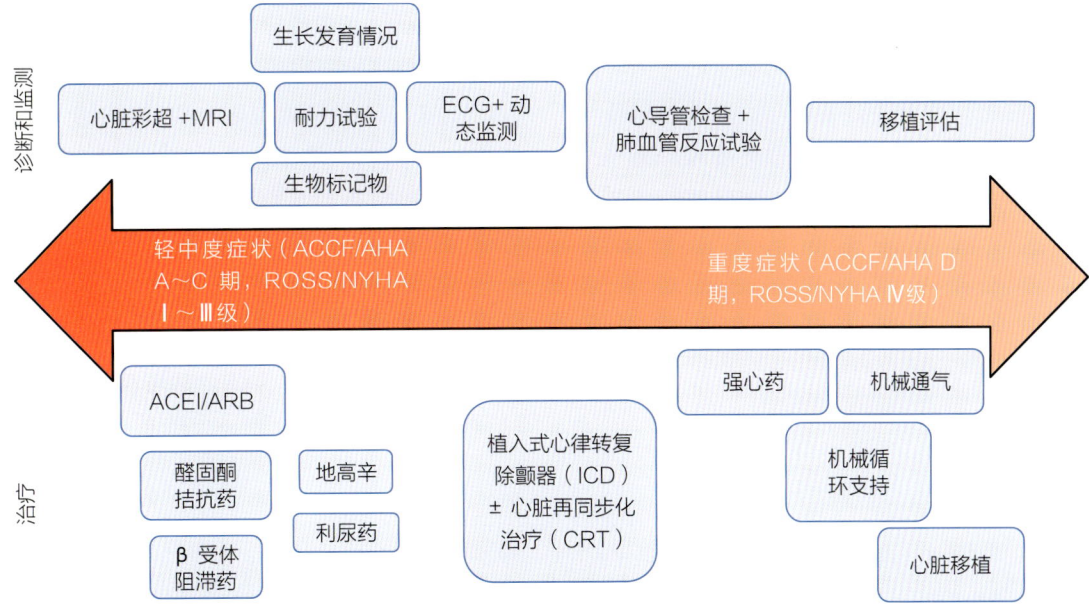

▲ 图 73-1 儿童心力衰竭的诊断和治疗策略

ACEI. 血管紧张素转换酶抑制药；ARB. 血管紧张素受体抑制药；ACCF. 美国心脏病学会；NYHA. 纽约心脏协会

ACE 抑制药、β 受体阻滞药和醛固酮抑制药。这些药物的证据基础和与这些药物相关的主要问题将在下面讨论。

（一）利尿药

利尿药常用于控制症状和（或）血管容量超负荷的体征，如端坐呼吸、呼吸困难、周围水肿、肝大或腹水。除醛固酮拮抗药外，常规利尿药（襻利尿药、噻嗪利尿药）阻断肾小管细胞中特定的离子转运蛋白，从而抑制溶质的再吸收[198]。在这样的过程中，游离水被保留在卷曲的肾小管和集合管中，从而减少了全身及肺静脉压力[199]。它们可以用于慢性心力衰竭的急性加重期，也可以作为依赖于它们的治疗而维持等容状态的慢性患者的医疗方案的一部分。襻利尿药（呋塞米、布米他尼）通常作为一线药物使用，而噻嗪类利尿药（氯噻嗪、美洛唑酮）用于治疗难治性液体潴留，尽管没有明确的证据表明某一类药物优于另一类药物。在急性失代偿状态下，循环利尿药可给予大剂量或连续给药，对症状的缓解具有同等作用[200]。在成人的实践中，传统上认为利尿药只提供症状效益和改善运动能力，没有生存受益。最近一项针对成年人心力衰竭患者利尿药方案的 Meta 分析表明，尽管只对少量参与者的试验，这种方法仍能带来生存效益[201]。

虽然利尿药在儿童中通常是安全的，但对血清电解质的密切监测是必要的，特别是利尿药与 ACE 抑制药和（或）地高辛联合使用时。另一个重要的考虑是襻利尿药和噻嗪类利尿药激活了肾素 – 血管紧张素 – 醛固酮和交感神经系统，这两种系统都直接导致了长期心力衰竭的心室肌细胞的逆向重构[202]；在大量心内左向右分流并接受利尿药的婴儿中，也观察到血浆肾素活性的增加[190]。为了避免利尿药依赖患者出现这种不良反应，目前已经提出了超滤的方法[203]。然而，由于考虑到这些因素，这在体外支持的儿科患者中应用有限。利尿药抵抗也是长期使用的一个问题，它可能是由于依从性差、NSAID 的伴随使用而引起的，以及由于代偿性肥大和远端曲小管上皮细胞增生，引起钠重吸收增加而导致肾利尿作用减弱[204]。一旦排除了依从性差的情况，缓解利尿药抵抗的策略包括增加利尿药剂量和频率，增加一种额外的利尿药（通常是噻嗪类药物），并且考虑到特定的利尿药美托拉宗[205]和托伐普坦[206,207]，这也许能成功地在水肿或抗利尿的患者体内产生利尿[208]。然而，在儿科患者中没有关于使用美托拉宗或托伐普坦的数据。在儿科实践中常用的利尿药如表 73-5 所示。

（二）血管紧张素转换酶抑制药和血管紧张素受体阻滞药

自 20 世纪 80 年代中期以来，通过全身血管扩张来减轻左心室的后负荷是心力衰竭的基本治疗前提。在门诊患者中，这主要是通过使用 ACE 抑制药或与它紧密相关的一类被称为 ARB 药物进行的。ACE 抑制药通过对 ACE 的阻滞（与激肽酶Ⅱ完全相同），将血管紧张素转化为血管紧张素Ⅱ，从而影响全身血管扩张。虽然 ACE 在血液和

表 73-5 儿科常用的口服利尿药

药 物	类 别	作 用	剂 量	时间间隔	每日最大口服剂量
呋塞米	襻利尿药	抑制 $Na^+Cl^-K^+$ 协同运转，提升襻循环	0.5~2mg/kg 口服/静脉推注	2~4 次/天	600mg
布美他尼	襻利尿药	同上	0.015~0.1mg/kg 口服/静脉推注	1~2 次/天	10mg
氯噻嗪	噻嗪类	抑制远端小管 Na^+Cl^- 协调运转	10~20mg/kg 口服	2 次/天	2000mg
氢氯噻嗪	噻嗪类	同上	1~2mg/kg 口服	2 次/天	200mg
美托拉宗	噻嗪类	同上	0.2~0.4mg/(kg·24h) 口服	1~2 次/天	20mg

其他体液中是一种可溶性的金属蛋白酶，但它也存在于内皮细胞、神经上皮细胞和大脑的膜结合形式中。血管紧张素Ⅱ作为一种系统的血管收缩剂，通过一系列机制，包括对血管平滑肌和神经激素激活的直接作用，通过生产醛固酮和抗利尿激素[209]、血管紧张素Ⅱ的阻滞引起血管舒张和减少前负荷、后负荷和壁应力，而不改变心率。血管紧张素Ⅱ似乎也有助于心肌纤维化，而心肌纤维化是慢性心力衰竭中所见的心室心肌不良重构的一个因素[210]。ARB 也能产生类似的效果，并且即使没有缓激肽的积累，也能实现这一效果，因为它是血管紧张素的上游产物。在临床实践中，缓激肽的积累可能会导致某些人的咳嗽，以及罕见个体的血管性水肿，因此 ARB 的使用在这些体中更受重视。

血管舒张有益于心力衰竭的概念 V-HeFT Ⅰ 试验（1986）中得到证实[211]，它表明，与接受哌唑嗪或安慰剂的患者相比，接受肼屈嗪或硝酸异山梨酯的慢性心力衰竭患者的死亡率更低。安慰剂对照合作北斯堪的纳维亚依那普利生存研究（CONSENSUS，1987）和左心室功能障碍的研究（SOLVD，1991）试验，证实了依那普利对左心室射血分数降低的慢性心力衰竭患者死亡率的影响[212,213]。在无症状的成年人中，使用 ACE 抑制药可以减少射血分数减少的患者与心力衰竭有关的住院治疗[214]。这些试验结果表明（表 73-6），ACE 抑制药是所有患有慢性心力衰竭的成年人的心力衰竭管理的基础，无论是有症状性的还是无症状的。ACE 抑制药类几乎所有药物都具有这些效用，并不是特别针对一个 ACE 抑制药。最佳的 ACE 剂量并没有很好的定义，但有证据表明，中等或更高的剂量可能比低剂量更有益[215,216]。

ACE 抑制药与 ARB 的优越性一直是争论的焦点。ARB 的一个理论上的好处是避免了"ACE 逃逸"，即血管紧张素Ⅱ产生的现象可以通过非依赖的途径发生[217]。ARB 在成人慢性心力衰竭中的应用有 5 个主要试验：氯沙坦心力衰竭生存研究Ⅰ（ELITE Ⅰ）[218]、ELITE Ⅱ[219]、缬沙坦心力衰竭试验（Val-HeFT）[220]、坎地沙坦联合使用血管紧张素转换酶抑制药对慢性心力衰竭和降低左室收缩功能的影响（CHARM-Added）[221]和坎地沙坦未联合使用 ACE 抑制药对慢性心力衰竭和降低左心室收缩功能的影响（CHARM-Alternative）[222]。在 ELITE Ⅰ 试验中，患者被随机分配到氯沙坦或卡托普利：主要结果为通过测定血清肌酐测定来评估耐受性。死亡和（或）住院治疗心力衰竭的二次复合结果在组间并无差异，但在氯沙坦组中全组死亡率显著降低。更大的 ELITE Ⅱ 试验并没有显示出氯沙坦的死亡率差异。Val-HeFT 与安慰剂相比，在心力衰竭的标准治疗中加入缬沙坦后，缬沙坦的存活率并没有提高。添加 charm 和替代 charm 的试验表明，接受 candesartan 的患者与接受 ACE 抑制药（添加了 charm）的患者及接受 ACE 抑制药（替代 charm）的患者相比，冠状动脉粥样硬化性心脏病合并心血管死亡或住院治疗的主要结果有所下降。虽然 ARB 在有症状的心力衰竭患者的疗效似乎可以与 ACE 抑制药相媲美，但由于缺乏明确的证据表明 ARB 具有优越

表 73-6　血管紧张素转换酶抑制药和血管紧张素Ⅱ受体阻滞药在成人心力衰竭的试验总结

试　验	病例数	ACEI/ARB	治疗持续时间	结　果
CONSENSUS（1987）	NYHA Ⅳ（$n=253$）	卡托普利与安慰剂	1 天至 20 个月	死亡率降低，心力衰竭减轻
SOLVD 治疗（1991）	NYHA Ⅱ、Ⅲ（$n=2569$）	卡托普利与安慰剂	22～55 个月	死亡率降低，心力衰竭减轻
V-HeFT Ⅱ（1991）	NYHA Ⅱ、Ⅲ（$n=804$）	卡托普利与肼屈嗪、异山梨酯二甲醚	0.5～5.7 年	死亡率降低，猝死减少
PARADIGM-HF（2014）	NYHA Ⅱ～Ⅳ（$n=8442$）	LCZ696（脑啡肽酶缬沙坦）与卡托普利	平均 27 个月	降低全部和心血管病死率，减少心力衰竭住院时间

性，因此建议将 ARB 作为一类药物，仅用于那些对 ACE 抑制药不耐受的患者[1]。

在有明显心力衰竭和心力衰竭危险因素的儿童中，例如 Fontan 循环，ACE 抑制药已经在选定的人群和相对较少的数量上进行研究，结果是相互矛盾的。例如，在一项对患有特发性扩张型心肌病和限制性心肌病的儿科患者的小型研究中，在卡托普利的治疗后，发现了心搏量和心脏指数的增加，并且全身血管阻力相应降低[223]。在另一项小型研究[224]中，报道了单剂量的依那普利降低了无症状慢性二尖瓣反流儿童的二尖瓣反流量，并增加左心室射血分数。在一项针对 18 例 Fontan 生理学患者的小规模双盲、安慰剂对照、交叉研究中，ACE 抑制药对运动表现、心脏指数或超声心动图舒张功能的测量没有影响[225]。实际上，在这项研究中，卡托普利组与安慰剂组相比，心脏指数下降。这些结果很难与其他已发表的研究相一致，但必须根据小样本量和使用替代终点（如运动能力作为主要终点）来观察，这在心力衰竭试验中已被证明是有问题的[226]。在最近的安慰剂双盲对照试验中，在 1 岁期间接受了依那普利的单心室生理学的婴儿，在依那普利和安慰剂组之间，心室功能、血清脑钠肽浓度、心力衰竭、体细胞生长或 14 个月的死亡率之间没有差异[227]。

用于儿童恶性肿瘤治疗的化疗药物具有心脏毒性已经得到了证实[118]。最常见的是，蒽环霉素是引起心脏毒性的主要原因，通常表现为扩张型心肌病。在研究中，尝试使用 ACE 逆转与蒽环霉素化疗相关的心肌病，结果通常令人失望。在对 18 名具有蒽环式心肌毒性的患者的研究中，患者在服用依那普利的早期和中期（持续 6 年），超声心动图提示左心室功能有所改善，但在此后的时间内又会恶化。值得注意的是，在研究开始时，所有有症状性心力衰竭的患者在研究结束后的结局都是死亡或接受心脏移植（中位数随访 10 年）[228]。在一项更大的研究中，依那普利治疗与安慰剂相比，135 名儿童癌症存活者运动测试提示心脏指数并没有产生变化，但超声心动图、心电图提示依那普利对减少左心室收缩力有良好的效果[229]。

人们一直对 ACE 以预防或治疗杜氏肌营养不良症的左心室功能障碍的潜力很有兴趣。在前瞻性开放的随机试验中，56 例无症状的正常左心室射血分数的杜氏肌营养不良患者服用 ACE 类药物培哚普利或安慰剂，3 年后，所有患者都接受了培哚普利 2 年以上的治疗。在前 3 年，培哚普利组与安慰剂组左心室射血分数无差异；然而，在试验的第二阶段结束时，所有安慰剂组的患者心室射血分数低于接受了培哚普利的患者的 45%，由此得出结论，培哚普利延迟了培哚普利治疗组的心室功能障碍[230]。同一队列的其他中期随访报道显示，治疗早期使用培哚普利的患者生存率明显高[231]。虽然这些发现并没有在更大样本的多中心的研究中得到证实，但其他的单中心研究证实了 ACE 抑制对杜氏肌营养不良症左心室功能的有益作用[232]。尽管如此，结果仍然相互矛盾。206 例杜氏肌营养不良症患者的心脏 MRI 研究中表明[233]，ACE 或 ARB 对患者的左心室压力、射血分数、舒张末期体积、质量和心率等指标没有影响，并强调了对多中心研究的持续需要，以证实或排除上述研究的发现。

有几个关于婴幼儿使用 ACE 和 ARB 的问题值得一提。ACE 类药物卡托普利和依那普利、可用于新生儿和婴儿的液体制剂中，但是，这个年龄组中使用这些药物治疗需要注意低血压的风险。虽然咳嗽是 ACE 对成人的常见不良反应，但在儿童中较少见[234]，在临床经验中，很少需要停用药物。ARB 已经被用于儿童，尽管经验有限，也没有关于它们在儿童心力衰竭患者中使用的研究。儿童 ARB 使用上的经验仅限于在高血压中使用[235-238]。

（三）β受体阻滞药

在 1975 年，Waagstein 等[239]首次提出了在心力衰竭中使用β肾上腺素能阻滞药（β受体阻滞药）。它们的常规使用最初被认为是禁忌的，因为他们的负性肌力特征，以及在心力衰竭急性期的患者耐受不良的临床经验[240]。然而，随着慢性心力衰竭中不利的神经激素激活状态变得越来越多，β受体阻滞药在慢性心力衰竭中被更广泛地评价，并且它们减轻这种有害反应的潜在作用在更广的范围内实现[241-244]。主要是由于在20世纪90年代和21世纪初进行的试验——多中心口服卡维地洛心力衰竭评估（MOCHA）[245]、卡维地洛前瞻性随机累积生存率试验（COPERNICUS）[246]、美国卡维地洛试验[247]、美托洛尔对心力衰竭的随机干预试验在（MERIT-HF）[248]和心功能不全的比索洛尔研究（CIBIS）-Ⅱ[249]，3种受体阻滞药已被证实能降低慢性心力衰竭患者的全因死亡率：非选择性 $β_1$、$β_2$、$α_1$ 受体阻滞药卡维地洛，长效 $β_1$ 选择性阻滞药美托洛尔，选择性 $β_1$ 选择性阻滞药比索洛尔（表73-7）。虽然一项研究（COMET）与直接释放的美托洛尔相比，确实证明了卡维地洛的总体生存率有所提高[250]，但在另一种药物的支持上并没有明确的共识。对于所有患有左心室功能障碍的成年患者，都推荐使用β受体阻滞药，无论其症状是否属于慢性心力衰竭药物治疗指征[1]。

β受体阻滞药通过多种机制改善成人的左心室功能、心力衰竭症状和慢性心力衰竭的存活率[251,252]。虽然不同的受体阻滞药对心力衰竭患者可能有不同的影响，但现有的数据支持了一种假说，即他们在慢性心力衰竭中的主要作用机制是预防和逆转β肾上腺素能介导的心肌功能障碍和重塑[253]。在细胞水平上，持续的心脏肾上腺素能激活会导致肾上腺素能信号转导机制的脱敏和心肌细胞的直接损伤[253]，从而导致心室肌功能障碍和重塑。还提出了各种其他的作用机制，以促进β受体阻滞药在心力衰竭中的有益作用，包括对肾上腺素能受体的上调。人类心力衰竭降低了儿茶酚胺的阳性率和β肾上腺素能受体的密度，这表明在心力衰竭中，β肾上腺素能受体的再固化可能是一个重要的变量[254]。然而，β受体的上调不能成为β受体阻滞药作用的主要机制，因为某些β受体阻滞药在治疗心力衰竭，并且没有上调β受体浓度时是有效的，如美托洛尔，而其他如卡维地洛上调是有效的[255]。β受体阻滞药对心力衰竭影响其他潜在机制包括减少其他神经激素系统的刺激、抗心律失常的作用、冠状动脉血管扩张、负性变时作用、抗氧化作用和改善心肌能量学[256]。单独的β受体阻滞药也可能具有独特的性质，可能对心力衰竭有益。例如，卡维地洛和它的一些代谢物是有效的抗氧化剂，可以通过儿茶酚胺在心肌中产生氧自由基[257]来抑制儿茶酚胺的毒性。最后，有证据表明β受体阻滞药所取得的心率降低可能对心力衰竭患者的生存做出显著的贡献[258]。当前抑制药伊伐布雷定以纯粹的负变时效应作用于窦房结，导致心率显著降低，来辅助治疗心力衰竭与冠状动脉疾病[259]（BEAUTIFUL试验）和非缺血型心脏病[260]（SHIFT试验）[261]。心血管病死率和（或）心血管相关住院原因（仅SHIFT试验）的综合结果表明，积极的降低心率可能是未来心力衰竭治疗的一个新目标。

虽然对儿科慢性心力衰竭的β阻断的严格研究受到了限制，但迄今为止，对儿童进行心力衰竭药物的随机、多组、双盲、安慰剂对照试验已经在卡维地洛上开展了[165]。过去的儿童研究表明卡维地洛对慢性心力衰竭儿童有潜在的好处[262,263]。这项发表于2007年的研究报道了161名患有慢性心力衰竭的儿童，他们被随机分配到高剂量或低剂量的卡维地洛，或服用安慰剂6个月[170]。参与试

表73-7　β受体阻滞药在成人心力衰竭的试验总结

试验（年）	β受体阻滞药	病例数/NYHA分类	终　点	生存效益
Mocha（1996）	卡维地洛	345/NYHA 1～3	运动极限	生存依赖药物剂量
U.S. Coreg（1996）	卡维地洛	1094/NYHA 1～3	运动极限	67%
MERIT-HF（1999）	美托洛尔	3991/NYHA 1～3	全因死亡率	35%
CIBIS-Ⅱ（1999）	比索洛尔	2647/NYHA 1～3	全因死亡率	29%
COPERNICUS（2001）	卡维地洛	2289/重度心力衰竭	全因死亡率	35%

验的患者接受了其他的心力衰竭药物，作为他们常规医疗的一部分。临床恶化、改善或未改变的心力衰竭在联合高剂量组和低剂量组及安慰剂组之间没有显著差异。预先指定的亚组分析显示了卡维地洛与心室心态改善和未改善之间的显著作用。具体地说，有一种趋势是，卡维地洛对患者左心室形态改变中有有益的效果，而另一种趋势是卡维地洛对心室形态改变没有任何益处。该研究的两个值得注意的研究结果包括：研究群体中的相对较轻的心力衰竭（72% 是 Ⅱ 类 NYHA 心力衰竭），以及令人吃惊的高（56%）安慰剂和卡维地洛（carvedilol）组的自发改善速率，这两组都说明了未来设计研究新的儿童的心力衰竭疗法的挑战。

卡维地洛尔和普萘洛尔是婴儿和幼儿容易获得的液体配方。卡维地洛尔的起始剂量滴定建议在监测环境中进行，并仔细测量和记录生命体征，因为卡维地洛尔可能引起低血压和（或）有症状的心动过缓，特别是在很小的儿童中。婴儿清除率的增加可能证明卡维地洛每 8 小时给药 1 次是合理的。普萘洛尔的使用通常仅限于那些不能忍受卡维地洛的阿尔法阻断效应的人。对于能够吞下药片并且体重足够的儿童来说，缓释美托洛尔是一个合理的选择。由于卡维地洛在液体配方中的广泛应用以及临床医生对其使用的熟悉和习惯，在最近的急性失代偿性心力衰竭住院病例中，卡维地洛是出院时处方最多的 β 受体阻滞药，占 β 受体阻滞药处方的 77%[264]。

（四）醛固酮受体抑制药

醛固酮受体抑制药螺内酯和依普利酮可以防止醛固酮产生不良的代偿性下游机制，这些机制在慢性心力衰竭中被激活，其中许多机制围绕钠和细胞外液潴留。然而，更重要的是，有证据表明，慢性醛固酮受体刺激会导致不良重构，如心肌瘢痕/纤维化、心室扩张和心室功能障碍[265-267]。在 1999 年[268] 的 RALES 试验中，首次证明螺内酯对有症状的严重左心室功能障碍的成人慢性心力衰竭患者的死亡率降低有好处，随后分别在 2003 年[269] 和 2011 年[270] 进行了 EPHESUS 和 EMPHASIS 试验。在 EMPHASI 试验中，心血管相关死亡率的有益影响在临床心力衰竭程度较低的患者中被观察到。值得注意的是，在 RALES 试验中显示的生存效益是在没有明显利尿作用螺内酯的作用下获得的，这说明了肾外（重构）效应的重要性[267]。

醛固酮抑制药对儿童慢性心力衰竭的研究尚不充分。一项对 10 名患者的研究表明，在 Fontan 缓解后，每天服用 50mg 螺内酯的患者并没有显示内皮功能或血清细胞因子（作为重塑的替代物）的改变[271]。依普利酮尚未在心力衰竭患儿中进行研究，但在 304 例高血压患儿中进行了研究，证明其耐受性良好，疗效一般[272]。在一项针对行外科手术前进行肾素 - 血管紧张素 - 醛固酮途径基因分型的单心室婴儿的研究中，与其他基因型患者相比，肾素 - 血管紧张素 - 醛固酮途径上调的基因型患者在外科手术后重塑失败[273]。这可能表明，根据特定的基因型表达，患者的某些亚群可能比其他亚群更容易受到 ACE 和醛固酮抑制药的作用影响。

在儿童中，螺内酯通常是耐受良好的，尽管高钾血症是一种常见的不良反应，需要对血清电解质进行仔细监测，尤其是在药物开始使用时。男性乳房发育不全（高达 10%）可能是不可逆的；依普利酮在这种情况下是更好的选择，因为它对盐皮质激素受体具有特异性作用，因此对内分泌的不良反应更小[274]。值得注意的是，在 EPHESUS 试验中[269]，在接受依普利酮（与安慰剂相比）的患者中，有 5.5% 的患者出现了显著的高钾血症（血清 $K^+ \geq 6.0mEq/L$），特别是那些有肌酐清除率低的患者。

（五）地高辛

地高辛源自毛地黄植物的洋地黄，被用于治疗"水肿"，一种慢性心力衰竭的静脉充血的表现。地高辛是一种心脏糖苷，通过抑制心肌细胞膜的 Na^+-K^+-ATP 酶来增加肌浆钙浓度，对心脏产生正性肌力作用。地高辛还通过其内在促进迷走神经张力和交感神经效应，降低血浆去甲肾上腺素水平，以及与醛固酮[275,276]的抑制作用，来抵消慢性心力衰竭的不利神经激素环境。地高辛目前在成人慢性心力衰竭患者中，仍然作为指南式的药物治疗使用[1]。1997年，洋地黄调查小组（DIG）对成人慢性心力衰竭患者日常使用地高辛进行了质疑，在接受标准心力衰竭治疗的患者中，使用洋地黄的患者与使用安慰剂的患者相比，心力衰竭死亡率并没有降低[277]。然而，地高辛组的总体住院率和心力衰竭恶化的住院率都有所下降，这表明地高辛在有症状的心力衰竭患者中仍然发挥作用。其他研究已经证明使用地高辛治疗可以改善替代终点：地高辛抑制血管紧张素转换酶的随机试验（RADIANCE）表明，退出地高辛组的患者心力衰竭症状及运动耐力明显恶化[278]。心室衰竭的前瞻性随机研究和地高辛的疗效试验（PROVED）中，接受地高辛治疗的心力衰竭患者发病率、恶化程度、住院率较服用安慰剂的患者降低，有更高的左心室射血分数和更长的运动时间[279]。地高辛最佳剂量仍然是一个争论的问题。对研究结果进行了分析后，将死亡率作为血清地高辛浓度的一个函数，发现高血清地高辛浓度与较高的致死浓度有关，提示低血清地高辛浓度对心力衰竭患者的疗效更高[280,281]。使用地高辛治疗慢性心力衰竭儿童的适应证和临床阈值依赖于机构和医生。给药时必须小心，并确保血清电解质（特别是钾和镁）保持在正常范围内。另外医生应注意，中毒的临床表现是多变的。

（六）正性肌力药

正性肌力药常用于心力衰竭急性加重的患者来改善心室功能或增加心输出量。这些药物的使用，如米力农、多巴胺、多巴酚丁胺、肾上腺素和去甲肾上腺素，将在本教科书的其他部分详细讨论。目前，除地高辛外，在美国还没有增强心脏收缩力的口服药物。在慢性心力衰竭患者中，正性肌力药不能提高生存率；因为它常常在心输出量受损的高危人群中用。事实上，许多研究表明，在心力衰竭患者中使用正性肌力药与发病率[282]和死亡率[283,284]升高相关。虽然没有迹象表明在儿童慢性心力衰竭中"常规"使用正性肌力药，但正性肌力药在处理顽固性心力衰竭症状方面发挥重要作用，这些症状已被证明对微创疗法难以治愈。在这种情况下，持续的正性肌力药治疗可作为姑息治疗策略的一部分，或作为通向更明确治疗的桥梁，如心室辅助装置或心脏移植[285-287]。

（七）慢性心力衰竭的新疗法

目前正在评估的成人慢性心力衰竭的两种新疗法显示出很好的前景，并有望在不久的将来对患有心力衰竭综合征的儿童进行评估。一种方法是基于抑制脑内啡肽，一种自然循环的内肽酶，它可以裂解并失活 B 型利钠肽。通过维持脑钠素水平升高来抑制脑内啡肽、被认为可以抵消慢性心力衰竭中神经激素的不良影响，包括不良的心肌重构[288]。在最近的一项药物试验，LCZ696（脑内啡肽抑制药+缬沙坦）与卡托普利对稳定的慢性心力衰竭患者的作用（PARADIGM-HF试验），LCZ696 与卡托普利相比显著降低了心力衰竭住院率、心血管病死亡率和全因死亡率[289]。这些结果是惊人的，这项研究在早期就被终止了，因为在试验的早期就发现了这种效应，而且没有证据表明 LCZ696 有不利的不良反应。

松弛素通常在妊娠期间释放，也在病理状态下释放，如心力衰竭、肾衰竭和脓毒症。松弛素对 g- 蛋白偶联受体发挥作用，通过多种机制引起冠状动脉、肾脏和其他阻力动脉的血管扩张，包括对一氧化氮途径和内皮素介导的血管收缩的抑制作用[290]。重组人松弛素是人类松弛素 -2 的一种重组形式，已被证明对慢性心力衰竭有生存益处，它似乎通过抗炎、抗纤维化、抗血栓形成和血管生成作用来调节对慢性心力衰竭的不适应性重构反应，并且具有急性血管扩张作用[291]。最近在一项针对重组人松弛素作用的多中心、随机、双盲、安慰剂对照试验在急性心力衰竭患者中进行了研究，试验观察到它对患者的呼吸困难表现有一定的改善，在登记后180天降低了心血管病死亡率和全因死亡率[292]；然而，180天死亡率并不是试验中预先指定的终点。对儿童重组人松弛素的二期试验即将开始。

（八）抗心律失常药物治疗心力衰竭

一些曾被认为在治疗心力衰竭方面有理论上好处的治疗方法，在经过严格的研究后，被证实了存在危害，因此，它们在大多数患者中已被取消使用或严格限制。例如，抗心律失常药物曾被认为是一种很有前途的治疗方法，其理念是，在心肌梗死后，用恩卡奈德、氟卡奈德或莫西嗪等药物来抑制室性期前收缩，可以提高生存率。1991年的心律失常抑制试验（CAST）显示，死亡率实际上随着这些药物的使用而增加[293]；因此，为了防止慢性心力衰竭患者出现心律失常而常规使用抗心律失常药物是不可取的。这种做法应该区别于使用抗心律失常药物，如胺碘酮来控制室性心动过速。

（九）心力衰竭的器械治疗

心律失常是成年人慢性心力衰竭死亡的一个重要风险；在特发性扩张型心肌病中，高达30%的死亡是突发的[294]。一些研究已经证明，在患有慢性心力衰竭的成年人中植入ICD对预防室性心律失常继发的心脏猝死具有重要的生存价值。初级预防指的是在之前有过猝死或室性心律失常患者的ICD植入，而二级预防是指在患者有猝死或室性心律不齐的危险因素时ICD的植入。主要的预防试验包括抗心律失常与植入式除颤（AVID）试验和加拿大植入式除颤试验（CIDS），ICD在有室性心律失常病史的患者中[295,296]可降低心脏猝死风险约30%。多中心自动除颤器植入试验（MADIT）、多中心非持续性心动过速试验（MUSTT）和MADIT-Ⅱ均显示，在心肌梗死后左心室射血分数降低的成年人中，ICD的放置对生存有益[297-299]。存在显著的左心室功能障碍（射血分数≤35%）现在被认为是一个ICD植入的指征，例如患者心肌梗死后至少40天，NYHA功能分级Ⅱ或Ⅲ[299,300]，或与非缺血型扩张型心肌病NYHA功能分级Ⅱ或Ⅲ[300-302]等。

在患有慢性心力衰竭的儿童中，威胁生命的室性心律失常和心源性猝死的总体风险似乎大大低于成人[303]；然而，在最近的一个大型扩张型心肌病儿童队列中观察到3%的心源性猝死风险，死亡主要发生于左心室舒张功能恶化、左心室壁变薄和诊断时年龄较小的患者[304]。在这些患者中，ICD放置的决策变得复杂，主要与在儿童中使用这些器械遇到的技术挑战和不确定的长期问题有关[305]。儿童植入ICD的相对罕见性进一步加剧了这一问题；在美国最近18个月内，儿童植入的ICD只有347个，占所有植入设备的0.013%（306）。

对儿科ICD使用结果和并发症的一些见解来自于2008年发表的一份多中心儿科ICD登记报道，其中对443例结构正常的心脏和先天性心脏病患者进行了研究[307]。幼儿（10岁及以下）只占人口的17%，这反映了将ICD放在幼儿身上的技术困难。值得注意的是，21%的患者接受了不适当的电击，12%的患者经历了与器械相关的早期并发症（如感染和电极断裂）。在其他研究[308-310]中也证实了对儿童患者进行不适当电击及其他器械相关的并发症发生率较高。大多数患者在体重达到40kg左右时才适合使用经静脉ICD系统；对于较年轻和（或）较小的儿童，已经提出了各种涉及替代性铅和发电机安置的技术[311-315]。对于被认为有室性心律失常高风险、不适合放置经静脉ICD系统的患者，必须确保家庭接受心肺复苏培训，在家庭、学校和体育活动中提供便携式ICD，并限制儿童参加竞技运动。部分反映了儿童使用ICD的有效性和适用性方面的数据不足，2014年国际心肺移植学会（International Society for Heart and Lung Transplation）儿童心力衰竭指南中，儿童使用ICD的唯一Ⅰ级指征是预防心源性猝死，彻底评估和排除可逆原因后[8]。因此，对慢性心力衰竭儿童常规放置ICD作为心源性猝死的二级预防可能不是常规的指示，但在某些情况下可能是合适的。

另一种治疗慢性心力衰竭的电生理学方法是心脏CRT，也称为双心室起搏或多位点起搏。慢性心力衰竭的心室功能障碍通常与心电图QRS波的延长有关[316]，通常为左束支传导阻滞。这导致了需要通过双心室起搏来恢复心室间同步，因为心室"同步"的恢复和QRS持续时间的正常化已经被证明可以逆转在慢性心力衰竭中激活的不良重建机制，如心室扩张、室间隔异常和心肌纤维化。在有或没有伴随的ICD植入的成年人群中，CRT已被证实能改善运动能力[317]，减少心力衰竭相关的住院，并提供心血管病生存率[318-321]，尽管在慢性心力衰竭除颤（COMPANION）试验和多中心MIRACLE ICD随机临床评价试验等临床实践中，ICD通常在CRT治疗的时候植入。目前CRT治疗的一类适应证是窦性心律患者左心室射血分数≤35%，NYHA Ⅱ级，Ⅱ级或Ⅳ级但尚能走动，左束支阻滞的QRS形态与持续时间≥150ms[322]。这反映了最初的另一类CRT适应证，在2008年美国心脏协会提出的器械治疗指南，积累的证据表明QRS时间<150ms[323]和非左束支传导阻滞的患者似乎受益较少于CRT[324]。

与ICD植入类似，儿童CRT的主要障碍与在小心脏中放置多导联的技术挑战，以及在年龄小而异质性强的患者人群中应用新疗法的益处和风险不确定有关。相对较少（<10%）小儿慢性心力衰竭患者心肌梗死心电图显示出成年人传统上定义CRT"反应"：QRS持续时间长（120～150ms或更高）和左束支阻滞模式[325]。以杜氏肌营养不良症患者为例，杜氏肌营养不良症患者是慢性心力衰竭的重要组成部分，在MRI研究中，尽管心室功能障碍患者存在广泛的机械非同步，但电非同步化的发生率非常低[326]。最近有文献对儿童CRT的累积经验进行了综述[325]。迄今为止，儿科CRT研究中观察到的一个共同点是，并不是所有患者都是CRT的"应答者"，11%～23%的患者没有任何疗效，实际上，CRT治疗可能会恶化[327-329]。另一个重要的考虑是扩张心肌病，成年人群CRT是非常有益的（反应率70%），但似乎在儿科患者无应答率较高[329]。这可能与儿童和成人在电非同步和机械非同步方面的非同步化模式的差异有关。儿童的超声心动图研究显示，机械非同步化的发生率很高，而电非同步化的发生率较低，这在成人中是不常见的[330,331]。在儿童CRT领域，显然存在许多不明确的地方，这仍然是一个积极的研究领域。目前，虽然有Ⅱa和Ⅱb级的适应证，但儿科心力衰竭没有CRT的Ⅰ类适应证[8]。

对于患有慢性心力衰竭的患者，当使用包括强心药物、器械疗法等治疗无法控制症状和维持满意的生活质量时，应考虑使用机械循环支持和（或）心脏移植。这些模式将在本教科书的单独章节中详细讨论。对大多数儿科患者来说，机械循环支持被当作是"移植手术"的策略，当患者已经被认为是适合移植手术和器械循环支持时，可作为短期的"设备"比如ECMO或者是一种长期的设备，心室辅助装置是用来增加心脏输出的，直到供体心脏恢复。在成人中，器官接受者和可用器官之间尚未满足的巨大需求，再加上、医学上不适合移植的患者的数量，导致了一种"目的治疗"策略的演变，在这种策略中，心室辅助装置成为预期的治疗手段[332,333]。美国FDA已经批准了一些成年人使用的此类设备。在儿童中，目前没有设备被批准用于目的治疗，儿童和年轻人的目的治疗仍然局限于高度选择的患者人群。尽管仍有争议，有心脏移植相对禁忌证的杜氏肌营养不良症青年可能是考虑的这类人群之一，特别是考虑到基因操纵疗法的潜在前景（见第57章）[334]。

在儿童中，美国FDA批准的用于移植的两个心室辅助装置是DeBakey VAD Child和Berlin Heart EXCOR[335]，尽管其他设备也已经使用。Berlin Heart EXCOR是第一代心脏搏动VAD的微型化版本，适用于不同年龄的儿童，在一项具有里程碑意义的前瞻性试验中得到了证明，与通过ECMO[336]连接的易于匹配的历史对照相比，移植存活率要高得多。然而，与该装置成功连接相关的神经系统并发症发生率也相对较高（约30%）。

心脏移植手术是儿童慢性心力衰竭的最终治疗方案，较好的结果可以延长到30年的随访以及维持良好的生活状态[337]。儿科心脏移植的推荐适应证（和禁忌证）已经发表，可以帮助临床医生确定哪些患者将从这一稀缺资源中获得最大的益处[338]。不幸的是，在可预见的未来，需要移植的患者和合适的供体之间的不平衡预计不会有好转。鉴于目前儿科患者的候诊期死亡率为 17%[339]，显然需要进一步研究为这一不断增长的患者群体提供长期可行的支持方法。

八、小儿心力衰竭预后

儿童慢性心力衰竭的多种病因不能概括其预后和总体结果。最近，基于对纵向随访大量患者的几项研究提供了有价值的信息，尤其是在儿童扩张型心肌病中，这是儿童慢性心衰最常见的原因。在一项以澳大利亚人群为基础的研究中，175 例 < 10 岁时诊断的患者诊断后 20 年的随访。在确诊后的 20 年里，56% 的人在没有移植的情况下仍然存活，大约 25% 的死亡和移植发生在确诊后的第一年。患者出生后 1 个月或 5 岁后或有家族性心肌病或心脏射血分数较低的情况下，更有可能在随访期间死亡或需要移植。在最近一次检查时，近 70% 的存活患者表现出正常的超声心动图[340]。

在美国儿科心肌病研究中心最近的一项研究中，对特发性扩张型心肌病诊断的前 2 年的超声心动图正常化率进行了评估。在本研究中，741 例患者中，约有一半在诊断后 2 年死亡或接受心脏移植，而 22% 的患者表现为超声心动图正常化。术前超声心动图正常化的因素包括年龄较小和诊断时左室扩张较少[341]。美国儿科心肌病研究中心在最近发表的长期随访结果分析提示，1192 名患有特发性扩张型心肌病的儿童、死亡或移植的概率为 49%[342]。因此，大部分患有特发性扩张型心肌病的慢性心力衰竭儿童的预后仍然很差。有证据表明，成人心力衰竭在药物和外科治疗方面的进展尚未在儿科人群中显示出明显的益处；最近一项针对特发性扩张型心肌病患者的单中心研究显示，不同的治疗方案对心力衰竭患者之间的生存率没有任何差异[343]。在这个复杂的领域，在寻找治疗小儿心力衰竭的新靶点时，创造性和合作将是必要的[344]。

致谢

作者希望感谢 Lloyd Y. Tani 的贡献，他在这本教科书的前几版中合写了这一章。

第74章
儿童心脏术后神经发育预后
Neurodevelopmental Outcomes After Heart Surgery in Children

Caren S. Goldberg　Jane W. Newburger　著

苏丹艳　译

在过去的40年里，先天性心脏病患儿的存活率有了显著的提高。因此，现在认为患先天性心脏病的成人数量超过了儿童[1-4]。随着死亡率的下降，幸存者的神经发育障碍越来越受到关注。从幼儿园到小学1、2年级，学校表现不佳以及由此产生的对教育支持的需求可能会给个人和社会带来相当大的负担。此外，成人先天性心脏病数量的增加强调了神经发育障碍对就业能力及心理健康的影响[5]。神经发育障碍可源于先天或遗传因素、异常胎儿循环、先天性心脏病本身的生理学及后遗症（如慢性重度发绀、生长发育迟缓、继发于心律失常的心脏停搏）或源于治疗先天性心脏病的手术如心导管手术或外科手术。特别是在先天性心脏病中，很难将特定诊断及其遗传基础的发育预后与用于其治疗的外科及经导管手术的预后分开。先天性心脏病的中枢神经系统影响可能是累积的，且受遗传、术前、术中和术后因素复杂的相互作用[6,7]。在本章中，我们回顾影响儿童心脏手术后神经发育预后的因素并总结更常见、复杂的先天性心脏畸形的长期神经发育预后相关发现。

一、基因异常

遗传异常可引起先天性心脏缺陷及中枢神经系统结构和功能的异常，如染色体疾病（如13、18、21三体综合征）、基因微缺失（如继发于22q11微缺失的腭心面综合征）或突变（如Williams综合征、Alagille综合征或CHARGE联合畸形）。其他具有多种先天性异常的综合征如VATER综合征，其遗传因素仍是未知的。患有遗传综合征的患儿其神经发育预后比没有可识别的综合征患儿要差得多[8,9]。此外，有人怀疑，遗传因素可能是导致发育迟缓的独立因素，可能是主要影响中枢神经系统，也可能是通过影响宿主的易感性和复原力发挥作用，甚至在一些没有可识别的先天性畸形的患者中也是如此。

特定类型的先天性心脏缺陷可能与不同染色体异常相关，这些染色体异常具有影响中枢神经系统结构和功能的不同分子途径。例如，法洛四联症可与几个不同基因（NKX2.5、JAG1、TBX5、TBX1和FOXC2）的突变或缺失以及一些临床综合征如腭心面综合征或21三体综合征[10,11]相关。一些与先天性心脏病相关的基因（如TBX5、NKX2.5和JAG1）在大脑和心脏中都有发现[12]。在Alagille综合征中突变或缺失的JAG1是一种在大脑发育中极重要的缺口细胞间信号通路的配体[13-16]，大约1/5的Alagille综合征患者有严重的发育障碍[17]。在没有Alagille综合征的其他特征的法洛四联症患者中，JAG1中的多态性可能与心脏和神经认知表型有关。

导致先天性心脏缺陷的突变可能与特定的神经发育特征相关。例如，尽管与22q11微缺失相关的临床表型是可变的[18]，但是已经出现了相当一致的神经发育谱。智商（IQ）的范围从与严重智力低下相关的智商[19]到平均智商[20-24]，学习障碍的患病率接近100%[21]。报道称患腭心面综合征的成人，在视觉空间能力、问题解决和规划（执行功能）、抽象的社会思维和注意力方面存在特定缺陷[23,25,26]。对儿童的研究表明，语言智商往往会超过表现智商，腭心面综合征患者在机械语言知识、记忆表现出相对优势，在视觉－空间、知觉能力和数学方面表现出相对劣势[27,28]。致病性拷贝数变异（DNA 增加或丢失的区域）与单心室儿童的神经发育预后较差有关[29]。

最后，一些导致结构性心脏缺陷的基因突变与精神疾病有关，包括 22q11 微缺失[19,23,28-32]。在 22q11 微缺失的成人中，迟发性精神病患病率是 10%~20%，其最常见的是精神分裂症和分裂性情感障碍[21,33,34]。随着对先天性心脏病遗传原因的研究进展，越来越多的遗传和表观遗传异常可能与先天性心脏病患者的神经发育预后有关。

二、大脑解剖、病理学及神经成像

尸检报告显示，10%~29% 的先天性心脏病儿童存在脑发育不良，可能包括微小发育不全、不完全手术、小头畸形和胼胝体发育不全等特征[7,35-38]。发病率因病变而异，在 HLHS 中尤其高[35-37,39]。造成脑发育不良的原因可能与遗传因素或特定的先天性心脏缺陷引起的胎儿脑血管血流动力学异常有关。例如，患左心发育不良综合征（HLHS）的胎儿，其大脑通过动脉导管逆行灌注，以及那些右心发育不全综合征和其他先天缺陷的胎儿，其脑血管阻力低于正常水平[40,41]。有趣的是，Williams 等发现在单心室畸形儿童中，较低的脑血管阻力与较好的发育评估得分有关[42]。

患有先天性心脏病且大脑胎盘阻力比值低（<1）的胎儿头围小于正常胎儿[41]。多项研究表明，较小的大脑与先天性心脏病有关联[41,43-45]。Limperopoulos 等[44]对患有各种先天性心脏畸形的中晚期妊娠胎儿行颅脑 MRI 检查发现：纠正胎龄及体重后，与有正常心脏解剖结构的胎儿相比，有心脏畸形的胎儿脑容量更小且有神经轴突发育及代谢受损。此外，Schaer 等[45]的研究支持了先天性心脏病的血流动力结果与神经发育的遗传背景之间的相互作用。这些研究人员对 53 名有 22q11.2 缺失的患者进行了 MRI 检查发现与健康对照组相比，这些患者脑容量减少 6.9%；而在那些患有需要心脏手术的相关先天性心脏病的 22q11.2 缺失患者中，脑容量减少了 16.9%[45]。

除了脑发育不良外，在对患有先天性心脏病的婴儿和儿童的大脑进行组织病理学检查时可看到梗死形成。与心导管术、心脏外科手术或心内膜炎相关的血栓栓塞事件可引起局灶性梗死。与低血压、低灌注或心脏骤停有关的脑灌注减少，与脑弥散损伤有关[46]。Kinney 等[47]分析了 38 名在接受修复性或姑息性心脏手术后死亡的婴儿的神经病理学。虽然一系列脑灰质病变很明显，但脑白质损伤是最重要的发现，包括脑室周围白质软化或弥漫性白质神经胶质增生。新生儿比婴儿更容易有脑室周围脑白质病，这反映了未成熟（前髓鞘）白质易受缺氧缺血性损伤。另外，手术的时机和类型与整体脑损伤的类型和严重程度无关。

MRI 可以在术前和术后评估存活患者的大脑结构和病理结构。McConnell 等[48]发现 1/3 接受心脏手术的婴儿在术前有脑室扩大以及蛛网膜下腔扩大并伴有脑萎缩。Childs 开发的用于评估早产儿的大脑成熟度的总评分系统，结合了与髓鞘形成、大脑皮层折叠、神经胶质细胞迁移带以及胚细胞组织相关的信息[49]。Licht 等[50]用这个评分系统发现患 HLHS 和大动脉转位的新生儿大脑结构不成熟，与健康的新生儿相比，平均延迟 1 个月[50]。Andropoulos 等利用同样的大脑成熟度评估方法，表明在大脑发育不太成熟时接受心脏手术的新生儿经 MRI 评估其术后神经损伤更大。Mahle 等[52]报道，在接受心脏手术的 24 名婴儿中，术前 MRI 显示室周脑白质病为 16%，梗死为 8%。此外，通过磁共振波谱法评估，超过一半的婴儿术前大脑乳酸峰值升高。在术后早期，48% 的婴儿有新的脑室周围脑白质病，19% 有新的梗死灶，33% 出现新的脑实质出血。有趣的是，在术后晚期对 17 名婴儿进行的 MRI 中，所有先前检测到的脑室周围脑白质病均已痊愈。然而，检测到 2 例脑萎缩，1 例陈旧梗死，1 例新梗死。类似的，Galli 等[53]在心脏直视手术后 6~14 天内在行颅脑MRI检查的54%的新生儿和4%的婴儿中检测到脑室周围脑白质病。最近，Becaet等在接受心脏手术的小婴儿身上进行了系列MRI检查，发现20%的婴儿术前有白质损伤。术后MRI显示，44%的患儿出现了新的白质损伤。在发育评估中得分较低与术后新出现的白质损伤无关，但与术前白质损伤和大脑不成熟有关[54]。

中枢神经系统结构的改变可能是先天性心脏病儿童神经认知异常的基础。在患大动脉转位的青少年中，由部分各向异性减少的白质微观结构区域与更差的认知表现有关，这是在预期的模式下与其他人群先前的神经成像结果相比而言的[55]。例如，较差的数学解决问题和数值运算能力与左顶叶部分各向异性减少有关。在一组患有各种先天性心脏病的青少年中，与对照组相比脑容量减少了，脑容量减少的程度与认知、执行能力和运动功能的测试分数显著相关[56]。虽然MRI对长期发育预后的预测价值仍不清楚，但有越来越多的证据表明，胎儿期和围术期脑白质损伤是先天性心脏病患儿神经发育后遗症的原因。

三、围术期危险因素

对中枢神经系统保护和损伤的前瞻性研究主要集中在与心脏手术和围术期相关的危险因素。对围术期危险因素的高度重视可能与研究人员有能力在这一高风险时期研究大脑有关，包括设计脑缺血再灌注损伤，这可通过使用低温体外循环术和全循环停止术实现的。此外，围术期管理策略可以在临床随机试验中测试。

（一）围术期监测方法

随着研究人员试图通过改善外科手术和医疗围术期的方法来优化神经发育的预后，一个限制因素是很难确定更长期的发育预后的早期预测指标。到目前为止，MRI主要是在研究时进行的。然而，一些中心采用了围术期监测技术，包括动态脑电图、近红外光谱和（或）经颅多普勒超声[51,57,58]。临床采用这些监测技术的速度超过了确定其临床益处的速度。然而，最近Kussman等[59]发现，在接受双心室矫治术的婴儿中，在围术期通过精神运动发育指数（NIRS）测量到的脑氧含量下降与精神运动发育指数的得分较低以及颅脑MRI发现的异常增加有关。进一步研究该技术，还需要其他围术期监测方法和其他潜在的早期标记物，以便更好地了解如何预测接受心脏手术的新生儿和婴儿的晚期预后。然而，自20世纪90年代以来，人们对许多与先天性心脏病患儿的中枢神经系统损害的围术期危险因素有了很大的了解。

（二）术中支持技术

先天性心脏病的修复通常需要使用体外循环，血液暴露于人造表面。这可能会引起全身性炎症反应，诱导促进炎症细胞因子、趋化因子和内毒素释放以及激活补体系统、白细胞和内皮细胞[60]。此外，体外循环伴有气体和颗粒栓塞、巨大栓塞和低灌注导致弥漫性缺血再灌注损伤的风险[61]。

在新生儿最复杂的心脏手术中，重要的器官支持是通过深低温低流量连续体外循环和（或）深低温循环停止来实现的[62-64]。这些技术经常在同一个患者中依次使用。低温是在使用低流量循环或深低温停止循环期间保护重要器官的主要技术[65]。其作用部分源于减少代谢活动的氧气消耗。在缺血期间，低温保护大脑和其他器官的机制还包括维持细胞内高能量磷酸盐的储存和高pH，以及防止包括无回流现象、钙内流和自由基损伤的再灌注损伤[65]。

自20世纪60年代以来，循环停止术已被广泛应用于婴儿心脏直视手术专业中心。尽管可能会增加神经损伤的风险，但这项技术有助于外科医生阻止术野血液灌注及出血。近年来，在新生儿主动脉弓重建过程中，提倡使用区域（顺行）脑灌注术来避免暴露于深低温循环[66,67]。然而，一项单中心随机试验：在Norwood手术中，与深低温循环相比，区域脑灌注作为一种重要脏器支持方法在二期手术或1岁之前并没有表明其对发育预后有益处[68]。此外，Dent等利用MRI发现，与仅使用深低温循环的回顾性病例对照相比，在接受Norwood手术的患者中采用选择性脑灌注术在术后新发脑室周围脑白质病率并没有降低[69]。最近，Algra等也使用MRI来检测术后脑损伤并进行了连续的分析，发现在需要行主动脉弓重建的新生儿中，顺行脑灌注对深低温循环没有任何益处[70]。

尽管在一些研究中，当作为一个连续变量进行评估时，总循环骤停持续时间越长，癫痫发作、舞蹈病、脑同工酶释放和发育迟缓的风险越高[71-81]，但循环骤停的持续时间并不是预后的有效预测因素[68,82]。在一定程度上，缺乏影响可能与循环骤停时间范围较窄、样本量小或其他危险因素对不良结果的压倒性影响有关，如潜在的遗传异常或术前或术后严重的血流动力学不稳定。然而，Wypij等[83]分析了大动脉转位患儿在新生儿期或婴幼儿期进行大动脉换位手术，8岁时完全循环骤停时间和神经发育预后的关系。观察到一种非线性关系。总的深低温循环的持续时间超过了约41min的阈值时，发育评估分数才下降[83]。然而，普遍"安全"的总循环骤停时间不能确定，由于其存在潜在的与患者相关的因素如年龄和许多其他影响预后的灌注变量包括体温降低的深度[84]、速度和核心冷却的持续时间[85]、核心冷却中酸碱管理[86,87]和血液稀释的程度[88]。

体外循环期间脑血流的水平受动脉二氧化碳分压（PCO_2）的影响[89,90]。在pH管理的alpha-stat策略中，在低温体外循环期间，没有针对患者体温对动脉二氧化碳分压进行校正。因此，在低温下，患者是相对碱中毒的。与此相反，在pH-stat策略中，CO_2被添加到体外循环中维持患者在低温情况下pH为7.40。由于较高的动脉CO_2分压与更大的脑血流有关，pH-stat策略可以在使用低温体外循环期间出现脑低灌注时提供更好的脑保护[86,87,89,90]。

在婴儿心脏手术中，低温体外循环期间血液稀释对脑损伤的影响也有研究。在婴儿和新生儿心脏手术中使用的极低温度（15~18℃）会增加血液黏度和促进红细胞聚集[91]，这可能潜在地增加微血管阻塞的风险。血液稀释已被用于对抗这些风险[92]，并已显示可以增加脑血流量[93]，但会降低血液的携氧能力。此外，由于低温诱导血红蛋白的氧合曲线向左移，血液稀释有可能限制氧气输送到中枢神经系统[92]。在一项单中心随机临床试验中，对低温循环下进行修复性心脏手术的婴儿采用血液稀释策略，在低流量循环开始时血细胞比容低（20%）被证明是不良神经发育预后的危险因素，特别是在1岁时精神运动发育指数评分低的患儿中[88]。随后的试验表明，血液稀释比例为25%~35%在1年的神经发育预后中没有差异[94]。

血细胞比容、温度、pH策略、循环停止的持续时间或血流极度减少等因素可能对中枢神经系统产生了影响[95,96]。例如，在体外循环中，低血细胞比容减少的携氧能力可以通过采用pH-stat策略、增加流速，减少循环停止的持续时间或者降低温度来补偿。

（三）术前因素和宿主易感性

宿主易感性可能会影响中枢神经系统对体外循环和围术期事件的反应[97]。术前患者的特征如5min Apgar评分低、胎龄小、出生体重较轻等，已被发现是不良神经发育预后的独立危险因素[89,98]。越来越多的MRI文献表明，出生时大脑的不成熟反映了胎儿时期受损的大脑的微结构和代谢，与更大的围术期脑损伤风险和不良的神经发育预后有关[54,99]。

此外，对心脏手术的反应可能是由受到体外循环影响的途径中的遗传多态性介导的，包括炎症、血栓形成、血管反应性和氧化应激[100]。事实上，体外循环对个体患者的影响很可能是在炎症、凝血和对缺血再灌注损伤方面的许多不同的基因多态性介导的。

在成人心脏直视手术中，基因多态性对术后发病率的影响已被广泛研究[101-105]。例如，术后出血在编码凝血蛋白和血小板糖蛋白基因多态性的成人中更为常见，而术后血栓并发症则与纤维蛋白原和血管紧张性转化酶的基因多态性有关[106]。术后脑卒中在C-反应蛋白（CRP）和白细胞介素-6（IL-6）[107]的基因变异患者中更为常见。

Gaynor 等[108]研究了载脂蛋白 E（Apolipoprotein E，APOE）基因型对心脏手术后婴儿神经发育的影响。APOE ε2 等位基因在术前和术后协变量的多元回归分析中是精神运动发育指数得分下降的一种独立危险因子。确实，带有 APOE ε2 等位基因的儿童精神运动发育指数分数大约比其他基因型的低半个标准差。值得注意的是，尽管对于单个个体来说智商值低约 0.5 个标准差不太可能具有临床意义，但当它代表一个群体的平均下降时，其意义是显著的[109]。APOE 基因型的影响在有和没有遗传综合征的儿童中都是可见的。最近，在单心室婴儿或单心室重建试验的婴儿中，发现了 APOE ε2 等位基因与婴儿心脏手术后的神经发育不良的相关性[110]。APOE ε2 等位基因的不良影响最可能与中枢神经系统损伤后恢复能力下降和神经修复受损有关。有趣的是，这一发现强调了儿童和成人对特定基因型的影响可能存在差异。与婴儿不同的是，携带 APOE ε4 等位基因的成年人进行心脏直视手术后脑损伤生化标记物水平增加[111,112]，术后认知能力下降率更大[113,114]。

（四）术后因素

脑损伤的各种危险因素发生在术后。在复杂的先天性心脏病修复术后的前 24~48h 内，低心排综合征很常见[115,116]。血流动力学不稳定和低心排综合征可能对刚采用深低温体外循环术行了心脏手术的婴儿的脆弱中枢神经系统造成特别严重的伤害。与低温体外循环术有关的缺氧缺血性脑损伤会破坏术后早期大脑血管调节系统的完整性，并损害脑血流量的自动调节[117-120]。脑血管控制中持续存在这种干扰，使大脑容易受到随后的损伤，如低血压或缺氧。Galli 等[53]报道说，低血压和低氧血症是脑室周围脑白质病的独立危险因素，并发现在接受心脏直视手术的新生儿中 50% 的人会出现这种损伤。类似地，Demitropoulos 等证实了在 MRI 中新出现的术后脑损伤与术后收缩压和平均动脉压之间存在联系[99]。

术后病程的复杂性也可能影响到将来的神经发育预后。在波士顿循环停止研究（BCAS）中，患有大动脉转位的儿童中，大动脉转位手术 ICU 和住院时间较长的儿童在 8 岁时的认知功能测试中得分较低[121]。事实上，在第一个和第四个四分位的住院时间长度的患者中，平均智商得分相差半个标准差。类似地，Limperopoulos 等[6]研究了更多样化的人群，发现较长的 ICU 和住院时间是 1—3 岁不同的发育评估中较差得分的独立预测因子。在多中心单心室重建试验里，有左心室发育不良和其他单右心室异常的 14 月龄婴儿中，Norwood 手术后的住院时间较长与其神经发育更差有关[122]。长期住院对神经发育预后的不良影响反映了延长恢复的多种因素。

心脏术后的激素环境可能影响中枢神经系统。例如，甲状腺功能障碍综合征在接受了心脏直视手术后的婴儿和儿童很常见，而且在手术越复杂，甲状腺抑制的程度似乎越大[123-132]。即使是短暂的低甲状腺素水平也可能对大脑发育造成不利影响。在队列研究中，早产儿在出生后的前几周内瞬时的低甲状腺素水平被发现有迟发的神经和发育功能异常，包括更高的脑瘫风险[133]和学习障碍[134]。此外，早产儿暂时性低甲状腺素血症被认为是脑白质损伤的独立危险因素[133,134]。体外循环术后甲状腺激素抑制的原因可能是多种的，可能包括体温过低、血液稀释和药物（如皮质类固醇、儿茶酚胺、多巴胺）或局部碘化杀菌剂的使用[135-139]。

更长的住院时间和更差的神经发育预后的联系可能也会受到炎症反应的调节。炎症可引起自身调节障碍和微血管缺血，并引起新生儿脑白质损伤[140,141]。在体外循环和其后的术后事件中，由巨大炎症效应引起的循环的促炎细胞因子和趋化因子，可能与晚期大脑结构和功能异常有关。

与大量关于术中管理策略效果的研究相反，很少有前瞻性的试验测试了与术后风险因素相关的干预措施对后期神经发育预后的影响。

四、神经系统发病的其他原因

儿童心导管术与神经系统并发症有关，据报道发病率为 0.38%；最常见的后遗症是癫痫发作和卒中[142]。与心脏手术类似，心导管术可能与脑栓塞或低脑灌注继发的低氧、缺血性损伤有关。此外，对比药毒性可能是心导管术后癫痫发作的原因[143]。导管干预可能会增加某些患者群体的脑血管损伤的相关风险。McQuillen等[144]在心脏手术前对TGA新生儿进行了脑MRI检查，并显示19名接受房间隔气囊造口术的患者中有12例，未接受房间隔气囊造口术的10名新生儿中有0例有局灶或多病灶脑损伤的证据。然而，其他患者群体并没有发现房间隔气囊造口术与MRI检测出的脑血管意外证据[145,146]或大动脉转位儿童的临床卒中[147]相关。

虽然心脏直视手术或心导管术等手术通常与先天性心脏病儿童的栓塞性卒中关联最密切，但栓塞性卒中也可能来自心内血栓形成，这发生于心律失常（如心房颤动）、左心室功能不良和左侧人工心脏瓣膜的情况下。此外，反常的栓子可能通过心腔内的交通，从体循环（例如体静脉、右心或静脉导管）运行到脑。这也可能发生在"常规"的空气冲洗或静脉血栓形成之后。静脉高血压和红细胞增多症患者脑静脉血栓形成的风险增加。患有发绀型心脏病和血液黏度增加的患者在相对贫血的情况下，发生脑血管意外的风险也可能增加[148]。

心脏或大脑中的感染可能会引起患有先天性心脏病儿童的神经系统病变。其中最常见的是感染性心内膜炎，其有败血性或无菌性栓子和细菌性动脉瘤的风险[149-151]。即使在现在，先天性心脏病仍是导致脑脓肿最常见的原因[151]。脑脓肿在发绀型心脏病的个体中尤其常见，其发生率与氧饱和度成反比[152-157]。由于脑脓肿的高发病率和死亡率，对患有发绀型心脏病的患者应注意该诊断，并进行CT增强或颅脑MRI检查及注意提示性临床特征，如头痛、癫痫发作、发热、神经检查的发现等。

五、长期神经发育的预后

与正常人群相比，经历过修复性或姑息性手术的先天性心脏缺陷的患儿，其IQ得分常常较低、成绩较差、粗大及精细运动功能和协调性较差。许多人需要特殊的干预，因为他们的学习障碍和言语、语言及行为异常的频率较高[6,81,158-163]。执行能力差是导致先天性心脏病幸存者[164,165]在学校表现不良和与健康相关的生活质量下降的主要原因。视觉空间能力也是一个相对薄弱的方面[162,163,166]。在一个术后1～3年的功能独立性测试中，Limperopoulos等[161]报道说，只有21%的先天性心脏病幸存者得到在合适年龄范围的得分，40%的人在日常生活中有困难，53%的人缺乏社交技能。与患有非发绀型先天性心脏病或无心脏病的儿童相比，患有发绀型先天性心脏病的儿童IQ较低，感知能力及粗大运动能力较差[167-169]。此外，认知能力的下降似乎与发绀的持续时间成正比[169-175]。一般来说，简单病变如房间隔缺损的修复后的预后与正常人群相似，而在更复杂病变的双心室修复后，发育预后似乎更差[7,161,174-178]，尽管具体的病因和体外循环的影响仍不清楚[175]。不良的发育预后在各种单心室患者中是最常见的[81,158,181]。基于一致的发现，患有复杂先天性心脏病的儿童出现神经发育障碍的风险增加，而且对单个儿童的损伤程度难以预测，最近文献提出了对发育障碍的筛查、监测和正式评估的建议[182]。

（一）诊断组预后

先天性心脏病包含罕见及多种多样的疾病，对患有先天性心脏病的儿童进行的大多数研究都包括有异质性病变的患者。然而，少数几个诊断组的儿童被进行了更详细的研究，以下对其进行了简要的回顾。

1. 大动脉转位

BCAS是一项随机试验，其对大动脉转位患者进行了详细的研究，在新生儿期和婴儿期的大动脉转换手术中，对重要脏器支持主要采用全循环停止对照低流量体外循环术。在手术前后及1岁、4岁、8岁和16岁的时候对患者进行随访[98,115,121,160,179,180,183]。1岁时，23%的儿童在颅脑MRI检查中有疑似或明确的异常，尽管频率与治疗或循环停止持续时间无关。MRI弥漫性异常有16例儿童，局灶/多灶性异常20例，发育性（偶发性）3例[183]。循环停止组在2.5岁时语言表达发育较慢，4岁时他们的精细及粗大运动得分较低，语言障碍和运动性失用症也更严重。然而，在两个治疗组中，儿童出现神经发育问题的比率比正常人群的要高。例如，在4岁的时候，平均智商约比预期的平均水平低0.5个标准差；这两组在语言表达、视觉-空间和视觉运动技能测试上都有困难；且24%符合运动性失用症的诊断标准[160]。

到8岁时，当孩子们开始上小学，并被要求获得学业技能（如阅读、数学）时，在早期评估中提到的缺陷的实际影响可以更确定[98]。在运动功能和视觉-空间技能方面的表现尤其差。其他薄弱方面包括工作记忆、假设生成与检验、警觉和持久注意力以及高阶语言技能。这些问题导致执行功能障碍，也就是组织、实施和修改计划的能力[184]。作为一个群体，这群人很难将细节整合到一个连贯的整体和更高层次的抽象思维中。例如，大多数孩子可以不费力地阅读单个单词，但许多孩子在阅读连接话语意义方面有困难。类似地，那些孩子们在基础算术上的得分很好，但在解决数学问题上却有困难。大动脉转位儿童的神经发育特征是非语言学习障碍典型代表[185]。

对BCAS队列的16年评估显示，在执行功能方面特别是在衡量元认知的指标方面，其得分持续低于正常人群[164,179]。在BCAS队列中的患儿，在社会认知方面比当地对照人群更差，他们在识别面部表情情绪的得分较低，表现出更多的自闭症特征，并且表现出理解自己情绪状态的能力较差（述情障碍）[179]。最后，与健康的青少年相比，患有大动脉转位的青少年患注意缺陷多动障碍（attention deficit hyperactivity disorder，ADHD）的比例更高，自我报告的抑郁、焦虑和破坏性行为症状的发生率更高[186]。全球社会心理功能差与认知功能低和父母压力大有关[186]。其他研究人员也报道，患大动脉转位的儿童神经发育的表现在正常人群之下。Ellerbeck等[166]报道，患有大动脉转位的儿童比一般人群或他们的兄弟姐妹更容易出现神经异常检查结果和学习障碍。类似的，Karl等[187]发现，在其后的随访中，接受大动脉转换手术的大动脉转位患者在神经系统检查中比正常的对照组出现异常的可能性更大，智商更低，运动障碍和语言及表达性问题更多。先天性心脏外科医师协会从1985-1988年在24个中心对接受大动脉转位修复手术的儿童的研究中，父母报告31%的儿童有学习障碍，13%有行为障碍，12%过度活跃，3%有脑瘫。不良预后的危险因素包括机构、更长的循环停止时间、术后癫痫发作和除了大动脉转换手术外还接受其他修复术[188]。

2. 法洛四联症

尽管法洛四联症是最常见的先天性心脏病之一，但神经发育缺陷的相关数据比大动脉转位更有限。法洛四联症患者平均于8.7岁接受外科修复手术，30岁时平均智商为93.4（标准差为15.6）。人格评估显示，适应性和领导力量表得分降低，避免伤害得分升高。总之，患者被描述为智力发育平均水平低，并以焦虑和依赖性为特征[189]。Ferencz[190]和Garson[191]等的其他早期研究也提出法洛四联症患者的社会心理发病率增加。在最近的研究中，法洛四联症患者被包括在具有异质型先天性心脏病[192]中。在一项分层分析的研究中，法洛四联症组的平均智商为100[193]。然而，这一观察的有效性受到研究样本中排除"……有任何术后可能影响发育的并发症的儿童……（和）已知有任何术前智力障碍的儿童"的限制。Clarkson等[74]发现17例法洛四联症患者的平均智商值为88.5，低于其他诊断组（室间隔缺损、大动脉转位、完全性肺静脉异位引流、房室间隔缺损等），其平均智商为90.6~102.4。

最近对91名患有法洛四联症的青少年进行的一项研究表明，有遗传疾病的青少年的神经认知得分比没有遗传疾病的青少年差得多[194]。然而，即使没有已知遗传疾病的法洛四联症患者在几乎所有的神经认知功能测试（包括执行功能和社会认知）中得分都比当地参照组和正常人群差。在没有已知遗传/表型诊断的患者中，不良神经发育预后的最大危险因素包括首次手术的并发症数量、所有手术的手术并发症数量以及术后癫痫发作。法洛四联症患者的脑部MRI异常（主要是大脑矿化）的概率也增加了五倍。脑MRI异常在低出生体重或诊断肺动脉闭锁的患者中更易出现。

3. 单心室

单心室儿童被认为是发育不良后遗症的高危人群。该组人群常伴有长期发绀、充血性心力衰竭、多次心导管检查和一系列手术，最终是接受Fontan缓解术。它们还可能有宫内脑血流紊乱、脑发育不良、遗传性或相关先天性异常。HLHS及其他导管依赖型单心室新生儿术前血流动力学不稳定，脑氧饱和度低于其他类型先天性心脏病患儿。此外，接受Norwood手术的HLHS和其他形式的单右心室的婴儿中具有相对较长的深低温循环周期，并且特别容易受到术后血流动力学不稳定的影响。

在接受Fontan手术的32名儿童中，平均智商值为97.5±12.1，视觉运动整合是一个特别薄弱的方面[73]。作为Norwood手术的一部分，完全循环停止的使用往往是不良预后的危险因素。Wernovsky等[158]在20世纪70年代和80年代对接受Fontan手术的一组地理位置选定的幸存者中测量能力和成就。受试者的中位年龄为11岁，术后平均时间为6年。全量表平均智商为95.7±17.4，显著低于正常人群；8%的患者得分在智力低下范围（<70）。在按社会阶层校正的多变量分析中，低智商与循环停止的使用和HLHS或"其他"复杂形式的单心室的解剖学诊断有关，少数与先前放置肺动脉带有关。平均综合成就分数为91.6±15.4分，显著低于正常水平，相对低于智商分数，提示存在学习障碍。低成就分数的独立危险因素包括HLHS和"其他"复杂单心室的诊断，或先前完全循环停止的使用，以及在Fontan手术后30天内使用体外循环再次手术。在Fontan手术后的一些更接近现代的患者中，Goldberg等[195]发现其全量表智商平均得分为101.4±5.4。患有HLHS的患者得分93.8±7.3显著低于无HLHS的患者，神经发育预后不良的其他危险因素包括社会经济地位低下、循环停止持续时间长和围术期癫痫发作。

的确，患有HLHS的儿童似乎在所有先天性心脏病中神经发育障碍的风险最高[81,82,122,195-199]。Mahle等[81]对1992年前在费城儿童医院接受Fontan修复手术的当地学龄期幸存者进行了神经认知测试。28例患儿中，18%有智力低下，14%有学习障碍，17%有脑瘫，13%有小头畸形；大多数儿童有注意缺陷多动障碍（ADHD）。神经发育预后差的危险因素包括癫痫发作（较低的全面、言语和表现智商得分）和体外循环时间长（表现智商值和数学及阅读成绩）。在这个小组中，社会阶层和完全循环停止持续时间都不是独立的危险因素，这可能是因为社会经济因素的变化被其他医学因素压过，且循环停止的持续时间范围很窄。通过儿科心脏网络进行的单心室重建试验主要是为了比较随机分为右心室－肺动脉分流与Blalock－Thomas－Taussig分流的HLHS患儿的预后[197]。迄今为止，两个分流组在神经发育预后上没有差异，但与其他研究一致，该研究中的患儿在14个月和3岁时的发育评估得分较低[122,199]。有趣的是，患者内在的因素和围术期疾病的应对措施，而不是治疗策略，为低发育评估得分的预测因素[122,199,200]。对这一单心室重建试验的大型多中心队列进行长期随访，有望进一步了解这一高危人群神经发育预后差的相关因素。

患有HLHS的儿童也可用原发性心脏病移植策略。Ikle等[201]研究了心脏移植作为主要治疗策略的HLHS患者的发育预后。全量表智商值得分中位数差不多低正常人群平均值的1个标准差。最近一项多中心前瞻性研究在学龄期[平均年龄（12.4±2.5）岁]HLHS患儿中对初次心脏移植治疗与分期缓解治疗的神经发育预后进行了比较[82]。在完成测试的47名儿童中，26名接受了Norwood手术，21名接受了心脏移植术。队列的平均智商值低于正常值1个标准差（即86±14），且手术策略与任何发育预后无显著相关性。正如其他研究[121]所指出的，首次住院时间长是神经发育预后不良的危险因素[201]。

（二）社会心理功能和学业能力及成就

在一些患有先天性心脏病的儿童和青少年群

体中，对生活质量进行了研究[202-205]。在波士顿循环停止研究中，患有大动脉转位的 8 岁儿童的父母使用儿童健康问卷（Child Health Questionnaire，CHQ）-50 对其子女进行身体和心理社会健康方面的总体评分，其总体评分与标准样本中的父母的相似[205]。然而，在大动脉转位组中，学业能力和成就的测量成为社会心理功能最重要的相关因素。具体来说，更差的社会心理总分与更低的全面、言语和表现智商得分以及更差的学业成绩相关。事实上，该人群的社会心理健康水平低于幼年类风湿关节炎或哮喘患者，但高于 ADHD 儿童。这些数据符合一般人群中的学习障碍与社会心理功能障碍的关联[206]。

Culbert 等[207]研究了 1985—1988 年在 24 个中心接受大动脉转位修复的 708 名青少年中的 306 名，其中包括接受动脉转换术、心房转位术和 Rastelli 修复术的儿童。CHQ-87 由每个儿童完成。除自尊方面外，大动脉转位患者在其他方面得分高于正常人群。大动脉转换术的患儿与心房修补术或 Rastelli 修复术的患儿相比得分更高。因此，在本系列研究中患有大动脉转位的青少年并没有以一种自我暗示社会心理功能低下的方式来看待自己。

已行 Fontan 手术的 6—18 岁的患儿的父母也使用 CHQ-50 对患儿的一般健康状况进行评估[208,209]。患者的身体和心理健康评分均低于正常儿童及除了安装起搏器和自动内除颤器外的其他心脏病儿童。Fontan 组得分较低似乎与他们的多种疾病和认知功能较低有关。社会心理健康状况较差与父母报告的当前存在的行为、学习、焦虑、注意力和抑郁问题以及家庭收入低有关。

最近心脏方面的生活质量评估[210,211]的发展是有价值的，因为我们旨在确定可调整的变量以改善先天性心脏病儿童的生活质量。采用这些措施，患有更严重先天性心脏病的儿童身体和心理社会生活质量低于患有较轻心脏病的儿童[210,211]。对 1000 多名儿童和青少年进行的多中心横断面调查显示，双心室组和单心室组的身体健康和社会心理健康总分均低于对照组，与终末期肾病、哮喘和肥胖患者的得分相当[212]。

（三）心理健康

在对先天性心脏病患者长期的随访研究中，社会心理功能障碍（尤其是抑郁和惊恐障碍）的发病率有所上升[186,213-215]。许多青少年符合精神障碍诊断和统计手册（Diagnostic and Statistical Manual of Mental Disorders，DSM）的部分诊断标准[216-218]，许多患有先天性心脏病的青少年自尊心低下[219]。这些数据与报道的一致：患有慢性躯体疾病的美国青年承受着不成比例的精神并发症负担，尤其是抑郁症[220-224]。在患有其他身体疾病的青少年中，抑郁与更高的医疗保健利用率、更差的医疗结局、更严重的功能损害、生活质量的降低和更高的死亡率相关[225-228]。患有先天性心脏病的成年人不良社会结局发生率也较高；Zomer 等使用荷兰国家成年人先天性心脏病注册网，发现与对照组相比，患有先天性心脏病的成人受教育程度明显较低，失业率较高，人际关系较少[229]。

六、结论

总之，神经和发育后遗症对先天性心脏病患儿及其家庭的生活有重大影响，有时甚至超过心脏病本身。有大多数需要心脏直视手术的儿童，都应被认为有风险，儿科心脏病专家应该将神经发育监测纳入先天性心脏病儿童的常规诊疗中。由于认知障碍和学校表现不佳与不良社会心理健康和自尊心低下有关，一旦发现问题，应立即采取适当的干预措施。此外，应建议家庭成员预测其在学校表现中可能出现的问题。认识到与复杂先天性心脏病相关的有意义的发育风险，人们越来越热衷于对发育迟缓和行为异常进行常规筛查，以便更早地认识到神经认知问题，从而更早地转诊进行适当的干预。希望未来通过生物工程、药物基因组学和围手术期护理的进步，进一步降低神经及发育障碍的患病率。

第 75 章
儿童和青少年心脏疾病时的血液系统问题：出血、血栓及血液成分异常

Hematologic Aspects of Pediatric and Adolescent Heart Disease: Bleeding, Clotting, and Blood Component Abnormalities

Therese M. Giglia　Char Witmer　著
李　敏　译

心脏、血管系统是血液循环的推进器和管道，因此这两个器官系统之间存在着必然的相互依赖关系。可以预见，其中一个系统中的紊乱必然会导致另一个系统的变化，反之亦然。本章的目的是描述血液系统紊乱后正常心脏的心血管效应，以及先天性心脏病和获得性心脏病儿童和青少年出现的血液问题。

本章首先概述了发育中儿童血液学的基础原理，并进一步讨论了儿童血液成分异常和出血的异常情况，以及上述情况下对正常心脏及患有先天性心脏病和获得性心脏病的儿童和青少年的心脏的影响。由于血栓形成已被普遍公认为造成心脏病患儿病残甚至死亡的主要原因，本章结尾部分详细讨论了儿童心脏病患者并发血栓形成时的治疗包括抗凝血剂、抗血小板药物，以及常用于并发血栓心脏病患儿的溶栓治疗。

一、血液系统的基本原理
（一）红细胞

红细胞是一种无核的双凹圆盘状细胞，其主要的细胞成分是血红蛋白，一种氧转运蛋白。促红细胞生成素是红细胞生成的主要调节因子，它是一种由肾脏产生的造血生长因子。正常的红细胞寿命大约是 120 天。影响儿童血红蛋白值的常见发育因素包括年龄、性别和相应年龄参考值范围的性成熟度。

血红蛋白的生成在妊娠早期就开始了，并经历了一系列的转变。血红蛋白是由两对称为珠蛋白链的相同的亚单元组成的。胎儿红细胞生成是一系列不同形式血红蛋白的有序进化组成的。所有阶段的血红蛋白都是由 2 个 α 样珠蛋白（α 或 ξ）和 2 个 β 样珠蛋白（β、δ、γ 或 ε）组成的。在胚胎期，主要的血红蛋白包括 Gower 1（$\xi_2\varepsilon_2$），Gower 2（$\alpha_2\varepsilon_2$）和 Portland（$\xi_2\gamma_2$）。在胎儿期，会转变成胎儿血红蛋白（$\alpha_2\gamma_2$）。出生后，最终转变为成人血红蛋白（$\alpha_2\beta_2$）。

出生时，新生儿血红蛋白平均值在 15.9g/dl（±1.86），平均红细胞体积也是增高的，达到 110fl（±5）[1]。出生后，由于氧浓度突然增加使得红细胞的产生快速下降。新生儿红细胞半衰期（平均 23.3 天）比成人的短，早产儿的红细胞半衰期更短（平均 16.6 天）[2]。血红蛋白在生后第 2~3 个月出现降低（生理性贫血），然后在第 4~6 个月缓慢上升。整个儿童期，血红蛋白平均值有轻度增加。在男性青春期，随着 Tanner 分期的增加，血红蛋白也随之增加。而女性青春期血红蛋白与 Tanner 分期则没有相关性。

（二）白细胞

白细胞在免疫系统中起着不可或缺的作用。

第十篇 其他特殊问题与热点
第 75 章 儿童和青少年心脏疾病时的血液系统问题：出血、血栓及血液成分异常

白细胞有五种类型，包括中性粒细胞、嗜酸性粒细胞、嗜碱性粒细胞、淋巴细胞和巨噬细胞/单核细胞。单个的白细胞百分比的临床效用有限；相反，应该始终考虑绝对值计数。白细胞参考值将会随年龄的变化而变化。一般来说，新生儿的白细胞总数（平均 18100/μl）偏高，在生后第一周会迅速下降。从生后 2 周到大约 5 岁期间淋巴细胞占绝对优势，之后中性粒细胞占主导地位。

（三）止血

血小板是无细胞核的小细胞粒子，通过骨髓中巨核细胞碎裂而形成的，其产生量受促血小板生成素的调节。血小板循环 7～10 天，随后通过网状内皮系统清除。在妊娠 18 周时，血浆血小板浓度可以达到 150～450k/μl 的成人水平。出生时，新生儿的血小板计数范围及体积和成人一样。有关新生儿血小板功能的数据显示，新生儿的血小板对一些激动剂存在低反应性，对另外一些激动剂存在高反应性[1]。血小板在止血中起着不可缺少的作用。

止血是通过在血管损伤部位形成一个不会渗透的血小板和纤维蛋白栓而阻止出血的协同过程。止血是通过以下 3 种主要机制实现的。

1．血管收缩。
2．初始血小板血栓形成（初期止血）。
3．纤维蛋白凝块形成（二期止血）。

血管收缩使受伤部位的血流量减少。血小板黏附于暴露的内皮下膜，通过 vWF 进行连接，形成最初的血小板栓。同时，组织因子暴露引起凝血。组织因子结合并激活 FⅦ，FⅦ 激活凝血级联，导致小范围凝血酶爆发。这个小范围凝血酶爆发刺激了血小板的进一步激活和血小板表面的凝结。在增多的血小板表面，形成了大量的凝血酶足以将纤维蛋白原转化为纤维蛋白，使得形成稳定的凝块。

为了限制损伤部位的血凝块形成，激活的促凝血蛋白被抗凝蛋白（蛋白质 C、S、抗凝血酶、血栓调节蛋白、肝素辅因子 Ⅱ 和组织因子途径抑制剂）抑制。凝块的降解是由纤维蛋白溶解系统（纤溶酶原、组织纤溶酶原激活剂和尿激酶纤溶酶原激活剂）启动。这是一个精细平衡的系统，任何步骤的扰乱都会导致出血倾向或血栓形成倾向。

新生儿期止血过程与此相同，但与成人相比，凝血因子浓度水平不同。在正常的产后发育过程中，很多凝血指标在 6 月龄时达到正常化，尽管整个儿童期还会发生变化[3,4]。在解释凝血报告时理解上述新生儿数值的差异是非常必要的，这样可以保证正确的诊断出血性疾病或凝血障碍性疾病，它也直接影响到在新生儿中使用特定的止血干预措施 [普通或低分子量肝素（low-molecular-weight heparin，LMWH] 治疗。

凝血蛋白不能穿过胎盘，由胎儿独立合成；大部分是在妊娠 10 周时合成，并且随着胎龄增大逐渐增加[5,6]。在新生儿中，下列促凝血蛋白是不足的，包括维生素 k 依赖性因子（Ⅱ、Ⅶ、Ⅸ 和 Ⅹ）和接触途径因子（Ⅺ、Ⅻ、前激肽释放酶和高分子量激肽原）[4,6,7]。这导致了凝血酶原时间和部分凝血活酶时间延长（与正常的成人参考值相比）。相反的，新生儿的血浆 vWF 水平较高及血液循环中巨型 von Willebrand 多聚体的水平升高[8,9]。与凝血因子相对应，凝血的抑制剂也减少了，包括蛋白 C、S、抗凝血酶、肝素辅因子 Ⅱ 和组织因子途径抑制物在内的抗凝蛋白减少，导致凝血酶抑制率较低[4,6,7,10]。纤维蛋白溶解系统也由于一种独特的新生儿糖原体不能有效地转化为血纤维蛋白溶酶而受到抑制[11]。新生儿出生时 D- 二聚体显著升高并会持续 3 天[7,10]。

二、血液疾病

（一）在先天性心脏病和获得性心脏病基础上出现血液病的特殊考虑

患有先天性心脏病和获得性心脏病的青少年和儿童出现血液系统异常的风险增加，包括红细胞异常、出血和血栓。下面部分讨论了血液疾病对于正常心脏的影响，尤其是对患有先天性心脏病和获得性心脏病的儿童和青少年的影响。

（二）红细胞疾病

1．贫血

贫血被定义为血红蛋白低于年龄别平均值两

1765

个标准差。从生理学上讲，贫血可分为三个主要类别：红细胞生成减少或无效生成，红细胞破坏增加和失血。可以使用基于平均红细胞容积的形态学方法判定贫血的病因。贫血的初始诊断方法应该包括详细的病史、体格检查、全血细胞计数及分类、网织红细胞计数和外周涂片检查。

小细胞性贫血的原因相当局限，包括先天性和后天性。儿童小细胞性贫血最常见的后天性原因是铁缺乏。早产儿出现铁缺乏的风险增加，原因包括宫内铁吸收的减少，低出生体重和并发贫血。当摄入过量牛奶而固态食物的摄入不足时，婴幼儿通常会出现饮食导致的铁缺乏。小细胞性贫血先天性原因包括α型或β型地中海贫血，其他类型地中海贫血，镰状细胞合并地中海贫血，或者慢性疾病导致的贫血。表75-1总结了鉴别小细胞贫血的常见原因的实验室指标。血红蛋白电泳有助于诊断其他形式的地中海贫血和镰状细胞病。

相比小细胞性贫血，正常细胞性贫血的鉴别诊断涵盖更多的内容。图75-1提供了一个鉴别正细胞性贫血的流程。根据网织红细胞计数进一步将贫血分为两大类即红细胞更新率增加或减少。网织红细胞计数需要依据贫血程度来矫正，区分是否真的存在增高。网织红细胞指数（reticulocyte index，RI）可以计算如下。

$$\frac{实际的血细胞比容}{血细胞比容正常值} \times 网织红细胞计数$$

RI＞3表示红细胞更新率增多，RI＜3提示红细胞更新率减少。在RI升高的患者中，区分出血还是红细胞破坏（溶血）是很重要的。溶血的实验室标志物包括乳酸脱氢酶升高，间接胆红素升高，天门冬氨酸氨基转移酶（aspartate aminotransferase，AST）升高同时伴随丙氨酸转氨酶（alanine transaminase，ALT）正常或结合珠蛋白降低。

先天性或获得性心脏病患者罹患溶血性贫血的风险增加，因为人工瓣膜患者的瓣膜增加了对红细胞的剪切力，从而引起贫血伴RI值升高。外周血涂片显示红细胞碎片，并有血管内溶血证据，包括结合珠蛋白降低、乳酸脱氢酶升高和血红蛋白尿。其他溶血标记物包括间接胆红素或AST可能升高或不升高。

大细胞性贫血在儿科较少见。病因包括维生素B_{12}或叶酸缺乏症，甲状腺功能减退，骨髓衰竭，严重网织红细胞增多，肝病或药物。常见的可以增加平均红细胞体积的药物包括羟基脲、齐多夫定或化疗药物。在新生儿期、婴儿期，通常由于血红蛋白F比例高导致平均红细胞体积升高。在唐氏综合征患者中，多达2/3的患者会出现平均红细胞体积升高[12]。

2. 先天性心脏病的儿童和青少年出现贫血和输血

与同年龄段的没有青紫型心脏病的儿童青少

表75-1 小细胞贫血的实验室评估

检测指标	铁缺乏	慢性疾病性贫血	α地中海贫血	β地中海贫血
血清铁蛋白	↓低	正常到↑高	正常	正常
血清铁	↓低	↓低	正常	正常
TIBC	↑高	↓低	正常	正常
转铁蛋白饱和度	↓低	↓低	正常	正常
MCV	↓小细胞	小细胞或正细胞	↓小细胞	↓小细胞
RDW	↑增加	↑增加	正常	正常
血红蛋白电泳	正常	正常	正常 新生儿筛查血红蛋白Barts+	↑血红蛋白A2和（或）F增高

TIBC. 总铁结合力；MCV. 平均红细胞体积；RDW. 红细胞分布宽度

第十篇 其他特殊问题与热点
第75章 儿童和青少年心脏疾病时的血液系统问题：出血、血栓及血液成分异常

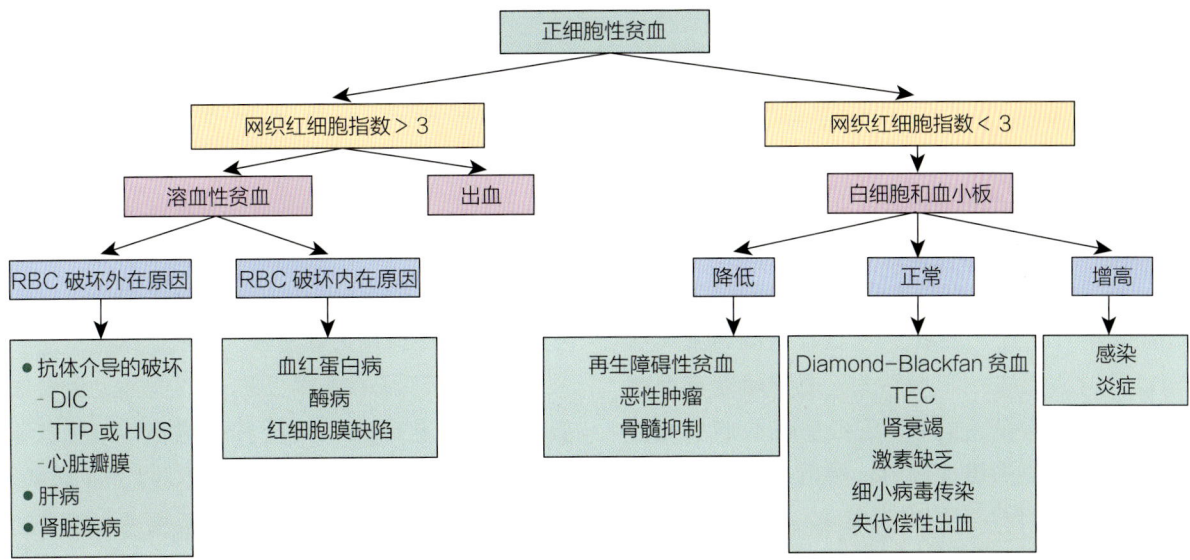

▲ 图 75-1 正细胞性贫血的鉴别
DIC. 弥散性血管内凝血；TTP. 短暂性血小板减少性紫癜；RBC. 红细胞；TEC. 儿童期短暂幼红细胞减少症

年相比较，患有青紫型心脏病儿童和青少年由于缺氧状态而导致较高血红蛋白水平，因此评估贫血更具挑战性。认识到这种差异对于青紫型先天性心脏病患者诊断贫血是很重要的。与同年龄段正常值相比，关注这种特殊患者的基线值及相关指标随着时间推移的变化更有价值。

青紫型心脏病儿童通常输血目标为血红蛋白＞14g/dl，特别是在术后或血流动力学不稳定期间，这样可以增加其携氧能力及提升供氧能力。这种策略的基本原理是青紫型心脏病儿童通过提高心输出量以弥补全身氧气输送的能力[13-15]。尽管这是一种普遍采取的做法，但仍缺乏相关数据支持针对这类患者的输血策略及最佳血红蛋白浓度。一项单中心、前瞻性、随机对照临床试验，比较了双向腔肺动脉分流术或 Fortan 术后 48h 的限制性输血策略（平均血红蛋白 11g/dl，平均输红细胞 0.43）和一个开放性输血策略（平均血红蛋白 13.9 g/dl，平均输红细胞 2.1）。动脉乳酸平均值或动脉乳酸峰值、动静脉或脑动脉氧含量及临床结局在上述两种策略中没有差异。最近一项 Cochrane 分析提示，对接受心脏外科手术的先天性心脏病患者进行输注红细胞，无论是否伴有发绀，都由于证据不足[16]，无法充分评估这个问题，进一步的研究是十分必要的。

3. 红细胞疾病的特殊心脏表现

镰状细胞病和地中海贫血是两种明确有心血管并发症的先天性红细胞相关性疾病。镰状细胞病是一组遗传性血红蛋白病，是由于异常血红蛋白合成。它是一种多系统疾病，其特点是慢性溶血性贫血和血管梗死并发症，导致急性疾病发作，慢性进展最终导致器官损害。镰状细胞病是一种常染色体隐性遗传疾病，最常见的形式是纯合子 SS，其他变异形式是其他血红蛋白变异体杂合 Hb S（例如 SC, S-β⁰ 地中海贫血或 S-β⁺ 地中海贫血）。超过 10 万美国人被诊断为镰状细胞病。非裔美国人的疾病携带率约为 8%（1/12）。

在镰状血红蛋白 Hb S 中，β- 珠蛋白基因出现氨基酸置换，即谷氨酸被缬氨酸置换，导致 Hb S 分子出现聚合反应，使红细胞呈"镰刀状"，并最终导致血管堵塞和溶血性贫血。镰状细胞病曾被认为其发病率和死亡率与血管堵塞直接相关，目前有证据表明慢性溶血会导致内皮功能障碍和血管病变。当出现血管内溶血时，释放出的游离血红蛋白会产生活性氧，而活性氧是 NO 的有效清除剂[17]。还有一种精氨酸酶的释放会降低 NO 的生物利用度。一氧化氮在内皮功能中起着重要作用，包括调节血管舒张、抑制血小板和激活止血[18-20]。镰状细胞病能导致 NO 抵抗状态，人体

1767

和动物研究均能证实 NO 减少与血管收缩、血流减少、血小板活化和终末器官损伤有关[21]。

镰状细胞病患者累及心脏很常见，主要是由慢性贫血导致代偿性心脏输出增加所致。一般来说，大多数患者心脏通常会增大，出现收缩期喷射性杂音。50% 的儿童患者心电图出现左心室肥大[22]。

镰状细胞病患者的基础血压低于同年龄、同民族、同性别的对照者[23]，这种情况与贫血状态以及肾脏丢失钠和水相关。血管堵塞在镰状细胞病中很常见。虽然有左心室乳头肌梗死伴有二尖瓣反流的相关报道，然而心肌梗死还是很少见的[22,24,25]。尸检结果表明，动脉粥样硬化在这一人群中也不常见[24]。

肺动脉高压是成人镰状细胞病患者常见并发症，据报道其患病率为 6%～32%，且与发病率和死亡率显著相关[26,27]。报道肺动脉高压患病率较高的研究仅采用了超声心动图评估肺动脉收缩压，判定标准为三尖瓣反流射流速度为 2.5 m/s。一项针对成人镰状细胞病患者的前瞻性研究利用右心导管检查来证实超声心动图的结果，他们报道三尖瓣反流射流速度升高的发生率为 27%（与先前的研究一致），但右心导管检查确认了只有 6% 的受试者存在肺动脉高压[27]。此外，值得注意的是，在血管堵塞期可以看到三尖瓣反流射流速度的瞬变升高[28]。有关儿童镰状细胞病患者肺动脉高压的研究有限，但还没有证实其成年后的发病率和死亡率增加[29-34]。儿童与成人相比，三尖瓣反流速度升高的发生率是相似的；然而，这项结论的意义和对预后的影响尚不清楚。需要进一步的研究来追踪儿童期患者进入成年后的情况。美国国立卫生研究院 2014 年镰状细胞病循证管理专家小组报道，由于证据不足，无法推荐或反对在镰状细胞病患者中进行 PH 筛查[35]。他们只建议对那些有肺动脉高压症状的患者进行评估[35]。

镰状细胞病患者合并肺动脉高压的病因可能是多方面的。溶血后导致的内皮细胞功能障碍在肺动脉高压的发展过程中起重要作用。其他慢性溶血疾病也会有较高概率合并肺动脉高压，包括地中海贫血、遗传性球形红细胞增多症和阵发性睡眠性血红蛋白尿。镰状细胞病合并 PH 的其他因素包括慢性缺氧、慢性血栓栓塞、原位血栓形成、由于镰状红细胞堵塞导致的实质和血管损伤、慢性肝病、铁超负荷和无脾[36]。

进行手术的镰状细胞病患者并发症发病率和死亡率都很高[37-39]。具体的并发症包括急性胸痛综合征、脑血管意外和感染。这些风险很可能继发于镰状细胞病相关性贫血，镰状红细胞引起的微血管堵塞及无脾症。据报道，术前输血达到血红蛋白目标水平 10g/dl（降低 Hb S 含量，改善患者术前贫血）、补液和积极的术中及术后监测的患者，其临床结局可以得到改善[40,41]。需要考虑患者的血流动力学状态，即容量负荷过多对左向右分流或心室功能紊乱的效应。如果镰状细胞病患者需要进行心脏手术或进行心脏手术需要长时间的镇静，应由儿童血液科医生与心脏科医生/重症监护医师和心脏麻醉科医生合作，以确定适当的术前和术后管理。

地中海贫血综合征是由血红蛋白生成缺陷引起的一组遗传性贫血。地中海贫血是根据不同类型珠蛋白肽链的生成不足进行分类，具体分为 α 珠蛋白链（α 地中海贫血）或 β 珠蛋白链（β 地中海贫血）。α 链或 β 链的合成减少导致了过量的自由珠蛋白链沉积在红细胞中，并导致红细胞膜损伤。最终的结果是红细胞溶血引起贫血和骨髓中无效的红细胞生成。α 地中海贫血更常见于东南亚，而 β 地中海贫血在地中海国家更为普遍。

在 16 号染色体上有两个 α- 珠蛋白基因，α- 地中海贫血通常是由基因缺失导致。本病的严重程度与基因缺失数量相关。单个基因缺失称之为静止型携带者，不会出现血液学表现。2 个基因缺失称为 α 地中海贫血，患者有轻度小细胞低色素性贫血，但血红蛋白电泳是正常的。若三个基因缺失会导致 Hb H 病。Hb H 是由 β 珠蛋白四聚体构成。Hb H 病患者出现中度小细胞性溶血性贫血，属于非输血型依赖。血红蛋白电泳会证实 Hb H 的存在。四个基因缺失的被称为胎儿水肿综合征，导致胎儿严重的贫血，如果没有医疗干预将导致宫内死亡。

β珠蛋白基因位于11号染色体上。β地中海贫血最常见的基因变异是点突变。只要一个基因受影响就会导致β地中海贫血，出现轻度的小细胞性贫血。Hb电泳显示Hb A2和（或）Hb F增加。相反，两个β珠蛋白基因受影响的遗传表型会导致广泛的临床疾病。疾病严重度受β珠蛋白合成的剩余量决定。临床表型范围从输血依赖性（重型β地中海贫血）到不需要长期输血的中度贫血（中间型β地中海贫血）。

治疗重型β地中海贫血的主要方法包括终身长期红细胞输注或骨髓移植。长期红细胞输注纠正贫血，抑制无效的红细胞生成。输血是终身进行的，一般每3～4周进行一次，目标Hb最低值为9～10g/dl。不幸的是，长期输血的直接后果是铁过量，过多的铁沉积在肝脏、心脏和内分泌器官中。

目前，重型β地中海贫血患者的最常见死因是心力衰竭。这些死亡大多是由于心脏铁超负荷造成[42,43]。铁超负荷导致心力衰竭的患者最常见的心脏异常是双心室扩张型心肌病，疾病晚期时严重的右心室心肌病也很明显[44]。铁大多沉积在心室壁，在心房和传导系统中较少沉积。心肌细胞对非转铁蛋白结合铁的氧化损伤也很敏感。在使用铁螯合疗法之前，心包炎是很常见的，但似乎发生率在降低[45]。阵发性心房颤动是常见的，通常与心肌功能障碍有关；窦性心律的恢复通常不能使心肌病逆转[45]。目前，心脏的铁负荷可以用MRI T_2^*技术来测量，>20ms表示没有明显的铁负荷，10～19ms表示轻到中等的铁负荷，<10ms表示严重的心脏铁负荷[46]。

铁超负荷目前用螯合剂治疗。目前在美国使用的一线螯合剂包括去铁胺，12h持续静脉注射或皮下注射，或是口服去铁斯若，每天一次。去铁酮是另一种口服螯合剂，在美国批准作为二线口服制剂。螯合剂在清除铁沉积时存在器官特异性，去铁酮可以更好地去除心脏上的铁沉积，而非肝脏铁沉积[47]。如果患者有明显的心脏铁负荷，螯合治疗的升级势在必行。升级策略包括单药强化或联合螯合剂治疗。与单药治疗相比，去铁酮联合另外一种螯合剂可以改善心脏铁的去除[48-50]。虽然最近的Cochrane综述认为单独服用去铁酮或与其他螯合剂联合使用会产生过多的毒性，但没有明确的证据表明这样会有增加的益处，并建议有必要进行进一步的临床试验来验证[51]。使用强化螯合方法可以逆转铁沉积导致的心肌病[45]。

4．红细胞增多症

红细胞增多症定义为红细胞容积的增加，即当血红蛋白或红细胞压积比同年龄别平均值高2个标准差。

红细胞增多症可以通过红系祖细胞对细胞因子（如促红细胞生成素）的反应来分类[52]。在原发性红细胞增多症中，由于遗传或后天基因突变（如真性红细胞增多症或红细胞生成素受体突变）导致红系祖细胞对细胞因子表现出过度反应。继发性红细胞增多症则是红系祖细胞对升高的细胞因子水平的正常反应。继发性红细胞增多症通常是对慢性缺氧（如青紫型先天性心脏病和睡眠呼吸暂停）、自主产生促红细胞生成素（肿瘤分泌）或服用外源性促红细胞生成素的生理反应的结果。极少数情况下，继发性红细胞增多症可能是由血红蛋白变异引起的，血红蛋白变异后改变了携氧亲和力或遗传突变导致的对缺氧反应失调。

如前所述，尚没有研究能明确患有青紫型先天性心脏病患儿的最佳血细胞比容。青紫型心脏病患者会出现血细胞比容显著增加而导致血液高黏滞性，这种血液高黏滞性与血栓并发症、终末器官损伤的发病率相关。红细胞增多症治疗方法适用于那些有症状的患者（头痛、视觉障碍、骨痛、疲劳或血栓），最常见的包括静脉切开放血术，目的是将红细胞压积降低到<65%。随着时间的推移，长期静脉切开术可能导致铁缺乏，这可能会增加患者血栓形成的风险，此种风险是由于在缺铁时造血产生的异常红细胞的硬度导致血液黏滞度增加[53-55]。尽管一项针对39例青紫型心脏病成年患者的小型研究发现，这些患者无论有无铁缺乏，两者的血液黏度没有差别[56]。另外，据报道羟基脲可以通过抑制骨髓而降低红细胞的生成，尽管尚未有前瞻性的试验证实这些发现，但它似

乎是有效和安全的[57,58]。

（三）白细胞疾病

Barth综合征和22q11.2微缺失综合征这两种遗传疾病可以同时具有心脏病和相关的白细胞疾病。Barth综合征是一种X连锁隐性线粒体疾病，其特点是扩张型心肌病（有时是肥厚型）、心内膜纤维弹性组织增生、骨骼肌病变、生长迟缓、中性粒细胞减少症和有机酸尿症[59,60]。这是由TAZ基因的突变导致的线粒体膜磷脂的重构－心磷脂重构[61]。Barth综合征中性粒细胞减少症的病因目前尚不清楚。治疗包括粒细胞集落刺激因子，以预防严重的嗜中性粒细胞减少症。

染色体22q11.2微缺失综合征包含一组表型异质性疾病。最常见的表型特征包括心脏畸形、免疫功能障碍、发育迟缓和上颚畸形[62]。免疫功能障碍是由于胸腺发育不全或缺失导致各种T细胞缺乏，导致感染和自身免疫性疾病增加[63]。调节性T细胞的减少可能增加自身免疫性疾病的发生率[63,64]。自身免疫性疾病包括获得性血细胞减少症[65,66]。

（四）由出血引起的凝血障碍

在患有心脏病的儿科患者中，合并出血的止血功能紊乱是很常见的。理想的止血试验是一种能够迅速获得并充分报道所有止血成分的试验。遗憾的是，这种实验并不存在，临床医师只能从一系列的止血试验来验证止血功能的各个方面。

止血试验：凝血酶原时间（PT）和凝血活酶时间（PTT）可作为促凝因子缺陷的筛选试验。PT和PTT不能提供止血的一个全面分析信息。适当的标本处理是凝固试验的必要条件。肝素污染标本是造成住院患者PTT延长的最常见原因。肝素酶可用于从标本中去除肝素。凝血试验也对样品管中血浆-柠檬酸比率敏感。试管填充不足会错误地延长凝血试验结果。明显患有红细胞增多症的患者（红细胞比容＞55%）的血浆-柠檬酸比率也会改变，并会出现假性凝血时间延长。对于严重的红细胞增多症患者，应使用减少柠檬酸量的特殊标本管，特别是使用凝血酶原时间/国际标准化比率来调节青紫型/红细胞增多的患者的华法林剂量时。可以导致PTT延长的因子缺陷包括下列任一因子的缺乏，包括Ⅷ、Ⅸ、Ⅺ、Ⅻ、前激肽释放酶或高分子量激肽原。PTT延长是继发于因子Ⅶ缺乏症。PT和PTT同时延长可见于凝血因子Ⅱ、Ⅴ、Ⅹ或纤维蛋白原缺乏。

在监测普通肝素治疗情况时，PTT常用于肝素活性的替代指标。达到治疗剂量的肝素时，PTT应滴定至对照量的1.5～3倍。使用PTT监测时还是有局限性，因为PTT并不是肝素的直接检测指标，还要受其他一些变量的影响，包括增高的因子Ⅷ、纤维蛋白原或狼疮抗凝剂。例如，当FⅧ水平＞250%时，PTT显著缩短，将不能反映出肝素效应（凝血因子Ⅷ是个急性时相反应物，当有炎症状态时会增高）。作为反映肝素活性的直接监测指标，普通肝素抗Xa活性检测可用于监测，推荐的治疗范围为0.35～0.7U/ml（注意这与低分子量肝素抗Xa 0.5～1U/ml的治疗范围不同）。

接受体外循环、心导管介入或ECMO心脏手术的患者使用高剂量肝素时，可以用活化凝血时间（ACT）来监测。ACT是全血凝血时间，周转时间快，易于执行。相较PTT而言，针对更大剂量范围的肝素，使用ACT更敏感。这种分析方法的局限性是它的不精确性，必须进行正确的标本处理和及时的监测，造成PTT延长的变量同样影响ACT，并且受到血小板计数的影响。

纤维蛋白原是凝血途径中最终的促凝蛋白。它被凝血酶转化为纤维蛋白。纤维蛋白被因子ⅩⅢ交叉连接，形成稳定的凝块。在患者出血时，必须使纤维蛋白原水平最大化，以确保止血。凝血酶时间用于测量纤维蛋白原向纤维蛋白的转化，并受到纤维蛋白原数量或性状异常影响，凝血酶抑制剂和纤维蛋白原降解产物的影响。样品沾染肝素可延长凝血酶时间。

对于评估初期止血阶段，血小板计数仅可显示可用的血小板数量，但不能反映出有关血小板功能的任何信息。目前，快速评估血小板功能的方法有限。出血时间可用来评估血小板和毛细血管功能，但这种技术依赖于患者和操作者，已经不再被视为较好指标[67]。它对轻微的血小板功能缺陷不敏感，并且不能预测出血趋势[68]。血小板功能分析仪（PFA-100）是一种用于测定血小板功能的体外筛选方式[68]。贫血或血小板减少症时PFA-100会延长，对轻度的血小板聚集缺陷不敏感；它也失去了作为筛选测试的优势。

血栓弹性描记法（thromboelastography，TEG）是一种全血测定方法，它可提供血栓形成和稳定性的实时图。测量值包括 R（初始血栓形成所需时间）、K（血凝动力学）、α（血栓形成率）、最大振幅（血栓的最大强度）和 A-60 最大振幅比（纤维蛋白溶解）。TEG 已用于儿科体外循环和左心室辅助设备患者[69-71]。

血小板制图法是标准 TEG 的改良版，临床用于评估抗血小板药物的有效性。这一试验使用肝素化的全血，以抑制凝血酶的生成，然后将已知的血小板激动剂添加到样本中，以评估血小板活化。目前，这种检测方法在使用左心室辅助设备的儿科患者中最为常见，用以监测抗血小板治疗。

1．获得性血管性血友病

人们越来越认识到心血管疾病患者伴发的获得性血管性血友病（vWD）。vWF 是一种促凝蛋白，在止血中起着两个重要作用：协助血小板黏附到血管损伤部位，是凝血蛋白因子Ⅷ的载体蛋白。vWF 最初是作为一种大型的多聚体蛋白分泌的，被 ADAMTS-13（血管性血友病因子裂解酶）进一步分解成大小不等的多聚体。对于止血平衡来说，这些多聚体的大小分布是必不可少的。例如，当 vWF 多聚体（2a 型或 2b 型 vWD）尺寸降低时会出现出血倾向，当存在持续超大型 vWF 多聚体时会出现凝血倾向（先天性或获得性血栓性血小板减少性紫癜）。

获得性 vWD 的大多数据都来源于主动脉瓣狭窄及安装左心室辅助装置患者[72,73]。动脉导管未闭新生儿、心内膜炎、人工心脏瓣膜功能障碍、心脏间隔缺损和二尖瓣脱垂患者也有发生 vWD 的相关报道[74,75]。虽然心血管疾病相关的获得性 vWD 的病理生理学可能是多方面的，但被认为是继发于导致剪切应力增加的血管损害。剪切应力的增加会导致大型 vWF 多聚体的机械损伤，并引起血小板活化，从而导致大型 vWF 多聚体的吸收。在临床上，这些患者会经历更多的黏膜皮肤出血，他们在外科手术时具有更高的出血风险。

心血管疾病及获得性 vWD 患者的实验室检查提示 vWF 多聚体的异常分布，伴有特定高分子量的多聚体减少。一般来说，VW 抗原和活性是正常或增加。常规凝血试验中 PT/INR、PTT、血小板计数均正常。获得性 vWD 的根治方法是纠正潜在的心脏异常，但这并不总是可行的[76]。其他治疗方式包括去氨加压素（desmopressin acetate ampules，DDAVP），其可促进储备的内源性 vWF 释放，尽管在这种情形下该药物的疗效率低（10%）[75]。另一种疗法是使用血浆来源的 vWF 替代产品[75,77]。只有在局部措施无法解决的活动性出血，或在可能明显出血情况之前采取预防措施防止过度出血时，才需要进行上述药物治疗。

2．血小板疾病

血小板疾病既可以是先天遗传也可以是后天获得性的。先天性血小板疾病在普通人群中非常罕见。巨大血小板综合征（Bernard-Soulier syndrome）是一种先天性血小板疾病，在诊治 22q11.2 缺失综合征患者时应予以考虑此病。巨大血小板综合征是一种常染色体隐性遗传的血小板异常疾病。突变发生在血小板 GP 1b/IX 复合体中，该复合体将血小板与 vWF 黏合。考虑到编码 GP 1b/IX 复合体的基因与 22q11.2 缺失综合征基因邻近，患有 22q11.2 缺失综合征的儿童可能同时是 Bernard-Soulier 突变的杂合子[78]。这种杂合子患者临床表现是正常的，但可能有轻微的血小板减少和轻度血小板功能异常[78]。22q11.2 缺失综合征患者有较高概率合并免疫性血小板减少症[79,80]。

青紫型先天性心脏病患者中，血小板计数与发绀程度呈反比关系。全身动脉血氧饱和度越低，代偿性红细胞增多症程度越高。上述这些生理变化与血小板计数降低有关[81,82]。一般来说血小板减少程度并不严重，血小板计数将 > 50000/μl。放血疗法可以改善血小板减少情况，特别是红细胞比容>65%时[83]。目前尚不清楚青紫型先天性心脏病伴红细胞增多时导致血小板减少的病因。Lill 和 Perloff 假设，右向左分流时减少了巨核细胞运送到肺部，从而导致通过肺床中的巨核细胞碎片生成的血小板减少[81]。

药物暴露是获得性血小板功能障碍或血小板减少症的常见原因。抗血小板药物通常用于预防心脏病患者合并血栓并发症；下面将讨论这些情况。许多药物都与血小板减少症有关。最常用的药物包括抗生素（青霉素或含磺胺的抗生素）、抗癫痫药（苯妥英、丙戊酸、卡马西平）、H_2 激动药（西咪替丁或雷尼替丁）、噻嗪利尿药和呋塞米。一般来说，血小板减少症会随着药物的去除而改善。肝素引起的血小板减少症是药物引起的血小板减少症的一种特殊情况。

（1）肝素诱导性血小板减少症：血小板减少症（HIT）是机体产生肝素-PF4 复合物抗体的结果，该复合物存在于血小板上[84]。有人提出这种抗体与血小板复合物的结合会导致血小板反应性增强，从而导致促血栓形成状态[84]。这种疾病的特点是血小板减少和由此导致致命性的动脉和（或）静脉血栓。在成人中，HIT 的患病率估计为接触肝素的患者的 1%~5%，未经治疗的 HIT 死亡率为 20%~30%[85]。HIT 在儿科群体中的发病率并不十分明确，但似乎小于成人，据现有报道其发生率为 0~2.3%[86-89]。高危患儿包括体外循环患者[90]。

HIT 的诊断是基于临床标准的。在成人患者群中已经开展并已验证了多种评分系统来进行诊断，但在儿科人群中尚未建立诊断标准[91-93]。一般而言，HIT 诊断特点是应用肝素类制剂 5~10 天后，血小板计数下降 50%（很少出现血小板计数<50000/μl），可以有静脉或动脉血栓形成。实验室检测可以支持诊断，包括 ELISA 实验检测肝素-p4 抗体和 5-羟色胺释放试验。ELISA 具有快速检测特点，这个测试具有高度敏感性，同时存在显著的假阳性率。ELISA 阴性结果是最有效的排除诊断方法。5-羟色胺释放试验具有高度特异性和敏感性；它在患者血浆中测量血小板反应性。它只能在少数高度专业化的实验室中进行，所以对大多数临床医生来说无法使用。HIT 的治疗包括从患者体内去除所有肝素，包括避免接触低分子肝素。抗凝治疗应选用非肝素抗凝血药，如直接凝血酶抑制药（如比伐卢定或阿加曲班）。在这种情况下，不能单独启用华法林，因为存在增加皮肤坏死和进一步的血栓事件的风险。当血小板计数正常后，就可以开始使用华法林，可与非肝素抗凝血药重叠使用，直到 INR 达到治疗标准。

小儿心脏病患者获得性血小板减少症的其他原因包括血小板截留和消耗性原因。正常情况下，脾脏含有 30% 的血小板，在脾脏增大的情况下，它可以捕获更大一部分血小板，从而导致血小板减少。

在心脏病患者中，血小板减少的消耗性原因具体包括体外循环和人工心脏瓣膜或移植物。其他消耗性原因不一定是心脏病患者特有的，包括 ECMO 的使用、弥散性血管内凝血、血栓性血小板减少性紫癜、溶血尿毒症综合征、噬血细胞性淋巴细胞性组织细胞增多症、HIV 和血小板的免疫破坏。

（2）免疫性血小板减少症：免疫性血小板减少症是一种由于 IgG 自身抗体的存在而产生的由免疫介导的对自身血小板的破坏。抗体包被在血小板表面，被脾脏 Fcγ 受体清除。儿童时期，免疫性血小板减少症被认为是一种良性的自限性疾病；80% 的患者在 6 个月内自愈，只有很小比例患儿（<20%）发展成慢性免疫性血小板减少症。治疗方案包括观察病情及血小板减少的预防措施，或使用免疫调节疗法如免疫球蛋白或激素。在新生儿中，血小板的免疫破坏可继发于胎儿血小板与母体血小板的不匹配，即新生儿同种异体免疫性血小板减少症。母亲体内产生针对来自父系的胎儿血小板表面抗原的抗体。这些抗体穿过胎盘，黏附到胎儿血小板表面，导致严重的血小板减少。血小板减少症也可能是血小板生成减少，如再生障碍性贫血、骨髓增生异常综合征、骨髓浸润过程（例如白血病）或者营养缺乏状态。

（3）血小板增多（症）：血小板增多症的定义

是血小板计数增加，即比同年龄段平均值高出两个标准差。血小板增多症可以是原发性的，也可以是继发性的。原发血小板增多的原因包括遗传性（特发性血小板增多症）或获得性（真性红细胞增多症、白血病或骨髓增生异常综合征）的骨髓增生性疾病。继发血小板增多的原因包括潜在的炎症（感染、川崎病、风湿病或炎症性肠病）、血液病（溶血性贫血或缺铁）、药物（长春碱或糖皮质激素），或无脾导致的脾池减少。

三、体外循环、体外膜式氧合、心室辅助装置

（一）体外循环术后出血

术后出血是儿科患者进行体外循环的常见并发症，并增加了疾病并发症率和死亡率[94,95]。体外循环是一种非生理状态，血液通过人工循环诱发患者凝血、纤溶和炎症系统激活。凝血系统通过接触体外循环管道途径活化，并最终形成纤维蛋白。随着纤维蛋白沉积在体外循环通路上，血小板开始黏附和活化。这种过早激活的血小板不可用来止血。

与成人相比，儿童患者更容易出现体外循环术后出血。与术后出血相关的临床因素包括年龄小（＜1岁）、体重轻（＜8kg）、发绀、循环延长和深度低体温时间[96-98]。心脏搭桥的儿科患者血液稀释的程度是一个重要的影响因素，血液稀释是由儿科患者的血容量和体外循环容量之间的巨大差异。接受心脏搭桥的成人患者血液稀释大约25%，而一个儿科患者可以经历高达60%的血液稀释[99]。这种稀释情况在新生儿患者中更严重，因为新生儿本身处于较低水平的促凝和抗凝蛋白状态[4]，凝血系统发育不完善。

多种方法被用来预防体外循环术后出血，包括在体外循环过程中充分的抗凝、改良超滤、体外循环后抗凝血治疗的拮抗、输成分血和应用抗纤溶药物[99]。体外循环期间使用高剂量肝素预防循环通路血栓形成。肝素通过结合抗凝血酶发挥其抗凝作用。新生儿发育期具有较低的抗凝血酶水平，这会使肝素效能产生波动。在儿科患者进行体外循环时肝素疗效监测也存在重大问题。资料显示，儿童患者ACT值与肝素水平无关。特别是ACT受其他变量包括血液稀释和低体温影响而延长，会导致肝素的效能被高估[99-101]。鱼精蛋白对肝素的充分中和作用取决于正确的肝素浓度测定。鱼精蛋白过少意味着肝素仍在循环，或过多的未结合的鱼精蛋白则具有抗凝性能[102,103]。纤溶亢进也是导致体外循环术后出血的重要机制[104,105]。三种抗纤溶疗法（抑肽酶、氨甲环酸和氨基己酸）都被证明可以减少体外循环术后出血[106]。由于抑肽酶与成人患者的肾衰竭和死亡有关[106,107]，于2008年就在美国退市了。尽管采用了这些治疗方法，体外循环术后出血仍是常见的。

（二）术后出血的管理

虽然在心脏手术后纵隔引流管内会出现一些出血，但随着术后时间的推移，出血率应会降低。临床上需关注术后的严重出血问题，一旦发生需要立即注意和持续警惕。术后即刻出血＜5ml/（kg·h）常提示有凝血状态的微小异常。红细胞输注对纠正术后贫血是必要的，但很少会发生需要输入成分血。出血达到5～10ml/（kg·h）应及时通知心胸外科医生，并继续对患者进行床旁评估。凝血参数的任何异常都应予以纠正。血液丢失必须通过输血来矫正平衡。必须在持续出血或是出血速率增加时进行监测，这可能是手术部位出血的信号，也可能继发于持续出血的凝血因子消耗的结果。持续出血＞10ml/（kg·h）或出血量增加但未进行矫正，可能导致血流动力学损害。心胸外科医生应该决定是否需要重新探查以排查出血部位，或者清除可能导致进一步出血的血栓。心脏重症医师必须排除伴随的心包积血和（或）血胸[通常有心动过速、低血压、去氧饱和和（或）填塞等先驱症状]，同时需要关注血液丢失（红细胞输注）和凝血障碍（成分血替换）。即使在做出重新手术的决定后，病床医疗小组也必须继续依据血流动力学参数和实验

室数据及时应用红细胞、扩血容量产品，以及血液成分替换。

重组人凝血因子Ⅶa（rFⅦa，依他凝血素α[活化]，商品名诺其，诺和诺德制药公司，Princeton，NJ）目前被用作治疗体外循环术后出血的一种未经临床试验认可的止血剂。它是一种天然存在的促凝因子Ⅶ的类似物，并通过与内皮损伤部位暴露的组织因子结合，刺激凝血酶形成而诱导止血[108,109]。目前研究提示患有心血管疾病的儿童和成人在rFⅦa的超说明书应用中占很大比例[110,111]。

人们对rFⅦa的致血栓性感到担忧，尤其是先天性心脏病患儿更令人担忧，因为已知其血栓发生率是增加的[112]。目前支持儿童体外循环中使用rFⅦa的证据是有限的。在体外循环中仅进行了一项rFⅦa的儿科随机临床试验，发现82例接受先天性心脏病矫正手术的婴儿预防性使用rFⅦa没有任何获益[113]。在治疗组中，试验的主要终点指标，即关闭胸腔的时间，实际上延长了。次要终点指标如手术失血量或血液制品使用在两组间无差异[113]。最近一项关于在儿科心脏外科手术中rFⅦa的超说明使用的系统评价回顾了29项研究，包括169例患者纳入研究[114]。作者得出的结论是，没有证据支持在心脏手术前使用rFⅦa可防止出血。应进行随机临床试验，利用适当的临床结果来解决使用rFⅦa治疗心脏手术后出血的问题。术后出血的治疗方案见表75-2。

（三）体外膜式氧合和心室辅助装置

体外模式氧合（ECMO）患者或有心室辅助设备的患者都存在较高风险出现出血和血栓并发症。与体外循环相似，这两种情况都使血液通过人工回路从而激活凝血。抗凝仍然是预防血栓形成的主要手段。在ECMO中，普通肝素常作为抗凝血药使用。尽管抗凝管理将根据设备制造商的具体建议而有所不同，在心室辅助装置患者中通常选用一种抗凝血药（普通肝素、低分子肝素或华法林）与抗血小板治疗同时进行。

四、血栓形成

（一）患有先天性和获得性心脏病的儿童和青少年的血栓形成

对于那些患有先天性和获得性心脏病的青少年和儿童的人来说，血栓一直被认为是一个临床问题。目前较多研究工作都集中在川崎病血栓形成的诊断、治疗和预防[115-125]，而心导管插入[126-136]和心肌病[137-141]相关的血栓并发症发生率研究较少。

儿童人工心脏瓣膜[142]、心律失常[143,144]、肺动脉高压[145-150]相关的血栓形成的预防和治疗很大程度上是从成人文献中推断出来的。在过去的10年里，单心室人群被认为是血栓及潜在致命性后遗症的超高危人群[151-167]。

最近的两项研究强调，针对患有心脏病的儿童和青少年仍需要做大量工作，具体包括血栓诊断、治疗以及最重要的是进一步确定危险因素方面，预防可能危及生命的血栓并发症。AHA组织了一个写作组起草一份建议，对该患者群体中有关血栓形成的现有数据进行批判性回顾和总结，并酌情提出建议。他们的研究发表于2013年，这是首个仅关注儿童和先天性心脏病患者血栓形成的异质性问题的科学声明，其目的不仅是作为临床医生的参考资源，而且也是该领域迫切需要的研究方向的提示[168]。美国国家心脏、肺和血液研究所于2012年召集了一个工作组，探讨了心脏病儿童血栓形成相关的问题。2014年该小组发布了关于证据缺口、面临的挑战和战略研究建议的讨论摘要[169]。他们强调需要一种更灵活的方法来对证据进行分级，高质量证据在这个人群中可能存在差异性，并且尽管缺乏经典的随机对照试验，但从队列研究、人口研究和机制研究中推断证据可能是有用的。

（二）先天性心脏病和获得性心脏病的儿童和青少年的血栓倾向

先天性和获得性心脏病使儿童和青少年面临血栓形成的风险，主要是因为这一人群符合血栓形成的危险因素条件，即1856年Virchow[170]描述

表 75-2 术后出血的治疗选择

产品	机制	剂量	指征	不良反应
新鲜冰冻血浆	包含所有凝血、抗凝血药和纤溶蛋白	10～15ml/kg	• 与凝血障碍相关的出血（多因子缺乏）	• 过敏反应 • 发热 • 容量超负荷 • TRALI（罕见）
冷沉淀剂	纤维蛋白原（还包括因子Ⅷ、vWF和因子ⅩⅢ）	1～2单位/10kg	• 与纤维蛋白原缺乏有关的出血	• 过敏反应 • 发热 • TRALI（罕见）
血小板	血小板	＜35kg：10ml/kg ＞35kg：1SDP（最大量15ml/kg）	• 血小板减少出血	• 过敏反应 • 发热 • 容量超负荷 • TRALI（罕见）
氨基己酸	合成赖氨酸类似物，抑制血纤维蛋白溶酶。防止纤维蛋白溶解	100mg/kg 6h一次（日最大量30g）	• 与过度纤溶有关的出血	• 恶心/呕吐 • 腹痛 • 头晕 • 血栓形成
精氨酸加压素 ** 标签外使用 **	合成DDAVP类似物，增加因子Ⅷ和vWF水平，激活血小板	0.3μg/kg 12h一次，3～4剂使用后出现快速抗药反应（不再有止血效果）	• 严重出血（最大化成分输血治疗无效） • 建议血液学咨询	• 低血压性心动过速 • 水潴留与低钠血症风险 • 血栓形成
联合凝血酶原复合物 ** 标签外使用 **	包含因子Ⅱ、Ⅶ、Ⅸ和Ⅹ（一些PCC也包含蛋白质C和S）	无随机临床试验指导剂量 20～25U/kg	• 严重出血（最大化成分输血治疗无效） • 建议血液学咨询	• 血浆来源制品的过敏反应 • 血栓形成
基因重组人活性凝血因子 rFⅦa ** 标签外使用 **	天然合成的凝血因子Ⅶ的类似物。通过与内皮损伤部位暴露的组织因子结合，刺激凝血酶的生成，诱导止血	无随机临床试验指导剂量。报道有较宽泛使用剂量（17～200μg/kg） **建议低剂量20～40μg/kg**	• 严重出血（最大化成分输血治疗无效） • 建议血液学咨询	• 过敏反应 • 血栓形成

SDP. 单一供体，血小板分离产物；RCT. 临床随机试验；TRALI. 输血相关的急性肺损伤

的血栓形成的三种风险因素。这些因素包括：①血流停滞；②高凝状态；③内皮损伤。然而，小儿心脏疾病的血栓形成风险使得 Virchow 三联症[171] 修改拓展如下。

1. 血流的改变

除了可能出现血流淤滞外，患有心脏病的儿童可能出现湍流和（或）流经人工材料表面的血流，这两种情况都可能导致血栓形成，在这个患者群体中使用"血流改变"比"血流淤滞"更适用。

（1）淤滞：可能发生在扩张的心腔及扩张的原有或人工流出道。这些淤滞的区域是血栓形成的一个病灶。

（2）湍流：可能发生在狭窄的原有或人工心脏瓣膜、支架、心内装置和（或）阻塞的原有或人工的流出道而激活血小板，通过直接[172]或通过增加剪切应力活化血小板，不依赖内皮是否损伤[173]。

（3）人工材料：可能导致湍流而激活血小板。激活的血小板黏附于这些"异常"的人工管腔表面（如 ECMO 管腔内表面、假体瓣和血管内支架），可能导致血栓形成[153,155,156,174]。

（4）机械支持：体外循环、ECMO 和心室辅

助装置的使用会在这些装置表面产生湍流，尽管有全身抗凝治疗，但仍存在血栓风险。血小板被激活。凝血酶生成增加是由于外源性系统对细胞因子、缺血、剪切力、激活的血小板做出反应，并通过血流与回路的接触而发生。当抗凝血因子如抗凝血酶Ⅲ等不能有效平衡时，凝血/纤溶平衡发生严重紊乱。促凝状态可以持续到术后[175-178]。

2. 高凝状态（血液成分异常）

最近的研究发现，先天性心脏病患儿的凝血异常发生率高于非先天性心脏病患儿；这包括患有青紫型心脏病的儿童以及研究更广泛的单心室人群。已经识别的凝血异常包括凝血蛋白水平改变，凝血酶生成能力增加，凝血的内源性抑制剂减少，纤维蛋白溶解蛋白减少等。这种凝血障碍最初是在有Fontan循环的儿童和青少年中发现的，但最近在单心室姑息手术所有阶段中发现均有凝血障碍问题，在无青紫型心脏病的儿童和获得性心脏病的儿童中也发现了同样问题[151,153,155,160,164,179-184]。

因此，血栓形成倾向的评估有助于针对患有心脏病和复发性血栓的儿童，帮助临床医生确定患者进一步血栓形成的风险和适当的治疗时间。表75-3列出了血栓形成倾向的评估。尽管人们对此很感兴趣，但目前缺乏前瞻性地预测儿童术后血栓形成风险的高凝状态的检测数据[161,163]。

除了凝血因子的异常外，青紫型心脏病儿童中伴发的红细胞增多症和高黏血症可能会导致血栓形成。缺铁性贫血会使情况更加恶化，其可使得红细胞多脊化，不易变形，脱水也会加剧这一问题[153,168,185]。

如上所述，体外循环本身可能会改变凝血蛋白导致促凝血状态，这种状态可能会持续很长一段时间，拔管期之后仍会存在一段时间[176-178]。

3. 内皮损伤和功能障碍

发生于血管内皮表面的湍流，以及中心静脉导管和导管插入和存续期间均可造成血管壁内皮损伤。患有先天性和获得性心脏疾病的儿童和青少年因其潜在的疾病（见上面提到的湍流）和多种治疗（体外循环，留置中心静脉导管和心导管）的并发症而处于特别的风险之中。内皮损伤暴露

表75-3 血栓形成倾向的评估

- 蛋白C缺乏症
- 蛋白S缺乏症
- 抗凝血酶缺乏症
- V因子Leiden基因沉默
- 凝血酶原基因突变
- 脂蛋白（a）
- 同型半胱氨酸
- 因子Ⅷ
- 评估抗磷脂抗体
  - 改良蝰蛇毒磷脂时间
  - 抗β₂糖蛋白抗体（免疫球蛋白G和M）
  - 抗心磷脂抗体（免疫球蛋白G和M）

了组织因子和内皮下胶原，促使血小板聚集和凝结在受损部位。

4. 炎症和血液感染

炎症和潜在的血液感染是许多心脏病儿童血栓形成的进一步的危险因素。除了产生湍流和内皮损伤外，机械支持（体外循环、心室辅助装置）诱发炎症状态[176-178]通过炎症因子[173,186,187]释放激活血小板。此外，当存在炎症或脓毒症刺激，组织因子可通过活化的单核细胞或内皮细胞由细胞因子介导产生[174,186]。在近期临床研究中，脓毒症与促进血栓形成有关，特别是在中心静脉导管留置的情况下更容易发生[188-190]。

值得注意的是，无论是体外循环、ECMO，还是心室辅助装置，机械循环支持都会导致上述四种血栓前期紊乱：血流量的改变，血液成分异常，机械循环支持后，内皮功能障碍和炎症。患有心脏病的儿童，尤其是患有单心室疾病的婴儿，更易发生上述损害，往往在围术期后出现这些血栓前期紊乱。

（三）青紫型心脏病儿童和青少年合并严重血栓的后果

患有青紫型心脏病的儿童和青少年具有较高风险出现来自动静脉血栓的严重并发症。脑卒中、

肢体损伤、肺动脉栓塞是分离的循环系统的患者的主要危险，而青紫型心脏病患者除此之外，还有其他危及生命的危险。

1．体肺分流闭塞或 Fontan 循环闭合，如果未进行立即干预都是致命的。

2．导管插入术后动脉或静脉血栓阻塞可能具有进一步诊断和（或）治疗性心导管插入术变得困难或不可能。

3．上肢大静脉的闭塞可能使单心室患者无法进行双向腔肺吻合术或 Fontan 姑息术，使移植成为唯一的最终选择。

（四）先天性心脏病常见的血栓并发症：预防、诊断和治疗

表 75-4 列出了常用的抗血小板药、抗凝血药和溶栓治疗方法，包括作用机制、药物代谢动力学、给药、监测和拮抗方法。近年来，人们对新型口服抗凝血药物达比加群（dabigatran）（一种直接凝血酶抑制药）和因子Ⅹa 抑制药利伐沙班（rivaroxaban）、阿哌沙班（apixaban）和依多沙班（edoxaban）等越来越感兴趣。新型抗凝血药的优点是不需要常规的实验室监测。其缺点是目前尚无针对儿童大出血并发症的特异性解毒药。尽管临床试验正在进行中（www.clinicaltrials.gov），但新型口服抗凝血药物尚未被批准用于儿童，因为药物代谢动力学、疗效和儿童安全性还没有确定。

1．术后早期血栓形成

术后早期的患者尤其容易发生继发于体外循环血流效应（见上文讨论）、留置中心静脉导管、制动、胸膜积液/乳糜泻、低心输出量、心室功能障碍和（或）血管内衰竭等的血栓事件。有证据表明脓毒症可进一步增加血栓风险[189,190]。新生儿和婴儿风险性更高[164,191]，因其凝血系统功能不成熟导致抑制血凝块形成的能力低，而抗凝治疗存在较高抵抗性。此外，与年龄较大的儿童和青少年相比，新生儿和婴儿的血管与导管直径比值更低，更容易发生凝血。

总的来说，关于儿童和青少年心脏手术后血栓并发症的真实情况的信息很少。两项回顾性研究和两项前瞻性研究回顾分析了心血管手术人群的血栓发生率和危险因素。Giglia 等在 2001 年[192]开展的早期研究报道显示，在对儿童心血管患者进行了 9 年的调查（总计 1940 例手术患者）中，年龄中值 2.6 个月，手术时间中位数为 21 天，临床表现的血栓发生率为 3.6%。留置中心静脉导管相关的深静脉血栓是最常见的血栓类型和部位。在这些血栓患者中，有 20.8% 的人被认为血栓是导致患儿死亡的直接原因。在 43.4% 的病例中，诊断被认为延迟了。而在 17.0% 的患者直到尸检才确认有血栓发生。

Manlhiot 等[191]在 2011 年对 1542 例儿童心胸外科手术进行了单中心回顾性分析报道，临床表现明显的和无症状血栓的发生率为 11%，无症状血栓通过主治医师的检测确定。与血栓发生率增加相关的因素有：年龄＜ 31 天、基础血氧饱和度＜ 85%，既往血栓形成、心脏移植、深低温停循环、长时间中央静脉置管，以及术后 ECMO 的使用。28% 的血栓患者发生严重并发症，并与血栓位置（胸腔内、最高风险）、症状、部分/完全闭塞有关。血栓形成延长了在 ICU 的时间和住院时间，并有较高风险出现心搏骤停、再次使用导管干预、再手术和死亡。

2012 年 Hanson 等[164]发表了一项前瞻性病例对照研究，调查了入住三级护理儿科重症监护病房患有严重心脏病的儿童静脉血栓发病率和危险因素。从 1070 名入院者中发现有 41 例（3.8%）患有静脉血栓，其中 37% 与中心静脉导管相关，56% 为心内导管。在诊断静脉血栓时，66% 的患者正在接受抗凝治疗。使用 logistic 回归分析发现，静脉血栓与单心室生理学，增大的动脉 - 躯体氧饱和度梯度（＞ 30）和更长时间中心静脉置管相关。

最近，Emani 等[163]在 2014 年开展的一项评估 100 名新生儿的前瞻性研究中，报道了当临床提示有异常时通过常规超声心动图和其他影像学研究确定的术后血栓形成发生率为 20%。所有中央静脉置管和人工材料（分流器或瓣膜）的患者

表 75-4 儿童先天性心脏病患者常用的抗血小板制剂、抗凝、溶栓治疗方法

药物名称	作用机制	药物代谢动力学	剂 量	治疗监测	逆转方案
阿司匹林	环加氧酶不可逆的乙酰化，减少血小板前列腺素的代谢和血栓素的合成	半衰期 15~20min，胃肠道远端迅速吸收，60min 内达到血小板抑制作用	低剂量（抗血小板）：3~5mg/（kg·d） 川崎病高剂量：100mg/（kg·d），分成每 6 小时 1 次，直到发热缓解，然后低剂量 [3~5mg/（kg·d）]	无	输血小板
双嘧达莫	抑制磷酸二酯酶，这种酶分解 cAMP 并阻断血小板摄取腺苷	半衰期 10h，主要通过胆汁排泄排出	2~5mg/kg，每 6~8 小时 1 次	无	输血小板
氯吡格雷	不可逆地抑制二磷酸腺苷诱导的血小板聚集	半衰期 8h，需要肝脏激活口服剂量 2h 内抑制血小板	0.2mg/（kg·d）	无	输血小板
普通肝素	与抗凝血酶结合，使抗凝血活性提高 1000 倍；肝素/AT 复合灭活因子 Ⅱa（凝血酶）、Xa、XIa、XIIa	半衰期 0.5~2.5h	年龄 < 12 月龄 静脉注射 75U/kg，28 U/（kg·h） 年龄 > 1~12 岁 静脉注射 75U/kg，20U/（kg·h） 年龄 > 12 岁 静脉注射 80U/kg，18U/（kg·h）	用 PTT 或抗 Xa 水平滴定剂量： PTT：1.5~3 倍控制；普通肝素抗 Xa 水平：0.35~0.7U/ml	鱼精蛋白
低分子肝素（即依诺肝素）	与 AT 结合并增强抗凝活性。与普通肝素相同的抑制作用，但相对于 Xa 因子，对 Ⅱa 因子（凝血酶）的抑制活性降低	半衰期 3~6h，肾脏清除	依诺肝素给药年龄 < 2 月龄 1.5mg/kg，每 12 小时 1 次；年龄 > 2 月龄 1mg/kg，每 12 小时 1 次	低分子肝素抗 Xa 峰值水平滴定剂量：0.5~1U/ml（第二次或第三次注射后 4h 测定）	鱼精蛋白（只有部分逆转，70%）
比伐卢定	通过可逆结合活性催化位和底物结合位点来抑制因子 Ⅱa（凝血酶）	半衰期 25min 肾脏清除率为 20%	静推：0.125mg/kg 维持：0.125mg/（kg·h）	PTT 滴定剂量：1.5~3 倍对照	无
阿加曲班	通过可逆结合活性催化位点来抑制因子 Ⅱa（凝血酶）	半衰期为 45min，肝脏代谢	0.75~1μg/（kg·min）	PTT 滴定剂量：1.5~3 倍对照	无
华法令	通过抑制维生素 K 环氧化物还原酶干扰维生素 K 循环转化。维生素 K-依赖性凝血因子 Ⅱ、Ⅶ、Ⅸ、Ⅹ 以及抗凝蛋白 C 和 S 在发生 γ 羧化作用转译后的合成减少	半衰期 20~60h	无负荷剂量：2~10 岁 0.09mg/（kg·d） 年龄 > 12 岁 0.08mg/（kg·d）（维持剂量），静推用药，婴儿通常需要 0.3~0.4mg/（kg·d）作为维持剂量	INR 滴定剂量：2.0~3.0	维生素 K，新鲜冰冻血浆
组织纤溶酶原激活物（tPA）	将血纤维蛋白溶酶原转变成血纤维蛋白溶酶。纤溶酶会导致纤维蛋白溶解，导致血栓溶解	半衰期 5min	全身溶栓： 低剂量：0.03~0.06mg/（kg·h）（最多 2mg/h）， 高剂量：0.1~0.6mg/（kg·h）（最多 50mg/h），6h 后重新评估	密切监控出血。在输液时每 4~8 小时监测 CBC、PT、PTT、纤维蛋白原、D-二聚体。D-二聚体增高和纤维蛋白原的下降显示了溶解状态	无

AT. 抗凝血酶；PTT. 部分凝血活酶时间；PT. 凝血酶原时间；INR. 国际标准化比值；CBC. 全血细胞计数

术后以 10 U/（kg·h）接受普通胰岛素治疗 4 天。唯一的血栓相关临床危险因素为单心室状态。血栓形成患者的死亡率（15%）显著高于无血栓患者（0）。值得注意的是，本研究表明术前高凝状态生物标志物（即纤维蛋白溶解途径抑制剂：纤溶酶原激活物抑制剂 -1、凝血酶激活纤维蛋白溶解抑制剂和凝血酶生成试验）的升高可预测术后血栓形成。

围术期血栓的症状可能是隐匿的，例如，低热和（或）血栓形成时血小板消耗导致的血小板减少。诊断可能同样难以确定，因为血栓可能被常规影像（超声心动图或超声波）漏掉，除非影像提示有高度疑似异常。Fontan 瓣膜 / 导管[193]和右心室流出道补片 / 导管的区域特殊，该部位的血栓在影像学检查时难以成像，这两个区域通常都位于前面，限制了非侵入性成像。

虽然到目前为止，还没有制订好的指南来指导减少术后早期血栓风险，但是，建议如下方法更慎重。

（1）认识血栓形成的潜在诱因（低龄，基础氧饱和度 < 85%，既往形成过血栓，心脏移植，深低温停循环的使用，长期中央静脉置管，术后使用 ECMO，制动，胸腔积液 / 乳糜性胸腔积液，低心输出，血管内血液损失，红细胞增多症或脓毒症）。

（2）尽可能减少这些风险因素（例如每日评估中央静脉置管的必要性，尽早移除中央静脉置管，避免血管内血液损耗）。

（3）认识围术期血栓形成的体征（肢体水肿、腹水、胸腔积液 / 乳糜性胸腔积液、上腔静脉综合征、不明原因的低血氧饱和度等，即从肺栓塞而导致的低血氧饱和度）。

（4）对高危患者的血栓可能性保持高度警惕，当有临床表现时及时进行影像学检查。

（5）按照既往制订的持续、消退、扩展和（或）新的血栓形成的相关指南治疗动脉血栓，静脉血栓和心内血栓[194,195]。初期有血栓的婴儿和儿童更有可能再次发展成血栓。

（6）在出院之前，为每一位有血栓病史的患者制订随访计划，并明确记录血栓形成部位、门诊用药、治疗目标和随访时间。

关于预防性抗凝在预防术后早期血栓形成的有效性方面尚缺乏数据。PROTEKT 试验[196]没有发现在一般儿童群体使用低分子肝素对预防心血管血栓的益处，其中 22.6% 的儿童有先天性心脏病。最近发现低剂量、持续输注普通胰岛素 [10U/（kg·h）] 并不能对婴儿的心脏手术后导管相关的血栓形成[197]或新生儿中预防整体血栓的形成[163]起到保护性作用。然而，目前尚不清楚是否在某些人群亚组中可能存在预防是有益的情况（即预期将要进行腔肺动脉吻合术儿童的上腔静脉或下腔静脉发生心血管相关血栓，有心血管相关血栓伴发菌血症的儿童，已发生过血栓的儿童，其他高凝风险因素或较高血栓风险的特定病灶，如单心室）。

Manlhiot 等[166]最近报道了单心室姑息术中使用依诺肝素（第一阶段和第二阶段）和华法林（第三阶段）进行血栓预防治疗与降低（动脉、静脉、心内及分流相关的）血栓并发症风险之间的关系[166]（见下面讨论的单心室章节）。在这项研究中发现每个阶段后有段时间存在早期血栓并发症的高风险时期，紧接着之后是一段虽然是低风险但是风险持续存在的时期，第一阶段持续到 45 周，第二阶段持续 3.5 年，Fontan 术是 6 年。

在一项规模较小的前瞻性研究中，Todd-Tzanetos[167]报道，在连续静脉多普勒评估下，16 名患有单室心脏病的患者在所有三个缓解阶段的围术期静脉血栓发生率为 31%。血栓形成患者较无血栓形成者的术前心室功能较差（$P = 0.03$），体外循环时间较长（$P = 0.03$），抗凝血酶Ⅲ较低（$P = 0.01$），组织型纤溶酶原激活剂浓度低（$P = 0.02$）。本研究排除了既往有血栓形成的患者和（或）需要 ECMO（血栓形成的两个危险因素）的患者，因此可能低估了血栓的发生率。

除了主 - 肺动脉分流人群关于抗血小板制剂在预防术后血栓形成方面的有效性的信息较少，见下文[198]。Emani 最近报道，在被认为具有血栓形成高风险的外科手术后开始服用阿司匹林，

10.5% 的儿科患者服用阿司匹林无反应[199]。无反应的群体中每 10 例患者中有 6 例（60%）出现血栓形成，有反应的人群中每 85 例仅有 1 例（1.2%）发现有血栓形成。该领域需要进一步开展工作。

2. 体-肺分流术相关血栓：预防和治疗

体-肺分流术常应用于患有青紫性先天性心脏病的婴儿，也可作为双心室修复（也就是法洛四联症）的姑息手术，或是作为 HLHS 的患者行 Norwood 手术时作为单心室矫治术的一部分。分流术血栓形成的危险因素包括脱水、胸腔积液/乳糜胸，分流畸形和血液感染。分流手术失败率为 9%～10%[188,200]。在 2011 年对 206 例接受以分流术作为初始姑息手术的新生儿进行的一项研究中，20 例（9.7%）在出院前需要手术或导管分流干预。9 例（4.4%）需要紧急干预，其中 6 例需要 ECMO。分流失败原因包括继发血栓形成（33%）、畸变（38%）、同时出现血栓形成和畸变占 19%，不明原因的占 10%[188]。完全性或接近完全性血栓堵塞是医疗急症，需要迅速识别、诊断和治疗。大多数中心推荐以下初步治疗。

（1）全身抗凝，可通过立即静脉注射普通胰岛素（50~100U/kg），然后持续注射肝素。

（2）升高全身血压从而增加分流血流量（去氧肾上腺素，肾上腺素）。

（3）最大限度地输送氧气，减少耗氧量（插管、机械通气、肌肉麻痹）。

确诊通常是通过血管造影。血管闭塞或接近闭塞必须快速实行血管内支架、人工分流或分流修复治疗。ECMO 对稳定病情或复苏是必要的。全身溶栓治疗通常不应用于体肺分流处阻塞，因为它可能会使随后的紧急置管和（或）手术复杂化。

相较分流术血管完全闭塞或接近完全闭塞，分流处部分性血管血栓的情况没有那么严重，会出现原因不明的低于基线水准的低血氧饱和度。推荐血管造影来明确是否存在血管闭塞，因为造影时伴随的球囊扩张可能有助于改善非闭塞性血栓，并可将支架放置在插入点的变形或扭曲处[201,202]。

低剂量阿司匹林已成为婴幼儿体肺分流术的长期预防措施。在 2005 年，Wells 等[203]对 155 个聚四氟乙烯分流器进行了选择性拆卸，并报道 21% 的分流器存在内腔狭窄大于 50%。Li 等[198]在 2007 年报道一项多中心研究的结果，该研究评估了 1004 名婴儿，其中 80% 服用了阿司匹林，评价了其术后 1 年的死亡率、分流性血栓形成和早期 II 期手术率。复合终点事件发生率为 38%，死亡率为 26%，分流血栓形成率为 12%。排除术后早期死亡率，接受阿司匹林的患者与未接受阿司匹林的患者相比，分流血栓形成和死亡的风险更低。在 CLARINET 试验[204]中发现使用抗血小板联合治疗中，将氯吡格雷添加到长期低剂量的阿司匹林中并不能降低整体死亡率，也不能降低分流相关发病率。

尽管有阿司匹林长期治疗，分流相关的发病率和死亡率仍然很高。如上所述，Emani 在 2014 年[199]报道在被认为具有血栓形成高风险的外科手术后开始服用阿司匹林，10.5% 儿科患者服用阿司匹林无反应[199]。10 例（60%）对阿司匹林无反应的患者中，有 6 例出现血栓形成，与此相比较，85 例（1.2%）有反应者中仅有 1 例出现血栓形成。需要进一步研究分流性血栓形成的病因和在高危人群中预防血栓形成的其他方法。

3. 单心室群体：概述

儿童在单心室姑息手术的每个阶段都有较高风险出现血栓并发症。十多年前，Odegard 等[181,182]记录了 HLHS 患者与年龄匹配的对照组相比时，在姑息手术的所有三个阶段的凝血异常情况。最近，Manlhiot 等在 2012 年[166]报道了一项横断面研究，关于单心室姑息手术患者所有三个时期的血栓并发症情况。在这项综述里没有一个系统的血栓检测方案；所有诊断性影像学结论均由治疗医师自行判断。血栓发生率在第一阶段后为 40%，第二阶段后为 28%。术后 5 年无血栓并发症的概率为 79%。综合这三个阶段，51% 的幸存者有一个或多个血栓事件。在这项研究中每个阶段后都存在一段时间是早期血栓并发症的高风险时期，紧接着之后是一段具有低风险但持续较长时间血栓可能性时期，第一阶段可持续到 45 周，第二阶段是 3.5 年，Fontan 术高度关注围术期处理后是 6 年。依诺肝素预防血栓形成与第一阶段（HR 0.5, $P = 0.05$）和第二阶段（HR 0.2, $P = 0.04$）降低血栓形成风险相关。在 Fontan 术后服用华法林（与仅用阿司匹林或无血栓预防措施相比）作为出院后血栓预防措施，该措施可降低后期血栓形成的风险。在 35 例死亡患者中，有 29 例进行了尸检，其中 21% 的报告血栓并发症是主要死亡原因，24% 是次要死亡原因。

4．单心室群体：关于 I 期手术的补充评论

尽管 I 期手术后分流血栓形成与发病率和死亡率相关（见上文关于体-肺分流的部分），相比于 Blalock-Thomas-Taussig 分流术[167,192,193]中的血栓形成，I 期后的患者静脉血栓形成与留置的中央静脉导管相关。低剂量阿司匹林是第一阶段手术后预防分流血栓的标准疗法。目前缺乏关于右心室至肺动脉分流术患者在第 I 期手术后使用低剂量阿司匹林的数据。如上所述，尽管数据有限，但仍有令人信服的证据表明 I 期后血栓发生率增加，特别是在围术期[162,166-168,192,193]。尽管 Manlhiot 等[166]建议抗凝可以从初期姑息手术阶段开始一直到 Fontan 术后早期及之后的时间，仍需要进一步的研究来确定是否所有患者的 Blalock-Thomas-Taussig 时期之外均需要预防血栓措施（所有患者都有同等高风险吗），以及确定哪种类型的预防（抗凝、抗血小板，两者结合）能提供有效的保护。

5．单心室群体：关于第 II 阶段的补充评论

与第一阶段和第三阶段相比，在双向腔肺吻合术（II 期）后的术后早期血栓并发症的总体发生率和危险因素的数据较少。目前已知某些高危人群，包括双向上腔静脉（肺动脉交联段低血流）[205]、闭合性肺动脉残端[206]、下腔静脉阻隔术伴奇静脉延伸上腔静脉（Kawashima 姑息术）[207]。如上所述，Manlhiot 2012 年的横断面调查[166]显示，尽管 43% 的患者接受血栓预防治疗，但在 II 期术后血栓并发症的发生率为 28%。在第 II 阶段血栓并发症与致死率增加相关（HR 12.5, $P < 0.001$），血栓预防采用依诺肝素（与不进行血栓预防相比）与血栓并发症的风险降低相关（HR 0.2, $P = 0.04$）。然而，其他数据仅来源于病例报道。由于缺乏数据，临床实践在各个中心之间和内部存在巨大的差异，从无须血栓预防、仅用抗血小板药物、特定患者的抗凝（+/- 抗血小板治疗）和所有患者的抗凝（+/- 抗血小板治疗）。显然，这一领域还需要做更多的工作。

6．单心室群体：关于 Fontan 人群的补充评论

在过去的 20~30 年里，人们对 Fontan 手术后的血栓形成很感兴趣[152,154,156,166,208-215]。据报道 Fontan 术后血栓并发症的发生率总体上为 3%~33%（卒中的发病率为 1.4%~3.6%），取决于研究人群、Fontan 手术的时间、血栓检测的方法、血栓的位置（即肺栓塞还是脑血管事件），或是否研究了临床症状明显的血栓还是无症状血栓。尽管这些综述是观察性数据的重要来源，但它们的异质性设计缺陷限制了从中得出临床实践指南的能力，但是，可以提出下列建议。

（1）Fontan 术后血栓并发症的发生有两个高峰期：早期（术后 0~6 个月）[166]和晚期（术后 5~15 年）[165,213,214,216]。

（2）血栓在以下情况均可出现：心房体循环静脉、心房肺循环静脉、心室发育不全、肺动脉残端结扎、心外膜、侧支循环和主肺动脉侧支、隐匿型肺动脉栓塞、伴血小板减少症的血栓形成。

（3）已识别的血栓形成危险因素包括：血流停滞、心室功能障碍、心律失常、双侧双向腔肺吻合术、心腔发育不全伴随血流停滞、闭塞的肺动脉残端存在、Kawashima 连接、既往血栓史、蛋白丢失性肠病、长时间的胸腔积液/乳糜胸、长期制动。

关于 Fontan 术后预防性抗凝治疗的回顾性综述资料有限。Seipelt 等[214]在 2002 年得出结论，在 Fontan 后的患者中可以使用华法林。Jacobs 等[152]也在 2002 年得出结论，尽管该研究局限于儿童群体 Fontan 手术后的早期，他认为阿司匹林可以作为充分的预防措施。Kaulitz 等[156]在 2008 年做了一项关于预防血栓治疗策略的回顾性研究，该策略根据随时间的发展变化的血栓风险因素及时调整抗血栓治疗。

Khair[165]2008 年发表的一项队列研究值得关

注，鉴于以往认为血栓形成是Fontan术后死亡的原因。在对261例患者的回顾性分析中，Fontan术后晚期死亡分类时发现血栓栓塞在死因第6位（7.9%）。Fontan术后15年，死于血栓栓塞的风险增加。血栓栓塞死亡的独立危险因素包括缺乏抗血小板或抗凝治疗（HR 91.6，$P = 0.0041$）和临床诊断的心内血栓（HR 22.7，$P = 0.0002$）。

到目前为止，唯一一项发表的关于Fontan术后初步预防抗凝的临床试验是Monagle等在2011年进行的[159]。在这个多中心的随机试验中，111名患者被随机分成两组，分别服用华法林[普通胰岛素给药后24h内开始服用，10~20U/（kg·h），目标INR 2.0~3.0]或阿司匹林[5mg/（kg·d）]，在患者能够耐受口服药物后立即开始服药。在Fontan术后3个月和24个月后进行了经胸和经食管超声心动图检查。两组对象在血栓检测率方面无差异。接受华法林治疗组的患者中24%发现有血栓形成，接受阿司匹林治疗的患者中有21%中出现血栓。所有血栓均为静脉血栓，72%血栓是在常规超声心动图中检测到，28%血栓有临床体征/症状。25例患者中有7例出现多发血栓；20例出现在Fontan连接处；4例血栓出现在肺动脉内；7例在其他静脉部位。对于华法林治疗组患者，血栓检测时的INR平均值为2.2。在常规监测中，41%低于INR目标值，14%高于目标INR值。经胸超声心动图血栓检测率为52%，经食管超声心动图检测率为84%。血栓一般用普通胰岛素治疗（一名患者需要溶栓剂）。尽管在初始的血栓事件发生后抗凝水平提高了，但仍有28%血栓复发。2名患者需要手术治疗，一名是复杂的Fontan改良术，术后发生多器官衰竭和死亡（阿司匹林组），另一名是初始血栓形成后，通过Fontan手术将血栓移除（华法林组）。虽然华法林组与阿司匹林组的血栓发生率无差异，但作者认为两组的血栓发生率都高得不可接受，应考虑华法林和阿司匹林的替代疗法。此外，本研究进一步说明了在儿童常规监测中发现41%低于INR目标值，证实了服用华法林的不足之处，这进一步强调了对华法林和阿司匹林的替代治疗的必要性。然而，重要的是要认识到，这项研究只评估了Fontan术后头两年的情况。血栓风险的第二个高峰（Fontan术后5~15年）同样需要严格的调查。

2013年，McCrindle[217]对上述所有研究结果进行了二次文献分析，以明确与Fontan术后血栓形成风险增加的相关因素。随机化分组第2.5年，时间相关性的无血栓率为69%。所有形成的血栓都是静脉血栓。通过多变量分析，血栓形成的相关危险因素是肺动脉闭锁伴室间隔完整，肺动脉扭曲，术前非结合胆红素下降，使用中心静脉置管>10天，Fontan术后24h吸入较低浓度氧。

从当前可用的数据中可以得到要重视Fontan术后患者的监测和预防的结论：由于血栓并发症的风险可能会随时间改变，因此需要反复临床筛查解剖学和血流动力学危险因素。

■ 定期使用经胸壁超声心动图密切监测血栓的形成，并重点关注血栓的鉴别，此项应该是Fontan术后护理常规的一部分。其他影像学检查方式（TEE、CT、CTA、MRI、核医学肺灌注扫描和静脉造影/血管造影术）对临床疑似血栓形成或经胸超声心动图检测不理想的患者可能有用。

■ 越来越多的证据表明，某些患者是"血栓易感者（clotters）"，他们的血栓形成倾向可能需要进行更高程度的监测和采取更高程度的预防措施[159]。

■ 抗血小板治疗作为Fontan术后的预防性长期抗凝治疗。

■ 如果解剖学和（或）血流动力学危险因素出现，增加抗血栓治疗的强度（调整用药从抗血小板到抗凝血剂或提高目标值水平）。

■ 进一步识别危险因素，存在特定风险的个体患者（"血栓易感者clotters"），替代药物，替代治疗策略非常重要。

7. 预防单心室人群血栓形成的建议

上面的章节强调了关于预防单心室患者血栓形成方面的数据尚不充足。尽管如此，这些患者仍应仔细考虑目前可用的数据，基于上述考虑，最近发表的两篇文献提出了如何在单心室人群进行血栓预防[168,194]。

① CHEST 杂志的建议。2012；141（2 Suppl）：e737S-e801S（194）。

■ 对于接受改良 Blalock-Thomas-Taussig 分流（MBTTS）的新生儿和儿童，我们建议术中使用普通肝素治疗（2C 级）。对于 MBTTS 手术后的新生儿和儿童，与长期使用低分子肝素或维生素 K 拮抗药（VKA）相比，我们建议使用阿司匹林或不使用抗血栓治疗（2C 级）。

■ 对于有双侧腔静脉分流术的儿童，我们建议术后使用普通肝素（2C 级）。

■ 对于 Fontan 术后的儿童患者，我们推荐阿司匹林或治疗性普通肝素，随后选用维生素 k 拮抗剂（VKA）优于不治疗（1C 级）。

② Circulation 杂志的建议。2013；128（24）：2622-2703（168）。

对单心室患者姑息手术所有阶段的一般建议如下。

■ 姑息手术后单心室患者应对血栓的解剖和血流动力学危险因素进行临床评估†。血栓的危险因素应加以改善（即心律失常、室性功能障碍、长时间制动）或是最小化（闭塞的肺动脉残端，长时间制动）（Ⅰ类；证据等级 B）。

■ 对于姑息手术后单心室患者，由于危险因素可能随时间而变化，需要连续临床评估和监测血栓的解剖和血流动力学危险因素†的变化（Ⅰ类；证据水平 C）。血栓的新危险因素应尽可能得到改善（如心律失常、室性功能障碍、长时间制动，并尽量减少长期制动）（Ⅰ类；证据等级 C）。

■ 作为常规随访评估的一部分，姑息手术后单心室患者应定期进行经胸超声心动图检查以监测血栓形成情况（注意血栓的识别）（Ⅰ类；证据等级 C）。

■ 对于姑息手术后单心室患者，如果临床或经胸超声心动图怀疑有血栓形成，应采用经食管超声心动图、MRI、CT、CTA、核医学肺灌注扫描或血管造影来确诊（Ⅱa 级；证据等级 C）。

■ 对于姑息手术后单心室患者，除超声心动图外，用于检测血栓形成的其他影像方式（如经食管超声心动图或 MRI）可考虑用于对存在解剖或血流动力学危险因素†的患者进行监测（Ⅱb 级；证据等级 C）。

■ 如果在单心室病程的任何阶段出现了解剖或血流动力学危险因素†，开始抗血栓治疗或增强抗血栓治疗用于预防（药物的改变，即从抗血小板到抗凝血药或更高的目标水平）都是合理的（Ⅱa 级；证据等级 C）。

第Ⅰ阶段后的建议如下。

■ 在没有增加出血风险的情况下，建议长期使用低剂量阿司匹林预防婴幼儿体-肺分流手术长期放置聚四氟乙烯支架后的血栓形成（第Ⅰ类；证据水平 B）。尚无新生儿中使用低剂量阿司匹林并发症发生率的相关报告。

■ 对婴儿和儿童患者进行体-肺分流手术中安置聚四氟乙烯支架材料后，一旦确认无手术出血可能后，应在术后尽早开始连续低剂量肝素输注（Ⅱa 级；证据等级 C）。

■ 在婴儿和儿童患者近期实施体-肺分流手术使用聚四氟乙烯材料后，当患儿促进血栓形成的危险因素增加（例如，疑似或确诊感染、中央静脉导管相关血栓、支架分流、大量胸膜腔积液长期引流或高凝状态），建议在术后早期开始全身肝素化治疗方案（Ⅱa 级；证据等级 C）。

■ 对于血栓形成高风险持续存在的婴儿（例如支架分流术后或高凝状态），可考虑抗凝加抗血小板联合治疗（例如，低分子肝素加口服低剂量阿司匹林或氯吡格雷）（Ⅱb 级；证据等级 C）。

第Ⅱ阶段后的建议如下。

■ 在婴儿和儿童上腔肺吻合后，长期预防性抗血小板治疗是合理的（Ⅱb 级；证据等级 C）。

第Ⅲ阶段后的建议如下。

■ Fontan 术后长期抗血小板治疗预防血栓形成是合理的（Ⅱa 级；证据等级 C）。

■ 婴儿和儿童在 Fontan 术后预防性使用华法林或低分子肝素 3～12 个月是合理的（Ⅱb 级；证据等级 C）。

■ 对于有解剖或血流动力学危险因素的患者，在 Fontan 术后长期使用华法林进行治疗是合理的†（Ⅱb 级；证据等级 C）。

†. 经针对性回顾性研究证实的危险因素包括Fontan连接房肺类型，双侧腔肺吻合术、伴有血流淤滞的心腔发育不全、出现肺动脉残端闭合、既往有血栓形成史。常规回顾性观察研究或专家意见支持的其他潜在因素包括：蛋白质丢失的肠病、长时间的胸腔积液、长时间制动、室性功能障碍、心律失常、血栓性异物的存在、心房水平的开窗术、Kawashima连接和异常的血栓形成倾向。

（五）人工心脏瓣膜

人工瓣膜可用于先天性和较少见的获得性心脏疾病儿童和青少年的房室瓣和半月形瓣膜。这与非先天性心脏病成人患者不同，后者的右侧瓣膜替换不常见。有两种类型的瓣膜：机械瓣膜和生物瓣膜。生物瓣膜，也称为"组织瓣膜"，是同种异体移植或异种移植（牛或猪）。机械瓣膜具有更高的耐久性，但需要全身性抗凝，理论上处于低血压和较低的流速的右心要求有更高程度的抗凝。生物瓣膜通常不需要长期的全身性抗凝血，虽然它们不如机械瓣膜耐用，尤其是儿童主动脉和二尖瓣位置的生物瓣膜更易损害。然而与左侧相比，右侧的生物瓣膜更耐用。根据上述观察性研究，机械瓣膜通常用于二尖瓣和生物瓣膜常用于肺侧瓣膜。由于用维生素K拮抗药，最常见的华法林的全身抗凝方式在年幼儿中很难实行，一些中心尝试在二尖瓣瓣膜位置使用生物瓣膜，以期达到无须采用中期抗凝方式，置换的生物瓣膜能持续使用足够长的时间直到随年龄增长需更换瓣膜为止，以及年龄增长到能耐受机械瓣膜和系统性的全身抗凝。

尽管机械瓣膜患者使用华法林进行了抗凝治疗，但其出血和凝血风险仍然较高。一项前瞻性多中心研究显示，用机械瓣膜实行二尖瓣置换术（平均随访6.2年，没有时间进行事件分析）的5岁以下儿童有3%的患儿发生血栓事件，2%的儿童发生中风（未报道目标INR和实际INR）[218]。主动脉机械瓣膜的血栓并发症风险较小。针对儿科患者的一些回顾性研究报道，每年每位患者发生血栓并发症的风险为0~1.3%，每年每位患者出血的风险为0~2.3%[219-230]。三尖瓣置换术是罕见的，三尖瓣下移畸形（Ebstein anomaly）为最常见的适应证，最常用的是生物瓣膜，在双心室心脏三尖瓣的位置很少使用机械瓣膜，如果使用时，由于三尖瓣流速降低，建议增加抗凝水平。虽然报道是有限的，且主要来源于成年人，但可以看出尽管采用了抗凝治疗，血栓的风险仍很高。一项研究报道显示，尽管目标INR为2.0~3.0，但每名患者每年的瓣膜处血栓风险为2.9%[231]。另一项针对成年患者的研究报告称，尽管目标INR为2.5~3.5，平均随访了7.9年[232]，三尖瓣血栓发生率仍为15.4%。

手术放置在肺部的生物瓣膜发生血栓风险较低，基本上没有全身性栓塞的风险。尚没有研究数据支持针对手术放置在肺部的生物瓣膜实施全身性抗凝。近来越来越多地使用Melody经导管肺动脉瓣膜置换来治疗右室流出道阻塞/功能障碍。虽然心内膜炎和Melody支架断裂合并再狭窄是已知的并发症，到目前为止，在没有心内膜炎的情况下，无论是在体内还是从移植的Melody肺瓣膜均没有报道有血栓形成[233,234]。目前，低剂量阿司匹林至少6个月是大多数中心的标准治疗方案。

如上所述，三尖瓣更换是罕见的，三尖瓣下移畸形（Ebstein anomaly）最常见的适应证。尽管在这种情况下生物瓣膜比机械瓣膜更为常用，来自梅奥医学中心的一个大型经验报告推荐三尖瓣瓣膜替换为生物瓣膜（目标INR 2.0~3.0）术后使用维生素K抑制药抗凝3~6个月，终身服用阿司匹林[235-237]。据报道有1例Melody瓣膜置入一个狭窄的三尖瓣生物瓣膜的病例中出现血栓[238]。

由于缺乏儿童和青少年安装人工心脏瓣膜术后抗凝策略的有效性和安全性数据，大多数中心和该领域的专家都遵循美国心脏病学会和美国心脏协会2014年修订的成人指南[142]和美国胸科医师学会2008年出版指南[239]。成人的人工主动脉瓣和二尖瓣的预防抗凝治疗指南见图75-2。

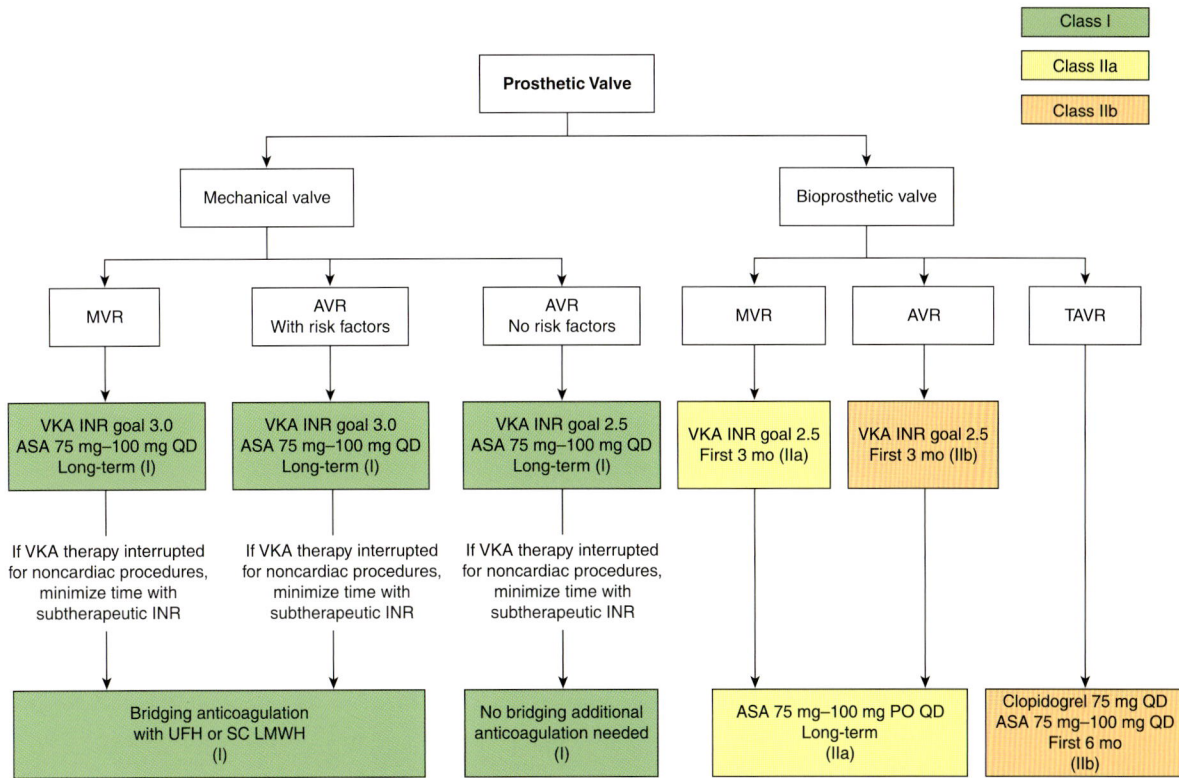

▲ 图 75-2 Recommendations for antithrombotic therapy in adult patients with prosthetic heart valves. Risk factors include AF, previous thromboembolism, LV dysfunction, hypercoagulable condition, and older-generation mechanical AVR. AF, atrial fibrillation; ASA, aspirin; AVR, aortic valve replacement; INR, international normalized ratio; LMWH, low–molecular-weight heparin; MVR, mitral valve replacement; PO, by mouth; QD, every day; SC, subcutaneous; TAVR, transcatheter aortic valve replacement; UFH, unfractionated heparin; and VKA, vitamin K antagonist. (From Nishimura RA, Otto CM, Bonow RO, et al. 2014 AHA/ACC guideline for the management of patients with valvular heart disease: a report of the American College of Cardiology/American Heart Association Task Force on Practice Guidelines. *J Thorac Cardiovasc Surg.* 2014;148(1):e1–e132.)

虽然这在儿科并不是常规做法，但这些指南建议，对于有机械瓣膜的患者和有危险因素的生物瓣膜的患者，除了治疗性华法林外，还应使用低剂量的阿司匹林。华法林是目前机械瓣膜预防性治疗的主要药物，虽然机械瓣膜稳定性好，但长期抗凝尤其对婴幼儿来说是困难的，因为其凝血系统仍在发育中，辅助性药物和某些食物和配方奶可以增强或降低抗凝效果。此外，抗凝效果可能会因并发的疾病而改变。尽管依诺肝素（一种低分子肝素）是一种很有吸引力的替代药物，因为它易于监测，但迄今为止，依诺肝素在机械瓣膜预防中的应用仅限于当华法林因侵入性手术[142,240]以及对孕妇的致畸潜能[142,240-243]而停用时的过渡治疗。

人工瓣膜完全性血栓或接近完全性血栓的形成是一种医疗紧急情况，尽管小的血栓可能不会导致任何体征或症状。婴儿通常有较高的人工瓣膜血栓形成的风险，因为人工瓣膜的尺寸较小，华法林治疗很难实现稳定的抗凝效果。当手术儿童出现低心脏输出量、呼吸窘迫、肝大、胸腔积液和（或）肺水肿症状时，应怀疑有部分瓣膜闭塞。经胸超声心动图可显示经瓣膜流量梯度增加，瓣叶活动性降低。TEE 更容易观察到血栓。透视检查常被用来评估瓣膜的运动，被一些人认为是黄金标准。治疗取决于血栓的程度（血栓负担）和患者的耐受程度。小的非阻塞性血栓通常通过增加抗凝、密切监测和重新评估来处理。较大的血栓导致血流动力学损害时需要溶栓治疗和（或）手术探查（取栓或瓣膜置换术）。儿童溶栓治疗的结果与成人相似，成功率约为 75%，并发症发生率为 25%，包括出血、血栓栓塞、再手术和死亡[244-252]。近期的有关儿童瓣膜血栓管理指南仍来源于成人的经验，读者可参考美国心脏病学会/美国心脏协会瓣膜心脏病患者管理指南[142]和美国胸科医师学会循证临床实践指南（第8版）[239]。近期有学者发表了关于儿童和青少年的综述和病例报道[244,247,253]。

（六）心律失常

心律失常患者伴发血栓的关注主要集中在三个方面：房性心律失常，特别是房内折返性心动过速/心房扑动、起搏器/内部心脏除颤器、电生理研究/导管消融术。

虽然心房颤动在儿童中是不常见的，读者可以参考最近在欧洲[254]、加拿大[255]和美国[256]更新的成人心房颤动的综合实践指南。此外，新型抗凝药物达比加群（直接凝血酶抑制药）、利伐沙班（因子Xa抑制药）和阿哌沙班（因子Xa抑制药）最近被批准仅用于成人非瓣膜性心房颤动。新型抗凝血药的优点是不需要常规的实验室监测。缺点是目前还没有针对儿童大出血并发症的特效药。尽管儿科临床试验正在进行中（www.clinicaltrials.gov），这些药物尚未被批准用于儿童，因为儿童的药动学、药效和安全性还没有确定。

在成人和儿童中都有关于心律失常和起搏器相关血栓的大量文献，超出了本章讨论范围。读者可参考美国心脏协会关于预防和治疗小儿及先天性心脏病的血栓形成的科学声明中关于心律失常患儿的血栓的一级预防和治疗的最新摘要。

（七）获得性心脏病

两种已知的增加血栓风险的获得性心脏疾病是与川崎病和心肌病/心肌炎相关的冠状动脉病变。

1．川崎病

在川崎病的炎症期，有两个过程增加了血栓形成的风险：血管炎引起的冠状动脉内皮损伤和血小板数量的增加和活化。在随后的病程中，如果冠状动脉瘤形成，尤其是 8mm 或更大的冠状动脉瘤，除了内皮损伤和血小板活化之外，由于冠状动脉内血流减慢和相对停滞均会增加冠状动脉瘤内血栓形成的风险。这种风险在疾病的前 6 个月是最高的。关于川崎病的发病机制和自然进程及血栓并发症的诊断和处理有大量文献，不在本章讨论的范围[115-125]（见第 58 章川崎病）。美国心脏协会 2004 年科学声明"川崎病的诊断、治疗和长期管理：美国心脏协会儿童心血管疾病委员会风湿热、心内膜炎和川崎病分组卫生专业人员的声明"中概述了预防血栓形成的建议[115]。这份美国心脏协会的科学声明目前正在修订中。读者还可以阅读 2012 年美国胸科医师协会循证临床实践指南《婴儿和儿童抗血栓治疗》[194]，以及最近来自英国、加拿大和日本的综述和指南[117-120,122,123,125]。

2．心肌病/心肌炎

患有包括心肌炎在内的心肌病的儿童和青少年存在因血液淤滞、局部心壁运动异常、内皮功能障碍和（或）心律失常而导致的腔内血栓形成的风险。虽然在心房、右心室、全身和肺血管中都有血栓的报道，但左心室是最常见的部位。据报道，在中等规模的儿科诊所中，尽管有全身预防性抗凝措施，儿童血栓患病率为 14%～16%[137-141,257-262]。只有有限数据用于制订儿童患者有关血栓预防、诊断和治疗的管理指南。已发表的有限指南包括 2012 年美国胸科医师学会婴幼儿抗血栓治疗的循证临床实践指南[194]和 2013 年美国心脏协会关于预防和治疗小儿先天性心脏病血栓的科学声明[168]。

3．心导管介入术

与心导管介入术相关的血栓并发症的风险是儿科心脏病学中的一个已知问题，已有大量相关文献，超出了本章讨论范围[126-131,133-137]（见第 16 和 17 章）。主要关注的领域包括：在诊断和干预心导管介入术期间的血栓预防、在血管内放置支架和闭塞装置后的术后预防、导管相关性血管内血栓的处理。Glatz 等在 2014 年报道了成功应用依诺肝素作为小儿心导管术后脉搏消失的一线治疗的临床实践路径[134]。2013 年美国心脏协会关于小儿先天性心脏病血栓防治的科学声明[168]概述了诊断和介入性心导管检查相关性血栓的一级预防和治疗指南，2012 年美国胸科医师学会婴幼儿的抗血栓治疗临床循证实践指南也小范围提到了这个问题。

（八）过渡治疗

侵入性手术（手术、牙科治疗、导管介入）前经常会出现抗凝中断的问题。应该考虑两个因素：①在停止抗凝过程中发生血栓的风险；②在手术过程中出血的可能性（即提供什么程度的抗凝水平不致引发出血风险）。在成人人工瓣膜置换术这种侵入性手术中使用华法林的治疗指南已经建立[142,263,264]。参照成人瓣膜指南可以推导出儿童指南，指南内容包括儿童人工瓣膜置换术这种侵入性手术抗凝药的管理以及因其他原因而抗凝的儿童和其他抗凝药物的使用指南（例如低分子肝素）。办法如下。

1. 在手术过程中抗凝治疗不间断。（通常用于出血风险较低的情况，如拔牙或白内障手术，出血容易控制。）

2. 在手术前48~72h停止服用华法林（INR预计下降到1.5）。在没有肝素过渡抗凝替代的情况下，在术后24h内重新启动华法林。（通常用于血栓形成风险较低的情况下，如主动脉位置有双叶机械瓣膜且无其他血栓形成危险因素的患者。）

3. 在手术前48h停止华法林。在INR为2.0或以下时开始普通肝素，并在手术前4~6h停止。一旦确定出血风险低，手术后立即重新启动肝素。重新启动华法林并继续肝素，直到INR为2或达到目标INR。（通常用于血栓形成风险高、术中出血风险也高的情况下，例如，有机械性二尖瓣膜的患者接受侵入性或外科手术。）虽然普通肝素传统上用于桥接抗凝治疗，但最近的AHA发表声明推荐心脏瓣膜病使用普通肝素或低分子肝素[142]。当使用低分子肝素时，通常在手术前48h停止华法林。

INR≤2时启动低分子肝素。通常，低分子肝素在术前一晚及手术当天早晨不使用，一旦确定出血风险较低，就会在手术后重新启动。华法林重新启动，低分子肝素继续使用直到INR为2或达到目标INR。

在紧急情况下侵入手术前如果没有时间等待INR下降，或患者使用华法林时出现严重出血，成人指南规定给予新鲜冷冻血浆或凝血酶原复合物是可行的（Ⅱa级，证据C级）[142]。传统上，高剂量的维生素K并没有被用于机械瓣膜患者，因为随着INR的快速标准化，血栓形成性增强（Ⅲ级，证据B级）[265]。

（九）儿童和青少年心脏病患者的溶栓治疗

局部和全身溶栓治疗已广泛应用到成人[252,266,267]、儿童和青少年心脏疾病及血栓并发症的患者身上，此外，患有感染性心内膜炎继发的心内赘生物和导管相关的心内血栓儿童也在使用溶栓治疗[125,130,168,194,244,247,250,253,268-291]。溶栓治疗最强适应证包括危及生命或四肢的血栓事件。大量出血（包括颅内出血）和血栓栓塞是溶栓的并发症。早产儿溶栓治疗出血风险最大。如有可能，应寻求儿科血液学专家（血液学咨询）的支持。溶栓治疗的禁忌证通常包括活动性出血，无法维持血小板计数＞75000/μl或纤维蛋白原＞100mg/dl，7~10天内做过大手术或是有出血，抽搐发作后的48h内，30天内进行过中枢神经系统手术/缺血/外伤/出血，＜32周早产婴儿，或高血压未控制。这些禁忌证并不是绝对的，在每个不同临床情况下应权衡溶栓治疗的相对风险与潜在益处。

在进行溶栓治疗时，应在治疗前获得基线实验室数值（全血细胞计数、凝血酶原时间、凝血激活酶时间、纤维蛋白原、D-二聚体），治疗期间每4~6h监测一次。D-二聚体的增加和纤维蛋白原水平的降低表明存在"溶解"状态。为了减少出血风险，如果纤维蛋白原水平低于100mg/dl，可以考虑保留溶栓治疗或输注冷沉淀作为纤维蛋白原的外部来源。血小板计数应该保持＞75000/μl。溶栓治疗前建议对婴儿行头部超声检查，以及考虑输注新鲜冷冻血浆增加婴儿的纤溶酶原水平物（通常婴儿中是降低的），以保证溶栓的有效性。组织纤溶酶原激活物是目前唯一可用的溶栓剂；表75-4提供了关于作用机制和药物剂量的进一步信息。通常同时使用低剂量肝素。

（十）未来的发展方向

有关心脏病儿童和青少年血栓形成的病因、危险因素、监测、预防和治疗的知识尚处于起步阶段。只有在最近的 20 年中，人们才意识到这个问题在临床和研究领域的重要性。儿童心脏病和先天性心脏病的血栓形成 NHLBI/NIH 工作小组在其 2014 年报道[169]中列出了临床调查的优先事项，包括：①静脉、动脉血栓的治疗；②中心静脉导管的血栓预防；③单心室的人群；④心室辅助装置患者；⑤围术期患者，⑥儿科新型抗凝药物。直到最近，这一领域的大多数认知都来自于单中心队列研究或病例对照研究，伴随固有的局限性。尽管这个高危人群中的血栓形成的发病率和死亡率是显著的，但发病总人数很小，限制了在这一人群中开展经典随机对照试验的可行性。

工作组[169]得出结论：由于事件发生率低和试验样本小，且缺乏过硬临床终点指标，这些现状均呼吁大型注册临床试验和观察性研究的多机构合作，需要进一步的临床试验、创新的研究设计和分析方法支持，并需要中心内部心脏病学家、血液学家、心胸外科医生、转化科学家、患者、家庭、产业和资助者之间的协作，以得到上述重要问题的解决方案，最终达到推动该领域的发展。

第76章
心脏疾病对其他器官系统的影响
Impact of Cardiac Disease on Other Organ Systems

Jack Rychik 著
李 敏 译

心脏结构畸形约占人类出生缺陷的1%。当心脏结构畸形出现后，先天性心脏病会引起其他器官系统的变化。考虑心脏具有推进循环的原动力作用，心脏结构畸变会影响血流运送能力，其重要的后继结果就是影响到终末器官的功能。输送给器官的血流不足并伴随供氧量减少，导致器官功能障碍或器官发育不良，出现长期并发症。处于发育中的未成熟婴儿或儿童器官处于脆弱、危险的状态，在治疗心脏疾病时也会导致一些后果。对于先天性心脏病的大多类型来说，没有绝对的"治愈"，在手术等干预治疗后也无法完全恢复完全正常的心血管系统原有功能。即使按目前标准被认为已被成功治疗的病例中，残留的血流动力学紊乱也可能持续存在，影响到末端器官的功能，既可能是急性明显的变化，也可能是隐匿的亚临床变化。先天性心脏病患者的器官系统功能障碍表现明显，可从婴儿早期一直延续到成人期幸存者。

在这一章，我们将讨论先天性心脏病对心脏外器官系统的影响。神经系统（第74章）和血液系统（第75章）是最常见受累的系统，它们与先天性心脏病的关系将在其他章节中进行讨论，这里将不讨论。

一、其他器官系统如何及为何会受先天性心脏病影响？

许多可能的机制模型和概念框架解释了当先天性心脏病发生时，为什么心脏外器官系统会受到负向影响。首先，器官本身可能就存在与先天性心脏病相关的畸形[1]。当出现先天性心脏病时，通常全面评估后会发现更多的心脏外表现，这表明筛查的重要性[2]。来自于法国的一个大型系列报道，纳入了超过4000例先天性心脏病病例，26%的病例出现了相关的严重异常。染色体或遗传异常会影响多个发育中的细胞系，常常导致心脏和心脏外系统的异常。在其他器官异常合并先天性心脏病患者中，大约12%可归入到一个已知的综合征或类型[3]。加拿大阿尔伯塔省的另一个大型系列研究纳入1995—2002年出生的3751名先天性心脏病新生儿，其中75%的婴儿仅患有心脏异常，10%的婴儿患有染色体异常，9%的婴儿患有多发的心脏外器官异常。最常见的心脏外重要异常包括肌肉骨骼（24%）、泌尿系统异常（14%）、胃肠道系统（11%）、中枢神经系统（11%）[4]。

作为一个染色体病因、具有先天性心脏病和心脏外器官异常模型的例子，一个患有21三体综合征的新生儿可表现为房室间隔缺损和十二指肠闭锁，这是胃肠系统的一种异常，这两者都需要在早期进行治疗[5]。这种儿童还会有许多附加的非心脏系统的情况，包括畸形、神经发育迟缓、肌肉骨骼畸形和许多其他器官系统异常。这些结果均起源于21号染色体的不分离，导致了一系列异常被称之为唐氏综合征。

表型结果的模式会在不同的患者身上重现，尽管遗传学并不能完全解释清楚，但表明其内在关联。对一些患者来说，心脏和心外器官的异常可以归类到一种"综合征"，到目前为止还没有找到明确的特定染色体或遗传来源。其中一个例子就是"VACTERL 综合征"，它包括脊柱异常、肛门闭锁、心脏畸形、气管-食管瘘、肾脏异常和肢体畸形[6]。至少有上述异常表现中的三种特征可以诊断该病。通过特定个体的异常表现来识别这种综合征，提示了"表型"在疾病诊断的标准阈值存在随意性。我们目前所称的"VACTERL 综合征"是一个广义的分类诊断术语，包括了一些不同的特定条件，这些条件具有不同的遗传或环境起源。这种情况的共同点是多个细胞系发育过程中在生命早期被破坏，出现心脏和心外系统的变化，导致了上述不同表型。

内脏异位综合征是另一个更为普遍的多系异常的例子，有心脏和心外器官异常表现。侧分化缺陷通常以多种方式影响心脏结构，并与腹部器官异常有关，包括脾脏、肝脏和小肠。纤毛运动障碍是内脏异位综合征的一种常见表现，可能还是该综合征的病因起源[7]。纤毛功能是早期发育过程中器官定位的重要因素，早期原发纤毛运动障碍与纤毛蛋白突变有关，导致器官定位异常[8]。早期原始结构定位能力的异常改变了正常左右对称的可能性，影响了心脏解剖学的位置发育，如循环定位和心室定位。早期胚胎纤毛功能障碍的残余延续影响到生命后期，表现为由于纤毛功能障碍引发的临床表现，如反复的鼻窦感染、由于黏膜清除功能受损而引起的呼吸道感染、或可能由于精子尾部功能障碍而导致的男性生殖不育（图 76-1）[9]。纤毛运动障碍引起的呼吸道异常也可能对内脏异位综合征患者术后恢复产生不良影响[10]。

先天性心脏病与心外器官畸形之间可能存在微妙的关联。从某种意义上说，所有形式的先天性心脏病都是定义为先天畸形，是因为"蓝图"发出的正常心血管发育信号异常或误读。心脏异常可能是显而易见的，外在表现明显，临床上是很重要的，其他器官系统的结构或功能也可能受到影响，但可能是以一种临床上不明显而微妙的方式。心外器官系统的这种临床上显现不明显的差异，只有通过更详细的评估才能在生后早期被发现。

有时，这种与正常器官系统存在的差异在整个生命周期都没有临床表现，或者在生长发育到一定阶段出现临床表现，或者通过时间的流逝而表现出来。

法洛四联症就是一个例子。大约 20% 的病例的病因有一个定义明确、目前已知的"蓝图"起源，最常见的是 22q11 微缺失[11]、21 三体征[12]、Notch 通路配体 Jagged 1 突变[13]、NKX2.5 突变[14]或其他罕见的病因学。相反，80% 的病例没有明确的染色体、遗传原因。染色体 22q11 缺失引起的 DiGeorge 综合征（the DiGeorge syndrome），其临床特征中有学习困难的表现，但学习困难直到孩子上学后才能发现，因为很难由此来推断。Jagged 1 沉默引起的 Alagille 综合征患者，亚临床或非常轻微表现的特征，如轻微的面部畸形，或表现非常轻微的肝脏异常，仅在青春期或成年期明显。这类患者并发的法洛四联症可能在早期被诊断及治疗，但在其他器官系统中的畸形或功能异常，如果没有详细的初步调查或随时间的流逝才显现的症状，可能无法被发现。可以肯定地说，先天性心脏病患者在早期时器官功能良好，但随年龄增长后，有可能出现一些器官系统并发症。

心外器官系统异常的另一种机制模型可能是由于在胎儿期发生的获得性改变。心脏的重要畸形会改变正常的血流模式，从而影响输氧，导致各种器官系统的继发性变化。大动脉转位就是证实这个可能的模型的一个例子。大动脉转位的患者，相对高氧合的血发生右向左分流，从静脉导管穿过房间隔流到左心室、肺动脉和动脉导管。由此大动脉转位的肺动脉氧张力增加，导致肺血管发育的改变。相反，氧合相对较差的血液流向右心室和主动脉。因此，在这种解剖结构中，冠状动脉和大脑循环接受的血氧含量比正常稍低，而腹部器官则接受的是从左心室喷射出通过动脉导管流出的氧合血，其灌注得到血液含氧水平高于正常水平。

在大动脉转位的儿童中，已经被证实存在大

第十篇 其他特殊问题与热点
第76章 心脏疾病对其他器官系统的影响

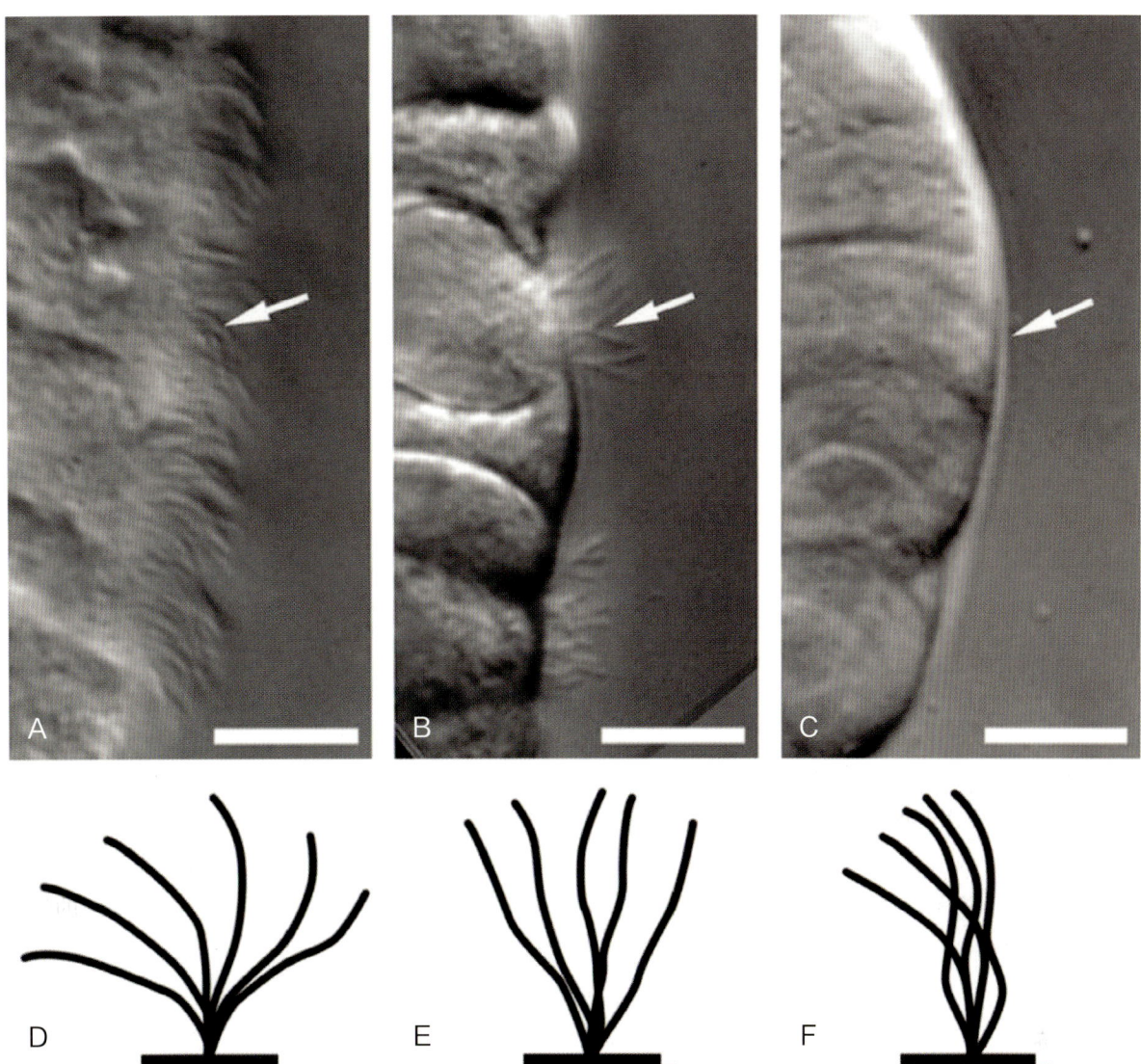

▲ 图 76-1 异位性纤毛运动障碍患者的鼻上皮细胞和鼻纤毛图

A 至 C. 异位性纤毛运动障碍患者的鼻上皮细胞；D 至 F. 鼻纤毛的图示。A. 丰富的纤毛（箭）显示正常的纤毛运动；B. 缺乏纤毛（箭）；C. 鼻上皮内无纤毛（箭）；D. 健康纤毛结构示意图；E. 最小纤毛弯曲的有限摆动能力示意图；F. 非常异常的纤毛弯曲示意图

（引自 Nakhleh N, Francis R, Giese RA, et al. High prevalence of respiratory ciliary dysfunction in congenital heart disease patients with heterotaxy. *Circulation*. 2012; 125:2232–2242.）

脑结构和神经认知功能的改变。目前尚不能确定，是否因为上述血流和氧气输送的变动造成了上述异常临床表现。子宫缺氧可导致表观遗传编码改变，对器官的发育、结构和功能有重要影响[15]。有趣的是，在新生儿中所有形式的复杂先天性心脏病中，大动脉转位与任何遗传或综合征病因关系最小，最常见的是单独发病方式，很少有心外器官畸形[16]。因此大动脉转位作为一个理想的研究模型，可为单独受宫内输氧变化导致终末器官异常的例子，而不受其他原发性综合征影响。

先天性心脏病的胎儿血液流动模式改变可能对器官功能产生很微弱的改变，生后早期没有明显的表现，但随着时间流逝器官功能会受其影响而显现。Barker 提出，胎儿生活环境是由母体营养状况决定的[17]，其他外在因素如母体应激[18]可能通过"胎儿编程"而影响终身健康状况[19]。人们可能会推测，先天性心脏病相关的子宫内血容量和氧气的变化可能会导致胎儿器官功能的"程序化"改变，这也可能在以后的生活中表现出来。为了更好地解答这些问题，需要对产前诊断为先

1791

天性心脏病的患者进行纵向研究。

除了先天性心脏病与原发性心外器官异常有关外，还存在一些特定条件会使特定的器官系统受到先天性心脏病或其治疗的影响。

二、先天性心脏病对肾脏系统的影响

肾是一个高度血管化的结构，肾功能很大程度上依赖于血液灌注和氧气输送。刚出生的新生儿血清肌酐水平反映母体肾功能，但在24~48h内开始反映婴儿肾功能。多种形式的先天性心脏病可能导致出生后不久的肾灌注不足和肾功能受损。在左侧心脏疾病伴发全身灌注依赖于导管，如HLHS或主动脉缩窄，闭塞的动脉导管将损害全身灌注的能力，导致流向肾脏的血流量显著减少。产前鉴定或产后早期检查启动前列腺素灌注后，可保持导管通畅，但通过动脉导管的逆行舒张期血流可"窃取"血液从肾动脉流出，导致灌注不足，从而产生急性肾功能不全的可能性。随着胎儿诊断率的增加和新生儿维持系统灌注管理策略的改进，术前新生儿肾功能不全的发生率相对较低。在一项大型多中心研究中，与出生后诊断相比，产前诊断为单心室型先天性心脏病与术前肾功能不全的发生率明显降低[20]。关于先天性心脏病的新生儿出现急性肾功能不全的大规模资料是有限的，部分原因是缺乏统一的定义。儿科和先天性心脏病多维社会数据库委员会将急性肾功能障碍定义为"新出现少尿伴持续的尿量小于0.5ml/（kg·h），持续24h，和（或）肌酐升高大于1.5倍正常年龄的上限（或最近的两次术前/检查前的数值，如果可获得这些数据），最终恢复肾脏功能不需要透析（包括腹膜透析和血液透析）或血液滤过"[21]。急性肾衰竭定义相同，除了"…最终需要透析［包括腹膜透析和（或）血液透析］或血液滤液"。因此，肾功能不全指不需要透析或血液过滤的短暂性偶氮血症和短暂性少尿，而肾衰竭则需要临时血液过滤、临时透析或永久透析。

除了急性血流动力学损害和因低血压或围术期引起的低灌注外，大多数先天性心脏病患者的肾功能仍相对完好，至少在生命的前几十年是如此。这可能与人类肾脏的与生俱来被设计成深度储备功能和强大稳定性有关，在体液和电解质平衡变化之前，肾小球滤过率明显减少是必要的。然而，从肾病的角度来看，先天性心脏病是婴幼儿急性肾衰竭最常见的病因。一般来说，那些修复良好的先天性心脏病患者和没有明显青紫的患者，其肾功能与正常人相当[22]。

先天性心脏病的手术可能造成生理压力，导致肾血流减少，肾皮质血流向髓质转移，GFR降低，并随液体积聚释放血管加压素。体外循环持续时间和深低温停循环是肾功能障碍的危险因素。术后药物可能有肾毒性，加之脆弱的血液供应，可能会产生有害的影响[23]。通过区域NIRS对肾脏血氧定量评估显示，肾脏血氧测量数值减低与术后血肌酐峰值之间存在关联[24]。肾衰竭定义为血清肌酐＞1.5mg/dl，肌酐升高3倍以上并＜7天，或需要透析治疗，549名婴儿接受手术治疗HLHS有46名出现肾衰竭，这可能是先天性心脏病最具生理压力的手术之一[25]。

发绀加剧了先天性心脏病发生肾功能不全的可能性。慢性发绀患者的心肺旁路手术大大增加了术后肾功能障碍的风险[26]。发绀引起的红细胞增多症导致血液黏稠度增高，并可能导致肾小球滤过率降低[27]。青紫型先天性心脏病儿童进行肾组织活检，显示发生病理学变化。在一项研究中，平均年龄为4.6岁，肾组织病理学变化包括肾小球肥大、肾小球硬化、球旁纤维化、增生性小动脉硬化和间质纤维化。有趣的是，先天性心脏病患者的肺动脉血流量的客观测量指标比正常的肺动脉供血流量高[28]。

在先天性心脏病的成年幸存者中，肾功能障碍常显现被关注。在一组平均年龄为36岁的1100多名先天性心脏病患者中，根据GFR的降低程度，GFR分为正常、轻度、中度或重度肾功能障碍[29]。41%的患者有轻微的肾功能不全，9%的患者有中度或重度肾功能障碍。在Eisenmenger综合征患者中GFR降低很常见（72%）。在GFR中度或严重降低的人群中，总死亡率要高出3倍。即使在法洛四联症患者，手术修复后长期生存率极好，

50% 以上出现 GFR 下降，因此如果出现新的风险因素如并发 2 型糖尿病或长期使用利尿药，就会出现肾损伤进一步加剧的风险[30]。

三、先天性心脏病对胃肠道系统的影响

原发性胃肠道系统异常可能与先天性心脏病合并出现。如食管瘘、小肠闭锁或狭窄、肠旋转不良或胆道闭锁等异常有其明确的自然史和特定的治疗策略。然而，复杂性先天性心脏病的存在可能会影响上述治疗策略和预后。

手术后心外系统愈合会受到局部灌注和氧气输送变化的影响。吞咽困难、进食困难和胃食管反流是先天性心脏病患儿常面临的困难情况，尤其是术后，病因复杂且多因素。一般来说，胃肠道先天畸形可能会延长先天性心脏病的恢复期，从而改变其预后，因为营养是先天性心脏病术后快速康复的关键。

先天性心脏病患者在手术前或术后可能会影响胃肠道系统的血液流动及氧气输送减少。肠道缺血可导致严重的组织梗死。高危未成熟新生儿肠循环的改变可导致坏死性肠结肠炎。儿科和先天性心脏病多维社会数据库委员会将坏死性肠结肠炎定义为"小肠或大肠的氧合血供应急剧减少，通常导致酸中毒、腹胀、肺炎和（或）肠道穿孔，促使开始使用抗生素或剖腹探查"作为治疗方法[31]。如果坏死性小肠结肠炎出现急性缺血和肠完整性中断的急性征象，如肠积气的影像学证据，可能需要紧急手术切除梗死肠组织，以避免血流动力学失代偿。坏死性小肠结肠炎受感染的局部肠段经药物治疗痊愈后导致瘢痕形成，并随后发展为狭窄，可能需要进一步的手术治疗。基于临床、影像学和胃肠标准的坏死性小肠结肠炎分期系统已经研发使用[32]（表 76-1）。

虽然坏死性小肠结肠炎是早产儿常见的问题，但也可作为并发症出现在患先天性心脏病的足月新生儿中。在心脏异常中，动脉导管通畅是必要的，可能会发生从体循环到肺循环的血液窃取，这引起了人们对肠道缺血和坏死性小肠结肠炎发展趋势的担忧。在这些婴儿的肠道中引入营养物质可能基于理论基础，进一步增加了局部肠系膜缺血的风险。可能的机制是血流量、氧运输与血液灌注的需求不匹配，尤其喂养过程中这种失衡

表 76-1 坏死性小肠结肠炎的改良 Bell 分期标准

分 期	全身体征	腹部体征	影像学征象	治疗建议
ⅠA 可疑期	体温不稳定、呼吸暂停、心动过缓、嗜睡	胃潴留、腹胀、呕吐、大便潜血阳性	正常或肠扩张，轻度肠梗阻	禁食、抗生素
ⅠB 可疑期	同上	明显血便	同上	同ⅠA
ⅡA 明确，轻微病变	同上	同上，加上肠音消失伴或无腹部压痛	肠扩张、肠梗阻、肠壁积气	同ⅠA
ⅡB 明确，中度病变	同上，加上轻微的代谢性酸中毒和血小板减少症	同上，加上肠音消失，明确的压痛，有或没有腹腔蜂窝织炎或轻度的下腹包块	同ⅡA 期，加上腹水	同ⅠA
ⅢA 进展期，重度病变，完整的肠道	与ⅡB 相同，加上低血压、心动过缓、严重呼吸暂停、呼吸道并发症、代谢性酸中毒、弥散性血管内凝血和中性粒细胞减少	同上，加上腹膜炎、触痛和腹胀的征象	同ⅡA 期，加上腹水	禁食、抗生素、液体复苏、强心药、穿刺术
ⅢB 进展期，重度病变，肠穿孔	同ⅢA 期	同ⅢA 期	同上，加上气腹	同上，并需要手术

可能会加剧。多年来，这一理论一直是争论的焦点，就像依赖重要导管的先天性心脏病一样，存在新生儿喂养的智慧。最近，一些中心已经开始在这些新生儿手术前给他们饮食。少量的术前"营养"食物可能是有益的，事实上一些人认为它可能会降低新生儿的坏死性小肠结肠炎概率[33]或导致新生儿 HLHS 术后早期喂养耐受[34]。在对 6700 例接受 PGE₁ 输注的依赖导管的先天性心脏病患儿的分析中，结果显示坏死性小肠结肠炎的发生率仅为 0.3%，而这其中一半的患者是 37 周的早产儿[35]。肠内喂养与坏死性小肠结肠炎的概率增加无关。尽管本研究系列中坏死性小肠结肠炎总体发病率很低为 0.5%，与坏死性小肠结肠炎相关的一个危险因素是诊断为单心室型的先天性心脏病。

我们能更好地了解到先天性心脏病中坏死性肠结肠炎的病理生理起源吗？关注那些先天性心脏病患者出现坏死性小肠结肠炎，可能会提供一些见解。HLHS、干动脉和主动脉肺窗等均会增加坏死性肠结肠炎的风险，这些病变有可能导致严重的舒张期径流进入肺循环，使肠道面临低灌注的风险[36]。

尽管术前坏死性小肠结肠炎的发生率，如果观察所有形式的先天性心脏病，通常相对较低，但 Norwood 术后 HLHS 中坏死性小肠结肠炎的发生率较高。

在一项报道中，进行了第 1 阶段 Norwood 缓解术后的新生儿中有 18% 的人出现坏死性小肠结肠炎[37]；而在一项多中心研究中，将坏死性小肠结肠炎定义限定在影像学上出现肠壁积气或游离气体，坏死性小肠结肠炎的发病率为 2.5%[25]。在 Norwood 手术后的肠系膜灌注不良可能与右心室收缩功能差（泵衰竭）有关，通过改良的 Blalock-Thomas-Taussig 分流来缓解舒张压，或者可能是上述两种情况合并出现影响肠系膜血液循环。有意思的是，新生儿接受镶嵌手术（Hybrid Procedure）的方法来进行 HLHS 的第一期重建，在这一过程中，通过分流术没有舒张期径流发生，坏死性小肠结肠炎发病率仍处于较高比例，在一个系列研究中大约达到 12%[38]。主动脉的重建导致降主动脉血流动力学的显著差异，这可能改变输送到肠系膜循环的血流特征。降主动脉的超声心动图显示，主动脉搏动减弱与坏死性小肠结肠炎相关，提示体循环血管的固有异常可能一个预测因素，可以预测到 HLHS 术后人群中诱发坏死性小肠结肠炎的可能[39]。

四、Fontan 循环的特别情况

先天性心脏病中没有哪种能比单心室 Fontan 术后这样能不同程度广泛影响其他器官系统的。Fontan 术中的腔静脉肺动脉连接手术是目前治疗单心室先天性心脏病的最佳手术策略。在缺乏心室动力推动血液进入肺循环的情况下，将体循环静脉血改道直接连接返回肺动脉，静脉血被动回流入肺部，实现充分氧合以充分维持生存。随着采取该种手术方案后的先天性心脏病患者幸存人数不断增加，术后器官系统功能障碍的问题随之上升。Fontan 术后 20 年以上生存率可能性大于 80%[40]，但达到无病状态的比例是相当低的[41]。还需要注意的是，Fontan 手术幸存者的器官功能障碍的表现存在很大的差异性，一些患者的临床表现非常不明显，而另外一些患者会表现出明显的并发症。导致这种差异的因素尚未得到充分认识。然而，可以明确的是 Fontan 手术的循环缺陷是导致多种潜在器官系统功能障碍的一个重要因素，上述器官功能障碍在临床上常以非常隐蔽和慢性的方式表现出来[42-45]（表 76-2）。

Fontan 手术引发的生理后果及其对器官系统功能的影响是多方面的。腔肺连接术导致全身静脉充血。中心静脉压力通常是正常压力的 3~4 倍。被动通过肺循环的静脉血流导致整体心室的充盈受损。由于缺乏心室推动血液进入肺动脉端，一些人提出了全心室存在慢性容积不足的理论[46]。由于其固有的结构特性，如先天存在的异常解剖结构造成的心室舒松机制改变，或由于初始姑息手术如主动脉肺分流或肺动脉束术后引起的心肌肥厚或瘢痕，全心室的充盈能力也可能受到限制[47]。与正常相比，每搏输出量和静息心输出量往往减少[48]。心率是心脏输出的一个重要变量，由于窦房结功能障碍，休息时较低的心率不能在活动后充分增加。由于无法将足够数量的血液输送通过肺部循环[49]，运动时心输出量增加的能力明显减少[50]。在静脉充血和心输出量减少的共同影响下，器官血流的灌注梯度缓慢降低。

表 76-2　Fontan 术后生存者的临床并发症

- 运动不耐受
- 心律不齐
- 血栓栓塞
- 生长发育迟缓
- 青春期发育延迟
- 骨质矿化受损
- 蛋白丢失性肠病
- 塑形性支气管炎
- 咯血
- 肝纤维化，肝硬化
- 肾功能不全
- 静脉功能不全，静脉曲张
- 神经认知缺陷

(一) 肝脏

肝脏是一个受到 Fontan 循环显著影响的器官[51,52]。一般来说，在成人心脏病患者中，右心衰竭可以造成肝功能障碍，但是接受 Fontan 手术的患者在术后出现的变化是不同的和独特的，可能是因为早期年轻时就暴露在慢性静脉高压之下。肝病理学的一些变化可能在 Fontan 手术之前就出现了[53]。出生时血流动力学的不稳定与慢性发绀缺氧共同作用下影响到肝脏出现病理改变，而 Fontan 手术时的慢性静脉高压和充血加重了这一情况。

最近对肝脏的研究表明，在某种程度上，肝纤维化在 Fontan 手术后的所有幸存者中都很普遍。症状通常是亚临床的，大多数表现为无症状。在 Fontan 循环术失败的患者中，除肝性脑病外，还存在药物清除困难。在典型的儿童或年轻患者中，肝大很常见。除非有严重的损害，否则肝的合成功能将得以保留。然而，在 Fontan 术前和术后通常会出现凝血异常[54]。Fontan 手术后，凝血酶原时间通常轻度延长。蛋白 S、蛋白 C、抗凝血酶Ⅲ等因子可能不正常[55,56]。这是由于轻度的合成缺陷，抑或可能是肠蛋白的少量丢失，还是两者都有，目前尚不清楚。静脉曲张不常见，因为全身和门静脉压力都升高。门静脉系统和全身静脉系统之间的梯度（压差）可能较低，因此促使静脉脉络发展的动力很小（因为没有低压静脉系统）。实验室检测通常显示肝酶轻度升高，其中 γ-谷氨酸转移酶值中度升高，表明胆汁淤积是病理生理学改变的一部分[57]。血小板计数通常在正常值（10万~20万）的下限，反映了肝纤维化改变时脾脏受损。实验室检测结果异常和纤维化改变与心指数降低及 Fontan 手术开始时间存在关联性[58,59]。

Fontan 手术后的婴幼儿中有报道出现 Frank 肝硬化和发展到肝细胞癌的情况[60]。纤维化的组织病理学改变与最常见的肝瘢痕不同，后者是由慢性丙型肝炎感染引起的。在 Fontan 术后，窦状（中央）纤维化和门静脉纤维化是很常见的类型（图 76-2）[61]。肝纤维化的分期体系是已经建立好的，但对 Fontan 术后的病理生理学改变而言还存在一些缺陷。以 Ishak 或 METAVIR 系统得出的个体评分是描述性的，与目前的纤维化数量无相关性。针对一种特定的肝病（如丙型肝炎）设计的分期系统可能不适用于另一种疾病如 Fontan 术后引起的肝损害[62]。用天狼星红染色法定量测定总胶原含量，可提供更准确评估纤维化变化，这将更好地反映出静脉充血后肝病的血流动力学和既往变量[63]。

Fontan 手术后肝纤维化的诊断评估仍是一个挑战。酶的异常变化很小。复杂的血清学检测包括许多炎症介质和其他可能是丙型肝炎特异性标志物，可能对静脉充血诱导的肝病没有用处。超声检查也不能提供特异性的评估，可以进行基本的大小评估，回声质地，可能的肝结节。CT 和 MRI 技术都提供高分辨率的图像，然而它们可能与组织学的发现无关。弹性成像是一种利用剪切

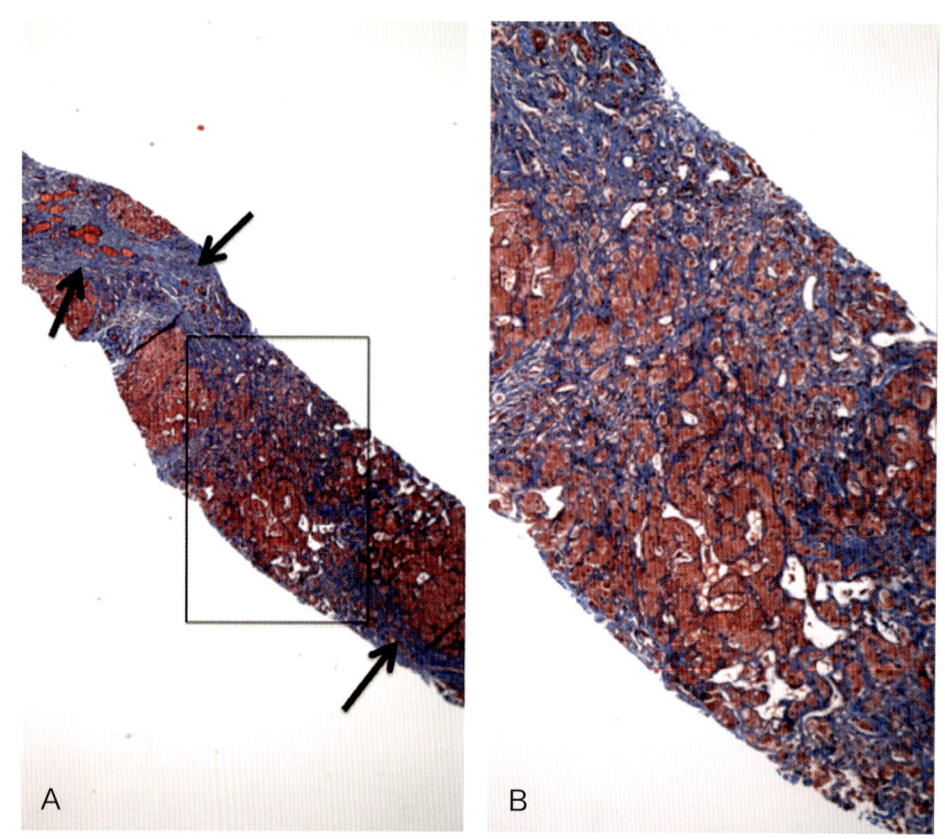

▲ 图 76-2　Masson 三色染剂染色的肝脏活检组织

组织来源于内脏异位综合征的 18 岁女性，单侧右心室，Fontan 术后 16 年。她没有临床症状，有良好的运动能力和基本正常的血流动力学（肺动脉压力 =10mmHg，无解剖梗阻，心室功能良好）。A.40 倍放大。红色表示细胞材料；蓝色反映结缔组织。在样本上有明显的纤维瘢痕（箭）。B. 结缔组织丰富，与肝硬化一致（100×）

（引自 Rychik J and Goldberg DJ. Late consequences of the Fontan operation. *Circulation*. 2014；130:1525–1528.）

应力测量进行组织表征的方法，这种方法很有前途，但需要静脉充血和肝组织纤维化的验证性研究，因为无论是单独还是联合，都有助于改变剪切应力读数[64,65]。肝活检是评估肝纤维化的最佳标准；然而，活检结果可能质量不一和存在异质性，局部取样不能充分反映整个器官的情况。活检的侵入性也增加了患者风险；尽管如此，一些机构还是在血流动力学评估的背景下判断了肝活检的风险 – 效益比。在我们中心，我们推荐在 Fontan 手术后 10 年进行肝活检和心脏导管以评估血流动力学[66]。

对于 Fontan 循环患者的肝脏能做些什么？目前还不清楚哪些具体因素会导致肝脏结局恶化，因此还不能确定除了消除慢性静脉充血的状态以外，是否有任何可修正的变量会导致这种情况。

如果怀疑有明显的肝纤维化或以任何方式证实，转给肝病学家进行随访是必要的。某些药物可能需要避免，应通过常规血清甲胎蛋白水平来监测其恶性转化。心脏移植是否能减轻或逆转肝纤维化还不清楚。心脏移植术后 1 年生存率在有或无 Fontan 术后肝纤维化两组间无差异，说明肝纤维化不是一个危险因素[67]。其他小组在心脏移植时采取了肝移植策略，从理论上提供了最佳的生存机会[68]，然而，尚不清楚这是否必要。明显的肝硬化和继发性肝功能障碍本身可能会影响心血管系统。"高动力综合征"是肝硬化和门脉高压患者的一种临床症状，其特点是心率和心输出量增加，并存在全身血管阻力和动脉压降低。在肝硬化患者中，这种高动力循环的主要原因是外周血和内脏血管扩张，这是由于血管舒张因子的产生 / 活性增加和血管对血管收缩素的反应性降低[69]。这是否会在我们的患者 Fontan 手术后出现还有待观察。从预防的角度来看，抗纤维化策略目前正在评估慢性丙型肝炎引起的纤维化改变，这可能也适用于静脉充血引起的肝病。有临床试验考虑在Fontan人群中采用肺血管舒张疗法治疗，这可能为减少肝纤维化提供一些希望[70,71]。

（二）生长和骨骼健康

单心室先天性心脏病患者的整体生长可能受损。在新生儿期，喂养和营养仍是个巨大挑战；然而，生长，尤其是骨骼健康，也可能很大程度上受Fontan循环的影响。部分Fontan术后患者经双能X线吸收测量法测量骨的矿化出现异常[72,73]。经历Fontan手术之后的儿童和年轻人比他们的同龄人都要矮，并且有证据表明其下肢肌肉有明显的缺乏。Fontan手术后患者的骨骼肌减少与维生素D缺乏和运动能力下降有关。除了肌肉缺乏外，外周定量CT测量可见骨结构异常，有证据显示骨皮质和小梁骨密度降低。肌肉骨骼异常可能与静脉高压后慢性循环受限和血流灌注减少有关。

（三）蛋白丢失性肠病和塑形性支气管炎

蛋白丢失性肠病是一种少见的令人困惑的疾病，在Fontan手术后有5%~10%的患者中可以见到[74]。亚临床肠蛋白丢失也可能存在于更大比例的患者中，导致短暂的低蛋白血症发作。蛋白丢失性肠病出现蛋白质从粪便中丢失，导致低白蛋白血症，导致胶体渗透压减低和外周水肿、腹水和积液。免疫球蛋白、凝血因子和其他对机体功能至关重要的蛋白质也同样丢失了。蛋白质的丢失会导致显著的负氮平衡、体重下降和肌肉萎缩[75]。Fontan术后并发蛋白丢失性肠病后死亡率显著增高，虽然最终结局在过去几年中有了很大的改善。随着对疾病的认识提高和治疗策略的发展，在蛋白丢失性肠病首次诊断后的5年生存率从50%大幅上升到88%[74]。

尽管结果有一定的改善，但在Fontan手术后并发蛋白丢失性肠病的确切病理生理学仍不确定。慢性静脉充血和相对较低的心输出量在发病机制中起着根本作用。经Fontan后会出现肠系膜血管阻力升高，而合并蛋白丢失性肠病患者的肠系膜血管阻力会异常高[76]。这支持了蛋白丢失性肠病可能与胃肠组织灌注异常有关的理论。在其他情况下，如急性血容量丢失和低血压时，肠系膜循环（一种高容量循环回路）通常会通过增加血管阻力做出反应，以便将循环血量转移到更重要的器官，如心脏和大脑。这一现象可能在Fontan手术后的患者中发挥作用，在机体处于慢性心力衰竭和低心输出量的状态时的反应，导致了肠系膜血管张力异常升高。改变的动脉血流与静脉充血可能损害肠灌注，然后危及黏膜屏障的完整性，导致蛋白质丢失。Fontan术后出现的心脏输出量减低、慢性心力衰竭可导致炎症状态，而局部区域血流灌注改变也可导致局部炎症。在Fontan手术后的存活时间里，炎症标志物通常会升高，并且可能在蛋白丢失性肠病的病理生理学中起作用[56]。

在Fontan手术之后，可以使用几种治疗策略来管理蛋白丢失性肠病（表76-3）。治疗理念包括症状管理、循环优化和抗炎治疗。缓解症状可以通过利尿药来清除多余的液体。螺内酯对体液管理有帮助，对改善心力衰竭也有直接作用[77]。由于这种情况是建立在Fontan循环不足的基础上的，因此评估血流动力学并排除体循环静脉通路中的梗阻很重要。蛋白丢失性肠病患者的肺动脉压力通常在正常范围内，特别是那些没有合并蛋白丢失性肠病者。然而，即使在"可接受"肺动脉压力的情况下，通过静脉系统降低被动前向血流的阻抗也很重要，要认识到，任何一个有Fontan回路的患者没有体静脉压力是正常的。磷酸二酯酶-5抑制能降低肺血管阻力[78]，并已被证实能降低肠系膜血管阻力[79]。通过使用肠道靶向类固醇进行抗炎治疗，如布地奈德控释制剂，已被多个报道系列[80-82]证实能持续显著改善症状。抗炎治疗对老年长期复发[83]患者起效甚微，提示炎症在相对疾病早期的作用。在那些治疗失败的患者中，创建一个开窗术可以改善一些患者的情况，这可以在导管室[84]或通过外科手术创造[85]。虽然还不能确定开窗是如何改善血流动力学的，但假定在开窗过程中，在右向左分流的情况下，正向

表 76-3　Fontan 手术后蛋白丢失性肠病的潜在治疗方法

目标	治疗	益处	局限性
缓解症状	● 利尿药治疗（呋塞米、氯噻嗪）	● 减少外周水肿和腹水	● 电解质紊乱，血容量减少
	● 输注白蛋白（25%）	● 提高胶体渗透压，减少组织水肿	● 暂时缓解
	● 饮食控制（高中链三酰甘油脂肪摄入，高蛋白）	● 改善肠道对脂肪的吸收，减少肠道淋巴的产生	● 获益有限，影响营养均衡和热量摄入的能力
抗炎治疗	● 全身糖皮质激素（泼尼松）	● 稳定肠内膜，减少肠蛋白损失	● 严重全身性不良反应（库欣戈样改变）、肾上腺抑制、骨质脱矿、高血糖、行为改变的风险
	● 肝素皮下注射	● 稳定肠膜，减少肠内蛋白损失（机制不确定）	● 剂量反应，需要每天注射，骨质流失
	● 布地奈德口服控释剂（Entocort）	● 稳定肠膜，减少肠蛋白损失；90%在肝脏代谢，因此理论上可以降低类固醇相关的不良反应	● 剂量反应，对老年患者无效，类固醇相关的不良反应取决于肝纤维化程度/肝功能
心血管靶向治疗	● 高剂量的螺内酯	● 改善"心力衰竭"症状，报道可升高血清蛋白（不确定机制）	● 电解质紊乱，男性乳腺发育
	● 磷酸二酯酶 -5 抑制药（西地那非）	● 减少经过 Fontan 循环的前向血流阻抗，从而改善血流动力学；可能直接作用于改善肠系膜血流	● 不良反应包括低血压、头痛、潮红、不舒服的勃起
	● 内皮素 -1 抑制药（波生坦）	● 减少经过 Fontan 循环的前向血流阻抗，从而改善血流动力学	● 对肝功能的潜在负面影响
	● 创建开窗（导管或手术）	● 改善 Fontan 循环血流动力学	● 发绀，继发性呼吸困难；红细胞增多症
	● 心脏移植	● 替代有缺陷的循环系统，重建一个低中心静脉压力，心脏输出量和器官灌注改善的系统	● 有慢性蛋白丢失性肠病和营养不良的患者具有高风险，终生免疫抑制治疗。由于移植需要 10-15 岁，需要临时方案支持等待
创新疗法[a]	● 淋巴导管插入术和栓塞	● 消除通往肠道的引流通道，从而减少蛋白质的损失	● 技术上具有挑战性，不能治疗淋巴异常的来源，即 Fontan 循环
	● 机械循环支持	● 建立一个低中心静脉压力，改善心脏输出量和器官灌注的系统，能增强或替代循环缺陷	● 设备技术指征并不专门用于 Fontan 术失败，目前是一个临时解决方案用于等待移植的病人移植

a. 创新疗法目前正在开发中，迄今为止经验有限

流动的阻抗会减小，因为不是所有的体循环静脉回流都流经肺血管床。理论上，在开窗后，体循环的心室充盈可能会增加，而每搏输出量和心脏输出量可能会增加，尽管会降低动脉氧饱和度。然而，可以想象的是，开窗创造之后，随着心脏输出量和输送到组织的血容量的增加，氧气的输送可能会增加，这可以补偿单位容量血液中动脉氧饱和度的降低[86]。如果对药物治疗或开窗治疗反应不佳，则应考虑对术后复发的患者进行心脏移植。Fontan 术后全面管理蛋白丢失性肠病的关键是医疗服务提供者对那些治疗没有反应的人推进优化法则的效率，认识到合并慢性长期 PLE 的营养不良患者在心脏移植时风险会增加。

塑形性支气管炎是 Fontan 术后的并发症，发

病率大约为 3%[43]。蛋白质物质渗出进入到支气管气道，形成铸型。这种厚的橡胶样塑形物可以变得很大和咳出痰液，或是在气管内保持原样并造成堵塞，导致肺不张，局部感染或窒息。塑形性支气管炎患者不会出现低蛋白血症。与蛋白丢失性肠病患者相比，本病导致的蛋白丢失数量相对很少，因为沿气道分布的塑形物体积远远小于其经过整个肠道的体积。Fontan 术后塑形性支气管炎的发生与 Fontan 术后留置胸腔引流管时间久、乳糜胸和腹水形成相关[87]。

理论上讲，塑形支气管炎的治疗策略与蛋白丢失性肠病相似。通过雾化组织纤溶酶原激活物可以成功减轻症状，一些患者中甚至可以救命[88]。这种药剂可以高效分解橡胶样支气管塑形物的构成，从而消除它们或减少它们的体积，以便于更容易被咳出或是吞咽下去[89]。对一些患者而言，积极的肺血管舒张药治疗是有帮助和有效创造一个持续反应的[88,90,91]。心脏移植对 Fontan 循环缺陷是有效的[92]。

（四）淋巴循环

对血液循环而言，淋巴循环是了解极少的部分，但淋巴循环显著受到 Fontan 循环状态下生理功能的影响。增高的静脉压会导致组织淋巴生成增加，淋巴液必须通过胸导管排入到头臂静脉进入体循环静脉系统。在 Fontan 手术后存在一种慢性淋巴生成增加的状态，通过阻抗来引流，从而导致明显的异常。到目前为止，淋巴循环的特征和成像一直是一个挑战，然而，目前新的 MRI 技术可对这个重要系统进行动力学评估[93]。Fontan 手术后的淋巴循环评估显示出存在明显异常，当腹部和胸部组织排出淋巴液时，可见淋巴管曲折扩张[94]。胸导管直径明显增大，由于通道扭曲和瘢痕形成的阻塞是常见的。

塑形性支气管炎或蛋白丢失性肠病患者中存在异常的淋巴通道[95]。淋巴通道会找到一个阻力最小的路径，并进入低阻力的腔室，如气道或肠道，导致塑形性支气管炎或蛋白丢失性肠病这种"腔内蛋白损失综合征"。新的导管技术允许通过非常细的针头进入淋巴系统。引流淋巴液的淋巴管可以被栓塞，从而为塑形性支气管炎提供一种新的治疗策略[96]。理论上，这个概念也可以应用于识别排放高蛋白淋巴液到肠道的异常淋巴管通路，然后使之栓塞，成为蛋白丢失性肠病的可能治疗方案。开展胸导管减压术与低压肺静脉腔连接，以期改善蛋白丢失性肠病，达到可接受的发绀程度[97]。虽然有可能挽救生命，但这种淋巴管栓塞或胸导管再植技术并不能改变 Fontan 循环的原发缺陷，即慢性静脉充血和静脉高压，这是淋巴异常的诱因。作为扩大治疗方案的组成部分，淋巴管的特性和干预将发挥重要作用，可用于治疗 Fontan 术后塑形性支气管炎或蛋白丢失性肠病。为了优化管理单心室患者的并发症，包括药物治疗在内的治疗策略是必需的。具体可选用通过肺血管扩张药控制体循环静脉血流阻抗，或者找到一个新方法来积极推动血流进入肺循环，这样可以使得静脉压降低并改善心室输出。

五、总结

先天性心脏病对心外器官系统的发育、结构和功能具有重要的影响。器官系统异常可能与先天性心脏病相关，或器官系统可能受到血流变化的影响，不论是手术干预前还是手术之后。器官系统的功能对先天性心脏病患者的总预后和生活质量起到重要影响作用。先天性心脏病手术治疗后的效果偏高正常心血管系统效能越远，其潜在的器官系统功能障碍程度越高。单心室型先天性心脏病患者和接受 Fontan 缓解术患者存在不同程度的器官系统广泛异常，大多与该治疗策略固有的循环限制有关。

第 77 章
对患有先天性和获得性心脏病儿童及青少年的生活质量评估

Evaluation of Quality of Life in Children and Adolescents with Congenital and Acquired Heart Disease

Bradley S. Marino 著
许 巍 译

一、概述

近来随着儿童心血管治疗水平的提升，心脏病患儿的死亡率大幅度下降。然而存活下来的儿童遭遇循环系统功能障碍及他们接受的药物及手术治疗带来的并发症。这些并发症严重影响他们的神经发育、社会心理和生理功能，降低了他们的生活质量。所以，在这些高危人群中，评估生活质量非常重要。对于儿童，生活质量可以描述为：儿童在情景环境下的行为能力和从中获得的个人满意程度。

儿科研究和临床护理的最终目标是尽可能提高患儿的健康水平，并最大限度减少急慢性病程的症状、伤残和功能障碍。在过去的几十年中，随着新的外科技术、体外循环、重症监护、心导管介入、无创影像和药物治疗的进展，患有复杂型先天性心脏病（如左心发育不全疾病）的新生儿的死亡率显著降低至小于10%[1]。同时，心脏相关的死亡率在先天性心脏病或获得性心脏病患者的第一个20年里显著下降[2,3]。然而，目前生存率在不同复杂程度心脏病中差别很大，简单型先天性心脏病患儿长期存活率（＞20年）可达95%，中度先天性心脏病患儿为90%，而复杂性先天性心脏病为80%[3]。

虽然有这些进展，但是存活下来的儿童遭遇循环系统功能障碍以及他们接受的药物及手术治疗带来的并发症；这些并发症严重影响他们的神经发育[4-6]、社会心理[7-9]和生理功能[10-12]，降低了他们的生活质量（图77-1）。鉴于儿童心脏人群功能障碍的高发病率，临床研究已从短期死亡率的预防转变为长期发病率的评估。所以，在这个高危人群中，关注生活质量的结果评估变得越来越重要。

对于儿童，生活质量可以描述为：儿童在情景环境下（家庭、学校、同伴）的行为能力和从中获得的个人满意程度[13-15]。目前认为生活质量的多维结构包括三个基本领域，即身体健康状况和身体功能、心理状态和社会功能（图77-2）[13-15]。生活质量提供了个人健康情况的全面描述，有利于识别生理、功能、心理障碍。生活质量也是评估慢性病及疾病特异性治疗长期结果的重要组成部分。

本章将描述健康测量的定义，包括生活质量和健康相关的生活质量，找出在儿童心脏病人群中健康相关的生活质量测量的内在困难，并讨论健康相关的生活质量评价的重要意义。此外，本章还将描述可用于评估心脏病患儿现有的通用的健康相关的生活质量和特定疾病的健康相关的生活质量，研究心脏病儿童人群的健康相关的生活质量能够表明什么，以及健康相关的生活质量评价在临床实践中得到充分利用的程度。最后，利用健康相关的生活质量评估的潜在应用提出一项研究和临床议程。

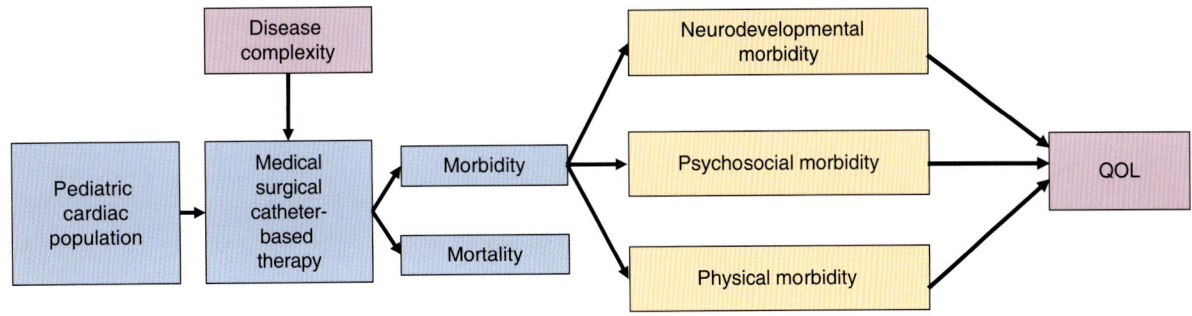

▲ 图 77-1 The relationship between heart disease-related morbidity factors and QOL. (From Marino BS, Uzark K, Ittenbach I, Drotar D. Evaluation of quality of life in children with heart disease. *Prog Ped Cardiol*. 2010;29:131–138, with permission.)

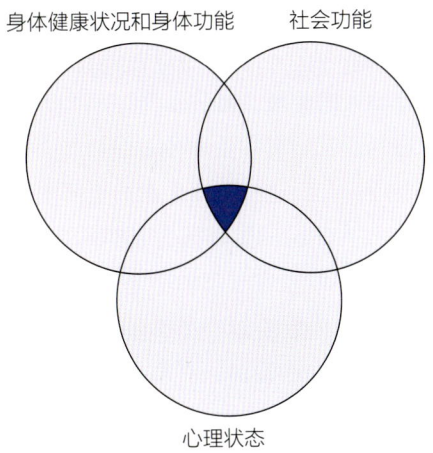

▲ 图 77-2 生活质量的定义

（引自 Marino BS, Uzark K, Ittenbach I, Drotar D. Evaluation of quality of life in children with heart disease. *Prog Ped Cardiol*. 2010；29:131–138.）

二、健康测量定义：生活质量和健康相关的生活质量

对于"健康"有很多种定义；虽然不同定义之间的差别可能很小，但这些差别是很重要的，并且对如何解释临床和研究数据，以及对将研究结果应用到我们如何照顾慢性病儿童具有重要意义。"健康"被世界卫生组织定义为"一种躯体上、精神上和社会上的完全良好状态，而不仅仅是没有疾病或虚弱"[16]。事实上，正是这一健康的最初定义引出了生活质量的概念。健康状况，这个影响生活质量的概念，可以认为是儿童对抗疾病的健康水平；描述了生理功能障碍，症状的负担和（或）疾病控制水平的影响。功能状态被定义为个人在各种生活情境中进行日常生活活动，满足其基本需求，履行角色，保持健康和幸福的能力[17]。功能状态通常受健康状况的影响并且显著影响生活质量。而健康相关的生活质量，是对生活质量更具体的一种描述；是关于临床和研究数据评估结果和为患有慢性疾病或损伤的儿童和青少年提供综合临床护理的最相关概念[18]。健康相关的生活质量被定义为：特定疾病、药物治疗或健康服务政策，对患者在各种身体、心理和社会生活环境中运作能力和获得个人满意度的影响[19]。本章以下所有对生活质量的引用都是特指健康相关的生活质量。评估健康相关的生活质量很重要，它能使患者、父母和医疗保健提供者之间更好地沟通；根据部分患者和（或）父母的偏好确定问题的优先次序；监测随着时间的变化或对特定治疗的反应；以及筛查其他重大的生理和心理问题[20]。衡量健康相关的生活质量，不仅是患者及其家属和医疗护理人员，也是 NIH、FDA 以及保险提供商的工作的重中之重[21]。NIH 的患者报告结果测量信息系统是 NIH 路线图的一部分，是一项投入数百万美元部分用于改善健康相关的生活质量的项目[22-27]。

FDA 认识到这样的患者报告结果的重要性；其可向工业界发布指南指导关于在临床试验中如何使用这些结果，以提高医疗产品的功效[28]。心脏病患儿以及他们的父母和医疗保健提供者对健康相关的生活质量这一观念更好地理解，有利于提高治疗效果和患者预后[29,30]，同时也有利于进行重要的前瞻性横断面研究，队列研究和随机临床试验以改善患者预后。尽管知道健康相关的生活质量的优势，但很少在儿童心脏病人群中评估

健康相关的生活质量。

在过去25年，很少对先天性及获得性心脏病患儿计算健康相关的生活质量。Moons[31]等指出在1980—2003年70项关于心脏病儿童患儿研究中只有1项真正计算了患者的健康相关的生活质量。此外，70篇研究中超过一半的研究不符合Gill和Feinstein于1994年发表在JAMA上提倡的10项关于健康相关的生活质量研究的重要评估标准[32]。鉴于测量健康相关的生活质量儿童心脏病人群的内在困难，缺乏对儿童心脏病人群健康相关的生活质量的严格研究并不令人惊讶。

三、在心脏病儿童人群中评估健康相关的生活质量的内在困难

在儿童人群评估健康相关的生活质量具有挑战性，因为他们的年龄范围很广，而且随着年龄的增长，患者的发展能力也在不断变化。因多样的先天性和后天性疾病、不同的严重程度、各种可用于治疗患者的治疗方式（医疗、外科、手术）以及一系列不同的结局，在心脏病儿童人群中评估健康相关的生活质量更加复杂。与其他儿童慢性疾病相似，心脏病对健康相关的生活质量的影响可能存在差异，因为有些患者生后就诊断心脏病（先天性心脏病），而其他患者则是在他们意识到其健康状况的急性变化时被诊断为心脏病（获得性心脏病）。在生活质量评估中，患者与家庭的互动是至关重要的，代理报告人（家长/监护人）和跨信息人之间的差异经常引起争论[33]。据广泛记载，代理报告人提供的慢性病儿童和健康儿童的HRQOL测量结果及来自儿童的测量结果不一致[34,35]。

这些发现表明不能用代理报告替代儿童的自我报告[36]；同时鉴于儿童和代理报告人记录的差异，关于治疗结果的研究，心脏病患儿的自身看法应包括在临床护理和临床试验中。

虽然儿童患者自我报告应被视为衡量患者感知健康状况的标准[37]，但当儿童年龄太小、认知能力受损或病情太严重，无法完成健康相关生活质量检查时，就可能需要进行代理报告。但是，通常影响医疗保健使用的是父母对其子女的健康相关的生活质量的看法[38,39]。理想情况应该是选择父母和孩子的生活质量，在相同的编制测量自报告和代理报告的观点，并使用并行项来使自报告和代理报告之间的比较更有信息性和有用性[40]。正如Moons等[31]所指出的，大多数评估心脏病儿童健康相关的生活质量的研究只评估了代理者（父母/监护人），而忽视了儿童的看法。儿童认知发展的研究、包括儿童自我报告在内的生活质量测量的心理测量学研究，以及对儿童回答问卷能力的认知访谈研究表明：来自7岁以上儿童的自我报告是可靠和有效的[41]。患者和他们的父母都提供了重要的信息，尽管他们之间可能会有很大的不同，甚至会有很大的分歧。Marino等证明，患有心脏病的儿童患者及其父母在生活质量评估方面确定了类似的重要项目，而这些与医生和护士所描述的项目不同[30]。此外，Costello等研究表明临床工作者（重症监护、门诊心脏病专家和心血管护士）在预测患有心脏病的儿童的健康相关的生活质量时表现不佳[42]。在提供咨询时，儿科心脏病科的医疗保健提供者应该认识到这些数据，并把多位信息提供者评估的生活质量纳入他们的实践中。考虑到患者及其家人对生活质量的看法可以帮助指导个性化的治疗决策，使临床医生能够最大限度地提高心脏病患者的长期心理、身体和预后。

也许了解患者、他们的父母/监护人和医疗工作者对健康相关生活质量的认识的差异可能比认识其一致性，能提供更多的信息[30]。

同时，儿童人群在总人群中所占比值尤其是儿童先天性心脏病人群的相关问题；文化和人口统计变异值（文化、种族、族裔、收入）有关的问题也影响儿童和成年受访者的健康相关的生活质量评估。文化、种族、族裔和收入对健康相关的生活质量的评估有重要影响，因为这些价值观会影响儿童和他们父母的健康状态，他们对健康的形容，以及他们对症状的功能障碍及健康状况变化的感觉[43]。

四、健康相关的生活质量量表评估

当评估健康相关的生活质量时，重要的是要明确应用的目的是评估健康相关的生活质量还是

功能状态，抑或是两者。

这些健康衡量标准是不同的，往往相互混淆（注意先前的定义）。在研究或临床应用中评估健康相关的生活质量或是功能状态时，需要考虑量表选择的具体方面（表77-1和表77-2）、验证（表77-3）和可行性（表77-4）。

在选择量表时，一定要注意量表的类型、将要评估的具体内容、期望的应答类型、患者和代理报告人的年龄范围以及要评估的领域（表77-1）。

当从量表分组中选择特定形式时，应考虑量表中的项目数量和平均需完成的时间，因为它们可能影响完成研究项目或临床应用（表77-2）。既有的普通的或特定疾病的量表均可用于测量心脏病儿童患儿的健康相关的生活质量或功能状态[44-50]。

无论是对普通的还是特定疾病，"理想"的生活质量评估应该有患者自我报告机制与家长／监护人代理报告，应该适用于更广的年龄范围；这样在合理的时间框架内易于自我管理，易于一系列相关内容来描述和测量健康相关的生活质量或

表77-1 量表选择：结构、回答者类型和领域

量表类型	量表	结构测量	回答者类型	年龄范围	领域
通用量表	CHQ[43]	功能状态	自身报告 代理报告 a	10—18 5—18	身体功能，角色／社交情绪，角色／社交行为，角色／社会物理，身体疼痛，一般行为，精神健康，自尊，一般健康认知，健康状况改变，家庭活动，家庭凝聚力，家长时间影响，家长情绪影响 b
	PedsQL 4.0 一般评分范围[33]	HRQOL	自身报告 代理报告	5—7, 8—12, 13—18, 19—25 2—4, 5—7, 8—12, 13—18	生理，感情方面，社会，学校 c
特定疾病量表（先天性心脏病）	CHAT[47]	HRQOL	自身报告	11—18	身体症状，生理限制，学校体育的局限性，社会限制，外部压力，关注（一般，社会，教育，体育，总计）
	ConQol[48]	HRQOL	自身报告	8—11, 12—16	症状，活动，关系，对应和控制 d
	先天性心脏病－ TAAQOL[45]	HRQOL	自身报告	17—32	症状，影响心脏监护，忧虑
疾病特定量表（心脏病）	PCQLI[49]	HRQOL	自身报告 代理报告	8—12, 13—18 8—12, 13—18	疾病影响（身体），心理社会影响
	PedsQL 3.0 心脏模块[46]	HRQOL	自身报告 代理报告	5—7 e, 8—12, 13—18 2—4, 5—7, 8— 12, 13—18	心脏问题（症状），治疗（障碍），感知的物理外观，治疗焦虑，认知问题沟通

a. 代理报告适用于家长，监护人或患者的主要家庭护理提供者。b.CHQ领域列表包括患者和代理记者的名单；患者和代理报告表格之间的领域差异包括：家长时间影响和家长情绪影响领域只能在代理形式中找到；从自我报告形式的角色／社交情绪和角色／社会行为被合并到一个领域中。代理形式中的角色／社交情绪／行为；除了健康状况变化，家庭活动和家庭凝聚力之外，所列出的项目仅为代理报告表格（CHQ-PF50和CHQ-PF28）创建物理和心理社会总分数。c. 机体领域构成了身体健康总分数；而情绪、社交和学校域构成了心理社交总分数。d. 仅对12—16岁青少年。e. 尚未建立PedsQL 3.0心脏模块幼儿自我报告表5—7岁的可靠性（范围从0.35～0.83）（引自 Marino BS, Uzark K, Ittenbach R, Drotar D. Evaluation of quality of life in children with heart disease. *Prog Ped Cardiol*. 2010; 29:131-138.）

CHAT. 先天性心脏青少年和青少年问卷调查；CHQ. 儿童健康问卷；HRQOL. 健康相关生活质量量表；PCQLI. 心脏疾病儿童生活质量量表；PedsQL. 儿科生活质量量表；TAAQOL.TNO/AZL 成人生活质量量表

表 77-2 量表选择：形式

量表类型	量表	名字	回答者类型/年龄范围	项目	完成时间（min）
通用量表	CHQ	CHQ-CF87	儿童/青少年（10—18）	87	25
		CHQ-PF50	父母代理（5—18）	50	15
		CHQ-PF28	父母代理（5—18）	28	10
	PedsQL 4.0 一般核心量表	幼儿报告	幼儿（5—7）	23	10
		儿童报告	儿童（8—12）		
		青少年报告	青少年（13—18）		
		年少成人报告	年少成人（19—25）		
		婴儿父母报告	父母代理（2—4）	23	10
		幼儿父母报告	父母代理（5—7）		
		儿童父母报告	父母代理（8—12）		
		青少年父母报告	父母代理（13—18）		
特定疾病量表（先天性心脏病）	CHAT	CHAT 问卷	青少年（11—18）	53	20~30
	ConQol	ConQol 8-11	儿童（8—11）	29	10
		ConQol 12-16	青少年（12—16）	35	10
	CHD-TAAQOL	CHD-TAAQOL 问卷	年少成人（17—32）	26	10
疾病特定量表（心脏病）	PCQLI	儿童形式	儿童（8—12）	24	10
		青少年形式	青少年（13—18）	30	10
		儿童父母形式	父母代理（8—12）	24	10
		青少年父母形式	父母代理（13—18）	30	10
	PedsQL 3.0 心脏模块	幼儿报告	幼儿（5—7）	27	10
		儿童报告	儿童（8—12）		
		青少年报告	青少年（13—18）		
		婴儿父母报告	父母代理（2—4）	27	10
		幼儿父母报告	父母代理（5—7）		
		儿童父母报告	父母代理（8—12）		
		青少年父母报告	父母代理（13—18）		

（引自 Marino BS, Uzark K, Ittenbach R, Drotar D. Evaluation of quality of life in children with heart disease. *Prog Ped Cardiol*. 2010；29：131-138.）

CHAT. 先天性心脏青少年和青少年问卷调查；CHO-TAAQOL. 先天性心脏病 -TNO/AZL 成人生活质量量表；CHQ. 儿童健康问卷；PCQLI. 心脏疾病儿童生活质量量表；PedsQL. 儿科生活质量量表

功能状态。普通的健康相关的生活质量或功能状态测量对健康儿童和慢性疾病儿童进行评估；它们可用于比较各种慢性病组，或慢性病组和健康对照组。疾病专用量表用于评估特定情况下或疾病人群的健康相关的生活质量，可能更全面地了解某一特定疾病，并能更好的区分同一疾病类别里不同亚组之间的差异。心脏病儿童专用健康相关的生活质量量表可提供近期和未来导管介入和心脏外科手术短期和长期结果的新的关键信息，可用于心血管药物和新技术和干预的临床随机试验研究。理想的心脏病儿童专用健康相关的生活质量量表能随时间的变化而变化（评估工具），能预测健康相关的生活质量的未来变化（预后工具），并提示传统的生物标记物可能没有注意到的新问题（诊断工具）。评估一个给定的健康相关的生活质量或功能状态量表的事先验证数据对于评估该量表至关重要（表 77-3）。在验证给定的量表时，量表的 4 个关于心理特性的具体问题应该被提及：

表 77-3 量表验证：可靠性、有效性和反应性

量表类型	量 表	可靠性	内部有效性	外部有效性结构泛化性效度	反应性
通用量表	CHQ	USA[a]	USA[a]	USA[a] USA[a]	USA[a]
	PedsQL 4.0 一般核心量表	USA[b]	USA[b]	USA[b] USA[b]	USA[b]
特定疾病 量表（先天性心脏病）	CHAT	加拿大	加拿大	加拿大	—
	ConQol	UK 加拿大	UK 加拿大	UK 加拿大	
	CHD-TAAQOL	荷兰	荷兰	荷兰	
疾病特定量表（心脏病）	PCQLI	USA[50,58,59] UK[82,83]	USA[50,58,59] UK[82,83]	USA[50,58,59] USA[59] UK[82,83] UK[83]	—
	PedsQL 3.0 心脏模块	USA	USA	USA	—

a.CHQ 已被翻译成多种语言；为清楚起见，此处仅列出原始文件。请查看 www.healthactchq.com 了解详尽的清单；b. PedsQL 已被多种语言和国家翻译和验证；为清楚起见，此处仅列出原始文件。请参阅 www.pedsql.org 以获取详尽的列表
（引自 Marino BS, Uzark K, et al. Evaluation of quality of life in children with heart disease. *Prog Ped Cardiol*. 2010; 29:131–138.）
CHAT. 先天性心脏青少年和青少年问卷调查；CHD-TAAQOL. 先天性心脏病 -TNO/AZL 成人生活质量量表；CHQ. 儿童健康问卷；PCQLI. 心脏疾病儿童生活质量量表；PedsQL. 儿科生活质量量表；UK. 英国；USA. 美国

①在被研究的患者群体中，该量表是否被证明是可靠的？②该量表在被研究的患者群体中是否被证明是内部有效的？③该量表在拟研究的患者群体中是否外部有效？④如果研究正在评估随时间变化或干预的影响，该量表是否已被证明在研究的患者群体中是有反映的？

在考虑其有效性和反应性之前，所有的心理测量量表必须证明是可靠的[51]。一个"不可靠的量表"不可能具有有效性和反应性。证明可靠性包括通过内部一致性测量（Cronbach α）来评估"重复性"分数，并在适当间隔的两个不同的时间点上比较同一病人的分数，以尽量减少回忆偏倚（重测信度）。测试心理测量量表的有效性是一个持续的，以证据为基础的过程；需要通过应试者的成绩推断出其置信度。评估有效性通常分为"内部"和"外部"结构有效性[52-54]。"内部有效性"[51,53,55] 可被视为对内容有效性和结构有效性的评估，其中包括对各自内容的理论概念化、清晰度、相关性，和具有代表性的项目内容和工具结构的评估。相反，建立"外部有效性"需要证明收敛性和判别性结构效度和"泛化性"[52,53,56]。"泛化性"可以定义为量表在不同地理区域和病人群体中使用时提供有效和可靠信息的能力[53]。通用的工具使研究人员有信心从多个地点和地区收集的数据是可比的。外部有效性的"泛化性"部分的证实使健康相关的生活质量量表可以用于临床应用和多中心研究，这样可为今后使用健康相关的生活质量作为结果的多位点横断面和前瞻性研究提供平台。反应性描述量表对干预后评分变化敏感的能力，或者在患者的健康状况或功能状态改变时，随着时间的推移对有意义的变化的敏感能力[51]。对于任何特定的慢性病人群来说，有一种反应性的量表对于任何介入计划或后续计划都是至关重要的。

表 77-4　量表验证：授权、费用、语言

量表类型	量　表	授　权	费　用	语　言
通用量表	CHQ	执照	执照费	英语（USA）[a]
	PedsQL 4.0 一般核心量表	用户协议	无 / 执照费	英语（USA）[b]
特定疾病量表（先天性心脏病）	CHAT	无要求	无要求	英语
	ConQol	无要求	无	英语（UK）
	CHD-TAAQOL	NA	NA	英语，荷兰语
疾病特定量表（心脏病）	PCQLI	用户协议	无	英语（USA，UK）
	PedsQL 3.0 心脏模块	用户协议	无 / 执照费	英语（USA）

a.CHQ 已被翻译成多种语言；为清楚起见，此处仅列出原始文件。请查看 www.healthactchq.com 了解详尽的清单；b.PedsQL 已被多种语言和国家翻译和验证；为清楚起见，此处仅列出原始文件。请参阅 www.pedsql.org 以获取详尽的列表
（引自 Marino BS, Uzark K, Ittenbach I, Drotar D. Evaluation of quality of life in children with heart disease. *Prog Ped Cardiol*. 2010；29: 131–138.）
CHAT. 先天性心脏青少年和青少年问卷调查；CHD-TAAQOL. 先天性心脏病 -TNO/AZL 成人生活质量量表；CHQ. 儿童健康问卷；NA. 信息未获得；PCQLI. 心脏疾病儿童生活质量量表；PedsQL. 儿科生活质量量表；UK. 英国；USA. 美国

五、现有的可用于测量心脏病儿童人群健康相关的生活质量的通用的和疾病特异性的健康相关的生活质量度量

PedsQL 4.0 核心量表，一种通用的健康相关的生活质量量度；儿童健康问卷（CHQ），一种通用功能状态测量，包含患者和代理报告人，适用于广泛年龄范围，并且可以在合理的时间范围内进行使用。此外，这些商业工具是可靠、内部和外部有效、响应性和适用性的，经过翻译在许多国家应用（表 77-1 至表 77-4）[44,45]。有五种儿童心脏病特定疾病的健康相关的生活质量量表在以前就被阐述过[46-50]，分别是：先天性心脏病 -TNO/AZL 成人生活质量问卷（Congenital Heart Disease-TNO/AZL Adult QOL，CHD-TAAQOL），一种评估青年先天性心脏病患者 HRQOL 的专用工具[46]；PEDS-QL 3.0 心脏模型[47]；先天性心脏儿童和青少年问卷（CHAT）[48]；CON-QOL[49] 和儿童心脏生命质量量表（Pediatric Cardiac Quality of Life Inventory，PCQLI）[50]。量表的实用性（具体授权要求的形式、用户成本和有效的翻译）见表 77-4。PedsQL 3.0 心脏模型[47]，由 Uzark 等创建和验证，在客观评估心脏病儿童健康相关的生活质量方面向前迈出关键而重要的一步。PedsQL 3.0 心脏模型显示了其可靠性、内部及外部有效性。包含 27 项内容的 PedsQL 心脏模型包括 6 个方面：心脏问题和治疗，治疗 II 级，身体外观感觉，治疗焦虑，认知问题和沟通[47,57]。PedsQL 3.0 心脏模型尚未被证明可推广到美国的其他地理区域或人口群体。

CHAT 和 Con-Qol 问卷有严重的限制性，它们只针对心脏病儿童中的先天性心脏病患儿[48,49]，适用的年龄范围窄[48,49]，缺乏父母代理报告[49]，也没有数据支持它们可以在美国不同地理区域或人口群体中广泛应用[48,49]。此外，它们在较大的年龄范围内区分各种心血管疾病的能力有限[49]。PCQLI 是最近提出的，属于特定疾病量表。PCQLI 和 PedsQL 3.0 心脏模型相似；它有一个父母 / 监护人代理报告和患者自我报告机制，应用年龄范围很广，易于在合理的时间范围内自我管理，并且有一系列相关内容在心脏病儿童人群中描述和测量健康相关的生活质量。PCQLI 是唯一在美国多中心试验中被证明是可靠、有效和可推广的特定疾病测量方法[58,59]。CON-QOL 和 PedSQL3.0 心脏模型可区分疾病严重程度亚组，但仅在研究人群的子集内（年龄、答辩人类型）[47,49]。相比之下，PCQLI 总和分量表（疾病影响和心理社会影响）区分了先天性

心脏病严重程度亚组,不分年龄、评分或报告人类型[40]。从研究的角度来看,这是一项重要的进展,将促进心脏病儿童患者临床重要亚组的健康相关的生活质量的横断面和前瞻性研究。需要注意的是,5个特定疾病量表没有一个在美国被证明是有反应性的。总之,是否选择测量工具进行研究或临床应用,关键是确定正在测试的特定假设或需要什么临床信息;然后根据评估的内容、被调查的答卷人以及使用的可行性,将适当的要求与适当的工具相匹配。使用适合年龄的测量方法,才能反映期望的受访者的成熟程度和认知发展。至关重要的是,用来测量的量表在被考虑的患者群体中应该是可靠的、有效的和有反应的。量表应该要能反映随着时间的推进或在对研究人群进行干预后评估分数的变化。收集来自父母/监护人的数据,以确定健康相关的生活质量对患者的全部影响,并使用特定的和通用的量表来区分亚组,并与其他慢性疾病组和(或)健康儿童进行比较。

六、关于心脏病儿童患者健康相关的生活质量的研究:已知了什么?

(一)一般先天性心脏病人群的健康相关的生活质量研究

大多数关于先天性心脏病患者的早期结果研究描述了死亡率、发病率或健康状况,包括解剖或血流动力学结果、手术后的电生理后遗症和(或)运动能力;或包括"生命质量"参数,如先天性心脏病成人患者婚姻状况、子女数量、就业状况或教育程度[60]。最近的研究已经认识到健康相关的生活质量的多维性,不仅包括身体健康状况和身体功能,而且还包括心理状态和社会功能。不幸的是,仅有少数研究评估患者对健康相关的生活质量的自我认知。

1. 心脏病人群的健康状况和功能状态

在1—3岁的先天性心脏病儿童中,Lantiopoulos等[11]报道功能限制的高发病率,包括社会化技能方面的困难。Walker等[61]使用CHQPF-50评估就诊于心脏科儿童的功能状况,描述其身体和心理健康状况,此研究由父母代理参与测试。据报道在心脏科门诊就诊的儿童,不仅身体功能、健康观念、家庭活动和父母情绪影响较差,而且有更多的焦虑问题和学习问题。Majneer等[62]使用CHQPF-50以及儿童行为检查表和父母压力指数来描述儿童在婴儿期心脏手术后5年的健康状况。CHQ的平均分数在正常范围内;然而,父母更经常描述患儿一些与焦虑、注意力、发育延迟和学习有关的问题。儿童的心理健康状况与父母压力显著相关。后两项研究都承认父母的反应很可能受到他们对孩子的希望和期望,以及他们作为一个家庭如何应对的影响。这与最早对先天性心脏病儿童情绪调节的研究之一是一致的;DeMaso等[63]发现约33%的儿童适应的变异性是由母亲的看法造成的,而疾病严重程度占变异的3%以下。

2. 心脏病人群的健康相关的生活质量

先天性心脏病患儿与身体健康,心理社会健康、社会功能和学校功能有关的自我报告的健康相关的生活质量,比健康儿童低(图77-3)[57,58,64,65]。Mussatto和Tweddell[65]发现,尽管人们认为先天性心脏病主要有物理效应;但在社会和教育功能对健康相关的生活质量的负面影响最大。在一项关于心脏病儿童健康相关的生活质量的大型单中心研究中,Zzark等使用PedsQL 4.0核心量表[57]评估了父母代理和儿童自我报告的对心脏病的看法。父母认为,更差健康相关的生活质量的身体和社会心理状况与心脏病的严重程度有关。然而,大多数心脏病儿童的健康相关的生活质量总体状况良好,20%的心脏病儿童的社会心理健康相关的生活质量显著受损,这些儿童包括轻度或已经进行修复的心脏病儿童。最近一项关于进行体外循环心脏手术的先天性心脏病儿童和青少年心理适应和健康相关的生活质量评估的系统综述[64]推论出,虽然自我报告的心理适应研究表明有良好的结果,但据他们的父母说,相当大比例的儿童经历了心理失调,这与先天性心脏病的严重程度和发育延迟有关。

Marino等开展了美国最大的一项关于PCOLI验证研究来评估健康相关的生活质量的多中心研究

中，利用了一种可靠、有效的和可推广的特定疾病的健康相关的生活质量量表，该量表包括儿童和青少年自我报告和家长/监护人代理报告。在这项研究中，包括了来自美国7个不同地区的1605对患者－父母参加（共3210人参加）；患者包括先天性心脏病（68%）和获得性心脏病儿童（32%）。

这项研究表明，患者和父母反馈的健康相关的生活质量评分越低，则疾病严重程度越重（图77-4），医疗保健利用率越高（图77-5），患者自我认知和能力越差，心脏病儿童人群中的行为和情感问题越多（表77-5）。PCQLI评分（总分、疾病影响和心理社会影响）区分了疾病严重程度亚组（轻度先天性心脏病、双心室先天性心脏病手术修复或姑息治疗，单心室先天性心脏病

Fontan手术）（图77-4）。轻度先天性心脏病被定义为不需要外科或导管介入治疗的先天性心脏病。此外，双心室修复组患者较轻度组患者PCQLI总量表得分；单心室姑息治疗组患者比双心室修复和轻度先天性心脏病亚组患者PCQLI总量表得分低（图77-4）。这些结果在所有年龄段和不同应答者类型都是可重复的，并与广泛的临床观察一致，表明高疾病严重程度与低生命质量相关。心脏手术数量增加，心脏相关医院就诊和在过去12个月就医；与低PCQLI总分相关（图77-5）。这些结果在所有四种形式中都是一致的（儿童形式、儿童的父母形式、青少年形式、青少年的父母形式）。糟糕的PCQLI总评分与儿童和青少年低的关于自我感知能力的全球自我价值评分相关（表77-5）。

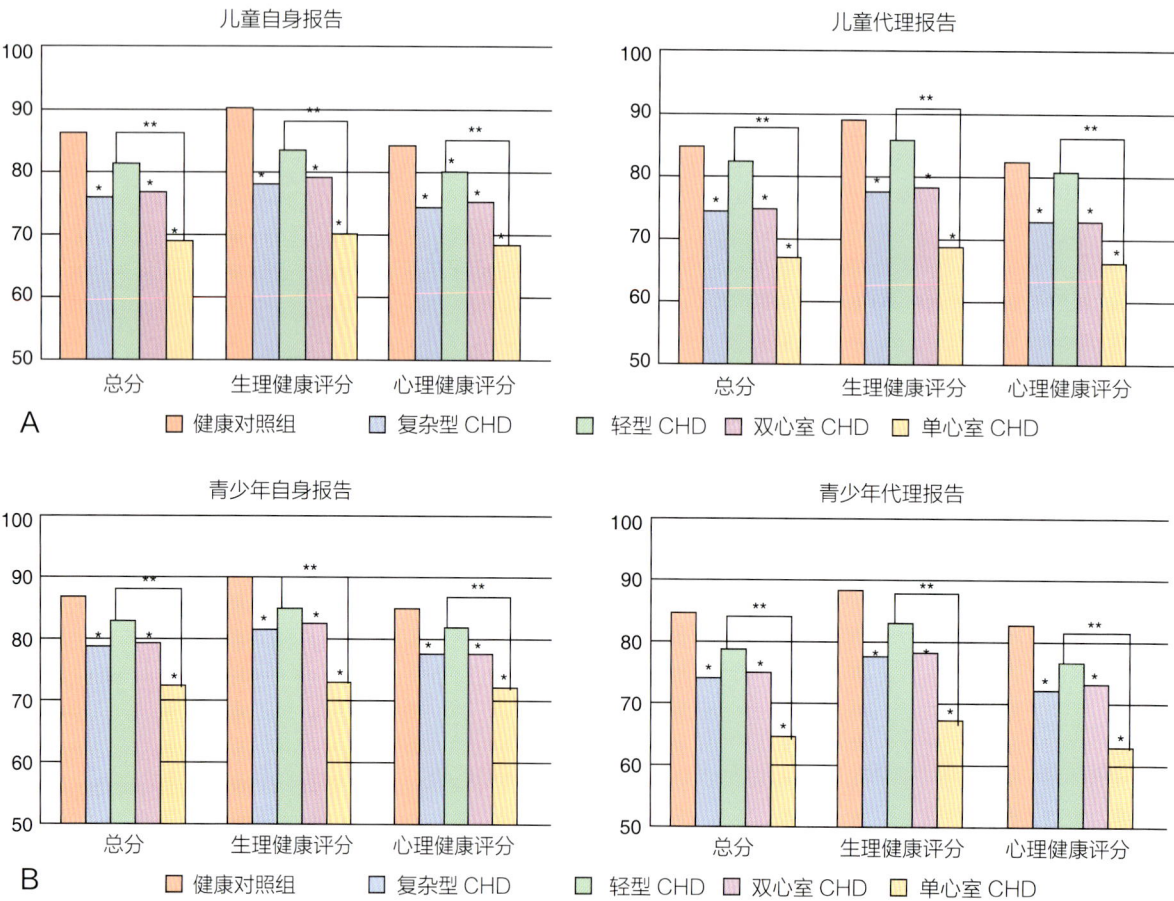

▲ 图77-3　A.PedsQL通用HRQOL测量－儿童；B.先天性心脏病（CHD）青少年患儿PedsQL评分低于正常对照组。低PCQLI得分与患儿CHD严重程度有关

*. 通过t检验确定，患病者与健康对照相比有显著差异

**. 通过方差分析确定疾病严重程度类别之间的显著差异

（引自 Marino BS, Tomlinson R, Wernovsky G, et al. Validation of the pediatric cardiac quality of life inventory. Pediatrics. 2010；126:498–508.）

在所有年龄段中，PCQLI 总分和 Achenbach（青少年自我报告和儿童行为量表）总能力评分之间的正相关关系有统计学意义；而 PCQLI 总分和 Achenbach 内化问题总评分及 DSM-Ⅳ 导向量表得分（情感表达障碍、焦虑状态、躯体功能障碍、注意力缺陷多动障碍）的逆相关关系也有统计学意义（表 77-5）[40]。

有趣的是，在非发绀型双心室（如主动脉瓣狭窄）、发绀型双心室（如法洛四联症）和姑息治疗单心室 Fontan 人群的特定的诊断和治疗组（表 77-6），PCQLI 总分有明显差异[40]。将每一个特定的人群划分到一个特定的根据基础疾病的严重

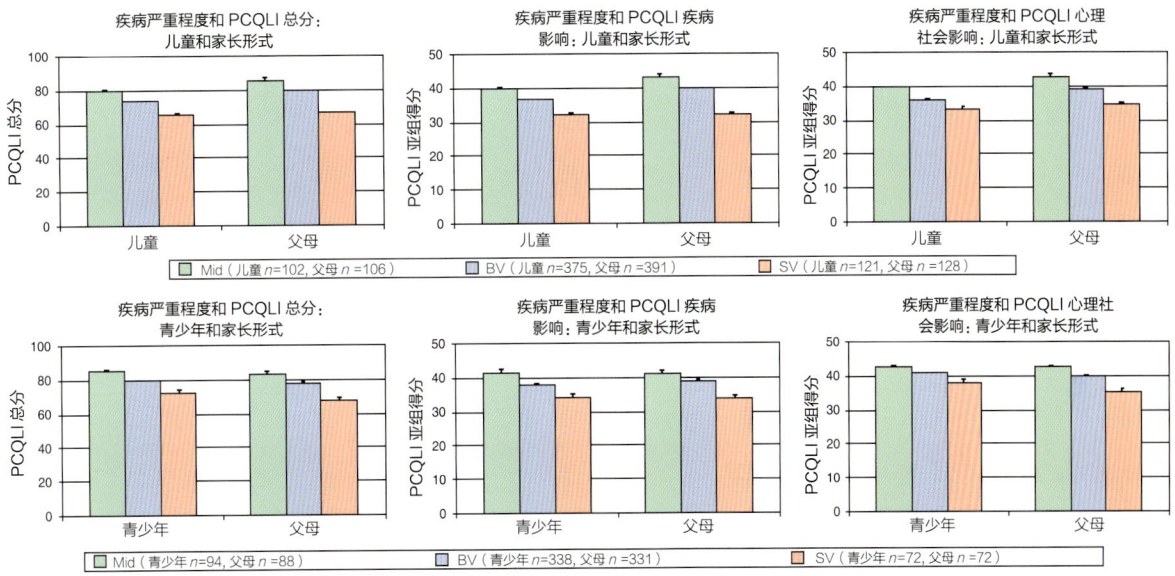

▲ 图 77-4　先天性心脏病严重程度与 PCQLI 评分的相关性

数值表示平均值，误差线表示 SEM。所有三因素（$P < 0.001$）和双因素（P ampleq；0.036）比较均具有统计学意义
BV. 修复的双心室心脏病亚组；SV. 缓解的单心室亚组；Mid. 轻度心脏病亚组
（引自 Marino BS, Tomlinson R, Wernovsky G, et al. Validation of the pediatric cardiac quality of life inventory. *Pediatrics*. 2010；126:498–508.）

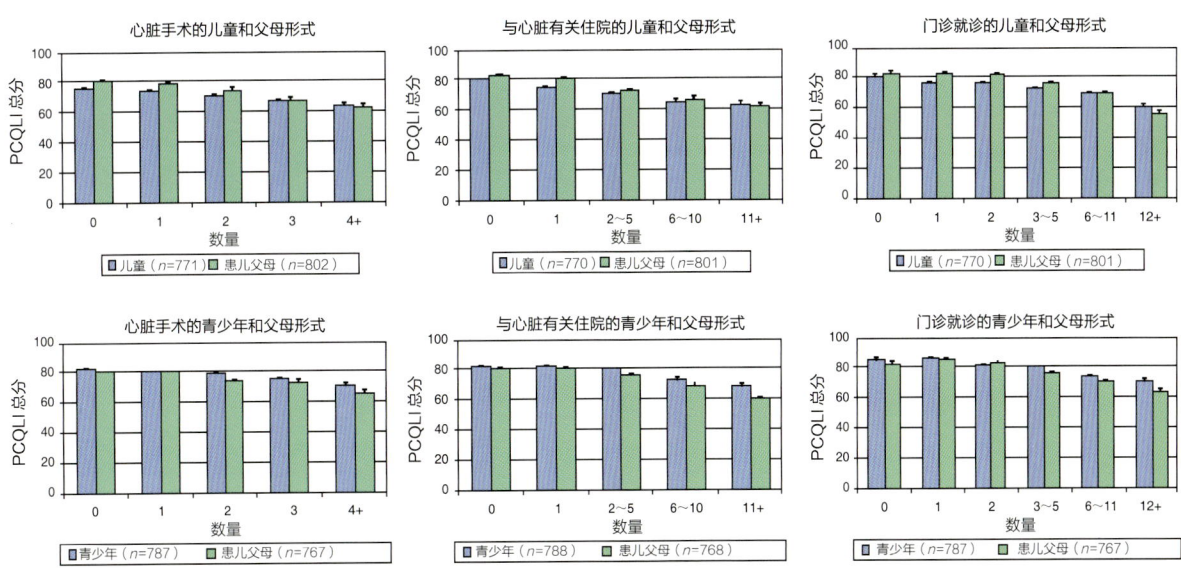

▲ 图 77-5　较低的 PCQLI 评分与儿童和青少年医疗保健利用的增加有关

PCQLI 总分与医疗保健利用因素的变化。数值表示为平均值，误差线表示 SEM。所有比较均有显著性（$P < 0.001$）
（引自 Marino BS, Tomlinson R, Wernovsky G, et al. Validation of the pediatric cardiac quality of life inventory. *Pediatrics*. 2010；126:498–508.）

表 77-5　PCQLI 总分与自我感知、能力及行为和情感问题相关

量　表	领　域	受访者组	相关系数
SPPC/SPPA	全球的自我价值	儿童	0.49
		青少年	0.40
Achenbach	总能力水平（活动性、社会、学校）	儿童 / 父母	0.31/0.33
		青少年 / 父母	0.31/0.38
	心理问题（焦虑 / 抑郁，孤僻 / 抑郁，身体问题）	儿童 / 父母	−0.52/−0.51
		青少年 / 父母	−0.51/−0.51
Achenbach（DSM）	情感障碍	儿童 / 父母	−0.55/−0.47
		青少年 / 父母	−0.49/−0.51
	焦虑性障碍	儿童 / 父母	−0.38/−0.44
		青少年 / 父母	−0.37/−0.39
	生理性障碍	儿童 / 父母	−0.34/−0.34
		青少年 / 父母	−0.36/−0.36
	ADHD	儿童 / 父母	−0.33/−0.33
		青少年 / 父母	−0.25/−0.34

所有比较的显著性均 < 0.0001

（引自 Marino BS, Tomlinson R, Wernovsky G, et al. Validation of the pediatric cardiac quality of life inventory. *Pediatrics*. 2010；126:498–508.）

程度和药物、导管介入、手术治疗的需要的健康相关的生活质量评分范围（主动脉狭窄 −80s；法洛四联症 −70s；和 Fontan−60s），有些复杂的单心室 Fontan 患者的健康相关的生活质量评分，与未进行干预的主动脉狭窄患者健康相关的生活质量比典型的 Fontan 患者更糟的进行干预的主动脉狭窄患者一样高。这表明，有促进和抑制的因素可随着时间的推移使每个患者的健康相关的生活质量弧线往上或往下（图 77-6）。了解整个心脏病人群的促进和抑制因素和对特定诊断或治疗组重要的促进或抑制因素；将为防止低健康相关的生活质量的发展或提高低健康相关的生活质量心脏病患者治疗提供机会。

（二）特定心脏病患儿人群中的健康相关的生活质量

在一些特定的心脏病患者亚群中也研究了健康相关的生活质量和功能状态。来自先天性心脏外科医师学会的 Culbert 等[66] 使用 CHQ-CF87 对 306 例完全性大动脉转位修复术后 11～15 年患儿进行功能状态评估。患儿健康状况与已发表的正常数据类似，动脉转接手术术后的健康状况优于心房内调转术。Dunbar-Masterson 等[67] 曾使用父母版本的 CHQ 调查，发现在 8 岁时，动脉转接手术术后患儿整体的身体及心理健康状况与一般人相似。他们还指出，智商低和学业成绩差与糟糕的心理健康状况相关。Hovels-Gurich 等[68] 报道，在新生儿期间接受动脉转接手术治疗的大动脉转位患儿在 8—14 岁时，即使父母发现其行为障碍，其健康相关的生活质量可正常。

Brosig 等[69] 比较接受动脉转接手术治疗大动脉转位和 Fontan 姑息治疗 HLHS 的学龄前幸存者

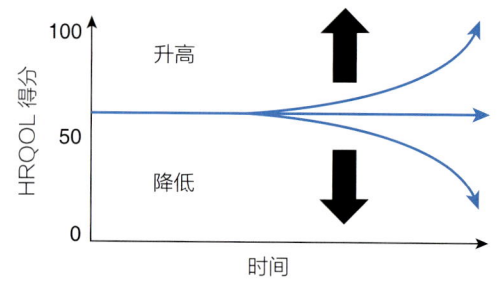

▲ 图 77-6　患者独立的 HRQOL 弧线升高与降低因素

表 77-6　PCQLI 分数（中位数和范围）在特定先天性心脏病诊断和手术组中的变化

	PCQLI 总分中位数（范围）			
	儿　童	儿童父母	青少年	青少年父母
AS（n=75）	86.2（51.9，100）	86.8（54.1，100）	89.5（65.1，97.8）	85.2（40.8，99.3）
TOF（n=125）	75.6（48.7，100）	78.6（43.5，100）	79.6（39.6，99.3）	78.7（33.5，100）
Fontan（n=219）	64.4（32.2，99.1）	66.1（30.7，100）	70.5（39.6，100）	69.7（26.0，98.5）

AS. 主动脉狭窄；TOF. 法洛四联症
（引自 Marino BS, Tomlinson R, Wernovsky G, et al. Validation of the pediatric cardiac quality of life inventory. *Pediatrics*. 2010；126:498-508.）

的社会心理结果。父母报告显示，两组先天性心脏病患者的健康相关的生活质量评分与健康对照组无明显差异。与大动脉转位儿童的父母相比，HLHS 儿童的父母对家庭的负面影响更大，父母的压力也更大。与大动脉转位儿童相比，HLHS 儿童的注意力和外部行为问题的发生率更高。在一项针对 6—18 岁的 Fontan 幸存者的大型研究中[70]，CHQ 功能评估由父母完成；其总得分明显低于美国人口的身体功能和心理社会功能。父母报告的患者状况，包括行为、学习、焦虑、注意力问题和抑郁是心理社会功能评分差异的最主要原因。在 DeMaso 等的一项研究中，对植入式心脏复律除颤器儿童和青少年的健康相关的生活质量进行了评估[71]。虽然家长报告的使用除颤器的儿童与正常的美国样本的心理社会总分数结果无显著差异，但是在社会情感行为角色、自尊和情感对健康的影响明显低于健康水平。Czosek 等最近的一个多中心研究比较儿科患儿和健康对照组患儿的健康相关的生活质量[72]。此研究包括 173 对患者 - 父母 [40 例植入 ICD，133 例植入起搏器；50% 先天性心脏病患儿；50% 男性；年龄中位数 13 岁（8—18 岁）]。与健康对照组相比，两组患者家长报告的 PedsQL 总分显著降低。植入 ICD 患者 PCQLI 总分明显低于植入起搏器患者。先天性心脏病患者 PCQLI 总分降低比非先天性心脏病患者多。患者健康相关的生活质量的关键驱动因素有 ICD、先天性心脏病和较差的自我感觉。从家长代理报告者角度分析，患者的健康相关的生活质量是由内在的行为问题（焦虑、抑郁和躯体

化）驱动的。有趣的是，活动限制和设备并发症没有影响健康相关的生活质量；是否可以通过使用心理干预来减轻这些因素，需要进行评估。最后，在儿童心脏移植人群中，使用儿童全球评估量表，27% 的儿童移植后 6.1～12.9 年有情绪调节和家庭功能困难[73]。Wray 和 Radley-Smith[74] 还发现大量儿童心脏移植接受者（＞33%）有行为问题增加和社会能力降低，特别是移植前诊断先天性心脏病患儿与心肌病患儿相比。

（三）心脏病儿童人群健康相关的生活质量的预测因素

1. 心脏病患儿健康相关的生活质量的神经发育预测因素

很少研究探索先天性心脏病患儿神经发育结果对健康相关的生活质量的影响。在大动脉转位患儿中，Dunbar-Masterson 等发现，全面智力较低，在阅读和数学（学术成就）方面的表现较差与 8 年内较低的父母报告心理社会健康相关的生活质量评分有关[67]。Williams 等[75] 研究发现，Fontan 姑息治疗的 HLHS 患儿在沟通和运动技能方面表现出明显的延迟，父母报告的 HRQOL 得分较低。值得注意的是，这两个研究使用一种通用的生活质量量表来测量心理社会生活质量，它可能不像特定疾病生活质量那样敏感或准确[76]。此外，两项研究都没有测量患者的感知能力健康相关的生活质量或专门评估神经心理障碍与患者的健康相关的生活质量的关系。父母报告的健康相关的生活质量和自我报告的健康相关的生活质量都很重

要，因为患者和父母对健康相关的生活质量的认识不同[30,57]。PedsQL 的心脏特异性模型包括认知问题分量表和交流分量表[45,47]。Zzark 等发现，使用 PedsQL 心脏特异性模型评估时，与患有较不严重心血管疾病患儿相比，患有严重心血管疾病的儿童在认知问题分量表上父母报告的健康相关的生活质量分数和自我报告的健康相关的生活质量分数都比较低；在交流分量表上父母报告的健康相关的生活质量分数也比较低[57]。最近，Marino 等证明了在控制患者人口学和重要临床协变量后，严重的执行功能、糟糕运动能力和情绪（焦虑和抑郁）能够预测 PCQLI 评分降低[76]。执行功能、总体运动能力和情绪在患者和家长报告的 PCQLI 心理社会影响分量表中占 42%~50%。此外，在患者和家长报告的 PedsQL 学校功能生活质量分量表中，执行功能障碍占 37%~54%。这些因素可能是复杂先天性心脏病手术幸存者健康相关的生活质量的关键驱动因素，并可能成为今后干预的目标[77]。

2. 心脏病患儿健康相关的生活质量的心理社会预测因素

虽然多项研究表明，在儿童心脏病人群中存在心理社会功能障碍，但很少有研究探索个人或家庭的心理社会预测因素与健康相关的生活质量之间的联系[57,58,70,78-80]。最近一项由 Marino 和 Wray 等完成的在美国和英国开展的多中心研究，探讨了心脏病的复杂性、健康相关的生活质量与心理社会发病因素之间的关系；该研究包含了 815 对患儿－父母。这项研究评估了特定的心理社会发病因素（家庭功能和父母压力，以及患者和父母创伤后应激和特质焦虑）、心脏病复杂性和健康相关的生活质量之间的相互作用。高复杂性与 PCQLI 心理社会影响量表评分较低有关。较高的父母压力、创伤后压力和特质焦虑得分与较低的 PCQLI 心理社会影响分量表得分有关。高复杂性与低 PCQLI PI 评分之间的相关性是由父母压力、创伤后应激和患儿及父母的特质焦虑所介导的。对这些心理疾病的干预可以提高 HRQOL[81]。Mussatto 等从 PCQLI 验证研究数据中进行了一项推论性研究，该研究考查了心脏病青少年自我知觉对心理社会调整的重要性[58]。在本研究中，研究人员使用青少年自我感知量表（Self-Perception Profile for Adolescents，SPPA）对自我知觉进行评估；和 PedsQL 通用量表评估健康相关的生活质量。健康相关的生活质量评分较低与住院间隔时间缩短、药物需求、家庭收入降低、全球自我价值感降低、更糟的负性自我感知特征差异评分以及自我感觉较差健康状况等因素有关。强烈的自我意识可能是管理与慢性疾病相关压力的一个重要的保护因素。该样本中超过一半报告了在两个或多个领域 SPPA 的重要性和能力之间的差异，这意味着他们在他们认为重要的领域中给自己的能力低的排名。更糟的负性 SPPA 差异评分与全球自尊心较差显著相关。67% 的参与者在行为执行上有负性 SPPA 差异评分，而在学术能力上有 83% 有差异评分。全球自我价值和 SPPA 差异评分是内化问题、外部问题和健康相关的生活质量的重要决定因素，这表明在能力和重要性之间缺乏一致性是失调的危险因素。

七、总结

目前许多关于先天性心脏病患儿的健康相关的生活质量研究由于其样本量小，往往依赖父母代理报告的儿童的健康相关的生活质量，来报告健康状况及观察功能状态；或其研究集中在一个单一维度的健康相关的生活质量。新量表的开发使健康相关的生活质量具有多层面的自我报告功能，这对于制订改善干预措施至关重要。需要进一步的研究来发现特定的神经发育和心理社会发病率与健康相关的生活质量之间的联系，以明确发育迟缓和心理社会问题是否可通过干预改善。通过刻画疾病复杂性、神经发育与心理社会发病率和健康相关的生活质量之间的联系，医生和护士有可能改变现在的保健护理，并显著改善先天性心脏病儿童的生活，确保他们未来的成功。

八、临床实施（健康相关的生活质量评估是否可用于临床实践？）

一个可靠、有效、通用、反应灵敏的健康

相关的生活质量量表在心脏病儿童患病人群中的重要性和功效是通过以下主要途径来改善患者的健康相关的生活质量结果：①改善心脏病儿童人群的综合随访（监测和筛查）；②识别高危患者（心脏病亚群体的风险分层）；③识别可改变的危险因素，以防止不良结果（预防）；④为预后差的儿童设计干预措施（治疗计划）。早期识别学习成绩、语言、视觉构建和知觉、注意力、加工速度、记忆、执行功能、精细或粗糙运动技能，和（或）多动症的神经发育障碍；可能使护理团队能够通过对高危儿童分组，进行有针对性的干预，以提高健康相关的生活质量的结果。基于有关运动能力下降的先天性心脏病患者身体康复的一些早期数据，身体功能和健康相关的生活质量可能通过康复得到改善。此外，早期发现儿童和（或）家庭中的心理社会功能问题（创伤后压力、特质焦虑、抑郁、应对、家庭功能和父母压力）可能改变风险分组，接受有针对性的干预措施；以预防或治疗心理或社会疾病。不幸的是，对心脏病儿童健康相关的生活质量的神经发育障碍、身体和心理社会发病率的临床评估尚未成为护理的标准组成部分，还有许多需要了解的地方。目前使用的量表其临床用途尚不太清楚。

将健康相关的生活质量评估纳入临床环境存在多种障碍[19]。儿科医生和心脏病专家（家庭医疗提供者）对他们的时间的要求越来越高；利用健康相关的生活质量量表进行监测和筛查只有在管理、评分和解释措施简单的情况下才能进行，并且可以作为"纸"或电子病历的一部分实时地集成到临床实践环境中。此外，如果有令人信服的证据表明，监测、筛选、转诊、评估和干预是有效、具有成本效益的，并且对特定患者的健康相关的生活质量结果有影响，则医生能将健康相关的生活质量评估纳入他们的临床护理中。最大的障碍之一是从业人员对健康相关的生活质量评估的理论益处缺乏了解。只有通过临床研究注重利用健康相关的生活质量评估的潜力；则这些障碍会开始消失。

九、研究议程（心脏病儿童患者的健康相关的生活质量研究需要什么？）

1. 未来的研究应该集中在心脏病儿童人群中的特定发病率/表型与健康相关的生活质量的关系，以确定有关预防和治疗的介入研究的候选因素。具体来说，需要进行进一步研究来发现神经发育、社会心理、身体疾病因素与健康相关的生活质量之间的联系，找出可防止或通过干预可缓解的特定功能缺陷。

2. 患者和家长都应该包括在评估范围内，以了解更多患者及家长回答的异同。这些模式将为临床提供如何更好地评估患儿及其应用父母/监护人健康相关的生活质量，并告知今后如何进行筛查和干预，以提高健康相关的生活质量。

3. 有必要证明在临床环境中进行健康相关的生活质量评估，最终会为健康相关的生活质量和（或）功能状态有临床意义的改变提供机会。具体而言，必须证明：①在临床环境中实时收集健康相关的生活质量数据，并根据神经发育、身体和心理社会功能障碍把患者分为低风险组和高危组是可行的。②推荐对健康相关的生活质量较低的患者进行有意义的干预措施是可行的；并且有意义的干预可使健康相关的生活质量发生重要临床变化。

4. 需要一个有响应性的量表，以便实地推行改进目前做法的干预议程。应该努力证明，在特定疾病的措施中，反应能力是可靠、有效的，并且在人群中是可推广的。一旦反应被证明，这一健康相关的生活质量工具在适当的情况下应该被包括在所有随机的临床或介入药物、设备或外科治疗试验中。

5. 应为心脏病患儿年龄增长队列（年轻人和成年人）研制新的健康相关的生活质量量表；因为随着健康相关的生活质量评估需求的变化，转型期患有先天性心脏病的成年人人数迅速增加（成人先天性心脏病人群）。目前大多数用于心脏病成人的健康相关的生活质量量表都是针对因高血压或冠状动脉缺血引起的心脏病患者使用的。一个成人通用的健康相关的生活质量测量与成人先天性心脏病疾病特定的健康相关的生活质量测量相结合，将提供必要的工具，以提供关于这一独特和不断增长的人群的关键信息。

十、临床议程（需要什么来控制健康相关的生活质量评估在心脏病小儿患者临床应用的潜力？）

1. 开始将健康相关的生活质量评估纳入临床访问，充分利用目前健康相关的生活质量测量的进展。

2. 努力使所有健康相关的生活质量评估在"质量研究"的临床环境中进行（或至少创建标准的评估协议），以便该领域能够受益于可靠、有效和具有潜在普遍性的临床信息。目前进行评价的方式有很大的差异，因此往往很难在不同的环境和（或）人口中推广观察结果。

3. 一旦证明健康相关的生活质量评估可以用于神经发育、心理社会和机体发病风险分层；健康相关的生活质量评估作为正式标准化监测和筛查计划的一部分，应在所有门诊就诊时进行，以便于转诊、干预和跟踪。

十一、结论

在过去几十年中，患有心脏病的儿童死亡率有所下降。然而，幸存者可能有神经发育、心理社会以及身体疾病；这降低了健康相关的生活质量。尽管在这一高危人群中，由于心脏病儿童人群健康相关的生活质量评估中固有的问题而导致健康相关的生活质量评估缺乏，但是新的可靠、有效、可推广的健康相关的生活质量在不断发展。这些问卷可用于快速改善健康相关的生活质量的研究，并获得可转化为临床领域的关键信息。严格描述神经发育、心理社会和生理发病因素与健康相关的生活质量之间的关系，将确定适合干预的具体因素，并使临床医生能够修改护理系统，以显著改善先天性心脏病儿童的生活，并促进其未来的成功。基于健康相关的生活质量的正式筛查和干预方案评估将使临床医生能够干预那些具有极大潜力改善健康相关的生活质量严重缺陷的儿童。

第 78 章
心脏设备之外：对植入植入式心脏设备儿童及青少年的全方位呵护

Beyond the Cardiac Device: Comprehensive Care of Children and Young Adults with Implantable Cardiac Devices

Caridad M. de la Uz　Katherine Elizabeth Cutitta　Samuel F. Sears Jr.　著

许 巍 译

一、概述

未来的电视节目大喊着"我们拥有技术"这类乐观主义标语，并承诺植入式或"仿生学"医疗设备可完全恢复人类健康。这些激动人心的憧憬在心脏病学和儿科心脏病学中都得到了强有力的追捧，认为技术上的创新足以满足恢复人类健康的雄心壮志。然而，这种类型的概念仅仅抬高了工程奇迹，掩盖了解释和利用科技利益所必需的人为因素。仅有令人惊叹的技术往往会令人忽略现代概念的健康结局，包括生物、心理和社会健康。医学创新是实现功能全面恢复的必要条件，但不全面。恢复健康的社会心理因素往往落后于创新，对生活质量的需求又使其重新成为关注的焦点。患者的反应和设备接受情况近期才被定期纳入研究，对其才有更多认识。

近来心脏病相关设备被迅速接受和不断创新，并取得广泛成功。Harvey 将心脏的功能类比成机器做功，这可能无意中引出了现代观点或使人接受辅助心脏装置。最初医疗设备用于解决特定的医疗问题，而忽略给患者带来的不良反应。医学改革者研究了用以支持心脏功能的循环系统电子设备。起搏器（pacemaker，PM）、ICD 和心室辅助装置的创新是迭代的，并激励将一些医疗器械创新，这种创新被比喻为"准备、射击、瞄准"的过程[1]。但医疗设备的影响并不总是可完全预料到的，对于一些人来说这些创新可能会令人不安。儿科适应证源于成人，经过创新后被推广到儿科。因此，儿科研究结果往往落后于成人研究。成功植入设备对患者和家庭产生了新的需要考虑的适应性问题，包括诸如设备接受情况、设备读写、自我管理和以前不需要或不可能的监控。

我们认为医疗设备应成为患者的安全网。这个安全网就像马戏团的重要特征，它不是表演明星，但它的缺席可能会导致悲剧，并改变表演者的行为。起搏器脉冲、ICD 休克和心室辅助装置输出量为设备的运行程序，并为心脏提供"支持"功能。患者和家庭对这些过程的认知和行为反应扩大了患者潜在的重要健康结果。

本章节主要研究过去和现在的儿科设备（起搏器、ICD 和心室辅助装置）的使用和适应证，回顾儿童社会心理调节的相关研究，确定能够改善儿科患者设备功能和特异性调节策略。

二、设备护理的现代应用和医疗适应证

有趣的是，以心脏起搏为基础的设备护理起源于儿科，其中第一个历史叙述是关于 Mark C. Lidwell 医生（1878—1968）发明并成功地使用一台机器来"驱动人的心脏"[2]，患者在麻醉状态下发生心脏骤停时该装置发挥作用。1929 年 9 月，在悉尼澳大利亚医学大会上，Lidwell 医生报道，

当注射的肾上腺素进入心脏时，使用早期方式无法复苏死胎。然而在这一创新之后没有进一步文件说明该新型装置的使用，类似的技术也没有进一步发展。直到后来物理学家 Albert S. Hyman 和 Paul M. Zoll 在心脏除颤方面为现代植入式心脏装置奠定了基础。

起搏器和除颤器的现代应用效果显著。在1993—2009 年，大约有 290 万名成年患者接受了永久性 PM，仅在 2009 年就有 188 700 例植入永久性起搏器。同时，80 万例患者接受 ICD，植入率为 0.462‰[3,4]。虽然儿科植入装置仅占该技术市场份额的 1%，但其患者选择、设备植入技术和长期的复杂心脏装置管理使得这个独特的人群不能简单地应用成人相关经验。由于儿童的人群限制和开发相关设备公司缺少经济鼓励，使得儿童相关设备的创新被认为是儿童对成人装置的适应[5,6]。

三、适应证与应用

（一）心脏起搏器

在儿童中植入永久起搏器最常见的指征是先天性或后天性心脏传导阻滞、与先天性心脏病相关的传导系统异常、心脏节律紊乱和心肌病（图78-1）[7]。在 2008 年关于儿童和先天性心脏病

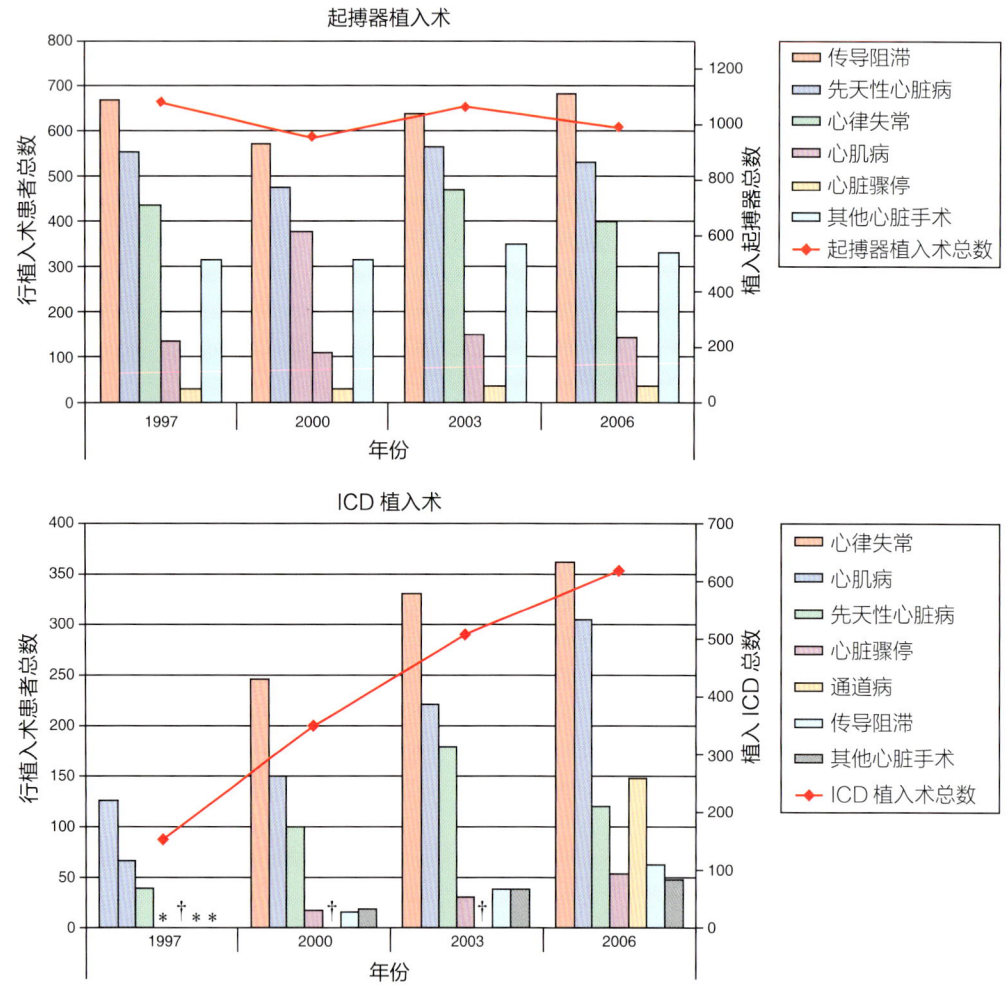

▲ 图 78-1　植入心脏设备术在不同年份和心脏相关疾病中的应用趋势

A. 起搏器植入的趋势；B. ICD 植入的趋势。*. 由于"医疗费用与项目数据使用协议"限制，观察对象≤ 10 个。†. 在 2006 年之前 ICD-9 编程不可用（引自 Czosek R, Megana- than K, Anderson J, Knilans T, Marino B, Heaton P. Cardiac rhythm devices in the pediatric population: utilization and complications. *Heart Rhythm*. 2012；9（2）：199–208.）

ICD. 植入型心律转复除颤器。

患者中植入永久起搏器的建议在心律失常装置治疗的 ACC/AHA/HSR 指南中进行明确叙述，并与成年患者的起搏适应证相似[8]。在儿童住院数据库医院样本中一个大型国家数据库，每年可植入 951~1076 个起搏器，并且大部分为 18 岁以上患者，这可能与成人先天性生长发育有关[7]。这些年龄较大的患者在复杂的心脏手术中存活，但最终可能会因为疾病后遗症或干预发展成为心力衰竭或心律失常，并需要植入某种形式的心脏装置。本研究中大多数接受永久性起搏器的患者年龄为 0-5 岁（占总数的 43%），年龄 5-12 岁和 12-18 岁的年龄组分别占所有起搏器的 22.1% 和 24.7%，18 岁以上的患者占所有起搏器的 10.2%。大多数设备由教学医院植入[7]。

（二）ICD

在儿童患者中，根据 Czosek 等的数据研究发现诊断为心律失常、心肌病、先天性心脏病和通道病的患者多数会植入 ICD（图 78-1）[7]。最新的 ACC/AHA/HRS 建议儿童患者进行 ICD 植入的标准与成人心脏猝死的二级预防标准类似，但在儿童患者中没有用于初级预防植入 ICD 的 I 类适应证[5,9-11]。一些 I 类适应证可以从成人指南中推断出来，例如在儿童或成人先天性非缺血性心肌病射血分数＜30% 引起缺血时 ICD 的应用，但在儿科中，更罕见的诊断，如早期通道病、肥厚型心肌病，I 级预防性 ICD 的必要性常常受到质疑[5]。此外，决定是否在年轻患者中植入 ICD 时需要评估心脏猝死的风险与植入过程中的风险、保证几十年治疗效果（设备的寿命比许多患者寿命短）、引起休克的风险和装置的整个寿命期间可能进行多次系统修正的风险[5,9-11]。成人应用 ICD 指征随着 MaDIT II 研究的结果而扩展，同样在儿童中应用 ICD 的指征也相应扩展。ICD 的小型化和新型植入技术的持续发展也在一定程度上增加了 ICD 在儿童患者中的可行性。根据 Czosek 等研究，ICD 的使用量从 1997-2006 年增长了 3 倍，在 1997 年大约 130 例儿童植入 ICD，在 2006 年则有 396 例。ICD 儿童的平均年龄从（13.6±0.4）岁下降到同期的（12.2±0.3）岁，而 5 岁以下儿童植入 ICD 有增加的趋势。尽管植入时的平均年龄降低和使用率增加，而与 ICD 植入相关的并发症发生率从 16% 下降到 10%，但这一比率仍显著高于成人[5,9]。

（三）心室辅助装置

发生心力衰竭的患儿使用心室辅助装置常见指征包括心脏切开术后的心室衰竭、病毒性心肌炎、特发性和先天性心肌病[12]。儿科患者的适应证基于现存文献中的过渡移植（bridge to transplantation, BTT）观点。尽管柏林心脏辅助装置（Berlin Heart）和 Medos VAD 已经在临床上应用，并产生较理想的结果，但 ECMO 治疗目前仍然是美国儿科中最常用的心室支持模式[12]。心室辅助装置用于儿童的首要问题包括心室装置大小和患儿活动时的可动性[13]。新兴的设备越来越多地可适应左右心室的大小[14]。在过去的 10 年中，使用心室辅助装置，特别是使用 Berlin Heart 的小儿心室辅助装置，已经增加了近 800%。2000-2012 年，初步估计北美儿童植入装置从 1 例增加到 86 例[15]。随着儿科心室辅助装置研究的不断深入和技术不断适应儿童心脏的需要，我们很可能将看到心室辅助装置植入率的持续增加。

四、回顾关于起搏器、植入式心律转复除颤器和心室辅助装置心脏设备的社会心理学研究

"依赖小型计算机的心跳和移植到体内的机器会令一些人非常不安的，尽管其他人对机器能对人类幸福产生直接的亲密的贡献感到十分兴奋。"[2]

我们需要重视综合健康包括社会心理健康在儿科中的地位。患有严重心脏病人群的健康结局和由生活质量引起的心理困扰越来越值得关注[16]。一个用以解释植入式装置所特有的社会心理问题的理论框架已经被提出，是以患者接受概念为中心。"患者接受"这个术语已被用于植入式装置相关文献中，用以描述患者"对装置的认知、对潜在放电的认知、体形的改变、生活方式的改变、

患者和家人的认知、家庭关注的问题以及对并发症的恐惧"[17])。它也被定义为"一个以科技为依托、科技融入生活、通过科技生活的过程"[18]。起搏器特异性调控方法已经研究出来[17-19],并证明比广泛使用的方法如 SF-36 健康调查对健康状况的变化更为敏感[19]。健康相关的生活质量的整体方法,如 SF-36 或 SF-12,同样可用于评估植入前和植入后生活质量的差异,但可能对检测患者植入设备时健康状况的细微差异和变化不具良好的特异性。然而,无论是疾病特异性调控方法和整体生活质量检测都仍然在使用,因为所有健康相关的生活质量都没有黄金标准。下面我们将主要回顾一下现有文献中儿童心脏装置引起的社会心理变化(表 78-1)。

表 78-1 植入心脏设备患者的社会心理困扰

研 究	例 数	年龄范围	选择方法	结 果
Bedair 等（2014）	193 例成人先天性心脏病	45	• 佛罗里达的患者接受度调查（FPAS） • 简易版健康调查-36（SF-36） • 医院焦虑抑郁量表（HADS）	**FPAS** • 植入 ICD 的先天性心脏病患者对设备的接受度较植入 PM 患者更低 – 低水平的设备接受度预示着更高水平的焦虑和抑郁 – 植入 ICD 患者中,对设备接受度较低的患者年龄较小 **SF-36** • 植入 ICD 的先天性心脏病患者的生活质量较植入 PM 患者更低 **HADS** • 与非先天性心脏病相比,先天性心脏病抑郁症的发病率更高 • 先天性心脏病植入 ICD 患者和非先天性心脏病植入 ICD 患者的身体健康、设备接受度、焦虑和抑郁评分相似
Ezon 等（2014）	63	2—>13	• PedsQL 核心模块 • PedsQL 心脏模块	**PedsQL Core Module** • 心室辅助装置行 BTT 组与行 STT 组无明显的差异 – 社会心理学（中位数＝81.7,84.2） – 物理（中位数＝90.6,84.4） – 总健康评分（中位数＝81.94,82.6） • 神经系统并发症与较差的身体健康相关（$P＝0.01$） **PedsQL Cardiac Module** • 神经系统并发症与较差的心脏联系相关（$P＝0.02$）
Webster 等（2014）	166	6—20	• 学龄期儿童和青少年情感障碍和精神分裂症的评分表——现况和终生版本（K-SADS-PL） • 儿童健康问卷-50	**K-SADS-PL** • 目前焦虑率或抑郁率 – ICD＝27% – PM＝11% • 终生焦虑率或抑郁率 – ICD＝52% – PM＝32% • ICD 患者焦虑诊断率（当前和终生）比 PM 患者高 • 两组的抑郁率没有明显差别 **儿童健康问卷-50** • 两组生活质量没有明显的差异 • 两组生活质量均明显低于健康对照组

（续　表）

研　究	例　数	年龄范围	选择方法	结　果
Gutierrez-Colina 等（2014）	27	8－18（平均年龄 13.6）	● PedsQL-儿童行为 ● 儿童评估系统：第二版家长调查量表（BASC-2-PRS） ● 儿童认知能力量表（PCS）	PedsQL 生活质量低于跨域的标准样本；低收入和非白种人种族与低生活质量相关 PCS PM 患者在认知、社会、身体和综合量表中均低于健康对照样本（每个均 $P < 0.001$） PCS/BASC-2-PRS 在多个领域中自我认知能力与高 QOL 相关（$r = 0.53 \sim 0.62$），但与提高适应能力、减少内在或外在行为或行为症状无关 自我认知能力与行为症状负相关（$r = -0.48$；$P = 0.01$）
Cheng 等（2014）	27	8－18（平均年龄 13.59）	● PedsQL-儿童 ● PedsQL-成人 ● 儿童社会支持调查（SOCSS）	● PedsQL 的总分与高比例相关（组间相关 $r = 0.689 \sim 0.720$） ● 生活质量和性别之间没有明显的相关性 PedsQL-儿童 ● 生活质量在多个领域明显低于健康对照样本（包括社会心理、学校、社会、情绪、体能） PedsQL-成人 ● 除体能外多个领域低于健康对照样本（$P = 0.059$） SOCSS ● 家庭和朋友的支持与身体、社会心理和总体的生活质量呈正相关（$r = 0.45 \sim 0.64$）
Koopman 等（2012）	30	9－23（平均年龄 16.3）	● 症状检查表-90 修订版（SCL-90-R） ● 对 ICD 的担忧——简要版（WAICD-SF）	SCL-90-R ● 年龄大于 13 岁的患者的焦虑、抑郁、睡眠问题显著高于对照组（$P < 0.001$） ● 在性别方面没有明显差异 ● 报道了 1 例休克患者有严重抑郁症状（$P < 0.03$） ● 不同疾病组间没有明显的统计学差异（可能由于样本量较小导致的） WAICD-SF ● 无休克史的患者较有休克史者的担忧少（$P < 0.05$） ● 植入年龄和性别均与 ICD 相关忧虑无明显统计学意义 ● 不同疾病组间无明显统计学差异 ● 最大担忧如下 　－"如果 ICD 着火，我害怕独自一人，我需要帮助"（66%） 　－"我担心当 ICD 发生火灾时我将会有怎样的感受"（59%） 　－"我担心如果我锻炼了，我的心脏可能会跳动得更快导致 ICD 着火"（55%）
Czosek 等（2012）	173	8－18（PM 平均年龄 12.9；ICD 平均年龄 13.8）	● PedsQL ● 儿科生活质量量表（PCQLI）	PedsQL－儿童和父母版 ● 植入心脏装置的患儿的生活质量明显低于健康对照人群 PCQLI ● PM 和 ICD 患儿的生活质量明显低于仅有二叶主动脉瓣的患儿

（续 表）

研 究	例 数	年龄范围	选择方法	结 果
Sears 等（2011）	58	8—18	• 儿童生活质量量表-儿童版（PedsQL） • PedsQL-家长版 • ICD 逃避调查	• 样本中没有包括足够的有休克史患者，无法对有休克史和无休克史的患者进行比较 • 休克在不同性别间无明显差异 **PedsQL-儿童版** • 在社会心理和身体健康方面生活质量明显低于健康对照组相比（P < 0.001） • 与慢性健康状况人群相比，社会心理健康水平较低（P = 0.01） **PedsQL-家长版** • 在社会心理和身体健康方面生活质量明显低于健康对照组相比（P < 0.001） • 与慢性健康状况人群相比，社会心理健康水平较低（P < 0.001） **ICD 逃避调查** • 女性患者较男性患者更容易选择逃避（P = 0.029）
DeMaso 等（2004）	20	9—19（平均年龄 14.8）	• 儿童健康问卷-50（CHQ-50） • 儿童健康问卷-87（CHQ-87） • 家庭规模的影响（IFS） • 修订版儿童表观焦虑量表（RCMAS） • Reynolds 青少年抑郁量表（RADS） • WAICD	**总体发现** • 休克与无休克组没有差异 • 病情严重程度与社会心理功能无明显相关 • QOL 与社会心理困扰相关 **CHQ-50（看护人报告）** • 看护人报告表明在 12 个领域中有 6 个领域（即身体、社会心理和总体健康）与标准组相比生活质量明显低 **CHQ-87（儿童报告）** • CHQ 评级低于标准组 **IFS** • 孩子生病对家庭关系和个人伤害的影响与标准组相比影响较小 **RCMAS** • 不太可能报告 ICD 担忧 / 敏感度（P = 0.02） • 社会期望较高（P = 0.04） **RADS** • 抑郁水平明显低于临床抑郁组（P = 0.03） **WAICD 全球担心的问题** • 休克（50%） • 没有担心（20%） • ICD 中断（10%） • 可以做事情的少（10%）

ICD. 植入式心律转复除颤器；BTT. 过渡移植；PM. 起搏器

（一）心脏起搏器

心脏起搏器在不断创新并促进生产。儿科心脏病学得益于心律失常循证医学的创新。与 ICD 相比，起搏器以间断、非剧烈的方式发挥作用，但仍然可影响患者的社会心理和生活质量，产生显著的焦虑和变化[20,21]。植入设备的成人和儿童普遍关注的问题包括生存、体形和反复干预，但在儿童或青少年发育的敏感期植入起搏器或 ICD 可能因设备管理引起复杂的社会心理变化也同样值得关注[22]。简要地回顾一下儿童发育阶段，比如心理学家 Erik Erikson 在 1968 年举例说明传导性疾病的诊断以及植入式心脏设备，在儿童期或青春期的任何时候都可能会对发育产生深远的影响（表78-2）[23]。特别是在儿童早期，由于父母过度保护和身体局限性可能导致患儿无法适应社会环境，从而产生自卑。然而，在青春期前和青春期，同样的身体局限、父母的过度保护和额外的体形问题可能阻碍个体特征的形成和降低自主意识，而个体特征和自主意识是进入成年期实现自我独立所必需的[22]。

（二）设备与疾病

植入心脏辅助装置的患儿和其他慢性病患儿与健康对照人群进行对照研究，此项研究不仅仅是为了诊断慢性疾病，更要对装置本身对不同群体的生活质量和心理后遗症的差异进行解释[24]。Alpern等将三组对象进行比较（30例植入起搏器患者，30例类似的先天性心脏病患者和30例年龄和性别匹配的健康对照人群），发现这三组的自尊或自我形象没有显著差异[22]。虽然植入起搏器的患儿没有意识到自己与没有植入起搏器心脏病患儿的不同，但与同龄的健康人群相比，他们认为他们的控制源更为外在（即相信自己的生命是由外力控制的，例如命运、机会或他人的势力，而不是相信是由他们自己的能力和力量控制的）[22]。这一发现表明由于植入装置患儿缺乏自主控制感，可能会妨碍他们正常的独立的社会心理发展。令人惊讶的是，没有一个起搏器患者表达对死亡的恐惧，但有23%的冠状动脉疾病患者和60%的健康人群认为起搏器患者可能会经历这些恐惧。研究表明其他人对起搏器患者的反应可能是负面的，包括拒绝、嘲笑或不满。同样，Cheng等发现与标准数据相比，起搏器的父母和儿童在大多数领域报告的健康相关的生活质量得分总体上较低，包括身体、社会、心理社会和整体生活质量等方面[20]。总的来说，这些结果表明疾病和装置之间对起搏器患者的影响值得被关注。

（三）医疗和社会因素

与标准数据相比，起搏器患儿和他们的父母在大多数领域健康相关的生活质量值较低[20,25]。在现有文献中，很少阐述医学因素与严重的健康相关的生活质量间的关系。DaSilva等评估66名患儿通过慢性右心室起搏方式治疗CCAVB的结果，指出慢性右心室起搏的治疗方式对生活质量并没有任何不利影响。在CHQ-PF50问卷中，心室功能减退（指射血分数＜55%）的患儿表现出在所有领域中整体生活质量均减低的趋势，并且在"由于情绪/行为方面导致的角色/社会局限"和"由于身体方面导致的角色/社会局限"部分得分更低[26]，其中女性和使用心血管药物是另外两个可降低社会功能和体能的因素。然而，植入时的年龄与任何一种特定的生活质量没有关联。在长达30年的晚期随访中，这组患儿表现出与健康人群相似的健康相关的生活质量评分，表明先天性传导系统障碍的患儿可能比获得性传导性疾病患儿更容易接受和适应他们的疾病。将这些患儿的心脏病从传导系统中独立出来，从而限制了

表78-2 Erikson: 儿童发育阶段

年　龄	发育阶段	评　论
出生至1岁	基本信任 vs. 不信任	如果孩子被拒绝或照顾方式不合逻辑，婴儿的世界观就危险了。主要看护人是关键
1—3岁	自主 vs. 害羞和怀疑	无法学会独立会让孩子怀疑自己的能力和并产生羞耻感。父母是关键
3—6岁	主动 vs. 自责	儿童培养目标与其他家庭成员存在冲突，须在不影响他人的权利和目标下权衡自主意识。家人是关键
6—12岁	勤奋 vs. 自卑	掌握社会和专业技能；与同龄人进行自我比较，形成自信或自卑。教师和同龄人都很有影响力
12—20岁	特点 vs. 角色困扰	形成社会和职业特征。"我是谁"。未能形成身份特点将导致他们在成年期角色混淆。由同龄人组成社会很重要

未来发生心脏病并发症的可能性，也可部分解释 CCAVB 和慢性右心室起搏患儿的社会心理健康恢复。

全面的健康结果评估需要检测社会功能。一个孩子与他的环境的互动对儿童发育至关重要，如发育心理学家 Urie Bronfenbrenner 提出的儿童发育生态系统理论（图 78-2）。自我能力或对不同领域的能力认知，是另一个可提高植入起搏器患儿的生活质量的重要社会因素[25]。虽然与标准数据相比植入起搏器患儿对自我能力的评估在所有量表（包括认知的、社会的、物理的和综合的）中均较低，但那些感知社会能力水平相对较高的患儿可拥有较高的身体的、社会的、社会心理的以及综合的健康相关的生活质量。一个患儿对身体、心理、认知以及综合能力等方面具有更准确的认知，也与他们在多个领域拥有更高水平的工作能力有关。总体而言，与他们的健康相关的生活质量相关是患儿对健康状况和能力的认知，而不是疾病的实际严重程度[25]。

（四）植入式心律转复除颤器

进一步研究儿童 ICD 的社会心理并形成一个更广泛的结果集（表 78-1）。焦虑一直是儿科研究的主要焦点。最近研究表明 ICD 患者与起搏器患者相比焦虑率更高（分别为 27% 和 11%），而抑郁症患者比例相当[27]。这些数据是非常重要的，因为这是一项大样本对照研究，包括了为 52 例植入 ICD 和 152 例植入起搏器的患儿。然而，在回归模型中控制年龄和疾病的严重程度之后，植入装置类型不是困扰的重要预测因子的结论被弱化。另外的结果表明，无论哪一种儿童心脏病，给父母带来的痛苦都相似，表明心脏病的严重程度对于痛苦的产生可能不那么重要。这项研究指出焦虑率大致相当于之前关于植入 ICD 患儿研究的 22%[28]。

通过比较不同儿童慢性病的困扰验证儿科心脏病患者和家属间的困扰存在差异（表 78-3）。首先，通过比较 9—19 岁（共 20 例）的 ICD 接受者，发现与健康人群相比，儿童患者没有明显增加抑郁率或焦虑率，但体能和生活质量较低。通过父母调

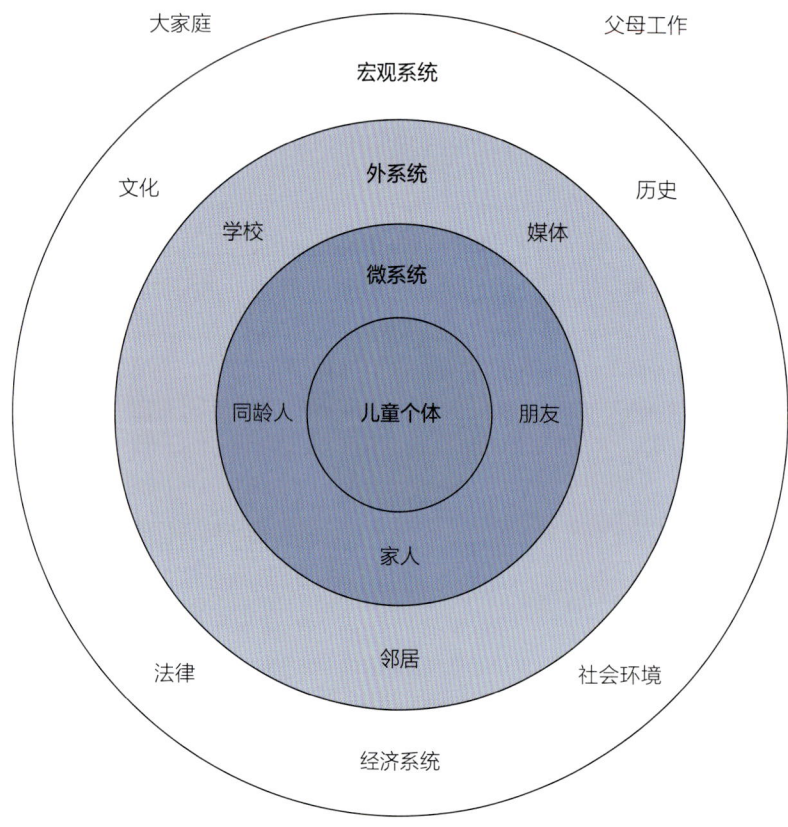

◀ 图 78-2 Bronfenbrenner 的经济系统理论
一个人的发展是由他的环境的相互作用所决定的

表 78-3 植入心脏设备患者的恢复因素和危险因素*

恢复因素	危险因素
● 植入时年龄小	● 女性
● 支持：家人、朋友和老师（不包括护士和医生）	● 血管活性药物
	● 非白种人
● 有较好的健康认知状态	● 家庭收入低
● 自我认知能力（感知各个领域的个人职能）	● 终生手术次数多
	● 过去一年住院次数增加

*. 各种儿科研究中确定的对健康相关生活质量有更大影响的因素

查和标准样本的比较证实了这些差异[29]。最近，Sears 等指出，与儿童慢性病对照组相比，ICD 患儿（共 60 例）的身体素质较差，但心理素质相似[24]，而将两组的父母进行比较发现 ICD 患儿的父母的身体和心理素质均较差。医疗严重程度和 ICD 休克的发生与社会心理痛苦无关。研究表明，不同性别之间的社会心理问题存在差异，即与男孩相比女孩的生理、社会心理和心脏的生活质量较低。另外此研究发现约 84.7% 的 ICD 患者避免活动，可能是为了控制焦虑。Koopman 等将 30 例 ICD 患儿（平均年龄为 16.3 岁）与慢性病对照组作对比，发现他们存在焦虑、抑郁和睡眠问题的比例较高，而休克的发生与抑郁症状加重有关[30]。

成人先天性心脏病心理困扰研究证实了儿童患者的心理需求。Bedair 等发现在成人先天性心脏病患者中，植入 ICD 的先天性患者对设备接受程度和生活质量低于植入起搏器的先天性患者[31]。这一迹象提示由设备引起的休克可能是 ICD 患者遇到的一个关键和独特的事件（或威胁）。此外，较低的接受度可引起相对严重的焦虑和抑郁[31]。研究对象中相对年轻的参与者对植入装置的接受度较低，这与之前的相关文献报道一致，表明年轻患者容易遇到更大的心理困扰。

避免活动一直以来被认为是 ICD 患儿的关注点。Koopman 等对他们的 ICD 患儿的设备相关的特异性关注点进行调查[30]。结果表明，大多数 ICD 患儿都有普遍的恐惧（68% 害怕独处时 ICD 会着火），以及特定活动的恐惧（55% 害怕劳累）。这些结果并不令人惊讶，但与 ICD 是保护他们所必需的安全网的观念不一致。尽管如此，在已发表的文献中目前还没有关于如何解决儿童或年轻人的社会心理困扰的心理学治疗研究。

（五）心室辅助装置

现有文献大部分集中在诸如 ICD 和起搏器这类更常见的植入式心脏装置上，心室辅助装置仍然是儿科学中相对欠缺研究的设备。随着辅助心脏输出和循环系统的技术的不断创新，心室辅助装置已经成为许多治疗选项中的一种大众化的植入装置，包括过渡恢复（bridge to recovery, BTR）、BTT 和终点治疗（destination therapy, DT）。无论是在短暂的心脏恢复期还是临终关怀期，每一种治疗选项都会在一段时间内在功能和心理上限制接收者。由于大多数现存文献集中于成人心室辅助装置相关研究，由成人数据推测儿童的是必要的，但应当谨慎。

小心室辅助装置在标准化血流动力学终点、逆转终末器官功能障碍、增加运动耐量、提高出院率和提高生活质量方面均有益处[32-35]。研究强调死亡率和发病率结局之间存在差异，为检测心室辅助装置植入后引起功能和心理后遗症提供证据。当患者希望回到一个积极的或与同龄人相似的生活方式时，机体的功能状态在儿科心脏病学中显得特别有意义。运动能力随着时间的推移而增加，说明心脏康复或运动耐受计划可作为心输出量的临床干预[36]。

植入左心室辅助装置后，成年患者的生活质量结果通常较之前有所提高[35,37]。的确一些生活质量增加可能是与出院和恢复到更加自然的常规状态有关[38]。然而，在整个研究过程中与行心脏移植治疗的患者相比，心室辅助装置患者更容易焦虑、抑郁，并且整体生活质量和机体状态较低[35,39,40]。

最近，由 Ezon 等报道了一篇关于儿童心室辅助装置的研究，该研究主要比较了接受心室辅助装置治疗的患儿与没有心室辅助装置支持的心脏移植的患儿的长期生活质量[41]。心室辅助装置（BTT）和直接移植（straight to transplant, STT）的患儿在社会心理健康评分、身体健康评分或儿童生活质量量表（Pediatric Quality-of-Life

Inventory, PedsQL）核心部分中没有显著差异，同样在心脏特异性量表中也没有显著差异。正如身体健康概述和心脏系统评分（Physical Health Summary and Cardiac Communication score）表明，心室辅助装置人群中神经系统并发症的发生率可能与较低的生活质量有关[41]。在接受 BTT 的儿童中，移植后随访的时间和患者年龄与心脏的生活质量评分呈正相关。这种随着年龄的增长表现出来的医学问题可能是发育适宜性的结果。总的来说，心室辅助装置为维持生命提供医疗干预，同时会带来一些心理上的挑战，而我们需要更多大规模的研究用来确定和解决这些问题。

五、植入设备患儿的社会心理问题的成功管理案例

考虑到与严重心脏病和使用心脏辅助设备相关的严重社会心理后遗症，许多文献开始呼吁为患有心脏病的成人及儿童提供综合服务。然而，实现全面护理是难以实现的。以下是对经验性社会心理干预的回顾和关于植入设备患儿的社会心理需求的研究模式。

（一）社会心理治疗研究

对于成人 ICD 患者，社会心理干预一直支持患者和家庭教育、渐进性运动、认知重塑、放松训练和行为激活疗法，有助于改善患者的精神和身体症状、预后和对体能的认知[42]。表 78-4 提供了近期的对 ICD 患者进行心理社会干预的简要回顾。行为认知疗法（cognitive behavioral therapy, CBT）侧重于调整认知方面（例如，疾病的归因、自我认知、对未来的信念）和行为方面（例如，活动、情境或情绪回避）。研究表明，

表 78-4 植入心脏设备患者的近期 CBT 试验

作 者	样本量	干 预	结 果
Irvine 等（2011）	n=193、ICD 患者 平均年龄 63.2	实验组：CBT×8 电话、心理教育、正念和 PMR 对照组：常规护理	• 与对照组相比，干预组的回避症状减少 • 干预结束后女性抑郁心理明显好转
Vazquez 等（2010）[51]	n=29、女性 ICD 患者 平均年龄 55.6	实验组：1~4h 女性特定社会心理试验 对照组：候选名单中的对照	• 干预组的休克焦虑降低 [Pillai's trace（保守估计 F）=5.58，$P = 0.026$] • 干预组装置接受度增加（Pillai's trace = 5.80，$P=-0.023$）
Kuhl 等（2009）[52]	n=30 平均年龄 57.44	实验组：患者 - 接受计算机辅助教育（PACER）；患者 - 植入教育工具 对照组：常规护理	• 组间知识无差异 • 统计了最近植入（< 3 个月）的患者： - 更多知识（$P=0.01$） - 更严重休克焦虑（$P=0.02$） - 患者接受率降低（$P=0.04$）
Sears 等（2007）	n=20，ICD 患者休克次数≥1 平均年龄 = 59.8 岁	实验组：ICD 休克和压力管理程序（SSMP），90min CBT×6 周 对照组：1~4h 实验室压力管理	• 与对照组比较，2 个月实验组的焦虑状态与特质量表分值减少，（$P=0.03$） • 组间 FPAS 无显著差异
Fitchet 等（2003）[53]	n=16 平均年龄 58	实验组：12 周个体化心脏康复治疗 对照组：普通护理	• 心脏康复组 12 周后运动时间明显延长（$P=0.001$） • 医院焦虑抑郁量表（Hospital Anxiety and Depression Scale, HADS）。实验组焦虑显著低于对照组（$P=0.001$） • 实验组 HADS 抑郁程度明显比对照组低（$P=0.001$） • 没有关于运动训练中 ICD 休克治疗的发病率报告

ICD. 植入式心律转复除颤器；CBT. 行为认知疗法

CBT 有益于 ICD 休克前和休克后的调整[43,44]。Dunbar 等回顾了 15 项关于植入设备的成年患者的社会心理干预研究，结果显示 6 次 CBT 干预后焦虑和抑郁症状明显改善[42]。其中 8 项研究是针对 ICD 成年患者，并且发现锻炼身体是改善健康相关的生活质量的关键。

在心脏病患儿中评估心理干预的结果有局限性，尤其是植入设备的患儿。Fredriksen 等评估体能训练对患有先天性心脏病儿童和青少年的影响，发现与对照组相比，在家或康复期参加结构化训练的干预组的内在行为、戒断表现和躯体症状均减少[45]，但并没有改善焦虑、抑郁和外在行为。在儿科其他疾病中自我管理是比较常见的，并且已经被证明有助于减少诸如癫痫、糖尿病和哮喘等疾病所带来的烦恼[46-50]。

（二）临床应用

心脏装置作为一种安全网用于保护患者免受心律失常或心输出量下降等严重心脏病的影响，但完全解决患者和家人对疾病和装置的适应问题仍有待解决。为了解决这个问题，我们构建一个研究框架，其中将大多数社会心理问题统称为相互关联的恐惧三联征，包括"自我"、"设备/疾病"和"与社会/同龄人的关系"三方面（图78-3）。无论是自我强制还是医学授权，与"自我"有关的担忧包括自我形象（感觉自己与他人不同）、体形、自尊和面对个人局限。"设备/疾病"相关的担忧包括对潜在医疗结果的焦虑、对未来不可避免的医疗干预的担忧、对休克或设备故障的恐惧和对死亡的恐惧。对于一个年轻人来说，尤其是青少年，由于他们更容易受到同龄人和周围环境的影响，因此对"与社会/同龄人的关系"的关注显得尤为重要，"与社会/同龄人的关系"相关恐惧包括害怕他们不属于同龄人、害怕被视为不同，父母过度保护带来的挫败感，以及应对孤立、拒绝和歧视时的挑战。这些不仅仅是理论上的恐惧，在文献中已证实社会心理并发症对健康相关的生活质量、焦虑和抑郁有显著影响[20,22,25,26]。

为植入设备患儿创建临床安全网可以从关注恐惧三联征开始。我们建议将恐惧概念化从而引出具体的临床行为，加入常规操作中以实现对患儿的全面护理。图 78-4 详细说明了这些临床行为。对于临床医生来说，第一步是承认大多数植入心脏装置的患儿存在发生社会心理后遗症的风险。其次，将压力、焦虑和活跃程度视为识别患者和家庭困扰的一部分。在心理评估和治疗中使患者展现出率真和信心是关键。最后，我们提出了一套日常护理的临床策略——"超越设备"。表78-5 强调了临床医生如何规范和解决植入设备的患儿和家庭的适应性问题。对患者和家庭进行关于疾病和设备的教育，包括创建"休克计划"，可以帮助消除一些未知因素带来的困扰。确保与年龄相匹配的设备编程和再次评估活动限制应个体化，这样临床医生才能更有把握为那些因回避而限制活动的患者增加体能。在设备和疾病限制

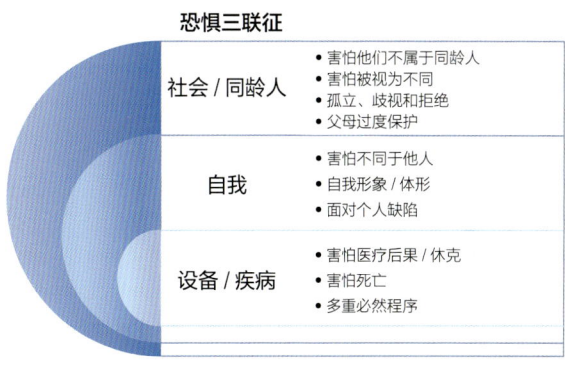

▲ 图 78-3 将患者的社会心理后遗症定义为"恐惧三联症"，包括与自我、社会/同龄人和设备/疾病有关的恐惧

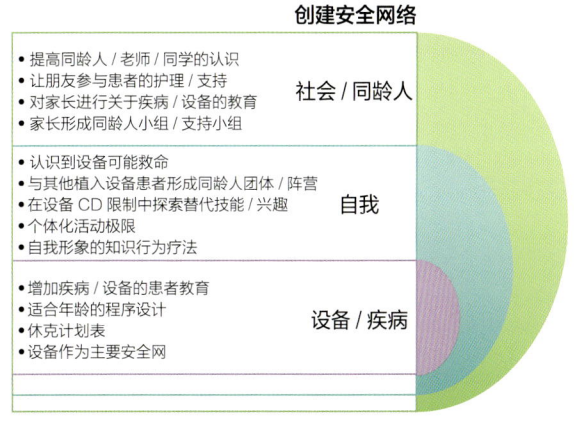

▲ 图 78-4 提供"设备以外的护理"的实际临床干预措施

的情况下，通过探索技能和明确兴趣来提高患者的生活质量。组织参与特定心脏病患儿聚会，可以恢复一些由于疾病感到孤立的患者的"归属感"[54,55]。最后，缓解患者和家庭的压力应重视心理评估和治疗。

表 78-5 在临床上你能做什么"超越设备"？

- 认识和规范儿童患者和家人的痛苦
- 考虑风险和恢复因素促进调整
- 作为医疗团队通过加强和表扬患者和家属的个人努力提供支持性护理
- 通过社会心理护理展现出开放性和熟悉性
- 鼓励患者和家庭行为激活
- 专注于和发展关于生活质量的交流，而不仅仅是疾病的交流
- 创造安全、有效的体力活动，如平板运动试验，以提高患者和家属对中等身体活动安全性的信心
- 在你的医疗和居住社区中主张充分接受和预期儿科健康问题，包括心脏状况

六、结论

我们现在"拥有技术"可以救治心脏病儿童，包括起搏器、ICD 和心室辅助装置技术。本章节提出的关于植入心脏设备患儿常见的问题需要更多的临床思考和研究，包括生活质量、心理痛苦和社会功能。儿科设备患者的许多恐惧可以被定义为"自我"、"设备/疾病"和"与社会/同龄人的关系"相互关联的恐惧三联症。我们提议需要具体、综合的临床策略以改善这些恐惧的常规管理，更好地促进植入设备患儿的综合健康。

第79章
心脏中心的安全和质量
Safety and Quality in the Heart Center

Anthony Y. Lee　Tom Taghon　Richard McClead　Wallace Crandall　Terrance Davis　Richard J. Brilli　著

徐明国　译

一、概述

大部分质量、安全、持续质量提高科学来自于医学之外的领域,例如核能和商业航空。因此,儿科心脏病医生对一些与质量相关的术语不太熟悉,或不了解其确切定义。为了避免混淆,以及为心脏中心增添部分临床术语,我们在下文中对相关词语进行简要的定义。

1. 质量

提供给个人和大众的健康服务多大程度增大了理想健康结果的可能性,以及这种健康服务与当前专业知识的符合程度[1]。因此,质量指向结果,我们在治疗某种心脏缺陷方面有多成功?我们能准确地诊断它吗?

2. 患者安全

免受意外伤害[2],或者避免、预防和减轻医疗过程中的不良后果或伤害[3]。这与普通观念中的"员工安全"有所不同,实际上,最大限度地提高患者安全的做法也会使员工的安全最大化。

3. 不良事件

由于医疗管理而不是因患者疾病所造成的伤害[2]。并非所有不良事件都是可预防的,也并非所有不良后果都是由不良事件引起的。与医疗管理不善无关的不良后果可能是无法预防的。

4. 医疗误差

一种没有按计划执行或执行错误的情况,即一种"执行误差",或者因计划错误而发生的事件,即一种"计划误差"[2,4]。James Reason[4]进一步将误差分解为三部分,即失误、疏忽和摸索。"失误"指做了不该做的事情,"疏忽"指该做的事没做,而"摸索"没有简易地完成通常被良好实践过的工作。

5. 瑞士奶酪现象

这是 Reason 提出的另一个概念[4],是最重大的不良事件并非单一的医疗失误所致,而是由一些屏障的多重纰漏所造成,这些屏障通常是旨在保护患者的政策和程序。每个屏障就类似一层奶酪,这些屏障并不完美,它们存在的弱点正如每片瑞士奶酪上能够透光的空洞;一个失误要对患者造成伤害必须同时突破所有防御机制,就像奶酪叠放在一起时每一层的空洞刚好连成一条通路。

临床工作者需要对质量改进工作做心态上的改变。卫生保健的质量改进工作应该是系统性、数据导向性的,要能带来即时的积极的改变。进行质量改进的工具依靠的是那些有数据显示其有效性的行动。它是一个不断进步的过程,旨在优化医疗保健所带来的结果,它本身就有别于那些旨在回答某个特定问题的传统研究。另外,大多数临床医生都熟悉传统的研究模式(治疗组和对照组的随机试验),这种模式是用一种干预措施来控制所有或大多数其他变量,然后检验结果。通常情况下,一个比较组会受到监控,但并不接受干预。另外,质量改进工作则试图实时监测系统,引入干预措施并监测系统如何响应,然后引入进一步的干预措施,直至达到预期的和可测量的结果。质量改进工作不会试图在引入干预措施时控制系统变量。质量改进工作与基于干预的研究试验的区别在于，前者对于复杂的系统交互作用是去了解，而不是去控制。

本章旨在为心脏病学专家提供质量和安全相关原则的概述。我们选择利用一个造成患者重大伤害的临床案例来阐述质量改进的概念的工具。该病例基于心脏 ICU 相关的医疗差错，但可能发生在儿科重症监护病房，甚至全科医疗单位。

二、案例分析

JP 是一名出生 5 天男孩，患有 HLHS（二尖瓣闭锁/主动脉闭锁），从某医院转诊至心脏重症监护病房（cardiac intensive care unit，CICU）。他在出生后第 5 天进行了一期姑息手术，采用传统的 Norwood 手术和改良的 Blalock-Thomas-Taussig 分流术。手术是常规手术，但是到达 CICU 后，他的胸腔管引流量很高。在前 4h，JP 的血红蛋白从 13g/dl 降至 8g/dl，他的血清乳酸升高至 5.5 mmol/dl。主治医师为这位血型 O 阴性的患者准备了 20ml/kg 的浓缩红细胞以及血小板和新鲜冷冻血浆。

与此同时，CICU 的另一位患者在同一天接受了法洛四联症的手术，也因胸腔引流量很大需要输血。主治医师为这名患者预约了 20ml/kg 的浓缩红细胞（A 型阳性）和血小板。

由于 JP 的出血并未减少，因此准备将他带回手术室进行手术探查。CICU 主治医生打电话给血库，要求马上将血液送达。不久之后，一位不熟悉该单位实体布局的血库技术人员，带着为法洛四联症患者准备的血液抵达。JP 的护士看到血库技术员，以为血液是为 JP 预约的，就取走了血。随着 JP 开始出现低血压，外科医生决定在 CICU 探查他的胸部，而不是返回到手术室。

在此期间，JP 的父母走进了 CICU，并对 JP 床边的骚动感到震惊。他们要求了解他的最新情况，但被要求回到候诊室。外科医生要求护士快速补充血液。结果刚刚拿错的血液被快速地静脉推注到了 JP 体内。在几分钟内，JP 的尿液颜色变红，同时开始出现出血加重和低血压。血液被确定为用于其他 CICU 患者的 A 阳性血液，并且确定了急性溶血性输血反应。JP 接受了类固醇和甘露醇治疗。最终，出血来源被发现并得以纠正，但 JP 的弥漫性出血还在继续。

一旦外科医生完成床旁手术后，JP 的父母就被允许回到他的床边。他们对不知道发生了什么表示沮丧。尽管 CICU 研究员对家长进行了解释说明，但他们仍然对发生的事情感到困惑，并对 JP 的状况提出了许多疑问。在接下来的 2h 里，JP 的血钾升高，并出现少尿。尽管进行了积极的药物治疗，JP 还是出现心搏骤停而未能抢救成功。

这个严重的安全事件得到了宣布，并进行了根本原因分析（root cause analysis，RCA）。

三、根源分析：通向问题解决之路，发生了什么和为什么

JP 的病例：错误的血输给了 JP。最后原因分析显示：①可感知到的紧急促使护士忽略了所有血液制品输血前都应该双核查的制度（一个人失误）；②医院及血库之间在所有药物及血液制品输注之前（一个系统的失误），没有一个明确的双核查政策（导致政策违反后果）。

根本原因分析是一个用于企业的架构，最近被用于健康护理是用来回顾性地确定系统或个人的不良事件原因。1996 年，联合委员会强制在所有报道的包括错配血管理导致输血反应事件等哨兵事件执行根本原因分析，然而文献中支持根本原因分析作用的数据却很少。1998 年，针对患者安全的专家管理国际中心建立。Bagian 等更改了专家管理的起因分析系统，通过施行强调寻求有可行解决方案的系统缺陷和人为的起因的前线人员执行程序[6]。最近，Percarpio 等检验了根本原因分析能提高患者安全的证据[7]。在 38 个案例里，11 个案例研究使用临床的或者过程产生的措施来评估根本原因分析的有效性，描述正确的行动，概述根据根本原因分析结果改进的临床结果。结果得到改善的例子包括按照各种外科手册操作减少死亡率，减少患者跌倒，和提高肝脏移植存活率。

重要的是，没有儿科病例的报道。

有各种模板被用于完成一次根本原因分析，包括用时间轴叙述一件事，起因事件的鉴定，和建议正确的行为[7,8]。起因经常被分成许多因素，包括患者因素、护理因素、团队因素、技术或环境因素[8]。重复5次提问"为什么"已被用于协助发现所有与一件不良事件有关的因素。这些对为什么做出的回应被用来帮助制作一个因果图。这个因果图或者鱼骨图有助于描述过程甚至分类起因。事件主要的因素分类用各种不同的"鱼骨分支或肋骨"表示（图79-1）。在各个主要的分支中，小分支用于描述各个范畴更详细的内容。Percarpio 和他的伙伴也将"追踪改进的措施"和"有随访数据的基线"加入上述的根本原因分析架构中。

有一些潜在危险与大部分根本原因分析工作怎么完成有关。许多资源由前线员工和医院领导提供，所以能证明根本原因分析提高患者安全及生活质量的证据有限。与实行有关的典型问题包括：①范围小（只局限在本单位发现的问题，而不是归纳包括医院的其他问题）；②鉴别正确行动和确保正确政策被实施的跟踪不被可靠执行；③太注重个人的错误而不是允许个人犯错的大系统问题；④根本原因分析是在事后执行的，因此执行起来有事后偏倚。

与回顾性根本原因分析方法不同的是，医疗失效模式和效应分析（Healthcare Failure Modes and Effects Analysis，HFMEA）对不良事件的分析采用了前瞻性方法。医院可能会使用 HFMEA 程序来预防不良事件，而不是在事件发生后进行回顾，因为它可以通过预期问题可能会发生的地方或者在实施前主动分析高风险进程。一种普遍使用 HFMEA 的模板是由专注患者安全的专家管理国际中心设计的，它通过5个步骤来评估健康护理程序：①选择主题；②组建一个多学科的综合性 FMEA 团队；③绘制程序流程图；④进行危害分析；⑤制订并执行改善措施及评价结果。危害分析是 HFMEA 程序中很必要的一部分，它使用一种数学化计分系统来评估被评估程序中的风险和潜在的错误（故障模式）。假如事情已发生，分数被用来描述失误可能实际发生或其结果的可能性。假如错误发生，高分的故障模式会优先发展成一个可备参考的缓和计划和行动计划。最近 Ashley 和 Armitage[11] 质疑数学化计分系统在现在实际运用中的可靠性，这些系统对故障模式有非常不同的优先建议。他们建议一致性评分系统应该被发展

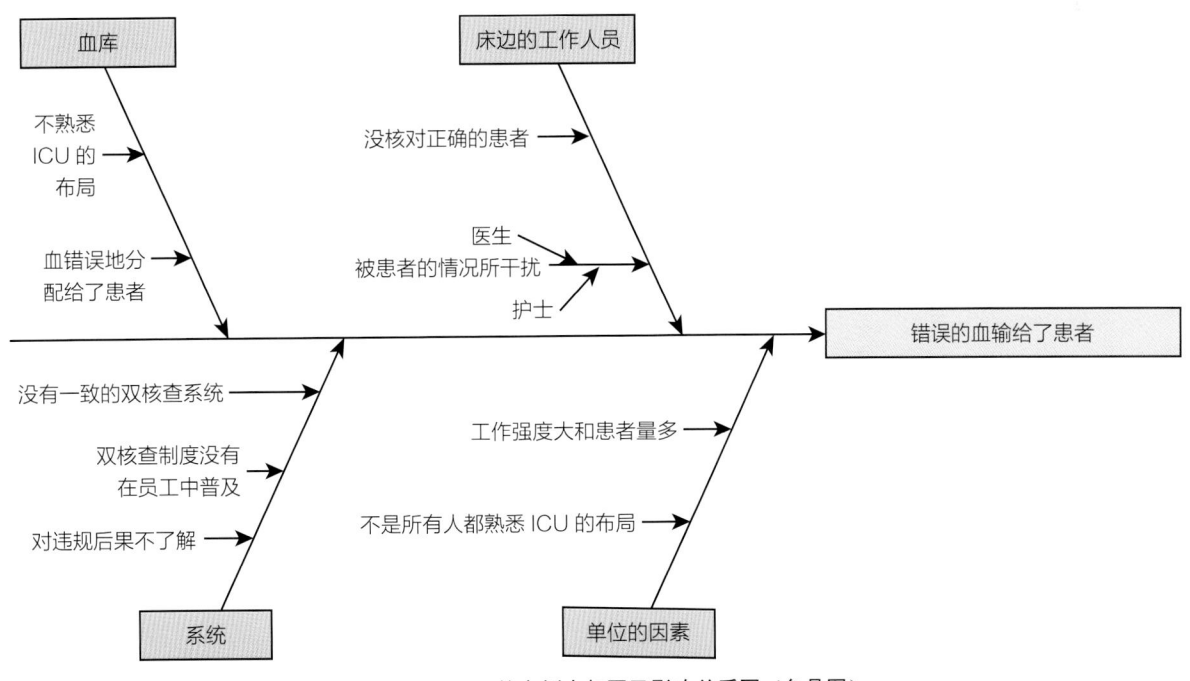

▲ 图 79-1　JP 的案例中起因及影响关系图（鱼骨图）

以便缓和可能发生的事情。

我们组织和其他儿童医院已经和医疗性能改进公司合作，以便使根本原因分析程序作为成立一个可靠性高的组织的强大的策略中的一部分，从而提高安全和质量结果。根本原因分析是由严重伤害事件、接近危险伤害事件或者联合委员会警示事件启动的。联合委员会警示事件是一种不期望发生的事件，包括死亡、严重身体伤害或者心理伤害，或者风险[12]。警示事件由结果鉴定而不考虑其可预防性或者预期的健康护理是否会导致事情发生。相反，一系列因偏离最佳实践而引起的不良事件也会引起不好的结果。因此一系列不良事件包括因果过程和不良后果。

根本原因分析模式运用严格的时间轴重建描述不良事件发生前后的动作顺序。时间轴叙述需要询问与整件事情有关的所有职员及相关政策和程序。当有与预期实践或者当地以及国家政策相偏离的事件发生就被鉴定为不合适的行为。时间轴以及不良事件将被了解患者诊疗流程失败，但不参与其中的团队人员进行讨论。根本原因分析团队将由上级主管领导，他的职责就是在根本原因分析团队遇到困难需要上级干预时挺身而出。根本原因一旦被确定，根本原因分析团队讨论然后制订纠正措施。根本原因分为系统或个人错误模式。大系统或个人失误组群有许多不同的子分类。子分类是为了更容易地找到不良事件的普遍原因，即使很多不良事件的细节是不同性质的。有权利去落实正确行为的人是确定的，从而计划实施的时间轴也被确定。确定预期的完成日期被确定后，行动的落实由质量改进工作人员跟进以确保正确的政策被实施以及保持。

JP 的案例：JP 被输注错误的血。系统的错误包括：医院没有一个清晰一致的政策对血液制品进行双核查。此外，员工也不是很了解违反患者核查制度的预期以及可能的后果。个人错误包括：护士没有在血液制品处理前进行双核查，以确定血液是否为其患者准备的，尽管她知道双查制度的必要性。血库工作人员没有确定血液制品是否被送到正确的病床。系统纠正措施包括建立一种关于正确安排及传送血液制品给患者的全院通用制度。要求所有员工强制双核查血液制品（以及高危药物）。对员工进行关于此项政策内容以及建立背景的教育。个人纠正措施包括：一个没有发生过安全事件的护士选择去承担不可承担的风险时对她进行辅导。此外，还需要额外对护士以及血库工作人员进行教育及监管。

当出现个人错误：一些个人失误也导致了发生在 JP 身上的可预防的损伤事件。护理人员也好像意识到对血液制品进行双核查的必要性。然而由于特护病房的氛围是比较忙乱的，而且患者不稳定以及病情突然加重，所以这个重要步骤就被忽略了。当出现个人失误时，健康护理之间经常会倡导一种"责备文化"。当出现患者损伤时，经常第一个问题就是"谁的错？"当医院领导层不能意识到一个有缺陷的系统能影响个人的表现时，就会将失误归咎于个人。系统是怎么被设计成能"帮助个人失误"？"责备文化"降低了失误的上报率，同时也进一步减弱了领导层以及前线员工鉴别、改正系统相关问题的能力。然而，责备某人以及依靠一些类似于如训诫、纪律处分、强制执行或者制订一些新规则等手段比发现系统问题的根源更容易实现。"瑞士乳酪理论"概述了当乳酪被适当的排列在一起时系统如何出现缺陷（乳酪有孔），从而使个人失误容易在患者身上出现，最终导致患者受伤（图79-2）[13]。护理人员和患者变成了系统不能预防或减少人为失误的受害者。惩罚个人并不能降低失误率。实际上，在一个惩罚的氛围下，员工不太可能上报失误或者差点发生的失误。詹姆斯的理论说过"当一个人忘记（过失）时，把一个尸体挂在墙上来宣告问题已无意义"[14]。

然而，有时因为失误导致患者受伤的个人应该为他的失误负责任。一个健康安全的氛围是一个平衡"无责备文化"与公平对待个人责任的氛围。术语"公正文化"被用于描述这种文化平衡[15,16]。一个"公正文化"环境不是完全无责备的文化，而是一种清楚、透明的评估失误以及仔细辨别，应受惩罚与免收惩罚行为过程的文化。在这种情景

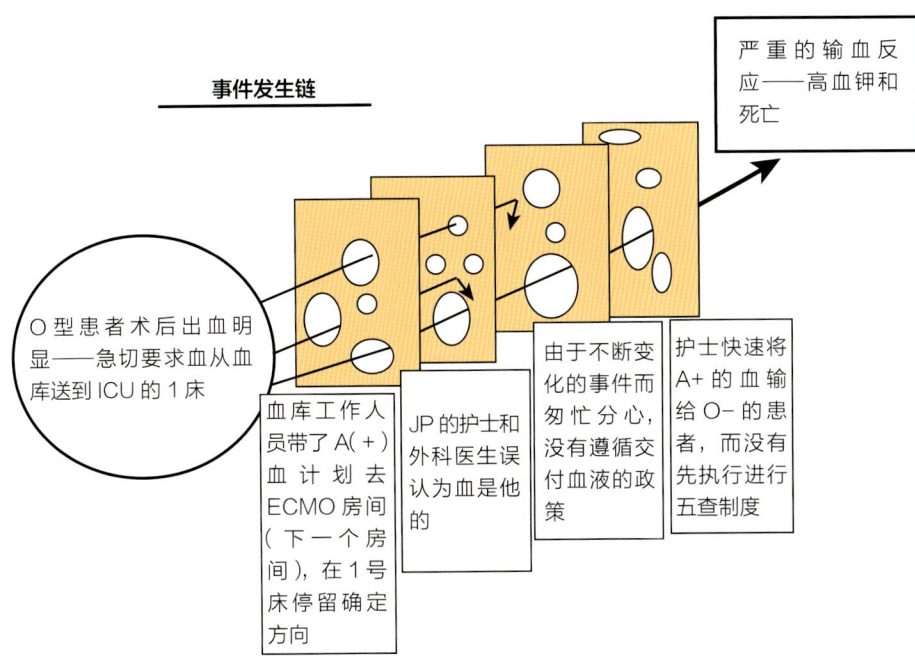

图 79-2 穿过每层防御与保护措施的相应漏洞意外轨迹（瑞士奶酪模型）
（经 Healthcare Performance Improvement, LLC 许可，转载自 Reason J.Managing the Risks of Organizational Accidents, 1997.）

案例中，责备个人以及辞退员工将不能预防类似的情节发生，但会导致辞退另一个职工。系统必须被建造成有助于在高压力的 ICU 环境下工作的员工能停下来，然后在继续执行严格安全的行为前思考（比如在输血管理前双核查患者记录）。既然"公正文化"不意味着"免于责备"，那么决定性的责任是必要的。Reason 提出一种评估个人责任与不安全行为算法，这与公正文化相一致[17]。通过一系列问题，领导们能评估个人责任：行为与结果是不是故意的？是否涉及身体状况（如物质滥用或慢性病）？是否个人故意违反实际上可执行或者可理解安全管理手册的规范？其他人在同个情况下是否会做同样的事情？这个人是否有不安全行为的前科？根据这些问题的答案，将从过失犯罪到无过失失误的范围中逐步减轻责任（图 79-3）。

四、改进团队——目标、关键驱动因素和干预措施

目前已有多种方法来修复失效系统，包括改进模型、Six-Sigma DMAIC，精益改进和七步问题解决模型[18]。这些方法有许多相似之处，并使用常用工具来实现变更。医疗保健中广泛使用的一种方法是改进模型。这种方法"试图在采取行动之前，平衡采取行动的奖励和仔细研究的学问"[18]。改进模型从三个问题开始（图 79-4）。

1."我们想要完成什么？"在一个特定的目标中定义你的改进项目，该目标说明你打算改进的内容、数量、时间、人口和持续时间。具体目标应简明扼要，可衡量且可实现。当你的特定目标包含 SMART 元素时，最有可能发生这种情况。也就是说，它应该是具体、可衡量、可实现、相关和及时的（见下文）。

2."你怎么知道改变是一种改进？"如果需要改进的系统相对简单，那么改进应该是显而易见的。对于更复杂的系统，情况可能并非如此。选择正确的衡量指标对于改进项目的成功至关重要。

3."可以做出哪些改变带来改进？"改进的想法可以来自多个来源，例如同行评审文献，内部数据的详细分析，或其他组织或行业使用的最佳实践。通常，质量改进团队可以通过集体流程活动（例如头脑风暴、名义群体技术、流程映射、鱼骨图开发或使用计数表）产生改进的想法。

通过迭代的计划-执行-学习-处理过程，改进思想成为"计划"、"实施"（做）、监督（研究）和解释（行动）的"变革测试"。计划：每次"变更测试"都基于预测会发生改进，每个 PDSA

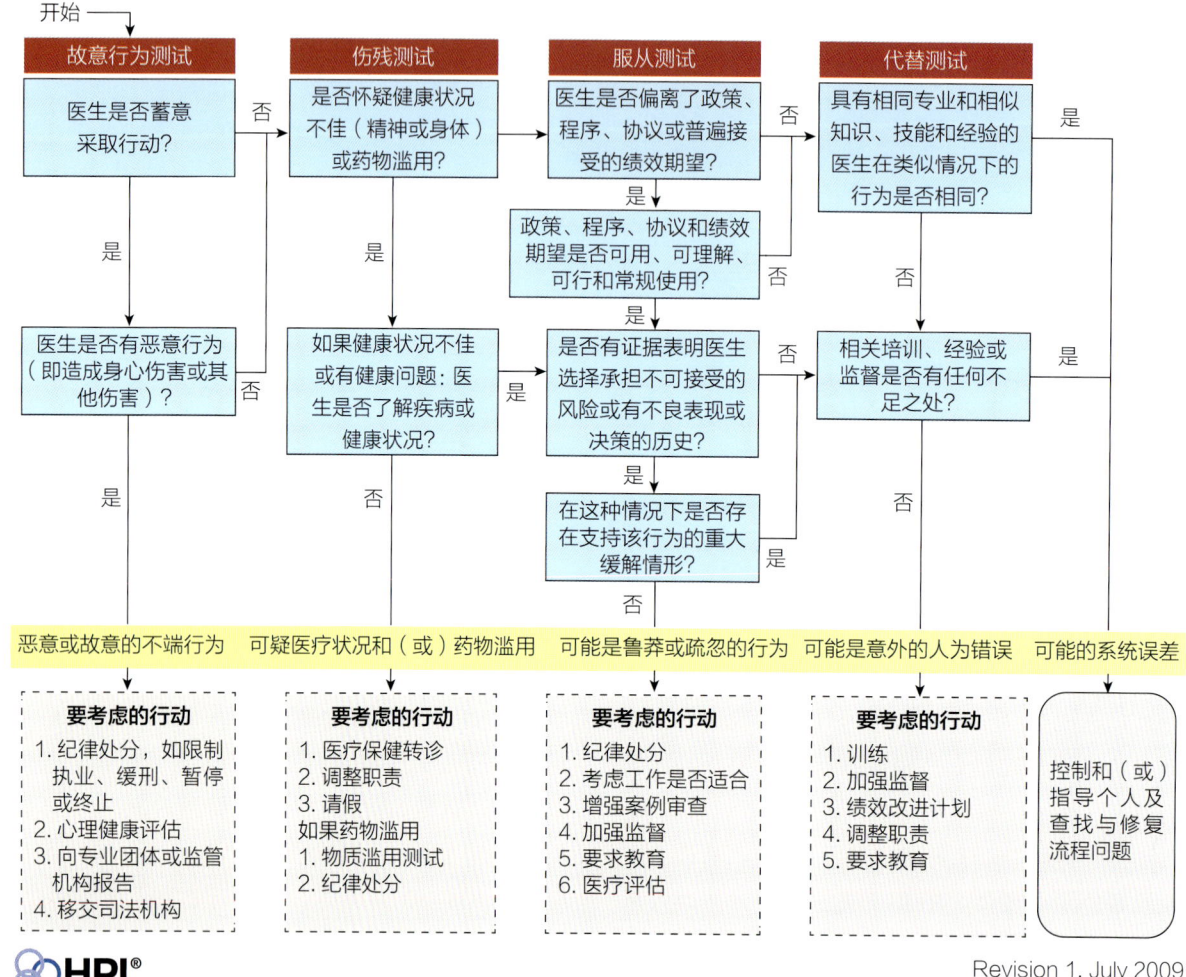

▲ 图79-3 责任制格子——合理文化
（转载自 Reason J.Managing the Risks of Organizational Accidents,1997）

循环测试获得预测和学习，在确定第一个PDSA规模时应考虑的其他因素包括：①系统准备变更；②拟议系统变更的可能性；③如果拟议的系统改变失败，对系统的后果。系统准备就绪越少，改变的可能性就越小，如果改变失败则风险越大，那么第一个PDSA规模应该越小。执行：在有限的范围内执行计划，看看会发生什么。学习：研究"变化测试"如何影响相关过程，来自每个"变化测试"的数据产生新知识或学习并影响下一次变化测试。处理：解释第一个周期的结果后，确定后续步骤。正是这种学习推动了启动下一个PDSA周期的行动。结合前一周期的学习，重复PDSA过程。因为所有改进都涉及变化，但并非所有变化都是改进，PDSA应该通常只需少量患者或员工就可以开始。一些改进想法不成功，必须放弃。随着对每个周期的"变化测试"的信心提高，PDSA周期大小可以"扩大到涉及更多员工或患者"，直到新过程成为常态。

（一）具体目标和关键驱动图

目标和关键驱动图是用于组织质量团队改进理论的工具，旨在关注和瞄准团队的工作。在JP的案例中，一个团队负责创建一个可靠的流程，以保证在血液制品输注之前使用"双重检查"。

第十篇 其他特殊问题与热点
第 79 章 心脏中心的安全和质量

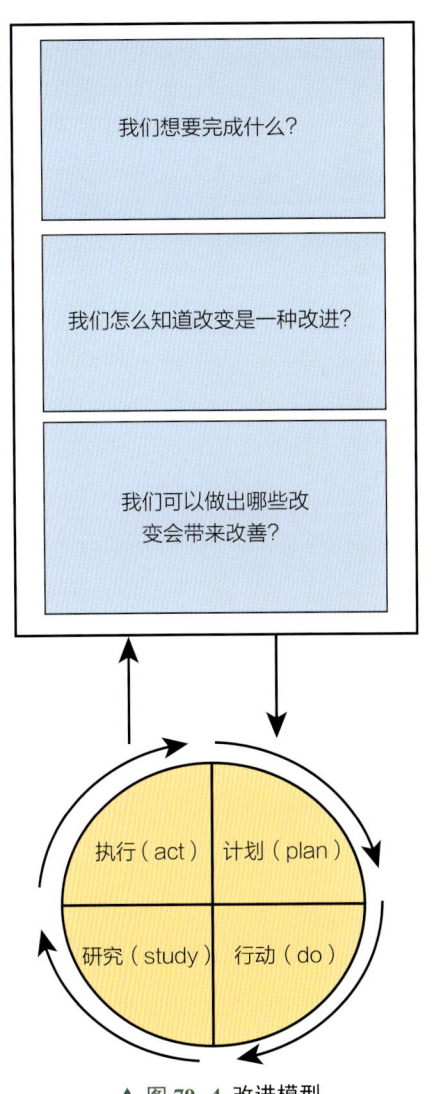

▲ 图 79-4 改进模型

（引自 Langley GJ, Moen RD, Nolan KM, Nolan TW, Norman CL, Provost LP, eds. The Improvement Guide: A Practical Approach to Enhancing Organizational Performance. 2nd ed. San Francisco, CA: Jossey-Bass；2009 and Scholes PR, Joiner BL, Streibel BJ. The Team Handbook.3rd ed. Madison, WI: Oriel, 2003；2-1-32.）

他们通过制订明确的目标陈述，实现既定目标所需的关键驱动因素和干预措施来组织他们的团队。

S.M.A.R.T. 目标必须是具体的。目标是什么？要实现什么？重要的是，必须设计一个改进目标，并只针对一件事。S.M.A.R.T 目标陈述是可测量的，度量的增加或减少将直接与正在改变的过程中的期望变化相关联。S.M.A.R.T 的目标是可行的，有权改进失败过程的团队必须能够影响过程并克服改进障碍。S.M.A.R.T 的目标是现实的，因为必须有一个合理的期望，即可以实现目标，一个现实的目标陈述通常要求它"有界"或狭隘地集中，团队可以将他们的改进工作限制在单个单元，患者护理服务或确定的患者群体中。通过这样做，团队可以在将改进想法传播到其他领域或患者群体之前，小规模地测试变化。最后，S.M.A.R.T. 的目标必须是及时的，改进目标必须有一个完成目标日期。如果该日期超过项目启动后的 6 个月，则应设置临时里程碑。虽然所有 S.M.A.R.T. 目标要素很重要，通常缺乏清晰度的两个要素是可衡量性和及时性。构建不良的目标陈述解决了改进失败的过程，但没有定义预期会有多少改进，以及何时改进预期。IHI 前总裁兼首席执行官 Don Berwick 在他 2004 年的医疗保健改进研究所（IHI）主题演讲中表达了这个概念，"有些不是一个具体的量，很快不是一个具体的时间"。

JP 的案例：一个团队应检查并实施可靠的流程，以防止类似的事件发生。具体而言，该过程必须确保在任何血液制品输注之前始终如一地进行"双核查"。该小组开发了以下 S.M.A.R.T. 目标陈述（图 79-5）：在未来 90 天内，将 CICU 血液管理的"复核"过程合规性从 50% 提高到 95%。该目标声明假定已经知道正确"双核查"的过程，并且通过重症监护病房的初步审核确定了 50% 的基础依从率。

关键驱动因素是团队认为会影响失败过程并带来改进的因素。通常可以从根本原因分析过程或"因果关系"或鱼骨图中识别关键驱动因素，有时在映射活动期间可以找到关键驱动程序。在输血前失败的"双核查"过程中，关键驱动因素可能是①"复核"政策；②员工入职/教育；③血库政策和程序；④ CICU 人员配备。

每个关键驱动因素与"干预"相关联，如果实施，则应该影响关键驱动因素以"驱动"来实现特定目标。干预措施是"变化测试"，可以用 PDSA 循环进行测试。例如，在 JP 的案例中，医院员工可能不会以同样的方式解释"复核"政策，对这一关键驱动因素的干预可能是对 CICU 工作人员进行调查，以确定"复核"政策中的含糊不清或潜在的误解，如果发现含糊不清，第二次干

1833

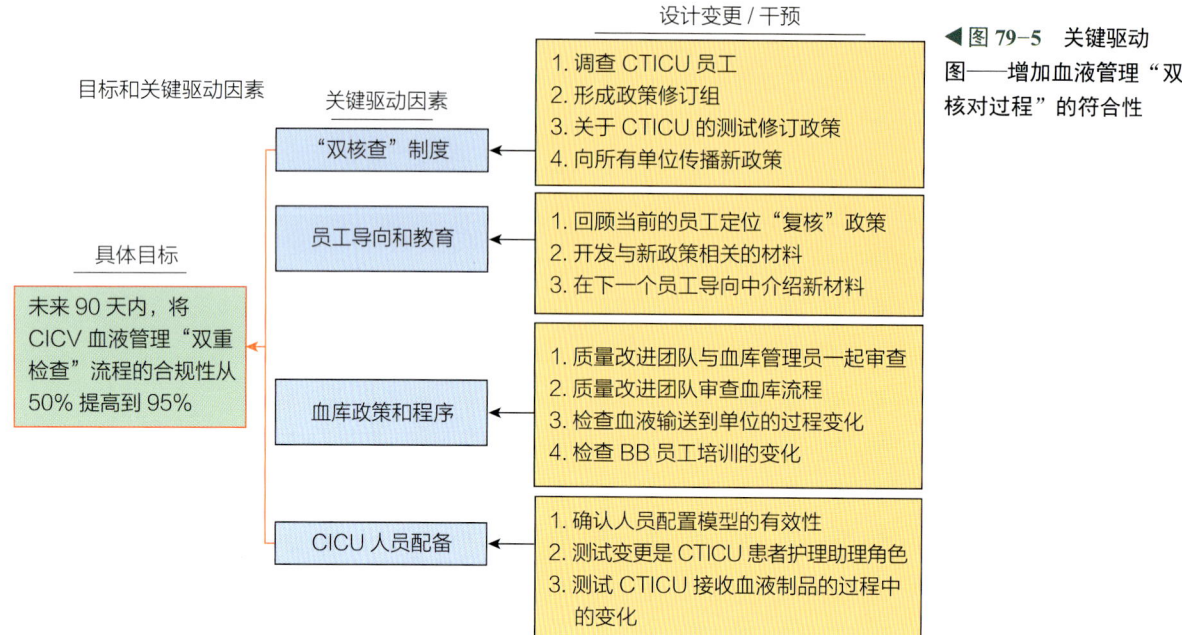

▲图 79-5 关键驱动图——增加血液管理"双核对过程"的符合性

预将包括与多学科团队一起审查政策，以增添说明并减少含糊之处。第三种干预可能包括 CICU 工作人员的测试，以确保政策明确，可以毫无问题地实施，并且可以衡量对政策的遵守情况。一旦完成，第四个干预是在整个组织中实施该策略。图 79-5 显示了 CICU 中输血前失败的"双核查"过程的样本目标和关键驱动图。

（二）团队

一个成功的质量改进项目始于建立一个团队，其成员了解他们的角色、责任和期望[19]。理想的改进团队应该包括因"工作、拥有、供应、了解或从工作过程中获益"而不断改进的个人。团队成员分担团队会议内外改进工作的责任，并应代表利用需要改进的流程的组织的横截面。一些团队成员将有非常具体的角色。

每个团队都必须有一个领导者。一般而言，团队负责人是拥有该流程的人，当团队研究过程中开发可能改进的"变化测试"时，领导者协调并指导改进工作。领导者不是被动的团队成员，团队领导者应该有权实施变革或有权打破团队可能遇到的障碍，领导者提出想法，参与数据解释，并促进团队决策。

改进团队需要一位记录员。每个改进团队会议的记录员不一定是同一个人，但团队负责人应该清楚地确定谁应该作为每次会议的记录员。记录员的职责包括以所有团队成员都可以查看信息的方式记录重要内容，这可以通过活动挂图或从笔记本电脑记录并投影的打印笔记来完成，可以直观地显示团队讨论，从而提高团队会议效率。质量改进协调人可以是团队顾问，向内容专家介绍有关正在讨论的流程的质量改进工具和技术的知识。质量改进协调人可以提供"及时"培训，以教授如何使用作为改进过程一部分所需的质量改进工具或技术。

最后，质量改进团队必须有发起者。发起者是执行领导者，他是改进项目的关键，虽然不是积极地改进团队成员，但发起者具有关键作用。发起者确保合适的人员加入团队，解决冲突和成功的障碍，并确保团队的资源来完成工作。

对于跨越组织或医院的许多边界项目，团队章程可能是编制改进团队范围和权限的有用工具。章程应概述项目的重点和努力的原因，它应该定义成功或失败的预期结果和措施，章程应解决项目范围（包括边界限制）并定义发起者、团队负责人、协调人和团队成员、项目开始日期和结束日期。

JP 的案例：建议立即改变流程，以便在数小时内纠正个人和系统相关的故障。根本原因分析委员会还建议成立质量改进团队，质量改进团队将更详细地审查该过程，确定其他安全措施，随时监测绩效，并每季度向医院质量改进和安全委员会报告。由于向各种重症监护病房提供血液制品的过程与医疗外科病房不同，建议指示委员会将其范围限制在重症监护病房。

质量改进的医疗主任负责是建立质量改进团队并担任其发起者。要求血库负责人带领团队，并要求重症监护服务的质量改进协调员为团队提供便利。团队代表包括新生儿、儿科、心脏、外科和骨髓移植单位的医疗和护理代表。在第一次会议上，质量改进团队制订了章程并确定了其具体目标，开发了当前血液产品输送到重症监护病房的流程图，并确定了故障点，回顾了之前与输血相关的严重安全事件，并制订了不同错误类型的Pareto图［Pareto图表按频率显示错误类型，因此可以将注意力放在导致大多数事件的相对较少的错误类型上（图79-6和图79-7）］，构建了因果图并以"为什么"为根据这一分析，制订了四个关键驱动因素：①医院"复核"过程失败；②新员工培训和定向不足；③医院政策和程序混乱；④人口普查较高时，CICU的人员配置不足（图79-5）。

在随后的会议中，质量改进团队制订了干预措施（PDSA），他们认为这些措施将影响关键驱动因素，从而改善流程。测试的一个干预是当血液产品到达重症监护病房时使用检查表，CICU团队代表被要求审核一份清单（图79-8），并在下一次每周质量改进团队会议上向质量改进团队报告清单有效性。

（三）捆绑和清单

2005年，Resar等[20]描述了一种新的质量改进方法，其中3~5个基于证据的最佳实践被"捆绑"在一起，并作为一个整体实施以实现期望的改善结果。"捆绑"使医疗工作者为那些接受有固有风险治疗的患者提供更可靠、更安全地医疗服务，例如辅助通气和中心管路放置和管理[21]。当"捆绑"被合理地使用时，结果会得到改善[22-24]。

检查表可用于提醒医疗团队有关临床实践过程的步骤，清单还可用于衡量流程中每个步骤的合规性。检查表可能代表最佳实践，也可能是"好主意"，似乎是临床护理流程中应遵循的合理步骤。通常，多个人负责完成不同的清单元素，但没有一个人对完成清单上的所有元素负责。开始手术之前及手术室超时过程中采用手术安全检查表，手术结果得到显著改善[25,26]。同样，每日目标表是许多重症监护室使用的检查表，以提醒临床团队在每日轮次中涵盖所有重要的临床护理相关项目[27,28]。

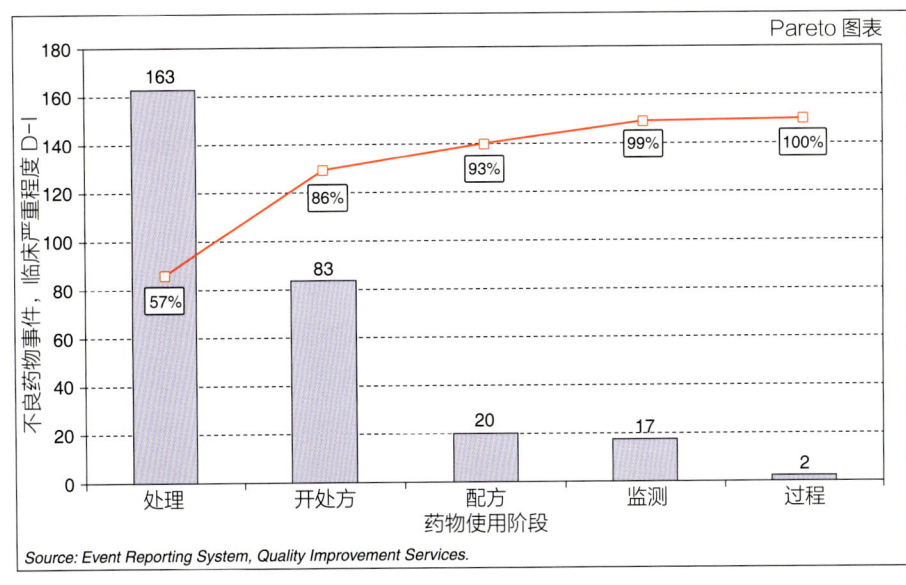

◀图79-6 Pareto图表：药物使用阶段的不良药物事件分布——临床严重程度D-I（http://www.nccmerp.org/types-medication-errors；accessed 12-1-2015）；January–December 2010.（http://www.nccmerp.org/types-medication-errors. Accessed on December 1, 2015）

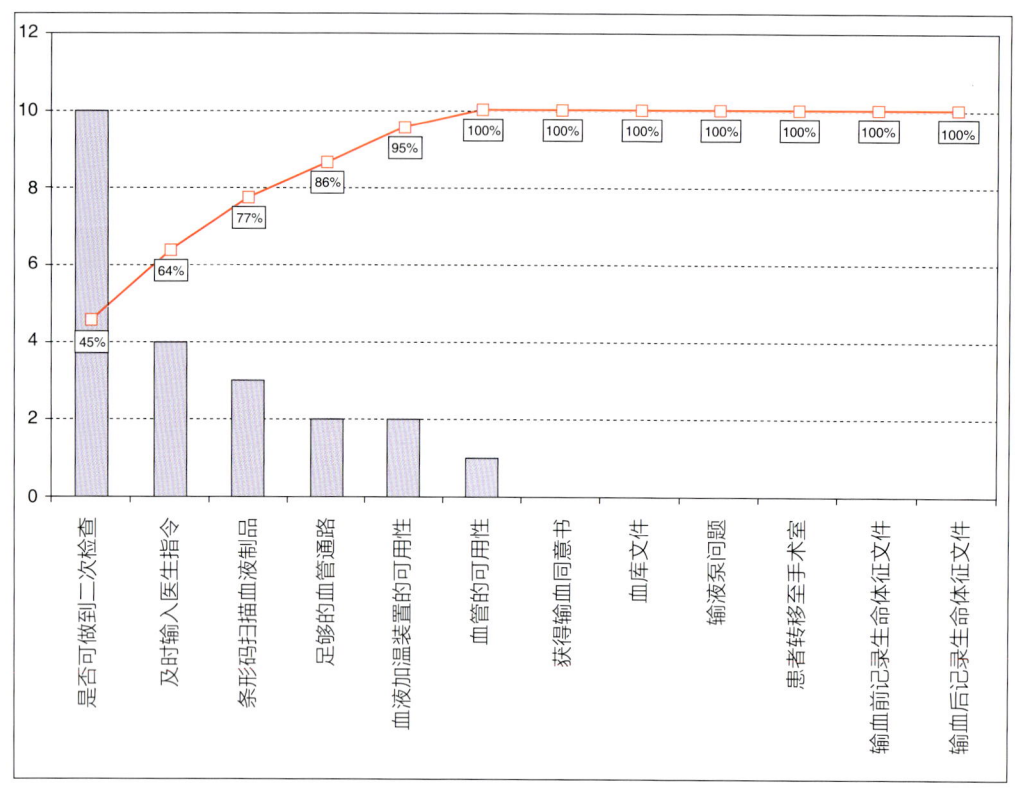

◀图 79-7 血液制品给药——改善机会的直方图

血液制品运输至 ICU 的检查清单

PDSA # 1：使用三方通信，将血液从血库技师手中传递到认证 ICU 临床医生手中

☐ 血库技师（姓名缩写）向 ICU 提供血液产品

☐ 血库技师将产品识别信息读给认证的临床医生（姓名缩写）：患者姓名，病历号，血液制品识别号，血型

☐ 经认证的临床医生通过立即回读每个元素来确认每个产品标识元素与血液制品订单表格相匹配

☐ 血库技师通过声明"检查"确认经过认证的临床医生说明的信息是正确的

☐ 当所有识别元素都已被陈述，回读并正确确认后，血库技师将把血液产品交给认证的临床医生

▲ 图 79-8 CICU 团队 PDSA 试验使用的检查表样本

五、数据驱动力发生变化——不要让数据把团队陷入瘫痪

JP 的案例：给 JP 输了错误的血液。对医院用药错误的 Pareto 图表分析显示，给药错误是最常见的（图 79-6），然后是处方错误，配方错误。在给药错误中，最常见的错误是未能在用药前完成"双重检查"。这种分析使用 Pareto 法，提出了一个医院范围内的问题，最常见的原因是与给药有关的错误。在整个医院中，对给药（包括血液输注）的重点纠正措施，可能比同时对药物递送的各个方面进行管理有更迅速更有价值的结果。

当分解成其组成步骤时，输血过程很复杂，没有组织框架。确定需要干预的最重要的步骤可能很困难。使用 Pareto 原则或 80-20 规则的 Pareto 图可以用于关注团队的工作。基于 Vilfredo Pareto 的工作原理，这个原则指出，大约 80% 的问题是由于他们 20% 的原因造成的[29]。可以通过召集输血的一线员工并开发输血过程图，来确定输血系统中最常见的缺陷（最高 20%）。他们可以先问"这些问题发生在哪里？"答案可以通过使用一个简单的计数单来记录最有问题的步骤。根据这些数据，可以构建一个直方图，有时称为"Pareto 图"。图 79-7 是第二个 Pareto 图，描述了一线临床医生对 CICU 输血过程中存在问题部分的反馈。按照 PDSA 变更周期设计的改进方法，可以将质量提高工作集中到最有可能改进流程的那些领域。例如，在图 79-7 中，临床医生确定了"第二次检查 RN"的有效性，交叉检查血液制品是一个重要且常常存在问题的步骤。这些信息可以被改进团队用来规划第一个PDSA变更周期。同样，可以利用鱼骨图、频率分布图或散点图来识别和分层任何可能带来改进的步骤，关于数据分析工具的详细讨论，参见参考文献[30]。

质量提高工作的目标（结果）必须是可衡量的，数据用于量化项目结果。质量提高团队可以利用数据来识别需要有针对性干预的流程或系统组件。这可以有助于变更测试的设计。最后，可以使用数据来衡量，旨在维持变化的干预措施的相符度。数据对于变化是必不可少的，但数据的采集和解释必须强化变化过程，而不是使其瘫痪。本节将概述数据如何促进变化。

关于统计过程控制和Shewhart控制图的全面讨论超出了本章的范围，但是下面的简要概述向读者介绍了数据解释中对指导质量提高变化有用的重要概念[18,31]。系统内部总是存在差异。数据可能会有分钟到分钟，每周到每周或每月到每月的变化。常见原因变异（偶然原因）是系统内在变化的变量，影响系统的所有工作及其所有结果。其中一个例子就是围绕100次/分的平均正常心率的心率变化（±5次/分）。特殊原因的变化（可归因）不是系统固有的，而是在出现干扰系统的特殊情况时出现。例如，一个小孩出现发热，心率可能急剧增加至170次/分或180次/分。心率增加的原因值得进行调查，以确定是什么使心率产生这样异常的变化。控制系统显示常见原因变化，如果数据在目标范围内则不需要干预。如果不能将常见原因变化视为正常且可接受的结果，就会导致资源浪费，并企图篡改稳定的流程以提供可接受的结果。事实上，在控制系统中"篡改"可能会产生意想不到的后果，导致系统失控。相反，有特殊原因变量的系统需要通过干预（例如针对特殊原因的PDSA）来调查和消除特殊原因。在其最简单的形式中，特殊原因数据点是高于或低于正态分布数据（图79-9）的中心线（平均值）的三西格玛（大约三个标准偏差）。图79-9中描绘的特殊原因数据点可能是上述情况中指出的180次/分的心率。以控制图格式描述数据可以确定需要额外干预措施的系统（例如发烧评估），或者干预后或改善或恶化的系统。特殊原因数据点也可以在改进方向上发生。如果在该方向上有足够的数据点失控，则可以建立新的基线。过程控制图被认为是"过程的声音"，且它们都是识别重大变化的强大工具，既可以对测试做出响应，也可以将一些未知变量引入到以前的稳定过程中[32]。

统计过程控制图有很多种类。正在分析的数据类型将确定用于以有助于质量提高工作的方式显示变化的最佳控制图。数据可以是连续的（变量定量测量）或有属性的（定性数据的计数或分类，例如错误数量或合格/不合格项目）。图

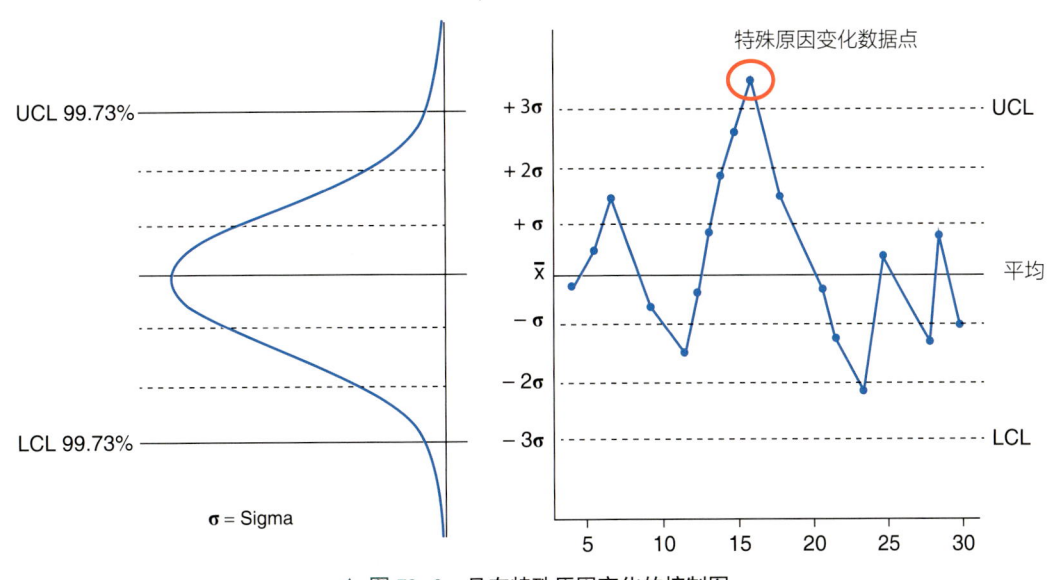

▲ 图79-9 具有特殊原因变化的控制图

79-10 概括了根据数据类型应该使用的控制图类型。"改进指南"[18] 中详细讨论了控制图及对其的解释。

JP 的案例：数据被用来关注改进团队的工作。具体而言，根本原因分析团队为订购、交付和验证构建了一个流程图，以便将正确的血液输送给正确的患者，并检查哪些流程步骤需要改进。该团队还开发了一份输血清单，该清单在心脏重症监护病房输血之前完成。该团队想确认检查清单是否一直在使用。他们通过分析已完成的输血清单中的信息来收集数据（图 79-8）。使用控制图来监控检查表完成的进度（图 79-11）。如果"变化测试"是真正的改进，那么随着时间的推移进一步观察将显示系统可变性已经重新设置到一个新的水平，并且只会出现常见的变化原因。此时，该系统再次稳定并可预测，并且符合核对表的使用。

统计过程中控制数据分析能强有力地最大程度提高改善团队效率和有效性。然而，这些类型的图表可以让正致力于改进的团队忘记医疗保健的目标就是消除所有可能造成伤害的错误，尽管这可能很难实现。在我们的组织中，通过"伤害患者数量"来衡量零的驱动力，即使系统"处于控制中"，目标仍是零缺陷（错误）[33]。例如，可以创建一个流程控制图，描述每千单位输血不良反应的发生率，并将其用作监测输血误差的指标。该图可能表明输血反应并不常见，并代表常见原因变异，而遗憾的是，输血反应发生率并未达到特殊原因变异。但我们认为，利用伤害事件发生率和伤害事件总数的数据分析方法是实现积极劳动力、实现可预防性伤害零发生的最佳组合。

六、高度可靠——说出你的意思并做到你所说的

（一）系统思维

"每一个系统都是完美的设计，以达到它所得到的结果。"这是医学博士 Paul Batalden 所说[34]，

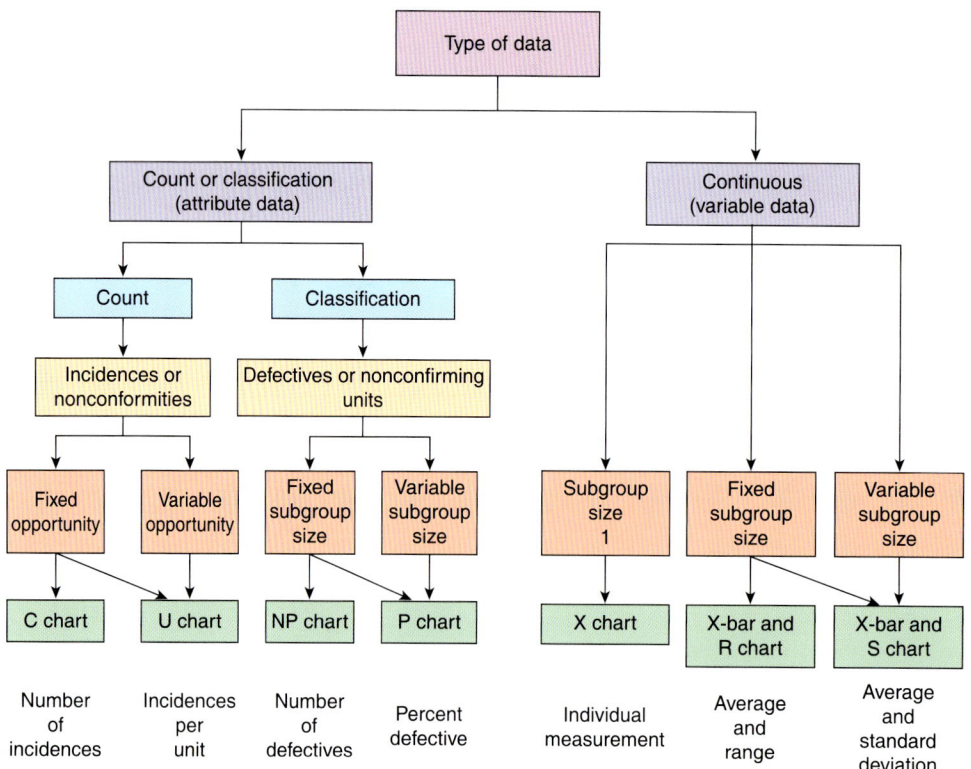

▲ 图 79-10　How to choose a control chart. (Adapted from Langley GJ, Moen RD, Nolan KM, Nolan TW, Norman CL, Provost LP, eds. *The Improvement Guide: A Practical Approach to Enhancing Organizational Performance.* 2nd ed. San Francisco, CA: Jossey-Bass; 2009, with permission.)

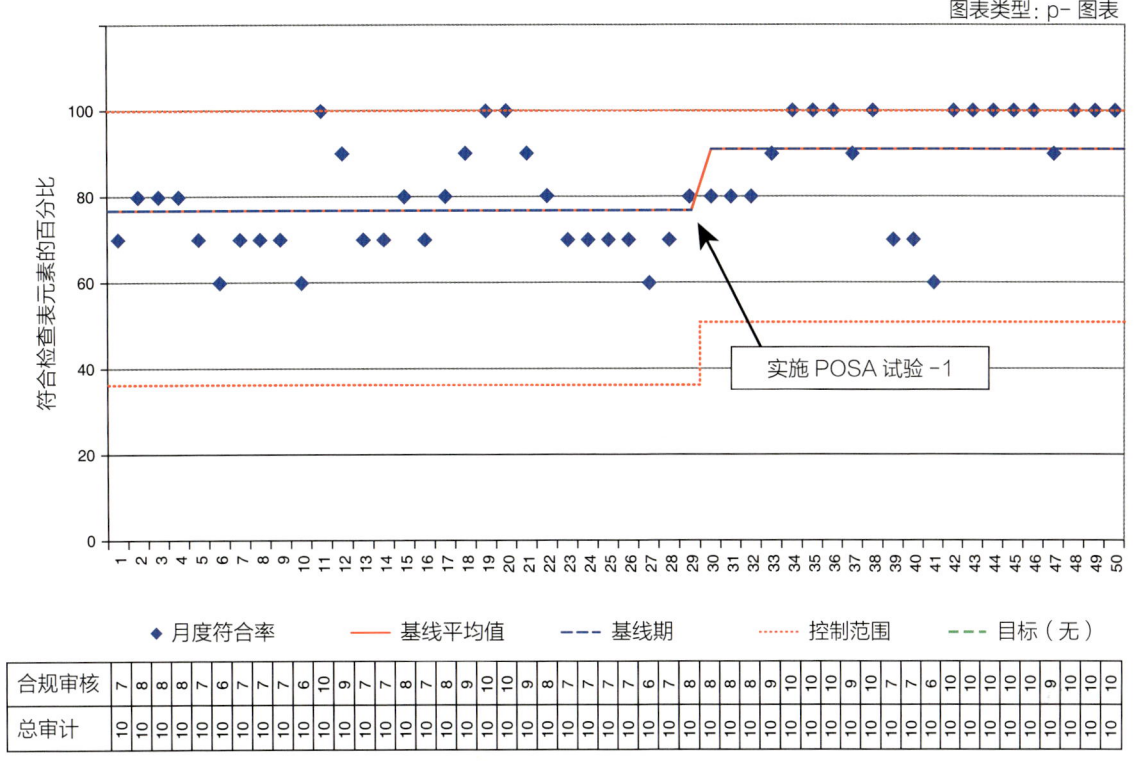

▲ 图 79-11 带注释的 p- 图表测量心脏 ICU 符合 10 点血液前管理检查表的组成部分

该系统通过 30 个患者检测后是稳定的，平均检查表符合率为 76%，根据前线员工反馈的 PDSA 周期导致符合率转为 92%。新系统也很稳定，且性能更高

是一个经常被引用的质量改进公理。换句话说，即阿尔伯特·爱因斯坦常引用的一句话，"一再地做同样的事情并期待不同的结果是疯狂的"[35]。因此，如果人们希望取得不同的结果，就必须改变系统。

将医院或医疗保健网络理解为多个相互关联、相互依存的部分的整合系统是与质量改进相关的基本概念。James Reason 将系统定义为一系列相互依存的元素，以实现共同的目标[17]。这些相互依赖的元素可能相互作用以达到理想的目标或不理想的目标。随着团队改进或个体努力获取最佳结果，了解各种过程在医疗服务中的相互依存关系至关重要。例如，如果预见"第一次 OR 病例开始时间"延迟，整个 OR 时间表被破坏，则只有重新设计进程才能改变结果。在 JP 的情况下，如果存在输血的问题并且期望的结果是使该输送过程成为高度可靠的无错过程，则必须研究所有相互依赖的部分（系统），以实现最佳系统性能并且达到期望的结果。

（二）造成失误的人为因素

人为因素科学是一个综合了心理学家、工程师、工业设计师、统计学家及其他人的专业知识的多学科领域。它涉及了解人的能力，并将这些知识应用于系统设计并将其整合。人为因素是影响人们与系统交互方式的身体或认知特征。例如，在 2006 年，美国 FDA 发布了一个带敏感键盘的输液泵，用于设定输液速率。敏感垫有时会产生"按键反弹"，导致数字在打算输入一次时输入两次。匆忙的护士通过泵程序验证未能发现错误，易在输液率上出现 10 倍的误差。诸如疲劳，压力，外部干扰和个人问题等人为因素很可能会受到责难（尽管设备本身设计不佳）。技术与人类的交互在高科技医院环境中尤为重要，特别是 ICU。在各种安全关键时刻（例如，高科技设备与人类接触），重要的是要识别何时人为因素可能会影响性能。这被称为态势感知。态势感知是"在大量时间和空间中认知环境因素，理解其意义以及预测将来它的状态"[36]。不充分的态势感知是一种重要的个体失败模式，是输血等事关安全的关键职能中出现错误的常见根源。Endsley[36]进一步强调，区分作为"知识状态"的态势感知与情境评估是多么重要，情境评估是"知识状态"获得和实施的过程。当然，医务人员无法避免安全危急行为，同样，工作人员也无法避免人为因素的负担。但是，可以改变人的行为，以识别人为因素在何时发挥作用，并通过简单的安全措施来帮助实施。一种这样的方法是S.T.A.R.技术，可以在执行任何安全关键功能之前使用。例如，在施用静脉内药物之前，医护人员可以暂停（stop）一会儿。在执行之前思考（think）将要执行（act）的关键行为（正确的患者，正确的剂量等）。然后立即回顾（review）刚完成的工作。所有步骤是否都正确执行？S.T.A.R.技术是加强情境评估的有用工具，有助于改善态势感知。如果在JP的输血之前，ICU护士已经使用过这种S.T.A.R.技术，那么很可能会阻止失误发生。

（三）创建高可靠性的组织

意外事件是常见的，创建高度可靠性组织（high reliability organizations，HRO）可以预见并对突发事件做出反应。高度可靠性组织会尽早认识失误，了解其发生的原因，并在导致灾难性失误之前缓解轻微失误。高度可靠性组织始终关注系统内部发生的事情，以及对系统产生影响的事情。从某种意义上说，高度可靠性组织参与了一种"制度态势感知"。Weick和Sutcliffe[37]描述了高度可靠性组织特征。现在正在探索这些特征并将其更全面地融入医疗保健环境中。高度可靠性组织的特点包括以下内容。

1. 关注失败：非常严肃地对待轻微失误，当作它们会导致系统出现灾难性失败。

2. 抵制过度简单化：看到复杂系统更全面和更细微的情景，认识到其不稳定性、未知性和不可预测性。

3. 保持对运营和关系的敏感度：认识到一线员工有领导者所缺乏的知识，这些员工的自发报告是在发生灾难之前识别小故障的关键。

4. 维护恢复力的能力，虽然不是没有错误，但高度可靠性组织不会因错误而被禁用。它们使错误变小，并利用可让系统保持正常运行的方案。

5. 依靠专业知识：认识到真正的专业知识存在于组织的任何地方。高度可靠性组织文化多样化，缺乏严格的等级制度，并将决策推向前线人员。权威在最专业的人那里，不一定是最有经验的人。

高度可靠性组织从成功和失败中学习。通常是失败带来最大程度的学习。Weick和Sutcliffe[37]进一步表明，两种感知到的高度可靠性组织敌人是"自满和傲慢"。医疗机构往往有太多的这两种敌人。

如果JP住院的ICU具有高度可靠性组织特征，那么可预期会有另一种不同的结果。虽然人员配备问题一直是忙碌而高敏度的重症监护病房的一个因素，但高度可靠性组织医院的ICU将采取适当的方法来实现多个重症患者可能需要同时进行输血的可能性。血液制品从输血人员到ICU人员将标准地转交。根据预约的单子和JP的鉴定带，应该清楚地了解在输血前需进行"双核查"。应该有一个使用条形码的"双核查"系统将血制品打上"袋子标签"，血液制品预约单和JP的识别带联系起来。最后，在启动血液管理之前，JP的护士应该了解，输血是一项事关安全的关键任务，并在输血之前暂时停止（STAR）。他会确认正确的血液单位即将输送给JP。每一步都需要不超过几秒钟的时间。在一家高度可靠性组织医院的ICU中，所有这些双核查都是常规的患者护理，所有人都认为应该这样做。

七、以患者与家属为中心的治疗

在2001年《跨越质量鸿沟》的报道中，医药学会将患者的中心地位列为质量领域[38]。以患者为中心的护理是"尊重和响应患者偏好、需求和价值，以指导治疗决策"。然而，正如Naik[39]所指出的，"将其转化为常规的患者护理并不容易。"从历史上看，患者可能不想参与医疗决策制订过程。如今，这种期望已经改变。在2007年，一个美国危重病医学学会的多学科工作组开发出临床实践指南，对成人、儿科和新生儿重症监护病房患者和家庭支持提出一致建议。工作组提出了43项建议，包括：①共享决策模式；②早期和多次的护理会议，以减少家庭压力和促进沟通；③从人文角度，适当履行要如实告知的要求；④告知拒绝、精神支持和工作人员教育[40]。

医药学会建议，质量保健应该是安全的、实际的、以患者/家庭为中心的、及时的、有效的、公平的、可获得的和协调的[38]。尽管在提供高质量的卫生保健方面每个概念都很重要，并且应该嵌入到高度可靠性组织的文化中，但它们可能难以记住并反映出"机构之声"，而不是"患者之声"。我们认为从患者的角度来处理这些挑战更合适，更有说服力，因此制订了一个以患者/家庭为中心的战略计划，从有利于家庭的角度，整合了每一个高度可靠性组织领域。我们的战略计划包括五个领域的重点：不要伤害我（患者的安全），治愈我（改变疾病的具体效果），尊重待我（患者的满意度），引领我的护理（全部工作量/效率），并保持我们的健康（人口/预防保健）。这些之前已经被详细描述过[41,42]。

导向安全与质量的以患者/家庭为中心的方法，自然会导致分享决策制订过程。该模型可以替代完整的患者自主权或家长式方法。前者将所有的决定负担都放在患者和其家人身上。在危险期，这种负担可能是压倒性的。后者将医疗决定的全部责任推给了医师。在共享决策模型中，患者和家人是医疗团队的合作伙伴。可以清晰辨别出患者的偏好。家庭的焦虑可以减轻，并且医生可以对医疗决策有更多的投入[41]。这种方法需要更频繁的医疗团队与家庭之间的会议。因此，医疗团队需要丰富的沟通、冲突管理和会议促进技巧。

JP的案例：在回到CICU的时候，在JP的床边，JP的父母对他床旁的骚动感到惊恐。当他们要求获得更多的信息时，他们被领出了病房，当时外科医生则在探察JP的胸腔。当他们被允许回到CICU时，他们的挫折感依然持续。尽管进修医生跟他们告知了JP的"最新情况"，但他们仍然感到困惑并且有许多问题。

危重患者的家人需要保持希望，他们的问题需要被明确地回答，患者的病情变化需要被及时通知，以及患者的家人被鼓励随时看望患者。如果这些需求得不到满足，他们的压力就会上升[40]。尽管来自文献的证据并不是很有力，但家属们似乎受益于参与患者护理小组的循环。这些益处超过了与隐私和医学教育相关的挑战[40]。

我们不知道在JP苏醒的时候，他的父母是否还在他身边，但我们知道大多数家属都希望答案是"是"[43]。患者希望他们的家人在场，而且大多数家庭认为他们的陪伴会帮助他们临终的亲人[44]。

八、文化——一个重要因素

尽管文化不是一个严格定义的科学概念，但它被广泛认为是卫生保健组织的重要组成部分。医院的使命和愿景是经过严格的精心设计和全体员工背诵的，然而，组织文化不是那么容易定义的。在无其他人监视的情况下，人们在凌晨3点的行为方式，才是一个组织文化的真正定义。在深夜里，对于她非常熟悉的一个患者，护士在对其进行治疗时总是检查双核查患者的标识吗？

JP的案例：JP迅速的代谢失常，而JP的医生和护士都是匆忙着急的，急于进行快速输血。那些让人分心的事情让他们跳过了以确保正确的患者输注正确血液的必要的双核查过程。绕过这一步骤导致了明显的后果。在不匆忙的时候，很有可能这一标准步骤实际上总是由这2位医护人员完成的。当匆忙和分心时，个人可能会忘记必要的步骤，除非这些步骤是"习惯"或无法跳过的强制步骤。如果这两个人是ICU里仅会犯这个错误的人，那么，这些就是个人的失败。然而，如果在这个ICU中，临床医生在有压力的时候经常使用捷径，那么ICU就有一个不兼容的文化，如果没有解决，就会导致经常出现的错误，特别是在安全关键过程中。

安全文化不是自然发生的。Zohar[45]总结了低事故发生率公司的组织特征。最重要的因素包括：①成功的安全规程和强有力的领导承诺；②所有工作人员的安全培训；③一名高级官员作为安全官员；④通过指导和加强而不是告诫来促进安全。卫生保健专家已经开始认识到，一个强大的安全文化对质量改进[46,47]非常重要；然而，关于如何衡量和量化收益的争论仍然存在。测量安全文化的改进是一个可以反映实际安全改善的过程测量，但是更重要的指标是将改善的安全氛围与改善的临床结果联系起来。

在医疗体系内，衡量安全与团队文化的工具越来越被认为是反映各专业团队之间意见氛围的有效指标。尽管有许多调查工具，但通常使用的两种工具是安全态度问卷（Safety Attitudes Questionnaire，SAQ）和卫生保健研究和质量（Agency for Healthcare Research and Quality，AHRQ）医院患者安全文化调查。SAQ是目前由Pascal Metrics指标管理的一项专利调查[48]。有几个SAQ版本存在，都集中于门诊、住院患者或急诊。该调查研究了包括团队合作、安全、工作满意度、压力识别、工作条件、单位和医院管理的认知在内的多个领域。研究已经证明了SAQ安全与团队合作氛围评分和临床结果之间的联系。在一大批重症监护病房支持证据中，高分值（如＞80%~100%）与较低的并发症发生率有关，如血液感染；而且，低于60%的分数与较高的感染率有关[49]。SAQ调查已经被用于评估和改善各种卫生保健场所的安全环境[50-52]。使用SAQ结果，Sexton等[53]记载了一个综合的基于单位的患者安全计划如何能够改变全州的重症监护病房的团队和安全氛围。SAQ的结果还可以证明在同一重症监护病房[54,55]中不同专业团体之间的安全和团队合作氛围的不同认知。另一项广泛使用的文化调查是AHRQ医院对患者安全文化的调查。该调查于2004年首次公布于众,并可在网上免费使用[56]。该调查涵盖了患者安全文化的12个领域或组成部分，包括沟通开放度、反馈和关于错误的沟通、交接和过渡，以及跨单元的团队合作。目前，有900多家医院使用这项调查，综合结果可用于医院之间的基准测试[57]。与SAQ一样，AHRQ分数可以由特定的单位和（或）由护理人员来细分类型。早期研究结果试图将AHRQ医院调查与临床结果联系起来，结果不尽相同[58-62]。研究结果的差异可能与使用AHRQ患者安全指标作为结果测量有关。生成AHRQ患者安全指标的数据库是医疗成本和利用项目（Healthcare Cost and Utilization Project，HCUP）。来自44个参与州的HCUP登记分类住院患者出院数据。提取了多个数据元素，并使用所有患者改良诊断相关组和合并组群进行了严重度调整。每一个PSI都是一个比率，分子是有利益结果的病例数（例如，中央导管相关血流感染），而分母是处于危险中的人群（例如，在此期间有中心静脉导管的患者数量）。目前，18个PSI包括中央导管相关血流感染、低死亡率DRG、术后败血症、压疮和其他14个指标。AHRQ PSI是一个管理数据库，发表的研究概述了它的局限性，包括：①不充分的临床细节和风险调整；②对文档和编码准确性的依赖性。将其作为确定的结果指标需谨慎[63-65]。然而，最近Mardon等[66]检查了179家医院的数据，并使用优化和更新的PSI，发现积极的患者安全文化与医院不良事件相对减少相关。事实上，大多数证据表明，无论使用何种测量工具，改善的安全文化与减轻患者伤害有关。

医院为了实现改善的安全相关结果而关注转型变革，不仅要关注文化的变化，还要有活跃的质量改进团队专注于战略项目，诸如减少血流感染、压疮和药物不良事件（如血液管理失误）。两者都是重要的。只有在具有较强安全和团队合作氛围的医院里，才能消除危险、提高质量和安全。这样的医院将有这样的环境：①错误或接近失误被视为改善的机会，并且领导者借此机会找到相应的系统解决方案；②所有人员不仅对他们的工作负责，而且对他们的伙伴的工作也负责；并且③当团队成员（甚至是高级成员）准备犯错误时，所有的团队成员都可以畅所欲言。这些特征将使在之前提到的重点团队更有可能成功。未来的研究使用文化评估调查可能有助于区分每个方面相对重要性。

第80章
心脏病的全球挑战
The Global Challenge of Heart Disease

Daniel J. Penny　Jonathan R. Carapetis　Peter J. Hotez 著

徐明国 译

"在发展中国家,心脏病和卒中的流行是必然的。能够代替早期干预来减少心脏病和卒中的唯一途径是了解它的起源、预估它的规模,并在发病之前组建预防和病例管理的资源。"[1]

一、概述

心血管疾病的全球流行病学在过去的50年中有着巨大变化。在大多数发达国家,缺血性心脏病引起的死亡日渐减少;急性风湿热和继发的风湿性心脏病几乎成为历史,以前被认为是致命类型的先天性心脏病能够长期存活。人们早就意识到,被忽视的热带病,如查加斯病是引起心脏病发病和死亡的重要来源,但这种状况局限于发展中国家的局部地区。

但是,发达国家心脏病死亡率的趋势不能代表全球的状况。相比之下,预计全球范围内,心脏病相关的死亡将持续增加。风湿性心脏病在很多发展中国家仍然流行,甚至在最发达国家的土著居民中也流行。超过90%的全球儿童仍然没有先天性心脏病最基本的护理。此外,由于移民和旅行的便捷,类似查加斯病这样的疾病在以前从未出现过的地区也有发病。

儿科心血管疾病专家可以在积极影响全球心血管相关的死亡率方面发挥核心作用。相关问题将在本章中被提到。

二、全球心血管疾病的负担

2013全球疾病负担研究是最早进行的心血管疾病对全球健康影响的最详细的评估之一,这项研究基于华盛顿大学健康指标与评估研究所。一项最新的研究分析比较了1990年和2013年心血管疾病引起的死亡,提示了在过去的23年死亡数增长了接近40%[2]。一则2013年的快讯表明,当年有1730万人死于血管性疾病,其中有800多万人患有缺血性心脏病,650万人患有脑血管疾病(表80-1)[2]。

如今,缺血性心脏病是全球范围内致死的单一主要因素,脑血管疾病则排第三[2]。全球心血管疾病死亡人数上升的主要原因之一是发展中国

表80-1　世界范围内血管疾病相关死亡预计数

疾　病	预计死亡数（千人）
缺血性心脏病	8139.9
脑血管疾病	6446.9
高血压心脏病	1068.6
心肌病和心肌炎	443.3
风湿性心脏病	275.1
心房颤动	112.2
心内膜炎	65
周围血管病变	40.5
其他	554.6

(引自 GBD 2013 Mortality and Causes of Death Collaborators. Global, regional, and national age-sex specific all-cause and cause- specific mortality for 240 causes of death, 1990–2013: a systematic analysis for the Global Burden of Disease Study 2013. *Lancet*. 2015；385:117–171.)

家心血管疾病不成比例地增长，特别是大量中等收入国家，包括 BRICS（巴西、俄罗斯、印度、中国和南非），以及印度尼西亚、巴基斯坦和孟加拉国。这一增长的关键因素是烟草制品的大量使用及饮食结构的改变。事实上，世界中低收入国家心血管疾病的增长是非传染性疾病增长趋势的一部分，可能传染性疾病相应地减少。

先天性心脏病也会造成大量的死亡。总的来说，估计有 24.61 万新生儿死于先天性畸形[2]。但是，另一种观点认为发展中国家心血管疾病的某些上升归因于被忽视的原因[3]，如风湿性心脏病，还有被忽视的寄生虫和热带病，包括查加斯病、人非洲锥虫病、弓形虫病、心内膜纤维化（在某些情况下由蠕虫感染引起）、钩虫病、梅毒、结核和艾滋病（表 80-2）。总之，非传染性疾病和被忽视的热带病给发展中国家的心血管疾病带来了极大的负担。

三、流行病学变迁的概念

思考"流行病学转变"的概念对了解区域流行病学的变化趋势是很有用的，这一概念最早由奥姆兰在 1971 年提出[4]。流行病学转变被认为是一个社会进化过程，首先是水、食物和居住的基本需求开始得到满足。预期寿命增加和社区内疾病分布发生变化。通常，传染病和寄生虫病的负担开始下降，预期寿命进一步上升。一旦预期寿命超过 50—55 岁，死于心血管疾病的人数将超过传染病和寄生虫病[1]。

表 80-2 被忽视的热带疾病对全球心血管疾病的影响

NTD	心血管疾病类型	预计感染数	相关心血管疾病数
查加斯病	缺血性心脏病、脑血管病和炎症	1000 万	200 万～300 万
HAT	炎症	50 000～70 000 在撒哈拉以南非洲	尚不明确
弓形虫病	炎症	世界范围血清阳性率高达 77%	19% AIDS 相关性心肌炎
EMF	炎症	1200 万	全部
血吸虫病	炎症（心肌病）	2 亿	> 270 000 肺动脉高压
钩虫病	炎症（CHF）	6 亿	尚不明确
梅毒	炎症	1200 万	未治疗者中 10% 有远期心血管并发症
结核	炎症	20 亿（大于 1000 万合并 HIV 感染和 AIDS）	1%～2% 的肺结核患者发展为心包炎
HIV	炎症（心包炎、心肌病）	3400 万（全球 HIV 感染者和患者）	没有经过 HAART 的无症状患者中，19%～32% 为心包炎，15%～57% 为心肌病
登革热	炎症	每年 5000 万～1 亿	心肌功能障碍的患者占 6.7%，DHF 为 13.8%，DSS 为 36%
风湿性心脏病	缺血性心脏病、脑血管病和风湿病	发展中国家达 206/100 000	发展中国家达 18.6/100 000

（改编自 Modified from Moolani Y, Bukhman G, Hotez PJ. Neglected tropical diseases as hidden causes of cardiovascular disease. *PLoS Negl Trop Dis*.2012; 6:e1499.）

NTD. 被忽视的热带疾病；HAT. 人非洲锥虫病；AIDS. 获得性免疫缺陷综合征；EMF. 心内膜心肌纤维化；CHF. 充血性心力衰竭；HIV. 人类免疫缺陷病毒；TB. 结核；HAART. 高效抗逆转录病毒治疗；DF. 登革热；DHF. 无休克的出血性登革热；DSS. 登革休克综合征；RF. 风湿热；RHD. 风湿性心脏病

至少有四个阶段的流行病学转变已被记录。随着社会不同阶段的变迁，血管性疾病的特征也发生变化，这影响了整体死亡率（表80-3）。在没有基本公共卫生保障的社会，也就是所谓的第一个阶段"瘟疫与饥荒期"，当时流行的心血管疾病是风湿性心脏病，感染和营养相关的疾病（如查加斯病和维生素B_1缺乏病）。随着基本公共卫生系统的发展，阶段变迁为"流行衰退期"，高血压性心脏病和卒中增加，心血管疾病在总体死亡率中所占的比例更大。进一步的发展预示着"退行性和人造疾病期"的来临。缺血性心脏病和卒中进一步增加，这些通常发生在相对年轻的人群。在变迁的最后一个阶段"迟发退行性疾病期"，心血管疾病仍然占所有死亡人数的一半，但发病年龄都比较高[5]。

这一模型为疾病流行病学发展的研究提供了框架。尽管如此，有一点需要强调，同一国家不同社会经济地位的人群（有时与种族相关，如富裕国家的土著总体要比外来的更穷）可以处于转变的不同阶段，所以，"一刀切"的公共卫生模型可能并不总是合适。因此，虽然有报道称在印度43%的儿童体重偏轻或严重不足[6]，但在新德里的富人学校中，22%的女孩超重，6%属于肥胖[7]。第二，社会的变迁速度差异巨大，所以一个正在从严重感染（例如人类免疫缺陷病毒）的负担中恢复过来的国家在建立资源之前可能不得不面对下一波心血管疾病。流行病学的变迁可能还有一个潜在的阶段：肥胖症、糖尿病和高血压的流行越来越多，一些国家的吸烟率下降似乎趋于平稳，似乎风险因素的不利趋势可能会扭转20世纪后半叶的进步[8]（表80-3）。

四、即将发生的全球缺血性心脏病流行

2000年，联合国与主要合作伙伴合作开发了一项千年发展项目[9]，其目的是扭转贫困、饥饿和疾病，这将影响数十亿人。而该项目对全球各项死亡率产生了深远的积极影响，它并未完全解决非传染性疾病的主要问题，其中之一便是心血管疾病[10]。事实上，心血管疾病相关的死亡人数预计[11]将从2002年的1670万增至2030年的2330万，其中超过80%出现在低收入和中等收入国家。心血管疾病相关的死亡人数将超过所有传染性疾病的死亡人数。2012年初世界卫生组织的大会批准了一个宏大的目标，到2025年将非传染性疾病导致的过早死亡减少25%[12]。这一倡议被认为是世界心脏联盟的"规则改变"[13]。

（一）缺血性心脏病，不仅仅是富人和老人的疾病

传统观点认为慢性非传染性疾病是富人和老人的疾病。越来越多的新数据否定这种观点[1]。虽然有超过100人的多国研究表明缺血性心血管的风险因素随着国民收入的增加而增加，但是趋势逐渐平稳，最后随着收入的增加而减少。因此，一个国家的身高体重指数会上升，直至女性人均收入达到12 500美元，男性人均收入达到17 000

表80-3 流行病学转型和心血管疾病的关系

阶　段	因心血管疾病死亡的占比（%）	主要的心血管疾病数
瘟疫与饥荒期	<10	感染性（如查加斯病）和营养性心肌病，风湿性心脏病
流行衰退期	10～35	感染性和营养性心肌病，风湿性心脏病，高血压心脏病和缺血性卒中
退行性和人造疾病期	35～65	脑卒中，相对年轻的人群的缺血性心脏病，儿童先天性心脏病增多
迟发退行性疾病期	40～50	老年人的和缺血性心脏病，儿童先天性心脏病较多
（？）退化期		脑卒中，年轻人的缺血性心脏病，代谢综合征

（改编自 Pearson TA. Cardiovascular disease in developing countries: myths, realities, and opportunities. Cardiovasc Drugs Ther. 1999；13:95–104 and Gersh BJ, Sliwa K, Mayosi BM, Yusuf S. Novel therapeutic concepts: the epidemic of cardiovascular disease in the developing world: global implications. *Eur Heart J.* 2010；31:642–648.）

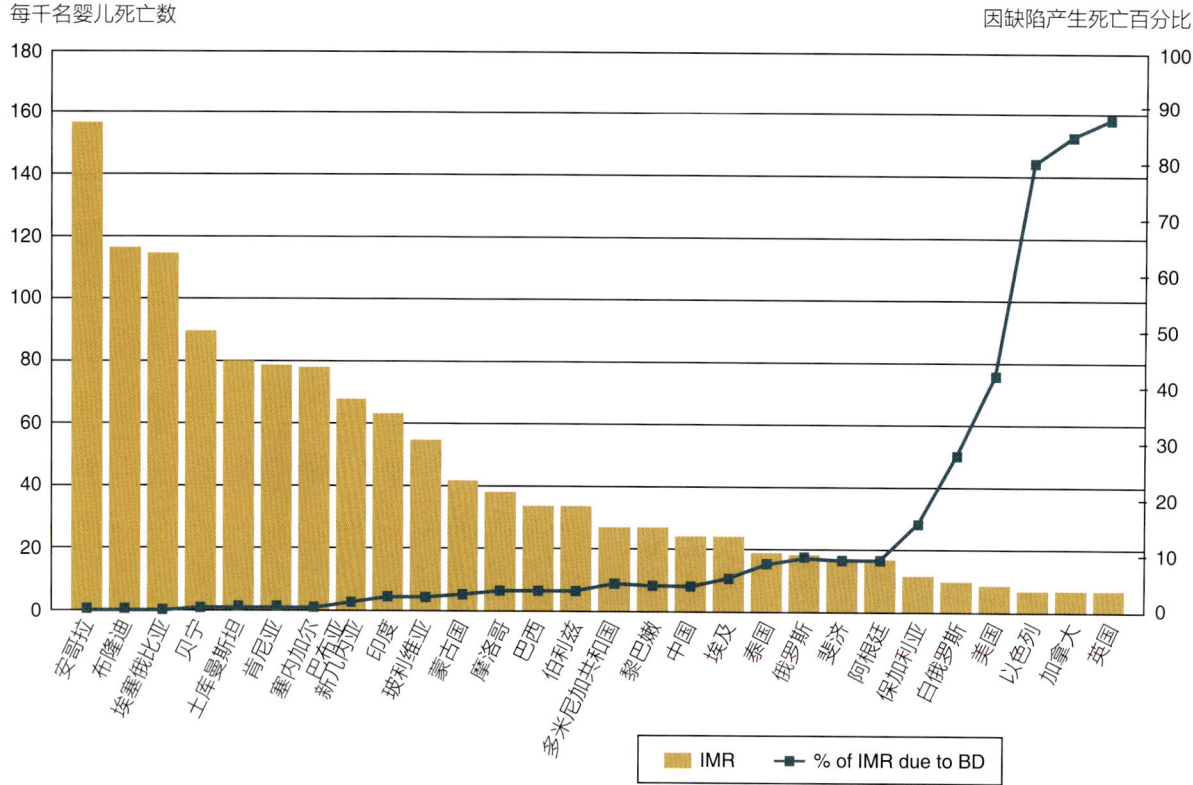

▲ 图 80-1 婴儿死亡率（IMR）与国家无法预防的出生缺陷（BD）所致的婴儿死亡百分比之间的关系（2004 年）（经许可，引自 personal communication，Bernadette Modell.）

美元。而胆固醇的拐点在 18 000 美元（图 80-1）[14]。这些观察结果与研究表明，在一组来自索韦托（南非）平均年龄 46 岁经过心血管高危因素筛选过的受试者中，78% 的受试者至少有一个主要的心血管疾病风险因素，55% 女性和 23% 的男性有肥胖 [15]。这表明在南非和其他一些国家，随着国民总收入上升，随着时间的推移，危险因素的流行率似乎也逐渐从较高社会经济阶层向较低社会经济阶层漂移 [16]。

单个个体有多种危险因素的现象在发展中国家非常普遍。在索韦托一个大型心脏病科的患者中，77% 的患者有超过 1 个缺血性心脏病的危险因素。例如，有高血压的人，38% 也有高胆固醇血症，36% 是吸烟者 [17]。

尽管目前缺血性心脏病在发达国家中以老年人患病居多，但在南非这样的国家，估计心血管疾病影响 35—64 岁群体的人数将是美国的 4 倍（图 80-1）[5]。这将对发展中国家的经济产生深远影响 [18]。保守估计，在接受调查的 5 个国家中（巴西、印度、中国、南非和墨西哥），每年心血管疾病对未来的生产生活至少造成 2100 万的损失 [19]。

（二）心血管疾病在中低收入国家的危险因素

目前大多数关于缺血性心脏病危险因素的认识来源于欧洲人群。一项来自所有 52 个大陆国家的关于急性心肌梗死危险因素的标准化病例对照研究（"Interheart" 研究）研究表明：血脂异常、吸烟、高血压、糖尿病、腹部肥胖、社会心理因素，水果、蔬菜和乙醇的消耗，以及缺乏规律的体育活动，对于世界范围所有年龄段的男女来说，都是心肌梗死的重要危险因素。因此，有人建议，尽管个体危险因素和经济环境的普遍差异导致各地区防治措施的优先级有所不同，但全世界防治措施的基本原则却可以是相似的 [20]。

在发展中国家，很多因素都可以改变缺血性心脏病的风险。第一个是贫穷和营养不良。母体营养不良对发育中的胎儿有重要影响，通过低出生体重表现出来。全球范围内，每年有 2000 多万低出生体重儿出生。发展中国家的低出生体重发生率（16.5%）是发达国家（7%）的2倍多，超过95%的低出生体重儿出生在中低收入国家[21]。低出生体重对心血管风险的影响很可能是深远的、多样的。首先，孕期贫困和营养不良可能增加娩出低出生体重儿的风险，这类婴儿体力和智力下降，导致成年期的贫困，陷入贫穷的恶性循环中[22]。其次，胎儿期营养缺乏与出生后营养充足的不匹配使得个体有心血管疾病的风险，这个理论就是所谓的"胎源性疾病"机制，是由Barker等首先提出的[23]。一项研究调查了母亲孕期能量消耗和后代潜在心血管疾病风险的关系，颈动脉内膜－中膜增厚（血管风险的一项替代指标）在9岁的肥胖儿童中被发现，尤其是那些母亲孕期能量消耗低于第25百分位数的[24]。这样看来，在改善母亲孕期营养状况之前，至少一代人的血管风险会增加[25]。

第二个可能会在未来几十年增加心血管风险的是HIV感染。目前，估计有超过3500万艾滋病毒携带者[26]。接受高效抗逆转录病毒治疗的患者在增加，HIV感染正成为一种慢性病，包括心血管疾病在内的非传染性疾病正成为发病率的主要来源[27,28]。据估计，除传统风险因素外，HIV感染使急性心肌梗死的风险增加了50%[29]。然而，HIV与心血管疾病风险之间的联系尚不明确，这可能是由于一系列因素的综合作用，包括持续慢性炎症的影响，渐进性免疫功能障碍或治疗本身的影响[30]。最有可能影响到的是中低收入国家，这些国家有超过70%HIV阳性的患者生活。儿童更易受到影响，因为较长时间在这种环境内生活，也可能与宫内暴露有关[31]。

（三）管理即将到来的全球流行病：关注儿童

美国每年在经皮冠状动脉介入上花费超过450亿美元[32]，在降脂药上花费200亿美元[33]。发展中国家的经济不能够支付这类费用。如果我们要完美地解决2030年缺血性心脏病潜在的流行风险，我们需要现在就行动，立足于预防，关注年轻人[34,35]。

世界卫生组织提出了一项全球计划，计划的原则和目的是解决非传染性疾病（包括心血管疾病）政策和研究上的差距[36]（表80-4）。这些首要原则包括认识到控制策略必须同促进和保护人权紧密联系，非传染性疾病是社会经济发展的重大挑战，所有成员需要有平等的机会参与国际合作，以及加强国际合作、宣传和地位。对儿童心血管病专家而言特别重要的一些建议是：预防比治疗更重要，要减少暴露于可变危险因素包括吸烟，如果这些预防措施是成功的，它们将被应用到"生命历程管理"中（表80-4）。

早在1961年，Holman就认为动脉粥样硬化是一个儿科问题[37]。越来越多的证据表明要在儿童期预防。几项研究清晰表明，儿童时期暴露于心血管疾病高风险与成年时期早期出现临床前期改变有显著联系[38]。例如，9岁时的危险因素预

表80-4 世界卫生组织发布的减轻全球非传染性疾病负担的原则和目标

目标
- 减少可预防的发病和残疾避免非传染性疾病的死亡

首要原则和方法
- 人权
- 非传染性疾病对社会经济发展的挑战
- 普及教育、平等、性别平等
- 生命历程管理
- 循证策略
- 授权于人民和社区

目的
- 目的1：加强国际合作，主张提高非传染性疾病预防和控制在发展议程和国际共识中的优先级
- 目的2：加强国家地位、领导、管理、多部门行动以及合作，加快国家对非传染性疾病预防和控制的反应速度
- 目的3：通过创建良好卫生环境，减少对非传染性疾病可变危险因素的暴露
- 目的4：通过以人为本的初级保健和普惠性健康保险，加强和调整卫生系统，解决非传染性疾病的预防和控制问题
- 目的5：加强和支持各国开展预防和控制非传染性疾病的高质量研究和发展
- 目的6：监测非传染性疾病的趋势和决定因素，评估预防和控制的进展

（引自 WHO.Global action plan for the prevention and control of noncommunicable diseases 2013–2020. Available at: http://apps.who.int/iris/bitstream/10665/94384/1/9789241506236_eng.pdf.）

示着成年后的颈动脉内膜 – 中膜增厚[39]。在高收入国家，饮食干预项目早在婴儿时期就开始了[40]，在他们十几岁的时候，很少有人开始吸烟或成为习惯性吸烟者。针对儿童、中小学生有大量预防吸烟的社区和学校项目[41]。

有令人担忧的证据表明，发展中国家的儿童大量累积心血管病的可变危险因素。在"弱势环境下青少年的幸福（WAVE）研究"中，32.5%的青少年已经吸烟，30.8%每天吸烟超过10支，他们平均从14岁开始吸烟[42]。与发达国家一样，发展中国家儿童超重和肥胖盛行。一项祖鲁兰研究中，小学女生9%超重，3.8%肥胖[43]。一项对南非15—24岁年轻人的研究表明30%的女性超重或肥胖，46%的女性"体能活动不足"[44]。虽然南非的青少年女性开始意识到健康饮食的好处，但是她们获得健康食品的途径是有限的[45]。在一项对南非农村地区儿童的进一步研究中，只有26%达到国际指南中每天60min中等强度体育活动的标准，低社会经济地位人群的活动量低于标准尤为突出[46]。

如果我们要预防获得性心血管病的全球流行，在中低收入国家开展预防项目的需要就大为迫切。这些项目需要以生命历程管理为基础，从儿童期开始做起。需要针对各种独立人群进行设计，因此是有循证依据的，是由当地社区开展的。儿科心血管专家可以对这些项目做出重要的贡献。

五、风湿性心脏病

对风湿性心脏病临床相关的全面回顾详见本书中的其他章节。本章将讨论风湿性心脏病的全球范围影响。

在全球范围，自从1944年T.Duckett Jones的论文列出急性风湿热的诊断标准后，历时70年风湿性心脏病的热潮已经消退[47]。20世纪中叶时有一次研究热潮，特别是在美国，在此期间我们获得了很多关于初级预防和二级预防的知识。20世纪70年代和80年代，随着富裕国家风湿性心脏病的发病率减少，这些国家对风湿性心脏病的兴趣同时减弱。正是在这个时期，发展中国家的风湿性心脏病问题变得越来越严重。20世纪80年代，在世界卫生组织认可和领导下，22个国家建立了一项全球控制计划。这项计划在2000年被放弃了。从那时起，一个新的令人振奋的时代从仍以风湿性心脏病为主要问题的地区开始了。研究、主张和政策现在由在中低收入国家（部分风湿性心脏病高发的高收入国家）工作的人决定，由世界心脏联盟提供协调和领导。

（一）风湿性心脏病的流行病学

20世纪，北美和欧洲高收入地区急性风湿热和风湿性心脏病的发病率大幅下降。因此，除了一些罕见的地方性流行外，急性风湿热和风湿性心脏病几乎在这些地区被消灭。尽管显然是青霉素治疗导致了发病率的减少，但这些国家的经济和社会政治变化可能对此有更大的贡献。比如有人指出，在使用青霉素治疗之前，丹麦急性风湿热的发病率已经急剧下降[48]。

尽管如此，急性风湿热和风湿性心脏病仍然在许多中低收入国家和一些高收入国家的土著居民中流行，例如澳大利亚的土著居民和新西兰的毛利人。

急性风湿热和风湿性心脏病问题的真实状况仍然难以估计。2005年，由世界卫生组织委托编写了一份关于A群链球菌疾病全球负担的报告，根据1985—2005年期间在多个区域发布的人口数据，计算风湿性心脏病的流行程度、急性风湿热的发病率和风湿性心脏病新病例的发病率。该研究发现，全球每年有471 000例急性风湿热病例，其中5—15岁儿童的发病率从工业化国家的每10万人10例，到太平洋地区的每10万人374例。据估计，世界范围内，风湿性心脏病病例至少有1560万例，新增病例28.2万例，每年有23.3万例死亡[49]。因此，据估计，在20世纪90年代末，风湿性心脏病是世界上25岁以下人群中最常见的心血管疾病。随后的系统回顾增加了更多研究，强调急性风湿热和风湿性心脏病的发病率和流行程度的全球差异，并指出疾病负担最大的是在撒哈拉以南非洲[50]。这两种疾病的死亡率最高的是澳大利亚土著居民（每10万人中23.8人）。全球疾病负担研究估计，2010年，有3400多万人患有风湿性心脏病，导致1000多万人的伤残调整寿命年缩短，34.5万人死亡[51]。

近年来，在一些高收入国家中，一些（通常是土著）人口的高负担疾病引起了越来越多的关注。3501名来自13个部落的印第安人成人在亚利桑那州，俄克拉荷马州和南/北达科他州，1993—1995年参与了超声心动图研究，16人被发现有二尖瓣狭窄（4.6/1000），另有45人被发现有二尖瓣增厚（12.8/1000），这被认为可能是轻度风湿性心脏病的指征[52]。

新西兰的毛利人和太平洋地区人群中，急性风湿热和慢性风湿性心脏病仍然是发病率和死亡率的重要原因。与新西兰欧洲人及其他人群相比，毛利人急性风湿热住院治疗的比值比为10，太平洋地区人群为20.7。在所有的急性风湿热病例中，59.5%是5—14岁的毛利或太平洋地区儿童，尽管这一组只占总人口的4.7%[53]。此外，其他人群新增急性风湿热减少，相对的毛利人和太平洋地区人群则继续增加。在新西兰北岛一个以毛利人为主的社区，685名学生参与了超声心动图的一项研究，其中11人（1.6%）发现有明确或可能的风湿性心脏病，19人（2.8%）发现有可疑的风湿性心脏病[54]。

世界上急性风湿热发病率最高的是在澳大利亚北部地区的土著居民中[55]。在1997—2010年期间，该地区记录的第一批急性风湿热615人中，有97.6%是土著居民，平均年龄为12岁。多元分析中，土著居民的第一批急性风湿热发病率比非土著居民高69倍。在同一时期，有1149人被诊断为风湿性心脏病，其中92.8%是土著人，2000—2010年期间这一点越来越明显（虽然这种明显增长至少在一定程度上与报告偏倚有关）[56]。似乎急性风湿热的发病机制至少在澳大利亚的一些社区有所不同，因为据报道，链球菌感染引起咽炎是罕见的[57]。自20世纪90年代以来，在这一人群中，已研究脓皮病和急性风湿热之间可能存在的联系，虽然这个假设仍存在争议[58]。

（二）超声心动图在诊断和筛查中的作用

传统上，风湿性心脏病的诊断是基于对心脏杂音和临床症状。然而，人们越来越关注超声心动图增加轻度无症状疾病检测的可能性，来加强二级预防方案。早在2004年，世界卫生组织就建议在高发病率地区进行超声心动图检查。一个世界卫生组织和美国国家卫生研究院的联合工作小组为风湿性心脏病制订了一致的诊断标准，其中包括超声心动图[59]。最近，世界心脏联合会公布了超声心动图诊断风湿性心脏病的标准，为明确和疑似的风湿性心脏病提供了标准（表80-5）[60]。

筛查包括超声心动图，这能比听诊发现更多的潜在病例。因此，乌干达坎帕拉一项对4000多名随机挑选的学生进行的研究中，超声心动图检测出风湿性心脏病（15/1000）的病例数是听诊的3倍（5/1000）[61]。在这项研究中，2min的检查使一名超声医生每天能够筛查200~250名儿童。130名超声心动图筛查异常的儿童进行了更全面的评估，有72人疑似或确诊风湿性心脏病，18人有先天性心脏病，40人是正常的。

随着便携式和手持式超声心动图仪器的发展，现在有机会开展基于超声心动图检查的大规模筛查[62,63]。随着经验的增加，检查手持设备的效用、疑似疾病自然病史以及进一步增强超声心动图的诊断标准是很重要的。

（三）预防和治疗

最近，世界心脏联盟制定了一个为风湿性心脏病提供全面控制计划的框架[64,65]。该框架包含了用于控制计划的选项单；每个选项的相关性将由当地需求、优先级和经验决定（表80-6）。

根据该框架，所有风湿性心脏病控制计划都应该从考虑基本组成和当地卫生系统的状况开始。主要注意事项包括对当地疾病负担的评估，这在一个社区内可能有所不同。必须关注管理、项目评估、资金、实验室服务和人力资源的获取。任何全面的计划除了疾病的问题外，还需要关注患者个人和他们的家庭的需求。该框架强调需要与

表 80-5　世界心脏联盟对 20 岁以下患者确诊和疑似风湿性心脏病的超声心动图诊断标准

确诊风湿性心脏病（A、B、C 或 D 其中一项）
- （A）病理性二尖瓣反流和至少两种风湿性心脏病二尖瓣的形态学特征
- （B）二尖瓣狭窄平均压差＞ 4 mmHg（必须排除先天性狭窄）
- （C）病理性主动脉瓣反流和至少两种风湿性心脏病主动脉瓣的形态学特征
- （D）主动脉和二尖瓣的交界性疾病

疑似风湿性心脏病（A、B 或 C 其中一项）
- （A）至少有 2 种风湿性心脏病二尖瓣的特征，没有病理性反流或狭窄
- （B）病理性二尖瓣反流
- （C）病理性主动脉瓣反流

病理性反流标准		风湿性心脏病的形态学特征	
二尖瓣（所必需的）	主动脉瓣（所必需的）	二尖瓣	主动脉瓣
• 观察两个切面 • 至少一个切面反流束＞ 2cm • 一个完整周期内速率＞ 3m/s • 至少一个周期可见全收缩期血流	• 观察两个切面 • 至少一个切面反流束长度＞ 1cm • 舒张早期速率＞ 3m/s • 至少一个周期可见全收缩期血流	• 二尖瓣前叶增厚 • 腱索增厚 • 瓣叶运动受限 • 收缩期瓣叶端异常活动	• 不规则或局灶性增厚 • 闭合不全 • 瓣叶活动受限 • 脱垂

（改编自 Reményi B, Wilson N, Steer A, et al. World Heart Federation criteria for echocardiographic diagnosis of rheumatic heart disease–anevidence–based guideline. *Nat Rev Cardiol*. 2012；9:297–309.）

表 80-6　世界心脏联盟关于风湿性心脏病综合控制项目的框架

	研　究				
三级预防	医疗管理	抗凝血	介入患者分诊	分级随访	提供介入服务
二级预防	风湿热/风湿性心脏病登记	青霉素治疗	提供二级预防	分级随访	发现病例（筛查）
初级预防	社区教育	链球菌诊断治疗指南	提供初级预防	发现病例（临床表现喉咙痛）	发展预防接种
	政府参与	疾病通告	人力资源	培训健康工作者	方案评估
基线	疾病负担数据	风湿热/风湿性心脏病咨询委员会	基金支持	实验室服务	初级保健和卫生系统的整合
	贫困	拥挤	营养不良	健康通道	

（改编自 World Heart Federation. Tools for implementing rheumatic heart disease control programmes. TIPS handbook. Available at: http://tips.rheach.org/wp-content/downloads/TIPS-HANDBOOK_World-Heart-Federation_RhEACH.pdf and Wyber R. A conceptual framework for comprehensive rheumatic heart disease control programs. *Global Heart*. 2013；8:241–246.）

最重要的利益攸关方之一的政府进行互动。政府通常负责监督疾病控制系统，其政策对疾病的首要决定因素产生重大影响，这些因素包括贫困、过度拥挤、营养不良和医疗保健的获取。急性风湿热和风湿性心脏病疾病报告机制能够提供更多机会来评估疾病负担、计划干预和监测结果[64,65]。

初级预防包括预防急性风湿热进展的干预措施。通常情况下，年轻人的链球菌感染性咽喉炎需要立即治疗。为初级预防提供抗生素需注意一系列生物医学和系统挑战。社区教育是一种重要的方法，可以确保家庭意识到因不治疗咽痛而继发风湿热的风险，这样他们就可以获得预防。最

重要的是要确保抗生素的获得，并且清晰说明简单的治疗方案。尽管大多数风湿性心脏病控制项目的范围之内没有疫苗开发技术，但风湿性心脏病团体可以通过收集流行病学数据，明确表示疫苗的必要性，并倡导持续性支持，为疫苗做出重要贡献[64,65]。

二级预防基于抗生素预防，以防止新的链球菌感染和随后的急性风湿热复发，被认为可以减缓甚至停止严重风湿性心脏病的发展。它要求对所有病例诊断准确，并迅速将病例纳入登记入册的预防方案中。控制计划不仅可以有助于常规的评估和监测，还有助于记录预防服务、召回应使用抗生素的患者、为健康教育和健康促进计划提供信息，以及提供疾病负担方面的信息。保障可靠的高质量抗生素供应是很重要的。随着最近超声心动图诊断的发展，发现无症状患者和大规模筛查项目成为热点[64,65]。

三级干预（有症状风湿性心脏病临床管理、抗凝治疗、介入治疗的分诊和移送心脏手术）通常不包括在风湿性心脏病控制计划中，因为这对风湿性心脏病的发病率没有影响，并且不能在人口水平上控制疾病。此外，三级医疗的高额费用引起了人们的担忧，即外科手术可能会将资金从物有所值的初级和二级预防中转移出来。还有一个令人担忧的问题是，区域外科中心通常远离疾病最流行的社区，最新的补救研究证实，即使在发展中国家，手术也是一种奢侈品，在很大程度上仅限于比较富裕的人群。尽管如此，通过三级预防，能够减少风湿性心脏病的个人负担。风湿性心脏病后期的患者发起了一场强大的人道主义运动，以寻求外科治疗，而这些患者的故事往往会吸引媒体关注、社区支持和资金支持。随着风湿性心脏病控制计划的逐渐壮大，对于这项基于广大人群的项目计划来说，在有资源的情况下，与三级医疗和外科治疗协同工作是至关重要的[64,65]。

坚实基础是风湿性心脏病控制计划的要点。Carapetis 和 Zühlke 概述了未来 10 年需要解决的四个主要挑战[66]。第一个是将我们获得的知识转化为风湿性心脏病的实践控制。这将包括应用科学和倡导世界各地已被验证的控制策略的使用，利用疾病报告登记了解疾病的结果，检查如何改进提供二级预防，以及评估发展中国家心脏手术的作用。第二个是通过超声心动图诊断的标准化，提高风湿性心脏病的早期检出率，并评估筛查方法的成本效益，从而促进风湿性心脏病患者的检出。第三个挑战将是增进对发病机制的了解，以促进诊断和治疗。一些重要的未知问题涉及急性风湿热的免疫学和免疫遗传学以及易感性。第四，需要找到一种有效的初级预防方法。需要将疫苗开发加入议程，正确疫苗的成分及其对疾病负担的潜在影响需要进行评估[67]。尽管初级抗生素预防已经使用了几十年，但仍需要解决一些关于治疗咽痛的最佳抗生素选择的矛盾。在选定的社区中，对脓皮病引发急性风湿热的发病机制需要进行评估，并且需要对基于减少皮肤感染的初级预防计划的潜力进行调查[68]。

六、先天性心脏病

在每年出生的 1.3 亿个婴儿中，约有 790 万有遗传性或部分遗传性的严重先天缺陷[69]。据美国出生缺陷基金会统计，2001 年五种最常见的基因或基因片段来源的严重出生缺陷分别是：①先天性心脏病 1 040 835 例；②神经管缺陷 329 904 例；③血红蛋白疾病，如地中海贫血和镰状细胞病 307 897 例；④唐氏综合征 217 293 例；⑤ G6PD 酶缺乏症 177 032 例。此外，据估计，另有 100 多万名儿童出生时出现了与孕期暴露有关的严重出生缺陷，包括孕妇暴露于致畸因素，这些因素有乙醇、风疹病毒、梅毒和碘缺乏[70]。

出生缺陷是一个全球性问题。每年至少有 330 万 5 岁以下儿童死于出生缺陷，估计 320 万存活于出生缺陷的 5 岁以下的儿童可能终身残疾[71]。在中低收入国家尤为严重，据估计，在这些国家中，有 94% 严重缺陷和超过 95% 出生缺陷导致了相关的死亡。先天性心脏病是出生缺陷相关疾病的一个重要负担。每年非洲出生的 5000 万婴儿中，有 50 万人患有严重的先天性心脏病，其中约一半在出生后的几年内死亡[71]。

有一种压倒性的观点认为，在全球范围内，对出生缺陷婴儿的护理和预防是低优先级的。特别是有建议认为，每年有100多万名儿童患有先天性心脏病，其中超过90%的儿童接受次优治疗，或者完全得不到治疗[72,73]。有观点提出，有三大误区可能造成预防和治疗方面的缺陷。第一，缺乏问题严重程度的数据记录。第二，人们普遍认为，有效护理和预防出生缺陷都需要昂贵的高技术干预措施，这些干预措施超出了大多数中低收入国家的预算。第三，在此之后，对护理和预防出生缺陷的关注将减少其他有关产妇和儿童健康干预措施的资金[74]。

（一）健康转型的影响

20世纪，大多数国家的社会经济、教育和医疗条件都有所改善，婴儿和儿童死亡率的下降是公共卫生的一大胜利。这种"健康转型"与婴幼儿传染病和营养不良死亡率显著下降有关。然而与此同时，出生缺陷的死亡率几乎保持不变，因此，随着国家的发展，出生缺陷导致婴儿和新生儿死亡的比例越来越高（图80-1）[74]。

（二）应对先天性心脏病的全球挑战

如果要在全球范围内解决先天性心脏病问题，我们将面临许多挑战。首先，需要明确问题的严重程度。其次，需要统一定义和诊断标准。最后，是发展预防和治疗计划，并与当地地区资源匹配。

虽然很多人认为先天性心脏病的发病率是一致的，但仍有一些区域差异，这些差异与不同种群、血缘和环境暴露的人们之间的潜在遗传多样性有关。通过对35个不同国家人口中先天性心脏病发病率的研究分析，先天性心脏病发病率从每千人1.2～17例[73]。很难确定这种差异反映了国家之间的真正差异，还是诊断和筛查标准不同造成的，可能后者是重点。有三项来自印度的研究，其中一项研究显示，在新德里随机挑选的11 833名15岁以下儿童中，50名有先天性心脏病（4.2/1000）[75]。在另一项研究中发现，10 964名婴儿中，经过生后24h内的筛查，43名有先天性心脏病（3.9/1000）[76]。而在第三项研究中，通过对多中心的10 641名患者的病史进行回顾性分析，发现了先天性心脏病的患病率为26.4/1000[77]。因此，迫切需要建立多元数据库，统一定义和诊断标准。

在美国（如STS）、欧洲（EACTS）和东南亚，已经建立了非常全面的数据库。统一诊断标准方面也取得了重大进展。现在，合并这些数据库并扩大其范围是很重要的，不单在高收入国家[78]，尽管这主要是计算机基础设施的挑战，也会涉及筛选和人员培训的统一。

合理的预防和治疗方法，是与区域资源匹配的，将减轻全球冠状动脉粥样硬化性心脏病负担。世界卫生组织于2010年制定了预防和治疗包括先天性心脏病在内的出生缺陷的生命阶段管理方法[79]。

1. 孕前，很多公共卫生预防方法都是有效的。这包括加强优生优育教育，以减少高龄产妇，对常见的隐性遗传病进行筛查，包括镰状细胞病，优化饮食结构，避免饮酒、吸烟和使用可卡因，预防和治疗孕期可致畸的传染性疾病，优化孕产妇健康，治疗如糖尿病、癫痫等疾病。

2. 孕期，持续监测饮食，避免致畸因素的影响，并可对胎儿畸形进行超声筛查。

3. 新生儿期及以后，应仔细检查所有新生儿的出生缺陷，并在资源允许的情况下，对轻度先天性心脏病进行治疗[79]。

一些模式已经用于中低收入国家的儿童。第一种模式，将儿童送到高收入国家的医院，这一做法得到了广泛的应用。这种方法可以挽救一小部分儿童，同时也要奖励捐赠者以及为治疗医院提供大量的地方公共关系机会，这是一种极其昂贵和低效的方法。对于孩子和他们的父母来说，被送到陌生的环境中也是一件痛苦的事情，而且在病例优先顺序方面往往缺乏透明度。第二种模式，即手术团队对发达国家进行一次访问，可能为少数当地儿童带来好处，但这往往无助于提高当地的基础和技能，有可能沦为一次外科旅游。

第三种模式可能会带来更大的好处，这种模

式侧重于长期支持和教育[80]。这些项目必须通过深思熟虑和结构化的方式建立。Jonas 概述了发展这一计划的关键步骤[80]。首先，对该中心进行实地考察，评估当地的政治形势、统计当地人口、医院基础设施和联合医疗支持。需要对已经参与该计划的所有人员和可能成为意见制定者的关键人物进行仔细地评估。其次，请中心排出关键人物，让他们有机会在主要机构工作3周到3个月，学习现代心脏中心的文化和能力，这可能是有用的。再次，需要大力加强地方基础设施建设，其中可能包括生物医学工程、纯水供应、电力等。最后，需要确定一个长期的慈善合作伙伴，需要制定一项筹资策略。只有在有足够的基础设施和募捐得到必要资金设备的情况下，才应进行首次治疗小组的积极访问。第一次小组访问后，需要制订一项长期的持续支持计划，最低限度地，至少每6个月访问一次，并继续向机构提供教育奖学金[80]。这种计划也有可能扩大到为风湿性心脏病病例提供外科治疗，尽管这些病例需要瓣膜修复的专业知识。

Dearani 等强调了合作关系在开展这些项目中的重要性[81]。成功合作关系的关键因素包括：①本着合作精神共同努力；②追踪和评估该计划的结果；③建立一个指导资源分配的组织；④致力于打造地方政府和社区的支持。建议认为，最理想的情况是，选择发展的中心应该有一个现有的心脏项目（每年大约有100例心脏病），有活跃的核心人员和相关的医疗保健提供者。理想情况下，该中心将与一所大学合作，并提供教育。它应该是当地一个卓越的中心并且应该得到当地公共机构的长期支持[81]。

在资源有限的情况下，必须关注基础设施和资金设备的开发选择。管理核算和处方汇编必须不断地评估和完善。包括瓣膜、缝合线等在内的消耗品合约可能需要反复谈判，选择高成本的设备时必须格外注意价格。一旦购买这些高成本的设备，如心脏导管实验室、CT 扫描仪等都需要充分利用实现价值[82]。

还必须意识到，除了经济方面的顾虑外，还有许多医学方面的顾虑，这些顾虑可能对治疗发展中国家的先天性心脏病患者具有重要意义。很多患者较迟就诊，在一项印度南部进行大室间隔缺损手术患者的研究中，手术的平均年龄为7.4个月。大约1/4的患者术前有肺部感染，其中一些需要术前通气，这导致住院时间的延长，并需要重症监护。营养不良是很常见，而且通常那些手术前生长发育迟缓的儿童即使在成功的手术后仍不能完全恢复正常的生长发育[83,84]。术前术后感染是常见和重要的预后因素，一项研究表明，接受心脏手术的330名新生儿中，70例（21.2%）出现术后血行感染，55例（12.7%）术后手术部位感染。未使用术前抗生素会使死亡率增加5.6倍[85]。

七、查加斯病

查加斯病（美洲锥虫病）是由原生动物锥虫传染引起的。有证据表明，从史前时代起，克氏锥虫传染就已经危害人类。传染最常见的方式是通过吸血锥蝽传播给人类，但非病媒传播模式也很常见，如母婴传播、输血和食用受污染食物的口腔传播。在西半球，查加斯病是一种主要的热带病，有700万~800万人感染了克氏锥虫，其中大约1万人死亡。如今，在西半球，查加斯病导致的伤残调整生命年使这种疾病成为主要热带传染病之一[86]。

20 世纪第一个 10 年，在奥斯多克鲁兹的研究所工作的卡洛斯查加斯[87]很好地描述了查加斯病（为纪念查加斯的导师而命名）的临床表现。现在我们认识到根据媒介相关的传播途径，这个疾病可分为的三个阶段。第一个阶段是急性期，寄生虫进入血液的过程，在此期间，大多数患者都只有轻微的症状或无症状。第二阶段是未确诊期，在此期间，患者的克氏锥虫血清学检查是阳性的，但仍持续多年没有症状。第三阶段是慢性并发症期，20%~30% 的患者会出现，通常是在最初感染后的许多年，表现为严重的心脏病（查加斯心肌病）和胃肠道疾病（如食管扩张和巨结肠），并导致一些慢性残疾甚至死亡。

慢性查加斯心肌病是感染克氏锥虫患者死亡

的主要原因。事实上，查加斯病是南美洲和中美洲最常见的心肌病的原因，也是流行地区心血管病死亡的主要原因[88]。因此，查加斯病是巴西心脏移植的第三大病因[89]。因为心脏中并没有发现寄生虫，长期以来人们一直认为，查加斯心肌病是一种自身免疫性疾病，针对的是与寄生抗原交叉反应性的自身抗原表位。最新数据改变了我们的观点。第一，患有心肌病的患者中，克氏锥虫抗原水平与炎性浸润的强度有关[90]。第二，在心肌病患者的心脏中发现了克氏锥虫的DNA，但在其他类型的感染者中却没有发现[91]。第三，在对克氏锥虫感染的小鼠的研究中，活的寄生虫只在心肌病小鼠的心脏中被找到[92]。最近的这些研究观察结果表明，查加斯病的心肌炎症反应更有可能是对心肌内局部寄生虫（无鞭毛型）的直接反应。这些发现指导治疗方法使用抗寄生虫药物，这些发现指导了抗寄生虫药物的治疗方法，使得心脏中的克氏锥虫鞭毛体死亡。

在千年发展目标启动后的几年内，查加斯病被列入了热带病的一级名单中[93,94]。

众所周知，在拉丁美洲和加勒比地区那些日生活费不足2美元的1亿人口中，热带病是最常见的，而查加斯病是热带病相关死亡和残疾的主要原因[95]。查加斯病与贫困之间的联系主要是因为居住环境差，克氏锥虫容易入侵，医疗条件差，以及人类迁徙到有克氏锥虫感染的动物栖息地。由于拉丁美洲的砍树造田，野生动物迁徙到别处，克氏锥虫无法从动物处吸血，它们开始在人类居住地周围和内部繁殖，适应从家畜和人类处吸血，查加斯病成因此为人畜共患疾病。

20世纪80年代，第一次查加斯病的全球流行系统调查中，发现在21个流行国家中约有1800多万例，1亿人面临感染风险[96]。最新数据估计，全世界大约有750万人感染了克氏锥虫[86]，2013年有大约10 600人因此死亡[2]。

病媒控制计划减少了新发病例，感染人数的减少在一定程度上与这有关，特别是南美洲受所谓"南锥"影响的地区——阿根廷、巴西、智利和乌拉圭。据估计，查加斯病每年的全球花费为72亿美元[97,98]。

查加斯病和HIV早期的流行特点有一些相似之处[99]。两者都与健康差异有关，对贫困人群的感染并不一致；两者都是慢性病，需要长期昂贵的治疗；两者都可能与母婴传播和宫内感染有关。最近，因为感染克氏锥虫的个人移民（通常是非法的）到其他国家，使查加斯病在之前未发病的地区传播，我们为这种情况感到羞愧。因此，移民可能成为查加斯疾病护理和预防的障碍，就像性倾向一直是艾滋病治疗的障碍一样。

近年来，人们越来越意识到查加斯病传播和流行病学的重大变化。虽然过去是以病媒传播为主，但其他传播方式，特别是输血，正变得越来越重要，成为巴西最常见的传播方式。在免疫抑制的患者中，特别是那些感染了艾滋病毒和接受移植的患者，查加斯病的再活化被逐渐认识到。在感染艾滋病毒的人群中，最常见的再活化形式是脑膜脑炎。查加斯心肌病晚期患者接受心脏移植时需要特殊治疗，以预防疾病的复发，这种情况比例接近20%[89]。

母婴传播逐渐被认为是一种重要的传播途径。据估计，在北美洲有4万名孕妇感染了克氏锥虫[100]。其他研究表明，5%克氏锥虫感染的母亲将之传播给婴儿，有多例发生了先天性查加斯综合征[101]。

大规模农村向城市迁移的结果是，现在有大量的查加斯病患者生活在拉丁美洲的城市中，之前寄生虫病从未成为这些城市的地方病。例如，在玻利维亚最大的城市圣克鲁斯，有60%查加斯患者出现心肌病，多达20%的女性患者即将分娩[102]。从流行国家到非流行国家的移民和游客，导致了世界各地查加斯病的报道增加[103]。据估计，在美国有30万[104]~100万[99]人感染了克氏锥虫，而在欧洲这一数据有可能（尽管监测有限）高达108 000例[105]。远在澳大利亚和新西兰，也有病例被报道。因此，一些非流行国家为克氏锥虫建立了全面的血库和器官筛查。来自得克萨斯州的研究表明，在美国，查加斯病的病例中有相当大的比例是由本地传播引起的[106,107]。然而，我们尚不明确美国本地传播和移民传播的查加斯病之间哪个占比例更高。

世界卫生组织宣布计划在美洲消灭查加斯病[108]。世界卫生大会决议讲述消除策略的主要内容包括加强流行病学监测、病媒控制、食品安全以及改进诊断性检查，预防和控制母婴传播[108]。

消灭查加斯病的尝试是基于许多拉丁美洲的成功案例。其中包括1991年开始的南美锥虫病控制倡议，1997年乌拉圭、1999年智利和2006年巴西消除了克氏锥虫感染。1997年创建安第斯倡议和中美洲倡议，2004年创建了亚马孙倡议。巴西卫生部开展了一项研究分析该国查加斯病控制项目的成效，在成本效益方面，每花费39美元，就能获得1DALY，表明该项目具有很高的成本效益[109]。

如果要消灭查加斯病，必须克服许多挑战。第一是关于问题确切程度的不确定性。由于急性期的非特异性临床症状和未确诊期的持续时间较长，感染的确切负担即使在流行地区也是未知的。最近在以前未发病的地区出现了这种疾病，使这些国家收集可靠的数据和建立报告系统成为当务之急。第二，疾病的复发，即使是在被认为已经消灭了查加斯病的地区。这可能与控制计划的协调和维护、政策变化或对抗寄生虫药物的耐药性变化有关。第三，克氏锥虫可以寄生在大量的物种体内（超过100种），还能寄生在超过150种昆虫体内。第四，缺乏检测克氏锥虫的金标准。在诊断技术中存在显著的不一致性，包括酶联免疫吸附测定法、聚合酶链反应测定、免疫荧光抗体测试，所有这些的敏感性都是不同的。第五，消除该疾病需要对已经感染的数百万人进行有效治疗。目前可用的药物（硝呋替莫和苄硝唑）通常被认为治疗儿童急性和慢性感染早期是有效的，但是这些昂贵药物在治疗成人慢性阶段的疗效受到质疑，药物有大量的不良反应，且药物的有效性在所有流行区域内并不一致。最后，必须克服困难，获得有效疫苗。一些有前景的疫苗仍处于早期开发阶段，第一代两种抗原的原型疫苗和制剂正在进行临床前测试[110]。

八、结论

尽管高收入国家的先天性和后天获得性心血管疾病死亡率显著降低，但在全球范围内并无此趋势，有充分的证据表明，在未来的几十年里，心血管疾病仍会在全球流行。为预防这种流行，我们需要制定针对中低收入国家的缺血性心脏病的预防计划，并在儿童时期开始执行。控制急性风湿热和风湿性心脏病的综合项目需要建立在社区授权以及儿童基础预防和早期诊断的基础上。需要深入研究向中低收入国家提供治疗项目，并制定全面的计划来防止查加斯病的全球化。儿科心血管专家可以成为所有这些项目的关键。

第 81 章
临床试验的设计、执行和评价
Design, Execution, and Appraisal of Clinical Trials

Brian W. McCrindle 著
刘冬立 译

一、什么是循证医学以及为什么临床试验与这种实践如此相关

（一）循证医学的定义与实践

当临床决策的制订涉及目前能获得的最佳研究证据与临床医师的经验，当地及个体情况，患者对治疗及结果的诉求这些综合因素时，循证医学的实践便产生了。其余的步骤包括对过程的跟踪、评估和更新。因此，这种实践不单单基于研究证据，也不应该被视为指导方针或像"食谱"一样的方法。表 81-1 概述了基于询证医学的临床决策订定步骤。

（二）证据不足和证据扩散

重要的第一步包括对适用的研究证据进行检索，以回答手头的临床问题，和对所得证据进行严格的评估及随后的整合。鉴于可用的证据数量众多（即医学著作和期刊的扩增），以及获得这些证据的方法简单（即可检索的数据库如 PubMed，开放存取期刊的扩增），临床医师在寻找答案时经常要从成千上万的文献当中进行筛选。这项任务常常看起来很艰巨，因此有人诉诸专家意见或综述文献（通常只是另一种形式的专家意见）或者行业的主张。这实际上大部分是许多患者在做的事情，导致他们所做的决定基于媒体向他们展示了什么或者其他非专业人员告诉了他们什么。大众"新闻"媒体充斥着错误（在对事实的报道及他们的解说方面倾向于哗众取宠，在提供和谐观点的义务上经常采用来自理性边缘的不同意不支持的舆论）。对医疗奇迹夸张的鼓吹或有效性及安全性未经证实的保健品比从他们的医疗保健提供者那里获得的最佳循证建议要有分量。

加上不断上升的医疗保健费用以及有关利益冲突和有时相互矛盾的研究结果的事例，许多患者已经开始怀疑医疗保健系统并放弃基于最佳证据证明有益的治疗方法，这有时会损害自己或他

表 81-1 循证医学实践的步骤

1. 以一直接相关的临床情景开始，把对信息的需求具体化为一个妥当的可回答的问题
2. 获得最佳的可用证据，一般通过对已发表文献进行广泛和有效的检索实现
3. 对所得文献进行筛选，严格地评价最相关的文献（通过评估方法和结果的有效性、规模大小、所报道效果的可靠性，以及它们对拟解决临床情景的适用性和相关性）
4. 除了评价证据，我们需要考虑临床情景中个体患者的病理生理学、社会文化背景及意愿和价值观这些方面的独特性
5. 把你自己的，你同事的，以及你所在环境独有的经验和资源纳入循证医学实践中，也就是那些构成临床经验的方面
6. 将经过评价的证据进行整合，结合临床情景的独特方面，做出最明智的临床决策
7. 记录、跟踪、更新前述过程的结果。评估这一过程本身，当将它运用于今后的临床情景时力求更高的效率和益处

（三）证据和临床试验

为了给患者提供尽可能最好的护理，并且熟练和有说服力地建议他们采纳这一医疗护理策略，临床医师需要成为研究证据的熟练使用者以及评价者。我们需要有效地筛选证据，然后能够在决定这些证据在临床决策制订中占多少分量之前评估所筛选证据的质量。我们去寻找适用于临床情景并可回答所提问题的证据，但只有拥有足够质量的证据我们才能对调查结果的有效性和可靠性有信心，或者更可能地接近真相。临床试验（鉴于其设计、执行及系统方法评估的本质）可最大限度地避免偏倚（导致偏离事实）的发生，从而代表了最高水平的证据。这就是为什么临床试验在临床实践指南或建议的发展和报告中具有如此重大的影响。就证据质量而言，临床试验是最高级别的证据，且在推荐强度上具有最大的影响，如表81-2所示[1]。

二、临床试验如何获得高水平证据？

精心设计和执行良好的随机临床试验可作为高级别的证据有几个原因，这些原因如表81-3所示。

（一）因果关系

临床试验提供了最好的证据，即对被评估结果的比较中，任何差异都是进行比较的干预措施的差异的直接结果（或与非干预措施或标准治疗相比较）。临床试验为定义因果关系提供了强有力

表81-2　证据质量分级方法及推荐强度

证据质量分级		
级别	证据	
A	精心设计的随机对照试验或诊断性研究，且实施人群与指南目标人群类似	
B	具有较小局限性的随机对照试验或诊断性试验；遗传自然史研究；观察性研究中高度一致的证据	
C	观察性研究（病例对照研究和队列研究）	
D	专家意见、病例报告或从基本原理所得的推论（实验室研究或动物研究）	

循证医学表述的指南定义		
表述类型	定义	含义
强烈推荐	报告者相信所推荐方法的益处明确超过其危害，并且支撑证据的质量是卓越的（A级或B级）。在一些明确定义的情况下，强烈推荐可基于较少的证据（当高质量的证据是不可获得的并且预期收益明确大于危害时）	临床医生应遵循强烈推荐的建议，除非有明确而令人信服的理由表明存在另一种方法
推荐	报告者认为收益超过了危害，但证据的质量不强（B级或C级）。在一些明确定义的情况下，强烈推荐可基于较少的证据（当高质量的证据是不可获得的并且预期收益明确大于危害时）	临床医师应该普遍遵循推荐的建议，但仍应对新信息保持警惕并且考虑患者的意愿
可选	证据的质量是可疑的（D级）或者执行良好的研究（A级、B级或C级）显示一种方法相对于其他方法并没有明显的优势	尽管这一类建议可能处在可选择的边界，临床医师应该灵活地制订决策；患者的意愿应该具有充分的影响作用
不推荐	缺乏相关证据（D级）并且利益与危害之间的平衡不明确	临床医师在制订决策时应该感到制约很少，同时对新发表的阐明利害平衡的证据保持警惕，患者的意愿应该具有充分的影响作用

（引自 American Academy of Pediatrics, Steering Committee on Quality Improvement and Management. Classifying recommendations for clinical practice guidelines. *Pediatrics*. 2004; 114:874–877.）

的证据，并且可以明确干预措施的效力（它在研究中或控制条件下的效果如何）、有效性（它在临床实践中的效果如何）和安全性。定义因果关系有几个标准，如表 81-4 所示。许多标准是临床试验明确满足的，因此临床试验提供了最好的证据，即一项干预措施直接或间接（通过减少或消除中间因果因素）导致结局指标差异的产生。临床试验的设计和实施可将混杂因素（可能对结果产生影响）最小化，因此所观察到的结果即可有充分的理由归因于所比较的干预措施。这是通过以下几个方面来实现的，包括随机分配，尽可能对研究的执行人员进行施盲、标准化干预措施，对任何共同干预或交叉进行追踪，对所有研究对象的持续计算以及对结果的所有评估和解释进行标准化。偏倚可在数据分析过程当中被进一步检测并且最小化（通过对潜在混杂因素中任何的不平衡进行统计学调整）。

表 81-3　随机临床试验的优点

- 它们提供了最好的证据证明被研究的干预措施与感兴趣的结果存在因果关系
- 随机化的过程使患者的选择性偏倚最小化
- 数据收集的前瞻性和并行性允许进一步通过盲法、标准化、测量的质量控制使偏倚最小化
- 临床试验的设计、执行和报告比观察性研究设计更标准化、更详细，对结果的评估更精确严格

表 81-4　在干预措施与结果间的关系中界定因果的标准

- 从目前的病理生理学知识状况来看，这种关系在生理学上合理吗？
- 这种关系牢固吗？
- 这种时间的关系正确吗？（即干预是否先于结果或情况发展？）
- 是否有证据表明干预与结果之间存在剂量－反应关系？
- 干预与感兴趣的结局之间的关系是否存在特异性？
- 这种关联是否与研究人群、环境、调查人员和设计的变化相一致？
- 这种关联是否没有已知的和潜在的混杂因素？
- 这种关系是否没有系统的和随机的测量误差？
- 如果干预成功地减少或消除了某个结果的特定风险因素或因果机制，那么这是否会以一种一致的、可预测的方式改变结果？

（二）随机化

随机化或随机分配受试对象至研究干预措施，是临床试验使偏倚最小化的重要特征。为了使干预组得到公平的比较，除了干预措施（他们被分配到的）以外，他们其他的所有特征和管理都必须尽可能的相似。在临床实践中，患者不接受随机干预。相反的，决策通常是多变的，基于三个方面（最好的研究证据、临床经验、患者意愿）明确循证医学决策的制订。当检查诸如来自病例系列研究的临床实践的数据时，关于一些可能影响结果的特征，那些接受一种干预的患者与接受另一种干预的患者可能不同，导致对结果的直接比较的不公平（由于存在选择偏倚）。这些对结果的不同影响可能有直接的因果关系，或者在干预与结果之间起中介作用，例如混杂或相互作用。对受试对象进行随机分配有助于使混杂偏倚最小化（通过使基线特征在各受试组中相似地随机地呈现，不仅仅是那些被测量的，还有那些没有测量的）。随机分配后，组间任何后续的差异应该归咎于偶然或随机误差。

组间同质化能够达到什么程度取决于有多少受试对象被随机化，越多的对象被随机化，则随机不均出现的可能性越小。随机分配的成功与否可以在招募结束后检测（通过比较组间基线特征和鉴别潜在的影响差异）。

（三）前瞻性和并行数据收集

所有的临床试验都是前瞻性设计的，并应用主要暴露因素、干预措施，然后及时随访受试者并对结果进行评估。此外，所有的临床试验依赖于当前的数据收集或研究过程当中对研究对象进行并行数据收集。这种前瞻性和并行数据收集使研究者获得高质量的数据（与二级数据相比，如临床记录——这一大多数观察性研究的特征），可以应用标准的定义以及测量程序。中心测量和评价可在核心实验室进行。对于更主观的测量或结果，可以诉诸专家和独立裁决小组。盲法是重要的，借此研究对象、研究人员、调查员和数据分析人员均不知道研究对象的随机分配结果以及他们接

受何种干预。盲法使混杂偏倚（归咎于共同干预）最小化。共同干预可能发生在以下过程中，包括干预应用、协议的执行、测量的应用和评价及因果关系对不利事件的归因。善意的研究人员和调查人员可能提供不同的主观评价解释，如果他们知道受试者被分配何种干预。接受惰性安慰剂时，如果受试对象相信他们接受了有效的研究药物治疗，他们会差别地报告不良事件。因此，临床试验（通过并行数据收集和盲法）使得高水平的数据采集质量控制成为可能，并可进一步最小化随机和系统误差。

（四）评估和管理

临床试验的方法是相当规范和严格的；设计、执行或分析中的错误往往很容易甄别。如果对方法和结果进行足够详细的描述，则可对这些发现的有效性、可靠性、质量和适用性进行评价。评价可揭示一个临床试验提供的证据的质量和强度的等级。大多数著名的科学期刊都采用并要求进行临床试验的标准化报告，这对评价起促进作用。很多期刊推崇的 CONSORT 声明（试验报告统一标准；www.consort-statement.org）确保了在报告中清楚地描述了那些能够体现严格评价的方面[2,3]。这些准则也被调查人员用于临床试验计划的制订，并且一些资金资源要求试验计划以 CONSORT 的形式提交。由于临床试验对建议和循证医学护理具有更大影响力的贡献，因此他们需要服从更多的监管。伦理委员会可能有更明确的标准，通过这些标准他们对临床试验进行评价和核准。监管机构可能也包括在内，如美国 FDA。

三、为什么没有更多的临床试验

虽然临床试验提供了最好的证据，但也存在挑战，阻碍了临床试验的开展。

（一）资源需求及利益冲突

临床试验的执行往往需要大量的资源，而且如果没有一些外部资金可能根本无法进行。通常，这些资金可能全部或者部分来自企业。当企业赞助者或合作伙伴在试验结果中有经济利益时，与企业的这种关系会带来真实的或者感觉上的利益冲突。非企业资金来源可能也会如此。

（二）均衡和执行

临床试验设计和执行的组织工作常常比观察性研究要大。均衡化必须在开始和整个研究期间均存在，这意味着调查人员必须确信一种干预与另一种干预（或标准疗法）比较其优势或等效性的证据是不充分的；否则，拒绝给受试对象接受更好的治疗是不道德的。调查员必须遵守一个公共协议，即测量必须按一个给定的标准执行，并尽一切努力确保数据收集是完整的且受试对象没有失访。通常需要额外的测量质量控制措施，包括数据协调中心、数据协调员、核心实验室，以及数据和安全监测委员会（data and safety monitoring boards，DSMBS）。

（三）可行性

导致许多重要的临床试验无法实施的一个重要因素是缺乏可行性。这在大多数情况下是因为没有足够的研究对象参与。这可能是下面这些情况导致的结果，如临床条件罕见，同时很少有潜在的受试者，必要但又具有限制性的纳入和排除标准限制了合格受试者的数量，招募或同意率低，或者随访的结果太少或者需要太长的时间才能显现。临床试验的另一个影响其可行性的特征是，在任何特定的单独试验中，人们只能研究有限数量的干预措施，通常只有 2 个或 3 个。

（四）假设失败

临床试验是有风险的。临床试验通常开始于一个假说，围绕这个假说并基于现有的初步试验、观察研究、推断及有根据的推测展开假设。这些假设可以表明有多少归咎于被研究干预措施所致的主要结果的效应差异可能是人们期望的或临床上足够的，以及这一效应可能产生多少变化和误差。通常，设计良好的临床试验因为这些假设的不正确而导致失败。当临床试验显示出低于假设预期的结果且常常没有统计学意义但仍具有潜在的临床相关性，或者对于这些结果上的差异，人们不能自信的认为已经排除了一种临床相关效应时，临床试验的结果落入了"无人地带"，即不明确肯定，也不明确否定。

（五）发表偏倚

由于阴性或不明确的临床试验可能难以发表及对证据本身提供支撑。在已公布的证据中，这些试验的缺失会导致向阳性试验结果倾斜的可能，即所谓的"发表偏倚"。目前临床试验注册时要求进行编目（在公共范围内进行招募前），这是期刊编辑试图预防这种偏倚的尝试，也是为了使潜在受试者更广泛地参与到临床试验[4]。

（六）专业特定的挑战

许多关于临床试验的，具体到儿科、先天性心脏病和心血管外科存在的挑战在表81-5中进行了概述。克服其中一部分阻碍的一个重大进展是2001年由美国国立卫生研究院，国家心肺血液研究所筹建的儿童心脏网络[5]。儿童心脏网络是一个联合体，它主导北美儿科心脏病学项目，连同数据协调中心，旨在实施多中心研究，并已经顺利完成一些具有里程碑意义的临床试验[6-9]。

四、临床试验设计问题

临床试验的设计和执行均对已完成研究中获得的结论代表真实情况的程度（就对所研究问题的回答而言）产生巨大的影响（图81-1）。设计和执行过程中的错误可能使结论的有效性，可靠性和普遍性打折。在执行过程中的错误会影响已完成的研究中的实际结果对于研究严格按照计划执行时的结果的体现程度。研究中的实际结果对设计研究的真实情况的反映程度体现了内部有效性。设计过程中的错误可影响结果对真实情况的反映程度，或者对所研究问题的回答程度（被称为外部有效性）。欲达到内部和外部的真实性并因此接近真相，不仅应该考虑每个单独的研究，也要考虑一系列研究阶段，逐渐建立初步的数据和证据。

表 81-5 在儿科学、先天性心脏病学和心血管外科学中实施临床试验的特殊挑战

- 尽管数目有所增加，但这个领域很少有临床医师在临床研究方法学上接受专门的训练
- 该领域的临床研究人员为临床试验获得充足资金和资源的渠道很有限，企业的支持更难获得
- 在过去，文化受到了一系列快速创新的推动，这有时导致了竞争意识，而不是合作文化
- 感兴趣的疾病和病变是罕见的，这限制了研究可纳入人群的规模，因此导致了可行性的问题以及有限的统计效力
- 研究人群是非常混杂的，不仅就疾病的范围而论，也包括整个生命周期面临的不同问题
- 许多的干预存在操作人员依赖因素（需要重要的技能和专业知识），这对于他们的评估来说是一个挑战
- 许多重要的结果是时间依赖性的，可能过了很多年都不明显
- 在儿童中实施研究存在需要解决的特殊的伦理问题
- 从事临床研究的机构快速增加，对法规和政策的解释和应用缺乏统一性

（一）临床试验的阶段

对干预措施的研究，尤其是新的干预措施，通常基于一系列逐步严谨的研究设计。这些研究设计从关注到细化干预措施和确定可行性，再到更确切的明确疗效、有效性及安全性。每个阶段都会提供初步数据和证据从而影响下一个阶段，并产生出一些证据，这些证据最终会影响建议和循证医学临床决策的制订。这些阶段特别适用于涉及新药或新器械的调查研究，并且按规定的顺序进行，如表81-6所示。每一个阶段的目标是不同的，并影响方法的选择以及研究的设计。鉴于大规模的疗效和有效性研究是存在风险的，这些阶段将有助于确保有足够的理论和初步数据用于研究的设计和执行。

Ⅰ期研究通常是动物模型试验到以人类为主体的研究之间的桥梁。对于药物，这些研究通常是在健康志愿者中进行的，尽管他们可以在那些可能获益于药物的患者或者常规疗法治疗失败的患者身上进行试验。Ⅰ期研究通常不是随机研究或者对照研究（没有对照组），一般是小规模的，旨在通过药效学和药物代谢动力学检测明确短期安全性和耐受性、剂量（包括最大耐受剂量和毒性）

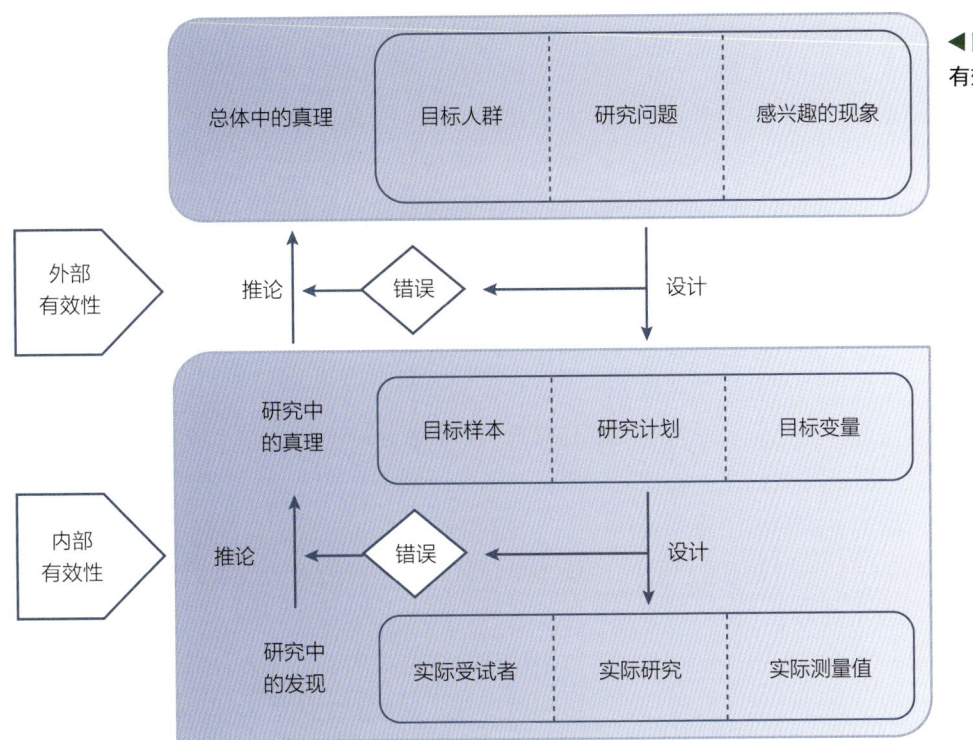

图 81-1 临床试验中的有效性及其与真理的关系

表 81-6 临床试验的阶段

Ⅰ 期：通常是非对照研究
- 明确与安全性相关的干预措施的剂量，给药途径
- 评估干预措施的短期安全性和耐受性
- 提供有关疗效的初步的数据和证据

Ⅱ 期：小规模对照研究
- 优化与潜在效能相关的最佳剂量和给药途径
- 确定常见的短期不良反应和风险
- 提供进一步的数据，为可行性和更大效能的试验的设计提供信息

Ⅲ 期：随机临床试验
- 确定临床疗效或有效性和安全性参数

Ⅳ 期：通常是长期的监测或具体的临床试验
- 确定长期结果疗效和有效性
- 确定长期安全性并追踪罕见的不良反应
- 在更特定人群中对干预措施进行研究，如儿童

和给药方式，以及获得有效性的初步结果。

Ⅱ 期研究是基于 Ⅰ 期研究的结果进行的，旨在明确干预措施是否会对目标人群（干预可能会在临床实践中运用于此类人群）在研究人员感兴趣的方面产生作用。通常这些都是较小的随机对照临床试验，主要的结果可能本质上更具机械性。Ⅱ 期研究也可能促成剂量和给药方法的改进，并可明确短期不良反应和风险（超过在 Ⅰ 期初步结果中所观察到的）。Ⅱ 期研究将有助于明确可行性和为围绕假说提出设想（将在 Ⅲ 期研究中被检验）提供更多的重要信息。

Ⅲ 期研究旨在为临床效力和有效性提供强有力的证据，同时进一步明确安全性。这些研究旨在满足行业的监管要求（在销售药物或器械前），并用于指导临床建议及循证医学实践。Ⅲ 期研究是大样本的严格的随机对照临床试验，倾向于更短的干预或随访时间（与用于临床实践中的干预时间及随访时间相比）。

这些试验有助于检测在与患者直接相关的结果（如病死率、症状性发病率、功能健康或生活质量）上有临床意义的影响。这些结果在儿童和先天性心脏病患者中更难研究，在这类人群中结果的发生频率较低，时间跨度更长，或者不易概念化。

Ⅳ 期研究是长期研究或在药物或器械获得监管批准并已上市后对其实施监测。这些研究旨在监测不良反应的发生率（尤其是那些很少发生的不良反应），并明确长期的有效性和安全性。Ⅳ 期研究通常是注册的研究（尽管这些研究可能包括临床试验），特别是如果他们的目的是为与Ⅲ期试验相比更特定的适应证或在更特定的人群，如儿童或先天性心脏病患者中明确疗效、有效性和安全性时。

（二）问题、假设和目标

所有临床试验的概念化都开始于一个问题。这个问题的详述是建立在良好的知识基础和初步证据上的，带领人们到一个特定的尚有争议或尚未明确的领域。一个焦点问题将为临床实验定义研究人群、干预措施、对照以及主要结果。临床试验的结果。详述这个问题的过程形成了将要进行的临床试验的理论根据。

理论根据体现在研究方案的背景/初步研究部分以及手稿的引言部分。理论根据不仅仅是详尽的文献综述，而应该代表一种综合体，并像任何的好故事一样，应该有高潮和观点。一旦研究结果明确了，一个构思良好的论文背景也在手稿讨论部分的开端呈现出来。在概述这些部分时，人们通常先从定义宽泛的主题开始，然后向下延伸到特定的存在争议和尚未明确的领域。这个理论根据可来源于已发表的文献和调查者先前的工作。理论根据基于对以往研究的缺陷，争议或互相矛盾的结果，知识差距或证据差距的鉴别。理论根据应该直接引出对研究问题的陈述（陈述为一个问题），这也引出了对试验的主要目标的陈述（问题被重新表述为一个行动项目）。

所提问题的相关性及其重要性是理论根据的另一个重要方面。它定义了问题的重要性，这取决于真实回答的重要性。简单地说，潜在的答案必须通过"所以"来检测。关联和重要性有许多维度，可以定性或定量地给予支持。所得答案可能会为进一步的探究提供证据，可能会影响患者的护理，导致疾病负担或风险的减少，或改善患者水平的结果，或可能对临床建议、指导方针或卫生政策产生影响。答案必须又有趣又新颖。

假设是关于研究问题的答案的最佳猜测。它最好是建立在已发表文献和初步工作的知识的基础上，因此，它是一个有根据的假设。假设应该在提出研究问题的同时被详述，这应该先于任何数据的收集。它还应该详细和具体到研究对象，干预措施，主要结果影响的方向和大小。同样应该为每个次级研究问题预先确定假设。为了样本大小估计和推理统计检验，假设必须以不同的方式进行重申（在本章后面的部分中进行讨论）。

研究目标代表了主要和次要的研究问题，但被改述为行动项目。因此，它们就像任务陈述，定义临床试验的方向或设计。主要研究目标应包括研究人群特征的定义，被研究的干预措施及对照以及主要结果（主要的或最重要的结果）。

试验的设计应该针对主要目标的实现而进行。样本量计算（以估计所需的受试对象数量）基于主要目标、相关的假设及具体说明随机误差风险容限的统计学考虑因素。次要目标通常是围绕亚组间的比较，其他类型的结果和机制的探索来制订的。次要目标和假设应该与主要目标相关，但为研究提供更大的广度和深度，这可能提升研究的相关性和重要性。在这些次要目标和假设上，我们通常不考虑样本大小的计算，但我们可以计算可用于可靠地检测假设的效力的程度。

主要结果和次要结果应该被明确规定及证明其合理性，并直接与研究目的及基础研究问题相关。在临床试验开发设计阶段，在选择主要结果时通常需要考虑很多。通常会优先考虑与患者直接相关的结果，其中死亡率是最重要的结果。其他相关结果可能是发病率（对患者生活安宁产生影响），干预或者进一步再干预的风险，以及最近的功能性健康状况或健康相关生活质量的评估。关于所研究的干预对主要结果产生不同影响的假设会影响用于指定所需的受试者数量的样本量的估计。次要结果是指那些可能与主要结果相关的（通过关联或影响一种机理关系）感兴趣的结果。最常见的次要结果是不良反应或事件的检测，病理生理学参数，医疗保健系统因素（如利用率或成本）。

（三）干预和临床试验设计

干预措施和对比措施的选择在研究问题和主

要目标（以及先前描述的调查阶段）的描述中应该是显而易见的。干预的所有方面以及它的应用（什么、怎样、何时、何地、谁）应该事先考虑并且明确规定。在儿童试验，尤其应该注意剂量和剂型，并监测不良反应。确保和监测依从性的策略需要被细化。干预措施应该是可重复的并可用于进一步的研究，适合于不同的人群和情景，或在临床实践中实施。这些细节需要提供在研究方案，操作手册以及后续发表的试验方法和（或）结果中。

对照组的选择可能是临床试验设计的关键因素。如果干预的应用可能是结果的影响因素或暴露分配方案，则应采取预防措施，即尽可能从更多的方面进行完全复制用于比较。这可能包括与研究药物和安慰剂相同的剂型和给药方案，或者假手术的使用。通常，尤其是儿科患者，由于伦理问题，服用安慰剂或进行假手术的负担过重而不被支持。此外，如果存在却未能使用合理的标准护理或替代治疗，也可能存在伦理问题。这些考虑成为儿科临床试验设计中的关键驱动因素。

临床试验的方法或观点是与主要目标相关联的。一些临床试验旨在确定一种干预措施是否比常规或标准治疗，安慰剂或无干预措施，或者替代性的研究治疗更好或更安全（优效性实验）。虽然大多数的临床试验假设被研究的干预措施将是更优的（单侧检验），但对假设的统计检验通常假设感兴趣的干预措施也有可能是更差的（双侧检验）。双侧检验是推理统计检验的基础，但它对下面的情况也有价值，即许多被观察性研究和初步数据支持的干预措施随后被大规模Ⅲ期试验证明是等效的或者是低于对照措施的。除此之外，很少的情况下，一些临床试验旨在明确一种干预措施是否并不比常规治疗或另一被研究干预措施更好或更差（非劣势或等价试验）。当新的干预比既定的或替代的有优势时（降低成本、更大可用性、更高的可行性、更好的耐受性和可接受性），这些试验是有重大意义的，但是需要明确这种结果至少是等价的或非劣性的。这个定义非劣势的门槛取决于新的干预措施的优势，同时可能要接受疗效有所下降（折中方案）。

简单随机临床试验，也称为平行组设计，是最常见的临床试验设计。它的特征是招募的受试对象被随机化分配至干预组或者对照组中的一个，同时进行随访直至一个指定的单一研究终点。这种设计是最容易执行和批判性地评价的，也在一定程度上具有灵活性。它的局限性在于每次只能对一种干预措施的相对效果进行研究。

交叉临床试验是平行组设计的一个变种，即受试者先被随机分配至干预组或对照组，经过一段特定的时间，受试者再被重新分配至与初始分配相反的组接受第二段特定时间的干预。这种设计使每一个受试对象都接受干预措施与对照措施处理（按随机顺序进行）。这种设计通常用于当受试对象的数量有限和结果在相对短的时间内出现的情况。这种设计使组内和组间比较得以实现（每一个受试对象自身即可作为干预组也可作为对照组），这也有助于最大限度地减少偏倚，并可以进行配对分析。除了增加逻辑问题，这种设计主要的局限之一是脱落问题。因为受试者被随访时间较长，对不良反应的暴露增加，可能不愿意继续接受第二期的安慰剂或不太理想的另一种选择。另一个局限是潜在的遗留效应问题，即初始干预措施的效应持续至第二期而对结果产生影响。一种可以避免遗留效应的方法是在研究时间的间隙加入适当的洗脱时间，尽管这可能没有作用并使研究进一步延长，且导致脱落的发生。这些限制均使试验结果的分析和解释复杂化。

析因设计可以研究一个以上的干预措施共同的（交互）及单独的（独立）作用。最简单的析因设计将受试者随机分配至四个组（非干预组（对照组），双干预组，或每种干预措施单独干预组）当中的一个组，称为2×2析因设计。本设计可以有效地确定干预措施的单独或联合益处，包括协同作用，但联合使用也可能增加意料之外的不良反应的风险。析因设计试验需要更多的受试对象，有更多的逻辑问题，并且对结果的分析和解释可能较为复杂。

（四）受试对象

纳入与完成试验的受试对象对所有适用患者的代表程度（意思是在特征和反应上相似），取决于在试验中如何选择、招募以及维持受试者参与实验的。这些方面可能对结果的有效性以及普遍适用性有重要的影响，这些在表 81-7 中进行了概述。

受试人群的定义从对临床试验的目标和假设的检查开始。人们希望能推断研究中这些受试对象的结果对真实情况（如果这个试验已于潜在受试对象或者目标人群中实施）是有代表性的。我们不可能对每一个人进行研究，但是我们可对潜在的受试对象（那些可被研究人员识别和接近的，或可供研究人群）进行研究。在可供研究人群中，有一些受试对象无法取得联系，这些无法取得联系的受试对象可能会拒绝接受试验，或者虽然开始时参与，但不能完成试验。这些受试对象将被证明不适合于研究，且不能代表实际的受试对象。在每一个阶段，受试对象与目标人群的相似程度可能会影响结论（基于实际研究对象的结果）的真实性。

定义纳入和排除标准是为了细化对可供研究人群（那些可招募来参与研究的人群）的规范。纳入标准是针对适合于研究目的的目标人群所定义的特征。纳入标准通常包括人口统计学特征（年龄、性别），临床特征（解剖学、诊断学、发病、手术）、可及性特征（地域、环境）和时期。排除标准是可能影响参与（语言障碍、预期的不良依从性或不良随访、认知或身体限制）；影响研究干预的适用性或安全性（禁忌证）；或过度影响结果（相关条件或治疗）的一些特征。每一个标准都必须尽可能地准确客观地定义。两者之间必须有适当的平衡（避免过于笼统或过于限制），去均衡普遍性和可行性。

当可供选择的和潜在的合格受试对象的数量超过需要的受试对象数量时，抽样策略有时可能是必要的，但我们希望尽量减少选择偏倚。任意抽样最易产生潜在偏差，其在对受试对象进行选择时倾向于选择最容易获得的受试对象（例如从门诊病人中纳入受试对象）。系统抽样有一个体系

表 81-7 研究对象的界定与选择

- 确定人群特征（你希望把完成后的试验结果运用于哪些人身上）
- 确定人群中的受试对象（那些可用的、易获得的潜在的招募对象）
- 明确纳入与排除标准（指定参与资格）
- 如果可用的受试对象数量超过了所需数量，制订一个合适的抽样策略
- 明确招募和准许策略
- 明确使脱落和失访最小化的策略
- 在执行试验过程中，仔细追踪受试者数量，任何可用的受试者层面的信息，以及排除、招募失败或受试对象损失的原因
- 在数据分析过程中，探索可用的信息用以检测参与者与非参与者（在受试者的选择，招募和研究的各个阶段）之间任何的差异或偏倚

对受试对象进行选择，比如每周从手术列表中纳入不超过四个受试者。简单随机抽样即创建一个包含所有可供试验对象的清单，然后随机的选择受试对象直到达到预期的数量。这也是最可能使选择偏倚最小化的方法。随机抽样可通过将受试对象划分至设定的亚组进行分层，然后再从那些亚组中进行抽样。随机抽样可用于当调查人员希望检测研究干预不同的作用时。使用任何一种抽样策略，均应确切地描述并防止篡改。

（五）研究测量

在任何临床试验中，出于各种目的，大量数据的收集贯穿于研究的各个时间点。

每一个单独的信息都会对帮助确定结果的真实性起到不同的（有时是多样的）作用，并且影响对临床研究中出现的证据的解释和评价。每一个变量的目的和测量在试验设计中应该是合理的和明确规定的。每个变量可以根据几种不同的分类来指定，如表 81-8 所示。

目的和理论根据为纳入每个测量或变量提供了正当理由。测量可用于描述受试对象的特性，并应该包括验证纳入和排除标准的数据收集。尤其对于程序性研究干预措施，应采集有关干预执行以及同时和后续管理的数据。结果变量可以在随机化前进行评估，以确保研究对象没有结果或

表 81-8　研究测量和变量的特性

测量或变量的目的或原理
- 受试对象特征
- 研究干预的特征
- 结果变量
- 潜在混杂变量
- 潜在互作变量

测量的性质
- 时间相关事件
- 横截面测量
- 重复或连续测量
- 定性评价

研究执行过程中测量时间的选择
- 在随机化前的基线值
- 在研究执行过程中
- 在研究期间终点

测量的特性
- 有效性和系统误差
- 可靠性和随机误差
- 测量层次
  - 定类测量
  - 定序测量
  - 定矩测量
  - 定比测量

者为随后变化的评估提供一个基线测量。应该对可能混淆研究干预与结果之间关系的变量进行评估。当干预与结果之间的关系实际上归因于另一个与干预不相关的因素时，就会发生混杂。在临床试验中，随机化通过平衡干预组与对照组之间的这些因素使混杂发生的概率最小化。可能与研究干预相互作用而影响结果的变量也应该被考虑到。在临床试验中，这是预先设定亚组分析的理论根据，借此，研究人员要明确干预措施对结果的影响是否被其他因素改变。通常，在临床试验中亚组分析被认为是探索性的和假设产生的，且往往是不足以具有决定性的。

测量的性质，特别是结果变量的性质，对样本大小如何计算以及在数据分析过程中如何对数据进行处理产生影响。临床试验中大多数主要的结果是与可变的时间周期相关的事件，比如死亡、发病或手术。生存率或定时事件分析是必需的。一些结果在随机化和给予所研究干预措施后的一个特定时间段后进行测量，最后测量在本质上是横截面测量。干预组的比较在这个时间点进行，但是可能针对基线评估或其他潜在混杂（在多变量回归分析中）进行校正。一些结果在观察周期内被重复测量（通常在预先设定的时间点），此时人们可能会对明确组间差异趋势感兴趣。重复测量或纵向回归分析技术是必需的。少数情况下感兴趣的结局指标是定性的，比如结构性采访中的回答。可以使用一些技术在这些采访的副本中识别出主题，以及将这些主题在组间对比。

研究执行过程中测量的时间选择也是十分重要的考虑因素，且时间选择与那些测量的理论基础相关。一些数据在基线测量一次，然后在研究执行过程当中重复收集，这些通常是次要结局指标，如不良反应。其他数据可能只在基线时测量，比如描述性或潜在混杂变量，或仅在试验终点时测量，如结局指标。

当计划测量和确定哪些数据需要收集且以什么形式收集的时候，我们需要考虑测量的多种特性。一个重要的特性是测量的有效性，或测量值对人们试图衡量的概念的反映的准确程度。当我们试图测量更为主观的概念时（如功能性健康状态或症状严重程度），这个特性尤为重要。测量的主观性程度越大，系统误差的风险就越大。在某种程度上，系统误差是一个反映在观察者中和观察者间变化性的组成部分。另一个特性是可靠性，或如果使用同样的方法在同样的受试对象或样本上对同一指标进行测量得到相同结果的程度。可靠性受随机误差和系统误差的影响。这两种误差可通过提高质量控制（在测量的执行和解释上）来减少。

测量水平是影响样本量大小的计算和数据分析技术的另一个特性。一些测量是定类测量，意味着数值是离散的、无序的、互斥的。一个例子是用于经导管房间隔缺损封堵的装置类型。一些测量是定序测量，数值也是定类范畴，但是它们之间存在着不可量化的梯度关系。一个例子是将主动脉瓣关闭不全分为无、轻度、中度和重度。连续区间变量是那些数值更为无限，具有可量化梯度的变量。体重或温度便是一个例子。定比变量是在分母定义的离散范围内变化的连续变量，比如氧饱和度百分比。一般来说，采用连续测量可减少所需样本量的大小且使得变量之间的剂量-反应关系的明确和详述成为可能。

（六）随机化

在临床实践中，患者接受基于具体特征的干预，包括临床变量、实践变量以及患者和提供者的意愿。这些特性中的一些会对结果产生影响（独立于干预措施或与干预措施互相作用）。这就在比较干预后的结果时导致误差产生。理想情况下，我们希望能够确信任何结果的差异仅归因于被比较干预措施。如果受试者被随机分配到干预组，基线特性的差异可以被最小化，从而消除选择偏倚。随机分配是使基线差异最小化最好的办法（包括在测量和未测量的特性中的差异）。随机化分配的受试者数量越多，两组之间特性上出现重大差异的可能性越小。我们通过比较指定的干预组间所测量的基线特征和寻找潜在的相关性和显著统计学差异，可以检验随机化是否成功。在结果比较分析中，我们有机会为任何或全部基线特征应用统计学调整。只有随机化执行和应用恰当时，才能达到有效的随机化，如表81-9所示。这只有当分配是真正随机的并且是防篡改的时候，才能实现。

表81-9 有效随机化的必要条件

- 通过使用随机数表或计算机算法，确保分配计划的生成确实是随机的
- 确保序列是不可预测的，但其方法是可重复的
- 随机序列产生过程的执行和维持独立于研究的执行
- 确保分配计划是防篡改的，并且在干预实施或开始前分配方案对受试对象及研究全体人员均是"不透明的"
- 分配方案的揭盲应该仅在确认了受试对象的合格性，试验获得准许，基线测量已完成时才能实施，此时干预措施准备应用或开始
- 分配方案的施盲（对受试对象、研究人员、数据分析人员）应该就位（适合于具体的研究）并且防止篡改
- 确保分配过程清晰地记录在案并跟踪以进行质量控制

随机化的变化可以用于特定的目的，如表81-10所示。大多数大型试验采用简单随机化，因为大量的受试者最小化了组间特征随机失衡的可能性。区组随机与简单随机化共同使用可确保各组内受试对象的数量在干预开始时是均等的，并贯穿整个研究过程。集群随机化被用于当受试对象是自然群体（当他们接受不同的干预措施时，如教育与行为干预，组内个体之间可能存在相互影响）时。一些随机化的变化（包括分层随机和配对随机）被用于确保组间特定的基线特征（那些对结果有重要影响的特征）无差异。

随机化的争议性变量包括不均等的分配和自适应随机化。不均等分配意味着将更多的受试对

表81-10 随机化的类型

	方　法	优　势	挑　战
简单随机	独立、依次、随机地将受试对象分配至干预组，不用考虑先前的分配	简单、高效，可满足大型试验需求	当用于小规模试验时可能导致数量和特性失衡
区组随机	在一个特定的但是最好是随机规模大小的区组内对受试对象进行简单随机分配	确保每个区组的分配结束时各组内的受试对象数量均等	固定区组大小的运用使依次序的分配是可预测的
集群随机	受试对象作为集群被分配，基于特定的特性进行分组，如家庭、学校、诊所、社区	减少相同集群内个体之间的混淆偏倚，因其接受了相同的干预	仅适用于大型试验且必须有足够的集群；分析必须考虑集群间和集群内变异和效应
分层随机	根据潜在的有影响的基线特性（在此情况下需要确保平等分配）进行区组随机	确保特定的有影响的基线特性在组间是均衡的	增加复杂性；实际上只能有不多于1~3个分层变量
配对随机	根据匹配特性受试者在基线时被配对，然后配对中的个体随机分配至干预组	确保那些用于匹配受试对象的特性在组间是均衡的	需要更多潜在的受试对象以获得更好的配对；增加复杂性；需要进行配对分析

象分配至一个组（与另一组比较），通常是特定的比例而非1：1，造成组大小的不均衡。它可用于评估多个治疗组相较于一个对照组（相对较多的数量分配至对照组）。当我们希望检测特定于某种干预措施的罕见结果和不良反应时，可以增加分配量至这个干预组。当我们知道受试对象很有可能被分配至理想的干预时不均等分配可用于增加招募数量。相反，它可用于限制受试对象被分配至昂贵的或有效性有限的干预。这种分配类型降低了统计学效力，使试验的获准更为困难并且在有效性方面仍存在争议。适应性随机需要为下一个受试对象改变分配概率（基于那些先前被随机化的对象的特性）。这可被用作分配收益以纠正基线特性的不平衡（协变量自适应）或组规模的差异（治疗性适应）。它还可被用于优先分配受试对象至"最佳"干预（基于先前受试对象的结果），使得更多的受试对象接受潜在的有益干预，或更少的被给予潜在的有害或无效干预。适应性分配要求对特性和结果进行连续跟踪，常常阻碍了有效的盲法的实施并降低统计学效力和有效性。

（七）共同干预和盲法

一个重要的可能改变或混淆临床试验结果的因素是共同干预，这是当潜在可能改变结果的干预（除研究干预外）被用于一些受试对象但是在研究方案中没有规定时出现的一种现象。共同干预可能被有意或无意地引入研究，且通常以非随机方式分配给受试对象。例如，如果调查人员认为研究干预有效，他们可能（有意识地或无意识地）给予对照组中没有接受此种干预的受试对象补偿性的护理。相反，在研究干预组内的受试对象可能会使用额外的步骤以补充或增加任何干预效应，从而增加可能的预期结果。这样的行为导致共同干预在试验组间的不均匀分布，以及后续的试验结果的混淆。

确认偏倚或报告偏倚是临床试验中另一种重要的混淆因素，其中研究者或受试对象可能由于对受试者小组分配的了解而对结果有了不一样的认知或报告。例如，调查人员变得更可能去寻求并宣布一个积极的结果（当知道受试者被分配至研究干预组时）。

盲法可以最大限度地减少临床试验中的共同干预和确认偏倚。当实施盲法的时候，无论是研究对象还是调查人员，或两者都不知道干预分配直到试验结束，如表81-11所示。三盲对所有数据分析增加了盲法，借此那些对安全性或有效性进行或审查中期和最终分析的人员并不知道各组的含义，即不同的组用标签A或B来替代。不管受试者和调查人员的致盲程度如何，任何负责试验主要结局指标测量的个体总是应该尽可能最大限度地施盲。这包括任何分析研究样本的实验室人员，以及负责解释任何易受显著组间变异影响的数据的临床工作人员，如表81-12所示。

表81-11　临床试验中的盲法类型

未施盲	● 受试者和研究人员都知道小组分配 ● 有时候受到运筹和伦理约束 ● 最容易受共同干预和确认偏倚影响
单盲	● 只有受试者不知道小组分配
双盲	● 受试者和研究人员都不知道小组分配 ● 临床试验设计的黄金标准 ● 最不容易受共同干预和确认偏倚影响

使用安慰剂系统可以有助于盲法的实施。安慰剂是一种惰性或假性干预，旨在模仿除生物效应外的所有研究干预，且将其用于临床试验的对照组。安慰剂对照使得研究干预对于受试对象和调查人员来说均是难以区分的，使每个小组分配的施盲得以维持。因此，安慰剂应该与研究干预措施尽可能在多层面上相匹配。在某些情况下，安慰剂的使用可能受到伦理或运筹的限制，迫使试验遵循单盲或者非盲设计，如表81-13所示。

在某些紧急情况下，对受试对象的干预分配进行揭盲可能是必要的，例如存在严重不良反应或一些无关的紧急情况需要给予干扰，而这种干预与研究干预存在相互影响。由于这样的情况经常突然发生，因此应该采取安全措施使得在这种情况发生时能实现快速和准确的揭盲。这些措施包括向所有受试者提供24h急救电话，通过这个

表 81-12　结果类型对研究设计的盲法的影响

结果类型	定　义	例　子	影　响
主观的	确认需要观察者主观的判断	结果由超声心动图检查的诊断所明确	• 确认偏倚的风险高 • 试验应该尽可能最大限度地施盲
非主观的或双重的	确认不需要观察者主观的判断	病死率作为研究的终点指标	• 确认偏倚风险低 • 不强烈要求全面施盲，但是推荐尽可能最大限度地施盲

表 81-13　临床试验中使用安慰剂的局限性

伦理的局限	运筹的局限
调查严重疾病状况的研究 • 安慰剂治疗没有达到有效地干预，可能会对受试对象的安全构成不可接受的风险 **评估外科手术干预的研究** • 在对照组实施假手术可能是不道德的，因为其高风险和侵入性 **同意问题** • 受试对象必须被充分告知可能被分配至安慰剂组的事实（这对某些类型的干预措施可能是不可行的）	**干预措施匹配存在困难** • 由于有效干预措施的特性，如不同的颜色、味道或气味 • 存在引起严重不良反应的高风险 • 高特异性给药程序

电话，他们的看护者可立即实现揭盲。任何程度上的揭盲的决定一定会直接影响任何试验结果的有效性，只有当受试对象的治疗看护人员认为必要时才能考虑揭盲。在可能的情况下，揭盲的程度要保持在最低限度。通常我们可以对受试者的治疗看护人员进行揭盲，但对受试对象和调查人员不揭盲。

在整个试验过程中施盲的成功与否可以在研究最后用一个简单的调查进行评估，即要求受试对象和调查人员对分组进行猜测。如果猜测的正确率＞50%（不论是受试对象或研究人员），那么研究的施盲可能已经失效了。

（八）样本量和统计效力

临床试验设计的一个关键部分是对所需完成试验的受试对象数量进行评估，以确实地达成研究目的且确切地回答研究问题。如果研究对象太少，错误的结论发生的可能就会增加，如果样本量太大，那成本就会更多且会损失效率。所需完成试验并进行有效结果评估的受试对象的数目是被招募和分配至研究干预的受试者的子集，而后者是被认为具有潜在合格的可获得的受试对象的子集，再后者是我们希望将试验结果进行推广的目标人群的子集。我们希望我们可以自信地推测在参与的受试对象中所实施研究的结果可以合理地反映出所有目标人群参与试验时的结果，因此，也是真实结果的反应。

样本量的计算总是基于大量的假设，因此，必须被视为一种估计。计算样本大小的必要组成部分是包含以下两个方面的假设：有一个关于预期的和临床相关的效应和它的变异的评估，以及对于做出潜在的错误结论的可容忍限度的规范，如表 81-14 所示。无效假设来源于研究假设，但是规定研究干预和对照组之间的主要结果没有差异。无效假设形成正式的统计检验基础，且在优效试验中，目标是在一定可信度水平（可能存在临床相关的差异）上拒绝这种假设。在劣效试验中，目标是在一定的可信度水平（不可能存在临床相关的差异）上接受这一假设。

备择假设是无效假设的反面，表示存在差异或效果。如果观察结果支持拒绝无效假设，则备择假设被接受。备择假设可以表述为效果只存在

表 81-14　估计样本大小的要求

- 规定一个无效假设，指定在研究干预与对照组之间的主要结果没有差异
- 规定一个备择假设，指定在研究干预与对照组之间的主要结果有差异
- 指定主要结局指标中预期的差异是在一个方向（单侧）或者两个方向（双侧）
- 指定预期差异或效果的大小，并估计围绕这一差异的变异程度或随机误差
- 指定不正确结论的限度（α），当实际上不存在相关的效应量的时候根据观察到的研究结果认为存在相关的效应量（一类错误——错误地拒绝无效假设）
- 指定不正确结论的限度（β），当实际上存在相关的效应量的时候根据观察到的研究结果认为不存在相关的效应量（二类错误——错误地接受无效假设）
- 指定样本大小的计算方法（基于统计检验），应用于研究组间的比较（根据主要结局指标测量的性质和水平）

于一个方向上，或有益或无益，这被称为单侧假设。惯例是简单地陈述备择假设为存在效果，但它可以在任何一个方向上，这被称为双侧假设。

效应大小及其变量是备择假设进一步要详述的。对主要结果、效应大小和变量的规定是临床试验设计最具挑战性的组成部分，因为它们可能导致样本量估计使试验不可行或不相关，或导致结果的错误或不确定。效应大小及其变异的估计应以尽可能多的相关信息为基础。这些信息可以来自已发表的文献，和较小的试点试验或观察性研究。理想情况下，我们应该指定具有临床意义或重要性的效果大小。对于优效性试验，临床重要性被定义为可归因于研究干预的有益方向上的最小效应量，这将证明这种干预在临床上可作为优先选择。对于劣效性试验，临床重要性被定义为利益缺失方向上的最小效应量，这将证明应放弃将这种干预作为临床实践中的一种可供选择方案。

错误拒绝或接受无效假设的限度（基于所观察到的研究结果）也影响样本量的估计。一类错误意味着错误地拒绝无效假设并根据观察样本中的结果得出存在显著的差异或效果的结论，而事实上，在目标人群没有影响或差异。这也被称作假阳性。基于概率论和随机机会产生该误差的限度用 α 表示。一般来说，惯例是接受 5% 的机会犯这个错误，或指定 α 为 0.05。α 也被称为统计显著性水平，类似于推理统计检验的 P 值。第二类错误意味着错误地接受无效假设并得出不存在显著差异或效果的结论（实际上存在）。这也被称为假阴性。基于随机机会产生该误差的限度用 β 表示。一般来说，惯例是接受 5%~20% 的机会犯这个错误，或指定 β 为 0.05~0.20。

β 的另一面是效力，或者 1-β，这是正确拒绝无效假设（基于所观察到的研究结果），并推断在目标人群中真实存在等于或大于在研究中观察到的某一效应的可能性。当考虑次要结局指标和相关假设的预期效果时，或当所观察到的主要结局指标的效果低于假设时，或变量太大，我们对拒绝无效假设缺乏信心时，效力计算具有重大意义。

样本大小的计算方法是由研究组数和决定测试中概率分布的主要结局指标测量的性质和水平来决定的。这决定了在比较研究组间主要结局指标时应用的统计检验。表 81-15 概述了一个具体的研究中样本大小计算的实例（基于一个行方坦手术后血栓预防的临床试验）[10]。估计样本量和计算效力的公式和表格可在许多教科书上获得，且在线计算器可在很多网站上使用。对于复杂的研究设计和结果，包括时间相关事件、纵向数据或多变量回归，通常需要咨询统计员。能够详述表 81-14 中概述的要求将极大地帮助统计员选择适当的计算方法。

（九）临床试验的执行问题

几乎所有与临床试验方案的执行有关的问题都可以在规划和设计阶段最小化。然而，并非所有问题都可以预料或预防，所以在整个执行过程中需要质量控制和监控。此外，试验的实施必须遵守良好的临床试验规范。所有研究人员都应该接受临床研究的伦理行为、隐私和保密政策以及跟踪和记录的最佳策略方面的培训。Duke 临床研究所这一临床试验网络提供了最好的实践方面的信息和在线培训（www.ctnbestpractices.org）。

表 81-15　样本量计算的实例

情景：一个为期 2 年的开放随机临床试验在接受 Fontan 手术的患者中进行。患者在接受 Fontan 手术后被随机分配至两个小组：一组为低剂量阿司匹林（ASA）治疗；另一组肝素之后接受华法林治疗，维持国际标准化比率（INR）在 2～3。主要结局指标是 2 年内血栓形成或血栓相关事件的发生，随机化后 2 年 3 个月进行经食管超声心动图检查，并对所有结果进行评判

样本大小参数：

无效假设：治疗组间 2 年血栓形成 / 事件发病率没有差别

备择假设：治疗组间存在差别（双侧假设）

效应大小：根据已发表的观察性研究的系统综述，ASA 组的发生率为 25%，华法林组的发生率为 10%。15% 绝对差被认为是最小的临床重要效益，这将证明华法林带来的不便和风险

α：0.05

β：0.20

统计检验：Kaplan-Meier 法用于判定各组 2 年无血栓 / 事件的情况，然后用卡方进行比较（为了简化样本大小计算）

计算：

估计总样本大小 N（两组合并）的公式如下

$$N = \frac{[z_{alpha} \times \mathrm{sqrt}\{P(1-P)(1/q_1 + 1/q_2)\} + z_{beta} \times \mathrm{sqrt}\{P_1(1-P_1)(1/q_1) + P_2(1-P_2)(1/q_2)\}]^2}{(P_1-P_2)^2}$$

其中

P_1 = 华法林组的发病率 = 0.10

P_2 = ASA 组的发病率 = 0.25

q_1 = 分配给华法林组的比例 = 0.50

q_2 = 分配给 ASA 组的比例 = 0.50

$P = q_1 P_1 + q_2 P_2$

Z_{alpha} = α（0.05）的标准正态偏差，双侧 = 1.96

Z_{beta} = β（0.20）的标准正态偏差 = 0.84

Sqrt = 平方根

根据这个公式和指定的参数，N 为 224，或每组 112 个受试者（然后基于预计的退出和失访，将招募数量扩大）

（十）操作

临床试验的实施从获得必要的行政和伦理委员会的批准开始，并确保在招募任何受试对象前进行注册。实验方案必须扩展为操作手册，其中详细列出严格执行试验的标准操作程序（表 81-16）。与研究人员的讨论应记录角色、责任和问责制，以及在研究过程中完成的培训。也应该与可能关心受试对象或识别潜在受试者的临床人员进行讨论。应最终确定资料收集表和收集步骤，并附上详细的数据定义。在试验执行期间，任何对方案的更改都需要跟踪，包括原因及获准情况。任何研究执行中的偏差应该被记录和跟踪。不良反应事件监测、记录、分类、归因及报告均应予以详述。应计划定期到研究现场审核，以确保遵守标准操作程序，完整和准确的记录和报告，以及解决当地的挑战（低招募率或同意率或过多的失访）。

表 81-16　试验操作手册中详细描述的问题示例

- 待研究的患者群体的描述
- 招募、登记和同意程序
- 所有研究参数和量度的标准化定义
- 所以试验函数的标准操作程序
- 研究人员的职责
- 对任何可能出现的可预见问题的标准化解决方案，如紧急揭盲
- 数据采集表与研究工具

（十一）招募

招聘策略应针对临床试验的个体情况和可获得人群的性质和特点量身定制。如果在样本量估计中提出的预期受试对象数到试验结束时仍未招募够或未能维持到试验结束，则设计良好的临

床试验也可能失败或效力大大减弱。这项研究很快就变得效力不足（在确信地检测假设的结果差异和效应量的能力上）。如果可获得的受试对象的数量过多，那么成功地招募足够的研究对象就更加可行。如果可获得的受试对象易于识别且易于接触或接近，那这种可行性就更大。通过与具体实验相关的预招募程序可增进招聘策略。在表81-17中概述了应该考虑采取哪些策略来解决研究招募和保持的障碍。

表 81-17　受试对象招募和保持的潜在障碍

与受试对象相关的障碍
- 等待时间长与时间安排不便
  - 对于与试验（特别是随机化）相关的不确定性的不适
  - 对研究的误解及对临床治疗或试验的错误消息
  - 对所需参与的本质和水平不切实际的理解
  - 其他因素，如疾病状态（特别是有症状出现或预后不良），非常年轻或非常年迈的受试者（感知脆弱性），受教育程度、社会环境、语言障碍

与调查研究人员相关的障碍
- 无法整合和平衡作为照顾者和研究人员的角色
  - 缺乏时间或充足的资源
  - 竞争利益的存在
  - 关于责任的困惑
  - 低估研究执行工作量，包括管理

与研究方案相关的障碍
- 缺乏对研究干预的均衡
  - 缺乏对研究目的和设计的支持
  - 复杂和过于严格的资格标准
  - 研究程序过于复杂而难以执行
  - 研究时间长和研究中频繁地访问时间表
  - 研究中过多的监వ或复杂的给药/滴定时间表
  - 受试对象对干预措施依从性差

其他障碍
- 过多的记录和报告要求
  - 行政与监管障碍
  - 经济支持不足或资源不足
  - 过度侵入性的监控和审计程序
  - 研究者、研究资助者和临床研究机构之间关系不良

对受试对象的识别和接近可能具有或多或少的挑战，这取决于可获得人群的特性。从一般人群中招募受试者的研究比那些可在潜在受试者与研究人员接触紧密的环境（比如可为具有与研究对象纳入标准一致的特定特征的患者提供定期护理的临床机构）中进行招募的研究挑战更大。初始接触可以是间接的，如通过广告或媒体或邮件，而后受试者有义务通过这些方式联系调查人员以获得更多信息或自愿参与研究。对于临床人群而言，潜在的受试对象通常是已知的，并且可以从患者列表和数据库中识别出来。最初的接触应该得到患者责任看护人员的许可和参与，通常应通过代表调查人员和研究人员向责任看护人员提供介绍函或面对面介绍。受试对象不得被强迫或不当引诱参与试验，并且他们可完全自由地拒绝参与试验而不影响他们的关系或治疗提供者所提供的护理。

注册由提供简单但完整的研究的原因、研究干预的性质和比较，以及研究测量的时间表和类型的解释开始。受试者必须理解随机化和协议化随访的概念，也应该对研究干预措施进行平衡。他们也应该被完全告知所有潜在的利益和风险或参与试验相关的不便。如果研究简短且研究访问次数少，研究措施集中又不强加于人并且对受试对象有感观利益（如利他主义的增强感），可获得新的疗法和更专业化的检测，可获得免费的治疗和护理，为参与提供补偿或激励，以及患者可以从改善的结果获得潜在的利益，这些情况有利于注册的实施。

招募和注册的跟踪和记录非常重要。我们可以在关于特性的最小数据收集（从可获得人群至受试者的每一步）寻找参与偏倚。我们必须列举可获得人群的数量，如果可能，还必须列举可获得人群的特征。这可以通过人口普查统计或患者数据库，并通过接触时的最小数据收集获得。应该保存好筛查记录，对接近和筛查的受试者的数量进行跟踪，且应该把那些符合纳入标准或排除标准的受试者的数量列举出来，对排除的原因进行跟踪。对于注册量下降的情况，应该详述原因并进行跟踪。对于同意参加的合格受试对象，同意的过程应该是透明的和文件化的，并且研究人员获得的同意应该没有或仅有极少的利益冲突感。同意参与研究的受试对象看护者应该被告知不良

反应事件和伴随情况的报告以及治疗的流程。

（十二）保留

一项研究的成功取决于完全参与并对研究结果进行了测量的受试者的人数。由于各种原因，那些必须跟踪和记录的受试者要么将终止进一步的参与（退出），要么丢失并无法取得联系（失访）。在招募计划里，出于退出和失访率的考虑，应该招募超出所估计样本量的受试者，以维持研究的效力。如果退出和失访在所比较的各研究组存在差异，这可能会导致组间受试者数量及特征的不平衡，而后导致偏倚的产生。退出可发生于以下情况：受试者拒绝返回研究访问，资格改变，产生不良反应，不再需要持续治疗，改变他们的可及性，或者简单地决定退出进一步的参与。失访发生于受试对象不能再取得联系，这有可能是受试者故意的回避或者由于死亡，迁移，或未报告的联系信息的变化。

最大化保留和完成的策略应该在研究设计阶段考虑并纳入试验操作。退出可以通过以下手段来达到最小化：保持参与的简短和尽量减少不便，与研究人员建立支持关系并解决所有关心的问题，创造一个吸引人、有组织的研究访问和测量环境，解决所有与参与试验相关的费用问题，以及尽可能地提供反馈。失访可以通过在招募时收集尽可能多的联系信息来达到最小化，包括替代的联系方式以及家人或朋友和护理提供者的联系信息。额外的信息来源可以用来追踪那些直接联系已经中断的受试对象。

（十三）交叉和依从性

有时，受试者可能不接受或服从所分配的研究干预。交叉发生于当一个受试者被随机分配至不接受任何治疗或接受替代治疗或对照干预时，反之亦然。本质上，受试对象正在改变研究组。在干预实施的初始阶段，当意外地发现标准排除或禁忌这种干预时，就可能发生交叉。它发生在当受试者有不良反应并中断治疗或继续另一种治疗，以及临床情况发生变化，因此研究干预不再适用或继续治疗不道德时。交叉并不妨碍受试者继续参与研究以及研究测量和结果评估的完成，因为这些受试者不需要退出。然而，他们把研究小组间的比较复杂化了。惯例是根据受试对象的原始分配对交叉进行分析，引出意向性治疗分析。这有可能把观察到的效应量最小化，但它通过随机化使分配偏倚得以避免。或者，可以进行统计调整尽量减少混杂。

对研究干预的依从性也可以使观察到的效应量最小化。这包括受试对象的服从和中断，这可能是出于看护人员自行判断的结果。监控依从性的策略（如过度分配然后计算退回的药物，依从性日志，或记录何时获取药物的装置，血液水平或治疗效果的指示性检测）应共同纳入研究过程中。应该对依从性进行跟踪，并记录不依从的原因及所采取的行动。频繁的关于依从性的提醒和反馈可能是有用的。应尽量减少和预防暂时或永久的试验干预措施的中断（通过频繁接触受试对象和其看护人员）。干预中断的决定应该与研究人员进行讨论。应该对中断进行追踪并记录其原因。分析的惯例也是根据初始研究分配或治疗意向对受试者对象进行分析。附加的分析经常用于根据实际接受的干预进行组间比较，或以对依从性和中断做出的调整进行组间比较。由于可能产生偏倚，这些分析应该被视为次要的，但他们可以为原始的意向治疗分析中产生的结果提供支持。

（十四）质量控制

质量控制（落实规范和监测试验执行的方法以努力保持研究的内部有效性）是临床试验执行的一个重要方面。仔细的质量控制有助于避免以下事故发生：错误或不精确的数据收集，丢失数据或数据篡改。所有这些都可能导致研究结果出现错误并削弱了任何所得结论的效力。临床试验越大，质量控制越重要——研究人员及数据收集主要地点的增加导致研究执行过程中错误和不一致产生的机会增加。

标准化是在临床试验中实施质量控制最主要的方法之一。标准化措施经常在研究开始前实施，并且通过系统化研究方法和实践达到尽量减少数据的变异和缺失的作用。标准化的研究方面通常包括测量程序、工作实验室和临床定义和数据收集、存储以及分析方案。临床试验标准化最基本的工具是操作手册，其本质上是一种扩展的方案（精确详述了用于研究实施中的重要方法）（表81-16）。在整个研究过程中操作手册应该是能被所有研究人员随时获得的，且当对方案有任何不确定出现时可进行参考。对所有研究人员（对所有研究程序的熟练程度）进行培训及认证也是实现标准化的有效手段。培训和认证有助于减少在任何研究测量上观察者内部和观察者之间的差异，以及确保所有研究人员清楚了解所有的研究方案和规定。对研究人员和整个试验中心进行定期绩效评估（通过依照操作书册中列出的方案审计数据收集和评估方案遵守情况）有助于在整个研究期间维持标准化措施。这样的评估在长期试验中尤其重要，因为试验开始很长时间后标准化方法的严谨性可能难以维持。

研究人员之间关于事件的确认和报告方面可能存在较大差异的情况下，裁决是一项特别重要的质量控制措施（表81-18）。特别是对于需要复杂和（或）主观判断的结果，判决在证实任何研究发现的重现性和可靠性中发挥重要作用。规范和控制判决程序的方法有好几种。通过重复裁决进行质量控制涉及重复某一特定的结果指标的测量或通过多个观察者进行诊断，以及对个体结果的比较以评估观察者间信度。重复裁决的含义依结果类型而变化。对于非数值结果（如死因归属），多重判断比较有助于评估观察员之间测量的可靠性以及最有可能的正确结果。观察者之间高度不一致可能提示在判决过程中存在高水平的误差和（或）偏倚，且在做出最终决定之前需要对结果进行进一步评估。在对数值结果的判决中，多次测量后取平均值可以减少读取的差异。

在判决过程中，中央裁决委员会或核心实验室是一种强有力的质量控制方法。核心实验室是一个集中的数据收集和解释系统，它的作用是确保在结果裁决、报告和分析过程中严格保持标准

表81-18 结果判决中观察者内部及观察者之间的变异性的来源

- 判决过程中涉及多重的、复杂的或主观的决定
- 大量可能的决策结果
- 裁判过程中对决策方案的关注不够
- 可用数据中的错误或遗漏

化。核心实验室在临床试验中可以采取两种形式之一：一种是将所有与实验室相关的数据分析集中起来的物理实验室站点，另一种是负责核实单个试验中心做出的结果判决和报告的辅助审查中心（表81-19）。这两种类型的核心实验室均能够保证高度标准化的判决过程，因为只有少数人负责所有的研究判定，或在一套严格的标准内对每个报告结果进行验证。虽然核心实验室比重复判决更费钱、费时、费力，但它们是临床试验中标准化的首选方法，尤其是那些涉及多个独立研究中心的。

（十五）数据与安全监测

数据监控描述了试验过程中积累的数据的筛选和分析过程。它主要是一种质量控制方法，用于检测和校正重要的差异，例如缺失、不精确或伪造的数据。由于患者不合作和试验人员或设备引起的错误，这种差异可能是不可避免的。通过对输入数据进行初步结果分析，数据监测还在研究计划和管理方面发挥作用，例如验证和调整研究工作假设以及评估可能的安全问题（表81-20）。

数据收集过程的质量控制可涉及多种数据监控策略。一些可以由研究人员在数据收集和数据库录入时同时执行，例如最小化数据收集和数据库录入之间的滞后时间、手动数据检查和双数据输入。其他监控程序可以在对大块数据进行收集之前启动，也可以在数据录入完成后在工作数据库上执行。此类方法包括对数据收集过程进行重复分析测试，或对工作数据库中缺失、不正确或伪造字段进行软件检查（表81-21）。

数据编辑是纠正错误或缺失（通过数据监控检测而得）的过程。为了避免破坏数据收集过程的完整性，任何数据编辑程序必须在研究开始之前在操作手册中标准化，并在执行时明确记录。

表 81-19 标准化核心实验室的形式

核心实验室类型	描述	在标准化中的作用
主实验室	物理的，标准化实验室	在高度标准化的条件下允许少数人进行所有裁决
	配备少量训练有素、被充分施盲的技术人员	大大降低了观察者内部和观察者之间结果报告的可变性
	从独立的试验中心接收所收集的数据，负责对所有结果的最终裁决和分析	
质量保证（QA）中心	支持审评中心	允许少数个体根据高度标准化标准核实所有报告的结果
	由审评专家组成小组	
	负责审核每个研究中心做出的结果判决和报告，确保每一个决定符合特定的一套议定书规定的标准	确保最终的结果不受个别研究中心裁决的多变性的影响
	还可以在质量控制中担任其他职务，例如组织和监督裁决过程，进行绩效评估及协调研究中心员工的培训和认证	
	最常用于多中心试验	

表 81-20 数据监控的目的

数据收集的质量控制	管理和规划目的
i. 从最终数据库中检测缺失数据	初步分析的执行
ii. 发现和校正不准确或不精确的数据	i. 生成或修改工作假设
iii. 防止伪造数据	ii. 安全评估
	iii. 评估可能需要试验提前中止的过度风险或收益

通过对受试对象的特征进行初步和中期分析以及在数据收集时执行安全性和有效性的结果来实施安全性和有效性的试验监测。此类分析可能有助于检测新出现的数据趋势和关系，允许在试验进行时制订和修改工作假设并调整样本量。应提前确定中期分析，并对初始样本量估计进行调整。

应形成一个独立的 DSMB，它应负责确保遵守研究方案和程序，监控招募和研究时间表，确保质量控制，并审查作为数据监测的一部分被执行的任何中期分析。DSMB 的活动应独立于研究的调查人员进行，以避免在确定和报告重要的中期结果时可能出现的任何利益冲突。由独立机构执行和审查中期分析也有利于在试验中维持任何研究者的施盲，因为结果分析和审查可能需要了解治疗分配情况。负责执行此分析的机构可能是一个预先任命的独立审查委员会，或者只是单中心研究的机构审查委员会。

通过数据监测和中期分析[这可能获得应该中止试验的确切信息，例如明确的超额效益或与试验干预相关的损害（表 81-22）]来做出在完成前过早停止研究的决定。据中期结果做出提前中止试验的决定是一件严肃的事，如果判断错误可能导致严重的后果。例如，在必要的情况下未能中止试验可能有严重的道德问题（将受试者暴露于不可接受的伤害或阻止公众接受非常有益的治疗）。相反，不必要的中止研究可能花费巨大（浪费资源，使试验停止之前出现的任何有用结果无效）。因此，在做出提前中止试验的决定之前，必须由有资质的个人仔细考虑并权衡所有可能的风险和利益（表 81-23）。理想的情况是，在任何中期分析之前应预先设定效益或风险的阈值，最好是在试验开发的设计或操作阶段。这些阈值应该比假设的主要结果和次要结果的效力要大，当应用统计检验确定所观察效果的置信水平时，应指定一个更为严格的（即更小的）P 值。

表 81-21　数据监控策略

策　略	实施时间	描　述	目　的
及时录入数据	与数据收集和录入同时进行	将数据收集与数据库录入之间的滞后时间最小化	• 最小化数据录入错误，因为数据是新的，仍然具有清晰的来龙去脉 • 允许有效地完成任何缺失或不正确的字段，因为数据源是最近可用的
手工数据检查	与数据收集和录入同时进行	工作人员审查录入数据库前后明显错误的数据	• 允许有效地验证数据的总体准确性和完整性 • 最大限度减少数据录入错误
双数据录入	与数据收集和录入同时进行	分别由两个人独立录入数据，比较所生成数据库的差异	• 最大限度地减少数据录入错误 • 验证数据输入的总体准确性
重复分析	在数据收集开始之前	对患者样本及已知的施盲标准的间断性研究过程	• 提供有关数据收集和录入过程的质量控制信息
软件检查	数据录入完成后	计算机化查询，以检测工作数据库中丢失的或不合理的值	• 允许在完成数据库录入后检测和修正数据差异

表 81-22　中止研究的特殊情况

治疗的严重不良风险	过度治疗的获益
• 初步分析表明治疗给患者带来不良反应的巨大风险 • 不道德的继续执行研究——所有患者应该从积极治疗中撤出 • 治疗不应该进一步应用于新的受试对象	• 初步分析显示出与试验治疗相关的明确过度的获益 • 不道德地保留过度的获益——试验应该中止以促进治疗应用于公众

表 81-23　决定中止研究时需要考虑的因素

- 中期结果的可靠性存疑
- 充分评估干预效果所需的随访时间
- 干预对受试者及未来患者的风险和收益的相对权重

五、临床试验分析问题

数据分析是使用所收集的数据检验研究假设并回答研究问题的过程。因此，数据分析计划不应仅仅是所应用统计检测的说明，而应该介绍描述结果以及确定关联的方法（临床试验中的主要利益关联是研究干预与主要及次要结果的利益关联）。数据分析还应详细说明进一步指定这些关联的计划，可以通过校正或亚组分析来明确混杂和相互作用的影响。除了研究干预外，临床试验数据集也为探索关联和假设生成提供了极好的观察数据。这些分析也应该定好计划并明确规定。分析计划连同所使用的变量性质和分布一起成为所用统计方法的决定因素。数据分析计划是一个关键的组成部分，这在临床试验设计阶段就应明确规定（尽管在数据分析实际进行过程中可能需要修改）。这些修改应该有正当理由并有文件记载。

（一）数据管理、清理和描述性统计

调查人员经常低估准备一个数据集分析所需的工作量。然而，事先描述并在研究实施过程中执行的质量控制和数据监控程序可能会使许多数据问题的发生减至最低。准备一个用于分析的数据集的第一步是确保完成所有数据输入。质量检查应该到位。然后对每个变量实行包括频率和分布在内的描述性统计。应该明确缺失值的数量和比例，并努力判定这些值。应检查每个变量超出范围的值，并验证它们是否代表真实离群值或是数据错误。此外，应该纠正错误编码的值，注意检验条件变量（条件变量是其值与另一个变量相关联的变量）。例如，如果受试者的血液循环没有停止一段时间，则循环停止的持续时间不应具有

数值。我们在这个数据清理和核实，以及描述性统计的确定过程中，应该对可用数据的数量、质量和局限有很高的熟悉程度，以便报告数据分析计划的执行情况。

（二）随机化检验

虽然随机化应尽量减少关于受试者特征的不平衡，但并不能保证不存在可能对结果的比较有影响的随机或系统差异。不平衡或不完全随机化，可能是偶然事件或代表随机化过程和分配中的缺陷或偏差。我们可以检测用来判定随机性并确保系统没有任何固有偏倚或可预测性的随机化过程。我们还可以审计随机化程序及其实施，寻找偏差记录及其原因。

研究组之间基线特征的比较（临床试验分析中的第一次比较，且通常是已发表报告中的第一个表格）是对随机化的测试。应当承认，我们只能检测到被测量特征的不平衡。然而，有效的随机化应尽量减少测量和未测量特性的不平衡。应计算和比较各组内每个变量值的频率或分布情况。我们可以应用统计检测，它可以确定那些不能归因于偶然事件的表示偏离平衡的差异。然而，与 P 值相比，我们应该更多地关注实际差异的大小。通常，我们是在许多基线特征上进行比较，因此作为多重比较的结果，一些 P 值将仅基于偶然性来达到统计显著性的阈值。因此，一些不平衡的存在并不一定指向随机化过程中的缺陷。此外，除了差异的大小之外，P 值高度依赖于受试者的数量和分布的变化。如果有大量的研究对象，微小的差异很有可能达到一个有意义的 P 值，但并不是偏倚的相关指标。如果研究对象数量少，那么很大的差异可能在统计上并不显著，但在结果的比较中却会产生偏倚。我们还应该寻找特征差异之间的模式，特别在可能彼此相关的特征之间，这可能进一步表明重要的不平衡。

在进行结果比较的时候，可对不平衡进行统计调整。这应该在未经调整的意向治疗分析之后进行。如在随机化检测中所指出的，我们可以使用多变量回归技术来调整有显著差异的基线特征，无论是统计学上的还是幅度上的。这种调整可以通过计算和对倾向分数进行调整或匹配的方式被更正式地执行。倾向分数表示一个特定的受试者，基于他们被测量所得基线特征，被随机分配到一个特定的研究干预组的可能性或倾向，并且可以为多个特征提供同时的调整。倾向分数由多变量逻辑回归模型计算而得，赋值为二分类因变量，相关基线特征为自变量。随后的回归方程可为受试个体提供分配的可能性。然后，倾向评分可以作为比较结果时的调整变量，或可以在各组之间就倾向分数将受试对象进行匹配，并进行配对分析。

（三）结果比较

研究小组之间最重要的结果比较应该是基于意向治疗分析的未经调整的比较。意向治疗分析保留了随机分配，这使偏倚的发生降至最低。受试者根据原始的分组分配进行分析，而不考虑交叉、共同干预、退出、不依从或研究方案中的其他偏差。这是最有效的分析类型，即使偏差很大，它也可以使观察到的效果最小化。

统计检测用于比较以确定发现组间差异大小的机会概率（如果无效假设实际上是真的并且确实没有真正的差异）。这个机会概率可能是 P 值，且按照惯例，我们通常将统计显著性水平设置为 $P < 0.05$，这意味着观察到的差异来源于随机误差的概率 $< 5\%$。用于确定 P 值的统计检验的类型取决于试验组的数量以及结果变量的性质和分布。

研究干预措施效果的度量对于表达效应的大小以及解释其相关性或重要性方面是很重要的。首要关注的是绝对效应或研究小组之间结果差异的方向和幅度。我们通常用试验干预组的效应减去对照组效应来进行计算。其次关注的是相对效应。我们通常用绝对效应除以对照组效应量来进行计算，以百分比表示。我们采用统计检验并围绕绝对效应计算置信区间，然后以此作为所观察效应的解释。我们还可以计算效能，或正确拒绝无效假设（没有效果）和避免二类错误的概率。当研究的结果在置信度上不确定，或在观察效应比假设效应的大小（有时也在方向上）上存在重要差异时，效能更为重要。

表 81-24 概述了临床试验结果的实例（基于之前在表 81-15 中描述的试验）。

置信区间在本质上与 P 值相似，但信息量更大。根据观察到的效应及其变化，并受研究对象数量的影响，置信区间是一个可能的效应大小的范围，在这个范围上人们能够合理地（通常是 95%）确信真实效应存在。包含提示没有差异的效应量的置信区间使我们得出结论：我们不能确信所观察的效应量不是随机误差并且无效假设不能被拒绝。如果相同置信区间也包括达到临床相关获益或危害的最小阈值的效应量时，那么研究结果是不确定的，相关的效应大小既不明确的证明也不明确否定。在所观察效应量比假设效应量低或者变异更大，或者研究对象的数量不足以为检测提供必需的效能或不足以确信所观察到的效应代表真实情况时，这种情况发生最频繁。理想情况是，我们希望有一个围绕所观察效应量的置信区间不排除任何差异，且下限不低于临床重要性的最小阈值。

当意向治疗分析的结果不确定或与假设的显著不同时，结果的意向治疗分析偏差可能是显著的。这些偏差可能会产生偏倚，因为它们有时会从随机分配偏离，但可能更具临床意义。最常见的偏差是基于实际接受的干预进行比较。如果有很多交叉点，这种类型的分析可能就更有意义了。另一个偏差是将研究干预依从性的测量纳入分析，或仅分析任何研究干预停止前或退出前的结果。调整、匹配和倾向分数可用于分析从而在随机分配中为任何潜在偏倚进行统计调整，或使从重要的混杂因素中来的潜在偏倚最小化。分析的实施可用于在预先确定的受试对象亚组间寻找有差别的效果，或寻找那些与研

表 81-24　效果测量与解释的实例

场景：在 Fontan 手术后，对患者进行血栓预防的临床试验，如表 81-15 所述。然而，由于招募缓慢和缺乏资金，试验过早地停止了，没有达到每组 112 名受试者的预期样本量，总共 111 名受试者被随机化，57 名进入 ASA 组，54 名进入华法林组。在随机化 2 年后，Kaplan-Meier 估计的血栓形成或血栓相关事件主要结果的意向治疗分析显示 ASA 组和华法林组的期间患病率分别为 14%（8/57）和 24%（13/54）

绝对效应：0.24–0.14=+0.10。每 100 例接受华法林治疗的患者，其出现血栓形成 / 事件的患者例数会比他们接受 ASA 治疗时多 10 例（基线风险或比较风险）。

相对效应：(0.24–0.14)/0.14=+0.71。华法林与 ASA 治疗相比血栓形成 / 事件相对增加 71%

P 值：0.18。如果事实是没有效果，则偶然观察到增加 +0.10 的绝对效应的概率为 18%（双侧）

围绕所观察到的绝对效应的 95% CI：–0.06~+0.24。置信区间包括 0，这意味着我们可以 95% 确信事实可能是合理的无效。如果我们假定与 ASA 组相比血栓形成 / 事件 –0.15 的绝对减少是证明优先选择华法林的最小临床重要效果，那么置信区间的下限 –0.06 排除了这种效果，这意味着我们可以 95% 确信华法林的临床重要益处并不真实存在。如果我们还假定与 ASA 比较华法林相关的血栓形成 / 事件绝对增加 0.15 是一个最小临床重要危害，以证明建议不使用华法林，那么置信区间的上限 +0.24 包含了这种效果，这意味着我们可以 95% 确信临床重要危害确实存在

效能：0.20。根据观察到的结果和研究对象的数量，只有 20% 的概率正确拒绝无效假设或避免第二类错误，也就是说，当事实上无效时推断出华法林组与 ASA 组之间的效应无差别

解释：人们可以确信，与 ASA 比，华法林用于血栓预防时，并不能临床上显著减少血栓形成 / 事件的发生。然而，我们不能确信事实上确实没有差别，事实上，我们可以合理的确信在血栓形成 / 事件的风险上，华法林比 ASA 临床上显著增加。可是，这项研究未包含一个非治疗组，所以不能确定华法林没有益处，只是看起来似乎比 ASA 获益少。结果必须考虑到一些限制，包括高且不成比例的交叉的发生率，退出，超出治疗目标范围和研究药物中止，来自研究方案的偏差的高发生率，以及招募和随机化的受试对象低于预期数目所致有限的效能

注意：所描述的分析与样本大小计算中指定的分析完全匹配。然而，对于报告的试验，由于退出的数量，审查观察值和晚于 2 年研究终点进行的食管超声心动图检查，对数秩检验被实施于整个分层 Kaplan-Meier 曲线，结果为无显著差异（P =0.45）。两组间血栓形成 / 事件的发病率在 2 年后也趋于一致。华法林与阿司匹林治疗结果的危险比为 1.35，表示华法林治疗结果的风险比 ASA 高 1.35 倍。95% CI 为 0.62~3.00，其中危险比为 1（无差异，但包括一个 3.00 的上限，或华法林的结果比 ASA 的结果的风险高三倍。这种风险可能会被视为高于最小的临床重要阈值（就危害而言）

究干预之间相互作用（在它们对结果的影响上）的特征。这些类型的分析结果被赋予较少的权重，并且通常被视为探索或假设生成。虽然如此，它们丰富了来自临床试验的信息。

（四）临床试验的报告和评估问题

由于临床试验有一个明确的和结构化的方法，通常，缺陷和偏差是显而易见的。然而，只有当试验的设计和执行的所有方面都公开并且结果以足够的细节呈现（连同对试验结果的研究局限性和概况性的讨论）时，才可能考虑到那些代表潜在偏倚的缺陷和偏差。在系统回顾和临床实践指南中，临床试验的权重最大，并且是大多数 Meta 分析的唯一贡献对象。这是基于临床试验提供最高质量证据（基于其最大可能的杜绝偏倚或使偏倚最小化）的事实而得的。临床试验报告的有用性取决于研究和结果可被批判性评价的程度（这取决于完整的报告和透明度）。

CONSORT 协作组（报告试验的统一标准；www.consort-statement.org）是一个国际临床试验专家、统计学家、期刊编辑和权威机构以及一些来自 Cochrane 协作网（www.cochrane.org）成员组成的协作组。该小组已经确定了临床试验标准化报告的准则，这些准则已被大多数主要医学期刊采纳并作为报告的要求。CONSORT 流程图（图 81-2）显示了从招募，到分配、随访、分析受试对象的跟踪过程以及任何偏差的原因应该如何描述。这个表应该是所有的临床试验报告中的第一个表。CONSORT 协作组还提供了一个由 25 项条目构成的 CONSORT 声明（图 81-3），并附有说明以及结合条目使用的细化文件。现在许多期刊要求将填写完整的清单与稿件草稿一起提交。

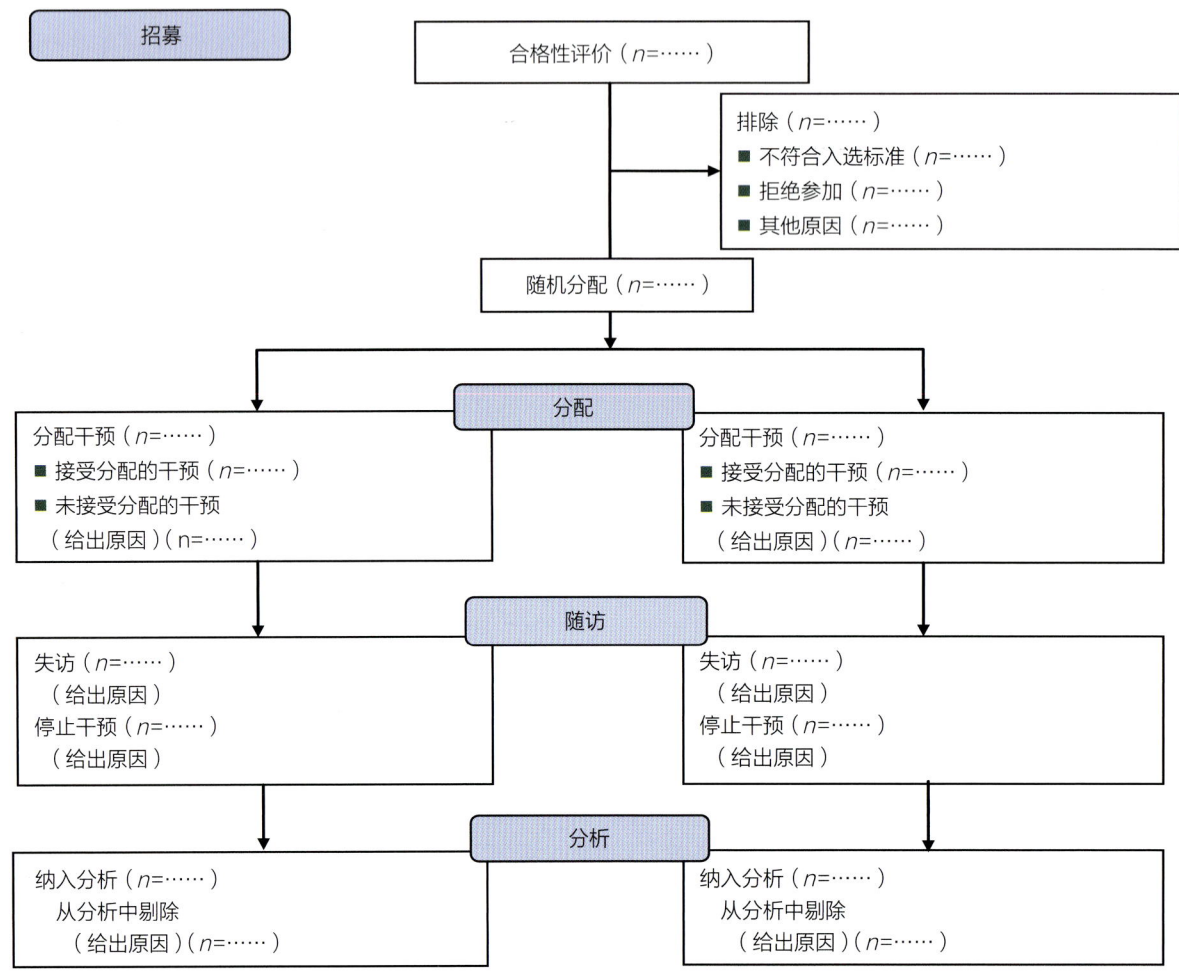

▲ 图 81-2 报告平行组随机试验不同阶段进展的流程图

报告随机试验时应包括的信息清单 *

部分/主题	条目号	清单条目	报告在第×××页
标题和摘要			
	1a	在标题中注明为随机试验	____
	1b	以结构式摘要报告试验设计、方法、结果和结论（具体指导请参见CONSORT中关于摘要的内容）	____
前言			
背景和对象	2a	科学背景和理论解释	____
	2b	特定的目标或假设	____
方法			
试验设计	3a	对试验设计进行描述（如平行、析因），包括分配率	____
	3b	试验实施后对试验方法的重要改变（如合格标准），提供原因	____
受试对象	4a	受试对象的合格标准	____
	4b	研究场所、资料收集的来源	____
干预措施	5	对各组干预措施进行非常详细的描述（以至于可以进行重复），包括确切的给药时间和方式	____
结果	6a	完全定义预先指定的主要和次要结果测量，包括评估的方式和时间	____
	6b	试验实施后对试验结果的任何改变，提供原因	____
样本量	7a	样本量估算的依据	____
	7b	适用时，解释任何中期分析和停止准则	____
随机化：			
随机序列的产生	8a	产生随机分配序列所使用的方法	____
	8b	随机化的类型；任何限制的细节（如分区及区块大小）	____
分配隐藏	9	随机分配序列执行的机制（如顺序编号的容器），描述隐藏序列的任何步骤，直至干预措施被指定	____
实施	10	由谁生成的随机分配序列，谁纳入受试对象，以及由谁指定受试对象接受何种干预措施	____
盲法	11a	如果实施，在干预措施被指定后，谁被施盲（如受试对象、看护人员、结果评估人员），以及如何施盲	____
	11b	如果相关，描述干预措施的相似性	____
统计学方法	12a	用于比较各组主要及次要结果的统计学方法	____
	12b	额外分析的方法，如亚组分析和校正分析	____
结果			
受试对象流程	13a	各组接受随机分配，接受预期干预措施，主要结果被分析的受试对象的数目	____
（强烈推荐用图的形式）	13b	各组中随机化后丢失和排除的受试对象，以及原因	____
招募	14a	确定招募和随访周期的时间	____
	14b	试验为什么结束或停止	____
基线数据	15	以一个表呈现各组基线人口统计学及临床特征	____
被分析的受试对象数目	16	各组中包括在每个分析里的受试对象（分母）数目，以及分析是否由原始分组进行	____
结果和评估	17a	每个组中每个主要和次要结果，以及对效应大小的评估和精确度（如95% CI）	____
	17b	对于二元结果，建议使用绝对和相对效果大小的表示	____
辅助分析	18	其他分析的结果，包括亚组分析和校正分析，将探索性的和预先指定的区别开	____
危害	19	各组中所有有害的或者不期望发生的结果（具体指导请参见CONSORT中关于危害的内容）	____
讨论			
局限性	20	试验局限性，解决潜在偏倚来源、不精确以多样性分析（如果有关联）	____
概括性	21	试验发现的概括性（外部有效性、适用性）	____
解释	22	解释与结果一致，平衡利益和损害，并考虑其他相关证据	____
其他信息			
注册	23	注册号以及注册试验名称	____
方案	24	可以获得完整试验方案的地方（如果有）	____
资金	25	资金来源以及其他资助（如药物的供应），资助者的作用	____

*. 我们强烈建议您阅读本声明并结合CONSORT 2010解释和详细阐述为所有条目进行重要说明。对于集群随机试验，非劣效性和等效性试验，非药物治疗、草药干预和实用性试验，如果相关的话，我们还建议阅读CONSORT的扩展部分。即将推出的附加扩展：对于那些与此清单相关的，请参阅www.consort-statement.org。

▲ 图81-3 报告临床试验的CONSORT清单

临床试验报告的透明度通过在开始对任一试验对象进行招募前对试验进行注册来实现。文稿中应该报告试验注册机构名称、注册日期和注册号。报告还必须包括机构研究伦理委员会审查和批准的详细信息，以及获得参与同意的过程和如何进行追踪。报告要详细说明如何确保和维护对于隐私政策的遵守。所有资金来源和其他支持，以及调查人员和作者的任何其他潜在利益冲突（如股权或金融利益、顾问和酬金）均应进行报告。应该制订规定使临床试验的完整方案切实可用。应该保证所有的作者都可以完全获得研究数据并且对所报告的结果负全责，以及充分参与试验报告和手稿的完成过程，并且同意任一手稿的版本及对手稿的处置。当CONSORT声明的清单中指定的信息被清楚地陈述时，临床试验报告的批判性评估变得更容易。批判性评估通常旨在确定具体研究提供的证据的强度，以及这些发现是否对 Meta 分析、临床指南，或者对自己的临床实践有意义。评估的关键问题在表 81-25 中列出。对试验的评估始于评估试验的有效性，主要通过评估研究设计和执行实现。下一步是评估结果，它们的统计学和临床意义以及它们的可靠性。应该考虑到并表明利益与风险之间的平衡。最后一步是评估研究结果对手头临床情况的适用性。更多关于批判性评估和循证医学实践的信息和资源可以通过美国医学协会杂志（www.jamaevidence.com）获得，它之前发布了一些对医学文献进行严格评价的第一用户指南[11,12]。

临床治疗的标准不仅仅由单一临床试验结果决定，但一个设计和执行良好的具有临床重要结果的临床试验可以影响治疗的标准。表 81-26 列出了其他需要考虑的条件。

表 81-26　Criteria to Consider Before Adopting a New Intervention as the Standard of Care

- There is a sound rationale for the therapy based on current knowledge of physiology and pathophysiology in the specific population to which the therapy is to be applied.
- It is feasible for the therapy to be more widely applied in the clinical setting.
- The best quality evidence exists that the therapy has a beneficial effect on the primary outcomes of interest.
- The full spectrum of beneficial and adverse effects of the therapy is known.
- Factors that influence the effects of the therapy in the clinical setting have been identified.
- The best quality evidence exists that the therapy compares favorably to currently applied therapies.
- Patients' preferences for the therapy are favorable. The therapy can be applied in a cost-effective and efficient manner in the clinical setting. The practical limitations for widespread delivery of the therapy are minimal.

Reprinted from McCrindle BW. Optimizing outcomes through clinical research and evidence-based clinical decision-making. *Prog Pediatr Cardiol*. 2005;20:55–64, with permission from Elsevier.

表 81-25　临床试验的严格评价

1. 该研究是否经过精心设计和执行，结果可能没有偏倚，因此代表了真相？
- 治疗分配是随机的吗？如果是这样
  - 是指定的随机化策略吗？
  - 它是防篡改的吗？
  - 是否成功，因此基线特征在对照组之间具有可比性？
- 是否所有研究对象都在整个研究过程中得到了考虑，并根据他们的初始分配进行了分析？
- 除了研究策略之外，这些群体在所有其他方面是否同等对待？
- 主要和次要结果是否相关且充分？
- 研究持续时间是否足够长以产生结果？
- 最初分配时是否对研究策略，评估和数据分析施盲？
- 是否有阐明的假设，并提供样本量计算？

2. 结果是什么，并且是否以允许评估其治疗效果大小和可靠性的格式进行分析和呈现的？
- 治疗效果的大小是多少？
  - 绝对效果
  - 相对效果
- 对治疗效果的估计有多可靠？
  - 是否提供标准误或置信区间？
  - 对于无显著差异是否提供了效能计算？

3. 结果是否与手头的临床情况相关且适用？
- 是否详细描述了纳入和排除标准？
- 是否对治疗措施进行了详细描述以确保其实施？
  - 治疗措施在临床情景中是否可行？
- 是否提供任何信息可以进一步说明对个体患者特征的治疗效果？
  - 对特定患者有什么好处和危害？
- 特定患者的价值观和偏好是什么？

致谢

作者要感谢 Elizabeth Niedra 在编写本章时给予的杰出和宝贵的贡献。

拓展阅读

- 本章概述了临床试验的价值，设计，执行，分析，报告以及评估。更多细节信息可在以下所提供的教科书中找到。其他资源可在线获得。
- Balakrishnan N. Methods and Applications of Statistics in Clinical Trials. Volume 1 and Volume 2: Concepts, Principles, Trials, and Designs. 1st ed. Hoboken, NJ: John Wiley & Sons, Inc.；2014.
- Brody T. Clinical Trials: Study Design, Endpoints and Biomarkers, Drug Safety, and FDS and ICH Guidelines. 1st ed. Oxford, UK: Academic Press；2012.
- Chow SC, Liu JP. Design and Analysis of Clinical Trials. 2nd ed. Hoboken, NJ: Wiley-Interscience；2004.
- Cleophas TJ, Zwinderman AH, Cleophas TF. Statistics Applied to Clinical Trials. Dordrecht, The Netherlands: Kluwer Academic Publishers；2000.
- Elwood M. Critical Appraisal of Epidemiological Studies and Clinical Trials. 3rd ed. New York, NY: Oxford University Press；2007.
- Friedman LM, Furberg CD, DeMets DL. Fundamentals of Clinical Trials. 4th ed. St. Louis, MO: Mosby；2010.
- Gallin JI, Ognibene FP, eds. Principles and Practice of Clinical Research. 2nd ed. Burlington, MA: Elsevier；2007.
- Hulley SB, Cummings SR, Browner WS, Grady DG, Newman TB. Designing Clinical Research. 4rd ed. Philadelphia, PA: Lippincott Williams & Wilkins；2013.
- Liu MB, Davis K. A Clinical Trials Manual from the Duke Clinical Research Institute. 2nd ed. Oxford, UK: Wiley-Blackwell；2010.
- Meinert CL. Clinical Trials: design, Conduct and Analysis. New York, NY: Oxford University Press；1986.
- Van Monfort K, Oud J, Ghidey W. Developments in Statistical Evaluation of Clinical Trials. 1st ed. Heidelberg, Germany: Springer；2014.

第82章
药理学
Pharmacology

Jonathan B. Wagner　Gregory L. Kearns　Michael Artman　著
刘冬立　译

一、概述

行药物治疗需遵循一个必要的原则：即选择最佳的药物，并在有效和安全的剂量范围内给药。尽管在成人上采取"一刀切"的给药剂量是一种常态，但儿科是一个例外，即个体发育要求药物剂量是个体化的。对儿童来说，一种安全、有效的给药方案必须要考虑到个体发育及其他会引起暴露-反应关系变化的因素。

人类发展表现为连续的生物事件，包括体细胞生长、神经行为发育以及最终的繁殖。在生命成熟的前15年里，意义深远的生理变化发生在各种各样的过程中，可以改变药物的分布及作用[1]。而且在生命的前2年，这些变化是动态的，它们与体格的关联可以是非线性的；这种情况使得固定的（即年龄无关的）药物定量方法以及在某些情况下运用简单的异速生长尺度去预测适于年龄的药物剂量是不可取的。因此，对儿童进行安全有效的药物治疗需要对以下方面有一个基本和综合的理解，即个体发育如何对其他有可能影响药物分布及作用，从而影响药物剂量、浓度、作用及功效之间关系的一些因素（例如遗传构成、环境作用、伴随疾病的影响及其治疗）起作用。这些考虑共同体现了儿科临床药理学的本质。对基本药理学原理有良好的理解是促进婴幼儿、儿童和青少年药物治疗个体化所必不可少的。

30年里，儿科临床药理学已经从儿科学研究重点/焦点领域演变为临床药理学的一个亚学科，体现出对儿科患者医疗保健的重要意义。在这段时间内儿科临床药理学领域产生了大量的知识，我们不可能在本章节作一个综合的基于内容的回顾或者论述。相反，我们打算为读者提供一个关于儿科临床药理学的"入门"，特别是它与儿科心脏病学实践的关系（运用相关的治疗实例来介绍基本原理及它们的图解）。我们也概括了儿科心脏病学常用药物的临床药理学知识。总体来讲，本节的内容将使读者有一个坚实的基础进行进一步的探究，并提供一个基本的概念框架，在此基础上，儿科心脏病学中治疗决策的制订变得有据可循。

二、临床药理学常用术语定义

与许多学科的情况一样，临床药理学有其自身的术语，对这些术语的理解是进行临床医疗决策时应用药理学原理的基础。以下各段是临床药理学中常见的术语，其中每一个术语都有源自最新教科书中信息的概要总结[2]。

1. 绝对生物利用度（F）

绝对生物利用度是指药物经血管外给药后能被吸收进入体循环的百分数。它的定义是在一个特定的个体中，口服给药时的血浆浓度-时间曲线下面积（AUC）与静脉给药（因为无须吸收过程，通常生物利用度为100%）时的血浆浓度-时间曲线下面积的比值。

2. 相对生物利用度

相对生物利用度也是类似通过将经血管外途径给药的"测试"剂型AUC与该药物的"参照"剂型AUC相比较而得（例如将某一特定药物的临

时液体制剂的 AUC 与该药市售口服固体剂型的 AUC 相比较）。

3. 吸收

药物的吸收描述了药物从血管外给药部位（如口服、肌内、皮下、腹膜内、骨内及气管内等）进入体循环的药物摄取过程。尽管一些化合物的吸收可通过载体介导和（或）主动转运（例如通过一种转运蛋白，像 P- 糖蛋白），大多数药物的吸收是通过被动扩散实现的。由于药物通常必须存在于真正的溶液中才能被吸收，因此活性药物从药物制剂中释放（例如钙离子通道阻滞剂从其缓释剂型中释放）可成为药物吸收的限速事件。药物吸收通过对速率（如吸收半衰期，达到峰值浓度的时间）和程度（如生物利用度）的考虑被最精确地概念化，两者中的任何一个都可能受到生物制药学的（如药物剂型），物理化学的（如 pH、溶解度、亲水和亲脂性、蛋白质结合、与食物或药物的络合特征等）和生理因素（如屏障完整性、运动性、吸收部位体液的量和 pH、蛋白质结合能力、降解/生物转化潜力等）的影响。

4. 曲线下面积

曲线下面积是反映对一种药物的全身暴露的浓度和时间依赖参数。在数学上，AUC 代表从零到预先确定的给药后时间点（即 $AUC_{0 \to tx}$）或外推至无穷大（即 $AUC_{0 \to \infty}$）这一时间跨度上的血药浓度积分水平，这是通过使用表观终末消除速率常数（类似于从观察到的血浆浓度与时间曲线的比值中计算而得）而实现的（图 82-1）。

5. 生物等效性

药物制剂的生物等效性反映了对一种药物制剂（例如仿制药）是否产生与参照药物相差无几的吸收速率和程度的评估。它假定在全身暴露（由 AUC 确定）相似的情况下，这两种药物的效果及毒性几乎相同。现行的指导指南中定义的生物等效性的测定实际上是纯药物代谢动力学，这其中不包含对某一特定药物制剂和（或）药量的疗效的相对评价。

6. 清除率

药物的清除率（Cl）从概念上说，表现为单位时间内通过所有可能的药物清除途径（如肾脏、肝脏、胆囊、肺）清除未代谢药物的血液容积。清除率通常表示为总体（或者血浆）清除率、肾脏清除率（Cl_{ren}）或者非肾脏清除率（Cl_{nr}）。药物清除率的计算是由曲线下面积而得，肾脏清除率的计算通过了解 24h 或更长的时间内药物以原型从尿液中排出的总量而得。对于从任何一种血管外途径给药的药物，Cl 产生一个"表观"值（如 Cl/F），这必须以绝对生物利用度的程度进行校正。最后，值得注意的是，Cl 可能受到一些体外操作的影响[如 ECMO、透析（血液透析、腹膜透析、连续血液透析滤过）]。

7. 利用

与离散事件相反，药物利用反映了给药后同时发生的吸收、分布、代谢和排泄/消除的总体过程。某一特定药物的药物代谢动力学行为是药物利用的常用替代，特定药物的浓度时间曲线在上述过程中被明确。

8. 消除半衰期

清除半衰期（$T_{1/2}$）定义为血液或血浆药物浓度下降 50% 所需的药物吸收的时间。它是由表观消除速率常数（ke）计算出来的，该常数是血液/

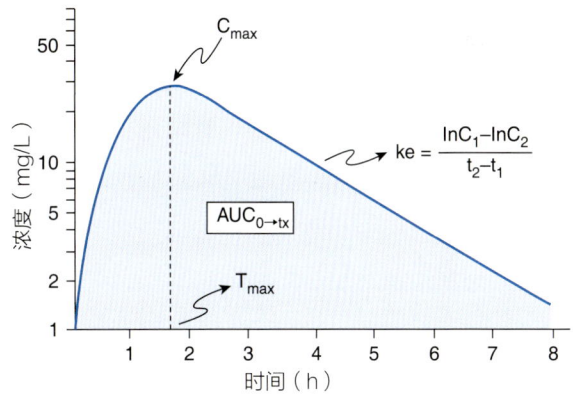

▲ 图 82-1 代表血浆浓度 - 时间曲线

图示的是通常引用的药代动力学参数，包括 AUC（曲线下面积）、C_{max}（最大血浆药物浓度）、ke（表观一级速率消除常数）和 T_{max}（达峰时间）

（引自 Abdel-Rahman SM, Kearns GL. The pharmacokinetic-pharmacodynamic interface: Determinants of anti-infective drug action and efficacy in pediatrics. In: Feigin RD, Cherry JD, Demmler-Harrison GJ, Kaplan SL, eds. *Feigin and Cherry's Textbook of Pediatric Infectious Disease*. 6th ed. Philadelphia, PA: Saunders-Elsevier；2009:3158.）

血浆中表观药物消除阶段的斜率（图 82-1）。虽然 $T_{1/2}$ 经常被认为是 Cl 的 "替代"，但应该注意它既取决于 Cl 也取决于表观分布容积。实际上，$T_{1/2}$ 是一个重要的药物代谢动力学参数，因为它可以用于预测何时达到稳态药物浓度（如开始药物治疗后或改变给药剂量/给药方案后，到达稳态药物浓度的时间相当于 $T_{1/2}$ 的 4～5 倍），或者何时药物应该已被消除（如 75% 消除的时间相当于 $T_{1/2}$ 的 3 倍）。

9. 峰浓度（C_{max}）

峰浓度表示在给药后药物在特定的生物流体中达到的最高浓度。如图 82-1 所示，C_{max} 出现在相应的给药后时间（T_{max}），这在时间上反映了通过血管外途径给药后药物吸收所需的时间。

10. 药效学

药物的药效学反映了药物暴露（即浓度）、时间和药物效应（强度和持续时间）之间的关系。简单地说，药效学反映了给定的药物/剂量对身体的影响以及随着给药以后这些影响与给药时间之间的关联。在临床药理学的背景下，药效学指的是某一特定药物的暴露-反应（即浓度-效应）关系。

11. 药物代谢动力学

药物代谢动力学是一种用于描述药物在整个身体中的转运以及停留在某一特定身体间隙内（如体液间隙、组织等）药物浓度（或数量）的定量方法。药物代谢动力学通过药物利用决定因素的特征被概念化。

12. 药物遗传学

药物遗传学可以定义为特定基因变异 [对某一特定药物的药物代谢动力学和（或）药效学产生影响] 的研究或临床试验。

13. 药物基因组学

与药物遗传学相比，药物基因组学着重于基因组水平事件（例如基因-基因相互作用）以及在整体背景下，基因结构如何有助于暴露-效应关系的变异性。

14. 循环前清除（首过效应）

首过效应指药物进入循环系统之前被分解（如通过化学降解）或代谢。与口服药物给药途径相关的例子包括在胃内特定药物 pH 敏感性降解，肠上皮细胞的药物生物转化，肠内药物通过转运蛋白转运以及药物的肠肝循环。循环前清除也可以发生在体外 [如与体外循环、ECMO 相关的药物降解和（或）管道吸附]。与肠外给药相比，具有首过效应的药物一般相对生物利用度的比率和（或）程度均降低（普萘洛尔就是一个典型的例子）。

15. 蛋白结合

蛋白结合是指药物与血浆、细胞外或组织蛋白结合形成可逆的药物-蛋白复合物。一般来说，药物-蛋白质结合通常是非特异性的，取决于药物对蛋白质分子的亲和力（即结合位点），蛋白质结合位点的数量以及药物和蛋白质浓度。除少数例外，与蛋白质结合的药物在药理学上无活性，不易被代谢和（或）排泄。蛋白质和（或）组织与药物结合也可以影响广泛结合（>70%）的药物表观分布容积和消除半衰期，以及它们的浓度-效应曲线（如胺碘酮血浆蛋白结合的程度=93%～97%，西地那非=96%，华法林=99%）。

16. 稳态

稳态反映了多次给药时当输入速率（即进入血液循环中的药物量）和输出（即药物清除）达到平衡时药物在血液和组织中的积累水平。当药物以固定剂量和间隔时间给予时，血液或血浆中的稳态浓度在给定的剂量间隔内在最大值（C_{max}）和最小值（C_{min}）之间波动。倘若剂量大小、给药方法、给药时间间隔和（或）药物代谢动力学不变，则 C_{max} 和 C_{min} 的剂量间值应相同。一般而言，鉴于药物在血浆中的浓度与作用位点（即受体）的浓度应该存在平衡，因此稳态时药物的代谢动力学提供了最准确的评估药物效果的方法。

17. 有效血药浓度范围

有效血药浓度范围指达到预期治疗效果且无药物不良反应或者药物不良反应最小时的药物血浆浓度。它可能受到一些可对药效学进行调节的因素的影响（如年龄、疾病、伴随药物、环境暴露）。通常，某一特定药物的有效血药浓度是从成人研究中确定的。因此，在儿童中它会发生变化，导致发育相关的药物代谢动力学和（或）药效学的改变。

18. 治疗指数

特定药物的治疗指数反映了与预期效果相关的全身暴露及与药物不良反应产生相关的全身暴露之间的对比关系。对于治疗指数窄的药物，如地高辛，治疗作用相关的全身暴露量（血浆水平）与引起不良反应的全身暴露量之间差异很小。

19. 谷浓度（C_{min}）

谷浓度代表重复给药方案给药时在以预定药物剂量给药前即刻呈现的血浆浓度。C_{max}和C_{min}剂量间偏移是全身药物暴露的反映，在一些情况下，与"目标"给药策略相关（如特定血浆药物浓度或AUC与理想药效学作用之间相关的例子）。

20. 分布容积（表观分布容积）

分布容积（distribution volume，VD）是一种假设的体液容积，即将全部药物溶解达到与血浆中相同的药物浓度时所需的体液容积。对于分布不广泛或不对蛋白质和（或）组织有强亲和力的药物，VD在尺度上可以对应于身体生理/解剖空间（例如，VD<0.1L/kg对应血管内空间，0.1~0.3L/kg对应细胞外间隙，0.6~0.7L/kg对应总体液空间）。表观分布容积>1L/kg提示药物具有显著组织结合（如地高辛），这可影响药物在体内的停留时间。血管外给药后，VD受药物吸收程度（即VD/F）的影响。在药物吸收不完全的情况下，它可能会低估VD的真实值。

三、暴露－反应关系

当药物暴露（程度和持续时间）足以将药物－受体相互作用转化为生理反应时，药物作用才会产生。因此，某一特定药物的暴露－反应关系代表药物代谢动力学和药效学之间的交汇，可以通过以下两个方面将其概念化[1]：血浆浓度与时间的关系（图82-1和图82-2）和[2]血浆浓度与效果的关系（图82-2）。

在绝大多数情况下，药物浓度与效应之间的关系不是线性的。如图82-2所示，在体内没有药物（即浓度为零）时，没有观察到可识别的药物效应（E_0）。

给药后，药物的浓度[不仅在血浆中，也在受体中（据推断）]和效应增加；首先呈明显线性关系（低药物浓度时），之后效应呈非线性增加至渐进点，这反映了一个最大值（E_{max}），在此之后药物浓度的进一步增加不会引起理想药物效应的增加。相对于50%最大效应时的药物浓度定义为E_{50}（图82-2）。E_{50}是一个药效学术语，是对药物效力的一种反映，用于比较个体间以及一些情况下，在特定分类的药物之间的浓度－效应关系。除了罕见的例外，E_{max}和EC_{50}均很少在药物治疗期间明确，而是通过一些药效学参数（来自描述剂量－浓度关系特征的研究）计算而得。例如，当绘制血浆药物浓度与效应的关系时，由于血浆峰浓度和药物峰值效应之间存在延迟，所以常常出现负滞后现象。SigMID E_{max}模型（基于希尔方程）最常用于从浓度－效应数据中获得重要的药效学参数（E_{max}、EC_{50}）。

药效学关注的另一个问题是处理药物浓度[血浆内和受体上（据推断）]与毒性之间的关系。当某一特定药物的剂量增加，剂量－效应曲线向右移。与治疗效应相似，药物的毒性反应也有它自己的剂量－效应曲线。图82-3展现了剂量－浓

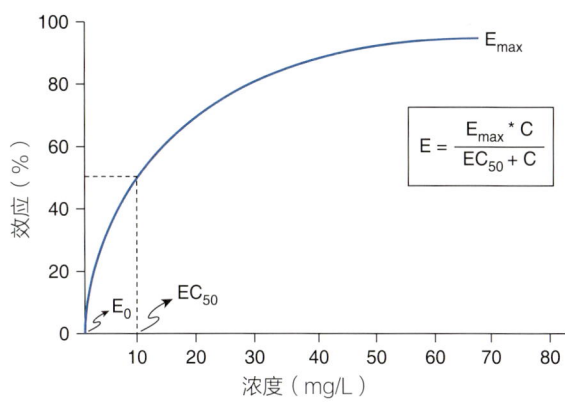

▲ 图82-2 浓度与效应之间典型的非线性关系

图中E_{max}为最大效应；E_0为药物浓度为零的效应基线；EC_{50}为观察到的效应为E_{max}的50%时的浓度（引自Abdel-Rahman SM, Kearns GL. The pharmacokinetic-pharmacodynamic interface: determinants of anti-infective drug action and efficacy in pediatrics. In: Feigin RD, Cherry JD, Demmler-Harrison GJ, Kaplan SL, eds. *Feigin and Cherry's Textbook of Pediatric Infectious Disease*. 6th ed. Philadelphia, PA: Saunders-Elsevier；2009: 3158.）

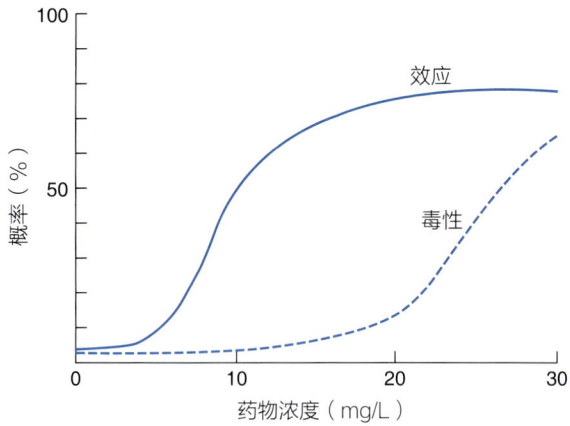

▲ 图 82-3　某种假定药物的浓度与药物效应之间的关系（引自 Evans WE, ed. General principles of applied pharmacokinetics. *Applied Pharmacokinetics*. 3rd ed. Vancouver, WA: Applied Therapeutics；1992:1–3.）

度曲线与剂量 – 毒性曲线之间的交集。对于某些药物（如苯妥英钠、三环类抗抑郁药、选择性 5- 羟色胺再摄取抑制药、他汀类药物），当其与单一受体作用时，药物毒性作用是药物效应的延伸。应该认识到有些药物作用于多种受体。以阿片类止痛剂为例，其发挥止痛效应的浓度 – 效应曲线与其呼吸抑制作用的浓度 – 效应曲线是不同的，并且受两种不同的受体调控。后者的一个临床实例见于当阿片药物剂量增加时（由于对药物的镇痛作用产生了耐受），呼吸抑制快速出现。

除了少数例外，鉴于受体主要位于生物组织而非血浆，一般很难测量受体处或附近的药物浓度。因此，有必要采用一种替代测量法（如直接测量血压、血糖、心电图、超声心动图、功能MRI）去评估暴露 – 效应关系。大多数情况下，我们通过检测某一特定替代测量值的变化，联合血浆药物浓度 – 时间曲线去评估药物的药效学特性。对于药物代谢动力学特性已经被一级速率过程（相对于零级或混合速率过程）很好地描述了的药物，经血管外途径给药（如肌内、皮下、脑内、腹腔内、口腔、黏膜、皮肤、直肠）的血浆药物浓度与时间关系半对数图如图 82-1 所示。曲线的上升部分代表药物从其制剂中释放出来的时间，相对于药物清除，药物在体液中（如胃液或肠液）的溶解和药物的吸收是限速事件。达到最大血浆浓度（C_{max}）后，药物血浆浓度开始下降，同时代谢和清除变为限速过程；血浆浓度 – 时间曲线的终末部分代表药物从体内的清除。最后，AUC可以通过随时间变化过程中血浆浓度数据的积分来确定。

通过描述某一特定药物的药物代谢动力学特征，临床医师可以使用这些数据来制订个体化的给药方案，从而抵消可能影响药物代谢动力学的因素的作用（如发育、疾病、伴随治疗）。对于那些治疗血浆浓度范围和（或）"目标"全身暴露（即AUC）已知的药物，优先了解某一特定患者的药物代谢动力学参数可促进给药方案的选择，从而优化治疗效应（如环孢素、他克莫司）[3]。当与药物的药效学行为和患者状态（如年龄、器官功能、疾病状态，伴随药物）相关联时，对药物代谢动力学的应用为医师提供了制订治疗决策（通过使所选择的药物和给药方案最具有效性和安全性而制订）的能力。

四、发育药物代谢动力学

在过去的 30 多年时间里，人们已经知道人类发育过程中的生理变化会导致药物利用发生改变。如图 82-4 所示，个体的成熟会产生巨大的生理变化，尤其是生命早期，这可能影响药物的吸收、分布、代谢和排泄。大量的信息支持这样的观点，即这些变化中许多过程确实是可预测的，因此通过使用建模和模拟的方法，它们可以对儿科临床试验设计产生影响，它们也可用于为特定患者提供临床个体化的药物治疗（基于某一特定药物已知的或预期的药物代谢动力学行为）[5]。最近儿童抗逆转录病毒疗法的实例已经说明了基于药物代谢动力学的最优化的药物治疗的效用[6]。对于这样数据的临床应用，对于临床医师来说重要的是，对发育是如何影响药物利用及药物效应这两方面有个概念性的理解。在以下段落中，我们提供了发育药物动力学的概要，其中大部分是从先前的刊物（文献[1,7,8]由其中一位共同作者 G.L.K 发表）中摘录的（得到许可）。这些出版物可参考以下摘要所基于的一次文献中的引文。

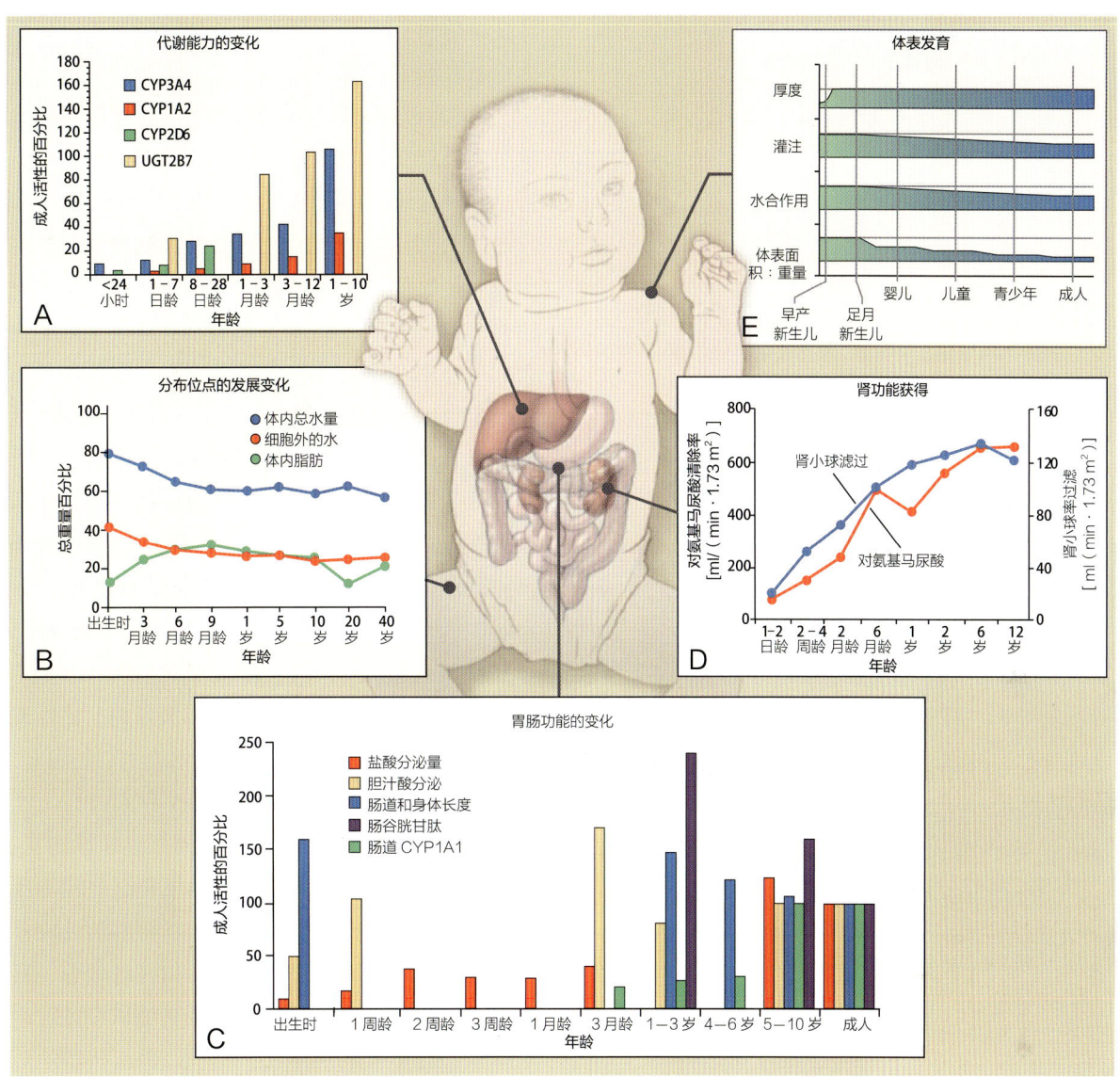

▲ 图 82-4　影响婴儿、儿童和青少年药物利用的生理因素的发育变化

A. 负责药物生物转化的重要的 I 相和 II 相酶年龄依赖的活性（相对于成人值）。B. 可影响药物表观分布容积的身体成分的发育差异。C. 与胃肠生理功能相关因素的个体发育，其中一种或几种可能对药物吸收速率和程度产生影响。D. 在发育过程中肾功能的获得［肾小球滤过率和活性肾小管分泌能力均通过对氨基马尿酸清除率（一个有效的生物学标记物）来反映］。E. 发育对体表系统方面的影响，它们可共同调节运用于皮肤的药物的系统性吸收

（引自 Kearns, GL, Abdel-Rahman SM, Alander SW, Blowey DL, Leeder JS, Kauffman RE. Developmental pharmacology-drug disposition, action and therapy in infants and children. *N Engl J Med*. 2003; 349:1157–1167.）

（一）药物吸收

血管外途径给药的药物吸收主要是通过被动扩散。在药物转运蛋白表达的某一特定解剖位点，吸收可以通过主动转运或易化扩散实现。除了发育过程中发生的生理变化，特定疾病状态伴发（例如炎症性肠病、腹泻）可能导致药物吸收速率或程度的改变。表 82-1 提供了对可能在新生儿、婴幼儿及儿童中影响药物吸收的重要因素的总结。

1. 口服吸收

像成人一样，在门诊患者中大多数治疗药物是通过口服途径给药的。在发育过程中，胃肠道和胆道功能慢慢成熟（图 82-4C），且可能单独或者共同影响药物吸收的速率和程度。鉴于多数口服给药药物具有弱酸性或者弱碱性的理化性质，

表 82-1 在新生儿、婴幼儿及儿童中影响药物吸收的重要因素的概括

	新生儿	婴幼儿	儿童
生理变化			
胃排空时间	不规则	轻度增加	增加
胃 pH	>5	2~4	成人水平
肠蠕动	降低	增加	轻度增加
小肠表面积	降低	接近成人	成人水平
微生物定植	降低	接近成人	成人水平
胆汁功能	不成熟	接近成人	成人水平
肌肉血流灌注	降低	增加	成人水平
皮肤渗透性	增加	增加	接近成人水平
可能产生的药物代谢动力学结果			
口服吸收	不规则-减少	速率↑	接近成人水平
肠道吸收	多变的	增加	成人水平
经皮吸收	增加	增加	接近成人水平
直肠吸收	非常有效	有效	接近成人水平
循环前清除	<成人	>成人	>成人（速率↑）

相对于预期正常成人模式的改变方向（引自 Ritschel WA, Kearns GL. Definitions and nomenclature. In: Ritschel WA, Kearns GL, eds. Handbook of Basic Pharmacokinetics — Including Clinical Applications. 7th ed. Washington, DC: American Pharmacists Association；2009:1-10.）

胃肠道内的 pH 可能影响潜在的可吸收的药物量（即在一个真实存在的溶液中非电离的部分）。如图 82-4C 所示，胃内盐酸的产生随着年龄的变化而变化。胃 pH 在发育过程当中发生明显变化，在新生儿期出现最高值。在完全成熟的新生儿，胃 pH 出生时为 6~8，出生几小时后降至 2~3。然而，在出生最初的 24h 以后，由于壁细胞发育不成熟胃 pH 有所升高，至 2-3 岁时逐渐达到预期成人值（如胃 pH 为 2~3）。由于这些发育的差异，酸不稳定药物（例如青霉素、氨苄西林）的生物利用度在新生儿及小婴儿增加（相对于年龄较大的儿童和成人），而弱有机酸的吸收减少。对于治疗指数相对狭窄的药物（如苯妥英钠），胃 pH 的个体发育可能引起显著的年龄相关的生物利用度的改变，这可能需要更频繁地改变给药方案以达到治疗血浆水平。

在发育过程中，能够改变药物吸收速率的最重要的生理变化之一是胃肠动力。在婴幼儿早期，胃排空时间延长，这可能延长口服药物向小肠（吸收的主要部位）的转运。6—8 月龄的婴儿，其胃肠道转运时间比大龄儿童及成人要短。这种情况使得水溶性药物（如苯妥英钠、卡马西平）的生物利用速率和程度均受到显著影响，因其在小肠吸收部位的滞留时间减少。最后，新生儿及出生头几个月的小婴儿，他们不成熟的胆道功能有可能降低亲脂性药物的口服生物利用度。因这些药物在小肠的吸收依赖于胆汁酸（如脂溶性维生素）。

肠道药物代谢酶（如 CYP3A4/5、CYP1A、N-乙酰转移酶、黄嘌呤氧化酶、谷胱甘肽-S-转移酶）和外排转运蛋白（如 P- 糖蛋白或 MDR1、多药耐药蛋白 -MRP2、乳腺癌耐药相关蛋白）活性发育的差异可显著改变一些口服药物的生物利用度。例如，随着年龄的增长，CYP3A 和 CYP1A1 在肠道的表达均呈上升趋势[9]。在新生儿和婴幼儿，这些酶的低表达所导致的临床结果是这些药物代谢酶底物的循环前清除降低以及药物的活性成分在血浆中具有较高的循环浓度（如阿普唑仑、氨氯地平、地塞米松）。相反，如果药物以经过这些酶催化的前体药物的形式被给予，预计药物的活性成分在血浆中的浓度会降低（如辛伐他汀、洛伐他汀）。虽然这些酶和转运蛋白的个体发育模式是不协调的，多数在生后头 6~12 个月内达到成人水平，此时药物代谢酶活性发育作为药物生物利用度的决定因素对药物活性产生影响的限度最小[9,10]。

2. 药物的血管外吸收

与口服药物吸收一样，发育也会影响经其他血管外途径（如皮下、肌内、骨内、气管内、腹膜内、直肠、皮肤）给药药物的生物利用度，这在很大程度上是局部血流和组织成分变化的结果（表 82-1）。新生儿出生头几天肌肉血流减少，肌肉收缩的相对效率也降低。此外，与大婴儿和儿童相比，新生儿和小婴儿肌肉重量显著减少而单位肌肉水的百分比增加。总的来说，这些发育的变化会导致经肌肉内给药药物吸收率的改变和延迟。

相反，新生儿和小婴儿黏膜（直肠黏膜和颊黏膜）及皮肤的渗透性增强，因此通过这些途径的吸收增加。新生儿及小婴儿拥有高度灌流和水化的角质层，加之婴幼儿和儿童体表面积与体重的比率比成人更大，这使得药物经皮吸收更加容易（图82-4E）。总而言之，这些发育的差异会增加药物/化学制品在出生头8～12个月的婴儿及幼童皮肤上的暴露和毒性风险（例如磺胺嘧啶银、局部皮质类固醇、苯佐卡因、苯海拉明、异丙醇）。

大多数血管外途径给药药物吸收的正常发育差异以足够改变药效学的方式影响剂量-血浆浓度关系。一些影响生理屏障（经血管外途径给药，在药物进入血管内之前需先通过这些屏障）的完整性的疾病状态也必须考虑到，因为这些疾病对药物的吸收率和吸收程度均有影响。最后，对于血管外给药，我们需要认识到药效的发挥直接取决于给药途径。例如，在大多数情况下，大部分药物静脉给药几乎是瞬时起效的。这是与经以下途径给药时药物起效时间相比而言：吸入（给药后2～3min），舌下给药（给药后3～5min），肌肉注射（给药后10～20min），皮下注射（给药后15～30min），直肠给药（给药后30min），口服（给药后30～90min），经皮（给药后数分钟至数小时）。

（二）药物分布

药物分布受多种因素的影响，其中包括药物特定的理化性质、组织构成（如水、脂肪和肌肉的含量）、血液灌流、药物转运蛋白的作用、血液/组织蛋白结合、血液及血液和组织液的pH。在很大程度上，发育过程中药物分布的变化与机体构成和具备药物结合能力的血浆蛋白的量有关。某些疾病（如腹水、脱水、大面积烧伤、脓毒症伴毛细血管渗漏综合征）可能影响机体水腔的大小，因此，药物的表观分布容积小于或等于机体总水容积（即0.6L/kg）。

如图82-4B所示，新生儿和小婴儿机体总水量与细胞外水量显著高于大婴儿及儿童。相对机体总水量在生后第一年内快速下降，至12岁时达到成人水平（即肌肉重量的60%）。相比之下，细胞内水百分比作为体质量函数，从生命最初几个月至成年保持稳定。对于那些主要分布在接近细胞外液池的地方并且不与血浆蛋白质高度结合的药物（如氨基糖苷类抗生素），它们体重校正的表观分布容积（即L/kg）较大（如新生儿和婴儿近似0.4～0.6L/kg，而成人为0.2～0.3L/kg），这就需要给予更高的体重校正剂量（mg/kg）以达到目标血浆（血液）水平。

尽管新生儿体内脂肪含量较低（约16%，图82-4B），发育中的中枢神经系统在生命早期有相对较高的脂质含量，这提示在中枢神经系统内脂溶性药物的分布可对其产生作用。体脂率趋于增加直至10岁，而后介于青春期和性别，身体成分发生变化。在适龄体型的正常儿童和青少年，出生头3个月后身体成分的变化不会对药物利用的发展差异产生深远的影响。肥胖儿童并非如此，由于身体脂肪的增加，需要对一些药物在正常适龄给药方案内进行调整（如基糖苷类抗生素、卡马西平、苯妥英、苯二氮䓬类药物、地高辛、锂剂、阿片类药物）[11]。

对于血浆中的循环蛋白质，白蛋白（优先结合弱酸）和α_1-酸性糖蛋白（优先结合弱碱）在数量上是药物结合最重要的蛋白质。如表82-2所示，这些蛋白的浓度随机体的发育而变化，由新生儿及小婴儿时期的低水平（约为成人水平的80%）逐渐增加，约1岁时达成人水平。类似的成熟模式也存在于α_1-酸性糖蛋白，其在新生儿血浆中的浓度比母体血浆浓度低了将近3倍，约至1岁时达成人水平。此外，特定的条件（如营养不良、蛋白丢失性肠病、肾病综合征、大面积烧伤、蛋白质血管外移位、脓毒症、酸中毒、长期高血糖、慢性肾功能衰竭伴尿毒症）会降低药物结合蛋白的绝对浓度以及某些情况下（如酸中毒，与慢性高血糖相关的白蛋白糖基化，与尿毒症相关的白蛋白氨甲酰化）一种给定药物对蛋白质的亲和力。在新生儿，由于存在高浓度的胎儿白蛋白（结合力较低）和可与药物竞争白蛋白

表 82-2 血浆药物-蛋白结合及药物分布的个体化影响

	新生儿	婴幼儿	儿童
生理变化			
血浆白蛋白浓度	降低	接近正常	接近成人水平
胎儿白蛋白浓度	存在	缺失	缺失
总蛋白浓度	降低	降低	接近成人水平
总球蛋白浓度	降低	降低	接近成人水平
血清胆红素	增加	正常	正常成人水平
血清游离脂肪酸	增加	正常	正常成人水平
血 pH	7.1~7.3	7.4（正常）	7.4（正常）
脂肪组织	缺乏（中枢神经系统↑）	减少	通常减少
总体液量	增加	增加	接近成人水平
细胞外液	增加	增加	接近成人水平
内源性母体物质（配体）	存在	缺失	缺失
可能产生的药代动力学结果			
游离分数	增加	增加	轻度增加
表观分布容积			
亲水性药物	增加	增加	轻度增加
疏水性药物	减少	减少	轻度减少
组织/血浆比率	增加	增加	轻度增加

相对于预期正常成人模式的改变方向（引自 Ritschel WA, Kearns GL. Handbook of Basic Pharmacokinetics. 7th ed. Washington, DC: American Pharmacists Association；2009.）

结合位点的内源性物质（如胆红素），从而导致酸性药物的结合亲和力降低。例如，新生儿循环胎儿白蛋白显著减少苯妥英钠等酸性药物的结合亲和力。这种药物在成人可广泛与白蛋白结合（94%~98%），与之相比，此比率在新生儿为80%~85%。在新生儿，当苯妥英钠总血浆浓度在普遍接受的"治疗范围"（10~20mg/L）内时，其产生 6~8 倍的游离药物浓度差异会导致中枢神经系统不良反应的发生，进而影响该药的药效动力学。

转运蛋白分布于全身，有助于组织对底物的摄取和排出。源自两个不同超家族的药物转运蛋白，ATP 结合盒（ATP-binding cassette，ABC）和溶质载体（solute carrier，SLC），也能影响药物的分布。ABC 转运蛋白（如 P-糖蛋白或 MDR1、MRP2、BCRP）以一种 ATP 依赖的方式运输来自身体各部位（包括肠道、肝脏和肾脏）的药物，外源性物质以及代谢物[12]。随着药物、外源性物质以及代谢物在肝细胞上浓度的增加，SLC 转运蛋白（例如 OATP1B1、OATP1B3）根据浓度梯度对其进行转运。这些药物转运蛋白可显著影响药物在体内跨膜的程度以及药物是否能够渗透入靶位点或从靶位点外泌。例如，一些在儿童及年轻人用于治疗血脂异常及预防移植后冠状动脉移植物血管病变的亲水性 HMG-CoA 还原酶抑制药（如普伐他汀、瑞舒伐他汀）依赖于 OATP1B1 蛋白将其传递到肝细胞内的作用位点。通过在发育期间蛋白质表达降低或编码转运蛋白的基因的多态性改变，这一过程的转变可改变药物转运的数量及速率，从而影响患者对药物的利用[13]。虽然关于药物转运蛋白个体发育学的数据有限，但可获得的资料显示它们在妊娠18周时即可表达于肠细胞及肝脏细胞，并且在儿童时期的不同年龄，由新生儿期的低水平增长至成人水平[10,14,15]。关于个体转运蛋白功能及转运蛋白在儿童时期的表达的数据严重缺乏，这些直接影响成长中儿童药物利用的知识的空白，需要进一步阐明。

（三）药物代谢

代谢反映内源性或外源性分子在一种或多种酶的催化作用下发生生物转化，成为极性较大的官能团（亲水性），从而更容易通过排泄、分泌和（或）呼气被清除。然而在许多情况下，药物代谢导致一种药物的失活，这里有一些药物代谢对药物作用产生影响或作为决定因素的实例。前者可以通过一些具有药理活性代谢物的药物来说明（如阿米替林代谢为去甲替林、可待因代谢为吗啡），后者以药物前体为例，一种非活性药物前体被转化成为活性物质（如依那普利）。值得注意的是，某些药物的代谢活化被认为是潜在的毒性机制（如对乙酰氨基酚相关的肝脏毒性；与磺胺类药物、苯妥英钠、卡马西平相关的史蒂芬-约翰逊综合征；氟烷相关性肝炎）。

分量上，负责药物生物转化最重要的器官是肝脏。然而，药物代谢酶（如磷酸酶、脂酶）也存在于血液、脑、肺脏、小肠、肾上腺、肾脏及皮肤。药物代谢在历史上被概念化为两个一般类别的酶催化过程：Ⅰ相，或称非合成反应（如氧化、还原、水解、羟基化）和Ⅱ相，或称合成反应（如甘氨酸、葡萄糖醛酸、谷胱甘肽、硫酸盐结合）。需要注意的是在许多情况下，Ⅰ相和Ⅱ相反应可相继发生（例如药物分子羟基化伴随着初级代谢物的葡萄糖醛酸化），因为多数治疗药物是多种药物代谢酶的多官能团底物。出生时，胎儿肝内药物氧化酶的浓度（以肝脏质量进行校正）与成人肝脏相似。然而，这些氧化酶系统的活性减低，导致许多药物清除缓慢和消除时间延长。最后，

如图82-4A中所示，Ⅰ相和Ⅱ相药物代谢酶具有个体发育谱，这通常是药物代谢酶在几个月到几年时间里成熟的反映，不同的酶有特定的发育轨迹。例如，乙醇脱氢酶（alcohol dehydrogenase，ADH1C）在胎儿时期表达量极低，但是在生后1~2年急剧增长。相反，CYP3A7，一种负责内源性底物脱氢表雄酮硫酸盐生物转化的细胞色素P450，在孕早期以最高水平表达。而绝大多数个体1—2岁时该酶的活性几乎丧失。最后，磺基转移酶的一种亚型（SULT1A1）在孕期及生后以相对恒定的水平表达[9]。

个体发育对人体药物代谢酶活性的影响已经是几篇综述的主题[16-18]。在众多能代谢药物的酶和其他小分子中，细胞色素P$_{450}$超家族（CYP450）在数量上最为重要。特定CYP450亚型（和原型药物底物）负责人类对大部分药物的代谢，包括CYP1A2（咖啡因）、CYP2C9（华法林、氯沙坦、苯妥英钠），CYP2C19（质子泵抑制剂、氯吡格雷）、CYP2D6（可待因、他莫昔芬）、CYP2E1（乙醇）、CYP3A5（他克莫司）和CYP3A4（咪达唑仑、环孢素）。

与Ⅰ相药物代谢酶相比，发育对Ⅱ相药物代谢酶活性的影响没有那么典型。不管怎样，迄今为止的研究表明，Ⅱ相药物代谢酶的活性在新生儿期减低，儿童时期增加。例如，出生时新生儿对经UDP-葡萄糖醛酸转移酶（UGT）异构体代谢的共轭化合物（如吗啡、胆红素和氯霉素）代谢能力降低，相应地药物血浆清除率也显著下降（例如在新生儿及小婴儿按"正常"儿科剂量给予氯霉素时会引起氯霉素过量相关的灰婴综合征）。绝大多数Ⅱ相药物代谢酶代谢能力的发育在出生后头1年迅速开始，一些关键酶至3—4岁时可超过成人水平[17]。关于人类葡萄糖醛酸转移酶的资料[19]显示个体发育对药物代谢酶活性的影响可能存在亚型特异性。例如，负责对乙酰氨基酚代谢的UGT亚型（UGT1A1和UGT1A9）的活性在新生儿及婴幼儿时期显著降低，导致药物代谢产物的共轭作用主要依赖于谷胱甘肽转移酶和磺基转移酶异构体。随着婴幼儿的发育，UGT的活性逐渐增加，

至生后第一年，这些酶成为数量上占绝对优势的最重要的对乙酰氨基酚代谢酶。吗啡也有类似的发育谱，其代谢主要依赖于两个呈多态性表达的 UGT 亚型，UGT2B7 和 UGT1A1[20]。

在某些情况下，许多药物代谢酶是基因多态性表达的产物，变异等位基因可能引起酶活性的降低或缺失。一个值得注意的例外是 CYP2C19*17 等位基因，它似乎引起酶催化活性的增加[21]。同样，负责调控某些特定药物转运蛋白的基因也存在多态性表达。其与药物代谢酶共同作用，成为一种药物从人体代谢清除或者某些情况下药物发挥作用的限速环节。因此，基因多态性可能对药物的药代动力学和药效学均产生影响。

基因多态性对药物代谢酶潜在的临床意义最近在一篇由 Swen 等发表的综合评论中被阐述[22]。该综述讨论了 CYP2D6 表型及其与氟卡尼，美托洛尔和普罗帕酮治疗应用的相关性。如表 82-3 所示，在选择给药方案时需要考虑到 CYP2D6 相关的药物代谢动力学的差异（即不良代谢产物、中间代谢产物或超快速代谢产物；每一个都是由特定的 CYP2D6 等位基因变体所致），以防止治疗失败（例如由于存在超速 CYP2D6 代谢物表型使得药物被快速清除导致给予"正常"剂量时药物未能达到治疗量）或治疗事故（例如存在不良 CYP2D6 代谢物表型的个体出现药物毒性相关的药物过量）。最近一篇由 Visscher 等[23] 发表的综述也强调药物代谢酶、转运蛋白和受体基因多态性表达的重要性。如表 82-4 所示华法林为例，主要负责其代谢（即 CY2C9）及作用机制（即 VKORC1 或维生素 K 环氧化物还原酶）的酶的等位基因变体需要对治疗剂量进行调整以防止血液过度凝固。相反，氯吡格雷的例子说明主要药物代谢酶（即 CYP2C19）和外排转运蛋白 ABCB1（也称为 MDR1 或 P-糖蛋白）的多态性表达均作为药物治疗给药方案的决定因素。最后，基因多态性在药效学方面的重要性很好地被 β 肾上腺素受体阻滞剂所阐述，因其等位基因变体即与增强药物治疗效应有关，亦可能增加药物不良反应，这取决于特定的基因型。

药物代谢酶和转运蛋白除了在清除体内药物

表 82-3 成人 CYP2D6 基因多态性表达改变心血管药物给药方案实例

药 物	基因型或表型	证据级别	临床相关性	对推荐剂量的影响
氟卡尼	PM	良好（源于对照研究）	轻微	减少 50% 用量，记录 ECG，监测血浆浓度
	IM	—	—	减少 25% 用量，记录 ECG，监测血浆浓度
	UM	—	—	记录 ECG，监测血浆浓度
美托洛尔	PM	良好（源于对照研究）	持久，显著	导致心力衰竭。选择替代药物或减少 75% 用量，并监测药物相关不良事件
	IM	良好（源于对照研究）	短暂，轻微	积极监测药物相关不良事件
	UM	良好（源于对照研究）	持久，显著	低于治疗剂量的暴露引起心力衰竭。选择替代药物或调整至最大量（正常剂量的 250%）
普罗帕酮	PM	良好（源于对照研究）	持久，显著	减少 70% 用量，记录 ECG，监测血浆浓度
	IM	中等（源于已发表研究）	中度	没有足够的数据进行剂量计算 记录 ECG 并根据血浆浓度调整剂量或选择替代药物
	UM	中等（源于已发表研究）	轻微	没有足够的数据进行剂量计算 记录 ECG 并根据血浆浓度调整剂量或选择替代药物

PM. 代谢不良；IM. 中间代谢物；UM. 超快速代谢（引自 Swen JJ, Nijenhuis M, de Boer A, et al. Pharmacogenetics: from bench to byte–an update of guidelines. Clin Pharmacol Ther.2011; 89:662–673.）

表 82-4　药物代谢酶与转运蛋白基因变体及其与心血管药物反应之间关联的概述

药物（种类）	基因型	变体	影响
华法林	CYP2C9	*2	酶活性降低，日需要量减少
	CYP2C9	*3	酶活性显著下降，日需要量减少
	VKORC1	-1639G>A	基因表达减少，药物敏感性增加，需要减少药物用量
氯吡格雷	CYP2C19	*2	酶活性降低，药物需要量增加，药物反应降低
	CYP2C19	*3	酶活性降低，药物需要量增加
	CYP2C19	*4	酶活性降低，药物需要量增加
	CYP2C19	*5	酶活性降低，药物需要量增加
	ABCB1	3435C>T	血浆活性代谢产物水平下降，药物需要量增加
β受体阻滞药	ADRB1	Ser49Gly	Gly49 携带者药物反应增加
	ADRB1	Arg389Gly	Arg/Arg 纯合子药物反应增加
	ADRB2	Gly16Arg 和 Gln27Glu	Gly16/Gln27 单倍型携带者不良结局的危险性增加
	ADRA2C	322~325 氨基酸缺失	缺失型携带者合并 ADRB1 Arg/Arg 基型对美托洛尔的药物反应增加

* 代表单倍型变异的命名，其他没有 * 的是等位基因变异体。CYP 指特异性细胞色素 P_{450} 亚型；ABCB1 指 P- 糖蛋白；ADRB1 和 ADRB2 分别是 $β_1$ 和 $β_2$ 肾上腺素能受体；ADRA2C 是 α-2c- 肾上腺素能受体（引自 Visscher H, Amstutz U, Sistonen J, Ross CJ, Hayden MR, Carleton BC. Pharmacogenomics of cardiovascular drugs and adverse effects in paediatrics. *J Cardiovasc Pharmacol*. 2011; 58:228–239.）

方面具有十分重要的作用，重要的是我们需要认识到主要分布在小肠中的药物代谢酶和转运蛋白，以及它们的多态性和个体性表达可能改变药物的绝对生物利用度。和药物代谢酶一样，肠道药物转运蛋白（MDR1 或 P- 糖蛋白）的活性在出生时低下（相对于成人）并在生后头两年内增加[24]。鉴于大多数药物代谢酶的活性在新生儿期都显著低下，作为小肠内药物代谢酶（如 CYP3A4、CYP3A5）和转运蛋白（ABCB1）底物的药物的生物利用度预计在生后最初几周内会增加。循环前清除（也称为首过效应）会随着这些蛋白功能的增加而增加，这有可能降低口服途径给药药物的生物利用度。不幸的是，很少有在婴幼儿及儿童身上进行生物利用度的研究；因此，关于个体发育对循环前清除影响的假设必须基于已知的适合于相关药物代谢酶及转运蛋白的发育谱及药物基因组学[5]。因此，从成人研究中得出的循环前清除对药物生物利用度影响的评估，不能用于准确推断经口服途径给药药物的剂量如何在新生儿及婴幼儿根据年龄进行调整。

表 82-5 总结了在发育过程中对药物代谢产生影响的生理变化以及它们引起的潜在的药物代谢动力学结果。然而，关于预测发育对药物代谢的影响，在推测个体发育差异作为暴露 - 反应关系的决定因素如何对药物清除产生影响时，需要考虑到每种相关酶及转运蛋白的异构体特异性个体发育谱。

（四）肾脏药物清除

肾脏是负责药物代谢与排泄的主要器官。肾功能的发育从胎儿早期发育开始，在儿童早期完善（图 82-4D）。从发育的角度来看，肾功能高度取决于胎龄及出生后适应能力。早在胎儿器官形成时期肾功能开始趋于成熟，并在儿童早期完善。肾发生（这一过程在妊娠 36 周完成），肾及肾内血流的改变共同引起 GFR 的增加[25]。GFR 在不同的孕龄变化范围很大（从足月新生儿的近似 2~4ml/(min·1.73m²) 至早产儿的 0.6~0.8ml/(min·1.73m²)。GFR 在生后头两周迅速增加，然

表 82-5 新生儿、婴幼儿和儿童的药物代谢

	新生儿	婴幼儿	儿童
生理变化			
肝脏 / 体重比	增加	增加	轻度增加
细胞色素 P_{450} 活性	降低	增强	轻度增强
血液酯酶活性	降低	正常（至 12 月龄时）	成人水平
肝脏血流灌注	降低	增加	接近成人水平
Ⅱ 相酶活性	降低	增加	接近成人水平
可能产生的药物代谢动力学结果			
代谢率	降低	增加	接近成人水平 [a]
首过效应	降低	增加	接近成人水平
机体总清除率	降低	增加	接近成人水平 [a]
药物代谢酶可诱导性	更为明显	轻度增加	接近成人水平 [a]

相对于预期正常成人模式的改变方向。a. 指青春期结束后活性的成人模式的假设。所有药物代谢酶活性通常在青春期前高于青春期后（引自 Ritschel WA, Kearns GL. Handbook of Basic Pharmacokinetics. 7th ed. Washington, DC: American Pharmacists Association；2009.）

后缓慢增加至 8—12 月龄时达成人水平 [26,27]。发育不仅影响 GFR，也影响肾小管分泌（其功能在出生时尚未成熟，在生后第一年时达成人水平）（图 82-4D）。

肾功能发育的变化比其他任何器官都具特征（表 82-6）。对于被肾脏大量清除的药物，肾功能是药物年龄特异性给药方案的主要决定因素。不考虑肾功能的个体发育学且不据此对药物给药方案进行调整，将导致一定程度的全身性暴露，这可能增加药物相关性不良反应事件发生的风险。地高辛便是一个非常典型的例子。由于肾脏清除占绝对优势，地高辛的血浆清除率在新生儿及小婴儿显著降低，仅当 GFR 及肾小管活动性分泌能力成熟时才趋于成人水平（图 82-4D）[28]。不对地高辛的用药剂量及给药时间间隔进行调整以消除其发育相关的血浆清除差异将可能导致严重的不良反应，尤其鉴于此药物的低治疗指数 [29]。另一个例子是庆大霉素，已表明任何胎龄的婴儿起始剂量间隔 12h 给药，或小于 30 周胎龄的婴儿起始剂量间隔 24h 给药可能导致血清里庆大霉素谷浓度在毒性范围内 [30]。值得注意的是一些药物同时使用（即倍他米松与吲哚美辛）可能引起新生儿肾脏正常成熟模式的转变 [31]。因此，当为新生儿及婴幼儿决定合适的药物疗法时，肾功能的成熟以及治疗效果均是考虑的重要因素。

五、发育药效学

当我们考虑发育对一种药物暴露－反应关系的影响时，重要的是要认识到这并非简单的引起药物代谢动力学差异（如年龄相关性药物清除的减少导致全身性药物暴露增加）。如最近 Mulla[32] 的综述，发育可通过药物受体数量、受体亲和力、受体密度、信号通路的成熟变化和细胞内液转变（药效发挥作用的必要条件）的变化所产生的结果对药效动力学产生影响。例如先前一项用儿童患者（涵盖了婴幼儿至青春期的儿童）身上提取的淋巴细胞开展的研究表明，与大龄儿童及成人相比，婴幼儿对环孢素的敏感性显著增强（即半数有效浓度显著下降）[33]。新近一项关于索他洛尔用于治疗儿童室上性心动过速时其药效动力学的研究 [34] 表明，新生儿更容易出现药物相关性 QTc 间期延长，这反过来为该药在新生儿运用时应该

表 82-6　新生儿、婴幼儿和儿童肾功能

	新生儿	婴幼儿	儿　童
生理变化			
肾脏/体重比	增加	增加	接近成人水平
肾小球滤过率	降低	正常（至12月龄时）	正常成人水平
肾小管主动分泌	降低	接近正常	正常成人水平[a]
肾小管主动重吸收	降低	接近正常	正常成人水平
蛋白尿	有	低——无	通常无
尿酸化能力	低	正常（至1月龄时）	正常成人水平
尿量 [ml/(h·kg)]	3～6	2～4	1～3
尿液浓缩能力	降低	接近正常	正常成人水平
可能产生的药代动力学结果			
主动药物排泄	减少	接近正常	正常成人模式
被动药物排泄	减少到增加	增加	正常成人模式
碱性药物排泄	增加	增加	接近正常

相对于预期正常成人模式的改变方向。a.表示碱性化合物排泄率略微增加（引自 Ritschel WA, Kearns GL. Handbook of Basic Pharmacokinetics. 7th ed. Washington, DC: American Pharmacists Association；2009.）

从较小的起始剂量开始（与大婴儿及儿童相比）提供了依据。除了预期的药物治疗效果，年龄相关性药效学也通过一些众所周知的临床药物不良反应而被阐明。例如甲氧氯普胺相关性运动障碍（如肌张力障碍、运动徐缓反应）在两岁内的婴幼儿非常容易发生，随着个体成熟至十几岁到二十岁，其发生率减少[32]。类似的，个体发育谱似乎也在以下情况中发挥作用：丙戊酸相关性肝毒性[35]、咪达唑仑相关性镇静状态[36]、华法林敏感性[37,38]等。所有这些例子均为年龄相关的药物反应差异呈现出的独立的药物代谢动力学改变。

亦如 Mulla[32] 所总结的，许多关于发育药效学的数据资料是源于动物研究的。然而，也有实例确立了人和动物之间的相关性。这些例子包括：与儿童抗癫痫药物治疗诱发癫痫异常发作相关的 γ-氨基丁酸 A 型受体密度的差异，以及与免疫系统成熟变化相关的对免疫抑制药敏感性的增高。人类发育药效学资料的缺乏伴随而来的是用于量化药物作用差异的有效的功能性生物标志物（在贯穿人类发育的过程中均适用）的相对缺乏。新近，已专为儿童开发了一些功能性生物标记（如瞳孔放射评估阿片效应，激光多普勒血流仪评估微血管血流量，^{13}C-醋酸呼气试验评估胃排空/上消化道蠕动）以评估药物药效[39-41]。在儿童中使用这些功能性生物学标记物评估药物药效动力学的重要先决条件包括：①再现性；②它们在体现药物作用浓度依赖性变化上的精确性；③它们在儿童患者中使用的适用性和可接受性（即操作过程是否能被儿童忍受而不会引起不适？）。

最后，重要的是，要认识到在药物代谢动力学和药效动力学两者上认知发展的差异会受到疾病伴随表现的影响。对于某种特定疾病，在良好状态下所观察到的可能与急性状态（如脓毒症伴多器官系统疾病）及慢性期（如长期糖尿病相关的内皮细胞改变，镰状细胞病）观察到的大不相同。认识到这一点对于心血管药物在危重婴幼儿及儿童中的运用十分重要。在危重婴幼儿及儿童，器官功能的动态变化[如肾脏和（或）肝脏]会引起

器官内在损伤和（或）血流的转变；身体液体间隙的快速波动可能动态改变某种特定药物的药物代谢动力学，继而改变药物浓度效应关系。

六、发育药物基因组学

发育药物基因组学体现了人类正常发育与基因构成之间交汇作为药物体内分布及药物作用的决定因素。在正常成人，鉴于基因型是"固定的"（表观遗传除外）并且缺乏外部修饰 [如伴随疾病和（或）药物治疗]，表型的表达是不变的，对基因型-表型关系的解释主要有两个层面。在发育中的人，情况并非如此。个体的发育过程支配着药物代谢动力学（如药物代谢酶、转运蛋白）或者药效学（如受体的表达、信号传导），可为基因型-表型关系增添第三种层面的解释。正如最近 Neville 等[42]的研究表明，个体发育对药物代谢酶，转运蛋白和（或）受体表达中基因型-表型关系的影响，多数情况下并未在连续的发展过程中被实验性地探究或简化为年龄和基因特异性的儿童患者治疗指南。在这些情况下，研究人员评估这些相互关系，使用药物探针底物（即药物的生物转化被某种特定酶催化而优先发生或者药效的发挥依赖于转运蛋白将其运送到活性位点），并把药物代谢动力学数据（清除、消除速率，或者剂量暴露曲线下面积）作为代替去评估发育对一种或多种药物代谢酶和转运蛋白活性的影响[19,43-45]。尽管事实上，美国 FDA 已将药物遗传学数据（主要来源于成人研究）纳入到将近 10% 在美国售卖的药物的标签中[46]，然而这些数据用于儿科治疗决策制订的临床实用性还是十分有限的。具体而言，理解功能活性基因的发育轨迹，以及所关注基因运作的发育环境，在预测与药物分布或起效，治疗作用和不良反应相关的基因型时至关重要[47]。

如上所述，当基因型和表型一致时，理论上基因型可以预测药物代谢酶或转运蛋白的活性（即表型）。CYP2D6 说明了这一点。考虑了逾 25 种 CYP2D6 不同等位基因变体以及它们的功能效应后，活性分数被确立用于对其酶活性进行预测[48]。当其能被证明是一种可靠的预测药物清除的生物标记物时，基因型推导的活性分数在预测某种特定药物的代谢方面具有潜在的临床实用性。

如前所述，某种特定药物代谢酶或转运蛋白代谢能力的成熟有其特异的发育轨迹，一般在生后头 10 年内达到功能成熟（即在健康成人身上所观察到的）[4]。在这些情况下，当我们关注的酶达到功能成熟（即在健康成人身上表现出的代谢能力），基因型和表型的一致性使异速生长尺度律可用于预测药物的清除以及基于体重的适龄的药物剂量（贯穿整个儿科年龄范围）。然而最近 Holford[49]指出，在发育的过程中负责药物清除的通路活性（例如酶、转运蛋白、肾脏清除过程）尚未成熟阶段，异速生长尺度律预测的准确性会受到影响。把这一原理延伸至发育药物基因学的领域，是以生命中药物清除信号通路/机制的成熟展现出基因型-表型不一致的时期为例的。泮托拉唑可说明这一问题，它是一种质子泵抑制剂，其在成人和儿童均主要通过 CYP2C19（呈多态性表达的酶）代谢[21]。

图 82-5 显示了从临床诊断胃食管反流病的新生儿（包括足月儿及早产儿）[50]、儿童及青少年[51]中获得的泮托拉唑表观血浆清除率（CL/F）数据。在这个研究中，生后 5 周内婴儿的 CL/F 数据揭示在 CYP2C19 基因型预测为慢代谢表型的患者与 CYP2C19 基因型对应着强代谢表型的患者之间，此参数的数值并无差异。出生 5 周以后，泮托拉唑 CL/F 值的增加与先前报道的 CYP2C19 的成熟谱相对应[52]，其结果为 CYP2C19 基因型与表型相一致。因此，如本例所示，在出生头 1 个月内 CYP2C19 的基因分型结果无用于预测酶底物的药物的清除速率，直至基因型与表型一致时其基因分型结果才可用于预测。

同样的原理适用于任何其他在儿童及青少年中使用的药物，包括心血管药物。例如，大量以成人为研究对象的文献说明 SLCO1B1（编码为 OATP1B1）的多态性引起他汀类药物向其活性位点（肝细胞）的转运减少，导致药物的外周暴露和毒性增加以及对胆固醇生物合成的干预减少[53,54]。将

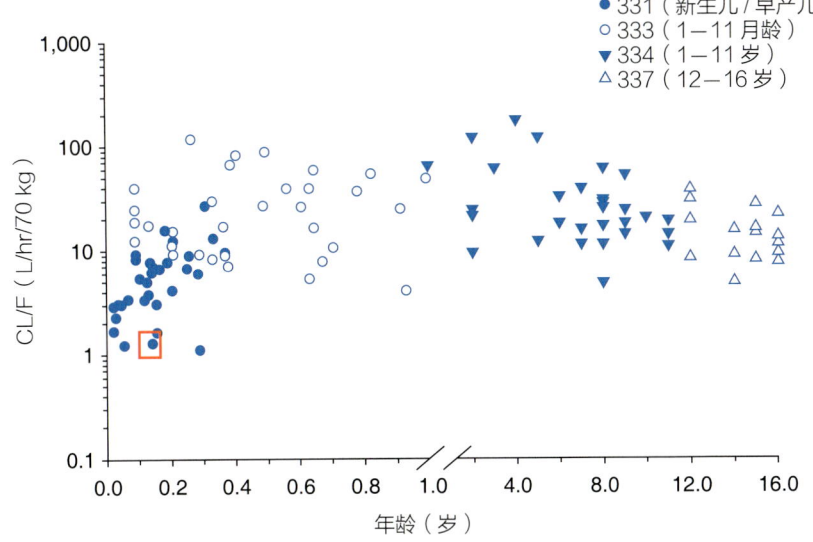

◀ 图82-5 与年龄相关的泮托拉唑表观血浆清除率（CL/F）
整合数据资料源自惠氏制药有限公司（Radnor，PA）对该药开展的4个注册研究（泮托拉唑研究号331、333、334和337）。数据显示CYP2C19的个体发育，细胞色素P_{450}亚型对泮托拉唑代谢起主要作用。方框内的圆形代表研究对象的基因型预测为慢代谢表型。这是为了说明在生后第1个月内，CYP2C19基因型与表型不一致（即在CYP2C19基因型预测为强代谢表型的患者上与发育相关的酶代谢活性的降低）是可预期的

此推延至儿科人群，在很小的范围内显示出基因型与表型不一致的结果（与成人相比）[45]，说明在成长中儿童其个体基因型-表型关系的复杂性。遗憾的是，一些药物（在儿童中依赖转运蛋白决定其各自的分布配置）的使用超越了我们获取到的其个体发育学的知识，使处方医生在做受药物基因组学驱动的决策时存在困难。

最后，我们应该认识到，在发育过程中，药物代谢酶（或转运蛋白）功能活性的成熟并不是唯一能够调节基因型-表型关系的"事件"。相关的例子包括饮食的潜在影响（如先前的报道所反映的，母乳喂养与人工喂养在CYP1A2活性的获得方面的不同作用）[43]以及治疗药物改变药物代谢酶活性的潜能（如利福平对CYP3A4/5的诱导作用，以及红霉素或吡咯类抗真菌药对该酶的抑制作用）。

七、心血管药物

本章没有足够的篇幅详尽描述每一种用于治疗各种心血管疾病的药物。继而，我们概述了在儿科人群中最常用的心血管药物的大体分类及作用机制。有关药物剂量的信息可在标准参考文献中查阅[55]。更多疾病特异性药物的信息和更多详情，可参阅本书中关于心脏移植、心律失常、心力衰竭、心肌炎、高血压和高脂血症的章节。

八、强心苷类药物

地高辛：地高辛是被推荐用于儿童的强心苷类药物[56]。地高辛作用的主要细胞机制是抑制心肌细胞膜Na^+-K^+ ATP酶活性，导致细胞内钠离子浓度轻度增高。这种细胞内钠离子浓度的变化会影响钠-钙交换活性，继而引起细胞内钙离子浓度增高以及心肌收缩力增强。然而，心肌收缩力的增强是适度的，且在无心功能障碍时可能不被察觉。除了对心肌的直接作用，地高辛还可减缓心脏传导和心率，改变心力衰竭患者神经激素环境。

地高辛很容易被胃肠道吸收，在口服给药30~90min后，其血浆浓度达峰值。由于地高辛表观分布容积较大，治疗需要从负荷量开始。负荷剂量（洋地黄化剂量）一般分12~24h内给予（首先给予总负荷量的1/2；6~12h后给予总负荷量的1/4；余下的1/4在首剂后12~24h给予）。洋地黄化会引起较高的毒性反应发生率，尤其在新生儿。此外，地高辛在紧急情况下很少需要（如果有的话），因此，在大多数情况下，从维持剂量开始而不用负荷量是合理的。地高辛从肾脏排泄，其半衰期随年龄发生变化。在婴幼儿其半衰期接近20h，大龄儿童则为40h，这一变化与肾功能发育完善有关。地高辛的清除与肾功能直接相关，在肾功能受损的患者和早产儿，必须对其剂量进行

调整。由于其清除半衰期较长，地高辛在婴幼儿及儿童可每日一次用药。

不必要对接受与年龄相适应的维持剂量地高辛治疗的肾功能正常患者常规监测地高辛血药浓度。此外，婴幼儿体内内源性地高辛样免疫反应物质的存在，可能混淆对通过某些用于新生儿的分析方法所得的地高辛血清浓度的判读。如果进行了血药浓度监测，谷浓度（与峰浓度相反）应该用于指导治疗中对药物剂量的调整。地高辛的目标血清浓度应该为 1～2ng/ml，因为高血清浓度与更好的治疗效果之间并无相关性。获取地高辛血药浓度主要是为了指示已知的或疑似的地高辛中毒。这种情况常见于偶然的服药过量，伴随肾功能不全的一些复杂患者和（或）服用了一些可能干扰地高辛清除的药物的患者。

在儿童中地高辛治疗的主要指征是伴随心室收缩功能不全的心力衰竭。然而，在这一人群中，没有开展关于地高辛的前瞻性随机临床对照试验。因此，治疗建议很大程度上是基于成人研究以及动物试验所得推论。地高辛应用于存在大量左向右分流的婴幼儿是有争议的。大多数存在心内左向右分流的婴幼儿其心室收缩功能基本正常，并且可能不受益于正性肌力药物。利尿药用于改善心脏负荷更为合理，且应该优先使用。然而，一些患者可能获益于地高辛所致的心率减慢。地高辛在成人充血性心力衰竭患者中发挥重要的神经激素调节作用，这可能是有益的，即使心脏功能没有明显的客观变化。在婴幼儿和儿童中，其神经激素作用尚未被充分研究。

洋地黄的治疗指数较窄，导致其产生毒性反应的可能性较高。在成人常见的全身性毒性症状和体征（厌食、呕吐、视觉障碍、中枢神经系统失调）可能在儿童难以识别。任何接受地高辛治疗的婴幼儿，当出现对喂食无兴趣或喂养不耐受时应考虑到地高辛毒性反应的可能。可能促进地高辛毒性反应发生的药物包括利尿药（低钾血症）和胺碘酮（减少地高辛的消除）。在婴幼儿，地高辛心脏毒性常导致二度或三度房室传导阻滞，其结果是心动过缓。但是，几乎任何类型的心律失常均可由地高辛毒性作用引起。PR 间期延长是预期的地高辛效应，而不是地高辛中毒的迹象。急性地高辛中毒的治疗需要血流动力学和 ECG 监护，必要时安装临时心脏起搏器，纠正血钾浓度至正常水平以及抗心律失常药物治疗。在发生危及生命的心律失常时，应该静脉注射地高辛特异性 Fab 抗体片段。

九、肾上腺素受体激动药

心脏和血管对肾上腺素能受体激动药的反应由特异性受体所介导[57,58]。简单而言，心脏主要为 β_1 受体，肺脏主要为 β_2 受体，血管则同时含有 β_2 和 α 肾上腺素能受体。在发育成熟的心脏，刺激 β_1 肾上腺素能受体会增加心率、心肌收缩力、舒张功能及心脏传导功能。这些是由 G 蛋白偶联受体刺激腺苷酸环化酶的产生，cAMP 的生成，cAMP 依赖性蛋白激酶的激活和心肌细胞内钙离子关键调节蛋白的磷酸化所介导。在肺脏，刺激 β_2 肾上腺素能受体会引起支气管扩张及适度的肺血管舒张。激活 α 肾上腺素能受体会引起全身血管收缩。与大多数血管床相比，骨骼肌血管含有 β_2 肾上腺素能受体，其活化时会促进血管舒张。在内脏及肾血管床分布的多巴胺受体在受到多巴胺能激动剂刺激时会引起血管舒张。

在受体 - 感受器和信号转导通路上的成熟变化，导致对肾上腺素能激动剂反应上的与年龄相关的变化[59-61]。外周血管的负荷情况，容量状态和反应性也会影响机体对这些药物的反应，尤其是危重婴幼儿及儿童。肾上腺素激动药生物转化速度快，清除半衰期非常短，继而需持续性地静脉输注。药物剂量（输注速度）需要在恰当的临床及血流动力学监测下小心地调节。表 82-7 展现了多种药物 β、α 及多巴胺受体亚型相应效应之间的对比。

（一）多巴胺

多巴胺是去甲肾上腺素的内源性前体，具有直接的心脏 β_1 肾上腺素能激动作用。此外，多巴胺通过促进心肌突触前交感神经末梢去甲肾上腺

表82-7 激动药对肾上腺素能受体亚型的作用

药物	主要的激动作用
多巴胺	$\beta_1 = DA_1 > \alpha$
多巴酚丁胺	β_1
肾上腺素	$\beta_1 = \beta_2 = \alpha$
非诺多泮	DA_1
去氧肾上腺素	α
去甲肾上腺素	$\beta_1 = \alpha$
异丙肾上腺素	$\beta_1 = \beta_2$

[引自 Artman M, Mahony L, Teitel DF. Neonatal Cardiology. 2nd ed. New York, NY: McGraw-Hill；2011:239; Table 12-6（76）.]

素的释放，间接刺激 β_1 受体。与其他相关儿茶酚胺不同，多巴胺具有特异性多巴胺受体激动作用（多巴胺 DA1 受体激动药）。多巴胺对 β_2 肾上腺素能受体作用很小或几乎没有作用，但在较高浓度时它可以刺激 α_1 肾上腺素能受体。在低至中等剂量时，多巴胺的主要作用是增加心肌收缩力（β_1 效应）并扩张肾血管床（DA_1 效应）。在较高的输注速率时，α_1 受体刺激（血管收缩）变得更加明显，肾血管舒张作用被抑制。

多巴胺被普遍运用于各种病因所致心功能不全的急症婴幼儿及儿童中[62-64]。低到中等剂量的多巴胺被认为有额外的获益（通过增加肾脏血流及维持尿排出量），尽管这一点并未被有力的证据所证实。常规剂量的多巴胺对肺血管阻力的影响甚微。高速的输注可能增加全身血管阻力，诱发窦性心动过速，引发心律失常，并且在有循环功能不全的危重患者可能引起外周组织坏疽。当存在明显的肝和（或）肾损害时，多巴胺的清除率降低，并且与碱性溶液混合时，药物化学稳定性不好。

（二）非诺多泮

与多巴胺一样，非诺多泮是一种选择性的 DA_1 激动药，但相比之下，非诺多泮比多巴胺更有效，并且常规剂量下不会刺激 α 或 β 肾上腺素能受体。这种药理学特性导致内脏和肾脏血管床扩张，肾血流量和 GFR 增加及利尿作用。非诺多泮主要用于治疗成人高血压，但一些中心为了促进利尿作用在婴幼儿及儿童中静脉使用非诺多泮[65,66]。非诺多泮的潜在优势包括快速滴定及不良反应少（除了过度低血压）。然而，从心脏手术后立即出现少尿的婴幼儿中获得的有限的发表结果，不能提供令人满意的静脉使用非诺多泮有显著获益的证据。需要更多的前瞻性研究来明确非诺多泮在急症患儿和心脏病儿童治疗中的作用。

（三）多巴酚丁胺

多巴酚丁胺是一种具有复杂作用（涉及 α 和 β 肾上腺素能受体）的外消旋混合物。在成人患者常规剂量的净反应是 β_1 肾上腺素能激动作用，对 β_2 受体、α 受体或 DA_1 受体的影响相对要小。在儿童，多巴酚丁胺通常引起的药效学反应是心肌收缩力和心输出量的增加，对肺血管阻力和心率的影响最小。由于心排量的改善，全身血管阻力可能下降。与多巴胺相反，多巴酚丁胺不会引起肾血管床扩张。多巴酚丁胺常常被用于主要治疗目标为改善心室收缩力的情况[58,63]。

多巴酚丁胺可单独使用或作为辅助剂与其他药物联合静脉输注。由于药物清除及血流动力学反应的多变性，多巴酚丁胺治疗需要个体化，尤其是婴幼儿。随着用药剂量增加，多巴酚丁胺会从负面增加心率及心肌耗氧量。然而，与其他拟交感胺类比较多巴酚丁胺似乎较少引起心律失常。

（四）肾上腺素

肾上腺素由肾上腺髓质产生，对 α 和 β 肾上腺素能受体有极其显著的作用。在低浓度时，通过刺激 β_1 肾上腺素能受体，其主要的作用包括提高心率，增强心肌收缩力和提升收缩压。随着剂量增加，由于外周血管中 β_2 肾上腺素能作用，舒张压略有下降。在更高剂量时，α 肾上腺素能效应变得突出，继而引起明显的血管收缩。

肾上腺素使用的主要指征是与低心输出量相关的心血管功能衰竭，且多巴胺和（或）多巴酚丁胺难以纠正[57,58]。肾上腺素必须在细致的血流动力学监测下小心静脉输注。初始输注速度应在推荐剂量的下限，然后逐渐增加至需要量。肾上腺素主要的危及生命的毒性反应是诱发室性心律失常。因为肾上腺素具有显著的正性变时作用和正性变力作用，其会增加心肌耗氧量。高剂量的肾上腺素可能导致心肌缺血，尤其是存在冠状动脉异常或显著心室肥大的情况下。由于外周血管收缩，组织缺血可能发生，尤其是输注速度较高时。

（五）去甲肾上腺素

去甲肾上腺素具有 β_1 和 α 肾上腺素能激动作用，但与肾上腺素和异丙肾上腺素相反，它不刺激 β_2 受体（在常规浓度下）。去甲肾上腺素静脉输注会使收缩压和舒张压升高，全身血管阻力增加及心肌收缩力增强。心率在很大程度上不受影响。去甲肾上腺素明显的 α 肾上腺素能作用导致全身血管收缩和肾灌注减少继而导致尿量减少。

由于去甲肾上腺素会显著增加全身血管阻力，减少肾血流灌注及增加心肌耗氧量，其很少被用作正性肌力药物。在明显外周血管舒张相关的心血管功能衰竭的危重患者（例如高动力型脓毒性休克），去甲肾上腺素可能会起作用。部分婴幼儿体外循环术后出现血管张力减弱，去甲肾上腺素可能对全身血压的维持有暂时的支持作用。去甲肾上腺素的不良反应包括继发于血管极度收缩后的心律失常和组织缺血。

（六）异丙肾上腺素

异丙肾上腺素是一种合成儿茶酚胺，是很强的非选择性 β 肾上腺素能激动药，且对 α 肾上腺素能受体无明显影响[57]。异丙肾上腺素可增加心肌收缩力和心率（β_1 效应），可通过扩张骨骼肌、肾脏和内脏血管床（β_2 效应）引起全身血管阻力下降。该药是强效的支气管扩张药，因此可能对存在肺疾病和支气管狭窄的患者尤为有益。

在小婴儿，房室传导阻滞或窦房结功能障碍所致的心动过缓可能是异丙肾上腺素最常见的适应证。这些患者可暂时静脉输注异丙肾上腺素治疗，直至可以安装起搏器（临时起搏导管或永久起搏器）。尽管异丙肾上腺素可增加心肌收缩力进而增加心输出量，但是与其他肾上腺素能药物相比，其使心率增快效果更为明显。鉴于许多心输出量低的婴儿已经存在心动过速，因而异丙肾上腺素较少使用。

（七）去氧肾上腺素

去氧肾上腺素刺激 α_1 肾上腺素能受体，对其他肾上腺素能受体的影响相对较小。去氧肾上腺素的血流动力学作用主要为血管收缩和全身血管阻力增加。可能存在反射性心率下降。去氧肾上腺素的使用指征为治疗的主要目标是促进血管收缩的情况，如感染性休克。去氧肾上腺素被用于法洛四联症患者缺氧急剧发作时的治疗，以增加全身血管阻力，减少右向左分流，增加肺血流量，从而改善全身氧合。

十、磷酸二酯酶抑制药

具有不同活性和亚细胞分布的磷酸二酯酶家族调控着细胞内 cAMP（和 cGMP）的降解。选择性抑制 cAMP 磷酸二酯酶活性的药物可增加蛋白激酶 A 的活化，从而产生对成熟心肌的正性肌力作用。人类心肌中磷酸二酯酶系统的成熟过程尚未被描述，但实际上每个以未成熟哺乳动物为对象的研究均提示 cAMP 特异性磷酸二酯酶抑制药（如米力农）在所研究物种上的正性肌力作用微弱或缺如[49]。尽管存在这样的观察结果，米力农仍被广泛用于伴有心室功能障碍的婴幼儿及儿童术前及术后的管理[58,67-69]。然而，明显有益的血流动力学反应是否主要归功于心肌收缩力的增强或者肺血管及全身血管的舒张尚不清楚。

米力农：米力农是一种相对特异性的 3 型磷酸二酯酶抑制药，用于心脏外科手术后及伴有低心排和心室功能障碍的儿童。婴幼儿对米力农的清除速率较大龄儿童要低，因此必须对药物剂量进行相应的调整。通常情况下米力农耐受性良好，且不会导致心律失常的发生。米力农的不良反应包括血管扩张引起的低血压（尤其是高剂量时）和血小板减少症。

十一、钙增敏药

通过 cAMP- 蛋白激酶 A 途径起作用的正性肌力药物（例如 $β_1$ 肾上腺素能激动药；3 型磷酸二酯酶抑制药）存在的不良反应和固有的局限性可通过使用一些能够增强肌丝钙敏感性的药物来避免。人们已经研制了几种钙增敏药，但其中最具前景的还是左西孟旦[58,70-72]。左西孟旦可与肌钙蛋白 C 结合并改善心肌收缩效率而无须增加 cAMP 或细胞内钙。虽然尚未得到美国 FDA 的批准，但在成人的研究表明左西孟旦作为传统正性肌力药物的辅助用药或替代治疗用于难治性心力衰竭和收缩功能不全是有价值的。已发表的在儿童中使用左西孟旦的经验非常有限，需要更多的研究以明确其在伴随心功能下降的儿科患者身上使用的安全性及有效性。

十二、利尿药

利尿药仍然是治疗心力衰竭和高血压的主要药物[69,72]。然而，利尿药并不能改善导致心力衰竭综合征发生的神经激素异常。强化利尿实际上会促进交感神经系统和肾素 – 血管紧张素 – 醛固酮系统的激活。低血容量、肾血流量减少、GFR 降低或低钠可降低利尿药的疗效。鉴于可用的药物很多，根据它们在肾单位内的优势作用位点对利尿药进行分类对我们是有帮助的（见下文）。它们的相对优势及不良反应在不同分类中各不相同。

（一）髓襻利尿药

这类药物是强利尿药，广泛应用于儿童，其适应证多种多样。最常用的药物是呋塞米，但依他尼酸和丁美他尼也适用。髓襻利尿药抑制了髓襻升支粗段上氯化物 – 钠 – 钾共转运。这使得氯化物、钠和钾重吸收减少以及游离水的净排泄增加。

（二）呋塞米

呋塞米可增加肾血流量，增强肾素释放，减少肾血管阻力。呋塞米具有利尿药的作用和非利尿性的肺效应，其可减少肺血管液体滤过。呋塞米在罹患心脏疾病的儿童的主要适应证包括急性或慢性充血性循环状态以及心脏术后利尿治疗。呋塞米可以口服或静脉给药。药物主要在肾脏以原型排泄，在肾功能不全时或用于肾功能发育不完全的婴幼儿，需要对其剂量进行调整。由于存在发育相关的 GFR 减少，使得呋塞米的血浆清除半衰期在早产儿约为 20h，与之相比，在足月儿为 8h 而成人为 1h。同样地，在所有伴有严重肾功能下降的患者，呋塞米的血浆清除率也会降低，这种情况也可导致药物利尿效果的下降。

呋塞米的不良反应包括细胞外液过度减少、电解质紊乱和耳毒性。如果患者存在肾功能不全，或与其他耳毒性药物合用时（如氨基糖苷类药物），呋塞米的耳毒性会增加。在老年充血性心力衰竭患者，其低钠血症通常是由于身体总水量过多所致。然而，早产儿及足月新生儿钠摄入有限，长期或过量使用呋塞米会过度促进钠的排泄进而引起低钠血症。低钾血症是髓襻利尿治疗的一种相对比较常见的不良反应，应该对血清钾进行监测，尤其是在急症护理机构。患有严重先天性心脏病的婴幼儿，在围术期常常需要补充钾盐。低氯性代谢性碱中毒在呋塞米治疗时常有发生，且严重时需要补充氯化物。低钙血症及低镁血症通常临床意义不大，但我们需要警惕这些潜在并发症的发生，尤其在手术刚刚结束时。

（三）依他尼酸

依他尼酸偶尔用于治疗存在严重或难治性容量负荷超载的患者。通常，依他尼酸用于对呋塞米反应不佳的儿童患者。药物适应证和毒性作用与呋塞米类似。

（四）布美他尼

布美他尼通常用于对那些常规利尿药治疗方案反应不佳患者的治疗。布美他尼可口服或静脉使用。与呋塞米相比，布美他尼在肝脏部分代谢，大约 50% 以原型从肾脏排泄。因此，在有明显肝肾功能不全的患者，布美他尼的用量需要减少。

用药指征及潜在的不良反应与呋塞米类似。

（五）噻嗪类利尿药

氢氯噻嗪能够抑制肾单位远曲小管内钠和氯转运。噻嗪类利尿药已上市多年，且这些药物具有广泛的使用经验。用于治疗儿童心血管疾病时，该类药物中最主要的是氢氯噻嗪和氯噻嗪。它们是具有类似作用机制（利尿作用及不良反应）的结构类似物。它们之间的主要差异体现在用药剂量、药物吸收及排泄上。口服给药后，通常在60min内可以观察到利尿作用，且该作用可持续12～24h。氢氯噻嗪比氯噻嗪更有效。噻嗪类利尿药一般用于门诊慢性充血性循环状态患者的治疗，但也可用于病房内重度心力衰竭患者的治疗。在这种情况下，它们可以与髓袢利尿药和（或）保钾利尿药联合使用。噻嗪类药物的不良反应包括低钾血症、高尿酸血症和高钙血症。在老年患者和成人中，噻嗪类利尿药的非肾脏作用包括碳水化合物不耐受及其对血浆胆固醇、三酰甘油的不良影响。在幼儿中，其对胆固醇、脂蛋白、甘油三酯潜在影响的程度尚未明确。

（六）美托拉宗

美托拉宗是一种磺胺衍生物，能阻止钠在远曲小管及近曲小管的重吸收。虽然美托拉宗没有典型的噻嗪结构，它仍表现出一些噻嗪类药物的性质。美托拉宗通常用于一些对常规利尿药（如髓袢利尿药或噻嗪类利尿药）出现抵抗的水肿患者的短期治疗。美托拉宗和呋塞米联合给药具有协同增效作用且利尿作用明显（伴有电解质流失）。美托拉宗口服给药，每天一次或隔天一次。其主要不良反应包括显著的容量不足及严重的电解质紊乱。

（七）保钾利尿药

螺内酯是烯睾丙内酯的前体，因此其发挥药效需要被生物激活。药物竞争性抑制远端小管中的醛固酮，从而减少钾从尿液丢失。与髓袢利尿药或噻嗪类利尿药相比，螺内酯的利尿作用相对较弱。大多数情况下，它与呋塞米或氢氯噻嗪联合使用，主要发挥其保钾作用。螺内酯的主要不良反应是高钾血症。在大多数病人没有过量摄入钾盐（当与补钾治疗联合使用时），无肝肾功能不全的情况下这不是一个严重的问题。当螺内酯与ACE抑制药联用时需要谨慎，因为此时容易发生高钾血症。类似地，当需要联合补钾治疗时，应该细致监测血清钾水平。

十三、血管扩张药

可供使用的血管扩张药有好几种，它们的作用机制、主要作用部位、疗效及毒性反应跨度较宽[69,74,75]。血管扩张药在罹患心脏疾病的儿童中使用的主要适应证包括心室功能受损、肺动脉高压、主动脉瓣反流和体循环高血压。对某一特定药物的选择，取决于主要的治疗目标，基础或并发状况以及治疗在本质上是紧急的还是缓慢的。一种对血管扩张药进行分类的方法是基于它们的作用机制而进行的（表82-8）。对某一特定药物作用机制的认知，为理解该药的药理学及治疗应用提供了框架。另一种分类方法是依据它们的主要作用部位（主要作用于静脉、动脉或对两者的作用均衡；表82-8）。视治疗目标的不同，我们可以选择一种药物主要是对静脉容量起作用，还是小动脉血管阻力，或两者兼而有之。

（一）一氧化氮修饰药物

这类药物对血管平滑肌的舒张作用是由一氧化氮介导的。一氧化氮激活鸟苷酸环化酶，引起血管平滑肌细胞内cGMP的生成增加以及cGMP依赖性蛋白激酶的激活。产生的净效应是血管平滑肌的舒张。

（二）硝酸甘油

硝酸甘油可舒张心血管、呼吸系统、胃肠道的平滑肌。在常规治疗浓度下，其主要作用部位为静脉血管床。因此，硝酸甘油主要起到增加静脉容量，使动静脉充盈压下降的作用。硝酸甘油在很大程度上被其他药物所替代了，但有时作为

表82-8 血管扩张药作用机理及作用部位

主要作用机制	药物实例	主要作用部位
硝基血管扩张药	硝酸甘油	静脉
钙通道阻滞药	硝苯地平	小动脉
ACE抑制药	卡托普利	混合
血管紧张素受体阻滞药	氯沙坦	混合
利尿钠肽	奈西立肽	混合

[引自 Artman M, Mahony L, Teitel DF. Neonatal Cardiology. 2nd ed.New York, NY: McGraw-Hill; 2011:239; Table 12-6（76）.]

心脏术后用药。低剂量时，其对体循环血管阻力、体循环动脉压或心率的影响甚微。然而，大剂量使用时会导致小动脉血管扩张合并低血压和反射性心动过速。硝酸甘油在肝脏被快速代谢，必须静脉持续输注。它是一种强效的血管扩张药，使用时必须进行适当的血流动力学监测。硝酸甘油用于存在血管内容量减少（前负荷低）的患者，可能出现不良反应。因为药物使充盈压进一步下降，从而引起心输出量显著减少。药物过量会导致低血压和心动过速，减少输注剂量或停止输注后这些不良反应快速缓解。

（三）硝普钠

硝普钠是一种极为有效的血管舒张剂，其可减少体循环及肺循环血管阻力，并且增加静脉容量。由于其疗效好、起效快、效果可定量，硝普钠被用于高血压危象的治疗。对心脏外科术后的儿科患者，偶尔会在手术后即刻开始使用硝普钠。

此外，其对儿童左心室功能不全和低心排可能有强效。在适当的监测和恰当的给药剂量下，硝普钠在新生儿中的应用是安全有效的。

硝普钠可迅速代谢为硫氰酸盐和氰化物。由于硫氰酸盐或氰化物在血浆或红细胞内的浓度与其临床毒性反应之间的确切关系尚不十分清楚，在肾功能不全的患者接受长期硝普钠输注治疗时需考虑其潜在的毒性作用。因其起效快、代谢快，预期的血流动力学效果可通过对剂量进行细致的调整而达到。该药主要的不良反应是其强大扩血管效应的直接延伸。严密的血流动力学监测对于避免严重低血压的发生是必不可少的。由于其稳定性不好且遇光易降解，硝普钠需在使用前新鲜配制并且需要避光。

（四）肺血管扩张药

1. NO

NO是一种通过吸入给药的气体。它可产生肺血管舒张作用而不影响体循环血管。NO在新生儿持续性肺动脉高压的治疗中扮演重要角色[77,78]。对于先天性心脏病相关性肺动脉高压的患儿，在围术期使用该药也可获益[58]。对药效的评估包括评估全身氧合及肺动脉压力。超声心动图有助于无创地评估肺动脉压力。对于接受高浓度或长时间NO治疗的患者，应定期监测高铁血红蛋白水平。

2. 西地那非

西地那非是一种强效的选择性5型磷酸二酯酶（在肺血管中参与cGMP降解的主要亚型）抑制药。抑制这一磷酸二酯酶可引起肺血管舒张且能增强吸入一氧化氮的疗效[58,79,80]。西地那非可以肠内、静脉或以气雾剂的形式给药，但是在婴幼儿及儿童，多数已发表的经验是通过口服或静脉途径给药。口服西地那非已被证明对新生儿持续性肺动脉高压是有效的且耐受性好。然而，鉴于该药缺乏专利的液体制剂，构建不当的临时制剂存在潜在地改变西地那非的口服生物利用度的可能。对于心脏病患儿，西地那非主要用于心脏手术后合并急性或慢性肺动脉高压者。它也可用于年长儿童及成人原发性肺动脉高压。

（五）α受体阻滞药

酚妥拉明：酚妥拉明是一种竞争性的非选择性α受体阻滞药，它能阻断α_1和α_2受体。大剂量使用酚妥拉明时心动过速和心律失常的发生可能是其突触前阻滞α_2肾上腺素受体的结果。将酚妥拉明用于存在低心排的患者，可能引起全身血管阻力的下降，其结果是心输出量的增加。尽管酚妥拉明是一种混合型血管扩张药，但与其他混合型血管扩张药相比，其对静脉容量的作用最小。酚妥拉明可降低肺血管阻力及肺动脉压力。在儿童使用酚妥拉明的经验仅局限于短期静脉用药。通常情况下，酚妥拉明在婴幼儿及儿童中是有效的且耐受性良好。不良反应包括显著的窦性心动过速、心律失常和严重低血压。

（六）钙通道阻滞药

钙通道阻滞药能阻断血管平滑肌内钙离子通道的开放，从而促进血管舒张。然而，在心脏，这类药物也能阻断L型钙离子通道。与年长儿童相比，新生儿对钙离子通道阻滞药的负性肌力作用更为敏感，且新生儿静脉给予钙离子通道拮抗剂可能导致心血管功能衰竭。这类药应避免或极为谨慎地用于新生儿及婴幼儿。

钙通道阻滞药主要分为三大类：苯烷胺类（如维拉帕米）、二氢吡啶类（如硝苯地平）和苯并噻氮䓬类（如地尔硫䓬）。其中二氢吡啶类药物的舒血管效应最为显著，应该在以舒张血管为主要治疗目标时选用。根据已发表的经验，二氢吡啶类药物在儿科的使用局限于硝苯地平，但是该类别的各种药物之间没有显著的临床差异。在小婴儿，硝苯地平主要用于支气管肺发育不良相关性肺动脉高压的治疗。口服维拉帕米偶尔被用于伴有心律失常或肥厚性心肌病的年长婴幼儿。

（七）血管紧张素转化酶抑制药

ACE抑制药在成人体循环高血压及充血性心力衰竭的治疗中扮演着十分重要的角色。然而，ACE抑制药用于婴幼儿及儿童的随机前瞻性临床试验相对较少。尽管从高质量的临床对照试验中获得的信息相对缺乏，但是一些个案报道、病例分析和临床经验表明ACE抑制药对儿童高血压和心力衰竭有益，尤其是短期使用时[74,81,82]。

抑制ACE会减少血管紧张素Ⅰ向血管紧张素Ⅱ（一种强效的血管收缩药）的转变。此外，ACE抑制药可减少血管舒张缓激肽的降解及减少醛固酮的产生。ACE抑制药引起的血流动力学效应包括全身血管阻力和体循环血压下降。

ACE抑制药用于治疗成人心力衰竭的长期研究表明该药可显著改善患者生存，减少住院时间并能改善生存质量。基于该药在有效性及安全性方面的益处，其被推荐用于成人无症状的左心功能不全。

许多ACE抑制药可在美国购买得到。这些药物的作用机制是相似的，但在代谢和药物代谢动力学方面略有不同。大多数已发表的儿童用药经验是关于卡托普利、依那普利和赖诺普利的。

1. 卡托普利

卡托普利（与所有ACE抑制药一样）是一种混合型或平衡型血管扩张药，可降低体循环血管阻力，增加静脉容量。在充血性心力衰竭的儿童中，这些药物效应引起心输出量的增加以及心脏充盈压降低。肺血管阻力一般降低，且通常对心率的影响最小。由于肾血流量的增加以及醛固酮生成减少，该药具有低至中度利尿作用。卡托普利经口服给药，一般单剂口服给药后1~2h达到血浆峰浓度。该药血浆清除半衰期相对较快，在2~3h内。大约50%以原型从尿液中排泄，因而在肾功能不全的患者，其血浆清除率下降。

卡托普利可用于婴幼儿、儿童及青少年全身性高血压及充血性心力衰竭的治疗。通常该药的耐受性良好，但在血容量明显减少或基础肾素活性极高的患者，可能发生严重的低血压。卡托普利用于治疗新生儿及小婴儿充血性心力衰竭时，首剂应从低剂量开始，并对血压进行监测。如果药物耐受性良好，几天后可上调剂量。

该药不良反应包括中性粒细胞减少和蛋白尿，尤其是对于有基础肾脏疾病的儿童。轻微不良反应包括皮疹、味觉障碍和轻微的胃肠紊乱。ACE抑制药用于成人治疗时的一个特点是可能出现干咳，但这在儿童似乎不是什么大问题。通常，对于正在接受卡托普利治疗的患者，不应同时使用补钾治疗和保钾利尿药，因为存在引起高钾血症的风险。所有的ACE抑制药均禁止用于妊娠女性，因为其与胎儿死亡及先天性畸形相关。因此，卡托普利必须谨慎用于青春期女性，且当怀孕发生时应立即停药。

2. 依那普利和赖诺普利

依那普利和赖诺普利的作用机制、血流动力学和临床适应证与前面描述的卡托普利相似。依那普利和赖诺普利所致不良反应的总发生率似乎低于卡托普利。依那普利和赖诺普利比卡托普利起效慢、半衰期长，它们可每日一次给药，这可使它们的依从性较卡托普利有所提高。依那普利是一种前体药物，必须脱酯化才能形成活性代谢物依那普利拉。最近一种依那普利的液体制剂已经面市，这就避免了过去个体药房将该药片剂混入溶液给婴幼儿及低龄儿童使用所带来的问题。一项关于依那普利用于单心室婴儿的前瞻性随机试验显示受试者体格生长，心室功能或心力衰竭严重程度在依那普利组和安慰剂组之间无显著差异[83]。

（八）血管紧张素受体抑制药

血管紧张素受体存在不同的亚型，这些受体与血管紧张素结合后产生特定的细胞内反应。因为局部组织血管紧张素的产生可能不是 ACE 依赖性的，理论上可以通过直接阻断血管紧张素受体实现对血管紧张素途径彻底的局部阻断作用。几种选择性 AT_1 受体阻滞药（ARB）已在市面销售（原型是氯沙坦），并在成人心力衰竭和（或）高血压病人身上进行了研究[84]。在一个大型的以成人心力衰竭为对象的临床试验中，缬沙坦和沙卡布曲（一种脑啡肽酶抑制药）联合使用显示出了巨大的益处[85]。在儿童心力衰竭患者，脑啡肽酶、脑啡肽酶抑制药和 ARB 的作用尚未被研究。尽管目前 ARB 用于婴幼儿及儿童的经验有限，但是基于理论分析及从成人临床试验中获得的结果，这些药物在儿科患者中可能有用。

除了阻断 AT_1 受体外，氯沙坦还阻断 TGF-β 的活性。这种作用已在试验上被证明对肌营养不良和结缔组织病的动物模型是有益的[86,87]。然而，在一项对患有马方综合征的儿童和年轻人进行的研究中，氯沙坦和阿替洛尔治疗对于主动脉根部扩张度的影响无显著差异[88]。我们还需要更多的研究以明确 ARB 在年轻的马方综合征、肌营养不良和其他结缔组织病患者中的作用。

十四、醛固酮受体抑制药

肾素-血管紧张素系统的激活伴随醛固酮合成增加是心力衰竭综合征的一个特征。在慢性心力衰竭发生过程中，醛固酮在促进胶原蛋白异常生成及间质纤维化中发挥着重要作用。ACE 抑制药治疗可阻断血管紧张素Ⅱ的生成并减少醛固酮的产生。然而，尽管适当使用 ACE 抑制药，醛固酮合成也有可能不受影响[84]。在成人，以下情况可能与醛固酮合成不受 ACE 抑制药影响相关：钠潴留，钾和镁流失，心肌胶原过度生成，心室肥大，心肌去甲肾上腺素释放、内皮功能障碍以及血清高密度脂蛋白胆固醇降低。将醛固酮抑制药（如螺内酯或依普利酮）用于已接受常规治疗的成人心力衰竭患者，其结果是利尿作用增强及症状改善[84,89]。螺内酯多年来一直被作为保钾利尿药应用于患有心力衰竭的婴幼儿及儿童，但其在这一患者群体中尚未被广泛研究。儿科患者是否能从抑制醛固酮其他方面的作用中获得额外的益处仍有待明确。

十五、激素

（一）奈西立肽

奈西立肽是一种重组 B 型利钠肽，曾在成人心力衰竭患者中被研究。奈西立肽通过静脉给药，发挥舒张血管、增加 GFR、抑制肾钠重吸收及促进利尿的作用。尽管在成人群体中进行了大量的调查研究，专家学者们对奈西立肽的作用及有效性仍存在争议。一些在儿童中进行的研究表明奈西立肽可能增加排尿并降低心力衰竭的神经激素标记物水平。一些中心将奈西立肽紧急用于心脏术后低心排和心肌病所致严重心功能不全的婴幼儿[58,90,91]。目前仍需要进一步的研究来明确奈西立肽用于小儿心脏病治疗的疗效及安全性。

（二）甲状腺素和三碘甲状腺原氨酸

在心脏手术后危重的成人和儿童，甲状腺激

素分泌会减少。甲状腺激素水平的这些变化被称为"非甲状腺疾病综合征"，且一般不被认为其代表真正的甲状腺功能减退。然而，这个概念是有争议的。一些权威人士提出由于严重疾病及手术过程的影响，这些患者可能已经存在真正的中枢性甲状腺功能减退。一些中心在术后会给予甲状腺素或三碘甲状腺原氨酸治疗（如果患儿促甲状腺激素升高、循环甲状腺激素水平降低，且有低心排血量的证据）[92]。然而，公开发表的关于甲状腺激素用于小儿心脏手术后早期的安全性、有效性和长期疗效的资料相对较少。仍需要更多的研究来明确甲状腺激素在这些患者中使用是否有益。

（三）抗利尿激素

抗利尿激素是一种强有力的血管收缩剂，它通过 V_1 受体直接作用于血管系统，以及通过增强儿茶酚胺的血管收缩效应发挥对血管系统的间接作用。体外循环可引起全身炎症反应，导致低心输出量和血管舒张性休克。这种情况的一线治疗是静脉输注儿茶酚胺类药物，如多巴胺或去甲肾上腺素。然而，尽管给予了最大的支持治疗，一些婴幼儿及儿童仍存在休克。这种临床综合征类似于感染性休克患者中所见，与抗利尿激素水平在这些成人及儿童患者中降低有关。与儿茶酚胺相比，当存在酸中毒或缺氧的情况下，抗利尿激素的作用仍能维持。基于一些研究结果显示抗利尿激素输注在血管舒张性感染性休克患者中有积极作用，一些研究者将抗利尿激素用于体外循环后出现血管舒张性休克的婴幼儿[93,94]。通常，报道的结果显示抗利尿激素的作用是有利的。这些疾病状态下，它似乎是常规治疗手段的一种有效的辅助药物。然而，仍需要更多的研究以便更全面地界定抗利尿激素用于儿童心脏病时的适应证，明确其安全性和有效性。

十六、β 受体阻滞药

β 受体阻滞药可分为第一代，非选择性 $β_1$ 和 $β_2$ 受体阻滞药（如普萘洛尔）；第二代，对 $β_1$ 受体有相对选择性（如美托洛尔和阿替洛尔）；第三代（选择性或非选择性，如卡维地洛和奈必洛尔）。此外，每个药物之间重要附属效应（如 α 肾上腺素能受体阻断作用、抗氧化活性和内在拟交感神经活性）的影响程度不同而相互区别[95,96]。由于这些重要的差异，各种 β 受体阻滞药之间是不可互换的。该类药物用于儿童患者的经验有限，目前在儿童中的使用是由成人用药经验衍生而来。最常用于婴幼儿的 β 受体阻滞药是普萘洛尔和艾司洛尔。这些药物也被用于年长儿童及青少年，此外美托洛尔、阿替洛尔、卡维地洛也被用于这些年龄较大的儿童群体。

（一）普萘洛尔

普萘洛尔是第一个在美国市售的 β 受体阻滞药。因此，在这类药物中，普萘洛尔在儿童中运用的已发表经验最为广泛。普萘洛尔可用于口服或静脉给药，但如果静脉注射 β 受体阻滞药是必要的，那么应该使用短效 β 受体阻滞药艾司洛尔（见下文），因为静脉使用普萘洛尔存在引起低血压及心动过缓的风险。

在婴幼儿，普萘洛尔用于室上性心动过速、某些室性心律失常、长 QT 综合征和肥厚型心肌病的治疗。过去，它有时被尝试用于降低婴儿法洛四联症青紫发作的频率和程度。现在，如果发生青紫发作，大多数患者会接受手术矫正或姑息治疗。然而，在一些肺动脉瓣严重狭窄的婴幼儿，在解除肺动脉瓣狭窄后短疗程使用普萘洛尔直至漏斗部肥大改善可能使他们获益。

普萘洛尔口服给药后被充分吸收，尽管其第一次经过肝脏时被大量代谢使其生物利用度降至 30%～40%。β 受体阻滞药的类别依赖效应包括心肌收缩力减小、房室传导阻滞、支气管痉挛和睡眠障碍。因普萘洛尔有引起支气管收缩的倾向，应尽量避免用于有严重肺部疾病的婴幼儿。虽然普萘洛尔长期用于婴幼儿似乎是安全的且耐受性良好，但如果这些婴幼儿患者由于其他疾病或者情况限制了经口进食，则他们有发生低血糖的风险。因此，对于不能正常喂养的婴幼儿，在使用普萘洛尔（或其他 β 受体阻滞药）时需进行血糖监测。

（二）艾司洛尔

艾司洛尔是一种血浆半衰期短的 $β_1$ 选择性肾上腺素能受体阻滞药（5~10min）。艾司洛尔的适应证及注意事项与上述普萘洛尔相似。主要区别在于，由于其快速地血浆清除（和较短的消除半衰期），艾司洛尔通过连续静脉滴注给药，这样容易滴定。通常，艾司洛尔被短期用于重症监护场所（即心导管室、术后护理单元，新生儿重症监护室）。

（三）美托洛尔和阿替洛尔

美托洛尔和阿替洛尔均对 $β_1$ 肾上腺素受体具有相对选择性（这种选择性在较高浓度下会消失）。美托洛尔脂溶性高于阿替洛尔，且比阿替洛尔更容易通过血脑屏障。因此，美托洛尔可能比阿替洛尔的中枢神经系统反应更强（头晕、抑郁、睡眠障碍）。虽然阿替洛尔引起的中枢神经系统反应较少，但其对新生儿及小婴儿的临床意义尚不清楚。美托洛尔代谢比阿替洛尔更迅速，且血浆清除半衰期较短。美托洛尔缓释制剂可供使用，但是在婴幼儿及低龄儿童中使用存在困难，因为可选用的能够以重量为基础给药（即 mg/kg）的剂型不灵活。因为清除半衰期较长（8~10h），阿替洛尔具有仅需每日一次或两次给药的优点。在小婴儿及儿童，阿替洛尔口服给药的灵活性可以通过临时配置的液体制剂实现。

（四）卡维地洛

卡维地洛是第三代 β 受体阻滞药，其能阻滞 $β_1$、$β_2$ 和 $α_1$ 肾上腺素能受体。此外，它还展现出抗氧化、抗炎和抗凋亡活性。一项关于卡维地洛的随机对照试验结果显示卡维地洛用于心力衰竭儿童治疗，在心力衰竭结局的综合测量中并未显示出具有有益作用[97]。然而，事件发生率低于预期，该研究人群是混杂的，且该试验可能说服力不强。而且，安慰剂治疗患者的改善率比预测要高，且血液中卡维地洛谷浓度比预期要低（基于成人研究）。此外，婴幼儿所占比例较高也可能影响试验的总体结果，因为该年龄组有较高的自发改善率。目前仍需要更多的研究来明确卡维地洛（及其他 β 受体阻滞药）用于小儿心脏病治疗的潜在作用。

十七、前列腺素 E_1

PGE_1 作扩张动脉导管之用被用于需要依赖动脉导管未闭维持肺或全身血液流动或改善混合的新生儿（如完全型大动脉转位）。PGE_1 治疗常见的适应证包括肺动脉瓣闭锁、重度肺动脉瓣狭窄、大动脉转位、主动脉缩窄、主动脉弓中断、重度主动脉狭窄和 HLHS。当考虑婴幼儿存在导管依赖型心脏缺陷的可能，尤其是可能存在先天性心脏病又在没有心脏病三级护理服务的中心出生的婴儿，应早期重视给予 PGE_1 治疗。在这些情况下，建议在转运患儿前开始给予 PGE_1 治疗，并且持续静脉输注至心脏状况明确。早期治疗可以挽救生命。反之不用 PGE_1 治疗，如果动脉导管闭合，那对于存在导管依赖性缺损的患者来说可能是灾难性的。虽然并非都是有益的，但是在这种情况下，PGE_1 治疗的潜在益处大于用药的风险。

PGE_1 半衰期较短，必须通过持续血管内输注给药。因为这些婴儿高度依赖静脉输注该药物来维持导管开放，所以一条可靠的静脉输液通路是必不可少的。因此，建议尽可能地使用中心静脉（脐静脉）置管。虽然静脉内给药途径是首选，但是 PGE_1 也可以通过脐动脉导管给药。PGE_1 的清除半衰期短，当药物输注终止时，在没有导管依赖性心脏缺损的婴儿可能快速出现停药反应。除了开放动脉导管，PGE_1 还可舒张体循环及肺循环血管床，从而可能导致低血压。如果出现血压下降，通常降低静脉输注速率足以使血压恢复正常。另一个潜在的严重不良反应是呼吸暂停。大剂量给药或者疏忽导致药量太大可能引起呼吸暂停。因此，每当使用 PGE_1 治疗时，必须有能提供通气支持的人员及设备。该药需要使用静脉输液泵进行持续输注，且含有这类药物的静脉输液管道不能冲洗。其他药物不良反应包括发热、烦躁、水肿和皮肤潮红。

十八、抗心律失常药物

由于消融术和设备安放在婴幼儿及低龄儿童存在技术困难，与年长儿童及成人相比（导管消融减少了这些患者对抗心律失常药物的需求），药物治疗在这些低龄儿童中仍然很重要。婴幼儿有别于大龄儿童的药物代谢动力学，及离子通道和自主神经系统在发育中的变化会影响个体对这些药物的反应。尽管有这些考虑，但是从前瞻性研究中获得的在低龄儿童中使用该类药物的数据是不足的，目前治疗方法是从成人研究中推断而来。可使用的抗心律失常药物有许多种，但本章节中仅介绍在儿科最为常用的几种。更多关于抗心律失常药物的信息可参见第 22 章。

接受抗心律失常药物的儿童必须被小心监测，因为这些药物大多具有潜在的导致有别于被治疗的心律失常类型的其他心律失常（即致心律失常作用）的可能。连续的心电图检查有助于评估个体对各种可能有致心律失常作用的抗心律失常药物的反应变化。对于那些有明确的血清浓度 - 效应关系的药物，建议在使用过程中检测药物以促进用药的安全性及有效性。应当注意的是，虽然致心律失常作用可能是用药后不久便发生，但是许多药物也被报道过存在迟发效应。Vaughan Williams 分类方法是抗心律失常药物的传统分类方法，其对药物的抗心律失常作用进行了描述[98]。然而，这个分类方案的治疗效用有一定的临床局限性。因为好些药物有不止一种效用，药物的抗心律失常作用并不总是与疗效相关，且一些有用的药物（如腺苷）并不适合这个分类[99]。

（一）Ⅰ类抗心律失常药

Ⅰ类抗心律失常药物的一个共同特征是阻断钠通道。根据这些药物的其他电生理学作用，又将其进一步细分。

1. ⅠA 类抗心律失常药（普鲁卡因胺）

ⅠA 类抗心律失常药通过阻滞钠离子通道，降低心肌细胞动作电位上升的速率。这延缓了心房和心室肌细胞、希氏 - 浦肯野纤维及房室旁路的传导时间，并降低了心肌的自律性。这些药物也能够阻滞钾通道。运用这类药物会引起 PR 间期、QRS 综合波时限及 QTc 间期延长。这类药物禁用于长 QT 综合征的患者，且不应与其他可延长 QTc 间期的药物（如胺碘酮）一起使用。虽然普鲁卡因胺用于成人患者长期治疗常常采用口服给药方式，但在儿科患者该药一般通过静脉给药并严密监测输液相关性低血压的发生。普鲁卡因胺也可以引起轻度心肌收缩功能低下。该药还能通过 N- 乙酰基转移酶这一呈多态性表达的酶进行生物转化，转化成为 N- 乙酰普鲁卡因胺（NAPA），一种具有Ⅲ类药物性质的活性部分。该药致心律失常的风险不高（尤其是尖端扭转型室性心律失常），且与血药浓度无关。

2. ⅠB 类抗心律失常药（利多卡因、美西律、苯妥英）

这些药物能够缩短心肌细胞动作电位持续时间和有效不应期（主要是浦肯野纤维和心室肌细胞），以及降低自律性。窦房结和房室结的细胞以及自主神经张力受影响的程度最小。心电图可能提示轻微的 QTc 间期缩短。这些药物的致心律失常作用相对少见。利多卡因（这个类别的原型药物）通过静脉注射给药。该药的血浆浓度高可引起心肌功能下降，且药物的毒性作用常导致困倦、方向障碍、肌肉抽搐和癫痫发作。美西律可口服给药，且由于其对钠通道的作用而被用于某些先天性长 QT 综合征患者。苯妥英钠很少使用，通常仅限于对地高辛和三环类抗抑郁药毒性作用所致的室性心律失常的治疗。

3. ⅠC 类抗心律失常药（氟卡尼、普罗帕酮）

这些药物可显著降低心肌细胞动作电位的上升速度以及减缓传导，引起 PR 间期延长及 QRS 持续时间增加。氟卡尼是一种对自主异常、房室内折返及旁路折返均非常有效的抑制药。它已被成功用于多种类型心律失常的治疗，包括室上性心动过速、持续性交界性折返性心动过速以及室性心动过速。相对较高的致心律失常率（尤其是尖端扭转型室性心动过速）限制了氟卡尼在伴有结构性心脏病患者当中的使用。对于心脏结构正常对β受体阻滞药和地高辛无反应的婴幼儿室上性心动过速，氟卡尼是有效的。

普罗帕酮可阻滞钠通道，但也有β肾上腺素能阻断作用，且是一种弱的钙离子通道阻滞剂。该药在控制折返性或自发性心动过速方面是有效的，但因其致心律失常的风险，故应谨慎用于结构性心脏病患者。

（二）Ⅱ类抗心律失常药（普萘洛尔、阿替洛尔、艾司洛尔）

这类药物属β肾上腺素能阻滞剂，这在本章前面部分已经讨论过。这些药物通过阻断儿茶酚胺的作用间接降低了心肌细胞自律性，减缓房室传导。房室传导速度的减慢，以及对可能引发折返环路的期前收缩的抑制，可以解释这些药物在治疗折返性心动过速中的效用。

（三）Ⅲ类抗心律失常药（胺碘酮、索他洛尔）

Ⅲ类抗心律失常药物可阻滞心肌细胞钾通道并使动作电位平台期延长，但对上升速率没有影响。

胺碘酮具有广泛而复杂的药理作用[100]。除了阻断钾离子通道外，它还抑制钠离子、钙离子通道。该药导致动作电位持续时间延长，心房和心室肌细胞、浦肯野纤维及房室旁路的有效不应期延长。胺碘酮还具有α和β肾上腺素能阻断作用，但是不抑制心肌功能，尽管它会降低心肌细胞的自律性。心电图的改变包括窦性心动过缓、PR间期延长、QRS波通常不增宽及QTc间期延长。胺碘酮致心律失常作用不常发生，它可能对多个系统产生不良反应，包括角膜沉积、甲状腺功能亢进或减退、肺间质纤维化、肝炎、周围神经病变、皮肤的蓝灰色改变。与成人相比，这些不良反应在儿科患者中并不常见。在给患者开始长期胺碘酮治疗前必须进行基础肝肾功能及甲状腺功能检查、眼科检查及肺功能检查，然后在用药期间每6个月重复检查一次。在儿科患者，胺碘酮静脉给药可作为多种心律失常的紧急用药[100,101]，按此途径给药时可能引起低血压。胺碘酮可与地高辛、苯妥英钠和华法林相互作用，当这些药物与胺碘酮联合使用时，这些药物的给药剂量需要适当减少，并且进行严密监测。决奈达隆是一种新型胺碘酮衍生物，它似乎有更好的安全性[102]，但该药应用于儿童的安全性仍有待进一步研究。

索他洛尔在低剂量使用时是一种非选择性的β肾上腺素能阻滞剂，高剂量时表现出Ⅲ类抗心律失常药物的活性。QTc间期的延长呈剂量依赖性。在儿科患者，其导致尖端扭转性心动过速的发生率高达10%，通常在开始用药几天内出现。建议使用心电图密切监测QTc间期。索他洛尔不应与其他可能导致QTc间期延长的药物（如普鲁卡因胺）联合使用。

（四）Ⅳ类抗心律失常药（钙通道阻滞药）

在本章前面部分已对钙通道阻滞药进行了回顾。钙通道阻滞药可延长心肌细胞的不应期及传导时间。二氢吡啶对心脏电生理的影响非常小，因此不用于治疗心律失常。苯烷胺类（如维拉帕米）和苯并噻氮䓬类（如地尔硫䓬）对室上性心动过速及某些形式室性心动过速（如起源于右室流出道的室性心动过速）有效。由于存在导致急性心血管功能衰竭的风险，静脉注射维拉帕米禁用于1岁以下的婴儿。

（五）地高辛

如本章前面所述，地高辛可缩短心肌细胞动作电位持续时间和有效不应期。此外，地高辛可增加迷走神经张力，导致窦房结频率减慢，房室结传导减缓。心电图提示窦性心动过缓、PR间期延长、轻微ST段下降以及轻度T波低平。

地高辛用作抗心律失常药物主要是发挥抑制房室传导的作用，因此主要在心房颤动、异位房性心动过速和其他难治性室上性心动过速时作降低心室率之用。地高辛对所有折返环中包含房室结的折返性心律失常也是有效的。然而，地高辛不应用于对预激综合征的治疗，因其可能会缩短旁路的有效不应期，从而使心房颤动或扑动患者出现极快的心室反应速率。

(六）腺苷

腺苷是一种内源性核苷，被认为是终止室上性心动过速（通过阻断房室结传导）的一线治疗药物[103]。腺苷的消除半衰期很短，因此其需要静脉快速弹丸式给药。这可以使绝大多数的折返性心动过速转为窦性心律。最常见的导致腺苷不能使患者转为窦性心律的原因是给药手段不佳（未能行快速弹丸注射）。如果腺苷在给药三次后仍无效，或者虽然有效但是心动过速又立即复发，那就没有理由再继续重复使用该药。如果腺苷不能终止心动过速，那需要考虑其他形式的心动过速，因为心动过速可能并未涉及房室结。腺苷可用作诊断性药物。其短暂的诱导房室传导阻滞，使与异位房性心动过速并存的颤动波或P波在心电图上更容易被看到。

十九、总结

欲达到对儿科心脏疾病的有效药物治疗，要求我们对药物的选择不仅要基于某一特定药物的药理学，同时也应考虑到个体发育会对药物的药物代谢动力学和药效学产生怎样的影响。虽然药物在成人中的药效数据可用于预测在婴幼儿及儿童中的药物作用情况，但是在药物体内分布上却并非如此（鉴于有助于药物清除的多个途径的发育可能是不同步的）。运用临床药理学"工具"，如治疗药物监测（即评估剂量－浓度－效应关系）以及遗传药理学（即基于基因型－表型关系去预测是否存在常规药物剂量范围时亚／超治疗效应可能性的增加）可有助于提高心血管药物治疗在儿科患者中的安全性及有效性。